Dictionnaire
de la pensée médicale

COMITÉ DE PARRAINAGE

PUBLIÉ SOUS LA DIRECTION DE

Dominique Lecourt

Dictionnaire de la pensée médicale

COMITÉ SCIENTIFIQUE

François Delaporte
Patrice Pinell
Christiane Sinding

SECRÉTAIRE DE RÉDACTION

Thomas Bourgeois

OUVRAGE PUBLIÉ AVEC LE CONCOURS
DU CENTRE NATIONAL DU LIVRE
ET DE LA FONDATION LOUIS-JEANTET DE MÉDECINE (GENÈVE)

QUADRIGE / PUF

ISBN 2 13 053960 2
ISSN 0291-0489

Dépôt légal — 1re édition : 2004, janvier
1re édition « Quadrige » : 2004, janvier

6, avenue Reille, 75014 Paris

PLAN DE L'OUVRAGE

AVANT-PROPOS

La médecine a été portée au pinacle par la philosophie du Progrès qui a dominé jusqu'il y a peu la pensée occidentale moderne. Elle semblait accréditer, sans contestation possible, l'idée que les progrès de la connaissance étaient appelés à se traduire immanquablement par un mieux-être du plus grand nombre. Les faits ne manquaient pas. À l'appui de cette philosophie, on se plaisait à mentionner naguère encore le recul de quelques maladies comme la tuberculose, l'éradication de certaines autres comme la variole, les prouesses des chirurgiens, les opérations à cœur ouvert, les greffes d'organes ; on célébrait l'allongement de l'espérance de vie dans les pays développés. Ces succès apparaissaient d'autant plus solides qu'ils pouvaient s'appuyer sur une mutation des sciences du vivant depuis l'apparition de la biologie moléculaire. Une puissante mobilisation industrielle et une extraordinaire ingéniosité des chercheurs avaient contribué à la mise au point des techniques sophistiquées de la médecine scientifique. Chacun pouvait en observer le fonctionnement dans le cadre de l'hôpital où ordinateurs, scanners et résonance magnétique nucléaire constituent comme les symboles de l'entrée de la biosphère dans la technosphère en pleine expansion.

Une mobilisation industrielle de même type a transformé de fond en comble la pharmacie. Les grands laboratoires de taille internationale secondés par un appareil de promotion très efficace offrent aux patients des médicaments de plus en plus nombreux et qui se veulent de mieux en mieux ciblés. On parle, pour demain, de leur individualisation.

*Un vaste réseau d'institutions médicales et paramédicales s'est constitué – Instituts, Fondations, Associations... – qui irrigue la société tout entière et y a introduit, plus répandu et plus vif qu'il n'a jamais été, le souci de la santé. Le concept et les pratiques de la santé publique se sont substitués à l'hygiénisme du XIX*e *siècle. Des publications multiples répandent la promesse illusoire de la santé parfaite.*

La philosophie du Progrès ne jouit plus aujourd'hui de la même faveur. La médecine a sa part de responsabilité dans ce recul, et elle en subit le contrecoup. La réprobation presque universelle qui a accueilli la perspective du clonage humain n'a fait que porter à son paroxysme un mouvement de défiance à l'égard de la recherche en médecine ; mouvement amorcé dès les années 1970.

*L'idée s'est en effet insinuée puis affirmée que des apprentis sorciers avaient trouvé asile dans les laboratoires de certaines cliniques ; on tient ces chercheurs pour inspirés par un désir démoniaque de toute-puissance. Les autorités temporelles et spirituelles du monde entier font éperdument appel à l'éthique pour imposer de toute urgence des limites à ce désir. La figure du D*r *Victor Frankenstein, puni de sa démesure, connaît un regain de popularité. Ce Prométhée, désormais post-moderne, semble incarner une manière d'obscure pulsion de l'humanité qui s'acharnerait à se détruire elle-même.*

Les techniques de procréation médicalement assistée ont mis à l'ordre du jour la question du statut juridique de l'embryon humain, directement liée à la question politique de l'avortement. Les diagnostics prénataux ont ouvert des débats d'une grande virulence sur la responsabilité médicale, par exemple dans le devenir d'un enfant né handicapé, suite à une erreur de diagnostic ayant privé la mère d'une interruption volontaire de grossesse (en France, le fameux arrêt Perruche). Ce qui soulève la question de la dignité des handicapés. Ces débats souvent houleux réveillent des débats ancestraux sur l'application à l'être humain de la catégorie de monstruosité.

Le lecteur découvrira dans le magnifique article « allaitement » l'enjeu affectif et social de toutes les discussions qui depuis plusieurs décennies entourent les débuts de la vie humaine.

Il peut paraître regrettable qu'on ne puisse même plus évoquer les perspectives du diagnostic pré-implantatoire pourtant très prometteuses pour tant de familles qui vivent sous la menace d'une maladie héréditaire grave, sans qu'on invoque aussitôt le spectre de l'eugénisme, dont on rejette les formes libérales nouvelles tout aussi vigoureusement que la version d'État pratiquée dans les années 1930 dans quelques pays.

L'allongement de la durée de la vie humaine ne passe même plus pour le bien le plus incontestable. Les conditions dans lesquelles vivent les vieillards qui souffrent de terribles dégénérescences du système nerveux posent des questions morales et sociales graves – la maladie d'Alzheimer touche aujourd'hui 434 000 Français de plus de 65 ans et celle de Parkinson toucherait 100 000 personnes. Autour de la mort, la discussion se fait vive entre les partisans de l'euthanasie et ceux des soins palliatifs.

L'hôpital – ses équipements techniques, son organisation administrative, ses hiérarchies – se trouve mis en accusation : s'y exercerait une médecine de haute qualité scientifique certes, mais par trop insensible à l'humanité douloureuse des patients, les condamnant à la passivité au prix de pratiques parfois brutales et de discours souvent infantilisants, quel que soit le dévouement du personnel soignant – infirmières et infirmiers au premier chef. Certains, par réaction, en viennent à cultiver la nostalgie du médecin de famille qui régnait dans nos campagnes jusque dans les années 1960. D'autres s'enflamment contre la médecine moderne « officielle » et prônent, au nom d'une nature dont ils font une icône de la pureté, le recours aux médecines dites douces ou le retour à telle ou telle médecine traditionnelle.

L'industrie pharmaceutique se trouve, quant à elle, régulièrement mise en accusation pour un goût du lucre qui passe pour trop exclusif. La question des brevets et des médicaments génériques l'a désignée à la réprobation universelle parce qu'il lui est arrivé de se montrer indifférente aux situations de détresse de populations entières. Quatre-vingt-quinze pour cent des personnes infectées par le VIH dans le monde qui auraient besoin d'une trithérapie s'en trouvent privées pour des raisons financières, alors que la surconsommation de médicaments est devenue l'une des principales causes de mortalité dans les pays riches !

*Le présent ouvrage n'ignore ni ne néglige aucune de ces réalités. Tourné vers l'avenir, il constituera pour ses lecteurs une mine d'informations sur les perspectives thérapeutiques de la biologie moléculaire, sur les instruments médicaux les plus perfectionnés, sur les techniques de pointe, sur l'*Evidence-Based Medicine *(médecine fondée sur les preuves), Internet et la télé-médecine, sur les nouvelles générations de médicaments ou encore sur les grandes institutions qui assurent la présence de la médecine dans les sociétés contemporaines.*

Mais l'ensemble de ces réalités ne prend tout son sens que d'être soutenu par une pensée, au sens plein du terme. Ce Dictionnaire se présente donc comme un Dictionnaire de la pensée médicale, *envisagée dans toute sa profondeur historique, son épaisseur sociale, ses bases et ses horizons philosophiques.*

Cette pensée s'enracine dans la relation entre le malade et le médecin. Elle naît du jour où en Grèce, avec Hippocrate, *le lien entre la maladie et le mal s'est trouvé pour la première fois dénoué. Lorsque l'auteur des fameux* Aphorismes *met fin au règne d'Asklépios, le fils d'Apollon, dont les prêtres s'étaient fait les promoteurs d'une thérapeutique inspirée par des dogmes religieux. La maladie ne sera plus tenue pour une possession (démoniaque), ni pour une punition (divine). Les maladies devront être traitées comme des désordres corporels. Il s'agira d'en identifier les causes à partir des symptômes et d'en pronostiquer le devenir pour mieux le corriger en agissant sur elles. Au-delà de cette position philosophique de principe qui bouleverse la médecine, on peut dire que c'est l'esprit scientifique même qui s'affirme avec éclat sous sa forme la plus élémentaire.*

Doit-on pour autant considérer que l'histoire de la médecine s'est tout entière inscrite dans le prolongement de cette pensée première ? Pour une part seulement. Car, pour advenir, la médecine scientifique moderne a dû, sur cette base, procéder à une nouvelle dissociation. Non plus seulement celle de la maladie et du mal, mais celle de la maladie et du malade. Avec elle, ce n'est plus le malade qui définit la maladie, mais l'inverse.

La médecine contemporaine se présente ainsi de préférence comme une science des maladies. Elle prend appui sur un puissant appareil statistique organisé désormais au niveau mondial ; une institution comme l'Organisation Mondiale de la Santé le met constamment à jour et en diffuse les résultats à l'échelle de la planète. Elle ne se contente pas de données purement médicales, mais prend en compte les déterminations sociales et géopolitiques de l'apparition et du cours des maladies. L'efficacité d'une telle conception et d'une telle pratique de la médecine ne fait aucun doute. L'éradication de quelques maladies infectieuses majeures comme la variole a à juste titre contribué à sa gloire. L'allongement de l'espérance de la vie – quoique frappé d'une grande inégalité selon les populations – a signé un indéniable progrès. Le cas des pays de l'Est européen après 1989, en montrant que le phénomène était réversible, peut servir de contre-exemple allant dans le même sens.

Le risque majeur d'une telle évolution, c'est évidemment que la mise entre parenthèses du patient individuel, si nécessaire qu'elle apparaisse, n'en vienne à être pratiquée de façon trop radicale pour être humainement supportable. Georges Canguilhem soulignait déjà en 1978 le danger d'une substitution progressive dans la pensée médicale d'« un idéal social de prévention des maladies à l'idéal personnel de guérison des malades ». Il redoutait que « l'image du médecin habile et attentif dont les malades singuliers attendent leur guérison ne soit occultée par celle d'un agent exécutant les consignes d'un appareil d'État, chargé de veiller au respect du droit à la santé que revendique chaque citoyen ». À force de se vouloir scientifique, la médecine, cet « art au carrefour de plusieurs sciences » selon le mot de René Leriche, n'est-elle pas en train de perdre de vue ce qui continue d'en être l'ultime justification, c'est-à-dire la détresse d'un individu humain souffrant à laquelle le médecin est tenu de répondre ?

De telles questions font immédiatement apparaître la dimension philosophique de la pensée médicale et réinscrivent incidemment les questions de la bioéthique dans leur juste perspective historique. Tout geste thérapeutique suppose en effet une conception déterminée du corps vivant humain. Les questions ici s'enchaînent : qu'est-ce que ce corps-là ? Quel type d'organisme représente-t-il ? Un ensemble de mécanismes, une batterie de molécules comme un certain réductionnisme matérialiste le prétend ? Mais l'existence universelle de la maladie chez le vivant (de plan-

tes à l'homme en passant par l'animal) n'invalide-t-elle pas toute assimilation de l'organisme à une machine ? A-t-on jamais vu au demeurant une machine tomber malade ? Et le corps humain en tant qu'organisme ne présente-t-il aucun caractère propre ? Ne faut-il pas lui reconnaître la capacité d'être un corps subjectif, un corps vécu dont les pouvoirs se trouvent toujours transis de pensée, voire marqués de connaissances jusque dans leurs limites mêmes ? Cette singulière capacité ne le distingue-t-elle pas des autres organismes ? Il faudrait alors reconnaître que ses maladies sont bien plus que des accidents physiques, elles sont, pour l'homme, des « drames de son histoire » par lesquels il apprend qu'il est mortel. À charge pour lui de supporter cette pensée pour continuer à faire face, sans trop de casse, aux défis de l'existence que lui propose ou lui impose son environnement.

On l'aura compris, le présent Dictionnaire n'est pas un Dictionnaire de médecine *ou un* Dictionnaire des sciences médicales, *dans l'esprit positiviste du* XIX*e siècle. On n'y trouvera donc pas une revue à prétention exhaustive des connaissances acquises en matière de médecine. Ce n'est pas non plus un* Dictionnaire médical *qui offrirait à ses lecteurs un tableau des maladies et de leurs symptômes à des fins de vulgarisation, voire d'automédication.*

Si l'on y traite amplement des maladies, c'est dans une perspective historique, épistémologique et sociologique. Des entrées sont consacrées aux plus anciennes comme l'épilepsie – la maladie sacrée de l'Antiquité – comme à des maladies dites aujourd'hui émergentes, les infections dues à des micro-organismes jusque-là inconnus, comme legionella pneumophila *(1976), les virus hémorragiques africains tels que l'*Ebolavirus *ou les fièvres de Lassa et de Marburg. Plusieurs entrées sont consacrées au* VIH, *à son identification en 1981-1983 et à la lutte qui s'en est suivie contre le Sida.*

Dans le même esprit, l'ouvrage traite des pathologies les plus répandues de par le monde comme les maladies cardio-vasculaires. On trouvera un article « cancer », mais également un article « lutte contre le cancer », tâche de longue haleine décrétée d'intérêt national en France ; mais plusieurs articles sont également consacrés à l'histoire passionnante des maladies tropicales, trop ignorées dans nos régions.

Ce Dictionnaire ne se présente pas non plus comme un Dictionnaire des médecins *– aucun nom propre, même parmi les plus illustres, ne fait l'objet d'une entrée. Nous n'avons pas voulu être submergés par les biographies, ni nous exposer à des choix dont une part aurait été nécessairement arbitraire. L'*index nominum *donne une liste impressionnante de ceux qui, à des titres divers, d'après les articles eux-mêmes, ont contribué à l'histoire de la médecine. Les nombreux corrélats qui y figurent permettront à chacun de reconstituer leurs itinéraires intellectuels et sociaux.*

Dictionnaire de la pensée médicale, *cet ouvrage envisage le champ de la médecine dans sa plus large extension : les diverses spécialités y sont explorées, psychiatrie incluse, mais aussi par exemple la chirurgie et la médecine vétérinaire. Les disciplines de la biologie qui ont bouleversé la médecine font l'objet d'études attentives : immunologie, génétique, virologie… Associant philosophie, histoire et sociologie, les auteurs se sont attachés à dégager les grandes conceptions de l'organisme humain, hippocratisme, galénisme, cartésianisme, romantisme… qui n'ont jamais cessé de guider l'art médical. Ces conceptions enveloppent des théories de la santé et de la guérison, de la vie et de la mort, des normes vitales et des règles sociales. Les questions de la sexualité y trouvent ainsi tout naturellement leur place. Les auteurs n'ont pas manqué d'intégrer, le cas échéant dans le corps de leurs articles, un point de vue comparatiste. Médecine chinoise, indienne, arabe, précolombienne font au demeurant l'objet d'articles spécifiques d'une grande richesse.*

Le Dictionnaire montre la formation et le destin des concepts qui ont été forgés au cours de l'histoire, pour rendre compte des symptômes déchiffrés par les médecins et des signes qu'ils savent provoquer afin de détecter et de soigner les maladies. Mais le Comité scientifique a tenu compte des réactions qui se sont manifestées depuis trente ans contre la médecine scientifique jugée tyrannique. Plusieurs articles analysent ainsi la faveur réactive que rencontre un certain naturisme en médecine et les prises de position militante qui s'expriment sur divers terrains contre ce qui est dénoncé comme une médicalisation de l'existence.

Si, au rebours d'un certain sociologisme, ils se refusent à assimiler la maladie à sa genèse sociale, les auteurs de ce Dictionnaire ne manquent pas de s'y intéresser. Ils s'interrogent plus généralement sur la place occupée aujourd'hui par la médecine dans les sociétés dites développées, comme sur celle qui pourrait être la sienne dans les pays dits en développement. C'est ainsi que l'on trouve dans l'ouvrage des entrées sur la médecine du sport aussi bien que sur la médecine du travail, sur le stress, sur les épineuses questions du dopage et de la toxicomanie, ou les intrigantes ambitions de la chirurgie esthétique. Nous n'avons pas esquivé les questions les plus délicates portant sur la fonction sociale de la médecine. La soi-disant médecine nazie de triste mémoire y est examinée ; la question brûlante du bioterrorisme y est présente. La Grande Guerre également (1914-1918), si cruellement féconde pour l'art médical, et la médecine humanitaire aujourd'hui adulée et controversée. Le lecteur trouvera de surcroît dans les pages qu'il va lire un ensemble de réflexions de grande portée sur les échanges métaphoriques de concepts qui ont pu – et peuvent encore – lier les sciences biologiques aux sciences humaines et sociales. Il découvrira aussi des contributions originales sur les rapports entre médecine et littérature ou médecine et architecture.

Bref, notre Dictionnaire, restituant une histoire foisonnante, voudrait réinsérer la pensée médicale dans la culture générale. Une telle culture devrait assurément être aujourd'hui celle des médecins et des étudiants en médecine. Car il s'agit pour eux de se montrer à la hauteur des responsabilités inédites qui leur échoient du fait des nouveaux pouvoirs que leur confère leur savoir. C'est à eux qu'ont d'abord pensé les auteurs français et étrangers qui ont collaboré à cette somme, près de deux cents médecins, biologistes, chirurgiens, pédiatres, nutritionnistes, vétérinaires, psychologues, psychanalystes, sociologues, anthropologues, philosophes, historiens, juristes ou économistes… qui se sont réunis dans un même effort de réflexion et d'écriture.

Les enjeux économiques et socio-politiques que constituent aujourd'hui les questions de santé, nous ont enfin conduits à ne pas esquiver les points de litige les plus virulents, les plus actuels, comme la question de l'Assurance maladie abordée avec le plus d'impartialité possible. Par là, cet ouvrage qui, à notre connaissance, n'a pas son équivalent, s'adresse au-delà du monde médical à tous ceux qui s'intéressent à la vie de la cité, au devenir de nos civilisations et même, puisque la question a été maintenant mise sur la place publique, à l'avenir de l'humanité en tant que telle, dès lors que la médecine soutenue par la biologie la plus fondamentale a acquis le pouvoir de modifier sa composante biologique et spécialement génétique.

Dominique LECOURT

REMERCIEMENTS

Un Dictionnaire de ce type, réunissant environ 200 auteurs, est une œuvre hautement collective qui ne peut aboutir sans la disponibilité et même l'enthousiasme de tous. Je les remercie de s'être ainsi prêtés au jeu et d'avoir pour cette tâche ingrate distrait une part précieuse de leur temps.

Je tiens à remercier également ceux des membres de notre comité de parrainage, et tout particulièrement François Dagognet, Bernardino Fantini, Walther Kuhn, Jean Starobinski et Claude Sureau, qui nous ont apporté leur concours dans la recherche de sujets et d'auteurs, outre les articles qu'ils ont eux-mêmes rédigés.

Très international, ce Dictionnaire a bénéficié du travail de traducteurs talentueux : Mickael Popelard pour l'anglais, Céline Vautrin pour l'allemand, Miguel Coelho pour l'espagnol, Cirilo Gomes Sanches pour le portugais et Claudio Majolino pour l'italien.

On me permettra, au rebours des usages, de remercier ici le Comité Scientifique qui a de son côté parfaitement joué son rôle, et qui travaillant dans l'amitié, a suivi avec vigilance l'élaboration des textes.

Thomas Bourgeois s'est acquitté avec rigueur et courtoisie de sa tâche de secrétaire de rédaction.

Quant à Reynal Sorel, il devrait être superflu de faire une nouvelle fois son éloge. Ce Dictionnaire, comme tant d'autres, lui doit ses magnifiques index et ses précieux corrélats, élaborés sur la base d'une lecture intégrale du texte aussi intelligente que méticuleuse. Jacqueline Parant l'a secondé efficacement.

Ces remerciements ne sauraient cependant être complets sans saluer pour finir Bernard Fulpius qui a souscrit à ce projet dès que je lui en ai exposé l'idée et qui a convaincu la Fondation Louis Jeantet de Médecine de s'associer à sa réalisation.

Dominique LECOURT

Table des entrées

Présentation des auteurs

ACKER Françoise, sociologue, ingénieur d'études à l'EHESS, Centre de recherche médecine, sciences, santé et société (CNRS/INSERM/EHESS)

ANCET Pierre, PRAG en philosophie et psychologie à l'Université de Toulouse - Le Mirail

ARBORIO Anne-Marie, maître de conférences à l'Université de Provence (Sociologie)

ARTIÈRES Philippe, historien chargé de recherche au CNRS (Laboratoire d'anthropologie et d'histoire de l'institution culturelle)

AUCANTE Vincent, professeur de philosophie à l'École Cathédrale, Conseiller culturel, Ambassade de France près le Saint-Siège

BACHIMONT Jeannine, sociologue, ingénieur d'études à l'INSERM, Centre de recherche Médecine, sciences, santé et société

BASZANGER Isabelle, sociologue, directeur de recherche au CNRS, Centre de recherche Médecine, sciences, santé et société

BATEMAN-NOVAES Simone, directrice de recherche au CNRS (sociologie), directrice du Centre de recherche Sens, éthique, société (CNRS - Paris V)

BÉNET Jean-Jacques, professeur agrégé, École nationale vétérinaire d'Alfort (Épidémiologie)

BHATTACHARYA Sanjoy, historien, lecturer, The Wellcome Trust Centre for the History of Medicine at University College London

BLANCKAERT Claude, historien, directeur de recherche au CNRS, Centre Alexandre-Koyré, Histoire des sciences et des techniques, EHESS/CNRS (UMR 48) - MNHN

BODIOU Lydie, maître de conférences à l'Université de Poitiers (Histoire ancienne)

BRAUMAN Rony, médecin, ancien président de Médecins sans frontières ; enseignant chercheur à l'Institut d'études politiques de Paris

BRAUNSTEIN Jean-François, maître de conférences à l'Université de Paris 1 (Histoire et philosophie de la psychologie)

BRETELLE-ESTABLET Florence, historienne, chargée de recherche au CNRS, groupe « Recherches épistémologiques et historiques sur les sciences exactes et les institutions scientifiques – REHSEIS »

BRENOT Philippe, psychiatre et anthropologue, directeur d'enseignement en sexologie à l'Université Bordeaux II et à l'Université Paris V

BROCA Alain de, pédiatre des Hôpitaux, Centre de référence pour la prévention des malaises et de la mort subite du nourrisson, Unité de neuropédiatrie, CHRU Amiens

BROUILLET Denis, professeur à l'Université Paul-Valéry, directeur du Laboratoire de psychologie expérimentale de la mémoire et de la cognition (LaMeCo)

BRUN Danièle, professeur à l'Université de Paris VII (Psychologie clinique et pathologique)

BRUSSET Bernard, psychiatre et psychanalyste, professeur émérite de l'Université René-Descartes

BUNGENER Martine, économiste, directeur de recherche au CNRS (CNRS/INSERM/EHESS)

BYL Simon, professeur honoraire à l'Université libre de Bruxelles (Philologie grecque)

CANTOR David, historien, Department of Health and Human Services, National Institutes of Health, Bethesda (USA)

CARPENTER Kenneth, historien, professeur émérite, University of California, Berkeley (USA)

CASSIER Maurice, sociologue, chargé de recherche au CNRS, Centre de recherche Médecine, sciences, santé et société (CNRS/INSERM/EHESS)

CASTEL Pierre-Henri, psychanalyste, chercheur au CNRS (IHPST) (Philosophie des sciences)

CATRICE-LOREY Antoinette, sociologue, directeur de recherche au CNRS, ADIS, Université Paris-Sud

CEBALLOS GOMEZ Diana L., professeur de l'Université nationale de Colombie à Medellin (Histoire)

CHRISTAKIS Nicholas A., professeur de sociologie médicale – Harvard Medical School (USA)

CLARKE Adele E., Adjunct Professor of History of Health Sciences, Vice Chair and Director of the Graduate Program in Sociology, Department of Social and Behavioral Sciences – University of California, San Francisco (USA)

CONTREPOIS Alain, historien, chercheur associé au Centre de recherche Médecine, sciences, santé et société (CERMES), chargé de cours à la Faculté de Médecine Xavier-Bichat, Paris.

COOTER Roger, professeur au Wellcome Trust Centre for the History of Medicine at University College London (UK)

CORBELLINI Gilberto, professeur à la Faculté de Médecine de l'Université de Rome « La Sapienza » (Histoire de la médecine) (Italie)

COURBAN Antoine, professeur d'anatomie, directeur du Laboratoire d'anatomie humaine à la Faculté de Médecine de l'Université Saint-Joseph de Beyrouth (Liban)

COURA José Rodrigues, Chefe do Departamento de Medicina Tropical do Instituto Oswaldo Cruz, Brasil. É também Membro Titular das Academias Nacional de Medicina e Brasileira de Ciências

CUETO Marcos, professeur d'histoire, Universidad Peruana Cayetano Heredia, Lima (Peru)

DAGOGNET François, médecin, professeur honoraire de Philosophie à l'Université de Paris I - Panthéon-Sorbonne

DARGELOS Bertrand, sociologue, doctorant au Centre de sociologie européenne et à l'Université de Paris I (Science politique)

DAVEZIES Philippe, maître de conférence à l'Université Claude-Bernard - Lyon I (Médecine et santé au travail)

DAVID-MÉNARD Monique, psychanalyste et philosophe, professeur à l'Université Paris VII, directrice adjointe du Centre d'étude du vivant

DEBRU Armelle, professeur à l'Université René-Descartes - Paris V (Histoire de la médecine)

DEBRU Claude, professeur à l'École normale supérieure de la rue d'Ulm (Philosophie des sciences)

DEFRANCE Jacques, professeur de sociologie à l'Université de Paris X - Nanterre, Laboratoire « Sport et culture » et au Centre de sociologie européenne

DELAPORTE Cécilia, chercheur associé à l'EA 3302 (Épistémologie, Histoire des sciences biologiques et médicales) de l'Université de Picardie - Jules-Verne

DELAPORTE François, professeur à l'Université de Picardie - Jules-Verne (Philosophie), responsable de l'EA 3302 (Épistémologie, Histoire des sciences biologiques et médicales)

DELAPORTE Sophie, docteur en histoire, secrétaire générale de l'Association Guerre et médecine

DELAROCHE Patrick, psychanalyste, médecin directeur de l'Hôpital de jour pour adolescents de Ville-d'Avray

DELPEUCH Francis, directeur de l'Unité de recherche 106 « Nutrition, alimentation, société » de l'Institut de recherche pour le développement

DEVAUCHELLE Bernard, professeur de Médecine, Centre de chirurgie maxillo-faciale et stomatologie, Hôpital Nord Amiens

DIAS DE AVILA PIRES Fernando, professeur des Universités (écologie médicale), Ministère de la Santé du Brésil – Fondation Oswaldo Cruz (Brésil)

DODIER Nicolas, sociologue, directeur d'études EHESS, directeur de recherche à l'INSERM, Centre de recherche Médecine, sciences, santé et société (CNRS/INSERM/EHESS)

DORLIN Elsa, doctorante à l'Université de Paris IV – CERPHI CNRS/ENS LSH, Ater au département de Science politique à l'Université de Paris VIII (Philosophie)

EHRENBERG Alain, sociologue, directeur de recherche au CNRS, directeur du CESAMES (Centre de recherche psychotropes, santé mentale, société), UMR 8136 CNRS - Université René-Descartes - Paris V

ENGELHARDT Dietrich v., professeur des Universités, directeur de l'Institut für Medezin de l'Université de Lübeck (Allemagne)

EWALD François, professeur au Conservatoire National des Arts et Métiers (Philosophie du droit) et directeur de la recherche à la Fédération française des sociétés d'assurances

FASSIN Didier, professeur à l'Université Paris XIII et directeur d'études à l'École des hautes études en sciences sociales (Anthropologie et sociologie)

FAURE Olivier, professeur à l'Université Jean-Moulin - Lyon III (Histoire contemporaine)

FÉDIDA Pierre, professeur à l'Université de Paris VII (Psychopathologie fondamentale et psychanalyse), directeur du Centre d'études du vivant

FERRARI Pierre, professeur à la Faculté de Médecine du Kremlin Bicêtre - Paris XI (Psychiatrie de l'enfant et de l'adolescent)

FISCHER Alain, professeur de pédiatrie et chef du service d'Immuno-Hématologie pédiatriques à l'Hôpital Necker - Enfants malades, membre de l'Institut

FOURNIER Emmanuel, maître de conférences à l'Université de Paris-VI, Faculté de Médecine Pitié-Salpêtrière (Physiologie humaine)

FOURRIER François, professeur des Universités, Service de réanimation polyvalente, Hôpital Roger-Salengro de Lille

FRAGU Philippe, médecin, directeur de recherche à l'INSERM, rattaché à l'Université de Picardie - Jules-Vernes (Médecine nucléaire)

FRIXIONE Eugenio, professeur au département de Biologie cellulaire et au département de Physiologie, biophysique et neurosciences à l'Institut polytechnique national de Mexico

GACHELIN Gabriel, chef de service – Unité de biologie moléculaire du gène - Institut Pasteur

GAUDILLIÈRE Jean-Paul, historien des sciences, chargé de recherche à l'INSERM, Centre de recherche Médecine, sciences, santé et société (CNRS/INSERM/EHESS)

GAYON Jean, professeur à l'Université de Paris I - Panthéon-Sorbonne (Philosophie)

GÉLIS Jacques, professeur émérite à l'Université de Paris VIII (Histoire moderne)

GENYK Isabelle, architecte DPLG, doctorante au Laboratoire Architecture, culture et sociétés, École d'architecture de Paris-Villemin

GIRRE Catherine, professeur à la Faculté de Médecine Lariboisière - Saint-Louis, Paris VII, praticien hospitalier à l'Hôpital Fernand-Widal, Paris (Toxicologie clinique)

GLORION Bernard, professeur des Universités, ancien président du Conseil national de l'ordre des médecins

GRENIER Bernard, professeur émérite de la Faculté de Médecine de Tours

GROS François, secrétaire perpétuel honoraire de l'Académie des Sciences, ancien directeur de l'Institut Pasteur, professeur honoraire au Collège de France (Biologie moléculaire)

GROS Frédéric, maître de conférences à l'Université de Paris XII (Philosophie)

HAMRAOUI Éric, directeur de programmes au Collège international de philosophie et maître de conférences au Conservatoire national des arts et métiers (Philosophie)

HERZLICH Claudine, sociologue, directrice de recherche émérite au CNRS (Centre de recherche Médecine, sciences, santé et société (CNRS/INSERM/EHESS)) et directrice d'études à l'École des hautes études en sciences sociales

HUREAU Jacques, professeur des Universités, chirurgien honoraire des Hôpitaux de Paris, membre de l'Académie nationale de chirurgie

IACUB Marcela, juriste, chargée de recherche au CNRS, Laboratoire Droit de la bioéthique EHESS

JACKSON Mark, médecin, directeur du « Center of medical history », reader in the history of medicine – University of Exeter (UK)

JAEGER Christophe de, chef de service, chargé d'enseignement à la Faculté de Médecine de Paris (gériatre et gérontologue), directeur de l'Institut européen du vieillissement (Paris)

JAUFFRET-ROUSTIDE Marie, sociologue, Institut de Veille sanitaire, Centre de recherche Psychotropes, santé mentale, société (CNRS - Paris V)

Katouzian-Safadi Mehrnaz, historienne, chargée de recherche au CNRS, Centre d'histoire des sciences et des philosophies arabes et médiévales

Kevles Daniel J., the Stanley Woodward professor of History (Histoire des sciences modernes), Yale University (USA)

Knibiehler Yvonne, professeur émérite à l'Université d'Aix-en-Provence (Histoire des femmes et de la maternité)

Kuhn Walther, professeur des Universités, doyen émérite de la Faculté de Médecine de l'Université de Goettingen (Allemagne)

Laborit Jacques, psychanalyste, praticien hospitalier à l'Hôpital Sainte-Anne (Paris)

Lagrée Jacqueline, professeur à l'Université de Rennes I (Philosophie)

La Marne Paula, chargée d'enseignement en Philosophie à l'Université de Paris XII – département d'enseignement et de recherche en éthique médicale

Lambert Jacques, professeur à l'Université Pierre-Mendès-France Grenoble II (Philosophie)

Laugier Alain, professeur émérite à l'Université de Paris VI

Le Blanc Guillaume, maître de conférences à l'Université Michel-de-Montaigne à Bordeaux, membre de l'équipe de recherches Nosophi de l'Université de Paris I

Le Corre François, médecin spécialiste en médecine physique, membre de la Société française d'ostéopathie

Lecourt Dominique, professeur à l'Université de Paris VII (Philosophie), président du Comité d'éthique de l'Institut de recherche pour le développement (IRD)

Lemoine Maël, chargé de cours à la Faculté de Médecine de Tours (Philosophie)

Lepick Olivier, chercheur associé à la Fondation pour la recherche stratégique

Leplège Alain, maître de conférences, Université de Picardie Jules-Verne (Philosophie) et chercheur associé à l'Institut d'histoire et de philosophie des sciences et des techniques de Paris

Levenson Jaime, médecin, directeur de recherche à l'INSERM, Hôpital Broussais, Centre de médecine préventive cardio-vasculaire

Lock Margaret, Professor in the Department of Social Studies of Medicine and the Department of Anthropology at McGill University (Canada)

Löwy Ilana, historienne, directrice de recherche à l'INSERM, Centre de recherche Médecine, sciences, santé et société (INSERM/CNRS/EHESS)

Maire Bernard, directeur de recherche, Unité de recherche 106 « Nutrition, alimentation, société » de l'Institut de recherche pour le développement

Maire Pascal, chef de service aux Hospices civils de Lyon, chargé d'enseignement en sciences humaines et sociales à l'Université Claude-Bernard - Lyon I

Maître Jacques, sociologue, ancien directeur de recherche au CNRS

Marescaux Jacques, professeur des Universités, chef de service – Chirurgie digestive et endocrinienne – Hôpital civil de Strasbourg

Martínez-Báez Manuel, professeur émérite de la Faculté de Médecine, Université nationale autonome du Mexique, Mexico

Martínez-Palomo Adolfo, professeur du Centre de recherches et d'études avancées de Mexico (Pathologie expérimentale) (Mexique)

Masquelet Alain-Charles, professeur des Universités, chef du service Orthopédie et traumatologie – Centre hospitalier universitaire Avicenne (Bobigny - Université Paris XIII), membre de l'Académie nationale de chirurgie

Maulitz Russell, Director, Institute for Healthcare Informatics, Cambridge - Philadelphia (USA)

Mendelsohn J. Andrew, Governor's Lecturer in History of Science and Medicine, Imperial College London, University of London (UK)

Meyer Philippe, médecin, professeur à l'Université de Paris V

Mollaret Henri H., professeur honoraire à la Faculté, biologiste des Hôpitaux, professeur honoraire à l'Institut Pasteur

Morel Marie-France, ancien maître de conférences d'histoire à l'École normale supérieure de Fontenay - Saint-Cloud

MORNEX René, professeur émérite de l'Université Claude-Bernard - Lyon I, médecin honoraire des Hôpitaux de Lyon, membre de l'Académie nationale de médecine

MOULIN Anne-Marie, philosophe, médecin, directeur de recherche au CNRS

MURARD Lion, historien, chercheur au CNRS, Centre de recherche Médecine, sciences, santé et société (CNRS/INSERM/EHESS)

MUTTER Didier, chirurgien spécialisé en chirurgie digestive, laparoscopique et endocrinienne, Hôpital civil de Strasbourg

NAQUET Robert, médecin, directeur de recherche émérite au CNRS, Institut Alfred-Fessard, président du Comité opérationnel d'éthique pour les sciences de la vie du CNRS

NETCHINE-GRYNBERG Gaby, psychologue, chercheur honoraire, CNRS - Université René-Descartes - Paris V

NOUVEL Pascal, maître de conférences à l'Université de Paris VII, directeur de programme au Collège international de philosophie (Philosophie des sciences)

NUROK Michael, médecin, doctorant, EHESS/Paris, resident Harvard Medical School and Brigham and Women's Hospital (USA)

OBREGÓN Dr. Diana, Directora, Departamento de Historia, Facultad de Ciencias Humanas, Universidad Nacional de Colombia, Bogotá, Colombia

OSBORNE Michael A., Associate Professor of Environmental Studies and History, University of California, Santa Barbara (USA)

PAUL Harry W., professor, Department of History, University of Florida (USA)

PENEFF Jean, professeur émérite à l'Université de Provence (Sociologie)

PERRIN Michel, directeur de recherche au CNRS, Laboratoire d'anthropologie sociale au Collège de France

PETER Jean-Pierre, historien, directeur d'études, « Histoire et anthropologie de la médecine et des savoirs sur le corps », EHESS

PICARD Jean-François, historien, ingénieur de recherche au CNRS

PICKSTONE John, Professor, Wellcome Unit and Centre for the History of Science, Technology and Medicine, University of Manchester

PIGEAUD Jackie, professeur à l'Université de Nantes, membre de l'Institut universitaire de France (Littérature latine-grecque)

PIGNARRE Philippe, éditeur, chargé de cours sur les psychotropes à l'Université de Paris VIII

PINELL Patrice, médecin et sociologue, directeur de recherche à l'INSERM, Centre de sociologie européenne EHESS/CNRS

PINET Patrice, médecin praticien, docteur en philosophie de l'Université de Paris IV

PIOTET Françoise, professeur à l'Université Paris I, directrice du Laboratoire Georges-Friedmann, Université Paris I, CNRS (Sociologie)

POIZAT Michel, chargé de recherche au CNRS (Psychanalyse et pratiques sociales), Université de Picardie, Université de Paris VII

POSTEL-VINAY Nicolas, médecin, praticien à l'Hôpital européen Georges-Pompidou – service d'hypertension artérielle

PRÉVOTEAU DU CLARY François, médecin généraliste, praticien hospitalier, CHU Toulouse

RABIER Christelle, doctorante d'histoire au Centre d'histoire des sciences et des mouvements intellectuels de Paris I (Histoire moderne)

REISER Stanley J., « Griff T. Ross » Professeur of Humanities and Technology in Health Care, University of Texas, Houston Health Science Center (USA)

RENNEVILLE Marc, maître de conférences à l'Université Paris VIII - Saint-Denis (Histoire contemporaine), responsable du Centre interdisciplinaire de recherche de l'École nationale d'administration pénitentiaire

RICARD Paddy, historienne, Research Fellow, The Wellcome Trust for the History of Medicine at University College London

RICHARD Denis, pharmacien des Hôpitaux, chargé d'enseignement aux Facultés de Médecine et de Pharmacie de Poitiers

RIDEAU Yves, professeur des Universités, biologiste des Hôpitaux, chef de service de Médecine et de Réadaptation au CHU de Poitiers

Rissoni Dos Santos Ana Lucia, professeur au département Nutrition clinique et sociale de l'Université fédérale de Ouro Preto (Brésil), chercheur associé à ER 2033 de l'Université de Picardie - Jules Vernes

Romaña Christina, médecin et biologiste, maître de conférences à l'Université de Paris V, Institut de recherche pour le développement (IRD)

Rousseau Pierre, gynécologue-obstétricien honoraire, CHU de Tivoli, conseiller médical honoraire, Office de la naissance et de l'enfance de la communauté Wallonie-Bruxelles de Belgique

Rütten Thomas, Wellcome Lecturer, School of Historical Studies, University of Newcastle upon Tyne (Medical History) (UK)

Saint-Sernin Bertrand, professeur émérite à l'Université de Paris IV (Philosophie), membre de l'Institut

Salamagne Michèle H., médecin responsable de l'Unité de soins palliatifs de l'Hôpital Paul-Brousse (Villejuif)

Salomon-Bayet Claire, professeur émérite à l'Université de Paris I - Panthéon-Sorbonne (Philosophie)

Sandoz Thomas, Institut universitaire d'histoire de la médecine et de la santé publique de Lausanne (Épistémologie) (Suisse)

Sédat Jacques, psychanalyste, secrétaire général de l'Association internationale d'histoire de la psychanalyse

Senon Jean-Louis, professeur à l'Université de Poitiers, psychiatre des Hôpitaux

Seytre Bernard, journaliste scientifique

Simmat-Durand Laurence, maître de conférences à l'Université de Paris V (Sociologie)

Simon Alain, professeur des Universités, praticien hospitalier, Hôpital Broussais, Paris

Sinding Christiane, médecin et historienne, directrice de recherche à l'INSERM, Centre de recherche Médecine, sciences, santé et société (CNRS/INSERM/EHESS)

Starobinski Jean, professeur honoraire à l'Université de Genève (Philosophie) (Suisse)

Steffen Monika, sciences politiques, directeur de recherche au CNRS-CERAT, Institut d'études politiques, Université Pierre-Mendès-France de Grenoble

Stora Jean Benjamin, psychologue clinicien, psychanalyste, psychosomaticien, professeur à l'Université de Paris VIII (département de Psychologie clinique et de psychopathologie)

Sureau Claude, gynécologue-obstétricien, professeur émérite à l'Université de Paris V, président honoraire de l'Académie nationale de Médecine

Terrenoire Gwen, sociologue, ingénieur d'études au CNRS, membre du Comité consultatif national d'éthique

Thiaudière Claude, maître de conférences à l'Université de Picardie - Jules-Verne (Sociologie)

Thomas Jean-Paul, professeur à l'Institut universitaire de formation des maîtres de Paris et directeur de recherche associé à l'Université de Paris V (Philosophie)

Thouvenin Dominique, professeur des Universités (Droit), directrice du Centre d'études du Vivant, Université Paris VII

Tonnellier François, mathématicien, directeur de recherche au Centre de recherche, d'études et de documentation en économie de la santé – CREDES/Paris

Triadou Patrick, médecin praticien, Laboratoire central d'hématologie de l'Hôpital Necker - Enfants malades, Paris

Tubiana Maurice, professeur émérite à l'Université Paris-Sud-Orsay, ancien directeur de l'Institut Gustave-Roussy, membre de l'Académie des Sciences, ancien président de l'Académie de Médecine

Vallat François, docteur vétérinaire, doctorant en histoire (Université de Caen)

Vanier Alain, psychanalyste, ancien psychiatre des Hôpitaux, professeur à l'Université de Paris VII

Viesca Trevino Carlos, directeur du département d'Histoire et Philosophie de la médecine, Faculté de Médecine, Université nationale du Mexique (Mexico)

Violeau Jean-Louis, chercheur en sciences sociales, Laboratoire ACS (Architecture, culture, société), École d'architecture Paris-Malaquais – CNRS

VOLLAIRE Christiane, professeur au lycée Auguste-Angellier de Dunkerque (Philosophie), chargée de cours à l'Université de Lille II, Faculté de Médecine

WAISSMAN Renée, sociologue, chargée de recherche au CNRS

WEINDLING Paul, historien, Wellcome Trust Research Professor in the History of Medicine in the School of Humanities, Oxford Brookes University (UK)

WILKINSON Lise, historienne, Research Associate, Wellcome Trust Centre for the History of Medecine at University College London (UK)

YANACOPOULO Andrée, médecin et professeur honoraire à l'Université de Montréal (Sociologie) (Canada)

ZAFIROPOULOS Markos, sociologue et psychanalyste, directeur de recherche au CNRS (Psychanalyse et pratiques sociales)

ZARIFIAN Édouard, professeur de Psychiatrie et de Psychologie médicale à l'Université de Caen, chef de service de Psychiatrie au CHU de Caen

ZIMMERMANN Francis, historien, directeur d'études à l'École des hautes études en sciences sociales (Anthropologie sociale)

ZITTOUN Robert, médecin hématologue, ancien chef de service à l'Hôtel-Dieu de Paris, professeur émérite à l'Université de Paris VI (Éthique médicale)

ZYLBERMAN Patrick, historien, chercheur au Centre de recherche Médecine, sciences, santé et société (CNRS/INSERM/EHESS)

A

ACHARNEMENT THÉRAPEUTIQUE

Cette expression a été initialement proposée pour désigner les tentatives vaines de réanimation dans des cas de coma dépassé (Kenis), le seul résultat étant de prolonger artificiellement la vie avant une mort inéluctable. La réanimation médicale, née dans les années 1950 avec pour but de franchir un cap de défaillance aiguë d'organes vitaux, a été en effet rapidement confrontée, à mesure qu'elle gagnait en efficacité, à des situations difficiles et sans issue.

L'expression est plus souvent utilisée par le grand public que par les médecins. Elle a une connotation péjorative : le patient transformé en objet de soins, en « légume », est souvent inconscient, comateux, du fait de la maladie ou d'une sédation médicamenteuse destinée à l'adapter aux machines. Les traitements dans ces services de soins intensifs actifs vingt-quatre heures sur vingt-quatre (éclairage *a giorno*, bruits des soignants et des appareils, visites familiales filtrées par un sas et limitées) ont contribué à les qualifier de déshumanisants, *a fortiori* lorsqu'ils se terminent par la mort. Par extension, on a ensuite stigmatisé comme acharnement l'attitude de médecins qui utilisaient systématiquement tous les moyens à leur disposition pour retarder l'heure de la mort : grands prématurés nés avec des malformations graves, patients atteints de cancers étendus et résistant aux traitements standards, grands vieillards institutionnalisés déments et grabataires, états végétatifs avec perte définitive de toute vie de relation, etc.

Les médecins objectent que c'est souvent *a posteriori*, en cas d'échec, que l'on condamne l'acharnement, celui-ci étant au début légitime et louable. Le code de déontologie médicale en 1995 préfère parler « d'obstination déraisonnable », alors que la priorité serait de soulager les souffrances du malade et de l'accompagner jusqu'à ses derniers moments. Le pape Pie XII avait condamné en 1952 l'usage de moyens « extraordinaires » et reconnu la légitimité d'interrompre parfois des traitements de support vital, malgré la valeur sacrée de la vie pour les religions monothéistes. Mais la distinction entre moyens ordinaires et extraordinaires n'est pas pertinente et les textes actuels de l'Église préfèrent désigner par moyens « disproportionnés » ceux dont la charge est bien plus lourde et les effets secondaires plus importants que les résultats qu'on peut en attendre (Verspieren).

L'expression « acharnement thérapeutique » est spécifique de la langue française, les Anglo-Saxons parlant plutôt de traitements inutiles, qualifiés de « futiles ». Mais les critères de futilité sont bien difficiles à établir (Roy, Kopelman) : un traitement peut être efficace sur les paramètres biologiques qu'il veut corriger (choc cardio-vasculaire, acidose...), et néanmoins futile, car la survie qu'il apporte est de durée limitée, avec une qualité de vie jugée désastreuse du fait de souffrances iatrogènes en rapport avec les investigations et les soins, de la perte des capacités cognitives et de la dépendance aux techniques. Il y a par ailleurs une limite floue et mouvante entre traitements utiles et futiles, le seuil d'efficacité de 1 % proposé par certains étant discutable. Les statistiques concernant le pronostic et reposant sur des scores de gravité où interviennent à la fois la pathologie et le terrain, bien que difficilement applicables au niveau individuel, doivent cependant guider les indications thérapeutiques.

Approche anthropologique et philosophique

De nombreux auteurs ont souligné que les conditions de la fin de vie ont radicalement changé, du fait en partie du développement de la médecine techno-scientifique : la mort a perdu son caractère naturel, survient le plus souvent (plus de 70 % des cas actuellement) en milieu hospitalier, est considérée comme un échec, et fait l'objet d'un tabou social. Elle n'est pas envisagée et, lorsqu'elle survient, n'est plus signalée par des marques de deuil autrefois traditionnelles. La comparaison avec les conditions de mort en Occident autrefois, notamment au Moyen Âge où elle était publique, intégrée et entourée, a conduit certains auteurs comme Philippe Ariès à idéaliser le passé pour mieux stigmatiser la mort contemporaine.

Cet éclairage a été critiqué par Norbert Élias, qui a surtout souligné la solitude actuelle des mourants, en particulier dans les hôpitaux où il n'est pas rare de les voir délaissés par les médecins qui évitent leurs chambres. Il est fréquent de voir des patients décéder sous masque à oxygène et perfusion veineuse, voire monitoring, sans qu'ils aient pu exprimer leurs souffrances, leurs souhaits ni communiquer avec leurs proches. C'est contre cette « confiscation » de la mort par la médecine techno-scientifique que se sont élevés plusieurs philosophes, dont Hans Jonas, au nom d'un « droit de mourir », entendant par là qu'une fin de vie pleinement vécue comme une étape essentielle du parcours existentiel est un droit essentiel et inaliénable de l'être humain.

Abstention, limitation ou arrêt des traitements

Face à de telles situations, certains malades ou leur famille préfèrent une mort plus rapide avec une moindre souffrance. La société condamne également l'usage de moyens disproportionnés pour d'autres raisons : le coût des traitements intensifs est très élevé, comme l'est généralement celui des séjours hospitaliers se terminant par la mort. Différentes options sont dès lors possibles et ont fait l'objet de recommandations à l'étranger (Stanley), et en France (Comité consultatif national d'éthique, avis n° 63) :

— *abstention de traitements intensifs ou obstinés*, par exemple d'une chimiothérapie anticancéreuse de « 4e ligne » ayant très peu de chance d'apporter une rémission, ou d'une réanimation en cas de défaillance cardio-respiratoire. Ce dernier cas peut conduire à un *« ordre de ne pas réanimer »* qui, dans certains services, notamment aux États-Unis, est formalisé (Evans) sur la base de conditions éthiques rigoureuses ;
— *limitation des traitements :* abstention sélective prévue à l'avance, par exemple pas de massage cardiaque en cas d'arrêt du cœur, pas de ventilation assistée en cas de défaillance respiratoire, ou encore pas d'antibiotiques en cas de surinfection ;
— *arrêt des traitements :* interruption définitive des procédés qui ont jusqu'ici maintenu le patient en vie, qu'il s'agisse de la ventilation assistée en réanimation, ou encore de l'arrêt de l'alimentation et de l'hydratation chez un patient en phase terminale ou en état végétatif chronique.

Les études ont montré que plus de 50 % des décès dans les services de réanimation sont consécutifs à des décisions de limitation ou d'arrêt des traitements de support vital (Ferrand). Dans tous les cas, de telles décisions rapprochent l'échéance de la mort, celle-ci pouvant survenir notamment dans les minutes qui suivent l'arrêt d'une ventilation assistée. L'administration d'analgésiques morphiniques et de neuro-sédatifs est alors généralement nécessaire pour prévenir la suffocation ou la douleur. Si certains considèrent qu'il n'y a pas de différence morale entre une abstention et un arrêt d'un traitement mis en place, ces situations sont vécues différemment par les soignants et les familles : ne pas entamer une réanimation peut être considéré comme une non-assistance à personne en danger, mais en sens contraire arrêter un traitement jusqu'ici efficace sur le plan physiologique est souvent difficile et mal vécu. Il faut souligner cependant que, contrairement à un sentiment fréquent d'impuissance et d'abandon, l'arrêt de traitements désormais disproportionnés ne signifie pas arrêt des soins, ceux notamment destinés à assister le patient et à l'empêcher de souffrir.

Les alternatives à l'acharnement thérapeutique

Certains patients ou leur famille demandent, devant une situation sans issue qui ne peut conduire qu'à la dégradation et à la mort, une *euthanasie* ou une *assistance médicale au suicide.* Les raisons de tels vœux sont multiples et doivent être décodées : dépression, peur de souffrir. Mais bien souvent la demande, éventuellement formulée à l'avance, d'éviter l'acharnement thérapeutique et de recourir à l'euthanasie se réclame d'un « droit de mourir dans la dignité ». Sont redoutées par-dessus tout à ce titre les dégradations physiques et intellectuelles, l'incontinence, la perte de l'image et de l'estime de soi, la dépendance et le fait d'être une charge pour ses proches. Les partisans d'une légalisation de l'euthanasie ne voient pas de différence au plan moral entre l'arrêt d'un traitement vital suivi de mort (arrêt qu'ils dénomment « euthanasie passive ») et une euthanasie active par administration de substances létales : dans les deux cas il y a une décision et un acte dont la conséquence prévisible est la mort. Cependant les adversaires de l'euthanasie refusent cet amalgame, l'arrêt de traitements héroïques et sans bénéfice réel pour le patient consistant à accepter le cours naturel des choses et à éviter des souffrances inutiles.

Les soins palliatifs, définis comme des soins actifs destinés à prévenir la souffrance des personnes en fin de vie et à les accompagner jusqu'au bout, ont été proposés dans les années 1960 par le mouvement britannique des hospices, comme une alternative à une médecine technique et déshumanisante chez les personnes en fin de vie. Cette pratique s'est peu à peu imposée, jusque dans les hôpitaux d'aigus, où des équipes mobiles pluridisciplinaires apportent soutien et conseils pour les patients dont le pronostic est compromis. Un modèle a par conséquent été proposé où se succéderaient dans le cours d'une maladie grave les traitements curatifs, y compris ceux qui n'apportent qu'une rémission transitoire, puis les soins palliatifs et de phase terminale. Les traitements de support vital – réanimation, antibiotiques, transfusions –

sont assurés tout au long de l'évolution et, on l'a vu, peuvent faire l'objet d'une limitation en phase terminale. L'expérience montre cependant la difficulté parfois extrême du passage de traitements à visée curative à des soins palliatifs, les deux approches pouvant faire l'objet de va-et-vient mal compris au lieu d'être intégrés. C'est la même intégration qui est envisagée après arrêt de traitements de support vital, avec des soins palliatifs disponibles pour tous les patients et en tous lieux, y compris dans les services de réanimation (Lassaunière).

Décisions de limitation ou d'arrêt des traitements

Comme dans toute autre situation médicale, ces décisions sont permanentes et inévitables, prises dans l'incertitude quant aux résultats, et sous-tendues par des jugements de valeur, éventuellement implicites et inconscients (prix donné à la durée vie, ou à la qualité de vie considérée comme plus importante que la survie, par exemple). Les décisions de limitation ou d'arrêt des traitements soulèvent d'importantes questions d'ordre médical, éthique et légal, et sont empreintes d'une gravité particulière, car elles reviennent pratiquement à laisser mourir un patient sans s'opposer par des moyens disproportionnés au processus naturel. On peut les évoquer à partir d'une série d'interrogations (Roy, Zittoun).

Qui décide ? – Dans la très grande majorité des cas, la décision est le fait des médecins et relève de leur responsabilité professionnelle. Cependant l'évolution des mentalités et leur traduction légale font une place de plus en plus grande au patient lui-même ou à son représentant. C'est ainsi que la loi du 5 mars 2002 réaffirme la nécessité d'un consentement libre et éclairé avant tout acte médical ou traitement et prévoit la possibilité pour le patient de désigner une personne de confiance pour le représenter en cas d'incapacité. Mais décider de façon autonome de ne pas recourir à un support vital implique d'être pleinement informé sur le pronostic et en mesure de se déterminer en anticipant les évolutions possibles. Bien souvent en fait, en fin de vie, des réactions psychologiques décrites par Élisabeth Kübler-Ross (dénégation, révolte, dépression) ou une altération des fonctions cognitives avec état confusionnel ou coma ne permettent pas l'exercice de cette autonomie. Cet empêchement concerne la majorité des patients admis en réanimation. La tendance est alors de se tourner vers la famille ou le mandataire désigné. Mais il ne peut être question de faire peser sur eux le poids d'une décision et de la mort qui en résulte généralement. Indépendamment de possibles motifs intéressés (avantages financiers, libération d'une charge trop lourde), intervient surtout le risque d'un sentiment écrasant de culpabilité pour les familles. La décision appartient donc bien aux médecins. Mais, surtout en milieu hospitalier, elle ne saurait être solitaire et doit faire l'objet d'une concertation au sein de l'équipe soignante, prenant en compte l'avis de l'ensemble de ses membres et notamment des infirmières (Jones).

Quand décider ? – Le moment d'une décision de limitation ou arrêt de traitement est critique : il signifie que, dès lors, la mort est acceptée et qu'on ne va pas s'y opposer de façon déraisonnable. Mais les situations de fin de vie sont évolutives, et toutes les éventualités ne peuvent être prévues. Aussi, selon les cas, on commencera dans l'urgence une réanimation « d'attente », quitte à y renoncer secondairement, alors qu'ailleurs on décidera de l'abstention bien avant la phase de décompensation. Les différents traitements envisagés peuvent chacun influer sur la durée de la survie et la qualité du mourir, et les options doivent être soupesées en fonction de la prévision de résultat et du contexte. Dans certains cas par exemple, on est conduit à prolonger un traitement de support vital pour laisser le temps à la famille de venir au chevet du mourant.

Quelle fin de vie ? – La décision, prise par les médecins avec l'accord de l'ensemble de l'équipe soignante, éventuellement partagée avec le patient ou son représentant, en tout cas communiquée à la famille, implique une préparation à la fin de vie, afin qu'elle survienne avec le minimum de souffrance pour le patient, ses proches, et les soignants eux-mêmes. Non seulement les traitements analgésiques et neurosédatifs doivent être utilisés en fonction des besoins, mais l'environnement matériel et moral doit être particulièrement étudié : le renoncement ne doit pas être considéré comme un échec, l'arrêt des traitements n'est pas un arrêt des soins et un abandon. Sérénité, dignité et empathie envers la souffrance sont des attitudes perçues comme positives et communicables. La priorité est donnée à l'environnement naturel, familial, aux besoins spirituels et éventuellement religieux, quitte à « démédicaliser » résolument la fin de vie. En matière d'arrêt de réanimation, différentes méthodes sont proposées selon les cas : arrêt instantané de la ventilation assistée avec extubation, ou sevrage progressif de l'assistance respiratoire *(terminal weaning)*, mais de toute façon l'objectif premier reste le confort du patient et de sa famille (Brody). Le soutien de celle-ci ne s'arrête d'ailleurs pas au décès, mais se poursuit au-delà, pendant les premiers jours (accompagnement, présence soignante à la levée du corps), et durant le travail de deuil par le maintien d'un contact s'il est accepté.

Il est clair que l'environnement le plus naturel et le moins mécanisé s'accorde d'avantage à une « humanisation » de la mort. À ce titre, différentes solutions peuvent être envisagées, telles que le maintien à domicile jusqu'au décès, s'il est possible grâce à un réseau de soins palliatifs à domicile, l'hospitalisation dans une unité de soins palliatifs notamment en cas de douleur non contrôlée ou de détresse morale, ou le maintien dans le service hospitalier où le patient a été traité jusque-là avec décision de ne pas réanimer en cas de décompensation. Cependant des études ont montré que, même dans un environnement très technologique, la mort peut être vécue comme « naturelle », répondant aux besoins et exigences des patients et des proches, si les objectifs et le sens des actes techniques sont bien perçus et intégrés au contexte humain d'une issue rendue prévisible (Seymour).

Principes éthiques guidant les décisions

Les premiers principes sont ceux que l'on retrouve à la base de toute activité médicale : *bienfaisance* et *non-malfaisance* guident la décision médicale, un traitement étant limité ou arrêté s'il est futile, ou s'il fait plus de mal que de bien. *L'autonomie* du patient est de nos jours privilégiée, mais on a vu ses restrictions fréquentes en fin de vie, ce qui ne signifie pas pour autant que le principe d'autonomie doive être écarté : un patient en fin de vie peut avoir perdu toute capacité physique et intellectuelle de décision, son intégrité doit être respectée comme inhérente à toute personne humaine. Il en est de même du grand prématuré anencéphale, à peine une personne, mais être humain par ses parents, sa famille, son histoire, la solidarité ressentie. Enfin le *principe d'équité* amène à considérer qu'un traitement déraisonnable chez un patient en fin de vie peut d'autant moins être poursuivi qu'il l'est au détriment d'autres patients qui pourraient en profiter plus positivement.

Les études réalisées sur les critères de décision de limitation ou d'arrêt des traitements de réanimation ont montré que sont retenues au premier chef l'espérance de vie et la qualité de vie attendue en cas de survie, l'âge n'étant qu'un critère relatif, et les considérations économiques n'étant pratiquement pas prises en compte, du moins au niveau individuel (Ferrand, Pochard).

D'autres principes d'éthique peuvent guider également l'action médicale dans ces situations : *la proportionnalité*, déjà soulignée ; *la contextualité*, amenant à prendre en compte l'histoire du patient et les contraintes et vœux de son entourage ; *la règle du double effet*, où est prise en compte l'intention du médecin, qui est d'agir pour le bien ou les meilleurs intérêts du patient : prolonger la vie ou à défaut réduire les souffrances, la mort n'étant acceptée que comme un effet secondaire non intentionnellement recherché (La Marne) ; *le respect de l'intégrité du patient*, considéré non comme un être purement biologique, mais comme une personne entière dans ses dimensions biologiques, psychologiques et sociales. S'y rajoute le respect de l'intégrité des familles et des soignants eux-mêmes, dont les cas de conscience doivent être abordés avec un maximum d'attention ; *la responsabilité* envers les personnes les plus vulnérables, diminuées, démunies, a été considérée par Hans Jonas comme un principe moral essentiel face aux fins de vie.

Enfin, du côté médical, il va de soi qu'*aucune utilisation automatique des moyens disponibles, ni aucune arrogance technologique ou scientifique* n'est admissible : la technologie ne peut être absolutisée (Saint-Arnaud).

Situations cliniques spécifiques

Les principes généraux énoncés ci-dessus sont en permanence confrontés à la diversité des situations cliniques.

Du fait du terrain : l'extrême gravité des décisions prises par les néo-natologistes chez les grands prématurés porteurs de malformation graves et incurables notamment au niveau cérébral les conduit non rarement à interrompre la vie, mais pour la plupart ils préfèrent considérer ces actes comme des « transgressions » à l'interdiction permanente d'homicide (Comité consultatif national d'éthique, avis n° 65).

La situation des grands vieillards est bien différente, et soulève en premier lieu la question de leur prise en charge sociale et institutionnelle, d'autant plus complexe et lourde que la démence est une complication fréquente du grand âge.

Du fait de la pathologie : par exemple arrêt de l'hémodialyse chronique, renoncement à une énième greffe d'organe ou à une chimiothérapie anticancéreuse.

Dilemmes éthiques et conflits de valeur

Les divergences de vues sont fréquentes entre les personnes impliquées dans de telles décisions : par exemple, exigence d'une famille de « tout tenter » dans un cas pratiquement sans espoir, ou au contraire demande d'interruption de traitement contre l'avis médical. Ou encore, demande par un patient d'un traitement jugé futile par les médecins. Différentes solutions ont été proposées pour résoudre de tels conflits, en évitant bien sûr autant que possible le recours à la justice : les procès intentés par les familles ne sont pas rares en effet lorsque l'on a laissé se développer des divergences graves persistant jusqu'à la mort.

Aux États-Unis, à la suite de jurisprudences (notamment cas Ann Quinlan où un juge a ordonné, à la demande de la famille et contre l'avis médical, l'arrêt de la nutrition artificielle chez une personne en état végétatif), une loi fédérale *(Patient Self-Determination Act)* a donné en 1994 la primauté à l'autonomie de la personne. Il est donc proposé au patient de faire connaître à l'avance ses volontés par un document écrit, et de désigner un mandataire. Les évaluations ont montré cependant qu'une telle mesure est loin d'être régulièrement appliquée et respectée (Hanson, Étude Support). Il n'en demeure pas moins que les « testaments de vie » rédigés par des personnes demandant qu'on évite chez elles tout acharnement thérapeutique en cas de décompensation des organes vitaux ne sont pas rares, même en France, et doivent être pris en considération dans les décisions.

On a vu cependant l'importance d'une bonne communication, entre patients, familles, et soignants, dans de telles situations. *L'éthique clinique,* « au lit du malade », comme expérience phénoménologique et exigence éthique, montre que bien des conflits peuvent être prévenus ou désamorcés par la compréhension et l'écoute mutuelle. C'est sur cette base que l'on peut envisager le rôle proposé, dans les cas difficiles, à des médiateurs. À l'étranger, ce rôle de médiation est souvent confié à des comités ou consultants d'éthique.

▶ ARIÈS P., *Essais sur l'histoire de la mort en Occident,* Paris, Le Seuil, 1975. – BRODY H., « Withdrawing intensive life-sustaining treatment ». – ÉLIAS N., *Ueber die Einsamkeit der Sterbenden in unseren Tagen,* éd. Suhrkamp, 1982 ; trad. fr. S. Muller, *La Solitude des mourants,* Paris, Christian Bourgois, 2e éd., 1998. – EVANS A. L. & BRODY B. A., « The Do-Not-Ressucitate order in teaching hospitals », *Journal of the American Medical Association,* 253, n° 15, 1985, p. 2236-2239. – FERRAND E., ROBERT R., INGRAND P. & LEMAIRE F., for the French LATAREA group, « Withholding and withdrawal of life support in intensive-care units in France : A prospective survey », *The Lancet,* 357, 2001, p. 9-14. – HANSON L. C. & RODGMAN E., « The Use of Living Wills at the End of Life. A national study », *Archives of Internal Medicine,* 156, 1996, p. 1018-1022. – JONAS H., *Techniken des Todesaufschubs und das Recht zu sterben,* Francfort-sur-le-Main, Insel Verlag, 1985 ; trad. fr. Ph. Ivernel, *Le Droit de mourir,* Payot & Rivages poche, 1996. – JONES T. & FITZGERALD M., « Withdrawal of life-support treatment : The experience of critical care nurses », *Australian Critical Care,* 11, n° 4, 1998, p. 117-121. – KENIS Y., « Acharnement thérapeutique », *in* G. Hotois & J. N. Missa, *Nouvelle encyclopédie de bioéthique,* Bruxelles, De Boeck Université, p. 35-37. – KOPELMAN L., « Medical futility », *in* R. Chadwick, *Encyclopedia of Applied Ethics,* Academic Press, vol. 3, p. 185-196. – KÜBLER-ROSS E., *Questions & Answers on Death and Dying,* New York, Ross Medical Associates, 1974 ; trad. fr. Ph. Beaudoin, *Accueillir la mort,* Paris, Le Rocher, 1998. – LA MARNE P., « La fin de la vie », *in* R. Zittoun & B. M. Dupont, *Penser la médecine, Essais philosophiques,* Paris, Ellipses, 2002. – LASSAUNIÈRE J.-M., « Quelle suite à donner à une décision d'arrêt de traitement étiologique ? », in *L'Acharnement thérapeutique,* Revue *JALMALV,* Grenoble, n° 64, mars 2001, p. 14-18. – POCHARD F., ZITTOUN R., HERVÉ C. & DHAINAUT J.-F., « Controverses éthiques concernant l'abstention et l'arrêt des thérapeutiques en réanimation », *Réanimation Urgences,* 8, 1999, p. 79-84. – ROY D. J., BOUTON J.-M. & LACROIX J., « Laisser mourir ? L'éthique de l'arrêt des mesures disproportionnées », *in* J. Lacroix, M. Gauthier, M. Beaufils, *Urgences et soins intensifs pédiatriques,* Montréal/Paris, Les Presses Universitaires de Montréal/Doin, 1994, chap. 50, p. 881-897. – SAINT-ARNAUD J., *Enjeux éthiques et technologies médicales,* Montréal, Les Presses de l'Université de Montréal, 1999, chap. 3 : L'abus de traitement, p. 41-60. – SEYMOUR J. E., « Revisiting medicalisation and "natural" death », *Social Science & medicine,* 49, 1999, p. 691-704. – STANLEY J.-M., « The Appleton International Conference : Developing Guidelines for decisions to forgo life-prolonging medical treatment », *Journal of Medical Ethics,* 18, supplément, 1992, p. 3-22. – VERSPIEREN P., « L'obstination thérapeutique déraisonnable », *Soins Gérontologie,* n° 25, 2000, p. 4-6. – ZITTOUN R., « La fin d'une personne : qui en décide ? », in *La Fin de la vie, qui en décide ?,* Paris, PUF, Forum Diderot, 1996, p. 29-41. – Coll. : « The SUPPORT Principal Investigators, A control trial to improve care for seriously ill hospitalised patients. The Study to Understand Prognoses and Preferences for Outcomes and Risks of Treatments (SUPPORT) », *Journal of the American Medical Association,* 274, n° 20, 1995, p. 1591-1596. – « Recommandations for compassionate clinical management », *The New England Journal of Medicine,* 336, n° 9, 1997, p. 652-656. – Comité consultatif national d'éthique, *Fin de vie, arrêt de vie, euthanasie,* Avis n° 63 du 27 janvier 2000, Paris. – Comité consultatif national d'éthique, *Réflexions éthiques autour de la réanimation néonatale,* Avis n° 65 du 25 septembre 2000.

Robert ZITTOUN

→ Dignité de la personne ; Euthanasie ; Soins palliatifs.

ACUPUNCTURE

Le terme d' « acupuncture » correspond à une traduction latine inventée par les jésuites après qu'ils eurent découvert lors de leur arrivée en Chine au XVIIIe s. une modalité étrange de traitement consistant à pénétrer le corps à l'aide d'aiguilles en des endroits spécifiques dans une intention thérapeutique. Le terme chinois est *zhen jiu* qui littéralement désigne l'aiguille et le moxa. Il serait plus juste, en fait, de parler *des* aiguilles puisqu'il en existe de plusieurs sortes. Les moxas sont des bâtons d'armoise qui rassemblent des feuilles séchées et qui, une fois portés à incandescence, sont utilisés pour chauffer certains points du corps.

Histoire

L'archéologie a montré qu'avant que ne soient connues les techniques du travail des métaux, les Chinois avaient utilisé déjà des poinçons de pierre pour traiter les maladies. Idée étonnante, qui ne pouvait que renvoyer à une représentation du corps dont on peut trouver les premières traces dans les manuscrits excavés dans la tombe de *Mawangdui* (IIe s. av. J.-C.) au début de la dynastie des Han, première dynastie impériale chinoise. Ces fouilles ont permis de mettre au jour une ébauche de la théorie des vaisseaux méridiens *(jing mai)* qui, à ce moment, sont présentés comme étant le support d'un trajet vectorisé centrifuge du *Qi* (énergie ou souffle) partant du centre du corps pour aboutir en périphérie. Cette représentation est enrichie et systématisée pour atteindre sa version finale dans le *Classique de l'interne de l'Empereur Jaune (Huangdi nei jing)* et dans *l'ABC d'acupuncture et de moxibustion (Zhen jiu jia yi jing)* qui est l'œuvre de Huangfu Mi au IIIe s. apr. J.-C. L'idéogramme *jing* (classique) évoque les idées de transmission, de chaîne d'un tissu et qualifie les ouvrages de références pour l'éducation des lettrés. Le corpus des *jing* défini par les lettrés confucéens sous la dynastie des Han intègre plus tardivement les ouvrages techniques, catégorie dont relèvent les livres de médecine qui de ce fait acquièrent une reconnaissance indiscutable.

Parmi les quatre aiguilles en or et les cinq aiguilles en argent découvertes dans une tombe datant de la dynastie des Han, quatre ont pu être identifiées avec précision comme correspondant à des types d'aiguilles définies. Le *Classique de l'interne de l'Empereur Jaune* distingue, en effet, neuf sortes d'aiguilles en fonction de leur taille, de leur utilisation, de la profondeur des points d'acupuncture à atteindre. Il existe, par exemple, une aiguille « fine comme un poil » *(hao)* et une aiguille triangulaire qui est employée pour faire saigner les points des extrémités. Elles sont à insérer dans le corps au niveau de points de la peau qui sont distribués le long des vaisseaux méridiens. Leur emplacement est trouvé grâce à des distances appréciées à l'aide de l'épaisseur des phalanges des doigts du patient par rapport à des repères anatomiques facilement identifiables. Bien qu'existent des points hors méridiens, la plupart des points d'acupuncture sont situés sur des vaisseaux méridiens d'acupuncture.

L'ABC d'acupuncture de Huangfu Mi donne une présentation détaillée du système des méridiens, de leur pathologie, des points d'acupuncture et de leurs propriétés thérapeutiques ainsi que des techniques de manipulation. En 1027, Wang Weiyi fit fondre deux statues en bronze, représentant un homme de face et de dos, sur lesquelles étaient indiquées les positions de 657 points d'acupuncture et qui avaient un important intérêt pédagogique. Un deuxième ouvrage, *Grandes règles de l'acupuncture et de la moxibustion (Zhengjiu dacheng)*, paru en 1601, connut de nombreuses rééditions jusqu'au XIXe s. Il rassemble l'ensemble des connaissances acquises sur l'acupuncture au cours des siècles.

Les points d'acupuncture et le système des vaisseaux méridiens (jing luo)

Les vaisseaux méridiens sont non seulement des lignes sur lesquelles sont situés les points d'acupuncture, mais ils reflètent surtout une conception du corps centrée sur le temps et la notion de transformation constante de ses constituants. Ils servent, enfin, de base pour l'identification de certaines maladies et le choix des stratégies thérapeutiques.

De façon générale, sont distingués les douze méridiens principaux *(jing)* et les méridiens qui leur sont rattachés, le système des vaisseaux de liaisons *(luo)* et les huit méridiens curieux ou extraordinaires *(qi jing mai)*. Deux de ces derniers possèdent des points propres et suivent l'axe vertical du corps sur la face ventrale pour le vaisseau conception *(ren mai)* et le long de la colonne vertébrale pour le vaisseau gouverneur *(du mai)*. L'ensemble de ce système avec les méridiens tendino-musculaires plus superficiels et les petits vaisseaux de surface forme le système des vaisseaux méridiens *(jing luo)*.

Les douze méridiens principaux parcourent de manière symétrique chaque moitié du corps par rapport à un axe vertical. Ils comportent des parties superficielles sur lesquelles se situent les points d'acupuncture et des parties profondes qui les relient aux viscères. Trois méridiens partent de la profondeur du corps pour atteindre les doigts de la main, d'où partent trois autres méridiens qui gagnent le visage avant de revenir au centre. À partir de la tête, trois méridiens se dirigent vers les orteils qui sont le point de départ des trois derniers méridiens. Ceux-ci, suivant la face interne des membres inférieurs, rejoignent le centre du corps avant d'atteindre la tête. En présentant un maximum d'affluence de *Qi* et de sang *(xue)* pendant une heure chinoise (correspondant à deux de nos heures) les douze méridiens décrivent la circulation du *Qi* dans l'ensemble de l'organisme pendant une journée. Selon qu'ils se terminent au niveau des mains ou des pieds, ou qu'ils en partent, les méridiens sont classés en méridien de pied *(zu)* ou de main *(shou)*. Ils sont aussi qualifiés de *yang* ou de *yin* selon qu'ils parcourent la face externe des membres ou la face interne. Comme le jour et la nuit, les influences du *yin* et du *yang* se succèdent régulièrement et sont désignées en fonction de leur intensité par les termes de *shao yang, tai yang, yang ming, shao yin, tai yin* et *jue yin*. Cette distinction est appliquée aux méridiens *yin* et *yang* qui sont individuellement associés à des viscères et qui, de plus, sont couplés : *tai yang / shao yin, shao yang / jue yin* et *yang ming / tai yin*. Un couple de méridiens de main aura pour noms : *shou tai yin* lié au viscère plein Poumon et *shou yang ming* lié au viscère creux Gros Intestin.

Les points d'acupuncture sont des lieux de communication entre l'intérieur et l'extérieur du corps par l'intermédiaire desquels les *Qi* s'harmonisent. Ils sont aussi l'endroit où une fois l'aiguille enfoncée à la bonne profondeur, qui s'apprécie par la sensation de *de Qi* (obtention du *Qi*), il devient possible de traiter. Il existe des techniques spécifiques de manipulation des aiguilles en fonction des résultats thérapeutiques souhaités. Celles-ci peuvent aussi être stimulées électriquement. Classiquement le caractère chinois qui désigne le point d'acupuncture, *xue*, évoque la caverne, refuge privilégié de la rencontre du Ciel et de la Terre. Ciel et Terre sont ici à comprendre comme les deux pôles d'une manifestation qui s'inscrit entre initiative et réification et qui suit inlassablement l'ordre des quatre saisons. Certains points d'acupuncture sont retrouvés sur chaque méridien. Ils partagent alors des fonctions et indications thérapeutiques communes. C'est le cas des cinq points *shu* antiques situés à l'extrémité des membres et des points *xi* de désobstruction des méridiens. Certains points portent des noms d'organes et sont censés agir directement sur les fonctions qui les définissent. D'autres points, enfin, sont prescrits de manière spécifique, seuls ou en association, pour traiter des symptômes ou maladies. Chaque point d'acupuncture a un nom principal et un ou plusieurs noms secondaires.

Ce souci de nomenclature des 360 points d'acupuncture contraste avec le lexique très restreint de l'anatomie et traduit un choix de représentation du corps.

Un corps sans anatomie

Contrairement à la tradition occidentale qui a accordé une grande importance à la dissection et à l'anatomie pour comprendre au début de notre ère le fonctionnement du corps, et plus tard, au XVIIe s., la pathologie, les médecins chinois ont privilégié une connaissance du corps qui visait à saisir l'ordre des mouvements et transformations subtils qui rendaient compte de son animation ou de sa vie. Pour cette raison, la notion de *Qi* occupe une place centrale dans l'imaginaire chinois du corps qui est structuré par le système des méridiens et par deux doctrines. La médecine traditionnelle chinoise est, en effet, désignée par le terme de médecine du *yin yang* et des Cinq Agents (Bois, Feu, Terre, Métal, Eau) ou encore par celui de médecine des correspondances systématiques qui implique une vision organiciste du monde. Le monde environnant comme le corps sont conçus comme répondant au même mode de fonctionnement. Le vivant se caractérise par un changement perpétuel mais ordonné qu'illustrent le cycle des quatre saisons et les relations de complémentarité et d'engendrement réciproque du *yin* et du *yang*. Chacune de ces saisons s'accompagne d'un mouvement particulier du *Qi* (souffle, énergie) et d'une transformation spécifique. Le mouvement de montée (de la sève) est emblématique du printemps dont la transformation la plus évidente est la naissance. Ces aspects de l'ordre naturel, classés de manière emblématique sous l'égide de l'Agent Bois, se retrouvent dans le corps avec les mouvements de montée du *Qi* et de libération du sang *(xue)* par le viscère-fonction Foie *(gan)* ; l'émotion colère y est apparentée. Une liste plus complète des correspondances de l'Agent Bois mettant en phase corps et nature est : Est, printemps, foie, muscle-tendon *(jin)*, colère, saveur acide, couleur bleu-vert, *Qi* climatique Vent. Cette liste montre le rapprochement opéré entre les catégories de l'espace et du temps qui sont dépassées pour privilégier les mutations du cycle naturel et les aspects subtils de la manifestation qui leur sont associés. Le Vent d'Est est annonciateur du printemps, saison associée à l'Agent Bois.

L'ensemble du système est ordonné par les nombres. À l'indicible 1 succèdent le 2 *yin* et *yang*, puis le 3 Ciel Terre Homme, le 4 des saisons, le 5 des Agents, le 6 des *Qi* climatiques, le 7 et le 8 qui sont réservés au décompte des années de vie de la femme et de l'homme. Le 10 et le 12 sont les nombres du découpage du temps de l'année, mais aussi ceux des aspects *yin* et *yang* des Cinq Agents et des douze méridiens. Il est toujours possible dans ce système de retourner à l'unité pour retrouver la voie *(Dao)*. Les douze méridiens se décomposent en six méridiens *yang* et six méridiens *yin* correspondant respectivement aux six organes creux *(fu)* et aux six organes pleins *(zang)* qui sont situés dans la profondeur du corps et en assurent le bon fonctionnement ayant un rôle proche de celui des Cinq Agents pour le macrocosme. Le dédoublement de l'Agent Feu en Feu ministre et Feu souverain permet d'affecter chaque couple de méridiens *yin* et *yang* à deux viscères et à un Agent de façon à ce que les correspondances soient complètes.

Esprit et corps ne sont pas séparés. Un des objectifs de l'alchimie taoïste est la transformation du *Qi* en *Shen* (esprit) qui est lui-même transformé en *yang*. L'univers matériel n'est qu'une voie de réification terminale que prépare la mutation du *yang* en *yin*. La compréhension du mode de fonctionnement subtil du monde se situe en amont dans l'ordre des mutations du *Qi* et des influences. Le rapprochement entre les représentations de l'ordre naturel et de l'ordre social est réalisé dans le corps au niveau des viscères dont les fonctions métaboliques sont décrites par analogie avec des fonctions ministérielles au sein du gouvernement impérial. L'Empereur est responsable *in fine* de la bonne observance de l'ordre naturel. Le Poumon qui a charge de Premier Ministre est en même temps décrit comme étant le maître du *Qi*, quand la Rate et l'Estomac, en charge des greniers et des granges, ont une fonction essentielle dans le processus de la digestion et de l'assimilation de la quintessence des aliments.

Le médecin, la maladie et le traitement

L'image du médecin chinois que l'histoire a conservée est celle d'un personnage qui était rémunéré aussi longtemps que ses patients étaient en bonne santé. L'idée de prévention et d'hygiène de vie que souligne cette image est présente dès les premiers chapitres du *Classique de l'interne de l'Empereur Jaune* qui posent la question de savoir pourquoi les hommes d'aujourd'hui ne vivent plus complètement leur temps. La réponse est dans les divers excès, sexuels, de boissons, d'alimentation, de passions, de travail et le non respect du rythme des saisons. Une deuxième idée qui va dans le même sens est celle de la longue vie. Les adeptes du taoïsme cultivaient des méthodes pour entretenir la vie.

Le médecin est considéré comme le maître d'un art mineur qui est capable, à défaut d'égaler les grands personnages de l'Antiquité, de détecter les dysfonctionnements et de proposer des solutions. La conception des causes des maladies a été systématisée à partir du XIIe s. Depuis, sont distinguées les maladies d'origine interne attribuées à un trouble émotionnel, les maladies d'origine externe dues à une inadaptation au *Qi* climatique de la saison du fait d'une anomalie du climat expliquant une épidémie ou du fait de la faiblesse de l'individu. Enfin, les maladies ni externes ni internes regroupent les traumatismes, les intoxications... L'identification de la maladie se fait grâce à la description des symptômes au cours de l'interrogatoire, à la prise des pouls, à l'analyse du teint, de la vitalité et de la langue comme des excrétions.

Les informations recueillies peuvent soit évoquer directement une maladie décrite dans un des classiques de médecine, soit être analysées selon des grilles de lecture plus récentes qui affectent l'anomalie à un méridien, à une couche énergétique ou l'identifient à différents syndromes qui qualifient de manière systématique l'atteinte d'un organe et la nature de l'atteinte. Cette étape permet, par exemple, de diagnostiquer une lombalgie par atteinte du méridien *tai yang* de pied, un *bi* de l'humidité qui rappelle la pathologie rhumatismale ou un vide de yang de rein. Cette dernière classification définit à la fois la fonction du corps principalement en cause et la nature du trouble. Elle résulte de l'utilisation d'une grille de lecture faisant intervenir de manière systématique quatre couples de notions regroupées dans l'appellation « huit règles diagnostiques ». Celles-ci sont *yin*/yang, froid/chaleur, superficie/profondeur, vide/plénitude.

De ce diagnostic dépend le choix de la stratégie thérapeutique qui, dans le dernier exemple, peut prendre la forme d'une tonification du *yang* du rein. Cette opération peut être réalisée grâce des conseils diététiques, la prise de médicaments et/ou la piqûre de points d'acupuncture. Huit méthodes thérapeutiques permettent de qualifier la stratégie adoptée et de déterminer sa cohérence par rapport à l'analyse diagnostique. Le choix des points d'acupuncture à piquer dépend des symptômes qui sont décrits dans les répertoires de points, de leurs fonctions, ou de recettes thérapeutiques indiquées dans le traitement des maladies.

L'analyse physiopathologique a été systématisée pour être finalement présentée sous la forme d'un conflit entre le *Qi* correct *(zheng Qi)* et le *Qi* pervers *(xie Qi)* qui est le *Qi* qui n'est ni au bon endroit ni au bon moment. L'évolution de la cure thérapeutique est suivie à l'aide des différents indicateurs qui ont permis de faire le diagnostic, l'extériorisation étant de bon pronostic. Quant à la cause de la maladie, sont distinguées les causes profondes ou racines des causes conjoncturelles ou ramures.

L'acupuncture aujourd'hui dans le monde

Si l'acupuncture est toujours pratiquée dans sa patrie d'origine, notamment dans des institutions spécialisées, elle a aussi conquis le Japon où les techniques de piqûres sont différentes de celle de la Chine continentale, et l'Europe avant d'atteindre l'Amérique du Nord. La connaissance de l'acupuncture est ancienne en Occident, mais c'est surtout au début du XXe s. qu'elle a été importée en France où a été également inventée l'auriculothérapie. Après le travail de pionnier du diplomate Georges Soulié de Morant, l'enseignement de l'acupuncture en France, avant que ne soient créés des Diplômes Universitaires, a été assuré par des associations de médecins qui ont bénéficié du travail des sinologues traducteurs de Classiques médicaux chinois.

Si le doctorat en médecine est une obligation légale en France pour la pratique de l'acupuncture, la législation est loin d'être homogène en Europe et en Amérique où certains pays autorisent cette forme d'exercice à des non médecins. Différentes enquêtes ont montré, depuis plusieurs années dans le monde occidental, une régulière augmentation des pratiques relevant du cadre des médecines alternatives ou complémentaires auquel appartient l'acupuncture. Des travaux d'évaluation de l'efficacité de l'acupuncture et de ses champs d'application ont également été entrepris selon une méthodologie scientifique usuellement employée pour les essais thérapeutiques dans le cadre de la biomédecine. Des recherches ont été entreprises pour comprendre les mécanismes d'action biologiques des piqûres des points d'acupuncture. Ces travaux font intervenir le système neuroendocrinien et différents neuromédiateurs. L'analgésie acupuncturale au cours d'interventions chirurgicales avait initialement attiré l'attention au moment du voyage en Chine du président Nixon. Depuis, la pression économique du coût de la médecine a conduit à s'interroger sur l'utilité du recours à l'acupuncture dans la prise en charge de la douleur – que celle-ci prenne la forme de douleurs rhumatismales pouvant occasionner des immobilisations, de céphalées ou qu'elle ait d'autres localisations. Diverses pathologies fonctionnelles constituent aussi les cibles d'études visant à déterminer les domaines d'efficacité de l'acupuncture. Les actes d'acupuncture sont pris en charge par différents systèmes d'assurance maladie en Occident. La demande de soin dans ce domaine ne semble pas relever du seul phénomène de mode, mais de patients qui n'ont pas trouvé de solutions à leurs problèmes dans le cadre conventionnel d'une médecine devenue efficace mais aussi très technique et limitant le contact thérapeutique.

► AUTEROCHE B., NAVAILH P., *Le Diagnostic en Médecine chinoise*, Paris, Maloine, 1983. – BIRCH S., HAMMERSCHLAG R., BERMAN B. M., « Acupuncture in the treatment of pain », *The journal of alternative and complementary medicine*, n° 2, 1996, 101-124. – FISHER P., WARD A., « Complementary medicine in Europe », *British Medical Journal*, n° 309, 1994, p. 107-110. – LAO L., BERGMAN S., LANGENBERG P., WONG R. H., BERMAN B. M., « Efficacy of Chinese acupuncture on postoperative oral surgery pain », *Oral surgery oral medicine oral pathology*, n° 79, 4, 1995, p. 423-428. – LU GWE-DJEN, NEEDHAM J., *Celestial Lancets. A history and rationale of acupuncture and moxa*, Cambridge, Cambridge Univ. Press, 1980. – SCHATZ J., LARRE C., ROCHAT DE LA VALLEE E., *Aperçus de médecine traditionnelle chinoise*, Paris, Maisonneuve, 1979. – UNSCHULD P. U., *Medicine in China, a History of Idea*, Berkeley, Univ. of California Press, 1985. – Coll. : Académie de médecine traditionnelle chinoise, *Précis d'Acupuncture chinoise*, Pékin, Éditions des langues étrangères de Pékin, 1977.

Patrick TRIADOU

→ Chinoise (Médecine) ; Instrument ; Yin et yang.

ADOLESCENCE (Troubles de l')

La perspective historique convient particulièrement à l'étude de l'adolescence et de ses troubles. C'est en effet à partir de l'émergence récente (XIXe s.) du phénomène sociologique de l'adolescence, que celle-ci est devenue au XXe s. un concept psychopathologique fondé essentiellement sur la psychanalyse.

À dire vrai, cette évolution n'a pas été linéaire. Si Sigmund Freud théorise dès 1905, dans *Les Métamorphoses de la puberté,* un processus inconscient de l'adolescence, c'est sans s'appuyer sur la psychopathologie et encore moins en référence à la sociologie. Les premiers de ses élèves à s'intéresser à l'adolescence en revanche sont immergés dans la politique de l'adolescence : qu'il s'agisse d'Aichorn, spécialiste de la délinquance, ou de Bernfeld dont le militantisme le conduira à diriger la branche autrichienne des Wandervögel, grande organisation de jeunesse à l'idéologie suspecte.

Ce n'est qu'après la Seconde Guerre mondiale, avec Pierre Mâle, psychiatre et psychanalyste français, que théorie et clinique vont trouver dans une *pratique* psychothérapeutique l'occasion de se réunir pour donner naissance à une nouvelle conception psychanalytique de l'adolescence et de ses troubles, soit la relation de ces derniers avec des mouvements inconscients.

Émergence de l'adolescence

Si l'adolescence peut être définie comme « la prise de conscience collective de l'existence d'une crise psychique, déclenchée par l'apparition du pouvoir sexuel et entretenue par la dépendance des parents », on peut avancer qu'elle n'existerait pas – telle qu'elle se manifeste dans nos sociétés occidentales – sans l'obligation scolaire de cette classe d'âge ni la médiatisation de ses troubles. Nous posons donc que les phénomènes psychologiques et leurs avatars psychiatriques sont majorés ou rendus plus visibles à cette période par ces facteurs extérieurs.

C'est dire, *a contrario,* que la prétendue « absence » d'adolescence qui caractériserait aussi bien l'Antiquité que les sociétés dites primitives s'explique par ces mêmes facteurs. Dans les sociétés antiques (Rome, Athènes), l'adolescence est réservée aux enfants des citoyens partageant les mêmes occupations et encadrée par des rites (toge virile, éphébie). Les sociétés primitives, elles, disposent de deux sortes de moyens pour canaliser l'adolescence et réduire au minimum ses débordements : les rites d'initiation ou l'organisation des adolescents entre eux. Les premiers opèrent sur le psychisme, grâce à un *déplacement symbolique* de l'inceste ou de la bisexualité. Les seconds évitent le conflit avec l'adulte en offrant aux jeunes des lieux où peut s'exercer leur sexualité (le bukumatula chez les Trobrianais étudiés par Malinowski).

La suppression par la Révolution française (loi de Chapelier) des bachelleries (associations d'adolescents autogérés), l'abolition des formes de classement traditionnelles, auxquelles s'ajoutera la disparition des « rites de passage » (première communion, certificat d'études, service militaire) expliquent pour l'historienne Michelle Perrot l'apparition de l'adolescence. Or dès qu'elle apparaît, celle-ci est vécue comme dangereuse : participation des jeunes au mouvement révolutionnaire, grèves des apprentis, révolte des collégiens et surtout phénomène des bandes. Les journaux, Le *Matin*, *Le Journal,* qui tirent chacun à plus d'un million d'exemplaires, s'en feront l'écho au début du siècle suivant, l'un d'eux créant même une rubrique quotidienne consacrée aux exactions des bandes qui sillonnent la ceinture de Paris.

Cette adolescence (le mot a perdu sa connotation péjorative dans les dictionnaires vers 1850) devient immédiatement un objet d'étude : médecins, pédagogues, criminologues se penchent sur son berceau. Entre 1780 et 1840, des dizaines de thèses de médecine sont consacrées à la puberté chez les garçons et les filles, et cela bien avant la découverte du rôle des hormones (Pierre Marie découvre le rôle de l'hypophyse en 1886). Ces ouvrages étaient précédés par le fameux livre du Dr Tissot (1760), consacré aux méfaits de la masturbation. Car onanisme et homosexualité sont les obsessions pédagogique et médicale du XIXe s. ; c'est pourquoi la jeunesse doit être surveillée sous l'angle social comme sous l'angle sexuel. D'où une pléiade de livres, annoncée par le fameux *Émile ou de l'éducation* de J.-J. Rousseau (1762), sur les pédagogies d'encadrement de la jeunesse.

Les troubles repérés à la naissance de ce concept ont donc plus à voir avec l'idéologie et l'ordre social qu'avec une conception psychodynamique de conduites qui sont à l'interface du normal et du pathologique. Cette marque d'origine s'observe encore de nos jours. La violence sous toutes ses formes (délinquance, racket, sadisme, viols collectifs...) reste attachée à la notion d'adolescence (pas seulement masculine), et l'inquiétude des parents à propos de l'orientation sexuelle perdure largement malgré l'évolution des mœurs.

« Les métamorphoses de la puberté »

Freud inaugure dans cet essai la théorie d'une des tâches capitales qu'aura à accomplir l'adolescent pour réaliser sa sexuation ou en assurer les avatars : déviance et normalité trouvent leur source dans l'infantile et le modèle qu'il utilise reprend celui du traumatisme (l'après-coup). Pour lui, l'avènement de la puberté *inaugure* les transformations de la vie sexuelle infantile en sa forme définitive : c'est dire qu'il ne confond pas puberté et adolescence, même si paradoxalement ces termes sont souvent synonymes chez lui. Disons, par parenthèse, pour les tenants de l'organicisme, que la puberté précoce due à une pathologie organique n'a jamais produit d'adolescence psychique, et qu'à l'inverse, le retard pubertaire peut entraîner une crise d'adolescence ! Freud en tout cas ajoute que la « puberté » voit s'accomplir « une des réalisations psychiques les plus importantes mais aussi *les plus douloureuses* de cette période, *l'approfondissement de l'autorité parentale* ». D'ailleurs, l'absence possible de cette séparation (« il y a des personnes qui n'ont jamais surmonté l'autorité des parents ») prouve qu'il s'agit bien d'un processus.

Le fondement de la sexualité humaine, pour Freud, est le fait que le choix d'objet, c'est-à-dire l'élection de la personne investie sexuellement, s'accomplisse en deux vagues séparées par la période de latence. La première correspond au complexe d'Œdipe et sa « destruction » laisse persister un courant tendre centré sur l'un des parents. La seconde, l'adolescence, « détermine la conformation définitive de la vie sexuelle ». Mais si le courant tendre de la première oriente la vie sexuelle, la sensualité de la seconde se déplace sur un autre objet qu'incestueux, grâce à la *barrière de l'inceste*.

L'adolescence va en fait réaliser la sexualité infantile *inconsciente*, et ce malgré les acquis du complexe d'Œdipe inversé ou des apports d'amour extérieurs lors de la période de latence. On retrouve donc le schéma du traumatisme. *Premier temps :* séduction par l'adulte sans signification sexuelle pour l'enfant. *Deuxième temps :* refoulement de cette séduction pendant la période de latence et constitution de la barrière de l'inceste. *Troisième temps :* une séduction analogue mais moindre va provoquer un traumatisme que le sujet rapporte à ce second événement car la puberté est survenue entre-temps, alors que l'intensité de ce traumatisme est due en fait au souvenir du premier temps.

Ce que Freud appelle découverte de l'objet répond donc parfaitement à cette logique temporelle dite de l'après-coup *(nachträglich)*. Le premier objet, celui de la pulsion orale, est le sein. Le sevrage fait perdre cet objet que l'enfant remplace par l'auto-érotisme. La puberté qui voit se rassembler toutes les pulsions partielles (orale, anale) en pulsion phallique permet de retrouver l'objet premier. Cette découverte est donc une redécouverte. L'enfant mâle retrouve, par étayage, l'objet mère mais cela sous-entend qu'il passe d'une position passive (le sein phallus le pénètre) à une position active. La fille, elle, va retrouver dans l'objet père le but de la pulsion orale originaire. La puberté achève donc le stade phallique chez le garçon et refoule la sexualité clitoridienne de la fille. Ce modèle par étayage sera revu après *La Théorie du narcissisme* (1914). L'enfant peut aussi s'identifier au parent du même sexe dans un amour réciproque, mais la crainte de l'inceste peut faire basculer cet amour dans l'identification totale (portant sur la sexuation). Cela subvertit la théorie antérieure mais on comprend mieux du coup que dans les *Trois essais*, la fixation à un stade prégénital doive être combattue par la *« tendresse »* des parents qui *« guident »* l'enfant dans le choix de l'objet pour éviter les perversions ou l'homosexualité.

Les successeurs de Freud

Les premiers psychanalystes s'intéressant, après Freud, à l'adolescence vont reproduire le clivage initial entre clinique et théorie. C'est ainsi qu'*Anna Freud* insiste sur la fixation de l'adolescent à sa mère et sur la séparation nécessaire, mais l'adolescence, pour elle, est une période où le « deuil de l'enfance ou l'état amoureux empêchent l'analyse car l'adolescent ne dispose plus d'assez de libido pour investir la personne de l'analyste ». Cette fixation à la mère comporte des éléments œdipiens mais aussi et surtout prégénitaux. Le retour de ces pulsions rend compte de la sévérité du surmoi à l'adolescence. L'absence d'interdit formulée avec suffisamment d'autorité, au lieu de les liquider, les réveille, ce qui crée une réalité nouvelle contre laquelle apparaissent de nouvelles défenses comme l'ascétisme, soit le refus de tout plaisir ou encore l'intransigeance qui cherche à éviter la moindre interférence entre corps et esprit. *Jeanne Lampl de Groot*, une des élèves préférées de Freud, montre comment l'internalisation du surmoi et de l'idéal oblige l'adolescent à se détacher d'eux, ce qui est « encore plus difficile » que se détacher d'un objet d'amour. L'adolescence consiste donc à remplacer ce surmoi en tant « qu'instance interdictrice et restrictive », en *le liant* au sein de l'idéal du moi aux idéaux valorisants. *Peter Blos*, qui affirme que l'adolescence est un second processus de séparation individuation (le premier ayant été inventé par M. Malher), insiste lui aussi sur l'importance de l'idéal du moi dans le processus d'adolescence, alternance de mouvements progressifs et régressifs.

Comme on le voit, ni Melanie Klein ni Jacques Lacan n'ont tenté de théoriser l'adolescence. Leurs élèves ainsi que ceux d'Anna Freud vont rendre compte de la pathologie de l'adolescence, soit comme une rupture « qui ne laisse aucune place à l'erreur ni dans notre évaluation, ni dans notre traitement » (Moses Laufer), soit au contraire une « découverte personnelle faite pour être vécue [dont] le remède est le temps qui passe » (Donald Winnicott). L'enjeu restant bien entendu d'éviter à l'adolescent l'entrée classique à cet âge dans la psychose ou le risque de suicide. Deux conceptions s'affrontent alors. L'une, freudienne, explique ces risques par l'après-coup d'une pathogénie inscrite chez l'enfant mais jusque-là refoulée ou colmatée par l'œdipe, l'autre pense pouvoir les enrayer en agissant sur l'événement nouveau qui interviendrait à l'adolescence.

L'apport de Pierre Mâle

Pour Pierre Mâle (1900-1976), l'adolescence émerge « de la rencontre d'une crise vitale décisive » avec des « structures conflictuelles qui ont contribué à l'organisation du moi ». Il faut donc faire la part de ce qui appartient aux organisations anciennes et ce qui revient à une mutation. Cette rencontre, en effet, se donne à voir dans une « actualité vécue » qu'il faut essayer de comprendre avant toute attitude directive intempestive. Il s'agit donc « de faire crédit à ce remaniement spontané de l'individu ». Cette attitude repose sur l'idée que la distinction entre la structure (soit ce qui est permanent) et la crise juvénile permet d'utiliser un processus dont le dynamisme en soi est fécond. Ce n'est donc pas un hasard si Mâle cite Winnicott pour qui la « maladie juvénile » guérit par la « maturation simple ». Or cette période se caractérise souvent par des aspects pathologiques : il faut donc « éviter le danger de pathologiser des comportements qui paraissent parfois aberrants pour l'entourage (comportement caractériel, scolaire, professionnel, sexuel) et qui l'irritent ».

Malgré son abord souple de la crise, Mâle insiste sur la nécessité d'un principe nosographique, ce que nous appellerons un « souci structurel ». L'adolescence est aussi le moment de la mise en place définitive de la structure névrotique, psychotique ou perverse, structure qu'il faut savoir reconnaître à travers des symptômes conflictuels (conflits écrans). Cette mise en place peut être relativement harmonieuse ou se cristalliser sous trois formes pathologiques essentielles : la *névrose d'inhibition* qui se manifeste par des « blocages » de tous ordres ; la *névrose d'échec,* liée au masochisme et à l'autopunition, qui interdit la réussite à des adolescents qui ont pourtant de très bons moyens ; la *morosité,* liée à un *refus d'investir* le monde, les objets, les êtres.

Le respect et la prise en compte de ce dynamisme de l'adolescence, le refus de l'intrusion thérapeutique, conduisent Pierre Mâle à privilégier des formes de thérapies espacées et surtout chaleureuses, sans silence frustrant, qu'il a appelées les « psychothérapies d'inspiration psychanalytique » (PIP). Mais, on l'a vu, cela ne signifie nullement qu'il ne faille pas dans certains cas intervenir activement. L'analyste part de l'actualité à travers un contact jouant du transfert « qu'il nous faut maintenir », « pour saisir peu à peu ce passé, présent encore dans la vie du sujet ». Il joue le rôle d'un personnage extra-familial, sorte de témoin de l'adolescent dans les conflits écrans qui l'opposent à ses parents, et gagne la confiance de l'adolescent par une attitude compréhensive, ni séductrice, ni distante. La plupart des difficultés prennent fin avec l'interprétation œdipienne la plus banalisante possible ; d'autres, en revanche, plongent dans une zone plus ancienne. Les symptômes les plus graves sont en relation, pour Mâle, avec des perturbations datant des trois premières années, liées à la relation à la mère et concernant les pulsions prégénitales. La psychothérapie doit donc être souple et s'adapter aux problèmes présentés. Cette souplesse favorise la brièveté de certaines cures d'adolescent qui, loin d'être prescrite, reflète au contraire la part active que l'adolescent prend à son traitement.

La pathologie de l'adolescent en fonction du processus

L'adolescence est l'un des événements vitaux dans lequel des facteurs externes, ici la puberté ou l'obligation d'individuation (ou contrainte à la séparation), entraînent des remaniements psychiques internes. Ces remaniements, plus ou moins intenses, exaltants ou douloureux, en tout cas constants si le processus a lieu, s'organisent autour de deux défenses essentielles et opposées : la projection et l'introjection.

La *projection* met en branle l'imaginaire pulsionnel et confère à l'Autre la beauté de la passion, la toute-puissance des désirs ou la folie de la mort dans une surestimation narcissique caractéristique du moi-idéal. L'Autre devient ainsi l'objet de tous les défis : ce n'est que lorsqu'il s'incarne dans un personnage ou une idée (idole, amour fou, passion transférentielle ou autres) que sa maîtrise semble possible car verbalisable. C'est ce défi lancé à l'Autre, quand il n'est pas tempéré par un tiers, qui peut faire le lit de toutes les *conduites à risque* de l'adolescent : sports violents, prise de risques inutiles au volant, arrêt de traitement en cas de maladie chronique, fugues en sont des exemples malheureusement banals.

L'introjection correspond au contraire à un deuil et consiste à s'assimiler de façon permanente des traits de l'objet perdu à prendre au sens large. Ce deuil est en effet celui de l'enfance et des privilèges qui lui sont attachés. L'amour des parents en particulier se transforme ainsi en identification, avec le *risque mélancolique* que cela comporte (ici encore en l'absence de tiers). Bien entendu, d'autres deuils sont à faire, en particulier celui de l'image de soi, lesquels expliquent certaines pathologies comme la *morosité.* La principale instance du moi résultant de cette introjection est l'*idéal du moi,* formation permanente de la personnalité, plus ou moins inconsciente, à la fois permissive et interdictrice.

L'écart entre ces deux mouvements défensifs, qui devraient idéalement coïncider, entraîne ce décalage fait de refus caractériel et d'affect dépressif qu'on a appelé la *crise d'adolescence* (M. Debesse), mais ce décalage peut cependant devenir une béance dramatique, laissant l'adolescent dans une solitude dominée par la culpabilité due à un surmoi d'autant plus terrifiant qu'il n'a pas trouvé de médiation possible chez les adultes tutélaires.

Certains troubles participent de l'une des deux défenses et sont des avatars du processus qui prennent parfois des formes particulières chez l'adolescent (angoisse dysmorphophobique, phobie scolaire, inhibition, troubles obsessionnels compulsifs, dépression).

D'autres au contraire constituent de véritables tentatives de rupture du processus : ils apparaissent en effet comme le refus de l'individuation et de l'assomption de son désir (toxicomanie, éclosion psychotique, anorexie mentale, tentative de suicide).

► DELAROCHE P., *De l'amour de l'autre à l'amour de soi*, Paris, Denoël, 1999. – FREUD S., *Essais de psychanalyse*, Paris, Payot « Petite Bibliothèque Payot », (1re éd. trad. 1936), Paris, PUF, 1981 (nouvelle trad.) ; *Trois Essais sur la théorie de la sexualité*, Paris, Gallimard, 1962 (1re éd. trad.), *Œuvres de Sigmund Freud*, Paris, Gallimard « Connaissance de l'inconscient », trad. de l'allemand Ph. Koeppel, 1987 (nouvelle édition) ; *La Vie sexuelle*, Paris, PUF « Bibliothèque de psychanalyse », 1969 (1re éd. trad.), trad. de l'allemand D. Berger & J. Laplanche, 1999. – LACAN J., *Écrits*, Paris, Le Seuil « Le Champ freudien », 1966. – MÂLE P., *Psychothérapie de l'adolescent*, Paris, PUF « Quadrige », 1999. – MARCELLI D., BRACONNIER A., *Adolescence et psychopathologie*, Paris, Masson « Abrégés de médecine », 1999 (5e éd.), paru en 1984 sous le titre : *Psychopathologie de l'adolescence*. – RASSIAL J.-J., *L'Adolescence et le Psychanalyste*, Paris, Payot « Petite Bibliothèque Payot », 1980. – Coll. : *Revue Adolescence*, créée en 1983, Paris, éditions Greupp (Groupe de recherche et d'enseignement universitaire de psychopathologie et de psychanalyse). – *CILA* (Cahiers du Collège international de l'adolescence), « L'adolescence dans l'histoire de la psychanalyse », n° 1, 1996.

Patrick DELAROCHE

→ Onanisme ; Psychanalyse ; Sexualité.

AFFAIRE BALTIMORE

Politique, justice et accusation de fraude scientifique

Ce qu'il est convenu d'appeler l'« affaire Baltimore » fut lancé en mai 1986 par Margot O'Toole. Celle-ci effectuait un stage post-doctoral dans le laboratoire de Thereza Imanishi-Kari, une spécialiste d'immunologie cellulaire qui travaillait alors à la faculté du MIT. Margot O'Toole trouva d'importantes erreurs dans un article que Mme Imanishi-Kari et cinq coauteurs, parmi lesquels le prix Nobel de biologie David Baltimore, avaient publié en avril de l'année précédente dans la revue *Cell*. L'article prétendait que l'introduction, chez une souris d'un certain type, d'un « gène immunitaire » provenant d'une autre espèce de souris déclenchait une réaction immunitaire singulière et imprévue chez la souris receveuse. Margot O'Toole protesta que la thèse centrale de l'article n'était pas étayée par les données expérimentales. L'examen de ses objections par la Tufts Medical School et le MIT aboutit à la conclusion que l'article ne présentait que des erreurs mineures et sans conséquence, et que les critiques formulées par M. O'Toole relevaient d'une controverse scientifique que seules des recherches approfondies pouvaient résoudre.

Les efforts zélés de deux scientifiques des National Institutes of Health (NIH), Walter Stewart et Ned Feder, contribuèrent à relancer l'affaire. Ils la portèrent à l'attention de John Dingell, député démocrate du Michigan, qui, à son tour, attira l'attention du public en avril 1988 lors de séances où il dénonçait la « fraude » dans les programmes subventionnés des National Institutes of Health. Dingell et son équipe s'acharnèrent sur cette affaire, faisant appel aux services secrets pour prouver que T. Imanishi-Kari avait falsifié ses données. C'est parce que Baltimore prit résolument sa défense que son nom fut associé à cette affaire.

L'expérience et l'avertisseur

L'affaire souleva de nombreuses questions scientifiques qui trouvèrent toutes leur illustration dans la controverse portant sur un réactif du nom de Bet-1. Dans l'expérience, on utilisa un transgène obtenu à partir d'une souris de souche BALB/C qui produisait des anticorps d'isotype *mu* (l'« isotype » renvoie à la classe d'immunoglobuline à laquelle appartient un anticorps ; on le définit par la composition chimique de la chaîne lourde de l'anticorps). On introduisit le transgène dans l'embryon d'une souris de souche différente, C57BL/6, ou « Black/6 ». À partir des cellules des souris transgéniques ainsi obtenues on forma alors des hybridomes qui furent incubés *on wells in plates*. Ces hybridomes, ainsi que ceux de souris normales, furent ensuite soumis à des tests pour déterminer leurs caractéristiques immunitaires.

On découvrit – ce qui n'était pas surprenant – que certains des anticorps produits par les souris transgéniques de type Black/6 dérivaient directement du transgène. En revanche, on fut surpris de constater que des gènes immunitaires natifs la souris Black/6 produisaient des anticorps semblables à ceux du transgène. La ressemblance était visible dans « l'idiotype » des anticorps, caractéristique chimique spécifique qui tient lieu de marque de fabrique des anticorps. La thèse centrale de l'article paru dans *Cell* revenait à dire que les gènes immunitaires natifs de la souris transgénique produisaient des anticorps qui semblaient porter la marque de fabrique idiotypique de la souris dont le transgène était issu.

Avant de parvenir à cette conclusion surprenante, Imanishi-Kari dut caractériser les anticorps produits par la souris receveuse : provenaient-ils des transgènes ou des gènes natifs de la souris ? Le Bet-1, élaboré par un laboratoire du NIH, réagissait activement en présence des anticorps d'isotype *mu* issus du transgène, qui furent appelés *mu-a*. En effet, selon l'article de *Cell*, le Bet-1 ne réagissait qu'avec les anticorps *mu-a* – ce qui n'était pas exact. En réalité, sous certaines conditions, ce réactif réagissait avec des anticorps *mu* produits par les gènes natifs de la souris transgénique, auxquels on donna le nom de *mu-b*.

Margot O'Toole avait pour tâche de prolonger les résultats de l'article paru dans *Cell* (et non de les reproduire) en utilisant la technique du transfert cellulaire. Plus précisément, elle devait introduire des cellules T transgéniques chez des souris

Black/6 pour voir quel genre d'anticorps serait produit. Elle pensa devoir se servir du Bet-1, mais entre ses mains, le comportement du réactif ne correspondait pas aux descriptions de l'article de *Cell*, et encore moins à ses conclusions. Il réagissait évidemment avec les anticorps *mu-a*, c'est-à-dire ceux fabriqués par le transgène. Mais il réagissait également avec les anticorps *mu-b*, c'est-à-dire ceux produits par les gènes natifs de la souris receveuse.

O'Toole réussit à mener à bien son expérience de transfert cellulaire une seule fois, mais ne put reproduire ce résultat. Ressassant cet échec, elle se rappelle : « Je ne pouvais m'empêcher de chercher à comprendre ce que je n'avais pas compris, si bien qu'un beau jour, en dépit de ma détermination absolue de ne pas faire de vagues et de ne rien compromettre de façon à m'en sortir indemne, je dis à Imanishi-Kari, sans même y penser : "À votre avis, Thereza, comment se fait-il que le Bet-1 ait fonctionné avec vous, et qu'il ne fonctionne pas avec moi ?" Elle rit, et me dit : "Nous avons réussi à le faire fonctionner aussi bien que vous". » Imanishi-Kari affirme que si jamais c'est bien ce qu'elle a dit, il ne s'agissait que d'une façon désinvolte de dire que le réactif fonctionnait avec elle et qu'il fonctionnait également avec O'Toole, à condition toutefois qu'elle le manipule correctement. O'Toole y vit l'aveu que le réactif ne fonctionnait pas du tout.

Au début du mois de mai 1986, O'Toole tomba par hasard sur dix-sept pages des carnets de laboratoire d'Imanishi-Kari qui semblaient contenir les données de l'expérience. Certaines d'entre elles, à son avis, indiquaient que le Bet-1 ne fonctionnait tout simplement pas. C'est la découverte de ces pages qui l'incita à demander une enquête, d'abord à Tuft, puis au MIT en mai et juin 1986. Les enquêteurs de Tufts demandèrent à Imanishi-Kari de leur montrer ses données, ce qu'elle fit. Ils établirent que les affirmations portant sur la réactivité du Bet-1 dans le texte de *Cell* étaient erronées, et que le Bet-1 pouvait réagir, à l'occasion, avec des anticorps natifs. Mais les données d'Imanishi-Kari montraient également que lorsque les conditions étaient réunies, le Bet-1 distinguait bel et bien entre les anticorps natifs et transgéniques.

Par ailleurs, ces inexactitudes ne remettaient pas en cause la thèse centrale de l'article, qui, on s'en souvient, affirmait que les gènes natifs de la souris Black/6 avaient produit de nombreux anticorps qui ressemblaient à ceux du transgène. Plus le Bet-1 réagissait avec des anticorps natifs, plus on semblait mettre en évidence des anticorps transgéniques. La double réactivité du Bet-1 allait ainsi à l'encontre de la thèse centrale.

Les enquêtes menées par la Tufts Medical School et le MIT conclurent que les questions soulevées par Margot O'Toole devaient faire l'objet de recherches supplémentaires, et non susciter une polémique : il n'y avait aucune raison de rétracter l'article. Les enquêteurs ne recommandèrent pas même de publier une rectification des erreurs relatives à la réactivité du Bet-1, jugeant l'affaire trop peu importante pour trouver place dans un journal scientifique.

L'inconduite scientifique et le débat public

Margot O'Toole était en colère : elle voulait au moins que la réactivité croisée du Bet-1 fasse l'objet d'une rectification publique, estimant qu'elle avait perdu des mois de travail pour rien, et que ses espoirs professionnels étaient réduits à néant. Cependant, pour des raisons personnelles et professionnelles compliquées, elle était prête à abandonner. L'affaire fut pourtant relancée et rendue publique grâce aux efforts de Stewart, Feder, et du député Dingell au cours de l'audition du Congrès qu'il présida en avril 1988.

Après les auditions de 1988, l'affaire Baltimore et, plus largement, le problème de la fraude scientifique attirèrent de plus en plus l'attention des médias. Si cette affaire eut un tel retentissement dans la culture politique américaine, c'est en partie à cause de John Dingell. Assurant la présidence d'un important comité de la chambre des représentants, il tint des auditions complémentaires sur la fraude scientifique, principalement autour du cas Imanishi-Kari en 1989, 1990, et 1991. Mais les médias y contribuèrent également. L'équipe de Dingell orchestra la fuite de documents, parfois confidentiels, vers des reporters choisis qui publiaient, sans distance critique, la version des faits proposée par sa commission d'enquête. Baltimore et Imanishi-Kari furent jugés sommairement et reconnus coupables par les médias.

L'affaire Baltimore, qui fit avancer la réflexion sur la question de l'inconduite scientifique en même temps qu'elle en constitua le symbole, fut une cible de choix pour les reporters. Margot O'Toole, qui avait donné l'alerte, était une femme dont on ne pouvait douter, qui s'exprimait avec clarté et qui « respirait l'intégrité », selon l'expression de l'équipe de Dingell. Au cœur de l'affaire se trouvait l'obstination de Margot O'Toole, persuadée qu'elle avait raison contre Imanishi-Kari. Dans les médias, elle devint l'emblème de la jeune scientifique courageuse qui défie le système et fait plier des personnalités aussi puissantes que Baltimore.

La question de la fraude scientifique faisait en outre écho à des préoccupations plus larges de la culture politique américaine. Aux États-Unis la guerre du Vietnam et le Watergate avaient suscité une profonde méfiance envers les autorités et les institutions publiques. Cette méfiance avait été entretenue et peut-être accrue par les scandales de la fin des années 1970 qui avaient révélé la pratique des pots-de-vin en politique, ainsi que la corruption de la politique environnementale au début des années 1980. La science, alliée du monde des affaires et pupille du gouvernement, n'était pas exempte de suspicion, et le journalisme d'investigation – comme celui qui avait fait florès en politique – s'étendait à présent à la science, dans la presse spécialisée comme dans la presse grand public. La dénonciation de la fraude dans les sciences biomédicales s'apparentait à celle de la pédérastie chez les prêtres. Dans un pays qui, plus que beaucoup d'autres, exige que ses « chamans », surtout ceux payés par l'État, se comportent en parangons de loyauté, l'imposture scientifique ne pouvait que s'attirer, de la part du gouvernement et des médias, le type de censure et d'acharnement débridé qui caractérise les accusations à fondement moral – surtout dans un secteur dont une bonne partie du public considérait la moralité comme fondamentale pour la santé et le destin de l'humanité.

L'enquête du NIH

Le scandale public prenant de l'ampleur, un panel nommé par le NIH – en partie à la demande de Baltimore – s'était attelé à l'étude de l'article. En janvier 1989, le panel conclut que les bases de l'article étaient saines, que le Bet-1 remplissait son rôle, et qu'aucune fraude n'avait été commise. Mais ils conclurent également que l'article témoignait d'une certaine négligence, et qu'il contenait des erreurs d'inadvertance, comme celle relative à la réactivité du Bet-1.

Le panel était également gêné par le tableau 2 de l'article qui rapportait qu'environ 50 % des 340 hybridomes – soit une forte proportion – présentaient l'idiotype caractéristique. D'après les chiffres du tableau, une forte proportion – environ 50 % – des « hybridomes transgéniques » ou des « clones » (selon l'appellation du tableau, reprise dans le texte) produisaient des anticorps porteurs de l'idiotype caractéristique. Mais ce chiffre renvoyait en réalité au pourcentage de *wells* qui contenaient ces lignées cellulaires, et non au pourcentage de clones ou d'hybridomes eux-mêmes.

Pour le panel, cela semblait invalider les résultats contenus dans le tableau 2. Les *wells* n'étaient pas identiques aux clones, ni interchangeables avec ceux-ci. Les *wells* correspondaient aux creux dans la *plaque* en plastique qui contenait les hybridomes. Les « clones » étaient ces lignées cellulaires hybrides cultivées dans les *wells*. Chaque *well* pouvait contenir deux ou trois hybridomes, parfois plus, provenant chacun d'une cellule différente de la souris. Par conséquent les tests qui se montraient positifs pour l'idiotype et négatifs pour le transgène ne permettaient pas de déterminer si les deux résultats mettaient en évidence les caractéristiques du même anticorps. Un hybridome pouvait avoir produit l'anticorps qui présentait la marque idiotypique tandis qu'un hybridome différent dans le même *well* pouvait avoir produit un autre anticorps provenant d'un gène natif.

La possibilité qu'il y ait plusieurs hybridomes dans chaque *well* soulevait une question encore plus troublante. La thèse centrale de l'article de *Cell*, après tout, affirmait que l'introduction du transgène chez une souris normale poussait celle-ci à produire des anticorps porteurs de la caractéristique idiotypique à partir de son stock initial de gènes, à une fréquence bien plus élevée que si la manipulation n'avait pas eu lieu. Imanishi-Kari observa qu'elle avait utilisé le mot « hybridome » à la place de *well*, ce qui signifiait que la fréquence de la production en question avait été calculée en divisant le nombre d'hybridomes qui produisaient ces anticorps par le nombre de *wells*. Cependant, le panel faisait valoir que puisque les *wells* contenaient plusieurs lignées d'hybridomes, il aurait été plus logique d'utiliser le nombre total de celles-ci comme dénominateur dans le calcul de la fréquence. Pour le panel du NIH, c'était comme si Mme Imanishi-Kari avait pris une poignée de pommes vertes dans plusieurs tonneaux remplis d'un nombre inconnu de pommes vertes et rouges, puis avait calculé le pourcentage de pommes vertes dans l'ensemble en divisant le nombre des pommes vertes prélevées par le nombre de tonneaux, et non par le nombre total de pommes. Puisque le nombre d'hybridomes était à l'évidence plus élevé que le nombre total de *wells* – de même que le nombre de pommes est supérieur au nombre de tonneaux – la fréquence réelle des hybridomes produisant des anticorps porteurs de la caractéristique idiotypique devait être inférieure à celle qu'elle avait citée. Et la fréquence réelle de ceux qui, provenant de gènes natifs, produisaient ces mêmes anticorps devait être plus faible encore – aux yeux du panel, peut-être si faible qu'elle pouvait être scientifiquement insignifiante.

Pour Imanishi-Kari, les objections du panel n'avaient aucune valeur. Elle prétendit qu'avant que le panel n'aborde cette question terminologique, il ne lui était jamais venu à l'esprit – ni, à sa connaissance, à l'esprit de quiconque – que son utilisation du mot « hybridome » à la place de « wells » puisse prêter à confusion. Ni les enquêtes menées par Tufts et le MIT, ni Margot O'Toole elle-même n'avaient soulevé cette question. Dans son laboratoire, lorsque les hybridomes avaient été clonés pour la première fois, on avait pris l'habitude de les désigner sous le nom de « clones », qu'il s'agisse de clones individuels ou de *wells*. En outre, à son sens, les chiffres du tableau 2 étaient si élevés que tous ceux qui travaillaient dans ce domaine savaient qu'il s'agissait de *wells*.

Elle avait également de solides objections de fond. C'était précisément pour déterminer la fréquence avec laquelle les cellules de la souris transgénique fabriquaient des anticorps natifs porteurs de l'idiotype caractéristique que les hybridomes du tableau 2 avaient été crées. Le but, en quelque sorte, était d'évaluer l'impact du transgène sur le système immunitaire de la souris chez laquelle il avait été introduit. Baltimore et Imanishi-Kari savaient pertinemment que dans leur calcul de fréquence, ils utilisaient en dénominateur le nombre de *wells* plutôt que le nombre d'hybridomes, mais ils étaient persuadés que dans le cadre de leur travail, compter les *wells* plutôt que les hybridomes n'avait aucune importance. Ils étaient parvenus à cette conclusion en raisonnant à partir du pourcentage de *wells* où la culture des hybridomes n'avait rien donné : il s'élevait à 37 % pour les *wells* contenant des cellules de rate de la souris. En utilisant la *Distribution Poisson,* Baltimore et Imanishi-Kari établirent que sur dans une *boîte* comme celle qu'ils avaient utilisée, la plupart des *wells* contenaient vraisemblablement une seule lignée d'hybridomes, parfois deux et plus rarement encore trois. Ainsi, bien que le dénominateur utilisé pour calculer la fréquence fût en effet supérieur au nombre de *wells,* la différence n'était pas suffisamment importante pour fausser le résultat du calcul, qui montrait que les hybridomes transgéniques produisaient des anticorps porteurs de l'idiotype caractéristique à partir de gènes natifs à une fréquence au moins trois fois supérieure à celle des hybridomes des souris normales. La fréquence de 50 % n'était pas exacte, mais Baltimore et Imanishi-Kari n'hésitaient pas à affirmer que les données étayaient solidement leur conclusion selon laquelle il existait une différence qualitative significative entre les différentes sortes d'anticorps produits par les deux types d'hybridomes.

Mais le panel n'accepta pas ce raisonnement. Imanishi-Kari, qui en était consciente, attira leur attention sur les données du sous-clonage qu'elle avait obtenues au cours de l'expérience mais qu'elle n'avait pas publiées. Le sous-clonage ne donne naissance qu'à une seule lignée d'hybridomes par *well,* et les caractéristiques des anticorps qui en résultaient confirmaient qu'il y avait bien une augmentation de fréquence, comme le montrait le tableau. Entre 20 et 40 % des sous-clones – le pourcentage dépendant de la *plaque* de sous-clones utilisée – produisaient des anticorps porteurs de l'idiotype caractéristique et, parmi ces anticorps singuliers, 80 à 90 % provenaient de gènes natifs.

Lorsque le panel du NIH prit connaissance des données du sous-clonage, il changea d'opinion sur la thèse centrale de l'article. Il considéra que le pourcentage élevé des sous-clones produisant des anticorps du type en question allait dans le sens de ce que l'article affirmait à propos de leur fréquence. Les coauteurs, de leur côté, envoyèrent une lettre à *Cell* qui fut publiée en novembre 1988 où ils corrigeaient toutes les erreurs dont ils avaient connaissance. Ils reconnurent avoir exagéré le pouvoir discriminant du Bet-1. Ils affirmèrent que les données du tableau 2 regroupaient « *primary hybridoma wells,* et non des clones isolés » mais ajoutèrent, forts de leurs considérations statistiques, qu' « il était probable qu'il n'y ait pas beaucoup plus d'un clone par *well* ». Ils conclurent en assurant qu' « il s'agissait de changements mineurs qui ne remettaient pas en question les conclusions de l'article ».

Le panel conclut cependant que les imprécisions de l'article étaient suffisamment importantes pour justifier une seconde rectification publique. Ils invitèrent les coauteurs à adresser une deuxième lettre au journal pour rectifier plusieurs erreurs factuelles de l'article, préciser que le tableau 2 correspondait au nombre de *wells* et non à celui des hybridomes ou des clones, et à expliquer en quoi les problèmes liés aux réactifs qu'ils avaient utilisés, notamment le Bet-1, influaient sur l'interprétation de leurs données. Le panel estima également que les problèmes posés par le tableau 2 étaient tels qu'il convenait de « le remplacer par les données obtenues à partir des sous-clones provenant des *wells* représentés dans ce tableau ».

Pour Baltimore et Imanishi-Kari, le panel substituait, à tort, son propre avis scientifique à la place du leur. Ils s'insurgèrent contre l'idée d'écrire une deuxième lettre de rectification contenant tout ce qu'exigeait le panel. Ils n'avaient pas cru devoir discuter en détail des réactifs utilisés (notamment du Bet-1) au moment de la publication de l'article et expliquèrent que la place étant limitée dans les revues, ils avaient suivi la pratique habituelle en faisant confiance « au jugement de l'ensemble de la communauté scientifique ». Ils n'en voyaient pas davantage l'utilité à présent, mais ils étaient néanmoins « prêts à apporter toutes les précisions requises sur le sujet ».

Ils protestèrent avec force contre le remplacement des données du tableau 2 par celles des sous-clones, justifiant leur désaccord – en partie seulement – sur l'intérêt statistique du tableau 2, argument qu'ils avaient déjà avancé et qu'ils approfondirent. Ils pensaient en outre qu'il serait illégitime, du point de vue scientifique, de fonder la thèse centrale de l'article sur les données du sous-clonage. L'article portait sur le type d'anticorps produits par toute la population des hybridomes de cellules B des souris transgéniques. Les sous-clones ne constituaient qu'un sous-ensemble de cette population, et au cours du sous-clonage les caractéristiques des cellules B avaient tendance à s'écarter de celles de la population (perdant par exemple des chromosomes lorsque les cellules se multipliaient). Les sous-clones n'étaient pas plus représentatifs de la population originelle que ne le seraient, par rapport à une population donnée d'immigrants, les descendants de plusieurs familles dont certains membres se seraient mariés les uns avec les autres. Par conséquent, à partir des sous-clones, on ne pouvait presque rien conclure au sujet de la fréquence avec laquelle les hybridomes de départ produisaient tel ou tel type d'anticorps. Les coauteurs expliquèrent qu'ils étaient prêts, précisément pour cette raison, à ce que les données du sous-clonage soient utilisées en

« complément et non en remplacement du tableau 2 ». Baltimore néanmoins souhaitait satisfaire Wyngaarden, estimant, ainsi qu'il le dit lui-même, que les remontrances de celui-ci étaient « politiques » et servaient à montrer au député Dingell que les coauteurs devaient rendre des comptes devant le NIH. Il avait également le sentiment que, s'ils ne suivaient pas les directives de Wyngaarden, « leur tête tomberait ».

Baltimore et Imanishi-Kari finirent par publier dans *Cell* une deuxième lettre qui fournissait les informations requises sur les caractéristiques du Bet-1. Elle livrait également les données du sous-clonage sous la forme qu'ils avaient proposée à la fin du mois de novembre, c'est-à-dire en complément, et non en remplacement, du tableau 2. Ils commençaient la lettre en précisant qu'elle avait été écrite « à la demande expresse du directeur des *National Institutes of Health* », et concluaient ainsi, « ces précisions n'affectent en rien les conclusions ou les interprétations de l'article originel ». Dans l'éditorial qui l'accompagnait, Benjamin Lewin, le rédacteur en chef de la revue, observa que la nécessité de publier une telle déclaration donnait une « indication de l'absence de mesure » qui avait fini par caractériser la controverse au sujet de l'article. Il fit remarquer que les précisions portaient sur des détails techniques qui n'intéressaient normalement que les personnes concernées par ces travaux, et que le meilleur moyen de régler ce genre de problème consistait à « en discuter individuellement avec les auteurs ». *Cell* n'avait pas l'habitude de publier des informations aussi absconses mais avait néanmoins fait une exception, « étant donné les très vives préoccupations politiques qu'avait suscité l'article ».

Accusation et disculpation

Margot O'Toole était furieuse du résultat auquel avait abouti l'enquête menée par le panel du NIH, et le fit savoir aussi bien au NIH qu'au député Dingell. Elle demanda à voir les données du Bet-1, et s'aperçut qu'elles manquaient pour deux points de la courbe de réactivité du Bet-1 (dont le quatrième). Bien qu'un autre stagiaire post-doctoral du laboratoire d'Imanishi-Kari affirmât avoir obtenu les données correspondant à ce quatrième point, le NIH décida d'étudier à nouveau l'article à la fin du printemps 1989, déléguant cette fois-ci l'autorité de l'enquête à un organisme nouvellement crée, l'Office of Scientific Integrity (OSI).

Il est indéniable que Dingell fit pression sur l'enquête de l'OSI pour qu'Imanishi-Kari soit jugée coupable. L'équipe de Dingell demanda à l'OSI de communiquer à la commission parlementaire tous les documents et tous les témoignages que l'agence obtiendrait dans le cadre de son enquête. La commission de Dingell organisait fréquemment la fuite de certaines informations vers des reporters choisis, instruisant ainsi le procès unilatéral d'Imanishi-Kari dans la presse. C'est le rapport préliminaire confidentiel de l'OSI sur cette affaire en mars 1991 qui constitua la fuite la plus importante et la plus dommageable. Présentant l'affaire sur un ton indigné, il décida de la façon dont elle s'imprima dans l'esprit du public : Imanishi-Kari était coupable ; le comportement de Baltimore, qui avait essayé de la défendre, était répréhensible ; O'Toole s'était comportée de façon héroïque. Quelques mois auparavant, Baltimore avait été nommé président de l'université Rockefeller. À présent, il était unanimement critiqué pour avoir voulu défendre son coauteur – le *New York Times* l'accusant d'éluder les questions dans un éditorial intitulé « le Watergate scientifique » – si bien qu'il fut contraint de démissionner de la présidence de Rockefeller en décembre.

Le rapport de l'OSI s'apparentait à un réquisitoire : il passait sous silence tous les éléments à décharge et démontrait que les experts de l'OSI ne comprenaient rien au rôle joué par le Bet-1 dans l'expérience. Affirmant qu'il y jouait un « rôle crucial », l'OSI prétendit que la spécificité insuffisante du réactif avait conduit Imanishi-Kari à « mettre en évidence des transgènes à la place de gènes endogènes (c'est-à-dire natifs) », ce qui était faux. L'OSI disposait de toutes les preuves requises indiquant que le réactif fonctionnait conformément à ce qui avait été dit. Le rapport écarta toutes les preuves allant dans ce sens, laissant entendre, au contraire, que dans ses carnets, Imanishi-Kari avait falsifié les données concernant le réactif. Le rapport l'accusait également d'avoir livré au panel de fausses informations sur le sous-clonage, affirmant : « Mme le professeur Imanishi-Kari a utilisé dans son article des conclusions tirées des 17 pages qui ne résistent pas à un examen approfondi ; par la suite elle a inventé des données de sous-clonage irréprochables et remarquablement probantes de façon à légitimer l'utilisation des données suspectes. » L'OSI jugea « significatif » que les données du sous-clonage n'aient pas fait partie de l'article de *Cell*, passant sous silence les arguments scientifiques dont Imanishi-Kari s'était servie pour expliquer en quoi ils étaient inutiles.

L'affaire s'éternisait. En octobre 1994, dans son rapport final, l'Office for Scientific Integrity (ORI), version remaniée de l'OSI, alla plus loin que le rapport préliminaire de son prédécesseur en accusant Imanishi-Kari de dix-neuf chefs de fraude scientifique. D'après ce document, elle avait fabriqué les données sur la spécificité du Bet-1 et avait falsifié celle-ci en taisant ses caractéristiques problématiques. Le rapport la reconnaissait également coupable de chefs d'accusation dont en 1989 le NIH l'avait jugée innocente, estimant qu'elle avait volontairement crée la confusion en parlant des *wells* du tableau 2 comme s'il s'agissait de clones.

Cependant, tout au long de l'enquête de l'OSI, T. Imanishi-Kari n'avait pas eu droit à un procès équitable. Elle n'avait pas été autorisée à voir les pièces à conviction, à prendre connaissance des déclarations des témoins à charge, ou à les interroger en retour. La presse, dans son ensemble, ne prêtait pas attention au fait que les enquêtes de l'OSI et de l'ORI ne lui avaient pas permis de se défendre. Imanishi-Kari eut droit, en appel, à un procès en bonne et due forme, ce qui fut décisif dans sa victoire. Au sujet des données du sous-clonage, par exemple, l'accusation du gouvernement reposait essentiellement sur l'analyse, réalisée par les services secrets, de diverses bandes issues d'un compteur de rayonnement qu'elle avait collées dans ses carnets. Selon les services secrets, les bandes auraient été fabriquées au moins un an avant l'expérience controversée, ce qui impliquait qu'il s'agissait de faux. Le procès étant conduit dans le respect du droit, Mme Imanishi-Kari fut à même de comprendre comment les services secrets étaient parvenus à cette conclusion et put montrer que leurs méthodes, et donc leur conclusion, étaient fautives.

Dans ces conditions, elle fut également en mesure de répondre aux accusations de l'ORI portant sur le Bet-1. Elle souligna qu'elle n'avait aucune raison d'inventer les données concernant la spécificité du réactif, puisque sa double réactivité allait à l'encontre de la thèse centrale de l'article. Forte du soutien de témoins extérieurs, elle affirma qu'elle n'avait pas l'obligation de mentionner les résultats divergents du réactif. L'article de *Cell* ne portait pas sur le Bet-1 ; ses caractéristiques discriminantes figuraient dans les articles originels, qui étaient cités dans *Cell*, et que les scientifiques du NIH avaient publiés. Un immunologiste de renom expliqua, lors de son témoignage en appel, qu'il « était très rare » d'attirer l'attention sur le fait que « certains réactifs ou certaines procédures ne fonctionnent pas à chaque fois ». C'était une « expérience des plus banales » dans un laboratoire que de connaître des problèmes avec un réactif.

Philippa Marrack, immunologiste à l'université du Colorado et membre de la National Academy of Sciences, se chargea de la question terminologique. Elle confirma que tous les immunologistes cellulaires comprenaient ce à quoi le tableau 2 faisait référence. Le mot « hybridome » désignait les cultures des *wells* et ne renvoyait pas nécessairement à des clones uniques. Il convenait mieux que « wells », puisque ceux-ci ne produisaient pas d'anticorps, ce qui était en revanche le cas des hybridomes. Par ailleurs, le tableau mentionnait plusieurs centaines d'hybridomes. Selon Mme Marrack, « il était impossible de cloner autant d'hybridomes. À moins d'avoir une véritable armada à votre service, c'est techniquement impossible. Le coût serait considérable, et cela prendrait un temps infini. [...] Il suffisait d'avoir un peu de bon sens pour savoir qu'il était impossible d'en cloner autant ».

Les avocats d'Imanishi-Kari, dans leur plaidoirie, estimèrent que les données consignées dans ses carnets exprimaient « toutes les incohérences et les surprises qu'il est normal de trouver dans les carnets d'une véritable scientifique engagée dans une recherche expérimentale de pointe », parfois en accord avec l'article, et parfois en désaccord, montrant tantôt que le Bet-1 fonctionnait, et tantôt l'inverse. Un de leurs principaux arguments consista à dire que pour comprendre ces données, il fallait souvent les interpréter. L'ORI pouvait mettre en question la décision d'Imanishi-Kari de donner plus d'importance à telles ou telles données, mais il n'avait pas le droit de « parler de fraude scientifique ». En juin 1996, dix ans après que Margot O'Toole eut émis des doutes sur l'article pour la première fois, Imanishi-Kari fut complètement innocentée, et Baltimore fut réhabilité.

Cette affaire révéla que les scientifiques accusés de fraude doivent pouvoir bénéficier d'un procès équitable dès le début de l'enquête, mais aussi que les critères permettant de décider s'il y a fraude doivent respecter l'exercice de la raison et du jugement scientifiques. C'est la désapprobation de la communauté scientifique et non les arrêts des tribunaux qui doivent sanctionner les erreurs de jugement. Les enquêtes portant sur des fraudes éventuelles doivent tenir compte d'un fait qui avait apparemment échappé à l'ORI, mais non aux avocats d'Imanishi-Kari : un article scientifique n'est pas l'affirmation de la vérité. C'est une contribution à une conversation en cours, une description de la façon dont les expérimentateurs, jugeant avec discernement, considèrent les opérations de la nature au moment où ils publient leur article.

► GARMENT S., *The Crisis of Mistrust in American Politics*, Times Books, 1991. – KENNEDY D., *Academic Duty*, Harvard Univ. Press, 1997. – KEVLES D. J., *The Baltimore Case : A Trial of Politics, Science and Character*, W. W. Norton, 1998. – LAFOLLETTE M. C., *Stealing into Print : Fraud, Plagiarism and Misconduct in Scientific Publishing*, Univ. of California Press, 1992. – MAZUMDAR P. M. H. (éd.), *Immunology, 1930-1980*, Wall & Thompson, 1989. – MAZUR A., « Allegations of Dishonesty in research and Their Treatment by American Universities », *Minerva*, XXVII, 1989, p. 176-194. – MOULIN A.-M., *Le Dernier Langage de médecine : histoire de l'immunologie de Pasteur au Sida*, Paris, PUF, 1991 ; « Perspectives on Research Misconduct », *Journal of Higher Education*, 65, 1994. – SARASOHN J., *Science on Trial : The Whistle Blower, the Accused, and the Nobel Laureate*, St. Martin's Press, 1993.

Daniel J. KEVLES
(Trad. Mickael Popelard)

→ Immunologie.

ALCOOLISME

Histoire d'une « maladie », XIXe-XXe siècles

Contrairement à d'autres pathologies prises en charge par la médecine moderne qui, comme le cancer, contribueront à son prestige social et scientifique, la « maladie alcoolique » reste le parent pauvre de l'innovation technologique et thérapeutique. En effet, on ne trouve pas, en France tout au moins, de grands centres de traitements offrant aux patients les dernières découvertes des « spécialistes de la discipline ». Si cette « pathologie sociale » est aujourd'hui pensée et traitée d'un point de vue médical, reconnue en tant que maladie, il n'en a pas été toujours ainsi. Mieux, ce « fléau social » fut relativement délaissé par les médecins au profit d'autres épidémies comme le choléra, la tuberculose ou la syphilis, mieux identifiées et qui permirent surtout de progresser dans le domaine de la science médicale et de ses savoir-faire. Seuls les aliénistes s'y intéressent de près et définissent l'alcoolisme selon les catégories de la maladie mentale. Le contrôle de cette « population » est un enjeu pour la médecine de la folie de la fin du XIXe s. et les alcooliques fournissent un contingent important de patients aux différents asiles d'aliénés, comme par exemple à Ville-Évrard. De fait, l'histoire du traitement de l'alcoolisme et sa spécificité nosologique montrent que ce fléau a longtemps oscillé sous un double registre à la fois moral et médical. Et ce n'est que récemment que l'alcoolisme est considéré et traité comme une maladie par le milieu médical. Malgré tout, une ambiguïté classificatoire demeure : il existerait ainsi autant de définitions de l'alcoolisme qu'il y a de spécialisations médicales. Cela pose d'ailleurs le problème plus général de l'autonomie et de la cohérence d'un savoir médical à propos d'une pathologie.

Revenir sur le processus qui a conduit l'alcoolisme comme pratique sociale à devenir une maladie, c'est s'interroger sur le mouvement qui s'est opéré dans le champ médical pour constituer l'alcoolisme comme pathologie susceptible de bénéficier d'un traitement médical approprié. L'histoire de cette conversion et de la médicalisation de l'alcoolisme prend naissance à la fin du XIXe s.

Médecine sociale, médecine morale : de l'ivrognerie à l'alcoolisme

Avant de bénéficier comme aujourd'hui d'un traitement médical et d'une nosographie permettant d'en repérer les symptômes, bref d'être examiné à l'aune du regard clinique, l'alcoolisme fut en premier lieu synonyme d'ivrognerie, comportement que l'on associait alors au vice des individus et à leur caractère dégénéré. Au XIXe s., les représentations qui entourent l'ivrogne charrient des images négatives. Celui-ci serait un fainéant qui dépense l'argent du ménage dans la boisson. Le cabaret symbolise cet univers de débauche où les rixes sont fréquentes, qui écarte du droit chemin le bon père de famille et l'honnête ouvrier. Le Dr Bergeron, qui annonça en 1871 à l'Académie de médecine la création de la première *Société contre l'abus des boissons alcooliques,* associe l'alcool et ses mauvais usages au vice, annonciateur d'une menace pour la société et l'ordre établi : « L'alcool fait de l'ouvrier un paresseux et un envieux, un voleur et souvent pis encore, mais à coup sûr une recrue toute prête pour l'émeute. » Cette vision de l'usage de l'alcool chez les classes populaires apparaît aux alentours de la monarchie de Juillet en 1830 avec la diffusion du discours hygiéniste. La santé publique et le contrôle sanitaire des populations sont devenus des enjeux politiques majeurs auxquels l'État doit faire face. Certains médecins hygiénistes réalisent ainsi des études très proches des enquêtes ethnographiques que l'on connaît aujourd'hui. C'est le cas par exemple des travaux de Parent-Duchâtelet sur la prostitution et de Villermé sur les ouvriers du textile. Malgré tout, l'alcoolisme est encore ici associé au vice et aux conditions de vie des ouvriers. Villermé diffuse, en tant que médecin, des catégories morales qui stigmatisent leur mode de vie. L'hygiénisme, sorte de science politique d'État, qui met en relation une « population » avec « un environnement », est une médecine sous-tendue par des positions particulièrement moralisatrices : pour être un bon père et un ouvrier docile, il faut cesser l'ivrognerie au nom de la morale et de la santé publique car ce comportement « rend l'ouvrier paresseux, joueur, querelleur, turbulent ; elle le dégrade, l'abrutit, délabre sa santé, abrège souvent sa vie, détruit les mœurs, trouble, scandalise la société et pousse au crime. On peut l'affirmer, l'ivrognerie est la cause principale des rixes, d'une foule de délits, de presque tous les désordres que les ouvriers commentent ou auxquels ils prennent part. C'est le plus grand fléau des classes laborieuses ».

La médecine sociale naissante va avoir bien du mal à ne pas stigmatiser les mœurs des classes populaires au sujet de l'alcoolisme. Le discours médical se réduit le plus souvent à la production d'une morale chargée d'en encadrer les comportements et surtout de les transformer. Pourtant des médecins, en France et à l'étranger, à côté des discours qui associent vice et alcoolisme, vont développer de manière originale une nosographie qui tente d'autonomiser la maladie alcoolique de ses conditions sociales de production, d'expliciter des catégories relevant de la clinique. Ces médecins seront d'ailleurs plus tard considérés par l'histoire de la médecine comme les véritables précurseurs d'un savoir médical en devenir et qui prendra le nom générique d'alcoologie au cours de la deuxième moitié du XXe s.

C'est d'abord aux États-Unis que sont mises au jour les premières études sur la pathologie alcoologique au travers des travaux pionniers du Dr Benjamin Rush. Considéré comme le fondateur de la psychiatrie américaine, Benjamin Rush mena, trente ans durant, une véritable croisade politique et médicale contre les dangers physiques et mentaux liés à une consommation excessive d'alcool. Son ouvrage, *An inquiry into the effects of Ardent Spirits on the human mind and body,* publié en 1784, tranche véritablement avec la vision qu'ont ses contemporains de l'abus d'alcool, largement attachée à l'ivresse occasionnelle moralement condamnée.

En France, Philippe Pinel, fondateur de la psychiatrie moderne, place « l'usage des boissons narcotiques parmi ses cinq types d'aliénation mentale ». Mais il faut chercher dans les travaux de Roesch et Marcel la première nosographie précise de la maladie alcoolique. Si Roesch continue d'associer, dans un premier temps, l'entrée dans la maladie au vice de l'individu et notamment son caractère dégénéré, Marcel, dans sa thèse intitulée *De la folie causée par l'abus des boissons alcooliques* (1847), met l'accent sur les effets secondaires, comme les hallucinations, de l'abus alcoolique et représente, à bien des égards, la première étude en France sur l'alcoolisme psychiatrique.

Pourtant, malgré ces différents travaux, la maladie alcoolique n'existe pas véritablement dans la nosographie, l'ivrognerie et sa stigmatisation restant au contraire le modèle dominant des définitions médicales. De ce point de vue, la synthèse fouillée (plus de cent pages) que réalise le Dr Lancereau dans le *Dictionnaire encyclopédique des sciences médicales* paru en 1865 ne comporte que très peu de références à des travaux antérieurs à 1850.

C'est seulement en 1849 qu'est publiée par Magnus Huss, un médecin suédois, la première étude, précise et d'ampleur sur l'alcoolisme. Son ouvrage, *Alcoholismus chronicus*, rapidement traduit dans de nombreuses langues, popularise le terme d'alcoolisme, dont il invente le néologisme, comme catégorie médicale. Contrairement à ses prédécesseurs, l'accent est mis sur les signes cliniques de l'empoisonnement du sang par l'alcool et de ses conséquences sur le système nerveux. Huss tire ses conclusions d'observations systématiques de malades. L'alcoolisme est donc une intoxication. Le terme remplace celui de dyscrasie, plus péjoratif, qui faisait référence au « caractère » de l'individu et à sa mauvaise volonté. Huss propose finalement la première définition moderne de l'alcoolisme : « Ensemble des manifestations pathologiques du système nerveux, aussi bien psychiques que motrices et sensorielles, se constituant progressivement, sans relation directe ou essentielle avec des remaniements du tissu nerveux central ou périphérique, ni pathognomoniques du vivant du malade, ni visibles à l'œil nu après sa mort, et qui surviennent chez les personnes ayant consommé pendant de longues années des boissons alcooliques. » À partir de cette période, l'alcoolisme est observé de manière empirique par l'intermédiaire de la méthode anatomo-clinique et la plupart des travaux s'appuient sur ceux réalisés par Huss. Par exemple, en même temps qu'il rédige un état de la littérature sur l'alcoolisme dans le *Dictionnaire Dechambre* en 1865, Lancereau propose sa propre définition de l'alcoolisme en intégrant les termes évoqués par le médecin suédois et va même plus loin en accentuant l'autonomie du regard médical, dégagé explicitement de toutes conduites morales : « Sous la dénomination d'alcoolisme chronique, nous entendons une maladie à évolution lente et progressive, causée par l'abus prolongé de boissons spiritueuses, caractérisée anatomiquement par des inflammations spéciales non suppuratives, ou par des dégénérescences graisseuses des organes, symptomatiquement par des troubles fonctionnels, portant principalement sur les systèmes nerveux et digestifs. » Les médecins décrivent en cliniciens les effets de l'alcoolisme sur l'organisme. C'est encore Lancereau qui décrit le premier la polynévrite alcoolique en 1865. En 1881, Gayet et Wernicke observent une maladie de l'encéphale qui paralyse les nerfs de l'œil et qui provoque des troubles de la parole, pouvant aller parfois jusqu'au délire. En 1889, le Russe Korsakoff précise les polynévrites alcooliques par des altérations mentales susceptibles d'engendrer une apathie. Il est fait état en 1898 que l'alcoolisme provoque un état de nécrose du cerveau, etc. Tous ces prolongements sont issus des premières découvertes menées par Huss au milieu du XIXe s.

Pourtant, malgré toutes ces avancées, l'ensemble de ces travaux ne reflète que partiellement la réalité de la prise en charge médicale de l'alcoolisme. Car loin d'être un objet autonome et légitime, bénéficiant de spécialistes reconnus officiellement par la totalité du corps médical, ce qui n'est pas encore totalement le cas aujourd'hui, l'alcoolisme est toujours associé jusqu'au premier tiers du XXe s. à l'ivrognerie et à la déchéance sociale qu'elle engendre.

Aliénisme, alcoolisme et théorie de la dégénérescence

Parallèlement aux descriptions cliniques qui tentent d'instaurer un rapport individuel à la pathologie alcoolique, d'autres écrits médicaux font de l'alcoolisme une menace pour la société. À l'instar des fléaux sociaux (tuberculose, syphilis, cancer) qui sévissent au même moment dans la deuxième moitié du XIXe s., il faut empêcher la propagation de l'alcoolisme, surtout parmi les classes populaires, et combattre la dénatalité. La prophylaxie reste le meilleur moyen de faire cesser cette pratique sociale qui est alors assimilée à une véritable épidémie. Celle-ci est perçue comme un vecteur de contagion et certains médecins associent l'épidémie de tuberculose à l'alcoolisme : « L'alcoolisme fait le lit de la tuberculose » ou encore, « la phtisie se prend sur le zinc ». L'alcoolisme est aussi présenté comme une des causes majeures de l'aliénation mentale en mettant en relation le nombre d'internés dans les asiles, la consommation alcoolique et le nombre de débits de boissons. La psychiatrie de l'alcoolisme sera ainsi dominée à cette époque par la personnalité de Valentin Magnan. Cet aliéniste, médecin des asiles de la Seine à l'hôpital Sainte-Anne, qui soutient sa thèse en 1874 avec pour titre *De l'alcoolisme : des diverses formes de délire alcoolique et de leur traitement*, est un partisan du sevrage progressif. Il utilise des infusions légères en y mélangeant du vin ou de la gentiane. Il maintient surtout les malades séquestrés et contrôle ainsi leurs boissons. Mais les aliénistes comme Magnan s'intéressent peu à la toxicomanie des alcooliques, contrairement par exemple à Huss. Pour eux, l'alcoolisme est une manie dont ils allongent plutôt la liste des manifestations cliniques liées à la prise d'alcool : « La tendance au suicide, les états de fureurs, l'amnésie, la confusion alcoolique subaiguë, les idées fixes postoniriques, l'hallucinose des buveurs, etc. » La liste des rubriques cliniques est d'ailleurs complétée plus tard par les ajouts de Charcot dans les années 1880 et de Laignel-Lavastine dans les années 1930.

Ce sont bien plus les théories de la dégénérescence qui marqueront pendant longtemps de leur empreinte le discours médical et philanthropique dominant, afin d'éradiquer l'alcoolisme et de sauvegarder la « race ». La caution scientifique a pour origine les travaux du Dr Benedict-Augustin Morel, dont Magnan fut l'élève, qui, en quelque sorte, symbolisent et légitiment la rhétorique dominante sur la question de l'alcoolisme.

Le retentissement de l'ouvrage de l'aliéniste Morel, médecin des asiles de la Seine, fut considérable. Publié en 1857, et intitulé *Traité des dégénérescences physiques, intellectuelles et morales de l'espèce humaine, et des causes qui produisent ces variétés maladives*, l'auteur y reprend à son compte les principes de l'évolutionnisme de Lamarck : « Le dégénéré est un exemplaire régressif de l'espèce humaine. » Les jugements moraux et médicaux vont à nouveau s'entrecroiser. Car il s'agit bien des préoccupations morales des aliénistes sur le comportement des malades mentaux que le discours sur la dégénérescence fait (ré)apparaître de façon particulièrement visible. Comme Morel l'indique dans son ouvrage, « les dégénérescences ne peuvent être que les résultats d'une influence morbide, soit de l'ordre physique, soit de l'ordre moral » ou encore, « la misère et l'abâtardissement des populations sont la conséquence directe de l'usage immodéré de l'eau-de-vie ». La dégénérescence, qui résulte selon Morel d'un dérèglement organique du corps social, fut pendant près de cent ans une explication proposée aux malheurs des individus, l'alcoolique étant tout particulièrement dénoncé à cause des risques de dégénérescences héréditaires. C'est Magnan qui appliqua le premier de manière systématique les théories de Morel au cas de l'alcoolisme. L'hérédité devint un concept fort chargé symboliquement et politiquement. Paul-Maurice Legrain, également aliéniste aux asiles de la Seine, qui fut un collaborateur de Magnan, poursuivit le travail de ses illustres aînés en continuant à classer les alcooliques parmi les dégénérés. L'usage des boissons menaçait donc la société et l'alcoolique devint surtout un danger pour les autres. Legrain, qui fut fondateur et président de L'Union française antialcoolique (UFA), publia deux livres sur ces thèmes en 1895 et 1896 : *Dégénérescence sociale et alcoolisme* puis *Un fléau social, « l'alcoolisme »*. La pénétration du fantasme de la dégénérescence était si forte à propos de l'alcoolisme que ces théories inspirèrent également l'eugénisme. Ainsi, au cours de la Seconde Guerre mondiale, Alexis Carrel « classait l'alcoolisme parmi ces dégénérescences que l'on doit dépister dans les futures belles-familles avant de marier les enfants ».

Émergence du concept de maladie alcoolique

Si les travaux précédemment cités forment à juste titre le socle de base du savoir médical sur cette pathologie, notamment en médecine mentale, il reste que celle-ci fut le plus souvent associée voire déduite de prises de position moralisatrices.

Il a fallu attendre le milieu du XXe s., aux États-Unis, pour que la révolution médicale concernant l'alcoolisme se mette en marche. C'est E. M. Jellineck qui a incarné le passage de l'alcoolisme en maladie alcoolique en inventant le concept de dépendance, ce qui permettait ainsi l'autonomie de la raison médicale sur ce problème social. Ce médecin de la Nouvelle-Angleterre commença à publier ses travaux dès 1942 et participa dès sa fondation en 1937 au *Research Council on problems of alcohol*. Mais son livre majeur, qui rassemble des textes écrits au cours des années 1950, est publié en 1960 avec pour titre *The Disease Concept of Alcoholism*. Jellineck propose ainsi des types de buveurs et distingue quatre grandes catégories d'alcoolopathie. Le progrès notable de Jellineck fut de constituer les alcooliques en catégorie médicale à part entière. De plus, cette nouvelle perception de la pathologie permettait de situer socialement les alcooliques. Le statut de malades les faisait accéder à une forme de reconnaissance sociale. Soigner et donc guérir la maladie alcoolique ouvrait de nouveaux horizons. C'est à la même période qu'apparaissent les premiers outils thérapeutiques dans le soin de l'alcoolisme. On évoque souvent le disulfirame mis au point par les Danois Hald et Jacobsen en 1948. Les psychotropes feront également partis de la médication et les médecins prescrivent depuis les années 1960 des neuroleptiques, des hypnotiques ou des tranquillisants aux alcooliques.

L'essor de l'alcoologie moderne est à mettre en relation avec les institutions chargées d'en promouvoir le développement. C'est ainsi qu'aux États-Unis, Jellineck prend la direction au début des années 1940 du *Yale Center for Alcohol Studies*, qui devient très vite le lieu à la pointe des études sur l'alcoolisme. C'est au cours de l'une de ses universités d'été, en 1943, que Jellineck développe son modèle en émettant l'idée que l'alcoolisme est une maladie.

En France, l'alcoologie a elle aussi repris à son compte les travaux de Jellineck. Les travaux du

Dr Pierre Fouquet ont contribué à faire, si l'on peut dire, de l'alcoolisme une maladie comme les autres. La création d'une Société française d'alcoologie au cours des années 1970 témoigne de l'institutionnalisation de cette discipline.

Au cours des XIXe-XXe s., l'attention des médecins pour « les alcooliques » s'est progressivement recentrée autour d'un savoir-faire spécialisé, rejetant ainsi hors de ce sous-espace en voie d'autonomisation les condamnations morales qui jalonnaient alors les écrits des médecins. On mesure alors combien les transformations consécutives du milieu médical sur cette question ont profondément modifié le sens et la réalité sociale d'une pratique comme l'alcoolisme. Les représentations qui y sont afférentes furent à chaque fois redéfinies selon que celles-ci furent « perçue(s) et pensée(s) comme une tare héréditaire, une déchéance morale, une tradition culturelle ou une conduite de compensation ».

► BOURDIEU P., « Décrire et prescrire : les conditions de possibilité et les limites de l'efficacité politique », in *Langage et pouvoir symbolique,* Paris, Le Seuil, 2002, p. 187-198. – DETREZ C., *La Construction sociale du corps,* Paris, Le Seuil, 2002. – FOUCAULT M., *Naissance de la clinique,* Paris, PUF, 1997 (1e éd. 1963). – HERZLICH C. & PIERRET J., *Malades d'hier, malades d'aujourd'hui, De la mort collective au droit de guérison,* Paris, Payot, 1991. – NOURRISSON D., *Le Buveur du 19e siècle,* Paris, Albin Michel, 1990. – SCHNEIDER W. J., « Deviant Drinking as Disease : Alcoholism as a Social Accomplishment », *Social Problems,* vol. 25, 1978, p. 361-372. – SOURNIA J.-C., *Histoire de l'alcoolisme,* Paris, Flammarion, 1986.

Bertrand DARGELOS

→ Alcoolisme (Lutte contre l') ; Dépendance ; Santé publique ; Toxicomanie ; Vin (Médecine du).

ALCOOLISME (Lutte contre l')

Lutte contre l'alcoolisme et transformations d'un problème social : le cas de la France

Les registres de représentations qui entourent l'alcoolisme ont considérablement évolué au cours du XXe s. Ce fléau social, qui fut en effet fortement combattu à partir de la deuxième moitié du XIXe s., les multiples mobilisations politique et sociale de l'époque en témoignent, semble désormais relégué au second plan dans l'espace public, de manière générale, ce que l'on appelle les « questions sociales » n'étant plus guère abordé qu'à la télévision, dans des « émissions spéciales » grand public dont le contenu ne reflète que partiellement la réalité effective de cette pratique sociale, la mise en scène télévisuelle jouant le plus souvent sur l'accentuation ou la reformulation de stéréotypes.

Pourtant l'alcoolisme, comme phénomène social, est un problème connu de longue date. Il existe ainsi des indicateurs qui permettent d'en identifier le développement, comme le taux de chômage ou l'incertitude structurelle liée à une « mauvaise » intégration sociale. À tout le moins, si les problèmes qu'occasionne l'alcoolisme sont encore très stigmatisés, notamment par les effets que cette pratique sociale est susceptible d'engendrer et de favoriser (crimes, délits, suicides, chômage, violences familiales, etc.), les figures dominantes et la définition sociale de la lutte contre l'alcoolisme se sont transformées au cours du XXe s. et, avec elles, les représentations sociales de l'alcoolique.

Naissance d'une question sociale

En France, la question sociale de l'alcoolisme émerge à la fin du XIXe s. Celle-ci est contemporaine de la lutte contre les fléaux sociaux (tuberculose, syphilis, cancer) qui menacent la société et devient, à ce titre, un thème de mobilisation politique majeur. Il existe dans le monde, à la même époque, de nombreux courants antialcooliques. Les États-Unis sont certainement le pays qui a œuvré le plus dans ce domaine puisque la croisade des ligues de tempérance aboutit finalement, avec le Volstead Act en 1920, à la prohibition de l'alcool. La forme que prend la lutte contre l'alcoolisme en France est de ce point de vue fortement contrastée par rapport aux ligues d'Amérique du Nord. Contrairement aux États-Unis, la France est un important pays producteur de vin et sa consommation ne sera jamais véritablement remise en question tout au long de la lutte contre l'alcoolisme. De plus, les enjeux de ce problème ne se cristallisent pas autour de préceptes religieux comme le puritanisme ou l'éthique protestante des classes moyennes, ceux-ci étant largement laïcisés et intégrés par les réformateurs sociaux au programme de la IIIe République. En France, il s'agit beaucoup plus de combattre à la fois la dégénérescence de la race et la dépopulation de la France et de lutter contre l'apparition de formes de maladie susceptible, comme le cancer, de toucher l'ensemble des classes sociales, sans distinction. Si le terme alcoolisme est employé pour la première fois en 1852 par Magnus Huss, un médecin suédois, il ne s'impose pas tout de suite, ni comme catégorie de pensée médicale ni comme une question sociale d'importance. Il reste encore étroitement associé à la figure de l'ivrogne, personnage symbolisant à la fois la déshérence sociale et le tragi-comique d'une situation. Il existe alors une certaine confusion entre alcoolisme chronique et ivrognerie. Huss lui-même, alors que le titre de son ouvrage s'intitule *Alkoholismus chronicus,* revient à la notion banale d'ivrogne en y associant le qualificatif stigmatisant de « vice ». D'ailleurs un rapporteur du prix Monthyon, qui fut décerné à Huss par l'Académie des Sciences, commentait ainsi son ouvrage : « Il y a peut-être beaucoup d'ivrognes en France, mais heureusement, il n'y a pas d'alcooliques. » Il faut attendre la décennie 1880 pour que l'alcoolisme représente un problème et soit perçu comme un danger national.

C'est le corps médical qui définit en premier les enjeux entourant la question de l'alcoolisme. En 1871, l'Académie nationale de médecine, à la suite de l'une de ses assemblées, crée la première organisation antialcoolique majeure : la Société française contre l'abus des boissons alcooliques. Celle-ci, formellement active à partir de 1872, prend le titre de Société française de tempérance en 1873. Elle compte des figures prestigieuses parmi ses membres fondateurs tels Louis Pasteur, Hippolyte Taine, Victor Duruy, le duc de Broglie ou le duc de Noailles. On y trouve aussi des membres importants de l'Institut de France et de l'Académie de médecine.

L'essentiel des actions se concentre sur la question de la consommation du vin à opposer à celle de l'alcool, notamment de l'alcool industriel considéré comme particulièrement dangereux. Le Dr Lunier définissait ainsi les principaux buts de l'organisation : « Nos efforts doivent tendre à l'augmentation de la production de vin, promouvoir ses bienfaits et dans le même temps nous devons aussi combattre les mixtures et les falsifications, qui en dénaturant le vin, sont bien plus dangereuses pour la santé du public et présentent aux consommateurs des produits de mauvaise qualité. » D'où les liens qui unissent le journal médical de la SFT au *Moniteur vinicole* et au *Journal vinicole*. Cette association sera fortement concurrencée par l'Union française antialcoolique de l'aliéniste Paul-Maurice Legrain, directeur du premier centre français des aliénés alcooliques à Ville-Évrard. L'UFA, qui comptera jusqu'à 40 000 membres au tournant du siècle, prône l'abstinence de toutes les boissons alcoolisées, et étend la dégénérescence à l'ensemble de la pathologie alcoolique. Mais à partir du congrès fondateur de 1903, la Société française de tempérance et l'Union française antialcoolique ainsi que d'autres structures plus petites fusionnent dans une Ligue nationale contre l'alcoolisme. Celle-ci connaît rapidement une réelle influence au niveau des sphères politiques et de la haute administration ; ses effectifs passent dans la courte période de 1906 à 1914 de 50 000 à 125 000 adhérents et le budget qui n'était que de 4 000 F au cours des années 1890 atteint 300 000 F en 1914.

Un problème de société

L'alcoolisme devient très vite, selon la définition qu'en donne Flaubert dans son *Dictionnaire des idées reçues,* « la cause de toutes les maladies modernes ». Partout cette pratique serait responsable de l'élévation du taux de mortalité et de l'augmentation du nombre de tuberculeux. L'idée d'un danger social majeur se répand peu à peu dans les couches dirigeantes de la société. En 1894, Raymond Poincaré, alors ministre de l'Éducation, décide d'instituer des leçons d'antialcoolisme à l'école primaire. La croyance dans la théorie de la dégénérescence s'immisce au sein de la philanthropie dominante et les thèses développées dès 1857 par le Dr Morel, ami intime de Claude Bernard, sont largement reprises par les instances médicales et politiques de cette fin de XIXe s. La dégénérescence héréditaire et l'alcoolisme chronique sont alors étroitement associés. Dans un ouvrage de 1889, le Dr Legrain affirme ainsi par exemple que « l'infériorité cérébrale, cause directe des excès de boissons, trouve son origine le plus souvent dans l'hérédité, en d'autres termes, les buveurs sont des dégénérés » et qu' « en créant des débilités congénitales, l'alcool prédispose l'hérédo-alcoolique à la tuberculose du jeune âge, bien plus fréquente, on le sait, que la tuberculose héréditaire, dont la réalité même est contestée ». Ces prises de position très tranchées dépassent largement le seul cadre du milieu médical. Si la définition de l'alcoolisme portait au début sur l'étiologie du phénomène et notamment sur l'appréciation de la symptomatologie, les travaux médicaux sur l'alcoolisme et particulièrement les écrits de vulgarisation vont connaître une audience considérable qui s'étendra largement au-delà du seul cercle des spécialistes. Ils seront reçus par une nébuleuse de réformateurs sociaux tout empreints de visions du monde directement issues de l'hygiénisme, qui est alors devenu le point de concours de toute une nouvelle morale sociale. Dès lors, il ne suffit plus de stigmatiser l'ivrogne, il faut bien plus réformer les mœurs et le mode de vie des classes populaires afin de faire en sorte que celles-ci soient le plus adéquatement intégrées à la société. Mieux, le discours hygiéniste est produit par des agents sociaux très divers ; on y rencontre des avocats, des médecins, des hommes politiques, des écrivains, des grands noms de l'aristocratie, etc. ; tous ont en commun d'appartenir aux classes dominantes et d'être habités par un sentiment charitable d'encadrement et d'amélioration des conditions de vie des classes populaires. Cela est particulièrement vrai à la Ligue nationale contre l'alcoolisme qui comprend également, outre des médecins renommés de l'Académie de médecine, des personnages éminents tels que Émile Cheysson, qui sera président de la Ligue, ou Jules Siegfried, et qui, par leurs actions, constitueront l'alcoolisme en phénomène social qui représente un problème, celui-ci devant par conséquent bénéficier d'un traitement social et politique spécifique.

À côté des discours alarmistes largement répandus sur une éventuelle disparition de la « race » française, qui s'explique en partie à cause du développement d'une forme de paupérisme qui sévit dans les grandes agglomérations et qui concentre de manière brutale les maux de la révolution industrielle (habitat insalubre, surpopulation, infections), se construisent de nouveaux types de discours et de pratiques. On passe en effet progressivement d'une confusion entre alcoolisme et ivrognerie à la question de l'alcoolisme comme problème de société. Le développement d'une « statistique morale », qui n'est sans doute pas dénuée bien évidemment d'arrière-pensées pédagogiques, notamment dans la domestication des mœurs des classes populaires, s'efforce, à la suite de l'École Leplaysienne, dont Émile Cheysson fut par exemple le disciple, de donner aux problèmes sociaux, à partir d'enquêtes qualitatives et quasi ethnographiques, une visibilité qui suscite une réelle réflexion sur l'avenir des populations touchées par ces problèmes. La lutte contre l'alcoolisme s'insère ainsi dans un réseau multiple de fléaux sociaux, comme par exemple la lutte contre le crime, la lutte contre la dépopulation, la lutte contre la tuberculose, bref une lutte sociale et politique dont l'enjeu principal réside pour les classes dominantes dans la conservation du monopole de la reproduction des styles de vie.

La lutte contre l'alcoolisme : un enjeu politique

C'est avant tout les classes populaires qui sont visées par les campagnes et les mesures de lutte contre l'alcoolisme. De ce point de vue, les formes que prennent ces actions de prévention et de prophylaxie demeurent classiques dans leur mise en œuvre et correspondent aux mesures décidées à l'encontre de la tuberculose et de la syphilis : prévenir et soigner pour éviter une éventuelle propagation de ces épidémies qui risqueraient de perturber la logique immuable de l'ordre social. C'est dire que l'alcoolisme, considéré comme une maladie du pauvre au XIXᵉ s., est un fléau qui intéresse de près la classe politique, en ce sens où cette pratique peut favoriser l'émergence de foyers de révolte, ce qui arrive souvent durant des périodes d'alcoolisation massive et collective qui facilitent les transgressions de la règle. La surveillance des cabarets par la police en est un bon exemple. Le contrôle social de ce fléau deviendra donc dès les années 1890 un enjeu politique dans lequel figurent en bonne place les tenants de la réforme sociale, catholiques sociaux et républicains modérés essentiellement, les détenteurs des pouvoirs économiques, qui perçoivent la lutte contre l'alcoolisme comme un frein à l'ajustement « naturel » de l'offre et de la demande sur le marché, et les notables locaux propriétaires de vignes, l'État venant tour à tour, selon les conjonctures politiques et économiques, jouer les arbitres entre les camps qui s'affrontent.

La France connaîtra ainsi un lobbying parlementaire antialcoolique conséquent. Les premiers candidats favorables à la tempérance se présentent aux élections législatives de mai 1902. Parallèlement, différentes associations profitent de la campagne pour placarder des affiches unitaires dans Paris et réclament la suppression du privilège des bouilleurs de cru, la prohibition de l'absinthe, la limitation du nombre de débits de boissons. La Ligue nationale contre l'alcoolisme récidive aux élections de 1906 et un groupe de près de 150 députés, emmenés par Joseph Reinach, se constitue. Ce groupe parlementaire n'est pas représentatif des clivages politiques traditionnels puisqu'on y trouve des socialistes, des radicaux ou des hommes du centre-droit. Il faudra cependant attendre la Première Guerre mondiale pour que les antialcooliques connaissent quelques succès. Au cours de la « Grande Guerre », les vertus du patriotisme sont exacerbées et l'alcool est déclaré « ennemi de l'intérieur ». L'exemple de L'Alarme, un comité d'action antialcoolique, symbolise parfaitement ce mouvement général qui transcende les clivages partisans dans la lutte contre l'alcoolisme. La présidence d'honneur revient à Raymond Poincaré, président de la République. Le comité de patronage compte parmi ses rangs des personnalités illustres : Léon Bourgeois, Alexandre Ribot, Jules Siegfried, Albert Thomas, l'ambassadeur Paul Cambon, le philosophe Henri Bergson ainsi que le président de la Ligue des droits de l'homme, Ferdinand Buisson. On s'achemine même vers l'idée d'une prohibition totale. Finalement seule l'absinthe, « la fée verte », est interdite par le décret du président de la République du 7 janvier 1915.

Vers de nouvelles formes de prévention

La période d'entre-deux-guerres marque un ralentissement de la mobilisation dans la lutte contre l'alcoolisme. La guerre de 1914-1918 a engendré de terribles pertes au plan humain mais aussi sur le plan économique. La reconstruction de l'économie et celle de l'outillage nationale sont les principales priorités des classes dirigeantes. De fait, la crise des années 1930 démobilise grandement les sociétés philanthropiques de lutte contre l'alcoolisme. L'écoulement de la production devient même un enjeu politique et économique majeur pour les gouvernements en place, ce qui est particulièrement le cas avec la viticulture qui représente à cette époque une part considérable de l'économie française. Le poids des lobbies vinicoles joue de ce point de vue un rôle central sous la IIIᵉ République. À tel point que l'État met en place en 1931, sous la direction du ministre de l'Agriculture Henri Queuille, un comité de propagande en faveur du vin chargé, à travers toute la France, d'en promouvoir la consommation et d'éviter ainsi les effets d'une surproduction pouvant entraîner une baisse des prix en écoulant au maximum les stocks disponibles. La propagande antialcoolique doit donc s'ajuster aux impératifs d'État. C'est en effet l'un des traits structurants du mouvement antialcoolique en France : la stigmatisation du « mauvais alcool » et le « bon usage » qui doit être fait du vin. La lutte contre l'alcoolisme est d'abord une lutte contre l'alcool distillé, la consommation de vin, boisson fermentée, bénéficiant à l'inverse d'une « bonne image » si elle est faite de façon raisonnable. D'ailleurs, un consensus se dégage dès le début du XXe s. pour la mise en place d'un programme de lutte médian d'où les positions radicales sont exclues. Le Dr Legrain, qui a continué à prôner l'abstinence de toutes boissons alcoolisées à la Ligue, sera contraint de démissionner.

C'est seulement à l'issu de la Deuxième Guerre mondiale que se reconstituent à la fois les réseaux des associations de tempérance et une politique de lutte contre l'alcoolisme cohérente. Cette nouvelle mobilisation débute avec le programme de lutte contre l'alcoolisme du Conseil national de la résistance, mis en place à l'initiative du pédiatre Robert Debré. Il faut cependant attendre le gouvernement de Pierre Mendès-France de 1954 pour les premières réalisations concrètes dans la lutte contre ce fléau. Un Haut comité d'études et d'informations sur l'alcoolisme est créé cette même année et placé sous la responsabilité directe du président du Conseil. Rassemblant de nombreux médecins et fonctionnaires de la haute administration, le HCEIA est dirigé par Robert Debré. C'est l'ère de la médicalisation de l'alcoolisme qui s'amorce à partir des années 1950. Le HCEIA va contribuer, en collaboration avec d'autres associations, dont la principale d'entre elles reste la Ligue nationale contre l'alcoolisme, nouvellement baptisée Comité national de défense contre l'alcoolisme, à diffuser une expertise médicale sur ce problème social. Les années 1970 institutionnalisent ce mouvement de médicalisation avec la création d'une part de la Société française d'alcoologie, composée à 70 % de médecins, et d'autre part avec la mise en place, par une directive du ministère Veil de 1975, des Centres d'hygiène alimentaire chargés d'offrir, en ambulatoire, un traitement et un suivi médical adapté aux « malades de l'alcool ».

Pourtant ce processus d'engagement de l'État par l'intermédiaire de structures de soins spécialisés dans le traitement de l'alcoolisme est aujourd'hui remis en cause. La division du travail qui s'est opérée autour de l'alcoolisme a toujours oscillé entre le soin et la prévention. Les campagnes de prévention des années 1980-1990 financées par l'État tendent désormais à décontextualiser le problème de l'alcoolisme. Le modèle dominant de la lutte contre l'alcoolisme devient de plus en plus un modèle axé sur la responsabilité individuelle qui ne distingue en aucune façon les usages sociaux de cette pratique. On est donc passé d'une vision sous-tendue par la question de la civilisation des classes populaires à une individualisation du problème. Deux directions ont été prises dans la lutte contre ce fléau : d'un côté, un discours centré sur la prévention de l'alcoolisme à l'encontre de groupes sociaux à risque (comme les jeunes ou les femmes enceintes) ; de l'autre la mise en place d'un modèle curatif avec le concept d'alcoolodépendance. L'alcoolisme devient une maladie et l'alcoolique un malade.

L'alcoolisme repoussoir, symbole de dégénérescence et de misère ouvrière, qui a mobilisé les élites dirigeantes de la IIIe République, s'est effacé, dans les années 1970, au profit de cette nouvelle épidémie sociale que représente la toxicomanie. Aujourd'hui, ce n'est plus tant, ou en tout cas plus seulement, la domestication des classes populaires qui est en jeu, comme ce fut le cas au XIXe s., que l'éducation potentielle du patient à travers de grandes campagnes de communication où le consommateur d'alcool, individu uniforme et interchangeable, comme dans le cas des actions en direction des automobilistes et de l'alcool au volant, est censé gérer de façon autonome le rapport qu'il entretient avec son corps et doit être capable d'interpréter les éventuels signaux que celui-ci lui transmet en cas de consommation excessive, en bref d'être un *homo medicus* de son capital santé.

► GUSFIELD R. J., *Symbolic Crusade : Status Politics and The American Temperance Movement,* Illinois, Univ. of Illinois Press, 1990. – MARRUS R. M., « L'alcoolisme social à la belle époque », *Recherches,* n° 29, XII, 1977, p. 285-314. – NOURISSON D., *Le Buveur du XIXe siècle,* Paris, Albin Michel, 1990. – PINELL P., *Naissance d'un fléau. Histoire de la lutte contre le cancer (1890-1940),* Paris, Métailié, 1992. – PRESTWICH E. P, *Drink and the Politics of social Reform : Antialcoholism in France Since 1870,* Palo Alto, Californie, 1988.

Bertrand DARGELOS

→ Alcoolisme ; Aliénisme ; Dégénérescence ; Dépendance ; Santé publique ; Toxicomanie.

ALEXANDRIE (École d')

Pour mieux intégrer le territoire égyptien dans son empire et assurer un contrôle militaire et politique, le chef macédonien fonde la cité d'Alexandrie en 332 av. J.-C. Mais la ville est aussi un centre scientifique. À la bibliothèque, dotée d'une riche collection de manuscrit, se joint l'Académie internationale des savants. Sous le règne des Ptolémées, Alexandrie attira un grand nombre d'hommes de science de la Grèce. Parmi eux, le mathématicien Euclide, Aristarque de Samos, Théophraste et les fondateurs de la tradition anatomique et médicale : Hérophile (335-280 av. J.-C.) et Érasistrate (310-250 av. J.-C.). Hérophile commence sa carrière médicale à Cos. Appelé à Alexandrie, il devient le médecin personnel de Ptolémée Ier (367-283). Il est l'un des rares médecins grecs à avoir fait de nombreuses dissections de cadavres humains. Suivant le témoignage de Tertullien, qui le traite de « boucher », Hérophile aurait disséqué au moins 600 cadavres durant sa carrière. Érasistrate étudia à Athènes où il entra en contact avec les doctrines de Démocrite et des stoïciens. Il est plus physiologiste qu'anatomiste. Le renouvellement de l'anatomie et de la physiologie à partir des dissections et des vivisections humaines est un événement qui tient à la situation exceptionnelle de la cité et à l'ambition des Ptolémées.

Pour Érasistrate, le sang s'engendre à partir de la nourriture digérée à l'aide du foie et il est envoyé dans le ventricule droit. Les veines distribuent le sang aux organes. L'air venant des poumons est modifié par le cœur dans l'oreillette gauche et il est changé en un pneuma vital qui est distribué par les artères. Le pneuma animal est raffiné dans le cerveau et sert au mouvement. Érasistrate passe pour avoir découvert une formation anatomique : les chylifères. Il pratique la dissection et même la vivisection des animaux, et comprend le rôle des valvules du cœur. Il établit également la distinction entre la trachée-artère et l'œsophage. Galien affirme que jusqu'à Érasistrate, Hippocrate comme Platon admettaient que la trachée-artère était la voie qu'empruntaient les aliments et les boissons. Les vues d'Érasistrate sur le système nerveux sont proches de celles d'Hérophile. Ce dernier a une compréhension du système nerveux qui est nouvelle. Il décrit les ventricules du cerveau, ses différentes enveloppes et distingue le cerveau du cervelet. Il est le premier à séparer les nerfs des tendons et à établir une relation entre la moelle épinière et le cerveau. Hérophile donne également une description des nerfs périphériques, qui tirent leur origine de la moelle épinière, et distingue les nerfs moteurs et sensitifs. Si le nerf est l'organe de la sensibilité, le tendon assure l'insertion du muscle sur le squelette. Hérophile décrit également un certain nombre de structures anatomiques : le duodénum, les glandes salivaires, l'humeur vitrée de l'œil et ses différentes tuniques.

Hérophile est présenté comme le fondateur de l'anatomie, mais ses vivisections sur les humains l'ont discrédité. Sur ce point, les historiens de la médecine sont divisés. Pour certains, l'idée que Hérophile a fait des vivisections est insoutenable. Pratiquer des vivisections serait un acte inconcevable de la part des Grecs : les morts n'étaient pas disséqués, à plus forte raison les vivants. Mais ce qui était inimaginable en Grèce pouvait être possible à Alexandrie. Et l'argument de la cruauté n'est pas décisif : les Grecs torturaient les esclaves pour extorquer des aveux et des vivisections étaient souvent pratiquées sur des animaux. Si Hérophile avait pratiqué des vivisections humaines, il n'aurait pas commis l'erreur qui consiste à dire que les artères contiennent de l'air. Mais dans la mesure où l'on faisait des vivisections animales sans pour autant corriger cette erreur, l'argument tombe de lui-même. Si Hérophile et Érasistrate avaient fait des vivisections, Galien qui les cite souvent ne serait pas resté silencieux sur cette question. Mais il est possible que les textes d'Hérophile aient été perdus du temps de Galien. Il est vrai qu'en Grèce, non seulement on ne pratiquait pas de vivisections humaines, mais on ne disséquait pas les cadavres. Des considérations d'ordre religieux et moral s'opposaient à l'ouverture des corps. Les opérations se limitaient aux seules incisions et excisions chirurgicales.

L'anatomie d'Hérophile et ses découvertes sont incontestablement fondées sur des dissections humaines, ce qui ne l'empêche pas de pratiquer aussi des vivisections sur les animaux. Pourquoi la médecine grecque qui s'implante en Égypte fait-elle tant progresser la connaissance au moyen de la dissection et même des vivisections humaines ? Les conditions de possibilité sont à la fois culturelle, théorique et institutionnelle. Un élément d'ordre culturel d'abord. La culture égyptienne a favorisé, sans doute indirectement, la dissection. Il est tout à fait possible que la pratique de l'embaumement ait encouragé les médecins grecs à contourner l'interdit qui pesait sur l'ouverture des corps. Plus importantes sont les conditions de possibilité d'ordre théorique. Pour que la dissection et la vivisection des humains deviennent possibles, il fallait que règne une situation exceptionnelle : la conjugaison, surprenante, des ambitions des Ptolémées et la présence d'une élite savante pour laquelle les valeurs traditionnelles n'étaient pas considérées comme des tabous. Enfin, il y a une condition de possibilité institutionnelle. Si Ptolémée Soter a donné l'autorisation de disséquer des criminels vivants, c'est qu'il y avait un interdit. Mais la prescription ne s'appliquait sans doute pas au corps, dévalorisé, du criminel.

Le texte le plus important dont on dispose pour trancher la question des vivisections humaines est celui de Celse. Dans son *Traité de Médecine*, il rapporte le point de vue des dogmatiques, des empiristes et donne son sentiment. Pour les dogmatiques, la théorie fonde une meilleure pratique de la médecine. Une médecine rationnelle doit connaître les causes des maladies, les actions naturelles du corps et ses parties intérieures. Assurément, les circonstances ont joué en faveur des médecins, puisqu'ils ont bénéficié des criminels que les rois retiraient des prisons pour les leur livrer. Quant à leur motivation elle est noble : examiner, pendant qu'ils respiraient encore, la position, la couleur, la forme, la grosseur, l'arrangement, la consistance, le poli et les rapports des organes que la nature tenait cachés auparavant. Enfin, la justification est claire : les vivisections humaines sont au service de la thérapeutique, afin de pouvoir procéder à une opération, soigner une blessure et appliquer un médicament externe avec plus d'efficacité puisqu'on connaît la partie intérieure à laquelle on s'applique. En revanche, pour les empiriques, qui prennent la seule expérience pour guide, il est inutile de disséquer les corps. Ce serait dénaturer un ordre qui tient à la vie, détruire, mutiler et perturber un organisme. Il y a plus ; si la vivisection n'apprend rien, elle se réduit à une pratique cruelle, voire un meurtre. Il faut plutôt examiner les blessés, les gladiateurs ou les soldats : l'observation de l'individu malade est le substitut utile d'une expérimentation humaine inutile et coupable.

Celse adopte une position moyenne. Avec les dogmatiques, il est pour la dissection du cadavre. Avec les empiriques, il est contre la vivisection humaine : s'il est à la fois cruel et inutile d'ouvrir le corps des personnes vivantes, il est nécessaire que les élèves fassent des ouvertures cadavériques, parce qu'ils doivent connaître la position et l'ordre des organes, ce que les cadavres représentent plus exactement que l'homme vivant ou blessé. Il reste que ce texte de Celse dans lequel il rapporte les positions divergentes des dogmatiques et des empiriques et son opinion propre montre que des vivisections ont bien eu lieu à Alexandrie.

▶ CELSE A. C., *Traité de Médecine,* Paris, Masson, 1876. – EDELSTEIN E., « The development of Greek anatomy », *Bulletin of the Institute of the History of Medicine,* 3, 1935, p. 235-248. – FRAZER P. M., *Ptolemaic Alexandria,* Oxford, Oxford Univ. Press, 3 vol., 1972. – HARRIS C. R. S., *The heart and vascular system in ancient Greek medicine,* Oxford, Oxford Univ. Press, 1973. – LLOYD E. R., « A note on Erasistratus of Ceos », *Journal of Hellenic studies,* 95, 1975, p. 172-175. – LONGRIGG J., « Superlative achievement and comparative neglect : Alexandrian medical science and modern historical research », *History of Science,* 19, 1981, p. 155-200. – SCARBOROUGH J., *Roman Medicine,* Londres, 1969 ; « Celsus on human vivisection at Ptolemaic Alexandria », *Clio Medica,* 11, 1976, p. 25-38. – STADEN H. VON, *Herophilus, The Art of Medicine in Early Alexandria,* Cambridge, Cambridge Univ. Press, 1989.

François DELAPORTE

→ Empirisme ; Expérimentation humaine ; Gréco-romaines (Écoles) ; Fibres (Théorie des) ; Raisonnement médical ; Vivisection.

ALIÉNISME

Ce substantif forgé au XIXe s. est peu usité jusqu'au XXe s. où il est définitivement supplanté dans le vocabulaire médical par « psychiatrie ». À la différence d' « aliéné », « aliéniste » et « aliénation mentale », il ne constitue pas d'entrée dans les grands dictionnaires de médecine de ce XIXe s. durant lequel il connaît pourtant son « âge d'or » (R. Castel). D'un usage essentiellement rétrospectif, ce terme peut s'entendre en deux sens. Dans une perspective sociologique, il désigne une politique de santé mentale spécifique, un mode d'administration de la folie articulant un code théorique (l'aliénation mentale), une technologie d'intervention (le traitement moral), un dispositif institutionnel (l'asile), un corps de professionnels (les médecins-chefs) et un statut de l'usager (l'aliéné, mineur assisté au regard de la loi de 1838). En ce sens, l'aliénisme débute avec la conquête du monopole du traitement de la folie par les médecins, initiée au tournant des XVIIIe et XIXe s., et il ne décline au XXe s. que lorsque l'asile est remis en cause dans ses fonctions et ses effets. On peut également considérer le terme dans une perspective centrée sur l'histoire de la clinique. L'aliénisme désigne alors le premier paradigme de la psychiatrie moderne. En ce sens où il est synonyme d'aliénation mentale, il est délimité dans une période chronologique plus réduite, débutant toujours à l'aube du XIXe s. mais se terminant par une crise de la clinique perceptible dès les années 1850.

L'aliénisme en son temps

Quelle que soit la perspective retenue, un point semble acquis dans l'historiographie : l'aliénisme marque la naissance de la psychiatrie contemporaine. L'événement est daté au tournant des XVIIIe et XIXe s., au moment où la connaissance des aliénés est renouvelée par les travaux de W. Battie (1704-1776), V. Chiarugi (1759), Joseph Daquin (1732-1815), J.-C. Heinroth (1773-1842), Ph. Pinel (1745-1826) et W. Tuke (1732-1822). Pinel a longtemps occupé dans la mémoire collective de la psychiatrie française une place de « père fondateur », libérant les fous attachés à leurs fers, les arrachant par ce geste à la représentation vulgaire de leur état qui les désignait comme des insensés sans raison. Pour ce médecin philosophe, la folie est une maladie idiopathique, et le fou est moins un insensé qu'un aliéné dont la raison n'est jamais irrémédiablement perdue. Malade donc, l'aliéné doit être secouru et protégé par la société, en même temps que la société doit pouvoir se protéger de ses actes. Si la volonté de guérir les aliénés n'est certes pas née avec Pinel, il la systématise dans une œuvre produite à la charnière exacte de la médecine d'observation du XVIIIe s. et de la clinique anatomo-pathologique du XIXe. Pinel se rattache notamment à la première en ce qu'il ordonne sa nosographie en fonction des symptômes et non des lésions. Il définit ainsi quatre espèces particulières d'aliénation mentale : la manie, qui est « un délire plus ou moins marqué sur presque tous les objets » et qui s'allie souvent à « un état d'agitation ou d'emportement plus ou moins violent » ; la mélancolie, qui est « un délire exclusif et borné à une série particulière d'objets, avec une sorte d'inertie, et des affections vives et concentrées » ; la démence, qui est un état de « débilité générale » qui « frappe les fonctions intellectuelles et affectives, avec des élans passagers d'une colère puérile et de longs intervalles d'un calme apathique » ; l'idiotisme enfin, qui est une « oblitération plus ou moins complète des fonctions de l'entendement et des affections du cœur ».

L'aliéniste refuse de relier la maladie mentale à une localisation organique parce qu'il considère qu'une telle étiologie ruinerait tout espoir thérapeutique. Récusant en bloc toutes les médications de la pharmacopée empirique, dénonçant la brutalité des traitements physiques de l'aliénation, Pinel défend l'unique alternative d'un traitement moral, non violent, fondé sur un dialogue logique et patient entre le médecin et le malade. Quelles que soient les origines – lointaines et non médicales – de cette technique, elle justifie la mise à l'écart des malades dans des structures de soins spécialisées – maison de santé et asile – afin de concilier en un même lieu le triple devoir de secours, de protection et de guérison.

C'est au nom de ce noble engagement que les médecins aliénistes se mobilisent dans le premier tiers du XIXe s., lorsqu'ils cherchent à faire reconnaître dans les procès d'assises la monomanie homicide. Cette forme de déraison méconnue des magistrats et des jurés explique les crimes abominables commis sans mobiles en même temps qu'elle révèle les limites d'un système judiciaire qui condamnait des malades à l'échafaud. En agissant de la sorte, la justice pénale se rappelait au mauvais souvenir des bûchers de l'Inquisition et les nouveaux médecins œuvraient pour plus de science et d'humanité. L'aliénisme en son temps se pense comme un mouvement alliant l'assistance des déshérités de l'esprit avec la science éclairée d'un nouveau savoir.

L'aliénisme comme stratégie de contrôle social

L'*Histoire de la folie à l'âge classique* de Michel Foucault a brouillé dans les années 1960 la belle lisibilité de cet autoportrait. Le champ des lectures possibles s'est alors ouvert et la mémoire disciplinée de la psychiatrie a vu son histoire révisée dans le récit même de ses origines. La dynamique de progrès conciliant esprit scientifique et éthique humaniste s'est vue contestée par des analyses critiques. La naissance de la psychiatrie contemporaine n'était plus alors considérée comme le produit d'une révolution scientifique mais comme un outil de contrôle social, un appareil d'État au service de l'ordre bourgeois dont les règles de fonctionnement relevaient en dernière instance de forces extérieures au champ médical. Pour comprendre l'avènement de ce dispositif du pouvoir, il faut revenir au temps où les fous n'étaient encore que des insensés. À la fin du XVIIIe s., un individu en déraison peut être gardé par sa famille ou séquestré, sur décision relevant autant de l'ordre judiciaire que de l'exécutif (lettres de cachet), dans des lieux (hôpital général) mêlant souvent insensés, délinquants, pauvres et invalides. Avec la chute de la royauté et de sa symbolique, la légitimité de ces pratiques est discréditée. La question de la folie, de sa définition et de sa gestion, se pose dans un nouveau contexte. Dans le cadre d'une société contractuelle, la folie exprime une asocialité complète. Le fou est, par sa raison absente, le seul individu pouvant transgresser tous les interdits sans être pour autant punissable. Si son état suscite la pitié, ses actes éveillent la crainte. Comment peut-il être neutralisé sans que l'État soit soupçonné de rétablir à son profit la vieille mécanique de l'enfermement arbitraire ? La réponse est donnée par l'aliénisme. En réduisant les figures de la folie à l'expression d'une maladie guérissable, Pinel et ses disciples forgent pour l'aliéné le statut de mineur sous tutelle. En conséquence, la psychiatrie naissante pose la distinction radicale du fou et du criminel en soustrayant le premier à l'univers de la faute, ne faisant là que reproduire une distinction établie dans l'Ancien droit et reconduite par l'article 64 du Code pénal français de 1810.

Le Code théorique de l'aliénisme justifie ainsi le développement d'un corps de professionnels – les aliénistes – et d'un dispositif institutionnel original : l'asile. L'aliéniste et l'asile sont, en ce sens, une invention du XIXe s. Quant à l'aliéné, il est le client plus souvent contraint que volontaire du nouveau dispositif. La loi du 30 juin 1838 consacre la reconnaissance officielle de l'aliénisme en visant l'ouverture d'un établissement de soin par département et en confiant la charge des entrées et des sorties à la compétence des médecins. En promulguant cette loi, l'État entérinait une situation de fait : la reconnaissance de la folie était devenue en un peu moins d'un demi-siècle une compétence relevant de la seule médecine et la création de lieux d'enfermement thérapeutique semblait indiscutable.

Le sujet de l'aliénisme

Si l'aliénisme n'est qu'un temps de l'histoire de la psychiatrie, il marque une période essentielle car toutes les analyses s'accordent à y voir un moment de fondation. Il reste que les lectures, désormais, divergent. La critique inaugurale de Foucault posait que le discours libérateur de Pinel avait produit exactement l'inverse de ce qu'il prétendait faire. En enferrant la folie dans la pathologie, l'aliénisme inventait une maladie stigmatisante et discriminatoire ; et en proposant l'asile pour traiter ces patients, il permettait d'exclure ces malades plus sûrement que jamais du commerce social. Enfin, en rappelant la nécessité d'assister ces individus potentiellement dangereux, il les dévalorisait comme êtres humains. La démonstration pouvait s'appuyer sur toutes les anciennes critiques de l'asile en même temps qu'elle trouvait une caution dans une sociologie de la maladie mentale qui tendait à prouver que les signes de la pathologie mentale étaient socialement construits et donc, sur le seul plan scientifique, parfaitement arbitraires.

Cette analyse a suscité bien des réactions. Gladys Swain et Marcel Gauchet ont notamment replacé la naissance de l'aliénisme dans une transformation globale de la perception de ces malades et de la révolution des pouvoirs que provoque la Révolution française. À l'origine, il y a une mise au point sur le mythe du Pinel philanthrope. Un mythe qui, contrairement à ce que suggère Foucault, ne date pas de la naissance de l'asile, mais plutôt des années 1840-1850, lorsque les aliénistes ont commencé à se construire une mémoire disciplinaire contestant les vertus de la clinique de Pinel. C'est de ces années que date le partage des rôles qui tint longtemps lieu d'historiographie officielle : à Pinel la philanthropie, et à Esquirol le regard clinique. Cette mise à plat de l'historiographie dont Foucault a été dupe est préliminaire à la contestation du cœur même de l'analyse foucaldienne. Le retour à une lecture comparée des deux éditions du *Traité médico-philosophique sur l'aliénation mentale ou la manie* (1801 et 1809) permet en effet de saisir l'enjeu anthropologique de la réduction médicale de la folie. La psychiatrie n'est pas née comme discipline scientifique par la mise en œuvre d'une nouvelle méthode d'observation mais plutôt à partir d'une mutation théorique et pratique qui a rendu possible le regard médical sur la folie. Si l'on doit donc chercher un sens philosophique à cette psychiatrie clinique qui s'éveille, ce n'est pas seulement dans une nouvelle technique d'aliénation de l'Autre à soi qu'il faut le chercher mais dans « la mise en cause du sujet en tant que sujet ».

Un paradigme fondateur

Au fil de ces lectures, la psychiatrie du XIXe s. a fait l'objet d'explorations proposant une chronologie plus fine. Si l'on privilégie, avec Georges Lantéri-Laura, la restitution de l'intelligibilité du projet clinique des premiers aliénistes, l'aliénisme devient synonyme d' « aliénation mentale » pour désigner le premier « paradigme » de la psychiatrie contemporaine. Aliénation mentale est en effet le terme employé par les premiers psychiatres pour distinguer la maladie mentale de la « folie », notion vulgaire et trop vague. Pour Pinel et ses élèves, la maladie mentale est une maladie unique, sans localisation organique précise. Le malade mental n'est pas responsable de son état qui appelle un traitement unique : le traitement moral. Le traitement moral s'adresse au fond de raison qui gît en tout malade. Il exige l'isolement du patient en un lieu calme et rationnel, dirigé comme un « gouvernement » d'une main ferme sous l'autorité unique d'un chef : le médecin. L'organisation de ce lieu de traitement – l'asile – tient compte de l'état des patients et tend à faire régner une rigoureuse discipline. L'objectif est d'occuper le malade pour le détourner de son délire et le mettre au travail, autant que faire se peut, comme dans les prisons et les hospices. Les aliénistes posent les bases de leur savoir en réunissant une volonté médicale de guérison avec une conception philosophique – stoïcienne en l'occurrence – des passions, qui évite toute localisation trop précise des lésions organiques. Esquirol l'affirme nettement dans le premier cours de clinique des maladies mentales qu'il donna à La Salpêtrière, en 1822 : « L'anatomie pathologique est restée muette sur les conditions matérielles du délire. » C'est ici que réside le paradoxe originel de cette psychiatrie qui s'érige en spécialité au moment même où la médecine générale moderne prend un tournant décisif en mettant en place une sémiologie active (fondée sur l'auscultation, la palpation, etc.) et une nosographie ouverte, établie sur l'affinement progressif des diagnostics différentiels. Alors que les ténors de l'École anatomo-clinique (Corvisart, Laennec, Bouillaud, Louis...) adoptent une position de retrait en matière de guérison des malades, l'aliénisme fonde la psychiatrie sur un pari thérapeutique.

Ce paradigme clinique n'est pourtant pas figé. Principal élève de Pinel, E.-J.-D. Esquirol révise la classification des manifestations de l'aliénation mentale en distinguant cinq formes : la manie, qui se manifeste par un délire général avec excitation ; la démence, qui est une déraison accompagnée d'une atonie générale ; l'imbécillité et l'idiotie, qui sont des formes d'altération native des facultés mentales ; la lypémanie, ancienne mélancolie, qui est un délire triste concentré sur un petit nombre d'objets ; la monomanie enfin, qui est un délire sur un seul objet, avec une tonalité gaie. Très vite déclinée en sous-catégories (intellectuelle, raisonnante, instinctive, érotique, incendiaire, homicide...), la forme monomaniaque trouve une application médico-légale dans les affaires de crimes sans motifs. Le Dr E.-J. Georget (1795-1828) défend ainsi sous la Restauration l'extension de la clause d'irresponsabilité pénale (art. 64 du Code pénal de 1810) à tous les accusés atteints d'aliénation mentale, qu'ils soient ou non des « déments ». Magistrats et médecins débattent âprement de cette question, sans d'ailleurs que leurs positions soient déductibles de leurs intérêts professionnels. Globalement, la clinique des monomanies ne convainc pas dans le champ médico-légal parce que les partisans de l'ordre craignent qu'elles ne soient une ressource pour disculper les criminels les plus dangereux. Elle ne convainc pas, surtout parce que son étiologie renvoie toujours, et ce jusqu'au milieu du siècle, à un désordre des passions ou à un délire des actes.

La fin de l'aliénisme ?

C'est au milieu du XIXe s. que le paradigme de l'aliénation mentale perd sa cohérence pour laisser place à une conception plurielle de la maladie mentale définie par Lantéri-Laura comme une clinique des « maladies mentales ». Ce changement tient à plusieurs facteurs. D'abord, l'expertise médico-légale n'a pas de crédibilité, en mettant en avant une étiologie passionnelle qui doit trop à la philosophie. Ensuite, le traitement moral n'est pas une panacée. La rééducation des idiots a été développée avec quelques résultats par Félix Voisin (1794-1877) et Édouard Seguin (1812-1880), selon des techniques qui ne devaient rien aux prescriptions de Pinel. La notion même de délire partiel qui structure la classe des monomanies est remise en cause par des aliénistes comme Jean-Pierre Falret (1794-1870). Même si la conception unitaire de la maladie mentale est défendue par Jacques Moreau de Tours (1804-1884), la tentation est alors grande de reprendre la nosographie sur de nouvelles bases afin de rapprocher la psychiatrie de la médecine générale. Cette entreprise est menée avec un certain succès par Bénédict-Augustin Morel (1809-1873). Abandonnant le modèle de l'aliénation mentale, Morel classe les maladies mentales selon leurs causes. La seconde moitié du XIXe s. est ainsi marquée par le développement des théories alternatives autour des notions de dégénérescences et d'hérédité des troubles mentaux. La clinique s'infléchit alors vers une distinction plus fine des délires aigus et chroniques et la définition de pathologies où domine un trouble de l'humeur (folie circulaire, folie à double forme...).

Faut-il le souligner ? Cette chronologie clinique est liée à l'évolution des institutions. La première source d'affaiblissement de l'aliénisme tient à la mise en œuvre de son programme. La croissance du nombre d'asiles et de la population traitée fait apparaître les limites du traitement moral. Si la réponse clinique visant à forger de nouvelles figures de l'incurabilité masquait partiellement cet échec, la résurgence des procédures d'internements arbitraires et les mauvais traitements infligés à certains patients provoquèrent des scandales et un premier mouvement de critique de l'asile se manifesta en France dès le Second Empire. La réforme de la loi de 1838 est à l'ordre du jour sous la IIIe République, sans qu'il soit envisagé pour autant l'abandon du système en place. Il s'agissait plutôt, dans ces propositions qui resteront à l'état de projet, de rétablir la confiance en supervisant les procédures d'internement par un contrôle judiciaire. La suspicion développée à l'égard du corps médical resta de toute façon marginale et elle ne semble pas avoir enrayé la croissance de la population asilaire, qui passa de quelque 5 000 personnes, en 1818, à plus de 75 000, un siècle plus tard.

Les alternatives à l'enfermement asilaire ont d'abord été imaginées par les médecins eux-mêmes. Constatant l'échec relatif du traitement moral et l'existence d'une frange de patients « incurables », les psychiatres ont réagi en considérant ce traitement comme une technique parmi d'autres (psychanalyse, neurochirurgie, traitements de chocs). La maladie mentale devenait parallèlement un fléau social ne pouvant être combattu que par la mise en œuvre d'une politique de santé publique diversifiant ses modes d'interventions. Si l'asile y gardait sa place pour prendre en charge les malades chroniques, le développement des services ouverts devait permettre le dépistage et le traitement des « petits mentaux ». Certains médecins, tel Édouard Toulouse (1865-1947), ont tenté d'amplifier ce mouvement réformateur en prônant dans le premier tiers du XXe s. l'instauration d'une « biocratie », c'est-à-dire une société dont l'organisation politique serait guidée par des experts scientifiques. Si cette option est restée dans les limbes de l'imaginaire scientifique, la science psychiatrique s'est vue asservie à des politiques totalitaires qui ont provoqué, dans la seconde moitié du XXe s., un mouvement de réflexion et de réformes institutionnelles aussi profond qui celui qui avait présidé, 150 ans plus tôt, à l'instauration de l'aliénisme.

▶ CASTEL R., *L'Ordre psychiatrique. L'âge d'or de l'aliénisme,* Paris, Minuit, 1976. – ESQUIROL J.-E.-D., *Des maladies mentales considérées sous les rapports médical, hygiénique et médico-légal,* Paris, J.-B. Baillière, 1838, 2 vol. – FOUCAULT M., *Histoire de la folie à l'âge classique,* Paris, Plon, 1961. – GAUCHET M. & SWAIN G., *La Pratique de l'esprit humain. L'institution asilaire et la révolution démocratique,* Paris, Gallimard, 1980. – GOLDSTEIN J., *Consoler et classifier. L'essor de la psychiatrie française,* Le Plessis Robinson, Les Empêcheurs de penser en rond, 1997. – LANTÉRI-LAURA G., *Essai sur les paradigmes de la psychiatrie moderne,* Paris, Éditions du Temps « Esquisses », 1998. – PINEL Ph., *Traité médico-philosophique sur l'aliénation mentale ou la manie,* Paris, Richard, Caille et Ravier, 1801, 2e éd., Paris, J. A. Brosson, 1809. – POSTEL J. (1981), *Genèse de la psychiatrie. Les premiers écrits de Ph. Pinel,* Le Plessis Robinson, Les Empêcheurs de penser en rond, 1998. – POSTEL J. & QUETEL C. (dir.), *Nouvelle histoire de la psychiatrie,* Paris, Dunod, 1994. – RIGOLI J., *Lire le délire. Aliénisme, rhétorique et littérature en France au XIXe siècle,* Paris, Fayard, 2001. – SWAIN G., *Le Sujet de la folie (naissance de la psychiatrie),* Toulouse, Privat, 1977.

Marc RENNEVILLE

→ Alcoolisme (Lutte contre l') ; Antipsychiatrie ; Asile d'aliénés ; Dégénérescence ; Idiotie ; Mélancolie ; Psychiatrie (Naissance de la).

ALLAITEMENT

Nourriture vitale pour le nouveau-né, le lait est l'aliment originel, l'aliment primordial... Sécrétion biologique, il sécrète à son tour des représentations imaginaires et des relations sociales qui permettent de réfléchir sur les rapports de sexe entre la mère et le père, sur les rapports de classe entre la mère et la nourrice, et sur les rapports de savoir entre la mère et le médecin.

Les mères, les pères

Les mères mythiques de l'Antiquité allaitent presque toutes. Héra, reine des dieux, épouse de Zeus, nourrit l'univers : son lait répandu trace la voie lactée. Clytemnestre, Hécube, Andromaque, Jocaste ont donné le sein à leurs fils. Marie, mère du Christ, qui fut exemptée de toutes les épreuves liées à la reproduction (elle n'a jamais eu de règles, elle est restée vierge, elle a ignoré les douleurs de l'accouchement) a pourtant donné le sein à son divin enfant. L'allaitement seul échappe à la malédiction qui depuis la chute originelle pèse sur la physiologie féminine. Que Jésus tète sa mère était sans doute une preuve nécessaire de son humanité. Mais le lait évoque aussi le dévouement sans limite de la mère, l'oblation de son corps, la relation si intime qu'elle noue avec son enfant. Le lait de Marie symbolise également son amour inépuisable pour les pauvres humains. Chez les mystiques, il représente la grâce divine...

Dans l'Antiquité les grandes dames grecques se bornent à donner le sein, mais tous les autres soins « maternels » relèvent le plus souvent d'une servante ou d'une esclave. De nombreux documents épigraphiques évoquent le souvenir ému d'une enfance bercée par une nourrice chérie, totalement consacrée à l'enfant, déjà âgée, détachée des hommes. Euryclée, qui a élevé successivement Odysseus roi d'Ithaque, et Télémaque fils d'Odysseus, appartient à la grande tradition homérique.

Les Romaines ne donnent même pas le sein : une nourrice, presque toujours esclave, est chargée de l'allaitement. Le *pater familias*, qui dispose d'un pouvoir quasi absolu, a ses raisons : il souhaite hâter une nouvelle naissance, ou bien il veut limiter l'emprise de la mère. De son côté la *mater familias* peut désirer sa tranquillité. Les médecins, eux, restent très discrets. L'un des plus connus, Soranos (IIe s. apr. J.-C.) dit bien que pour l'enfant le lait maternel est préférable à tout autre nourriture ; mais il ajoute que l'enfant sera peut-être plus robuste s'il est porté par une femme et nourri par une autre (selon le modèle du repiquage en agriculture). Soranos consacre ensuite un long chapitre au choix de la nourrice : le modèle idéal qu'il précise se retrouve à quelques détails près dans de très nombreux ouvrages médicaux jusqu'au milieu du XIXe s. Soulignons l'interdit qui pèse sur les rapports sexuels de celle qui allaite : le plaisir des sens, dit le docteur, risque de refroidir l'affection portée au nourrisson ; en outre la copulation gâte le lait ou le tarit en réveillant le flux menstruel. Une femme ne peut pas accomplir à la fois ses devoirs d'épouse et ses devoirs de mère nourrice.

Comment ne pas soupçonner l'ambiguïté des sentiments masculins, la « jalousie » du père en présence du sein nourricier ? De nombreuses légendes conduisent au même soupçon : celles qui évoquent « le lait du père » ; les unes racontent un miracle, les autres un châtiment. Le miracle rend un homme capable d'allaiter un bébé affamé. Telle fut l'aventure de saint Mamant, dont le culte né, semble-t-il, en Cappadoce au IIIe s., se diffusa rapidement dans tout l'Occident médiéval. Plusieurs saints irlandais se sont illustrés de cette manière. Et même quelques humbles pères, nullement saints, mais très aimants. Sur les lieux du miracle, des sources miraculeuses ont jailli. Ces récits expriment sans doute une angoisse, fréquente jadis : comment sauver la vie d'un tout-petit qui n'a plus de mère ? Mais peut-être traduisaient-ils aussi une envie masculine : quand la mère allaite, le père se voit exclu. Chaque sexe se sent en manque des attributs de l'autre, disent les psychanalystes. Depuis l'Antiquité jusqu'au XIXe s., il s'est trouvé des médecins et des savants pour affirmer que dans un passé lointain, les hommes, dont le poitrail porte des mamelons, pouvaient allaiter comme les femmes, ou mieux qu'elles. Hippocrate et Aristote le disent. Darwin, suppose encore, en 1871, que les mammifères mâles ont pu nourrir leur progéniture en des temps primitifs. D'autres légendes, par exemple celle du Père Laitu, contiennent un sévère avertissement. Gare au mécréant qui éprouve du désir en regardant les seins d'une femme qui allaite. Non seulement le sein nourricier doit être respecté mais il est dérisoire et inconvenant pour un homme d'avoir des mamelles et du lait. Au XVIIe s. les Européens croyaient, sur la foi de quelques voyageurs, que les hommes du Nouveau Monde étaient pourvus de seins regorgeant de lait : cette confusion des sexes justifiait leur soumission, car elle était le signe manifeste de leur infériorité.

Le christianisme a fait apparaître de nouvelles raisons d'éloigner le nourrisson de sa mère. Le mariage chrétien impose aux époux la fidélité réciproque ; or le tabou persiste, qui interdit les rapports sexuels pendant l'allaitement ; un mari pieux, qui ne veut ni commettre l'adultère ni renoncer aux rapports conjugaux, envoie son enfant en nourrice. L'Église ne blâme pas cette conduite, même si elle invite fermement les époux à préférer la chasteté. En tout cas, c'est bien l'homme qui commande. À Florence, les nombreux contrats de nourrissage datant du XIVe au XVIe s. et qui ont été conservés sont tous signés par deux hommes, le géniteur et le nourricier. Les femmes concernées, la mère et la nourrice, ne figurent pas dans le contrat, elles n'ont pas voix au chapitre. Si la mère allaite, la première dent du bébé annonce le sevrage : le mari réclame alors ses droits.

Le père qui met en nourrice son enfant nouveau-né s'exempte d'une ascèse assez rude ; mais en même temps il rétablit une sorte d'égalité entre sa femme et lui. Faute de pouvoir allaiter lui-même, il empêche sa femme d'allaiter. Celle-ci doit obéissance, ce qui lui évite la responsabilité du choix. L'homme réduit l'allaitement au rang de fonction subalterne, en le confiant à une femme rétribuée. Un rapport de sexe se transforme ainsi en rapport de classe.

Les mères, les nourrices

Pour les familles « de qualité », la mise en nourrice s'est d'abord inscrite dans le système des solidarités féodales. Le paysan nourrit le seigneur qui le défend et le protège, la paysanne nourrit l'enfant du seigneur, la châtelaine assume des fonctions de bienfaisance. Le petit sert de trait d'union entre le château et le village ; il noue des liens d'affection durable avec sa nourrice (au XVIIe s. il l'appelle souvent « maman téton »), ainsi qu'avec son frère ou sa sœur de lait, et même avec le mari de la nourrice. Les ethnologues confirment qu'une parenté symbolique se construit grâce au lait, interdisant les mariages entre ceux qui avaient tété le même sein.

L'essor des villes a développé de nouveaux modes de vie, plus brillants, plus raffinés. Mais les rues étroites sont pleines d'immondices, les maisons serrées les unes contre les autres manquent d'air et de soleil, l'eau est rare. Et surtout les « miasmes » se répandent, les épidémies font des ravages épouvantables. Les gens riches ou aisés, qui voient mourir les petits pauvres, croient bien faire en envoyant leurs propres enfants à la campagne respirer le bon air et téter le lait d'une robuste paysanne. La plupart, comme Montaigne, jugent la simplicité de la vie rustique bienfaisante pour les petits enfants. La mise en nourrice constitue alors une importante modalité du rapport ville-campagne. Mais la conséquence, c'est la séparation : les parents ne voient leur rejeton que rarement car les moyens de transports sont lents et inconfortables ; les attachements initiaux ne peuvent guère se développer. Après la fin du nourrissage, l'enfant est presque toujours confié à une gouvernante, ou un précepteur ; ou bien placé dans une institution religieuse. Il ne connaît ses parents que de loin. Les couches supérieures de la société d'Ancien Régime semblent avoir calqué la relation mère-enfant sur la relation père-enfant en réduisant la dimension charnelle et affective. Les usages aristocratiques ont peu changé au cours du temps. Louis de Bonald, maître à penser de la noblesse française au lendemain de la Révolution, affirme toujours que l'allaitement est une fonction trop animale pour une dame de qualité : celle-ci doit à ses enfants de tout autres services, imposant la distance et le respect.

Les riches familles bourgeoises fascinées par la noblesse envoyaient, elles aussi, leurs enfants en nourrice à la campagne. Toutefois, il faut signaler que dès le XVIe s., l'essor de la Réforme introduit des valeurs nouvelles : dans les milieux huguenots les vertus familiales sont louées au détriment de l'orgueil nobiliaire ; le « ménage » commence à compter, au sein même du « lignage », et les devoirs « naturels » de la mère y trouvent leur importance. On le voit à travers la correspondance de Louise de Coligny, mariée à Guillaume d'Orange. Aussi, en pays protestant la mise en nourrice est-elle moins répandue qu'en pays catholique. D'ailleurs les médecins du XVIe s., qu'ils soient ou non favorables à la Réforme, font, avec éloquence, l'éloge de l'allaitement, présenté comme un vif plaisir des sens et du cœur. Ambroise Paré : « Or y a-t-il une sympathie des mamelles à la matrice : car chatouillant le tétin, la matrice se délecte aucunement et sent une titillation agréable, parce que ce petit bout de la mamelle a le sentiment fort délicat, à cause des nerfs qui y finissent. » Laurent Joubert : « Mais y a-t-il passetemps pareil à celui que donne un enfant qui mignarde et flatte sa nourrice en la tétant ; quand d'une main il découvre et manie l'autre tétin, de l'autre lui prend ses cheveux ou son coulet en s'y jouant. »

Vers la fin du XVIIIe s., les couches sociales modestes des villes ont, elles aussi, recours à l'« industrie nourricière ». En effet la première révolution industrielle fait peser sur les artisans la concurrence croissante des ateliers mécaniques. Les épouses triment à côté de leur mari, et n'ont plus le temps de pouponner. Elles allaitent le ou les premier(s) né(s), et confient les suivants à d'autres femmes. Leurs faibles ressources ne leur permettent pas de rétribuer convenablement la nourrice, qui est tout aussi pauvre. Mal soigné, le bébé a peu de chances de survivre.

La diversité sociale existe aussi parmi les nourrices. Dans certaines régions les paysannes font de l'industrie nourricière leur métier, parfois de mère en fille. Elles ne donnent pas seulement leur lait, mais aussi tous leurs soins. Leur compétence, leur dévouement ne sont pas mis en doute. Reconnues et estimées comme de véritables professionnelles, on vient parfois de loin pour les consulter. Bien payées par leurs riches clients, elles réservent le meilleur de leur lait au petit pensionnaire, source d'un bon revenu. Pourtant, une vague suspicion a toujours pesé sur elles. Si un enfant de bonne famille, en grandissant, révèle de vilains défauts, on l'accuse d'avoir été « changé en nourrice » ! Boutade qui en dit long... D'autres femmes offrent leurs services aux hôpitaux qui recueillent les enfants trouvés ou les orphelins. Le salaire proposé est toujours modeste ; en période de crise il devient dérisoire. Aussi la nourrice pauvre allaite-t-elle en priorité son petit ; elle nourrit l'autre comme elle peut, et le voit mourir sans grand scrupule. D'ailleurs tout le monde admet que, grâce au baptême, ces enfants vont directement au paradis savourer les béatitudes éternelles. Pourtant, ici encore, il faut nuancer. Pendant la Révolution Française, en 1793-1794, la désorganisation des hôpitaux prive ces pauvres femmes de toute rétribution : bon nombre d'entre elles ont quand même gardé et élevé gratuitement l'enfant confié, parce qu'elles s'y étaient attachées. Parmi les nourrices les plus démunies, il faut citer les « filles mères », dont le nombre augmente à la fin du XVIIIe s. Réduites à faire leurs couches dans un hôpital (comble de misère), on leur propose de rester dans l'établissement pour nourrir les enfants abandonnés. Celle qui accepte doit faire téter non seulement son petit, mais deux ou trois autres, qu'on renouvelle plusieurs fois, jusqu'à tarissement du lait. Procédé qui favorise la transmission des maladies contagieuses, notamment la syphilis.

On comprend qu'à l'âge des Lumières les médecins et autres philosophes réagissent contre de tels usages. Leurs propos manifestent les progrès d'une nouvelle culture. Ils ont appris, grâce aux économistes, que la richesse des nations réside avant tout dans le nombre et la qualité de leurs habitants. Or des rapports alarmants attirent l'attention sur la mortalité infantile, dont jusque-là personne ne s'était beaucoup inquiété. Cette hécatombe de nourrissons est imputée à l'industrie nourricière. Les hommes de l'art se mettent à dénigrer les nourrices mercenaires, accusées d'être ignorantes, routinières, sales, indifférentes aux cris et aux souffrances du bébé. Tout le mépris des classes moyennes pour les humbles éclate dans ces propos. Le modèle aristocratique est dénoncé avec autant de hargne : la grande dame qui refuse son lait à son enfant « trahit la nature » et fait preuve d'une odieuse dureté de cœur. La bourgeoisie prend ses distances pour affirmer ses propres valeurs : l'allaitement maternel devient, en quelque sorte, le fondement d'une nouvelle identité sociale.

La société, disent les philosophes, est en pleine décadence, tant morale que physique. Sa régénération passe par l'éducation d'enfants sains et heureux, or la santé des enfants dépend d'abord de leur mère. Le corps de la femme est la matrice du corps social. Divers traités répandent l'idée que la femme, vouée par « nature » à la maternité, doit s'y consacrer exclusivement. Puberté, mariage, grossesse, accouchement, allaitement, autant d'étapes à préparer, du point de vue de l'hygiène, et plus encore du point de vue de la moralisation : il faut décider toute mère à nourrir son enfant. Au besoin elle devra fuir l'agitation, les tentations du monde et se retirer à la campagne. « Une vie molle et sédentaire », prescrit Rousseau. C'est en effet Rousseau, enfant sans mère, père abandonneur, qui s'est fait le chantre le plus éloquent de l'allaitement maternel. Cette fonction n'est plus seulement un plaisir comme au temps d'Ambroise Paré, c'est le signe d'une sollicitude que rien ne peut remplacer. Une femme sensible peut-elle faire nourrir son enfant par une autre ? Peut-elle partager le droit d'être mère, ou plutôt l'aliéner, voir son enfant aimer une autre femme ? Le contact intime entre mère et nourrisson tisse des liens affectifs qui transfigurent toutes les relations familiales et peuvent même régénérer l'État. Les douces vertus d'une mère vouée à ses petits imposeront un nouveau modèle de famille et de civilisation.

Nul n'ignore l'immense succès de l'*Émile*. Bien des femmes y trouvent, avec émotion, une reconnaissance de leur rôle propre, une réhabilitation de leur différence. La « mode de la mamelle », dit madame de Genlis, se répand jusqu'à la cour où de nobles dames se font apporter leur bébé pour l'allaiter ostensiblement. Mais cette conversion ne dure pas. L'allaitement maternel ne peut pas triompher dans les milieux aisés tant que persiste l'interdit des relations sexuelles : les maris ne sont pas tous disposés à céder la place aux nourrissons. Quand Ève accouche, « Adam s'en va du paradis », écrit Michelet dans *L'Amour*. En 1879 encore, le Dr Garnier, auteur d'un livre à succès sur le mariage, écrit en substance qu'un mari amoureux met son enfant en nourrice. Pourtant, au cours du XIXe s. les maris commencent à pratiquer le coït interrompu (en France du moins). Mais cette méthode contraceptive n'est pas sûre, et d'ailleurs les mentalités progressent moins vite que les pratiques.

L'offensive philosophique modifie surtout les rapports de classe. Les grandes dames éclairées ont désormais à cœur de favoriser l'allaitement maternel... parmi les femmes du peuple. À la fin du XVIIIe s. elles fondent des associations féminines : par exemple la Société de charité maternelle à Paris, la *Junta de Damas* à Madrid. L'objectif est d'assister les mères pauvres, à condition qu'elles donnent le sein. Ces sociétés se sont multipliées au XIXe s. Les bourgeoises ont entendu une autre partie de la leçon : à savoir qu'il faut se méfier des nourrices. D'où l'usage qui domine au XIXe s. : la nourrice vient « sur lieu » c'est-à-dire au domicile des parents. Mais les rapports sont parfois difficiles entre madame et sa « remplaçante ». La jeune mère se montre jalouse de ses prérogatives ; elle a parfois dépensé une fortune pour le trousseau, le berceau, l'aménagement de la « nursery » ; elle veut se parer de son « baby » et profiter des premiers sourires, mais elle n'ose contrarier la nourrice dont le lait pourrait s'altérer. Celle-ci, jouant de cet avantage, se montre parfois exigeante, capricieuse.

La nourrice « sur lieu » est avant tout un corps, bien traité, mais domestiqué. Comme elle constitue pour ses patrons un signe extérieur de richesse, elle est toujours coquettement attifée. À la maison, elle est choyée ; ses gages sont élevés, elle reçoit beaucoup de cadeaux. Elle dort dans la chambre de l'enfant, et non pas dans une mansarde comme les autres domestiques. On lui impose une propreté rigoureuse, mais elle mange ce qui lui plaît, et ne travaille guère. Dans la rude existence d'une femme pauvre, c'est là une étrange parenthèse, qui peut laisser des traces indélébiles. Mais l'expérience comporte de durs sacrifices. La nourrice quitte sa famille, elle vient se présenter avec son propre nourrisson au bureau des nourrices de la ville. Avant l'embauche, le docteur palpe ses seins, goûte son lait, flaire son haleine, examine son petit (certaines femmes en empruntaient un...). Après l'embauche, elle doit renvoyer son petit qu'une « meneuse » raccompagnera jusqu'au village ; les meneuses trimbalaient souvent plusieurs poupons à la fois, sans beaucoup d'égards. Les relations sexuelles sont sinon interdites à la nourrice (on n'ose pas écarter totalement le mari), du moins fermement déconseillées. Un médecin le dit crûment : « ... une nourrice ne doit être considérée que comme une vache laitière. Du moment où elle perd cette qualité elle doit être immédiatement renvoyée. » La sensibilité démocratique, qui grandit en France sous la IIIe République, dénonce cette condition comme scandaleuse, et l'assimile à celle de la prostituée : une femme qui vend son corps.

Les mères, les médecins

L'offensive philosophique a eu un autre résultat : elle a posé un défi au corps médical. Soucieux de combattre la mortalité infantile, les médecins ont compris que le premier problème à résoudre était celui de l'alimentation du premier âge. Ils se lancent dans des investigations méthodiques qui, durant les années 1780, font l'objet de nombreuses publications. Les enfants trouvés recueillis dans les hospices servent de cobayes, de terrain d'expérimentation. À Paris, en province, on essaie de les nourrir avec le lait, plus ou moins dilué, de divers animaux (vaches, chèvres, ânesses), ainsi qu'avec des bouillies de toutes sortes ; on fabrique de nouveaux instruments pour faire absorber ces aliments aux bébés. En l'absence de toute asepsie, les résultats sont décevants, la mortalité reste affligeante, le prestige du lait humain s'en trouve plutôt renforcé. N'empêche que l'intérêt et la curiosité du corps médical restent en éveil, les observations s'accumulent et se diversifient. Du coup la connaissance des maladies infantiles progresse : une première forme de spécialisation se dessine ; les années 1800 voient naître les premières chaires de médecine infantile, et construire, à Paris, le premier hôpital d'enfants malades. La nutrition des tout-petits devient ainsi objet de science et la compétence des femmes dans ce domaine commence à être mise en question ; les rapports de savoir submergent peu à peu les rapports de sexe et les rapports de classe.

La révolution pastorienne déclenche une nouvelle offensive, celle-là décisive. Le lait animal « pasteurisé » devient comestible pour le petit d'homme. En même temps, biberons et tétines « stérilisés » ne risquent plus de transmettre des maladies contagieuses. Certes les médecins continuent à prêcher l'allaitement maternel, car ils savent à présent que le lait de la mère est aseptique et protège le nourrisson contre certaines infections. Mais ils recommandent le biberon dans les hospices où le lait de femme est rare, et même auprès des nourrices de la campagne, toujours tentées de réserver leur lait à leur propre enfant.

Le triomphe du biberon bouleverse, de proche en proche, tous les rapports sociaux et toutes les relations interpersonnelles qui sont concernés par l'allaitement. La nourrice voit son rôle transformé. Auparavant, il fallait qu'elle enfante pour avoir du lait. Certaines femmes, sans doute, ont enfanté uniquement dans ce but : elles ont délaissé leur propre nourrisson afin de tirer profit du lait qu'il aurait dû boire. Les critères de sélection des nourrices étaient fondés sur des caractéristiques physiques et physiologiques. Le biberon supprime cet investissement corporel : l'âge et la fécondité perdent toute importance. La nourrice, même si on lui conserve ce nom, n'est plus en fait qu'une éleveuse, une gardienne. Celle qui élève un enfant de l'Assistance publique est placée sous le contrôle d'un médecin inspecteur dont l'autorité augmente à partir de la loi Roussel (1874) : il examine l'état du logis et la bonne tenue du ménage. Il faut de l'air, du soleil, des pièces séparées, des meubles appropriés, une propreté rigoureuse. Les critères de sélection se déplacent.

Si un enfant fragile a besoin de lait humain, on ne songe plus à lui faire téter un sein étranger, on lui donne du lait de femme dans un biberon. Durant les années 1920-1930, la récolte du lait de femme est assurée en France par une institution, « Le Secours blanc ». Dès lors l'allaitement au sein devient une exclusivité de la mère et connaît une valorisation affective : une femme qui allaite n'est plus une « vache laitière », c'est une tendre maman qui vit une idylle avec son petit. Dans cette idylle les médecins font intrusion : ils entreprennent une véritable croisade pour diriger et gouverner les jeunes mères. Car l'allaitement artificiel leur offre des moyens nouveaux d'investigation. Au temps où l'aliment lacté passait directement du corps de la femme au corps de l'enfant, l'observation scientifique était presque impossible. Grâce au biberon, les médecins peuvent étudier la quantité et la qualité de lait dont un enfant a besoin aux différents âges, ainsi que la meilleure répartition de ses repas. À la lumière de leurs découvertes, ils énoncent des règles péremptoires. Pas question de mettre un bébé au sein dès qu'il pleure : ce sont là de mauvaises habitudes, dignes de campagnardes ignorantes. La chimie alimentaire impose des disciplines : pas plus de six tétées par jour, limitées chacune à un quart d'heure, régulièrement espacées, et la nuit six ou huit heures de repos complet.

Certains hommes de science voient le bébé comme un « tube digestif ». Pour eux, l'allaitement n'est plus un plaisir comme au temps d'Ambroise Paré, ni même une édification morale comme au temps de Rousseau : c'est une technique d'hygiène, codée, minutée, répétitive. Ils vitupèrent les comportements ancestraux et s'évertuent à combattre l'influence des grands-mères, prisonnières, disent-ils, de préjugés ineptes, de superstitions dangereuses. Ainsi se distendent les liens entre les mères et les filles, au risque de plonger la jeune mère inexpérimentée dans une inquiétude quotidienne. Ainsi s'opère un divorce entre le savoir des femmes, empirique, intuitif, traditionnel, et le savoir des hommes, rationnel, objectif, novateur. Celui-ci disqualifie celui-là.

Remarquons encore qu'à défaut des grands-mères une autre participation devient possible grâce au biberon : celle du père. Monsieur peut désormais nourrir son petit. Pourtant les médecins ne parlent jamais de lui. En effet, il ne suffit pas que le « paternage » devienne possible, ni même que le père en éprouve le désir ; encore faut-il que l'état des mœurs et des mentalités autorise des comportements nouveaux. Sur ce point un consensus ne se réalise que durant le dernier tiers du XXe s.

Bien avant l'intervention des pères, la nutrition des bébés est devenue, on l'a dit, une affaire d'hommes, d'hommes de l'art. Restait à persuader les femmes. Dans les milieux aisés, le médecin de famille s'en charge. Avec une courtoise condescendance, il prend en main l'éducation des jeunes mamans ; ses conseils sont bien accueillis, le plus souvent bien suivis. Le docteur devient dans les familles un personnage indispensable, « le second père de l'enfant », lit-on ici ou là. Pour atteindre les milieux modestes, de nouvelles institutions apparaissent. Avant la fin du XIXe s., des consultations de nourrissons s'ouvrent gratuitement dans les hôpitaux. En France, des « Gouttes de lait », œuvres privées, distribuent du lait aseptisé : des dames charitables préparent des paniers contenant chacun six biberons de lait pasteurisé et dosé selon l'âge du destinataire. Les mamans laborieuses peuvent venir chaque matin se pourvoir d'une nourriture offrant toute garantie ; si elles sont indigentes, le panier est gratuit. On les invite fermement à faire examiner leur petit toutes les semaines. Pour chaque enfant un livret est établi et tenu à jour : poids, taille, régime, vaccinations, maladies. Pendant la guerre de 1914-1918, on embauche des femmes pour tourner les obus dans les usines d'armement, les « munitionnettes ». Une loi d'août 1917 impose aux entreprises qui emploient plus de cent femmes d'ouvrir des chambres d'allaitement. Les ouvrières, réputées sales et ignorantes, subissent à l'entrée un rituel d'aseptisation, pour elles incompréhensible et humiliant ; leur soumission, leur docilité sont exigées, parfois avec hauteur. La lutte contre la mortalité infantile passe avant les libertés individuelles ; elle rend possible la médicalisation des milieux sociaux les plus modestes, qui auparavant n'avaient pas les moyens de payer des consultations.

L'alimentation artificielle des bébés enrichit bientôt l'industrie pharmaceutique. La préparation de laits, qu'on qualifiait encore récemment de « maternisés », et de farines pour tous les âges s'accompagne de fabrications multiples : biberons et tétines sans cesse perfectionnés, stérilisateurs, balances et autres gadgets. Les profits de « l'industrie nourricière » changent de mains et de dimension : ils enrichissent à présent des multinationales. Tout en développant une immense publicité au service de leurs produits, celles-ci ne manquent jamais de rappeler que le lait maternel est préférable à tout autre ! Moyennant quoi les jeunes mères « ont le choix », dit-on. En fait, dans les cliniques d'accouchement on essaie souvent de les influencer selon la mode du moment ou les usages de la maison. Quand elles retournent chez elles, elles se retrouvent trop souvent seules, anxieuses, ne sachant à qui parler. De nouvelles rencontres semblent pourtant s'ébaucher, comme pour remplacer les anciennes solidarités familiales ou de voisinage. Des associations comme « Solidarilait » ou la « Leche league » proposent aux jeunes mères-nourrices des informations et des lieux de dialogue.

Une autre complication surgit, avec l'essor du féminisme. Au début des années 1970 des femmes « phalliques » disqualifient toute forme de maternage ; il est, disent-elles, honteux et ridicule d'allaiter. Des injonctions « politiquement correctes » lient l'honneur d'une femme et l'épanouissement de son bébé à leur indépendance précoce. Vivent les crèches, même « sauvages » ! Depuis, le vent a tourné. L'échographie a dévoilé les « compétences » du fœtus, ses aptitudes à communiquer avec sa mère et son entourage. Les éthologues examinent les premières formes de « l'attachement » entre le nouveau-né et la personne qui le nourrit. Du coup, on voit renaître une célébration lyrique de la « dyade », de la « symbiose » qui unit la mère et l'enfant. Les médias prétendent révéler aux jeunes mères ce qu'elles ont toujours su : « Le bébé est une personne ! » Cette effusion réhabilite le sein maternel. Au-delà de l'hygiène, au-delà de la morale, et même au-delà du plaisir, l'allaitement devient une relation entre deux êtres : relation spécifique, intime, privilégiée, étape essentielle dans la vie d'une femme et dans celle d'un enfant.

Mais en même temps le nombre des femmes qui travaillent hors du foyer ne cesse de croître. Leur fonction nourricière dérange leur employeur et compromet leur carrière. Il s'ensuit que le vieux métier de nourrice a encore de beaux jours devant lui. Celles qui l'exercent sont appelées à présent « assistantes maternelles », et elles aspirent à un véritable statut professionnel, avec formation initiale et continue, rémunération fixée par la loi, droit aux vacances et à la retraite, associations et syndicats. Pourquoi pas ? Une difficulté émerge alors : la « vraie mère », elle, ne reçoit à ce jour aucune formation programmée, ni initiale, ni continue, son expertise n'est pas reconnue ; pourra-t-elle donner des directives à une assistante officiellement qualifiée ? Belle occasion de repenser les rapports entre nature et culture !

▶ FAŸ-SALLOIS F., *Les Nourrices à Paris au 19e siècle,* Paris, Payot, 1980. – FILDÈS V., *Wet nursing. A History from Antiquity to the Present,* Oxford/New York, Bâle/Blackwell, 1988. – ISSARTEL M., « Allaiter dit-elle », *Mémoires lactées,* Paris, Autrement « Mutations mangeurs », 1994. – KLAPISCH C., « Parents de sang, parents de lait : la mise en nourrice à Florence (1300-1530) », *Mères et nourrissons. Annales de démographie historique,* 1983. – KNIBIEHLER Y., *Histoire des mères et de la maternité en Occident,* Paris, PUF « Que sais-je ? », 2002. – KNIBIEHLER Y. & FOUQUET C., *La Femme et les médecins,* Paris, Hachette, 1983. – LIONETTI R., *Le Lait du père,* préf. Fr. Loux, Éditions Imago, 1988. – MOREL M. F., « Théories et pratiques de l'allaitement en France au 18e siècle », *Annales de Démographie historique,* 1976. – SORANOS d'Éphèse, *Maladies des femmes,* Paris, Les Belles Lettres, 1988. – THÉBAUD F., *Quand nos grands-mères donnaient la vie. La maternité en France dans l'entre-deux-guerres,* Presses Universitaires de Lyon, 1986. – THIRION M., *L'Allaitement,* Paris, Albin Michel, 1999.

Yvonne KNIBIEHLER

→ Pédiatrie ; Sida (Lutte contre le).

ALLERGIE

Le concept d'« allergie » est récent : ce n'est qu'au XXe s. que les maladies allergiques sont apparues. Le terme fit son entrée dans le vocabulaire scientifique en 1906 : à cette époque les maladies que nous considérons comme allergiques aujourd'hui, comme le rhume des foins et l'asthme, étaient tenues pour rares et bénignes. On pensait qu'elles n'affectaient que les classes civilisées de la société occidentale moderne. Vers la fin du XXe s., le mot « allergie » était devenu très courant : les cliniciens, les médias et le public l'utilisaient régulièrement pour désigner un ensemble de troubles dont on comprenait peu à peu qu'ils étaient à la fois très répandus et potentiellement mortels. En outre, avant même le début du nouveau millénaire, le concept d'allergie avait fait naître une spécialité clinique à part entière, généré de nouvelles stratégies thérapeutiques et diagnostiques, et créé des débouchés lucratifs pour l'industrie cosmétique, pharmaceutique, alimentaire ou encore celle des produits d'entretien. L'histoire de l'allergie n'est donc pas seulement liée aux développements de la médecine moderne, elle est aussi intimement liée à l'histoire culturelle et économique de la société moderne.

Naissance d'un concept

Au cours du XIXe s., un certain nombre d'observations sporadiques conduisirent les scientifiques à suggérer que l'injection de toxines ou de protéines étrangères chez l'animal n'engendrait pas seulement l'immunité, mais qu'elle était également susceptible d'entraîner un état de sensibilité accrue à la substance étrangère. Ainsi, en 1839, François Magendie (1783-1855) remarqua que certains lapins mourraient subitement après qu'on leur eut injecté plusieurs fois de l'albumine d'œuf. Au cours des décennies qui suivirent, les scientifiques recensèrent plusieurs cas semblables de réactions mortelles chez les animaux ayant reçu des injections de sérums étrangers ou pathogènes. En 1894, Émile von Behring (1854-1917) forgea le terme d' « hypersensibilité » *(überendfindlichkeit)* pour décrire la réponse exagérée des cobayes qui recevaient plusieurs injections de toxine diphtérique. Même si les mécanismes n'en étaient pas clairement expliqués, on pensait en général que la mort était causée par les effets de la substance étrangère, et non qu'elle découlait de la réaction biologique que cette substance engendrait chez l'animal hôte.

Au début du XXe s., l'importance de ces observations éparses fut mise en lumière par une série d'études portant sur les causes et les mécanismes des réactions de ce type chez l'homme comme chez l'animal. Les expériences les plus célèbres furent réalisées en 1901 et 1902 par deux médecins et physiologistes français, Paul Portier (1866-1962) et Charles Richet (1850-1935), lequel reçut le prix Nobel pour ce travail en 1913. Dans une série d'études par lesquelles ils essayaient d'immuniser des animaux contre les toxines de l'anémone de mer, Richet et Portier démontrèrent que la détresse respiratoire et la mort pouvaient survenir si, après une première injection, les chiens recevaient à nouveau une petite quantité de toxine. Pensant que ce phénomène était le résultat d'une immunité diminuée, ils inventèrent le mot « anaphylaxie » pour décrire la sensibilité accrue aux effets de la toxine, ainsi que l'absence de protection contre celle-ci.

Dans les années qui suivirent, un certain nombre de chercheurs étendirent les observations de Richet et Portier dans des directions cruciales. En 1903, Maurice Arthus (1862-1945), qui travaillait à l'Institut Pasteur de Lille, démontra qu'il était possible d'induire une anaphylaxie locale (et non systémique) chez les lapins. Deux ans plus tard, deux pédiatres viennois, Bela Schick (1877-1967) et Clemens von Pirquet (1874-1929), distinguèrent soigneusement entre les caractéristiques cliniques de la réaction sérique et celles des maladies infectieuses. Ils suggérèrent l'existence d'un lien étroit entre les réactions de l'homme aux sérums étrangers et l'anaphylaxie expérimentale des animaux. Ces études, qui ouvraient la voie, mirent également en lumière la base immunologique de l'anaphylaxie : c'était un phénomène biologiquement spécifique qui supposait une période de latence comparable à celle requise pour que se développe une réaction immunitaire, et il était possible de le transmettre passivement en utilisant le sérum de patients et d'animaux sensibilisés. Ces résultats donnaient à penser que les phénomènes anaphylactiques n'étaient pas conditionnés par les propriétés toxiques de substances étrangères (ou antigènes) mais d'abord par la présence d'anticorps spécifiques dans le sérum.

Von Pirquet donna à ces études une plus grande clarté conceptuelle lorsqu'il s'efforça de fournir en 1906 un cadre sémantique solide à partir duquel on pouvait classer et comprendre divers phénomènes immunologiques d'ordre clinique et expérimental qui semblaient contradictoires. Il souligna que dans bon nombre de maladies on avait des preuves solides de l'induction parallèle de la « supersensibilité » (ou anaphylaxie) et de l'immunité : c'était le cas du tétanos, de la tuberculose, de la syphilis, de la diphtérie, des réactions sériques, et du rhume des foins. Pour Von Pirquet, la question cruciale était celle de la nature du lien entre l'immunité et l'hypersensibilité dans ces maladies. Ayant affirmé que ce lien devait être étroit, il reconnut que les deux termes semblaient contradictoires à bien des titres. Von Pirquet, qui désirait clarifier cette confusion, suggéra de créer un « nouveau terme générique » qui rende compte de l'altération de la réactivité consécutive au contact avec n'importe quel antigène. Dans ce but, il proposa le terme d' « allergie » pour décrire « le concept général de réactivité altérée ». Rassemblant des phénomènes cliniques et biologiques aussi divers que l'immunité liée à la vaccination ou à l'infection, la réaction sérique, le rhume des foins causé par le pollen, l'hypo- et l'hypersensibilité résultant de piqûres de moustique et d'abeille, et l'urticaire causée par une réaction idiosyncrasique à différents aliments, Von Pirquet considéra à la fois l'immunité et la super-, ou hypersensibilité, comme des manifestations allergiques opposées mais étroitement liées.

L'importance de ces premières réflexions cliniques et expérimentales sur la nature physiologique et immunologique des réponses individuelles aux « allergènes » – terme également introduit par Von Pirquet en 1906 – fut soulignée davantage encore par des études concernant le rôle des réactions anaphylactiques ou allergiques dans le développement des maladies. Ainsi, outre les réactions sériques, l'anaphylaxie se trouva rapidement impliquée dans la pathogénie du rhume des foins (1906), de l'urticaire (1907), des idiosyncrasies alimentaires et de l'eczéma (1908), mais également dans celle de l'asthme (1910), de l'hypersensibilité à l'aspirine (1912), et de la réaction aux piqûres d'abeilles (1914), ainsi que dans celle de diverses manifestations cliniques non spécifiques. Cela eut pour résultat immédiat d'encourager le regroupement d'affections jusque-là disparates. On en vint de plus en plus à les présenter collectivement comme des « désordres allergiques » dans lesquels les symptômes étaient causés par les idiosyncrasies immunologiques (c'est-à-dire allergiques) des patients, et non par l'allergène lui-même. Dès les années 1920, c'est-à-dire seulement dix ou quinze ans après qu'on en eut donné la première formulation, l'anaphylaxie et l'allergie n'étaient donc plus de simples curiosités physiologiques expérimentales : elles étaient devenues des préoccupations cliniques à part entière.

En dépit de l'adhésion de nombreux cliniciens, la théorie anaphylactique de la maladie eut ses contradicteurs et ne fut pas acceptée par tous dès l'origine. Tout d'abord, le fait que des maladies telles que l'asthme et le rhume des foins puissent avoir une composante allergique ne mit pas directement fin aux anciennes théories de la maladie, solidement établies. Ainsi les médecins continuèrent à souligner le rôle des facteurs neurologiques et psychologiques dans l'étiologie du rhume des foins et de l'asthme, l'action directe des pollens et des toxines bactériennes, ainsi que l'importance de caractéristiques anatomiques et physiologiques locales.

Les mécanismes exacts de l'anaphylaxie et de l'allergie firent également l'objet de controverses. Bien que la plupart des auteurs admissent que l'anaphylaxie était médiatisée par les anticorps, ils ignoraient quel type d'anticorps jouait un rôle, et selon quelles modalités leur influence s'exerçait. Selon certains chercheurs, l'anaphylaxie était due aux anticorps circulant dans le sérum ; pour d'autres, tel Henry Dale (1875-1968), les réactions allergiques résultaient de l'interaction entre un allergène et un anticorps fixés dans les tissus ou les cellules, entraînant la déplétion du complément, et la libération de médiateurs chimiques tels que l'histamine.

Les premiers travaux sur l'allergie et l'anaphylaxie étaient par ailleurs minés par des interrogations philosophiques touchant la finalité exacte de l'anaphylaxie ou de l'allergie sur le plan de la biologie et de l'évolution. Ainsi, les scientifiques et les cliniciens étaient intrigués par la relation entre l'anaphylaxie expérimentale induite artificiellement chez l'animal, et les symptômes allergiques chez l'homme. En outre, ils cherchaient avant tout à clarifier la relation, paradoxale en apparence, entre hypersensibilité et immunité, en particulier dans un contexte de maladies infectieuses comme la tuberculose. Selon certains théoriciens comme Jules Bordet (1870-1961), les manifestations allergiques ou anaphylactiques des maladies n'étaient jamais que des accidents qui se produisaient au cours de la défense de l'organisme. Il s'agissait de phénomènes secondaires qui, bien que pernicieux, démontraient que l'organisme luttait bel et bien contre la substance étrangère. D'autres théoriciens, notamment Richet dans ses premiers travaux sur le sujet, donnèrent à l'anaphylaxie un rôle plus central dans la défense immunologique, suggérant qu'elle constituait une étape cruciale vers l'immunité. Il est remarquable que la signification de l'anaphylaxie et de l'allergie au plan de l'évolution continue d'intriguer les immunologistes modernes.

Origines de l'allergie clinique

En Europe comme en Amérique, l'intérêt clinique croissant pour les maladies allergiques fut stimulé à la fois par les travaux de Von Pirquet et de ses contemporains, par le constat que l'incidence du rhume des foins et d'autres allergies augmentait dans la plupart des pays occidentaux, et par l'élaboration de nouvelles techniques thérapeutiques – telles que l'immunothérapie allergénique, ou désensibilisation, qui fut inventée par John Freeman (1877-1962) et Leonard Noon (1877-1913) en 1911. Bien que controversée, cette technique (suivant laquelle on injectait régulièrement, par voie sous-cutanée, des extraits d'allergènes standardisés) devint la pierre de touche de l'allergologie clinique des deux côtés de l'Atlantique.

En Amérique du Nord, les premières sociétés réunissant cliniciens et scientifiques spécialisés dans l'étude et le traitement des maladies allergiques furent fondées dans les années 1920. La première réunion de la Société occidentale pour l'étude du rhume des foins, de l'asthme et des maladies allergiques *(Western Society for the Study of Hay Fever, Asthma, and Allergic Diseases)* eut lieu à San Francisco en juin 1923. Deux ans plus tard, la Société pour l'étude de l'asthme et des affections associées *(the Society for the Study of Asthma and Allied Conditions)* organisa à Washington sa première conférence annuelle. En décembre 1943, les deux sociétés fusionnèrent pour donner naissance à l'*American Academy of Allergy*. Dès le départ, les deux sociétés s'efforcèrent principalement de faire avancer et de propager la recherche sur l'hypersensibilité. Dans les cliniques américaines où l'on soignait les allergies, cependant, on s'occupait surtout, de façon encore plus précise, de traiter un ensemble d'affections (rhume des foins, asthme, urticaire, piqûres d'abeille et réactions alimentaires) dont les pathologies étaient similaires et qui étaient essentiellement causées par un type précis d'antigènes, connu sous le nom de « réagine », ainsi que par la libération de certains médiateurs chimiques.

En Europe, les progrès de l'allergie clinique furent plus chaotiques et plus graduels. En Grande-Bretagne, par exemple, c'est dans le service de vaccination de l'hôpital St Mary de Londres (et par la suite dans la clinique d'allergologie à l'intérieur de ce service), où travaillaient et enseignaient quelques-uns des meilleurs allergologues anglais (tels John Freeman et A. W. Frankland) que furent traitées et étudiées les maladies allergiques pendant la majeure partie du XXe s. D'autres cliniques d'allergologie furent créées dans tout le pays dans les années 1930, parfois avec le soutien du Conseil de recherche sur l'asthme, fondé à Londres en 1927. Il n'y eut cependant aucune organisation véritable réunissant les spécialistes des maladies immunologiques avant la création de l'Association des Allergologues Britanniques en 1948. Celle-ci prit le nom de Société britannique d'allergologie en 1964, avant de devenir en 1973 la Société britannique d'allergie et d'immunologie clinique, date à laquelle elle avait déjà commencé à publier *Clinical Allergy*, principal journal anglais de la spécialité.

Bien que la chronologie exacte du développement de la spécialité ne fût pas la même en Europe et aux États-Unis, dans la pratique les cliniciens européens témoignaient des mêmes intérêts que leurs homologues américains. La plupart des patients qui subissaient des examens ou étaient soignés dans les cliniques d'allergologie européennes au milieu du XXe s. – époque où l'allergologie était florissante – y avaient été envoyés pour y recevoir un avis sur le diagnostic et le traitement du rhume des foins, de l'asthme, des idiosyncrasies alimentaires ou de certaines affections cutanées.

Mécanismes et significations

L'intérêt croissant du public et de la profession médicale pour les manifestations cliniques des réactions allergiques incita les immunologistes à identifier plus précisément les mécanismes cellulaires et biochimiques impliqués dans le rhume des foins, l'asthme et les affections assimilées. Dans les années 1910 et 1920, Henry Dale et ses collègues réussirent à prouver le rôle central de l'histamine dans l'allergie et l'anaphylaxie. En 1921, Carl Prausnitz (1876-1963) et Heinz Küstner (1897-1963) démontrèrent le transfert passif de la sensibilité vers les allergènes en utilisant le sérum d'un individu sensibilisé, phénomène connu depuis sous le nom de réaction Prausnitz-Küstner. Bien que ces travaux (à l'instar de beaucoup d'autres pendant cette période) soulignassent le rôle des anticorps dans de nombreuses réactions allergiques, les caractéristiques exactes des réagines humaines ne furent découvertes qu'en 1967, lorsque deux immunologistes japonais, Kimishige et Teruko Ishizaka, démontrèrent que les anticorps qui sensibilisaient la peau n'étaient pas des immunoglobulines de type gamma A (ou Iga), ainsi qu'on le croyait précédemment, mais une immunoglobuline nouvellement identifiée, qu'ils appelèrent IgE.

On travailla de nouveau à différencier les diverses formes d'hypersensibilité. En 1923, deux allergologues américains réputés, Robert Cooke (1880-1960) et Arthur Coca introduisirent la première classification d'ensemble des états hypersensibles, inventant le mot « atopie » pour décrire une forme héréditaire d'hypersensibilité. Leur classification fut finalement remplacée au début des années 1960 par le système ingénieux inventé par P. G. H. Gell et R. R. A. Coombs où l'hypersensibilité était répartie en quatre types selon les mécanismes immunologiques précis qui étaient en jeu. Tandis que les types I à III étaient conditionnés par les anticorps, dans le type IV d'hypersensibilité la lésion des tissus était due à des lymphocytes sensibilisés.

Il est notable que, alors que Gell, Coombs et certains de leurs contemporains avaient insisté pour conserver la définition très large de l'allergie donnée par Von Pirquet, de nombreux cliniciens et scientifiques aient voulu restreindre le sens du mot de façon à ce qu'il ne désigne que les affections engendrées par l'interaction entre les allergènes et les anticorps fixés dans les tissus (ou « réagines »), suivie de la libération de médiateurs chimiques tels que l'histamine. Du point de vue immunologique, l'allergie devint synonyme du premier type d'état hypersensible défini par Gell et Coombs, en écho à l'intérêt croissant des allergologues cliniciens pour les maladies conditionnées par les IgE, telles que le rhume des foins, l'asthme, les idiosyncrasies alimentaires et les réactions cutanées.

Néanmoins, du point de vue historique, il est remarquable que le mot fut de plus en plus utilisé de façon imprécise et incorrecte et qu'on l'utilisa, sans discrimination, pour désigner des symptômes et des maladies apparemment dépourvus de tout fondement immunologique, alors même que de nombreux cliniciens et scientifiques s'efforçaient de définir le mot en des termes immunologiques plus précis. Ainsi, parmi les premiers articles sur l'allergie, certains s'intéressaient aux migraines, aux maux de tête, à l'épilepsie et à des affections diverses parfois rassemblées dans la catégorie des « allergies mineures ». Plus récemment, les adeptes de la médecine parallèle, qu'il s'agisse des praticiens ou surtout de leurs patients, ont pris l'habitude d'attribuer une origine allergique à un ensemble de symptômes non spécifiques (tels que les maux de tête, les douleurs abdominales, la fatigue, les fibromyalgies, l'hyperactivité, la perte d'appétit...).

Cette utilisation vague et élastique du mot se heurta aux critiques des allergologues et des immunologistes. Depuis les années 1950-1960, les cliniciens ont régulièrement critiqué cet emploi imprécis du mot allergie, proposant à l'occasion, pour décrire le spectre des troubles auxquels ils sont confrontés, des expressions de substitution, comme « idiopathie toxique ». Leurs efforts ont rarement abouti. Tandis que les allergologues et les immunologistes ont essayé de définir l'allergie de façon plus précise (que ce soit en parlant de maladies conditionnées par les immunoglobulines de type γE, ou, plus largement, de réactivité biologique altérée), les médias et le public ont enrichi le mot « allergie » d'une gamme toujours plus vaste de sens métaphoriques. En ce début de XXIe s., outre les allergies à toutes sortes de stimuli environnementaux, on peut être allergique au travail, au lundi, ou à sa belle-mère.

Économie globale de l'allergie

Contrairement au début du XXe s., où l'allergie n'était rien d'autre qu'une énigme intellectuelle pour un petit groupe de cliniciens et de physiologistes européens, au cours de la seconde moitié du XXe s., les maladies allergiques, perpétuel sujet d'intérêt pour le public, les politiciens et les médias, devinrent un problème mondial majeur intéressant le domaine clinique et socio-économique, comme celui de la santé publique.

Le contraste spectaculaire entre l'allergie au début et à la fin du XXe s. est évident sous plusieurs rapports. Tout d'abord, il est évident que l'incidence et la fréquence des maladies allergiques ont considérablement augmenté tout au long du siècle. Dans les années 1990, environ 20 % de la population britannique était sujette à une forme quelconque de maladie allergique (c'est-à-dire atopique et conditionnée par les IgE), un enfant sur sept avait de l'asthme, et un sur dix de l'eczéma allergique. Ces chiffres étaient bien supérieurs à ceux enregistrés seulement trente ans auparavant. Dans le même temps, il apparaissait que les réactions allergiques ne s'étaient pas seulement diversifiées depuis la guerre (la gamme des allergènes potentiels augmentant rapidement), mais qu'elles étaient également devenues plus dangereuses : une plus grande fréquence des décès dus à l'asthme, aux piqûres d'abeilles, et aux allergies aux noisettes, par exemple, motiva une révision en profondeur de la façon dont les soins étaient dispensés, suscita la création d'organisations caritatives à but éducatif (telles que l'*Anaphylaxis Campaign* en Grande-Bretagne), et attira régulièrement l'attention des médias.

Parce que la morbidité et la mortalité augmentent, les allergies sont devenues une question de santé publique et un problème socio-économique majeur dans le monde développé comme dans les pays en voie de développement. Au début des années 1980, le coût des maladies allergiques aux USA (en comptant le temps de travail des médecins, l'hospitalisation et les médicaments, mais sans compter les arrêts de travail) était estimé à 1,5 milliard de dollars. Au milieu des années 1990, ce chiffre s'élevait à 10 milliards. En 2002, on estimait que le traitement des 3,4 millions d'asthmatiques britanniques coûterait 23 millions. Il semble que les allergies soient également en augmentation dans les pays en voie de développement. L'une des réponses que l'on a apportées à ces évolutions épidémiologiques et économiques a consisté à organiser des comités, des congrès et des symposiums nationaux et internationaux, dans le but de faire avancer la recherche sur les maladies allergiques modernes et de combattre ce fléau. En 1956, par exemple, on fonda l'Académie européenne d'allergologie et d'immunologie clinique pour favoriser la recherche fondamentale et clinique sur les maladies allergiques. Dans les années 1960, l'allergie devint l'un des intérêts principaux de la nouvelle section d'immunologie de l'Organisation mondiale de la santé (OMS), et dans les années 1970 et 1980, l'OMS organisa des conférences spécifiquement dédiées à la propagation et à l'impact socio-économique des maladies allergiques dans le monde.

Les maladies allergiques devenant un centre d'intérêt important pour les cliniciens, les épidémiologistes et les systèmes de santé modernes, elles générèrent des débouchés toujours plus nombreux pour le secteur industriel. Bien que certaines compagnies pharmaceutiques aient subventionné la mise au point de nouveaux traitements contre le rhume des foins depuis le début du XXe s., c'est après la Seconde Guerre mondiale que la production de médicaments pour soigner l'asthme et les allergies consomma et généra d'énormes ressources financières. Ces investissements se traduisirent par la mise au point de nouveaux traitements très efficaces : les anti-histaminiques, synthétisées pour la première fois par Daniel Bovet en 1937 ; les bronchodilatateurs sélectifs tels que le salbutamol, introduit par Allen et Hanburys à la fin des années 1960 ; le cromoglycate disodique, mis au point en 1967 par Roger Altounyan (1922-1987) ; les stéroïdes à inhaler qui furent mis sur le marché pour la première fois au début des années 1970. De même, ces dernières années, les réactions allergiques ont attiré les investissements de l'industrie des produits de nettoyage et des cosmétiques, et ont encouragé l'instauration de normes de production et d'étiquetage plus rigoureuses dans l'industrie alimentaire et la distribution.

L'allergie et le monde moderne

La prolifération des maladies allergiques dans le monde moderne s'explique en termes économiques et culturels. En un sens, l'épidémie actuelle des maladies allergiques est liée à la civilisation moderne. L'avènement de la société de consommation dans le monde occidental aux XVIIIe et XIXe s., puis sa diffusion dans le monde entier au XXe s. furent accompagnés de changements importants dans notre environnement intérieur et extérieur tout comme dans nos modes de vie. Les changements dans les niveaux et la répartition des pollutions industrielle et automobile, les nouveaux régimes alimentaires, l'introduction du double vitrage, de la moquette et du chauffage central, la modification de la taille des familles, l'augmentation du temps passé à l'intérieur devant la télévision ou l'ordinateur et le niveau d'hygiène et la qualité des soins médicaux modernes (notamment les immunisations et l'usage d'antibiotiques), tout cela a joué un rôle dans l'apparition des allergies à l'époque moderne.

Cependant, même s'il semble que les allergies modernes soient essentiellement dues à une modification de notre environnement, nos préoccupations actuelles en matière d'allergie ont également leur source dans le contexte politique et culturel propre à notre société moderne. À la fin du XIXe s., on considérait le rhume des foins comme l'indice d'une supériorité sociale, raciale, pédagogique et intellectuelle, qui distinguait certaines races et certaines nations de leurs concurrentes (forcément plus primitives). Plus près de nous, l'allergie a été mise au service d'un but différent. Depuis la publication du livre de Rachel Carson, *Silent Spring*, en 1963, le mouvement écologiste a dénoncé les dangers d'une production non maîtrisée et d'une exploitation des ressources naturelles sans limites. L'émergence des allergies, présentée comme la conséquence directe du processus civilisateur, est venue conforter l'opposition des écologistes à la modernité, justifier les interrogations sur les bienfaits du progrès, et appuyer les critiques radicales de la médecine orthodoxe moderne.

Il est singulier, néanmoins, qu'en dépit de l'intérêt croissant du monde médical, du public, de l'industrie et de la politique pour ce qu'on a parfois appelé le « fléau » ou « l'épidémie » des maladies allergiques frappant la société moderne, l'allergie reste dans une large mesure énigmatique. Nous ne comprenons que confusément les raisons de l'incidence et de la prévalence croissantes des maladies allergiques dans les sociétés modernes (de même que leur plus forte mortalité) ; la cause précise des allergies chez les individus nous échappe souvent ; la nature de l'interaction entre les facteurs génétiques et environnementaux reste à déterminer ; la relation précise entre les déterminants somatique et psychologique des réactions allergiques continue à déjouer la sagacité des spécialistes de biomédecine ; et nous ne savons rien du sens téléologique ou évolutionniste des réactions allergiques. Comme le suggérait il y a bien longtemps Warren Vaughan, un des allergologues américains les plus importants au milieu du XXe s., l'allergie est une « étrange maladie », qui conserve, même à l'aube du XXIe s., une bonne partie de son caractère mystérieux et énigmatique.

► COCA A. F. & COOKE R. A., « On the classification of the phenomena of hypersensitiveness », *Journal of Immunology*, 8, 1923, p. 163-182. – COHEN S. G. & SAMTER M., *Excerpts From Classics in Allergy*, Californie, Symposia Foundation, 1991. – EMANUEL M., « Hay fever, a post industrial revolution epidemic : a history of its growth during the 19th century », *Clinical Allergy*, 18, 1988, p. 295-304. – FREEMAN J., *Hay-fever : A Key to the Allergic Disorders*, Londres, William Heinemann, 1950. – GELL P. G. H. & COOMBS R. R. A., *Clinical Aspects of Immunology*, Oxford, Blackwell Scientific Publications, 1963. – JACKSON M., « Between scepticism and wild enthusiasm : the chequered history of allergen immunotherapy in Britain », *in* A. M. Moulin & A. Cambrosio (eds), *Singular Selves : Historical Issues and Contemporary Debates in Immunology*, Amsterdam, Elsevier, 2001, p. 155-164. – MOULIN A.-M., *Le Dernier Langage de médecine*, Paris, PUF, 1991. – PIRQUET C. von, « Allergie », *Münchener Medizinische Wochenschrift*, 30, 1906, p. 1457. – PIRQUET C. von, *Allergy*, Chicago, American Medical Association, 1911. – RICHET C., *L'Anaphylaxie*, Paris, Librairie Félix Alcan, 1912. – SILVERSTEIN A. M., *A History of Immunology*, San Diego, Academic Press, 1989. – VAUGHAN W. T., *Strange Malady : The Story of Allergy*, New York, Doubleday, Doran and Company, 1941. – WAITE K., « Blackley and the development of hay fever as a disease of civilization in the nineteenth century », *Medical History*, 39, 1995, p. 186-196. – WORLD HEALTH ORGANIZATION, « The Prevention of Allergic Diseases », *Clinical Allergy*, 1986, 16, supplément.

Mark JACKSON
(Trad. Mickael Popelard)

→ Immunologie ; Peau.

ALZHEIMER (Maladie d')

Le siècle qui vient de s'achever a vu l'espérance de vie moyenne de la population française augmenter de vingt-cinq ans. Ce vieillissement de la population s'est accompagné d'un nombre croissant de cas de démences (on estime entre 500 000 à 600 000 le nombre de démences enregistrées par an).

D'après l'étude Paquid (suivi épidémiologique d'une population) on peut attendre une augmentation du nombre de démences de l'ordre de 25 % d'ici 2010. Parmi ces démences plus de 70 % (soit actuellement à peu près 350 000 personnes) sont des démences de type Alzheimer. Si seulement 3 % des sujets de 60 ans sont concernés par cette maladie, 40 % des sujets de plus de 75 ans en souffrent. C'est dire que nous avons affaire à un véritable fait de société et à un défi de santé publique sans précédent.

Historique

Si le terme de démence apparaît au début du XIXe s. dans le vocabulaire médical, il est utilisé depuis le Moyen Âge pour désigner un état de « folie » (du latin *dementia*). Ainsi, jusqu'à la fin du

XIXe s. le terme de démence relève de l'aliénation mentale, mais rapidement il va s'en distinguer pour caractériser une affection cérébrale responsable de dysfonctionnements intellectuels et affectifs qui apparaissent avec l'âge (démence sénile).

Attribuée essentiellement à l'usure du temps ou à l'artériosclérose, la démence des personnes âgées va relever d'une dégénérescence cérébrale suite aux observations faites par Aloïs Alzheimer. En 1907, lors de la 37e conférence des psychiatres allemands à Tübingen, celui-ci rend compte de la présence, dans le cortex d'une femme de 51 ans, de lésions similaires à celles rencontrées dans les démences séniles (les plaques séniles) auxquelles sont associés des agrégats anormaux de fibrilles dans les neurones (dégénérescences neurofibrillaires). En 1912, Kraepelin, dans son traité de psychiatrie, donne le nom de Maladie d'Alzheimer (MA) à une démence dégénérative affectant un sujet jeune et conserve le terme de démence sénile pour les démences provoquées par des accidents vasculaires cérébraux chez les sujets âgés.

Dans la publication de la troisième édition du *Manuel diagnostique et statistique des troubles mentaux* (DSM-III) de l'American Psychiatric Association, le diagnostic de démence ne peut être porté que s'il y a trouble de la mémoire (la nécessité d'une altération des aptitudes intellectuelles passe au second plan, contrairement à ce qui prévalait jusqu'alors) associé à l'atteinte d'une autre fonction supérieure ou encore à des troubles du jugement ou de la personnalité, et d'une sévérité suffisante pour retentir sur les fonctions sociales et professionnelles. La maladie d'Alzheimer ne se différencie pas des autres démences dégénératives primaires. Il faudra attendre 1984 pour que des critères diagnostiques spécifiques à la maladie d'Alzheimer soient établis par un groupe de spécialistes américains de la maladie d'Alzheimer (National Institute of Neurological Disorders and Stroke et l'Alzheimer Disease and Related Disorders Association, NINCDS-ADRDA). La révision du DSM-III (DSM-III-R), en 1987, ne modifie pas les critères de démence mais les critères de maladie d'Alzheimer apparaissent et se substituent à ceux de démence dégénérative primaire.

Physiopathologie

La maladie d'Alzheimer se caractérise par des lésions histopathologiques bien définies : atrophie cérébrale, dégénérescence neurofribrillaire et plaques séniles.

L'atrophie cérébrale. – Si elle s'accompagne d'une dilatation des ventricules cérébraux et des sillons corticaux, elle concerne en particulier le système cholinergique (noyau basal de Meynert, septum, striatum, thalamus, cortex entorhinal, amygdale et hippocampe). Globalement, l'ensemble de ce système est impliqué dans les fonctions liées à la mémoire et, avec l'atteinte des aires associatives (néocortex) c'est toute la fonction de référenciation (donner du sens à...) qui est atteinte.

La dégénérescence neurofibrillaire. – Elle affecte le neurone lui-même. Elle se présente sous l'aspect de filaments anormaux disposés en paires hélicoïdales. Ces filaments sont composés de la protéine *tau* sous une forme hyperphosphorylée (normalement 2 à 3 phosphates par molécule pour 5 à 9 molécules dans la maladie d'Alzheimer). La protéine *tau* est une protéine associée aux microtubules du cytosquelette. Une hyperphosphorylation de cette protéine réduit son rôle de stabilisation des microtubules dans les axones et par voie de conséquence le transport axonal. Ce qui va entraîner petit à petit la mort neuronale.

Les plaques séniles. – Ce sont des dépôts extra-cellulaires de substance amyloïde de forme sphérique. La substance amyloïde est constituée de filaments d'un polypeptide appelé protéine bêta-amiloïde, ou peptide A, constitué de 39 à 43 acides aminés (42 dans la forme toxique). Ce peptide provient d'un clivage d'une protéine appelée *Amyloïd Precursor Protein* (APP). Cette protéine est massivement représentée dans l'organisme et joue deux rôles essentiels : elle participe à l'interaction entre cellules et à la croissance cellulaire. Véhiculée à travers l'axone vers la synapse, elle joue un rôle majeur dans la plasticité neuronale. L'accumulation dans le milieu extra-cellulaire du peptide A participerait à l'entrée massive de calcium dans la cellule (altération de la membrane) et activerait la microglie (réaction inflammatoire), ce qui entraîne la mort inéluctable du neurone par nécrose ou par apoptose. Enfin, une mutation du gène de l'APP diminuerait la production de l'APP sécrétée qui protège le neurone du stress oxydant.

Étiologie

Disons-le sans détour, à ce jour l'étiologie de la maladie d'Alzheimer est encore inconnue. On est en présence de plusieurs hypothèses.

Hypothèse cholinergique. – L'atteinte du système cholinergique (qui se traduit par une réduction du taux d'acétylcholine [Ach] dans le cerveau des personnes diagnostiquées Alzheimer) étant clairement établie, l'hypothèse cholinergique est certainement la moins contestée. Dans le fonctionnement normal d'une synapse cholinergique, l'enzyme acétylcholinestérase (AchE) dégrade l'acétylcholine dans la fente synaptique. Pour réduire cette dégradation (et faciliter la transmission synaptique), des inhibiteurs de cette enzyme ont été développés (Tacrine, Donepezil, etc.).

Mais d'autres approches sont actuellement explorées pour préserver la transmission synaptique, comme la mise au point d'agonistes des récepteurs muscariniques qui, en mimant l'action de l'acétylcholine, stimulent les récepteurs post-synaptiques.

Hypothèse génétique. – Cette hypothèse est issue pour une part de l'observation de formes familiales de la maladie d'Alzheimer et, pour une autre part, des travaux en génétique moléculaire.

Dans 5 % des cas la maladie d'Alzheimer est familiale (on trouve au moins deux personnes de la même famille qui ont développé une maladie d'Alzheimer). C'est en termes de mutations génétiques que l'on explique l'apparition de la maladie : mutation de gènes qui se trouvent sur les chromosomes ; gène de l'APP sur le chromosome 21, gène de l'interleukine 6 (favoriserait le processus inflammatoire) ou gènes prédisposant à la maladie : sur-représentation de l'allèle epsilon 4 de l'apolipoprotéine E (16 % dans la population normale, 45 % pour des personnes atteintes de la maladie d'Alzheimer), gène de l'alpha2-macroglobuline (serait impliquée dans l'élimination de la protéine beta-amyloïde).

Cependant, « l'agrégation » familiale n'implique pas nécessairement une transmission génétique. Certains auteurs proposent une autre explication aux formes familiales de la maladie. Par exemple, il a été observé que la moyenne d'âge des mères des patients était plus élevée que celle des mères des sujets contrôles.

Pour ce qui est des travaux en génétique moléculaire, ils ont permis de constater que les facteurs génétiques jouaient un rôle variable dans le déclenchement de la maladie. Dans certains cas, des anomalies chromosomiques ont un rôle déterminant et conduisent à la maladie, alors que dans d'autres cas, ces anomalies ne constituent qu'une prédisposition pour le développement de la maladie, dont l'expression clinique dépend de facteurs environnementaux (le fait que la plupart des cas de trisomie 21 âgés de plus de 35 ans développent une maladie d'Alzheimer est loin d'affaiblir l'hypothèse génétique).

Hypothèse vasculaire. – Les déficits circulatoires sont, sinon responsables, du moins très impliqués dans la maladie d'Alzheimer. Près de 34 % des patients DTA ont une atteinte cérébrovasculaire. La réduction du débit sanguin cérébral, souvent observé à la suite d'un traumatisme crânien, constituerait un terrain propice au développement de la maladie. Cependant, le rôle potentiel de ce facteur (traumatisme crânien) dans le déclenchement de la maladie n'est pas systématiquement reconnu.

Hypothèse toxique. – Cette hypothèse est supportée par le constat d'une augmentation des taux cérébraux d'aluminium dans la maladie d'Alzheimer et d'une accumulation d'aluminium dans les neurones présentant une dégénérescence neurofibrillaire. Les études épidémiologiques n'ont pas identifié, dans notre environnement, des toxines pouvant contribuer au développement de la maladie. Seul l'aluminium, à forte concentration dans l'eau, pourrait induire une dégénérescence neurofibrillaire.

Hypothèse bactérienne. – La présence d'une bactérie *Chlamydia pneumoniae* dans les cellules cérébrales pourrait favoriser l'émergence d'une maladie d'Alzheimer. En effet, cette bactérie sécréterait des substances (cytokines) qui pourraient nécroser les cellules nerveuses. Cependant, la question est toujours ouverte : est-ce la présence de la bactérie qui favorise la maladie d'Alzheimer ou est-ce l'affaiblissement des membranes cellulaires favorisé par la maladie d'Alzheimer qui permet à la bactérie de pénétrer dans les cellules ?

Hypothèse dégénérative. – L'âge est sûrement le facteur de risque le plus important. Originellement, la maladie d'Alzheimer était considérée comme une forme de vieillissement accéléré. Mais toutes les personnes âgées, notamment les centenaires, ne développent pas une maladie d'Alzheimer !

En conclusion, ces hypothèses ne s'excluent pas l'une l'autre et très probablement se renforcent. Il est fort probable que plusieurs facteurs peuvent converger pour conduire à l'expression clinique de la maladie.

Diagnostic

Un diagnostic de certitude ne peut être porté qu'après le décès de la personne et un examen neuropathologique approfondi. En effet, seules les lésions histopathologiques peuvent attester de la maladie. Cependant, un diagnostic peut être émis du vivant de la personne sur la base d'un faisceau d'éléments au premier rang desquels figurent des pertes de mémoire qui se manifestent graduellement et de façon insidieuse. Si au début de la maladie ce sont les oublis de faits récents qui prédominent, progressivement ils vont concerner des faits anciens et l'ensemble des systèmes de mémoire va être atteint (mémoire épisodique, mémoire sémantique, mémoire procédurale, mémoire implicite). Cependant ces déficits mnésiques doivent être associés à au moins un autre déficit cognitif pour envisager un diagnostic de maladie d'Alzheimer : fonctions instrumentales (langage, praxies, gnosies), fonctions exécutives (raisonnement, pensée abstraite, planification, contrôle de l'exécution), troubles de l'orientation spatio-temporelle. Généralement, quand on est en présence d'un déficit mnésique massif installé progressivement et des troubles du langage manifestes, l'hypothèse d'une maladie d'Alzheimer peut être envisagée. À la condition que l'on ait toutefois éliminé d'autres causes possibles à ces troubles, comme des lésions cérébrales (vasculaires ou non) ou un syndrome dépressif, et que l'on ait écarté d'autres types de démence : démence frontotemporale (DFT), démence à corps de Lewy (DCL), démences vasculaires (ce qui n'est pas toujours aisé !). Si le tableau clinique s'enrichit d'apraxies (perte de certaines fonctions des mouvements) ou d'agnosies (perte de la reconnaissance visuelle), alors le diagnostic de la maladie d'Alzheimer s'impose.

Le diagnostic clinique repose sur un entretien avec les proches pour connaître l'histoire de la maladie, un examen neuropsychologique et neurologique pour préciser les symptômes et éliminer les autres causes de démence. Imagerie structurelle (scanner, IRM, pour mesurer l'atrophie cérébrale ou éliminer un syndrome vasculaire), imagerie fonctionnelle (SPECT, PET, pour rechercher les modifications du flux sanguin, du métabolisme du glucose et des activités de certains récepteurs) et examens biologiques (vitesse de sédimentation...) sont de plus en plus utilisés pour le diagnostic neurologique, mais l'examen neuropsychologique demeure indispensable avant de procéder à l'examen neurologique. L'examen neuropsychologique comprend généralement une évaluation de l'efficience globale (tests MMSE de Folstein, échelle de Mattis), des tests de mémoire (l'épreuve de Grober et Buscke, par exemple, qui peut être complétée par des mesures plus spécifiques de telle ou telle fonction mnésique : *Stroop, Trail Making Test,* Évaluation des Capacités d'Inhibition), des tests d'orientation spatiale et temporelle, une évaluation des capacités de jugement et de raisonnement, une évaluation du langage dans toutes ses composantes (lecture, écriture, compréhension, production), une évaluation des praxies et des gnosies, une évaluation des états dépressifs (MADRS).

En l'absence de marqueurs neurologiques ou physiologiques non contestables, les examens neurologiques et neuropsychologiques favorisent l'établissement d'un diagnostic précoce qui permettra la mise en place d'une prise en charge médicale, psychologique et sociale nécessaire aussi bien au malade qu'à son entourage.

Vivre avec...

La prévalence, après 80 ans, de la maladie d'Alzheimer et des démences en général amène à se poser des questions qui n'étaient pas imaginables il y a encore vingt-cinq ans : les déficits mnésiques sont-ils inéluctables avec l'âge ? Les déficits mnésiques observés dans la maladie d'Alzheimer sont-ils la forme achevée du vieillissement ?

Répondre à ces deux questions présuppose que les mécanismes de la mémoire sont parfaitement bien connus, ainsi que les effets du vieillissement normal sur la mémoire. En d'autres termes, la compréhension des dysfonctionnements de la mémoire dans la maladie d'Alzheimer ne peut se faire sans une connaissance approfondie du fonctionnement normal de la mémoire et des effets du vieillissement. Sans ces connaissances, il est difficile d'affirmer que les dysfonctionnements observés chez les malades Alzheimer sont fonctionnellement différents de ceux observés dans le vieillissement normal, de la même façon qu'il est difficile de prétendre que ces dysfonctionnements ne sont qu'une accentuation des dysfonctionnements apparus dans le vieillissement normal. Or, force est de constater que les mesures de l'efficience mnésique étant fondées sur des conceptions essentiellement structurales de la mémoire, elles aboutissent à faire apparaître des déficits, pour l'essentiel irréversibles ; alors qu'une conception plus fonctionnelle de la mémoire, développée depuis peu, laisse entrevoir des relations multiples et réciproques entre mémoire, perception, raisonnement, attention, compréhension où les défaillances sont perçues plus comme des erreurs d'attribution et/ou de traitement que comme des déficits. Cela se traduit par la mise en évidence de capacités mnésiques préservées (même dans la maladie d'Alzheimer) et par l'existence de stratégies compensatoires mises en œuvre de façon plus ou moins délibérée. Il est à noter à ce propos que, pour l'essentiel, l'action thérapeutique (du point de vue neuropsychologique et psychologique) vise à mettre en place des programmes d'activation cognitive (nécessairement individualisés) impliquant l'ensemble des processus cognitifs à travers la mobilisation de tous les sens. Dans cette perspective, la relation avec les familles est aussi importante que les séances de remédiation cognitive car, de leur acceptation de la maladie, de leur capacité à verbaliser leur propre angoisse face au vieillissement et à une pathologie possible, de leur aptitude à accompagner la personne malade (au lieu soit de faire à sa place, soit de la rendre totalement dépendante, soit de la marginaliser), dépend l'existence d'un environnement propice aux interactions, aux projets, c'est-à-dire à la vie.

L'évolution de la maladie se traduisant inexorablement par des pertes de plus en plus importantes et affectant de nombreux domaines (mémoire, apprentissage, orientation, raisonnement, praxies, langage, propreté, locomotion), l'entourage du malade en premier lieu et le personnel soignant dans un deuxième temps vont être particulièrement sollicités et leur patience mise à rude épreuve. Pourtant c'est de leur capacité de compréhension, de leur persévérance, de leur disposition à accepter le malade tel qu'il est, de leur aptitude à reconnaître leur propre limite dans l'accompagnement, que dépendront la façon de vivre avec et la coloration de cette tranche de vie partagée.

► BROUILLET D. & SYSSAU A., *Mémoire et oubli : apports de la psychologie cognitive au vieillissement,* Grenoble, Presses Universitaires de Grenoble ; *La Maladie d'Alzheimer : mémoire et vieillissement,* Paris, PUF « Que sais-je ? », 2000. – DEROUESNE C., *La Maladie d'Alzheimer,* Paris, L'Esprit du temps, 1994. – DESROUESNE C., BAUSOUIN-MADEC V. & KERROMES I., « Prise en charge non médicamenteuse de la maladie d'Alzheimer », *La Revue du praticien,* 48, 1998, p. 1918-1922. – MICHEL B. F., DEROUESNE C. & GELY-NARGEOT M. C.,

De la plainte mnésique à la maladie d'Alzheimer, Marseille, Solal, 1997. – TOUCHON J., PORTET F. & RITCHIE K., « Troubles psychocomportementaux », *La Revue du praticien,* 48, 1998, p. 1898-1905. – VELLAS B. & FITTEN L. J., *Maladie d'Alzheimer : recherche et pratique clinique,* Paris, Serdi Édition, 1999.

Denis BROUILLET

→ Biologie et médecine (Perspective) ; Dégénérescence ; Vieillissement.

AMBIVALENCE (Médecine grecque)

La notion d'ambivalence a été mise en évidence, il y a plus de soixante ans, aussi bien par les historiens des sciences, comme Gaston Bachelard, que par les historiens des religions, comme Roger Caillois ; elle est utilisée aussi en psychanalyse et elle a trouvé une définition philosophique tout récemment sous la plume d'André Comte-Sponville : « C'est la coexistence, chez un même individu et dans sa relation à un même objet, de deux affects opposés : plaisir et souffrance, amour et haine... attirance et répulsion. » Bachelard, en 1938, avait exprimé la même idée, mais en d'autres termes : « C'est un des traits fondamentaux d'une pensée valorisante que toute valeur peut être niée. » En d'autres termes, toute notion valorisée est ambivalente.

L'ambivalence dans la religion grecque

L'affirmation de Bachelard trouve des applications dès les plus anciens textes de la littérature grecque : l'*Iliade* et l'*Odyssée.* Ainsi, dès le vers 43 du chant I de l'*Iliade,* Apollon, dieu de la médecine, courroucé contre les Achéens, provoque contre eux une pestilence à laquelle il mettra fin, au vers 457. Apollon est un dieu ambivalent : lui que le *Serment* d'Hippocrate qualifie toujours de médecin est capable de provoquer la maladie comme de l'écarter. Il en va de même de tous les dieux guérisseurs de la religion grecque : Asclépios, Artémis, les Héros...

L'ambivalence dans la médecine

Les exemples sont innombrables. Nous nous limiterons à neuf d'entre eux, pris essentiellement dans les traités du *Corpus* hippocratique des Ve et IVe s. avant notre ère qui constituent le premier témoignage écrit de la médecine occidentale.

S'il est bien un mot très fréquent dans le *Corpus* (520 occurrences) qui, dès Homère, présente une ambivalence de sens, c'est *fãrmakon (pharmakon)* : le poison ou le remède. Si dans les écrits hippocratiques, le *pharmakon* désigne généralement un évacuant, c'est-à-dire un remède, le fameux *Serment* stipule que le médecin ne donnera pas un *pharmakon* mortel à un patient, même si celui-ci le lui demande. Dans ce cas, *pharmakon* désigne évidemment un poison. Mais dans de nombreux passages où *pharmakon* n'est pas accompagné par un adjectif, seul le contexte permet de choisir entre le sens de remède ou celui de poison.

C'est dans la thérapeutique hippocratique que nous allons rencontrer très souvent une ambivalence de notions. Le cas du serpent est typique. Les médecins n'ignoraient évidemment pas que la morsure d'un serpent pouvait être mortelle. C'est ainsi que l'auteur des *Épidémies V* relate l'histoire d'un jeune homme qui mourut dans des convulsions, mordu par un serpent. Mais plusieurs gynécologues du *Corpus* prescrivent à leurs patientes « une vieille peau de serpent à boire dans du vin », de la « graisse de serpent » dans un pessaire, « la dépouille de vipère ». Le gecko sera un lézard fort prisé dans la thérapeutique ancienne. Ainsi Théophraste, l'ami et le disciple d'Aristote, nous apprend que « les geckos, comme les serpents, dépouillent leur vieille peau et l'avalent aussitôt, pour éviter de fournir un remède à l'épilepsie ».

L'auteur hippocratique du *Régime des maladies aiguës* ne tarit pas d'éloges sur la ptisane ou décoction d'orge (la ptisane est mentionnée 101 fois dans le *Corpus* hippocratique) qui posséderait toutes les qualités ; mais le médecin, après avoir énuméré toutes ces qualités, ajoute que « si on ne veille pas aux conditions exigées pour que la qualité d'une telle décoction d'orge soit adéquate, on causera de grands dommages ; dans certaines circonstances, la ptisane causera la mort du patient ».

L'épistaxis ou saignement de nez est envisagée par les médecins du *Corpus* tantôt comme bénéfique, tantôt comme nocive. C'est, comme très souvent, l'opposition du bien et du mal.

L'ambivalence des règles considérées comme la nourriture de l'embryon, le sang de la vie, est soulignée plus discrètement dans le *Corpus* que chez d'autres auteurs plus tardifs. C'est ainsi que Pline l'Ancien affirme que « c'est au moment des règles que le coït est funeste et mortel pour les mâles » mais qu'il soutient en même temps que « dans les fièvres tierces et quartes, il est très efficace de badigeonner de sang menstruel la plante des pieds et, si l'application est faite par la femme elle-même et à l'insu du malade, le succès est encore plus certain ». Ces deux textes révèlent l'ambivalence des règles, « cet horrible poison [qui] est aussi un remède », comme l'a écrit justement Danielle Gourevitch. Les médecins hippocratiques sont beaucoup moins affirmatifs mais ils pensent néanmoins qu'un excès de règles peut provoquer la stérilité et même entraîner la mort ; ils estiment aussi que le vomissement de sang, la toux, l'expectoration et la douleur cessent avec l'apparition des règles.

Le coït pour les femmes est tantôt recommandé, tantôt proscrit. Un médecin hippocratique est partisan de la première solution : « Si les femmes ont des rapports avec les hommes, elles sont mieux portantes ; sinon, moins bien. » Certains textes, les moins nombreux, recommandent l'abstention du coït pour les femmes. Il faut savoir qu'au second siècle de notre ère, le plus grand des gynécologues de l'Antiquité, Soranos d'Éphèse, affirmait : « La virginité prolongée est salutaire, pour la raison que l'acte sexuel est nocif en soi. »

Le bain est considéré par l'auteur du *Régime des maladies aiguës* comme une sorte de panacée ou presque. Néanmoins, après avoir énuméré les bienfaits qui résultent du bain, ce médecin insiste sur les grands dommages que peut produire un bain mal préparé : c'est l'éternelle ambivalence des notions valorisées.

À l'article *Humeurs* (cf. *infra*), nous montrerons aussi que les quatre humeurs distinguées dans les traités hippocratiques sont, elles aussi, ambivalentes, responsables de la santé comme de la maladie et qu'elles possédaient donc des caractères positifs et des caractères négatifs. Cela est vrai pour des traités majeurs comme *Nature de l'homme* et *Maladies IV,* mais aussi pour le petit écrit d'époque hellénistique intitulé *L'Aliment,* qui soutient aux chapitres 40 et 44 que le sang est tour à tour utile et nuisible.

Il ne serait pas raisonnable d'adresser des reproches aux médecins du *Corpus* hippocratique : ce serait oublier que vingt-quatre siècles les séparent de nous. Mais nous serions assez prêts à suivre la critique que le diététicien que nous venons de citer a faite aux praticiens de son temps et qu'il pourrait d'ailleurs retourner contre lui-même : « Si, en effet, dans les maladies les plus aiguës, les praticiens diffèrent à ce point les uns des autres que la prescription que l'un juge excellente est jugée mauvaise par un autre, peut-être alors le profane pourrait leur objecter que la science médicale ressemble à la divination, puisque les devins estiment qu'un même oiseau, s'il est à gauche, est un bon signe, s'il est à droite un mauvais signe – de telles divergences se rencontrent aussi dans l'inspection des viscères, variant selon les cas – mais que plusieurs d'entre eux pensent que c'est le contraire. »

▶ BACHELARD G., *La Formation de l'esprit scientifique,* Paris, Vrin, 4e éd., 1964. – BYL S., *Recherches sur les grands traités biologiques d'Aristote : sources écrites et préjugés,* Bruxelles, Académie Royale de Belgique, 1980. – CAILLOIS R., *L'Homme et le Sacré,* Paris, Gallimard, Folio « Essais », dernière édition augmentée, 2000. – COMTE-SPONVILLE A., *Dictionnaire philosophique,* Paris, PUF, 2001. – GOUREVITCH D., *Le Mal d'être femme. La femme et la médecine à Rome,* Paris, Les Belles Lettres, 1984. – HIPPOCRATE, *Épidémies V et VII,* texte grec, trad. introd. et comm. J. Jouanna & M. D. Grmek, Paris, Les Belles Lettres, 2000 ; *Régime des maladies aiguës,* texte grec, trad. introd. R. Joly, Paris, Les Belles Lettres, 1972. – JOLY R., *Le Niveau de la science hippocratique,* Paris, Les Belles Lettres, 1966.

Simon BYL

→ Gréco-romaines (Écoles) ; Hippocratisme ; Maladie de l'âme.

AMIBIASE

L'amibiase est l'infection de la région gastro-intestinale chez l'être humain par l'*Entamoeba histolytica,* un parasite protozoaire capable d'envahir la muqueuse intestinale et qui peut se propager à d'autres organes, principalement le foie, provoquant un abcès du foie amibien.

L'amibiase envahissante est encore un problème de santé majeur dans certaines régions d'Afrique, d'Asie et d'Amérique Latine. Dans la plupart des pays industrialisés, cependant, le nombre de cas graves d'amibiase est bien moindre. Toutefois, la connaissance du fléau dans ces zones est importante aussi puisque l'échec dans l'identification de l'infection amibienne peut aboutir à un résultat mortel, *i.e.* il se peut que l'amibiase intestinale soit traitée comme une colite ulcérative. En outre, des taux d'infection élevés peuvent exister parmi certaines catégories d'immigrants et une recrudescence d'épidémie peut se produire au sein d'institutions telles que l'école ou l'hôpital.

Dans des régions à forte contamination, l'amibiase envahissante se manifeste de manière caractéristique sous une forme endémique. À l'échelle globale, l'amibiase vient en troisième place parmi toutes les causes de mort liées à un parasite, devancée seulement par la malaria et la schistosomiasis. Des estimations approximatives ont suggéré que 40 millions de personnes développent chaque année la colite paralysante ou un abcès du foie. Au moins 40 000 morts chaque année seraient attribuables à l'amibiase, essentiellement suite à un abcès du foie.

Premières évocations de la dysenterie

On trouve une référence écrite à la manifestation intestinale classique de l'amibiase, la dysenterie, dans des documents très anciens. C'est ainsi que des cas de diarrhée mucosanguine sont mentionnés dans le document en sanskrit connu sous le nom de « Brigu-samhita », écrit trois mille ans avant notre ère. Il y a aussi des références au sang dans les selles dans les tablettes d'Assyrie. Les travaux d'Hippocrate, compilés au Ve s. av. J.-C., font aussi de fréquentes allusions à la dysenterie. L'entité pathologique particulière qu'Hippocrate rapportait comme dysenterie est à présent impossible à définir, puisque ce syndrome peut accompagner des conditions diverses, parmi lesquelles l'amibiase et d'autres infections intestinales. Par la suite, Galien et Celsus décrivirent l'un et l'autre des cas d'abcès du foie d'origine probablement amibienne. Quelques praticiens de l'art de soigner au Moyen Âge laissèrent également des preuves de leur familiarité avec la dysenterie.

Découverte des amibes

Ce n'est qu'à la seconde moitié du XIXe s. qu'on enregistra un cas de dysenterie dans lequel on détectait des amibes d'une espèce inconnue. Ces protozoaires furent par la suite identifiés comme l'agent causal de l'amibiase. Il est surprenant de constater que le premier cas répertorié d'amibiase intestinale, considéré comme un cas de maladie

« tropicale », a été décrit par un médecin russe qui soignait un patient provenant du cercle polaire arctique. Le patient, un paysan nommé Markow, du district d'Arkhangel, et qui avait travaillé à Saint-Pétersbourg comme marchand de bois, tomba gravement malade, atteint de diarrhée, et fut hospitalisé sous les soins du Dr Fedor Lesh, lequel en traitant le patient trouva par un examen de selles au microscope de nombreuses formes cellulaires mobiles qui « furent aussitôt reconnues comme des animaux parasites ; autrement dit, des amibes ». Après plusieurs semaines d'hospitalisation, le patient mourut et Lesh réalisa une autopsie complète. L'examen histologique des lésions intestinales révéla la présence abondante d'amibes. Lesh poursuivit sa recherche et découvrit qu'un chien auquel on avait inoculé les amibes des selles du patient avait développé des lésions intestinales pour finalement conclure que « Markow tomba d'abord malade de la dysenterie et [que] les amibes atteignirent l'intestin ensuite, s'y multiplièrent, et entretinrent l'inflammation ». Lesh publia ses découvertes en 1875 dans un journal édité par le célèbre Virchow, ce qui assura sa grande propagation parmi le public scientifique d'alors.

Le doute initialement exprimé par Lesh au sujet du rôle causal des amibes dans la dysenterie persista pendant plusieurs années ; en fait, presque jusqu'au milieu du siècle dernier. Bien que Koch ait trouvé des amibes dans des sections histologiques d'ulcères du colon en étudiant le choléra en 1887, il ne donna aucune importance à cette observation. En contraste avec cela, Hlava, la même année, trouva à Prague des amibes dans des cas de dysenterie, les transmit avec succès à des chats par inoculation, et défendit la thèse du rôle pathogène des parasites.

Les amibes sont la cause de la dysenterie et des abcès du foie

En 1890 Osler rapporta le cas d'un jeune médecin qui contracta la dysenterie à Panama et développa ensuite un abcès hépatique qui le conduisit à la mort. Il trouva des amibes similaires à celles décrites par Lesh dans le contenu de l'abcès, ainsi que dans les selles du patient, mais en conclut qu' « il est impossible encore de parler avec certitude quant au rapport de ces organismes à la maladie ».

L'étape suivante dans la connaissance de l'amibiase vint encore une fois d'un lieu très éloigné des tropiques. Il s'agissait de l'hôpital Johns Hopkins, à Baltimore, et les chercheurs étaient deux disciples de William Osler. Au vu de l'indéniable rôle causal de ces parasites dans certains cas et de leur apparent caractère inoffensif dans d'autres, Councilman et Lafleur (1891) entreprirent une grande étude détaillée des patients à dysenterie et à abcès hépatique, dont la plupart étaient nés en Pologne et avaient été pêcheurs à Baltimore. Ces médecins confirmèrent entièrement le rôle pathogène des amibes et créèrent le terme de « dysenterie amibienne », ainsi que celui, pas tout à fait correct, d' « abcès du foie amibien ». Ils trouvèrent aussi d'autres espèces d'amibes non pathogènes dans l'intestin humain.

En 1893 Quincke et Roos, travaillant à Kiel, découvrirent la forme en kyste de l'amibe de la dysenterie et son rôle dans la dissémination de la maladie, et ils réussirent à infecter des chats avec cette forme. Un an plus tard, Kruse et Pasquale introduisirent la dysenterie chez des chatons mâles en leur inoculant un liquide extrait d'abcès hépatiques amibiens humains. Ils montrèrent la nature bactériologiquement stérile de ce matériau et donnèrent ainsi une preuve supplémentaire du caractère pathogène de ces amibes, indépendant de tout autre facteur. Les propriétés distinctives de la forme en kyste des deux espèces similaires fréquemment trouvées dans l'intestin humain furent décrites par Huber en 1903 et, la même année, Schaudinn définit plus précisément ces propriétés structurelles et donna à l'espèce pathogène le nom de *Entamoeba histolytica,* aujourd'hui encore en usage.

La première épidémie connue de dysenterie amibienne fut rapportée par Craig en 1917 à El Paso, Texas, probablement à cause de la quantité inhabituelle de mouches alors présentes dans la région. Plusieurs pics à caractère d'épidémie furent enregistrés aux États-Unis, l'un ayant son origine dans un hôtel de Chicago en 1933, et un autre résultant de la contamination de l'eau potable par des kystes en 1934.

Découverte de nouvelles amibes

En étudiant *Entamoeba Histolytica,* des chercheurs découvrirent d'autres espèces et genres d'amibes qui parasitent souvent l'organisme humain. En 1849, le naturaliste russe Gros avait déjà trouvé une espèce d'amibes, à présent appelée *Entamoeba gingivalis,* dans les gencives d'un homme. En 1879, Grassi donna le nom de *Entamoeba coli* à une espèce inoffensive souvent trouvée dans l'intestin humain. Von Provazek découvrit *Iodameba butschlii* et *Entamoeba hartmanni* en 1912. Durant quelques décennies on considéra celle-ci comme une forme minime de *Entamoeba histolytica,* mais on reconnut ensuite en elle une espèce distincte. Wenyon et O'Connor trouvèrent et décrivirent *Endolimax nana* en 1917. *Dientamoeba fragilis,* qui ne forme pas de kystes, a été identifiée et décrite par Jeeps et Dobell en 1918, mais on a conclu que ce parasite n'était pas une amibe. Toutes ces espèces ont été amplement et soigneusement recensées par Dobell (1919) dans son excellente monographie intitulée *Les Amoebae vivant chez l'être humain,* qui reste encore une source valable d'information.

Musgrave et Clegg réussirent à cultiver des espèces d'amibes vivant en liberté en 1904, mais ce ne fut qu'en 1924 que Boeck et Drbohlav développèrent un milieu dans lequel les amibes purent être facilement élevées ; toutefois, un coélevage avec des bactéries était requis. On découvrit par la suite que les amibes pouvaient être élevées avec succès dans un milieu tolérant l'élevage de *Trypanosoma cruzi*. Finalement, et après un travail fort précautionneux, Diamond élabora en 1961 un milieu permettant l'élevage sans difficulté du parasite isolé. Ce milieu axénique a rendu possibles de nombreuses études sur les aspects pathogènes de *Entamoeba histolytica*, libre de contamination avec d'autres organismes.

Une amibe ou deux amibes ?

L'une des controverses les plus ardentes dans la protozoologie humaine fut la question de savoir s'il existe différentes espèces de *Entamoeba histolytica*. À mesure que l'on tirait au clair les détails du cycle de vie du parasite, on trouva d'autres espèces et genres d'amibes vivant logés dans la région gastro-intestinale de l'être humain, et on trouva fréquemment *Entamoeba histolytica* chez des individus qui étaient dénués à la fois des symptômes et des lésions associés à la dysenterie. Un article de Musgrave et Clegg publié en 1904 engendra la confusion en affirmant que toutes les espèces d'amibes trouvées dans l'intestin humain sont ou peuvent devenir pathogènes. Ils créèrent le terme d'« amibiase » pour dénoter une infection par *Entamoeba histolytica*, sans examiner si cette condition était accompagnée ou non de symptômes. Cependant, Walker et Sellards (1913) démontrèrent le caractère pathogène de *Entamoeba histolytica* et le caractère inoffensif de *Entamoeba coli* dans une étude minutieuse au cours de laquelle ils inoculèrent des kystes de ces deux espèces à des volontaires. Ils mirent aussi en valeur le rôle important des kystes dans la transmission de l'amibiase, ouvrant ainsi la voie à de futurs efforts de prévention.

Dans la première moitié du XXe s. Émile Brumpt, qui travaillait à la faculté de médecine de l'université de Paris, conclut, sur des bases théoriques, qu'il existait deux espèces d'amibes, l'une pathogène, prévalant dans certains pays en développement, et une espèce non pathogène, essentiellement présente dans des régions industrialisées. Des estimations de Brumpt en 1917 indiquèrent que dans certaines régions à climat chaud, des trophozoïtes de *Entamoeba histolytica* étaient responsables de l'amibiase envahissante chez une personne sur cinq infectées par l'amibe, alors que dans les climats tempérés, cette infection était accompagnée de manifestations cliniques chez seulement une personne sur deux millions de cas. Pendant des décennies l'hypothèse de Brumpt est restée sans écho jusqu'à ce qu'en 1973 on découvre au Mexique la première preuve biochimique, qui devait être ensuite généralisée par d'autres résultats en biochimie, en immunologie et en biologie moléculaire, démontrant que Brumpt avait raison : il y a en fait deux espèces d'amibes morphologiquement similaires qui peuvent infecter l'être humain : *Entamoeba histolytica*, une espèce qui se propage, et *Entamoeba dispar* (ainsi dénommée originellement par Brumpt), une amibe qui ne se propage pas.

L'acceptation de l'existence de *Entamoeba dispar* en tant qu'espèce distincte de *Entamoeba histolytica*, il y a quelques années seulement, a eu de profondes implications épidémiologiques et thérapeutiques. Tant qu'on ne dispose pas de méthodes de diagnostic dans les laboratoires cliniques pour distinguer l'infection par *Entamoeba histolytica* de l'infection par *Entamoeba dispar*, l'incidence réelle de l'amibiase (*i.e.* l'infection par *Entamoeba histolytica* abstraction faite de la présence de symptômes) ne peut être établie. De plus, ces instruments de diagnostic supprimeront également un traitement inutile administré au porteur de *Entamoeba dispar*. Plusieurs tests ont été développés, mais ils ne sont pas toujours facilement disponibles pour les laboratoires de diagnostic, en particulier dans les pays où l'amibiase est le plus présente.

Des trophozoïtes peuvent être identifiés par l'examen au microscope de selles récemment évacuées, avec une plus grande probabilité de se trouver dans le mucus sanguin. La présence de trophozoïtes mobiles, hématophages, de *Entamoeba histolytica* établit le diagnostic d'amibiase, mais l'examen au microscope d'amibes présente plusieurs inconvénients ; entre autres, il requiert un technicien spécialisé. On dispose seulement de méthodes de laboratoire spécialisées pour distinguer les trophozoïtes de *Entamoeba histolytica* et ceux de *Entamoeba dispar*, non envahissantes chez les porteurs sans symptômes. La détection de kyste requiert en général des méthodes de concentration comprenant des procédures de flottaison ou de sédimentation. Le développement de tests de diagnostic pour distinguer *Entamoeba histolytica* de ceux de *Entamoeba dispar* est encore dans la phase de recherche. Le principal réservoir de *Entamoeba histolytica* est l'être humain. Les kystes peuvent rester viables et contagieux pendant quelques jours dans les excréments. Puisqu'ils sont tués par dessiccation, la poussière chargée de kyste n'est pas contagieuse. Ils sont aussi tués par des températures supérieures à 68 °C, de sorte que l'eau bouillie est saine. La quantité de chlore utilisée pour purifier l'eau courante ne suffit pas pour tuer les kystes ; de plus hauts niveaux de chlore sont efficaces, mais il faut purifier l'eau du chlore avant usage.

L'invention du microscope à électron a permis de visualiser la structure fine des amibes, accroissant ainsi considérablement notre connaissance de la biologie de ces protozoaires ; un pas comparable a été franchi dans le champ de la biochimie, de l'immunologie, de la biologie cellulaire et de la biologie moléculaire.

L'amibiase peut être traitée

Le premier traitement efficace de certains symptômes d'infection amibienne qui ait été répertorié a été transmis au Vieux Continent du Brésil par le médecin français Le Gras au XVIIe s. Les pouvoirs curatifs de la racine de la plante *Cephaelis ipecuanha*, ou ipéca, par rapport à la dysenterie avaient été depuis longtemps reconnus par les tribus indigènes d'Amérique du Sud. En 1680, le charlatan néerlandais Helvetius concocta une potion dont le facteur secret agissant était la racine de cette plante selon les historiens ; la médecine était très demandeuse et fit bientôt la fortune du pourvoyeur. Vers cette date, Baglivi démontra les propriétés antidysentériques de cette plante en Italie ; cependant, l'ipéca échoua à améliorer de nombreux cas puisqu'il n'a aucun effet sur la dysenterie provenant d'autres causes que de l'infection amibienne. Ce fait explique pourquoi il n'a pas produit l'accord généralisé qu'a suscité, par exemple, la quinine, dans le traitement de la malaria.

Au début du XIXe s., Pelletier isola l'émétine de la racine de l'ipéca, mais puisque les propriétés émétiques de la plante ont été attribuées à cet alcaloïde, cela est resté largement ignoré jusqu'à ce que Rogers montre que cette substance est un remède spécifique contre l'amibiase. On a affirmé que Rogers avait été devancé de plus d'un quart de siècle par certains médecins français. Huard écrit ainsi : « Ce serait une erreur de laisser la gloire de cette thérapeutique à l'illustre médecin anglais [...] Nous devons, par respect pour la mémoire de notre père, le Dr Florence, de Perpignan, rappeler que déjà, en 1882, frappé des inconvénients de l'ipéca à la brésilienne, ce praticien employait l'émétine en injections hypodermiques. » Plusieurs auteurs prescrivirent par la suite l'usage de composés d'arsenic ou d'iode dans l'amibiase, mais à présent la majorité prône l'imidazole, employé la première fois par Powell en 1966.

Barrières de contrôle

Le contrôle de l'amibe envahissante pourrait être accompli par l'amélioration de conditions de vie et la création d'infrastructures sanitaires adéquates dans les pays où la maladie prévaut. Les vendeurs ambulants sont probablement une source majeure d'infection, là où la population a coutume de manger des fruits, des légumes, des sucreries et toute nourriture constamment exposée à des mains et de l'eau contaminées. Les efforts pour changer cette habitude enracinée depuis longtemps sont, au mieux, imprévisibles. Ces actions exigeraient des changements sociaux et économiques radicaux avec la priorité absolue d'une politique de santé dans les sociétés surpeuplées où une population sensible est entravée par la pauvreté et l'ignorance. Dès lors, l'éradication de l'amibiase repose malheureusement plus sur des changements politiques au niveau gouvernemental que sur d'explicites recommandations pour la priorité de la santé chez les travailleurs. Dans les pays où elle prévaut, l'amibiase envahissante va de pair avec plusieurs indices de pauvreté : densité de population, illettrisme, manque d'eau potable, et un stockage inadéquat des excréments humains. De même que dans le cas d'autres maladies « tropicales », le taux élevé d'amibiase est plus lié à la pauvreté qu'au climat. La pauvreté se reflète dans de multiples aspects de la vie des individus et des populations vivant dans des climats chauds. Il y a la pauvreté en nourriture, rare en quantité et malsaine en qualité, il y a la pauvreté en logement, qui est presque toujours inadéquat, et il y a la pauvreté en connaissance, éducation et culture. Finalement il y a la pauvreté, proche de la véritable misère, qui implique l'hygiène des personnes, des maisons et de la communauté.

Cependant, dans certains pays la mortalité due à l'amibiase envahissante a été réduite probablement grâce à la sensibilisation périodique d'un personnel médical et paramédical à l'existence et au traitement adéquat de la maladie. Il faudrait rappeler qu'il y a peu de circonstances dans la médecine qui soient aussi propices à un traitement adapté, mais qui, si elles sont ignorées et négligées, produisent un tel fléau et une telle mortalité.

► BLOOMFIELD A. L., « A Bibliography of internal medicine : Amebic dysentery », *Journal of Chronic Diseases,* vol. 5, 1957, p. 235-252. – BRAY R. S., « Amoebiasis », in *Illustrated history of tropical diseases,* F. E. G. Cox (éd.), Londres, Wellcome Trust, 1996, p. 170-177. – IMPERATO P. J., « A Historical overview of amebiasis », *Bulletin of the New York Academy of Medicine,* vol. 57, 1981, p. 175-187. – KEAN B. H., MOTT K. E. & RUSSELL A. J., *Tropical medicine and parasitology. Classic investigations,* vol. I., Ithaca, Cornell, 1978. – MARTÍNEZ-BÁEZ M., « History of amebiasis », *in* A. Martínez-Palomo (éd.), *Amebiasis,* Amsterdam, Elsevier, 1986. – MARTÍNEZ-PALOMO A. & ESPINOSA CANTELLANO M., « Intestinal amoebae », *in* Topley & Wilson's, *Microbiology and microbial infections,* Leslie Collier (éd.), 9e éd., vol. 5, chap. 14, Londres, Arnold, 1998, p. 157-177. – SCOTT H. H., *A History of tropical medicine,* vol. 2. Londres, Arnold, 1939. – STILWELL G. G., « Amebiasis : Its early history », *Gastroenterology,* vol. 28, 1955, p. 606-622

Adolfo MARTINEZ PALOMO
et Manuel MARTINEZ-BAEZ
(Trad. Miguel Coelho)

→ Parasitologie ; Tropicale (Médecine).

ANATOMIE ET ANATOMOCLINIQUE

L'histoire de l'anatomie ainsi que sa transformation en anatomoclinique (qui date du XIXe s.) forment le sujet de cet article. L'essor de l'anatomie se situe au point de jonction entre un type d'explication globale de la maladie – l'humorisme de l'Antiquité classique – et un humorisme d'un type futur, incarné par la génomique du XXIe s. Néanmoins, en ce début de XXIe s., l'élan anatomique – qui consiste à expliquer la maladie anatomiquement – continue à animer les cliniciens dans des domaines importants de la pratique médicale tels que la chirurgie oncologique extirpatrice. Bien qu'il ne soit pas au fondement de tous les systèmes de soins, il est cependant profondément ancré dans la mentalité scientifique. La plupart des systèmes de soins modernes, qu'ils soient orientaux ou occidentaux, s'appuient d'une façon ou d'une autre sur cet élan anatomique, et ce pour une double raison. D'une part, nous éprouvons le désir, qui procède autant de la curiosité que du sens esthétique, de comprendre et délinéer la géométrie des constituants structurels du corps animal, et plus encore du corps humain. D'autre part, nous recherchons dans ces constituants structurels les « sièges et les causes » des maladies.

Il est possible de proposer une périodisation de l'histoire de l'anatomie : la médecine occidentale abandonna l'humorisme pour l'anatomie aux XVIIe et XVIIIe s., puis se transforma en anatomoclinique aux XIXe et XXe s. avant de revenir finalement à l'humorisme au XXIe s. Le mécanisme qui préside à de telles transitions constitue le sujet de cet article. Selon cette théorie, les concepts qu'une génération donnée définit eu égard aux maladies ou à la structure du corps ne sont intégrés à la culture de la médecine clinique que par les générations suivantes à la faveur d'un processus d'inscription. Ce fut notamment le cas, au XVIIe s., de l'anatomie des organes, dont les principaux foyers furent l'Angleterre et l'Italie, pour prendre le premier des deux exemples sur lequel se penche cet article. C'est également ce qui se produisit au XVIIIe s. avec la théorie anatomique des tissus, qui servira de second exemple, d'une importance capitale. Cette théorie des tissus fut intégrée au discours scientifique à partir du XVIIIe s., grâce à plusieurs générations d'anatomistes français et anglais, mais ce n'est que plus tard qu'elle connut cette « inscription » à l'intérieur de la médecine clinique qui devait conduire à l'émergence d'une culture anatomoclinique à part entière.

L'anatomie avant le XIXe siècle

Si on la prend dans son sens le plus littéral, la périodisation qui vient d'être proposée apparaît comme une simplification abusive, pour la raison simple que la maladie dans l'Antiquité – par exemple dans les écrits d'Hippocrate – témoigne du mélange entre une approche globale (ou humorale) et un parti pris local (ou anatomique). Une telle imbrication était inévitable dans la mesure où il fallait justifier rationnellement les traitements choisis par divers praticiens. Les partisans des premières méthodes visant à conserver la santé (fondées, par exemple, sur des remèdes à base de plantes) penchaient plutôt pour l'explication humorale, tandis que ceux qui préféraient la méthode chirurgicale tendaient plutôt vers l'explication anatomique.

À l'époque médiévale, il semble que le savoir anatomique ait été relégué à un rang inférieur, celui des chirurgiens barbiers dépourvus de formation universitaire, de sorte qu'une séparation s'instaura entre ce savoir et la pratique savante. Bien que les historiens découvrent aujourd'hui des poches d'innovation anatomique dans divers endroits de l'Occident chrétien ou de l'Orient musulman, le véritable ferment du double processus que j'ai suggéré – conceptualisation et documentation dans un premier temps, puis inscription ou institutionnalisation dans un second temps (souvent bien plus tard) – attendit l'effervescence culturelle du *quattrocento* et du *cinquecento*. En Europe du Nord comme en Europe méridionale, l'étude de l'anatomie fut stimulée par la rencontre de deux courants intellectuels : l'intérêt accru que l'académie porta aux structures organiques et mécaniques de l'homme – à Padoue, Bologne, Paris et ailleurs – et la vraisemblance artistique prônée par des esprits universels tels que Léonard de Vinci ou André Vésale.

C'est cette convergence d'intérêts ainsi que la relation institutionnelle qui s'établit entre l'anatomie et ses sciences jumelles qui rendirent possibles les avancées du XVIIe s., illustrées, au début du siècle, par les travaux de Harvey sur la circulation du sang. Ainsi que le montra Robert Franck il y a vingt ans, une innovation de cette nature – à savoir la démonstration expérimentale du fait que le cœur propulsait le flux sanguin du côté droit de la circulation vers le côté gauche – devait s'appuyer sur un réseau complexe d'interactions sociales entre des cliniciens, des anatomistes et des physiologistes. Après les premiers travaux de Harvey à Padoue puis à Londres, bon nombre des éléments de cette interaction eurent pour centre l'université d'Oxford. Franck démontra comment certains instigateurs de l'anatomie s'étaient trouvés rassemblés dans la région d'Oxford au début du XVIIe s. Certains d'entre eux, et notamment Harvey, avaient très tôt fait le voyage jusqu'aux centres les plus méridionaux du savoir anatomique, en particulier Padoue. Le plus important dans cette découverte de la circulation sanguine est que des traditions multiples – dans le cas d'Harvey, la physiologie, l'expérimentalisme, l'histoire naturelle, et l'anatomie de l'université – se trouvèrent réunies dans un seul lieu et une seule culture, et prirent corps dans une mentalité unique. C'est ainsi que des concepts isolés, tel celui de la circulation, purent finalement s'emboîter à l'intérieur d'une culture de pratique clinique. Des idées privées d'incarnation vinrent s'intégrer à l'intérieur d'une culture (*performative*, ou) institutionnelle, de production intellectuelle. C'est ainsi que la transfusion sanguine – application clinique de ce principe anatomique qu'était la circulation sanguine – fut pour la première fois tentée chez un chien à Oxford dans les années 1660, soit une génération après que Harvey eut formulé son concept central dans son *De Motu Cordis* de 1628.

Une génération après les travaux des anatomo-physiologistes oxoniens qui mirent en pratique, pour ainsi dire, les théories de Harvey, Giovanni Batista Morgagni s'engagea sur les traces de celui-ci à l'université de Padoue. Véritable citoyen de l'Europe et correspondant des sociétés scientifiques italiennes en Angleterre, Morgagni entreprit de codifier les connaissances existantes sur les organes du corps humain en faisant du rôle joué par ceux-ci un moyen pour comprendre les maladies. Ancrer ainsi les maladies dans des organes précis du corps humain permettait de considérer certaines d'entre elles (comme le cancer) sous un angle local et anatomique, à l'opposé des conceptions en vigueur dans certains cercles de médecins, qui continuaient à concevoir la thérapie de façon globale et humoriste.

Vers la fin de sa vie, une génération avant les grands pathologistes anatomiques français du début du XIXe s., Morgagni était prêt à publier son *De sedibus et causis morborum per anatomen indagatis (Recherches anatomiques sur les sièges et les causes des maladies)*, pièce maîtresse des travaux sur la dissection auxquels il avait consacré toute sa vie. Dans cet ouvrage de 1761, bientôt traduit en anglais ainsi que dans d'autres langues importantes, Morgagni écrivit 70 lettres et décrivit environ 700 cas, qui expliquaient que le meilleur moyen de comprendre la maladie était de la lier à son substrat anatomique. De la sorte, Morgagni, qui était né seulement quatre ans après la mort de William Harvey et qui mourut l'année de la naissance de Xavier Bichat, devint la principale figure de transition entre l'anatomie organique des XVIIe et XVIIIe s. et l'anatomie tissulaire du XIXe s. : il mit également en évidence cette *performativité* qui, au siècle suivant, devint la caractéristique de l'anatomoclinique pleinement développée. Il ne restait plus qu'à ajouter un seul lien conceptuel : celui de l'anatomie tissulaire de la génération suivante.

La fin de l'anatomie : le XIXe siècle et la théorie tissulaire

À la fin du XVIIIe s., l'engouement que connut la dissection en Grande-Bretagne comme en Europe continentale poussa les chirurgiens, parmi d'autres, à s'interroger sur la possibilité de diviser le corps humain en différentes sous-parties anatomiques, bien en deçà du niveau des différents organes isolés tels que le foie et le cœur. Ces sous-parties, qu'elles appartiennent au plan tissulaire ou bien, comme ce fut le cas cinquante ans plus tard, à celui des cellules vivantes, acquirent deux caractéristiques. D'une part, elles étaient plus petites que les systèmes organiques entiers formés par le foie, l'intestin, ou le poumon. En Angleterre, par exemple, John Hunter décrivit le fractionnement des organes en tissus, anticipant ainsi l'institutionnalisation de ce concept en France. Nous savons que l'idée d'une anatomie tissulaire n'était pas étrangère à Hunter, non seulement parce ses écrits prouvent qu'il tenait les tissus pour les composantes fondamentales des structures anatomiques, mais aussi parce qu'il essaya de transplanter des tissus. Aux yeux des historiens actuels, la façon dont les travaux de Hunter prolongèrent l'anatomie tissulaire vers le domaine clinique souligne l'importance des précédents de l'anatomoclinique, apparue à Paris au début du XIXe s.

Mais c'est seulement la réunion, singulière et contingente, entre des événements, des individus, des habitudes intellectuelles et une culture politique donnée dans la France post-révolutionnaire qui conduisit à la naissance de l'anatomoclinique en tant que telle. La première génération de médecins du XIXe s., composée de figures telles que Xavier Bichat et René Laennec, élabora une ontologie des structures tissulaires et la développa au point d'en faire une science à part entière. Dans son *Traité des Membranes*, Bichat échafauda, ou plutôt approfondit, une division anatomique du corps en différents plans (tels que les membranes séreuses et muqueuses). Cet « échafaudage » – appelons-le ainsi pour le distinguer d'une création *ex nihilo* – avait des précédents au XVIIIe s. Mais il revint à Bichat de préparer la scène – le mot « scène » ici en son sens théâtral, en rapport avec l'idée de performativité – sur laquelle se joua la transformation de l'anatomie, jusque-là simple théorie des structures, ou théorie « tissulaire », en une science clinique véritable, l'anatomoclinique.

La seconde caractéristique des sous-parties des systèmes organiques fut issue de l'anatomoclinique. Pour que son mode opératoire soit proprement celui d'une science de l'« anatomoclinique », l'anatomie tissulaire (et par la suite cellulaire) ne se contenta pas de fractionner les organes en plus petites unités. Elle chercha en outre à prédire ou du moins à refléter, d'une façon ou d'une autre, les maladies qui affectaient celles-ci. Le Paris post-révolutionnaire fut la scène sur laquelle un groupe de cliniciens parvint à mettre en pratique cette sorte de « performativité » qui permit l'émergence de l'anatomoclinique.

Éléments d'anatomoclinique

La clinique médicale parisienne fusionna plusieurs éléments, favorisant ainsi cette performativité parmi les médecins ordinaires, et plus particulièrement parmi les cliniciens qui, tout à la fois, pratiquaient *et* enseignaient la médecine ou la chirurgie. La liste suivante récapitule ces éléments.

— Le premier d'entre eux tient à la vigueur du « mouvement taxonomique » des Lumières, dont l'épicentre se situait au Muséum d'Histoire Naturelle de Paris. Au XVIIIe s., ainsi qu'au début du XIXe s. (époque où l'on explora la flore et la faune du monde naturel avant de les rapporter dans les *Jardins d'acclimatation*), on s'efforça, grâce à l'essor conjoint de l'histoire naturelle et des classifications, de domestiquer tous les types de taxonomies, qu'il s'agisse de nouvelles espèces étranges de mammifères, d'êtres humains, ou de tissus à l'intérieur du corps humain.

— La façon avec laquelle, pour des raisons diverses, les autorités éducatives parisiennes tentèrent, pendant la période napoléonienne comme plus tard, d'unifier les facultés de médecine et de chirurgie, constitua un deuxième élément du même type. Les facultés de médecine et de chirurgie, jusqu'alors séparées, avaient chacune leur propre vision du corps, et par conséquent des maux qui pouvaient l'affecter. Mais les *Écoles de Santé* (qui redevinrent des *Écoles de Médecine* par la suite) étaient à présent libres de trier et de combiner entre eux les aspects les plus féconds de la mentalité chirurgicale (où dominait souvent le point de vue « local ») ou médicale (souvent humorale et holistique). Ces deux mentalités étaient relativement intéressées. La conception locale de l'anatomie et de la maladie convenait assez bien à ceux dont le métier consistait à extirper des lésions. À l'inverse, la conception humorale de la maladie (que la circulation sanguine de Harvey, par un ironique retour des choses, avait favorisée) était utile à ceux dont le métier consistait à prescrire des médicaments.

— La fusion de la médecine et de la chirurgie changea cet état de fait. Une anatomie nouvelle et démocratique, réunissant l'élément local et holistique, pouvait mettre en valeur les idéaux du citoyen-patient et du citoyen-médecin. La théorie de l'anatomie tissulaire répondait à cette description. D'une part, les tissus étaient des structures locales et discrètes : il était facile de les démêler et de les observer au microscope ou à l'œil nu. Mais ils étaient également liés les uns aux autres à l'intérieur du corps par une sorte de sympathie – ce terme était fréquemment utilisé. On savait par exemple désormais qu'un patient phtisique, chez lequel la tuberculose attaquait un organe tel que le cœur, était susceptible, parce que la maladie atteignait la membrane séreuse connue sous le nom de péricarde, de développer une affection tuberculeuse des membranes séreuses en d'autres endroits du corps. Ce type de patient pouvait, par exemple, développer une inflammation de la membrane séreuse entourant la cavité abdominale, ou péritoine. C'est précisément ce que constatèrent les praticiens de l'hôpital parisien dans des centaines de cas similaires (au point qu'ils se recoupaient parfois comme des variations sur un thème) lorsqu'ils étudièrent les maladies sous l'angle anatomique, créant ainsi l'anatomoclinique.

— Il apparaît maintenant clairement que l'aspect le plus « performatif », celui qui donna toute son acuité et sa réalité concrète à l'interprétation anatomique des sympathies corporelles, fut la nécessité de disséquer des cadavres, et la possibilité légale de le faire. Les cadavres étaient extrêmement nombreux : ils arrivaient par charretées entières ou remplissaient des bateaux lorsqu'ils étaient repêchés dans la Seine. Certains d'entre eux provenaient des immenses hôpitaux abritant les blessés et les malades de la métropole. La dissection des cadavres s'était pratiquée à des degrés divers en Europe au XVIIIe s. (et au moins par à-coups aux États-Unis). Mais dans les « grandes salles » des hôpitaux parisiens, au début du XIXe s., la dissection du corps humain connut un nouvel engouement, sans précédent dans les autres hôpitaux.

— Enfin, l'anatomoclinique apporta un élément jusque-là absent : la description du corps chez le patient vivant, laquelle s'appuyait sur de nouveaux instruments d'examen. Ainsi que Jacalyn Duffin l'a démontré dans sa magistrale biographie de Laennec, le stéthoscope devint un instrument puissant au service d'une conception anatomique du corps. Il permettait en outre à Laennec et à ses successeurs de prédire l'état probable de l'anatomie tissulaire au moment de l'inévitable autopsie.

« Performativité » et construction postérieure de l'anatomoclinique : de Napoléon au milieu du XIXe siècle

La transformation de l'anatomie en anatomoclinique était donc liée à la *performativité* des acteurs de cette transformation. Entendons par là le fait d'une production culturelle qui intègre deux variables essentielles, la conceptualisation et la performativité, véritables conditions *sine qua non,* liées à l'effort systématique, parfois laborieux, pour analyser de très larges séries de cas cliniques sous le rapport de leurs implications anatomiques – effort qu'imposaient à la fois l'enseignement et le travail de documentation nécessaire à la recherche. Les travaux d'Auguste Chomel (1788-1858) peuvent servir d'exemple. Comme son jeune collègue Gabriel Andral (1797-1876), mais à l'inverse de Bichat et de Laennec, Chomel vécut et enseigna jusqu'à un âge avancé, assez longtemps en tout cas pour exercer une influence directe sur plusieurs générations d'étudiants, alors que les pionniers de la méthode anatomique avaient été canonisés avec retard par les générations suivantes.

Le processus intellectuel au terme duquel l'anatomie se transforma en anatomoclinique conduisit les anatomistes à essayer de faire correspondre leurs théories à la réalité clinique, ce qu'illustre parfaitement l'étude des affections des membranes séreuses entourant les poumons, connues sous le nom de membranes pleurales pariétales et viscérales, ou plus simplement, de plèvre. Enflammées, ces membranes pouvaient entraîner des symptômes assez spectaculaires chez les patients tuberculeux ainsi qu'un ensemble de maladies diverses dont l'évolution finale et commune était connue dans la plupart des langues sous le nom de pleurite.

Commençant à Paris dans les années 1830, puis franchissant les frontières de nombreux pays, la tradition anatomique fut caractérisée à la fois par une combinaison de tentatives pour localiser la maladie dans les organes et les tissus, et par l'observation méthodique, souvent fondée sur des méthodes statistiques, d'un grand nombre de patients regroupés selon des séries systématiques. Utilisant ses étudiants en tant que rédacteurs, Chomel poussa sans doute cette idée plus loin que tous ses confrères français. Cette méthode, néanmoins, reprenait toujours les mêmes éléments essentiels, en les combinant dans une sorte de variation sur un thème unique, et notamment :

- l'idée selon laquelle la maladie pouvait être localisée en des points précis du corps ;
- l'idée selon laquelle les tissus occupaient dans le corps une position intermédiaire, à mi-chemin entre les organes isolés et compacts tels que le foie, et les humeurs représentées par le flux sanguin ;
- l'idée selon laquelle il était nécessaire d'étudier un grand nombre de patients souffrant d'une affection des tissus ;
- l'idée selon laquelle la diffusion et l'élaboration du savoir anatomique en contexte clinique exigeaient un système d'éducation spécifique (impliquant la création de quatre salles spécifiquement dédiées à certaines populations de patients dans les hôpitaux).

C'est la combinaison de ces éléments qui forma cette discipline nouvelle qu'était l'anatomoclinique, véritable fusion entre des principes éducatif, clinique et anatomique, dont on pouvait trouver des précédents au XVIIIe s., et peut-être même aux XVIe et XVIIe s. Pourtant, au milieu du XIXe s., les cliniciens anatomistes parisiens avaient réussi à créer, dans le milieu de l'anatomoclinique, quelque chose de neuf et de solide à partir de cette série dont les éléments avaient tous des précédents dans d'autres contextes. C'est ce milieu, par exemple, que les Américains qui étudiaient l'anatomie pathologique et la médecine clinique jugèrent si remarquable lorsqu'ils commencèrent à affluer à Paris à partir de 1825. L'historien John Warner a retracé la façon dont ses « souvenirs parisiens » firent adhérer ces étudiants à une certaine conception planétaire de la clinique.

En Amérique, celle-ci préfigura la transformation flexnerienne que subit par la suite l'enseignement de la médecine. Pour certains réformateurs tels que William Osler, le fait de disséquer ses propres patients lorsqu'ils arrivaient à la morgue s'inscrivait dans le prolongement de cette conception. Il nota ainsi en 1890 que « le monde de l'action, dans lequel les patients étaient examinés et où le savoir nosographique faisait sans cesse l'aller-retour entre le professeur et le disciple, en vint à refléter le monde des idées ». L'anatomie était à la charnière de ces deux mondes. Associée à l'étude systématique de populations de patients présentant des lésions tissulaires similaires, elle fut finalement transformée en anatomoclinique.

Bien que fondée sur la science anatomique, l'anatomoclinique du début du XIXe s., fut, avant tout, le produit d'une culture. Pour que les affections anatomiques de leurs patients prissent sens, il fallait que la constellation des différents acteurs humains, répartis dans le temps et dans l'espace, réunisse deux conditions : d'une part, le travail anatomique quotidien, cette « quotidienneté » dont faisaient preuve des acteurs tels que Chomel, Andral et Louis ; d'autre part cette virtuosité qui semble s'épanouir et culminer en même temps que les vagues d'innovation, et dont témoignèrent Harvey et ses disciples de la fin du XVIIe s., Bichat et les « bichatiens » de la fin du XIXe s. ; ou encore, aujourd'hui au XXIe s., les nouveaux partisans de l'humorisme de la révolution génomique.

▶ DUFFIN J., *To See With a Better Eye*, Princeton, New Jersey, Princeton Univ. Press, 1998. – FRANK R. G. Jr., *Harvey and the Oxford Physiologists: Scientific Ideas and Social Interaction*, Berkeley & Los Angeles, Univ. of California Press, 1980. – MAULITZ R. C., « In the Clinic : Framing Disease at the Paris Hospital », *Annals of Science*, 47, 1990, p. 127-137 ; *Morbid Appearances*, Cambridge (UK), Cambridge Univ. Press, 1987. – WARNER J. H., *Against the Spirit of System*, Princeton, New Jersey, Princeton Univ. Press, 1997.

Russell MAULITZ

→ Art ; Diagnostic ; Électrodiagnostic ; Expérimentation animale ; Expérimentation humaine ; Hermaphrodisme ; Vivisection.

ANOREXIE ET BOULIMIE

Ces troubles des conduites alimentaires correspondent à des organisations psychopathologiques différentes, de sorte que leur gravité est diverse. L'indécision ancienne de leur statut dans les classifications psychiatriques est révélatrice de cette diversité. L'anorexie comme symptôme de perte de l'appétit fait partie du syndrome dépressif et de sa forme majeure, la mélancolie. Dans l'hystérie, les phobies et les obsessions, elle est liée à l'angoisse que suscitent des fantasmes inconscients. L'anorexie mentale, dite des jeunes filles (AM), occupe une place très particulière par l'énigme qu'elle ne cesse de poser et les controverses dont elle a été et dont elle est toujours l'objet. La boulimie est définie par des accès de goinfrerie cachés, ressentis comme incoercibles et honteux, souvent suivis de vomissements provoqués. On la distingue de l'hyperphagie des gros mangeurs, cause d'obésité. L'AM et la boulimie posent le problème de la psychopathologie différentielle des sexes, spécialement à l'adolescence, puisque la prédominance féminine de l'anorexie mentale est constante et considérable (90 à 95 %), son occurrence étant, chez les filles entre douze et vingt ans, au moins de 0,1 à 0,5 % (et la boulimie, dont la prédominance féminine est moindre, au moins de 1,5 %). Cette répartition de l'anorexie mentale dans la forme typique semble se maintenir quels que soient les époques et les pays, alors que les formes atypiques, les boulimies et les autres troubles du comportement alimentaire, augmentent de fréquence dans les pays occidentaux et s'observent de plus en plus chez les garçons.

L'anorexie mentale

La prédominance féminine de l'anorexie mentale induit immédiatement l'idée banale du « refus de la féminité », mais l'existence de formes pré-pubertaires et de cas masculins montre bien que le lien n'est pas aussi direct et simple qu'on pourrait le penser. Du point de vue de la médecine anatomo-clinique, il est incompréhensible qu'une maladie comportant un amaigrissement aussi grave pouvant conduire à la mort n'ait pas de cause organique et ne soit qu'une maladie psychique. Connue depuis très longtemps, elle avait été plus ou moins confondue avec diverses formes de cachexie et de consomption. La clinique en a été bien décrite, en 1873, par Lasègue et Gull. Ils prenaient en compte la psychologie de la malade et de son entourage familial et décrivaient les phases typiques d'un processus qui, loin de se limiter au comportement alimentaire, modifie l'ensemble de la personnalité dans le sens du retrait social, de l'hyperactivité et de la poursuite acharnée d'un idéal de minceur. Les restrictions alimentaires par hantise de l'obésité, l'absence d'inquiétude au sujet de l'amaigrissement et l'aménorrhée permettent le diagnostic différentiel avec les autres causes de perte d'appétit et de peur délirante de l'acte alimentaire, dont l'anorexie mélancolique et le délire d'empoisonnement. Le syndrome spécifique fut dès lors sommairement défini par les trois A : anorexie, amaigrissement et aménorrhée. L'idée de perversion de l'instinct d'autoconservation, sur le modèle des perversions de l'instinct de reproduction, implique la réprobation morale et les contre-attitudes négatives qui font toujours partie de cette clinique. Le risque vital (dans environ 10 % des cas) aggrave le scandale de l'autodestruction jusqu'à la mort à l'âge de l'épanouissement attendu, d'où la nature répressive de certains traitements par hospitalisation de type carcéral avec réalimentation forcée. Charcot et Déjerine, assimilant l'anorexie mentale à l'hystérie, comme P. Janet, établirent le principe de l'hospitalisation avec isolement qui, même quand le degré d'amaigrissement ne l'impose pas, garde toujours ses adeptes en France, mais dans des conditions souvent plus attentives aux aspects psychologiques qui sont l'essentiel du problème dès un minimum de reprise de poids. L'évolution est le plus souvent favorable en quelques années.

Avec la psychanalyse, l'anorexie hystérique est devenue exemplaire de la manifestation de la fantasmatique inconsciente de l'oralité, donc de la sexualité infantile (dont, par exemple, le fantasme œdipien de fellation et de fécondation orale). L'aménorrhée fut interprétée en référence au fantasme de grossesse. Mais Freud, dès 1895, a distingué de l'hystérie l'AM qu'il pensait d'ordre mélancolique – au sens qu'il donnait à cette notion à l'époque. Par la suite, les psychanalystes ont mis en valeur la dimension narcissique, le fantasme inintégrable d'incorporation et le masochisme. Puis, vers 1910-1920, la découverte des maladies endocriniennes ramena en force l'hypothèse organique, et, pendant plusieurs décennies, l'anorexie mentale fut comprise à partir du syndrome neuroendocrinien (qui explique l'aménorrhée) sur le modèle de l'insuffisance antéhypophysaire (Simmonds, 1914). L'idée psychosomatique de cachexie endocrinienne de la puberté fit une sorte d'unanimité provisoire. Les échecs des traitements hormonaux continuaient cependant à faire problème. Le Symposium de Göttingen, en 1965, relança les recherches sur les anomalies des rapports de l'anorexique avec son corps et ses besoins (H. Bruch), sur la problématique narcissique (l'idéal du moi mégalomaniaque, la notion de paranoïa intra-personnelle dans les rapports du sujet à son corps, toujours suspect de grossir), mais aussi la psychopathologie de la famille (M. Selvini et les thérapies familiales systémiques). La spécificité clinique du processus de l'anorexie mentale, soit restrictive pure, soit associée à la boulimie fut, dès lors, bien établie dans ses rapports à l'adolescence. Le triple aspect de l'auto-érotisme archaïque (coupé des zones érogènes, notamment par érotisation de la sensation de faim), de l'idéal du Moi mégalomaniaque (de contrôle, d'autosuffisance), et de la quête de fusion primaire dans le rapport à l'objet a été clairement dégagé par E. Kestemberg et ses collaborateurs (1972) et développé dans diverses directions par Ph. Jeammet et B. Brusset, dont celle du rapprochement avec les addictions.

La boulimie

Elle a été bien décrite, dès 1932, par M. Wulff, psychanalyste de l'École de Berlin fondée par Abraham. Les boulimies, souvent suivies de vomissements provoqués, sont fréquentes dans l'évolution de l'anorexie mentale, en alternance ou en association avec celle-ci, mais elles peuvent survenir dans des contextes assez divers, le plus souvent chez des femmes, mais de plus en plus souvent aussi chez des adolescents. Fenichel a décrit, en 1945, les « toxicomanies sans drogue » dont elles sont un exemple illustratif. Ainsi l'anorexie comme addiction à la maigreur n'est pas sans parenté avec la boulimie et avec la toxicomanie. À l'évidence, dans la boulimie, il s'agit d'une jouissance privée, bafouant la cuisine et les manières de table et même la recherche du plaisir alimentaire, dans des accès en rupture avec le besoin, les normes et les usages sociaux, sorte de revanche sauvage de la nature sur la culture, de la bête sur l'homme, de l'infantile primitif sur l'adolescent ou l'adulte. D'où la réprobation morale qui, comme pour l'anorexie, infiltre les textes et les pratiques thérapeutiques. La clinique et les processus ont été bien décrits ainsi que leurs divers modes évolutifs, mais le problème le plus difficile reste celui de l'organisation psychopathologique et de ses facteurs d'occurrence et d'évolution. De multiples perspectives théoriques trouvent là un champ privilégié, au cœur des problèmes posés à l'esprit par le corps et la jouissance, par l'altérité en soi, par la dépendance au pulsionnel et vis-à-vis des autres. En première approximation, la perspective générale est celle de l'articulation du culturel et du biologique, de la culture et de la nature.

Les facteurs culturels

Les troubles alimentaires illustrent le fait que la satisfaction des besoins humains élémentaires peut être subvertie par la recherche du plaisir, parasitée par la souffrance psychique et toujours tributaire des fantasmes et des mythes. Dans toutes les cultures, les interdits et les normes en déterminent l'usage social et moral dès la première enfance. Dans la perspective culturaliste de la sociogenèse, les préoccupations alimentaires et surtout de poids sont interprétées par l'effet, sur les adolescentes en quête d'identité, du stéréotype de beauté féminine qu'illustre le mannequin. La minceur comme distinction, comme valeur esthétique et morale, comme pouvoir sur soi et sur le monde, implique dans les pays occidentaux la fétichisation du corps féminin. Mais, dans la forme typique d'AM, la clinique est toujours identique à celle qu'a décrite Lasègue, en 1873, à l'époque où un certain embonpoint était de mode. Du point de vue féministe, l'AM serait un symptôme du malaise social, des effets de la différence de générations dans le statut et le rôle des femmes. D'une manière plus générale, on n'a pas manqué d'y voir le symptôme de la crise des valeurs, de la pathologie de la société et de la culture, de sa signification mortifère, etc. En fait, il s'agit d'un niveau d'analyse très éloigné des données de la clinique. Cependant, si la différence du normal et du pathologique est claire dans les formes typiques, dans les formes mineures de la première adolescence, il y a tout un gradient qui rend parfois le diagnostic difficile : moins le cas est grave et plus joue le facteur culturel. Mais de quelle manière ? Est-il simplement de l'ordre de la rationalisation, ou a-t-il un rôle incitateur ou déterminant pour donner expression à un mal-être inexprimable autrement ? Les fausses évidences des interprétations culturelles tendent à dissoudre les différences du normal et du pathologique. Or, le déni du pathologique par l'interprétation culturelle retarde souvent le diagnostic et le traitement de l'AM.

Reste à expliquer son absence ou sa grande rareté chez les Noirs, même ceux qui vivent aux Antilles et aux États-Unis depuis plusieurs générations. Outre l'hypothèse d'une prédisposition génétique, n'est pas sans intérêt celle de l'existence d'une sorte de prévention des troubles anorexiques par un mode traditionnel de relation précoce de la mère et de l'enfant et ses effets sur l'organisation des rapports subjectifs aux aliments, à l'acte alimentaire et au corps propre.

Les facteurs biologiques

Dans l'AM, le pathologique est attesté par des dérèglements neuro-endocriniens qui tendent à rétablir le fonctionnement anté-pubertaire. L'aménorrhée en est le meilleur témoin. Le fait qu'elle précède l'amaigrissement dans presque un tiers des cas empêche de la considérer comme seulement secondaire à l'amaigrissement. Pour expliquer la prédominance féminine, on a invoqué :

— les effets de l'imprégnation hormonale féminine sur le dimorphisme sexuel du cerveau : la testostérone protégerait les garçons, induisant d'autres modes de réaction ;
— le métabolisme féminin de la sérotonine (comme pour la prévalence de la dépression) ;
— le défaut de contrôle des impulsions pouvant expliquer les accès boulimiques et l'AM comme formation défensive vis-à-vis de cette impulsivité perçue comme incontrôlable ;
— le « défaut d'activation cérébrale » (Zuckerman), l'insuffisance émotionnelle primaire (Némiah), ou encore l'alexithymie (déficit de la perception des émotions) comme défense, induisant les conduites de risque, la recherche de l'excitation par l'orgie boulimique ou par la sensation de faim et son érotisation. Ce déficit pourrait résulter de la persistance de la défense, induisant un style de vie, un mode d'être. Il peut aussi être déterminé par la somatisation. Au cours du processus d'anorexie mentale, des troubles des régulations de la faim et de la satiété pourraient être secondaires aux comportements et à l'amaigrissement, mais aussi avoir un déterminisme psychosomatique. La satiété souvent observée dès la première prise alimentaire pourrait être due à l'atrophie musculaire de l'estomac, à des modifications du pondérostat, ce qui ne l'empêche pas de prendre diverses significations. On sait que les comportements alimentaires suscitent des modifications métaboliques globales de divers types qui déterminent elles-mêmes l'activation de certains registres psychiques, notamment ceux qui sont situés en deçà de l'activité de représentation, de mise en scène fantasmatique, donc au plus près des affects et des sensations corporelles. La question de la part du corps biologique, surtout féminin et post-pubertaire, et de ses effets psychiques doit donc rester ouverte.

Les données de l'investigation psychologique

Les facteurs culturels et biologiques tendent à constituer la figure de l'anorexie en rupture avec la clinique, celle du fonctionnement psychique et des modes de relation, qui suppose que l'adolescente soit écoutée. Que le début soit précoce vers treize-quatorze ans ou plus tardif vers dix-huit ou dix-neuf ans, le contexte est toujours celui de l'adolescence impossible. Le rapprochement avec les toxicomanies met en relief le processus dans sa dimension addictive. Sont communs le risque vital, la dépendance comme contrainte interne, la progression souvent destructrice d'un comportement induisant des effets somatiques et psychiques dans le rapport à soi et à l'entourage. D'où, parmi les aspects psychologiques, l'appauvrissement de la vie relationnelle, imaginaire, sentimentale et sexuelle, et l'impossibilité des transformations qui définissent normalement l'adolescence. Dans la mesure où la restriction alimentaire, comme l'hyperactivité physique longtemps poursuivie, entraîne la production d'opiacés intra-cérébraux, les endorphines, on peut parler d'une sorte de toxicomanie endogène. Cet aspect contingent et inconstant pourrait renforcer le déni de la maigreur et la répression de la faim, et, plus généralement, induire des changements dans l'économie des rapports plaisir-déplaisir. L'AM est aussi la lutte contre l'appétence addictive qui se manifeste directement dans la boulimie et parfois les vomissements, d'où l'ascétisme, le souci de purification (l'abus des laxatifs), l'hyperactivité sans aucun laisser-aller, l'affirmation de soi dans la singularité revendiquée : l'identité anorexique.

Le point de vue psychanalytique

Il permet de subordonner les facteurs culturels et biologiques, dont l'impact sur le processus est variable d'un cas à l'autre et d'un moment à l'autre de l'évolution, à l'économie pulsionnelle et à l'organisation psychique globale et pas seulement à la conduite alimentaire, aux comportements, aux interactions sociales et au discours de la rationalisation. Les mécanismes de déni, de clivage et de projection dans le corps constituent autant de défense vis-à-vis du monde interne des fantasmes et des effets des traumas précoces. Ils tendent à épuiser la vie imaginaire dans le surinvestissement de la réalité extérieure. Le travail psychanalytique, parfois au cours ou au terme d'une prise en charge institutionnelle ou dans le cadre d'une co-thérapie, sollicite le parcours inverse. Force est de prendre en compte les différences d'organisation psychique que manifeste parfois directement l'importance de la dimension anxieuse, dépressive, obsessionnelle ou phobique. Si les classifications américaines (DSM-IV) retiennent le diagnostic de personnalité pathologique, surtout borderline, dans un tiers ou la moitié des cas d'anorexie mentale, c'est en raison des similitudes significatives. Mais la fragilité de l'organisation psychique, quelles que soient ses caractéristiques structurelles, entraîne la coexistence de mouvements de désinvestissement et de surinvestissement du corps dans de multiples directions en rapport étroit avec la problématique de l'adolescence : le sentiment d'autonomie et d'identité, le travail de deuil de l'enfance et de construction d'un projet de soi, l'intégration de la fonction sexuelle génitale dans son articulation avec ses préformes infantiles qui trouvent une nouvelle actualité (l'œdipe, l'oralité et l'analité dont les destins sont différents selon le sexe). L'identité anorexique est, notamment, fondée sur la contre-identification à la mère dans la répudiation du corps comme féminin et par l'amaigrissement qui tend à rétablir le corps d'avant la puberté. Sous le monomorphisme initial du tableau clinique, il y a une relative diversité des modes d'organisation psychique et, par conséquent de validité des modèles de l'intelligibilité psychanalytique. La psychothérapie psychanalytique donne à ces patientes leur meilleure chance d'évolution favorable souvent dans le cadre, au moins initial, d'une prise en charge associée psychiatrique et/ou nutritionnelle. Les risques pour la santé et pour la vie des amaigrissements graves posent la difficile question des hospitalisations, des ré-alimentations et des traitements imposés.

Conclusions

Si on prend le risque d'un schéma qui vectorise les divers facteurs possibles, sans préjuger du type de causalité et des différences épistémologiques impliquées, on a la séquence suivante : une prédisposition neurobiologique, une inadéquation primaire de la relation mère-enfant, des traumas précoces, des effets après-coup lors de l'adolescence, l'engagement dans le processus comportemental dont la logique propre, qui est à la fois psychologique et physiologique, a des effets d'abrasement de la vie imaginaire, relationnelle, et de somatisation secondaire à divers degrés de gravité. En somme, dans ce domaine comme ailleurs, il n'y a pas d'explication simple liant le biologique et le comportemental, pas de co-variabilité bio-comportementale directe. Il faut prendre en compte l'existence de divers niveaux entre le biologique et le psychique inconscient dans les enchaînements et les boucles de rétroaction d'un processus dangereux. Les événements corporels, soit spontanés et subis de la puberté, soit provoqués par la restriction alimentaire, peuvent avoir des effets d'activation élective de certaines représentations inconscientes qui trouvent expression dans les perturbations des conduites alimentaires agies et représentées. Sous couvert de la banalisation par les facteurs culturels et des mécanismes contagieux de déni, le transfert sur la conduite alimentaire et sur la perception du corps des conflits intrapsychiques, en deçà de leur mise en scène fantasmatique, leur donne issue dans un système addictif qui a sa logique propre (d'évitement, d'anesthésie, de substitution, d'activation et de décharge pulsionnelle).

Manger signifie toujours autre chose que l'autoconservation, et parfois la mise en cause de celle-ci. Ainsi cette fonction vitale qui ne peut être réduite à l'autoconservation que dans l'alimentation par sonde ou par perfusion, comporte dans son exercice humain, normal et pathologique, une multiplicité de niveaux de signification. C'est que s'y déploient la symbolisation du désir dans le rapport à l'autre, la fantasmatique inconsciente, voire les précurseurs des fantasmes qui cherchent réalisation directe en acte, et potentiellement, dans la démesure, dans l'excès, au péril de la vie. Les enjeux, de l'assiette au miroir, sont ceux de la valeur et même de l'existence de soi, au point que ne pas manger, ou manger le moins possible, peut être une ultime sauvegarde de soi. Le cas particulier du processus de l'anorexie mentale montre que c'est dans leur rapport avec les déterminismes spécifiquement psychiques que peuvent être compris les facteurs biologiques et les facteurs culturels.

▶ BRUCH H., *Les Yeux et le Ventre,* Paris, Payot, 1975. – BRUSSET B., *Psychopathologie de l'anorexie mentale,* Paris, Dunod, 1998. – BRUSSET B. et al., *La Boulimie,* Paris, PUF, 1991. – JEAMMET P., *L'Anorexie mentale,* Paris, Doin, 1985 ; « Psychopathologie des troubles des conduites alimentaires à l'adolescence. Valeur heuristique du concept de dépendance », *Confrontations psychiatriques,* 31, 1989. – KESTEMBERG E., KESTEMBERG J. & DECOBERT S., *La Faim et le Corps,* Paris, PUF, 1974. – LASÈGUE C., « De l'anorexie hystérique », *Archives générales de Médecine,* 1, 1873, p. 385-403. – SELVINI M., « Interpretation of mental anorexia », *Symposium de Göttingen,* Meyer et Feldman (éds), Stuttgart, G. T. Verlag, 1965. – WULFF M. (1932), « Sur un intéressant complexe symptomatique oral et sa relation à l'addiction », trad. fr. E. Granjon & M. C. Rose, *in* B. Brusset et al., *La Boulimie,* Paris, PUF, 1991.

Bernard BRUSSET

→ Dépendance ; Obésité.

ANTHROPOLOGIE

Parmi les peintures paléolithiques de la grotte de Lascaux, en Dordogne, celle du « sorcier », comme on l'appelle aujourd'hui, est l'une des plus connues. La plupart des experts pensent que cette figure bondissante qui porte un masque et des bois sur la tête représente un chaman. Dans la même grotte apparaît un deuxième chaman, portant un masque de bison, et tenant un curieux instrument en forme d'arc qui semble sortir de sa bouche. Ces images, peintes il y a 14 000 ans, laissent penser que le chamanisme, qui s'occupe, entre autres, du diagnostic et du traitement, a de très lointaines origines. Certains experts soutiennent en effet qu'il existe des preuves que l'homme, bien avant Lascaux, possédait déjà une forme élémentaire de savoir médical : dans la grotte de Shanidar, dans ce qui est aujourd'hui l'Irak, on a trouvé, à l'endroit où fut enterré un homme de Neandertal, il y a environ 60 000 ans, des échantillons de pollen provenant de diverses espèces de plantes à fleurs, dont certaines ont des propriétés médicinales reconnues. Il n'est pas impossible qu'à cette époque les hommes aient déjà eu certaines connaissances sur les propriétés thérapeutiques des plantes.

Pour autant que nous puissions en juger, partout les peuples ont rassemblé des connaissances et inventé des pratiques destinées à se maintenir en bonne santé, à faire face à l'apparition de la maladie, et à pourvoir à son diagnostic ainsi qu'à son traitement. Les anthropologues commencèrent à faire l'inventaire de ce savoir à partir de la deuxième moitié du XIXe s., mais ce n'est que dans les années 1920 que le médecin et anthropologue W. H. R. Rivers montra pour la première fois à quel point, dans les sociétés à tradition orale, la médecine est bien plus que l'assortiment aléatoire d'un certain nombre d'activités relevant de la superstition. À partir de son travail en Nouvelle-Guinée, Rivers montra que la médecine est un élément essentiel de la société au sens large, et que le savoir médical comme les pratiques qui en découlent sont systématiquement imprégnés de valeurs et d'expériences culturelles.

De nombreux anthropologues, marchant dans les pas de Rivers au cours des décennies qui suivirent, publièrent des récits ethnographiques qui s'intéressaient avant tout à l'ethnomédecine et aux pratiques qui lui sont associées dans plusieurs régions du monde (notamment le chamanisme, la sorcellerie, la divination, les connaissances sur les plantes, l'ethnophysiologie, l'ethno-anatomie, la cosmologie, etc.). Grâce à un article très souvent cité qui parut dans les années 1980, Allan Young contribua à diversifier l'orientation des spécialistes d'anthropologie médicale qui s'étaient jusqu'alors contentés de relier l'ethnomédecine à la culture.

Il montra que les prétentions de la biomédecine à dire le vrai ne sauraient s'affranchir de toute critique épistémologique, ce qui permit ainsi d'intégrer le savoir biomédical et les pratiques qui en dérivent dans le champ d'étude des sciences sociales. On comprit qu'il n'est pas neutre de prendre la biomédecine contemporaine pour l'étalon servant à mesurer la logique et l'efficacité de tous les autres types de pratique médicale, comme on le fait fréquemment.

La pratique biomédicale est fondée sur un savoir accumulé au cours des XIXe et XXe s., savoir que l'on range aujourd'hui dans le champ de la biologie humaine. Ce savoir postule que la nature est constituée par un ensemble de lois complètement indépendantes de l'histoire et de l'ordre social. L'émergence de la physiologie et de la biochimie au milieu du XIXe s. permit la cristallisation d'un certain nombre d'idées qui étaient dans l'air depuis de nombreuses années, bien avant l'Europe des Lumières. Pour la première fois, on se représenta le corps humain comme une entité indépendante et universelle, faisant pleinement partie de la nature, et non comme la création de Dieu, ni comme le produit de certaines humeurs. Par extension, le normal et le pathologique furent également pensés comme universels et parfaitement compréhensibles à travers l'examen des mécanismes du corps. En d'autres termes, on pouvait évaluer et contrôler la maladie et la santé de l'individu sans faire référence au malade, à son milieu, ou à son expérience vécue. Par opposition au corps humain universel, l'individu, que l'on assimilait à l'esprit plutôt qu'à la matière, en vint de plus en plus à être pensé comme unique.

Les explications biomédicales de la cause des maladies insistent fréquemment sur les causes « finales », c'est-à-dire sur des facteurs précis et identifiables, situés en dehors du corps – agents pathogènes, toxines, dysfonctionnements biologiques ou physiologiques – toutes « choses » qui produisent des changements que l'on peut détecter et diagnostiquer de façon systématique. De nos jours, les recherches dont le but est d'identifier les prédispositions et les anomalies génétiques ou protéiniques qui pourraient causer ou favoriser diverses maladies bénéficient de subventions considérables. On renforce ainsi l'idée que les maladies sont des entités isolables, universelles, qui n'ont, en théorie, aucune signification morale, sociale ou politique.

L'idée communément admise que l'état pathologique ou l'état sain ne concerne que l'individu ; que les spécialistes médicaux sont les mieux à même de traiter les maladies ; que l'absence de toute pathologie mesurable dans les faits signifie que tout va bien ; et que la conservation de la santé est d'abord l'affaire des individus, tout cela est le produit de l'époque et de la société dans lesquels nous vivons. Ces idées ont des implications politiques, mais elles ne pourraient pas avoir pris racine sans un accord tacite sur l'universalité du corps matériel, qui ne relève que de la nature.

Au cours des deux dernières décennies, l'anthropologie médicale a connu en quelque sorte un changement de paradigme. Celui-ci est dû, en partie, aux nouvelles perspectives biomédicales dont il a déjà été question, mais aussi au soutien nationaliste que de nombreux pays, en Asie et ailleurs, donnèrent à leur médecine traditionnelle, et enfin à la circulation de plus en plus rapide des technologies médicales à travers le monde. La plupart des anthropologues admettent aujourd'hui qu'en matière de connaissance et de pratiques médicales, le pluralisme est la règle dans presque toutes les régions du monde, comme c'était déjà le cas à travers l'Asie et le Moyen-Orient, entre autres, plusieurs milliers d'années avant que la biomédecine y ait fait son apparition. Mais les transformations les plus importantes ont eu lieu plus récemment, d'abord avec la colonisation, et aujourd'hui avec la mondialisation. L'idée que, dans un pays donné, on puisse avoir un système médical institutionnalisé unique aux frontières bien délimitées n'est plus de mise. L'État définit ce qui est légal et ce qui doit être soutenu officiellement, mais les activités médicales qui ont cours de façon non officielle sont nombreuses et parfois majoritaires. Il est également admis qu'il est extrêmement difficile d'en évaluer l'efficacité, autant que pour la médecine scientifique, et que, bien qu'on ne puisse faire de la biomédecine une « ethnomédecine » parmi d'autres en raison de son caractère systématique et de sa reproductibilité, son approche est si réductrice que nulle part elle n'a éclipsé les autres formes de pratiques médicales. On aurait d'ailleurs tort de penser que celles-ci lui sont nécessairement inférieures.

L'anthropologie médicale a également prouvé à de nombreuses reprises que la façon de se représenter la santé et la maladie, ainsi que les expériences subjectives qui leur sont associées, dépend de facteurs culturels, historiques et socio-économiques. Elle a montré, en outre, qu'afin de penser ensemble le mécanisme causal de la maladie et la façon dont la communauté et la médecine y font face, il est impératif de contextualiser les informations et de ne pas se contenter de prendre en compte les seules manifestations physiques de la maladie. Cependant, les précédentes analyses qui accordaient une place importante aux différences culturelles sont aujourd'hui reléguées au second plan, et le concept de culture lui-même est remis en question. On s'intéresse de près aux transferts de connaissances entre différents champs, en particulier à ce qui lie les discours (subjectifs, professionnels ou populaires), le corps, les relations de pouvoir et la vie quotidienne. Les individus sont intégrés dans un contexte environnemental, social et politique qui contribue de façon évidente à la réalité physique de la maladie et de la souffrance.

La médicalisation

Avec l'essor de la biomédecine, les souffrances de tous ordres ainsi que les transitions entre les différents moments de l'existence font de plus en plus l'objet d'une approche médicale individualisée, si bien que les facteurs sociaux et politiques sont ignorés ou délibérément écartés, tandis que le spectre de ce qui passe pour anormal ou pathologique s'élargit. Les analyses portant sur la « construction sociale de la maladie », réalisées par les sociologues et les historiens, couvrent aussi bien l'hystérie à la fin du XIXe s. que les troubles hyperactifs avec déficit attentionnel (THADA), le choc post-traumatique et les insuffisances liées à la ménopause et à l'andropause, sur lesquelles on écrit tant aujourd'hui. Partout dans le monde on observe l'apparition de nouvelles maladies. Les spécialistes des sciences sociales ont montré comment la politique, les intérêts des grandes compagnies pharmaceutiques et le corps médical permirent à ces maladies et à ces syndromes d'apparaître et d'être considérés par l'opinion publique comme des « faits ». En revanche, les discussions sur le syndrome de la Guerre du Golfe ou sur d'autres affections semblables, pour lesquels une indemnisation est en jeu, semblent ne devoir jamais s'arrêter.

Un seul exemple suffira en guise d'illustration. L'accouchement et la naissance ont été de plus en plus contrôlés au cours des vingt dernières années, si bien que ces expériences qui comptent parmi les plus subjectives ont été transformées en un processus statistique. La durée des étapes de l'accouchement et le temps séparant chacune d'entre elles doivent ainsi respecter des paramètres définis médicalement. Presque tous les hôpitaux d'Amérique du Nord pratiquent « un contrôle actif de l'accouchement » *(active management of labor)* fondé sur les soi-disant « courbes Friedman ». Cette normalisation de l'accouchement a eu pour conséquence de pousser de plus en plus les femmes, notamment les femmes de type caucasien, à accélérer le processus de mise au monde. Au contraire, dans le Grand Nord canadien, tout le monde sait – en particulier les femmes inuits et le personnel soignant habitué à cet environnement – que l'accouchement « normal » chez les Inuits est extrêmement rapide. Les Inuits elles-mêmes tirent fierté de leurs accouchements rapides, auxquels leur alimentation et leur mode de vie contribuent.

Au début des années 1980, le gouvernement canadien, soucieux de réduire la mortalité infantile, décida d'évacuer et de transporter par avion toutes les femmes inuits afin qu'elles accouchent au Sud. Kaufert et O'Neil ont souligné les effets déstabilisants de cette politique, qui non seulement isolait les femmes de leur famille, mais les forçait également à subir des interventions technologiques dans les hôpitaux canadiens du Sud, où il devint pratique courante de ralentir ce qu'on considérait comme des accouchements anormaux. Ces pratiques eurent tôt fait de conduire les femmes à s'opposer activement à la politique d'évacuation. On procéda donc par la suite à quelques aménagements, et les sages-femmes qui travaillent dans le nord du Canada sont maintenant de plus en plus expérimentées.

La naissance fut l'une des premières phases de l'existence à être médicalisée, et il est indéniable que ce processus a diminué la mortalité infantile et maternelle de façon conséquente. Mais la transformation des modes de vie a certainement contribué davantage à améliorer les statistiques. Contrairement à d'autres chercheurs qui menèrent avant eux des études sur le sujet, Kaufert et O'Neil ne sont pas opposés par principe à la médicalisation de la naissance. Ils ne soutiennent pas non plus que les méthodes d'accouchement des Inuits sont « naturelles », ni qu'elles devraient être protégées contre toute intervention extérieure. À propos des naissances « normales », ils soulignent l'écart observé entre les récits subjectifs et les descriptions autorisées. Mais ils remettent surtout en question l'idée, défendue par la plupart des obstétriciens, qu'il est possible d'appliquer leurs connaissances à n'importe quel accouchement sans avoir besoin de les adapter, au mépris de l'environnement et des différences sociales, politiques et économiques entre les femmes enceintes.

Expliquer la maladie

Les explications causales de l'origine des maladies et de la souffrance varient selon les lieux et les périodes, et dépendent souvent des circonstances particulières et de la forme sous laquelle une maladie se manifeste. Ces explications vont du châtiment surnaturel à la dissolution de l'ordre social et à la destruction de l'environnement, en passant par les théories de la contagion, ou de la transmission d'une génération à l'autre (par les esprits, le sang ou les gènes). Face à la maladie, la détermination de la responsabilité – celle de l'individu malade, de sa famille, de la société ou de forces surnaturelles – est intimement liée à des explications causales précises qui bien souvent comportent une dimension morale. Théoriquement, la biomédecine est exempte de jugements moraux, mais les consommateurs de tabac, d'alcool ou de drogue, les personnes dont on considère qu'elles ont une surcharge pondérale, celles qui sont infectées par une maladie sexuellement transmissible et les adolescentes qui sont enceintes, pour ne citer que quelques exemples, ont peu de chance de rencontrer l'approbation morale.

Il suffira de donner deux exemples de la façon dont les questions morales et politiques sont liées à la conceptualisation de la maladie. Le concept de santé, tel que le pensaient la plupart des peuples indigènes d'Amérique du Nord avant la colonisation, associait intimement la santé des individus à la terre. Ainsi le concept cree « être-vivant-sain » suggère que les individus doivent être correctement situés – ou « équilibrés » – face à la terre. Pour les Crees, le « sentiment du lieu » était et reste inhérent à la préservation de la santé familiale, communautaire, et par extension individuelle. Ce concept est bien sûr un idéal, mais les Crees l'invoquent délibérément aujourd'hui pour réagir aux très fortes perturbations et aux troubles nombreux que la construction de barrages hydroélectriques cause à l'intérieur de leur communauté.

Plus généralement, les mouvements par lesquels les peuples aborigènes cherchent de nos jours, partout en Amérique du Nord, à reprendre le contrôle de leur propre communauté et à éradiquer leur état de dépendance post-coloniale, ainsi que les troubles chroniques, la discrimination et le racisme auxquels ils sont confrontés depuis de si nombreuses années sont intimement liés à l'idée d'une médecine communautaire. Pour ceux qui participent à ces mouvements, il est impossible de séparer le retour à la santé (individuelle ou collective) du règlement de leurs revendications territoriales et de l'accès aux ressources naturelles.

Les pays de l'est de l'Asie en donnent un deuxième exemple. Depuis plusieurs centaines d'années, ce ne sont pas les individus, mais le macrocosme de l'ordre politico-social dont ils font partie qui y est considéré comme l'unité fondamentale de l'organisation sociale. La société dans son ensemble est comprise comme un tout supérieur à la somme de ses parties individuelles. On attache plus de valeur à de bonnes relations sociales qu'aux aspirations individuelles. La métaphore dominante en Chine depuis plus de deux mille ans et depuis plusieurs centaines d'années en Corée et au Japon est celle de l'harmonie. Les individus sont donc conscients qu'il leur faut maintenir l'harmonie de l'ordre politico-social. Ce mode de pensée a subi des modifications mais il est encore visible dans la Chine post-maoïste, en Corée, et même au Japon de nos jours. Dans le système philosophique et médical des pays de l'est de l'Asie, la santé est placée dans le prolongement de la maladie, elle ne lui est pas diamétralement opposée. Par ailleurs les peuples de ces pays pensent que les individus disposent d'une « réserve » de santé variable, plus ou moins importante en fonction de la période de l'année, de leur occupation, ou encore de leur âge, et non que la maladie et la santé sont soit présentes soit absentes.

La maladie est d'abord conçue comme une perte de mesure et d'harmonie. Il n'est donc possible de comprendre la santé et la maladie qu'en les reliant à la position du microcosme individuel face au macrocosme social. Ils conçoivent l'état mental et physique des individus comme étant inextricablement lié à leur environnement, social ou naturel. Bien que les médecins se livrent fréquemment à des généralisations à partir des symptômes de différents patients, ils s'efforcent la plupart du temps de penser les patients, leurs corps et leurs maladies comme uniques, et ne prétendent pas étendre leurs thérapies de façon universelle à tous les patients.

Dans la mesure où la médecine de l'est de l'Asie fait dépendre la conservation de la santé du contexte dans lequel l'individu est placé, ses partisans la décrivent souvent comme holistique. En théorie, on ne s'intéresse pas qu'aux seuls mécanismes corporels. En pratique cependant les corps individuels sont manipulés, souvent à leur détriment, afin qu'ils puissent se réajuster à l'ordre social. Même si l'on reconnaît volontiers que la société pèse de tout son poids sur la santé des individus, on estime que ces contraintes sont inévitables et, dans l'ensemble, on ne les remet pas en cause. En dernière analyse, ce sont les individus qui sont responsables de leur santé, et à cet égard, la médecine de ces pays est très peu différente de la biomédecine. Elle se concentre sur la suppression des symptômes, sans s'interroger, bien souvent, sur les facteurs extérieurs au corps. Les thérapies visent néanmoins à rétablir le bien-être du corps entier en fortifiant les mécanismes immunitaires innés, plutôt qu'à essayer d'éradiquer les agents pathogènes ou d'éliminer les parties du corps malades. En ce sens, ce système est radicalement différent de la méthode du médicament miracle propre à la biomédecine.

Ces deux exemples peuvent être mis en regard de l'émergence, en Amérique du Nord et, dans une moindre mesure, en Europe, de cette conception très individualiste de la santé qu'est la *« new health morality »*. À notre époque de modernité avancée, les classes moyennes – notamment – ne cherchent plus seulement à prévenir la maladie mais également à « valoriser » la santé. Cette « vertu » très répandue revêt une véritable aura. Pour certains, qui oublient le lien avec l'ensemble de la société, elle sert même de chemin séculier vers le salut.

Le corps politique

De nombreuses recherches, conduites sous l'égide de l'anthropologie médicale, se sont penchées sur ce qui relie entre eux, à l'intérieur d'une communauté donnée, les idiomes médicaux de la souffrance et de la maladie, leur signification et leur médicalisation, ainsi que le contexte politique et social dans lequel ils surgissent. Ainsi, à la fin des années 1980 dans la population grecque de Montréal, les femmes (notamment celles qui travaillaient dans l'industrie vestimentaire dont on sait qu'elle exploite ses ouvriers) se plaignaient très souvent de *nevra*, des troubles d'origine nerveuse qui se traduisent par une inquiétante perte de contrôle. Ceux qui l'ont éprouvé disent avoir ressenti une très forte sensation d' « éclatement », « de sortie de soi », ou de « débordement », en d'autres termes le sentiment que les frontières corporelles normales sont abolies. À l'état chronique, ils sont sujets, de façon caractéristique, à des maux de tête, des douleurs thoraciques ou à des douleurs qui se diffusent à partir de la nuque. Les Grecques attribuent spontanément ces troubles nerveux, leurs effets physiques caractéristiques et leurs émotions incontrôlées, à un ensemble de facteurs stressants délétères parmi lesquels sont fréquemment citées l'immigration, les conditions de travail et la perte des repères familiaux. Certaines d'entre elles font l'objet d'un diagnostic de dépression, mais toutes ne correspondent pas aux critères classiques de la maladie.

Le concept grec de *nevra* fait partie d'une famille plus large d'affections similaires, fréquente dans le monde arabe, les pays du Sud méditerranéen, l'Amérique centrale et latine (où il semble qu'elle ait été importée d'Europe), mais aussi dans des régions isolées d'Amérique du Nord, notamment les Appalaches et Terre-Neuve, ce qui laisse penser qu'elle fut autrefois répandue à travers toute l'Europe. Ce n'est qu'un exemple parmi d'autres de ces nombreux syndromes à « dimension culturelle » (*« culture-bound,* ou *culturally interpreted syndromes »* en anglais), qui sont très largement distribués. Byron Good a inventé le concept de « réseau sémantique de maladies », ou *« semantic illness net-*

work» pour désigner la façon dont les principales catégories de maladies, en particulier les « syndromes à dimension culturelle », renvoient à des « groupements de mots, de métaphores et d'images autour d'événements précis ». Ces affections sont fréquemment présentées dans la littérature médicale comme des exemples de « somatisation » et traitées comme le signe d'un trouble psychologique qui se manifeste physiquement mais pour lequel il n'y a presque rien à faire.

On trouve de nombreux exemples du même genre partout dans le monde. Au niveau le plus fondamental, les discussions concernant les troubles physiques tels que ceux décrits ici se révèlent être des débats moraux portant sur les frontières admises entre ce qui est normal et ce qui ne l'est pas, ainsi que sur la signification sociale qu'on doit leur donner. Lorsque, dans les usines malaisiennes des grandes firmes multinationales, les esprits s'emparèrent du corps des ouvrières, Aihwa Ong interpréta ces crises de possession comme une réaction complexe et ambivalente aux violations de leur identité sexuelle, ainsi qu'à leurs pénibles conditions de travail et à la modernisation de leur société. Elle soutint que la façon dont les professionnels de santé qui furent consultés sur la question médicalisèrent ces crises permit aux employeurs de donner au problème une autre interprétation, celle d' « esprits primitifs » entravant la création de capital.

De même, au Japon, certains psychiatres ont qualifié de déviant le comportement du grand nombre d'adolescents japonais (principalement des garçons) qui refusent d'aller à l'école. Mais on peut également expliquer ce comportement comme une forme de résistance silencieuse et individuelle face à la manipulation à laquelle se prêtent la famille, les autres élèves et les professeurs. Les Japonais eux-mêmes débattent publiquement de la question de savoir si ce comportement est anormal ou si, au contraire, il ne pourrait pas révéler une réelle capacité d'adaptation. Le système éducatif japonais est en effet aussi sélectif qu'éprouvant et les brimades y sont fréquentes. Nombreux sont ceux qui pensent que cette situation n'est que le lourd contrecoup des transformations considérables que le Japon a connues après la Deuxième Guerre mondiale.

Arthur et Joan Kleiman ont décrit la façon dont les Chinois du continent parlent de la douleur chronique comme une réaction normale aux bouleversements politiques qui ont lieu au niveau national. Ces transformations sont associées, personnellement et collectivement, à une remise en cause de la vie quotidienne de milliers de personnes ordinaires, ce qui se traduit subjectivement par un malaise physique permanent que la médecine clinique traite comme une simple pathologie physique. De même, Schwarz et Levett, qui relèvent la grande fréquence des troubles psychologiques chez les enfants sud-africains, estiment qu'on ne peut réduire la répression politique qu'ont connue plusieurs générations à une psychologie individualisée, tout comme il est impossible de remédier à cette situation en se contentant de faire appel à des psychothérapeutes. Ils dénoncent par ailleurs l'idée selon laquelle ce qui va mal dans la société doit nécessairement se refléter, en premier lieu, dans la constitution *psychopathologique* des individus.

Dans le cadre de son travail sur le concept de névrose post-traumatique, Allan Young a montré à quel point le discours psychiatrique dominant a contribué à créer cette nouvelle maladie. Les psychiatres pensent que le fait de mettre au jour et de revivre au cours de la thérapie un épisode traumatique donné permettra de soulager la névrose chronique et de supprimer les supposées transformations pathologiques du système nerveux et endocrinien. Ce concept a contribué à dépolitiser et individualiser les atrocités de la guerre du Vietnam. Aucun des chercheurs cités ci-dessus ne prétend que la douleur et la souffrance ne sont pas réelles ni que l'aide médicale est inutile, mais ils s'efforcent de montrer comment la répression politique et sociale est systématiquement normalisée puis convertie en une pathologie individuelle pour être ensuite traitée médicalement, tandis qu'on oublie la situation d'ensemble.

La mondialisation des technologies biomédicales

On a montré à de nombreuses reprises que les artéfacts, dont font partie les technologies biomédicales, peuvent être introduits avec succès dans un lieu nouveau sans que leur destination originelle soit pour autant adoptée. En outre les objets importés s'entourent de significations et de relations sociales nouvelles qui émanent soit du monde « développé » soit, au contraire, des pays en voie de développement. Ce n'est pas là un argument en faveur de l'autonomie des artéfacts – ni de celle de la culture – mais plutôt en faveur de l'hétérogénéité qui leur est inhérente en tant qu'objets sociaux. À l'inverse, certains artéfacts, ou certaines technologies, surtout lorsqu'elles menacent des valeurs bien établies, sont rejetées avec force, ne parviennent pas à prendre racine après qu'on a essayé de les adopter, ou encore voient leur utilisation strictement limitée.

Il arrive souvent que les savants, les hommes politiques, les cliniciens et les militants d'un pays donné soient en désaccord sur la question de l'accès aux technologies et de leur répartition. Ceux qui essaient d'agir contre le cancer du sein ont exercé une forte pression sur les hommes politiques pour faire avancer la recherche et les progrès technologiques en rapport avec cette maladie. Les gouvernements de nombreux pays dont les ressources économiques sont limitées encouragent les pharmaciens, les praticiens traditionnels et même les vendeurs itinérants de médicaments à établir des diagnostics et des prescriptions, économisant ainsi de façon drastique sur les dépenses de santé, au grand dam de l'OMS et des médecins formés dans les pays occidentaux. Parmi les exemples les mieux étudiés de divergence culturelle dans le domaine du transfert de biotechnologies figurent les techniques de contraception et de reproduction, ainsi que la prévention du Sida. Le procédé qui permet d'identifier le sexe du fœtus a par exemple été utilisé dans certains pays afin de pratiquer, de façon systématique, un avortement sélectif des fœtus de sexe féminin.

Pour les anthropologues, ce n'est pas la technologie en elle-même, mais plutôt ses applications qui constituent la question principale – en particulier les différences concernant sa mise au point, son transfert et applications, de même que sa relation avec la politique, l'économie, les intérêts nationaux et les valeurs dominantes, ou encore son impact sur les individus, les communautés et les sociétés en général. Pour les spécialistes d'anthropologie médicale la relation entre les technologies biomédicales et les techniques indigènes présente un intérêt particulier.

La circulation internationale des médicaments comporte nécessairement une dimension politique. Par ailleurs, les substances pharmaceutiques n'ont pas seulement des propriétés biochimiques mais possèdent également des significations culturelles. La production, la distribution, le marketing, l'interprétation et l'utilisation d'un médicament peuvent être conçus comme sa « biographie ». On a montré, à de nombreuses reprises, que l'introduction de substances pharmaceutiques dans des pays dépourvus d'une infrastructure sanitaire efficace et ne disposant pas de ressources financières suffisantes a souvent un impact négatif considérable sur ces sociétés. Au Salvador, par exemple, l'introduction d'une industrie pharmaceutique commerciale mit fin à l'utilisation des médicaments indigènes produits sur place. Il est évident que l'impact économique affecta profondément la communauté. Les individus devinrent de plus en plus dépendants aux médicaments très coûteux qui leur étaient prescrits et qu'ils se procuraient souvent en dehors du circuit officiel.

L'OMS et d'autres organisations ont cherché à promouvoir les sels de réhydratation orale pour lutter contre la diarrhée infantile, première cause de mortalité chez les enfants dans les pays pauvres. Mac Cormack et Draper ont montré comment on apprenait aux mères jamaïcaines à utiliser les SRO importés de Suisse à la place des infusions de menthe ou du lait de coco, pourtant très efficaces, préparés en Jamaïque. Ils soulignent l'ironie de la situation : les SRO sont importés de Suisse à grands frais alors que le sucre, principale ressource économique de la Jamaïque, est l'un de deux ingrédients qui les composent. Ils montrent en outre comment l'Agence pour le développement international (AID) cherche à promouvoir activement les SRO en les présentant comme des médicaments alors qu'ils ne contiennent que du sucre et du sel. Les femmes sont contraintes de marcher pendant des heures avec leurs enfants malades jusqu'aux cliniques où on leur procure ce soi-disant médicament alors qu'elles pourraient s'occuper de leurs enfants chez elles. Mark Nitcher affirme qu'on a introduit les SRO au Sri Lanka en tant que « préparation technique ». Il montre comment ceux qui distribuent ce médicament se servent des croyances locales sur la santé et sur la « force » pour appuyer leurs stratégies marketing.

Lorsque les technologies de la biomédecine sont adoptées au nom du développement, les techniques et les thérapies locales connaissent souvent un regain d'intérêt simultané – même si on s'efforce souvent de les rationaliser et de leur donner un aspect plus scientifique. L'intérêt public pour les techniques locales est souvent alimenté par des appels au « naturalisme ». À côté de ces appels à la « tradition », les essais expérimentaux des médicaments et des contraceptifs avant leur homologation dans les pays riches illustrent la façon dont on instrumentalise le corps des peuples d'Afrique, des Caraïbes, du Moyen-Orient et de l'Asie du Sud-Est, avec l'accord de leurs gouvernements respectifs.

Dans la plupart des pays en voie de développement, les gouvernements imposent le planning familial, car ils estiment que le développement économique passe par une diminution de la taille des familles La Chine en est l'exemple le plus connu : parallèlement à la rhétorique de la surpopulation, la mise en œuvre de la politique de l'enfant unique s'appuie sur un discours néo-eugénique qui veut « rehausser la qualité de la population ». L'État égyptien, qui collabore avec des agences de donneurs, se sert explicitement du programme de planning familial comme d'un instrument pour moderniser sa population, améliorer son niveau de santé moyen, et en supprimer « la faiblesse ». Les concepts de « progrès » et de « richesse matérielle » accompagnent les tentatives visant à normaliser la famille nucléaire et à promouvoir les notions d'individualité et d'intimité dans le but de réduire la taille de la famille. L'État a interprété les principes islamiques dans le sens du planning familial. Le résultat est mitigé, surtout auprès des partis islamiques qui refusent absolument que la vie familiale et la morale des Égyptiens soient sécularisées.

Récemment, le développement systématique de la procréation assistée et des nouvelles techniques de reproduction a poussé les chercheurs à s'intéresser à celles-ci en tant qu'objets de science, ainsi qu'à tout ce qu'elles permettent. Les effets que ces techniques produisent sur la vie des femmes qui en bénéficient, sur leurs partenaires, et sur les nouvelles relations de parenté qu'elles engendrent sont au centre des travaux de ces chercheurs, qui s'intéressent moins aux questions politiques qu'à l'entreprise scientifique en tant que telle. C'est sans doute Marylin Strathern qui, la première, s'appuya sur le discours entourant les nouvelles techniques de reproduction pour faire la critique des catégories classiques de l'anthropologie. Au début des années 1990, elle comprit que ces nouvelles techniques avaient le pouvoir de remettre en question la théorie – communément admise en sciences sociales – selon laquelle il existerait une dichotomie fondamentale entre nature et culture, ou entre reproduction sociale et reproduction biologique.

Pour les sociétés contemporaines, vaincre la stérilité – chez les hommes comme chez les femmes – relève d'un choix personnel. Les individus deviennent les consommateurs de ces nouveaux produits que sont les gamètes humains et les embryons fécondés, dans un marché stimulé par la manipulation technologique, la publicité et les promotions. Ces réalités médicales sont absorbées par la culture d'entreprise de laquelle nous, hommes et femmes « modernes », participons tous. Strathern souligne que ces nouvelles techniques nous donnent de nouvelles possibilités plus qu'elles ne produisent véritablement quelque chose et que leur connotation est celle du service. Par ailleurs, en nous donnant la capacité de créer des hybrides de nature et de culture, ces technologies mettent à mal une distinction réputée irréfutable entre le corps et la machine. Nous sommes à présent capables d'intervenir dans ce que nous nous représentions comme des processus naturels par excellence – que ce soit pour créer des embryons *in vitro* avant de les réimplanter, pour la période de gestation, soit chez la femme qui a donné les ovules, soit chez une autre femme ; ou bien pour modifier génétiquement les fœtus créés *in vitro* avant réimplantation ; ou encore pour intervenir face à la mort.

L'instrumentalisation du corps

Tout comme celles sur la procréation assistée, les recherches menées sur les transplantations d'organes par les spécialistes d'anthropologie médicale traitent des démarcations et des échanges, de l'instrumentalisation du corps et de ses parties, ainsi que de l'impact de telles technologies sur l'identité individuelle, la subjectivité, et sur ce que nous considérons comme des liens de parenté. Le langage propre au don d'organes, par exemple, dépersonnalise le corps et ses parties, mais les personnes transplantées donnent souvent vie aux organes qu'elles reçoivent à travers le récit de leur renaissance. La subjectivité est « intensément corporelle », mais nombreuses sont les contradictions. Les spécialistes de transplantation insistent pour objectiver et réifier les organes, surtout lorsqu'ils s'adressent aux transplantés. En revanche, lorsqu'ils parlent aux familles des donneurs potentiels, ils emploient spontanément la métaphore « donner la vie », et affirment que le donneur « continuera à vivre » dans le corps du transplanté. Les organes humains, de même que les substances pharmaceutiques et les contraceptifs, ont leur propre « biographie », indépendante des individus chez qui ils se trouvent, et parfois très politisée. En Allemagne, par exemple, les débats autour de l'instrumentalisation des parties du corps humain et de leur utilisation en tant que moyens thérapeutiques sont très fortement influencés par l'histoire du nazisme et par la pratique de l'eugénisme.

Le problème de l'instrumentalisation du corps et des technologies biomédicales se pose avec une acuité particulière dans les pays où il existe une énorme disparité entre les riches et les pauvres. En retraçant les réseaux complexes d'activités qui mènent du prélèvement des organes à la transplantation – où sont parfois impliquées des activités criminelles, et la participation involontaire de donneurs de reins encore en vie – les chercheurs ont montré comment la transplantation reproduit et même amplifie les inégalités sociales. En outre, le tourisme à visée médicale permet aux citoyens des pays riches d'obtenir des organes dans des populations vulnérables vivant dans la pauvreté.

La transplantation d'organes, comme les autres technologies biomédicales, est la réponse à la reconnaissance, par les sociétés démocratiques, de besoins et de droits humains. Cependant, l'impact de ces technologies sur la vie quotidienne des personnes directement concernées est complexe. Il dépend du contexte, et ne peut être mesuré directement. Ces technologies remettent très souvent en question ce que l'on considère comme l'ordre naturel des choses, introduisant une dimension morale qui peut servir de pierre de touche à des débats plus vastes sur le nationalisme, le progrès, l'équité, la question de savoir si certaines vies ont plus de valeur que d'autres. Une autre question est de savoir à quelles conditions certaines parties du corps – et lesquelles ? – peuvent être instrumentalisées.

La majorité des transplantations utilisent les organes de donneurs pour lesquels on a établi un diagnostic de mort cérébrale. La création du concept de mort cérébrale à la fin des années 1960, juste après la première transplantation cardiaque mondiale, supposait l'invention préalable du ventilateur artificiel. Cette machine permet aux poumons et au cœur des patients dont le cerveau est endommagé de façon irréversible de continuer à fonctionner. Les êtres en état de mort cérébrale sont des hybrides, à la fois morts et vivants : leur existence remet en question, comme la plupart des nouvelles technologies biomédicales, les hypothèses fondamentales (soutenues jusqu'à une date récente par les sciences sociales et la société en général) au sujet de franches dichotomies entre la nature et la culture, la vie et la mort, le corps et l'esprit. Margaret Lock a montré combien l'état ambigu de mort cérébrale (qu'on reconnut légalement comme le terme de la vie humaine au début des années 1980) a fait l'objet d'un réel refoulement presque partout en Europe et aux USA.

La puissance de la métaphore du « don de vie » associée au don d'organe a occulté les incertitudes sur l'origine exacte des organes. De l'autre côté, dans l'environnement clinique où les praticiens et les familles sont directement confrontés aux ambiguïtés qui caractérisent les patients en état de mort cérébrale, il est évident que ceux-ci ne sont pas considérés comme morts. Néanmoins, dans les services de soins intensifs américains et canadiens, les familles et le personnel médical pensent qu'il est légitime de prélever des organes chez les patients en état de mort cérébrale, car ils estiment que ces « personnes » sont mortes. Au Japon, à l'inverse, les patients en état de mort cérébrale ne sont considérés comme morts du point de vue de la médecine ou de la loi que depuis la fin des années 1990, et seulement s'il existe des preuves irrécusables que le patient et sa famille ont accepté le don d'organes. La méfiance vis-à-vis de la profession médicale, l'existence d'un vif débat public sur l'état de mort cérébrale, et des idées propres à la culture japonaise sur la notion de personne comme étant irréductible à l'esprit, comptent parmi les raisons nombreuses qui expliquent la situation japonaise.

La génétique moderne pose de nouveaux défis à l'opposition nature / culture. Certains savants affirment que nous serons bientôt en mesure de créer des bébés à la demande. Les tests génétiques, qui aboutissent souvent à des avortements, sont déjà bien ancrés dans les habitudes, mais il n'est pas possible, loin s'en faut, de dater l'engouement pour les techniques d'amélioration génétique *(genetic enhancement)*. Il convient de prêter attention non pas seulement aux technologies existantes, mais également à la façon dont nous parlons de ces futurs imaginaires auxquels les nouvelles technologies en préparation sont susceptibles de donner naissance. L'anthropologie a produit de nombreuses preuves de la façon dont la biomédecine et les biotechnologies, en s'internationalisant, peuvent être des agents de transformation et d'espoir ou, au contraire, entraîner l'aliénation et la destruction.

▶ COMAROFF J., « The Diseased Heart of Africa : Medicine, Colonialism and the Black Body », *in* S. Lindenbaum & M. Lock (éd.), *Kowledge, Power and Practice : The Anthropology of Medicine in Everyday Life,* Berkeley, Univ. of California Press, 1993. – FAINZANG S., *Médicaments et société,* Paris, PUF, 2001. – FARQUAR J., *Knowing Practice : the Clinical Environment of Chinese Medicine,* Boulder, Colorado, Westview Press, 1993. – FASSIN D., *L'Espace Politique de la Santé : Essai de Généalogie,* Paris, PUF, 1996. – KLEINMAN A. M. & GOOD B. (éds), *Culture and Depression : Studies in the Anthropology and Cross-Cultural Psychiatry of Affect and Disorder,* Berkeley, Univ. of California Press, 1985. – KLEINMAN A. M. & KLEINMAN J., « Suffering and its Professional Transformation », *Culture, Medicine and Psychiatry,* 15, 1991, p. 275-301. – LOCK M., « On being ethnic : The politics of identity breaking and making in Canada, or Nevra on Sunday », *Culture, Medicine and Psychiatry,* 14, 1990, p. 237-252 ; *Encounters with Aging : Mythologies of Menopause in Japan and North America,* Berkeley, Univ. of California Press, 1993 ; *Twice Dead : Organ Transplants and the Reinvention of Death,* Berkeley, Univ. of California Press, 2002. – MAC CORMACK C. & DRAPER A., « Cultural meanings of oral rehydration salts in Jamaica », *in* S. Van Der Geest & S. W. Reynolds (éds), *The Context of Medicines in Developing Countries : Studies in Pharmaceutical Anthropology,* Londres, Kluwer Academic Publishers, 1988, p. 277-288. – NICHTER M. & NICHTER M. (éds), *Anthropology and International Health : South Asian Case Studies,* Londres, Kluwer Academic Publishers, 1989. – ONG A., « The production of possession : spirit and the multinational corporation in Malaysia », *American Ethnologist,* 15, 1988, p. 28-42. – O'NEIL J. & KAUFERT P., « The politics of obstetric care : the Inuit experience », *in* P. Handwerker (éd.), *Birth and Power : Social Change and the Politics of Reproduction,* Boulder, Colorado, Westview Press, 1990. – RAPP R., *Testing Women, Testing the Fetus : The social impact of amniocentesis in America,* New York, Routledge, 1999. – STRATHERN M., *Reproducing the Future : Anthropology, Kinship and the New Reproductive Technologies,* Manchester, Manchester Univ. Press, 1992. – SWARTZ L. & LEVETT A., « Political repression and children in South Africa : The social construction of damaging effects », *Social Science and Medicine,* 28, 1989, p. 741-50. – YOUNG A., *The Harmony of Illusions : Inventing Post-Traumatic Stress Disorder,* Princeton, Princeton Univ. 1985.

Margaret LOCK
(Trad. Mickael Popelard)

→ Biologie et médecine (Histoire) ; Chamanisme ; Écologie médicale ; Métamorphose ; Musique ; Santé (Représentation de la) ; Sociologie ; Symptôme.

ANTHROPOMÉTRIE

L'anthropométrie est souvent définie comme un système de mensurations du corps humain. Mais il s'agit avant toute chose d'un style d'analyse normative associé à l'essor de l'anthropologie physique. L'anthropométrie est née en Europe et aux États-Unis de la volonté de situer l'homme parmi les espèces vivantes et surtout de classer les peuples conformément à des principes inégalitaires et hiérarchiques. Son « manuel opératoire » a été précisé après 1860 par Paul Broca, fondateur de la Société d'Anthropologie de Paris.

Broca voulait percer les mystères de la variabilité humaine afin d'en tirer des conséquences physiologiques sur l'aptitude respective des races à la civilisation. Pour cette raison, le crâne et le cerveau eurent sa préférence. Il imposa l'emploi des statistiques en anthropologie. La rigueur des chiffres avait un pouvoir d'autorité recherché pour lui-même. Pour élever, disait-on, la science de l'homme à la hauteur d'une science exacte, il fallait étudier des séries d'individus selon un canon uniforme, choisissant angles et indices pour leur valeur sémiotique. Un appareillage complexe de céphalomètres, goniomètres, etc., relaiera bientôt le compas et la toise qui étaient seuls utilisés par les observateurs précédents. En même temps, la concentration des collections confirmera les musées anthropologiques dans un rôle expérimental et didactique.

Ainsi créée, l'anthropométrie a permis la professionnalisation de la recherche. D'une part, la détermination des races demeure l'objectif mais la sophistication de la démarche annule les ressources de l'autodidacte. D'autre part, Broca et ses successeurs cherchaient à rassembler une communauté d'experts poursuivant les mêmes buts. Les médecins seront nombreux à répondre à l'appel. Définie comme la « biologie du genre humain », l'anthropologie tend à restreindre son domaine aux seules considérations anatomiques.

Pour ou contre la statistique raciale

Broca ne manquait cependant ni de devanciers ni de contradicteurs. Dès la fin du XVIIIe s., Peter Camper puis Georges Cuvier analysaient déjà la géométrie du visage par la mesure de l'angle facial, plus ou moins aigu en fonction du prognathisme. La vogue de la physiognomonie puis de la phrénologie reportait l'attention sur les dimensions du crâne. On procéda à Leyde, Göttingen, Paris ou Philadelphie au cubage des têtes osseuses ou au calcul du rapport de l'aire cérébrale à l'étendue du crâne facial. Avec la promotion de l'idée de race et l'essor des taxinomies, la génération romantique va mettre en évidence la grande amplitude des caractères physiques dans chacun des groupes de l'humanité. Dès lors, les anatomistes suggéreront d'opposer à la singularité des traits individuels la régularité d'un faciès moyen obtenu par abstraction des mesures comparatives nombreuses. En 1838, par exemple, Charles Martins et Auguste Bravais expérimentaient sur cent quarante Lapons le « céphalomètre » d'Adrien Antelme, un instrument permettant d'apprécier directement les diamètres crâniens. À la manière d'Adolphe Quételet, théoricien de l'homme moyen, ils ambitionnaient de construire le type idéal de la race. Leur projet resta sans écho. La seule réalisation célébrée à cette époque restera la statistique raciale du Nouveau Monde publiée par l'anatomiste de Philadelphie Samuel Morton (*Crania americana*, 1839). Il n'allait donc pas de soi que la prise des mesures en nombre s'imposât comme un standard méthodologique.

En réalité, la statistique connaissait vers 1830-1840 sa meilleure fortune parmi les hygiénistes et les démographes. Elle appartenait donc à des traditions disciplinaires presque ignorées des médecins et des naturalistes qui faisaient de l'anthropologie. Et leurs résistances se fondaient sur des considérations que Broca ne pouvait méconnaître. D'abord, une suspicion légitime pesait sur les collections. Les crânes rapportés à grands frais par les voyageurs pouvaient être exceptionnels et mêlés avec des ossements de toute provenance ethnique. En second lieu, la statistique raciale parut achopper sur deux critiques. L'argument des mélanges sonna comme un démenti. On croyait avec Arthur de Gobineau que les brassages massifs de populations, les guerres, avaient altéré la pureté primordiale des races. Dans ce cas, l'usage discriminatoire des moyennes ethniques tombait de lui-même. On aboutissait à un terme moyen, artificiel, qui ne serait pas un caractère de race mais l'indice d'une « anarchie ethnique ».

Un autre argument ajoutait à la confusion. Les premières mensurations avaient été décevantes. On avait vérifié que la compensation des écarts individuels à l'intérieur d'un même échantillon réputé homogène tendait à amoindrir les différences que l'on espérait découvrir entre « races » distinctes. En somme, Jaunes, Blancs et Noirs se ressemblaient. Ce verdict humaniste choquait le préjugé raciste des anthropologues. Les caractères discrets, qui faisaient l'essence de la race, semblaient s'annuler dans l'anonymat des moyennes. Autrement dit, on considérait que l'homme moyen idéal, mathématiquement construit, masquait les hommes concrets, hétérogènes et pour tout dire *enracinés*. La statistique raciale perdait toute valeur.

Une stratégie alternative a guidé les enquêtes de terrain. Les anthropologues vont affirmer qu'il y a d'autres manières de rendre compte de ce qu'on appelle à l'époque le « caractère national », et qui englobe la physionomie vivante, le tempérament, l'habitus général du corps. Ce sont là autant de signes visibles au jugé oculaire de la différence des races qu'on peut observer dans les « grandes masses d'hommes » (corps d'armées, populations assemblées lors des foires, etc.). Dorénavant, les observateurs vont privilégier le jugement qualitatif de l'« œil en situation » qui laissait la meilleure part à l'habileté personnelle. Ils proposaient une expérience globale, synthétique, qui jouait du nombre mais sans dénombrements effectifs. Cette technique reposait sur la répétition d'une même impression. Les traits dominants (la couleur commune des cheveux, la corpulence, les expressions) étaient considérés comme des marqueurs de race. L'observateur qui les enregistrait pouvait, de là, faire sélection de quelques individus « représentatifs » du type moyen de la race et les mesurer pour établir sa diagnose. Cette méthode s'est généralisée.

C'est à ce niveau de résistance qu'on peut estimer la nouveauté de la démarche de Broca. La rupture est consommée. L'anthropométrie va désormais s'opposer au jugé oculaire, lequel sera discrédité comme approximatif et, plus encore, nuisible.

Promouvoir la méthode numérique

Paul Broca étudie la médecine à Paris dès 1841. À l'époque, l'usage des statistiques dans l'évaluation des succès thérapeutiques était contesté. Broca est résolument du parti des « numéristes » : « Un chiffre vaut toujours mieux qu'une assertion », écrit-il en 1857. Il définit alors ses conditions d'acceptabilité : la statistique doit prendre des séries « suffisantes » pour que les écarts puissent se compenser ; elle enregistre tous les faits sans les trier, ce qui n'exclut pas de multiplier au besoin les catégories, afin de ne comparer que des faits de même ordre. Broca utilise les statistiques de la taille des conscrits pour dresser en 1859 une cartographie de la répartition des races anciennes de la France. Deux ans plus tard, il met à l'épreuve la méthode des moyennes en craniologie. L'examen cranioscopique classique lui paraît franchement antiscientifique. Que lui reprochait-il ? D'abord d'être subordonné à la mémoire visuelle de l'observateur. Quand l'œil espérait saisir la caractéristique d'un ensemble d'hommes, que faisait-il, sinon une statistique « sauvage », autrement dit incomplète, désordonnée, imprécise. En second lieu, les résultats obtenus par ce procédé et publiés étaient incomparables.

Broca se méfiera toujours du prétendu « discernement » des observateurs. La réforme de la méthode s'étend au lexique. Quand ses adversaires parlaient d'un crâne mongol « pyramidal » ou d'un crâne « ovale » d'Européen, il réclamait leurs indices et des faits bruts. Il partait du principe suggéré par l'exercice statistique que la recherche anthropologique doit reposer sur des observations individuelles, recueillies par des procédés simples, uniformes, et répétées « sur un grand nombre d'individus pris au hasard ». Broca n'a jamais douté que le relevé méthodique puisse ainsi sérier les moyennes et les variables extrêmes capables d'exprimer les traits différentiels des groupes humains. L'anthropométrie offrait donc un avantage double. Elle permettait de régulariser la collecte. Elle promettait aussi qu'on pût constituer une sorte de « trésor » de données décontextualisées, utilisables par tous. On pouvait, grâce à elle, montrer le développement des formes depuis la préhistoire ou constituer le profil-type du déviant social, le criminel atavique. Il suffisait d'opérer avec rigueur et sans « préjugés »...

Durant les années 1860-1870, Broca assura le triomphe de la méthode des moyennes. Afin de déterminer la valeur différentielle qu'il qualifie de « sériaire » – entendons hiérarchique – de chaque caractère étudié, il compare des milliers de pièces, il crée de nouveaux indices crâniens, tels l'indice nasal ou l'indice orbitaire. Le lexique physiognomoniste, qualifié d'« impressionniste », est maintenant censuré. Son usage encore libéral vers 1850 disparaît assez brutalement face à la toute-puissance des chiffres. Le crâne va devenir un objet scientifique. Il relève dorénavant d'une combinatoire de grandeurs mathématiques directement comparables. Cela démontre une conversion des intérêts techniques liée à la volonté de promouvoir une raciologie scientifique, rationnelle. Tous les quotients calculés à des fins classificatoires tourneront au détriment de la doctrine de l'« homme moyen ». L'humanité ou la nature humaine ne sont pas des concepts anthropométriques. Là encore, c'est une manière de barrer un certain discours familier des Lumières.

Le cerveau et l'intelligence

Pourtant, la méthode formaliste de Broca ne s'est pas imposée sans démentis ni revirements. Sa conviction n'était pas partagée par tous, même si elle favorisa la reconnaissance de la jeune science anthropologique. L'un des dossiers contentieux concerne la mesure de l'intelligence, un terrain d'estimation majeur de l'anthropométrie. Broca était un partisan de la hiérarchie raciale fondée sur l'appréciation « objective » des volumes crâniens différentiels. Il estimait qu'un rapport « remarquable » liait, en moyenne, la masse du cerveau à l'expression de l'intelligence. Effectivement, le parallèle des races dites « inférieures » et « supérieures » à partir des cubages cérébraux bénéficiait d'une longue tradition naturaliste. L'argument était simple : tant vaut l'organe, tant vaut la fonction.

Il revenait à Pierre Gratiolet, cofondateur de la Société d'Anthropologie de Paris, de contredire abruptement ce dogme théorique en 1861, à l'occasion de la présentation du moule encéphalique d'un crâne de Mexicain totonaque. Les Totonaques étaient réputés pour leur sauvagerie. Or le volume de la masse cérébrale de ce spécimen était « considérable », égal ou supérieur même à celui d'un cerveau « caucasique » mis en regard. Gratiolet tira prétexte de cette anomalie de distribution pour affirmer qu'il n'y avait pas de relation constante entre le développement de l'intelligence et celui de l'encéphale. Ce type de recherches ne revêtait, selon ses mots, « presque aucune signification ».

Gratiolet était un neuro-anatomiste connu de l'Europe entière. En 1861, quand il obligea les anthropologues à repenser les principes, périmés selon lui, du déterminisme cérébral hérité de Cabanis et de Gall, il provoqua une « explosion philosophique ». Le jeu physiologique du cerveau répondait pour lui d'une énergie créatrice de l'intelligence, variable et mystérieuse, qui échappait à la balance de l'anatomiste. Gratiolet était spiritualiste. Il considérait qu'on ne pouvait pas substituer le « quantitatif » au « qualitatif » dans l'ordre des faits moraux. La nécessité d'une âme immatérielle, d'une « force une, indivisible et non localisée », remarquait-il, ne devait rien à sa profession de foi. Elle relevait d'une vérité d'expérience. Si le poids du cerveau avait le pouvoir de révéler mécaniquement le degré de génie imparti à chacun, les compétences intellectuelles obéiraient à la « loi des classifications numériques » : on aurait, pourquoi pas, des intelligences de 1 200, de 1 500, de 1 900 grammes. Mais le poids de l'encéphale variait considérablement chez des hommes éminents et égaux en intelligence. Cela prouvait que la taille du cerveau n'était pas décisive.

De plus, Gratiolet faisait grief aux défenseurs de la méthode numérique de confondre, sous l'unité d'un chiffre, la multitude des variables organiques dont résultait l'intelligence. La pesée « en bloc » de la masse cérébrale ne permettant pas de distinguer la part des nerfs, du cervelet, des matières blanche et grise, la balance enregistrait indistinctement la masse totale des hémisphères et des organes périphériques. D'où ses résultats stériles. Gratiolet, le savant qui avait discipliné le cerveau, doutait de tout. Imaginons, disait-il, qu'on puisse isoler la matière du cortex et qu'elle se présente, sur deux cerveaux-témoins, d'un même poids et d'égal volume. La parité ne suffirait pas à conclure à l'équivalence des intelligences. L'un de ces cerveaux pourrait compenser par l' « épaisseur » de la couche corticale ce que l'autre gagnerait en « étendue ». Le poids serait égal mais ces conditions entraîneraient que le premier posséderait des circonvolutions isolées et épaisses quand le second aurait des plis étroits, dédoublés, sinueux. Le premier cas était précisément celui du Mexicain totonaque ; le second, qui exprimait pour Gratiolet une « perfection typique plus haute », se rencontrait dans le cerveau du mathématicien Gauss. La même question se poserait quant au poids relatif des différents lobes cérébraux, puisqu'on admettait depuis Cuvier et Gall que le lobe frontal surpassait en importance les lobes pariétaux ou occipitaux dans l'expression de l'intelligence. Ainsi, la forme primait le poids.

Gratiolet n'a jamais nié que le cerveau soit l'organe au moyen duquel nous pensons. Mais, en conformité avec les traditionalistes chrétiens, il admettait que l'homme est une intelligence servie par des organes. Il fallait donc que cette intelligence soit « une », comme l'âme indivisible dont elle était la forme. Ces « mystères d'âme » lui valurent les critiques des phrénologues, des matérialistes et des positivistes qui regrettaient cette intrusion de la métaphysique dans la science. Néanmoins, Gratiolet revendiquait l'observation empirique contre la dictature des nombres.

Broca fut l'interlocuteur le plus constant de Gratiolet. Il réfuta « l'absurdité » qu'on voudrait lui imputer d'établir un rapport absolu entre l'intelligence et la contenance des crânes. Il n'en maintenait pas moins le principe de leur rapport « relatif ». Le système des pesées n'était pas contestable. Broca se positionna sur un terrain d'évidences empiriques peu questionnées à cette époque. Ainsi l'infériorité intellectuelle moyenne des femmes paraissait corrélée avec l'inégal développement de leur cerveau ! Broca montrait de même le privilège statistique des grosses têtes dans la production des génies. Dans la comparaison des races enfin, les capacités crâniennes moyennes exprimaient la « hiérarchie intellectuelle » des peuples, depuis l'Australien jusqu'à la tête germanique. Broca construisit sa démonstration sous la forme d'un syllogisme : la masse des circonvolutions est la plus pesante des parties encéphaliques. Le poids global du cerveau doit donc varier en proportion de celui des circonvolutions. Les circonvolutions étant le siège des facultés intellectuelles, leur volume variera dans le même sens que le développement de l'intelligence. En conséquence, le poids ou le volume de l'encéphale doit varier en moyenne numérique dans le même sens que la capacité intellectuelle.

L'âme de la race

La querelle sur l'intelligence n'avait pas d'issue technique. Gratiolet est mort en 1864, ce qui mit fin à ce dialogue de sourds. Mais l'anthropométrie n'a fait consensus que pour peu d'années. On découvrit très vite que la mesure de l'esprit est aussi celle des préjugés. Durant la guerre de Sécession, des mesures en nombre ont révélé que les Noirs nord-américains avaient un volume crânien égal à celui des Blancs. De même, Broca montra que certaines séries de crânes préhistoriques avaient un cubage crânien supérieur à la moyenne des Parisiens actuels. Or les hommes préhistoriques étaient réputés sauvages. La théorie voulait qu'ils aient des cervelles plus petites que les hommes civilisés. Les présupposés fondamentaux de l'anthropométrie ont donc été relativisés. Broca finira par avouer que l'intelligence humaine ne se mesure pas.

D'un autre point de vue, nombre d'anthropologues se sont vite lassés de cette accumulation fastidieuse de chiffres contradictoires. D'abord le maniement des outils mathématiques et des instruments était inutilement sophistiqué. Ensuite, on a discuté le bien-fondé de son raisonnement. Broca admettait que les races soient plus ou moins douées mais il ne définissait jamais ce qu'il entendait par « intelligence ». C'est précisément ce que Gratiolet refusait. Pour lui, les races avaient un destin séparé, sans mesure commune de l'une à l'autre. Certaines d'entre elles étaient éternellement vouées à la vie sauvage, d'autres à une vie civilisée. Les comparer n'avait pas grand sens.

À sa suite, un certain nombre d'anthropologues vont promouvoir une psychologie ethnique différentialiste, fondée sur la disparité absolue des formes de la culture. Leur concept clé était la notion d' « âme collective » ou de « génie des races ». Gratiolet, dans le fond, représentait la version spiritualiste d'un courant de pensée admis par des anthropologues de toute obédience. Leur thèse était simpliste : chaque peuple avait, de par sa nature profonde, une identité psychologique, des penchants, une constitution mentale, spontanément accordés à sa trajectoire terrestre. Tel était perfectible, tel autre ne l'était pas. Gustave Le Bon expliquera plus tard que l'instinct atavique a plus d'importance que l'intelligence.

Le destin de l'anthropométrie est lié à une épistémologie déterministe. Il fallait réduire les caprices du hasard pour ramener à l'ordre des structures organiques le destin singulier de l'homme et des sociétés. Ce rationalisme instrumental avait l'ambition d'abolir sous des chiffres l'épaisseur de l'histoire. Tous les anthropologues n'ont pas accepté cette version des faits humains. L'anthropométrie a connu son âge d'or jusqu'aux dernières années du XIXe s. Avec le succès de la criminologie lombrosienne, elle étendit son champ d'application jusqu'au désaveu bruyant de la diagnose du criminel né par Léonce Manouvrier en 1889. Au XXe s., elle est restée un instrument descriptif. Mais le paradigme anthropométrique, fondé sur le morphotype externe, fut supplanté vers 1920 par la génétique et la « bio-sociologie ». Rapportée à l'échelle individuelle, l'anthropométrie a connu finalement sa meilleure gloire avec la diffusion universelle du système d'identification judiciaire créé par Alphonse Bertillon : le bertillonnage, ou « science de la police technique ».

► BERTILLON S., *Vie d'Alphonse Bertillon inventeur de l'anthropométrie*, Paris, Gallimard, 1941. – BLANCKAERT C., « "Les vicissitudes de l'angle facial" et les débuts de la craniométrie (1765-1875) », *Revue de Synthèse*, n° 3-4, 1987, p. 417-453 ; « L'indice céphalique et l'ethnogénie européenne : A. Retzius, P. Broca, F. Pruner-Bey (1840-1870) », *Bulletins et Mémoires de la Société d'Anthropologie de Paris*, n° 3-4, 1989, p. 165-202 ; « Méthode des moyennes et notion de "série suffisante" en anthropologie physique (1830-1880) », *in* J. Feldman, G. Lagneau, B. Matalon (dir.), *Moyenne, milieu, centre. Histoires et usages*, Paris, Éd. de l'EHESS, 1991, p. 213-243 ; « Des sauvages en pays civilisé. L'anthropologie des criminels (1850-1900) », *in* L. Mucchielli (dir.), *Histoire de la criminologie française*, Paris, L'Harmattan, 1994, p. 55-88 ; « La mesure de l'intelligence. Jeu des forces vitales et réductionnisme cérébral selon les anthropologues français (1860-1880) », *Ludus Vitalis. Revista de filosofia de las ciencias de la vida*, vol. II (3), 1994, p. 35-68 ; « La crise de l'anthropométrie. Des arts anthropotechniques aux dérives militantes (1860-1920) », *in* C. Blanckaert (dir.), *Les Politiques de l'anthropologie. Discours et pratiques en France (1860-1940)*, Paris, L'Harmattan, 2001, p. 95-173. – GOULD S. J., *The Mismeasure of Man*, New York / Londres, W. W. Norton & Co, 1981 ; trad. fr. J. Chabert, *La Mal-mesure de l'homme. L'intelligence sous la toise des savants*, Paris, Ramsay, 1983.

Claude BLANCKAERT

→ Anatomie et anatomoclinique.

ANTIBIOTIQUE

Paris, octobre 1943. Un bébé âgé de cinq mois souffrant de méningite aiguë est amené à l'Hôpital Pasteur. On commence immédiatement un traitement aux sulfamides. L'enfant ne réagit pas. Le chef du service de Chimie thérapeutique, le Dr Nitti, se souvient alors qu'il a entendu parler à la radio de Londres d'un nouveau médicament dénommé pénicilline. Se rappelant aussi que le service de physiologie microbienne a, avant la guerre, reçu une souche de *Penicillium* envoyée par Alexander Fleming, les chercheurs pastoriens se décident à produire le nouvel antibactérien. Après quelques jours d'une culture réalisée en secret dans les caves de l'institut, on démarre un traitement. La situation de l'enfant s'améliore : la fièvre baisse, le nombre des leucocytes du liquide céphalo-rachidien diminue. Malheureusement, il n'y a pas assez d'extrait disponible et il faut interrompre les injections. La fièvre remonte et peu après l'enfant meurt.

Rapporté à plusieurs reprises par J. Tréfouël, le directeur de l'Institut Pasteur, cet épisode est caractéristique des histoires de pénicilline qui se multiplièrent après la Seconde Guerre mondiale. Mêlant héroïsme de guerre, production artisanale et attente du miracle thérapeutique, un tel récit suffit à nous rappeler le statut très particulier de la pénicilline dans la culture médicale contemporaine. Synonyme de victoire contre les maladies infectieuses, de puissance de l'industrie pharmaceutique et d'utilité des sciences du vivant, l'apparition des antibiotiques est devenue l'emblème de la modernité biomédicale. L'histoire des antibactériens naturels a en conséquence été souvent écrite, avec un intérêt particulier pour la pénicilline et la streptomycine, et une tonalité téléologique. Historiquement, contrairement à ce que suggère la saga pastorienne, l'efficacité des antibiotiques n'est rien moins qu'une évidence. Comprendre comment cette dernière a été acquise, comment les antibiotiques sont devenus des médicaments, implique de suivre des trajectoires complexes, à la jonction entre sciences, médecine et industrie.

La preuve par la technologie, ou comment la pénicilline a été inventée

Toute bonne histoire de la découverte des antibiotiques débute par le geste de Sir Alexander Fleming, microbiologiste au St Mary's Hospital de Londres, examinant à l'automne 1928 une boîte de Petri qu'il avait oubliée sur un coin de paillasse avant son départ en vacances. Contaminée par un *Penicillium*, celle-ci présentait autour du champignon un halo où les staphylocoques semés par le chercheur britannique n'avaient pas pu se multiplier. Faisant l'hypothèse que ce *Penicillium* sécrétait une substance antibactérienne, Fleming commença à s'intéresser à ce qui deviendrait la pénicilline.

Depuis le prix Nobel de 1945, ce travail a fait l'objet de multiples commentaires, mises en scène et analyses. Fait rare dans l'historiographie des sciences du vivant, il a par exemple été le prétexte d'une tentative de reproduction expérimentale. En 1970, le microbiologiste Ronald Hare publiait un livre dans lequel il relatait ses tentatives pour reconstruire la série d'événements ayant conduit à la découverte de 1929. Ayant passé beaucoup de temps à reproduire les habitudes expérimentales de Fleming, à discuter les cultures réalisées à St Mary's ainsi que les conditions climatiques prévalant durant les semaines précédant l'observation cruciale, cet auteur concluait que *Penicillium* n'était pas un contaminant venu de la rue, comme on l'avait longtemps cru, mais un micro-organisme échappé du laboratoire de mycologie voisin de celui de Fleming. Autrement dit, la découverte de la pénicilline résulterait de manipulations négligentes.

Même s'il obtint pour cela un Prix Nobel, Sir Alexander Fleming n'a pourtant pas découvert la pénicilline. Ou plutôt, la pénicilline qui occupa les étagères de son laboratoire jusque dans les années 1930 n'était pas un médicament. L'historien W. Chen a suivi par le menu le parcours de Fleming. Ses conclusions quant au statut de la pénicilline « avant les antibiotiques » tiennent en trois points. Premièrement, Fleming opérait dans un contexte intellectuel et matériel, celui d'un service de sérothérapie et vaccinothérapie où l'idée même d'une chimiothérapie interne était tenue en haute suspicion. Deuxièmement, Fleming a bien fait quelques tentatives pour utiliser les bouillons de culture du champignon *Penicillium* comme produit antiseptique ; faute de capacité à concentrer le produit, ces tentatives furent considérées comme des échecs, sauf pour des usages limités et locaux. Troisièmement, Fleming trouva en revanche que les mêmes sécrétions du champignon constituaient un réactif très utile pour préparer des milieux de culture sélectifs, c'est-à-dire qui laisseraient pousser les bactéries auxquelles Fleming s'intéressait, en particulier un *Bacillus influenzae* (alors suspecté d'être l'agent responsable de la grippe), tout en inhibant la croissance des autres micro-organismes. En un mot la première pénicilline était soit un réactif de laboratoire, soit une enzyme comparable au lysozyme. En aucun cas, un agent thérapeutique.

Les sécrétions de *Penicillium* commencèrent à quitter les réserves du laboratoire de bactériologie à la fin des années 1930, lorsqu'un groupe de biochimistes de l'université d'Oxford, alors dirigé par Howard Florey, entreprit de les purifier. Leur perspective était sensiblement différente de celle de Fleming. D'une part parce que la découverte des sulfamides était entre-temps venue donner une légitimité nouvelle à l'idée d'agent antiseptique interne. D'autre part, parce que les sécrétions de champignons à action antibactérienne avaient pris de l'importance comme objet biologique. En 1939, René Dubos et ses collègues de l'Institut Rockefeller de New York annoncèrent l'isolement de deux nouveaux antibactériens naturels, la gramicidine et la thyrotricine, obtenus à partir de micro-organismes du sol. De plus, ils envisageaient leur utilisation en thérapie humaine. Cette ambition fit toutefois long feu du fait de la toxicité élevée de ces produits.

Dans ces conditions, Florey et le biochimiste Ernst Chain obtinrent le soutien de la Fondation Rockefeller pour mener à bien leur recherche. La déclaration de guerre modifia toutefois les termes du programme, renforçant sa signification thérapeutique. À Oxford, *Penicillium* était cultivé dans des fioles à fond plat. L'antibiotique était extrait par une succession de solution acide, d'éther et d'eau. Une fois cristallisé, il se révéla sans effet toxique sur les souris. Plus, il pouvait, chez ces mêmes animaux, guérir des infections à staphylocoques ou streptocoques. À partir de 1940, les opérations de laboratoire consistèrent à améliorer le rendement de la purification et à définir un système d'essai. En effet, la pénicilline restait un produit biologique dont l'action ne pouvait être quantifiée que par un essai direct sur une population bactérienne. La procédure de standardisation établie par les chercheurs d'Oxford fut dite « méthode des cylindres » parce que les dilutions d'extraits à tester étaient placées dans des cylindres de verre ou de porcelaine placés sur des boîtes de Petri, elles-mêmes recouvertes d'une suspension de bactéries. Si cette technologie passa sans grandes difficultés du laboratoire de biochimie à l'usine, il n'en fut pas de même de la pénicilline médicament.

En juillet 1941, Florey et un de ses assistants, N. G. Heatley, prirent le bateau pour les États-Unis afin d'y démarcher les industriels de la pharmacie. Pour leur voyage, les deux biochimistes avaient emporté tout ce qu'ils pouvaient pour convaincre leurs interlocuteurs, en particulier les courbes et comptes rendus de leurs premiers essais thérapeutiques. Pour les chercheurs d'Oxford, la cause était entendue : la pénicilline était un composé actif. Ils en avaient pour preuve les souris mais aussi quelques enfants traités avec succès pour des infections oculaires. La demande de Florey était simple : faute de quantités suffisantes, on ne pouvait pas poursuivre l'évaluation. Pour obtenir suffisamment de pénicilline, il fallait s'engager dans un programme de développement et de production de masse mobilisant les compétences des industriels de la fermentation et des chimistes. Mais pour qu'une firme s'engage dans un tel programme, il fallait que ses dirigeants soient convaincus de la valeur thérapeutique et commerciale du produit. Puisqu'une telle démonstration exigeait une quantité importante de pénicilline et donc une initiative industrielle, le cercle vicieux de l'invention thérapeutique était difficile à briser. D'où la réponse négative des firmes anglaises que le groupe d'Oxford avait d'abord contactées. Pour pousser les industriels à voir les choses autrement, il fallait l'intervention d'une autorité capable de forcer l'engagement. Aux États-Unis, c'est la principale institution en charge de la recherche de guerre, l'Office for Scientific Research and Development (OSRD) de V. Bush, qui joua ce rôle et fit entrer la pénicilline dans l'arène du médicament industriel.

À leur arrivée, Florey et Heatley furent mis en contact avec Alfred N. Richards, responsable du Committee for Medical Research de l'OSRD. Ancien mentor de Florey, consultant privilégié de Merck et pharmacologue, Richards se laissa assez facilement convaincre que la pénicilline était un bon projet pour une organisation de recherche comme la sienne. Il organisa la visite des Britanniques puis réussit à dégager des ressources du gouvernement fédéral, en particulier du côté du Department of Agriculture dont l'un des laboratoires était spécialisé dans l'étude des fermentations. Là, dans l'Illinois, Heatley put démarrer une recherche sur les conditions de culture du *Penicillium*. Parallèlement, Richards obtint le feu vert de son comité pour « prendre tous contacts » avec l'industrie et « explorer » la piste pénicilline. La transformation de la pénicilline en médicament fut donc le produit d'une invention organisationnelle : la mise sur pied d'un « programme » fédéral susceptible de « tenir » ensemble des biologistes, des médecins, des chimistes et des ingénieurs afin de pousser la production, de tester les usages du médicament et finalement de le rendre efficace. Celui-ci a été particulièrement analysé par G. Hobby.

Un changement d'importance eut lieu dès la fin de 1941. Les contacts entre Richards et les industriels étaient peu encourageants. Pfizer y croyait peu : les rendements de fermentation étaient très faibles, les effets secondaires du produit non négligeables et les bénéfices thérapeutiques largement inconnus. Squibb, la seule firme qui misait sur la pénicilline, s'obstinait à faire cavalier seul, privilégiant ses propres techniques de production et refusant de participer à une recherche collective sous tutelle gouvernementale. Confiante et pas trop avancée, Merck était la seule compagnie prête à collaborer avec l'OSRD. À l'automne 1941, le laboratoire des fermentations du Département de l'Agriculture fit circuler une information qui changeait les termes de la négociation. En utilisant, comme substrat de fermentation, un sous-produit de l'industrie du maïs – *le corn steep liquor* – pour lequel le laboratoire avait mandat de rechercher des débouchés, les ingénieurs de l'USDA avaient réussi à multiplier par dix le rendement de production de pénicilline. La nouvelle ne rendait pas la pénicilline plus efficace, mais elle simplifiait sa production. Surtout, grâce à son contrôle de la technique, l'OSRD devenait un partenaire de plein droit, disposant d'une base propre de connaissances à négocier et valoriser. Comme l'a montré P. Neushul, jouant de ces perspectives, sous la houlette de Richards le CMR parvint à constituer un cartel « pénicilline » composé de Merck, Squibb et Pfizer. Chaque firme s'engagea à mettre à la disposition des autres les résultats de ses propres travaux. Malgré les plaintes régulières et les conflits répétés sur l'utilisation, après la guerre, des inventions de chaque partenaire, le cartel fonctionna jusqu'à la fin des hostilités.

Parallèlement aux améliorations du rendement et à la recherche de nouvelles souches de *Penicillium*, les services du département de l'agriculture tentaient de développer un autre procédé de culture. L'objectif était de rendre possible l'abandon des techniques « en surface ». Exigeant en oxygène, *Penicillium* croissait en effet sur les milieux de culture. Les Britanniques avaient ainsi pris l'habitude d'ensemencer des dizaines, voire des centaines de fioles. Les ingénieurs pensaient toutefois qu'une culture « en profondeur » était préférable car praticable dans les grands fermenteurs déjà utilisés pour la culture de bactéries anaérobies et la production d'acides aminés. La fermentation en profondeur devint une réalité à partir de 1943. Grâce aux modifications apportées par les spécialistes de Pfizer aux dispositifs courants, en particulier l'adjonction de circuits d'apport en oxygène, la production changea radicalement d'échelle. Dès 1944, les milliards d'unités de pénicilline synthétisées dans des usines dont la construction avait été dans une importante proportion payée par le War Production Board furent mises à la disposition des médecins militaires.

Une autre raison pour laquelle la production de pénicilline était une affaire risquée était la concurrence entre cette production « biologique » et les perspectives de synthèse chimique. Pourquoi investir dans la construction de grands fermenteurs alors que les chimistes auraient trouvé bientôt les moyens d'une synthèse organique. Le risque était d'autant plus sérieux que les études chimiques montrèrent assez vite que la pénicilline était une petite molécule. Le problème fut encore une fois résolu par le CMR qui organisa la collectivisation et le contrôle de l'innovation chimique. À l'été 1943, l'OSRD et le WPB engagèrent un vaste programme de recherche sur la pénicilline de synthèse en collaboration avec une dizaine de compagnies. Quoiqu'il ait mobilisé plusieurs centaines de chimistes et débouché sur un protocole de préparation *in vitro*, ce programme ne déboucha pas sur un produit susceptible de concurrencer la pénicilline « naturelle » et les pratiques de fermentation. Au-delà du cas particulier de la pénicilline, les antibiotiques ont en général conservé ce statut de médicament « biotechnologique ».

La preuve par les nombres : la streptomycine et le traitement de la tuberculose

La découverte de la streptomycine a, comme celle de la pénicilline, été largement commentée ; aussi bien par ses protagonistes que par les juristes et les historiens qui se sont intéressés aux conflits de propriété intellectuelle qui ont accompagné la valorisation de cette substance. On se penchera ici plutôt sur le rôle qu'a la streptomycine dans la stabilisation d'un nouveau registre d'évaluation thérapeutique, centré sur l'usage des statistiques et l'organisation des essais contrôlés.

Les premières informations sur l'existence d'un nouvel « antibiotique » doté d'un pouvoir bactéricide beaucoup plus étendu que la pénicilline commencèrent à circuler aux États-Unis à la fin de l'année 1944. Le dispositif de recherche qui avait permis ce résultat avait été mis en place à la fin des années 1930 par Selman Waksam, alors professeur de microbiologie à l'université Rutgers. Il s'agissait d'un des premiers exemples de criblage systématique des propriétés antibactériennes des champignons du sol. Spécialiste des *Actynomyces*, Waksman avait commencé à s'intéresser aux antagonismes entre micro-organismes sur la lancée des travaux de Dubos sur la gramicidine. Réalisé dans une large mesure par des étudiants, le « screening » de Rutgers consistait en une large collecte de micro-organismes, suivie de l'examen de leur capacité à inhiber la croissance de bactéries Gram positives peu sensibles à la pénicilline. Le travail fut poursuivi en collaboration avec les chimistes de Merck dont les laboratoires de recherche étaient situés à proximité de Rutgers. Le contrat liant l'entreprise et le laboratoire spécifiait qu'en échange de son appui financier l'industriel bénéficierait d'un usage exclusif des résultats. Environ un quart des 500 souches testées entre 1939 et 1942 sécrétait des substances antibiotiques. La plupart de celles-ci, en particulier l'actinomycine et la streptothricine, furent éliminées de la liste des médicaments potentiels à cause de leur forte toxicité chez l'animal. En 1942, Waksman poussa l'un de ses thésards, Albert Schatz, à monter un criblage contre les bacilles tuberculeux. C'est dans le cadre de ce programme que Schatz isola, à l'automne 1943, deux cultures de *Streptomyces griseus* sécrétant ce qu'il appela immédiatement la streptomycine. Pour réaliser les essais animaux, Waksman s'adressa non pas aux pharmacologues de Merck mais aux pathologistes de la Mayo Clinic de New York, un centre lié à Columbia University. L'essentiel de l'année 1944 fut consacré à adapter procédures de purification et doses inoculées afin de réduire la toxicité et obtenir un composé capable de guérir des cochons d'Inde tuberculeux. Le 9 février 1945, Schatz et Waksman déposaient ensemble une demande de brevets pour l'invention de la « streptomycine et d'un procédé pour la préparer ».

Contrairement à ce qui s'était produit pour la pénicilline, l'appropriation précoce des antibiotiques devenait une pratique courante. Waksman et l'université choisirent de contrôler l'ensemble de la chaîne de développement, à travers un portefeuille de brevets dépendants couvrant l'ensemble des procédures de culture et de préparation de l'antibiotique, mais aussi par une limitation de la circulation des souches de *Streptomyces*. En 1946, les chercheurs pastoriens se plaignaient ainsi de la difficulté à obtenir quoi que ce soit de Rutgers. Parallèlement, Rutgers et Waksman obtinrent l'abandon de la licence exclusive les liant à Merck, en échange d'une réduction de leur participation aux ventes après cession. Cela permit à l'université libre de passer d'autres accords. L'argent ainsi collecté fut attribué pour moitié à un fonds de recherche géré par Rutgers et pour moitié à Waksman, lequel utilisa les revenus de la streptomycine pour créer sa propre fondation pour la recherche en microbiologie. Cet arrangement fut remis en cause lorsque Schatz déposa, en tant que cosignataire des articles, une plainte contre son exclusion de la participation aux bénéfices. Un accord fut finalement trouvé en 1950 par lequel Rutgers reconnaissait le statut de co-inventeur de Schatz et s'engageait à redistribuer 10 % des fonds à l'ensemble des étudiants qui avaient été impliqués dans l'isolement de la streptomycine.

Malgré ces restrictions, dès la fin de la guerre plus de vingt laboratoires étaient aux États-Unis impliqués dans l'utilisation des *Streptomyces* à fin de production. L'attrait de la streptomycine tenait en effet aux rumeurs selon lesquelles il s'agirait d'un composé efficace dans le traitement de la tuberculose. Mobilisation, urgence et miracle : telle est la culture qui marqua immédiatement la discussion publique sur la streptomycine. La première mention de cet usage fut le fait de Feldman et Hinshaw, les deux médecins de la Mayo Clinic auxquels s'était adressé Waksman. À la fin 1945, ceux-ci avaient traité une soixantaine de patients atteints de tuberculose pulmonaire ou de méningite tuberculeuse. Convaincus de l'effet positif de la streptomycine, ils attribuaient, classiquement, les échecs à l'état déjà trop grave des patients ou à une interruption prématurée du traitement due au manque de médicament.

Malgré cette conviction, la question de la valeur et de l'utilité de la streptomycine se posait de manière assez différente de celle de la pénicilline. D'une part, parce que la complexité de la maladie, ses multiples formes et son caractère chronique rendaient les cliniciens particulièrement sensibles aux variations individuelles et à la nécessité d'un jugement sur la longue durée, au-delà des guérisons apparentes. D'autre part, parce que la lutte contre la tuberculose était un enjeu majeur de santé publique moderne, un terrain mobilisant de nombreux spécialistes – depuis les urbanistes jusqu'aux médecins des sanatoriums – dont les critères d'évaluation et les avis n'étaient pas forcément convergents.

Grande compagnie surveillant de près le marketing de ses produits, Merck était soucieuse de la complexité des relations avec les cliniciens et de la méfiance qui entourait les essais directement organisés par l'industrie. Il fut donc décidé que la distribution des lots de streptomycine fournis par Merck sur la base du procédé Waksman serait effectuée par un comité du *National Research Council*. Cela eut pour conséquence de donner le contrôle de ce qui était encore un composé très rare à un petit groupe de médecins « réformateurs » dont Harry Marks a analysé les projets.

Le premier indice de leurs ambitions méthodologiques fut une expérimentation organisée avec la *Veterans Administration* (VA). La VA semblait l'administration idéale pour conduire un grand essai contrôlé. En charge de la santé de centaines de milliers d'ex-militaires, elle gérait un nombre considérable d'hôpitaux et de centres de soins, disposant ainsi d'un corps médical nombreux et salarié.

L'essai streptomycine fut planifié comme une seule vaste entreprise et non comme la coordination de plusieurs explorations cliniques. L'expérience de la guerre et une certaine diffusion des thèmes de la coordination et de la planification permirent l'acceptation d'un protocole qui décrivait soigneusement les indications et modalités d'administration. La mise en place d'un groupe contrôle se révéla en revanche impossible. Après quelques mois de poursuite de l'expérience, le nombre de patients dans le groupe témoin sans antibiotique était dérisoire. Convaincus de l'importance potentielle de la streptomycine, les cliniciens avaient les plus grandes réticences à ne pas l'essayer. L'idée fut tout simplement abandonnée.

L'étude de la Veterans Administration fut prolongée par un autre essai de traitement de la tuberculose pulmonaire, organisé sous l'égide du *Public Health Service*. Tirant leurs propres leçons des difficultés de l'essai de la VA, les organisateurs du *PHS* optèrent pour un contrôle beaucoup plus strict. Toutes les décisions d'entrée dans l'essai furent renvoyées au comité regroupant les principaux investigateurs sous peine d'interruption de fourniture de l'antibiotique. L'engagement à constituer un groupe contrôle faisait partie des pré-requis. Les patients ne furent pas prévenus de leur statut. Pour diminuer les scrupules des praticiens on institua toutefois une procédure d'appel pour rediscuter du cas de malades inclus dans le groupe « contrôle » dont l'état s'aggraverait de façon dramatique. Finalement, l'évaluation quantitative des effets fut retirée des mains des médecins traitants pour être confiée au comité d'organisation. On supprima les conférences où les cas étaient discutés collectivement, pour mettre en avant comme seul critère de jugement l'observation « objective » d'une réduction du nombre et de la taille des taches sur les radiographies pulmonaires des patients. Parallèlement, un groupe de statisticiens se vit attribuer la tâche de traiter l'ensemble des fiches de cas et de décider, sur la base d'un tirage au sort, de qui serait inclus dans le groupe contrôle.

Par bien des traits, l'essai streptomycine qui fut initié au même moment en Grande-Bretagne et qui est resté comme le premier essai randomisé de l'histoire de la médecine n'était qu'un analogue de ce système. Organisé par l'unité de statistiques du MRC et plus particulièrement par Austin Bradford Hill, un élève du statisticien R. A. Fisher, l'essai britannique reposait sur une procédure faisant une place importante à la « randomisation » des patients entre groupe contrôle et groupe traité. Issue du travail de Fisher sur les biais d'échantillonnage dans la conduite des essais de semences agricoles, l'idée était de combattre les effets du hasard par le hasard. Pour Bradford Hill, le jugement thérapeutique posait deux types de problèmes. D'une part des problèmes de terrain correspondant aux variations du cours de la maladie en fonction de la constitution individuelle. D'autre part des problèmes d'intersubjectivité : les médecins tendent à croire à l'efficacité des médicaments qu'ils prescrivent, de même que leurs patients. Cette croyance commune modifie les comportements et de ce fait biaise la comparaison entre le groupe traité et le groupe contrôle. D'où l'idée de répartir les patients « au hasard » en laissant les praticiens dans l'ignorance de leur statut. Un tel plaidoyer était difficilement recevable par les cliniciens. Pour une majorité d'entre eux, la question des biais devait être résolue non pas par le recours au hasard mais par son élimination en toute connaissance de cause. Un groupe traité idéal était un groupe dans lequel le clinicien incluait les patients pour qui il pouvait prévoir une bonne adaptation au traitement.

Difficilement concevable dans les années 1930, l'institution d'un *Randomized Clinical Trial* était devenue acceptable dans un contexte marqué par la mobilisation de guerre mais aussi par le développement de pratiques de soin plus collectives au sein de systèmes de santé en expansion rapide. De son côté, Bradford Hill liait l'acceptation de l'essai contrôlé à l'apparition d'antibactériens efficaces : « Ce qui a conduit au cours des dernières années au développement d'essais thérapeutiques fortement organisés et contrôlés est d'une part le développement graduel d'une approche scientifique et d'autre part l'introduction d'un antibiotique après l'autre, d'un médicament miracle après l'autre. » De fait, en 1948, lorsque furent publiés les résultats de l'essai du MRC, l'enjeu du débat n'était plus de convaincre de l'importance de la streptomycine pour le traitement de la tuberculose, mais de réfléchir aux conditions d'administration de cette preuve. En Grande-Bretagne comme aux États-Unis, l'intérêt de l'antibiotique n'était pas contesté.

Il n'en était pas de même dans d'autres contextes, par exemple en France, où les spécialistes de la tuberculose avaient tendance à mettre en avant les effets indésirables de la molécule : son action toxique sur le système nerveux entraînait parfois cécité et surdité. De plus, ces praticiens considéraient que les améliorations obtenues avec la streptomycine n'étaient pas durables à cause de l'apparition rapide, chez les patients, de souches de *Mycobacterium* résistantes. La réponse pratique à ces objections ne fut trouvée que dans les années 1950, dans le contexte de généralisation du « paradigme » antibiotique.

Multiplier les usages et contourner les résistances : l'ère des antibiotiques et sa fin

Chloramphénicol, tétracycline, néomycine, érythromycine, vancomycine, kanamycine, méthicilline, céphalosporine, ampicilline, gentamycine... La liste des antibiotiques isolés entre 1945 et 1965 comprend l'essentiel des composés de notre arsenal contemporain. Leur histoire, celle des programmes de criblage ou de synthèse dont ils sont issus de même que celle de leurs usages restent à écrire. Des témoignages et mémoires ont bien été publiés. Mais, dans la plupart des cas, les analyses historiques font défaut.

Cette carence de l'historiographie médicale n'empêche cependant pas d'estimer que l'ère des antibiotiques a culminé dans les années 1960. Deux motifs différents peuvent fonder ce jugement. Le premier est le ralentissement du rythme des découvertes, sensible dès les années 1970. Le second est la place croissante prise par la discussion sur les phénomènes de résistance et ce qu'on peut appeler le « paradoxe des antibiotiques » c'est-à-dire le fait que leur consommation en quantités croissantes mine la possibilité de continuer à les utiliser.

L'apparition de souches résistantes a été discutée dès les premiers usages de la pénicilline. Le premier article sur la croissance de staphylocoques insensibles a été publié en 1942. De même, le problème des résistances est au centre des discussions des années 1940 sur la valeur thérapeutique de la streptomycine. L'essai du MRC de 1948 concluait par exemple que la réduction du nombre de décès associée à la prise de streptomycine diminuait fortement après quelques mois de traitement. Le phénomène était expliqué par l'apparition des résistances bactériennes. Plutôt que de remettre en cause l'antibiothérapie, les chercheurs britanniques suggéraient de la poursuivre en combinant plusieurs molécules. À la fin de l'année, le MRC lança une étude associant streptomycine et acide para-aminosalicylique (PAS).

Le PAS avait pour origine une ligne de recherche très différente du criblage des micro-organismes. Partant de l'observation selon laquelle l'aspirine stimulait la croissance de *Mycobacterium tuberculosis* en favorisant la respiration bactérienne, un groupe de chercheurs suédois avait, entre 1941 et 1944, cherché à fabriquer des inhibiteurs de cette fonction en partant de la structure de l'acide salicylique. Premier composé à présenter l'effet attendu, le PAS avait dès 1945, acquis une réputation de médicament antituberculeux. L'essai du MRC le transforma en un agent de lutte contre la résistance à la streptomycine. En décembre 1949, un rapport préliminaire confirmait l'intérêt de l'association pour retarder le développement de la résistance. La toxicité restait quant à elle inchangée, de même que le peu d'efficacité sur les tuberculoses avancées. Le principal effet de l'étude fut donc de légitimer le principe de contournement des résistances. C'est lui qui justifia le recours ultérieur à une triple association fondée sur l'ajout d'acide hydrazide isonicotinique (INH) au mélange des deux autres antibactériens. Rapidement cooptée, cette « trithérapie » permettait une nouvelle réduction de mortalité. Surtout, elle offrait la possibilité de diminuer les doses de streptomycine dans une proportion suffisante pour éliminer la toxicité neurologique. Multiplier les antibiotiques semblait donc la réponse la plus efficace, au risque de voir leur usage conduire à une obsolescence rapide.

Sur le plan biologique, le phénomène de résistance fut dans un premier temps discuté dans les termes de la controverse sur la stabilité des espèces bactériennes et leur capacité à répondre à des changements de milieu. C'est-à-dire en termes soit d'adaptation, soit de sélection. Au cours des années 1950, l'essor de la génétique bactérienne finit par donner l'avantage aux théories de la sélection, voyant dans l'apparition de la résistance la conséquence de mutations aléatoires. À la fin de la décennie, la rapidité avec lesquelles des résistances multiples apparaissaient devint un sujet de préoccupation médicale. Les généticiens moléculaires offrirent un autre schéma explicatif, privilégiant des transferts de gènes entre bactéries, la circulation et la recombinaison d'unités génétiques non-chromosomiques : des plasmides porteurs des gènes de résistance. Par curieux retour au laboratoire, ceux-ci devinrent dans les années 1970 l'un des principaux outils du génie génétique. Du moins jusqu'à ce que leur caractère indispensable et leurs effets dans la diffusion des résistances soient mis en cause dans le cadre du débat sur les OGM.

Le « paradoxe » des antibiotiques ne peut toutefois être compris sur la seule base du laboratoire. Il a en premier lieu pour origine la diversification et la généralisation de la consommation. Les années 1960 sont la période durant laquelle leur emploi préventif a pris un caractère de masse. Il s'agit aussi de la période qui a vu l'usage des antibiotiques comme adjuvant de croissance être de plus en plus discuté. Là encore, la pratique est ancienne. Elle a pour point de départ les recherches sur la tétracycline conduites par les laboratoires Lederle aux USA. Parallèlement à la préparation de cet antibiotique, la firme s'occupait de produire de la vitamine B12, utilisée comme facteur de croissance animale. Considérant que le micro-organisme pourrait être une source alternative de ce composé, les chercheurs de Lederle commencèrent à tester les produits de fermentation avant et après extraction de la tétracycline. Même en petites quantités, les broyats de *Streptomyces* se révélèrent remarquablement efficaces. D'abord attribué à la présence d'une nouvelle vitamine, cet effet fut finalement associé à la tétracycline elle-même. Utiliser l'antibiotique à faibles doses pour augmenter la productivité des élevages fut dès lors considéré comme une pratique nutritionnelle, et non pas thérapeutique, laissée à la libre initiative des industriels de la pharmacie et de l'alimentation du bétail.

Au cours des années 1950, ces usages des antibiotiques pour la croissance des animaux furent systématiquement explorés. Même si les mécanismes d'action en sont restés inconnus, la pratique a connu un succès incontestable. Dès la fin des années 1960, 80 % de la consommation de pénicillines et de tétracyclines par les animaux d'élevage correspondait aux additifs alimentaires, représentant chaque année des centaines de milliers de kilos. Nombre de microbiologistes et de médecins arguèrent alors qu'il était dangereux de saturer les élevages et l'environnement avec des composés qui seraient aussi utilisés comme traitement et auxquelles les bactéries deviendraient massivement résistantes. Première du genre, la discussion britannique a conduit, en 1970, à interdire l'emploi agricole des mêmes antibiotiques que ceux servant en médecine humaine. La même ligne de conduite fut adoptée par la Communauté Européenne en 1974. Cette argumentation a toujours été refusée par les autorités américaines qui estiment que la preuve du lien entre résistance des bactéries pathogènes de l'homme et utilisation agricole des antibiotiques n'a jamais été administrée.

L'ère des antibiotiques est aussi celle où la recherche biomédicale a pris une importance croissante dans la quête de la santé. De ce contexte et de la victoire sur les infections bactériennes est née l'idée selon laquelle la mobilisation des savants permettrait, à court terme, de trouver une solution technique à la plupart des grands fléaux. Cette culture de la chimiothérapie triomphante, si bien illustrée par la quête d'une « pénicilline du cancer », appartient à l'univers matériel et mental des Trente Glorieuses. Il n'est pas sûr qu'elle ait si bien résisté au passage du temps.

► CHEN W., *Comment Fleming n'a pas inventé la pénicilline,* Paris, Synthélabo - Les Empêcheurs de penser en rond, 1996. – DUBOVSKY H., « The History of Para-aminosalicylic Acid (PAS), the First Tuberculosis Anti-microbiol-agent, and Streptomycin : A Comparative Study », *Adler Museum Bulletin,* 14, 1988, p. 7-11. – GAUDILLIÈRE J.-P., *Inventer la biomédecine : la France, l'Amérique et la production des savoirs du vivant,* Paris, La Découverte, 2002. – HOBBY G., *Penicillin : Meeting the Challenge,* Yale Univ. Press, 1985. – LEVY S. B., *Le Paradoxe des antibiotiques,* Paris, Belin, 1999. – MACFARLANE G., *Fleming : l'homme et le mythe,* Paris, Belin, 1984. – MARKS H., *The Progress of Experiment, Science and Therapeutic Reform in the United States,* Cambridge, Cambridge Univ. Press, 1997. – NEUSHUL P., « Science, government and the mass production of penicillin », *Journal of the History of Medicine and Allied Sciences,* 48, 1993, p. 371-395. – PARASCANDOLA J. (éd.), *The History of Antibiotics,* Washington, American Institute of the History of Pharmacy, 1980. – WAKSMAN S., *My Life with the Microbes,* New York, Simon and Chuster, 1954. – YOSCHIOKA A., « Use of Randomization in the Medical Research Council's clinical trial of streptomycin in pulmonary tuberculosis in the 1940s », *British Medical Journal,* 317, 1998, p. 1220-1223.

Jean-Paul GAUDILLIÈRE

→ Bactériologie ; Chimiothérapie.

ANTIPSYCHIATRIE

La notion d'« antipsychiatrie » est reçue en deux sens très séparés. Au sens large du terme, l'antipsychiatrie désigne le mouvement de contestation de la psychiatrie classique (ou « aliénisme »), telle qu'elle s'est constituée à partir du XIXe s., comme science d'un diagnostic dont le sens était d'exclure une marginalité déviante, disposant d'un instrument thérapeutique (l'asile), milieu disciplinaire fermé et produisant la chronicité des symptômes. La psychiatrie, apparaissant comme la caution scientifique de pratiques policières de ségrégation, avait fini par perdre son âme d'origine, elle qui dans sa fondation pinélienne (Philippe Pinel, 1745-1826, donné comme le fondateur de la psychiatrie moderne) s'était réfléchie comme mouvement humaniste d'aide, d'accompagnement et de soin moral de la folie. Au sens restreint, on entend plutôt par « antipsychiatrie » un courant historique et singulier de contestation anglais, animé par D. Cooper, R. D. Laing et A. Esterson, lesquels, passant outre l'alternative entre une psychiatrie répressive et une psychiatrie humaniste, refusent de penser le fou comme malade et la relation construite avec lui comme soignante. Cette double acception du terme explique qu'on puisse parler parfois d'antipsychiatrie à propos de courants comme la psychothérapie institutionnelle en France ou le mouvement contestataire « Psychiatria Democratica » en Italie, alors même que leurs représentants (L. Bonnafé et F. Basaglia) défendent farouchement la singularité de leur critique de la psychiatrie traditionnelle. Dans cette présentation générale, nous évoquerons principalement le mouvement anglais, mais en le replaçant dans la configuration générale des courants de pensée opposés à l'aliénisme.

Le désaliénisme

L'expérience de la Seconde Guerre mondiale en Europe fut, pour la psychiatrie, celle des limites de l'asile, d'abord parce que ce dernier fut le cadre d'un désastre humanitaire, mais aussi parce que des expériences y furent tentées qui semblaient fournir la preuve de son pouvoir pathogène : expérience mythique de Saint-Alban (Lozère), avec à sa tête F. Tosquelles, républicain espagnol réfugié en France où, dans l'urgence d'une solidarité vitale créée par la situation de guerre, la responsabilisation des résidents a suffi pour faire cesser les symptômes de certains d'entre eux. Sur cette base, un premier courant dit de psychothérapie institutionnelle « première manière » (J. Lagrange) allait se développer qui posait pour la psychiatrie la nécessité d'une double ouverture : ouverture de la psychiatrie publique vers la société civile (nécessité pour les psychiatres de sortir de l'asile pour effectuer une politique de prévention, par des interventions directes au niveau des familles, des écoles, etc.) ; d'autre part, à l'intérieur même de l'asile, instauration de relations moins hiérarchiques avec les patients, et possibilité d'allées et venues, d'un jeu entre le dedans et le dehors, possibilité que la découverte des premiers neuroleptiques au début des années 1950 rendait d'autant plus pertinente. On notera pour ce premier courant français de contestation (qui allait permettre quelques années plus tard la mise en place de la politique du secteur), un horizon social très marqué, avec un ancrage net dans la pensée marxiste, la résistance et le parti communiste, une méfiance forte vis-à-vis de la psychanalyse, et la défense d'une psychiatrie non autoritaire, comme service public au service de l'usager. En tout, il s'agit moins pour ce premier courant (autour de L. Bonnafé, G. Daumézon, L. Le Guillant, P. Sivadon) de contester la psychiatrie comme telle que de la réordonner à son sens originel, en achevant un mouvement de réforme interne déjà esquissé par le Dr Toulouse dans les années 1930. C'est pourquoi, plutôt que d'antipsychiatrie, il est préférable de parler de « désaliénisme », le destin policier de la psychiatrie étant réfléchi comme sa perversion historique.

L'antipsychiatrie

Trois livres paraissent simultanément en 1961 dans lesquels on verra, de manière tout à fait rétrospective, les racines théoriques de l'antipsychiatrie : *Asylums* de E. Goffman, *The Myth of the mental illness* de T. Szasz et enfin *Folie et Déraison. Histoire de la folie à l'âge classique* de M. Foucault. Les trois livres sont d'orientation différente, mais convergent en direction d'une critique radicale de la condition asilaire et de l'entreprise psychiatrique. Le premier, dans une perspective sociologique, consiste, à partir d'observations fines et précises, en une description de l'asile comme « institution totalitaire », enfermant l'individu dans une identité imposée de l'extérieur, et planifiant de manière autoritaire l'ensemble de ses activités et désirs. Le deuxième combat l'idée de maladie mentale à partir d'une défense de la liberté et de la singularité humaines, la maladie mentale apparaissant comme une construction, une stigmatisation sociale analogue à la sorcellerie pour les époques classiques. Quant à la thèse de Foucault, dépendante d'une orientation philosophique indissociablement nietzschéenne et heidegerienne, elle consiste à voir dans l'objectivation et la technicisation médicales de la folie non pas la révélation attendue de l'essence positive d'une folie jusque-là recouverte par l'obscurantisme religieux et la superstition, mais le dernier acte d'un destin d'une culture occidentale qui aurait constitué son identité à partir de l'exclusion des figures de la folie, au profit d'une raison transparente à elle-même (l'enfermement concret des fous dans l'Hôpital général en 1756 constituant l'illustration historique de ce destin). La projection glacée de la démence dans les figures positives du savoir est alors interprétée comme un geste de clôture des voix de la folie, au nom même de sa vérité médicale, auprès duquel la « libération » concrète des fous par Pinel à la Salpêtrière fait figure de diversion. Ces trois publications ne précèdent que d'un an l'expérience fameuse du pavillon 21, pour le coup véritable lieu de naissance de l'antipsychiatrie au sens fort. C'est en janvier 1962 en effet que D. Cooper (1931-1986), psychiatre né en Afrique du Sud au temps de l'apartheid triomphant, réorganise tout un service à l'intérieur d'un grand hôpital psychiatrique londonien afin d'y accueillir de jeunes schizophrènes sans longue expérience asilaire, selon des principes révolutionnaires : permissivité sans limite, confusion des rôles soignants/soignés et des limites raison/folie, absence de hiérarchie et de tout ce qui ressemblerait à des structures d'ordre et de commandement, constitution d'une communauté où, au rapport unilatéral de la cure, se substitue une réciprocité de communication, d'échange et d'accompagnement, mouvement général de dérive et de laisser-faire dogmatiquement entretenu. L'expérience dura quatre ans, en butte à une hostilité permanente de la part de l'administration et à l'épuisement du personnel de soin. C'est pourquoi D. Cooper, en compagnie cette fois de R. D. Laing (ancien psychiatre militaire, 1927-1989) et d'A. Esterson, dans le cadre associatif de la Philadephia Association, plutôt que de défendre un îlot de résistance au cœur d'un hôpital classique, décide d'ouvrir des centres d'accueil indépendants et séparés pour les schizophrènes : le plus célèbre de ces *homes* sera Kingsley Hall à Londres, qui accueillera entre 1965 et 1970 119 patients et deviendra vite un lieu de légende, où les accompagnements régressifs des schizophrènes se mêlent aux cours de yoga, de tissage et de danses indiennes, où se croisent confusément, dans une ambiance parfois électrique et toujours passionnée, des schizophrènes à la dérive d'eux-mêmes et des intellectuels en mal de sensations fortes. La plus célèbre des résidentes sera Mary Barnes, jeune femme schizophrène que son psychiatre, ou plutôt guide et confident, J. Berke, encouragera à opérer une « régression » vers des états archaïques. C'est ainsi qu'elle commencera de grandes fresques avec ses matières fécales sur les murs de l'institution, avant de se lancer dans des toiles expressives, supportant mieux l'exhibition, qu'elle finira par exposer dans des galeries londoniennes reconnues. Avec Kinsgley Hall comme espace mythique d'expériences initiatiques, avec D. Cooper, R. D. Laing et A. Esterson dans le rôle des psychiatres démissionnaires de leur statut socialement imposé, avec Mary Barnes dans le rôle de la schizophrène artiste et géniale en quête éperdue d'elle-même, nous sommes alors au cœur de l'antipsychiatrie comme expérience historique singulière et majeure. Cette antipsychiatrie, comme le laisse présager la lettre même de la notion, se présente de prime abord comme un ensemble de refus. Refus de faire de la folie une pathologie constitutionnelle, ou un déterminisme organique dont le psychiatre détiendrait par-devers lui l'essence positive et la vérité médicale du processus. L'antipsychiatrie se caractérise aussi par le refus de recourir à une quelconque médicamentation chimique ou à quelque autre traitement physique alors à disposition des psychiatres (cures de Sakel, lobotomie ou électrochocs). La folie en effet – et par folie il faut surtout entendre pour l'antipsychiatrie la schizophrénie, paradigme majeur et emblème – est pensée non pas comme maladie organique, mais difficulté, réponse et réaction *existentielles* face à une situation de violence et de mal-être général. Ce terme d'« existentiel » entend rendre compte de la profonde influence sur tout ce courant antipsychiatrique anglais du mode de pensée phénoménologique. R. D. Laing avait travaillé avec passion les ouvrages d'E. Minkowski (*Le Temps vécu*, 1933) dont il tirera le goût des descriptions fortes et évocatrices de « l'être-au-monde » schizophrène, comme par exemple celle de l'« insécurité ontologique » suscitant le doute angoissant sur la consistance du monde et l'ancrage du sujet dans un corps (*Le Moi divisé*). R. D. Laing et D. Cooper écriront ensemble un livre sur Sartre (*Raison et violence*, 1964). La folie est donc moins réfléchie comme maladie constitutionnelle que mal-être existentiel, dont les racines sont à chercher dans l'entourage proche : essentiellement la famille. Ici Laing et Cooper reprennent les thèses anciennes de H. S. Sullivan (1842-1949), psychiatre américain pour qui trois générations d'interdits sexuels répétés et marqués suffisaient pour faire un psychotique. L'effet pathogène de la famille tient du reste à deux aspects complémentaires : la structure contradictoire des messages que la mère (ou le père) adresse à l'enfant, et la puissance normalisatrice du dressage éducatif. Le courant antipsychiatrique reste marqué par le concept de *double-bind* (double-contrainte) mis en place par l'école de Palo Alto (G. Bateson, D. D. Jackson, J. Haley, J. H. Weakland). L'idée est celle d'un message structuré par deux contenus simultanés et contradictoires. Exemple classique, celui du reproche glacé de manque d'affection. En disant à l'enfant d'un ton dur : « Tu ne n'aimes pas », on exprime haine et amour en même temps, on exige un amour qu'on décourage en même temps d'exprimer. Ce type de message place le récepteur dans une position intenable, alors même qu'il ressent comme vitale l'urgence d'une réponse, et cette contradiction le précipite dans la pathologie. La famille peut encore rendre l'enfant fou en l'enfermant dans un carcan de normes étouffantes. La famille « normale », saturée de valeurs, de frustrations cumulées, d'hypocrisies intériorisées et de ressentiments rentrés, finit par produire un être malade comme la projection de sa propre folie et aussi un moyen de s'en défendre en la réalisant à l'extérieur, pour mieux la condamner. L'enfant fou : miroir et déchet de la famille. Le film de Ken Loach *Family Life* (1972) sera l'illustration cinématographique de ce processus dénoncé par l'antipsychiatrie. Mais la folie n'est pas seulement le résultat passif de la normalité pathologique des familles trop conventionnelles. Plus positivement, elle est pour les antipsychiatres un signe de résistance, et même une expérience à part entière, la marque d'une singularité authentique. Ce que la société nomme « folie » alors, c'est seulement la différence d'un être exceptionnel d'avec les normes habituelles et anonymes. Cette différence, symbole d'une richesse intérieure plus forte, serait aussitôt ressentie par la société comme un insupportable écart, et dès lors stigmatisée, réprimée, pathologisée. La folie du sujet est ce processus qui va du fait de l'incompréhension (il est fou = je ne le comprends pas), à l'exclusion violente en dehors des frontières du reconnu socialement (il est fou = je ne veux pas le comprendre), jusqu'à la ségrégation sous couvert médical et la fixation dans une identité pathologique renforcée par le cadre hospitalier (il est fou = je comprends par la science psychiatrique qu'il est anormal et qu'il doit être enfermé tant qu'il demeurera tel qu'il prétend être). L'antipsychiatrie au contraire se donnera pour tâche d'accueillir ce qui est dénoncé comme « a-normal », comme source authentique d'une normativité inventive, et de permettre à des personnalités « extra-ordinaires » d'aller jusqu'au bout de leur délire, de leur donner la chance d'accomplir ce « voyage » initiatique (R. D. Laing parle de *métanoïa*) vers eux-mêmes, en les accompagnant le cas échéant, afin d'épuiser la richesse d'une expérience intérieure de la folie, dont on suppose qu'elle surpasse en plénitude d'émotions nos vies pauvrement normales et rétrécies. La forme traditionnelle du traitement psychiatrique ne faisait en effet que superposer au pouvoir pathogène d'une famille le super-pouvoir normalisant d'une institution totale qui ne pouvait qu'enfoncer définitivement le schizophrène dans la souffrance, l'incompréhension et le silence. Il s'agit plutôt, dans ces contre-institutions établies par le mouvement anglais, d'abaisser au maximum les seuils d'exigence normative, afin de permettre au fou un nouveau départ. Au fond, la folie est réfléchie tout à la fois comme résistance héroïque aux normes de la masse, exigence de liberté totale, expérience authentique. L'antipsychiatrie se conclut sur une remise en cause radicale qui prend la forme de renversements dialectiques : les fous, singularités magnifiques, ne sont pas anormaux, mais c'est nous plutôt qui sommes des aliénés de la normalité ; la psychiatrie ne soigne pas, mais rend définitivement malade, reconduisant, au nom de la vérité, un processus d'enfermement ; il ne faut pas soigner les schizophrènes, mais les accompagner et leur permettre par là de nous soigner, nous, de notre tendance à les croire schizophrènes. L'antipsychiatrie ne se contente donc pas, comme le désaliénisme français, de considérer que la psychiatrie classique doit être réformée, parce qu'elle aurait cessé d'être fidèle à sa finalité thérapeutique, mais remet en question l'idée même que la psychiatrie puisse relever du soin et la folie relever de la maladie. Ce mouvement d'antipsychiatrie ne doit pas être détaché du contexte culturel des années 1960 : mise en place de contre-cultures (culture *beatnick*), exaltation de la contestation comme telle (époque des anti : anti-cinéma, anti-théâtre, anti-autoritarisme, etc.), recherche d'expériences communautaires (mouvement hippie), quête d'authenticité personnelle, etc.

L'anti-aliénisme et la dépsychiatrisation

Si l'antipsychiatrie anglaise se présente comme une défense de la folie comme choix existentiel pur, le mouvement italien de contestation de la psychiatrie classique prend dès son origine une orientation plus nettement politique. Après avoir fréquenté les communautés thérapeutiques de M. Jones en Grande-Bretagne (principes de circulation indéfinie de la communication, de la participation large aux décisions, de la mise en commun des diagnostics) qui brisaient le triptyque du médecin décideur, de l'infirmier exécutant et du malade passif, F. Basaglia (1924-1980) tente de transformer, à partir de 1963, le vieil asile de Gorizia, en suspendant tout ce qui pourrait ressembler à une relation de domination et en tentant d'y articuler des formes de gestion démocratique. Mais ces innovations auront bientôt pour but, à terme, de faire exploser l'espace asilaire, dénoncé comme instrument de répression sociale des « déshérités ». Détruire l'asile et renoncer à tout espace séparé d'accueil pour la folie – toute institution étant par essence aliénante et finissant toujours par reconduire le partage dominants/dominés –, dénoncer partout la répression politico-sociale sous couvert d'assistance médicale (la dualité soignant/soigné prenant en fait son sens à partir de la dualité classe dominante / classe dominée), tels sont les objectifs de ce courant italien qu'on appellera ici « anti-aliéniste » parce que c'est l'institution psychiatrique comme telle qui fait l'objet d'un refus définitif et sans appel, même réformé (désaliénisme français) ou radicalement transformé (antipsychiatrie anglaise). Les thèses de F. Basaglia seront développées par certains de ses élèves dans le cadre du mouvement politique « Psychiatria Democratica » et conduiront les parlementaires italiens à promulguer en 1978 une loi entamant l'extinction progressive de l'asile (loi 180, mettant fin à la loi italienne de 1904 qui conférait l'essentiel du pouvoir sur la folie à la police et à la magistrature). Enfin, avec Foucault (« Résumé de cours » in *Le Pouvoir psychiatrique*), on parlera de « dépsychiatrisation » pour évoquer la manière dont la psychanalyse, pour la France des années 1970, a permis d'envisager une sortie hors du cadre psychiatrique, mais sans renoncer jamais au cadre thérapeutique. L'expérience de la clinique de La Borde (psychothérapie institutionnelle deuxième manière autour de J. Oury, F. Tosquelles faisant le lien avec la première manière), et celle de l'École expérimentale de Bonneuil (autour de M. Mannoni) articulent un rejet massif de la psychiatrie comme appareil d'état, complice objectif de la répression policière – et cette dénonciation n'était pas seulement idéologique, mais pouvait viser directement le fonctionnement de la psychiatrie soviétique qui enfermait les dissidents comme malades mentaux (cf. le témoignage de W. Boukowsky) –, et une foi enthousiaste dans les vertus d'une psychanalyse (dans sa version lacanienne) censée construire avec le malade une relation souple, désaliénée, purifiée des effets pathogènes de l'institution traditionnelle, débarrassée de la tentation autoritaire des nosographies stigmatisantes, et apte, par son montage transférentiel, à produire des effets de vérité et de guérison (opposition, dénoncée par R. Castel, entre une « mauvaise » psychiatrie – publique – et une « bonne » psychanalyse – privée –, laissant en suspens la question des formes de pouvoir et des processus d'autorité, plus subtils et moins visibles, entretenus par la psychanalyse). On le voit, la contestation de la psychiatrie traditionnelle en Europe et aux États-Unis (antipsychiatrie au sens large) ouvre un éventail large de voies critiques : *désaliénisme* français de la première psychothérapie institutionnelle d'après-guerre faisant déjà signe vers la sectorisation de la psychiatrie publique ; *antipsychiatrie* anglaise dépliant l'étendard romantique du schizophrène génial et opprimé par la médiocrité ambiante ; *anti-aliénisme* italien exigeant dans sa version politique la suppression de toute institution psychiatrique, instrument de répression sociale ; *dépsychiatrisation* française ouvrant grand les bras à une psychanalyse dont on affirme qu'elle rend possible une relation thérapeutique pure, déliée de toute compromission autoritaire, et rend pensable la construction d'espaces de soin nouveaux, où joueraient librement les transferts libérateurs. L'héritage de l'antipsychiatrie est donc multiforme, contradictoire, mais d'autant plus précieux à redécouvrir aujourd'hui qu'un regain de scientisme positiviste en psychiatrie tend à nous faire oublier ce qui serait l'énoncé fédérateur de tous ces courants, pourtant si divers : la folie comme problème est toujours aussi *notre* problème.

► BARNES M. & BERKE J., *Mary Barnes Un voyage à travers la folie*, Paris, Le Seuil, 1973, trad. fr. M. Davidovici. – BASAGLIA F. (dir.), *L'Instituzione negata*, Turin, G. Einaudi, 1968, trad. fr. L. Bonalumi, *L'Institution en négation*, Paris, Le Seuil, 1970. – BOYERS R. (dir.), *R. D. Laing and Anti-Psychiatry*, Skidmore College, trad. fr. J.-P. Cottereau, *Ronald Laing et l'Antipsychiatrie*, Paris, Petite Bibliothèque Payot, 1973. – BOSSEUR C., *Clés pour l'antipsychiatrie*, Seghers, 1974. – BOUKOWSKY W., *Une Nouvelle Maladie mentale en URSS : l'opposition*, Paris, Le Seuil, 1971. – CASTEL R., *La Gestion des risques*, Paris, Minuit, 1981. – COOPER D., *Psychiatry and Anti-Psychiatriy*, Londres, Tavistock Publications Ltd, 1967, trad. fr. M. Braudeau, *Psychiatrie et Anti-psychiatrie*, Paris, Le Seuil, 1970. – DELACAMPAGNE C., *Antipsychiatrie ou les voies du sacré*, Paris, Grasset, 1974. – DELEUZE G. & GUATTARI F., *L'Anti-Œdipe. Capitalisme et Schizophrénie*, Paris, Minuit, 1972. – FOUCAULT M., *Histoire de la folie à l'âge classique,* Paris, Plon, 1961, rééd. Gallimard, 1972 ; *Le Pouvoir psychiatrique. Cours au collège de France 1973-1974,* Paris, éd. J. Lagrange, Gallimard - Le Seuil - Hautes Études, 2003. – GOFFMANN E., *Asylums,* New York, Doubleday & Company, trad. fr. L. & C. Lainé, *Asiles,* Paris, Minuit, 1986. – KOUPERNIK C. (dir.), *L'Antipsychiatrie. Sens ou non-sens,* Paris, PUF, 1974. – LAGRANGE J., « Versions de la psychiatrie dans les travaux de Michel Foucault », in *Foucault et la médecine,* Paris, Kimé, 2001. – LAING R. D., *The Divided Self,* Londres, Tavistock Publications Ltd, 1960, trad. fr. C. Elsen, *Le Moi divisé,* Paris, Stock, 1970. – MANNONI M., *Le Psychiatre, son « fou » et la Psychanalyse,* Paris, Le Seuil, 1970 ; *Un lieu pour vivre. Les enfants de Bonneuil,* Paris, Le Seuil, 1976. – OURY J., *Psychiatrie et psychothérapie institutionnelle,* Paris, Payot, 1976. – SZASZ T. S., *The Myth of Mental Illness,* New York, Harper and Rows, 1961, trad. fr. D. Berger, *Le Mythe de la maladie mentale,* Paris, Payot, 1975. – Coll. : « Antipsychiatrie », *La Nef,* n° 42, 1971 ; « Les antipsychiatries », *L'Évolution psychiatrique,* t. XXXVII (1), 1972.

Frédéric GROS

→ Aliénisme ; Asile d'aliénés ; Nosologie ; Psychiatrie (Naissance de la).

ANTISEPSIE

Le mot « antisepsie », d'après le grec *sêpsis* (putréfaction), semble avoir été inventé par le médecin anglais John Pringle (1707-1782) vers 1750, à propos d'essais de conservation de denrées animales destinées à l'alimentation, par l'alun, les carbonates de potassium et d'ammonium, le camphre. Cette notion de conservation et de prévention de la dégradation des tissus vivants est très ancienne puisque certaines substances étaient utilisées dans les techniques égyptiennes d'embaumement des momies.

L'adjectif « antiseptique » apparaît vers la fin du XVIIIe s. en France lorsque pharmaciens, physiologistes et chimistes mettent au point une série de produits antiseptiques, synonymes alors d'antiputrides. La découverte du chlore en 1773 (point de départ de la fabrication de l'eau de Javel) par le pharmacien suédois Carl Wilhelm Scheele (1742-1786) et son utilisation dans les « fumigations désinfectantes », notamment par le chimiste français Louis Guyton de Morveau (1737-1816) vers 1800, donne une autre dimension à l'antisepsie : désinfecter au sens de désodoriser, lutter contre les « miasmes », émanations, effluves, ou exhalaisons de gaz putrides aux odeurs nauséabondes, provenant de matières en décomposition et associées à l'idée de souillure. La démarche hygiéniste s'amplifie au début du XIXe s. L'iode, dès sa découverte par le pharmacien français Bernard Courtois (1777-1838), est utilisé dans le traitement de certaines dermatoses et le médecin britannique William Wallace (1791-1837) l'emploie en 1836 comme antiseptique sous forme de teinture d'iode à 5 %. Le médecin autrichien Ignace Semmelweis (1818-1865) utilise les sels de chaux pour réduire les infections lors des accouchements vers 1850.

Au milieu du XIXe s., plusieurs méthodes indiquent une nouvelle voie de l'antisepsie : prévenir l'infection purulente des plaies. Les chirurgiens utilisent la cautérisation par le feu notamment et les caustiques (potasse à l'alcool, chaux vive, etc.). L'idée de « l'empoisonnement miasmatique » des plaies accidentelles ou chirurgicales inspire la recherche de procédés susceptibles de lutter contre l'infection, la putréfaction, l'intoxication par les poisons morbides, les « virus » (nom donné à des éléments inertes ou gazeux, au produit invisible, insaisissable, d'une sécrétion morbide, ayant ordinairement pour véhicule le pus, le mucus, le sang, etc.). Les chirurgiens se retrouvent aux côtés des hygiénistes dans leur quête de produits « désinfectants ». C'est le cas de l'iodoforme, fabriqué par le pharmacien Georges-Simon Sérullas (1774-1832) et rapidement utilisé lors de soins chirurgicaux par l'Anglais Robert Glover et le Français Apollinaire Bouchardat (1809-1886). En distillant le goudron de houille, le chimiste allemand Friedlieb Runge (1795-1867) obtient en 1834 une huile que le chimiste français Auguste Laurent caractérise comme étant l'acide phénique et que Charles Gerhardt propose de dénommer « phénol ».

Théorie des germes et antiseptiques

À la fin des années 1860, après les travaux, notamment, de l'Allemand Jacob Henle (1809-1885) et des Français Augustin Chauveau (1827-1917), Joseph Davaine (1812-1882) et Louis Pasteur (1822-1895), le rôle des « microparasites » et des « ferments » dans certaines inflammations et fièvres est progressivement démontré. Ces « germes » proviendraient notamment de matières en état de fermentation putride et il existerait une cause commune à ces différentes affections. La théorie de la fermentation rejoint alors la théorie du parasitisme : les maladies contagieuses et infectieuses ne seraient autre chose qu'une fermentation, dont l'élément actif et déterminant au sein de l'organisme serait le microzoaire, le microphyte, ou encore le germe, le bacterium, le vibrion, tous ces noms désignant des formes diverses de « bactéries » (nom donné vers 1840 en Allemagne aux micro-organismes unicellulaires considérés comme ni animal, ni végétal). La « théorie des germes », dans les années 1870, donne une dimension étiologique commune à ces multiples maladies infectieuses et contagieuses : elles sont dues à l'existence d'agents infectieux microscopiques venus de l'extérieur.

En lien avec cette théorie, l'utilisation de substances pharmaceutiques antiseptiques (chlorées, iodées, phénolées) pour lutter contre ces maladies infectieuses se développe alors en Europe. Au début des années 1860, le chimiste français Jules Lemaire (1814-1866) démontre les propriétés antiseptiques du phénol. À Glasgow, le chirurgien Joseph Lister (1827-1912) préconise l'acide carbolique puis, en 1867, l'usage systématique de l'acide phénique. Le chirurgien français Just Lucas-Championnière (1843-1913) vulgarise les travaux de Lister. De nombreux médecins et physiologistes mettent en place toute une stratégie de « microbicides » dans les années 1870-1880. Ils expérimentent diverses substances pour tuer les micro-organismes dans les matières en putréfaction, arrêter la fermentation et, du même coup, empêcher ces matières de la provoquer ailleurs, soit par leurs émanations, soit par le contact, soit par inoculation.

Titulaire de la chaire de chimie organique et chimie minérale de la faculté de médecine de Paris, Charles Adolphe Wurtz (1817-1884) définit dans son *Dictionnaire* de 1869 les antiseptiques de la façon suivante : « Par antiseptique, on entend tout moyen capable d'empêcher le développement des putréfactions et des fermentations, ou d'arrêter celles qui sont commencées [...] ; on désigne plus particulièrement des préparations chimiques qui s'opposent à l'altération des composés organiques azotés [...]. Ces corps agissent généralement en s'opposant au développement des germes et à leur multiplication. Les principales substances antiseptiques sont l'acide sulfureux et les sulfites, les sels de fer, d'aluminium, de cuivre, de mercure, et quelques substances organiques (phénol, créosote, tanins, etc.). » Quatre ans plus tard (1873), au mot « putréfaction », Wurtz revient aux substances antiseptiques : « Les matières qui, employées à très petites doses, suffisent pour empêcher le développement des ferments putrides sont très nombreuses. Ce sont : la fumée, qui paraît agir surtout par ses alcools phéniques et crésyliques ; le phénol et le crésylol eux-mêmes, employés à faible dose, surtout quand on associe leur action à celle d'une petite quantité de sel marin ; les goudrons ou l'asphalte (conservation des bois) ; les sels d'alumine (acétate et alun) ; les sulfites et hyposulfites alcalins ; les sels de zinc ; les sels de mercure et spécialement le bichlorure (sublimé) ; le bichromate de potasse et l'acide chromique [...] ; l'acide arsénieux, l'acide sulfureux, l'acide oxalique ; le chloral. Enfin une foule de matières volatiles telles que l'acide cyanhydrique, et les hydrocarbures retirés de la distillation de la houille, la benzine et ses homologues, la naphtaline, les essences colorantes en général... Quant aux moyens désinfectants destinés à faire disparaître les produits putrides quand ils ont pris naissance, ils sont aussi très nombreux : le chlore, le chlorure de chaux, les manganates et permanganates en solution, agents désinfectants par excellence [...] ; le mélange d'acide phénique et de sulfites terreux détruit en partie les miasmes infects et enraye assez complètement la putréfaction. »

À la fin du XIXe s., le phénol (monoxybenzol ou acide phénique) est extrait du goudron de houille où il existe en tant que tel. Sa fabrication industrielle semble un moment garantir sa primauté. Il s'en fait une grande consommation en médecine comme désinfectant. Il est connu pour empêcher le développement des « êtres organisés inférieurs », parasites, moisissures, etc., et il est parfois érigé en « spécifique universel ». Il est déclaré remède souverain contre de nombreuses maladies virulentes ou infectieuses. Il est employé dans le pansement des plaies, dans le traitement de la fièvre aphteuse des bovins et dans celui d'un grand nombre de maladies de la peau. Il est également utilisé pour l'assainissement des hôpitaux, des navires, des abattoirs, des galeries d'égout, etc. Mais le phénol est toxique et son emploi n'est donc pas sans danger.

En Allemagne, les firmes pharmaceutiques Bayer et Hoechst sont fondées en 1863 ; la recherche industrielle prend la forme de laboratoires de recherche dans l'entreprise. On ne saurait imaginer la synthèse des colorants ou des médicaments sans les formules développées et les réactifs mis au point par les chimistes. Dans les années 1870-1880, dans ce pays, se développent à la fois la bactériologie médicale et la mise au point scientifique et industrielle de nombreuses substances antiseptiques : le médecin et histologiste Karl Weigert (1845-1904) utilise l'aniline pour mettre en évidence les bactéries dans les tissus ; le chimiste Heinrich Caro (1834-1910) synthétise le bleu de méthylène ; le botaniste, histologiste et microbiologiste Ferdinand Julius Cohn (1828-1898) travaille sur la sélection des espèces bactériennes par la modification des milieux de culture ; le médecin Robert Koch (1843-1910) effectue des recherches sur le charbon et sur l'étiologie des infections du rein ; il démontre l'activité antibactérienne des hypochlorites. On peut lire le *Guide pour le traitement antiseptique des affections rénales* de J. N. von Nussbaum (1829-1890), paru à Stuttgart en 1878 ; la synthèse de l'indigo est réalisée par Bayer en 1879, la découverte du bacille typhique par le bactériologiste Carol Joseph Eberth (1835-1926) la même année. La découverte du bacille tuberculeux annoncée par Koch en 1882 passionne les médecins du monde entier.

La thérapeutique antiseptique antimicrobienne

L'image du danger microbien s'impose progressivement. Le microbe est partout qui sommeille. Une faiblesse ou un trouble de l'organisme laisse la porte ouverte au germe, qui peut alors en profiter. De là des complications menaçantes qui peuvent transformer insidieusement une inflammation microbienne en une « maladie infectieuse » et mettre la vie en danger. La thérapeutique antiseptique est globalement envisagée comme une puissante riposte à l'infectant, un acte de contre-agression aux monstres invisibles, l'administration d'une substance susceptible, à elle seule, de juguler la cause du mal. Certes, la maladie ne paraît plus vraiment considérée comme une punition d'origine divine représentant le châtiment de quelque péché.

« L'invention des microbes » semble même pouvoir tranquilliser l'infecté dans la mesure où elle pourrait le déculpabiliser. Mais inversement, elle peuple l'univers familier d'ennemis puissants et invisibles. Face à un monde hostile menaçant d'une injuste et sournoise effraction, le médicament gagne en rationalité ; c'est une arme chimique appelée à une tâche précise. Il suscite de grandes espérances chez le prescripteur comme chez le malade traité.

Le succès de l'antisepsie dans la seconde moitié du XIXe s. augmente la demande en produits antiseptiques. Mais, dans son *Étude sur les maladies des vers à soie*, parue en 1870, Pasteur dénonce le danger d'un certain aveuglement en matière d'antiseptiques : « La pharmacopée des antiseptiques défie l'énumération (soufre, créosote, nitrate d'argent, farine de moutarde, cendre, suie et autres poudres). Or ces prétendus spécifiques nuisent finalement plus qu'ils ne servent. Ils n'ont soulagé que des faux ou des demi-malades. » Il termine son réquisitoire par une recommandation en ce qui concerne les maladies des vers à soie : « Il convient moins de tuer le parasite que de renforcer la résistance du ver. » Voilà le credo énoncé. Il s'agit plus de rechercher les moyens de prévenir l'infection que de la combattre à l'aide d'antiseptiques. Pasteur et ses collaborateurs privilégient la première voie et délaissent en partie la seconde, même si les choses se compliquent avec l'idée d'un « vaccin curatif » comme celui contre la rage. Le modèle thérapeutique est lié à une certaine représentation de la maladie. Pasteur répartit la responsabilité entre le terrain infecté et la cause externe de l'infection, dominante mais non exclusive. Cette conception de la pathogénie justifie une thérapeutique préventive par les vaccins : elle ne s'attaque pas frontalement au microbe à l'aide d'antimicrobiens chimiques comme les antiseptiques, mais consiste en l'administration d'un germe affaibli qui réveille la lutte contre le microbe pathogène. La thérapeutique chimique par les antiseptiques, quant à elle, est un traitement de choc, visant à lutter contre la maladie en affaiblissant ou en détruisant directement la cause de l'infection. Il s'agit de déterminer une véritable secousse thérapeutique, à l'aide d'un remède qui tiendra du fouet. Il faut « tirer » sur la maladie ou plutôt sur sa cause, pour provoquer son éradication, son extermination : combat sans merci contre l'ennemi, parfois d'une grande brutalité.

Dans les années 1870-1880, les médecins ont à leur disposition un choix d'antiseptiques relativement important. Les praticiens distinguent les antiseptiques à usage externe (peau, plaies), local (muqueuses, cavités), et général. En usage externe, ils préconisent le sublimé et autres préparations mercurielles, le permanganate de potassium, l'alcool éthylique, le nitrate d'argent pour les yeux, l'iodoforme pour le pansement des plaies et des suppurations externes, certains colorants, la teinture d'iode, l'eau oxygénée... Certaines de ces substances sont d'un usage déjà ancien. En usage local (bouche, gorge, nez, oreilles, vagin, etc.), sont conseillés les colorants comme l'aniline, la fuchsine, le bleu de méthylène, la résorcine (solution à 5 %) en badigeonnages, gargarismes et pulvérisations contre les angines ; le styrone (dérivé des dioxybenzols) est employé dans le traitement de l'otite moyenne ; le naphtol camphré et sulforiciné en badigeonnages dans les angines simples et pseudo-membraneuses ainsi que les furonculoses. Pour l'intestin, les médecins proposent d'utiliser des antiseptiques insolubles ou peu solubles tels le naphtol, le bétol et le benzonaphtol, associés ou non au salicylate de bismuth. Pour l'usage général ou interne, la quinine est employée contre la malaria et classée dans les antiseptiques spécifiques ; la naphtaline (bien connue aujourd'hui pour son action antimites, obtenue dans les années 1860), le naphtol ß, la créosote, le salol, le menthol, sont proposés dans d'autres infections.

Selon Charles Bouchard (1837-1915), professeur de pathologie et thérapeutique générales à la faculté de médecine de Paris de 1879 à 1910, pour juger de la valeur thérapeutique d'un antiseptique, il faut établir qu'il raccourcit la durée et combat les effets d'une maladie infectieuse. L'argument fondamental est bien clinique. Mais au préalable, il faut d'abord s'assurer que le médicament agit sur le microbe cultivé *in vitro*, à des doses inoffensives pour l'homme. Il n'est pas nécessaire que l'antiseptique tue le microbe, il suffit qu'il « diminue ou retarde sa pullulation ». Mais il doit avant tout ne pas être toxique. L'équivalent antiseptique, pour une espèce bactérienne donnée et dans les conditions d'expérience précisées, est déterminé en ajoutant des quantités croissantes de l'antiseptique étudié au milieu de culture le plus favorable à la croissance de ce microbe, dans les meilleures conditions de température. Bouchard détermine ainsi trois doses d'antiseptique : celle qui ralentit le développement des micro-organismes, celle qui arrête ce développement, enfin celle qui tue le microbe. Toutes ces notions sont très proches de celles utilisées aujourd'hui dans l'étude de l'efficacité *in vitro* des antibiotiques sur les bactéries : effet inoculum, Concentration minimum inhibitrice (CMI), Concentration minimum bactéricide (CMB). L'idée que certains germes ne sont pas sensibles à l'action de tel ou tel antiseptique n'est pas très éloignée de la notion moderne de « résistance » spontanée du microbe à l'action du médicament. Enfin il faut déterminer « l'équivalent thérapeutique », ou la quantité d'antiseptique qui peut être injectée d'un coup dans la circulation de l'animal sans déterminer de phénomènes morbides.

Alors que l'utilisation empirique des antiseptiques locaux a précédé la théorie des germes, c'est bien cette dernière qui, associée au développement des techniques d'isolement et de culture des microbes, permet d'établir sur des bases scientifiques les effets *in vitro* et *in vivo* des antiseptiques, médicaments chimiques qui s'opposent au développement des micro-organismes ou les détruisent. Dans les années 1880-1890, des médecins hospitaliers de divers pays d'Europe et aux États-Unis testent ces médicaments chez des malades atteints de maladies infectieuses diverses, inaugurant ce qu'on peut appeler des « essais cliniques ». C'est bien la théorie microbienne qui a permis d'interpréter l'action de ces médicaments employés d'abord empiriquement.

En France, à la fin des années 1870 et dans les années 1880 (soit vingt ans avant que soit créé, à l'Institut Pasteur, le Laboratoire de chimie thérapeutique, en 1901), des cliniciens généralement hospitaliers recherchent activement les antiseptiques les mieux appropriés pour lutter contre certaines maladies infectieuses. La « thérapeutique antiseptique », comme on l'appelle alors, rivalise peut-être avec l'autre modèle thérapeutique initié par Pasteur et ses collaborateurs, celui des sérums et vaccins.

Le problème de « l'antisepsie générale »

Efficace dans les infections externes ou locales, la thérapeutique antiseptique est également tentée « à l'intérieur » de l'organisme, par voie générale. Mais dans l'intérieur des tissus, dans les humeurs, le problème s'annonce ardu : l'intrus (le germe) habite l'organisme ; impossible de désinfecter ou stériliser l'ensemble. Alors comment frapper le microbe sans nuire au porteur ? Pour que les antiseptiques puissent être opposés aux agents infectieux, les médecins recherchent des substances solubles, mais d'une toxicité moindre pour les cellules des tissus que pour les cellules microbiennes. À la lecture de certaines observations, il est possible de saisir ce goût du radical chez certains médecins : le but est l'extermination du germe, quelles qu'en soient les difficultés pour le malade. Ils n'hésitent pas à prescrire des injections dans les organes profonds, certainement douloureuses pour le patient. Ce type de traitement revêt parfois l'aspect d'une sorte d'expiation nécessaire. Les malades, peut-être avides de remèdes nouveaux, reprennent-ils pleinement à leur compte l'idée du médicament, puissant antidote contre l'agent infectant, auquel semble tant croire le médecin ? Un remède exactement spécifique, susceptible de détruire efficacement le germe perturbateur. Chez des malades atteints de tuberculose par exemple, le clinicien hospitalier enfonce dans le parenchyme pulmonaire de longues aiguilles sur deux ou trois centimètres à travers un espace intercostal, et injecte des solutions de benzoate de soude, d'iodure de potassium concentré, de naphtol, ou de créosote. Le médicament pénètre ainsi dans l'intimité de l'organisme et il est difficile d'imaginer ce que les malades ressentent : à la fois la douleur et peut-être une sorte de rupture de l'intégrité corporelle à cause de la pénétration violente et acérée de l'aiguille. Il y a dépôt, à l'intérieur d'eux-mêmes, d'une substance étrangère qui ne peut même pas être digérée ou rejetée. Toujours cette obsession de poursuivre l'intrus venu de l'extérieur, y compris de façon brutale, et de l'exterminer à l'aide d'une substance elle aussi venant de l'extérieur. Comment le malade appréhende-t-il ces nouveaux traitements ? Est-il sensible, confiant, résigné, convaincu ? Les informations manquent pour pouvoir répondre.

En Angleterre, des médecins parmi lesquels Thomas Lauder Brunton (1844-1916) essaient eux aussi, dans les années 1890, de nombreuses substances chimiques antiseptiques afin de traiter les infections du sang ou des tissus. Dans le traitement de la tuberculose pulmonaire, les cliniciens font inhaler au malade le médicament, pour que celui-ci pénètre dans le sang à travers le parenchyme pulmonaire ; ils espèrent réaliser une thérapeutique antiseptique à la fois locale et générale. Ils pulvérisent aussi les essences de térébenthine ou d'eucalyptus. Toujours l'importance de l'odeur désinfectante. Les parfums auraient un effet bénéfique, antithèse des odeurs putrides. Bien sûr, depuis longtemps, l'efficacité des fumigations aromatiques et les vertus thérapeutiques des parfums ont été remises en question. Cependant ces pratiques sont encore profondément enracinées, les croyances perdurent et les médecins encouragent plutôt les parfums dans les préparations pharmaceutiques. Peut-être aussi, pour le malade, existe-t-il encore cette croyance en la vertu des vapeurs désinfectantes, effluves immatériels que rien ne peut arrêter, âme du médicament qui, par sa légèreté, se glisse à l'intérieur de l'organisme malade et pénètre jusqu'au « cœur », pourchassant le mal au tréfonds. L'odeur agréable et purificatrice du remède semble apporter le message d'une réalité matérielle, la projection sensible des qualités mystérieuses de ces antiseptiques.

En attendant, pour l'antisepsie générale de nombreux médecins se contentent de la voie orale. D'ailleurs, cette voie privilégiée d'administration se conçoit aisément : la digestion correspond à une prise de possession d'une évidence sans pareille, d'une sûreté évidente. L'attaque contre les germes procède de l'intérieur après incorporation du médicament. Dans l'antisepsie du tube digestif, le clinicien Bouchard, par exemple, fait tout d'abord ingérer aux malades un mélange de charbon et de soufre. Les antiseptiques doivent ensuite être introduits en doses fractionnées et fréquentes, toutes les trois ou quatre heures. Le mélange n'est guère appétissant. Certains typhiques, prostrés, n'avalent que lentement et incomplètement le brouet médicamenteux. Pour les malades, prendre ces médicaments constitue une épreuve particulièrement difficile. L'odeur de l'antiseptique est répugnante, la saveur caustique ; elle ne peut être ingérée qu'entourée de pain azyme, c'est-à-dire sous forme de « cachet » (c'est un malade qui a donné cette idée à Bouchard). Les études thérapeutiques des années 1880 avec les antiseptiques s'appuient sur la continuité entre le lit du malade et la « paillasse » et sont le plus souvent effectuées dans de petits laboratoires intégrés aux services d'hospitalisation. Dès cette époque elles mettent l'accent sur la complexité du schéma thérapeutique en intégrant les données *in vitro*, les études toxicologiques chez l'animal, mais aussi les données pharmacologiques chez l'homme ainsi que les aspects cliniques, les modalités d'administration des médicaments, etc. Le grand nombre d'annonces commerciales insérées dans les revues médicales et pharmaceutiques de l'époque pour présenter les nouveaux antiseptiques reflètent l'intérêt croissant des industriels de la chimie pour ces nouveaux médicaments anti-infectieux.

Mais l'antisepsie générale pratiquée à la fin du XIXe s., qui avait donné tant d'espoirs, s'avère peu à peu à la fois toxique et inefficace. C'est un échec. Toutefois, l'efficacité des antiseptiques au niveau cutané ou local est incontestable (par exemple l'hypochlorite de sodium sous la forme de la liqueur de l'Anglais Henry Dakin [1880-1952] est utilisé en 1915 comme antiseptique des plaies de guerre) et ces médicaments conservent leur intérêt dans ce cadre aujourd'hui. Au début du XXe s., cette voie de recherche qui représente les véritables débuts d'une chimiothérapie anti-infectieuse cesse plus ou moins en France (la voie « officielle » est celle des vaccins), alors qu'elle se poursuit en Allemagne avec les travaux du bactériologiste, histologiste, biochimiste et pharmacologue Paul Ehrlich (1854-1915). Il est vrai que c'est l'avènement, en Allemagne justement, des antitrypanosomiens, dans les années 1910, puis des premiers sulfamides, qui rend véritablement crédible l'idée d'une chimiothérapie anti-infectieuse.

► BEAUNE J.-C. (dir.), *La Philosophie du remède*, Seyssel, Champ Vallon, 1993. – BOUCHARD C., *Thérapeutique des maladies infectieuses. Antisepsie*, Paris, Savy, 1889. – BYNUM W. F., « Chemical structure and pharmacological action : a chapter in the history of Nineteenth century molecular pharmacology », *Bulletin of History of Medicine*, 1970, p. 518-538. – CANGUILHEM G., *Idéologie et rationalité dans l'histoire des sciences de la vie*, Paris, Vrin, 1988. – CHAST F., *Histoire contemporaine des médicaments*, Paris, La Découverte, 1995. – CONTREPOIS A., *L'Invention des maladies infectieuses. Naissance de la bactériologie clinique et de la pathologie infectieuse en France*, Paris, Éditions des Archives contemporaines, 2001. – CORBIN A., *Le Miasme et la Jonquille*, Paris, Aubier, 1982. – DAGOGNET F., *La Raison et les Remèdes*, Paris, PUF, 1964. – FAURE O., *Les Français et leur médecine au XIXe siècle*, Paris, Belin, 1993. – LAPLANTINE F., *Anthropologie de la maladie*, Paris, Payot, 1986. – LÉONARD J., *La Médecine entre les pouvoirs et les savoirs*, Paris, Aubier, 1981. – SALOMON-BAYET C., *Pasteur et la révolution pastorienne*, Paris, Payot, 1986. – TROUESSART E. L., *La Thérapeutique antiseptique*, Paris, Rueff, 1892.

Alain CONTREPOIS

→ Bactériologie ; Chirurgie ; Hygiène ; Infections nosocomiales ; Obstétrique ; Pastorisme.

APPAREIL MÉDICAL

On ne peut pas ne pas distinguer les outils, les appareils, les machines. Et nous proposons quelques remarques relatives aux seuls appareils. Appelons outil ce qui prolonge le corps mais qui ne s'en sépare pas tout à fait. Nous ne cessons pas de le tenir et il réalise, mieux que nos seules mains, telle ou telle action (nous découpons mal, mais les ciseaux y pourvoient). Quant à la machine, même si nous devons la mettre en action, elle échappe, *grosso modo*, à la corporéité ; elle la déborde autant par ses résultats (l'illimité) que par sa marche (assurée par un enchaînement de pièces et une source d'énergie appropriée). L'appareil se situe entre les deux : s'il prolonge l'homme qui opère (comme l'outil), il dépasse aussi ses capacités interventionnistes (en quoi il se rapproche de la machine).

Lorsque le clinicien, avec son tensiomètre et le manchon pneumatique qui entoure le bras, apprécie la tension artérielle, nous dépassons le simple outil ; mais c'est à peine un appareil.

Toutefois, nous l'introduisons dans le groupe, parce que l'appareil médical, quel qu'il soit, consiste à pouvoir mettre le dedans invisible dans un dehors échelonné et donc lisible. L'appareil réussit l'extériorisation d'un organisme caché, sensoriellement inaccessible. Et le tensiomètre ne désavoue pas cette définition. Il convient, avec lui, d'exercer une pression égale à celle qui règne à l'intérieur de l'artère ; lorsque les deux forces s'équilibrent, la paroi vibre et nous enregistrerons des oscillations. Nous pouvons aussi savoir à partir de quelle pression cesse ce trouble. La tension s'exprime, en effet, à travers deux chiffres. Pourquoi deux chiffres ? Si le premier correspond à l'entrée de l'onde sanguine dans la masse qu'elle élève, le second traduit l'état vasculaire dans ce qu'il a de permanent.

Le biochimiste, lui aussi, rejoint l'univers des appareillages à travers ses dosages et divers repérages. Ne réussit-il pas à extraire, de ce qu'il aura recueilli (le sang par exemple), des informations décisives ? Son attirail de laboratoire s'avère indispensable s'il veut substituer à un ensemble (confus, là où tout est mêlé) des indications spécifiques et chiffrées. Il va parfois user d'une stratégie oblique. L'outil rentre dans l'univers des actions directes, mais l'appareil peut en appeler à la ruse.

Par exemple, le laboratoire diagnostique la présence, dans les liquides internes et surtout le sang, d'un bacille ou d'un parasite. Est visualisable, dans le tube à essai, la réplique du patient à la présence de l'intrus (l'agglutination de l'antigène par les anticorps défensifs). Toutefois, nous connaissons des bactéries qui échappent à la visualisation révélatrice (du fait de la précipitation). Sans doute leur petitesse explique-t-elle l'exception (nous n'obtenons qu'une faible opalescence qui empêche la lecture). Parfois, le sérodiagnostic, notamment celui de Fernand Widal (1862-1929) relatif à la fièvre typhoïde, ne donne qu'un résultat tardif, au moment de la convalescence. Voici la riposte (ancienne) de laboratoire. Un facteur intervient dans le jeu de l'agglutination – ce qu'on nomme le complément, une protéine qui active le complexe « antigène-anticorps ». Il rend possible l'accrochage. Quel montage le biochimiste met-il en œuvre ? Il prépare une première « floculation » (des hématies de mouton mises en présence d'un sérum de lapin, un sérum anti-mouton), mais en l'absence du complément, le tube ne « rougit » pas (il n'y a pas d'hémolyse). Le second système est constitué par la bactérie indétectable mise en face du sérum d'un malade. Le laboratoire verse ce second ensemble dans le premier. Si celui-là fonctionne, il utilise les quelques gouttes du complément dont il n'a pas été privé. Dans ce cas, la première préparation (privée du complément) ne donnera rien. Mais si le second système n'est pas ou n'a pas été activé, le premier pourra tabler sur le complément inemployé ; le tube aussitôt rougira. Bref, lorsque nous n'observons aucun changement, ni ici, ni là, le diagnostic est positif. Inversement, il est négatif, à la première modification.

L'un des appareils (ou instruments) les plus attendus ne manquera pas de jouer : il permet la « biopsie ». Le médecin va prélever dans le corps du malade un morceau de tissu suspect afin de l'analyser. Il remonte à la surface la formation incriminée (l'endoscopie va dans le même sens). Cette méthode spéculaire (le speculum désignait, à l'origine, un instrument destiné à élargir certaines cavités et donc à favoriser l'entrée de la lumière) se recommande, d'autant qu'on a substitué à des fibres ou tubes rigides des flexibles qui permettent une plus facile pénétration. La fibroscopie s'est généralisée en gynécologie, urologie, pneumologie, etc. On a même substitué au faisceau optique d'image – à l'extrémité de l'appareil – une caméra miniaturisée, ce qui facilite la prise (la vidéologie médico-chirurgicale).

La médecine actuelle ne s'est pas arrêtée en si bon chemin : d'abord, elle multiplie les examens extérioristes électriques. Dès qu'un organe fonctionne (cerveau, cœur), il libère des ondes qui seront captées et amplifiées, de telle façon que le cœur du patient s'inscrit sous la forme d'un graphisme. Le cardiologue analysera le moindre pic, l'aplatissement ou l'encoche qui, tous, révèlent une atteinte ou bien musculaire ou bien communicationnelle (la transmission, la conductibilité) : on pourra observer une dissociation entre le rythme des oreillettes et celui des ventricules, due à l'atteinte du faisceau de His – constitué de fibres nerveuses destinées à transmettre l'excitation cardiaque ; son nom lui vient de l'anatomiste suisse Wilhelm His (1863-1934).

Autre champ qui relève de l'appareil – on ne saurait négliger l'examen génético-nucléaire, puisque le laboratoire parvient à extraire le ruban d'ADN de la cellule, ce qui constitue le fond même du sujet, sa spécificité. Il sera même possible de repérer la présence de gènes partiellement responsables de maladies héréditaires qui se développeront ultérieurement.

L'originalité individuelle n'est plus tapie dans le coffre-fort cellulaire ; elle peut se lire au-dehors (l'alphabet du texte corporel). Et comment ne pas être frappé par le fait que le moindre exsudat, la seule empreinte, telle ou telle particule infime que nous abandonnons (la trace) permettront notre identification ? Nous imposons notre signature à notre environnement. Le super-dedans se projette au dehors (la médecine légale ne manquera pas une telle analyse).

Mais c'est surtout la radiologie qui vaut comme le principal appareil destiné au diagnostic : elle débusque la plus légère anomalie morphologique ou fonctionnelle. Non seulement elle aidera au diagnostic mais vaudra aussi comme arme thérapeutique, modifiant ce qu'elle aura mis en évidence. Cette méthode de lecture ou de détection est née en décembre 1895 lorsque Wilhelm Conrad Röntgen (1845-1923) obtient l'image de corps opaques (les os de la main de sa femme, pour commencer), à l'aide de rayons alors inconnus, qu'en conséquence il nomma X. Cette technique – fleuron de la médecine – ne cessera de s'affiner. Les radiologues ne tardèrent pas à recourir à des produits barytés, afin de pouvoir visualiser les organes creux. Ils peuvent aussi, avec le lipiodol (Iode 480 mg), saisir la forme, le calibre des vaisseaux. Rien n'échappe à l'iconologie.

La tomographie mérite une place à part (de *tomé*, section). Elle nous vaut le cliché d'un seul plan, l'organe suspect étant comme découpé en tranches. Le devant d'une coupe cachait peut-être une lésion commençante, située au-dedans et qui ne pouvait pas être détectée. La tomographie sectionne et l'image vient à bout de ce qui la limitait. Nous devons à un médecin français, André Bocage, d'avoir inventé cette radiographie en coupes (il met au point sa technique en 1920 : le brevet de cette prouesse sera enregistré en 1921). Le procédé consiste à déplacer, pendant la pose, la plaque sensible et le tube radiogène, leur imprimant des mouvements continus. Les déplacements de l'un et l'autre sont synchrones, parallèles, de sens opposé (la tomographie exige le déplacement homothétique de deux éléments de la triade : tube, film, sujet).

Après 1950, la radiologie connaît une sorte d'explosion : la tomodensitométrie (la scanographie) ainsi que la RMN – la résonance magnétique nucléaire – le prouvent.

Nous nous bornerons à quelques prouesses actuelles et d'abord l'échographie. Au lieu de recourir à des radiations partiellement agressives, l'opérateur s'appuie sur l'onde émise par un cristal piézo-électrique. Le retour de cette onde est enregistré et, à partir d'elle, l'appareil calcule les distances du fond, sa forme, ou encore, à partir des divers plans sur lesquels l'onde a rebondi, nous prenons connaissance de l'architecture des organes, de leurs dimensions et de leurs contours. L'échographie épargne au sujet la moindre nocivité.

La vélocimétrie – l'effet Doppler – permet de connaître la vitesse d'écoulement, notamment dans les affections vasculaires. En l'occurrence, nous obtenons plus qu'une information de style anatomique, un renseignement physiologique (la qualité d'un fonctionnement). En effet, lorsqu'une fréquence acoustique est émise en direction d'une structure mobile, celle-ci renvoie, par réflexion, vers le récepteur, une fréquence modifiée, plus aiguë si le mobile va vers la sonde, plus basse s'il s'en éloigne. Ainsi le physicien autrichien Johann Christian Doppler (1803-1853) notait en 1842 que lorsqu'un train avec sa sirène se rapproche du quai, l'observateur-entendeur recevait un son différent de celui émis par la sirène. De même, lorsqu'il s'éloigne « tout phénomène périodique propagé est perçu par le récepteur à une fréquence différente de sa fréquence d'émission, lorsque se produit un déplacement relatif entre émetteur et récepteur ». Bref, la fréquence Doppler est proportionnelle à la vitesse du flux sanguin, ainsi saisie.

Un autre appareillage – la tomographie par émission de positons – met en œuvre une subtile procédure : des molécules marquées sont introduites par la voie intraveineuse. Le sang les transporte au cerveau ; elles s'y désunissent et émettent des particules (les positons). Lorsqu'un de ceux-ci rencontre un électron, il produit des photons de lumière, que les capteurs du tomographe retiennent et évaluent sans difficulté. Il devient donc possible à distance (du dehors) d'entrer dans le jeu cérébral et de localiser les régions les plus actives, lorsque nous nous livrons à telle ou telle tâche. La fonction la plus complexe et la plus décisive – la cérébralité – peut donc être scénographiée. Ainsi, demain, nous pourrons savoir si tel ou tel sujet pense et surtout ment (deux foyers seraient alors stimulés ; nous pourrions aussi nous aviser de la dissimulation, parce que le sujet veille à ce qu'il dit, mais, plus encore, à ce qu'il n'avouera pas).

Proche de cet examen, le scintigraphique obéit au même principe : il s'agit d'injecter à un malade un traceur faiblement radioactif. Il est alors possible de visualiser la condensation consécutive de ce métabolite marqué ; on situe la tumeur, ainsi que ses éventuelles métastases ; on saura non moins son volume, le siège, sa nature même. Il est clair qu'on recourt à un radioactif différent, selon le tissu suspect, car il faut que ce dernier retienne ce dont la circulation le pourvoit. Par ce même chemin, le radiologue peut se transformer en radiothérapeute, parce que la substance injectée pourrait électivement briser le tissu ou les cellules absorbantes.

Finalement, les appareils médicaux (qui tablent sur les modifications chimiques ou physiologiques ou électriques) parviennent de mieux en mieux à situer et à définir le lésionnel. Ils s'emparent du calibre et de la vitesse, s'il s'agit d'un fluide ou d'un influx, de la texture, de la réactivité (soit qu'il l'entrave, soit qu'il la précipite). Il n'est rien qu'ils ne puissent saisir et souvent même soigner.

▶ AUBERT F., *Radiologie et imagerie médicale*, Paris, PUF, 1995. – BONNIN A., *Échographie*, Paris, Masson, 1993. – BUTHIAU D. & GODEAU P., *TDM et IRM cliniques. Système nerveux central, rachis, massif facial et cou. Neurologie, Neurochirurgie, Ophtalmologie, ORL et Stomatologie*, Paris, Frison-Roche, 1992. – BUTHIAU D. et al., *TDM et IRM cliniques. Hépatologie ; Gastro-entérologie ; Urologie ; Néphrologie ; Gynécologie-obstétrique ; Chirurgie abdominale et pelvienne ; Hématologie ; Cancérologie ; Médecine interne*, Paris, Frison-Roche, 1992. – GRANGEAT P., *La Tomographie médicale imagerie morphologique et imagerie fonctionnelle*, Paris, Hermès Science, 2002. – PALLARDY G., *Histoire illustrée de la radiologie*, Paris, Les éditions Roger Dacosta, 1989.

François DAGOGNET

→ Diagnostic ; Imagerie nucléaire ; Radiothérapie ; Technologie.

ARABE (Médecine)

L'espace historique et géographique recouvert par l'expression « médecine arabe » est victime de l'historiographie que lui appliquent un certain nombre d'auteurs en fonction de leurs *a priori* culturels mais surtout de la perspective à partir de laquelle ils se placent pour dresser une fresque d'ensemble de cette période essentielle de l'histoire des sciences de la vie et de l'art de soigner. D'un côté de la Méditerranée, il s'agit la plupart du temps de l'histoire intellectuelle de l'Occident dont le préambule consiste à évoquer les chaînons intermédiaires arabe et/ou byzantin entre l'Antiquité tardive et l'Europe Occidentale du Moyen Âge et de la Renaissance. Sur l'autre rive, au contraire, une certaine tentation apologétique marque parfois de son empreinte l'histoire des sciences et de la médecine en pays d'Islam. Ces dernières peuvent être présentées comme les créations originales d'une ethnie, celle des Arabes, ou d'une religion, l'Islam. Ainsi trois réalités distinctes, quoique se recoupant parfois non sans ambiguïté, peuvent se retrouver sous l'expression « médecine arabe » : une médecine « arabique » ou « bédouine » *(al-tibb al-badawi)* de type populaire, pratiquée en Arabie préislamique ; une médecine « islamique » ou « médecine du Prophète » *(al-tibb al-nabawi)*, assez proche de la précédente selon Ibn Khaldun (1332-1406) et qu'on trouve recensée à partir de certains dits du Prophète *(hadith)* et/ou des écrits de la Tradition *(sunna)* ; une médecine savante ou « arabe » proprement dite qui fait référence à une théorie médicale qu'on trouve dans des livres écrits en arabe, ainsi qu'à une pratique de la médecine répandue dans une vaste aire géographique qui va de l'Atlantique à l'Himalaya et dont l'arabe était la *lingua franca.* Cette troisième catégorie est celle que les textes arabes appellent « médecine humorale » (*al-tibb al-mizaji* ou *al-imzaji*) montrant bien, par-là, qu'il s'agit de la forme arabe de la grande tradition hippocratico-galénique dominée par la doctrine de la pathologie des humeurs. On comprend mieux pourquoi cette même « médecine arabe » est appelée de nos jours, dans le sous-continent indien où elle demeure vivante, médecine *« Unani »*, de l'arabe *« younani »*, ou « ionienne » c'est-à-dire « grecque » afin de la distinguer de celle de l'*Ayûrveda* de l'Inde traditionnelle. Linguistiquement définie de la sorte, la médecine arabe peut être considérée, à juste titre, comme le plus beau fleuron de l'hellénisme médical et son histoire comme étant, d'abord, celle du maintien, de l'essor et du développement en terre d'Islam des connaissances scientifiques des temps antiques. Contrairement à l'Occident, l'Orient n'a pas connu, en effet, de hiatus avec l'Antiquité malgré les invasions arabo-musulmanes des VIIe s. et VIIIe s. qui se sont certes approprié les provinces romaines de l'Orient mais n'en ont pas modifié en profondeur les structures sociales, du moins durant les deux premiers siècles de l'Hégire.

Contexte historique

Le Prophète Muhammad (~ 570-632) reçoit la première révélation du Coran en 610. L'année 622 marque le début de l'Hégire *(al-Hijra)* lorsque, chassé par les païens de La Mecque, Muhammad se réfugie à Yathrib (Médine), lieu de naissance de la Communauté *(Umma)*. La bataille de Badr en 624 consacre la rupture avec les « gens du Livre », juifs et chrétiens, par le changement de la direction de la prière *(qibla)* vers La Mecque au lieu de Jérusalem et l'instauration du mois de Ramadan comme période du jeûne rituel. Ces dispositions acquièrent valeur de symbole du nouveau peuple de Dieu : l'Histoire prend alors un sens pour les Arabes. La Mecque est prise en 630 et, à la mort de Muhammad, toute l'Arabie se trouve unifiée sous son étendard. Ses successeurs, les Califes, conquièrent l'une après l'autre la Syrie (636), l'Égypte (641), la Perse, l'Afrique du Nord et l'Espagne (711-714). En 660 la dynastie des Omeyyades transporte la capitale du Califat à Damas et, dès 750, les Abbassides s'installent à Bagdad qu'ils fondent sur les bords du Tigre. À partir du IXe s. la culture arabe connaît son âge d'or malgré la rupture de l'unité politique du Califat. En 1258 Bagdad tombe sous l'assaut des Mongols alors que la reconquête de l'Espagne par les catholiques sera achevée en 1492 lors de la prise de Grenade. Progressivement le monde arabo-musulman va entrer dans un déclin culturel relatif dont le rythme et la chronologie ne seront pas les mêmes de la Mésopotamie à l'Andalousie.

L'essor de l'Islam coïncide avec la période la plus sombre (658-~ 850) de l'Empire romain d'Orient (byzantin) et ses troubles politiques et religieux. Depuis le IVe s. l'Orient romain était violemment agité par des querelles dogmatiques, portant sur la christologie et/ou le culte des images. Ces conflits avaient entraîné, entre autres, l'expulsion des adeptes de la doctrine nestorienne en Perse, la fermeture en 489 de la célèbre École d'Edesse et l'émigration de ses savants, dont une majorité de médecins, vers la ville perse rivale de Nissibe. Simultanément, la langue grecque perdait progressivement son monopole liturgique et culturel au profit des langues nationales comme le syro-araméen (syriaque). C'est ainsi qu'à la veille de l'arrivée de l'Islam dans l'Orient romain et sassanide, le patrimoine hellénistique avait commencé à être traduit en araméen, hébreu et perse. Mais ce premier effort de traduction, notamment en syriaque, fut sélectif et porta sur des œuvres dont l'utilité pratique était nécessaire comme la logique, les sciences et la médecine. Les grands auteurs de la littérature grecque comme Homère, Eschyle ou Sophocle n'ont pas été traduits. Une figure de proue de cette période est Sergios de Resh-'Ayna († ~ 536) qui traduisit plus de vingt titres de Galien sans compter un traité sur l'hydropisie qu'il écrivit lui-même. Cette sélection s'explique d'autant mieux que les Byzantins hellénophones, héritiers et gardiens du savoir antique, avaient pris une certaine distance avec le patrimoine classique puisque, à leurs yeux, les vocables « hellènes » et « hellénisme » servaient à qualifier les erreurs du paganisme ancien et de ses adeptes.

Grâce à l'immensité de son étendue, l'empire arabo-musulman va mettre en contact des cultures profanes et religieuses diverses. La médecine reflétera ces diverses influences, tant dans sa théorie que dans sa pratique, mais ce sont surtout les apports hellénistique et byzantin qui en constitueront l'ossature principale, lui fournissant leur appareil conceptuel ainsi que leurs modèles savants, leurs formes d'érudition et les modalités de leurs applications pratiques. Il serait cependant faux de croire que la médecine arabe ne fut qu'une simple période de conservation de l'héritage antique.

Premiers développements

On peut distinguer trois phases à l'histoire de cette médecine : une période de transmission ou de traduction qui va jusqu'au Xe s. ; une période d'apogée ou de création entre le Xe s. et le XIIIe s. suivie d'une lente période de déclin à partir du XIVe s. Dans les pays conquis, les nouveaux maîtres maintiennent en place les structures de la société autochtone. C'est ainsi que Paul d'Égine (~ 625-690) continuera à pratiquer et enseigner à Alexandrie après la prise de la ville par les musulmans (641). L'effort de traduction fut, à ses débuts, l'œuvre de savants isolés, chrétiens nestoriens et jacobites ainsi que de juifs. C'est en syriaque que les concepts et la terminologie de la science grecque furent d'abord forgés, ce qui facilitera le passage à l'arabe. Le premier ouvrage médical disponible en arabe serait l'œuvre de l'obscur Massarjawayh, juif de Bassorah, qui aurait traduit vers 695 les *Pandectes Médicales*, œuvre du prêtre Ahrun d'Alexandrie. Une tradition attribue au prince Omeyyade Khalid ibn Yazid († 704) d'avoir activement recherché à satisfaire sa curiosité intellectuelle en se familiarisant avec la science grecque. Dans les premiers temps du Califat, des textes médicaux étaient disponibles et les manuscrits originaux ne manquaient pas dans les bibliothèques ecclésiastiques de l'Orient et de l'Égypte. Dans la Perse sassanide, l'enseignement et la pratique de la médecine hospitalière auraient été à ce point florissants, grâce aux savants nestoriens, que la ville de Gundishapur dans le Khouzistan a parfois été qualifiée de véritable *Civitas Hippocratica*. Cependant la critique moderne tend à minimiser le rôle de Gundishapur voire à mettre en doute l'existence, dans ses murs, de son célèbre hôpital et à considérer cette réputation comme surfaite par la famille nestorienne des Bakhtishu' qui a dominé, durant trois siècles, la médecine sous les Abbassides grâce à une dynastie de cliniciens prestigieux. Il faudra attendre la fin du VIIIe s. et surtout le IXe s. pour voir s'amplifier, s'organiser et se structurer cet effort de transposition en arabe de la science hellénistique et byzantine. Cette véritable fièvre de traduction bénéficia de la conjonction de trois facteurs : la stabilité politique et l'amélioration des conditions économiques générales qui favoriseront une augmentation de la quête du savoir ; le besoin accru des populations, tant musulmanes que chrétiennes ou juives, de maîtriser en arabe les outils de ce savoir à la suite de la généralisation de l'usage de cette langue ; le fait que les textes étaient disponibles entre les mains des chrétiens, soit dans l'original grec soit dans une traduction préalable en syriaque voire en hébreu. À cela il y a lieu d'ajouter la volonté politique des souverains abbassides mais aussi l'introduction de l'usage du papier. Ayant débuté sous le règne de Harun el-Rashid (786-809), ce mouvement culminera sous le califat de son fils al-Ma'mun (813-833), le modèle des princes éclairés grâce à qui sera créée la Maison de la Sagesse *(Bayt al-Hikma)* où travailleront de brillants érudits sous la direction de membres de la famille al-Munajjim. Cette Académie, semblable au *Musaeion* d'Alexandrie, deviendra rapidement le portail par lequel la science antique s'engouffrera dans les terres de l'Islam. L'effort au sein de Bayt al-Hikma sera largement dominé par des figures chrétiennes, de par leur connaissance du grec et du syriaque. Parmi elles se détache largement celle de Hunayn ibn-Ishaq (~ 809-877) sans compter Yahya ibn-Massawayh († ~ 857), Thabit ibn Qurra († 901), Qosta ibn-Luqa († 912), Istifan ibn Basil et bien d'autres. De tous les auteurs grecs, c'est Galien de Pergame († ~ 210) qu'on a surtout traduit ainsi que Rufus d'Éphèse (IIe s.), Hippocrate vu par Galien mais aussi Oribase (325-403), Paul d'Égine, Alexandre de Tralles (525-605) ou Dioscoride d'Anazarbe (Ier s.). Il est probable que les œuvres du Pergaménien n'étaient pas disponibles, au début, dans le texte original mais au travers des seize traités parfaitement codifiés et unifiés connus sous le nom de *Summaria Alexandrinorum*. Cela expliquerait le choix systématique de la théorie hippocratico-galénique par la médecine arabe. Cette dynamique culturelle porta également sur des traductions d'œuvres à partir du pahlavi et du sanskrit, enrichissant ainsi le galénisme arabe d'apports iraniens et indiens. Cette multiplicité des sources se retrouve dans le « Paradis de la Sagesse » *(Firdaws al-Hikma)*, premier compendium médical arabe connu, œuvre qu'un converti à l'Islam, Ali ibn Rabban al-Tabari, écrivit vers 850. Les réalisations de cette période ont bénéficié du climat de tolérance vis-à-vis de la spéculation qui caractérise la théologie rationnelle de la secte Mu'tazelite, influente à la cour. Lorsque le calife al-Mutawakkil (847-861) répudiera le Mu'tazelisme, ce climat intellectuel perdra de sa fécondité et le mécénat en faveur de Bayt al-Hikma en pâtira. Il est révélateur que al-Razi, Rhazes (~ 860-932), qui fut directeur d'hôpital à Bagdad, considérait l'ensemble des œuvres traduites en arabe de son temps comme un corpus achevé. À ses yeux, les locuteurs de grec ou de syriaque pouvaient être utiles, non plus à titre de traducteurs systématiques mais à celui d'interprètes pouvant répondre à des questions spécifiques. L'ampleur du travail de cette période n'en demeure pas moins considérable, non seulement en matière de transposition d'une langue dans une autre mais, surtout, en matière de translittération en arabe du lexique scientifique grec et de ses concepts scientifiques. Le seul Hunayn ibn-Ishaq aurait traduit, directement ou par le biais du syriaque, 129 traités de Galien, sans compter d'autres œuvres dont l'Ancien Testament, directement transposé de la Septante selon al-Mas'udi († 956). Son ouvrage didactique le plus célèbre est une « Introduction à la Médecine » *(Kitab al-Madkhal fil-Tibb)*. Il est vraisemblable que le nom de Hunayn aurait été apposé par ses disciples au bas de plus d'un titre afin de rehausser le prestige de l'ouvrage traduit. Le même phénomène s'est reproduit dans l'Occident latin en ce qui concerne Gérard de Crémone. Une des conséquences de cette époque est l'habitude prise par les penseurs musulmans d'al-Farabi (IXe s.) à Ibn-Khaldun (XIVe s.) d'opposer, avec une nette distinction, les sciences anciennes ou rationnelles *(al-'ulum al-'aqliyya)* aux sciences religieuses ou traditionnelles *(al-'ulum al-diniyya)*.

Réalisations

Après cette première phase la médecine, comme toute la culture arabo-islamique, connaîtra son âge d'or, celui des grands encyclopédistes et des grands maîtres de la clinique. C'est l'époque des créations comme on peut s'en rendre compte par le « Catalogue » *(al-Fihrist)* que dresse en 988 al-Nadim, un libraire de Bagdad, et qui collige 430 titres médicaux disponibles en arabe, dont 125 de Galien, Hippocrate et Rufus. Les modèles des réalisations typiques ont un caractère tantôt hellénistique, tantôt byzantin, une orientation plus spécifiquement islamique étant plus tardive. Sans l'exemple d'Oribase (325-403), de sa « Somme » et de sa « Synopsis », ainsi que celui de ses successeurs, il est probable que ni « Le Continent » *(al-Hawi)* de Razi, ni le « Livre Royal » *(al-Kitab al-Malaki)* d'Ali ibn al-Abbas al-Majusi († 994), ni même le célèbre « Canon » *(al-Qanun fil-Tibb)* d'Avicenne (*Ibn Sina*, 980-1037) n'auraient pu être écrits comme ils l'ont été. Galien est au centre de ces œuvres mais elles sont plus complètes et plus amples que celles de Byzance et contiennent une foule de connaissances nouvelles. Les auteurs arabes composent leurs « Sommes » pour la commodité des praticiens et des étudiants. Il faut que « tout » se trouve colligé et répertorié au bon endroit. Ces œuvres visent en premier à souder l'ensemble des connaissances en un *organon* ou *corpus ordinatum* à l'image du *« Corpus Galenicum »* ou des *« Collections »* d'Oribase. Comme les « Sommes » byzantines, ce sont donc des « Institutions » car, aux yeux de ces pédagogues, instruire c'est déjà instituer. La palme revient au Canon d'Avicenne, modèle de la systématique et bible médicale des Arabes et de l'Europe médiévale. Il sera réimprimé treize fois au XVIe s., à l'époque de Vésale, et sa dernière édition complète en latin date de 1608. Les praticiens arabes ne se contentent pas de classer et commenter les Anciens ; ils observent et cherchent eux-mêmes et le font avec une curiosité scientifique, une méticulosité clinique et une rigueur méthodologique qui leur permettent de renouer avec la grande tradition alexandrine. Cette fois leur modèle est l'hellénisme, et de nouveau Galien. À ce titre, le galénisme arabe est certainement plus créatif que le premier, byzantin. Avec le Canon d'Avicenne, l'encyclopédisme arabe atteint son sommet. Par après, de multiples commentaires du traité d'Avicenne seront régulièrement composés. Un nombre restreint de ces productions enrichiront véritablement le savoir de connaissances nouvelles à l'image du « Commentaire Anatomique du Canon » *(Sharh Tashrih al-Qanun)* d'Ibn al-Nafis (1210-1288) où on trouve soigneusement décrite la petite circulation plusieurs siècles avant Harvey.

Progressivement trois grandes Écoles vont se dégager qui fourniront des maîtres prestigieux. L'École iranienne et de Mésopotamie est celle de la triade Razi-Majusi-Ibn Sina. Celle de Syrie-Égypte produisit, entre autres, Ibn al-Baytar († 1248) et Ibn al-Nafis, de même que Ibn Butlan (XIe s.) ; ce dernier est l'auteur du célèbre « Almanach de la Santé » (*Taqwim al-Sihha*, en latin *Tacuinum Sanitatis*) ouvrage de référence et de vulgarisation pour le Moyen Âge européen, remarquable par ses somptueuses illustrations. Quant à l'Andalousie, elle a fourni notamment Abul Kassim al-Zahrawi (935-1013) auteur d'un traité de chirurgie *(al-Tasrif)* sur le modèle de celui de Paul d'Egine ; Ibn Zuhr ou Avenzoar (~ 1091-1162) à qui nous devons un traité de pathologie et de thérapeutique faisant autorité *(Kitab al-Taysir)* ; Ibn Rushd ou Averroès (1126-1198) dont le principal ouvrage médical est le « Colliget » *(Kitab al-Kulliyat)* qui complète et amplifie celui d'Ibn Zuhr ; sans oublier la figure attachante de Moïse Maïmonide (1135-1204) qui nous a laissé ses « Aphorismes » *(Kitab al-Fusul)*. Le développement de la médecine arabe ne s'arrête pas, comme on le pense souvent, à cette époque. Après les invasions mongoles et la généralisation d'un sunnisme rigoriste et intransigeant sous la houlette des Turcs Seldjoukides, la créativité et l'audace intellectuelles diminueront dans une société qui aura tendance à se rabattre sur des certitudes établies. On décrétera closes les portes de l'exégèse juridique *(al-ijtihad)* et la quête du savoir pâtira de cette situation sans toutefois disparaître. Parallèlement, on assistera à la formalisation de la médecine prophétique *(al-tibb al-nabawi)* dont la compilation la plus complète est l'œuvre de Ibn Qayim al-Jawziya († 1350). Cet ensemble de préceptes est un mélange de traditions populaires et de prescriptions galéniques expurgées de ce qui n'est pas conforme aux interdits de l'Islam. Ce genre sera cependant critiqué par les penseurs musulmans eux-mêmes et ne parviendra pas à supplanter le galénisme, jusqu'à l'arrivée de la médecine moderne occidentale au XIXe s. En dépit de ce ralentissement, de grands lettrés composeront des traités d'histoire médicale qui sont en réalité des chroniques biographiques. C'est le cas au XIIIe s. des érudits syriens Ibn Abi Usaybi'a et Al Qifti d'Alep. Par ailleurs, Muhammad ibn Ahmad Ilyas rédige, en 1396, un excellent ouvrage d'Anatomie. Dans l'Iran Safavide, Muhammad Husseini Nurbakhshi († 1507) compose un traité de clinique et, en 1629, Aïn el-Mulk de Shiraz réalise un vaste compendium pharmacologique.

Conceptions et pratique

Les progrès de la médecine arabe sont loin de valoir, sur le plan fondamental, ceux accomplis dans d'autres domaines comme les mathématiques, la chimie, l'astronomie, la botanique, etc. Néanmoins, c'est par une présentation remarquablement lucide que ces œuvres se distinguent. L'Anatomie se nourrit de l'héritage hellénistique malgré les correctifs apportés par certains praticiens comme Ibn al-Nafis († 1288) qui a démenti Galien en affirmant l'inexistence d'orifices de communication entre les ventricules et qui a correctement décrit la circulation pulmonaire. Toutefois, il n'a pas remis en cause la conception qui faisait du foie le centre de production du sang. Abd el-Latif († 1231), quant à lui, aurait corrigé l'opinion de

Galien en affirmant que la mandibule était formée d'un seul os et non de deux. En physiologie, la médecine arabe se distingue de Galien par son élaboration du pneumatisme ventriculaire. Le « pneuma » ou esprit *(ruh)* est un principe matériel dynamique capable d'organiser et/ou désorganiser la matière. On postule l'existence de trois ventricules cérébraux et non de quatre, quoique certains comme al-Razi admettent quatre cavités. Chacune de ces cavités serait le siège d'un pneuma fluide influençant respectivement la pensée, les fonctions sensitivo-sensorielles et la mémoire, voire conservant les sensations et souvenirs allogènes à l'âme spirituelle. La théorie humorale demeure l'assise fondamentale de la théorie médicale avec ses quatre humeurs classiques *(al-akhlat)* ; ses trois facultés *(al-quwwa)* : naturelle, animale et psychique ; et ses quatre qualités générales : chaud, froid, sec, humide. Si la pathologie ne s'écarte que sur des points de détail des conceptions galéniques, les protocoles d'observation clinique seront portés à un haut degré de perfection. En matière d'hygiène et de diététique les Arabes ont laissé une surabondance d'œuvres de nutrition.

Le corps médical des villes est bien fourni. Au Xe s. on compte, dans la région de Bagdad, un médecin pour 300 habitants, taux qui se maintiendra après les conquêtes mongoles. Si au Proche-Orient les chrétiens sont très nombreux parmi les médecins, en Afrique du Nord ce sont les juifs qui sont massivement représentés. La profession est sous le contrôle d'un haut fonctionnaire ou « inspecteur » *(al-Muhtasib)*. Dans certaines régions la sélection est très rigoureuse et implique la prestation d'un serment inspiré d'Hippocrate. Les médecins semblent avoir formé des cercles en fonction de leurs affinités intellectuelles. On connaît les *« Baqarita »* (ceux d'Hippocrate), les *« Rawasifa »* (ceux de Rufus) et les *« Gundishaburiyyun »* (ceux de Gundishapur). Cependant, ils n'ont jamais constitué des sectes comme à Alexandrie ; Galien était déjà passé par là et avait mis de l'ordre. La plupart des médecins étaient de grands érudits et s'occupaient également de lettres, de théologie et de philosophie. Il suffit de citer les noms d'Avicenne et d'Averroès. Plusieurs médecins sont uniquement connus comme hommes de lettres, tel est le cas de l'Andalou Ibn Tufayl († 1185) auteur du conte philosophique « Hayy Ibn Yakzan », ainsi que Ibn Durayd († 933) ou Miskawayh († 1030). On oublie souvent que l'histoire de la médecine arabe est aussi une histoire de la philosophie, la plupart des praticiens arabes ayant été de grands commentateurs des philosophes de l'Antiquité. De plus, les traités de médecine arabe ont eu une grande influence sur la conception mortifère de l'amour, notamment chez les poètes andalous chantres de l'amour dit « odhrite » *(al-'odhri)*. Ce dernier était vu comme une maladie au sens médical, pouvant conduire à la mort. On retrouvera un écho de cette conception chez les troubadours voire chez le poète florentin Guido Cavalcanti (1250-1300).

Parmi les multiples réalisations de la médecine arabe, l'essor des hôpitaux, le développement de l'ophtalmologie et surtout de la pharmacologie sont les plus brillants. La contribution de la médecine arabe à la pharmacologie est considérable grâce à l'étendue des conquêtes de l'Islam qui ont permis la découverte de produits nouveaux mais aussi grâce au développement de la chimie. La référence en la matière demeure Dioscoride, mais si la « Materia Medica » de ce dernier comporte 850 substances, celle de Ibn al-Baytar (1197-1248) répertorie 3 000 de ces « simples ». Sous le règne de Harun al-Rashid (786-809) fut fondé à Bagdad le premier hôpital *(bimaristan)* du monde islamique, sans doute à l'image du modèle mis en place vers 375 par saint Basile qui avait créé, dans sa ville épiscopale de Césarée en Cappadoce, l'institution hospitalière dans les locaux d'un *xenodocheion* (hôtellerie) dont il fit un *nosokomeion* (lieu pour les malades) où des moines et des moniales s'occupaient des patients et où des médecins venaient les soigner. Cette formule ainsi que celle d'institutions charitables similaires couvrant toutes les misères sociales s'étaient vite répandues dans l'Orient romain et, au-delà, dans le monde perse grâce aux chrétiens syro-araméens. Le vocable *bimaristan* est d'origine persane et non arabe. Il correspond à *nosokomeion* et indique, vraisemblablement, ces diverses influences. Il faudra attendre le XIe s. pour voir les hôpitaux se généraliser en dehors de la région de Bagdad. Celui de Marrakech date de 1190 ; quant à celui de Grenade, il sera créé en 1365. Des établissements hospitaliers prestigieux sont connus comme les *bimaristans* Nour el-Dine et Qaymari de Damas, Argoun d'Alep, al-Mansouri du Caire, etc. Le régime juridique de l'hôpital est celui de « bien de mainmorte » *(wakfs)* au même titre que les *madrasas* coraniques, les mosquées, les couvents de derviches soufis. Néanmoins, malgré son caractère de fondation charitable, tout *bimaristan* demeure un établissement exclusivement médical et une institution strictement séculière où les soins et l'enseignement sont dispensés par des médecins et un personnel paramédical de toute appartenance religieuse. Ces institutions comportaient souvent des services de chirurgie, d'ophtalmologie, d'orthopédie, à l'image de celui fondé par Adud al-Dawla (949-983) à Bagdad. C'est dans ce cadre que les praticiens mirent au point la technique d'analgésie soporifique qui consistait à faire respirer au patient chirurgical une éponge imbibée d'extrait de cannabis, de vesce et de jusquiame. De plus, certains *bimaristans* étaient réservés aux malades mentaux qui y étaient traités avec humanité et où la musique et la poésie intervenaient, semble-t-il, dans leur prise en charge. Tous les soins prodigués dans ces établissements étaient gratuits, l'hygiène y était rigoureuse et la nourriture abondante. Ces établissements seront largement répandus dans l'Empire ottoman : la plupart des mosquées impériales de Constantinople comportent un hôpital et une école. Le galénisme arabe s'est maintenu jusqu'à la deuxième moitié du XIXe s. Il survit toujours grâce à l'institut « Unani Tibbi College » de Delhi, fondé en 1916 par Hakim Ajmal Khan (1868-1927) sous la protection du gouvernement indien.

Conclusion

L'analyse de la médecine arabe nous rapproche de l'essence d'un galénisme créateur dont les tenants ne sont pas ces « médecins de Molière », figures caricaturales de la phase terminale de la tradition hippocratico-galénique. Le déclin amorcé par la médecine arabe pose le problème des rapports entre science, culture et religion. On a souvent dit que le triomphe du rigorisme juridico-religieux a empêché la synthèse entre science et foi, à l'image du thomisme. Face au pouvoir, la médecine arabe apparaît comme une institution en train de s'établir, un système s'appropriant les corps sur lesquels est inscrite la sagesse divine, ce qui, inévitablement, la met en compétition avec l'ordre établi. Cela n'est pas sans rappeler la méfiance, vis-à-vis de la science, tant de la Rome antique que des milieux dévots chrétiens. La compilation de la médecine prophétique *(al-tibb al-nabawi)* à partir du XIIe s. illustre bien la tension entre ces milieux et la médecine galénique perçue comme étrangère. Le médecin, par son art de guérir, sera souvent l'allié du souverain, parfois un rival grâce à son pouvoir sur les corps, mais demeurera toujours un serviteur et observera une discrète marginalité par rapport à l'ethos dominant. On peut difficilement affirmer que la médecine arabe fut aussi complètement instrumentalisée par la culture dominante que la médecine *ayûrvedique* de l'Inde. Mais, malgré ses faiblesses, le plus grand mérite de la médecine arabe fut non seulement d'avoir transmis la science hellénistique, mais surtout d'avoir existé et de s'être développée en terre d'Islam grâce à un certain climat mental où des individus que tout oppose, sur le plan religieux, ont mis en commun leurs efforts au service de l'esprit scientifique et de sa pratique. Les débats intellectuels des débuts de l'Islam consistaient en joutes apologétiques entre chrétiens de diverses obédiences, musulmans et juifs. La langue arabe n'était pas la langue d'origine de la plupart de ces hommes, tant pour des raisons ethniques que religieuses. Cependant c'est dans cette langue que ces hommes ont pensé, dialogué, écrit, enseigné, travaillé ensemble et pratiqué la médecine, donnant ainsi la preuve d'un authentique dialogue des cultures et faisant de la langue des nomades arabes et du Coran un outil scientifique, certes, mais surtout une grande langue de civilisation.

▶ BYNUM W. F. & PORTER R., *Companion encyclopedia of history of medicine,* 2 vol., Londres / New York, 1994. – CLOAREC F., *Bimaristans lieux de folie et de sagesse,* Paris, L'Harmattan, 1998. – GARCIN J.-C. et al., *Monde musulman médiéval X[e]-Xe siècle,* tome II : *Sociétés et cultures,* Paris, PUF, 2000. – GRMEK M. D et al., *Storia del pensiero medico occidentale,* vol. I : *Antichità e medioevo,* Laterza, 1993 ; *Histoire de la pensée médicale en occident,* vol. I : *Antiquité et Moyen Âge,* Paris, Le Seuil, 1996. – HUNKE S., *Allahs sonne über dem abendland,* Stuttgart, Deutsche Verlags-Anstalt, 1960 ; *Le Soleil d'Allah brille sur l'Occident,* Paris, Albin Michel, 1963. – ISSA BEY A., *Tarikh al-bimaristanat fi al-Islam,* 2e éd., Beyrouth, Dar al-Raïd al-'Arabi, 1981. – JACQUART D. & MICHEAU F., *La Médecine arabe et l'Occident médiéval,* Paris, Maisonneuve & Larose, 1990. – KATAYA S., *Ibn al-Nafis : kitab sharh tashrih al-kanun,* Le Caire, al-Maktaba al-'Arabiya, 1988. – KAZHDAN A. P., *The Oxford dictionnary of Byzantium,* 3 vol., New York / Oxford, 1991. – KHATIB (al) H., *Al-tibb 'ind al-'arab,* Beyrouth, al-Ahliya, 1986. – LECOURT D., *Dictionnaire d'histoire et philosophie des sciences,* Paris, PUF, 1999. – LICHTENHAELER C., *Geschichte der medizin,* Cologne/Löwenthal, Deütsche Ärtze Verlag, 1973 ; *Histoire de la médecine,* Paris, Fayard, 1978. – MEYERHOF M., *Studies in medieval arabic medicine,* Londres, Variorum Reprints, 1984. – RASHED R. et al., *Histoire des sciences arabes,* vol. III : *Technologie alchimie et sciences de la vie,* Paris, Le Seuil, 1997. – RAZI, *Kitab al-murshid aw al-fusul,* Rima, 1961, *Guide du médecin nomade,* Paris, Sindbad, 1980, 2e éd. 1996. – ROSENTHAL F., « The physician in medieval muslim society », *Bulletin of the History of Medicine,* vol. 52, n°4, p. 475-479. – RULLIERE R., *Histoire de la médecine,* Paris, Masson, 1981. – SAMIRAI (al) K., *Moukhtassar tarikh al-tibb al-'arabi,* 2 vol., Beyrouth, Dar al-Nidal, 1990. – ULLMAN M., *Islamic Medicine,* 1978, *La Médecine islamique,* Paris, PUF, 1995.

Antoine COURBAN

→ Galénisme ; Pharmacie médiévale arabe.

ARCHITECTURE

Chacun se doute que l'hôpital n'est pas une forme intangible et que ses espaces sont tributaires des techniques de soin. Mais peut-être réalise-t-on plus difficilement combien l'hôpital exprime à chaque fois une époque, sa pensée dominante, bref le *régime de vérité* d'une société donnée. Empruntons ce dernier terme à Michel Foucault parce qu'il est sans doute le premier à avoir aussi clairement mis en évidence cette symétrie en envisageant l'hôpital comme l'une des modalités concrètes par lesquelles le pouvoir s'assure la maîtrise du corps même des sujets. Empruntons-lui ce terme parce que c'est aussi grâce à lui que l'on connaît bien, maintenant, cette histoire de l'incendie de l'Hôtel-Dieu (29 décembre 1772) et des conséquences qu'eurent les projets destinés à sa reconstruction, ce qu'ils disaient de l'hôpital et de sa conception spatiale, et ce qu'ils disaient surtout du changement de perspective qui se jouait alors.

La géométrie et les qualificatifs formels et esthétiques mis en scène par Foucault montrent bien le jeu mouvant qui a lieu dans le texte du philosophe de l'archéologie du savoir, entre un procès de métaphorisation spatiale et la construction d'un appareillage conceptuel. Le glissement permanent de l'un sur l'autre accompagne le déroulement de la trame discursive. Et symétriquement, dans *Les*

Machines à guérir, l'hôpital qui quadrille l'espace et se diffuse dans la ville, organisé comme « un tableau où chaque individu, chaque maladie puissent être isolés et suivis », renvoie à la notion d'*espace disciplinaire* « se divisant en autant de parcelles qu'il y a de corps ou d'éléments à répartir ». Évoquer le lien entre l'architecture et l'hôpital revient donc autant à parler de qualités constructives et d'écriture formelle, de proportions, de volumétrie, de lumière, d'insertion, d'usage et de « commodité », que d'*espace*, de territoire, et de cette distinction fondamentale entre le sain et le malade qu'élabore et reformule toute organisation sociale.

Il n'est sans doute pas utile de s'attarder ici sur la première révolution qui conduisit à l'élaboration progressive du type de l'hôpital pavillonnaire, maintes fois décrite par ailleurs. Mieux vaudrait en effet arriver directement à ce qui s'est passé au lendemain de la Seconde Guerre mondiale et à cette deuxième révolution, celle du fonctionnalisme, sur laquelle repose encore notre organisation sociale, même si elle cherche à s'en défaire, depuis un peu plus de trente ans maintenant. C'est donc à une inversion saisissante de perspective que l'on a assisté en voyant l'hôpital, constamment traversé par des problématiques nées hors de lui mais qu'il exprime spatialement, parvenir d'abord, au gré des progrès techniques successifs, à la forme achevée de la machine à soigner puis à guérir, avant de revêtir progressivement les formes de la « machine » à réconforter et à pallier.

À travers ce gros demi-siècle de constructions hospitalières s'est en effet jouée une troisième révolution, diffuse et étalée dans le temps, reformulant et amendant progressivement les termes de la rupture de l'après-guerre. Une troisième révolution, douce et progressive, qui recouvre aussi bien les modalités de la conception (l'élaboration de programmes, la procédure du concours, l'arrêt de la politique des modèles) que les données de la technique (la position centrale du bloc opératoire, la dimension et l'emprise des plateaux techniques, l'arrivée de l'imagerie médicale et ses implications spatiales), tout en prenant en compte l'expression d'une *demande* sociale plus ou moins clairement formulée (la place du malade, la personnalisation du rapport avec les soignants, la question de l'accueil et ses implications spatiales) et en affichant le souci urbain (l'insertion, le rapport à la ville, la transition entre l'espace public et l'espace hospitalier, l'arrivée des petits commerces et l'affirmation du paradigme spatial de la « rue intérieure »). Avec, au terme de ce processus, l'émergence progressive des questions liées à la fin de vie et à sa définition, parfois euphémisées sous le terme *d'architecture du grand âge*, « créneau » sur lequel s'exprime aujourd'hui (un peu paradoxalement) la jeune création et la génération émergente, cherchant là des réponses qu'avaient sans doute bien involontairement laissées ouvertes ses aînés architectes.

Fonctionnalisme et rationalisme. L'impératif quantitatif

Pour mieux saisir ce qui s'est passé il y a désormais près de soixante ans, il faudrait s'attacher plus particulièrement au parcours et aux expériences d'une figure de l'architecture moderne, Paul Nelson, qui réalisa, avec la reconstruction de l'hôpital de Saint-Lô, sans doute l'une des formes les mieux achevées de la seconde révolution fonctionnaliste. Après avoir présenté, dès 1927, un projet de centre homéopathique pour son diplôme, Nelson participe en 1932 au concours pour la cité hospitalière de Lille où il compose un ensemble dominé par deux tours reliées entre elles par deux barres dessinant autant d'axes pour une future cité destinée à accueillir deux mille cinq cents lits, une école de médecine et les services annexes, annonçant donc les retrouvailles entre l'exercice de la médecine et son enseignement qui seront confirmées officiellement en 1957-1958 avec la grande réforme hospitalo-universitaire impulsée par Robert Debré.

Si son projet pour Lille ne se réalise pas, tout comme celui pour le pavillon de chirurgie d'Ismaïla (1934), c'est donc après-guerre que Nelson passe à la construction. Alors qu'avant la guerre ses projets portent encore nettement l'empreinte de l'enseignement de la composition (axiale) transmis à l'École des Beaux-Arts, et du rationalisme structurel de son chef d'atelier, Auguste Perret, précurseur de l'emploi du béton, c'est l'aspect fonctionnel qui va dominer à Saint-Lô. Financé par le gouvernement américain, sa construction débute en 1946, alors que se tient à Paris l'Exposition des techniques américaines de l'habitation et de l'urbanisme dans les années 1940 conçue par le même Paul Nelson et ouverte par François Billoux, le ministre communiste de la Reconstruction. Pensé comme un « centre de santé » en liaison directe avec les facultés de médecine et de pharmacie, la conception de cet hôpital est dominée par le souci de rationalisation des circulations et se développe en hauteur autour de l'ascenseur. Flexible, parce que devant s'adapter continuellement au progrès technique, le bâtiment s'articule autour de deux grands blocs de neuf niveaux au milieu d'un parc. La disposition en baïonnette répond à la présence, à chaque étage, de deux unités de soins de trente lits, chiffre (pensé comme) optimum pour le travail rationalisé d'une équipe médicale. Chaque étage correspond à un service. Les hospitalisations de longue durée se trouvent au dernier, tandis que les consultations externes et l'administration se déploient en rez-de-chaussée autour de patios, et les services généraux sont renvoyés au sous-sol. Pour faciliter le contrôle aseptique, toutes les fonctions sont intégrées dans une paroi continue. Cette conception rationalisée à l'extrême n'empêche cependant pas Nelson de penser ses ambiances à travers l'apport de la couleur et de la lumière : il fait appel à Fernand Léger et Charlotte Perriand, oriente toutes ses chambres au Sud, et termine chaque couloir par une claustra de verre translucide. Dès son inauguration, en 1956, cet hôpital de 420 lits est salué comme un nouveau modèle.

Lorsque, quelques années plus tard, en 1963, il travaillera, à Dinan, à la construction d'une unité de 350 lits, Nelson reprendra l'acquis de Saint-Lô en radicalisant encore le caractère compact de l'édifice qui prend alors la forme d'une barre épaisse (72 m de long, 25 m de large et 31 m de haut) avec des chambres disposées de part et d'autre d'une bande servante. C'est dès lors cette barre épaisse, que l'on désigne aussi sous le terme d'hôpital « monobloc », cette typologie verticale qui domine les constructions hospitalières, rompant franchement avec l'épanouissement horizontal qui prévalait encore lorsque la ventilation et l'isolement, avant la diffusion des sulfamides et des antibiotiques, étaient encore les meilleurs outils pour endiguer la contagion. C'est donc une typologie avant tout rationnelle où les services médicaux forment les racines, les groupes d'ascenseurs le tronc, et les unités de soins les branches, qui sera déclinée jusqu'au milieu des années 1970 à travers les nombreux programmes d'équipements hospitaliers que développe alors un pays en plein essor économique où la volonté gaullienne cherche à concentrer et organiser les fonctions sur le territoire national.

Plus ou moins soigneusement adapté à l'architecture locale (à Dinan, Nelson revêt ses pignons de granit gris, et pour le centre de santé d'Arles [1965-1974] il choisit des brise-soleil horizontaux), ce type vertical est ensuite décliné par Henry Bernard à Caen où s'érige une tour (en « H ») de 23 étages, par Michel Roux-Spitz à Nantes ou à Dijon, par Charles Le Maresquier à Rangueil (Toulouse) et à Vandœuvre (Nancy). Tous ces établissements sont indissociables de la grande réforme hospitalière de 1957-1958 et la création des CHU qui veut que l'on soigne, enseigne et cherche au même endroit. Ils s'adaptent tant bien que mal, suivant leur degré de flexibilité, à l'explosion des consultations externes qui voit la médecine courante devenir de plus en plus hospitalière en se fondant sur le savoir de spécialistes et sur un appareillage sophistiqué et coûteux. Quant aux vieux hôpitaux parisiens, ils s'adaptent plus ou moins bien à cette mutation. Pour un André Wogenscky qui travaille avec soin le béton apparent, les brise-soleil et la disposition des sculptures dans la nouvelle faculté de médecine de l'hôpital Saint-Antoine (1961-1965) ou met à profit la dénivellation du terrain (5 m) pour créer une esplanade entre la rue et l'hôpital avec les nouveaux locaux universitaires de Necker - Enfants malades (1963-1968), on retrouve aussi de nombreuses constructions aujourd'hui déjà vétustes, sans grand intérêt architectural, ni adaptées aux normes actuelles, ni capables d'accueillir un nouveau projet médical.

Ce sont d'ailleurs cette explosion des consultations et surtout cette pression qu'exerce l'évolution technique sur l'espace qui expliquent l'évolution vers la tour sur socle, ultime développement de ce « monobloc » où la base s'élargit à mesure qu'enflent les blocs et les infrastructures d'imagerie médicale, alors que l'hébergement en chambres communes est distribué dans les étages de plus en plus nombreux. Apogée et amorce simultanée de son déclin, ce type apparaît transitoirement au tournant des décennies 1970 et 1980 alors que, déjà, d'autres modèles de conception apparaissent, coïncidant avec une nouvelle donne économique et sociale, un souci renouvelé du patient, un changement des modalités de la commande et une autre manière d'envisager le rapport qu'entretient l'hôpital (et plus globalement l'architecture) avec la ville.

Le retour à la ville et au projet

S'il repose toujours sur une assise technique et s'il est irrigué par une rue centrale, l'hôpital Robert-Debré a profondément contribué à redéfinir la typologie qui a dominé les constructions hospitalières des deux dernières décennies. Sa rue centrale n'a en effet plus rien d'un simple alibi fonctionnel et elle traduit le profond revirement qui a accompagné les lendemains des « événements » de 68 chez des architectes amorçant leur « retour à » la Ville lorsque d'autres retournaient aux pères fondateurs de leurs disciplines respectives. Ce nouveau type dominant n'est donc plus « monobloc » (contrairement à ce que pourrait laisser penser le nouvel hôpital Georges-Pompidou d'Aymeric Zublena, pourtant organisé lui aussi autour d'une « rue hospitalière »). Ce nouvel hôpital se parcellise, s'ouvre sur des terrasses, se strie, se dédouble, s'échancre de redans, se divise en peignes, retrouvant certaines formes de la modernité « académique » et tempérée des années 1930, celles de l'hôpital Beaujon d'Urbain Cassan et Jean Walter (1932) ou des cliniques Saint-Charles à Montpellier (1932-1939) de Paul Pelletier et Arthur Teisseire. Ses façades se recouvrent de matériaux divers qui offrent autant d'alternatives au béton, brut dans le meilleur des cas, lisse et préfabriqué la plupart du temps.

Là où Jean Nouvel, à Bezons, choisit presque au même moment, en 1978, l'aluminium pour signer, avec l'extension du centre du Val-Notre-Dame, son premier manifeste formel, bien avant l'Institut du Monde Arabe, Riboulet a donc choisi la céramique blanche pour un bâtiment imposant qui renoue autant avec les immeubles d'Henri Sauvage, pionnier de la modernité redécouvert par cette génération d'architectes, qu'avec le matériau spontanément associé à ce type d'édifices. Quelques années auparavant, en 1974, Alain Sarfati et Bernard Hamburger, jeunes architectes frais diplômés, avaient déjà choisi le carrelage blanc pour recouvrir les étages supérieurs du centre de la rue Bessin, à l'extrémité du 15e arrondissement. Se souvenant eux aussi de l'immeuble de la rue Vavin construit par Sauvage en 1912, ils privilégiaient ainsi l'insertion du nouveau bâtiment en y associant la brique pour retrouver le rouge de la ceinture des HBM. Et dans *Naissance d'un hôpital*, où Pierre Riboulet raconte au jour le jour tout le processus de conception – solitaire – du futur édifice, de la première esquisse à main levée au printemps 1980 à la maquette soumise au jury du concours six mois plus tard, on voit bien que l'enjeu majeur consiste précisément dans l'insertion d'un programme aussi complexe dans un site aussi difficile : un ancien délaissé, d'anciennes carrières de glaise qui ont recueilli jusqu'à 22 m de remblais issus du trop-plein des opérations voisines. Boulevard Sérurier, entre les nuisances du périphérique au Nord, le maintien sur place d'une église au Sud, et le souci d'un hôpital « relié à la ville et pénétré par elle », l'architecte s'isole du périphérique en lui adossant une double épaisseur de bâtiments élevés. Puis il enchaîne les coursives et les galeries vitrées au sud, ménageant une rue et une place couvertes. Riboulet joue avec la déclivité du terrain (qui lui permet notamment une séparation « naturelle » du propre et du sale) tout en privilégiant les espaces publics ou semi-publics offerts aux usagers et aux patients. Il prévoit des espaces « en plus », de nombreuses surlargeurs dans les couloirs, choisit l'éclairage zénithal partout où il était possible, allonge le linéaire de façade (plutôt qu'un noyau central) pour que la lumière naturelle parvienne jusqu'aux postes de travail...

Dans une ville déjà éclatée, ces grands programmes publics à haute fonction sociale et lestés d'une forte charge symbolique deviennent donc un enjeu urbain majeur pour cette génération de concepteurs. Même les programmes plus modestes offrent l'opportunité d'une démonstration d'intégration urbaine. Ainsi, à Necker en 1984, Paul Chemetov aligne-t-il son nouveau bâtiment (laboratoires, unités de services et « amphithéâtre des morts ») sur les autres pavillons de la partie sud et tente de redonner une unité à un site où les constructions se superposent depuis la fin du XVIIIe s. Il s'appuie sur un fragment d'îlot, entre deux impasses, et retrouve l'alignement de la rue de Vaugirard. L'année suivante, à Saint-Antoine, avec les nouvelles cuisines de l'hôpital, Henri Ciriani densifie sa façade sur rue et retrouve l'alignement en s'accordant aux deux bâtiments voisins : quatre étages d'un côté, et de grandes transversales parées de pierre pour dessiner une baie et une terrasse plantée et rattraper les trois niveaux du côté opposé.

Là où quelques décennies plus tôt, les architectes et leurs choix passaient presque systématiquement au second plan derrière les impératifs quantitatifs et fonctionnels, et dans le cadre contraignant fixé par l'industrialisation et la préfabrication des composants, ces nouvelles constructions reflètent donc chacune la place qu'y retrouve l'architecte dès la phase de conception, tant pour les choix urbains que pour l'écriture formelle qui se singularise avec chaque édifice. Par exemple, Ciriani, apôtre du retour aux enseignements plastiques de Le Corbusier et théoricien du mouvement « néo-moderne » qui domine alors la scène française, ne transige guère sur le *plan libre* qui dicte la conception de son nouvel édifice et privilégie la lumière naturelle. De même, Riboulet avoue-t-il dès sa préface s'être « toujours refusé à supprimer ce qui me paraissait essentiel : le jardin d'hiver, la céramique des façades, les menuiseries métalliques, les terrasses-jardins ». D'ailleurs, l'architecte dit clairement comment il a le sentiment, en 1988, au moment de l'inauguration, de marquer ainsi « un petit jalon dans l'histoire déjà longue de l'hôpital ».

Et de fait, Robert-Debré est un peu devenu le fleuron de l'AP-HP. Longtemps (jusqu'à l'ouverture de l'hôpital Georges-Pompidou) sa plus importante opération initiée et achevée sous le nouveau régime de commande, c'est l'exemple régulièrement mis en exergue pour incarner le profond revirement qui se joue alors, depuis 1979 et l'arrivée de Jean-Pierre Weiss, polytechnicien et ingénieur du corps des Ponts, à la direction des Équipements. Ce dernier décide alors de confier par concours, et systématiquement, la conception des nouveaux édifices à des architectes certes expérimentés, mais sans expérience dans ce programme. Un « créneau » (réputé) disparaît ainsi et les listes d'agrément dressées par le ministère de tutelle s'éteignent progressivement, le mouvement ne se généralisant progressivement aux hôpitaux de province qu'après 1983 (symboliquement, c'est aussi au même moment que le ministère de la Justice initie des procédures semblables pour ses palais de justice et ses prisons). C'est donc l'un des maîtres d'ouvrage les plus prestigieux, jaloux et fort de son indépendance, qui le premier initie ces nouvelles procédures, devançant même de quelques mois l'obligation officielle de mise au concours de toute commande publique au-delà d'un certain seuil (décret du 10 janvier 1980). Ce faisant, il participe intimement à l'ouverture de la commande architecturale et à la généralisation de la procédure du concours (sur invitations) qui avait été amorcée dès 1974-1975, accompagnant les mutations qu'était en train de subir la société française dans son ensemble, profondément modifiée désormais depuis une trentaine d'années par le vaste mouvement de décentralisation-déconcentration et de libéralisation (de mise en concurrence) qui a touché l'ensemble de ses structures et de ses procédures.

Naissance d'un hôpital est donc aussi un livre (pour finir plaidoyer) sur la procédure du concours qui en est alors à ses prémisses et l'on voit bien comment Riboulet est sans cesse traversé par les doutes et les interrogations que suscite ce nouveau type de dialogue : les médecins me comprendront-ils, comment « faire sentir », nos langages respectifs ne sont-ils pas trop éloignés et trop spécifiques, « sauront-ils lire mes plans mieux que moi leurs symboles ? » Et au fil de l'avancement du projet, l'architecte, en même temps qu'il conçoit, expérimente et éprouve les vertus de cette nouvelle procédure. Devant sa maquette, il se rassure en pensant qu'ils partagent au moins un instrument commun, l'endoscope... Et il s'ancre surtout dans quelques certitudes qui sont autant de retours réflexifs sur son propre travail et sur ce qu'est, en définitive, l'architecture : « C'est dans cette *interaction* des formes et des programmes que réside la qualité vraie de la composition » et « s'il n'y a pas cette conjugaison, on a soit l'aridité déprimante des espaces fonctionnels, soit la contorsion gratuite et débridée du formalisme ».

Riboulet retrouve ainsi, avec l'hôpital Robert-Debré, l'idéal de la conception à partir d'un programme spécifique et de qualité, l'idéal du projet qui caractérise l'apport et le savoir de l'architecte, mais aussi, une fois le concours remporté, l'idéal du *colloque singulier*, du dialogue privilégié entre un architecte et son client, tous idéaux que le productivisme de l'après-guerre avait remplacé par la routine des procédures d'agrément et de la politique des modèles, menaçant ainsi les architectes d'un déclassement qui leur aurait été fatal. Robert-Debré est donc plus qu'un simple hôpital, c'est un symbole, le symbole d'une époque et d'un revirement, et c'est bien pour cette raison qu'il a probablement autant marqué le monde des architectes que celui des médecins. Ce symbole montre en outre qu'il serait tout à fait vain de considérer l'architecture comme un simple exercice formel et plastique en excluant les procédures et les interactions qui lui donnent corps. C'est peut-être un truisme, mais ça ne l'a pas toujours été et ça ne l'est sans doute pas encore dans l'esprit de tous.

Architectures du grand âge et « nouvelles tendances »

Nouveau traitement de l'insuffisance rénale chronique, l'hémodialyse avait donc entraîné la construction d'établissements spécialisés offrant autant d'opportunités aux jeunes architectes cherchant à redéfinir le vocabulaire formel de l'hôpital. Le mouvement est donc enclenché, et il se poursuit tout à fait symboliquement avec les personnes âgées. Il faut en effet rappeler que c'est dès 1978 que s'annonce le revirement de l'AP-HP, lorsque celle-ci choisit une première fois le concours (ouvert, celui-ci) pour la construction du centre d'hébergement de personnes âgées de Sainte-Perine, sur un site délicat. Et autre moment-charnière, c'est en 1987, à nouveau sur une problématique ayant trait à la vieillesse, qu'Alain Gille, successeur de Jean-Pierre Weiss à la direction des Équipements, lance un vaste appel d'idées sur les « lieux de fin de vie ». C'est donc sur la gériatrie et plus particulièrement la question de la dépendance que se portent depuis lors la plupart des innovations formelles et c'est là que s'expriment (sans doute autant par choix que par opportunité) nombre de jeunes architectes.

En l'occurrence, le monde hospitalier se conforme à cette idée assez caractéristique des univers culturels en général qui veut que les « jeunes créateurs » soient à l'origine d'innovation et de dynamisme (et se confrontent ainsi aux questions non réglées par leurs aînés). Et l'AP-HP attendait précisément des suggestions sur une question nouvelle par son ampleur et qui déconcertait l'ensemble des praticiens. En attestent le caractère ouvert de la consultation, et surtout l'absence de programme, d'enveloppe financière et de contraintes de phasage. Il s'agissait donc de mobiliser les énergies, mais aussi de rompre en l'occurrence avec les solutions existantes, inadaptées car issues du modèle hospitalier général, bref d'ouvrir ce « créneau » à de jeunes architectes, par le biais de petites opérations moins complexes. Et le concours a effectivement permis à plusieurs équipes d'émerger, de se faire connaître (expositions et publications ont accompagné cette consultation), s'affirmant par la suite sur la scène française, ainsi le duo Martine Weissmann et Jean Léonard, Emmanuelle Colboc, ou encore les équipes Truelle et Avant-Travaux. Cette dernière, après avoir obtenu les Albums de la Jeune Architecture et le Prix de la première œuvre (décerné par le groupe *Le Moniteur*) en 1990 avec une unité de soins palliatifs à Villejuif réalisée à la suite de cet appel d'idées, a enchaîné les concours et commandes d'établissements hospitaliers, de maisons de retraite et d'unités de soins terminaux (de 1990 à 1998...).

Le projet pour Villejuif présentait effectivement ce caractère novateur dans le sens où il était pour une fois pensé dès sa conception en liaison avec la perspective de la mort, alors que la mort à l'hôpital, c'est en quelque sorte l'échec de l'utopie (repousser les échéances du vieillissement et de la mort, idéal autant collectif qu'individuel) qui a présidé à sa construction. « Effacer l'image de la mort » et montrer « l'hôpital comme un lieu de vie », ce sont deux phrases qui reviennent continuellement dans le livre de Riboulet... Nombre de nouvelles problématiques ont d'ailleurs été introduites à l'occasion de la consultation sur les « Lieux de fin de vie », en premier lieu l'introduction de la maison et du familier dans l'hôpital et le soin porté au privé et à l'intime, l'équipe Avant-Travaux y répondant par une écriture résolument contemporaine (angles aigus, matériaux bruts, béton, bois, métal et pavés de verre, impression d'inachevé), jouant sur des universaux visuels (rapport opacité/lumière, couleurs) et refusant volontairement les archaïsmes (pour schématiser, horloge comtoise et cheminée), ce qui n'est pas allé sans provoquer débats et polémiques.

Les récentes constructions dans ce domaine, si elles n'ont pas toutes abandonné cette écriture contemporaine, se sont notablement « assagies », même si de jeunes équipes se risquent encore à proposer des dispositifs et des écritures assez hardies, à l'image d'Isabelle Manescau et François Marzelle pour la Mapad de Tremblay-en-France (2001), Bruno Hubert et Michel Roy pour le Foyer « Jours heureux » à Paris dans le 13e (2001) ou l'agence Maurer & Orsi pour la Maison de retraite Raymond Thomas à Rennes (2001). Les premiers jouent sur la lumière et le bois décliné en claires-voies, persiennes, huisseries et panneaux de façade préfabriqués, les deuxièmes sur un placage de panneaux de Prodema, un socle revêtu de pierre et des balcons de métal, et les derniers sur les matériaux bruts, béton, zinc et acier, soutenus par une écriture très géométrique. Mais on observe aussi parallèlement un retour assez net à des formes et des matériaux plus classiques. Ainsi, à Paris, en plein 18e, pour le nouvel hôpital Bretonneau (2001), auparavant affecté à la pédiatrie jusqu'à la création de Robert-Debré, Valode & Pistre ont-ils choisi des maisonnées pavillonnaires, unités de vie gériatrique regroupant quatorze fois une quinzaine de personnes âgées, des maisonnées revêtues de pierre et de brique, chaque plancher étant exprimé par une épaisseur sur le calepinage de façade, où une « maîtresse de maison » prépare les repas dans la cuisine au vu de chacun. Tous ces architectes accordent bien entendu une grande attention aux circulations, privilégiant les déambulations circulaires plutôt que les couloirs fermés, au repérage, aux couleurs, à la signalétique et au marquage. Ils valorisent les cours intérieures, les patios, le contact avec la nature et les jardins sensoriels, et se confrontent à leur manière à cet impératif du familier et de l'habituel que sont censées y retrouver des personnes désorientées. Valode & Pistre ont d'ailleurs implanté une rue intérieure qui ressemble étrangement à une vraie-fausse galerie marchande où l'on retrouve un salon de coiffure, un commerce de vêtements, une cafétéria-café, une crèche, la salle d'ergothérapie et une bibliothèque. Cette rue intérieure débouche sur l'oratoire œcuménique conçu par Pierre Buraglio.

Cette médicalisation d'un moment de la vie qui ne correspond plus au traitement spécifique d'une maladie impose d'ailleurs des recherches et dispositifs formels et un souci du patient (qui devient plutôt un « client ») qui transparaît à travers d'autres récentes constructions hospitalières plus « conventionnelles ». Ainsi, le groupe privé la *Générale de Santé*, qui fait régulièrement appel à nombre d'architectes ayant déjà bénéficié de commandes publiques (Odile Decq, Hubert & Roy, Françoise Jourda...), a-t-il entrepris de redéfinir une nouvelle architecture hospitalière en soignant d'abord l'environnement hôtelier du « client » : jardins intérieurs, secteurs de petite taille, organisation en peignes et disposition pavillonnaire, vues soignées, chambres individuelles aux surfaces généreuses, commande de repas individualisés. Chez soi à l'hôpital... L'hôpital comme lieu de vie, l'accueil et le séjour, la typologie hôtelière, c'est aussi ce que Rudy Ricciotti avait en tête en travaillant sur le nouveau pôle santé de Carpentras (2001) pour le compte d'une maîtrise d'ouvrage mixte, associant privé et public. Les salles d'eau attenantes aux chambres y enflent dans les couloirs, cassant leur linéarité. Des couleurs vives partagent et identifient chaque espace. L'internat se loge dans une « boîte » suspendue d'acier doré. La lumière du Sud pénètre profondément dans les nombreux patios plantés et revêtus de zelliges de céramique colorée. Elle pénètre jusqu'au bloc opératoire, éclairé directement par des vitrages sablés.

Cet accent mis sur l'hospitalité et la fonction hôtelière caractérise aussi l'hôpital public (où le privé est également allé chercher ses modèles et où l'accueil, les boutiques, les espaces d'exposition et de rencontre et le restaurant sont depuis longtemps des éléments clés d'un projet), mais ce dernier doit aussi faire face à l'évolution galopante de la technique et à une gestion des flux de plus en plus complexe. La souplesse et la flexibilité sont donc devenues les vertus cardinales de ces nouvelles constructions (même si l'analyse fonctionnelle et le respect du programme demeurent les principaux critères de sélection des jurys de concours). On voit ainsi se diffuser de plus en plus les dispositifs en nappes, creusées par un atrium pour mieux accueillir la lumière, ou en strates superposées, parfois en porte-à-faux, permettant de mieux gérer et distribuer les flux et de développer à l'avenir certaines parties. Les architectes Bernard Reichen et Philippe Robert viennent de proposer des projets de ce type pour le CHU de Pontchaillou à Rennes ou le nouvel hôpital de la région annecienne. Les volumes y sont de plus en plus fragmentés. L'organisation repose sur des pôles médicaux, organisés autour du malade, disposant chacun d'un accueil distinct et rétablissant une continuité entre l'hôtellerie et les plateaux techniques tout en brisant les frontières entre services. Traiter collectivement le singulier, cette idée qui a coïncidé avec le développement de l'hôpital, n'a sans doute jamais été aussi proche.

Si les parties techniques dévorent toujours autant sinon plus d'espace, l'hôpital ne se limite donc plus aux soins depuis longtemps déjà. Ses missions se multiplient de la prise en charge des urgences à l'accompagnement des mourants, et il voit continuellement s'agrandir les secteurs dévolus à l'information, à l'accueil, au social, et d'une manière générale à l'interaction avec la ville et la vie quotidienne. La durée d'hospitalisation décroît régulièrement. Sa géométrie varie entre le jour, la semaine et le « 7 jours sur 7 ». Et si dans les années 1960, les chambres constituaient la moitié de la surface construite, elles n'en représentent plus que un tiers à l'hôpital Georges-Pompidou. En fait, ce sont bel et bien les questions qui avaient présidé à sa forme « moderne » (comment identifier, isoler et combattre le mal physique ou psychique si ce n'est en enfermant dans un espace artificiel et clos, et comment faire coexister au sein d'un même espace des hommes à la fois inégaux et égaux ?) qui s'avèrent périmées ou tout du moins redéfinies. Ainsi, le projet de Jean-Marc Ibos et Myrto Vitart pour la future Maison de l'adolescent, nouvel édifice pour lutter contre l'anorexie et le suicide qui devrait être construite à Cochin d'ici 2004, contredit-il presque terme à terme ces vieilles interrogations en ouvrant ses grands bras sur la ville pour y déployer ses larges façades vitrées et intégrer la dimension paysagère. Ou encore, le plan de restructuration et de développement de Sainte-Anne conçu par Architecture Studio qui prévoit de faire disparaître l'enceinte et de créer un grand axe urbain ouvert sur la ville.

Se dessinerait ainsi une inversion (reste à l'éprouver et la confirmer au-delà des proclamations de principe) : s'il était question, au début de cet article, d'un hôpital qui quadrillait l'espace et se diffusait dans la ville, ce serait donc aujourd'hui la ville qui, (presque) l'air de rien, se serait en une trentaine d'années prolongée dans l'hôpital. Même si l'on peut aussi penser qu'à l'inverse, la Ville comme un gigantesque hôpital serait finalement l'un des achèvements les plus noirs de l'Utopie qui lui a donné naissance. Certes, les socialistes utopiques du XIXe plaçaient toujours, pour des raisons bien connues, l'hôpital au cœur, au centre de la Ville, mais il faut bien prendre garde à ce que disent ces concepteurs de centres gériatriques par ailleurs grands constructeurs de multiplexes cinématographiques, lorsqu'ils reconnaissent se servir des enseignements des premiers (notamment la réduction des choix, dans les circulations et les chambres, au mode binaire) pour les seconds où la foule se comporte « en désorientée, comme un malade d'Alzheimer » et où l'accessibilité réservée traditionnellement aux handicapés est devenue un modèle de circulation pour le confort du public.

► BINET J.-L., *Les Architectes de la médecine*, Paris, Les Éditions de l'Imprimeur, 1996. – CHAMPY F., *Les Architectes et la Commande publique*, Paris, PUF « Sociologies », 1998 – FERMAND C., *Les Hôpitaux et les Cliniques. Architectures de la santé*, Paris, Le Moniteur, 2000. – FOUCAULT M. (dir.), BARRET-KRIEGEL B., THALAMY A., BÉGUIN F., FORTIER B., *Les Machines à guérir*, Bruxelles/Liège, Mardaga « Architecture + Archives », 1979, (Paris, Institut de l'Environnement, 1976). – LÉONARD J. & WEISSMANN M. (dir.), *Paris d'hospitalité*, Paris, Picard/Pavillon de l'Arsenal, 1990. – RIBOULET P., *Naissance d'un hôpital*, Paris, Les Éditions de l'Imprimeur, 1994 (Paris, Plon « Carnets », 1989). – Coll. : Assistance publique - Hôpitaux de Paris, *Architectures du grand âge : variations architecturales sur la fin de vie*, Paris, Le Moniteur/AP-HP, 1988. – Dossier « Santé et ville », *Urbanisme*, n° 305, mars-avril 1999. – AP-HP, *Patrimoine hospitalier. Un parcours à travers l'Europe*, Paris, Monum, Éditions du patrimoine, 2001. – Dossier « Santé, la grande révolution hospitalière », *d'A (d'Architectures)*, n° 120, avril 2002. – Dossier « Hôpital, hospitalité », *Techniques & Architecture*, n° 460, juin-juillet 2002. – Dossier « Vieillir », *L'Architecture d'aujourd'hui*, n° 341, juillet-août 2002.

Jean-Louis VIOLEAU

→ Assistance publique ; Fin de vie ; Psychiatrie (Naissance de la).

ART

Art et médecine cultivent en Occident des relations à la fois nécessaires et ambiguës. On a l'habitude de penser immédiatement à l'art plastique, à la représentation du corps, à l'anatomie. Il faut songer aussi à d'autres arts, comme la poésie ou la musique. Mais revenons à l'art plastique et à l'anatomie. Demandez si c'est l'art ou la médecine qui vient d'abord, on vous répondra sans doute le plus souvent que c'est la médecine. Pour la plupart des gens, ce sont les connaissances anatomiques qui ont permis le développement de l'art, en Grèce. Rien n'est plus douteux. Comme l'écrivait déjà Fletcher, il faut remplacer *artistic anatomy* par *artistic morphology*. « Art was in advance of medicine. The noble works of Phidias and his contemporaries and successors were in existence long before the time when Hippocrates began the work of rescuing medicine from the priests and made his first sketches of anatomy. [...] When we reflect that Greek sculptors acquired their knowledge of the surface anatomy of the body, the effects of rest and motion upon its musculature, and its underlying bony framework, not from dissection but from *empirical observation of athletes* in action during games and military exercises, the achievement seems all the more wonderful. » Lordat (1833, p. 157-158) cite Gerdy (*Anatomie des formes extérieures du corps humain, appliquée à la Peinture, à la Sculpture et à la Chirurgie*, Paris, 1829, in-8°, avec 3 planches in-fol. Avertissement p. III) : « Ces notes prouveront, je l'espère, jusqu'à l'évidence, combien les historiens et les anatomistes eux-mêmes se sont trompés dans les jugements trop favorables qu'ils ont portés sur l'exactitude anatomique des chefs-d'œuvre de l'Antiquité. Elles montreront, je crois, que si ces monuments du goût et du génie des Anciens restent encore sans rivaux, c'est par la beauté, la grâce, l'élégance et le grandiose des formes et du dessin. Et peut-être les Anciens doivent-ils ces qualités précisément à ce qu'ils s'occupaient beaucoup plus d'embellir la Nature que de l'imiter... » Oui, l'art a précédé l'anatomie.

Le Canon *de Polyclète*

Il faut revenir au *Canon* de Polyclète. Le premier problème que nous semble proposer le *Canon* est celui de l'articulation du corps humain, au sens de la division en segments repérables, identifiables, désignés, et donc signifiants. Le deuxième est celui de la dignité de la partie. Toutes les parties se valent, y compris la plus petite partie repérable qu'est l'ongle, dans la mesure où elle entre dans le rapport de *symmétria* nécessaire à la beauté. Le troisième réside justement dans la définition de cette *symmétria ;* terme dont le sens pourrait se rendre par *commensurabilité* (cf. Pigeaud, *L'Art et le Vivant*). Galien parle d'un traité appelé le *Canon*, « où Polyclète nous a enseigné les proportions *(symmetrias)* du corps ; et, dit-il, il assura son discours par une réalisation, en fabriquant une statue répondant à la prescription du discours, et il donna à la statue, comme il avait fait pour le traité, le nom de *Canon* » (*De plac. Hip. et Plat.* 5, 3). On est à peu près d'accord pour reconnaître dans le *Doryphore* cette statue du *Canon* (cf. aussi le témoignage de Pline, *H. N.*, 34, 55). C'est ce que l'on peut appeler le problème de l'articulation, grec *harmogè*, latin *junctura*, qui fournit des rêveries si intéressantes aux artistes comme aux médecins (cf. *L'Art et le Vivant*). Cette définition correspond aussi à une définition de la santé. L'homme de Polyclète, *homo quadratus*, est un paradigme de l'homme sain (cf. mon article *Homo quadratus*, in *biblio*). Et, pour le médecin, faut-il représenter ? On peut dire d'abord que l'anatomie n'est pas l'urgence de la médecine hippocratique. L'essentiel, pour elle, réside dans la circulation des humeurs. Ouvrir, analyser des formes, est l'occasion de remarques assez vagues, comme on le voit dans le traité hippocratique « Ancienne médecine ». La suite est complexe. On invoque toujours les allusions d'Aristote à ce que certains appellent des *dessins anatomiques* (par exemple *Génération des animaux*, 746 a : « Il faut examiner cela à partir des paradigmes dessinés dans les "anatomies" et les "histoires" » (allusion peut-être au livre VII de l'*Histoire des animaux*, 586 *b*). Nous n'avons pas le loisir de suivre toutes les hypothèses ni tout ce que l'on a conservé des essais d'anatomie entre l'Antiquité et Vésale. Mais cela n'est pas si grave, dans la mesure où c'est de l'art que nous devons parler, et que toutes représentations ne relèvent pas de l'art ni de la beauté. La représentation en elle-même ne va pas de soi. L'attitude de Sylvius, le maître de Vésale, est assez complexe, à l'égard des images. Si l'on en croit Du Fail (cité par Carlino, 1999, p. 19), il se servait d'images dans ses cours pour les parties « honteuses ». Dans sa colère contre l'attitude anti-galénique de Vésale, il écrit : « Si dans ce fatras de paroles remplies de fausses accusations, on trouve quelque chose qui mérite d'être lu (car il n'y a pas de livre qui soit mauvais de tout point), c'est bien peu ; vous pouvez le renfermer dans une feuille de papier, pourvu que vous considériez comme un grimoire obscur et tout à fait inutile, et les dessins ombrés, et les caractères destinés à les indiquer, et que vous pensiez que ces dessins et leurs indications causent, dans la lecture, plus de retardement que de profit, principalement aux médecins pour qui "l'art est long et la vie courte" et qui doivent tenir constamment les diverses parties du corps humain disséquées, non simplement comme des peintures ou dans les livres, mais bien sous leurs yeux et entre leurs mains, comme il ne faut pas avoir la prétention de former le pilote, le général, avec des images. » Cf. *Vaesani cujusdam calumniarum in Hippocratis Galenique rem anatomicam depulsio (Réfutation d'un certain fou contre l'œuvre anatomique d'Hippocrate et de Galien). Vaesani* est un métaplasme satyrique qui rappelle le nom de *Vesalii* (Lordat, p. 127). Ainsi Charles Estienne, élève de Sylvius et auteur, lui aussi, d'un livre célèbre d'anatomie illustrée, réfléchit-il sur le rapport entre le texte et l'image : « Et s'il est ainsi que les escriptz de cette matière soient tant utiles & nécessaires à la mémoire & certitude des choses, pourquoy ne seroyent aussy très utiles les démonstrations par figures des matières escriptes & proposées par lectre ? Car si les escriptz contentent l'esprit & la mémoire, aussi pouvons-nous dire que la peincture contentera l'œil et la veue de la chose absente, aultant ou à peu près comme si elle était présente. Les escriptz supplient la parolle : & les protraictz (combien que muets) portent la forme et façon des choses devant les yeulx, en sorte qu'ilz n'ont aultre mestier de parolle. Par quoy pour plus commodément satisfaire à l'œil & à la mémoire, avons conjoinct l'anatomie paincte avec la description des parties du corps humain : affin que quand n'aurez le corps en main, pour vous contenter de quelque doubte, puissiez avoir recours à cette ombre : attendant (comme on dit a esté) l'opportunité et meilleure occasion » (1546, p. 6-7). Camper, au XVIIIe s., recommande de ne pas dessiner d'un seul point de vue, comme cela est prescrit dans la peinture, mais à la manière des architectes. « Il ne voulut pas que le médecin et le peintre étudiassent l'anatomie selon la même méthode. » Voici ce qu'écrit Vicq d'Azyr, *Éloge de Camper* (T. 1 des *Éloges* de l'édition de Moreau de la Sarthe, p. 321-322) : « Ce n'est que vers le milieu de ce siècle qu'on a su faire une juste application du dessin à la description des diverses parties des animaux. On s'est borné jusque-là, dans la plupart des planches anatomiques, à montrer les organes sans liaison avec ceux dont ils sont naturellement environnés. Les ramifications vasculaires ou nerveuses, ainsi présentées, ressemblaient à des racines ou à des branches d'arbres. Haller avait fait connaître l'insuffisance des travaux de ce genre ; il avait prouvé que ce n'était pas assez d'indiquer la forme d'un organe, qu'il fallait encore en désigner la place, et qu'un dessin bien fait en exposait mieux que le discours le plus détaillé, les connexions et les rapports. M. Camper, reprenant le même sujet, a principalement porté son attention sur la manière dont il faut qu'on ordonne les divers objets qu'une figure doit exprimer. Dans un plan géométral, où toutes les lignes sont marquées sans aucun raccourcissement, la disposition ne donne qu'une idée imparfaite des groupes, des élévations et des profondeurs. D'accord avec tous les professeurs modernes, Albinus (Bernhard Siegfried,

1697-1770) voulait qu'on préférât la méthode dans laquelle c'est aux lois de la perspective que tout doit obéir : mais une représentation aussi bien concertée suppose que le lecteur instruit sache se placer au point convenable pour bien voir et bien juger ; elle suppose que l'anatomiste et le dessinateur aient fait la même étude et qu'ils aient adopté les mêmes principes ; encore n'y a-t-il qu'un seul cas où cette harmonie puisse être parfaite, celui où, comme dans les travaux de M. Camper, ces deux personnages se confondent et où ces deux talents n'en font qu'un. » La question de « l'anatomie artistique » est bien posée. Bichat lutte encore contre l'iconographie (*Traité d'Anatomie descriptive*, t. I : *Préliminaires*, V, XXVIII) : « ... bientôt on se lassa de lire dans le livre de la nature : l'image fut substituée à la réalité, et les planches devinrent, pour l'anatomiste, le moyen principal de connaître la structure animale ; moyen illusoire, moins préconisé, il est vrai, que dans le siècle passé, mais qui trouve encore beaucoup de partisans. Les planches ne nous offrent les objets que sous un point de vue. Il faut ou les multiplier dispendieusement, ou se borner à des connaissances incomplètes. Jugez par le nombre de celles de Vicq d'Azyr sur le cerveau, le nombre de celles qu'exigerait l'ensemble du système. Mais, tout fût-il représenté, à quoi se réduiraient pour nous leurs avantages ? Aux connaissances de position, de grandeur, de figure, de direction ; la plupart des rapports des organes entre eux, leur densité, leur structure resteraient à apprendre. D'ailleurs, pour tout voir dans une planche, il faut un œil exercé au dessin, comme pour tout entendre dans le chant, il faut une oreille exercée à la musique... Ajoutez à cela l'inconvénient de ne pas tout embrasser d'un même coup d'œil, de ne se former que des idées isolées, de n'étudier, pour ainsi dire, un organe que par parties ; et vous verrez que les planches ne sont que des monuments de luxe, où de brillants dehors cachent un vide réel, et qui sont tout au plus utiles pour retracer des images autrefois puisées dans la nature, ou pour se représenter celles dont on ne peut se procurer le modèle, comme en anatomie comparée. » Et les pièces en cire ? « Au premier coup d'œil, certains cabinets anatomiques paraissent les temples de la nature... Mais tout s'évanouit dès que la main touche l'objet. En anatomie, nos sensations doivent naître autant du toucher que de la vue : or, dans les pièces de cire, tout est pour la seconde, rien pour le premier. Laissons donc encore ce moyen d'instruction dans ces cabinets que la curiosité enrichit à grands frais, où la science ne s'embellit à sa superficie qu'en perdant de sa profondeur, et qui, inutiles à celui qui sait, sont nuisibles à celui qui ne sait pas. »

Médecins/artistes

Bien entendu Vésale (1514-1564) mérite un traitement particulier, car il est un fondateur. « The work of Andreas Vesalius of Brussels constitutes one of the greatest treasures of Western civilization and culture [...] His book is not only one of the most remarkable known to science, it is one of the most noble and magnificent volumes in the history of printing » (Saunders-O'Malley). C'est toute une monographie qu'il faudrait consacrer à Vésale. D'abord écolier à Bruxelles et Louvain (1530-1533), il vient étudier à Paris avec Guinter d'Andernach, son ancien maître de grec et de latin à Louvain, devenu depuis professeur de médecine, et avec Jacob Sylvius (Jacques Deboë ou Dubois). Guinter a beaucoup édité et traduit du grec en latin l'œuvre de Galien, entre autres. Il contribua à l'établissement de la nomenclature anatomique. C'est aux maîtres grecs qu'il s'intéresse avant tout. Mais il édita aussi, en 1533, chez Simon de Colines, les *Maladies aiguës* de Caelius Aurélien. Vésale collabora avec lui à l'édition des *Institutiones anatomicae* de Galien (1536). Le *De humani corporis fabrica* marque une date essentielle, autant par le texte souvent négligé par ignorance du latin que par les illustrations. Il faut réfléchir au rapport de l'iconographie au texte. « Comme pour cette dernière (la *Fabrica*) l'iconographie (de l'*Épitomé*) constitue la partie essentielle de l'ouvrage », a-t-on pu écrire. À tort. « Le latin, il l'avait appris à fond, et dans la meilleure tradition cicéronienne », dit justement O'Malley, qui parle avec justesse d'intrication du dessin et de l'écrit : « To Vesalius picture and text were one. » Ce qui est autre chose, écrit-il, que de dire « un dessin vaut bien un millier de mots ». Le dessin ne saurait être le substitut du commentaire, mais l'aider, se mettre en accord, en harmonie avec lui. En vérité Vésale écrit dans sa *Préface* « qu'il a inséré à la contexture du discours les images de toutes les parties du corps, de sorte que ces images rassemblent devant les yeux des étudiants comme le corps disséqué des œuvres de Nature ». Dans sa *Lettre à Oporinus*, l'imprimeur bâlois, il prend grand soin de préciser que l'image jamais ne doit interrompre le fil du discours. Dans ces splendides images de la *Fabrica*, il faut considérer, c'est-à-dire interroger à part, le portrait, la page de titre, les grandes illustrations, celles que l'on pourrait appeler petites, ou anecdotiques, qui sont là pour illustrer des exemples ou des points particuliers. Puis il y a les lettrines, les grandes et les petites. La question première, qui n'est pas loin d'être une *quaestio vexata*, est celle de savoir qui en est l'auteur. D'abord doit-on se demander s'il y eut un ou plusieurs auteurs. Il faut sans doute apporter de la distinction. Il n'est peut-être pas raisonnable de douter que les grandes illustrations fussent l'œuvre de Calcar. Ou alors il faut réfuter Vasari qui l'atteste. Mais avant de distinguer à l'intérieur de la *Fabrica*, il faut considérer l'ensemble des trois œuvres qui se succèdent : *Tabulae anatomicae sex* (1538), *De humani corporis fabrica* (1543), *Epitome* (1543). Les *Tabulae anatomicae sex* se composent de trois grandes images de squelettes dessinées par

Calcar, et de trois planches dessinées par Vésale lui-même, consacrées au système de la veine cave (avec le foie et le rein droit), au cœur et à l'aorte avec ses embranchements, enfin aux reins avec leurs vaisseaux. Dans la *Lettre* introductive destinée à son Maître, le Dr Narcissus Parthenopeus, Vésale raconte comment, à Padoue, discutant du traitement de l'inflammation, pour expliquer l'opinion du divin Hippocrate et de Galien sur la révulsion et la dérivation, il avait été amené à dessiner les veines sur un papier, pensant qu'ainsi il parviendrait à comprendre l'expression hippocratique *kat'ixin*. Cela plut tant aux étudiants qu'aux médecins. « Je crois, écrit-il, qu'il n'est pas seulement difficile, mais futile et impossible d'espérer que les dessins seuls, ou les formules seules, pussent atteindre à la compréhension des parties du corps ou de l'usage des simples, mais personne ne peut contester que les deux s'assistent grandement en renforçant la mémoire. » En conséquence il envoya lui-même ses dessins à l'impression, auxquels il ajouta ceux de Jan Stefan (van Kalkar) « artiste distingué de ce temps, qui a, de la façon la plus appropriée, dessiné en trois positions mon squelette, que j'ai récemment construit dans l'intérêt de mes étudiants... ». Donc Calcar est présent dans l'élaboration des *Tabulae sex*, c'est chose certaine. Ce que nous savons de Calcar est bien pauvre chose. Il est né à Kalkar, petite ville entre Wesel et Clèves, aux environs de 1499. Il étudia l'art dans l'école de Jean de Bruges ; puis il se mit sous l'aile de Titien, à Venise. Il mourut à Naples entre 1546 et 1550. « Le seul ouvrage de Calcar qui lui appartienne sans conteste, ce sont donc les figures des *Tabulae sex*. [...] Il nous faut reconnaître, écrit O'Malley, que cela ne suffit pas à le placer au premier rang des artistes et le laisse dans la réserve quand on se met à examiner le *De Fabrica...* » C'est qu'elles sont si belles, ces planches, qu'on a été jusqu'à en attribuer les illustrations à Titien lui-même. Pour De Piles (1668), par exemple, les figures sont de Titien : « Pour ce qui est des figures, elles sont d'après celles que le Titien avait desseignées pour le livre de Vésale ; vous les trouverez asseurément fort justes... » Mais en 1699, dans l'*Abrégé de la vie des peintres*, il écrit de Calcar : « C'est lui qui a dessiné les Figures anatomiques du Livre de Vésale. » De toute façon, il paraît quasiment sûr que c'est de l'entourage, de l'atelier même du Titien, que sortent ces figures. La force de ce livre vient d'un rêve et de la beauté. *Anatomen perdiderunt... On a tué l'anatomie...* L'anatomie, un continent perdu. C'est un grand désastre en effet et ce dont se plaint Vésale dans sa *Lettre à Charles Quint* qui sert de préface à la *Fabrica*. La première chose à faire est donc de restituer l'anatomie. Recréer cette Alexandrie mythique où l'on pratiquait l'ouverture des corps *humains* ! Retrouver l'enthousiasme et le talent d'Hérophile et d'Érasistrate ! Vésale souhaitait que « l'anatomie fût bientôt cultivée dans nos Académies, comme elle le fut jadis à Alexandrie (cf. Saunders-O'Malley, *op. cit.*, p. 12) ». Mais tous les livres d'anatomie ont sombré... Ils sont plus de vingt à être cités par Galien, dit Vésale. L'anatomie est ainsi une connaissance ruinée à laquelle il faut redonner son ancien éclat *(veterem candorem)*. La science des parties du corps, et notamment celle des os, des veines, des artères, des nerfs, abandonnée des médecins à cause de leur paresse, doit être restituée. À Paris, à Louvain puis à Padoue, Vésale se mit donc en train, tout en disséquant, d'exposer par la parole la *fabrique* humaine. Sur le sens du mot, cf. mon livre *L'Art et le Vivant*. Galien lui-même, dit Vésale, n'avait ouvert que des singes, ce qui lui fit critiquer les médecins anciens qui avaient, eux, disséqué des humains. Il faut donc corriger Galien en plusieurs cas, sans oublier pourtant, comme le précise Vésale, qu'il a été, et de loin, le premier parmi les professeurs de dissection. En revanche la défense aveugle de Galien ne fait pas avancer les choses. Il faut mettre en évidence le nombre, la situation, la forme, la substance, la connexion avec les autres parties, et bien d'autres choses qu'on trouve en disséquant les corps morts ou vivants. Évidemment l'image ne saurait se substituer à l'observation directe ni à la description. Mais elle est là pour aider. Tout le monde peut en attester, par exemple, en ce qui concerne la géométrie et toutes les connaissances mathématiques. Vésale évoque l'histoire *(historia)* par laquelle nous prenons connaissance du corps et de l'âme, et en outre d'un certain esprit divin, symphonie de l'un et l'autre, et enfin de nous-mêmes, ce qui est vraiment le propre de l'homme.

La beauté

Assurément Vésale a le souci de la beauté dans la présentation, ce qu'il appelle l'*elegantia*. Par exemple, quand il donne ses indications pour exposer le squelette ; il recommande de le placer dans la position qui « apparaîtra la plus élégante ». Il sera bon, pour fixer la main et la stabiliser, d'y placer un bâton. C'est l'aspect utile. Mais ce bâton pourra être remplacé par une faux, un javelot, une lance ou le trident de Neptune. On peut conjuguer l'efficacité avec le décor, avec le raffinement de la présentation. La beauté est présente, évidente, dans les illustrations. Naturellement l'image a une fonction pédagogique. Elle montre et éclaire le texte par des références et des renvois. Mais relève aussi de la pédagogie la mise en évidence de la beauté des parties. Le texte démontre l'ingéniosité de la Nature et l'image montre la beauté de ses réalisations. Poser la question de la *beauté* et de la *forme* à Vésale n'est pas un acte gratuit ni désespéré. C'est que nous sommes dans une tradition de la réflexion médico-esthétique, pourrait-on dire, pour calquer l'expression médico-philosophique. Le corps humain est une *fabrica*, c'est-à-dire le résultat d'une création. C'est une merveille de réalisation technique et d'ingéniosité. La norme coïnciderait plutôt avec la réussite du fonctionnement, c'est-à-dire de l'adaptation de la forme à la fonction, que dans la référence à une idée d'homme parfait. Cependant, nous trouvons, chez Vésale, à propos de la tête, une normalité qui permet de juger par écart avec elle. L'idée galénique de *justitia,* l'idéalité de la forme ronde et sphérique, se retrouve constamment dans le *De fabrica.* Est-ce que ce sont des fossiles, résidus d'une tradition qui s'épuise ? Je ne le crois pas tout à fait. On a l'habitude mauvaise, en histoire des Sciences, de séparer le bon grain, c'est-à-dire, en l'espèce, les progrès importants que Vésale a fait connaître à l'anatomie descriptive, de l'ivraie, représentée par ce qu'il faut bien appeler l'imaginaire. On oublie un peu trop, justement, la pensée, l'imaginaire, la culture de Vésale. C'est une profonde erreur. On manque alors ce que je pense être la floraison superbe de ce qui était en bourgeon dans la tradition galénique. C'est bien du même rameau, pour continuer la métaphore, que proviennent le texte et les images. Les planches réalisent, actualisent l'idée que l'on peut parvenir à la distinction et à la *diarthrose,* l'*articulation,* c'est-à-dire à montrer l'intime beauté du corps humain. C'est l'image qui montre, chez Vésale, que l'*Opifex* est aussi un *Artifex,* que l'ingénieur est aussi un artiste. Cette idée de la beauté vient aussi du réservoir antique des conceptions de la beauté. Le confus, c'est le laid.

Montrer pour comprendre

Cette affirmation peut nous sembler évidente. Or on voit Sylvius, par exemple, s'opposer farouchement à l'illustration anatomique. « Je me refuse à reproduire ici des illustrations des os avec leurs noms. » De nos jours, dit-il, tout le monde peut facilement voir ces os et les étudier directement. Les illustrations sont des fictions, elles donnent une fausse proportion, et « obscurcies par trop d'ombre », n'offrent qu'une pauvre et difficile méthode « d'apprentissage ». L'image, pour lui, est trompeuse. Les illustrations sont des survivances gothiques. J'ai déjà rappelé que Vésale avait, comme il le dit dans sa *Lettre* des *Tabulae sex,* entrepris de dessiner les veines pour comprendre et faire comprendre à ses étudiants l'expression hippocratique *kat'ixin.* « Rectitudo », « agreement and *straightness of the fibers* », traduit O'Malley. L'expression, tirée du livre VII des *Épidémies* d'Hippocrate, est rendue par « en droite ligne » par Jouanna (*Épidémies* VII, XXXV, 6, *in* Hippocrate, *Épidémies* V, VII, texte établi et traduit par J. Jouanna, annoté par J. Jouanna et Mirko D. Grmek, Paris, Les Belles Lettres, 2000). Galien comprend *kat' ixin,* comme le rappelle Brissot, « secundum rectum, aut secundum rectitudinem, aut e directo... ». O'Malley n'oublie pas, à juste raison, l'importance de Pierre Brissot (1478-1522) (cf. l'édition que prépara René Moreau, médecin parisien Petri Brissoti Doctor-Medici Parisiensis praestantissimi, *Apologetica disputatio in qua docetur per quae loca sangis mitti debeat in viscerum inflammationibus, praesertim in pleuretide,* Editio nova a Renato Moreau Doctore Medico Parisiensi illustrata qui *dialexin* de missione sanguinis in pleuritide subjunxit. Cum indicibus necessariis, Parisiis, apud Abraham Pacard, 1622. La première édition de Brissot est de 1525, chez Simon de Colines). Comme l'écrit Mirko Grmek, le médecin Brissot avait « lancé une discussion sur la saignée qui a longtemps divisé les praticiens : il a opposé la méthode "hippocratique" de dérivation (qui consistait à faire saigner une veine peu éloignée, en tout cas du même côté que la partie affectée du corps), à la méthode dite "arabe" de révulsion (l'ouverture de vaisseaux éloignés, du côté opposé au lieu affecté), soutenue avec acharnement par la faculté de médecine de Paris ». On voit qu'il est important pour le temps de comprendre l'expression hippocratique. On perçoit aussi comment peut se cristalliser tout un drame fécond sur une question qui peut nous sembler banale et même futile. Il s'agit finalement de choisir entre la médecine arabe, qualifiée d'ancienne, et la médecine moderne, celle du retour direct aux médecins grecs. Il fallait, finalement, *montrer* pour comprendre. Bon connaisseur en mathématiques, Brissot s'en servit pour ses démonstrations, très attaché qu'il était à la géométrie et à la mécanique, comme on le voit par certains dessins qu'il propose dans ses démonstrations. Plutôt que de recourir au croquis géométrique, Vésale préféra dessiner, c'est-à-dire donner à voir les veines à ses étudiants qui l'apprécièrent. Le problème de Brissot pourrait avoir été, en effet, l'élément déclenchant.

Il y a là quelque chose de romanesque et de merveilleux dans la réalisation du livre de Vésale. Les pièces de bois (de poirier) furent sculptées à Venise. À dos d'âne ou de mulet, elles parvinrent finalement à Bâle, chez l'éditeur Oporinus, médecin manqué, et qui avait été l'élève de Paracelse. Il allait se révéler excellent imprimeur. Il faut distinguer les grandes figures d'avec les illustrations plus précisément pédagogiques, et les lettrines. Mais les principes généraux sont les mêmes. Lisibilité, clarté, netteté. Telles sont d'abord les grandes indications qui apparaissent dans la lettre à l'imprimeur Oporinus, qui ouvre le *De fabrica.* « Mais maintenant je t'exhorte, j'insiste, il te faut exécuter chaque chose de la façon la plus brillante *(nitidissime),* et le plus vite possible. » C'est ce qu'il demande avant tout à un imprimeur dont l'officine sera placée « pour la première fois sous les auspices des Muses ». Deux recommandations me paraissent particulièrement intéressantes. « Aucun caractère, même enclos dans l'ombre, ne doit être caché au lecteur. » Tout doit se lire aisément. Tout doit être évident. Et voici la phrase qui me paraît la plus intéressante : « Attention à ce que je considère comme, de loin, le plus difficile à réaliser dans ce genre de dessin, et pour moi tout à fait agréable à regarder : l'épaisseur des lignes (Entendez des *traits*, des *contours*), dans certaines parties *apparaîtra avec un élégant dégradé des ombres.* » Vésale a dessiné, on le sait, certaines petites figures. A-t-il été plus loin ? La réponse est pour l'heure impossible. Mais c'est évidemment un artiste. Son livre doit être une œuvre d'art. Le rapport entre l'écrit et le figuré n'est pas seulement théorique. L'intrication doit être rendue plastiquement évidente. L'espace du livre doit déjà enseigner et séduire. Ouvrir ce livre doit être un régal. Ce livre qui lutte contre la confusion organique doit d'abord s'élever contre la confusion typographique, et montrer qu'ordre et beauté vont ensemble pour nous donner le plaisir. Que rien n'obscurcisse ni ne fasse tache. L'ombre, en tous les sens que nous voudrons lui donner, devra être dominée, et servir à faire apparaître la lumière et le contour. Les grandes figures n'arrivent pas aussitôt. Le premier livre est consacré aux os, aux éléments de la charpente. Pour finir, les trois squelettes montrent les os à leur place, de face, de profil et de dos. On va donc dans ce livre vers la reconstitution, comme Vésale la pratiqua depuis Louvain jusqu'à Padoue. Mais la préparation anatomique n'est qu'une enfilade d'os. Le dessin anime, donne vie, comme on l'a dit depuis longtemps, à ces squelettes. Le second squelette est le plus célèbre ; le squelette méditant, celui qu'on a comparé depuis longtemps à un Hamlet mort méditant sur le crâne du pauvre Yorick. Espèce de redoublement de la mort qui médite sur elle-même, pourrait-on dire. C'est aussi ce qu'on pourrait appeler une vanité. On sait que l'anatomie s'apparente facilement à ce genre, et on le verra dans l'œuvre de Bidloo et Lairesse (cf. *infra*). L'anatomie et le « connais-toi toi-même » deviendront liés de manière topique et iconographique. C'est une aporie pour l'esprit. Il faudrait étudier de près ces « écorchés » de Vésale. La statuaire antique, comme on l'a bien dit, dans ses ensembles ou ses parties, a fourni un nouveau répertoire typologique. Dans ces écorchés, on trouve « le vouloir-vivre », l'énergie de la vie. Même sur le sol des squelettes, il y a des pousses, il y a de la vie. Squelettes ou écorchés sont bien solides. « L'homme de Vésale, écrit Canguilhem, reste un sujet responsable de ses attitudes. L'initiative de la posture selon laquelle il s'offre à l'examen lui appartient, et non au spectateur. » On a montré que les paysages dessinés à l'arrière-plan des planches de la myologie forment une suite continue, et identifié ce paysage dans la région padouane. « L'homme de Vésale vit dans un monde humanisé qui lui renvoie les marques de son activité », dit Canguilhem. Pour O'Malley, au contraire, les paysages n'ont d'autre sens qu'une identification indirecte de Padoue. C'est pur embellissement et fantaisie, simple décor. C'est Haller qui a parlé le plus simplement des corps vésaliens : « Plena corpora, robusta, umbris masculis expressit », dit-il à propos de la *Fabrica*. Vésale est médecin. Il connaît la tradition de l'*homo quadratus*, de l'homme « carré » de Celse, c'est-à-dire en bonne santé. Ces morts sont en bonne santé. Il n'y a rien de morbide, même dans la maladie, si j'ose dire. La beauté partout. Nadeije Laneyrie-Dagen (2003) fait une excellente remarque à propos de la jeune femme qui offre des organes de vieille femme. C'est « un cadavre précis qui présente des particularités pathologiques ». « L'illustrateur de Vésale introduit l'anatomie intime d'un cadavre d'âge mûr dans le corps d'une jeune et séduisante déesse. » Chacun peut s'amuser à déchiffrer l'iconographie des lettrines. Il est à peu près certain que celles de l'édition de 1543 de la *Fabrica* sont de Calcar. Pour celles de 1555, on ne sait trop (sur toutes les lettrines et les histoires qu'elles impliquent, on lira la belle étude « Les lettrines du "De humani corporis fabrica", 1543-1555 », (*in* Huard et Imbault-Huart, 1980, p. 193-204). Ces lettrines, les grandes comme les petites, sont de merveilleux dessins incluant des histoires. Les grandes lettrines sont au nombre de quatre pour la première édition : I, O, Q, T. Il y a les grincheux, ceux qui comptent les erreurs de Vésale, ses lacunes. Il y en existe certes. L'anatomie n'est pas finie avec lui ; c'est vrai. D'ailleurs il court après le temps et continue de chercher tout en rédigeant son livre. Il y a ceux qui disent qu'il est parfois en retrait sur son époque. Du point de vue de l'histoire de l'anatomie, on ne saurait nier qu'il y ait une anatomie pré-vésalienne. En 1892, Moritz Roth, historien et pathologiste bâlois, défendit la thèse que le renversement de l'anatomie galénique est uniquement dû à Vésale. Ce furent aussi les points de vue de Sudhoff ou de Garrison. C'est une thèse évidemment excessive. Mais enfin... L'œuvre de Vésale inaugure le champ nouveau de la médecine. Mais quelle différence avec Vésale. Comme l'écrivent P. Huard et M. D. Grmek, chez Estienne « deux modes d'illustrations, deux styles se heurtent. L'harmonie de l'ensemble souffre car des dessins techniques et brutalement schématiques sont encartés dans des compositions d'un artiste raffiné qui se plaisait à étudier d'un point de vue plastique les différentes attitudes du corps humain ». C'est qu'Estienne utilise les dessins du chirurgien La Rivière pour les atteler, sans harmonie, à ceux d'artistes divers. « Leur cadre artistique est peut-être l'œuvre de peintres et de graveurs italiens... » Il manque l'unité de conception. Il manque évidemment le sens de l'art et de sa signification, celui, en tout cas, qu'avait Vésale. Tel fut l'effet secondaire de Vésale : le public ne supporta plus le laid (témoin l'échec d'Estienne). « Les hommes les plus éclairés protestèrent contre la préférence du *beau* au détriment du *bon* », dit Lordat.

Nous retiendrons deux exemples significatifs de la prégnance du beau. Genga († 1754) publie, avec Lancisi, l'un des tout grands anatomistes du XVIIe s., une *Anatomia per uso ed. intelligenza del disegno* avec de bonnes figures de statues antiques. Genga préparait ses cadavres en disposant les os et les muscles suivant les attitudes des statues antiques célèbres. Le texte joint aux planches est de G. M. Lancisi. Bidloo (Govert) (Amsterdam 1649 - Leyde 1713), donne une *Anatomia humani corporis...* Bidloo est comparé à Vésale, comme le soleil qui suit l'aurore, dans le quatrain qui accompagne son portrait, gravé par Lairesse. C'est surtout Lairesse qui fait le succès du livre. Il a subi l'influence de Poussin et de Pierre Testa. C'est un maître de la peinture, de l'eau-forte et du burin. Les planches de Lairesse sont magnifiques dans leur maniérisme. Mais leur beauté vient au détriment de la précision. L'ouvrage est critiqué par Frederick Ruysch, l'ancien maître de Bidloo.

Les rapports que les médecins entretiennent avec l'art ne sont pas limités à l'anatomie. On le voit chez les aliénistes.

Pinel, Esquirol

J'ai déjà longuement écrit sur l'esthétique de Pinel, et étudié ces pages fascinantes consacrées à l'*Apollon du Belvédère* dans *le Traité de l'aliénation mentale ou de la Manie* (*L'Art et le Vivant,* p. 299-302). L'influence de Girard Audran (*Les proportions du corps humain mesurées sur les plus belles figures de l'Antiquité*, Paris, 1683) et celle de Winckelmann (*Histoire de l'Art chez les Anciens)* sont prégnantes. L'idée première serait que la beauté et la santé mentale eussent pu, peut-être, se rencontrer nécessairement ; ce qui n'est pas le cas, et l'*Apollon,* forme parfaite selon Winckelmann, ne fournit ni mesure ni norme. Pinel montre finalement que la forme belle est indépendante de la constitution de la manie. On peut être beau et maniaque en même temps. L'écart par rapport à cette norme de la beauté fonctionne dans un cas, celui de l'idiotisme. Pinel entreprend cet *excursus* comme une vérification de l'idée que *les lésions ou difformités du crâne parmi les aliénés doivent être rares puisque, dans l'âge adulte, l'ossification des os de la tête est complète, et les affections morales ne peuvent l'altérer.* Ce que montre la réflexion sur la proportion, c'est que le *normal* et le *pathologique* ne peuvent se distinguer par la forme, quand il s'agit de la manie. Mais au contraire, quand il s'agit de l'idiotisme, cela permet d'établir une frontière très nette entre l'idiotisme, renvoyé à de l'organique pur et à l'anomalie physique, et la manie ; et de faire de la manie la conséquence des passions. Le fait qu'un homme puisse être beau *et* fou montre que la folie ne saurait venir de la forme, ou tenir à la forme en quoi que ce soit. Cette théorie, qu'on pourrait appeler *esthétique,* rejoint la théorie de la passion comme cause de la manie. La chose est profondément liée, dans l'esprit de Pinel, au problème de la guérison. Si c'est l'organique qui fait la folie, celle-là est incurable. *Il faut délivrer la folie de la fatalité organique pour pouvoir la soumettre au traitement moral.* Mais il faut prendre garde que si Pinel conserve intégralement ces pages dans la seconde édition de son *Traité...* (1809), il consacre auparavant un moment important à l'*expression,* avec référence aux peintres, aux sculpteurs et aux poètes. Pour son disciple Esquirol, « l'étude de la physiognomonie des aliénés n'est pas un objet de futile curiosité ; cette étude aide à démêler le caractère des idées et des affections qui entretiennent le délire de ces malades [...] J'ai fait dessiner, dit-il, plus de 200 aliénés dans cette intention. Peut-être un jour publierai-je mes observations sur cet étonnant sujet ». Il avait chargé le peintre Georges-François Gabriel (1775-184?) de dessiner ses malades. Il reste environ soixante-dix de ses dessins. C'est à Ambroise Tardieu, graveur géographe au dépôt de la marine, qu'on doit les 27 planches du traité *Des maladies mentales...* d'Esquirol. Certaines de ces gravures ont été réalisées à partir de dessins de Gabriel (dans la même perspective, les dessins de J. J. Thorelle qui ornent les *Études cliniques sur les maladies mentales* de A. Morel, Nancy, 1852). Il faudrait s'arrêter à Géricault et à ses peintures de *monomanes.* Il aurait été traité par Georget, élève d'Esquirol, pour troubles mentaux en 1819. Anecdote ? En 1863, Viardot trouve cinq toiles : les *Fous* de Géricault (cf. Régis Bastide, *Géricault, l'invention du réel,* Paris, Découvertes Gallimard, 1992. On se reportera aussi à *Géricault,* Louvre, *Conférences et colloques,* Paris, 1996, 2 vol.).

Un autre intérêt de l'art tient au témoignage qu'apportent les œuvres d'art sur les maladies. Le médecin Paul Richer, fidèle à son maître Charcot, écrit, dans son livre *L'Art et la Médecine* (cf. biblio) : « Ces études sur la représentation artistique de la Maladie nous paraissent offrir deux genres d'intérêt : elles montrent comment les artistes ont su allier au culte du beau la recherche scrupuleuse de la nature ; elles introduisent, en outre, dans les arts plastiques, un nouvel élément de critique, qui relève au premier chef de la Science, et dont il appartient plus spécialement aux médecins d'établir la signification et la portée » (p. 8).

Il serait intéressant d'étudier les discussions techniques que les anatomistes se posent sur l'utilisation des couleurs avec l'arrivée de la polychromie. « Le monochrome anatomique a toujours été le dépôt le plus durable de ces sortes de connaissances... », écrit Lordat. Mais la polychromie séduit. Un exemple célèbre de cette nouvelle pratique est la représentation, par Pariset, de l'évolution de la fièvre jaune (*Observations sur la fièvre jaune, faites à Cadix, en 1819,* par MM. Pariset et Mazet, et rédigées par M. Pariset, Paris, 1820, gr. in-4°, avec fig. color.).

Artistes/médecins

Vésale écrit dans son *De radice Chinae (Sur l'utilisation du ginseng)* 1546, traduction O'Malley : « As for those painters and sculptors who flocked around me at my dissections, I never allowed myself to get worked up about them to the point of feeling that I was less favoured than these men, for all their superior airs. » « C'est devenu à la mode, dit encore O'Malley, de suggérer que les artistes étaient les vrais anatomistes et connaissaient mieux le sujet, de Giotto à Léonard approximativement. » Il faut s'arrêter justement à Léonard qui concevait l'anatomie comme une discipline séparée. On a quelques renseignements : il n'a jamais possédé de squelette complet. Il a fait, très tard (1509-1510), l'acquisition du *De usu partium* de Galien. La question de savoir si Léonard est savant *ou* artiste n'a pas de sens. Il faut montrer l'unité profonde de la pensée de Léonard savant *et* artiste, et c'est à quoi s'est employé Keele dans un livre superbe. Comme il le montre, le but ultime de Léonard était une intégration de l'expérience à travers un médium mathématique, essentiellement ce que Keele appelle la transformation ou transmutation géométrique. Un exemple subtil et vivant de cela est procuré par les altérations que les mouvements apportent à la forme du corps humain ; car quelque mouvement que fasse un homme, la surface externe du corps et le poids d'un corps, bien que transformé géométriquement, restent constants, principe que Léonard applique par la suite aux mouvements internes (Keele, p. 37). Le corps humain, voilà bien la préoccupation essentielle. « Si l'on ne peut parler de spécialisation de Léonard, pourtant un intérêt se maintient tout au long de sa vie, l'étude du corps humain » (*ibid.*, p. 139). Les premières études anatomiques de Léonard datent de 1489. Puis il abandonne jusqu'en 1506. Pendant cet intervalle, il a réfléchi sur les règles physiques du macrocosme, construit d'innombrables machines qui le ramènent à la plus complexe, le corps humain. Ce que montre Keele, c'est qu'on ne saurait séparer l'étude du corps humain de l'ensemble des réflexions de Léonard sur le monde. D'abord parce qu'au sens strict, pour lui, le corps humain est un microcosme. La réduction géométrique s'allie à la rêverie substantielle des quatre éléments et la relation micro/macrocosmique. Les rocs et les montagnes sont les os de la terre. Les marées, le flux et le reflux sont la respiration de la machine terrestre. La terre et l'homme fonctionnent de la même façon. Analogie qui eût enchanté Bichat. Il est vrai, comme le note Keele, que la majorité des notes sur les pages anatomiques de Léonard consistent en suggestions pour améliorer sa technique d'illustration. Comment s'accordent la peinture et la théorie ? Je citerai seulement ce que Keele écrit pour la relation entre Mona Lisa et les quatre éléments (p. 35). « Dans cette peinture, Léonard fait le portrait de la genèse ; la naissance de la terre hors de ses eaux, et à l'intérieur du corps de la femme, la génération du corps d'un enfant est suggérée. Lui aussi croît dans l'utérus à partir des eaux. Léonard peindrait à la fois la genèse du macrocosme et du microcosme. »

Réfléchir sur la relation que Michel-Ange cultive avec l'anatomie serait un immense et passionnant sujet. « M. A. s'est livré à l'anatomie avec un zèle peu commun », dit Lordat. On lui a reproché ses muscles saillants et agressifs.

Pour conclure sur l'iconologie (anatomique) médicale, là encore je laisserai la parole à Lordat. « Personne n'ignore que la translation d'une science construite au moyen d'une langue dans une autre langue d'un génie fort différent, est prodigieusement difficile » (p. 34). « L'Histoire des transmissions iconiques de l'anatomie humaine, est [...] un article très important de la didactique médicale [...] L'iconologie a été le moyen le plus sûr, le plus prompt et le moins équivoque de propager les connaissances anatomiques, et de les mettre à la portée de tous ceux qui doivent les appliquer... » (p. 50). « Il était absolument nécessaire que les artistes connussent l'intérieur du corps, et particulièrement les muscles... » (p. 53). Il y aurait beaucoup à dire, aussi, sur les traités d'anatomie artistique. Je citerai seulement le plus beau, *Abrégé d'Anatomie accommodé aux Arts de Peinture et de Sculpture* par François Tortebat... *et mis dans un ordre nouveau...* par De Piles, Paris, 1668. Les planches sont reprises de Vésale.

Médecine, poésie, et musique. Voilà un merveilleux sujet que nous ne saurions qu'effleurer. Il faut tout de même redire que Virgile et la peste du Norique (*Géorgiques* III), Lucrèce et la peste d'Athènes en son Chant VI, Fracastor et son *De morbo gallico,* appartiennent à l'histoire de la médecine, d'une manière créatrice. Pour la musique, je citerai, parce qu'il résume bien la situation, le *Traité des effets de la musique sur le corps humain* par Joseph-Louis Roger, médecin de l'université de Montpellier, traduit du latin et augmenté de notes par Étienne Sainte-Marie, membre de la Société Médicale de Montpellier, Paris et Lyon An XI (1803). Je retiendrai seulement la persistance de la tradition antique, qu'on peut réduire à trois paradigmes fondateurs. Ceux que fournissent la tradition d'Asclépiade, celle d'Hérophile, et celle de David et Saül. On trouve ces exemples sans cesse évoqués, à cause de leur grande richesse imaginaire. La tradition veut qu'Asclépiade ait guéri des *phrénitiques,* à l'aide de la *symphonia.* Le médecin Hérophile fut sans doute le premier à mesurer le pouls, sinon à prendre conscience de son importance. À la proposition « il existe un battement spécifique des artères », Hérophile ajoute « il y a une régularité, et même davantage, il y a du rythme ». Le corps fonctionne comme un poème. Ainsi s'institue une norme, fondée sur la métrique, selon chaque génération, qui permet de mesurer un écart pathologique. Le pouls dont le rythme est régulier est celui qui, dans *chaque âge,* conserve sa marche naturelle. Par exemple le pouls de l'adulte en bonne santé est le *spondée.* Sainte-Marie écrit (p. 316) : « Le corps humain a donc été organisé et animé d'après les lois de la musique, puisque les principes de cet art servent à expliquer l'action de nos organes. On peut donc considérer la machine animale comme un instrument de musique qui a ses tons et ses accords, sa résonance et son timbre particulier. Ce rapprochement n'avait point échappé aux anciens ; et l'on voit dans leurs allégories, que le dieu de la musique était aussi honoré comme dieu de la médecine... Ne pourrait-on pas rendre raison du soulagement que leur procure la musique, par ce mouvement réglé qu'elle imprime aux fibres, qui, résonnant en mesure, se fixent enfin et contractent l'habitude d'une action plus régulière ? » C'est ce qu'on appelait la musique *iatrique*. Pour David et Saül, je citerai Isidore de Séville. Dans *Étymologies* III, 17, 3, il écrit : « La musique apaise aussi les esprits excités, comme on le lit à propos de David, qui débarrassa Saül de l'esprit immonde au moyen de l'art de la mélodie. Les animaux eux-mêmes, comme les serpents, les oiseaux et les dauphins, la musique suscite en eux l'écoute de sa propre mélodie. Mais tout ce que nous proférons par la parole, et tous les mouvements que nous sentons à l'intérieur de nous-mêmes, par le pouls des veines, est associé, comme on le montre, aux vertus de l'harmonie par l'intermédiaire des rythmes musicaux. » Évidemment, on ne peut comprendre cette phrase si l'on ne songe à l'analogie entre les rythmes prosodiques et ceux du pouls dans la tradition d'Hérophile. Dans le Livre IV, spécifiquement médical, David est associé à Asclépiade de Bithynie (on se reportera maintenant au livre de Forthomme (cf. *biblio*).

L'histoire n'est pas terminée. La relation entre l'art et la médecine n'est pas close. Les artistes modernes et contemporains offrent des solutions que nous ne pouvons exploiter ici. Je me contenterai de signaler le beau catalogue de l'exposition d'Antibes, *L'Art médecine*, récemment publié.

► ABOUDRAR B.-N., *Voir les fous*, Paris, PUF, 1999. – BIDLOO, *Anatomia humani corporis centum et quinque Tabulis per artificiosiss*. G. de Lairesse *ad vivum delineatis, demonstrata, veterum recentiorumque inventis explicata plurimisque, hactenus non detectis, illustrata*, Amstelodami, 1685. – CAMPER, *Dissertation physique sur les différences que présentent les traits du visage*, etc., Utrecht, 1791. – CARLINO A., *Paper Bodies : A Catalogue of Anatomical Fugitive Sheets* (1538-1687). *Medical History*, Supplément n° 19. Londres, Wellcome Institute for the History of Medicine, 1999 ; *La fabbrica Libri e dissezione nel Rinascimento*, Turin, 1994. – CHARCOT & RICHER, *Les Démoniaques dans l'art*, suivi de *La foi qui guérit*, présentation par P. Fédida & G. Didi-Huberman, Paris, Macula, 1984. – CHASTEL A., *Léonard ou les sciences de la peinture*, Paris, Liana Levi, 2002. – CHOULANT L., *Geschichte und Bibliographie der anatomischen Abbildung*, Leipzig, 1852 ; *History and Bibliography of Anatomic Illustration*, trad. et éd. M. Frank, Chicago, 1929. – COLE F. J., *A History of Comparative Anatomy*, Londres, 1944. – CUSHING H. W., *A Bio-Bibliography of Andreas Vesalius*, New York, 1943 (2e éd. 1962, aug.). – DRYANDER J., *Anatomia capitis humani in Marpurgensi Academia superiori anno publice exhibita*, Marburg, E. Cervicornus, 1536 ; *Anatomia Mundini*, Marburg, C. Egenolff, 1541. – ESQUIROL É., *Des maladies mentales*, Paris, Baillière, 1838. – ESTIENNE Ch., *De dissectione partium corporis humani libri tres*, Paris, S. de Colines, 1545 ; *La Dissection des parties du corps humain*, divisée en trois livres, faicts par Charles Estienne, docteur en médecine, avec les figures & déclaration des incisions, composées par Estienne de la Rivière chirurgien, Paris, Simon de Colines, 1546. – FLETCHER D. R., *Human Proportion in Art and Anthropometry*, 1883. – FORTHOMME B., *La Folie du roi Saül*, Paris, Les Empêcheurs de penser en rond, 2002. – FRÉCHURET M. & DAVILA T. (éd.), *L'Art médecine*, Musée Picasso, Antibes, Réunion des Musées nationaux, 1999. – GALIEN, *De anatomicis administrationibus libri novem Joanne Guinterio Andernaco medico interprete*, Paris, S. de Colines, 1531. – GEMINUS T., *Compendiosa totius anatomie delineatio*, Londres, Herford, 1545 ; *Compendiosa totius anatomie delineatio*, fac-similé de l'éd. de 1553, dans la version de Nicholas Udall, éd. C. D. O'Malley, Londres, 1959. – GENGA B. (et Lancisi), *Anatomia per uso ed intelligenza del disegno ricercata non solo su gli ossi e moscoli del corpo umano, ma demonstrata ancora sulle statue antiche più insigni di Roma*, 1691, in fol. ; *Anatomy Improv'd*, Londres, 1723. – GRMEK M., *Le Chaudron de Médée. L'expérimentation sur le vivant dans l'Antiquité*, Paris, Les Empêcheurs de penser en rond, 1997. – GRMEK M. D. & BERNABEO R., « La machine du corps », *in* M. D. Grmek (dir.), *Histoire de la pensée médicale en Occident*, 2, Paris, Le Seuil, 1996, p. 12. – GUNTHER D'ANDERNACH J., *Institutionum anatomicarum secundum Galeni sententiam ad candidatos medicinae libri quatuor*, Bâle, B. Lasius & T. Platterus, 1536. – HERSANT Y., « Figures des passions : la pathognomonie de Charles Le Brun », in *History and Anthropology*, 1984, vol. 1, p. 163-173. – HUARD P. & IMBAULT-HUART M.-J., *André Vésale, Iconographie anatomique (Fabrica, Epitome, Tabulae sex)*, Paris, Dacosta, 1980. – HYATT MAYOR A., *Artists & Anatomists*, published by The Artist's Limited Edition in association with The Metropolitan Museum of Art, 1984. – KEELE K. D., *Leonardo Da Vinci's Elements of the Science of Man*, New York, Academic Press Inc., 1983. – KETHAM J. DE, *Fasciculo di medicina*, Venise, J. & G. de Gregoriis 1493 - *i.e.* 1494, reprint with intro. Ch. Singer, Florence, 1925. – LANEYRIE-DAGEN N., *L'Invention du corps*, Paris, Flammarion, 1997 ; *Théorie de la figure humaine*, par P. P. Rubens, Paris, Aesthetica, 2003. – LAURENZA D., *De figura humana. Fisiognomica, anatomia e arte in Leonardo*, Florence, Olschki, 2001. – LEBRUN Ch., *L'Expression des passions et autres conférences, Correspondance*, Paris, Dédale, Maisonneuve et Larose, 1994. – LORDAT J., *Essai sur l'iconologie médicale ou sur Les rapports d'utilité qui existent entre l'art du dessin et l'étude de la médecine*, Montpellier, 1833. – MASSA N., *Liber introductorius anatomiae, sive dissectionis corporis humani*, Venise, F. Bindoni & M. Pasini, 1536. – MELANCHTON P., *Commentarius de anima*, Wittenberg, P. Seitz, 1540. – MILLER J., *The body in Question*, New York, 1982. – MOREL P. & QUETEL Cl., « Réflexions sur les représentations iconographiques de l'aliéné au XIXe siècle », in *Littérature, Médecine et Société (LMS)*, Université de Nantes, n° 6, 1984. – MURARO M., « Tiziano e le anatomie del Vesalio », in *Tiziano e Venezia : convegno internazionale di studi*, 1976, Vincenza, 1980, p. 307-316. – O'MALLEY Ch. D. & SAUNDERS J. B. de C. M., *Leonardo da Vinci on the human body*, Schuman, 1952. – O'MALLEY Ch. D., *Andreas Vesalius of Brussels, 1514-1564*, Univ. of California Press, 1965. – PANOFSKY E., *Problems in Titian. Mostly iconographic*, New York, 1969, trad. fr. *Le Titien. Questions d'iconologie*, Paris, Hazan 1989. – PIGEAUD J., *L'Art et le Vivant*, Paris, NRF, 1995 ; « Homo quadratus, Variations sur la beauté et la santé dans la médecine antique », in *Festschrift für Jean Starobinski, Gesnerus*, 42, 1985, p. 337-352. – PINEL Ph., *Traité médico-philosophique sur l'aliénation mentale ou la manie*, Paris, 1800. – POZZI F. (Franciscus Puteus), *Apologia in anatome pro Galeno, contra Andream Vesalium Bruxellensem*, Venise, F. Portinari, 1562. – RICHER P., *L'Art et la Médecine*, Paris, Gaultier-Magnier. – ROGER J. et al., *Les Planches et les Lettrines de la Fabrica de Vésale*, commentées sous la direction de J. Roger, Genève, 1964. – SAUNDERS J. B. de C. M. & O'MALLEY Ch. D., *The Illustrations from the Works of Andreas Vesalius of Brussels*, Cleveland / New York, The World Publishing Company, 1950. – SCHUPBACH W., « The Paradox of Rembrandt's "Anatomy of Dr Tulp" », in *Medical History*, Supplément n° 2, Londres, Wellcome Institute for the History of Medicine, 1982. – SYLVIUS (Dubois) J., *Commentarius in Claudii Galeni de ossibus ad tyrones libellum*, Paris, Veuve Gazeau, 1549 ; *Vaesani cujusdam calumniarum in Hippocratis Galenique rem anatomicam depulsio*, Paris, Catherine Barbe Vve Gazeau, 1551. – VASARI G., *Les Vies des meilleurs peintres, sculpteurs et architectes*, éd. commentée sous la direction de A. Chastel, Paris, Berger-Levrault, 1987. Sur Calcar, t. VII, p. 82 ; t. X, p. 178. – VÉSALE, *Tabulae anatomicae sex*, 1538 ; *De humani corporis fabrica libri septem*, 1re éd. 1543, 2e éd. 1555 ; *De humani corporis fabrica libri septem*, 1e éd. 1543, reproduction Paris, Les Belles Lettres, Turin, Aragno, 2001, préf. J. Pigeaud ; *Epitome*, juin 1543, résumé en latin, publié quelques semaines après la parution du *De fabrica ;* avec une illustration réduite à un frontispice et 12 planches. Albinus Torinus, recteur de l'université de Bâle, traduit l'ouvrage en allemand (août 1543). L'*Épitomé* latin fut souvent réédité et imité.

Jackie PIGEAUD

→ Anatomie et anatomoclinique ; Musique.

ASILE D'ALIÉNÉS

Par le terme d' « asile », au sens précis d'une institution médicale et publique à destination des fous, ayant connu son âge d'or entre 1850 et 1950, il faut entendre la combinaison de trois caractères : c'est un espace fermé, médicalisé et spécialisé. Espace fermé d'abord : l'asile constitue un monde à part, clos sur lui-même, carcéral, dont les entrées et les sorties sont contrôlées, soumis aux impératifs de protection et de surveillance. La folie est perçue comme cet élément dangereux dont la société doit se garder Un espace médicalisé ensuite, au sens où l'asile est gouverné par un médecin-chef (cf. J.-E.-D. Esquirol dans son *Traité des maladies mentales* de 1838 : « Le médecin doit être en quelque sorte le principe de vie d'un hôpital des aliénés. C'est par lui que tout doit être mis en mouvement ; il doit régulariser toutes les actions, comme il est appelé à être le régulateur de toutes les pensées ») et où les règlements disciplinaires qui le régissent, dans la rigueur exhaustive de l'emploi du temps et le détail des occupations, ont immédiatement une valeur thérapeutique. La folie est réfléchie par là comme pathologie objective, susceptible d'être médicalement traitée, ou même guérie. Un espace spécialisé enfin, en tant que l'asile est exclusivement réservé aux maladies mentales désignées comme telles. Cette forme pure de l'asile fermé-médical-spécialisé aura été projetée, réfléchie, élaborée dans la première moitié du XIXe s. L'après Seconde Guerre mondiale sonnera l'heure des remises en cause et du lent dépérissement de l'asile, dans cette forme pure.

Préhistoire de l'asile

Pour les époques précédant le XIXe s., ces trois dimensions (médicalisation, enfermement, spécialisation) existent bien, mais à l'état séparé. La médicalisation de la folie est sans doute très ancienne. Pour exemple, la civilisation arabe du Moyen Âge a construit, sous l'impulsion généreuse des sultans qui y voyaient un moyen d'honorer leur mémoire, au centre des grandes villes (Bagdad, Damas, Fès, Le Caire, etc.) de spacieuses et magnifiques bâtisses hospitalières, lieux à la fois de soin et de formation. Un certain nombre de salles étaient réservées aux fous. Les plus furieux s'y trouvaient enchaînés, mais on note, à côté de traitements plus classiques (purgatifs et bains) la grande importance donnée à la musique comme remède de l'âme. Cette manière de traiter médicalement les fous dans une section des grands hôpitaux se maintiendra encore dans l'Occident classique. L'Hôtel-Dieu par exemple, jusqu'à la fin du XVIIIe s. accueille, pour quelques semaines, un certain nombre d'insensés, vigoureusement purgés, saignés et baignés. L'idée d'offrir aux seuls insensés des lieux de sollicitude et d'accueil est bien ancienne aussi. Une célèbre confrérie religieuse, les frères de Saint-Jean de Dieu (ou frères de la Charité) s'était ainsi spécialisée dans le secours des fous, créant ici et là des institutions charitables destinées à offrir aux innocents marqués du doigt de Dieu les consolations de la religion. Ainsi de la Charité de Senlis et de Charenton pour la période pré-révolutionnaire, mais les frères multiplieront encore les créations d'hôpitaux réservés aux aliénés sous la Restauration, à un moment où leur sort institutionnel n'est pas encore réglé. Dernière grande dimension d'expérience : l'enfermement. Les fous, bien avant le XVIIe s., pouvaient bien parfois être séquestrés dans des tours de rempart, mais ils pouvaient aussi bien mener une existence errante. Avec la fondation de l'Hôpital général en France, celle des *Houseworks* en Angleterre, des *Zuchtäusern* dans les pays de langue allemande, l'Europe se couvre de maisons de force et de correction sans aucune finalité médicale, destinées à encadrer, enfermer, exclure de la cité toute une population errante, misérable ou déviante, dont les fous font partie. Avec l'Hôpital général (et plus tard les Dépôts de mendicité), la folie est constituée, repérée à partir d'une sensibilité sociale et morale. Elle n'est plus bouleversement immanent des humeurs ou signe de transcendance : elle est immédiatement réfléchie comme trouble de l'ordre public, transgression des bonnes mœurs, atteinte à l'honneur familial. Elle est antisociale, plutôt que pathologique ou mystique. C'est ainsi qu'un certain nombre de fous se trouveront incarcérés, parqués en compagnie de criminels, de prostitués, de mendiants, de vagabonds, de débauchés : soumis comme les autres « correctionnaires » à une répression policière et familiale qui, par le moyen des fameuses « lettres de cachet », court-circuite l'instance judiciaire. On retrouvera des aliénés enfermés, suite aux demandes des familles ou du voisinage, dans des cachots atroces, sombres, exigus (les « loges » de Bicêtre, de La Salpêtrière, et autres culs-de-basse-fosse), enchaînés, maltraités et nourris comme des bêtes. Les premiers psychiatres (Ph. Pinel en France, J.-C. Reil en Allemagne, V. Chiarugi en Italie, S. Tuke en Angleterre) tireront leur titre de gloire de s'être scandalisés de cette condition inique, de l'avoir à grands cris dénoncée, se montrant les dignes représentants du grand mouvement philanthropique de la fin du XVIIIe s. Dans leur histoire glorieuse, les psychiatres se font ainsi gloire d'avoir tiré les fous des griffes de l'obscurantisme despotique, cruel et surtout ignorant, et d'avoir, eux, compris que la folie est une maladie curable et innocente, supposant un encadrement spécifique, des soins particuliers, et surtout une compétence experte. En un mot : ils ont « libéré » les fous, les défaisant de leurs chaînes, comme le peuple lui-même s'était libéré par la Révolution du despotisme monarchique. Le « traitement moral », comme principe thérapeutique né de la grande confiance révolutionnaire, c'est d'abord une politique de la parole persuasive opposée à la domination brutale : la douceur contre la tyrannie. Mais on n'avait jamais pensé alors libérer les fous que des parentés obscures qu'un âge ignorant leur avait imposées (les criminels et les misérables, les pervers et les fainéants). Le principe de leur enfermement restait solidement acquis pour tous. Mais en plus de sa protection, la société exigeait la sauvegarde de sa conscience. Enfermer et soigner. La science psychiatrique naît de la transformation d'une juxtaposition de deux exigences séparées en un rapport de conséquence : enfermer pour soigner. J.-E.-D. Esquirol livre la formule fondamentale : « Une maison d'aliénés est un instrument de guérison ; entre les mains d'un médecin habile, c'est l'agent thérapeutique le plus puissant contre les maladies mentales. » Et encore : « Je voudrais qu'on donnât à ces établissements un nom spécifique qui n'offre pas à l'esprit d'idée pénible ; je voudrais qu'on les nommât des asiles » (*Des maladies mentales,* Paris, 1838).

L'âge d'or

La grande loi de 1838 en France, qui servira de modèle à toute l'Europe, fondant un authentique droit des fous à l'assistance et au soin, oblige, dans son article premier, chaque département à se doter « d'un établissement public spécialement destiné à recevoir et à soigner les aliénés ». Cet établissement sera l'asile comme institution médicale laïque de santé publique. Cette institution généreuse prendra bientôt la forme d'une grande machine disciplinaire, aspirant toujours plus de candidats à l'aliénation (on passe de 10 000 internés dans les années 1850 à plus de 100 000 un siècle après). L'asile se présente d'abord comme un lieu fortement coupé de l'extérieur. Ce caractère de séparation repose sur une caution médicale : c'est la doctrine de l' « isolement » mise au point par J.-E.-D. Esquirol, insistant sur la nécessité de couper l'insensé de tout rapport avec l'extérieur, l'agitation du monde et les affects familiaux l'entretenant dans une agitation morbide. L'asile sera constitué comme ce monde à part, coupé du temps et de la société. Mais plus encore que séparé, l'asile sera fermé. La loi de 1838 instituant les « placements d'office », à côté des « placements volontaires » (c'est-à-dire sur la demande de la famille), l'internement du fou devient une mesure de sécurité publique, par décision préfectorale, et la loi confond entièrement (jusqu'à la réforme de la loi de juin 1968) le statut de malade mental avec celui d'interné : si on est fou alors on doit être interné, si on est interné c'est qu'on est fou. L'auto-promotion du psychiatre au XIXe s. passe largement par cette stature de garant scientifique de l'ordre, remplaçant avantageusement un art fragile de la guérison individuelle par une science solide de la protection publique. Par la loi de 1838, la vieille procédure de l' « interdiction », longue et coûteuse, qui confie aux instances judiciaires le soin de décider de la folie d'un individu, est donc à nouveau court-circuitée, sous couvert d'assistance médicale. Alors que la révolution française avait placé au cœur de la légitimité l'idée du pacte entre sujets de droit, se mettent en place des procédures de tutelle irréductibles à ce modèle contractuel. À l'intérieur de l'asile, doivent régner l'ordre le plus strict et la régularité la plus implacable : « L'ordre et la régularité dans tous les actes de la vie commune et privée, la répression immédiate et incessante des fautes de toute espèce, et du désordre sous toutes ses formes, l'assujettissement au silence et au repos pendant certains temps déterminés, l'imposition du travail à tous les individus qui en sont capables, la communauté du repas, les repas à heure fixe et à durée déterminée, l'interdiction des jeux qui excitent les passions et entretiennent la paresse, et par-dessus tout l'action du médecin imposant la soumission, l'affection et le respect par son intervention incessante dans tout ce qui touche à la vie morale des aliénés : tels sont les moyens de traitement de la folie » (J.-B.-M. Parchappe, *Rapport sur le service médical de l'asile des aliénés de Saint-Yon,* Rouen, 1841). En reprenant le thème stoïcien de la folie comme passion, extraversion, délire de la subjectivité, les premiers aliénistes concevront le projet thérapeutique comme l'entreprise de dominer, dompter, intimider, subjuguer les aliénés (jusqu'à l'extrémisme d'un Leuret terrorisant les malades pour les faire renoncer à leur délire). L'asile, tout au long du XIXe s. et une large part encore du XXe s., sera un lieu de contrainte et de labeur (c'est dans les années 1880 qu'on réduit la durée de travail de dix à huit heures), de surveillance et de punitions, fixant par avance les gestes et les circulations des fous, les crises se réglant par l'usage de la camisole de force, l'emploi de douches ou de bains (les seules innovations thérapeutiques, par la suite, consisteront dans l'introduction de l'électrochoc et de l'insulinothérapie). Cette dimension du travail asilaire, dont on vante le pouvoir suprêmement thérapeutique, est en même temps indispensable à la vie d'une institution dont l'économie est pratiquement autarcique. Mais l'asile se réfléchit encore comme l'instrument de révélation de vérités médicales voulant assurer leur promotion. La psychiatrie naissante compense en effet la faiblesse de son savoir étiologique par une science des classifications : à défaut de découvrir les causes organiques de la folie, on en distingue les formes cliniques, et on réalise immédiatement ces catégories médicales en des divisions de quartiers à l'intérieur de l'asile. Il devient l'instrument privilégié et indispensable d'affirmation de la psychiatrie comme spécialité médicale à part entière. De fait, il est placé sous l'empire absolu du médecin qui étend sa science et son pouvoir sur l'ensemble de l'institution. Être psychiatre, cela a signifié jusqu'en 1968 être un fonctionnaire-médecin, nommé par le ministère de l'Intérieur à la tête d'un asile. Comme il n'y a d'individu reconnu malade mental qu'enfermé, il n'y a que les directeurs à être reconnus psychiatres d'asile. L'asile est donc le lieu d'intronisation perpétuelle du psychiatre comme médecin et du fou comme malade. On a pu se plaindre assez tôt de son surencombrement, de son incapacité à guérir (L.-B. Marandon de Montyel, défenseur d'une « hygiène de la liberté », déclare en 1896 : « nos asiles actuels sont des fabriques d'incurables »), de son immobilisme décadent (dénoncé par P. Sérieux dans son Rapport sur l'assistance des aliénés en France, en Allemagne, en Italie et en Suisse de 1903). Ces attaques ne pouvaient rien y faire, parce que se jouait dans l'asile bien autre chose que l'entreprise d'aider des âmes en peine : la fondation continuée d'une science spéciale. De fait, ce qu'on dénonçait comme l'échec de l'asile, c'était sa plus éclatante réussite : la production de malades conformes à un savoir. La psychiatrie comme science tirait sa consistance de l'épaisseur des murs de l'asile. Ultime coup de force, cette incapacité de l'asile à guérir la folie, née de sa réussite à la médicaliser, la psychiatrie la renversera en une caractérisation scientifique de la maladie elle-même. Les traités de psychiatrie définissent de plus en plus cette maladie comme essentiellement chronique.

De l'hôpital psychiatrique à la politique du secteur

Il en va de l'asile à peu près comme de la prison : sa critique est presque contemporaine de son avènement. De fait, si la loi de 1838 imposait à chaque département de disposer d'un établissement public d'aliénés, les grandes constructions se font attendre. On pare d'abord au plus pressé en passant des conventions avec des fondations religieuses, dispensant un art de la consolation évangélique, comme le fameux frère Hilarion. C'est sous le Second Empire et le début de la IIIe République que les grands travaux ont lieu. À cette même époque, les premières critiques commencent à se faire entendre. Des expériences alternatives ont lieu, loin de la tristesse disciplinaire des asiles français. J. Conolly promeut en Angleterre la suppression totale de tout moyen de contention physique. C'est le courant du *no restraint,* qui sera suivi par celui de l'*open door,* pour lequel il s'agit moins d'ouvrir les portes de l'asile que de redistribuer son milieu intérieur : horizons masqués par des arbres plutôt que des murs, villas dispersées dans des jardins plutôt qu'un bloc unique de bâtiments, etc. Par ailleurs, on discute avec passion l'exemple du village de Ghéel en Belgique qui regroupe des insensés totalement mêlés à la population et qui travaillent pour des paysans. On tente des expériences alternatives : des colonies agricoles comme celle de Fitz-James créée en 1847, ou des structures plus petites, sur un modèle familiale et paternaliste, de fait réservées à une élite sociale (comme la clinique du Dr Blanche à Passy, qui recevra Nerval et Maupassant). Mais la grande machine asilaire est lancée, et malgré le soupçon qui pèse sur l'arbitraire des séquestrations, malgré les protestations poétiques des surréalistes, l'asile perdurera jusque dans les années 1950. C'est que la psychiatrie française ne pouvait, sans se trahir elle-même, ouvrir les portes de l'asile. La lutte contre la tuberculose avait pourtant fait valoir l'efficacité du modèle américain de la prévention active et systématique. Le Dr Toulouse parvient, en s'en inspirant, à ouvrir en 1922 dans l'enceinte de Sainte-Anne un Service départemental de prophylaxie mentale : on découvre que le psychiatre peut faire autre chose que de l'internement et du gardiennage. Ce ne sont là que de timides avancées, soutenues pourtant par le Front populaire, mais les psychiatres rechignent à s'ouvrir à de nouveaux rôles. Alors, à défaut de changer la chose, on modifie le nom : en avril 1937, l'asile prend officiellement le nom d'hôpital psychiatrique. Il faudra les traumatismes de la Seconde Guerre mondiale, et les expériences bouleversantes qu'elle entraîna, pour faire bouger les choses. D'un côté, on trouve l'histoire sombre de la folie durant la Seconde Guerre mondiale : quand ils ne font pas l'objet d'éliminations physiques massives comme en Allemagne, les fous meurent de froid et de faim. D'un autre côté, la guerre est l'occasion de ruptures avec la tradition asilaire. On constate déjà avec surprise, quand des asiles sont vidés d'urgence de leur population, que certains de leurs anciens habitants guérissent spontanément. Ainsi de l'hôpital de la Charité-sur-Loire évacué pour cause de bombardement et dont le D[r] Le Guillant s'aperçoit, après enquête pour les retrouver, qu'un tiers a retrouvé une vie normale. Un hôpital psychiatrique en Lozère, Saint-Alban, sera le lieu d'expériences décisives, sous l'impulsion de ses responsables (P. Blavet, L. Bonnafé, F. Tosquelles). L'asile ouvre pendant la guerre ses portes aux réfugiés politiques, aux résistants et aux juifs traqués et devient par là même un lieu de circulation et d'échange, de protection plutôt que de réclusion. La guerre a donc fait se dissoudre l'évidence asilaire, mais il restait encore aux plus inventifs des psychiatres à lui substituer une autre évidence. Ce sera celle du « secteur » dont la pratique commence dès la fin des années 1940, jusqu'à être officiellement reconnue par une circulaire de mars 1960 et rentrer dans la loi en décembre 1985. Le secteur a consisté d'abord à faire sortir la psychiatrie de l'hôpital. La psychiatrie se découvre sociale avant que d'être policière : elle doit être, comme ne cessera de le rappeler L. Bonnafé, un service public qui va au-devant des demandes d'assistance de la population. L'idée est de briser l'équation soigner = interner, et de faire du soin psychiatrique une continuité de service, allant de la prévention aux soins de postcure, en passant par une hospitalisation qui soit la plus souple possible et ne sépare pas forcément le malade de sa famille. Au même moment, l'apparition des premiers neuroleptiques au début des années 1950 (suivis bientôt par les tranquillisants et les antidépresseurs) bouleverse la vie du malade. La révolution pharmacologique permet des mouvements de sortie et de retour : l'enfermement perd de sa dimension de destin irréparable. Cette première politique d'ouverture, concrétisée durant les années 1950 par les Centres de Traitement et de Réadaptation Sociale, mis sur pied par L. Le Guillant, P. Sivadon et H. Ey, et l'équipe médico-sociale du 13e arrondissement, connaît un fort développement, jusqu'à faire surgir à la fin des années 1970 le spectre d'une psychiatrie qui n'aurait renoncé à la vieille politique de l'exclusion des déviants que pour entreprendre, avec l'aide de la psychanalyse, le quadrillage normalisateur de l'ensemble du corps social. Parallèlement à cette première tendance, qui concerne l'Europe comme les États-Unis, c'est l'intérieur même de l'asile qui tente de se réformer, sous l'impulsion de la « psychothérapie institutionnelle », d'autant plus qu'il se réfléchit, à la lumière glacée de l'expérience des camps de concentration, comme institution totalitaire. On tente alors de faire de l'hôpital un lieu de rencontre et d'échange, de circulation et de partage. J. Oury fonde en 1953 la clinique de la Borde centrée sur la production d'un « collectif » anti-totalitaire conforme au projet thérapeutique. D. Cooper dans les années 1960 (expérience du pavillon 21) tente de faire de l'hôpital le lieu de réalisation totale de la folie plutôt que de sa réduction : il s'agit moins de soigner que d'accompagner le voyage de la folie. F. Basaglia de son côté politise la folie pour en faire le point d'appui d'une contestation radicale des modes de domination bourgeois. Sa critique de l'asile conduira en Italie à la loi 180 (votée en 1978) qui interdit toute nouvelle hospitalisation dans les anciens établissements. Dans la spirale de radicalité de ces expériences, la psychiatrie et l'asile, à force de remise en cause, vont jusqu'à exiger de se sacrifier eux-mêmes sur l'autel d'une folie sacralisée. L'asile du XIXe s. est donc aujourd'hui bien mort, et la psychiatrie actuelle n'existe qu'en diversifiant ses tâches et ses lieux d'intervention, et en articulation constante avec les travailleurs sociaux, les psychologues et les gestionnaires de la santé publique. Les dernières institutions médicales, spécialisées et fermées sont désormais certains centres d'accueil pour polyhandicapés et autistes que les psychiatres ne fréquentent plus guère. Mais quelque chose comme une politique de la vérité s'y est inventée dont il faut retrouver aujourd'hui l'héritage à l'air libre, dans la manière dont les « psy », s'ils ne nous contraignent plus aujourd'hui à être moins déviants, nous invitent à être plus normaux.

► BARRET R., *The Psychiatric Team and the Social Definition of Schizophrenia*, New York, Cambridge Univ. Press, 1996, trad. fr. F. Bouillot, *La Traite des fous*, Le Plessis Robinson, Synthélabo, 1998. – BASAGLIA F. (dir.), *L'instituzione negata*, Turin, G. Einaudi, 1968, trad. fr. L. Bonalumi, *L'Institution en négation*, Paris, Le Seuil, 1970. – CASTEL R., *L'Ordre psychiatrique*, Paris, Minuit, 1976 ; *La Gestion des risques*, Paris, Minuit, 1981. – CLOAREC F., *Bîmaristâns. Lieux de folie et de sagesse*, Paris, L'Harmattan, 1998. – COOPER D., *Psychiatry and Anti-Psychiatry*, Londres, Tavistock Pub. Ldt, 1967, trad. fr. M. Braudeau, *Psychiatrie et antipsychiatrie*, Paris, Le Seuil, 1970. – ESQUIROL J.-E.-D. (1838), *Des maladies mentales*, Paris, Frénésie éditions, 1989. – FOUCAULT M., *Histoire de la folie à l'âge classique*, Paris, Plon, 1961, rééd. Gallimard, 1972. – FOURQUET F. & MURARD L. (dir.), « Histoire de la psychiatrie de secteur ou le secteur impossible », *Recherches*, n° 17, mars 1975. – GAUCHET M. & SWAIN G., *La Pratique de l'esprit humain*, Paris, Gallimard, 1980. – GEORGE M.-C. & TOURNE Y., *Le Secteur psychiatrique*, Paris, PUF, 1994. – GOFFMANN E., *Asylums*, New York, Doubleday & C°, 1961, trad. fr. L. & C. Lainé, *Asiles*, Paris, Minuit, 1986. – GOLDSTEIN J., *Console and Clasify*, New York, 1987, trad. fr. F. Bouillot, *Consoler et classifier*, Le Plessis Robinson, Synthélabo, 1997. – LAMARCHE-VADEL G. & PRELI G., « L'asile », *Recherches*, n° 31, février 1978. – LANTÉRI-LAURA G., *La Chronicité en psychiatrie*, Le Plessis Robinson, Synthélabo, 1998. – MOREL P. & QUÉTEL C., *Les Médecines de la folie*, Paris, Hachette, 1985. – POSTEL J. & QUÉTEL C. (dir.), *Nouvelle histoire de la psychiatrie*, Paris, Dunod, 1994.

Frédéric GROS

→ Aliénisme ; Antipsychiatrie ; Psychiatrie (Naissance de la).

ASSISTANCE MÉDICALE À LA PROCRÉATION → Procréation assistée

ASSISTANCE PUBLIQUE

La notion d'« assistance publique » est à la fois : un concept humanitaire – on assiste son prochain dans le besoin ; un concept politique – l'assistance est publique et laïque, malgré son origine religieuse ; un concept administratif puisque le texte fondateur de 1849 en fait l'archétype de l'établissement public, pas encore à but industriel et commercial mais presque ; et un concept médical puisque l' « AP de Paris », surnommée encore ainsi, a été symbole d'excellence technique.

L'ensemble s'inscrit dans une tendance lourde : de progrès social commençant avec l'Assurance maladie et se terminant avec la couverture médicale universelle, apothéose de l'Assistance médicale gratuite ; de changement démographique comportant d'une part, le vieillissement de la population avec la forte consommation médicale que cela implique et d'autre part, l'essor de l'agglomération francilienne au détriment de la ville de Paris et au bénéfice de sa banlieue.

Faut-il alors évoquer l' « Assistance publique » dont les origines architecturales et sociologiques restent prégnantes ou seulement l' « Assistance publique - Hôpitaux de Paris » (ou AP-HP), témoignant ainsi du passage de l'assistance avec quelques activités médicales à la médecine universitaire avec un reste d'assistance ? Il est impossible en 2002 d'évoquer la structure des soins médicaux du grand Paris en oubliant son attitude constante d'ouverture à toutes les détresses, raison d'être de l'AP. Inversement, on ne peut évoquer le respect de la personne malade et de sa demande d'attention médicale sans l'inscrire dans une technique singulière d'organisation hospitalière. Cette administration juridiquement unique est la plus importante au monde en termes de moyens et de budget (réserve peut-être faite de l'administration américaine centralisée des anciens combattants de la Veteran Administration). Elle cristallise jalousies, tant parisiennes que provinciales, mais aussi admiration ; on parle à intervalles réguliers de la faire éclater, tout en sachant que toute grande agglomération urbaine de dix millions d'habitants doit nécessairement posséder une structure de coordination. Si l'AP-HP qui relève de la Ville de Paris n'est pas indifférente aux besoins médicaux de l'agglomération francilienne, elle doit aussi s'inscrire dans la politique sociale et médicale de la nation et respecter les contraintes administratives nationales et les orientations ministérielles.

Dans les années 1950, les rédacteurs de textes administratifs concernant les hôpitaux publics ajoutaient toujours en fin de leurs projets de décrets ou d'arrêtés un ultime article dit PLM, stipulant que « ce texte ne s'applique ni à l'Assistance publique de Marseille, ni aux Hospices civils de Lyon, ni à l'Assistance publique de Paris ». Ils signifiaient que ces trois administrations anciennes (celle de Paris créée en 1849 mais trouvant son ancienneté dans le Conseil des hospices de 1801, celle de Lyon qui vient de fêter son bicentenaire et celle de Marseille très ancienne aussi, même si sa faculté de médecine associée longtemps et brimée par le voisinage de Montpellier n'a été créée qu'en 1930) échappaient au droit commun pour des raisons de volume et de singularités historiques.

Les missions anciennes et nouvelles

Une administration unique a permis une planification géographique à l'intérieur de l'agglomération parisienne, s'efforçant de rapprocher les hôpitaux de la population malgré un héritage d'emplacements et de bâtiments nés des congrégations hospitalières du XVIIe s. situées sur la rive gauche de la Seine. Les « Hôtel-Dieu » de chaque ville faisaient fonction de lieux de soins dans l'état de la médecine du moment, d'accueil des urgences et des accidents, de maternité ou de lieux d'abandon de nouveau-nés, d'enfermement des miséreux ou des cas sociaux, de mouroir en odeur de sainteté ou de placement de vieillards dépendants.

Toutes ces fonctions ont été conservées par le Conseil des hospices créé en 1801 et de l'Assistance publique qui lui a succédé en 1849. Seulement elle les a organisées en les distinguant : l'hôpital-hospice a éclaté en des lieux distincts souvent éloignés l'un de l'autre, le long séjour en périphérie de la ville, l'hôpital des maladies de courte durée au centre ; l'enfance abandonnée, dont le directeur général de l'AP était le tuteur légal, a été confiée aux services sociaux en 1962 ; la psychiatrie est dès le XIXe s. confiée aux hôpitaux spécialisés et à la sectorisation des soins, tout en conservant quelques services et des psychiatres dans tous les hôpitaux généraux pour faire face aux troubles mentaux si fréquemment associés aux urgences médicales et à de nombreuses pathologies ; les personnes âgées et handicapées, qui posent de redoutables problèmes de capacité d'accueil, se retrouvent dans des établissements de moyen et de long séjours, objets de nombreuses rénovations récentes grâce à des innovations architecturales tendant à reconstituer des lieux de vie et de convivialité pour les personnes âgées et très âgées : Bretonneau et Corentin-Celton sont les plus récents établissements.

L'AP-HP s'est ainsi concentrée sur la médecine dite aiguë mais qui concerne aussi des affections de longue durée dont le traitement impose de très nombreux séjours successifs de quelques heures ou quelques nuits. Le besoin de proximité se fait sentir pour les soins répétés, mais le malade accepte parfaitement d'aller très loin de son domicile pour un avis, un examen ou une intervention uniques.

Les hôpitaux de Paris ont été mis à contribution lors des grandes épidémies de choléra (1832) et de grippe espagnole (1919) parallèlement aux poussées hivernales des infections de l'enfant, diphtérie si meurtrière, rougeole, scarlatine, limitées par l'isolement pavillonnaire et disparues par la vaccination. Celle de la poliomyélite a conduit à la réanimation pneumologique (Claude-Bernard) tout comme les insuffisances rénales aiguës de l'avortement provoqué ont mené à la réanimation hydroélectrique et au rein artificiel (Necker - Hôtel-Dieu).

Les grands fléaux sociaux transmissibles, tuberculose, syphilis et Sida, ont été l'objet de préoccupations portant sur les capacités d'accueil, les dépistages radiologique et biologique, les relations avec les associations de malades et les ligues charitables spécifiques diversement engagées dans l'action politique.

Longtemps les urgences ont été traitées par le poste de police-secours et la bouée de sauvetage des noyés. Puis vint le service des ambulances amenant le malade à l'hôpital le plus proche, celui dit hôpital de la circonscription, qui faisait obligation à l'établissement désigné d'accepter tout malade résidant dans un ensemble de quartiers parisiens proches (il y avait une circonscription pour la médecine, distincte de celle de la chirurgie). Les deux internes de garde, l'un en médecine et l'autre en chirurgie, réglaient le problème, soignaient et/ou hospitalisaient, aidés par des surveillantes de grande expérience qui ne s'en laissaient pas compter par les asociaux du moment (clochards et alcooliques familiers du quartier) et savaient avec tact suggérer au jeune interne un diagnostic et une attitude. Dans les hôpitaux d'enfants, elles savaient flairer les diagnostics de diverses maladies contagieuses lors des épidémies et orienter le malade ou le « douteux » vers le pavillon ou le service adéquat.

La situation a récemment changé parce que les médecins de ville ne participent que très peu au service de garde, sinon pour quelques malades qu'ils connaissent et que les services libéraux de SOS-Médecins sont débordés. Surtout, le seuil de tolérance à l'urgence ressentie s'est abaissé. On s'adresse à l'hôpital pour le moindre « bobo », là où le médecin dit de quartier n'a pas répondu et où le pharmacien n'a pas suffi.

Il en est avec l'hôpital comme avec les sapeurs-pompiers, qui se déplacent bien plus pour des appels de convenance très variés que pour des débuts d'incendie. Ce fait de société transforme le traditionnel service des urgences en réceptacle de cas sociaux divers, notamment gériatriques, d'affections mineures non urgentes mais ressenties comme telles. S'il n'y a pas d'urgence vraie (hors les cas de crises cardiaques ou asthmatiques et de balistique lésionnelle) mais surtout des gens pressés, force est de reconnaître que l'hôpital est devenu un service public de toutes les détresses médicales et sociales, ressenties à un moment donné comme intolérables. L'AP-HP fait face à cette demande d'une nouvelle nature en veillant à moderniser son accueil, tout en restant techniquement prête à toutes les investigations pouvant révéler, derrière le symptôme banal non inquiétant, le début d'une affection potentiellement vitale et curable par une action d'urgence adaptée. Cette nouvelle attente de la population a un coût en équipement et en personnel qui doit être pris sur la substance budgétaire de l'hôpital.

On a récemment inventé le concept de réseau de soins consistant à réunir les divers intervenants (hôpitaux, cliniques, cabinets médicaux) autour d'un type de maladie facilitant la circulation du dossier médical et le suivi coordonné des soins. Cette pratique a de tout temps existé, des médecins attachés vacataires faisaient le lien entre leur pratique de ville et le service où ils hospitalisaient pour un temps leur malade. Les patrons exerçant alors tous en ville faisaient fonction de consultant pour les cas compliqués et tenaient informés leurs correspondants (terme consacré pour montrer la liaison à deux sens et la fidélité des relations).

Puis le plein temps des médecins a séparé l'activité de l'hôpital de celle de ville avec une certaine barrière d'incompréhension entre les deux secteurs, l'hospitalier actuel n'ayant jamais connu la consultation au cabinet ou la visite au domicile (celle-ci constituant la meilleure appréciation du contexte psychosocial). Les moyens techniques de communication se sont lentement mis en place ; secrétariat, téléphone, photocopie, informatique ont facilité les relations entre tous les médecins et les institutions concernées. Quelques difficultés sont cependant survenues quant à la propriété du dossier médical, sa communication à d'autres médecins et notamment au malade. La notion du secret médical partagé a été acceptée. Lorsqu'une confiance rejoint une conscience au sein d'un colloque singulier, on est dans le schéma idéal mais on se trouve dans une configuration différente lorsque la conscience est un empilement d'éléments de comptes rendus biomédicaux, la confiance une croyance en la médecine thaumaturge contemporaine et le colloque singulier devenu pluriel et multiple, voire contradictoire.

D'où un malaise, une mise en accusation médiatique, le recours à des associations de malades qui ajoutent quelquefois à leur rôle de conseil et de soutien quelques vociférations inspirées parfois par des médecins en délicatesse avec leur administration. Les hôpitaux de Paris n'échappent pas à ces reproches qui mènent quelquefois à des procès (d'intention ou motivés) malgré les efforts d'information (charte du malade, brochure d'accueil) et de médiation. Le malade autrefois passif et surtout résigné veut être informé et participer à la prise de décision dans un domaine qui le concerne personnellement au plus haut point mais dont il n'est l'expert, ni par les connaissances, ni par l'expérience. L'AP-HP doit faire face à ces nouvelles exigences de clientèle.

L'ouverture sur la ville s'est aussi manifestée lorsque l'AP-HP a créé son service d'hôpital à domicile (ou HAD). Ce fut d'abord l'extension de quelques services soignant des affections au long cours qui nécessitent des soins ne motivant plus le séjour à l'hôpital. Devant son succès, l'expérience a été étendue à tous les hôpitaux qui trouvent ainsi une extension appréciée de ses capacités. Sous l'influence notamment de l'agence régionale de l'hospitalisation (ARH), ce système s'étend à de nombreux autres établissements hors AP, grâce à des réseaux d'affinités, autrefois spontanés, désormais contractualisés. Un certain repli de l'hôpital sur lui-même, né de l'activité à plein temps, et l'organisation des cliniques et cabinets libéraux en un secteur dynamique ont changé les conditions de la porosité entre les deux secteurs qui divisent la médecine française, surtout à Paris. Les liens à travers la personne d'un praticien d'activité mixte font place à une organisation formalisée où chaque égoïsme institutionnel a du mal à s'estomper.

La marche vers la spécialisation

Au début du XIXe s., il y avait dans chaque hôpital, d'une part, un directeur et un économe et, d'autre part, un médecin, un chirurgien et un pharmacien, parfois aussi un dentiste. Petit à petit, ces chefs de pratique qui n'étaient pas encore des chefs de service aux contours et responsabilités définis se sont organisés, chacun s'occupant d'un pavillon, d'un étage ou d'une aile d'un établissement. Ils ont été secondés par des adjoints, recrutés par concours et portant le titre de médecin, de chirurgien ou de pharmacien des hôpitaux de Paris. Parés d'un titre devenu prestigieux, ils exerçaient aussi de façon libérale, compensant ainsi la faible indemnité donnée par l'hôpital par une pratique rémunératrice. On n'était admis dans un établissement, hors les cas d'urgence, que si l'on était en possession d'un bulletin signé d'un de ces praticiens récemment nommé par concours et affecté au « Bureau central des admissions » situé dans l'ancien Hôtel-Dieu. D'où l'expression de « membre du bureau central » pour désigner le nouveau médecin ou chirurgien des hôpitaux de Paris. Après quelques années et selon un choix à l'ancienneté de nomination, il prenait la chefferie d'un service vacant et gravait sur sa carte « médecin de l'hôpital X... » pour signifier qu'il avait quitté ses fonctions au bureau central, et celles associées d'adjoint dans un service hospitalier, pour celles de chef de service titulaire. Également, après quelques années, il pouvait changer et quitter le service de son début de carrière dans un hôpital plutôt périphérique situé dans les communes qui allaient être absorbées par Paris (Lariboisière, Tenon, Bichat) ou à Bicêtre (« la vieillesse hommes ») pour un service dans un hôpital plus central et plus ancien (La Pitié, la Charité, l'Hôtel-Dieu). Ces rotations avaient de grands mérites de jouvence et de restructuration. La plupart de ces médecins et chirurgiens des hôpitaux étaient reçus parallèlement à l'agrégation de médecine. Certains services dits de clinique étaient attribués par la faculté et non au choix hospitalier à l'ancienneté.

La spécialisation a été le fait des hôpitaux que les créations de chaires universitaires ont consacrée. L'hôpital Saint-Louis, d'abord construit pour les malades contagieux lors d'épidémie car situé alors hors de la ville, est devenu au début du XIXe s. le berceau mondial de la dermatologie et des affections vénériennes. L'hôpital de la Salpêtrière, d'abord un lieu d'enfermement et de déportation policière (la cour où Manon faisait ses adieux), hors les murs de la ville, est devenu l'hôpital dit de la « vieillesse femmes ». Cette concentration de cas a permis à des médecins comme Philippe Pinel ou Jean Charcot d'y individualiser la psychiatrie puis la neurologie. L'hôpital Sainte-Anne a fait un moment partie de l'AP puis est devenu autonome à la faveur des grandes lois régissant la psychiatrie à base départementale, tandis qu'étaient créés les hôpitaux psychiatriques que l'on dénomme maintenant pudiquement hôpitaux spécialisés. Les services de neuropsychiatrie existaient à l'AP, que ce soit à Bicêtre ou à la nouvelle Pitié, Babinski en est l'illustration.

À côté des corps de médecins et des chirurgiens se sont individualisés des corps spécialisés grâce à l'action de pionniers de disciplines particulières. L'obstétrique naît à Port-Royal, à la maternité maintenant absorbée dans le périmètre administratif de Cochin où s'illustrent des professeurs comme Étienne Tarnier, Jean-Louis Baudelocque et Paul Dubois pour ne citer que ceux qui ont donné leur nom à un pavillon. Une maternité s'installe aussi à Lariboisière (« ce Versailles de la misère ») peu après son ouverture, puis à Tenon. S'autonomisent par des concours hospitaliers spécifiques en 1880, la gynécologie-obstétrique et, en 1901, l'oto-rhino-laryngologie et l'ophtalmologie à partir de l'orientation spécialisée de praticiens du cadre général.

Les pères de l'ORL parisienne sont, en effet, Marcel Lermoyez, médecin de l'hôpital Saint-Antoine et Pierre Sébileau, chirurgien de l'hôpital Lariboisière. Celui de l'ophtalmologie est Adrien Delens, chirurgien de l'hôpital Lariboisière, suivi par Victor Morax. Antoine Béclère, médecin des hôpitaux, installe le premier appareil de radiologie de l'hôpital Tenon et fait naître à Saint-Antoine le corps des électroradiologistes des hôpitaux (1909).

Le dernier corps hospitalier individualisé est celui des neurochirurgiens (1924), grâce aux pionniers : Clovis Vincent, médecin des hôpitaux devenu opérateur et Thierry de Martel, chirurgien-assistant des hôpitaux exerçant aussi en clinique libérale. La spécialisation de la médecine et de la chirurgie se faisait parallèlement à la faculté par les recrutements d'agrégation particuliers (pédiatrie, neuropsychiatrie, urologie, orthopédie) confortant la pérennité des chaires d'enseignement spécialisées. Ces professeurs de disciplines nouvelles dont les chaires portent des intitulés très précis sont nés de l'orientation particulière qu'ils ont progressivement donnée à des services de médecine ou de chirurgie considérés comme généraux aux yeux de l'hôpital.

Les dimensions de l'ensemble parisien ont permis dans toutes les disciplines d'avoir plusieurs services de même orientation ou d'orientation proche, situés en général de part et d'autre de la Seine. En rhumatologie par exemple il y a l'École de Lariboisière (Stanislas de Sèze) et celle de Cochin (Florent Coste), et en cardiologie celle de Lariboisière (Pierre Soulié) et celle de Boucicaut (Jean Lenègre), confraternellement rivales dont les élèves et descendants ont conservé pendant une génération les surspécialisations et leur style de pensée.

D'autres personnalités ont créé des instituts indépendants distincts des facultés de médecine : en hématologie à Saint-Louis (Jean Bernard) et en stomatologie à la Salpêtrière (Michel Dechaume). De même, en chirurgie, s'individualisent les spécialisations dans les voies urinaires, l'appareil digestif, le squelette, le thorax, la reconstruction plastique ou les affections de l'enfant, par l'action du corps des chirurgiens généralistes.

Les services spécialisés que ces visionnaires ont créés donnent une orientation à certains hôpitaux et, tout naturellement, l'administration favorise leur pérennité quand il y a des besoins et installe à leur proximité des services dits médico-techniques d'imagerie radiologique et de biologie de même orientation. Par exemple, maternité, pédiatrie néonatale et biologie de la procréation se rapprochent et, enfin, fusionnent dans des hôpitaux mère-enfant. Sans aller jusqu'à la création d'instituts ou d'hôpitaux indépendants, il reste une empreinte spécialisée dans certains hôpitaux qui ont pour origine un innovateur et pour continuateur leurs descendants directs et plus tard les élèves de ceux-ci.

Nombre de services spécialisés, moins glorieux que les grandes Écoles historiques, s'installent dans divers hôpitaux par une distribution géographique, spontanée puis volontariste, des praticiens et des moyens de travail. Ainsi s'est mise en place une adéquation de l'offre de soins spécialisés et des besoins des populations.

L'AP, parfois avec difficultés et incompréhensions, sait s'ouvrir à des disciplines émergentes. La gérontologie s'installe dans des établissements de long séjour à partir de sanatoriums construits en banlieue (on a éloigné la contagion de la ville, là où l'air était plus pur), ce qui est ressenti comme malencontreux car éloignant les personnes âgées du domicile de leurs enfants. Le soin aux handicapés est né de l'action d'un médecin, visionnaire et homme politique, Désiré Bourneville, à l'hôpital de Bicêtre. L'hôpital Raymond Poincaré s'est orienté vers l'orthopédie à cause de son recrutement particulier en accidentés de la route et est devenu un haut lieu du handicap neurologique.

L'AP a cependant manqué quelques orientations pour des raisons historiques. La cancérologie est née à la Fondation Curie grâce au radium, relayée par l'Institut Gustave-Roussy à Villejuif et le Centre René-Huguenin à Saint-Cloud alors qu'elle concentre trois fois plus de malades atteints de cancer que les trois centres autonomes de lutte contre le cancer et les traite avec la discrétion qui sied au service public.

La chirurgie thoracique et cardiaque a été développée à l'hôpital Marie-Lannelongue grâce à la volonté de la caisse d'Assurance maladie de gérer un hôpital phare grâce à des chirurgiens des hôpitaux de Paris détachés dans cet établissement. Cependant, c'est un chirurgien digestif (François de Gaudart d'Allaines) qui a créé la chirurgie cardiaque à l'hôpital Broussais. L'administration a toujours écouté ses pionniers, leur fournissant des moyens en matériel et en personnel après une certaine réflexion ressentie parfois comme lenteur. L'aide des médias et les collectes de fonds ont parfois servi à accélérer certains projets.

Ses centres de transfusion sanguine, discipline créée par un médecin de Saint-Antoine, Arnault Tzanck, ont permis à Jean Dausset de découvrir les groupes tissulaires, accueillant ensuite son institut du polymorphisme humain à Saint-Louis.

Un récipiendaire du prix Lasker, Alain Fischer, a, pour la thérapie génique, profité de l'implantation hospitalière et du recrutement des patients, même s'ils bénéficiaient de moyens provenant de l'INSERM ou du CNRS.

L'historien des techniques retiendra nombre des premières médicales ou chirurgicales reconnues par leurs pairs : la suture intestinale en un plan de Pierre Jourdan alors en fin d'internat ou la greffe de bifurcation aortique de Jacques Oudot avant qu'il ne fasse l'ascension de l'Annapurna, la valve mitrale de Carpentier, la prothèse de la hanche des frères Judet ou le drain aspiratif de Jost et Redon. Plus spectaculaires, les premières transplantations françaises du rein ou du cœur ont été faites à l'AP-HP, mais elles ne doivent pas occulter des premières mondiales très spécialisées comme la greffe du sang de cordon par Éliane Gluckman à l'hôpital Saint-Louis. La littérature mondiale retient quelques noms : le signe de Lhermitte, le signe de Babinski, la maladie de Marfan ou le syndrome de Guillain-Barré, tous décrits dans les hôpitaux de Paris.

Les patrons parisiens ont contribué à créer des sociétés savantes et des revues médicales d'audience nationale, qu'elles soient générales ou spécialisées. Ils en partagent progressivement les présidences avec des patrons provinciaux mais le secrétariat en reste parisien. Ils ont présidé les conseils de l'ordre des médecins et de l'ordre des pharmaciens à plusieurs reprises. L'Académie de médecine a été le lieu de leur consécration. Leur appartenance aux ordres nationaux de la Légion d'honneur et du Mérite est fréquente. La Société médicale des Hôpitaux et l'Académie de chirurgie ont été les lieux de présentation des travaux autant que de conciliabules sur les candidatures futures de jeunes praticiens aux concours hospitaliers.

L'enseignement médical à l'hôpital

L'AP organise un recrutement d'élèves externes, marchepied de l'internat. Si l'Université organise l'enseignement, assure le contrôle des connaissances et délivre le titre de docteur en médecine, l'hôpital gère les stages des externes et les activités des internes. La voie royale des étudiants est celle des concours hospitaliers, si bien que l'on a pu dire que la réforme nécessaire consistait à supprimer la faculté à la condition que la préparation à l'externat et à l'internat, grâce à de jeunes enseignants répétiteurs, continue comme avant. Il fallut mai 1968 pour que la faculté s'occupe vraiment de la formation clinique lors du deuxième cycle des études (bac + 3 à bac + 7) et étende les fonctions d'externe à tous en supprimant le concours de l'externat qui ne permettait qu'à un étudiant sur deux ou trois d'avoir vraiment sa place dans la vie d'un service. La médecine semble, grâce à l'immersion dans l'hôpital, le seul enseignement supérieur à la fois théorique et pratique, intellectuel et professionnel le rapprochant de celui des études d'ingénieurs et des écoles de commerce. Avec cette différence que les stages font partie organique de la vie des services cliniques, qu'on en change tous les six mois (récemment tous les quadrimestres) et que le style du service et de son patron laisse une empreinte indélébile qui suivra le médecin toute sa carrière durant. L'AP s'accommode de ces externes en fonction dans ses services. Ils y accomplissent leur séjour avec « zèle, exactitude et subordination » selon la formule sacramentelle que le chef de service utilise dans leur certificat de fin de séjour. Tout naturellement, le sujet de leur thèse est proposé par le chef de service et l'ancrage du stagiaire et surtout de l'ancien externe dans une entité clinique mène très souvent à des liens professionnels durables.

Avec l'interne nommé au concours, les relations maître-élève sont beaucoup plus fortes : les huit stages semestriels offrent des capacités de compagnonnage, tant en médecine que surtout en chirurgie où le patron et son interne sont directement associés dans l'activité, les assistants des hôpitaux, les chefs de clinique, les agrégés (tous anciens internes) veillant à ne pas s'interposer dans cette relation directe qu'ils ont eux-mêmes connue lors de leur formation. Si l'internat est le préalable indispensable à une carrière ultérieure dans les hôpitaux de Paris, les anciens internes s'installent en ville, à Paris ou en banlieue, dans les hôpitaux ou cliniques de nombreuses villes d'Ile de France et de la moitié nord du pays, Côte d'Azur comprise. On trouve dans chaque sous-préfecture un ancien interne (AIHP), proconsul chirurgical ou consultant de référence dans toutes les disciplines médicales.

Montpellier, Strasbourg, Lyon, Lille et Bordeaux ont longtemps été les seuls contrepoids à l'influence parisienne dans la diffusion du savoir médical.

Dans la seconde moitié du XXe s., l'émergence de Marseille, Toulouse et Rennes ont restreint la diaspora parisienne aux petites écoles du grand bassin parisien, Caen, Rouen, Dijon, Tours, Amiens et Reims qui, maintenant adossées à des CHU récents, forment leurs élites médicales. Si bien que Paris ne tient plus sa suprématie, devenue relative, que du volume de son activité hospitalière (qui permet des sur-spécialisations à l'intérieur de chaque discipline) et de son attraction sur la clientèle de la grande agglomération francilienne.

Médecins et administrateurs

Le pouvoir médical est celui du savoir qu'il doit offrir au malade dans le cadre du code de déontologie, traduction juridique du serment d'Hippocrate, du respect d'un autre amoindri par l'angoisse et de la tenue du dossier médical de leurs relations.

Le pouvoir administratif, de son côté, s'inscrit dans la nuit des temps ; déjà les chanoines de l'Hôtel-Dieu étaient de redoutables gestionnaires à l'époque où la chapelle résumait, avec la tisanerie, le plateau technique de l'établissement. En 1801, lors de la fusion des établissements parisiens dans le Conseil général des Hospices, le préfet de la Seine qui le préside veille à faire régner le pouvoir central napoléonien.

Ce pouvoir médical est celui de toute l'équipe soignante vis-à-vis du malade, c'est-à-dire que tout acte effractif, toute prescription médicamenteuse ou même toute parole (« les écrits passent, les paroles restent », disait Yves Pélicier) doivent être réfléchis, expliqués et négociés avec le patient. La morale médicale, devenue l'éthique, concerne tous les acteurs du soin : l'influence du chef de service et de ses cadres est importante sur la tenue des lieux et occasions de rencontres. L'autorité médicale, quelque peu différente du pouvoir car les médecins n'ont pas d'actions franches sur la gestion des carrières des personnels dits hospitaliers, s'exerce sur les attitudes de leurs subordonnés grâce à leur magistère d'influence. L'infirmière juge l'interne sur son savoir autant que sur son comportement quotidien. En salle d'opération où la proximité physique de personnels de tous grades et de toute ancienneté est la plus forte, l'autorité de l'opérateur principal s'exerce tout naturellement de par sa place dans la hiérarchie du savoir et de l'ancienneté.

Les administrateurs – à l'origine, il y avait un directeur et un économe par hôpital – venaient de la Mairie de Paris ou du ministère de l'Intérieur jusqu'à ce que la Santé s'en détache vers la moitié du XXe s. Les directeurs généraux maintenant nommés, comme le secrétaire général, en conseil des ministres, règnent sur l'administration générale de « l'Assistance publique à Paris », archétype des établissements publics. Ils viennent de divers corps de hauts fonctionnaires, de l'Intérieur ou des Finances, sont politiquement peu marqués ou indifférents, sont préfets, inspecteurs des finances ou magistrats de la Cour des Comptes. Surtout ils sont remarquablement stables puisque l'actuelle titulaire n'est que le dix-neuvième responsable du poste (une femme pour la première fois) en un siècle et demi.

Les directeurs des hôpitaux et leurs adjoints, dont le nombre croît de par la complexité des fonctions de gestion, viennent de l'administration de la Seine ou de la Ville de Paris et, plus récemment, de l'École nationale de Santé publique de Rennes. Sociologiquement, ces directeurs, techniquement de grande expérience, s'opposent à la hiérarchie pyramidale du corps médical qui a la conscience d'appartenir, de par la succession des concours, à une élite sortie exclusivement d'une formation unique. Fréquentant les milieux politiques et dînant en ville, soignant les grands de ce monde et leur famille, bien des chefs de service ont une autorité qui porte ombrage au directeur d'établissement. Mais celui-ci est protégé par son administration centrale qui tient le budget, l'expertise et l'autorité. La connivence s'est toujours établie entre les « patrons » de services hospitaliers et le siège de l'AP. À l'origine parvis Notre-Dame, celui-ci est en face de la Mairie de Paris et l'avenue Victoria est à l'hôpital ce que le quai d'Orsay est aux Relations extérieures et la rue de Rivoli ou Bercy aux Finances de la nation.

Les liens ont été longtemps étroits entre le Conseil municipal de Paris et l'AP, la ville contribuant à certains investissements et sa commission spécialisée s'impliquant dans la vie quotidienne des établissements. Certains élus ont eu une influence notoire sur les choix d'implantations et d'orientations des services, sans cependant intervenir directement dans les nominations et la carrière des médecins gérés corporativement par leurs syndicats et conseils de famille.

Le schéma d'organisation est resté principalement parisien, voire lutécien. L'erreur a peut-être été, par analogie avec les autres villes de France, de confier la présidence du conseil d'administration de l'ensemble hospitalier au maire de la ville lors de la réforme municipale de 1975. Si cela est valable à l'AP de Marseille, ville-agglomération, cela prête à des tiraillements à l'AP-HP située dans une ville-noyau alors que l'expansion du CHU vers la première couronne est forte. D'où la création récente d'agences régionales de l'hospitalisation qui impose que le schéma d'organisation sanitaire de l'AP-HP soit négocié avec celui de l'Île-de-France. Si l'AP-HP avait été, il y a un quart de siècle, présidée par l'élu régional plutôt que municipal, on aurait peut-être évité cette réforme.

Bien que le budget de l'AP-HP (cinq milliards d'euros) relève, fait unique dans le système français, d'un conseil de tutelle tripartite (Finances, Intérieur, Santé), il s'inscrit dans l'allocation budgétaire régionale elle-même décidée par le gouvernement. Des actions de correction sélective des disparités régionales s'exercent à l'encontre de l'Île-de-France depuis quelques années, faisant regretter le temps ou le budget reflétait l'essor de l'activité exprimée en diverses lettres clés et en prix de journée négociés, les caisses d'Assurance maladie ayant régulièrement suivi les besoins lors des « Trente Glorieuses », le faisant avec quelques réticences lors des « vingt soucieuses » qui ont suivi et discutant sérieusement dans la décennie « parcimonieuse » qu'ouvre le troisième millénaire. Ces relations parfois rugueuses entre gestionnaires et médecins sont proches de celles qui unissent ou affrontent géomètres et saltimbanques dans les métiers de la création et du spectacle, ingénieurs et administrateurs dans l'industrie, juristes et financiers dans la banque.

Une plus grande connaissance des dépenses directement médicales engagées (médicaments surtout) et des personnels rémunérés, à l'américaine en quelque sorte, où le responsable médical gère son budget, est en vue. Le risque encore mal exprimé en est que le responsable ne sélectionne des situations cliniques et des prescriptions en fonction des moyens dont il dispose et non selon la pratique optimale dont la définition est d'ailleurs compliquée et relative.

La gestion des restrictions n'est pas une nouvelle frontière, les administrateurs de l'AP la connaissent depuis toujours. La médicalisation des indicateurs de gestion (nomenclature des multiples actes professionnels, indicateurs synthétiques d'activité, proposition de tarification à la pathologie), permise par une informatique envahissante mais fécondante, va transformer la gestion d'une manière insoupçonnée et donner une tournure nouvelle aux collaborations médico-administratives.

Lorsque l'AP est devenue AP-HP, des commissions consultatives médicales, à la fois au siège et dans chaque établissement, se sont impliquées fortement dans la vie hospitalière. Si l'administrateur est toujours dominant, le président de la collectivité médicale lui est très étroitement associé et la connivence autour des dossiers est constante. Les relations entre le corps médical et la fonction administrative sont harmonieusement conflictuelles dans tous les pays du monde, quelle que soit la formule d'association (hôpital universitaire géré par la faculté, hôpital de la Sécurité sociale accueillant les enseignants, hôpital militaire avec école d'application spécifique comme au Val-de-Grâce). Si bien qu'un ancien secrétaire général de l'AP-HP, observateur particulièrement averti, a résumé ces relations ainsi : « Lorsque l'administrateur et le médecin sont d'accord, on loue l'harmonie médico-administrative, lorsqu'ils ne le sont pas, on flétrit le pouvoir médical. » Or, ce pouvoir médical est une notion floue et légendaire.

Restructurations et changements

Établissement charitable et compassionnel, l'AP en devenant l'AP-HP s'est engagée dans une révolution managériale qu'elle ne soupçonnait pas. Établissement scientifique mais s'intéressant à l'homme, elle doit apprendre à gérer une technostructure et à prévoir le progrès scientifique et cela avec les contraintes et méthodes, non pas de la physique, science achevée, mais de la biologie, discipline nouvelle de la philosophie des sciences. Une nouvelle philosophie de l'Administration est en gestation et cela dans une très grande agglomération urbaine. Une fois de plus, l'AP s'adaptera. Les hôpitaux de Paris font de plus en plus souvent appel aux professionnels extérieurs. L'AP-HP externalise le nettoyage, supprime sa cave, sa boucherie et sa boulangerie, réduit ses ambulances et les spécialise dans l'urgence (SAMU), la réanimation (SMUR) générale ou pédiatrique. Elle conserve une pharmacie centrale (nationale en 1802), l'associe à la distribution des dispositifs médicaux et conserve une activité de production de certains médicaments d'usage rare ou de formes particulières (pédiatrie).

Tout hôpital a son administration. Lorsqu'il y a plusieurs sites hospitaliers, il faut un noyau d'expertise et d'autorité. Le siège de l'AP-HP en est l'archétype car son budget, bien que déconcentré, reste unique, le statut de ses personnels reste unique, les grands travaux et le choix des matériels d'équipement restent centralisés. D'où une grande expertise des bureaux que l'on consulte sur des points précis de tous des hôpitaux de France, dans les domaines du droit, de l'ingénierie ou de l'informatique. Service public, l'hôpital respecte les règles d'engagement des dépenses, du contrôle financier et des marchés publics national et européen. Les procédures en sont complexes, accusées d'entraîner des lenteurs mais permettant néanmoins des réflexions approfondies entre le siège, les hôpitaux, les besoins franciliens et les lois et règlements de la République.

Le siège de l'AP-HP garde ses fonctions permanentes de finances, de personnel, d'inspection, de contentieux et de gestion des terres et des bâtiments, mais les institutions changent : il y a une direction de la politique médicale au lieu d'un service de santé, la direction du patrimoine est associée à celle de la logistique, celle du contentieux devient celle des affaires juridiques. Naissent des directions des affaires internationales de l'informatique et de la communication ainsi qu'un espace éthique, un bureau du droit du malade, toutes innovations administratives nécessitées par la nature des activités et des responsabilités nouvelles. Toutes ont des équivalents et des correspondants dans chaque établissement et, si les titres en varient localement (stratégie, soins infirmiers, clientèle, travaux, etc.) les fonctions demeurent.

▶ NOËL D., LAUGIER A. *et al.*, « L'Hôpital au 21e siècle », *Actes du colloque national du Cent cinquantenaire de l'AP-HP*, Unesco 7 et 8 décembre 1999, AP-HP, 1999. – RICHÉ S. & RIQUIER S., *Des hôpitaux à Paris : État des fonds des archives de l'AP-HP (XIIe-XXe siècle)*, AP-HP, 2000. – ROUSSET V. & SPADONI Y., *Des femmes, des hommes, un hôpital*, AP-HP et Doin, 1999. – SALAÜN F., *Accueillir et soigner - L'AP-HP : 150 ans d'histoire*, AP-HP et Doin, 1999. – TENON J., Mémoires sur les Hôpitaux de Paris, AP-HP et Doin, 1998.

Adresses : Siège de l'Assistance publique - Hôpitaux de Paris, 3, avenue Victoria, 75004 Paris ; Musée de l'Assistance publique, Hôtel de Miramion, 47, quai de la Tournelle, 75005 Paris ; Archives de l'AP-HP, 7, rue des Minimes, 75003 Paris.

Alain LAUGIER

→ **Dispensaire ; Assurance maladie ; Hygiène ; Pédiatrie ; Protection maternelle et infantile.**

ASSURANCE MALADIE

L'Assurance maladie et l'État social en France, genèse, essor, défis

Reconstituer la trajectoire historique de l'Assurance maladie en France, dans le cadre plus large de la formation de l'État social, c'est mettre successivement l'accent sur un processus complexe d'édification, sur les modalités d'une dynamique de développement, sur les données enfin d'une crise de transformation, en mettant en œuvre des registres d'analyse aussi variés que les cadres de pensée d'une société face à la question sociale, ses choix d'institutionnalisation pour le fonctionnement des systèmes de protection et les mutations de contextes intervenus sur le long terme requérant des Pouvoirs publics certaines révisions des régimes.

La phase de construction met particulièrement en relief l'histoire des idées et des valeurs qui gouvernent les sociétés. En l'occurrence, il s'agit de celles qui font obstacle aux principes mêmes de fondation des dispositifs de protection. Sont en cause les représentations du rôle de l'État, le droit d'association des individus, le jeu des groupes intermédiaires, les fonctions du lien social. La question centrale est celle de la légitimité de la puissance publique à intervenir dans la sphère privée de l'insécurité, qu'il s'agisse de la maladie, des accidents, de la vieillesse. La croyance libérale qui imprègne la société du XIXe s. privilégie les libertés individuelles, le droit pour chacun d'exercer sa responsabilité en l'absence de toute obligation publique.

Considérant les longues périodes de retrait de l'État, dans l'hésitation d'assumer tant la fonction d'assistance aux plus démunis que l'organisation d'une protection solidaire pour l'ensemble des travailleurs, il faut mettre en relief le mouvement qui voit la société civile prendre son sort en mains. Au temps de la bienfaisance, de l'entraide, de la prévoyance libre, l'initiative et l'invention sont le fait d'acteurs les plus divers (l'Église, les communes, les sociétés de secours mutuel, le patronat...) et constituent un capital social aux formes multiples. L'histoire montre l'accueil que l'État réserve à ces démarches, puis la façon dont, selon les secteurs, à l'issue d'une lente évolution des mentalités mais aussi de bouleversements des sociétés, il transforme les essais, les traitant avec plus ou moins de distance. Pratiquement chaque étape de décision aura impliqué plus d'une décennie de débats conflictuels. Le premier régime de protection obligatoire contre la maladie apparaît en France en 1930, soit bien après l'Allemagne (1883) et l'Angleterre (1911). Il s'inscrit dans la ligne des Assurances sociales bismarckiennes.

Héritière du passé, la Sécurité sociale née en 1945 rompt aussi avec lui, notamment dans son modèle d'organisation et de gestion. L'analyse de son institutionnalisation, sur plus de cinquante ans, s'inscrit dans certaines structurations spécifiques de la société française, mettant en scène un État fortement centralisé, un corps social marqué par des corporatismes, des organisations syndicales fragmentées, à tendance plus contestataire que gestionnaire. L'emprise de l'État ne laissera aux partenaires de la démocratie sociale qu'un pouvoir de façade ; l'Assurance maladie naît ainsi avec un statut de faible responsabilité. L'histoire indique une longue tension entre le modèle original, empreint d'idéologie sociopolitique, et l'intervention de versions plus fonctionnelles eu égard au défi montant de la maîtrise des dépenses de santé. En 2003, dans un contexte économique et de société profondément transformé, l'accélération continue des dépenses apparaît structurelle, les problèmes de financement posés au régime constituent une impasse. Alors que la crise du modèle de gestion, éclaté, est patente, c'est la question du contenu de la protection, de ses développements autorisés par l'État-providence, qui se trouve en première ligne.

La période d'édification : la société civile et l'État

Au début du XIXe s., face à la pauvreté et à la misère, la charité et la bienfaisance émanent de l'Église et des communes. Par définition, l'aide caritative se distribue de manière discrétionnaire, l'offre de secours est, de plus, géographiquement mal répartie. Il faudra attendre la fin du siècle pour que la puissance publique s'attribue une fonction d'assistance obligatoire aux plus démunis. Les premières cibles visées furent les aliénés (1836), les enfants abandonnés (1884). De portée plus générale, l'importante loi d'assistance médicale de 1893 prend en charge tous les malades indigents, dans l'incapacité de travailler, leur accordant gratuitement soins au domicile ou dans un établissement. Même limitée, cette intervention de l'État, instaurant en quelque sorte un droit des pauvres, a entraîné au Parlement de vifs affrontements de conceptions. La politique d'assistance conduite par la IIIe République s'étoffera progressivement ; la loi de 1905 concerne les vieillards de plus de 70 ans privés de ressources. En 1920, il s'agira de l'assistance médicale aux blessés et invalides de guerre. La gestion de ces aides individualisées est confiée aux collectivités locales, échelons de proximité.

Quel sort pour les autres qui, à défaut d'être indigents, connaissent la pauvreté en même temps que le labeur ? Quelles protections face à la maladie, la vieillesse, les charges de famille pour ceux qui ne disposent pas de la sécurité procurée par la propriété et l'épargne ? Dès avant 1850 des formes de prévoyance collective ont surgi, qu'il s'agisse, avec les sociétés de secours mutuels, d'entraide entre travailleurs, qu'il s'agisse, dans certaines entreprises, d'institutions patronales. On peut observer que s'est opéré un certain partage de la prise en charge des risques par les acteurs de la prévoyance libre. Sur le long terme, les mutuelles ont surtout investi le champ de la maladie, les questions de retraite s'avérant plus complexes à gérer. Parallèlement, si les entreprises ont organisé des œuvres sanitaires, elles ont surtout développé des systèmes de retraite. Le mouvement est parti du patronat de la grande industrie (mines, chemins de fer, métallurgie). Au-delà de préoccupations humanitaires, la démarche répond à l'objectif de fidéliser une main-d'œuvre salariée rendue de plus en plus nécessaire par les progrès de l'industrialisation. Enfin ce sont aussi des employeurs, dans la mouvance des catholiques sociaux qui, vers 1880, versent un sur-salaire à leurs salariés chargés de famille. Un pas décisif sera franchi avec la création, en 1918, par les mêmes promoteurs, de caisses de compensation interentreprises. Les Allocations familiales sont nées. Il est clair qu'une telle diversité d'origines au sein de la prévoyance libre laisse coexister des modes de gestion différents de la protection, gestion par les intéressés d'une part (en théorie du moins), gestion par les seuls employeurs d'autre part, sur un mode paternaliste.

L'histoire des sociétés de secours mutuels, depuis le début du XIXe s., est celle d'un long cheminement, complexe et persévérant, d'un mouvement spontané largement conditionné par les revirements successifs des Pouvoirs publics. Comme structures d'association ouvrière elles ont été, après la Révolution, dans le sillage de la loi Le Chapelier, longtemps refoulées. Sous le Second Empire, en 1852, elles accèdent à une certaine reconnaissance, dans le cadre communal, mais c'est au prix d'une étroite surveillance en provenance tant du patronage obligé de membres bienfaiteurs que d'un contrôle financier exercé par les préfets. Elles connaissent toutefois un essor nouveau, tandis que leur activité évolue de l'entraide à la prévoyance organisée. Cinquante ans après, en 1898, la IIIe République interviendra positivement en officialisant le modèle de protection et en accordant au mouvement mutualiste une charte de liberté. Son développement est encouragé, moyennant certaines rationalisations du fonctionnement des sociétés, et le recours aux techniques actuarielles que l'assurance privée a depuis longtemps mises au point. Fondé sur la solidarité professionnelle, proposé à la responsabilité individuelle, le modèle est compatible avec les valeurs de la société libérale : dans le projet public, la Mutualité doit pouvoir répondre à la question sociale, pour la maladie.

Cependant, pour d'autres risques, les Pouvoirs publics empruntent, au tournant du siècle, des voies plus progressistes. Depuis plus de quinze ans, des travaux parlementaires se sont emparés du problème des accidents du travail, pour répondre à la multiplication des procès entre ouvriers et patrons, le plus souvent perdus par les premiers ; née aussi en 1898, la loi réglant la question a valeur inaugurale, comme première concrétisation des principes de l'Assurance sociale. La responsabilité des employeurs n'est plus traitée sous l'angle pénal (à l'ouvrier de prouver la faute) mais comme risque social défini autour d'une notion de responsabilité sans faute, inhérente à l'exercice du travail. Il reste que, automatique, la réparation sera forfaitaire, son coût étant à la charge exclusive des employeurs. Désignés responsables, ceux-ci s'adressent à des compagnies privées d'assurances pour se prémunir.

Enfin, l'État tente d'instituer un régime d'assurance vieillesse pour les travailleurs les plus modestes. Depuis 1900, des débats sont engagés pour un projet de retraites, ouvrières et paysannes (ROP), fondé sur la capitalisation, articulé, selon le principe bismarckien, sur une obligation de cotiser et pour les salariés et pour les patrons. L'opposition des groupes sociaux est très large : la Mutualité notamment se prononce contre l'obligation, tandis que la CGTU, à tendance révolutionnaire, récuse tout compromis avec la société bourgeoise. La loi sera votée en 1910 ; mais les freins à son application seront les plus forts : à la veille de 1914, c'est un échec. Un bilan global des groupes protégés à cette date désigne, pour la retraite (exception faite des fonctionnaires garantis par l'État depuis 1853), les seuls travailleurs des grandes entreprises, couverts par des caisses patronales, et pour la maladie une population relevant plus de la classe moyenne que de la classe ouvrière, couverte par la Mutualité. La forme la plus accomplie de l'État social demeure celle de l'assistance, tandis que la voie de l'assurance solidaire et obligatoire tarde à réunir un consensus.

Le bouleversement de la guerre est aussi un temps de ruptures des mentalités. Les besoins de sécurité engendrés par l'industrialisation et le retour dans la communauté française des populations d'Alsace-Lorraine, qui ont bénéficié des lois sociales allemandes, vont converger pour inciter les pouvoirs publics à déposer en 1921 un projet d'assurances sociales, relatif cette fois à la santé en même temps qu'à la vieillesse. L'ère de l'État libéral est close. Les opposants au principe d'obligation sont multiples, comprenant au premier chef les travailleurs indépendants, les agriculteurs, les médecins. Pragmatiques, la Mutualité et le patronat se rallient en 1923 à l'objectif de fond ; mais leur adhésion laisse entière la question : « Qui gère ? » La crainte des acteurs de la prévoyance libre de voir émerger un système étatisé n'est pas infondée. Le projet de 1921 comporte un dessin d'organisation qui, conçu par de hauts fonctionnaires, porte l'empreinte de l'État jacobin et présente maints aspects centralisateurs. Sur dix ans, la pression de la Mutualité et celle du patronat, son allié objectif, seront déterminantes, réduisant peu à peu les prérogatives de l'État dans le système, contraignant celui-ci à revenir à une conception pluraliste de l'organisation : libre création de caisses et choix des assurés se conjugueront. Le compromis qui permet les lois de 1928-1930 fait de la Mutualité la cheville ouvrière du système. La victoire de cette dernière est plus, en définitive, celle d'une forme d'organisation des valeurs qu'elle incarne (responsabilité, solidarité, gestion par les intéressés) que celle d'un groupe social par ailleurs difficile à identifier dans la constellation d'affinités qu'il réunit. La Mutualité se situe en tout cas, depuis les années 1880, en divergence avec le mouvement syndical et ses orientations révolutionnaires. Poursuivant après 1930 ses réalisations, l'acteur patronal, sur le terrain, se glissera dans le moule mutualiste.

Le régime d'assurances sociales nouvellement créé ne couvre que les salariés de l'industrie et du commerce à faibles revenus : classes moyennes et cadres sont exclus ; les prestations sont médiocres. Il reste qu'il a organisé l'obligation et la solidarité, réalisant de plus, entre la maladie (maternité, invalidité, décès) et la vieillesse, une première étape de réunion des risques couverts : le régime de 1930 est la pièce fondatrice de la Sécurité sociale de 1945. Qui en définitive a porté le projet ? Contrairement à certaines allégations syndicales, l'analyse historique révèle que la Sécurité sociale n'est pas une conquête ouvrière. Promue de l'extérieur, la réponse au statut d'insécurité des travailleurs est plutôt le fait d'élites républicaines, intellectuels solidaristes, hommes politiques, convaincus de la nécessité de réformes de modernisation et de progrès social. Hors du cadre d'institutionnalisation, les Allocations familiales relèvent toujours de l'initiative privée patronale. Par une loi de 1932, l'État intervient pour généraliser les prestations dans l'industrie et le commerce : toute entreprise est désormais tenue d'adhérer à une caisse de compensation. Ces dernières demeurent gérées par les seuls employeurs.

Le nouveau régime maladie implique une relation régulée avec le corps médical. À cet égard, la situation en 1930 met en avant, entre l'État, l'institution et les médecins libéraux, une distorsion qui se révélera de très long terme. C'est une attitude de non-coopération qui prévaut et prévaudra de la part du syndicalisme médical, l'objectif étant la défense de l'autonomie du corps professionnel et de son identité libérale. Dans le conflit qui s'installe, c'est la résistance des syndicats médicaux qui, le plus souvent, aura le dernier mot. Le premier enjeu des rapports avec l'Assurance maladie est celui des tarifs d'honoraires et des modalités de rémunération. La position défensive des intéressés (entente directe avec le patient, refus de tout tiers payant) est arc-boutée sur les principes d'une charte élaborée dès 1927. En 1930 (il en sera de même en 1945), le partenaire médical refuse la fixation négociée de tarifs opposables aux praticiens. Les assurés seront donc mal remboursés. On notera par ailleurs que jusqu'en 1941 ces derniers n'accèdent pas à l'hôpital public, réservé aux seuls bénéficiaires de l'Assistance ; la conversion de l'hôpital-hospice sera longue.

L'Assurance maladie depuis 1945 : de la démocratie sociale à la régulation des dépenses de santé

Si le système né en 1945 n'est pas autofondateur, il est assurément novateur. Pensé par Pierre Laroque, porté par la haute administration, il traduit la volonté pour l'État d'après-guerre de conduire une reconstruction à la fois économique et sociale. Le concept de Sécurité sociale imprime deux orientations à la protection ; conçue à l'échelle de la société, celle-ci concernera non plus les seuls salariés modestes, mais tous les actifs, salariés et non salariés, avant de s'étendre à l'ensemble de la population ; en vue de créer un véritable sentiment de sécurité, le régime intégrera une large gamme de risques : à la maladie et la vieillesse, déjà réunies dans les Assurances sociales, on adjoint les allocations familiales et les accidents du travail. Cette seconde orientation entraîne une décision d'envergure : le patronat, les compagnies d'assurances sont dépossédés, l'un des institutions qu'il a créées, l'autre d'une branche importante d'activité. Le faisceau des risques retenu ne comporte pas le chômage, alors inexistant, la perspective étant celle du plein emploi ; l'Assurance chômage sera créée en 1958, comme régime conventionnel initié par les partenaires sociaux. Le dessein de structures de la Sécurité sociale s'organise autour d'une autre décision d'envergure. Dans le contexte de la Libération, où les forces de gauche sont prépondérantes, on veut tenter un rééquilibrage des rapports sociaux, en assurant la promotion des syndicats. C'est à eux que sera confiée la gestion de la nouvelle institution ; la loi de 1946 leur attribue les trois quarts des sièges dans les conseils, les employeurs devant se contenter d'une participation très minoritaire. Le principe mutualiste de gestion par les intéressés a été retenu, mais on s'est séparé de l'acteur qui l'incarnait dans le système précédent. Perçue comme une force conservatrice, la Mutualité est marginalisée. Cette logique de transformation sociale et de rupture s'appuie sur un large consensus entre gouvernement, partis politiques, syndicats, administration. Elle rend compte aussi du fait que le syndicalisme est alors une réalité forte, autour d'une CGT représentative et cohérente. La conjoncture exceptionnelle qui préside à la naissance de la Sécurité sociale sera de courte durée. Dès 1947, les communistes quittent le Gouvernement, Force ouvrière naît d'une scission de la CGT, l'ère de la fragmentation syndicale, des divisions et surenchères, est ouverte. Il reste que le principe d'une gestion syndicale de l'institution a pris, pour les intéressés, la forme d'un droit de propriété.

Au niveau administratif, le plan de Sécurité sociale impose un système neuf, rationalisé, unitaire. Il n'y aura plus qu'un seul réseau d'organismes, répartis géographiquement à proximité des assurés ; un monopole remplace l'ancien pluralisme d'affinités, écartant les possibilités de choix pour les affiliés. En référence à la tradition mutualiste, les 129 caisses ont un statut privé. Elles sont posées comme autonomes, chacune ayant à sa tête un Conseil d'administration. Le réseau compte en outre seize caisses régionales, dotées de compétences spécifiques, non pas de fonctions hiérarchiques. Il est coiffé par une Caisse nationale, établissement public, chargée essentiellement de la compensation financière pour l'ensemble des risques. Autorisé par les textes, un organe fédérateur des organismes, la FNOSS, est apparu dès 1946. Traduction concrète d'une sécurité globale, la « caisse unique » devait assumer un traitement unifié des risques. Le projet ne tiendra pas ; dès 1946, les Allocations familiales obtiennent une institutionnalisation séparée ; lors de la réforme de 1967, la branche vieillesse accédera à son tour à une existence propre.

Le plan français de Sécurité sociale émerge à un moment où, face aux systèmes assurantiels bismarckiens, un modèle alternatif a pris corps. S'adressant d'emblée à l'ensemble des citoyens, le système fondé par Beveridge en 1942 cherche avant tout à éviter la pauvreté. Il délivre donc des prestations minimales, les mêmes pour tous. Le financement privilégie l'impôt. La gestion revient à l'État, à différents échelons publics d'administration. Un Service national de santé délivrant des soins gratuits est créé en 1947. En dépit de l'ambiguïté que laisse planer la visée d'universalité du système français, le constat d'une réaffirmation du choix bismarckien s'impose. Le plan de 1945 reste en effet fondé sur le travail et sur un financement par double cotisation, légitimant une gestion démocratique. Il est clair en outre qu'il demeure en phase avec une société attachée au maintien des différenciations sociales comme à la conservation d'une organisation libérale du système de soins. On reste donc sur le principe de prestations en nature payées à l'acte et remboursées après coup. Le remboursement n'est pas intégral, le « ticket modérateur » à la charge de l'assuré étant toutefois supprimé en cas de maladie de longue durée et d'hospitalisation. Les prestations en espèces, versées pour compenser la perte du revenu d'activité en cas de maladie, sont proportionnelles au salaire, dans la limite d'un plafond.

L'analyse des pouvoirs attribués à l'Institution est un point clé de la compréhension des fonctionnements futurs. L'État central confie aux conseils des Caisses la distribution des prestations légales, et la mise en œuvre – sous surveillance – d'une action sanitaire et sociale complémentaire. En matière financière, il leur laisse le recouvrement des cotisations. Mais il garde pour lui seul, dès l'origine, tout pouvoir d'intervention sur les cotisations et les prestations. Les conseils n'ont pas de responsabilité financière en matière de gestion du risque ; l'État sera seul en charge de l'équilibre des comptes. En revanche leur revient la gestion administrative du système, dont la nomination des directeurs des Caisses, le recrutement et la promotion des agents. Aux mains de certaines organisations syndicales majoritaires, ce pouvoir, durant les premières décennies, ne s'exercera pas sans dérives de clientélisme, voire de tentatives d'appropriation de l'appareil. Dès 1960, l'État intervient pour transférer aux directeurs la gestion locale des personnels.

Sous le règne des Trente Glorieuses, la protection offerte connaît un essor important. La généralisation de la couverture à tous les actifs s'accomplit, mais non pas dans un cadre unique. Les corporatismes résistent à l'assimilation, pour des raisons d'identité de groupe mais aussi d'intérêts propres. Le fait atteint surtout le champ de la retraite où les régimes se multiplient dans la complexité. Les cadres et les fonctionnaires accepteront, sous conditions, de rejoindre le régime général maladie, mais le régime agricole préexistant subsistera (devenant la MSA), et les Indépendants obtiendront en 1966 un régime autonome (CANAM). La création en 1978 de l'assurance personnelle, proposée à ceux qui sont sans lien avec le travail, marquera le quasi-achèvement de la généralisation de la couverture maladie. Parallèlement les droits s'étoffent tandis que le système de soins se modernise.

À l'issue d'années de négociation, la réforme de 1958 fait de l'hôpital le lieu d'une médecine de pointe, en créant une fonction à plein temps, salariée, pour des médecins qui assureront à la fois soins, enseignement, recherche. Les CHU sont nés. L'État a traité avec l'élite médicale ; le progrès acquis entraînera la dominance du secteur hospitalier dans le système sanitaire, en même temps qu'une fracture au sein du corps professionnel libéral. Les deux secteurs, ambulatoire et hospitalier, se développent depuis dans des sphères séparées, suivant des modes de gouvernance distincts, l'un public, l'autre contractuel. Sur le long terme cette césure entravera l'efficience du système de soins. Délibérément pluraliste, celui-ci inclura, aux côtés du secteur hospitalier public, un important secteur privé offrant aux assurés le même type de couverture sociale, pour autant que les cliniques aient passé convention avec l'Assurance maladie. Jusqu'en 1984, cette dernière joue un rôle important dans l'expansion de l'hôpital public en finançant, à partir de ses caisses régionales, les investissements des établissements. Du côté des soins de ville, le système est de même généreux et pour les médecins libéraux qui ont une entière liberté d'installation, et pour les assurés qui bénéficient d'un accès direct aux soins des spécialistes.

C'est la préoccupation de maîtriser les dépenses de santé qui motive, en 1967, l'importante réforme des structures de la Sécurité sociale. Le projet public est de rendre une certaine responsabilité financière aux gestionnaires, en convertissant le dispositif démocratique en paritarisme gestionnaire, en instituant une organisation séparée, financière et administrative, pour chaque branche (maladie, vieillesse, famille, la maladie gérant le fonds des accidents du travail). Les deux structures nationales précédentes sont supprimées, chaque branche est désormais coiffée par une Caisse nationale, organe public. Le CNAMTS reçoit des pouvoirs sur les caisses de base, le système se verticalise. Le principe de globalisation des risques et celui de gestion syndicale sont touchés : c'est le premier « démantèlement » de la Sécurité sociale. Cependant le projet politique va rencontrer un double refus, refus implicite des gestionnaires d'assumer une participation effective à la gestion du risque, refus des syndicats d'entériner un management de la branche à part égale avec le Patronat. Le système originel a été instauré en termes de prédominance d'un partenaire sur l'autre, non dans l'esprit d'une coopération, fût-elle conflictuelle. Dans le même temps, avec les mêmes acteurs, les régimes de retraites complémentaires et celui du chômage œuvrent sous le signe d'un paritarisme voulu, assumant de réelles responsabilités financières, à distance il est vrai, de l'autorité de l'État. La gestion paritaire instaurée en 1967 en Sécurité sociale fonctionnera vingt-deux ans, mais dans un climat de contestation durable (la CGT et la CFDT sont dans l'opposition), incluant une volonté de revanche. En 1981, avec l'arrivée d'un gouvernement de gauche, les organisations de salariés retrouvent la prédominance dans les Conseils. En définitive, la démocratie sociale se décline plus, pour les intéressés, en termes de prérogatives, ou de pouvoir sur l'appareil, qu'en responsabilités gestionnaires. De 1967 à 1996, Force ouvrière occupera la présidence de la CNAM.

Si le projet politique de 1967 est un échec, ses implications organisationnelles sont toujours en vigueur, qu'il s'agisse du poids de l'État sur le système ou du fonctionnement d'un réseau d'organismes à mi-chemin entre décentralisation et centralisation. Les 129 Caisses primaires ont toujours défendu le principe d'autonomie qui a présidé à leur naissance. Elles forment un ensemble juxtaposé, marqué par un cloisonnement entre organismes et un difficile rapport au Centre, que celui-ci ait été fédératif ou qu'il prenne, à partir de 1967, une dimension plus dirigiste. De 1946 à 1967, les atteintes à l'autonomie proviennent essentiellement de la tutelle et du contrôle des services régionaux de l'État, qui multiplient les interventions pointilleuses. Après 1967, des transferts de tutelle s'opèrent au profit de la CNAM qui, notamment, délivre aux Caisses leur dotation de gestion. Si ces dernières sont enserrées dans des cadres financiers et réglementaires étroits, elles peuvent toutefois être le lieu de dynamiques propres, qu'il s'agisse de qualité du service, de rapports avec les médecins, de régulation des dépenses. Cependant le fait qu'elles n'aient pas de responsabilité d'équilibre financier, ou qu'elles profitent d'une situation de monopole, ne constitue pas une incitation positive. L'emprise de l'État sur le système s'exprime non seulement par la voie de la tutelle mais aussi par une prégnance sur les structures : il nomme les directeurs des Caisses nationales. Sa présence souterraine s'affirmera de même dans la négociation avec les médecins libéraux qu'il confie en 1971 à la CNAM

Mettant face à face les gestionnaires de l'Assurance maladie et les syndicats médicaux reconnus représentatifs, celle-ci porte d'abord sur les tarifs d'honoraires ; l'enjeu de la maîtrise des dépenses s'ajoutera rapidement. La nouvelle mission de l'Institution, au-delà de celle de distribution des prestations, valorise son image ; elle sera en même temps une pierre d'achoppement. Avant 1967, le dispositif de négociation est départemental ; dans ce cadre, l'État s'est imposé, en 1960, pour obtenir du Corps médical le respect de tarifs conventionnels, condition d'un remboursement satisfaisant des assurés. La loi de 1971 fait intervenir une négociation nationale, centralisée, qui de plus comporte des mécanismes d'engagement collectif automatiques (sauf refus individuels exprès). Valables pour quatre ans, les conventions conclues entre les trois régimes d'Assurance maladie et les praticiens libéraux doivent être agréées par l'État. Le principe d'un face-à-face quasi permanent a été accepté par les syndicats médicaux, moyennant le rappel dans la loi des principes de la Charte. Le montant des honoraires est sous contrôle, mais non pas le volume des actes ; devant leur multiplication, l'État tend à retarder la revalorisation des tarifs. En 1980, le syndicalisme médical obtient l'ouverture d'un secteur d'honoraires libres (secteur II). Celui-ci a pour effet de compromettre l'accès aux soins des catégories plus démunies. Son développement, pour les professionnels, sa régulation, pour l'Assurance maladie, sont depuis un enjeu permanent de négociation.

Sollicités de contribuer à la maîtrise des dépenses de santé, les médecins vont répondre en se positionnant en marge du problème. Pendant plusieurs décennies, la politique conventionnelle laisse une impression de faux-semblant ; on convient d'un bon usage des soins, par autodiscipline, on établit des prévisions annuelles de dépenses, non respectées. Le ton monte lorsque après 1990 les gouvernements parlent d'enveloppe globale. L'éthique médicale suit la logique des besoins et récuse toute subordination à des données économiques. La maîtrise comptable est illégitime ; la maîtrise médicalisée prendrait-elle la relève ? L'accord affiché par les deux parties en 1993 est un leurre ; les quelques référentiels de pratiques retenus par consensus (RMO) ne visent que l'inutile ou le dangereux ; les sanctions prévues en cas de non observance ne sont pas appliquées. L'affaire tourne court en 1995. Sur le long terme, les syndicats médicaux n'envisagent pas de prendre en charge l'évaluation de leurs pratiques.

De son côté, l'Assurance maladie ne témoigne guère d'une volonté des partenaires sociaux de mener, à l'échelon national comme au local, une politique résolue de régulation, visant une meilleure efficience des démarches de soins ; il n'y a pas de conséquence pour l'Institution à une attitude de non régulation. De la sorte, au niveau central, chaque partenaire est tenté de se replier sur ses mandants : les syndicats de salariés sont sensibles au risque de rationnement des soins atteignant les assurés, les employeurs intègrent les pressions de l'industrie pharmaceutique. Les conseils locaux chargés de l'application de la Convention ne sont pas redevables d'un bilan de leur action, ni en interne devant la CNAM, ni en externe devant la DRASS. Les médecins-conseils, enfin, ont toujours été réticents à un suivi individuel de l'activité de leurs confrères. S'ils multiplient les études sur les comportements de prescriptions, celles-ci ne connaissent pas d'aboutissement. Même dans certains cas de déviance patente de l'activité, ils écartent toute démarche de contrôle-sanction. Jusqu'en 1996, en définitive, la politique de régulation de l'Institution est celle d'un ménagement du corps médical. La mission de vérifier la pertinence des dépenses engagées n'est pas prise en charge, non plus que celle de développer une dynamique constructive de la qualité des soins.

Dans un contexte financier aggravé, la réforme Juppé en 1996 tente de lever les impasses de la régulation. Elle instaure un encadrement des dépenses de ville dans une enveloppe nationale votée par le Parlement ; celle-ci est rendue opposable aux médecins, des sanctions collectives étant prévues en cas de dépassement. Les médecins opposent leur veto ; le conflit est ouvert, le dialogue conventionnel rompu. Les différentes versions des sanctions seront annulées, tandis que l'objectif national de dépenses est régulièrement dépassé. La nouvelle majorité issue des élections de 2002 cherche à restaurer un climat de confiance. La voie d'une maîtrise économique autoritaire semble délaissée. Cependant les syndicats médicaux ne renouent avec la négociation que sur des enjeux de revalorisation de tarifs. Le secteur des soins de ville demeure non régulé, le partenaire médical réfutant toute responsabilité collective dans les problèmes financiers du régime de protection.

Intervenant sur l'ensemble des politiques de régulation, la réforme Juppé est plus concluante dans le secteur hospitalier. Autour de la création des Agences régionales de l'hospitalisation (ARH), elle affirme le progrès d'un système de maîtrise, conduit par les Pouvoirs publics, qui a peu à peu évolué d'une logique comptable, uniforme et aveugle (le budget global en 1983) à la mise en œuvre territoriale d'une régulation plus qualitative et concertante. À partir d'un partenariat réussi entre les organes compétents de l'Assurance maladie et les services extérieurs de l'État, les ARH pilotent une restructuration de l'offre locale de soins, publique et privée, ainsi qu'un financement des établissements commençant à tenir compte de leur activité. Leur rapport avec ces derniers est contractuel. Bon gré, mal gré, les patrons hospitaliers sont à l'intérieur d'un système de régulation et y contribuent. S'agissant de la médecine de ville, la réforme met l'accent sur la construction d'outils autorisant, éventuellement, une maîtrise médicalisée à grande échelle.

Eu égard à l'Assurance maladie, la réforme de 1996 est peut-être la dernière qui tente une responsabilisation et une modernisation de l'institution, en conservant les bases de son architecture. Chemin faisant, elle retouche l'efficience du réseau des Caisses en insérant une série pyramidale de contrats d'objectifs entre l'État, la Caisse nationale et les caisses locales ; ceux-ci incluent des programmes d'amélioration de la qualité du service, comme des bilans d'actions de régulation. Si l'Ordonnance programme l'intervention chaque année du Parlement sur l'équilibre financier du régime, précisant un nouveau rôle pour la démocratie politique, elle réaffirme le principe de démocratie sociale, sous la forme du retour à un paritarisme, élargi il est vrai. La contestation syndicale sur ce thème conflictuel connaîtra ses derniers soubresauts. Fait nouveau, autour d'un axe CNPF-CFDT, une majorité s'est dégagée pour accepter des responsabilités financières de maîtrise. Cependant en 2001, le patronat quitte la scène paritaire, arguant d'une confusion des pouvoirs récurrente entre l'État et l'institution. Le modèle de gestion est à bout de course. D'autres questions se posent : dans la perspective d'une fiscalisation croissante des ressources du régime, initiée par le plan Juppé, à partir de la CSG, le paritarisme lié à un financement par cotisations est-il encore légitime ?

L'Assurance maladie en 2003 connaît une crise d'institution de large envergure. Ses missions sont en cause, notamment dans le domaine de la régulation où son champ de compétence, étroit à l'origine, s'est rétréci ; quoique l'hôpital représente la moitié de ses dépenses, elle n'a jamais eu de pouvoir direct sur ses évolutions. Régnant sur le secteur public, l'État lui a repris, entre 1990 et 1996, les attributions qu'elle exerçait face au secteur privé. C'est lui qui conduit la politique du médicament, celle de Santé publique. Compte tenu de ce contexte, quelle place l'Assurance maladie peut-elle revendiquer dans la politique future de régulation ? Permanente, la crise du partage des responsabilités avec l'État central se double, ces dernières années, d'un éclatement des rapports avec deux autres acteurs clés : les médecins, le patronat ; le dispositif de négociation conventionnelle apparaît dépassé, tandis que le modèle de démocratie sociale est à réinventer. Il est clair, enfin, que la crise de l'institution met aussi en cause sa culture interne, autour de la manière dont elle conçoit et oriente ses rôles.

Mais le problème est avant tout celui du régime de protection et de son financement. Portée par le vieillissement démographique, le coût des progrès techniques, le droit à la santé, la croissance continue des dépenses maladie est inéluctable. Si la recherche de leur efficience est un impératif, elle ne peut suffire à les maîtriser. L'importance des déficits met en cause des équilibres globaux conditionnant la croissance économique. Par-delà les élargissements d'assiette de la CSG, l'augmentation des prélèvements obligatoires a trouvé ses limites. De leur côté, les prestations continuent d'évoluer dans des directions et selon des logiques diverses. Depuis la mise en œuvre de la Couverture maladie universelle, en 2001, la généralisation du droit est totale. Cependant, sur le long terme, les Pouvoirs publics ont restreint certaines prises en charge, l'érosion entraînant des rôles accrus de plus en plus stratégiques pour les organismes de protection complémentaire (la CMU intègre d'ailleurs, pour les plus démunis, une couverture complémentaire gratuite). Simultanément, les procédures de tiers payant et de prise en charge à 100 % délivrées par l'Institution au titre d'affections de longue durée se sont multipliées... Le temps semble venu de conduire une réflexion systématique, médicalisée, sur le périmètre et le contenu de la protection légale offerte, sans omettre les problèmes d'équité que soulèverait la perspective d'un État-providence moins généreux.

Dans un contexte de mutations, le défi de réformes de fond

La conduite, par les dirigeants politiques, de l'évolution des systèmes de protection s'inscrit dans des contextes de société profondément transformés. La globalisation de l'économie, les conjonctures de crise, la compétition entre les pays ont fait apparaître les effets en retour d'un niveau élevé de droits sociaux, bridant une croissance elle-même en difficulté. Émergeant du faisceau des risques traditionnels, le chômage de masse à la fois requiert la protection des exclus du travail et réduit les ressources des régimes. Il désigne aussi l'emploi et la croissance comme cibles prioritaires. Encadrant les déficits budgétaires des États membres, l'Europe monétaire est venue ajouter des conditionnements spécifiques. Si la contrainte économique se structure largement au niveau international, la responsabilité des réformes incombe à chaque pays de l'Union, dans la dépendance de sa propre culture de protection et de ses options d'institutionnalisation. Les arbitrages nationaux entre l'économique et le social induisent, pour préserver la place du social, certains recentrages des systèmes en vigueur.

Les régimes assurantiels maladie, incluant une organisation en partie libérale des soins, tel le cas français, apparaissent plus réfractaires aux réformes parce que plus ouverts à la résistance des acteurs impliqués. Les régimes universels qui comportent un service national de santé sont plus accessibles au changement : le contrôle de l'offre s'effectue à la source, les médecins, salariés, sont payés à la capitation... Cependant, au-delà des modifications d'architectures, d'autres types de changement semblent être abordés en France, impliquant des transformations de logique du régime ; celles-ci concernent tant la conception de la protection maladie, devenue droit à la santé, que le type de gestion de cette protection, traitée essentiellement de manière réparatrice.

Le régime maladie est depuis l'origine fortement articulé sur le développement de l'accès aux soins ; si le système curatif pâtit d'un cloisonnement entre les secteurs ambulatoire, hospitalier, médico-social, il révèle aussi une quasi-absence d'ancrage dans les domaines de la santé publique. Objet d'une institutionnalisation annexe, le champ a été historiquement marginalisé. Sa réhabilitation implique d'importants investissements de prévention, d'éducation de la santé ; elle introduit surtout de nouveaux référentiels pour l'action publique, en termes d'analyse de l'état sanitaire des populations, de ciblage de besoins prioritaires, d'évaluation, enfin, des progrès de la santé collective. Il reste que l'objectif d'insertion de la médecine curative dans une politique active de santé devrait se décliner dans une structuration différente des dépenses de l'Assurance maladie.

La consommation de soins toujours croissante pose aujourd'hui la question du contenu du droit à la protection. Pendant plus de cinquante ans, la définition du risque comme les réponses apportées se sont profondément transformées : l'objectif initial de lutte contre l'insécurité du travailleur face à la maladie a fait place au déploiement du consumérisme dans la santé. Avec mission de négocier un nouveau contrat de protection, l'État-social se retrouve confronté à la société civile, aux acquis qu'elle a intégrés. La propension des gouvernements à repousser le temps des réformes est à la mesure des désaveux électoraux encourus. Le débat sur l'étendue de la protection obligatoire met en cause de nouveaux partages entre solidarité collective et responsabilité individuelle ; les problèmes inhérents aux inégalités sociales n'en seront que plus présents.

Dans l'Union européenne en construction, les reconfigurations de régimes tentées par certains États-nations cherchent à préserver un niveau élevé de protection. Le très virtuel « modèle social européen » est celui des pays continentaux développés (France, Allemagne...). À long terme, dans la double perspective d'une Europe élargie aux pays de l'Est et politiquement plus intégrée, la pression d'un modèle plus restrictif, de type anglo-saxon, pourrait prédominer.

▸ CATRICE-LOREY A., « La Sécurité sociale en France, institution anti-paritaire ? », *Revue de l'IRES*, n° 24, 1997, p. 81-105. – GIBAUD B., *De la Mutualité à la Sécurité sociale*, Paris, Éditions ouvrières, 1986. – HATZFELD H., *Du paupérisme à la Sécurité sociale 1850-1940*, Nancy, Presses Universitaires de Nancy, 2e éd., 1989. – MERRIEN F.-X., *L'État-providence*, Paris, PUF « Que sais-je ? », 1997. – MURARD N., *La Protection sociale*, Paris, La Découverte, Repères, 4e éd., 2001. – PALIER B., *Gouverner la Sécurité sociale*, Paris, PUF, 2002. – VALAT B., *Histoire de la Sécurité sociale 1945-1967*, Paris, Economica, 2001.

Antoinette CATRICE-LOREY

→ Convenance ; Expertise médicale ; Santé publique.

AUSCULTATION

Les organes du corps humain sont sonores : ils accomplissent des tâches physiologiques en produisant des sons. L'impact destructeur de la maladie change les sons qu'ils émettent. Au cours des siècles, un petit nombre de médecins a remarqué cette caractéristique et l'a mise au service du diagnostic. Les travaux de l'un d'entre eux, René Laennec, conduisirent à une innovation, le stéthoscope, qui modifia l'approche du médecin et accrut l'efficacité de l'auscultation comme technique de diagnostic. Cet article se penche sur l'œuvre qui révéla la signification médicale du son.

Les pionniers du son

« Auscultation » est un terme dérivé du latin *auscultatio,* qui signifie « écoute ». Cette technique suppose que le médecin place son oreille sur le corps du patient, soit directement (auscultation immédiate) soit indirectement au moyen d'un instrument (auscultation médiate). C'est dans le traité d'Hippocrate, *Des maladies,* que l'on trouve les premières allusions à une utilisation diagnostique du son. Hippocrate recommande aux médecins de poser leur oreille contre la poitrine des patients afin de distinguer la présence d'eau (dont le bruit est censé ressembler à celui du vinaigre en ébullition) ou de pus. Pour détecter la présence d'air ou d'eau dans les cavités pleurales de la cage thoracique, le livre conseillait : « On placera le malade sur un siège solide. Un assistant le tiendra par les épaules tandis qu'on le secouera tout en posant l'oreille contre sa poitrine, et l'on écoutera de quel côté vient le bruit... » Ce signe est encore en usage en médecine, où il est connu sous le nom de succussion hippocratique. Le traité mentionne également « un craquement semblable à celui du cuir » comme signe de la pleurésie.

Ces remarques d'Hippocrate ne firent pas naître chez les médecins un grand intérêt pour les bruits produits par le corps. Au XVIIe s. ces sons attirèrent cependant l'attention de deux grands savants, William Harvey et Robert Hooke. Dans son *De Motu Cordis,* Harvey remarqua que la pulsation du cœur s'accompagne de bruits à l'intérieur de la cage thoracique, mais il ne traita pas de leur signification clinique. Les observations de Robert Hooke furent plus théoriques et de plus grande portée. Il proposa un programme de recherche sur les implications des bruits produits par le corps, et supposa que le mouvement des organes pouvait être déduit à partir des bruits qu'ils produisent. Bien qu'il admît que cette idée pût paraître excentrique à d'autres que lui, sa propre expérience l'encourageait dans cette voie : « J'ai pu entendre très distinctement la pulsation d'un cœur humain ; c'est chose commune d'entendre le va-et-vient de l'air dans les intestins et les petits vaisseaux ; et une respiration sifflante révèle avec évidence que les bronches sont encombrées. »

On trouve, à l'occasion, dans la littérature clinique du XVIIIe, quelques allusions à des médecins qui entendirent des bruits à l'intérieur de la cage thoracique, mais ils se contentèrent d'en faire la remarque sans en tirer aucune conclusion ni agir à partir de leurs observations.

Le franchissement du mur du son

L'année 1816 fut capitale pour la médecine en raison de la découverte faite par un médecin de trente-cinq ans qui travaillait à l'hôpital Necker à Paris : René Laennec. Au cours de sa formation de médecin, Laennec rencontra l'auscultation à plusieurs reprises. Il lut le passage d'Hippocrate qui conseillait aux médecins de rechercher des preuves acoustiques pour distinguer l'eau du pus dans les poumons, et l'un de ses collègues, Gaspard Bayle, auscultait parfois ses patients. Laennec l'imita et essaya cette technique, mais il s'aperçut que les patients étaient gênés lorsqu'il posait sa tête sur leur poitrine puis y déplaçait son oreille, et lui-même trouvait cela désagréable et difficile.

Un jour de 1816, une jeune femme qui présentait des symptômes de maladie cardiaque vint consulter Laennec. Il essaya sur elle deux méthodes d'examen : la première, la palpation, consistait à appliquer la main sur le corps pour localiser des anomalies ; la seconde, la percussion, avait été introduite en 1761 par le médecin viennois Leopold Auenbrugger et consistait à frapper un coup sec avec les doigts sur la poitrine afin d'en faire sortir un son dont on se servait pour détecter la présence de lésions internes. Mais les difficultés liées à la production et à l'interprétation de ces sons avaient limité l'utilisation de la percussion. Le célèbre médecin français Jean Corvisart, qui avait été l'un des professeurs de Laennec, préconisait pourtant l'usage de cette technique et avait communiqué son enthousiasme à Laennec. Lorsqu'il essaya la percussion avec cette patiente, il fit l'expérience de l'une de ses limites : l'obésité déformait la production des sons. Or sa patiente était forte. Il envisagea d'essayer sur elle l'auscultation, mais, et c'était là un de ses inconvénients, il était inconvenant d'appliquer cette technique aux femmes, ce qui interdisait à Laennec d'y avoir recours. C'est alors qu'il eut une inspiration. Il se souvint du fait acoustique bien connu que les corps solides transmettent le son : ainsi, lorsqu'on place l'oreille contre l'une des extrémités d'un morceau de bois, on peut entendre le bruit que l'on produit en grattant l'autre extrémité. Pensant que ce phénomène pourrait être mis à profit pour l'aider à établir un diagnostic chez cette patiente, il roula des feuillets de papier qu'il avait sous la main, les enfonça, bien serrés, dans un cylindre, puis posa une des extrémités à l'endroit du cœur de la patiente et appliqua l'autre à son oreille. Les bruits du cœur lui parvinrent plus clairement que tous ceux qu'il avait entendus jusqu'alors en plaçant directement son oreille contre la poitrine. Il comprit immédiatement ce que cette nouvelle façon d'ausculter les patients avait de prometteur : elle remédiait aux principaux inconvénients de la technique et permettait de découvrir non seulement les caractéristiques des bruits du cœur, mais « encore celles de tous les mouvements qui peuvent produire du bruit dans la cavité de la poitrine ». Convaincu de l'importance de sa découverte il commença, à l'hôpital Necker, une suite d'observations sur les signes acoustiques des maladies des poumons et du cœur qui devait durer trois ans.

Révélations du stéthoscope

L'usage d'un simple objet matériel comme instrument de médiation entre le médecin et le patient ouvrit un champ nouveau à l'investigation médicale. Ce n'est pas seulement en améliorant la qualité des signes recherchés, effet que l'on considère souvent à tort comme le seul fondement de l'avancée du diagnostic, que ce résultat fut atteint. De façon tout aussi décisive, cet instrument eut raison de facteurs sociaux contraignants. L'auscultation immédiate trouvait sa limite dans la gêne et l'inhibition qu'éprouvaient le patient comme le médecin. L'instrument en papier résolvait ces problèmes : il amplifiait le son, tout en libérant le médecin et son patient des préoccupations sociales qui entravaient leur relation.

Poursuivant ses recherches, Laennec expérimenta plusieurs instruments de facture et de composition diverses. Il finit par adopter un modèle en bois semblable au précédent instrument en papier. L'objet final était un tube de trente centimètres de long et de quatre centimètres de diamètre, creux sur toute sa longueur afin d'améliorer la conduction du son et détachable en deux parties afin d'en faciliter le transport. Il l'appelait le « cylindre » et parfois le « stéthoscope » (du grec *stethos*, poitrine et *skopion*, regarder). Cette dernière dénomination devint son appellation commune pour les professionnels comme pour le public.

Muni du stéthoscope, Laennec commença son projet de recherche qui comportait deux parties. La première consistait à décrire les bruits produits à l'intérieur de la cage thoracique des patients sains et malades. Puis, afin de s'assurer que l'on pouvait se fier à ces bruits comme à des signes véritables de telle maladie ou de tel état, il effectua périodiquement des autopsies pour faire le lien entre les sons qu'il entendait et des lésions anatomiques. Pour discerner les sons caractéristiques d'une maladie donnée, Laennec avait besoin d'examiner de deux à trois sujets. Il insistait sur le fait que l'hôpital était indispensable pour mener à bien une telle recherche : c'était le seul endroit où se trouvaient réunis le nombre nécessaire de patients et les moyens de réaliser des autopsies.

Laennec utilisa trois types de bruits produits par le corps pour définir les signes acoustiques de la maladie : les bruits générés par la voix, par la respiration et par la circulation. Lorsqu'une personne saine parle, la voix produit des vibrations à travers toute la cage thoracique. Il s'aperçut que la maladie modifie cette diffusion uniforme et altère l'intensité de la vibration en des points donnés. Lorsqu'on plaçait le stéthoscope sur la poitrine à ces endroits précis, la voix paraissait soit plus forte et plus proche, soit plus faible et plus lointaine. Il s'intéressa également au son produit par la respiration d'une personne saine. Elle était reconnaissable à son murmure caractéristique, presque aussi distinct en chaque point de la poitrine, avec un léger accroissement en quelques endroits. Tout écart par rapport à cette norme était le signe d'une maladie. Les sons produits par le cœur étaient perçus si clairement et étaient si distincts les uns des autres que Laennec prétendit que l'on étudiait mieux cet organe chez les patients vivants que par le biais de la dissection, affirmation remarquable étant donné le rôle grandissant de l'autopsie qui s'affirmait alors comme la meilleure façon de juger de la santé ou de la maladie des organes.

La pectoriloquie est un exemple des sons que la recherche de Laennec mit au jour : il s'agit d'une manifestation liée à la voix dont la présence permettait de diagnostiquer la maladie la plus répandue à l'époque, la *phtisis pulmonaris* ou tuberculose. Il écrit, à propos de cette découverte : « En me livrant à des recherches comparatives relativement à la résonance de la voix chez plusieurs sujets sains et malades, je fus frappé par un phénomène tout à fait singulier. Le sujet [...] était une femme d'environ vingt-huit ans attaquée d'une légère fièvre bilieuse et d'une toux récente. [...] Lorsque, tenant le cylindre appliqué au-dessous de la partie moyenne de la clavicule, je faisais parler la malade, sa voix semblait sortir directement de la poitrine et passer tout entière par le canal central du cylindre. »

S'intéressant à la cause de ce son, Laennec examina plusieurs patients de l'hôpital. Il découvrit ce même phénomène chez vingt d'entre eux, chez la plupart desquels la tuberculose avait atteint un stade avancé. Mais, comme la patiente dont il a été question plus haut, plusieurs d'entre eux ne présentaient aucun des symptômes reconnus de la maladie, et leur vigueur semblait incompatible avec ce diagnostic. Des autopsies pratiquées sur des patients présentant ce même signe révélèrent les lésions pulmonaires caractéristiques de la tuberculose. La fiabilité de la pectoriloquie comme manifestation de cette maladie, en dépit de l'absence de ses symptômes traditionnels, était établie.

Diffusion de l'auscultation

En 1819, Laennec publia ses recherches dans un livre intitulé *De l'Auscultation médiate*. Cet ouvrage était remarquable par son analyse minutieuse des causes physiologiques et anatomiques des signes acoustiques liés aux maladies des poumons et du cœur ; mais aussi par ses admirables descriptions des signes et de leur signification pour le diagnostic comme pour le pronostic ; et enfin par ses instructions très claires sur la façon d'utiliser une invention qui portait ces signes à la connaissance du médecin. Laennec avait conduit la médecine sur un terrain nouveau, celui du diagnostic fondé sur l'examen physique. Et pourtant il faudra attendre longtemps avant que les médecins s'y sentent à l'aise.

L'acceptation de l'auscultation en tant que technique fondamentale en vue du diagnostic et l'utilisation d'un instrument qui reliait le patient au médecin représentaient un véritable changement tant pour l'un que pour l'autre. Traditionnellement, le médecin fondait son diagnostic sur un examen visuel de l'aspect du patient et sur ce que celui-ci lui disait de ses symptômes et de leurs causes possibles. Les médecins prenaient souvent le pouls et palpaient parfois le corps pour détecter une masse ou toute autre pathologie. Mais en règle générale, ils se tenaient à distance du corps du patient, entretenant avec lui une relation intellectuelle qui les différenciait des praticiens socialement inférieurs comme les chirurgiens. Pour la même raison, les médecins évitaient de manipuler des instruments par crainte d'être assimilés aux utilisateurs d'outils tels que les artisans et les ouvriers. Néanmoins, afin de pratiquer l'auscultation et de bénéficier des indications qu'elle pouvait fournir pour le diagnostic, il était essentiel de toucher le corps et d'utiliser un instrument.

Se défaire des comportements médicaux traditionnels et de leurs préjugés quant aux formes que devait prendre l'intervention du médecin n'était que l'un des deux obstacles qui entravaient l'acceptation de l'auscultation par la profession médicale. Le second consistait à convaincre le médecin de se remettre à étudier et de prendre la peine d'apprendre de nouveaux signes diagnostiques, recueillis au moyen d'une technique nouvelle. Il fallut trente ans environ pour qu'en Europe et en Amérique du Nord la communauté médicale accepte, apprenne et utilise pleinement l'auscultation.

L'auscultation pratiquée par la médiation du stéthoscope posait également des problèmes aux patients. Excepté lorsqu'ils se faisaient opérer, ils n'étaient pas habitués à ce que le médecin manie des instruments. Un médecin mit ainsi ses collègues en garde contre une exhibition trop ostentatoire du stéthoscope devant les patients, de peur que ceux-ci ne redoutent une opération prochaine. Par ailleurs, certains patients étaient gênés par le fait que l'auscultation les obligeait à se dévêtir. Paradoxalement, la précision que le stéthoscope apportait au diagnostic était facteur d'inquiétude chez les patients, comme l'illustre un article du *London Times* de 1824 : « Un merveilleux instrument du nom de stéthoscope est très à la mode en ce moment à Paris. [...] Il est d'usage, lorsque quelqu'un se plaint d'une toux, d'avoir recours à ce tube miraculeux, qui, cependant ne guérit rien. Mais si par hasard une personne nerveuse perçoit dans l'expression du docteur qu'il croit avoir relevé l'existence de certains symptômes, il est probable qu'elle se trouvera malade pour de bon et que la supposition deviendra réalité. »

Dès la fin des années 1830, l'examen du corps et le recours au stéthoscope étaient tenus par de nombreux patients pour des critères de compétence professionnelle. On fit de moins en moins confiance aux médecins qui se contentaient d'établir un diagnostic à partir des symptômes décrits par les patients. Un médecin écrivit que l'opinion « ne tolérerait plus le médecin à symptômes du siècle précédent. Si les jeunes étudiants diplômés veulent gagner la confiance du public, ils ne peuvent se contenter de connaître du vocabulaire grec et latin. Il leur faut d'autres attributs de savoir que la perruque et la canne à pommeau d'or ».

L'auscultation aujourd'hui

Au cours du XIXe s., l'auscultation devint le fondement de l'examen physique. Sa prééminence continua au XXe s., le stéthoscope rigide en bois étant alors remplacé par un modèle flexible. Rangé dans la poche de la blouse blanche ou placé autour du cou des médecins et du personnel médical, il devint le symbole le plus visible d'une époque de médecine peu sophistiquée dont l'examen physique était la pierre de touche. Tandis que le stéthoscope fait encore partie de l'uniforme des médecins, le rôle qu'il joue dans le diagnostic a décliné depuis les années 1960, à mesure qu'il était remplacé par des procédés sophistiqués comme l'imagerie médicale et les techniques de laboratoire, dont les résultats graphiques ou numériques semblent plus fiables que les impressions subjectives transmises à l'oreille du médecin par les sons.

L'utilisation déclinante de l'auscultation n'a pas manqué de conduire à une diminution du savoir-faire auscultatoire, ce qui, en retour, a limité ses perspectives d'avenir. En déclinant, les technologies qui ont fait date créent souvent un conflit de générations. Comme l'écrivait en 2002 un médecin à propos de ce phénomène : « Il y a un fossé grandissant entre la nouvelle et l'ancienne générations de médecins. Alors que les internes ont tendance à tenir l'examen physique pour une curiosité d'un autre âge, comme s'il s'agissait d'une tante vieillissante qu'on leur a dit de respecter, certains médecins plus âgés, qui lui trouvent une efficacité qu'il ne possède sans doute plus, font du prosélytisme en sa faveur. L'indifférence des jeunes internes ne fait qu'alimenter la ferveur de leurs aînés, qui craignent que la capacité à examiner un patient ne s'atrophie au point de disparaître. » La principale raison de maintenir l'auscultation en médecine est qu'elle conforte la confiance des médecins en eux-mêmes. Le stéthoscope demeure l'instrument diagnostique le plus largement répandu et celui que les médecins portent le plus souvent sur eux. Il peut s'avérer très utile en l'absence de tests sophistiqués, ou, en leur présence, pour confirmer leur validité et compléter leurs résultats.

Peu importe l'avenir réservé au stéthoscope : sa place dans l'histoire de la médecine est assurée. Il contribua à généraliser l'utilisation de la technologie au profit du diagnostic, et fit sortir l'auscultation de la position marginale qu'elle occupait dans l'histoire pour en faire l'agent d'une profonde transformation.

► HARVEY W., *Exercitatio Anatomica de Motu Cordis et Sanguinis in Animalibus, (La circulation du sang : des mouvements du cœur chez l'homme et chez les animaux)*, trad. fr. Ch. Richet, préf. J. Hamburger, postface M. D. Grmek, Paris, Bourgois, 1991. – HOOKE R., « A General Scheme, or Idea of the Present State of Natural Philosophy... », in *The Posthumous Works of Robert Hooke*, R. Waller (éd.), Londres, Sam Smith and Benj. Wolford, Printers to the Royal Society, 1705. – JAUHAR S., « Restoring the Physical to the Exam », *The New York Times*, 29 janvier 2002. – KERVRAN P., *Laennec, médecin breton*, Paris, Hachette, 1955. – LAENNEC R. T. H., *De l'auscultation médiate, ou traité du diagnostic des maladies des poumons et du cœur fondé principalement sur ce nouveau moyen d'exploration*, 2 vol., Paris, J. A. Brosson & J. S. Chaudé, 1re éd. 1819 ; *Traité de l'auscultation médiate des maladies des poumons et du cœur*, Paris, J. S. Chaudé, 1826. – REISER S. J., *Medicine and the Reign of Technology*, New York, Cambridge Univ. Press, 1978 ; *The Technological Ordering of Clinical Medicine*, thèse d'Histoire des Sciences présentée à l'université d'Harvard, Cambridge (MA), 1970. – ROSEN G., « A Note on the Reception of the Stetoscope in England », *Bulletin of the History of Medicine*, v7, 1939, p. 93-94. – SINGER C. & UNDERWOOD E. A., *A Short History of Medicine*, Oxford, Oxford

Univ. Press, 1962. – Coll. : Review of Stokes' « A Treatise on the Diagnosis and Treatment of Diseases of the Chest », Part I. *Medico-Chirurgical Review*, v8, 1838, p. 33.

Stanley J. REISER
(Trad. Mickaël Popelard)

→ Cardiologie ; Diagnostic ; Erreur ; Technologie.

AUSCULTATION OBSTÉTRICALE

René Théophile Laennec invente en 1816 le stéthoscope et en deux ans découvre et décrit, grâce à l'auscultation, l'ensemble de la séméiologie pleuropulmonaire en la rapportant à ses causes anatomiques. Parmi les jeunes générations médicales qu'enthousiasme cette découverte se trouve Jacques Alexandre Lejumeau, vicomte de Kergaradec, né à Morlaix le 20 septembre 1787 ; fils d'émigré, orphelin jeune, il a poursuivi ses études de médecine à Paris et soutenu sa thèse en 1809.

Il est impressionné par le traité de Laennec et curieusement, malgré son incompétence obstétricale, se pose la question : ne pourrait-on, par l'auscultation, percevoir des bruits liquidiens provoqués par les mouvements fœtaux ? Mais il reconnaît aussi la difficulté de répondre à cette interrogation pour la raison purement physique de l'absence d'air dans la cavité amniotique. Néanmoins, il applique le stéthoscope (lourd cylindre de bois de 33 cm de long sur 3,8 de diamètre) sur l'abdomen de Mme L., habillée, adossée au montant du lit et presque à terme. Il ne perçoit bien entendu aucun bruit de flot, mais entend un battement double, ressemblant au tic-tac d'une montre. Il a découvert les bruits du cœur fœtal et inventé l'auscultation obstétricale. Dès lors, il approfondit sa découverte, détermine le rythme de ce cœur : 143 à 148/min alors que le pouls de Mme L... est à 70, suit Mme L... pendant quinze jours ; plus tard, lors de l'accouchement, il continuera de l'ausculter, notera la stabilité du rythme fœtal jusqu'à l'expulsion. Il ne s'en tient pas là, et poursuit ses investigations sur sept autres patientes.

Ce sont ces observations qu'il rapporte lors d'une séance de l'Académie royale de médecine, récemment créée (20 décembre 1820), le mercredi 26 décembre 1821 et l'on ne peut vraiment pas dire que leur retentissement fut grand, malgré le soutien des rapporteurs A. Dubois, Deneux, Desormeaux, Laennec et de Lens. Ces données firent l'objet du « Mémoire sur l'auscultation appliquée à l'étude de la grossesse » publié en 1822. En quelques pages, Lejumeau fait bénéficier l'obstétrique d'une avancée clinique majeure : certitude absolue de vie fœtale lorsque les bruits du cœur sont perçus, certitude moins grande de mort lorsqu'ils sont absents, possibilité de leur détection à partir du quatrième-cinquième mois, diagnostic de grossesse gémellaire et asynchronisme du cœur des jumeaux, aide de l'auscultation pour déterminer la position de l'enfant ; Lejumeau va plus loin encore et propose à l'étude de ses confrères diverses voies de recherche.

C'est là qu'il donne la preuve de son génie par une phrase prophétique : « Aux variations survenues dans la force et la fréquence des battements du cœur du fœtus, ne sera-t-il pas possible de juger de l'état de santé ou de maladie du fœtus ? Ne pourra-t-on pas apprécier l'influence qu'exercent sur lui les passions, les commotions physiques et morales, les affections pathologiques observées chez la mère ? » Il n'est pas exagéré de dire que, dans cette interrogation, réside toute l'obstétrique moderne.

Cette découverte majeure passe en France quasiment inaperçue. En Allemagne, au Royaume-Uni, l'intérêt est puissant. Les thèses se multiplient, telle celle de Karl August Lau à Berlin en 1823 ; le mémoire est traduit en anglais en 1826 et suscite les travaux de Ferguson en Angleterre et de Kennedy à Dublin. En France, silence ou hostilité dont témoignent le libelle de Forestier, l'opposition de Capuron, ou celle d'Antoine Dugès. À l'inverse, d'autres s'ingénient à mettre en doute l'originalité de cette découverte. Fodéré évoque le souvenir d'une observation d'un M. Moyat, « habile chirurgien de Genève », qui aurait détecté les bruits du cœur par auscultation immédiate. La citation, comme Lejumeau le démontrera, était inexacte, il s'agissait d'un nommé Maior qui ne fit sur ce sujet aucune publication, si bien que l'on demeure incertain quant à l'authenticité de cette référence.

Depaul consacrera sa thèse à l'auscultation fœtale en 1839, décrira en 1836 un des premiers stéthoscopes obstétricaux d'usage courant, regroupera toutes les utilisations possibles de l'auscultation encore valables aujourd'hui, décrira l'effet éventuel des efforts physiques maternels, des mouvements fœtaux, des chutes tensionnelles maternelles, comparera les effets de l'asphyxie chez le fœtus et chez l'adulte, et décrira en particulier les bradycardies répétées, progressives voire permanentes annonciatrices de la souffrance puis de la mort fœtale. Il soulignera l'intérêt de l'auscultation pour décider d'une césarienne *post-mortem* ; il confirmera l'utilité, déjà soutenue par Bodson en 1831, là encore sans succès, quant à la surveillance de l'état fœtal pendant le travail. Il commet une seule erreur : celle de croire à l'existence de ralentissements cardiaques « physiologiques » provoqués par les contractions utérines et dépourvus de tout effet délétère sur l'enfant.

Ainsi, lors de la publication du Traité de Depaul en 1847, tout aura pratiquement été dit sur le sujet et aucun progrès ne sera fait pendant un siècle, c'est-à-dire jusqu'à l'utilisation des moyens électroniques pour préciser les données de l'auscultation. L'étude de l'auscultation obstétricale serait incomplète en effet si l'on n'évoquait pas ses prolongements qui découlèrent de l'utilisation de moyens électroniques : Cremer en 1906 enregistre pour la première fois un électrocardiogramme fœtal sur la paroi abdominale maternelle ; mais ces enregistrements sont difficiles et inconstamment obtenus. La situation est transformée lorsque trois équipes – Ingelman-Sundberg et Lindgren, à Stockholm, C. N. Smyth à Londres, et C. Sureau à Paris –, utilisent des électrodes introduites au contact du fœtus. Cette technique permet l'enregistrement d'électrocardiogrammes fœtaux complets (1955). Elle permet aussi les premiers enregistrements électrocardiographiques fœtaux permanents pendant le travail (1955) et, à partir de ceux-ci, les premières études sur le rythme cardiaque fœtal et ses relations avec les contractions utérines. Elle conduit à l'affirmation fondamentale (opposée à celle de Depaul) de la stabilité totale du rythme cardiaque fœtal tant qu'aucune agression n'est subie par le fœtus. En retour, elle permet de renforcer l'efficacité de l'auscultation traditionnelle en incitant à pratiquer l'auscultation au cours et au décours des contractions, alors que l'enseignement de l'époque recommandait de respecter un certain délai après la fin des contractions, délai pendant lequel peuvent survenir des ralentissements hautement significatifs et malencontreusement négligés.

Il en résulte que, au cours du travail, tant que les contractions utérines ne provoquent aucun ralentissement, on peut pratiquement affirmer l'absence de souffrance fœtale (sensibilité élevée). En revanche, et c'est là tout le problème qui subsiste aujourd'hui, l'apparition de ralentissements, quel qu'en soit le type, témoigne d'une agression, mais ne permet que très imparfaitement d'en déterminer la gravité et le retentissement potentiel sur la santé et l'avenir neurologique de l'enfant (spécificité faible). Certes, les travaux ultérieurs (Hon, Caldeyro-Barcia, Sureau) révéleront la relation statistique entre ce retentissement et certains caractères du ralentissement, en particulier sa durée, mais il demeurera difficile de fonder sur une telle observation des décisions thérapeutiques individuelles. Ce fait explique la recherche, toujours d'actualité, d'autres éléments, tels que la mesure du pH du sang fœtal, de sa saturation en oxygène, ou l'évaluation informatisée des altérations de la morphologie de l'électrocardiogramme fœtal.

À la différence des enregistrements du travail, qui ne font finalement que préciser, authentifier et permettre d'analyser plus finement les données de l'auscultation (si bien que l'on peut finalement s'en passer à condition de pratiquer une auscultation clinique au décours de chaque contraction), ceux de la grossesse ont apporté des éléments totalement nouveaux, inimaginables à l'époque de la découverte de l'auscultation ; ils devinrent possibles lorsque K. Hammacher réussit à déterminer électroniquement le rythme cardiaque fœtal à partir d'enregistrements phonocardiographiques, donc à distance du fœtus, puis lorsque les ultrasons à effet doppler purent être utilisés dans ce but. Dès lors, apparut le signe fondamental de la souffrance fœtale chronique, la perte de variabilité de battement à battement (Hammacher, groupe de Baudelocque), accessoirement le rythme sinusoïdal (groupe de Baudelocque). Ici, la sensibilité est forte, mais aussi la spécificité, avec la seule réserve d'une éventuelle confusion avec des phases de sommeil, justifiant le recours à des investigations complémentaires, vélocimétrie doppler, ou analyse spectrale.

La découverte des bruits du cœur fœtal et l'invention de l'auscultation constituent l'un des événements les plus importants de l'histoire de l'obstétrique, par leurs conséquences en matière de protection de la vie et de la santé fœtales, mais plus encore par l'influence déterminante qu'elles eurent sur la reconnaissance du statut de « patient » de cet être intra-utérin. Certes, comme Paul Dubois l'avait prévu lorsqu'il critiqua, bien à tort, le mémoire de Bodson, cette reconnaissance n'alla pas sans engendrer un interventionnisme parfois excessif et en particulier une augmentation du nombre de césariennes. On ne peut manquer de déceler ici les effets de l'application inconsciente à la médecine du « principe de précaution ».

► DEPAUL J., *Traité théorique et pratique d'auscultation obstétricale,* Paris, 1847. – LEJUMEAU DE KERGARADEC J. A., *Mémoire sur l'auscultation appliquée à l'étude de la grossesse,* Paris, 1822. – STOFFT H., « Kergarardec à l'écoute du fœtus », *J. Gyn. Obst. Biol. Repr.,* n° 10, 1981, p. 611-622 ; « Le mémoire de Bodson en 1831 », *Syngof,* n° 11, 1992, p. 29-34 ; *De l'auscultation à l'écoute du cœur fœtal,* Bibliothèque municipale de Morlaix. – SUREAU C., « Historical perspectives : forgotten past, unpredictable future, Intrapartum surveillance », *Baillière's clinical obstetrics and gynaecology,* vol. 10, n° 2, 1996, p. 167-184 ; *Étude de l'activité électrique de l'utérus,* Paris, Thèse, 1955.

Claude SUREAU

→ Diagnostic prénatal ; Obstétrique ; Statut de l'embryon.

AUTISME

Le terme d' « autisme » est dérivé du grec *autos* qui signifie « soi-même ». Il a été utilisé pour la première fois par le psychiatre suisse Eugen Bleuler, en 1911, pour décrire, chez les patients adultes atteints de schizophrénie l'évasion hors de la réalité et le retrait sur le monde intérieur. C'est dans une acception plus précise et dans un cadre nosographique différent, celui des affections psychiatriques et développementales de la petite enfance que, en 1943, Léo Kanner décrira cette affection spécifique de l'enfance que constitue l'autisme infantile.

Naissance du concept d'autisme infantile

Bien que le terme d'autisme ne fût pas utilisé à cette occasion, la description par Itard de l'Enfant sauvage de l'Aveyron n'est pas sans rappeler la description qu'effectuera, quelque temps plus tard, Léo Kanner. En 1880 des paysans de l'Aveyron découvrirent dans les bois, un jeune garçon d'une dizaine d'années, nu, se déplaçant à quatre pattes et sans aucun langage. La description par J.-M. Itard de cet enfant, Victor, est, à cet égard, assez significative et fortement évocatrice des comportements autistiques. « Il se balançait sans relâche, ne témoignant aucune affection à ceux qui le servaient, il était indifférent à tout, ne donnait attention à rien, n'acceptait aucun changement et se souvenait, avec précision, de la place respective des objets meublant sa chambre. Sans réaction au bruit du pistolet, il se retournait au craquement d'une noisette. »

La psychanalyste anglaise Melanie Klein a été la première à pratiquer le traitement psychanalytique d'un enfant autiste. Elle n'utilise pas le terme d'autisme mais décrit, dans un article publié en 1930, un petit garçon âgé de quatre ans dont la symptomatologie rappelle fortement celle des enfants autistes. « Cet enfant, qui s'appelait Dick, presque totalement dépourvu d'affect, était indifférent à la présence ou à l'absence de sa mère ou de sa nurse. À l'exception d'un intérêt particulier (intérêt pour les trains), il ne s'intéressait à rien, ne jouait pas et n'avait aucun contact avec les personnes de son entourage. La plupart du temps, il se contentait d'émettre des sons dépourvus de signification et des bruits qu'il répétait sans cesse. [...] L'enfant restait indifférent devant la plupart des objets et des jouets qui l'entouraient : il ne saisissait même pas leur sens ou leur fonction. Mais il s'intéressait aux trains et aux stations ainsi qu'aux poignées de portes, aux portes et à l'ouverture comme à la fermeture de celles-ci. »

Léo Kanner et l'autisme infantile

Mais c'est à Léo Kanner que revient le mérite d'avoir isolé, le premier, l'autisme infantile. Psychiatre américain d'origine autrichienne, il décrivit pour la première fois, en 1943, dans son article original « Autistic disturbances of affective contact », l'autisme infantile précoce. Le désordre fondamental, précisait l'auteur, consiste dans « l'inaptitude des enfants à établir des relations normales avec les personnes et à réagir normalement aux situations, depuis le début de leur vie ». Dans cet article, et les suivants, Kanner décrira les caractéristiques cliniques de l'affection, reprenant le terme d'autisme. D'abord envisagée comme une forme précoce de la schizophrénie, l'autisme infantile sera rapidement reconnu par Kanner comme une affection autonome et spécifique liée à la toute petite enfance. Sa description met l'accent sur un certain nombre de traits spécifiques communs présentés par ces enfants, après un certain temps d'évolution de l'affection, quelles que soient, par ailleurs, les différences individuelles de l'histoire clinique de chacun de ces enfants.

Description clinique de l'autisme infantile (Léo Kanner)

Le retrait autistique. – Il s'agit d'une absence massive de contact avec la réalité externe aboutissant à un état « d'extrême solitude autistique qui ignore et exclut tout ce qui vient de l'extérieur vers l'enfant ». Ce dernier semble ne pas voir les objets ou les personnes et se comporte comme si autrui n'existait pas ; il peut paraître insensible à la présence ou à l'absence de ses propres parents. Il est souvent difficile d'accrocher son regard. Parallèlement, l'enfant autiste présente souvent une crainte du contact corporel. Parfois, il utilise une partie du corps d'autrui comme un objet ou comme un prolongement de son propre corps.

Le besoin d'immuabilité. – Il s'agit d'un besoin impérieux de l'enfant autiste de maintenir stable et inchangé son environnement habituel. Des modifications, même minimes de son milieu de vie, peuvent être à l'origine de manifestations d'angoisse ou de rage. Kanner a souligné l'extraordinaire mémoire dont pouvaient faire preuve certains enfants concernant leur environnement.

Les stéréotypies. – Il s'agit, le plus souvent, de mouvements de balancement du tronc, de gestes stéréotypés de tapotage ou de grattage, de mouvements d'agitation des doigts devant les yeux ou de mouvements des mains à type de battements d'ailes, voire de mouvements de tournoiement sur soi-même, ou de stéréotypies verbales.

Les troubles du langage. – Ils sont constants mais revêtent des aspects variés en fonction de l'âge et du moment évolutif. Dans la description de L. Kanner, sur les onze enfants étudiés, huit avaient acquis un langage bien que souvent avec retard et trois étaient restés totalement mutiques. Si la compréhension du langage peut rester assez bonne, l'expression langagière ne possède souvent qu'une faible valeur communicative. Quand il existe, le langage est marqué par les anomalies suivantes :

- l'inversion pronominale : l'enfant parle de lui-même à la deuxième ou à la troisième personne. Généralement, il n'est pas capable d'utiliser le « je » pour parler de lui et n'acquiert cette possibilité que souvent assez tardivement ;
- la répétition écholalique : répétition presque littérale et avec la même intonation de phrases entendues dans un tout autre contexte. Cette écholalie différée peut donner au langage un aspect incohérent et dépourvu de sens : substitution métaphorique dont le sens est personnel à l'enfant, non communicable à autrui et lié directement à son expérience vécue antérieurement ;
- l'accès au oui est souvent tardif ;
- certains enfants, en raison de leur excellente mémoire verbale, se montrent capables de répéter de longues séries de mots, de listes d'objets, de paroles de chansons, alors qu'ils ne sont pas encore capables d'utiliser le langage dans un but de communication ;

— d'autres fois, l'enfant autiste surinvestit le langage et peut développer alors un néo-langage. La signification de ce langage reste idiosyncrasique, personnelle à l'enfant.

D'une façon générale, les troubles du langage sont marqués par la difficulté à utiliser celui-ci dans un registre de significations partagées avec autrui et à se situer comme sujet de son propre discours. L'apparition d'un langage verbal est un élément important du pronostic de cette affection.

L'intelligence. – L. Kanner a insisté dans ses descriptions sur l'impression subjective que donnent ces enfants autistes d'être intelligents. Il soulignait la différence essentielle entre les enfants autistes et les enfants déficients intellectuels avec lesquels ils étaient antérieurement confondus. Cependant on peut dire actuellement que la grande majorité des enfants autistes a un déficit intellectuel : leur quotient intellectuel se répartit de la façon suivante : pour la moitié d'entre eux, il est inférieur à 50, pour un quart entre 50 et 70 et pour le quart restant, au-dessus de 70 (E. R. Ritvo, B. J. Freemann).

Le développement physique. – Dans les formes pures d'autisme, le développement physique est généralement normal mais on relève la présence, dans 15 à 20 % des cas, de crises d'épilepsie.

Cadre nosographique pour les troubles autistiques et apparentés

Un cadre à définir. – Le souci de trouver un cadre nosographique adéquat pour l'autisme et les troubles apparentés s'est manifesté en France comme à l'étranger.

1 / Dans la Classification française des troubles mentaux de l'enfant et de l'adolescent (R. Misès), l'autisme, précédemment décrit, est intégré à un cadre plus général, celui des « Psychoses infantiles précoces ». Dans cette classification, où l'accent est mis tout autant sur l'organisation générale de la personnalité de l'enfant que sur la symptomatologie, nous retrouvons à côté de l'Autisme de L. Kanner d'autres troubles psychotiques : les autres formes incomplètes de l'autisme ; les psychoses précoces déficitaires ; les dysharmonies psychotiques qui apparaissent plus tardivement que l'autisme (vers l'âge de 3-4 ans). Elles sont marquées par une évolution dysharmonique entre les différents secteurs de développement, une rupture moins massive d'avec la réalité, des angoisses essentiellement persécutrices ou dépressives, une activité fantasmatique envahissante.

2 / Les classifications américaines DSM-III, puis IV, suivies en cela par la classification de l'OMS (CIM-10) ne considèrent plus l'autisme infantile comme une psychose, le terme même de psychose ayant disparu, mais comme une affection intégrée à un nouveau cadre clinique, les troubles envahissants du développement *(Pervasive Developmental Disorder)* : troubles désintégratifs de l'enfance ; syndrome d'Asperger ; syndrome de Rett ; troubles envahissants du développement non spécifiés.

Les syndromes apparentés à l'autisme. – 1 / Le syndrome d'Asperger : il a été décrit en 1944 par le psychiatre autrichien Hans Asperger sous la dénomination de « psychopathie autistique de l'enfance ». Ce syndrome proche de l'autisme possède cependant une certaine spécificité : interactions sociales inappropriées et étranges avec insensibilité aux sentiments et intentions d'autrui. Il n'y a pas de retrait autistique mais un mode relationnel qui rend l'enfant très solitaire malgré son appétence relationnelle ; meilleur développement du langage mais de nombreuses anomalies peuvent être rencontrées : langage incohérent ou centré sur une préoccupation unique, raisonnement pseudologique, prosodie pauvre. Il peut exister, dans des domaines limités, des capacités d'accumulation d'information et de mémorisation étonnantes mais peu utilisables. La prévalence de l'affection est de 1/100 000.

2 / Le syndrome de Rett : ce syndrome a été décrit en 1966 par Rett. Longtemps confondu avec l'autisme, il est maintenant reconnu comme une affection autonome. La prévalence de l'affection est de 1/10 000 et le syndrome survient uniquement chez la fille : vers la fin de première année, se produisent un arrêt ou une régression du développement psychomoteur ; parallèlement, apparaissent des symptômes d'allure autistique : perte d'intérêt pour les personnes et les objets avec faciès inexpressif et immobile ; d'importants signes neurologiques se manifestent. L'utilisation des mains régresse et est remplacée par des stéréotypies manuelles très caractéristiques, comme frotter les mains croisées devant la poitrine. Des troubles neurologiques du tronc et des membres se développent avec une ataxie. Le langage régresse également ; l'évolution se fait vers une stabilisation à l'âge de trois ans dans un tableau d'allure démentielle et un état cachectique.

Des recherches génétiques récentes ont identifié dans cette affection certaines mutations de gènes liés à l'X.

3 / Le syndrome de l'X fragile : isolé en 1969 par Lubs, ce syndrome est avant tout constitué d'un retard mental associé à une dysmorphie faciale, une macro-orchidie, des troubles du langage avec verbiage répétitif. Il est lié à une anomalie de certains sites du chromosome X.

4 / Autres troubles développementaux et autisme.

a) les troubles sensoriels :

— surdité : le diagnostic différentiel de surdité précoce et autisme est parfois difficile, et ce d'autant plus qu'il existe d'authentiques syndro-

mes autistiques associés à la surdité. Les examens audiométriques aident à trancher ;
— les troubles visuels profonds peuvent s'accompagner d'un retrait autistique avec stéréotypies et mouvements d'automutilation ;
— les carences affectives précoces et graves et les dépressions précoces qui accompagnent souvent ces carences peuvent s'accompagner de symptômes d'allure autistique avec retrait et stéréotypies de balancement. Les troubles disparaissent lorsque l'enfant est placé dans des conditions affectives satisfaisantes.

b) certains retards ou absences de développement du langage peuvent faire évoquer le diagnostic d'autisme, notamment ceux qui entrent dans le registre des dysphasies graves. Les enfants dysphasiques présentent des troubles complexes de l'expression et, parfois, de la compréhension du langage, mais leur appétence à communiquer et parfois le développement de divers modes de communication non verbaux permettent de différencier autisme et dysphasie.

Épidémiologie, génétique et neurobiologie de l'autisme infantile

Depuis une vingtaine d'années, l'autisme infantile a donné lieu à une grande quantité de recherches dans le domaine épidémiologique, génétique et biologique.

Données épidémiologiques. – Actuellement, la plupart des études françaises et étrangères s'accordent pour retenir un chiffre de l'ordre de 4 à 5 pour 10 000 naissances mais ce chiffre peut varier, en fonction des critères utilisés (jusqu'à 15 pour 10 000 ; 6 000 à 8 000 enfants et 17 000 à 23 000 adultes en France atteints d'autisme, selon l'ANDEM).

Le *sex-ratio* indique généralement une certaine prévalence des garçons par rapport aux filles. Trois à quatre garçons pour une fille, pour les enfants atteints précocement ; 2,6 pour 1 pour les enfants atteints plus tardivement.

Recherches génétiques. – Un certain nombre d'études se sont attachées à mettre en évidence l'existence de facteurs génétiques dans le déterminisme de l'autisme. Ce sont les études sur les populations de jumeaux, dont l'un au moins est autiste, qui ont constitué une méthode de choix pour l'analyse de l'influence génétique. Les études de S. Folstein et M. Rutter puis plus récemment de E. R. Ritvo montrent une concordance de près de 90 % chez les jumeaux monozygotes, et beaucoup moins importante chez les dizygotes.

L'influence génétique paraît certaine dans le déterminisme de la maladie, mais elle n'est pas exclusive et laisse place à la présence de facteurs environnementaux dans leur expression. Il semble que l'on puisse retenir pour l'autisme le modèle de « transmission polygénique multifactorielle à seuil ». Ce modèle polygénique fait intervenir plusieurs gènes (isolements considérés comme mineurs) mais constituant chacun un facteur de risque et une composante environnementale dont les interactions conduiraient le sujet à développer la maladie. Celle-ci n'apparaît que lorsqu'un seuil défini par l'action additive d'un certain nombre de facteurs de risques est atteint. Les gènes en cause seraient au nombre d'une dizaine et certains ont déjà été isolés.

Recherches neurochimiques. – C'est en s'appuyant sur les constatations faites en psychiatrie adulte sur le rôle de ces substances neurotransmettrices dans les manifestations de certaines affections (schizophrénie, dépression) que des études sur les neurotransmetteurs ont été entreprises dans le domaine de l'autisme infantile. Nous en résumerons ici les principaux résultats.

1 / Étude de la sérotonine et de ses métabolites : la plupart des chercheurs retrouvent une augmentation de la sérotonine plaquettaire auprès de 30 à 50 % des enfants autistes. Cependant, cette augmentation ne constitue pas un stigmate biologique spécifique de l'autisme. Elle peut, en effet, être retrouvée chez des enfants présentant d'autres troubles (déficience mentale ou hyperkinésie). La signification de cette hypersérotoninémie n'est pas claire (facteur déterminant, reflet de certains symptômes, conséquence de l'isolement autistique (Schain et Freedman, J. M. Launay et P. Ferrari).

2 / Études sur les catécholamines : il a été trouvé une élévation significative de l'adrénaline et de la noradrénaline dans le plasma ainsi qu'un abaissement du taux de dopamine, d'adrénaline et de noradrénaline dans les plaquettes. En revanche, il n'a pas été observé de modification notable du taux de dopamine plasmatique (J. M. Launay, P. Ferrari).

3 / Études sur les hormones de stress : certains auteurs ont mis en évidence un accroissement de la sensibilité au stress chez les enfants autistes avec, parallèlement, une augmentation significative des différentes hormones de stress : ACTH, cortisone, adrénaline (P. Roubertoux et S. Tordjman).

4 / Études sur les endorphines : certains auteurs ont montré une augmentation des béta-endorphines plasmatiques dans certaines formes d'autisme qui pourraient expliquer la baisse de la sensibilité à la douleur chez certains de ces enfants. Il n'est guère possible de dégager actuellement un modèle biochimique unique qui serait applicable à l'autisme.

Recherches neurophysiologiques. – 1 / L'électroencéphalogramme ne montre généralement pas d'anomalies spécifiques de l'autisme, mais il peut mettre en évidence des anomalies spécifiques de la comitialité (20 à 50 % suivant les études). Certaines études d'électroencéphalographie du sommeil ont montré un accroissement des « fuseaux » ainsi qu'une diminution des mouvements oculaires rapides.

2 / Études de potentiels évoqués : *a)* Les potentiels évoqués auditifs du tronc cérébral permettent ade vérifier l'intégrité de l'audition périphérique et d'éliminer une surdité. *b)* Les potentiels évoqués visuels et auditifs du cortex cérébral sont généralement d'amplitude plus faible et plus variable et leur délai d'apparition plus court. *c)* Enfin, les études des potentiels évoqués par stimulation sensorielle couplée, explorant les fonctions d'association, montrent que le couplage de deux stimulations auditives et visuelles entraîne une quasi-abolition des réponses évoquées corticales comme s'il existait une sorte de télescopage sensoriel qui aurait un effet déstructurant sur les mécanismes perceptifs. Les anomalies des potentiels évoqués traduiraient un trouble du filtrage des stimulations sensorielles (G. Lelord, B. Hermelin, N. O'Connor).

Études d'imagerie cérébrale. – 1 / La tomodensitométrie a permis, dans un certain nombre de cas, de révéler certaines anomalies cérébrales non spécifiques (dilatation ventriculaire ou modification de la densité de la substance blanche).

2 / L'imagerie par résonance magnétique nucléaire : cet examen aurait permis à Courschene de décrire une atrophie de certains lobules du vermis cérébelleux chez un certain nombre d'enfants autistes, anomalies non constamment retrouvées dans d'autres recherches.

3 / Le PET-scan a permis, chez certains enfants autistes, de mettre en évidence une hypo-activité dans certaines régions du cerveau (lobe frontal, préfrontal, temporal ou gyrus cingulaire).

Compréhension des mécanismes psychopathologiques de l'autisme infantile. Un débat passionné durant un demi-siècle

Divers courants d'idée, de pensée et de recherche se sont confrontés durant les cinquante dernières années autour de l'autisme infantile à l'occasion de débats passionnés : cela tient sans doute au caractère paradigmatique de l'autisme en tant que trouble fondamental et précoce de la relation humaine et aux questionnements sur le rôle respectif du programme génétique et des influences environnementales.

L'autisme et le mouvement psychanalytique. – Des auteurs de formation psychanalytique ont cherché à améliorer la prise en charge thérapeutique des enfants mais aussi à élucider les mécanismes psychologiques à l'œuvre dans cette affection. Ces auteurs ne se réfèrent pas tous à la même vision théorique.

1 / Bruno Bettelheim : né à Vienne en 1903, Bruno Bettelheim sera déporté à Dachau puis à Buchenwald. De sa confrontation à l'expérience des camps d'extermination, il tirera une théorisation de ce qu'il nommera la « situation extrême », où l'être humain est confronté à un environnement ressenti comme irrémédiablement destructeur. À la fin de la guerre, il dirigera l'École Orthogénique de Chicago, en s'inspirant de cette expérience et transformera profondément cet établissement dans le but de l'adapter au traitement des enfants psychotiques, en mettant ainsi en place une « institution thérapeutique ». Bettelheim pense que l'enfant autiste serait confronté à une angoisse semblable à celle engendrée par l'imminence de la mort, et qu'il serait confronté très tôt à une situation vécue comme menaçante. Il a beaucoup insisté sur l'importance de maintenir une vie institutionnelle adaptée à la pathologie des enfants et de former éducateurs, pédagogues et personnel au respect et à la compréhension de l'enfant et de ses troubles. Bruno Bettelheim a décrit son expérience dans *La Forteresse vide*. L'École Orthogénique a reçu nombre de visiteurs intéressés par cette expérience unique. Cependant B. Bettelheim a été, dans un second temps, vivement critiqué. On lui a reproché d'avoir axé exclusivement le fonctionnement de l'École Orthogénique sur sa propre personne et de développer une théorisation exclusivement centrée sur des expériences négatives qu'aurait vécues l'enfant durant les premiers temps de sa vie. Il a été perçu comme mettant en cause les parents dans la survenue de l'autisme et en les excluant de l'entreprise thérapeutique, contribuant à une culpabilisation injuste de ceux-ci.

2 / Maragaret S. Mahler : psychiatre et psychanalyste d'enfants, formée en Allemagne, installée aux États-Unis en 1955, elle décrivit, en 1957, la « psychose symbiotique » marquée par une recherche fusionnelle du contact avec autrui. Elle fut ensuite amenée à proposer une théorie du développement psycho-affectif normal de l'enfant durant les premières années de la vie (processus de séparation / individuation).

3. Les psychanalystes issus de la pensée de M. Klein et l'apport des auteurs kleiniens et post-kleiniens : des psychanalystes d'origine anglo-saxonne et française ont tenté de préciser la nature de mécanismes autistiques pour une meilleure prise en charge thérapeutique et pour la mise en place de psychothérapies psychanalytiques d'enfants autistes (D. Meltzer, F. Tustin, E. Bick, G. Haag, D. Houzel, D. Anzieu, S. Lebovici).

Les principaux apports de ces auteurs à la compréhension de l'expérience autistique sont :

a) L'indistinction entre soi et le monde extérieur : absence de reconnaissance de l'autre en tant que tel, ainsi que des limites de soi - non-soi, l'autre étant cependant parfois perçu, mais de façon indistincte ou dangereuse, et devant être maintenu à distance.

b) L'identification adhésive : sorte de collage à l'autre non reconnu dans son existence propre mais utilisé comme un prolongement de son propre corps.

c) La sensorialité : l'enfant autiste est attiré par des objets pourvoyeurs de sensations et porteurs de certaines qualités sensorielles fortes (sonores, visuelles, olfactives ou tactiles). Il s'attache alors à se procurer certaines stimulations sensorielles qu'il semble vivre dans une sorte de relation d'identité avec l'objet stimulant (« démantèlement » de D. Meltzer).

d) Le vécu corporel : la surface corporelle serait peu investie libidinalement et vécue comme porteuse de discontinuités, de ruptures. Winnicott parle, à ce sujet, de « dépression psychotique » et F. Tustin, de « trou noir » ; ce processus serait le résultat d'une séparation avant l'heure, venant rompre brutalement l'illusion d'une continuité corporelle entre mère et enfant.

e) L'expérience du trou noir : ce vécu de « trou noir » serait à l'origine d'angoisses très primitives non mentalisées.

f) Espace psychique propre et monde intérieur : l'enfant autiste se vivrait comme pure surface sensible soumis à l'autosensorialité sans véritable monde intérieur où peuvent circuler affects, fantasmes, processus de pensée. Il serait incapable de contenir des processus mentaux, du fait de la défaillance de la fonction de « contenance » (fonction de « peau psychique », D. Anzieu).

W. Bion a insisté sur les notions de « contenance psychique » et de « fonction alpha » pour décrire les premiers mécanismes de communication émotionnelle et de langage entre la mère et le nourrisson susceptibles de contribuer à l'organisation psychique de ce dernier et qui seraient entravés dans l'autisme.

L'autisme et les sciences cognitives. – Le développement des sciences cognitives est à l'origine d'un grand nombre de travaux sur les modalités particulières du fonctionnement intellectuel et cognitif des enfants autistes et l'existence d'un éventuel déficit cognitif dont certains considèrent qu'il pourrait constituer la cause primaire de l'autisme, les troubles relationnels n'étant dès lors que la conséquence de ce déficit.

1 / Dans le domaine de la sensorialité : déjà en 1949, Bergman et Escalona avaient étudié un groupe de très jeunes enfants présentant, à la fois, un comportement psychotique et une hypersensibilité aux stimuli.

2 / Dans le domaine de la perception spatiale : pour U. Frith, les enfants autistes vivraient dans un monde spatial fragmenté sans cohésion interne. Récemment (1989), A. Bullinger a mis en évidence l'existence d'anomalies dans les processus de perception visuelle chez les enfants autistes : lenteur de la poursuite oculaire, utilisation préférentielle des propriétés périphériques du système visuel, incoordination entre le système de préhension d'un objet et le contrôle visuel fovéal de ce mouvement.

3 / Dans le domaine du langage : pour Rutter, l'anomalie fondamentale de l'autisme est constituée par un trouble central de la perception et de la compréhension du langage : séquençage, abstraction, codage. Dans le domaine de la mémorisation du langage, les recherches de B. R. Hermelin et N. O'Connor (1970) ont montré que les enfants autistes se souvenaient préférentiellement des séquences de phrases dépourvues de cohérence. Pour U. Frith, les difficultés dans le domaine langagier se situeraient au niveau sémantique, dans la capacité à comprendre et à donner sens au langage, et au niveau de la pragmatique, c'est-à-dire dans la capacité d'utiliser le langage dans un but de communication.

4 / Dans le domaine de la symbolisation : les troubles de la symbolisation sont une donnée constante de la pathologie autistique. En témoignent les difficultés d'accès au langage, à l'imitation et au jeu symbolique.

5 / Une absence de « théorie de l'esprit » ? Divers chercheurs en sciences cognitives (S. Baron-Cohen et U. Frith) s'appuient sur certains tests pour postuler l'absence chez l'enfant autiste d'une « théorie de l'esprit ». Par « théorie de l'esprit », il faut entendre l'ensemble des processus pour lesquels chacun postule, chez autrui, à partir de l'observation de ses comportements, l'existence chez lui d'états mentaux internes. Posséder une théorie de l'esprit rend chacun capable de se faire une idée de ce que pense autrui, des croyances auxquelles il adhère, de comprendre en fonction de cela le sens de son action et, dans une certaine mesure, de prédire ce que pourrait faire l'autre dans telle ou telle situation. L'enfant autiste ne posséderait pas de théorie de l'esprit. Dans la même perspective, Hobson a démontré que la plupart des enfants autistes éprouvaient une très grande difficulté à reconnaître les sentiments et les affects chez autrui.

En conclusion, pour ces chercheurs, l'isolement de l'enfant autiste serait le résultat de cette incapacité de reconnaître l'existence d'états mentaux, de pensées et d'intentionnalité chez autrui. Ce serait cette incapacité considérée comme fondamentale qui serait à l'origine de leur isolement.

Quelques grandes questions en suspens au sujet de l'autisme infantile

Le problème du diagnostic précoce. – Jusqu'à une période récente, le diagnostic d'autisme infantile n'était porté que vers l'âge de trois ou quatre ans, lorsque devenait évidente cliniquement la maladie avec ses signes cardinaux.

Actuellement, la plupart des auteurs insistent sur la nécessité d'effectuer un diagnostic très précoce durant les deux premières années de la vie de l'enfant. La précocité du diagnostic permet en effet de mettre en place rapidement une prise en charge thérapeutique qui conditionnera elle-même, au moins en partie, la qualité de l'évolution. Le diagnostic précoce suppose une sensibilisation suffisante des praticiens aux symptômes précoces. Un questionnaire a été mis au point à partir des travaux de Baron-Cohen (1992) pour permettre ce diagnostic dès l'âge de dix-huit mois. Les principaux signes sont les suivants :

1 / Dans le premier semestre : absence d'échange avec la mère et d'intérêt pour les personnes ; troubles du comportement : sagesse excessive ou agitation ; les troubles psychomoteurs : défaut d'ajustement postural et d'agrippement lors de la prise de l'enfant par l'adulte ; absence d'attitude anticipatoire de l'enfant lorsque l'on ébauche le mouvement de le prendre dans les bras ; troubles du tonus ; retranchement des processus perceptifs : pose dans la visualisation et indifférence au monde sonore ; troubles graves et récoces du sommeil ; des troubles oro-alimentaires avec défaut de succion ; absence ou pauvreté des vocalisations ; absence de sourire au visage humain à trois mois.

2 / Durant le deuxième semestre : quête active de stimuli sensoriels ; intérêt compulsif pour des objets insolites ; absence d'angoisse de l'étranger ; absence d'angoisse lors de la séparation d'avec les personnes.

3 / Durant la deuxième année : surtout, les signes suivants peuvent être notés à cette période : le comportement d'attention conjointe et le « pointage » (protodéclaratif) sont généralement absents dans l'autisme. Cela constitue un signe très caractéristique ; les jeux de « faire-semblant » sont également absents dans l'autisme et cette absence semble également très spécifique ; apparition de troubles de la marche (évitement de l'appui plantaire) ; absence de langage.

Ces trois signes – absence de jeu de faire-semblant, absence de pointage (protodéclaratif) et absence d'attention conjointe (considérés comme les précurseurs d'une altération de la « théorie de l'esprit ») – sont fortement évocateurs d'une évolution autistique.

Devenir et avenir des enfants autistes. – 1 / Évolution de l'affection : beaucoup de facteurs interviennent ce qui rend parfois difficile l'établissement d'un pronostic précis. Il s'agit cependant d'une question importante, tant pour les parents qui doivent pouvoir se représenter l'avenir de leur enfant à moyen et à long terme et organiser leur vie familiale en conséquence, que pour les professionnels qui doivent pouvoir répondre aux légitimes questions des familles.

L'étude de L. Kanner et de L. Eisenberg (1955) porte sur quarante-deux enfants autistes. Le critère essentiellement utilisé est celui de leur accession au langage : dix-neuf enfants n'ont pas acquis le langage, sont restés dans des attitudes de retrait autistique et n'ont donc pas évolué ; vingt-trois enfants ont acquis un langage et douze se sont montrés capables d'une scolarité. Cependant, bien qu'ayant montré une évolution assez positive, ces enfants, à l'âge adulte, conservaient souvent une difficulté de contact, des attitudes de retrait et une certaine bizarrerie dans leur comportement.

2 / Les facteurs de pronostic déterminants peuvent être classés en deux catégories. *a)* Certains dépendent de l'enfant lui-même : l'absence d'une déficience intellectuelle précoce constitue un facteur favorable quant au devenir sur le plan intellectuel et de l'adaptation scolaire et sociale ; classiquement, la non-apparition du langage avant cinq ans est reconnue comme un facteur moins favorable ; du point de vue nosographique, il faut souligner le meilleur pronostic, à moyen terme, des formes d'apparition plus tardives (dysharmonies psychotiques) par rapport aux formes d'apparition plus précoces (Autisme de Kanner). *b)* Les facteurs susceptibles d'infléchir le pronostic dans un sens favorable, sont les suivants : la précocité du diagnostic et de la prise en charge ; la qualité de la prise en charge : thérapeutique, visant à l'amélioration des systèmes d'échange et de communication ; éducative, visant l'acquisition de l'autonomie pédagogique, visant aux acquisitions scolaires ; la qualité de la coopération familiale ce qui souligne l'importance du soutien à apporter à la famille.

Cependant, quelle que puisse être l'apparente gravité du tableau clinique, des capacités d'évolution parfois insoupçonnées restent toujours possibles, fonction de la nature et de la qualité des actions entreprises.

L'autisme à l'âge adulte. – Certains adultes gardent des difficultés importantes : communication très pauvre, absence de développement du langage, non-contrôle sphinctérien, parfois accès importants d'angoisse ou d'automutilation. Cela ne signifie pas pour autant que, même à cette période, des améliorations ne soient pas possibles dans le cadre d'une prise en charge éducative et thérapeutique adaptée.

D'autres connaissent une véritable amélioration : acquisition de bonnes capacités communicatives, accès à un langage, capacité d'adaptation à certains travaux, accès a une certaine insertion et autonomie sociale. Des symptômes peuvent persister cependant : stéréotypies, préoccupations obsessionnelles, accès d'angoisse, etc. Une normalisation complète de la vie, bien que rare, demeure quelquefois possible. On pourra lire des témoignages d'anciens autistes dont l'état s'est suffisamment amélioré pour pouvoir décrire leur expérience, leur vécu et leurs souffrances (Birger, Sellin, de Temple Grandin ou de Donna Williams).

Tous les intermédiaires existent entre ces deux possibilités.

Accueil et prise en charge des adultes autistes : l'entrée dans l'âge adulte constitue une période difficile pour les personnes autistes confrontées à des changements importants dans leurs modes de vie : hébergement, travail, activités. L'insuffisance dramatique de structures adaptées aux adultes autistes oblige fréquemment les familles à des recherches épuisantes d'institutions susceptibles de les accueillir. Le jeune adulte autiste quitte les structures médico-éducatives de l'enfance centrées sur les acquisitions et les apprentissages, pour se trouver confronté à des structures différentes et à un univers entièrement nouveau.

La CDES (Commission départementale de l'éducation spéciale) qui avait, jusqu'alors, compétence pour l'orientation vers les établissements scolaires et médico-sociaux, est dessaisie au profit de la COTOREP (Commission technique d'orientation et de reclassement professionnel) qui peut reconnaître si nécessaire à la personne autiste, selon les cas, le statut d'« adulte handicapé » ou de « travailleur handicapé » et lui attribuer l'allocation d'adulte handicapé prévue par la loi.

Nous recenserons brièvement les principales possibilités offertes aux adultes autistes et à leurs familles : *a)* l'hospitalisation en institution psychiatrique pour adultes, souvent peu adaptée aux pathologies autistiques. L'hospitalisation psychiatrique de courte durée peut, par ailleurs, être parfois nécessaire lors des manifestations aiguës (accès d'angoisse, d'auto ou d'hétéro-agressivité, d'agitation, de dépression) ; *b)* la séparation d'avec la famille et la vie en foyer en lieu de vie ou en maison d'accueil spécialisée. La séparation d'avec la famille est souvent nécessaire à l'âge adulte ; celle-ci ne doit pas impliquer de rupture totale avec la famille. Dans ces établissements de vie, l'adulte autiste peut arriver à des progrès importants dans son autonomie ; *c)* l'activité professionnelle. Il est relativement rare que l'adulte autiste (mais ceci n'est pas rare pour les adultes atteints, dans l'enfance, de dysharmonie psychotique) puisse accéder à une activité professionnelle autonome dans un milieu socioprofessionnel habituel. Le plus souvent, l'insertion se fait dans des structures dites « protégées » (Ateliers protégés ou Centres d'aide par le travail). Dans ces structures, dont le financement est assuré par les circuits commerciaux habituels, les personnes autistes peuvent avoir un statut de salarié et donc percevoir un salaire ; *d)* pour tenter de parer à certaines carences constatées dans le domaine de la prise en charge des enfants et adultes autistes, une circulaire ministérielle d'avril 1995 (Mme S. Veil) a mis en place un Plan d'action régional sur l'autisme et un Comité technique régional sur l'autisme (CTRA) chargé d'effectuer le recensement des moyens thérapeutiques et éducatifs existants en France.

Être parents d'enfants autistes. – Certains parents ont pu se sentir mis en cause de façon injuste par certains écrits psychanalytiques qu'ils ont alors accusés d'induire en eux des sentiments de culpabilité. S'il ne saurait être question de faire peser sur les parents le poids du déterminisme de l'affection, il n'en reste pas moins que les remaniements psychologiques chez eux, secondaires ou non à l'apparition des premiers troubles, doivent être repérés et traités : dépression, vécu persécutif, blessure narcissique liée aux carences de communication de l'enfant. Le soutien thérapeutique des parents leur permet ainsi de faire mieux face aux importantes difficultés qu'ils rencontrent dans l'éducation de leurs enfants. Au quotidien les parents sont en effet confrontés à de nombreux troubles du comportement de l'enfant pour lesquels ils doivent être aidés à trouver les attitudes éducatives adaptées par une action de guidance et de soutien. Ils sont souvent amenés à vivre au quotidien des situations douloureuses, liées au comportement de leur enfant.

— Les troubles du sommeil : ceux-ci manquent rarement. Il s'agit moins de véritables insomnies que de difficultés à intégrer un rythme nycthéméral normal.

— L'agitation et les cris : ils constituent des symptômes particulièrement difficiles à supporter pour les parents, et ce d'autant plus qu'il est parfois difficile d'en comprendre le sens et la relation avec le vécu.

— Les stéréotypies et les automutilations : les stéréotypies contribuent généralement à enfermer l'enfant dans son retrait, et il est préférable, à ces moments-là, d'essayer d'entrer en communication avec lui en proposant des activités pour lesquelles on sait qu'il a certains intérêts. Les automutilations, surtout lorsqu'elles sont graves, sont particulièrement angoissantes et difficiles à supporter, tant pour l'enfant que pour les parents et le personnel soignant. Il est essentiel, mais pas toujours fructueux, de tenter de repérer les circonstances déclenchantes de tels accès.

Stéréotypies, automutilations, agitation, mise en situation de danger constituent de redoutables épreuves pour le vécu parental et l'organisation de leur vie sociale. Ces comportements de l'enfant risquent d'accroître d'autant son isolement et celui de sa famille, et de contraindre celle-ci à une limitation de ses contacts sociaux et à un repliement sur elle-même.

Une controverse : la prise en charge d'un enfant autiste. – La prise en charge d'un enfant autiste a fait l'objet de vives controverses non complètement éteintes : certains estiment que les interventions auprès de l'enfant doivent être exclusivement éducatives et pédagogiques, l'autisme étant alors considéré comme un « handicap fixé » auquel il convient d'apporter les éducations et rééducations adaptées. D'autres estiment que la prise en charge de ces enfants doit comporter trois volets : éducatif, pédagogique et thérapeutique, ce dernier visant à améliorer les modalités relationnelles de l'enfant, l'autisme étant alors tout autant considéré comme un trouble des modalités relationnelles de l'enfant au monde extérieur que comme un trouble du développement.

1 / Les méthodes exclusivement éducatives : la méthode éducative « Teacch » (Schopler), (Treatment Education of Autistic and Related Commu-

nication Handicaped Children), assez répandu aux États-Unis, connaît une certaine extension actuellement en Europe, à l'initiative de certaines associations de parents. Il assure le diagnostic, l'orientation et le suivi des enfants autistes mais, exclusivement dans une perspective d'éducation et d'intégration communautaire. Il assure également la formation au travail des adolescents et l'intégration sociale et professionnelle des adultes, ainsi que la formation des professionnels.

Le programme Teacch repose sur les bases suivantes :

- une évaluation diagnostique. Cette évaluation est établie sur une échelle d'évaluation fondée sur l'observation directe de l'enfant : CARS (The Childhood Autism Rating Scale). Une seconde évaluation est pratiquée : le PEP-R (Psychoeducational Profile Revised). Ce test étudie les aptitudes en cours d'émergence distinguées des aptitudes déjà acquises ou pas encore accessibles dans sept domaines différents (imitation, compétence oculo-manuelle, perception, motricité, compétences cognitive et verbale) ;
- des procédés éducatifs. Le programme éducatif de cette méthode est fondé sur la mise en place de séances éducatives structurées, s'appuyant sur les résultats du PEP. Des classes intégrées sont aménagées aux USA dans les écoles publiques qu'un contrat unit aux équipes du programme Teacch ;
- une collaboration entre professionnels et parents. Ces derniers sont invités à participer activement à la mise en place des exercices éducatifs et leurs observations et expériences sont utilisées pour la formulation du programme éducatif de leur enfant ;
- cette méthode possède l'avantage, d'une part, de proposer un cadre éducatif structuré, constituant un pôle de référence pour les éducateurs et les parents et, d'autre part, de faire participer activement les parents à la tâche éducative. L'intérêt d'une telle approche est évident et permet d'incontestables progrès symptomatiques chez les enfants autistes. L'intérêt apparaît moins clairement chez les enfants psychotiques. Cependant, le risque pourrait être celui d'un conditionnement trop mécanique si n'est pas prise en compte la compréhension de la vie psychique profonde des enfants.

2 / Les thérapies institutionnelles : elles s'effectuent dans le cadre d'hôpitaux de jour, d'internat thérapeutique, de centre d'action thérapeutique à temps partiel.

— Les fondements théoriques de la thérapie institutionnelle (C. et P. Geissmann, J. Hochmann, R. Misès) : le traitement institutionnel postule la nécessité d'une triple action coordonnée – thérapeutique, éducative, pédagogique et scolaire. Ce traitement repose sur une équipe soignante dont le caractère pluridisciplinaire constitue la garantie qu'une approche globale de l'enfant sera réalisée. Le côtoiement au sein d'une même équipe d'éducateurs, d'infirmiers, de pédagogues, de psychologues, de psychiatres et de rééducateurs permet qu'au travers d'une nécessaire hétérogénéité des points de vue soit maintenue une vision globale et non réductrice de l'enfant.

La thérapie institutionnelle vise, à travers les différentes actions entreprises, à mieux identifier les modalités du fonctionnement psychique de l'enfant et ses modes de relation à autrui, et à permettre la mise en place de nouveaux modes de fonctionnement mental et à l'installation de nouvelles modalités d'échange avec autrui.

L'institution constitue donc un espace de rencontre entre l'enfant autiste et l'adulte soignant, un lieu capable d'accueillir et de contenir ses affects et ses émotions, de les verbaliser et de leur donner sens. Elle constitue également un « espace transitionnel » permettant à l'enfant d'exercer sa créativité primaire tout en le confrontant à la perception de la réalité du monde.

— Les actions éducatives : différentes actions éducatives et rééducatives peuvent être proposées à l'enfant psychotique dans le cadre de la prise en charge institutionnelle. Toutes ces actions doivent conserver une dimension psychothérapique et s'adapter à l'état clinique de l'enfant en tentant à chaque fois de comprendre les mécanismes psychopathologiques qui peuvent entraver l'action éducative et en adaptant à cette compréhension les propositions éducatives. Des actions à visée éducative sont proposées en accord et en coopération avec les parents qui seront amenés ainsi à œuvrer dans le même sens lors du séjour de l'enfant dans le cadre familial. Ces actions éducatives ont des objectifs variés : acquisition de l'autonomie dans la vie quotidienne, dans les repas, l'habillage, les déplacements, etc., acquisition des règles élémentaires de la vie sociale, acquisition de la propreté sphinctérienne, action visant à favoriser les possibilités de symbolisation et d'expression par l'accès à la parole et au langage, par la restauration des possibilités d'expression par les activités de jeu.

Des actions thérapeutiques plus spécifiques peuvent être proposées : thérapie du langage, thérapies psychomotrices et thérapies à médiation corporelle, psychothérapies d'inspiration psychanalytique.

— Pédagogie et scolarité : inscrire les enfants psychotiques dans un projet scolaire et prévoir pour eux un apport pédagogique adapté est une nécessité absolue. Les enfants psychotiques doivent donc, chaque fois que cela est possible, acquérir au moins tous les apprentissages scolaires de base : lire, écrire, compter, etc.

La scolarisation de l'enfant psychotique peut s'effectuer dans des cadres différents : au sein de la structure de soins (hôpital de jour ou internat) par des enseignants spécialisés de l'Éducation Nationale. Dans ces cas, les apports pédagogiques s'effectuent plus directement en liaison avec les actions proprement thérapeutiques ; l'intégration scolaire : en France, différentes circulaires ministérielles autorisent un tel essai d'intégration de l'enfant psychotique au sein d'une école. L'intégration peut se faire sous deux formes différentes ; l'intégration individuelle ; il s'agit alors le plus souvent de l'intégration à temps partiel, durant quelques années, d'un enfant psychotique, soit dans une classe de maternelle, soit en CP, soit éventuellement en secondaire ; l'intégration peut se faire aussi dans des classes d'intégration scolaire (CLIS). Il s'agit de classes d'enseignement spécialisé permettant le maintien, dans le cadre scolaire primaire, d'enfants présentant des troubles et handicaps divers.

▶ COLEMAN M. & GILLBERG C., *Biologie des syndromes d'autisme,* trad. J. Collet, Paris, éd. Edisem, Maloine, 1992. – FERRARI P., *L'Autisme infantile,* Paris, PUF « Que sais-je ? », 2001. – FRITH U., *L'Énigme de l'autisme,* Paris, O. Jacob « Sciences humaines », 1992. – GEISSMANN C. & GEISSMANN P., *L'Enfant et sa psychose,* Paris, Dunod, 1984. – HOCHMANN J., *Pour soigner l'enfant autiste,* Paris, O. Jacob « Opus », 1997. – MELTZER D. et al., *Exploration dans le monde de l'autisme,* Paris, Payot, 1980. – MISÈS R., *La Cure en institution,* 2e éd., Paris, ESF, 1993. – RUTTER M. & SCHOPLER E., *L'Autisme, une réévaluation des concepts et du traitement,* Paris, PUF « Le Fil rouge », 1991. – TUSTIN F., *Autisme et psychose de l'enfant,* Paris, Le Seuil, 1977.

Pierre FERRARI

→ Pédiatrie ; Psychanalyse.

AUTO-EXPÉRIMENTATION

Lorsque l'observation devient observation d'un phénomène provoqué, les défauts ou les limites de la simple observation disparaissent grâce à l'expérimentation. Celle-ci permet d'assister à l'émergence des phénomènes, de suivre leur transformation et de les reproduire à volonté pour les contrôler et les comprendre. L'auto-expérimentation n'est qu'une modalité de l'expérimentation sur le vivant. En physiologie, la visée est le plus souvent heuristique : il s'agit d'effectuer le passage expérimental de l'animal à l'homme. L'identification des substances qui suppriment la douleur dans les opérations chirurgicales et la mise au point des outils thérapeutiques réclament aussi l'expérimentation sur l'homme. Enfin, il est des maladies qui ne peuvent être reproduites que sur l'espèce qu'elles frappent dans les conditions naturelles. Lorsque cette espèce est la nôtre, une question particulière se pose, celle de l'expérimentation sur l'homme. Expérimenter, donc, sur soi-même pour établir tantôt la spécificité des agents étiologiques, tantôt l'identité de différents états pathologiques et tantôt l'identification des modes spécifiques de transmission.

Physiologie

En physiologie et en médecine, c'est le médecin italien Santorio qui a introduit la mesure à l'aide de la balance. Santorio est l'inventeur de la « médecine statique » fondée, pour l'essentiel, sur les résultats de ses expériences physiologiques. Pour ce médecin, il doit exister un équilibre entre les matières consommées et rejetées par l'organisme. Par l'usage de la chaise-balance, l'observation et l'enregistrement des oscillations quotidiennes de son propre poids, il démontra l'existence de la transpiration insensible. Une grande partie de l'excrétion s'effectue d'une façon imperceptible à travers la peau et par les poumons. Santorio calcula ainsi la grandeur de l'excrétion invisible et son rapport avec l'excrétion visible. On lui doit également une série d'expériences consacrées à l'alimentation et au métabolisme.

Par la suite, cette forme d'auto-expérimentation fut largement pratiquée par les physiologistes. Par exemple, sous l'impulsion de Magendie, Claude Bernard étudia le sort subi par les substances alimentaires dans l'organisme. Ses expériences portaient sur la valeur nutritive de la gélatine. Il s'agissait d'établir si la gélatine ingérée, ou injectée dans les veines, s'excrète inchangée de l'organisme. Pratiquées d'abord sur le chien et poursuivies sur d'autres animaux, ces expériences devaient être étendues à l'homme, du moins en ce qui concerne la simple ingestion orale de la gélatine. En 1843-1844, Claude Bernard fit sur lui-même et sur deux de ses amis plusieurs essais dont le compte rendu est consigné dans son journal d'expériences.

Dans la seconde moitié du XVIIIe s., c'est surtout la fonction de l'estomac dans la digestion qui fut ainsi étudiée. Ces recherches étaient purement descriptives et qualitatives. En faisant avaler des tubes contenant de la viande à ses buses qui les régurgitent au bout de un ou deux jours, Réaumur prouva que la digestion s'est opérée en dehors de toute trituration. L'action d'un dissolvant était donc démontrée. Il restait à le recueillir à l'aide d'éponges pour en déterminer la nature. Par la suite, Spallanzani réalisa le programme prévu par Réaumur en appliquant une nouvelle technique expérimentale : la digestion *in vitro.* Pour se procurer du suc gastrique, il faisait avaler à l'animal de petites éponges qu'il exprimait ensuite, ou bien il ouvrait l'estomac d'oiseaux à jeun. C'est lui qui réussit la première digestion artificielle en plaçant sous ses aisselles, pendant deux ou trois jours, des tubes contenant avec du suc gastrique de la viande ou du blé écrasé. Il put ainsi constater la dissolution de ces aliments hors de toute putréfaction.

Spallanzani, qui était bien préparé par ses études de naturaliste à traiter les questions de physiologie selon la méthode comparative, multiplia les expériences sur les animaux les plus variés avant de se prendre lui-même comme sujet d'expérience. Il restait à savoir si, *in vivo,* l'action du suc gastrique sur les « chairs » était suffisante pour expliquer la digestion ou si la trituration stomacale n'ajoutait pas un complément indispensable. Une expérience sur les oies, qui consistait à leur faire avaler des petits tubes indéformables percés de trous, mit hors de cause l'action de la trituration. Les animaux dont les estomacs sont semblables aux nôtres nous font conclure que la digestion s'opère chez nous comme chez eux. Mais cette preuve qui est tirée de l'analogie n'est que probable. Seule l'expérimentation sur l'homme permettrait d'affirmer que la fonction s'exécute de la même façon chez tous les vivants. Spallanzani utilise des tubes en bois et non en laiton. Après les avoir avalés, il constate que les sucs gastriques ne les avaient pas rongés ; les tubes s'étaient seulement noircis par un long séjour dans l'estomac. Les parois des tubes étaient recouvertes de trous afin que le suc gastrique de l'estomac pût les pénétrer de toute part. Ils étaient couverts seulement avec une toile, pour en fermer l'entrée aux excréments pendant leur longue traversée des intestins. Spallanzani avale donc un petit tube où il avait placé un morceau de viande de veau. Ce tube sortit avec les excréments, mais ne contenait qu'une matière gélatineuse et défaite. Le goût de cette gelée était doux et n'annonçait rien de pourri. Assurément, le morceau de viande avait subi la digestion.

Dans la ligne des travaux de Santorio, Borelli mesura la quantité d'air inspirée par lui-même en une seule inspiration. Mais il faut attendre Lavoisier pour élucider les problèmes de la respiration. Le progrès de la recherche fut entravé à la fois par l'état de la pensée chimique et par la vogue de la théorie du « phlogistique ». Dans ses travaux sur l'air vital, sur le principe qui se combine avec les métaux pendant la calcination, Lavoisier ne procédait pas d'abord autrement que Priestley, c'est-à-dire que les expériences sur la respiration animale étaient pour lui, en premier lieu, un moyen d'analyse, de détection et d'identification des diverses espèces de gaz. L'influence de ces gaz sur la respiration animale était initialement un test d'ordre chimique concernant la séparation expérimentale des éléments supposée de l'air atmosphérique, déchu lui-même de son antique dignité d'élément. Mais, plus systématique que Priestley, après avoir expérimenté sur la respiration des oiseaux et des cochons d'Inde, Lavoisier pouvait présenter à l'Académie des Sciences, en 1777, un premier Mémoire sur les changements que le sang éprouve dans les poumons et sur le mécanisme de la respiration. Puis, rapprochant les résultats quantitatifs de la mesure des échanges gazeux durant la respiration et les résultats de la mesure des quantités de chaleur dégagées par les cochons d'Inde placés dans un calorimètre à glace, Lavoisier et Laplace généralisaient toutes les observations, en affirmant, dès 1780, que la respiration n'est qu'une combustion lente parfaitement semblable à celle du charbon.

Enfin, avec Seguin, qui s'offrit lui-même comme sujet d'expérience, Lavoisier s'exerça aux premières mesures expérimentales d'énergie biologique humaine : « Je remplissais une grande cloche d'air atmosphérique, auquel je mêlais une quantité déterminée de fluide délétère ; je me faisais ajuster la tête de cuivre ; l'on me la collait sur le col avec de la poix, qu'on recouvrait de bandes de papier et de linge ; je vissais sur l'ouverture de la calotte antérieure le tube communiquant avec la cloche, et je faisais mon expiration à travers l'alcali caustique et l'on faisait passer dans la cloche, au fur et à mesure que son volume d'air diminuait, des portions d'un semblable mélange, suffisantes pour entretenir toujours le même niveau. » Seguin, en 1789, respire, digère et travaille sous la cloche à eau : « Quelque pénibles, quelque désagréables, quelque dangereuses même que fussent les expériences auxquelles il fallait se livrer, M. Seguin a désiré qu'elles se fissent toutes sur lui-même. » Ces travaux élevaient la balance, instrument du chimiste, à la dignité d'un concept physiologique. Sans le savoir, et par l'ironie de l'histoire, Lavoisier lavait rétrospectivement d'extravagance l'illustre médecin à la balance, Santorio.

Techniques

Pendant longtemps, l'adresse et la rapidité étaient les meilleures armes du chirurgien, sinon pour diminuer la douleur, du moins pour en réduire l'intensité et la durée. Mais personne ne songeait à la supprimer. L'introduction de l'anesthésie dans la pratique médicale est marquée par une série d'expériences sur l'homme. Pour tester les effets des différents gaz sur l'organisme, il fallait expérimenter sur soi-même. La chimie a donné une impulsion aux études thérapeutiques en ouvrant la voie à ceux qui cherchaient un agent anesthésique. Le protoxyde d'azote a été découvert par Priestley. Humphrey Davy apprend à le fabriquer et, comme l'avait déjà constaté Priestley, dès qu'il le respire il ressent un bien-être indicible. Le nom de « gaz hilarant » est donné au protoxyde d'azote. Une rage de dent est soulagée après quelques inhalations de ce gaz. D'où l'idée de l'employer pour calmer la douleur au moment de l'intervention chirurgicale. C'est Horace Wells qui demande à son assistant John Riggs de se préparer à lui arracher une dent malade. Colton fera respirer le gaz hilarant à Wells et dès que le dentiste sentira l'ivresse et aura perdu connaissance, son assistant procédera à l'extraction de la mauvaise dent. Du ballon de soie contenant le gaz hilarant sort un tube qui s'adapte à la bouche du patient et qui est muni d'un robinet permettant de régler le débit. Après le succès de l'opération, Wells fait part de sa découverte à Morton. Faraday, pour sa part, enregistre l'effet narcotique des vapeurs d'éther dont l'action ressemble à celle du gaz hilarant. On pouvait donc provoquer une insensibilité totale. Enfin, Jackson et Morton qui expérimentent sur eux-mêmes ont substitué l'éther au protoxyde d'azote.

Au XIXe s., il y a un autre domaine où l'auto-expérimentation apparaissait comme une pratique incontournable : l'électrothérapie. Soit l'exemple de la recherche de l'électricité qui conviendrait le mieux à l'excitation de la contractilité et de la sensibilité musculaires. Il fallait trouver le moyen d'arrêter la puissance électrique dans les muscles en respectant l'intégrité de la peau. D'où l'analyse comparative des propriétés spéciales des différentes sources d'électricité : l'électricité statique, le courant de pile dénommé aussi « galvanisme » et l'électricité d'induction pour laquelle Duchenne propose le terme de « faradisme ». Or le courant de la machine électro-magnétique est le seul qui ne provoque pas de lésions au niveau de la peau, ni de phénomènes de calorification au niveau des muscles. En donnant les raisons de l'exclusion du galvanisme au profit de l'électricité d'induction, Duchenne fondait sa décision sur les résultats de l'auto-expérimentation. Le courant continu détermine toujours un travail organique sur la peau ; d'où l'érythème, les brûlures et la destruction des tissus. En outre, le courant galvanique fait encore sentir son effet au niveau des muscles. Il produit toujours des phénomènes, insupportables, de calorification que l'expérimentateur compare à la douleur que pourrait occasionner un liquide très chaud versé sur le membre soumis à l'expérience. Si Duchenne choisit l'électricité d'induction, c'est parce qu'elle est instantanée, intermittente et temporaire. Dans l'invention de l'électrothérapie, il est donc une étape que le médecin ne saurait omettre sans imprudence : l'essai de l'outil thérapeutique sur lui-même.

Médecine

Sans doute, les pratiques d'inoculation sont bien antérieures à l'avènement de la bactériologie. C'est le seul moyen qui permettait de prouver que le malade peut transmettre sa maladie d'une manière ou d'une autre. Il s'agissait de se soumettre, hors de tout foyer infectieux, à la contamination par l'introduction des matières supposées porteuses de germes : le sang ou les différentes sécrétions des malades. La contamination aurait alors prouvé que l'agent pathogène résidait bien dans l'organisme malade et qu'il en était, sinon la source, du moins le support et l'agent de dissémination. Mais l'inoculation du sang des pestiférés ou du pus des bubons pestilentiels n'a fourni que des résultats douteux. C'est plutôt pour rassurer et redonner courage aux soldats de l'armée d'Égypte que Desgenettes trempa une lancette dans le pus d'un bubon que présentait un convalescent et qu'il se fit une légère piqûre dans l'aine et au voisinage de l'aisselle. Par la suite, Clot Bey pratiqua sur lui-même l'inoculation avec le sang d'un pestiféré. Il se fit six piqûres assez profondes. Mais l'inoculation fut également sans résultat. Quelques jours après, il s'inocula du pus provenant d'un bubon pestilentiel ; il eut quelques légers malaises mais ne présenta pas les symptômes de la peste. Le médecin Foy procédait de la même façon pour démontrer que le choléra n'est pas contagieux. Il s'inoculait le sang sortant des veines des malades, respirait leur haleine et goûtait les liquides vomis. En vain. Pour prouver la non contagiosité de la fièvre jaune, plusieurs médecins se sont dévoués : les uns ont avalé la matière des vomissements, d'autres se sont inoculés de la salive et du sérum sanguin provenant de sujets infectés. Mais Firth, Salem, Guyon et Chervin enregistraient des résultats négatifs et concluaient que la fièvre jaune n'est pas contagieuse. En 1900, Carroll se fait piquer par un insecte qui avait prélevé le sang d'un amarillique au deuxième jour de la maladie et douze jours auparavant. Victime d'une attaque sévère, Carroll vérifiait ainsi la théorie du moustique.

C'est au sujet du choléra que Pettenkofer avait proposé sa théorie du « nidus ». Les agents pathogènes résident bien dans les déjections des malades, mais pour que ces germes deviennent nocifs il faut qu'ils subissent dans le sol une maturation qui leur confère leur virulence. Par la suite, ces germes mêlés aux émanations du sol s'élèveraient dans l'atmosphère et pénétreraient dans les habitations. L'homme devait donc s'infecter en respirant ou en avalant cet air contaminé. La preuve devait en être administrée par Pettenkofer et par son élève Emmerich. Ils tentèrent sur eux-mêmes une expérience restée célèbre : conformément à leur théorie sur le rôle du sol, les deux hommes voulurent démontrer que le vibrion du choléra n'était pas capable de provoquer la maladie à lui seul. Ils demandèrent à Koch de mettre à leur disposition une culture de vibrions du choléra. La culture la plus ancienne et la moins virulente fut envoyée. Malgré ces précautions, le résultat fut décisif : Pettenkofer, qui avait déjà eu le choléra en 1854, présenta une récidive de gravité moyenne. Quant à Emmerich, son cas fut très grave et il ne s'en tira que de justesse.

Figure symétrique et inverse de l'expérimentation volontaire : l'auto-expérimentation accidentelle. H. Herr et L. Brumpt ont publié dans le *Bulletin de la Société de pathologie exotique* (1939) un mémoire relatif à un cas aigu de maladie de Chagas contractée accidentellement au contact des déjections contaminées de l'insecte. Il en résultait une infection aiguë identique aux formes graves et spontanées. À l'origine de la découverte du mode de transmission de l'Ankylostomiase, en 1898, une maladresse. Looss, en manipulant une culture de larves d'Ancyclostma, laissa accidentellement tomber le matériel infectieux sur sa main. De là, une irritation caractéristique. Looss répéta cette expérience et se demanda si l'infection naturelle ne pourrait pas s'effectuer de cette manière. En examinant ses déjections à différents intervalles, il trouve des œufs. Pour la première fois, la pénétration cutanée d'un ver était démontrée. Quelques années plus tard, en 1902 à Assam, Bentley rapporte les résultats d'expériences qui démontrent que l'Ancylostoma pénètre par la peau intacte de l'homme. Il applique la terre contaminée sur la peau de son bras et développe la démangeaison typique.

Dans le domaine de la parasitologie, l'auto-expérimentation permettait d'élucider une série de problèmes. Des expériences délétères, comme celle de l'absorption de vers intestinaux, peuvent être faites dans la mesure où les antihelminthiques permettaient d'éviter les infections chroniques. Avec l'oxyurose, la question était la suivante : les œufs peuvent-ils se développer directement quand ils sont ingérés par un humain ou bien doivent-ils passer par un hôte intermédiaire ? En 1865, R. Leuckart et trois de ses étudiants avalent quelques douzaines d'œufs qui avaient été conservés dans un lieu bien humidifié. Deux semaines après, ils trouvent un grand nombre de vers femelles pleines d'œufs dans les selles. Les expériences de Leuckart, Grassi et Calandruccio (1888) ont démontré que ce ver évolue directement et que l'infection se fait par l'ingestion d'œufs embryonnés. L'ascaris lumbricoides est un parasite cosmopolite, fréquent surtout dans les régions tropicales. Les expériences de S. Koino (1922) ont permis d'éclaircir les voies suivies par l'ascaride dans le corps humain. Après avoir ingéré 2 000 œufs embryonnés et après avoir lui-même éprouvé des troubles pulmonaires violents, accompagnés d'une forte fièvre, il trouve dans sa salive des larves plus ou moins nombreuses. Environ deux mois après le début de l'expérience et sous l'influence d'un vermifuge, il trouve dans ses selles quelques centaines d'ascarides immatures. Les larves migrent donc dans les poumons et passent ensuite dans les intestins.

L'auto-expérimentation permettait également de démontrer la spécificité de l'agent pathogène de la maladie du sommeil. De nombreuses expériences ont été faites sur l'homme avec plusieurs espèces de trypanosome. Par l'auto-inoculation de parasites d'animaux à l'homme, comme *Trypanosoma brucei* et *Trypanosoma evansi*, Brumpt, Ascenco et Taute montrent que seules les espèces *Trypanosoma gambiense* et *Rhodesiense* sont pathogènes pour l'homme. Le fils de Patrick Manson estima qu'il pouvait servir lui-même de sujet d'expérience pour démontrer le rôle pathogène de l'hématozoaire du paludisme et la fonction de vecteur du moustique. Il n'avait pas quitté Londres depuis sa troisième année et n'avait jamais été malade. Il se fait envoyer de Rome des moustiques porteurs de germes de la fièvre tierce et se fit piquer par eux. Il fut immédiatement atteint de cette fièvre. Les frères Sergent, avec L. Parrot, A. Donatien et M. Béguet, étudièrent la leishmaniose cutanée, appelée « bouton d'Orient » ou « clou de Biskra ». En pratiquant l'auto-expérimentation, ils apportèrent la preuve, en 1921, que *Phlebotomus papatasi*, moucheron nocturne, transmet les leishmanies par inoculation.

Il y a plus ; là où l'on voyait des entités différentes, il était possible de montrer qu'il s'agissait des différentes phases d'une même affection. La bartonellose est une maladie infectieuse, non contagieuse, due à une bactérie, *Bartonella bacilliformis*, et transmise par un phlébotome. Cette maladie comporte trois phases : la bartonellose aiguë (fièvre de La Oroya), la phase intermédiaire asymptomatique, la bartonellose chronique *(verruga peruana)*. La fièvre de La Oroya est connue depuis 1870, date à laquelle les ouvriers qui construisaient la voie ferrée Lima-Oroya furent décimés par une maladie septicémique. L'évolution de la maladie est sévère ; lorsqu'elle est favorable on observe une période asymptomatique et, par la suite, apparaît la *verruga peruana*, qui est caractérisée par l'apparition sur tout le corps d'une éruption d'éléments verruqueux qui contiennent des bactéries. L'unicité des deux formes septicémique et cutanée fut démontrée par l'étudiant en médecine Carrion qui, s'inoculant le broyat d'un nodule de verruga, mourut vingt jours plus tard (le 27 août 1885) d'une fièvre de La Oroya.

Il est clair que l'expérimentation sur l'homme n'a jamais été considérée comme une méthode vraiment licite. Quand elle a été pratiquée, c'est le plus souvent dans des circonstances exceptionnelles. Au XIXe s. et dans la première moitié du XXe s., il arrivait que des médecins expérimentent sur des volontaires peu informés des dangers et moyennant rétribution. Mais l'expérimentation humaine restait une méthode d'exception à laquelle il n'était pas permis d'avoir recours. C'est par rapport à cette pratique condamnable qu'un expérimentateur, conscient des risques auxquels il s'exposait, pouvait se dévouer pour élucider un problème biologique ou médical. Spontanément. L'auto-expérimentation est donc la seule méthode qui permet de contourner l'interdit qui pèse sur l'utilisation de l'homme comme sujet d'expérience. Dans la mesure où des expériences ne peuvent être concluantes que sur l'homme, il fallait bien que l'homme se prenne lui-même comme sujet d'expérience. Mais il est impossible de garantir que l'auto-expérimentation n'entraîne ni souffrance ni risque pour celui qui la pratique. S'agissant d'expériences dont l'issue est incertaine, l'expérimentateur ne peut que commencer par les faire sur lui-même. Conscience, donc, d'un risque qu'on ne veut pas faire courir aux autres. On s'accorde pour dire que l'auto-expérimentation doit être préférée à l'expérience sur autrui.

► BERNARD C., *Cahier de notes 1850-1860*, Paris, Gallimard, 1965. – CABANES M., « Les premiers âges de l'anesthésie », *Janus*, 1898-1999. – FOREGGER R., « Respiration experiments of Lavoisier », *Archives d'histoire des sciences*, 13, 1960, p. 102-106. – FOSTER W. D., *A History of parasitology*, Édimbourg/Londres, E. & S. Livingstone Ltd., 1965. – GROVE D. I., *A History of Human Helminthology*, Wallingford, Bookcraft (Bath) Ltd, 1990. – GRMEK M. D., *La Première révolution biologique*, Paris, Payot, 1990. – HARANT H., *Histoire de la parasitologie*, Paris, Palais de la Découverte, 1955. – KEAN B. H., MOTT K. E., RUSSELL ADAIR J., *Tropical Medicine and Parasitology*, Ithaca/Londres, Cornell Univ. Press, 1978, 2 vol. – PIQUEMAL J., *Essais et leçons d'histoire de la méde-*

cine et de la biologie, Paris, PUF, 1993. – ROTHSHUH K., *History of Physiology,* New York, R. E. Krieger Publishing Company, 1993. – SALOMON-BAYET C., *L'Institution de la science et l'expérience du vivant,* Paris, Flammarion, 1978. – SEGIN A., « Mémoires sur la respiration, la transpiration et la digestion », *Société philomatique de Paris, Rapports généraux des travaux,* 1, 1788-1792, p. 186-189.

François DELAPORTE

→ Bioéthique ; Drogue ; Droit ; Expérimentation animale ; Expérimentation humaine ; Fièvre jaune ; Hormone ; Parasitologie ; Peste ; Syphilis vénérienne ; Vivisection.

AUTO-IMMUNITÉ

Que le système immunitaire puisse produire des anticorps et des cellules sensibilisées contre les auto-antigènes, et ce faisant, soit source de maladie, est une idée qui date de la fin du XIXe s., comme tant d'autres concepts en immunopathologie. Pendant de nombreuses décennies cependant, les scientifiques comme les cliniciens refusèrent de penser que le corps pouvait s'attaquer lui-même de la sorte. À partir des années 1950, des preuves cliniques de plus en plus nombreuses avaient triomphé de ce scepticisme : l'étude des maladies auto-immunes devint un domaine légitime de l'immunopathologie. On fit de l'autosensibilisation la cause de tout un ensemble de maladies. Les avancées en matière d'immunologie transplantatoire et les nouveaux concepts inventés dans les années 1960 et 1970 dans le domaine de la régulation immunitaire aidèrent à acquérir une meilleure compréhension théorique des mécanismes par lesquels la tolérance aux auto-antigènes pouvait être rompue. À l'aube du nouveau millénaire les maladies auto-immunes continuent à défier immunologistes et cliniciens en dépit des avancées indéniables de la connaissance scientifique.

Paul Ehrlich et horror autotoxicus

Le concept d'auto-immunité fut inventé au début du XXe s. Au cours des dernières décennies du XIXe s., un certain nombre de chercheurs s'étaient intéressés à l'hypothèse que les réactions immunitaires provoquées par des agents pathogènes puissent produire divers composés toxiques, engendrant un état « d'auto-intoxication ». Au même moment Jules Bordet (1870-1961) et ses collègues démontrèrent qu'il était possible de produire expérimentalement des anticorps cytotoxiques. Ces deux découvertes laissaient penser que les réactions immunitaires dirigées contre les auto-antigènes pouvaient être responsables d'une façon ou d'une autre de la pathogénie de certains états maladifs.

En 1901, Paul Ehrlich (1854-1915), directeur de l'Institut de thérapeutique expérimentale de Francfort et père de la théorie des réactions latérales en chaîne sur la formation des anticorps, publia ce qui allait être une contribution essentielle aux débats concernant l'auto-immunité. Rendant compte du travail de Bordet et de ses collègues, il postula que, même si des auto-anticorps étaient produits, il leur était impossible d'agir *in vivo.* Selon Ehrlich, le corps « possède certains mécanismes qui empêchent la réaction immunitaire d'agir contre les propres composants de l'organisme et de donner naissance aux autotoxines ». Ehrlich donna à ce principe téléologique autoprotecteur le nom *d'horror autotoxicus,* ou horreur du dommage causé par l'organisme à lui-même.

La thèse d'Ehrlich (selon laquelle, dans des circonstances normales, l'auto-immunisation est empêchée ou inhibée par des mécanismes physiologiques) se révéla préparer la voie aux théories plus complexes que Sir Frank Macfarlane Burnet (1899-1985) et Niels Jerne (né en 1911) formulèrent au sujet de la régulation immunitaire plusieurs décennies plus tard. Et pourtant, paradoxalement, ainsi qu'Arthur Silverstein l'a affirmé dans son étude très complète sur l'histoire de l'immunologie, c'est précisément ce concept d'*horror autotoxicus* défini par Ehrlich – ou plutôt les contresens dont cette théorie a fait l'objet – qui a retardé la reconnaissance du rôle potentiel de l'auto-immunité dans l'apparition et la manifestation de certaines maladies.

Auto-immunité et maladies humaines

Bien que les contemporains d'Ehrlich aient comme lui refusé la thèse selon laquelle le système immunitaire pouvait endommager lui-même les tissus, un certain nombre d'observations cliniques et expérimentales réalisées au cours des premières années du XXe s. attirèrent l'attention des médecins sur le rôle que l'auto-immunité pouvait jouer en pathologie. Le caractère potentiellement néfaste de la réaction immunitaire fut à nouveau mis en lumière lorsqu'on prit conscience du rôle que jouait le système immunitaire dans la pathogénie des états d'hypersensibilité idiosyncrasiques et des troubles allergiques (asthme, rhume des foins, urticaire, anaphylaxie, maladie sérique, etc.). La démonstration répétée de l'action des hétéro-, des iso- et même des auto-anticorps sur les tissus et les organes humains allait dans le même sens. En 1900, par exemple, Sergei Metalnikoff (1870-1945), un zoologue russe travaillant à l'Institut Pasteur de Paris, démontra en laboratoire l'action cytotoxique des anticorps sur le sperme.

En 1904, la découverte du rôle joué par les anticorps dans la pathogénie d'une affection du sang assez rare contribua à stimuler davantage encore les études cliniques sur l'auto-immunité. Utilisant et prolongeant les travaux d'Ehrlich et Bordet sur les mécanismes cellulaires et biochimiques impliqués dans l'hémolyse immunitaire, deux médecins viennois, Julius Donath (1870-1950) et Karl Landsteiner (1868-1943), ce dernier également célèbre pour avoir découvert les principaux groupes sanguins humains, ce qui lui valut le prix Nobel en 1930, démontrèrent *in vitro* la présence d'auto-anticorps capables d'induire une hémolyse dans le sérum de patients atteints d'hémoglobinurie paroxystique au froid. Ils affirmèrent que c'était ces auto-anticorps qui après exposition au froid causaient les accès d'hémoglobinurie et de destruction des globules rouges caractéristiques de cette maladie. Bien que l'étude de Donath et Landsteiner soit controversée, il semblerait qu'il s'agisse de la première description précise d'une maladie auto-immune conditionnée par l'action des anticorps contre des auto-antigènes.

L'élucidation du mécanisme de l'hémoglobinurie paroxystique au froid fut suivie peu après par la découverte, au cours de la première décennie du XXe s., de nouveaux auto-anticorps et de leur rôle dans les maladies humaines. L'idée, formulée par certains cliniciens et scientifiques, selon laquelle l'ophtalmie sympathique liée à une plaie de l'œil peut s'expliquer immunologiquement fut renforcée lorsqu'on prouva qu'il existait des auto-anticorps contre des protéines du cristallin préalablement isolées. En 1909, on démontra que l'auto-immunisation consécutive à la destruction des tissus jouait également un rôle dans la pathogénie de la syphilis. Et dans les années qui suivirent, des études s'intéressèrent à la production des auto-anticorps dans les cas d'encéphalite et de maladies thyroïdiennes.

Au cours des années 1920 et 1930, l'intérêt clinique et expérimental pour l'auto-immunité diminua. Ce désintérêt s'explique, pour une bonne part, par les nouvelles orientations prises par les travaux des immunologistes pendant cette période. Ainsi que l'a suggéré Silverstein, après s'être très tôt penchés sur les bases biologiques et cellulaires des réponses immunitaires à la fin du XIXe et au début du XXe s., les immunologistes privilégièrent la compréhension biochimique de l'immunité, c'est-à-dire l'élucidation de la structure chimique des anticorps, des compléments, et de divers médiateurs immunologiques. Dans les années 1940 et 1950 cependant, l'immunologie connut une nouvelle transition. Stimulés par les progrès de la transplantation d'organes et par le regain d'intérêt pour les mécanismes immunologiques de la tolérance, les immunologistes, au sortir de la guerre, se penchèrent à nouveau sur l'immunologie cellulaire et sur les applications cliniques des études immunologiques, si bien que l'auto-immunité et son rôle potentiel dans les maladies humaines attirèrent à nouveau l'attention des scientifiques.

Dans les décennies qui suivirent la Seconde Guerre mondiale, on identifia des auto-anticorps et des lymphocytes sensibilisés précis dont on démontra qu'ils jouaient un rôle dans un certain nombre d'affections cliniques. En premier lieu, bon nombre d'études mirent en évidence le rôle joué par l'auto-immunité dans diverses maladies où n'intervenait qu'un seul type d'organe ou de cellule (c'est-à-dire les « maladies auto-immunes spécifiques d'organe » : orchite, anémie hémolytique, encéphalomyélite, thyroïdite, pemphigus vulgaire et bien d'autres encore). En outre, on démontra que l'auto-immunité intervenait dans la pathogénie de maladies moins localisées : rhumatisme chronique polyarticulaire, LED, et syndrome de Sjörgren. Dans toutes ces maladies, les manifestations pathologiques de la maladie étaient liées à la présence d'auto-anticorps agissant contre des auto-antigènes dans le corps entier. Ainsi tandis qu'on pensait que le LED était médiatisé par des anticorps antinucléaires, on estimait que les rhumatismes chroniques polyarticulaires étaient dus à l'action des anticorps à la fois contre le collagène et contre d'autres immunoglobulines.

Si pour certaines de ces maladies on établit que les manifestations cliniques et expérimentales étaient essentiellement dues aux auto-anticorps (ainsi qu'à l'activation du complément ou à la production des complexes immuns circulants), pour d'autres d'entre elles en revanche, on pensait que les lésions des tissus résultaient de mécanismes cellulaires impliquant des lymphocytes sensibilisés. Il est significatif que les divers mécanismes cellulaires et humoraux que l'on associa aux maladies auto-immunes dans les années 1950 et 1960 recoupent pour une bonne part ceux qui furent jugés responsables de la pathogénie de tout un ensemble d'états d'hypersensibilité. En raison des liens indubitables avec l'hypersensibilité (c'est-à-dire l'allergie) d'une part, et de la volonté croissante d'apporter davantage de clarté sémantique et conceptuelle au sein du domaine immunologique d'autre part, les scientifiques et les cliniciens préférèrent longtemps l'expression d' « auto-allergie » à celle d' « auto-immunité ».

Dans les années 1950 et 1960, à mesure qu'on avançait à grands pas dans la compréhension du rôle de l'auto-immunité dans les maladies humaines, l'étude des maladies auto-immunes devint un domaine légitime d'investigation scientifique et de recherche clinique. Les publications et les colloques fleurirent. En Grande-Bretagne, par exemple, les premiers numéros de *Clinical and Experimental Immunology,* le journal officiel de la British Society for Immunology, publié pour la première fois en 1966, furent dominés par des articles sur l'identification et l'action des auto-anticorps dans des contextes cliniques et expérimentaux. En outre, le premier numéro de la revue contenait le compte rendu des actes de deux colloques internationaux sur l'auto-immunité, dont le premier s'était tenu en 1964 à l'Académie des Sciences de New York, et le second avait été organisé la même année à Londres par l'Académie internationale de pathologie. Résumant les actes du second colloque, un des auteurs observa qu'une « série de livres, de comptes rendus, de colloques, et d'articles divers sur l'auto-immunité indique depuis quelques mois que ce domaine est mieux reconnu, et témoigne de son importance dans les domaines de l'investigation médicale et de la médecine clinique ». À la fin des années 1960, le scepticisme des scientifiques et des cliniciens quant à l'idée que l'auto-immunité puisse être un facteur de maladie (selon la formule ancienne de l'*horror autotoxicus* d'Ehrlich) s'était estompé.

Tolérance et auto-immunité

Dans les années 1950 et 1960, le regain d'intérêt clinique et scientifique pour l'auto-immunité, tout comme la description de plus en plus précise de ses manifestations, durent beaucoup aux progrès de l'immunologie transplantatoire et à la curiosité grandissante pour les mécanismes biologiques à l'origine de la tolérance immunologique. Au milieu des années 1940, un immunologiste américain, Ray Owen, avait montré sur du bétail que les animaux dizygotes dont les circulations sanguines avaient communiqué entre elles *in utero* toléraient réciproquement leurs globules rouges après la naissance. Les résultats d'Owen intéressèrent immédiatement non seulement les immunologistes qui étudiaient la formation des différents anticorps, mais également les cliniciens et les scientifiques qui essayaient d'élucider – pour mieux les bloquer – les processus biologiques responsables du rejet des organes et des tissus. En particulier, F. Macfarlane Burnet, directeur du Walter and Eliza Hall Institute en Australie, ainsi que Peter Medawar (1915-1987) et ses collègues (qui travaillaient à Londres) ne se contentèrent pas de formuler des théories nouvelles sur la formation des anticorps (en particulier la théorie de la sélection clonale de Burnet) : ils démontrèrent également le rôle joué par les réactions immunologiques dans le rejet des greffes et étudièrent les différents moyens d'induire la tolérance immunologique.

Ces contributions fondamentales pour l'immunopathologie, pour lesquelles Burnet et Medawar reçurent le prix Nobel en 1960, aidèrent à mieux contrôler les rejets lors des transplantations d'organes et ouvrirent une ère nouvelle d'héroïsme chirurgical. Par ailleurs, à mesure qu'ils comprenaient mieux les circonstances dans lesquelles la tolérance était induite, et plus encore rompue, les cliniciens et les chercheurs s'intéressèrent de plus en plus à l'auto-immunité, relançant ainsi la quête de nouvelles méthodes thérapeutiques face aux maladies auto-immunes.

Dans l'ensemble, les traitements reposent sur trois stratégies. Tout d'abord, on a cherché à réduire l'inflammation caractéristique des maladies auto-immunes en supprimant la réaction inflammatoire au moyen de médicaments tels que les corticostéroïdes. On a par ailleurs mis au point des immunosuppresseurs et des substances cytotoxiques pour inhiber la production des auto-anticorps et des lymphocytes sensibilisés dont l'action est dirigée contre les auto-antigènes. Enfin dans des maladies telles que le diabète (qui résulte parfois de la destruction auto-immune des cellules ß pancréatiques) on a pu compenser la destruction des tissus par une thérapie de substitution (comme l'insuline dans le cas du diabète). Cependant, le véritable espoir de guérison des maladies auto-immunes pourrait bien résider dans les recherches que l'on mène actuellement pour restaurer la tolérance aux auto-antigènes. Il est significatif qu'une des principales méthodes pour ce faire consiste à créer des anticorps spécifiquement dirigés contre les déterminants antigéniques portés par les auto-anticorps ou les récepteurs des lymphocytes, ce qui permet de bloquer la réaction contre les auto-antigènes. De cette façon, la thérapie vise à reproduire les processus de régulation immunitaire qui, normalement, modèrent ou inhibent la production d'auto-anticorps.

Auto-anticorps et régulation immunitaire

Lorsque Ehrlich introduisit la notion d'*horror autotoxicus* au début du XXe s., il formula l'hypothèse que dans des circonstances normales, le corps contrôle et inhibe ce qui, en lui, serait susceptible de conduire à une réaction immunitaire dirigée contre lui-même. Plusieurs années plus tard, lorsque les immunologistes réexaminèrent les mécanismes cellulaires de l'immunité et de la tolérance, ils se posèrent à nouveau la même question cruciale : comment le système immunitaire évite-t-il de se retourner contre lui-même ? Entre 1940 et 1960, dans le cadre de ses travaux sur la formation des anticorps, à l'issue desquels il formula sa théorie de la sélection clonale, qui descendait elle-même de la théorie des réactions latérales en chaîne énoncée pour la première fois par Ehrlich en 1897, Burnet postula que les lymphocytes qui réagissaient contre les auto-antigènes étaient régulièrement détruits durant le développement embryonnaire, ce qui empêchait les maladies auto-immunes de se développer. Tandis qu'on avait de plus en plus de preuves du rôle des auto-anticorps dans certaines maladies, la délétion clonale au sens strict semblait de moins en moins probable. Par conséquent, les immunologistes se mirent à étudier les mécanismes qui, d'ordinaire, contrôlent et régulent les différentes facettes de la réponse immunitaire.

Dans les années 1960, renouant avec un courant d'idées traditionnel sur la formation et la fonction des anticorps – courant immunologique parfois marginal mais illustré par les travaux d'Ehrlich, Bordet et Alexandre Besredka – les scientifiques commencèrent à suggérer que la production des anticorps et des lymphocytes sensibilisés était régie par l'action des cellules réactives et des anticorps eux-mêmes : le système immunitaire constituait ainsi un réseau de cellules et de molécules qui s'autorégulait. Dans ce domaine, la contribution de Niels Jerne, si elle ne fut pas la première, fut néanmoins l'une des plus importantes. Né à Londres en 1911, Jerne étudia à Leyde et Copenhague, puis travailla dans plusieurs services et instituts (en particulier l'OMS) avant de devenir en 1969 le directeur de l'Institut Immunologique de Bâle. S'intéressant surtout aux théories de la sélection naturelle appliquées à la formation des anticorps, Jerne inventa au début des années 1970 ce qui devint la « théorie des réseaux idiotypiques ». Selon lui, les anticorps circulants dirigés contre les auto-idiotypes (c'est-à-dire les déterminants antigéniques correspondants aux sites des anticorps) étaient responsables de la tolérance, entretenaient celle-ci et empêchaient l'auto-immunité. Lorsque ce réseau d'auto-anti-idiotypes régulateurs était altéré d'une façon ou d'une autre (par divers mécanismes pathologiques ou à la suite d'une blessure), la tolérance pouvait être rompue à son tour, et des maladies auto-immunes pouvaient survenir. La théorie des réseaux de Jerne n'offrait pas seulement aux immunologistes une explication de la façon dont se constituent les répertoires des anticorps, ni des règles régissant leur production : elle éclairait également les cliniciens sur les mécanismes qui sous-tendent l'auto-immunité. C'est pour une bonne part à cet éclairage théorique sur le système immunitaire, confirmé expérimentalement par diverses études, que l'on doit les nouvelles approches thérapeutiques.

Conclusion

L'auto-immunité a longtemps déjoué la sagacité des immunologistes et des cliniciens. Pendant de nombreuses décennies il semblait paradoxal que le système immunitaire, conçu de façon téléologique pour protéger l'organisme, puisse s'endommager lui-même. Forts de la formule d'Ehrlich sur l'*horror toxicus,* de nombreux scientifiques et cliniciens refusaient d'admettre l'existence de maladies et de lésions tissulaires auto-immunes. Dans les années d'après-guerre pourtant, des preuves de plus en plus nombreuses de la présence et du rôle des auto-anticorps et des lymphocytes sensibilisés convainquirent peu à peu les chercheurs, d'une part, que le système immunitaire constituait un réseau très contrôlé de cellules et de molécules immunologiquement réactives et, d'autre part, que toute perturbation du réseau pouvait se traduire par une maladie : qu'il s'agisse par exemple de la thyroïdite auto-immune dans laquelle les lésions sont limitées à un organe, de la polyarthrite rhumatoïde où les lésions tissulaires sont plus étendues, ou du LED. Encouragés, dans le même temps, par une meilleure compréhension des mécanismes de la tolérance et du rejet transplantatoires, les cliniciens ont essayé d'utiliser les connaissances acquises en matière de pathogénie des maladies auto-immunes pour mettre au point de nouvelles stratégies thérapeutiques, redonnant ainsi espoir aux patients atteints de polyarthrite rhumatoïde, et à bien d'autres.

► BRENT L., *A History of Transplantation Immunology,* San Diego, Academic Press, 1997. – BURNET F. M., FENNER F., *The Production of Antibodies,* 2e éd., New York, Macmillan, 1949. – EHRLICH P., *The Collected Papers of Paul Ehrlich,* New York, Pergamon, 1973. – JANEWAY C. A. et al., *Immunobiology : the Immune System in Health and Disease,* New York, Garland Publishing, 2001. – MACKAY I. R., BURNET F. M., *Autoimmune Diseases,* Illinois, Thomas, 1963. – MAZUMDAR P. M. H., *Species and Specificity: An interpretation of the History of Immunology,* Cambridge, Cambridge Univ. Press, 1995. – MOULIN A. M., *Le Dernier Langage de médecine,* Paris, PUF, 1991. – MOULIN A. M., CAMBROSIO A. (éds), *Singular Selves : Historical Issues and Contemporary Debates in Immunology, Dialogues entre soi : questions historiques et débats contemporains en immunologie,* Paris, Elsevier, 2001, p. 155-164. – ROITT I. et al., *Lancet,* 1956, ii, p. 820. – ROSE N. R., MACKAY I. R. (éds), *The Autoimmune Diseases,* New York, Academic Press, 1985. – SILVERSTEIN A. M., *A History of Immunology,* San Diego, Academic Press, 1989. – TAUBER A. I., *The Immune Self : Theory or Metaphor ?,* Cambridge, Cambridge Univ. Press, 1994. – WAKSMAN B. H., « Experimental allergic encephalomyelitis and the autoallergic diseases », *International Archives of Allergy and Applied Immunology,* 14, supplément, 1959. – WITEBSKY E., ROSE N. R., *Journal of Immunology,* 76, 1955, p. 408.

Mark JACKSON
(Trad. Mickael Popelard)

→ Allergie ; Bactériologie ; Greffe ; Immunologie ; Immunothérapie ; Transplantation.

AVORTEMENT

L'avortement provoqué élimine volontairement le produit de la génération avant qu'il soit viable. Cette pratique, très ancienne, pose de graves questions. L'embryon humain (ou le fœtus) a-t-il une existence propre ? Appartient-il à la femme qui l'a conçu et qui le porte ? À l'homme qui l'a engendré ? À la collectivité qui doit accueillir le nouveau-né ? Qui a qualité pour donner des avis à ce sujet ? Les médecins ? Les prêtres ? Les juges ? Les réponses ont beaucoup évolué au cours des siècles ; elles en disent long sur les fondements éthiques, juridiques, scientifiques, philosophiques d'une culture ainsi que sur les relations sociales et sur les rapports entre les sexes. En Occident, depuis l'Antiquité, on peut distinguer quatre étapes.

Les sociétés antiques

Le serment d'Hippocrate interdit au médecin de prêter son concours à l'avortement : « Je ne donnerai jamais d'abortif à une femme. » Et pourtant presque tous les traités de médecine antique proposent sans distinction de nombreuses recettes tant contraceptives qu'abortives : recettes mécaniques (sauter en touchant les fesses avec les talons), recettes empiriques (à base de plantes comme l'armoise, la sabine, l'absinthe, la rue) ; ou recettes magiques (mêlant des crottes de chèvre, des poils de lièvre, de la peau de serpent ou de chauve-souris...). C'est que l'aménorrhée ne signifie pas forcément la grossesse : la « malade » veut qu'on fasse revenir ses menstrues. Et d'un autre côté, selon la science grecque, le processus de la génération est comparable à celui de la fabrication du fromage : le sperme, agissant comme la présure, fait coaguler le sang de la femme, mais la coagulation n'est pas instantanée ; elle demande, dit Aristote, quarante jours pour un garçon, quatre-vingt-dix jours pour une fille. Si on intervient avant la fin de la coagulation on empêche seulement la conception, ce qui est permis. Au-delà, et surtout après que le fœtus a bougé, toute intervention est à éviter. Il ne s'agit pas de protéger le fœtus, mais de respecter les droits du géniteur qui seul a qualité pour décider qu'une femme fécondée peut se débarrasser de sa grossesse ?

La puissance paternelle est la pierre d'angle du droit civil antique. Le *pater familias*, à la fois chef de famille et citoyen, doit élever des enfants pour honorer ses ancêtres et pour renouveler les forces de la cité. Certes la prudence l'invite à limiter ses charges. Mais il peut écarter un rejeton indésirable, en le faisant « exposer » loin de sa demeure, à la grâce des dieux. Il n'a donc pas besoin de pousser son épouse à avorter. De son côté la *mater familias* n'est jamais que l'épouse du *pater familias :* si elle se fait avorter sans permission, elle est soupçonnée d'adultère et le plus souvent répudiée. Le fœtus n'a pas d'importance, mais la puissance paternelle doit être respectée. C'est au père de punir, il n'a pas à saisir le juge. Une épouse vertueuse doit-elle donc subir un nombre illimité de grossesses et de parturitions ? Il semble que non. Aristote *(La Vie des animaux)* déclare que la plupart des femmes répugnent à avoir plus de trois enfants. Et cinq siècles plus tard, la législation d'Auguste va dans le même sens : pour qu'un citoyen romain puisse recevoir un héritage, la loi exige qu'il ait au moins trois enfants légitimes. Rien n'interdit évidemment à des époux de procréer ensemble autant qu'ils veulent. Mais l'épouse, une fois son devoir accompli et ses trois enfants mis au monde, peut demander à suspendre les relations conjugales ; sa chasteté sera louée par tous les moralistes.

L'époux peut avoir envie de varier ses plaisirs. Les moyens ne lui manquent pas, depuis la liaison stable avec une concubine de prédilection jusqu'aux rapports avec des esclaves, prostitués ou non, quels que soient leur âge et leur sexe. Par accord tacite, l'homme peut alors se désintéresser des conséquences. Fécondées, les partenaires accessoires sont souvent réduites à avorter, à leurs risques et périls. Les « contraceptifs » (selon la définition antique) qu'elles emploient – et dont elles se transmettent les recettes – sont peu efficaces et souvent dangereux. Le moindre mal pour elles c'est quand les drogues ou pessaires leur infligent une stérilité définitive... Si l'avortement se passe bien, la loi l'ignore. En revanche il est punissable s'il a provoqué la mort de la patiente : il est alors assimilé à un crime (l'empoisonnement) et châtié comme tel, le châtiment pouvant aller jusqu'à la peine capitale pour celle ou celui qui a procuré les drogues à la victime. Nul ne se soucie du fœtus éliminé.

Les stoïciens ont été les premiers à blâmer l'avortement quelles qu'en soient les circonstances. Bien insérés dans la société, bien informés sur les lois et sur les pratiques, ils refusent pourtant l'indifférence morale de leurs concitoyens. Leur réticence s'appuie sur deux principes. Le premier c'est la recherche de la sagesse et de la mesure. Toute passion qui arrache l'homme au contrôle de la raison est nuisible. Musonius Rufus (Ier s. av. J.-C.), qui fut le maître d'Épictète, enseigne que les rapports conjugaux sont répréhensibles quand ils ont le seul plaisir pour but. Sénèque qualifie d'illégitimes des relations ardentes entre époux : les rapports conjugaux, dit-il, ne se justifient que pour le bien de l'État et de la race humaine, donc pour la reproduction. L'autre principe stoïcien c'est la morale naturelle : puisque la procréation est nécessaire à la perpétuation de l'espèce, les rapports conjugaux doivent être féconds. Les procédés contraceptifs et abortifs sont donc doublement immoraux en ce qu'ils portent atteinte à la fois au principe de modération et aux lois de la morale naturelle. Mais les stoïciens se bornent à énoncer les préceptes de la sagesse : leur système philosophique reste à distance de la morale quotidienne. L'avortement reste, à leurs yeux, une affaire privée.

Les chrétiens accueillent la philosophie stoïcienne mais en la lestant d'injonctions beaucoup plus impératives. Tout rapport conjugal qui n'obéit pas à la loi de génération outrage la nature et la volonté divine. Dès le IIe s., cette loi est énoncée par Origène et Clément d'Alexandrie, au IIIe s. par Lactance, au IVe par saint Jérôme, saint Jean Chrysostome, saint Augustin. Dans le mariage, le plaisir sexuel perd progressivement sa légitimité au profit de la transmission de la vie

Les sociétés chrétiennes

La nouvelle doctrine, dès les premiers siècles, dénonce comme un crime la destruction du produit de la génération. L'être humain n'est pas un animal : il a été créé par Dieu à son image, racheté du péché originel par le sang du Christ puis, après sa naissance, par le baptême. L'acte de chair doit assurer la reproduction des enfants de Dieu. Tout ce qui s'oppose à cette fin est péché mortel, les coupables étant passibles de la damnation éternelle. Pourquoi la faute est-elle aussi grave ? Parce que l'avortement ne détruit pas seulement le corps de l'être en gestation, mais aussi son âme ; il attente non seulement à sa vie terrestre, mais à son salut éternel. En effet un être humain ne peut accéder au paradis, où il contemplera la face de Dieu tout-puissant et où il connaîtra les béatitudes éternelles, que s'il a reçu le baptême chrétien ; il faut donc qu'il voie le jour.

Cette exigence spirituelle transforme les responsabilités des adultes concernés : désormais le fœtus devient objet de sollicitude, ce qui pose de multiples « cas de conscience ». Par exemple, une femme est-elle coupable si elle « perd son fruit » à la suite d'une imprudence (par exemple si elle a trop dansé à la fête...) ? Un mari est-il coupable s'il inflige à sa femme un châtiment assez rude pour provoquer une fausse couche ? Les manuels de confession multiplient les exemples. Le dilemme le plus préoccupant c'est l'éventualité de l'avortement thérapeutique. Si une grossesse met en péril la vie de la future mère, est-il permis de sauver celle-ci en lui procurant un avortement ? Certains religieux, certains médecins répondent par la négative et invitent la femme à faire pénitence pour se préparer à bien mourir. D'autres dénoncent le fœtus comme « un agresseur » contre lequel on peut défendre la femme. Louise Bourgeois, accoucheuse de la reine Marie de Médicis, a pratiqué au moins un avortement thérapeutique, et se félicite d'avoir sauvé la vie de la patiente ; elle dit avoir baptisé le fœtus avant qu'il ne meure. En pratique, les mœurs s'adaptent. Comme la pensée occidentale reste largement dominée par la science grecque jusqu'au XVIe s. et au-delà, médecins et praticiens restent convaincus que l'avortement provoqué n'est un crime que si le fœtus était animé. Même dans ce cas, les coupables, si leur repentir est sincère, peuvent obtenir la rédemption de leur faute grâce au sacrement de pénitence.

Cependant, des efforts s'organisent pour prévenir l'avortement, à la fois par la répression et par la protection des femmes enceintes. Pendant presque deux siècles, de la fin du XVe à la fin du XVIIe, la chasse aux sorcières sévit dans tout l'Occident. Sorcellerie et sexualité ont partie liée : les « suspectes » avouent, sous la torture, copuler avec le diable, rendre les hommes impuissants, provoquer des avortements, assassiner les nouveau-nés. L'Église travaille à une acculturation des masses rustiques, elle cherche à imposer une morale du sexe, la discipline des corps, le sens du péché. Les femmes, surtout les vieilles femmes, détiennent des savoirs empiriques ou magiques, transmis de mère en fille, ou entre voisines. Ceux qui brûlent les sorcières veulent éliminer ces savoirs suspects : une culture masculine savante affronte et supplante une culture féminine traditionnelle.

La méfiance des clercs s'en prend aussi aux matrones dont le rôle social déborde largement le domaine de l'accouchement. L'accoucheuse est un personnage central : confidente et conseillère des femmes « grosses », ses pouvoirs réels et symboliques la rendent suspecte. Au cours du XVIe s., les municipalités réglementent l'exercice des « sages femmes », tenues désormais de se regrouper en corporations sous le contrôle des chirurgiens. Dès lors les différents pouvoirs, religieux, médical, politique, se servent d'elles pour agir sur les populations, et surtout pour moraliser les femmes. Cette moralisation fut sans doute laborieuse, jamais achevée. On trouvait de la sabine, de la rue, du seigle ergoté dans les potagers campagnards. La liberté sexuelle, privilège aristocratique, plaçait certaines « dames galantes » en situation délicate...

D'autres précautions sont prises. Dès la fin du XVe s., l'ouverture de « tours » (cylindres pivotants) à la porte des hospices permet l'abandon anonyme des nouveau-nés indésirables. Un important édit du roi Henri II (1556) impose à toute femme enceinte hors mariage de déclarer sa grossesse aux pouvoirs publics, faute de quoi elle serait passible de la peine de mort si son enfant venait à mourir sans baptême. Les curés ont lu et relu cet édit en chaire, périodiquement, pendant les XVIIe et XVIIIe s. Il s'agissait surtout de prévenir l'infanticide, ainsi que le baptême « hérétique » (les guerres de religion sévissaient) mais on voulait aussi réduire l'avortement. La déclarante était confiée le plus souvent à une sage-femme qui la surveillait, ou bien à une institution religieuse qui la gardait en internat. Dès la naissance, l'enfant était baptisé ; sa mère pouvait l'emmener, ou l'abandonner à l'hospice, en toute liberté.

En élevant le fœtus au rang de créature sacrée, la chrétienté a donc transformé le statut éthique et juridique de l'avortement : ce n'est plus une affaire privée relevant de la seule responsabilité des géniteurs ; c'est une affaire de morale publique, un crime qui doit alerter la conscience collective.

Les sociétés modernes

Au cours du XVIIIe s., la philosophie des Lumières s'impose à côté des disciplines chrétiennes ; elle réduit l'emprise du clergé et prépare l'avènement des sociétés modernes laïcisées. Elle éclaire aussi d'un jour nouveau l'ambivalence de l'avortement, affaire privée, affaire publique. En proclamant la liberté de l'individu et l'autonomie du ménage (par rapport au lignage), elle donne à entendre que la procréation est affaire privée. Mais les économistes, de leur côté, affirment que « la richesse des nations » dépend du nombre et de la qualité de leurs habitants : l'avortement est condamnable dans la mesure où il empêche de naître un futur citoyen qui aurait pu contribuer au progrès de la nation. C'est désormais l'intérêt collectif qui fonde la valeur du fœtus. L'éthique laïque s'affirme donc fondamentalement différente de l'éthique chrétienne, même si l'une et l'autre ont des égards pour le produit de la génération. L'éthique laïque ne peut fonctionner que si elle réussit à concilier ses deux principes : liberté de l'individu et intérêt collectif. Ces nouveaux fondements philosophiques inspirent les lois et les mœurs en Occident pendant tout le XIXe s. et la majeure partie du XXe, mais le contexte social évolue rapidement.

Le XIXe s., durant ses deux premiers tiers, peut être décrit comme une phase de transition. Les disciplines chrétiennes restent fortes, surtout pour les femmes. La législation issue des Codes napoléoniens est très répressive. L'article 317 du Code pénal (1810) définit l'avortement comme un crime, relevant de la cour d'assises ; de lourdes peines de réclusion frappent les coupables. Mais ces dispositions ne sont guère appliquées. L'avortement, en raison même de son ambivalence qui trouble les consciences, reste tabou ; sa clandestinité arrange tout le monde. On croit, on feint de croire, qu'il est réservé aux prostituées, à des marginales vicieuses. En fait, les rares procès révèlent surtout les inégalités sociales. Alors qu'on avorte dans tous les milieux (les correspondances privées en attestent), les accusés sont presque toujours de petites gens. Celle qui veut avorter est le plus souvent une fille modeste, une servante, une ouvrière « séduite et abandonnée ». Ses « complices » sont des empiriques, guérisseurs ou rebouteux ; ou encore des sages-femmes. Tous font payer très cher leurs services. Reconnus coupables, ils sont punis de quelques mois de prison. Si un médecin se trouve compromis, il n'est guère inquiété : la solidarité entre notables joue en sa faveur ; au besoin, le maire de la commune fournit un « certificat de moralité » qui pèse lourd auprès des juges.

Au cours de l'année 1852, en février-mars, un débat passionne l'Académie de médecine à propos de l'avortement thérapeutique, laissé dans l'ombre jusque-là. Ce débat oppose les abstentionnistes, qui refusent de mettre à mort le fœtus, même pour sauver la vie de celle qui le porte, aux interventionnistes qui se présentent comme les apôtres du progrès scientifique. L'Académie se prononce pour l'intervention : elle affirme donc la supériorité de la vie temporelle de la mère sur la vie spirituelle du fœtus. C'est là un seuil important.

Peu à peu, une meilleure connaissance de l'anatomie et de la physiologie féminines permet des interventions plus efficaces et moins dangereuses que les drogues et les sauts d'antan. Les techniques progressent. On se sert d'une aiguille à tricoter pour percer la poche des eaux, puis, de plus en plus souvent d'une canule pour injecter de l'eau savonneuse dans l'utérus. Au seuil du XXe s., ce procédé se banalise : des professionnels, médecins et sages-femmes, proposent leurs services dans la presse de manière à peine voilée. Le nombre des avortements augmente partout, car les conditions économiques, sociales et culturelles sont de plus en plus favorables à la limitation des naissances. Des couples légitimes décidés à maîtriser leur fécondité recourent à l'avortement. De nouveaux apôtres, les néomalthusiens, prêchent la réduction des naissances, et vont aux portes des usines distribuer des tracts aux jeunes ouvrières.

La réaction qui se déclenche à la fin du siècle étonne par son ampleur. Les responsables politiques prennent conscience de la « dénatalité » qui affaiblit la nation. Les émules de Darwin redoutent une perturbation de la « sélection naturelle » et une « décadence » de la « race » blanche. Les médecins font savoir que, même avant de bouger, le fœtus a déjà forme humaine. Tous vitupèrent les femmes douillettes et vaines, qui se dérobent à la fonction maternelle. Il faut souligner que les féministes de la « première vague », les « suffragettes » qui militent pour la maîtrise de la fécondité, réclament la libéralisation de la contraception, mais condamnent elles aussi le recours à l'avortement.

La Première Guerre mondiale – quatre années d'hécatombe – aggrave le déficit démographique et conduit les États à penser l'avortement dans le cadre d'une politique de population.

Les interventions politiques

Après 1918 tous les États occidentaux sont natalistes, aucun n'hésite à bousculer les frontières de la vie privée ; mais leurs modes d'intervention dépendent de leur philosophie politique.

Les socialistes marxistes d'URSS, soucieux de faire « table rase », d'abolir les disciplines religieuses et les structures de la famille « bourgeoise », libéralisent l'avortement dès 1920. Mais l'instabilité des couples, la démission des pères conduisent les femmes au refus d'enfanter. À Moscou en 1934, on compte trois avortements pour une naissance, les infanticides et les abandons se multiplient. Il faut faire machine arrière, réglementer étroitement l'avortement, et glorifier les « Mères héroïnes »...

Les États libéraux, anglo-saxons et scandinaves, entreprennent de moraliser le *birth control*, en le dissociant de l'amour libre, pour le proposer aux couples légitimes et responsables. En Suède, après 1935, l'avortement est légalisé, les contraceptifs et l'éducation sexuelle sont largement diffusés. On fait appel au civisme des ménages, on les associe aux objectifs démographiques.

Les dictatures occidentales frappent l'avortement de sanctions sévères. Les fascistes mussoliniens en font un crime d'État. Toutefois les nazis l'utilisent aussi comme instrument de l'eugénisme raciste : une loi permet de faire avorter par force les gestantes non aryennes (juives, noires, tsiganes) ; elles sont ensuite stérilisées.

En France, où la réduction des naissances était depuis longtemps inscrite dans les mœurs, les hommes d'État, de gauche comme de droite, font tout pour l'enrayer. Ils commencent par promulguer des lois répressives (qualifiées de « scélérates » par les féministes). Celle du 31 juillet 1920 punit d'emprisonnement et d'amende la provocation à l'avortement et la propagande anti conceptionnelle : elle vise à bâillonner les néomalthusiens. Celle du 17 mars 1923 fait de l'avortement un délit justifiable du tribunal correctionnel (pour faciliter la répression) : la femme n'est punie d'une peine légère que si elle a obtenu l'avortement ; en revanche, ceux qui se livrent aux manœuvres abortives risquent de un à cinq ans de prison, de 500 à 10 000 F d'amende. Peu après, des mesures favorables à la procréation sont mises en œuvre : assurance maternité (1928), allocations familiales

(1932), « Code de la famille » (1939). Le gouvernement de Vichy renforce la répression. L'avortement, qualifié ici aussi de crime d'État, est sanctionné avec une extrême rigueur : en 1943, 4 000 procès ont lieu, une avorteuse est condamnée à mort et guillotinée, une autre condamnée à la prison à vie. En même temps les mères sont mobilisées au service de la Révolution nationale : la célébration de la fête des mères devient obligatoire.

Après la fin de la Seconde Guerre mondiale, l'avortement reste partout réglementé. En France les « lois scélérates » sont toujours en vigueur, mais de plus en plus détestées.

Simone de Beauvoir, dans *Le Deuxième Sexe* (1949) en dénonce clairement les odieuses conséquences. En effet, on l'oublie trop, le baby boom coïncide avec un apogée de l'avortement clandestin : dans les années 1950 il s'en fait de 300 000 à 500 000 par an (pour 800 000 naissances vivantes) entraînant la mort de 300 à 500 patientes. Les dames des beaux quartiers trouvent toujours, moyennant finances, des cliniques accueillantes et des médecins complaisants. Les femmes de milieu modeste en sont réduites aux faiseuses d'anges ; en cas d'accident on les porte à l'hôpital, où des médecins vertueux les curettent sans anesthésie en les traitant de salopes. En vérité, l'interdit pesant sur cette pratique en voie de banalisation prend l'allure d'une monumentale hypocrisie, dénoncée par les militantes – et des militants – de plus en plus nombreux. Toutes les Occidentales sont désormais citoyennes à part entière, pourvues de droits civils et politiques : ralliées à un nouveau féminisme (la « deuxième vague »), elles entreprennent de changer les lois, pour conquérir un nouvel *habeas corpus*, propre au deuxième sexe.

Féminisme et médicalisation

La pilule a été le premier symbole de la libération sexuelle. Grâce à elle (et au stérilet) les femmes disposaient de techniques sûres et presque sans risque pour maîtriser leur fécondité. Pourtant, il s'est bientôt avéré que l'avortement restait indispensable. Que faire en effet si la contraception échoue, ou si un événement imprévu remet en question un projet d'enfantement ? Il faut compter aussi avec l'ambivalence du désir : telle jeune femme qui cesse de prendre la pilule pour vérifier sa fécondité n'est pas toujours décidée à choyer un bébé. Est-il souhaitable de laisser naître un enfant non désiré, qui risque d'être mal accueilli et mal aimé ? Un véritable retournement éthique s'opère : le droit d'être aimé devient opposable au droit de vivre. Dès lors, pour les féministes actives, l'avortement libre supplante la pilule comme symbole d'émancipation. Mais cette exigence rencontre une vive hostilité. L'Église catholique n'est pas seule à voir dans l'avortement le meurtre d'un « être humain potentiel ». Face aux objections, le discours féministe se durcit, se radicalise. « Maternité esclave », « maternité aliénation » ! Agressives, virulentes, scandaleuses, les militantes se réclament de Lilith et des sorcières, bafouant l'ange du foyer, la fée du logis, mythes fondateurs de la culture féminine bourgeoise. Grâce à une nouvelle technique, la méthode Karman (par aspiration), qui rend l'intervention facile et rapide, elles avortent un peu partout, parfois en public, narguant une police débordée...

Il faut rappeler que le contexte socio-économique ne leur est pas défavorable : d'une part les natalistes sont rassurés par le *baby-boom*, d'autre part l'expansion économique sans précédent qu'on appelle « les trente glorieuses » crée un besoin de main-d'œuvre ; les employeurs souhaitent embaucher des femmes, travailleuses dociles, capables, moins coûteuses que les hommes, mais sujettes à des enfantements qui perturbent la marche des entreprises ; il faut leur permettre de « choisir » le moment de procréer.

L'interruption volontaire de grossesse (IVG) a été libéralisée en Europe occidentale entre le milieu des années 1960 (Grande-Bretagne : 1967) et le milieu des années 1980 (Portugal et Espagne : 1984), à l'exception de l'Irlande ; en France la loi Veil date de janvier 1975 (confirmée en 1979). Aux États-Unis la Cour suprême inscrit la libéralisation dans le droit constitutionnel fédéral en 1973, ce qui oblige les États de l'Union à s'y conformer. Dans tous les pays des règlements divers imposent la médicalisation des interventions et leur enregistrement. Le corps fécond des femmes n'échappe donc pas au contrôle social. Les lois sont plus ou moins libérales. Aux Pays-Bas, une femme peut demander une IVG jusqu'à vingt-deux semaines (soit tant que le fœtus n'est pas viable) ; une éducation sexuelle précoce (dès l'école maternelle), un rôle actif des médias permettent à ce pays d'afficher le taux d'avortement le plus bas du monde (environ 5 % des grossesses). En France la demande d'IVG n'était recevable que jusqu'à dix semaines de grossesse ; ce délai a été porté à douze semaines en 2001 après de vifs débats. L'éducation sexuelle étant mal assurée, le nombre des IVG a peu diminué : 220 000 par an en moyenne.

Quoi qu'il en soit, la dépénalisation, même conditionnelle, de l'avortement a été vécue comme une grande victoire par la majorité des femmes. Elles sont désormais toutes égales face au refus de grossesse. Responsables de la maternité elles le sont aussi de la paternité, puisqu'elles peuvent priver leur partenaire de progéniture. Échappant enfin à l'emprise de la nature, elles disposent d'une maîtrise quasi absolue sur leur propre corps, et même sur la reproduction tout entière : elles ont acquis, dit le sociologue Louis Roussel, « droit de vie et de mort sur les sociétés occidentales ».

Mais ce pouvoir inouï n'est pas toujours facile à exercer. Certains hommes dénoncent « l'arbitraire » féminin qui s'oppose à leur désir de paternité. D'autres se déresponsabilisent sans scrupule.

Les adversaires de l'avortement ne désarment pas : mobilisés par des associations telles que « Pour la vie », ou « Laissez-les vivre », ils tentent des actions de commando contre les cliniques et les soignants qui pratiquent l'IVG. Ces derniers, à la longue, se démotivent, se détournent d'une opération qui apporte peu de prestige et rapporte peu d'argent. Du côté des jeunes femmes qui souhaitent avorter, certaines sont accablées d'avoir à prendre seules une telle décision : l'entretien préalable (imposé par la loi Veil) révèle que bon nombre d'entre elles demandent une IVG non pas par choix, mais au contraire parce qu'elles n'ont pas le choix... Un nouveau médicament, le RU486, permettrait aux femmes de se délivrer pratiquement seules, chez elles : elles ne semblent pas pressées de se l'approprier.

Resurgit périodiquement le débat éthique relatif aux droits du fœtus. On n'invoque plus son droit au baptême et au salut éternel. Signe des temps et de la médicalisation : on s'en tient au droit à la vie. La question centrale devient : quand commence la vie ? Selon le professeur François Jacob (prix Nobel), elle ne commence jamais, elle continue, l'embryon n'est pas plus vivant que l'ovule ou le spermatozoïde. Quand commence sa vie autonome ? Il n'est viable qu'au sixième mois de gestation : jusque-là il n'est donc qu'un fragment du corps de sa mère. Quand commence sa vie humaine ? « Laissez-les vivre » soutient qu'il est humain dès qu'il est conçu. Selon ceux qui acceptent l'avortement, l'humanisation de l'embryon est liée au désir de la mère. L'amour de la mère est la première relation humaine, c'est aussi la meilleure chance de survie d'un embryon, d'un fœtus, d'un enfant. Le débat s'élève jusqu'à l'ontologie et la métaphysique. Actuellement il semble inépuisable et ne peut guère donner lieu qu'à des dialogues de sourds.

Pour intimider les jeunes femmes, des ennemis de l'IVG diffusent des documents obtenus par échographie, montrant le fœtus déjà formé à dix semaines, petite créature au cœur battant, étrangement sensible et active. Mais l'exploration échographique se révèle, à son tour, ambivalente : lorsqu'elle permet le diagnostic d'une anomalie du fœtus, elle tend à légitimer l'avortement pour éviter la naissance d'un enfant handicapé ; cela même si le handicap est sans gravité, ou seulement probable, ou seulement possible. Ainsi, à mesure que le diagnostic prénatal se généralise, l'IVG devient l'instrument privilégié d'un nouvel eugénisme : non plus un eugénisme public imposé par l'État, mais un eugénisme privé décidé par le couple. Il y a là un changement éthique dont peu de gens semblent prendre la mesure.

En revanche, la question de la responsabilité médicale en cas de diagnostic prénatal erroné agite beaucoup les soignants et leurs assureurs. Si un enfant naît gravement handicapé parce qu'une erreur de diagnostic a privé sa mère du choix d'avorter, le médecin et/ou le laboratoire qui ont commis l'erreur doivent-ils réparation ? Si oui, à qui ? Aux parents ? À l'enfant lui-même ? Pour quel préjudice ? Celui du handicap (mais les soignants n'en sont pas directement responsables) ? Ou celui de la naissance (on aurait pu empêcher cet être de venir au monde) ? Au cours de « l'affaire Perruche » (2000-2002), un avocat général a dénoncé violemment l'indemnisation de l'enfant lui-même : il y décelait la reconnaissance d'un « préjudice de vie », d'un droit subjectif de l'enfant handicapé à ne pas naître... Les tribunaux ont confié la réparation à la « solidarité nationale », laquelle tarde à se manifester.

La très vive émotion provoquée par cette affaire donne la mesure des enjeux actuels de l'avortement, symptôme de souffrances intimes et de maladies sociales qu'aucune science, aucune médecine ne réussit à soulager.

▶ BAJOS N. & FERRAND M., *De la contraception à l'avortement. Sociologie des grossesses non prévues*, Paris, Giné Inserm, 2002. – BODIOU L., *Le Sang des femmes grecques*, Rennes, Presses universitaires de Rennes, à paraître, 2003. – CANGIAMILA J. A., *Abrégé de l'embryologie sacrée, ou du devoir des prêtres, des médecins et autres sur le salut des enfants qui sont dans le sein de leur mère*, trad. abbé Dinouard, Paris, chez Nyon, 1762. – FERRAND M. & JASPARD M., *L'Interruption volontaire de grossesse*, Paris, PUF « Que sais-je ? », 1987. – FLANDRIN J.-L., *L'Église et le contrôle des naissances*, Paris, Flammarion, 1970 ; *Un temps pour embrasser : aux origines de la morale occidentale, VIe-Xe siècles*, Paris, Le Seuil, 1983. – GELIS J., *La Sage-femme ou le médecin. Une nouvelle conception de la vie*, Paris, Fayard, 1988. – LE NAOUR J. Y. & VALENTI C., *Histoire de l'avortement, XIXe-XXe siècle*, Paris, Le Seuil, 2003. – LERIDON H., *La Seconde Révolution contraceptive. La régulation des naissances en France de 1950 à 1985*, Paris, Ined : PUF, 1987. – MOSSUZ-LAVAU J., *Les Lois de l'amour. Les politiques de la sexualité en France (1950-2002)*, Paris, Petite bibliothèque Payot, 2002. – ROUSSEL A., *Porneia, De la maîtrise du corps à la privation sensorielle*, Paris, PUF, 1983. – SHORTER (éd.), *Le Corps des femmes*, Paris, Le Seuil, 1984 (trad.). – SORANOS, *Gynécologie*, P. Burguière, D. Gourévitch, Y. Malinas (éds), Paris, CUF, Les Belles Lettres, 1989. – TILLIER A., *Des criminelles au village : femmes infanticides en Bretagne, 1825-1865*, préf. A. Corbin, Rennes, Presses universitaires de Rennes, 2001.

Yvonne KNIBIEHLER

→ Contraception ; Convenance ; Diagnostic prénatal ; Dignité de la personne ; Eugénisme ; Préjudice de vie ; Statut de l'embryon.

B

BACTÉRIOLOGIE

Dans la deuxième moitié du XIXe s., le chimiste français Louis Pasteur, le médecin allemand Robert Koch et leurs collaborateurs démontrèrent le rôle joué par un type donné de micro-organismes dans un certain type de fermentations et de maladies. Ces découvertes comptent sans doute parmi les plus célèbres de toute l'histoire de la médecine. Pourtant leur renommée masque, plutôt qu'elle ne révèle, l'importance réelle de la science bactériologique qui s'étend bien au-delà du domaine des maladies infectieuses.

Contrairement à la physiologie ou à d'autres domaines liés à l'essor des universités de recherche, la bactériologie ne s'est pas constituée en tant que discipline universitaire dotée de son propre ensemble de problèmes. Elle se définit plutôt comme un système expérimental de laboratoire, aux usages et localisations divers, qui permit d'étudier de très nombreux problèmes physiologiques, chimiques, et biologiques et de donner naissance à des branches nouvelles de la science telles que l'immunologie, la chimiothérapie, puis, plus tard, à certains aspects de la génétique et de la biologie moléculaire. Par ailleurs, au-delà de la recherche, les méthodes couramment mises en œuvre par la bactériologie (telles que les tests auxquels sont soumis les corps, l'eau ou les déchets) ; les produits tels que les vaccins ; les pratiques antiseptiques et aseptiques ; ou les techniques de pasteurisation, tout cela contribua à modifier en profondeur la trame de l'existence humaine quotidienne comme celle de la production matérielle et de la consommation, à la fois à l'intérieur et à l'extérieur du monde industrialisé. Le caractère immédiat de cette influence reste unique dans les sciences de la vie et ne peut être comparé qu'aux changements que l'électromagnétisme et la chimie synthétique apportèrent en termes de civilisation.

Pour ce qui est de la médecine elle-même, la bactériologie fut tout aussi révolutionnaire. Les bactériologistes inaugurèrent une bonne partie de la méthode de ce qu'on appelle aujourd'hui la « biomédecine », ainsi que l'essentiel de son programme de recherche, de sa conception de la maladie et de son épistémologie, ou encore de son domaine, et des relations que cette science entretient avec la société. Les soins médicaux évoluèrent en s'adaptant aux techniciens et aux tests de laboratoire. Ces changements donnèrent une philosophie nouvelle à la médecine. La bactériologie, cette science créée en dehors du cadre de la médecine clinique et universitaire par un chimiste et un médecin de province, modifia la relation entre la nature et l'être humain telle que l'incarnait la médecine tout en proposant une série de réponses nouvelles à la question : qu'est-ce que la médecine ?

Naissance d'une science

La bactériologie aurait pu voir le jour plusieurs siècles avant Pasteur si elle n'avait tenu qu'à l'utilisation de microscopes pour mettre en évidence les agents vivants de la fermentation, de la putréfaction et de la contagion. L'histoire des concepts de contagion, comme celle des pratiques s'y rapportant, était déjà longue (bien que mouvementée) et les premières descriptions de micro-organismes datent des débuts de la microscopie au XVIIe s. Néanmoins, il n'existait encore aucune hypothèse vérifiable concernant le rôle joué par la vie microscopique dans le processus pathologique ou dans celui de la putréfaction. Les premières conjectures furent formulées au cours de la première moitié du XIXe s., grâce à l'observation sur le terrain et aux pratiques innovantes d'hommes tels que le médecin Ignaz Semmelweis dans sa clinique d'obstétrique, le fonctionnaire et agronome amateur Agostino Bassi dans sa magnanerie, et le chirurgien Joseph Lister.

Deux choses jouèrent un rôle décisif dans la transition entre ce travail expérimental sur le terrain et les études systématiques en laboratoire portant sur de larges échantillons de micro-organismes cultivés en milieu artificiel dans des conditions parfaitement maîtrisées : d'une part l'application de la nouvelle chimie et de la physiologie expérimentale à l'étude de processus apparemment dus à des microbes ; d'autre part l'innovation radicale en termes de méthodes et de matériel. La première de ces phases (de 1835 à 1875 environ) débuta à Berlin, dans le laboratoire de physiologie de Johannes Müller. Theodor Schwann, un de ses étudiants, conçut un dispositif expérimental grâce auquel il constata que la putréfaction et la fermentation alcoolique n'avaient lieu qu'en présence d'un air qui n'avait pas été chauffé pour détruire la vie microscopique qu'il était susceptible de recéler.

Tandis que Schwann ne publiait qu'un seul article important avant de se consacrer à des recherches d'une autre nature, Louis Pasteur étendait vingt ans plus tard les travaux de son prédécesseur à d'autres types de fermentation ainsi qu'à la maladie. Il publia des centaines d'articles et de nombreux livres, forma des étudiants et s'entoura de collaborateurs au sein de son laboratoire, fondant ainsi une école qui mena des recherches sur les organismes microscopiques. Par-dessus tout, tandis que ses prédécesseurs et ses contemporains se montraient incapables d'observer des micro-organismes en les isolant de milieux naturels complexes tels que le jus de raisin, la bière ou le sang, le chimiste Pasteur mit au point un procédé expérimental grâce auquel il put étudier les micro-organismes dans des milieux de culture artificiels. Ceux-ci faisaient l'objet d'un étalonnage chimique, et leur environnement était contrôlé de façon à favoriser la culture de telle ou telle espèce, ce qui permettait de les étudier chacune isolément et de soumettre leur consommation *(input)* et leur production *(output)* à une analyse précise. Dans les années 1860 et 1870, les pasteuriens, ainsi qu'on les appela plus tard, étudièrent le rôle joué par les micro-organismes dans diverses fermentations, dans la putréfaction ainsi que dans l'étiologie et l'épidémiologie des maladies du ver à soie. C'est aussi à cette époque que la pathologie microscopique vit le jour en médecine et en chirurgie : il s'agissait d'un genre d'investigation complètement différent, très éloigné des méthodes de chimie quantitative et de culture artificielle *in vitro* propres aux pasteuriens. Les théories microbiennes étaient nombreuses et les débats qui faisaient rage ne permettaient pas de décider si les corps microscopiques trouvés dans les tissus malades étaient à ranger parmi les causes ou simplement parmi les effets des processus pathologiques.

La seconde phase de l'émergence de la bactériologie (de 1875 à 1890 environ) est étroitement liée au nom de Robert Koch. Les méthodes comme les instruments en verre utilisés par la chimie et la physiologie furent complétés et souvent remplacés par une façon nouvelle de cultiver, de manipuler et de concevoir les micro-organismes. C'est ainsi que le fragile globe en verre soufflé que Schwann et Pasteur avaient emprunté à la chimie afin de réaliser leurs cultures microbiennes – peu commode à manier et délicat à transporter, rempli d'infusions que le microscope ne pouvait pas lire et dont il était difficile de maintenir la pureté biologique – fut remplacé par un récipient en verre, simple, transportable et lisible par le microscope, auquel on donna le nom d'un des associés de Koch, Richard Petri. Cet instrument fut par la suite omniprésent en biomédecine, avec sa surface de gélatine ou d'agar-agar – très pratique car immobile – que l'on pouvait ensemencer avec une culture mixte dont on séparait ensuite les colonies ou les bactéries individuelles afin de isoler et de les transférer sur d'autres milieux en tant que cultures pures. Tandis qu'en raison de leur difficulté, les méthodes de Pasteur n'avaient été adoptées que par un petit nombre de chercheurs en dehors de son laboratoire, cette nouvelle technique bactériologique se répandit dans le monde entier, probablement plus vite et plus largement qu'aucun autre instrument ni aucune autre technique dans l'histoire des sciences. L'historiographie a eu tendance à s'attarder sur la résistance des médecins à la « théorie microbienne » et à la bactériologie, notamment parce que ses détracteurs ont su donner de la voix. En dépit des affrontements entre Pasteur et certains cliniciens, ou entre Koch et des doyens d'université tels que Rudolf Virchow et Max von Pettenkofer, les deux fondateurs de la bactériologie comptent parmi les innovateurs qui connurent le succès scientifique, médical et technologique le plus rapide de l'histoire. Les hebdomadaires médicaux omniprésents et les nombreux journaux spécialisés regorgeaient de publications bactériologiques. Le « Cholerakurs » de Koch et le « cours de microbie technique » de l'Institut Pasteur de Paris inaugurèrent un tout nouveau genre de formation pour les médecins. À l'inverse de la formation clinique que les étudiants recevaient dans les hôpitaux parisiens ou des cours sur les techniques de laboratoire dispensés par les universités de recherche allemandes, il s'agissait de cours pratiques d'une durée limitée sur la technique microbiologique. Coupés de l'enseignement universitaire et attirant des médecins à différents moments de leur carrière, ils visaient plus à transmettre à ceux-ci un ensemble de compétences pratiques servant des fins diverses qu'à leur inculquer des connaissances théoriques, à constituer une discipline ou à fonder une école de chercheurs. Ces cours formèrent ou « re-formèrent » les médecins de base. Ils contribuèrent à créer une génération de techniciens médicaux et de médecins compétents techniquement. Si l'on devait trouver un précédent à ce genre de formation dans l'histoire de la médecine, ce serait peut-être les cours privés de dissection qui fleurirent à la fin du XVIIIe s. à Paris et qui servirent de toile de fond à la naissance de la clinique.

On peut distinguer trois phases dans les contributions fondamentales apportées par Koch. Tout d'abord, ses études sur le charbon rejoignirent celles de Pasteur sur les maladies du ver à soie : elles démontrèrent l'intérêt direct du laboratoire pour comprendre les phénomènes relatifs à ce domaine de recherche. Koch remarqua que les « petits bâtonnets » (ou bacilles) apparemment statiques que d'autres microscopistes avaient observés dans du sang contaminé par la maladie du charbon se multipliaient par division et se transformaient en spores extrêmement résistants suivant un cycle biologique caractéristique. La phase des spores expliquait la capacité de la maladie à demeurer dans les pâturages même lorsqu'ils étaient abandonnés. En deuxième lieu, Koch démontra que la vie microscopique fourmillante que d'autres avaient observée dans les plaies infectées pouvait être ramenée à un nombre limité d'espèces, et qu'à chacune d'entre elles correspondait un faisceau d'effets pathologiques caractéristiques. Koch formula alors les principes permettant de mettre en évidence une cause spécifique – connus par la suite comme ses « postulats ». Enfin, dans le cadre des travaux qui le rendirent universellement célèbre, Koch se servit de sa nouvelle méthode de culture en milieu solide pour isoler l'espèce microscopique responsable de la principale cause de mortalité dans le monde occidental, à savoir la consomption pulmonaire ou tuberculose, ainsi que l'espèce microbienne à l'origine d'une maladie redoutable, le choléra, tandis que ses disciples faisaient de même pour la diphtérie et la fièvre typhoïde. La postérité a eu tendance à retenir la « théorie microbienne » unitaire de « Pasteur et Koch ». En fait, les origines des travaux de Pasteur, qui se situaient du côté de l'agriculture et de l'industrie, et les sources médicales des travaux de Koch les conduisirent à se forger des conceptions radicalement différentes des micro-organismes et des maladies autant qu'à adopter des styles de recherche opposés.

En 1880 l'invention des vaccins artificiels par Pasteur lança l'étude de l'immunité et de l'immunisation. Mais elle rapprocha également la bactériologie de la biologie expérimentale au sens strict, c'est-à-dire de l'étude expérimentale des espèces, de l'hérédité, de la variation et du mécanisme darwinien de l'évolution par la sélection naturelle. En effet, les vaccins de Pasteur étaient des cultures d'espèces pathogènes atténuées et lui-même, Koch, ainsi que la plupart des autres bactériologistes comprirent cette « atténuation » comme une variation biologique. Au XXe s., l'étude de la variation microbienne et du phénomène connexe d'infection des bactéries par un virus (bactériophage) eut par la suite des conséquences théoriques considérables pour les sciences de la vie, en raison du rôle crucial qu'elle joua dans la genèse de la biologie moléculaire et de la génétique. C'est ainsi, par exemple, que F. S. Griffith, un médecin bactériologiste qui travaillait sur des questions épidémiologiques dans un laboratoire de santé publique, produisit des résultats expérimentaux qui permirent au bactériologiste Oswald Avery et ses collègues du Rockefeller Institute for Medical Research de découvrir, au terme d'une étude plus poussée, que l'ADN était le support matériel de l'hérédité. Entre-temps, les méthodes utilisées par les pasteuriens pour agir sur la virulence laissaient entrevoir une explication nouvelle et unifiée de la maladie. Celle-ci n'était pas tant la conséquence directe de la propagation des microbes qu'une fonction de la variation biologique de leur virulence – voire du changement évolutif *(evolutionary change)* de celle-ci – sous l'effet des changements affectant leur hôte ou leur environnement.

Dès ses premiers exploits retentissants, la bactériologie symbolisa donc le triomphe du savoir-faire technique et de la discipline expérimentale sur la spéculation, le mythe et la superstition. Pourtant, ainsi que l'ont souligné certains bactériologistes eux-mêmes, la bactériologie fut également façonnée par ces mythes et ces croyances concernant la pureté et le danger, la vie et la mort, ainsi que par des représentations et des préoccupations sociales : les microbes responsables de la maladie étaient présentés comme des démons ou des ennemis, le corps était décrit comme une citadelle fortifiée, et l'on parlait des « germes » d'une maladie et du « terreau » que constituait le corps. Il n'est donc pas surprenant qu'on ait continué à donner à la recherche bactériologique diverses significations allant du trivial (la qualité de la bière ou l'innocuité du lait) au cosmique (l'origine de la vie et le cycle de la matière) en passant par le politique et le social (l'importance relative des « germes » et du « terreau », c'est-à-dire des microbes et des conditions sociales comme causes des maladies). En particulier, certains historiens affirment que les significations et les usages politiques et sociaux de la bactériologie contribuèrent peut-être à l'essor de l'hygiène en tant que contrôle microbien, face à d'autres aspects de la santé publique tels que la réforme sociale ou environnementale.

La médecine transformée

La bactériologie ne se contenta pas de confirmer une ancienne théorie, souvent négligée et contestée, selon laquelle les maladies étaient causées par des *contagia*, ou agents de contagion. Elle ne se contenta pas non plus de fonder rationnellement et scientifiquement les pratiques d'isolement et de ségrégation adoptées en face de ce qui était considéré comme impur et dangereux. Mieux encore, l'essor de la bactériologie entraîna une transformation conceptuelle de la médecine qui cessa de définir les maladies par leurs circonstances, leurs symptômes et leur anatomie pathologique, pour les définir par leurs causes. De cliniques et pathologiques, les définitions des maladies devinrent donc étiologiques. Les médecins du XIXe s., et les historiens dans leur sillage, ont considéré ces changements comme une transition entre le concept de maladie comme écart par rapport à la fonction organique et la maladie comme entité – c'est-à-dire entre une conception physiologique et une conception ontologique de la maladie. Ces transformations n'eurent rien de métaphysique : elles concernèrent la médecine pratique, la nature même des maladies et l'expérience qu'on peut en faire. Ces changements n'émanèrent pas non plus du seul laboratoire de bactériologie. Grâce à l'essor de l'anatomie pathologique depuis le XVIIIe s., la médecine avait déjà commencé à s'intéresser à la différenciation des entités pathologiques. Ainsi la spécificité des maladies – la détermination d'une identité stable et spécifique pour chaque maladie – fut à la fois cause et conséquence de l'essor de la bactériologie en médecine.

La bactériologie donna surtout à la médecine et à l'hygiène de puissantes raisons de se concentrer sur l'identification et la maîtrise des causes nécessaires et spécifiques. À dire vrai, cette conception causale n'était pas nouvelle en médecine. L'expérience acquise dans les domaines clinique ou épidémiologique avait depuis longtemps persuadé les médecins autant que le grand public que certaines affections, comme la variole et la syphilis, étaient dues à des contages spécifiques. Des pratiques telles que la mise en quarantaine, les cordons sanitaires et les contraintes auxquelles était soumise l'activité sexuelle donnaient corps à cette idée. Néanmoins on continuait à penser que la plupart des maladies étaient dues à l'action d'une ou plusieurs causes suffisantes, souvent complètement différentes les unes des autres. Après que les laboratoires eurent montré que différentes espèces microbiennes étaient à l'origine non seulement des maladies épidémiques mais aussi d'affections entièrement différentes (notamment de la consomption pulmonaire ou phtisie, maladie chronique endémique), le principe de la cause spécifique aspira au statut et à l'envergure d'un paradigme : on estimait désormais que toute maladie serait, à terme, expliquée de cette façon. Au XXe s., en plus des maladies infectieuses, ce paradigme fut appliqué aux maladies qui semblaient liées à l'absence de certaines substances chimiques précises (les vitamines) ou à la présence d'une « erreur innée » ou d'un gène particulier.

Pourtant, malgré les représentations communes qui insistent sur le caractère révolutionnaire de la bactériologie, la mise en évidence de causes spécifiques et nécessaires ne résolut pas la question du mécanisme causal des maladies. Bien qu'on estime souvent que les démonstrations étiologiques et les découvertes microbiennes de Koch (notamment), dans les années 1880, marquent la fin de la recherche étiologique, il ne s'agissait en réalité que de ses débuts. Selon quels mécanismes et dans quelles circonstances les micro-organismes causaient-ils une maladie ou une épidémie ? Pourquoi certains individus, exposés à une infection, tombaient-ils malades et d'autres pas ? Certains pionniers de la bactériologie, dont Koch, évitèrent ces questions difficiles. D'autres les étudièrent par le biais de travaux sur la virulence variable, les toxines microbiennes sécrétées, et surtout sur l'immunité, innée ou acquise. Tous furent très vite étonnés et arrêtés dans leur élan par la découverte que de nombreuses espèces pathogènes étaient des parasites essentiels qui, en règle générale, habitaient le corps humain sans causer la moindre maladie. Tel fut le résultat, dans les années 1890, d'un nouveau type d'investigation qui consistait à rechercher les infections chez des personnes saines, en milieu clinique comme dans les populations urbaines et rurales. Par leurs travaux, les bactériologistes établirent une séparation entre l'infection et la maladie, de sorte que les cliniciens, les spécialistes de l'hygiène sociale, les pathologistes et bientôt les eugénistes pouvaient à leur tour se déclarer compétents pour parler du mécanisme causal de la maladie – ce qu'ils ne manquèrent pas de faire. Si les bactériologistes étaient spécialistes des différents « germes » de la maladie, alors, à l'évidence, ceux-là étaient, quant à eux, spécialistes des diverses prédispositions physiques à la maladie ou de son « terrain ». Ainsi, entre les années 1890 et la Seconde Guerre mondiale, la médecine occidentale fut tout autant marquée par les mouvements d'hygiène sociale et l'intérêt porté à la constitution et à l'hérédité *(constitutionalist, hereditarian and social hygiene movements)* que par la recherche des causes et des traitements spécifiques.

L'influence de la bactériologie sur la médecine découlait donc moins de la théorie que de la pratique – qu'il s'agisse de pratique médicale ou de recherche. Considérons tout d'abord la recherche. La physiologie et la bactériologie sont souvent appariées et présentées comme les sciences qui contribuèrent le plus à la « révolution expérimentale » de la médecine, dont l'*Introduction à la médecine expérimentale* de Claude Bernard, parue en 1865, constitue le manifeste. Pourtant ces deux sciences diffèrent profondément dans leurs méthodes et leur rapport à la médecine. Toutes deux proposèrent que l'expérimentation animale remplace l'observation clinique comme base de la médecine. Mais tandis que les physiologistes se servaient des animaux pour connaître les fonctions organiques « normales », les bactériologistes se servaient des animaux comme modèles des maladies pour étudier l'étiologie, la pathogénie, l'évolution clinique, la guérison ou la mort. C'est donc la bactériologie qui fonda la pathologie expérimentale. (Auparavant, quelques rares chercheurs, tels que Magendie, Davaine et Villemin avaient déjà cherché à produire certains effets pathologiques chez les animaux en leur injectant des matières brutes telles que des excrétions et du sang, mais cela ne ressemblait en rien à un programme de recherche systématique et contrôlé.) Ainsi se voyaient introduites en médecine toutes les machines *(all the powers ?)* et toutes les questions que les modèles avaient fait naître en sciences physiques depuis longtemps. On peut ainsi raisonnablement soutenir que le recours à un modèle de la maladie devint la principale méthode de recherche et l'épistémologie centrale de la biomédecine. La relation qui lie le modèle animal de la maladie à la maladie des patients, la paillasse au chevet, est le problème persistant de la biomédecine.

La bactériologie ne permettait pas seulement d'étudier, de définir et de comprendre les maladies en termes étiologiques, mais également de les diagnostiquer facilement et même de les traiter en fonction de leurs causes plutôt que de leurs symptômes. Pour la première fois, les tests bactériologiques et sérologiques placèrent les laboratoires au cœur de la pratique médicale et de santé publique quotidienne. L'apparition et la banalisation du diagnostic bactériologique dans les hôpitaux et les services sanitaires municipaux est peut-être l'événement le plus important dans cette longue et vaste histoire au cours de laquelle la responsabilité et les moyens du diagnostic – qui, à l'origine, dépendaient entièrement des mains et des sens experts et expérimentés du médecin traitant – se déplacèrent de plus en plus vers les laboratoires et les machines. Au-delà des tests diagnostiques, le laboratoire de bactériologie donna naissance à tout un ensemble de produits : procédés de pasteurisation, désinfectants, filtres, vaccins, antisérums, médicaments et normes biologiques *(biological standards)*.

Avec cette large gamme de produits et de services, le laboratoire bactériologique inaugura une ère de l'histoire des sciences et de la médecine dans laquelle l'expérience est souvent synonyme d'invention, l'investigation d'application, et où la recherche passe par la mise au point et l'élaboration d'un produit. Ce n'est pas que les expériences de Pasteur s'avérèrent plus fécondes en applications directes que celles de Claude Bernard. La physiologie et la bactériologie constituaient plutôt deux types de systèmes expérimentaux différents. En physiologie, l'expérience était généralement une forme d'analyse ; en bactériologie, elle était souvent une forme d'invention. Les interactions permanentes et profondes entre Pasteur, Koch, Emil Behring, Paul Ehrlich, etc. d'un côté, et les gouvernements, l'industrie et les philanthropes de l'autre, constituaient un modèle convaincant pour l'organisation de la vie scientifique au XXe s. L'Institut Pasteur de Paris (1888), l'Institut Lister de Londres (1891), l'institut de Koch à Berlin (1891) et celui d'Ehrlich à Francfort (1899), ou encore le Rockefeller Institute à New York (1901), dirigé par le bactériologiste Simon Flexner, inaugurèrent un type nouveau de vastes institutions de recherche, nationales, non universitaires, et financées à la fois par les gouvernements, les souscriptions publiques, l'industrie, les donateurs privés ou la vente des produits et des services de l'institution elle-même. Behring, qui reçut le prix Nobel de médecine en 1901 pour avoir découvert l'immunité antitoxique, fonda ses propres sérum, vaccin et compagnie pharmaceutique, Behringwerke AG, qui existe aujourd'hui encore. De même, le service du bactériologiste sir Almroth Wright à l'hôpital St-Mary de Londres (où Alexander Fleming observa les effets antibactériens d'une substance sécrétée par un champignon pénicillium, qu'il appela « pénicilline ») était une affaire prospère que Wright avait fondée grâce à l'aide d'un riche philanthrope. Ni Flemming ni personne parmi ceux qui travaillaient dans les différents laboratoires commerciaux et universitaires de Wright ne prolongea les observations de Flemming, car l'entreprise tout entière visait à mettre au point, à produire et à vendre à grande échelle un produit complètement différent, la soi-disant « vaccinothérapie ». Telle fut donc l'influence de la philanthropie et du monde des affaires, qui ne se contentèrent pas de soutenir la biomédecine mais en façonnèrent également l'évolution. Telles furent aussi les institutions et les relations que la bactériologie fit naître et qui accrurent considérablement le rôle social et l'ampleur des sciences de la vie comme des sciences médicales, les transformant en un complexe omniprésent mêlant l'industrie, le commerce, la philanthropie, l'État et les consommateurs.

Ce complexe était fondé sur la promesse de traitements spécifiques miraculeux qui devaient être standardisés, puis produits et consommés à large échelle. Les vaccins de Pasteur, en particulier l'antisérum diphtérique, servirent de prototypes. La recherche de vaccins et de traitements spécifiques – ce qu'Ehrlich, dans sa quête d'une chimiothérapie efficace, appela le « traitement miracle » – cessant de se limiter aux maladies infectieuses, elle fut étendue au cancer ainsi qu'à d'autres maladies, et devint sans doute l'objectif principal de la recherche biomédicale.

Cette promesse issue de la bactériologie fit naître, dans la population, de nouvelles attentes vis-à-vis de la médecine et de ce qu'elle pouvait faire pour la santé, suscitant notamment l'espoir d'un traitement miraculeux, d'une solution technique et d'une « guerre » contre la maladie. La médecine trouvait là une identité et une philosophie nouvelle. Si l'on excepte la quête d'une panacée ou d'un « archée » à laquelle se livrèrent certains des premiers médecins « chimistes » de la modernité, la philosophie de la médecine occidentale consistait jusqu'alors moins à guérir qu'à réguler le soma et la psyché ainsi que leurs relations avec leur environnement. La médecine régulait la vie et la santé des individus *dans* la nature. Ou plutôt, dès la deuxième moitié du XIXe s., la nature était censée se réguler elle-même, par l'entremise de ses propres « pouvoirs de guérison », de sa *vis medicatrix naturae*, tandis que la médecine se tenait à l'écart, ayant renoncé à ses thérapies héroïques traditionnelles en raison de l'essor de la statistique clinique et du développement du scepticisme thérapeutique. Avec l'apparition de la bactériologie et ses traitements spécifiques réels ou espérés, la médecine en vint à incarner *la lutte* de l'homme *contre* la nature, plutôt que sa fusion dans la nature. La médecine n'était rien d'autre qu'une guerre contre la maladie tandis que sa recherche visait à trouver des traitements miracles.

L'ironie de la biomédecine tient au fait que la quête des traitements spécifiques (qui commença avec la bactériologie dans les années 1880) toucha au but après guerre, à l'ère des antibiotiques, grâce à des méthodes et des concepts bactériologiques à peine plus sophistiqués que ceux des années 1880, et non grâce aux arcanes révélés avec peine par l'immunologie et la biologie moléculaire. La pénicilline et les médicaments qui lui succédèrent semblèrent marquer la fin de l'histoire et de la philosophie de la médecine : quelle forme de médecine aurait bien pu succéder à cette médecine miraculeuse ? Et après ces remèdes universels qui semblaient efficaces en tout lieu, pour toutes les époques et pour toutes les cultures, que pouvait donc encore dire la philosophie au sujet de la nature de la santé, de la médecine et de la maladie ?

Mais l'histoire avait un revers qui remettait en cause ce succès. Tout d'abord, le paradigme biomédical que la science sophistiquée proposait pour ces médicaments miracles ne négligeait-il pas d'importants aspects humains, en matière de médecine comme de santé ? Les désaccords de la fin du XXe s. sur cette question firent écho aux critiques formulées pour la première fois au XIXe s., au moment où la bactériologie prenait son essor. La bactériologie semble avoir donné corps à ce que la médecine moderne compte de meilleur comme de pire : si elle est désormais capable de guérir et de prévenir certaines maladies, elle témoigne aussi, selon l'expression consacrée, d'un intérêt « étroit » ou « technocratique » pour les germes, les gènes et autres agents pathogènes, au détriment du patient dans son intégrité ou de l'influence que la société et l'environnement peuvent avoir sur la santé. En outre, la théorie microbienne, les vaccins et les traitements ont-ils réellement été aussi bénéfiques qu'on le pense ? Dans les années 1970, Thomas McKeown, partisan de la nouvelle « médecine sociale », se servit de la démographie historique pour soutenir, avec une grande influence, que le déclin spectaculaire de la mortalité par maladie infectieuse à l'époque moderne dans les pays occidentaux fut largement antérieur aux succès pratiques et théoriques de la bactériologie. On continue aujourd'hui à débattre des rôles respectifs qu'ont pu jouer l'amélioration de l'alimentation et des conditions de vie, les mesures sanitaires pré-bactériologiques et les dispositifs d'isolement des individus infectés. Par ailleurs, comment savoir si les vertus curatives auxquelles la bactériologie a donné libre cours ne se révéleront pas pernicieuses, aussi néfastes à long terme qu'elles furent bénéfiques sur le moment ? À la fin du XXe s., avec le retour sous des formes nouvelles des maladies infectieuses autrefois vaincues sans appel – qu'il s'agisse des souches du bacille de la tuberculose résistant aux antibiotiques ou des nouveaux virus comme le VIH – ces vertus curatives paraissaient signifier l'*hybris* de la médecine moderne plutôt que sa victoire complète. De même, si l'éradication locale – ou dans le cas de la variole, l'éradication planétaire – délivra les populations de certaines maladies, elle créa également des populations vierges sur le plan immunologique et donc vulnérables au cas où ces infections seraient réintroduites par le biais de larges processus naturels ou sociaux, voire par une guerre biologique.

Ainsi, en ce début de XXIe s., c'est précisément notre confrontation avec les maladies infectieuses – dont la maîtrise, grâce aux méthodes bactériologiques, conduisit autrefois la médecine à incarner la domination de l'homme *sur* la nature – qui suggère aujourd'hui que l'homme n'est pas *au-dessus* mais *dans* la nature, ce qui allait de soi pour l'ancienne médecine. Même dotée de ses puissantes armes médicales et de ses traitements miracles, l'humanité n'est jamais qu'une habile novice jouant, non sans une certaine myopie parfois, à un jeu auquel la nature s'est exercée depuis beaucoup plus longtemps qu'elle. On a d'ailleurs presque oublié que les fondateurs de la bactériologie l'avaient prédit. Ainsi que l'expliqua Pasteur en 1881, on peut rendre virulent un microorganisme inoffensif en le faisant successivement passer dans l'organisme de plusieurs animaux, phénomène qui pouvait rendre compte de l'apparition de nouvelles maladies « à travers les âges » : « Et voilà que la virulence nous apparaît sous un jour nouveau qui ne laisse pas d'être inquiétant pour l'humanité, à moins que la nature, dans son évolution à travers les siècles passés, ait déjà rencontré toutes les occasions de production des maladies virulentes ou contagieuses, ce qui est fort invraisemblable. »

► BULLOCH W. (1938), *The History of Bacteriology*, New York, Dover, 1979. – CANGUILHEM G., *Idéologie et rationalité dans l'histoire des sciences de la vie*, Paris, Vrin, 2e éd., 1981. – CARTER K. C., « The Development of Pasteur's Concept of Disease Causation and the Emergence of Specific Causes in Nineteenth-Century Medicine », *Bulletin of the History of Medicine*, 65, 1991, p. 528-548. – CUNNINGHAM A., WILLIAMS P. (éds), *The Laboratory Revolution in Medicine*, Cambridge, Cambridge Univ. Press, 1992. – DAGOGNET F., *Méthodes et doctrines dans l'œuvre de Pasteur*, Paris, PUF, 1967. – DUCLAUX E., *Pasteur : histoire d'un esprit*, Sceaux, Charaire, 1896. – FLECK L. (1935), *Genesis and Development of a Scientific Fact*, T. J. Trenn & R. K. Merton (éds), trad. F. Bradley & T. J. Trenn, foreword T. S. Kuhn, Univ. of Chicago Press, 1979. – GAUDILLIÈRE J.-P. & LÖWY I. (éds), *Heredity and Infection : The History of Disease Transmission*, Londres, Routledge, 2001. – GEISON G. L., *The Private Science of Louis Pasteur*, Princeton Univ. Press, 1995. – LATOUR B., *Les Microbes : guerre et paix*, Paris, Métailié, 1984. – LAWRENCE C., WEISZ G. (éds), *Greater than the Parts : Holism in Biomedicine, 1920-1950*, Oxford Univ. Press, 1998. – LENOIR T., « A Magic Bullet : Research for Profit and the Growth of Knowledge in Germany around 1900 », *Minerva*, 26, 1988, p. 66-88. – MAZUMDAR P. M. H., *Species and Speci-*

ficity : An Interpretation of the History of Immunology, Cambridge, Cambridge Univ. Press, 1995. – MCKEOWN T., *The Role of Medicine : Drama, Mirage or Nemesis ?*, Oxford, Blackwell, 1979. – MENDELSOHN J. A., « "Like All That Lives" : Biology, Medicine and Bacteria in the Age of Pasteur and Koch », *History and Philosophy of the Life Sciences*, 24, 2002, p. 3-36. – MORANGE M. (éd.), *L'Institut Pasteur : contributions à son histoire*, Paris, La Découverte, 1991. – MOULIN A.-M. (éd.), *L'Aventure de la vaccination*, Paris, Fayard, 1996. – SALOMON-BAYET C. (éd.), *Pasteur et la révolution pastorienne*, Paris, Payot, 1986. – TOMES N. J., *The Gospel of Germs : Men, Women, and the Microbe in American Life*, Harvard Univ. Press, 1998. – WEINDLING P., *Health, Race and German Politics between National Unification and Nazism, 1870-1945*, Cambridge Univ. Press, 1989. – WORBOYS M., *Spreading Germs : Disease Theories and Medical Practice in Britain, 1865-1900*, Cambridge Univ. Press, 2000.

J. Andrew MENDELSOHN
(Trad. Mickael Popelard)

→ Antisepsie ; Biologie et médecine (Histoire) ; Choléra ; Chimiothérapie ; Dépistage ; Étiologie ; Expérimentation animale ; Fièvre ; Immunologie ; Infections nosocomiales ; Institut Pasteur ; Lèpre ; Syphilis vénérienne ; Terrain ; Typhus ; Virologie.

BIOCHIMIE

Science interdisciplinaire créée par l'interaction de la biologie et de la chimie, la biochimie s'est formée au cours du XIXe s. dans le prolongement immédiat de la chimie organique qui se donnait pour but l'étude analytique et structurale des composés organiques. Elle est aussi l'héritière des tentatives antérieures de chimistes comme Antoine Lavoisier (1743-1794), auquel on ne doit pas seulement ce qu'il est convenu d'appeler la révolution chimique (introduction de méthodes quantitatives rigoureuses, essai de nomenclature chimique, découverte de l'oxygène), mais également des travaux physiologiques qui ont abouti à l'importante théorie de la respiration comme combustion lente et ont été à la source de la « chimie animale » au début du XIXe s. La chimie se développe alors dans tous les domaines d'investigation qui lui sont accessibles, la chimie rurale, avec Jean-Baptiste Boussingault (1802-1887), la chimie organique, avec Justus von Liebig (1803-1873) en Allemagne, Jean-Baptiste Dumas (1800-1884) en France, la chimie médicale, la chimie biologique, la chimie animale, la chimie végétale, la chimie physiologique, et bien d'autres dénominations (chimie anatomique, chimie pathologique, zoochimie, microchimie, chimie microscopique, etc.). Les grandes œuvres ultérieures, celles de Claude Bernard (1813-1878), de Louis Pasteur (1822-1895) ou des chimiophysiologistes allemands de la deuxième moitié du XIXe s. sont le résultat de l'introduction de méthodes chimiques mieux assurées dans ces divers domaines. À certains égards, l'invention du terme de biochimie quelques décennies après celui de biologie correspond vraisemblablement à la vision d'une certaine unité des domaines considérés.

Une science nouvelle

Le terme de biochimie est entré dans la langue française avant 1838. Il désignait la « branche de la chimie qui traite de l'action de la vie », selon la définition donnée par le *Complément* du *Dictionnaire de l'Académie française* de 1842. En 1855, le *Dictionnaire de Médecine* d'Émile Littré et Charles Robin le donne pour équivalent de la chimie organique. Les termes de biochimie et de biophysique sont signalés dans la langue allemande en 1858. La biochimie s'établit aussi dans le sillage des premiers pas de la synthèse organique, celle de l'urée par Friedrich Wöhler (1800-1882) en 1828, celle des hydrocarbures, des alcools et des corps gras par Marcelin Berthelot (1827-1907) en 1860. Cette étude débouchait naturellement sur celle des transformations qui ont lieu à l'intérieur des organismes, à savoir du métabolisme. Au XIXe s., la biochimie se constitue essentiellement autour d'un problème, le métabolisme intermédiaire, d'un modèle expérimental, les fermentations, et d'objets, les enzymes, les protéines, dont la nature chimique est singulière et reste longtemps mal définie. En 1833, Anselme Payen (1795-1871) et Jean François Persoz (1805-1868) donnèrent le nom de diastase à un agent de conversion de l'amidon en sucre obtenu par la préparation d'un extrait d'orge en germination. À la même époque, en 1838, le chimiste suédois Jöns Jacob Berzélius (1779-1848), dans une lettre à Gerardus Johannes Mulder (1802-1880), propose le terme de protéine pour désigner des substances du type de l'albumine, substances primitives de la nutrition, synthétisées par les plantes et utilisées par les animaux. Les diastases furent reconnues comme appartenant à la classe des substances albuminoïdes ou protéines – assimilation facilitée par le fait que depuis le début du siècle, la fermentation était associée à l'activité de substances de ce type. Les activités diastasiques, activités de dégradation, ne restèrent pas longtemps confinées à la physiologie végétale. La physiologie animale et humaine s'avéra bientôt riche d'activités analogues. Claude Bernard travailla sur la digestion, l'action des sucs gastrique et pancréatique. En 1848, il attribua cette dernière à une substance particulière, la pancréatine. La même année, il découvrit la fonction glycogénique du foie, qui devient ainsi l'organe de la production de sucre à partir de substances non sucrées. Claude Bernard découvrit l'organe de la production du sucre alors qu'il cherchait l'organe de sa combustion, recherche sans issue. Plus tard, en 1857, il découvrit que la production du glucose dans le foie s'effectue par dégradation du glycogène à l'aide d'une diastase ou « ferment soluble ». Le biochimiste Marcel Florkin (né en 1900) a vu dans l'expérience du « foie lavé », qui a donné lieu à cette découverte, une procédure typique de la biochimie ultérieure, celle des organes isolés et perfusés. Mais la découverte de Bernard ouvrait un problème qui resta sans solution effective, celle de la synthèse, ou « création vitale » du glycogène. Le métabolisme, avec ses deux parties de dégradation et de synthèse, posait donc des problèmes différents inégalement résolus. Cela n'empêcha point le développement de la « chimie physiologique », discipline particulièrement bien représentée en Allemagne dans la deuxième moitié du siècle. Le terme d'enzyme fut introduit par Friedrich Wilhelm Kühne (1837-1900), et celui d'enzymologie par Adolf Mayer (1843-1942) en 1882.

Controverses et formation du cadre théorique

La compréhension des deux parties du métabolisme est longtemps restée incomplète, divisée, et controversée jusqu'à la fin du XIXᵉ s. Le glissement terminologique de la chimie organique à la biochimie n'est nullement le signe d'une unification accomplie entre les différentes parties de la science, mais indique au contraire l'ouverture d'un programme de recherche, à l'intérieur duquel différentes philosophies s'expriment. Si l'ouvrage de Marcelin Berthelot, *La Chimie organique fondée sur la synthèse*, en 1860, est le manifeste d'une conception intégralement chimique des phénomènes vitaux, puisque son auteur veut « bannir la vie de la chimie organique », cette conception est discutée et est loin de représenter une opinion dominante. La question de la « réduction » des phénomènes vitaux aux phénomènes physico-chimiques se pose à cette époque, tant chez les auteurs allemands partisans d'un physicalisme mécaniste, comme Hermann von Helmholtz (1821-1894) et d'autres disciples du physiologiste Johannes Müller (1801-1858), opposés aux vues vitalistes de leur maître, que chez les auteurs français comme Claude Bernard qui, dans l'*Introduction à l'étude de la médecine expérimentale*, en 1865, prend des positions nuancées. D'une part, Claude Bernard déclare à maintes reprises que le but de la science est de réduire les phénomènes vitaux à leurs conditions physico-chimiques, d'autre part, il bute sur l'énigme de la « création vitale » des substances organiques, qui est le fait de la cellule vivante, des « éléments anatomiques ou histologiques », et qui échappe, à ses yeux, à l'emprise de la chimie.

Tout au long du XIXᵉ s., l'idée d'une réduction intégrale des phénomènes vitaux à des phénomènes physico-chimiques se heurte à la croyance vitaliste selon laquelle une « force vitale », généralement associée à l'intégrité de l'activité des organismes, est responsable de la synthèse des produits de la vie. En d'autres termes, il apparaît à des auteurs aussi différents que Claude Bernard et Louis Pasteur que la partie proprement biosynthétique du métabolisme est inséparable de l'activité vitale. Il reste étonnant que pour le chimiste Pasteur – auteur en 1848 d'une découverte fondamentale pour l'ensemble de la chimie, celle de la dissymétrie moléculaire des produits organiques naturels, auteur en outre d'une contribution fondamentale à la biochimie, celle de la « vie sans air » ou fermentation anaérobie – même la partie dégradative du métabolisme, par exemple la fermentation alcoolique au cours de laquelle le sucre est dégradé en alcool, reste liée à l'intégrité du ferment vivant. Plusieurs théories de la fermentation s'opposent au milieu du XIXᵉ s. : une théorie purement chimique, celle de Berthelot, pour qui la fermentation est une dégradation comparable à l'action d'un acide ; une théorie catalytique, celle de Jöns Jacob Berzélius qui introduisit le terme de catalyse en 1836 ; une conception de la communication d'un mouvement de décomposition par des protéines elles-mêmes en décomposition, celle de Liebig ; une théorie de l'action des ferments solubles ou diastases ; une théorie, celle de Pasteur, considérant la fermentation comme l'activité métabolique du micro-organisme dans son intégrité. Or il est remarquable que la fermentation est une activité chimique métabolique catalysée par des enzymes qui sont des protéines, que cette activité est physiologique mais qu'elle peut être effectuée *in vitro*. Chaque conception avait donc sa part de vérité. Les controverses furent particulièrement vives entre Pasteur et Berthelot, Pasteur et Liebig.

La théorie de la fermentation ne fut complètement unifiée qu'à la fin du XIXᵉ s., consacrant la généralité de la compréhension biochimique des phénomènes vitaux. Les expériences de fermentation acellulaire des frères Hans Buchner (1850-1902) et Édouard Buchner (1860-1917) mirent un terme à des controverses qui avaient peu à peu perdu de leur intensité : les disciples de Pasteur eux-mêmes, comme Émile Duclaux (1840-1904), n'étaient point nécessairement de l'avis de leur maître sur la chimie biologique. À la même époque, le chimiste Paul Ehrlich (1854-1915) proposait une théorie moléculaire des phénomènes d'immunité, avec l'idée d'un complexe chimique indissociable entre toxine et antitoxine, et la théorie, exposée en 1897, des « chaînes latérales » présentes à la surface de la cellule et susceptibles d'être fabriquées en excès et libérées dans le sang sous la forme d'antitoxines. Les expériences des frères Buchner, de broyage mécanique des cellules de levure, n'avaient pas seulement pour but de résoudre le problème persistant posé par la nature de la fermentation alcoolique, mais également de contribuer à une vision biochimique des facteurs de l'immunité, des toxines et antitoxines bactériennes. Avec ces expériences de fermentation acellulaire, en 1897, la dernière des fermentations à rester inexpliquée par une action enzymatique était expliquée de cette manière, par l'action d'une « zymase », terme déjà utilisé par Pierre Jacques Antoine Béchamp (1816-1908) en 1864 pour désigner un ferment d'inversion du sucre. La théorie enzymatique du métabolisme, formulée dans sa généralité par Franz Hofmeister (1850-1922) en 1901, reposait également sur la reconnaissance, due à la chimie physique porteuse de la notion de réactions d'équilibre, de la réversibilité de l'action des enzymes, susceptibles de fonctionner, selon les concentrations des substances sur lesquels ils agissent, dans le sens de la dégradation ou dans celui de la synthèse. De cette manière, les controverses qui avaient agité le XIXe s. étaient définitivement closes. Au début du XXe s., dans les travaux de Victor Henri (1872-1940), la compréhension du mode d'action des enzymes s'enrichit et se précise avec la notion d'un complexe réversible enzyme-substrat, proposée en 1903, acte de naissance de la cinétique enzymatique, suivi en 1913 de l'équation de Leonor Michaelis (1875-1949) et Maud Menten (1879-1960).

De la respiration intracellulaire à la phosphorylation oxydative

Le siège et les mécanismes de la respiration sont également un problème biochimique discuté tout au long du XIXe s. Comme « combustion lente », la respiration a-t-elle lieu dans différentes parties de l'organisme, ou dans les poumons ? Les deux hypothèses avaient été envisagées par Lavoisier, qui s'était finalement décidé en faveur d'un siège pulmonaire. Pour Joseph Louis Lagrange (1736-1813) c'est le sang qui entraîne l'oxygène dans les parties les plus reculées de l'organisme où il est le siège des oxydations respiratoires. Liebig en 1842 considère la matière colorante du sang, qui sera nommée hématoglobuline ou hémoglobine par Felix Hoppe-Seyler (1825-1895) en 1864, comme transportant les gaz respiratoires. Le problème de la localisation de la respiration conçue comme oxydation des « aliments respiratoires » se pose d'autant plus. C'est à Édouard Pflüger (1829-1910) qu'il revint de proposer, en 1875, une théorie de la « respiration intracellulaire » qui situait à l'intérieur même de la cellule les mécanismes d'oxydation biologique, qui à ses yeux sont des processus intramoléculaires d'oxydation de chaînes latérales de la « protéine vivante ». Situer au niveau intracellulaire les mécanismes de la respiration était une avancée notable, qui allait permettre de poser les problèmes biochimiques à un niveau encore plus fin que celui de la cellule, à savoir celui de la compartimentation cellulaire, des substructures cellulaires et en particulier des membranes qui sont des lieux de contacts et d'échanges, ainsi qu'à un niveau proprement moléculaire puisque Franz Hofmeister déclare en 1901 qu'à toute réaction chimique vitale doit correspondre un catalyseur enzymatique spécifique. Opposé à l'idée qu'une catalyse enzymatique suffisait à rendre raison des phénomènes respiratoires, Otto Warburg (1883-1970) défend en 1912 le rôle de la structuration intracellulaire fine des membranes qui constituent les sites des réactions productrices d'énergie, réactions catalysées par un « ferment respiratoire transmetteur d'oxygène et contenant du fer », le fer étant supposé jouer à la fois le rôle de transporteur d'oxygène et de catalyseur d'oxydation. Warburg a perçu avec beaucoup de pénétration le rôle des membranes porteuses d'enzymes. Cependant, l'étude des mécanismes respiratoires allait ultérieurement infirmer l'idée d'un rôle actif de l'oxygène, qui ne sera plus qu'un accepteur d'électrons au terme de la « chaîne respiratoire ». Cette chaîne respiratoire est aujourd'hui considérée comme un ensemble de réactions physiquement séparées, successives et couplées, de phosphorylations, de transferts d'électrons et de libération de protons dont l'accepteur terminal est l'oxygène.

Études structurales

À la fin du XIXe s., la chimie biologique prend un tournant plus structural, grâce aux travaux du chimiste organicien Emil Fischer (1852-1919) qui, entre 1894 et 1898, élucide la structure stéréochimique des sucres à partir de la théorie du carbone asymétrique de Jacob van't Hoff (1852-1911) et Joseph Le Bel (1847-1930). Cette étude lui permet de mieux comprendre les phénomènes de spécificité stéréochimique de l'action des enzymes et de mieux établir la conception moléculaire du processus fermentatif. À cet égard, Carl von Nägeli (1817-1891) avait publié en 1879 une *Théorie de la fermentation, contribution à la physiologie moléculaire,* dans laquelle il proposait d'expliquer les fermentations à l'aide de la théorie mécanique de la chaleur et par les états d'oscillation des atomes constitutifs des substances à activité catalytique – conception très spéculative qui peut être considérée comme un ancêtre lointain des notions actuelles sur la dynamique interne des protéines. La chimie des sucres, à l'époque, ne peut guère se développer autrement que par des hypothèses structurales fondées essentiellement sur des données indirectes, de chimie des substitutions ou d'enzymologie. Fischer étudie aussi la structure des lipides et celle des protéines. Ses travaux sur la structure des protéines sont fondés, non sur la méthode analytique, impuissante devant des molécules aussi complexes, mais sur la méthode synthétique ainsi que sur l'investigation des diverses liaisons possibles entre les acides aminés constitutifs des protéines. L'hypothèse de base d'Emil Fischer et de Franz Hofmeister est en effet que les protéines sont des polymères d'acides aminés. En 1902, ces deux auteurs proposent indépendamment l'un de l'autre l'idée selon laquelle la liaison de polymérisation réunit le groupement amine et le groupement acide des acides aminés (liaison - CH2-NH-CO-, dite liaison amide ou liaison peptidique). Fischer réussit en 1902 la synthèse d'un polypeptide formé de deux acides aminés identiques, des glycines. Il donne d'importantes contributions à l'identification de nouveaux acides aminés, à la connaissance de leur structure, à leur synthèse. L'idée selon laquelle la variabilité des protéines tenait à la longueur et à la diversité des séquences des acides aminés est une contribution fondamentale d'Emil Fischer. Il a fallu un demi-siècle environ, avec la mise au point de la cristallographie aux rayons X appliquée aux protéines, pour que d'autres progrès fondamentaux soient obtenus dans le domaine de la chimie structurale des protéines.

Processus métaboliques

Mieux assurée de ses fondements après les polémiques du XIXe s., la biochimie du XXe s. s'est développée aussi bien par la résolution de ses problèmes propres, anciens ou nouveaux, que par le rapprochement avec des disciplines voisines ou par le rôle qu'elle a joué dans le développement de disciplines nouvelles. Parmi les problèmes résolus, et les conceptions nouvelles apparues de ce fait, figurent la structuration du métabolisme intermédiaire en cycles. Si l'idée d'une telle structuration fut présente bien avant les découvertes de Hans Krebs (1900-1981), celui-ci fut le premier à la mettre en évidence. Il découvrit en 1932 le cycle de l'ornithine, qui explique la synthèse de l'urée (première découverte d'un processus biochimique qui ait eu lieu par identification de réactions biochimiques dans le système biologique approprié, et non par inférence analogique à partir du comportement chimique des produits supposés intervenir dans le processus). En 1937, Krebs découvrit le cycle de l'acide citrique (ou cycle de Krebs), découverte qui permettait de mieux comprendre la liaison entre glycolyse (dégradation du glucose) et respiration. Parmi les problèmes biochimiques consacrés, la structure de la photosynthèse fut l'objet d'études notables, pour laquelle les vues pénétrantes de René Wurmser (né en 1890) opposé à Warburg – photolyse de l'eau – ont été confirmées par la suite.

La physicochimie biologique

Parmi les disciplines d'interface qui se développent au XXe s., la physicochimie biologique (ou *biophysical chemistry* selon la terminologie américaine) joua un rôle particulier, à la fois discret et très important pour l'établissement des relations structure/fonction dans les molécules biologiques, acides aminés, protéines, acides nucléiques. Plusieurs types de considérations, plusieurs domaines scientifiques interviennent ici : la chimie physique (essentiellement celle des réactions d'équilibre, en liaison à la thermodynamique et à la mécanique statistique, ainsi que celle des solutions) ; la chimie quantique, application de la mécanique quantique sous la version ondulatoire d'Erwin Schrödinger (1887-1961) à la chimie structurale, à laquelle Linus Pauling (né en 1901) a beaucoup contribué ; l'application des divers types de liaisons chimiques (non seulement des liaisons de covalence, mais encore de liaisons plus faibles, en particulier de la liaison hydrogène) et des forces moléculaires par Pauling à la chimie organique structurale ; l'application de diverses méthodes physiques, spectroscopiques, cristallographiques (diffraction des rayons X, diffraction des électrons), ou le développement d'autres techniques comme la chromatographie d'Archer Martin (né en 1910) et Richard Synge (né en 1914) en 1941, ou l'ultracentrifugation de Theodor Svedberg (1884-1971) en 1937. La biochimie atteignait les dimensions moléculaires. Mais dans les années 1930, les méthodes issues de la mécanique quantique ne donnaient accès qu'à des structures simples, le benzène et ses dérivés, quelques aminoacides. En revanche, les méthodes de la chimie physique (méthodes électrométriques, hydrodynamiques) donnaient accès aux fonctions superficielles portées par les molécules complexes comme les protéines, à leur comportement en solution. Dans ce domaine, la chimie physique américaine s'est particulièrement illustrée, avant et après la Deuxième Guerre mondiale, avec des physicochimistes comme Edwin Cohn (1892-1953), John Edsall (né en 1902), Jeffries Wyman (né en 1901). Les protéines étaient un champ d'application privilégié de ces méthodes. C'est par des raisonnements de type thermodynamique que Jeffries Wyman, en 1951, proposa l'idée que l'oxygénation de l'hémoglobine (molécule à laquelle il consacra sa vie scientifique) s'accompagne d'un changement conformationnel, anticipant ainsi fortement la notion d'allostérie qui sera introduite par Jacques Monod (1910-1976) et François Jacob (né en 1920) à partir de 1961 dans la biochimie, l'enzymologie.

Des années 1860 aux années 1960 et au-delà, la biochimie des protéines a principalement reposé sur une molécule, l'hémoglobine, en raison du fait que celle-ci resta longtemps la seule à pouvoir être cristallisée. La cristallisation de l'uréase par James Sumner (1887-1955) en 1926, celles de la pepsine en 1930 et de la trypsine en 1932 par John Northrop (1891-1987) ne modifia guère cette situation. En 1938, Max Perutz (1914-2002) s'attaqua à un problème réputé insoluble, celui de la structure cristallographique de l'hémoglobine par la méthode des rayons X. Le problème était quasi complètement résolu trente ans plus tard, en 1970, pour les deux états, complètement oxygéné et complètement désoxygéné. La dualité des structures cristallographiques confirmait, si besoin en était, le modèle général dit de la « transition allostérique » (variation d'état structural d'une protéine en relation avec la fixation ou non de petites molécules sur certains sites) proposé par Jacques Monod, Jeffries Wyman et Jean-Pierre Changeux en 1965. Entre-temps, en 1957, une protéine analogue, la myoglobine, avait révélé aux yeux de John Kendrew (né en 1917), qui travaillait par la même méthode, la complexité structurale insoupçonnée des protéines, leur absence de régularité ordonnée (même si, comme Pauling le montra en 1951 avec sa fameuse hélice alpha, les protéines contiennent des éléments très ordonnés de structure). L'irrégularité interne de la séquence des acides aminés dans les protéines fut révélée par le travail de Frederick Sanger (né en 1918) sur l'insuline en 1951-1953. Or ce n'était pas tant la complexité structurale (inconnue) que la variabilité des protéines qui en avait fait longtemps des candidates très sérieuses au rôle de véhicule transmetteur de l'hérédité. En 1953, l'ADN leur ravit cette place, grâce à l'interaction entre données cristallographiques, observations biochimiques et construction de modèles stéréochimiques qui permit à James Watson (né en 1928) et Francis Crick (né en 1916) de construire leur modèle de double hélice qui rendait immédiatement intelligible le rôle de l'ADN comme porteur de l'hérédité. Ce modèle suggérait un mécanisme de duplication en raison de la complémentarité des bases nucléiques entre les deux brins. Ce mécanisme fut brillamment confirmé par l'expérience de Mathew Meselson (né en 1930) et Franklin Stahl (né en 1929) en 1958, qui établissait la validité de la « réplication semi-conservative ». Avec les résultats de Watson et Crick, ceux de Monod et Jacob, ceux de Monod, Wyman et Changeux, ceux de Perutz et Kendrew, et de bien d'autres, la « biologie moléculaire » – expression due au secrétaire général de la Fondation Rockefeller, Warren Weaver (1894-1978), en 1938 – acquerrait définitivement droit de cité.

Biochimie et génétique

À certains égards, le succès historique de Watson et Crick représentait l'aboutissement du rapprochement entre biochimie et génétique qui s'effectuait depuis la fin du XIXe s. À cette époque, les travaux des cytologistes et ceux des chimistes tendent à se rejoindre. Johann Friedrich Miescher (1844-1895) isole la « nucléine », substance phosphorée et acide extraite des noyaux cellulaires, en 1871 et 1874. Peu après, Albrecht Kossel (1853-1927) précise les vues discutées de Miescher. Les cytologistes étudient les fonctions du noyau, à travers les mécanismes de la fécondation et ceux de la division cellulaire. En 1888, Wilhelm Waldeyer (1836-1921) appelle « chromosomes » les structures en bâtonnets observables dans les noyaux. La démonstration du fait que les noyaux cellulaires sont bien responsables de l'hérédité est acquise à cette époque. Dans les années 1890, on assiste à une prolifération terminologique pour désigner les porteurs matériels des caractères héréditaires. En 1895, Edmund B. Wilson (1856-1939), reprenant des suggestions d'Oscar Hertwig (1849-1922) et d'autres, déclare que la substance des chromosomes, la chromatine, constitue la base physique de l'hérédité, et poursuit en admettant la similarité de la chromatine et de la nucléine, composée d'acide nucléique et d'albumine (la chromatine est bien formée d'un complexe nucléoprotéique). Mais cette vue reste controversée, car la continuité de la chromatine n'est pas prouvée. Wilson changea d'opinion. L'uniformité de composition de l'acide nucléique n'en faisait d'ailleurs pas un bon candidat pour être le porteur des variations héréditaires. Dans les années 1920, une théorie protéique de l'hérédité gagne en vraisemblance, le concept de protéine autocatalytique. La chimie des acides nucléiques se développe pour elle-même. La génétique se développe de son côté sur ses propres bases à partir de la redécouverte des lois de Gregor Mendel (1822-1884) en 1900.

Les données sur le déterminisme génétique du métabolisme vont jouer, au XXe s., un rôle important dans le rapprochement entre biochimie et génétique. En 1902, le médecin Archibald Garrod (1857-1936) montre que l'alkaptonurie, trouble de la composition de l'urine, est héréditairement transmis et fait l'hypothèse que d'autres troubles analogues (albinisme, cystinurie) le sont également. Non seulement Garrod donnait la première application de la génétique mendélienne à l'homme, mais il affirmait qu'il s'agissait d'erreurs innées du métabolisme. Un nouveau chapitre s'ouvrait donc, celui des relations entre gènes et enzymes. Les gènes sont-ils des enzymes (en vertu du caractère autocatalytique supposé qui pouvait fournir un mécanisme autoreproductif) ou font-ils des enzymes ? Dans les années 1920, la génétique biochimique s'installe. Son représentant le plus connu est John Burton Sanderson Haldane (1892-1964). Celui-ci étudia la pigmentation des fleurs en espérant trouver des différences de constitution enzymatique entre les différentes lignées. En 1936, George Beadle et Boris Ephrussi montrent le contrôle génétique de la couleur des yeux chez la drosophile. George Beadle et Edward Tatum poursuivirent ce type de travaux au début des années 1940 en recherchant les bases génétiques de réactions biochimiques connues. Ils choisirent la « mold » Neurospora, étudièrent ses mutations et effectuèrent des expériences de mutagenèse qui leur permettaient d'obtenir des lignées métaboliquement déficientes (particulièrement en ce qui concerne la biosynthèse d'aminoacides comme le tryptophane). À la même époque, en 1944, dans un contexte différent, les expériences d'Oswald Avery (1877-1955), Colin Mac Leod (1909-1972) et Maclyn McCarty (né en 1911) sur les pneumocoques de type S (*smooth*, virulent) et R (*rough*, non virulent) montraient que la transformation de S en R est sous la dépendance d'un facteur héréditaire, identifié comme un sel de sodium de l'acide désoxyribonucléique. En 1952, l'expérience d'Alfred Hershey (né en 1908) et Martha Chase (née en 1927) sur l'infection de cellules bactériennes par le bactériophage T2 renforçait l'idée que l'ADN constituait bien le matériel génétique. Depuis un certain temps, la course à la structure de l'ADN était lancée entre Pauling d'un côté, Watson et Crick de l'autre. Pauling se fourvoya dans une triple hélice. La double hélice de Watson et Crick en 1953 a changé la face de la biologie.

Les héritiers de la microbiologie pastorienne, André Lwoff (né en 1902) et Jacques Monod étudiaient la physiologie microbienne, les facteurs de croissance des bactéries pour Lwoff, le métabolisme et la croissance des cultures bactériennes (1941), pour Monod. Ces travaux ont constitué la seconde voie d'entrée dans la biologie moléculaire, à côté de la voie d'entrée structurale illustrée par Pauling, Watson et Crick, John Kendrew et Max Perutz. Des travaux de Monod, Jacob et Lwoff sur les régulations du métabolisme bactérien sont issus des concepts clés de la biologie moléculaire, ceux de répresseur, d'opéron, d'allostérie. La biochimie cédait-elle pour autant la place à une nouvelle « science nouvelle »?

La biochimie dans le monde des biosciences

L'histoire des sciences montre que les sciences ne disparaissent pas, mais souvent conquièrent de nouveaux domaines d'application. La biochimie s'est diversifiée, en neurochimie, immunochimie, pour ne citer que les spécialités les plus en vue. D'importantes découvertes ont eu lieu en neurochimie, celle de nouveaux neuromédiateurs (outre l'acétylcholine) comme les monoamines cérébrales, les neuropeptides, leurs localisations dans le cerveau, décrites dans les années 1960 pour les monoamines, leurs récepteurs (comme le récepteur de l'acétylcholine isolé par Jean-Pierre Changeux, né en 1936) en 1970. La découverte du système HLA d'antigènes leucocytaires de l'homme par Jean Dausset a donné à l'immunochimie une nouvelle dimension, puisque cette découverte montrait le substrat moléculaire de l'individualité de chaque être humain. La biochimie a pénétré l'intégralité du monde des biosciences, à la fois comme ensemble de techniques, qu'elles soient analytiques ou synthétiques – la synthèse de gènes par Har Gobind Khorana (né en 1922) en 1970 a été un moment important dans l'histoire des biotechnologies – et comme démarche nécessaire d'une recherche de plus en plus interdisciplinaire. Il reste à la biochimie bien des problèmes non résolus, comme celui de la prédiction de la structure spatiale à partir de la séquence des protéines, ou celui du repliement des protéines. Depuis Oparin, le problème des origines de la vie a fasciné les biochimistes. Quel monde moléculaire a précédé le monde cellulaire, comment le monde cellulaire s'est-il formé, restent des questions encore largement ouvertes bien que certaines hypothèses (concernant en particulier le rôle joué par les acides ribonucléiques ou ARN) soient largement admises.

Le biochimiste Christian DeDuve insiste aujourd'hui sur la présence de molécules organiques dans l'espace extraterrestre, pour y voir l'indice irréfutable de l'universalité des processus chimiques qui ont conduit à la naissance de la vie, et de la probabilité que la vie existe sur d'autres planètes dans l'univers (ou les univers). Contre la théorie défendue par Jacques Monod d'une origine contingente de la vie sur la terre, Christian DeDuve défend une vue intégralement causaliste des processus biochimiques, tout en soulignant la différence qui existe entre le cours particulier et contingent de l'évolution biologique et la nécessité d'ensemble d'un processus biologique évolutif dans des conditions données. L'aventure intellectuelle de la biochimie, dont nous n'avons pu donner ici qu'une esquisse nécessairement lacunaire, est loin d'être terminée.

► DEBRU C., *L'esprit des protéines. Histoire et philosophie biochimiques,* Paris, Hermann, 1983. – DEDUVE Ch., *A l'écoute du vivant,* Paris, Odile Jacob, 2002. – FLORKIN M., *A history of biochemistry,* 1972-1979, Amsterdam, Elsevier. – FRUTON J., *Molecules and life. Historical essays on the interpaly of chemistry and biology,* New York, Wiley Interscience, 1972 ; *Proteins, enzymes, genes. The interplay of chemistry and biology,* Yale, Yale Univ. Press, 1999. – KOHLER R. F., *From medical chemistry to biochemistry. The making of a biomedical discipline,* Cambridge, 1982. – NEEDHAM J. (éd.), *The Chemistry of Life. Eight Lectures on the History of Biochemistry, at the Univ. Press,* Cambridge, 1971. – OLBY R., *The Path to the Double Helix,* University of Washington Press, Dover Publications, Paperback, 1994.

Claude DEBRU

→ Appareil médical ; Biologie et médecine (Histoire) ; Chimiothérapie ; Endocrinologie.

BIOÉTHIQUE

Le terme de « bioéthique », forgé aux États-Unis dans les années 1970, est habituellement attribué à V. R. Potter, biologiste cancérologue et auteur de l'ouvrage *Bioethics : Bridge to the Future* (1971). Potter la concevait, non pas comme une éthique de la biologie ou une éthique médicale, mais comme une éthique tenant compte de l'interdépendance de tous les êtres vivants. L'utilisation du terme s'est toutefois rapidement restreinte et désigne aujourd'hui plutôt un espace public de débat, spécifiquement éthique, qui porte sur l'orientation de la recherche biomédicale et des pratiques thérapeutiques qui lui sont associées. Cet espace de débat a favorisé l'émergence d'un champ de connaissances, dont la pluridisciplinarité reflète la complexité des problèmes posés. Il a également été à l'origine d'un ensemble de démarches novatrices en matière de régulation de pratiques médicales et scientifiques. Mais quels que soient les lieux et les modes de son expression, la réflexion en matière de bioéthique s'est toujours heurtée à la diversité des valeurs qui caractérisent une société pluraliste.

En tant que fait de société, la bioéthique ne se limite pas à un espace public de discussion et de régulation. En amont et en aval, deux séries de questions surgissent. La première, en amont, porte sur les conditions qui amènent les acteurs à livrer ou, au contraire, à soustraire au débat leurs interrogations sur une pratique. La seconde, en aval, porte sur l'impact qu'une refonte des règles juridiques et déontologiques peut avoir sur l'exigence éthique déployée dans l'activité quotidienne. Ces questions mettent en évidence la multiplicité des moments et des lieux où se joue la régulation normative de pratiques dont la dimension technique est souvent au cœur d'enjeux sensibles de morale et de politique. En effet, l'éthique entretient des rapports étroits avec la politique et le droit, dans la mesure où ce sont sur ces deux registres qu'une exigence éthique peut se faire entendre et être prise en compte par une collectivité.

Naissance de la bioéthique aux États-Unis

On peut faire remonter les origines de ce fait de société au développement fulgurant de la biologie dans la deuxième moitié du XIXe s. Cet élan de la recherche scientifique, avec ses nombreuses implications pour la pratique médicale, a dans l'ensemble été accueilli par la société comme signe de progrès. Mais les découvertes de la deuxième moitié du XXe s., surtout celles en biologie moléculaire, ont eu plutôt tendance à générer des inquiétudes quant aux risques de transformation de la nature et de l'espèce humaine qu'elles pourraient entraîner.

C'est dans ce climat d'expectative ambivalente qu'ont fait scandale aux États-Unis une série de révélations concernant des protocoles d'expérimentation sur l'homme en milieu hospitalier et autres institutions de soins. En 1964, on apprend qu'à Brooklyn, dans un hôpital pour malades chroniques, on pratiquait des injections de cellules cancéreuses à des vieillards et autres malades affaiblis, dans le but d'étudier le mécanisme de rejet des cellules étrangères par l'organisme. On apprendra ensuite qu'à Willowbrook, entre 1950 et 1970, des pensionnaires handicapés mentaux étaient infectés systématiquement par l'hépatite virale, également à des fins de recherche, sous prétexte qu'ils finissaient toujours par contracter la maladie. On révélera enfin qu'à Tuskegee, une étude rendait compte d'observations, menées depuis 1932, sur les effets de la syphilis sur 400 personnes noires dépourvus de tout traitement, malgré l'arrivée sur le marché de la pénicilline.

Ces révélations ont profondément choqué la société américaine, car elles rappelaient les expériences menées dans les camps de concentration par les nazis : comment la pratique médicale courante dans une société démocratique a-t-elle pu se rapprocher ainsi de l'exemple type de ce qu'il fallait éviter en matière d'expérimentation sur l'homme ? Les expérimentateurs ont été accusés, lors des poursuites engagées contre eux, de ne pas avoir respecté les principes du Code de Nuremberg, concernant la conduite à tenir dans le cadre d'une expérimentation sur des sujets humains. Le déroulement des différents procès, avec en particulier les arguments présentés par les expérimentateurs pour leur défense, a permis de mettre en évidence le fait que ce code, élaboré en 1947, n'était pas assez précis pour constituer une référence éthique efficace. Une nouvelle rédaction, achevée à Helsinki en 1964 dans le cadre de travaux de l'Association Médicale Mondiale et complétée par les déclarations de Tokyo en 1975 et de Venise en 1983, deviendra la version de référence pour la conduite des protocoles d'expérimentation sur l'homme.

Mais ce code international de principes éthiques n'est pas apparu comme un mode de régulation suffisant puisque, sur le plan national, il n'avait pas un caractère obligatoire. C'est ce souci de mieux contrôler les activités expérimentales qui a fait émerger la *bioéthique,* qui se développera d'abord aux États-Unis de deux manières. D'une part, elle prend la forme d'un mouvement intellectuel, qui s'inspire de l'utilitarisme et prend pour objet les problèmes posés par la pratique actuelle de la médecine et de la recherche. Des centres multidisciplinaires, telles que l'Institute for Society, Ethics and the Life Sciences à New York (mieux connu comme le Hastings Center) et le Kennedy Center for Bioethics à Washington DC seront créés pour rassembler ceux qui souhaitent focaliser leurs travaux sur cet objet. La bioéthique génère, d'autre part, des instances nouvelles pour réguler l'expérimentation en milieu hospitalier, les *Institutional Review Boards* (IRBs), cherchant à éviter le recours plus lourd à l'appareil judiciaire.

On peut ainsi fixer, comme point de départ de la bioéthique aux États-Unis, la mise au jour de pratiques médicales et scientifiques qui transgressent les normes régissant habituellement les rapports de soins et qui mettent en évidence l'importance croissante de la recherche en milieu de soins institutionnel. L'image traditionnelle du médecin, en « colloque singulier » avec son patient, cède la place à un tableau complexe, déterminé en grande partie par la pratique hospitalière. Le médecin hospitalier travaille en équipe, dans une relation plus lointaine au patient, médiatisée par le personnel infirmier et un imposant plateau technique. Si son but est bien celui de soigner les malades dans son service, désormais il est également celui de faire avancer les connaissances pour élargir, parfaire ou rénover l'arsenal thérapeutique. Un patient ayant accepté de se soumettre à un essai thérapeutique ne sait plus si c'est à la singularité de son cas que le médecin porte attention ou si c'est au caractère typique de son affection. C'est bien cette mutation du rapport de soins, entre le médecin hospitalier, entouré d'une équipe soignante, et le patient, bien seul en milieu institutionnel, qui s'est trouvée au centre du débat bioéthique aux États-Unis.

Débuts de la bioéthique en France

En France, un mouvement d'idées semblable s'est développé tardivement – vers les années 1980 – et très lentement. Nombreux étaient d'ailleurs ceux qui pensaient que la bioéthique était un phénomène trop lié à la culture américaine pour être « importé ». Pourtant, la création, antérieure à ce mouvement, du Comité d'Éthique de l'Inserm (1974) avait été motivée par le même type d'événements que ceux advenus aux États-Unis : l'existence de projets de recherche qui impliquaient des pratiques discutables d'expérimentation avec des personnes vulnérables.

De manière symbolique, les débuts de ce que les Français ont préféré appeler « éthique biomédicale » se situent en 1983, lors de l'institution par décret présidentiel d'un Comité consultatif national d'éthique pour les sciences de la vie et de la santé (CCNE). Ce comité a pour mission « de donner son avis sur les problèmes moraux qui sont soulevés par la recherche dans les domaines de la biologie, de la médecine et de la santé, que ces problèmes concernent l'homme, des groupes sociaux ou la société tout entière ». Dans le cadre de sa mission, il « est chargé d'organiser une conférence annuelle sur les problèmes d'éthique dans le domaine des sciences de la vie et de la santé, au cours de laquelle les questions importantes qui s'y rapportent sont abordées publiquement ». Le CCNE sera réinstitué et l'ensemble de ses missions reprécisé par la loi du 29 juillet 1994 relative au respect du corps humain, l'une des lois dites de bioéthique.

Or, à la différence des États-Unis qui plaçaient au centre du débat les effets de l'expérimentation sur la qualité humaine des rapports de soins, le débat en France a eu tendance à se restreindre à certaines pratiques techniques qui se distinguaient de la pratique médicale ordinaire. Du fait de leur dimension socialement problématique, elles semblaient mettre en cause des valeurs morales considérées comme fondatrices du lien social, en particulier des valeurs liées à la famille, à la naissance et à la personne (par exemple, l'utilisation de tissus fœtaux, les techniques médicales de fécondation, le diagnostic prénatal et l'avortement). Les problèmes liés à la mort et aux conditions de fin de vie (euthanasie, acharnement thérapeutique), ainsi que ceux posés par les interventions sur le cerveau – thèmes fréquents dans le débat américain et qui interrogent plus fortement les conditions courantes de l'action thérapeutique –, n'ont fait en France que très récemment l'objet d'une certaine attention.

Les dérapages réels ou possibles de la pratique médicale n'étant pas à l'avant-scène du débat éthique français, la compétence technique et surtout l'éthique professionnelle du médecin ne sont pas d'emblée mises en cause. La souveraineté du médecin dans son milieu, son autonomie de décision, son autorité paraissent d'ailleurs mieux assises socialement en France qu'aux États-Unis. Ce sont les médecins eux-mêmes qui désignent les pratiques médicales relevant d'un débat public, en reconnaissant qu'elles soulèvent des problèmes situés au-delà de leurs compétences techniques et du strict domaine d'application de leur éthique professionnelle. Ils maîtrisent ainsi l'étendue du champ ouvert à interrogation et par là, l'accès du public à ce qui apparaît à première vue comme des considérations « strictement techniques ».

C'est ainsi que dans le débat français le médecin mais aussi le scientifique, du fait même de leurs compétences professionnelles, viennent occuper une place significative, paradoxalement en tant qu'autorités morales. Certains médecins et scientifiques sont auteurs d'ouvrages de réflexion philosophique et morale concernant les conséquences des découvertes scientifiques et de leurs applications pratiques dans leurs disciplines respectives. Ce sera d'ailleurs un médecin, le professeur Jean Bernard, hématologue de renommée internationale mais aussi écrivain et membre de l'Institut de France, qui sera choisi pour présider le Comité consultatif national d'éthique lors de sa création. Dix ans après, c'est à un scientifique de renom, Jean-Pierre Changeux, neurobiologiste, que reviendra cette place, signalant peut-être un déplacement du centre de gravité des préoccupations vers des enjeux de connaissance scientifique, pour revenir ensuite à un médecin avec Didier Sicard. Scientifique ou médecin, les places privilégiées dans ce débat sont souvent réservées à ceux dont précisément les pratiques sont soumises à examen.

Or, une conception de la bioéthique qui focalise son attention sur la pratique médicale expérimentale a fait plus discrètement son chemin en France. Déjà dans les années 1980, avant même la création d'un comité national, les premiers comités d'éthique (dits locaux), à composition parfois mixte (médecins et non-médecins), ont été créés à l'initiative de médecins dans des hôpitaux universitaires. Leur but était en priorité d'étudier les protocoles d'essais thérapeutiques, en vue de donner des avis sur la qualité éthique de la démarche de recherche, et de suggérer aux médecins-expérimentateurs, si nécessaire, des lignes de conduite qui respecteraient mieux la personne du malade. À l'occasion, ils répondaient également à des sollicitations relatives à des problèmes de la pratique quotidienne.

Le nombre de ces comités s'est accru rapidement et des médecins-chercheurs de plus en plus nombreux y ont eu recours. C'était d'ailleurs devenu une banalité de dire que cette multiplication des comités locaux correspondait moins à un souci éthique qu'à la pression des revues médicales à diffusion internationale : celles-ci commençaient à exiger, pour la publication des résultats d'un essai, que le protocole d'investigation ait obtenu un avis favorable au regard de l'éthique. Quoi qu'il en soit, progressivement, par les échanges parfois vifs tant à l'intérieur de ces comités qu'avec les praticiens les consultant, les effets d'une réflexion interdisciplinaire se sont fait sentir aussi bien dans l'évolution des positions des membres de ces comités que dans la démarche de certains médecins-expérimentateurs.

Ces premiers comités d'éthique, dont l'existence était due presque toujours à des initiatives spontanées internes au système hospitalier, fonctionnaient pour l'essentiel comme des instances consultatives. Rien n'obligeait l'expérimentateur à suivre les suggestions de ces comités, ou même à appliquer à la lettre les consignes qu'il avait lui-même élaborées pour obtenir un avis favorable sur son protocole. La loi du 20 décembre 1988, dite loi Huriet, et le décret d'application du 27 septembre 1990 devaient changer cette situation. Les anciens comités d'éthique ont été remplacés par des « comités consultatifs de protection des personnes qui se prêtent à des recherches biomédicales » (CCPPRB). Ces comités ne sont pas à proprement parler consultatifs, dans la mesure où la loi rend obligatoire l'obtention d'un avis favorable pour tout protocole de recherche avant son démarrage, et impose au comité de communiquer au ministre chargé de la Santé toute décision d'avis défavorable.

L'un des problèmes les plus sensibles dans ce dispositif est celui des modalités d'obtention du consentement éclairé de patients susceptibles d'être intégrés dans un protocole d'expérimentation. En effet, le patient a été hospitalisé, en attendant de recevoir un traitement approprié, reconnu efficace contre son affection. Pourtant, dans certaines circonstances, même si les traitements existants sont satisfaisants, il peut être sollicité pour collaborer à la recherche d'une thérapeutique (plus) efficace, en acceptant de se soumettre à des soins expérimentaux dont il pourra éventuellement tirer un bénéfice. Cette démarche s'avère particulièrement difficile lorsque le pronostic vital est mauvais et que les soins sont presque exclusivement expérimentaux. L'exemple type est le traitement du cancer, qui soulève par ailleurs le problème de la « vérité » de l'information donnée au malade quant au diagnostic et au pronostic. En effet, « dire la vérité » au malade pose un problème complexe tant sur le plan de la forme que du contenu. On peut délivrer une information « vraie » dans des termes qui la rendent incompréhensible. De plus, l'évolution d'une maladie n'est jamais parfaitement prévisible pour un patient donné, dans la mesure où le pronostic repose sur des probabilités calculées sur une population.

Le dernier code de déontologie médicale (décret n° 95-1000 du 6 septembre 1995), à la différence du précédent datant de 1979, requiert explicitement du médecin une information « loyale, claire et appropriée [du patient] sur son état, les investigations et les soins qu'il propose ». Ce devoir d'informer transforme les conditions du dialogue entre médecins et patient. En amont des formulaires de consentement, il impose une réelle mise en discussion de la proposition de traitement. Il suppose, mais ne garantit pas, que le patient pourra faire son choix et que celui-ci sera accepté et relayé à l'ensemble du service. Ainsi, au-delà du simple respect d'une règle déontologique, l'enjeu qui sous-tend cette double exigence d'information et de compréhension se présente comme celui de reconnaître, face à la *sagesse professionnelle* du médecin, la *compétence éthique* du patient à intervenir dans toutes les décisions thérapeutiques le concernant, qu'elles soient ou non expérimentales. C'est dans cet esprit que la loi du 4 mars 2002 « relative aux droits de malades et à la qualité du système de santé » a été votée. Les réactions au premier jugement qui applique cette loi – un tribunal administratif donne raison à une patiente Témoin de Jehovah transfusée contre son gré – montrent à quel point le devoir d'informer ébranle les rapports de soins fondés sur l'autorité incontestable du médecin.

Si en France la formalisation juridique de dispositions relatives à la qualité éthique des rapports de soins vise à instituer leur caractère obligatoire, on peut aussi craindre que la juridisation des enjeux ne favorise une bureaucratisation de l'éthique entravant la capacité des acteurs à porter un regard critique sur leur propre action. On peut dire de même pour la multiplication d'instances consultatives, nationales et internationales, qui tendent à clore prématurément le débat plutôt qu'à ouvrir la réflexion.

De la frontière instable entre recherche et soins

L'histoire de la bioéthique met d'abord en lumière sa dimension critique par rapport à l'évolution actuelle des rapports de soins. Certes, l'accumulation des connaissances, la découverte des antibiotiques dans les années 1930 et la multiplication de démarches thérapeutiques novatrices ont conféré à la médecine une efficacité réelle, qui présente parfois un aspect redoutable. En particulier, la place grandissante qu'occupe l'expérimentation a fait et fait toujours craindre que les droits et les intérêts des patients actuellement soignés ne puissent être sacrifiés aux intérêts hypothétiques de patients futurs. Et pourtant l'expérimentation sur l'homme en milieu médical, avec le risque, toujours présent, d'abus sur la personne du patient, n'est pas un phénomène propre au XXe s. Dans son *Introduction à l'étude de la médecine expérimentale*, première codification scientifique et morale de ces pratiques au XIXe s., Claude Bernard relate quelques exemples de l'histoire légendaire de l'expérimentation, dont certains remonteraient aussi loin que l'Antiquité. Pourquoi alors l'expérimentation sur l'homme serait-elle aujourd'hui à l'origine d'un mouvement critique qui cherche, paradoxalement, à lui donner une nouvelle forme de légitimation sociale ?

Une des manières d'aborder cette question est de circonscrire le problème de l'expérimentation aux essais thérapeutiques. On distinguerait ainsi les pratiques médicales qui se présentent comme

« problèmes de société », de celles qui relèveraient plus strictement du champ de l'éthique biomédicale. Certes, des pratiques telles que l'assistance médicale à la procréation posent un certain nombre de problèmes d'ordre social qui ne relèvent pas, à proprement parler, d'une éthique biomédicale, et pour lesquelles il est parfois nécessaire de trouver une solution juridique. Mais la dimension juridiquement problématique de ces pratiques n'exclut pas l'existence de problèmes proprement éthiques, qui seront le plus souvent mis en évidence par des interrogations sur leur caractère socialement acceptable. De plus, le problème éthique se pose de façon nouvelle pour le médecin qui accepte de mettre en œuvre et de légitimer une pratique qui n'est pas strictement parlant un acte thérapeutique et qui, de plus, est moralement controversée. Dans la mesure où son intervention contribue à la faire accepter par la société, le médecin élargit le champ d'action de la médecine et la définition de ses objectifs. Il se voit du même coup obligé de repenser le rapport qu'il entretiendra désormais avec des « patients » qui ne sont plus toujours des malades.

Le problème se pose de la même manière pour des pratiques techniques novatrices mais identifiées sans ambiguïté à une démarche thérapeutique. En effet, les approches du corps malade se renouvellent à un rythme tel que les frontières entre thérapeutique éprouvée et thérapeutique expérimentale s'estompent. La médecine n'est plus perçue comme un art, comme une approche scientifiquement fondée du dysfonctionnement du corps humain, c'est-à-dire une démarche éprouvée par observation systématique et expérimentation. Cette difficulté à distinguer une thérapeutique courante de l'expérimentation donne une spécificité à la situation contemporaine en matière d'expérimentation sur l'homme et ouvre la possibilité de définir de manière plus large le mouvement critique que constitue la bioéthique.

Au-delà de l'expérimentation sur l'homme, la redéfinition du champ de l'intervention thérapeutique

Au-delà des enjeux de connaissance qui accompagnent toute tentative de progresser, l'objectif même de la médecine paraît se transformer. Par rapport à une attitude thérapeutique que l'on peut qualifier de traditionnelle – intervenir sur une personne malade pour corriger, si possible, la cause de son affection –, les innovations biomédicales tendent plutôt à positionner le médecin en amont et en aval d'une pathologie et de ses symptômes : en amont, pour chercher les indicateurs d'une maladie non encore déclarée, qui permettraient de la prévenir (par exemple, les techniques de diagnostic génétique) ; en aval, après échec thérapeutique, pour pallier ou remplacer une fonction défaillante (c'est le cas de la procréation assistée ou de la transplantation d'organes). Inévitablement, ces pratiques médicales dirigent l'attention du médecin vers de nouvelles catégories de patients. Plutôt qu'aux personnes malades, elles s'adressent en amont à des personnes en bonne santé mais malades en puissance, c'est-à-dire des personnes prédisposées à devenir malades ou porteuses d'indices d'un état pathologique futur. En aval, elles s'adressent aux malades au-delà de tout traitement classique : ceux pour qui le médecin pourrait éventuellement proposer autre chose que le soulagement, impossible, de la souffrance, c'est-à-dire un traitement qui leur permettrait de vivre comme s'ils étaient guéris.

Ces positions thérapeutiques ne sont pas entièrement nouvelles : la vaccination et le traitement symptomatique des maladies chroniques sont des exemples d'attitudes thérapeutiques déjà bien ancrées. Mais ce qui caractérise l'évolution actuelle de la pratique médicale est un déplacement considérable de ce qui constitue jusqu'ici le noyau central de son activité – le traitement de la cause d'une pathologie, ou au moins des symptômes – vers ces pôles extrêmes. De plus, ces pratiques innovent dans les moyens thérapeutiques qu'elles mettent en œuvre. En effet, les médecins peuvent prélever sur le corps de personnes en bonne santé des éléments susceptibles de remplacer un organe ou un tissu défaillant chez un malade, ou de contribuer, après transformation, à la composition d'un médicament ou à la fabrication de matériel médical. Cette démarche, qui cherche ses produits thérapeutiques chez l'homme, rompt avec l'attitude classique qui consiste à mettre au service de l'espèce humaine une pharmacopée immédiatement disponible dans la nature environnante ou fabriquée à partir de composants végétaux ou chimiques. C'est l'humain lui-même qui, en tant qu'être vivant, est mis à la disposition de l'humain, sous forme de « pièces détachées ».

Une ambiguïté s'introduit alors dans les rapports de soins, car les termes qui y sont couramment utilisés ne renvoient plus aux représentations familières de l'exercice de la médecine. Le mot « patient » n'est plus le synonyme de personne malade : il désigne plutôt toute personne – saine ou malade – soumise à un acte réservé aux compétences d'un médecin. Le mot « thérapeutique » acquiert également un sens élargi : il englobe non seulement les actes destinés à soigner ou à soulager une condition pathologique, mais également ceux qui prévoient, préviennent, pallient ou remplacent. De plus, la condition pathologique à prévenir ou à pallier dépasse souvent la simple défaillance organique, parce qu'elle renvoie à une norme de bon fonctionnement qui articule des critères biologiques à une conception, socialement construite, de la vie « normale » (par exemple, l'infécondité du couple dans la procréation assistée). Quant au corps humain, déjà objet de connaissances et d'interventions dans la pratique médicale courante, il devient, en vertu de l'autonomie relative et de l'interchangeabilité de ses parties, une entité dissociable de la personne : en effet, les « pièces détachées » du corps peuvent, sous certaines conditions, exister en dehors de la totalité de celui-ci et être utiles à d'autres personnes qu'à celles dont ces « pièces » sont issues.

Cet investissement accru aux pôles de la pratique médicale s'accompagne d'interventions multipliées aux frontières de l'existence de la personne – la fécondation, la naissance, la sexuation et la mort. Des situations qui relevaient jusqu'ici d'une limitation incontournable deviennent, du fait d'une possibilité d'intervention technique, l'objet d'une décision. Qui va naître et dans quelles conditions ? Sur quels traits identitaires pourrait-on intervenir ? Qui va mourir et comment ? Le souci de la qualité d'une vie – critère de jugement dont la définition, voire même la pertinence, est âprement discutée – s'impose comme nouvelle valeur, au nom de laquelle les personnes actuellement en vie ont à assumer des responsabilités et à prendre des décisions à l'égard de leurs ascendants et de leurs descendants, qui les engagent bien au-delà des limites de leur propre vie.

Les pratiques médicales désignées comme problèmes de société (assistance à la procréation, diagnostic prénatal, greffe et transplantation, thérapie génique, recherche et utilisation de tissus fœtaux et embryonnaires) génèrent dans ce contexte une inquiétude particulière : elles suscitent un questionnement sur la légitimité de leurs buts et de leurs procédés thérapeutiques. Ce sont surtout ces pratiques qui, dans les différents pays, seront rapidement soumises à une forme quelconque de réglementation. En France, le Parlement a voté des lois dites de bioéthique, trois textes promulgués les 1er et 29 juillet 1994, qui réunissent, dans une approche législative unifiée, des dispositions applicables à l'ensemble de ces pratiques hétérogènes. La révision de ces lois, prévue tous les cinq ans, est actuellement en cours.

Malgré l'effort du législateur, la pratique actuelle de la médecine continue à susciter de vives polémiques où des questions relevant traditionnellement de la philosophie, voire de la morale ou du religieux, telle que le statut ontologique du fœtus ou celui de la personne en fin de vie, occupent une place importante. Si cet espace de débat peut se saisir dans un premier temps comme conflit de convictions visant un enjeu de régulation, il est avant tout le révélateur de transformations profondes du champ d'exercice légitime de la médecine. Le questionnement dit bioéthique surgit des failles de la pratique quotidienne : que ce soit à propos de l'expérimentation sur l'homme, de la qualité de la démarche soignante ou du caractère moralement et socialement acceptable de certaines pratiques thérapeutiques, il signale les difficultés, voire l'éventuel désarroi, de ceux qui, dans une nouvelle configuration des rapports de soins, ont à prendre des décisions à la lumière de repères normatifs qui se révèlent souvent inadaptés.

► AMBROSELLI C., *L'Éthique médicale*, Paris, PUF « Que sais-je ? », 1988 ; *Le Comité d'éthique*, Paris, PUF « Que sais-je ? », 1990. – BARBER B., LALLY J. J., MAKARUSUKA J. L., SULLIVAN D., *Research on Human Subjects: Problems of Social Control in Medical Experimentation*, New Brunswick, NJ, Transaction Books, 1979. – BAUDOIN J.-L., WILLIAMS J. R., DICKENS B. M., ROY D. J., *La Bioéthique : ses fondements et ses controverses*, Canada, Éditions du Renouveau Pédagogique Inc, 1995. – BEAUCHAMP T. L., CHILDRESS J. F., *Principles of Biomedical Ethics : Fifth Edition*, New York, Oxford Univ. Press, Inc, 2001. – BEECHER H. K., « Ethics and Clinical Research », *New England Journal of Medicine*, n° 274, 1966, p. 1354-1360 ; *Revue de Métaphysique et de Morale*, vol. 92, n° 3, 1987, numéro sur la « Bio-éthique ». – ENGELHARDT Jr. H. T., *The Foundation of Bioethics*, New York, Oxford Univ. Press, 1986. – FAGOT-LARGEAULT A., *L'Homme bio-éthique : pour une déontologie de la recherche sur le vivant*, Paris, Maloine, 1985. – FOX R. C., *Experiment Perilous: Physicians and Patients Facing the Unknown*, Glencoe, Ill., The Free Press, 1959. – GRAY B. H., *Human Subjects in Medical Experimentation: A Sociological Study of the Conduct and Regulation of Clinical Research*, New York, Wiley, 1975. – HOTTOIS G., PARIZEAU M.-H. (dir.), *Les Mots de la bioéthique : un vocabulaire encyclopédique*, Bruxelles, De Boeck Université « Sciences-Éthiques-Sociétés », 1993. – ISAMBERT F.-A., « Aux sources de la bioéthique », *Le Débat*, n° 25, 1983, p. 83-99 ; « L'expérimentation sur l'homme comme pratique et comme représentation », *Actes de la Recherche en Sciences Sociales*, n° 68, 1987 *a*, p. 15-30 ; « La bio-éthique à travers ses écrits », *Revue de Métaphysique et de Morale*, vol. 92, n° 3, 1987 *b*, p. 401-421. – JONES J. H., *Bad Blood*, New York, Free Press, 1981. – LENOIR N. & MATHIEU B., *Droit international de la bioéthique*, Paris, PUF « Que sais-je ? », 1998, 2002. – PARIZEAU M.-H. (textes réunis par), *Les Fondements de la bioéthique*, Bruxelles, De Boeck Université « Sciences-Éthiques-Sociétés », 1992. – SÈVE L., *Pour une critique de la raison bioéthique*, Paris, Odile Jacob, 1994. – SICARD D. (coord.), *Travaux du Comité consultatif national d'éthique. 20e anniversaire*, Paris, PUF « Quadrige », 2003. – Coll. : National Commission for the Protection of Human Subjects of Biomedical and Behavioral Research. Report and Recommendations, and Appendix. Research on Fœtus, 1976 ; Research Involving Prisoners, 1976 ; Psychosurgery, 1977 ; Research involving Children, 1977 ; Disclosure of Research Information under the Freedom of Information Act, 1977 ; Research report : Ethical Guidelines for Research Involving Human Subjects, 1978. Washington DC, UD Government Printing Office (DHEW). – Conseil d'État, *Les Lois de bioéthique : cinq ans après*, Paris, La Documentation française, 1999.

Décret n° 83-132 du 23 février 1983 portant création d'un Comité consultatif national d'éthique pour les sciences de la vie et de la santé.

Loi n° 88-1138 du 20 décembre 1988 relative à la protection des personnes qui se prêtent à des recherches biomédicales

Loi n° 94-548 du 1er juillet 1994 relative au traitement des données nominatives ayant pour fin la recherche dans le domaine de la santé et modifiant la loi n° 78-17 du 6 janvier 1978 relative à l'informatique, aux fichiers et aux libertés.

Loi n° 94-653 du 29 juillet 1994 relative au respect du corps humain.

Loi n° 94-654 du 29 juillet 1994 relative au don et à l'utilisation des éléments et produits du corps humain, à l'assistance médicale à la procréation et au diagnostic prénatal.

Code de déontologie médicale, Décret n° 95-1000 du 6 septembre 1995.
Loi n° 2002-3003 du 4 mars 2002 relative aux droits des malades et à la qualité du système de santé.

Simone BATEMAN-NOVAES

→ Brevet sur le vivant ; Code de déontologie ; Code de Nuremberg ; Comité d'éthique ; Don d'organe ; Droit ; Expérimentation humaine ; Personne humaine ; Procréation assistée ; Soins palliatifs ; Statut de l'embryon.

BIOLOGIE ET MÉDECINE (Histoire)

Les rapports entre biologie et médecine sont un thème de recherche récurrent et controversé de l'histoire et la philosophie de la médecine. Le statut particulier de la médecine, entre science, pratique et morale, est au cœur de la controverse. La médecine pose une question qui lui est propre, celle de la norme. Quant à son statut épistémologique, les avis diffèrent suivant les époques et les individus. Pour les inventeurs de l'anatomo-clinique par exemple, la médecine est une science. C'est aussi la position de certains professionnels, médecins ou critiques des sciences. Pour d'autres, les plus nombreux, la médecine est un « art » ou une pratique et ne peut devenir scientifique que grâce aux connaissances produites par la biologie. Remarquons que le terme d'art est rarement l'objet d'une réflexion critique quand on l'utilise à propos de la médecine, de sorte qu'il ne nous éclaire guère. Quoi qu'il en soit, depuis le XIXe s., les écrits abondent qui tracent pour la médecine un chemin éclairé par la biologie : de Claude Bernard à Jacques Monod – qui affirme que les médecins français ont écarté la médecine de la seule voie du progrès, celle de la biologie – les mots ont pu changer, mais sur le fond le discours est le même. Il n'est pas question ici de nier les apports de la biologie à la médecine, mais plutôt de montrer qu'on a rarement documenté de façon précise ces apports : quand, comment et pourquoi la biologie permet-elle à la médecine de devenir « scientifique », sont des questions qui restent souvent sans réponse et se sont souvent nourries de promesses plus que de réalisations. On peut suspecter qu'il s'agit d'une position idéologique récurrente, dont il convient d'éclairer les enjeux. D'autre part, la volonté de faire à tout prix de la médecine une science reflète le statut privilégié qu'on donne à cette notion abstraite de science, statut dont la désacralisation est devenue un impératif pour beaucoup d'historiens, de philosophes et de sociologues. Enfin, si les apports de la biologie à la médecine sont volontiers soulignés, il est beaucoup plus rare qu'on cherche à comprendre comment la médecine et l'étude de la pathologie ont fait progresser la biologie. En fait, dans leurs récits de découverte, les biologistes gomment systématiquement, et probablement souvent s'en rendre compte, les apports de la médecine. Une analyse des discours des professionnels sur les rapports entre biologie et médecine permettra dans un premier temps de mettre au jour les points de friction les plus saillants entre biologistes et médecins au cours des deux derniers siècles en Occident. Ces points feront ensuite l'objet d'une analyse plus épistémologique avant d'en venir aux enjeux moraux et politiques de la controverse.

Il faut préciser que seule une partie de la biologie intéresse directement la médecine, puisque le terme de biologie englobe toutes les sciences du vivant, de la morphologie à la zoologie en passant par la botanique. Représentées d'abord par la physiologie, les sciences du vivant se diversifient rapidement dès la fin du XIXe s., et se constituent en spécialités biologiques variées, plus ou moins proches de la médecine : le terme de biologie est donc loin de recouvrir un ensemble homogène de connaissances et de pratiques. La médecine elle-même, loin d'être un bloc monolithique, va des spécialités hospitalières aux sciences de la santé en passant par la médecine de ville, de dispensaire, du travail ou l'administration. On se centrera ici plus particulièrement sur la physiologie du tournant entre XIXe et XXe s. et sur la naissance de quelques branches de la biologie liées à la médecine.

Les rhétoriques professionnelles

Au XIXe s., les cliniciens sont souvent sceptiques face aux apports allégués de la physiologie, alors que les physiologistes affirment qu'ils vont faire de la médecine une science. Beaucoup de ces cliniciens estiment que la médecine est devenue scientifique avec la naissance de l'anatomo-clinique. Les historiens font donc preuve de « présentisme », comme le fait remarquer John Warner, quand ils font remonter la naissance d'une « médecine scientifique » à l'apparition de laboratoires de biologie. Quant aux rapports difficiles entre les cliniciens et les physiologistes américains de cette époque, Gerald Geison les a analysés dans un article classique qu'on peut sans grand changement appliquer à l'Europe. Remarquant que très peu de travail a été accompli pour documenter de façon précise l'apport, souvent admis comme allant de soi, de la biologie à la médecine, il cite les grands physiologistes du XIXe s., Virchow en Allemagne, Michael Foster en Angleterre et Claude Bernard en France, qui tous affirmaient que la médecine serait transformée par la physiologie expérimentale. Au siècle de la science triomphante, Claude Bernard est sans doute celui qui a le plus fait pour avancer l'idée qu'une médecine expérimentale et scientifique devait remplacer la médecine empirique, dévalorisée comme science d'observation et de classification. Pour Georges Canguilhem, si le XIXe s. est souvent considéré comme celui de la naissance de la physiologie, c'est plus en raison de ce type d'affirmation que du fait de l'emploi systématique de l'expérimentation animale, comme on l'a souvent avancé. C'est dire que la rhétorique des physiologistes a beaucoup fait pour asseoir leur autorité sur la médecine. Quoi qu'il en soit, les propos conquérants des physiologistes continuent à être reçus avec scepticisme par la majorité des cliniciens bien après le XIXe s. Geison remarque par exemple que, jusqu'en 1930 au moins, l'Association Américaine de la Médecine ne sait trop où placer la physiologie dans ses différentes sections. Des cliniciens anglais connus du début du XXe s. estiment que la physiologie est trop éloignée des problèmes de la médecine et suggèrent de créer une « médecine clinique expérimentale ». Pire, certains d'entre eux comme Archibald Garrod, l'inventeur du concept d'erreur innée du métabolisme, pensent que les physiologistes peuvent nuire à la clinique, car les résultats de laboratoire peuvent facilement conduire sur de mauvaises pistes. Un autre clinicien britannique, James Mackenzie, reproche aux hommes de laboratoire de trop croire en leurs méthodes « mécaniques » au point d'être incapables d'en reconnaître les limites et de voir qu'il en existe d'autres, tout aussi importantes, pour comprendre la maladie. Plus récemment, l'Américain Alvan Feinstein, dont le classique *Clinical Judgment* (1967) est souvent réédité, se situe dans le droit-fil de ces sceptiques d'après Geison, puisqu'il invite les cliniciens à se défier des trop élégantes théories physiologiques, des modèles animaux simplificateurs et des instruments diagnostiques sophistiqués. Sans doute Feinstein veut-il réformer la clinique pour la rendre plus rigoureuse, tout comme les cliniciens qui viennent d'être cités mais, pour lui, la solution ne réside pas dans le recours à la physiologie mais dans le recours à plus de mathématiques. Les récents inventeurs de la notion de *evidence-based medicine* se situent plus ou moins dans cette lignée de réformateurs de la médecine, qui veulent introduire plus de rigueur dans la médecine clinique, notamment en encourageant le recours aux grands essais cliniques randomisés.

À l'origine des tensions entre physiologistes et cliniciens, Geison évoque d'abord les facteurs économiques et psychosociaux. Les cliniciens, surtout ceux des grands hôpitaux, jouissent depuis le XIXe s. d'un prestige et surtout de revenus financiers sans commune mesure avec ceux des physiologistes. Ces derniers, mal payés et voués à une recherche désintéressée et « pure », regardent avec un mélange de dédain et d'envie ceux qu'ils considèrent comme des techniciens, des hommes d'action qui dépendent souvent pour vivre de leur clientèle. Le fossé entre ces deux cultures, la science et la clinique, est encore plus grand que le classique fossé entre les deux cultures, humaniste et scientiste, affirme Geison. Quant au scepticisme des cliniciens vis-à-vis des sciences du vivant, les biologistes l'expliquent volontiers par la vision courte des premiers. Mais au-delà des explications psychologiques, Geison se demande si le scepticisme récurrent des cliniciens n'aurait pas quelque raison d'être.

Biologie et médecine : au-delà des slogans positivistes

Si l'étude scientifique du vivant date de l'Antiquité, il faut, selon Canguilhem, dater la naissance de la physiologie – comme science distincte de la pathologie – de 1542, année de la publication du traité de Jean Fernel, *De Naturali Parte*. Fernel y affirme que l'objet de la physiologie est « la nature de l'homme sain, de toutes ses forces et de toutes ses fonctions ». La physiologie fait jusqu'au XIXe s. un large usage de la déduction anatomique. Mais si Harvey obéit à ce principe en comparant le cœur à une pompe, il ajoute des considérations d'un autre ordre (rythme, quantité de sang chassée dans les veines...) pour établir sa théorie de la circulation sanguine. Plus tard, Lavoisier rompt complètement avec la déduction anatomique dans ses travaux sur la respiration. Mais le grand critique de la déduction anatomique est Claude Bernard, pour qui la polyvalence des organes est un fait physiologique essentiel. Dans la présentation de ses travaux sur la fonction glycogénique du foie, il insiste sur le fait qu'il a découvert cette fonction en suivant le « point de vue physiologique », c'est-à-dire en « poursuivant le phénomène de la disparition du sucre dans l'organisme », et non en se demandant à quoi pouvait bien servir le foie d'après sa structure anatomique. Il affirme que « les sciences biologiques doivent avoir pour base nécessaire les sciences physico-chimiques auxquelles elles empruntent leurs moyens d'analyse et leurs procédés d'investigation ». Il se garde pour autant d'affirmer que la « machine vitale », comme il l'appelle, puisse être entièrement réduite à des processus physico-chimiques : « ... les manifestations vitales ne sauraient être élucidées par les seuls phénomènes physico-chimiques connus dans la matière brute. » D'une manière générale, en France et à l'étranger, essentiellement l'Allemagne, les physiologistes du XIXe s. vont avant tout s'efforcer de montrer que le vivant est connaissable, et emprunter leurs méthodes aux sciences aînées : reproduction de phénomènes « naturels » dans des lieux clos interdits au public non initié, quantification et représentation progressivement codifiée des résultats expérimentaux, reproductibilité donc prédictibilité des résultats, du moins en théorie. L'organisme vivant ne peut plus échapper à la science en arguant de sa radicale différence d'avec à la matière inanimée.

En même temps, les physiologistes s'efforcent de se démarquer de la médecine, science empirique et incertaine, et beaucoup d'entre eux font de leurs découvertes des récits « rectifiés », d'où sont gommés les apports de la médecine et de la pathologie. Les sociologues des sciences ont montré comment les scientifiques, dans leurs récits de découverte, donnent de leur cheminement une idée qui obéit à une logique convenue, faisant disparaître aléas, fausses routes ou hypothèses non confirmées (même quand elles ont été à l'origine des travaux publiés). Claude Bernard n'est pas le dernier à avoir reconstruit ses découvertes en leur conférant une logique qui diffère sur bien des points de celle qu'on trouve à l'œuvre lorsqu'on consulte ses carnets de laboratoire, comme l'ont fait Mirko Grmek ou Lawrence Holmes. *L'Introduction à l'étude de la médecine expérimentale* (1865), loin d'être le discours sur la méthode et le travail réel du biologiste qu'on y voit souvent, est avant tout un ouvrage polémique et un plaidoyer pour le développement et la légitimation de la physiologie, dans lequel l'auteur passe sous le silence la plus grande part de l'inspiration qu'il a trouvée dans la médecine clinique. Raoul Kourilsky (1900-1977), professeur de médecine et historien, montre bien que le physiologiste français s'est en fait toujours intéressé à l'« art » ou technique des soins, à la dissection, à la chirurgie, et à de nombreuses pathologies : le diabète sucré était son modèle de prédilection, à partir duquel il construira sa conception quantitative de la maladie. De son côté, John Lesch met en question l'histoire conventionnelle qui affirme qu'en France la domination de la clinique a freiné le développement de la physiologie. Il montre en particulier comment Bernard puise souvent dans des ressources techniques ou intellectuelles médicales et chirurgicales, et garde jusqu'à la fin de sa vie des contacts étroits avec les cliniciens parisiens. Ces travaux suggèrent aussi qu'il reste beaucoup à faire pour ceux qui voudraient restituer la richesse des liens de Claude Bernard avec la médecine et les cliniciens.

Non seulement l'historiographie infirme l'idée d'une construction autonome de la physiologie bernardienne, mais il est utile d'examiner quelques points saillants de l'idéologie du physiologiste français dans ses réflexions sur l'avenir de la médecine, telles qu'il les exprime dans ses travaux secondaires, qu'il s'agisse de *l'Introduction*, le *Rapport* ou ses cours. Critiquant sans relâche la médecine empirique et la conception ontologique des maladies, Bernard affirme que la guérison de la maladie résultera automatiquement de la connaissance du fonctionnement « normal » de l'organisme. Il n'est pas nécessaire d'insister sur l'échec du programme bernardien sur ce point : un des plus grands reproches, facile *a posteriori*, que les historiens ont fait au physiologiste, est de n'avoir produit aucune invention thérapeutique. On peut aussi remarquer que Bernard a qualifié de « réactifs de la vie » les poisons qu'il utilise comme un bistouri, « mais un bistouri très délicat » qui permet de véritablement disséquer les « systèmes organiques ». Or ces poisons ont été découverts de manière empirique, comme le curare, poison découvert par les Indiens d'Amérique, devenu aussi médicament utile aux anesthésistes. Mais Bernard ne s'interroge pas sur le statut de cette découverte. Il y a plus : ces réactifs de la vie, « portés par le torrent de la circulation dans tous les points de l'organisme, exercent leur action sur certains tissus, les isolent et amènent la mort par un mécanisme qui désigne le rôle physiologique du tissu qui se trouve atteint » (cité par Mirko Grmek, 1973, p. 403). Ainsi, comme le pathologique et comme dans *Naissance de la clinique* de Michel Foucault, la mort éclaire la vie. Dans d'autres cas, c'est une pathologie provoquée qui éclaire une fonction physiologique. On rejoint ici les positions de Canguilhem sur les rapports de la biologie et de la médecine. La pathologie et la clinique attirent l'attention sur la fonction des organes, obligent à reformuler d'anciennes questions et indiquent de nouvelles voies de recherche. Quant à la thérapeutique, elle a toujours puisé dans un large fonds commun de recettes empiriques pour mettre au point ses remèdes.

Entre biologie et médecine, la naissance des spécialités biomédicales

Différents champs de recherche se sont constitués à partir d'observations anatomo-cliniques qui ont progressivement pris leur indépendance en devenant des « sciences de laboratoire ». Deux exemples permettront d'illustrer schématiquement ce point, ceux de l'endocrinologie et de la bactériologie. En endocrinologie, l'importance vitale des glandes surrénales est démontrée en 1855 par Thomas Addison, médecin au Guy's Hospital de Londres, qui constate que leur atrophie (constatée lors de l'autopsie) entraîne un état de faiblesse extrême avec une anémie et une pigmentation intense de la peau. Il observe aussi que la maladie est toujours mortelle. Ces observations sont les premières qui donnent lieu à une reproduction expérimentale en pathologie endocrinienne : en 1856, Charles Brown-Séquard pratique chez l'animal une ablation expérimentale des surrénales et montre que les animaux opérés meurent tous dans les vingt-quatre heures. Il conclut que ces glandes sont indispensables à la vie. Vingt-cinq ans plus tard, l'histoire de la pathologie thyroïdienne donne naissance au premier modèle médical complet où un traitement spécifique et efficace et un schéma étiologique complètent la corrélation anatomo-clinique. À partir de 1880, les chirurgiens du goitre avaient pu observer les effets cliniques de l'ablation de la thyroïde, qui conduisait à la mort dans un tableau complexe dominé par une faiblesse progressive, un œdème important de tout le corps (d'où le nom de myxœdème donné à l'insuffisance thyroïdienne spontanée et connue des médecins). On comprend alors que le myxœdème, le crétinisme observé dans les régions montagneuses, et la maladie observée après l'ablation d'un goitre résultent d'une même cause : l'atteinte de la thyroïde. Dès 1891 l'Anglais George Murray obtient des extraits thyroïdiens efficaces sur l'insuffisance thyroïdienne. En 1922 l'extraction et la production en masse de l'insuline sont le grand succès qui permet à l'endocrinologie de s'imposer définitivement comme une spécialité comportant un potentiel thérapeutique immense, contrairement à la plupart des autres spécialités médicales.

L'observation des maladies d'origine glandulaire apprend beaucoup aux médecins et aux physiologistes sur les fonctions de ces glandes. Les physiologistes entreprennent l'étude expérimentale des sécrétions internes glandulaires selon un schéma hérité de ces observations cliniques et mis au point dans le laboratoire d'Edward A. Schäfer (1850-1935), professeur de physiologie au *Univ. College*. Ce schéma comporte l'ablation expérimentale de la glande étudiée chez l'animal, l'observation des effets pathologiques qui s'en suivent, la restauration de l'état physiologique initial par l'injection d'extraits des glandes enlevées. Les chimistes de leur côté, isolent, purifient et déterminent la structure des hormones. Mais, physiologistes ou chimistes, ceux que l'on considère habituellement sans discussion comme des scientifiques, ne peuvent intervenir que sur des objets définis au préalable par les médecins.

L'exemple de la *bactériologie,* plus fameux que celui de l'endocrinologie, vient aussi illustrer le processus complexe de la naissance d'une science de laboratoire née de la clinique et de la reproduction expérimentale de la biologie. Louis Pasteur, héros de la bactériologie comme Claude Bernard fut en France celui de la physiologie, partage les idées de ce dernier, dont il a suivi les cours, et pense comme tout le monde à l'époque que « la » science résoudra les problèmes de l'humanité et particulièrement ceux de la médecine. Mais sa méthode de travail est bien différente de celle de son illustre confrère. Chimiste, et non médecin, argument utilisé contre lui à son époque mais qui en fait n'a fait qu'accroître son prestige, il ne prétend pas fonder une théorie générale du fonctionnement de l'organisme sain et malade. Sa carrière l'avait amené à travailler sur diverses industries, du ver à soie à la bière et il se passionnait pour les problèmes pratiques. Comprenant ce qu'il y avait d'invention et d'ingéniosité dans les découvertes des professionnels qu'il observait, il cherchait à expliquer le mécanisme intime de leurs découvertes. S'il trouve un premier remède pour certaines maladies infectieuses, le vaccin, il le doit à une combinaison d'observations empiriques contingentes et de réflexion sur des pratiques médicales profanes. Bien entendu un cadre institutionnel, technique et intellectuel est indispensable pour que ces observations jointes à l'exploitation des travaux de Jenner puissent aboutir aux premières mises au point de premiers vaccins, dont l'efficacité est du reste difficile à prouver. Mais la voie tracée sera exploitée avec succès par d'autres chercheurs.

Les liens entre la microbiologie de Pasteur et la pratique médicale commencent tout juste à être explorés par les historiens qui ont souvent produit une histoire désincarnée des idées. Les savoirs sur les maladies infectieuses commencent avec l'écoute et l'observation des malades. À la découverte des « microbes » contribuent bien d'autres chercheurs que Pasteur, et aussi de nombreux cliniciens, restés souvent anonymes. De nouvelles nosologies sont construites qui intègrent les travaux des microbiologistes. Enrichies, remaniées, confrontées avec de nouvelles données ou des classifications rivales, elles fournissent l'assise indispensable à la poursuite des travaux des bactériologistes. Alain Contrepois a bien montré comment l'échange incessant d'informations entre « savants » et cliniciens permet à une première clinique des maladies infectieuses de naître. De nouveaux outils d'exploration clinique apparaissent, qui vont du thermomètre à la « traque » des germes dans tous les liquides et sécrétions de l'organisme. Des figures intermédiaires apparaissent, entre le clinicien et le chercheur, qui construisent des petits laboratoires dans leurs cabinets de consultation. Une nouvelle pratique de l'histoire, loin des hagiographies et des légendes, fait ainsi progressivement sortir de l'ombre un nouveau pan de l'histoire des maladies infectieuses, bousculant l'histoire convenue qui aligne sans hésiter la litanie des héros, des « grandes découvertes ».

D'autres disciplines naîtront, à la frontière entre la médecine et la biologie, et prendront leur indépendance : immunologie, virologie, nutrition, pharmacologie. D'autres champs de recherche se développent plus à distance de la médecine, fournissant des instruments diagnostiques ou thérapeutiques à la médecine. On en trouve un exemple en cardiologie, domaine dans lequel les physiologistes ont inventé l'électrocardiogramme pour des besoins de recherche, bien avant que les cliniciens ne se décident à l'utiliser à des visées diagnostiques. D'une manière générale, biologie et médecine entretiennent des rapports d'interdépendance mutuelle. Pour reprendre le modèle du diabète sucré qui a tant inspiré Claude Bernard, les expériences qu'il a menées n'ont servi ni à indiquer le siège de la maladie ni à trouver un remède. Mais elles ont permis de montrer et de comprendre comment le foie pouvait sécréter du glucose dans la circulation sanguine à un taux constant. Plus tard, au début du XXe s., biologistes et biochimistes travailleront sur des tranches incubées de foie pour disséquer plus avant les mécanismes de régulation de la glycémie. Le concept authentiquement physiologique de milieu intérieur et de sa constance a joué un rôle important dans la construction de l'endocrinologie, ainsi que le concept de sécrétion interne, mais après avoir été transformé et redéfini par les premiers endocrinologues.

L'empirique et le rationnel : une opposition stérile

Un domaine où l'intrication de l'empirique et du rationnel apparaît clairement est celui de l'invention médicamenteuse qui, de nos jours encore, contrairement aux convictions répandues par beaucoup de scientifiques et les médias, est par excellence le domaine de l'invention empirique. On s'imagine à tort qu'une thérapie « rationnelle », fondée sur des schémas théoriques, sera plus efficace qu'une thérapie empirique. Cela s'explique assez simplement par le fait que les schémas produits par les biologistes, aussi complexes soient-ils, sont toujours trop simples face à la complexité des circuits de fonctionnement et de régulation biologiques. De sorte que l'invention thérapeutique très souvent précède la connaissance théorique et la nourrit. C'est par essais et erreurs, en suivant la voie indiquée par le vivant lui-même, que les hommes ont pu progressivement élaborer des recettes et des techniques de guérison, non en se fondant sur des connaissances théoriques. Le pharmacologue James Goodwin distingue cinq modes d'innovation en thérapeutique : 1 / La découverte non préméditée, déjà évoquée. 2 / Le « screening » de masse, sorte de pêche à la ligne qui consiste à tester un très grand nombre de molécules, naturelles ou synthétiques, pour repérer leur effet éventuel sur une pathologie déterminée. 3 / La modification d'une molécule existante, faite souvent à tâtons, afin d'amplifier les effets bénéfiques et de minimiser les effets délétères. 4 / L'élucidation d'un processus physiologique ou physiopathologique. Ce mode de découverte correspond à ce que les biologistes appellent la découverte « rationnelle ». 5 / La compréhension du mécanisme d'action d'un médicament efficace, conduisant à la découverte de substances ayant une efficacité similaire ou au contraire tout à fait différente.

Il ne s'agit pas de nier l'importance de la science dans l'innovation médicamenteuse. Les chimistes, notamment, jouent un rôle crucial en s'efforçant d'élucider la structure des médicaments actifs, tandis que les pharmacologues travaillent à élucider leur mécanisme d'action. Un « contexte » technique et scientifique est donc nécessaire pour exploiter au mieux les découvertes empiriques. En fait la distinction entre « rationnel » et « empirique » n'a pas grand sens. Il y a toujours un peu d'empirisme dans les découvertes dites rationnelles et inversement. Les Indiens d'Amérique qui découvrirent les effets du curare avaient observé, établi des corrélations dans leurs observations, appris à fabriquer un produit efficace : la connaissance commune n'est pas radicalement coupée de la connaissance scientifique. Les scientifiques procèdent aussi souvent par essais et erreurs : le biochimiste Collip qui était venu aider l'équipe de Toronto à extraire l'insuline des pancréas bovins tâtonna longuement avant de trouver une méthode satisfaisante d'extraction.

Enjeux de la controverse

Mais pourquoi est-il aussi important d'établir l'origine empirique de la découverte de la plupart des médicaments ? Goodwin propose une première réponse. Si l'on se laisse prendre par la théorie, on risque de surestimer l'effet d'un médicament, parce que son schéma d'action est séduisant, ou au contraire d'en sous-estimer les effets fâcheux. On peut aller plus loin : la découverte empirique d'un médicament est fondée sur l'*effet* de ce médicament, pas sur un schéma théorique imaginé par un biologiste. Obtenir le même effet par un médicament qu'on aurait inventé d'après un schéma théorique est pratiquement impossible car on ne peut pas prévoir *tous* les effets d'une molécule, naturelle ou artificielle sur un organisme vivant : d'où les déceptions répétées engendrées par les effets d'annonce sur l'invention de nouveaux médicaments. Les difficultés que rencontre la réalisation des thérapies géniques illustrent ce constat. Mais il y a aussi des raisons éthiques et politiques de rappeler l'importance des observations empiriques en médecine.

Canguilhem insistait sur le fait qu'un état pathologique ne peut jamais être entièrement décrit de façon objective. Avant d'être objet de science, la maladie est d'abord une expérience rapportée par le malade à son médecin. Si on peut en théorie poser des diagnostics fondés uniquement sur des examens objectifs (ce qui n'est pas recommandé), c'est parce qu'un jour un malade a attiré l'attention du médecin sur ses symptômes que ce dernier s'est livré à une exploration méthodique de ceux-ci et en a tiré des premières conclusions, parfois accompagnées d'observations anatomopathologiques.

Quand Canguilhem rappelle que Claude Bernard affirmait que l'homme devenait un « inventeur de phénomènes » et qu'on ne saurait assigner de limites « à la puissance qu'il peut acquérir sur la nature par le progrès futur des sciences expérimentales », c'est pour souligner que cette conception démiurgique est d'ordre éthique. Suivant en cela les positivistes, Bernard pense que la technique n'est qu'une application dérivée de la science. Canguilhem se dresse contre cette philosophie : la science n'a pas à régir les comportements des individus, qu'ils soient sociaux ou collectifs. Il écrivait : « Nous pensons que la biologie humaine et la médecine sont les pièces nécessaires d'une "anthropologie", qu'elles n'ont jamais cessé de l'être, mais nous pensons aussi qu'il n'y a pas d'anthropologie qui ne suppose une morale, en sorte que toujours le concept du normal dans l'ordre humain reste un concept normatif et de portée proprement philosophique. » Il y a donc dans tout acte médical, qu'il s'agisse de définir et comprendre la maladie ou d'agir sur elle, une composante morale qui échappe à la biologie. Or, contrairement aux médecins sceptiques du début du siècle, les médecins contemporains sont de plus en plus portés à réduire la maladie à ses composantes biologiques ou lésionnelles (mises en évidence par l'imagerie médicale). Mal informés, et se conformant aux conseils des scientifiques, les politiques financent des programmes de recherche où seule la science dite « fondamentale », avant tout génétique, a droit de cité, au détriment de recherches peut-être plus productives sur le plan thérapeutique. Quant aux médecins, ils s'exposent de plus en plus aux accusations qu'on porte envers eux : dureté, indifférence à la souffrance de leurs patients et parfois erreurs ou inefficacité induites par cet excès de confiance dans les examens techniques. Dans ce contexte, retrouver le sens premier de l'acte médical, anthropologique et moral, ne sera pas tâche facile.

▶ CANGUILHEM G. (1966), *Le Normal et le Pathologique*, Paris, PUF « Quadrige », 5e éd., 1979 ; « Le statut épistémologique de la médecine », *History and Philosophy of the Life Sciences*, 1988, p. 15-29 ; « L'expérimentation en biologie animale », in *La Connaissance de la vie*, Paris, Vrin, p. 17-39. – DAGOGNET F. (1964), *La Raison et les Remèdes*, Paris, PUF, 2e éd., 1984. – GEISON G., « Divided we stand: Physiologists and Clinicians in the American Context », *in* M. V. Vogel & C. Rosenberg (éds), *The Therapeutic Revolution. Essays in the Social History of American Medicine*, Philadelphie, Pennsylvania Univ. Press, 1979. – GRMEK M., *Raisonnement expérimental et recherches toxicologiques chez Claude Bernard*, Genève, Droz, 1973. – HOLMES F. L., *Claude Bernard and Animal Chemistry*, Cambridge, Harvard Univ. Press, 1974. – KOURILSKY R., « La médecine clinique vue par Claude Bernard », in *Philosophie et Méthodologie Scientifique chez Claude Bernard*, Actes du Colloque International organisé par la Fondation Singer-Polignac en 1965, Paris, Masson, 1967, p. 65-84. – SINDING C., *Le Clinicien et le Chercheur. Des maladies de carence à la médecine moléculaire*, Paris, PUF, 1991. – WARNER J. H., « The History of Science and the Sciences of Medicine », *Osiris*, 10, 1995, p. 164-193.

Christiane SINDING

→ Bactériologie ; Biochimie ; Biotechnologie ; Endocrinologie ; Épistémologie de la médecine ; Laboratoire ; Médicament et individu ; Prévention.

BIOLOGIE ET MÉDECINE (Perspective)

Si l'on cherchait à définir ce qu'est la particularité des sciences biologiques aujourd'hui, par comparaison avec le passé, on aurait quelque peine à la voir résider dans la nature même des questions se rapportant au « vivant ». Celles-ci n'ont en effet guère varié depuis les origines de la réflexion philosophique, voire mystique de l'homme : qu'est-ce que la vie ? qu'est-ce que la mort ? que signifie la diversité des espèces ? quel monstre est-ce que cette goutte de semence de laquelle nous sommes produits... ? (Montaigne), quels sont les fondements biologiques de notre conscience ? Y a-t-il une vie sur d'autres planètes que la nôtre ? Cette curiosité-là est consubstantielle à l'homme. Elle est vieille comme le monde. Non, ce qui fait la différence entre la biologie d'Aristote ou celle des barbiers-chirurgiens du XVIe s., ou encore celle des premiers naturalistes, avec les sciences du vivant aujourd'hui, ce n'est pas, semble-t-il, dans la nature des problèmes posés à l'homme, au savant, qu'il faut la chercher ; c'est bien plutôt dans la *précision* accrue avec laquelle nous sommes désormais à même de poser les *mêmes* questions et parfois d'y apporter des débuts de réponse. Ces progrès, cette précision, sont évidemment liés à leur tour aux étonnantes prouesses des techniques qui se sont succédé depuis les débuts de la biologie moléculaire et qui ont accompagné l'essor de la génétique des micro-organismes, du génie génétique, puis de la génomique, de la protéonique et de tout ce que l'on peut assimiler à une biologie de la cellule, ou à une biologie du développement.

Faut-il rappeler tout ce que doit en effet la connaissance du vivant à des réalisations techniques telles que l'hybridation moléculaire, l'emploi systématique des nouveaux traceurs, le procédé d'amplification des gènes (PCR), l'électrophorèse en deux dimensions, le clonage, qui permet de purifier les gènes des organismes complexes, la cristallographie des protéines, la myriade de techniques physico-chimiques qui ont été mises en œuvre pour en étudier les propriétés, puis les procédés de séquençage des macromolécules informatives... bref, tout ce qui a rendu possible le jaillissement de la révolution moléculaire et a été rendu possible par elle ! Et, parallèlement, à un niveau d'intégration différent, où en serait la biologie aujourd'hui sans les énormes progrès réalisés dans la culture des cellules *in vitro*, l'isolement des anticorps monoclonaux, l'étude des ultra-structures cellulaires au microscope électronique (puis microscope multiphotonique), l'électrophysiologie, les techniques de « patch champ », sans oublier cette formidable révolution qu'a apportée « l'imagerie cérébrale » avec ses multiples variantes (caméras à positons, TPM, IRM...), ni l'usage des capteurs, fixes ou embarqués sur satellites qui nous permettent de suivre le comportement des animaux à distance ? Avec, en toile de fond, les nouvelles techniques de modélisation, de simulation par ordinateurs, et la bio-informatique qui nous permet de stocker, classer, comparer les données et de découvrir des correspondances entre elles.

Cette emprise du « technique » sur la biologie de ce dernier demi-siècle conduit inévitablement à un autre constat : les sciences du vivant, plus que jamais dans toute leur histoire, sont devenues le point de coalescence d'une multitude de disciplines : chimie, physique, mathématiques. L'instrumentation physique a joué pour leur évolution un rôle considérable. Tant est grande l'intrication des techniques et des disciplines qu'on ne considère plus comme chimérique l'essor d'une branche de la physique qui reposerait sur l'emploi de molécules biologiques (bionique). La miniaturisation qui a fait le triomphe de la micro-électronique et les nanotechnologies commencent à inspirer de façon systématique bon nombre de stratégies analytiques dans l'étude du vivant. Un des plus bel exemple en est fourni par l'utilisation croissante des « puces » à ADN (biochips) pour analyser l'ensemble des produits d'expression primaire des gènes au sein d'un tissu donné.

En résumé, la biologie est devenue une approche multidisciplinaire fortement « technicisée » qui permet d'aborder avec une précision inégalée les questions les plus fondamentales qui se rattachent à la nature et aux propriétés du vivant.

Mais, à côté de ce gain considérable dans son pouvoir analytique, la biologie a également vu s'accroître, dans des proportions considérables, son pouvoir d'*intervention* sur le vivant. Après les inventaires et le comparatisme qui fondèrent la grande démarche des naturalistes, après la biologie moléculaire et l'exploration ultra-structurale de l'usine cellulaire, les sciences de la vie semblent vouloir adopter une dimension supplémentaire, celle de l'*ingénierie* proprement dite. Il faut évidemment entendre par là l'ensemble des opérations qui, ayant pris le relais du génie génétique, ont pour objectif de surmonter, grâce à la transgenèse expérimentale, les barrières génétiques naturelles qui séparent les espèces (comme c'est le cas, par exemple, dans la production des OGM). S'y rattachent aussi les nouvelles techniques de procréation médicalement assistée et les diverses tentatives de clonage intéressant les espèces animales, mais également la production de cellules embryonnaires humaines immunocompatibles, sans oublier les diverses formes de thérapies cellulaire et génétique. Ainsi l'homme ne se contente plus d'explorer la nature et de chercher à en comprendre le sens. Amplifiant, renouvelant par l'entremise des biotechnologies modernes, la démarche ancienne des cultivateurs, puis des sélectionneurs, il tente de modifier les mécanismes intimes de la spéciation, du développement, de la naissance et même de la mort. Il est cependant encore loin d'y parvenir tant est grande la complexité du monde vivant après plus de trois milliards d'années d'essais, de combinaisons fructueuses mais aussi d'échecs, de sélection, bref de bricolage, selon l'expression de François Jacob.

Dans ce qui suit, nous tenterons précisément d'en esquisser certains traits, en nous intéressant successivement aux gènes, aux protéines et au développement sous ses divers aspects, en espérant ainsi fournir au lecteur quelques éclairages nouveaux sur le fonctionnement de l'étonnante usine cellulaire.

Génomique, évolution moléculaire, perspectives médicales

De tous les domaines de la biologie contemporaine, celui qui a connu les avancées les plus spectaculaires dans ces deux dernières décennies est l'étude globale des gènes, connue désormais sous le nom de *génomique*. La démarche qui a inspiré cette « sous-discipline » est avant tout d'ordre technologique. Elle repose pour une bonne part sur les nouveaux procédés de séquençage des ADN, initialement découverts par Allan Maxam et Walter Gilbert ainsi que par Frederick Sanger et sur les améliorations considérables qu'y ont apportées la robotique, l'automatisation et le traitement informatique des données. (Elle a bénéficié également de la découverte de nouveaux repères « satellites » qui ont permis de « baliser » la carte génétique, ainsi que des procédés de génie génétique utilisant de nouveaux vecteurs d'isolement – Yac's, Bac's...). Aujourd'hui les génomes de près d'une centaine d'organismes ont livré leurs séquences chimiques. Le plus souvent, il s'agit des génomes de micro-organismes essentiellement bactériens ou de ces formes décrites par C. Woese il y a de nombreuses années et connues sous le nom d'*Archeae* (ou Archebactéries), sorte de phylum intermédiaire entre celui des organismes eucaryotiques et celui des bactéries « classiques ». Mais les prouesses techniques les plus marquantes ont été illustrées par le séquençage des grands génomes, ceux précisément de divers organismes eucaryotiques : levure, ver nématode, drosophile, plantes *(Arabidopsis)* pour aboutir à ces métazoaires « supérieurs » que sont la souris et l'homme. Au stade actuel, la quasi-totalité d'un enchaînement comprenant plus de trois milliards de signes (nucléotides) propre au génome de l'espèce *Homo Sapiens* a pu être déchiffrée dans le cadre d'un projet international où le NIH, la Société Celera (Craig Venter), le Sanger Center au Royaume-Uni, mais également des équipes françaises, italiennes et japonaises, ont pris une part importante.

Bien que les technologies modernes aient joué un rôle clé dans ces réalisations et que les objectifs de santé publique (maladies monogéniques) avec les perspectives d'application industrielle qui en découlent en aient souvent été les moteurs, ces avancées dans le domaine de la génomique ont également permis de déboucher sur des conclusions de caractère fondamental concernant l'origine et la nature des êtres vivants. À la surprise générale, le nombre de gènes dans l'espèce humaine ne paraît guère dépasser une trentaine de mille, nombre fort voisin de celui trouvé chez la souris (à peine cinq fois plus élevé que le nombre de gènes de la levure et inférieur à celui de l'espèce *Orizæ* [le riz !]). Fait inattendu, les gènes de souris et ceux de l'homme comportent d'ailleurs des séquences très voisines ! Tout se passe comme si l'évolution qui avait abouti aux Hominoïdes n'avait pas tant « joué » sur le nombre, ni même sur la séquence chimique des déterminants génétiques, mais avait plutôt reposé sur le mode de *régulation* de ces gènes, créant en quelque sorte de nouvelles *combinatoires*, de nouveaux *réseaux* fonctionnels. À quoi il convient d'ajouter qu'une autre « clé de diversification » réside probablement dans l'acquisition de nouveaux modes d'interaction, et peut-être de modifications post-traductionnelles, au niveau des protéines, lesquelles existent en beaucoup plus grand nombre que les gènes. Un autre fait est à prendre en compte qu'il convient de garder en mémoire : la fraction de l'ADN génomique totale qui possède des propriétés de codage pour les protéines (ou pour certains ARN) est des plus modeste – à peine supérieure à 5 % O[2]. On sait encore fort peu de choses quant au rôle que sont susceptibles de jouer les 95 % restants (conformation tridimensionnelle de la chromatine ? Régulation à un niveau supérieur de la hiérarchie dans la cybernétique du génome ? etc.), si ce n'est qu'ils comportent un pourcentage élevé d'éléments répétitifs.

La tâche qui attend les biologistes moléculaires s'avère donc considérable. D'une part, il convient de « mettre un nom » sur les trente mille gènes de l'homme, c'est-à-dire d'en déterminer la *fonction*, laquelle n'est encore connue que pour dix mille d'entre eux. C'est là ce qui constitue la première étape de ce que l'on qualifie souvent de « génomique fonctionnelle ». Pour atteindre cet objectif, plusieurs techniques sont disponibles. On peut procéder par exemple à la recherche au sein des séquences géniques inconnues, de « motifs » déjà observés dans d'autres gènes de fonctions déjà établies, ces motifs chimiques agissant dans certains cas comme des « signatures » de catégories fonctionnelles définies ; on peut aussi avoir recours à la mise en œuvre de tests plus directs telle la technique d' « effacement » de gènes (technique baptisée *« knock out »*) que l'on pratique depuis plusieurs années chez la souris (l'idée étant de rechercher les conséquences physiologiques qui résultent de l'effacement de gènes déterminés). Cette approche, *a priori* séduisante, se heurte toutefois à plusieurs difficultés. En effet, soit les souris privées artificiellement du gène en analyse ne sont plus viables et l'étude des embryons non viables peut s'avérer délicate, soit – et c'est le cas le plus fréquent – l'effacement du gène n'entraîne aucune conséquence ! Cela s'explique par la présence de séquences géniques voisines, en quelque sorte redondantes par rapport au gène recherché, et qui en compensent parfaitement l'absence. Ainsi, « la part des gènes » selon l'expression de Michel Morange, n'est pas toujours aussi facile à déterminer pour qui s'intéresse à la physiologie globale d'un organisme !

Pourtant, c'est un fait, de grands espoirs sont placés dans les applications de la génomique en physiopathologie et en médecine. Ainsi, de la connaissance de nouveaux gènes de l'homme pourraient résulter la mise au point d'agents biopharmaceutiques originaux (hormones, facteurs de croissance...) et surtout une meilleure compréhension des mécanismes à l'origine des maladies, que celles-ci soient « monogéniques » (il en existe plus de sept mille variétés) ou « polygéniques » (diabètes, rhumatismes, obésité, cancers...). Les méthodes de diagnostics précoces fondées sur la mise en évidence des gènes de susceptibilité ou des polymorphismes génétiques individuels seront ainsi appelées à connaître d'importants développements. La thérapie par les gènes – ou thérapie génique – représente, depuis plus de dix ans, une des attentes majeures de la médecine. Pour l'heure néanmoins, et à de très rares exceptions près, l'approche s'est toutefois avérée décevante chez l'homme, alors qu'elle avait suscité de grands espoirs au cours des essais chez l'animal. Les travaux se poursuivent activement dans le monde et les résultats positifs obtenus par l'équipe d'Alain Fischer en France dans le traitement de certaines immuno-déficiences chez l'enfant indiquent que la voie n'est pas sans issue. La génomique pourrait être appelée également à renouveler les approches pharmacothérapiques modernes. D'aucuns envisagent déjà l'ère d'une véritable pharmacogénétique. Il s'agit là de tirer parti du polymorphisme génétique de chaque individu.

Plusieurs millions de petites différences présentes dans nos gènes distinguent en effet chacun de nous des autres. Elles sont comme autant de signatures précises du terrain génétique individuel. Elles correspondent à des mutations ponctuelles, extrêmement « discrètes » chimiquement, lorsqu'on songe que, dans la plupart des cas, elles ne modifient qu'un seul nucléotide (!) à l'intérieur d'une séquence d'ADN déterminée. Ces mutations très spéciales, qui demeurent généralement sans effet au niveau des produits d'expression du gène, ont été baptisées SNP en anglais pour *Single nucleotide polymorphims*. Dans l'espèce humaine, on rencontre de telles modifications à raison d'une en moyenne tous les 1 000 nucléotides et on appelle « génotypage » l'établissement de la séquence d'un gène donné chez un individu particulier, démarche comprenant entre autres la détermination de ces mini-modifications.

Ce qui confère à l'étude du polymorphisme un intérêt potentiel évident, est la possibilité que ces changements discrets jouent un rôle dans la *prédisposition* génétique à certaines maladies graves. De nombreux SNP individuels associés à une maladie ont été identifiés, par exemple dans le cas du diabète résistant à l'insuline, de l'asthme bronchique ou de la maladie d'Alzheimer.

Un autre intérêt de cette pharmacogénétique en dehors des possibilités d'identifier des marqueurs de prédisposition aux maladies est qu'elle permet de prédire les réactions individuelles aux médicaments. Dans ce but, on recherche la présence, à l'échelon individuel, de SNP's à l'intérieur des gènes impliqués dans l'absorption (A), la distribution (D), le métabolisme (M) et l'excrétion (E) de molécules douées d'artivité pharmacologique. Cette technique, baptisée ADME, est déjà mise en pratique dans un certain nombre de cas, par exemple pour prévoir, à l'échelle individuelle, les effets d'agents anticancéreux. Elle est appelée à un grand avenir lorsque l'on sait que les patients peuvent réagir très différemment à l'effet des médicaments. Prenons le cas, tristement illustré ces derniers temps, des « statines », agents bloquant la synthèse du cholestérol. Certaines personnes, sans doute hypersensibles ou chez lesquelles le métabolisme secondaire des statines était particulier (près d'une cinquantaine), sont décédées des suites du traitement impliquant certains types de statines, alors qu'en moyenne 30 % des patients ne répondent pas pharmacologiquement à ces molécules. De même, 35 % des personnes sont insensibles aux bétabloquants, et près de 50 % le sont aux antidépresseurs tricycliques. Ainsi, la pharmacogénétique devrait-elle pouvoir contribuer à un meilleur ajustement des traitements pharmaco-thérapiques. Mais, quittant à présent le registre de la pharmacogénétique, et pour rester dans le cadre des applications possibles de la génomique, il faut rappeler, comme nous l'avons déjà évoqué, que le monde microbien est celui dont les espèces sont, de loin, les plus nombreuses à s'être prêtées au séquençage de leur matériel héréditaire. Les données ainsi obtenues pourraient fort bien enrichir les méthodes de lutte contre les agents pathogènes. D'ores et déjà, la connaissance des gènes impliqués dans la virulence de ces agents a beaucoup progressé. Un exemple récent en est donné par les travaux de S. Cole et ceux de B. Gicquel, à l'Institut Pasteur, sur le pouvoir pathogène de diverses souches de *Mycobacterium tuberculosis*, agent de la tuberculose. Cette analyse génomique des bactéries pathogènes, et sans doute aussi des agents parasitaires, pourrait déboucher sur de nouveaux moyens de prévention (vaccins) ou de traitements. Il n'est pas jusqu'aux capacités qu'ont certains insectes vecteurs de transmettre de graves maladies parasitaires, telles que celles des anophèles vis-à-vis de l'agent du paludisme, qui ne soient abordées aujourd'hui de manière systématique grâce à l'étude exhaustive de leurs génomes.

L'univers des protéines

Si les chromosomes de l'homme ne recèlent apparemment qu'un assez petit nombre de gènes actifs (guère plus, avons-nous dit, que chez une souris), le nombre de protéines présentes dans nos tissus est quant à lui beaucoup plus élevé. Cela tient au fait que les produits primaires d'expression des gènes, c'est-à-dire les molécules d'acides ribonucléiques (ARN) qui résultent de leur transcription, sont généralement convertis en plusieurs ARN messagers actifs dont chacun peut servir de matrice à la formation d'une protéine différente. Cette sorte de démultiplication au niveau des « transcrits primaires » du gène en des ARN messagers distincts, connue sous le nom d'*épissage* (et décrite dans le début des années 1980), enrichit le spectre des protéines cellulaires puisqu'un même gène peut ainsi « coder » pour quatre à cinq protéines différentes en moyenne. Ces protéines issues d'un même gène peuvent, du fait de leur origine commune, revêtir des configurations et exercer des fonctions similaires, sinon strictement identiques, ou bien exercer des rôles physiologiques différents.

Mais, à côté de leur diversification indirecte résultant de l'enrichissement par « épissage », les protéines subissent très fréquemment une série de modifications biochimiques directes après leur détachement des sites de synthèse. Ces modifications qui surviennent une fois terminée la maturation des chaînes protéiques peuvent être très variées (oxydations, phosphorylations, acétylations, clivages partiels, myristylations, etc.). Elles contribuent à moduler, de façon souvent spectaculaire, les fonctions, la stabilité métabolique, l'aptitude à la sécrétion ou la capacité d'interaction avec des séquences particulières de l'ADN, ce qui peut être à l'origine de nouveaux agents régulateurs des fonctions génétiques. Ainsi, les protéines peuvent exister dans les cellules à l'état d'entités extrêmement variées, et leur nombre pourrait, selon certains, approcher le demi-million. Les mécanismes de « démultiplication-diversification » qui en sont la cause seraient eux-mêmes sous la dépendance de divers facteurs : état de développement de la cellule, cascade transductionnelle, effets de l'environnement extracellulaire, régulations hormonales ou nerveuses, etc.

Tout cela justifie l'intérêt considérable que portent aujourd'hui les biologistes à la diversité de « l'univers protéique ». Il ne s'agit plus tellement, selon une démarche inspirée par la biochimie classique, d'étudier les protéines une à une, dans leur état physico-chimique et fonctionnel, mais de pouvoir appréhender de manière *globale* l'ensemble de celles que fabrique une cellule vivante à un instant donné de son développement ou dans l'état physiologique particulier qu'elle revêt au moment de l'analyse. On appelle « protéome » la famille des protéines ainsi fabriquées par une cellule ou un tissu et « protéomique » la démarche scientifique se rapportant à son étude. De même qu'il existe aujourd'hui des procédés d'analyses miniaturisées (comme en électronique) qui permettent de fixer sur de minuscules supports solides des milliers de gènes ou fragments de gènes, et d'analyser par hybridation moléculaire *in situ* les ARN messagers qui, dans la cellule à un instant donné, leur correspondent (ce que l'on dénomme « transcriptome »), de même a-t-on recours à des techniques d'analyse globale des protéines. Celles-ci reposent sur les procédés de séparation de chaque entité protéique du mélange par électrophorèses bidimensionnelles (séparation tenant compte à la fois de la charge électrique et de la masse de chaque protéine). Chaque entité séparée est ensuite prélevée automatiquement et sa séquence établie par spectrométrie de masse.

L'analyse des « protéomes » comme celle des « transcriptomes » ou même des séquences génomiques bénéficie beaucoup des procédés informatiques, lesquels permettent de déterminer si l'espèce moléculaire isolée correspond à une entité déjà décrite et « répertoriée » dans une base de données, si elle lui est seulement apparentée ou s'il s'agit d'une entité qui n'a jamais été caractérisée (G. Kahn & J.-M. Claverie, 1999). La mise au point de logiciels nouveaux facilitera la recherche des parentés moléculaires ou des similitudes (bio-informatique). Mais, il ne suffit pas de pouvoir appréhender le protéome d'une cellule dans sa globalité, quel qu'en soit l'intérêt, encore faut-il élucider la *fonction* des protéines (J. Garin, 2002), les facteurs qui en règlent la synthèse et, plus encore, les interactions susceptibles de s'établir parmi celles d'entre elles qui concourent à l'activité d'un réseau métabolique. Certains vont jusqu'à parler de « métabolome » comme définissant l'ensemble des protéines contribuant à une fonction physiologique ou métabolique donnée. Ainsi peut-on envisager, par exemple, un métabolome lié à la division cellulaire, à la réponse au stress, ou à l'action de telle ou telle hormone, etc. Comprendre les fonctions d'une protéine peut être facilité par l'étude de sa conformation tridimensionnelle. Celle-ci fournit en effet des indications précieuses sur ses capacités de reconnaissance vis-à-vis d'autres macromolécules – acides nucléiques, protéines – s'il s'agit d'un facteur de régulation. Malheureusement, il n'existe pas encore de lois simples qui permettent de prédire la conformation dans l'espace à partir de la séquence des acides aminés pour une protéine donnée. Des protéines de séquences différentes peuvent avoir la même configuration dans l'espace ! La bio-informatique, là comme ailleurs, aidera certainement à mieux élucider les règles de repliements des chaînes polypeptidiques. Cela permettra peut-être de compenser peu à peu le gros déséquilibre dans l'état actuel de nos connaissances entre, d'une part, ce qui a trait aux *séquences* proprement dites des protéines, et, d'autre part, ce qui concerne leurs structures tridimensionnelles. Force nous est en effet de rappeler que, si l'on estime à près de 540 000 le nombre de *séquences* aujourd'hui déposées dans des bases de données (il s'agit ici de séquences non redondantes et contrôlées par le National Center for Biotechnology Information, ou NCBI) et alors que des millions d'éléments de séquences de gènes (EST's) sont également répertoriés, en revanche, le nombre de *structures* protéiques (uniques) actuellement connues demeure inférieur à 2 000 !

Prions

L'un des concepts, directement issu des recherches sur la physico-chimie des protéines et qui est apparu dans les dernières années comme l'un des plus inattendu, voire révolutionnaire, a été celui des « agents transmissibles non conventionnels », plus connus sous le nom de « prions ». L'existence de ces agents et des maladies qu'ils provoquent, telles que l'encéphalite spongiforme bovine (ou maladie de la vache folle), la tremblante du mouton, ou chez l'homme la maladie de Creutzfeld-Jakob (sans évoquer diverses autres neuropathies humaines dont on soupçonne qu'elles leur seraient également dues), est surprenante à plus d'un titre. Elle illustre en effet une situation dans laquelle une macromolécule biologique peut engendrer une forme qui lui est identique, sans qu'intervienne l'information linéaire contenue dans un acide nucléique ! Rappelons en effet qu'il existe une protéine Prp, codée par un gène « classique », qui ne semble pas avoir pour l'heure de fonction physiologique bien définie. Il arrive que certaines mutations de ce gène provoquent la formation d'une protéine Prp altérée, Prp^p. Or cette forme Prp^p peut s'associer à la forme non modifiée et impartir à cette dernière sa propre modification, celle-ci pouvant provoquer à son tour des transformations similaires chez ses voisines et ainsi de suite. Il en résulte des phénomènes d'agrégation provoquant la mort des neurones. La protéine modifiée (et modificatrice) vectrice de l'effet pathogène peut donc résulter d'une mutation du gène codant pour la protéine prion normale, non pathogène. Elle peut également être apportée par la nourriture (car elle traverse la barrière hémo-méningée). Ce modèle, dit de la « protéine seule », est à peu près admis aujourd'hui, même si certains évoquent la possibilité d'intermédiaires inconnus. Outre son importance considérable en pathologie (et pour l'élevage), il a incontestablement suscité un grand regain d'intérêt dans l'étude des structures tridimensionnelles des protéines et dans leurs modes d'interactions. Notons au passage que d'autres maladies neuro-dégénératives assez fréquentes, comme la maladie d'Alzheimer, sans relever pour autant du mécanisme de la « protéine seule », sont caractérisées par la formation de dépôts, ou agrégats insolubles, à l'extérieur de la cellule neuronale (agrégats de certaines formes d'une protéine de la membrane neuronale – la protéine β-amyloïde) dont on pense qu'ils entraveraient la transmission synaptique dans les cellules productrices d'acétylcholines et entraîneraient leur mort par apoptose.

Développement, différenciation somatique

Parler de la biologie du développement, c'est pratiquement embrasser toute la biologie depuis la reproduction, les premières étapes de l'embryogenèse, la croissance et la différenciation des tissus, le vieillissement et la mort, sans tenir compte pour autant des multiples dysfonctionnements susceptibles de brouiller chacune de ces étapes. Aussi ne peut-on donner ici de ce thème, pourtant central à la biologie, qu'une vision très superficielle.

L'idée que le développement embryonnaire est contrôlé par l'action de quelques gènes ne commença à s'imposer vraiment qu'à la faveur des premiers travaux dus aux généticiens de la drosophile (Lewis, Garcia-Bellido, Lawrence, Nüsslen-Volhard). On sait grâce à leurs travaux que, depuis la nuit des temps (en tout cas depuis que sont apparus les premiers insectes), un véritable réseau de gènes disposés en brochette sur les chromosomes, gènes dits « homéotiques » (ou gènes Hox), intervient pour la mise en place et la spécialisation des parties du corps en cours de formation, selon un axe antéro-postérieur et dorso-ventral. L'allongement se fait par une sorte de bourgeonnement créant des « segments » successifs à partir d'une zone de croissance située à l'arrière de l'embryon. Ce « montage graduel » conduit à la formation des « segments » abdominaux, thoraciques, céphaliques chez l'insecte et à celle des vertèbres lorsque l'on s'élève dans l'échelle évolutive. L'ordre de disposition linéaire des gènes Hox sur les chromosomes correspond à leur site anatomique et à leur séquence chronologique d'expression dans l'organisme, leur lecture correspondant au sens de l'édification morphogénique de l'animal. Il est bien établi aujourd'hui que ces gènes Hox ne sont pas que des gènes contrôlant le positionnement antéro-postérieur, mais qu'ils interviennent également dans la différenciation de ces segments. Les mutations au sein de la « famille » des gènes Hox, selon le membre de la famille qu'elles affectent, peuvent changer complètement la destinée morphogénique du segment correspondant chez la drosophile (antennes à la place des pattes ; duplication du thorax, mouches à deux têtes, etc.). Mais le plus remarquable est sans doute l'extraordinaire conservation de ces « brochettes génétiques » entre la mouche et l'homme, véritables gènes architectes et horloges génétiques sans doute apparus avec les premiers animaux (si l'on exclut le fait que ces « batteries génétiques » du déterminisme antéro-postérieur comprennent plus de gènes chez l'homme que chez la mouche, résultat des duplications de gènes Hox ancestraux). Les gènes homéotiques ne sont pas les seuls gènes de développement. C'est ainsi que d'autres gènes, hérités de l'ovocyte maternel, interviennent dans la « détermination » des extrémités antérieure et postérieure de la larve d'insectes. Mais surtout, à côté des gènes architectes qui interviennent selon une polarité axiale, existe une pléiade de gènes régulateurs dont l'action s'avère hautement hiérarchisée et qui agissent en réseaux, souvent en cascades linéaires, pour orienter la différenciation des cellules-précurseurs, généralement pluripotentes, vers la formation de tel ou tel tissu ou de telle ou telle cellule spécialisée (neurones, muscles, cellules sanguines). Ainsi, pour ne prendre que ce seul exemple, le développement du muscle strié des mammifères qui dérive d'une partie du troisième feuillet embryonnaire (mésoderme latéral) par une succession d'états comprenant l'apparition de cellules musculaires mononucléées, puis de myocytes plurinucléés (les myotubes) et enfin de vraies fibres musculaires contractiles est sous le contrôle d'une catégorie spéciale de gènes « orienteurs de morphogenèse » – les gènes Pax3 ou Pax7 ; ceux-ci exercent un effet de guidage global vers la formation des muscles (empêchant la conversion des cellules mésodermiques en cartilage, os, ou tissu adipeux). Interviennent ensuite des gènes régulateurs spécialisés dans la formation du tissu musculaire proprement dit (chez les mammifères ils sont au nombre de quatre et appartiennent à une famille baptisée MyoD, pour « myogenic détermination »). Les gènes MyoD sont exprimés selon une certaine séquence temporelle à mesure que se différencie la fibre musculaire pour acquérir ses capacités contractiles. Leurs produits sont des protéines activatrices (facteurs de transcription) qui stimulent les gènes de structure propres au tissu musculaire, par exemple ceux qui codent pour les protéines contractiles, ou les récepteurs des motoneurones. Ces horloges moléculaires sont donc extrêmement complexes ; elles sont elles-mêmes tributaires des effets produits à distance, par des gradients de protéines diffusibles émanant de tissus environnant le « territoire » en cours de différenciation, tel que le tube neural pour le mésoderme latéral dans l'exemple choisi. On conçoit que, dans un embryon en formation, la *topographie* même des cellules en cours de différenciation soit un facteur important de leur évolution, comme l'est par conséquent leur *migration* qui leur permet d'échapper, par exemple, à l'effet négatif d'un gradient morphogénique ou de pénétrer au contraire dans une zone d'activation. Enfin, un autre élément est à prendre en compte dans la différenciation de nombreux tissus, tels que le tissu nerveux ou musculaire. En effet, la différenciation terminale qui confère à un tissu, comme celui du muscle, ses caractères morphologiques et ses propriétés implique *l'arrêt des divisions* des cellules précurseurs (les myoblastes). Un très grand nombre de travaux permettent d'expliquer au niveau moléculaire comment le programme de différenciation terminale sous la dépendance des gènes MyoD est provisoirement inhibé tant que se divisent les myoblastes mononucléés.

Ainsi des phénomènes aussi complexes que l'incompatibilité entre état divisionnel et état de différenciation, les mouvements morphogéniques, les effets des produits diffusibles, les cascades régulatrices et la différenciation terminale commencent à être analysables avec une très grande précision au niveau génétique.

Cellules souches

Mais il est un domaine de la biologie du développement qui connaît depuis trois ans un regain d'intérêt considérable. Il s'agit de celui des cellules souches embryonnaires et adultes.

Les cellules souches sont des cellules indifférenciées qui, comme leur nom l'indique, sont à l'origine de la formation des divers tissus de l'organisme, soit au cours de l'embryogenèse normale, soit chez l'adulte, au cours de la régénération de ces tissus consécutive à un traumatisme, ou encore après avoir été greffées sur un animal receveur (exemple : greffes de moelle). Elles apparaissent dans les tout premiers stades du développement de l'embryon alors que les tissus ne sont pas encore formés par les mécanismes de différenciation. Le fait remarquable est cependant qu'elles ne se convertissent pas toutes *in vivo* en cellules spécialisées puisqu'elles *persistent* à l'état de cellules souches multipotentes, en très petit nombre certes, mais de façon pérenne dans la plupart des tissus des organismes *à l'état adulte*. Elles sont par exemple présentes dans la moelle et, une fois greffées, reforment tous les éléments du sang (lesquels sont d'ailleurs en constant renouvellement). On les trouve à l'état de cellules satellites dans les muscles adultes dont elles assurent la régénération post-traumatique. Elles permettent de reconstituer le derme et une partie de l'épiderme chez les brûlés. On est parvenu à les mettre en évidence dans le cerveau adulte et, sous certaines conditions, dans le foie.

On conçoit qu'elles puissent être isolées, soit à partir des embryons dans les stades très précoces de leur développement (par exemple : au stade du blastocyste ne comprenant guère plus de quarante à quatre-vingts cellules) soit à partir des tissus adultes, où elles subsistent sous une forme latente comme on vient de le voir. On conçoit également que si l'on pouvait cultiver ces cellules à grande échelle avant qu'elles ne se différencient, on disposerait d'un moyen remarquable pour assurer des thérapies cellulaires.

Pendant de nombreuses années on s'est intéressé aux cellules souches embryonnaires de la souris. Isolées des blastocystes (cf. *supra*), elles peuvent se diviser *in vitro* un grand nombre de fois dans certains milieux et sont potentiellement capables de se différencier *in vitro* en n'importe quel tissu. Greffées à de jeunes embryons de muridés, elles participent après réimplantation à la formation d'une souris complète : elles sont donc pluripotentes. On les dénomme cellules ES (pour *embryonic stem cells*).

Jusqu'à un passé récent (1998), toutes les tentatives visant à obtenir des cellules souches embryonnaires humaines s'étaient heurtées à des échecs. Un chercheur américain, J. A. Thomson, à l'université de Madison, est parvenu à identifier et à caractériser des cellules ES humaines. Elles sont cultivables *in vitro* en se divisant un grand nombre de fois, se reproduisant à l'identique sans présenter d'aberrations chromosomiques. Elles peuvent former *in vitro* une grande variété de tissus. Toutefois on ne maîtrise pas encore parfaitement leur différenciation, c'est-à-dire leur acquisition d'un phénotype tissulaire donné.

D'autres formes de cellules souches humaines ont également été obtenues à partir des cellules germinales de fœtus disponibles à la suite d'avortements spontanés. Elles sont baptisées EG *(embryonic germinal cells)* Ces travaux sont dus à M. J. Shamblott *et al.*, du laboratoire de John Gerhardht à l'Université Johns Hopkins.

Les cellules ES et EG humaines intéressent beaucoup les chercheurs et médecins car elles possèdent la capacité de reformer en principe n'importe quel tissu, mais leur utilisation se heurte parfois à des problèmes éthiques car elles proviennent d'embryons surnuméraires ou de fœtus humain. En outre, les tissus qui en dériveraient ne seraient greffables que s'ils étaient immunocompatibles. Pour tourner cette difficulté, il a été imaginé de procéder à ce que l'on dénomme un « clonage thérapeutique ». Au lieu d'utiliser des cellules ES d'embryons surnuméraires, l'idée est d'avoir recours à des ovocytes humains dont on élimine le noyau en remplaçant celui-ci par le noyau provenant d'une cellule somatique prélevé chez le patient en attente de greffe cellulaire. L'ovocyte reconstitué fournit, après culture, un blastocyste dont les cellules ES sont dès lors immunocompatibles avec la personne greffée. Ce clonage thérapeutique se heurte néanmoins à des oppositions pour des raisons d'ordre éthique. Certains craignent que s'instaure un « commerce » d'ovocytes humains ; d'autres sont préoccupés par la fabrication d'un blastocyste artificiel qui, s'il était transplanté *in utero* reproduirait un fœtus, puis un être humain en tous points identique au patient donneur de noyau somatique, ce qui équivaudrait dès lors à un véritable clonage reproductif, opération généralement réprouvée par le plus grand nombre, y compris par la majorité des biologistes. Alors que le clonage thérapeutique est en principe autorisé en Grande-Bretagne et dans les institutions privées aux États-Unis, il demeure interdit en France où la loi de bioéthique conduit à écarter toute recherche sur l'embryon humain. Toutefois, le statut juridique du clonage thérapeutique pourrait être révisé lors d'un prochain examen de la loi par le Parlement.

L'utilisation des cellules souches adultes humaines ne soulève pas de problème éthique particulier. Toutefois, en dehors des greffes de moelle ou des greffes de cellules de la peau, et, dans des cas limités (greffes de neurones chez les parkinsoniens), il demeure très difficile d'individualiser et de cultiver des cellules souches émanant des autres organes tels que le foie, le pancréas, etc., car leur nombre est vraisemblablement très faible. Or, il serait du plus haut intérêt de pouvoir mettre en œuvre une thérapie cellulaire chez les diabétiques et chez les malades souffrant de maladies neurodégénératrices, comme par exemple ceux qui sont atteints de la maladie d'Alzheimer. Une solution pourrait peut-être s'offrir aux chercheurs puisqu'il a été démontré, chez l'animal, que les cellules souches adultes présentent une « plasticité » marquée – c'est-à-dire qu'elles sont capables d'engendrer, une fois greffées, *d'autres tissus* que ceux dont elles sont initialement issues. Un des exemples les plus spectaculaires réside dans la démonstration que chez la souris porteuse d'une mutation mdx, équivalente à celle qui est responsable de la myopathie de Duchenne chez l'homme, les cellules issues de la moelle osseuse d'une souris adulte saine peuvent reconstituer du muscle normal. Depuis lors, ces phénomènes de

« transdifférenciation » ont été observés chez un grand nombre d'autres cellules souches adultes.

En résumé, il est clair que l'ensemble de ces travaux a ouvert un nouveau chapitre de la biologie du développement et, peut-être, à plus ou moins long terme, de la médecine régénérative.

▶ CHANGEUX J.-P., *L'Homme de vérité*, Paris, Odile Jacob, 2002. – CLAVERIE J.-M., « La bio-informatique, une discipline stratégique pour l'analyse et la valorisation des génomes » in *Rapport de l'Académie des Sciences*, 1, 1999, p. 136. – GARIN J., « Analyse protéomique : exploration cellulaire et annotation », *Biofutur*, hors-série n° 4, 2002, p. 28. – GROS F., *Mémoires scientifiques : un demi-siècle de biologie*, Paris, Odile Jacob, 2003. – KAHN G., « Informatique et modélisation en biologie moléculaire », In *Développement et application de la génomique, l'après génome, Rapport de l'Académie des Sciences*, 1, 1999, p. 133. – PRUSINER S. B., « Nobel Lecture », *Proc. Natl. Acad. Sci. USA*, 95, sept. 2002. – RENARD J.-P. *et al.*, « Cellules souches embryonnaires, aspects spécifiques, médicaux et éthiques, journée commune Académie nationale de médecine, Académie des sciences », *Bulletin de l'Académie nationale de médecine*, vol. 184, 2000, p. 1139-1240. – SHAMBLOTT *et al.*, « Derivation of pluripotent stem cells from cultured human primordial stem cells », *Proc. Natl. Acad. Sci. USA*, 95,1998, 13726. – THOMSON J. A. *et al.*, « Embryonic stem cell lines derived from human blastocytes », *Science*, 282, 1998, p. 1145.

François GROS

→ Alzheimer (Maladie d') ; Biotechnologie ; Clonage thérapeutique ; Greffe, transplantation ; Thérapie génique ; Thérapie génique de seconde génération.

BIOPOLITIQUE

Rarement néologisme philosophique aura connu un succès intellectuel comparable à celui du mot « biopolitique » introduit par Michel Foucault, en 1976, dans un texte au demeurant isolé dans son œuvre. En plaçant le gouvernement de la vie au cœur de la modernité politique occidentale, l'auteur de *La Volonté de savoir* énonçait pour la première fois ce qui, depuis lors, semble à beaucoup une évidence, sinon une banalité. Au-delà cependant de cette lumineuse intuition et de l'apparent consensus qu'elle suscite, il faut revenir sur les zones d'ombre d'un concept abandonné presque aussitôt par son inventeur et sur les usages divers, parfois divergents, auxquels il a donné lieu parmi ceux, nombreux, qu'il a inspirés. De cette lecture critique et de ce démembrement théorique, on peut penser que la valeur heuristique des biopolitiques sortira renforcée.

L'invention de la biopolitique

Dans le dernier chapitre du premier volume de son *Histoire de la sexualité*, Michel Foucault énonce ce qui est, selon lui, la rupture majeure survenue dans la généalogie de l'ordre politique occidental : le passage d'un régime de souveraineté à un régime de bio-pouvoir. Ce qu'il illustre dans une formule célèbre : « On pourrait dire qu'au vieux droit de faire mourir ou de laisser vivre s'est substitué un pouvoir de faire vivre ou de rejeter dans la mort » (p. 181). Là où le souverain pouvait décider de la mort du sujet qui désobéissait ou bien exposer à la mort ses sujets pour défendre son territoire, ce en quoi résidait précisément sa souveraineté, la puissance réside désormais dans le pouvoir d'administrer les vies, de les mesurer par la statistique, de les discipliner par l'école ou l'armée, d'en allonger la durée par l'hygiène et la médecine, d'en contrôler le nombre par la planification des naissances ou au contraire les politiques familiales.

Avec l'Âge classique, en effet, le bouleversement le plus radical « ne fut rien de moins que l'entrée de la vie dans l'histoire – je veux dire l'entrée des phénomènes propres à la vie de l'espèce humaine dans l'ordre du savoir et du pouvoir – dans le champ des techniques politiques » (p. 186). Des notions comme l'espérance de vie, la natalité et la mortalité, la maîtrise du corps et de ses pulsions, la gestion des populations et de leurs migrations, la protection contre les périls collectifs et la prévention des risques individuels pénètrent progressivement dans le discours et l'expérience non seulement des élites, mais de l'ensemble de la société. « Pour la première fois sans doute dans l'histoire, le biologique se réfléchit dans le politique » (p. 187). La vie n'est plus seulement cette nécessité élémentaire sans laquelle, évidemment, les hommes et les femmes ne peuvent se maintenir et se reproduire sur la terre, elle devient l'enjeu même du pouvoir. Ce bio-pouvoir comporte en réalité deux dimensions distinctes, quoique liées, deux pôles qui se sont constitués avec un léger décalage chronologique, à partir du XVIIe s., et qui l'un et l'autre participent de cette entreprise radicalement nouvelle de « normalisation » de la vie.

Le premier pôle à s'être mis en place est appelé « anatomo-politique du corps humain ». Il est « centré sur le corps comme machine : son dressage, la majoration de ses aptitudes, l'extorsion de ses forces, la croissance parallèle de son utilité et de sa docilité, son intégration à des systèmes de contrôle efficaces et économiques, tout cela a été assuré par des procédures de pouvoir qui caractérisent les disciplines » (p. 183). À ce premier pôle se rattachent les institutions qui œuvrent à la socialisation de l'individu : famille, école, armée, usine, mais aussi au traitement de ses déviances – hôpital, asile, prison. Nombre de travaux historiographiques, tels ceux de Jacques Léonard sur la médecine et de Georges Vigarello sur le corps, ou sociologiques, comme ceux de David Armstrong sur la clinique et de Bryan Turner sur les régimes, ou encore anthropologiques, avec les enquêtes de Margaret Lock sur la mort au Japon ou de Jock McCulloch sur l'ethnopsychiatrie en Afrique, ont suivi l'exploration de cette première voie.

Le second pôle, apparu un peu après, est nommé « bio-politique de la population ». Il est « centré sur le corps-espèce, sur le corps traversé par la mécanique du vivant et servant de support aux processus biologiques : la prolifération, les naissances et la mortalité, le niveau de santé, la durée de vie, la longévité avec toutes les conditions qui peuvent les faire varier ; leur prise en charge s'opère par toute une série d'interventions et de contrôles régulateurs » (p. 183). Sous cette technologie se rangent, du côté du savoir utile à la gestion de la population, la démographie, l'épidémiologie, l'économie, les sciences humaines, et du côté des pouvoirs mis en œuvre pour administrer ces populations, la planification familiale, le contrôle de l'immigration, les programmes de santé publique, les politiques sociales. Si cette seconde ligne de recherche a été plus tardivement suivie, elle n'en a pas été moins féconde en donnant de nombreuses études qui portent sur le monde occidental, telles que celles de François Ewald sur le risque, de Paul Rabinow sur l'urbanisme ou de François Delaporte sur le choléra, mais aussi sur ses expansions coloniales, comme celles de David Arnold sur les épidémies dans l'Inde impériale, de Megan Vaughan sur les famines en Afrique australe ou de Michael Taussig sur la violence en Amérique latine.

À considérer cette double postérité dans les sciences sociales, tant pour s'intéresser à « l'anatomo-politique » et au contrôle des corps que pour traiter de « la bio-politique » et de la régulation des populations, on ne peut que s'étonner de la quasi-disparition du bio-pouvoir dans le reste de l'œuvre de Michel Foucault. Après en avoir jeté les fondements, il s'en éloigne en effet pour se concentrer, dans la dernière partie de sa vie, à deux autres concepts, qu'il met en résonance : la gouvernementalité et la subjectivation. Le bio-pouvoir n'aura ainsi été qu'un moment dans la pensée foucaldienne, moment-charnière cependant entre la longue période de l'archéologie des savoirs et de la généalogie des pouvoirs et un temps, interrompu par la mort, de reconstruction autour du gouvernement et du sujet. Si l'on y regarde de près, la mise entre parenthèses du bio-pouvoir par Michel Foucault n'entraîne pourtant pas celle de la « biopolitique » – désormais écrite sans trait d'union – qui fera l'objet de ses cours au Collège de France pendant trois ans encore et dont on trouvera de nombreuses occurrences dans des articles et des entretiens jusqu'à la fin de sa vie. La question du « gouvernement des vivants » et, quoique de façon indirecte, des « technologies de soi » prolonge à nouveaux frais l'étude de la biopolitique, en s'attachant à la manière dont l'État et les individus interfèrent à travers des régulations économiques, des prescriptions morales, des normes sanitaires, et même le développement des sciences sociales.

Relectures contemporaines

La plupart des travaux qui se réclament de ce moment de l'œuvre de Michel Foucault ont eu tendance à en appliquer le programme théorique plutôt qu'à le développer de façon critique. Que l'on pense, comme Mitchell Dean, que cette application s'est révélée féconde pour renouveler l'étude du politique, ou que l'on estime, comme Nick Fox, qu'elle s'est avérée réductrice de la complexité du pouvoir, il n'en demeure pas moins que la traduction des concepts de biopolitique et de bio-pouvoir dans les sciences sociales a surtout procédé sous la forme d'une simple greffe. La question de la normalisation de la vie est ainsi venue étayer un corpus déjà consistant d'écrits portant sur le contrôle social exercé par la médecine, de Talcott Parsons à Peter Conrad, en passant par Irving Kenneth Zola et Ivan Illich.

C'est en fait du côté de la philosophie que sont venues les deux principales tentatives de dépassement de la thèse foucaldienne sur la biopolitique, avec Agnes Heller et Giorgio Agamben. Dépassement signifie bien ici effort pour penser avec, mais au-delà. Il n'est pas sans signification que les deux œuvres qui ont le plus contribué au renouvellement de cette problématique s'inspirent et se réclament de Hannah Arendt, à laquelle Michel Foucault, lui, ne se réfère jamais, mais qui a pourtant fondé parallèlement à lui une théorie du gouvernement de la vie. Dans l'*Essai sur la révolution,* elle fait de la défense de la vie comme fait biologique le moteur non seulement de la Révolution française, mais aussi de toutes celles qui l'ont suivie, dénonçant « la doctrine politique la plus pernicieuse de l'époque moderne, celle qui pose que le bien suprême est la Vie et que le processus vital de la Société est le centre même de l'effort de l'Homme » (p. 89). Dans la *Condition de l'homme moderne*, elle donne comme l'une des trois activités humaines fondamentales, le travail « qui correspond au processus biologique du corps humain, dont la croissance spontanée, le métabolisme et éventuellement la corruption, sont liés aux productions élémentaires dont le travail nourrit ce processus vital », ajoutant : « La condition humaine du travail est la vie elle-même » (p. 41). Autant donc que chez le généalogiste du bio-pouvoir, c'est auprès de la théoricienne du totalitarisme qu'Agnes Heller et Giorgio Agamben puisent leurs analyses de la biopolitique. La première en étendant son domaine, le second en approfondissant sa signification.

Pour Agnes Heller, la biopolitique « définit les concepts et les mouvements qui se centrent sur la différence comme catégorie principale de la politique » ; substitut des grands récits devenus caducs, elle est « intimement liée à la politique de l'identité » (p. IX). Ses expressions dans les mobilisations contemporaines, qu'elle analyse dans l'ouvrage écrit avec Ferenc Fehér, sont le féminisme, le racialisme, l'ethnicisme, comme réponses identitaires à la domination masculine, blanche ou d'un autre groupe ethnique, mais se retrouvent aussi dans l'environnementalisme ou l'hygiénisme, comme modalités particulières de défense d'une nature déshumanisée ou du corps sain. Derrière cet assemblage hétéroclite, deux éléments sont constants : l'inscription du sens de l'action dans le langage du biologique ; la récusation de l'universalisme au profit de solutions spécifiques. Dans cette perspective, la biopolitique s'oppose moins, comme c'était le cas pour Michel Foucault, à la souveraineté qu'à la politique tout court, au sens que lui donne Hannah Arendt, pour qui « la politique traite de la communauté et de la réciprocité d'êtres différents ».

La biopolitique représente en effet une régression et une négation du politique, d'une part, en ce qu'elle marque un recul vers des formes historiquement pré-politiques où la question du corps, du sang, de l'origine délimitait le pouvoir, d'autre part, en ce qu'elle renonce au projet d'une commune humanité en lui préférant des définitions essentialistes du sujet. Ainsi, les politiques du sexe, de la race ou de l'ethnie n'ont-elles plus d'horizon de valeurs partagé entre les êtres humains. À un moindre degré, les politiques strictement écologiques ou sanitaristes ne laissent pas place à d'autres conceptions du monde et des êtres que biologique. Les registres se recoupent du reste, notamment sous les régimes totalitaires ou dans certains discours radicaux, où l'argument sanitaire sert parfois à justifier des pratiques racialistes. À l'inverse, chacun de ces registres peut être repolitisé, comme lorsque les questions de santé se trouvent posées en termes non plus de corps individuel, mais de justice sociale. Du point de vue d'Agnes Heller, la critique de la biopolitique constitue ainsi un enjeu crucial de la construction de la démocratie.

Avec Giorgio Agamben, la biopolitique devient affaire de fondation du contrat social, puisque, selon lui, « la production d'un corps biopolitique est l'acte originel du pouvoir souverain ». Loin d'advenir avec la modernité comme l'affirmait Michel Foucault, elle est « au moins aussi ancienne que l'exception souveraine » : dès lors, « en plaçant la vie biologique au centre de ses calculs, l'État moderne ne fait que remettre en lumière le lien secret qui unit le pouvoir à la vie nue » (p. 14). La généalogie de la biopolitique s'en trouve donc profondément bouleversée, puisqu'elle a toujours existé au point où l'homme se sépare de l'animal, où la voix devient langage, où la vie biologique se double d'une vie politique. Là encore, c'est du côté d'Hannah Arendt qu'il faut chercher la voie, et plus particulièrement dans la lecture qu'elle propose d'Aristote, distinguant la vie comme « intervalle entre la naissance et la mort » et la vie en tant qu'elle est « emplie d'événements qui, à la fin, peuvent être racontés », celle-ci étant nommée « *bios* par opposition à la simple *zôê* ».

Reprenant cette distinction, Giorgio Agamben en fait le cœur de sa théorie de la biopolitique. La *zôê*, « simple fait de vivre commun à tous les êtres vivants », en quoi l'homme est un animal pareil aux autres, autrement dit la vie biologique, se différencie de la *bios*, « façon de vivre propre à un individu ou à un groupe », par quoi l'homme se sépare de l'animal, parfois qualifiée comme vie politique (p. 9). C'est ce dualisme « vie nue-existence politique, *zôê-bios* » qui forme le « couple catégorial fondamental de la politique occidentale » (p. 16). Et c'est à partir de lui qu'il s'agira de comprendre des réalités aussi contrastées que les politiques raciales des États totalitaires, les programmes humanitaires d'aide aux réfugiés et les redéfinitions médicales de la mort pour tenir compte des nécessités de prélèvements d'organes. Le gouvernement des vivants a en permanence affaire à ces deux dimensions de la vie, l'une étroitement physiologique, qui peut en venir à servir de fondement aux droits de l'homme, l'autre ouverte sur la polis, qui fournit la matière des droits du citoyen. La caractéristique essentielle des sociétés contemporaines résiderait dans la confusion croissante s'opérant entre les deux et réduisant le politique au biologique. « Nous ne sommes pas seulement des animaux dans la politique desquels est en jeu leur vie d'être vivants, mais aussi, inversement, des citoyens dans le corps naturel desquels est en jeu leur être politique même » (p. 202). Là encore, c'est la démocratie qui est en question.

Ce double prolongement de la théorie foucaldienne de la biopolitique en constitue un dépassement en ce qu'il en explore les lignes esquissées mais non tracées, l'élargissant à la dialectique de la différence et de l'identité, l'approfondissant vers la distinction originaire de la vie nue et de l'existence politique. Il reste à saisir le sens que la théorie ainsi révisée peut avoir pour les questions médicales, sociales et morales d'aujourd'hui.

Essai d'évaluation critique

Qu'apporte la biopolitique à la compréhension des sociétés contemporaines ? À un premier niveau, généalogique, elle montre combien la vie est devenue un enjeu crucial non seulement de mise en œuvre des politiques, mais plus fondamentalement de définition du politique. Qu'il s'agisse du traitement de personnes singulières ou de populations indifférenciées, de clonage reproductif ou de risque épidémique, de malades ou de réfugiés, le vivant comme matière et les vivants comme catégorie occupent une place croissante dans l'espace et dans l'action publics. À un deuxième niveau, phénoménologique, elle permet de mettre en relation des domaines généralement séparés par des découpages administratifs et disciplinaires et de produire ainsi de nouvelles cartographies de l'activité humaine. Là où la science, la médecine et l'éthique ont semblé se répartir les dimensions savante, technique et morale de la vie, la biopolitique montre que les décisions et les interventions en matière de gestion des corps individuels et collectifs participent d'ensembles plus vastes où le travail, l'immigration, l'urbanisme croisent la santé publique, la pratique clinique et la recherche biologique. À un troisième niveau, critique, elle appelle une interrogation sur les choix faits, en situation ordinaire ou d'exception, par les sociétés contemporaines et sur l'économie morale qui les sous-tend. De la prise en charge des personnes précarisées dans les hôpitaux au vote de lois de bioéthique, des arbitrages rendus par une commission d'attribution de secours financiers aux critères retenus dans les accords commerciaux internationaux pour les médicaments, la biopolitique met en tension la vie nue et la vie sociale de manière qui appelle des prises de position de la part des citoyens du monde.

S'il est clair que les politiques sanitaires, qu'elles soient locales, nationales ou mondiales, et les pratiques biomédicales, qu'elles se situent dans le domaine expérimental ou clinique, relèvent des biopolitiques et donc des trois niveaux d'analyse qui viennent d'être évoqués, par exemple en matière de législation sur l'interruption de grossesse ou d'accès aux antirétroviraux pour les malades du Sida, la démonstration de l'intérêt du concept apparaîtra mieux à travers l'étude de cas moins évidemment inscrits dans le champ de la santé et de la médecine. Soit la question de l'immigration en France. Tout au long du XXe s., les populations étrangères étaient considérées comme un appoint en termes de force de travail, de capacité de reproduction et de défense du territoire. Après la Seconde Guerre mondiale en particulier, l'immigration nord-africaine, puis subsaharienne, a permis de faire face à l'importante demande de main-d'œuvre servant à la reconstruction européenne et, plus largement, à l'expansion économique. Le corps de l'immigré était alors un corps valorisé en tant qu'il était productif et ses altérations physiques suscitaient la suspicion au point qu'une pathologie psychiatrique avait été inventée sous le nom de « sinistrose ». Avec la crise économique et surtout la restructuration de l'industrie, à partir du début des années 1970, l'immigration a fait l'objet de mesures très restrictives et l'immigré est devenu indésirable. Mais par un singulier retournement de valeurs, le corps dévalorisé comme force de travail s'est vu reconnu à travers la maladie. Au cours de la décennie 1990, un nouveau critère de régularisation des étrangers sans titre de séjour est en effet apparu : la « raison humanitaire », que pouvait faire valoir une personne atteinte de maladie grave qu'elle ne pouvait faire soigner dans son pays d'origine. Sous ce critère, le nombre de régularisations a été multiplié par sept en dix ans. Pendant la même période, le nombre de réfugiés diminuait, lui, de six fois. Pour une partie des demandeurs d'asile, cette double évolution tendancielle a signifié que, non reconnus au titre des violences politiques qu'ils avaient subies ou dont ils étaient menacés, ils se sont vus obtenir un titre de séjour pour une affection sévère dont ils souffraient. Si l'on considère cette histoire, succinctement évoquée, du point de vue des biopolitiques, la gestion de l'immigration relève non seulement d'une économie politique, qui la réduit à une pure force de travail destinée à satisfaire les nécessités de la production, et qui en fait par conséquent des inutiles au monde, selon l'expression d'Hannah Arendt, dès lors que la récession s'installe, mais aussi d'une économie morale, dans laquelle le corps souffrant se voit attribuer une plus grande valeur que le corps menacé, ce qui place implicitement la vie nue du malade au-dessus de la vie politique du militant.

Les biopolitiques proposent ainsi une exigence théorique pour penser la condition humaine et plus particulièrement les systèmes de normes et les jeux de signification que met en jeu le gouvernement des êtres humains. Dans cette perspective, le spectre des réalités sociales dont elles traitent s'étend du laboratoire de biologie français où s'effectue la transcription du génome humain, étudié par Paul Rabinow, au camp de réfugiés hutu dans lequel se reconstruit la mémoire du génocide tutsi, analysé par Liisa Malkki. En somme, des politiques du vivant aux politiques de la vie.

► AGAMBEN G., *Homo Sacer. Le pouvoir souverain et la vie nue*, Paris, Le Seuil « L'ordre philosophique », 1997. – ARENDT H., *Condition de l'homme moderne*, Paris, Calmann-Lévy, 1961 ; *Essai sur la révolution*, Paris, Gallimard « Tel », 1967 ; *Qu'est-ce que la politique ?* Paris, Le Seuil « L'ordre philosophique », 1995. – DEAN M., « A social structure of many souls : Moral regulation, government and self-formation », *Canadian Journal of Sociology*, 1994, 19, p. 145-168. – FASSIN D., « Entre politiques du vivant et politiques de la vie. Pour une anthropologie de la santé », *Anthropologie et sociétés*, 24, 2000, p. 195-215 ; « The Biopolitics of Otherness », *Anthropology Today*, 17 (1), 2001, p. 3-7. – FEHÉR F. & HELLER A., *Biopolitics*, Hants, European Centre Vienna-Avebury, 1994. – FOUCAULT M., *Histoire de la sexualité. 1 : La volonté de savoir*, Paris, Gallimard, 1976 ; *Dits et écrits*, 4 vol., Paris, Gallimard, 1994 ; *« Il faut défendre la société »*, Cours au Collège de France 1976, Paris, Hautes Études / Gallimard / Le Seuil, 1997. – FOX N., « Foucault, Foucauldians and sociology », *British Journal of Sociology*, 49, 1998, p. 413-433. – HELLER A. & PUNTSCHER RIEKMANN S. (éd.), *Biopolitics. The Politics of the Body, Race and Nature*, Hants, European Centre Vienna-Avebury, 1996. – MALKKI L. H., *Purity and Exile. Violence, Memory and National Cosmology among Hutu Refugees in Tanzania*, Chicago, The Univ. of Chicago Press, 1995. – RABINOW P., *French DNA. Trouble in Purgatory*, Chicago, The Univ. of Chicago Press, 1999.

Didier FASSIN

→ Critiques de la médecine ; Épidémiologie.

BIOTECHNOLOGIE

Biotechnologie s'emploie au singulier mais aussi au pluriel, les biotechnologies étant diversifiées. Certains auteurs admettent que les pratiques ancestrales de modification des produits agricoles appartiennent aux biotechnologies. Les procédés de contrôle des fermentations développés par Louis Pasteur à la suite de sa découverte du rôle des micro-organismes dans les fermentations font de ce chimiste un pionnier des biotechnologies. À la fin du XIXe s., les fermentations sont utilisées pour la production de produits chimiques à une échelle industrielle. Les procédés de fermentation industrielle à grande capacité se développent au XXe s. À partir des années 1940 la production de pénicilline repose sur des procédés de ce genre. La biologie moléculaire, en découvrant dans la cellule de nouveaux outils et de nouvelles fonctions, rend possible l'extension des biotechnologies aux caractéristiques génétiques (ingénierie génétique). Aujourd'hui, une nouvelle génération de biotechnologies apparaît, qui concerne les modifications des propriétés fonctionnelles des biomolécules par des modifications de leurs séquences primaires et donc de leurs structures (évolution dirigée). Ces techniques reposent sur les principes généraux de l'évolution biologique, par mutation et sélection. Cela montre que l'extension du possible est gouvernée par la structure du réel, et que les biotechnologies, loin d'être contraires à la nature, en sont le prolongement. Cette esquisse de l'histoire des biotechnologies montre que l'on est passé du contrôle de l'utilisation des micro-organismes au contrôle de leurs propriétés moléculaires. Il est possible de conjecturer que cette évolution se poursuivra et que des champs d'application de plus en plus étendus seront trouvés aux biotechnologies.

Évolution de la terminologie

L'histoire des termes, de leur apparition, de leur vie, des variations de leurs significations et de leurs connotations est une histoire philosophiquement très instructive. Le terme de biotechnologie est entré dans la langue française à la faveur du rapport sur le thème « Sciences de la Vie et Société » commandé par le président de la République Valéry Giscard d'Estaing à François Gros, François Jacob et Pierre Royer en 1978. Il apparaît dans la lettre de mission adressée par le président aux scientifiques, et réapparaît à plusieurs reprises dans le rapport. Il s'agit de l'importation d'un terme qui avait acquis depuis longtemps droit de cité dans les langues anglaise, allemande, et aussi italienne (et peut-être dans d'autres langues européennes). Le terme de biotechnologie avait certes des précurseurs un peu différents : zymotechnie en latin à partir de la fin du XVIIe s., pour désigner la technique des fermentations, terme transposé en allemand (zymotechnologie, zymotechnologiste), puis en français ; biotechnie qui apparaît en français pour désigner l'hygiène au début du XIXe s. L'adjectif biotechnique apparaît au début du XXe s. à Copenhague. Mais c'est en 1917 que le terme de biotechnologie est inventé, simultanément en Amérique et en Hongrie, dans deux contextes en réalité identiquement germaniques. À Chicago, en 1917, est créé un bureau de biotechnologie pour se substituer au collège zymotechnique installé dans la même ville par un chimiste allemand émigré. C'est le fils, Emil Siebel, qui se substitue au père, John Siebel. 1917, c'est l'année de la prohibition de l'alcool. Biotechnologie se substitue à zymotechnologie pour faire oublier les connotations trop alcooliques de cette dernière. En Europe, c'est un agronome hongrois, Karl Ereky, qui invente ce terme la même année en langue allemande. Ereky est un pionnier de l'élevage industriel. Pour lui, le porc est une machine biotechnologique. Ereky rêvait d'un nouveau système technologique, fondé sur la biochimie. En langue italienne, le terme apparaît en 1921, dans le contexte de l'industrie de la tannerie. En France, il a fallu soixante ans de plus. On peut proposer quelques raisons à cela. L'agriculture française est restée longtemps très traditionnelle. La biologie française, sous son versant agricole, s'est longtemps contentée de vivre sur l'héritage incomparable de Louis Pasteur ainsi que sur les pratiques d'hybridation. En outre, la génétique est longtemps restée une parente pauvre de l'enseignement et de la recherche en France.

Si l'on s'intéresse maintenant aux variations des connotations du terme de biotechnologie, en parallèle avec les développements scientifiques qu'il recouvre, on s'aperçoit que, dans le contexte anglais de l'entre-deux-guerres, il s'étend de la production biologique de substances chimiques à la médecine, à l'hygiène et à la question de l'eugénisme, mais aussi que, en accord avec la « géotechnique », la biotechnologie, technique centrée sur la vie, devait aider à construire un monde meilleur et pacifié. Les plus éminents des biologistes anglais de l'entre-deux-guerres et de l'immédiat après-guerre, John Burton Sanderson Haldane, Julian Huxley (fondateur de l'Unesco), Joseph Needham, discutent ouvertement des perspectives ouvertes par l'ingénierie biologique pour la société, la démographie, et l'organisation du travail. En 1933, un éditorial de la revue scientifique *Nature* porte le titre de « Biotechnologie » et discute, entre autres choses, d'une technologie indépendante des caprices du développement économique et conforme aux besoins spirituels de l'homme. En 1936, Huxley écrit que la biotechnologie sera à terme plus importante que l'ingénierie mécanique et chimique. Pour le vulgarisateur Lancelot Hogben, la biotechnologie est une réponse verte aux problèmes engendrés par le système technologique en cours. Le développement social devrait être fondé sur la biotechnologie agricole, la biotechnologie de l'environnement. Cette idée a pris encore plus d'importance après la Deuxième Guerre mondiale, en raison de la perception extrêmement négative de la physique issue d'Hiroshima et Nagasaki. La biotechnologie était considérée par les scientifiques qui avaient une vision de l'avenir, tel Léo Szilard, physicien et biologiste, fondateur des conférences Pugwash, comme une technologie verte à l'opposé d'une technologie de destruction de masse. Le monde industriel n'est pas resté indifférent à ces idées. La compagnie British Petroleum finança les recherches du Français Alfred Champagnat pour la synthèse de protéines à partir du pétrole et développa un produit. Mais la révolution verte, l'augmentation spectaculaire des rendements agricoles par la création d'hybrides, et particulier de blé et de maïs, rendait moins urgente la solution des problèmes alimentaires par la biotechnologie. Plus tard, au début des années 1970, l'ingénierie biologique, la biotechnologie de l'ADN recombinant, modifièrent la perception de la biotechnologie. Au lieu d'être perçue comme une technologie écologique, amie de la nature, elle fut perçue par certains biologistes comme une technologie opposée à la nature, ainsi que comme une technologie de riches imposée aux pauvres et susceptible de les appauvrir encore.

Anticipations de l'ingénierie biologique

L'ADN recombinant est le fruit des découvertes de la biologie moléculaire dans les années 1960. Pourtant, dès la fin des années 1950 et au cours des années 1960, les réalisations de la génétique et de la biologie moléculaire rendaient concevables des choses qui n'étaient auparavant que de l'ordre du rêve. En 1958, dans sa Conférence Nobel, Edward Tatum, microbiologiste et généticien, auteur de la théorie « un gène un enzyme », imaginait qu'à la suite du déchiffrage du code génétique, qui devait nécessairement se produire dans un avenir plus ou moins proche, les êtres vivants pourraient être améliorés par l'ingénierie biologique. Il imaginait, par exemple, la biosynthèse *in vitro* d'enzymes améliorés (nous y sommes aujourd'hui avec ce que l'on appelle l'évolution dirigée), la synthèse des molécules d'acide nucléique (nous y sommes depuis 1970 avec la méthode de Khorana), l'introduction de ces molécules dans le génome soit par injection, soit par introduction de virus dans les cellules germinales (nous y sommes aujourd'hui aussi pour les cellules somatiques), soit par mutation dirigée (nous y sommes aujourd'hui également, quarante ans après). Une grande partie du programme des biotechnologies actuelles était donc conçue il y a quarante ans. Dix ans après, en 1970, les choses s'étaient encore précisées. Dans un symposium organisé à Londres en 1970 par la British Society for Social Responsibility in Science, un participant, Martin Pollock, examina les possibilités à court ou long terme ouvertes par la biologie moléculaire des bactéries aux mammifères et à l'homme. À court terme figurent les extensions de pratiques existantes, comme l'utilisation de mutants artificiels de micro-organismes dans l'industrie pharmaceutique. À long terme (à savoir à l'horizon de vingt ans environ selon Pollock) figurent : la synthèse par les bactéries de produits qu'elles ne synthétisent normalement pas ; l'introduction de gènes étrangers venant d'autres organismes dans des cellules pour combiner plusieurs caractères intéressants ; la production accélérée d'enzymes. Pollock mentionne en passant l'insuline, qui, quelques années plus tard, en 1978, sera le symbole du triomphe de la technologie de l'ADN recombinant et de ses bienfaits en matière médicale. Pollock envisage sans sourciller d'appliquer à l'homme les techniques développées sur les bactéries. Il envisage le clonage reproductif, il est vrai déjà appliqué chez la grenouille. Peut-être le fera-t-on bientôt, écrit-il, avec des mammifères. Il envisage la thérapie génique des cellules somatiques chez l'homme, par exemple pour des cellules porteuses de déficits enzymatiques, l'utilisation de vecteurs viraux pour la transduction de gènes (nous y sommes aussi). « Tout ceci, écrit Pollock, est encore très lointain, mais c'est à ce niveau qu'il convient d'envisager l'intervention génétique chez l'homme. » Si l'on adopte comme repère temporel l'année 1970 du symposium de Londres, on peut constater que l'ingénierie génétique des bactéries synthétisant des protéines humaines a été réalisée en 1977-1978 ; que le clonage reproductif des mammifères date des années 1980 mais a été très médiatisé avec Dolly en 1997 alors que Dolly est un fruit tardif de cette technique ; que la thérapie génique chez l'homme a eu une première application « réussie » en 2000, bien que des problèmes soient apparus ultérieurement chez les enfants traités. Il y a eu une accélération pour la solution de certains problèmes, une chronologie très différente selon la nature, la difficulté des problèmes. En 1971, plus de cinq cents tentatives d'expérimentations comprenant l'insertion d'ADN étranger dans des cellules de mammifères étaient recensées.

De la biologie moléculaire à l'ingénierie génétique

Les facteurs scientifiques de cette accélération se trouvent dans la biologie moléculaire. Plusieurs noms s'imposent ici, liés à trois moments essentiels. Werner Arber obtint en 1978 le Prix Nobel pour ses travaux sur l'interaction des bactéries et des virus qui ont conduit à la découverte des enzymes de restriction universellement utilisés aujourd'hui dans les laboratoires. Par des expériences très subtiles, selon des méthodes classiques de la biologie moléculaire utilisant des isotopes radioactifs, Werner Arber a étudié au début des années 1960 le phénomène de modification contrôlée par l'hôte. Par ce phénomène, un virus (par exemple le phage *lambda*) qui possède une spécificité d'infection pour une souche bactérienne (par exemple des souches différentes d'*E. coli* K12) peut acquérir une nouvelle spécificité et perdre l'ancienne au cours du cycle infectieux. Les expériences d'Arber et Dussoix montrent que les substances qui gouvernent cette spécificité pour un hôte sont sous la dépendance de l'ADN phagique. Ces expériences montrent aussi que les variations de cette spécificité sont dues à une activité de dégradation propre à la cellule bactérienne et qui s'exerce sur l'ADN phagique. Les enzymes responsables de cette dégradation et donc de la restriction de spécificité – enzymes dits de restriction – furent plus tard isolés et caractérisés par Daniel Nathans et Hamilton Smith. Quel rôle peut avoir cette activité de restriction ? Il se trouve que les travaux, très nombreux, sur l'interaction des bactéries et des virus dans les années 1950 ont abouti à la conception d'un échange génétique de gènes entre espèces au cours des processus infectieux, soit par perte de gènes phagiques, soit par acquisition de gènes bactériens. C'est le fameux « échange génétique », thème de la Conférence Nobel de Werner Arber. Ce phénomène peut également être désigné par le terme de recombinaison. Le génome est recombinable, on peut obtenir des recombinants entre des virus et n'importe quel fragment d'ADN. Cette propriété doit être contrecarrée pour assurer la stabilité du génome bactérien. Werner Arber aboutit à une double conclusion. Le fait que les bactéries aient développé nombre de systèmes d'échange génétique doit signifier que cet échange est à quelque degré vital pour elles. Malgré tout, les bactéries ont réussi à conserver une stabilité d'ensemble de leur équipement génétique, par des systèmes comme ceux de restriction. Certains de ces enzymes de restriction ont une spécificité marquée pour certains sites de l'ADN. D'où leur utilisation généralisée dans l'ingénierie génétique.

Deux nouveaux noms doivent être prononcés, ceux de Howard Temin et de David Baltimore. Ils sont associés dans la découverte de la fameuse transcriptase réverse, découverte très connue qui résultait d'un certain nombre de travaux du milieu et de la fin des années 1960. Cette découverte est celle, chez des virus à ARN, d'un mode de fonctionnement par lequel ces virus passent au cours de leur cycle reproductif par une phase à ADN – phénomène totalement contraire au dogme de Crick selon lequel l'information génétique s'écoule à sens unique de l'ADN à l'ARN. Malgré les preuves que Temin tenait de ce phénomène, la communauté des biologistes moléculaires a longtemps été complètement sourde à ce qu'il disait. Ajoutons que les rétrovirus sont aujourd'hui des outils majeurs des biotechnologies et des thérapies géniques en particulier. Le fait qu'ils passent par un stade d'ADN les rend particulièrement aptes à des recombinaisons génétiques.

Le quatrième nom est celui de Paul Berg. L'expérience qu'il a réalisée en 1972 a constitué le point de départ d'une réflexion sans précédent sur le thème des sciences biologiques, de leurs risques, et des relations entre sciences et société. Sans précédent également le moratoire qui a été décidé peu après son expérience – moratoire sur les expériences d'ADN recombinant. Paul Berg a créé pour la première fois une molécule chimère d'ADN d'espèces aussi éloignées que le bactériophage *lambda*, le virus de singe SV40 et l'opéron lactose d'*Escherichia coli*. Cette opération n'avait rien de mystérieux, les étapes biochimiques en étaient maîtrisées. Elles consistaient dans l'utilisation d'enzymes de restriction, de ligases, de polymérases, de transférases, d'exonucléases, bref de toute une panoplie d'enzymes divers. Le but en était d'aboutir à l'introduction de segments génétiques dans les cellules de mammifères – par le biais, par exemple, du virus SV40 recombiné – et à l'expression des nouveaux gènes ainsi introduits dans les cellules de mammifères. Plusieurs intentions à plus long terme présidaient à ce programme expérimental : comprendre le cancer, l'action des virus cancérigènes, mais aussi augmenter les utilisations industrielles des bactéries en les rendant capables d'exprimer des gènes d'organismes supérieurs. Ces expériences comportaient un certain risque, alors non évaluable, de transmission par des bactéries aussi communes que *coli* de gènes cancérigènes à l'homme. Berg s'est alors trouvé devant une alternative : réaliser son programme jusqu'à son terme ou le retarder jusqu'à ce qu'une information suffisante sur les risques présentés par le virus SV40 pour l'homme ait été rassemblée. C'est ainsi que Berg et certains de ses collègues, de plus en plus conscients du fait que des problèmes de sûreté se trouvaient de plus en plus fréquemment dans la recherche biologique (en particulier les recherches sur des virus cancérigènes), ont pris l'initiative de lancer une consultation sous la forme de conférences et de recommander un moratoire sur les recherches. La première conférence d'Asilomar sur les risques biologiques liés aux virus cancérigènes eut lieu du 22 au 24 janvier 1973. La seconde eut lieu à Asilomar du 24 au 27 février 1975, précédée par une Gordon Conference sur les acides nucléiques en juin 1973, où ces questions furent débattues, et de la constitution d'une commission consultative présidée par Paul Berg, à l'initiative de l'Académie des Sciences américaine en 1974, commission qui rendit des recommandations.

Accélération et transformation de la biologie moléculaire

Ce processus, dit processus d'Asilomar, qui se poursuivit d'ailleurs après la conférence de 1975, a la particularité de se dérouler à une époque d'accélération des recherches sur l'ADN recombinant, qu'il favorise en réalité par le maintien de principe de l'autonomie de la recherche scientifique qu'il permet, tout en payant le prix d'une autorégulation de la science, à savoir de l'émission de lignes directrices *(guidelines)* librement consenties par les scientifiques, pour l'exécution des expériences. Après 1975, on assiste effectivement à une accélération considérable du nombre de projets et des financements des recherches sur l'ADN recombinant. L'autorégulation de la science et le développement de la recherche étaient les deux faces d'un même processus. L'accélération de la recherche était générale dans la biologie moléculaire au début des 1970 : synthèse artificielle de l'ARN de transfert de l'alanine et synthèse chimique du gène par Har Gobind Khorana en 1970 ; construction *in vitro* de plasmides artificiels fonctionnels de *E. coli* et salmonelle contenant des gènes de résistance aux antibiotiques par Stanley Cohen et Herbert Boyer en 1973 ; expression par les mêmes chercheurs d'un gène de Xénope (une espèce de crapaud) par *E. coli* en 1974 ; méthodes de séquençage rapide de l'ADN par Frederick Sanger en Angleterre, Walter Gilbert et Allan Maxam à Harvard entre 1975 et 1977 ; en 1977, clonage du gène de l'insuline du rat, et expression de la somatostatine humaine (découverte quelques années auparavant par Roger Guillemin) par *E. coli* recombinée ; en 1978, synthèse de l'insuline humaine par *E. coli*, par la société Genentech, l'une des premières start-ups biotechnologiques à San Francisco, société dont Herbert Boyer était consultant. Il y a donc eu une accélération considérable des recherches sur l'ADN recombinant par rapport aux prévisions à plus long terme faites par Pollock quelques années auparavant.

C'est également au cours de ces années que la génétique moléculaire change de visage. Walter Gilbert, l'un des leaders de la biologie moléculaire à qui l'on devait l'isolement du répresseur de l'opéron lactose, puis l'élaboration d'une méthode de séquençage rapide de l'ADN, allait bientôt, dans un article célèbre « Why genes in pieces », en 1978, proposer la terminologie des exons et des introns pour les parties codantes et non codantes des gènes, et insister sur la valeur évolutive de cette structure inédite du génome et sur son potentiel de recombinaison ou réassortiment. C'est bien sûr le réassortiment *(reshuffling)* que reposent aujourd'hui les techniques d'évolution dirigée qui permettent de fabriquer des enzymes à vitesse considérablement accélérée ou à spécificités modifiées. Les biotechnologies sont bien fondées sur des propriétés essentielles de la structuration des génomes. Elles ne sont que l'extension de processus qui existent déjà dans la nature. Ces idées ont vingt-cinq ans d'âge, mais elles n'ont pas suffisamment pénétré dans le grand public. C'est à la même époque que François Jacob, se situant sur un terrain un peu différent, propose sa célèbre conception du bricolage évolutif. Sa comparaison des procédés de l'évolution biologique avec ceux d'un bricoleur, et non d'un ingénieur, est bien connue. C'est en réalité sur les plans épistémologique et philosophique une évolution majeure de la biologie moléculaire qui est en train de se produire à cette époque très féconde en résultats et en conceptions nouvelles.

Le processus d'Asilomar

Le processus d'Asilomar est donc parti d'une grande transformation de la biologie. Un point philosophiquement très instructif doit être souligné concernant ce processus. La position prise par la Commission Berg, sous l'égide de la National Academy of Science, ne consista pas seulement dans des recommandations d'actions spécifiques (organiser un colloque mondial rapproché, charger le directeur des National Institutes of Health d'établir un comité d'évaluation des risques), mais prit également position sur le fond des choses, lorsqu'elle émit l'avis que les risques connus devaient être l'objet de mesures de protection plus strictes que les risques inconnus ou hypothétiques. La commission Berg était exclusivement composée de scientifiques. La Conférence de février 1975 comprenait quelques non scientifiques, des juristes. La Conférence prit la position inverse, selon laquelle les risques hypothétiques devaient être l'objet de mesures de protection plus fortes. La Conférence levait le moratoire sur les expériences en énumérant les conditions de confinement auxquelles les expériences devaient être soumises, selon une classification de dangerosité. Certaines expériences étaient interdites. La déclaration finale de la Conférence fut approuvée (avec quelques modifications mineures) par la National Academy of Science qui passa le flambeau aux National Institutes of Health qui établirent un comité consultatif, le RAC ou Recombining DNA Molecule Program Advisory Committee, dont la tâche était de préciser les lignes directrices. Le représentant français à la Conférence était Philippe Kourilsky, chercheur à l'Institut Pasteur. À son retour à Paris, il rédigea un mémoire, dont la teneur est reprise dans son livre *Les Artisans de l'hérédité*. Kourilsky a jugé que les débats étaient souvent confus et que la Conférence manquait de philosophes pour les éclaircir.

En juillet 1975, Donald Fredrickson est nommé Directeur des NIH, poste qu'il conserve jusqu'en 1981 sous les présidences successives de Gerald Ford, Jimmy Carter et Ronald Reagan. Fredrickson travaille en étroite collaboration avec le secrétaire à la Santé de l'administration Carter, Joseph Califano, pour faire en sorte que l'autorégulation acquise par les biologistes soit maintenue. La communauté scientifique devait conserver la responsabilité d'organiser ses propres affaires, et en particulier d'élaborer les lignes directrices pour l'exécution des recherches sur l'ADN recombinant. Fredrickson a réussi, à travers un certain nombre de situations extrêmement tendues et difficiles, à maintenir ce cap. Le secrétaire à la Santé a dû d'ailleurs démissionner au cours de son mandat. En effet, à cette époque, un conflit émerge entre le monde scientifique et la société civile et politique à propos du contrôle de l'activité scientifique. Le sénateur Edward Kennedy fait remarquer que la société qui finance la science doit la contrôler. Il y eut de nombreuses tentatives de déposer des projets de lois au Congrès. Il y eut aussi de nombreuses discussions sur le terrain – discussions nourries par le fait que le monde scientifique était profondément divisé sur ces questions. Certains disaient que toucher à l'ADN était sacrilège. D'autres soulignaient que la fabrication de bactéries recombinantes pouvait produire une réaction en chaîne catastrophique pour la santé publique au cas où ces bactéries seraient cancérigènes et capables d'un développement exponentiel dans les populations humaines. Le monde scientifique était divisé, et l'opinion publique, guère informée sur le fond des choses, était capable d'évoluer dans un sens comme dans l'autre, prête à reconnaître autant les bienfaits médicaux que les dangers. Dans ce contexte assez labile, le monde scientifique n'a pas réussi à confiner ses propres divisions dans son sein. Elles ont éclaté au grand jour, ont débordé dans la grande presse, en particulier à Boston et Cambridge en 1976, lorsqu'il s'est agi de construire un laboratoire sécurisé de niveau P3 dans les bâtiments de biologie de Harvard pour des expériences sur l'ADN recombinant. Le Prix Nobel de Physiologie George Wald est parti à l'assaut du Doyen Rosovsky qui était en train de prendre cette décision, dans un échange très vif. Rosovsky finit par s'écrier à l'adresse de George Wald : « Quoi ! Vous êtes en train de me dire que c'est nouveau ? Vous êtes en train de me dire que vous avez peur de l'inconnu ? Je croyais que le but de la science c'était d'explorer l'inconnu. » Tout est dit dans cet échange. Ce moment est le plus philosophique de l'histoire de l'ADN recombinant. Rosovsky prit la décision de construire le laboratoire, et quelques jours après, la ville de Cambridge, alertée par les opposants, organisa des auditions publiques et décida d'un moratoire de trois mois qui en dura finalement sept et dont le résultat le plus tangible fut de permettre aux biologistes californiens de gagner la course à l'insuline recombinante dans laquelle ils étaient engagés contre l'équipe d'Harvard dirigée par Walter Gilbert. Finalement, devant la démonstration du caractère suffisant des lignes directrices (à quelques exceptions près), de l'innocuité de la plupart des expériences et du bénéfice médical assuré avec l'insuline recombinante en 1978, le sénateur Kennedy se laissa convaincre d'abandonner la partie législative. À la suite de l'insuline recombinante, les barrières au développement de l'ingénierie génétique ont été progressivement levées, au début des années 1980. Mais les problèmes de sciences et de société et, comme on dit, d'éthique, se reposèrent sur un autre terrain, plus délicat puisqu'il ne s'agissait plus des bactéries recombinées mais de l'homme et des premiers essais de thérapie génique. Martin Cline, en 1980, tenta deux essais de thérapie génique chez des patientes thalassémiques, sans succès mais sans qu'il y ait atteinte réelle à l'état de ces patientes. Martin Cline fut sévèrement sanctionné par les National Institutes of Health car il avait fait en réalité autre chose que ce qu'il avait dit qu'il ferait.

Dans les années 1980, le champ de l'éthique est donc investi par les problèmes médicaux et médico-sociaux, les comités d'éthique voient le jour à travers le monde. Le premier est fondé par Jean Bernard en France, avec pour vocation de donner des avis mais de ne pas légiférer – telle était la position prise par son fondateur à l'époque. Le processus d'Asilomar avait permis d'éviter, temporairement, que l'on légifère. Mais les scientifiques n'ont pu éviter que le débat ne gagne des cercles de plus en plus larges de la société. Vingt-cinq ans après, force est de constater que sur les questions d'éthique on a légiféré, ce qui suscite des difficultés quasi insurmontables. À l'occasion du vingt-cinquième anniversaire de la Conférence d'Asilomar, en 2000, une troisième conférence a été organisée sur les lieux mêmes et avec la plupart des participants de la précédente. La question a été posée de savoir si, dans les circonstances présentes des débats sur les organismes génétiquement modifiés (OGM) en particulier, il n'aurait pas mieux valu revenir à l'esprit d'Asilomar d'une autorégulation de la science par les scientifiques eux-mêmes. La réponse à cette question a été que cela aurait été sans doute préférable mais que cela était impossible en l'état actuel des choses, en raison du durcissement des oppositions à l'intérieur de la société. Le constat est donc désenchanté.

Expansion des biotechnologies

L'expansion des biotechnologies se traduit par l'établissement, dans nos sociétés industrielles avancées, d'un nouveau système technologique, le système biotechnologique. Peut-être plus encore que toutes les sciences, la biologie est une machine extrêmement puissante qui transforme toute solution de problèmes en instrument pour la solution de problèmes nouveaux. À la suite de l'accélération des développements en biologie moléculaire appliquée aux biotechnologies au début des années 1970, d'autres techniques ont été élaborées : la réaction en chaîne de la polymérase (PCR, *polymerase chain reaction*), qui permet l'amplification et le clonage des gènes ; la généralisation des techniques de réassortiment *(shuffling)*, qui permettent de fabriquer des protéines à propriétés accélérées ou modifiées par réassortiment des fragments de gènes et sélection des protéines obtenues ; ces techniques ouvrent le grand domaine des enzymes industriels et autres protéines à usages variés ; les puces, qui sont des microréseaux sur lesquels peuvent être effectuées toutes sortes d'opérations biochimiques, et aussi de tests, portant sur de très petites quantités de produits ; les techniques de molécules isolées, qui se développent aussi énormément. La miniaturisation de ces techniques est un phénomène frappant, et assez naturel. Les techniques de transgenèse végétale ou animale, de clonage et celles de séquençage contribuent elles aussi puissamment à modifier le paysage scientifique, industriel et, comme on dit, éthique de nos sociétés. Sur le plan industriel dans ces domaines, le retard pris par l'Europe par rapport aux États-

Unis est en train de se combler en Angleterre et en Allemagne. La France reste à la traîne. Grâce à l'action persévérante de personnalités comme Raymond Barre et François Gros, les choses sont en train de changer.

Face au développement de ce système à la fois industriel, agronomique et médical, se pose une question traditionnelle de la philosophie, à savoir « qu'est-ce que l'homme ? » – la fameuse quatrième question kantienne. Le philosophe allemand Jürgen Habermas a pris position dans les débats sur le diagnostic pré-implantatoire, c'est-à-dire sur la sélection d'embryons compatibles qui seraient donneurs pour le traitement de maladies génétiques d'enfants de la même famille. Cette pratique pose à nouveau le problème du statut de l'embryon, celui de l'intangibilité ou de l'indisponibilité de l'être humain sous toutes ses formes biologiques, ainsi que le problème de ce que l'on entend exactement par la dignité humaine, mais aussi plus profondément celui de l'autodéfinition de l'homme et de son auto-instrumentalisation dans le cadre de ce qui serait une société vouée à l'eugénisme libéral, à un véritable marché des pratiques d'amélioration. Sommes-nous sur la voie d'un eugénisme libéral ? Telle est la question posée par Habermas. Sa réponse est restrictive. Notons pourtant que la tradition philosophique n'est pas seulement méfiante par nature à l'égard de l'homme. Chez les plus grands de ses représentants, elle est tout autant porteuse d'un autre message, qui est un éloge sans pareil de la créativité humaine.

► BUD R., *The Uses of Life. A History of Biotechnology,* Cambridge, Cambridge Univ. Press, 1993. – DOUCE R. (éd.), *Les plantes génétiquement modifiées (Rapport sur la science et la technologie nº 13, Académie des Sciences),* Paris, Tec & Doc Lavoisier, 2002. – FREDRICKSON D., *The recombinant DNA controversy. A memoir. Science, politics, and the public interest 1974-1981,* Washington DC, ASM Press, 2001. – GOUJON P., *From biotechnology to genomes. The maning of the double helix,* Singapour, World Scientific, 2001. – GUERIN-MARCHAND C., *Les Manipulations génétiques,* Paris, PUF, 1999. – HALL S., *Les Débuts du génie génétique,* trad. N. de Broc, Paris, Plon, 1990. – KRIMSKY S., *Genetic Alchemy. The social history of the recombinant DNA controversy,* Cambridge (MA), MIT Press, 1982. – RUDOLPH F. & MCINTIRE L. (éds), *Biotechnology. Science, engineering, and ethical challenges for the twenty-first century,* Washington DC, Joseph Henry Press, 1996. – SCRIBAN R., *Biotechnologie,* Paris, Tec & Doc Lavoisier, 1999. – SMITH J., *Biotechnology,* Cambridge, Cambridge Univ. Press, 1996.

Claude DEBRU

→ Biologie et médecine (Perspective) ; Dignité de la personne ; Génétique médicale ; Statut de l'embryon.

BREVET ET SANTÉ

Depuis la création des droits des brevets modernes, à la fin du XVIIIe s. aux États-Unis et en France, il existe une discussion spécifique sur la légitimité et les effets de l'appropriation privative des inventions intéressant la santé (médicaments, méthodes de traitement, méthodes de diagnostic, etc.). Si le brevet récompense les efforts et les mérites de l'inventeur et s'il constitue une incitation pour la recherche et l'industrie, il doit composer, dans le domaine de la santé, avec le droit à la santé des personnes, avec les objectifs de santé publique des États, avec l'éthique des médecins qui tendent à s'opposer à toute entrave de leur activité due à l'existence de brevets. Cette discussion a conduit à l'exclusion des médicaments de la brevetabilité dans de nombreux pays – dont la France entre 1844 et 1959 ou l'Allemagne entre 1877 et 1968 – ou encore à l'existence de droits de copie licite des brevets de médicaments comme au Canada avant 1992. Depuis 1945, de nombreux pays en développement, à l'instar de l'Inde et du Brésil, avaient également exclu les médicaments du système de brevet pour encourager le développement d'une industrie jugée essentielle pour la population. Ces régimes d'exclusion des médicaments du droit des brevets ont été battus en brèche dans les années 1980. Les derniers pays européens à avoir abandonné le statut non brevetable des médicaments sont la Suisse, en 1977, l'Italie et la Suède en 1978, l'Espagne et la Grèce, en 1992. Le traité des brevets de J.-M. Mousseron publié en 1984 fait le constat de la fin des régimes d'exception pour les médicaments et de leur réintégration dans le droit commun des brevets. Pour autant, la controverse ressurgit à la fin des années 1990, particulièrement sur deux terrains : celui des brevets pris sur les gènes et les tests génétiques, dans les pays du Nord ; et celui des médicaments utilisés dans le traitement du VIH/Sida, notamment à propos des pays du Sud. En novembre 2001, à Doha, l'Organisation Mondiale du Commerce revient sur le sujet et tente de faire la part entre les impératifs de santé publique et les règles de la propriété intellectuelle. Les tensions existantes entre le bien privé de l'inventeur et de l'industriel et le bien public en matière de santé justifient des arrangements spécifiques du droit des brevets, sous forme d'exclusions ou de limitations inscrites dans la norme de droit. Des chercheurs ou des institutions scientifiques sont également susceptibles de placer leurs inventions médicales directement dans le domaine public ou de créer des dispositifs d'appropriation qui visent à empêcher l'émergence de monopoles commerciaux à partir de l'exploitation de leur invention. Enfin, l'exclusion des méthodes médicales et chirurgicales du droit des brevets dans de nombreux pays est justifiée par l'incompatibilité des critères de la propriété industrielle et de ceux de l'activité médicale.

La longue exclusion des médicaments du droit des brevets en France

La première loi française sur les brevets d'invention – décrets de janvier et de mai 1791 –, justifiée par le souci de reconnaître la propriété de l'inventeur sur son idée, propriété considérée comme la plus sacrée par les Constituants, et par le souhait d'encourager l'industrie et le développement des inventions en France – la loi souligne la fuite des inventions françaises à l'étranger – acceptait toutes les catégories d'invention « dans tous les genres d'industrie ». Les produits pharmaceutiques étaient donc tout à fait brevetables. Toutefois, dès 1810, l'État mit en place un système de rachat des inventions de médicaments, parallèle au brevet. L'objectif était double : évaluer l'innocuité et l'utilité thérapeutique des remèdes qui n'étaient pas inscrits dans la pharmacopée (les « remèdes secrets ») ; encourager les inventeurs et permettre le libre usage des formules des médicaments. Les formules achetées par l'État seraient placées dans le domaine public, afin de favoriser le progrès de la connaissance, « propager les lumières », et satisfaire la santé publique, « augmenter les moyens utiles à l'art de guérir ». Les pharmaciens étaient autorisés à les copier librement, sans paiement de redevances. Ce dispositif fut saisi de nombreuses demandes, environ 1 500 entre 1810 et 1844, mais ne donna lieu qu'au rachat de quatre ou cinq formules de médicaments.

En 1844, lors de la révision de la loi sur les brevets, le Parlement imposa, contre l'avis initial du gouvernement, l'exclusion de la brevetabilité des « compositions pharmaceutiques ou remèdes de toute espèce », et cela pour plus d'un siècle. Les arguments des partisans de la brevetabilité et ceux des opposants, qui l'emportèrent, valent d'être rappelés. Les partisans des brevets de médicaments, parmi lesquels Gay-Lussac, firent valoir que le brevet stimulerait l'innovation et qu'il accélérerait la transformation de l'industrie pharmaceutique, au-delà de la pharmacie d'officine qui dominait alors la fabrication : « ... En 1843, les préparations pharmaceutiques sont des composés bien nets, préparés en grand, formant un objet de commerce intérieur et d'exportation et nous les proscririons ? » Les opposants soutenaient que l'attribution de brevets sur les médicaments contrariait l'intérêt de la santé publique sous deux aspects. Premièrement, la délivrance d'un brevet sur un médicament échappait à la régulation de la pharmacie et le détenteur d'un brevet pouvait faire la publicité d'un remède non autorisé par la profession médicale ; en l'absence d'un système d'évaluation et de mise sur le marché des médicaments, cette pratique faisait courir un risque à la population. L'Académie de Médecine se prononça contre les brevets de médicaments sur ce motif. Deuxièmement, des parlementaires combattaient l'établissement d'un monopole sur un bien dont la fourniture était jugée essentielle pour la population. C'est le député Félix Barthe qui résume le mieux cette position : « Il y a d'après la loi et le simple bon sens incompatibilité entre une composition pharmaceutique utile à l'humanité et une exploitation exclusive au profit d'un seul. [...] Messieurs, le seul argument vrai, c'est que les compositions pharmaceutiques ou spécifiques ne sont pas susceptibles d'une exploitation privilégiée. Or, comme vous dites dans l'article 1er que le brevet d'invention est une indication pour une exploitation privilégiée, vous ne pouvez pas l'appliquer à cette nature de composition. » Les parlementaires soulignent également le conflit qui peut apparaître entre l'éthique du médecin, qui a le devoir de soigner, et le droit exclusif de l'inventeur, qui peut l'en empêcher : « Je suppose qu'un remède nouveau eut été utile. Un médecin l'a analysé. Il n'a pas le privilège de ce remède, mais il le connaît. Il ordonne au pharmacien de la composer pour un malade qu'il sauve. Eh bien ce médecin sera poursuivi pour avoir violé le brevet d'invention parce que l'inventeur de ce remède ne se serait pas trouvé là pour le fournir. C'est là une chose immorale. » Le médicament doit donc échapper au système de la propriété exclusive et de la contrefaçon. Ce régime de non-brevetabilité du médicament, qui permettait la libre copie des brevets étrangers, par exemple des brevets allemands, perdura en France jusqu'en 1959. Et en 1959, afin de concilier la propriété de l'inventeur, l'incitation à la recherche et l'intérêt de la santé publique, le législateur créa un « brevet spécial du médicament » qui s'écartait en plusieurs points du droit commun des brevets : il était inscrit dans le code de la santé publique ; tandis que le droit commun des brevets ne comportait pas d'examen préalable, l'Institut National de la Propriété Industrielle devait rendre un avis sur la nouveauté du médicament ; au cours de cette instruction de la nouveauté, des tiers pouvaient manifester leur opposition ; enfin, l'intérêt de la santé publique pouvait justifier une limitation et une suspension des droits du breveté : le ministère de la Santé pouvait requérir une licence obligatoire dès lors que les remèdes n'étaient pas mis à la disposition du public en quantité ou en qualité suffisante ou à un prix abordable. En 1968, les médicaments réintègrent le droit commun des brevets, mais il existe toujours une licence d'office pour raison de santé publique, qu'un projet de loi en 2001 prévoyait d'étendre aux diagnostics *in vitro*, notamment aux tests génétiques. Dans une logique de santé publique, l'État est fondé à limiter ou à suspendre le droit de propriété du breveté sur un médicament ou une technique de soins.

Controverses et dispositifs de régulation des brevets dans le champ de la santé aux États-Unis

À l'opposé du droit des brevets français, le droit des brevets américain considère les médicaments comme des marchandises comme les autres. Les produits pharmaceutiques ont toujours été brevetables ainsi que leurs procédés de fabrication. Le droit des brevets américain ne comporte pas non plus de dispositif spécifique de limitation des droits du breveté pour raison de santé publique. Toutefois, l'opposition à la brevetabilité des inventions médicales était très répandue parmi les médecins et les chercheurs jusque dans les années 1930. Les universités ou des agences de recherche peuvent se doter de *guidelines* pour gérer leurs brevets dans l'intérêt du public. Enfin, l'État est susceptible d'utiliser les lois anti-trust pour contrecarrer des positions de monopole dans le domaine de la santé.

La profession médicale a longtemps condamné la prise de brevets sur des inventions médicales. Le code d'éthique de l'American Medical Association de 1847 condamne les brevets sans ambages : « Il est également contraire à la déontologie de la profession, pour un médecin, de détenir un brevet sur un instrument chirurgical ou sur un médicament. » Pour Hans Zissner, bactériologiste à l'Université de Harvard, les biens nécessaires à la santé individuelle ou publique sont d'une tout autre catégorie que les automobiles. Dès lors que ces biens s'appliquent au soulagement ou à la prévention de la maladie ou de la douleur, leur libre utilisation devient « une nécessité publique ». Toute procédure, à l'instar des brevets, qui est susceptible de nuire à leur diffusion n'est pas justifiable. Les inventions médicales doivent être un bien public. La controverse se développe dans les années 1930, dès lors que des universitaires sont de plus en plus liés à l'industrie et qu'ils déposent des brevets sur des médicaments. En 1937 dans *Science*, un juriste tente de répondre à la question : « Doit-on breveter les inventions médicales ? » Si l'auteur concède que le brevet peut être utilisé pour instaurer un monopole ou pour imposer des redevances qui rendent le remède inaccessible pour une partie de la population, et, dans ce cas, le brevet est contraire à l'éthique de la profession médicale, il avance l'idée que le médecin peut utiliser le brevet qu'il détient pour contrôler l'exploitation de son invention. De fait, certaines universités ont utilisé leurs brevets pour contrôler les standards de qualité des médicaments chez leurs licenciés et pour tenter de contrôler les prix. Dans les années 1920, au Canada, l'université de Toronto a utilisé le brevet qu'elle détenait sur l'insuline pour négocier son développement avec Eli Lilly. Elle s'est également efforcée de limiter le monopole de Lily en pratiquant une politique de licence non exclusive et en organisant un pool des brevets de perfectionnement qui étaient partagés entre tous les licenciés. La gestion du brevet sur l'antitoxine de la scarlatine fut beaucoup plus controversée : si les inventeurs justifièrent leur brevet par le contrôle de la qualité du produit, les procès qu'ils intentèrent pour contrefaçon auprès du laboratoire de l'État de New York ou de laboratoires privés alimentèrent la controverse sur la monopolisation des découvertes médicales. Certaines universités, à l'instar de celles de Pennsylvanie, de Harvard et de John Hopkins, adoptèrent des politiques de non-brevetage de leurs inventions thérapeutiques.

Au-delà des diverses régulations adoptées par la profession médicale ou les universités pour gérer la tension entre brevet et santé publique, l'État est parfois intervenu directement pour réguler l'appropriation des médicaments, notamment dans des périodes de crises sanitaires ou nationales. Pendant la Seconde Guerre mondiale, l'État est intervenu pour organiser des échanges de connaissances entre les laboratoires de recherche et les firmes impliqués dans la R & D sur les méthodes de production de la pénicilline, y compris sur les procédés de synthèse de pénicilline artificielle. L'Office de la recherche scientifique et du développement (ORSD), qui gérait les contrats entre le gouvernement et les firmes, pouvait exiger que les contractants accordent des licences non exclusives aux autres organisations contractantes sur leurs découvertes brevetées. Dans un contexte de menace pour la défense nationale, le contractant était également obligé de céder gratuitement des licences non exclusives au gouvernement. Le directeur de l'ORSD avait même son mot à dire dans l'attribution de la propriété intellectuelle à tel ou tel participant.

Au début des années 1960, au terme d'une enquête anti-trust sur l'industrie pharmaceutique, le sénateur Kefauver proposa, à côté de mesures de régulation de la mise sur le marché des médicaments, une réforme des brevets pharmaceutiques. L'objectif était de diminuer la durée du droit d'exploitation exclusif accordé au breveté afin d'empêcher l'émergence de monopoles. Si la durée du brevet était toujours de dix-sept ans, le droit exclusif du propriétaire du brevet de médicament ne serait plus que de trois ans ; au terme de ces trois ans, il devait accorder des licences aux autres firmes, moyennant une redevance. En cas de blocage, le projet prévoyait l'attribution de licences obligatoires. Si les inventions pharmaceutiques étaient toujours des biens privés protégés par le brevet, l'étendue de la propriété du breveté était fortement réduite. L'Association de l'Industrie Pharmaceutique attaqua vigoureusement le projet et mit en avant les découvertes de la recherche américaine. Si les propositions du sénateur Kefauver relatives au contrôle du médicament par la FDA furent retenues par le président Kennedy, celles touchant au brevet furent finalement repoussées.

Enfin, bien que le droit des brevets de médicaments ne comporte pas de licences obligatoires pour raison de santé publique, l'État américain a utilisé à plusieurs occasions la législation antitrust pour parvenir au même résultat, c'est-à-dire la désagrégation de monopoles dans le champ de la santé. Des licences obligatoires furent accordées pour le brevet sur le méprobamate dans les années 1950, sur les antibiotiques tétracycline et griséofulvine, sur des stéroïdes synthétiques et, plus récemment, pour des brevets de biotechnologie lors de la fusion de Ciba Geigy et de Sandoz pour former Novartis. Lors de la crise du charbon à l'automne 2001, la controverse fut relancée sur la limitation des brevets. Des juristes firent valoir la loi 28 USC 1498 qui autorise le gouvernement à utiliser toute invention brevetée sans demander de licence, dès lors que le brevet est exploité par et pour le gouvernement. Des parlementaires et des ONG engagées dans des campagnes pour l'accès aux médicaments demandèrent que le gouvernement suspende le brevet de Bayer sur le Cipro® et autorise des fabricants de médicaments génériques à produire et à fournir l'antibiotique pour la Réserve Pharmaceutique Nationale. Le secrétaire d'État à la Santé écarta finalement l'option des médicaments génériques et réaffirma le rôle incitatif et la légitimité du système des brevets.

Relance de la confrontation entre brevets et santé à propos des brevets sur les gènes et les tests génétiques

La controverse sur les brevets portant sur les inventions médicales a resurgi à la fin des années 1990 dans le domaine des tests génétiques, particulièrement aux États-Unis, en Europe et au Canada. Des cliniciens, des institutions médicales, des sociétés savantes de génétiques se sont opposés à des brevets pris sur des gènes et leurs applications diagnostiques dès lors qu'ils étaient utilisés par leurs détenteurs, notamment des sociétés de biotechnologie, pour établir des positions de monopole sur le marché des tests génétiques et en exclure les laboratoires hospitaliers et universitaires qui réalisaient jusqu'ici librement ces tests, sans brevets. En août 1999, l'American College of Medical Genetics (ACMG) publiait une déclaration sur « les brevets sur les gènes et l'accessibilité des tests génétiques » qui dénonçait l'usage qui était fait de la propriété intellectuelle dans ce domaine, et particulièrement, « l'établissement de licences monopolistiques qui limitent la pratique des tests à un seul laboratoire, des accords de licences qui demandent des droits d'entrée et des redevances exorbitants ». L'ACMG soulignait les effets négatifs de ces restrictions sur l'accessibilité des tests pour les patients ainsi que sur la pratique médicale elle-même : « Ces pratiques limitent le développement de services de tests dont les prix sont soumis à la concurrence et entravent la mise en place d'un programme national d'assurance qualité. Elles limitent aussi le nombre d'individus expérimentés, susceptibles d'assister les médecins, les généticiens et les conseillers génétiques pour la gestion et la prise en charge des patients à risque. » Le collège des généticiens demandait que l'on s'abstienne de breveter les gènes, « substances naturelles qui ne devraient pas être brevetées » et que, si brevet il y avait sur des gènes d'intérêt médical, les détenteurs des brevets adoptent une politique de licence très ouverte, sans redevances excessives. Cette controverse motiva en mars 2002 le dépôt d'un projet de loi par une parlementaire, Lynn Rivers, qui prévoit « une exemption de brevet pour les usages diagnostiques des gènes ». L'objectif de la loi est de préserver les médecins de poursuites pour contrefaçon en cas de réalisation d'un test génétique breveté. Cette exemption, justifiée par la liberté de la pratique médicale, s'appuie sur une disposition de la loi américaine des brevets votée en 1996 qui met les praticiens à l'abri de poursuites s'ils utilisent une méthode médicale et chirurgicale brevetée.

L'opposition juridique des généticiens européens aux brevets accordés à la société Myriad Genetics sur les gènes de prédisposition au cancer du sein et sur leur application diagnostique, en septembre 2001, illustre parfaitement les conflits susceptibles de survenir dans le champ de la santé dès lors qu'un des acteurs revendique le monopole d'une technique médicale. La « rébellion » des généticiens européens, selon les mots de la revue *Nature*, est survenue dès lors que la société Myriad Genetics a revendiqué, dans les licences qu'elle proposait, un monopole sur la recherche de mutations dans les cas index, tandis que les laboratoires hospitaliers, qui effectuaient jusqu'ici cette recherche, en seraient réduits à effectuer les prélèvements d'ADN auprès des patientes et à tester les apparentés, une fois la mutation identifiée et enregistrée par Myriad. Les arguments avancés par les cliniciens-généticiens sont de trois types ; premièrement, ils s'opposent à tout monopole sur une technique médicale : « Myriad veut instaurer un monopole sur la fourniture d'un service. C'est une restriction nouvelle et injustifiée de la pratique médicale » (British Society of Human Genetics). Deuxièmement, ils souhaitent préserver l'accessibilité des tests génétiques pour les patients en termes de prix des tests au nom de la santé publique. Troisièmement, ils dénoncent l'étendue des droits accordés au titulaire du brevet qui revendique toute méthode de diagnostic génétique utilisant les gènes brevetés, quels que soient les procédés techniques effectivement mis en œuvre. Un monopole se traduirait par une moindre variété des développements techniques dans le champ considéré. Cette opposition formulée auprès de l'Office européen des brevets mobilise trois institutions médicales françaises – l'Institut Curie, l'Institut Gustave Roussy et l'Assistance publique - Hôpitaux de Paris –, deux ministères de la Santé – Pays-Bas et Autriche –, huit sociétés de génétiques, deux associations de malades. Bien que la procédure d'opposition ne suspende pas les droits du breveté, les laboratoires cliniques français continuent à réaliser leurs propres tests, selon les techniques qu'ils ont développées. Le ministère de la Santé a même décidé d'augmenter très sensiblement leurs dotations pour accroître leur capacité de réalisation des tests, ce qui constitue en fait un encouragement à la contrefaçon du diagnostic génétique breveté.

Ce conflit et cet acte d'opposition ont provoqué une révision du droit de la propriété intellectuelle français. Afin de contrecarrer l'émergence d'un monopole dans le domaine du diagnostic génétique, le gouvernement a proposé en octobre 2001 un amendement au code de la propriété intellectuelle qui prévoit d'élargir le champ d'utilisation des licences d'office pour raison de santé publique aux méthodes de diagnostic *in vitro,* alors que ces licences étaient jusqu'ici réservées aux médicaments. Cet amendement, un temps proposé dans la loi sur le droit des malades de janvier 2002, a finalement été inscrit dans la loi de Bioéthique de 2003.

Cette confrontation a également eu lieu au Canada. Le gouvernement de l'Ontario a refusé de reconnaître le monopole de la société Myriad Genetics : « La société Myriad soutient que le Programme provincial de services régionaux de génétique emploie une méthode de dépistage qui porte atteinte à ses brevets. Le gouvernement est d'avis que les services offerts par les hôpitaux ontariens ne constituent pas une contrefaçon du brevet de la société Myriad. » Un rapport du gouvernement de l'Ontario recommande d'exclure les méthodes de diagnostic des brevets afin d'empêcher que le titulaire d'un brevet puisse interdire aux médecins d'accomplir des actes médicaux.

Outre les oppositions juridiques aux brevets sur les gènes et les tests génétiques et les propositions de révision des lois des brevets qui s'en sont suivies, des chercheurs découvreurs de gènes ont parfois pris des brevets afin de protéger leur pratique de recherche et l'offre de tests génétiques de toute mainmise par une appropriation exclusive. Un des exemples les plus fameux est celui des découvreurs du gène de la mucoviscidose, Collins et Tsui, qui ont breveté le gène et son application diagnostique et qui ont décidé, soit de demander une licence symbolique, soit de ne pas faire valoir leurs droits. Si bien que les laboratoires hospitaliers français sont aujourd'hui libres d'utiliser le gène et de développer des tests de la mucoviscidose, sans barrière légale et sans droit d'entrée.

Accès aux traitements et droit des brevets : la confrontation entre pays du Nord et pays du Sud

La confrontation entre brevet et santé a été relancée à la fin des années 1990 dans un contexte d'extension des droits de brevets sur les médicaments à de nombreux pays du Sud qui jusqu'ici ne reconnaissaient pas les brevets sur les produits pharmaceutiques, comme le Brésil ou l'Inde, et de diffusion de l'épidémie de Sida qui menace les populations de nombreux pays du Sud qui n'ont pas accès aux anti-rétroviraux. L'épidémie de Sida a suscité, plus que d'autres, la création de mouvements sociaux qui ont formulé des revendications d'accès aux traitements et qui sont intervenus directement sur le terrain de la propriété industrielle.

Le moment le plus emblématique de cette confrontation a été le procès de Prétoria, au début de l'année 2001, qui opposait trente-neuf firmes pharmaceutiques mondiales et l'Association des Fabricants Pharmaceutiques d'Afrique du Sud, d'une part, au gouvernement d'Afrique du Sud soutenu par l'association de malades « Treatment Access Campaign » (TAC), d'autre part. Les laboratoires pharmaceutiques attaquaient des dispositions du Medicines Act adopté en 1997 qui autorisait le ministère de la Santé à limiter les droits de brevets de médicaments protégés et commercialisés en Afrique du Sud et à organiser des importations parallèles de médicaments vendus moins chers dans un autre pays par le titulaire du brevet. Les laboratoires pharmaceutiques dénonçaient le fait que cette loi autorisait le ministre de la Santé à « déposséder le détenteur d'une propriété industrielle relative à un produit pharmaceutique ou encore à l'exproprier d'une telle propriété sans compensation ». Les organisations non gouvernementales, TAC et Médecins sans frontières, soutenaient pour leur part que « l'intérêt de la santé doit toujours prévaloir sur les intérêts du commerce ». Confrontée à l'extension des protestations qui affirmaient le « droit des malades » face « aux droits des brevets », l'industrie pharmaceutique retira sa plainte, non sans avoir reçu du gouvernement sud-africain « l'assurance qu'il respecterait le droit des brevets » (Pharmaceuticals Manufacturers Association, avril 2001).

Lors de la réunion de l'Organisation mondiale du commerce à Doha en novembre 2001, les participants s'accordèrent sur une déclaration relative à la propriété intellectuelle et à la santé publique. La déclaration de Doha conférait aux États membres une nouvelle légitimité pour décider de suspendre l'exercice des droits de propriété intellectuelle pour raison de santé publique : « L'accord sur la propriété intellectuelle peut et devrait être interprété et appliqué dans un sens qui soutient le droit des pays membres de l'OMC à protéger la santé publique, et, en particulier, à promouvoir l'accès aux médicaments. » Toutefois, au cours de l'année 2002, les négociations ont achoppé sur l'étendue des exemptions au brevet : les États-Unis et la Suisse ont proposé une liste définie de maladies infectieuses tandis que les pays du Sud refusaient une liste limitée. Les pays du Sud demandaient un amendement du traité international sur la propriété intellectuelle afin que les pays qui ne disposent pas d'une industrie pharmaceutique soient autorisés à s'approvisionner auprès des pays en développement qui produisent des médicaments génériques peu coûteux, comme l'Inde ou le Brésil. Les États-Unis et la Suisse étaient hostiles à toute interprétation large de la Déclaration de Doha afin de ne pas étendre les exemptions de brevets à des maladies non transmissibles et pour éviter que les fabricants de médicaments génériques du sud augmentent leurs débouchés.

Parallèlement à ces affrontements sur les aménagements du droit des brevets pour faire la part du droit à la santé des populations, certains pays à l'instar du Brésil ont mis en œuvre des politiques originales d'accès aux médicaments. Le gouvernement a utilisé le statut non brevetable des médicaments au Brésil avant 1996 pour décider de copier les anti-rétroviraux utilisés dans le traitement du VIH/Sida. Pour cela, il a mobilisé les laboratoires pharmaceutiques publics qui dépendent du ministère de la Santé. Ceux-ci produisent aujourd'hui une dizaine de médicaments anti-Sida qui sont distribués gratuitement par le ministère de la Santé. L'expérience brésilienne explore une configuration originale : l'exemption du droit du brevet et un programme de santé publique piloté par l'État.

Des économistes ont imaginé des dispositifs de rachats des brevets sur des médicaments par des organisations internationales – par exemple l'OMS – pour les mettre à disposition des pays et des laboratoires qui souhaiteraient les copier. Il s'agit encore de brevets à géométrie variable qui ne pourraient pas couvrir un pays du Sud si le propriétaire demande la protection de son médicament dans un pays du Nord. Les négociations très âpres qui ont lieu en ce moment au sein de l'OMC visent également à définir un régime d'exemption des droits de brevets pour faire prévaloir l'intérêt de la santé publique, ces exemptions pouvant être plus ou moins automatiques, durables, étendues en termes de maladies, de produits et de pays concernés. La nouveauté des discussions actuelles tient à l'intervention sur le terrain de la propriété intellectuelle et de la santé d'associations de malades, d'ONG, de l'Organisation mondiale de la santé, dans des forums largement mondiaux. Elles revendiquent l'usage des licences obligatoires pour fabriquer des copies de médicaments plus accessibles et une inversion des priorités entre le droit de propriété et le droit à la santé.

Justifications de l'exclusion des brevets des méthodes chirurgicales et thérapeutiques appliquées au corps humain

Au-delà de la question de l'accès aux produits de santé, il existe une autre problématique qui interroge la légitimité et l'extension des brevets dans le domaine de la médecine. Elle tient à la spécificité de l'acte médical et à l'application des méthodes de traitement au corps humain. De nombreuses législations sur les brevets excluent les méthodes de traitement chirurgical ou thérapeutique du corps humain ainsi que les méthodes de diagnostic appliquées au corps humain. Aux États-Unis, où les méthodes chirurgicales sont brevetables, les National Institutes of Health ont décidé de ne pas déposer de brevet sur cette catégorie d'invention.

La première justification avancée soutient que la médecine n'appartient pas au monde industriel : l'acte de soigner, les méthodes du médecin, l'intervention sur le corps humain échappent aux critères du brevet et notamment au critère d'application industrielle. Pour le droit européen, les méthodes de traitement chirurgical « ne sont pas considérées comme des inventions susceptibles d'application industrielle » (art. 52.4). Si les objets mobilisés par le chirurgien au cours de son action – instruments, substances – sont brevetables, sa méthode, son procédé d'intervention échappent à la brevetabilité. L'application industrielle ne peut s'étendre à l'intervention sur le corps, humain ou animal, selon le droit des brevets européen qui établit une équivalence entre les deux. Les procédés qui s'appliquent directement au corps humain ou animal sont exclus des brevets (les méthodes de diagnostic *in vivo*). Les procédés qui sont séparés du corps humain ou animal (les méthodes de diagnostic *ex vivo* ou *in vitro* appliquées à des tissus ou des liquides extraits du corps) sont brevetables. En revanche, si le liquide ou les tissus sont retournés au corps, le procédé de traitement n'est pas brevetable (par exemple, un traitement du sang par dialyse). Toutefois, l'appréciation de l'application du traitement au corps, plus ou moins directe ou détachée de celui-ci, donne lieu à des discussions et variations. Ensuite, la frontière entre le monde médical et le monde industriel, et donc entre le brevetable et ce qui ne l'est pas, est susceptible de varier selon les formes d'organisation de l'économie de la santé. Par exemple, la jurisprudence a admis la brevetabilité de procédés de préparation de matériel de transplantation dès lors que cette préparation se faisait dans une entreprise profitable et qu'elle n'impliquait pas les connaissances spécifiques d'un médecin. Des sociétés de biotechnologie brevettent des méthodes de thérapies cellulaires qui consistent à prélever des cellules, à les traiter et à les réintroduire dans le corps humain.

La deuxième justification renvoie à la finalité même de l'acte chirurgical, le maintien de la vie ou la santé du corps humain ou animal. Si bien que, dans certains pays, les traitements du corps humain à des fins cosmétiques sont brevetables.

La troisième justification insiste sur la bonne circulation des méthodes chirurgicales et médicales entre les praticiens et sur leur libre usage, sans redevances et sans exclusions, pour le bénéfice des patients et de la santé publique. Ce système de libre-échange des méthodes chirurgicales dessine un système d'innovation particulier, fondé sur la publication et le libre usage des inventions. Cette économie particulière de l'invention rejoint les normes éthiques des médecins pour lesquels la monopolisation d'un traitement n'est pas acceptable.

► MOUSSERON J. M., *Traité des brevets,* Paris, Librairies Techniques, 1984. – Coll. : *Revue internationale de Droit économique,* numéro spécial « Brevets pharmaceutiques, innovations et santé publique », 2000 ; *Commission on Intellectual Property Rights : « Integrating Intellectual Property Rigths and Development Policy »,* Londres, 2002.

Maurice CASSIER

→ Confort (Médicament de) ; Médicament et individu ; Pharmacie et monopole ; Santé publique ; Sida (Lutte contre le).

BREVET SUR LE VIVANT

En janvier 2001, en réponse à des commentaires qui jugeaient que les gènes n'étaient pas brevetables dans la mesure où il s'agissait de découvertes et de produits de la nature, l'Office américain des brevets (USPTO) justifia la brevetabilité des gènes isolés de leur environnement naturel en citant un brevet accordé à Louis Pasteur en 1873 sur une levure purifiée, brevet qui revendique un nouveau procédé de fabrication de la bière comprenant à la fois de nouvelles méthodes de fermentation, les appareils utilisés et le « levain pur » en tant que « produit industriel nouveau obtenu au moyen de ces procédés » (brevet français) ou « la levure, pure de germes, comme un objet fabriqué » (brevet américain). Toutefois, le brevet français comme le brevet américain ne couvrent en aucune manière une souche de levure naturelle mais une levure purifiée comme produit intermédiaire d'un procédé industriel déterminé. Les souches de levure restent des biens libres. Il en va également des autres brevets que Pasteur a déposés sur des procédés de fermentation ou de conservation des aliments entre 1857 et 1873. Par exemple, le brevet qu'il prit sur un nouveau procédé de fabrication du vinaigre emploie une souche de bactérie mais ne la revendique pas comme un produit de l'industrie humaine. Si l'USPTO enrôle le brevet de Pasteur sur la bière pour établir que la prise de brevet sur des entités ou des composés isolés de la nature est une pratique ancienne, il omet de rappeler les discussions relatives à ce brevet, notamment aux États-Unis. Ainsi en 1937, dans la revue *Science*, un juriste estimait que la revendication sur la levure purifiée « serait aujourd'hui probablement refusée par l'examinateur dans la mesure où on peut douter qu'une telle matière puisse être brevetée ».

La prise de brevet sur le vivant témoigne d'un double mouvement. Tout d'abord, d'un mouvement d'incorporation grandissante de la matière vivante dans la sphère du brevet, particulièrement depuis les années 1980 à partir desquelles les brevets ne couvrent plus seulement des procédés industriels employant le vivant, mais de plus en plus directement des organismes vivants ou leurs composants en tant que produits – bactéries et animaux génétiquement modifiés, cellules et gènes humains simplement isolés pour lesquels on peut justifier d'une application. Ensuite, un mouvement simultané d'interrogation de la légitimité de ces brevets, voire d'opposition, au regard des normes éthiques relatives au vivant, humain et non humain, de leur validité, au regard des difficultés d'adéquation des critères de brevetabilité aux spécificités des conditions de reproduction de la matière vivante et des difficultés de la décrire, et enfin de leur impact sur la recherche et l'accessibilité des inventions.

Bien que la matière vivante n'ait pas été formellement exclue des lois fondatrices sur les brevets d'invention, élaborées au début des années 1790 en France et aux États-Unis – on songeait alors à revendiquer des procédés et des produits mécaniques ou chimiques, mais non des plantes améliorées par l'homme ou des procédés et des produits d'une bio-industrie qui relevait alors du savoir-faire professionnel –, les offices de brevets et les juges rejetaient généralement les demandes de brevets portant sur des « produits de la nature ». Cette exclusion de la matière vivante de la sphère du brevet était le plus souvent justifiée par la raison que les organismes ou composés en question étaient le résultat de l'action propre de la nature et non, principalement, de celle de l'inventivité humaine. Elle était également renforcée par l'exclusion des « découvertes » de la sphère du brevet, introduite dans le droit des brevets français en 1844. Par exemple, en 1922, la cour d'appel de Paris refusa un brevet sur un champignon, qui, bien qu'isolé pour la première fois par le demandeur et intéressant pour l'industrie agro-alimentaire, ne constituait pas un produit industriel nouveau, mais simplement la découverte d'un produit naturel avantageux. De manière similaire, en 1948, l'Office américain des brevets rejeta un brevet sur un vaccin qui combinait six bactéries pour immuniser certaines plantes légumineuses : « Les bactéries servent les fins auxquelles les destinait la nature et agissent indépendamment des efforts du breveté. »

Malgré la prégnance de la doctrine des « produits naturels », aux États-Unis mais aussi dans la plupart des pays européens, la matière biologique fut progressivement introduite dans la propriété industrielle. Les Offices de brevets n'hésitaient pas à accorder des brevets sur des procédés d'utilisation de la matière vivante, notamment des procédés de fermentation, ainsi que sur les produits obtenus par l'usage de ces procédés particuliers (par exemple, des vitamines obtenues en utilisant des micro-organismes). En 1963, la Convention de Strasbourg incorpora les procédés microbiologiques dans le droit des brevets. La Convention sur le brevet européen de 1973 confirma cette extension tandis qu'elle en excluait les variétés végétales, couvertes par un autre droit, et les races animales, sans justification explicite. L'application des micro-organismes à l'échelle industrielle et les finalités thérapeutiques de ces procédés – production des antibiotiques en plein essor – justifièrent l'attribution de ces brevets.

Tandis que le droit des brevets s'étendait sur les procédés d'utilisation des micro-organismes, le législateur créa en 1961 un système de propriété original pour protéger les créations végétales, en dehors du système du brevet. Les professionnels, les juristes et les législateurs considérèrent alors que le système du brevet n'était pas adapté pour protéger les inventions qui reposent sur l'utilisation de la génétique végétale. Ils s'accordèrent pour reconnaître un droit de protection à l'obtenteur d'une nouvelle variété, mais seulement un « monopole restreint ». À l'opposé de la règle admise en matière de brevet, il était licite de se servir librement de la variété protégée pour créer de nouvelles variétés, et cela sans aucune dépendance vis-à-vis du premier obtenteur. Ce droit protège seulement une mise en forme originale du patrimoine génétique de la plante tandis que ce patrimoine reste un bien libre. Cette propriété limitée sur les variétés végétales étant fondamentalement justifiée par le fait que pour créer une nouvelle variété, l'obtenteur travaille « avec » la nature. Dès lors qu'il n'invente pas complètement la plante, il ne peut prétendre à un monopole complet sur celle-ci.

Les années 1970-1980 marquèrent une extension nouvelle des revendications sur la matière vivante, favorisée par la mise au point des techniques du génie génétique et appelée par la croissance de l'industrie et des marchés des biotechnologies. Les brevets de produit sur la matière vivante furent consacrés par les pratiques d'appropriation des firmes industrielles et des institutions scientifiques, par la jurisprudence de la Cour suprême aux États-Unis et, en Europe, par une nouvelle loi sur la propriété industrielle des inventions biotechnologiques. Parmi les événements qui ont grandement contribué à faire le droit en la matière, figure le brevet d'un microbiologiste, Chakrabarty, déposé en 1972 par la General Electric sur une bactérie génétiquement modifiée capable de dégrader le pétrole. Ce brevet couvrait trois types de revendications : le procédé de production de la bactérie ; un matériau supportant la nouvelle bactérie ; la bactérie elle-même. L'examinateur accorda les deux premiers types de revendications mais rejeta celles portant sur la bactérie. Il justifia ce refus de deux manières : premièrement, les micro-organismes sont des « produits de la nature » ; deuxièmement, la loi américaine sur les brevets ne couvre pas les organismes vivants. Ce rejet fut confirmé par le Bureau d'appel de l'USPTO, puis inversé par la Cour d'appel des douanes et des brevets, qui jugea que « le fait que les micro-organismes [...] sont vivants [...] est sans signification légale pour la loi des brevets », le fait essentiel étant que cette bactérie était produite par l'homme en laboratoire et qu'elle n'existait pas comme telle dans la nature. En juin 1980, la Cour suprême accorda les revendications sur la bactérie, par une majorité de cinq voix contre quatre. Elle décida que la limite pertinente entre choses brevetables et non brevetables ne passait pas entre les choses vivantes et les choses inanimées, mais entre les produits de la nature, qu'ils soient vivants ou non, et les inventions produites par l'activité humaine, le cas échéant vivantes. La bactérie de Chakrabarty était le produit de la recherche et de l'ingéniosité humaine. On pouvait donc la considérer comme une « fabrication », mise en forme par l'homme de laboratoire, et comme une « composition de matière » brevetable comme tout composé chimique. Les opposants au brevet demandèrent que le Congrès intervienne pour décider de l'inclusion des organismes vivants dans la sphère des brevets. La Cour suprême répondit que la loi sur les brevets offrait aux juges un cadre suffisant pour interpréter la brevetabilité des inventions génétiques, quand bien même les rédacteurs de la loi n'avaient pu anticiper l'émergence de cette nouvelle catégorie d'inventions. Elle concluait toutefois que « le Congrès était libre d'amender la loi afin d'exclure de la brevetabilité les organismes produits par génie génétique ». Pendant toute cette épreuve judiciaire, le brevet sur la bactérie modifiée fut soutenu par des associations de professionnels de la propriété industrielle, par l'association des fabricants pharmaceutiques, par l'association américaine de microbiologie, ainsi que par une société de biotechnologie, Genentech, et une université, celle de Californie, toutes deux engagées dans le brevetage d'inventions génétiques.

La possibilité de délivrer des brevets de substance ou de produit sur la matière vivante fut également au centre des dix années de controverses qui marquèrent l'élaboration de la directive européenne sur la protection juridique des inventions biotechnologiques. L'objectif des rédacteurs de cette loi était d'attribuer des droits de propriété suffisamment larges sur la matière vivante afin de stimuler la création d'une industrie biotechnologique européenne qui puisse contrebalancer l'essor de l'industrie biotechnologique américaine. Pour cela, il paraissait crucial d'accorder des brevets de produit sur les inventions biotechnologiques et non pas seulement des brevets de procédé qui n'offraient qu'une protection trop limitée. Le rapporteur de la Directive au Parlement européen l'expliquait sans ambages à propos de l'inclusion des séquences génétiques dans les brevets : « Une protection par brevet ne peut être efficace que si elle porte également sur la substance qui contient les informations nécessaires. » Si bien que l'article 5 de la Directive européenne, rejetée en 1995, puis adoptée en 1998, sous la pression de l'industrie pharmaceutique et d'associations de malades qui demandaient des protections suffisantes pour inciter au développement de nouvelles thérapies, autorise des brevets de produit sur la matière vivante, y compris les gènes humains : « Un élément isolé du corps humain ou autrement produit par un procédé technique, y compris la séquence ou la séquence partielle d'un gène, peut constituer une invention brevetable, même si la structure de cet élément est identique à celle d'un élément naturel. » Cet article tend à effacer toute distinction entre découverte et invention, celle-ci étant désormais définie par l'intervention de l'homme sur la nature, qui isole un objet de son environnement naturel, et non par la création originale d'un objet. Il est vrai que la pratique des offices de brevet avait déjà accordé des brevets sur des micro-organismes simplement prélevés par l'homme sans aucune modification particulière de leurs caractéristiques. Il est vrai également que des brevets avaient été attribués dès le début des années 1980 sur des gènes humains dès lors que l'homme de laboratoire les avait isolés et inscrits dans une bactérie pour obtenir des produits thérapeutiques (insuline), la nouvelle loi donnant une nouvelle cohérence et une nouvelle légitimité à des pratiques déjà en cours.

L'attribution de brevets de produit sur la matière vivante a connu une expansion considérable au cours des vingt dernières années. Les brevets déposés sur des micro-organismes modifiés ou simplement purifiés furent bientôt suivis par des brevets sur des animaux génétiquement modifiés – souris de l'université de Harvard en 1984, huître triploïde de l'université de Washington la même année, puis par la prolifération des brevets sur les séquences génétiques au cours des années 1990. En 2001, plusieurs milliers de brevets sur des gènes humains étaient pendants, un millier étaient déjà brevetés et une société de biotechnologie comme Incyte Genomics revendiquait à elle seule 7 000 gènes, soit 20 % du nombre probable des gènes humains. Cette croissance des brevets sur la matière vivante en tant que telle s'est accompagnée d'une montée des interrogations éthiques sur la légitimité de tels brevets au regard du statut juridique et éthique des humains, des animaux, ou du vivant en général, et d'une discussion de leurs effets économiques.

L'inclusion des gènes humains dans les revendications des brevets a provoqué une vive controverse. Les lois françaises de bioéthique de 1994, fondées sur le principe de non-commercialisation du corps humain, ont exclu les gènes de la brevetabilité : « Le corps humain, ses éléments et ses produits ainsi que la connaissance totale ou partielle d'un gène humain ne peuvent en tant que tels faire l'objet d'un brevet. » En janvier 2002, lors de la révision des lois de bioéthique, le Parlement français a voté un amendement qui contredit mot pour mot la directive européenne : « Un élément isolé du corps humain ou autrement produit par un procédé technique, y compris la séquence ou la séquence partielle d'un gène, ne peut constituer une invention brevetable. » La version finale de la loi bioéthique pourrait finalement écarter cet amendement afin de ne pas entraver la transposition de la directive européenne dans le droit français, transposition demandée par l'industrie biotechnologique. Tout en enregistrant l'incorporation des séquences génétiques dans les brevets, la loi de bioéthique en préparation s'efforce d'en limiter la portée, en prévoyant qu'un brevet de séquence ne pourrait s'étendre qu'à la seule application médicale décrite dans le brevet, sans préjudices pour les futures applications qui pourraient être découvertes. Cette limitation des brevets de séquences s'accorde toutefois mal avec la notion de brevet de produit qui attribue un droit exclusif pour toute utilisation de la séquence.

Bien qu'une majorité d'États européens n'aient à ce jour pas encore transposé cette directive dans leur droit national, l'Office Européen des Brevets a décidé de l'appliquer depuis août 1999 et délivre des brevets sur des gènes humains, par exemple le brevet sur la séquence du gène BRCA1 qui prédispose aux formes familiales de cancer du sein. Ce brevet a motivé en 2002 l'opposition formelle de deux États européens, la Hollande et l'Autriche, de huit sociétés de génétique humaine européennes, de trois institutions médicales françaises – Institut Curie, Institut Gustave-Roussy et Assistance publique - Hôpitaux de Paris. Les opposants mettent en avant la nature spécifique de l'ADN en tant que source d'information génétique sur la personne, le fait que les gènes sont des substances naturelles, et des arguments socio-économiques qui mettent en cause le pouvoir de monopole de tels brevets.

En effet, ces brevets revendiquent des éléments naturels uniques qu'il n'est pas possible de contourner par l'invention de nouvelles entités : « Du fait qu'il y a un seul génome humain, en l'aliénant, vous établissez inévitablement une position de monopole et cela au détriment de la biologie » (John Sulston, prix Nobel de médecine en 2002). De plus, l'appropriation de la séquence génétique permet de revendiquer une cascade de produits dérivés – l'information génétique met en forme une protéine et peut être inscrite dans plusieurs organismes vivants qui sont eux aussi revendiqués. De fait, les brevets sur les gènes revendiquent généralement la séquence comme produit isolé par l'homme de laboratoire, la protéine codée par le gène, et toutes les applications diagnostiques, thérapeutiques ou à usage de recherche du gène en question. Des brevets aussi larges sont susceptibles de freiner le développement ultérieur des recherches et des innovations – un clinicien hésitera à s'engager dans le développement d'une nouvelle méthode de diagnostic génétique s'il est dépendant du propriétaire du gène. Des sociétés de biotechnologies, désireuses de capturer un marché médical, peuvent instaurer un monopole qui limite l'accessibilité des inventions génétiques.

Tandis que les offices de brevet délivrent de multiples titres de propriété industrielle sur la matière vivante, les oppositions se multiplient. Elles mettent en avant plusieurs principes éthiques : refus de la commercialisation du corps humain et de ses éléments, autonomie des animaux, caractère irréductible des formes de vie par rapport à des choses brevetables, vivant constitué en sujet de droit, génome assimilé à un patrimoine commun, accessibilité des inventions médicales issues de l'utilisation du corps humain. Certains opposants avancent des propositions : exclusion des séquences génétiques des brevets qui seraient réservés aux seuls procédés d'obtention ou d'utilisation des gènes ; extension à d'autres organismes vivants du modèle de protection inventé dans les années 1960 pour les plantes qui autorise une appropriation limitée sur des mises en forme particulières des ressources génétiques tandis que celles-ci restent un bien libre. La diversité de ces oppositions qui traversent les comités d'éthique – le CCNE français est hostile aux brevets sur les gènes, le groupe européen d'éthique y est favorable pour stimuler l'industrie biotechnologique – qui mobilise des organisations très diverses, associations scientifiques et associations écologistes dans l'opposition au brevet sur les cellules souches du sang ombilical, d'abord accordé par l'office européen des brevets puis annulé en 1999, montre que l'élaboration de la norme du brevet doit sans doute intégrer plus largement la représentation politique et la démocratie des citoyens.

Tandis que certains juristes sont hostiles au mélange de l'éthique et de la propriété intellectuelle, d'autres insistent au contraire pour intégrer la discussion des principes éthiques en amont pour définir des limites entre les choses brevetables et celles qui ne le sont pas. La directive européenne, à la différence de la loi américaine sur les brevets, intègre des principes éthiques pour exclure *a priori* certaines catégories d'inventions (utilisations des embryons humains, procédés de clonage des êtres humains). En même temps, elle est très controversée sur les brevets de séquence qu'elle autorise.

Il apparaît finalement que la norme de propriété relative au vivant n'est pas encore stabilisée. Le 5 décembre 2002, la Cour suprême du Canada annulait le brevet attribué sur la souris transgénique de Harvard, demandait que le Parlement engage un « débat public » et qu'il se prononce sur le statut brevetable ou non des formes de vie supérieure. Où tracer la limite entre le brevetable et le non brevetable ? Entre des micro-organismes, des gènes et des cellules, assimilés à des composés chimiques brevetables, et des organismes vivants supérieurs, qui ne le seraient pas ? Entre les génomes, gérés comme des biens communs, et des créations végétales ou animales, protégées par des certificats d'obtention ? Au-delà de la norme du brevet, certains juristes proposent des systèmes d'appropriation limitée pour gérer des droits d'accès à des ressources biologiques et génétiques non aliénables, et des droits d'usage, contrôlés, qui consacrent un statut éthique particulier pour le vivant, notamment humain, ou ses composants.

▶ BERGMANS B., *La Protection des innovations biologiques*, Paris, Larcier, 1991. – EDELMAN B., HERMITTE M. A., *L'Homme, la Nature, le Droit*, Paris, Christian Bourgois, 1986. – KEVLES D., *A History of Patenting Life in the United States With Comparative Attention to Europe and Canada*, European Group on Ethics, 2002.

Maurice CASSIER

→ Bioéthique ; Biotechnologie ; Pharmacie et monopole.

C

CANCER

Depuis quelques années, le cancer suscite un très fort intérêt historique. Cet intérêt nous a permis de bien mieux comprendre l'émergence du cancer, depuis la fin du XIXe s., en tant que question intéressant la santé et la biomédecine. Cependant cet intérêt pose deux problèmes majeurs. Tout d'abord, en se concentrant sur le XXe s. ainsi que sur la fin du XIXe s., on risque de faire une norme de l'exception que constitue le XXe s. L'idée selon laquelle le cancer doit être soigné dans un hôpital ou une clinique est relativement récente, tout comme celle selon laquelle c'est à un médecin « traditionnel » qu'il revient de soigner ce type de maladies. Avant le XXe s., les soins étaient donnés par des guérisseurs non officiels et avaient lieu, pour l'essentiel, chez le patient, sans l'aide de l'hôpital ni du laboratoire. L'un des buts de cet article est de souligner l'importance de cette tradition d'une médecine domestique alternative pour la compréhension des campagnes contre le cancer qui furent menées au XXe s.

Le second problème d'une bonne partie de l'historiographie récente tient à son intérêt pour la thérapeutique et la recherche. Avant le XXe s., la prévention était au moins aussi importante que la thérapeutique en matière de lutte contre le cancer. Des raisons sérieuses suggéraient qu'il était possible de réduire le risque de cancer en agissant sur l'environnement ou les modes de vie. Pendant la majeure partie du XXe s., ces raisons n'eurent cependant presque aucune influence sur les campagnes contre la maladie. En effet, durant cette période, la prévention en vint presque à coïncider avec la thérapeutique, puisque son objet consistait à prévenir un décès prématuré dû au cancer et non l'apparition de la maladie. Ce n'est que dans les années 1970 et 1980 que l'ancienne idée de prévention – à laquelle on donna le nom révélateur de « prévention primaire » pour la distinguer de la prévention « secondaire » (la détection précoce) et « tertiaire » (la thérapie) – refit surface. Le deuxième but de cet article est de replacer l'histoire en dents de scie de la prévention du cancer au XXe s. dans le contexte plus large d'une histoire de la prévention de cette maladie en général.

Cet article comprend trois parties : l'une d'entre elles étudie la transition entre la médecine domestique et la biomédecine tandis qu'une autre se penche sur le sort réservé à la prévention au XXe s. Mais il importe tout d'abord d'examiner les transformations de l'identité médicale du cancer entre le XIXe et le XXe s.

L'identité médicale du cancer

Aux premiers temps de la médecine moderne les patients et les praticiens inscrivaient leur compréhension du cancer dans un cadre commun. Tout en abordant le problème avec des connaissances et des compétences différentes, les uns comme les autres concevaient la maladie comme un phénomène affectant l'individu tout entier. Le cancer était propre à cet individu, et constituait un écart par rapport à son état naturel ou moral. Il pouvait se manifester localement, mais il résultait d'une combinaison de troubles divers, tels qu'un défaut dans sa constitution, son patrimoine héréditaire, ses habitudes digestives, son activité sexuelle ou son alimentation.

Dans la mesure où chaque cas de cancer était singulier, le diagnostic consistait à déterminer la nature du problème en cherchant à connaître la vie de l'individu, son histoire familiale, l'histoire récente de la maladie ainsi que les perturbations de l'ordre naturel, moral ou social. Dans un système médical compétitif, et dans un monde où les troubles corporels avaient une puissante signification sociale, morale et religieuse, les médecins traditionnels devaient s'intéresser de près à l'idée que les patients se faisaient de leur maladie. Le diagnostic et le traitement faisaient souvent l'objet d'une négociation entre le médecin et le patient : les signes et les symptômes les plus grossiers de la maladie étaient visibles à la surface du corps et si chacun pouvait les interpréter, ils se prêtaient à des lectures très différentes. Lorsque les cancers affectaient l'intérieur du corps – généralement inaccessible à la vue – ils étaient rarement détectés, les médecins n'ayant pas les moyens d'explorer ce qui se trouvait sous la surface des cancers qu'ils pouvaient observer. Les praticiens pouvaient bien prétendre connaître mieux que quiconque les mécanismes cachés de la maladie, ils avaient rarement les moyens d'étayer leurs prétentions.

Si aux premiers temps de la médecine moderne, les patients et les médecins avaient inscrit leur compréhension du cancer dans un cadre commun, celui-ci commença à se fissurer au XIXe s. avec les débuts de la médecine hospitalière et de la pathologie locale (à Paris surtout, mais également en d'autres lieux). Les patients des hôpitaux appartenaient aux classes les moins favorisées, et recevaient une aide de l'État ou d'une œuvre de bienfaisance. À l'inverse des patients qui disposaient des moyens financiers pour faire leur choix à l'intérieur du marché de la médecine, les patients des hôpitaux étaient souvent à la merci de leur médecin. Les praticiens accordaient moins d'importance aux descriptions que ces patients faisaient de leur maladie qu'à celles de leur clientèle privée. Ce sont les patients des hôpitaux qui fournirent les corps sur lesquels s'appuya l'intérêt grandissant pour la dissection. Ils fournirent également la matière nécessaire aux observations des microscopistes et aux analyses des chimistes. En d'autres termes, les corps des patients des hôpitaux fournirent la matière première d'où l'on tira la connaissance médicale du cancer. C'est cette connaissance qui en vint à définir la véritable identité de la maladie pour les médecins et non ce que les patients pouvaient leur dire.

Ainsi, à partir du début du XIXe s., les médecins s'appuyèrent de moins en moins sur ce que les patients pouvaient leur dire au sujet de leur maladie. Ils cherchèrent de plus en plus à établir une corrélation entre les symptômes corporels les plus apparents et les changements que la dissection révélait sur certains organes ou certains tissus précis après la mort du patient. De nouvelles techniques de percussion et d'auscultation visaient à déterminer la localisation de ces maladies à l'intérieur du corps. Avec la mise en évidence, grâce à de nouveaux instruments de microscopie, des changements cellulaires cachés qui en vinrent à définir le cancer, l'attention des médecins se déplaça en outre vers le plan cellulaire. De nouvelles techniques chimiques permirent aux praticiens d'étudier la composition des tumeurs. À la fin du XIXe s., la plupart des médecins en étaient venus à considérer que le cancer était une maladie locale avec des conséquences systémiques. Les réactions de la population étaient plus complexes. Certains adoptèrent le nouveau modèle local du cancer alors que d'autres le rejetèrent en faveur de modèles plus anciens qui tenaient les excroissances locales pour la conséquence de changements systémiques.

Tandis que les descriptions médicales et profanes de la maladie s'écartaient l'une de l'autre, le lien entre le cancer et les patients devint moins étroit. Les premiers praticiens de l'époque moderne considéraient souvent le cancer comme un écart par rapport à ce qui était naturel à tel ou tel patient. Il était indissociable du patient et se rapportait à son état tout entier. Ainsi, lorsqu'un médecin diagnostiquait un cancer chez un patient, il ne s'agissait que d'un commencement. Le diagnostic n'était rien de plus qu'une étape préliminaire destinée à comprendre les aspects singuliers d'un cas individuel. À la fin du XIXe s., les médecins donnaient au cancer un sens très différent. Les cancers étaient des processus biologiques spécifiques qui s'écartaient des processus physiologiques ou cellulaires normaux de la population en général. Le diagnostic du cancer ne servait plus d'étape préliminaire au diagnostic de l'individu. Dans l'idéal, il visait à dépasser les symptômes pour mettre en évidence les processus biologiques communs à tous ceux qui souffraient d'un type donné de cancer. L'identité cancéreuse n'était donc pas seulement cachée à l'intérieur du corps, elle avait également ses racines dans la population. L'intérêt pour l'individu commença à s'effacer devant l'intérêt pour ce qu'un individu partageait avec d'autres. Moins qu'un écart par rapport à ce qui était naturel à un individu, le cancer constituait un écart par rapport à ce qui était normal pour une population.

Ainsi, du point de vue de la profession médicale, l'identité du cancer au XXe s. n'avait rien à voir avec celle des débuts de l'époque moderne. Pour les médecins, cette identité se situait d'abord à l'intérieur du corps, et n'était accessible qu'aux seuls chirurgiens et médecins qui disposaient des compétences et de la technique nécessaires pour la mettre en évidence et la nommer. En outre, le cancer n'eut bientôt de sens pour la médecine que dans la mesure où il pouvait être associé à des processus pathologiques communs à des groupes de patients. Au même moment, les explications holistiques de la maladie qui traitaient l'individu comme une entité singulière et indivisible cédèrent la place à des conceptions plus réductrices. Au lieu de traiter le cancer comme une maladie affectant l'individu tout entier, on s'intéressa à ses manifestations locales (souvent cellulaires), ou encore, à partir du XIXe s., à ses hypothétiques causes bactériennes, virales ou parasitaires. Il s'agissait d'un processus « naturel » et essentiellement « biologique » : il était donc dépourvu de toute signification religieuse, et ne pouvait être affecté par l'esprit. Ainsi, alors qu'au début de l'époque moderne le cancer était souvent considéré comme une maladie affectant l'individu dans son ensemble, au début du XXe s. l'attention s'était déplacée vers les manifestations tumorales locales et vers les cellules cancéreuses susceptibles d'être la source de nouvelles excroissances à d'autres endroits du corps

Il devint par ailleurs possible de simuler le cancer en dehors du corps humain. Les cancers qui se développaient chez les animaux de laboratoire devinrent un modèle pour les cancers humains, de même que les effets des radiations ou des produits chimiques sur les cellules des cultures tissulaires. On en vint à introduire une distinction ontologique entre la maladie (entité à part entière) et sa manifestation chez un patient particulier tout en dirigeant la thérapeutique vers la maladie plutôt que vers la personne. Ainsi, alors que les premiers médecins de l'époque moderne avaient tendance à adapter leur traitement à chaque patient, leurs homologues du XXe s. disposaient – idéalement – d'un éventail standard de traitements susceptibles d'être administrés à tous les patients souffrant d'une forme donnée de la maladie. On en vint en partie à juger celle-ci en fonction de la manière dont elle répondait à une dose standard (tant d'unités de radiation ou tant de milligrammes du principe actif d'un médicament donné, par exemple).

Cette période vit également la transformation de la thérapeutique. Si, au début de l'époque moderne, les praticiens disposaient de toute une gamme de traitements chimiques, médicinaux et chirurgicaux pour soigner la maladie, à la fin du XIXe s. la chirurgie s'était imposée comme le traitement de choix. Le but de la chirurgie consistait à extirper jusqu'à la dernière cellule cancéreuse, de crainte que, s'il en restait une seule, elle puisse être à l'origine de rechutes futures. À la fin du XIXe s., avec l'introduction de l'anesthésie, de l'antisepsie et de l'asepsie, les chirurgiens se mirent à entreprendre des opérations de plus en plus radicales, s'attaquant à des cancers internes que le scalpel ne pouvait jusque-là pas atteindre. L'introduction de la radiothérapie (~ 1900) et de la chimiothérapie (dans les années 1940) compléta la méthode consistant à détruire toutes les cellules en insistant sur la nécessité de faire subir le moins de dommages possible aux tissus environnants. Des clichés pris avant et après traitement montraient la disparition des tumeurs sans aucune des mutilations liées à la chirurgie. En pratique, néanmoins, la radiothérapie et la chimiothérapie servaient de complément à la chirurgie et l'une comme l'autre pouvaient infliger leurs propres souffrances et leurs propres mutilations.

En raison de ces transformations, le début du XXe s. vit naître une certaine inquiétude au sujet de la déshumanisation croissante d'une thérapie anti-cancer davantage dirigée vers la masse que vers l'individu. Ses détracteurs, dans le monde scientifique et médical, prétendaient que l'on enfermait de plus en plus les patients à l'intérieur de catégories pathologiques préexistantes, tandis que les aspects idiosyncrasiques individuels de la maladie étaient négligés, de même que ses facteurs sociaux et psychologiques. Ils suggérèrent que ces transformations étaient liées à l'importance grandissante prise par les bureaucrates et les scientifiques de laboratoire aux vues étroites, spécialisés dans le traitement du cancer. Ces critiques faisaient valoir que ni les bureaucrates ni les scientifiques des laboratoires n'avaient jamais soigné le moindre patient, et qu'ils n'avaient aucune expérience en ce domaine, préférant définir les catégories pathologiques à l'intérieur desquelles les praticiens devaient ranger leurs patients. Les uns comme les autres se concentraient sur l'étroite partie du corps du patient qui leur était connue : selon les critiques, cette tendance était partagée par le nombre croissant de spécialistes que comptait la médecine. Ce n'est pas que ces critiques fussent résolument contre les laboratoires, les spécialistes, ou même les bureaucrates, mais ils s'inquiétaient de ce que leur influence grandissante au sein de la médecine puisse encourager une conception désindividualisée du patient qui sapait l'autorité du praticien. Étant donné l'efficacité limitée des traitements anticancer – y compris des meilleurs d'entre eux – de telles attitudes avaient tendance à aliéner les patients qui se laissaient facilement convaincre d'aller chercher de l'aide ailleurs.

La réforme du cancer

Les médecins avaient de bonnes raisons de s'inquiéter de ce que les patients puissent aller voir ailleurs. Jusqu'au XXe s., les patients cancéreux étaient plus souvent soignés chez eux que dans un hôpital ou une clinique. Les hospices refusaient souvent ces patients pour lesquels ils ne pouvaient presque rien ; on pratiquait aussi bien la chirurgie sur la table de la cuisine que dans ce qu'on appela plus tard la salle d'opération ; et les premiers signes du cancer, tels que maux de gorge, léthargie, dépérissement, indigestion, ou saignements rectaux, étaient plus souvent traités par des remèdes domestiques que par la médecine institutionnelle. Même lorsque la douleur ou la débilité poussaient les malades à se faire soigner en dehors de chez eux, ils ne s'adressaient pas forcément à la médecine traditionnelle. Une large cohorte de thérapeutes « alternatifs » prenait en charge les cancéreux. Beaucoup parmi eux proposaient les traitements individualisés que les patients ne recevaient plus de la médecine. Ils considéraient le cancer comme une maladie systémique et non locale, et prétendaient soigner avec succès ceux que la médecine traditionnelle avait abandonnés comme incurables. Ils parvenaient d'ailleurs à remettre en cause la thèse médicale selon laquelle la radiothérapie et la chimiothérapie étaient les seuls espoirs de guérison. Ces idées furent relayées par les journaux et les magazines (puis par la radio et la télévision) : elles incitèrent des millions de patients à chercher de l'aide auprès de la médecine alternative et défièrent l'autorité de la médecine traditionnelle, souvent perçue comme indifférente aux questions individuelles.

Ce défi prit une acuité particulière dans la première moitié du XXe s., lorsque la mortalité due au cancer devint une préoccupation de santé publique majeure. Au début du XXe s., le cancer dépassa la tuberculose et devint la principale cause de mortalité après les maladies cardio-vasculaires en Amérique du Nord et en Europe Occidentale, ce qui entraîna le lancement de plusieurs campagnes contre la maladie. Pour que ces campagnes réussissent, il était nécessaire de convaincre les gens de se faire dépister et traiter précocement par des praticiens qualifiés. Elles rencontrèrent néanmoins des obstacles. Les experts du cancer prétendaient qu'une partie du problème venait de ce que la médecine alternative éloignait les gens de la médecine traditionnelle en leur promettant une guérison illusoire. D'après eux, de tels thérapeutes amplifiaient les craintes que de nombreuses personnes avaient du cancer et de son traitement, ce qui les conduisait à ne pas consulter tout de suite un médecin compétent. C'est pourquoi les campagnes publiques d'information recommandaient à la population d'éviter ces thérapeutes, de considérer le cancer comme curable s'il était pris tôt et traité par la chirurgie et la radiothérapie, et de ne faire confiance qu'aux médecins traditionnels, seuls experts en la matière. Pour renforcer cette confiance, les campagnes contre le cancer se mirent également à informer les médecins généralistes sur la maladie. Aux yeux de nombreux experts, l'ignorance des généralistes pouvait être aussi dangereuse que les charlatans. Ces médecins suscitaient la confusion de la population, soignaient la maladie de façon inappropriée, et sapaient l'autorité médicale. Si les campagnes contre le cancer cherchaient à transformer l'attitude de la population face à la maladie, elles visaient également à réorganiser la façon dont les soins étaient délivrés. Dans la plupart des pays, le but était de créer un réseau national pour le traitement du cancer. À l'intérieur de chaque réseau, les concepteurs du système espéraient créer une véritable hiérarchie des soins, débutant avec les généralistes (première étape pour la plupart des patients), suivis, respectivement, par des cliniques de cancérologie locales, des hôpitaux ou des centres de cancérologie régionaux, et dans certains cas, des hôpitaux nationaux spécialisés dans le traitement de la maladie. Un système de spécialistes référents assurerait le lien entre les différents degrés de cette hiérarchie qui s'appuierait sur des services techniques et des laboratoires. Un tel système visait à canaliser les patients cancéreux vers quelques centres spécialisés où ils pourraient être soignés par des équipes d'experts qui profiteraient du grand nombre de patients passant par leur service pour affiner leurs compétences et pour former des générations futures de médecins. De tels systèmes visaient à éloigner les patients des remèdes domestiques ou alternatifs et à limiter le rôle joué par les généralistes dans le traitement de la maladie, mais aussi à faire un usage rationnel des technologies nouvelles, complexes et coûteuses qui avaient été mises au point dans la première moitié du siècle. Les bombes au radium (~ 1920), les appareils de radiothérapie ultra-pénétrante à très haut voltage (~ 1930), les cyclotrons (dans les années 1940 et 1950) et certaines autres technologies étaient si complexes et si coûteuses qu'elles étaient souvent utilisées dans des centres spécialisés où l'on pouvait réunir un grand nombre de patients et des équipes techniques nombreuses.

La réforme ne se limita pas aux soins : elle concerna également la production du savoir. Au milieu du XXe s., le soutien apporté à la recherche contre le cancer augmenta considérablement. La majeure partie de cette recherche s'intéressa à des questions fondamentales portant sur la cause et le mécanisme opératoire de la maladie, identifia des tendances en matière d'incidence et de mortalité et chercha à mettre au point de nouvelles méthodes thérapeutiques et diagnostiques. On s'intéressa tout particulièrement aux traitements médicamenteux de la maladie : chimiothérapie à partir des années 1940, immunothérapie à partir des années 1970 et thérapie génique à partir des années 1990. Ainsi, à partir des années 1940, de vastes programmes de recherche visèrent à identifier de nouveaux composés chimiques qui pourraient être utiles dans le traitement de la maladie puis à en tester la valeur thérapeutique. En théorie, tous les nouveaux composés étaient testés sur des modèles animaux et soumis à des tests cliniques, en particulier à des tests randomisés en double-aveugle. Les hôpitaux et centres spécialisés, fondés dans un but thérapeutique, devinrent des centres de recherche sur la maladie ; leur nombreuse population de patients et leurs larges équipes d'experts en faisaient un cadre idéal pour des essais thérapeutiques. Les années d'après-guerre virent par ailleurs des instituts de recherche indépendants tels que le National Cancer Institute (ou NCI) aux États-Unis, les universités, de même que les compagnies pharmaceutiques ou les compagnies privées de génomique et de matériel médical commencer à s'intéresser à la recherche sur le cancer.

Les objectifs de la réforme étaient donc pluriels. Elle visait à éduquer le public de façon à ce qu'il soit capable d'identifier les premiers signes de la maladie, à l'encourager à se faire soigner par des médecins traditionnels compétents, à apprendre aux généralistes à traiter la maladie plus efficacement, à mettre sur pied un système permettant de canaliser les patients vers des services spécialisés adéquats et enfin à améliorer les connaissances et la pratique par le biais de la recherche. Ces objectifs étaient soutenus par des restrictions légales quant aux personnes habilitées à traiter la maladie et à l'accès à des technologies et des substances potentiellement dangereuses, qu'elles soient traditionnelles ou alternatives. Vers le milieu du siècle, les traditions domestiques et alternatives se trouvaient donc considérablement marginalisées. En outre, de nouvelles techniques de diagnostic et de dépistage élargirent l'éventail de la population qui passait par le système. Avant la Seconde Guerre mondiale, l'intérêt se portait sur les individus qui présentaient les premiers signes de la maladie ; après la guerre, les programmes visaient à dépister la maladie chez les populations « normales » ou les groupes identifiés comme étant « à risque ». À partir des années 1950, on encouragea les gens à se soumettre à des frottis vaginaux, des mammographies ou à d'autres techniques visant à identifier la maladie à un stade très précoce, avant même l'apparition des symptômes susceptibles de conduire le patient vers un médecin. À la fin du siècle, l'attention s'était déplacée vers les personnes qui ne présentent pas la maladie mais qui risquent de la développer. À partir des années 1990, grâce à de nouvelles techniques génétiques, on se mit à identifier des signes qui n'indiquaient pas seulement la présence de la maladie chez des personnes asymptomatiques mais également le risque de développer la maladie chez certains groupes ou individus. Par un ironique retour des choses, les technologies les plus modernes ouvraient la voie au renouveau de l'ancienne façon de penser les origines de la maladie comme une combinaison de prédispositions et de causes déclenchantes.

Paradoxalement, au moment même où les campagnes contre le cancer remportaient leur plus grand succès en parvenant à canaliser les gens vers les nouveaux systèmes de soins, elles devinrent la cible de critiques. Au cours du troisième tiers du XXe s., certains détracteurs commencèrent à s'inquiéter des sommes considérables consacrées à la recherche fondamentale et de l'importance particulière accordée à la détection et au traitement précoces dans la lutte contre le cancer. D'après eux, le lien entre la recherche fondamentale et le traitement ou la prévention du cancer était problématique, tandis que l'importance accordée à la détection et au traitement précoce avait conduit à négliger la prévention, les soins palliatifs et les mourants. Malgré les espoirs placés dans la réforme, les disparités persistaient en matière de soins et d'incidence en fonction du lieu, de l'âge, de la classe sociale, du sexe et de l'appartenance ou non à une minorité ethnique. On vit donc naître un intérêt nouveau pour la traduction des résultats de la recherche en termes de mesures concrètes de prévention et de lutte contre la maladie ; un mouvement en faveur d'établissements de soins palliatifs pour les mourants ; des groupes de militants qui se concentrèrent d'abord sur le cancer du sein (dans les années 1980) puis sur d'autres types de cancer. La période connut également un regain d'intérêt pour les médicaments alternatifs (rebaptisés de plus en plus souvent « médecines douces ») tels que le Laestrile et la vitamine C. Un nombre croissant de scientifiques du comportement se mit à étudier les déterminants socioculturels de la maladie et du traitement. Au même moment, les inquiétudes concernant l'augmentation des dépenses de santé incitèrent les économistes et les administrateurs du système de santé à rechercher l'efficacité et la réduction des coûts en cancérologie. Ces inquiétudes concernant l'augmentation des dépenses de santé servirent en outre de toile de fond à la réapparition du domaine de la prévention à partir des années 1970.

Prévention

L'intérêt porté à la prévention du cancer n'est pas né dans les années 1970. La prévention joua un rôle central dans la lutte contre la maladie depuis l'Antiquité. Elle acquit néanmoins une importance particulière vers la fin du XVIIIe s., lorsqu'on commença à s'inquiéter de l'augmentation de la mortalité par cancer. Les textes à usage domestique ou médical qui traitaient de la santé recommandaient d'éviter les activités susceptibles de déclencher l'apparition du cancer, telles qu'un coup brutal, le port du corset chez la femme, un régime alimentaire excessif ou inadapté, ou une trop forte ambition intellectuelle. Ils mettaient tout particulièrement l'accent sur les personnes pouvant présenter une prédisposition à la maladie. Il était communément admis que tous ceux qui portaient des corsets, mangeaient mal ou trop ne succombaient pas au cancer. La maladie résultait plutôt de la combinaison de prédispositions et de causes déclenchantes. Il était impossible d'identifier tous ceux qui pouvaient être victimes de la maladie, mais il était possible de modifier les habitudes susceptibles de la favoriser.

À partir de 1840, les inquiétudes relatives à la progression du cancer furent renforcées par des données statistiques qui laissaient penser que le taux de mortalité par cancer était en augmentation dans les nations « civilisées » (bien que la question de savoir si cette augmentation était réelle ou due à un meilleur diagnostic et à une conscience plus aiguë de la maladie restât sans réponse jusqu'aux années 1930). Aux yeux de nombreux commentateurs, le cancer semblait être une maladie née de la civilisation. Les soi-disant peuples « primitifs » ou « non civilisés » étaient censés connaître une plus faible incidence de la maladie que les nations urbaines industrialisées, et l'on suggéra que la mortalité par cancer était plus faible chez les populations rurales que chez les citadins. Parmi les explications de ce phénomène, certaines se concentraient sur la modification du régime alimentaire des populations urbaines : le cancer résultait d'une plus forte consommation de viande, de la mauvaise qualité du fourrage, des méthodes modernes de conservation des aliments, de l'abondance même de la nourriture ou de la possibilité de se procurer des aliments nouveaux et exotiques grâce à l'essor du transport et du commerce internationaux. Au début du XXe s., l'intérêt pour la nutrition s'appuya sur des données prouvant que l'alimentation jouait un rôle crucial dans *the successful uptake of trans-*

plantable tumors chez les souris, que la mortalité par cancer chutait en même temps que la consommation de viande diminuait au Danemark en au Royaume-Uni pendant la Première Guerre mondiale, ainsi que sur des corrélations statistiques entre l'augmentation de la mortalité par cancer et les changements alimentaires du XIXe s. Les végétariens et les ligues antialcooliques soulignèrent les liens entre la consommation de viande ou d'alcool et le cancer tandis que d'autres insistèrent sur le rôle des techniques de conservation puis des pesticides dans l'apparition de la maladie.

Si l'attention se focalisa sur la transformation des habitudes alimentaires, on étudia également d'autres causes : le stress de la vie urbaine, le comportement sexuel et, surtout à partir de la fin du XIXe s., les risques professionnels, notamment les radiations, l'amiante, les colorants et autres produits chimiques. On associa le tabac et le fait de fumer à un risque accru de cancer du poumon à partir de 1930 en Allemagne, et de 1950 ailleurs. En l'état actuel des connaissances, il est impossible de dire dans quelle mesure le comportement des gens s'en trouva influencé. Ce qui est évident, en revanche, c'est que l'attention portée à ces questions eut une très faible influence sur les campagnes contre le cancer qui se développaient alors. En effet, pendant la première moitié du XXe s., la prévention devint synonyme de détection et de traitement précoce. Ainsi lorsque dans les années 1920 et 1930 les fonctionnaires de la santé publique commencèrent à témoigner d'un véritable intérêt pour le cancer, par opposition à leur intérêt traditionnel pour les maladies infectieuses aiguës, ils adoptèrent pour l'essentiel le modèle médical de la détection et du traitement précoce.

L'Allemagne nazie constitua la principale exception à cette tendance. Avant la Seconde Guerre mondiale, les nazis mirent sans doute au point la campagne de prévention du cancer la plus efficace et la plus ambitieuse qui puisse être. Elle comprenait des interdictions de fumer, la suppression des colorants alimentaires carcinogènes ainsi que des initiatives visant à limiter l'exposition à l'amiante ou aux radiations et à modifier l'alimentation de la population. Elle prônait en outre d'autres mesures de prévention, incitant par exemple les hommes et les femmes à s'examiner eux-mêmes, recommandant les aliments « naturels », et créant des registres recensant à la fois la mortalité par cancer et l'incidence de la maladie. Cette campagne, cependant, se nourrissait d'un climat politique qui insistait sur les mérites de l'hygiène raciale et encourageait les sciences appliquées comme les sciences qui soutenaient les programmes de ségrégation et d'extermination. Il s'agissait en outre d'une campagne construite autour de l'idée que le travailleur devait être adapté à son lieu de travail et non l'inverse. Un double système de santé et de sécurité du travail se mit en place, offrant une protection rigoureuse aux « citoyens sains » et réservant les occupations les plus sales et les plus dangereuses aux étrangers et aux *Untermenschen*. Mais cette campagne fut de courte durée : elle fut minée par les propres contradictions du nazisme, par les exigences de la guerre qui disposèrent des aspects les plus « progressistes » de la politique nazie ; et finalement par la défaite du nazisme et la réaction dont il fut l'objet après-guerre.

Sans doute parce qu'il était lié à la politique des nazis, l'intérêt pour la prévention – autre que le diagnostic et le traitement précoces – eut tendance à décliner après guerre. Les efforts pour encourager une prise de conscience des risques liés au tabac, aux radiations, aux produits chimiques et aux additifs alimentaires se heurtèrent à l'opposition des industries concernées et des gouvernements attachés à leurs recettes fiscales, ainsi qu'à celle des mouvements libertaires, de plus en plus fréquente. Dans le même temps, l'influence croissante du lobby biomédical contribua à marginaliser l'intérêt porté à la prévention au profit de la recherche fondamentale et thérapeutique. Tout cela commença à changer dans les années 1970 lorsque la prévention, rebaptisée prévention primaire pour la distinguer de la détection et de la thérapeutique précoces, focalisa à nouveau l'attention. Aux États-Unis, ce regain d'intérêt se produisit au moment où l'importance accordée par le NCI à la recherche fondamentale en virologie des cancers suscitait une certaine désillusion et où des données de plus en plus nombreuses prouvaient l'impact, sur les taux de mortalité, des cancers liés à l'industrie et, plus tard, au style de vie. Dans les années 1980, l'intérêt porté aux cancers liés au style de vie fut renforcé par des données prouvant que le tabac et l'alimentation étaient responsables d'environ 65 % des cancers évitables, par l'élection, aux États-Unis et en Grande-Bretagne, de gouvernements de droite (ce qui réduisit l'intérêt du monde politique pour les cancers industriels et la réglementation gouvernementale), par l'essor d'une industrie de produits alimentaires naturels et enfin par une préoccupation grandissante pour l'augmentation des dépenses de santé, qui encouragea les tentatives visant à limiter la responsabilité du gouvernement ou des entreprises en matière de santé. Paradoxalement, au moment même où les entreprises cherchaient à limiter leur responsabilité en matière de santé, les actions judiciaires engagées contre l'industrie du tabac ou de l'amiante (parmi d'autres) obligèrent de nombreuses entreprises à verser des indemnités en réparation de leur négligence passée.

En dépit de l'intérêt grandissant porté à la prévention, nombreux sont ceux qui mettent en doute l'engagement des gouvernements en la matière. En 1986, par exemple, le NCI publia une série d'objectifs visant à réduire la mortalité par cancer de 25 à 50 % en l'an 2000 par rapport au niveau de 1980, principalement en réduisant la consommation de tabac, en modifiant les habitudes alimentaires et en dépistant précocement la maladie. Le NCI fut presque immédiatement critiqué parce qu'il continuait à se concentrer sur la recherche fondamentale et la thérapie au détriment de la prévention. Ces critiques redoublèrent dans les années 1990 lorsqu'il devint évident que les objectifs définis en 1986 ne seraient pas atteints. Aujourd'hui, la mortalité par cancer est en baisse aux États-Unis. Le désaccord persiste néanmoins sur les raisons de cette baisse, sa pérennité et le rôle qu'a pu y jouer la prévention, qu'elle soit primaire, secondaire ou tertiaire. En 2003, le NCI s'est fixé l'objectif d'éliminer la souffrance et les décès par cancer à l'horizon 2015.

▶ ARONOWITZ R. A., « Do Not Delay: Breast Cancer and Time, 1900-1970 », *Milbank Quarterly*, 79, 2001, p. 355-386. – AUSTOKER J., *A History of the Imperial Cancer Research Fund, 1902-1986*, Oxford, Oxford Univ. Press, 1988. – BRESLOW L. *et al.*, *A History of Cancer Control in the United States, with Emphasis on the Period 1946-1971*, National Cancer Institute, 1977. – CANTOR D., « Cancer », *in* W. F. Bynum & R. Porter (éds), *Companion Encyclopedia of the History of Medicine*, Routledge, 1993, p. 537-561 ; « The Medical Research Council's Support for Experimental Radiology During the Inter-War Years », *in* J. Austoker & L. Bryder (éds), *The Role of the Medical Research Council*, Oxford, Oxford Univ. Press, 1989, p. 181-204. – CLOW B., *Negotiating Disease. Power and Cancer Care, 1900-1950*, McGill-Queen's Univ. Press, 2001. – FUJIMURA J. H., *Crafting Science. A Sociohistory of the Quest for the Genetics of Cancer*, Harvard Univ. Press, 1996. – GOODMAN J. & WALSH V., *The Story of Taxol. Nature and Politics in the Pursuit of an Anti-Cancer Drug*, Cambridge, Cambridge Univ. Press, 2001. – LERNER B. H., *The Breast Cancer Wars: Fear, Hope and the Pursuit of a Cure in Twentieth Century America*, Oxford, Oxford Univ. Press, 2001. – LÖWY I., *Between Bench and Bedside. Science, Healing and Interleukin-2 in a Cancer Ward*, Harvard Univ. Press, 1996. – PATTERSON J. T., *The Dread Disease. Cancer and Modern American Culture*, Harvard Univ. Press, 1987. – PINELL P., *The Fight Against Cancer: France 1890-1940*, Routledge, 2002. – PROCTOR R. N., *Cancer Wars. How Politics Shapes What We Know and What We Don't Know About Cancer*, Basic Books, 1995 ; *The Nazi War on Cancer*, Princeton Univ. Press, 1999. – RATHER L., *The Genesis of Cancer. A Study in the History of Ideas*, Johns Hopkins Univ. Press, 1978. – RETTIG R. A., *Cancer Crusade. The Story of the National Cancer Act of 1971*, Princeton Univ. Press, 1977.

David CANTOR
(Trad. Mickaël Popelard)

→ Cancer (Lutte contre le) ; Chimiothérapie ; Endocrinologie ; Étiologie ; Hématologie ; Immunothérapie ; Leucémies ; Radiothérapie.

CANCER (Lutte contre le)

Ce n'est pas un des moindres paradoxes des représentations sociales du cancer que d'accorder tous les attributs de la modernité à une maladie décrite et nommée, plusieurs siècles avant Jésus-Christ, par les médecins de l'École hippocratique et qui, sur l'échelle de la longue durée, a toujours été associée à l'horreur, à la douleur et à la mort. L'effacement de l'histoire du cancer de la « mémoire collective » trouve ses déterminants dans les transformations des pratiques qui, au cours des premières décennies du XXe s., modifient le statut de cette maladie pour en faire un « fléau des temps modernes », prenant la relève de la tuberculose et de la syphilis. Le cancer devient alors un thème de mobilisation sociale, un enjeu institutionnel et politique. Préfiguration de la « médecine de pointe » de la seconde moitié du siècle, la lutte contre le cancer est un vecteur de modernisation de la médecine. D'abord par la place qu'elle accorde à l'innovation technologique avec ces centres spécialisés dont l'équipement fascine les contemporains. Mais la construction de ces « temples du progrès » pose aux pouvoirs publics des problèmes indissociablement économiques, structurels et politiques qui ouvriront la voie à des réformes profondes. Ensuite par la logique de division du travail dont elle est porteuse. Vaincre le cancer nécessite une organisation sociale où « public », médias, responsables politiques, philanthropes, médecins généralistes, spécialistes et chercheurs sont impliqués, chacun avec une tâche à accomplir. D'où des résistances, des conflits d'intérêts, des coups de force, mais aussi des contradictions irréductibles auxquelles la médecine contemporaine est toujours confrontée.

Le cancer, nouveau fléau social

L'émergence au début du XXe s. d'un nouveau regard faisant d'une « vieille maladie » un fléau des temps modernes, contre lequel la société tout entière doit se mobiliser, ne peut être traitée comme un problème dont la réponse va de soi. Le cancer ne se manifeste pas comme une épidémie, la possibilité qu'il se transmette par contagion, quoique discutée, n'a rien d'une évidence, sa survenue n'apparaît directement liée ni à un relâchement des mœurs ni à un désordre des comportements, enfin son incidence concerne très peu les enfants et la population jeune, la maladie frappant surtout les adultes à l'âge mûr et les individus âgés. Pour qu'une pathologie dotée de tels attributs en vienne à être perçue comme une menace sociale, plusieurs conditions doivent être réalisées. Une explication fondée sur des arguments épidémiologiques n'est pas suffisante. Certes, la combinaison entre l'allongement de la durée de vie moyenne, la baisse tendancielle de la natalité et le recul de la mortalité par maladies infectieuses explique dans une large mesure l'augmentation absolue et relative de la mortalité cancéreuse, mais encore faut-il que le phénomène ait une visibilité sociale. Pour faire « émerger le cancer » comme problème, il faut disposer de données sur l'incidence relative des différentes causes de mortalité. En ce sens, on peut dire que la reconnaissance de la dimension sociale du cancer présuppose les institutions d'enregistrements statistiques développées par les États modernes au cours du XIXe s. Mais la relation entre la production de données sur la mortalité cancéreuse et l'émergence de préoccupations sociales n'est pas mécanique. Encore faut-il que des agents s'intéressent au cancer et que des moyens de lutte existent.

La conjonction entre l'objectivation du poids croissant de l'incidence du cancer et le renouvellement des intérêts portés au cancer se réalise au début du XXe s. Plusieurs éléments entrent en ligne de compte. Dans le champ des sciences du vivant, le statut accordé à la cellule comme structure élémentaire d'organisation du vivant et le développement des disciplines attachées à son étude (l'histopathologie notamment) sont à l'origine de la théorie cellulaire du cancer. En retour, dès lors que la pathologie cancéreuse est définie comme un désordre fondamental de l'entité cellulaire touchant aux mécanismes contrôlant sa reproduction, l'étude du cancer tend à devenir un enjeu scientifique majeur. Parallèlement, les premiers succès thérapeutiques sont obtenus dans cette maladie considérée jusque-là comme incurable ; ils sont en rapport avec la « révolution » des pratiques chirurgicales liées à l'utilisation des procédés d'antisepsie et d'asepsie.

À la fin du XIXe s., les premières codifications de techniques d'exérèse de tumeurs malignes voient le jour (« mammectomie élargie » par W. S. Halsted en 1890, « hystérectomie élargie » par E. Wertheim en 1900) et, pour une nouvelle génération de chirurgiens, le cancer est un domaine où l'on commence à pouvoir se faire un nom. Paraissent alors les premières statistiques de « guérisons », établies toutefois en l'absence de critères bien définis et sans consensus sur la signification des durées de survie après exérèse. Ces « succès », obtenus sur des tumeurs peu étendues, même s'ils sont loin d'être la règle, sont suffisants pour accréditer l'idée que le cancer est une maladie curable, à condition d'être traité à temps.

Les résultats obtenus par la chirurgie viennent à peine d'ébranler le dogme de l'incurabilité cancéreuse que la découverte, coup sur coup, des rayons X (1895), de la radioactivité (1896) et du radium (1898) vient fournir des outils thérapeutiques inattendus contre le cancer. Cette fois, le hasard fait bien les choses, la très grande sensibilité de certains cancers de la peau à l'action des rayons X crédibilise l'efficacité potentielle de la « radiothérapie », malgré le caractère encore rudimentaire de la technologie utilisée. En 1899, deux médecins suédois, Thor Stenbeck d'abord, Tage Sjögren ensuite, publient les premiers cas de guérison de cancer « cancroïde » de la peau traité par l'action des rayons X. La thérapeutique par les radiations prend appui sur l'efficacité qu'on lui reconnaît en dermatologie, même si, en dehors des cancers cutanés, les résultats sont beaucoup moins probants. En fait, la complexité des questions que pose l'utilisation des rayons X et du radium se révèle à mesure que l'on tente de traiter des cancers touchant des tissus non plus superficiels mais situés en profondeur. D'où la constitution d'un domaine de recherches voué à l'étude de l'action biologique des radiations.

Le renouvellement des intérêts scientifiques, cliniques et thérapeutiques dont le cancer fait l'objet trouve, avant la Première Guerre mondiale, différentes formes d'expression institutionnelles. D'une part, de nombreuses sociétés savantes, parfois appuyées sur des centres de recherches sur le cancer, voient le jour. D'abord en Allemagne, avec le Deutsches Komitee für Krebsforschung (1900) et en Grande-Bretagne avec l'Imperial Cancer Research Fund (1902), puis dans d'autres pays européens (Hongrie et France en 1906, Ukraine en 1908, Suède en 1910 et Pays-Bas en 1913) aux États-Unis (American Association of Cancer Research, 1907), et au Japon (1908). Dans le même temps, à l'initiative de l'Union internationale des peuples contre le cancer, créée par les P^rs^ Bouchard (Paris) et Leyden (Berlin), des rencontres internationales commencent à s'organiser avec une certaine régularité (congrès à Heidelberg en 1906, à Paris en 1910, puis à Bruxelles en 1913). Enfin, l'évolution des intérêts pour le cancer se traduit par la mise en place de structures de traitements spécialisées. Jusqu'aux dernières années du XIXe s., les services réservés aux malades cancéreux sont inexistants, sauf en Angleterre, mais ils commencent à se multiplier à partir des années 1890, pour répondre au souci d'organiser la collaboration entre les chirurgiens et les radiothérapeutes. En 1914 on trouve des centres anticancéreux, aux États-Unis (à New York, Philadelphie et Saint-Louis), en Grande-Bretagne (cinq en Angleterre, un en Écosse, un en Irlande), en Allemagne (à Berlin, Heidelberg, Hanovre, Munster, Brême, Munich, Ludwigsburg) mais aussi en Russie (à Moscou), en Suède, et aux Pays-Bas. Seule exception notable, la France où aucune structure anticancéreuse ne voit le jour avant la Première Guerre mondiale. Cette absence va de pair avec l'absence presque complète de collaboration entre chirurgiens et radiothérapeutes. Celle-ci est un effet de la coupure institutionnelle et sociale qui, historiquement dans ce pays, sépare les cliniciens hospitaliers et les médecins travaillant dans les disciplines de laboratoire, d'où est issue la quasi-totalité des radiothérapeutes. Cet obstacle sera levé par l'expérience, à grande échelle, de nouvelles conditions d'exercice de la médecine pendant le conflit mondial, et le gouvernement français financera un programme de mise en place de centres anticancéreux dans les années 1920.

L'idée d'organiser la lutte contre le péril cancéreux commence à prendre forme dans ces sociétés savantes où s'opère la mise en relation de la dimension sociale de la maladie (telle qu'elle se dégage des enquêtes statistiques) avec les enjeux scientifiques et thérapeutiques qui s'attachent à elle. Mais tant que la lutte contre le cancer reste une préoccupation de cénacles de professionnels de la médecine, elle ne parvient pas à trouver des formes concrètes de réalisation. La situation change lorsque des liens s'établissent entre les « spécialistes » du cancer et d'autres groupes d'agents appartenant au champ du pouvoir. Ces liens, qui supposent la définition d'intérêts et d'enjeux communs, trouvent alors leur formalisation dans la création d'associations de lutte contre le cancer, distinctes des sociétés savantes : ainsi, l'American Society for the Control of Cancer qui se construit en 1913 sur l'alliance entre des sociétés professionnelles de médecins et des personnalités privées. Les chirurgiens et les représentants de compagnies d'assurances jouent au départ un rôle dominant puis, dans un deuxième temps, l'Association s'appuie sur des organisations féminines, culturelles, sportives et religieuses et met sur pied une « Women Field Army ». Formées par des médecins, ces volontaires non professionnelles ont pour charge d'intensifier la propagande et l'éducation du public à l'échelle du pays. En France, la Ligue contre le cancer, qui s'est construite dans le contexte de la Première Guerre mondiale à partir du réseau de relations du sous-secrétariat d'État à la Santé des Armées, réunit un éventail différent de composantes sociales. Elle n'accueille pas de représentants ès qualités des associations professionnelles de médecins, et si les chirurgiens renommés ne manquent pas, le poids des radiothérapeutes y est beaucoup plus important que chez son homologue américaine. Claudius Regaud, directeur de la section biologique de l'Institut du radium et de la « Fondation Curie », y joue un rôle central, appuyé par le président de l'association Justin Godart, député, plusieurs fois ministre en charge des affaires de santé, qui relaiera les orientations de Regaud au niveau du pouvoir politique. L'implication personnelle de parlementaires, de financiers (quatre régents de la Banque de France), de rentiers philanthropes et surtout de centaines de femmes du monde, fait de la Ligue un puissant groupe de pression et une organisation capable de prendre en charge la lutte sociale contre le cancer. Déployant une intense activité internationale, la Ligue française va servir de modèle pour la création d'associations dans plusieurs pays d'Europe (Pologne, Espagne, Portugal, Belgique) et d'Amérique latine (Argentine, Uruguay, Brésil) et sera le moteur de la création de l'Union internationale contre le cancer (1934).

Si, au cours de la période de l'entre-deux-guerres, le cancer entre dans l'ordre des « grands fléaux », il pose des problèmes spécifiques. Alors que le contrôle des pathologies infectieuses et de l'alcoolisme est d'abord affaire de prophylaxie et de prévention, la maîtrise du cancer repose, elle, sur l'efficacité des thérapeutiques. Celle-ci requiert des centres de traitement équipés, des compétences spécialisées mais aussi une organisation sociale permettant le diagnostic précoce de la maladie. D'autre part, à la différence des autres fléaux (tuberculose, syphilis, alcoolisme) qui sont perçus avant tout comme des maladies de la pauvreté, le cancer est le premier « péril social » qui frappe sans discrimination toute la population, menaçant les « riches » et les classes moyennes au même titre que les classes populaires. Dans ces conditions, l'engagement philanthropique ne se réduit pas à ses cibles sociales « classiques », mais vise aussi le contrôle de la maladie dans les milieux dont il est issu. L'organisation de la lutte contre le cancer concerne, et intéresse donc directement, les classes dominantes autant que les « pauvres ».

La lutte « scientifique » contre le cancer

La place centrale qu'occupe la thérapeutique dans la stratégie de lutte contre le cancer a des conséquences directes en matière de recherche, d'innovation technique et de structures hospitalières. Si l'élucidation des causes et des mécanismes de la pathogénie reste un objectif que l'on pressent lointain, des efforts sont faits pour stimuler les recherches qui passent par une implication de plus en plus forte des pouvoirs publics. Les États interviennent soit par des organismes à vocation générale comme le Medical Research Council, créé en Grande-Bretagne au lendemain de la Première Guerre mondiale, soit par des institutions *ad hoc* comme le National Cancer Institute, mis en place par le congrès des États-Unis en 1937, ou l'Institut du cancer de Villejuif, ouvert en 1935. Ce dernier peut être considéré comme la première grande structure de recherche biomédicale créée par l'État français. Mais, l'essentiel des efforts porte sur l'équipement des centres de traitements dont on attend des résultats immédiats. Au début des années 1920, les techniques de radiothérapie ont enregistré différentes avancées améliorant leur efficacité : la « curiepuncture » d'une part, avec la mise au point d'aiguilles de radium permettant d'introduire la source d'irradiation dans les tissus tumoraux ; la röntgenthérapie « pénétrante » d'autre part, ainsi appelée parce que l'éloignement de la source d'irradiation rend possible la destruction de tissus cancéreux profonds sans provoquer de tumeurs cutanées. La fabrication, par des industriels, de machines capables de débiter des courants continus de 200 000 volts rend efficace cette technique imaginée par Perthes en 1903, mais dont l'utilisation se heurtait jusque-là à l'absence d'appareil suffisamment puissant pour produire une dose de rayons X efficace. Toutefois, ces innovations ont un coût sans commune mesure avec ce que le monde médical connaissait jusque-là (le radium se négocie sur le marché à des prix qui en font la substance la plus chère ayant jamais existé : entre 1 et 1,5 million de francs-or le gramme). Cette dimension « économique » du traitement pose des questions nouvelles. Alors que les établissements privés répercutent le coût de leurs investissements sur les tarifs pratiqués auprès d'une clientèle « payante », ceux-ci tendent à devenir prohibitifs pour nombre de leurs patients. Et le traitement des malades pauvres majoritaires dans la population devient un problème politique. En effet, l'organisation, à l'échelle d'un pays, de la lutte contre le cancer n'est possible que si l'État finance. L'implantation d'un réseau de structures spécialisées à même de répondre aux besoins se fera au nom du principe de rentabilité sociale. Investir pour traiter correctement des indigents cancéreux trouve sa justification dans les économies réalisées lorsqu'on préserve de la mort des individus dont la valeur sociale est encore importante en termes d'activité productive ou d'activité domestique. Aussi s'agit-il de traiter uniquement ceux qui ont des chances de guérison pour, en écartant les incurables, contenir dans des limites acceptables pour le budget public le développement des structures anticancéreuses.

Les politiques d'équipement conçues au début des années 1920 définissent leurs objectifs en fonction des techniques de radiothérapie alors en cours. L'établissement anticancéreux type est un centre d'une capacité hospitalière inférieure ou égale à 100 lits, équipé de plusieurs postes de röntgenthérapie pénétrante (trois ou quatre), et disposant de un à deux grammes de radium, fractionné en toute petite quantité pour la curiepuncture. L'idée qui prévaut est celle d'un engagement financier progressif des pouvoirs publics qui, opérant de façon cumulative, permettrait à terme de couvrir les besoins. Mais cette stratégie d'équipement présuppose la stabilité des techniques de radiothérapies. Or, l'innovation que constitue, en 1925, la mise au point de la « télé-curiethérapie » à la Fondation Curie de Paris bouleverse les données du problème. La nouvelle méthode, fondée sur les propriétés d'irradiation à distance du radium, utilise des « bombes » contenant entre quatre et cinq grammes de produit radioactif, soit pour une seule bombe l'équivalent de plus du tiers de la dotation en radium de l'ensemble des centres anticancéreux du pays que l'État français vient de mettre en place. Et, dans les années qui suivent, l'invention aux États-Unis de la « radiothérapie ultra-pénétrante » vient révolutionner cette fois la röntgenthérapie. Cette technique est rendue possible grâce à la fabrication de générateurs d'électricité de très haut voltage (800 000 volts) et des tubes de radiothérapie pouvant débiter plus de 600 000 volts. L'appareillage, des tubes de très grande dimension pesant jusqu'à deux tonnes, nécessite la construction de locaux spéciaux et d'aménagements complexes pour permettre leur « manipulation » (ascenseur pour mouvoir le tube ou plancher mobile pour déplacer le malade). Si l'équipement anticancéreux avait dès le départ posé des questions économiques, les bombes au radium et la radiothérapie ultra-pénétrante introduisent un changement d'échelle qui représente évidemment un problème pour les pouvoirs publics. Les réponses apportées varient considérablement d'un pays à l'autre. C'est en France que la prise en compte des conséquences qu'implique le nouvel arsenal thérapeutique a les répercussions les plus évidentes sur la politique de l'État. L'invention de la télé-curiethérapie ne devait rien aux financements publics et tout aux spécificités de la Fondation Curie. Institution clinique extérieure au monde hospitalo-universitaire et liée à un organisme de recherche, l'Institut du radium, elle se distingue des autres centres anticancéreux par la place accordée aux recherches sur l'action biologique des radiations et à l'expérimentation thérapeutique. La réputation acquise rapidement par la Fondation et le soutien que lui apporte Marie Curie font affluer les dons et prêts de radium qui vont rendre matériellement possible la fabrication de « bombes ». « Père » de l'innovation, Claudius Regaud saisit immédiatement sa portée et les conséquences qui en découlent : la médecine scientifique du cancer exige (et exigera de plus en plus) des investissements considérables que l'État ne pourra supporter qu'à condition de concentrer les moyens sur un petit nombre d'établissements. Grâce à ses appuis au gouvernement, il obtient de la Commission du cancer l'arrêt de toute création de nouveaux centres anticancéreux. Au début des années 1930, acceptant de créer de fortes disparités régionales, les pouvoirs publics font porter l'effort financier sur cinq centres « pilotes » pour les équiper en bombes au radium et en radiothérapie « ultra-pénétrante ». En Grande-Bretagne, l'État est conduit à mener une politique toute différente. Le degré d'institutionnalisation de la recherche fondamentale, beaucoup plus grand qu'en France, n'est pas étranger à l'affaire. Le Radiology Comitee du MRC, chargé de coordonner et de financer la recherche en radiothérapie, doit faire face à un conflit entre laboratoires de recherche et services hospitaliers qui se disputent sur la façon de conduire les investigations en matière de radiumthérapie. Un terme provisoire est mis au conflit avec la création, grâce à un don de Georges V, du Radium Trust dont la fonction sera de réguler la distribution de radium aux centres médicaux. Le souci d'opérer une répartition équitable entre les dix-sept centres retenus aboutit à un fractionnement du radium disponible. Mais l'absence de collaboration entre chercheurs et cliniciens et la dispersion du radium entre les structures cliniques vont retarder l'introduction de la télé-curiethérapie et faire obstacle à leur équipement en röntgenthérapie « ultra-pénétrante » (D. Cantor). Aux États-Unis, la domination des chirurgiens dans les hôpitaux, mais aussi dans l'American Society for the Control of Cancer, contribue à maintenir la radiothérapie dans une position de thérapeutique complémentaire annexée à la chirurgie. Seul, au milieu des années 1930, l'hôpital Mercy de Chicago dispose d'un tube géant pour radiothérapie ultra-pénétrante, construit par la General Electric. Ce n'est qu'après la mise en place du National Cancer Institute que des grandes sommes d'argent pourront être consacrées à l'équipement en bombes au radium et au financement des recherches sur le cyclotron, future nouvelle étape dans la modernisation de la radiothérapie, mais postérieure à la Deuxième Guerre mondiale.

Si les coûts d'équipement de la radiothérapie sont un problème pour les pouvoirs publics, ils représentent un handicap beaucoup plus difficile à surmonter pour les institutions de médecine privée. Celles-ci ne peuvent faire bénéficier leur clientèle des avancées technologiques et donc des traitements « de pointe ». Cette situation pose avec acuité la question des relations entre médecine publique et médecine libérale et conduit, en France notamment, à une remise en cause des équilibres existants. En effet, le principe de non-concurrence entre les hôpitaux publics (réservés aux indigents) et la médecine libérale (à qui le monopole de la clientèle « payante » était accordé) s'avère de plus en plus difficile à respecter dès lors qu'il conduit à priver les classes moyennes et supérieures de l'accès aux thérapeutiques les plus modernes et efficaces. Par la logique même de son développement, la « lutte scientifique contre le cancer » met en lumière la nécessité de réformer l'organisation des systèmes de santé. Préfigurant une médecine fondée sur des avancées technologiques de plus en plus coûteuses que seuls les états apparaissent à même de financer, elle conduit à repenser la vocation des hôpitaux publics. Une nouvelle conception de leur fonction sociale s'ébauche : non plus traiter les pauvres malades mais offrir à toutes les classes de la population les meilleures conditions scientifiques et techniques de traitement. Dans cette perspective, un terme est mis au monopole sur la clientèle payante de la médecine libérale qui devra faire face à la concurrence de « l'hôpital moderne ». Les remaniements du champ médical de la seconde moitié du XXe s. sont annoncés.

Lutte sociale contre le cancer et organisation de la division du travail

Si l'efficacité croissante des traitements légitime l'engagement de l'État dans la construction de centres de haute technicité, la spécialisation de plus en plus poussée des pratiques thérapeutiques est un facteur jouant en faveur d'une division accrue du travail médical. À partir du moment où les traitements, par leur complexité, nécessitent, pour pouvoir être conduits correctement, des compétences de plus en plus spécialisées, les spécialistes du cancer, chirurgiens et radiothérapeutes, plaident vigoureusement pour l'organisation d'une division des tâches. L'idée est de limiter les médecins « généralistes » (et, plus largement, tous ceux qui sont dépourvus de compétences spécialisées en matière de traitement du cancer) aux seules tâches de diagnostic et d'orientation. D'où, appuyée par les associations de lutte contre le cancer, une intervention vers la profession médicale répondant à un double objectif : former les praticiens « ordinaires » au diagnostic précoce du cancer (car leurs lacunes se révèlent considérables dans ce domaine) et les convaincre de ne pas prendre la responsabilité de traiter eux-mêmes les patients.

Partout, la propagande orchestrée par les autorités de la cancérologie et relayée vers la population par les associations de lutte contre le cancer met l'accent sur les risques mortels que font encourir aux patients les traitements mal conduits (en particulier les traitements utilisant du radium) et ceux qui ne répondent pas aux critères scientifiques reconnus par les spécialistes. Faute de pouvoir faire interdire le traitement de malades cancéreux par des non-spécialistes, il s'agit de donner de ceux qui se livrent à de telles pratiques l'image de médecins sans scrupule, assimilables à des charlatans, voire de pousser les victimes et leurs familles à porter plainte devant la justice. Ces campagnes de dénonciation des médecins charlatans s'inscrivent dans un mouvement visant à renforcer la régulation et le contrôle de la profession (et qui en France débouchera sur la création d'un ordre des médecins).

La division du travail entre les médecins, selon leurs types de compétences, est une condition nécessaire mais non suffisante de l'efficacité de la lutte contre le cancer. Le problème majeur tient au fait que les malades, dans une majorité de cas, reçoivent un diagnostic trop tardif et présentent un cancer si avancé qu'il n'est plus accessible au traitement. Il faut donc absolument que les malades viennent d'eux-mêmes consulter à temps. Cette démarche individuelle des patients est incontournable parce qu'il n'existe aucun test d'aucune sorte permettant d'organiser un dépistage de masse du cancer. « Nous sommes confrontés, explique le secrétaire de la Ligue française contre le cancer, à cette situation paradoxale que le public est l'agent premier et essentiel de sa propre sauvegarde et qu'il lui faut apprendre à s'inquiéter des signes qui ne sont ni douloureux, ni caractéristiques, ni même préoccupants. » L'organisation sociale du dépistage précoce du cancer doit donc s'assigner un objectif extrêmement ambitieux : faire en sorte, par un travail de propagande éducative, que chaque individu, en tant que patient cancéreux potentiel, modifie profondément la façon dont il perçoit son corps, acquière la capacité de discriminer comme « signes » des manifestations jusque-là considérées comme banales et soit capable de les interpréter comme indices ou non d'un danger de cancer, *i.e.* d'un danger de mort. La mise en scène du cancer, fléau sournois, « insidieux » et « pervers », appuie un discours appelant à une médicalisation active de la population. La dramatisation de manifestations corporelles tenues pour relativement anodines s'inscrit dans un processus de renforcement de l'emprise du savoir médical sur les individus, dont l'appel à aller consulter un médecin n'est que l'élément secondaire. Plus fondamentalement, cette pédagogie de la crainte salutaire, caractéristique de la propagande pour le diagnostic précoce, vise à médicaliser le rapport de l'être humain à son propre corps pour en faire un « patient sentinelle » intervenant en première instance dans l'organisation du travail médical. Cette médicalisation marque une évolution par rapport à la longue tradition philosophique du « souci de soi » commandant à « l'homme de bien » de contrôler ses pulsions, de suivre un régime et des règles de vie d'où les excès devaient être bannis. L'idéal du « médecin de soi-même » renvoyait à une médecine préscientifique, antérieure à cette transformation radicale que Foucault analyse dans la *Naissance de la clinique*. En revanche, le « patient sentinelle » à qui s'adresse la propagande pour le diagnostic précoce est bien, lui, un sujet de la médecine moderne. Occupant une place bien délimitée dans la chaîne des activités résultant de la division sociale et technique du travail médical, ce patient, cancéreux potentiel, est appelé à remplir une fonction d'auxiliaire médical. Il s'agit pour lui d'exercer un certain type de compétences cliniques, acquises grâce à la propagande éducative, sur un terrain précis (son propre corps), tout en respectant les règles de l'organisation du travail et la hiérarchie qui la fonde. Ayant repéré des signes suspects, il s'orientera vers un médecin ayant en charge de poser le diagnostic qui, à son tour, l'orientera vers les spécialistes du traitement. Se fondant sur l'aptitude proprement humaine à prendre des distances vis-à-vis de soi-même, l'attention au corps demandée à l'individu « responsable de la surveillance de sa santé » se fait ici exigence d'une objectivation scientifique de soi, *i.e.* d'une capacité à porter un regard dépourvu de subjectivité sur son corps pour que celui-ci se présente comme un objet cliniquement déchiffrable.

Si la protection de la population contre le fléau cancer passe par la construction d'un dispositif de traitement hautement spécialisé, elle passe donc aussi par une nécessaire évolution culturelle qui s'inscrit dans la dynamique du processus de civilisation analysé par Norbert Elias. Ici, ce sont les associations de lutte contre le cancer qui, impliquées dans les campagnes de diagnostic précoce, mettent en œuvre cette pression civilisatrice, avec pour cibles premières les classes supérieures et les classes moyennes. Ce n'est que dans un deuxième temps, en s'appuyant sur les agents du travail social, sur la presse grand public et sur la généralisation de l'usage de la radio que l'action éducative s'élargit aux classes populaires. D'abord nationales, ces campagnes sont orchestrées à partir de 1935 par l'Union Internationale de Lutte Contre le Cancer. Leur efficacité est surtout symbolique, en ce qu'elles parviennent à mobiliser « le public » derrière les objectifs de la lutte contre le cancer. Si la peur suscitée par ce « fléau sournois » et attisée par la propagande explique pour une part l'adhésion des « patients potentiels » aux enjeux du diagnostic précoce, les manifestations de « cancérophobie » qui suivent les semaines d'actions expriment à leur façon le prix à payer de cette adhésion. À écouter les récriminations des médecins face à des comportements hâtivement qualifiés d'irrationnels, la clientèle est nombreuse à venir consulter dans l'angoisse et sur des symptômes sans rapport avec ceux d'un cancer « précoce ». Première ébauche du malade collaborateur technique que requiert une médecine de pointe en train de s'inventer, le « patient sentinelle » se révèle un auxiliaire médical bien imparfait, trop facilement débordé par sa subjectivité pour bien surveiller son corps. En cela la lutte contre le cancer inaugure aussi la série des problèmes posés par l'éducation du patient qui feront le lot quotidien de la médecine des maladies chroniques d'aujourd'hui.

► AUSTOKER J., *An History of Imperial Cancer Research Fund, 1902-1980,* Oxford, Oxford Univ. Press, 1988. – CANTOR D., « The MRC's Support for Experimental Radiology during the Intervar-years », *in* S. Austoker & L. Bryder (éds), *Historical Perspectives of the Role of MRC,* Oxford, Oxford Univ. Press, 1989, p. 181-204. – ELIAS N., *La Civilisation des mœurs,* Paris, Calmann-Lévy, 1975. – FOUCAULT M., « Technologies of the Self », *in* P. H. Hutton, H. Gutman & L. M. Martin, *Technologies of the Self. A Seminar with Michel Foucault Anherst,* The Univ. of Massachusetts Press, 1988, p. 16-49 ; *Naissance de la clinique,* Paris, PUF, 1963. – LE BRET R., « Rapport devant l'Assemblée générale du 7 avril 1927 », *La Lutte contre le cancer,* 16, 1927, p. 220. – LEDOUX-LEBARD, *La Lutte contre le cancer,* Paris, Masson, 1906. – PATTERSON J., *The Dread Disease,* Harvard Univ. Press, 1987. – PINELL P., « How do cancer patients express their points of view », *Sociology of Health and Illness,* 9, 1987, p. 244 ; *Naissance d'un fléau,* Paris, A. M. Métaillié, 1992. – YARMECHUK W. A., « The Origins of the National Cancer Institute », *Journal of the NCI,* 59, 1977, p. 551-558.

Patrice PINELL

→ Cancer ; Chimiothérapie ; Endocrinologie ; Étiologie ; Hématologie ; Mouvement associatif ; Santé publique ; Radiothérapie ; Régénérative (Médecine) ; Thérapie génique.

CARDIO-VASCULAIRES (Facteurs de risques)

Le concept de facteur de risque

Les sujets porteurs de caractéristiques biochimiques comme une élévation du cholestérol sanguin ou biophysiques comme une élévation de la pression artérielle, ou soumis à des conditions environnementales affectant le mode de vie, l'alimentation, l'activité physique, le comportement socioprofessionnel ou psychologique, ou se livrant à des pratiques addictives comme la consommation de tabac ou d'alcool, développent plus fréquemment que les autres les maladies cardio-vasculaires suivantes : infarctus du myocarde, angine de poitrine, attaque cérébrale, artériopathie des membres inférieurs. C'est à partir de ces constatations qu'est née la notion de facteur de risque cardio-vasculaire. Elle exprime de façon statistique la probabilité élevée de maladie cardio-vasculaire associée aux caractéristiques et aux conditions précitées. Ce n'est qu'après la Seconde Guerre mondiale et sous l'influence des Écoles épidémiologique et biostatistique anglo-saxonnes que s'est imposé le concept de facteur de risque cardio-vasculaire. Par la suite, le nombre de facteur de risque a connu une croissance quasi exponentielle pour aboutir aujourd'hui à l'identification de plus de 250 facteurs de risque cardio-vasculaire potentiels. Néanmoins, il importe de préciser que la terminologie de facteur de risque est employée avec des connotations différentes par les épidémiologistes et les physiopathologistes.

Les premiers considèrent le facteur de risque plutôt comme une association statistique avec le développement d'une future maladie cardio-vasculaire, et réduisent son rôle à la seule capacité de prédire cette maladie. Les physiopathologistes ont une appréciation causale du facteur de risque. Cette approche étiologique implique que le facteur de risque réponde à plusieurs critères contraignants : *a)* il doit précéder l'apparition de la maladie (critère de temporalité) ; *b)* il doit être relié à l'apparition de la maladie selon une courbe « effet dose », ceci signifiant que la maladie survient d'autant plus fréquemment que le niveau du facteur de risque est important ; *c)* il doit s'inscrire dans une hypothèse physiopathologique plausible, c'est-à-dire compatible avec les mécanismes connus des maladies cardio-vasculaires et de l'athérosclérose qui les sous-tend (critère de plausibilité) ; *d)* il doit être associé à la survenue de maladie cardio-vasculaire quelle que soit la population concernée en termes de caractéristique ethnique et de condition de vie (critère de cohérence) ; *e)* il doit agir sur la maladie cardio-vasculaire de façon indépendante de tout autre facteur coexistant (critère d'indépendance) ; et *f)* il doit enfin être réversible par un traitement et sa correction doit s'accompagner d'une réduction concomitante du risque de maladie qu'il est censé entraîner (critère de réversibilité).

Si l'on se place dans cette approche causale et restrictive du concept de facteur de risque, seuls trois facteurs sont concernés, l'élévation de la pression artérielle, du cholestérol sanguin et de la glycémie (le tabagisme pourrait rentrer dans cette catégorie, mais sa qualité d'addiction oblige à le considérer à part). L'accent sera mis sur ces trois facteurs majeurs car leur très grande fréquence permet de parler à leur sujet de véritable « épidémie » et les traitements qui les corrigent sont devenus les fondements de la prévention cardio-vasculaire moderne. Enfin, c'est à partir de leur dépistage et de leur traitement que le concept de facteur de risque a réussi à s'affirmer en santé publique, dans la pratique médicale, et dans le grand public.

La pression artérielle, le cholestérol sanguin, la glycémie

L'histoire de la pression artérielle, considérée comme facteur de risque, débute dans les années 1920, deux décennies après la découverte de sa mesure clinique. Les médecins des compagnies d'assurances américaines, analysant les données recueillies chez les assurés, ont été les premiers à observer que les sujets ayant une pression artérielle élevée ont un excès de mortalité cardio-vasculaire. La conséquence de cette observation s'est traduite par un refus d'assurer les personnes ayant un seuil de pression artérielle trop élevé. De là date le débat sur le seuil au-dessus duquel la pression artérielle d'un individu peut être considérée comme élevée. En effet, la définition d'un seuil pose problème car la pression artérielle, comme nombre de variables biologiques, est distribuée de façon continue et aucune singularité ne distingue une zone de normalité et d'anormalité sur la courbe de distribution. Cette distribution a la forme d'une courbe « en cloche », légèrement déjetée vers le côté droit (zone des pressions les plus élevées). Le fait de choisir un seuil de normalité sur une telle courbe est donc arbitraire. Du point de vue statistique, seule une courbe de distribution bimodale permet de distinguer deux populations différentes. Bien que ce ne soit pas le cas, la séparation binaire entre pression artérielle normale (normotendu) et pression artérielle élevée (hypertendu) reste un fait accepté. Cette acceptation s'explique probablement par des impératifs pratiques. Les compagnies d'assurance, à l'origine de la distinction entre normotendus et hypertendus, utilisaient cette séparation binaire pour faire en sorte que les dépenses d'assurances induites par les maladies cardio-vasculaires ne dépassent pas les bénéfices issus des cotisations des assurés. Actuellement, les médecins ont besoin de catégoriser un sujet en « hypertendu » ou « normotendu » pour décider si un traitement antihypertenseur est ou non justifié. La justification du traitement antihypertenseur est en effet un élément majeur de la prise en charge de la pression artérielle. Ce n'est qu'à partir des années 1960 que des essais thérapeutiques sur des groupes de patients suffisamment nombreux ont démontré que le traitement antihypertenseur de sujets à pression artérielle élevée (ou très élevée) réduisait la survenue de complications cardio-vasculaires. Une décennie plus tard s'est posée la justification de traiter les sujets à pression artérielle modérément ou légèrement élevée. Des essais thérapeutiques impliquant un très grand nombre de sujets du fait de la relative rareté des complications cardio-vasculaires dans les zones de pression artérielle peu élevée ont été nécessaires. Ils ont montré que le traitement antihypertenseur réduisait le risque de complications cérébrovasculaires de ces sujets, mais n'avait pas en revanche de bénéfice net sur la maladie coronaire. L'ensemble de ces résultats joints à l'apparition de nombreuses et nouvelles molécules pharmacologiques très efficaces pour abaisser la pression artérielle, et de mieux en mieux tolérées, ont conduit à abaisser le seuil de pression artérielle justifiant un traitement antihypertenseur. En cinquante ans, ce seuil a été abaissé notablement avec des conséquences considérables en matière de dépenses de santé. Avec les nouveaux seuils de définition de pression artérielle élevée, le nombre d'hypertendus potentiels atteint des proportions massives : 500 millions dans le monde, 50 millions aux États-Unis, 7 millions en France. À ces millions d'hypertendus, l'industrie pharmaceutique offre une véritable panoplie de traitements. Ainsi en France, 150 produits sont disponibles. C'est dire la complexité de choix thérapeutique auquel le médecin prescripteur se trouve confronté et l'intensité de la concurrence entre les compagnies pharmaceutiques.

L'histoire du cholestérol sanguin est moins linéaire que celle de l'hypertension. L'idée que l'abaissement du cholestérol sanguin puisse réduire le risque de maladie coronaire (infarctus du myocarde, angine de poitrine) est très ancienne mais sujette à controverses jusque dans les années 1990. Il a fallu presque une quarantaine d'essais thérapeutiques pour trancher cette question. En prévention primaire, c'est-à-dire chez des sujets n'ayant jamais eu de maladie cardio-vasculaire, les premiers essais thérapeutiques menés en Finlande, aux USA ou organisés sous l'égide de l'OMS ont montré que le traitement du cholestérol par certains médicaments diminuait le risque de maladie coronaire, mais n'avait pas d'action sur la mortalité totale. Ce dernier résultat laissait penser que ces traitements pouvaient augmenter la mortalité non cardio-vasculaire, notamment par cancer. Cela a nui à la prescription de médicaments hypolipémiants jusqu'à ce qu'apparaissent de nouvelles molécules plus puissantes. Contrairement aux précédents, elles ont bien démontré durant la dernière décennie leur capacité à réduire la mortalité cardio-vasculaire et la mortalité totale en prévention primaire comme en prévention secondaire, c'est-à-dire après la survenue d'une première complication. Ces effets bénéfiques des nouveaux médicaments hypolipémiants ont entraîné un recours massif à leur prescription et favorisé l'abaissement du seuil de cholestérol au-dessus duquel le traitement hypolipémiant se justifie. Si l'on applique les dernières recommandations, le nombre de sujets hypercholestérolémiques susceptibles de recevoir un traitement médicamenteux a augmenté de 140 % entre 1993 et 2001. Comme ces médicaments hypolipémiants sont prescrits à vie et ont un coût élevé, ils représentent à peu près 40 % du marché en France.

L'élévation de la glycémie a une place particulière par rapport aux facteurs de risque précédents. Lorsque la glycémie dépasse le seuil de normalité, le patient est considéré comme porteur d'une véritable maladie, le diabète, dont le risque est similaire à celui d'une maladie coronaire. La présence d'un diabète fait donc entrer le patient dans la catégorie de la prévention secondaire, et entraîne une prise en charge thérapeutique vigoureuse associant plusieurs médicaments qui agissent sur la glycémie, le cholestérol sanguin, l'hémostase du sang, la fonction cardiaque, et tout autre facteur de risque modifiable associé au diabète. Cette gravité particulière du diabète en termes de risque cardio-vasculaire tient à ce qu'il agit sur de multiples organes, le cerveau, l'œil, le cœur, les reins, les artères périphériques et entraîne de redoutables complications comme l'insuffisance rénale, l'insuffisance cardiaque, et l'infarctus du myocarde.

Au cours des dernières années, une véritable « épidémie » de diabète s'est manifestée en relation avec la très grande fréquence de l'obésité, notamment chez les jeunes et aux États-Unis. Cela a conduit les autorités scientifiques et sanitaires à abaisser très notablement le seuil de glycémie au-dessus duquel un sujet est considéré comme diabétique.

Du monorisque au multirisque

Au cours du développement du concept de facteur de risque, les résultats des essais thérapeutiques et cliniques, l'apparition de nouveaux médicaments et la meilleure compréhension des mécanismes reliant le facteur de risque à la maladie cardio-vasculaire ont contribué à une spécialisation de plus en plus poussée des pratiques médicales. Cette spécialisation a concerné les trois facteurs de risque majeurs et a entraîné l'émergence de nouveaux spécialistes (hypertensiologues, lipidologues, diabétologues). Chaque spécialiste, compétent dans le domaine de son facteur de risque, avait tendance à en ignorer les autres et à envisager le patient sous l'angle du facteur de risque correspondant à sa spécialité. Cette approche a été remise en question durant les dix dernières années. Dans un premier temps, une translation des pratiques médicales préventives s'est opérée des spécialistes vers les généralistes. En effet, les spécialistes seuls ne peuvent prendre en charge les 20 millions de personnes potentiellement demandeuses de prévention cardio-vasculaire, selon les dernières statistiques du ministère de la Santé en France. Actuellement les patients hypertendus, hypercholestérolémiques, diabétiques représentent la majorité de la clientèle des médecins généralistes. La translation des actes de médecine préventive cardio-vasculaire des spécialistes vers les généralistes a eu pour effet d'atténuer la spécialisation de la prévention cardio-vasculaire. Une telle spécialisation n'a pas été sans bénéfice puisque depuis trente ans la morbi-mortalité cardio-vasculaire a nettement décliné, mais son succès n'est que partiel car les maladies cardio-vasculaires restent toujours la première cause de mortalité et leur déclin dans les pays industrialisés semble atteindre un plateau. Une explication possible est que le risque de maladie cardio-vasculaire d'un individu résulte de plus en plus fréquemment de plusieurs facteurs de risque. Les études épidémiologiques, et notamment l'étude de Framingham initiée il y a une cinquantaine d'années dans une ville de la côte est nord-américaine, ont montré que le risque est lié à plusieurs facteurs de risque avec un effet presque multiplicatif. Né des études épidémiologiques, ce risque multifactoriel représente au départ une notion statistique concernant des groupes de patients. C'est le mérite des études épidémiologiques, et notamment de l'étude de Framingham, que d'avoir permis d'extrapoler la notion statistique de risque multifactoriel à un individu. Cette extrapolation requiert le recours à un modèle qui calcule la probabilité qu'a un individu de développer une maladie cardio-vasculaire (infarctus du myocarde ou attaque cérébrale) dans un délai de cinq à dix ans. Les facteurs de risque nécessaires pour calculer le risque multifactoriel individuel sont l'âge, le sexe, la pression artérielle, le cholestérol total et HDL-cholestérol, la présence ou l'absence de diabète et le tabagisme. La probabilité de développer une maladie cardio-vasculaire est calculée par le médecin dans son cabinet médical, soit à l'aide d'abaques, soit automatiquement par un programme informatisé.

Le seuil de probabilité pour définir un haut risque justifiant la décision d'un traitement préventif a été arbitrairement fixé à 20 % à dix ans par les consensus d'experts. Malheureusement, le diagnostic de haut risque multifactoriel sur la base du modèle de Framingham (ou de ses équivalents) se heurte à la difficulté d'utiliser ce modèle en dehors de l'Amérique de Nord, car il a été établi à partir d'une population présentant des caractéristiques particulières (urbaines, blanches, relativement jeunes). Son extrapolation à d'autres pays est donc discutable, particulièrement en France où le risque cardio-vasculaire est inférieur au risque moyen nord-américain, et où l'utilisation de ce modèle surévalue le risque cardio-vasculaire. Une autre critique majeure du diagnostic de haut risque par le modèle de Framingham est la non prise en compte de nombreux facteurs de risque bien établis comme le surpoids, l'hérédité de maladie cardio-vasculaire, l'inactivité physique, les facteurs psychosociaux, les caractéristiques ethniques. Le modèle de Framingham utilise les facteurs de risque identifiés il y a trente ans à l'initiation de l'étude dont il est issu. Il est donc nécessaire de moduler le risque multifactoriel de Framingham par une recherche systématique d'autres facteurs de risque. Il est aussi possible d'approfondir dans certains cas le diagnostic de haut risque par une recherche spécialisée de facteurs de risque rares ou nouveaux d'ordre métaboliques, biologiques, génétiques, inflammatoires voire infectieux.

Bénéfice thérapeutique et haut risque cardio-vasculaire

Actuellement se développe une stratégie diagnostique du haut risque cardio-vasculaire établie sur des étapes diagnostiques de complexité croissante. La première étape prend place au cabinet médical et ne nécessite aucune exploration spécialisée. Elle consiste à évaluer le score de risque multifactoriel selon le modèle de Framinhgam. Cette étape aboutit souvent à diagnostiquer un individu à haut risque, et ne nécessite alors aucune exploration diagnostique complémentaire. En revanche, lorsque le modèle de Framingham classe le sujet dans une catégorie de risque intermédiaire, une deuxième étape est nécessaire pour être certain du diagnostic de risque. Cette étape s'appuie sur des tests non invasifs destinés à détecter l'athérosclérose préclinique (ou silencieuse). Plusieurs tests de détection d'athérosclérose sont utilisés : les ultrasons (échographie et Doppler), le scanner, voire la résonance magnétique nucléaire. Le choix de ces tests en prévention doit tenir compte de critères de simplicité, faisabilité, coût et innocuité. Lorsque le test de détection d'athérosclérose est positif chez un sujet classé à risque intermédiaire par le score de Framingham, ce sujet est reclassé dans la catégorie du haut risque.

L'intérêt pratique du diagnostic de haut risque est certes pronostique, visant à mieux prévoir la survenue de maladies cardio-vasculaires chez un individu, mais surtout thérapeutique. En effet, le bénéfice thérapeutique d'une intervention préventive (par exemple un médicament) est égal au produit de la baisse de risque entraînée par cette intervention (par exemple 30 % avec certains médicaments hypolipémiants) par le risque de base de l'individu traité. Il en résulte que plus le risque cardio-vasculaire d'un individu est élevé et plus le bénéfice du traitement préventif sera grand. Cette notion conduit à améliorer le rapport bénéfice/coût. En effet, on focalise le traitement sur les sujets à haut risque, et l'on traite ainsi moins de sujets inutilement, de sorte que le coût global de l'intervention diminue. De même, le rapport bénéfice/inconvénient est amélioré. Plus le bénéfice thérapeutique est grand et plus la prévalence des effets secondaires apparaît faible par rapport au bénéfice thérapeutique.

Paradoxe français

Cette terminologie est utilisée pour caractériser la fréquence plus faible de maladie coronaire en France que dans d'autres pays occidentaux (USA, Europe du Nord), malgré une exposition similaire aux facteurs de risque comme la pression artérielle, le cholestérol, le tabac, la consommation de graisses. Cela a été particulièrement bien démontré par une enquête de l'Organisation mondiale de la santé (1990-1992). Cette enquête a montré que le taux français de mortalité cardio-vasculaire était le plus faible des trente pays européens analysés. Les raisons de cette faible fréquence de maladie cardio-vasculaire en France ne sont pas élucidées. Le rôle de la consommation d'alcool a été évoqué, sur la base d'études montrant une relation inverse entre consommation d'alcool et maladie coronaire. Il faut cependant peut-être revoir la spécificité du paradoxe français à la lumière de l'étude WHO-MONICA. Cette étude qui a porté sur une vingtaine de pays d'Europe a montré un gradient de mortalité cardio-vasculaire entre le nord et le sud de l'Europe. Ce gradient concerne également la France où les maladies coronaires sont plus fréquentes à Lille qu'à Toulouse. Cette même étude a montré que pendant la période 1985-1995 le taux moyen français de complication est similaire à celui de l'Europe du Sud et nettement inférieur à celui de l'Europe du Nord. Tout cela laisse penser que le paradoxe français n'est qu'une simple expression du gradient géographique de mortalité cardio-vasculaire qui existe à l'échelle de l'Europe entière. Il reste néanmoins à comprendre comment les mécanismes de ce gradient européen peuvent être liés à des différences d'environnement, de comportement notamment alimentaire et de caractéristiques ethniques et génétiques.

► ANDERSON K. M., ODELL P. M., WILSON P. W. F., KANNEL W. B., « Cardiovascular disease risk profiles », *Am. Heart J.*, n° 121, 1991, p. 293-298. – GRUNDY S. M. *et al.*, « AHA Conference Proceedings. Prevention Conference VI : Diabetes and Cardiovascular Disease. Executive Summary : Conference Proceeding for Healthcare Professionals from a Special Writing Group of the American Heart Association », *Circulation*, n° 105, 2002, p. 2231-2239. – HOPKINS P. N., WILLIAMS R. R., « A survey of 246 suggested coronary risk factors », *Atherosclerosis*, n° 40, 1981 p. 1-52. – POSTEL-VINAY N., CORVOL P., *Le Retour du Dr Knock*, Paris, Odile Jacob, 2000. – SIMON A., MÉGNIEN J.-L., LEVENSON J., « Coronary risk estimation and treatment of hypercholesterolemia », *Circulation*, n° 96, 1997, p. 2449-2452. – SMITH S. C., GREENLAND Ph., GRUNDY S. M., « AHA Conference Proceedings. Prevention Conference V. Beyond Secondary Prevention : Identifying the High-Risk Patient for Primary Prevention. Executive Summary », *Circulation*, n° 101, 2000, p. 111-116. – TUNSTALL-PEDOE H. *et al.*, « Contribution of trends in survival and coronary-events rates to changes in coronary heart disease mortality : 10-year results from 37 WHO-MONICA Project populations », *Lancet*, n° 353, 1999, p. 1547-1557. – Coll. : Metropolitan Life Insurance Company, *Blood pressure : insurance experience and its implications*, New York, Metropolitan Life Insurance Co., 1961. – Joint National committee on Prevention, « Detection, Evaluation, and Treatment of High Blood Pressure. The sixth report of the Joint National Committee on Prevention, Detection, Evaluation, and Treatment of High Blood Pressure », *Arch. Intern. Med.*, n° 157, 1997, p. 2413-2446. – Committee of principal investigators, « WHO cooperative trial on primary prevention of ischaemic heart disease using clofibrate to lower serum cholesterol ; mortality follow-up », *Lancet*, n° 2, 1980, p. 379-385.

Jaime LEVENSON et Alain SIMON

→ Cardiologie ; Épidémiologie ; Hypertension artérielle ; Obésité.

CARDIO-VASCULAIRES (Maladies)

« Premier vivant et dernier mourant », le cœur fut longtemps supposé insensible à l'action des maladies. Telle est l'opinion d'Aristote (*Les Parties des animaux,* III, 10, 672 *b*) et de Pline : « De tous les viscères, seul le cœur n'est pas altéré par les maladies et ne prolonge pas les souffrances de la vie ; blessé il cause la mort » (*Histoire naturelle,* XI, 69). De même, Galien (129-199 apr. J.-C.) dira-t-il que « le cœur est une chair dure qui n'est pas facilement lésée » *(De l'utilité des parties du corps humain).* Le cœur sera ainsi longtemps conçu comme « citadelle » du corps et temple inviolable de la vitalité. Un renversement de perspective s'opère chez Jean-Nicolas Corvisart (1755-1821) qui dans l'*Essai sur les maladies et les lésions organiques du cœur et des gros vaisseaux* (1806) soutient que « soit parce qu'il agit toujours, soit parce qu'il est exposé à être troublé sans cesse dans son action [le cœur est] le plus exposé de tous les organes à être lésé dans sa structure ». Pour une raison opposée à la première (la croyance en l'invulnérabilité et en la sacralité du cœur) ce changement radical de point de vue rendait encore improbable l'audace du geste du médecin allemand Rehn (1849-1930), qui, le premier, osera suturer une plaie du cœur, en 1896.

Entre physiologie et pathologie

La ruine du système d'explication de la physiologie du corps humain de Galien, entraînée par la démonstration de la circulation du sang opérée par William Harvey (1578-1657), en 1628, signa la fin de la croyance en l'insensibilité du cœur et de ses vaisseaux à l'action des maladies. Les observations de phénomènes pathologiques (calcifications de l'aorte, anévrismes, infarctus du myocarde, *cor bovis*, etc.) rapportées par Harvey dans la *Seconde dissertation anatomique sur la circulation du sang adressée à Jean Riolan* (1649) mettent en effet en lumière le lien entre troubles de l'hémodynamisme (obstructions ou accélérations) et apparition des maladies cardio-vasculaires.

Cet aspect essentiel de la compréhension de l'étiologie et de la pathogénie de ces pathologies fera également l'objet des travaux de Thomas Willis (1622-1675), membre de la communauté des physiologistes d'Oxford. Selon Willis, les maladies du cœur dépendent directement des variations de l'effervescence du sang et de l'afflux des esprits animaux correspondant à celles des degrés de l'énergie développée au cours des explosions se produisant dans ce même organe. Ces variations sont elles-mêmes pensées selon le modèle de la déviation de trajectoire des rayons lumineux diffractés dans l'air. Ainsi, par analogie, les « écarts » de la marche du pouls (lent ou rapide) constituent le signe principal des pathologies cardiaques. La mise hors de cause du cœur dans le déclenchement des pathologies qui l'affectent (la négation de l'autopathogénie, même partielle, suggérée par les observations de cas de maladies du cœur faites par Harvey) explique la confiance dont fait preuve Willis à l'égard des chances de guérison des pathologies cardiaques. Engendrées par un vice affectant le sang ou les esprits animaux, les premières sont ainsi supposées pouvoir être guéries au moyen du simple rétablissement de la composition chimique normale de ces deux derniers fluides, grâce à l'action des cordiaux (tonifiants cardiaques) et des alexitères (excitants employés pour prévenir l'action des substances viciées). Optimisme thérapeutique que viendront démentir les observations de Richard Lower (1631-1691).

Recueillies à la fin du *Tractatus de corde item de motu & colore sanguinis & chyli in eum transitu* (*Traité du cœur, du mouvement & de la couleur du sang & du passage du chyle dans le sang*, Londres, 1669), ces observations témoignent en effet de l'issue alors fatale des pathologies cardiaques. Leur contenu met plus particulièrement en lumière les altérations de la structure du cœur générées par les troubles de son fonctionnement. Lower y distingue les maladies internes du cœur de celles qui l'accablent du « dehors » (péricardites). Il analyse de même l'effet de la formation de caillots (thromboses) dans les vaisseaux et dans le cœur. Il décrit enfin avec précision l'altération des mouvements du cœur provoquée par l'obstruction des conduits pulmonaires ou la compression des poumons (syndromes obstructifs ou restrictifs des « cœurs pulmonaires »). Loin de relever du seul constat des symptômes pathologiques observés, les synthèses physiopathologiques tentées par Lower reposent déjà sur des hypothèses concernant l'état réel des organes du vivant du malade.

Une nosologie scientifique

Durant les dernières décennies du XVIIe s. et les premières années du siècle suivant sont tour à tour décrites les pathologies du rétrécissement aortique (Lazare Rivière, 1674), du rétrécissement mitral par (John Mayow, 1674) et de l'insuffisance mitrale (William Cowper, 1706). Mais c'est dans l'œuvre anatomopathologie et clinique de Raymond Vieussens (1641-1715) et de Giovanni Maria Lancisi (1654-1720) que la nosologie des maladies du cœur et des vaisseaux acquiert un statut scientifique.

L'œuvre clinique de Vieussens, contenue dans le *Traité nouveau de la structure et des causes du mouvement naturel du cœur* (1715) et le *Traité des liqueurs du corps humain* (1715), puis récapitulée dans l'ouvrage intitulé *Histoire des maladies internes* (1774), contient la description de pathologies congénitales (absence du trou ovale et double cœur), des lésions anatomiques de la péricardite, de l'hydropisie du péricarde, de l'hypertrophie du ventricule gauche, du rétrécissement mitral, du rétrécissement aortique et de l'aortite. Vieussens parvint également à établir le diagnostic correct d'un cas de péricardite et d'« anévrisme » cardiaque en s'appuyant sur l'unique secours de la déduction. Disciple du philosophe cartésien Pierre-Sylvain Régis (1632-1707), Vieussens expliquait les mouvements cardiaques par l'action d'un ferment logé dans le cœur, dont Lower avait pourtant démontré l'inexistence. D'où peut-être l'absence d'une pleine reconnaissance de l'importance de l'apport de sa pensée clinique.

Giovanni Maria Lancisi, médecin à Rome, donna la première classification scientifique des maladies du cœur (1728). On lui doit l'observation de l'un des symptômes cardinaux de l'insuffisance cardiaque droite, à savoir l'état engorgé, turgescent des veines jugulaires et leurs pulsations systoliques.

À la demande du pape Clément XI, dont il avait été nommé Premier médecin, Lancisi tenta en 1707 d'identifier les causes du nombre anormalement élevé de cas de morts subites enregistrés dans la ville de Rome entre le printemps de l'année 1705 et celui de l'année suivante. Lors de l'autopsie, il constata dans presque tous les cas l'existence d'une rupture artérielle. Outre l'effet des vices de structure du cœur et des vaisseaux (varices et anévrismes internes) des tumeurs ou polypes formés à la suite d'une diminution de la pression sanguine normale dans les cavités cardiaques, ainsi que des maladies nerveuses du cœur, Lancisi, en disciple d'Hippocrate, sut prendre en compte l'effet des variations climatiques favorisant l'altération des parties fluides et solides du corps (dont l'adhérence du péricarde au cœur et les sarcomes présents sur les valvules sigmoïdes).

Dans le *De Motu Cordis et Aneurysmatibus* (traité *Du mouvement du cœur et des anévrismes*, 1728), Lancisi distingue plusieurs classes d'anévrismes des artères et du cœur. Il met en lumière le rôle joué par l'« ossification » (calcification) des valvules cardiaques dans leur pathogenèse et énumère plusieurs causes possibles (hérédité, syphilis, asthme, émotions, exercices violents, etc.). Le dernier chapitre du traité de Lancisi est consacré à l'analyse des causes de la formation des anévrismes du cœur et à la description de leurs symptômes, s'accompagnant d'une dénonciation des erreurs commises par les médecins empiriques ou inexpérimentés. D'où le rejet de l'inférence causale dont la subjectivité du principe (l'habitude et la mémoire acquises par le long exercice d'une pratique d'observation) peut être source de confusion en conduisant, par exemple, à interpréter spontanément l'augmentation sensible de la force du pouls artériel comme signe de la présence d'un anévrisme du cœur. Aussi s'agira-t-il tout d'abord de rechercher les causes des anévrismes cardiaques en s'appuyant sur les lumières du raisonnement (déduction), informé par l'expérience. La connaissance de la connexion des symptômes observés à leurs causes (permettant dans certains cas d'identifier celles-ci à ceux-là), constituera en second lieu, selon une expression plus tard employée par les nosologistes, la « science du diagnostic ».

Toute la panoplie des remèdes alors en usage (laxatifs, diurétiques, astringents, solvants, diluants, diaphorétiques, vulnéraires, fomentations, alexipharmaques, etc.) se retrouve dans la pharmacopée de Lancisi. Conjointement à l'emploi de l'ensemble de ces médications préparées à base de végétaux, de minéraux ou de substances animales (lait, bouillons de viandes), la médecine de l'époque sait s'appuyer sur les secours de l'art chirurgical (saignées et ligatures artérielles). Cette multiplicité des secours ne doit cependant pas faire oublier l'échec auquel sont condamnés les efforts du médecin et du chirurgien pour guérir les anévrismes. Ainsi, le mal poursuit-il inexorablement sa progression, en dépit de la possibilité de diminuer le volume du sang ou d'évacuer les humeurs âcres dans les parties atteintes par un anévrisme. Toute cure de cette dernière pathologie demeure, par conséquent, impuissante à éloigner ou à corriger son principe. D'où son caractère inévitablement palliatif, et jamais radical.

Une causalité multiple et discordante

Avec les recherches de Jean-Bertrand Sénac (1693-1770) engagées au début des années 1720 et dont les résultats seront exposés dans le *Traité de la structure du cœur, de son action et de ses maladies* (1749), le cadre conceptuel de la connaissance des maladies du cœur établi par Lancisi s'enrichit. Sénac approfondit en effet les connaissances médicales sur la péricardite. Il prête attention au trouble d'origine nerveuse dans le fonctionnement cardiaque, ainsi qu'aux processus inflammatoires du myocarde qu'il attribue dans certains cas aux fièvres, « maladie[s] de toute la machine animale » et causes d'altérations du pouls ou de la formation de polypes dans le cœur.

Prenant le contre-pied de la position d'Aristote, de Pline et de Galien, Sénac souligne l'ambivalence du cœur, à la fois « âme matérielle des corps vivants » et « lien fragile de l'âme et du corps » dont l'altération provoque irrémédiablement la mort, « centre » où viennent se réunir l'ensemble des mouvements déréglés de la machine animale, où rejaillit l'ensemble des maux affectant le reste du corps. Les pathologies cardiaques proprement dites, nous dit Sénac, « dépendent de causes nombreuses, compliquées, discordantes et souvent cachées [qui] doivent être [recherchées] non seulement dans la structure et dans les vices de cet organe, mais encore dans les efforts du sang, dans l'action déréglée des nerfs, dans la dilatation des vaisseaux, dans des tumeurs, dans des fonctions lésées de la plupart des autres parties ». La complexité et la multiplicité de ces causes ne doivent cependant pas inciter le médecin à renoncer à les connaître « sous toutes les faces qu'elles peuvent prendre » pour les distinguer, juger de leurs effets et tenter d'y remédier. Cependant, ajoute Sénac, « réduits en beaucoup de cas à des apparences nous ne saurions atteindre jusqu'aux causes ; celles mêmes qui nous sont connues se refusent souvent à tous les remèdes ; mais ce n'est pas la faute de l'art ; on ne doit lui demander que ce qui est possible ; il ne peut pas réparer ce qui est irréparable ». L'ambition du médecin se borne donc à la connaissance de l'action du mouvement perpétuel « qui conserve et détruit la machine animale pour la modérer ou pour la soutenir ». Les remèdes employés contre les maladies du cœur ne peuvent donc avoir d'autre vertu que palliative. Tel est le cas pour l'eau ferrugineuse, le mars, les poudres tempérantes, les cordiaux et la saignée, certes capable de « ranimer les forces vitales prêtes à s'éteindre [mais] qui s'éteindront bientôt, quelque tentative qu'on puisse faire ».

Dans l'édition de 1747 de son *Essai physique sur l'œconomie animale*, le médecin-physiocrate Quesnay (1694-1774), confrère de Sénac, expliquera en ces termes l'absence d'efficacité durable de la saignée : « Aussitôt que la circulation du sang a été connue, on a plus regardé le Corps Humain que comme une machine hydraulique ; on [n']a envisagé dans la cure des maladies que le mouvement des humeurs qui roulent dans les vaisseaux [...] ; toutes les maladies ont paru dépendre d'une circulation interrompue, ou devenue trop lente par l'épaississement ou la quantité du fluide qui résistoit aux forces du solide [le cœur]. »

Entre impuissance et certitude

Au réductionnisme mécaniciste ici incriminé par Quesnay pour rendre compte de l'inefficacité du traitement des maladies cardio-vasculaires au moyen des remèdes chirurgicaux alors disponibles (les saignées), s'ajoute la croyance en leur caractère ontologiquement incurable partagée par Sénac et ses successeurs. Ainsi, Mérat (1780-1851), auteur de la section « Pathologie » de l'article « Cœur » du *Dictionnaire des Sciences médicales* (vol. 5, 1813), dénonce-t-il l'illusion naissant parfois du bon effet immédiat de l'usage des saignées : « À peine les malades ont-ils repris leurs travaux, quelquefois dans la même journée, tous les symptômes reviennent avec une intensité d'autant plus grande que la maladie est plus ancienne ; car il est nécessaire d'observer que malgré les soulagements que l'on procure au malade, la lésion organique n'en fait pas moins de progrès. Enfin par une suite plus ou moins nombreuses de prétendues rechutes, ces infortunés périssent dévorés par cette affreuse maladie : *haeret lateri lethalis arundo* ["Le trait meurtrier demeure fixé à leur flanc" – Virgile, *Énéide*, IV, 73]. »

Philippe Petit-Radel (1749-1815) s'engagea ainsi dans « le détail de la connaissance des diverses maladies qui attaquent le tissu du cœur » pour mieux saisir la vérité de leur caractère incurable (*Encyclopédie méthodique,* t. VIII [1808], section « Maladies organiques du cœur »). En dépit des apparences, la portée de ce redoublement de la preuve de ce que l'on sait être par trop évident, dépasse le sens d'une simple résignation pessimiste : elle est avant tout mesure de la contradiction qui existe entre l'impuissance totale des remèdes employés contre les maladies du cœur et la certitude accrue de leur diagnostic obtenue par la mise en corrélation entre les symptômes et les lésions au moyen de nouvelles techniques d'exploration de la poitrine. Ces techniques sont la percussion thoracique inventée par Auenbrugger (1761), qui permet d'apprécier *in vivo* l'augmentation de volume du cœur, et l'auscultation médiate (Laennec).

Codifications sémiologiques

La première méthode d'exploration, dont Corvisart (1755-1821) promut l'usage en France, rendit possibles le diagnostic lésionnel et l'analyse concomitante des symptômes. Corvisart distingue la dilatation active, « où le cœur est dilaté, ses parois épaissies, la force de son action augmentée », de la dilatation passive « avec amincissement des parois et diminution de force dans l'action de l'organe ». Comme le met en lumière Mirko D. Grmek dans une étude consacrée à l'œuvre cardiologique de Léon Rostan (1790-1866), théoricien de l'organicisme (théorie définissant la vie comme « *disposition organique* nécessaire au mouvement » et la maladie comme « dérivation » d'une *lésion organique*), l'étiologie de ces « anévrismes actifs et passifs » n'était pas univoque pour Corvisart. Tout en mettant en avant la notion d'obstacle en aval (par rétrécissement d'un orifice ou calcification d'une valvule) il incrimine les efforts excessifs, les aliments, les « virus », les émanations néfastes, les inconvénients liés à l'exercice des métiers, l'influence des bouleversements sociaux (la Révolution, les guerres napoléoniennes) et les passions, « causes morales » des maladies du cœur, dont Harvey, Lower et surtout Vieussens, Lancisi et Sénac avaient déjà longuement décrit les effets.

Pour expliquer la présence ou l'absence d'hypertrophie du myocarde, Corvisart s'appuie sur un nouvel ensemble de causes modificatrices du mécanisme fondamental de la formation des anévrismes qu'il dispose en binômes, en couples d'antagonistes (Grmek, 1966) tels que le tempérament sanguin et le tempérament phlegmatique ; la jeunesse, la force, la vigueur d'une part et la vieillesse, la faiblesse, l'épuisement d'autre part ; le mode de vie actif (travaux pénibles, exercices immodérés, abus vénériens) et le mode vie passif ou sédentaire ; les passions violentes et les affections mélancoliques ou les chagrins profonds, etc. Les premiers termes de chacun de ces couples étiologiques correspondent à l'aspect « actif » (dilatation avec épaississement des parois) de la lésion anatomique, tandis que les seconds renvoient au caractère « passif » (dilatation avec amincissement secondaire des parois) de celle-ci.

Dans son « Mémoire pour la distinction des anévrismes du cœur en actifs et passifs » paru dans le *Nouveau Journal de Médecine*, en avril 1818, Léon Rostan déconstruit le bel édifice théorique de Corvisart inspiré par l'œuvre des logiciens médicaux du XVIIIe (Cullen, Sagar, Sauvages) soucieux d'harmoniser et de systématiser la pathogénie et la clinique en les réduisant à des principes simples formant des couples de notions antithétiques dont l'expérience ne permet pas toujours de confirmer la validité.

Une nouvelle sémiologie des maladies du cœur, prenant en compte la critique de Rostan, sera codifiée par René Théophile Laennec (1781-1826) qui, en 1819, abandonne le terme d'« anévrisme du cœur » pour lui substituer ceux d'« hypertrophie » et de « dilatation ». Grâce au stéthoscope, Laennec s'efforce de définir les signes physiques permettant d'établir le diagnostic de l'hypertrophie et de la dilatation des ventricules et des oreillettes du cœur. Cette orientation de recherche sera aussi celle du *Traité des maladies du cœur et des vaisseaux* (1824) de René Joseph Bertin (1767-1827) et Jean-Baptiste Bouillaud (1796-1881), auteur de la distinction entre l'endocardite infectieuse et l'endocardite rhumatismale, de même que la description de l'arythmie complète *(delirium cordis)*.

« Synthèse pathologique »

Partant du constat des limites de l'emploi conjoint de la percussion et de l'auscultation pour déterminer le siège et la nature des lésions organiques du cœur, Étienne-Jules Marey (1830-1904) démontre l'intérêt d'un appui de l'étude du pouls – dont Théophile de Bordeu (1722-1776) avait décrit les variations dans les *Recherches sur le pouls par rapport aux crises* (1754) – sur la physiologie expérimentale capable de pallier les défauts de sensibilité du toucher. La physiologie expérimentale sert ainsi de base à la physiologie médicale donnant accès à la connaissance des lois auxquelles est soumis l'enchaînement des phénomènes morbides. Le concept sur lequel repose l'enquête de Marey est celui de « synthèse pathologique », comme « imitation » des lésions organiques du cœur troublant le jeu des valvules ou des altérations du système artériel qui changent la forme, le volume et l'élasticité des vaisseaux. Ainsi, par exemple, la forme graphique du pouls sénile enregistré au sphygmographe rend-elle possible le diagnostic de l'hypertrophie du ventricule gauche ou de la dilatation de l'aorte et de ses troncs. De même, la reproduction des bruits de souffle permet-elle de déceler l'existence d'une communication anormale entre une artère et une veine, de tumeurs vasculaires ou de déchirement des orifices du cœur.

L'acceptation de la validité des résultats de la synthèse pathologique se heurtera parfois à des résistances au sein de la communauté des médecins, comme en atteste la mise en doute de la capacité de l'électrocardiogramme, héritier des appareils d'enregistrement graphique mareysiens, à déceler les signes de l'angine de poitrine dont le tableau clinique, caractérisé par une douleur thoracique et un pronostic menaçant, avait été établi en 1768 par William Heberden (1710-1801). Comme le rappelle Robert Aronowitz dans *Les Maladies ont-elles un sens ?* (1998), les cliniciens soutenaient à la fin des années 1920 que l'électrocardiogramme des patients atteints de maladies coronariennes était souvent normal, concluant ainsi à la faible utilité de celui-ci. Aussi les mêmes praticiens préconisaient-ils l'appui sur les seules données cliniques issues de l'expérience. D'où l'insistance sur la prise en compte privilégiée des réactions émotionnelles du malade (peur, sensation de vagues de douleur en griffe, sentiment de dissolution imminente). La mise au point de techniques de visualisation permettant de mieux évaluer l'atteinte des artères coronaires conduira les cliniciens à tomber dans l'excès inverse : celui de la perte d'intérêt pour le mécanisme de la douleur (Reidar K. Lie, 1991).

► ARANOWITZ R. (1998), *Les Maladies du cœur ont-elles un sens ?*, trad. Fr. Bouillot, Le Plessis Robinson, Institut Synthélabo, 1999. – FOUCAULT M., *Naissance de la clinique*, Paris, PUF, 1963. – FRANK R. Jr (1943), *Harvey and the Oxford physiologists, scientific ideas and social interaction*, Berkeley / Los Angeles / Londres, Univ. of California Press, 1980. – GRMEK M. D., « L'œuvre cardiologique de Léon Rostan », *Revue d'histoire des sciences*, Paris, PUF, 1966, t. XIX, p. 29-52. – HAMRAOUI E. et al., *Philosophie du progrès en cardiologie*, Paris, Éditions Louis Pariente, 2002. – KEEL O., *Politique, institutions et savoirs. L'essor de la médecine clinique moderne et de la pathologie en Europe (1750-1815)*, Genève, Presses de l'Université de Montréal / Georg éditeur, 2001. – KHOURY R., *Références des grandes étapes en cardiologie et chirurgie cardio-vasculaire*, Paris, Éditions Louis Pariente, 1993 – LANCISI G. M., *De Aneurysmatibus, Opus Postumum, Aneurysms*, texte latin de 1745, rev. avec trad. et notes par W. C. Wright, New York, The Macmillan Company, 1952. – LIE R. K., « The angina pectoris controversy during the 1920s », *Acta Physiologica Scandinavia*, 599, 1991, p. 35-147 ; *Theory change in cardiovascular research*, thèse, Univ. of Minnesota, 1987. – ROSTAN L., « Mémoire sur les ruptures du cœur », lu à la Société de la faculté de médecine de Paris, le 30 mars 1820. – SAUCEROTTE C., « De l'influence de quelques maladies du cœur sur les facultés intellectuelles et morales de l'homme », in *L'Histoire et la philosophie dans leur rapport avec la médecine*, Paris, Masson, 1863, p. 177-190. – WILLIS T., *Pharmaceutices Rationalis* (1673), pars prima, sectio IV, cap. I : « De medicamentis Cardiacis et Alexiteriis ».

Éric HAMRAOUI

→ Cardiologie ; Cardio-vasculaires (Facteurs de risque) ; Hypertension artérielle ; Sang.

CARDIOLOGIE

La cardiologie ou connaissance scientifique du cœur et de ses affections est née dans la première moitié du XVIIIe s., époque de l'émergence d'une nouvelle médecine clinique, dont Giovanni Battista Morgagni (1682-1771), fondateur de l'anatomopathologie organique et auteur du *De Sedibus* et *Causis Morborum per Anatomia indagatis* (*Recherches anatomiques sur le siège et les causes des maladies*, 1761) est le plus illustre représentant. L'exercice de cette médecine repose en partie sur un paradigme dans lequel la maladie est anatomiquement localisée, où les lésions sont mises en relation avec les symptômes et réciproquement.

Oublieuse du fait que l'anatomie pathologique expérimentale constitue la base de son progrès, l'anatomoclinique triomphante du début du XIXe s. se fera gloire de savoir saisir directement sur le malade en vie l'altération organique en cause dans la pathologie qui l'affecte. René Théophile Laennec (1781-1826) opère cette saisie à partir des signes physiques perçus au moyen de la percussion thoracique et de l'auscultation médiate qu'il expose dans sa sémiologie pneumo et cardiopathologique. Sémiologie dont les critiques et les révisions successives, avec la mise au point de méthodes d'exploration diagnostique toujours plus ingénieuses et performantes, précéderont, jusque dans la seconde moitié du XXe s., l'essor de la chirurgie cardiaque.

Physiologie et médecine

La démonstration de l'existence d'une « circulation » du sang à travers le corps – plus tard définie comme « ressort véritable du corps humain » (Leibniz), « clef de la nature » (Tissot) ou « point central de la vie » (Hegel) – par William Harvey (1578-1657), dans l'*Exercitatio anatomica de motu cordis et sanguinis in animalibus (Étude anatomique du mouvement du cœur et du sang chez les animaux)*, en 1628, permit de faire reposer l'étude des maladies du cœur sur de nouveaux principes. L'idée d'une application de ceux-ci à la médecine sera discutée dans l'œuvre de Thomas Willis (1622-1675) et de Richard Lower (1631-1691), représentants de la communauté des physiologistes d'Oxford. Le premier, situant le principe de la vie dans le sang, définit le cœur comme simple muscle dont les contractions sont l'effet d'un processus d'explosions en chaîne à l'œuvre dans ses propres fibres. Cette « chimie de la déflagration » constitue aussi bien la source de l'activité normale du vivant que celle de la déviance de ses fonctions. Thèse que récusera Lower à travers son explication des changements de couleur et des transformations dont le sang est l'objet ou l'instrument, contenue dans le *Tractatus de corde item de motu & colore sanguinis & chyli in eum transitu* (*Traité du cœur, du mouvement & de la couleur du sang & du passage du chyle dans le sang*, 1669). Le même ouvrage décrit également le lien existant entre la violence des passions de l'âme et les troubles de la régularité (palpitations) des mouvements du cœur, démontrant par là la fragilité des mécanismes régulateurs de l'économie animale.

L'œuvre des médecins italiens (Giovanni Maria Lancisi) et français de la première moitié du XVIIIe s. (Raymond Vieussens et Jean-Bertrand Sénac) contribuera à faire de la cardiologie une science à part entière. Science dont le fondement réside dans la connaissance de la composition du sang, de la structure et de l'action du cœur. De cette connaissance dépend en outre, selon Vieussens (1641-1715), l'exercice optimal de la médecine : « On ne sçauroit, dit Vieussens, être un grand Médecin sans connoître à fond, non seulement la nature, les différences & les propriétés de toutes les Liqueurs du Corps, mais encore leur premier principe mouvant [...], le Cœur [...]. » De même, dans son *Traité de la structure du cœur, de son action et de ses maladies,* paru en 1749, et que résume l'article « Cœur » de l'*Encyclopédie,* Sénac (1693-1770) attribue-t-il à l'œuvre de Harvey le mérite essentiel d'avoir rendu possible une connaissance par les causes – plus « exacte » et plus « épurée » – de ce que les Anciens ne connaissaient que par les effets. Cependant, ajoute le même auteur, « loin d'abréger les principes de la Médecine, la circulation lui en donne de nouveaux, elle multiplie même les difficultés, en multipliant les connaissances, il ne suffit pas de connoître la route des fluides qui circulent, il faut connoître encore leurs propriétés, leur fluidité & leur densité, qui influent sur le mouvement du cœur, diminuant ou augmentant les résistances, & décident par conséquent de la vitesse & de la force du sang ». La connaissance de ces paramètres n'est autre, selon Sénac, que celle « des degrés sur lesquels l'esprit doit s'élever jusqu'aux maladies du cœur ».

Expliquer et classer

C'est dans l'œuvre d'inspiration iatromécanicienne et néo-hippocratique de Lancisi (1654-1720), auteur de la mise en mouvement du processus de rationalisation complète de l'empirisme anatomo-pathologique préexistant, que la cardiologie devient une branche scientifique de la médecine. Deux ouvrages principaux contiennent les distinctions conceptuelles fondatrices de la cardiologie et en constituent, pour ainsi dire, les prolégomènes : le *De Subitaneis Mortibus* (1707), consistant en une étude des formes d'atteintes organiques (ruptures, polypes, anévrismes) ou physiologiques du cœur (syncopes, lipothymies, paralysies, palpitations, intermittences du pouls, angor) et des gros vaisseaux (ossifications de l'aorte) susceptibles d'être à l'origine de l'importante série de morts subites qui plongea la ville de Rome dans l'effroi et la consternation entre le printemps de l'année 1705 et celui de l'année 1706, réalisé à la demande du pape Clément XI ; le *De Motu Cordis et Aneurysmatibus* (publié à titre posthume en 1728), consacré à l'analyse de la structure et des mouvements du cœur *(De Motu Cordis),* à la description des différentes formes d'anévrismes artériels et cardiaques, ainsi qu'à la déduction de leurs causes *(De Aneurysmatibus).* L'ensemble correspond à la réalisation d'un projet totalisant : celui de la rédaction d'une *« doctrina absoluta »,* théorie achevée ou intégralement constituée de l'ensemble des causes structurelles, fonctionnelles ou héréditaires de la formation des différentes espèces d'anévrismes artériels et cardiaques.

Deux aspects de l'œuvre de Lancisi retiennent plus particulièrement l'attention. Le premier concerne l'accession à la connaissance de l'étiologie par la compréhension du déroulement de la maladie dans le temps. Il permet d'expliquer l'importance accordée par Lancisi à la rédaction d'histoires de cas de maladies, qui, pour être utiles, devront être complètes *(integræ)* et achevées *(absolutæ),* explorant non seulement les derniers états du patient, mais encore sa constitution de départ et comprenant la chronologie des étapes successives de la maladie. Chaque « histoire » constitue ainsi une totalité achevée *(historia absoluta),* reproduisant la structure d'ensemble de la *« doctrina absoluta ».* D'où le caractère métonymiquement exemplaire des comptes rendus d'observations cliniques figurant dans le *De Aneurysmatibus,* qui ne peuvent être lus comme simples illustrations d'un discours général sur les pathologies considérées.

Le second aspect original de l'enquête pathologique menée par Lancisi concerne les liens entre étiologie et nosologie, d'une part, analyse pathologique causale et diagnostic médical, d'autre part. L'impossibilité d'embrasser en une seule notion la multiplicité des principes et des causes des anévrismes, en raison des bornes de notre esprit et de la supériorité du nombre des choses sur celui des dénominations qui servent à les désigner est, selon Lancisi, à l'origine de l'entreprise classificatoire assignant chaque *genre* d'anévrisme à une *classe* distincte. Deux classes principales d'anévrismes sont précisément distinguées : celles des *anévrismes légitimes* et des *anévrismes faux.* Les premiers ont pour cause l'affaiblissement des tissus des artères et du cœur, l'action des fluides érodants attaquant leurs parois respectives ou encore les blessures et les chocs. Les seconds sont essentiellement provoqués par l'augmentation de la force d'impulsion directe ou réfléchie du sang. L'observation des transformations anatomiques subies au fil du temps par chaque forme d'anévrismes répertoriée, au moyen d'un recours systématique à l'autopsie, rend, si l'on en croit Lancisi, le médecin capable de localiser *ante mortem* ou de « pré-voir » avec exactitude son *siège* et ses *causes.* Lancisi rappelle ainsi avoir su diagnostiquer l'existence d'une hypertrophie cardiaque accompagnée d'une importante dilatation et d'une rupture de la veine pulmonaire, « non à partir de l'expérience [...], mais en s'appuyant exclusivement sur le raisonnement anatomique et mécanique » et sur l'appréhension du facile (les causes dites évidentes) pour analyser le latent et le complexe (la variété des causes cachées des maladies). Des tentatives de diagnostic médical hypothétique énonçant la probabilité d'une lésion spécifique, le plus souvent inaccessible à l'observation directe, donc de constitution d'une « anatomie pathologique indirecte » (Mirko D. Grmek) ont ainsi existé avant le règne de la médecine anatomo-clinique.

Description pathologique et interprétation clinique

Toutefois, en dépit de l'analogie existant entre les modes d'établissement du diagnostic des pathologies cardiaques chez les médecins du XVIIIᵉ et ceux du début du siècle suivant, la nouvelle méthode clinique jettera le soupçon sur la possibilité de connaître les causes des maladies. Sentiment que partage en particulier Jean-Nicolas Corvisart (1755-1821), promoteur en France de l'usage de la percussion thoracique, codifié en 1761 par Leopold Auenbrugger (1722-1809), et dont l'œuvre est philosophiquement marquée par le sensualisme de Pierre Jean Georges Cabanis (1757-1808) soutenant qu'il n'y a de certain que ce qui peut faire l'objet d'une perception sensible. Laennec, inventeur de l'auscultation médiate et adepte de l'éducation médicale des sens préconisée par Cabanis, se montrera plus prudent encore en déclarant abandonner la recherche des causes des maladies pour se limiter à la description des pathologies affectant les organes thoraciques. Cet effort de description se prolonge, dans le traité *De l'auscultation médiate ou traité du diagnostic des maladies des poumons et du cœur fondé principalement sur ce nouveau moyen d'exploration* (1819), en une tentative de redescription métaphorique des sons perçus par auscultation médiate du cœur, appelés bruits de « soufflet », de « râpe », de « scie », de « cuir », etc. Ces bruits, échos habituels de l'activité de l'artisan, deviennent ici synonymes de passivité : celle d'un organisme qui se laisse sournoisement miner par la maladie. Ainsi, selon l'expression plus tard employée par John Forbes dans le *Treatise of Disease of the Chest* (*Traité des maladies de la poitrine,* 1821), Laennec réalise-t-il « le souhait de l'ancien philosophe (Shakespeare) d'avoir installé dans la poitrine une fenêtre par laquelle nous discernons l'état précis des choses du dedans ». Mais, si novatrice soit-elle, la sémiologie clinique de Laennec n'est pas exempte de contradictions. L'audition au stéthoscope des bruits pathologiques du cœur rend certes possible le dépassement de l'opposition entre le *dedans* caché (la lésion) et le *dehors* manifeste (le signe physique trahissant la présence de la lésion). Mais autorise-t-elle à conclure au genre de la maladie de même que le caractère morphologique extérieur d'un élément de la plante permet en botanique de définir son espèce, comme le suppose Laennec ? N'est-ce pas, à l'inverse, de l'intérieur – en s'appuyant sur les enseignements de l'autopsie – que pourra être établie une correspondance rigoureuse entre le dedans et le dehors ? Tel sera le sens de la critique ultérieurement apportée à l'œuvre de Laennec par le clinicien Joseph Skoda (1805-1881), représentant de la seconde École de Vienne.

Synthèse expérimentale

Dans la seconde moitié du XIXᵉ s., l'observation des signes extérieurs des maladies devient la base de la recherche physiologique et du diagnostic. Étienne-Jules Marey (1830-1904) et Jean-Baptiste Chauveau (1827-1917) conçurent un ensemble d'appareils enregistreurs (kymographes, sphygmographes, cardiographes et polygraphes) capables de rendre perceptibles sans effraction (comme lors de l'introduction de sondes ou cathéters) les nuances les plus délicates des signes extérieurs de la fonction circulatoire au moyen d'une traduction optique du mouvement appropriée à notre saisie. L'audace consistant à fabriquer le substitut d'un mouvement (la reproduction synthétique des phénomènes de la circulation du sang et de la pulsation cardiaque) pour pouvoir l'évaluer de manière précise et distinguer les causes qui en influencent la forme (la force impulsive du cœur, l'élasticité et la contractilité artérielles) eut ainsi pour effet la transformation de l'acte de modélisation mécanique en démarche heuristique fondamentale.

La recherche des moyens de connaître les variations que subit le mouvement du sang dans les artères pendant toute sa durée et, par conséquent, sa vitesse, ses rythmes, ses fréquences et ses oscillations, avait conduit Marey à s'inspirer des tentatives de mesure instrumentale opérées en Allemagne par Weber (1795-1878) et Ludwig (1816-1895), tout en sachant s'affranchir de la violence et de la lourdeur qui en compromettaient la sensibilité. D'où l'usage ultérieur d'un graphisme électrique et de la photographie des variations enregistrées par les instruments de mesure (électromètres ou galvanomètres) de la tension des différents potentiels électriques du cœur.

Une non-intrusion fictive

L'effet des maladies du cœur n'est plus aujourd'hui comparable à celui d'un trait meurtrier demeurant attaché au flanc de ceux qui en sont atteints. Leur terme a cessé d'être inéluctablement fatal grâce à l'efficacité thérapeutique des traitements pharmacologiques ou chirurgicaux employés pour les soigner. Ces succès thérapeutiques sont le fruit d'une coordination toujours plus étroite de l'agir chirurgical et du voir, avec le développement de techniques non invasives d'exploration du cœur et des vaisseaux (échocardiographie, scintigraphie myocardique, imagerie par résonance magnétique nucléaire, etc.), lointaines héritières des travaux de Chauveau et Marey, techniques dont l'introduction au cours des dernières décennies entraîna la diminution significative du taux de mortalité péri-opératoire et rendit possible la pratique d'études séquentielles atraumatiques.

Au même titre que l'exploration fonctionnelle, la chirurgie tend à devenir toujours moins invasive. D'où, par exemple, les espoirs fondés sur la vidéoscopie coronarienne pour réaliser des pontages sans ouverture thoracique et « à cœur battant ». De même, des interventions à cœur ouvert sans circulation extra-corporelle sont-elles envisagées grâce à l'apport de la vidéo-chirurgie valvulaire. Toutefois, présenté par ses promoteurs et par certains philosophes des sciences comme preuve de l'allégement des procédures de l'acte chirurgical et du rapprochement de l'idéal d'une « chirurgie physiologique » davantage respectueuse des architectures les plus fragiles de notre organisme, l'usage de la chirurgie mini-invasive n'est jamais totalement sans danger.

Enfin, l'engouement actuel pour le développement des pratiques chirurgicales à distance, telles que la télé-chirurgie assistée par ordinateur intervenant sur des pathologies coronariennes, valvulaires et congénitales, n'exprime-t-il pas une perte des repères anthropologiques tenant à l'abolition des limites de l'espace, constitutives de notre subjectivité ?

Alors que triomphe la chirurgie cardiaque, les nouvelles perspectives d'action thérapeutique ouvertes par les progrès de la biologie moléculaire semblent déjà annoncer son déclin relatif (les pathologies cardiaques liées au vieillissement nécessiteront toujours son indication). L'approche génétique moléculaire de la régulation du travail du cœur, en donnant accès à la compréhension de l'origine de certaines altérations des performances contractiles du myocarde, modifie en effet déjà l'orientation de la recherche en cardiologie. Une nouvelle discipline médicale est née : la cardiobiologie. Celle-ci espère pouvoir obtenir, au moyen de l'administration d'un gène spécifique, la formation de néo-vaisseaux sanguins et la réapparition d'une circulation sanguine dans les secteurs myocardiques dévastés par l'infarctus. Ainsi ne s'agit-il plus de traiter les conséquences physiologiques des pathologies cardiaques, mais d'agir directement sur les causes de celles-ci. D'où un changement de niveau dans l'approche du phénomène pathologique qui rompt avec la tradition du soupçon autrefois jeté par la médecine anatomoclinique sur notre capacité à connaître les causes des maladies pour agir efficacement sur elles. Cela pour le meilleur mais peut-être aussi pour le pire, comme en témoigne la séduction actuellement exercée par le fantasme de « reprogrammation » du génome de l'individu par la « chirurgie génétique ».

Entre mythe et science

Le défaut de réflexivité dont un tel fantasme est la manifestation entraîne parfois la coexistence inavouée du rationnel et du mythique au sein du discours scientifique. Ainsi, selon le physiologiste Ernest Henry Starling (1866-1927), l'un des pionniers de la cardiologie moderne, le cœur, doué de la faculté d'autoréguler son débit en fonction des besoins de l'organisme, serait une « machine douée de sagesse » et capable de projets. Le cœur naturel jouirait ainsi des mêmes facultés que le cœur symbolique, « gardien » du bon fonctionnement du corps (Platon, *La République*), « résonateur central » donnant leur valeur aux impressions et aux choses (Paul Valéry), ou, enfin, que le cœur cognitif pascalien donnant accès à la connaissance intuitive des principes sur lesquels la raison s'appuie. De même, croyant intervenir sur l' « organe essentiel » du corps humain, nombre de chirurgiens cardiaques agissent-ils en adeptes de Harvey, qui, en disciple d'Aristote, concevait le cœur – terme étymologiquement lié à la notion de force (du grec *kardia* ayant la même origine que *kratia* [la puissance] et de centre) – comme « soleil du microcosme », « prince » *(princeps)* dont dépend et dérive le principe *(principium)* de toute puissance au sein de l'économie animale, de qui naît – et périt – l'être. Mais, comment définir le statut de l'organe dont la vie est une création de l'acte chirurgical : le cœur greffé ? Cœur intrus et dénervé – rejetant dans les ténèbres le « cœur antérieur » (René Char) –, qui a perdu son rôle d'acteur et de récepteur émotionnel, sa faculté de coopérer de manière privilégiée au « mécanisme délicat des sentiments » (Claude Bernard). Comment, d'autre part, penser l'élision des limites entre le mécanique et le biologique, fondatrices de nos sociétés, que suppose la réussite – encore hypothétique – de l'implantation durable d'un cœur artificiel autonome chez l'homme ? La nature qui, comme le disait autrefois Sénac, « a semé dans les agents qui sont les principes de la vie des causes secrètes de notre destruction », semble aujourd'hui entièrement étrangère à une humanité hantée par la crainte de la mort, cherchant à conjurer celle-ci par la puissance de la technique devenue théologie de l'âge post-moderne (Jean-Luc Nancy).

► BERNARD C., *La Science expérimentale*, Paris, Baillière, 1878. – DAGOGNET F., *Le Vivant*, Paris, Bordas, 1988. – GRMEK M. D., *La Première Révolution biologique*, Paris, Payot, 1990. – HAMRAOUI E. et al., *Philosophie du progrès en cardiologie*, Paris, Éditions Louis Pariente, 2002 ; « Rationalité et opérationnalité du savoir médical : histoire et épistémologie de la cardiologie/éléments de philosophie cardio-chirurgicale », Paris, Masson « Médecine/Sciences », n° 2, vol. 17, février 2001, p. 211-217 ; « La naissance de la cardiologie dans l'œuvre de Giovanni Maria Lancisi (1654-1720) », *Bulletin d'Histoire et d'Épistémologie des Sciences de la Vie*, Presses de l'Université Charles-de-Gaulle - Lille III, Lille, vol. 4, n° 1, janvier 1997, p. 35-48 ; « Visualisation et interprétation clinique des sons perçus par auscultation médiate du cœur chez R. T. H. Laennec », *Revue Philosophie (n° 40)*, Paris, Minuit, 1993, p. 24-49. – HEGEL, *Philosophie de la nature*, trad. Véra, Ladrange, Paris, 1863. – KEEL O., *Politique, institutions et savoirs. L'essor de la médecine clinique moderne et de la pathologie en Europe (1750-1815)*, Genève, Presses de l'Université de Montréal / Georg éditeur, 2001 ; « Cabanis et la généalogie épistémologique de la médecine clinique », *thèse de doctorat*, Montréal, Department of Philosophy, McGill

Univ., 1977. – KHOURY R., *Références des grandes étapes en cardiologie et chirurgie cardio-vasculaire,* Paris, Éditions Louis Pariente, 1993. – LANCISI G. M., *De Aneurysmatibus, Opus Postumum, Aneurysms,* texte latin de 1745, révisé avec traduction et notes par W. C. Wright, New York, The Macmillan Company, 1952. – LE BRETON D., *L'Adieu au corps,* Paris, Métaillé, 1999. – MARION P., *Afin que batte le cœur. L'épopée de la chirurgie cardiaque,* Lyon, Presses universitaires de Lyon, 1990. – NANCY J.-L., *L'Intrus,* Paris, Galilée, 2000. – PASCAL, *Pensées,* fragment 282. – PIETERS C., « Le souffle au cœur », *Médecine/Sciences,* n° 3, vol. 15, 1999, p. 397-400. – TISSOT S. A. A., *Discours préliminaire à la Dissertation sur les parties irritables et sensibles des animaux,* Lausanne, 1755. – WILLIS T., *Pharmaceutices Rationalis (1673),* pars prima, sectio IV, cap. I : « De medicamentis Cardiacis et Alexiteriis ».

Éric HAMRAOUI

→ Cardio-vasculaires (Facteurs de risque) ; Cardio-vasculaires (Maladies) ; Chirurgie ; Sang ; Vin (Médecine du).

CARTÉSIANISME

La pensée cartésienne constitue indubitablement une étape majeure pour la science, qui se manifeste plus particulièrement dans les domaines de l'optique et des mathématiques. La médecine reste quant à elle la partie la plus controversée du corpus cartésien, aussi bien par sa position dans l'œuvre de Descartes (1596-1650) que par la réception de ses thèses. D'une part en effet elle est restée inachevée, et d'autre part ses successeurs ne lui ont généralement accordé qu'un intérêt dédaigneux. On en trouve un écho dans l'insatisfaction de Descartes lui-même à l'égard de sa médecine, à laquelle il a pourtant longuement travaillé. Pourtant l'œuvre cartésienne est unanimement reconnue par ses successeurs comme un contributeur important au renversement du galénisme, et au renouveau de la médecine au XVIIᵉ s. Un préalable s'impose donc : reconstruire la médecine de Descartes telle qu'elle était dans l'esprit de son auteur, afin d'estimer ensuite dans quelle mesure elle a effectivement joué plus qu'un rôle symbolique.

Le sujet et le champ de la médecine cartésienne

Pour les contemporains de Descartes, le sujet de la médecine est limité au corps humain, et son objet au soin des maladies. Cette double délimitation du sujet et de l'objet de la médecine est cohérente de l'Art de Galien et de la physique d'Aristote. Mais ce fondement devient justement problématique chez Descartes qui considère le corps humain comme une « machine » dont la physique doit révéler les mécanismes. Ce modèle donne accès aux fonctions corporelles, mais il ne permet pas de comprendre ce qui fait de cet assemblage de membres un organisme vivant : le facteur d'unification du corps n'est pas tributaire de ses parties. De plus, le dualisme cartésien conduit à considérer comme des substances séparées l'âme et le corps, et l'âme ne peut plus rendre compte en particulier de l'unité du corps humain.

Il faut donc en conclure que pour Descartes le corps n'est pas le sujet de la médecine, qui ne serait alors au mieux qu'une annexe de la physique. Pourtant sa tâche consiste bien à soigner la douleur, ce qui détermine son programme de recherches : « On se pourrait exempter d'une infinité de maladies, tant du corps que de l'esprit, & même aussi peut-être de l'affaiblissement de la vieillesse, si on avait assez de connaissance de leurs causes, & de tous les remèdes dont la Nature nous a pourvus » (*Discours de la Méthode,* A. T., VI, 62, 26-31).

Comment la médecine deviendra une science

S'il existait une définition claire et sans équivoque de la *Méthode* dans telle ou telle partie du corpus, il serait possible de jauger les différents textes médicaux à cette aune. Mais il faut bien avouer qu'une telle définition fait défaut. Pourtant un texte de jeunesse, le *Studium bonoe mentis,* indique que la médecine pratique dépend essentiellement de l'expérience. Elle ne s'adresserait alors qu'au savoir-faire de quelques-uns, contrairement aux autres sciences accessibles au bon sens, « la chose du monde la mieux partagée ». Toute la difficulté inhérente à la démarche cartésienne sera de rendre la médecine accessible à la raison.

La *Méthode* telle qu'elle apparaît dans les *Règles pour la direction de l'esprit* commence par une décomposition des natures complexes en natures simples qui sont seules connues avec certitude, et qui sont ensuite recomposées par l'entendement. Cette manière de procéder a effectivement été mise en œuvre dans les textes traitant de médecine : *L'Homme,* la *Dioptrique,* le *Discours,* la *Description du corps humain,* la première partie des *Passions de l'âme* et même les fragments posthumes les plus structurés obéissent peu ou prou à la même règle : en suivant l'anatomie des parties du corps humain, l'organisme est peu à peu dévoilé dans sa structure, et ses fonctions auraient dû en être déduites. Les nombreux comptes rendus de dissections anatomiques d'animaux prouvent l'intérêt que Descartes a porté à l'expérimentation. La décomposition des parties du corps aurait dû être conduite jusqu'aux plus infimes parties de la matière, dont les éléments principaux, distingués par leur taille et leur mobilité, sont au nombre de trois : la terre, l'air, et le feu. Et les trois principales lois qui animent les éléments, la loi de la permanence selon laquelle tout corps tend à demeurer dans son état initial, la loi de conservation du mouvement et la loi des chocs, auraient dû permettre de rendre compte de toutes les fonctions du corps. Confronté à des phénomènes d'attraction ou de répulsion qui définissent la « sympathie » chère aux médecins hermétiques, Descartes tentera par exemple d'en fournir une explication en recourant exclusivement aux principes de sa physique. Toutefois, la complexité de l'organisme vivant a empêché Descartes d'arriver à ses fins. Le raisonnement déductif est alors contaminé par l'expérience qui vient au-devant de la raison pour permettre de comprendre la physiologie. Ce faisant, il n'est plus possible de déduire simplement le fonctionnement du corps de la connaissance des éléments qui constituent la matière : le recours à des hypothèses est nécessaire pour toute nouvelle observation. Loin de condamner la science cartésienne en ce qu'elle aurait failli à ses objectifs, cette tension entre la méthode idéale purement déductive et la méthode effective par hypothèses et expériences révèle au contraire le primat accordé à la réalité, sans remettre pourtant en cause les premiers principes de la physique.

Consignées dans ses fragments médicaux, les différentes tentatives de Descartes pour comprendre la formation du fœtus offrent un exemple particulièrement significatif de l'application de cette méthode avançant par hypothèses : partant du donné expérimental à sa disposition, il a tenté d'imaginer à plusieurs reprises comment de simples particules de matière peuvent s'assembler progressivement pour former un corps. Conscient des limites de ses suppositions, il ne s'est satisfait d'aucune des différentes séquences qu'il a imaginées, et sa dernière tentative figurant dans la *Description du corps humain* est restée inachevée.

Mais le principal résultat médical obtenu par la méthode cartésienne est certainement la compréhension du fonctionnement de l'œil. Appliquant systématiquement les principes de sa physique, il a montré que l'œil fonctionne comme un instrument d'optique, l'image se formant inversée sur la rétine et non plus dans le cristallin comme le croyaient ses prédécesseurs.

La physiologie

L'anatomie adoptée par Descartes n'a rien en elle-même de révolutionnaire : il reprend à son compte les sommes des grands anatomistes du XVIe s. Mais ni l'âme qui animait les fonctions du corps chez Aristote ni les facultés qui en rendaient compte chez Galien n'ont plus droit de cité chez Descartes : il inaugure véritablement une nouvelle interprétation de la physiologie, fondée sur les lois mécaniques de la physique.

Les fermentations. – Pour Descartes, le moteur des fonctions animales du corps est constitué de fermentations, qui sont causées par des opérations purement matérielles. Il reprend ici des notions qu'il emprunte aux alchimistes, mais sans reprendre pour autant leur philosophie car il se limite aux principes de sa physique qui excluent par définition tout recours à l'occulte. On compte deux principales fermentations dans la physiologie cartésienne : la digestion des aliments et la distillation du sang.

Dès le traité de *L'Homme* en 1630, on peut voir comment Descartes, tout en suivant l'exposé de Galien, remplace en fait la « faculté digestive » par la fermentation des aliments. Par la suite, lorsqu'il apprend la découverte des veines lactées par Asellius, il refait ses expériences et abandonne définitivement Galien, ce qui prouve le primat qu'il accorde à l'expérimentation.

La fermentation cardiaque joue un rôle fondamental dans toute la physiologie cartésienne : le sang tombe goutte à goutte dans le cœur, où sous l'action d'un « feu sans lumière » comparable aux vives fermentations des eaux fortes, il entre en ébullition, et en sortant avec force il cause le pouls. Ainsi la distillation du sang, ou raréfaction, produit-elle le mouvement du cœur et est-elle la cause de la vie.

La circulation du sang. – Dès l'élaboration des thèses de *L'Homme,* Descartes a utilisé trois données complémentaires pour établir la circulation du sang. 1 / D'une part l'observation des valvules des veines inspirée par Fabricius (1537-1619) lui a donné le sens de la circulation du sang veineux qui retourne au cœur, contrairement à la thèse galénique. 2 / D'autre part, la thèse de Colombo (1510-1559) selon laquelle le *septum* interventriculaire du cœur n'a pas de pores comme le croyait Galien lui a permis d'accéder au transit du sang dans les poumons. 3 / Enfin l'association opérée par les alchimistes entre distillation et circulation lui a suggéré la relation entre la fermentation cardiaque et la circulation du sang. Les débats sur la circulation du sang sont pourtant initiés par Harvey (1578-1657), dont le *De motu cordis* apporte à Descartes l'élément qui lui faisait défaut, à savoir 4 / l'existence supposée de capillaires entre veines et artères au niveau des tissus, qu'il considère comme la plus importante découverte du médecin anglais.

La circulation des esprits animaux. – La description de ce que nous appellerions aujourd'hui le système nerveux occupe certainement la part la plus importante de l'œuvre médicale de Descartes. Cette « fabrique des nerfs et des muscles » veut expliquer la chaîne causale reliant les perceptions aux mouvements suivant un enchaînement mécanique : « La machine de notre corps est tellement composée, que tous les changements qui arrivent au mouvement des esprits, peuvent faire qu'ils ouvrent quelques pores du cerveau plus que les autres ; & réciproquement que, lorsque l'un de ces pores est tant soit peu plus ou moins ouvert que de coutume, par l'action des nerfs qui servent au sens, cela change quelque chose au mouvement des esprits, & fait qu'ils sont conduits dans les muscles qui servent à mouvoir le corps » (*Passions de l'âme,* art. 16, A.T., XI, 341, 12-20).

L'ensemble du mécanisme se révèle donc assez complexe. Les esprits animaux, dont il est ici question, sont des particules matérielles très petites et très mobiles obtenues par filtration du sang, et qui circulent dans les nerfs ; ceux-ci ont la double fonction de transmettre les sensations au cerveau par leur tension et de transporter les esprits jusqu'aux muscles pour commander les mouvements. L'organe qui les commande est la fameuse glande pinéale ou « conarion », lieu du sens commun et « siège principal de l'âme ». Elle peut par sa mobilité orienter les esprits animaux en les envoyant dans un nerf particulier qui commande tel ou tel muscle. On notera que cette thèse cartésienne est en grande partie tributaire de la tradition : il suit l'anatomie du « conarion » de Jacques Dubois (1478-1555), celle des nerfs de Vésale (1514-1564), et il reprend à Femel (1497-1558) sa description des esprits animaux. Les perceptions des sens ont fait l'objet d'amples développements dans le *corpus* cartésien. Tous opèrent sur le modèle physiologique de l'attouchement : les parties de matière touchent le sens qui transmet cette sensation par la tension des nerfs jusqu'au « conarion ». On notera la tentative, exceptionnelle au sein de la médecine cartésienne, de rendre compte du fonctionnement de l'ouïe et de la vue par une quantification à l'aide des mathématiques. Enfin Descartes distingue les mouvements « naturels et ordinaires », au nombre desquels il faut compter les mouvements spontanés que nous avons en commun avec les bêtes, et les mouvements volontaires causés par l'âme qui agit plus particulièrement sur la glande pinéale pour infléchir le cours des esprits.

La circulation des esprits dans la « machine » se révèle donc particulièrement complexe, et résulte de la combinaison de plusieurs causes qui peuvent être à l'occasion concomitantes ou contradictoires. Plusieurs interactions la caractérisent, notamment entre le « conarion » et les organes produisant le sang qui peuvent affecter la fabrication des esprits. Ainsi les esprits animaux seront-ils plus vifs si l'on boit du vin car « l'esprit de vin » en se mêlant au sang leur donne une plus grande agitation. Intimement liée à l'anatomie du système nerveux, le procédé mécanique de la circulation des esprits en fait un instrument animant la machine corporelle sur lequel l'âme peut agir par l'intermédiaire de la glande pinéale. La physiologie de Descartes tente finalement de penser le vivant non plus d'un point de vue statique, mais d'un point de vue dynamique.

La médecine pratique

Il n'est pas de médecine qui ne cherche à traiter les maladies, pas de médecine donc qui ne prenne en compte les causes des maladies. Tout en abandonnant l'étiologie inspirée d'Aristote, Descartes a de fait privilégié la cause efficiente par rapport à la cause finale, et la recherche de la cause principale doit être considérée chez lui comme un préliminaire pour l'analyse des maladies et le choix des remèdes.

La pathologie. – Si Descartes n'a pas écrit de traité de pathologie, il n'en a pas moins fourni de nombreuses indications sur sa conception de la maladie. L'analyse systématique des fièvres qu'il réalise dans sa correspondance est tout à fait représentative de sa méthode : partant de la classification des fièvres de Fernel, il a progressivement élaboré une explication qui, pour finir, se ramène aux mouvements des éléments de matière. Par ailleurs, la douleur occupe ici une place centrale et déterminante. Les maladies qui retiennent l'attention sont en effet celles qui sont causes de douleur. Mais qu'est-ce que la douleur à proprement parler pour Descartes, sinon un sens du même genre que la faim ou la soif ? La première cause possible de la douleur est l'âme, et il est même persuadé que sa mère est décédée des suites d'une forte contrariété. La deuxième cause possible est le corps qui peut être atteint dans ses fonctions : la douleur devient alors présente par l'action de l'union de l'âme et du corps. Si le corps n'est en aucune manière impassible, il est clair que l'âme seule endure la douleur. Réciproquement, la douleur permet une perception confuse de l'union de l'âme et du corps. Il n'y a donc de douleur que pour l'âme qui l'éprouve, bien que cette douleur soit d'abord attachée à une partie du corps. Finalement le sujet véritable de la médecine n'est pas le corps seul, mais bien le corps en ce qu'il est uni à l'âme et lui cause quelque douleur.

Sur la question des maladies de l'âme, Descartes reste très discret. Il envisage certes les maladies causées par l'union de l'âme et du corps, comme dans l'exemple fameux des troubles de l'esprit causés par les vapeurs de bile noire qui montent à la tête. Mais la folie proprement dite, si elle n'est pas ignorée, ne semble pouvoir entrer vraiment dans le cadre de la pathologie cartésienne. En effet, c'est l'âme qui peut connaître la maladie, ce qui lui interdit, lorsqu'elle est atteinte, de témoigner de son affection. Descartes envisage bien la folie en tant que telle ; il dépasse aussi la tendance de son époque à la limiter à une attitude asociale du ressort de la justice, mais sans pouvoir proposer de solution alternative satisfaisante.

La thérapeutique. – Tout comme la pathologie, la thérapeutique n'a été qu'esquissée. Pour guérir le corps malade, il existe selon Descartes trois degrés thérapeutiques. 1 / Le premier ne concerne que le corps seul, qui par ses propres mécanismes de conservation peut de lui-même retrouver la santé. Déterminé par son tempérament, le corps dispose en effet de l'instinct que nous avons en commun avec les bêtes. 2 / L'homme peut aussi user de sa raison, et prendre garde à ce qui lui convient. Il est ainsi pour lui-même son propre « médecin intérieur », qui par une juste connaissance de soi peut adopter le régime approprié. 3 / Si la maladie persiste, il faudra avoir recours à l'homme de l'Art et au chirurgien. Descartes mentionne ainsi les remèdes alors en usage, marquant une nette préférence pour les soins externes et les galéniques, les médicaments chimiques étant considérés comme dangereux. Mais l'efficacité des remèdes reste contingente, et le nombre de causes qu'il faudrait pouvoir identifier pour atteindre une thérapeutique scientifique dépasse en fait les possibilités de la science de Descartes. Et s'il est bien parfois évoqué, le thème de la prolongation de la vie n'est qu'un écho de la nécessité d'améliorer la connaissance de la thérapeutique.

L'esprit de la médecine cartésienne

Le sujet de la médecine cartésienne n'est pas le corps seul, mais le corps sensible tel qu'il apparaît à l'âme ; par ailleurs son objet n'est pas de venir à bout de toute douleur ni de toute maladie, mais seulement des maladies du corps qui causent la douleur à l'âme. Le cadre dans lequel se déploie sa médecine sort donc très largement de la physique, quoiqu'elle ne puisse effectivement se développer qu'à sa suite. L'achèvement de la médecine cartésienne suppose en préliminaire la résolution physique d'un problème physiologique particulièrement complexe : la connaissance des mécanismes qui interviennent dans les fonctions du corps. Par ailleurs il s'épuise en une question métaphysique insoluble qui est celle de la compréhension de l'union de l'âme et du corps. On voit donc comment les deux points les plus obscurs de la pensée cartésienne, le problème de l'union de l'âme et du corps et l'inachèvement de sa médecine, s'éclairent réciproquement et sont intimement liés. Par corollaire, s'il est une science qui rende compte de l'union de l'âme et du corps, c'est bien la médecine, entendue comme science expérimentale, et non la métaphysique, comme le révèle l'analyse de la douleur.

Les difficultés des premiers médecins cartésiens prouvent la difficulté de prendre en compte ces deux perspectives. Et l'histoire ne retiendra finalement que les problèmes physiologiques, débattus entre conceptions vitaliste ou strictement mécaniste des fonctions de l'organisme vivant, telles que les développeront Stahl (1660-1734) ou La Mettrie (1709-1751). Finalement, le seul mérite que les médecins reconnaîtront au philosophe sera de les avoir libérés de Galien : en défendant un modèle purement mécanique de l'organisme, et malgré les faiblesses de sa physiologie, Descartes a effectivement fait entrer la médecine dans une nouvelle ère. Ainsi Nicolas Sténon (1638-1686) pourra-t-il se dire cartésien tout en rejetant en bloc les thèses devenues bien vite obsolètes comme celles sur la glande pinéale ou le feu sans lumière. Pourtant sa découverte du fonctionnement de l'œil peut être regardée comme une contribution importante au développement de l'ophtalmologie.

Si la médecine a pu explorer aujourd'hui la dimension physiologique que lui avait ouverte le modèle du « corps-machine », il lui reste à découvrir celle, plus profonde et plus secrète, mais aussi plus humaine, de l'union de l'âme et du corps. Ou pour le dire autrement, les perspectives ouvertes par la médecine cartésienne, qui est la science expérimentale de l'union de l'âme et du corps, restent ouvertes.

● DESCARTES R., *Œuvres* (éd. C. Adam, P. Tannery, CNRS), Paris, Vrin, 1969-1983, 11 tomes ; *Écrits physiologiques et médicaux. Pensées sur la génération des animaux et autres textes* (éd. V. Aucante), Paris, PUF « Épiméthée », 2000 ; *Le Monde, l'homme* (éd. A. Bitbol-Hespériès ; J.-P. Verdet), Paris, Le Seuil, 1996 ; *Opere scientifiche,* vol. 1, *La Biologia* (éd. G. Micheli), Turin, UTET, 1988.

▶ AUCANTE V., *La Philosophie médicale de Descartes,* Genève, Factuel, 2003 ; « La thérapeutique de Descartes dans les *Remedia et vires medicamentorum* », in *Études philosophiques,* 1-2, 1996, p. 71-87 ; « Les médecins et la médecine », in *Descartes et l'Europe savante,* Naples, Vivarium, 1999, p. 607-625 ; « Le rôle du cœur de Fludd à Descartes et Harvey », in *Pour une civilisation du cœur,* Paris, 2000, p. 51-61. – BEYSSADE J.-M., « Réflexe ou admiration, sur les mécanismes sensori-moteurs selon Descartes », in *La Passion de la raison,* Paris, PUF, 1983, p. 113-13. – BITBOL-HESPÉRIÈS A., *Le Principe de vie chez Descartes,* Paris, Vrin, 1990. – BUZON F. de, « Le problème de la sensation chez Descartes », in *Le Dualisme de l'âme et du corps,* Paris, Vrin, 1991, p. 85-99. – LINDEBOOM A., *Descartes and Medicine,* Amsterdam, Rodopi, 1979. – MESCHINI F. A., *Neurofisiologia cartesiana,* Florence, L. Olschki, 1998. – ROTHSCHUH K., « René Descartes und die Theorie der Lebenscheinungen », in *Sudhoffs Archives für Geschichte der Medizin,* n° 50, 1966, p. 25-42. – TREVISANI F., « Descartes et la médecine. Essai de bibliographie », in *Archives de philosophie,* n° 44, 1981, cahier 1, *Bulletin cartésien IX* ; p. 1-22.

Vincent AUCANTE

→ Fibres (Théorie des) ; Iatromécanisme ; Immortalité ; Maladie de l'âme ; Métamorphose ; Réflexe ; Système médical.

CHAGAS (Maladie de) → Trypanosomiase américaine

CHAMANISME

C'est l'un des systèmes imaginés par l'esprit humain dans diverses régions du monde pour donner sens aux événements et agir sur eux, pour justifier l'aléatoire ou l'irréparable, pour répondre aux angoisses et aux souffrances humaines.

Une logique chamanique

Le chamanisme implique une représentation bipolaire de la personne et du monde. L'être humain est fait d'un corps et d'au moins une « âme », composante invisible qui peut se détacher du corps et survit à la mort. Son départ fugace durant la nuit justifie le rêve, son départ prolongé explique en partie la maladie, sa séparation définitive du corps signifie la mort. Le monde est également bipolaire. D'un côté, il y a le visible, le quotidien, le banal, de l'autre, un monde-autre, invisible pour l'homme ordinaire. C'est le monde des dieux, des esprits – animaux ou végétaux, pathogènes ou bienveillants... –, des ancêtres, des spectres. Selon une conception « persécutive », les infortunes – climatiques, économiques ou biologiques – sont censées être dues à l'action de ce monde-autre.

Le chamanisme suppose aussi une alliance entre les hommes et le « surnaturel » par le biais d'un humain, le chamane (mot issu du toungouse, langue de Sibérie orientale). Élu par le monde-autre, il sait communiquer à volonté avec lui de deux manières qui souvent coexistent : en convoquant des entités émanant du monde-autre, en général qualifiées d'esprits auxiliaires, ou en y dépêchant son âme.

Enfin, le chamanisme est une institution sociale. Le chamane se met dans cet état de réceptivité au monde-autre pour expliquer, éviter ou soulager telle ou telle infortune, celle d'un individu frappé de maladie ou de tout autre malheur, ou celle de la communauté entière lorsqu'elle souffre d'une sécheresse, d'un manque de gibier ou d'une épidémie... S'il s'agit de maladie, sa tâche est d'obtenir des êtres de l'invisible la libération de l'âme de son patient et l'extraction de l'élément pathogène qui l'accable. Car, à la complémentarité corps/âme correspondent deux conceptions de la maladie, quasiment universelles, que celle-ci soit de nature somatique ou psychique. Elle est interprétée comme un manque, attribué à un rapt ou une altération d'une « âme », ou comme un trop, dû à l'introduction dans le corps d'un élément pathogène. À cette duplicité répondent deux types de thérapies : l'une a pour but de faire revenir l'âme captive, l'autre d'extraire le mal, le matérialiser et l'exhiber.

Une théorie veut que le rôle originel du chamane soit de réguler la chasse et que la fonction thérapeutique soit venue ensuite s'ajouter ou se substituer à celui-là. Le fait que depuis des temps reculés l'être humain essaie de soulager la souffrance d'un semblable serait postérieur à l'idée d'agir sur le monde afin d'obtenir du gibier. Le débat reste ouvert.

La cure chamanique et son efficacité

L'observation ethnologique montre que le chamane est confronté à la diversité des pathologies, somatiques ou psychosomatiques. Fin observateur, il agit dans le temps long – la cure s'étale sur plusieurs jours, voire des mois – et à loisir d'adapter son attitude à l'évolution du mal. D'ailleurs, il se contente souvent de dire les péripéties de ses esprits auxiliaires ou de son âme dans le monde-autre, en évitant de les lier trop étroitement au problème traité. Son art est de fournir des explications quand la situation est stabilisée, ou de « deviner *a posteriori* »... Il s'appuie alors sur une nosologie cohérente, liée aux symboles, aux mythes et au rêve. Il offre aussi à son patient un spectacle. Il évoque également sa lutte contre les éléments pathogènes, ses efforts de médiateur, ses souffrances dans le monde-autre. Ses gestes, ses dires sont parfois des métaphores du processus de guérison, ou d'aggravation. Cela aide le malade à formuler son expérience de la maladie et à la mieux maîtriser, ou bien à s'adapter à la douleur. Les manipulations physiques effectuées sur le patient tout au long de la cure contribuent à cette nouvelle interprétation des symptômes ou de la souffrance – à supposer que la cure ne les ait pas objectivement fait disparaître. C'est parfois un véritable corps à corps, avec succions, massages, bains...

De plus, lorsqu'il arrête la cure, le chamane affirme avec autorité, soit son issue fatale – dans le monde invisible, ses esprits ont tout essayé mais en vain – soit son issue heureuse : l'âme revient, le mal est extrait du corps du malade. On imagine l'influence d'une telle sentence sur le patient ainsi obligé à réinterpréter son état, d'autant plus grande que le chamane est considéré comme puissant. Y contribue aussi la cérémonie finale lorsque le chamane réunit la communauté et impose des rites symbolisant l'harmonie retrouvée.

Claude Lévi-Strauss a parlé d'efficacité symbolique de la cure chamanique dans un article célèbre (1949), en s'appuyant sur le cas des Indiens kuna du Panama : une femme ne pouvant accoucher, on fait appel à un chamane ; celui-ci exécute un chant qui offre une représentation métaphorique de l'anatomie féminine et décrit un combat « surnaturel » censé la modifier. La femme accouche. Cette efficacité viendrait, pour reprendre les termes de l'auteur, d'une « propriété inductrice que posséderaient, les unes par rapport aux autres, des structures formellement homologues pouvant s'édifier, avec des matériaux différents, aux différents étages du vivant : processus organiques, psychisme inconscient, pensée réfléchie ». Mais a-t-on jamais prouvé une homologie de structure entre l'organique et le mythique ? Que sont des propriétés inductrices entre structures homologues ? S'agit-il d'effets placebo, de relaxation ? Maintes questions restent ouvertes.

Quant à la science médicale, elle juge de haut les thérapies chamaniques s'il s'agit de maladies somatiques, même si elle crédite d'efficacité des plantes dont le chamane peut accompagner la cure ; elle est plus modérée si les troubles sont d'ordre psychosomatique, le chamane ayant été souvent rapproché du psychothérapeute, parfois aussi du névrosé (Devereux). Mais pour être objectives, médecine et psychanalyse devraient s'appuyer sur des diagnostics et des pronostics faits avant, durant et après l'intervention d'un chamane et être aussi exigeantes dans leurs approches d'une société exotique qu'elles le sont chez nous. Or il n'a jamais été vraiment mené d'études systématiques.

Un néo-chamanisme ?

Avec le chamanisme, des hommes ont élaboré un système intellectuel et religieux cohérent dans lequel le chamane, aidé de ses partenaires surnaturels, doit convertir les aléas en certitudes. Dans un univers absolument déterministe, qui exclut le hasard, on lui demande d'avoir réponse à tout. Faux et fantaisiste aux yeux de nos sciences qui réfutent les prémisses sur lesquelles il se fonde, le chamanisme évoque chez certains d'entre nous des échos nostalgiques. S'appuyant sur des idées ou des idéaux relevant de domaines aussi variés que la psychologie, l'écologie, l'orientalisme, l'astrologie, l'ethnologie..., des adeptes d'un néo-chamanisme veulent réhabiliter ce pouvoir qu'aurait le chamanisme « d'entretenir par la transe un contact direct avec le monde » auquel ils accordent une valeur thérapeutique. Il saurait affronter ce que la médecine scientifique ne sait pas vaincre, comme si les excès de l'une suscitaient les espérances de l'autre. Car cet univers chamanique qui n'a pas fermé les portes entre la nuit et le jour, où les dieux et la nature ne font qu'un, est fourmillant d'images, de symboles et de sens. C'est pourquoi il nous fascine et nous enchante encore.

▶ DEVEREUX G. (1956), « Normal and Abnormal », in *Essais d'ethnopsychiatrie générale*, trad. fr. *Normal et anormal*, Paris, Gallimard « Bibliothèque des Sciences humaines », 1970. – LEVI-STRAUSS Cl. (1949), « L'efficacité symbolique », repris in *Anthropologie structurale*, Paris, Plon, 1958. – PERRIN M., *Les Praticiens du rêve. Un exemple de chamanisme*, Paris, PUF, 1992 ; rééd. PUF « Quadrige », 2001 ; *Le Chamanisme*, Paris, PUF « Que sais-je ? », 4e éd., 2002.

Michel PERRIN

→ Anthropologie ; Magie ; Musique ; Placebo.

CHIMIOTHÉRAPIE

La chimiothérapie est définie aujourd'hui soit globalement comme la thérapeutique par les substances chimiques (médicaments) administrables par voie générale, soit plus particulièrement comme l'utilisation par voie générale de certaines substances chimiques pour altérer ou détruire des populations cellulaires. Celles-ci peuvent être des cellules étrangères à l'organisme humain (micro-organismes tels que bactéries, microparasites, champignons microscopiques, auxquels on associe également les virus), ou bien des cellules humaines en état de prolifération incontrôlée (tumeurs malignes, clones hématologiques). On distingue donc la chimiothérapie anti-infectieuse et la chimiothérapie anticancéreuse. L'histoire de chacun de ces deux courants thérapeutiques, concernant des groupes de maladies différentes, s'est construite de façon spécifique.

Chimiothérapie anti-infectieuse

Les premiers essais de « thérapeutique chimique » des maladies infectieuses se déroulent dans divers pays d'Europe, dans les années 1880-1890, avec de nombreuses substances classées comme antiseptiques. C'est la « théorie des germes » qui, associée au développement des techniques d'isolement et de culture des microbes, a permis d'établir sur des bases scientifiques les effets *in vitro* et *in vivo* des antiseptiques, médicaments chimiques qui s'opposent au développement des micro-organismes ou les détruisent. La thérapeutique antiseptique est particulièrement efficace et utile pour l'hygiène, en prévention et en thérapeutique des infections cutanées ou locales. Mais l'antisepsie générale, avec administration « à l'intérieur » d'un antiseptique, qui avait donné tant d'espoirs, s'avère peu à peu à la fois toxique et inefficace. C'est un échec. Cette voie de recherche, qui représente les véritables débuts d'une chimiothérapie anti-infectieuse, cesse plus ou moins en France (la voie « officielle », pastorienne, est celle des vaccins) alors qu'elle se poursuit en Allemagne où un important travail de recherche de molécules chimiques anti-infectieuses se réalise, en lien avec l'industrie pharmaceutique naissante.

Des antiseptiques et colorants aux sulfamides. – Le problème de la « chimiothérapie » est formulé par le bactériologiste, histologiste, biochimiste et pharmacologue allemand Paul Ehrlich (1854-1915) au début du XXe s. en ces termes : une substance chimique définie semble pouvoir se fixer sélectivement sur un micro-organisme. Par quels composés chimiques ayant affinité spécifique pour des agents infectieux pourrait-on agir directement sur la cause et non sur les symptômes ? L'idée est de rechercher des substances ayant une affinité spécifique pour tel parasite et pour ses toxines, sur le modèle des colorants présentant une affinité élective pour telle ou telle cellule, tel tissu. En somme, un colorant est, pour un organisme sain ou infecté, un « vecteur » dirigé vers tel ou tel constituant cellulaire. Si cette substance à affinité particulière peut, de plus, être douée de propriétés antiseptiques, tout laisse à penser qu'elle permettrait d'obtenir une stérilisation de l'organisme animal.

Les résultats de ses expériences d'immunologie et de chimiothérapie conduisent Ehrlich à formuler l'hypothèse de l'existence, à la surface des cellules, de « chaînes latérales » ayant pour fonction d'agir comme « récepteurs » spécifiques. Il les considère comme des structures chimiques capables de provoquer dans la cellule une réponse biologique en se couplant à des structures chimiques complémentaires situées soit dans les tissus normaux, soit dans les messagers chimiques endogènes (sécrétions internes par exemple) ou exogènes (médicaments). Selon lui, l'action des remèdes doit être interprétée en termes d'interactions chimiques entre les médicaments et les tissus. Il s'oppose par là à l'idée selon laquelle la puissance et la spécificité de certains remèdes ne pouvaient s'expliquer par les lois physico-chimiques mais nécessitaient le recours à des « forces vitales » plus ou moins mystérieuses.

En 1904, le premier succès d'Ehrlich, en collaboration avec le bactériologiste japonais Kiyoshi Shiga (1870-1957) est la découverte que le rouge trypan détruit, non une bactérie, mais un protozoaire, le trypanosome de la maladie du sommeil. Vient ensuite le Salvarsan ou 606, qu'il découvre en 1910 avec le bactériologiste et pharmacologue japonais Sahachiro Hata (1873-1938), efficace dans le traitement de la syphilis, mais dont la toxicité conduit à son abandon après quelques années. Puis vient en 1912 le Néosalvarsan (néoarsphenamine) ; prometteur, il s'avère moins efficace contre la syphilis qu'on ne l'avait d'abord cru. À Berlin, en 1911, Julius Morgenroth, élève d'Ehrlich, montre l'effet de la quinine sur les trypanosomes et plusieurs médicaments sont ensuite mis au point en Allemagne comme antipaludéens. On a oublié aujourd'hui les premiers succès remportés par la chimiothérapie des colorants sur des protozoaires comme les trypanosomes, ou des bactéries très particulières comme les spirochètes de la syphilis, et que le traitement des maladies bactériennes apparaît à cette époque encore plus difficile que celui des protozooses.

Georges Canguilhem met en relief trois conditions historiques de possibilité de cette chimiothérapie : une « nouvelle représentation symbolique des choses chimiques », une « nouvelle technique substituant à l'extraction de substances l'élaboration de produits » : « Pas de chimiothérapie sans une certaine société scientifique, sans une certaine société industrielle. » La troisième condition, c'est la découverte de la sérothérapie, elle-même liée au développement d'une « science de laboratoire en prise directe sur l'activité technique », illustrée en particulier par la méthode de Pasteur. Pourtant, l'exploration de molécules disponibles pour le traitement des infections n'est officiellement inaugurée à l'Institut Pasteur qu'en 1901 avec la création du « Laboratoire de chimie thérapeutique ». Cette stratégie de recherches semble alors être entrée en concurrence avec la thérapeutique « fondatrice » des sérums et vaccins. De fait, A. Étard, le premier chef de ce Laboratoire de chimie thérapeutique, ne pousse pas loin ces recherches. À partir de 1906, Maurice Nicolle et Félix Mesnil étudient de façon assez systématique les effets des colorants *in vitro*, à la manière de l'École allemande. Mais à cette époque, de nombreux médecins et pharmaciens français dénoncent l'insuffisance du développement de la thérapeutique chimique en France et constatent que la très grande majorité des médicaments organiques nouveaux arrivent d'Allemagne.

Ce n'est qu'avec l'entrée en 1911 du premier pharmacien de l'Institut, Ernest Fourneau (1872-1949), en remplacement d'Étard, que cette voie de recherche prend de l'importance. Fourneau est envoyé par les usines Poulenc, partenaire industriel de l'Institut Pasteur, pour assurer la liaison entre l'industrie chimique et l'industrie biologique. La collaboration entre Poulenc et l'Institut Pasteur rappelle celle qui existe entre l'Institut d'Ehrlich à Francfort et la firme Hoechst, mais en plus tardif et plus limité. Fourneau et son élève Daniel Bovet se souviendront, en 1935, au moment de la grande découverte des sulfamides en Allemagne, que les progrès de la chimiothérapie n'étaient pas accueillis sans arrière-pensée par certains membres de l'Institut Pasteur. Ces médicaments risquaient en effet de rendre caduques une grande partie des sérovaccinations et des vaccinothérapies individuelles.

Pendant la Première Guerre mondiale en Grande-Bretagne, Carl Browning (qui avait collaboré avec Ehrlich) entame à l'université de Glasgow des travaux sur l'activité antibactérienne de différentes molécules chimiques, en particulier la trypaflavine qui avait été synthétisée chez Hoechst. La suprématie de l'industrie chimique allemande est totale et les liens avec la recherche pharmaceutique et médicale sont très étroits. Cela conduit à la découverte des sulfamides, médicaments qui vont marquer les esprits par leur efficacité dans la guérison de certaines maladies infectieuses graves.

Le médecin allemand Gerhard Domagk (1895-1964), recruté en 1927 par l'IG Farben, est l'inventeur du Prontosil, le sulfamide « rouge » (sulfanilamide) du groupe Bayer. En 1932, il conçoit l'activité anti-infectieuse de celui-ci davantage comme une stimulation immunitaire que comme une action toxique s'exerçant directement sur les bactéries. Ces recherches ouvrent d'ailleurs la voie à des idées nouvelles : le concept de biotransformation des médicaments indique que le vivant n'est pas passif vis-à-vis de l'administration des drogues ; il faut tenir compte des réactions de l'organisme, imprévisibles si l'on se contente de travailler uniquement en laboratoire sur des bacilles en culture. Domagk teste l'activité du Prontosil sur des cultures microbiennes, mais aussi sur des souris infectées. Alors que la substance est inactive *in vitro*, elle est active dans le traitement de la septicémie expérimentale à streptocoque. En cela il suit un peu l'esprit de la clinique, voire du vitalisme. L'importance du laboratoire fait pourtant partie intégrante de l'idéologie scientifique : ce qui est mis en évidence au laboratoire sur des parties isolées de l'organisme, plutôt que sur la totalité du vivant, paraît *a priori* plus vrai, plus scientifique.

La mise au point des premiers sulfamides semble avoir été effectuée sur des bases pas toujours très précises et l'idée d'une chimiothérapie antibactérienne a d'ailleurs été plus ou moins contestée jusqu'en 1940, date d'apparition de la pénicilline. De plus, le premier sulfamide, le Prontosil, a été obtenu à partir de colorants en suivant l'idée soutenue par Ehrlich que l'action antibactérienne est liée à l'activité du colorant. Or, les chimistes français Jacques et Thérèse Tréfouel, le bactériologiste Federico Nitti et le physiologiste Daniel Bovet montrent en 1935 à l'Institut Pasteur que le Prontosil se scinde dans l'organisme en deux molécules, dont l'une, inactive, qui est le colorant, et l'autre, incolore et active, qui est le sulfamide. En fait, les responsables de l'industrie chimique de l'Allemagne nazie semblent avoir obligé Domagk à retarder de trois ans la publication de sa découverte. Ils ne pouvaient pas, en effet, demander le brevet pour le sulfamide car la synthèse de ce dernier avait déjà été brevetée par le chimiste autrichien Heinrich Hörlein en 1909, et ils semblent avoir voulu camoufler le sulfamide dans un produit plus complexe. Des colorants aux sulfamides, le passage de l'industrie textile à l'industrie pharmaceutique peut surprendre. Mais dans ces départs contingents, la médecine y trouve souvent son compte en intégrant le fortuit dans la découverte...

Dès 1932, l'utilisation d'un sulfamide, le Streptozon (sulfamidochrysoïdine), avait permis au dermatologue allemand Richard Foester de guérir en quelques jours un enfant de dix mois atteint d'une septicémie à staphylocoque. Le sulfanilamide de Domagk, rapidement synthétisé et commercialisé après 1935, donne de très bons résultats. Plus de 5 000 molécules sont synthétisées et testées entre 1935 et 1945. Cela provoque un changement profond dans l'esprit des médecins et de la population de l'époque : on peut guérir d'infections jusque-là réputées mortelles. La sulfapyridine est préparée en 1937 par Arthur Ewins (1882-1957) et s'avère être très active contre les infections à pneumocoques. Le sulfathiazole est synthétisé en 1939 par les Américains Russel Fosbinder et L. A. Walter ; plus active et moins toxique, la sulfadiazine est préparée par l'Américain Richard Roblin et est adoptée, lors du congrès de chimiothérapie de Milan en 1959, comme étalon d'évaluation de l'activité antimicrobienne.

Les sulfamides deviennent les premiers médicaments antibactériens à large spectre. À la suite des antiseptiques, ils permettent d'élaborer des méthodes rationnelles pour le traitement des maladies infectieuses. Pouvoir traiter efficacement des méningites à méningocoque constitue le succès thérapeutique le plus spectaculaire. Les sulfamides donnent naissance aux sulfones dont l'activité antibactérienne est mise en évidence par Fourneau en France et Buttle au Royaume-Uni. La parenté entre les bacilles de Koch (tuberculose) et de Hansen (lèpre) conduit Faget aux États-Unis à essayer les sulfones (en particulier la dapsone) dans le traitement de la lèpre.

Après les sulfamides, la mise sur le marché d'autres molécules chimiques antimicrobiennes constitue une étape majeure de la chimiothérapie anti-infectieuse.

Nouveaux agents antimicrobiens issus de la synthèse chimique. – À partir de la Seconde Guerre mondiale, de nouveaux antimicrobiens apparaissent. Ce sont des substances s'opposant à la croissance de micro-organismes ou pouvant les détruire et que l'on peut administrer par voie générale sans être toxique pour l'hôte. Certains (comme la pénicilline) sont produits naturellement par des champignons, bactéries, actinomycètes, etc. (antibiotiques). D'autres sont issus de la synthèse organique. D'autres encore sont semi-synthétiques. Dans l'usage courant, on nomme antibiotique toute substance (d'origine naturelle ou synthétique) possédant une activité antimicrobienne et qui n'est pas ou peu toxique pour l'hôte. Au sens strict, la chimiothérapie anti-infectieuse ne concerne que les agents antimicrobiens issus de la synthèse chimique et n'existant pas dans la nature. L'avènement des sulfamides (et avant cela celui des antiseptiques de synthèse) a rendu crédible l'idée d'un antimicrobien administrable « à l'intérieur » et a convaincu les industriels que la production d'un tel médicament pouvait être source de profits. Une innovation thérapeutique est en effet un processus complexe qui voit les inventions changer et occasionnellement prendre des formes et remplir des fonctions que les attentes initiales n'avaient pas forcément pressenties.

Les travaux ayant permis d'élucider les différentes structures de la pénicilline incitent à penser que des modifications structurelles de la molécule pourraient transformer l'action pharmacologique du produit. Les pénicillines hémisynthétiques apparaissent peu à peu vers les années 1950-1960, notamment à Boston (MIT) sous la direction de John Sheehan et en Grande-Bretagne (Laboratoires Beecham) : les phénoxypénicillines (1959), les isoxazolylpénicillines (oxacilline par exemple), l'ampicilline (1961) et ses dérivés, l'amoxycilline (1964) puis les céphalosporines hémisynthétiques (Laboratoires Lilly aux États-Unis). Il s'agit toujours d'améliorer les rendements, de découvrir de nouveaux médicaments, en particulier pour pouvoir administrer le produit par voie orale, de faire de nouveaux profits. Parallèlement, la toxicité de certains antibiotiques d'origine naturelle et l'apparition de souches bactériennes résistantes font rechercher d'autres molécules à partir de la synthèse chimique. Parmi les médicaments, les agents antimicrobiens occupent une place privilégiée ; ils font en effet partie des drogues, assez peu nombreuses, véritablement curatives en médecine. Ils sont destinés à détruire ou à amoindrir un « agresseur », le micro-organisme. Il s'agit donc d'une arme sophistiquée dirigée vers une « cible » déterminée, un microbe ennemi généralement venu de l'extérieur, responsable d'une infection chez une personne malade. La métaphore guerrière est souvent utilisée dans les manuels. À côté de la chirurgie (l'arme blanche), les antimicrobiens constituent les missiles dirigés contre des assaillants invisibles et innombrables... On sait aujourd'hui que l'attaque peut se faire à différents niveaux : inhibition de la synthèse de la paroi bactérienne, des protéines, ou des acides nucléiques, altération de la membrane cytoplasmique, activité antimétabolique ou antagonisme compétitif.

La synthèse totale des céphèmes donne naissance à de nouvelles classes d'agents antimicrobiens : les oxa-1-céphèmes (latamoxef, par exemple), les carbacéphèmes (loracarbef), les isocéphèmes... D'autres agents antimicrobiens de synthèse apparaissent également, comme les 5-nitrohétérocycles comprenant le 5-nitrofuryle (1944), l'éthionamide (1956), le triméthoprime (1957), les 5-nitroimidazoles (1959), l'acide nalidixique (1962), les pénèmes (1977), les fluoroquinolones (fin des années 1970). L'émergence de certains agents infectieux opportunistes au cours de l'évolution du Sida a donné un regain d'intérêt pour le co-trimoxazole (Bactrim®), et pour la recherche de composés synthétiques plus actifs dans ce domaine.

À la chimiothérapie anti-infectieuse dirigée contre les bactéries, champignons et parasites microscopiques, il faut ajouter celle, balbutiante, contre les virus. En dehors des substances utilisées dans les infections herpétiques (Zovirax®), on pense, bien sûr, aux médicaments contre le Sida. Ce sont des analogues nucléosidiques qui inhibent la synthèse de l'acide nucléique viral. Les Américains H. Mitsuya et S. Broder découvrent que la zidovuline (AZT) inhibe la transcriptase inverse qui transforme l'ARN en ADN. Elle n'agit que si elle pénètre dans la cellule hôte du virus et qu'elle y est phosphorylée par des kinases. Elle avait été synthétisée au début des années 1960 dans le cadre des recherches de substances anticancéreuses. Elle est commercialisée trois ans après la découverte du virus responsable du Sida (VIH), en 1984. Des médicaments ayant d'autres mécanismes d'action sont ensuite proposés, ce qui conduit aux polythérapies.

Chimiothérapie anticancéreuse

Les cancers ont été décrits depuis l'Antiquité. Cette maladie est associée à quelque chose qui ronge, corrode, corrompt ou consume lentement et secrètement. Elle peut frapper partout. C'est une « tumeur » causée par une « humeur mélancolique » qui ronge les parties du corps. Cette pathologie s'étend, prolifère, diffuse...

Le clinicien anglais Thomas Hodgkin (1798-1866) présente en 1832 la première description d'un lymphome avec atteinte ganglionnaire que Samuel Wilks (1824-1911) appelle, en 1865, « Hodgkin's disease ». À la même période, l'hématologiste français Alfred Donné (1801-1878) met en évidence la proportion anormalement élevée de leucocytes chez certains malades. La même année 1865, le médecin allemand Henrich Lissauer (1861-1891) administre à une patiente, atteinte de leucémie, la liqueur de Fowler (arséniate de potassium), du nom du pharmacien et médecin anglais Thomas Fowler (1736-1801) qui l'avait introduite dans le traitement du paludisme. Ce sont les premiers essais d'une thérapeutique chimique anticancéreuse. Il faut cependant attendre le milieu du XXe s. pour qu'à la suite des développements de la biologie cellulaire, le traitement des proliférations cellulaires entre véritablement dans l'arsenal chimiothérapeutique.

Comme pour la chimiothérapie anti-infectieuse, la métaphore est guerrière. Mais contrairement aux bactéries, qui sont des cellules étrangères venues de l'extérieur, les cellules cancéreuses sont originaires de cellules appartenant à la personne atteinte ; elles ne se contentent pas de proliférer, elles « envahissent ». À partir de la tumeur originelle, elles « colonisent » des zones éloignées du corps. Les « défenses » du corps sont affaiblies. La chimiothérapie anticancéreuse a recours à l'arsenal de la guerre chimique. Les effets secondaires ou « collatéraux » peuvent être très importants.

Dans les années 1950, l'histoire de la pénicilline renforce l'idée selon laquelle il doit exister une gamme de médicaments « miracles » conduisant à la guérison de toutes les grandes pathologies. Le succès des antibiotiques est attribué aux formes de recherche caractéristiques de la mobilisation impulsée pour diriger l'effort scientifique de guerre, c'est-à-dire à une coopération de longue durée entre hôpitaux, laboratoires de recherche publics et compagnies pharmaceutiques, sous le contrôle des agences administratives d'État.

Des recherches menées aux États-Unis permettent quelques avancées grâce aux « moutardes azotées » héritées du gaz moutarde (soufré) utilisé lors du premier conflit mondial. Synthétisées vers 1854, l'emploi en cancérologie des « moutardes soufrées » avait été perçu dès 1919, car on avait observé chez les militaires qui avaient été exposés à l'ypérite, en dehors des brûlures, un effondrement du nombre de leurs globules blancs et l'autopsie avait révélé un tissu lymphoïde involutif et des os qui semblaient avoir été vidés de leur moelle. Ces observations stimulent les recherches de dérivés aussi actifs sur l'hématopoïèse mais moins toxiques pour les autres organes. Les premiers essais cliniques d'un premier médicament de synthèse, une moutarde azotée, ont lieu pendant la Seconde Guerre mondiale aux États-Unis et montrent en effet une activité des moutardes azotées sur les hémopathies malignes. Ce mode de découverte « imprévu » est intéressant et confirme que, souvent, on observe et on invente d'abord, on ne théorise qu'ensuite. On saura en effet beaucoup plus tard, après de nombreuses hypothèses, qu'en réalité ce qui compte c'est l'alkylation des bases de l'ADN, quel qu'en soit le mécanisme.

Par la suite, cinq types de structures chimiques sont progressivement mis à disposition des cliniciens : les moutardes azotées (méchloréthamine, cyclosphophamide, chlorambucil, ifosfamide, melphalan), les éthylèneimines (thiotépa), les alkylsulfonates (busulfan), les nitrosourées (carmustine, lomustine, streptozocine) et les triazènes (dacarbazine). C'est à l'hématologue américain Sidney Farber (1903-1973) que revient la responsabilité d'administrer ces dérivés à des malades présentant des cancers divers. L'action contre les cellules malignes progresse avec la mise sur le marché du méthotrexate, un antifolate dérivé de l'aminoptérine. Par la suite, d'autres substances sont introduites en cancérologie, secteur de la pathologie dont les fondements biologiques sont imprécis, les mécanismes de contrôles inconnus, les traitements aléatoires.

La chimiothérapie anticancéreuse fonde une partie de ses espoirs sur des plantes, indigènes ou exotiques, leurs fruits, leurs feuilles, leur écorce. Les premiers essais des extraits de pervenche de Madagascar sur les tumeurs animales datent de la fin des années 1950. Gordon Svoboda, de la firme pharmaceutique américaine Eli Lilly, met au jour en 1958 un autre alcaloïde chimiquement très voisin, la vincristine (Oncovin). D'autres dérivés d'hémisynthèse sont ensuite exploités commercialement, à partir des extraits de pervenche, de colchicine ou encore, plus récemment, d'un l'if *(Taxus brevifolia)* dont le principe actif, le taxol, est extrait de son écorce et d'aiguilles d'autres espèces d'ifs.

Comme la chimiothérapie anti-infectieuse, la thérapeutique chimique du cancer est agressive, brutale ; elle constitue une riposte, un acte de « contre-agression ». Cette vision semble cependant vouloir être contrebalancée par l'utilisation de ces nouvelles molécules extraites de plantes, se rapprochant ainsi d'une médecine « naturelle », plus « douce » et parfumée... Il est vrai que le cancer n'est pas perçu comme une maladie appréhendée en termes d'effraction, avec un ennemi venu de l'extérieur. Ce n'est pas une pathologie étrangère au malade ; elle vient de lui, ou d'une partie « dénaturée » de lui-même. Le traitement, dans ces conditions, ne dépend pas uniquement de l'extérieur (le médicament), mais doit faire corps avec le malade. La guérison ne vise pas seulement à attaquer l'agresseur (les cellules cancéreuses), mais à aider le malade à se défendre lui-même. L'immunothérapeutique, dans ce sens, constitue une voie de recherche intéressante.

En « déclarant la guerre » au cancer à la fin de l'année 1971, le président américain Nixon donne une visibilité médiatique, accompagnée d'une impulsion financière non négligeable, aux grands programmes à visée thérapeutique menés par la biomédecine américaine depuis 1945. Une des difficultés tient à la similitude entre cellules tumorales et cellules normales de l'organisme : trouver un composé tuant les premières tout en restant sans effet sur les secondes. Des millions de dollars sont investis dans le *« screening »* de milliers de molécules chimiques. Une source de légitimation de ces programmes est trouvée dans l'amélioration radicale du pronostic des leucémies de l'enfant, en particulier la leucémie lymphoblastique aiguë. Mais en fait, ce résultat repose sur une série de changements des pratiques cliniques, sans introduction de nouveaux médicaments anticancéreux : transfusions répétées de plaquettes, antibiothérapie, élimination des cellules résiduelles par injection de méthotrexate dans le liquide céphalo-rachidien, irradiation de la moelle épinière.

En 1994, une grande revue scientifique internationale titre à propos du traitement du cancer : « La guerre est perdue ! » Dans le traitement chimiothérapique des tumeurs solides en effet, peu ou pas de progrès significatifs. Pourtant, l'industrie pharmaceutique s'intéresse au « marché du cancer ». Le nombre de personnes âgées susceptibles de développer un cancer augmente et parier sur l'oncologie devient rentable. Ces dernières années, le silence sur cette « longue et douloureuse maladie » commence, en France en tout cas, à être plus ou moins rompu ; le domaine des médicaments anticancéreux est un thème important de la recherche médicale publique et privée. Le *« screening »* de grande échelle n'a pas été une recherche inutile et elle se poursuit aujourd'hui, notamment avec les extraits de plantes comme le taxol, par exemple, tiré de l'if. La littérature ancienne a rapporté de nombreux faits en rapport avec la toxicité de cet arbre : pour les animaux, pour le vin lorsqu'il est stocké dans des tonneaux fabriqués en bois d'if, dans son utilisation comme poison... Au XIXᵉ s., l'hypothèse de la toxicité des aiguilles et de l'écorce est émise. En 1971, le dipernoïde (taxol, ou paclitaxel) est isolé par Mansukh Wani. Grâce au *« screening »*, son activité antitumorale est démontrée en 1977 sur le melanoma B16. Le mécanisme consiste, pour une part, en l'inhibition de la dépolymérisation de la tubuline (protéine du cytoplasme qui permet l'élongation de la cellule au moment de sa reproduction) démontrée par Suzan Horwitz en 1979. L'hyperstabilité des microtubules conduit à la mort de la cellule. Les essais cliniques ont commencé en 1983 et ont montré (en 1990) une activité intéressante sur les cancers ovariens réfractaires aux chimiothérapies conventionnelles.

Lorsqu'il s'avère difficile ou nocif pour l'environnement de récupérer les diverses plantes nécessaires pour l'obtention des extraits (chimie extractive), les chimistes essaient de prendre le relais et d'obtenir de façon totalement synthétique ces molécules qui vont devenir des médicaments anticancéreux. Les études des remèdes en usage dans les différentes pharmacopées des sociétés « traditionnelles » (ethnopharmacologie), ces chemins obliques ou détournés permettant d'accorder une part à l'imprévu et à la surprise, d'intégrer le contradictoire, constituent aujourd'hui une voie supplémentaire de recherche permettant l'éventuelle découverte de nouveaux principes actifs dont la synthèse chimique enrichit la panoplie encore trop pauvre de la chimiothérapie anticancéreuse.

La chimiothérapie anti-infectieuse et dans une moindre mesure la chimiothérapie des leucémies ont connu des succès spectaculaires. C'est peut-être une des inventions les plus révolutionnaires dans l'histoire de la thérapeutique. L'agent chimique a transformé le concept de guérison en transformant l'espérance de vie. Mais cela s'inscrit dans un tableau où figurent l'apparition de maladies infectieuses nouvelles (Sida) et l'augmentation de fréquence des cancers dues à l'allongement de la durée moyenne de vie.

▶ BEAUNE J.-C. (dir.), *La Philosophie du remède*, Seyssel, Champ Vallon, 1993. – BOVET D., *Une chimie qui guérit*, Paris, Payot, 1988. – CANGUILHEM G., *Idéologie et rationalité dans l'histoire des sciences de la vie*, Paris, Vrin, 1988 ; *Écrits sur la médecine*, Paris, PUF, 1989. – CHAST F., *Histoire contemporaine des médicaments*, Paris, La Découverte, 1995. – CONTREPOIS A., *L'Invention des maladies infectieuses. Naissance de la bactériologie clinique et de la pathologie infectieuse en France*, Paris, Éditions des Archives Contemporaines, 2001. – DAGOGNET F., *La Raison et les Remèdes*, Paris, PUF, 1964. – FEDERSPIL G. & BERTI T., « Les stratégies thérapeutiques », *in* M. Grmek (dir.), *Histoire de la pensée médicale en Occident*, t. III, Paris, Le Seuil, 1999, p. 197-213. – GAUDILLIÈRE J.-P., LÖWY I., « Dans vingt ans nous aurons vaincu le cancer », *La Recherche*, n° 315, 1998, p. 72-75. – HERZLICH C. & PIERRET J., *Malades d'hier, malades d'aujourd'hui*, Paris, Payot, 1984. – LAPLANTINE F., *Anthropologie de la maladie*, Paris, Payot, 1986. – LIEBENAU J., « Paul Ehrlich as Commercial Scientist and Research Administrator », *Medical History*, vol. 34, n° 1, 1990, p. 65-78. – PATTERSON J., *Cancer and Modern American Culture*, Boston, Harvard Univ. Press, 1987. – RETTIG R., *Cancer Crusade : The Story of the National Cancer Act of 1971*, Princeton Univ. Press. – ZUBORD G., « Origins and Development of Chemotherapy Research at the National Cancer Institute », *National Cancer Institute Monographs*, 45, 1977, p. 7-11.

Alain CONTREPOIS

→ Cancer ; Cancer (Lutte contre le) ; Hématologie ; Leucémie ; Radiothérapie.

CHINOISE (Médecine)

Le champ de la médecine traditionnelle chinoise recouvre principalement trois types d'activités, l'acupuncture qui est la plus populaire en Occident, l'usage de la matière médicale et les massages et arts gymniques. De tout temps désigné par le caractère chinois *yi*, la médecine n'est devenue que récemment médecine traditionnelle chinoise *(zhong yi)*. L'arrivée au pouvoir de Mao Zidong s'est accompagnée d'une interrogation sur la conservation de cette pratique dans un monde dominé par la biomédecine. Ce trésor national a été finalement conservé car la médecine traditionnelle permettait aussi d'affronter les problèmes de santé dans un pays en voie de développement. Le vocable traditionnel apparaît ici tout à fait justifié puisque les origines de la médecine traditionnelle chinoise se confondent avec celles de la civilisation chinoise. Elle est même rattachée à deux des cinq Empereurs mythiques ou héros civilisateurs que s'est donné la Chine, l'Empereur Jaune *(Huang di)* et le Divin laboureur *(Shen nong)*.

Médecine et Philosophie chinoise

La médecine traditionnelle chinoise est difficilement dissociable des Écoles de pensée qui ont façonné l'homme chinois et sa représentation du monde. Parmi ces Écoles, deux occupent une place prépondérante, l'École taoïste et l'École des naturalistes auxquelles doit être ajouté le livre fondateur de la pensée chinoise le *Livre des mutations (yi jing)*. Ce livre initialement utilisé pour la divination rassemble 64 hexagrammes qui sont constitués de traits pleins *(yang)* et interrompus *(yin)*. Il figure l'ensemble des situations du monde phénoménal comprises comme résultant de l'interaction de deux tendances contradictoires constamment à l'œuvre. *Yin* et *yang* sont à la fois opposés et complémentaires. Ils sont dits s'engendrer mutuellement. Ils forment un couple de notions qui oblige à une vision dynamique de la réalité abordée du point de vue du changement *(hua)*. Les caractères chinois désignant le *yin* et le *yang* représentent respectivement la face ombragée et la face ensoleillée de la montagne.

L'École taoïste a fortement influencé la pensée médicale. En quête de longue vie, ses adeptes ont pratiqué des exercices de visualisation interne du corps, de maîtrise du *Qi* (souffle, énergie) et ont manifesté, en collectant les simples, un intérêt protoscientifique pour le monde environnant. L'alchimie taoïste propose des méthodes permettant une sublimation du *Qi* en *Shen* (esprit) puis en *yang* avec retour à la vacuité. Les plantes ont également été utilisées pour entretenir la vie. Les thèmes de la femelle obscure, source inépuisable de vie, de la spontanéité et un intérêt pour la causalité comme le rejet de l'argumentation des sophistes et de toute téléologie caractérisent le *Dao* (voie, propension des choses) des taoïstes. Celui-ci trouve sa place dans un au-delà du langage et ne peut être approché que pratiquement sur le chemin du retour à l'unité des origines. De nombreux médecins se réclament du taoïsme et deux Empereurs mythiques sont considérés comme les initiateurs de l'art médical. Le *Dao* est un principe d'ordre qui préside aux transformations incessantes du monde naturel auxquelles l'homme doit adhérer s'il désire préserver sa vie.

La théorie des Cinq Agents, qui est attribuée à Zou Yan (IVᵉ s. av. J.-C.) et qui sera récupérée par l'orthodoxie confucéenne pour envisager la politique, constitue avec la doctrine du *yin yang* l'une des deux références employées par l'École naturaliste pour penser l'ordre du monde. Elle s'inscrit dans la filiation des devins de l'Antiquité qui examinaient les trigrammes et les hexagrammes et représente une systématisation au début de l'empire d'une pensée dominée par l'interprétation des présages. Les préoccupations de cette approche du réel peuvent être rapprochées de celles des fonctionnaires en charge de l'établissement du calendrier, activité de la plus haute importance dans une civilisation agricole. Ces deux cadres théoriques, *Yin Yang* et Cinq Agents, à la base de la théorie des correspondances, ont deux fonctions, celle de définir des catégories et celle de définir les relations existant entre les phénomènes. Les modalités de ces relations sont déterminées par les rapports qu'entretiennent *yin* et *yang* d'une part et par les cycles d'engendrement (Bois, Feu, Terre, Métal, Eau) et de domination (Bois, Terre, Eau, Feu, Métal) des Cinq Agents d'autre part. Le premier cycle reprend l'idée de la succession ordonnée des saisons auxquelles est additionnée une saison supplémentaire, le long été. Le cycle de domination ajoute l'idée d'une régulation du processus naturel interdisant toute manifestation exclusive ou exagérée d'un Agent. Les Cinq Agents sont, de plus, mis en relation avec le système des dix Troncs Célestes et des douze Branches Terrestres utilisé pour le décompte du temps.

Les disciples de Confucius sont les gardiens de l'orthodoxie lettrée qui, bien qu'ayant moins directement influencé la pensée médicale, jouent un rôle non négligeable dans la transmission du savoir écrit, la rédaction des commentaires des classiques médicaux et l'organisation des examens officiels. S'y réfèrent les médecins lettrés, par opposition aux maîtres de techniques. Confucius, souvent cité dans les préfaces d'ouvrages médicaux, est un des sages qui a façonné l'homme chinois. Son *Dao* est celui de la vertu d'humanité *(ren)* qui est un art de se vivre à hauteur d'homme dont la dimension sociétale, négligée par les taoïstes, est soulignée par l'intérêt que porte Confucius à l'apprendre à vivre (*xue*, étude) et par le sens de la justice *(yi)*.

Textes canoniques et médicaments de la médecine savante

Trois grands textes fixent au début de notre ère les axes de la réflexion médicale savante. Deux sont attribués à des personnages légendaires, le *Classique de l'interne de l'Empereur jaune (Huang di nei jing)* et la *Matière médicale du Divin Laboureur (Shen nong ben cao jing)*. Le *Traité des coups de froid (Shang han lun)* en revanche a été écrit par un personnage identifié, Zhang Zhongjing.

Le *Classique de l'interne de l'Empereur jaune* est une compilation de textes de différentes Écoles vraisemblablement écrits entre le IIIᵉ s. avant et le IIᵉ s. apr. J.-C. L'ouvrage, qui comporte deux parties de 81 chapitres, se présente comme un dialogue entre l'Empereur Jaune et un maître céleste taoïste, Qi Bo, le premier demandant au second de lui apprendre la médecine. L'analyse du texte a montré que celui-ci reflétait très vraisemblablement les opinions de diverses Écoles. Le livre a été assemblé par Wang Bing au VIIIᵉ s. et placé sous l'égide de l'Empereur Jaune auquel était rattaché un courant de pensée fortement marqué par le taoïsme. Comme l'ouvrage de référence de la pensée taoïste, le *Lao zi*, le Classique de médecine comporte neuf fois neuf chapitres, expression d'un savoir authentique. Si certains chapitres sont exclusivement consacrés à une entité pathologique, comme la toux, ou les troubles mentaux, d'autres affections ainsi que leurs traitements apparaissent de manière beaucoup plus dispersée au fil des chapitres. De façon générale, si la référence aux doctrines du *yin yang*, des quatre saisons et des Cinq Agents est omniprésente, plusieurs présentations échappent à ces grilles de lecture.

L'achèvement de cette systématisation est atteint dans un ouvrage également écrit au IIᵉ s. apr. J.-C., le *Classique des difficultés*, attribué à Bian Que, qui est censé résoudre les questions posées par les passages difficiles du *Classique de l'interne* et qui marque l'apogée du système yin yang – Cinq Agents. Ce dernier Classique comporte deux parties, les *Questions simples (su wen)* et le *Pivot merveilleux (ling shu)* qui sont chacune consacrées préférentiellement à la théorie médicale et à l'acupuncture.

L'usage du médicament est défini initialement par la *Matière médicale du Divin Laboureur* qui distingue trois classes de médicaments. Les 120 médicaments de classe supérieure permettent, comme le ginseng, d'entretenir le principe vital, alors que les 120 de la classe intermédiaire aident, comme l'éphèdre, à résister aux maladies. Seuls les 125 médicaments de la classe inférieure ont un rôle essentiellement thérapeutique. Cette tripartition qui reprend le modèle Ciel Homme Terre est modifiée à la fin du Vᵉ s. par Tao Hongjing qui double le nombre des substances et qui subordonne cette distinction des médicaments par trois à une classification en six groupes selon l'origine naturelle des produits. Ceux-ci, d'origine végétale, animale et minérale, bénéficient de monographies qui spécifient leur saveur, la nature thermique de leur *Qi*, leur origine, les conditions de leur récolte et les symptômes sur lesquels ils agissent. Leurs interactions sont précisées de même que leurs modes de préparation et d'administration, pilules, poudre, décoction... Ces ouvrages fixent pour des années l'approche des médicaments.

Le *Traité des coups de froid* a l'originalité d'être consacré à une étiologie particulière dont il analyse les conséquences dans l'organisme au niveau de six couches énergétiques correspondant aux grands vaisseaux-méridiens d'acupuncture. Il est considéré comme le modèle jamais égalé des ouvrages de prescription qui assemblent plusieurs médicaments autour d'un médicament qui a la fonction thérapeutique essentielle. Le *Livre des pouls (Mai jing)* de Wang Shuhe est écrit au IIIᵉ s. et définit vingt-quatre qualités de pouls dont l'examen est une phase essentielle du diagnostic.

Évolution de la conception de la maladie

Dès le IIIe s. sont établies les bases de la médecine des correspondances systématiques qui définissent une analogie de fonctionnement entre le microcosme humain et le macrocosme, celui-ci étant perçu comme un organisme. À l'image du monde environnant qui manifeste des transformations régulières que rend visibles le cycle des saisons et des Agents exprimant l'alternance du *yin* et du *yang*, l'homme est conçu comme un ensemble de *Qi* ayant des mouvements et des transformations ordonnées au cours des cycles journalier et annuel. La circulation et le métabolisme du *Qi* et du sang *(xue)* qui sont élaborés à partir de la quintessence de l'alimentation et par la respiration, sont régis par les viscères-fonctions qui occupent la partie profonde de l'organisme. La théorie des correspondances affecte de plus à chacun des viscères pleins (Cœur, Poumon, Foie, Rate, Rein) une fonction psychique particulière, une émotion et un vaisseau-méridien qui connaît une affluence particulière de *Qi* pendant une heure chinoise correspondant à deux de nos heures.

La description des maladies et la compréhension de leurs causes progressent avec Chao Yuanfang au VIIe s. qui individualise plusieurs maladies infectieuses et parle de transformation de liquide en pierre à propos de la lithiase, puis au XIIe s. avec la théorie des trois causes de Chen Yan qui distingue trois types de facteurs pathogènes selon qu'ils sont endogènes (émotions), exogènes (*Qi* climatiques comme le froid, la chaleur ou le vent), ou ni endogènes ni exogènes comme les blessures, morsures de serpents... Cette conception de la pathogénie sera conservée par la médecine traditionnelle qui l'a systématisée avec les sept émotions et les six *Qi* climatiques qui peuvent occasionner des déséquilibres du *yin* et du *yang*, du *Qi* et du sang, des dérèglements des viscères – fonctions et des méridiens. C'est le caractère excessif d'une émotion ou d'un *Qi* climatique qui est responsable sur un corps moins résistant de l'apparition de la maladie.

De manière parallèle, la matière médicale s'enrichit avec la parution sur demande impériale au VIIe s. de la première pharmacopée qui comprend 850 médicaments et précède avec l'invention de la xylographie la publication de nombreux ouvrages médicaux à partir du XIe s. au nombre desquels se comptent plusieurs matières médicales au contenu de plus en plus abondant. Si dès cette période des écrits sont spécifiquement consacrés aux maladies de l'enfant et de la femme, c'est à partir du XIIe s. que la théorie médicale et la conception des maladies sont revisitées par plusieurs auteurs qui font écoles.

Plusieurs facteurs semblent intervenir dans cette mutation : réductionnisme étiologique avec la remise à la mode du *Traité des coups de froid*, intérêt pour la théorie des *wu yun liu Qi* (cinq mouvements, six *Qi*), simplification de la réflexion étiopathogénique à l'origine des doctrines des quatre Grands Maîtres de l'époque Jin Yuan, apparition de la pharmacologie des correspondances.

La théorie des *wu yun liu Qi* fournit un cadre adapté à l'interprétation des maladies épidémiques. Héritière des préoccupations calendériques chéries par l'administration impériale soucieuse d'organiser pour un vaste peuple la vie agricole, cette théorie fleurit en médecine où, pour chaque segment du temps et chaque année, elle offre la possibilité d'anticiper les risques pathogènes prédominants. Telle est la lecture qu'en propose Liu Wenshu qui lui donne un second souffle et reste le créateur du concept de maladie induite par les *Qi* climatiques.

La sévérité des affections digestives qui ont dû sévir à l'époque n'est sûrement pas étrangère à l'analyse de la pathologie que propose l'auteur du *Traité de la Rate et de l'Estomac (Piwei lun)* qui fixe la Rate et l'Estomac au centre de son système à penser la maladie. Li Gao envisage, en effet que, quelle que soit la cause des maladies, celles-ci finissent par retentir sur les acteurs de la fonction métabolique la plus importante de l'organisme que représente l'élaboration du *Qi* et de l'essence, charge qui revient au couple Rate-Estomac qui sont dans un rapport *yin yang*. D'où l'idée de tonifier la Rate et l'Estomac qui prend une place déterminante dans le programme de son École. Ces approches fournissent deux exemples de réductionnisme dans l'analyse physiopathologique. Celles-ci se soldent par des conduites thérapeutiques assez univoques et se distancient des multiples grilles de compréhension développées dans le cadre holistique du *Classique de l'interne de l'Empereur Jaune*.

La maladie change aussi de visage à cette époque avec l'émergence d'un nouvel angle d'attaque, celui de la maladie vue du point de vue du médicament. L'effort des théoriciens de la période Jin-Yuan (1115-1234) est dirigé vers une mise en avant des propriétés des médicaments comprises dans le cadre des doctrines du *yin* et du *yang* ainsi que des Cinq Agents pour une tentative d'élaboration d'une pharmacologie des correspondances. Les propriétés et les mécanismes d'action des médicaments déterminent leur choix de façon cohérente par rapport à l'analyse physiopathologique des symptômes. Cette démarche, qui a pu aller jusqu'à l'affectation d'un médicament à un vaisseau-méridien particulier, impose une vision analytique de la maladie où prédomine la compréhension des mécanismes en cause par rapport aux cadres traditionnels holistiques.

Ces innovations ont été critiquées au cours des siècles suivants par les commentateurs des textes classiques qui ont progressivement élaboré une version syncrétique de la théorie médicale chinoise. Celle-ci a gagné en cohérence, et dispose d'outils diagnostiques (huit règles diagnostiques, syndromes qualifiant l'atteinte des viscères-fonctions et des méridiens) et thérapeutiques (huit méthodes thérapeutiques, critères de choix des médicaments et des points d'acupuncture) qui lui ont même permis de donner une interprétation traditionnelle à des entités nosologiques définies par la médecine scientifique comme l'hypertension artérielle.

La médecine traditionnelle chinoise aujourd'hui

La pénétration de la médecine occidentale en Chine s'est opérée par vagues successives. À la charité hospitalière des missions a succédé le dur et impressionnant contact avec la puissance de feu des canonnières. La confrontation avec la biomédecine a poussé à questionner la légitimité de la médecine chinoise en même temps qu'elle a obligé cette dernière à définir dans le contexte contemporain le cadre holistique de son approche du normal et du pathologique. La conservation de ce trésor national a permis la continuité de son enseignement dans sa patrie d'origine. Recevant une formation de base leur fournissant les rudiments de ces deux médecines, les étudiants ont le choix entre deux cursus majoritaires. Si le plus grand nombre est formé à la médecine scientifique, un pourcentage qui est loin d'être négligeable apprend et pratique la médecine traditionnelle. Une voie fructueuse de recherche s'est ouverte à ceux qui, munis d'une double formation, se sont lancés dans la recherche des principes actifs des médicaments traditionnels. L'influence de la pensée scientifique est en effet sensible dans les ouvrages récents de médecine traditionnelle. Ceux-ci se caractérisent, au-delà de leur écriture en langue moderne, par une présentation reproduisant le découpage des ouvrages médicaux occidentaux, le mariage de deux nosologies fondamentalement étrangères et la présence d'une interrogation portant sur le sens des notions traditionnelles (comme le *Qi*) du point de vue de la physique ou de l'immunologie, par exemple. Le discours traditionnel est de nouveau accessible grâce à des éditions *fac simile* de textes classiques en chinois ancien et des traductions en chinois moderne.

La médecine traditionnelle chinoise a fleuri en France avant d'être diffusé au reste de l'Europe et aux États-Unis. Connue de longue date en Occident, elle a bénéficié au début du XXe s. d'un ambassadeur en la personne de Georges Soulié de Morant qui, après avoir séjourné en Chine, a largement participé à son implantation en France. Écoles et sociétés n'ont depuis cessé d'assurer la continuité des formations avant que la France n'institue des diplômes universitaires. La transmission du message s'est progressivement enrichie du travail des sinologues qui ont rendu accessibles des textes classiques à travers des traductions d'excellente qualité en diverses langues européennes. Les médecins français peuvent même se féliciter d'avoir inventé l'auriculothérapie. Des travaux de recherche ont été entrepris pour tenter de comprendre les mécanismes d'action de l'acupuncture du point de vue de la physiologie et de la biochimie, alors que des essais cliniques concernant l'acupuncture ou les médicaments traditionnels étaient engagés aussi bien chez l'homme que dans divers modèles animaux. Les firmes pharmaceutiques fouillent la pharmacopée traditionnelle à la recherche de nouvelles molécules. La pratique des arts gymniques comme le *Tai Ji Quan* s'est développée en Occident.

Le succès de cette médecine millénaire qualifiée d'alternative ou de complémentaire en Europe et aux États-Unis, si l'on en croit les chiffres et l'augmentation du nombre de praticiens, médecins ou non, témoigne d'une demande d'un autre type de prise en charge par les patients qui fait parler aujourd'hui de médecine intégrée. La législation régissant la pratique est, en effet, différente selon les pays d'Europe aux traditions si diverses.

► EISENBERG D. E. *et al.*, « Unconventional Medicine in the United States », *New England Journal of Medicine*, n° 328, 1993, p. 246-52. – GERNET J., *Le Monde chinois*, Paris, Armand Colin, 1972. – GRANET M., *La Civilisation chinoise*, Paris, Albin Michel, 1968. – HOIZEY D., *Histoire de la médecine chinoise*, Paris, Payot, 1988. – SIVIN N., *Traditional Medicine in contemporary China (A Partial Translation of Revised Outline of Chinese Medicine, 1972) with an Introductory Study on Change in Present-day and Early Medicine*, Ann Arbor. Center for Chinese Studies, The Univ. of Michigan Press, 1987. – SOULIÉ de MORANT G., *L'Acuponcture chinoise*, Paris, Librairie Maloine, 1972. – UNSCHULD P. U., *Medicine in China. A history of pharmaceutics*, Berkeley, Univ. of California Press, 1986.

Patrick TRIADOU

→ Acupuncture ; Plante médicinale ; Yin et yang.

CHIRURGIE

En 1751, l'*Encyclopédie*, ou *Dictionnaire raisonné des lettres, sciences et des arts*, définit « Chirurgie : science qui apprend à connaître & à guérir les maladies extérieures du corps humain, & qui traite de toutes celles qui ont besoin pour leur guérison, de l'opération de la main, ou de l'application des topiques. C'est une partie constitutive de la Médecine. Le mot de Chirurgie vient du Grec *kheirourgia*, *manulis operatio*, de *kheir*, *manus*, main, & de *ergon*, *opus*, opération. Voyez Chirurgien ». Reprenant à son compte une des *Étymologies* d'Ignace de Loyola, elle lie fermement cette science à un métier, celui de chirurgien. « Opération de la main » : les chirurgiens et leurs historiographes se sont toujours plu à identifier la chirurgie sous cette définition élégante, qui masque plus qu'elle ne révèle de la pratique chirurgicale. Comment identifier la chirurgie « scientifique » du XIXe s. et les trépanations, dont attestent les crânes du Néolithique, ou encore les premiers soins de plaies d'armes à feu à l'huile bouillante ? À défaut d'unité de temps, peut-être l'opération sur le corps a-t-elle une même fin : sa visée thérapeutique. Ce serait oublier la circoncision et sa finalité rituelle, ou la finalité pénale de la guillotine, perfectionnée par le secrétaire de l'Académie de chirurgie, A. Louis. En conservant cet *a priori* thérapeutique qui a gouverné les histoires de la chirurgie, laissons se déployer les moments successifs du geste et du métier chirurgical, en explorant les spécificités de savoir et d'action qui furent les leurs.

Antiquité : innovations indiennes et hellénistiques

La découverte en 1922 du papyrus Edwin Smith, puis sa traduction en 1930 ont permis de connaître la grande valeur de la chirurgie égyptienne. Le texte, qui daterait d'avant 2000 av. J.-C., comporte quarante-huit « Instructions de soins » pour traiter fractures et plaies. D'autres sources connues confirment l'ancienneté des pratiques chirurgicales : le code d'Hammurabi (~ 1700 av. J.-C.) mentionne au paragraphe 215 les honoraires d'un médecin qui a « ouvert la taie d'un homme avec le poinçon de bronze et a guéri l'œil de cet homme ». La médecine indienne, dont le traité *Susruta-Samhitâ* transcrirait des savoirs oraux de l'ère védique, a sans doute transmis à la médecine assyrienne ses pratiques d'abaissement de la cataracte ; le traité, à l'anatomie sûre, détaille des innovations spectaculaires, comme la suture des plaies consécutives aux opérations abdominales grâce aux mandibules de fourmis. Ce savoir ancien ne fut pas perdu, comme en attestent les découvertes d'instruments plus récents.

La médecine hippocratique, dont les textes n'ont cessé de ressourcer la médecine occidentale, ne dispose que d'un faible arsenal opératoire. La *Collection hippocratique* (Ve s. av. J.-C.) détaille seulement trois pathologies : *Fractures, Articulations et Plaies de la tête*, savoir que la chirurgie alexandrine élargit considérablement à partir de 300 av. J.-C. Celle-ci investit trois champs d'action : la chirurgie opératoire, pour le traitement des blessures ; la chirurgie « mécanique », pour les fractures et luxations ; l'obstétrique. Au contraire de Galien, très réservé sur la chirurgie opératoire, Celse, au Ier s. apr. J.-C., reconnaît ces traditions, inscrites dans différents livres ; la chirurgie opératoire au livre VII mentionne précisément différentes interventions : hernie, extraction des calculs de la vessie, abaissement de la cataracte. Les instruments retrouvés – aiguilles pour abaisser la cataracte, dilatateurs urinaires – attestent bien de l'activité opératoire de l'époque romaine. Tout comme le *De medicina de Celse,* Paul d'Égine (IIIe s.) expose séparément chirurgie opératoire et traitement des fractures et des luxations : suivant l'ordre *a capita ad calcem,* il étudie de manière approfondie les maladies de l'œil, décrit l'opération de l'anévrisme fémoral par ligature du vaisseau en amont et aval. Il emprunte à Galien les techniques d'extraction des corps étrangers. Cet Épitomé traduit a constitué un ouvrage de référence pour les médecins encyclopédistes arabes, comme Albucasis († en 1009).

Moyen Âge : invention d'une tradition littéraire

« Entre deux renaissances » (D. Jacquart), la chirurgie du Moyen Âge nous livre son histoire par ses textes, beaucoup mieux connus que les sources archéologiques. Les ouvrages médiévaux de chirurgie, fort nombreux, ne peuvent se lire comme l'écriture de pratiques réelles, mais comme une tradition de lecture et de compilation doublée d'invention rhétorique. Textes savants, certes, transmis par la tradition, mais aussi contextes que tissent les archives et les enluminures, qui forment une image neuve de la chirurgie médiévale, débarrassée des mythes qui la plongeaient encore récemment dans l'obscurantisme.

Parmi ces mythes, le sang versé, qui stigmatise le métier de chirurgien, condamné pour cette raison par l'Église. Cette condamnation pourtant semble aller à l'encontre du savoir médical et des pratiques de saignées. La fréquence des ordonnances de phlébotomies au Moyen Âge laisse penser que le sang n'avait guère de valeur ; de plus, selon les traités savants, c'est sa surabondance dans l'équilibre humoral, et non son impureté, qui justifiait les saignées. Pour comprendre l'origine de cette lecture historique, rouvrons la cause des chirurgiens des Lumières contre la faculté de médecine. Polémiquant contre les médecins, qui contrôlent à l'époque les barbiers, Quesnay expose « ce qui a retardé les progrès de la chirurgie en France, ou obscurci pour un temps l'ancien lustre du Collège des Maîtres chirurgiens de Paris », dans ses *Recherches critiques et historiques sur l'origine, sur les divers états et sur les progrès de la chirurgie en France* (Paris, 1744). À la lumière de la découverte au XVIIe s. de la circulation sanguine par Harvey et des premières critiques contre les barbiers des Lumières qui pratiquent un acte thérapeutique encore jugé bénin, il invente le fameux « Ecclesia abbhoret a sanguine », qui condamne temporairement la chirurgie médiévale à l'oubli.

Autre lieu commun : le joug de la scolastique qui fait obstacle aux progrès de la chirurgie d'observation et d'expérimentation, que l'*Encyclopédie* de D'Alembert et de Diderot désigne comme scientifique. Au Ve s., la disparition d'une grande partie des textes médicaux de l'Occident chrétien fait oublier la chirurgie de l'Antiquité. Au XIe s., la renaissance de la chirurgie savante se manifeste par une « série ininterrompue de textes chirurgicaux en latin, qui se poursuit sans discontinuer jusqu'au XVe siècle » (McVaugh, 1995).

Bien que, dès le VIIIe s., l'École de Salerne hérite de Carthage d'une compilation de chirurgie pratique, c'est surtout à partir du XIe s. que le savoir chirurgical grec pénètre dans la tradition médiévale latine : al-Andalus devient une tête de pont de la médecine arabe. La Chirurgie de Bamberg (~ 1120) allie aux textes théoriques anciens des extraits du *Pantegni* de 'Ali- ib al-'Abbas al Magusi, qui ajoute peu de nouveautés au sixième livre de Paul d'Égine, ainsi qu'une tradition orale originale. Vers le milieu du XIIIe s., la traduction de la *Chirurgie* d'Abulcasis achève la redécouverte de Paul d'Égine.

Peu de traces de cette « renaissance chirurgicale » dans le *Cyrurgia* du Lombard Ruggero Frugardi au XIIIe s. Seuls les *Aphorismes* d'Hippocrate sont cités dans un ouvrage, familier de la nouvelle terminologie arabe pour la pharmacopée, qui fait montre d'expérience pratique sur la position du patient en cas d'opération de la hernie ou encore sur la réparation d'un intestin lésé, en suturant sa paroi autour d'une canule. Connue à travers le manuel qu'en tira Roland de Parme, vers 1200, la *Rolandina*, l'importance de la *Cyrurgia* est double, puisqu'elle signale de deux manières l'entrée de la chirurgie dans la médecine savante médiévale : par l'institutionnalisation de l'enseignement et l'adoption de la tradition écrite savante, la « scolastique ». La chirurgie, en effet, connaît, dans l'Italie du XIIIe s. et ailleurs en Europe, le début d'une spécialisation du savoir et du métier de chirurgien. Des ordonnances, comme celles de Frédéric II de Hohenstaufen pour Salerne, inscrivent l'étude de la chirurgie dans le cursus médical et régulent simultanément la pratique chirurgicale. N'en déplaise à Quesnay, c'est plutôt une « collaboration médicale », qui caractérise la pratique thérapeutique médiévale : dans l'Aragon du XIIIe s., médecins *(physici)* et chirurgiens *(cirurgici)*, identifiés sous le même terme de *medicus* ou *metge*, se consultaient mutuellement pour traiter les cas difficiles, voire spécifiaient les modalités économiques de leur coopération (McVaugh, 1993).

Innovation médiévale, la chirurgie scolastique, fondée sur la compilation et la logique, adopte des formes rhétoriques en constante réévaluation. Ainsi, les *Cyrurgiae* de Bruno de Longoburgo et de Théodoric Borgognoni, rédigées vers le milieu du XIIIe s., divergent dans l'usage des Anciens : Bruno compare les autorités, tandis que Théodoric y puise une justification pour les pratiques de son temps. Plus tard, Guillaume de Saliceto s'efforce de réunir plus fermement théorie et pratique : il la définit comme « une des sciences qui font partie de la médecine, et il est possible de l'acquérir [par la raison] sans l'avoir jamais pratiquée, en la vérifiant par l'expérience dans des cas particuliers » ; Guillaume substitue, à la topographie habituellement adoptée, une structure fondée sur la pathologie interne et externe, qu'il lie à l'anatomie, décrite sommairement dans son dernier livre.

Héritier du Milanais Lanfranc qui transmet la chirurgie italienne au monde médical parisien, Henri de Mondeville défend avec vigueur le progrès que constitue l'introduction de la chirurgie scolastique. Témoin précieux de son temps, il plaide aussi bien auprès des chirurgiens qu'auprès des médecins la nécessité « d'une pratique roboree par theorique », la dignité de la pratique manuelle. Selon lui, la chirurgie « constitue un procédé plus cruel que tous les autres, du moins dans les opérations qui se font avec le fer et le feu. Il n'y a pas lieu de s'étonner, puisque celles-ci s'appliquent aux maladies plus difficiles, c'est-à-dire qui n'ont pu être traitées avec les autres procédés ; il s'agit par exemple de coudre les plaies, d'ouvrir les abcès, de réduire les fractures et d'autres choses semblables, d'extraire le superflu et le nocif. [...] La prééminence de la chirurgie sur la médecine apparaît car elle traite des maladies des plus difficiles, dans la cure desquelles la médecine échoue » (Mondeville, *in* Jacquart, 29-30). Ainsi, sa méthode d'appliquer du vin chaud sur une blessure trouve sa justification moins dans son efficacité – la lire comme une anticipation de l'antisepsie serait une erreur – que dans son fondement : la théorie médicale humorale défend que les blessures simples dont il est question nécessitent pour guérir des agents desséchants, comme le vin.

Guillaume de Saliceto, comme plus tard Henri de Mondeville, développe une forme pédagogique déroutante pour les historiens. Dans l'un et l'autre cas, l'enseignement est fondé sur les *exempla*, « qui exposent publiquement et de manière sensible » les contenus savants aux étudiants (Jacquart). C'est ainsi qu'ils utilisent l'un et l'autre des narrations dramatisées de cures à succès, qui frappent l'imagination des étudiants, et qui furent interprétées, à tort, comme la preuve du primat de l'expérience. Plus soucieux du pouvoir du verbe que de celui des images, les chirurgiens scolastiques n'ont guère utilisé ces dernières à des fins d'enseignement. La dramatisation du geste chirurgical restait une occasion trop belle pour que les enlumineurs ne s'en saisissent pas, en dehors de l'Université (Jones) ; certaines suivent maladroitement des traditions iconographiques, à en perdre le sens. Pas davantage que les textes, les images ne peuvent être considérées comme des miroirs d'une réalité chirurgicale médiévale.

Somme chirurgicale du Moyen Âge, la *Chirurgia Magna* de Guy de Chauliac (1363) constitue une compilation célèbre et remarquable des chirurgiens médiévaux. Se méfiant des mauvaises traductions, c'est déjà en humaniste que Guy tranche parmi les opinions qu'il compile.

Modernité chirurgicale : métier et marché

« La chirurgie, affirme Montaigne, est beaucoup plus certaine par ce qu'elle voit et manie ce qu'elle fait ; il y a moins à conjecturer et à deviner » (*Essais*, II, 37) : certitude diagnostique, thérapeutique ou valeur sociale du métier ? À partir du XVe s., les gouvernements locaux (villes) et centraux (cours) suscitent une collaboration de plus en plus importante des chirurgiens, collaboration qui induit une double évolution : l'élargissement progressif des savoirs qui relèvent de la chirurgie et un renouvellement durable des formes institutionnelles chirurgicales.

Dès 1450, une multitude d'ouvrages imprimés en langues vernaculaires bâtissent un savoir pratique reposant sur les Anciens, en particulier Hippocrate et Galien. Au centre de la démarche de la « chirurgie humaniste » (Nutton), on trouve un idéal d'unité de l'*ars medica* dont se servent les chirurgiens pour renforcer leur position dans la hiérarchie universitaire. Seule l'Europe du Sud assure encore un enseignement solide en chirurgie, doublé quelquefois d'un diplôme (Dulieu). Ainsi en 1550 l'Allemand Gryllus, dans son tour de l'Europe, est particulièrement ravi que Montpellier assure « une pratique de la chirurgie aussi fréquente que du reste de la médecine ». Seuls les succès anatomiques de Vésale, de Fallope et de Fabrice d'Aquapendente établissent durablement à partir du XVIe s. l'enseignement d'anatomie et de chirurgie dans la péninsule italienne. En France, après 1537, le nombre de textes chirurgicaux en français s'accroît considérablement : si Paris conserve une grande tradition latine, les autres principaux centres médicaux, Lyon en particulier, développent une politique d'édition qui allie langue vernaculaire, héritage humaniste et formes littéraires à visée éducative. Le médecin Jacques Daléchamps publie ainsi une œuvre considérable, *Chirurgie Françoise* (1569) : adressée aux « compagnons et maîtres chirurgiens », elle constitue un condensé de la chirurgie antique. L'évolution est sensible ailleurs en Europe : l'érudit Johannes Lange propose une réforme profonde de l'enseignement médical à Heidelberg, fondé sur le modèle italien, tandis que John Caius en Angleterre combat l'ignorance des chirurgiens.

Autre évolution notable : l'organisation du métier de chirurgien. Alors que, conjointement au développement des villes d'Europe, les métiers s'organisent en guildes, la pratique de la chirurgie se trouve intégrée aux corporations des barbiers-chirurgiens. Plus rares sont les confréries de chirurgiens-barbiers : créée à Paris au XIIIe s., la confrérie de Saint-Côme réunit les chirurgiens de robe longue qui ont réussi un « chef-d'œuvre », examen long et coûteux soutenu en latin, plus prestigieux que le grade meilleur marché de « grande expérience », soutenu en français. Cette organisation en métier est encore mal expliquée : s'agit-il d'une stratégie des professeurs de médecine afin de protéger le statut savant de leur savoir, en instituant le contrôle de l'Université sur les grades médicaux ? ou d'une volonté des praticiens de chirurgie d'assurer, par l'organisation en guildes, un marché et des formes de protection sociale que l'Université n'offrait pas ? Au demeurant les sources institutionnelles ne rendent pas compte de la diversité de l'art de soigner à l'époque moderne, ni des écarts aux règlements. Dans la petite ville de Norwich (1550-1640), la compagnie des barbiers-chirurgiens, qui inclut officiellement des médecins comme des barbiers et des chirurgiens parmi ses membres, ne comprend pas tous les praticiens médicaux de la région (Pelling). Peu de praticiens accèdent à la licence : leur pratique n'en est pas pour autant jugée irrégulière ; l'accès au métier en Angleterre comme en Italie se joue dans l'apprentissage au service d'un ou de plusieurs maîtres (Cavallo). Par ailleurs, il semble que la forte demande de services médicaux ait facilité l'activité partielle du chirurgien, qui a pu accéder à certaines responsabilités municipales ou courtisanes.

Tout au long de la période moderne, l'expansion de l'offre chirurgicale, telle qu'elle apparaît dans les ouvrages imprimés, s'explique en partie par l'opportunité thérapeutique des barbiers-chirurgiens, sans que cette extension quitte jamais le domaine réservé des pathologies externes. Ils s'intéressent d'abord aux plaies d'armes à feu, nouveauté du XVIe s. Ambroise Paré (1517-1590), dont l'œuvre ne dépare pas des savoirs humanistes de son siècle, propose les traitements qu'il a expérimentés sur les soldats, comme la ligature des vaisseaux (Malgaigne). L'armée fut un espace de compétences nouvelles : la syphilis, qui atteint l'armée française au siège de Naples (1495), ouvre d'autres opportunités aux chirurgiens qui s'accordent bien vite sur l'utilisation du mercure pour la soigner. Les vénériens constituent bientôt une part importante de la clientèle des chirurgiens, et ce jusqu'au début du XIXe s. (Wear). Autre départ de la pathologie médiévale : l'obstétrique, qui devient l'apanage des chirurgiens vers la fin du XVIIIe s., au terme d'un long processus de marginalisation des sages-femmes, processus dans lequel le pouvoir royal est partie prenante (Bynum & Porter). Enfin, sur le plan politique, les maîtres chirurgiens jurés affirment peu à peu leur expertise en médecine légale devant les cours de justice. Ainsi, les chirurgiens s'arrogent un espace large de compétence médicale qui concurrence évidemment la pratique des médecins.

Plusieurs facteurs concourent aux transformations de l'éducation chirurgicale au XVIIIe s. En premier lieu, la proximité avec le pouvoir royal, attestée en France et en Angleterre, accroît le prestige intellectuel, social et économique des chirurgiens. Nombreux sont les chirurgiens membres de la Royal Society qui y présentent leurs observations, comme Cheselden en 1731 qui relate les premières observations d'un aveugle à qui il a rendu la vue par ouverture de l'iris. Le roi de France entérine la séparation de la compagnie de Saint-Côme d'avec la corporation des barbiers-chirurgiens (1730) ou encore finance des cours d'anatomie au Jardin du Roi. Grâce à son appui, Maréchal, premier chirurgien du roi, réussit à contrôler l'ensemble des compagnies chirurgicales, par l'intermédiaire des lieutenants dépêchés en province ; son successeur La Peyronie dote la chirurgie de lieux d'enseignement autonomes (Collège royal de chirurgie) et d'une société savante, l'Académie royale de chirurgie (1743) (Gelfand). Marque d'un enseignement chirurgical de qualité, les cours d'anatomie fleurissent partout en Europe. À Paris tout d'abord, l'École pratique de chirurgie est réservée à une élite d'étudiants brillants, qui ont accès aux nombreux cadavres en provenance de Bicêtre. À Londres, les écoles privées fondent également leur renommée sur la dissection cadavérique, *« Paris manner »* : celle de Great Windmill Street connaît un succès sans équivoque depuis sa création par William Hunter, jusqu'au milieu des années 1820, sous la direction de Charles Bell. Ce dernier insiste sur les compétences graphiques que doit acquérir un chirurgien, « car il réside [dans le dessin] un savoir professionnel qu'on peut difficilement acquérir autrement ». Au tournant du siècle, l'anatomie pathologique assure une base théorique solide à l'anatomie et à la pathologie chirurgicale. Deux autres innovations pédagogiques sont à noter : l'usage des périodiques pour transmettre rapidement le savoir, à l'instar de la *Chirurgische Bibliothek* de l'Allemand August G. Richter, ou encore du *Journal de Chirurgie* de P.-J. Desault, qui pallie provisoirement la disparition de l'Académie de Chirurgie et de ses *Mémoires* (1793). Enfin, les chirurgiens s'approprient progressivement l'espace hospitalier comme lieu d'exercice et d'apprentissage, à Paris mais aussi à Londres (Lawrence). Ces innovations pédagogiques se concluent en France par la réunion des études médicales et chirurgicales, dans le cadre des Écoles de santé (1795). Le mouvement est suivi dans toute l'Europe.

Les guerres napoléoniennes n'ont guère permis de développer les techniques mais plutôt de les standardiser ; de plus, en atteste Larrey dans ses *Mémoires de chirurgie militaire* (1812-1817), elles furent l'occasion de découvrir plus avant les pratiques européennes. En ce sens et contrairement à la Restauration, elles ne constituent pas une rupture, quoique les chirurgiens profitent de leur proximité avec le pouvoir impérial pour asseoir encore leur statut et leur autorité, fondée sur des réussites individuelles fulgurantes et du développement de spécialités, comme l'orthopédie et l'ophtalmologie (Hirschberg). De fait, la chirurgie française de la première moitié du XIXe s. est cardinale pour nombre d'étrangers, venus de Hollande, d'Écosse ou encore des jeunes États-Unis d'Amérique, dont la correspondance ou les journaux attestent l'enthousiasme pour un enseignement exceptionnel ou la possibilité de disséquer des cadavres à faible coût (De Moulin, Warner). La chirurgie qui intervient, non plus seulement pour conserver, mais bien pour réparer les troubles fonctionnels (suture du bec-de-lièvre, résection du goitre), ouvre des possibilités inouïes : opérant les femmes et les enfants, elle devient civile.

Chirurgie contemporaine : révolution ou innovation ?

Sans conteste, l'anesthésie a constitué pour les chirurgiens et leurs patients un point de non-retour. La démarche antalgique débute tardivement en chirurgie, mais le débat qui fait rage en 1847 dans les Académies de médecine et des sciences de Paris, promues arbitres des querelles pour la paternité de la nouvelle méthode, accélère son adoption. La nouveauté résidait moins dans la découverte de substances, connues en thérapeutique depuis trente ans et plus, selon Velpeau, de l'Académie des sciences ; « Ce qui est nouveau, c'est la proposition de rendre les malades qu'on veut opérer tout à fait insensibles à la douleur, au moyen des inspirations d'éther » (Rey). Il est acquis aujourd'hui que l'anesthésie n'accrut pas le nombre d'interventions. La révolution, qualitative, modifia le geste dans sa violence, mais aussi la représentation du corps du chirurgien. Sa corpulence, bien sensible dans les caricatures, s'affine peu à peu, comme disparaît une partie de « l'esprit chirurgical » (Leriche), sensibilité particulière au corps souffrant du malade, doublée de courage physique.

La deuxième « révolution chirurgicale » eut à l'origine plusieurs facteurs. Le premier chronologiquement, mais de faible importance, fut les considérations pragmatiques et hygiénistes d'un Semmelweis à Vienne, qui vers 1848 prévenait la fièvre puerpérale en se lavant les mains à l'eau chlorée entre la salle d'autopsie et celle des parturientes. Le procédé d'antisepsie de Lister, remarqué lors de sa publication dans *The Lancet* (1867) ne fut guère adopté en raison du coût du procédé et du désagrément qu'il causait aux patients et aux praticiens. Les résultats physiologiques de Koch et de Pasteur accélèrent l'emploi de la stérilisation des instruments et des tissus dans la chirurgie. Doublon mythique, l'antisepsie et l'asepsie ne sont pas des facteurs suffisants pour expliquer la diminution de la mortalité chirurgicale, ainsi que l'attestent les séries statistiques du Glasgow Royal Institute, où exerçait Lister ; sans doute faut-il y lire aussi les développements des réseaux d'eau et la meilleure alimentation des populations après la Révolution industrielle (Hamilton). Paul Valéry, dans son « Discours aux chirurgiens » à l'inauguration du Congrès de chirurgie (1938), en souligne la double nature dramatique et religieuse de la chirurgie de son temps : « Cette apparence d'une liturgie, c'est-à-dire d'une opération mystique ou symbolique, décomposée en actes ou en phases, organisée en spectacle, s'est créée d'elle-même autour de votre opération réelle sur la vie, par le souci d'extrême rigueur que l'asepsie exige. Elle est une divinité jalouse [...]. Asepsie, c'est-à-dire éloignement de toute souillure, réalisation et présentation d'une certaine *Pureté* ; [...] Pasteur lui a donné un sens nouveau. »

Après l'adoption de la théorie de la pathologie cellulaire de Virchow (1858), qui confirme le point de vue localiste des chirurgiens, c'est une période « héroïque » que connaît la chirurgie allemande jusqu'au milieu des années 1920. En atteste le manuel important, *Chirurgische Operationslehre* de

T. Kocher (1907), qui consacre plus de cinq cents pages aux chirurgies digestive, cardio-vasculaire et neurologique ; en témoignent également la richesse des innovations présentées en congrès, la multiplication des journaux et des associations de chirurgie, mais aussi la production d'œuvres littéraires à la gloire de ces pionniers (Thorwald). Le prix Nobel de médecine, fondé en 1901, consacre bientôt deux chirurgiens : T. Kocher, pour ses travaux sur la thyroïde (1909) et A. Carrel, pour ses travaux sur les greffes des vaisseaux et d'organes (1912) (Trölher).

Le mythe fondateur des trois « A » de la chirurgie contemporaine ne doit pas masquer l'évolution profonde que la profession a connue au cours du XXe s. Des procédés, au nombre desquels on peut compter les greffes et la chirurgie du cancer, ont transformé les perspectives thérapeutiques chirurgicales, avec des conséquences insoupçonnées. La chirurgie plastique, au cours de la Grande Guerre, a sauvé les « gueules cassées » (Delaporte) ; les prouesses des chirurgiens militaires ont également favorisé des découvertes en neurologie. Loin de pouvoir les énumérer toutes, insistons sur les discontinuités dans les pratiques chirurgicales. D'abord, le succès individuel a laissé place à un travail en équipe, où les anesthésistes et les panseuses jouent un rôle fondamental. L'acte chirurgical a perdu son unité de temps, pour s'étirer en soins pré- et post-opératoires. La chirurgie se trouve encore davantage engagée dans un complexe industriel. Depuis le début du XIXe s., en effet, les fabricants d'instruments travaillent en étroite collaboration avec les chirurgiens : Dupuytren lance le succès de la maison Charrière en insistant dans ses *Leçons* sur la qualité des instruments. Aujourd'hui la sophistication de l'appareillage rend cette collaboration plus nécessaire encore, en particulier pour la recherche et la formation. Innovations plus discrètes, mais essentielles, l'hémostase, surtout après 1880 (pinces hémostatiques de Péan), ou la transfusion, utilisées massivement lors de la Seconde Guerre mondiale par les Américains, permettent également de prévenir les chocs hémorragiques et de réussir des interventions difficiles. La pathologie chirurgicale s'en trouve modifiée : selon René Leriche (1951), « dans ces créations réfléchies de la chirurgie contemporaine, c'est l'acquisition physiopathologique qui a dominé l'évolution et non point le progrès technique ». Le développement des moyens de communication, comme la récente vidéo cœlioscopique, tout comme l'enseignement hospitalier, permettent une standardisation progressive et efficace des procédures. Tout récemment, la responsabilité pénale assignée aux pratiques médicales, en transformant l'obligation de moyens en obligation de résultats, modifie encore le métier de chirurgien et son rapport au patient. Certes, nous parlons ici de chirurgie occidentale, dont les développements peuvent être adoptés par d'autres aires géographiques en fonction des moyens économiques et des stratégies thérapeutiques : ainsi, en Chine, un cardiologue français a-t-il pu observer une opération à cœur ouvert sous acupuncture (Binet).

Plus proche de nous, le développement de la cœlioscopie, dont l'innovation consiste à transformer le volume intérieur du péritoine en champ opératoire, gonflé au CO_2, et à y utiliser un endoscope et des instruments miniaturisés, constitue une nouvelle rupture dans l'histoire chirurgicale. Née, vers 1971, d'une technique gynécologique de stérilisation, qui supplante bientôt le courant à haute tension, elle est ensuite étendue à l'appendicectomie, puis à la chirurgie urologique et thoracique. En 1984, l'introduction d'une caméra vidéo dans l'abdomen bouleverse le rapport à l'anatomie, ce qui suppose – autorise, grâce à la mémoire vidéo – un apprentissage de nouveaux gestes, médiés par les trocarts et l'écran vidéo. L'image cœlioscopique ne constitue pas un progrès en elle-même : elle conserve les schémas des temps opératoires que le XVIIIe s. avait inventés. Politiquement, les débuts hasardeux de la laparoscopie confirment la nécessité pressante d'organiser à grande échelle la formation continue des chirurgiens. Le progrès thérapeutique, puisqu'il est avéré que la cœlioscopie diminue la mortalité due au cancer, succède aux seuls avantages esthétiques que les thérapeutes et leurs clients y trouvaient à ses débuts.

La chirurgie actuelle ne cesse d'innover, à la faveur des demandes thérapeutiques, des initiatives de praticiens ou encore des réalisations techniques. Savoir du corps, la chirurgie au cours des siècles n'en montre pas moins de fortes continuités : intelligence topographique du geste, savoir thérapeutique complexe et distinction de l'activité sociale. La distinction chirurgicale est multiple : dans l'ordre du savoir médical, elle présente des pathologies spécifiques ainsi qu'une thérapie instrumentale. Sur le plan social, la chirurgie a souvent, sinon toujours, été le métier d'hommes ou de femmes reconnus socialement, en particulier par leur formation pratique, mais aussi, parfois, par leur attachement institutionnel. Peut-être cette distinction, dont l'histoire rend compte, s'explique-t-elle par ce savoir violent du corps que les hommes, patients, clients, voire praticiens, distinguent de la simple activité thérapeutique. Le geste chirurgical brise l'unité du corps : la thérapie chirurgicale des différents âges de la vie donne sens à sa fragilité (Moulinié).

▶ BINET J.-P., *L'Acte chirurgical*, Paris, O. Jacob, 1990. – BYNUM W. F. & PORTER R. (éds), *William Hunter and the eighteenth century medical world*, Cambridge, Cambridge Univ. Press, 1985. – CAVALLO S., « La leggerezza delle origini : rotture e stabilità nelle storie dei chirurghi torinesi tra Sei e Settecento », *Quaderni Storici*, 106, 2001, p. 59-90. – DELAPORTE S., *Les Gueules cassées : les blessés de la face de la Grande Guerre*, Paris, Noêsis, 1996. – DE MOULIN D., *A history of surgery, with emphasis on the Netherlands*, Dordrecht, Nijhoff,

1988. – DULIEU L., *La Chirurgie à Montpellier de ses origines au début du XIXe siècle*, Avignon, Les Presses universelles, 1975. – HAMILTON D., « The Nineteenth-century surgical revolution : antisepsis or better nutrition ? », *Bull. Hist. Med.*, 56, 1982, p. 30-40. – HIRSCHBERG J., *Geschichte der Augenheilkunde (1899-1918)*, trad. angl. F. C. Brodi, *The history of ophthalmology*, Bonn, Wayenborgh, 1982. – GELFAND T., *Professionalizing modern medicine : Paris surgeons and medical science and institutions in the 18th century*, Westport (Conn.), Greenwood Press, 1980. – LAWRENCE S., *Charitable knowledge : hospital pupils and practitioners in eighteenth century*, Londres/Cambridge, Cambridge Univ. Press, 1996. – JACQUART D., *La Médecine médiévale dans le cadre parisien : XIVe-XVe siècle*, Paris, Fayard « Penser la médecine », 1998. – JONES P. M., *Medieval medicine in illuminated manuscripts*, Londres, British Library, 1998. – MALGAIGNE J.-F., « Introduction sur l'origine et les progrès de la chirurgie en Occident du sixième au seizième siècle et sur la vie et des travaux d'Ambroise Paré », *in* A. Paré, *Œuvres complètes*, Paris, 1840-1841. – MCVAUGH M., « Stratégies thérapeutiques : la chirurgie », *in* M. Grmek, s.d., *Histoire de la pensée médicale en Occident*, 1 : *Antiquité et Moyen Âge*, Paris, Le Seuil, 1995, p. 238-255 ; *Medicine before the Plague. Practitioners and their patients in the Crown of Aragon, 1285-1345*, Cambridge, Cambridge Univ. Press, 1993. – MOULINIÉ V., *La Chirurgie des âges : corps, sexualité et représentations du sang*, Paris, Éd. de la Maison des sciences de l'homme, 1998. – NUTTON V., *Humanist Surgery in Wear*, A. French, R. K. & L. M. Lonie, *The medical renaissance of the sixteenth surgery*, Cambridge, Cambridge Univ. Press, 1985, p. 75-99. – PELLING M., « Medical Practice : Trade or Profession ? », (1987), p. 230-258 ; « Occupational diversity : Barbers-surgeons and other trades, 1550-1640 » (1982), p. 203-229, in *The Common Lot. Sickness, Medical Occupations and the Urban Poor in Early Modern England*, Londres / New York, Longman, 1998. – REY R., *Histoire de la douleur*, Paris, La Découverte, 1993. – THORWALD J., *Das Jahrhundert der Chirurgen, nach den Papieren meines Gross-Vaters, des Chirurgen Henry Stevens Hartmann*, Stuttgart, Steingrüben, 1957. – TRÖHLER U., « Surgery (Modern) », *in* W. F. Bynum & R. Porter (éds), *Companion Encyclopedia of the History of Medicine*, vol. 2, Londres, Routledge, 1995, p. 984-1028. – WARNER J. H., *Against the spirit of system : The French impulse in nineteenth-century American medicine*, Princeton, Princeton Univ. Press, 1998. – WEAR A., *Surgery : the hand work of medicine. Knowledge & Practice in English Medicine, 1550-1680*, Cambridge, Cambridge Univ. Press, 2000, p. 210-274.

Christelle RABIER

→ Anesthésie ; Cardiologie ; Expérimentation animale ; Goitre ; Infection nosocomiale ; Instruments ; Images ; Orthopédie ; Radiothérapie ; Télé-médecine.

CHIRURGIE ESTHÉTIQUE

En quoi l'adjonction d'un qualificatif de destination (esthétique à chirurgie), aussi antinomique par définition au substantif auquel il s'applique, a-t-elle été rendue possible ? Pour répondre à cette question, il faut voir comment la chirurgie esthétique est née à l'aube du XXe s., en même temps que la psychanalyse, et comment son histoire renvoie aussi bien à la philosophie qu'à l'ethnologie. Il faut voir ensuite comment l'évolution de ses techniques a pris à son compte, dans sa réflexion comme dans ses gestes, une troisième dimension et comment inversant substantif et qualificatif, elle est devenue le moteur d'une esthétique chirurgicale, d'une culture du geste. Enfin, il faut voir comment, dans un rapport ambigu avec le corps qu'elle s'appropriait pour le transformer, la chirurgie esthétique a été par lui appropriée et comment d'objet de l'art elle est devenue sujet d'art. Telles sont, en filigrane, les lignes de recherche qui s'imposent à celui qui, auteur engagé dans une pratique en devenir, s'interroge sur le sens de son action.

Naissance d'une chirurgie esthétique

Par essence, il ne peut y avoir que compromis, ou compromission, entre l'acte chirurgical qui fait effraction de l'enveloppe cutanée ou muqueuse au prix d'une cicatrice, signature indélébile, et le souci de donner à la forme visible du corps cette beauté qu'elle n'avait pas ou qu'elle a perdue. *A contrario*, dès lors que l'acte chirurgical modifie l'anatomie normale de l'individu, pour en ôter la tumeur, en réparer la fracture, en restituer la fonction défaillante, en reconstruire le déficit acquis, en modifier la croissance, il acquiert, à son corps défendant, une vertu esthétique. Y a-t-il donc une chirurgie esthétique ? Une définition précise peut-elle en être donnée ? La chirurgie ne peut-elle être qu'esthétique ?

Reprendre l'histoire factuelle de la chirurgie depuis le début du XXe s., éclaire maints aspects d'un contexte historique et intellectuel. On ne sait guère des relations que nouaient les équipes chirurgicales de ce côté-ci de l'Atlantique avec les États-Unis avant la Première Guerre mondiale. On sait encore moins des échanges avec l'Asie. Cristallisant sur un point de l'Europe la rencontre de nombreuses armées venues du monde entier et dotées de leur propre contingent de médecins et de chirurgiens – c'est ainsi, par exemple, qu'une personnalité aussi forte que le chirurgien anglais Harold Gillies est affecté à une ambulance belge dès 1915 avant de rejoindre le British General Hospital de Rouen – la Grande Guerre réunit dans un curieux brassage les conditions pour que puisse éclore une chirurgie uniquement dévolue à la disgrâce et à l'embellissement. Cependant, quelques précisions relatives au vocabulaire : au terme de disgrâce (dysrythmie), anomalie innée ou acquise n'ayant d'autres effets qu'esthétiques (par rapport à une « normalité » ressentie par l'individu ou la société à un moment donné), on opposera le mot *dysmorphie*, malformation d'origine embryonnaire, et le mot *dysmorphose*, trouble de la croissance, dont la répercussion fonctionnelle organique s'ajoute à la disgrâce esthétique elle-même.

Ce n'est pas tant que cette chirurgie n'existait pas auparavant. Miller, aux États-Unis, fait éditer un ouvrage intitulé *Cosmetic surgery of the face* dès 1907. On connaît, en outre, les premières interventions de Joseph à Berlin, dès la fin du XIXe s., et son ouvrage *Handbuch der Kosmetik* paru à Leipzig en 1912, mais la guerre, par l'importance en nombre et en gravité des délabrements faciaux qu'elle remettait entre les mains de chirurgiens à formation le plus souvent généraliste a permis à la fois l'éclosion des techniques et des vocations spécialistes. Deux vérités doivent être rappelées : le caractère indissociable de la chirurgie réparatrice et de la chirurgie esthétique, car ce sont les mêmes noms de personne que l'on retrouvera plus tard liés au développement de la *« cosmetic surgery »* ; la spécificité faciale dans l'une et l'autre de ces chirurgies, sans doute parce qu'un grand nombre des « Gueules cassées » survivaient à leurs blessures, mais aussi parce que la face exposée, mutilée, visible, est demeurée dans la conscience collective mémoire de guerre, constamment rappelée à notre imagination.

Faut-il alors avancer que c'est par réaction que se manifeste chez les patients, comme chez les chirurgiens, un engouement pour la chirurgie esthétique ? Rien n'est moins sûr : en 1919, Raymond Passot rapporte dans la presse médicale : « La chirurgie esthétique est arrivée au point où se trouvait, il y a quelques années encore, la chirurgie reconstructrice. On se souvient qu'à cette époque, les promoteurs des grandes interventions plastiques avaient à combattre le scepticisme de la profession médicale. Un grand nombre de publications de chirurgie reconstructrice de la face, durant la guerre, ont modifié les esprits de ceux qui, comme mon Maître Morestin se plaisait à dire : “S'il souffre d'une mutilation du visage, il préfère avoir recours à un artifice prothétique qu'à une intervention chirurgicale. La chirurgie reconstructrice a maintenant droit de cité, la chirurgie esthétique demeure encore en quarantaine”. » À cette même date, il publie en France, en même temps que Julien Bourguet, ses premiers travaux sur *La Chirurgie esthétique des rides du visage*, faisant du même coup omission de citer les auteurs anglo-saxons.

Cependant, accréditer l'idée que la Grande Guerre fut l'élément déclenchant exclusif d'une discipline chirurgicale est quelque peu réducteur. Non pas tant parce que des travaux avaient été publiés auparavant, mais parce que Passot et Bourguet ne semblent pas avoir été impliqués eux-mêmes dans les conflits armés. On sait que Bourguet rendit visite à Joseph à Berlin entre 1914 et 1916 et que dans les mêmes lieux et aux mêmes moments naissait la psychanalyse. C'est davantage à Adler qu'à Freud (qui d'ailleurs s'est brouillé avec le premier à ce sujet) que la chirurgie esthétique doit sa justification. Elle retrouvait, dans la théorie d'infériorité organique qu'Adler faisait de la réponse psychologique du corps à la maladie et à la dégénérescence, ses références somatiques. Cette théorie eut grand écho outre-Atlantique. Ainsi justifiée, déculpabilisée en quelque sorte d'être un acte contre nature, la chirurgie se développa à partir de cette période et entre les deux guerres.

Revenir à ce stade à la personnalité de J. Joseph qui, dès 1898 pratiqua, par une incision cutanée, la résection d'une bosse disgracieuse du nez (avant, cinq années plus tard, de mettre au point sa technique de rhinoplastie par voie naturelle) c'est délibérément poser le problème de la « judaïcité ». Joseph, fils de rabin, chirurgien orthopédiste de formation, va consacrer sa vie chirurgicale à l'élaboration d'une technique de rhinoplastie qui lui vaudra une renommée internationale. Cette chirurgie presque exclusivement centrée sur le nez proéminent a fait employer à Jost le vocable de « rhinoplastie carcinologique ». N'y a-t-il pas donc, à un moment précis de l'histoire, cette volonté des juifs de se libérer de la « malédiction du nez » ? C'est la thèse défendue par Maxwell Maltz dans *New faces, new futures* : « Le chirurgien s'efforce [...] de libérer l'âme [...] en modifiant l'apparence, de manière à ce qu'elle corresponde parfaitement à la normalité. » Ce souci d'effacer la marque originelle de la race (il n'est pas si paradoxal que ces écrits interviennent en 1936, peu après la disparition de Joseph, aux États-Unis, aux moments les plus forts du fascisme hitlérien), authentifiée plus tard dans les peintures d'Andy Warhol, à l'instar des Japonaises se faisant débrider les yeux, en recourant au même bistouri, fonde désormais la chirurgie esthétique et libère définitivement le corps du joug qu'avaient fait peser sur lui la physiognomonie et les disciples de Gall ou Bertillon.

La Première Guerre mondiale a définitivement scellé les liens qui uniront désormais, à travers les chirurgiens, la chirurgie reconstructrice et la chirurgie esthétique : le mot cosmétique ne fut guère employé qu'outre-Atlantique. Importance, donc, de l'expression *Chirurgie Plastique*. Étymologiquement : chirurgie des formes qui pourrait par extension être applicable à toutes les chirurgies. Adjectif réservé aux formes visibles, donc superficielles, sans nécessairement préjuger de l'organe opéré (squelette, parties molles) ou de la destination (réparatrice ou esthétique). Ce qualificatif a désormais consacré la discipline chirurgicale qui porte son nom : *les chirurgiens plasticiens*.

Ces liens se traduisent par la réunion en Angleterre des *« big four »* (Gillies, venu de Nouvelle-Zélande, tout comme McIndoe, Mowlen et Kilner) qui consacrent la chirurgie plastique comme discipline indépendante. C'est en 1931 que Maurice Coelst, oto-rhino-laryngologiste formé à l'École de Sebileau en France et de Joseph à Berlin, éprouve la nécessité de réunir les publications éparpillées de ses collègues en créant la première *Revue de chirurgie plastique* (revue internationale de chirurgie restauratrice, plastique et esthétique), bientôt relayée en 1935 par la *Revue de chirurgie structive,* dont la liste des collaborateurs couvre l'Amérique et l'Europe. Ce magnifique néologisme, qui résume à lui seul l'esprit de cette spécialité, ne survivra pas aux prémisses de la Seconde Guerre mondiale et la revue cessera de paraître en 1938. L'acte de naissance, comme société scientifique, de cette chirurgie spéciale, consacre une nouvelle fois le principe d'indivision entre chirurgie restauratrice et chirurgie esthétique ; et si les thèmes des premiers articles font avant tout référence aux réparations faciales, l'article de Coelst lui-même, « Un cas de chirurgie esthétique du nez. Opération, résultat », accrédite l'idée que cette nouvelle dimension esthétique a libéré en quelque sorte une chirurgie réparatrice connue depuis la nuit des temps.

Vient le moment de se poser la question. La chirurgie esthétique est-elle redevable d'un héritage philosophique ? A-t-elle, à l'image de la création artistique, participé au mouvement philosophique ? L'appropriation du mot esthétique créé par Baumgarten charge-t-elle cette chirurgie spéciale d'une mission, d'une éthique particulière, dont elle aurait eu implicitement conscience et qui aurait guidé son histoire ? La réponse est d'emblée négative. Née presque deux siècles après que le concept eut été énoncé, elle n'a que faire de la querelle des classiques et des modernes. Point d'interrogation sur la beauté. Ses préoccupations sont ailleurs. L'objectif premier n'est pas tant de faire beau que d'effacer les traces du laid. Ce n'est qu'avec l'évolution des techniques, l'opposition des écoles, les combats des disciples et peut-être aujourd'hui ce déchirement intérieur vécu par le chirurgien lui-même, partagé entre une éthique médicale traditionnelle à laquelle il a adhéré par définition, éduqué dans un environnement facultaire, et la découverte d'un marché du beau, le corps étant devenu une nouvelle religion que, *ipso facto*, la chirurgie devient, à l'égard de la question esthétique, instrument de la réflexion philosophique. Il y aurait méprise à considérer que cette réflexion n'est d'ordre qu'éthique ou moral, simple héritière d'une tradition phénoménologique, et que la chirurgie esthétique n'aurait été que l'instrument d'une « libération du corps », d'une réappropriation du « caractère étranger de la chair ».

Ptoses et liftings ; vers une esthétique en cinq dimensions

Supprimer les disgrâces de la nature, après avoir réparé les mutilations, ou corriger les malformations, tel fut le point de départ de la chirurgie esthétique, libérée qu'elle était des contraintes techniques de l'anesthésie et de l'asepsie, des contraintes morales qu'un siècle de positivisme avait tenté d'effacer, des contraintes sociales qu'un certain scientisme devait faire resurgir au XIXe s., se libérant enfin elle-même grâce à la psychanalyse d'une certaine paralysie psychique.

Corriger la disgrâce de la forme affectée par le temps, tel fut son deuxième objet. L'histoire du lifting facial est de ce point de vue éloquente de l'évolution des concepts à travers l'évolution des techniques. La chirurgie du vieillissement facial, telle qu'elle apparaît dans les premiers écrits, sous-tendue par quelques schémas et des reproductions photographiques de qualité parfois médiocre, ne repose pas sur la définition du concept de vieillissement comme ptose gravitaire des tissus et son corollaire, le lift correcteur. C'est la ride qui barre le front, la joue, le cou, qu'il faut effacer, et il semble bien qu'à l'instar des rapports de Miller aux États-Unis, puis de Koll et de Hollander, la chirurgie esthétique propose l'excision cutanée étagée pour corriger les rides des paupières, des joues ou du cou. Certes, et partant du principe que la ride d'expression se dessine dans une direction perpendiculaire à l'axe du tractus musculaire sous-jacent, ces excisions remettent en tension peau et tissu cellulaire sous-cutané, mais substituent à une ride une cicatrice. Le principe même de cette excision, décalée latéralement, comme pour cacher cette cicatrice en région capillaire ou pré-auriculaire, est tardif. C'est Bettman, qui en 1920, en publie la première photographie. Joseph, en 1928, l'améliorera en la faisant passer en rétro-auriculaire.

Paradoxalement, Passot, puis Bourguet en France, ne font pas référence aux publications américaines, puisqu'ils reprennent à leur compte les incisions-excisions cutanées segmentaires, avant de se consacrer aux pratiques de décollement cutané. Ce silence à l'égard des travaux anglo-saxons ressortit-il, comme l'avance Vrebos, à l'absence complète d'échanges scientifiques ? Au lendemain d'une guerre dont le rôle catalyseur d'énergie médicale a été souligné, et alors même que les chirurgiens français iront rendre visite quelques années plus tard à leurs collègues américains, l'affirmation est paradoxale. Il est simplement vrai que les revues spécialisées n'existent pas encore et que la diffusion des ouvrages peut, à cette date, prendre quelque retard.

En déplaçant la cicatrice d'incision cutanée vers la région latérale du visage, les chirurgiens font en 1920 une double révolution : du traitement symptomatique du vieillissement (suppression de la ride), ils font un traitement étiologique (lutte contre la ptose) ; d'une simple excision-suture, ils transforment le geste chirurgical en vaste décollement des tissus cutanés de la joue et du cou. C'est à Julien Bourguet que revient, semble-t-il, le mérite d'avoir décrit et rapporté le décollement : « Parfois, nous sommes obligés de décoller la peau de la région parotidienne pour qu'elle puisse être attirée vers le pavillon dans le traitement du sillon nasolabial. »

Cependant, soit que les résultats de ces grands décollements du visage, malgré une remise en tension superficielle solide, n'aient pas été suffisamment pérennes, soit que l'accès permis par ces décollements ait donné aux auteurs les moyens de prendre la mesure que l'affaissement des tissus n'était pas seulement affaire de surface, de revêtement, mais bien de masse musculaire peaucière dont on savait qu'elle s'arrimait à la face profonde de la peau, le geste de « lifting » s'est compliqué, replaçant davantage le tissu en profondeur, excisant ici une masse graisseuse en excès, suspendant et arrimant là un fascia ptosé.

L'article que Maurice Virenque consacre au sujet en 1925 est éloquent. Tout est dit ici : même si le titre de l'article demeure ambigu, la ride « s'efface » en tant que signe du vieillissement ; le tégument n'est que le révélateur de la chute gravitaire des tissus de soutien du visage. La double originalité du décollement extensif de la peau et de la fixation profonde des tissus a servi de base à la chirurgie du vieillissement facial jusque dans les années 1970. Aufricht avait, en 1960, amélioré ce principe par la réalisation des plicatures qui ont été reprises de longues années durant.

Au sujet de l'histoire des liftings cervico-faciaux et du concept de vieillissement il faut, en faisant un grand pas dans le temps et en s'enfonçant dans les chairs, accompagner Tord Skoog dans sa dissection profonde permettant de retendre simultanément plans profonds et superficiels. À la même date, F. Firmin, V. Mitz, M. Peyronie, H. Quilichini, P. Tessier et A. Thion montraient la continuité d'un système anatomique musculaire et aponévrotique sous-cutané qu'avaient pressenti quelques anatomistes classiques, et que Skoog utilisait : ils le baptisèrent de l'acronyme SMAS (système musculo-aponévrotique superficiel, superficial musculo-aponévrotique system). Et depuis lors, multipliant les plans de dissection, passant de l'un à l'autre, y ajoutant selon la région anatomique un plan de dissection encore plus profond, pour peu qu'il préserve bien évidemment le nerf facial, le chirurgien s'efforce, au gré des demandes de son patient, de sa morphologie, de l'épaisseur de ses tissus, de l'élasticité de sa peau, de réascensionner, de refixer ce que des tissus le poids et les ans avaient fait tomber, soucieux cependant de redistribuer les formes. Remarquons, au passage, que du « face lifting » Tessier écrivait qu'il était une succession de compromis et il ajoutait : « Quel que soit l'effet de rajeunissement, on ne retourne pas vingt ans en arrière. On paraît un peu plus jeune ou beaucoup plus jeune, mais on est toujours devenu autrement. Voilà tout ! Mais puisqu'il en sera toujours autrement, pourquoi ne pas accepter ou vouloir être franchement autre ? »

Fort d'une expérience unique en chirurgie des malformations craniofaciales, Tessier décrit le *« facial mask lift »*, c'est-à-dire le soulèvement de tous les tissus du squelette osseux sous-jacent, ruginant par une double voie d'abord coronale et endobuccale ce qu'il appelle le *« deep fascia »* et le resuspendant plus haut en l'arrimant au point fixe de l'aponévrose temporale. La révolution culturelle de cette intervention ne tient pas seulement à cette nouvelle dissection du visage encore plus profonde que les autres, à ce concept de masque facial vivant englobant peau, tissu sous-cutané, muscle et glandes mais aussi dissocié d'un squelette sous-jacent immuable. Elle ne vient pas non plus de cette volonté provocatrice de ne pas seulement rajeunir, mais de vouloir métamorphoser, tant qu'à faire. Au fond, elle vient d'une conception affichée, plus architecturale et de la chirurgie et des formes d'expression du visage. C'est sans doute davantage par culture que par intuition que P. Tessier sauta le pas en ajoutant à ce *mask lift* ostéotomies malaires de valgisation, remodelages orbitaires ou repositions canthales. En changeant la base squelettique, il modifie non seulement les reliefs, ajoutant une troisième dimension à une chirurgie qui, jusqu'à présent, ne s'efforçait que d'ascensionner et de tirer, mais modifie la physionomie en changeant les points d'application des quelques muscles squelettiques de la mimique faciale. Au-delà des résultats présentés, pour certains magnifiques, pour d'autres dérangeants, cette approche « globale » de la chirurgie du rajeunissement facial préfigure les techniques d'aujourd'hui.

Dans un remarquable article intitulé : « Full face regeneration in three dimensions : a face lifting for the third millenium », Ramirez confirme le sentiment qui prévalait jusque-là chez le chirurgien, à savoir que si le vieillissement était d'abord perçu comme une ptose tissulaire, effet le plus visible, cette ptose s'accompagnait d'une atrophie des tissus (graisseuse et osseuse). Répondre à la ptose relevait de gestes chirurgicaux connus et maîtrisés, même s'ils se complexifiaient. Plus difficile était de modifier sans risque les volumes, même si la chirurgie de l'architecture osseuse était connue et si le *mask lift* avait déjà pris en compte cette dimension. C'est la mobilisation du tissu graisseux et l'adjonction éventuelle d'adipocytes par la technique décrite par Coleman qui permettra de prendre en compte cette dimension selon des facteurs parfaitement définis. Replié sur lui-même, chiffonné en quelque sorte, le visage plissé, ridé, retrouve jeunesse et éclat dès lors que sa tenue, ses volumes lui sont restitués, l'éclat objectif de la lumière se réfléchissant sur la surface tendue des pommettes et des joues. Surpris par la qualité du résultat montré sur l'image photographique, en totale cohérence avec la pertinence du raisonnement, on ne peut s'empêcher avec Jacques Lévignac de penser qu'en terme de chirurgie esthétique, « le visage est vu, non pas en trois dimensions, mais en cinq », incorporant ici les données du temps et celles du mouvement et parlant, comme but ultime de la chirurgie faciale, d'eurythmie.

Pour une histoire de la graisse

Si le squelette protège ici viscères et organes nobles, exception faite de l'abdomen, la peau qui le recouvre en est séparée des muscles qui s'y insèrent et de cet espace de glissement, tissu celluleux ou cellulograisseux, forme informe sur laquelle se moule et se mobilise l'étui cutané. La graisse est donc cette interface qui donne au corps sa forme, gynoïde ou androïde selon sa répartition, émaciée ou obèse selon son volume, harmonieuse ou non.

Elle a son empreinte génétique (stéatomérie) et sa propre pathologie (lipodystrophie).

Ce n'est pas tant pour des motifs esthétiques que pour des motifs fonctionnels que la chirurgie s'est intéressée au tissu graisseux. La correction de l'hypertrophie mammaire a d'abord été soucieuse des conséquences rachidiennes de l'anomalie, comme la chirurgie dite de la « silhouette » s'efforçait de remédier aux conséquences infectieuses et générales de patients victimes de ces obésités monstrueuses. Dans ce domaine particulier, là encore, le glissement d'une chirurgie à visée fonctionnelle vers une chirurgie à visée esthétique s'est fait spontanément, naturellement. Ce qui pouvait le plus pouvait le moins, non pas en terme d'objectif, mais en terme de technique.

User de la graisse là où elle était en excès afin de la transposer là où elle était en défaut ou plus exactement là où il y avait défaut de volume que la graisse aurait pu combler, est une idée ancienne de la fin du XIXe s. La greffe dermo-graisseuse répond ainsi à l'objectif d'aller combler les déhiscences faciales d'une maladie de Romberg (atrophie hémifaciale progressive), par exemple. Les aléas d'une telle chirurgie sont cependant élevés : risque de nécrose de la greffe ou risque infectieux remettant totalement en cause le bénéfice de l'intervention ; difficulté à prévoir la surcorrection nécessaire, compte tenu de la résorption inéluctable d'une partie non négligeable du tissu transplanté.

Ôter la graisse, soit. Et si elle est à ce point excédentaire, en accepter la cicatrice. Mais la retirer sans trace excessive. C'est à la fin des années 1970 que naît la liposuccion : lipolyse, lipo-aspiration, lipectomie sélective, le Dr Illiouz use de ces différents mots pour dire que la graisse sous-cutanée, infiltrée préalablement de sérum refroidi, adrénaliné, additionné le cas échéant de hyaluronidase, peut être, par une courte incision, aspirée grâce à une canule métallique, mousse et peu traumatisante dès lors qu'on la pousse, au bord tranchant et raclant dès lors qu'on la retire, dans un mouvement de va et vient dont l'élégance est éloignée de celle du geste chirurgical, mais dont l'efficacité peut être redoutable. Cette technique, non anodine au demeurant, s'est imposée, fait coïncident, au moment où le corps dénudé s'amincit et s'exhibe.

La coïncidence dont il est fait mention interroge sur la part de responsabilité de la chirurgie esthétique dans ce souci d'amincissement du corps. Cette part est nulle, ou négligeable, même si la chirurgie, cousine de la médecine, avait beau jeu de mêler ses voix aux conseils prodigués contre l'obésité et ses méfaits. La lipo-aspiration est une découverte technique dont les buts et les moyens participent de l'esprit « esthétique » au sens chirurgical du terme. Même si, plus tardivement, elle s'est quelque peu dévoyée (minilipo-aspiration, usage des ultrasons), sa volonté première était affichée : là où le régime était inefficace à faire perdre la graisse (parce que génétiquement la répartition graisseuse était ainsi), la lipo-aspiration restaurait une harmonie des formes.

Car les parties molles du corps, les muscles, la graisse, peuvent dans une certaine mesure être disciplinées : l'histoire de la graisse est inséparable de celle des muscles. Et le gonflement de ceux-ci va bien souvent avec l'amincissement de celle-là, le premier chargé d'énergie, de « forme », la seconde de paresse et de flaccidité. Rien d'étonnant donc à ce que, faisant un court détour dans ces salles de gymnastique ou de musculation, on y rencontre une population croissante d'individus « bigorexiques », presque dysmorphophobes, obsédés par le défaut du corps à corriger, seuls juges d'une image qu'ils veulent donner aux autres. C'est une même population (mais pas nécessairement les mêmes individus) qui fréquente assidûment le cabinet du chirurgien esthéticien, mais qui ne lui rend pas nécessairement service et dont il faudrait qu'il puisse s'affranchir. Car la lipo-aspiration a contre elle sa « facilité », facilité du concept pour celui qui la subit et qui ôte quelque chose de sacré de l'acte chirurgical, modifiant ainsi quelque chose du rapport patient-médecin, facilité pour celui qui la pratique, même si nombre de complications parfois graves ont été décrites.

Ôter la graisse apparaît assez vite insuffisant. La disgrâce est bien souvent corrigée, mais sans qu'une véritable harmonie ait été trouvée, même si la lipo-aspiration est dotée de nouvelles vertus de raffermissement, de remise en tension des tissus. Très tôt après la lipo-aspiration est venue à l'esprit des chirurgiens l'idée que ce matériau vivant qu'ils extirpaient du corps humain pouvait être aussitôt réinjecté dans un autre endroit du corps afin de combler rides, sillons ou dépressions : le « filling » fut une déception : la graisse réinjectée se résorbait au bout de quelques jours ou semaines. Le principe n'en fut cependant pas abandonné. Sydney Coleman, en associant un prélèvement atraumatique d'adipocytes et une ultracentifugation du tissu aspiré, afin de ne conserver que la partie non résorbable du prélèvement, obtient, après injection douce dans les tissus sous-cutanés, une certaine pérennité des résultats. La matière idéale est trouvée, non susceptible de rejet, peu susceptible d'infection. La lipostructure est née. Le terme est d'importance et n'est pas sans rappeler l'adjectif éphémère que Coelst avait en son temps utilisé pour qualifier cette chirurgie.

Loin d'être un simple phénomène de mode qui fait se succéder au rythme des saisons maigreur exacerbée ou rondeurs flattées, la lipostructure (liposculpture ?) redonne au tissu graisseux ses lettres de noblesse. Largement employé aujourd'hui, il consacre le lien entre chirurgie reconstructrice et chirurgie esthétique et participe de cette troisième dimension, celle de la projection des reliefs du revêtement cutané rebondi, luisant et réfléchissant la lumière, signe d'une jeunesse retrouvée, d'une extraversion du corps, d'une santé florissante.

Rite et chirurgie esthétique

Une définition restrictive de la chirurgie esthétique, une histoire récente qui en fait une discipline jeune, des conditions d'éclosion dans un monde occidental tout à fait particulières, doivent *a priori* dissuader de rechercher un quelconque lien avec certains rites initiatiques. Au contraire de certaines transformations corporelles comme les déformations du crâne, du pied et les scarifications – davantage induites dans le but d'exacerber le sentiment d'appartenance que de créer du beau – la chirurgie esthétique permet de s'affranchir des marques ethniques ou culturelles caractéristiques. Les armes qu'elle utilise, ses instruments, ses pratiques ne font pourtant que reprendre ceux employés lors des rites initiatiques tribaux, même si leur destination est différente. L'ambiguïté existe donc, parfois même cultivée. De la cicatrice à la prothèse pour finir (ou commencer) par Orlan.

Voyons d'abord la cicatrice. La scarification exacerbée crée dans nombre de populations africaines une marque, un dessin, une géométrie sur la peau du visage ou du thorax qui signe le sentiment d'appartenance. La question n'est pas posée ici (elle se posera plus loin avec la chirurgie esthétique) de savoir qui, du geste scarification ou de la cicatrice, procède du rite. La question ne sera pas débattue non plus afin de savoir si les reliefs cutanés que l'on peut trouver beaux procèdent d'une volonté de beauté. Ces scarifications sont, pour le chirurgien plasticien, des chéloïdes. Sorte de monstruosité cutanée, ces chéloïdes sont pour lui la complication redoutable, imprévisible et incontrôlable à éviter dans son exercice médical. Le regard porté sur la cicatrice, signature du chirurgien, a en un siècle considérablement évolué, sans aucun doute sous l'influence de cette nouvelle discipline, la chirurgie esthétique.

Non pas tant le regard porté par le patient lui-même, assimilant dans un raccourci naïf la visibilité de la trace cicatricielle à la compétence de l'opérateur, que le souci manifesté par la profession elle-même : de la cicatrice barrant le visage afin de se substituer à une ride du début du « lifting » à la trace cachée dans le cuir chevelu des opérations endoscopiques, l'histoire de la chirurgie du vieillissement facial illustre cette réflexion, comme l'évolution des techniques de mammoplastie de réduction où la cicatrice disgracieuse en « ancre de marine » a laissé place aux incisions péri-aréolo-mammelonaires.

En chirurgie esthétique, la cicatrice doit être non vue, mais pas invisible. Elle doit en effet, pour le patient, comme pour le chirurgien, être la mémoire de l'intervention (mémoire d'un rituel ?). Le caractère non vu de la cicatrice a accrédité l'idée, fausse bien évidemment, qu'il était du pouvoir de la chirurgie esthétique d'effacer la marque cicatricielle disgracieuse. Quelque meilleure soit la connaissance des mécanismes intimes de la cicatrisation, et en dépit des progrès des matériels de suture, des colles biologiques, ce sont, depuis des temps immémoriaux, les mêmes techniques d'approximation des berges cutanées des incisions ou des plaies qui sont utilisées, de la mandibule de certaines fourmis soldat Ecriton aux agrafes et surjets des fils résorbables.

Voyons ensuite la prothèse. Le corps humain n'aime pas le corps étranger. Il le tolère parfois. C'est ainsi que sont nés les biomatériaux, ainsi dénommés non pas parce qu'ils avaient une origine animale, mais parce que, métal pur ou alliage, polymère ou cristaux, ils pouvaient être « intégrés » au sein d'un organisme vivant, sans autre réaction de rejet qu'une sorte de barrière inflammatoire de protection autour. L'inclusion de particules végétales sous la peau afin d'en déformer le relief fait partie, au même titre que la scarification ou le tatouage, des rites de certaines civilisations.

L'excellente tolérance des élastomères de silicone a consacré l'usage de tels implants en chirurgie esthétique. Là encore, la vocation première de l'implant (endoprothèse) est la restauration d'une forme normale chez un individu porteur d'une malformation ou d'une disgrâce sévère : c'est le cas de certaines aplasies thoraco-mammaires dans le syndrome de Poland. La reconstruction du sein opéré pour carcinome passe aussi, dans certains cas, par l'usage des prothèses. Mais dans cette chirurgie mammaire, et peut-être de manière moins métachrone, quoique n'échappant pas à la règle, l'usage de la prothèse va s'étendre au champ de la demande esthétique. Au gré des modes, au gré des envies, au gré même de certaines déviances, des femmes se font implanter (et parfois réimplanter) des prothèses siliconées dans la poitrine. L'assez bonne tolérance matérielle (en dépit des querelles de part et d'autre de l'Atlantique à propos des prothèses pré-remplies de gel), leur forme de plus en plus « anatomique », la prévention de phénomènes de capsulite rétractile en ont fait élargir les indications, d'autant que la technique de mise en place, si elle requiert rigueur et soins, n'est guère difficile. Comme la graisse réinjectée au niveau du visage gonfle sillon, lèvres et joues, le silicone galbe en arrondi fesses et mollets. Il y aura lieu de rapidement s'interroger sur la signification de ce mouvement, particulièrement sensible en ce début du XXIe s. dans certains pays, qui fait de la chirurgie esthétique non plus une activité destinée à corriger la disgrâce de l'individu, à atténuer les effets du vieillissement, mais l'instrument de *« fashion victims »*. Coupable de ses succès, la chirurgie esthétique est ici devenue rituelle.

Radovan, même s'il n'était pas le premier, publiait les principes des prothèses d'expansion. Ainsi, une prothèse siliconée, placée sous la peau et reliée à un « réservoir » sous-cutané, pouvait, gonflée lentement et régulièrement de sérum physiologique, déformer en l'expandant une peau dont les vertus élastiques demeurent limitées. La peau ainsi créée (en dehors du simple étirement, il y avait phénomène de multiplication cellulaire) est susceptible de couvrir une perte de substance adjacente. Le geste chirurgical réparateur s'en est beaucoup servi. Mais en dehors de l'analogie, une fois encore, avec ces rites d'étirement de la peau de la lèvre (chez les Surma Mursi de la vallée de l'Omo), cette technique d'expansion, par les étranges déformations certes éphémères qu'elle induisait, a su influencer certains comportements.

La chirurgie esthétique, instrument de l'interrogation de l'art sur la beauté, au même titre que pouvait l'être l'abstraction, tel est l'un des sens à donner à la démarche d'Orlan, cette artiste contemporaine qui depuis quarante ans se met en scène comme objet d'art sculpté par la chirurgie esthétique, pas seulement comme résultat établi d'une transformation tout juste caricaturale, mais comme sujet vivant et partageant l'expérience de la transformation, modifiant délibérément les règles d'une esthétique craniofaciale canonique, faisant de son visage un « traçage inouï, un monument de l'art contemporain, véritable impensé de la philosophie » pour reprendre l'expression de Monique Sicard ; mettant en cause les standards de la beauté, elle ébranle les fondements de la chirurgie esthétique.

Conclusion

Avatar de la chirurgie reconstructrice, la chirurgie esthétique, sans vrai passé, sans culture, joue de son ambiguïté. Moins d'un siècle après sa naissance, elle n'est pas guérie de sa schizophrénie : d'aucuns qui la pratiquent sont les héritiers dignes et honnêtes de leurs aînés de la Grande Guerre. La chirurgie esthétique entre leurs mains pourrait être un exercice de style, la quintessence d'un art d'autant plus exigeant que, n'étant pas nécessaire, il ne souffre aucune médiocrité. En retour, cette exigence de perfection, cette nécessité de respecter l'intégrité corporelle, ont suscité chez leurs pairs des autres disciplines le souci d'une chirurgie moins agressive. Certes, ils n'ont pas été les concepteurs de toutes les techniques mini-invasives : l'endoscopie existait bien avant eux et ils ne se la sont appropriée que tardivement, mais leur état d'esprit, leur volonté de cacher la marque cicatricielle, ont déteint sur la pratique des autres chirurgies.

D'aucuns, à l'opposé, ont rapidement compris le bénéfice qu'ils pouvaient tirer d'une étiquette, d'un label qui les rendait *ipso facto* grands prêtres d'une religion trompe-l'œil, substitut d'un vide de l'âme, complice d'un système qui a beau jeu de s'affranchir des règles ordinales pour devenir mercantile. Mais sont-ils les auteurs, les complices, ou les victimes du consumérisme ambiant et d'une normalisation ? Ainsi, la « schizophrénie » dont il est question est-elle l'affaire de la chirurgie esthétique ou de ceux qui la pratiquent ? Faut-il penser que c'est ce qui la menace ? Faut-il, à l'inverse, estimer que cette ambivalence constitue sa richesse ?

► BETTMAN A. G., « Plastic and cosmetic surgery of the face », *North-west medicine,* 19, 1920, p. 205-209. – BOURGUET J., « La disparition chirurgicale des rides et plis du visage », *Bulletin de l'Académie de Médecine de Paris,* 82, 1919, p. 183-185. – CAREY J.-S., « Kant and the cosmetic surgeon », *J. Florida M. A.,* 76, 1989, p. 637-643. – COLEMAN S. R., « Autologous fat transplantation », *Plast. Reconstr. Surg.,* 88, 1991, p. 736. – GILLIES H., MILLARD D. R., *The principles and art of plastic surgery,* Boston, 1957. – HOLLÄDER F., *in* M. Joseph, *Handbuch der Kosmetik,* Leipzig, Verlag van Veit & C, 1912. – ILLOUZ Y. G., « Body contouring by lipolysis : a 5-year experience with over 3 000 cases », *Plast. Reconstr. Surg.,* 72, 5, 1983, p. 591-597 ; « The fat cell "graft" : a new technique to fill depressions », *Plast. Reconstr. Surg.,* 78, 1, 1986, p. 122-123. – JOSEPH J., *Nasenplastik und sonstige Gesichtsplastik nebst mammaplastik,* Leipzich-Curt, Kabitsch, 1931, p. 622-629. – KOLLE F. S., *Plastic and cosmetic surgery,* New York / Londres, D. Appleton & C, 1911. – LEVIGNAC J., « Esthétique dento-maxillo-faciale. Eurythmie », *Actualités odonto-stomatologiques,* 143, 1983, p. 397-422. – MILLER C. C., *Cosmetic surgery of the face,* Chicago, The correction of featural imperfections oak printing co, 1907. – MITZ V., PEYRONIE M., « Superficial musculoaponeurotic system (SMAS) in the parotid and cheeck area », *Plast. Reconstr. Surg.,* 58, 1976, p. 80-87. – NOËL A., *La Chirurgie esthétique. Son rôle social,* Paris, Masson et Cie, 1926. – NURIDSANY M., « Orlan : tout est (virtuellement) possible », *Le Figaro,* 3 janvier 2003, p. 17. – PASSOT R., « La chirurgie esthétique des rides du visage », *Presse méd.,* 27, 1919, p. 258-260. – RAMIREZ O. M., « Full face regeneration in three dimensions : a face-lifting for the new millenium », *Aesth. Plast. Surg.,* 25, 2001, p. 152-165. – SICARD M., « Orlan, post-woman », *Les cahiers de médiologie 15, Faire face,* Gallimard, 15, 2002, p. 129-135. – SKOOG T., *Plastic surgery,* Almqvist & Wiksell International, 1974. – TESSIER P., « Préface », *Annales de chirurgie plastique esthétique,* 39, 1994, p. 511-520. – VERDAN C., « Histoire de la chirurgie plastique et reconstructrice », *Histoire de la Médecine, de la Pharmacie, de l'art dentaire et de l'art vétérinaire,* 8, p. 127-148. – VIRENQUE M., « Traitement chirurgical des rides de la face et du cou », *in* V. Pauchet, *La pratique chirurgicale illustrée,* fascicule VII, 1925, p. 1-15. – VREBROS J., « The scientific contributions of british surgeons, Revue de chirurgie plastique et revue de chirurgie structive, Bruxelles (1931-1938) », *Aesth. Plast. Surg.,* 25, 2001, p. 207-212.

Bernard DEVAUCHELLE

→ Chirurgie ; Obésité ; Peau ; Vieillissement.

CHOLÉRA

Le choléra est une maladie grave caractérisée par la diarrhée, une tendance à l'algidité et l'anurie. Cette affection est due à un microbe spécifique. Le vibrion cholérique encore appelé vibrion de Koch, ou *Vibrio cholerae,* est une bactérie en virgule très mobile. Le germe actuellement en cause est le vibrion *El Tor.* La période d'incubation du choléra dure quelques jours. Le début est marqué par la diarrhée. Par la suite, apparaît l'attaque avec ses symptômes gastriques : selles liquides, vomissements et déshydratation. Un symptôme majeur du choléra est constitué par l'algidité. Le pouls est rapide et l'anurie est presque absolue. Le choléra abortif se manifeste sous la forme de diarrhée cholérique bénigne. Par opposition, le choléra foudroyant est une forme suraiguë : les malades succombent rapidement. L'homme est le principal réservoir de vibrions cholériques. Le malade les élimine en grande quantité par les vomissements et les selles. Les vibrions peuvent survivre plusieurs jours dans les déjections humides. La contamination se fait par contact manuel direct avec un porteur sain, un malade ou un cadavre. L'eau et les aliments souillés sont également des sources de contamination. La survie du vibrion dans le milieu extérieur est longue. Le niveau socio-économique et les conditions de peuplement constituent des facteurs favorisant l'explosion de foyers épidémiques.

Le choléra et la société française

Il faut partir du choléra de 1832 à Paris. C'est là que les prévisions les plus optimistes ont été balayées par la violence d'un fléau qui mettait au jour les carences de la société française. Le choléra a été le révélateur d'une situation socio-économique catastrophique. En 1832, les médecins étaient convaincus de la supériorité de la France sur les lieux infects des contrées de l'Asie Mineure, de l'Inde et de la Russie. On croyait que le fléau glisserait sur le pays sans causer le moindre dommage. La plupart des médecins pensaient même que le choléra n'envahirait pas la France. Une étude comparée du Royaume et de l'Inde sous le rapport du climat et des mœurs semblait éloquente. Réactivation, donc, du vieux thème hippocratique suivant lequel le tempérament des peuples dépend de leur climat et de leur gouvernement. D'un côté les pays chauds dans lesquels les populations apathiques et craintives sont dominées par des tyrans. De l'autre, le calme des monarchies et l'alternance des saisons qui rendent les individus actifs et entreprenants. Par le transfert des qualités morales de l'extérieur à l'intérieur, des actions visibles aux structures organiques, on déchiffrait l'influence du caractère sur le physique. D'où l'idée d'une constitution organique susceptible de résister aux miasmes cholériques. Une population saine ne devrait pas donner prise à la maladie. L'avantage du royaume sous le triple aspect du climat, de la géopolitique et de l'hygiène publique devait protéger la population. À titre de précautions, il fallait quand même appliquer des mesures sanitaires sur les côtes et des mesures protectrices dans la capitale. D'un côté, la défense du territoire sera assurée par la mise en place de quarantaines dans les ports. De l'autre, on veillera à la suppression des foyers d'infection dans les quartiers. Il faut rejeter les marchés à la périphérie, interdire les rassemblements et veiller à la salubrité publique. Avec l'invasion du fléau, l'effet de surprise est total. Début avril, les morts se comptaient par centaines et l'administration n'arrivait ni à enregistrer les décès ni à assurer les inhumations dans les cimetières.

Très vite, l'autorité devait faire face aux paniques que la maladie avait déclenchées dans la ville. Pour les classes laborieuses, le fléau était perçu comme l'instrument d'un règlement de compte social. De ce conflit portent témoignage les suspicions du peuple à l'égard des comestibles, des agitateurs probables et des médecins. Les pauvres croyaient qu'ils étaient victimes d'un sombre complot. La pensée populaire voyait dans les fortes mortalités cholériques l'exécution d'un projet d'extermination conçu par le gouvernement. D'où la croyance à un empoisonnement collectif. Un antagonisme de classes suffit à rendre compte de cette interprétation et de sa popularité. Le poison était l'arme d'une lutte à mort qui devait aboutir à la liquidation physique du bas peuple. Ces réactions populaires sont bien différentes de celles qui avaient cours du temps des vieilles pestes. Au XIXe s., les classes indigentes de l'Europe partageaient une même crainte et désignaient le même ennemi. La maladie touche d'abord le peuple ; il fallait voir ici une préméditation, un complot. Une machination du gouvernement.

Il faut s'arrêter un instant sur ce thème de l'empoisonnement. Cette croyance surgit au point de rencontre d'une série de raisons très différentes. Une raison médicale d'abord. Le choléra frappait les citadins dans les endroits les plus divers. Ce n'était pas seulement à l'hôpital que les victimes mouraient : les uns tombaient sur les places publiques, dans les rues, sur les quais ; d'autres s'écroulaient subitement dans les lieux où se rassemble la foule des chômeurs et des vagabonds. On croyait que les boissons étaient empoisonnées. Pour une phénoménologie de première venue, les symptômes du choléra ressemblent à ceux qu'on observe dans les cas de mort par empoisonnement : vomissements, spasmes et convulsions. L'homme passait subitement de la santé au danger le plus éminent : l'action de substances vénéneuses semblait évidente.

Une raison d'ordre politique ensuite. On sait que depuis 1789 révolutions et contre-révolutions se succèdent. Les journées de Juillet étaient encore dans toutes les mémoires. Ce climat de suspicion générale était dû à l'atmosphère révolutionnaire qui, depuis plus de vingt mois, demeurait chaude et menaçante. À l'époque, certains pensaient même que la littérature avait contribué à familiariser le peuple avec ce thème des meurtres et des exécutions. Mais ils oubliaient que les écrivains puisaient leur inspiration dans les scènes de violence quotidiennes et dans les rapports de police. La fureur des gens n'était donc pas l'effet de la fiction. Des nouvelles alarmantes circulaient : on disait que Louis-Philippe avait écrit à la reine de Saxe qu'on croyait que le choléra était à Paris, mais qu'en vérité c'était le résultat des empoisonnements. On voulait liquider les vainqueurs de Juillet.

Une raison d'ordre économique pour finir. Exterminer le peuple en l'empoisonnant aurait permis au gouvernement de parer à un désastre, une famine imminente. Ce moyen expéditif et sûr aurait, mieux qu'une disette, brouillé les responsabilités. Voilà ce que croyait le peuple. Mais que pensaient les théoriciens des populations ? Pour eux, le fléau absorbait un excédent de population. C'était un mécanisme régulateur chargé de maintenir l'équilibre de la population. Les gestionnaires voyaient dans le choléra un fléau destiné à assurer l'équilibre des populations, la marque de la divine providence. Le choléra, qui était perçu comme un « épurateur », apparaissait comme un remède eugénique. Il servait une saine gestion de l'économie. Villermé disait que les épidémies sont des indicateurs de la misère et qu'elles traduisent un excès de population relativement aux moyens d'existence. La crainte d'un empoisonnement était donc parfaitement justifiée. Réciproquement, les riches se méfiaient des pauvres et des lieux insalubres qui étaient perçus comme des foyers de dangerosité.

Du point de vue épidémiologique, les enquêtes révélaient un événement jusque-là insoupçonné. Les tables de mortalité montraient que l'inégalité devant la maladie et la mort recoupe l'inégalité devant la vie. L'émergence de la question des conditions d'existence comporte celle des conditions favorisantes de la maladie. Le milieu dans lequel vivent les classes laborieuses, leur genre de vie, leur manière de se nourrir, de se vêtir et de se loger, voilà les données qui rendent compte de l'inégalité devant l'épidémie. Elles montrent que les conditions d'existence finissent par inscrire dans les corps un risque supplémentaire de maladie. Le *Rapport sur la marche et les effets du choléra morbus dans Paris* (1834) donne les conclusions d'une vaste enquête dans la capitale. L'objectif était d'évaluer les informations afin de déterminer quels facteurs ont eu une influence sur la mortalité cholérique. La mise en rapport des taux de mortalité, tantôt avec des circonstances naturelles (climatique, météorologique et topographique), tantôt avec des densités montrait que ces facteurs n'influent pas sur la mortalité. L'exposition des habitations, l'élévation ou l'abaissement du sol et les différents degrés de sécheresse ou d'humidité n'ont joué aucun rôle. De même, à interroger les densités de la population par arrondissement, ou par quartier, on ne trouve pas d'indications significatives. C'est qu'il s'agit d'une espace de vie fictif dont on ne peut rien déduire.

En revanche, les densités par habitation sont éloquentes. Elles constituent le fil conducteur de l'analyse qui conduit aux habitants. L'agglomération des hommes et leur genre de vie s'associent pour former la principale cause favorisante de la maladie. Sous le rapport des catégories socioprofessionnelles touchées par l'épidémie, les résultats sont clairs. Les petits métiers et les individus qui n'ont pas de moyens de subsistance sont les plus vulnérables. Découverte, donc, d'une historicité propre à la vie humaine : son maintien ou de sa disparition dans et par ses conditions d'existence. Les zones de misère ouvrière coïncident avec l'accumulation des densités du vieux Paris et les quartiers populaires sont liés aux lieux d'implantation des manufactures. C'est là qu'on enregistrait les plus fortes mortalités.

L'enquête sur le choléra de 1832 a mis hors jeu les analyses qui s'apparentaient à l'hippocratisme. C'est tout un style de recherche qui bascule alors dans un passé révolu. L'enquête sur l'épidémie de 1832 oriente l'attention en direction de l'espace social. Ce faisceau de circonstances comporte une conscience historique des phénomènes pathologiques. Mais on aurait tort de vouloir lier cette enquête à l'émergence d'une politique de l'habitat. D'un côté, l'enquête opère une rupture avec l'hippocratisme dénoncé comme mythe : puisqu'il perpétuait l'absence d'une telle politique en fabriquant des « constitutions médicales ». De l'autre, l'enquête révèle les conditions de vie des populations : l'inverse d'une relation d'adaptation des hommes à leur milieu. Avec l'enquête sur l'épidémie de 1832 devait plutôt apparaître la notion de conditions d'existence – notion négative permettant de décrire des inadaptations dans le milieu de vie. Avec cette enquête, la maladie acquiert enfin sa dimension historique et culturelle. L'analyse des effets pathogènes est indissociable de l'étude des populations : la mortalité est aussi fonction du mode de vie. L'espace vital est espace causal. Les influences des conditions d'existence n'ont plus rien à voir avec les « constitutions médicales ».

Le choléra et l'École de Paris

Il faut encore partir du choléra de 1832 à Paris. Puisque c'est là que, pour la première fois, la pensée médicale a été mise à l'épreuve des faits. C'est là aussi qu'elle était la plus vivante. De là, un instantané de la médecine qui la révèle dans ses œuvres vives. La confrontation entre la médecine française et le fléau asiatique était l'événement attendu. Les symptômes de la maladie avaient été décrits avec plus ou moins d'exactitude. Mais leur point de départ, leur caractère et leur relation n'avaient pas été clairement perçus. De plus, on n'avait pas rattaché les symptômes observés pendant la vie aux lésions trouvées après la mort. Les descriptions transmises par les médecins étrangers étaient lacunaires. Il fallait reprendre le travail à son début. L'affection type, c'est le choléra algide, cyanique ou asphyxique : la maladie parvenue à son complet développement. Très vite, trois périodes sont distinguées dans l'évolution du mal. D'abord, une période d'invasion caractérisée par les vomissements, les diarrhées et les crampes.

Ensuite, une période d'état marquée par la cyanose, l'algidité et la diminution de sécrétions, à l'exception des évacuations intestinales. Enfin, une période de réaction signalée par la guérison ou l'aggravation du mal (symptômes adynamique et typhoïdique). En comparaison de quoi la cholérine est perçue comme un choléra léger (ses symptômes se limitent à la période d'invasion) et le choléra sec, comme un choléra grave qui brûle les étapes.

Mais de nombreuses divergences apparaissaient au sujet de la pathogénie de l'affection. C'est que le choléra servait de critère aux différentes doctrines médicales. D'abord, Broussais centre son intérêt sur l'inflammation des voies digestives et trouve, dans cette affection, une confirmation de sa doctrine médicale. Pour la médecine physiologique, les diarrhées et les nausées sont l'expression d'une congestion sanguine qui affecte tout l'appareil digestif. Le choléra est donc assimilé à une gastro-entérite. L'anatomie pathologique confirme l'existence d'une lésion au niveau des intestins. Mais la maladie présentait deux discordances majeures par rapport au prototype des maladies inflammatoires. Dans ces dernières on observe toujours l'accélération de la circulation et la fièvre. Or, dans le choléra on enregistre la faillite circulatoire et le refroidissement. C'est là une nouvelle modalité suivant laquelle le cœur peut être influencé. Son ralentissement détermine une « gastro-entérite sécrétoire générale ». Magendie accorde également la priorité à la défaillance circulatoire. Du point de vue d'une médecine expérimentale, cette perturbation est l'élément central du choléra. La faiblesse des contractions cardiaques et la cyanose sont mises au compte d'une stase sanguine.

Enfin, à mi-chemin des perceptions de Broussais et de Magendie, les pathologies nerveuse et humorale mettent respectivement l'accent sur les lésions du système nerveux et du sang. D'un côté le choléra est assimilé à une névrose. De l'autre, il est assimilé à un trouble humoral produit par l'altération du sang. Ce fluide présente trois phénomènes remarquables : sa couleur noir foncé, sa consistance visqueuse et son anoxygénation. Les travaux des chimistes français confirment alors ceux des Anglais. Le sang cholérique contient moins d'eau et moins de sel que le sang d'un individu sain. La coloration bleue de la peau est la conséquence de la forte teneur en matière colorante et la viscosité du sang rend compte de son ralentissement. D'où l'idée d'un empoisonnement de ce fluide. Ultime explication pathogénique : les partisans de la spécificité morbide prenaient le choléra pour une fièvre entéro-mésentérique, compte tenu des lésions spécifiques des intestins.

Le choléra et les systèmes médicaux

Assimiler le choléra tantôt à une maladie nerveuse, tantôt à une affection cardiaque et tantôt à un empoisonnement du sang, c'était accorder le premier rôle à la circulation du sang. En effet, l'agent toxique est lié à ce dernier comme à son véhicule privilégié. Mais voir dans le choléra une gastro-entérite aiguë, c'est accorder la précellence à l'appareil digestif puisque c'est là que l'agent toxique provoque l'inflammation. Or ce qui se mêle au sang dans l'acte de la respiration et ce qu'on ingère avec la salive, les aliments et les boissons, c'est un air altéré dans sa composition ou porteur de miasmes. Les membranes muqueuses apparaissent donc comme les surfaces de pénétration des agents délétères. C'est dans l'air qu'il fallait chercher le principe morbide de la maladie. En revanche, les partisans d'une maladie spécifique s'en remettaient à l'hypothèse de la contagion et d'un germe transmis du malade à l'individu sain. C'est ce qu'on observait dans les campagnes où les individus étaient pris suivant l'ordre chronologique de leur relation. D'un autre côté, chaque pays pouvait être perçu comme un individu qui communiquait son mal à son voisin. L'itinéraire du choléra témoignait de sa contagiosité. Cette épidémie a joué un rôle de premier plan dans l'étude du mode de propagation des épidémies. Ce phénomène pathologique collectif a été défini tantôt comme une maladie contagieuse, tantôt comme une maladie infectieuse. De là un violent conflit qui a opposé partisans de la contagion et tenants de l'infection. Les premiers voulaient appliquer des mesures de ségrégation, les seconds des mesures de désinfection.

Mais vouloir accorder les données de l'observation aux systèmes médicaux n'allait pas sans difficultés. Le premier problème concerne un phénomène bien connu : de même qu'il n'est pas d'épidémie qui frappe l'ensemble des individus placés dans son foyer ; de même, il n'est pas de contagion qui touche, sans exception, chacun qui s'y expose. Pourquoi ces relations causales, supposées constantes, sont-elles si souvent rompues ? Quand le choléra s'abat sur une ville ou touche les habitants d'un village, pourquoi les uns sont-ils atteints et pas les autres ? Il fallait déterminer le facteur susceptible de neutraliser la cause morbide. À première vue, les solutions proposées par les deux systèmes se ressemblent : l'organisme constitue une structure accueillante ou non à la maladie. Le système de l'infection évoque la « prédisposition » et la « résistance » ; la contagion évoque « aptitude » et « immunité ». Ces termes désignent les différents états possibles des organismes soumis à l'épreuve des fléaux. Dans le système de l'infection, l'état du corps dépend étroitement du genre de vie ; dans le système de la contagion, il tient à l'économie organique elle-même.

Pour les infectionnistes, les effets meurtriers du choléra étaient rattachés à des causes qui ressortissent au genre de vie. Les classes laborieuses sont comme saturées de risque de maladie. Les classes pauvres : matière première des épidémies. La notion de prédisposition s'ordonne à celle de foyer et elle traduit l'affinité qui existe entre la cause du mal et les corps. L'usure des corps, qui est un effet des conditions de vie, implique une réceptivité plus grande aux maladies. Le système de l'infection, qui met l'accent sur la composante pathogène du milieu social, confine à la dénonciation politique. Avec le choléra surgissait alors un trait de ressemblance entre les villes européennes et l'Inde : la population ouvrière démunie était le pendant des pauvres parias. La ligne de partage entre prédisposition et résistance passait à l'intérieur même de la société française : elle sépare les populations laborieuses et la classe des nantis.

Le système de la contagion développait plutôt l'ultime implication de l'analogie du principe morbide avec la graine des végétaux. Si le virus s'implante chez tel individu plutôt que chez tel autre, c'est parce qu'il en est des virus comme des semences. De même qu'il y a affinité, ou incompatibilité, entre une espèce donnée et un sol, de même entre l'agent d'une maladie et un individu. Il n'est pas surprenant que la notion de terrain ait été associée à celles d'aptitude et d'immunité. C'est que l'aptitude (à recevoir un legs) et l'immunité (affranchissement de charge) sont fondées sur le rang, la lignée ou le sang. Ces prérogatives sont perçues comme naturelles. Par cette assimilation de l'organisme à un terrain, l'individu apparaît comme étant d'emblée réceptif ou réfractaire aux agents pathogènes. C'est pourquoi le système de la contagion se borne à envisager le rapport de l'homme aux causes morbides comme l'expression d'un phénomène d'adoption ou de rejet. L'organisme est analogue à un sol qui consent (ou non) à l'invasion des germes : terroir tantôt accueillant, tantôt inhospitalier sur lequel le mal prend ou non racine.

Un second problème concerne le fléau tant sous le rapport de son origine que sous celui de son mode de propagation. La considération des lieux d'apparition des phénomènes pathologiques collectifs semblait renforcer le système de l'infection et desservir celui de la contagion. En revanche, l'examen des voies de dissémination paraissait renforcer l'idée de contagion et nuire à celle d'infection. Les deux systèmes se trouvaient donc placés devant des difficultés symétriques et inverses : l'un devait rendre compte de l'itinéraire du choléra, sans utiliser les notions de contagion et d'importation ; l'autre devait expliquer la naissance des épidémies, sans avoir recours aux notions d'infection et de foyer. Les deux systèmes s'accordent sur l'origine du fléau : le choléra prend naissance sur les bords du Gange. Ils s'accordent également sur son itinéraire qui coïncide avec celui des grands réseaux intercontinentaux. Le choléra suit les armées, les caravanes et les voies de navigation. De cette double certitude résultaient à la fois un renforcement et un affaiblissement des deux systèmes. Un renforcement d'abord. L'origine du choléra semblait militer en faveur des idées de foyer et de spontanéité morbide liées au thème de l'infection. De la même manière, son itinéraire paraissait valider les notions d'importation et de transmissibilité qui s'attachent au thème de la contagion. Un affaiblissement ensuite. Le système de l'infection semblait remis en cause par l'itinéraire du choléra, tandis que le système de la contagion l'était par la considération de leur origine. Comment ces deux systèmes ont-ils contourné ces difficultés ?

Tout d'abord, l'itinéraire du choléra semblait s'opposer à la conception de l'infection. Il fallait accorder le trajet de la maladie avec l'idée d'une influence atmosphérique. Il suffisait d'invoquer, comme Broussais, une influence locale bien circonscrite : l'influence d'un foyer mobile. Rien ne s'oppose, en effet, à ce qu'un foyer originaire donne naissance à une série de foyers locaux. Issu des contrées humides de l'Inde, le choléra a suivi les vaisseaux, les armées et les caravanes où se trouvent des causes locales semblables à celles qui ont produit l'affection primitive. Le transport du choléra n'est donc pas incompatible avec l'idée que cette maladie est produite par une cause initiale et spontanée. Cette dernière est sans cesse reproduite et portée par ces micro-foyers que sont les armées, les navires et les troupes de pèlerins. Nomadisme des foyers : en faisant sortir le choléra du Gange marécageux, le système de l'infection donnait la version exotique des foyers d'insalubrité. Mais il était également en mesure de conduire le choléra loin de son berceau natal et, sans jamais invoquer la contagion, de le faire voyager des bords du Gange qu'aux rives de la Seine.

En revanche, l'apparition du choléra dans les pays lointains semblait contredire le système de la contagion. Mais la contradiction n'est qu'apparente : les pays d'où proviennent les maladies sont justement des aires de provenance. Si le choléra apparaît plutôt dans une région du monde plutôt que dans une autre, c'est là un trait de ressemblance avec le mode de répartition des espèces animales ou végétales. Les germes obéissent donc aux lois de la distribution géographique des organismes vivants. De ces germes morbides, on peut dire que leur distribution est analogue à celle des espèces du règne organique. La question de l'origine des germes du choléra n'a guère plus de sens que celle de l'origine du cheval ou du rosier. Par cette conception des virus importés, et sans avoir recours à la notion de foyer, l'itinéraire des contagions s'accordait avec le thème de leur provenance lointaine. Les germes naissent ici ou là, mais ils suivent les voies de communication et finissent par s'acclimater ailleurs.

L'eau, le vibrion et les pandémies

La méconnaissance de l'agent étiologique n'empêchait pas les médecins de formuler une hypothèse sur son mode de transmission. En 1832, le choléra fit peu de victimes dans la plupart des quartiers qui reçoivent de l'eau de la Tamise prise en amont de la métropole à l'Ouest, et en un point où la rivière n'est pas très souillée. À l'Est, les quartiers sont alimentés par l'eau de la rivière Lea en un point que ne peut atteindre le reflux. Au contraire, les quartiers du sud de Londres recevaient de l'eau de la Tamise prise en des points où la rivière est très polluée. Dans cette partie de Londres, la mortalité cholérique fut de l'ordre de 100 pour 10 000 habitants, c'est-à-dire trois fois plus grande que celle des autres quartiers. En 1849, deux Anglais, John Snow et William Budd, établissaient l'origine hydrique du choléra. Snow admettait que les selles des malades contenaient le contage qui pouvait engendrer à nouveau le choléra chez un individu sain. L'épidémie de 1853 devait fournir un éclatant témoignage en faveur des idées de Snow. En effet, les deux compagnies qui assuraient le service des eaux potables dans le sud de Londres avaient déplacé le siège de leurs prises d'eau depuis 1852. La Compagnie Lamberth puisait son eau dans la Tamise en amont de Londres, à Thames Ditton. La Compagnie de Southwark s'approvisionnait à Battersea plus en aval, en un point où le flux et le reflux se font sentir et où l'eau peut être souillée par les navires. La population de la rive méridionale de la Tamise, desservie par les deux Compagnies, est également pauvre de chaque côté. Snow prouva que dans les sept premières semaines de l'épidémie de choléra, les maisons desservies par la Compagnie Lambeth furent moins éprouvées que ne le furent celles dont l'eau était fournie par la Compagnie de Southwark. Snow put établir que l'eau de la Compagnie de Southwark, contaminée par les urines et les déjections humaines qui arrivaient dans le fleuve, contenait du chlorure de sodium dont la présence était facile à déterminer, tandis que ce sel faisait défaut dans l'eau fournie par la Compagnie Lambeth.

L'agent pathogène, qui est véhiculé par l'eau et par les aliments crus, devait pénétrer dans l'organisme par la voie digestive. Le vibrion cholérique a été découvert en 1883 à Alexandrie. Une mission envoyée par Pasteur arrive en août 1883 au même moment où débarquait une mission envoyée par le gouvernement allemand. Les Français Roux et Thuillier utilisent des cultures en milieu liquide. Les Allemands Koch, Gaffky et Fischer utilisent des cultures en milieu solide qui sont plus propices à l'identification des agents pathogènes. En effet, ils obtiennent sur plaque de gélatine des bacilles de forme courbe. Ils isolent le germe, le cultivent et reproduisent la maladie par inoculation sur des animaux sensibles. L'examen bactériologique fait la preuve de la contagion et lève les doutes sur la transmission. Le bacille virgule se retrouve chez les individus sains comme chez les malades. La vaccination constitue la méthode prophylactique de choix. Vers 1896 les travaux de Gruber et Durham en Angleterre, Pfeiffer en Allemagne, Metchnikoff et Bordet en France établissent par des réactions la spécificité du vibrion cholérique. Les données cliniques étaient insuffisantes pour apprécier la santé d'une population ou d'un groupe. L'examen bactériologique permet de ranger les individus, qu'ils paraissent sains ou malades, dans la même catégorie lorsqu'ils hébergent le même agent épidémique, le bacille virgule découvert par Koch. À la fin du XIXᵉ s., la notion de « porteurs sains » fournit les maillons qui manquaient pour l'interprétation de l'histoire naturelle de l'épidémie.

Si l'épidémie se déplace avec les voyageurs, suit les caravanes, les troupes et les vaisseaux, alors les groupes humains constituent des foyers dangereux de dissémination et de propagation. À la fin du XIXᵉ s., la gestion internationale des quarantaines sera l'instrument de contrôle des pays du Moyen-Orient. Les nouvelles technologies de la bactériologie sont utilisées pour augmenter et renforcer l'efficacité de l'appareil des quarantaines. Ces dernières mises au point depuis des siècles visaient surtout la protection de l'Europe contre la peste. Mais les mesures de prévention individuelles sont également importantes. Tout malade doit être isolé ; ses vêtements, sa literie et ses selles seront désinfectés. Un nouvel espace d'interaction médical et politique se met en place : les lignes de la contagion recoupent la géographie des pèlerinages. À la fin du XIXᵉ s., la gestion internationale des quarantaines, dont le Conseil quarantenaire d'Alexandrie est un rouage essentiel, sera un puissant instrument de contrôle des pays du Moyen-Orient.

La convention internationale de Venise réorganise la protection de l'Europe contre l'importation du choléra par la voie du canal de Suez. Cette convention, en fonction des principaux acquis de la bactériologie, redéfinit la quarantaine et les mesures de désinfection des navires, des marchandises et des voyageurs. Le canal de Suez est ainsi désigné comme lieu privilégié de la sollicitude de la médecine internationale et point d'application de la révolution bactériologique. Le canal de Suez, qui assure le passage des bateaux entre la mer Rouge et la mer Méditerranée, était la cible de choix pour une stratégie de contrôle des pèlerins de La Mecque, objet de la suspicion internationale. À mesure que les relations entre les peuples devenaient plus fréquentes, que les moyens de communication se faisaient plus rapides, du même fait s'accroissait le danger du transport des épidémies. De là, des mesures touchant la prophylaxie internationale des maladies pestilentielles exotiques, comme le choléra mais aussi la peste et la fièvre jaune.

Le choléra, qui était inconnu en Europe avant le XIXᵉ s., a existé de tout temps en Asie. Son berceau d'origine est l'Inde, et plus particulièrement le Bengale où il existe à l'état endémique. Durant longtemps, les expansions périodiques du fléau restèrent limitées à l'Asie du Sud-Est. À partir du XIXᵉ s., en raison des échanges commerciaux et de la navigation plus rapide, commence sa dissémination à l'Est vers la Chine et le Japon et à l'Ouest vers l'Afghanistan, l'Iran, la Syrie l'Égypte et le bassin méditerranéen. Deux routes lui permettent d'envahir l'Europe : la voie maritime et surtout la voie terrestre par le Turkestan et la Russie. L'année 1817 apparaît la première des six « pandémies » durant lesquelles le choléra déferla sur le monde. De 1817 à 1823, l'Asie entière fut atteinte et l'épidémie s'étendit jusqu'à la côte orientale de l'Afrique. Les frontières de l'Europe furent atteintes en 1823 à partir de l'Asie Mineure. De 1826 à 1837, le choléra touche la Perse et la Sibérie et c'est en 1830 qu'il envahit la Russie et la Pologne. Par la suite, l'Allemagne, l'Angleterre et la France sont touchés. Le nombre des victimes s'élève à plus d'un million. En 1832, le choléra pénètre en Amérique par le Québec et New York. En 1833, les vaisseaux transportant des immigrants introduisent la maladie à la Nouvelle-Orléans et dans la vallée du Mississippi. De 1840 à 1862, l'Europe est à nouveau ravagée par le choléra qui gagne ensuite l'Amérique du Nord. Dès 1840, les armées britanniques l'emportent en Chine. Mais il s'étend aussi vers l'Ouest : en 1847, le choléra apparaît en Russie, puis pénètre en Allemagne, Angleterre et envahit l'Amérique. En 1852, de nouveaux foyers apparaissent en Allemagne, et deux ans plus tard, en Angleterre. De 1863 à 1875, l'Europe, l'Amérique du Nord et du Sud sont touchés. Le choléra suit la route des vaisseaux et des pèlerins. De 1883 à 1894, l'Europe, l'Afrique du Nord et l'Asie sont touchés. La sixième pandémie, de 1899 à 1923, a peu d'impact sur l'Europe de l'Ouest et reste confinée en Asie. En revanche, la Russie et l'Europe centrale sont atteintes de 1892 à 1896. Par la suite, les mesures de défense s'opposent à de nouvelles explosions épidémiques. Peu à peu, de 1910 à 1960, le choléra en vint à se cantonner dans les zones endémiques du delta du Gange.

Au moment où l'on pensait pouvoir envisager l'éradication du choléra asiatique surgissait une série d'épidémies. À partir de 1961, de l'île Célèbes, le choléra gagne Java, Formose et la Corée du sud. Mais la Birmanie, la Thaïlande, le Cambodge, le Pakistan oriental, l'Afghanistan, l'Iran et l'Irak sont également touchés. Ce foyer prend un caractère extensif en 1970. C'est surtout en Afrique que le choléra s'étend et progresse selon trois axes. Au Nord, à partir de l'Égypte, il s'étend au Maghreb qui reste depuis une zone endémo-épidémique. À l'Est, toujours à partir de l'Égypte, il s'étend en Éthiopie, au Soudan, au Kenya, en Ouganda, au Rwanda et en Tanzanie. À l'Ouest, le choléra a frappé tous les pays d'Afrique occidentale et centrale. Le point de départ du choléra actuel est l'Indonésie et non plus le foyer indien traditionnel. Non seulement l'origine géographique est nouvelle, mais l'agent étiologique présente un caractère bactériologique inédit : le germe actuellement en cause n'est plus le *Vibrio cholerae* classique, mais un genre voisin, *Vibrio El Tor*. Ce dernier était connu depuis 1897 et tenu pour un germe non pathogène. Les raisons de son pouvoir pathogène actuel et de sa substitution au Vibrio cholerae dans la pandémie actuelle sont inconnues. Le fait qu'on l'ait vu à Calcutta, foyer traditionnel du choléra, a conduit les médecins à parler d'une variation du *Vibrio cholerae* sous l'influence du chlore utilisé pour la stérilisation de l'eau. Mais l'importation du *Vibrio El Tor* depuis l'Indonésie ne peut être écartée. En 1991, le choléra apparaît pour la première fois au cours de la septième pandémie au Pérou où il est parvenu par voie maritime à partir d'un foyer du pacifique. Rapidement, il s'est étendu à toute l'Amérique du Sud et à l'Amérique Centrale. Au Pérou, 300 000 cas ont été déclarés en 1991 avec près de 3 000 décès. Dans le même temps, on comptait en Afrique plus de 10 000 morts. Ce qui est en jeu, avec ce fléau, c'est l'état des populations. Les facteurs qui favorisent l'explosion épidémique étaient réunis : une population indigente, sous-alimentée, des taudis et le défaut d'alimentation en eau potable. Le choléra est une maladie hydrique, mais aussi une maladie de la pauvreté. Les épidémies en général et le choléra en particulier révèlent les carences des politiques de santé. L'histoire et le présent nous l'enseignent.

▶ BOURDELAIS P., RAULOT J.-Y., *Une peur bleue. Histoire du choléra en France, 1832-1854*, Paris, Payot, 1987. – BOURDELAIS P., DODIN A., *Visages du choléra*, Paris, Belin, 1987. – CHEVALIER L., *Classes laborieuses et classes dangereuses à Paris pendant la première moitié du XIXe siècle*, Paris, Hachette, 1969. – DELAPORTE F., *Le Savoir de la maladie, Essai sur le choléra de 1832 à Paris*, Paris, PUF, 1990. – DUFFY J., « The History of Asiatic Cholera in the United States », *Bulletin of the New York Academy of Medicine*, 2 sér. n° 47, 1971, p. 1152-1168. – DUREY M., *The Return of the Plague, British Society and the Cholera, 1831-1832*, Dublin, 1979. – EVANS R. J., *Death in Hamburg. Society and Politics in the Cholera Years, 1830-1910*, Oxford, Oxford Univ. Press, 1987. – KOCH R., « Ueber die Cholerabakterien », *Deutsche Medizinische Wochenschrift*, n° 10, 1884, p. 725-728. – MCGREW, *Russia and the Cholera, 1823-1832*, Madison, Univ. of Wisconsin Press, 1965. – MORRIS R. J., *Cholera 1832. The Social Response to an Epidemic*, Londres, 1976. – PELLING M., *Choléra, Fever and English Medicine 1825-1865*, Londres, 1978. – PIQUEMAL J., « Le choléra de 1832 en France et la pensée médicale », *Thalès*, n° 10, 1959, p. 27-73. – ROSENBERG C. E., *The Cholera Years. The United States in 1832, 1849 and 1866*, Chicago, Univ. of Chicago Press, 1962. – SNOW J., « On the pathology and mode of communication of the cholera », *Londres Medical Gazette*, n° 44, 1849, p. 730-732, 745-752, 923-929.

François DELAPORTE

→ Bactériologie ; Contagion et infection ; Épidémies ; Épidémiologie ; Étiologie ; Fièvre jaune ; Géographie de la santé ; Grande Guerre ; Guerre biologique ; Pandémie.

CLINIQUE

Art ou science ? C'est souvent en ces termes que l'on pose la question de la clinique, sans toujours préciser le sens de ces termes, ni le sens de la question. Le statut épistémique de la clinique pose des questions d'ordre professionnel : si elle est un « art », elle sera classée dans la catégorie dévalorisée des savoirs pragmatiques, incertains ou obscurs. Ses praticiens n'auront de reconnaissance que s'ils ont su se parer du prestige emprunté aux sciences et aux techniques de pointe. Mais au-delà de la question du prestige de la profession, le statut de la clinique occidentale pose des problèmes complexes d'ordre éthique, politique et économique, qu'il n'est pas toujours facile de démêler. Ayant gagné en savoir et en efficacité, la clinique n'a pas développé en parallèle l'attention qu'elle est supposée donner au malade et à son environnement, social et familial. L'importance donnée au « dialogue » entre le patient et son médecin et la vertu thérapeutique de la parole sont sans doute louées par les médecins dans leurs discours, mais restent souvent lettre morte dans la pratique. Les médecins, surtout à l'hôpital, continuent à s'intéresser plus à la maladie qu'au malade, et à traiter le patient et sa maladie en termes techniques plus qu'humains, oubliant que, pour définir la santé et la maladie, la médecine se réfère à un système de valeurs autant qu'à des critères scientifiques.

Il est utile de s'interroger sur les conditions ambiguës de la naissance de la clinique occidentale pour comprendre comment on en est arrivé là. Plus que les historiens traditionnels de la médecine, c'est Michel Foucault qui a su de la façon la plus saisissante poser les termes du problème en montrant comment, en se constituant comme science, la clinique a détaché la maladie de l'individu malade. Après un bref rappel de cette thèse, on analysera les transformations historiques de la clinique qui s'en sont suivies. On tentera de montrer comment le clinicien peut et doit traiter ses malades de façon scientifique, sans les séparer des problèmes humains, conciliant ainsi science et art *(technè)*. Enfin on rappellera qu'il n'y a pas de clinique sans recherche.

De l'individu aux nosologies

Le terme de clinique vient du grec *klinikos*, de *klinein* « être couché ». La clinique est donc d'abord une activité qui s'exerce au chevet du malade alité. Le médecin répond à l'appel de ce malade ou de sa famille. *Diagnostic, pronostic et thérapeutique* ont toujours constitué les trois temps de la pratique clinique mais sous des formes bien différentes selon les époques et les lieux. La recherche des causes de la maladie ou étiologie est aussi un temps important de la clinique, mais qui, suivant les époques et les lieux et les cas cliniques, a pu être considérée comme faisant partie du diagnostic, ou au contraire faisant l'objet de recherches spécialisées dans des lieux spécifiques de plus en plus éloignés du lit du malade. Ces lieux spécialisés, laboratoires et cabinets de radiologie qui sont apparus au cours du XIXe s. se sont développés au point de prendre la part essentielle dans le diagnostic et le suivi de l'évolution de la maladie. Le diagnostic est le temps fort de la pratique clinique puisqu'en principe le pronostic et le traitement en découlent. Mais selon les traditions, il a pu se confondre avec le pronostic, se fonder avant tout sur les dires du malade ou au contraire sur les données de l'examen physique, négliger l'individualité du patient, ou à l'inverse lui donner la première place. Ainsi la tradition hippocratique cherche plus à comprendre la constitution du malade qu'à coller une étiquette sur sa maladie et ne différencie pas le diagnostic du pronostic. Elle donne une grande place à la description minutieuse des symptômes, indices de troubles subjectifs perçus et signalés par le patient mais aussi objectifs, découverts par le médecin. L'évolution des maladies est suivie de près, souvent marquée par la crise, moment clé où se joue l'évolution, favorable ou défavorable. Dans la tradition hippocratique, l'examen clinique tient une place importante qui ne fit que croître avec Claude Galien (~ 131 - ~ 201). La prise du pouls, par exemple, est un temps essentiel de l'examen clinique dont Galien a décrit longuement la technique : il faut notamment en apprécier le rythme, la force, la fréquence. Les médecins grecs appréciaient couramment l'aspect, l'odeur, la consistance voire le goût des différentes sécrétions comme les urines, la sueur ou les selles. Galien pratique de surcroît des dissections chez l'animal et parfois une véritable expérimentation. Pour les médecins grecs la recherche des causes de la maladie faisait partie intégrante de la clinique. L'état pathologique résulte d'une rupture de l'équilibre entre les différents éléments du corps, notamment les humeurs. Un changement dans les habitudes ou l'environnement du malade provoquait cette rupture, et le rôle du médecin était d'aider la nature à surmonter ce déséquilibre. Il s'agit d'une conception physiologique de la maladie, qui ne la distingue pas du malade. En d'autres termes, on ne peut définir d'entité morbide hors de son inscription dans le corps du malade, comme c'est le cas dans la conception ontologique.

Faute de sources, mais aussi d'intérêt de la part des historiens, on sait relativement peu de chose sur les pratiques cliniques du Moyen Âge et de la Renaissance, si ce n'est que l'examen physique du malade semble y avoir tenu peu de place. La pudeur ou le mépris pour le travail manuel sont souvent proposés comme explication à ce désintérêt. Le récit du malade devient alors la source essentielle d'informations sur la maladie. Des exceptions sont tout de même notées : outre les chirurgiens, qui par la force des choses doivent avoir accès à toutes les parties du corps humain, certains médecins pratiquent un examen clinique relativement poussé. Les pratiques varient beaucoup d'un médecin à l'autre et selon les classes sociales, mais il semble que jusqu'au milieu du XVIIe s. la clinique a été dominée par les doctrines des médecins de l'Antiquité. En fait la médecine de ces époques reste encore largement un mystère.

Les historiens se sont plus intéressés à l'histoire des nosologies (classification des maladies) car elles conditionnent l'apparition d'un nouveau système d'analyse de la maladie. Les premiers efforts de classification systématique des maladies sur le modèle botanique ou zoologique apparaissent au XVIIe s. et se développent au cours du XVIIIe s. L'Anglais Thomas Sydenham (1624-1686), tout en restant fidèle à l'humoralisme d'Hippocrate, est convaincu que les maladies sont clairement distinctes les unes des autres, identifiables par des caractères communs universels, même si leur expression peut différer légèrement selon les malades. C'est la notion de spécificité morbide qui apparaît ainsi et connaîtra la fortune que l'on sait quand la bactériologie lui donnera un contenu précis avec la notion de « microbe » comme cause spécifique d'une maladie. Clinicien exceptionnel, Sydenham s'efforce d'accumuler les observations et de noter l'effet de certains médicaments sur le cours des entités morbides ; il affirme que les différentes maladies sont justiciables de thérapies spécifiques : l'outil thérapeutique devient un outil de classification. Au XVIIIe s. le naturaliste suédois Linné confère un prestige indéniable aux sciences classificatoires. Bien que médecin, il est surtout connu pour ses classifications des plantes, mais a aussi travaillé sur celles des maladies. Dès lors, les nosologies prolifèrent, prenant explicitement modèle sur la botanique, ce qui ne manquera pas de susciter bien des critiques acerbes. Broussais est le plus connu des opposants aux nosologies : pour lui les maladies n'existent pas en dehors du malade, et, reprenant les thèses de l'Anglais John Brown, il défend une conception physiologique de la maladie.

Fondées avant tout sur l'association de symptômes, les nosologies proposées au XVIIIe s., prennent parfois en compte des critères lésionnels anatomiques. En France, François Boissier de Sauvages (1706-1767) décrit plus de 2 400 espèces de maladies et incorpore parfois dans sa classification des critères étiologiques ou lésionnels. En Angleterre, William Cullen cherche à diminuer le nombre d'entités morbides décrites en les rassemblant en quelques classes. Philippe Pinel (1745-1826), dans sa *Nosographie philosophique* (1798), s'inspire plus de Cullen que de Boissier de Sauvages et distingue cinq classes de maladies – dont les maladies mentales. Il fait une large place aux critères lésionnels que les médecins du début du XXe s. vont corréler de façon systématique avec les symptômes. Il faut rappeler que la tradition anatomique en médecine remonte à Giovanni Morgagni (1682-1771), qui enseignait à Padoue, et pratiquait de façon systématique des autopsies et corrélait les lésions observées avec la symptomatologie présentée de leur vivant par les malades. Progressivement, l'anatomoclinique s'installe dans les hôpitaux européens et permet aux médecins d'affirmer que la clinique devient une science.

La clinique comme science

Refusant d'emblée d'adopter la posture traditionnelle selon laquelle la clinique moderne serait le résultat des progrès de la raison ou de l'humanisme, « le résultat d'un affrontement simple, sans concept, d'un regard et d'un visage, d'un coup d'œil et d'un corps muet », Michel Foucault a cherché à préciser dans *Naissance de la clinique* les conditions qui ont rendu possible l'émergence de la clinique moderne. Il envisage la clinique comme un ensemble complexe qui comprend aussi bien la pratique clinique que l'apparition d'un nouveau type d'hôpital et les efforts des médecins post-révolutionnaires pour faire de la médecine une science. Il montre quelles conditions politiques, institutionnelles et sociales permettent la réorganisation du savoir médical dans ce nouveau type d'hôpital, où l'on insiste sur la nécessité de constituer un système de connaissances à partir de cas individuels. À l'hôpital, on peut comparer les malades et, s'il y a décès, corréler les symptômes et les signes avec les lésions trouvées à l'autopsie. Le malade n'est plus le sujet de sa maladie, il est l'exemple où s'inscrit de l'universel.

La méthode anatomoclinique a un inconvénient évident : elle ne livre ses précieux renseignements qu'après la mort du malade, si l'on excepte les rares cas d'exérèse chirurgicale d'un organe auxquels le patient a survécu, et qui de toute façon donnent des renseignements limités à l'organe enlevé. Des techniques d'examen physique sont inventées qui pallient en partie ce problème : la percussion thoracique inventée par l'Autrichien Leopold Auenbrugger à la fin du XVIIIe s., et introduite en France par Corvisart, l'auscultation médiate au moyen du stéthoscope par Laennec. De nombreux instruments sont ensuite inventés au cours du XIXe s. pour améliorer la qualité de l'examen clinique : ophtalmoscope, laryngoscope, spéculum vaginal ou auriculaire, sondes de toutes sortes permettent d'inspecter des organes jusque-là inaccessibles à l'œil du clinicien. L'étape clé est celle de l'invention de la radiologie : progressivement, au cours du XXe s., on parvient à voir les différents organes d'une manière quasi anatomique, grâce au scanographe et à l'imagerie par résonance magnétique nucléaire (IRM). C'est en corrélant les images observées avec les données de la clinique ou de l'anatomopathologie qu'on peut constituer une typologie des images radiologiques anormales. Avec l'imagerie moderne on reste donc dans la logique anatomoclinique du début du XIXe s. et la conception ontologique de la maladie. De la même manière, dans un registre technique bien différent, l'identification d'un germe pathogène, ou encore d'un gène, ou d'un ensemble de gènes, responsable d'une maladie, se situe dans la continuité des ontologies médicales, et suppose qu'on ait au préalable construit un tableau clinique cohérent auquel associer ce germe ou ce gène.

C'est à une tout autre logique qu'obéit le dosage d'ions ou de métabolites sanguins comme le glucose, la calcémie, le cholestérol ou la mesure de constantes physiologiques comme la tension artérielle ou la taille. Leurs variations d'un individu à l'autre ou chez le même individu sont continues. Pour décider de leur signification pathologique on recourt alors à leur comparaison avec des courbes statistiques obtenues dans une population d'individus bien portants. On retrouve ici la conception physiologique de la maladie qui était celle de Broussais et de Claude Bernard. Deux problèmes se posent alors : 1 / À partir de quel chiffre considère-t-on qu'un chiffre est anormal ? Cette décision est en fait arbitraire, et dans les cas limite, le clinicien doit prendre en compte d'autres facteurs, biologiques ou psychologiques, pour faire rentrer ou non les résultats dans la catégorie pathologique. 2 / La catégorie « individus bien portants » est définie à un moment ou à un autre par le recours à la subjectivité du malade. Il n'y a donc pas de définition totalement objective de la maladie. Ces questions ont été développées par Georges Canguilhem, pour qui la définition de la maladie se réfère explicitement ou implicitement à la subjectivité du malade : c'est parce qu'un jour un malade s'est plaint d'une gêne ou d'une douleur et a eu recours à un médecin qui au bout du compte a fait un examen anatomopathologie que les observations anatomiques ont été déclarées pathologiques. Au cours de l'histoire, l'enrichissement de la clinique par les descriptions de nouveaux malades et par les résultats des examens complémentaires provoque de façon récurrente une recomposition du paysage nosologique et une fragmentation des entités morbides en entités nouvelles.

La clinique comme art

S'il y a incontestablement une science clinique, il n'en reste pas moins que le clinicien s'occupe d'individus et doit à chaque instant adapter ses savoirs à une situation particulière. C'est en ce sens que la clinique est un art au sens premier du terme (*ars* en latin ou *techné* des Grecs), mélange de savoir théorique, d'expérience et de savoir-faire, permettant d'adapter des connaissances réputées universelles à un cas particulier. La consultation médicale a lieu selon des procédures réglées. Quand un malade a recours à un médecin, ce dernier procède en premier lieu à un interrogatoire. Après avoir éclairé le motif de l'appel, le médecin demande au malade de retracer l'histoire des troubles pour lesquels il consulte. En pratique, il s'agit de repérer les sensations gênantes ou douloureuses dont souffre le patient et de retracer leur évolution : atténuation, aggravation, accompagnement d'autres sensations. Ces éléments subjectifs sont appelés symptômes, mais comme signalé plus haut, un symptôme peut aussi être découvert par le médecin, et donc considéré comme objectif. Parfois, les symptômes sont regroupés en associations caractéristiques appelées syndromes, qui peuvent être communes à plusieurs états pathologiques : on parle par exemple de syndrome commotionnel. Ce qui compte en fait, est la transformation des symptômes en signes par le médecin qui leur confère une première signification, à partir d'inférences logiques. L'interrogatoire comprend aussi une incursion dans les antécédents médicaux personnels et familiaux du patient. Il doit tenter d'éviter les biais classiques, comme l'orientation des réponses du patient dans une direction trop précise, ou le rejet de certaines de certaines plaintes comme non signifiantes. *L'examen physique* fait suite à l'interrogatoire et doit être le plus complet possible, sans se limiter aux régions du corps désignées par le malade. En pratique, il n'y a plus guère qu'à l'hôpital qu'on pratique ce type d'examen clinique poussé, et encore de façon inconstante : la foi dans les examens complémentaires pousse à la facilité dans ce domaine, car un examen clinique complet, tout comme un bon interrogatoire, prend du temps. L'importance des premières constatations, consignées dans le dossier médical, est d'autant plus grande que le diagnostic initial peut toujours être contesté par la suite, et nécessiter un retour sur les premières observations, dont certaines n'avaient d'abord pas été jugées signifiantes.

Les premières constatations cliniques sont organisées de manière à formuler une ou plusieurs hypothèses diagnostiques. Pour confirmer ou réfuter les premières hypothèses le clinicien demande souvent des examens complémentaires. Il s'agit essentiellement d'examens biologiques et radiologiques. Les examens biologiques vont du simple dosage de métabolites sanguins à l'identification de gènes responsables de maladies génétiques, en passant par la classique numération formule sanguine (NFS). Leurs résultats sont considérés, souvent à juste titre, comme plus objectifs que les données de l'observation clinique, tout comme les images fournies par les techniques d'imagerie médicale. Ils n'en posent pas moins des problèmes de prescription et d'interprétation. Prescrits sans justification suffisante, ils deviennent coûteux en temps, en argent et en angoisse inutile pour les patients. Mal interprétés, ils deviennent source d'erreur. Pour les examens biologiques, l'interprétation repose sur la comparaison avec une norme établie de manière statistique, mais aussi sur leur intégration dans un ensemble de symptômes, car une anomalie biologique isolée peut n'avoir aucune signification pathologique.

La clinique repose donc sur l'observation de faits auxquels le médecin a conféré la valeur de signe, et sur leur organisation en ensembles cohérents et signifiants appelés maladies. Le processus d'identification de la maladie fait donc appel à des processus de reconnaissance de forme et une logique de type combinatoire, dont l'objectif est de dessiner une configuration qui se loge sans peine dans une sous-classe de maladies. L'existence d'une nosologie validée par la communauté médicale, maintenant internationale, constitue donc un fondement incontournable de la pratique clinique. La phase diagnostique de l'activité du clinicien combine des éléments hétérogènes : données subjectives fournies par le patient, données « objectives » issues de l'examen physique, résultats d'examens. À cette logique combinatoire est associé un raisonnement de type séquentiel car la clinique procède par étapes : observation, sélection et organisation des données, formulation d'hypothèses diagnostiques corroborées ou réfutées par les résultats d'examens complémentaires, élimination progressive de diagnostics évoqués au départ. Souvent, ce processus comporte des retours en arrière, des hésitations, des changements d'orientation diagnostique : c'est pourquoi il est difficile de formaliser entièrement la démarche clinique et de la traduire en algorithmes, ce que beaucoup de chercheurs ont tenté comme de concevoir des programmes informatiques d'aide au diagnostic et à la décision. L'utilisation d'ordinateurs peut aider le clinicien de diverses manières, mais il reste une part irréductible d'indétermination dans la pratique clinique qui explique que, dans l'ensemble, les communautés médicales se soient montrées rétives à ces innovations, qui mettaient aussi leur autonomie en péril.

On peut se demander si cette part d'irréductible dans la démarche du médecin praticien n'invalide pas l'idée d'une clinique scientifique. Il faudrait d'abord s'entendre sur le sens du mot science, tâche délicate puisqu'il n'y a pas de science unifiée et caractérisée par une même méthode, mais seulement des sciences, diversifiées par leurs objectifs, leurs objets et leurs méthodes. Il n'y a pas grand-chose de commun entre l'astronomie, la biologie, la physique ou la géologie. Même dans les sciences réputées les plus rigoureuses on trouve de l'indémontrable ou de l'incertain. Chaque science a des façons différentes de concevoir sa propre scientificité. Certaines font la part belle à l'observation, d'autres à l'expérimentation. La place donnée à la quantification, considérée souvent comme un critère majeur de scientificité, varie aussi beaucoup selon les spécialités. Les sciences classificatoires, comme la nosologie médicale, sont souvent méprisées, demandent des qualités particulières d'observation et de mise en ordre logique de ces observations, et sont pourtant le point de départ obligé de nombreuses sciences. Finalement, le seul point commun entre les sciences est que les scientifiques s'occupent de phénomènes naturels qu'ils ont sélectionnés en fonction de leurs objectifs, et s'efforcent d'émettre des hypothèses et de construire des théories pour expliquer ces phénomènes. Hypothèses et théories sont constamment rectifiées au cours de l'histoire. Si l'expérience et le savoir-faire du médecin jouent un rôle important dans l'interrogatoire, l'examen et la formulation des hypothèses diagnostiques, cela n'a rien de particulier à la médecine. Les sociologues des sciences ont montré comment les savoir-faire jouent un rôle essentiel dans le travail de laboratoire. On envoie souvent, par exemple, un chercheur ou un technicien apprendre sur place les techniques mises au point dans un laboratoire, car la description de ces techniques dans les articles scientifiques suffit rarement à les reproduire. De la même manière, le chercheur de laboratoire doit interpréter les résultats des tests et expériences qu'il pratique. Là encore expérience et savoir-faire interviennent de manière cruciale ainsi que les discussions entre collègues pour arriver à un consensus. Cette négociation des résultats est très importante dans les communautés médicales, surtout hospitalières. Ce qui différencie la médecine des autres sciences c'est qu'à un moment donné il faut revenir au cas concret, à l'individu malade, avec les incertitudes qui marquent la clinique plus sans doute que les autres sciences.

Renée Fox a particulièrement examiné la question de l'incertitude en médecine. Les lacunes des corpus de connaissances l'expliquent en partie, auxquelles s'ajoutent les lacunes propres à chaque médecin. Mais, au-delà de l'ignorance, R. Fox remarque que le développement de nouvelles techniques performantes, loin de faire disparaître l'incertitude médicale, souvent l'accentue. Elle relève plusieurs facteurs d'incertitude propres à la médecine contemporaine : 1 / La disparité entre le caractère réductionniste des connaissances biologiques sur lequel est supposé s'appuyer le savoir médical et le niveau organismique qui est celui de la clinique. 2 / Le « retour » ou la réémergence des maladies infectieuses qui déstabilisent un corps médical et une société longtemps persuadée que la médecine avait « vaincu » (ou allait « vaincre ») ce type de maladies. 3 / L'incertitude du pronostic pour de nombreuses maladies, alors qu'on avait longtemps pensé qu'il était relativement fixe et standardisé une fois le diagnostic posé. 4 / L'importance croissante des effets iatrogènes de nombreuses thérapies ou interventions médicales. 5 / La tension accrue entre une médecine orientée sur l'individu et celle qui s'intéresse au collectif, raisonnant en termes de population et construisant ses connaissances à partir des résultats d'essais cliniques randomisés. À ce sujet, Fox fait remarquer que la médecine « basée sur l'évidence » des Anglo-Américains qui ont inventé cette notion vers 1990 combine les facteurs 1 et 5 d'incertitude, aboutissant de façon paradoxale à aggraver ce qu'elle cherche à combattre. 6 / À ces facteurs, et à l'incertitude des connaissances médicales elles-mêmes, il faut ajouter la crise des vocations que l'on commence à trouver aussi en France, comme dans le reste des pays occidentaux, notamment dans les spécialités les plus exigeantes sur le plan des horaires et de la tension physique et psychique. 7 / À tous ces facteurs d'incertitude, il faut ajouter les questions éthiques posées par la médecine et qui ne trouvent pas facilement de réponse.

Ces différentes causes d'incertitude ou de tension entre des orientations divergentes de la médecine peuvent se combiner. Par exemple le dépistage systématique d'anomalies biologiques, de plus en plus souvent pratiqué, pose des problèmes d'ordre diagnostique, pronostique thérapeutique et éthique. Quel sens faut-il donner à une anomalie isolée ? Faut-il la considérer d'emblée comme pathologique comme on le fait souvent ? Faut-il la traiter, quand un traitement approprié est disponible ? Comment en informer le patient quand il n'y a pas de traitement disponible, où quand cette information risque de provoquer une angoisse elle-même pathogène ? C'est tout le problème de la médecine dite prédictive, fondée sur des tests biologiques ou génétiques, alors que l'individu considéré dès lors comme malade n'a pas eu de lui-même recours au médecin. La décision est alors une affaire de jugement, au sens de capacité à apprécier la signification des informations scientifiques en termes de pathologie face à un individu particulier dans son environnement familial, professionnel et environnemental. Une tâche difficile alors que les médecins, toutes les enquêtes le montrent, écoutent de moins en moins leurs patients, faute de temps sans doute, mais surtout de formation.

Clinique et recherche

La clinique comporte souvent une phase expérimentale individuelle ou collective. Individuelle, parce que la mise en route du traitement d'un patient donne des résultats qui participent à la confirmation ou la réfutation du diagnostic. À côté de cette phase expérimentale individuelle et limitée à une finalité thérapeutique, on a très tôt pratiqué une expérimentation clinique à finalité cognitive, soit pour tester l'effet d'un médicament, soit pour avancer dans la connaissance de la physiologie humaine. Mais les essais cliniques pratiqués sur des groupes expérimentaux n'apparaissent que vers le XVIIIe s. L'un des plus connus est conduit par James Lind (1716-1794) sur le traitement du scorbut par le jus d'agrumes. À partir de la fin du XIXe s., les médecins multiplient les essais cliniques pour tester la valeur des nouveaux médicaments mis au point dès cette époque. La plus grande partie des médicaments actifs utilisés actuellement est dérivée de ceux qui ont été inventés dans les soixante ou soixante-dix premières années du XXe s., au prix d'expérimentations à la fois « périlleuses » et nécessaires. Si l'administration des premiers médicaments curatifs que sont les vitamines, isolées et identifiées à partir de préparations empiriques à la fin du XIXe s., ne posent pas trop de problèmes, l'administration à un jeune diabétique d'un extrait de pancréas, décrit à l'époque (1922) comme un liquide trouble et brunâtre, appartient à la série des expérimentations héroïques faites sur des malades proches de la mort. Renée Fox, pionnière de l'observation participante dans des services cliniques, rend compte dans son ouvrage *Experiment Perileous* (dont le titre est emprunté au premier aphorisme célèbre d'Hippocrate), de l'atmosphère très particulière qui régnait dans un grand service clinique américain situé dans le Peter Brent Brigham Hospital où l'on expérimentait vers 1950 les hormones corticoïdes, découvertes et synthétisées entre 1930 et 1950. On y pratique aussi la première transplantation de rein en 1954.

R. Fox montre bien comment, de l'administration supplétive de corticoïdes aux patients atteints de maladie d'Addison, ou insuffisance surrénalienne, on passe à la pratique de surrénalectomies (ablation des surrénales), inévitables en cas de tumeur de ces glandes, mais plus audacieuses dans certains cas de maladie vasculaire hypertensive généralisée. Car les corticoïdes aggravent l'hypertension, voire la provoquent dans certaines situations expérimentales, et l'on pense *a contrario* que l'abaissement de leur taux dans le sang améliorera l'hypertension. Le raisonnement se justifie, mais les résultats sont inconstants et le taux de mortalité postopératoire élevé. Le pari est encore plus audacieux dans le cas des transplantations d'organe. Faute de traitement antirejet adapté, en dehors d'une irradiation lourde de la zone greffée, la plupart des transplantations échouent. Devant chaque cas, le problème se pose de savoir si les médecins qui cherchent des remèdes à des situations désespérées ne visent pas plus le progrès des connaissances que le bien-être de leurs patients. Il n'y a pas à cette époque de comités d'éthique auxquels soumettre les cas les plus difficiles, et les médecins prennent leur décision après des débats internes au service. Ils essaient de faire face à leurs angoisses et leurs incertitudes en ayant recours à des plaisanteries, des paris et une forme particulière d'humour, attitudes stéréotypées analysées par Fox comme des rituels qu'elle baptise du nom de « magique scientifique ». Bien que l'on puisse penser que les patients, véritables « cobayes humains », sont entièrement soumis à la volonté des cliniciens chercheurs, Fox montre qu'ils participent pleinement et en toute connaissance de cause aux recherches qu'on mène sur eux, deviennent de véritables experts de leur maladie et sont pratiquement considérés comme des collaborateurs. Enfin, sur le plan scientifique, la physiologie, pleinement développée à cette époque, joue un rôle pivot comme science intégrative, facilitant les transferts de connaissances dans les deux sens entre cliniciens et chercheurs de laboratoire, dont une partie sont aussi des cliniciens. De cet « âge d'or » de l'expérimentation clinique, selon l'expression de R. Fox, naîtront des thérapies dont on améliorera progressivement à la fois la structure chimique, la posologie et les indications et d'où sont issus des traitements couramment pratiqués de nos jours. Il faut ajouter que la proximité de la clinique et du laboratoire caractéristique de cette époque a pratiquement disparu, et que la physiologie n'est pratiquement plus enseignée en faculté de médecine. Il est certain qu'une vision intégrative manque cruellement à la médecine contemporaine mais pour le moment, les financements de la recherche médicale continuent à affluer vers une recherche moléculaire qui pour le moment ne contribue que fort peu à une recherche authentiquement clinique.

Depuis 1970, en revanche, se sont multipliés les grands essais cliniques prospectifs randomisés qui sont apparus au XXe s. Ces essais, considérés encore souvent comme le *nec plus ultra* en matière d'expérimentation et d'administration de la preuve en médecine, sont souvent critiqués pour leur méthodologie parfois insuffisamment rigoureuse, les conclusions quelquefois hâtives auxquelles certains ont conduit, l'impossibilité d'éliminer totalement des biais de sélection de sujets ou des critères d'observation. De surcroît, les sujets étudiés sont souvent invités à observer des modes de vie particuliers qui ne seront pas nécessairement ceux d'une population malade plus générale. Pour donner un exemple, au cours d'essais cliniques de grande envergure réalisés aux États-Unis dans la dernière décennie du XXe s. sur le traitement du diabète insulinodépendant (diabète de type 1), une partie de la population étudiée devait observer un régime de vie et d'administration d'insuline qui n'avaient guère de chance d'être rigoureusement suivi par la majorité des diabétiques. Les concepteurs de l'essai ont d'ailleurs eux-mêmes insisté sur la difficulté d'appliquer en pratique les modalités du traitement étudié et validé par l'essai comme plus efficace que celui administré au groupe contrôle qui ne changeait rien à ses pratiques habituelles. En revanche, ils affirment avoir confirmé définitivement une hypothèse ancienne sur le lien entre l'élévation chronique du taux de glycémie chez les patients diabétiques et le taux de complications observé, ainsi que leur gravité. Il est intéressant d'observer que divers essais antérieurs affirmaient déjà avoir confirmé ce lien, déjà postulé par l'Américain Eliot Joslin vers 1920, et que de toute façon les diabétologues depuis vingt ans ont ajusté leur pratique sur une conviction similaire fondée sur leur pratique clinique. Cet exemple s'inscrit bien dans l'évolution de l'innovation thérapeutique depuis environ trente ans : aucune invention véritablement révolutionnaire n'est intervenue durant cette période, contrairement à une opinion largement répandue. En revanche, des améliorations continuelles des molécules utilisées et de leur mode d'administration constituent l'essentiel des recherches collaboratives entre firmes pharmaceutiques, chimistes, pharmacologues et cliniciens. D'où l'intérêt des essais cliniques randomisés pour évaluer ces améliorations sur de vastes populations, avec une méthodologie plus rigoureuse que l'appréciation individuelle par un clinicien. Il revient toutefois à celui-ci de juger en dernier ressort de l'intérêt d'une « nouvelle » molécule pour ses patients.

Cette rapide enquête sur différentes figures de la clinique amène à une conclusion sur son statut. Elle est scientifique dans sa manière de constituer un corpus de connaissances validées par l'expérimentation clinique, individuelle et collective, art ou savoir-faire dans la manière de convoquer des savoirs et des techniques hétérogènes devant un individu malade. On peut ajouter que la scientificité de la clinique ne dérive pas de l'apparition et de l'utilisation d'examens sophistiqués, comme on le pense souvent quand on parle de « médecine scientifique », mais plutôt de la rigueur des observations, de l'interprétation des résultats des examens complémentaires demandés et du raisonnement médical. En ce sens, les cliniciens d'aujourd'hui ne sont pas plus scientifiques que ceux des siècles précédents, qui, avec les outils dont ils disposaient, pouvaient être aussi – ou aussi peu – rigoureux et méthodiques que nos contemporains. Les médecins sont supposés acquérir et maîtriser des connaissances et des outils toujours plus nombreux, ce qui ne va pas de soi. Un autre problème est celui de l'attention accordée aux malades. Depuis 1970 environ, ceux-ci ont commencé à constituer des associations de divers types, réclamant à la fois plus d'attention et d'empathie de la part de médecins jugés souvent indifférents à leurs problèmes, et plus d'informations sur leur maladie. Ils demandent à être traités comme des « égaux » capables de négocier leur traitement en fonction des connaissances qu'ils ont acquises sur leur maladie, mais aussi en fonction de leur choix de vie.

La « crise » de la médecine, diagnostiquée dans notre pays comme dans la plupart des pays occidentaux, résulte en grande partie de la difficulté à maîtriser ces problèmes complexes qui vont du technique à l'économique en passant par l'éthique.

► CANGUIHEM G. (1966), *Le Normal et le Pathologique*, Paris, PUF, 1994. – DAGOGNET F., *La Raison et les Remèdes*, Paris, PUF, 1964. – FEINSTEIN A. R., *Clinical Judgment*, Williams & Wilkins, 1967. – FOUCAULT M. (1963), *Naissance de la clinique*, Paris, PUF, 2000. – FOX R., « Medical Uncertainty Revisited », in *Handbook of Social Studies in Health and Medicine ; Experiment perilous : Physicians and patients facing the unknown*, with a new epilogue by the author, New Brunswick, Transaction Publishers, 1998. – GEISON G., « Divided we stand : Physiologists and Clinicians in the American Context », *in* M. V. Vogel & C. Rosenberg (éds), *The Therapeutic Revolution. Essays in the Social History of American Medicine*, Philadelphie, Pennsylvania Univ. Press, 1979. – MAULITZ R., *Morbid Appearances : The Anatomy of Pathology in the Early Nineteenth Century*, Cambridge, Cambridge Univ. Press, 1987. – SINDING C., *Le Clinicien et le Chercheur. Des maladies de carence à la médecine moléculaire*, Paris, PUF, 1991.

Christiane SINDING

→ Anatomie et anatomoclinique ; Diagnostic ; Décision médicale ; Essai clinique ; Étiologie ; *Evidence-Based Medecine ;* Inserm ; Instrument ; Médecine expérimentale ; Nosologie ; Patient ; Pronostic ; Santé publique ; Spécialisation ; Toxicologie.

CLONAGE THÉRAPEUTIQUE

Les acceptions du terme clonage sont multiples. Dans le langage courant il signifie « reproduction à l'identique ». Exact aux échelons élémentaires de la vie, il cesse de l'être lorsqu'il s'agit d'organismes complexes. On parle ainsi du « clonage d'un gène », donc d'une molécule biochimique identique au gène originel, voire d'une cellule, conduisant à la formation de lignées cellulaires faites de cellules ayant même constitution génomique et mêmes fonctions. Une situation comparable est observée chez des espèces élémentaires, virus, bactéries, protozoaires tels que l'amibe. Celle-ci se reproduit par scissiparité, c'est-à-dire qu'elle n'utilise pas un système reproducteur spécialisé, mais se divise tout simplement en deux cellules filles ; identiques génétiquement à l'être originel, elles évolueront ensuite au gré de leur destin, quoique modulées éventuellement par l'environnement. Certains êtres pluricellulaires, végétaux en particulier, ont conservé cette faculté : c'est ce qu'on appelle la reproduction par « multiplication végétative », c'est-à-dire à partir d'un élément non sexuellement différencié de cet individu – et c'est d'ailleurs là l'origine du mot clone, qui signifie « pousse ». Il en existe de nombreux exemples, tels que le bouturage : si l'on coupe une branche d'un peuplier et qu'on la plante, elle va donner un nouveau peuplier, clone du premier, puisque ses cellules ont en commun avec celles de celui-ci l'ensemble du génome contenu dans leurs noyaux. Toutefois, le nouveau peuplier ne sera pas forcément identique au peuplier d'origine ; il aura même de fortes chances d'être très différent, d'abord parce qu'il n'a pas le même âge biologique, ensuite et surtout parce que l'environnement marquera son développement : suivant la qualité de la terre, les variations climatiques, l'influence des arbres voisins, la croissance, l'allure – l'apparence, ce qu'en biologie on appelle le « phénotype » (par opposition au génotype, c'est-à-dire la constitution génétique) – seront différentes de celles de l'arbre originel. Tout ce qui va ainsi moduler l'expression du génotype, soit par l'influence environnementale sur le développement, soit même et surtout par action directe sur le fonctionnement génomique, constitue l'épigenèse. Il s'ensuit une première observation : en raison de l'épigenèse, deux individus pluricellulaires génétiquement identiques demeurent fondamentalement distincts ; l'un ne saurait être la « copie conforme » de l'autre.

La complexité croissante des espèces conduit à la nécessité d'une différenciation des diverses fonctions et en particulier à celle de la fonction de reproduction qui est devenue « sexuée ». C'est-à-dire que cette fonction est dévolue à des cellules spécialisées, les cellules sexuelles ou gamètes, l'ovocyte pour la femelle, le spermatozoïde pour le mâle. Les cellules du corps (cellules somatiques, c'est-à-dire toutes les cellules, sauf les gamètes) ont un nombre fixe de chromosomes, 46 chez l'homme, réparties en 23 paires (ces cellules sont dites « diploïdes »). À l'inverse, les cellules de la « lignée germinale » dont l'évolution aboutit à la formation des gamètes subissent au cours de celle-ci une « réduction » du nombre de leurs chromosomes ; chaque paire voit ses deux éléments constitutifs se séparer et migrer dans un gamète différent. Ceux-ci ont donc 23 chromosomes (nombre « haploïde ») et leur réunion lors de la fécondation reconstituera chez les cellules embryonnaires le nombre de 46. On passe alors du stade de l'œuf « fécondé » (comportant deux « pronucléi », l'un mâle, l'autre femelle, entre lesquels des échanges génomiques auront lieu) à celui du zygote de deux puis quatre cellules (ou blastomères). La continuation de la division cellulaire formera la morula (4 à 32, voire 64 cellules) puis le blastocyste (32 à 250 cellules) qui s'implante dans l'utérus maternel au septième jour.

Jusqu'au quatorzième jour, cet « embryon » peut se diviser. Ainsi sont formés les jumeaux monozygotes ou jumeaux vrais. S'ils se séparent au tout début de leur évolution, ils seront situés dans des poches distinctes ; si cela se produit plus tard ils se trouveront dans la même poche ; plus tard encore leur séparation peut n'être que partielle, réalisant les jumeaux siamois fort connus. Bien entendu, ils auront le même génome, et grossièrement le même phénotype, c'est-à-dire la même apparence, quoique cette « ressemblance » ne soit pas, au sens propre, une « identité ». Telle apparaît donc la première variété biologique de clonage chez les êtres pluricellulaires : le clonage par séparation blastomérique, ou encore par scission, ou horizontal (parce que les cellules « filles » seront de même âge). Il se réalise spontanément mais peut l'être artificiellement.

La deuxième variété est le « transfert nucléaire » qui peut conduire soit à un clonage à visée reproductive, soit à un clonage à objectif thérapeutique, et constitue le thème du présent débat. Il a été réalisé d'abord chez les batraciens, puis les mammifères, lapins, souris, bovins, moutons et singes. Un premier point est que les blastomères du zygote ont dans le génome de leur noyau tout ce qui est nécessaire à la constitution d'un futur individu. Cette capacité des cellules zygotiques à générer la totalité des éléments du corps humain (on dit qu'elles sont « totipotentes ») s'efface dès que l'embryon se développe. Les cellules qui constitueront le futur individu se « différencient » en donnant les lignées cellulaires qui formeront les divers tissus et organes. Pour autant, leur génome conserve cette totipotence, mais elle est bloquée et ne peut se révéler dans les conditions normales.

Cette persistance d'une totipotence silencieuse, non exprimée, était suspectée depuis longtemps, mais c'est précisément le clonage qui en a apporté la démonstration. On a donc transféré le noyau d'un blastomère d'un zygote animal dans un ovocyte dont on avait enlevé le propre noyau. Le résultat fut spectaculaire : l'ovocyte énucléé, pourvu artificiellement du génome nucléaire du blastomère, aboutit au développement d'un embryon, puis à la mise bas d'un petit, démontrant ainsi sa faculté de « reprogrammation ». Par cette manipulation, le clonage « vertical » (car la cellule hôte et le noyau de cellule, inclus, ne sont pas de même génération), ou clonage par « fusion » (fusion de deux cellules) ou encore clonage « somatique » (à partir d'une cellule somatique, et non germinale) était né. On a alors cherché à transférer le noyau de cellules de plus en plus évoluées, c'est-à-dire ayant déjà abordé la différenciation que l'on observe dans les diverses parties du corps d'un fœtus de veau. Même résultat, cette fois plus étonnant : ces cellules ont récupéré l'expression de leur totipotentialité et donné un « néo-embryon » conduisant à la mise bas d'un veau « identique ». Un pas de plus et ce fut Dolly. Elle démontre que le noyau d'une cellule, cette fois adulte, donc très différenciée, peut révéler, lorsque inséré dans un cytoplasme ovocytaire, les facultés de différenciation cellulaire que l'on croyait étroitement réservées aux cellules zygotiques, et conduire à la naissance d'une réplique de l'individu originel. Et ce résultat fut largement confirmé, même si le taux de succès demeure faible, les accidents de procréation nombreux et l'incertitude persistante quant à l'avenir des êtres ainsi obtenus.

Ce n'est pas le lieu d'étudier ici les immenses conséquences de cette découverte : mise au point d'un remarquable modèle expérimental d'étude des relations entre le noyau et le cytoplasme, et surtout démultiplication des possibilités zootechniques par l'association du clonage et de la transgenèse. On peut sans hésitation affirmer que les efforts faits dans le domaine vétérinaire pour améliorer la technique du clonage avaient pour motivation essentielle de renforcer l'efficacité de la transgenèse en multipliant le nombre d'animaux soumis à cette technique aux résultats jusqu'ici quantitativement limités. Ces développements ont conduit à s'interroger sur l'éventualité du transfert de ces techniques à l'espèce humaine dans un but procréatif, mais ce n'est pas l'objet du présent chapitre.

En revanche, ce modèle expérimental a ouvert la voie à une nouvelle recherche, le clonage à visée ou objectif thérapeutique, par transfert du noyau d'une cellule somatique dans un ovocyte énucléé.

Revenons tout d'abord un instant au zygote « naturel », même s'il est issu de fécondation *in vitro,* zygote qui en se développant devient morula puis blastocyste. Les recherches ont montré que les cellules extraites de la masse interne de cet embryon (cellules « ES », « embryonnaires souches », ou *« embryonic stem cells »*), embryon qui ainsi amputé sera ensuite détruit, peuvent se développer en « lignées cellulaires » qualifiées, suivant les cas, de pluri ou totipotentes, différenciées dans le sens des cellules nerveuses, sanguines, musculaires, hépatiques, etc. Ces cellules pourraient être utilisables en thérapeutique humaine et cette utilisation constituerait une gigantesque avancée médicale.

Actuellement, les recherches sur ces cellules ES sont activement menées aux États-Unis et en Grande-Bretagne. Elles sont au point mort en France en raison de l'application stricte de la Loi de 1994. Ce qui explique la position très nette du Comité Consultatif National d'Éthique (Avis 53), de l'Académie des Sciences et de l'Académie nationale de médecine, et en première lecture à l'Assemblée nationale, en faveur d'une modification de la loi qui permette à la France de combler son retard et d'éviter d'avoir un jour à acheter à grand prix ces lignées aux États-Unis.

Mais on rencontre alors un sérieux problème : ces cellules ES viennent d'un embryon. Leur extraction suppose sa destruction. L'instrumentalisation de l'embryon humain, sa « réification », sa réduction à l'état de moyen, de futur médicament biologique sont évidentes. Pour ceux qui considèrent que la « personne humaine réelle » existe dès la fécondation et qui, de ce fait, critiquent la FIV (fécondation *in vitro*) tout entière et particulièrement la congélation et la recherche sur l'embryon, le dilemme est cruel.

Considérons maintenant le clonage : le « néo-embryon » obtenu par transfert nucléaire dans un ovocyte énucléé est-il véritablement un embryon ? Oui, si l'on cherche à le faire se développer comme tel dans le cadre du clonage reproductif. Mais si l'on n'envisage pas cette évolution, si l'on fait en sorte que la multiplication cellulaire ne puisse se faire que dans le sens d'une différenciation spécifique, aboutissant à des lignées médicalement utilisables, doit-elle être exposée à la même critique ? Pourquoi alors des réserves s'expriment-elles ? Parce que ce « néo-embryon » aurait pu devenir un homme, qu'il est une « personne humaine potentielle ». Mais reconnaissons la valeur de l'information essentielle que nous a apportée Dolly, à savoir que toute cellule somatique convenablement utilisée peut aussi devenir un homme.

Toutes les cellules de l'organisme humain sont ainsi des « personnes humaines potentielles ». On n'hésite pourtant pas à les cultiver, par exemple les cellules de peau qui aujourd'hui ne nécessitent pas le recours au clonage pour donner des lignées cellulaires cutanées utilisables chez les brûlés. Demain probablement, d'autres cellules pourront être cultivées en ne passant pas par l'étape clonage. On en a observé un exemple lorsque des cellules nerveuses ont pu se dédifférencier, puis se redifférencier en cellules des lignées sanguines. Par la suite, ce sont pratiquement toutes les lignées cellulaires des organismes adultes extraites de « cellules souches » convenablement sélectionnées qui ont fait la preuve de leur faculté de « transdifférentiation », c'est-à-dire finalement de changement de nature et de fonction. Cette observation a renouvelé le débat : car si l'éventualité d'obtention de toute lignée cellulaire à partir de cellules souches, extraites d'organismes adultes (sang circulant ou réserves d'organes) ou de sang fœtal se confirme dans tous ses aspects et espoirs, on peut préférer se limiter à cette recherche qui ne suscite aucune réticence éthique ou religieuse, plutôt que de recourir à des cellules embryonnaires, qu'elles soient extraites d'embryons surnuméraires de FIV ou d'embryons obtenus par transfert nucléaire. Les premières posent le problème de l'instrumentalisation d'un embryon en raison de la perte de la motivation parentale. Les dernières, en outre, celui d'avoir constitué un embryon (si tant est qu'il en soit un) à des fins de recherche, celui du risque hypothétique de dérive vers le clonage reproductif, celui enfin, très discutable, de la rareté relative des ovocytes disponibles.

Au bout du compte, la question pratique et philosophique demeure : existe-t-il une différence fondamentale entre l'usage thérapeutique (dans les cas de cancers, démences, insuffisances diverses, affections congénitales) de lignées cellulaires obtenues soit directement de cellules souches adultes ou fœtales, soit à partir d'un clonage « à visée thérapeutique », soit enfin des cellules ES d'un embryon de FIV ? Si la réponse est non, c'est-à-dire si l'élément considéré comme important est l'objectif, la « visée thérapeutique », plus que la définition en quelque sorte idéologique, supposée transcendante, de la cellule originelle, il convient de se donner les moyens techniques d'obtenir le plus rapidement possible et au moindre coût de telles lignées, après avoir scientifiquement évalué les avantages et inconvénients des diverses éventualités, chez l'animal d'abord, au cours d'essais soigneusement contrôlés, chez l'homme ensuite, dans les différentes circonstances cliniques qui peuvent justifier de telles tentatives. C'est à cette attitude qu'après une longue réflexion se sont ralliées conjointement l'Académie des Sciences de l'Institut de France et l'Académie nationale de médecine (conférence de presse du 21 juin 2002). Reste à savoir si ces propositions seront suivies d'effet lors des décisions législatives.

Mais si l'on récuse ces éventualités au nom du respect de la dignité de l'homme, on doit alors refuser également l'usage thérapeutique qui pourra en être fait après acquisition de ces lignées cellulaires à l'étranger. Combien de temps sera-t-il possible de maintenir une telle attitude, admirable peut-être pour certains, totalement irréaliste pour les responsables politiques et économiques ainsi que pour les patients atteints de ces affections ? Conséquentialisme et téléologie d'un côté, hétéronomie et déontologie de l'autre, où est la vérité ? En outre, il n'est pas irréaliste d'imaginer d'associer plusieurs lignées cellulaires, de manière à constituer un tissu. La réunion de plusieurs tissus peut conduire à la création d'un « néo-organe », un foie, une vessie, une glande, par exemple. Cet organe constitué à partir des lignées cellulaires issues par clonage (pour le moment) d'un individu donné serait immunologiquement compatible avec celui-ci, et n'aurait jamais « appartenu » à un autre individu. Aucun argument moral ne s'opposerait donc à son implantation et à son utilisation (dans la mesure bien entendu où le principe préalable du clonage thérapeutique serait accepté). Médicalement et psychologiquement parlant, une telle manipulation serait même bien moins effrayante et difficile à envisager qu'une xénotransplantation de l'organe d'un animal, un cochon par exemple. Cette éventualité qui paraît aujourd'hui acceptable dans son principe, même si l'on est encore assez éloigné de sa réalisation, représenterait une manifestation forte de cette médecine régénératrice de demain.

Un autre argument, avancé en particulier par l'Académie nationale de médecine, en faveur de la poursuite des recherches sur les cellules embryonnaires quelle qu'en soit l'origine, et au-delà les embryons surnuméraires eux-mêmes, est le caractère médiocre de la reproduction naturelle dans l'espèce humaine : un taux élevé de morts embryonnaires ou fœtales spontanées (moins de 50 % des embryons fécondés conduisent à une naissance), de grossesses extra-utérines (environ 3 %) et surtout de malformations (3 %) dont la reconnaissance efficace par les moyens biologiques et l'imagerie conduit à des décisions de plus en plus fréquentes d'interruption de grossesse dites pour raisons médicales, lourdes de conséquences psychologiques, humaines, relationnelles, judiciaires parfois. Ces faits expliquent l'intérêt porté à la poursuite active d'une recherche orientée vers les premiers stades de la fécondation humaine, ce que l'Académie de médecine, sous l'influence de G. David, a appelé la « médecine de l'embryon ».

Ce dernier quart de siècle a été marqué par deux évolutions majeures : la fécondation *in vitro*, qui a renforcé l'indépendance entre l'acte sexuel et la procréation, le clonage animal reproductif et les promesses du clonage humain thérapeutique, qui nous conduisent à nous interroger plus profondément sur la nature de l'être humain et le début de son existence en tant qu'individu. On peut certes déplorer cette évolution rapide des techniques biologiques et regretter la douce quiétude des temps où le « début de la vie » paraissait évident dans sa nature et sa chronologie.

Tout, aujourd'hui, est remis en question et ne peut pas ne pas l'être. À nous de réfléchir, de faire des choix, de les justifier, sans précipitation comme sans *a priori*, en pensant à leurs conséquences pour notre société et pour les générations futures.

Claude SUREAU

→ Biologie et médecine (Perspective) ; Expérimentation humaine ; Statut de l'embryon ; Thérapie génique de seconde génération.

COCAÏNE

Parmi les nombreuses substances psychoactives découvertes par la médecine, la cocaïne occupe une place à la fois singulière et exemplaire. Singulière par l'histoire de cet alcaloïde extrait de la coca que l'on vit inaugurer au XIXe s. l'ère de l'anesthésie locale et devenir le substrat des premières observations de psychopharmacologie ; exemplaire car l'œuvre du plus célèbre de ses prosélytes, Sigmund Freud, fut peut-être marquée de façon durable par l'expérience qu'il fit de cette drogue psychostimulante.

De la coca à la cocaïne

Plante magique, drogue thérapeutique, objet de vénération sacramentelle, la coca puise son histoire mystique aux sources culturelles des Aymaras, qui peuplaient les rives du lac Titicaca avant les guerres qui permirent aux Incas de coloniser ces régions. Toutefois, c'est avec la civilisation inca que ses feuilles, communément désignées comme la « coca », acquirent une valeur sociale sans précédent. Plante médicinale de première importance, utilisée dès cette époque pour ses propriétés anesthésiques, mais aussi monnaie, nourriture stimulante... les feuilles de l'arbrisseau divin offert aux hommes – à en croire la légende – par Manco Capac, dieu Soleil des Incas, constituèrent dans l'Amérique latine précolombienne l'objet de toutes les adorations mais aussi de toutes les concupiscences.

Les conquérants espagnols et portugais décrivirent naturellement la coca et ses usages dès la fin du XVe s. Ils ne tardèrent pas à voir dans cette plante, bien toutefois que les autorités ecclésiastiques l'eussent jugée « satanique », une garantie de rentabilité du travail des Indiens contraints à exploiter les ressources minières des Andes. Ces derniers, en effet, puisaient dans les vertus roboratives et psychostimulantes de la coca le courage de travailler dans les galeries profondes et obscures, retraite de leurs dieux les plus effrayants. C'est en 1580 que Nicolas Monardes rapporta en Espagne les premières feuilles de coca. Les dignitaires de la Cour jugèrent l'amertume de la plante déplaisante et la coca demeura en disgrâce jusqu'à ce que les naturalistes du Siècle des Lumières lui manifestassent un intérêt nouveau. Un cocaïer fut ramené en France en 1750 à l'instigation du botaniste Joseph de Jussieu (1704-1799). Le chevalier de Lamarck (1744-1829) décrivit l'espèce en 1786 puis de nombreuses variétés furent rapidement individualisées par d'autres botanistes de l'époque. Mais ce fut véritablement à partir de 1855, à une période où la médecine s'ouvrait aux substances issues de la synthèse chimique comme à celles extraites des végétaux, que la coca connut son heure de gloire. Cette année, précisément, le chimiste allemand Friedrich Gaedcke obtint par distillation d'un extrait de coca quelques cristaux d'une substance qu'il dénomma « érythroxyline », du nom de l'arbre dont elle était extraite. En 1862, un étudiant en chimie autrichien, Albert Niemann (1834-1861), reprenant les travaux de Gaedcke, parvint à isoler l'alcaloïde pur de la feuille de coca : la cocaïne.

L'avancement des techniques de chimie extractive à la fin du XIXe s. permit de préparer rapidement d'importantes quantités de cocaïne pure, qui supplanta aux yeux des médecins la teinture de coca, utilisée depuis plusieurs décennies. La découverte, à cette même période, de la seringue hypodermique par Charles Gabriel Pravaz (1791-1853) permit en outre de réaliser aisément l'injection des produits nombreux extraits du monde végétal : la morphine au premier plan, mais rapidement aussi la cocaïne et bien d'autres substances dont l'intérêt médicinal n'a d'égal que la toxicité. Toutes les conditions étaient réunies pour que la cocaïne entre sur la scène des grandes innovations thérapeutiques.

La découverte de l'anesthésie locale

Les travaux sur la cocaïne furent nombreux dès les années 1870. Ils ne furent pas toujours très méthodiques et il fallut néanmoins attendre 1879 pour que le physiologiste Wassili Von Anrep (1852-1927) puisse établir, sur modèle animal, que la cocaïne exerçait des propriétés psychoactives. C'est toutefois dans la Vienne des années 1880 que le débat sur l'intérêt de l'alcaloïde se cristallisa avec les observations d'un jeune neurologue de l'Hôpital central, Sigmund Freud (1856-1939), qui cherchait à percer le secret des pathologies mentales par l'utilisation de substances psychoactives, à la façon dont avait procédé l'aliéniste français Joseph Moreau de Tours (1804-1884) lorsqu'il entendait créer une « folie » artificielle sous l'influence du haschich, trente années auparavant. En décembre 1883, un article du médecin militaire Theodor Aschenbrandt attira l'attention de Freud – qui exerçait alors en tant que neurologue associé à l'Hôpital général de Vienne – sur la cocaïne. À en croire Aschenbrandt, celle-ci avait permis d'augmenter de façon étonnante l'endurance et la résistance de soldats en manœuvre. Freud évoqua dans une lettre du 21 avril 1884 à sa fiancée Martha Bernays (1861-1951) « un projet thérapeutique et un espoir » : « Mes lectures m'ont fait connaître la cocaïne, élément principal des feuilles de coca que certaines tribus indiennes mâchent pour résister aux privations et à la misère. [...] Je vais m'en procurer et l'essayer dans des cas de troubles cardiaques et de fatigue nerveuse, en particulier sur un malade qui se trouve en fâcheuse condition par suite d'une privation de morphine (le Dr Fleischl). Peut-être d'autres que moi étudient-ils ce produit ; peut-être n'en sortira-t-il rien du tout. Mais il faut que je l'essaye et, tu le sais, lorsqu'on persévère, on finit toujours par réussir. Seul un succès de ce genre nous permettrait de nous établir. Mais ne sois pas trop sûre de la réussite cette fois-ci. Tu ne l'ignores pas : un chercheur doit posséder deux qualités essentielles, rester optimiste dans ses recherches et ses essais mais savoir conserver un esprit critique en travaillant. » Freud, ayant immédiatement commandé de la cocaïne à la société Merck, fut consterné en en découvrant le prix, au point de se demander s'il pourrait financer ses recherches avec ce produit. Il limita son approvisionnement à un gramme de l'alcaloïde précieux.

30 avril 1884 : c'est ce jour, précisément, que Freud expérimenta personnellement pour la première fois la cocaïne, à savoir un vingtième de la dose réceptionnée, ce qui eut pour effet de le rendre extrêmement jovial et euphorique, de supprimer toute sensation de faim et d'abolir ses douleurs gastriques. L'enthousiasme du jeune médecin pour la cocaïne ne connut rapidement plus de limites. La cocaïne en vint à représenter à ses yeux une panacée, une panacée capable à l'en croire de magnifier sa pratique médicale : « Si tout va bien, écrit-il à sa fiancée dès mai 1884, j'espère que la cocaïne se placera à côté et au-dessus de la morphine. Elle fait naître en moi d'autres espoirs encore et d'autres projets. J'en prends régulièrement de très faibles doses pour combattre la dépression et la mauvaise digestion et cela avec le plus brillant succès. J'espère parvenir à supprimer les vomissements les plus tenaces, même s'ils sont dus à quelque grave souffrance ; bref, c'est maintenant seulement que je me sens médecin, puisque j'ai pu venir en aide à un malade et que j'espère en secourir d'autres. Si les choses marchent ainsi, nous n'aurons plus de soucis à nous faire au sujet de notre union et de notre installation à Vienne. » Freud n'hésita pas à lui envoyer de la cocaïne « pour lui procurer des forces et donner à ses joues une teinte rose », et s'en fit l'ardent prosélyte, en recommandant son utilisation à ses sœurs, à ses amis, à ses collègues médecins. Il évoqua notamment auprès de certains confrères l'étonnante capacité de la cocaïne à engourdir la langue et à la rendre insensible aux stimuli douloureux.

Profitant d'une absence prolongée de Freud, parti à Hambourg rendre visite à sa future épouse, Martha, l'ophtalmologiste Carl Koller (1857-1944) et le physiologiste Leopold Königstein (1850-1924) mirent à profit ses observations et les appliquèrent avec un succès immédiat à la chirurgie humaine, présentant leurs travaux à la Société des médecins de Vienne le 17 octobre 1884 sans même évoquer l'origine de leurs recherches. L'activité anesthésique de la cocaïne fut alors présentée comme « miraculeuse », à une époque où, est-il nécessaire de le souligner, l'anesthésie chirurgicale se résumait souvent à l'ingestion d'eau-de-vie ou à l'inhalation de chloroforme ou d'éther et où l'anesthésie locale restait encore totalement inconnue. Des dizaines de travaux furent publiées dans les semaines qui suivirent et l'univers médical s'enflamma littéralement pour l'alcaloïde de la coca... dont le cours devint alors proprement exorbitant. À son retour de Hambourg, Freud ne put que constater qu'il avait été évincé de la découverte de l'une des branches les plus importantes de la médecine, l'anesthésie locale. Cette situation blessante ne l'empêcha pas de poursuivre ses travaux sur la cocaïne en expérimentant son action sur la force musculaire.

Permettant de prévenir les douleurs en chirurgie locale, la cocaïne devint alors une figure des pharmacopées aussi popularisée que l'étaient la morphine ou l'opium.

Freud et la cocaïne

Dès 1884, Freud publia un ouvrage depuis lors éclipsé par ses travaux en psychanalyse, *Über Coca*. Une année plus tard, il y ajouta une *Contribution à la connaissance de l'action de la cocaïne (Beitrag zur Kenntniss der Cocawirkung)*, concluant que l'alcaloïde procurait une sensation agréable de bien-être et contribuait à améliorer les facultés motrices. Cette étude, la seule étude expérimentale que Freud ait jamais publiée, fut précisément celle qui confirma son envergure de psychopharmacologue. Face à l'alcaloïde, il sut dépasser la simple compilation d'expériences menées chez l'animal comme chez l'homme. Il s'équipa spécialement des instruments de mesure les plus sophistiqués de l'époque en vue d'étudier les propriétés pharmacologiques de la substance, prit soin de n'utiliser que de la cocaïne purifiée, rédigea des comptes rendus minutieux des expériences qu'il conduisit sur lui-même et parvint à corréler des doses administrées à des effets cliniquement significatifs. Il est intéressant de remarquer que Freud s'intéressa avant tout aux propriétés systémiques de la cocaïne et non à ses propriétés anesthésiantes – ce qui lui fit d'ailleurs relativiser la « découverte » de Koller. Il résuma excellemment toutes les propriétés des cristaux de cocaïne : des stimulants physiques, des stimulants psychiques, un traitement contre l'indigestion et contre la cachexie, l'antidote du morphinisme comme celui de l'alcoolisme, une thérapie contre les crises d'asthme et contre les saignements de nez, un remède contre l'impuissance... un florilège d'indications recouvrant tous les champs ou presque de la médecine de l'époque mais passant sous silence des indications chirurgicales fort étrangères à ses préoccupations !

C'est dans ce contexte que Freud en vint à conseiller le recours à des injections hypodermiques de cocaïne à l'un de ses amis et collègues, physiologiste à l'université de Vienne, Ernst von Fleischl-Marxow (1846-1891), afin que celui-ci pût se libérer d'une assuétude à la morphine ayant fait suite à un traitement médical pour une amputation d'un doigt infecté. Le décès du physiologiste – de morphinomane devenu cocaïnomane – constitua en 1891 un drame pour Freud qui ne manifesta plus, par la suite, un intérêt quelconque pour la recherche expérimentale sur l'alcaloïde.

Le « troisième fléau mondial »

Le succès des indications en médecine générale de la cocaïne ne dura qu'un temps. En juillet 1885, le *Centralblatt für Nervenheilkunde* publia une note extrêmement critique du psychiatre allemand Albrecht Erlenmeyer (1822-1899) sur les travaux de Freud et, dès 1886, la multiplication des cas de cocaïnisme causa en Allemagne une émotion vive. Erlenmeyer accusa en mai 1886 Freud d'avoir livré l'humanité à un *« troisième fléau mondial »,* la cocaïnomanie, qui faisait suite à l'alcoolisme et à la morphinomanie. Freud chercha finalement à se justifier dans un ultime article consacré à l'alcaloïde, publié en juillet 1887 : « Cocaïnomanie et cocaïnophobie ». Le médecin viennois y concéda avoir commis des erreurs de jugement sur l'intérêt du produit, souligna le danger à user sans réserve de l'alcaloïde, notamment par voie injectable, jugeant toutefois utile d'ajouter : « La cocaïne n'est dangereuse que pour les morphinomanes, mais on peut obtenir de merveilleux résultats en traitant les morphinomanes à la cocaïne lors du sevrage. »

Une autre voix se joignit à celle d'Erlenmeyer, celle du toxicologue berlinois Ludwig Lewin (1850-1929) qui, à partir de 1880, décida de consacrer sa carrière à l'étude des drogues actives sur le cerveau. Il publia en 1885 un article déconseillant fermement l'utilisation de la cocaïne chez le morphinomane, expliquant qu'il y avait alors tout lieu de voir associées les deux drogues (Lewin devait résumer en 1924 dans son plus célèbre ouvrage, *Phantastica,* l'ensemble de ses observations cliniques sur la cocaïne et les cocaïnomanes, soulignant la toxicité psychologique et somatique de la drogue).

Freud continua à utiliser personnellement de la cocaïne jusqu'en 1895, sans problèmes spécifiques, mais sans parvenir à mener à terme son projet initial : promouvoir la cocaïne comme un outil thérapeutique susceptible de traiter les maladies mentales. À ses yeux, l'alcaloïde avait – ou devait avoir – une vertu idéale d'analgésique central, d'antalgique des douleurs morales et non seulement des propriétés d'anesthésique local.

Cocaïne et psychanalyse

L'expérience de la cocaïne ne fut pas étrangère à la démarche intellectuelle du fondateur de la psychanalyse, à l'époque où il était encore un jeune psychopharmacologue en quête d'une reconnaissance professionnelle. Pourtant, Freud prit rapidement conscience des limites de sa démarche : « Je me rends compte que de telles observations sur soi-même ont le défaut de réclamer deux sortes d'objectivité pour une même chose de la part de la personne qui conduit l'expérience. J'ai dû procéder de cette manière pour des raisons extérieures à ma volonté et parce que aucun des sujets dont je disposais n'avait des réactions aussi régulières à la cocaïne. » Ses travaux inaugurèrent une méthode d'investigation innovante qu'empruntèrent par la suite le chimiste américain Gordon Alles, expérimentant dans les années 1920 les effets des amphétamines qu'il synthétisa, ou encore le chimiste suisse Albert Hofmann (né en 1906), qui découvrit en 1943 les effets de la diéthylamide de l'acide lysergique (LSD), le plus puissant des hallucinogènes connus, en faisant lui-même l'expérience des modifications de la conscience que ce produit engendrait.

Malgré son intérêt pour la cocaïne, et le constat qu'il sut faire dès 1886 des problèmes posés par son utilisation, Sigmund Freud, devenu psychanalyste, sembla ignorer presque complètement la problématique de l'addiction aux psychotropes. Il est probable que cette question était indissolublement liée en lui à des souvenirs peu agréables : perte de la « paternité » de la découverte des propriétés anesthésiantes de l'alcaloïde, Carl Koller ayant endossé la paternité de cette découverte, pourtant suggérée par Freud en 1884, décès de son collègue et ami von Fleischl-Marxow. Surtout, Freud, lui-même cocaïnomane pendant près de dix années et fortement dépendant du tabac sa vie durant, décéda d'un cancer bucco-pharyngé qui le condamna à quinze ans d'un véritable martyre. Dans une lettre adressée en 1916 à son ami et élève Karl Abraham (1877-1925), Freud, alors au sommet de sa gloire de psychanalyste, reconnut d'ailleurs que sa passion pour le tabac l'empêchait de mener à terme sa réflexion sur l'analyse de l'inconscient. Il aborda dans ses publications le thème addictif à travers l'étude de la masturbation dès 1898, assimilant la dépendance aux drogues à une déviation de la pulsion sexuelle... Pour autant, il est indéniable que Freud découvrit les mécanismes inconscients à l'origine du processus addictif et construisit les outils incontournables dans l'analyse de toute dépendance : narcissisme, idéalisation du Moi, fétichisme, conduites « agies », etc. Mieux, s'il n'a pas évoqué ou osé évoquer la dépendance aux psychotropes, il a explicitement envisagé la dépendance à... la psychanalyse dans un article publié en 1937 : Analyse avec fin, analyse sans fin. Son expérience de la cocaïne, un demi-siècle auparavant, a-t-elle joué un rôle dans son inhibition à s'intéresser de façon directe aux toxicomanies ? L'alcaloïde de la coca a-t-il durablement influé sur le système de pensée du Père de la psychanalyse ? Il est difficile de le savoir. Pour autant, la cocaïne a manifestement tenu de 1884 à 1886, en très peu de temps donc, un rôle aussi méconnu qu'intéressant dans l'histoire de la médecine.

▶ DOMIC Z., *L'État cocaïne,* Paris, PUF, 1992. – FREUD S., *De la cocaïne,* Bruxelles, Éditions Complexe, 1976. – GRINSPOON L. & BAKALAR J.-B., *Une drogue et son évolution sociale,* Montréal, Éditions Opuscule, 1978. – LEWIN L. (1924), *Phantastica,* Paris, Payot, 1970 – MORTIMER W. C. (1901), *De la coca à la cocaïne,* trad. fr. H. B. Gausseron, Paris, Utz, 1992. – RICHARD D., *La Coca et la Cocaïne,* Paris, PUF, 1994. – YVOREL J.-J., *Les Poisons de l'esprit : drogues et drogués au XIXe siècle,* Paris, Quai Voltaire, 1992.

Denis RICHARD et Jean-Louis SENON

→ Dépendance ; Drogue ; Toxicologie ; Toxicomanie.

CODE DE DÉONTOLOGIE

Historique

De tout temps, les médecins ont ressenti le besoin de se référer à des valeurs qui sont la base d'une éthique humaniste et constituent les règles qui ont traversé le temps sous forme de serments ou de prières. Le premier et le plus célèbre est le serment d'Hippocrate (460-377 av. J.-C.) qui, dans des versions successives, n'a rien perdu de son actualité. La tradition universitaire persiste et le futur docteur en médecine est invité par ses maîtres à prêter ce serment au terme de sa soutenance de thèse. Certaines associations et sociétés de médecins ont voulu se doter d'un code inspiré de ce serment mais ces tentatives n'ont été que le fait de groupes restreints sans reconnaissance officielle. Il fallut attendre la création de l'ordre des médecins qui s'est vu confier en 1945 la rédaction d'un code qui sera approuvé par les pouvoirs publics et constitue ainsi une charte commune à tous les médecins qui s'engagent individuellement à le respecter. Le premier code élaboré par le Conseil national de l'ordre fut publié en 1947, deux ans après la création de l'Ordre actuel par l'ordonnance du 25 septembre 1945. Quatre éditions successives – 1947, 1955, 1979 et 1995 – ont été rédigées et adoptées en tenant compte de l'évolution de la société, des progrès scientifiques et des nécessités de répondre aux besoins de nos concitoyens sans déroger aux règles fondamentales. La rapidité des progrès et des mœurs justifie des révisions de plus en plus rapprochées. Le code actuel dans son édition de 1995 contient 115 articles. Ce long texte affirme avec précision les devoirs que les médecins s'engagent à respecter dès le jour de leur inscription à l'ordre des médecins et dont la violation ou le mépris justifie des mesures disciplinaires. Tout médecin, lors de son inscription au tableau de l'Ordre, condition obligatoire pour exercer la profession, doit prendre connaissance de ce texte et se soumettre aux exigences qui peuvent être classées en trois groupes : conceptuelles, relationnelles, techniques. Les exigences conceptuelles découlent naturellement d'une réflexion éthique. Notions philosophiques communes à tous, elles traduisent une certaine conception de la médecine. Elles contiennent les principes de bienfaisance, de solidarité, d'équité, de liberté, d'autonomie et de justice, autant de valeurs qui figurent dans notre constitution et notre déclaration des droits de l'homme. Ces exigences se traduisent aussi dans le Code de déontologie qui s'impose à tous les médecins et que tout étudiant doit connaître très tôt au cours de sa formation. Plusieurs articles du code rappellent ainsi le respect de la personne humaine, de son autonomie, de sa liberté, de sa dignité en tant que personne à part entière. Ces exigences conceptuelles justifient aussi que le médecin veille à faire respecter son indépendance, agisse en toute liberté dans ses décisions et ses prescriptions tout en restant respectueux des lois ; qu'il soigne avec autant de conscience tout homme, quelles que soient sa situation sociale, son ethnie, sa religion, ses convictions philosophies, avec une exigence de justice et d'équité. Qu'il participe aux actions de médecine communautaire au service de la santé publique, qu'il n'oublie pas, en effet, son devoir d'assistance et enfin qu'il fasse preuve de moralité, de probité et de dévouement en toutes circonstances. Ainsi se trouvent résumées, dans les principaux articles, ces exigences conceptuelles qui doivent guider le comportement et l'action de tout médecin. Les exigences relationnelles conditionnent la qualité de la rencontre avec le patient ou le malade, elles président à la réalisation d'un acte médical, assurant ainsi aussi longtemps que cela est nécessaire des soins consciencieux, éclairés et conformes aux données acquises de la science et un accompagnement fidèle et adapté aux besoins du malade jusqu'au terme ultime de la vie. La liberté laissée au patient de choisir son médecin est un principe qui conditionne la confiance qui sera tout au long de l'évolution de la maladie un élément nécessaire à une bonne entente et à une action thérapeutique efficace. Elle se double d'une liberté de se quitter si cette confiance n'était pas acquise ou si elle venait à disparaître. L'information fait suite à cette première rencontre et constitue un temps capital de cette relation. Elle doit être « loyale, claire et appropriée » à l'état du patient mais aussi à sa capacité à entendre et à comprendre tout ce qui le concerne pour le bon déroulement des soins. Cette information nuancée, précise, compréhensible est à la fois un devoir du médecin à l'égard de son patient mais aussi une nécessité pour recueillir son consentement. C'est aussi confirmer l'autonomie et la liberté du malade qui, dûment informé, est en mesure, sauf urgence ou impossibilité, de consentir à ce que le médecin lui propose, devenant ainsi participant à la décision médicale. Enfin, cette rencontre initiée dans la liberté et la confiance ne pourra aboutir à une démarche diagnostique et thérapeutique efficace que si cet échange est couvert par le secret médical. Le médecin est à même de connaître l'intimité de celui qui se confie à lui ; appelé à pénétrer dans l'intérieur du foyer familial, conjugal, « il ne doit rien révéler de ce qu'il a vu, entendu, ou compris ». Cette exigence qui couronne cette relation est essentielle et absolue si l'on veut conserver la confiance du malade et prend toute sa dimension personnelle et affective pour l'accompagnement des personnes en fin de vie. C'est un devoir parfois méconnu que de rester fidèle à son patient même si les ressources de la science ont été dépassées. Le médecin dans le cadre de cette exigence relationnelle est le seul à pouvoir soulager les souffrances, écouter, réconforter, assurer dans la dignité la qualité d'une vie qui prend fin. Cette dernière exigence relationnelle est parfois oubliée ; elle n'est pas la plus facile à accomplir, elle nécessite aide, soutien de tous : infirmière, familles et proches. Les exigences techniques contenues dans le Code de déontologie se sont progressivement multipliées et développées pour devenir de plus en plus complexes en raison des progrès scientifiques. Mais elles sont, au même titre que les exigences précédentes, nécessaires à la réalisation de l'acte médical qui guérit ou qui sauve. La compétence technique acquise par la formation et entretenue par une formation continue adaptée est indispensable à la qualité, à l'efficacité et à la sécurité des soins. Cette compétence purement intellectuelle ne peut s'exercer pleinement que dans un environnement technique fait d'instruments et de dispositifs modernes, en bon état et adaptés à la technique indiquée. Un environnement, un personnel spécialisé sont nécessaires à l'application de ces différentes exigences techniques. Elles s'imposent au médecin qui est responsable de ce qu'il utilise et de ceux qui l'entourent. Ces exigences clairement exprimées s'imposent à tout médecin ; leur nombre et leur qualité traduisent bien l'importance de l'engagement dont chaque futur médecin doit prendre conscience. Elles constituent cette charte écrite sous forme d'un Code dont l'ordre des médecins est le gardien scrupuleux. En restant fidèles à ce message et à l'engagement que les médecins prennent devant leurs pairs, ils éprouvent cette satisfaction méritée et partagée avec leur patient et leurs confrères. Il importe que les futurs médecins au cours de leur formation soient sensibilisés à cette culture éthique. Pour cela, il est indispensable que ces jeunes étudiants possèdent ce petit code qu'ils peuvent consulter au cours de leur stage hospitalier à l'occasion de leurs premières rencontres avec les malades. Cette démarche est accompagnée d'une lettre adressée par le président de l'Ordre aux étudiants qui débutent leur deuxième cycle d'études médicales et dont voici le texte : « Vous avez choisi d'être médecin. Vous avez ainsi établi un véritable contrat – engagement sur l'honneur – avec une profession exigeante, difficile, contraignante, en un mot exceptionnelle. Vous allez donc exercer une responsabilité exorbitante. Vous avez désiré et accepté d'accomplir une mission : préserver la santé, soigner et guérir, accompagner jusqu'aux limites extrêmes de la vie. Quel que soit le métier que vous exercerez au sein de la profession médicale, médecin, chirurgien, imagier, biologiste, chercheur, etc., vous devrez, au-delà de la technique, souvent envahissante, rester des médecins de l'homme capables d'écouter, de comprendre, d'accompagner ceux qui se confieront à vous dans la confiance. À cette mission particulière correspondent des exigences qui ne se sont jamais démenties à travers les âges depuis Hippocrate qui, le premier dans son célèbre Serment les a clairement exprimées. Conception plus humaniste que scientifique qui trouve dans la mission du médecin une sorte de sacralisation. Ce caractère exceptionnel de votre métier est authentifié par votre engagement à respecter ce code de bonne conduite qui est le Code de déontologie qui s'adresse à tous et garantit aux patients et malades qui s'adressent à vous la qualité et l'honnêteté de vos actes. Au-delà de tout cela, la pratique médicale est avant tout une rencontre entre celui qui est malade et celui qui soigne. Certes, la médecine a beaucoup évolué : collective, pluridisciplinaire, technique, préventive et même prédictive, mais le fondement de la pratique est cette relation entre deux êtres dans la confiance et le respect mutuel. »

Cet engagement qui contient les valeurs essentielles dont nous venons de détailler les plus importantes se trouve renforcé par un texte de loi du 4 mars 2002 qui traite des droits des malades, de la qualité des soins et de la responsabilité individuelle de chaque praticien à l'égard de chacun de ses patients. Le Code de déontologie médicale rendu public est un décret signé par le Premier ministre ; il se trouve alors renforcé par cette loi récente dite de modernisation du système de santé qui lui confère juridiquement une valeur supplémentaire.

▶ SIMON M., *Déontologie médicale ou des devoirs et des droits des médecins dans l'état actuel de la civilisation*, Paris, Baillière, 1845. – Décret n° 95-1000 du 6 septembre 1995 (*JO*, 8 septembre 1995) modifié par le décret n° 97-503 du 21 mai 1997 (*JO*, 22 mai 1997), précédentes éditions 1947, 1955, 1979 ; Code de déontologie médicale, *Journaux officiels*, Paris, 2000 ; Commentaires du Code de déontologie médicale, Ordre national des médecins, Conseil national de l'Ordre, Paris, 1998 ; Code de déontologie médicale, introduit et commenté par L. René avec une préface de P. Ricœur, Paris, Le Seuil, 1996.

Bernard GLORION

→ Bioéthique ; Décision médicale ; Droit ; Droit à l'information du malade ; Ordre des médecins ; Secret médical ; Serment d'Hippocrate.

CODE DE NUREMBERG

Le 19 août 1947 à Nuremberg, à la fin du procès des médecins nazis, Walter Beals, le juge qui présidait au procès, énonça les critères permettant de définir « les expériences médicales licites ». Par la suite ces critères prirent le nom de « Code de Nuremberg », et constituèrent une étape importante vers l'instauration du « consentement éclairé ». Les principes déontologiques du Code de Nuremberg réaffirmèrent la légitimité des expérimentations cliniques, tout en posant des limites destinées à protéger les sujets soumis aux expérimentations.

Le procès de Nuremberg (au cours duquel furent jugés vingt médecins et trois administrateurs) avait pour but de mesurer l'ampleur des atrocités commises par les nazis en matière de médecine. Commencé en décembre 1946, le procès dura jusqu'en août 1947 : bien qu'il fût placé sous la conduite des militaires américains, il s'agissait d'un procès international, respectant les conventions signées entre les alliés. Des observateurs de différents pays y assistèrent, parmi lesquels un psychologue de la marine française du nom de François Bayle. Les autorités françaises et britanniques spécialisées dans les crimes de guerre étayèrent l'accusation en réunissant des éléments à charge concernant – notamment – les expériences de Ravensbrück sur les sulfamides ou de Natzweiler sur les gaz de combat. Aidé de Fred Mielke et d'Alice von Platen, l'observateur allemand Alexander Mitscherlich formula, en sa qualité d'expert médical, d'importantes remarques sur le procès : elles soulevèrent la question du caractère potentiellement barbare des sciences naturelles expérimentales sur lesquelles est fondée la médecine.

Le juge Beals souligna que « certaines expérimentations humaines, lorsqu'elles sont contenues dans des limites suffisamment bien définies, sont conformes à l'éthique de la profession médicale », mais les juges ne retinrent pas ces critères dans leur verdict : ils considérèrent les expériences des nazis comme des crimes de guerre et des crimes contre l'humanité. On a pu dire que le code avait été élaboré par les trois juges en réponse aux experts médicaux de l'accusation ainsi qu'aux échanges qui, dans la salle d'audience, avaient opposé, d'un côté, les témoins (experts ou victimes) et de l'autre, les avocats de la partie civile et de la défense, lesquels prétendaient que les expériences des nazis étaient comparables aux expériences forcées des pénitenciers américains. Le Code de Nuremberg fut par la suite affiné au moyen de réglementations supplémentaires, offrant ainsi une protection légale aux patients et aux sujets de la recherche médicale.

Les médecins allemands firent faussement valoir que leur conduite n'avait pas été contraire à l'éthique médicale du Troisième Reich dans la mesure où ils s'étaient conformés « aux règlements sur les innovations thérapeutiques et sur l'expérimentation humaine » que le ministère de l'Intérieur du Reich avait promulgués, d'abord le 28 février 1931 puis, dans une version révisée, le 11 juin 1931. Le texte définissait ainsi le consentement éclairé : « Les innovations thérapeutiques ne peuvent être mises en œuvre qu'après que le sujet ou son représentant légal, ayant au préalable été dûment informé, a explicitement consenti à la procédure. » Une section finale visait à éliminer les abus de la recherche en imposant le consentement et la priorité des expérimentations animales. Elle condamnait en outre les expériences sur les enfants et les mourants comme étant contraires à l'éthique médicale. Mais, à l'inverse de ce que les médecins allemands affirmaient, ce code n'eut jamais force de loi du temps du National Socialisme. Tout au contraire, le NSDAP et les SS encouragèrent certaines expérimentations barbares dès 1939. C'est en 1944 que le nombre des expériences forcées sur des sujets humains culmina.

En matière d'expérimentation humaine, la situation était assez confuse dans les autres pays. En Grande-Bretagne, le *Medical Research Council* estima que les expériences médicales tombaient sous le coup de la législation civile, et que la loi relative aux agressions protégeait les patients contre toute atteinte volontaire de la part des chercheurs. Diverses pratiques avaient cours aux États-Unis : ainsi, dans les prisons d'État, on soumit des volontaires à un certain nombre d'expérimentations. On pratiqua également des expériences sur des sujets sans qu'ils en soient prévenus. Parmi les expériences les plus citées figure celle de Tuskagee aux États-Unis, où des prisonniers furent privés de soins. En 1925, dans son roman *Arrowsmith* – pour lequel il reçut le prix Nobel – Sinclair Lewis mit en scène quelques-uns des dilemmes relatifs à cette question. On y voit un chercheur qui ne sait pas s'il doit priver un groupe témoin d'un traitement efficace.

Le procès, au cours duquel les victimes apportèrent leur témoignage à charge tandis que les experts se prononcèrent sur la déontologie médicale allemande, permit aux juges de formuler le code de Nuremberg. Mais derrière le procès des médecins se profilaient des préoccupations éthiques de plus large ampleur. Les juges interrogèrent également les accusés sur l'organisation de la recherche médicale et sur les pratiques des chercheurs. Le procureur en chef de Nuremberg, l'Américain Telford Taylor, estima que la paternité du code revenait aux juges et il en attribua l'initiative première au juge Sebring. Néanmoins, on s'accorde de plus en plus à reconnaître le rôle décisif des experts qui participèrent au procès. Pour le spécialiste de bioéthique Michael Grodin, le physiologiste Andrew Ivy, qui fut cité en tant que témoin expert, et le neurologue Leo Alexander, qui témoigna pour l'accusation en tant qu'expert médical, jouèrent chacun un rôle important. Grodin insista particulièrement sur Alexander qui n'avait pas manqué de revendiquer son rôle dans une série d'articles publiés au milieu des années 1970, et qui, comme lui-même, travaillait à Boston. L'historien Jon Harkness insista au contraire sur l'antériorité du mémorandum d'Ivy tout en donnant un tour plus noir à l'affaire : il laissa entendre que les juges avaient fermé les yeux sur la description inexacte qu'Ivy avait donnée de la Commission Green et des expériences sur le paludisme réalisées à la prison de Stateville. Ainsi l'ironie voulait que le Code soit fondé sur des pratiques contraires à l'éthique médicale. Harkness soumit ses importantes découvertes au « Comité présidentiel sur les Expérimentations humaines », tout en abordant la question dans une série de lettres à Taylor datées de 1993, avant de publier un article sur le sujet dans un numéro commémoratif du *Journal of the American Medical Association*.

En sa qualité d'historien de la médecine, Paul Weindling soutient que les conclusions du procès de Nuremberg ne peuvent s'expliquer qu'en adoptant une perspective de plus long terme qui fasse la part du contexte dans lequel il s'inscrit. Les officiers du renseignement alliés entrèrent en contact avec certaines victimes d'expérimentations humaines. Ils entendirent le témoignage de résistantes polonaises libérées qui leur expliquèrent qu'en 1942 et 1943 à Ravensbrück elles avaient fait l'objet d'expériences visant à tester l'effet des sulfamides sur les blessures. Les « Lapins », telles qu'on les appelait, affirmèrent que ces expériences constituaient une violation des droits de l'homme. D'autres expériences se heurtèrent à des actes de résistance et de sabotage. Conscients de l'importance de ces protestations, certains médecins alliés qui enquêtaient sur le sujet soulignèrent en 1945 qu'une bonne partie des expériences nazies était contraire à l'éthique médicale. En novembre 1945, John Thompson, qui présidait l'organisation britannique en charge de la surveillance de la science et de la médecine, signala les très nombreux abus des chercheurs et des cliniciens nazis. À Francfort en mai 1946, puis à l'Institut Pasteur de Paris, les 31 juillet et 1er août 1946, il organisa des réunions entre des officiers de renseignements alliés pour les questions médicales et des spécialistes des crimes de guerre. On y débattit de la déontologie des expérimentations humaines. La délégation française auprès de ce qui devint la Commission scientifique internationale pour les crimes de guerre était composée des membres suivants : François Bayle (chirurgien de la marine), H. Simmonnet (professeur de physiologie au Collège d'Alfort), René Legroux (président du Conseil scientifique de l'Institut Pasteur), Paul Tchernia (officier de liaison au ministère de la Marine), P. Lépine (de l'Institut Pasteur), H. Piedelièvre (professeur de médecine légale à Paris), A. Touffait (directeur du service des recherches des criminels de guerre).

Ivy proposa un code sur les expériences humaines lors de la réunion à l'Institut Pasteur. Son projet contenait en germe le principe selon lequel les sujets des expériences doivent être informés des risques encourus : « Esquisse préparatoire visant à définir les principes et les règles régissant l'expérimentation humaine :

« I) Le consentement du sujet est nécessaire : on ne peut recourir qu'aux seuls volontaires.

« *a)* Lorsqu'ils encourent des risques, les volontaires doivent en être informés avant de donner leur consentement.

« *b)* Chaque fois que cela possible, toutes les dispositions doivent être prises pour éviter tout accident.

« II) L'expérience doit être conçue sur la base des résultats obtenus par l'expérimentation animale de sorte que les résultats que l'on anticipe légitiment la réalisation de l'expérience : autrement dit, l'expérience doit être utile, et ses résultats doivent être tels qu'ils servent le bien public.

« III) L'expérience doit être réalisée :

« *a)* En évitant toute atteinte et souffrance inutiles qu'elles soient mentales ou physiques.

« *b)* Par des scientifiques qualifiés.

« c) L'expérience ne doit pas être réalisée s'il existe des raisons de penser qu'elle peut conduire à la mort ou à l'invalidité du sujet. »

L'obligation d'informer les sujets des risques encourus avant qu'ils ne donnent leur accord représentait une étape importante vers le principe du consentement éclairé. Ainsi une première formulation embryonnaire du Code de Nuremberg fut présentée à l'Institut Pasteur avant que ne soit prise la décision de juger les médecins.

Le bactériologiste Pierre Lépine indiqua que le code présenté par Ivy devait être discuté plus en détail le 16 octobre 1946, et la commission se réunit une dernière fois à Paris en janvier 1947. Le procureur de Nuremberg Alexander G. Hardy fut le seul délégué américain présent lors de la réunion suivante. Il informa la commission que « les Américains étaient en train de former un comité et qu'il espérait entendre le Pr Ivy. Celui-ci ayant été nommé récemment à un poste de responsabilité important, il était très occupé, mais on espérait que lors de la prochaine réunion, le comité américain aurait été créé, et qu'il serait présent ». À l'origine la commission devait fournir des renseignements sur les atrocités médicales aux Américains qui enquêtaient sur les crimes de guerre, mais elle devint de moins en moins utile lorsque, à partir de septembre 1946, les autorités britanniques et américaines collaborèrent en vue du procès qui devait se tenir à Nuremberg pour juger la barbarie médicale des nazis.

Ivy invoqua l'expérimentation animale, car les physiologistes américains n'acceptaient pas que l'opinion publique s'oppose à ce que la recherche médicale utilise des animaux. Les différents conseils déontologiques qu'il énonça rappelaient que l'expérimentation animale devait permettre de protéger les êtres humains. Pour les scientifiques qui se penchèrent sur la question, la responsabilité première des dangers encourus incombait au scientifique qui n'avait pas obligation de fournir tous les renseignements requis. La Commission devait évaluer les expériences sur le plan éthique comme sur le plan scientifique et devait rassembler des informations sur les différents aspects de la recherche médicale nazie. En particulier, elle avait pour but de juger de la qualité scientifique des expériences pour déterminer : si celles-ci étaient ou non nécessaires ; si elles étaient correctement menées ; et si elles étaient utiles à la science médicale.

Ivy insista pour que les questions d'éthique médicale ne soient pas absentes du procès des médecins qui allait se tenir à Nuremberg. L'expert scientifique de l'accusation, le neurologue Leo Alexander, élabora la notion de compréhension et proposa qu'une clause protège les déficients mentaux. Cette clause ne fut pas retenue dans la version définitive du code qui imposait que les sujets expérimentaux soient en mesure de choisir librement. Il était donc requis : qu'ils comprennent et connaissent suffisamment bien l'expérience ; qu'ils en comprennent les buts et puissent se décider en connaissance de cause ; qu'ils connaissent la nature, la durée et les raisons de l'expérience ; qu'ils connaissent la méthode et les moyens utilisés lors de l'expérience ; qu'ils aient connaissance des risques et des effets secondaires ; qu'ils soient informés des effets sur leur santé et leur personne.

C'était donc à la personne dirigeant l'expérience qu'il incombait de juger de la valeur du consentement. L'expérimentation animale demeurait une étape préliminaire indispensable, l'expérience devait être menée à des fins utiles, et les risques encourus ne devaient pas excéder le bénéfice que l'humanité pouvait en retirer. Le scientifique était dans l'obligation d'arrêter l'expérience en cas de risque probable d'accident, d'invalidité ou de décès du sujet. Il ne fait pas de doute que les juges ajoutèrent des clauses supplémentaires donnant au sujet expérimental le droit de se retirer de l'expérience ou d'y mettre fin.

En remontant aux sources de chaque clause, on s'aperçoit que les origines du Code de Nuremberg sont complexes. Il a depuis été repris par l'OMS, une organisation de médecins qui, à l'époque, s'opposait à l'ingérence de l'État en médecine au motif qu'elle ouvrait la voie à la barbarie.

► ANNAS G. & GRODIN A., *The Nazi Doctors and the Nuremberg Code,* Oxford, Oxford Univ. Press, 1992. – BAYLE F., *Croix gammée contre caducée. Les expériences humaines en Allemagne pendant la Deuxième Guerre mondiale,* Neustadt, Imprimerie Nationale, 1950. – EBBINGHAUS A. & DÖRNER K. (éd.), *Vernichten und Heilen. Der Nürnberger Ärzteprozess und seine Folgen,* Berlin, Aufbau-Verlag, 2001, p. 26-47. – FADEN R. R., FADEN T. L., BEAUCHAMP, *A History of Theory of Informed Consent,* New York, Oxford Univ. Press, 1986. – HARKNESS J., « Nuremberg and the Issue of Wartime Experiments on US Prisoners. The Green Committee », *JAMA,* vol. 276, n° 20, 1996, p. 1672-1675. – KATZ J., *Experimentations with Human Beings. The Authority of the Investigator, Subject, Professions and State in the Human Experimentation Process,* New York, Russell Sage Foundation, 1972. – MITSCHERLICH A. & MILEKE, *Medizin ohne Menschlischkeit, Dokumente des Nürnberger Ärtzeprozesses,* Francfort-sur-le-Main, S. Fischer, 1960. 1re éd. Heidelberg, Lambert Scneider, 1949 sous le titre *Wissenschaft ohne Menschlichkeit.* – PLATEN-HALLERMUND A., *Die Tötung Geisteskranker in Deutschland : Aus der deutschen Ärtze-Kommission beim americanischen Militärgericht.* Francfort, Verlag der Frankfurter Hefte, 1948. – SCHUSTER E., « Fifty Years Later : The Significance of the Nuremberg Code », *The New England Journal of Medicine,* 337, 1997, p. 1436-1440. – WEINDLING P., « The Origins of Informed Consent : The International Commission for the Investigation of Medical War Crimes and the Nuremberg Code «, *Bulletin of the History of Medicine,* 75, 2001, p. 37-71 ; *Health, Race and German Politics between the National Unification and Nazism 1870-1945,* Cambridge, Cambridge Univ. Press, 1989. – Coll. : *The Nuremberg Medical Trial 1946-1947. Transcripts, Materials of the Prosecution and Defense. Related Documents.* Éd. anglaise, On Behalf of the Stiftung für Sozialgeschischte des 20. Jahrhunderts edited by Klaus Dörner, Angelika Ebbinghaus and Karsten Linne, in cooperation with Karlheinz Roth and Paul Weindling. Microfiche Edition, Munich, Saur, 1999.

Paul WEINDLING
(Trad. Mickael Popelard)

→ Bioéthique ; Expérimentation humaine ; Nazisme.

COMITÉ D'ÉTHIQUE

Dans les cinquante dernières années dans de nombreux pays, la nécessité d'organiser une réflexion éthique s'est imposée. Elle reflétait une demande de la société apparue après les deux guerres mondiales (1914-1918 ; 1940-1945), suivies par la guerre « froide ». Elle fut renforcée par les interrogations que faisaient naître, sur la vie des hommes de notre temps, les développements de plus en plus rapides de la recherche, surtout dans le domaine des sciences de la vie (notamment en médecine) ainsi que les avancées technologiques et leurs applications industrielles. Avec un certain retard par rapport à d'autres nations, cette réflexion éthique a été suivie, en France, par la mise en place progressive, à partir des années 1970, en premier lieu de comités d'éthique « locaux ». Pour nombre d'entre eux, le but était à la fois de protéger la recherche et d'œuvrer pour que les acquis du développement des sciences soient intégrés dans la culture, et la sensibilité du médecin et/ou du scientifique aux questions d'éthique. Presque simultanément, cette réflexion débouchait sur des textes législatifs créant de nouveaux comités dits « officiels », tout en laissant les « comités locaux » évoluer à leur guise, selon la motivation d'une institution, d'une personnalité médicale ou scientifique, ou d'un groupe de pression.

Reconstituer l'historique des comités d'éthique n'est pas simple, étant donné les différences qui existent entre les uns et les autres, qu'ils soient locaux ou institutionnels, quelle que soit la motivation à l'origine de leur création.

Si certains rassemblent, outre des hommes et femmes de science, des juristes, des philosophes, voire de simples citoyens, susceptibles d'apporter un regard extérieur dans l'examen du bien-fondé éthique des problèmes qu'ils abordent, d'autres sont plus restrictifs dans le choix de leurs membres, ce qui peut rendre leur appréciation plus éloignée des aspirations de la société. Leurs missions varient également, nombreux sont ceux dont la principale est plutôt la déontologie que la morale ou l'éthique. Le terme « éthique » est certainement, aujourd'hui, galvaudé, et rares sont les comités qui peuvent se prévaloir de cette seule et réelle mission. Certains vont même jusqu'à considérer qu'aucun de ces comités ne correspond exactement à ce que l'on est en droit d'attendre d'un véritable comité d'éthique !

La première structure officielle à connotation éthique

Conseil d'un ordre et non comité d'éthique, au sens littéral des termes, nul ne peut ignorer que dans le domaine biomédical les premiers documents traitant d'éthique ont été publiés par le conseil de l'ordre des médecins dont la mission première est de faire respecter la déontologie dans l'exercice de la médecine. En 1955 et en 1966 il a en effet organisé deux Congrès de Morale médicale où ont été discutés, pour l'essentiel, le consentement en médecine et la position du médecin face aux conséquences de l'instrumentalisation des sujets comateux. Si le coma est irréversible, quel sera son coût pour la Société ? Chez quel sujet comateux a-t-on le droit de pratiquer des prélèvements en vue de greffes d'organes ?

Le conseil de l'ordre des médecins, institué le 7 octobre 1940 dans un contexte particulier, modifié une nouvelle fois toujours sous Vichy le 10 septembre 1942 puis dissout par une ordonnance du Comité français de Libération nationale le 18 octobre 1943 à Alger, a été recréé par une ordonnance du 24 septembre 1945 ; depuis lors, son organisation et son fonctionnement n'ont pas grandement varié, malgré l'ajout au cours des années de toute une série de textes législatifs ou réglementaires. Malmené après Mai 1968, il a été de bon ton, pendant plusieurs années, de contester ses décisions et même son existence. Parmi les « Cent dix propositions pour la France » de François Mitterrand (1981), on trouve la suivante : « Le Conseil de l'Ordre des médecins sera supprimé » (proposition 85).

Le Conseil a créé en son sein une commission interne d'éthique et de déontologie. Si la déontologie est sa mission principale, il insiste sur l'importance qu'il donne à l'éthique : « L'idée de morale médicale est indissociable de la pratique professionnelle. Alors que la notion de morale est avant tout perçue comme un phénomène individuel, l'éthique médicale est partagée par une profession. [...] L'éthique médicale serait toutefois fragile si elle n'était concrétisée et défendue par des textes lui donnant corps, une réalité et sanctionnant la violation de ces principes... » (décret du Code de la Santé publique du 27 avril 1988).

Nul ne peut exercer la profession de médecin, dans le privé, s'il n'est pas inscrit au conseil de l'ordre de la région où il exerce. Ceux qui s'y inscrivent doivent respecter son code de déontologie. Or certains médecins sont, à juste titre, accusés d'actes répréhensibles qui peuvent entraîner le dépôt de plaintes par des malades, leur famille, par des confrères, par la société. Aujourd'hui où le risque zéro est exigé par les malades, et vu l'importance que prennent leurs droits, il n'est pas rare que les médecins soient attaqués sans raison valable. Le Conseil de l'Ordre et sa commission d'éthique sont là pour les aider. Par ailleurs, ne pas respecter le code à la lettre est parfois nécessaire, certains avis du Comité Consultatif National d'Éthique pour les sciences de la vie et la santé (CCNE) en sont la preuve.

Les premiers comités locaux (de 1960 aux années 1980)

En biologie, les premiers comités mirent du temps à se mettre en place, si l'on excepte l'éphémère Comité de la direction générale à la recherche scientifique et technique (DGRST) à la suite de la conférence d'Asilomar en février 1975.

En médecine, on peut faire remonter l'apparition de comités d'éthique locaux au décret de 1960 autorisant les directions d'hôpitaux à établir des règles d'éthique. Ceux-ci étaient créés par exemple soit pour répondre au besoin de formuler des « règles éthiques » applicables à l'expérimentation sur l'homme, soit pour « définir les principes garantissant le respect des personnes et d'apporter aux médecins ses conseils et son appui en matière d'évaluation des médicaments ». Ces comités ont pu être créés pour une étude donnée (comités *« ad hoc »*, comités de complaisance ou d'opportunité) ou pour d'autres missions : comités théoriques ne se prononçant que sur les principes éthiques ; comités pratiques donnant des avis, rarement publiés, sur les dossiers ou protocoles relatifs à des recherches concrètes ; comités « cliniques » émettant des avis sur les projets thérapeutiques et/ou des arrêts de soins ; d'autres, « de recherche », se prononçant sur des projets de recherches biomédicales sur la personne, sans utilité curative pour celle-ci.

Toutes ces missions où se mêlent déontologie, morale et éthique se retrouvent dans une série de comités créés à travers la France : le comité régional d'éthique biomédicale Midi-Pyrénées en 1978 ; le comité hospitalo-universitaire en 1979 à Marseille ; le comité d'éthique de l'université Claude-Bernard et des Hospices civils de Lyon qui a fonctionné de 1981 à 1984, le comité de l'Assistance publique de Paris en 1981 après une tentative en 1979, les comités spontanés créés dans les années suivantes dans les hôpitaux parisiens.

L'INSERM (Institut national de la santé et de la recherche médicale), s'était doté le premier en 1974 d'un Comité consultatif d'éthique médicale. Il a fonctionné pendant sept ans. Au moment où il a cessé ses fonctions, il a considéré que constitué uniquement de médecins et de biologistes, il n'avait pu donner des avis valables que sur des problèmes ponctuels ou restreints à des domaines très techniques. Il admettait, cependant, qu'il avait sensibilisé des chercheurs aux problèmes d'éthique biomédicale et l'opinion par les médias, pour des questions éthiques soulevées par de nouvelles techniques offertes au monde médical. Enfin, il considérait comme nécessaire l'élargissement du Comité à des membres non médicaux, notamment à des juristes, philosophes et divers représentants de la population... ce qui allait être fait lors de sa transformation en CCNE.

Les Comités institutionnels créés dans les années 1980

Entre 1983 et 1988, l'État a mis en place successivement des comités d'éthique aux missions différentes. Ceux-ci ont joué, au cours de ces vingt dernières années, un rôle prépondérant dans la réflexion éthique et dans la prise de conscience de la réglementation de la recherche imposée par la société.

Le comité consultatif national d'éthique pour les sciences de la vie et de la santé (CCNE). – Au début des années 1980, le comité existant de l'INSERM avait souhaité se voir transformer en une instance nationale qui aurait, par sa composition et son rôle, l'autorité nécessaire pour se prononcer sur toute situation soulevant un problème d'éthique. C'est ainsi que le CCNE fut créé le 23 février 1983, par décret du président de la République.

Le CCNE est composé du président, nommé par le président de la République, du (ou des) président(s) d'honneur et de 39 membres dont des personnalités appartenant aux principales familles philosophiques et spirituelles, de personnalités qualifiées choisies en raison de leur compétence et de leur intérêt pour les problèmes d'éthique, et de personnalités appartenant au secteur de la recherche. C'est un organisme strictement consultatif, qui peut être saisi par les présidents des Assemblées parlementaires, les membres du gouvernement, un établissement d'enseignement supérieur, un établissement public ou une fondation reconnue d'utilité publique ayant pour activité principale la recherche, le développement technologique ou la promotion et la protection de la santé. Il peut aussi se saisir de questions posées par d'autres personnes ou par un de ses membres. Institué au sein du cadre juridique de l'INSERM et auprès du ministère chargé de la Recherche et du ministère chargé de la Santé (son rattachement à l'INSERM n'apparaît plus dans le décret du 29 mai 1997, bien que des liens privilégiés persistent encore aujourd'hui avec cet organisme...). Cette double filiation lui sera parfois reprochée et considérée comme la cause d'une composition jugée trop médicale ou scientifique. Le décret lui confère une mission de service public qui fera croire, dès cette création, que cette institution constitue un établissement public. En fait le législateur n'a consacré législativement son existence que dans un article des lois de bioéthique du 29 juillet 1994. Au passage, le texte de 1983 a été quelque peu modifié, ce qui aurait, selon certains, altéré l'essence même de sa mission.

Le CCNE affirmait dans son avis n° 13 (Recommandations sur les Comités locaux) son rôle prépondérant vis-à-vis des comités locaux non institutionnels en déclarant que c'est à lui « qu'il revient de formuler des avis concernant les questions morales suscitées par le développement de la recherche pure et de la recherche clinique ». Il considérait, cependant, que ces comités locaux jouaient un rôle important du fait de leur situation sur le terrain même de la recherche et de la pratique médicale et qu'ils constituaient une structure privilégiée pour développer une réflexion avec les acteurs de la recherche. Il précisait que les conclusions et recommandations qu'ils pourraient être amenés à formuler devraient être considérées moins comme un avis que comme une contribution à une réflexion plus ample.

Les médecins jouant, en son sein, surtout au début, un rôle prépondérant, il n'est pas étonnant que des relations étroites se soient installées avec le Conseil de l'Ordre, comme l'a déclaré dans deux discours prononcés en 1986 et 1990 son président à l'époque, Jean Bernard : « Recherche biologique et médicale pour nous, exercice de la profession pour eux. Mais de nombreuses régions frontières communes existent. Des liens fraternels, des échanges ont été établis avec les principaux représentants des Conseils de l'Ordre. [...] Déjà dans le passé des liens ont été tissés avec le Conseil de l'Ordre des Médecins dont les préoccupations sont si proches des nôtres... »

Entre 1983 et 2002, le CCNE a émis 70 avis. La plupart d'entre eux, notamment dans les premières années, portent surtout sur des problèmes relatifs aux conséquences de l'évolution de la médecine sur le malade et la société. Comme le souligne Philippe Lazar, « sont traitées de multiples questions restées jusqu'alors dans l'ombre pour le plus grand nombre. [...] La moisson est d'une exceptionnelle richesse. Le concept de consentement éclairé s'en dégage comme l'une des clés des interventions moralement admissibles. Si par la suite, toujours à partir de cas particuliers, sont traités de grands sujets relatifs aux questions éthiques soulevées par le développement des sciences et leur relation avec la médecine (de la procréation médicalement assistée aux recherches sur l'embryon, des greffes d'organes aux greffes de tissu fœtal...), d'autres ont débordé ce champ (de la libéralisation des drogues douces aux indications thérapeutiques du Viagra...). Le CCNE s'est ainsi emparé de multiples questions de société, qui posent toutes de sérieux problèmes d'éthique, mais dont on peut se demander si elles ont quelque rapport que ce soit avec le progrès des connaissances dans les sciences de la vie et de la santé (véritables missions du CCNE lors de sa création) ».

Les Comités consultatifs de protection des personnes dans la recherche biomédicale (CCPPRB). – Au cours des années 1980, les Comités d'éthique locaux et surtout le CCNE avaient mis en évidence des faits contraires au Code civil. Par ailleurs certaines recherches en biologie, notamment dans le domaine biomédical, semblaient devoir être contrôlées. Les politiques, après en avoir discuté avec les responsables de la recherche dans ce domaine, ont pensé qu'une législation devenait nécessaire. C'est ainsi que naquirent les CCPPRB, pierre angulaire de la Loi du 20 décembre 1988 sur « La Protection des personnes qui se prêtent à des recherches biomédicales » dite Loi Huriet-Sérusclat.

Celle-ci permet d'effectuer une recherche biomédicale par dérogation par rapport au code civil selon lequel, « il ne peut être porté atteinte à l'intégrité du corps humain qu'en cas de nécessité thérapeutique ». Seront donc concernées les recherches portant atteinte à l'intégrité du corps humain, notamment celles effectuées avec le concours de personnes saines sans qu'elles en retirent un bénéfice individuel direct. Elle couvre un champ d'application très large ; son texte est fondé sur des valeurs éthiques et scientifiques indissociables et offre des garanties sur l'utilité de la recherche, la rigueur scientifique du protocole d'investigation, la conformité aux règles de bonnes pratiques cliniques et les conditions de sécurité du site et de l'environnement où se déroule la recherche

Comme on le voit, la déontologie y joue un rôle prépondérant et les CCPPRB (qui étaient, fin 2002, au nombre de 48) ont pour mission de faire appliquer la loi. Ils donnent leur avis sur la pertinence générale du projet de recherche, l'adéquation entre les objectifs poursuivis et les moyens humains et techniques mis en œuvre, la qualification de l'investigateur principal (qui doit être médecin), la protection des participants, notamment leur sécurité, les modalités de l'information des personnes se prêtant à la recherche, avant et pendant celle-ci, les modalités de recueil du consentement (qui doit être libre, éclairé et exprès), les indemnités éventuellement versées par le promoteur en cas de recherche sans bénéfice direct pour la personne.

Les premiers bilans de leurs travaux ont été considérés comme encourageants. Si au début du XXe s. la société « fermait les yeux » sur l'expérimentation humaine dans le domaine biomédical, à la fin du XXe s. l'expérimentation avec l'homme a obtenu une reconnaissance sociale et est contrôlée. D'une recherche presque totalement clandestine, on est passé à une recherche ayant un véritable statut légalisé, éthique et scientifique. C'est devenu une véritable recherche de masse ; en 1996 le ministère de la Santé a dénombré, sur un an, 865 000 personnes « protocolisées ». Ce qui peut paraître énorme, mais est sûrement inférieur à la réalité d'aujourd'hui.

Comme l'ont souligné Anne Fagot-Largeault et le rapport du Sénat de 2001, en tant que loi organisant la recherche biomédicale, la loi Huriet (au travers des CCPPRB) paraît aujourd'hui, dans l'ensemble, bien acceptée et bien suivie. Les investigateurs ont pris l'habitude de travailler dans le respect de la loi, ils connaissent les contraintes et les exigences administratives. La loi a sorti l'expérimentation humaine d'une ombre peu propice au contrôle social et les investigateurs d'une insécurité juridique déstabilisante. Elle a contribué à clarifier la distinction entre actes de soins (dont l'objectif est le mieux être d'une personne singulière) et actes de recherche (dont le but est l'acquisition d'une connaissance généralisable), cependant que beaucoup de menus aménagements de la réglementation ont été suggérés, qui amélioreraient le vécu des acteurs de la recherche.

Les CCPPRB, dès leur création, ont mis en évidence des « anomalies », qui persistent encore en 2002 dans différents domaines de recherche, dont les études génétiques et certaines recherches sur le comportement. Dans le domaine de la génétique des populations, les recherches sans bénéfice individuel direct menées, pour l'essentiel, à partir de prélèvements sanguins étaient rendues difficiles : l'organisation des enquêtes n'était pas, dans bien des cas, conforme aux règles (prélèvement à domicile ou dans un laboratoire situé à proximité). À l'occasion d'un texte de loi sur le droit des malades paru en 2002, un assouplissement de la législation a été adopté concernant l'agrément des lieux. Destiné aux médecins il permet, désormais, que les expériences réalisées sur le terrain et que des prélèvements sanguins puissent être pratiqués à domicile sans contrevenir à la loi.

La loi a créé les CCPPRB pour des médecins et des protocoles surtout destinés à contrôler la recherche sur les médicaments ; l'introduction du terme « comportement » dans un complément de la loi de Bioéthique du 29 juillet 1994 n'a pas simplifié les problèmes posés aux chercheurs et aux CCPPRB par les recherches en psychologie. Ne pouvant ni d'un point de vue éthique, ni d'un point de vue déontologique être examinées par les CCPPRB, toute une série de recherches réalisées dans les grands organismes de recherches et les universités ne peuvent être appréciées du point de vue de l'éthique. Le CCNE dans son avis 38 du 14 octobre 1993, avait proposé la création de « Comités consultatifs de protection des personnes dans la recherche comportementale ». Cet avis n'a pas été suivi d'effet.

Le Sénat, dans son rapport de 2001, a constaté que les CCPPRB ne fonctionnent pas aujourd'hui comme des comités d'éthique ; leur réflexion éthique est inexistante et de nombreux membres et présidents s'en plaignent, considérant que les CCPPRB ne sont que des comités « opérationnels » de déontologie. Des solutions sont à trouver pour mieux définir leurs missions et les rendre plus attractifs pour leurs membres.

Les Comités locaux apparus depuis la fin des années 1980

Malgré la création du CCNE et des CCPPRB, les comités préexistants n'ont pas disparu. Un consensus s'est même rapidement dégagé en faveur de leur maintien et même de la création de nouveaux comités.

Progressivement se sont donc constitués des comités de réflexion éthique en médecine et en recherche biomédicale surtout, mais également dans des domaines plus larges de la recherche scientifique. La sensibilité du médecin et/ou du scientifique aux questions éthiques devenant d'autant plus une de leurs priorités que les développements de plus en plus rapides de la recherche en biologie se sont accompagnés de réactions souvent négatives.

Certains organismes comme, par exemple, l'Institut national de recherche sur les transports et la sécurité (INRETS) se sont dotés d'un comité, créé le 20 janvier 1994 et revu le 3 mai 1999. Ce Comité consultatif de l'INRETS sur la recherche biomédicale et comportementale (CCIERBC) n'a aucune prétention « éthique », il a comme seule mission de faire appliquer la loi Huriet. C'est le type même d'un comité opérationnel pur chargé de faire respecter la déontologie de la recherche. Il en existe dans de nombreux organismes, tous ne seront pas cités.

Deux grands organismes de recherche, l'INSERM et le CNRS, se sont dotés de comités d'éthique, avec des succès et des missions divers. Le CNRS, sans antécédent dans le domaine, s'est trouvé dans une position plus favorable que l'INSERM qui avait vu son comité d'éthique se saborder au profit de la création du CCNE.

Les instances « éthiques » créées par le CNRS. – À la fin des années 1980 le directeur général du Centre national de la recherche scientifique (CNRS) avait projeté la création d'un grand comité d'éthique pour la recherche scientifique, équivalent au CCNE pour la recherche biomédicale ; la mise en place de ce comité s'est avérée longue et difficile. Au début des années 1990, le développement des biotechnologies et la mise en place des CCPPRB nécessitaient que soit créé rapidement, dans les sciences de la vie, un comité destiné à aider les chercheurs à se mettre en conformité avec les nouvelles normes. Ceci a eu pour conséquence la création de deux « comités d'éthique ».

1 / Le Comité opérationnel pour les sciences de la vie (COPE), a été créé en novembre 1991 par le directeur des Sciences de la Vie et composé de scientifiques de différentes disciplines dont les membres sont désignés par la direction scientifique. Il ne devait pas être, au départ, un véritable comité d'éthique, mais uniquement un comité opérationnel, d'où son nom. Il devait se limiter aux seules questions portant sur la protection de l'homme et de son environnement dans l'étape d'acquisition des connaissances ; examiner et apprécier les questions éthiques pouvant se poser aux chercheurs ; se prononcer sur les solutions proposées par ceux-ci et, si besoin, leur apporter une aide ; s'assurer que les réglementations édictées par différentes instances sont connues par les laboratoires ; évaluer, pour les recherches dont l'activité n'est pas réglementée (comme par exemple la psychologie chez l'homme sain hors CCPPRB), si le projet de recherche est conforme à l'éthique ; transmettre, après les avoir analysées, aux instances morales et politiques que la Société s'est données, les questions soulevées par les innovations technologiques et que celle-ci n'a pas encore prises en compte.

Les missions du COPE ont quelque peu évolué au cours des années. Outre l'opérationnel qui se perpétue au travers de « la Cellule éthique » et du « Groupe expérimentation animale », l'éthique est entrée officiellement dans ses missions. De nombreux thèmes touchant à des problèmes fondamentaux posés par le développement des recherches du moment ou par des questions soulevées par des chercheurs de l'organisme ont fait l'objet de ses réflexions. Plusieurs de ses conclusions ont été suivies de saisines du CCNE, transmises par la Direction, ou de rapports à la direction scientifique.

Les questions éthiques soulevées par les recherches en psychologie qui ne peuvent être appréciées du point de vue de l'éthique et de la déontologie par les CCPPRB ont, depuis la création du COPE, retenu toute son attention. Son action directe ou au travers du « Groupe Comportement » est malheureusement restée sans effet, que ce soit par sa saisine du CCNE ou des interventions répétées auprès de l'OPECST.

2 / Le Comité d'éthique pour les sciences (COMETS) a été créé par décision du directeur général du CNRS du 29 juin 1994 (modifiée le 26 décembre 1997) ; c'était une instance consultative indépendante dont le deuxième mandat a cessé en juin 2001. Il comprenait, outre son président, nommé par le directeur général de l'organisme, des membres à part entière relevant de différentes disciplines scientifiques et des personnalités issues de la société civile, appartenant ou non au CNRS et qualifiés pour leur compétence et leur intérêt pour les problèmes d'éthique. Pouvant être saisi par le directeur général ou bien, après avoir informé ce dernier, se saisir de toute question qu'il jugeait utile d'examiner, il avait pour mission de s'attacher en priorité à cerner les aspects éthiques des questions que pose la pratique de la recherche, sans pour cela s'interdire d'examiner les finalités de cette dernière. Il laissait aux comités spécialisés, comme le CCNE, l'examen des conséquences du développement de certaines disciplines. Non-concurrent des autres comités institués à l'échelon national ou européen, il contribuait et développait la réflexion touchant à l'éthique des sciences. Bien que n'exerçant aucune autorité hiérarchique sur les laboratoires de recherche, il se proposait de sensibiliser les chercheurs à son importance et aux moyens de maintenir l'équilibre entre liberté intellectuelle et devoirs vis-à-vis de l'organisme et de la société. Il devait dégager, sur la base d'une réflexion générale sur les questions éthiques, des principes qui concernaient les activités de recherche, les comportements individuels et collec-

tifs et le fonctionnement des instances, ces principes étant en accord avec les missions essentielles du CNRS qui visent à faire progresser la connaissance scientifique et sa communication.

Dans ses missions entraient des recommandations concernant la définition, la justification et l'application de certaines règles relatives aux rapports des personnels entre eux et avec l'organisme, à la déontologie de la recherche (fraude, plagiat...), à la communication scientifique interne et externe, en particulier devoir de réserve, utilisation personnelle de leurs titres... et à la responsabilité du chercheur devant l'organisme et devant la société, en particulier dans ses activités d'évaluation, de valorisation de la recherche, et de l'expertise. Au cours de ses deux mandats, il a publié des rapports conformes à ses missions sur : *Communication et diffusion du savoir scientifique ; Le travail du chercheur – Les institutions scientifiques et les associations ; Éthique et évaluation ; Recherche et création : aspects éthiques.* Rapports où la réflexion éthique était profonde sur des thèmes souvent relatifs à la déontologie de la recherche. On peut cependant regretter l'absence volontaire de réflexion éthique du comité sur « les conséquences de la recherche » dans les divers domaines des sciences représentés au CNRS, notamment en biologie, le CCNE n'en couvrant pas tous les aspects.

Les instances éthiques créées par l'INSERM. – À la fin des années 1980, l'INSERM s'est trouvé confronté, à propos de cas particuliers, à des problèmes nouveaux non traités par le CCNE et liés à la déontologie du chercheur et à l'éthique de la recherche. Ils nécessitaient que l'organisme s'implique dans la formalisation de procédures lui permettant de recueillir, d'instruire et de répondre à toute allégation pouvant mettre en cause sa responsabilité. Après avoir mis en place successivement en 1995 et 1998 des comités de réflexion appropriés, le directeur général de l'INSERM a créé deux « comités d'éthique ».

1 / Le comité consultatif de déontologie de la communication scientifique. Ce comité, créé le 15 décembre 1995, a duré trois ans, était constitué de six membres ; son premier mandat avait compétence sur toute question de déontologie portant sur la communication scientifique hors du milieu scientifique. Il a rendu deux avis sur des cas particuliers, dont l'un concernait les rapports des chercheurs de l'organisme avec la grande presse et l'autre les positions à prendre vis-à-vis de communiqués de presse publiés dans des revues internationales.

2 / La Délégation à l'intégrité scientifique. Après la mise en place d'une mission de réflexion sur l'intégrité scientifique, un délégué à l'intégrité scientifique a été nommé le 20 janvier 1999. Le délégué pouvait se faire assister de médiateurs régionaux et s'entourer d'un bureau constitué de scientifiques chargés de l'aider dans ses missions et, en particulier, les suivantes : mener une réflexion permanente sur l'intégrité scientifique et diffuser les informations à ce sujet au niveau national ; recueillir ou être informé de toute allégation de fraude en garantissant une confidentialité absolue ; assurer directement les procédures d'instruction ou assurer le suivi et la qualité des procédures éventuellement déléguées au niveau régional, favoriser une harmonisation nationale et européenne des procédures adoptées.

Les Comités d'éthique des grands organismes

Un ministre de l'Éducation nationale de la recherche et de la technologie, Claude Allègre, a exposé, en 1988, devant le comité interministériel de la recherche scientifique et technique, ses objectifs concernant une rénovation de la politique de la recherche et exprimé la volonté que « soit instaurée dans tous les organismes, à tous les niveaux, une réflexion concernant les conséquences éthiques et écologiques possibles de tel ou tel type de recherche, en termes de risque potentiel mais aussi d'acceptabilité pour la société. Chaque organisme devra désormais se doter d'un comité d'éthique dont les avis et rapports devront être publics. Lorsque cela sera nécessaire, les organismes devront organiser des débats citoyens ou des campagnes d'information ».

À la suite de cette intervention ministérielle, les grands organismes de recherche ont fait entrer l'éthique dans leurs missions. La constitution et la mise en place de ces comités institutionnels ne se sont pas faites en un jour, il a fallu parfois les intégrer dans la refonte des statuts de l'organisme. Si l'éthique était à la base de cette nouvelle mission des organismes, il a fallu la définir. Le Comité de chaque institut lui a donné sa direction.

Le Comité d'éthique et de précaution de l'INRA (Comepra). – Le Comité d'éthique et de précaution pour les applications de la recherche agronomique (Comepra), créé le 24 décembre 1998, est le premier à avoir été créé. C'est une instance consultative composée de personnalités extérieures indépendantes, placée auprès du président du conseil d'administration de l'Institut national de la recherche agronomique (INRA). Il a pour mission de réfléchir aux relations entre la science et la société dans le domaine de l'agriculture, de l'alimentation et de l'environnement, aux impacts et à l'acceptabilité, au plan éthique, des applications de la recherche agronomique pour la société civile, et de formuler des avis et recommandations dans ce cadre. Il fait des recommandations et avis qui sont transmis au président du Conseil Scientifique ainsi qu'au directeur général de l'INRA. Ces avis sont diffusés en interne mais ont pu être publiés, comme par exemple, l'avis sur le partenariat ou celui sur la brevetabilité du vivant.

Le Comepra est réellement un comité de réflexion éthique de haut niveau. Certains personnels lui reprochent, cependant, de discuter de questions éthiques, fort intéressants, certes, mais loin de celles auxquelles peuvent être confrontés journellement les chercheurs. Il n'est pas impossible qu'à l'avenir le Comepra se voit dans l'obligation de créer un sous-comité plus opérationnel.

Le Comité consultatif de déontologie et d'éthique de l'Institut pour la Recherche et le Développement (CCDE de l'IRD). – Créé le 19 septembre 2000, il est composé de neuf membres dont trois extérieurs à l'IRD, le président et deux personnalités relevant de pays en voie de développement ou émergents partenaires, de trois membres de l'IRD, et de trois personnalités extérieures au centre. Il s'est donné deux missions bien précises : contribuer à la mise en œuvre et à l'évolution des règles de déontologie propres aux recherches et travaux de tous ordres effectués dans le cadre de l'établissement ainsi qu'à la formation et à la prise en compte des questions d'ordre éthique associées auxdites activités. Il sera intéressant d'étudier l'évolution du CCDE dont les missions déontologiques et éthiques ont été bien définies. Le comité arrive-t-il à maintenir cohérente cette double mission ?

Le Comité d'éthique du CNRS. – L'organisation et le fonctionnement du CNRS ont été modifiés par le décret du 25 octobre 2000 ; parmi ses missions il doit « instituer un comité d'éthique ». Ce Comité, instance consultative indépendante, a été créé le 20 août 2002. Il est sous l'égide du Conseil d'administration de l'organisme et de son président. Il a pour missions de conduire la réflexion sur les aspects éthiques suscités par la pratique de la recherche ; de formuler des recommandations concernant l'application de règles relatives à l'éthique et à la déontologie de la recherche, et de sensibiliser les personnels de recherche à l'importance de l'éthique. Les membres et le président appartiennent à la communauté scientifique ou à la société civile interne ou externe au CNRS.

Il sera intéressant de voir si ce nouveau comité garde les mêmes lignes directrices que le précédent COMETS ou s'il ouvre sa réflexion à d'autres questions éthiques qui peuvent être soulevées par les différents types de recherches réalisées au sein de l'organisme.

Le comité d'éthique en recherche médicale et santé de l'INSERM (ERMES). – L'INSERM, après la création du CCNE, s'était vue privée de thèmes de réflexion éthique sur les recherches qu'il soutenait. Le comité ERMES créé en 2001 voit sa fonction comme strictement éthique, et sa réflexion a débuté par l'étude de grands sujets tels que recherche et bio-terrorisme, le chercheur et l'argent, les thérapies innovantes, les recherches en relation avec les pays en voie de développement...

Cet historique retrace l'évolution en France des comités d'éthique surtout dans les domaines biologiques et médicaux. Qu'ils soient institutionnels ou locaux, ils ont joué un rôle fondamental dans la prise de conscience par les chercheurs de l'attente de la société face aux progrès fulgurants de la science en cette fin du XXe s.

Les réserves que ces comités ont pu soulever dans leur constitution ou leur fonctionnement ont souvent pour origine leur appellation. Sont-ils vraiment tous des comités d'éthique ? La réponse est certainement « non » ; certains sont des comités de déontologie et ont fort bien travaillé. Quant aux autres, ils ont eu des missions souvent complexes où la réflexion éthique se mêlait à la déontologie. Pour certains, et non des moindres, la réflexion éthique primait, pour d'autres elle n'était qu'accessoire, pour d'autres enfin elle n'existait pas. Récemment plusieurs structures, comme le comité de l'IRD, ou « l'Espace éthique » de l'Assistance publique des hôpitaux de Paris créé en 1995 affichent leurs priorités : éthique seule, ou éthique et déontologie. Peut-être serait-il temps que soit harmonisé l'usage des termes !

▶ FAGOT-LARGEAULT A., « Les pratiques réglementaires de la recherche clinique. Bilan de la loi sur la protection des personnes qui se prêtent à des recherches biomédicales », *Médecine/Sciences*, 16, 2000, p. 1198-1202. – HURIET C., « La protection des personnes se prêtant à des recherches biomédicales. Le rôle des comités : un bilan et des propositions », *Les Rapports du Sénat*, 267, 2000-2001, 180 p. – LAZAR P., « À quoi peut servir un comité national d'éthique ? », *Médecine/Sciences*, 16, 2000, p. 1159-1160. – Coll. : « Les instances d'éthique à l'INSERM ; au CNRS et à l'INRA », *Les Cahiers du CCNE*, 19, 1999, p. 40-42.

@ : www.CCNE-ethique.org
françoise.diminutto@inrets.fr
ethique.sdv@cnrs-dir.fr
christiane.bouchard@cnrs-dir.fr
Chuat@tolbiac.inserm.fr
www.inra.fr
www.ird.fr/ccde
www.cnrs.fr
hirsch@lovelace.infobiogen.fr
www.espace-éthique.org

Robert NAQUET

→ Bioéthique ; Biotechnologie ; Code de déontologie ; Dignité de la personne ; Droit ; Expérimentation humaine ; Responsabilité.

CONFORT (Médicament de)

La notion de médicament de confort reste floue. Elle n'est pas juridique, mais s'est imposée peu à peu pour décrire une catégorie de médicaments proche, à première vue, de ce que l'on appelle d'un nom anglais : les médicaments OTC (*Over the counter,* c'est-à-dire en libre accès). Contrairement au modèle français qui interdit le libre contact entre le client et ces médicaments et oblige le pharmacien à les distribuer de la même manière que les médicaments vendus sur ordonnance, ils sont en libre service dans les pharmacies anglaises ou américaines.

Les médicaments OTC sont en vente libre mais ils ont besoin d'une Autorisation de mise sur le marché et ne sont disponibles qu'en pharmacie. Ainsi, au-delà d'une certaine dose de fluor, un dentifrice est un médicament OTC qui ne peut pas être vendu ailleurs qu'en pharmacie. La publicité à destination du grand public pour les médicaments OTC est possible, sous certaines conditions, et peut être autorisée sur tous les supports, ou limitée aux lieux de vente c'est-à-dire les officines pharmaceutiques. Mais la notion de médicament de confort introduit une distinction qualitative dans l'ensemble des médicaments OTC : ce sont des médicaments qui ne sont pas destinés à soigner une maladie, mais à améliorer un état qui serait considéré comme normal par un médecin. Tous les médicaments OTC ne sont donc pas des médicaments de confort. Ainsi, dans son livre sur les médicaments de confort, Odette Foussard-Blanpin les oppose aux médicaments « à usage thérapeutique » et considère que les médicaments de confort sont destinés à traiter, par exemple, des imperfections cutanées (et sont alors très proches des cosmétiques), des troubles liés au rhume, à la transpiration, à la digestion, à la nervosité, à l'amélioration des performances physiques, psychiques et intellectuelles, au mal des transports. Les médicaments de confort sont ici définis par leur usage et ce ne sont plus alors obligatoirement des médicaments OTC. De ce point de vue, certains médicaments de prescription peuvent aussi être largement utilisés comme des médicaments de confort soit dans les mêmes indications, soit dans des indications légèrement ou totalement différentes. Le débat a lieu avec la nouvelle génération des antidépresseurs (les inhibiteurs de la recapture de la sérotonine dont le chef de file est le Prozac®) sur la base du témoignage des patients expliquant que, grâce à eux, ils vont « mieux que bien ». Beaucoup de psychotropes sont susceptibles d'être utilisés comme médicaments de confort. De nombreux psychiatres s'inquiètent désormais d'une possible dérive vers une cosméto-psychiatrie.

Le risque est que la notion de médicaments de confort soit étendue presque à l'infini puisque la plus grande partie des médicaments est tout de même destinée à améliorer le confort des patients, ce qui est de plus en plus pris en compte sous le nom de « qualité de vie » et fait aujourd'hui l'objet de l'engouement des laboratoires pharmaceutiques soucieux de l'avis des consommateurs et de trouver des différences avec des médicaments concurrents de plus en plus semblables.

Faut-il parler de médicament de confort à propos de la pilule contraceptive ou des traitements de substitution destinés aux usagers de drogues illégales ? Ce type de décision est beaucoup plus politique que médical. Les traitements antalgiques n'ont-ils pas été trop longtemps très peu prescrits car justement considérés comme des médicaments de confort non essentiels, et une intervention politique n'a-t-elle pas été nécessaire pour faire changer les pratiques ?

Aussi, pour bien cerner la notion de médicament de confort, il ne suffit pas de partir des usages, qui sont en pleine évolution. En revanche, l'étude des stratégies commerciales et politiques de l'industrie pharmaceutique peut nous montrer comment cette notion évolue.

Réduire la différence entre cosmétiques et médicaments

Les laboratoires pharmaceutiques sont confrontés à l'expiration de la durée de protection des brevets qui leur donne un monopole limité dans leur temps de commercialisation exclusive. Dès qu'un médicament tombe dans le domaine public, l'industriel inventeur est menacé par l'arrivée de génériques beaucoup moins chers qui vont réduire ses marges bénéficiaires. Lorsque les pharmaciens disposent, comme c'est le cas en France, d'un droit de substitution, les moyens de s'opposer à la montée des génériques sont très limités sauf à considérer comme acquise la baisse des prix. C'est là que la transformation d'un médicament de prescription en médicament de confort peut être une manière d'échapper à la montée inexorable des génériques. Il s'agit d'adopter une démarche commerciale de type cosmétique en misant sur la notoriété du nom de marque de la molécule (appelé juridiquement « nom de fantaisie »), dont le laboratoire pharmaceutique a l'avantage d'être définitivement propriétaire à la différence de la molécule et de sa dénomination commune internationale (DCI) qui appartient à tous une fois que le brevet a expiré. Ainsi, tout est fait par les laboratoires pour promouvoir, sous des noms de marque, des médicaments aussi banals que l'aspirine ou le paracétamol. Il s'agit de créer chez les consommateurs le même réflexe que celui qui accompagne l'achat d'un cosmétique : la confiance va à la marque et le contenu importe peu.

Cette stratégie ne se limite pas à un produit mais se prolonge sur une gamme. Dans le monde des cosmétiques on a vu des marques célèbres autour d'un seul produit, par exemple une crème adoucissante pour les mains devenir une marque générale pour toute une série de produits, du maquillage aux crèmes de nuit. C'est cette même stratégie commerciale que les laboratoires pharmaceutiques adoptent de plus en plus. Ils jouent sur les effets de gammes en créant ce qu'ils appellent des « marques ombrelles ». Ainsi une marque célèbre d'un sirop contre la toux n'est plus depuis quelques années un médicament prescrit et remboursé, mais le nom d'une gamme complète de médicaments en vente libre dans les pathologies respiratoires bénignes. Pour cela, il faut d'abord obtenir le déremboursement du produit et un statut OTC. Il n'est plus remboursé, son prix est libéré en France et dans la plupart des pays. Il entre alors dans un domaine où le nom de marque est roi. C'est devenu un médicament de confort.

Les laboratoires mettent ainsi de plus en plus souvent sur ce marché des formes très allégées (afin d'en limiter le danger) de leurs médicaments de prescription tombés dans le domaine public. C'est ce qui a été fait avec la cimétidine (anti-ulcéreux) ou encore avec le kétophène (un anti-inflammatoire) désormais commercialisés comme médicaments de confort dès que les brevets qui les protégeaient sont tombés dans le domaine public, échappant ainsi au risque des génériques. Un médicament peut aussi avoir les deux statuts : ainsi certaines marques d'aspirine sont remboursées dans un certain conditionnement mais sont devenues des médicaments OTC dans un autre (vendus à un prix plus élevé), sans même changer de nom commercial. C'est la même chose pour la pommade acyclovir, un médicament contre l'herpès qui, selon la taille du conditionnement (gros ou petit tube), peut être un médicament de prescription remboursé ou un médicament OTC en vente libre. C'est le sort que l'industrie espère réserver à une part de plus en plus importante des médicaments menacés par les génériques. Les pouvoirs publics tirent également avantage de la transformation d'un nombre important de médicaments de prescription en médicaments de confort puisque cela permet de réduire la facture de la Sécurité sociale.

Normal et pathologique

La notion de médicament de confort nous oblige en permanence à réfléchir à la frontière entre le normal et le pathologique. Ici, c'est le dispositif thérapeutique qui agit sur la définition des territoires concernés. Un autre exemple peut être pris avec une notion nouvelle comme celle de trouble « subsyndromal » qui fait l'objet de débats de plus en plus fréquents dans les congrès médicaux : certains patients ne présentent pas, pour prendre cet exemple, toutes les caractéristiques qui permettent de les considérer comme de vrais déprimés. Ils ne présentent qu'une partie des symptômes et des comportements nécessaires pour entrer dans la catégorie. Ils ne sont pas malades dans les définitions actuelles, mais il pourrait être utile de conseiller à ces patients de prendre des stimulants ou des antidépresseurs à faibles doses et ayant peu d'effets secondaires. On sait qu'il est très difficile de définir des frontières rigides entre le normal et le pathologique pour les troubles psychiatriques. Le diagnostic se fonde sur le consensus des experts : on vote dans les commissions de l'Association américaine de psychiatrie sur les critères que doit remplir un patient pour être étiqueté schizophrène ou dépressif. Les outils diagnostiques se sont internationalisés sous le poids de la psychiatrie américaine et de l'Organisation mondiale de la santé. Les grands écarts dans les diagnostics, entre Américains et Européens, ont eu tendance à disparaître depuis les années 1970. C'est que l'on avait un besoin urgent d'outils communs de sélection des patients à faire entrer dans les essais cliniques pour tester les nouveaux médicaments psychotropes qui n'ont cessé d'être proposés depuis 1952.

Mais la psychiatrie n'est pas le seul domaine de la médecine où seul un consensus d'experts peut remplacer les examens de laboratoire qui caractérisent le diagnostic des maladies infectieuses. C'est aussi le cas pour tous les facteurs de risque médicaux : le taux de cholestérol, la tension artérielle. À quels niveaux doivent-ils être pris en charge et soignés ? Les différents laboratoires développent des stratégies adaptées à ce type de situation. Dans les domaines où de nombreux médicaments donnent d'ores et déjà des résultats satisfaisants, ils développent des stratégies de « niches » en proposant leur médicament dans un sous-domaine *a priori* limité d'une pathologie plus vaste, puis ils travaillent à élargir cette niche en formant les médecins au dépistage, en soutenant l'action d'associations de patients ou de professionnels et en sensibilisant la presse grand public. On a ainsi vu surgir de « nouveaux » troubles psychiatriques qui n'existaient jusque-là que de manière relativement rare : troubles obsessionnels compulsifs, dysthymie, dépression récurrente brève, etc. Plus le nombre de médicaments proposés dans ces troubles augmente et plus le nombre de personnes qui semblent en souffrir augmente également. Il est toujours très difficile de savoir si l'extension de ce type de troubles est due à un meilleur dépistage ; ou si elle est le résultat de l'offre faite aux patients d'adapter leur souffrance aux thérapeutiques disponibles.

Allant largement au-delà des techniques marketing de constitution de niches, certains laboratoires disposant de médicaments aux indications extrêmement limitées peuvent aller jusqu'à ce qu'on est en droit de considérer comme une dérive dangereuse pour les patients. Je propose ici de développer un exemple de la manière dont on peut créer de toutes pièces un médicament de confort à partir d'un médicament de prescription aux indications extrêmement limitées. Il s'agit de la prescription d'hormones masculines telle qu'elle a été rapportée par la presse américaine. Le médicament de substitution en cause reste, pour le moment, disponible uniquement sur prescription. Mais aux États-Unis la différence entre médicaments de prescription et médicaments OTC est beaucoup moins forte qu'en Europe car la publicité vers le grand public est autorisée dans tous les cas. Un laboratoire pharmaceutique américain propose aux médecins de se former pour prendre en charge la « ménopause masculine » ou andropause, un marché quasi inexistant jusqu'à présent. Une publicité largement publiée dans la presse destinée au grand public résume bien la campagne du laboratoire : on voit le signal de la jauge d'essence d'une automobile montrant que le réservoir est vide, avec cette accroche : « Fatigué ? Déprimé ? Baisse de la libido ? Peut-être manquez-vous de testostérone. » L'explication est en bas de page : « Plus les hommes vieillissent et plus leur niveau de testostérone baisse. » Parallèlement, le laboratoire propose aux médecins de se former pour savoir « repérer dans leur pratique les hommes qui ont un niveau de testostérone bas et qui pourraient bénéficier d'une prise en charge clinique ». Le traitement avec le médicament est censé « rendre le moral », « augmenter la densité osseuse », etc. L'idée est d'aider les personnes concernées à rester jeunes.

Un premier autoquestionnaire a même été réalisé que le patient doit remplir : « Ressentez-vous une baisse de libido ? Manquez-vous d'énergie ? Votre force et votre endurance ont-elles diminué ? Avez-vous perdu du poids ? Prenez-vous moins de plaisir à la vie ? Êtes-vous triste ou de mauvaise humeur ? Avez-vous moins d'érections ? Avez-vous constaté une récente baisse de vos capacités sportives ? Êtes-vous pris d'une somnolence postprandiale ? Avez-vous constaté une baisse récente de vos performances au travail ? » Le médecin pourra ainsi décider de réaliser une prise de sang pour tester le niveau de testostérone. Or, après quarante ans, le niveau de testostérone baisse de 1,2 % tous les ans en moyenne. Si on prend comme niveau normal celui d'un homme de vingt ans, on trouvera donc presque toujours un niveau beaucoup plus bas dans la population des hommes « andropausés ».

Le laboratoire a reçu de la FDA une autorisation de mise sur le marché pour des patients qui ont une baisse de testostérone, entendant par là des indications médicales précises comme certaines tumeurs de l'hypothalamus, le syndrome de Klinefelter (mauvais développement des testicules dû à un chromosome X surnuméraire), ou dans les conséquences de type inflammatoire d'infections virales. Mais cela fait très peu de patients, comparé au marché des 35 millions d'hommes de plus de cinquante ans. Si l'opération est un succès, alors ce traitement de substitution sera devenu un médicament de confort réalisant un chiffre d'affaires considérable.

Le danger pour les patients est qu'on ne peut absolument pas exclure que la baisse du niveau de testostérone constitue une protection naturelle contre le risque de cancer de la prostate chez les plus de cinquante ans. Il n'est donc pas impossible qu'une large prescription de traitements de substitution entraîne à terme une augmentation considérable de cette pathologie.

Le développement de la catégorie des médicaments de confort inquiète tous les spécialistes médicaux qui y voient un risque pour la santé publique. Ainsi Odette Boussard-Blanpin écrit : « S'il est possible de prendre certains risques pour s'opposer à un état pathologique alarmant ou neutraliser des symptômes handicapants, rien ne peut justifier une telle attitude lorsqu'il s'agit d'améliorer son apparence ou d'accroître son confort pour accéder à un mieux-être. Plus encore que dans le cas des médicaments usuels, la survenue d'accidents iatrogènes est inacceptable eu égard à l'enjeu. »

La surconsommation de médicaments et les prescriptions hors de propos ont de lourdes conséquences. Rappelons qu'en France, selon le réseau des Centres régionaux de pharmacovigilance, chaque année 1,3 million de personnes, dont 33 % sont dans un état considéré comme grave, sont hospitalisées dans le public à cause d'un effet indésirable d'un médicament. C'est 10 % du total des patients hospitalisés. Cela provoque 18 000 morts par an.

▶ FOUSSARD-BLANPIN O., *Les Médicaments de confort*, Paris, PUF, 1998. – LEBOUX N., *La Notion de médicament*, Villeneuve d'Ascq, Presses Universitaires du Septentrion, 2002. – PIGNARRE P., *Comment la dépression est devenue une épidémie*, Paris, La Découverte, 2001 ; *Amères pilules. Le secret de l'industrie pharmaceutique*, Paris, La Découverte, 2003. – ZARIFIAN E., *Des paradis plein la tête*, Paris, Odile Jacob, 1997.

Philippe PIGNARRE

→ Médicament et individu ; Placebo ; Thérapeutique, médication.

CONSCIENCE

La conscience a une longue histoire en médecine, une histoire où – faut-il qu'elle ait paru assez laide au regard médical – elle a surtout servi de repoussoir. Quand on a parlé d'elle, c'était toujours comme d'une insaisissable, et pour faire valoir autre chose, des objets réellement accessibles à un regard objectivant. On ne l'a convoquée que pour justifier des analyses plus à l'aise à parler d'inconscients et de réflexes. Chaque fois qu'on l'a mise en lumière, on cherchait à faire bénéficier de cette lumière des processus psychiques ou organiques qu'on apercevait dans son ombre, qu'elle-même ne pouvait pas voir directement, mais par lesquels on prétendait expliquer ses mouvements intimes et en définitive l'expliquer toute.

L'histoire récente de la neuropsychologie et de l'imagerie cérébrale offre un exemple significatif de la façon dont la conscience a été traitée et des questions qu'elle soulève en médecine. Apparemment, ce qui paraissait hors du domaine de la science non seulement y est entré, mais est devenu un objet d'étude et un champ de recherche prioritaires. Oubliant toutes les tentatives antérieures, notamment de la psychanalyse, on s'est mis à expliquer enfin comment il se fait que nous soyons conscients. D'ailleurs, la science pouvait-elle laisser plus longtemps un tel reste hors de son champ ? Si l'on n'explique pas la conscience, qu'explique-t-on de l'homme, ne rate-t-on pas l'essentiel ? Et la science s'est donc lancée à l'assaut du dernier bastion des mystères, inaugurant un de ces formidables chantiers de démystification qu'elle sait mettre en scène. Mais les mystères ne se sont-ils pas envolés plus loin, quand cette dernière science est arrivée ? La conscience expliquée a-t-elle quelque rapport avec celle qu'il s'agissait au départ d'expliquer ? N'est-elle pas un objet fabriqué sur mesure pour faire admettre l'étude d'autres objets et préparer l'exercice de nouveaux pouvoirs ? D'une façon plus générale, on peut se demander si ce n'est pas une caractéristique de la conscience d'échapper toujours, et pas seulement aux naturalistes. Difficile de prendre la pensée sur le fait. Toutes les questions relatives à la conscience semblent fabriquer leur objet. Il se pourrait bien cependant que l'étude des mécanismes cérébraux de la conscience, qui intéresse à la fois la science et la médecine, intéresse également la philosophie et s'avère une voie de recherche libératrice. Non pas que la question de ce que nous voulons dire d'ordinaire par « conscience » ait quoi que ce soit à attendre de l'état d'avancement des connaissances scientifiques ou médicales. Mais parce que la maladie, tout particulièrement, offre des occasions d'étendre l'usage du mot conscience au-delà des emplois ordinaires, c'est-à-dire de l'essayer dans des régions de la pensée où nos jugements restent fragiles ou mal assurés.

Des malades qui voient sans le savoir

Le regain d'intérêt récent de la médecine et de la philosophie pour la conscience commence avec la mise en œuvre d'investigations de neuropsychologie sur des malades souffrant de divers troubles cognitifs à la suite de lésions des aires cérébrales : amnésie, anopsie, agnosie, alexie, aphasie, anosognosie, négligence, déconnexion calleuse... Dans tous ces cas, les expérimentations ont découvert des capacités cognitives *résiduelles* insoupçonnées, inconnues des patients eux-mêmes, dans les modalités dont ils sont apparemment totalement privés. En 1889 Korsakoff notait déjà, à propos du syndrome d'amnésie qui porte son nom, que le comportement de l'un des patients manifestait une mémorisation d'un fait dont il n'avait aucun souvenir conscient. Mais on montre surtout dans les années 1970 que des patients privés de la vue dans une moitié de leur champ visuel (hémianopsie, par lésion des aires visuelles corticales du lobe occipital) restent capables de détecter des stimuli visuels présentés dans leur champ visuel aveugle. Plus exactement, ces patients, mis en demeure de répondre à des stimulations délivrées dans la partie du champ visuel où ils ne voient pas (c'est-à-dire sommés de regarder quelque chose qu'ils ne voient pas), réagissent correctement à ces stimulations et s'étonnent de leurs réussites lorsqu'on les leur relate. Weiskrantz a donné en 1974 le nom de *vision aveugle (blindsight)* à ce phénomène, qui a été interprété comme une *dissociation* entre la « performance cognitive » (conservée) et la conscience (perdue) qu'ont les malades de cette performance. N'était-on pas conduit en effet à conclure que la conscience était perdue chez ces malades, et son substrat matériel lésé ? N'avait-on pas mis la main sur la conscience ? N'était-ce pas le moment de reconsidérer le problème corps-esprit ?

Localiser la conscience manquante

À l'évidence, le langage ordinaire n'est pas fait pour ce genre de situations où l'on se sent enclin, faute de mieux, à raisonner en termes algébriques de perte et de résidu. « Du point de vue des performances de laboratoire, la vue n'est pas perdue. Seulement, là où un sujet normal voit avec conscience, le malade voit sans conscience. Puisque ce dernier n'a perdu que de la conscience, il faut bien faire de celle-ci une chose et un objet d'étude en soi. » On se dit que le sujet normal fait deux choses (qui n'en sont peut-être qu'une), voir et le faire avec conscience, afin d'expliquer *in fine* que le malade n'ait perdu que la seconde, qui reçoit de l'opération une soudaine légitimité médico-scientifique. L'hypothèse sous-jacente, c'est qu'en touchant certaines aires cérébrales, les lésions ont déconnecté sélectivement certains aspects de la conscience phénoménale. Car il s'agit bien en définitive, quoique par soustraction, de localiser la conscience manquante quelque part dans le cerveau, que ce soit en un point ou plutôt en de nombreuses aires dispersées. Il est clair en effet que cet endroit ne sera pas un centre bien délimité dans le cerveau, car chercher cela reviendrait à attribuer à une partie la propriété du tout qu'on voulait expliquer, c'est-à-dire à repousser l'explication. Par extension, on fait donc *comme* si la conscience était un objet situable dans le cerveau, c'est-à-dire comme si, quelque part, il y avait un objet abstrait, où tout s'explique, étant entendu que celui-ci devra être convenablement délocalisé. Seulement on peut se demander de quel objet il est question, qu'on ne connaît que par sa perte.

Faire de la conscience un objet d'étude

Qu'est-ce que la conscience ? « Et pourquoi cela ne serait-il pas, en fin de compte, quelque chose qui se passe dans notre tête ? D'où l'idée qu'une meilleure connaissance des mécanismes cérébraux pourrait peut-être nous apprendre un jour ce que nous voulons dire au juste lorsque nous disons que quelqu'un a mal, pense, croit, veut, rêve, etc. Comme si nous ne le savions pas encore exactement. Comme si, dirait Wittgenstein, tout ce que nous avons besoin de savoir, tout au moins du point de vue philosophique, n'était pas déjà contenu dans la grammaire de notre langage » (Bouveresse). Admettons donc que nous sachions bien ce que nous voulons faire quand nous employons le mot de conscience, fût-ce pour susciter des questions sans réponse mais non peut-être sans objet. La science, elle, ne peut pas se permettre un tel flou ou une telle précision (comme on voudra).

Le problème est le suivant. Il faut certainement laisser à la science le soin de dire s'il y a ou non des conditions psychologiques ou neurophysiologiques reproductibles qui accompagnent l'usage des expressions et locutions forgées autour des mots « conscience », « conscient », « consciemment ». Seulement, pour poursuivre avec Wittgenstein et sans même entrer dans les usages non ordinaires du langage auxquels nous entraîne la maladie, il se peut qu'on emploie ces mots d'une façon si variée ou si particulière qu'il ne leur correspond rien de régulier ou rien de pertinent du point de vue psychologique ou neurophysiologique. Autrement dit, il n'y a peut-être aucune possibilité d'étudier *scientifiquement* des concepts comme celui de conscience, à moins de leur faire subir les distorsions suffisantes pour qu'ils acquièrent les caractéristiques distinctives d'un objet scientifique. Au risque de les rendre méconnaissables et d'en faire des coquilles vides. La conscience est-elle un concept particulièrement flou et aux limites mobiles, avec ses idées mêlées de connaissance immédiate, de prise en compte intime de la réalité, ou de réflexion ? Il faudra commencer par la cerner dans des critères de définition, pour en faire *quelque chose*. Nécessite-t-elle le bon fonctionnement du cerveau ? C'est qu'il doit y avoir en outre, dans le fonctionnement cérébral, *quelque chose* de tangible qui correspond à la conscience, qui en coordonne la désinvolture de surface et qui justifie de l'avoir cernée au préalable. L'incertitude est seulement sur le quoi. On s'imagine ainsi que, pour ne pas rester complètement inexplicable, la conscience doit être un état ou un processus, psychologique (mental) ou neurophysiologique (cérébral), car c'est cela qu'on sait étudier. Mais en considérant la conscience comme cela et seulement comme cela, ne l'a-t-on pas vidée de toute substance pour redonner à autre chose le nom de cette dépouille glorieuse ? La science n'a-t-elle pas répété une fois de plus ce que Nietzsche appelle « la maladresse des naturalistes qui, sitôt qu'ils touchent à l' "âme", la laissent échapper » et y renoncent ?

Des dessous pour la conscience

Si l'on suit les études de neuropsychologie, on peut en effet avoir l'impression de n'étudier que des processus inconscients, et d'aller indéfiniment de causes en effets sans jamais rencontrer la conscience. À voir augmenter la quantité considérable de processus perceptifs, sémantiques ou cognitifs que ces investigations mettent en évidence au laboratoire et qui ne requièrent pas la conscience, il semble qu'on fasse diminuer d'autant le nombre de ceux qu'il faudra expliquer au nom de celle-ci. Au fil des découvertes, on attribue au cerveau des capacités qui ne cessent de croître, en même temps que le champ de la conscience semble se réduire pour l'homme.

Mais inutile de s'inquiéter pour la conscience. Une chose est pour un sujet d'expérience de voir (consciemment), autre chose pour l'expérimentateur de décrire en termes de processus ce dont lui-même prend conscience là-dessous. Et là où le second ne voit bientôt plus que des dessous inconscients, le premier pourrait être tenté de dire pour insister : « Pourtant j'ai *conscience* de voir, mais autrement. » Là où la science ne rencontre plus la conscience et s'interroge sur l'opportunité d'éliminer le concept, *celle-ci est pourtant partout présente*. Étudier un certain nombre de conditions qui sont capables d'influencer la conscience (et les lui attacher) ne réduit en rien celle-ci à celles-là (la science ajoute, mais ne remplace pas, sauf dans l'imaginaire). Que nous n'ayons, d'une manière générale, conscience d'aucun des processus qu'une expérimentation met en évidence dans notre cerveau n'enlève rien aux autres façons que nous pouvons avoir d'éprouver nos sensations, d'envisager nos comportements ou de concevoir ce qui nous touche. Autrement dit, rien ne s'oppose à ce qu'on fasse de la conscience un objet d'étude scientifique et à ce qu'on étudie les lois psychologiques et les processus neuronaux sous-jacents à cet objet, du moment qu'on ne nous oblige pas à suivre les lois mises en évidence.

Des malades qu'on force à voir

Il faut revenir ici auprès des malades capables de vision aveugle. Si la neuropsychologie s'intéresse à eux, comme on l'a dit, c'est parce qu'ils nous inclinent à dire qu'une lésion les prive de la conscience sans altérer certaines fonctions visuelles. La question qui se pose est de savoir s'il est bien avisé de parler encore de vision dans ces cas-là. En principe, il n'y a aucune limite à distordre le langage ordinaire du moment qu'on n'est pas dupe de ce qui se fait. En l'occurrence, on peut se demander si étendre l'usage du verbe *voir* à des capacités résiduelles inconscientes (où le comportement des malades n'incite pas à l'employer) ne masque pas un certain transfert de pouvoir. Du point de vue de l'expérimentateur, les malades voient quelque chose, bien que ceux-ci disent ne rien voir et ne voient probablement rien. Cependant les performances aux tests de laboratoire, même si elles ont un caractère perceptif ou sémantique, ne rentrent pas sous le concept de voir tel qu'on l'entend dans la vie de tous les jours, quand il s'agit de se déplacer, de vivre. Les malades continuent à tâtonner et à se cogner, même s'ils s'avèrent capables de fournir des réponses correctes dans des situations très particulières. On ne leur fait produire de bonnes performances qu'en les forçant à répondre à des stimulations de laboratoire. Spontanément, ils ne se servent pas de leurs capacités résiduelles. En somme ils restent aveugles avant de manquer de conscience.

Il faut réfléchir à cela : on pourrait aussi bien dire que la conscience n'est pas perdue, mais modifiée (altérée ?) par les lésions, de sorte que les malades ne vivent plus comme auparavant. Ce qu'ils font, ils ne le font pas sans conscience de faire quelque chose. Seulement ils ne savent pas *quoi*, de la même façon que l'expérimentateur. Ce dont ils n'ont pas conscience, c'est de faire ce que celui-ci leur fait faire. Autrement dit, pour montrer que des malades *font* autre chose que ce qu'ils croient, l'expérimentation demande de le leur *faire faire* (prise de conscience par redoublement de verbe). D'un point de vue épistémologique, cela pose, comme on l'a vu, la question de savoir si nos capacités inconscientes peuvent être étudiées sans que l'étude ne les fabrique en partie. Mais le fait crucial à méditer dans ces expérimentations, c'est qu'on peut nous faire faire plus de choses que nous n'en avons conscience. Ce qui s'annonçait comme une perspective de connaissance pure se retrouve pris, de fait, dans une pratique de manipulations, dont la psychologie scientifique a, par nature, toujours du mal à se démarquer, qu'elle fasse porter ses expériences sur des malades ou sur des sujets sains (conditionnement masqué, perception subliminale visant à agir sur un sujet ou à le faire agir dans un sens déterminé...). Sans doute peut-il y avoir pour un sujet d'expérience une jubilation à s'entendre dire qu'on l'a vu faire plus de choses que ce dont il avait conscience, et sans doute ne peut-on jamais connaître sans manipuler un peu, encore faudrait-il savoir au profit de quel pouvoir (ou de quelle libération) on a mis cette « action » de connaissance. Après tout, l'affaire n'est pas entendue. D'un côté, il ne manque pas de gens de tout poil qui ont intérêt à ce que nous pensions comme eux le veulent. D'un autre côté, certaines influences que nous avons subies un jour ne nous ont-elles pas amenés à faire mieux que nous n'aurions jamais espéré ?

Des raisons d'être de la « conscience »

« Après avoir assez longtemps lu entre les lignes des philosophes et épié tous leurs tours et détours, j'en arrive à la conclusion que la majeure partie de la pensée consciente doit être imputée aux activités instinctives, s'agit-il même de la pensée philosophique. » Pour Nietzsche, cela ne revient évidemment pas à se débarrasser de la conscience, mais à nous demander pourquoi il nous est nécessaire d'y croire, et à comprendre que la conservation d'êtres de notre espèce (grégaire) exige que nous ajoutions foi à cette hypothèse. C'est-à-dire, en transposant : quels instincts nous rendent-ils nécessaire de démontrer que nous partageons des processus neuropsychologiques communs et de synthétiser tout cela sous le concept de conscience ? Chacun connaît certains des bénéfices qu'il y a à procéder ainsi. Parfois les choses nous paraissent plus supportables si nous pensons que de tels processus sont responsables de nos malheurs. Nous disons même, par renversement : « Mon cerveau est conscient de ceci, ou commet sciemment cela dont je suis inconscient », dans l'espoir justement d'une *dissociation* : c'est lui qui est en cause, pas nous. N'est-ce pas ce que nous voulions au départ, quand nous cherchions à savoir comment il se fait que nous soyons conscients : nous affranchir de notre domination sur nous-mêmes par le droit à une certaine vision aveugle ? Après tout, pourquoi donc chercher à expliquer la conscience, c'est-à-dire à en faire une chose et à la localiser ? Mais surtout, d'une manière plus créatrice, cela revient à nous demander : étant donné la liberté que nous révèle la maladie d'étendre l'usage du mot conscience au-delà des emplois ordinaires, comment faire de ce mot une chance de pousser nos rameaux ?

La substance de la « conscience »

Comment prendre conscience de sorte à se pousser à vivre ? S'il s'agissait seulement de cela, on pourrait se mettre dans le mouvement des locutions verbales telles que « avoir conscience », « prendre conscience », et s'interroger avec elles, sans s'embarrasser du substantif « conscience ». Cézanne : là où on ne sait pas, laisser la toile en blanc. Parfois cependant nous avons besoin de nous étonner et d'abuser de notre liberté : que le monde avec toutes ses qualités subjectives (ses *qualia*), que tout ce qui nous arrive, soit produit par le cerveau ! L'essentiel fabriqué à partir de rien ! Par quelle opération magique des processus de traitement de l'information quantitatifs localisés dans nos cerveaux peuvent-ils devenir et *être* nos sensations, nos idées et nos émotions les plus intimes ? Nous n'avons pas de raisons de douter que notre cerveau mette en forme notre pensée, mais comment peut-il la créer ? Tout se passe comme si nos pensées conscientes ne pouvaient être de nature cérébrale, mais devaient être quelque chose d'autre, d'une substance différente et dans un espace différent. Comment sinon donner corps à un mystère de la conscience, et éviter qu'aussitôt il s'évanouisse ?

On s'est beaucoup moqué de Descartes et du dualisme. Il est vrai que parler de substance mentale à des non-philosophes n'était probablement pas très adroit. Qui peut comprendre cette abstraction par laquelle il faut bien passer si l'on veut parler de l'esprit : une substance qui ne serait pas faite de matière ? Car parler de quoi que ce soit ne demande-t-il pas qu'on le nomme, qu'on le substantive et finalement qu'on en parle comme d'une substance ? Mais si nous parlons de substance mentale, nous aurons beau dire qu'elle n'a aucun attribut d'une substance matérielle, le sens que nous donnons ordinairement au mot de substance nous incite à nous demander comment pareille chose peut n'avoir pas de lieu ni de propriété matérielle, bref à nous inquiéter là où il s'agissait seulement de respecter l'habitude grammaticale qui consiste à nommer ce dont on parle et à en faire une chose, un objet ou une substance. On essaie un nom, une formulation provisoire, sans se méfier de ce qu'il entraîne avec lui. Parfois d'ailleurs, c'est plutôt le substantif « cerveau » qui semble ne pas nommer une substance ni une chose bien définie, mais drainer toutes sortes de préconceptions, par une sorte de chosification alerte autorisant toutes les constructions arbitraires. On explique tout par le cerveau, c'est-à-dire quoi ?

Mais si la conscience et le cerveau sont des mots qu'on dit par souci esthétique (et non des hypothèses auxquelles il est nécessaire de croire pour « vivre en troupeau »), pourquoi s'inquiéter de les avoir employés et de leur avoir donné corps ? Après avoir joui de nommer, pourquoi s'attrister ?

► BOUVERESSE J., *Le Mythe de l'intériorité. Expérience, signification et langage privé chez Wittgenstein*, Paris, Minuit, 1987. – CANGUILHEM G., « Le Cerveau et la pensée », *Prospective et santé*, n° 14, 1980, p. 81-98. – DENNETT D. C., *Consciousness explained*, Boston, Little, Brown and Co, 1991. – DESCARTES R. (1649), *Les Passions de l'âme*, Paris, Gallimard, 1953. – FOURNIER E. (1992), *Croire devoir penser*, Paris, Éditions de l'Éclat, 1996 ; *L'Infinitif des pensées*, Paris, Éditions de l'Éclat, 2000. – NIETZSCHE F. (1886), *Par-delà bien et mal*, trad. fr. C. Heim, I. Hildenbrand & J. Gratien, Paris, Gallimard, 1971. – WEISKRANTZ L., *Consciousness lost and found : A neuropsychological exploration*, Oxford, Oxford Univ. Press, 1997. – WITTGENSTEIN L. (1967), *Zettel*, Oxford, Blackwell, trad. fr. J. Fauve, *Fiches*, Paris, Gallimard, 1970.

Emmanuel FOURNIER

→ Critique de la médecine ; Inconscient ; Personne humaine ; Réflexes.

CONSTITUTION MÉDICALE

Sous ce terme, l'ancienne médecine désignait l'ensemble des conditions de lieu, de sol, de climat qui, selon les saisons et les années, selon les circonstances particulières, influaient non seulement sur la forme mais sur la nature même des maladies affectant une région donnée. Cette conception de l'étiologie des productions morbides et de leurs variations s'énonce d'emblée dans le Corpus hippocratique. Elle marque fortement ensuite diverses branches de la médecine antique et se retrouve, par le détour arabe, mais plus diffuse, dans le galénisme médiéval puis renaissant. C'est d'une réaction contre les reliquats scolastiques d'abord puis les chimères de l'esprit de système que procède le retour, fin XVIIe s., à une considération rénovée des rapports du milieu avec les maladies régnantes. Ces conceptions trouvent alors, au temps des Lumières, leur moment de pleine audience, pour s'estomper ensuite à mesure que s'imposent les catégories d'une médecine anatomo-clinique, physiopathologique et biochimique.

Cependant, comme représentation des aléas de la santé, la doctrine des constitutions avait posé dans le champ médical la question et le souci des efficaces du temps, du lieu et de leur expression tels qu'ils inscrivent leurs variations dans le corps vivant.

Origine et développement de la doctrine

Sans doute issue d'un ancien fonds de savoirs empiriques, l'idée du rapport des maladies avec les influences extérieures est clairement affirmée au début du traité hippocratique *Des Airs, des eaux et des lieux* : « Qui veut approfondir la médecine considérera d'abord les saisons de l'année et l'influence que chacune exerce [...] ; puis il examinera quels sont les vents, ceux communs à tous les pays, puis ceux propres à chaque localité [...]. Arrivant dans une ville inconnue, il en observera la situation, les divers états du sol, nu et sec ou boisé et arrosé, tantôt bas et brûlé de chaleur, tantôt haut et froid. Il reconnaîtra le genre de vie des habitants, habitudes et régimes, la nature des eaux qu'ils consomment. » Sont ainsi énumérés les différents facteurs locaux à considérer pour comprendre, prévoir et soigner les maladies générales et particulières. S'y ajoute le facteur global des caractères climatiques de l'année. Les *Aphorismes* (III) et les *Épidémies* (I) précisent la question des saisons. Chaque lieu a ses constitutions saisonnières avec pour chacune ses caractères propres. Certes « toutes les maladies naissent dans toutes les saisons ; mais certaines de préférence en certaines saisons [...]. Dans les saisons et années bien réglées, les maladies le sont aussi, avec issue facile. Dans les années irrégulières, elles sont irrégulières et de solution difficile ». De plus, de fortes intempéries ou l'accentuation des caractères d'une saison peuvent en modifier les dominantes, et même altérer par la persistance de ses traits la morbidité des saisons suivantes.

L'application de ces principes a produit une forte collection de Traités antiques traçant l'histoire, d'année en année, saison par saison, des maladies régnantes. Chacune y est décrite dans la variété apparente de ses formes et dans ses modalités communes dues soit aux propriétés générales du lieu (endémies), soit au génie épidémique du moment. Des influences sèches et froides produisent les maladies sèches, bilieuses ou mélancoliques (pleurésies, pneumonies, enrouements, ophtalmies, apoplexies). Des influences chaudes et humides découle une constitution phlegmatique ou putride, avec fièvres diverses, dysenteries, hydropisies, stranguries. Les maladies saisonnières se succèdent ainsi au rythme des saisons. Parallèlement, bien que « toutes les humeurs existent perpétuellement dans le corps de l'homme, avec le cycle des saisons elles passent par des phases d'augmentation et de diminution, chacune selon son tour et selon sa nature » (*Nature de l'homme*, c. 7). Qu'on observe maintenant les habitants, l'on trouvera les mêmes rapports. La constitution de chacun suivra celle de son lieu ou celle du moment de son lieu, « car les saisons, qui modifient les formes du corps, sont différentes ; et plus cette différence est considérable, plus il y a de variations dans la figure des hommes » (*Airs, eaux, lieux,* c. 13). Les éléments de cette doctrine furent repris et ordonnés en préceptes par Celse puis Galien. Quelque chose s'en est retrouvé plus tard dans les principes et composants de la médecine scolastique médiévale.

Dans la période charnière de la Renaissance, c'est le médecin parisien Guillaume de Baillou (1538-1616) qui, pour ramener la médecine à l'étude des faits, particulièrement des épidémies, restaura la doctrine en décrivant régulièrement des constitutions médicales saisonnières *(Éphémérides),* longtemps ensuite considérées comme des modèles. Mais déjà venait le temps où, sur les débris du galénisme et sous les auspices de la nouvelle chimie, de la physique conquérante, les médecins allaient repenser la maladie selon diverses interprétations (chimique, mécaniste, solidiste, mathématique) qui privilégiaient l'approche spéculative aux dépens du concret.

Face à ces systèmes médicaux du XVIIe s., la réaction nécessaire passa par le retour à l'observation clinique, au modèle hippocratique. Le représentant le plus marquant de cette reviviscence fut Thomas Sydenham (1624-1689), qui assigna la médecine à reconnaître, sous la foison des manifestations morbides, la cohérence certaine de groupes de symptômes et l'apparition de tableaux cliniques typés (*Observationes medicæ,* 1676). Il préconisa de constituer des histoires descriptives exactes de toutes les maladies observables, en vue de fixer pour chacune sa spécificité et définir ainsi des entités cliniques repérables et, surtout, classifiables. Mais à cela fait obstacle la labilité des symptômes, selon le tempérament des malades et les circonstances extérieures, qui brouillent l'ordonnancement des classes. Aussi doit-on écarter du tableau ces effets accidentels, pour accéder par abstraction au noyau morbide, à l'espèce nosologique. Il importe donc de savoir discerner les influences qui pèsent sur la nature et les formes de la maladie. Pour cela, il faudra « reconnaître les maladies, en grand nombre, qui par un instinct secret de la nature, à l'exemple de certaines plantes, suivent les temps particuliers de l'année ». Voilà bien une entrave qui vient déranger chez Sydenham le plan classificatoire, dont cependant a procédé ensuite l'ascendant exercé par son œuvre.

Aussi lui faut-il en revenir aux constitutions, et intégrer le fait que les conditions extérieures – la tradition hippocratique le disait bien – confèrent leur marque aux divers états morbides selon leurs phases ; elles en modifient les symptômes, la marche, la gravité, la nature apparente. D'ailleurs, chacun de ces états persiste autant que le dispositif atmosphérique ; et cette durée, brève, longue ou illimitée, cette influence dominante, aura à être reconnue comme *constitution épidémique*. Mais, surcroît d'embarras, il appert que les maladies régnantes ne sont pas toujours en rapport évident avec la constitution météorologique et le génie du lieu. Constatant les effets morbides différents d'années semblables par la température, le climat, les qualités de l'air, Sydenham propose alors une théorie renouvelée. Les différentes constitutions annuelles longues ne procèdent pas toujours des dispositions climatiques (chaud, froid, sec, humide, vents, météores), mais de certaines influences quasi occultes du tellurique, altérations ou modifications au sein de la terre. Là est la cause de ces maladies spécifiques qui durent le temps, souvent compté en années, de telles constitutions. Sydenham les nomme « fièvres stationnaires » ou « fixes ».

Plusieurs décennies au-delà, le Viennois Maximilien Stoll (1742-1783) reprit en compte cette doctrine des *constitutions stationnaires*. Il distinguait dans les fièvres les sporadiques (individuelles) et les générales (« populaires »), et c'est parmi celles-ci qu'intervenaient, à côté des annuelles et des intercurrentes épidémiques, les stationnaires.

Résumons cet état final du dispositif. La constitution annuelle fait se succéder, dans un ordre constant, les fièvres inflammatoires (hiver, début printemps), les bilieuses (été, début d'automne) les catarrhales (d'automne à hiver et du printemps à l'été). Ce sont là les fièvres cardinales. Quand les saisons sont irrégulières, perturbées (« anomales »), les fièvres cardinales sont elles-mêmes sujettes à complications. Elles se masquent, et le médecin doit se garder de les confondre entre elles ni avec d'autres maladies. D'autant qu'en régime normal, chaque maladie cardinale a ses maladies subordonnées, à déceler. De même, sous une constitution annuelle, les fièvres intercurrentes épidémiques, nées de causes particulières, n'en sont pas moins assujetties à la maladie régnante. Mais, c'est le point déterminant, cette constitution annuelle, cardinale, va le plus souvent se prolonger au-delà de son temps, au-delà des influences saisonnières qui la commandent – devenir *stationnaire*. Couvrant plusieurs années, elle y parcourt un cycle où se succèdent phase d'accroissement, phase d'état puis de déclin. Une nouvelle constitution annuelle la relaiera, souvent elle-même stationnaire. Ce type de constitutions influe sur toutes les maladies fébriles, également sur les maladies chroniques, fébriles ou non. Elle déguise ses formes sous des apparences trompeuses, mais les caractères premiers des manifestations morbides qu'elle régit et leur traitement restent les mêmes.

Prolongements

Tels sont éléments qui composent la doctrine des constitutions médicales, ainsi refondue et largement diffusée dans l'espace médical des Lumières, non sans susciter de vives critiques (particulièrement des vitalistes montpelliérains) envers certains de ses aspects simplificateurs, de ses conceptions étiologiques trop univoques, arguments déjà produits d'ailleurs aux XVIe et XVIIe s. : trop grands, trop fréquents sont en effet les défauts de concordance observés entre les maladies régnantes et les caractéristiques manifestes du milieu, les conditions atmosphériques ou saisonnières. Il faut trop de détours, trop de constructions abstraites pour justifier des rapports d'influence plus théoriques que réels.

Sydenham voulait ordonner en classes des espèces morbides clairement définies. Mais l'immersion de celles-ci dans le vaste système étiologique des influences et du milieu les brouille. De là résulte un point de délitement, une ambiguïté majeure dans la doctrine. Michel Foucault l'a justement consigné : « La constitution de Sydenham n'est pas une nature autonome, mais le nœud transitoire d'événements naturels. [...] Les constitutions se définissent par des déplacements d'accent, des groupements inattendus de signes, des phénomènes plus intenses ou plus faibles. [...] Le support de cette perception n'est pas un type spécifique, mais un noyau de circonstances » (*Naissance de la clinique*, chap. 2). La constitution porte donc en elle les valeurs à la fois du multiple et du singulier, de l'accidentel, de l'inattendu. Elle s'oppose ainsi aux visées d'ordre de la médecine des classes, en tant qu'elle véhicule plutôt « une conscience historique et géographique de la maladie [dont] le fond essentiel est défini par le moment, par le lieu ». Mais dire temps, espace, successions, n'est-ce pas faire pleinement ressortir en quoi la doctrine des constitutions s'inscrit dans une continuité hippocratique au fond assez viable, plus ouverte que ne fut un temps l'emballement classificatoire des nosologies ? Et y a-t-il lieu de reprocher la labilité de ses concepts à une doctrine qui s'efforçait de rendre compte d'une réalité (maladies, climats, cours des années, espaces) spécifiquement marquée par ses constantes d'instabilité ?

En fait, c'est bien cette aporie qui a permis à Michel Foucault de saisir la contiguïté de cette pensée du médical avec le territoire du politique. À l'apogée des Lumières, c'est sans doute la conscience nouvelle de cette inscription du médical dans le champ du social et le sentiment de leur responsabilité à cet égard qui rendirent si attractive aux médecins la doctrine des constitutions dans ce qu'elle ajoutait de dimension historique et collective au suivi des événements épidémiques. Très large s'avéra donc sa diffusion en Angleterre, Hollande, Scandinavie, Italie, évidemment à Vienne dans l'esprit de vive administration des choses et des gens propre au règne impérial de Joseph II.

Mais c'est en France qu'on en observe l'application la plus élaborée. Dans un souci de gouvernement rationnel des populations et de vigilance économique envers les ressources et les vies, y fut institutionnalisé un organisme d'État, la Société royale de médecine (1776-1792) chargée d'observer, suivre, prévenir et combattre les épidémies. Elle était dotée en outre de moyens gouvernementaux concrets d'intervention et d'assistance. Le principe des constitutions était au cœur de ses travaux et opérations, particulièrement dans l'Enquête générale sur les maladies collectives développée sur toute l'étendue du royaume. Au titre de celle-ci, chacun des Correspondants de la Société était tenu d'envoyer chaque mois à Paris un rapport composé des relevés météorologiques quotidiens chiffrés (avec moyennes mensuelles) et des observations médicales relatives aux faits de santé et maladies. Il s'agissait d'établir un tableau général des constitutions annuelles successives lieu par lieu. Ainsi la partie météorologique demandait des notations détaillées sur le système et les variations des vents, sur l'état du ciel (nébulosités et brouillards, épisodes orageux, météores lumineux, nombreux épisodes d'aurores boréales). Les correspondants devaient aussi rendre compte, dans des mémoires très détaillés, des caractères physiques et humains de leur région d'exercice, ce qu'on a nommé « topographies médicales » : aspects, nature et inclinaison du sol, géologie, qualité des eaux, exposition aux vents, productions agricoles, pratiques de culture, mode et types d'habitat, d'alimentation, de vêtement. Il en est résulté une masse d'archives admirables par leur minutie et l'étendue des observations touchant à tous domaines. L'autorité de tutelle attendait évidemment que les travaux servissent à confirmer et préciser l'influence, sur les maladies, de ces facteurs divers (géographiques, géologiques, climatiques, culturels, coutumiers, moraux). Or, sur ce plan, le bilan à retenir est celui d'une valorisation inégale des hypothèses doctrinales de départ.

Les réponses prennent assurément appui sur une conception ordonnée du *temps* et de *l'espace* où s'établit la maladie, épidémique ou non. D'abord l'espace du corps et des organes ; corrélativement, l'espace topographique, où s'inscrit le lieu de vie avec ses propriétés. Le temps, c'est celui où alternent les phénomènes naturels et sociaux, saisons, météores, disettes, pestilences ; et c'est le temps propre des organes qui retentissent à ces événements. Toutes relations et rencontres qui, ensemble, en effet, tissent bien ce complexe variable qu'est la « constitution ». Exemples : « Les causes éloignées qui ont formé une disposition indispensable à la maladie [pneumopathie] doivent être rapportées aux vents qui dès le mois de janvier ont tenu la partie du sud au sud-ouest. Chauds et humides, ils ont énervé le ton des solides, et les liquides, par défaut de mouvement, se sont épaissis, et laissant échapper leurs sérosités ont encore ajouté aux stases. Les vents du nord ayant succédé, les fibres ont été subitement rapprochées, l'engorgement s'est fait dans la poitrine dès le premier jour » (Mirebeau, 1785, archives SRM, 163). Des morts subites anormalement nombreuses en Bas-Poitou, printemps 1776, n'est-ce pas aux secousses d'un tremblement de terre qu'il faut les attribuer (J. G. Gallot, SRM, 189) ? Comptent aussi les secousses dues aux démêlés humains : « Après l'hiver [1793] les maladies tant générales que locales prirent un tour décidément bilieux. La rareté des subsistances, la terreur, les sollicitudes et toutes les causes énervantes que les orages de la révolution avaient enfantées en augmentant les produits bilieux, en nuisant à leur sécrétion et à leur élimination, firent prendre aux humeurs cette tendance à la dégénération bilieuse et développèrent le vice de la sensibilité tellement que les affections nerveuses les compliquèrent énormément » (Laugier, *Constitution épidémique de Grenoble,* 1798).

Le support de tout cela est donc complexe. Les praticiens, pris entre le catalogue moderne des espèces morbides classées, le fonds de pensée humorale hérité et mal rénové, les variations dans la trame des mois, les incidents brutaux de l'histoire commune et l'injonction dogmatique mais floue de la doctrine des constitutions, font au hasard des assemblages ou bien des choix entre des inconciliables. Ils en viennent surtout à remettre en cause les systèmes qui les enserrent. Comme l'exprime l'un d'eux lors d'une épidémie (*fièvre putride pétéchiale maligne* – typhus) surgie après une année de temps sec, frais, serein : « Une telle constitution météorologique ne peut pas être qualifiée de malsaine ; loin de contribuer au relâchement elle augmente le ton et l'activité. [...] On chercherait donc vainement dans cette constitution de l'air le principe de la maladie. [On le ferait] d'autant plus gratuitement que la maladie est restée circonscrite dans le cercle des pauvres de la ville » (Strasbourg, 1785, SRM, 146). Dès lors ces médecins tendent à ne plus se fier qu'à leur expérience et à l'observation qui abolit toute espèce de grille mise entre eux et la maladie. De là de telles déclarations : « L'expérience [...] éclaire et guide bien plus sûrement un médecin attentif dans le sentier tortueux de la pratique, que tous les savants raisonnements et les systèmes ingénieux qu'on forme dans le cabinet, et dont on n'aperçoit le faux qu'au lit du malade » (Berthelot, *Topographie de la ville de Bressuire,* ms, AD Deux-Sèvres, C 14). Voici donc que l'ère des constitutions bute sur la vérité du malade dans toute sa singularité, et que le médecin pense à quitter bientôt le labyrinthe des constructions conceptuelles baroques. Cours des épidémies, mouvements de l'atmosphère, fermentation sociale et politique : la médecine se trouve désormais engagée dans tout un vaste espace événementiel qu'elle a charge d'escorter, prise à l'histoire et dans l'histoire, placée au cœur d'une politique naissante de la santé publique. Dans ce creuset se préparait la mutation des idées médicales. Les événements y contribuèrent bien vite.

Au-delà de la Révolution qui, en France, fit des hôpitaux (retirés au clergé, offerts aux médecins) des temples cliniciens où la dissection anatomique du corps des pauvres initiait la science des praticiens aux perspectives physiopathologiques, la doctrine des constitutions perdit de sa convenance. Détail significatif, un bref article du premier grand dictionnaire de la nouvelle médecine conclut : « Il faut observer que le mot de constitution n'exprimant qu'un résultat général d'influences très variables, on ne doit point oublier qu'il ne saurait avoir une signification bien rigoureuse » (Montègre, art. « Constitution », *Dict. des Sc. méd.,* Paris, 1813). C'est aussi la conviction des représentants d'une médecine s'ouvrant aux concepts fondamentaux des sciences du vivant. Pinel, Broussais avaient entamé la rupture les premiers. Cependant, sur le terrain, les médecins des villes et campagnes ont porté longtemps l'hypothèse des influences climatiques et saisonnières, que le dessin des choses quotidiennes leur suggérait. Certaines célébrités s'y référaient encore, Bouillaud dans ses écrits, Trousseau dans ses leçons cliniques. L'École hygiéniste n'a pas manqué d'y rapporter les faits patents que recueillaient ses études sur les endémies de terrain, quartiers insalubres, prisons, casernes, zones de marais impaludés. Il y a donc une postérité du vieil édifice des constitutions, une longue durée de l'attachement à la sensibilité hippocratique. Et la découverte de l'étiologie microbienne des maladies infectieuses a rendu toute sa pertinence, évidemment en d'autres termes, à la considération des facteurs d'environnement.

Dans notre présent immédiat, le souci écologique réintroduit le problème des relations entre les populations humaines, les espèces vivantes, le milieu physique planétaire, les particularités géographiques. L'homme, la santé et l'environnement sont au vif de l'actualité. Au temps presque immobile de la biogéographie s'opposent maintenant les bouleversements épidémiques et écologiques, les à-coups de la démographie universelle, les cycles accélérés de transformation climatique. Une géographie médicale trouve là un champ renouvelé d'études sur les rapports des lois de la pathocénose aux équilibres de la vie. Le domaine des influences réciproques et des constitutions reste ouvert à notre questionnement.

► FOUCAULT M., *Naissance de la clinique,* Paris, PUF « Galien », 1963 – GRMEK M.-D., « Le concept de maladie », *Histoire de la pensée médicale en Occident* (Grmek éd.), t. 2, De la Renaissance aux Lumières, Paris, Le Seuil, 1997. – HIPPOCRATE, *Œuvres complètes,* trad. Littré, 10 vol., Paris, 1839-1861. – PETER J.-P., « Malades et maladies à la fin du XVIIIe siècle », *Annales ESC,* n° 4, 1967, p. 711-751 ; « Le corps du délit », *Nouvelle Revue de psychanalyse,* n° 3, « Lieux du corps », 1971, p. 72-108. – RETZ N., *La Météorologie appliquée à la médecine,* Paris, 1780. – STOLL M., *Ratio medendi,* Vienne, 1777, trad. fr., Paris, 1809. – SYDENHAM Th., *Observationes medicae circa morborum historiam et curationem,* Londres, 1676. – Coll. : *Dictionnaire encyclopédique des sciences médicales,* 100 vol., Paris, 1864-1889, article « Constitutions médicales » par Brochin, t. 19, 1876. – *Histoire et Mémoires de la Société Royale de Médecine,* 10 vol. Paris, 1779 - An VI.

Jean-Pierre PETER

→ Climat ; Clinique ; Doctrines ; Étiologie ; Fièvres ; Galénisme ; Hippocratisme ; Humeurs ; Maladies ; Santé publique.

CONTAGION ET INFECTION

Ce n'est que dans les premières décennies du XIXe siècle que les notions d'infection et de contagion apparaissent comme incompatibles. À ce moment-là commence une violente controverse qui s'éteindra d'elle-même avec l'avènement de la microbiologie. On évitera de partager le savoir en deux trames qui s'enchevêtrent tout en étant complètement étrangères l'une à l'autre, la première désignant ce qu'on savait depuis longtemps : l'héritage de l'hippocratisme (infection) et la doctrine de Fracastor (contagion) ; la seconde définissant ce qu'on ne savait pas encore : la théorie des microbes et celle des milieux. On évitera également de faire valoir la thèse externaliste suivant laquelle les mesures contre la contagion sont dictées par le conservatisme et l'opposition à ces mesures, par le libéralisme. La popularité, ou le discrédit, d'un système médical n'est pas liée au courant politique qui paraît le porter. Le prestige du système de l'infection ne dépend pas de la montée du républicanisme après la révolution de Juillet et le succès du contagionnisme ne coïncide pas avec la victoire de la réaction. À première vue, on assisterait à la réactivation des vieilles doctrines : les miasmes ou les germes sont invoqués comme les causes des phénomènes pathologiques collectifs. Mais, sous ce phénomène d'apparent retour, il faut plutôt apercevoir une nouvelle approche des fléaux. Sans la médecine physiologique de Broussais et sans la doctrine de la spécificité morbide, on ne comprendrait pas ce grand débat qui a partagé la médecine savante pendant la première moitié du XIXe s.

Miasmes et semences

Jadis, Hippocrate avait distingué les maladies populaires et les maladies individuelles. Les premières touchent une population et relèvent d'une même cause, tandis que les secondes concernent les individus et sont dues à un mauvais régime. Mais parmi les maladies populaires, il fallait différencier les maladies locales et les maladies générales. Les maladies locales sont produites par des facteurs tels que les changements du climat et les variations des qualités de l'air (le chaud, le froid, le sec et l'humide). Elles touchent également les habitants d'un lieu qui est soumis à des facteurs comme l'orientation par rapport aux vents, la nature du sol et celle des eaux. Ce sont des affections saisonnières. Par la suite, dans le droit fil de l'hippocratisme, on parlera des « constitutions médicales ». Ces dernières désignent des états atmosphériques en rapport avec les qualités du milieu ou les saisons. Les maladies inflammatoires prédominent au printemps, les gastrites en été, les fièvres en automne et les catarrhes en hiver. En revanche, les maladies générales touchent un grand nombre de personnes en même temps et sont produites par des miasmes. Le terme de miasme désigne des éléments nocifs contenus dans l'air. Ces miasmes sont assimilés soit à des effluves ou à des exhalaisons montant de la terre, des marais et des étangs, soit à des émanations provenant des cadavres en décomposition. Dans la médecine hippocratique, les pestes sont dues à ces miasmes, éléments morbifiques véhiculés par l'air qui atteignent l'espèce humaine. Cette étiologie suppose que les miasmes pénètrent chez les individus par la voie respiratoire. Dans le contexte d'une médecine rationnelle, le miasme ne fait qu'un avec l'air qu'on respire. Il n'y a pas de place, ici, pour l'idée d'une dissémination par contact d'un individu à l'autre.

Il faut attendre la Renaissance pour voir apparaître le thème de la contagion. Kircher parle des corpuscules qui s'attachent aux choses : son microscope lui révèle des créatures imperceptibles à l'œil nu. Il suggère que ces dernières sont douées de vie et en donne des illustrations dans son ouvrage *Scrutinium physico-medicum pestis* publié en 1658. Pour lui, il existerait des effluves nocives composées d'êtres animés légers, subtils, mais dotés d'une substance glutineuse susceptible de s'insinuer dans le tissu des vêtements. Partout où il y a du vide, elles peuvent pénétrer et former ainsi de nouveaux sites ou foyers de contagion. Lange, dans sa *Pathologia animata* (1688), décrit également de minuscules agents vivants dans les organismes. Hodge, pour sa part, récuse les vers animés de Kircher et parle d'un poison de nature nitreuse. Les graines des maladies seraient plutôt des ferments chimiques. C'est Fracastor qui, dans son livre *De contagione et contagiosis morbis et curatione* (1546), propose de nouvelles hypothèses sur la nature des contages. Il sépare le contage des poisons et évoque des semences douées de vie : *seminaria ou contagium animatum.* Celles-ci se transmettraient de personne à personne et pourraient aussi imprégner les choses comme le parfum imprègne les vêtements. Fracastor distingue la contagion indirecte par le biais des fomites (objets inanimés) et la contagion à distance par le biais de l'air comme médium. Mais Fracastor discute de la contagion dans le cadre de la vieille théorie des sympathies. Si l'haleine peut communiquer le mal, le regard aussi. Ce n'est sans doute pas un hasard si Fracastor a fondé sa théorie de la contagion sur ses propres expériences de la peste et de la syphilis qui sont les fléaux auxquels il fut confronté en son temps.

Cependant, jusqu'à la fin du XVIIIe s. il n'y avait pas de séparation bien tranchée entre les différentes modalités de la transmission des épidémies. Il pouvait même y avoir passage d'une forme à l'autre. Pour Willis, par exemple, le typhus peut être initialement contagieux d'une personne à l'autre pour devenir ensuite ce qu'il nomme une « fièvre des camps » qui prend son autonomie et produit des miasmes pestilentiels susceptibles de contaminer ceux qui vivent dans son atmosphère. Autrement dit, une maladie peut être engendrée par la dégénérescence ou le vice des humeurs dans l'homme et ce dernier peut en contaminer un autre. Mais il suffit que les malades soient rassemblés pour que s'engendre un miasme nocif. Les atomes de la pestilence en s'exhalant des corps, ou des matières corrompues, provoquaient la corruption de l'air. Cette conception fondée sur les miasmes semblait cadrer avec la constatation suivante : les mois chauds étaient ceux où la puanteur était à son apogée et les cas de maladie les plus nombreux. Les exhalaisons putrides pouvaient provenir du vice de l'air, des eaux stagnantes, des marais, des égouts et des cimetières. On croyait même que des vapeurs nocives pouvaient s'échapper des entrailles de la terre à l'occasion d'un tremblement de terre. La plupart des médecins admettaient la transmission par contact direct de personne à personne : c'était le cas de la lèpre et de la syphilis qui se trouvent d'ailleurs associées par Paré. Mais un individu pouvait aussi transmettre son mal à un autre par le biais des objets infectés. On pensait que la lèpre pouvait se transmettre par l'intermédiaire des objets ayant appartenu à un malade.

Contagion et infection

Dans la première moitié du XIXe s. éclate un violent conflit entre partisans de l'infection et tenants de la contagion. C'est que cette opposition comporte une divergence des méthodes employées pour se protéger des maladies épidémiques. Il n'est pas inutile d'examiner les raisons qui ont été avancées à l'époque pour rendre compte de ce conflit. Les contemporains ont invoqué des raisons d'ordre médical, économique et politique. Tout d'abord, des raisons d'ordre médical. Il s'agirait du choc de la nouvelle médecine, la médecine physiologique contre ce qui était perçu comme une doctrine médicale périmée. En effet, le système de la contagion apparaissait comme un héritage du passé : une superstition scientifique avec laquelle il fallait en finir. On pensait qu'il suffisait de rappeler l'origine de cette doctrine pour la condamner. Elle semblait s'enraciner dans l'œuvre de Fracastor, de Cardan ou de Paracelse. Si on prend encore la peine de la réfuter, c'est parce qu'elle soutient les mesures de ségrégation. Au demeurant, elle implique un statut de la maladie qui paraît à la fois fantastique et dépassé : l'idée d'une maladie-démon qui prendrait possession des corps, une représentation que Broussais ne cesse de combattre. On aurait là une version naturaliste de la médecine des espèces : puisque le mal est un être, le mal est de la *nature*. Il revenait donc à la médecine physiologique de souligner la cohérence d'un système et des mesures qu'il préconise. L'ontologie regarde aussi bien ce qui menace la vie (les semences du mal) que ce qu'on lui oppose (les cordons sanitaires).

Ensuite, des raisons d'ordre économique. L'opposition signalerait l'antagonisme de deux systèmes de pensée, l'un libéral et l'autre conservateur. Les partisans des mesures sanitaires seraient des bureaucrates qui agiraient par routine et par intérêt. Ils paraissent se retrancher derrière de vieux règlements et semblent agir aussi par intérêt puisqu'ils tiennent à leur charge. Plutôt conservateurs, les contagionnistes agiraient pour le compte des protectionnistes en matière de commerce. Or la libéralisation des relations commerciales s'impose aux industries nouvelles. En effet, les intérêts des milieux d'affaires dépendent du libre-échange, le corrélat de la libre pratique. On sait que Bastiat, maire de Bordeaux et fondateur de l' « Association pour la liberté des échanges », a mené d'énergiques campagnes de presse. De même, les intérêts de l'État étaient en jeu : il élevait de coûteux lazarets sur la côte Atlantique et immobilisait en pure perte sa flotte marchande. D'où le prestige du médecin Chervin qui symbolisait l'alliance entre progrès économique et scientifique. Il envoyait de nombreuses pétitions à la chambre des députés. On sait qu'il passa sa vie à démontrer que la fièvre jaune n'était pas contagieuse. En somme, il fallait lutter contre ceux qui voulaient briser l'essor du commerce. À l'époque, Magendie soutenait que le règne de la doctrine de la contagion en Europe produit les plus fâcheux résultats en mettant les obstacles les plus dispendieux aux relations commerciales et en augmentant, sans motifs que la raison puisse avouer, les dépenses des gouvernements.

Opposition, enfin, sous le rapport politique. On disait qu'un pouvoir despotique imposait les mesures de ségrégation. Le gouvernement voulait les appliquer pour des motifs politiques. On reprochait, par exemple, au gouvernement de la Restauration d'utiliser la peur de la contagion pour intervenir militairement en Espagne. Sous le nom de cordon sanitaire, les troupes se massaient aux frontières. À cette époque, on disait aussi que c'était sous l'impulsion des libéraux que Devèze avait été conduit à promouvoir le système de l'infection. À l'époque du choléra, la collusion entre infection et libéralisme est telle que Broussais pense qu'il suffirait que les administrateurs adoptent son système pour que disparaissent ces terreurs paniques qui enfantent des cordons sanitaires et fournissent des prétextes à des actes qu'autrement les gouvernants ne pourraient pas justifier. Mais il y a plus ; les opposants aux mesures quarantenaires seraient des libéraux pressés de faire passer dans la législation les principes de l'éthique bourgeoise. Dans la première moitié du XIXe s., adopter les règlements qu'on faisait valoir contre la lèpre et la peste afin de lutter contre la fièvre jaune ou le choléra apparaît comme une hérésie. On mettait l'accent sur l'ambivalence de ces mesures : des procédures de contrôle et de surveillance qui supposent la contrainte et provoquent la peur. L'éloignement du lépreux et l'isolement du pestiféré sont incompatibles avec le rêve d'une société où les hommes seraient libres et fraternels. Les mesures de quarantaines, l'isolement et la séquestration sont incompatibles avec les droits de l'homme. En somme, toutes ces raisons sont invoquées pour souligner l'anachronisme d'un dispositif de défense qui traduirait les excès de l'obscurantisme, du conservatisme et du despotisme.

Au lieu de centrer l'étude des mesures préventives sur leurs seuls effets répressifs ou libérateurs, il faut les resituer dans la série des résultats positifs qu'elles peuvent induire. Prendre, donc, sur ces mesures antagonistes le point de vue de la stratégie. À partir de quelles théories médicales et en formant quels concepts est-on conduit à adopter des tactiques opposées ? Là où les partisans de l'infection voyaient un espace à ouvrir, les tenants de la contagion ne pensaient qu'à le boucler. D'un côté, le principe de dispersion des populations soutenu par la médecine physiologique ; de l'autre, le principe de ségrégation fondé sur la doctrine de la spécificité morbide. Mais la première n'est pas un retour à l'hippocratisme ni la seconde, un retour à Fracastor.

Pour la médecine physiologique, la notion de maladie épidémique a été secondaire. Pour l'essentiel, il s'agissait de déterminer le trouble primitif, c'est-à-dire l'inflammation, et d'établir que l'irritation était la cause de la congestion sanguine. Les agents irritants désignent aussi bien des facteurs climatologiques qu'un air corrompu. La cause de l'épidémie, c'est son foyer. Broussais en distingue trois espèces : les foyers générateurs de miasmes provenant de la décomposition des corps organisés (marais, plages, cimetières) ; les foyers produits par le rassemblement des hommes (prisons hôpitaux, vaisseaux, villes assiégées) ; les foyers consistant en un malade isolé. Cette notion de foyer est essentielle. Le foyer est à l'épidémie ce que la cause irritante est à la maladie individuelle. Le foyer d'infection assure une fonction structuralement analogue à celle de l'inflammation : il est un phénomène local à structure irradiante. Non seulement le foyer produit l'infection, mais il l'entretient et la propage. Par conséquent, le foyer tout comme l'inflammation doit être localisé et combattu. De même qu'il fallait éteindre l'inflammation dans les corps, de même il fallait supprimer les foyers d'infection en les désinfectant. On voit tout de suite pourquoi les partisans de l'infection ne pouvaient pas admettre la contagion : isoler et enfermer des populations, c'était créer et entretenir des foyers.

Ce qui se propage à partir du foyer c'est donc l'infection. Mais s'il ne peut y avoir infection sans le contact des agents irritants, comment se fait-il que l'infection exclue la contagion ? Les personnes qui sont plongées dans une atmosphère infectée ou dans un foyer d'infection ont leur économie imprégnée par les miasmes. Or le terme de « miasme » lié à l'infection est synonyme de puanteur. Il désigne un processus technique : une opération de teinture. En s'ajustant à la pensée physiologique, la composante technique de la notion d'infection finit par écarter l'idée de contagion par déplacement de la prépondérance de l'imprégnation ou du contact vers l'impression. C'est que le contact n'entraîne pas nécessairement l'impression, c'est-à-dire l'inflammation et par la suite l'affection. En d'autres termes, les miasmes peuvent bien toucher l'économie, il y a maladie seulement quand le tissu est irrité, enflammé, teint et donc impressionné plutôt que touché. Le médecin physiologique pouvait intégrer la notion d'infection à la condition de la séparer de l'idée de contagion à laquelle elle était jusque-là étroitement associée. Le thème d'un malade aux prises avec des miasmes relève de l'ontologie médicale : la cible de Broussais.

Pour la doctrine de la spécificité morbide, la notion de maladie contagieuse a joué un rôle essentiel. L'épidémie était perçue comme le résultat d'une série d'actes morbides imposés aux organismes par la transmission d'un germe identique. En faisant passer le principe de spécificité avant le principe de localisation, Bretonneau marquait la prédominance de l'élément causal sur l'élément physiologique. Si l'inflammation « spéciale » indique une maladie et une cause spécifiques, elle oblige à se tourner vers ce que Broussais niait (les espèces morbides) et vers ce qu'il négligeait (la nature des agents irritants). Avec la notion d'inflammation spéciale, Bretonneau jette un pont entre la spécificité des causes et celle des maladies. En outre, la contagion est fondée sur l'observation des cas de transmission. Le terme de contagion désigne les différentes voies de communication du mal qui sont les seuls phénomènes accessibles à l'analyse. Les maladies se transmettent soit directement, par contact immédiat (du malade au garde malade), soit indirectement par contact médiat (du malade aux proches par le biais de l'air, des vêtements ou d'un tiers resté sain). Les germes qui envahissent le corps et produisent les signes spécifiques du mal peuvent aussi être libérés par les malades. Une telle conception de la maladie implique une tactique d'évitement : il faut aménager un espace retranché où les germes ne peuvent être disséminés. Pour l'essentiel, la maladie apparaît au point de contact du véhicule du germe et d'un individu sain. La maladie suppose le toucher et le malade est un porteur de germe au même titre qu'un individu sain ou que les choses. D'où l'idée d'une opération qui s'oppose au contact : par l'isolement des porteurs de germes, on cherche à rompre les chaînes de communication. La ségrégation veut dire simplement protection contre la contagion. Et la quarantaine désigne un laps de temps, variable selon les affections, pour éviter les contaminations. Pour le système de la contagion, ouvrir les lieux c'est assurer la dispersion des personnes et donc condamner le plus grand nombre en augmentant les relais du mal.

Ce qui se propage par le biais du corps c'est la contagion. Mais ce qui se propage dans le corps, sous le nom de maladie contagieuse, c'est la maladie spécifique. Or celle-ci est le résultat de la contagion et non de l'infection. Ce qui peut surprendre, car la contagion suppose l'existence d'une cause productrice du mal, une source d'infection. S'il ne peut y avoir contagion sans foyer d'infection, comment se fait-il que la contagion finisse par évincer l'infection ? Les termes de « contagion » et de « contamination » désignent le contact associé à la souillure. Miasme signifie également souillure. Or ces termes désignent une opération qui relève du contact. La cause qui produit la maladie et celle qui la propage étaient rattachées à la personne même du malade. En s'intégrant à la théorie des germes, la composante mécanique de la notion de contagion passe au premier plan et finit par éclipser celle d'infection. La prédominance de cet élément de l'opération, le contact, est la conséquence d'une distinction entre la cause qui produit le mal (le germe) et celle qui la propage (son véhicule). Désormais, la maladie apparaît au point de contact du véhicule du germe et d'un individu sain. La maladie est d'abord *du toucher*. Avec cette séparation entre l'agent de transmission et la cause morbide, la personne du malade cesse d'apparaître comme responsable du mal. L'infectieux est fixé sur le germe, et le malade change de statut : il devient un véhicule au même titre qu'un porteur sain ou que les choses. Le rejet de la notion d'infection marque donc l'abandon d'un ensemble de significations étrangères au principe de la doctrine de la spécificité morbide. Par exemple, l'idée d'un contact auquel se mêlaient les représentations de l'impur, de la faute et des humeurs corrompues. Le malade n'est plus qu'un vecteur parmi d'autres. D'où l'idée d'une opération qui s'oppose au contact : par l'isolement des porteurs de germe, rompre les chaînes de transmission.

Limites des doctrines médicales

Mais quelles ont été, à l'époque, les affections types qui ont constitué des termes de comparaison autour desquels on a organisé la recherche sur la nature des maladies nouvelles ? Tous les médecins admettent que les maladies collectives peuvent revêtir deux formes : la contagieuse et l'infectieuse. Le type même de la maladie contagieuse, c'est la variole, le modèle de l'affection transmissible dont l'étude mentionne un mode de contamination et une technique de prévention. Quant aux maladies infectieuses, ce sont les maladies locales comme les fièvres des marais, des hôpitaux ou des prisons. Pour les partisans de l'infection, l'échec des tentatives pour réduire le mode de propagation des maladies nouvelles à celui de la variole conduit à considérer cette dernière comme l'exception à la règle de l'infection. Inversement, pour les tenants de la contagion, l'impossibilité de rapporter les maladies nouvelles aux modes de propagation des fièvres locales conduit à voir, dans ces dernières, quelques exceptions à la règle de la contagion.

Mais l'opposition entre les deux systèmes est encore renforcée par les objets auxquels les uns et les autres sont confrontés. L'opposition de l'infection et de la contagion recoupe celle des populations à la ville et des individus à la campagne. Dans les villes, les contacts inter-humains ne sont pas aisément perceptibles. C'est que les médecins sont confrontés à des populations. Dans les campagnes, les médecins pouvaient facilement observer les phénomènes de contagion et centrer leur attention sur les chaînes de transmission. L'échelle des phénomènes impose une première divergence de vue. Un fléau qui tue brusquement plusieurs milliers de personnes s'oppose à une maladie de province comme une infection générale s'oppose à une micro-contagion. À la campagne, on peut préciser les éléments du tracé épidémique, dresser la carte de la dissémination du mal. Fermes, hameaux, villages, voilà les seuils susceptibles de mobiliser l'attention. On peut alors découvrir à quelles occasions et dans quelles circonstances les individus ont été atteints. Toutes ces opérations sont impossibles en ville : l'attention des médecins n'est éveillée que quand le mal a déjà fait un grand nombre de victimes. Obscure et surpeuplée, la ville embrouille tous les fils.

Dans le système de l'infection, la maladie est due à des émanations nocives portées par l'atmosphère : les agents pathogènes doivent atteindre en même temps un grand nombre de personnes. Dans le système de la contagion, une cause morbide est transmise par les individus : l'agent pathogène les touche les uns après les autres. Il suffisait de souligner les faits de *simultanéité* pour décider en faveur d'un miasme et de l'infection. Mais il suffisait de souligner les faits de *succession* pour trancher en faveur d'un germe et de la contagion. Par ce déplacement de la perception médicale vers ses formes les plus simples, on rencontrait vite des preuves en faveur de l'une ou de l'autre doctrine. En somme, deux séries de faits contradictoires s'affrontaient, parce qu'on les mesurait à l'échelle d'une classification bien trop systématique. En l'absence d'une théorie épidémiologique, on déchiffrait les mécanismes de propagation à travers la grille infection-contagion. On s'en tenait aux critères de la simultanéité et de la succession. Soit une augmentation brusque et soudaine des cas de maladie, c'est la voie respiratoire, l'infection et ses miasmes. Soit l'augmentation lente et progressive des cas de maladie, c'est la voie cutanéo-muqueuse, la contagion et ses germes. À partir du moment où l'épidémiologie découvre les phénomènes de contamination indirecte par le biais de l'eau, des aliments souillés et des hôtes intermédiaires aussi bien passifs qu'actifs, les doctrines de l'infection et de la contagion tombent en désuétude. La structure théorique de la microbiologie et les analyses des complexes pathogènes conduisent à substituer aux doctrines de la contagion et de l'infection les problèmes souvent très compliqués des voies d'entrée et de sortie des agents pathogènes.

► ACKERKNECHT E.-H., « Anticontagionism between 1821 and 1867 », *Bulletin of the History of Medicine*, n° 22, 1948, p. 117-155. – CHEYRONNAUD J., ROUSSIN Ph., VIGARELLO G. (dir.), « La contagion », *Communications*, Paris, Le Seuil, n° 66, 1998. – DELAPORTE F., *Le Savoir de la maladie*, Paris, PUF, 1990. – GENDRON E., « Recherches sur les épidémies des petites localités », *Journal des connaissances médico-chirurgicales*, n° 7, 1834, p. 193-198 ; n° 8, p. 225-232 ; n° 10, p. 295-302 ; 1835, n° 1, p. 1-19. – JARCHO S., *The Concept of Contagion in Medicine, Literature, and Religion*, Malabar, Florida, Krieger Publishing Company, 2000. – JOUANNA J., *Hippocrate*, Paris, Fayard, 1992. – RUFFIE J., SOURNIA J.-C., *Les Épidémies dans l'histoire de l'homme*, Paris, Flammarion, 1984. – SALOMON-BAYET C., *Pasteur et la révolution pastorienne*, Paris, Payot, 1986. – SIEGFRIED A., *Itinéraire de contagion. Épidémies et idéologies*, Paris, Armand Colin, 1960.

François DELAPORTE

→ Bactériologie ; Choléra ; Constitution médicale ; Écologie médicale ; Endémie ; Épidémies ; Épidémiologie ; Étiologie ; Guerre biologique ; Hippocratisme ; Lèpre ; Médecine tropicale ; Parasitologie ; Peste.

CONTRACEPTION

Il est probable que les méthodes contraceptives comptent parmi celles qui, à investissement égal, affectent le plus d'habitants à travers le monde. Et néanmoins, on a passé sous silence l'histoire des techniques et de la pratique contraceptives, en partie en raison de l'inconvenance du sujet. Aujourd'hui encore, la contraception demeure un sujet sensible et controversé. Cet article s'intéresse à l'histoire de la contraception en Occident. Le tableau 1 recense les principaux moyens de contraception et l'année de leur mise au point ; la date renvoie à l'existence de ces techniques, et non au moment où elles se généralisèrent. La plupart des moyens de contraception furent et restent à l'usage des femmes.

De l'Antiquité au XIXe siècle

Le désir de contraception est vraisemblablement très ancien. Avant l'époque moderne, et au début de celle-ci – ainsi que dans les endroits où prévalent encore des conditions de vie similaires – la connaissance des contraceptifs et des abortifs, d'origine essentiellement végétale, était souvent assez largement répandue. Elle se transmettait à la fois par tradition orale et au travers de textes imprimés (par exemple les herbiers). Aux XVIIe et XVIIIe s., la circulation de ces informations fut entravée par le fait qu'elles disparurent des livres de médecine et qu'elles occupèrent une place plus restreinte dans les ouvrages d'herboristerie. Au début du XIXe s. les obstacles se renforcèrent, sans réussir toutefois à empêcher la circulation de ce savoir par le biais des annonces dans les journaux et des brochures imprimées qui colportaient aussi bien les vieilles méthodes que les techniques plus nouvelles, telles que les douches vaginales, les « couvre-matrices » et les « obturateurs féminins ». La fin du XIXe s. connut également des améliorations, grâce à la vulcanisation du caoutchouc qui servait à fabriquer les préservatifs et les diaphragmes. Néanmoins c'est aussi à cette période qu'eut lieu l'essor des mouvements « de pureté sociale » visant à interdire l'usage des contraceptifs et à criminaliser le contrôle reproductif. Les campagnes contre l'avortement et la contraception étaient menées, dans la plupart des cas, par des hommes blancs appartenant à la classe moyenne et exerçant une profession libérale – pour la plupart des médecins.

Panorama du XXe siècle

Les sciences reproductives modernes virent le jour au début du XXe s. La contribution des scientifiques européens fut prédominante jusqu'à la Première Guerre mondiale, puis les Américains occupèrent le devant de la scène pendant les cinquante années qui suivirent. Pendant la majeure partie du XXe s. la plupart des scientifiques refusèrent de s'intéresser aux contraceptifs, ceux-ci n'étant pas considérés comme un domaine légitime de la recherche fondamentale. Parce qu'on le jugeait inconvenant, ce domaine n'intéressa que des scientifiques indépendants qui bénéficièrent du soutien financier de philanthropes privés, en particulier les Fondations Rockefeller et Carneggie aux USA, puis en Europe, à partir de 1915 environ.

En 1915, dans un « célèbre mouvement de frénésie », la cause du contrôle des naissances fit les gros titres des journaux aux USA. Margaret Sanger et d'autres propagandistes de la cause féministe commencèrent à s'exprimer publiquement, ouvrant des cliniques, distribuant des informations illégales sur le contrôle des naissances aussi bien que des contraceptifs, et se firent arrêter. Elles militaient également en faveur de moyens de contraception plus efficaces et plus simples dont les femmes auraient la maîtrise : c'était là leur cheval de bataille pour accroître l'autonomie sexuelle de la femme. En Angleterre, Marie Stopes mena un combat semblable. Depuis les années 1930, les contraceptifs ont été distribués dans le monde entier grâce à des réseaux toujours plus larges.

Pendant la période de crise économique des années 1930, les eugénistes, les néo-malthusiens, les partisans de l'orthogénie et les conservateurs commencèrent à trouver un intérêt à la contraception. Les partisans du contrôle des naissances parlèrent moins fréquemment du besoin pour les femmes d'avoir la maîtrise de leur corps, et davantage de la nécessité de démocratiser les pratiques contraceptives – de les faire descendre des classes moyennes et supérieures, qui, en Europe comme aux

États-Unis, jouissaient d'un meilleur accès à ces techniques, vers les classes inférieures dans leur ensemble. La défense de la contraception en vue de la régulation des naissances était fondée sur des méthodes contraceptives nouvelles dont les cliniciens avaient le contrôle, mais non les utilisateurs. Je donne à ces méthodes le nom d' « imposables ». Dans les décennies qui suivirent la Deuxième Guerre mondiale, les anciennes colonies devenant des nations indépendantes de ce qu'on appelle le « Tiers monde », les partisans de l'orthogénie, évoquant « la bombe démographique », se mirent à s'intéresser aux femmes. Ce sont les femmes qui portent les enfants et c'est donc la reproduction des femmes qui, dans leur logique, devait faire l'objet d'une régulation. À partir de 1945, Sanger, entre autres, au sein de ce qui était devenu la *« Planned Parenthood »* modifia sa plaidoirie en faveur de la contraception en y incluant les techniques scientifiques modernes, dont les « imposables ».

Ce quiproquo perdura en l'état jusqu'à la fin des années 1960, lorsque les féministes des nouveaux mouvements nationaux et internationaux visant à défendre la santé des femmes militèrent pour une contraception efficace et sans danger dont la femme aurait la maîtrise. Les féministes ont souvent essayé de démocratiser la régulation des naissances en la tirant vers le haut et non vers le bas, de façon à ce que les femmes soient associées en tant qu'utilisatrices à la recherche contraceptive, au design, aux innovations, aux tests, à la définition du consentement éclairé, ou à la distribution des contraceptifs... Et pourtant, le vieux quiproquo est encore de mise aujourd'hui, à plus d'un titre. Ce n'est qu'à la fin des années 1970 que les infrastructures de la recherche contraceptive s'internationalisèrent, toujours grâce aux investissements philanthropiques privés (Fondation Ford). Même au bout d'un siècle, ces travaux restent marginalisés et peu reconnus, autant que contestés.

Les scientifiques qui travaillent sur la reproduction et ceux qui mènent des recherches en matière de contraception ont dû lutter contre la dépréciation systématique dont ils font l'objet, de la part de leurs collègues comme de la société au sens large. C'est là une des raisons de leurs préjugés durables contre les procédés contraceptifs simples et peu sophistiqués réclamés au départ par les partisans féministes du contrôle des naissances (douches vaginales, spermicides, et diaphragmes) auxquels ils préféraient des méthodes plus scientifiques, notamment endocriniennes (pilules, DIU, injections...). C'est aussi ce qui explique leur réticence à prendre au sérieux les utilisatrices, réticence contre laquelle les mouvements féministes se battent depuis les années 1970.

La recherche-développement en matière de contraception : 1930-1970

Dans les années 1930, la recherche permit de comprendre pour la première fois le cycle reproductif féminin de façon précise. Cette découverte s'avéra capitale pour la plupart des moyens de contraception qui furent inventés par la suite. Le « nouveau » cycle féminin contredisait les anciennes théories relatives à la période de fécondité, selon lesquelles celle-ci coïncidait avec la menstruation. Hartmann et Ogino transformèrent explicitement ce savoir en une méthode contraceptive connue sous le nom de « méthode des températures » qui reposait sur l'enregistrement du cycle menstruel et sur l'abstinence ou sur l'utilisation d'un contraceptif local pendant la période de fécondité où la femme peut devenir enceinte.

Entre 1930 et 1950, les scientifiques de la génération suivante inventèrent de nouveaux spermicides et mirent au point la stérilisation. Les spermicides sont des « substances chimiques qui doivent être facilement disponibles, se conserver longtemps en bon état sous tous les climats, et être d'utilisation suffisamment aisée pour que toute femme, même la moins éduquée, puisse être protégée, qu'elle vive en Orient, sous les tropiques, dans les zones rurales reculées, ou dans les bidonvilles ». Les deux projets principaux, conduits sous la houlette de Voges et Baker en Angleterre, produisirent des spermicides qui furent testés avec succès, tel que le Volpar (pour *« voluntary parenthood »*), efficaces surtout lorsqu'ils étaient combinés avec l'utilisation du diaphragme.

C'est à la fin du XIXᵉ s., pour des raisons médicales plus que comme moyen de contraception, que la stérilisation chirurgicale fut mise au point pour les hommes comme pour les femmes, grâce à l'anesthésie et à l'asepsie. Après la Seconde Guerre mondiale, les antibiotiques rendirent la chirurgie plus sûre et on se servit de la stérilisation comme d'un contraceptif permanent. De nos jours, la stérilisation est le moyen de contraception le plus utilisé dans à peu près toutes les régions du monde, par environ 22 % des adultes hommes et femmes.

La première génération de contraceptifs scientifiques modernes, la pilule et les DIU (dispositifs intra-utérins), fut mise au point entre 1950 et 1977. Il est significatif qu'en Amérique, les scientifiques qui travaillaient sur la reproduction aient œuvré en dehors du sanctuaire académique. Pincus avait déjà fui la biologie universitaire lorsqu'il commença à travailler sur la pilule. Au Worcester Institute, Pincus et son collègue Chang furent financés par la Planned Parenthood Association of America de 1948 à 1952. Pincus transmit alors un rapport des plus prometteurs, et Margaret Sanger réussit à convaincre Katherine McKormick, héritière de la fortune d'International Harvester, docteur en biologie, suffragiste de longue date et partisane du contrôle des naissances, de l'accompagner lors de sa rencontre, célèbre depuis lors, avec Pincus et Chang en 1953. Katherine McKormick leur promit son soutien : il se chiffra en millions de dollars et permit l'invention de la pilule. À cette époque,

Margaret Sangers et Katherine McKormick avaient toutes deux plus de soixante-dix ans.

Les avancées en matière de chimie des stéroïdes furent décisives pour la pilule. C'est Syntex, une compagnie pharmaceutique industrielle, qui, à des périodes différentes, servit de cadre aux travaux chimiques de Marker et Djerami. Marker entra à Syntex avec d'autres chercheurs pour produire des œstrogènes. Djerami fut recruté après le départ de Marker et produisit également un contraceptif oral, en collaboration avec des collègues. Syntex et Searle – avec qui Pincus travaillait déjà – mirent finalement au point des pilules contraceptives. Les essais cliniques posèrent problème. Carl Hartman, qui présidait le comité scientifique de la Planned Parenthood, exprima des réserves au sujet des propriétés systémiques de la pilule et prédit une période de quinze ou vingt ans avant que son innocuité soit prouvée, ce qui était également l'estimation des féministes. Le dosage hormonal des pilules a fortement diminué. De nos jours, 60 millions de femmes utilisent la pilule dans le monde entier. Les utilisatrices participent activement à la contraception dans la mesure où la pilule doit être prise quotidiennement.

Les DIU sont des objets fabriqués à partir de matériaux divers (stérilets en soie, caoutchouc, métal, et plastique à partir de 1958), et introduits dans l'utérus par le col. On pense qu'ils empêchent la conception en créant un environnement hostile dans l'utérus (trop irrité pour l'implantation). Traditionnellement, ce sont les médecins qui les introduisent et ils ne peuvent être retirés sans risque que par des praticiens expérimentés. Ernest Grafenberg, un gynécologue allemand, commença à partir de 1909 à pratiquer des expérimentations sur toutes sortes d'anneaux auxquels il a donné son nom, et fit état de remarquables succès dès 1930. Mais les DIU suscitèrent également une véritable polémique au sein de la communauté médicale à partir des années 1930. De nombreux physiciens s'opposèrent à leur utilisation en raison des risques d'infection. Aux États-Unis, où l'hostilité des médecins était encore plus forte qu'ailleurs, il était même difficile de publier des articles sur le sujet. Comme pour la stérilisation chirurgicale, la banalisation des antibiotiques après la Seconde Guerre mondiale contribua à supprimer les craintes dont ils faisaient l'objet en même temps qu'à éliminer les infections. En 1952 fut fondé le Population Council, institut de recherche financé par John D. Rockefeller. En 1960, il finançait à hauteur de 95 % les coûts de mise au point d'un nouveau DIU en plastique inventé par les Drs Lazar Margulies et Jack Lippes. Christopher Tietze, du Population Council, affirma sans détour : « C'était une période très stimulante. Nous travaillions sur quelque chose que les médecins avaient complètement rejeté. On sentait chez les professionnels un véritable sentiment d'urgence. Il n'était pas partagé par le public, mais il fallait faire quelque chose. Et ce quelque chose consistait à agir sur les gens plutôt qu'à leur donner les moyens d'agir par eux-mêmes. C'est ce qui rendait la chose si attrayante pour ses auteurs. » Cette méthode, fondée sur des moyens de contraception par lesquels « on agissait sur les gens » (que j'ai nommés les « imposables ») a guidé la plupart des recherches menées ultérieurement dans le domaine de la régulation des naissances.

Les essais cliniques des DIU, comme ceux de la pilule, furent problématiques. Il fallait inventer de nouvelles méthodes de calcul statistique qui ne tiennent pas compte des femmes qui abandonnaient « prématurément » les DIU (ou les autres méthodes). La solution consistait à calculer les « années d'utilisation », ce qui n'impliquait pas une utilisation continue. Comme prévu, des problèmes surgirent en aval pour tous les DIU. La catastrophe du Dalcon Shield affecta l'Amérique entière, faisant dix-sept morts et causant une forte morbidité, dont des cas de stérilité permanente. Aujourd'hui, on ne trouve presque aucun DIU sur le marché américain, mais ils représentent environ 12 % des contraceptifs utilisés dans le monde

Les changements en matière de Recherche-Développement : 1970-1995

À partir de 1970, la période des grands hommes était plus ou moins terminée. Aujourd'hui, les équipes de chercheurs sont souvent plus diversifiées, et s'appuient non seulement sur les universités et les compagnies pharmaceutiques, mais également sur les associations privées pour la régulation des naissances et les organisations de santé publique internationales (par exemple l'OMS des Nations Unies). Ce changement est en partie lié au désintérêt des compagnies pharmaceutiques pour la R&D, désintérêt qui s'explique par la réglementation et par le fait qu'elles sont tenues pour responsables en cas de problème lié à la pilule ou aux DIU. Mais il s'explique également par la diminution de leurs profits puisque ce ne sont pas les « utilisateurs » qui paient, mais souvent des organisations internationales ou gouvernementales qui achètent en grandes quantités pour pouvoir procéder à des distributions gratuites ou à prix réduit.

En prenant conscience qu'on ne pouvait se contenter d'un contraceptif universel « idéal » pour une femme universelle, les fabricants contribuèrent également à ce que les choses changent. Depuis les années 1950 c'était la politique du « traitement unique » qui avait prévalu. Mais la diversité des circonstances personnelles, culturelles, religieuses et économiques et la variété des besoins biologiques renversèrent ce paradigme, marquant le commencement d'une ère nouvelle – l'ère post-moderne – en matière de R&D contraceptive. La reconnaissance des différences est en effet inhérente à l'époque post-moderne.

Parmi les nouveaux acteurs de la scène contraceptive, il faut citer la Ford Foundation qui finança largement la recherche en matière de contraception et de reproduction jusque dans les années 1980. Pour ce qui est des centres de recherche, citons l'Institut Karolinska de Stockholm (qui fut le premier centre de recherche et de formation dans le programme de l'OMS pour la reproduction humaine), l'International Institute for the Study of Human Reproduction de l'université Columbia, l'Institut Weizmann en Israël, ainsi que des programmes régionaux et nationaux (dont un en Inde, spécialisé dans les recherches sur les primates, et un autre en Égypte spécialisé dans la contraception). Le centre brésilio-chilien devint « l'association latino-américaine pour la recherche en reproduction humaine ». Ford apporta également son soutien aux ambitieux rapports Geep sur le statut de la R&D.

Les nouveaux contraceptifs scientifiques modernes : 1977-1990

La génération suivante travailla dans le cadre scientifique d'un paradigme endocrinien bien établi, et rechercha des perfectionnements technologiques plus que de nouvelles directions. La pilule ne fut que la première d'une longue série de méthodes contraceptives hormonales. Ces nouveaux produits hormonaux, les « imposables », échappent toutefois aux utilisateurs qui en perdent la maîtrise au profit de ceux qui les prescrivent. Le Depo Vera, un contraceptif injectable à action prolongée, fut mis au point dans les années 1960 par des chercheurs américains de la compagnie pharmaceutique Upjohn. Il fut testé et utilisé surtout dans le Tiers monde. Comme d'autres contraceptifs, on accusa le Depo de ne pas remplir diverses conditions de sécurité. Les contraceptifs injectables sont plus ou moins accessibles de nos jours. Un bon nombre d'entre eux sont mis au point par l'OMS qui fait breveter ses propres produits et délivre des licences aux produits des compagnies pharmaceutiques. Moins de 2 % des utilisateurs de contraceptifs à travers le monde utilisent des produits injectables. Récemment les implants, notamment Norplant (marque déposée) et les soi-disant vaccins ont fait l'objet d'une polémique encore plus vive. Norplant est composé de six bâtonnets de silastique contenant l'hormone progestine levonorgestrel, qui agit pendant cinq ans. Mis au point, comme les DIU en plastique, par les scientifiques du Population Council à New York, il est fabriqué depuis 1983. En 1990 environ 500 000 femmes l'avaient déjà utilisé, se faisant implanter les bâtonnets dans le haut du bras en consultation externe. Dans les pays pauvres, les risques sont surtout l'anémie et les troubles hépatiques, ainsi que la coercition (ce qui est également vrai à l'Ouest). Il n'est pas rare qu'on rencontre des difficultés pour l'enlever à cause de la cicatrisation des tissus à l'endroit de l'implantation. Les protocoles expérimentaux furent également très controversés. Les implants ne représentent que 2 % des contraceptifs utilisés dans le monde. Quelques mois seulement après que l'USFDA eut donné son accord, d'aucuns proposèrent de les utiliser pour punir les femmes qu'on accusait de crimes et qui souhaitaient bénéficier de prestations sociales, ce qui mit en lumière les dérives possibles de la technique. En 1996 les prescriptions avaient fortement baissé. On a démontré que lors des essais cliniques en Égypte, les praticiens refusaient de les retirer en dépit des demandes répétées des utilisatrices.

Les vaccins contraceptifs ont longtemps été un fantasme, avant de faire l'objet d'un véritable intérêt dans les années 1930. On administrait à la femme, par voie sous-cutanée, une injection de spermatoxine, fabriquée à partir du sperme d'individus n'appartenant pas forcément à la même espèce, mais qui provenait souvent du mari. Depuis 1967 on assiste à un regain d'intérêt pour l' « immunoreproduction », qu'il s'agisse de contraceptifs masculins ou féminins. Plusieurs nouveaux « vaccins » qui prennent pour cible les spermatozoïdes, les ovules ou (surtout) les hormones sont maintenant disponibles. Mais plusieurs organisations féministes nationales et internationales ont émis des réserves sur les risques et l'efficacité de l'immunocontraception. En premier lieu, elles s'interrogent sur l'emploi du mot « vaccin » qui inscrit ces méthodes de régulation des naissances hors du champ du planning familial et des soins maternels ou infantiles pour en faire une question de santé préventive aux côtés des injections diphtériques et d'autres mesures concernant la santé publique. L'infrastructure est totalement différente, et l'expérience en matière de santé féminine y est limitée, ce qui constitue un danger supplémentaire pour les utilisatrices. Elles s'inquiètent tout particulièrement des maladies auto-immunes opportunistes et de l'immunodépression. Les conséquences seraient extrêmement dommageables pour des millions de femmes, d'abord en raison de l'épidémie de Sida, et mais aussi, pour celles qui souffrent déjà de malnutrition, en raison du risque de stérilité permanente ou de grossesse ultérieure et imprévue. Les implants et les « vaccins » exigent des systèmes de santé bien meilleurs que ceux qui existent dans de nombreux pays du monde. Certaines organisations féministes ont appelé à l'arrêt définitif des recherches sur les vaccins en raison des risques accrus de Sida et de MST.

La pilule française de l'avortement, RU 486 : contraceptif ou contragestif ?

Une invention de l'endocrinologie moléculaire, le RU 486, prit le nom de « pilule abortive française ». Son nom provient de la compagnie pharmaceutique Russel-Uclaf Paris, branche de

Hoechst, qui la mit au point. C'est l'endocrinologue français Émile Beaulieu, directeur de son propre laboratoire à l'Inserm et consultant de longue date auprès de Russel-Uclaf, qui est à l'origine des travaux qui conduisirent au RU 486. À la fin des années 1960, Gregory Pincus, le père de la pilule, mais aussi la Fondation Ford, l'avaient vivement encouragé à améliorer la régulation des naissances. Se tournant vers l'endocrinologie moléculaire, il rechercha les sites des récepteurs des hormones stéroïdes. Vers 1980 son équipe de l'Uclaf mit au point un médicament qui agissait comme un abortif non chirurgical. Beaulieu, parmi d'autres, s'est consacré à cette innovation en matière de technologie abortive depuis la fin des années 1960. Pour Beaulieu, le RU 486 n'est pas tant un abortif qu'un contragestif : en effet, puisque la plupart des méthodes visant à contrôler la fécondité ne sont pas véritablement « contraceptives » dans la mesure où la conception peut avoir lieu (ce qui est le cas de la pilule et des DIU), il remarque que l'interruption précoce de la grossesse est un phénomène banal. Pour Beaulieu le RU 486 est une pilule de seconde génération qui peut être utilisée comme pilule du lendemain, une pilule précoce qui évite l'implantation.

Voix féministes : les utilisatrices à la table des négociations

Dans les années 1970 les féministes mirent à nouveau l'accent non seulement sur l'accès à la contraception, mais aussi sur ses risques, son efficacité, et sa tolérance. Le livre incendiaire de Barbara Seaman (1979-1980), *The Doctor's Case against the Pill,* fut la première étude « de la contraception scientifique moderne » fondée sur le témoignage d'utilisatrices et de médecins. Ce livre, ainsi que *Our Body Our Selves,* contribua à rassembler les mouvements féministes existants, tant sur le plan national qu'international. Les femmes aspirent à contrôler leur fécondité, leur maternité et leur contraception, en dépit de toutes les entraves juridiques, institutionnelles et sociales. Elles doivent souvent enfreindre délibérément les normes religieuses ou communautaires et vivre dans la crainte de représailles violentes, en se cachant de leurs parents, de leur compagnon, de leur mari et des autorités. C'est pourquoi on continue à s'intéresser beaucoup aux utilisatrices.

Tout en admettant qu'il ne peut exister une solution unique et que le choix de la méthode implique nécessairement des risques et des compromis, les mouvements féministes ont réclamé plusieurs changements. En premier lieu, depuis 1915, elles recherchent des méthodes de contraception mécanique, dites de « barrière », toujours plus efficaces, avec une insistance plus forte encore ces vingt dernières années à cause du Sida. En 2002, la Fondation Gates a donné 5 millions de dollars pour promouvoir l'utilisation du diaphragme en Afrique afin de lutter contre le Sida.

Par ailleurs, il serait bon de mettre au point de nouvelles méthodes de contraception pour les hommes, qu'il s'agisse de méthodes hormonales, d'implants, ou de toute autre innovation. Enfin, le troisième problème, plus vaste, est celui de la démocratisation de la R&D en tant que telle. Les priorités nouvelles qui placent les femmes au cœur des préoccupations témoignent du fait que nous avons élargi notre compréhension de la contraception. L'accent est à présent placé sur les domaines dans lesquels les méthodes existantes n'apportent aucune réponse aux besoins des femmes. Les scientifiques et les dirigeants commencent à comprendre que les femmes décident des données démographiques : elles n'utilisent que les contraceptifs qui leur conviennent. Les femmes ont gagné leur place à la table des négociations et parviennent parfois à faire entendre leurs voix.

Les contraceptifs vaginaux et masculins : deux « frontières » pour les scientifiques indépendants (1990-2000)

L'intérêt porté aux contraceptifs féminins non hormonaux fut ravivé lorsqu'on prouva que la progestérone augmente de façon significative le risque de Sida chez les singes. Il semble que ce risque soit également plus fort chez les femmes atteintes d'une autre maladie sexuellement transmissible. Cette découverte conduisit à réévaluer les DIU (en raison du risque de pelvipéritonite), le Norplant et le Depo Povera (puisque les saignements prolongés ou irréguliers augmentent le risque de Sida). Seules les méthodes de contraception dites de « barrière » ne compliquent pas les choses, mais les améliorent plutôt. Il est possible que les spermicides réduisent également la prédisposition.

Certains spécialistes de la reproduction commencent donc à s'intéresser au vagin comme à une « nouvelle frontière contraceptive », près d'un siècle après que Sangers et ses collègues ont souhaité que les recherches s'orientent dans cette direction. Il existe diverses méthodes. La première est celle de la « régulation naturelle des naissances », ou cycle techno-scientifique. Une gamme complète de procédés nouveaux permettant de mieux déterminer la période de fécondité est à présent disponible, la plupart en vente libre (tests hormonaux, urinaires ou de mucosité, électro-conductivité, thermomètres spéciaux, etc.). Par ailleurs, un préservatif féminin, le Reality ou Femidom Vaginal Pouch, est également vendu sans ordonnance et disponible dans dix pays. En outre, de nouveaux diaphragmes placés dans le col de l'utérus ont récemment été mis au point : ces deux dernières méthodes aident à la prévention du Sida et des MST.

Des travaux concernant de nouveaux spermicides et microbicides prophylactiques sont en cours.

Certaines femmes recherchent des microbicides qui n'aient pas d'effets spermicides, souhaitant pouvoir avoir des enfants avec des hommes infectés. Dans de (trop) nombreux contextes socioculturels, les femmes doivent impérativement avoir des enfants pour mener une vie « convenable », même si leur compagnon est infecté. Un groupe de travail international sur les microbicides vaginaux, rassemblant aussi bien des féministes que des scientifiques, émit des recommandations sur les dispositifs qu'il convenait de mettre au point en 1996.

Pour ce qui est des innovations concernant les contraceptifs masculins, les projets sont très marginaux. Près d'un demi-siècle après que la pilule féminine a été testée pour la première fois, il n'existe toujours aucune pilule masculine sur le marché. Des tests sur les pilules masculines, les implants et les injections sont en cours dans le monde entier, sous l'égide de l'OMS (et non des compagnies pharmaceutiques privées). On explore diverses voies des biotechnologies, y compris celle du « préservatif moléculaire » pour éviter que le sperme et les agents pathogènes ne pénètrent à l'intérieur des muqueuses auxquelles des molécules spécifiques se sont liées. Le produit agirait comme un préservatif moléculaire invisible recouvrant le pénis. On notera qu'il s'agit d'un contraceptif qui agit localement, et non sur l'ensemble du système, et qu'il sert non à guérir ou à intervenir, mais à prévenir, ce qui lui confère une triple spécificité.

Conclusions

Tout au long du XXe s., les contraceptifs ont été mis au point exclusivement par des scientifiques en marge du système, travaillant en dehors des sacro-saintes limites de leur discipline académique. Ils se sont consacrés, à des degrés divers, à l'autonomie des femmes, à la santé, au contrôle des naissances. La mise à l'index dont ils ont fait l'objet sur le plan professionnel a contribué à renforcer leurs préjugés à l'encontre de moyens contraceptifs simples et peu sophistiqués, auxquels ils préféraient des contraceptifs endocriniens ou d'autres méthodes plus scientifiques. Les femmes, en tant que propagandistes de la régulation des naissances ou en tant qu'utilisatrices, n'ont cessé d'œuvrer depuis le XIXe s. pour que les choses changent. Le divorce qui perdure entre la société d'un côté – les féministes, les partisans du contrôle des naissances, les utilisatrices faisant entendre leur voix depuis plus d'un siècle – et les sciences reproductives et la R&D contraceptive de l'autre, est assez saisissant. Depuis plusieurs dizaines d'années, la littérature médicale regorge d'exemple d'utilisatrices rejetant telle ou telle technique. Il semble qu'il ait fallu plusieurs dizaines d'années aux scientifiques et aux décideurs pour comprendre que les femmes privilégiées des pays du Nord et les féministes sûres de leur bon droit ne sont pas les seules capables de s'organiser pour s'opposer efficacement et sur la durée à des technologies inadaptées.

En conservant présent à l'esprit le plaidoyer des femmes du début du siècle pour les diaphragmes prophylactiques et les spermicides, il n'est pas déraisonnable de penser que si ces solutions contraceptives avaient été adoptées au début du siècle, on aurait évité bien des souffrances. Le Sida n'aurait peut-être été qu'une épidémie passagère et non une catastrophe mondiale d'ampleur encore inconnue. C'est là, précisément, que les dangers de l'impérialisme reproductif et d'une préférence culturelle pour la complexité scientifique en matière de contraception se donnent à voir le plus clairement. La contraception et les technologies associées sont aujourd'hui au moins aussi controversées qu'elles pouvaient l'être au cours du XXe s. Compte tenu de l'essor parallèle des nouvelles technologies visant à manipuler la génétique, il est probable que la polémique, loin de se calmer, ira croissant.

Récemment, la recherche historique s'est notamment intéressée à l'aspect commercial de la mise au point et de la distribution des contraceptifs (par exemple dans les cliniques privées), à la vie à l'intérieur des cliniques, aux changements de la relation médecin-patient suscités par une médecine qui se préoccupe du « style de vie », ou encore aux usages et aux abus des contraceptifs au plan local, national et dans les régions reculées du monde. Il existe un musée de l'histoire de la contraception à Toronto, ouvert sur rendez-vous à l'adresse suivante : Ortho-McNeil, Inc, 1/9 Greenbelt Drive, Don Mills, Ontario, M3C 1L9, Canada. Tél. : 416-449-9444.

► BEAULIEU É., en collaboration avec M. ROSENBLUM, *The Abortion Pill, RU 486 – A Woman's Choice*, New York, Simon and Schuster, 1991. – BIEGELMANN-MASSARI M. & BATEMAN S. (NOVAES), *Panorama of fertility control in the world in Human Population Problems*, J. Rose (éd.), Londres, Gordon and Breach Scientific Pubs, 1998. – BRIGGS L., *Reproducing Empire : Race, Sex, Science and US Imperialism in Puerto Rico*, Berkeley, Univ. of California Press, 2002. – CLARKE A. E., *Disciplining Reproduction : Modernity, American Life Sciences and the « Problem of Sex »*, Berkeley, Univ. of California Press, 1998 ; « Maverick Reproduction Scientist and the Production of Contraceptives, c. 1915-2000 », *in* A. Saetman, N. Oudshoorn & M. Kirejczyk (éds), *Bodies of Technology : Women's Involvement with Reproductive Medicine*, Columbus, Ohio State Univ. Press, 2000, p. 37-89. – GORDON L., *Woman's Body, Woman's Right : A Social History of Birth Control in the USA*, New York, Viking (2e éd.), 1990. – HARRISON P. F. & ROSENFELD A. (éd.), *Contraceptive Research and Development*, Washington DC, National Academy Press, 1996. – HERTZ R., « A Quest for Better Contraception : The Ford's Foundation's Contribution to Reproductive Science and Contraceptive Development, 1959-1983 », *Contraception*, 29, 1984, p. 287-319. – LANGLEY L. L. (éd.), *Contraception. Benchmark Papers in Human Physiology*, Stroudsburg (PA), Dowden, Hutchinson and Ross, 1973. – LERIDON H., *La Seconde Révolution contraceptive : la régulation des naissances en France de 1950 à 1985*, Paris, PUF, 1987. – NETTER A. & ROZENBAUM H., *Histoire Illustrée de la Contraception de l'Antiquité à nos jours*, Paris,

Éditions Roger Dacosta, 1985. – OUDSHOORN N., *Designing Technology and Masculinity : A Biography of the Male Pill*, Durham (NC), Duke Univ. Press. – PETCHESKY POLLACK R. & JUDD K. (éd.), *Negotiating Reproductive Rights : Women's Perspectives Across Countries and Cultures, International Reproductive Rights Research Action Group [IRRAG]*, Londres/New York, Zed Books. – RIDDLE J. M., *Eve's Herbs : A History of Contraception and Abortion in the West*, Cambridge (MA), Harvard Univ. Press. – SEAMAN B., *The Doctor's Case Against the Pill* (2e ed.), New York, Doubleday, 1969, 1980. – TONE A., *Devices and Desires : A History of Contraceptives in America*, New York, Hill and Wang. – WATKINS E. S., *On the Pill : A Social History of Oral Contraceptives, 1950-1970*, Baltimore, John Hopkins Univ. Press. – Coll. : Boston Women's Health Group Collective : *Our Bodies, Ourselves : A Book by and For Women*, 2e édition en cours, New York, Touchstone / Simon and Schuster, 1973.

Adele E. CLARKE
(Trad. Mickael Popelard)

→ Avortement ; Convenance ; Dignité de la personne ; Endocrinologie ; Hormones ; Stérilisation.

Tableau 1. — *Mise au point des procédés contraceptifs*

Dates	*Procédés*
?	Méthodes à base de plantes
?	Avortement
?	Célibat
?	Castration
?	Coït interrompu
?	Rapports sexuels sans coït
?	Premières méthodes mécaniques dites « de barrière »
Vers 1600	Préservatifs masculins
Vers 1820	Éponges vaginales
Vers 1830	Douches vaginales
1840	Vulcanisation du caoutchouc
Vers 1850	Premiers dispositifs intra-utérins
Vers 1860	Préservatifs en caoutchouc
Vers 1870	Méthode du cycle de Trall
Vers 1882	Diaphragme en caoutchouc
Vers 1890	Stérilisation chirurgicale des femmes
Vers 1899	Vasectomie
Vers 1925	Incapacitation des spermatozoïdes par la chaleur
1930-1940	Nouveaux spermicides, diaphragmes, capes cervicales, douches vaginales, et DIU
1930-1940	Nouvelles méthodes « du cycle »
1950-1960	Nouveaux préservatifs
1950-1960	Nouvelles techniques de stérilisation masculine et féminine
1960 - 960	Pilule (contraception hormonale)
Vers 1965	Implants et injections à action prolongée (contraception hormonale)
1970-1980	Nouvelles méthodes « naturelles » du cycle
Vers 1985	Éponges spermicides (méthode de barrière jetable)
Vers 1986	Pilule abortive RU 486 (pilule du lendemain)
1990-2000	Contraceptifs immunologiques injectables pour femmes
1990-2000	Préservatifs en polyuréthane et autres polymères
1990-2000	Contraceptif vaginal hormonal amovible
1990-2000	Nouveaux implants hormonaux
2000-	Nouveaux spermicides vaginaux prophylactiques (monoclonal)
2000-	Contraceptifs hormonaux masculins
2000-	Contraceptifs immunologiques injectables masculins
2000-	Méthodes d'incapacitation vaginale des spermatozoïdes
2000-	Nouveaux procédés hormonaux féminins (pilules, injection, implants, anneaux, DIU à action prolongée...)
2000-	Nouveaux contraceptifs d'urgence (post-coïtaux)
2000-	Méthodes d'incapacitation des spermatozoïdes par injections
2000-	Pilules hormonales mensuelles

CONVENANCE

L'article 16 du Code civil (« La loi assure la primauté de la personne, interdit toute atteinte à la dignité de celle-ci... ») consacre, comme l'article 2 de la Convention d'Oviedo du Conseil de l'Europe (« l'intérêt et le bien de l'être humain doivent prévaloir sur le seul intérêt de la société ou de la science »), la prééminence de la personne et de son autonomie sur toute autre considération. Ne comporte-t-elle, pour autant, aucune limite ?

L'article 16.3 du Code civil précise celles de l'intervention sur le corps humain, en particulier en ce qui concerne l'activité médicale (« Il ne peut être porté atteinte à l'intégrité du corps humain qu'en cas de nécessité médicale pour la personne »).

Le point qui retient ici notre attention est celui d'interventions sur le corps humain décidées, non pour des raisons médicales précises, mais pour des raisons de choix personnels, choix de mode de vie (*« life-style choices »* pour les Anglo-Saxons), ce qu'en français nous dénommons « convenance ».

Cette convenance « individuelle » ne relevait pas, autrefois, du domaine médical. C'est au cours du XXe s. que la situation a évolué, et cette évolution constitua pour le corps médical un traumatisme majeur, dont les conséquences sont loin d'avoir été pleinement mesurées.

Considérations médicales

La médecine, en effet, a évolué. D'inefficace et compassionnelle, donc naturellement amenée à soulager les souffrances par l'écoute et l'attention, elle est devenue active, hyperactive, et on le lui reproche parfois. Mais souligner cette activité et cette efficacité conduit naturellement à rechercher jusqu'où elle peut et doit aller. Pendant longtemps, son objectif fut limité à la guérison, voire à la prévention des états morbides. Or la société a elle-même évolué et un nouvel objectif est apparu : concourir à la protection ou au rétablissement de la santé – état de bien-être physique, psychique et social d'après l'OMS. La médecine est-elle alors destinée à permettre des satisfactions psychiques ou sociétales ? Quelques exemples vont nous révéler la complexité de la situation.

— Le plus typique est celui de la contraception. Certes, le corps médical ne s'en désintéressait pas, mais son action se limitait à des conseils de recourir au *coïtus interruptus* ou aux préservatifs, seuls moyens alors disponibles, lorsqu'une grossesse comportait des risques pour la patiente. Rares étaient les demandes de conseil visant spécifiquement la convenance contraceptive. C'est dire l'importance du bouleversement conceptuel qui affecta le corps médical dans les années suivant la guerre, lorsque apparurent d'abord les diaphragmes vaginaux, puis les pilules et les stérilets. Dans ces circonstances en effet, la patiente ne venait plus demander au praticien le soulagement d'une affection, mais son concours technique dans le cadre d'un acte éminemment personnel, visant un choix de mode de vie, en l'occurrence l'activité sexuelle : l'irruption de la contraception a ainsi transformé l'acte médical en une prestation de service, achetée, consumérisée, par la demanderesse. Certes, il demeurait une activité médicale de conseil tendant à faire préférer l'une ou l'autre des modalités contraceptives, mais l'essence de l'acte était bouleversée. Ce fait explique les réticences qui s'exprimèrent alors, allant jusqu'à l'affirmation, que nous peinons à comprendre aujourd'hui, que la contraception ne ressortissait pas au domaine médical, mais exclusivement à la « convenance ».

Pour compliquer le débat, il apparut alors légitime, au nom de la solidarité dans la satisfaction de besoins psychologiques et sociaux indéniables, d'accepter la prise en charge de ces mesures préventives par l'assurance maladie, y compris plus récemment et de manière confidentielle pour les mineures. Du fait de cette évolution le praticien, mais également le pharmacien, voire certains services sociaux se sont trouvés entraînés dans une action individuelle qu'ils pouvaient de leur point de vue personnel regretter, et plus encore dans l'aventure collective de l'augmentation des dépenses de santé. L'argument social a finalement prévalu : cette satisfaction collective et individuelle de la demande de contraception avait pour double motivation l'équilibre psychologique des couples, et ce fut à cet égard un succès, la prévention des avortements clandestins, et il faut le reconnaître, ce fut ici un échec.

— Un problème plus délicat surgit à propos de la stérilisation (par section-ligature des trompes ou des déférents). La contraception non chirurgicale est un blocage, pharmacologique ou mécanique, mais temporaire et réversible d'une fonction physiologique. La stérilisation fut longtemps considérée comme un acte chirurgical agressif, supprimant délibérément et de manière définitive la faculté de procréation. Les premières indications fondées sur l'usage et généralement acceptées étaient celles où la survenue d'une grossesse aurait fait courir un risque vital ou fonctionnel (cécité par exemple) à la patiente. C'est là ce que l'on a longtemps dénommé les indications « médicales » de la stérilisation, par opposition aux « stérilisations contraceptives », de convenance. Distinction doublement injustifiée : toute implication de la « convenance » n'étant bien entendu pas exclue de l'indication « médicale » ; et surtout toute stérilisation étant par définition « contraceptive », même en présence d'indications médicales indiscutables. Or, sur ce point, la jurisprudence de la Cour de cassation fut longtemps stricte, soulignant le caractère illicite de la stérilisation « contraceptive », qui tomberait sous le coup de poursuites pénales pour non-respect de l'article 16.3 du Code civil. Nombreux étaient les praticiens qui demandaient l'inclusion de la stérisation dans l'ensemble des dispositifs juridiques et réglementaires régulant la contraception, et ce d'autant plus que depuis les progrès de la chirurgie réparatrice, en particulier sous microscope, et de la procréation médicalement assistée, le caractère d'irréversibilité n'était plus opposable.

Tout récemment, suite à la modification longtemps réclamée de cet article 16.3 (remplacement du terme « nécessité thérapeutique » par « médicale ») par l'article 70 de la Loi 99-641 du 27.7.99, l'Académie nationale de médecine et le conseil national de l'ordre des médecins ont proposé de comprendre cette nouvelle rédaction comme intégrant cet acte dans le cadre général de la contraception tel que défini par la loi Neuwirth de 1967. Ce souhait fut exaucé par l'article 26 de la loi du 4 juillet 2001 qui fait de la stérilisation un acte dont la licéité dépend comme tout autre du respect de la loi et de la déontologie. Ce point est important car on observe ici une contradiction, bien révélée par l'expérience, entre le désir de stérilisation qui peut être fortement exprimé à un moment donné, et son éventuel regret ultérieur. Le corps médical français est en général prudent, et soutenu par la loi récente, se sent l'obligation morale de discuter au fond de telles indications, et éventuellement d'en refuser l'exécution. Paternalisme dira-t-on. À l'inverse, sous une évidente pression consumériste, le corps médical américain est plus « compréhensif » et obéissant. Ce qui génère un nombre notable de regrets et de réinterventions.

— Le problème est comparable pour l'IVG depuis les lois de 1975-1979, tant il est vrai que la « détresse » invoquée lors d'une telle demande, et dont la femme est seul juge, correspond à la définition, sans aucune connotation péjorative, de la convenance. Ici, réapparaît la double implication de la reconnaissance de fait de la légitimité de la convenance : le caractère juridiquement licite dans le respect des lois régissant l'ordre public et les bonnes mœurs, mais aussi l'acceptation de la prise en charge par la collectivité des frais afférents à cette décision, y compris pour les mineures. Mais alors, faut-il accepter les IVG pour détresse en raison d'une gémellité ou d'un sexe non désiré ?

— Un autre aspect majeur de cette « convenance » est à l'opposé de la contraception, la demande d'assistance médicale à la procréation. Entrent dans ce cadre toutes ses modalités que nous ne détaillerons bien entendu pas. Là encore les opinions s'affrontent : certains, souvent des juristes ou des théologiens, récusent ce recours à la « manipulation » et à l' « instrumentalisation » embryonnaire ou fœtale, au nom du respect dû à l'être humain depuis la fécondation et à celui de la loi naturelle. Certains, comme en Allemagne ou en Suisse alémanique, autorisent la fécondation *in vitro* mais limitent le nombre d'embryons transférés, tout en interdisant la congélation, ce qui oblige à insérer les embryons surnuméraires dans la cavité vaginale où une mort discrète les attend. D'autres, en Angleterre ou en Belgique, se réfèrent à la souffrance née de l'infécondité ou du risque malformatif pour autoriser jusqu'à la recherche sur l'embryon. En France, une voie moyenne a été tracée avec autorisation sous contrôle de la fécondation *in vitro*, de la congélation, du diagnostic pré-implantatoire, du don, mais interdiction de la maternité de substitution, de la recherche (dans l'attente d'une nouvelle loi sur les biotechnologies de la procréation), des maternités tardives « après l'âge de procréer », ainsi que, point éminemment discutable, des transferts posthumes, par exemple en cas de décès du procréateur d'un embryon congelé.

Comme on le voit, ces orientations diverses des attitudes européennes révèlent bien la difficulté des choix qui doivent prendre en compte l'autonomie parentale, l'intérêt du ou des enfants à venir, l'opinion du praticien, et la double implication de l'État par les autorisations législatives et réglementaires qu'il octroie et par la prise en charge collective qu'il accepte.

— Mais on peut et on doit aller au-delà de la médecine de la procréation ; dans le cadre des actes effectués sur des enfants, les excisions rituelles réalisées chez des filles sont de plus en plus souvent réprimées en France, en raison de l'agression qu'elles font subir au corps des personnes, des risques vitaux et fonctionnels, de la douleur et plus encore de la signification sociologique de cette mutilation ; il nous faut reconnaître ici avec objectivité la double et symétrique difficulté : sur le territoire national, la condamnation de ces pratiques comporte implicitement la reconnaissance de la suprématie de la culture du pays d'accueil, dont le respect s'impose aux immigrants. On est confronté au même problème lorsqu'une césarienne d'indication fœtale est refusée avec obstination, là encore en fonction de considérations psychologiques ou sociales. Faut-il passer outre ? Et qu'en est-il dans les pays d'origine où l'argument invoqué en faveur de l'excision est celui de la légitimité de la tradition culturelle et où se développe la tentation de la médicalisation de l'acte, pour éviter douleurs et complications. Doit-on considérer cette tradition comme intangible ?

— Allons plus loin encore, et réfléchissons au problème du transsexualisme : l'intervention d'abord, puis la modification de l'État civil furent formellement interdites jusqu'à une décision de la Cour européenne des droits de l'homme en 1992. Cette évolution montre que la doctrine est évolutive et plus encore qu'on ne peut, dans le domaine médical, faire abstraction du subjectif et de l'irrationnel qui sont destinés à le demeurer tant qu'une cause objective n'est pas scientifiquement démontrée ; mais pendant cette attente, le médecin plus que le juriste est sensible à la souffrance exprimée.

Ces quelques exemples montrent bien qu'en médecine finalement tout est convenance, puisque tout peut être refusé, dans le cadre de la reconnaissance du respect nécessaire de l'autonomie.

Les effets de la convenance

C'est ici qu'apparaît une différence conceptuelle entre le monde anglo-saxon et le nôtre. Pour les Anglo-Saxons, l'élément essentiel est le respect de l'autonomie, de la liberté de choix et de décision, y compris sur son propre corps : « Tout adulte sain d'esprit a le droit de disposer librement de son corps » (Jugement Schloendorff *vs* Society of NY Hospitals, 1914. *In* S. Rameix, « Information et consentement des patient : du paternalisme à l'autonomie ? » *Responsabilité*, 2001, n° 3, p. 15-20). La personne, libre et compétente, est prête à assumer les conséquences de ses décisions et actes, que ce soit en terme de risques acceptés ou d'implications financières. C'est ainsi par exemple que la prise en charge collective de la lutte contre les conséquences de l'infertilité est minimale au Royaume-Uni et quasi nulle aux USA.

Notre approche est tout autre : les décisions, dans ce domaine, doivent d'abord recueillir un consensus national, c'est-à-dire en pratique être votées par le Parlement, puis interprétées par les Cours. Or, tant au niveau du premier que des secondes, ces décisions qui impliquent en même temps l'individu et la collectivité sont l'objet de discussions et de conflits. Comme il est impossible d'établir entre « les grands principes » qui les sous-tendent une quelconque hiérarchie, comme ils ne peuvent comporter une harmonisation de portée générale puisque les problèmes posés sont par essence particuliers, les décisions prises découlent souvent de compromis médiocres ou d'interprétations abusives. En témoignent la loi de 1920 sur l'avortement et la propagande anticonceptionnelles, loi coercitive et inefficace qu'il a fallu attendre 55 ans pour la voir modifier, les lois de 1994 avec leur marchandage sur le diagnostic pré-implantatoire, leurs contradictions sur le statut implicite de l'embryon, leur invraisemblable atteinte à la dignité de la femme et de l'embryon qui résulta de l'interdiction, rigoureusement appliquée, du transfert posthume d'embryon congelé.

Une fois le consensus supposé atteint, la décision collective non seulement rend la décision licite, c'est-à-dire non exposée à la sanction judiciaire, mais naturellement destinée à être prise en charge par la collectivité, traduisant ainsi la confusion entre deux types fondamentaux d'intervention de l'État dans les décisions individuelles, la licéité et la solidarité.

Avec une certaine logique, certains ont alors critiqué la prise en charge collective de la contraception, de l'avortement, de la lutte contre les effets de l'infertilité. Mais ce faisant, ils ont négligé l'impact psychologique et social de ces situations. D'autres ont souligné la différence entre le risque né d'un événement extérieur et celui résultant d'une décision personnelle. Mais là encore, cette distinction est de faible portée – sauf à refuser la protection sociale aux accidentés de la route, aux fumeurs, alcooliques ou drogués, aux victimes du Sida.

D'un côté, le pragmatisme anglo-saxon, fondé sur l'autonomie et tolérant l'iniquité, de l'autre l'idéologie et le dogmatisme latins conduisant à l'abdication de la responsabilité individuelle, et révélés par l'usage immodéré de ce terme de convenance dont aucune traduction anglaise ne rend compte de l'immense mépris qu'il comporte pour les décisions personnelles. La situation est en fait dépourvue d'issue pour les uns comme pour les autres. La croissance des besoins et des désirs est en effet sans limite, et qui pourrait valablement proposer une hiérarchie de droits entre le cardiaque mourant, le fœtus ou l'adulte menacé de chorée de Huntington, comme on tente de le faire pour supprimer un passage à niveau ou améliorer un carrefour ?

De la convenance à l'exigence

Les uns et les autres, en effet, sont confrontés aujourd'hui à une extension redoutable de ce concept de convenance et d'autonomie, celle de l'exigence. Et là encore la médecine de la procréation est au premier rang. Nous avons vu déjà apparaître des « dérives » de la convenance, récusées ici, acceptées ailleurs sous la contrainte du consumérisme triomphant : maternité de substitution, achats d'éléments ou de produits du corps humain, clonage reproductif ; elles sont bloquées en France par la voie législative, parce qu'elles touchent à des problèmes éthiques sur lesquels l'attention de la population, des médias et des parlementaires est attirée depuis longtemps. Mais il faut bien reconnaître que parallèlement, et dans le domaine connexe de l'accouchement, une évolution redoutable se dessine. Son origine n'est pas récente puisqu'elle résulte directement du concept de « contrat de soins », banal aux États-Unis, et introduit dans le cadre de la responsabilité médicale en référence à l'article 1147 du Code civil, par l'arrêt Mercier-Nicolas du 20 mai 1936. C'est là qu'apparaît l'ambiguïté : sauf en cas de non-respect de l'ordre public et des bonnes mœurs, tout contrat est licite et doit être rempli, sous peine précisément de sanctions. Comment situer alors, par exemple, non plus le refus de césarienne, cité plus haut, mais l'exigence de césarienne ? Quelle réponse doit être donnée à une exigence qui paraît au praticien démesurée voire déraisonnable ? Et en obstétrique, tout peut être ainsi discuté et contesté, jusqu'aux modalités de l'analgésie qui, jusqu'à un décret Veil de 1994, n'était pas prise en charge par l'assurance maladie car étant de pure « convenance » ou « exigence ».

Le problème est qu'en cas de survenue d'un accident imprévisible, alors que l'exigence n'a pas été acceptée, la sanction judiciaire suivra avec son cortège de drames et d'incompréhension. Il en résultera, il en résulte déjà dans le domaine du diagnostic prénatal où le dépistage de toute anomalie est de plus en plus exigé, une « fuite » des praticiens effrayés par l'accroissement du risque et des primes d'assurance, voire la disparition des compagnies ou mutuelles. Il en résultera, comme c'est déjà le cas aux États-Unis, une fuite des obstétriciens pour les mêmes raisons.

Nous touchons ici aux limites du raisonnable en matière d'acceptation de la convenance et de l'exigence, fondée sur l'évolution des mœurs judiciaires de notre société et l'obsession indemnisatrice de certains magistrats ; on peut comprendre leurs motivations compassionnelles, mais on doit déplorer qu'ils négligent un principe de plus en plus reconnu, celui de précaution, qui devrait imposer de chercher à appréhender les conséquences éventuellement dommageables et irréversibles de toute décision, fût-elle judiciaire.

Conclusion

Dès lors, comment réguler cette évolution ? Qui doit décider de la limite à établir entre la convenance convenable et l'exigence inconvenante ? Est-ce le rôle de l'État ? Oui, dans une certaine mesure et la loi du 4 mars 2002 a bien montré ce qui devait ressortir à la responsabilité médicale en cas de faute et à la prise en charge par la collectivité en cas d'aléa. On peut l'espérer aussi de la nouvelle rédaction des lois sur les biotechnologies actuellement en cours de révision. C'est aussi celui des demandeurs, les malades et ceux qui ne le sont pas, mais qui requièrent l'aide de la médecine pour atteindre leurs objectifs de choix de vie ; ils doivent comprendre que la collectivité ne peut pas tout pour eux, sans limite ni contrainte. Est-ce le rôle des juges, mais n'ont-ils pas été eux aussi exposés aux tentations des dérives, influencés par leurs préjugés personnels, philosophiques ou religieux ?

N'est-ce pas alors au corps médical à proposer la solution la plus adaptée à ces situations difficiles, à distinguer ce qui est acceptable ou ce qui ne l'est pas, en fonction des intérêts en cause, ceux des individus et ceux de la collectivité ?

Claude SUREAU

→ Avortement ; Contraception ; Diagnostic prénatal ; Procréation assistée ; Stérilisation ; Transsexualisme.

CRISE

Il reste aujourd'hui peu de traces de ce concept dans le champ de la nosologie. Pourtant la notion de crise est restée en usage tout au long de l'histoire de la médecine, jusqu'à une date récente. L'*Encyclopédie* de Diderot lui consacre un long article, rédigé par le médecin vitaliste Bordeu qui en fait l'historique mais finit par s'interroger sur sa pertinence. Dans son *Dictionnaire de Médecine,* Émile Littré ne lui consacre plus que quelques lignes, la définissant comme un « changement rapide qui se produit dans l'état d'un malade aux approches de la guérison ou de la mort et s'annonce par quelques phénomènes particuliers... ». Le souvenir des « jours critiques », immense domaine où des générations de médecins ont tenté de combiner observations et théories, mêlant inextricablement autorité et scepticisme, s'est lui aussi effacé. Mais sans eux, pouvait-on saisir l'histoire naturelle des maladies, ses phases, ses tournants trompeurs ou décisifs, les moments d'agir ou d'attendre ?

Qu'est-ce qu'une « crise » dans la médecine antique ?

Le mot vient d'un verbe grec *(krino)* dont la signification la plus ancienne est l'action de « trier », « séparer » (crible). Étendu au domaine plus abstrait de la décision, il désignait l'action de « juger », choisir, trancher. Là où l'issue est importante, comme dans le champ militaire ou médical, c'est le moment où se décident l'évolution et le dénouement : pour la guerre, la victoire ou la défaite, pour la maladie, la guérison ou la mort. Il s'agissait naturellement des maladies dites « aiguës », celles à cours rapide et qui étaient souvent mortelles.

Pourtant la « crise » est loin d'être un concept facile à définir dans la médecine antique. Tous les médecins hippocratiques ne l'utilisent pas avec la même fréquence ni de la même façon. Si les traités les plus « hippocratiques » en font un large usage, d'autres n'y ont que peu ou pas recours. Par ailleurs les expressions elles-mêmes révèlent un certain flou. Plus que le mot, c'est le verbe qu'on trouve : juger. Au sens actif, c'est généralement un symptôme qui est dit « avoir jugé » (le malade, ou sa maladie) ; parfois c'est une période de temps : tel nombre de jours. C'est plus souvent encore le passif qui est employé : « est jugé ». Mais qui ou quoi ? À la fin de plusieurs observations, le médecin le dit du malade : « Le jour suivant il fut jugé et était sans fièvre » (*Épidémies,* II, 5). Mais c'est aussi la maladie qui peut être jugée. Quelquefois il manque le sujet du verbe, quelquefois le complément. Comme ce sont les mêmes entités qui tantôt jugent tantôt sont jugées, et qu'on ne sait pas toujours ni par quoi ni comment, on s'embrouille un peu. Du reste peu importe. On se comprenait, car la notion de crise était très répandue, sans aucun doute enseignée, et on l'entendait même en l'absence de toute terminologie de ce type.

Symptômes critiques. – Ce qu'on appelait une crise était d'abord la manifestation à un moment donné de certains symptômes considérés comme « critiques » s'ils entraient dans certaines catégories et coïncidaient avec un changement dans la maladie (*ibid.,* I, 11). Une partie d'entre eux concernait les fièvres, de quelque origine qu'elles aient été. Bien que les médecins n'aient pas eu de moyen pour mesurer la température du corps, sauf par l'application de la main, la sensation du malade, la chaleur de l'haleine, avant la prise du pouls à l'époque hellénistique, on distinguait très bien les moments d'augmentation et de diminution, notamment quand « elle s'atténue à l'approche de la crise et au moment de la crise » *(ibid.)*. La rémission de la fièvre, momentanée ou définitive, était l'un des éléments essentiels de la crise. Une seconde catégorie concernait les excrétions : sueurs abondantes, larmes, saignements de nez, vomissements bilieux, changement d'aspect des urines, de couleur, de consistance avec présence d'un dépôt, etc. « On observa quatre signes particulièrement salutaires : ce furent ou des épistaxis favorables, ou l'évacuation d'urines abondantes et qui offrirent un sédiment considérable et de bonne nature, ou un flux de matières bilieuses qui survenait à temps, ou l'apparition de phénomènes dysentériques » (*ibid.*, I, 9). Passer par tous ces symptômes est de meilleur augure que de n'en connaître qu'un ou deux. L'issue en dépend. On comprend mieux pourquoi l'essentiel des observations se concentre sur ces manifestations : « Autour du quatorzième jour, elle vomit des quantités considérables de matières bilieuses, jaunes, elle transpira. Pas de fièvre. Crise » (*ibid.*, I, cas 13). La crise révèle une opération complexe du regard médical. Dans la masse des manifestations pathologiques, apprendre à discerner à temps les signes critiques des autres était aussi important que de savoir de quelle pathologie exacte souffrait le malade.

Crise et pronostic. – La connaissance du cours des maladies aiguës, des facteurs aggravants ou des signes favorables à la guérison était essentielle pour le malade, mais encore plus pour le médecin qui risquait à chaque pronostic sa réputation. Anticiper et prédire signifiait être attentif aux signes certains et incertains de l'issue du combat. Aussi, étant donné que la « crise » comportait des signes prédictifs de la survie ou non du patient, la perspicacité du médecin était mobilisée pour l'évaluer. Opération d'autant plus difficile qu'on se situait en amont. Dans l'ensemble des cas cliniques qui servaient d'enseignement, on note très exactement ce moment, et la nature de la crise : « Le trente et unième jour, il eut une sudation générale, pas de fièvre, crise complète » (*ibid.*, III, 3). Mais il y avait des crises insuffisantes, suivies de récidives ou de redoublements. On comprend que le traité hippocratique du *Pronostic* soit l'un de ceux qui contienne le plus d'enseignement sur cette question, et qu'une part importante des *Aphorismes* qui ont transmis pendant de longs siècles l'essentiel du savoir médical y soit consacrée. Galien, grand maître dans ce domaine comme dans beaucoup d'autres, se fera un devoir d'enseigner la perception anticipée d'un accès déterminant pour la survie du malade.

Crise et coction. – Mais au-delà des symptômes le concept de crise ne se comprend qu'en relation avec deux autres, avec lesquels il forme un ensemble en grande partie théorique, malgré les apparences. Le principal est la coction. Terme « culinaire », il s'appliquait autant au domaine physiologique que pathologique. La digestion des éléments est assimilée à une « cuisson » qui ôte la dureté des aliments crus, les attendrit et les rend propices à être assimilés dans le corps. Sans que les Anciens aient développé une doctrine des « matières peccantes », l'idée était très répandue que les souffrances dans la maladie étaient dues à la « crudité » de certaines composantes du corps, comme des humeurs en excès par exemple, et qu'une « maturation » aidait à leur assimilation ou à leur disparition. Un auteur hippocratique explique le phénomène à un public apparemment non médecin, en prenant l'exemple simple du rhume. « Quand on est affecté d'un coryza, dit-il, et qu'il se fait un écoulement par les narines, cette humeur, devenue beaucoup plus âcre que celle qui était rendue auparavant et que le nez fournit chaque jour, le fait enfler et excite une chaleur excessive et un sentiment de brûlure. L'inflammation du nez s'apaise [...] quand l'humeur devient plus épaisse, moins âcre et quand, par la coction, elle se mêle davantage au liquide primitif ; alors seulement l'inflammation cesse » *(Ancienne Médecine)*. En rendant les substances plus fines et légères, la coction facilite leur élimination. Sous l'évidence de faits d'observation l'auteur glisse les fondements théoriques sur lesquels repose la conception de la maladie : coction, mélange, « apostase » ou séparation. Entourant celui de « crise », les mêmes concepts de coction et d'apostase seront utilisés jusqu'au début du XIXe s.

Jours critiques. – Un deuxième trait était essentiel à la crise. Il fallait qu'elle ait lieu à certains moments : « Les sueurs les meilleures dans toutes les maladies aiguës sont celles qui surviennent aux jours critiques, et qui enlèvent complètement les fièvres » (*Prognostic*, 6). Par là on entend soit une durée calculée en nombre de jours, soit en jour désigné du nombre ordinal (le quatrième, le septième, etc.). Au début, la notion de crise semble associée à un certain laps de temps compté en jours ; « le malade meurt dans l'espace de sept jours ; s'il leur survit, il guérit. » Mais très tôt les médecins ont établi une sorte de calendrier fixant les jours pertinents, qui étaient comptés à partir du début de la maladie ou de sa phase aiguë. Dans la version la plus simple, les plus fameux de ces jours furent le quatrième, le septième, le quatorzième et le vingtième ou le vingt et unième. Mais très souvent, la théorie était loin de se limiter à ce schéma. D'abord parce qu'il y avait des jours « indicateurs » d'une crise devant survenir un jour prochain : le quatrième pour le septième, le onzième pour le quatorzième, etc. Par ailleurs, on tenait compte aussi des jours intercalaires, troisième, cinquième, neuvième, etc., le sixième étant le plus mauvais de tous. Et chacun devenait le début de nouvelles périodes plus ou moins fixes. L'ensemble donne l'image d'un calcul extrêmement compliqué. La démarche hippocratique révèle ce mélange d'observation raisonnée et de calcul fondé sur la valeur des nombres. Des dizaines d'exemples le montrent, comme celui de deux frères qui tombèrent malades en même temps : « L'aîné eut une crise le sixième jour, le cadet le septième, la récidive se fit chez les deux en même temps. [...] À dater de la récidive, la crise définitive se fit pour tous les deux au bout de cinq jours, en tout dix-sept jours de maladie » (*Épid.*, I, 11). Le médecin hippocratique s'efforce de regrouper ses observations et d'y trouver des indications sur les règles communes concernant les guérisons et les récidives. « Chez la plupart, il y eut crise le cinquième jour... » À partir de cas particuliers, on infère des règles : « Dans ces maladies, ceux qui moururent succombèrent communément le sixième jour. » La régularité est en quelque sorte un ordre naturel au sein du désordre pathologique : « Aucune de celles chez qui ces phénomènes se manifestèrent régulièrement ne mourut, à ma connaissance. » Cet effort continuel pour scander, repérer, dater les crises et les récidives, et mettre en relation l'issue, fut poursuivi avec une persévérance extrême durant de nombreux siècles et même auprès des praticiens les plus éclairés.

Pouvaient-ils la dénoncer, en montrer la fausseté ? Ce qui semble avoir été critiqué dès l'Antiquité était surtout la faveur pour les chiffres impairs. Celse (Ier s. apr. J.-C.) rappelle que cette conception était récusée par le fameux médecin Asclépiade, qui disait qu'aucun jour n'était plus ou moins dangereux du fait d'être pair ou impair. Impossible d'ignorer la contradiction des traités hippocratiques entre eux, leur manque de rationalité : « ... de quelque façon que nous examinions la question des nombres, nous ne trouvons rien de rationnel chez cette autorité » (III, 4). La tentative de raccrocher le système pythagoricien favorable au chiffre sept et onze était irréconciliable avec l'observation des fièvres. Dernier argument : il ne pouvait y avoir de règle invariable lorsqu'il s'agissait de maladies et de malades particuliers « car tout dépend de la nature de la maladie, du corps du patient, du climat, de son âge et du moment de l'année ; là où les circonstances diffèrent si grandement, il ne peut y avoir en aucune manière une règle invariable réglant les temps » (*De medicina*, III, 4).

Il ne faudrait pas oublier, en effet, que l'enjeu n'était que spéculatif. Car le calcul des jours avait une incidence directe sur la conduite médicale. Quand effectuer une saignée, administrer un médicament, qui était souvent drastique ? Un autre grand problème, dans les maladies aiguës, était le moment où il fallait alimenter le malade. Tant que durait la fièvre, et surtout au moment de ses paroxysmes, il était admis qu'il ne fallait pas nourrir le malade, c'est-à-dire nourrir la fièvre. La longueur de ces jeûnes nous effraye, qui pouvaient aller jusqu'à six jours, et étaient souvent accompagnés de restriction hydrique. Mais on avait observé des montées de fièvres après l'alimentation, et surtout on pensait que la fièvre altérait la nourriture qui faisait alors plus de mal que de bien. Toute une littérature est consacrée dans l'Antiquité à ce problème où se joue le *primum non nocere* : alimenter à contretemps, c'est nuire et même tuer.

*L'article « Crise » dans l'*Encyclopédie

Après avoir rapporté ces conceptions dans un long historique, le médecin vitaliste Bordeu les soumet à la critique. Comme son article le montre à loisir, on n'en avait pas fini avec cette doctrine ancienne. Il revient d'abord sur les critiques et les doutes des Anciens eux-mêmes : c'est toujours là, dans ce passé fondateur, que la médecine cherche l'autorité, même pour la critique et le progrès qu'elle représente. Au-delà, il en suit l'histoire comme un débat entre traditionalistes et novateurs, autour de grandes figures comme celles de Fracastor au XVe s., et au XVIIe de Van Helmont très opposé à la doctrine : « À quoi servent tant de pénibles recherches sur les jours critiques ? » Lui-même avoue avoir fait brûler un ouvrage qu'il avait écrit dans sa jeunesse sur ce sujet. Une des raisons était la volonté désormais affichée de combattre très activement la maladie, et de ne pas se soumettre à son rythme, surtout quand on acceptait l'idée que les maladies ne suivaient pas le même cours en France ou dans d'autres pays qu'autrefois en Grèce en raison des différences géographiques, de climat, et de constitutions. C'est en définitive toute la médecine « chimique », favorite à Montpellier, qui se montre dans l'ensemble très réservée sur la question des crises, tout en ne rejetant pas explicitement le concept, mais en gardant un silence éloquent. On ne respecte plus les temps de maturation ou de coction. Maîtriser la nature, lui ôter la matière des excrétions, purger dans tous les temps, paraissait d'une extrême et parfois mortelle hardiesse. De l'autre côté, le célèbre Boerhaave adopte la théorie des crises ainsi que l'ensemble des notions qui va de pair : coction, résolution, évacuation, etc., à quelques nuances près. Mais il adopte aussi le principe de la prompte saignée, contraire aux recommandations des Anciens.

Au fond, la véritable question devient chez tous celle de décider à quoi sert de savoir quelque chose du devenir naturel de la maladie du moment qu'on adopte une attitude active. Ou bien faut-il adopter parfois une attitude expectante et ne pas se mêler de la cure, attendre de la nature qu'elle œuvre par elle-même par ces crises, ou au contraire aller au devant ? Adoptant une attitude plutôt conciliatrice, Bordeu donne une large place à Chirac, élève de Barberac, qui quitta Montpellier pour Paris.

Employant des purgatifs, des émétiques et les saignées dans tous les temps de la maladie, ce fameux médecin avait d'un côté bouleversé et détruit la médecine ancienne. Tout en reconnaissant que certains jours étaient plus heureux que d'autres, et comme par hasard les jours hippocratiques, le septième, le quatorzième et le vingt et unième. De même M. Quesnay, médecin consultant du Roi, avait une attitude pondérée, distinguant trois sortes de jours critiques, les jours indicatifs, les jours confirmatifs et les décisifs. Au milieu du XVIIIe s. le sujet est soumis à tant de tensions que l'Académie de Dijon propose pour le prix de l'année 1751 d'examiner « si les jours critiques sont les mêmes en nos climats qu'ils étaient dans ceux où Hippocrate les a observés, et quels égards on doit y avoir dans la pratique ».

Au terme d'une promenade patiente dans une forêt de d'arguments, la conclusion de Bordeu tente de ménager l'ancien et le nouveau : « On voit par tout ce que je viens de détailler sur les crises, sur les jours critiques, et sur la manière dont chaque partie soutient son opinion sur cette sorte de controverse, combien elle est importante et épineuse. » La seule attitude possible n'est sûrement pas d'opposer à l'autorité un doute épistémologique. Plus pragmatique, elle consiste à dresser une liste de questions pour que chacun puisse les évaluer. « Je finirai cet article en exhortant tous les médecins qui sont sincèrement attachés aux progrès de l'art, à ne pas négliger les occasions et les moyens d'éclaircir toutes ces questions ; il s'agit de savoir et de dévider par l'observation s'il y a des crises dans les maladies ; si elles ont des jours déterminés ou s'il y a des jours vraiment critiques et d'autres qui ne le sont pas ; si, supposé qu'il y ait des crises, il faut les ménager et les attendre ; si les remèdes dérangent les crises et comment et jusqu'à quel point, s'ils les retardent ou les accélèrent et quels sont les remèdes les plus propres à produire ces effets, si il y en a [...] si la sûreté du pronostic d'un médecin qui saurait prévoir les crises est d'une utilité réelle ; si un praticien sage et expérimenté qui ne connaît pas la doctrine des crises ne sera pas porté, en suivant les symptômes, à agir comme s'il savait l'histoire des crises, s'il est indifférent d'attendre les crises ou de ne pas les attendre ; enfin si un médecin expectateur ne serait point aussi sujet à se tromper qu'un médecin actif ou qui se presse un peu. »

À bien y regarder, on n'y voit ni un programme systématique, ni une méthode. Ce qu'on y voit, en revanche, c'est qu'au siècle des Lumières, la question des crises concentre en elle tous les doutes de la médecine et la recherche d'une bonne position. Hésitation philosophique sur le rapport entre l'homme et la Nature ; hésitation épistémologique entre l'observation redevenue essentielle, les pratiques empiriques qui trouvent un support idéologique, et les principes théoriques qui font de la médecine un art « philosophique » mais qui sont plus incertains dans leur réalité ; une hésitation plus profonde sur la capacité des observations à prouver une théorie comme celle des jours critiques ; hésitation sur son statut social entre une médecine empirique accessible à tous, et même « populaire », et une médecine spéculative, réservée à de vrais savants ; hésitation enfin entre une médecine novatrice, hardie, interventionniste mais risquée, et une médecine expectante, plus sage sans doute mais dévalorisée parce que impuissante. Dans le fond, la question des crises fait se cristalliser autour d'elle celle du « bon médecin ». Et à cette question, se trouvant dans l'impossibilité de sacrifier l'une ou l'autre des perspectives, l'auteur de l'article trouve une solution dans la coexistence entre deux médecines : l'une philosophique, l'autre populaire ou clinique. C'est celle qui fera distinguer entre les médecins et les officiers de santé, dans l'impossibilité de trouver une unité tiraillée entre une science trop théorique et un savoir trop empirique.

Le succès de telles notions reste troublant pour nous. D'un côté, il est indéniable que, lorsque leur cours n'en était dérangé par aucune médication, l'observation des maladies permettait d'établir certains moments plus décisifs que d'autres. Et cette mémoire de l'histoire naturelle des maladies s'est conservée jusqu'à nos jours. En outre, lorsqu'il s'agissait de fièvres intermittentes, il est clair que le rythme en était particulièrement périodique. On a pu ainsi justifier aisément l'importance du quatrième ou du septième jour en relation avec les fièvres tierces ou quartes, liées à la présence endémique du paludisme méditerranéen. On comprend mieux le soin avec lequel les symptômes sont notés jour après jour dans les cas individuels.

Il n'en reste pas moins que la question des crises et des jours critiques a été emportée d'abord par le changement d'objet de la médecine : passant des symptômes aux données anatomo-pathologiques puis aux processus cellulaires, changeant d'attitude thérapeutique, elle n'en avait plus du tout besoin. Et pourtant elle subsiste bien au-delà. En 1879 *Le Dictionnaire médical Dechambre* consacre encore à « crise » un article d'une centaine de pages. La notion se vide de son contenu original, mais elle persiste en s'adaptant, en se métamorphosant, se glisse jusque dans la découverte des courbes de températures. Mais si l'on ne peut qu'entériner ici cette disparition, qu'en est-il ailleurs, là où l'intervention thérapeutique est moindre ou autre ?

Armelle DEBRU

→ Hippocratisme ; Pronostic.

CRITIQUES DE LA MÉDECINE

De Pline à Jules Romain, les écrivains ont rarement laissé échapper l'occasion se moquer des médecins, de critiquer leur impuissance, leur cupidité ou leur capacité à trouver des maladies à leurs interlocuteurs qui se croyaient bien portants. Mais des professionnels, médecins ou philosophes et chercheurs en sciences sociales se sont aussi livrés à des critiques plus rigoureuses – parfois excessives – des médecins et de leur rôle dans nos sociétés. On peut distinguer les critiques formulées par les médecins eux-mêmes, qui cherchent à la réformer à partir de leur connaissance pratique de la médecine, de celles des philosophes ou des chercheurs en sciences sociales qui ont souvent une visée plus épistémologique, éthique ou politique, même si ces dimensions ne sont pas absentes chez les critiques médicaux. Ces critiques se sont plus ou moins diffusées dans tout le corps social, qui réclame à ses médecins plus d'attention, d'empathie et de participation aux décisions qui les touchent. Des associations de patients se sont créées, surtout aux États-Unis, pour que les malades puissent peser sur le corps médical ou les politiques de santé. L'émergence du Sida a favorisé l'émergence de ces associations dont la pression a obligé des médecins américains à modifier certains protocoles d'essais thérapeutiques.

Les années contestataires

L'explosion contestataire des années 1960-1970 est à l'origine des premières critiques publiques virulentes de la médecine. Des intellectuels dénoncent également le « pouvoir médical », et l'idéologie qui selon eux est partie prenante des théories médicales et sert les intérêts des classes dominantes. Le plus acharné et le plus connu d'entre eux est Ivan Illich. Né à Vienne en 1926, il émigre aux États-Unis en 1956 et acquiert une formation multidisciplinaire. Prêtre catholique, il ne ménage pas plus l'institution ecclésiale que les institutions laïques. Sa critique de la médecine s'insère dans une critique plus générale de la société industrielle et des institutions occidentales, qui pour lui sont devenues contre-productives et assujettissantes, vouant les individus à un cycle consommation-production entretenu sans fin, et aggravant l'écart entre une masse croissante de pauvres et une « élite » de nantis. *Némésis Médicale,* publié en 1975, s'ouvre sur une phrase choc : « L'entreprise médicale menace la santé. » Dans cet ouvrage, Illich s'acharne à montrer, en s'appuyant sur de nombreuses références et tableaux statistiques, que la médecine n'a guère amélioré l'état de santé dans le monde, et engendre de plus en plus de iatrogenèses. La médecine crée de nouvelles maladies, se développe de manière démesurée et s'allie les industries pharmaceutiques pour éliminer le statut de santé et priver les individus de leur autonomie. Elle supprime toute capacité à affronter la maladie, la souffrance et la mort considérées comme inacceptables par les sociétés occidentales. Illich dénonce aussi le monopole d'une caste médicale sur la vie, la médicalisation d'événements autrefois considérés comme physiologiques ainsi que toutes les déviances. Ses écrits seront discrédités par des critiques de tous bords, qui le considèrent comme dominé par ses *a priori* et ses passions qui le portaient à voir uniquement les aspects négatifs de la médecine. Il faut tout de même reconnaître qu'il a su relever un certain nombre de problèmes majeurs posés par la médecine ; il faut aussi signaler qu'il avait lu les travaux de Michel Foucault qui toutefois prit soin de se démarquer d'Illich et de l' « antimédecine ».

Cette prise de distance n'empêcha pas les mouvements contestataires de s'emparer de l'œuvre de l'archéologue du savoir et de le classer dans les critiques de la médecine, négligeant ainsi les déclarations mêmes de Foucault, ainsi que le fait qu'il avait développé ses notions les plus connues dès *Naissance de la Clinique* (1963), un ouvrage qui analyse de près la constitution des savoirs anatomo-cliniques sans remettre en question l'efficacité médicale. Il faut dire que Foucault lui-même, vers la fin de sa vie, admettait qu'il avait trop insisté sur les technologies de pouvoir et de domination. *Naissance de la Clinique* fait suite à l'*Histoire de la folie à l'âge classique* (1961) où le philosophe aborde la distinction entre normal et pathologique et la question de leurs relations, pour chercher ce qui partage la raison de la déraison. De même que ce n'est qu'après cette mise à distance des fous dans un même lieu que pourra se développer une connaissance « positive » de la folie, la connaissance de la maladie ne se développera qu'après l'enfermement des malades à l'hôpital, institution transformée sous la Révolution en un lieu de soins et d'enseignement où l'on pourra observer et surtout comparer les malades. Fait important, le « regard » médical dont Foucault retrace l'archéologie est légitimé par l'institution. Apparaît alors la notion de « police médicale », doublement légitimée par l'institution et la nouvelle scientificité revendiquée par la clinique. D'abord motivée par le souci de limiter les épidémies, cette police vise à observer et enregistrer les épidémies et la morbidité et à élaborer une véritable technologie de la population. Elle amorce dès le XVIIIe s. la médicalisation de la cité et surtout de la famille, premier point d'application des mesures d'hygiène. « La norme devient le critère de partage des individus [...] [et] la médecine qui est la science du normal et du pathologique devient la science reine. » Se met alors en place une médecine qui est celle de la « médicalisation indéfinie » des sociétés. Foucault a surtout étudié ce processus au niveau de la sexualité et de la reproduction, et au niveau des systèmes juridiques : de plus en plus le criminel est considéré comme un malade. Ces processus étatiques d'observation, de contrôle et d'intervention sur les processus de natalité comme sur les processus morbides constituent ce que Foucault appellera bio-politique ou bio-pouvoir après 1970. Ce sont ces notions qui auront le plus de succès, notamment dans les travaux de langue anglaise. Certains sociologues de la médecine ou anthropologues les utiliseront plus que les historiens qui citent souvent Foucault sans vraiment l'utiliser.

On ne peut parler des analyses de Foucault sur la médecine sans rappeler qu'elles ont été marquées par l'œuvre de Georges Canguilhem (1904-1995), et particulièrement *Le Normal et le Pathologique* (1943-1966). Cet ouvrage s'ouvre sur une critique de la conception quantitative de la pathologie défendue par Claude Bernard, pour qui le concept de maladie doit être purgé de toute notion qualitative et de toute valeur esthétique ou morale. À l'opposé de ces thèses, Canguilhem insiste sur les changements *qualitatifs* qui affectent un organisme lors d'une maladie, mais aussi lors d'agressions ou d'un changement de l'environnement et des conditions de vie. Il affirme que la santé se définit par la capacité du vivant à inventer de nouvelles normes et à surmonter les obstacles : c'est la *normativité* du vivant. La maladie, le stress et les modifications du milieu de vie sont l'occasion de la mettre au jour : la physiologie est fondée sur l'étude du pathologique et non l'inverse. Enfin, le pathologique n'est jamais entièrement objectif, et garde toujours une relation à la subjectivité. Avant d'être objet de science, la maladie est d'abord une expérience rapportée par le malade à son médecin : « Nous pensons qu'il n'y a rien dans la science qui n'ait d'abord apparu dans la conscience, et [...] [que] c'est le point de vue du malade qui est au fond le vrai. » En d'autres termes, ce n'est pas à la science de régir les comportements des individus, qu'ils soient sociaux ou collectifs. Sans doute Canguilhem ne peut-il être considéré comme un critique de la médecine au sens des auteurs précédents qui, pour des raisons diverses, remettent en question après 1968 les fondements mêmes de la médecine moderne. Néanmoins, par son rejet du réductionnisme et l'importance qu'il donne à la parole du malade, il contribue, bien avant les années contestataires, à une critique mesurée de l'institution médicale.

Les critiques venues du monde médical. – À côté de ces critiques issues d'un monde étranger à la médecine (sauf pour Canguilhem, philosophe et médecin), les critiques venues du monde médical semblent avoir été stimulées par les mouvements des années 1960-1970. Thomas McKeown, médecin britannique, porte sur la médecine un regard plus technique que les auteurs précédents, mais très virulent. Son premier livre dans ce domaine est fondé sur l'analyse de courbes de mortalité et de statistiques de santé, et il confirme après Illich que le déclin des maladies infectieuses au cours de XVIIIe et XIXe s. était largement dû à l'amélioration des conditions de vie, de l'hygiène et de la nutrition et non à l'invention des antibiotiques. Son exemple le plus fameux est celui du déclin de la tuberculose qui a précédé l'invention du BCG et des antituberculeux. McKeown reconnaît toutefois que les antibiotiques et les vaccins ont contribué au déclin des maladies infectieuses, mais insiste sur le fait que les grandes causes de mortalité dans le monde occidental – accidents de voiture, maladies cardio-vasculaires et cancers – sont liées aux conditions de vie modernes : tabac, suralimentation et manque d'exercice concourraient à produire ces maladies. Il recommande de réformer l'enseignement de la médecine en cessant de privilégier le modèle mécaniste biomédical dans l'étude des maladies et en mettant l'accent sur l'étude de la santé publique et la prévention. Malgré les incertitudes qui subsistent – et ne seront sans doute jamais dissipées – sur le rôle exact de la médecine scientifique quant à la régression des maladies infectieuses en Occident, les historiens de la médecine s'accordent à penser que ce déclin est bien dû avant tout à l'amélioration du niveau de vie des populations et par conséquent de l'hygiène et de la nutrition.

Les critiques n'épargnent pourtant pas les thèses de McKeown, même si elles sont prises plus au sérieux que celles d'Illich. Ces critiques visent surtout l'importance du rôle, souligné par les uns, minimisé par les autres, que les antibiotiques ont joué dans ce déclin. Certains font remarquer que l'isolement des tuberculeux dans les sanatoriums a contribué à bloquer la dissémination de la tuberculose et donc à son déclin. Il est de plus incontestable que la médecine scientifique a aussi fortement contribué à améliorer les mesures préventives d'hygiène et de salubrité : ici le scientifique et le politique sont étroitement associés dans la réussite comme dans l'échec.

Un autre médecin britannique critique la médecine d'une manière extrêmement virulente. En 1972, A. L. Cochrane, médecin épidémiologiste, publie un ouvrage où il dénonce l'autosatisfaction des médecins et l'inefficacité de la médecine. Si son diagnostic sur l'état de la médecine se rapproche de celui de McKeown, qu'il cite d'ailleurs, les remèdes qu'il propose sont très différents, et se situent dans la lignée des critiques de la médecine qui préconisent d'introduire plus de rigueur, de rationalité et d'expérimentation dans les théories et les pratiques médicales. Il fait un éloge sans réserve de l'introduction en médecine des essais cliniques randomisés par Sir Bradford Hill, dont les idées doivent selon lui être plus largement diffusées, non seulement en médecine mais dans d'autres domaines comme la sociologie, l'éducation et la pénologie. Différents centres Cochrane ont été créés dans des pays de langue anglaise et il existe actuellement une « Collaboration Cochrane » internationale qui examine tous les essais cliniques réalisés dans le monde pour en faire une analyse critique. Tâche énorme puisqu'il reste, selon C. Silagy, auteur d'une récente introduction à la réédition de l'ouvrage de Cochrane, à peu près 190 000 essais cliniques à examiner. Par ailleurs Cochrane se souciait de la question de l'égalité des soins selon les classes sociales mais aussi les maladies ou l'âge et le sexe des malades. Cette question, plus que jamais d'actualité, a été aussi reprise par les successeurs de l'épidémiologiste britannique. Aux États-Unis, dès 1967 A. Feinstein publiait *Clinical judgment*, où il portait des critiques assez similaires sur l'absence de rigueur en médecine. Ces auteurs se situent dans la lignée de la « médecine critique », ancêtre de l'actuelle « médecine fondée sur des preuves » ou « evidence-based medicine ».

Le tournant critique des sciences sociales

Ainsi, vers 1980, est constitué un dossier à charge sur la médecine, alimenté depuis les années 1960 par des médecins et des intellectuels, sur lequel s'appuieront des historiens et surtout des sociologues ou anthropologues spécialisés dans le domaine de la santé, pour approfondir ces premières recherches critiques. Ces chercheurs sont le plus souvent de langue anglaise – Britanniques, Australiens ou Américains. Paradoxalement, alors que Foucault a joué un rôle important dans la pensée de nombreux sociologues et de la médecine, la France reste à l'écart de ces travaux. Dans les pays de langue anglaise, l'histoire professionnelle de la médecine devient de plus en plus sociale et culturelle, se démarquant de plus en plus de l'histoire progressiste et hagiographique qui chantait les louanges des grands médecins. « Au-delà des grands médecins » *(Beyond the Great Doctors)* devient le slogan de cette nouvelle histoire qui s'intéresse aux pratiques médicales, aux réalités sociales et économiques qui interfèrent avec les problèmes de santé, aux questions de race et de sexe. Les féministes écrivent une histoire de la médicalisation des femmes, de l'accouchement à la ménopause. On s'intéresse au point de vue du malade et aux relations médecin malade, en dénonçant le « pouvoir médical ». L'histoire d' « en bas », qui se réfère parfois à l'École des Annales, remplace l'histoire « d'en haut », celle des grands médecins et de leurs doctrines.

On trouve parmi les sociologues quelques-uns des plus durs critiques de la médecine, avec deux thèmes majeurs de réflexion : la « médicalisation » de nos sociétés et la position dominante du médecin dans la relation médecin/malade. Après 1970 la sociologie de la médecine rompt en partie avec la sociologie fonctionnaliste de Talcott Parsons qui considère la maladie comme une déviance, et confère au médecin seul le pouvoir de décider de la maladie ou de la santé de son patient qui, adoptant le « rôle » du malade, se soumet aux prescriptions médicales. Si Parsons est le premier à parler du pouvoir de régulation sociale inhérent à la médecine, des auteurs comme Irving Zola ou Eliot Freidson se montrent beaucoup plus critiques vis-à-vis de la médecine. Pour Freidson, notamment, le médecin a des intérêts personnels autres que simplement le bien-être du patient, la relation médecin-malade est marquée par un conflit de perspectives. D'autre part, à Parsons qui attribuait au médecin une lecture purement objective de la maladie, Freidson met en évidence l'importance de la construction sociale de la maladie. Dès lors le thème de la médicalisation des sociétés prend une importance croissante en sociologie. Deborah Lupton distingue une critique de la médicalisation « orthodoxe » de la critique inspirée de Foucault. La critique orthodoxe est d'inspiration plus ou moins marxiste et liée aux mouvements de 68. Elle défend l'autonomie des individus face à une médecine toujours plus envahissante et qui vise à régir la vie de chacun. Elle met au jour la vulnérabilité des patients face au médecin, accentuée par des effets de classe ou de genre. Des problèmes liés à la pauvreté sont médicalisés pour éviter d'avoir à traiter leur cause sociale et économique. Les féministes voient dans la médecine une institution patriarcale qui insiste sur la faiblesse et la susceptibilité aux maladies des femmes et prend en charge le contrôle de la grossesse et de la naissance en le retirant aux profanes ou aux sages-femmes. Face à cette critique parfois manichéenne, Lupton présente les critique de la médecine inspirées par Foucault comme plus complexes, soulignant la nature productive du pouvoir ainsi que l'impossibilité de le localiser dans une institution ou chez des individus particuliers. Ainsi le médecin n'est qu'un maillon dans une chaîne qui produit du pouvoir et des disciplines qui modèlent les corps. Car la seconde notion importante apportée par Foucault à la médecine, souligne Lupton, est celle de la construction des corps à travers les discours et les pratiques. Les disciplines agissent le plus souvent en persuadant les sujets qu'il existe des moyens variés de s'approprier son corps, de le rendre résistant, productif ou inventif. Enfin, Foucault et ses adeptes insistent sur la variété des lieux où intervient la médecine : hôpitaux bien sûr, mais aussi écoles, usines, supermarchés ou domiciles. Lupton termine son analyse sur quelques remarques critiques : Foucault a fondé son analyse sur des textes et non sur l'observation des pratiques, négligeant notamment les multiples manières pour le patient de résister aux injonctions des médecins. Si certains adeptes de Foucault, comme Armstrong, se sont appuyés avant tout sur trois ouvrages, *Naissance de la clinique, Histoire de la folie* et *Surveiller et punir,* pour produire une théorie de la médicalisation qui insiste sur la fonction de surveillance, de production de corps disciplinés et de nouvelles maladies par la médecine, d'autres ont au contraire produit une critique de la théorie orthodoxe de la médicalisation. Ils ont en particulier fait remarquer que la « dé »-médicalisation souhaitée par les « orthodoxes » prône une meilleure information du public sur la médecine, produisant paradoxalement une aggravation de la médicalisation. Le problème de la médicalisation reste difficile, conclut Lupton, qui invite le lecteur à se tourner vers le souci de soi, rejoignant sans le savoir Canguilhem qui écrivait : « Face à la normalisation et contre elle, *Le Souci de soi.* »

On ne saurait terminer ce panorama des critiques de la médecine sans évoquer l'étude sociale des sciences, qui vise à critiquer le contenu même des théories médicales. Certains des « nouveaux » sociologues soutiennent des positions relativement modérées et, tout en affirmant par exemple que des « intérêts » de toute nature sous-tendent ces théories, ne remettent pas en question l'efficacité prouvée de certaines thérapeutiques ou la validité d'hypothèses étiopathogéniques. M. Nicolson, par exemple, fait remarquer que les positions de Canguilhem ne sont pas si éloignées des siennes. En revanche, d'autres soutiennent, comme E. Richards, que la notion même d'efficacité en médecine est toujours politiquement définie et défendue. Richards remarque que les grands essais cliniques randomisés, quelle que soit la rigueur de leur organisation, n'apportent jamais de solution définitive et totalement objective sur l'efficacité des médicaments ou des techniques thérapeutiques évaluées. On peut toutefois noter qu'aucune thèse similaire n'a été produite jusqu'ici sur des thérapies dont l'efficacité semble évidente, comme les thérapies hormonales, le traitement des maladies de carence ou la guérison d'une partie des maladies infectieuses par les antibiotiques, même si la résistance croissante aux antibiotiques peut alimenter les critiques de la médecine.

Toutes ces critiques, surtout les plus virulentes, sont en général ignorées ou rejetées par les médecins. Pourtant aucune d'entre elles ne peut être considérée comme totalement infondée ou injuste. Il faut bien admettre qu'il reste de très nombreuses maladies dont on ne connaît pas les causes et pour lesquelles on ne possède pas de médicaments actifs. Cela est particulièrement vrai pour un bon nombre de maladies chroniques, génétiques, ou les graves maladies infectieuses et parasitaires qui touchent les pays en développement et aggravent leur situation économique. Il est bon aussi de rappeler que, si la chirurgie et l'imagerie médicale ont fait des progrès considérables depuis plus de vingt ans, on n'a en revanche découvert aucune molécule véritablement révolutionnaire durant le même temps, à l'exception de la ciclosporine, médicament qui n'agit pas sur une maladie mais contribue à éviter les rejets qui suivent les transplantations. Cette dernière technique est elle-même palliative et non pas curatrice, et pose de nombreux problèmes scientifiques, techniques, éthiques et économiques difficiles à résoudre. Les critiques de la médecine devraient donc donner de quoi réfléchir au corps médical mais aussi aux « décideurs » des politiques de santé et aux « consommateurs ».

► CANGUILHEM G., « Sur l'Histoire de la folie en tant qu'événement », *Le Débat*, 41, 1986, p. 37-40. – COCHRANE A. L., *Effectiveness and Efficiency. Random Reflections on Health Services* avec une nouvelle introduction par C. Silagy et un avant-propos par I. Chalmers (1971), Londres, Royal Society of Medicine, 1999. – FEINSTEIN A. R., *Clinical Judgment*, Williams and Wilkins, 1967. – FOUCAULT M., « La politique de la santé au XVIIIe siècle », in *Les Machines à guérir. Aux origines de l'hôpital moderne : dossiers et documents*, Paris, Institut de l'environnement, 1976, p. 11-21, reproduit dans *Dits et Écrits : 1954-1988 Michel Foucault*, D. Defert & Fr. Ewald (éds) avec la collaboration de J. Lagrange, Paris, Gallimard, 1994, p. 13-27 ; *Histoire de la sexualité*, 1 : *La volonté de savoir*, Paris, Gallimard, 1976, p. 177-211. – ILLICH I., *Némésis Médicale*, Paris, Le Seuil, 1975. – LUPTON D., « Foucault and the Medicalisation Critique », *in* A. Petersen & R. Bunton (éds), *Foucault, Health and Medicine*, Londres, Routledge, 1997, p. 94-110. – MCKEOWN T., *The Role of Medicine*, Oxford, Basil Blackwell, 1979. – NICOLSON M., « The Social and the Cognitive : Resources for the Sociology of Scientific Knowledge », *Studies in the History and Philosophy of Science*, 22, 1991, p. 347-369. – REVERBY S. & ROSNER D., *Beyond the Great Doctors, Introduction à la collection Health Care in America : Essays in Social History*, Philadelphie, 1979.

Christiane SINDING

→ Biopolitique ; Normes ; Pharmacie et monopole.

CURE

La cure – une théorie ancienne des soins – se caractérise comme une thérapie d'une certaine durée, qui recourt à un principe naturel (les quatre fondamentaux : l'eau, l'air, le feu [le solaire], la terre). Elle peut même se borner à un échange langagier (la cure psychanalytique). En général, elle se déroule en dehors de l'organisme, encore qu'il existe « des cures internes », bien que relativement rares (l'injection de l'eau thermale par la voie sous-cutanée, mieux, des douches pharyngiennes sans effraction destinées au nettoyage des sinus).

Notre exposé évoque immédiatement ce qui peut justifier le principe de cette médication qui, au cours de l'histoire, a connu des hauts et des bas. Le scepticisme souvent l'emporte, tant les théoriciens contestent la validité et donc l'efficacité de ce traitement. Ils avantagent le biochimique à l'exclusion de l'eau (balnéothérapie) ou de l'air (climatothérapie). Ils voient en ces cures des restes d'empiricité et surtout de magie. Ce qui affaiblit encore ces méthodes naturalistes vient de leur immuabilité, alors que les médicaments de la pharmacologie ne cessent pas de se transformer et d'agir avec plus d'efficacité. Pour trois raisons au moins, nous devons reconnaître les possibilités d'une médecine trop vite accusée de ne valoir que par ses aspects psychosociaux.

Dès le XVIIe s., Forges-les-Eaux, Bourbon l'Archambault et Vichy commencent à être à la mode (du moins pour les classes aisées). Voltaire, plus tard, ira à Plombières-les-Bains, Louis XV créera l'hôpital militaire de Bourbonne-les-Bains.

D'abord les allergiques, de plus en plus nombreux – les asthmatiques notamment, frappés par une bronchite chronique – gagneront à vivre en altitude (la cure d'air), parce que, au-dessus de mille mètres, ils sont épargnés par la crise. L'air d'en haut favorise aussi les tuberculeux, ainsi que certains anémiques ; tous bénéficient de la salubrité d'un climat non pollué, délivré de la plupart des germes ou des levures.

Autre explication, l'eau (thalassothérapie lorsqu'on table sur la mer, crénothérapie si on use de l'eau de source) frappe la peau (douche-pression) ou seulement l'enveloppe ; elle retentit aussi sur les organes profonds (les viscères). Jadis – avant le brouillage de la métamérie – chaque territoire de l'épiderme correspondait à un segment de la moelle épinière et donc aux muscles que cette dernière innervait. En agissant sur le cutané, on peut provoquer une vasodilatation consécutive au choc (la douche éclair n'excède pas les quelques minutes) ; on ne peut pas ne pas influencer alors les organes correspondants, on les décongestionne. L'indéniable relation entre le dehors et le dedans évite de diviser le corps et permet surtout de donner à l'un la force de « réguler » l'autre.

Il importe de renoncer à la notion d'un cutané homogène et imperméable ; en lui entrera ce qu'on va apposer sur lui, d'où le rôle et l'énergie des boues (la pélothérapie, du grec *pelos,* la boue). Le convalescent plonge dans la tourbe, s'en enveloppe. La macération de cette terre spongieuse a produit des acides aminés, des stérols, des glucides qui vont pénétrer lentement à l'intérieur (une action anti-inflammatoire en résultera). Le thérapeute ne se borne pas à utiliser l'eau en l'occurrence, il use de ce qu'elle abandonne (les alluvions, les algues, le limon, les terres onctueuses).

La thérapie moderne ne devrait pas trop douter des effets de cette cure, parce que la médication par les boues (la terre) ressemble au cataplasme dont on a pu bénéficier. On applique alors sur la peau une bouillie, enfermée dans une toile fine. Cette sorte d'emplâtre contient de l'argile ; il parvient à réduire les arthroses sévères (en rhumatologie). Ne voyons pas là un mouvement naturaliste, mais, plus simplement, le recours à une peau poreuse qui absorbe sans difficulté (sans effraction) à faibles doses des substances apaisantes. Rappelons la tragédie qu'a traversée l'artiste allemand Joseph Beuys (1921-1986) : alors qu'il pilotait un avion, celui-ci a été abattu sur le front russe. Le pilote gravement blessé (comateux) sera recueilli par les membres d'une tribu tartare ; ils l'enveloppent de graisse et de feutre, afin de le réchauffer et pour que la vitalité puisse revenir. Et en effet, ils le ramenèrent à la conscience comme à la santé. Mentionnons aussi qu'en psychiatrie des résultats positifs ont été obtenus grâce à une cure d'enveloppements humides (et répétés) – ce qui apaise le délirant. Ne voyons pas là un retour à une période de l'enfance (le nourrisson langé) mais plutôt le pouvoir biologique de la périphérie qui retentit sur la corporéité.

On ne devrait donc pas abaisser cette méthode de soigner, d'autant que le fait d'en appeler à des énergies principielles (l'eau, le climat, la terre, le soleil) fortifie le psychisme. Et lorsqu'on s'adonne à une cure de plusieurs semaines (cure hydroclimatique ou héliomarine), on bénéficie d'un changement de milieu, ce qui aguerrit encore le patient.

L'un des premiers qui eut recours à cette thérapie (l'eau et l'air) n'est autre qu'Hippocrate. Il tenait le corps pour un mélange d'humeurs (le sang pour le cœur, la bile jaune pour le foie, la noire pour les petites veines, le phlegme pour la glande hypophyse de la tête). L'une ne doit pas l'emporter sur les autres, car la santé résulte de leur équilibre. Les saisons nous troublent, ainsi que l'âge et le milieu. *Le Traité des airs, des eaux et des lieux* y insiste. L'important veut que nous devions tabler sur le chaud et le froid, le sec et l'humide – que nous tenions à réchauffer ou à rafraîchir. Dans la *Collection,* plusieurs types de bain sont prescrits : les chauds, les tièdes, les froids. Ils sont proposés, selon que le malade a achevé son repas ou qu'il est à jeun. Le bain sert à humidifier le corps ; il est recommandé en été plus qu'en hiver, davantage chez les maigres et non pour les gros. « Le bain chaud pris avec modération amollit le corps et le fait grossir, mais, pris outre mesure, il humidifie les parties sèches du corps et dessèche les parties humides. En humidifiant les parties sèches, il provoque faiblesse et syncope ; en desséchant les parties humides, il provoque sécheresse et soif » (*Affections,* C. 53). Hippocrate recommande les fumigations, les bains de vapeur, et, d'ailleurs, le médecin en a repris le principe soit avec le sauna soit avec le bain turc (les hammams) qui désintoxiqueraient l'organisme à travers la sudation. En ce cas, ce n'est plus l'entrée dans le corps qui est recherchée mais la sortie. Hippocrate s'attachera à une cure d'importance, celle qui concerne l'alimentation (le régime) : dans la *Collection,* il dresse le catalogue des divers aliments, de telle façon qu'ils puissent toujours soit dessécher soit humidifier.

Platon reprendra les principes de cette médecine ; il avantagera la diététique. Dans la *République* (Livre III, 404 *c*), il est précisé : « Quand Homère fait manger ses héros en campagne, il ne les régale ni de poissons, bien qu'ils soient près de la mer, sur l'Hellespont, ni de viandes préparées, mais simplement de viandes rôties, d'un apprêt très facile pour les soldats... Des assaisonnements, Homère n'a fait jamais mention. Les autres athlètes ne savent-ils pas que, pour rester en bonne forme, il faut s'abstenir de tout cela. Quant à la table syracusaine et aux mets variés de Sicile, il ne semble pas que tu les approuves, si nos prescriptions te paraissent justes. » À quoi Platon ajoutera la régularité des exercices. Mais, à suivre les historiens de la cure, nous devons reconnaître son éclipse, car la pathologie réclame des substances qui dépassent le cadre ordinaire, celui de l'air et de l'eau.

En conséquence, du fait du commencement de la pharmacologie (le recours aux plantes et aux minéraux), la cure subira une assez longue période de doute. « Le Moyen Âge a l'horreur de la mer, royaume du Prince des Vents, on nommait ainsi le Diable. » La cure, toutefois, se met à changer de nature, afin de s'imposer ou de résister. On distingue l'affusion (*affundere*, se répandre) de la douche (*ducere*, conduire). Au lieu que l'eau ruisselle, elle frappe électivement telle ou telle région. Il est possible de boire seulement de l'eau de la source ; le patient peut encore être soumis à des bains de vapeur (les étuves).

L'École romantique, au début du XIXe s., célèbre ce type de médication, d'autant mieux qu'on a cru noter la vigueur ou la longévité des populations du littoral qui mangeaient des algues (elles sont chargées d'un iode revivifiant) et buvaient même de l'eau de l'océan. Jules Michelet devait écrire les pages les plus brûlantes en faveur de la cure d'eau (thalasso ou balnéothérapie). « N'est-ce pas d'elle (l'eau de la mer) que surgit la vie primitive ? Elle en a tous les éléments dans une merveilleuse plénitude. Pourquoi, quand nous défaillons, n'irions-nous pas nous refaire à la source débordante qui nous invite à y puiser ? » (« L'origine des bains de mer », *La Mer*, p. 189). Et Michelet lui-même, qui a lu la thèse du Dr Lalesque sur les bains de mer (juillet 1851), plongera d'abord dans les boues de La Bollente, à Acqui (fangiothérapie : il « s'ensevelit », il rentre dans la terre, il en revivra). Plus tard, il cédera à la thalassothérapie. Après les fanges bouillonnantes dues à l'eau sulfureuse d'Acqui, il ne manquera pas de s'immerger dans l'Océan. Avec l'air des hauteurs (la montagne), nous assistons à une analyse comparable. Michelet ajoute même qu' « il faut vêtir très peu l'enfant, le tenir toujours en rapport avec l'air. De l'air, de l'eau, rien de plus ». L'air des altitudes se croise avec l'héliothérapie, parce que, à cette hauteur, nous échappons aux brumes et aux atmosphères viciées. Mais tout remède véritable jouit d'un statut ambivalent, quant à l'effet curatif : il peut guérir mais aussi intoxiquer (le salut mais aussi un possible empoisonnement), soit en raison d'une prise excessive soit encore d'une entrée intempestive dans l'organisme.

La supériorité, du moins l'intérêt de toute cure, vient de ce qu'elle comporte une alternance – des périodes de « prise » et des périodes de repos – de telle façon qu'on puisse en modérer l'absorption et donc éviter la toxicité. Le thérapeute table sur le long terme. Justement, la cure – créno ou héliothérapie – peut tourner au pire : l'hydrocution ou le coup de soleil. En effet, l'abus de l'exposition aux rayons ultra-violets (UV) ou au seul soleil déclenche l'apparition de redoutables cancers cutanés (soit une tumeur mélanocytaire, soit un épithélioma). Les rayons ultra-violets se divisent en UVC (entre 200 et 500 nanomètres), puis UVB et UVA : on peut craindre les premiers, parce que certaines molécules les absorbent, notamment l'ADN (l'acide désoxyribonucléique) ce qui va retentir sur la division des cellules patrimoniales. Assurément, l'épiderme et le derme (le tégument) nous protègent en partie : ils réfléchissent les UV, mais les UVC n'en parviennent pas moins à traverser les couches défensives, atteignant l'assise basale (les radiations mutagènes). J'y insiste, parce que notre exposé entend combattre la thèse selon laquelle les cures ordinaires, à partir des éléments naturels, ne vaudraient que pour des raisons psychologisantes et manqueraient d'efficacité réelle.

Il faudrait aussi accorder du poids aux cures alimentaires susceptibles de rétablir l'équilibre. Déjà Hippocrate les privilégiait. Par exemple, il allait jusqu'à préconiser au printemps des aliments émollients, en hiver l'entretien de la chaleur et la lutte contre l'humidité. Le rythme des recommandations et des exclusions s'aligne sur celui des saisons, l'essentiel consistant à combattre toute tendance à l'hypertrophie par la tendance opposée. La diète s'imposera alors au cours de l'inflammation ; toute nourriture faciliterait le feu de la fièvre.

Mais les cures, telles qu'elles sont pratiquées aujourd'hui en dépit de la persistance d'une certaine défaveur, se sont modifiées. Des installations spéciales (piscines) permettent, sous et avec l'eau, la rééducation. L'immersion du corps en supprime le poids, facilite les mouvements et permet de lever les contractions musculaires, d'où leur prescription dans les séquelles de traumatismes ostéo-articulaires, contre l'arthrose ou même seulement en vue de réduire les surcharges pondérales. L'Institut hélio-marin de Roscoff fut créé en 1899 ; il utilise l'eau de la mer qu'il capte ; il a permis, à sa manière, la nette rentrée, dans l'arsenal des soins, de la cure « air-eau », soleil et mer.

Enfin, nous ne doutons pas que, si le psychisme n'explique pas le fondement de la médication pseudo-naturaliste, celle des principales cures, il ne l'élimine pas. La médecine, à partir des éléments, doit se réjouir de se rencontrer avec la philosophie de l'imaginaire de Gaston Bachelard (1884-1962) qui a su donner toute son importance revitalisante et énergétisante (le corps, ici aussi, débarrassé de son apathie ou de sa passivité) au feu, à la terre, à l'air et à l'eau. Et même, avec Gaston Bachelard, il ne s'agit pas d'une exaltation du réel (le naturalisme) mais plutôt de l'entrée dans un surréel pour un sursaut de la vitalité.

▶ BOULANGÉ M., *Les Vertus des cures Thermales*, Montpellier, Éditions Espaces 34, 1997. – DURAND J., *La Légende des sources*, Pont-Saint-Esprit, Éd. La Mirandole, 1992. – HIPPOCRATE, *Traité des airs, des eaux et des lieux*, texte grec et traduction par Coray, Baudelot & Eberhart (éds), Paris, 1800. – MICHELET J. (1861), *La Mer*, Lausanne, L'âge d'homme, 1980. – PLATON, *La République*, trad. R. Baccou, Paris, Garnier-Flammarion, 1966. – Coll. : « Le thermalisme, la thalassothérapie et la balnéothérapie : quelles orientations stratégiques pour mieux exploiter le potentiel du marché ? », sous la direction de F. Lorre, Paris, *Eurostaf (Les échos)*, 4e trimestre 2000 ; *Médecine thermale : Faits et preuves, bonnes indications, bonnes pratiques*, sous la direction de P. Quéneau, Paris, Masson, 2000.

François DAGOGNET

→ Hippocratisme ; Humeurs.

D

DÉCISION MÉDICALE

Il est peu discutable que le processus de la décision médicale en présence d'un patient ou d'une collectivité – choisir tel mode d'investigation diagnostique, proposer d'appliquer ou de différer tel traitement – soit le centre et la raison d'être de l'exercice de la profession médicale. On pourrait dès lors, s'étonner de ce que l'analyse de la décision médicale ne soit pas – pas encore – l'objet central et continu de la formation des médecins et que ses termes soient si peu diffusés au sein du monde des « consommateurs » de la médecine comme du monde des instances contestataires ou judiciaires. Les raisons de cette apparente indifférence sont historiques et socioculturelles. En présence d'un ensemble de signes tenus pour pathologiques, plaintes formulées par le patient et signes recueillis par l'examen clinique, le cheminement de la décision médicale peut s'effectuer selon deux méthodes qui s'affrontent depuis le début du XIXe s. : la méthode classique est celle de la reconnaissance des formes ; la méthode probabiliste est celle qui a une prétention scientifique.

La reconnaissance des formes ou *Gestalt* fait appel au plus ancien procédé d'éducation. Dans la quête d'un diagnostic, la reconnaissance des formes comporte schématiquement les cinq étapes suivantes :

1 / Le recueil des données, les signes objectifs relevés par l'examen et les symptômes formulés sous forme de plainte.

2 / Le choix, parmi ces données, de celles qui seront prises en compte en qualité d'indices, pour le raisonnement diagnostique.

3 / Le regroupement du plus grand nombre d'indices dans une *forme*, une forme étant un ensemble d'éléments qui, liés entre eux, acquièrent une cohérence. On peut, ainsi, imaginer que les données d'information sont réparties comme des points et que le médecin cherche à rassembler le plus grand nombre de ces points, en leur donnant une « forme » identifiable.

4 / La recherche parmi les formes déjà identifiées, de celle(s) qui a(ont) une ressemblance acceptable avec celle qui est perçue par le médecin. Les formes identifiées sont les *concepts nosologiques* : ils font fonction d'hypothèses diagnostiques.

5 / La comparaison des hypothèses diagnostiques avec les faits observés pour aboutir au choix de celle qui apparaît la plus congruente, si besoin après quelques compléments d'information, dans la quête de l'information « spécifique » qui permettra d'affirmer le diagnostic.

Cette démarche diagnostique est la plus « classique » au sens complet du terme. Elle repose sur deux démarches intuitives qui sont déterminantes : *l'appel* des formes de reconnaissance, en substance les hypothèses diagnostiques ; *la comparaison* par superposition de la forme élaborée chez le patient avec celle des concepts nosologiques, l'estimation de leur conformité – qui n'est jamais parfaite – et le choix d'un diagnostic, éventuellement de plusieurs diagnostics qui sont classés en fonction de leur plus ou moins grande similitude avec l'ensemble des faits qui ont été retenus. Il est manifeste que le poids d'un tel cheminement de la décision médicale est directement lié à la culture et à l'expérience du praticien ; il donne la mesure de son autorité qui, lorsqu'elle est suffisante, reconnaît et justifie l'existence d'une « école » de pensée et de comportement.

D'usage courant dans la vie quotidienne, le processus d'identification des formes est un procédé économe de temps et d'énergie. Il est le fruit d'un conditionnement personnel qui a deux conséquences importantes : les observateurs de culture distincte traitent l'information de façon différente ; et l'information fournie par les malades et utilisée par le médecin, s'il n'y prend garde, est une information perçue et traitée en fonction de sa propre formation culturelle : elle est, d'entrée, une inférence.

Les écueils de la reconnaissance-des-formes sont à la fois : les limites inévitables de la connaissance des concepts nosologiques et de la mémoire. Elles réduisent de façon erratique et imprévisible l'éventail des hypothèses diagnostiques : c'est le « biais d'incompétence » ; les phénomènes plus subtils d'attraction par une connaissance d'acquisition récente, par un diagnostic qui a fortement impressionné le praticien généralement par sa gravité ou en fonction d'un intérêt personnel : c'est le « biais de motivation » ; enfin, le risque d'erreur initiale d'orientation, par le fait d'une sélection erronée des indices à cause d'une opinion pré-établie ; c'est le biais de préjugé ».

La méthode reconnaissance-des-formes a induit et induit encore de graves conséquences dans la pédagogie de l'apprentissage médical. Elle conduit à accroître démesurément la somme des connaissances à mémoriser dans l'enseignement et dans ses contrôles, voire dans les épreuves de sélection. Le propos n'est certes pas de dénier l'évidente nécessité des connaissances mémorisées. Il serait néanmoins imprudent de ne pas reconnaître que l'hypertrophie, sinon l'exclusivité de la pédagogie de la mémoire, s'est effectuée au détriment de celle de l'enseignement de la logique, du raisonnement proprement scientifique et, plus gravement encore, au grand dam de la créativité.

Naissance du raisonnement probabiliste

L'approche probabiliste suppose une attitude fondamentalement différente. Elle prend en compte le contexte d'incertitude qui conditionne la décision clinique : incertitude des données fournies par l'interrogatoire du patient ; incertitude du choix et de l'interprétation des données recueillies par l'examen clinique ; incertitude des informations attendues des investigations diagnostiques ; incertitude, surtout, des bénéfices attendus des prescriptions thérapeutiques qui seront appliquées. Toute décision médicale ne peut être que probabiliste. Ce faisant, la dimension probabiliste implique que l'erreur est consubstantielle à la décision médicale ; on ne saurait trop souhaiter que le public et les instances contestataires soient davantage informés de cette conséquence inéluctable de la décision médicale probabiliste.

Dès le début du XIXe s., la quête d'une base scientifique du raisonnement clinique s'orienta vers le travail fondateur que Pierre-Simon Laplace publia en 1814, l'*Essai philosophique sur les probabilités*, largement populaire puisqu'il fut réédité cinq fois avant sa mort en 1827. Or, Laplace avait explicitement mentionné la médecine comme un des domaines plausibles d'application du raisonnement probabiliste. Pierre-Charles-Alexandre Louis (1787-1872) l'appliqua au raisonnement clinique sous le vocable de la « méthode numérique ». Dès 1832-1834, Louis soutenait que le médecin peut fonder son action proprement clinique sur des bases et dans un langage proprement scientifiques. La méthode qu'il proposait reposait sur l'exploitation des fréquences statistiques dans le raisonnement clinique, celle des signes dans les maladies pour la démarche diagnostique, et celle des résultats obtenus pour l'estimation des bienfaits des traitements. L'innovation majeure était que l'estimation de la qualité informative des signes et celle de l'efficacité des traitements ne reposaient plus sur l'observation de quelques cas singuliers, mais sur l'information fournie par un grand nombre d'observations suffisamment semblables entre elles. L'objectif était d'exploiter les nombres dans la démarche clinique concrète, non pas au profit d'une abstraction mathématique mais au profit de la médecine, afin que tous les praticiens puissent adopter des démarches semblables et obtenir des résultats comparables. Grâce à l'analyse « numérique » statistique, Louis put ainsi démontrer en 1834 que l'application des sangsues chez les patients atteints de pneumonie n'apportait aucun bienfait thérapeutique. En 1827, les médecins parisiens importaient 33 millions de sangsues par an, essentiellement de Hongrie et de Bohème ; pour ses patients, François Broussais (1772-1838) en utilisait 100 000 par année. Quelques années après la publication de Louis, Paris n'importait plus que quelques milliers de sangsues par an... Pour la première fois, l'évaluation de l'action médicale devenait scientifique. Cependant, pendant plus d'un siècle, l'innovation « numérique » de P. C. A. Louis se heurta au scepticisme de la communauté médicale parisienne, puis à de vives oppositions des professeurs célèbres de la faculté de Paris, François Broussais au nom de la « médecine physiologique », Armand Trousseau (1801-1867) au nom de la clinique qui est art et non pas science. Le raisonnement médical probabiliste n'acquit ses lettres de noblesse scientifique qu'après la Deuxième Guerre mondiale, par la vulgarisation progressive, au sein du corps médical, du raisonnement bayesien.

La démarche diagnostique probabiliste repose sur l'application du « théorème des probabilités conditionnelles » formulé au XVIIIe s. par un pasteur écossais, le Révérend Sir Thomas Bayes (1702-1761). Sa publication en 1764 marque la naissance de l'induction formalisée. Le raisonnement bayesien montre comment une « information complémentaire » transforme une probabilité antérieure dite primaire en une nouvelle probabilité dite secondaire. C'est ainsi que procède la démarche diagnostique : en présence d'un tableau clinique singulier, le praticien estime une probabilité dite primaire ou probabilité prétest d'une pathologie définie ; il prescrit un test diagnostique dont il attend, par sa réponse, une « information complémentaire » qui modifie, révise la probabilité primaire en une nouvelle probabilité révisée dite secondaire ou probabilité post-test. Si cette probabilité post-test est supérieure à une « probabilité-seuil » jugée suffisante pour justifier la décision d'action en fonction du rapport de ses avantages attendus et de ses inconvénients et ses risques, alors le clinicien est en droit de prescrire le traitement choisi. Si la probabilité post-test obtenue est insuffisante pour justifier la décision d'action, la prescription d'un nouveau test est justifiée, usant de la probabilité post-test précédemment obtenue comme probabilité prétest de la nouvelle information diagnostique. Même si le clinicien n'en est pas conscient – il est hautement préférable qu'il le soit –, c'est ainsi que procède le raisonnement clinique ; c'est grâce à lui que la décision peut prétendre être rationnelle et justifiable s'il en est besoin.

Les probabilités post-test sont dites *valeurs prédictives*, positive et négative, lorsque leur exploitation est en accord attendu avec la réponse, respectivement positive ou négative, du test diagnostique ; ce sont aussi les *erreurs prédictives* lorsque la réalité est en désaccord avec la réponse du test, c'est-à-dire lorsque la maladie cherchée est absente en dépit de la réponse positive du test (c'est l'erreur prédictive positive) ou lorsque la maladie est effectivement présente en dépit de la réponse négative du test (c'est l'erreur prédictive négative).

Le premier intérêt de cette dissection du raisonnement clinique est de montrer que l'exploitation raisonnée d'un test diagnostique exige l'estimation préalable d'une probabilité prétest – fût-elle imprécise car la médecine est « une science molle ». En l'absence de toute estimation de la probabilité prétest, la réponse du test diagnostique est inexploitable ; les conclusions que le clinicien croit pouvoir en tirer ont un risque considérable d'erreur : les risques, le coût, le temps nécessaires à la mise en œuvre de l'examen et les décisions qui seront prises en fonction de son résultat sont injustifiables ! Lorsque la probabilité prétest est faible et le résultat positif du test diagnostique, le risque est grand d'une erreur prédictive positive, c'est-à-dire du diagnostic erroné de la présence de la maladie ; inversement, l'assurance de l'absence de la maladie cherchée fournie par une réponse négative est forte et la sécurité généralement acceptable. Lorsque, à l'inverse, la probabilité prétest est élevée, même si le résultat du test diagnostique est négatif, le risque de la présence du désordre pathologique est loin d'être négligeable et il ne peut être exclu. Le raisonnement probabiliste bayesien montre pourquoi les résultats d'un même test diagnostique, dans leur exploitation pratique, doivent être exploités différemment lorsque les contextes cliniques ou épidémiologiques et les probabilités prétest sont notoirement différents, par exemple dans un contexte hospitalier spécialisé et dans la clientèle du médecin de famille.

Ces termes et ces concepts sont le vocabulaire et le langage de la conduite rationnelle du raisonnement clinique : ce sont ceux qui offrent l'argument justificatif des décisions qui sont prises à son terme. L'obstacle à l'usage pratique de la méthode bayesienne est l'insuffisante connaissance des valeurs numériques sur lesquelles le raisonnement doit s'appuyer. Cette critique est fondée. Il n'en reste pas moins que c'est ainsi que le raisonnement diagnostique fonctionne, et que la décision médicale établie sur des bases rationnelles scientifiques peut être analysée et justifiée.

L'exigence de justification

Les décisions médicales des praticiens, celles des prescriptions d'investigations comme celles des traitements, sont confrontées à de nouvelles contraintes, qui sont celles du marché économique et celles, dorénavant, d'une relation de contrat avec les patients et avec la société. Ces contraintes nouvelles modifient l'essence même des rapports des praticiens avec les malades et avec l'ensemble de la société. Le concept de la relation duelle du médecin et de son patient s'est modifié par la présence d'un tiers constitué par les systèmes chargés d'assurer le financement des soins. Dans le rôle de « consommateur de la santé », la participation du patient s'exprime par l'exigence, outre celle d'une information précise et complète, de celle de son consentement appuyé sur la justification scientifique des prescriptions d'examen et de traitement ; justification en fonction, non seulement des sources d'information qui sont utilisées pour la démarche décisionnelle du praticien, de la balance des avantages attendus des risques et des coûts des investigations et des traitements, mais aussi de la dimension qualitative personnelle et des préférences du sujet concerné par la décision. Le Code de déontologie médicale rappelle que toute décision médicale doit être prise en application « des données actuelles de la science ». Exigence louable, mais en grande partie chimérique, sachant que plus de 20 000 articles médicaux scientifiques sont publiés mensuellement dans le monde. C'est au praticien lecteur de s'assurer de la crédibilité scientifique de l'information – sous le vocable du « niveau de preuve » traduction de *Evidence Based Medicine (EBM)* – en fonction de la rigueur de la méthodologie scientifique et de l'analyse statistique ; puis de juger de son caractère applicable au sujet singulier auquel il se propose de l'appliquer.

Lorsque l'accroissement rapide de la consommation des ressources affectées aux actions de soins s'est conjugué à l'insuffisance des disponibilités budgétaires, l'Assurance maladie financée par la collectivité a été confrontée à la nécessité d'une politique de régulation, voire de réduction des dépenses sans compromettre l'équité sociale, autant que faire se peut. En un mot, continuer de répondre aux *besoins de santé* sans leur imposer des limites, c'est-à-dire sans recourir à une maîtrise strictement comptable des dépenses de soins, au moyen d'un accroissement de la productivité par une maîtrise proprement médicalisée des coûts. Une maîtrise médicalisée des dépenses repose sur des prescriptions à bon escient et *justifiables*, en d'autres termes, sur une recherche rationnelle de l'efficience. La difficulté est que les besoins de santé ne sont pas des invariants de la nature humaine, mais une création permanente de l'histoire, des structures sociales, de l'offre de soins et de l'audience qui leur est donnée dans la collectivité. Or, cette audience est considérable en

France, au sein d'une société largement sollicitée et surmédicalisée. Par essence, les besoins de santé sont infinis et insolvables. « Il est surprenant, écrit J. de Kervasdoué, de voir combien la classe politique se laisse prendre à la chimère de la mesure ou même à l'estimation des fameux "besoins de santé" de la population. Elle sera toujours perdante à ce jeu sémantique : il sera toujours possible de trouver un "besoin" non satisfait... »

Or, il est probable que les coûts des soins continueront de croître, sachant que tout à la fois le volume des prescriptions augmentera et le coût des nouvelles thérapeutiques sera vraisemblablement très élevé, et que quelques-unes atteindront des prix insupportables pour la prise en charge collective, parce que les nouveaux médicaments issus du génie génétique ont nécessité un long et coûteux investissement et que les conditions d'expertise des nouvelles molécules chez les êtres humains sont plus sévèrement codifiées et plus coûteuses. Le spectre qui se dessine à moyenne échéance, à défaut d'une plus grande rationalité des décisions médicales, est celui du rationnement des soins. Rationnement justifié au nom de quoi ? Sur quels critères ? Les réponses que la société, à brève échéance, donnera à ces questions majeures, engageront le sens, c'est-à-dire la philosophie non seulement des décisions médicales, mais aussi de l'ensemble de la collectivité qui se prétend et se veut solidaire ; il y va du sens d'une civilisation à laquelle nous sommes historiquement et culturellement attachés.

L'exigence de justification des décisions médicales est un des effets d'une société de contrat. Toutes les décisions médicales devront être justifiables même à lointaine échéance. La nécessité de justification sera, semble-t-il, le point central de la pratique médicale à venir. Une telle demande ne témoigne pas nécessairement d'une méfiance particulière envers la profession médicale ; elle est le témoin d'une maturité de la conscience démocratique au sein de notre société. Que devra-t-on justifier ? Devant qui ? Au nom de quoi ? Ces questions modifieront les modalités de l'exercice de la médecine, voire les fondements d'une éthique et le sens d'une profession au sein de la société...

► BAYES T., « An essay towards solving a problem in the doctrine of chances », *Philosophical Transactions of the Royal Society*, 53, 1763, p. 370 (reproduit in *Biometrika* 45, 1958, p. 296-315). – BOLLET A. J., « Pierre Louis : The numerical method and the foundation of quantitative medicine », *American Journal of Medical Sciences*, 266, 1973, p. 93-101. – FEINSTEIN A. R., « Two centuries of conflict-collaboration between Medicine and Mathematics », *Journal of Clinical Epidemiology*, 49, 1996, p. 1339-1343. – FOUCAULT M., *Naissance de la clinique*, Paris, PUF, 1963. – GRENIER B., *Évaluation de la décision médicale*, Paris, Masson, 3e éd., 1999. – KERVASDOUÉ J. DE, PELLET R., *Le Carnet de santé de la France 2000-2002*, Paris, Economica, 2002. – LECOURT D., *À quoi sert donc la philosophie ? Des sciences de la nature aux sciences politiques*, Paris, PUF, 1993. – LOUIS P. C. A., *Recherches sur les effets de la saignée dans quelques maladies inflammatoires et sur l'action de l'émétique et des vésicatoires dans la pneumonie*, Paris, J.-B. Baillière, 1835. – MATTHEWS J. R., *Quantification and the quest for medical certainty*, Princeton, USA, Princeton Univ. Press, 1955. – MOLES A., *Les Sciences de l'imprécis*, Paris, Le Seuil, 1990. – MORABIA A., « P. C. A. Louis and the birth of clinical epidemiology », *Journal of Clinical Epidemiology*, 49, 1996, p. 1327-1333. – OSLER W., « Influence of Louis on American Medicine », *Bulletin of the Johns Hopkins Hospital*, 8, 1897, p. 161-167. – TROUSSEAU A., *Leçons de Clinique médicale de l'Hôtel-Dieu, Introduction*, Paris, J.-B. Baillière, 1885.

Bernard GRENIER

→ Code de déontologie ; Droit à l'information du malade ; *Evidence-Based Medecine* ; Expertise médicale ; Patient ; Principe de précaution ; Procréation assistée ; Pronostic ; Réanimation ; Responsabilité.

DÉGÉNÉRESCENCE

Si la théorie de la dégénérescence a donné lieu à une abondante production de la part des chercheurs qui s'intéressaient à l'histoire des mentalités, de la culture ou de la politique, elle n'a guère retenu l'attention des historiens des sciences et de la médecine, bien qu'elle ait dominé la pensée médicale sur l'hérédité pathologique pendant plus d'un demi-siècle. Idéologie scientifique majeure, elle mérite d'autant plus d'être prise en considération que son idée centrale de transmission héréditaire d'une prédisposition morbide entre en résonance avec les avancées de la génétique contemporaine.

L'invention de la dégénérescence

Cette théorie apparaît au milieu du XIXe s., dans un contexte marqué par la conjonction entre l'institutionnalisation croissante de la prise en charge des aliénés au sein des asiles, l'augmentation importante des populations internées et l'état de crise relative dans lequel se trouvent les approches cliniques de la folie. Le monde des aliénistes est en proie à de vifs débats sur la nature des maladies mentales (maladies de l'esprit ou du corps) et leurs rapports aux transformations que connaît le monde social. Mais il est aussi, plus concrètement, confronté à deux sources majeures de problèmes : l'inefficacité des thérapeutiques (l'échec du traitement moral est devenu patent) et la complexité infinie des classifications sur lesquelles personne ne s'accorde. Prise de position sur l'ensemble de ces questions, la théorie de la dégénérescence, élaborée par B.-A. Morel, se présente comme un cadre permettant de penser la folie et sa place dans la médecine.

Les présupposés sur lesquels ce médecin aliéniste s'appuie pour construire une approche résolument organiciste de la maladie mentale sont d'ordre métaphysique. Le même point de vue religieux qui lui fait voir dans la folie la conséquence d'une déchéance originelle, celle qui frappe la créature déchue, chassée du paradis, le conduit, au nom de la croyance en la consubstantialité de l'âme et du corps, à traiter sur le même plan toutes les causes de l'aliénation. Que celles-ci soient morales ou physiques, leur action trouvera une inscription dans le système nerveux. Mais, le point fort de sa théorie, exposée dans son traité de 1857, celui, en tout cas, qui intéressera le plus ses contemporains, tient au type de lien qu'elle établit entre désordre cérébral et transmission héréditaire. Alors qu'Esquirol voyait dans l'hérédité un « fait d'observation », Morel lui assigne un rôle central dans la compréhension de l'étiologie et de la pathogénie des maladies mentales. Familier de l'œuvre de Lamarck, il s'inspire de son transformisme pour constituer la folie comme un processus à caractère familial, évoluant sur plusieurs générations. Pour le décrire, Morel utilise les trois notions clés de prédisposition, de causes prédisposantes et de causes déterminantes. Initiatrices du processus, les causes prédisposantes peuvent être physiques ou morales, voire sociales. Sous leur action, un individu va développer une atteinte nerveuse pouvant se manifester par des troubles mentaux, souvent mineurs, mais qui, surtout, va altérer son hérédité. Il transmet à ses descendants une prédisposition à la faiblesse nerveuse. Fragilisés, ces derniers sont exposés à développer, cette fois, une véritable maladie mentale, pour peu qu'ils soient soumis à l'action de causes déterminantes, pouvant être elles aussi physiques, morales ou sociales. S'aggravant de génération en génération (aggravation qui se manifeste par des stigmates de dégénérescence), le processus se poursuit jusqu'à la venue au monde d'un dégénéré complet (dont l'idiot grabataire est un exemple type), incapable de procréer. Alors la lignée tarée s'éteint. Ainsi, à côté de l'hérédité classique, qui régit la transmission d'un même caractère, Morel en vient donc à définir, pour la folie, une autre forme d'hérédité, par transformation, à laquelle il donne le nom « d'hérédité dissemblable ».

Faisant appel à des phénomènes physiopathologiques dont elle postule la réalité sans chercher à se donner les moyens de l'établir, cette théorie propose, à l'évidence, un modèle explicatif de la folie qui, pour reprendre ce que dit Canguilhem des idéologies scientifiques, « méconnaît les exigences méthodologiques et les possibilités opératoires de la science, dans le secteur d'expérience qu'elle cherche à investir ». Mais, à la fois simple et peu contraignant, il présente de nombreux avantages qui expliquent son succès auprès des aliénistes. L'intérêt premier de la thèse de Morel est de mettre de l'ordre dans le fouillis des nosographies en unifiant sous une étiologique héréditaire commune une grande part des formes d'aliénation et l'ensemble des idioties décrites par les aliénistes. La classification qu'il propose se contente de distinguer les maladies relevant de la dégénérescence, des aliénations d'origine accidentelle, dont la cause immédiate et indiscutable est le plus souvent unique et acquise. Celles-là seules peuvent être sensibles à une thérapeutique, tandis que les autres, parce que héréditaires, sont incurables. Nul besoin, dans ces conditions, de chercher à guérir ceux qui en sont atteints, leur prise en charge s'accommodera d'un simple gardiennage. Par ailleurs, en mettant en relation au sein d'une famille, sur plusieurs générations, les désordres mentaux les plus variés, la théorie de la dégénérescence donne du sens à leur survenue. Un sens immédiatement traduisible dans un discours sur l'hérédité liant conditions sociales d'existence, mauvaises mœurs, folie et idiotie et qui offre une référence savante aux lieux communs des élites bourgeoises sur les classes dangereuses.

La dégénérescence relue par le darwinisme

Inspiratrice d'un nombre croissant de publications, la théorie de la dégénérescence est revue et corrigée, un quart de siècle plus tard, par des médecins français qui, aliénistes (Magnan, Legrand du Saulle) ou neurologues (Féré, Déjerine) trouvent dans l'évolutionnisme darwinien un autre cadre d'interprétation. Les références catholiques sont remisées, remplacées par la sélection naturelle, et la logique d'extinction des familles dégénérées est réinterprétée dans la perspective du *« struggle for life »*. Le remaniement théorique fait aussi une place aux « lois de l'hérédité » établies empiriquement par Darwin, supposées rendre compte des règles de transmission observées dans la nature. L'hérédité « dissemblable » de la folie s'opérera soit de façon directe et immédiate (des parents aux enfants), avec prépondérance directe (du père au fils, de la mère à la fille) ou croisée (du père à la fille, de la mère au fils), soit sur le mode atavique (les descendants héritent de leurs ancêtres, alors que les parents sont indemnes) et elle pourra être également homochrome (lorsque la maladie mentale se manifeste au même âge chez l'ascendant et le descendant). Les continuateurs de Morel s'attachent aussi à intégrer, dans leur relecture de la théorie de la dégénérescence, les thèses de Weismann sur le plasma germinatif auquel les travaux récents sur la fécondation ont donné une réalité en lui assignant un lieu, le noyau cellulaire. Ils en retiennent l'idée que la fécondation étant le produit de la « copulation » des noyaux des cellules sexuelles du père et de la mère, l'enfant hérite pour moitié du plasma germinatif de l'un, pour moitié de celui de l'autre, chacun de ces plasmas germinatifs contenant des caractères provenant également pour moitié de chacun des grands-parents. Toutefois, il leur faut alors user d'artifices rhétoriques pour rendre compatibles ces nouvelles approches avec la thèse néo-lamarckienne de l'hérédité des caractères acquis qui sous-tend le modèle de la dégénérescence.

La famille névropathique

À la différence de Magnan et de ses élèves dont la reformulation de la théorie de la dégénérescence ne cherche pas à étendre son domaine de pertinence, Charles Féré la sort du cadre de la folie pour en faire un modèle explicatif global de l'hérédité pathologique. Cet ancien interne de Charcot, formé par son maître à la neurologie, vient d'être nommé médecin d'un service d'aliénés à l'hospice de Bicêtre lorsqu'il publie en 1884 l'ouvrage qui lui vaudra la célébrité, *La Famille névropathique*.

Féré s'attache à démontrer que les « états psychologiques morbides » et les « maladies du système nerveux affectant le mouvement et la sensibilité » constituent, en réalité, deux branches d'une seule et même « famille névropathique » indissociablement unies par les lois de l'hérédité. Les états morbides propres à chacune de ces deux branches, les délires hallucinatoires comme les atrophies musculaires progressives, les mélancolies comme les scléroses en plaques, ont en effet pour origine commune « une maladie primordiale et unique » du système nerveux, transmise héréditairement. D'où leur coexistence, si souvent relevée dans les études cliniques, au sein des familles tarées. D'où aussi la fréquence des associations chez un même patient d'atteintes des fonctions sensitivomotrices et de troubles mentaux (comme c'est le cas dans la chorée, la maladie de Parkinson, la paralysie agitante, le tremblement sénile). Par ailleurs Féré, reprenant la question des causes prédisposantes et déterminantes, propose un modèle d'interprétation matérialiste des phénomènes physiopathologiques susceptibles de créer des lésions nerveuses. Ceux-là sont de deux ordres. Il s'agit d'une part des stimulations excessives et prolongées qui épuisent le système nerveux (surmenage intellectuel ou émotionnel, neurasthénie) ; et, d'autre part, des intoxications (par le plomb, les drogues ou l'alcool) qui, lorsqu'elles affectent le tissu nerveux, provoquent des troubles dont la symptomatologie dépend de la localisation des atteintes. Si, une fois l'atteinte nerveuse constituée, les causes continuent d'agir, l'altération de l'état qui en résulte conduit à la détérioration de la qualité du plasma germinatif. D'où la transmission aux descendants d'une prédisposition morbide dont Féré précise la nature. « Ce qui est héréditaire dans la maladie, ce n'est pas la maladie elle-même, c'est le trouble nutritionnel qui aboutit à des complexus symptomatiques variables quoique appartenant à la même famille. » Discutant du rôle de la consanguinité, Féré pense qu'elle n'a pas d'effet en soi, mais n'agit que lorsqu'il y a accumulation de l'hérédité morbide, ce qui n'est pas si rare vu l'attirance des psychopathes les uns pour les autres.

La classification qui découle de cette refonte théorique différencie donc les deux grandes branches d'espèces pathologiques ayant pour dénominateur commun la prédisposition névropathique. Pour les maladies neurologiques, l'auteur se contente de reprendre, sans faire preuve d'un grand esprit de système, les catégories établies par la neuropathologie, mais attribue une place particulière à deux névroses très fréquentes qui font la jonction entre les deux branches : l'hystérie (avec ses paralysies sans lésion et réversibles) et l'épilepsie. Quant aux états de désordre mental, Féré les divise en trois sous-branches, pour distinguer les psychopathes proprement dits (*i.e.* les aliénés et les idiots), des génies et des criminels. L'idée que le génie est en proie à une forme particulière de surexcitation nerveuse chronique qui trouve son terrain dans la dégénérescence n'est pas originale. Elle est alors partagée par de nombreux aliénistes (Magnan et ses disciples voient en lui un « dégénéré supérieur »). En revanche, l'intégration du criminel à la branche psychopathique s'inscrit dans une controverse qui voit Féré s'opposer au « criminologue » italien Lombroso et à sa théorie atavique du crime, lui reprochant d'individualiser une soi-disant classe de « criminels nés », sans tenir compte de la fréquence des associations entre le crime, la névrose et l'imbécillité morale.

Ainsi constituée en « groupe naturel », la « famille névropathique » n'en n'est pas pour autant isolée des autres grandes pathologies. L'étude des entités cliniques qui la composent révèle la fréquence des associations avec les maladies de la nutrition, les malformations, les anomalies de développement, l'arthritisme mais aussi la tuberculose et la syphilis. Or, dans toutes ces pathologies, l'existence de prédispositions héréditaires ne peut être contestée. On doit donc les considérer comme des « états congénères (de la névropathie) résultant de troubles de la nutrition différemment spécialisés ». D'où la possibilité d'une généralisation qui fait écrire à Féré que « c'est à titre d'état de dégénérescence que la névropathie, la scrofule, la tuberculose, l'arthritisme se retrouvent diversement combinés dans les familles et dans certaines conditions, leurs manifestations se transforment ou s'excitent réciproquement ».

L'ouvrage reçoit un accueil enthousiaste. Charcot en fait sa référence principale en matière d'hérédité ; Déjerine considère qu'il s'agit « dans ce domaine [du] mémoire le plus important qui ait été publié depuis Morel » et sa problématique est largement reprise, dans et hors le champ médical. Le modèle de l'hérédité dégénérative, en s'étendant au domaine des maladies « constitutionnelles », permet d'établir dans la pratique clinique des relations entre les états pathologiques les plus divers, du moment qu'ils touchent des individus appartenant à une même famille. Ils seront alors interprétés comme autant d'expressions morbides de tares transmises de génération en génération. S'exerçant dans un domaine où les méthodologies scientifiques sont encore trop balbutiantes pour fonder des approches alternatives, la nouvelle théorie de la dégénérescence tire sa force de l'élargissement des intérêts sociaux auxquels elle peut, maintenant s'ajuster. Elle permet ainsi à la médecine de se maintenir sur un terrain explicatif de plus en plus déserté par les religions, celui du sens qui peut être donné à la survenue d'une maladie. Avec elle, la maladie n'est pas le fruit d'un hasard aveugle mais le produit d'un désordre familial passé qu'un désordre dans la vie du patient a réactivé. En ce sens, elle constitue la dernière (?) théorie médicale dont les réponses sont en phase avec les registres archaïques d'interprétation du malheur. Ce faisant, elle fait de l'entité familiale l'unité d'observation pertinente sur laquelle doit s'exercer le regard médical, au moment où, précisément, la médecine libérale se construit sur l'idéal type du « médecin de famille » qu'elle contribue donc à légitimer. L'hérédité dégénérative propose aussi une interprétation étiologique qui donne son unité à la lutte contre les fléaux sociaux. En cette fin de siècle, les préoccupations socio-sanitaires qui s'étaient cristallisées autour de la tuberculose, de la syphilis, de l'alcoolisme, des maladies nerveuses et mentales et des maladies infantiles vont tendre à converger pour se fondre dans une commune hantise, celle de la décadence. Décadence de la France, de la race, trouvant ses bases objectives dans la stagnation démographique, ses causes supposées dans les différents fléaux, et son unité dans ce processus de dégénérescence. Processus dont des écrits comme ceux de Féré invitent à penser qu'il est multiforme, les différentes hérédités nerveuses, tuberculeuses et syphilitiques se conjuguant les unes et les autres pour donner toute son ampleur au phénomène. Enfin, à partir de cette théorie replaçant les fléaux sociaux sur le terrain de l'hérédité, va se construire un discours assignant à la prophylaxie un rôle central. Car si ces maladies héréditaires, une fois constituées, échappent aux traitements curatifs, la lutte sociale contre les fléaux peut empêcher leur apparition. Il lui faut pour cela intervenir par des mesures sociales et des campagnes de propagande éducative (et moralisatrices) pour protéger les populations de l'action des causes prédisposantes et déterminantes (comme la consommation abusive d'alcool). Mais si la généralisation de la théorie connaît un immense succès qui la fait entrer dans le sens commun d'une époque, elle sera aussi la cause de son discrédit progressif.

Hérédité génétique et génétique mendélienne

Alors que des pans entiers de la pathologie sont réinterprétés dans la logique de la théorie de la dégénérescence, une classe de maladies apparaissant avec l'affinement des descriptions anatomocliniques commence à poser problème. Il s'agit de toutes celles qui se transmettent au sein d'une famille, sur le mode similaire, sans changer de forme, donc sans aggravation. Pour ceux qui commencent à les étudier, ces « maladies familiales » tendent à créer, à côté du type normal de l'espèce, un type anormal et presque une variété dégénérée de l'espèce. Dans la genèse et la reproduction de cette ébauche de nouvelle espèce, le milieu n'exerce aucune influence et le trait pathologique se transmet comme un caractère physique normal, sans être dépendant de l'action d'une quelconque cause déterminante. Il convient donc d'opérer une distinction entre les maladies répondant au modèle de la dégénérescence et ces maladies familiales qui doivent être considérées comme des maladies du germe ou de l'union des germes. La ligne de partage, ainsi établie, enfonce un premier coin dans la toute-puissance interprétative de la théorie dominante et ouvre la voie à l'introduction de la génétique mendélienne en médecine. Au début du XXe s., une critique s'ébauche dont Émile Apert, un des pères fondateurs de l'eugénisme français, se fait le porte-parole. Pour ce pédiatre hospitalier, il devient nécessaire et urgent de clarifier l'étude des mécanismes de la dégénérescence, qu'une généralisation trop hâtive du concept en pathologie n'a fait qu'obscurcir, en ne confondant pas, par exemple, l'accidentel et l'héréditaire, les anomalies congénitales causées par des maladies affectant le fœtus et celles relevant d'une « tendance innée du germe ». Reprenant la question des stigmates physiques, supposés signer la dégénérescence, Apert en propose une tout autre analyse. Non seulement certains de ces stigmates sont attribuables à des causes accidentelles, survenant lors de la grossesse, mais ceux qui sont le fait de malformations familiales et héréditaires doivent être rangés dans la classe des maladies du germe. Ces maladies du germe dont il avance, à la lumière des travaux de la génétique contemporaine, qu'elles pourraient être l'équivalent des mutations brutales donnant naissance à une espèce nouvelle, décrites par le botaniste De Vries. Ainsi, en même temps qu'il pose d'importantes limites au domaine de pertinence de la théorie de la dégénérescence, Apert redéfinit sur de nouvelles bases la division en deux classes des maladies héréditaires. La première est celle des maladies hérédo-familiales. Elles ont pour cause des mutations affectant le germe et se transmettent « selon les lois de l'hérédité décrites par le moine Gregor Mendel » puis redécouvertes et confirmées par De Vries. C'est pour elles que sont introduits pour la première fois, dans la pathologie médicale, les concepts de « caractères dominants », de « caractères dominés », de « loi de dissociation des caractères entre les gamètes ». La seconde classe regroupe, elle, les « maladies hérédo-dégénératives simples », qui sont la conséquence de l'action du milieu sur un terrain fragilisé par une prédisposition morbide. Cette réduction de territoire reste cependant limitée, car les maladies hérédo-familiales ne concernent qu'un petit nombre de patients. Et il faut attendre encore un demi-siècle avant que la génétique mendélienne s'assure le monopole de l'interprétation légitime de l'hérédité pathologique. Mais la théorie de la dégénérescence aura alors déjà perdu beaucoup de son crédit. Si l'idée de prédisposition résiste, y compris aux avancées de la bactériologie, parce qu'elle est une façon de rendre compte des variations de réponses individuelles à l'action de mêmes causes externes, en revanche, sa logique de l'aggravation au fil des générations sera de plus en plus contestée. Conservant encore jusqu'à la Seconde Guerre mondiale des places fortes en psychiatrie, elle ne subsistera dans le domaine de la pathologie médicale qu'à travers la notion de terrain prédisposé.

► APERT E., *Traité des maladies familiales et des maladies congénitales*, Paris, Baillière & Fils, 1907. – BING F., « La théorie de la dégénérescence », *in* J. Postel & C. Quetel, *Nouvelle histoire de la psychiatrie*, Paris, Dunod, 1994, p. 233-238. – CASTEL R., *L'Ordre psychiatrique*, Paris, Minuit, 1976. – CONRY Y., *L'Introduction du darwinisme en France*, Paris, Vrin, 1974. – DÉJERINE J., *L'Hérédité dans les maladies du système nerveux*, Paris, 1886. – FÉRÉ C., *La Famille névropathique*, Paris, Delahaye et Lecrosnier, 1884. – MOREL B.-A., *Traité des dégénérescences physiques, intellectuelles et morales de l'espèce humaine*, Paris, 1857 ; *Traité des maladies mentales*, Paris, 1860. – PICK D., *Faces of degeneration*, Cambridge, Cambridge Univ. Press, 1989. – PINELL P., « Degeneration theory and heredity patterns between 1850 and 1900 », *in* J.-P. Gaudillière & I. Löwy, *Heredity and infection*, Londres, New York, Routledge, 2001, p. 245-259.

Patrice PINELL

→ Aliénisme ; Asiles d'aliénés ; Génétique médicale ; Idiotie.

DÉMOGRAPHIE

La démographie médicale est l'étude des caractéristiques démographiques (âge, sexe) des professions médicales et paramédicales. Par extension, les travaux de démographie médicale recouvrent des études socio-économiques (étude de l'activité professionnelle ou de la prescription pharmaceutique). Les projections et prévisions représentent une part importante des travaux effectués. Par une déformation et un usage abusif, ce terme est aussi étendu à la localisation des médecins et professionnels de santé, et relève donc de la géographie de la santé (Picheral, 2002).

La démographie médicale joue et a toujours joué un rôle de révélateur des questions posées sur le système de santé : risques de « pénurie » ou de « pléthore » de professionnels, déséquilibre de la répartition géographique, régulation des dépenses, revenus des professionnels. De la question des « besoins en médecins » à celle des « besoins de santé », elle pose la question de la place du médecin dans la société.

Un développement important à partir des années 1960

Dans la plupart des pays d'Europe occidentale autour des années 1960, on manquait de médecins (Bui Dang Ha Hoan, 2001) et la prise de conscience d'inégalités (avec des zones qualifiées de « suréquipées » comme le sud de la France) comme la nécessité de construire des équipements hospitaliers modernes dans toutes les régions conduisaient à s'interroger sur la formation des premiers producteurs de soins : les médecins. À cette époque, la problématique de la pénurie était sous-jacente aux études.

Simultanément se développent en France les premières études d'économie médicale, qui allait devenir par la suite l'économie de la santé. C'est la fin de la reconstruction d'après-guerre, le début de la généralisation de la protection sociale et de l'assurance maladie : la croissance économique des « trente glorieuses » semble alors très stable. En France, la création récente de la comptabilité nationale et la première ébauche des comptes nationaux de la santé mettent en évidence un poste de dépenses dont la croissance est très forte et des inégalités (sociales et territoriales) jusqu'alors peu connues (la première enquête « santé et soins médicaux » en France date de 1960).

Il est souvent difficile de faire la distinction entre les études de démographie médicale « pure » et les études de socio-économie : un certain nombre de thèmes sont apparus au cours du temps en fonction de nouvelles préoccupations. Ainsi, l'étude de l'activité des médecins (nombre d'actes, prescription) a suivi logiquement les études démographiques avec la croissance des dépenses de santé.

Dans les années 1970, dans beaucoup de pays, les facultés de médecine accueillaient des effectifs bien plus nombreux d'étudiants en raison des progrès de la scolarisation. On avait alors « le cocktail détonnant de la pénurie de médecins en exercice et d'un sureffectif d'étudiants en formation » (Bui Dang Ha Hoan, 2001). C'est d'ailleurs à cette époque qu'a été institué le *numerus clausus* en France qui limitait le nombre d'étudiants admis dans les facultés de médecine. Après la « pénurie » c'est donc la pléthore qui menaçait, d'autant que la progression des dépenses de santé était très élevée (7,9 % en France entre 1970 et 1975 en volume, c'est-à-dire après élimination de l'effet mécanique de l'inflation). D'où la nécessité d'étudier les comportements de prescription et d'activité dans une optique de régulation.

La répartition des médecins en France : l'histoire immobile ?

L'enjeu de la démographie médicale peut être illustré par un regard historique sur la situation française. Les effectifs de médecins (Bungener, 1984 ; Tonnellier, 1992) étaient de 15 000 en 1866, 16 800 en 1900, 59 000 en 1968, 177 000 en 1999. Le nombre de médecins a donc été multiplié par trois entre 1968 et 1999 ! Cette progression, que l'on pouvait anticiper avec la progression des effectifs d'étudiants, montre bien que les débats sur le nombre de médecins n'ont rien d'abstrait ni d'académique. Mais malgré l'augmentation considérable du nombre de médecins, on doit faire deux constatations : d'une part la crainte éternelle de la « pléthore » en 1900 comme dans les années 1970 (et donc indépendamment des effectifs), d'autre part la stabilité des inégalités géographiques durant plus d'un siècle. Nous verrons au paragraphe suivant que les prévisions pour 2020 voient le retour de la « pénurie ».

Le XIXe s. avait d'ailleurs connu une diminution du nombre de médecins, puisque de 1847 à 1866 les effectifs étaient passés de 18 099 à 14 789. Cette diminution avait été obtenue par la diminution du nombre d'officiers de santé. Deux titres pouvaient en effet être utilisés pour exercer la médecine ; un diplôme de médecin ou un certificat d'officier de santé. Cette deuxième façon d'être praticien (appelée « médecine du second ordre ») était possible moyennant des études plus courtes et certaines restrictions dans l'exercice : interdiction de s'installer dans un autre département que celui où les officiers avaient été reçus, interdiction de pratiquer de grandes opérations. Comme le remarquent J. N. Biraben et J. Leonard en 1988, cette démédicalisation « se produit au moment même où la science médicale progressait et où les possibilités de médicalisation du peuple et de protection sociale se multipliaient et se diversifiaient ».

Pléthore et encombrement médical en 1900. – Une similitude entre la situation de 1900 et celle des années 1970 est la peur de la « pléthore » et de « l'encombrement médical ». Ainsi dans *Le Concours médical*, on peut lire en 1879 : « Je ne puis vous dire le chiffre exact, mais je ne dois pas être éloigné de la vérité en affirmant que, docteurs ou officiers de santé, il existe dans notre pays près de 18 000 médecins ; ce nombre est évidemment bien au-dessus de tous les besoins. De là, encombrement dans la profession et situation pénible de la plupart d'entre nous » (Levy, 1978). La raison de cette conjoncture est ainsi donnée : « Le nombre de facultés va toujours croissant, après Lyon est venu Lille puis Bordeaux, puis Toulouse. Chaque grande ville veut avoir la sienne. Marseille la réclame à grands cris. Nantes et Rouen font de même. Il ne faut pas se le dissimuler, cet état de choses doit nous faire envisager l'avenir sous des couleurs sombres ; c'est la ruine absolue de la profession médicale, au point de vue pécuniaire, comme au point de vue considération » *(ibid.)*. Comme on le voit, les arguments employés dans les années 1970 sur la « pléthore » ont des racines anciennes. Et déjà, on invoquait le risque « d'invasion des médecins étrangers groupés dans les contrées riches » (Gouffier, 1900).

Mais les craintes de pléthores en 1900 et en 1970 ne se situent pas exactement dans le même contexte. En effet, au début du XXe s. il n'existait ni assurance ni Sécurité sociale et le financement des dépenses de santé n'était pas socialisé. La dénonciation du surpeuplement était « purement financière et économique, sans référence aucune à un besoin sanitaire de la population, sans ébauche de conception de service public » (Bungener, 1984). D'ailleurs, par crainte du fonctionnariat, les médecins s'opposeront aux lois sur les assurances sociales de 1933 sans voir le « marché financier potentiel qu'elles libèrent » *(ibid.)*. Au contraire, en 1970, la généralisation de la Sécurité sociale change les données économiques, puisque le financement est assuré par la redistribution. Mais apparaît la question de l'équilibre des comptes, qui pourrait lui aussi compromettre à terme les revenus médicaux.

Cette interrogation sur les effectifs conduit d'ailleurs à de nombreux articles dans la presse médicale dans les années 1900 : combien y a-t-il de médecins ? Ce sujet donnait lieu à polémique, car certains pensaient qu'il n'y avait pas pléthore mais concentration dans certaines villes et manque dans certains départements. On peut donc dater de cette période le souci de dénombrer le nombre de médecins : les premiers travaux de démographie médicale, en quelque sorte. Par la suite, la prise de conscience de cette nouvelle problématique a entraîné le développement des informations quantitatives.

Une stabilité géographique étonnante en un siècle et demi. – En 1866, la répartition départementale des médecins n'était pas fondamentalement différente de celle que nous observons en 2000 (Tonnellier, 1992). La parenté entre les deux cartes est remarquable alors que cent trente ans les séparent ! Aujourd'hui comme hier, les départements du Sud et du pourtour méditerranéen ont la densité la plus forte. L'Histoire immobile... Les inégalités géographiques se sont donc reproduites au cours du temps, malgré des discours renouvelés à toutes les époques sur la nécessité de « réduire les inégalités ». Pourtant le nombre de médecins a été multiplié par plus de dix : 15 000 médecins en 1886 et 177 000 en 1999 (alors que la population n'a augmenté que d'environ 60 %).

Les inégalités géographiques étaient déjà sensibles au siècle dernier : « Ces chiffres montrent combien la répartition sur la surface de la France est inégale et ils confirment ce que nous savions depuis Boudin, que les départements les plus riches en médecins sont ceux du Midi » (texte publié dans *Le Concours médical* en 1898). Parmi les causes de cette répartition inégale, on évoquait comme nous l'avons vu le rôle des facultés qui étaient censées contribuer à la pléthore ou qui devaient résorber les inégalités.

Mais l'opposition Nord/Sud en France pour la répartition des médecins n'est pas une fatalité. En 1968 on pouvait provoquer un rééquilibrage territorial en augmentant les promotions d'étudiants dans les régions déficitaires, et en les limitant dans les régions bien équipées. En effet les études montraient que les médecins s'installaient à proximité de la faculté où ils avaient été formés (observation toujours vraie aujourd'hui pour les généralistes). Comme chaque région de programme avait depuis 1968 une faculté de médecine, il était donc possible d'avoir une politique de réduction des inégalités avec le *numerus clausus*. Mais les pesanteurs administratives et sociales n'ont pas permis de suivre cette mesure pourtant simple. Les inégalités géographiques se sont donc reproduites : aujourd'hui comme hier, les régions qui ont de fortes densités sont celles qui ont formé de nombreux médecins. La localisation des facultés de médecine a donc joué un rôle primordial dans la formation des inégalités (Tonnellier, 1992). Il faut noter que les migrations de médecins n'expliquent pas les inégalités régionales, bien que l'on ait souvent parlé – à tort – d'héliotropisme pour expliquer les concentrations médicales méridionales.

Le futur : la peur du vide ?

La progression très forte des effectifs a conduit à une politique du *numerus clausus* très restrictive, et autour de l'année 2000, différentes études ont montré qu'en France les effectifs de médecins se stabiliseraient jusqu'en 2008 pour diminuer de 20 % à l'horizon 2020 (avec le maintien du *numerus clausus* à l'identique). Avec les mêmes hypothèses, ces projections conduiraient à un changement important des répartitions régionales (toujours à l'horizon 2020, Niel, 2002 ; CREDES, 2001 ; URCAM, 2000).

Les questions posées par la « démographie médicale » occupaient donc de nouveau le devant de la scène. Bien que la diminution de 20 % ne soit pas objectivement une « catastrophe » après le triplement en trente ans, la prise de conscience d'une modification imprévue conduisait encore à des débats et articles sur les risques de « désertification ». Un grand journal du soir n'hésitait pas à annoncer en première page : « La France manque de médecins » (*Le Monde*, novembre 2001). Ce qui est la preuve que la situation a toujours été considérée sous l'angle catastrophique. La peur du vide succédait sans transition au trop-plein...

La régulation de la démographie dans le monde : le reflet de l'organisation des systèmes de soins

La France n'a évidemment pas le monopole des questions de démographie médicale, non plus que celui de la régulation des dépenses de santé. Ces deux thèmes sont d'ailleurs liés et « les mécanismes de régulation de la démographie des professionnels de santé apparaissent étroitement liés à l'histoire des systèmes de santé, à leur architecture initiale » (Bourgueil, Durr, Rocamora-Houzard, 2001). En effet, des pays comme le Québec et le Royaume-Uni ont une « régulation administrée complète », le Québec mettant l'accent sur la répartition géographique sur le territoire *(ibid.)*. La Belgique et l'Allemagne ont institué des restrictions au conventionnement, c'est-à-dire un conventionnement à l'installation. Enfin aux États-Unis, le rôle croissant des Managed Care Organisation pour rationaliser la gestion du système de soins a fait que ces opérateurs prennent également en compte la régulation de la démographie. Enfin les mêmes auteurs *(ibid.)* font remarquer que les mécanismes de régulation sont aussi le reflet des systèmes selon qu'ils sont béveridgien (financés par l'impôt) ou bismarckien (financé par des cotisations sociales et gérés par les partenaires sociaux). De plus, le degré de centralisation ou de décentralisation intervient aussi sur les manières de réguler.

Quel médecin pour quelle société ?

La défense des intérêts professionnels explique en premier lieu les débats consacrés à la « démographie médicale » au XIXe comme au début du XXe s. Mais à partir du moment où le financement est socialisé, apparaît l'enjeu de la régulation des dépenses. En France, où le système de santé se situe entre libéralisme et solidarité (Faure, 1994), la crainte d'une dérive de la démographie médicale est d'abord celle d'une remise en cause de cet équilibre. Avec la crainte d'une autre remise en cause sur les fondements de la médecine libérale : le paiement à l'acte, la liberté d'installation des médecins, la liberté de prescription, le libre choix du médecin par le malade. Or toutes les politiques de régulation pourraient conduire à renoncer à ces principes.

Mais ces préoccupations économiques n'expliquent pas entièrement que la peur du vide succède au cauchemar du trop-plein. Ces propos se sont succédé au XIXe s. comme au XXe s., car le médecin représente une valeur symbolique, fondement de l'organisation sociale, et la pléthore comme la pénurie peuvent bouleverser le paysage social. Comme le note J. Léonard pour le XIXe s. (Léonard, 1977) à propos de l'essor de la médecine, « c'est aussi le développement d'une classe moyenne plus prospère et plus instruite qui célèbre et soutient l'ascension de valeurs nouvelles ». La démographie médicale n'échappe donc pas aux thèmes classiques : « malthusiens » contre « natalistes ». Le trop-plein conduirait à la déconsidération d'une profession honorable : ainsi en 1834 le baron Richerand, professeur à la faculté de médecine de Paris, exprime cette crainte « que l'administration n'oublie jamais que de la classe nombreuse des médecins sans malades et des avocats sans causes sont sortis jadis les Marat et les Robespierre » (Léonard, 1978). À l'inverse, le « manque » pourrait conduire à l'apparition de « déserts » d'où sera absent le médecin, représentant en même temps l'État-providence et le libéralisme.

La question posée par la démographie médicale est aussi celle de « la place que la société assigne à un système sanitaire » (Bungener, 1984). Une illustration en est fournie par les prévisions de diminution des médecins dans les prochaines années en France. Cette projection démographique joue le rôle d'un révélateur, et souligne les déséquilibres d'aujourd'hui avant ceux du futur. Mauvaise répartition territoriale, difficultés de recrutements pour certaines spécialités (anesthésistes, gynécologie obstétrique, infirmières) : telles sont les questions auxquelles les acteurs sont et seront confrontés. Il n'est pas certain que le risque de *« désertification médicale »* des zones rurales soit le plus grave (Lucas-Gabrielli & Tonnellier, 2001). En revanche, ce risque peut concerner les petites villes en déclin démographique touchées par les restructurations économiques et certaines zones péri-urbaines (les « banlieues », cités, quartiers défavorisés, zones « sensibles »). C'est donc paradoxalement dans les zones urbaines que se posent les questions d'aménagement, dans une époque de profondes restructurations économiques et urbaines. Comme le rappelle M. Roncayolo, en conclusion d'*Histoire de la France, L'Espace français,* (Burguière & Revel, 1989) : « Ce n'est pas le "désert" qui menace une partie de la France : il peut devenir, dans une certaine mesure, une valeur. C'est le désert social, la fin d'une sociabilité. »

► BUI DANG HA HOAN, « Trente ans après », *Cahier de sociologie et de démographie médicales,* 41 années, n° 3-4, 2001. – BIRABEN J. N., LÉONARD J., « Les maladies et la médecine », *Histoire de la population française,* t. III, de 1789 à 1914, Paris, PUF, 1988. – BOURGUEIL Y., DURR U., ROCAMORA-HOUZARD S., *La Régulation de la démographie médicale en Allemagne, en Belgique, aux États-Unis, au Québec et au Royaume-Uni,* DREES, Études et Résultats, n° 120, 2001. – BUNGENER M., « Une éternelle pléthore médicale ? », *Sciences sociales et santé,* vol. II, n° 1, 1984. – BURGUIÈRE A., REVEL J. (dir.), *Histoire de la France, l'Espace français,* Paris, Le Seuil, 1989. – FAURE O., DESSERTINE D., *La Maladie entre libéralisme et solidarités (1850-1940),* Paris, Mutualité française, 1994. – GOUFFIER D[r], « L'encombrement de la profession médicale. Causes, résultats, remèdes », *Le Concours médical,* 10 novembre 1900. – LÉONARD J., *La Vie quotidienne du médecin de province au XIXe siècle,* Paris, Hachette, 1977. – LEVY D., « Cent ans de démographie médicale », *Le Concours médical,* 1979. – LUCAS-GABRIELLI V., TONNELLIER F., « Déserts médicaux ou zones défavorisées ? Démographie médicale et indicateurs de besoins », *Technologie et Santé,* n° 45, 2001, p. 32-38. – PICHERAL H., *Dictionnaire raisonné de géographie de la santé,* Montpellier, Geos Université Montpellier III, 2001. – NIEL X., « La Démographie médicale à l'horizon 2020, une réactualisation des projections à partir de 2002 », *Drees, Études et Résultats,* n° 161, 2002. – TONNELLIER F., *Inégalités géographiques et santé, évolution depuis le XIXe siècle en France,* Paris, CREDES, 1992. – TONNELLIER F., VIGNERON E., *La Géographie de la santé en France,* Paris, PUF « Que sais-je ? », 1999. – Coll. : URCAM, *La Médecine de ville, répartition géographique à venir : un enjeu de santé,* Poitiers, URCAM de Poitou-Charentes, 2000. – CREDES, *Démographie médicale : Peut-on évaluer les besoins en médecins ?,* Paris, CREDES, 2001.

François TONNELLIER

→ Économie de la santé ; Vieillissement.

DÉPENDANCE

Enjeux de définition autour de la dépendance

L'usage de la notion de dépendance a longtemps été restreint à la pharmacodépendance, c'est-à-dire l'assujettissement d'un individu à un produit psychoactif. L'Organisation mondiale de la santé (OMS) propose une définition de la dépendance qui est couramment utilisée : « État psychique et quelquefois également physique résultant de l'interaction entre un organisme vivant et un médicament, se caractérisant par des modifications du comportement et par d'autres réactions, qui comprennent toujours une pulsion à prendre le médicament de façon continue ou périodique afin de retrouver ses effets psychiques et quelquefois d'éviter le malaise de la privation. Cet état peut ou non s'accompagner de tolérance. Un même individu peut être dépendant à plusieurs médicaments. » Cette définition de la dépendance est liée à d'autres notions avec lesquelles elle tend parfois à se confondre, telles que l'addiction, la drogue, la toxicomanie, l'assuétude, la compulsion, le *craving* (désir intense et irrépressible de consommer une drogue), la tolérance ou le manque. Sont habituellement distinguées deux facettes de la dépendance : une dépendance physique qui se caractérise par une exigence de l'organisme nécessitant l'usage d'un produit pour rétablir son homéostasie et le réduisant au syndrome de manque lors du sevrage ; et la dépendance psychique qui est plutôt un état mental impliquant le désir compulsif de consommer à nouveau une substance avec comme objectif de recréer une sensation de plaisir déjà éprouvée. L'introduction de la notion de dépendance psychique permet de faire rentrer dans la catégorie des drogues des substances dont la dépendance physique était nulle, voire difficile à déterminer, telles que le LSD ou le cannabis.

La définition de la dépendance ne fait pas l'objet d'un consensus, elle est un enjeu de lutte entre professionnels, et tout particulièrement dans le domaine de la psychiatrie. Plusieurs conceptions s'opposent, les praticiens mettant plutôt l'accent soit sur la dimension psychiatrique de la dépendance, soit sur sa dimension neurobiologique, ou encore sur sa dimension environnementale, chacune de ces acceptions renvoyant également à une forme de traitement spécifique tels que la thérapie individuelle/collective ou la prise de médicaments. Dans la recherche des causes de la dépendance, certains cliniciens expliquent qu'elle serait une forme d'automédication qui permettrait au sujet de lutter contre la dépression ou, encore, que le dépendant chercherait à mettre à distance ses émotions au profit de la recherche de sensations. Actuellement, rares sont les praticiens qui nient l'existence même de la dépendance en tant qu'entité clinique spécifique.

La dépendance peut être appréhendée en tant que pathologie psychiatrique, dans la mesure où elle occupe une place à part entière dans le Manuel diagnostique et statistique des troubles mentaux (DSM). Le DSM contient pour chaque affection un code et des critères diagnostiques, utilisés par les soignants appelés à traiter des troubles psychiques, et tend à favoriser la production de définitions communes des troubles. Les critères diagnostiques permettant la classification de cette dépendance ont récemment évolué. Dans la dernière version intitulée DSM-IV (datant de 1994), les critères de définition de la dépendance se sont modifiés, les notions de sevrage et de tolérance n'y sont plus systématiquement associés, au profit de la mise en exergue de la compulsion. Cette évolution laisse la porte ouverte aux dépendances sans drogue et met l'accent moins sur le produit c'est-à-dire l'objet, que sur la personne qui s'adonne à un comportement, c'est-à-dire le sujet.

Dans son usage extensif, la dépendance peut également être considérée non pas sous l'angle du pathologique, mais comme une dimension inhérente à la vie humaine. Dans cette optique, Albert Memmi en donne une définition très large, mettant l'accent sur la dimension du besoin et non de la compulsion : « La dépendance est une relation contraignante, plus ou moins acceptée, avec un être, un objet, un groupe ou une institution, réels ou idéels, et qui relève de la satisfaction d'un besoin. »

Les représentations sociales de la dépendance

Dans une version restreinte, la dépendance se confond avec la toxicomanie. Dans cette acception, la dépendance est généralement associée à des images de déchéance, d'aliénation et d'animalité, le « drogué » étant présenté comme ayant perdu totalement la maîtrise de sa vie et le contrôle de lui-même ; les qualités de volonté personnelle, de responsabilité et d'autonomie lui sont niées. La dépendance tend à envahir tous les espaces de la vie de l'individu qui se désinvestit progressivement de ses activités et s'isole du reste du monde. Ce processus fondé sur la répétition exerce une emprise sur sa vie sociale et relationnelle, qui le réduit à une forme d'esclavage et transforme profondément son rapport au monde. La dépendance peut être perçue comme une conduite autodestructrice dans la mesure où le sujet continue à s'adonner à un comportement tout en étant souvent conscient de ses conséquences négatives et des souffrances qui peuvent y être associées. Plus la dépendance s'installe, plus le décalage entre le caractère impérieux du besoin éprouvé et la diminution du plaisir ressenti s'accentue. Se mêlent ainsi inextricablement des principes antithétiques tels que le plaisir et le malaise, la plénitude et le manque, le désir et la contrainte, le choix et l'enfermement.

Le champ du soin aux toxicomanes longtemps dominé par la psychothérapie d'inspiration psychanalytique a d'ailleurs légitimé la représentation du toxicomane comme un être suicidaire qui prend plaisir à jouer avec la mort à travers la théorie de l'ordalie. Et le portrait psychologique habituellement dressé du toxicomane est celui d'un individu inconstant, instable, infantile, manipulateur, menteur et irresponsable.

En France, la notion de dépendance a permis de reclasser les drogues, non plus en fonction de la représentation sociale stigmatisée du « drogué », mais plutôt selon les propriétés pharmacologiques des produits et leur potentiel addictif. En 1998, le Rapport Roques a ainsi bouleversé les représentations en cours, en proposant une nouvelle classification des produits psychoactifs. Ce rapport a ainsi mis en évidence que des produits licites tels que le tabac ou l'alcool étaient susceptibles de mener à des états de dépendance plus facilement que des produits illicites tels que le cannabis. Cette inclusion de l'alcool dans la catégorie « drogue » fait ainsi pénétrer dans cet espace une forme de sociabilité ordinaire, valorisée et signe d'intégration dans notre société. Cette nouvelle classification reste sujette à polémique, des professionnels mettant en évidence que la dangerosité d'un produit ne peut pas être réduite à ses propriétés pharmacologiques et que les enjeux politiques, sociaux et économiques liés aux substances doivent également être pris en considération.

Autre élément fondamental de l'évolution des représentations, la distinction entre les différents types d'usage. Sont distinguées aujourd'hui, les notions d'usage, d'abus et de dépendance aux drogues qui permettent de sortir également d'une vision stéréotypée de la toxicomanie qui tendait à confondre toute consommation de drogue avec la dépendance. Cette distinction rend envisageable un possible contrôle de la consommation de substances et ne la réduit donc pas à un processus de dépendance inéluctable.

Dépendances sans drogue

Actuellement, cette notion de dépendance tend à s'appliquer non plus exclusivement à l'usage de substances, mais à tout un ensemble de comportements pathologiques de la vie quotidienne. En effet, toute activité même la plus banale peut être appréhendée comme une dépendance à partir du moment où l'individu organise sa vie autour de celle-ci. Ces comportements compulsifs produiraient chez l'individu dépendant des effets psychotropes proches de ceux exercés par les substances psychoactives, sans recourir à la médiation de drogues. L'extension du domaine des dépendances ou du thème des toxicomanies sans drogues est reprise aujourd'hui largement dans le domaine de la clinique. Le glissement du produit au comportement est étudié dans le cadre des comportements alimentaires, du jeu, des achats pathologiques, du travail, du sport... Le comportement entraînant la dépendance annihilerait la volonté de l'individu qui serait contraint à la répétition compulsive. Toutefois, nombre de cliniciens dénoncent cette extension du champ des dépendances car ils redoutent un risque d'assimilation entre des pratiques dont les enjeux médicaux et sociaux sont extrêmement différents, assimilation qui conduirait à un appauvrissement de la notion de dépendance.

Dans ce contexte se développe tout un mouvement de littérature populaire d'orientation comportementaliste dispensant des conseils pour améliorer son mode de vie au quotidien. Les deux ouvrages de Norwood intitulés *Ces femmes qui aiment trop,* ou d'autres comme *Les Accros au travail* font partie des plus connus et sont publiés en France dans des collections de poche grand public. Norwood établit un parallèle entre le trop aimer et l'alcoolisme, deux types de comportements qu'elle qualifie de maladies de la dépendance. Selon l'auteur, *Ces femmes qui aiment trop* chercheraient auprès des hommes des sensations éprouvées avec leurs parents dans leur enfance, mais en cherchant cette fois à les maîtriser, ce qui les amènerait à développer des relations d'amour excessif envers les hommes. Dans son ouvrage, l'auteur propose à ces femmes des conseils simples pour se soigner et réapprendre à établir des relations modérées avec les autres. Dans ce type d'ouvrage ou de guide, les conseils sont toujours les mêmes, quel que soit l'objet envers lequel s'exerce la dépendance : apprendre à s'aimer, à se faire plaisir, à se valoriser, à accepter ses défauts et ses limites, à reconnaître ses qualités... Ce mouvement d'extension du champ des addictions et de pathologisation de la vie quotidienne concerne également la presse, comme, par exemple, la revue grand public *Psychologies* qui multiplie les articles sur le sujet avec des titres rassembleurs comme « Drogue, alcool, jeu : quand le plaisir fait mal » ou « Quand les accros du monde se tiennent la main ». On voit bien, dans ce type d'ouvrages et d'articles, combien tous les aspects les plus anodins de l'existence sont pathologisés et comment se développe aisément un marché de la normalisation de la vie quotidienne et des relations aux autres.

Dans les années 1970 déjà, Peele et Brodsky avaient pointé et promu cette extension du cadre des addictions, faisant le parallèle entre la dépendance aux drogues et à une personne et montrant combien celle-ci pouvait mener à une forme d'aliénation. Selon Peele, le développement de comportements dépendants est en lien avec l'individualisation de la société et peut être considéré comme un mode de relation pathologique au monde. Toutefois, Peele ne cautionnait pas, mais dénonçait violemment le processus selon lequel cette extension donnait lieu à une « pathologisation » de tous les aspects de l'existence et à une volonté de guérir en recourant à l'abstinence par le biais des Programmes en Douze Étapes, considérés comme inutiles selon Peele, la plupart des dépendants ayant des ressources personnelles pour s'en sortir seuls.

Programmes de rétablissement en Douze Étapes

Pour répondre à cette extension de la notion de dépendance se sont créées des techniques de guérison profanes dénommées les « Programmes en Douze Étapes » qui se donnent pour objectif de traiter tout comportement pouvant entraîner une dépendance. Ces programmes fonctionnent à partir des Douze Traditions qui définissent les règles de fonctionnement des groupes et des Douze Étapes qui indiquent aux individus la voie vers l'abstinence et le rétablissement. Les participants à ces groupes se désignent et se considèrent comme des malades, atteints de la maladie de la dépendance. Se sentant impuissants pour faire face à cette maladie, ils placent leur espoir de rétablissement dans ces Programmes. L'objectif de ces Programmes est de parvenir à l'abstinence et à se délivrer du comportement entraînant la dépendance. En France, ces Programmes s'intitulent les Alcooliques anonymes, les Narcotiques anonymes, les Joueurs anonymes, les Débiteurs anonymes, les Outremangeurs anonymes, Sex and Love Addicts Anonymes en France, etc. Aux États-Unis, la liste des Programmes en Douze Étapes est bien plus longue, tout type de comportement pouvant être considéré sous l'angle de la compulsion et de la dépendance comme les relations avec les autres, le travail, l'argent, le désordre ou très récemment les objets technologiques modernes comme la télévision ou internet. Récemment, un dernier groupe intitulé Recovery Anonymous est né aux États-Unis pour ceux qui n'auraient pas trouvé la réponse à leur problème dans les groupes anonymes déjà existants. La dépendance modifiant le rapport à soi-même mais également à l'entourage, ce type de Programmes de rétablissement se propose également de guérir l'entourage des dépendants, au sein des Alanon (les conjoints d'alcooliques), Al-Ateen (les enfants d'alcooliques), Naranon (les proches des NA) ou d'autres groupes comme Family Anonymous.

L'ensemble des Programmes en Douze Étapes s'inspire directement des *Alcoholics Anonymous* créés en 1935 par deux amis alcooliques, Bill W. et Dr Bob, qui, après avoir vainement essayé des solutions institutionnelles pour arrêter de boire, y sont parvenus en s'entraidant mutuellement sans le soutien des professionnels. Avant de créer les AA, tous les deux fréquentaient les groupes Oxford, un mouvement évangélique axé sur le relèvement spirituel des alcooliques. Les premières années, les deux groupes sont très liés, même si AA propose une version laïque, mais dès 1939, les AA s'autonomisent et publient leur ouvrage intitulé *Alcoholics Anonymous* qui sert de guide, et élaborent en 1946 les Douze Traditions et les Douze Étapes qui constituent les fondements des AA. Ces groupes sont régis par quatre principes qui sont la démocratie, le volontariat, l'autonomie et l'anonymat. En pleine période de prohibition de l'alcool aux États-Unis, les AA introduisent l'idée selon laquelle l'alcoolisme ne réside pas dans l'alcool, mais dans la personne qui le consomme. En effet, les personnes atteintes de la « maladie » manifestent une allergie dès qu'elles boivent, ce type de personnes doit donc être abstinent alors que le reste de la population peut continuer à boire. Bateson a étudié l'efficacité et le succès des AA en lui appliquant l'analyse systémique. Il montre que la problématique de la dépendance alcoolique est due à la division entre le corps et l'esprit, l'individu dépendant de l'alcool sait qu'il doit arrêter de boire, mais il ne peut y parvenir. Face à une bouteille, le dépendant alcoolique se place en situation de compétition, la bouteille constitue un défi qui ne peut être résolu qu'en vidant la bouteille. Il se retrouve rapidement dans une situation de double contrainte : il ne peut plus boire, mais il ne peut plus ne pas boire, situation que les AA nomment « toucher le fond ». En entrant dans les groupes AA, le dépendant alcoolique rompt avec l'ancien système épistémologique fondé sur la rivalité (symétrie) dans lequel il était enfermé pour adhérer à une nouvelle épistémologie établie sur la complémentarité développée par les AA. Il apprend tout d'abord à accepter son impuissance face à la dépendance et à s'en remettre à un tout (le groupe) pour arrêter de boire. Il est ensuite intégré dans un système qui lui fait prendre conscience du fait qu'il doit certes guérir pour lui-même, mais aussi pour préserver ce tout dont il fait partie.

Un des Programmes en Douze Étapes intitulé les Narcotiques anonymes (NA) élabore sa propre définition de la toxicomanie à partir de la notion de la maladie de la dépendance qu'il qualifie de physique (usage compulsif de drogues), mentale (désir obsédant de consommer) et spirituelle (égocentrisme total). La définition de la dépendance mise en avant par NA est plus large que celle proposée par les AA. Si AA propose une aide pour arrêter de boire de l'alcool, NA propose à ses membres une abstinence de tout produit qui modifie le comportement, ce qui englobe substances licites et illicites. La dépendance est considérée comme une maladie incurable : il ne s'agit donc pas de guérir, mais de se rétablir au sein du groupe. Ce n'est pas le produit consommé qui compte mais le comportement, la dépendance, qui réduirait l'usage à une forme d'asservissement et dont le programme propose de se libérer par l'abstinence, les groupes de parole, et l'entraide par les pairs. Les groupes de parole sont des réunions quotidiennes vécues par les membres comme le moyen de s'entraider et de se soutenir afin de devenir puis de rester abstinent. Lors des groupes de parole, les dépendants reconnaissent dans le discours des autres ce qu'ils ont pu vivre durant leurs années de consommation, et les plus anciens peuvent représenter un modèle de rétablissement et de mode de vie pour les nouveaux. L'entraide est un autre élément central du programme. Dès son arrivée, le dépendant est accueilli par d'autres membres, il choisit un parrain avec lequel il entretiendra une relation privilégiée. Le dépendant n'est plus laissé seul face à lui-même, il participe aux réunions communes, les autres l'aident à se rétablir et lui-même aide les autres. Les membres de NA mettent en œuvre le principe de l'aidant selon lequel aider les autres est la meilleure façon de s'aider soi-même : l'engagement dans le groupe acquiert alors une fonction thérapeutique. Ces programmes se désignent comme des fraternités avec une dimension communautaire forte : en dehors des réunions sont organisés des événements (convention annuelle, fêtes) qui renforcent le sentiment de cohésion du groupe, ponctuent le temps du rétablissement et multiplient les occasions pour les membres de se retrouver entre eux. Le dépendant n'est plus laissé seul face à lui-même, il est membre d'un groupe dans lequel il peut trouver de l'aide à tout moment du jour ou de la nuit. Chaque fois qu'un membre prend la parole au cours d'une réunion, il se présente comme un dépendant, dénomination qui créé une nouvelle identité – commune à tous les membres du groupe. Lors des réunions, les différences sociales semblent annulées et, par la parole, les membres se définissent comme des individus semblables, partageant la même identité et le même rétablissement.

Pour Nurco, le succès grandissant des programmes en Douze Étapes, tout particulièrement aux États-Unis, s'explique par la prégnance des valeurs volontaristes et individualistes et la tradition anti-étatique, mais aussi par la place occupée par la religion.

► BATESON G., *Vers une écologie de l'esprit*, Paris, Le Seuil, 1990. – BRISSON P., *L'Usage de drogues et la toxicomanie*, Québec, Gaëtan Morin, 1994. – BRODSKY A., PEELE S., *Love and addiction*, New York, Signet Book, 1975. – EHRENBERG A., *L'Individu incertain*, Paris, Hachette Littérature, 1995 ; *La Fatigue d'être soi. Dépression et société*, Paris, Odile Jacob, 1998. – FARGES F., *Approche communautaire des toxicomanies*, Paris, PUF, 1998. – JAUFFRET M., « L'auto-support des usagers de drogues en France. Groupes d'entraide et groupes d'intérêt », *Documents du Groupement de recherche psychotropes, politique et société*, CNRS, n° 6, 2000. – MATTHEW R. J., « A retrospective study of the concept of spirituality as understood by recovering individuals », *Journal of Substance Abuse Treatment*, 13, 1996, p. 67-73. – MEMMI A., *La Dépendance*, Paris, Gallimard, 1979. – NORWOOD R., *Ces femmes qui aiment trop*, Montréal, Stanké, 1986. – NURCO D. N., « The self-help movement and narcotic addicts », *American Journal of Drug and Alcohol Abuse*, 8, 1981, p. 139-151. – PEELE S., *Diseasing of America - Addiction Treatment out of Control*, Lexington (MA), Lexington Books, 1989. – REISSMANN F., « The Helper Therapy Principle », *Social Work*, 10, 1965, p. 27-32. – RICHARD D., SENON J.-L., *Dictionnaire des drogues, des toxicomanies et des dépendances*, Paris, Larousse, 1999. – VALLEUR M., *Le Jeu pathologique*, Paris, PUF, 1995. – VALLEUR M., SUEUR C., « Les nouvelles addictions et la question du risque », *Generations*, 2, 1995, p. 6-11.

Marie JAUFFRET-ROUSTIDE

→ Alcoolisme ; Drogue ; Psychotrope ; Toxicomanie.

DÉPISTAGE

Le verbe dépister (formé sur pister) a pris son sens premier dans l'univers de la chasse, avant d'entrer, au début du XXe s., dans celui de la médecine. Ce passage dans le langage médical d'un terme renvoyant à l'idée d'une traque (dépister, c'est, pour le Littré, « découvrir la trace, les pistes du gibier et le poursuivre en conséquence ») est le produit de la série des transformations qui, avec l'émergence de la bactériologie et de l'immunologie, vont faire évoluer les politiques hygiénistes. Les pratiques de dépistage trouvent leur origine dans la « traque des germes » dont la théorie microbienne a fait l'agent causal des maladies infectieuses. Mais elles n'apparaissent que dans un second temps, au décours d'une période marquée par le développement de nouvelles méthodes de laboratoire dont la visée est diagnostique. Les premières sont bactériologiques. Elles s'attachent à identifier la présence, dans le corps des patients, des microbes responsables de leur infection. Affichant nombre de résultats probants, elles trouvent leurs limites pour des germes particulièrement difficiles à isoler et à cultiver. Les secondes sont immunologiques. Les travaux sur des animaux immunisés à un agent infectieux particulier ayant montré que le sérum de ces animaux contient des anticorps spécifiques qui détruisent cet agent, une approche diagnostique complémentaire de la précédente s'offre aux médecins. Il ne s'agit plus d'identifier le germe, mais de mettre en évidence « les traces » de sa présence dans le corps que constituent ces anticorps spécifiques. Les premières réalisations concrètes apparaissent avec les tests de sérodiagnostic pour le choléra (Grubber et Derham), la fièvre typhoïde (Widal), la fièvre de Malte (Wright), certaines rickettsioses (Weil-Félix) mais leur mise au point n'est possible qu'avec des germes que l'on sait cultiver. En outre, ces tests ne trouvent leur pertinence qu'une fois la maladie déclarée, lorsque des signes cliniques permettent d'orienter le diagnostic. Toutefois, l'idée d'utiliser les propriétés des défenses immunitaires pour déceler la présence d'un germe dans l'organisme ouvre des perspectives particulièrement importantes pour la lutte contre ces deux fléaux majeurs que sont la tuberculose et la syphilis. Elle permet d'aborder dans des termes nouveaux les problèmes posés par ces maladies dont l'évolution se fait sans bruit pendant une longue période, cliniquement muette, mais au cours de laquelle les patients peuvent transmettre l'infection. Ces termes seront ceux du dépistage, conçu ici comme la mise en œuvre de l'ensemble des moyens scientifiques et sociaux permettant d'objectiver des phénomènes immunitaires, invisibles et latents, chez des patients ignorant leur état. Les premières solutions techniques trouvées vont être la cuti-réaction à la tuberculine (von Pirquet, 1907) pour la tuberculose et la réaction de Wassermann (1906) pour la syphilis (connu plus communément sous le nom de test de Bordet-Wassermann [B-W], parce qu'il est une application au diagnostic de la syphilis de la « réaction de fixation du complément » décrite en 1898 par l'immunologiste belge Jules Bordet). Il reste alors à inventer les dispositifs institutionnels permettant de mettre en rapport avec ces solutions techniques ceux qui sont infectés sans le savoir. Laissée un temps à l'initiative privée, la mise en place de ces dispositifs ne sera véritablement effective qu'avec l'intervention de l'État. L'histoire du dépistage se lie alors à celle de l'Hygiène sociale.

Le temps de l'hygiène sociale : dépistage des porteurs de germes

La place du dépistage de la tuberculose et de la syphilis dans les politiques sanitaires répond à deux fonctions. La première est de mettre en lumière l'étendue de la dissémination des infections latentes et de contribuer ainsi à la connaissance épidémiologique. Les chiffres ainsi produits jouent bien sûr un rôle dans la construction de l'image du fléau et sont intégrés dans les argumentaires qui structurent le débat public sur les mesures politiques à prendre. La deuxième fonction est d'opérer un partage entre les individus sains et ceux qui, étant infectés, sont potentiellement infectants. Les finalités de ce partage renvoient à des objectifs de soins et surtout de prophylaxie. Tant que l'efficacité des traitements reste médiocre, la protection de la population non infectée occupe le devant de la scène. Elle légitime une politique qui fait du dépistage des porteurs de germes un préalable nécessaire à leur isolement et lie son développement à celui des structures de prise en charge des individus dépistés. Au regard de ces deux fonctions, l'efficacité du dépistage dépend de la capacité à résoudre à la fois des problèmes de qualité des tests utilisés (relatifs à leur fiabilité, mais aussi à la pertinence du partage qu'ils opèrent) et d'organisation sociale.

Ainsi, l'utilisation de la cuti-réaction ou de l'intra-dermo réaction (fondée, elle, sur le même principe mais donnant des résultats plus fiables) montre rapidement ses limites. Elle s'avère peu pertinente pour dépister les tuberculoses latentes. Les études montrent en effet que la quasi-totalité des adultes présentent une réaction positive (86 % des plus de quinze ans dans la première grande enquête réalisée par Calmette dans une population du nord de la France). Cette discordance évidente avec la réalité de la morbidité tuberculeuse (même si celle-ci est mal connue) s'explique par le fait que les traces immunologiques de la primo-infection ne permettent pas de distinguer les individus qui développeront la maladie de ceux qui infectés, se sont immunisés. Les tests à la tuberculine garderont leur intérêt pour détecter les primo-infections des enfants (dont on surveillera l'évolution) et les médecins se tourneront vers la radiologie pour dépister les tuberculeux asymptomatiques, cette technique permettant de rendre visibles certaines lésions pulmonaires cliniquement muettes. Quant à la réaction de Wassermann, fondée sur une mise en évidence indirecte des anticorps anti-tréponèmes, son principal défaut réside dans sa médiocre fiabilité. Mais le fait ne sera établi qu'au terme de nombreuses années d'utilisation, une fois mise au point une réaction sérologique spécifique de la syphilis (test de Nelson) qui révélera que le B-W donnait un taux important de faux positif et, à ce titre, était comptable de nombreuses vies indûment contrariées.

Idéalement, le dépistage de masse se doit d'être le plus exhaustif possible. Mais l'organisation pratique d'un tel objectif relève de l'utopie. Rendre obligatoire le dépistage systématique (et régulier) de l'ensemble de la population suppose des conditions de recensement, de surveillance et de coercition dont même les dictatures les mieux établies ne disposent pas. L'hygiène sociale doit donc limiter ses ambitions à la surveillance de certaines catégories de la population, en prenant d'abord pour cible celles qui, par leurs conditions d'existence et leur mode de vie, seraient les plus exposées et les plus susceptibles de contribuer à la dissémination de l'infection. La politique de dépistage articule la création d'un réseau de structures légères (les dispensaires) au développement de nouvelles professions à vocation sociale (infirmières visiteuses, surintendantes d'usine) dont la mission est tout à la fois d'éduquer et de suivre, en les encadrant, ces populations à risque. Ce faisant elle utilise, pour élargir ses cibles populationelles, l'arme que constitue le dépistage obligatoire. Si celui-ci ne peut être généralisé, il trouve à s'exercer sur toute population placée dans des conditions propices à l'exercice de la contrainte légale, comme les enfants en âge d'être soumis à l'obligation scolaire, les militaires et les conscrits ou les prostituées « encartées » des maisons closes. Le recours à des dispositions législatives va permettre d'élargir la gamme des populations « captives » pour les soumettre au dépistage. Ainsi l'instauration d'examens médicaux obligatoires pour les salariés ou le certificat prénuptial imposé par le régime de Vichy à tous ceux qui veulent se marier. Cette politique de quadrillage des populations, outre les moyens propres dont elle va bénéficier en termes de structure et d'équipement, peut s'appuyer sur l'institutionnalisation de nouveaux secteurs spécialisés de la médecine sociale (comme la médecine scolaire, la médecine du travail ou, à partir de 1945, la Protection Maternelle et Infantile) qui font du dépistage un axe majeur de leurs activités. Mais l'hygiène sociale se trouvera profondément affectée par les transformations que connaît le champ médical dans la seconde moitié du XXe s.

D'une part, l'efficacité des mesures prophylactiques, combinée aux effets positifs sur le plan de la santé de l'amélioration générale des conditions de vie, se traduit dans les faits par un déclin très sensible de la mortalité infectieuse qu'accentuent encore le développement des vaccinations et la révolution thérapeutique de l'antibiothérapie. La lutte contre les maladies infectieuses passe au second plan et se réorganise en accordant une place de plus en plus centrale à la médecine libérale. Et la transition épidémiologique qui s'affirme avec l'incidence croissante des maladies chroniques et dégénératives modifie la palette des problèmes de santé publique. D'autre part, tout en s'adaptant à cette évolution le système de santé se transforme en profondeur. L'hôpital devient le lieu d'exercice d'une médecine de haute technologie et s'ouvre à toutes les classes sociales, le processus de spécialisation de la médecine s'accélère, la mise en place de la sécurité sociale ouvre de nouveaux marchés à une profession médicale dont la croissance démographique « explose ». L'ensemble de ces transformations détermine une évolution des pratiques de dépistage et de leur organisation sociale.

Nouveaux objets, nouvelles pratiques

Dans les nouvelles pathologies qui deviennent objet de dépistage, la nature des traces recherchées n'est plus la même. Il s'agit maintenant de repérer la présence de cellules anormales, de tumeurs infra-cliniques, de gènes défectueux, d'anomalies physiologiques, métaboliques ou chromosomiques. De la prise de la tension artérielle à l'analyse génétique, en passant par l'examen de frottis cellulaire, le dosage d'activités enzymatiques, le recours aux différentes techniques de l'imagerie médicale, la palette des méthodes de dépistage s'enrichit considérablement au fil des innovations technologiques. Ce faisant, le niveau de compétences spécialisées requises par la mise en œuvre de la technique et son coût déterminent l'échelle populationnelle à laquelle le dépistage peut être effectué. Autrement dit, ils pèsent sur le choix des critères retenus pour caractériser le niveau de risque à partir duquel le dépistage peut être systématiquement proposé. D'où des situations contrastées en termes de groupes cibles, allant de la population générale (surveillance de l'hypertension) à des groupes très restreints, construits sur la base de critères de risque précis (existence d'une maladie génétique dans la famille). D'où, aussi, le fait que le choix des critères définissant le groupe à risque peut devenir un enjeu de politique de santé (cf. les débats, à propos du diagnostic prénatal de trisomie 21, relatifs à l'âge à partir duquel l'examen doit être proposé à toute femme enceinte).

L'évolution des problèmes de santé publique auxquels les pratiques de dépistage doivent répondre ne se caractérise pas seulement par un changement d'objet, elle correspond aussi à une modification des caractéristiques socio-démographiques des populations concernées. La distribution des classes d'âge est très différente ; il n'est guère question (ou très peu) d'enfants et d'individus jeunes mais d'adultes, de personnes âgées, ou encore de fœtus. Et, tout aussi important, les classes populaires n'en sont plus la composante quasi unique : ces populations sont à l'image de la stratification sociale d'une société, elle-même en proie à des changements rapides où la part des classes moyennes va croissant. Dans ces conditions, le dispositif de l'hygiène sociale tend à devenir obsolète, jusque dans la façon de concevoir le dépistage. Il ne s'agit plus de privilégier des mesures faisant usage de contraintes légales pour constituer en population captive des masses perçues comme passives, ignorantes et sources de dissémination de l'infection, mais de proposer la possibilité d'actions de dépistage à un « public » d'individus (adultes) conscients que leur intérêt bien compris est d'accepter. Autrement dit, la nouvelle politique de dépistage se fonde sur une représentation sociale de l'individu comme acteur rationnel, déterminant sa conduite en fonction des gains qu'il en espère. Si elle cible l'individu, elle n'en attend pas moins des effets collectifs, résultants de la convergence (attendue) de choix dictés par la raison.

Dans cette nouvelle configuration, la fonction de partage entre « individus sains » et « malades inapparents » propre au dépistage répond à trois types d'objectifs différents. La finalité du dépistage peut être de découvrir chez un patient les traces de la présence d'une maladie encore asymptomatique (cancer, athérosclérose, mucoviscidose) et ce afin d'entreprendre un traitement précoce et d'améliorer ainsi l'efficacité thérapeutique. Elle peut être aussi de déceler une anomalie physiologique traitable (une hypertension artérielle « primitive », un taux anormal de cholestérol), ou de rechercher d'éventuels gènes dits de prédisposition. Le dépistage, qui vise alors à mettre en évidence l'existence de facteurs de risque de maladie, s'inscrit dans une logique d'intervention préventive. Mais il initie, par là même, une dynamique de médicalisation, en signant sur l'argument de risques accrus l'entrée d'un individu non malade dans un processus de prise en charge qui fait de lui un patient, objet d'une surveillance médicale régulière et de traitements dont les conséquences sont plus ou moins lourdes selon les cas (régime alimentaire strict, effets secondaires des médicaments, exérèse préventive d'un organe). Le troisième type d'objectif est réalisé par l'utilisation du dépistage en médecine prénatale. Différentes techniques permettent soit de détecter sur des cellules de l'embryon des maladies génétiques et des anomalies chromosomiques, soit de repérer par échographie des anomalies morphologique du fœtus. En ouvrant sur la possibilité de procéder à une interruption médicale de grossesse, le dépistage devient un instrument au service des pratiques eugénistes contemporaines. Une innovation récente, le test de dépistage de risque accru de trisomie 21, effectué à partir d'un simple prélèvement du sang de la mère, permet de coupler la recherche d'anomalies facteurs de risque avec le diagnostic prénatal et, du même coup de redéfinir les contours de la population à risque de trisomie 21, sur un nouveau critère. Ce critère est plus pertinent que celui de l'âge et il rend possible un dépistage de masse auprès des femmes enceintes et donc à terme, une éradication de cette forme de trisomie. Avec ce changement d'échelle se trouve posée la question du passage de pratiques eugénistes « individuelles » à la mise en œuvre d'une politique eugéniste.

L'organisation sociale du dépistage se transforme parce qu'elle est solidaire de l'évolution des pratiques. Leur diversité, en termes de domaines pathologiques, de techniques mobilisées et d'objectifs, rend illusoire aussi bien la définition d'une politique générale en la matière que celle d'un modèle organisationnel de référence. On voit donc se mettre en place des politiques sectorielles, limitées à un problème particulier, plus souvent locales que nationales. La substitution de l'individu, acteur rationnel, à la masse captive comme cible populationnelle s'accompagne de profonds changements en matière d'organisation. Le rôle que tenaient les différentes institutions de médecine sociale, au cours de la période précédente, se réduit considérablement au profit de la médecine de ville (générale et spécialisée) et de l'hôpital. Car c'est là, dans le cadre de la relation personnalisée entre un médecin et son patient, que l'acteur rationnel se verra proposer, selon ses facteurs présumés de risques, une palette de dépistages possibles. Mais cette approche fait apparaître différents types de problème. Certains relèvent du cadre lui-même. Proposer un examen de dépistage au cours d'une consultation est une démarche qui ne s'impose pas toujours avec la force de l'évidence partagée. D'une part, parce qu'elle implique que le médecin ait intériorisé une « culture » de santé publique qu'il est loin d'avoir toujours acquis au cours de sa formation. D'autre part, parce que le médecin a en face de lui un individu réel dont les réactions n'obéissent pas seulement à la logique attendue d'un acteur rationnel. Les représentations que le patient se fait de la maladie qu'il s'agit de dépister et des risques qu'il encourt, son angoisse devant la possibilité d'une réponse « positive » (en particulier dans le cas d'une maladie potentiellement mortelle), les réticences qu'il peut éprouver devant les conditions concrètes de réalisation d'un examen heurtant sa pudeur (frottis vaginal, recherche de sang dans les selles), sont autant d'obstacles que le médecin va devoir lever, sans pour autant être toujours en mesure de le faire. D'autres problèmes sont liés aux difficultés d'harmoniser les pratiques pour chaque type de dépistage. C'est ce à quoi s'attachent les conférences de consensus, lorsqu'elles élaborent les critères des « bonnes pratiques » (s'agissant par exemple du dépistage du cancer du sein, elles définissent l'âge à partir duquel une mammographie de contrôle doit être proposée et la fréquence de l'examen). Mais il reste alors à mobiliser l'ensemble des médecins libéraux pour qu'ils s'impliquent et respectent ces critères (ce respect pouvant aller à l'encontre des intérêts économiques que le médecin retire de la pratique de l'examen). Les solutions qui s'ébauchent, tout en s'appuyant sur les structures traditionnelles de la profession médicale (syndicats), contribuent à stimuler le développement de formes d'organisation en réseaux des praticiens libéraux, mieux adaptées que l'exercice « solitaire » aux fonctions de santé publique qui leur sont assignées.

Le retour des épidémies : le dépistage du Sida

La survenue de l'épidémie de Sida au début des années 1980 pose à nouveau le problème de la lutte contre une maladie transmissible, mortelle et, jusqu'à aujourd'hui, non curable. La mise au point d'un test sérologique permet d'initier une stratégie de dépistage qui ne renouera, dans aucun pays, avec les anciennes méthodes de l'hygiène sociale. Cette stratégie est élaborée dans un cadre politique particulier caractérisé par l'établissement de relations de collaboration et d'alliance entre les médecins hospitaliers, un mouvement associatif de défense des malades et les pouvoirs publics. Récusant l'idée d'un dépistage obligatoire, jugé inefficace, stigmatisant et portant atteinte aux libertés, elle se fonde sur le principe d'un dépistage volontaire, respectueux de l'anonymat des personnes, et s'inscrit dans une approche politique de la lutte contre l'épidémie qui en appelle à la responsabilité des individus. Dans cette approche, la prévention prime sur le dépistage au sens où elle constitue la meilleure ligne de barrage contre la dissémination du virus dans la population. L'objectif visé est de parvenir à ce que tous ceux que leurs pratiques exposent au risque de contamination adoptent volontairement les mesures préventives adéquates, quel que soit leur statut sérologique. Autrement dit, la politique de prophylaxie ne s'appuie pas ici sur le contrôle des « porteurs de germes » dépistés, mais sur les dispositions à l'autocontrôle de chacun. Dans ces conditions, le partage opéré par le dépistage entre individus sains et infectés, s'il peut conduire à renforcer le comportement préventif de ceux qui sont atteints, ne prend tout son sens qu'à partir du moment où la médecine propose des traitements retardant la survenue des maladies opportunistes et, plus encore, quand elle parvient à mettre au point des thérapies bloquant le développement de l'infection virale. Toutefois, la consolidation des succès thérapeutiques, dans un contexte de déclin des intérêts pour la prévention, conduit maintenant à poser la question des mesures permettant d'assurer les conditions d'un dépistage systématique. Comme si l'autocontrôle des comportements tendait à céder le pas à l'idée d'un contrôle de l'épidémie par le traitement des séropositifs.

▶ DELAPORTE F., *Les Épidémies*, Cité des sciences et de l'industrie, Paris, Pocket, 1995. – FISCHER S., « Doctor-patient communication: A social and micro-political performance », *Sociology of health & illness*, 6, 1984, p. 1-29 (dépistage du cancer). – GIRARD C.-J., « Le dépistage du cancer du col : un problème de généraliste », *La revue du praticien - Médecine générale*, 11, 1990, p. 93-97. – JOB-SPIRA N., SPENCER B., MOATTI J.-P., *Santé publique et maladies à transmission sexuelle*, John Libbey Eurotex, 1990. – ROSENBROCK *et al.*, « The normalization of AIDS in western countries », *Social sciences & medicine*, 50, 2000, p. 1607-1629. – SÉROR V., « Analyse critique de méthodes d'évaluation économique des actions de santé : l'exemple du dépistage prénatal de la trisomie 21 », *Sciences sociales et santé*, XI, 3-4, 1993, p. 123-155. – VIGARELLO G., *Histoire des pratiques de santé*, Paris, Point Seuil, 1999. – Coll. : « Diagnostic précoce et dépistage », in *Chercher pour agir*, 2e colloque CNAMTS-INSERM, Paris, Éd. INSERM, 1988, p. 5-96 ; « Évaluation des actions de dépistage des malformations congénitales *in utéro* », in *Chercher pour agir*, 2e colloque CNAMTS-INSERM, Paris, Éd. INSERM, 1988, p. 201-220.

Patrice PINELL

→ Bactériologie ; Diagnostic prénatal ; Épidémiologie ; Immunologie ; Préjudice de vie ; Prévention ; Sida (Lutte contre le) ; Travail (Médecine du).

DÉPRESSION

La dépression décline aujourd'hui les différentes facettes du malheur intime. Au cours des années 1940, elle n'est qu'un syndrome repérable dans la plupart des maladies mentales et ne fait l'objet d'aucune attention dans nos sociétés. Au début des années 1970, l'épidémiologie psychiatrique montre qu'elle est le trouble mental le plus répandu dans le monde, tandis que les psychanalystes perçoivent une nette croissance des déprimés parmi leur clientèle. Elle capte aujourd'hui le regard psychiatrique, comme les psychoses il y a cinquante ans. C'est sa réussite médicale. Parallèlement, quotidiens et magazines la tiennent pour une maladie à la mode, voire pour le mal du siècle. La dépression (et non l'anxiété ou la névrose) s'est transformée en outil pratique pour définir nombre de nos malheurs et les alléger par des moyens multiples. C'est sa réussite sociologique.

Si la dépression n'était que l'anéantissement du sujet décrit par la psychanalyse ou un problème de santé publique, parce qu'elle est invalidante, coûteuse et à tendance chronique, ou encore une chimère produite par l'industrie pharmaceutique pour vendre des antidépresseurs, elle intéresserait certainement le sociologue de la santé et de la médecine ou de la psychologie, mais elle n'aurait guère d'intérêt anthropologique. Par intérêt anthropologique, on entend que son succès médical et social est significatif d'un changement dans la perception que l'homme a de lui-même. De là, ces deux questions : pourquoi et comment la dépression s'est-elle imposée comme notre principal malheur intime ? Dans quelle mesure est-elle révélatrice des mutations de l'individualité à la fin du XXe s. ?

L'histoire de la dépression recouvre le déclin du type d'individu que la fin du XIXe s. nous a légué et qui a perduré jusqu'aux années 1950-1960. Celui-ci est enchâssé dans des règles disciplinaires, de conformité et d'interdiction. La psychonévrose de défense, *maladie de la culpabilité*, découverte par Freud à la fin du XIXe s., peut être considérée comme la manifestation mentale de problèmes générés par ces règles. La dépression amorce son ancrage médical et social à la fin des années 1960 au moment où ces règles commencent à décliner au profit de normes incitant chacun à l'initiative individuelle et à décider de sa vie dans une société qui commence à être caractérisée par des valeurs de choix total. Qui devenir ? Comment agir ? La dépression peut être considérée comme une manière de nommer la dimension mentale de problèmes engendrés par une société où la mesure de la personne est l'initiative individuelle et où la question de l'identité domine sur celle de l'interdiction. Autrement dit, une société où chacun semble être son propre souverain et se trouve par cela même confrontée à la question de ce qui est permis que de ce qui est possible. La polarité permis-défendu, qui est au cœur de la problématique névrotique, est englobée dans la polarité possible-impossible. La dépression se présente comme *une maladie de la responsabilité* dans laquelle le sentiment d'insuffisance domine celui de la culpabilité.

Le conflit et l'insuffisance

La constitution de la notion de névrose à la fin du XIXe s. offre une grille de lecture éclairant les déplacements de la culpabilité à la responsabilité. À la conception de Freud (1856-1938) s'oppose celle de son grand concurrent malheureux : Pierre Janet (1859-1947). Il y a chez les deux inventeurs de la névrose moderne deux conceptions du patient. Trois oppositions méritent d'être soulignées parce qu'elles permettent d'interpréter les métamorphoses de la dépression en les reliant à celle de l'individualité.

La conception de la névrose. – Freud la pense à partir du conflit : la culpabilité inconsciente résultant d'un conflit psychique refoulé qui remonte à la petite enfance définit la psychonévrose de défense. Janet se réfère à un déficit ou, plus exactement, à une insuffisance ou une faiblesse qu'il nomme dépressive : la difficulté à agir est le trouble fondamental. S'il existe indubitablement un sujet de ses conflits parce que le patient est considéré comme un agent c'est beaucoup moins évident pour l'insuffisance. On le voit à la deuxième opposition.

Conception de la prise en charge thérapeutique et de la guérison. – Pour Janet, il s'agit de faire disparaître de la mémoire le souvenir traumatisant ayant causé la maladie, comme s'il n'était jamais arrivé, pour ramener le patient à l'action ; il s'agit d'opérer « une désinfection mentale » : tout psychothérapeute qu'il soit, il ne s'intéresse pas à la vérité d'une expérience, c'est-à-dire à un sujet de la maladie. Pour Freud, il s'agit de résoudre le conflit refoulé en analysant les résistances, de telle sorte que le patient trouve la liberté « de se décider pour ceci ou pour cela » (*Le Moi et le Ça*, 1923).

Conception de l'inconscient. – La genèse de la notion moderne de névrose fait partie de cet immense mouvement de décentrement de la notion de sujet qui s'impose au cours du dernier tiers du XIXe s., dans la philosophie, l'art, la psychologie ou la neurologie. Dans les deux cas, le sujet est décentré, mais pas de la même manière. La force de Freud est d'avoir fourni l'image idéale de ce que nous appelons un sujet car il a intégré l'animalité – le vivant – à la loi morale – les pulsions de l'organisme étant la source du psychique, c'est-à-dire de sa conflictualité. La névrose est une étape décisive dans l'histoire de la conscience coupable. L'originalité de l'inconscient freudien est qu'il s'agit d'un inconscient qui *veut* quelque chose – il le signale par des messages qu'il faut interpréter. La conception dominante de l'inconscient, à laquelle se rattache Janet, est celle du neurologue britannique John Hughlings Jackson. Les maladies mentales sont des dissolutions des centres supérieurs du cerveau : constitués les derniers dans l'évolution de l'espèce humaine, ils sont plus complexes, plus volontaires et moins organisés que les centres nerveux inférieurs, qui sont eux plus simples, plus automatiques, mieux organisés et plus anciens dans l'histoire de l'espèce. La désorganisation des centres supérieurs abolit le contrôle sur les inférieurs qui se libèrent et produisent ces automatismes dont la psychologie scientifique naissante à la fin du XIXe s. se nourrit.

À partir de l'invention de l'électrochoc, les choses s'opèrent en deux temps : des années 1940 aux années 1970, on peut constater une alliance entre les deux modèles de maladie. Leur déconnexion au cours des années 1970 conduit à la domination du modèle de l'insuffisance.

La dépression, annexe de la névrose

La notion moderne de dépression ne commence pas avec la découverte des antidépresseurs (1957), mais avec celle de l'électrochoc (1938). Cette innovation technique joua un rôle catalyseur dans les premières controverses qui contribuèrent à dessiner la carte des états dépressifs. Cette carte se dessine dans un contexte normatif où les familles doivent être respectables, les corps disciplinés et les ambitions modestes. Si les plaintes qui s'expriment dans les cabinets des généralistes semblent nombreuses, les patients sont souvent considérés comme des malades imaginaires, des simulateurs ou des personnes se regardant un peu trop le nombril. Dans une telle configuration, le problème des psychiatres semble être d'étendre le domaine du pathologique, c'est-à-dire de faire reconnaître ces plaintes comme des pathologies.

La controverse centrale porte sur le rôle et la place de l'affect dans les dépressions non mélancoliques. Situer l'humeur est le pivot de la réflexion psychiatrique. Il en va du choix de la stratégie thérapeutique : ces dépressions peuvent-elles être traitées par l'électrochoc ?

Les psychiatres estiment qu'on ne peut soigner l'affect douloureux sans comprendre la place des conflits dont le patient est le sujet. C'est le grand consensus, il inclut les plus organicistes des psychiatres. La question diagnostique est la suivante : à quelle pathologie sous-jacente doit être rattaché un syndrome dépressif ? Sa réponse suppose de se centrer sur l'étiologie et la pathogénie, sur les motifs de la maladie et sur ses mécanismes. En effet, la dépression est à l'époque considérée non comme une entité clinique, mais comme une entité carrefour que l'on peut trouver dans les névroses ou dans des psychoses qui sont, elles, la véritable pathologie sur laquelle il importe d'agir.

Si tout le monde peut faire une dépression, n'importe qui ne fait pas n'importe quelle dépression, nous disent les psychiatres. Autour de la notion de « personnalité » se forme une tripartition qui domine la nosographie et le diagnostic jusqu'à la fin des années 1970 : dépression endogène, dépression exogène et dépression psychogène. Deux modèles s'affrontent. Le premier est le modèle électrochoc-mélancolie : l'électrochoc est une thérapeutique spécifique pour une pathologie bien délimitée – il n'est pas efficace hors de la mélancolie. Le second est non spécifique, l'électrochoc agit également, bien que moins efficacement, dans toutes les pathologies, névrotique en particulier, où il y a des symptômes dépressifs. Ce débat se prolonge avec l'invention des antidépresseurs qui se loge dans la niche de controverses élaborée au cours des années 1940. On le voit très bien dans les textes du Suisse Roland Kuhn, qui découvre le premier tricyclique, et de l'Américain Nathan Kline, qui découvre le premier IMAO. Deux visions se dessinent : la première cherche à délimiter le mieux possible la pathologie sous-jacente aux syndromes (c'est le modèle mélancolie-électrochoc), la seconde les causes biologiques de ces syndromes. Kuhn pense avoir découvert un spécifique, plus exactement un spécifique de la dépression endogène, Kline un non spécifique : là où il y a des symptômes dépressifs, la molécule agit toujours. L'avenir signera la « victoire » de Kline sur Kuhn.

Un problème diagnostique, largement souligné dans la littérature psychiatrique comme dans les articles destinés aux médecins généralistes, va faire décliner cette approche qui consiste à chercher la place du sujet de la pathologie. Le problème est que la dépression endogène peut prendre la forme d'une dépression névrotique – surtout pour l'œil non exercé du médecin généraliste. Voilà le cancer qui va ronger la nosographie et le diagnostic des dépressions.

La stratégie thérapeutique dominante à cette époque est la suivante : en agissant sur les syndromes dépressifs, le médicament prépare le patient à affronter ses conflits psychiques, il vise à faire de ce dernier l'agent thérapeutique de son propre mal : les médicaments sont des substances relationnelles. La naissance de la biologie de l'humeur dans les années 1940, puis la découverte des médicaments de l'esprit sont le moteur d'une attention nouvelle de la part des médecins aux émotions, aux sentiments, à la vie affective. Les magazines et les ouvrages de psychologie populaire rassurent le public dès la fin des années 1950 : ni maladie mentale ni maladie imaginaire, la dépression peut arriver aux mieux-portants. Ils jouent un rôle de déculpabilisation à l'égard des problèmes intimes en mettant des qualificatifs *communs* sur ce que *chacun* est personnellement susceptible de ressentir de façon indistincte en lui-même. L'ensemble de ces éléments contribue à donner une place sociale à la vie intérieure, à instituer un langage savant et populaire propre à la psyché. Pour guérir, y compris avec une molécule, il faut que le patient s'intéresse à son intimité (vous voyez cela autant dans *La Revue du praticien* que dans le magazine *Elle*). Il ne peut être réduit à un objet de sa maladie, il doit être un sujet de ses conflits. La dépression se socialise, la vie psychique sort de son obscur halo.

L'autonomisation du syndrome dépressif

Si n'importe qui ne fait pas n'importe quelle dépression, les nuances, les à-peu-près et les contradictions sont telles qu'il n'est pas possible de se servir du conflit pour discriminer avec suffisamment de pertinence les types de dépression, et cela d'autant plus que la dépression, contrairement à l'angoisse ou à l'anxiété, est difficilement reconnaissable et impossible à définir. Dans les discussions sur l'étiologie, le diagnostic et l'efficacité thérapeutique, l'ensemble le plus faible *et* le plus diagnostiqué est la dépression névrotique. Névrose est ici le mot important : le conflit intrapsychique se manifeste par des symptômes dépressifs, et c'est ce conflit qui est l'objet de l'action thérapeutique.

Deux grandes solutions sont mises en œuvre pour mettre un peu plus de cohérence dans le diagnostic. Or, chacune contribue de manière totalement différente au déclin de la névrose en tant qu'expression du conflit psychique. La première solution est proposée par des psychiatres d'orientation psychanalytique. Elle porte l'accent sur la notion de personnalité dépressive : le syndrome dépressif ne relève pas d'une névrose, mais d'une pathologie narcissique. La deuxième solution est élaborée par la psychiatrie américaine au cours des années 1970 ; elle évacue la notion de personnalité et la compétence clinique du psychiatre grâce à l'utilisation d'un modèle de découpage syndromique ; puisque les psychiatres n'arrivent pas à se mettre d'accord sur des causes et, en conséquence, sur les pathologies sous-jacentes aux syndromes, il suffit de débarrasser la séméiologie du problème étiologique, c'est-à-dire de la question : à quelle pathologie sous-jacente renvoie une série de symptômes ? Le moyen technique consiste à élaborer des critères diagnostiques *standardisés* qui décrivent clairement les syndromes et peuvent être ainsi de bons guides pour le diagnostic. C'est la troisième version du *Manuel statistique et diagnostique des troubles mentaux*, le DSM-III (1980). Le versant médical est en voie de se centrer sur un malade dont il n'est plus vraiment nécessaire d'aborder les conflits pour le prendre en charge pharmacologiquement. Conséquence de ce changement de paradigme : la catégorie des névroses devient inutile. Son déclin est porté par une nouvelle question : quel antidépresseur le médecin doit-il prescrire pour tel ou tel type de dépression ? Cette question est également engendrée par l'hétérogénéité croissante des antidépresseurs à partir de 1975, période où apparaissent de nouvelles molécules moins toxiques et plus maniables qui sont parfois définies comme des composés de transition entre redresseurs de l'humeur et psychostimulants. La littérature psychiatrique conseille de moins en moins aux médecins généralistes de chercher la pathologie sous-jacente, c'est-à-dire ce qui affecte un sujet en tant qu'il n'est pas seulement un corps. On assiste à un déclin de la figure du conflit et de la référence à la culpabilité au profit de figures qui mettent plutôt en jeu le déficit comme problème et le bien-être comme solution. La thérapie ressemble à la désinfection mentale de Janet.

Dans la version médicale, l'homme insuffisant est avant tout objet de sa maladie. Il est objet au sens où il est défini sur le mode du pâtir (peu importe qu'il pâtisse d'un manque d'amour de la mère remontant à la petite enfance ou d'un taux de sérotonine insuffisant) : le déprimé n'a guère besoin de se confronter à ses conflits, car il *a* une pathologie dont on peut le débarrasser. Dans la version psychanalytique, il n'arrive pas à être le sujet de ses conflits du fait de défauts du moi ou de carences narcissiques.

Cette transformation de la notion de dépression se fait dans un contexte de changement normatif qui devient sensible au cours des années 1960. En effet, les règles traditionnelles d'encadrement des comportements individuels ne sont plus acceptées et le droit de choisir la vie qu'on veut mener commence à entrer dans les mœurs. Au moment où la dépression se diffuse dans la médecine générale et les mœurs, la société française est en effet entrée dans sa « grande transformation » : elle est sortie du monde des notables et des paysans et de l'immobilité des destins de classe. Dans la foulée d'une amélioration considérable des conditions matérielles, se produit *simultanément* un désenclavement social des pauvres et une attention à soi nouvelle, dont magazines, ouvrages de psychologie populaire, puis émissions de radio formulent le langage. La perception de l'intime change. Il n'est plus seulement le lieu du secret, du quant à soi ou de la liberté de conscience, il devient ce qui permet de se *déprendre d'un destin* au profit de la liberté de choisir sa vie. L'idée que chacun puisse faire son chemin et devenir quelqu'un par lui-même se démocratise. De là de nouvelles inquiétudes.

La période qui s'ouvre est caractérisée par une dynamique dont les deux faces sont libération psychique et insécurité identitaire. Côté scène, l'émancipation de masse prend son envol : ainsi, des techniques que Philip Rieff a appelées en 1966 les « thérapies de la libération » prétendent fournir à chacun les moyens pratiques de construire « son » identité indépendamment de toute contrainte. Les « nouvelles thérapies » engendrent l'impression heureuse que chacun va pouvoir partir à la conquête de lui-même sans avoir à en payer le prix : les thérapeutes usent d'un modèle déficitaire pour accroître le « potentiel humain », leur idéal est celui d'un sujet plein, sans écart qui le divise. Côté coulisses, des controverses nouvelles apparaissent en France en psychanalyse : des pathologies mentales où le conflit intrapsychique est inexistant et où, à l'inverse, le sentiment de perte de sa propre valeur domine font l'objet d'une préoccupation qui n'existait pas en France dans les années 1960. L'accent est porté sur la notion de personnalité dépressive : les psychanalystes insistent sur une néo-traumatologie où les problématiques centrées sur le désir et l'interdit cèdent le pas à celles centrées sur la perte d'objet et l'identité subjective. Les courants psychosomaticiens de la psychanalyse et les spécialistes des toxicomanies, mais aussi les sociétés d'analystes, réfléchissent particulièrement sur ces pathologies. C'est moins le désir qui est en jeu qu'un besoin d'être se manifestant par une insécurité identitaire chronique. Cette relativisation de la névrose est bien entendu discutée dans la profession (il peut, par exemple, s'agir de nouvelles manifestations symptomatiques de l'hystérie), mais il reste que le patient est envahi par un sentiment d'insuffisance et a des difficultés à supporter les frustrations. De là, une tendance aux comportements compulsifs, à des recherches de sensations, des conduites addictives qui abrasent le conflit. En psychanalyse comme en psychiatrie se produit une montée croisée du souci pour les dépressions et les addictions qui apparaissent comme des modes de défense contre la dépression.

Le déclin de la référence à la névrose recouvre celui d'une expérience sociale de la personne qui s'exprimait à la fois par l'assujettissement disciplinaire et par le conflit. La dépression, dont l'estime de soi est la principale composante, est une pathologie de la grandeur : au lieu de la vieille culpabilité bourgeoise et de la lutte pour s'affranchir de la loi des pères (Œdipe), la peur de ne pas être à la hauteur de ses propres idéaux et l'impuissance qui en résulte (Narcisse). La dépression est la contrepartie de cette souveraineté nouvelle que l'individu peut exercer sur lui-même, de cette quête de n'être que soi-même qui est le premier vecteur de redéfinition de l'individualité.

Le deuxième vecteur est le déclin de la discipline au profit de l'initiative individuelle – ainsi dans les formes d'organisation du travail qui se développent à partir des années 1980. La question de l'identité et celle de l'action se nouent de la manière suivante : versant normatif, l'initiative individuelle s'ajoute à la libération psychique ; versant pathologique, la difficulté à initier et à maintenir l'action s'associe à l'insécurité identitaire. Parallèlement, la pensée psychiatrique considère de plus en plus que le trouble fondamental de la dépression est psychomoteur : l'accent est porté sur la notion d'inhibition qui devient le concept cardinal de la dépression. La dépression est moins une passion triste qu'une action insuffisante. L'inhibition est évidemment quelque chose de beaucoup plus visible et handicapant dans une société qui fait plus appel à l'initiative et aux capacités d'action qu'à la docilité. Commettre une faute à l'égard de la norme consiste désormais moins à être désobéissant qu'à être incapable d'agir. C'est moins l'indiscipline qui est en jeu que l'incapacité à être à la hauteur.

Au moment où l'industrie pharmaceutique lance une nouvelle génération de molécules avec des promesses inédites de guérison (les inhibiteurs sélectifs de la recapture de la sérotonine), la dépression est redéfinie comme une pathologie très récidivante ou à tendance chronique tandis que la plupart des patients ne reviennent pas à l'état antérieur. La raison tient au basculement du territoire névrotique dans le continent dépressif. La dysthymie remplace la névrose, et est traitable en première intention par un antidépresseur. Celui-ci devient une médication antinévrotique : il met à distance le conflit et rend alors la référence à celui-ci inutile. En échange, la dépression se présente comme un dysfonctionnement continu, compensable plus ou moins bien par des molécules sans danger et confortables. La notion de qualité de vie, employée habituellement pour les maladies chroniques et, en psychiatrie, pour les psychoses, s'étend à la dépression, mais également aux addictions – la chronicité psychotique de quelques-uns s'est étendue au mal-être de tous. Tout est traitable, rien n'est véritablement guérissable. De plus, le grand programme, qui s'est élaboré dans les années 1950, visant à trouver une corrélation entre un marqueur biologique et une entité clinique ne débouche sur aucun résultat probant – c'est pourquoi la maîtrise pharmacologique de l'esprit humain n'est pas pour demain.

Une société d'initiative individuelle généralisée et de réalisation totale de soi, dans la mesure où elle conduit chacun d'entre nous à décider et à agir en permanence, rend visible des difficultés de structuration de soi qui ne faisaient l'objet d'aucune attention dans une société disciplinaire. Ces difficultés se sont investies dans la notion de dépression, catégorie psychiatrique qui recouvre la plus grande variété de symptômes et place au centre de sa problématique l'estime de soi sans laquelle on ne peut agir. C'est pourquoi l'insuffisance (dépressive) qu'incarne Janet est à la norme d'autonomie ce que le conflit (névrotique) qu'incarne Freud était à la norme disciplinaire. Dans un style d'existence organisé par la discipline et l'interdiction, la question qui se posait à chacun était « névrotique » : que m'est-il permis de faire ? Quand la référence à l'autonomie domine les esprits, elle est « dépressive » : Suis-je capable de le faire ? La dépression s'insère dans un horizon d'attentes.

▶ AYD F. J. & BLACKWELL B. (eds), *Discovery in Biological Psychiatry,* Philadelphie, Lippincott, 1970. – CASTEL R., *La Gestion des risques,* Paris, Minuit, 1981. – EHRENBERG A., *La Fatigue d'être soi. Dépression et société,* Paris, Odile Jacob, 1998, Odile Jacob Poche, 2000. – FREUD S. (1898), « La sexualité dans l'étiologie sexuelle des névroses », *Résultats, idées, problèmes,* Paris, PUF, 1984 ; « Deuil et mélancolie » (1917), *Métapsychologie,* Paris, Gallimard, 1968 ; « Le moi et le ça » (1923), *OC,* vol. XVI, Paris, PUF, 1991. – HEALY D., *The Antidepressant Era,* Cambridge (MA), Londres, Harvard Univ. Press, 1997. – JANET P., *Les Médications psychologiques,* 3 vol., Paris, Alcan, 1919, *reprint* Société Pierre-Janet, Paris, 1986. – RIEFF P., *The Triumph of Therapeutic. Use of Faith after Freud,* Chicago/Londres, 1966, rééd. 1987. – Coll. : American Psychiatric Association, DSM-IV, 1995, trad. fr. J. D. Guelfi & P. Pichot, Paris, Masson, 1996.

Alain EHRENBERG

→ Économie de la santé ; Électrochoc ; Épidémiologie ; Maladie de l'âme ; Névrose ; Psychanalyse ; Psychothérapie ; Thérapeutique, médication.

DIAGNOSTIC

En médecine contemporaine, c'est le médecin qui assigne une maladie au patient. Celui-ci consulte un médecin pour déterminer pourquoi il se sent souffrant. On procède à un examen médical, puis le médecin crée une réalité en attachant un nom au faisceau indéfini de symptômes dont le patient cherche à se défaire. En donnant un nom à ces troubles, le médecin, de fait, assigne une maladie au patient.

Des différents pouvoirs du médecin, celui qui l'autorise à placer les malades dans une catégorie pathologique donnée est le plus significatif. Cette opération de classification lie le patient à des milliers d'autres malades présentant les mêmes troubles – ou ayant présenté ces troubles dans le passé – et l'intègre ainsi à une communauté nouvelle. Si cette identité, cette « étiquette » *(label)* qu'on lui appose, peut aider le patient, elle peut aussi lui nuire. Elle l'aide en lui permettant de bénéficier d'une aide sociale ou d'un congé maladie ; en le dégageant de ses responsabilités familiales et sociales ; et en lui donnant accès à une thérapie adaptée à son cas. Elle lui nuit quand, à cause du regard négatif que la société porte sur les dangers qu'il pose à autrui ou sur la façon dont il a contracté sa maladie, cette « étiquette » entraîne sa stigmatisation. Les personnes atteintes du Sida ou d'une maladie vénérienne, les épileptiques, les obèses et les anorexiques, entre autres, sont fréquemment montrés du doigt pour avoir contracté leur maladie par leur attitude délibérément irresponsable. Les patients peuvent aussi pâtir d'une erreur diagnostique des médecins lorsque ceux-ci ne les placent pas dans la bonne catégorie pathologique. Ils subissent alors les conséquences d'un traitement inadapté et doivent faire face au jugement erroné que la société porte sur eux si la cause de leur maladie est un comportement infamant.

En médecine, le processus qui consiste à donner sens aux symptômes des patients en les plaçant dans une catégorie donnée n'est pas appelé « étiquetage » *(labelling)* mais diagnostic (du grec : signe distinctif). Il n'en est pas moins important de reconnaître que les conséquences sociales et culturelles du diagnostic peuvent être aussi profondes que ses conséquences biologiques, et que l'établissement du diagnostic s'accompagne invariablement de ce processus d' « étiquetage ».

L'œuvre charnière de Thomas Sydenham

Si, dans le monde moderne, le diagnostic en est venu à occuper la position prééminente qui est la sienne en médecine, c'est en grande partie grâce à l'œuvre d'un médecin anglais du XVIIe s., Thomas Sydenham. À son époque, la théorie humorale, élaborée plus de deux mille ans auparavant par Hippocrate et ses disciples, constituait la principale explication théorique des maladies. D'après celle-ci, le corps était composé de substances fondamentales appelées humeurs, généralement au nombre de quatre (bile noire, bile jaune, sang et flegme), qui engendraient la santé lorsqu'elles étaient dosées harmonieusement et la maladie lorsque, du fait d'un changement dans leurs proportions mutuelles, cet équilibre était rompu. Les sources du dérèglement humoral étaient environnementales : le climat physique, social ou mental dans lequel vivait l'individu créait les conditions qui stabilisaient ou déréglaient les humeurs. La tâche du médecin consistait à découvrir, à partir de l'évolution de la maladie telle qu'elle s'exprimait à travers ses symptômes, laquelle des humeurs était responsable de la perturbation de cet équilibre. Pour ce faire, il n'était pas nécessaire de nommer la maladie, mais plutôt de suivre l'ensemble des symptômes à travers le temps. De fait, il n'y avait qu'une seule maladie, le dérèglement humoral, dont les symptômes pouvaient être atténués, les causes découvertes et la guérison prédite par une observation attentive et un raisonnement habile.

Sydenham ne douta jamais que l'explication humorale des sources de la maladie et de la genèse des symptômes ne fût conforme à la vérité. Mais il réinterpréta en profondeur la signification des symptômes et la nature de la maladie à laquelle ceux-ci se rattachaient. Pour comprendre l'œuvre de Sydenham, il faut connaître son époque. Aux XVIe et XVIIe s., l'un des principaux intérêts des scientifiques consistait à classifier les plantes et les animaux du monde entier. On organisait des expéditions vers les contrées lointaines du globe afin de dessiner et de rapporter des spécimens. Sydenham absorba avec avidité cette production scientifique et en nourrit sa réflexion. Bon observateur des symptômes, il avait noté chez les patients certains schémas récurrents. De plus, il avait nourri l'espoir que ces plantes nouvellement découvertes, que l'on commençait à étudier, contiendraient des baumes et des remèdes pour ses patients. Comme certains de ses contemporains, il croyait en effet que Dieu avait contrebalancé l'existence des maladies en plaçant dans la nature les remèdes correspondants. Ainsi, si l'on trouvait le moyen de lier étroitement chaque maladie à un agent botanique curatif, une grande conquête se trouverait à portée de main de la médecine.

Toutes ces idées s'inséraient dans une même perspective critique pour Sydenham : les maladies faisaient partie de l'ordre naturel et étaient aussi réelles et tangibles que des plantes. Il en allait d'une maladie comme d'une fleur qui pouvait être identifiée par un ensemble unique de caractéristiques physiques. S'il en était ainsi, alors des maladies précises pouvaient être traitées par des plantes spécifiques. Cette méthode ne s'accordait pas avec la généralité du concept qui pensait la maladie comme un dysfonctionnement humoral. Pour que le traitement soit efficace, il était nécessaire de diviser l'affection en entités distinctes puis d'associer à celles-ci des traitements singuliers. Il fallait passer de *l'affection (illness)* aux *maladies (diseases)*, puis les ordonner pour en faire des catégories diagnostiques. Ce faisant, Sydenham inventa le diagnostic moderne.

Pourtant cette œuvre était imparfaite. Le problème venait de la manière dont, sans le vouloir, Sydenham avait créé ses catégories. Selon lui, les symptômes d'un patient pouvaient être séparés en deux types principaux : les symptômes idiosyncrasiques et les symptômes cardinaux. Ceux du premier type étaient dus à la constitution physique et psychologique singulière de patients donnés. Ils traduisaient la façon dont tel ou tel individu répondait à l'agression de telle ou telle maladie. Ceux du second type rassemblaient les manifestations symptomatiques essentielles de la maladie, que partageaient tous ceux qui en étaient atteints. Ces derniers symptômes étaient les signes révélateurs fondamentaux de la maladie et leur présence était requise pour le diagnostic. Le médecin devait séparer les deux types de symptômes, écartant l'ivraie des symptômes idiosyncrasiques pour obtenir le grain des symptômes cardinaux.

Bien que cette façon de considérer le problème fût parfaitement logique, dès lors que l'on voulait aider le médecin à placer au mieux ses patients dans la bonne catégorie pathologique (ce qui est bien en soi), elle eut néanmoins une influence pernicieuse sur le développement de la médecine. Fondamentalement, en cherchant à éliminer du diagnostic les symptômes qui expriment en propre l'individualité, on cesse du même coup de s'intéresser à la personne. Le but d'un diagnostic devient alors d'intégrer le patient à une longue cohorte d'individus. En consignant l'expérience que ces individus partagent d'une même maladie, le médecin est à même d'entrevoir la progression et l'issue de celle-ci, ainsi que sa réaction au traitement. Un tel type de diagnostic décrit la réaction caractéristique d'une population à la maladie plutôt que celle d'un individu.

Diagnostic et voie anatomique

Dans le siècle qui suivit les travaux de Sydenham, les médecins partirent en quête d'un moyen d'améliorer les capacités diagnostiques de la médecine. Cette quête les conduisit vers l'intérieur du corps, très loin du monde intérieur du patient. *Les Recherches anatomiques sur les sièges et causes des maladies*, traité écrit en 1761 par un médecin italien du nom de Giovanni Battista Morgagni, fut le principal moteur de ce parcours. L'ouvrage rassemblait ses propres travaux et les apports d'autres auteurs, choisis avec soin, sur l'usage de la dissection anatomique pour trouver l'essence cachée des maladies. L'œuvre de Sydenham et des médecins qui, à sa suite, affinèrent et élargirent la classification des maladies qu'il avait préconisée, s'était concentrée sur ce que le patient révélait de son « monde » propre. Les médecins rassemblaient des informations symptomatiques en observant les patients, leur position, leur mobilité, leurs expressions, etc., ainsi qu'en les écoutant exprimer ce qu'ils ressentaient de la maladie et ce qui se passait quand elle se manifestait à eux.

Mais pour les tenants de l'investigation anatomique, il s'agissait de manifestations superficielles et éphémères de la maladie, et non des données sur lesquelles pouvait s'établir une médecine scientifique. Pour atteindre ce but, il fallait disposer d'éléments concrets sur les causes de la maladie. Or c'était précisément ce que contenait le livre de Morgagni. L'ouvrage était divisé en sections traitant des différentes parties du corps. Ces sections mettaient l'accent sur des cas. Elles s'ouvraient sur un historique clinique détaillé de la maladie, suivi par une description de l'autopsie pratiquée sur le patient, et concluaient en expliquant le lien entre les symptômes ressentis par le patient et les changements ou lésions structurels constatés sur le corps. Morgagni estimait que ces lésions n'étaient pas la cause ultime des maladies – celle-ci étant un mystère que, selon lui, de futurs savants aux idées et aux techniques plus avancées pourraient éclaircir. Néanmoins il soutenait que ces lésions étaient bien à l'origine des symptômes qui étaient ressentis par le patient et détectés par le médecin. Selon lui, il n'était pas possible, alors, d'obtenir des manifestations pathologiques plus stables, plus tangibles, mieux observables et plus proches de la source des maladies. Dans les lésions, Morgagni déclarait avoir trouvé le « siège » des maladies, comme l'indique le titre de son ouvrage.

L'analyse que fit Morgagni de la signification à donner aux changements anatomiques de la structure du corps, pour comprendre et identifier la maladie chez le patient vivant, influença profondément la pensée médicale jusqu'à nos jours. Son apport novateur consista à démontrer de façon convaincante que la médecine clinique, tout comme la recherche scientifique, devait chercher à établir une corrélation entre les symptômes des patients vivants et les changements structurels constatés sur leur corps après leur mort. Il lia ainsi la recherche des lésions dans la structure du corps à la quête des causes de la maladie et fit par là même émerger la question centrale qui continue, aujourd'hui encore, à occuper les cliniciens et les chercheurs en médecine, à savoir : où se situe la maladie ? Ils commencèrent à poser cette question en scrutant les tissus et les organes du corps, puis ses cellules, et à présent ses gènes. Les avancées technologiques permirent d'étudier des éléments du corps de plus en plus petits. Mais l'orientation générale, issue de la pensée anatomique, resta la même.

Dans la première moitié du XIXe s., les cliniciens, mus par cet impératif anatomique, recherchèrent une technique qui leur permettrait de traverser les enveloppes du corps au moyen de leurs sens pour évaluer, sous celles-ci, l'état de l'anatomie. Le médecin français René Laennec obtint le premier succès dans cette voie. En 1819, il publia un traité révolutionnaire, *De l'Auscultation médiate*. En établissant un lien entre les sons et les lésions caractéristiques mises au jour à l'autopsie, il démontra dans son livre que les bruits produits par les organes de la cage thoracique pouvaient servir à la détection et au diagnostic des maladies de celle-ci. L'instrument permettant à Laennec de percevoir les bruits de la poitrine était un tube en bois, long d'une trentaine de centimètres et percé d'un trou en son centre, qu'il appela « stéthoscope ». Ce fut le premier instrument diagnostique à être largement utilisé.

Jusqu'à la fin du XIXe s., les cliniciens inventèrent puis utilisèrent des instruments pour explorer les autres organes du corps sur un mode identique à celui du stéthoscope, ouvrant ce qu'il est convenu d'appeler l'ère du diagnostic physique. Les cliniciens apprirent à utiliser des techniques qui prolongeaient la portée de leurs sens jusqu'à l'intérieur du corps. Ils y virent une libération. Ils se trouvaient ainsi en contact direct avec les mécanismes du corps sans avoir à sonder les descriptions que les patients faisaient des sentiments et des sensations engendrés par leurs maladies. Les médecins considérèrent dès lors comme imparfaites les informations acquises grâce aux relations subjectives et invérifiables des patients, leur préférant les informations qu'ils mettaient eux-mêmes au jour en utilisant leurs sens aidés d'instruments. Cela ne manqua pas d'induire une relative perte de contact avec le monde intérieur des patients, lequel n'intéressait plus vraiment le médecin.

Recherche de la certitude

L'ironie veut que l'ensemble des techniques diagnostiques que l'on inventa ensuite eurent, sur les médecins, un effet identique à celui que les techniques propres au diagnostic physique avaient eu sur les patients : elle diminua la prépondérance et la crédibilité des observations subjectives. Ces nouvelles techniques comprenaient, entre autres, des machines qui remplaçaient les facultés sensorielles du médecin par des capteurs et présentaient les résultats sous une forme objective au moyen d'images, de graphiques et de chiffres. Parmi les techniques d'avant-garde figurent le rayon X, utilisé pour la première fois en 1896 ; l'électrocardiographe dont le premier modèle fiable apparut en 1901 ; et les tests de laboratoire, utilisés principalement pour les analyses du sang puis adoptés par les hôpitaux lorsqu'une technique qui ne demandait que de faibles quantités de sang (microanalyse) fut introduite (1914).

La valeur scientifique de ces données reposait sur trois qualités : elles étaient obtenues de façon objective, c'est-à-dire sans faire appel aux sentiments subjectifs ni aux partis pris personnels ; elles étaient formulées de façon précise, c'est-à-dire en des termes clairs et exacts ; elles se prêtaient à des discussions de groupe et à des évaluations. À l'inverse, les observations sensorielles des médecins, reposant uniquement sur leurs yeux et leurs oreilles, avaient un fondement subjectif; elles étaient souvent d'une formulation imprécise, comme peuvent l'être les descriptions s'appuyant sur le langage ; et elles dépendaient du seul médecin qui écoutait les bruits de la poitrine ou observait l'intérieur de l'œil. Ainsi les informations fournies par les machines s'imposèrent, parce que plus scientifiques et plus fiables. Mais cela reposait en partie sur l'illusion que ces capteurs technologiques n'étaient ni subjectifs ni partiaux. Or ces machines, construites par des hommes, portaient en elles la marque des décisions et des imperfections humaines. Celles-ci étaient simplement bien cachées. Les analyses de laboratoire sont toujours destinées à mesurer certaines qualités plutôt que d'autres, et ce choix est le fait de décisions humaines. La mesure elle-même peut être précise mais jamais exacte. Un auto-analyseur peut donner cent fois de suite la même lecture d'un échantillon de sang mais, s'il est mal calibré par ceux qui doivent le régler, les cent mesures seront fausses.

En dépit de ces réserves, les techniques faisant appel aux différents sens du médecin connurent un déclin rapide au XXe s., alors que les examens diagnostiques utilisant des capteurs mécaniques devenaient de plus en plus fréquents. Cette tendance présente l'inconvénient de limiter la compréhension clinique. Un examen diagnostique du patient qui privilégie les données provenant des machines aux dépens de celles qui supposent un dialogue et une interaction physique restreint la connaissance de la maladie. Résumant le problème, R. Tinsley Harrison, qui coordonna la rédaction d'un des manuels de médecine les plus utilisés, décria en 1944 cette « tendance contemporaine qui consiste à étudier les cinq dernières minutes de la maladie puis à réaliser une batterie de tests sur une période de cinq jours dans l'espoir que le diagnostic sortira du laboratoire comme le lapin du chapeau ». Le problème n'est toujours pas résolu.

Ce rétrécissement technologique du processus diagnostique n'est pas sans danger. Chaque technique diagnostique révèle un aspect précis du patient et du processus pathologique. Lorsque les médecins se laissent séduire par ce que peut réaliser telle ou telle technique, ils ont tendance à tenir pour exhaustive la réalité partielle qu'elle révèle sur la maladie. Le meilleur moyen de se prémunir contre ce parti pris technologique réducteur consiste à insister sur le recours à une méthode de diagnostic diversifiée.

Dissimulation du diagnostic

Jusqu'au milieu des années 1960, les médecins s'opposèrent à ce que les patients aient le droit de connaître leur diagnostic. Il y eut alors un regain d'intérêt pour les questions d'éthique médicale, au centre desquelles figuraient l'autonomie des patients et leur droit à accéder aux informations les concernant. À partir d'Hippocrate, les médecins crurent pendant des siècles qu'il était nécessaire de ne pas révéler aux patients les faits médicaux inquiétants. Le traité hippocratique *De la Bienséance* recommande de « cacher la plupart des choses au patient pendant qu'on s'occupe de lui [...] sans dire un mot de son état présent ou futur. Car, à cause de cela, nombreux sont les patients dont l'état a empiré ». Pour les disciples d'Hippocrate, révéler de telles informations revenait à renier un engagement éthique important, celui de protéger les patients contre les effets pervers des soins médicaux – ce à quoi on aboutirait en peignant l'avenir sous des couleurs sombres.

Le fait que, pendant plus de deux mille ans, depuis Hippocrate jusqu'à notre époque, les médecins n'aient presque pas changé de point de vue est un remarquable témoignage de la force que peut avoir cette idée. Le principal danger, contre lequel on se prémunissait en dissimulant le diagnostic, était que le patient perde espoir, ce qui entraînerait un déclin physiologique et psychologique. Le premier code déontologique de l'*American Medical Association*, qui date de 1847, traduit bien cette inquiétude : « Le médecin doit réconforter les malades et entretenir chez eux l'espoir. [...] Il n'y a pas que les actes du médecin qui peuvent abréger la vie d'un malade, mais également ses paroles et son attitude. » Un siècle plus tard, en 1961, une étude réalisée par Oken sur 193 médecins impliqués dans le traitement du cancer révéla que 86 % d'entre eux dissimulaient le diagnostic aux patients atteints de la maladie : « La politique consiste à dire, de la façon la plus générale, le moins de choses possible, de façon à ce que le patient continue à coopérer au traitement. À moins d'être répétées, les questions du patient sont presque systématiquement ignorées et considérées comme une demande de réconfort. [...] Les variations dans la façon de procéder convergent vers ce même but essentiel : que le patient conserve espoir. »

Vers la fin des années 1960, la longévité et la persistance de cette idée se heurtèrent à la force d'une position différente, selon laquelle aucun médecin ne connaissait suffisamment bien le patient pour pouvoir prédire ni la façon dont il réagirait en apprenant que sa vie et sa santé étaient menacées, ni l'utilisation qu'il ferait de ces informations. On défendit la position éthique suivant laquelle, si les patients disposent souverainement d'eux-mêmes, alors ils ont le droit d'accéder à toute information susceptible d'avoir une influence vitale sur leur présent ou leur avenir. Le médecin ne doit pas jouer le rôle d'un censeur, mais doit aider le patient, c'est-à-dire le sensibiliser aux dangers à venir et le guider. Le rôle du médecin consiste à être présent pour le patient, afin de répondre à ses besoins et de surmonter les obstacles – un rôle aussi important qu'utile lorsque la guérison est peu probable. Les études montrèrent qu'en étant franc sur le diagnostic, les patients se sentaient réconfortés et gardaient davantage espoir que lorsqu'on leur cachait la vérité. Les patients privés des informations essentielles sentaient, immanquablement, qu'on ne les informait pas sur leur véritable état de santé. Ils se savaient en danger, mais le mensonge bien intentionné du médecin, aidé par la famille, les isolait. N'ayant personne à qui confier ses craintes et sa peur de l'avenir, le patient se retrouvait seul face à sa souffrance.

Les opinions et les attitudes actuelles reflètent l'idée que les perceptions des médecins et celles des patients doivent se mêler les unes aux autres dans le cadre d'un dialogue honnête. De toutes les informations d'ordre médical, les conclusions diagnostiques sont celles qu'il importe avant tout de partager. La thérapie doit être fondée sur la franchise, de façon à susciter des décisions qui reflètent les souhaits véritables des patients.

Facteurs sociaux du diagnostic

Le diagnostic comporte deux aspects principaux. Le premier consiste à définir les catégories pathologiques reconnues scientifiquement (c'est-à-dire les maladies) qui composent la sélection à partir de laquelle le médecin désireux d'identifier l'affection d'un patient doit faire son choix. Ces catégories reposent en grande partie sur des variables biologiques et valent par-delà les frontières sociales et culturelles. Le second aspect du diagnostic consiste à choisir laquelle de ces catégories correspond le mieux aux symptômes du patient. C'est à ce niveau que l'influence des facteurs socioculturels est profonde et déterminante. On a montré que les choix diagnostiques sont influencés par des paramètres économiques, psychologiques, par des questions liées à la classe sociale, au sexe ainsi que par d'autres facteurs. Aux États-Unis, par exemple, en raison des présuppositions d'ordre culturel concernant la description et l'interprétation des symptômes, on diagnostiquait moins facilement une maladie cardiaque chez la femme que chez l'homme.

C'est pour réduire l'influence de tels facteurs qu'on a proposé de confier certaines tâches aux ordinateurs. Parce qu'il est dépourvu de partis pris culturels, d'arrière-pensées économiques et de préjugés sociaux, l'ordinateur passe pour une machine idéale, sur laquelle on peut fonder une évaluation objective de la maladie du patient. Depuis les années 1960, des efforts ont été réalisés pour créer des programmes de diagnostic par ordinateur. Ils ont partiellement réussi à se monter à la hauteur des défis posés par les spécialités médicales telles que la radiologie. Mais un programme de diagnostic général, qui soit l'égal de ce dont l'homme est capable, demeure un objectif qui n'a pas encore été réalisé.

La route qui conduit à cet objectif est ardue. Lorsqu'il fut proposé pour la première fois dans les années 1960, le diagnostic informatisé se heurta à l'opposition d'un grand nombre de médecins. Cette opposition ne reposait pas seulement sur l'idée (d'ailleurs recevable) que les ordinateurs n'étaient pas encore capables de surpasser, ni même d'égaler, les cliniciens : elle provenait de leur crainte que cela puisse, un jour, être le cas. Face aux ordinateurs, de nombreux médecins adoptèrent alors une position de luddisme. À présent qu'ils se sont familiarisés avec cette technologie et qu'ils l'utilisent dans le cadre de leur pratique, pour conserver les données relatives à leurs patients, les médecins ne semblent plus être intimidés par l'ordinateur. Mais les ordinateurs n'apportent aucune réponse au problème de l'influence des présupposés sociaux sur le diagnostic. Les facteurs sociaux devraient être intégrés aux conclusions diagnostiques, mais sans préjugés. Les médecins devraient chercher à comprendre le contexte psychologique et social de la maladie du patient, puis tenir compte de ces facteurs pour poser un diagnostic et choisir une thérapie. Les ordinateurs ne servent pas à grand-chose dans ce domaine : il est extrêmement difficile de mettre au point des programmes qui puissent résoudre ces problèmes.

Au contraire, pour comprendre le patient, il est nécessaire qu'un diagnosticien « humain » tienne le rôle central. Les idées incomplètes que les informations technologiques donnent au sujet d'une maladie écrivent les chapitres de son histoire. Aussi objectifs et exacts que soient ces chapitres, ils ne peuvent pas, et ne doivent pas, constituer le tout de son histoire. Celle-ci doit être augmentée, de façon significative, par l'expérience du patient, puis recomposée par un médecin dont la vie, consacrée à soigner des patients, ajoute, à la détermination de ce qui est mauvais ou utile, la perspicacité acquise grâce à l'expérience.

Ces technologies, dont fait partie l'ordinateur, ne permettent pas de sonder ce qui fait qu'un homme est humain : elles peuvent, tout au plus, servir d'aides au diagnostic. Cette limite qui leur est imposée ne doit pas diminuer leur valeur : elle doit mettre en perspective leur utilité. Voilà peut-être le principal enseignement de l'histoire du diagnostic.

► DEWHURST K., *Dr Thomas Sydenham (1624-1689) : His Life and Original Writings*, Berkeley, Univ. of California Press, 1966. – EINTHOVEN W., « The Different Forms of the Human Electrocardiogram and their Signification », *Lancet*, t. I, 1912, p. 853-861. – GARROD A. E., « Medicine from the Chemical Standpoint », *British Medical Journal*, t. II, 1914, p. 228-2234. – HARRISON R. T., « The Value and Limitation of Laboratory Tests in Clinical Medicine », *Journal of the Medical Association of the State of Alabama*, t. 13, 1944, p. 381-384. – HIPPOCRATE, « De la Bienséance », in *Œuvres complètes*, 9, livre II, trad. É. Littré, Amsterdam, A. M. Hakkert, 1961-1962. – LAENNEC R. T. H., *De l'Auscultation Médiate*, Paris, J. S. Chaudé, 1819. – MORGAGNI J. B., *Recherches anatomiques sur le siège et les causes des maladies*, trad. du latin A. Desormeaux & J.-P. Destouet, Paris, Caille et Rabier, 1820-1834. – OKEN D., « What to tell to Cancer Patients », *Journal of the American Medical Association*, t. 175, 1961, p. 1120-1128. – PAYOR L., *Medicine and Culture*, New York, Penguin Books, 1988. – REISER S. J., *Medicine and the Reign of Technology*, New York, Cambridge Univ. Press, 1978. – RÖNTGEN W. C., « On a New Kind of Rays », *Nature*, t. 53, 1895-1896, p. 274-276. – SYDENHAM T., « Medical Observations Concerning the History and Cure of Acute Diseases », in *The Works of Thomas Sydenham, M. D.*, t. 1, p. 15-19, trad. R. G. Latham, Londres, Sydenham Society, 1848-1850. – Coll. : American Medical Association, Code of Medical Ethics, *Proceedings of the National Medical Convention, 1846-1847*, p. 83-106.

Stanley J. REISER
(Trad. Mickaël Popelard)

→ Appareil médical ; Auscultation ; Clinique ; Décision médicale ; Droit ; Droit à l'information du malade ; Expertise médicale ; Pronostic ; Raisonnement médical ; Symptôme ; Technologie.

DIAGNOSTIC PRÉNATAL

Histoire du diagnostic prénatal en France

Depuis son introduction, dans le milieu des années 1960, la pratique du dépistage prénatal (DPN) a connu des transformations considérables. Présentant au début un caractère expérimental et limitée à quelques rares indications, son utilisation est devenue pour une grande part affaire de routine, tout en s'étendant au diagnostic de centaines de pathologies. Mais, chez les promoteurs même du DPN, le changement d'échelle des populations concernées n'a pas été sans générer un malaise dont témoigne une production insistante de discours où l'éthique est convoquée. L'accent est mis sur les risques d'une dérive eugéniste, que l'encadrement législatif de la pratique ne suffirait pas à contrôler. Dérive qui serait imputable à différents facteurs culturels et sociaux propres à l'évolution de nos sociétés. Ce regard inquiet porté par des médecins sur les conséquences négatives possibles d'une pratique qu'ils n'ont cessé de perfectionner et d'étendre mérite d'être questionné à la lumière de l'histoire des transformations qu'elle a pu connaître depuis ses premières mises en œuvre. Histoire qui est indissociable de celle du conseil génétique, institution dont le DPN allait profondément renouveler les perspectives pratiques d'application.

Mise en œuvre d'un eugénisme scientifique

L'année 1951 est celle de la reconnaissance officielle par la faculté de médecine de Paris de la génétique médicale. Robert Debré obtient en effet la création d'une chaire de clinique à l'hôpital des Enfants Malades, pour son élève Maurice Lamy. Dans sa leçon inaugurale, ce dernier expose le programme de développement de la discipline naissante. Trois grandes tâches attendent les généticiens : dresser le catalogue le plus complet possible des maladies « authentiquement » héréditaires, déterminer précisément leur mode de transmission et établir des statistiques valides et détaillées de leur taux de récurrence. Il deviendra ainsi possible de calculer dans la population la proportion de ceux qui sont porteurs d'une tare transmissible. Il restera alors à les découvrir, pour les informer, mais, prévient-il, cela ne sera pas chose facile. Les orientations esquissées dans ce programme rendent solidaire la construction de la génétique médicale de celle d'un eugénisme réformé dont Lamy se veut, en France, le promoteur. Cet eugénisme nouvelle manière entend se différencier radicalement de ce qu'avait été l'eugénisme « négatif » d'avant-guerre, dont les orientations dominées par l'idéologie avaient conduit à des pratiques de stérilisations de masse voire, dans l'Allemagne nazie, à l'élimination sur une grande échelle des fous, des déficients mentaux et autres « tarés ». Sorti de sa sombre préhistoire, il doit devenir le terrain d'application médicale de la science génétique, en se fondant sur ses avancées et sur le développement de la biochimie. L'objectif assigné est de lutter contre la perpétuation d'une tare au niveau familial, ou, lorsque cela est possible, de compenser par des soins un défaut individuel (comme dans le cas de la « phénylcétonurie », dont les conséquences de l'anomalie métabolique qui la caractérise sont contrôlables par un régime approprié). S'adressant à des couples venus consulter par une démarche volontaire des médecins n'ayant aucune autorité pour prôner des mesures coercitives, l'eugénisme, selon Lamy, ne saurait avoir de conséquences populationnelles : sa mission est d'informer, de conseiller (et quelquefois de traiter) des individus. Toutefois, le terme d'eugénisme, même associé au qualificatif de scientifique, va rester connoté trop négativement pour désigner un domaine de pratiques médicales qui, quand il s'institutionnalisera, le fera sous le nom de « conseil génétique ».

À ses débuts, le conseil génétique reste une pratique relativement confidentielle, limitée par le caractère encore balbutiant de la génétique médicale, qui peine à trouver sa place au sein du monde hospitalier. Recruter des consultants n'est pas chose aisée, elle suppose la collaboration d'un réseau de médecins, hospitaliers et praticiens de ville, informés des questions de la génétique et convaincus de l'intérêt d'adresser des patients au généticien. Parmi les éléments qui vont contribuer à améliorer la visibilité du conseil génétique, un des plus important est la découverte, en 1956, par l'équipe du Pr Turpin, de l'existence d'une anomalie, une trisomie du chromosome 21, dans les cellules des patients atteints de la maladie connue alors sous le nom de « mongolisme ». Elle sera fortement médiatisée d'autant qu'elle survient dans un contexte où cette maladie, emblématique des déficiences mentales profondes, fait l'objet de préoccupations sociales importantes, grâce à l'activisme d'associations de parents. La découverte permet de poser avec certitude le diagnostic de cette maladie congénitale non héréditaire. La technique utilisée, l'analyse du caryotype, étant d'un usage simple, des études vont être menées pour calculer avec précision son incidence dans la population et étudier les différents facteurs la faisant varier. Deux grands facteurs de risque sont mis en évidence. Le premier est l'existence chez l'un des parents d'une anomalie chromosomique (une translocation), dite équilibrée parce qu'elle ne donne lieu à aucun symptôme ; ce cas de figure est rare, mais les risques sont très élevés. Le second tient à l'âge de la mère, les risques augmentant de plus en plus après trente ans (passant de 1 sur 200 avant trente ans à 1 sur 20 à quarante ans). Ces connaissances permettent de faire valoir l'intérêt d'un conseil génétique pour informer les parents d'un enfant trisomique sur la réalité (statistique) de leurs risques, en cas de nouvelle grossesse, d'avoir à nouveau un enfant atteint.

C'est également dans le milieu des années 1950 que, par la technique de l'amniocentèse, il devient possible de prélever des cellules fœtales sur des femmes enceintes et de procéder à un « diagnostic de sexe ». Aux États-Unis, ce diagnostic de sexe fœtal, fait dans le cadre du conseil génétique, est utilisé pour les familles concernées par les maladies récessives liées à l'X, comme l'hémophilie, auxquelles « un avortement prophylactique » des fœtus mâles est proposé. En France, une telle issue est interdite par la législation qui n'autorise l'avortement qu'en cas de menace vitale pour la mère. La situation juridique n'a pas changé quand, au début des années 1960, de nouvelles techniques vont permettre de réaliser des études de caryotype à partir d'un prélèvement de quelques cellules fœtales seulement : le diagnostic prénatal est né, d'abord pour la trisomie 21, puis rapidement pour une dizaine d'autres anomalies chromosomiques. Les perspectives ouvertes par le DPN, malgré le caractère encore limité de ses indications, poussent les généticiens les plus en vue à plaider pour un assouplissement de la loi. Tout en affirmant avec force leur hostilité à la libéralisation de l'avortement, ils demandent la possibilité de proposer des avortements prophylactiques dans les cas où l'enfant à naître souffrirait de malformations gravement handicapantes.

L'entrée en scène du DPN vient à un moment où les malformations congénitales héréditaires ou acquises commencent à être considérées comme un problème de santé publique (depuis que les grandes causes de mortalité infantile sont contrôlées) tandis que le conseil génétique souffre d'un problème d'efficacité, perceptible dans l'embarras des discours justifiant son intérêt. Ceux-ci mettent beaucoup l'accent sur la dimension « positive » du conseil génétique. Comme il s'agit de répondre aux interrogations de couples inquiets des risques qu'ils encourent en s'engageant dans une procréation, soit parce qu'ils ont déjà eu un enfant atteint de malformation, soit parce qu'il existe une histoire familiale de maladie génétique, le conseil génétique, dans la grande majorité des cas, rassure et déculpabilise. Car les couples viennent le plus souvent avec en tête l'idée d'un risque supérieur à ce qu'il est en réalité. Ainsi, informer les parents d'un enfant trisomique du faible niveau de risque de donner naissance, une nouvelle fois, à un enfant atteint contribuerait à lever leur peur de procréer mais aussi à éviter, au cas où une grossesse serait déjà engagée, qu'ils aient recours à un avortement clandestin. Mais c'est lorsque les couples consultants font partie des cas où les risques d'avoir un enfant malade sont élevés (translocation équilibrée, maladies à transmission mendélienne) que les généticiens se retrouvent dans une position peu habituelle pour un médecin et difficile à gérer. En effet, le médecin peut être conduit, dans certaines situations, soit à « déconseiller à des fiancés un mariage dangereux » soit à déconseiller une procréation à un couple ayant contracté un mariage dangereux. Évidemment, la possibilité que le conseil ne soit pas suivi d'effet est d'autant plus réelle que le médecin n'a aucun moyen de coercition. S'illusionnant peu sur leur efficacité, les pionniers du conseil génétique situent l'intérêt de leur action à un autre niveau, non dans les conséquences concrètes qu'elle entraîne, mais dans l'effet même que l'information produit sur les partenaires du couple en en faisant des individus éclairés sur les risques qu'ils courent à faire un enfant ensemble. Et s'ils passent outre le conseil prodigué, au moins leur prise de risque aura-t-elle été faite en toute conscience : « Il convient que la procréation résulte d'une action réfléchie et ne soit en aucune façon laissée au hasard ou à l'inadvertance. » Autrement dit, à défaut d'impact sur les choix de vie des individus, le conseil génétique doit se contenter de former des sujets médicalement informés et aptes à faire des choix éclairés. Dans ces conditions, il est facile de comprendre l'intérêt que présente l'arrivée d'une technique qui permet, dans le cas de la trisomie 21 et des autres anomalies chromosomiques, d'offrir un diagnostic de certitude aux consultants, une réponse de type oui ou non à la question de savoir si le fœtus est porteur d'une anomalie de ce type (les généticiens se chargeront toujours de préciser que la réponse apportée ne signifie pas que l'enfant est « normal », mais qu'il n'est pas atteint des maladies diagnostiquables par la technique).

Si les généticiens plaident pour un assouplissement de la loi sur l'avortement, ils prennent garde de ne pas accréditer l'idée que le DPN après amniocentèse pourrait conduire à l'éradication de la trisomie 21. Idée fausse, car la majorité des trisomiques naissent de mères de moins de 30 ans (celles-ci sont beaucoup plus nombreuses à faire des enfants que les mères dans des âges à risque) et qu'il serait impensable de généraliser le DPN à toutes les femmes enceintes. En fait, explique le Pr Frézal, successeur de Lamy dans la chaire de génétique, les indications du DPN devraient être limitées aux seuls cas où un des parents est porteur d'une translocation. Et d'insister sur les graves inconvénients liés au coût de l'examen et au risque médical des amniocentèses qui ne seraient pas faites par des spécialistes entraînés, de toute proposition à caractère systématique, même s'agissant des femmes enceintes de 40 ans et plus.

Essor du DPN (1975-1990) : un développement contrôlé

La loi Veil de 1975, en autorisant l'interruption médicale de grossesse sous contrôle médical, crée les conditions favorables au développement du DPN et du conseil génétique. Soucieux de garder le contrôle de ces pratiques, les généticiens vont mettre en œuvre une stratégie qui s'avérera particulièrement efficace. Ils s'attachent à construire un cadre de relation stable avec les quelques médecins qui maîtrisent les techniques de cytogénétique et avec les premiers obstétriciens prêts à s'impliquer dans le DPN. Ce cadre sera constitué dès 1975, par la création de l'Association française pour le dépistage et la prévention des handicaps de l'enfant (AFDPHE), présidée par le Pr Frézal (et où se retrouvent tous les pionniers de l'amniocentèse) et de l'association des Centres d'études de biologie prénatale (CEBIOP). Pratiquant l'autolégitimation, cette dernière regroupe les centres qu'elle-même juge « compétents » pour le DPN (une condition nécessaire pour être reconnu par le CEBIOP est d'être un centre pluridisciplinaire associant généticiens, cytogénéticiens et obstétriciens). Les deux associations se tournent vers la Caisse nationale d'assurance maladie pour l'impliquer dans le développement du DPN. Cette dernière finance d'abord une étude pilote du DPN impliquant cinq centres du CEBIOP, puis en 1980 décide de mettre en œuvre une politique globale de dépistage et de prévention comportant la détection néonatale de quelques maladies (phénylcétonurie, hypothyroïdie) et le DPN des anomalies chromosomiques, en la finançant sur son budget « Prévention ». Une convention est signée entre la CNAMTS, l'AFDPHE qui sera chargée de la gestion des fonds DPN et le CEBIOP, pour la réalisation des examens. Du fait que seuls les DPN réalisés par un centre du CEBIOP, pourront être remboursés et étant donné le prix élevé de l'examen (115 €), les deux associations vont se trouver en mesure de contrôler la mise en œuvre de cette politique. Et elles pourront d'autant mieux en maîtriser les développements ultérieurs que la convention avec la CNAMTS autorise l'AFDPHE à mettre en place, dans les mêmes conditions, des programmes expérimentaux pour évaluer toute innovation susceptible d'étendre les indications du DPN. En l'espace de dix ans, l'AFDPHE va ainsi mener des études sur les signes d'appels échographiques de malformation, sur les signes d'appel biologiques de la trisomie 21 (modifications d'activités enzymatiques objectivables dans le sérum maternel), sur la possibilité de mettre au point un DPN de la mucoviscidose par l'étude des enzymes digestives, sur les utilisations de la génétique moléculaire dans le DPN des anomalies chromosomiques, puis des maladies autosomiques récessives, enfin sur le DPN de la mutation instable « X fragile » (responsable de déficiences intellectuelles).

Le cadre très réduit que les généticiens assignaient au début des années 1970 au développement du DPN a volé en éclats à partir du moment où la loi de 1975 ouvrait la possibilité de réaliser des avortements thérapeutiques en cas de malformations avérées du fœtus. Dès les premières études réalisées avec l'appui de la CNAMTS, la définition de la population pouvant bénéficier d'un DPN est élargie, bien au-delà des cas de translocation chromosomique, aux femmes enceintes de quarante ans et plus ainsi qu'aux couples ayant eu un enfant trisomique. Avec la convention de 1980, l'âge limite a été relevé à trente-huit ans. Puis, à mesure que les études faites par l'AFDPHE aboutissent à valider l'intérêt d'une nouvelle technique, la cible des populations à risque pouvant bénéficier d'un DPN s'élargit à de nouvelles catégories. Entre 1980 et 1989, la population concernée en principe par le DPN double, passant de 15 000 à 31 000 femmes. À cause de cette augmentation, le taux de couverture progresse plus lentement que prévu, n'atteignant que 60 % en 1990, bien que le dispositif institutionnel chargé de mettre en œuvre la politique de dépistage et de prévention des handicaps s'étoffe régulièrement. Mais, reposant sur les interventions combinées d'un centre de conseil génétique qui pose les indications de DPN et d'un laboratoire chargé de réaliser l'examen, ce dispositif se construit au rythme du développement de la génétique médicale et des différentes pratiques spécialisées impliquées dans le DPN. En 1988, alors que le nombre des laboratoires avec le label CEBIOP approche la soixantaine, les pouvoirs publics décident de fixer un cadre réglementaire pour réguler un ensemble de pratiques touchant à la reproduction (DPN, procréations médicalement assistées, fécondations *in vitro*). Une Commission nationale de la médecine et de la biologie de la reproduction (comprenant une section DPN) est instituée par décret et une circulaire précise les conditions techniques et administratives pour qu'un laboratoire public ou privé soit autorisé à pratiquer le DPN. Enfin, confrontée aux difficultés que le système mis en place par la convention de 1980 rencontre pour satisfaire la demande croissante de DPN, la CNAMTS change de politique. L'examen diagnostique du caryotype est inscrit à la nomenclature des actes remboursés directement par la Sécurité sociale et les CEBIOP perdent le contrôle qu'ils exerçaient jusque-là.

Des pratiques différenciées, entre la routinisation et la médecine de pointe

À partir des années 1990, plusieurs éléments concourent à élargir considérablement les contours des populations à risque pouvant bénéficier d'un DPN. Alors que la surveillance de toute grossesse inclut plusieurs échographies obligatoires, les progrès de la technique vont permettre de dépister un nombre et une variété d'anomalies de plus en plus importants. Parallèlement, le renouvellement de la génétique médicale par la biologie moléculaire se traduit par l'ouverture au DPN d'un nouveau domaine, celui des maladies génétiques (y compris la classe découverte récemment des maladies des gènes des mitochondries), qui ne va cesser de s'étoffer. Enfin, la mise en évidence, à partir d'un simple prélèvement de sang maternel, d'anomalies biologiques liées à un risque élevé de trisomie 21 offre la possibilité de proposer à toutes les femmes enceintes un examen de dépistage qui, en cas de résultats positifs, pourra conduire à un DPN. Ces multiples extensions d'indication du DPN viennent alimenter un marché qui vient de s'ouvrir à la concurrence avec l'inscription du « caryotype » puis, en 1995, du « DPN par la génétique moléculaire », à la nomenclature de la Sécurité sociale avec pour conséquence une croissance explosive des actes pratiqués (plus de 41 000 caryotypes réalisés l'année qui suit la mise à la nomenclature contre un total de 98 000 pour l'ensemble de la période 1980-1990).

Le changement d'échelle s'accompagne d'une différenciation de plus en plus marquée entre des pratiques de masse (l'examen du caryotype, le dépistage des signes biologiques de la trisomie 21) et des pratiques faisant appel à des compétences hautement qualifiées et mises en œuvre dans des laboratoires de recherche en génétique moléculaire. La banalisation du DPN lors du suivi des grossesses tend à s'effectuer en dehors du contrôle des généticiens qui s'inquiètent de voir un nombre croissant d'obstétriciens prescrire l'examen sans adresser préalablement leur patiente devant le conseil génétique, tendance qui s'amplifie avec la diffusion du test de dépistage de la trisomie 21 en médecine de ville. À l'autre pôle, les avancées techniques de la génétique moléculaire, en élargissant la palette des maladies susceptibles de donner lieu à un DPN, font advenir des problèmes nouveaux, avec des conséquences de deux ordres.

Le DPN par la génétique moléculaire donne au conseil génétique un rôle central : il n'est en effet réalisable que si un diagnostic précis de la maladie recherchée existe. Ce diagnostic, pour être porté, exige la réunion d'un certain nombre d'informations dont la nature sera établie lors du conseil. Selon les cas, les données indispensables impliquent soit un diagnostic préalable de la pathologie ayant conduit à la mort d'un premier enfant ou à une interruption médicale de grossesse, soit des examens de personnes apparentées au couple venu consulter. Des conditions nécessaires à la réalisation du conseil génétique préalable au DPN découlent donc différentes exigences dont certaines sont adressées aux institutions médicales, comme la routinisation de l'examen des fœtus après interruption médicale de grossesse (incluant autopsie, caryotype, radios, photos) ou la conservation de l'ADN fœtal (et son corollaire, la constitution de banques d'ADN). Autrement dit, les contraintes qu'implique le DPN par la génétique moléculaire sont dans le même temps un facteur de réaménagement des pratiques, de mise en place de réseaux qui contribuent à renforcer les positions des généticiens.

Tout en donnant au conseil génétique un rôle central, le recours à ce type de DPN confronte aussi les généticiens à des problèmes qu'il leur est difficile de résoudre et dont les conséquences tendent souvent à leur échapper. Il arrive ainsi que l'insuffisance des données ou les limites même du savoir scientifique ne permettent pas d'assurer le diagnostic, mais de donner seulement une indication en termes de probabilité. Par ailleurs, dans de nombreuses affections à transmission dominante, l'expression de la maladie peut prendre des formes variées (donc différentes de celle du parent atteint) parfois très graves, sans qu'il soit possible, à partir du DPN, de prédire ce qu'il en sera pour l'enfant à naître. À ces situations génératrices de dilemmes, douloureux pour les parents et difficiles à gérer pour le médecin, s'ajoutent les problèmes spécifiques posés par le diagnostic de maladies dont la gravité et le handicap qu'elles entraînent se situent dans la zone floue de ce que la loi autorise quand elle réserve l'interruption médicale de grossesse au cas de malformations graves. Se posent alors des questions d'appréciation de ce que peut être la compatibilité du handicap avec une vie normale, où se confrontent la subjectivité de chacun, parents comme médecins, avec à la clef une éventuelle décision d'avortement.

L'eugénisme en question

Symptôme d'un malaise croissant devant la mise au point et la diffusion de nombreuses techniques touchant à la procréation, le thème de l'eugénisme est au cœur des débats sur la bioéthique. À partir de la fin des années 1980, il apparaît régulièrement dans le discours des généticiens au titre de modèle négatif pour le conseil génétique. L'eugénisme, positif ou négatif, est condamnable pour des raisons scientifiques et éthiques, parce qu'il cherche à orienter l'évolution des populations en se donnant pour objectif d'agir sur la fréquence des caractères héréditaires dans la perspective d'en diminuer le fardeau. Par opposition, le conseil génétique est guidé par les seuls intérêts des consultants. Aussi, même généralisé à tous ceux qui pourraient le solliciter, il ne peut avoir qu'un impact faible sur la fréquence des caractères, du fait des comportements individuels différents. Mais derrière cette vision rassurante, des inquiétudes percent, dont tout laisse à penser qu'elles sont en relation avec l'extension de la pratique du DPN. En effet celui-ci, lorsqu'il est possible, permet à un couple « à risque » d'avoir l'enfant sain désiré. Or, si cette possibilité nouvelle constitue bien un indiscutable progrès, elle confronte le généticien à ce qui serait une aspiration de plus en plus répandue dans la société : le désir des parents d'avoir un enfant parfait. Ce désir revendiqué comme un droit s'exprime dans un contexte social marqué par une évolution récente des mœurs dont la « banalisation » de l'interruption volontaire de grossesse et l'intolérance croissante vis-à-vis des handicapés (et surtout des handicapés mentaux) sont deux traits marquant. La conjugaison de ces différents éléments entraîne une forte pression sociale pour l'élimination des fœtus porteurs d'anomalies génétiques qui pèse lourdement sur les décisions des parents. D'où un glissement vers un eugénisme de fait qui confronte les médecins à un problème éthique majeur. Glissement dont de nombreux textes ne manquent pas de souligner le danger, mais qui, s'en tenant à l'énoncé du problème, restent muets sur les solutions. Comme si, là, l'essentiel était de donner à voir l'expression d'une conscience éthique de professionnels attirant l'attention de la collectivité sur des risques d'eugénisme sécrétés par l'évolution de la société. Ce faisant, la rhétorique utilisée procède d'un certain nombre d'énoncés dont la pertinence résiste mal au questionnement. Sur quoi (quelles données, quelles analyses ?) repose l'affirmation d'une demande parentale d'enfant parfait ? Que signifie l'affirmation que l'avortement s'est banalisé, alors même que la pratique est en diminution depuis la loi Veil (notamment avec le développement de la contraception) ? N'est-il pas paradoxal de parler d'un rejet de plus en plus grand des handicapés, y compris des handicapés mentaux, quand on mesure le chemin parcouru depuis l'époque, pas si lointaine, où ils étaient relégués dans les asiles, gardés au secret dans les appartements ou tout simplement éliminés ?

Ce discours défensif des généticiens impliqués dans le développement du DPN n'est sans doute pas sans rapport avec un sentiment de perte, au moins partielle, du contrôle qu'ils exerçaient jusqu'alors. Mais il a aussi pour vertu de dissocier la question de la tendance grandissante au recours à l'interruption médicale de grossesse de celle du développement de l'offre de DPN. Une offre « branchée » sur la dynamique de production des innovations en matière de diagnostic et de tests de dépistage, qui, outre les recours qu'elle offre aux parents, stimule le développement de nouveaux secteurs d'activité, de nouvelles institutions et ouvre sans cesse de nouveaux marchés. Une offre dont l'extension est solidaire du développement et du renforcement de la génétique et qui de ce fait n'a aucune raison (médicale) pour cesser de s'amplifier et donc de générer de plus en plus d'interrogations « éthiques ».

► BRIARD M. L., « La politique de diagnostic anténatal en France : bilan de onze années », *Réadaptation*, 384, 1991, p. 14-17. – BRIARD M.-L., FRÉZAL J., KAPLAN J., LE MERRER M., « Conseil génétique et diagnostic prénatal », *Rev. Int. Ped.*, 121, 1981, p. 23-38. – DUSART A., THOUVENIN D., *La Détection des anomalies fœtales, analyse sociologique et analyse juridique*, CTNRHI (éds), 2 tomes. – FRÉZAL J., BRIARD M.-L., « Les mariages dangereux », *Le Concours médical*, septembre 1974, p. 4475-4485. – LAMY M., « Leçon inaugurale, chaire de génétique médicale. La génétique médicale, ses méthodes, ses perspectives », *Sem. Hôp. Paris*, 26 mai, 1951, 27, p. 167-181 ; « Le conseil génétique », *Bull. Acad. Natle Med.*, 3 mars 1970, p. 175-184. – LAMY M., GROUCHY J. DE, « Conservation du patrimoine héréditaire », *Rev. Med. Hyg. Soc.*, mars 1962. – LYONNET S., ROZET J.-M., MARTIN C., MUNNICH A., « Génétique moléculaire et diagnostic prénatal : État et perspectives », in *Journées parisiennes de pédiatrie*, Paris, Flammarion « Médecine-Sciences », 1990, p. 91-98 – MATTEI J.-F., « Trisomie 21, naître ou ne pas naître ? », *Études*, 3866, 1997, p. 751-757. – Coll. : *Guide pratique du diagnostic prénatal*, AVIMS (éds), 1988.

Patrice PINELL

→ Avortement ; Convenance ; Dépistage ; Eugénisme ; Génétique médicale ; Obstétrique ; Préjudice de vie ; Procréation assistée ; Statut de l'embryon.

DIGNITÉ DE LA PERSONNE

Les termes formant l'expression « dignité de la personne », pris séparément, ont une histoire théologique, philosophique et juridique qui remonte à l'Antiquité. Pourtant, le syntagme « dignité de la personne » et, plus encore, son pendant anglais *« personal dignity »* donnent une impression de nouveauté et, dans une certaine mesure, de confusion. La raison la plus évidente en est la suivante : entre les acceptions classiques de l'expression et ses usages actuels, une révolution scientifique s'est produite, en biologie et en médecine, qui a profondément modifié notre conception du statut et de la nature de l'homme.

Conceptions anciennes et classiques de la dignité de la personne

En simplifiant beaucoup, on peut dire que la conception chrétienne de la personne a influencé jusqu'à aujourd'hui la pensée occidentale, y compris la pensée agnostique ou athée. Ainsi, Sartre, tout en se déclarant athée, calque son idée de la liberté humaine sur la liberté du Dieu de Descartes. À la fin du XVIIIe s., une coupure s'opère : Kant dissocie la conception morale de la conception religieuse de la personne ; il affirme que l'ensemble de l'humanité forme une « communauté éthique » qui, en elle-même et dans chacun de ses membres, possède une valeur absolue. Il sépare radicalement, en effet, les entités qui ont une valeur relative ou un « prix », qu'il appelle des « choses », des réalités qui ont une valeur absolue, ou encore une « dignité », et qu'il appelle des « personnes ». L'expression « dignité de la personne », pour lui, est redondante. Kant n'est pas naïf : il sait que, dans la vie ordinaire, les hommes agissent comme si la vie humaine avait aussi un prix (une valeur extérieure en fonction de son utilité pour autrui), et non pas uniquement une dignité. Cette idée de valeur relative, calculable et échangeable, a été gardée dans la tradition utilitariste. La dignité de l'homme, pour Kant, ne ressortit pas à l'ordre de la nature, mais à l'ordre de la liberté et de la moralité. Entre les deux ordres, dit-il, il y a comme un « abîme infranchissable ». Là aussi, son intention est claire : il veut garantir la « dignité » de la personne, par-delà les inégalités naturelles ou sociales de talent, de santé, de richesse, etc. En résumé, tant la tradition chrétienne que la philosophie des Lumières voient dans la personne non seulement l'individu singulier mais, dans un cas, l'image du Christ et, dans l'autre, celle de l'Humanité.

Le christianisme soulève des problèmes complexes à l'égard de la personne : il récuse la séparation ontologique du corps et de l'âme. Le Christ, par son Incarnation, et l'homme, en raison de sa ressemblance avec Dieu, constituent l'union d'un corps et d'une âme, union si étroite que l'Incarnation a pour contrepoids la résurrection des morts. On ne peut donc, ni ici-bas ni dans la « vie à venir », traiter les personnes comme des entités morales vivant d'une existence séparée de l'ordre biologique. De plus, même si le dogme de l'Incarnation est apparu suspect aux Juifs et scandaleux aux Musulmans, il rend superflu d'insister sur la « dignité de la personne », puisque chaque être humain est à l'image du Christ. On pourra objecter, bien sûr, que ces principes ont été maintes fois violés ; mais, en tant que principes, ils n'ont été remis en cause ni par le christianisme, ni, une fois laïcisés, par la philosophie des Lumières, ni non plus par les héritiers de Kant comme Hans Jonas, Karl-Otto Apel ou John Rawls. Ces idées imprègnent les déclarations universelles des droits de l'homme, les constitutions des démocraties, et les régimes non démocratiques eux-mêmes déclarent y souscrire.

Conséquences anthropologiques de la révolution biologique et médicale

On ne comprendrait rien aux emplois contemporains des expressions « dignité de la personne » ou *« personal dignity »* (plusieurs milliers de citations sur la toile), si l'on n'évoquait pas les transformations que les sciences biologiques et médicales ont apportées à notre conception de la personne humaine. La communauté éthique kantienne ou la communion des saints chrétienne entre les personnes se double d'un système de parenté biologique entre tous les vivants. La théorie darwinienne de l'évolution, en effet, a introduit l'hypothèse que tous les êtres vivants actuellement existants, hommes compris, dérivent par filiation biologique des premiers organismes vivants. Cousinant entre eux d'une espèce à l'autre, plus proches encore au sein de la même espèce, les vivants sont le siège de processus organiques communs. Cet état de choses rend possibles bien des opérations utiles en médecine : transfusion du sang ; greffes d'organes ; utilisation d'organismes monocellulaires clonés pour fabriquer, par exemple, de l'insuline ; ou recours à des champignons *(penicillium notatum)* pour détruire des germes infectieux, etc. De plus, comme l'être humain appartient aussi à l'ordre physico-chimique, on peut agir par des moyens physiques et chimiques sur le fonctionnement de l'organisme, ainsi qu'en témoigne la place de l'expérimentation des médicaments sur l'animal avant de les essayer sur l'homme.

Cette approche scientifique de la vie biologique efface la distinction tranchée que fait Kant entre les « personnes » et les « choses » : la physiologie et, plus encore, la médecine scientifique, en effet, ne peuvent être efficaces que si elles traitent les organismes (humains ou animaux) comme des « choses », c'est-à-dire comme des réalités naturelles qui sont le siège de processus (normaux ou pathologiques) dont il faut comprendre les mécanismes pour pouvoir, éventuellement, agir sur eux. La nécessité scientifique et médicale, qui conduit à traiter les patients comme des « choses », a une contrepartie : les patients étant des « personnes », on se sent tenu de les informer et de recueillir leur consentement, notamment quand ils participent à des essais. En effet, les recherches sur les médicaments et sur les traitements passent par des essais randomisés sans lesquels il serait impossible d'évaluer leur efficacité. Enfin, alors que la notion classique de personne s'entend essentiellement des êtres déjà nés, la meilleure compréhension des mécanismes de la reproduction a conduit à réfléchir, à partir des bases biologiques nouvelles, sur le statut de l'embryon. En effet, depuis la redécouverte d'Aristote au Moyen Âge, la pensée chrétienne avait largement adopté la théorie de l'insufflation successive à l'embryon d'une l'âme végétative, d'une l'âme sensitive, enfin d'une âme rationnelle (ou humaine). Dans ces conditions, l'élimination spontanée précoce d'un fœtus n'était pas assimilée à la disparition d'une personne. La découverte que le patrimoine génétique des parents se combine à l'instant de la fécondation a changé les choses : ne faut-il pas, s'est-on dit, faire débuter l'histoire de la personne et, par là même, sa « dignité » au moment de sa conception, où sa singularité biologique se décide ? Cette interrogation a suscité deux attitudes opposées : protéger l'embryon, puisqu'il est déjà une personne en puissance, mais sans pouvoir propre ; permettre, en les limitant, des actions sur l'embryon (avortement, manipulations, recherches), en considérant que, dans les premiers jours (ou les premières semaines) après la conception, il n'est pas encore une personne.

La révolution scientifique qui a affecté la biologie et la médecine modifie profondément la vision que nous nous faisons de l'individualité biologique et, par là, de la personnalité psychique, sociale et morale. En revanche, elle ne fait pas surgir une ontologie biologique commune. La façon de poser certains problèmes anciens s'est trouvée modifiée ; des questions nouvelles ont surgi ; enfin, là où aucune vision claire des choses ne s'est imposée, il a fallu débattre, recenser les situations où la dignité de la personne était menacée et décider de mesures pour mieux la garantir.

Situations où la dignité de la personne est engagée

Même si l'on accepte la distinction kantienne entre les choses qui ont une valeur relative ou « prix » et les personnes qui ont une valeur absolue ou « dignité », en fait, toutes les actions thérapeutiques ont un prix. Tout se passe donc comme si, selon les époques, les pays et les classes sociales, le prix de la vie et de la santé différait, dans des proportions parfois vertigineuses. Or, si dans les régimes démocratiques on peut à la rigueur dire que les citoyens fixent le prix qu'ils sont prêts à payer pour les dépenses de santé, on ne peut pas dire que les différences de dépenses de santé entre pays riches et pays pauvres se décident démocratiquement. D'où l'idée que la dignité de la personne implique des actions d'aide, voire d'ingérence (appelée par l'ONU « responsabilité de protéger ») de la part des pays riches, afin d'établir plus d'égalité entre les hommes. Les maladies ignorant les frontières, la notion de « communauté éthique » au sens kantien a gagné en actualité, la responsabilité de l'homme à l'égard de l'homme prenant une extension planétaire. De plus, l'homme agissant sur la Terre de façon durable et irréversible, l'idée commence à s'imposer que chaque génération doit veiller à laisser la Terre aux générations qui la suivent dans un état au moins aussi bon que celui où elle l'a trouvée.

La dignité de la personne n'est pas assurée de la même manière dans les sociétés qui vivent en paix à l'intérieur de frontières sûres et dans les sociétés qui sont en proie à la violence extérieure ou intérieure. Les incidences de cet état de choses sur la santé sont multiples. Le problème le plus connu, qui est apparu à l'occasion des deux guerres mondiales du XXe s., est le suivant : comment faut-il traiter les soldats qui, sans avoir reçu de blessure physique, ont été traumatisés par les combats (*shell shock* des Anglais) ? Pendant la Première Guerre mondiale, on paya des pensions aux victimes de ces traumatismes. Puis les Anglais, dans les années 1930, décidèrent que, en cas de nouvelle guerre, les traumatismes psychiques ne donneraient pas droit à pension et que, la peur étant une réaction normale, il ne fallait pas traiter les soldats choqués comme des malades, mais les réconforter et les calmer dans des hôpitaux de campagne à proximité du front. Cette *pitiless psychology* des Anglais, imprégnée de stoïcisme, contrasta avec l'attitude des Américains, qui évacuèrent pour causes psychiques, au cours de la Seconde Guerre mondiale, l'équivalent de soixante-quinze divisions. En même temps, des études faites sur des corps d'élite comme les pilotes firent apparaître que le « stress » obéissait à des lois et ne pouvait pas être réduit au « manque de fibre morale *(lack of moral fibre)* ».

C'est un pan nouveau du comportement et, par là, de la dignité de la personne qui a fait irruption dans la médecine de guerre ; puis dans la médecine de crise ; enfin, dans la médecine ordinaire. Le problème n'est pas simple : assurait-on mieux la « dignité » des personnes en distribuant une tasse de thé ou un somnifère léger aux civils qui avaient été choqués par un bombardement, comme le firent les Anglais pendant le *Blitz* ; ou en recourant à des mesures lourdes, comme le firent les Américains ? Il s'agit là d'un choix social, politique et, pourrait-on dire, spirituel. De toute façon, c'est une question d'une ampleur considérable puisque, pendant les guerres du siècle dernier, on estime qu'un tiers environ des soldats soignés l'étaient à la suite de traumatismes psychiques et que, dans les sociétés modernes, le BIT chiffre par millions les heures de travail perdues chaque année pour cause de *stress*. Comment faire en sorte, aussi bien dans les situations de guerre que dans les situations d'insécurité et de tension ordinaires, que les personnes soumises à des conditions de stress soient en mesure de conserver leur dignité, c'est-à-dire ne soient pas transformées en « choses » (réifiées) par la peur ou la terreur ? Il ressort de l'observation que la notion classique de « communauté éthique » ou celle, religieuse, de « communion des saints » (avec le lien intersubjectif qu'elles impliquent) n'ont rien perdu de leur pertinence, les individus et les collectivités, en tant que personnes, n'étant souvent pas capables d'assurer par leurs propres moyens leur dignité et ayant besoin d'une aide extérieure, médicale ou autre. La pensée écologique contemporaine étend cette perspective aux membres potentiels de la communauté humaine que forment les générations futures. Elle va parfois plus loin, et embrasse dans cette communauté l'ensemble des êtres qui souffrent (les animaux).

Les circonstances de guerre, de terrorisme ou d'accident ne sont pas les seules où les individus ont besoin, pour conserver leur dignité, d'une aide extérieure : la maladie, l'âge, les déficiences physiques ou mentales ont le même effet. Dans la conception classique de la personne, l'incapacité de penser, de sentir ou de décider – provisoire ou définitive – ne remet pas en cause la dignité de la personne, puisque cette dignité est référée à l'image ou du Christ ou de l'Humanité. Le droit et l'éthique actuels, même quand ils ne s'appuient pas sur cette conception, conservent, au moins à titre d'idée régulatrice, une notion équivalente de la personne.

Veiller sur la dignité de la personne à l'approche de la mort a pris, dans les sociétés développées, une importance particulière. Les conditions et le moment de la mort étant modifiables par l'action médicale, les gens qui, dans les hôpitaux, les maisons de retraite ou à la maison, sont en charge des personnes en fin de vie ont, de ce fait, des responsabilités d'un type nouveau : jusqu'où doivent-ils poursuivre les soins ? Y a-t-il des cas où il convient d'accepter l'euthanasie ? Ou faut-il seulement s'efforcer d'atténuer la souffrance ? Y compris quand cela est susceptible d'abréger la vie ? Comment aider quelqu'un à vivre sa propre mort ?

Les questions touchant la dignité de la personne concernent aussi les débuts de la vie et la procréation : c'est même à propos de l'embryon, de l'avortement, des droits de la femme sur son corps, que les références à la *« personal dignity »* sur Internet sont les plus nombreuses. Sur le plan biologique, la procréation met en jeu deux personnes qui, tout en ayant des rôles différents (dans la fécondation, la gestation et l'élevage des nourrissons), font émerger une (ou plus d'une) personne nouvelle. Les deux acteurs initiaux sont (en principe) capables de décider ; le troisième apparaît, se développe ou disparaît, sans avoir de capacité propre de décision et donc sans être une personne comparable aux deux autres. Cette situation suscite des débats, des heurts et une pluralité de comportements. L'une des attitudes, qui est apparue dans les années 1960-1970 aux États-Unis et en Europe, fut de dire qu'il n'y avait qu'un acteur dominant, la femme ; que l'homme était secondaire ; et que le troisième acteur, l'embryon, n'était initialement qu'une partie du corps de la femme et non une entité distincte. Une deuxième approche est de dire que la procréation ne met d'abord en jeu que deux personnes ; et que le troisième acteur effectif n'émerge qu'après un certain laps de temps. Cette attitude prévaut dans les sociétés qui légalisent l'interruption volontaire de grossesse pendant un certain nombre de semaines après la conception. La troisième perspective consiste à traiter la procréation comme une action à trois personnes, dans laquelle le troisième acteur, l'embryon, même s'il n'est au début qu'une « personne potentielle », a immédiatement des droits. Quand un couple recourt à la procréation médicalement assistée, dans l'état actuel des techniques, une autre question se pose : on fabrique plusieurs œufs. Si la grossesse commence alors que des œufs non utilisés subsistent, on demande aux parents s'ils veulent qu'on les conserve ou qu'ils soient détruits. Selon que l'on considère que le fœtus à ses tout débuts est une « personne » ou non et que l'on place l'objectif de donner la vie au-dessus de la destruction d'un l'œuf fécondé, on comprend que les choix et les réactions diffèrent. À cela s'ajoute que l'on ne sait pas grand-chose des processus naturels qui font qu'un l'œuf fécondé, dans l'espèce humaine, est éliminé (dans une proportion notable de cas) par l'organisme de la mère. Bien que cet état de choses rende douteux, du point de vue de l'ontologie biologique, que l'on doive considérer un œuf à ses premiers stades déjà comme une personne, il est légitime (et c'est d'ailleurs ce que font spontanément les couples qui veulent un enfant) de traiter la procréation comme un processus à trois acteurs (même si l'on ignore si l'un de ces acteurs est d'emblée une personne ou ne le devient qu'à terme).

Morales du bien et morales du devoir

La structure de l'action fait que les hommes, quand ils se comportent raisonnablement, visent des buts, ordonnent leurs préférences, suivent ou violent des normes, combinent des moyens en vue d'obtenir des résultats. En ce sens, la morale spontanée de l'homme d'action est une morale du bien ; avec la difficulté, signalée par Aristote, que les hommes cherchent le bien, mais ne s'accordent ni sur sa nature ni sur les moyens de le réaliser. Faut-il chercher son propre plaisir, maximiser le bonheur global, minimiser la souffrance, accroître la richesse de la collectivité, refuser les inégalités ou en tolérer certaines, etc. ? Ces incertitudes se répercutent en médecine : s'agissant de la vie, de la reproduction, de la souffrance, de la mort, la plupart des actes ont une portée ontologique. Si, par exemple, la douleur est considérée comme un mal absolu, alors l'euthanasie ou le suicide sont, dans certaines situations, la solution. Si l'objectif est d'améliorer le bonheur global de la collectivité, alors certaines personnes (handicapées, âgées) ou de futures personnes (fœtus) risquent d'être négligées, ou même sacrifiées. Pour sortir de cette confusion touchant l'action et ses principes, il faut donc, dans une démocratie, que les citoyens puissent débattre de ces questions. D'où la distinction entre la politique, qui cherche à formuler des règles communes, acceptables par les citoyens d'un État, même si leurs options métaphysiques diffèrent ; et la morale proprement dite, qui dégage les formes d'action compatibles avec les différentes convictions (éthiques, religieuses, spirituelles, etc.) de ces mêmes citoyens. C'est dans cette optique qu'ont été préparées en France les lois sur la contraception et sur l'interruption volontaire de grossesse. C'est aussi dans cette perspective qu'il convient d'aborder les questions touchant les techniques de procréation médicalement assistée ou les utilisations de l'embryon. Cette approche des problèmes d'éthique comporte, c'est évident, une part de *relativisme* : il s'agit, en effet, d'affecter un « prix » ou un « coût » aux actions et à leurs conséquences, mais aussi, et c'est là la difficulté, aux êtres vivants, et même aux personnes (réelles et potentielles).

C'est là qu'intervient la perspective du devoir : elle ne se substitue pas à celle du bien (ou du moindre mal), inhérente à l'action. Elle fait ressortir que, dans la chaîne des biens et des maux relatifs, il y a des éléments d'une valeur telle, touchant la dignité des personnes, la justice, etc., que l'agent doit les *respecter absolument.* Telle est la fonction, chez Kant, des « impératifs catégoriques ». Par exemple, l'obligation que les biotechnologies laissent le patrimoine génétique ou l'état de santé des générations futures (des hommes et des autres vivants) dans un état au moins aussi bon (et si possible meilleur) que l'état actuel.

Conclusion

Le thème de la « dignité de la personne » conduit à soulever des problèmes qui concernent la religion, l'ontologie, la métaphysique, le droit, etc. Les sciences (biologiques et sociales), dans certains cas, clarifient situations et options ; dans d'autres cas, elles laissent non résolues des questions fondamentales. Il faut alors que le débat moral et politique mette plus d'ordre, parfois plus de clarté, dans des problèmes qui, en eux-mêmes, demeurent opaques. On constate, cependant, que ceux qui cherchent honnêtement la vérité, même quand ils ne la trouvent pas, lèvent un coin du voile.

► APPEL K.-O., *Diskurs und Verantwortung. Das Problem des Übergangs aur postkonventionelles Moral,* Francfort-sur-le-Main, Suhrkamp, 1990. – ARISTOTE, *Éthique à Nicomaque.* – CANTO-SPERBER M. (dir.), *Dictionnaire d'éthique et de philosophie morale,* Paris, PUF, 1996. – CROCQ L., *Les Traumatismes psychiques de guerre,* Paris, Odile Jacob, 1999. – FAGOT-LARGEAULT A., *L'Homme bio-éthique. Pour une déontologie de la recherche sur le vivant,* Paris, Maloine, 1985. – JONAS H., *Vas Prinzip Verantwortung* [1979], *Le Principe responsabilité. Une éthique pour la civilisation technologique,* Paris, Le Cerf, 1991. – KANT E., *Grundlegung der Metaphysik der Sitten* [1785], *Fondements de la métaphysique des mœurs, œuvres philosophiques,* Paris, Gallimard « Pléiade », 1985, t. II ; *Metaphysik der Sitten, Métaphysique des mœurs* [1796-1797], *œuvres philosophiques,* Paris, Gallimard « Pléiade », 1985, t. II ; *Kritik der praktischen Vernunft* [1788], *Critique de la raison pratique, œuvres philosophiques,* Paris, Gallimard « Pléiade », 1985, t. II. – MILL J. S., *Utilitarianism* [1861], *L'Utilitarisme,* Paris, Garnier-Flammarion, 1968. – RAWLS J., *A Theory of Justice,* Harvard Univ. Press, 1971. – SHEPARD B., *A War of Nerves. Soldiers and Psychiatrists 1914-1994,* Londres, Jonathan Cape, 2000. – VALADIER P., *Morale en désordre. Un plaidoyer pour l'homme,* Paris, Le Seuil, 2002.

Bertrand SAINT-SERNIN

→ Euthanasie ; Fin de vie ; Métamorphose ; Patient ; Préjudice de vie ; Soins palliatifs ; Stress.

DISPENSAIRE

Établissement charitable dispensant gratis consultations et médicaments, le dispensaire ressortit à la philanthropie médicale. Assistance, et même prêt sur gages (Théophraste Renaudot, Paris, 1640), secours aux enfants malades (George Armstrong, Londres, 1769), soin des miséreux (Philadelphie, 1786) : l'étiquette, en vérité, couvre les marchandises les plus bizarres. La Belle Époque ne faillit pas à la règle. Partout, sous ce nom de dispensaire, fleurissent les boutiques de conseils antituberculeux et autres polycliniques à réclame tapageuse qui, gratifiant leurs poitrinaires de séances d'électricité, inhalations d'ozone, potions et injections diverses, prétendent guérir. Jusqu'au Royal Victoria Dispensary (Sir Robert Philip, Édimbourg, 1887), le premier dispensaire antituberculeux, qu'abuse un penchant immodéré pour la tuberculine de Koch. De la maladie-servitude (le besoin) à la maladie-danger (la contagion), la pandémie tuberculeuse n'en ouvre pas moins une page nouvelle. Surveillance des sujets dangereux, protection des sujets menacés, les établissements fondés par Ernest Malvoz à Liège (dans les locaux de son laboratoire bactériologique, 1900) et Albert Calmette à Lille (Dispensaire Émile-Roux, 1901) s'interdisent de médicamenter pour entamer la prophylaxie dans la famille même de l'ouvrier atteint, ou exposé à l'être. Dépistage, diagnostic et placement, l'histoire du dispensaire d'hygiène sociale ne commence qu'à cette date, 1901, lorsque le Congrès international de la tuberculose de Londres appelle à sa démultiplication dans ces quartiers populeux que frappe à coups redoublés un fléau devenu « la cause principale de la misère du peuple » (Calmette).

« Un piège à tuberculeux » (R.-H. Hazemann)

Nos hôpitaux suent la tuberculose... Ce problème est tout le problème. Une sage pratique eût consisté en un isolement absolu, doublé d'un dépistage précoce. Or, les « bronchites » repoussées et non pas accueillies de bonne heure dans des services surencombrés, les poitrinaires hospitalisés dans un état de misère physiologique extrême, les médecins désarmés ne connaissent des cas encore à leur début que « par hasard » (M. Letulle). De là, sans doute, la primauté accordée en France à ce succédané du traitement en institution fermée, produit de la pénurie en lits (1 162 lits de tuberculeux pulmonaires en 1914, contre 7 230 en 1925, 37 345 en 1937-1940) : le traitement ambulatoire. Concentrant les espérances, le dispensaire ne figurerait pas tant l'antichambre de l'hôpital ou du sanatorium que l'expression institutionnelle du soin à domicile. Calmette lui avait donné sa forme canonique – Calmette, le père de cette « formule française », particulièrement économique, « la seule à laquelle nous puissions nous arrêter » jusqu'au jour où nos lois s'attaqueront à l'infection « par le sanatorium, par le logement salubre et par le beefsteak à bon marché ».

La prophylaxie par l'assistance

Immatriculation des « suspects », éducation et assistance à domicile, l'œuvre lilloise ne se cache point d'opérer « dans l'intérêt des tuberculisables plus encore que dans celui des tuberculeux eux-mêmes » (Calmette). Ainsi qu'à Liège où les consultants sont dûment mis en garde contre les médications intempestives, l'institution « essentiellement populaire » édifiée par le directeur de l'Institut Pasteur de Lille s'abstient systématiquement de toute intervention thérapeutique et place au premier rang de ses préoccupations le recrutement précoce du tuberculeux curable. Un crachoir, des instructions, aucun médicament d'aucune sorte. Enrayer la dissémination bacillaire, dépister le plus grand nombre de tuberculeux possible, il n'est de pensée que celle-là. Le tout confié au « moniteur d'hygiène ». En l'espèce, un homme du peuple, intelligent, capable d'initiative, d'autorité, et mutualiste convaincu — qui, surgi environ une fois par semaine, à l'improviste, intéresse les malades eux-mêmes et leur entourage à l'ouverture des fenêtres jour et nuit, ou encore à un usage constant du crachoir de poche ou de table. En prime, une allocation de secours servie aux assistés (lait, viande, œufs, charbon) dans le transparent dessein de maintenir le contact du malade avec le dispensaire et de fournir à l'enquêteur ouvrier l'occasion de faire à domicile de la propagande. Comme quoi Calmette « semble en vérité pratiquer l'assistance comme un moyen d'aboutir à l'éducation », « il donne parce qu'il ne peut retenir, persuader, surveiller qu'au prix d'un secours » (E. Fuster). Amener et retenir l'ouvrier phtisique, trancherait d'une même voix l'Alliance d'Hygiène Sociale, nous ne le saurions sans lester nos filets d'une « amorce » attirante (L. Bernard).

En amont du sanatorium qu'il ne remplace pas, mais précède et complète par la surveillance à domicile de la famille tuberculisable, l'instrument de préservation sert de grille pour ne laisser aller à ce même sanatorium que des tuberculeux presque sûrement curables. Des ouvriers valides dans la force de l'âge, surtout. Le minimum au tuberculeux inguérissable, professe crûment le pastorien, le maximum au moins bacillisé et au plus pauvre. Inédit, ce maniement du critère médical dans l'allocation de ressources rares aux seules individualités socialement utiles fait toute la nouveauté de l'œuvre lilloise. Hors d'état de sauver tous ceux dont la guérison serait trop longue ou impossible, elle s'attache du moins à la minorité des moins malades parmi les plus malades, et procure à la majorité les moyens d'achever leur existence sans nuire à leur entourage... Le dispensaire type Calmette ? Un « piège à tuberculeux » et un « tribunal de santé » (R.-H. Hazemann).

Le pivot de la lutte antituberculeuse

Du dispensaire ouvrier au dispensaire hospitalier, l'armature administrative gagne en complexité. Placé sous la même direction (celle de Louis Landouzy, assisté d'Édouard Rist et de Léon Bernard) que le service des tuberculeux contagieux (225 lits) concurremment créé à Laennec, le dispensaire Léon-Bourgeois ouvert au 1er décembre 1910 dans la partie de l'hôpital donnant sur la rue Vaneau prétend protéger la famille, la maison, le quartier et la ville même – Paris et sa banlieue – dont les indigents sont indistinctement reçus à la consultation. Un « veilleur », comme l'avait suggéré Léon Bourgeois lui-même, un poste d'observation privilégié, mission lui est impartie de reconnaître l'invasion sourde à ses débuts. Plus d'un millier de fiches sont ainsi adressées en 1911 au service municipal du casier sanitaire, signalant les logements des tuberculeux visités. Comme quoi, dominé par l'idée du bacille à poursuivre et à supprimer, le dispensaire complet n'est pas seulement un instrument d'aval acharné à lui enlever sa proie, mais un instrument d'amont attelé à l'observation permanente de l'état de santé des populations.

Plus original, son statut de gare régulatrice, « cerveau et régulateur central » dans le réseau des œuvres antituberculeuses (G. Mesureur). En charge d'une circonscription géo-démographique déterminée, les 6e, 7e, 13e, 14e, 15e, 16e et 17e arrondissements, dont les seuls consultants sont admis en cure sanatoriale (un schéma qui n'est pas sans préfigurer le futur secteur psychiatrique), le dispositif tripartite inauguré à Laennec enchâsse en un plan d'ensemble le dispensaire modèle (dépistage des tuberculoses « jeunes »), le pavillon d'isolement (chroniques) et le service suburbain (tuberculoses avancées). Vers « Léon-Bourgeois », lieu géométrique de l'action, convergent le quartier spécial de Laennec, l'hospice de Brévannes, plus loin le sanatorium d'Angicourt, des sanatoriums privés. Inaperçu jusqu'alors, ce pouvoir régulateur confère à l'ensemble des services une unité administrative et médicale. « Au dispensaire, tout aboutit, tout repart » (E. Fuster). À lui, s'enchante le président du Conseil municipal de Paris, viennent de partout, envoyés par les autres institutions, « tous les cas, toutes les formes et toutes les périodes de la maladie », et à son tour, il peut les diriger vers tel hôpital, tel sanatorium.

Qu'à l'exemple des découpages opérés à Berlin et à New York se concrétise le plan de sectorisation départementale présenté le 24 avril 1913 au Conseil général par Léon Bernard (onze circonscriptions pour Paris, six pour la banlieue), et le dispensaire de Laennec devenu dispensaire de quartier donnerait sa pleine mesure : partie prenante au nouvel Office public d'hygiène sociale (OPHS) de la Seine que créent les arrêtés préfectoraux des 16 et 24 juillet 1918, il ne couvre pas seulement les 1er, 2e et 7e arrondissements, mais sépare des enfants de mères tuberculeuses dès la naissance, puis place à la campagne sous contrôle médical nourrissons (Œuvre des Tout-Petits, 1921) et jeunes enfants (Œuvre Grancher, 1903). Figure nouvelle entre-temps apparue, l'infirmière-visiteuse supplante insensiblement l'enquêteur ouvrier. Calmette, dans la plus pure veine du populisme russe, brûlait de « faire l'éducation hygiénique du peuple, en nous servant des gens du peuple » : plutôt impatiente d'assurer dans les familles pauvres l'exécution des prescriptions médicales, l'Association des infirmières-visiteuses de France créée début 1914 par la marquise de Ganay se ferait la messagère d'un certain ordre ménager. Plan de vie, budget, propreté et régularité...

« Le régime de l'ordre dispersé » (G. Dequidt)

« Émile Roux », « Léon Bourgeois », ce ne sont là toutefois que de prestigieuses vitrines. Des prototypes. L'Alliance d'Hygiène Sociale n'en fait pas mystère, à l'orée de la Grande Guerre : « C'est à l'étranger que l'institution du dispensaire s'est réellement et largement généralisée. » Plus d'un demi-millier aux États-Unis, sur la lancée du Henry Phipps Institute (Lawrence Flick, 1903) ; près de 400 outre-Manche, dans les pas d'Edith McGraw à Paddington, siège du premier dispensaire anglais (1909) ; un bon millier dans le Reich allemand, qui dès 1901 dépêchait des observateurs à Lille, puis annexait dans la foulée à l'hôpital berlinois de la Charité son premier Fürsorgestelle. Ascension fulgurante : 26 en 1904, 321 en 1910, 1 145 à la déclaration de guerre, contre quarante-huit de ce côté-ci des Vosges, dans quinze départements seulement. Et quels dispensaires...

La plaie des Comités privés. – Méthodes, personnels, laboratoires, statistiques, tout – au 2 août 1914 – était à improviser. Quelques lueurs, dans ce néant : Plaisance, pour la mère et l'enfant (Léonie Chaptal, 1901), Beaujon (Jules Siegfried et Albert Robin, 1905), et surtout le dispensaire municipal de Lyon (Jules Courmont, 1905, diminution du quart des décès). Pour le reste, le conflit trouvait la défense antituberculeuse dans un parfait état de dénuement. Éliminés des casernes sans autre forme de procès, renvoyés dans leurs foyers, 110 000 « blessés de la tuberculose » (un soldat sur soixante) sèmeraient bientôt leurs crachats par le pays : affolement des autorités, qui se déchargent de la totalité du problème sur une œuvre privée, quoique officiellement reconnue, le Comité central d'assistance aux anciens militaires tuberculeux (avril 1916, sous la présidence de Léon Bourgeois), ultérieurement élargi en Comité national de défense contre la tuberculose (CNDT, décembre 1919). Fallait-il que le désarroi fût affreux ! Un organe essentiellement conceptuel, le Comité central, coiffe des Comités départementaux qui, suppléant momentanément le dispensaire trop souvent absent, se montreraient disposés à exercer sur les réformés les droits et les devoirs d'une « tutelle ».

À ces Comités privés, précisément, la loi Léon Bourgeois du 15 avril 1916 apporte un puissant secours. Conçue dans un esprit très libéral destiné à favoriser l'intervention de l'initiative privée dans la lutte antituberculeuse, elle laisse aux associations et offices départementaux chargés de la création des dispensaires la plus large indépendance et ne leur impose aucune obligation d'ordre technique. Or, qu'espérer de cette politique d'abandon consentie, quand on peinerait à citer un comité qui ne serve un programme politique ? Rien que de naturel, si dans les départements ainsi livrés à de pareilles tutelles extra-sanitaires, l'organisation technique s'avère « un perpétuel sujet d'étonnement ». Ingérence dans la marche intérieure des dispensaires, proteste à l'orée des années 1930 le Syndicat des médecins de dispensaires, et parfois éviction du personnel qualifié dans les décisions à prendre : il ne faut pas s'étonner si, soumis à l'immixtion constante de quelques personnalités bien intentionnées mais incompétentes, le médecin chef perpétuellement entravé abdique entre leurs mains ses pouvoirs de direction et de contrôle. Ici, la violation du secret professionnel paraît si bien ancrée dans les mœurs que les dames patronnesses « exigent le double des clefs des fichiers médico-sociaux » ; ailleurs, indéfiniment ajournée pour des motifs confessionnels, « la question de l'inspection médicale des écoles n'a jamais été abordée parce qu'un nombre important de membres pense que cette inspection servirait à persécuter les écoles libres. Comme si la tuberculose faisait une distinction entre l'école laïque et l'école libre ». L'Inspection Générale des Services Administratifs concluant sur ces entrefaites (1932) : « Nous ne pouvons mieux caractériser l'organisation départementale de la lutte antituberculeuse qu'en soulignant que son régime est celui de l'ordre dispersé. »

L'élan opérationnel, les « Rockefeller medicine men ». – Certes, puissamment servis par la manne américaine (les deux millions et demi de dollars investis sur cinq ans, 1917-1922, par la Commission pour la préservation de la tuberculose en France, dite Mission Rockefeller), les dispensaires pousseraient comme champignons : 48 en 1914, 569 en 1925, 908 en 1937-1940. Mais, « s'il était relativement facile d'en créer un dans toutes les villes, comme le constate le directeur de la Mission, il était extrêmement difficile d'obtenir une organisation départementale complète ». Convertir en institutions permanentes les stations sanitaires et autres dispensaires de fortune surgis en catastrophe, eût voulu pour le moins des médecins *full-time* : or, gagné à la conception dite « syndicaliste » du dispensaire, le corps médical n'a pas « la moindre idée de ce que nous entendons par Fichier médical central » (dont le plus abouti, en Europe, est celui du dispensaire central de Copenhague), et ne conçoit le dispensaire lui-même que comme une sorte d'agence de recrutement où se succèdent par roulement tous les médecins syndiqués de la localité. Ainsi de la Dordogne, et plus généralement du Sud-Ouest, où « le Préfet, seul à lutter contre une corporation tout entière, a dû céder et a laissé le syndicat médical prendre la direction des œuvres sociales. On n'a pas voulu de visiteuse d'hygiène ». Pareillement, à Chinon, les médecins de la place se refusent à venir au dispensaire et font venir les malades chez eux, le dispensaire devenant par là un organe de recrutement de nouveaux clients, à l'usage des médecins syndiqués.

On devine la rage du CNDT qualifiant dans les années 1920 de « pétaudière » le dispensaire syndicaliste. Comment l'infirmière-visiteuse, obligée d'appliquer dans les familles les conceptions prophylactiques de dix, vingt médecins différents, pourra-t-elle « conserver quelque foi dans sa mission et une tête sur ses épaules », s'enflamme Édouard Rist ? « N'oublions pas que les médecins traitants du dispensaire, ce sont tous les médecins syndiqués de la localité. Tous ! Celui qui ne croit pas au bacille tuberculeux, comme celui qui s'imagine avoir trouvé pour le combattre un vaccin ou un sérum. L'un cherchera partout l'hérédité, l'autre supputera les contagions ; l'un prônera l'exercice physique et l'autre les régimes. » Vaines colères, tant il est vrai que toute organisation qui, loin de s'appuyer sur les praticiens, s'aliène leur concours, est frappée dans sa viabilité. Dans les faits, le médecin de dispensaire obtiendrait peu ou prou la collaboration de ses confrères sous cette seule condition de ne recevoir qu'avec une extrême parcimonie les consultants qui se présentent d'eux-mêmes. À Nancy, symbole de cette confiance péniblement instaurée, le pourcentage des malades adressé par le médecin traitant atteindrait ainsi jusqu'à 80 % de la clientèle des dispensaires.

De 1917 à 1940, le nombre des dispensaires a été multiplié par 19. Plus que par son ampleur, le rythme de cette croissance paraît remarquable : la moitié des dispensaires en service en 1940 fonctionne déjà en 1922, au moment où la Mission Rockefeller cesse ses activités tuberculeuses en France. En sous-œuvre de l'État-nation, un État importé. L'expertise transnationale. Lui succède après 1930 une phase de consolidation. À cette date, 1930, le pays dispose en moyenne d'un dispensaire pour 50 000 habitants, contre un seul pour 147 600 habitants en 1920. Les besoins sont convertis en 1934 (1 pour 50 000 habitants).

Du dispensaire au Centre de santé

Dès le milieu des années 1920, au demeurant, le mot dispensaire paraît quelque peu désuet. La Mission Rockefeller en France ne s'en cache aucunement : « Nous avons toujours envisagé d'organiser non plus seulement des dispensaires antituberculeux, appellation archaïque, mais de véritables Centres d'hygiène, ou Centres de médecine sociale et préventive, sur le modèle du "Health Center" américain » (A. Bruno). Mutation d'importance. Né aux États-Unis dans l'ambiance des grandes villes, dans l'East Harlem notamment (1921), ce centre polyvalent parfois dépeint comme « le système des grands magasins appliqué à l'hygiène » gagnait Londres où il se doublait, à l'orée des années 1930, dans le quartier de Peckham d'un Centre social : là, dans ces Galeries Lafayette de la Santé, « on trouvera non seulement le service de médecine préventive, mais encore un gymnase, un bassin de natation, une salle de spectacle, de danse, et de concert. Les mères amèneront leurs bébés à la nursery, leurs enfants plus âgés au jardin [...] elles passeront l'après-midi ensemble à causer, à coudre, à apprendre la cuisine et la coupe des vêtements. Elles reviendront au Centre le soir avec leur mari » (R. Sand). De la banlieue londonienne, puis parisienne, la formule gagne les jeunes démocraties d'Europe de l'Est par l'entremise de l'American Red Cross, de l'American Relief Administration et de la Fondation Rockefeller : Varsovie, par exemple, où, complété par une batterie de services divers (puériculture, ophtalmologie, stomatologie, assistance sociale, inspection des logements, des denrées alimentaires, etc.), le centre de Mokotow réalise dès 1925 en quartier ouvrier la synthèse entre assistance, cure et prévention. Sur ce, Andrija Stampar l'adapte en Yougoslavie aux besoins de la campagne, tandis que W. C. Gorgas à Panama, Lyautey au Maroc, le Commissariat de la Santé en Union Soviétique, lui donnent sa forme intégrale par l'adjonction de lits d'hôpital.

Monovalence ou polyvalence ? – La France n'est pas en reste. De longue date conscients du trouble causé dans les familles par la succession de visiteuses de diverses spécialités, dont les propos ne s'accordent pas toujours (enfance, maladies vénériennes, tuberculose), élus, philanthropes et médecins songent à allier la monovalence des visiteuses avec la polyvalence des dispensaires. Les premières, en France, les œuvres de puériculture s'attachent dans l'esprit des « Health Centers » à grouper les efforts sanitaires et sociaux à l'échelle d'une collectivité : Centre de puériculture (Porchefontaine, 1907), Dispensaire d'hygiène maternelle et infantile (Montmorency, 1922), puis Centre familial de médecine préventive (Courbevoie, 1930) témoignent à leur manière de cette coordination progressive des institutions préservatrices de la mère et de l'enfant. Multivalence, encore, aux dispensaires antituberculeux de Lyon (Jules, puis Paul Courmont), puis de la banlieue parisienne, Vanves, Clichy, Suresnes et surtout Vitry-sur-Seine où s'esquisse dès 1926 « une systématique du travail social » (R.-H. Hazemann). À l'image des analyses coûts-bénéfices développées par Michaël Davis à Boston, ou Sigismund Goldwater à New York, le « système de Vitry » puise aux méthodes industrielles pour procéder à un essai de taylorisation du dispensaire, gage, paraît-il, d'une meilleure administration de la misère et de la maladie.

Non moins curieux le cas de Nancy, capitale de l'hygiène sociale en France après que Jacques Parisot eut transformé les dispensaires antituberculeux en dispensaires d'hygiène sociale (au départ, en 1923-1924, par simple adjonction d'un service antivénérien), non sans diviser par ailleurs la Meurthe-et-Moselle en circonscriptions d'hygiène sociale, rattachées chacune à un de ces dispensaires : « La naissance de nos dispensaires ne fut pas laissée au hasard, mais orientée par des enquêtes permettant de juger des régions du département où la lutte devait être spécialement engagée. » La polyvalence instituée (dès 1925) à l'échelle des vingt-quatre Centres d'hygiène de secteur desservis par soixante-dix infirmières (diplômées d'État) dites infirmières d'hygiène sociale familiale, l'Office départemental d'hygiène sociale englobe ainsi dans sa lutte contre les fléaux sociaux neuf sections : lutte antituberculeuse, antivénérienne, protection de l'enfance, lutte anticancéreuse, propagande et timbre antituberculeux, prophylaxie mentale, section de jardins ouvriers, hygiène universitaire, hygiène dentaire.

Un tabou levé, le traitement. – L'Organisation d'hygiène de la SDN le constate en 1932, « la fonction du dispensaire a grandi » (E. Burnet). Un fournisseur de diagnostics, l'ordonnateur des placements, le dispensaire Calmette suppléait tant bien que mal les défauts de la déclaration de la tuberculose (facultative). Porté sur le devant de la scène au gré des progrès prophylactiques (examens de crachats, radioscopie, tests tuberculiniques) et thérapeutiques (collapsothérapie, chrysothérapie), le voici discrètement invité à coiffer comme autant de « dépendances » les services hospitaliers spécialisés dans le traitement par les sels d'or et les réinsufflations en cas de pneumothorax (nécessaire pour le traitement d'attaque de lésions en pleine évolution, l'hospitalisation ne l'est plus pour le traitement d'entretien qui, parfois étalé sur des mois et des années, peut être ambulatoire). Lits, possibilités de séjour, l'OPHS de la Seine (cent dix médecins au milieu des années 1930, deux cent dix infirmières-visiteuses diplômées) en caresse le projet dans ses soixante dispensaires (dont la moitié à Paris). Un renversement doctrinal, à lire Étienne Burnet, qui n'épargne pas le sanatorium réduit, paraît-il, à l'état d' « annexe ».

C'est dire combien le principe hier admis pour se concilier le corps médical – le dispensaire ne traite pas – paraît menacé dans les années 1930. Suspendu au bon vouloir du médecin traitant, le dispensaire attend le malade au lieu d'aller au-devant de lui. Les meilleurs d'entre eux, Nancy pour la France, Stettin pour l'Allemagne, parviennent à connaître 90 % des malades avant leur mort : l'idéal serait de connaître 90 % de ces mêmes poitrinaires au début de leur maladie. Exemples à suivre, aussi bien, que les dispensaires transportables en vogue dans la province de Gênes, le Manitoba canadien ou encore le Finistère qui relaie en 1930 l'action de ses trente dispensaires fixes par douze consultations volantes. Qu'il « s'extériorise » le plus possible, s'attache dans son ressort aux « contacts » du contagieux ou s'alimente aux examens périodiques naissants, et le dispensaire pourra localement disposer d'une statistique de morbidité : « Son opération essentielle, c'est l'enquête épidémiologique. Son organe essentiel, la visiteuse. » Et tant pis si, comme à Framingham, Massachusetts, les meilleurs médecins de dispensaires éprouvent la (trompeuse) impression d'une augmentation de la morbidité...

Feu le dispensaire... L'application du BCG à large échelle à compter des années 1950 (loi du 4 octobre 1950 rendant obligatoire la vaccination à six ans) et surtout l'antibiothérapie ont transformé les conditions de prise en charge et remise en question l'infrastructure installée dans l'entre-deux-guerres. La chimiothérapie, pour sa part, a totalement transformé le pronostic de la maladie désormais curable dans la grande majorité des cas et rendu inutile la ségrégation en réduisant très fortement la période de contagiosité. Des plus improbables, le spectacle à demi-comique de gamins expédiés au dispensaire « chaque fois qu'il y avait lieu de nous vacciner contre les maladies gothiques qui régnaient toujours dans les parages », et patientant « dans les couloirs de l'angoisse » (P. Bergounioux).

► BARNES D., *The Making of a Social Disease: Tuberculosis in Nineteenth-Century France,* Berkeley, California UP, 1995. – BARRAL M., *Le Centre polyvalent d'hygiène sociale,* Lyon, Bosc et Riou, 1933. – BATES B., *Bargaining for Life. A Social History of Tuberculosis, 1876-1938,* Philadelphie, Univ. of Pennsylvania Press, 1992. – BRUNO A., *La Mission américaine Rockefeller et l'effort français,* 1917-1925, Paris, thèse de médecine, 1925. – BRYDER L., *Below the Magic Mountain. A Social History of Tuberculosis in Britain,* Oxford, Clarendon Press, 1988. – BURNET E., « Principes généraux de la prophylaxie de la tuberculose », *Bulletin de l'Organisation d'Hygiène de la Société des Nations,* I, 1932, 4, p. 507-674. – DANIEL T. M., *Captain of Death : The Story of Tuberculosis,* Rochester, Univ. of Rochester Press, 1997. – DUFFY J., *The Sanitarians. A History of American Public Health,* Chicago, Univ. of Illinois Press, 1990. – DEQUIDT G., « La Lutte antituberculeuse, Rapport présenté par l'Inspection générale des Services administratifs », *JO,* Documents administratifs, Annexe, 6 novembre 1932, p. 1131-1154. – HAZEMANN R.-H., « Essai sur l'organisation technique d'un service social dans une ville de banlieue parisienne », *Mouvement sanitaire,* 4, 1927, décembre, p. 833-845, et 5, 1928, janvier, p. 19-33. – HONNORAT A., « Rapport sur la proposition de loi, adoptée par le Sénat, tendant à instituer des dispensaires d'hygiène sociale et de préservation antituberculeuse », *JO,* Chambre des Députés, Annexe au procès-verbal de la séance du 29 février 1916, n° 1863. – LERT F., *Émergence et devenir d'un système de prévention : le système de prise en charge de la tuberculose,* thèse 3e cycle, Paris IX - Dauphine, 1980. – LOUDON I. S. L., « The Origins and Growth of the Dispensary Movement in England », *Bulletin of the History of Medicine,* 55, 1981, p. 322-42. – MURARD L. & ZYLBERMAN P., *L'Hygiène dans la République, 1870-1918,* Paris, Fayard, 1996 ; « Seeds for French Health care : Did the Rockefeller Foundation Plant the Seeds Between the Two World Wars », *Studies in History and Philosophy of Biology and Biomedical Sciences,* 31, 2000, 3, p. 464-475. – PARISOT J., « De la collaboration du corps médical avec le dispensaire », *Revue de Phtisiologie médico-sociale,* 8, 1927, 2, p. 134-161. – POIX G., *L'Armement antituberculeux français,* Paris, Masson, 1922. – ROSEN G., « The Efficiency Criterion in Medical care, 1900-1920 », *Bulletin of the History of Medicine,* 50, 1976, p. 28-44. – ROSENBERG C., « Social Class and Medical Care in Nineteenth-Century America: The Rise and Fall of Dispensary », *Journal of the History of Medicine and Allied Sciences,* 29, 1974, p. 32-54. – SAND R., « L'évolution des Centres de santé », *Mouvement sanitaire,* 10, 1933, décembre, p. 559-566. – SELLIER H., *La Lutte contre la tuberculose dans la Région parisienne, 1896-1927,* Paris, Éditions de l'OPHS, 1928. – SELLIER H. & ROUSSELLE H., *L'Office public d'Hygiène sociale du département de la Seine et la lutte contre la tuberculeuse dans l'agglomération parisienne,* Paris, Éditions de l'OPHS, 1920. – SIGERIST H., *Medicine and Health in the Soviet Union,* New York, Citadel Press, 1947. – SMITH F. B., *The Retreat of T. B. 1850-1950,* Londres, Croom Helm, 1988. – WEINDLING P., *Health, Race and German Politics Between National Unification and Nazism, 1870-1945,* Cambridge UP, 1989.

Lion MURARD

→ Hygiène ; Sanatorium ; Tuberculose.

DON D'ORGANE

Le don d'organes s'inscrit dans un projet thérapeutique visant à remplacer les organes défaillants de patients par des organes sains prélevés sur des cadavres et/ou donneurs vivants. Leur réalisation prend place dans un parcours hétérogène d'avancées scientifiques et techniques menées dans le champ des sciences de la vie par des chercheurs venus d'horizons différents. Les découvertes dans le champ de l'immunologie et les progrès de la connaissance dans le domaine de la réanimation ont conduit les pouvoirs publics et l'institution médicale à mettre en place la collecte des organes en vue de la transplantation. La disposition de règles juridiques vise à la fois à autoriser les prélèvements d'organes et à en assurer l'organisation sociale et leur redistribution en vue de transplantation, sous la forme d'un *don* afin d'éviter leur commercialisation. Mais le prélèvement des organes et leur transplantation comme pratique sociale mettent en jeu la relation d'appartenance qui existe entre la *personne transformée par la greffe* et son corps, ainsi que le rapport à l'altérité, à l'autre qui a accepté de donner une partie de son corps ou a décidé pour le proche, afin de prolonger la vie d'autrui.

Organisation sociale de la circulation des organes

Avancées scientifiques. – Les premières transplantations furent celles du rein, pour des raisons anatomiques et physiologiques. Le choix du rein est fondé sur de multiples raisons dont les plus importantes se réfèrent à la capacité de vivre avec un seul rein, au calibre de ses vaisseaux favorisant les anastomoses vasculaires, et à l'emplacement de la voie excrétrice, l'uretère, permettant d'appréhender l'analyse et l'écoulement des urines. Cependant, deux découvertes importantes ont conduit à la réalisation de greffes d'organes et de tissus : la notion « d'individualité biologique » et la réponse immunitaire expliquant les causes du rejet des organes greffés. Dès 1950, l'idée prévaut qu'il existe des groupes tissulaires analogues aux groupes sanguins ABO, différents d'un individu à l'autre, que l'on peut évaluer en recherchant les antigènes portés par les globules blancs. L'appariement des groupes pourrait diminuer le rejet entre un donneur et un receveur.

Parallèlement, les progrès dans le domaine de la réanimation incitent deux médecins réanimateurs, Pierre Mollaret et Maurice Goulon, à s'interroger, dans un article de *La Revue neurologique,* en 1959, sur de nouvelles méthodes de prolongation de la vie, et à *redéfinir la mort* par la disparition complète des fonctions du cerveau. On parlera désormais de *mort encéphalique* plutôt que cérébrale, pour souligner que l'atteinte irréversible se situe au niveau du tronc cérébral reliant les hémisphères cérébraux, appelés communément cerveau, à la moelle épinière. Cette mort « nouvelle » répondait aux nouveaux enjeux médicaux que posaient les prélèvements d'organes. Les critères de la mort cardio-vasculaire furent remplacés par ceux de la mort encéphalique, qui sera explicitée dans le document « *Ad Hoc* Committee of the Harvard Medical School », promulgué en 1968. En France, la circulaire Jeanneney du 24 avril 1967, complétée par celle du 21 janvier 1991, établissait que la persistance des battements cardiaques n'infirmait pas la mort d'un individu à condition que les fonctions de son cerveau soient irrémédiablement détruites. Les critères des circonstances de survenue de la mort du donneur sont, le plus souvent, l'accident sur la voie publique, le suicide, le meurtre, ou l'accident vasculaire cérébral. Car ce sont ces conditions qui permettent d'espérer d'avoir des organes de sujets sains par ailleurs. Légalement trois critères cliniques doivent être simultanément présents pour affirmer la mort : l'absence totale de conscience et d'activité motrice spontanée ; l'abolition de tous les réflexes du tronc cérébral ; l'absence totale de ventilation spontanée. Ces constats doivent faire l'objet d'un procès-verbal cosigné par deux médecins titulaires extérieurs aux unités de transplantation. Pour confirmer l'irréversibilité de la mort encéphalique, il est nécessaire d'ajouter l'un des critères suivants : soit « deux encéphalogrammes nuls et aréactifs effectués à un intervalle de quatre heures réalisés avec une amplification maximale sur une durée d'enregistrement de trente minutes, dont le résultat doit être consigné par un médecin qui en fait l'interprétation », soit « une angiographie objectivant l'arrêt de la circulation encéphalique, dont le résultat doit être immédiatement consigné par le radiologue qui en fait l'interprétation ». Un nouveau texte fut soumis au Conseil d'État le 2 décembre 1996, relatif au constat de la mort préalable aux prélèvements d'organes, de tissus et de cellules à des fins thérapeutiques ou scientifiques. Les États-Unis reconnurent la validité d'une redéfinition de la mort encéphalique dès 1971 ; d'autres pays manifestèrent plus tardivement leur adhésion : la Grande-Bretagne en 1976, la Suède en 1987, le Danemark en 1990. Le Japon, pour des raisons culturelles et religieuses, interdit la pratique de la greffe jusqu'à la loi de 1997 votée par la Diète, autorisant le prélèvement d'organes sur une personne déclarée morte cérébralement par les médecins. Ce n'est qu'en 1999 que la première transplantation d'organes fut autorisée, à la suite du décès d'une femme qui avait manifesté le souhait de donner ses organes.

Dispositions de la législation. – L'organisation sociale de la transplantation repose sur l'idée d'échange sous une forme redistributive à laquelle participent les acteurs concernés : l'institution médicale, les pouvoirs publics, les familles des défunts, les receveurs. Un cadre juridique s'impose en France en vue de la création « de règles juridiques organisant les moyens d'obtenir des éléments du corps humain », à partir des donneurs morts et des donneurs vivants. Une loi élaborée par le sénateur Caillavet est votée le 22 décembre 1976, apportant aux médecins des précisions sur les conditions d'autorisation de prélèvements d'organes à partir de donneurs morts et vivants. Cette loi comprenait trois articles principaux : 1 / le prélèvement est autorisé sur une personne vivante, majeure, saine d'esprit, « y ayant librement et expressément consenti ». Mais il est soumis à des restrictions et peut avoir lieu sous certaines conditions lorsque la personne est mineure. Il ne pourra être effectué que sur un frère ou une sœur du receveur, avec le consentement de son représentant légal, et l'autorisation de trois experts dont deux doivent être médecins, l'un de ces praticiens devant justifier de vingt ans d'exercice de la profession médicale. Les conséquences d'un tel acte, au plan physique et psychologique, sont examinées par les personnes citées. En dernière instance, le refus du mineur est respecté ; 2 / le prélèvement des organes par les médecins sur des personnes décédées devient un droit à partir du moment où l'opinion du défunt majeur repose sur la *présomption* de consentement, à savoir qu'il ne s'est pas opposé de son vivant à un tel prélèvement. S'il s'agit d'un défunt mineur ou incapable, le prélèvement ne peut être effectué qu'avec l'autorisation de son représentant légal ; 3 / les prélèvements sont gratuits et anonymes accomplis à des fins thérapeutiques et scientifiques, prévoyant l'autopsie. Conformément au décret d'application du 31 mars 1978 et la circulaire du ministère de la Santé du 3 avril 1978, le témoignage de la famille du défunt et de ses proches peut être recueilli ainsi que celui de toute personne susceptible de confirmer ou d'infirmer l'opinion du donneur.

Dès le début des années 1990, il est question de « pénurie d'organes » dans la sphère médicale. Un rapport de l'Organisation mondiale de la Santé (OMS, novembre 1990) admettait que la progression de la demande était plus grande que celle de l'offre. Bientôt, des événements concernant la communauté médicale invitèrent à introduire une nouvelle législation. En France, l'événement dominant la scène politique et sociale fut « l'affaire du sang contaminé » en 1991, qui mettait en cause à la fois l'institution médicale et les pouvoirs publics. Il s'agissait de la contamination des hémophiles par le virus du Sida présent dans les produits dérivés du sang nécessaires au traitement de la maladie. Ce problème relégua à l'arrière-plan la question de la contamination post-transfusionnelle par le même virus. Un deuxième événement, le prélèvement de globes oculaires sur un jeune homme de dix-neuf ans victime d'un accident de voiture, sans l'autorisation de ses parents, « l'affaire d'Amiens-Tesnière », contribua aussi à susciter la méfiance de l'opinion publique, relayée par la presse, à l'égard du monde médical. La conjonction de ces événements incita les milieux parlementaires à débattre des pratiques médicales d'une manière urgente. Des dysfonctionnements furent découverts par l'IGAS (Inspection générale des affaires sociales) dans la gestion de la transplantation par l'association France-Transplant loi 1901, principale structure de l'activité de transplantation, créée sous l'impulsion de Jean Dausset le 23 septembre 1969, reconnue d'utilité publique par le décret du 18 décembre 1978, subventionnée par le ministère de la Santé et la Caisse nationale d'Assurance maladie des travailleurs salariés (CNAMTS). Dans le cadre de l'Association France-Transplant, l'organisation de la répartition des organes reposait sur la notion d'échange entre les équipes médicales qui centralisaient la demande de greffes. Le souci principal d'appariement entre le donneur et le receveur les conduisit à mettre en place un certain nombre de règles dès 1969. Mais l'idée d'une régulation par l'État des transplantations d'organes s'imposa de plus en plus dans la sphère des pouvoirs publics. Dès 1992, le ministre de la Santé s'efforça de mettre en œuvre un projet de régulation étatique. Des débats parlementaires sur les pratiques biomédicales eurent lieu entre novembre 1992 et juin 1994. En remplacement de France-Transplant fut créé, par la loi 94-43 du 18 janvier 1994, l'Établissement français des greffes (EFG), relatif à la santé publique et à la protection sociale. Il fonctionna à partir du 1er mars 1994. Trois lois, dites de bioéthique, furent promulguées en juillet 1994. L'une, le 1er juillet, porte sur les registres médicaux informatisés ; les deux autres sont : la loi 94-653 du 29 juillet, relative au respect du corps humain ; la loi n° 94-654 du 29 juillet, concernant le don et l'utilisation des éléments et produits du corps humain, l'assistance médicale à la procréation et au diagnostic prénatal. Ces lois abrogent la loi Caillavet et la loi Lafay de 1949, cette dernière stipulant que les prélèvements de cornée relevaient d'un legs testamentaire. L'article 5 de la loi 94-654 du 29 juillet 1994 mentionne le Registre national automatisé des refus. Celui-ci ne devint effectif que par le décret publié le 30 mai 1997, et opérationnel pour le public à partir du 7 juillet 1998. Le Cahier des charges de ce registre, interrogeable par les soignants, énonce : « Toute personne majeure, ou mineure, âgée de 13 ans au moins, peut s'inscrire sur le registre afin de faire connaître qu'elle refuse qu'un prélèvement d'organes soit opéré sur son corps après son décès, soit à des fins thérapeutiques, soit pour rechercher les causes du décès, soit à d'autres fins scientifiques, soit dans plusieurs de ces trois cas. »

Cependant, les lois dites de bioéthique n'annulent pas la notion de *consentement présumé* inscrite dans la loi Caillavet. Elles mettent en évidence une nouvelle disposition concernant la famille du donneur : « Ce prélèvement peut être effectué dès lors que la personne concernée n'a pas fait connaître, de son vivant, son refus d'un tel prélèvement. [...] Si le médecin n'a pas directement connaissance de la volonté du défunt, il doit s'efforcer de recueillir le témoignage de sa famille. » Les enquêtes en sciences sociales indiquent qu'est posée la question de la filiation familiale, en particulier lorsque les liens ne sont pas officialisés dans un ménage, ou quand les représentants de la famille du défunt sont nombreux face à l'équipe hospitalière, lors de la demande du don d'organes. Qui est la famille en cas d'accident ? À qui appartient le corps ? La notion de proches n'a pas de valeur juridique. Le Code civil ne reconnaît que des liens existant entre mari et femme, ascendants et descendants, parents et enfants, alliés, etc. La loi de bioéthique (94-653) affirme l'importance du respect du corps humain dans le droit de la personne. Le Code civil (art. 16) écarte la possibilité que le prélèvement puisse être l'objet d'un acte commercial et préconise le respect du corps humain : « La loi assure la primauté de la personne, interdit toute atteinte à la dignité de celle-ci et garantit le respect de l'être humain dès le commencement de sa vie. » « Chacun a droit au respect de son corps. » « Le corps humain est inviolable. » « Le corps humain, ses éléments et ses produits, ne peuvent être l'objet d'un droit patrimonial. » Et le Code de la santé publique insiste sur l'idée de *l'intérêt thérapeutique d'autrui* qui légitime pour le receveur la référence à un don, impliquant un principe général : le consentement seul du donneur.

Caractéristiques du don d'organes et profils de « familles de donneurs »

Caractéristiques du don d'organes. – Selon la juriste Dominique Thouvenin, « le don d'organes n'est retenu que comme modalité non marchande, gage d'absence de versement d'un prix, c'est-à-dire, pour le législateur, d'obtention gratuite ». Induit par la loi, légitimé par la volonté présumée du défunt, c'est en effet un acte dont les dimensions de *gratuité, d'anonymat et de solidarité* sont essentielles et perçues comme un ensemble de *valeurs*, selon l'enquête nationale menée auprès de 1 011 personnes, du 18 juin au 12 juillet 1997, sur la « Greffe humaine ». Il est dans l'ordre de « la réciprocité asymétrique », car il n'y a pas de relation d'échange entre le donneur et le donataire puisque la loi empêche de connaître l'identité du donneur. Tout se passe au niveau symbolique du lien entre la vie et la mort, où la question du sens prédomine. Le don d'organes se différencie des autres formes de don fondées sur le rapport de l'échange et de la dette, l'obligation de « rendre » se situant uniquement dans le registre du symbole. Ainsi, l'exigence du don énoncée sous la forme du paradigme : donner, recevoir, rendre, selon l'hypothèse de l'anthropologue Marcel Mauss, n'est pas transposable dans ce contexte. Sur le terrain, le don d'organes est un objet de *négociation* entre les familles et les soignants dans un système mixte et non de don « pur », comme le remarque le sociologue Jacques Godbout, la tractation étant réalisée entre des intermédiaires professionnels et le donneur. Les travaux en sciences sociales menés par Claire Boileau, puis Renée Waissman, soulignent que les convictions religieuses, morales, mais aussi leurs représentations du corps, de la mort, sont susceptibles d'amener les familles à l'idée que le prélèvement est une atteinte à l'intégrité physique du corps. Dans ces conditions, le corps devient un « bien inaliénable » dont il faut préserver l'intégrité et dont les parties ne sont pas cessibles. Mais si pour certains, les organes du corps ne peuvent être mis en circulation, pour d'autres, au contraire, le caractère sacré du corps humain n'a rien d'évident. Selon l'hypothèse avancée par l'anthropologue Maurice Godelier, « Il ne peut y avoir de société, [...] d'identité qui traverse le temps et serve de socle aux individus comme aux groupes qui composent une société, s'il n'existe des points fixes, des réalités soustraites (provisoirement mais durablement) aux échanges de don ou aux échanges marchands » ; il y a « ... des objets que l'on peut donner ou échanger qui sont aliénables et ceux qu'il faut ni donner ou échanger parce qu'ils sont inaliénables ». La participation des personnes aux institutions de la société, et plus particulièrement à leur position sociale et leur insertion professionnelle, contribue à discerner leurs réticences ou leurs acceptations au don d'organes à l'inverse de la précarité sociale, d'après l'enquête menée, en 1997, par le sociologue Alain Girard. Les études sociologiques récentes déjà citées confirment les réticences des personnes de condition sociale modeste à consentir au don d'organes. Au-delà de cette attitude, ce n'est pas la générosité de ces répondants de condition modeste qui est en cause, mais davantage le rapport que ces familles entretiennent avec le corps de leur défunt dont la perte est ressentie comme une injustice d'autant plus grande que celui-ci n'a pas été doté généreusement de son vivant par la société. Le consentement au don d'organes peut être décidé à la place d'autrui, lorsque la famille, ignorant l'opinion de son défunt, est obligée de faire un choix : donner ou refuser les organes de celui-ci. Lorsqu'elle donne son accord, c'est un acte volontaire, personnel, fondé sur ses propres dispositions, visant à participer au prolongement de la vie d'autrui.

Au cours de l'année 2000 ont été réalisées, en France, selon l'EFG : 1 840 transplantations à partir de reins de cadavres, 84 à partir de reins de donneurs vivants, 806 greffes de foie avec les donneurs vivants, 328 greffes de cœur. Selon Eurotransplant, association régionale comprenant l'Allemagne, l'Autriche, la Belgique, le Luxembourg, les Pays-Bas, puis la Slovénie, 3 099 transplantations ont été effectuées à partir de reins de cadavres, 563 à partir de reins de donneurs vivants, 1 285 greffes de foie comprenant les donneurs vivants, 642 greffes de cœurs. Aux États-Unis, sous l'égide de l'UNOS (United Network for Organ Sharing), entité centrale groupant la majorité des centres de transplantation, on compte 8 990 greffes de reins de cadavres, 5 293 greffes de reins de donneurs vivants, 4 954 greffes de foie incluant les donneurs vivants et 2 246 greffes de cœur.

Présentation des profils. – L'analyse des discours des familles confrontées à la *mort inattendue* de leurs proches a conduit à discerner leurs positions vis-à-vis du don d'organes (enquête menée auprès de vingt-quatre familles, Renée Waissman, 2001). Neuf critères de consentement ou de refus face au don ont été élaborés à partir de ces positions regroupées sous la forme de « profils de donneurs ». Parmi les dix-huit familles interrogées qui ont consenti au don d'organes, nous avons identifié trois profils dits « familles de donneurs », classés selon le degré d'adhésion au consentement au don d'organes. Le premier groupe comprend des familles pour qui la *solidarité sociale* dans la relation à autrui prédomine. Prolonger la vie d'autrui qui est en phase terminale de maladie grave constitue une priorité : « il faut réinstituer » la vie grâce au corps d'autrui mort. Deux familles ont établi une analogie entre le consentement au don d'organes et leurs convictions politiques dont elles se réclament, la lutte contre le racisme, ou l'intolérance politique comme le régime franquiste en Espagne, s'appuyant sur la tradition paternelle. Le deuxième groupe privilégie la vision mécaniste du corps et marque de l'intérêt vis-à-vis de *l'utilisation* des organes de leur défunt. Il faut donner un sens à la décision au consentement. Celle-ci est fondée sur *l'efficacité* : faire reculer les frontières de la mort. L'utilité et l'efficacité prennent une signification particulière lorsqu'il s'agit de suicides ou d'accidents de la route touchant une population jeune. Le troisième groupe comprend des familles qui sont attentives aux convictions altruistes de leur défunt, orientées la plupart du temps par le personnel médical qu'elles interrogent sur la validité de la mort cérébrale. Cependant, la démarche en faveur du don de sang réalisé par leur défunt de son vivant les incite à consentir au don d'organes. Il n'en reste pas moins que la question du morcellement du corps est soulevée, le défunt dépouillé de ses organes ne représente plus une personne, insiste l'une des familles interrogées. Seul l'usage du corps peut être transféré.

Parmi les critères de consentement ou de refus, *le rapport à la mort* comme sa représentation sociale donnent lieu à diverses interprétations. Pour des familles qui ont accepté le don d'organes, *la mort peut rétablir la vie,* « la passion de la vie assure la continuité du lien social, même s'il n'est que symbolique entre les morts et les vivants ». La mort est une source de vie. Le don est associé à une continuité de la vie, à la chaîne de vie qu'on ne veut pas rompre. Il devient un moyen de considérer la mort d'un point de vue positif, « un moindre mal », puisque ce don peut aider à prolonger la vie de quelqu'un. La perception du corps mort comme fin de vie organique favorise le consentement au don, « les organes d'un mort servant à quelque chose ». La mort finitude peut se transformer en mort renaissance. Pour les six familles qui ont refusé le don d'organes, le morcellement du corps et sa dégradation possible, notamment après le prélèvement de tissus comme les yeux, sont mis en avant ; ils constituent une cause de refus. Si la mort est redéfinie dans la sphère médicale sous l'influence de nouvelles technologies comme la transplantation, elle l'est par rapport à soi, à son proche, et aux autres. On constate que le questionnement autour de la mort encéphalique contribue à ce refus et introduit le doute. Les conditions d'une mort incertaine sont alors évoquées par l'ensemble des répondants, la mort encéphalique ne présentant pas les caractères extérieurs habituels de la mort. *Le vécu corporel, l'image du corps, la violence faite au corps* font partie des critères de refus ou de consentement au don d'organes. L'identité de la personne n'est pas dissociée de l'intégrité physique, comme l'atteste l'attitude de l'épouse d'un homme qui, d'emblée a accepté de donner les organes de son mari, qui était favorable au don de sang et de moelle. Celle-ci a refusé de le revoir après le prélèvement, arguant que « ce n'était plus lui, il n'était plus complet ». En revanche, l'importance accordée au corps est relativisée parmi les familles. Le souvenir de la personne défunte ne repose pas sur l'évocation de son corps : « Quand le corps n'est plus là, c'est autre chose qui se crée, c'est le souvenir, les sentiments que vous avez, c'est tout ce que la personne a vécu, et a donné et a laissé. »

La persistance du manque d'organes à greffer constitue l'objet de discussions dans la sphère médicale et oriente la réflexion vers différentes perspectives. Si, en France, l'on ne parvient pas à augmenter le nombre de donneurs vivants dans les prochaines lois de bioéthique en élargissant les catégories de donneurs vivants apparentés et de donneurs vivants non apparentés ou à recourir à la xénogreffe et à la fabrication d'organes artificiels, il semble que *la thérapie cellulaire*, avec la découverte de nouvelles sources de cellules souches chez l'adulte et de leurs potentialités, ouvre un nouveau champ de recherche sur le remplacement de tissus cellulaires ayant subi des lésions irréversibles. L'un des enjeux des recherches en cours se fonde sur une meilleure compréhension des rôles respectifs de l'environnement et des facteurs génétiques.

Le morcellement du corps humain inhérent à la pratique du don d'organes à des fins thérapeutiques met en lumière la question de la légitimité sociale de cette thérapeutique. Une des ambiguïtés de cette pratique vient de ce que, dans l'imaginaire social, ce corps sollicité dans ces circonstances par la médecine se situe « à la frontière de la santé publique et du sacré ».

▸ AMEISEN J.-C., *La Sculpture du vivant,* Paris, Le Seuil, 1999. – BOILEAU C., *Dans le dédale du don d'organes,* Paris, Éditions des Archives contemporaines, 2002. – CARVAIS R., SASPORTES M. (dir.), *La Greffe humaine. (In)certitudes éthiques : du don de soi à la tolérance de l'autre,* Paris, PUF « Sciences histoire société », 2000, p. 831-842. – FOX R. C., SWAZEY J.-P., *Spare Parts,* New York, Oxford Univ. Press, 1992. – GIRARD A., « Réticences au prélèvement d'organes : égoïsme ou résistance au biopouvoir ? Une question de catégorisation », *Sciences sociales et santé,* vol. 18, n° 1, 2000, p. 35-69. – GODELIER M., *L'Énigme du don,* Paris, Fayard, 1996. – GODBOUT J. T., *L'Esprit du don,* Paris, La Découverte, 1992. – HERPIN N., PATERSON F., « Centralisation et pouvoir discrétionnaire », *in* J. Elster & N. Herpin (dir.), *Éthique des choix médicaux,* Paris, Actes Sud, 1992, p. 37-61. – MAUSS M., *Sociologie et anthropologie,* Paris, PUF « Quadrige », 8e éd., 1999. – MOULIN A.-M., *Le Dernier Langage de la médecine. Histoire de l'immunologie, de Pasteur au Sida,* Paris, PUF « Pratiques théoriques », 1991. – THOUVENIN D., « L'obtention des organes : le don comme finalité et le prélèvement comme modalité », in *Les Lois « bioéthique » à l'épreuve des faits,* B. Feuillet - Le Meunier (dir.), Paris, PUF, 1999, p. 77-131. – WAISSMAN R., *Le Don d'organes. Pratiques professionnelles et comportements profanes,* Paris, PUF « Médecine et Société », 2001.

Renée WAISSMAN

→ Bioéthique ; Droit ; Greffe, transplantation ; Mort ; Sang contaminé.

DOPAGE

Le dopage est une action de stimulation des capacités de performance d'un individu au moyen d'un procédé physique. L'ingestion ou l'injection de substances chimiques est le moyen le plus classique (avec le détournement de l'usage de nombreux médicaments), mais des procédés électriques et magnétiques ont été en vogue et, aujourd'hui, leur succèdent des manipulations génétiques. Le projet d'augmenter la puissance réalisatrice d'un organisme est apparu dans le sport hippique au XIXe s. en Angleterre, puis dans d'autres pays, avant d'être étendu aux humains. Le mot « doping » reste en usage en français jusque vers 1965.

La notion de « dopage » est liée au développement d'un intérêt pour la productivité physique ou intellectuelle de l'individu, et au renforcement des normes de performance dans la société industrielle. Cet intérêt est très explicite dans l'univers sportif qui se dote de dispositifs permanents pour objectiver le résultat du jeu compétitif. Il existe dans d'autres univers, et le dopage est une pratique avérée dans des professions physiques (chez les soldats), manuelles et intellectuelles (chez les écrivains).

Dopage et interdits

Un double interdit pèse sur les pratiques de dopage sportif, ce qui rend leur description difficile et limite les connaissances à leur égard.

D'un côté, le moyen par lequel l'agent obtient un surplus d'efficacité est disqualifié socialement, comme procédé déloyal au regard d'une norme sportive, relevant de la morale du travail, qui exige un surplus d'effort en échange de l'obtention d'un surplus de résultat. Les interviews de cyclistes professionnels usant de produits dopants révèlent clairement la mise en œuvre de ce principe d'équité : un produit dopant permet de courir en s'étant moins sérieusement entraîné que d'habitude, si bien que son usage prend une valeur morale négative et génère un sentiment de culpabilité. Il expose au risque de négliger l'effort de préparation et il masque les faiblesses. Il brouille les hiérarchies sportives.

D'un autre côté, la prise de substances dopantes est disqualifiée par la médecine hygiéniste au nom de la protection de la santé. Est mise en œuvre une norme de naturalité, dont la fixation fait l'objet de débats interminables. Le dopage consisterait à aller au-delà de l'usage des moyens « naturels » pour accomplir une performance : aliments usuels, oxygène respiré, encouragements de l'entourage. Se pose la question de la définition de ce qui est « naturel » et de ce qui relève de l' « artifice » ? Se pose aussi la question des effets sanitaires des substances dopantes ? Soit ils sont présentés comme négatifs (toxiques), soit comme insuffisamment connus pour autoriser une prise dans le seul but d'améliorer une performance sportive.

Dopants et médicaments

Les principales substances dopantes sont des « médicaments » détournés de leur usage thérapeutique initial : analgésiques, stimulants de l'activité neurologique, hormones de croissance osseuse, hormones stimulant la production de globules rouges, etc. Alors que la situation de maladie justifie la prise de risques quant à leurs « effets secondaires », il en va autrement quand l'usage vise l'amélioration de résultats sportifs. Le détournement de médicaments vers des usages productifs se fait dans des conditions confuses, parfois en dehors de tout conseil de spécialiste, médecin ou pharmacien. Il comporte des risques mal estimés. Comme le dit John Hoberman, les sportifs se placent en position de cobayes pour l'industrie pharmaceutique et testent de nouvelles applications de molécules déjà commercialisées pour des usages thérapeutiques.

Une inquiétude collective à propos du dopage chez les jeunes sportifs se manifeste à partir de la fin des années 1950. L'attention se porte sur des cyclistes professionnels accomplissant des efforts très prolongés (comme le Tour de France), et sur des culturistes à la recherche de volumes musculaires énormes, qui s'accroissent radicalement quand les stéroïdes anabolisants entrent en usage. Une mobilisation collective a lieu : congrès et commissions débouchent sur une première loi contre le dopage, votée en France le 1er juin 1965. Son efficacité reste faible, les fédérations sportives se montrant peu empressées d'agir contre leurs propres athlètes tendus vers la performance. Après un décret de 1987 affirmant que l'État va contraindre les pouvoirs sportifs à réguler ces pratiques, une nouvelle loi est votée le 29 juin 1989, suivie de la mise en place d'une Commission nationale de lutte contre le dopage (1990), puis d'un Comité permanent (1999). Au début des années 2000, la situation ne semble pas encore maîtrisée.

Les contrôles ont longtemps eu des résultats « négatifs », alors que les pratiques de dopage étaient révélées brusquement au cours de contrôles ou lors d'accidents (comme le décès du champion cycliste Tom Simpson en 1967, et celui de l'athlète Florence Griffith-Joyner en 1994) : la combinaison de ces deux séries a persuadé l'opinion que le dopage était une pratique généralisée dans certains milieux sportifs, mais inaccessible aux contrôleurs.

La question de l'efficacité

« Doper » est un acte qui possède des propriétés communes avec les pratiques magiques : il promet une sorte de salut par un surcroît de puissance, grâce à une opération qui conserve des ressorts mystérieux. L'archétype est la prise d'une « potion magique ». Comme dans le pari de Pascal, l'espérance de gain est si grande que des sportifs, se conduisant par ailleurs sur un mode tout à fait rationnel, peuvent adhérer à des recettes sans aucune garantie ou à des procédés possiblement dangereux.

Mais l'acte repose aussi sur des connaissances relatives à l'action des substances sur l'organisme, dont une partie provient des sciences médicales, et une autre de l'expérience des utilisateurs de substances dopantes. Les essais de produits pour améliorer les performances ont été multiples au cours de l'histoire des sports (cocaïne, strychnine, champagne, sperme humain, etc.). Ils se sont souvent réalisés dans des conditions où les garanties d'efficacité étaient faibles. Faute de connaissances précises, les dopés ont dû faire confiance à des « soigneurs » ou des « sorciers ». Comme pour les drogues, les usagers ont testé des produits, des dosages, de modes d'administration, et se sont appuyés sur des croyances partagées dans le groupe d'athlètes pour gérer les effets « dopants » en fonction des exigences de la compétition. L'histoire des stéroïdes anabolisants illustre les aléas d'une méthode de préparation et les renouvellements qui peuvent affecter ses usages.

Pratique médicalement encadrée ou problème de santé publique ?

Les enquêtes sociologiques montrent qu'une partie du corps médical légitime l'administration de certains produits classés parmi les dopants par les autorités sportives. Ils se démarquent des prises de position des législateurs, mais aussi de celles des médecins hygiénistes prônant l'abstinence complète. Des médecins du sport de haut niveau justifient la prescription de produits à des athlètes professionnels qui connaissent des régimes de dépense énergétique extrêmes, en faisant appel à la notion de « rééquilibrage hormonal ». Analysant la situation d'effort sportif prolongé comme un état

« pathologique » accompagné d'une souffrance, ils procurent une justification « thérapeutique » à l'acte médical qui aiderait l'athlète à recouvrer un état « normal ». Le surentraînement et la sursollicitation de l'organisme dans la vie sportive professionnelle actuelle sont acceptés comme des données intangibles et, partant de là, le dopage est présenté comme une forme d'assistance à personne en danger d'épuisement.

Le dopage est devenu un problème de santé publique dans le sport international. Les pratiques se sont multipliées et répandues dangereusement, les débats se sont complexifiés, les politiques de lutte contre ces pratiques se sont renforcées et les sanctions ont pris une forme judiciaire majeure. C'est par excellence une question ouverte et son règlement est l'un des grands enjeux actuels pour l'institution sportive.

▶ HOBERMAN J., *Mortal Engines. The Science of Performance and the Dehumanization of Sport,* New York, The Free Press, 1992. – LAURE P. (éd.), *Dopage et Société,* Paris, Ellipses, 2000. – SIRI F. (dir.), *La Fièvre du dopage. Du corps sportif à l'âme du sport,* Paris, Éd. Autrement « Mutations », nº 197, 2000.

Jacques DEFRANCE

→ Santé publique ; Sport.

DOSSIER MÉDICAL

Le dossier médical peut être considéré comme un dispositif central de la pratique médicale, et plus largement, du monde de la médecine. Si certains éléments de ce dossier restent relativement constants au cours du temps, l'objet, la structure et le contenu du dossier, ainsi que son usage, sont façonnés par l'évolution de la médecine et ses rapports avec la société. Outil du médecin, et support de sa pratique clinique, il prend une dimension plus collective avec la spécialisation de la médecine et le développement des établissements de santé. Il est aussi investi petit à petit par des spécialistes d'autres disciplines intéressés par les données qu'il contient : épidémiologistes, gestionnaires, administrateurs, qualiticiens, sans oublier le patient lui-même, concerné au premier chef par les données qui y sont enregistrées et accumulées. Cet élargissement des usages du dossier médical s'inscrit dans le nouveau statut de l'information dans la société, la médecine tendant, de ce point de vue, à devenir un secteur de service comme un autre.

Dossier médical et pratique clinique

La médecine est souvent associée à l'écrit – au livre, lié aux savoirs – et à l'écriture – observations sur l'état du malade et prescriptions. Les notes d'observations des médecins appartiennent à une tradition ancienne, et accompagnent le déploiement de la « clinique ». L'existence d'un dossier du malade est aussi caractéristique du fonctionnement de toute institution de service, qui ouvre un dossier pour chaque nouvel usager faisant appel à ses services.

Une existence ancienne. – Le dossier médical est l'un des outils les plus anciens du médecin. Au IXᵉ s. les médecins arabes y consignent l'historique des cas intéressants. Risse et Warner constatent, dans leur synthèse des recherches des historiens sur les dossiers médicaux des XVIIIᵉ, XIXᵉ et début du XXᵉ s., qu'au-delà des variations liées à l'époque et au mode d'exercice, ceux-ci comprennent un certain nombre d'éléments relativement permanents ; informations démographiques : âge, sexe, statut marital, profession, lieu de résidence ; des données concernant l'institution : date d'admission, service d'hospitalisation ; des informations sur les problèmes de santé passés et les circonstances du recours au médecin, une description des symptômes et des signes mis au jour par le médecin, une tentative de diagnostic, les traitements, les comptes rendus opératoires, les complications. La fréquence des notes de suivi dépendait de la condition du patient et de la disponibilité des personnels pour les écrire. Dans une période plus récente le dossier médical s'est enrichi des résultats de laboratoire, de l'imagerie médicale. Pour les historiens, ces dossiers sont des constructions qui permettent d'observer la structure sociale et technique des soins au cours du temps. Les notes des médecins, au cours de l'histoire, rendent compte des redéfinitions médicales de la maladie et de l'état du patient, du changement de terminologie, de la disparition du « naturel » remplacé par le « normal » à la fin du XIXᵉ s., et accompagné des enregistrements de signes mesurables et comparables à des normes standardisées. Le dossier médical, à proprement parler, ne fait son apparition qu'au XXᵉ s.

Un outil au cœur de la pratique. – La première fonction du dossier médical est sans doute de constituer une sorte de mémoire externe du médecin. Les données enregistrées permettent de garder trace des rencontres précédentes avec un patient et anticipent les besoins d'information à venir pour assurer son suivi. Elles inscrivent le malade et le médecin dans une relation continue. Mais le dossier médical n'est pas un simple dépositaire passif, il joue aussi un rôle actif dans le déploiement du travail médical. Il fait partie du processus de pensée et de prise de décision. Les différents éléments du dossier médical constituent les outils de la réflexion médicale et permettent de transformer le problème d'un patient en un problème que le professionnel peut appréhender et traiter. Cela suppose une transformation du discours du patient en un récit significatif, avec une mise en ordre des données collectées.

Un outil qui génère et collecte le travail d'autres professionnels de santé. – Les notes et les inscriptions des médecins dans le dossier médical entraînent l'ouverture du processus de travail d'autres professionnels de santé et forment le cadre de la gestion de la trajectoire du patient. Ainsi le travail infirmier, dans sa dimension instrumentale, est mis en œuvre à partir des prescriptions des médecins. Ces dernières déclenchent une planification des prélèvements qui seront transmis aux laboratoires d'analyses, une planification des soins en fonction de l'horaire de dispensation des médicaments à chaque malade, des observations à effectuer sur les effets secondaires de certains traitements. Le travail des aides-soignantes est aussi redéfini selon la mobilité du malade, les modes d'alimentation à respecter... Les observations des infirmières, les différents résultats d'examens vont à leur tour être lus par les médecins, comparés à ceux qui sont dans le dossier médical, interprétés, commentés et conduire éventuellement à remettre en question le diagnostic établi, à formuler de nouvelles demandes d'examen, de nouvelles prescriptions pour réajuster le traitement en cours. Ce sont, en fait, les pratiques d'écriture et de lecture, de consultation de ce qui a été déjà inscrit, de ce qui reste à faire, ainsi que les échanges avec le malade, des confrères et d'autres professionnels de santé qui font du dossier médical un élément central de la pratique médicale.

Modes de représentation de la pratique médicale : des enjeux multiples

Des ethnologues, des sociologues, peu nombreux, se sont intéressés au dossier médical, à sa production et à son utilisation. Ils ont montré que la représentation de la pratique de ce dossier produit est construite, contrainte par des règles et des valeurs professionnelles. Toutes les actions entreprises ne sont pas enregistrées, celles qui le sont ne sont pas forcément présentées dans l'ordre de leur déroulement, les chaînes de causalité sont éventuellement remodelées pour donner à lire un processus de réflexion, rationnel et linéaire qui ne rend pas compte des hésitations, des retours en arrière, des changements d'hypothèses... Les modes de représentation de la pratique médicale concernent l'ensemble des médecins dans la mesure où des conventions sont nécessaires pour permettre les échanges que supposent l'évolution des connaissances et l'approche de plus en plus distribuée du travail. Ces modes de représentation intéressent aussi de plus en plus de professionnels qui souhaitent utiliser les données disponibles dans le dossier médical pour des traitements ex-post et à d'autres fins que la prise en charge immédiate du malade.

Structuration et standardisation du dossier : des attentes multiples. – Dans les années 1960 et 1970 des spécialistes de différents domaines s'intéressent au dossier médical et des congrès médicaux lui sont même spécialement consacrés. À partir de points de vue différents, tous prônent une démarche de structuration et de standardisation formelles du dossier médical et de ses nombreux constituants.

En Angleterre, au début des années 1960, soit une dizaine d'années après la création du National Health Service, le Standing Medical Advisory Committee charge une commission de faire un rapport sur les besoins de standardisation des dossiers médicaux dans les hôpitaux. Les enquêteurs constatent une très grande hétérogénéité des dossiers, aussi bien en ce qui concerne les caractéristiques du contenant que du contenu, et ce même dans les hôpitaux appartenant au même groupe. Selon eux, les médecins ne sont pas enclins à accepter une modification de leurs pratiques, lorsque ces dernières leur donnent satisfaction, sans mise en avant d'arguments solides. Or la standardisation des dossiers permettrait une consultation plus aisée par les praticiens à qui les médecins adressent leurs patients. Elle est aussi un prérequis pour le développement d'analyses de données sur une grande échelle, qu'il s'agisse de recherche clinique, de recherche épidémiologique, de recherche en médecine sociale. L'état des dossiers au moment de l'enquête rend difficile toute recherche rétrospective, en raison des difficultés à localiser les données à extraire, si cette recherche n'est pas réalisée par le praticien qui tient ses dossiers. Les recommandations des rapporteurs portent de façon détaillée aussi bien sur le format physique des dossiers que sur les différents éléments qui doivent y figurer.

D'autres voix se font entendre. L. Weed, à la fin des années 1960, dénonce la mauvaise tenue des dossiers médicaux dans les établissements hospitaliers américains. Il s'ensuit que certains problèmes des patients sont traités en dehors de leur contexte, qu'on assiste à un manque de continuité dans les soins, une perte de temps lors de visites ou de staffs, pas assez bien préparés faute de disposer des éléments pertinents. L. Weed compare les dossiers tenus par les scientifiques dans les laboratoires, par exemple, avec ceux tenus par les médecins. La comparaison est en défaveur de ces derniers, à un moment où certains auteurs mettent notamment en avant l'idée que la médecine est une science (cf. article « clinique »). Pour Weed, il ne suffit pas de transmettre aux étudiants les éléments d'un savoir scientifique de base et d'une médecine clinique, il faut également les doter d'une méthodologie scientifique pour pouvoir appréhender les problèmes des patients. Il propose une méthode devenue une référence et qui, à défaut d'être appliquée, est encore convoquée aujourd'hui : celle d'un dossier orienté vers les problèmes, the Problem-oriented Record. Dans la mesure où ce qui distingue le médecin d'autres spécialistes est qu'il a affaire, dans une même journée, à de nombreux patients présentant généralement chacun plusieurs problèmes, il faut repérer et enregistrer tous ces problèmes dont la liste doit être établie lors de l'entrée, ou de la première consultation, et doit être complète. Sont considérés comme problèmes non seulement les diagnostics bien établis, mais tous les problèmes déclarés ou mis au jour. La liste constitue une sorte de sommaire des problèmes du patient, qui peuvent être séparés en problèmes actifs et inactifs. Cette liste est évolutive, un problème peut au cours du suivi être regroupé avec un autre problème parce que appartenant au même diagnostic. Une fois que cette liste a été établie, toutes les prescriptions, tous les plans, notes, données numériques peuvent être enregistrés sous le numéro et l'intitulé du problème. Le médecin doit consigner au jour le jour les problèmes tels qu'il est à même de les identifier et analyser à ce moment-là, ce qui lui permet de progresser avec rigueur et de ne pas oublier le contexte de l'état d'ensemble du patient. Cette méthode est souvent appelée SOAP, S pour les signes subjectifs, O pour les signes objectifs, A pour *assessment,* soit l'appréciation, la proposition d'un diagnostic, P pour plan, procédures diagnostiques ou thérapeutiques. Le dossier médical, notamment les « progress notes », devait ainsi devenir à la fois un élément central de la prise en charge du patient et de l'éducation des étudiants en médecine. Une tenue rigoureuse des dossiers médicaux doit aussi s'appuyer sur une terminologie commune, comme celle de la classification des maladies. L'informatisation des dossiers médicaux est déjà convoquée pour permettre une meilleure gestion des nombreuses données rassemblées, une plus grande flexibilité de l'écriture, une extraction et un traitement plus rapide de certaines données selon les besoins.

À partir des années 1980, en France, la tenue du dossier médical devient un des enjeux du développement du PMSI, programme de médicalisation du système d'information, qui a pour objet de regrouper les patients par pathologie et d'attribuer un coût à la prise en charge. Les responsables des départements d'information médicale, DIM, deviennent responsables de la validité des données codifiées et doivent, pour ce faire, confronter la codification des actes par les médecins praticiens avec le contenu du dossier médical. Ce nouveau regard entraîne aussi de nouvelles exigences en termes de présentation des documents et d'enregistrement des inscriptions. Les démarches d'accréditation mises en place depuis 1996 s'appuient sur des référentiels de tenue des dossiers médicaux élaborés par l'ANAES, l'Agence nationale d'accréditation et d'évaluation en santé, pour la médecine générale, et pour les établissements de santé.

Du dossier médical au dossier du malade

Jusqu'au XXe s., les notes d'observation étaient réservées à l'usage du praticien qui les tenait. L'évolution de la médecine, la diversification des spécialités se traduisent par l'existence de dossiers médicaux propres à chaque spécialiste, gardés, à l'hôpital, dans chacun des services. Un même malade peut ainsi avoir plusieurs dossiers dans le même établissement. De plus, les professionnels non médecins qui interviennent dans la prise en charge d'un patient sont de plus en plus nombreux et ont aussi à planifier et à rendre compte par écrit de leurs actions. Les dossiers s'accumulent et la question de leur réunion en un dossier du patient s'est posée depuis de nombreuses années déjà. La mise en service d'une carte santé qui permettrait un accès aux données élémentaires pour une prise en charge d'un patient dans un territoire aux limites sans cesse repoussées est actuellement à l'étude.

Diversification des dossiers : exemple du dossier de soins. – Professionnalisation et écriture sont souvent liées. La responsabilité et l'autonomie du professionnel s'accompagnent d'une obligation de rendre compte de sa pratique. À la suite de la loi de 1978 qui reconnaît à l'infirmière un « rôle propre », un décret de 1984 mentionne l'élaboration et la gestion du dossier de soins comme une des compétences de l'infirmière. Depuis la fin du XIXe s. les infirmières ont à consigner leurs mesures des constantes des patients, les médicaments distribués et les observations de l'évolution de l'état du patient. Ce travail d'écriture s'effectuait sur des fiches séparées, rangées dans des endroits différents. La réunion, dans un dossier de soins, de l'ensemble des documents infirmiers concernant un même malade permet un changement de posture de l'infirmière, une autre mode d'engagement dans le travail. Auparavant, elle tendait à s'inscrire dans une représentation d'un travail éclaté, dans lequel elle maîtrisait surtout les procédures et les habiletés techniques. Ce dossier de soins, récent, comprend les feuilles d'observations de l'évolution du patient, la feuille de surveillance des paramètres (pulsations, température, tension...), la feuille de prescriptions médicales, les protocoles de traitements, la feuille d'examens, la feuille de pansement, le résumé de sortie, et selon les services : la feuille de surveillance post-opératoire, la feuille de charge en soins, les diagnostics infirmiers, le recueil de données, les plans de soins, une grille de dépendance... L'infirmière, par la lecture, peut donc situer une action particulière dans un ensemble de plans et d'actions qui lui donnent sens. Ce dossier matérialise en quelque sorte une appropriation de leur travail par les infirmières, en leur permettant d'articuler les différentes composantes des soins : soins prescrits par le médecin et prise en charge des problèmes du malade. Ce dossier de soins, comme le dossier médical et pour les mêmes raisons, fait aussi l'objet de démarches de standardisation. La mise en place relativement récente du modèle de présentation des observations infirmières selon le modèle des « transmissions ciblées » correspond, en fait, à une traduction infirmière de la méthode « SOAP » prônée par L. Weed pour les médecins.

Ainsi, on assiste, au cours du temps, à une diversification des dossiers, chaque profession, chaque ligne de travail tendant à mettre en place un dossier spécifique. Cette accumulation des dossiers entre en tension avec une approche centrée sur le patient, pourtant souvent invoquée par les professionnels de santé.

Le dossier du patient : vers un dossier unique et partagé ?

La spécialisation des professionnels de santé, la diversification de l'offre de soins, la mobilité géographique de plus en plus grande des personnes induisent des recours aux soins segmentés, qui rendent une appréciation de l'état de santé général d'un patient difficilement lisible. Les nouvelles technologies de l'information sont donc convoquées pour permettre un accès de professionnels dispersés aux données concernant un même malade. Ce dernier souhaite d'ailleurs avoir accès aux données collectées dans les différents dossiers médicaux.

Le dossier unique du patient. – La mise en place d'un dossier unique permet tout d'abord d'archiver dans un seul contenant l'ensemble des dossiers médicaux constitués dans les différents services d'un établissement pour un même patient. Cela permet aussi de rassembler non seulement les dossiers médicaux, mais aussi les dossiers de soins infirmiers, de kinésithérapie... Ce deuxième aspect est plus récent. Ces dossiers non médicaux n'ont pas toujours été archivés, et la question de leur archivage intégral se pose encore. Le problème sous-jacent est, outre celui de la gestion de ces dossiers, celui de la place nécessaire à leur conservation physique et de la durée de cette conservation. Un certain nombre d'établissements de santé ont développé des logiciels de gestion de dossiers médicaux informatisés. L'informatisation des dossiers permet un accès partagé, et souvent hiérarchisé selon la profession, aux données enregistrées concernant un même patient. Sont ainsi mémorisés l'ensemble des venues en consultation, et les séjours en hospitalisation. Parmi les avantages associés on retiendra la possibilité offerte d'un traitement, en temps différé, de certaines données à des fins de recherche clinique, d'épidémiologie, de gestion comptable, de planification. Les ordonnances Juppé de 1996, ayant pour objet une maîtrise médicalisée des dépenses de santé, ont fait obligation aux médecins libéraux d'être en mesure d'assurer une télétransmission de la feuille de soins électronique, FSE, du patient à la caisse d'assurance maladie. Les États membres de la communauté européenne souhaitent, en 2003, la création d'une carte de santé européenne afin de faciliter l'accès aux soins des ressortissants au cours de leurs déplacements.

Accès du patient à son dossier médical : relation de service et démocratie sanitaire. – La loi du 4 mars 2002, relative aux droits des malades et à la qualité du système de santé, affirme le droit d'accès du patient aux données formalisées le concernant. Depuis cette loi, toute personne a un accès direct à des données jusque-là accessibles par l'intermédiaire d'un tiers, médecin. Néanmoins, les médecins ne sont pas tenus de communiquer des notes de travail, des notes personnelles non formalisées. Les informations formalisées devront être rédigées de façon claire et rendant la lecture aisée. L'accès direct d'une personne à son dossier médical entre ainsi dans le dispositif plus général destiné à assurer l'information du patient et l'exercice de ses droits à la santé. L'anticipation de ce regard du patient sur les différents éléments du dossier médical ne va pas être sans conséquence sur les pratiques d'écriture des professionnels, sur la forme comme sur le contenu. Quelles sont les informations à enregistrer pour permettre de rendre compte de la démarche diagnostique et thérapeutique ?

Le passage des « notes personnelles » du médecin, au « dossier médical » puis à un « dossier du patient » renvoie à plusieurs mouvements. 1 / Une nouvelle redéfinition de l'espace d'usage des données : de l'usage d'un médecin particulier, à celui d'un service hospitalier, puis de l'ensemble de l'établissement. 2 / Une diversification et un accroissement des professionnels – non soignants – intéressés par la constitution, l'extraction et le traitement de données incluses dans le dossier médical, ce qui se traduit par de nouveaux documents, de nouveaux formatages de l'écriture. 3 / Une professionnalisation, et un nouveau rapport à l'écrit, de personnels intervenant dans l'organisation sociale et la division du travail médical. 4 / Une modification du statut du patient considéré aujourd'hui comme acteur de sa santé et comme ayant droit à disposer des données médicales le concernant.

▶ ACKER F., « Sortir de l'invisibilité, le cas du travail infirmier », *Raisons Pratiques*, n° 8, 1997, p. 65-94. – BERG M., *Rationalizing Medical Work. Decision Support Techniques and Medical Practices*, Cambridge (MA), MIT Press, 1997. – REES C., « Records and Hospital Routines », in *Medical Work, Realities and Routines*, P. Atkinson & C. Heath (éds), Westmead, Gower publishing Company, 1981. – RISSE G. B., WARNER J. H., « Reconstructing Clinical Activities : Patient Records in Medical History », *Social History of Medicine*, vol. 5, n° 1, 1992. – WEED L. L., *Medical Records, Medical Education and Patient Care*, Chicago, Year Book Medical Publishers Inc., 1969. – Coll. : ANAES, *La tenue du dossier médical en médecine générale : état des lieux et recommandations*, 1996 ; *Évaluation de la tenue du dossier du malade. L'évaluation des pratiques professionnelles dans les établissements de santé*, juin 1994. – Code de déontologie médicale, Décret n° 95-1000 du 6 septembre 1995 portant code de déontologie médicale. – The Standardisation of Hospital Medical Records, Standing Medical Advisory Committee, Ministry of Health, Central Health Services Council, Londres, Her Majesty's Stationnery Office, 1965. – Loi n° 2002-303 du 4 mars 2002, *Journal officiel* du 5 mars 2002.

Françoise ACKER

→ Code de déontologie ; Droit à l'information du malade ; Secret médical.

DOULEUR

La douleur plus que tout autre phénomène est au cœur de l'histoire de la médecine, car elle est le point même où se nouent les rapports serrés des hommes et de leur médecin, leurs attentes, leurs espoirs, leurs fantasmes parfois, leurs déceptions souvent. On pourrait en suivant la douleur parcourir le temps et l'espace pour rencontrer les manières diverses et changeantes dont les communautés humaines ont tenté collectivement de faire face aux malheurs, confiant à quelques-uns de leurs représentants – sorcier, chaman, médecin, le nom importe peu – le soin de les résorber au moins dans leurs dimensions physiques. L'étroitesse des liens entre douleur, médecine et expérience humaine est une des constantes de l'histoire de la médecine occidentale, au point que, comme le montre brillamment Roselyne Rey, « la spécificité de cet objet [la douleur], du strict point de vue scientifique a souvent été manquée ». « Entre émotion et sensation, la douleur a été des siècles durant ballottée, entre deux approches également insuffisantes », philosophie et psychologie d'une part et physiologie d'autre part. « Historiquement le travail de dégagement de l'objet complexe que constitue la douleur [et] la connaissance de la douleur n'(ont) pu s'accomplir que dans une relation constamment tendue, brisée et reconstruite entre physiologie expérimentale et clinique. » Depuis le milieu du XXe s. ce travail de dégagement a emprunté des voies singulières pour, à travers, la construction d'une entité nouvelle – la douleur chronique – soutenir l'émergence d'une médecine de la douleur. Puis au tournant du siècle, une fois atteinte une définition scientifique de la douleur intégrant ces deux approches, un déplacement s'opère qui, cherchant à créer non sans de multiples résistances une « culture douleur » que soignants et malades pourraient partager, fait entrer la douleur dans le débat public. Celle-ci participe alors à la mise en forme des transformations en cours du système de soins, dont elle est elle-même issue, et au-delà à l'amorce d'une renégociation des rapports entre la médecine et la société. La douleur devient, sous nos yeux, un objet politique. Ce sont ces changements successifs de statut que cet article cherchera brièvement à retracer.

De la douleur expérimentale à la douleur clinique : l'amorce d'une médecine de la douleur

Au plan thérapeutique, la plupart des substances de synthèse (morphine, antipyrine, aspirine, ancêtres du paracétamol) qui constituent encore aujourd'hui nos traitements courants étaient déjà découvertes, produites et commercialisées à la fin du XIXe. L'anesthésie locorégionale poursuit son ascension, et ouvre en partie la voie aux travaux de René Leriche et à la chirurgie de la douleur qu'il développera dans les années 1930. Au plan de la recherche fondamentale, dominée par la théorie de la spécificité pour laquelle il existe un système de transmission des messages nociceptifs fixe de la lésion au cerveau et poursuivant les avancées du siècle précédent sur les mécanismes de la douleur, la première moitié du XXe s. est centrée essentiellement sur l'étude du système nerveux et sur la question des stratégies de la communication. C'est surtout au laboratoire que la douleur intéresse et même passionne, son statut alors est clairement expérimental, à côté d'une clinique bien silencieuse. C'est la constatation que John J. Bonica, dont le nom est désormais attaché à l'histoire de la douleur au XXe s., va être amené à faire lorsque, jeune anesthésiste américain de vingt-sept ans, il se trouve, en 1944, confronté à un afflux de soldats blessés sur le front du Pacifique et qui souffraient de douleurs rebelles. Ni l'enseignement reçu, ni les maigres connaissances éparpillées au sein de la médecine qu'il rassemble alors ne l'aident, pas plus que la limitation des moyens techniques utilisés alors (essentiellement les blocs anesthésiques). Il décide de prendre conseils des divers spécialistes qui l'entourent ; c'est ainsi que prend forme une des idées forces de la future médecine de la douleur : la pluridisciplinarité. Si l'idée est simple, elle repose cependant sur un changement radical : diriger l'action médicale sur la douleur elle-même et non pas seulement sur sa cause. Il cherche à constituer une approche clinique spécifique de la douleur pour combler une carence manifeste du système de soins. Dès 1947, revenu à la vie civile, il crée autour du problème de la douleur un groupe informel qui lui sert de laboratoire pour roder l'idée d'une prise en charge pluridisciplinaire de la douleur. Parallèlement, dans un livre, *The Management of pain*, publié en 1953, il cherche à construire la douleur comme un problème clinique autonome nécessitant que les médecins agissent *sur la douleur elle-même*, comme on le ferait pour une autre entité morbide. En effet, et d'une manière quelque peu paradoxale, les progrès conjoints de la science et de la médecine (développements simultanés de l'anesthésie, de thérapeutiques efficaces et de nouvelles connaissances scientifiques) ont pu laisser penser que le problème de la douleur était à peu près résolu, en même temps qu'ils ont conforté une vision de la douleur comme signal, l'inscrivant dans le paradigme qui dominait alors la médecine occidentale : un symptôme/une cause. De ce fait, l'approche de la douleur se trouve alors circonscrite à la question du diagnostic, non sans qu'en aient été exclus les aspects pénibles, subjectifs. Or c'est justement entre l'expérimental et le subjectif, en y intégrant les réactions du malade, que Bonica cherche à construire une douleur clinique différente de la douleur expérimentale. Il dégage la spécificité des conséquences dévastatrices physiques et morales des douleurs rebelles qui interdisent de les considérer comme un problème dont on peut se contenter de juger les effets localement. Cependant, il faut le souligner, si la reconnaissance de l'intrication des effets physiques et psychiques de la douleur, reconnaissance qui se manifeste par la nécessité sans cesse réaffirmée d'avoir un psychiatre ou un psychologue dans le groupe, ouvre la voie vers l'autonomisation d'une entité douleur chronique, elle introduit dès l'origine une zone d'ambiguïté par le double statut qu'elle accorde aux facteurs psychologiques, qui sont à la fois élément accompagnateur de toute douleur et facteur causal exclusif de certaines douleurs « psychologiques ». Cette intrication sert, néanmoins, à faire exister un objet douleur qui, loin du laboratoire, peut intégrer l'individu et son expérience vécue, et ouvrir, au prix d'un renoncement à certaines habitudes de pensée, un espace nouveau au travail médical le plus légitime, car ancré dans les données scientifiques les plus récentes.

Transformations du contexte socio-historique. – Malgré d'inlassables efforts, le travail de Bonica rencontre d'abord peu d'échos. Ce n'est que fin 1960, début 1970 que la situation bascule, en prenant place dans d'autres changements. L'organisation de la médecine a dans les années 1950 pesé contre le projet de Bonica : si les développements de l'anesthésie ont apporté des techniques nouvelles, en revanche l'extension concomitante de la spécialisation s'est effectuée dans un découpage par organe ou grand appareil. Comme importante donnée sémiologique, la douleur a suivi le même découpage qui la rendait littéralement *non visible* en tant qu'entité propre. Avec le temps, cependant, ce phénomène d'hyperspécialisation provoquera les conditions d'une visibilité de la douleur de longue durée comme problème de santé qui n'est plus pris en charge par personne. Par ailleurs Bonica, en partant de la douleur vécue, rejoint un autre courant de transformation qui s'opère autour de la place de l'individu dans la pratique médicale. De nombreuses recherches historiques mettent en lumière la manière dont l'approche clinique et la médecine dite « moderne » se sont construites en évinçant le malade comme sujet de leur champ d'investigation. Cependant, un mouvement inverse, prenant la forme d'un « retour de la personne sentant », s'amorce, semble-t-il, depuis le début des années 1950. En témoigne la montée d'une nouvelle logique médicale qui intègre ce qui était à l'extérieur du regard médical (« l'individu anormal » dont la place n'était pas à l'hôpital) et le transforme en un malade dont le problème total devient le souci de la médecine. Cette transformation s'opère au travers de la fusion de deux discours normatifs sur la vie, jusque-là distincts tout au long du XIXe s., le discours médical et le discours socio-moral de la compassion, fusion qui en remplaçant dans la pratique médicale la catégorie de l'« anormal » par celle du « malade chronique », fait de l'expérience subjective de la maladie une partie intégrante de la médecine, et de « la personne totale » un objet de l'attention médicale. Cette nouvelle logique redéfinit malade, médecin et maladie et appelle une réorganisation de la pratique médicale qui prend forme autour de l'idée d'une gestion de la maladie faite par une « équipe de santé » dont l'approche est moins morcelante. Les premières cliniques de la douleur s'inscrivent déjà dans ce mouvement.

Parallèlement, la reconnaissance du poids médical, social et économique des maladies chroniques attire l'attention sur la nécessité d'imaginer des formes nouvelles de gestion, de contrôle de ces pathologies. Dans ce cadre, la naissance des unités de soins palliatifs (en 1967, création du *Saint Christopher's Hospice*) organisées autour de la notion d'équipe fait écho dans un autre champ à l'approche pluridisciplinaire de Bonica et sensibilise au problème de la prise en charge de la douleur. Par ailleurs, un événement fortuit, le voyage du président Nixon en Chine en 1972, à travers la question de l'anesthésie par acupuncture, braque les projecteurs sur la douleur et amène la première attribution spécifique de crédits venant des National Institutes of Health (NIH).

Une nouvelle théorie scientifique. – Dans ce contexte historique certains facteurs convergents donnèrent un élan décisif au projet d'une médecine de la douleur. Le plus important a été, en 1965, la publication par Melzack et Wall d'une nouvelle théorie de la douleur, la « gate control theory » ou, en français, la théorie de la porte : « Fondamentalement, cette théorie propose l'existence d'un mécanisme agissant comme une barrière dans le système de transmission somatique de telle sorte que les signaux de douleur puissent être modulés avant qu'ils ne déclenchent une perception et une réponse. La barrière [ou porte] peut être ouverte ou fermée à des degrés divers en fonction de facteurs comme l'activité relative des fibres périphériques grosses et petites et des processus psychologiques variés comme l'attention ou l'expérience antérieure. En proposant une barrière modulable, il devenait possible d'essayer de fermer la barrière par des manipulations diverses. » Autrement dit, la théorie de la porte pose que la quantité et la qualité de douleur sont déterminées par de nombreuses variables physiologiques et psychologiques. Dès lors, la représentation de la douleur change profondément et des voies thérapeutiques nouvelles s'ouvrent. Pour reprendre les termes du grand spécialiste français J.-M. Besson, « lutter contre [la douleur] a changé de sens : c'est désormais agir sur les systèmes de contrôle que recèle notre corps. Ce n'est plus intervenir de l'extérieur en mutilant, mais au contraire stimuler et renforcer les pouvoirs naturels du corps ». Enfin, les résultats d'importantes recherches, en particulier en 1973 sur les récepteurs opioïdes, viennent à point pour soutenir le travail de Bonica tant par l'excitation suscitée dans le milieu de la recherche que par les applications cliniques qui paraissaient très prometteuses Cette nouvelle théorie va servir de point d'appui à John Bonica : avancer dans trois directions, vers la recherche, la médecine clinique et la psychologie.

De la douleur clinique à la douleur chronique : l'organisation d'une médecine de la douleur

En effet, en dépit de signes positifs et malgré les efforts incessants de Bonica, le développement d'une médecine de la douleur, à la fin des années 1960, n'a guère dépassé le plan de quelques expériences qui de plus s'ignorent souvent mutuellement. Au niveau plus général de la médecine, le principe même n'en est pas acquis, la douleur n'apparaît toujours pas comme un problème spécifique. Bonica va chercher à créer un pôle autour de la douleur, un milieu mêlant recherche fondamentale et pratique clinique qui permettrait d'y ancrer cette médecine, de lui donner une meilleure visibilité et un début de légitimité. En mai 1973, à Seattle-Issaquah dans l'État de Washington, il réunit exclusivement autour de la douleur 350 personnes de disciplines variées. C'est un moment essentiel où on assiste à un changement de régime d'une nébuleuse d'intérêts individuels pour la douleur, à l'installation d'un milieu spécifique qui prendra en 1974 la forme d'une association scientifique (l'IASP, Association internationale pour l'étude de la douleur) et à la naissance de la revue *Pain*, en 1975. Des standards d'organisation des centres de la douleur, suivant le modèle de la Pain-Clinic dirigée par Bonica, seront alors fixés qui, année après année, seront repris et adaptés par les différents chapitres nationaux de l'association. Une sous-commission de taxonomie est constituée. Définir et classer sont, on le sait, deux points vitaux dans le découpage de tout nouveau domaine spécialisé. Il s'agit tout à la fois de dessiner ses frontières avec les domaines voisins et de maîtriser/organiser les développements internes autour d'un objet central.

Une nouvelle définition de la douleur. – La sous-commission donnera en 1979 une nouvelle définition de la douleur (qui deviendra la définition officielle de la douleur pour la médecine occidentale en 1986 avec la publication d'un supplément de la revue *Pain* intitulé « Classification de la douleur chronique... »). Cette définition mérite qu'on s'y arrête pour mesurer le chemin parcouru depuis la « théorie de la douleur-signal » qui, sous des formes modifiées, perdurait depuis Descartes (1664) : « La douleur est une expérience sensorielle et émotionnelle désagréable, associée à une lésion tissulaire réelle ou potentielle, ou décrite dans des termes évoquant une telle lésion », et pour bien en saisir les implications sur la pratique clinique, « l'intérêt de cette définition est de limiter le lien trop étroit entre douleur et stimulus périphérique. Elle rend légitimes les douleurs sans lésion, alors que, dans un modèle périphérique, ces douleurs sont assimilées à des douleurs "imaginaires", inauthentiques, simulées. Un point de vue central, neuropsychologique, aide à mieux comprendre les notions classiques de placebo-sensibilité, de discordance anatomoclinique. La relation entre l'étendue du dommage tissulaire et la sévérité de la douleur est incertaine dans la mesure où de nombreux facteurs neurophysiologiques peuvent modifier son intégration centrale. L'intérêt de la définition de l'IASP est également de mettre sur un même plan les dimensions sensorielles et affective. » Cette définition lie, en parlant d'expérience sensorielle et émotionnelle, l'organique et le psychologique et met l'individu, la personne vivant l'expérience, au premier plan.

Autonomiser la douleur chronique. – La douleur ainsi définie intéresse toute la médecine. Or la médecine dans son ensemble n'est pas prête à changer, ni de modèle théorique ni, et moins encore, de comportement thérapeutique, loin s'en faut. C'est donc en s'appuyant sur une douleur spécifiée sur une autre dimension, la dimension temporelle, que va devoir se poursuivre le travail de dégagement menant à la reconnaissance de la douleur comme une entité médicale à part entière. C'est au cours de ce colloque qu'est stabilisée la distinction entre douleur aiguë et douleur chronique, avec l'aide de certains psychiatres et surtout de psychologues cliniciens. Cette autonomisation de la douleur chronique, définie comme toute douleur qui dure depuis plus de trois à six mois et a résisté aux traitements habituels, en créant une entité particulière à prendre en charge permettait de bien marquer le premier territoire de la médecine de la douleur. En ce sens le pari de faire exister une « douleur maladie » pour reprendre le terme de R. Leriche, est réussi. Mais, en même temps qu'ils donnaient des arguments pour reconnaître les spécificités de la douleur chronique, ces psychologues en définissant la douleur comme un comportement proposaient pour la lire un autre modèle théorique que celui de la biomédecine. Ils introduisaient ainsi une tension conceptuelle dans ce champ nouveau. Sur le plan théorique, la médecine de la douleur, depuis 1973, aborde la douleur chronique à partir de deux modèles. Le premier est médical *stricto sensu* : il part de la douleur, manifestation physique incluant des éléments individuels liés à la personnalité du malade ou à ses circonstances de vie influençant le vécu de sa douleur et admet, pour certaines douleurs, une origine non physique – les douleurs psychogènes. L'autre modèle est comportemental : il part de l'individu et de son comportement comme opérateur de toute douleur chronique quelle qu'en soit l'origine, physique ou non, et, si l'origine est physique (maladie ou lésion), que cette cause soit éteinte ou non. Autrement dit, il y a deux modes d'entrée dans la douleur qui sous-tendent les pratiques des différents centres de la douleur, l'un par le corps, l'autre par la personne et son expérience de douleur. Or sur le terrain, ces deux modèles n'ont pas été portés par les mêmes acteurs (des anesthésistes aux neurophysiologistes en passant par des psychiatres et psychologues comportementaux) et ont donné lieu dans leur mise en œuvre à des modes de prise en charge de la douleur chronique différents (un « pôle guérison technique » et un « pôle guérison gestion »). On peut penser que l'existence de cette dualité n'a pas facilité la reconnaissance rapide d'une médecine de la douleur, ne serait-ce que parce que cela a favorisé l'éclosion de consultations très diversifiées tant dans leurs approches (de la neurochirurgie au cri primal) que dans leurs modes d'organisation et de fonctionnement, brouillant quelque peu l'image que le groupe naissant des médecins de la douleur essayait de donner.

Ainsi, en France, asseoir la légitimité de ce groupe n'a pas été sans difficulté malgré le travail incessant de ces promoteurs principaux, divisés, il est vrai, en deux sociétés savantes qui ne se rejoindront qu'en 2000 lorsque la douleur aura à nouveau changé de statut. Mais pour l'heure, vers la fin des années 1970, c'est la timide apparition, initialement confidentielle, de consultations puis de centres de la douleur et la mise en route d'un important de travail de conviction et de maillage pour assurer la viabilité de structures nouvelles assez hétérogènes. Ce travail se fait au niveau local, hôpital par hôpital, et plus largement auprès des pouvoirs publics et de la presse professionnelle et grand public. Au-delà des différences d'approches conceptuelles et pratiques, la théorie de la porte et la nouvelle représentation de la douleur qu'elle propose constituent le vecteur commun de communication assurant l'assise scientifique de l'entreprise que certains discours pyschologisants à l'extrême pouvaient miner quelque peu. En 1987, dans la foulée de la publication d'une circulaire organisant la prise en charge des personnes en fin de vie (cf. article soins palliatifs), est mis en place par la Direction générale de la Santé un groupe de travail sur les douleurs chroniques. Ce sera une occasion manquée : divisé, le groupe a eu la sagesse de s'en tenir dans son rapport aux grandes lignes de l'organisation de la prise en charge de la douleur chronique, en particulier une pluridisciplinarité effective à laquelle doit être associé un psychiatre ou un psychologue, accompagnées de recommandations quant aux financements de certaines techniques et la prise en compte de la longueur des consultations. Mais il n'édictera pas de règles de fonctionnement précises, laissant ouvertes toutes les modalités possibles. C'est donc toujours de manière *ad hoc* que continuent à se développer des initiatives hospitalières, rencontrant des difficultés de fonctionnement nombreuses, liées à la faible reconnaissance dont jouit la médecine de la douleur définie bien souvent comme peu rentable tant par l'administration hospitalière que par nombre de médecins. Le rapport du groupe de travail ne sera publié qu'en 1991 alors que se dessine un changement de contexte dont la douleur une fois encore est partie prenante.

De la douleur chronique à la lutte contre toutes les douleurs : la douleur comme objet politique

En effet, parallèlement à la poursuite de ces investissements individuels locaux et au travail de fond fait par le groupe des médecins de la douleur qui amorce son unification, on perçoit un certain frémissement : outre les publications croissantes des médias, en 1990 est créée l'association Action-Douleur qui jouera un rôle majeur dans la prise de conscience professionnelle et surtout publique de la situation déplorable de la prise en charge de la douleur en France, et le premier diplôme universitaire de la douleur est créé en 1991 dans la foulée de la publication du rapport de la DGS... Certes la médecine de la douleur a désormais une existence mais son développement stagne, ses réalisations sont fragiles. Pour les malades, à cette époque, la situation de la prise en charge de la douleur était (et d'ailleurs est toujours) largement indéchiffrable. Il fallait à la douleur une médiation, elle allait être politique. Un déplacement s'opère progressivement de la scène médicale à celle du politique : en 1993, au congrès de l'IASP à Paris, Philippe Douste-Blazy, alors ministre de la Santé et médecin lui-même, attaque très vivement l'ensemble des médecins pour son incurie, ses préjugés, son manque de connaissances et à bien des égards son autosatisfaction quant à sa prise en charge de la douleur que les enquêtes d'Action-Douleur ont justement mise en lumière. La presse va très largement relayer ses propos. Le constat dressé alors est accablant (90 % des douleurs liées au cancer pourraient être soulagées, seules 30 % d'entre elles sont correctement traitées) et la moitié des patients douloureux ne reçoivent aucun antalgique ; la France est au quarantième rang mondial de la consommation à usage médical des stupéfiants ; la majorité des médecins ne possèdent pas de carnet à souches pour leurs prescriptions et en médecine générales lorsqu'ils en ont un, il est utilisé en moyenne pour trois malades par an... Dès lors l'engagement des autorités sanitaires, sur un rythme lent, ira *crescendo*, les politiques participant en effet des mêmes mentalités que le reste de la société.

Le groupe de travail confié, à grand renfort de publicité, au sénateur Neuwirth en septembre 1994 dessinera les quatre grands axes qui vont désormais structurer l'action contre la douleur : organiser, libéraliser, former, informer. C'est sur des fronts multiples que le premier plan triennal de lutte contre la douleur se déploiera en 1998. Préparé par d'importantes transformations législatives et réglementaires dont, principalement l'obligation faite, en février 1995, aux établissements de santé de prendre en charge la douleur des patients qu'ils accueillent, et comme en écho en mai de la même année, l'article 2 de la charte du patient hospitalisé énonçant que « la prise en compte de la dimension douloureuse, physique et psychologique, des patients et le soulagement de la souffrance doivent être une préoccupation constante de tous les intervenants ». En 1995 encore le nouveau Code de déontologie médicale précise dans l'article 37 qu'« en toutes circonstances le médecin doit s'efforcer de soulager les souffrances de son malade... ». Le 29 mai 97 une circulaire sur l'organisation de la lutte contre la douleur dans les établissements de santé rappelle l'importance de la prise en charge de la douleur et sans distinction entre les différents cas de douleurs possibles. Elle incite à des discussions pluridisciplinaires pour favoriser cette prise en charge et il lui paraît nécessaire que la lutte contre la douleur trouve sa place dans les contrats d'objectifs et de moyens relatifs à la qualité et à la sécurité des soins, et que les patients soient interrogés sur leur satisfaction ou non concernant la prise en charge de la douleur. On constate avec ce premier train de mesures une ouverture vers la prise en charge de toutes les douleurs, ce qui constitue un déplacement important, mais la douleur chronique n'est pas oubliée. Ainsi en février 1998 la circulaire n° 98-47, relative à l'identification des structures de lutte contre la douleur chronique rebelle, a pour objectif en dressant un état des lieux de mieux informer les usagers et les professionnels sur leur existence, et de reconnaître l'activité de ces structures qui ont vocation à fonctionner en réseaux.

En 1998, le « plan douleur », dit aussi « plan Kouchner », reprend donc ces développements et orchestre leur visibilité en agissant sur plusieurs dimensions. D'abord effectuer un travail sur les mentalités et les comportements : « La douleur ne doit pas être une fatalité, refusons-la », puis l'idée est de constituer peu à peu une « culture douleur » tant par l'information des malades (campagne grand public, carnet douleur remis à chaque patient hospitalisé, mesure de satisfaction à la sortie...) que par la formation de tous les professionnels de santé (multiplication de l'offre de formation). Ensuite faire entrer la lutte contre la douleur dans les hôpitaux et dans le travail des soignants et impliquer tous les acteurs. Les établissements, à l'aide d'un guide méthodologique qui leur sera fourni, devront définir leurs objectifs de prise en charge de la douleur en termes de projet médical et de soins infirmiers, et de plans de formation, de gestion et de système d'information, et ils en seront comptables – peu à peu la qualité de la prise en charge de la douleur sera intégrée à l'évaluation et aux procédures d'accréditation. La création de comités de lutte contre la douleur (CLUD) est encouragée pour susciter une réflexion transversale à l'établissement quant aux actions à mener : un des objectifs est de légitimer les initiatives déjà engagées (surtout infirmières, outre celles des médecins de la douleur lorsqu'il y en a) et de peser sur les différents services. Car, au-delà d'un certain contournement des cliniciens, c'est le niveau de la pratique qui est visé, par exemple en mettant à disposition des outils peu utilisés, réglettes d'évaluation, pompes d'analgésique autocontrôlées, et en modifiant certains aspects du travail : suppression du carnet à souches au profit d'ordonnances infalsifiables pour les antalgiques majeurs et, surtout, « protocoles de soins d'urgence » permettant aux infirmières de ne pas attendre une prescription médicale pour traiter la douleur, ces protocoles devant être élaborés collectivement et tenir lieu de consignes en cas de douleur « comme en cas d'incendie ».

Ces mesures, comme le montre l'évaluation publiée fin 2001, ont connu des concrétisations assez diverses ne prédisposant guère à un enthousiasme immédiat. Si on ne peut entrer dans le détail, il faut cependant souligner que ce plan, suivi en 2002 d'un second plan, quadriennal cette fois, est emblématique d'un nouveau statut de la douleur : tour à tour expérimentale, clinique puis chronique, elle est aujourd'hui une cause nationale de santé publique, un objet politique qui permet d'articuler en un seul ensemble des lignes de transformation qui travaillent parfois de façon contradictoire les évolutions du monde médical et ses rapports à la société. Les changements notés plus haut se sont poursuivis ; ainsi la dimension chronique des maladies a si on peut dire pénétré – enfin – la perception et les raisonnements sous-tendant l'organisation du système de soins ; par exemple le cancer et le Sida sont de plus en plus couramment définis comme maladies chroniques, ouvrant concrètement la question de la gestion quotidienne des personnes. L'inadéquation du modèle médical de la maladie fondé sur la maladie aiguë devient chaque jour plus flagrante et, avec elle, celle de l'organisation des soins. S'ouvre alors la nécessité de penser la notion prise en charge globale, traduite dans la loi de réforme hospitalière de 1991. La douleur, dans ce cadre, est un moyen d'opérationnaliser ces transformations. Plus, elle est un puissant levier pour pousser des changements organisationnels travaillés depuis longtemps au niveau des établissements et des pratiques de soins. Ainsi la volonté de transformer l'organisation cloisonnée des services en développant des fonctions transversales supposées (car elles le nécessitent) passe par un travail d'équipe ; le développement de référents douleur (soit médecin, soit infirmier) suit le modèle des infirmières hygiénistes ; les protocoles douleur viennent se rajouter en quelque sorte aux attributions liées au rôle propre des infirmières et faciliter un certain transfert de tâche du médecin à l'infirmière (ils rencontrent d'ailleurs les mêmes résistances). Le développement des équipes mobiles de douleur, en même temps qu'il réaffirme une spécificité pour le groupe douleur, participe de la même volonté. Ce rôle d'entraînement dévolu à la douleur peut se comprendre si on le met en regard d'une autre transformation en cours, celle de la place des malades. Avoir sa douleur soulagée figure dans la loi sur le droit des malades et la qualité du système de santé (2002). L'affirmation publique d'une volonté de prise en charge a été et est encore une ouverture vers les « nouveaux patients ». C'est une dimension très importante qui pour le politique joue dans deux sens : « redonner à la médecine ce côté humain » et fonder « un contrat entre le malade et le soignant », et s'appuyer sur un axe État-malade pour faire avancer de fait la prise en charge de la douleur contre l'indifférence des médecins et avec elle faire avancer les transformations dont elle fait partie. Le « contrat d'engagement contre la douleur » qui, à la place du « carnet douleur », sera désormais remis à tout malade hospitalisé est à cet égard exemplaire (« dans cet établissement nous nous engageons à prendre en charge votre douleur »). La lutte contre la douleur devient en quelque sorte un point de rencontre où tenter de nouer des attentes partagées dans un monde fortement conflictuel. Il reste à souhaiter que les malades en bénéficient dans la pratique, contrairement à leurs espoirs si souvent déçus depuis que leur douleur intéresse publiquement la médecine.

► ARNEY W. R., BERGEN B. J., *Medicine and the managment of the living, Taming the last great beast,* Chicago, Chicago Univ. Press, 1984. – BASZANGER I., *Douleur et médecine, la fin d'un oubli,* Paris, Le Seuil, 1995. – BESSON J.-M., *La Douleur,* Paris, Odile Jacob, 1992. – BONICA J. J., *The management of pain,* Philadelphie/Londres, Lea & Febiger (2e éd., 1990), 1953. – BOUREAU F. (éd.), *Pratique du traitement de la douleur,* Paris, Doin, 1988. – JEWSON N. D., « The disappearence of the sick man from medical cosmolgy, 1770-1870 », *Sociology,* 10, 1974, p. 225-244. – MELZACK R., WALL P. D., « Pain mechanisms. A new theory », *Science,* 150, 1965, p. 971-979. – REY R., *Histoire de la douleur,* Paris, La Découverte, 1994.

Isabelle BASZANGER

→ Soins palliatifs.

DROGUE

Plusieurs équations résument la conception des drogues au cours du dernier siècle. Elles font l'objet de multiples classifications, scientifiques, sanitaires, juridiques tant au plan international que dans le droit interne (Richard & Senon, 1999), mais également de distinctions plus informelles entre drogues dures et drogues douces.

Drogues = substances vénéneuses

Avant le XIXe s., est drogue toute substance ayant un effet positif ou négatif sur l'organisme, synonyme pour les premier de médicament, pour les second de poison. Les épiciers et les droguistes ou apothicaires vendent les drogues. Par l'ordonnance de 1682, seuls les droguistes des grandes villes peuvent assurer la vente des substances vénéneuses qui ne sont pas habituellement employées dans les arts, l'industrie ou la pharmacie, jusqu'à ce que les pharmaciens obtiennent un monopole après la création des écoles (1803) et du diplôme de pharmacien. Les pharmaciens n'auront d'autre commerce que celui « des drogues et préparations médicinales ». Ils tiennent les substances vénéneuses dans des lieux sûrs et ne peuvent les délivrer qu'à des « personnes connues et domiciliées qui pourraient en avoir besoin pour leur profession ou pour une cause connue ». Les épiciers et les droguistes sont alors écartés du commerce des « compositions et préparations pharmaceutiques ». Ils ne conservent que le commerce en gros des drogues simples, « sans pouvoir en débiter aucune au poids médicinal », ces mêmes « drogues simples » qui existent encore à l'article 512 du Code de la santé publique. De multiples préparations opiacées se répandent en Europe et sont largement consommées dans toutes les couches sociales. En France, au XIXe s., les médicaments opiacés apparaissent sous cinquante-sept noms (Bachman, Coppel, 1989).

L'ordonnance de 1846 organise la vente des substances vénéneuses en prévoyant que les pharmaciens en auront le monopole et crée la première nomenclature comprenant soixante-douze produits, aussi bien l'arsenic que la digitale, le mercure, la belladone, la codéine, l'opium. Cette vente ne peut se faire que sur ordonnance d'un médecin, chirurgien, officier de santé ou vétérinaire. La prescription doit être transcrite sur un registre et l'ordonnance revêtue du cachet du pharmacien et de la date de délivrance. Les produits devront être étiquetés et comporter le nom et l'adresse du pharmacien ainsi que la « destination interne ou externe ».

Après les études complémentaires de l'Académie de Médecine, cette liste est ramenée à dix-neuf substances par décret du 18 juillet 1850. On y trouve toujours l'opium, aussi bien que l'arsenic ; donc des substances dangereuses pour soi ou pour autrui. En revanche, le laudanum et la codéine en ont disparu. L'opium est à l'époque l'un des médicaments les plus employés en matière médicale : il soigne tous les maux, du plus bénin au plus grave, lutte contre le mal-être et calme la faim (Bachmann, Coppel, 1989). Il sera distingué et bénéficiera d'un régime particulier par un décret du 1er octobre 1908 qui le réserve à l'usage médicinal. C'est le commerce qui est pour l'instant visé : la cession est interdite mais également la facilitation de l'usage – « il est également interdit, sous les mêmes peines, de favoriser la détention et l'emploi prohibés d'opium en consentant l'usage d'un local ou par tout autre moyen ».

La question de l'usage de ces substances vénéneuses sera explicite dans la loi de 1916 et dans les débats qui la précèdent. Elle vise l'usage en société de l'opium, de la morphine, de la cocaïne, du haschich. Cette loi sera complétée par un décret classant les substances en trois tableaux : A / les substances les plus toxiques, les substances vénéneuses proprement dites, B / les toxiques stupéfiants, C / les substances simplement dangereuses. La loi de 1916 prévoit la réglementation de l'utilisation des arsenicaux en agriculture en lui imposant « toutes les garanties nécessaires à la sauvegarde de la santé publique » (Substances vénéneuses, 1917).

On trouve par exemple au tableau A, le pavot, la teinture d'opium et le laudanum, au tableau B, l'opium brut, les extraits d'opium, la morphine, la cocaïne, le haschisch et ses préparations. Les substances du tableau B ne peuvent être délivrées pour une période supérieure à sept jours. Les sirops de morphine et d'opium figurent au tableau C. Par circulaire du 11 janvier 1917, le ministre du commerce, de l'industrie, de l'agriculture, du travail, des postes et télégraphes indique aux inspecteurs des pharmacies que la loi est applicable aux préparations contenant des substances du tableau B, en faisant une interprétation rationnelle du décret (c'est-à-dire à des doses constituant réellement une matière toxique). Par ailleurs, la loi de 1916 dispose que c'est un simple arrêté du ministère de l'Intérieur qui fixera la répartition des substances dans les différents tableaux. L'arrêté du 22 mai 1917 fixera les dosages des substances que les pharmacies sont autorisées à délivrer aux chirurgiens-dentistes pour les substances des différents tableaux.

Drogues = substances illicites

L'apparition du terme « stupéfiants » pour désigner l'ensemble des substances visées par la limitation du commerce international date du décret de 1928 (Convention de Genève, p. 17). La loi de 1933 vise ainsi « la limitation de la fabrication et la réglementation de la distribution des stupéfiants ». Les textes français suivants reprennent le terme de substances vénéneuses ; puis, dans l'après-guerre, c'est le terme de stupéfiants qui s'impose. Le ministère de la Justice organise ainsi la répression des infractions en matière de stupéfiants, visant en particulier les trafiquants (circulaire de 1952) qu'il convient de distinguer des « toxicomanes qui s'adonnent aux stupéfiants obtenus illicitement ». Néanmoins ces deux catégories ne sont pas étanches puisque « la nécessité où se trouvent les toxicomanes de se procurer de la drogue les transforme parfois en trafiquants de stupéfiants » (même source). La liste des stupéfiants inscrits au tableau B est sur toute cette période modifiée plusieurs fois par an par des arrêtés successifs.

Il faut en fait attendre 1968 pour que le terme de drogue fasse une apparition dans le vocabulaire et détrône celui de substances vénéneuses, employé dans les textes légaux (qui a une double signification), le terme de « stupéfiant » étant plutôt utilisé dans les textes internationaux. En 1969, le ministère de la Santé diffuse un exemplaire des *Instantanés médicaux* consacré aux drogues (circ. 18 novembre 1969). Si le ministère de la Justice parle d'usage de drogue dans les débats parlementaires, la loi de 1970 consacrera l'usage illicite des substances vénéneuses, bien que son article 628 mentionne l'usage illicite de substances ou plantes classées comme stupéfiants (donc au tableau des stupéfiants).

Si le mot drogue reste plutôt du langage commun, ou désigne des ingrédients ou une chose mauvaise à absorber (Pelletier, 1978), il apparaît pour la première fois dans un texte officiel dans le titre du rapport de la mission Pelletier « problèmes de la drogue ». Bien qu'un tableau des substances à « usage toxicomanogène » figurant en annexe comporte le tabac et l'alcool, le texte retient les substances hallucinogènes, les opiacés et les stupéfiants synthétiques, le chanvre indien, les enivrants (colles, solvants) et les stimulants et les barbituriques. Le tableau de l'usage des drogues en France qui est ensuite brossé ne prend en compte que les drogues illicites. « C'est dans les années 1960 que la drogue va faire réellement irruption dans le monde contemporain » (Pelletier, 1978, p. 74). Toujours à cette époque, le même rapport introduit la distinction entre drogue dure et drogue douce, ce second terme s'appliquant en fait exclusivement au cannabis. Le rapport Roques (1998) relève néanmoins que par association à la dangerosité des comportements, la distinction portera sur les drogues dures comme celles à usage et détention illicites (donc y compris le cannabis) opposées à celles licites « dont la consommation était tenue comme moins dangereuse ».

La convention de Vienne de 1988 va élargir le champ d'action internationale aux stupéfiants et substances psychotropes. Mais sur toute cette période, la question de la drogue est réduite aux produits illégaux. Le décret de 1988, modifiant le Code de la Santé publique, consacre une section aux substances dangereuses, stupéfiantes ou psychotropes, définies ainsi : « Les substances et préparations vénéneuses qui ne constituent ni des médicaments... ni des produits cosmétiques ou d'hygiène corporelle. »

La drogue sera ensuite associée à la toxicomanie, on passe de la substance à ses effets, dans les programmes officiels, consacrés par la création, en 1989, du Comité interministériel de lutte contre la drogue et la toxicomanie. L'expression générale de lutte contre la drogue se généralise dans les textes du ministère de la Justice par exemple (circulaire du 25 octobre 1996). Pour chaque période, un produit est emblématique de l'image de la drogue : dans les années 1960, le cannabis, dans les années 1970, l'héroïne, dans les années 1980, la cocaïne et le crack et enfin, dans les années 1990, les amphétamines et surtout l'ecstasy (Albrecht, 1999).

Drogues = substances psychoactives

Le rapport du Comité d'éthique (1994), le rapport Henrion (1995) puis le rapport Roques (1998) vont globaliser la notion de drogue. Le terme prendra une nouvelle extension en s'appliquant à la fois aux produits licites et illicites, ce qu'avait anticipé F. Caballero dans son « droit de la drogue » qui réunissait le tabac et l'alcool aux stupéfiants. Les nouvelles classifications de produits (Roques, 1998) se fondent sur la dépendance psychique mais également sur la dangerosité sociale liée à la consommation ou à l'approvisionnement en une substance. Cela a conduit à faire éclater la distinction drogue licite/illicite puisque l'alcool se retrouve dans le groupe à plus forte dangerosité. Le *Larousse encyclopédique* de 1997, par exemple, indique que le mot drogue désigne une substance pouvant modifier l'état de conscience, ou est utilisé de façon péjorative pour désigner un médicament médiocre. Au niveau juridique, une drogue est une substance répondant à trois conditions : « Avoir un effet sur le système nerveux central, pouvoir susciter une dépendance physique ou psychique et des dommages sanitaires et sociaux » (Caballero & Bisiou, 2002).

Cette approche, liant tous les produits pouvant donner lieu à des consommations abusives, se concrétisera par l'élargissement du champ de compétence de la MILDT à l'ensemble des dépendances (OFDT, 2002), le plan triennal 1999-2001 consacrant la lutte contre la drogue et la prévention des dépendances, terme repris pour la version 2002 du rapport de l'OFDT. Or, les régimes juridiques applicables aux divers types de drogues ne convergent absolument pas : si le régime applicable aux drogues licites tend à se durcir (lois Evin pour le tabac, loi Bambuck pour les produits dopants), c'est également le cas pour celui des drogues illicites (Caballero & Bisiou, 2002). Ce glissement va se matérialiser par le recours au mot « drogues », le pluriel symbolisant cette vision large des substances, alors qu'il s'agissait jusque-là de *la* drogue. Outre la fusion des produits, la tendance parallèle a été à l'éclatement des types de consommations. Entre l'usage récréatif et la dépendance est venu s'intercaler l'usage nocif, au sein d'une approche sanitaire globale des conduites addictives (Reynaud, 2002). Après la création des équipes hospitalières de liaison en addictologie, les circulaires du ministère de la Santé citent de manière globale les personnes ayant un usage nocif ou une dépendance à une ou plusieurs substances psycho-actives, regroupées sous le vocable « personnes ayant des conduites addictives » (circulaire du 8 septembre 2000).

Le champ est redéfini sur les comportements, si bien que la notion même de dépendance est questionnée. La dépendance n'est pas systématique pour la plupart des produits (Comité consultatif national d'éthique, 1994) et il peut y avoir des dépendances sans produit (jeu, etc.). Par extension, l'*Encyclopédie Hachette* dans sa dernière version retient au sens figuré comme drogue tout ce qui intoxique ou abrutit (par exemple la télévision). La volonté politique de fusion des problématiques drogues licites/drogues illicites entraîne une redéfinition avec l'émergence de l'addiction. Le système fondé sur la classification, hérité du XIXe s., ne paraît alors plus adapté au contexte actuel (MILDT, 2002).

▶ ALBRECHT H. J., « Les recherches sur les drogues en Europe », *in* C. Faugeron (dir.), *Les Drogues en France, politiques, marchés et usages*, Genève, Georg Éditeur, 1999, p. 3-23. – BACHMANN C., COPPEL A., *La Drogue dans le monde*, Hier et aujourd'hui, Paris, Albin Michel, 1989. – CABALLERO F., BISIOU Y., *Droit de la drogue*, Paris, Dalloz, 2002. – PELLETIER M., *Rapport de la mission d'étude sur l'ensemble des problèmes de la drogue*, Paris, La Documentation française, 1978 : « L'emploi du mot drogue est très répandu, et s'applique à diverses substances chimiques, médicamenteuses ou non, aussi bien qu'aux épices » (p. 23). – REYNAUD M., *Usage nocif de substances psychoactives*, Paris, La Documentation française, 2002. – RICHARD D., SENON J.-L., *Dictionnaire des drogues, des toxicomanies et des dépendances*, Larousse, 1999. – Coll. : Ministère de la Justice, circulaire 52-10 du 19 février 1952 ; circulaire du 25 octobre 1996, Renforcement de la coopération judiciaire franco-néerlandaise en matière de lutte contre la drogue (JUSD9630165C). – Ministère de la Santé, décret n° 88-1232 du 29 décembre 1988 (SPSM8801488D ; circulaire du 8 septembre 2000 (DHOS/O2-DGS/SD6B-2000/460) relative à l'organisation des soins hospitaliers pour les personnes ayant des conduites addictives. – MILDT, *Actes du colloque du Collège de France, Toxicomanies en Europe, nouveaux défis, nouveaux enjeux de santé publique*, 23 et 24 novembre 2000, Paris, 2002. – OFDT (Observatoire français des drogues et des toxicomanies), *Drogues et Dépendances, indicateurs et tendances*, 2002.

Laurence SIMMAT-DURAND

→ Cocaïne ; Dépendance ; Psychotrope ; Toxicomanie.

DROIT

Un conflit de normativités

Dans son *Vocabulaire des institutions indo-européennes*, Émile Benveniste rapproche *med-* de *jus-* en faisant observer qu'ils relèvent l'un et l'autre du même registre, c'est-à-dire de la mesure – au sens de la modération – propre à assurer ou à rétablir l'ordre dans un corps malade ou dans la société. Dans un cas, pour statuer sur l'état de santé de la personne qui fait appel à lui, le médecin se réfère aux lois biologiques, dans l'autre, pour départager des intérêts contradictoires le juge se prononce sur un litige en se fondant sur la ou les règles invoquées dans le procès. Le médecin comme le juge n'interviennent pas de leur propre chef, mais seulement lorsqu'une personne les sollicite ; et, à cette demande singulière – en tant qu'elle concerne un individu particulier – ils répondent en se référant à des normes de caractère abstrait, biologiques pour le premier et juridiques pour le second. La fonction médicale comme la fonction de juger ont en commun d'avoir à qualifier une situation très concrète par référence à un système très abstrait : ainsi le médecin est amené à recoder les informations souvent ambiguës et décousues qu'il tire des entretiens, en des catégories nosologiques, ce qui lui permet de proposer un diagnostic ; le juge, quant à lui, répond à la demande introduite par une partie qui expose ses prétentions, conformément aux règles de droit qui lui sont applicables.

Si la comparaison entre la fonction de soigner et celle de juger s'avère riche d'enseignements, car elle permet de mettre en évidence leur proximité, il serait hâtif d'assimiler le droit à la justice. Si les jugements sont rendus par référence aux règles de droit applicables, les règles juridiques produisent des effets indépendamment de tout contentieux, car elles structurent et organisent les rapports sociaux. À ce titre, la profession médicale comme son exercice sont régis, à l'instar de toute activité sociale, par des règles juridiques. Aussi, lorsque la médecine est mise en regard du droit, s'agit-il pour les médecins, et cela dès le début du XIXe s., de revendiquer un corps de règles spécifiques organisant leur pratique fondées sur les particularités de la médecine dans le but d'écarter l'application des règles du droit commun ; tel sera notamment l'enjeu de la création de règles déontologiques ainsi que de juridictions disciplinaires. Si cette stratégie n'est couronnée de succès que tardivement, en 1941, la déontologie constituera durant toute la seconde moitié du XXe s. le seul corps de règles applicables à tout médecin, et ce quel que soit son statut, assurant ainsi une univocité de la conception de la relation avec le patient, qu'il soit un malade privé ou reçu à l'hôpital public. Cependant, bien que le rôle de ces règles soit indéniable, leur existence n'empêche pas pour autant l'application des règles générales du droit ; tel est le cas notamment en matière de responsabilité médicale, domaine sensible pour les médecins mais pour lequel les tribunaux appliqueront les principes généraux du droit de la responsabilité, malgré les contestations constantes dont les décisions de justice rendues à ce sujet seront l'objet de la part des médecins.

L'existence de règles propres aux médecins est légitimée par l'idée qu'il est possible d'accepter de s'en remettre aux savoirs des médecins et à leur mode d'approche de la maladie lorsqu'il est avéré que les soins administrés le sont dans l'intérêt du patient et de lui seul. En revanche, après la Seconde Guerre mondiale, le poids de la recherche biomédicale et l'importance accordée à la biologie moléculaire dans le développement des techniques médicales vont modifier la pratique médicale en contribuant à faire de la médecine contemporaine une biomédecine. Les connaissances majeures dont on dispose actuellement ont été acquises depuis les années 1950 grâce aux expérimentations sur l'homme ainsi qu'aux recherches génétiques ; dans l'un comme dans l'autre cas, ces recherches portent sur le *corps humain biologique*. De nouvelles pratiques médicales ont découlé des connaissances acquises grâce à ces recherches ; elles ont pour point commun de s'appuyer sur la structure biologique des individus, faisant craindre le risque de voir une personne sociale réduite à l'état de pur corps biologique, utilisable en tant que tel.

Dans ces nouveaux domaines, la communauté des chercheurs et des praticiens de la santé a considéré qu'il était de son devoir de s'interroger sur les conséquences de ses découvertes et de ses pratiques sur les individus ; elle a inscrit cette démarche dans un cadre de réflexions éthiques appuyées sur ses concepts et ses représentations propres. Une étape importante a été franchie avec la création, en 1983, du Comité consultatif d'éthique pour les sciences de la vie et de la santé ; ses avis contribueront à stigmatiser l'insuffisance des règles juridiques existantes, le « vide juridique » étant mis en avant pour dénoncer le décalage du droit par rapport aux innovations scientifiques dans le domaine médical et proposer un certain nombre de solutions nouvelles. L'illusion que ces recommandations seraient suffisantes tient vraisemblablement à ce que les milieux qui y font référence croient que l'éthique permet de faire l'économie du politique. L'État a dû intervenir, par le vote en 1994 des lois dites bioéthiques, parce que ces pratiques médicales s'adressant moins à des personnes qu'à des corps biologiques, il était impératif d'adopter ces règles dans le but à la fois de préciser leurs conditions d'acceptabilité sociale et de maintenir la dimension sociale des personnes concernées. En effet, ces pratiques mettent en cause la légitimité de l'exercice médical fondée sur la prise en considération du seul intérêt de la personne soignée, soit parce que certaines d'entre elles visant à l'obtention d'éléments biologiques pour soigner un patient sont réalisées dans l'intérêt thérapeutique d'autrui, soit parce que d'autres touchent aux libertés individuelles. De ce point de vue, l'intervention de la loi votée par le Parlement rappelle que la loi biologique ne saurait constituer le fondement de la loi sociale.

L'existence de règles spécifiques fondées sur les particularités de la médecine n'empêche pas l'application du droit commun

Pour soigner des malades, il faut connaître les maladies, ce qui implique un corpus de savoirs et de connaissances ; et ce sont précisément ceux-ci qui fondent la fonction des médecins et leur permettent d'imposer la manière de soigner à ceux qui recourent à leurs services. Cela ne signifie pas pour autant que l'État se désintéresse de l'exercice de la médecine ; il adoptera à son sujet les mêmes choix qu'il fit pour les avoués (loi du 18 mars 1800), les notaires (loi du 16 mars 1801), les commissaires-priseurs (loi du 18 mars 1801), les avocats (loi du 13 mars 1804), c'est-à-dire une réglementation de l'accès à la profession conditionné par l'existence de diplômes. On sait que, dix ans après que la Révolution française eut supprimé les corps intermédiaires, le Consulat dut introduire des réglementations pour certaines professions, à propos desquelles on constatait que les seuls effets de la liberté et de la concurrence étaient insuffisants à garantir des services de qualité. Dans tous ces cas, c'est au nom de la *nécessité des compétences* des professionnels en question que fut organisé un monopole de leur exercice subordonné à l'obtention de diplômes.

Cependant, l'organisation de la profession de médecin par la loi du 10 mars 1803 se distingue de celle des autres professions sur deux points : les médecins ne sont pas rattachés, à la différence des avoués, des notaires, des commissaires-priseurs et des avocats, à une chambre chargée de la discipline ; en outre, la loi opère une distinction entre deux catégories de soignants, les médecins titulaires d'un diplôme universitaire (thèse de médecine) pouvant exercer sur tout le territoire français et les officiers de santé (examen passé devant un jury départemental composé de médecins) ne pouvant s'établir que dans le département où ils ont été reçus.

À la différence de l'ordre social de l'Ancien Régime fondé sur un état, une condition d'origine, le Consulat mit en place une nouvelle hiérarchie sociale appuyée notamment sur le diplôme et donc la sélection par l'université. Or, ce modèle respecté pour les professions nécessitant un diplôme juridique ne le fut pas pour la profession médicale. En effet, si l'officiat fut contesté par les docteurs en médecine, c'est parce que ceux qui l'exerçaient n'avaient acquis qu'un savoir pratique, ce qui les rendait illégitimes faute d'être titulaires d'un diplôme délivré par l'université, garant d'un savoir théorique. Les officiers de santé feront l'objet de critiques acerbes fondées sur l'idée d'une concurrence déloyale, ce qui conduira les médecins à revendiquer des règles professionnelles tendant à moraliser la profession et à lui garantir son indépendance matérielle. Ils vont, dès 1816, stigmatiser les pratiques des officiers de santé (partage d'honoraires, remises, etc.) pour revendiquer l'unification de la profession par suppression de l'officiat. En novembre 1845, se tiendra à Paris le Congrès médical qui posera les principes de la probité et de moralisation de la profession, notamment en adoptant le premier projet d'ordre professionnel. Et, à partir de cette date, pas moins d'une dizaine de projets privés, de propositions de lois, de motions se succéderont, tendant à exiger la création d'un organisme auquel adhéreraient obligatoirement tous les médecins et qui leur imposerait des règles de morale professionnelle.

L'unification de la profession a été réalisée par la loi du 20 novembre 1892 en supprimant l'officiat (moyennant des mesures transitoires) : « Nul ne peut exercer la médecine que s'il est muni d'un *diplôme de docteur en médecine* délivré par le gouvernement français, à la suite d'examens subis devant un *établissement d'enseignement supérieur médical de l'État* » ; en outre, elle autorisa les médecins à créer des syndicats. D'une part, les médecins n'auront plus à subir la concurrence d'un corps parallèle et, d'autre part, ils obtenaient gain de cause au sujet de la revendication de pouvoir défendre les intérêts de la profession. L'adoption de la loi de 1892 va structurer le syndicalisme médical dont la demande essentielle sera celle d'une médecine libérale solvable. La profession va alors lutter contre toute une série de dispositions de nature sociale, qu'il s'agisse de la loi du 15 juillet 1893 sur l'assistance médicale gratuite ou celle du 9 avril 1898 sur les accidents du travail car elles ont en commun de fixer un tarif, ce qui porte atteinte au principe de la libre entente entre le médecin et son patient. Les médecins de cette époque sont placés en situation de contradiction : apparaître comme éloignés des questions d'argent tout en assurant leurs revenus. Or, tous les systèmes étatiques, patronaux, mutualistes, assurent certes la solvabilité, mais risquent de les rendre dépendants de systèmes socialisés. Ainsi, en 1927, l'Académie de médecine votera une motion demandant « au gouvernement de soumettre aussi rapidement que possible au vote du Parlement la création de l'ordre des médecins, *chargé de faire respecter le code de déontologie* et de conserver à la profession médicale *le caractère de profession libérale*, indispensable dans l'intérêt même du malade » ; de même, le Congrès de la Confédération des syndicats médicaux de France du 30 novembre 1927 adopta un certain nombre de principes qui constituent la Charte de la médecine libérale et dont l'objectif est le respect « du libre choix du médecin par le malade, du respect absolu du secret professionnel, du droit à honoraires pour tout malade soigné, du paiement direct du médecin par le malade, même assuré social, de la pleine liberté de thérapeutique et de prescription, du contrôle des médecins par leurs seuls pairs ».

Certes, ces revendications aboutiront à la création en 1940 de l'ordre des médecins sous Vichy et du Code de déontologie en 1941, ce qui contribue à la stigmatisation de l'un comme de l'autre ; mais, si l'on s'en tient à cette constatation, on occulte *la constante revendication* des médecins *d'un corps de règles spécifiques*, dont la fonction première est à la fois de contribuer à asseoir une représentation commune de la profession médicale et d'échapper à l'application des règles générales. Ainsi, présentant le Code de déontologie médicale de 1947, Louis Portes, président du Conseil national de l'ordre des médecins, prend un soin attentif à montrer que ce code est en conformité avec les principes de la Charte de la médecine libérale de 1927, dont il fonde les prémisses dans le Serment d'Hippocrate. En outre, ces principes figurent toujours dans l'actuel Code de la sécurité sociale dans le titre consacré aux dispositions relatives aux prestations et aux soins.

Les règles de déontologie médicale, en tant qu'elles sont propres à la profession médicale, permettent de lui garantir son autonomie, notamment en défendant une conception de l'exercice médical de type individualiste qui implique une relation avec le patient fondée sur le colloque singulier. Or, sa particularité est précisément d'écarter le malade comme sujet social, c'est-à-dire juridique et, à ce titre, titulaire de droits et d'obligations. C'est ainsi que René Savatier, juriste renommé du droit de la santé pouvait faire remarquer avec autant de pertinence que d'humour dans un article écrit en 1956 que certes, Louis Portes considérait tout malade comme « un mineur en état d'opacité intellectuelle [...] incapable de comprendre et d'apprécier l'utilité des décisions qui s'imposent pour son bien, et que doit prendre, pour lui, le médecin, en lui dissimulant la vérité » ; mais, il ajoutait que le Code de déontologie traite le malade « ... en majeur quand il s'agit de décider de son argent, en revendiquant, comme un principe essentiel de la médecine, l'entente directe et libre entre malade et médecin en matière d'honoraires ». René Savatier mettait ainsi en évidence que les règles déontologiques avaient pour conséquence d'écarter le droit commun et cela avec subtilité, puisque l'application des règles générales n'est pas évincée lorsqu'elles satisfont leurs intérêts. Il ne manquait pas d'observer que « médecins et juristes sont [...] formés, par l'école et la vie, à des réactions entièrement opposées à l'égard de la loi. C'est pourquoi le médecin est instinctivement rebelle à la loi juridique elle-même. Attentivement exercé à lutter contre la loi biologique, de manière à échapper au caractère inexorable de sa généralité, il prend naturellement la même attitude contre la généralité de toute loi. Tandis que le juriste mesure naturellement qu'il n'est pas de garantie, pour l'égalité des citoyens et la liberté des personnes, que dans le caractère général et impératif de la loi civile ».

René Savatier rappelle ainsi que l'existence de règles spécifiques à la profession médicale ne fait pas disparaître l'application des règles générales du droit ; or, ce sont notamment elles qui régissent la responsabilité médicale, ce qui explique les critiques récurrentes des médecins sur cette question. Dès le Congrès de Paris de 1845 la revendication de conseils de discipline constitue un choix dans l'objectif de n'avoir d'autres juges que leurs pairs : « Le médecin répond de ses actes devant sa conscience et les résultats de sa pratique ne peuvent être appréciés que par des hommes compétents. » On ne saurait dénier plus clairement la légitimité des juges qui, au nom de leur incompétence en matière médicale, n'auraient pas l'aptitude à apprécier la pratique médicale, notamment dans ses conséquences dommageables. Aussi dénoncent-ils vigoureusement la suspicion que font peser sur eux l'article 1382 du Code civil : « tout fait quelconque de l'homme oblige celui par la faute duquel il est arrivé à le réparer » et les articles 319 et 320 du Code pénal qui fixent les conditions des infractions d'homicide et de coups et blessures involontaires. Mais l'existence d'instances disciplinaires pour juger les médecins peut seulement ajouter une catégorie de sanctions ; elle ne saurait avoir pour effet d'exclure l'application du droit commun. Aussi, malgré le rôle indéniable des règles déontologiques, un certain nombre de questions ont été soumises aux tribunaux et réglées par eux en application des règles générales du droit, notamment celles ayant trait à la responsabilité et au contrat. Et, malgré la contestation parfois très forte dont ces décisions ont été l'objet, les médecins n'ont pas pu ne pas en tenir compte. L'exemple le plus frappant est celui de l'arrêt rendu par la Cour de cassation le 25 février 1997, connu comme étant l'arrêt *Hédreul* ; appuyé sur les règles de la négociation contractuelle qui impliquent qu'un professionnel sachant doit prévenir son éventuel partenaire des avantages et inconvénients de ce qui lui est proposé, pour que ce dernier puisse se déterminer en toute connaissance de cause, il se contente d'énoncer que « *celui qui est* légalement ou contractuellement *tenu d'une obligation particulière d'information* doit rapporter la preuve de l'exécution de cette obligation ». Cette solution n'est jamais que l'application au domaine médical de solutions adoptées dès 1970 dans tous les domaines de la vie contractuelle ; mais, étant générale, elle aura conduit à l'abandon des règles professionnelles en matière d'information qui, à l'inverse, se caractérisaient par la possibilité donnée au médecin de choisir de donner ou non l'information, voire de la donner partiellement.

De ce point de vue, la loi du 4 mars 2002 relative aux droits des patients est l'indicateur de l'abandon de l'idée que seules des règles spécifiques auraient vocation à régir les rapports des médecins avec leurs patients ; en recourant explicitement aux principes généraux applicables aux relations des personnes entre elles, cette loi a pour conséquence que ce sont dorénavant les règles de droit commun qui déterminent la situation de la « personne malade ». Certes, elle tient compte des particularités des professions de nature médicale, mais les droits dont la personne est titulaire étant fondés sur des conceptions communes, elle n'est plus dépendante de celles particulières des médecins. On peut donc constater que cette loi, en ramenant les médecins au droit commun, contribue à limiter la portée des règles spécifiques, et par là même diminue l'influence de leurs propres conceptions ; la mutation juridique accompagne la mutation entre la médecine et le malade.

L'accès au corps biologique, ou comment éviter que la loi biologique se substitue à la règle sociale

La loi du 4 mars 2002 porte sur les soins à des personnes malades, et constitue à ce titre les règles générales applicables aux rapports des patients avec les professionnels de santé. Mais par ailleurs, les progrès réalisés depuis les années 1950 dans le domaine des sciences de la vie ont contribué à constituer la revendication d'un nouvel ensemble de règles dites bioéthiques, car ces progrès ont conduit à de nouvelles pratiques médicales. Celles-ci soit permettent des interventions à caractère manipulateur sur le corps humain ou sur les mécanismes fondamentaux de la vie, soit sont grosses de risques du point de vue de la protection des personnes ou de celui des libertés publiques. Toutes les pratiques médicales entrant dans le champ fédérateur de la bioéthique présentent un certain nombre de particularités communes consistant à faire subir des transformations à la fonction thérapeutique telle qu'on l'entend traditionnellement. Centré sur la personne soignée, l'exercice médical se conçoit en principe uniquement par rapport à cette dernière et uniquement en fonction de ses seuls intérêts.

Historiquement, ce sont les expérimentations sur l'homme qui ont nécessité l'édification de règles juridiques sans lesquelles le médecin qui les pratique tombe sous le coup de la loi pénale au titre des coups et blessures volontaires. En effet, dans la mesure où la médecine expérimentale utilise le modèle de la recherche scientifique, elle ne se préoccupe pas d'un individu unique pour le soigner, mais entend mettre en évidence *les règles du vivant* ; de ce fait, elle heurte les fondements mêmes de l'exercice médical centré sur l'intérêt du malade. En effet, fondée sur un modèle objectif, l'expérimentation est conduite *dans l'intérêt général de la connaissance* ; en outre, visant à étudier des réactions du corps humain, elle porte avant tout sur des individus biologiques en tant qu'ils sont des sujets observables. Par hypothèse, les gestes entrepris sur la personne l'étant dans un but expérimental, l'intérêt thérapeutique pour cette personne faisant défaut, le médecin expérimentateur, si aucun texte ne l'y autorise, est passible des peines applicables à la commission de l'infraction de coups et blessures volontaires. Eu égard à une pratique qui remonte à la fin du XIXe s., on pourra s'étonner qu'il ait fallu attendre 1988 pour qu'une loi – du 20 décembre 1988, dite loi Huriet-Sérusclat – impose un certain nombre d'obligations au médecin qui utilise le corps d'une personne à des fins d'expérimentation. Pour que cette loi soit adoptée, il a fallu admettre que la personne objet de l'expérimentation n'est pas un malade que l'on soigne, ce qui impliquait de reconnaître la séparation des intérêts : il n'est pas possible de prétendre que la personne bénéficie de soins dans son intérêt quand la finalité de l'expérimentation est l'accroissement des connaissances dans un but d'intérêt général.

Parallèlement, le développement de ces connaissances corrélé à l'affinement de nouvelles techniques telles que la cryoconservation, les modalités de transplantation... a contribué au développement d'une médecine de la prothèse et de la substitution biologique ; ainsi peut-on envisager de greffer un rein à un insuffisant rénal, un cœur à un insuffisant cardiaque, d'utiliser une veine saphène pour remplacer une artère, permettre à un couple d'avoir un enfant grâce au sperme d'un tiers « donneur »... Mais l'une des questions centrales posée à cette médecine de la substitution qui nécessite l'obtention d'organes et d'éléments du corps humain, c'est que, à la différence des médicaments qui sont des molécules chimiques produites par l'industrie, mises sur le marché et que l'on peut acheter, ces organes et tissus humains si précieux pour ceux qui en ont besoin ne se trouvent que *dans* les corps humains. Il faut donc les prélever ; or, seuls les médecins disposent des compétences nécessaires pour effectuer une telle intervention.

Si l'obtention d'organes et/ou de tissus humains est indispensable aux soins des malades qui sont en attente de greffe, il est en revanche impossible de prétendre que le prélèvement réalisé sur une personne ait une quelconque finalité thérapeutique pour cette dernière. Là encore, une loi était indispensable pour fixer les conditions à respecter par le médecin préleveur pour échapper aux sanctions de la loi pénale ; tel fut l'objet de la loi du 22 décembre 1976 relative aux prélèvements d'organes, dite loi Caillavet.

Les pratiques médicales qui, pour soigner certains malades, requièrent des éléments biologiques du corps humain ont su progressivement construire leur acceptabilité sociale ; cependant, il est apparu à ceux des médecins qui intervenaient dans ces champs qu'il fallait un ensemble cohérent de règles juridiques afin de ne plus être soumis à l'obligation de revendiquer au cas par cas les dispositions requises pour ne plus être soupçonnés de pratiques illégales. Tel a été l'objet des trois lois de 1994 dites lois bioéthiques : d'une part, elles ont fixé les règles de protection de l'intégrité physique de la personne tout en organisant l'accès au corps humain en tant que gisement d'éléments biologiques ; d'autre part, alors que les questions soulevées par le recours à la génétique étaient au début des années 1990 beaucoup moins développées que celles ayant trait à l'obtention d'éléments biologiques humains, elles ont également fixé les règles à respecter pour l'identification génétique des personnes et des maladies (soit à titre médical, soit au titre de la recherche génétique). Si cette dernière passe bien par un accès au corps de la personne, les différentes modalités d'identification génétique dans des usages qui ne sont pas seulement médicaux (on pense à l'identification des personnes prévenues d'avoir commis certaines catégories d'infractions) ne l'utilisent pas de la même façon, ce qui explique un traitement juridique différent : les prélèvements d'éléments biologiques du corps humain impliquent une *atteinte à son intégrité physique*, tandis que les pratiques d'identification génétique sont susceptibles de constituer une atteinte à *la vie privée de la personne*. Par voie de conséquence, dans le premier cas, il s'est agi d'autoriser et d'organiser l'accès au corps en tant que gisement précieux d'éléments biologiques susceptibles d'être utilisés pour ceux qui en ont besoin, tout en essayant de sauvegarder l'image de la protection absolue de la personne dans son corps ; dans le second cas, si le législateur a considéré que la production d'informations de nature génétique sur un individu nécessitait une protection au titre des libertés individuelles, cela est dû au fait que l'ADN est considéré comme la signature de chaque personne : celle-ci porte en elle les marques d'elle-même.

Qu'il s'agisse de l'utilisation des empreintes génétiques pour identifier les personnes ou des tests génétiques pour identifier les maladies, dans l'un comme dans l'autre cas, l'analyse de l'ADN fournit des informations sur une personne ; et c'est précisément cette particularité qui fait problème, non pas tant par sa nature biomoléculaire que parce que certains y voient un fondement de nature scientifique, présenté comme indiscutable. Le fait de s'appuyer sur des informations de nature génétique, donc sur des éléments propres à chaque individu, permet de développer une conception essentialiste de certaines questions sociales : ainsi, la filiation s'expliquerait par la reproduction biologique, le comportement criminel serait de nature biologique, la maladie serait due à un gène, l'assurabilité de la maladie serait fonction du terrain génétique. Ni les lois bioéthiques de 1994 ni les règles ultérieurement votées n'en sont pour autant la traduction. En effet, le législateur a fait en sorte d'éviter que les règles adoptées organisent des pratiques qui ne s'adresseraient qu'au seul corps en tant qu'entité biologique, ce qui serait d'autant plus redoutable en matière génétique que la situation de la personne serait alors uniquement déterminée par ce qui la caractérise de manière interne, et qui serait censé livrer une lecture de qui elle est.

On peut donc constater qu'il existe un fil conducteur du XIXe s. au début du XIXe s. : la tendance des milieux médicaux à fonder les lois sociales régissant leurs rapports avec les malades, ainsi qu'avec les personnes sur qui sont pratiquées des recherches, sur un savoir scientifique pour obtenir d'être régis par des lois spécifiques. Tout au contraire, le droit maintient la référence aux principes généraux comme aux règles de droit commun, car c'est le moyen le plus efficace pour garantir l'égalité et la liberté des personnes ; les juristes savent par expérience que les lois d'exception sont toujours à craindre. L'équilibre est maintenu par le fait qu'il est dorénavant tenu compte des spécificités des pratiques médicales, tout en veillant au respect des règles générales, celles-ci ne cessant d'ailleurs pas de s'appliquer même lorsqu'il existe des lois spéciales.

▶ BENVENISTE E., « Med- et la notion de mesure », in *Le Vocabulaire des institutions indo-européennes*, vol. 2, p. 123-132. – CICOUREL A. V., *Le Raisonnement médical, une approche socio-cognitive*, Paris, Le Seuil « Liber », 2001. – FOUCAULT M., *Naissance de la clinique*, Paris, PUF « Gallien », 1975, 3e éd. – FAGOT-LARGEAULT A., *L'Homme bioéthique*, Paris, Maloine, 1984. – GAUDILLIÈRE J.-P., *Inventer la biomédecine, la France, l'Amérique et la production des savoirs du vivant (1945-1965)*, Paris, La Découverte, 2002. – GUILLAUME P., *Le Rôle social du médecin depuis deux siècles (1800-1945)*, Association pour l'étude de l'histoire de la sécurité sociale, 1996. – PORTES L., « Préface au Code de déontologie », in *À la recherche d'une éthique médicale*, Paris, Masson & PUF, 1954, p. 87-101. – SAVATIER R., « Au confluent de deux humanismes, entente et mésentente entre médecins et juristes », *Le Concours médical*, 7 janvier 1956, p. 61-74. – THOUVENIN D., « Les lois n°s 94-548 du 1er juillet 1994, n°s 94-653 et n°s 94-654 du 29 juillet 1994 ou comment construire un droit de la bioéthique », *Actualité législative Dalloz*, 1995, p. 145-213.

Dominique THOUVENIN

→ Bioéthique ; Code de déontologie ; Don d'organe ; Greffe, transplantation ; Ordre des médecins ; Personne humaine.

DROIT À L'INFORMATION DU MALADE

Du modèle de la prise en charge à la décision concertée avec le médecin

La personne malade s'adresse à un médecin parce qu'elle éprouve des douleurs, elle souffre, elle a mal. C'est elle qui prend la décision de le consulter en fonction de ce qu'elle ressent ; et, si elle requiert ses services, c'est pour bénéficier de ses compétences. En effet, ce dernier, en s'appuyant sur un interrogatoire du patient, la palpation ainsi que d'éventuels examens, va grâce à son expertise professionnelle recoder l'ensemble de ces éléments dans une, voire plusieurs catégories nosologiques abstraites, pour nommer la maladie dans le but de la soigner. Ainsi que l'a montré Canguilhem « c'est donc d'abord parce que les hommes se sentent malades qu'il y a une médecine », et d'ajouter, « c'est toujours la relation à l'individu malade, par l'intermédiaire de la clinique qui justifie la qualification de "pathologique" ».

Établissant un diagnostic qui conditionne la conduite thérapeutique et, par voie de conséquence, les types de soins et leurs modalités, on pourrait s'attendre à ce que le médecin soit tenu d'informer la personne sur tous ces points, précisément parce qu'elle le sollicite sur cette aptitude. Pourtant, il faudra attendre la loi du 4 mars 2002 relative aux droits des malades pour que la personne malade se voie reconnaître le droit d'être informée sur son état de santé. Cette reconnaissance signe le passage d'un modèle à un autre : celui du médecin légitime représentant des intérêts du patient qu'il n'a pas à informer à celui du médecin qui doit donner au patient l'information nécessaire pour permettre à ce dernier de prendre une décision en connaissance de cause.

Le premier modèle est fondé sur les conceptions médicales de la relation médecin-malade : le patient frappé par la maladie étant inapte à se prononcer sur ses intérêts, le médecin le prend en charge en agissant pour son bien. En revanche, le second modèle est fondé sur l'idée que celui qui est directement concerné par une situation est seul apte à décider ce qui lui convient. La prise de conscience du passage de l'un à l'autre s'est opérée grâce à l'arrêt Hédreul rendu le 25 février 1997, qui fut largement médiatisé et l'objet d'intenses discussions au sein de la communauté médicale et d'autant de remises en cause.

Le modèle de la prise en charge et le choix donné au médecin de dire ou non la vérité au malade

Ce modèle sera exprimé de manière très cohérente par le Pr Louis Portes, dans une communication à l'Académie des Sciences morales et politiques le 30 janvier 1950 : « attaqué », « frappé », « terrassé » par la maladie, le malade a perdu toute lucidité en raison de l'angoisse dans laquelle le plonge sa situation et n'est plus, de ce fait même, en état d'exprimer une volonté libre et de faire des choix pertinents. Le médecin, quant à lui, n'étant pas pris dans de tels affects et ayant les connaissances nécessaires pour apprécier l'état de maladie du patient, est en mesure de prendre les décisions qui s'imposent et cela dans l'intérêt du patient. La dissymétrie des positions conduit Louis Portes à proposer que le médecin, tel un père, prenne les décisions qui conviennent pour protéger la santé du malade. Cette conception de la relation médecin-malade est généralement présentée comme étant de type paternaliste ; cet adjectif qui sert à désigner la conception patriarcale du rôle du chef d'entreprise semble avoir été détourné de son sens pour rendre compte en réalité du caractère paternel, c'est-à-dire bienveillant, de l'intervention du médecin vis-à-vis du patient. Cette présentation contribue à réduire la relation à une vision psychologisante et, ce faisant, perd de vue l'essentiel de l'argumentation de Portes qui s'appuie sur l'absence de lucidité du malade pour le qualifier d'incapable. Bien que le patient soit adulte, il ne le classe pas dans la catégorie des incapables majeurs, ce qui l'aurait conduit à proposer la désignation d'un tuteur pour le représenter ; s'il a choisi de le traiter comme un enfant, c'est parce que le mineur est aussi un incapable. Mais, comme il est représenté par son père (à l'époque où Portes fait cette conférence, ce dernier est le seul représentant légal du mineur et non pas les deux parents), cette prise en charge des intérêts de l'enfant, parce qu'elle est une personne faible paraît « naturelle » ; aussi, à l'instar du père qui prend soin de la personne du mineur et représente ses intérêts, le médecin qui soigne un individu malade décide à sa place et pour lui la manière de prendre en charge sa maladie et ses suites.

Dans ce modèle, la connaissance de son état de santé par le patient ne se pose pas en termes d'information à lui donner, puisque la maladie est un mystère que le patient porte en lui et dont le médecin seul a la clé ; aussi, la question est-elle posée en termes de vérité à dire ou non au malade. Il s'agit, dans toute la mesure du possible, d'épargner au patient la connaissance de la réalité de son état de santé lorsque cela pourrait avoir des conséquences psychologiques néfastes. Les Codes de déontologie médicale qui se sont succédé – Code du 28 juin 1947, Code du 28 novembre 1955, Code du 28 juin 1979 – ne comportaient aucune disposition relative à l'information du patient, mais une règle quasiment inchangée selon laquelle « pour des raisons légitimes que le médecin apprécie en conscience, un malade peut être laissé dans l'ignorance d'un diagnostic ou d'un pronostic grave. Un pronostic fatal ne doit être révélé qu'avec la plus grande circonspection ».

Cet énoncé traduit un type de relation de nature inégalitaire, dans lequel le médecin n'a pas à se soucier du point de vue de la personne objet de soins, puisque celui-ci sait ce qui est bon pour le patient. Cela justifie qu'il ne soit pas nécessaire de donner l'information au patient. Le rôle ténu de l'information s'explique aussi par le fait que *l'exercice médical est de type subjectif* : la médecine est un art fondé sur la liberté thérapeutique. Le praticien met ses qualités personnelles au service de la situation propre du patient. En revanche, à partir du moment où la médecine est l'objet, à l'instar du domaine industriel, d'une démarche de qualité, un système de normalisation des pratiques se construit. Celui-ci implique la mise en place de référentiels établis à partir des connaissances scientifiques disponibles dans le but d'évaluer la qualité des prestations, leurs résultats.

Les références médicales, les références professionnelles, les recommandations de bonne pratique sont des normes objectives qui se sont diffusées à partir du début des années 1990. Dorénavant, le professionnel médecin ne peut plus asseoir sa décision individuelle sur l'idée qu'il se fait de la manière d'entreprendre tel ou tel soin ; il est amené à tenir compte de l'ensemble de ces données, lesquelles constituent une source d'informations accessibles publiquement. Le changement de position du médecin vis-à-vis de l'information est donc étroitement lié à l'évolution des pratiques médicales de plus en plus normalisées. Ne pouvant plus se contenter d'une pratique clinique et thérapeutique subjective à propos de laquelle il ne disposait que de connaissances pragmatiques, il doit pouvoir justifier ses propositions par rapport aux modalités de soins dorénavant normées dans le but de garantir un niveau minimal de qualité. *L'introduction de normes objectives* en médecine a donc entraîné une modification des exigences en matière d'information ; en effet, dès lors qu'il existe des références extérieures au médecin dont le contenu est scientifiquement validé, celles-ci sont diffusées et donc publiques. Elles sont accessibles à ceux qui souhaitent en prendre connaissance ; *a fortiori*, le médecin peut les communiquer au patient, ce qui donne à ce dernier la possibilité de vérifier que ce qui lui est proposé sera conduit en conformité à une pratique validée.

Comment la prise de conscience du passage d'un modèle à l'autre s'opère par la médiatisation d'un seul arrêt, l'arrêt Hédreul

Si les Codes de déontologie qui se sont succédé entre 1947 et 1979 n'imposaient au médecin aucun devoir d'information, il n'en demeure pas moins que la question s'était posée à plusieurs reprises de savoir si la non information du patient par le médecin peut engager sa responsabilité. En effet, dans l'exercice privé de la médecine, la relation entre le médecin et le patient étant de nature contractuelle, elle obéit aux règles qui régissent la formation du contrat ; ainsi, le consentement étant une condition de validité du contrat, il importe que le patient soit informé de la nature des soins envisagés, faute de quoi il s'engagerait sur un objet indéterminé. Toutefois, la Cour de cassation avait pu successivement décider dans deux arrêts, l'un du 29 mai 1951 et l'autre du 21 février 1961, d'une part qu'il incombe au malade « de *rapporter la preuve* que » le médecin *« a manqué à » son « obligation contractuelle* en *ne l'informant pas de la véritable nature de l'opération* qui se préparait » et d'autre part que l'information à délivrer doit être « *simple, approximative, intelligente et loyale*, permettant de *prendre la décision* qui paraît s'imposer ». Bien que l'obligation d'information du médecin soit référée au contrat en tant qu'elle permet une prise de décision, il n'en demeure pas moins que ces deux solutions épousent les conceptions médicales en vigueur à cette époque ; aussi, faute que l'information ait un contenu explicite, une information approximative, c'est-à-dire imprécise, suffisant, son caractère vague rend par hypothèse la preuve de la non information extrêmement difficile, pour ne pas dire impossible. Du reste, les juristes qui analysent ces solutions ne manquent pas de les référer à la nécessaire confiance qui doit régner entre le médecin et le malade, citant la fameuse formule de Louis Portes : « tout acte médical normal, n'est, ne peut être et ne doit être qu'une *confiance qui rejoint librement une conscience* » ; ils signifient ainsi que la décision prise par le médecin pour le malade étant par hypothèse bénéfique est difficilement contestable.

C'est à ce modèle de la relation que met fin l'arrêt *Hédreul* du 25 février 1997 ; il a une portée générale puisqu'il concerne tous les professionnels ; en effet, « *celui qui est* légalement ou contractuellement *tenu d'une obligation particulière d'information* doit rapporter la preuve de l'exécution de cette obligation ». Et, le médecin entrant dans cette catégorie, « il est tenu d'une obligation particulière d'information vis-à-vis de son patient et *il lui incombe de prouver* qu'il a exécuté cette obligation ». Cette solution est fondée sur l'idée que quelqu'un doit prévenir son éventuel partenaire des avantages et inconvénients de telle mesure ou acte envisagé, ainsi que sur toute circonstance ayant un rôle déterminant dans la décision de contracter. Cette exigence est encore plus importante lorsqu'il s'agit d'un professionnel : sa qualification lui impose de connaître les données nécessaires à son cocontractant profane et de les lui transmettre. Le client étant un néophyte, il doit, de ce fait même, être conseillé par le sachant auquel il s'est adressé. Par le biais des informations qui lui sont délivrées, il est mis en mesure de faire des choix en connaissance de cause.

Actuellement tous les professionnels sont considérés comme tenus vis-à-vis de leurs clients, de cette obligation qui revêt, selon les secteurs d'activités, des formes diverses. Elle concerne les professionnels de la vente, les constructeurs, les assureurs, les agents immobiliers, les agents d'affaires, les voyagistes, les notaires, les banquiers, les avocats, plus généralement les prestataires de services. Le Code de la consommation exprime fort clairement la fonction de cette obligation : « Tout professionnel vendeur de biens ou prestataire de services doit, avant la conclusion du contrat, mettre le consommateur *en mesure de connaître les caractéristiques essentielles du bien ou du service*. » Et le manquement à l'obligation d'information, lorsqu'il a une incidence dommageable sur l'exécution du contrat, est susceptible d'entraîner la responsabilité du professionnel ; le sous-entendu est qu'informé des risques potentiels, il n'aurait peut-être pas choisi de se lancer dans une telle entreprise, précisément parce qu'il aurait souhaité les éviter. Or, le fait que la question de l'information se soit posée *dans le cadre de la responsabilité médicale* n'est pas sans incidences sur la manière dont les solutions adoptées ont été reçues et comprises par les milieux médicaux. La préoccupation des médecins au lendemain de l'arrêt *Hédreul* a prioritairement porté sur les moyens de preuve ; en effet, nombre d'entre eux se sont demandé comment ils devaient procéder pour parer un éventuel procès. La majorité de la communauté médicale a souvent semblé se préoccuper de l'information du patient, moins dans le but de permettre à ce dernier d'accéder à des renseignements de qualité que de permettre au médecin d'apporter les arguments nécessaires en cas de procès de responsabilité.

Cette circonstance a entraîné un mélange des genres qui n'est guère heureux : alors que les renseignements à fournir au patient ont pour but de lui permettre de faire des choix en connaissance de cause, il n'est pas rare que les médecins soient avant tout préoccupés de les donner pour parer un éventuel procès. Cette confusion est due notamment au fait que les instances médicales – conseil national de l'ordre, Académie de médecine – ont très rapidement demandé aux sociétés savantes de proposer des modèles d'information en fonction des risques graves connus inhérents à telle investigation ou tel traitement. Cependant, malgré les aspects défensifs de la mise en place de fiches d'information, celle-ci a entraîné une modification de la manière pour les médecins de concevoir leur relation avec le patient : contraints de s'organiser afin de pouvoir établir qu'ils lui ont donné l'information, ils ont été conduits à s'interroger sur le contenu des renseignements à transmettre au patient, sur les modalités de leur délivrance, sur leur mise en cohérence, notamment en cas de pluralité d'intervenants, enfin sur les qualités requises de documents imprimés d'information (hiérarchisée, validée, synthétique, claire, compréhensible). Cela explique pourquoi une règle ayant trait à la responsabilité civile a été immédiatement transformée en règle d'action.

Le rôle central attribué dorénavant à l'information traduit une transformation de la relation du médecin avec le patient, laquelle confirme toutes les évolutions auxquelles la profession médicale est confrontée depuis vingt ans. C'est la représentation qu'ils avaient d'eux-mêmes qui est en cause : ils ne sont plus des travailleurs indépendants libres de leurs choix, mais sont désormais soumis à des protocoles à respecter et à des normes de qualité, bref ils sont tenus de justifier leurs choix. Aussi peut-on émettre l'hypothèse que la crainte de devoir s'expliquer masque en réalité la crainte d'un amoindrissement de leur marge de manœuvre. Une telle pratique s'apparente aux démarches dites de qualité ; celles-ci s'appuient sur la constitution d'écrits dans l'objectif que les professionnels s'engagent à ce que leur pratique soit en conformité avec ce qu'ils disent qu'ils feront. La remise au patient de documents préalablement validés permet à ce dernier de poser des questions auxquelles le médecin doit pouvoir répondre.

C'est pour cette raison que le rôle désormais imparti à l'information modifie centralement la nature de la relation du médecin et du patient ; celui-ci ne s'en remet plus au professionnel pour un acte circonscrit réalisé au mieux de ses intérêts, mais s'adresse à ce dernier pour bénéficier de sa capacité à prendre en considération un ensemble d'éléments disparates. En effet, il n'est pas rare que la technique médicale ne soit qu'un des aspects de la décision à prendre ; en outre, le médecin intervient rarement seul. Il est obligé de tenir compte de plusieurs paramètres qu'il doit prendre en considération. Il est donc amené à composer avec des objectifs différents, le choix de la décision se faisant avec le malade, en fonction de ses préférences. Par exemple, un patient cancéreux pourra souhaiter un traitement moins efficace, mais moins invalidant. Et, c'est parce que la décision finale dépend d'une balance des avantages et des inconvénients, voire des risques, que la participation active du patient apparaît comme légitime. Cela explique pourquoi il doit être mis en mesure de prendre parti sur la manière dont il entend que ses intérêts soient servis. C'est donc un partenariat qui a été construit progressivement à partir de l'arrêt *Hédreul*, dont la reconnaissance est officialisée par la loi du 4 mars 2002 relative aux droits des malades.

Le droit du malade d'être informé et le modèle de la prise de décision concertée

L'obligation du professionnel de transférer au futur client les informations dont il dispose a pour fonction de mettre ce dernier en situation de faire un choix en connaissance de cause. Appliquée aux soins médicaux, cette manière de concevoir la relation transforme les positions : à la confiance obligée du malade dans les compétences du médecin qui conduit à la décision prise par le praticien au nom du patient succède le transfert par le médecin à ce dernier des informations jugées essentielles, de telle façon que le malade soit en mesure de prendre la décision le concernant. La relation s'établissant désormais sur un mode égalitaire, l'information qui lui est délivrée a pour fonction de le mettre en mesure de discuter ce qui lui est proposé, voire même de le contester. C'est ce nouveau type de relation qu'entérine la loi du 4 mars 2002 relative aux droits des malades et à la qualité du système de santé, car la reconnaissance au patient de droits opposables aux médecins comme aux établissements de santé lui donne *la possibilité de déterminer ce qu'il estime être son intérêt.* En effet, un droit est une prérogative positive que son titulaire peut exercer contre autrui ; c'est donc un avantage dont bénéficie une personne et qui lui est reconnu par la loi. Cette construction juridique implique que l'existence d'un droit accordé à l'un restreint la liberté de celui à qui il est opposé, ce droit lui conférant un pouvoir légitime contre cet autrui. Le recours au modèle des droits subjectifs est le cadre juridique qui permet de sortir de la logique antérieure qui régissait les relations des patients avec les établissements comme avec les professionnels de santé marquée par leurs conceptions.

Contrairement à une idée reçue fréquemment avancée, les droits reconnus par cette loi ne sont nullement la traduction inversée de devoirs professionnels préexistants, l'exemple le plus significatif étant précisément celui de l'information à donner au patient. Si le Code de déontologie médicale du 6 septembre 1995 avait enfin introduit à la charge du médecin le devoir de donner une information « loyale, claire et appropriée » au patient, il prévoit toutefois qu'il peut tenir le patient dans l'ignorance d'un diagnostic ou d'un pronostic grave. Cette restriction aurait pu constituer une exception, si son application avait dépendu de conditions objectives ; or, tel n'est pas le cas, le médecin pouvant, soit donner, soit cacher l'information, en fonction de l'idée subjective qu'il s'en fait. La possibilité de choisir l'une ou l'autre règle a pour conséquence de nier la règle, son contenu ne devant jamais dépendre de celui qui doit l'appliquer.

Désormais tel n'est plus le cas, la loi reconnaissant à la personne, au titre des « droits des usagers du système de santé », le droit d'être informée et d'exprimer sa volonté. Deux remarques peuvent être faites au sujet de la structure même de cette construction : d'une part, le rattachement des droits à la personne traduit l'idée qu'ils lui sont inhérents ; aussi leur contenu est-il identique, quel que soit le contexte dans lequel elle fait appel aux soins : qu'elle soit reçue à l'hôpital public, soignée par un médecin de ville, hospitalisée à domicile, elle jouit des mêmes droits. Ce n'est donc plus la nature du cadre de la relation qui l'emporte, mais bien sa situation de « personne malade ». D'autre part, l'information a pris une telle importance qu'elle constitue à elle seule les droits des usagers. Précisons que le terme d'usager utilisé par la loi est pris dans le sens *d'utilisateur*, en tant que la personne malade a recours – elle en fait *usage* – à tel ou tel type d'établissement ou de professionnel de santé.

La loi lie le droit de la personne malade d'être informée à l'expression de sa volonté, celui-ci constituant le moyen mis à sa disposition pour prendre les décisions la concernant ; cependant, le projet de loi dans l'objectif de « rééquilibrer les relations entre le professionnel de santé et le malade, en faisant un véritable acteur de santé » prévoyait que « toute personne *prend, compte tenu des informations et préconisations* des professionnels de santé, *les décisions* concernant sa santé » ; cette rédaction a été vivement contestée par la Commission des affaires sociales du Sénat qui a objecté que « c'est moins l'équilibre qui compte en la matière que la *confiance mutuelle* sur laquelle repose cette relation *si particulière* entre le malade et son médecin ». Elle a proposé une autre rédaction rendant compte du fait que, selon elle, « le malade ne prend jamais ses décisions seul : il est accompagné et conseillé par le médecin » qu'elle a traduit ainsi : « Toute personne *participe* [...] aux décisions concernant sa santé. » Cette rédaction qui se présente comme une concession à l'évolution de la relation médecin-malade entend toutefois conserver au médecin son rôle décisionnel, puisque le malade n'est qu'associé à la décision : il y prend part, mais il ne la prend pas. Un tel énoncé ruinait la conception même de la loi, car il n'est pas possible à la fois de prévoir que le droit pour la personne malade d'être informé ait pour fonction de lui permettre d'exercer un choix et d'affirmer qu'elle ne fait que participer à la décision prise par le médecin ; aussi, la rédaction définitive apparaît-elle comme un compromis puisque cette décision, si elle est bien prise par la personne malade, l'est « *avec* le professionnel de santé ». En définitive, le modèle retenu est celui de la *concertation*, qui ménage l'aptitude du professionnel de santé, compte tenu de ses compétences à se prononcer sur la nature de l'affection et la manière de conduire une thérapeutique, et la liberté du patient d'exercer un véritable choix compte tenu des propositions qui lui sont faites. Il s'agit de faire en sorte que les propositions faites par le professionnel de santé soient l'objet d'une discussion au terme de laquelle une décision conjointe sera prise.

Le modèle des droits subjectifs retenu par la loi du 4 mars 2002 entraîne deux conséquences : puisque la personne malade est titulaire du droit d'être informée, *c'est elle seule qui peut revendiquer de l'être* ; le médecin sur qui pèse l'obligation de délivrer l'information n'a donc plus la possibilité de s'abstenir de la donner, tandis que c'est la personne qui désormais peut choisir d'être tenue dans l'ignorance d'un diagnostic ou d'un pronostic, « sauf lorsque des tiers sont exposés à un risque de transmission ». Le droit subjectif du patient, parce ce dernier est porteur d'une maladie transmissible, trouve sa limite dans la protection d'autrui ; le respect de sa volonté cède devant le fait qu'il est susceptible d'être le vecteur d'une propagation de la maladie.

Puisque l'information délivrée à la personne malade a pour fonction de lui permettre de prendre les décisions qui la concernent, l'expression de sa volonté en est la conséquence. Celle-ci implique l'alternative suivante : elle décide soit d'accepter les propositions de soins qui lui sont faites, soit de refuser de s'y soumettre. Ce refus peut porter sur les modalités de soins, mais aussi sur la nécessité même des soins. La règle de principe est que le médecin doit respecter la volonté de la personne mais « après l'avoir informée des conséquences de ses choix ». Ce texte fait appel aux compétences du professionnel de santé pour qu'il alerte le malade sur les conséquences néfastes de son abstention sur son état de santé ; et, « si la volonté de la personne de refuser ou d'interrompre un traitement *met sa vie en danger*, le médecin *doit tout mettre en œuvre pour la convaincre d'accepter les* soins indispensables ». Cet énoncé permet de mesurer les limites de l'individualisme qui étaye le droit subjectif, à savoir laisser s'exprimer les choix les plus extrêmes impliquant la mort de la personne par défaut de soins ; et, si l'activité médicale est irréductible à toute autre, c'est parce qu'elle touche à la vie et à son maintien dans toute la mesure du possible. On ne saurait attendre d'un médecin qu'il s'incline devant la volonté de la personne susceptible de porter atteinte à sa vie. Il doit user de tous les moyens pour la convaincre, c'est-à-dire l'amener à reconnaître la pertinence de sa proposition.

Ni l'activité médicale ni l'information qu'elle nécessite ne sont identiques aux autres activités de biens et services : elles portent sur la personne dans son corps, laquelle ne peut pas se considérer comme un objet extérieur à elle-même. De ce fait, la rationalité traditionnellement affectée à l'acteur économique fait place ici à l'affectivité de qui est concerné dans sa santé, voire sa vie même. Et c'est précisément ce qui fait toute la difficulté mais aussi toute la richesse de la relation du médecin avec le patient, le premier mettant son savoir-faire au service du second tout en l'aidant à prendre la décision la plus pertinente.

▶ CANGUILHEM G., *Le Normal et le Pathologique*, Paris, PUF « Galien », 1966, p. 156. – COING H., « Signification de la notion de droit subjectif », in *Le Droit subjectif en question, Archives de philosophie du droit*, t. IX, Sirey, 1964, p. 1-15. – DURAND-ZALESKI I. (dir.), *L'Information du patient, du consentement éclairé à la décision partagée*, Paris, Flammarion « Médecine-Sciences », 1999. – LE PEN C., *Les Habits neufs d'Hippocrate, du médecin artisan au médecin ingénieur*, Paris, Calmann-Lévy, 1999. – PORTES L., « Du consentement à l'acte médical », in *À la recherche d'une éthique médicale*, Paris, Masson & PUF, 1954, p. 164-176. – THOUVENIN D., *Rapport remis au groupe de travail chargé d'élaborer, à la demande de l'ANAES, les recommandations destinées aux médecins relatives à l'information des patients*, http//www.anaes.fr.

Dominique THOUVENIN

→ Code de déontologie ; Comité d'éthique ; Décision médicale ; Diagnostic ; Droit ; Patient.

E

ÉCHEC SCOLAIRE (Médicalisation de l')

Écoliers anormaux et création de l'enseignement spécialisé

L'existence de structures spécialisées dans la prise en charge de l'échec scolaire est un fait institutionnel relativement récent dans l'histoire de l'école. Il apparaît au tournant du XIXe et du XXe s., dans des pays qui viennent d'adopter une politique d'instruction publique gratuite et obligatoire. En France, la création de ces structures tient sa légitimité d'un discours qui enrichit la classification de l'enfance anormale de deux nouvelles catégories : les instables et les arriérés. Ces enfants se distinguent des sourds, des aveugles, des idiots, des imbéciles et des épileptiques, en ce que leur anormalité ne se manifeste qu'au travers de leur participation à la vie scolaire. Elle se caractérise par un trait négatif, une incapacité à profiter des méthodes d'instruction et d'éducation en usage dans les écoles publiques. Les instables, *parce qu'ils sont réfractaires à la discipline ordinaire*, les arriérés, *parce qu'ils sont atteints de débilité* mentale et que, sans être complètement inintelligents, ils ne sont pas suffisamment doués pour bénéficier d'un travail en commun avec les élèves normaux. Leur nombre est important mais difficile à évaluer avec précision. Ils représenteraient, selon les enquêtes, de 1 et 6 % de la population scolarisée.

La corrélation entre la « découverte » de formes d'anormalité, jusque-là inconnues, et la généralisation de l'instruction résultant de l'obligation scolaire n'est pas fortuite puisque ces écoliers anormaux se « recrutent » pour l'essentiel parmi les nouveaux entrants. Autrement dit, l'arrivée massive (environ 1 million d'élèves) d'enfants issus des fractions les plus pauvres de la population crée, dans l'école, une situation propice à l'élaboration d'un discours interprétant l'incapacité de certains écoliers à s'adapter aux normes de l'institution, comme un trait pathologique. Car comme l'écrit Alfred Binet, « d'après l'opinion générale, l'anormal est un malade et bien que le concept de maladie reste vague, nous aurions tendance à nous ranger à l'opinion commune ». Mais cette première forme de pathologisation de l'échec scolaire n'est pas pour autant la conséquence mécanique de la situation créée par l'obligation scolaire. Elle suppose l'existence préalable d'un groupe de spécialistes qui, soucieux de fonder sur des bases scientifiques les pratiques de la pédagogie, s'attachent à construire une psychologie de l'enfant à l'école, orientée vers l'étude des questions d'apprentissage, de comportement et de moralité. En effet, c'est parce que ces pionniers de la psychopédagogie élaborent leur savoir à partir d'un point de vue assimilant les normes scolaires d'apprentissage et de conduite à des normes « naturelles » qu'ils sont portés à considérer les élèves réfractaires à la pédagogie en usage comme des « anormaux ». En ce sens, l'instable et l'arriéré sont le produit des sciences de l'éducation, nées en France avec la mise en œuvre du projet d'École laïque gratuite et obligatoire et ils deviennent des objets d'étude majeurs pour la Société de psychologie de l'enfant qui en émane (la Société libre pour l'étude psychologique de l'enfant, créée en 1899 par Ferdinand Buisson, titulaire de la chaire des sciences de l'éducation de la Sorbonne).

Dans le mouvement associatif pour la protection de l'enfance anormale qui se développe alors, un débat s'engage à propos des solutions institutionnelles à apporter aux problèmes posés par la présence dans l'école de ces écoliers anormaux. L'idée de créer pour eux des classes spéciales, afin d'éviter qu'ils ne soient livrés à l'influence pernicieuse de la rue, reçoit l'assentiment de tous. Mais ce point d'accord laisse entier un certain nombre de questions relatives à leur organisation et à leur encadrement. La Ligue de l'enseignement est favorable à la création d'une filière d'enseignement spécialisée au sein de l'École publique, où les enfants seraient confiés à des instituteurs ayant reçu une formation *ad hoc*. En revanche les aliénistes, déjà impliqués dans des expériences médico-pédagogiques d'éducation des idiots et des imbéciles revendiquent la responsabilité de ces classes spéciales sur l'argument que ces enfants « malades » doivent faire l'objet d'un suivi médical. La Commission interministérielle de l'enfance anormale, mise en place en 1904 pour définir les mesures à prendre, se range au point de vue des représentants du corps enseignant. Considérant que les instables et les arriérés relèvent de la pédagogie et non de la médecine, elle propose l'ouverture de classes dites de perfectionnement.

Un personnage domine le débat : Alfred Binet. Ses travaux vont à la fois fournir des armes scientifiques contre la prétention des aliénistes et permettre de résoudre un problème pratique majeur, celui du dépistage des arriérés. En effet, s'il n'est pas difficile à un maître de repérer un instable dans sa classe, il est beaucoup moins évident pour lui de reconnaître un arriéré parmi ses élèves. Le seul critère dont il dispose est celui du retard scolaire, dès lors qu'il est égal ou supérieur à deux ans. Mais ce retard peut avoir d'autres causes qu'une débilité et être dû à un défaut de scolarisation ou à un manque d'intérêt pour l'école. D'où l'importance de disposer d'un moyen simple permettant de distinguer sans risque d'erreur un arriéré d'un paresseux, car seul le premier a sa place dans une classe de perfectionnement. La solution inventée par Binet prend la forme d'un test, *l'échelle métrique de l'intelligence*, dont la conception renouvelle complètement les approches de la psychométrie et fournit la matrice à la mesure du quotient intellectuel. Grâce à ce test, il devient techniquement possible de dépister les arriérés pour les orienter vers les classes de perfectionnement. Une loi peut donc être votée en 1909, prévoyant la construction progressive de la filière d'enseignement spécialisée, la création d'un corps d'instituteurs spécialisés et la mise en place de commissions médico-pédagogiques départementales, chargées d'opérer la sélection des élèves. Avec cette loi, la pathologisation des échecs scolaires reste inscrite dans le cadre de l'école, les problèmes posés par les écoliers anormaux trouvant une solution pédagogique qui fait obstacle à leur médicalisation. Mais la division instaurée entre les enfants anormaux scolarisables dans les classes de perfectionnement et ceux qui continuent à relever de l'asile conduit à remettre en question l'existence de ces structures hybrides que sont les asiles-écoles. Commence alors une période où la prise en charge des enfants internés dans les asiles se limitera à un simple gardiennage.

Jusqu'aux lendemains de la Seconde Guerre mondiale, les réalisations en matière d'éducation spécialisée sont quasi inexistantes. Trente-cinq ans après le vote de la loi de 1909, le pays compte à peine 5 000 élèves scolarisés dans moins de 300 classes de perfectionnement. Des nombreuses causes qui expliquent le très faible développement de la filière, deux jouent un rôle prédominant. Les dispositions prévues par la loi pour sélectionner et orienter les élèves n'ont pas été suivies d'effet, car très peu de commissions médico-pédagogiques fonctionnent effectivement, faute d'agents compétents pour faire passer les tests de mesure du quotient intellectuel. En outre, les instituteurs semblent incapables de repérer les élèves arriérés (rebaptisés « débiles légers »). Dans ce monde clos qu'est encore l'école primaire, où l'étalon de mesure de la valeur scolaire reste l'examen final du certificat d'études que seule une minorité parvient à obtenir, les « débiles » ne se distinguent guère, par leurs résultats scolaires, de la masse des écoliers voués à quitter l'école sans diplôme. Aussi les maîtres ont-ils « spontanément » tendance à ne proposer pour les classes de perfectionnement que les seuls instables. Or, le regroupement de ces derniers conduit à des situations ingérables, d'où la réputation exécrable des établissements dotés d'une classe de perfectionnement, et le peu d'empressement à en créer.

La construction du champ de l'enfance inadaptée

La situation de l'enseignement spécialisé ne va évoluer qu'après 1945. Ses effectifs commencent à augmenter, tandis que les premiers services de psychologie scolaire sont fondés par René Zazzo et que la mise en place des commissions médico-pédagogiques s'accélère. Ces changements s'accompagnent d'une production discursive qui met l'accent sur le rôle important que peut jouer l'éducation spécialisée dans la prévention de ce nouveau fléau qui a pour nom délinquance juvénile. Elle se voit assigner une place au sein d'un dispositif institutionnel dont la réorganisation, impulsée par le régime de Vichy, se continue sous la IVe République : celui de l'Enfance inadaptée. Ce dispositif entend coordonner les interventions auprès des différentes catégories d'enfants dont la socialisation représente un problème : « inadaptés scolaires », orphelins, « cas sociaux », « caractériels », mineurs délinquants ou déficients mentaux non scolarisables. Ces derniers commencent, en effet, à bénéficier du développement de nouvelles institutions médico-pédagogiques, mises en place à l'initiative d'associations de parents refusant l'alternative d'avoir à placer leurs enfants à l'asile ou de les garder à leur domicile.

Dans ce vaste secteur institutionnel de l'Enfance inadaptée, situé à l'interface de l'action sociale, de la justice, de la médecine et de l'école, des médecins, neuropsychiatres d'enfants, occupent une position centrale. Ces spécialistes d'une discipline universitaire qui s'est constituée à la fin de l'entre-deux-guerres, autour de Georges Heuyer, interviennent comme experts et fournissent le cadre de références savantes pour penser l'ensemble des inadaptations infanto-juvéniles. Ainsi les voit-on s'engager aux côtés des autorités de l'Éducation nationale, dans une politique de construction effective de la filière de perfectionnement. Premier temps fort, l'enquête nationale de dépistage des débiles légers, réalisée en 1950 par l'INED, sous le patronage d'Heuyer. Les résultats sont repris pour souligner le sous-équipement criant de l'éducation spécialisée et appeler à la généralisation des pratiques de dépistage en prenant modèle sur les réalisations de la lutte antituberculeuse. Parallèlement, les pédopsychiatres entrent dans les commissions médico-pédagogiques, pour participer aux décisions d'orientation et assurer le suivi médical de certains élèves. Occupant des positions clés dans l'éducation spécialisée, ils y introduisent une approche des inadaptations scolaires qui se donne comme la synthèse des connaissances existantes en la matière. Cette approche se présente comme un corpus éclectique de références savantes, puisant à différentes sources (la psychométrie de l'intelligence, les théories psychologiques de Wallon, de Piaget et de ses élèves, la psychanalyse) qu'elle utilise pour recomposer un tableau des différentes formes d'inadaptations.

Dans ce nouveau cadre conceptuel, les catégories d'instable et d'arriéré ne sont plus pertinentes. Le débile léger est redéfini comme un individu dont la déficience proprement intellectuelle n'est qu'une dimension d'un tableau psychopathologique incluant des troubles associés de la personnalité, plus ou moins marqués. Le réfractaire à la discipline qu'était l'instable disparaît tandis qu'apparaît une nouvelle figure, celle du « caractériel », dont l'inadaptation n'est plus caractérisée par rapport aux normes de la bonne conduite à l'école mais renvoie à l'existence de troubles du caractère constitutifs d'une personnalité pathologique. Aussi, la pédagogie spécialisée doit-elle être repensée de façon à inclure une dimension médicale qui jusque-là était absente et devenir une véritable pratique médico-pédagogique, supervisée par les pédopsychiatres.

En cohérence avec la reconnaissance de leur autorité par l'Éducation nationale, ces derniers sont invités à participer à l'enseignement délivré par le Centre national de pédagogie spéciale créé en 1947 pour former les futurs enseignants des classes de perfectionnement.

Dans l'immédiat après-guerre, l'intérêt pour la psychopathologie de l'inadaptation scolaire s'étend également au secteur des lycées. À cette époque, le lycée propose un cursus complet d'enseignement élémentaire et secondaire et constitue une filière séparée de l'école primaire. Fréquenté par une population d'élèves issus des classes moyennes et supérieures et voué à la transmission de la « culture », le lycée commence à peine à s'ouvrir aux questions de pédagogie, longtemps considérées comme sans objet. C'est dans ce contexte qu'apparaît, pour la première fois dans ce milieu, la thématique des inadaptations scolaires. Elle est portée par un groupe de psychanalystes (dont André Berge et Françoise Dolto), médecins et « laïcs », à l'initiative de la création d'une structure nouvelle, le Centre psychopédagogique (CPP). Ce centre reçoit des lycéens, enfants et adolescents, présentant « des troubles du caractère et du comportement tels que : timidité, émotivité, anxiété, nervosisme, agressivité, petite délinquance, bégaiement, échecs systématiques dans un enseignement, dyslexie, troubles de l'écriture, de la lecture, de l'orthographe... ». Ces inadaptations sont interprétées comme autant de manifestations symptomatiques de problèmes relationnels trouvant leur origine dans la famille et actualisés par la confrontation avec les exigences souvent excessives de l'institution scolaire. L'objectif poursuivi n'est pas d'adapter l'élève à l'école par la suppression du symptôme, mais de l'aider à se libérer de ces problèmes pour lui permettre d'exercer pleinement ses potentialités intellectuelles. L'entrée en scène de ces psychanalystes a trois conséquences. Le regard clinique qu'ils portent sur le monde du lycée élargit la palette des inadaptations à des formes « mineures », qui n'avaient pas été repérées dans l'école primaire. Leur conception de la prise en charge de ces inadaptations conduit à mettre en œuvre un dispositif institutionnel de soins ambulatoires d'une autre nature que celui de la filière de perfectionnement. Enfin, avec eux, l'approche psychopathologique de l'échec scolaire cesse de ne concerner que des enfants des milieux populaires, elle gagne maintenant toutes les catégories sociales. Mais, par le jeu de cette dynamique institutionnelle, et pour toute une période, les inadaptations scolaires font l'objet de deux registres d'interprétation et de traitement social bien distinct selon l'origine sociale des inadaptés. Celles des enfants des classes populaires correspondent à des échecs scolaires majeurs par troubles graves du caractère ou défaut d'apprentissage généralisé, dont on présuppose que, d'origine héréditaire, ils sont inscrits dans des défauts du corps et que l'on traite par la ségrégation dans une filière spéciale. Tandis que les inadaptations des enfants appartenant aux « classes bourgeoises » correspondent, elles, à des inadaptations mineures, dont la cause n'est pas à chercher dans le corps mais dans ce qui se joue entre l'enfant et son milieu (au premier chef, sa famille) et qui relève d'un appui psychologique permettant le maintien dans le cursus scolaire normal.

Les transformations du système scolaire et l'essor du médico-pédagogique

Le développement des classes de perfectionnement s'accélère brusquement à partir de la fin des années 1950. Le pourcentage de la population scolarisée qu'elles accueillent passe de 1 % en 1958 à 2,3 % en 1966 pour dépasser les 3 % en 1971 et se stabiliser par la suite. Cette progression spectaculaire correspond pour l'essentiel à l'orientation de plus en plus massive d'enfants diagnostiqués « débiles légers » (190 000 en 1975, pour seulement 19 000 caractériels). Ce phénomène est directement lié aux conséquences des transformations structurelles qui affectent le système scolaire. La série des réformes qui unifie l'école primaire (en supprimant les classes élémentaires des lycées), allonge l'âge de la scolarité obligatoire à 16 ans et ouvre l'accès de l'enseignement secondaire à tous les élèves, modifie le regard des enseignants sur l'échec scolaire. L'existence, au sein des collèges, de filières différenciées et hiérarchisées contribue à introduire une logique de sélection au sein de l'enseignement élémentaire. Sélection par l'échec, sanctionné par le redoublement, dont le poids de plus en plus lourd devient un problème majeur pour des classes aux effectifs surchargés. Dès lors, les conditions sont remplies pour que ceux qui accumulent les redoublements deviennent des candidats à l'enseignement spécialisé, puis pour que s'organise un dépistage plus systématique permettant de repérer précocement cette catégorie d'élèves afin de les orienter rapidement vers le perfectionnement. Ces transformations du système scolaire sont solidaires d'une évolution qui voit les titres scolaires prendre une importance grandissante dans la société. Le capital scolaire devenant une composante majeure du capital social, y compris pour les classes dominantes, la compétition entre élèves s'exacerbe. Dès lors, les difficultés d'adaptation à l'école, y compris les formes mineures, deviennent objet de préoccupations pour les familles. D'où la multiplication, à partir des années 1960 de structures construites sur le modèle des CPP dont les modalités de financement et les conditions d'exercice seront unifiées. Regroupant différents spécialistes (orthophonistes, « psychomotriciens », psychologues) et placées sous la direction d'un médecin psychiatre, elles prennent le nom de Centre médico-psycho-pédagogique (CMPP). Mais l'essor du domaine médico-pédagogique est aussi lié aux transformations de l'enseignement sous un autre aspect. En effet, s'il trouve sa raison d'être dans le traitement des échecs qu'engendre la compétition scolaire, son développement n'est possible que parce que cette même évolution du système scolaire a profondément changé les conditions d'accès à l'université et permet la production des diplômés dont il a besoin.

L'échec scolaire devient symptôme

Si le médico-pédagogique s'est construit pour répondre aux problèmes de l'école, la position dominante des pédopsychiatres dans cet espace explique qu'il soit aussi dépendant de l'évolution de la psychiatrie. À partir des années 1950, cette branche de la médecine va connaître une croissance démographique considérable associée à des bouleversements structuraux. Avec la politique dite de sectorisation, les centres de diagnostic et de traitements ambulatoires rattachés à l'hôpital psychiatrique vont se voir octroyer des fonctions médico-pédagogiques, complétant l'action des CMPP. Dans le même temps, l'influence de la psychanalyse devient prépondérante au sein de la discipline, tout particulièrement en psychiatrie de l'enfant. Tout comme elle tend à devenir la référence dominante parmi les jeunes psychologues. Autrement dit, le boom institutionnel du secteur médico-pédagogique coïncide avec l'arrivée de nouvelles générations de professionnels portés à réinterpréter toutes les formes d'inadaptation scolaire, en s'appuyant sur le corpus théorique et clinique de la psychanalyse. L'approche de l'échec scolaire comme symptôme d'une souffrance psychique gagne progressivement du terrain au sein de l'Éducation nationale et pénètre dans le monde de l'enseignement spécialisé. D'où une évolution du regard porté sur les « débiles légers » et les « caractériels » qui facilite l'articulation entre les structures de prise en charge internes à l'école et les structures externes de la psychiatrie de secteur (articulation que favorise aussi la création au sein de l'école des Groupes d'aide psychopédagogique). Ainsi reconsidérée et déconnectée de l'hypothèse étiologique héréditaire qui s'attachait à elle, la notion de débilité légère tend à perdre son sens comme catégorie psychopathologique et finit par être abandonnée. Liées historiquement à elle, les classes de perfectionnement disparaissent comme telles, mais la filière ségrégative scolarisant les élèves en situation d'échec scolaire global n'en persistera pas moins sous une nouvelle appellation. L'influence de la psychanalyse, dont la baisse est particulièrement nette aujourd'hui dans les milieux de la psychiatrie hospitalo-universitaire « adulte », semble encore se maintenir en psychiatrie de l'enfant et dans le secteur médico-pédagogique. Toutefois certaines inflexions peuvent déjà s'observer dans les pratiques de soins vis-à-vis des enfants. L'utilisation de la chimiothérapie pour traiter certains troubles du comportement et de la conduite progresse. On peut alors penser qu'une nouvelle phase de la médicalisation de l'échec scolaire, fondée sur l'administration de médicaments psycho-actifs, n'est pas à exclure.

▶ BINET A. & SIMON T., *Les Enfants anormaux, guides d'admission des enfants anormaux dans les classes de perfectionnement*, Toulouse, Privat, 1978. – DIATKINE R., « Réflexion sur le concept de débilité mentale », in *Les Enfants et adolescents inadaptés et l'Éducation nationale*, Paris, A. Colin, 1972. – HEUYER G., *Introduction à la psychiatrie de l'enfant*, Paris, PUF, 1966. – PARENT P. & GONNET C., *Les Écoliers inadaptés*, Paris, PUF, 1965. – PINELL P., « L'invention de l'échelle métrique de l'intelligence », *Actes de la recherche en sciences sociales*, 108, 1995, p. 19-35 ; & ZAFIROPOULOS M., *Un siècle d'échecs scolaires (1882-1982)*, Paris, Les Éditions ouvrières, 1983.

Patrice PINELL

→ Adolescences (Trouble de l').

ÉCO-ÉPIDÉMIOLOGIE

En 1977, lors d'un colloque international à Montpellier sur l'écologie des leishmanioses, des scientifiques européens font le point sur leurs travaux de recherches, invités par un médecin et botaniste, Jean-Antoine Rioux. Cette confrontation internationale paraît fort utile : les leishmanioses, maladies tégumentaires et systémiques, sont en très nette expansion dans un très grand nombre de pays dans le monde, comme la plupart des maladies à transmission par insectes vecteurs. Les thèmes traités se rapportent aux agents pathogènes, les leishmanies, parasites à multiplication intracellulaire, aux insectes-vecteurs, les phlébotomes, aux vertébrés-réservoirs et aux foyers leishmaniens. Les scientifiques perçoivent depuis quelques années qu'il y a apparition de nouveaux foyers dans des territoires jusqu'alors indemnes et qu'il y a réactivation d'autres, disparus depuis le début du XXe s. Dans la plupart des cas, des facteurs communs sont à signaler. D'une part, l'aménagement du territoire pour mise en valeur agricole, sylvicole, industrielle ou touristique stimule la prolifération des insectes-vecteurs et des populations de vertébrés-réservoirs. D'autre part, l'installation de main-d'œuvre temporaire, la sédentarisation des peuples nomades, l'urbanisation anarchique révèlent la présence de ces enzooties en plaçant au cœur même des foyers naturels une population d'hommes non immuns et mal adaptés à leur nouvel environnement. Ce colloque se veut global et interdisciplinaire, à l'image de la science à laquelle il se réfère, l'écologie. À cette occasion, J.-A. Rioux, H. Croset et G. Lanotte proposent le premier essai de systématisation des connaissances sur les leishmanioses, à partir de dix ans de travaux de recherche à caractère écologique réalisés dans le sud de la France. Dans leur conclusion qui est claire, précise et en parfait synchronisme avec son temps et celui de l'évolution des sciences, ils exposent qu'ils n'ont d'autres prétentions que « d'inciter à utiliser l'analyse systémique et les techniques écologiques en épidémiologie fondamentale et appliquée ». Selon les auteurs, « une telle approche rendrait en effet possible l'incorporation, dans un modèle unique à interrelations, d'une gamme étendue d'études menées du terrain au laboratoire et correspondrait parfaitement à l'évolution intégriste du moment où l'interdisciplinarité permet de combler les fossés qui séparent traditionnellement nombre de chercheurs et d'écoles ». Elle faciliterait, pour conclure, « la solution de problèmes complexes par essence tels que ceux de la circulation des agents pathogènes dans l'environnement, de la fragilité intrinsèque des cycles parasitaires ou du choix stratégique d'une opération concrète de prévention ou de lutte contre ces maladies ». Trente ans plus tard, à la lumière de l'évolution des connaissances, cet écrit formulé par l'École de Montpellier constitue les bases fondatrices de la construction d'un nouveau paradigme, celui de l'éco-épidémiologie, qui va se situer à l'interface de la « nature et de la médecine ». Pourquoi et comment ce paradigme est-il né ? Sur quels savoirs scientifiques s'appuie-t-il et quelle est sa construction théorique ? Quel avenir a-t-il dans la communauté scientifique ?

Les décennies 1960-1990, la prise de conscience écologique

L'épidémiologie, discipline médicale considérée à sa naissance comme la « science des grandes endémies », a subi tout au long du XXe s. une évolution et une transformation profonde dans ses concepts. Les principes, les techniques et les applications de l'épidémiologie contemporaine sont fondés aujourd'hui sur le concept que la santé est le produit des interactions entre l'homme et son milieu, interactions dont le résultat peut être une réussite ou un échec (maladie ou décès). L'épidémiologie s'attaque fondamentalement à identifier les malades à l'intérieur d'un ensemble de sujets. En d'autres termes, elle doit établir les règles du diagnostic individuel toujours à l'origine d'une série d'observations. Ensuite, elle pose un diagnostic collectif en caractérisant la santé de la collectivité. Dans les études épidémiologiques, les critères statistiques, biologiques ou opérationnels doivent être toujours définis par rapport à la normalité. Il faut donc recourir à des indicateurs de santé au niveau d'une collectivité. Il existe des indicateurs directs provenant de plusieurs sources : de la démographie (natalité, espérance de vie), du domaine clinique (morbidité, mortalité), des différentes spécialités médicales (prématurité, mortalité maternelle). Il en existe aussi fondés sur des estimations indirectes comme les mesures du risque encouru par la population dans des conditions déterminées, la consommation des cigarettes ou d'alcool, par exemple. Dans le cas des maladies infectieuses, l'épidémiologie s'attaque plutôt aux phases, aux formes et aux modes de transmission à l'homme de l'agent pathogène. Elle avise sur le cours, la durée et la fréquence d'un phénomène morbide dans la collectivité. L'épidémiologie distingue habituellement l'individu, considéré comme un ensemble de facteurs endogènes, et l'environnement, comme un ensemble de facteurs exogènes. La combinaison de ces facteurs représentera l'ensemble de l'étiologie de la maladie. En définitive, l'épidémiologie se situe davantage dans le contexte de l'écologie humaine où l'homme prend la place prépondérante sur tout autre élément vivant. Tranchant avec les méthodes de cette discipline médicale qui circonscrit la maladie et le risque en santé publique à des indicateurs de santé humaine, l'approche de l'École de Montpellier est tout autre car, de la molécule à l'individu, de l'espèce à l'écosystème, de l'agent pathogène à la maladie, il existe à l'intérieur du monde vivant plusieurs niveaux d'organisation avec une grande diversité d'écosystèmes, d'espèces et une forte diversité génétique. Or c'est dans un environnement climatique et géologique en perpétuel changement que cette diversité biologique, qu'elle soit bonne ou mauvaise pour la santé, s'est constituée au fil des temps. Ce patrimoine biologique est l'héritage de la longue histoire de l'évolution des espèces dans des écosystèmes qui ont connu et qui connaîtront d'importantes modifications. Dans un tel contexte, les organismes, que ce soit des plantes, des insectes ou des bactéries, doivent en permanence ajuster leur survie et leur aire de répartition. L'homme, à la fois agriculteur et prédateur, serait en partie responsable de ces modifications avec une vitesse actuelle de transformation de l'environnement infiniment plus rapide que celle qui se produisait il y a des millions d'années. Dans un tel contexte d'évolution rapide de l'environnement, l'épidémiologie contemporaine commençait à manquer d'outils spécifiques pour répondre au contrôle des maladies infectieuses, en particulier celles qui sont transmises par des insectes ou des mollusques vecteurs, organismes fortement dépendants de leur environnement et largement répandus dans le monde. Les concepts de maladies émergentes et ré-émergentes, apparus dans la décennie 1990, sont bien évocateurs de cette impuissance à répondre aux besoins médicaux du moment.

L'approche écologique, globalisante

L'approche écologique évoquée à Montpellier, à la fois synthétique et analytique, mettra l'accent sur l'importance de l'environnement et ce, à tous les niveaux de la compréhension d'une maladie transmissible : au niveau des micro-organismes, des hôtes, de l'homme. Depuis les années 1960, il est de plus en plus clair que la méthode écologique est particulièrement intéressante dans l'étude des zoonoses dites en foyer. Rioux, dans le préambule des *Actes du colloque de Montpellier,* insiste sur le fait que l'écologie va permettre « d'appliquer, sans difficultés majeures, les techniques de l'épidémiologie moderne dans l'analyse des cycles parasitaires ». En effet, « au sein des foyers d'infection, l'agent pathogène est intégré dans le fonctionnement des écosystèmes où il évoluera, en empruntant des circuits remarquablement précis, jalonnés par divers hôtes, vecteurs et réservoirs ». Rioux fait donc appel à différents concepts, souvent empruntés de l'écologie et de la géographie : complexes pathogènes, foyers d'infection, parasitocœnose, système épidémiologique.

C'est Maximilien Sorre, géographe français, qui définit, en 1947, l'idée de « complexes pathogènes » qui comprend, « avec l'homme et l'agent causal de la maladie, ses vecteurs et tous les êtres qui conditionnent ou compromettent leur existence ». Donc « l'aire d'extension d'une endémie, c'est celle d'un complexe pathogène ». « Le jeu de ces groupements, leurs conditions d'équilibre interne, leurs nécessités écologiques » vont donc régler « la distribution des endémies, l'intensité de la morbidité dans des vastes contrées ». « L'ensemble des organismes vivants participants, dans un contexte géographique donné », vont participer alors « à l'expression finale de la maladie ». Comme il s'agit de relations interdépendantes entre tous les éléments participant à la manifestation de la maladie, Rioux ira plus loin, en concevant l'ensemble comme un *système épidémiologique,* c'est-à-dire un cas particulier des systèmes écologiques, définis comme « un ensemble d'unités biotiques (organites, cellules, organes, individus, populations ou biocœnoses) dont la cohésion est assurée par des processus d'interdépendances (interconnexions) ». En réalité, le système épidémiologique ne comprend pas la totalité de la biocœnose mais seulement certains éléments (les vecteurs, l'homme, les réservoirs), c'est pourquoi il s'agira plutôt d'un sous-système écologique, une *parasitocœnose.* « De tels systèmes possèdent leur structure, leur fonctionnement et leur dynamique propres (variables endogènes) » et « en tant qu'entités, ils subissent globalement les influences du milieu (variables exogènes) ». Rioux ébauche ainsi un modèle épidémiologique qu'il utilisera, à plusieurs reprises, comme *outil méthodologique* pour étudier les complexes leishmaniens au sens *systémique.* Il faut dorénavant étudier ces parasitocœnoses avec des stratégies voisines de l'étude des biocœnoses.

Rioux va aussi faire appel au concept de *foyer d'infection* créé par Pavlovsky et Petrischeva en 1958, pour évoquer le problème de l'hétérogénéité spatiale des foyers d'infection : « Dans un foyer, limité dans l'espace, la maladie est conçue comme la résultante de facteurs édaphiques, climatiques, floristiques, faunistiques et humains. Tant que ces facteurs existent, la maladie perdure sans modifications. » Mais la densité ou le comportement des éléments du cycle peuvent varier en fonction de la diversité mésologique du foyer (sol, climat, etc.), entraînant des variations épidémiologiques importantes. La réponse à cette difficulté est alors d'individualiser, au sein du foyer, des unités écologiques définies selon des critères épidémiologiques précis. Il est ainsi introduit une étroite relation entre les caractéristiques du milieu et celles du cycle épidémiologique.

Enfin, un ensemble d'éléments représentatifs des facteurs macro et micro-climatiques qui déterminent la répartition et les densités des populations des insectes sont extraits du « macro-milieu » et constitue alors *un indicateur écologique* qui rend compte des variations quantitatives du vecteur et, par conséquent, du complexe pathogène lui-même car les insectes sont « le fil conducteur de l'approche écologique de la maladie ».

L'introduction de cette approche écologique originale et innovante des maladies va permettre à l'École de Montpellier d'élaborer une véritable méthodologie d'enquête écologique qui sera publiée en 1981 et qui distinguera trois étapes : l'une préalable pour identifier l'histoire naturelle de l'infection (identification des organismes du cycle, projection géographique de la maladie et des hôtes et élaboration de modèles descriptifs) ; une deuxième phase, descriptive et analytique, qui concernera l'étude de l'écologie de chacun des éléments du complexe, et une dernière étape, systémique, qui donnera la structure, le fonctionnement et la dynamique du système épidémiologique car, si ce sont les différents hôtes qui confèrent au système épidémiologique sa structure morphologique, c'est en fait l'agent pathogène qui va le caractériser sur le plan fonctionnel, en circulant d'un hôte à un autre selon des règles précises telles que vitesse, sens et densité.

Si, dans les années 1960-1990, l'éco-épidémiologie permet de répondre à l'urgence de contrôler ou d'éradiquer les foyers d'infection, elle prendra tout son sens vers les années 2000 avec la définition du *risque épidémiologique*. Jusqu'alors utilisée pour décrire la structure et la dynamique des foyers, elle devient prospective sans modifier sensiblement ses méthodes et ses techniques. L'arrivée d'une nouvelle technologie, la géo-informatique, avec utilisation d'images satellitaires et de systèmes d'information géographique, contribuera à lui donner un espace bien défini dans la cartographie des zones et des populations à risque.

La matrice théorique du paradigme

L'éco-épidémiologie, qui abandonne en partie le monde anthropocentrique de l'épidémiologie contemporaine pour adopter celle d'une réalité de l'environnement à la mesure du global, s'appuie sur la rencontre de plusieurs concepts essentiels : le complexe, le global, le dynamique et le systémique.

En premier lieu, les maladies infectieuses, en particulier celles qui sont transmises par des organismes vecteurs tels que des insectes ou des mollusques (le paludisme, les leishmanioses, l'onchocercose, les arboviroses, les trypanosomoses, les bilharzioses), se caractérisent par ce que l'on appelle une situation complexe : des hommes, des activités humaines, des systèmes de production, des paysages construits à partir de paysages naturels, des insectes vecteurs dépendants de l'environnement, des vertébrés réservoirs, des cycles trophiques, des flux de parasites, des variations saisonnières, des phénomènes météorologiques, des changements climatiques. Tous ces éléments interagissent ensemble. Or, la complexité, qui est une propriété intrinsèque du monde réel sur lequel porte la connaissance, a été souvent considérée comme un obstacle qu'il fallait contourner, soit en simplifiant les situations réputées difficiles, soit en réduisant celles-ci à l'analyse de leurs composantes élémentaires. Dans l'éco-épidémiologie, la prise en compte de cette complexité est essentielle pour faire vivre le paradigme : le système épidémiologique est la résultante d'actions réciproques les unes les autres, provoquant l'émergence de divers niveaux d'organisation possibles au sein de la même structure. Chaque fois, la matière se réorganise à partir des mêmes éléments de départ, mais à un niveau supérieur, différent. Supérieur parce qu'il englobe et dépasse les niveaux précédents. Différent, parce qu'elle s'adapte au milieu où elle va évoluer. Et cette dynamique, à l'origine des situations complexes dans un système et des réorganisations, est instable et les formes qui vont structurer le système, souvent fugitives. La complexité est un désordre apparent où l'on a raison de supposer un ordre caché. L'éco-épidémiologie se fixe donc comme but d'essayer de comprendre et d'analyser, dans une situation complexe, le code de circulation des éléments pouvant ou non aboutir à la manifestation de la maladie.

Paradoxalement, si la complexité des systèmes épidémiologiques émerge d'éléments simples, il est impossible d'en donner une description simple. C'est alors que vient s'ajouter, à la complexité, la dimension *holistique*, expression dérivée de l'anglais *whole*, qui correspond parfaitement au paradigme éco-épidémiologique quand il s'agit de faire une analyse systémique des foyers d'infection. Pour étudier cette totalité qui représente l'aspect global, la vision synthétique du système alors que l'aspect local donne une vision analytique des éléments pris isolément, il faut faire appel à *la dynamique des systèmes,* discipline apparue avec J. W. Forrester en 1961. Les systèmes épidémiologiques sont un système dynamique qui représente symboliquement une réalité évoluant dans le temps à travers des variables interconnectées. Ces systèmes sont ainsi *non linéaires* parce qu'ils s'inscrivent dans une réalité, que l'on cherche à modéliser, et dont l'évolution dans le temps est faite de changements de rythmes et de ruptures. Ils sont imprévisibles à long terme, même si, par ailleurs, ils sont produits par des phénomènes parfaitement prévisibles à court terme. On peut voir alors, dans la dynamique des systèmes, un ensemble de méthodes pour aborder leur étude. La modélisation et la simulation sont possiblement les seules façons d'en appréhender le fonctionnement. L'éco-épidémiologie a fait ainsi appel, dans les années 1970-2000, non seulement au modèle dialectique, c'est-à-dire « de langage exprimant les caractéristiques structurales et fonctionnelles du système considéré », mais aussi à des modèles biologiques et mathématiques.

Quel avenir pour ce paradigme ?

L'environnement est perçu actuellement non seulement comme un large ensemble de relations objets-sujets, mais aussi comme une construction définie par rapport à des sujets, à une culture et à un système social qui synthétisent des valeurs spécifiques. Il possède une acception très globale car il renvoie, à la fois, à des éléments et à des relations entre éléments de natures diverses. L'environnement a un sens commun : un espace vital partagé par des individus en général. C'est le lieu de vie. Il dépasse ainsi l'échelle locale pour englober les populations et les espaces, en accordant aux composantes naturelles une place essentielle. À l'intérieur de cet ensemble, les rapports environnement/santé se font de plus en plus précis. Si le domaine de l'environnement correspond à une situation complexe et constitue un des meilleurs exemples contemporains qu'on puisse avoir des nécessaires changements dans les habitudes épistémologiques, le système d'explication de la maladie dans lequel est inscrit le raisonnement éco-épidémiologique prend les objets, quel que soit leur niveau d'organisation ou de fonctionnement, comme des objets complexes. L'éco-épidémiologie, interface disciplinaire d'exception, a pris donc définitivement *la décision de complexité* qui ne pourra qu'entraîner à l'avenir des concepts et des méthodes forgées dans une science des processus.

► ACOT P., *Histoire de l'écologie,* Paris, PUF, 1994. – CLERGUE G., *L'Apprentissage de la complexité,* Paris, Hermès, 1997. – JENICEK M. & CLÉROUX R., *Épidémiologie,* Québec, Edisem et Maloine, 1993. – LEGAY J. M., « L'évaluation scientifique d'objets de recherche complexes relève-t-elle d'une situation épistémologique nouvelle ? », *Nature Science Sociétés,* 7, 1999, p. 60-64. – LEVEQUE C., *Environnement et diversité du vivant,* Paris, Pocket-Cité des Sciences et de l'Industrie, Explora, 1994. – PAVLOSKY E. N. & PETRISCHEVA P. A., « Natural nidi of skin and visceral leishmaniasis », *Proceedings of the 6th International Congress of Medecine and Malariology,* 3, 1958, p. 811-813. – RIOUX J. A., *Écologie des leishmanioses,* Paris, CNRS, 1977 ; « Trente ans de coopération franco-marocaine sur les leishmanioses : dépistage et analyse des foyers. Facteurs de risque. Changements climatiques et dynamique noso-géographique », *Revue de l'Association des Anciens Élèves de l'Institut Pasteur,* 168, 2001, p. 90-100. – RIOUX J. A., DEREURE J. & PERIÈRES J., « Approche écologique du risque épidémiologique. L'exemple des leishmanioses », *Bulletin d'Écologie,* 21, 1990, p. 1-9. – SORRE M., *Les Fondements de la géographie humaine. Tome I : Les fondements biologiques, essai d'une écologie de l'homme,* Paris, Colin, 1947.

Christina ROMAÑA

→ Écologie médicale ; Épidémiologie ; Vitalisme.

ÉCOLOGIE MÉDICALE

Écosystème

Le concept fondamental d'écosystème désigne l'écologie dans son unité fonctionnelle : un système ouvert qui se maintient en état d'équilibre dynamique grâce à la circulation des éléments nutritifs et au transfert d'énergie. La structure théorique d'un écosystème présente, à sa base, des végétaux qui constituent des *producteurs* capables de réaliser la photosynthèse en fixant l'énergie solaire et en synthétisant les composés organiques à partir du substrat minéral. Les éléments nutritifs sont transférés vers les niveaux supérieurs et intégrés, successivement, par différents consommateurs. D'abord les *consommateurs primaires,* c'est-à-dire les phytophages capables de digérer la membrane de cellulose des cellules végétales ou d'abriter, dans leur appareil digestif, des micro-organismes symbiotes capables de le faire. Ensuite, les *consommateurs secondaires,* c'est-à-dire les prédateurs, et pour finir les parasites. Après la mort, tous les intégrants de cette *chaîne trophique* retournent au substrat, où les organismes *décomposeurs* tels que les bactéries et les champignons les réduisent à leurs composants minéraux.

Pour arriver au modèle d'écosystème, proposé sous sa forme moderne par Tansley en 1935, des questions fondamentales concernant différents domaines de la connaissance durent être résolues. En premier lieu, l'explication des processus physiologiques de la nutrition végétale et de la synthèse des matières organiques à partir des éléments inorganiques du substrat et de la photosynthèse. Importance, donc, des contributions de la nouvelle chimie de Lavoisier et Wöhler, mais aussi de la chimie agricole de Liebig, qui ont discrédité l'existence des molécules vitales. En physique, il fallait également forger un nouveau concept d'énergie en complète rupture avec l'ancienne conception métaphysique de l'énergie vitale. Il revenait à Pasteur d'élucider la nature organique du mécanisme de la putréfaction et de la décomposition des organismes. Au XVIIe s., Leeuwenhoek suggérait que les animalcules qu'il observait à travers ses lentilles grossissantes seraient responsables de la destruction des moules, dont l'étonnante capacité de reproduction attirera plus tard l'attention de Darwin. Si ces moules n'avaient pas été détruites, n'auraient-elles pas fini par bloquer les canaux de Delft ? En 1867, Pasteur, suivi sur ce point par Claude Bernard, fut encore le premier à énoncer clairement le principe de recyclage systématique de la matière organique dans la nature. Ainsi, surgissait une nouvelle vision de l'*équilibre naturel* qui venait se substituer au modèle biblique mais aussi statique, créationniste et finaliste adopté par Linné au milieu du XVIIIe s.

Les théories de l'évolution de Lamarck et de Darwin vinrent tracer les grandes lignes que suivront les études écologiques. Pour Lamarck, le mécanisme de l'évolution dépendrait de l'influence directe des facteurs du milieu physique sur les plantes et les animaux, qui transmettraient leurs structures modifiées à leurs descendants. Pour Darwin, en revanche, les influences du milieu biotique, comme la compétition et la coopération qui résultent de la sélection des variations assurant la réussite de l'adaptation, seraient bien plus importantes. La volonté de comprendre les relations des organismes avec les facteurs du milieu physique et ceux du milieu biotique constituaient l'objectif principal de la discipline naissante dénommée par Haeckel, en 1866, *écologie.*

Dans le style tracé par les travaux de Humboldt sur la géographie botanique, les premières études se concentraient sur la caractérisation et la distribution géographique des associations ou formations végétales et sur leurs relations avec les saisons, le climat et l'altitude. Les plantes se prêtent mieux que les animaux aux observations prolongées et à l'examen de leur rapport avec le climat. De plus, ces études se révélaient d'un grand intérêt pour les objectifs des stations expérimentales aussi bien forestières qu'agricoles. C'est seulement à la fin du XIXe s. que l'écologie animale se séparait de la zoogéographie et accédait ainsi au statut de discipline indépendante. À partir de ce moment-là, apparaissaient les premières recherches sur les communautés biotiques intégrées, ou *biocénoses*, et leurs relations avec le milieu physique. Il fallait développer de nouvelles méthodes d'investigation sur le terrain et au laboratoire pour aboutir aux études descriptives d'une écologie quantitative. Il fallait également partir de la notion de pyramide des nombres de Elton pour aboutir à la notion de pyramide des énergies de Lindman.

Milieu ambiant

En 1865, Claude Bernard définissait l'existence de deux milieux : le *milieu cosmique* ou *extra-organique*, appelé aujourd'hui *milieu ambiant* (ou exogène) commun aux êtres organisés et aux minéraux, et le *milieu intérieur* (ou endogène). Pendant que Claude Bernard s'efforçait d'élucider les processus physiologiques qui ont leur siège dans le milieu intérieur, Pasteur découvrait le rôle des micro-organismes qui le peuplent et dans lequel ils luttent et coopèrent. Mais ces microbes sont également sujets aux influences de facteurs physiques correspondant à ceux qui agissent dans le milieu extérieur, comme la température, la lumière, le pH et la vitesse de flux. Le corps des animaux offre donc des microhabitats spéciaux ainsi que différentes conditions microclimatiques constituant un *microbiotope individuel* largement exploité par les micro-organismes. Ce biotope endogène est occupé par des symbiotes, qui ont évolué dans leurs hôtes et qui sont donc considérés comme autochtones. Il est également occupé par des micro-organismes, qui peuvent coloniser différents tissus organiques et vivre comme saprophytes ou commensaux, et par d'autres micro-organismes qui se rencontrent dans la région géographique où vit l'hôte et qui constituent son microbiotope normal.

En écologie, les processus de colonisation, de succession et tous les autres qui sont étudiés dans les écosystèmes externes ont leur contrepartie dans le milieu intérieur de l'hôte. La pathogénie ou encore la capacité de provoquer des maladies ne constitue pas l'attribut d'un micro-organisme ; elle dépend plutôt des circonstances. Diverses espèces animales réagissent de manière différente à la colonisation par un même micro-organisme. Les infections évoluent d'une façon particulière chez les individus d'une même population et elles dépendent aussi de l'histoire immunitaire des hôtes, voire de la voie de pénétration de l'agent étiologique. En effet, un même micro-organisme, qui se montre inoffensif quand il colonise l'épiderme ou la flore de la gorge, peut se révéler pathogène quand il envahit le système circulatoire. La difficulté de mettre au point des techniques permettant de décrire les relations qui se nouent dans ces communautés constitue un obstacle à la connaissance de l'écologie endogène. Il y a plus ; les conditions climatiques externes exercent une influence décisive en rendant les muqueuses plus ou moins sensibles et réceptives. Ce qui peut faciliter une infection respiratoire ou, au contraire, la barrer. On sait que la plus grande incidence de certaines infections en été ou en hiver s'explique, en partie, par leur écologie.

L'ancienne idée d'une progression adaptative allant de l'hôte au parasite en passant par le commensal s'est révélée tout à fait fausse. Il n'est pas toujours facile de distinguer les organismes qu'on appelle « symbiotes » et « commensaux » de ceux qu'on nomme « parasites ». En outre, les micro-organismes de vie libre, saprophytes, sont souvent trouvés associés aux hôtes habituels et aux parasites récemment introduits dans une aire géographique où se trouvent fréquemment des hôtes fiables et tolérants. Du point de vue médical, l'accent est mis sur les conséquences pathologiques qui résultent de l'infection. Mais, pour l'écologue, l'infection n'est rien de plus qu'un exemple d'association symbiotique qui ne se traduit pas toujours par une maladie cliniquement détectable. La maladie, pour l'écologue, est définie comme l'incapacité d'un organisme à exercer ses fonctions normales dans son milieu. Mais la maladie sert également d'indicateur écologique des conditions environnantes. Outre les facteurs liés aux milieux extérieur et intérieur, à la fois physiques et biotiques, ceux qui tiennent au milieu social dans lequel vivent les individus sont tout particulièrement importants.

Géographie médicale

De même que l'écologie générale s'est enrichie des études des phytogéographes sur les relations entre la distribution géographique des formations végétales et les facteurs de l'environnement physique ; de même, l'écologie médicale a tiré profit de l'étude des modèles de distribution des maladies à la surface du globe. Les maladies endémiques dont l'occurrence est limitée à certaines aires sont, soit autochtones, soit importées par des mécanismes de dispersion naturelle ou par l'homme. Les aires endémiques, dans le cas des zoonoses, se caractérisent par la viabilité des micro-organismes, vecteurs et réservoirs, mais aussi par des conditions écologiques propres permettant des interactions entre les membres des chaînes de transmission. Ces aires endémiques, ou ces foyers naturels, s'appellent des *pathocénoses*.

Un aspect moins connu de la géographie médicale est celui de la distribution des microbiotes dans le corps des hôtes. Les couches du derme, le coelome, les organes internes, présentent des conditions variables qui permettent ou empêchent l'établissement des populations de micro-organismes. Les différentes surfaces de la peau présentent des différences sous les rapports suivant : température, degré d'humidité, pH, sécrétions, pilosité, squames et autres dérivés épidermiques et dermiques. Tous ces éléments offrent des conditions écologiques particulières. Il est clair que les champignons, bactéries, acariens et autres organismes établissent leurs populations en différents points du corps par adaptation aux microambiances particulières. La bouche présente des conditions distinctes qui permettent l'existence de plus de cinq cents espèces de bactéries. Les appareils respiratoire et digestif, à leur tour, abritent des communautés constituées par des populations de micro-organismes qui constituent un microbiotope normal et éventuellement pathogène. Les hôtes se comportent comme des filtres biologiques qui, à partir de la variabilité naturelle du microbiotope endogène, sélectionnent des souches ou lignages génétiques distinctes.

Zoonoses et vecteurs

En 1829, dans les *Annales d'hygiène publique et de médecine légale*, paraissaient une série de travaux consacrés aux thèmes de la salubrité et de la santé. Dans le premier fascicule, on peut lire la définition suivante de l'*hygiène publique* : « Elle s'étend à tout ce qui concerne les endémies, les épidémies, les épizooties, les hôpitaux. » Bien qu'on admette encore la séparation entre maladies humaines et maladies animales, la préoccupation relative aux épizooties révèle une nouvelle vision de la maladie comme phénomène à la fois naturel et complexe. Avec la naissance de la clinique, la maladie se détache de la religion, de l'idée de superstition et de la magie. Au XIXe s., la notion métaphysique du mal disparaît au profit d'une notion plus objective des phénomènes pathologiques qu'on s'efforce d'appréhender comme des phénomènes régis par un principe causal. Dans les phénomènes pathologiques collectifs, la haute mortalité n'est plus le signe d'un châtiment.

Non seulement la souffrance individuelle passe au premier plan, mais l'homme a aussi perdu sa condition d'être d'exception pour occuper une place plus modeste dans la hiérarchie zoologique. Ne présente-t-il pas les mêmes structures et les mêmes fonctions que d'autres organismes ? Ne partage-t-il pas avec les mammifères les mêmes troubles structurels et fonctionnels ? Plusieurs siècles durent s'écouler avant que l'homme accepte son origine naturelle et encore bien plus de temps pour qu'il admette la maladie comme l'une des circonstances habituelles et naturelles de la condition humaine. Le processus fut lent, pénible et marqué par de fortes résistances. En 1877, alors que les évolutionnistes, comme Thomas Huxley, reconnaissaient de plus grandes différences au sein de l'espèce humaine qu'entre les hommes et les autres anthropoïdes, les anthropologues, comme Quatrefages et autres créationnistes, continuaient à défendre l'idée que l'homme occupe une place spéciale dans l'échelle des êtres. Les médecins et les vétérinaires classaient les maladies en systèmes distincts et les séparaient selon leur cause, tout en excluant quelques parasites reconnus comme non spécifiques. La théorie pastorienne de la spécificité et de l'origine microbienne des infections permettait la mise au point de méthodes de laboratoire précises de diagnostic. Elle contribuait également à renverser définitivement la barrière qui séparait la pathologie humaine et la pathologie animale. Les maladies des hommes et des bêtes étaient finalement reconnues comme des processus pathologiques identiques.

Le terme de *zoonose,* attribué à tort à Virchow, a été utilisé initialement par les auteurs allemands pour désigner les maladies des animaux, par opposition aux maladies humaines. La signification de ce terme a été progressivement changée jusqu'à ce qu'en 1959 un Comité mixte de l'Organisation mondiale de la santé et de la FAO ait proposé de l'utiliser pour désigner les maladies qui sont naturellement transmises par l'homme aux autres vertébrés et réciproquement. Les différents termes dérivés, comme *anthropozoonose* et comme *zoothroponose,* ont été utilisés pour les maladies qui affectent de préférence l'homme et telle ou telle espèce animale. Mais l'imprécision liée à l'usage de ces termes a conduit les médecins à abandonner leur emploi.

Dans la deuxième moitié du XIXe s., le modèle pasteurien a permis une grande avancée dans la recherche systématique des agents pathogènes responsables des maladies infectieuses. C'était, en même temps, un modèle réductionniste, déterministe, centré sur l'agent pathogène et le patient : les facteurs ambiants n'entraient pas en ligne de compte. Mais les succès obtenus, grâce à l'utilisation des sérums et des vaccins, semblaient annoncer la victoire définitive sur les maux qui affectent l'homme et les animaux. Autour des années 1880, en Chine, les recherches de Manson sur la filariose ont introduit de nouveaux facteurs en épidémiologie. Il a centré son attention sur la grande incidence de la filariose qui touchait autant l'homme que les chiens. En proposant un raisonnement quantitatif analogue à celui qui avait conduit Harvey à décrire la circulation sanguine, Manson calcula qu'il pourrait exister deux millions de microfilaires dans le système circulatoire d'un chien infecté. À supposer qu'elles s'y développent, avant d'atteindre un centième du poids de la filaire adulte, les petits vers pèseraient bien plus que leur hôte. Cette absurdité conduisait Manson à former l'hypothèse selon laquelle l'évolution des microfilaires aurait lieu dans un animal suceur de sang. D'où la découverte du rôle des *vecteurs* dans la transmission des parasites qui permettait de donner une nouvelle orientation à l'étude de l'écologie des zoonoses. Manson a orienté Ross en l'incitant à rechercher la possibilité d'une transmission de la malaria par les moustiques en Inde et postérieurement en Afrique. Dans le même temps, les Italiens entreprenaient avec succès la même recherche. À la même époque, les vecteurs de la peste bubonique, de la fièvre jaune, du nagana, de la trypanosomiase africaine et du typhus furent identifiés.

Le plus souvent, ce sont des observations empiriques qui ont servi de point de départ dans la découverte des cycles écologiques des hôtes, des vecteurs et des parasites. L'association des rats avec la peste bubonique était déjà connue aux temps bibliques ; en Afrique, les indigènes associaient la présence des mouches tsé-tsé avec le nagana, une trypanosomiase de bovidés ; aux États-Unis, les éleveurs attribuaient la piroplasmose aux tiques et, à la Trinidad, les anciens résidents prévoyaient l'apparition de la fièvre jaune quand il y avait des hécatombes de singes hurleurs. Au Brésil, enfin, les paysans attribuaient la rage bovine aux chauves-souris hématophages. L'identification des chaînes de transmission comprenant plusieurs organismes a révélé la participation d'un complexe de facteurs environnementaux dans l'épidémiologie des zoonoses. La présence ou l'absence de certaines maladies dans des régions déterminées et l'apparition d'un fléau dans des zones auparavant indemnes ont trouvé leur explication dans le comportement des vecteurs et des hôtes intermédiaires. La coïncidence des aires de distribution des hôtes définitifs et des vecteurs pathogènes a été identifiée, permettant ainsi la délimitation géographique des zones susceptibles de voir apparaître des zoonoses. Très vite, Ross apercevait les implications pratiques : il devenait possible de contrôler indirectement une maladie en éliminant ses vecteurs. Dans les premières décennies du XXe s., les médecins européens ont cherché de nouvelles méthodes de contrôle des maladies qui ravageaient les populations humaines en Afrique. Pour ce faire, ils ont étudié les habitudes et le comportement des réservoirs et des vecteurs. Les premiers modèles mathématiques réduisaient la complexité écologique observable à un petit nombre de facteurs considérés comme essentiels dans les chaînes de transmission. D'où la naissance de l'écologie quantitative à partir des études pionnières portant sur la dynamique des populations.

L'Écologie médicale

Le but de l'écologie médicale est l'identification des *chaînes de relations* entre les organismes et leur milieu. Ainsi, cette discipline diffère de l'épidémiologie qui, pour décrire l'origine et la distribution des maladies, centre ses intérêts sur l'homme et les populations humaines. Appliquée aux maladies infectieuses, l'épidémiologie peut être définie comme la *synécologie médico-sanitaire*, c'est-à-dire l'étude des communautés humaines du point de vue de la santé et de la maladie. L'écologie médicale s'occupe de trois grandes questions : a) l'étude de l'auto-écologie des micro-organismes qui peuvent se révéler pathogéniques, leur cycle biologique et les réquisits de leur survivance dans l'environnement particulier qu'ils occupent tout au long de leur développement ontogénétique ; b) l'étude de l'écologie de la transmission, qui comprend les relations mutuelles entre les parasites, les hôtes, les vecteurs avec les facteurs du milieu physique et biotique ; c) les relations entre les porteurs de maladies d'origine génétique, de maladies chroniques, dégénératives, mais aussi les individus sains avec le milieu ambiant. La contamination environnementale, sous toutes ses formes, est l'objet de choix de l'écologie médicale qui exige une approche multidisciplinaire du problème santé-maladie.

Charles Elton, l'un des fondateurs de l'écologie moderne, a établi les principes de la dynamique des populations appliquée à la santé des humains et des non humains. Travaillant surtout sur la peste bubonique en Asie, il a conclu que, avant d'être une maladie humaine, la peste est un mécanisme naturel de régulation des populations de rongeurs. En 1931, Elton faisait remarquer que, malgré le grand nombre de publications sur la question des épizooties chez les animaux sauvages, les recherches dans ce domaine demeuraient sporadiques et désordonnées. Il démontrait que l'idée selon laquelle les animaux sauvages jouissent d'une bonne santé était une idée fausse. Elton voyait la maladie comme un phénomène biologique naturel et l'un des principaux facteurs de contrôle de l'accroissement des populations sauvages. Ainsi, la maladie devient un *indicateur écologique* qui traduit le résultat de l'interaction d'un organisme avec son environnement physique, biotique et social. En 1939, Pavlowski a publié, en Russie, une théorie sur les foyers naturels des maladies qui a été immédiatement perçue comme relevant d'une « épidémiologie paysagiste ». Cette théorie a contribué à établir les fondements écologiques de l'épidémiologie moderne en montrant que certains aspects physiographiques peuvent être des indices de la présence de zoonoses.

C'est au XVIIIe s. qu'apparut la conscience selon laquelle la médecine devait prendre en compte l'insertion sociale de la maladie. Mais ce n'est qu'à la fin des années 1840 que dans des pays comme la France, l'Angleterre et l'Allemagne on a pris conscience que les facteurs externes comme les conditions politiques et sociales, conséquences de la révolution industrielle, exerçaient un rôle important dans l'éclosion des épidémies. Il est clair que le thème d'une détermination sociale des maladies apparut indépendamment de leurs relations aux théories contagionniste et miasmatique qui occupaient alors le devant de la scène. En France, des médecins comme Villermé, Benoiston de Chateauneuf et Guépin dénoncèrent les conditions de pauvreté des classes laborieuses comme responsables de l'augmentation des mortalités épidémiques. Virchow, impressionné par ce qu'il a vu en Silésie à l'occasion de l'extension rapide de la fièvre typhoïde chez les ouvriers, a montré que les épidémies pouvaient être naturelles, mais qu'elles étaient également les signes des inégalités sociales et culturelles. L'idée de la maladie comme phénomène pathologique collectif et social coïncide avec les enquêtes de Marx et la naissance de la sociologie. Il se pourrait bien que Marx, mais aussi Auguste Comte et Spencer aient fourni les bases théoriques pour l'établissement d'une nouvelle transdisciplinarité, la médecine sociale. Celle-ci a pris, sans aucun doute, deux formes différentes selon les lieux. D'un côté, les anthropologues centraient leur intérêt sur les cultures dites primitives et commençaient à décrire les maladies dominantes dans les populations locales ainsi que les méthodes curatives appliquées. De là, l'émergence d'une nouvelle discipline, l'anthropologie médicale. D'un autre côté, dans les villes et indépendamment de la médecine hospitalière, la santé publique s'est tournée vers l'hygiène urbaine. Avec l'urbanisme, le ramassage des ordures, la qualité de l'eau de consommation et des denrées deviennent des problèmes qui ne relèvent plus de la médecine, mais de l'administration publique, voire de la planification urbaine et de l'ingénierie. Il n'est pas inutile de rappeler que c'est seulement après que Pasteur eut démontré l'origine microbienne des maladies infectieuses que les actions d'assainissement et de prévention, jusque-là fondées sur des pratiques empiriques, furent enfin scientifiquement fondées.

Au XXe s., à partir de la fin des années 1940, on assiste à un développement considérable des recherches en écologie médicale. En Amérique du sud et en Afrique, la Fondation Rockefeller a établi un programme intensif d'études de terrain et de laboratoire en développant des techniques pour l'examen des relations entre les réservoirs sylvestres, les vecteurs et les agents de divers arboviroses. Plusieurs instituts régionaux et plusieurs stations d'observation ont été établis dans le but d'identifier les virus sylvestres qui atteignent aujourd'hui, avec leurs vecteurs, plus de 150 espèces. Après la Deuxième Guerre mondiale, une série de travaux sous l'autorité de l'Organisation mondiale de la santé ont plus particulièrement concerné l'analyse des principes écologiques fondamentaux sous-jacents aux zoonoses. Une contribution importante a été apportée par la médecine vétérinaire, spécialement en ce qui concerne les différents aspects sanitaires des populations d'animaux sauvages. Mais les épidémiologistes continuent à réduire la complexité des chaînes écologiques aux espèces directement impliquées dans la transmission des maladies. Ils construisent ainsi des modèles dont la simplification déforme considérablement la réalité. L'influence des facteurs climatiques est tantôt sous-estimée, tantôt surestimée. Trop souvent, dans le domaine de l'épidémiologie, la terminologie de l'écologie a été utilisée à tort et à travers, ce qui ne facilite pas vraiment l'élucidation des problèmes que rencontrent les médecins sur le terrain. Dans le cas des maladies non infectieuses, les études d'écologie et de géographie médicale manquent de rigueur. En outre, la recherche sur les rapports entre les organismes et les facteurs relevant du milieu physique ne va pas au-delà des réponses physiologiques de l'organisme.

L'écologie médicale s'intéresse à des phénomènes collectifs qui sont également objets de l'écologie humaine. Dans l'espèce humaine, les structures sociales et le développement culturel ont atteint des niveaux quantitatifs et qualitativement très supérieurs à ceux de n'importe quelle autre espèce. Une fois admis que le comportement constitue le principal facteur d'exposition aux risques, son étude revêt un intérêt tout particulier pour l'écologie médicale. Un exemple paradigmatique est celui des maladies héréditaires. Son modèle de distribution chez les populations humaines dépend directement des relations de parenté et des normes qui règlent le mariage, les relations sexuelles et la constitution de familles. Les rituels, les traditions, les activités professionnelles ou ludiques, les systèmes de croyances, peuvent largement favoriser l'exposition aux risques et compromettre la santé. Un grand nombre de thèmes qui, autrefois, relevaient du domaine de l'anthropologie culturelle ou sociale, voire de l'ethnographie, ont fini par devenir pertinents pour l'écologie médicale, dans la mesure où ils sont analysés avec les autres facteurs de l'environnement qui interviennent dans l'exposition aux risques.

Du point de vue taxinomique, l'espèce humaine est monotypique, c'est-à-dire qu'elle n'est pas constituée de sous-espèces. Mais du point de vue de l'écologie médicale, les relations avec les plantes, les animaux et les micro-organismes qu'on peut observer dans les populations *préindustrielles*, ou technologiquement primitives, et les populations urbaines, ou technologiquement avancées, sont distinctes. C'est ce qui apparaît clairement dans la prévalence si différenciée des maladies telles qu'elles apparaissent ici et là. Nos ancêtres, comme les aborigènes d'aujourd'hui, mais aussi les explorateurs et les nomades qui vivent comme des chasseurs-cueilleurs ayant peu de ressources et peu de contacts avec l'extérieur, se trouvent en relation étroite avec les plantes et les animaux sauvages et participent aux cycles de zoonoses locales. Ils sont soumis aux changements climatiques et leurs activités sont réglées par les cycles circadiens naturels. Ils peuvent être à la merci de prédateurs et des maladies infectieuses aiguës communiquées par les animaux ou par le biais de la consommation de viande d'animaux malades. Les maladies chroniques ou les déficiences graves conduisent à la mort. Les populations rurales, en tant qu'agriculteurs, disposent des ressources stables qui peuvent être emmagasinées et utilisées durant toute l'année, leur garantissant des conditions nutritives régulières. Les contacts avec la faune sylvestre sont moins fréquents et les suppléments alimentaires sont régulièrement disponibles, abondants et sélectionnés. Sont plus prévalentes les zoonoses au cycle desquelles participent les animaux domestiques. La raréfaction de la population rend difficile l'apparition de flambées épidémiques de grande ampleur.

Du point de vue de la santé publique, la condition *urbaine* introduit des modifications importantes. Les villes quittent la sphère des écosystèmes limités parce qu'elles s'intègrent à un système géographique mondial dans lequel circulent les personnes, les choses et les agents pathogènes. Les contacts avec la faune sylvestre deviennent sporadiques, alors que les relations interpersonnelles et la possibilité d'une transmission directe des virus et des bactéries augmentent. En outre, les problèmes de contamination des aliments industrialisés et de l'eau de boisson s'aggravent. Aujourd'hui, les épidémies se répandent avec une grande rapidité, touchant des centaines ou des milliers d'individus en un court espace de temps. L'épidémie de pneumonie atypique du premier semestre de l'année 2003, avec ses nombreux cas de syndrome respiratoire aigu sévère (SRAS) en porte directement témoignage. Les morts violentes ou subites sont dues, non plus aux prédateurs sylvestres, mais aux accidents de la circulation et aux agressions en tout genre. La réduction des indices de mortalité périnatale est contrebalancée par l'incidence élevée de maladies « de civilisation » comme l'obésité. La capacité du sol et des eaux à dégrader les déjections est limitée et la pollution qui en résulte constitue un problème croissant. Les concepts écologiques ont été développés à travers les études des écosystèmes naturels et sont maintenant revus pour être adaptés aux conditions ambiantes distinctes, créées par l'homme aux derniers siècles de notre ère.

► AVILA-PIRES F., « The use and misuse of some ecological ternis and concepts in epidemiology », *Memôrias do Instituto Oswaldo Cruz*, vol. 90, n° 5, 1995, p. 561-564. – BERNARD C., *Introduction à l'étude de la médecine expérimentale*, Paris, J.-B. Baillière, 1865 ; *Leçons sur les phénomènes de la vie communs aux animaux et aux végétaux*, Paris, J.-B. Baillière, vol. 1, 1878. – DELAPORTE F., *Le Second Règne de la nature*, Paris, Flammarion, 1979. – DUBOS R., *Man Adapting*, New Haven, Yale Univ. Press, 1965. – DUBOS R., SHAEDLER R., COSTELLO R. L. & HOLT D., « Indigenous, normal, and autochthonous flora of the gastroitestinal tract », *Journal of expérimental medicine*, n° 192, 1955, p. 67-76. – ELTON C., « The study of épidemic diseases among wild animals », *Journal of Hygiene*, vol. 31, n° 4, 1931, p. 435-452. – HAECKEL E., *Generelle Morphologie der Organismen*, Berlin, Georg Reimer, 1866. – HUMBOLDT A., *Essai sur la géographie des plantes ; accompagné d'un tableau physique des régions équinoxiales*, Paris, Levrault, Schoell, 1805. – MARPLES K., *The Ecology of the Human Skin*, Springfield, Thomas, 1965. – MAY J., *The ecology of human disease*, New York, MD, 1958. – PASTEUR L., « Leçons sur le vinaigre du vin, professé à Orléans le 11 novembre 1867 », *Étude sur le vinaigre, sa fabrication, ses maladies, moyens de les prévenir ; nouvelles observations sur la conservation des vins par la chaleur*, Paris, Gauthier-Villars & Victor Masson, 1867. – SCHWABE C., *Medicina veterinaria y salud pûblica*, Mexico, Novaro, 1968. – TANSLEY A., « The use and abuse of vegetational concepts and terms », *Ecology*, vol. 16, 1935, p. 284-307.

Fernando DIAS DE AVILA-PIRES
(Trad. Cirilo Gomes Sanches)

→ Anthropologie ; Biotechnologie ; Éco-épidémiologie ; Épidémiologie ; Filarioses ; Hygiène ; Maladies émergentes ; Principe de précaution ; Zoonoses.

ÉCONOMIE DE LA SANTÉ

L'économie de la santé, discipline récente, s'est progressivement construite au cours des trente dernières années du XXe s. Elle a acquis une reconnaissance académique et institutionnelle attestée par l'existence d'enseignements spécifiques, de revues spécialisées, d'associations professionnelles. Son essor s'est opéré presque simultanément dans les différents pays développés, même si les économistes de la santé sont plus nombreux dans les pays anglo-saxons. Tous s'accordent à reconnaître l'article célèbre de Kenneth J. Arrow sur l'incertitude et l'économie des soins, publié en 1963, comme le texte précurseur de leur discipline. Arrow obtiendra le prix Nobel d'économie en 1992 pour ses travaux sur l'économie du bien-être. Cependant, sous l'unicité apparente de la dénomination d'économie de la santé, se dissimule un ensemble composite fait d'approches théoriques ou empiriques, de travaux multiformes, et fondé sur des logiques intellectuelles dont l'hétérogénéité s'inscrit dans une généalogie contrastée. En effet, l'origine de l'économie de la santé est à rechercher à la frontière de trois mondes qui ont leurs propres lignes de force et une perméabilité limitée : celui des pouvoirs publics ou des administrateurs du système de soins et des responsables de son financement, le monde médical et celui des économistes. L'économie de la santé est-elle un segment particulier de l'économie qui a acquis son autonomie ou s'agit-il plutôt d'un domaine incontournable d'application de la science économique (comme l'économie de l'énergie ou du travail) ? Relève-t-elle alors de la simple mobilisation du calcul économique ou financier ? S'agit-il enfin d'un domaine qui impose au moins en partie ses propres particularités du fait qu'il touche à la dimension même de l'humain, à sa constitution, sa préservation ou à sa disparition ? Ces questions ne sont pas seulement d'ordre sémantique. Leur examen permet de rendre compte du mouvement conceptuel complexe qui a présidé au développement de l'économie de la santé et qui en fait à ce jour une discipline hybride où l'entrée par la logique médicale le dispute au primat de la théorie économique, l'articulation des deux se modulant différemment selon les questions posées et les approches mobilisées. Cette tension et cette diversité qui contribuent également à sa richesse et à sa spécificité peuvent être comprises à travers l'analyse du contexte et des facteurs d'émergence de la discipline, et observées à travers la nature hétérogène et les problématiques multiples des premiers travaux d'économie de la santé fortement clivés par leur triple origine : publique, médicale ou académique. C'est ce que nous tenterons de faire ici principalement à partir du cas français. Mais il faut auparavant rappeler que les notions d'économie et de santé furent longtemps considérées comme antinomiques, excluant de fait la médecine du regard économique.

Économie et médecine : une rencontre longuement différée

Les situations de maladie comme l'activité thérapeutique ou encore l'organisation même de la médecine ont longtemps échappé à l'analyse économique, science des échanges marchands. Les soins relevant d'abord essentiellement de la sphère de la vie privée, l'histoire de la médecine l'atteste, ce n'était qu'en cas d'insuffisance ou d'impossibilité familiales que la prise en charge de la maladie et du handicap était relayée par les institutions caritatives, religieuses ou étatiques, au titre de la charité, la maladie étant alors synonyme de pauvreté. Bien sûr on retrouve dans les archives communales ou celles des ordres religieux des ébauches de comptabilité concernant les hospices et hôtels-Dieu mais ce sont de simples décomptes de dépenses ou de disponibilités financières et on ne saurait y voir la trace d'une approche économique. De même, l'acte de soigner, l'énoncé d'un diagnostic et même le geste thérapeutique sont restés longtemps distincts des modalités dominantes de rémunération des médecins. Et si l'incessante complainte des médecins dénonçant durant près d'un siècle la pléthore médicale et ses effets néfastes sur le niveau de leurs honoraires renvoie à un mécanisme économique fondamental qui lie un montant défini de ressources disponibles au nombre d'individus pouvant y prétendre, elle s'est durablement accompagnée de leur dénégation véhémente de toute préoccupation mercantile de l'activité de soin au profit d'une démarche guidée par la vocation. Cet argumentaire se fondait sur le fait qu'en France comme dans d'autres pays, les honoraires médicaux demandés à chaque patient étaient, jusqu'au milieu des années 1950, éminemment variables selon la situation sociale et financière de chacun, et qu'une part non négligeable des soins aux plus démunis était administrée gratuitement.

L'évolution de la situation a résulté tout à la fois de l'avancée rapide des connaissances biologiques et de l'efficacité accrue des technologies médicales, des nouvelles modalités sociales, de leur mise à disposition des malades et de l'aspiration croissante à une meilleure santé, et enfin de la transformation même du tableau épidémiologique des sociétés développées. Dans un certain nombre de pays occidentaux, une configuration inédite lie, après la Seconde Guerre mondiale, savoirs scientifiques et efficacité médicale, d'une part, dispositifs collectifs de financement du recours aux soins médicaux, d'autre part, créant ainsi les conditions de mise en place d'un véritable essor des soins en suscitant une offre professionnelle de plus en plus performante et en rendant solvable la demande individuelle. Des systèmes de sécurité sociale, mêlant à des degrés variables des mécanismes d'assurance ou de solidarité redistributive, contribuant à définir de nouveaux modes de gouvernance désignés sous le vocable d'État-providence, sont lentement mis en place dans un nombre croissant de pays. La généralisation progressive à des populations de plus en plus nombreuses d'une couverture obligatoire des besoins médicaux par l'assurance maladie, va favoriser l'émergence puis la croissance apparemment irrésistible d'un marché des soins et induire un régime d'innovations techniques stimulant dont il s'agit d'assurer la meilleure diffusion, au travers d'un parc hospitalier et d'un secteur industriel en pleine expansion. La consommation médicale mobilise ainsi une proportion croissante des budgets nationaux comme des budgets familiaux. Cette configuration ouvre la voie à un questionnement économique de la médecine totalement nouveau non seulement de la part des médecins ou des industriels du secteur mais aussi de la part des pouvoirs publics confrontés à l'accroissement des budgets sociaux qu'ils ont à gérer. Le régime de croissance économique dans lequel cette évolution de la médecine prend place à côté de celle d'autres secteurs sociaux suscite également assez vite l'intérêt des économistes universitaires engagés depuis peu dans un mouvement de reconnaissance de leur spécificité professionnelle. Les exigences d'une politique publique, les appétences des professionnels médicaux et les enjeux d'une discipline scientifique concourent ainsi à l'essor de l'économie de la santé que nous présenterons successivement selon ces trois aspects avant d'en esquisser en conclusion les orientations actuelles.

Les pouvoirs publics face à la croissance des dépenses de soins

Le contexte d'apparition de l'économie de la santé est celui d'une croissance économique d'ampleur inconnue jusqu'alors, qu'accompagne l'émergence de nouveaux problèmes individuels et collectifs. Ces problèmes sont pour une part liés aux contraintes internes du développement économique (compétences, emploi, formation...) et aux coûts sociaux induits (réajustements structurels, chômage...). Mais ils sont également consécutifs à la pression d'aspirations grandissantes en matière de progrès et de bien-être, rendues réalistes par la mise en place de systèmes de Sécurité sociale comme par les surplus économiques engendrés par la croissance elle-même. Le souci de la santé, particulièrement emblématique de ces nouvelles aspirations collectives, et qui déborde le besoin de soins médicaux, n'est ainsi pas isolé et prend place parmi d'autres désirs « dont l'entrée dans la sphère de nos préoccupations s'annonce fracassante », selon la formule utilisée à l'époque par certains économistes. De nouveaux domaines sociaux se trouvent ainsi concernés par une problématique de dépenses et d'interventions collectives, et se définissent dorénavant comme relevant en partie de la responsabilité de l'État. De là naît le besoin de l'administration de disposer d'instruments d'analyse spécifiques auquel devaient répondre une démarche d'élaboration d'une comptabilité sociale par grands secteurs et la construction d'indicateurs sociaux complémentaires aux indicateurs économiques déjà disponibles. Malgré les difficultés concrètes de recueil de données fiables et suffisamment homogènes pour alimenter des comparaisons par secteurs ou par pays, les dépenses collectives de santé ont commencé à faire l'objet dès les années 1950, tant au niveau national qu'international, d'un suivi comptable par les pouvoirs publics et les administrations concernées, ouvrant ainsi la voie aux premières réflexions macro-économiques sur l'impact des dépenses de santé. La toute première ligne d'interrogation économique sur la santé se fonde donc sur une approche principalement médico-centrée et empirique, dont le mode d'entrée est le secteur médical. En France, ces premiers travaux sont le fait des ingénieurs économistes, notamment au Commissariat au Plan, et des administrateurs politiques (ministère de la Santé). Ils visent à mesurer le niveau des dépenses de soins et à apprécier leurs modalités de financement. Indolore durant la période de croissance économique des trente glorieuses (les trois décennies de l'immédiat après-guerre), le constat d'un accroissement de la consommation médicale supérieur à celui du Produit intérieur brut (PIB) apparaît initialement comme un processus souhaitable et un indice de progrès social. L'appréciation s'inversera ultérieurement et cet écart, même réduit, apparaîtra ensuite comme la marque d'un dérapage incontrôlable et un risque pour la poursuite de la croissance économique. Outils de planification et d'aide à la décision publique, les études économiques sur la santé comme celles relatives à d'autres secteurs sociaux deviennent, au cours de la décennie 1970, le support du processus de rationalisation des choix budgétaires et des dépenses publiques, importé des États-Unis. Parallèlement, le rôle incitateur et régulateur du secteur médical dans la croissance économique est interrogé ainsi que les conditions de son développement professionnel et industriel. L'identification des processus d'intégration des préoccupations de santé, du recours accru aux institutions sanitaires et de la consommation médicale de masse, désignés sous le terme de médicalisation, inscrit l'essor de la médecine et de la demande de soins comme une caractéristique majeure de l'évolution des sociétés contemporaines. Après la survenue du choc pétrolier de l'hiver 1973-1974, on assiste à l'irruption rapide, dans les travaux de type institutionnel, du thème de la maîtrise des dépenses de santé dont le rythme ininterrompu de croissance est interrogé différemment. Il s'agit alors, dans une perspective d'aide à la décision publique, de prôner des méthodes permettant de maîtriser les coûts des soins, d'organiser la répartition optimale de ressources devenues rares, de s'ajuster aux contraintes budgétaires, mettant en débat la question de savoir s'il est préférable de réguler les prix ou les quantités des soins, d'agir sur les mécanismes de production ou de consommation.

Les professionnels du soin face à l'expansion du secteur

À côté d'une approche en termes de comptabilité nationale ou d'administration du secteur, des travaux plus microéconomiques, impliquant souvent des médecins, s'efforcent de calculer le coût de la maladie en général ou de telle ou telle affection (la grippe, les maladies vasculaires, etc.) et de mesurer les ressources mobilisées pour y faire face, ouvrant la liste problématique des coûts indirects de la maladie et notamment des pertes de production induites par les arrêts de travail. Des coûts de la préservation et de la restauration de l'état de santé, découleraient alors un prix de la vie humaine, formule qui déclenche à l'époque nombre de polémiques pas totalement éteintes à ce jour. En amont se pose la question fondamentale, non encore vraiment résolue, de l'appréciation du résultat de l'activité médicale : comment appréhender l'état de santé et ses variations ? Ou en termes économiques : comment affronter l'indétermination du produit du service médical ? Puis le thème de la maîtrise s'impose et infléchit la réflexion vers l'efficience des dépenses collectives, l'évaluation des protocoles thérapeutiques, la fixation du tarif de remboursement des médicaments, ébauche de la pharmaco-économie, ou encore vers l'analyse des déterminants économiques et sociaux des modes de production ou de consommation de soins, la gestion hospitalière et la prise en compte des soins profanes et familiaux.

La science économique à l'épreuve de la santé

Mais, dans années 1960, les premiers économistes qui, après Arrow, affrontent le domaine médical sont encore peu assurés de l'adéquation de leurs outils à l'étude de ces problèmes. Ils vont pour aborder le domaine de la santé mobiliser aussi bien les théories standards que les approches de l'économie publique et de l'économie sociale, elles-mêmes en devenir. Les premiers travaux théoriques d'économie de la santé se déploient ainsi simultanément à une réflexion endogène sur les capacités de la discipline à rendre compte de ce domaine. La science économique est la science des échanges et de l'allocation des ressources rares. Elle s'intéresse de ce fait aux mécanismes de formation des coûts. Dans une acception étroite, seul l'échange de biens et services sur un marché serait économique puisqu'il permet l'expression d'une demande, correspondant à une utilité pour le demandeur, et d'une offre, leur rencontre définissant les prix d'échange qui s'ajusteront progressivement aux coûts de production. Il s'agit alors de comprendre de quoi dépendent l'offre et la demande au travers de l'élaboration de fonctions d'offre et de demande à variables multiples dont deux sont essentielles : le niveau des prix et le montant des revenus disponibles. Dans cette perspective, la santé recouvre un grand nombre de spécificités, énoncées très tôt, qui engendrent autant de difficultés d'application du cadre économique. Celles-ci tiennent, d'une part, à la nature même des biens échangés, les soins, qui ne sont qu'un des éléments contribuant à la santé, et à l'appréciation de l'utilité attendue : l'amélioration ou la préservation de l'état de santé. Elles renvoient, d'autre part, aux facteurs liés à cette consommation – la morbidité ressentie et les habitudes de recours aux soins – et aux caractéristiques de la production : élaboration d'un diagnostic et d'une stratégie thérapeutique. Elles sont dues enfin au contexte financier de l'échange : l'intervention de l'Assurance maladie. Les prix, établis administrativement, et les revenus, médiatisés par une assurance, sont ainsi des variables exogènes récusant de fait le concept de marché, d'autant que l'offreur de soins, le médecin, en est également le prescripteur, empêchant que s'exerce le libre choix du consommateur. Dès lors l'approche économique des questions de santé devait faire la preuve de sa pertinence. Doit-on y voir une des causes du statut « assez misérable » de l'économie de la santé au sein de l'ensemble des sciences économiques ? Le domaine de la santé fut d'abord l'objet d'essais d'application empirique des modèles théoriques généraux (par exemple le modèle de l'entrepreneur ou celui du consommateur). Le champ légitime de l'analyse microéconomique étant celui des comportements, qu'il s'agisse des professionnels ou des patients, les premières recherches ont cherché à tenir compte des spécificités évoquées plus haut, au travers notamment de l'hypothèse de la demande induite par l'offre de soins. Autre exemple, le modèle du capital humain proposait une conception de l'état de santé comme un bien durable, donné à la naissance, et qu'il s'agit de préserver ou d'améliorer dans une logique d'investissement au travers de consommations médicales variables en quantité et qualité. On relève aussi dés l'origine des travaux issus de l'économie de l'assurance analysant, parmi d'autres variables telles le sexe, l'âge, le niveau d'éducation ou de revenu, l'effet d'une Sécurité sociale sur le niveau de consommation médicale. Les travaux économiques sur l'hôpital vont également susciter la réflexion autour des nouvelles formes d'économie industrielle, et le secteur médical s'avère un modèle pertinent pour les théories de l'innovation.

Simultanément l'économie de la santé s'est inscrite dans les questionnements de l'économie publique : les actes gratuits ou largement subventionnés, les biens collectifs font-ils partie du champ d'investigation de l'économie et comment les appréhender ? Toutefois ces analyses se trouvent rapidement marquées par le changement de perception du rôle des politiques sociales. Jugées positives du fait de leurs fonctions intégratrice et régulatrice dans une approche d'inspiration keynésienne, elles furent ensuite considérées, dans un contexte de concurrence mondiale ou de respect des critères européens de convergence, comme une contrainte à effet potentiellement négatif sur la croissance par les modèles néo-libéraux. Ont été dès lors dénoncés les rendements marginaux décroissants des dépenses de santé par rapport aux indicateurs courants d'amélioration de l'état de santé d'une population (espérance de vie), justifiant ainsi les politiques de maîtrise ou d'encadrement de leur rythme de croissance. S'est également trouvée ouverte la discussion de leur répartition autour de l'hypothèse d'une sous-optimalité et d'un gaspillage dans l'affectation et l'utilisation des ressources collectives. Or l'évaluation de l'efficience des soins échappe en grande partie à l'économiste ; elle est du ressort du médecin, voire de l'individu lui-même !

Économie et santé : une rencontre néanmoins féconde

De ce fait, quelle relation l'économie, les connaissances et la pratique médicales entretiennent-elles dans l'élaboration même de la discipline ? La réponse se décline différemment selon qu'il s'agit de mener des recherches cognitives ou d'avoir une démarche d'évaluation et d'aide à la décision dont la demande est croissante. Par construction même, l'évaluation économique des actions de soins ou des politiques de santé ne peut se déployer (calcul d'optimisation) qu'en s'appuyant sur la reconnaissance préalable d'une efficacité médicale (essais thérapeutiques, épidémiologie). Par ailleurs, l'économie de la santé doit être distinguée des politiques de contrôle ou de maîtrise des dépenses de santé auxquelles la conjoncture politique et économique a trop conduit à l'assimiler, provoquant un rejet de la part des professionnels qui confine à la méconnaissance. Le scandale du sang contaminé en France a pu ainsi être analysé comme une dérive inéluctable de l'économique ! Les économistes de la santé doivent faire comprendre que leur discipline contribue à la recherche de la meilleure intervention et de l'efficacité maximale dans l'allocation des ressources d'abord pour atteindre l'équité sociale, afin par exemple de réduire les inégalités sociales, et qu'il n'est alors pas légitime d'opposer qualité et coût. C'est dans cette perspective éthique que l'économie de la santé s'inscrit, participant largement d'un processus plus large de renouvellement conceptuel de l'économie, qu'Henri Guitton appelait de ses vœux dès 1988 : « La science économique au service de la santé mais les sciences de la vie pourraient aider la science économique à se rénover. » Elle a ainsi apporté des contributions intéressantes sur des aspects tels que les effets de l'asymétrie d'information sur les choix et préférences des usagers, leurs modalités pertinentes de révélation, la prise en compte des situations d'incertitude radicale ou de risque quantifiable... Elle occupe également une place essentielle dans les nouvelles réflexions d'une économie des services dans un régime de croissance économique lente, actuellement en pleine élaboration. Ces avancées participent de la reconnaissance qu'aucune discipline ne saurait à elle seule épuiser la complexité des processus en cause dans le domaine de la santé dont la compréhension fine nécessite de mobiliser simultanément différents champs disciplinaires.

▶ BASZANGER I., BUNGENER M., PAILLET A. (éds), *Quelle médecine voulons-nous ?*, Paris, La Dispute, 2002. – BÉJEAN S., PEYRON C. (éds), *Santé, règles et rationalités*, Paris, Economica, 2002. – BÉNAMOUZIG D., *Essor et développement de l'économie de la santé en France (provisoire)*, Paris, PUF, à paraître, 2003. – BUNGENER M., « Une Éternelle pléthore médicale », *Sciences sociales et Santé*, vol. II, n° 1, 1984, p. 77-110. – FUCHS V. R., *The Contribution of Health Services to the American economy*, New York, Milbank Memorial Fund Quaterly, 1966, vol. 44. – GUITTON H., « La Santé et le marché », *Prospective et Santé*, n° 47/48, 1988, p. 7-10. – KENNETH A. J., « Uncertainty and the welfare economics of medical care », *The American Economic Review*, vol. LIII, n° 5, 1963, p. 941-973. – LETOURMY A., DARBON S., « La Micro-économie des soins médicaux doit-elle nécessairement être d'inspiration néoclassique ? », *Sciences sociales et Santé*, vol. I, n° 2, 1983, p. 31-77. – LEVY E., « La Demande en économie de la santé », *Revue d'économie politique*, vol. 98, n° 4, 1988, p. 445-507. – LEVY E., BUNGENER M., DUMÉNIL G., FAGNANI F., *La Croissance des dépenses de santé*, Paris, Economica, 1982. – MAJNONI D'INTIGNANO B., ULMANN P., *Économie de la santé*, Paris, PUF « Thémis », 2001. – SAILLY J-C., LEBRUN T. (éds), *Dix ans d'avancée en économie de la santé*, Actes des XIXe journées des économistes de la santé français, Paris, John Libbey Eurotext, 1997.

Martine BUNGENER

→ Assurance maladie ; Démographie ; Prévention ; Santé publique.

ÉCRITURE (Clinique de l')

Jusqu'au milieu du XIXe s., l'écriture est demeurée anonyme et neutre ; elle est restée une forme pure, transparente, produite par un corps sans identité assimilé à une machine d'imprimerie ; écrire est un art de soumission du corps et participe d'une certaine manière à un effacement du sujet et de sa spécificité physique et mentale. Ce qui n'est pas beau est ce qui n'est pas conforme aux règles de l'art. L'innovation des médecins du XIXe s. est de porter un regard sur le signe graphique et sa production manuelle, et d'en constituer une véritable clinique qui modifiera considérablement la pratique sociale de l'écrit. Par ce regard, ils *découvrent* véritablement l'écriture manuscrite, au sens où ils l'identifient progressivement au cours de la seconde moitié du siècle à une pratique individuelle produisant un objet qui, loin d'être une forme pure, est une matière-texte aux dimensions multiples, porteuse de secret et qui, produite par le corps humain, peut souffrir de pathologies.

Cette découverte s'est opérée non à partir des écrits des hommes illustres mais à partir de ceux de l'homme ordinaire, celui qui peuplait morgues, prisons et asiles. Ces premiers travaux, ceux de A. Brierre de Boismont en 1851 sur les écrits de suicidés, de Marcé sur la correspondance des aliénés ou de C. Lombroso sur les palimpsestes des prisons, dévoilent des univers ignorés et des identités inquiétantes. Mais cette enfance du regard médical se caractérise aussi par la mise au jour d'un lien unissant la forme du tracé, la graphie et la pathologie. Par l'observation attentive des manuscrits, on montre comment non seulement l'écriture contient la signature de la folie, de l'immoralité et de la génialité, mais aussi que l'analyse de la graphie peut permettre, bien avant la déclaration du mal, de le diagnostiquer. H. Legrand du Saulle étudie ainsi au cours des années 1870 les écrits de ses patients sous une triple dimension : 1 / l'identification des pratiques d'écriture spécifique à chaque patient (support, fréquence, prolixité) ; 2 / la caractérisation d'un style propre aux scripteurs souffrant d'un même mal ; 3 / la saisie d'infractions aux règles de l'écriture (mise en page, ponctuation). Les hommes de lettres ne sont pas exempts de cette clinique : ainsi par exemple, les manuscrits de Jean-Jacques Rousseau font l'objet d'un intense examen.

Enfin, la troisième caractéristique de ce regard inaugural est l'identification de nouvelles pathologies qui ne tiennent pas à la maladie connue du sujet, mais à l'acte d'écrire. À partir de 1870, une série de troubles plus ou moins graves sont observés et nommés : écriture en miroir, dite aussi spéculaire, crampe de l'écrivain, agraphie, tremblements, hallucinations graphiques... On citera les premières observations de l'écriture en miroir de patients hémiplégiques par un médecin allemand, Buchwald, en 1878 et celles de l'agraphie par Jackson et Gairdner dès 1865 sur des aphasiques. Or, ces troubles permettent progressivement aux médecins d'avancer des hypothèses sur les mécanismes neurologiques de l'écriture. Au début des années 1890, un débat s'engage entre Charcot et Déjerine sur ce thème. Pour le médecin de la Salpêtrière, écriture et parole dépendraient de deux centres moteurs corticaux autonomes ; pour Déjerine, au contraire, les deux fonctions sont inséparables.

Un second moment marque cette histoire, au cours duquel on ne se contente plus d'observer l'écriture déjà produite ; les médecins se mettent à faire écrire les patients ; l'écriture et son scripteur entrent au laboratoire. On ne se borne plus à mesurer la graphie, on la soumet à des réactifs chimiques, on cherche son sexe. On s'intéresse également au support de l'écriture ; on compare les qualités d'encres et de plumes, on modifie l'inclinaison des tables. Le scripteur devient objet d'expérience ; on identifie les facteurs de variation de l'écriture, on hypnotise son scripteur, on chronomètre son débit, on observe le corps écrivant. À ces fins, les savants ont recours aux nouvelles technologies, dont les appareils d'enregistrements sur tambour et la photographie. Celle-ci permet d'immortaliser l'instant de l'écriture, de saisir ainsi la posture du corps écrivant mais elle offre aussi d'agrandir et de reproduire à l'infini les signes graphiques tracés sur la page. Ce savoir naissant vise ainsi à définir une bonne écriture ; les conséquences en sont importantes puisque ce partage entre l'écriture normale et l'écriture pathologique initie alors une gestion sociale nouvelle de l'écriture ordinaire : redéfinitions de son enseignement au sein des écoles, développement de formes alternatives à l'écriture manuscrite (la sténographie et l'écriture mécanique).

Cette mise en écriture du sujet, dans un dernier moment, dépasse le mur des laboratoires et au cours des dernières décennies du XIXe s. s'étend aux asiles, aux hôpitaux et aux prisons. Se constitue progressivement une formidable archive autobiographique sur l'injonction des médecins. Le cas d'E. Régis est exemplaire de ce mouvement de médicalisation des écrits de patients. Entre 1882 et 1886, ce médecin bordelais publie, dans la revue *L'Encéphale,* une série d'écrits d'aliénés sous la rubrique « Variétés ». S'y succèdent les écrits autobiographiques de patients atteints de folie du doute, d'alcoolisme subaigu, d'excitation maniaque ou encore de folie morale, qui ne forment qu'un bref échantillon de l'importante collection que Régis a constituée auprès de ses malades. La constitution de ce nouveau corpus, véritable encyclopédie vivante de la maladie, est repérable aussi bien en Allemagne qu'en Italie et en France, sous l'appellation de littérature des aliénés, littérature des prisons. Ces collections de manuscrits sont exposées au cours des congrès ou dans les musées des facultés. Ainsi en est-il du professeur de médecine légale de Lyon, Alexandre Lacassagne, qui suscite des autobiographies auprès de certains criminels détenus à la prison de la ville, les utilise pour son enseignement et les expose aux côtés de ceux de son collègue C. Lombroso dans les congrès internationaux d'anthropologie criminelle.

Si cette clinique s'éteint avec la Grande Guerre, et surtout avec l'essor de la psychanalyse, elle n'est pas étrangère, d'une part, au développement de la graphologie qui s'appuiera sur ce pouvoir-savoir et, d'autre part, à la valorisation esthétique dont font l'objet les écrits de malades au cours du XXe s., à l'initiative de G. Dubuffet notamment.

▶ ARTIÈRES Ph., *Clinique de l'écriture. Une histoire du regard sur l'écriture,* Paris, Les Empêcheurs de penser en rond, 1998. – FABRE D., « Le corps pathétique de l'écrivain », *Gradhiva,* n° 25, 1999, p. 1-13. – FOUCAULT M., *Les Anormaux, Cours au Collège de France, 1974-1975,* Paris, Hautes Études, Gallimard / Le Seuil, 1999. – GROS F., *Création et folie. Une histoire du jugement psychiatrique,* Paris, PUF « Perspectives critiques », 1997. – THÉVOZ M., *Écrits bruts,* Paris, PUF « Perspectives critiques », 1979.

Philippe ARTIÈRES

→ Aliénisme ; Psychiatrie (Naissance de la).

ÉLECTROCHOC

« Pour provoquer la crise, il nous reste à abaisser l'interrupteur qui laissera passer le courant pendant le temps que nous avons déterminé. [...] Le résultat ne se fait pas attendre. On observe tout d'abord la contraction tétanique [...] due à l'action directe du courant électrique sur le système nerveux. [...] Immédiatement après le passage du courant, les membres soulevés retombent en état de relâchement musculaire, mais presque aussitôt (l'attitude de détente est parfois à peine perçue) s'installe la crise convulsive classique avec ses trois phases : tonique, clonique et stertoreuse » (Lapipe et Rondepierre).

Avec l'électrochoc, il est question d'une technique thérapeutique spectaculaire par le tableau dramatique qu'elle donne du corps secoué de terribles convulsions, la conscience brutalement dissoute, la respiration arrêtée, bavant comme une bête enragée et se pissant dessus. Le succès thérapeutique dépend de cela : il faut arriver à ce que le patient « produise » une crise d'épilepsie. Mais spectaculaire aussi par sa redoutable efficacité, notamment dans les dépressions et les mélancolies. Un traitement de salut, une véritable mesure de sauvegarde vitale, disent les spécialistes, quand il y a un risque suicidaire imminent, un refus catégorique d'alimentation, ou lorsque les autres traitements restent en échec. La rémission symptomatique est obtenue en une dizaine de séances, à raison de deux ou trois chocs par semaine, au prix seulement de troubles de mémoire plus ou moins durables.

Méthode forte par conséquent (avec toute l'ambiguïté que cela contient), et dont le langage courant a pris acte à sa façon. Dans le concept d'électrochoc, il est question de raison perdue et de conscience soudain retrouvée. « Tout à coup j'ai pris conscience de la folie dans laquelle j'avais dérivé. Il a fallu cet électrochoc pour que je me ressaisisse. » La folie, c'est, de ce point de vue, un lien défait avec la raison commune, et qu'il s'agit de renouer par une remise au pas brutale, car rien ne peut être pire pour la raison que d'être perdue.

Mais l'efficacité justifie-t-elle les moyens, fussent-ils prescrits pour sauver autrui et au nom de la raison ? Le concept d'électrochoc, c'est aussi la crainte d'une réduction physique de la pensée et le fantasme d'un outil puissant, édifié en paradigme de répression. Le premier électrochoc a eu le malheur d'être administré dans l'Italie fasciste de Mussolini, par Cerletti et Bini en 1938, à un homme de 39 ans, contre son gré. L'homme avait été trouvé par la police, errant et délirant dans la gare de Rome, il présentait des symptômes de schizophrénie. En quoi l'électrochoc se démarque-t-il de la longue et sombre liste des techniques de coercition mises en œuvre par la psychiatrie du XIXe s. au nom de la même volonté de sauver et du même souci humanitaire ? Traitement symptomatique, son effet premier est d'arrêter des langages et des comportements qui témoignent d'une maladie mentale et qu'il est socialement difficile de tolérer. Mais n'est-il que cela, une manière de réprimer les tentatives suicidaires et les agitations dangereuses ? Quelles sortes d'efficacités vise-t-on en soignant les insensés ? Une certaine violence spectaculaire dans l'art de soigner, cela mérite-t-il que l'électrochoc ait cristallisé sur lui des interrogations que d'autres thérapeutiques ont pu éviter de se poser de façon aussi aiguë ? Il est possible que, pour les fous et les malades mentaux d'aujourd'hui, l'électrochoc continue à être l'occasion d'un partage : d'un côté, l'envahissement par la folie dont on voudrait sortir ; de l'autre côté, l'image effrayante dont le traitement n'a jamais pu se débarrasser.

Souffrance et consentement du fou

Mais déjà, comment en arriver là, lorsque la folie s'avance, ou la dépression ? Faut-il souffrir assez pour en arriver à se prêter à la violence de l'électrochoc ! La primauté de la souffrance du fou est régulièrement rappelée par les psychiatres, mis en demeure par la société de justifier des actes que celle-ci leur demande d'assurer pour elle. De là ce plaidoyer : détracter l'électrochoc, cela ne revient-il pas à nier cette souffrance au nom d'une vision trop romantique de la folie, et « au détriment de certains malades qui, eux, abordent concrètement et douloureusement la réalité de leur trouble, et pour lesquels les cures psychanalytiques et les médicaments psychotropes classiques sont sans effet » ? On peut dire que l'électrochoc, loin d'avoir méprisé la souffrance des fous, a paradoxalement contribué à l'instituer. Pas question donc de sourire des psychiatres exhibant des témoignages de gratitude de malades guéris par les électrochocs.

À côté des cas où la demande de traitement est explicitement formulée par les patients, le consentement pose des questions difficiles dans les cas où il est précisément impossible à obtenir, c'est-à-dire une grande partie des indications qui font opter pour les électrochocs. « Lorsque le refus est sous-tendu par un désir de mort mélancolique, ou par un état confusionnel, on peut estimer, en conscience, qu'il est légitime de passer outre. Cette décision est prise en fonction du bénéfice prévisible pour le patient, en tenant compte des indications spécifiques de ce traitement. » L'art du psychiatre est d'opérer judicieusement le calcul risque/bénéfice et la substitution de responsabilité, visant notamment à sauver le patient de lui-même et à le protéger de comportements dont il regretterait ensuite douloureusement les conséquences. Que faut-il faire pour des malades qui ne souhaitent que mourir ? Doit-on suivre la volonté et la logique de l'insensé, mais sont-elles les siennes ? Faut-il céder à la violence thérapeutique quand il semble ne pas y avoir d'autres issues pour répondre à la violence conceptuelle imposée par la folie ? « Que sais-tu de ce que j'ai dans la tête ? » (Alexandre K.).

Traiter le mal par le mal

L'histoire de l'électrochoc est d'abord celle de la *convulsivothérapie*, et plus largement de ce qu'on a appelé les « traitements de choc ». En première analyse, une histoire simple et nettement datée qui débute avec les succès de la thérapie malarienne dans la paralysie générale. L'introduction de l'impaludation (von Jauregg, 1917) montrait déjà les caractéristiques de la plupart des traitements de choc ultérieurs. Elle était fondée sur une observation clinique connue de longue date, à savoir que l'état de certains malades mentaux s'améliorait miraculeusement au cours d'affections fébriles intercurrentes. Ce qui est nouveau pour le rôle du médecin à partir de là, c'est qu'on va aider très activement les opérations de la nature et provoquer des fièvres aux syphilitiques déments en leur inoculant des maladies infectieuses. Rêve de toute-puissance du médecin qui, pour mettre fin aux maladies, va au besoin en infliger d'autres, qu'il stoppe à volonté. Après divers essais (tuberculine, typhoïde, et érysipèle), von Jauregg s'arrêta sur la malaria, facilement contrôlable par la quinine. « Pour la première fois, il fut possible d'arrêter le cours d'une maladie mentale évoluant spontanément vers la démence et la mort. » Le premier traitement somatique en psychiatrie suscita un optimisme immense en s'attaquant à ce qui avait été pendant le XIXe s. le modèle de la maladie mentale et le symbole de l'incurabilité de la folie, la syphilis nerveuse. Par comparaison, il semblait qu'il n'y avait jamais eu de traitement jusqu'alors, jamais eu de psychiatrie ni de soins donnés aux patients ni de procédés de coercition investis sur le corps.

Dans les psychoses non syphilitiques, telle la schizophrénie, la thérapie malarienne restait inefficace. Poursuivant le même modèle, on fut à l'affût de toutes les observations cliniques, récentes ou anciennes, faisant état d'améliorations symptomatiques transitoires. Plusieurs thérapies de choc furent ainsi essayées. Parmi celles qui connurent le plus de succès, la méthode du *choc à l'insuline* vint de l'observation de patients schizophrènes ayant été involontairement plongés dans un coma hypoglycémique par injection d'insuline : la symptomatologie psychotique ayant régressé, on se mit à induire délibérément des comas à l'insuline (Sakel, 1933) qui donnèrent pour la première fois aux psychiatres l'impression de posséder un outil efficace de lutte contre la schizophrénie.

Les *thérapies convulsivantes* apparurent presque simultanément et en même temps que la lobotomie frontale (Moniz, 1935). Elles s'inspirèrent d'observations faisant état de patients libérés pour un moment de leurs symptômes par la survenue de crises d'épilepsie intercurrentes. On alla chercher les substances épileptogènes employées en expérimentation animale, afin de produire artificiellement des convulsions chez des schizophrènes (Meduna, 1934). Après plusieurs crises produites par injection de camphre, le premier malade sortit d'un état de stupeur catatonique dans lequel il était enfermé depuis quatre ans. Meduna remplace rapidement le camphre initialement utilisé par l'un de ses dérivés, le cardiazol, plus fiable et plus facile à administrer. Enthousiasme : en trois ans, le choc à l'insuline et le traitement au cardiazol se répandent dans le monde entier. Les patients reçoivent des chocs par une méthode ou l'autre, parfois en alternance.

Mais les injections de cardiazol sont mal supportées par les patients (extrême angoisse, réactions douloureuses, épouvantable sentiment de mort imminente pendant les secondes précédant la crise), dangereuses, coûteuses et restent difficiles à mettre en œuvre. Cerletti et Bini ont l'idée de substituer au cardiazol le courant électrique, qui était, comme le camphre, utilisé pour ses propriétés épileptogènes en expérimentation animale depuis les années 1870. Depuis l'installation en ville du courant de secteur (110-120 volts alternatif), le courant est devenu très maniable. L'électrochoc a l'avantage de ne nécessiter qu'un dispositif de dérivation du courant des prises murales pour rappeler les insensés à la raison. Facile et économique, la méthode ne demande pour celui qui l'emploie aucune formation spéciale, ni surveillance médicale ou infirmière.

L'*électroconvulsivothérapie* (ECT, ou *sismothérapie*) va s'imposer au monde entier dès les années 1939-1940, à l'orée de la Deuxième Guerre mondiale, et rapidement supplanter les autres traitements de choc. On parle de renaissance de la psychiatrie, de nouvelle ère thérapeutique, portée par le progrès scientifique. La thérapie quitte le domaine de l'esprit, pour entrer dans celui d'une technique palpable, qui circonscrit la folie de gré ou de force dans l'espace du corps, et ce de la manière la plus absolue. Qu'il s'agisse d'imposer un coma ou des crises d'épilepsie, tous les traitements de choc ont eu le projet commun de faire passer l'insensé par une perte de connaissance. Il faut réduire le fou à l'état d'objet sans connaissance, l'amener par une *commotion* à connaître de manière temporaire le néant, la dissolution et la mort du psychisme, afin qu'il retrouve la raison.

De l'électrothérapie à l'électroconvulsivothérapie

L'effet propre du courant sera toujours nié par les promoteurs de l'électrochoc. Sans doute, le spectre d'une assimilation hâtive à la chaise électrique a joué un rôle, mais il n'explique pas tout. Pourquoi ce déni, alors qu'il y a une longue histoire de l'usage de l'électricité à visée coercitive et thérapeutique en psychiatrie ? L'électricité offre au XIXe s. l'avantage immense de pouvoir être employée comme agent de coercition commode à manier. Le cas échéant, elle supplée avec avantage à la douche, au corset de force ou à la camisole dans les cas de refus d'aliments, afin de sauver le malade et le forcer à prendre une alimentation rationnelle. Mais l'électricité n'a pas été qu'un moyen de coercition. Fin XVIIIe s., Birch traite avec succès des mélancoliques par administration de chocs d'électricité statique. En 1802, mêmes succès d'Aldini en utilisant le courant galvanique. La technique obéit déjà à la logique de la commotion : « N'a-t-on pas vu une chute, un coup violent porté sur la tête, chez des maniaques et des personnes en démence, être suivis du retour à la raison ? » On pourrait être ainsi tenté d'avancer la naissance de l'électrochoc pour n'en faire qu'un avatar de l'histoire de l'électrothérapie (voir ce mot), mais ce faisant, il ne faudrait pas manquer le rôle primordial qu'on fait jouer aux *convulsions* dans le traitement.

Si l'on étudie la littérature du XIXe s. et même de la seconde moitié du XVIIIe, on trouve plusieurs publications faisant état du traitement d'insensés par administration de chocs électriques ou par injection de camphre *à des doses épileptogènes*. Mais les crises ne sont que des effets secondaires, sans vertu curative. S'il est recommandé de les rechercher, c'est plutôt comme l'indice que l'agent actif a été donné à doses suffisantes. Aucun de ces traitements ne comprend l'induction planifiée de crises d'épilepsie. En 1800, le camphre et le courant sont utilisés en thérapeutique psychiatrique pour leurs vertus propres, le premier en tant que substance sédative, le second en tant qu'agent tonique. En 1940, on les emploie, l'un et l'autre, dans le seul but de provoquer des crises convulsives généralisées. De même que ce qui compte dans l'impaludation n'est pas la malaria mais la fièvre induite, le facteur thérapeutique fondamental c'est la crise de grand mal, quelle que soit la façon dont elle est induite. On en est venu à préférer rattacher l'histoire de l'électrochoc à celle de l'épilepsie, soudain affublée d'une valeur positive.

Le grand mal contre la folie

Pour les épileptiques et les insensés, l'enfermement, c'est une longue histoire commune, au cours de laquelle les premiers n'ont pas toujours reçu la meilleure chambre. Dans sa sollicitude pour les insensés, Esquirol ne s'inquiétait-il pas de la mauvaise influence des épileptiques ? « La vue d'un accès épileptique suffit pour rendre épileptique une personne bien portante. Combien plus grand est le danger pour un aliéné quelquefois si impressionnable ! » Dans le choix de traiter la folie par l'épilepsie, il faut donc repérer un véritable retournement des rapports de l'épilepsie et de la folie, qui fait de l'électrochoc un accident heureux dans la sombre histoire de l'épilepsie.

L'épilepsie où l'individu est étymologiquement « pris », saisi, devient un instrument de prise sur le fou. Puisqu'elle peut s'ancrer électriquement dans le corps, puisqu'elle peut être provoquée par différents agents extérieurs, c'est qu'elle est en nous une faculté. Et cette faculté de convulser est aussi faculté curative interne de l'organisme. Toute une École ne voit-elle pas dans la crise convulsive épileptique une décharge de défense et de libération ? La crise est une occasion inouïe pour le cerveau de se remettre à zéro *(Reset)*. Ici l'histoire de l'électrochoc cérébral va se mêler un temps avec celle de l'électrochoc cardiaque. Si l'on savait depuis les travaux de Fritsch et Hitzig (1870) qu'un courant électrique bref et intense pouvait déclencher une crise d'épilepsie chez l'animal, on savait aussi qu'il pouvait faire cesser une fibrillation ventriculaire (Prévost et Batelli, 1899). Il est probable que les expériences de choc électrique sur le cœur animal dans les années 1930 (Ferris *et al.*, 1936) ont encouragé les recherches de Cerletti et Bini. En retour, ce que l'on aura fait aux cerveaux pour les tirer de situations désespérées, on va bientôt le faire aux cœurs en chirurgie thoracique (Beck *et al.*, 1947). La notion de redémarrage a ainsi offert à l'électrochoc une descendance inespérée, l'électrochoc cardiaque faisant comprendre son père maudit. Quoi de plus efficace qu'une décharge synchrone de tous les neurones pour repartir d'un bon pied, en ayant effacé le mauvais engagement qu'avait pris l'esprit ? À la fin, la folie n'aura rien été de plus.

On attire le grand mal sur l'insensé pour délivrer celui-ci de la folie qui le tient, dans une sorte d'opération de purification ou d'exorcisation. L'épilepsie, c'est le corps fou, et c'est cette folie passagère qu'on veut faire entrer dans le corps des fous, pour en chasser l'autre folie. La convulsion va faire sortir le mal, pourvu qu'elle soit généralisée et qu'elle s'exhibe à la surface du corps. Dans l'électrochoc, s'achève pour le psychiatre l'appropriation de la folie, par l'action sur le corps du fou, qu'on rend plus fou que son âme folle, en le faisant convulser. Chez ceux qu'on traite par électrochoc, il y a une folie qui tient de la mort, qu'on veut anéantir par cette folie et ce symbole de vie qu'est la convulsion. Folie du corps qui dépasse la folie de l'esprit, et finit par lui faire honte en la singeant. Raccourci de vie, élevé contre le néant de l'existence, mais vanité elle-même d'une vie qui n'est qu'une convulsion. La petite histoire raconte que Cerletti et Bini furent encouragés à employer le courant électrique sur l'homme en visitant les abattoirs de la ville, où l'on soumettait les porcs à un choc électrique avant de les abattre. Le courant était donné « par humanité », afin de rendre les animaux inconscients et leur permettre d'aborder calmement le moment de l'égorgement final. Ce qu'on fait au porc qu'on place face à l'extrême, on peut le faire à l'homme qu'on va tirer de la nuit de la folie pour le ramener à la lumière de la raison commune.

La question de l'empirisme

On ne sait rien encore aujourd'hui de la façon dont les processus psychotiques sont améliorés par des crises répétées. La liste des théories est longue, psychologiques, neurophysiologiques, biochimiques, hydro-électrolytiques, neuro-humorales, neuro-endocrines. Qu'est-ce qui importe ? La perte de conscience ? L'amnésie ? Les convulsions ? L'apnée ? Des modifications dans les humeurs ? Les neurotransmetteurs ? Ces listes reflètent le changement des modes conceptuelles sur le rôle des fonctions cérébrales dans le comportement, mais rien des mécanismes d'action de l'électrochoc qui, malgré d'innombrables investigations, restent mystérieux.

On a toujours beaucoup reproché cependant à l'électrochoc son empirisme. On traite des désordres psychiatriques qu'on ne comprend pas, par des traitements dont le mode d'action est inconnu. Mais ce faisant, ne se montre-t-on pas aussi irrationnel que le fou, dont la logique dès lors ne mérite pas moins de considération que la raison commune ? Sans la caution du savoir, le pouvoir du psychiatre et son efficacité sont soupçonnés d'entretenir avec la folie de louches parentés, de l'égaler, sinon de la dépasser en violence et en inconséquence, de faire ressembler le psychiatre à un fou irrationnel, d'inverser au dernier moment les rôles, de faire de l'insensé un objet de pitié et d'admiration ; c'est cela que l'opinion et l'ordre social ne supportent pas : ce que Foucault dit de la punition, on peut le transposer à l'électrochoc. Avec la peur de le voir appliquer à l'homme sensé. À l'origine pourtant, le traitement convulsivant s'inscrivait dans une certaine rationalité. Pour Meduna comme pour Cerletti et Bini, l'effet bénéfique des convulsions sur les malades schizophrènes devait s'inscrire dans un processus organique. L'idée était que les convulsions faisaient proliférer la glie cérébrale et que cette prolifération pouvait améliorer l'état des schizophrènes. Cette théorie a été ensuite battue en brèche, mais il est significatif cependant qu'on ait en somme voulu scléroser les insensés dans la glie de leur cerveau, jusqu'à ce qu'elle en étouffe les neurones. Dans la mesure où faire éclore la sclérose n'est pas viser une restitution du normal, l'électrochoc naissait ainsi avec une arrière-pensée de contention et de répression, dont il aura du mal à se démarquer.

Les abus et le procès des électrochocs

Les abus ont donné raison aux fantasmes de répression. On a, à ses débuts, utilisé l'électrochoc sans discernement, pour traiter n'importe quel trouble psychique, mais aussi des affections non psychiatriques. On en a fait à des enfants autistiques, on l'a utilisé pour calmer les agités, corriger les incontinents, réduire les malades violents. « Actuellement, on appréciera particulièrement d'avoir rarement à remplacer les vitres cassées, des vêtements lacérés, des sangles de camisoles (introuvables) déchiquetées... » (Lapipe et Rondepierre). Et on a fait aussi des électrochocs parce qu'ils influencent favorablement l'humeur et le caractère. « Les patients redeviennent généralement sociables de manière durable. » En somme, « les psychiatres se sont mis à traiter autre chose que la folie. Et ils se sont mis par là même, à faire autre chose que soigner. Ou pour être plus précis, à l'intérieur même de la volonté médicale du traitement, d'autres types d'estimation sont venus se glisser, modifiant pour l'essentiel ses règles d'élaboration » (Fréminville). Pour la société, il y a notamment un profit économique qui a été souligné depuis les débuts des électrochocs, lié à leur rapidité d'action et à une diminution du temps d'internement et du coût de la maladie.

L'électrochoc est devenu pour le mouvement d'antipsychiatrie le symbole du pouvoir psychiatrique et des moyens coercitifs et rigides par lesquels la raison instituée dégrade la folie en maladie mentale. Il a pris valeur de modèle pour les critiques sociologiques des années 1960-1970, qui visaient à dénoncer la violence de l'institution psychiatrique en tant que relais de la violence globale de la société à l'égard des individus. Traitement stéréotypé et aveugle, caricaturant l'arbitraire que peut revêtir tout exercice du pouvoir, ne laissant aucune place aux singularités des attentes et des demandes des sujets individuels. Et qui prend donc les attributs d'une punition. « À Rodez, je vivais dans la terreur de cette phrase, contre laquelle, tout lucide que j'étais, je ne pouvais rien : Monsieur Artaud ne mange pas aujourd'hui, il passe au choc. »

Aménagements techniques

Les indications actuelles des électrochocs se sont redéfinies au fil des ans de manière empirique : avant tout les dépressions mélancoliques, délirantes, anxieuses ou catatoniques, mais aussi les manies délirantes ou furieuses, les syndromes délirants aigus des schizophrénies, les accès maniaques en cas d'urgence extrême. Par ailleurs, l'acte s'est enveloppé d'une médicalisation technique qui en a modifié l'image. À ses débuts, la pratique de l'électrochoc était très impressionnante, extrêmement pénible parfois, et non dénuée de dangers. L'appréhension pouvant confiner à la panique avant un nouvel électrochoc a pu conduire à interrompre la cure, dans un climat d'opposition violente. L'introduction du curare, en tant qu'agent musculaire paralysant (Bennett, 1940), permit de prévenir la survenue de fractures et de luxations (dues aux convulsions), mais ajouta sa part de réactions négatives, par ses sensations propres de blocage respiratoire, d'impossibilité d'agir et de mort imminente. Pour contrer les angoisses paniques, on a préconisé très tôt, dès l'époque des chocs au cardiazol, de provoquer la crise sous anesthésie (Leulier, 1938). L'usage pour l'électrochoc s'est répandu à la fin des années 1950, dans une double visée de sédation et d'anesthésie, afin de prévenir l'agitation, de faciliter l'acceptation des procédures et de laisser inconscientes les sensations potentiellement effrayantes liées à la curarisation, au choc électrique ou aux convulsions.

Actuellement sous anesthésie et curarisation, la crise d'épilepsie est à peine visible. Elle a revêtu l'aspect honorable d'une intervention chirurgicale : une drogue pour anesthésier, une drogue pour paralyser, et quand le sujet ne peut plus sentir ni bouger, qu'il est enfin libéré de son corps sensitif et de son corps moteur, le choc, et la crise, silencieuse et masquée dans l'opacité du cerveau, coupée de toute expression spectaculaire, traumatisante et dérangeante. Soit, en poursuivant la transposition de ce que Foucault dit de la punition : « Les pratiques thérapeutiques deviennent pudiques : toucher le corps le moins possible, le temps d'une décharge, et pour atteindre quelque chose en lui qui n'est pas le corps. Pas d'affrontement physique. Si l'on intervient sur le corps en l'électrisant, c'est pour priver l'individu d'une liberté de se suicider ou de délirer considérée comme un interdit et un délit. Et s'il faut encore à la psychiatrie manipuler et atteindre le corps des suicidaires, ce sera de loin, proprement, selon des techniques réglées, et en visant un objectif bien plus élevé. Le médecin n'a plus qu'à être un technicien méticuleux. Il est censé appliquer la thérapeutique moins à un corps réel susceptible de souffrance et de panique, qu'à un sujet social, détenteur, parmi d'autres devoirs, de celui de vivre. Et au-delà de ce partage des devoirs s'opère la dénégation théorique : l'essentiel du traitement que nous autres, médecins, nous infligeons, ne croyez pas qu'il consiste à punir, il cherche à soulager, sauvegarder, guérir. Il est caractéristique que l'administration des électrochocs ait souvent été confiée aux anesthésistes, chargés de l'effectuer dans un autre lieu (en veillant à la non-souffrance du patient), comme si à leur tour les psychiatres et les équipes soignantes n'assumaient pas la besogne thérapeutique que la société leur demandait d'exécuter pour elle. C'est-à-dire comme si traiter les insensés et les déprimés *physiquement*, par leur corps, restait un acte essentiellement ambigu. »

Dernière nouveauté

L'histoire de l'électrochoc a poussé depuis quelques années un nouveau rameau, d'une manière qui n'est pas sans rappeler la naissance même de la sismothérapie. C'est la brève histoire de la stimulation magnétique transcraniale (TMS), dans laquelle la psychiatrie a trouvé le moyen de rejoindre la vieille histoire des localisations cérébrales. Tout est parti des tentatives d'activer sélectivement des aires du cerveau par des stimulations délivrées à travers le crâne, sur le scalp intact (et non plus directement sur le cerveau, après trépanation, comme il se fait en expérimentation animale et humaine depuis la fin du XIXe s.). Les techniques nécessaires pour l'exercice d'une action localisée dans le cerveau d'autrui ont été mises au point, d'abord par stimulation électrique de haut voltage (Merton et Morton, 1980) puis par stimulation magnétique, moins douloureuse (Barker *et al.*, 1985). Selon l'endroit du cerveau qu'on active, la stimulation de haute intensité provoque des contractions musculaires ou des sensations contemporaines du choc, sans effet rémanent. On s'est assez vite aperçu cependant qu'à condition de délivrer les stimulations de manière répétitive, il pouvait apparaître des effets durables après la période de stimulation. Une stimulation rapide (plus de cinq chocs par seconde) augmente l'excitabilité des neurones de façon transitoire, alors qu'une stimulation lente (un choc par seconde) la déprime. De là l'idée, dans un premier temps, de stimuler à haute fréquence les patients atteints de maladie de Parkinson (afin d'accélérer leurs réactions) ou de stimuler à basse fréquence des patients dystoniques (afin d'inhiber leurs activités motrices).

L'introduction de la technique en psychiatrie vient de l'observation que les stimulations répétitives transcraniales affectaient parfois l'humeur des malades traités ou des sujets normaux pris comme témoins. Suivant le même empirisme qui avait préludé à l'essai des traitements de choc dans les années 1930, plusieurs équipes se sont mises à traiter par la nouvelle technique des patients atteints de désordres de l'humeur, notamment de dépressions. Une nouvelle aire de recherche très active s'est ouverte en psychiatrie, dans l'espoir de remplacer les électrochocs par une technique non invasive, non douloureuse et sans danger. De nombreuses améliorations de l'humeur ont été relatées depuis 1995, soit après stimulation *rapide* du cortex préfrontal dorsolatéral gauche, soit après stimulation *lente* du cortex préfrontal dorsolatéral droit. À gauche donc, le siège de la bonne humeur, qu'il faut rehausser par une stimulation rapide. À droite, le siège des idées noires, qu'il faut rabaisser par une stimulation lente.

► ALDINI J., *Essai théorique et expérimental sur le galvanisme, avec une série d'expériences*, Paris, Fournier Fils, vol. I, 1804, p. 215-218. – EDEL Y. & CAROLI F., « Histoire de l'électrochoc : des traitements électriques à la convulsivothérapie en psychiatrie », *Bulletin d'Histoire de l'Électricité*, n° 9, 1987, p. 87-114. – ENDLER N. S., « The Origins of electroconvulsive therapy », *Convulsive Therapy*, n° 4, 1988, p. 5-23. – ESQUIROL J., *Des Maladies mentales*, Paris, 1838, vol. I. – FINK M., « Meduna and the origins of convulsive therapy », *American Journal of Psychiatry*, n° 141, 1984, p. 1034-1041. – FOUCAULT M., *Surveiller et punir, Naissance de la prison*, Paris, Gallimard, 1975. – FRÉMINVILLE B. DE, *La Raison du plus fort, ou Petit inventaire des moyens de thérapeutique et de coercition physique imaginés et mis en œuvre par les aliénistes du XIXe siècle comme marque de la prise d'un pouvoir absolu sur le corps des malades*, Paris, Thèse de Médecine, 1977. – KALINOWSKY L. B., « The discoveries of somatic treatments in psychiatry : facts and myths », *Comprehensive Psychiatry*, n° 21, 1980, p. 428-435. – LAPIPE M. & RONDEPIERRE J., *Contribution à l'étude physique, physiologique et clinique de l'électrochoc*, Paris, Maloine, 1942. – LÔO H. & DE CARVALHO W., « Électroconvulsivothérapie », *in* J.-L. Senon, D. Sechter & D. Richard (éds), *Thérapeutique psychiatrique*, Paris, Hermann, 1995. – TEMKIN O. *The Falling Sickness : a history of epilepsy from the Greeks to the beginnings of modern neurology*, Baltimore/Londres, Johns Hopkins Univ. Press, 2e éd., 1971.

Emmanuel FOURNIER

→ Dépression.

ÉLECTRODIAGNOSTIC

L'électrodiagnostic inaugure dans la première moitié du XIXe s. l'ère des examens paracliniques. C'est l'entrée de la technique sur la scène de la médecine et, avec elle, l'interposition dans la pratique diagnostique de tout un mode de pensée, lié à l'instrumentation physique et à l'idée d'*action de connaissance*. Au départ, c'est un émerveillement de voir l'électricité forcer des tableaux cliniques apparemment semblables à s'individualiser, comme si l'on avait introduit un prisme dans les ténèbres de la maladie. C'est l'étonnement que la nature veuille bien répondre à nos questions. Certes, on ne lui laisse pas le choix, mais on ne pouvait pas prévoir comment les maladies se décomposeraient sous l'effet du courant ni comment il faudrait adapter les techniques pour cela.

L'électrodiagnostic, c'est aussi, à lui seul, un véritable foisonnement. Le terme d'électrodiagnostic désigne au sens large l'ensemble des techniques d'électricité par lesquelles on espère faire le diagnostic des affections des nerfs et des muscles. À l'origine et pendant un siècle environ, il ne comprend que des techniques de *stimulation* : on applique des courants de diverses formes au nerf ou directement au muscle, et on observe à l'œil si celui-ci répond ou non. Ce n'est qu'à partir des années 1940 qu'on se met à enregistrer les activités électriques du muscle en clinique, qu'elles soient provoquées par la stimulation (techniques de *stimu-*

lo-détection), ou engendrées « naturellement » par le muscle lors de la contraction volontaire (techniques de *détection*, ou *électromyographie* : voir ce mot). Autant de techniques mises en œuvre successivement au cours d'un examen, autant de formes jetées sur le corps du malade, autant d'occasions données à ce corps de parler de la maladie, autant d'objets qui se créent et de signes à interpréter. Pourquoi une telle panoplie de points de vue ? Comment en est-on venu à utiliser l'électricité, à la fois pour provoquer des signes pertinents et pour les diversifier ? Comment concevoir que des signes électriques puissent différencier des affections ? Quelles réorganisations la maladie a-t-elle dû subir pour cela ? L'électrodiagnostic a longtemps oscillé entre médecine anatomoclinique et médecine physiologique. Il n'a pas toujours été évident qu'il appartenait avant tout à une compréhension fonctionnelle des affections des nerfs et des muscles, avec les perspectives et les limites propres à ce point de vue, et que c'était au prix de cette spécificité et de cette modestie qu'il pouvait avoir une quelconque utilité clinique.

Appréhension électrique des maladies

Avec l'électrodiagnostic, il faut manifestement quitter des visions trop éthérées de la médecine, qui ne saisissent pas la nécessité du rapport de celle-ci au corps. L'usage de l'électricité comme outil d'investigation clinique doit beaucoup à l'idée que, d'eux-mêmes, par leurs propriétés naturelles, les nerfs et les muscles fonctionnent électriquement, attendu a) que l'électricité est capable de les actionner, et b) qu'ils produisent de l'électricité en fonctionnant. À cause de ces affinités entre électricité artificielle et électricité animale mises en lumière par les travaux de Galvani et de ses précurseurs, et à cause aussi de sa commodité d'emploi, l'électricité est depuis le début du XIXe s. le principal stimulus utilisé pour l'analyse de l'excitabilité des nerfs et des muscles. L'électricité donnerait en quelque sorte une « technique d'étude naturelle ! », dont l'usage peut d'ailleurs être rendu indolore. En agissant physiquement sur le corps du patient de diverses manières et en identifiant des anomalies de ses réponses, on pense au fond provoquer ce corps à manifester ce qu'il cache en son tréfonds. Là où le malade se plaint de fatigue et de mouvements empêchés, et où l'examen clinique reconnaît sans outil une amyotrophie et une faiblesse musculaire, l'investigation électrophysiologique prétend, par exemple, déterminer avec ses outils d'analyse le siège d'une dysfonction sur le nerf correspondant. Il a fallu pour cela que le geste de provocation électrique s'intègre à l'investigation médicale. C'est donc une sémiologie des *réactions* électriques du corps qu'on étudie : des maladies apparaissent et se différencient les unes des autres au sein d'un langage qu'on impose au vivant. Mais l'électricité n'a pu devenir un outil de diagnostic que dans la mesure où l'on a imaginé que la maladie s'exprimait spontanément dans un langage électrique.

Ce faisant, l'électrodiagnostic se met au service d'une certaine vision technique de la maladie. Il peut sembler à première vue que le vécu de la maladie par le patient est gommé dans cette approche. N'est-on pas dans une caricature de médecine centrée sur le corps, prête à violenter celui-ci pour lui faire dire ce qu'il ne dit pas de lui-même ? En demandant à la stimulation électrique de mouvoir le corps impotent en lieu et place du sujet malade, ne relègue-t-on pas ce dernier à un rôle de pantin ou de spectateur impuissant, motricité court-circuitée, sensibilité méprisée ? Plus généralement, en actionnant les nerfs et les muscles, l'électrodiagnostic met ceux-ci en demeure de répondre à des questions qui lui sont posées sur un mode très déterminé. Le corps est abordé comme un complexe prévisible d'anomalies de réponse à ces questions, en marge des autres dimensions de la maladie. On pourrait légitimement craindre en théorie que, tout à son mouvement de recherche, le médecin ne se rende plus compte de la part qu'il prend à la révélation des signes électriques ni même que la présence de ceux-ci dépend d'un acte quelconque. En fait, il est possible que ces craintes théoriques n'aient pas d'incidence inéluctable dans la pratique. L'histoire va progressivement le découvrir.

Naissance de l'examen de stimulation

Prémisses physiologiques. – Dans la deuxième moitié du XVIIIe s., l'électrodiagnostic ne se dissocie pas de l'électrothérapie (voir ce mot). On n'utilise pas le courant à des fins d'abord diagnostiques, pour guider ensuite vers un traitement : on soigne par le courant, et on isole, sur l'allure des réactions, les affections qui se montrent les mieux disposées à répondre au traitement (abbé Nollet, 1764 ; abbé Bertholon, 1780 ; Hallé, 1798). Le diagnostic, c'est avant tout celui d'une indication thérapeutique, ce n'est pas celui d'une affection au sens clinique ou anatomique, tout simplement parce que la clinique et l'anatomie pathologique n'existent pas encore. On est dans la médecine des espèces.

La nouveauté qui va aboutir à l'individualisation de l'électrodiagnostic, c'est l'entrée dans une démarche physiopathologique, dont les rapports avec la démarche anatomoclinique de l'époque ne sont pas tout de suite clairs. Au départ les questions physiologiques se posent dans la continuité des questions de pathologie. On sait par exemple que les muscles d'un membre paralysé peuvent être forcés à se mouvoir par l'électricité (Louis, 1747 ; Jallabert, 1747). Jusqu'à quel point est-il nécessaire que les différentes structures nerveuses continuent à communiquer entre elles pour que des réactions musculaires au courant soient conservées ? Les travaux expérimentaux de Nysten (1811) et de Legallois (1830) d'une part, ceux de Müller (1834) d'autre part, parvenaient à des réponses apparemment contradictoires, mais les lésions y étaient opérées en des lieux distincts. Hall (1839) rapproche et compare les lésions tant en expérimentant sur l'animal qu'en étudiant des cas de pathologie, à l'aide de courants de piles (dits *galvaniques*) : il trouve que les muscles perdent leur irritabilité lorsqu'ils sont séparés de la moelle par une atteinte des nerfs ou de la moelle (paralysies dites spinales), tandis que leur irritabilité est augmentée lorsqu'ils sont séparés de leur connexion avec le cerveau seul, en gardant leur connexion avec la moelle (paralysies dites cérébrales). Pour le problème de départ, cela signifie que la capacité des nerfs à provoquer la contraction musculaire nécessite l'intégrité de la moelle, et non du cerveau. Mais par ce rapprochement, Hall est également en mesure de poser les bases d'un diagnostic différentiel fondé sur l'électricité. Le mode de réaction à l'électricité permet d'inférer le diagnostic entre les deux classes de paralysies. La simple stimulation électrique est capable de différencier des tableaux cliniques voisins.

Seulement, Hall raisonne en termes physiologiques, et lit dans les réactions au courant, non un site de lésion anatomique, mais la perte d'un mécanisme fonctionnel (spinal ou cérébral). Pour ses successeurs (Duchenne notamment) qui raisonneront en termes anatomiques, cette façon de lire et de classer les paralysies restera toujours incompréhensible et inopérante, dans la mesure où elle amène à parler de paralysie *cérébrale* dans les cas de lésions anatomiques de la *moelle* qui laissent intactes les relations fonctionnelles de celle-ci et du muscle. D'autre part, la méthode de travail (et de pensée) de Hall ne lui permet pas de distinguer sans ambiguïté les réponses musculaires directes des réponses réflexes (voir ce mot). L'augmentation d'irritabilité dans les atteintes du cerveau n'est-elle pas la manifestation d'une exagération des réflexes plutôt que de l'irritabilité musculaire proprement dite ?

L'électrisation localisée et anatomique. – Les recherches de Duchenne vont s'affranchir des difficultés précédentes en se dégageant de la neurophysiologie de l'époque. Comme le soulignent Delaporte et Pinell, ces recherches marquent une rupture en découpant dans l'expérience un nouvel objet d'étude : le muscle. Au départ, c'est un projet de physiologie, qui cherche notamment à préciser par l'électricité les diverses fonctions des muscles individuels *in situ*. Pour cela, il va falloir une technique. On sait déjà que « l'électricité peut être dirigée à volonté sur telle ou telle partie, en plaçant les conducteurs sur les principaux troncs nerveux qui s'y rendent » (Andral et Ratier, 1831). De ce principe, Duchenne va faire un peu avant 1850 une méthode dite d'*électrisation localisée*, visant à limiter exactement à un muscle ou même à un faisceau musculaire l'action de courants appliqués par des électrodes sur la peau. Pour cet objectif de précision anatomique, les courants d'induction (dits *faradiques*) délivrés par les appareils magnéto-électriques issus des découvertes de Faraday (1831) s'avèrent plus commodes d'emploi (et moins dommageables) que les courants galvaniques utilisés jusque-là.

Mais au cours de son importation au domaine de la pathologie, ce qui était à l'origine une méthode de physiologie bascule résolument dans la perspective et le vocabulaire anatomocliniques de l'époque. L'électricité devient un moyen d'effectuer une véritable autopsie *in vivo*, révélant des lésions organiques que seule pourrait montrer une vivisection, ou prédisant celles que révélerait un examen *post mortem*. Muni de cet instrument qui prolonge le regard et les sens, Duchenne est conduit à rectifier les lois de Hall, puis à les systématiser et à les étendre. Le courant faradique peut être utilisé pour différencier deux classes au sein des paralysies selon que la capacité musculaire de réponse est diminuée ou conservée (et non pas augmentée comme le voyait Hall) : les paralysies avec diminution de la contractilité électro-musculaire renvoient à une atteinte des nerfs périphériques (traumatique, saturnine...) ou de la moelle ; tandis que les paralysies avec contractilité électro-musculaire intacte orientent vers une maladie cérébrale, hystérique ou rhumatismale. Les deux types de réactions provoquées par l'action de stimulation prennent une valeur de *signe* par cette faculté d'opposer deux classes d'affections. En caractérisant des affections dans des cas où la sémiologie clinique ne peut le faire, ces premiers électrodiagnostics établissent l'utilité clinique du courant.

Renvoi à la clinique. – Il faut remarquer qu'aucun des deux états musculaires individualisables n'est le signe exclusif d'une lésion. Des lésions de nature différente et portant sur des organes différents peuvent être mises en rapport avec un même état de la contractilité. Celui-ci est donc un élément important mais insuffisant pour définir une maladie. « Le signe diagnostique de la paralysie tiré de l'état d'irritabilité musculaire n'a de valeur réelle pour moi qu'autant qu'il se rattache aux autres signes fournis par la séméiologie » (Duchenne). Autrement dit, si l'électricité est un outil qui permet de diversifier et d'affiner l'appréhension des paralysies, elle oblige en retour à approfondir l'examen clinique, à étudier la topographie relative des signes cliniques et électrophysiologiques, leur systématisation nerveuse ou non, leur succession et leur évolution dans le temps...

Ce n'est pas la moindre utilité de la méthode d'électrisation localisée que de *contraindre* le regard à chercher des détails qu'un examen superficiel n'imagine même pas. Outre les signes qu'elle peut seule provoquer, l'électricité force à poursuivre des analyses cliniques fines, qui pourraient être faites sans elle, mais qui de fait le sont rarement. Ce que

Péquignot dit de Duchenne reste vrai pour la pratique d'aujourd'hui : « Cette analyse sémiologique faite à partir de l'excitation électrique peut parfaitement être faite actuellement par un testing musculaire clinique, mais à l'époque il était le seul à le faire par sa méthode électrique. » Par un paradoxe, c'est donc la technique qui renvoie à la clinique. En amorçant une possibilité d'analyse et de décomposition, elle permet à l'œil de croire à des différences qu'il peut voir, mais qu'il n'aurait pas osé retenir seul. Quitte à ce qu'ensuite il dépasse la technique initiale. L'essentiel de l'électrodiagnostic est peut-être dans l'aide qu'il apporte pour fonder un regard et un langage de description.

Développement de l'examen de stimulation

Réintroduction de la stimulation galvanique. – Dans la deuxième moitié du XIXᵉ s., l'électrodiagnostic commence par accentuer son insertion dans la démarche anatomoclinique. L'un des défis à relever est notamment de parvenir à ce que l'électricité différencie de leur vivant les patients atteints de myopathie de ceux qui souffrent d'une atteinte des nerfs périphériques. En effet, bien qu'il ait mis le clinicien Duchenne sur la piste des myopathies, jamais le courant faradique n'a réussi par lui-même à les individualiser nettement. Un moment, l'examen de quelques patients donne l'espoir qu'une atrophie avec conservation de la contractilité musculaire soit un signe de myopathie, mais cet espoir sera mis à mal par la révélation de lésions de la corne antérieure à l'autopsie de quelques-uns de ces malheureux.

Les progrès viennent de la réintroduction du courant galvanique dans la pratique de l'électrodiagnostic. Changer la forme des actions qu'on met en œuvre fait apparaître de nouvelles réactions, et ouvre aux maladies de nouvelles possibilités de se montrer et de se différencier. On isole des affections qui veulent bien correspondre à la modification introduite et se prendre dans les mailles du nouveau filet. Avec le faradisme, on se condamnait à ne voir que les pathologies qui voulaient bien se distinguer par ce moyen. Avec le courant galvanique, c'est une autre dimension qu'on donne à la maladie. On élargit son espace possible. Il apparaît qu'un muscle paralysé par atteinte de son nerf peut réagir à un courant galvanique, alors que les courants brefs sont sans effet (Hallé, 1801 ; Baierlacher, 1859). Le galvanisme a, en raison de la durée de son onde (bien plus longue que celle du courant faradique), une force animatrice sur les muscles dénervés supérieure à celle du faradisme. Mais surtout, la contraction induite diffère de la contraction vive normale en ce qu'elle est lente et prolongée (*lenteur galvanique*). Erb donne le nom de *réaction de dégénérescence* au contraste entre la perte de l'excitabilité faradique et l'apparition d'une lenteur galvanique. Cette réaction se retrouve dans de nombreuses conditions pathologiques différentes (poliomyélite, paralysie traumatique, névrite multiple) qui ont toutes en commun d'affecter les fibres nerveuses motrices, soit au niveau de leur origine dans la moelle, soit en un point quelconque de leur trajet. Elle devient un signe de dénervation, et donc de dégénérescence nerveuse, créant ainsi un lien entre un type de réaction électrique et un type d'élément anatomique. En revanche elle fait défaut dans les paralysies centrales et hystériques (excitabilités faradique et galvanique normales), mais aussi et surtout dans les myopathies, ce qui permet indirectement de différencier celles-ci.

De l'anatomie à la physiologie. – L'examen électrophysiologique dispose alors de deux façons distinctes d'activer les nerfs et les muscles et de tester leurs capacités de réaction. Des syndromes et des maladies, en rapport avec des lésions anatomiques différentes, s'individualisent par leur capacité propre à répondre à la confrontation des deux. Poursuivant ce principe combinatoire, l'électrodiagnostic va étendre ses méthodes de différentiation. Si l'on déplace par exemple le lieu d'application du courant et si l'on fait intervenir des considérations telles que la répartition topographique des anomalies électriques, il apparaît souvent possible de préciser davantage le siège des lésions originelles. Mais la grande surprise de ce travail de diversification des actions diagnostiques à la fin du XIXᵉ s., c'est qu'il va mettre en évidence des désordres essentiellement fonctionnels, sans lésion anatomique correspondante.

La notion de *bloc de conduction* se forme en lien avec le déplacement du point de stimulation le long des nerfs, et dans le prolongement d'anciens travaux expérimentaux de Galien sur la suspension transitoire de la conduction nerveuse par une ligature. Elle est décrite à propos de cas de paralysies radiales (Erb, 1874) : le muscle paralysé ne réagit pas à une stimulation électrique du nerf en amont de la lésion, alors que paradoxalement la contraction musculaire peut être obtenue par une stimulation en aval. Dans ces cas-là, la lésion fonctionnelle est suffisante pour suspendre pendant quelques mois la conduction de l'influx nerveux au niveau du point comprimé, mais elle n'entraîne ni dégénérescence ni altération des capacités de réponse du segment périphérique du nerf. Outre qu'elle permet de localiser un site de lésion fonctionnel, la mise en évidence d'un bloc de conduction prend une valeur diagnostique essentielle, dans la mesure où la suspension de la fonction rend compte de la paralysie.

La notion de *défaut de transmission neuromusculaire* se forme, elle, en relation avec la stimulation répétitive du nerf : celle-ci permet d'isoler la *réaction myasthénique* (ou réaction d'épuisement), caractérisée par une diminution progressive de la réaction du muscle aux stimulations successives (Jolly, 1895). Cette réaction s'observe chez les patients atteints de la maladie qu'on va rebaptiser myasthénie, dont elle peut expliquer la fatigabilité.

Ainsi donc, en étudiant les fonctions neuromusculaires d'excitabilité, de conduction et de transmission, l'électrodiagnostic rend possibles des affections qu'il peut seul individualiser. Mais en retour, cela ne signifie-t-il pas que les anomalies électriques liées à des lésions anatomiques doivent être interprétées en termes fonctionnels avant de l'être en termes anatomiques ?

Histoire de l'examen de stimulo-détection

L'histoire de l'électrodiagnostic va être profondément modifiée par l'enregistrement des réponses musculaires à la stimulation électrique. On se met à mesurer l'amplitude des réponses, leur latence de survenue et la vitesse de conduction motrice des nerfs. Avec ces mesures, ce sont des variations quantitatives qui deviennent des outils diagnostiques. Et les techniques de stimulation simple vont progressivement disparaître de l'examen au profit des techniques de stimulo-détection. Pour que l'électrodiagnostic puisse faire la preuve de son utilité auprès des cliniciens, il fallait probablement qu'un procédé d'enregistrement *objective* matériellement les faits qu'il prétend révéler sur la maladie. En offrant au regard le moyen d'apprécier objectivement les réponses, il lui apporte du même coup une possibilité de contrôle de l'action de stimulation, que ne donne pas la simple observation subjective des réactions qualitatives du muscle.

Il est à noter que les toutes premières applications cliniques publiées sont relatives à des altérations fonctionnelles : la stimulation répétitive du nerf entraîne dans les syndromes myasthéniques un *décrément d'amplitude* de la réponse électrique du muscle, qui peut servir au diagnostic (Harvey et Masland, 1941). Mais c'est surtout le diagnostic des lésions traumatiques des nerfs pendant la Seconde Guerre mondiale qui va aiguillonner l'usage des méthodes de stimulo-détection. On détecte les atteintes des nerfs par un *ralentissement de conduction* ou par une *réduction d'amplitude* des réponses (Harvey et Kuffler, 1944 ; Hodes *et al.*, 1948).

Dans un premier temps, au cours des années 1950, l'électrodiagnostic penche de nouveau vers une interprétation des affections en termes anatomiques : la présence d'un ralentissement de conduction devient un signe plus spécifique de démyélinisation des fibres nerveuses, tandis qu'une réduction d'amplitude témoigne d'une perte de leurs axones. Par un vieux réflexe, on cherche à retrouver les partages anatomiques dans des formules et des combinaisons de critères électriques, dont l'histoire de l'électrodiagnostic n'est pas encore sortie. L'explication anatomique, par la lésion, bloque tout autre conception, notamment fonctionnelle, en poussant à n'accorder d'importance qu'à ce qui a un support morphologique visible. Peu importe que la lésion explique ou non les plaintes du patient en termes physiopathologiques, la prédominance du visible fait qu'on cherche à voir sous les anomalies électriques quelque chose d'organique dont elles sont l'indice.

Mais le diagnostic d'affections démyélinisantes paralysantes, telles que le syndrome de Guillain-Barré, amène à reprendre l'interprétation de l'électrodiagnostic en termes fonctionnels et à redonner toute leur valeur à des signes tels que le bloc de conduction (Lambert, 1960). Certes un ralentissement de conduction est un signe de démyélinisation d'une valeur diagnostique irremplaçable quand il est présent, mais il s'avère souvent absent au moment de la paralysie où le diagnostic est urgent. Qui plus est, si l'on y réfléchit, il ne pourrait pas rendre compte par lui-même d'une faiblesse musculaire. Pour expliquer celle-ci, il faut invoquer des anomalies qui reflètent une réduction du nombre de fibres nerveuses ou musculaires fonctionnelles : réductions d'amplitude, blocs de conduction ou de transmission. C'est-à-dire qu'il faut s'intéresser à des signes de la maladie qui ont en même temps valeur diagnostique et explicative.

Plaintes à expliquer

Par un malentendu, on a longtemps demandé à l'électrodiagnostic de faire le microscope et de voir les lésions morphologiques de dégénérescence musculaire, axonale, ou de la myéline. Comme s'il était un pis-aller dont la seule utilité serait d'éviter ou de différer le recours à la biopsie et au vrai microscope. En fait, la vieille méthode anatomoclinique n'est pas nécessairement la plus pertinente quand les symptômes sont avant tout liés, non pas à des lésions structurales des fibres nerveuses ou musculaires, mais à des troubles fonctionnels de la conduction ou de la transmission neuromusculaire. En s'affranchissant de la tutelle de l'anatomie pathologique, l'électrodiagnostic a ouvert le champ à de nouvelles pathologies. Mais cette capacité n'est qu'une conséquence d'un changement de place plus profond de l'électrodiagnostic à la fois vis-à-vis du point de vue anatomique et du point de vue clinique. S'il peut apporter quelque chose au malade, c'est en cherchant d'abord à rattacher les symptômes que celui-ci formule à des altérations fonctionnelles des nerfs et des muscles, en sachant que les distinctions électrophysiologiques ne correspondent pas directement aux distinctions morphologiques qui peuvent être faites dans un second temps. Les signes électriques peuvent en effet souvent recevoir plusieurs interprétations anatomiques. Un bloc de conduction, dont une faiblesse est l'indice, peut être lui-même l'indice soit d'une altération de la myéline soit d'une dysfonction primitive de l'axone.

Loin de récuser le vécu du malade, l'approche électrophysiologique se place donc sous les plaintes du malade. On cherche non pas à déterminer si le patient a une maladie ou non, mais seulement si le point de vue électrique révèle quelque chose qui puisse expliquer les plaintes premières. S'il ne révèle rien, ce n'est pas que le patient n'a rien, mais que ce qu'il a, quoi que ce soit, échappe au point de vue particulier de l'électricité. Non seulement les plaintes conduisent donc le travail diagnostique de ce qu'il va falloir expliquer, mais elles sont nécessaires à l'interprétation des faits observés. La même absence ou la même présence de réponse musculaire n'est pas interprétée pareillement selon qu'il y a ou non fatigue, faiblesse, douleur, sensations anormales. Ce que le corps répond à la stimulation électrique n'a de sens que relativement à la plainte du malade. Si les questions électriques sont posées au corps, le patient n'est pas pour autant dépossédé de sa maladie. Il faut réfléchir à cela : le maniement de techniques d'électricité ne donne pas ici à assumer au médecin d'autre pouvoir qu'explicatif, au service du patient. Celui-ci ne vient pas à l'examen pour qu'on le guérisse, mais parce qu'il ne peut pas lui-même analyser et interpréter ce qui se passe en lui, et pour qu'on explique comment il se fait qu'il souffre, qu'il éprouve des sensations pénibles ou des difficultés de mouvement. S'il demande qu'on écoute et qu'on réponde à ces plaintes, il vient aussi chercher un point de vue sur lui-même que la médecine peut lui donner. Il n'en appelle donc pas tant à un savoir qu'à une possibilité d'investigation, de dialogue et de compréhension, dont la technique n'est que le motif. De sorte qu'il s'agit pour le médecin de chercher avec chacun le sens de l'examen.

Conclusion : fabriquer ou dévoiler des anomalies ?

Dans la pratique, il n'y a pas grand danger que le médecin perde de vue les plaintes du patient et oublie la part qu'il prend à leur transformation en altérations fonctionnelles. Car la technique lui rappelle à chaque instant les limitations inhérentes au point de vue artificiel qu'elle ouvre. Stimuler, enregistrer, ne sont pas des actes passifs, certains ouvrages d'électrodiagnostic ont insisté là-dessus. L'application pratique des techniques d'exploration demande de respecter des règles qui permettent d'adapter les conditions de réalisation à chaque patient et de juger la qualité de cette réalisation. Étant donné que les réponses des nerfs et des muscles sont dans une large mesure construites par les techniques nécessaires à leur acquisition, la plupart des anomalies par lesquelles on espère caractériser les affections peuvent être fabriquées (ou masquées) par les conditions techniques qui cherchent à les révéler. Il en résulte que l'identification d'un effet propre des pathologies nécessite de prendre en compte l'ensemble des facteurs méthodologiques et instrumentaux qui interfèrent à chaque instant avec l'exécution pratique de l'examen. Une anomalie est moins quelque chose que la maladie offre au regard qu'une question qui se pose. Telle anomalie isolée est interprétée comme *artefact* ou comme simple singularité, alors qu'associée à d'autres, elle prend, selon les cas, des significations pathologiques spécifiques. Paradoxalement pour un examen qui cherche des éléments objectifs de jugement, cela donne au médecin une place, non pas de toute-puissance, mais interprétative et réflexive, où il n'agit et n'avance jamais sans devoir contrôler et peser ses propres actes et son propre langage. Une fois n'est pas coutume, voilà un point où philosophes et médecins peuvent se rejoindre. Philosopher aussi, c'est stimuler, et c'est agir, transformer, ou altérer ce qu'on veut considérer, quoi que ce soit, afin de le rendre vivant et signifiant. C'est agir sur les pensées, et c'est agir sur les mots, c'est-à-dire sur le corps des discours premiers qu'on se tient. On espère au fond provoquer la pensée à manifester ce qu'elle ne montrait pas immédiatement d'elle-même. Sans nécessairement d'illusion quant à révéler ainsi une vérité définitive : on ne diagnostique pas des préjugés sans un peu les fabriquer, on ne traite pas sa pensée sans un peu la rendre malade.

► ANDRAL & RATIER, « Électricité », *Dictionnaire de médecine et de chirurgie pratiques*, Paris, Méquignon-Marvis et Baillière, 1831, vol. 7, p. 1-24. – DELAPORTE F. & PINELL P., *Histoire des myopathies*, Paris, Payot, 1998. – DUCHENNE G., *De l'Électrisation localisée, et de son application à la physiologie, à la pathologie et à la thérapeutique*, Paris, J.-B. Baillière et Fils, 1re éd. 1855, 2e éd. 1861, 3e éd. 1872. – ERB W. H., *Handbuch der Elektrotherapie*, Leipzig, Vogel, 1882, trad. fr. A. D. Rueff, *Traité d'électrothérapie*, Paris, Delahaye et Lecrosnier, 1884. – FOUCAULT M., *Naissance de la clinique*, Paris, PUF, 1963. – FOURNIER E., *Examen électromyographique et étude de la conduction nerveuse, Sémiologie électrophysiologique*, Cachan, E. M. Inter, 1re éd. 1998 ; *Atlas d'électromyographie*, Cachan, E. M. Inter, 2000. – HALL M., *On the diseases and derangements of the nervous system*, Londres, Baillière, 1841. – HOFF H. E., « Galvani and the pre-galvanian electrophysiologists », *Annals of Science*, n° 1, 1936, p. 157-172. – PÉQUIGNOT H., « Médecine et électricité », *L'Électricité dans l'histoire : problèmes et méthodes*, Paris, PUF, 1985, p. 121-131.

Emmanuel FOURNIER

→ Électromyographie ; Myopathie ; Réflexe.

ÉLECTROMYOGRAPHIE

Électromyographie (EMG), c'est le terme général par lequel la pratique médicale désigne maintenant ce qu'on a longtemps appelé électrodiagnostic (voir ce mot), mais à l'origine et à proprement parler, ce n'est que le nom de l'une des techniques d'électricité employées pour diagnostiquer les affections des nerfs et des muscles. Son principe est d'enregistrer les activités électriques du muscle, au repos et pendant une contraction volontaire, afin d'y chercher la marque d'une éventuelle maladie neuromusculaire. Autrement dit, on utilise l'électricité naturelle (mise en forme par les techniques d'enregistrement) pour détecter les affections susceptibles d'en changer les caractéristiques. Là où il y a faiblesse, raideur ou fonte musculaire, on fait le pari que l'électricité dira notamment si ces troubles ont une origine nerveuse ou musculaire. L'histoire de l'électromyographie clinique, c'est donc l'histoire conceptuelle de ce qu'il a fallu pour que les myopathies et les neuropathies s'expriment par une signature électrique musculaire propre.

Tentatives de diagnostic par enregistrement de surface

D'une certaine manière, cela commence comme une histoire de techniques, à vocation non pas médicale mais scientifique, celle de tout l'appareillage qu'il a fallu pour rendre possible l'enregistrement de l'activité électrique musculaire, depuis les premiers signes de son existence aperçus par Galvani jusqu'aux enregistreurs graphiques de « tracés EMG », en passant par les générations successives de galvanomètres et d'amplificateurs ; toute une ingéniosité qui a modelé des appareils autour de l'idée d'une électricité liée à l'exercice du mouvement : détection d'un courant passant du nerf au muscle (Nobili, 1825), distinction d'un courant de repos et d'un courant d'action musculaire (Matteucci, 1844), enregistrement chez l'homme de l'électricité développée par le fait de la contraction musculaire volontaire (Du Bois-Reymond, 1848). Ce sont les premières manifestations *électriques* de l'activité volontaire.

Seulement, aussi continue que la contraction musculaire puisse apparaître, l'idée se forme, à la lecture des enregistrements, que l'expression électrique de la volonté ne se fait pas de manière une et indivisible, mais discontinue (von Helmholtz, 1864). Un certain nombre de conditions techniques et conceptuelles vont s'avérer nécessaires pour approfondir cette décomposition. On fabrique des systèmes d'enregistrement à faible inertie, qui puissent détecter des activités à la fois plus petites et plus rapides. À l'analyse à l'œil, on ajoute celle de l'oreille, par adaptation du téléphone, et on apprend à écouter l'activité électrique d'un muscle transformée en sons (d'Arsonval, 1887). Mais tout cet appareillage ne suffit pas pour entendre comment s'organise l'activité volontaire des fibres musculaires et quelle place y tiennent les fibres nerveuses : on ne capte qu'un brouhaha où il est impossible de reconnaître la voix du nerf au milieu de celle du muscle. Encore moins permet-il de résoudre le problème médical de diagnostic différentiel entre les myopathies et les neuropathies.

Décomposition par conception et pénétration

Deux éléments vont profondément modifier la compréhension de l'activité électrique musculaire. En 1925, Sherrington formule le concept d'unité motrice, qui désigne l'ensemble constitué par un motoneurone, sa fibre nerveuse et toutes les fibres musculaires auxquelles celle-ci se distribue. C'est un concept d'unité anatomique mais aussi fonctionnelle : les unités motrices sont mises en jeu chacune en entier au cours d'une contraction musculaire, mais séparément les unes des autres, comme des *quanta* d'action. D'un point de vue électrique, cela signifie que les phénomènes élémentaires de l'activité volontaire doivent être des potentiels *d'unité motrice* et non de fibre musculaire.

Une telle décomposition électrique va devenir effective grâce à l'introduction de l'enregistrement à l'aiguille (Adrian et Bronck, 1929). À partir d'électrodes de surface collées sur la peau, on enregistrait de trop loin, et un nombre d'unités motrices trop grand. Pour dissocier et rendre visibles et audibles les potentiels d'unité motrice, il a fallu agir, pénétrer dans le muscle, entrer dans l'intimité de son tissu, avec une aiguille qui aille se glisser entre les unités motrices d'un territoire délibérément restreint. Une décomposition à la fois conceptuelle et instrumentale, physique et charnelle.

Dès lors, il devient possible de différencier les neuropathies des myopathies (Buchthal et Clemmesen, 1941, Kugelberg, 1947). Les premières se marqueront par une raréfaction des potentiels d'unité motrice (manque d'unités motrices fonctionnelles), tandis que les secondes se montreront à une réduction de taille de ces potentiels (manque de fibres musculaires fonctionnelles au sein de l'unité motrice). Par une simplification hâtive, on a dénommé les tracés correspondants *tracés neurogènes* et *tracés myogènes*. Et si jamais il apparaît des *potentiels de fibre musculaire* (« fibrillation »), échappant au schéma d'analyse en termes de potentiels d'unités motrices, c'est qu'il y a rupture fonctionnelle de ce schéma, et donc dénervation musculaire (Denny-Brown et Pennybacker, 1938).

Une sémiologie fonctionnelle

L'électromyographie n'a pas toujours trouvé sa juste place diagnostique, relativement à l'anatomie pathologique. Les succès de la méthode anatomoclinique et le privilège du visible font qu'on lui a longtemps demandé d'anticiper les résultats des biopsies et de montrer des anomalies morphologiques à l'intérieur du corps, alors que sa nature était de faire fonctionner celui-ci et de voir dans les faiblesses cliniques des indices de dysfonctions. Par la terminologie qu'on s'était hâté de donner, on liait les altérations primaires des tracés EMG à un partage anatomique univoque. Ce faisant, on poussait l'électromyographie à dire ce qu'elle ne peut pas nécessairement dire, en la privant de dire ce qu'elle peut dire. Par exemple, les tracés (dits neurogènes) qui montrent en première analyse une réduction du nombre d'unités motrices fonctionnelles peuvent être dus certes à une neuropathie, mais aussi à une myopathie rendant des unités motrices entières inopérantes. De là la nécessité de constituer une séméiologie électromyographique, fondée sur les significations qu'il est possible de donner aux diverses anomalies individualisables et à leur groupement. En outre, la fonction des fibres nerveuses et musculaires peut être altérée, sans qu'il y ait d'anomalie de leur structure. Et inversement, des altérations morphologiques peuvent exister sans perturber les fonctions principales des fibres. Les points de vue fonctionnel et morphologique sont donc non seulement distincts et complémentaires, mais il faut s'attendre à ce qu'ils ne soient pas toujours concordants. Ni entre eux, ni d'ailleurs avec la plainte du malade. Mais n'était-ce pas le pari qu'on avait fait initialement, quand on avait invité la maladie à s'exprimer autrement, en langage électrique ?

► BONNER F. J. & DEVLESCHOWARD A. B., « The early development of electromyography », *Muscle Nerve*, n° 18, 1995, p. 825-833. – FOURNIER E., *Examen électromyographique et étude de la conduction nerveuse, Sémiologie électrophysiologique*, Cachan, E. M. Inter, 1re éd. 1998. – LICHT S., *Electrodiagnosis and electromyography*, New Haven, E. Licht, 1956.

Emmanuel FOURNIER

→ Électrodiagnostic.

ÉLECTROTHÉRAPIE

Qu'il y ait des dyskinésies biliaires, une cholécystite, et on met les électrodes sur la région hépato-vésiculaire. Qu'il y ait une constipation, on les met sur le ventre pour stimuler la musculature abdominale, ou mieux dans le rectum pour un lavement électrique. Les hémorroïdes bénéficient d'une électrode anale, les maladies du rein d'une électrode lombaire qui augmente la diurèse. Qu'il y ait une insuffisance de sécrétion lactée, on applique une électrode sur le mamelon. Qu'une femme souffre de cystite ou un enfant d'énurésie, l'électrode est appliquée sur le bas ventre ou le périnée. Contre l'impuissance, on a armé, et on arme encore, des verges d'électrodes. Contre la folie, ce sont les têtes qu'on fortifie d'électrodes. Contre la douleur, et sous l'influence de la médecine physiologique de Broussais, on a très rationnellement fait passer du courant par des aiguilles d'acupuncture afin d'attaquer le mal à sa racine, en apportant directement au sein des tissus l'action anti-inflammatoire du courant (*électropuncture*, Sarlandière, 1825). Partout où il y a place sur le corps ou dans le corps pour une électrode, il y a possibilité d'action par le courant électrique et donc place pour une maladie à traiter. Et même pour une variété de maladies, étant donné la variété des formes de courant qu'on doit à l'ingéniosité et au progrès.

Histoire d'un espoir médical

L'effet bienfaisant du courant a été mis à profit dans les situations les plus diverses et les plus surprenantes. Certes on a traité et on traite toujours les paralysies et les douleurs, mais on a traité aussi, sans toujours marquer de différence essentielle dans les indications, la tuberculose, l'obésité, la mélancolie, l'épilepsie, l'hystérie, l'asthme, les maladies de peau, la goutte, le diabète, les troubles digestifs, les goitres, le rhumatisme, les arthrites, la débilité, l'ataxie, les affections gynécologiques, la chorée, l'insomnie, le surmenage, les troubles urinaires, l'anémie, les artérites... Et ce n'est pas vrai seulement pour les premiers pas de l'électrothérapie au XVIIIe s. Les mêmes listes de succès sont portées au crédit du galvanisme au XIXe s. et des ondes courtes au début du XXe s., apparemment hors de toute rationalité : les références qui reviennent de siècle en siècle dans le discours des médecins font appel avant tout au mythe populaire de l'électricité et à ses représentations les plus fondamentales, à savoir ses qualités tonifiantes, stimulantes et revitalisantes. Mais en parlant la langue des malades, les médecins se moulent dans l'imaginaire collectif d'une façon non innocente. Ils finissent par parler le langage des charlatans, comme s'ils visaient à faciliter l'acceptation de l'électrothérapie, dans une stratégie de promotion publicitaire. Le discours cherche moins à démontrer scientifiquement qu'à persuader, au risque d'exploiter la crédulité des malades : on vend des services, mais aussi des ceintures électriques dont le commerce constitue encore un marché de nos jours. Bien entendu, il faut voir dans ces discours (et déjà dans les listes d'affections traitées) l'expression d'une impuissance pathétique de la médecine, à laquelle justement l'électrothérapie s'adresse. Là où on ne peut rien, on peut essayer l'électricité.

Avec l'histoire de l'électrothérapie, c'est donc un chapitre du charlatanisme médical qu'il faut écrire. Cependant, c'est aussi et avant tout l'histoire d'un espoir thérapeutique immodéré, sans cesse renouvelé par le progrès des techniques électriques, en dépit de déconvenues récurrentes. Certes l'électrothérapie est reléguée aujourd'hui à un rôle de second ordre au sein de la physiothérapie, loin de l'espoir originel. Mais il faut revenir à cet espoir, si l'on veut essayer d'y trouver une cohérence et en comprendre les dérives. Quelles idées s'est-on fait des maladies pour imaginer que le courant électrique puisse avoir tant d'utilisations thérapeutiques ? Comment ce qui est au départ un pouvoir de l'ordre de l'imaginaire en vient-il à se constituer une scientificité ? Du recours aux poissons électriques jusqu'aux stimulateurs d'aujourd'hui, il faut étudier comment l'électrothérapie s'est cherché des fondements. La quête de rationalité est-elle d'ailleurs achevée ? Depuis quelques années, on implante des électrodes à demeure dans des aires du cerveau. Cette *électro-stimulation cérébrale* a d'abord été utilisée dans certaines maladies neurologiques, notamment des cas de maladies de Parkinson rebelles aux autres traitements. Maintenant on l'essaie sur des malades mentaux, dans le plus pur empirisme.

La nouveauté et le progrès comme fondements

Pendant plus de deux siècles, l'électrothérapeute, véritable *homo medicus faber,* se tient à l'affût de toute innovation en matière d'électricité et se livre à une activité inépuisable de fabrication d'appareils à traiter, aussitôt essayés à la pathologie. Des centaines d'appareils, avec toujours les mêmes taux de réussite : 60 à 70 % de guérisons, 15 à 20 % d'améliorations, 15 à 20 % d'échecs. On peut être surpris par l'ingéniosité déployée à chaque époque pour améliorer l'appareillage, en comparaison de la parcimonie des efforts consacrés à une évaluation clinique réelle des traitements. Sans doute est-il plus facile de contrôler et varier les paramètres physiques du courant de stimulation que de conduire une étude d'effets en aveugle, étant donné les sensations conscientes auxquelles l'usage du courant donne lieu. Certains électrothérapeutes ont souligné les difficultés pour juger de la valeur des traitements électriques, en raison de l'effet de suggestion du courant sur le malade et le médecin, mais aussi des guérisons spontanées et des rémissions de longue durée. Les traitements sont très longtemps prolongés avant de se résigner à l'échec, encore plus longtemps lorsqu'il apparaît une amélioration, toujours mise par le malade et le médecin sur le compte de la méthode.

Quant aux échecs, ils ont toujours plus stimulé que freiné l'enthousiasme à étudier de nouvelles modalités électriques. À chaque progrès technique, les tenants de la nouvelle méthode déplorent l'empirisme et le manque à la fois de bases physiologiques et de contrôles cliniques des techniques précédentes. À chaque fois, resurgissent les mêmes stratégies destinées à convaincre que l'électrothérapie a subi une transformation et repose enfin sur de véritables bases rationnelles, sous couvert d'innovations techniques annoncées comme décisives. L'électrothérapie ne cesse de tomber en discrédit, puis de revenir en faveur auprès des médecins grâce à de nouvelles machines : l'image de progrès qu'elles portent efface la mauvaise image des anciennes. Les machines galvaniques du début du XIXe s. sont valorisées aux dépens des machines à frottement employées par les charlatans du XVIIIe. Puis on fait appel aux machines magnéto-électriques issues des travaux de Faraday et à leurs courants *faradiques* (Bird, 1837 ; Duchenne, 1850) pour se démarquer des thérapeutes galvanistes, devenus les charlatans. Et ainsi de suite.

Il faut se défaire de l'illusion que cette activité industrieuse est exclusivement motivée par des espoirs de guérison. D'un côté, il faut des machines nouvelles qui soient faciles à utiliser par les médecins, de façon à sortir le pouvoir thérapeutique des mains des électriciens. D'un autre côté, on établit des règles d'usage scientifique, qui délimitent le champ de pouvoir et définissent l'orthodoxie de la profession contre les charlatans, ceux qui ne respectent pas les règles et usent de la technique sans discrimination et sans compétence mais non sans danger. On rationalise les pratiques, on crée des services d'électrothérapie dans les hôpitaux, ainsi que des enseignements théoriques pour contrôler la transmission du savoir électrique.

L'attitude vis-à-vis de l'autostimulation obéit aux mêmes préoccupations. Depuis les années 1850, on fait commerce et promotion d'appareils miniaturisés qui permettent de se stimuler à la maison, que ce soit pour soulager la douleur, entretenir ses muscles sans effort ou lever des points de tension dans les zones génitales. Tous assurent la diffusion de la culture de l'électricité dans le public, mais certains reçoivent le label médical, comme les actuels « TENS » (neuro-stimulateurs électriques transcutanés) prescrits contre la douleur ; d'autres non. Si l'on transfère une partie de la pratique au patient, on prend soin qu'elle reste sous le contrôle culturel des médecins, qui ont eux-mêmes compris, au fil de l'histoire, qu'ils devaient asseoir ce contrôle sur des fondements physiologiques.

Les pouvoirs originels de l'électricité

L'électrothérapie se forge dès l'Antiquité des images complémentaires de médecine douce et de traitement fort. L'ambre jaune (en grec, *êlektron*) est porté par les Grecs et les Romains pour ses effets antispasmodiques supposés, liés à sa propriété d'attirer les objets : en attirant les esprits animaux, l'âme de l'ambre doit prévenir les spasmes liés à leur afflux. L'image d'une médication énergique prend, elle, sa source dans des pratiques immémoriales venues d'Afrique : les décharges électriques que délivrent les poissons torpilles provoquent chez les malades des commotions dont les effets bénéfiques sont encore mis en œuvre par Galien. Ce qui fait mal et peut tuer détient aussi le pouvoir de calmer les douleurs et de guérir.

Ces thèmes traditionnels qui sous-entendent un commerce de l'électricité avec le mal vont être repris et renouvelés au XVIIIe s. sous l'effet du prodigieux intérêt soulevé par la bouteille de Leyde (Musschenbroek, 1745). Celle-ci permet de délivrer des chocs d'électricité statique beaucoup plus forts que ce qu'on avait jamais vu, excepté la foudre. On va aussitôt essayer la nouvelle machine à la cure des paralysies, avec succès (Jallabert, 1747). La nouvelle éveille un immense espoir à travers l'Europe, dont le langage courant prend note : *électriser,* c'est, à partir de là, animer d'une énergie soudaine, pousser à l'action. Non seulement l'électricité peut mouvoir des muscles paralysés et donc se substituer à la volonté impuissante du malade, mais elle peut aussi aider celui-ci à retrouver en lui un chemin perdu. C'est la naissance du mythe du courant plus fort que la volonté, et du médecin armé pour être plus fort que la maladie. En même temps commencent les essais de traitement les plus fantaisistes. On annonce des guérisons, voire des phénomènes miraculeux. L'électricité ranime le mouvement, elle ranime la vue chez ceux qui l'ont perdue (Le Roy, 1755), et même la vie chez des personnes apparemment mortes. Elle ranime aussi la raison chez ceux qui ne l'ont plus (Birch, 1792). L'ébranlement violent qu'elle occasionne remet les fonctions défaillantes en ordre de marche, par une sorte de *commotion*, dont le thème exercera sa fascination jusqu'au XXe s. lors de l'essor des électrochocs.

Mais si la commotion a autant d'effets bénéfiques, si l'électricité anime et ranime, c'est parce qu'elle entretient un rapport originaire avec le corps. Avant même les preuves qu'apportera Galvani, on l'identifie avec les esprits animaux. Ainsi la bouteille de Leyde est une bouteille de vie, qui délivre une médication naturelle aux organes qui en manquent. Elle les fortifie en leur communiquant sa force et sa vigueur. À cette action tonique, utile à la cure des paralysies, s'associe une action révulsive et diaphorétique. En attirant hors du corps les humeurs corrompues, l'étincelle exerce un effet de purification qui favorise la circulation des esprits animaux, lève les engorgements à l'origine des paralysies, mais prévient aussi les afflux à l'origine des convulsions, des spasmes et des douleurs. L'électricité a donc de multiples actions, toutes bénéfiques, qui se ramènent à un principe commun : la nature demande une certaine quantité d'électricité naturelle, sans laquelle elle ne peut remplir ses fonctions ; donc la maladie a une essence électrique et il est nécessaire de suppléer la force manquante.

Au XVIIIe s., on en arrive à penser que l'excès de fluide électrique peut être, aussi bien que le manque, à l'origine de maladies. Selon les cas, le corps demande qu'on l'électrise positivement ou au contraire qu'on lui soutire un excès de fluide électrique qui le tourmente (abbé Bertholon, 1780). La cure par le bain électrique vise à ramener à l'équilibre l'électricité naturelle du corps. Mais par là, on mettait de fait le corps en relation avec l'électricité atmosphérique, et l'électrothérapie se prêtait à un rapprochement dangereux avec le magnétisme animal, populaire à l'époque. N'allait-on pas bientôt soigner toutes les maladies en manipulant à distance l'électricité atmosphérique, de même que Mesmer prétendait le faire en canalisant l'influence magnétique exercée par les étoiles et les planètes sur le corps humain ?

La caution de la physiologie

Avec les preuves de l'électricité animale apportées par Galvani (1791) et l'invention de la pile par Volta (1799), l'électrothérapie se démarque de l'électricité statique, dénigrée comme non animale, et se resserre autour du fonctionnement des nerfs. Pour les médecins du début du XIXe s., le fluide galvanique délivré par les piles n'est pas de nature physique comme l'électricité de l'ambre, de la bouteille de Leyde ou de l'atmosphère. C'est lui et lui seul qui peut être assimilé au fluide nerveux et qui peut le remplacer pour l'accomplissement des fonctions des organes. Dans la paralysie faciale, l'absence de réponse des muscles à l'électricité statique laisse persister une contraction sous l'effet du galvanisme (Hallé, 1801). De là l'idée du caractère artificiel des chocs d'électricité statique, relativement à la force animatrice du fluide galvanique (cf. le verbe *galvaniser*). D'où aussi l'espoir de guérison qu'on peut mettre dans celui-ci. La valorisation de l'essence du courant galvanique vise à promouvoir les qualités d'un agent naturel. Il change le mode d'être des organes malades, et finalement force la maladie à disparaître en la « dénaturant ». En soi, le passage à la galvanisation ne change pas les idées thérapeutiques du XVIIIe s. Sur quelles maladies le galvanisme est-il efficace ? Sur toutes les maladies où la susceptibilité galvanique est affaiblie et qui demandent de relever le *ton* (effet tonique) ou de rétablir la liberté des courants vitaux. Et donc en premier lieu sur les paralysies. Mais un tel principe vital mérite qu'on l'emploie plus largement : pour ressusciter les personnes apparemment mortes (Crève, 1796), traiter la mélancolie (Aldini, 1802), etc.

Avec Nobili, Matteucci et Pflüger, apparaît une volonté de rompre le lien équivoque entre l'électricité et la vie, et de fonder l'électrothérapie sur les principes de l'électrophysiologie. À partir du moment où une physiologie nerveuse commence à se constituer dans les années 1830-1850, les praticiens de l'électrothérapie peuvent s'y référer, ce qui leur permet de donner une forme rationnelle à leur pratique (et d'éviter les critiques de charlatanerie ou d'empirisme), sans avoir à commettre de déclarations ontologiques sur la nature des relations de l'électricité et du fluide nerveux. L'électrode négative (la cathode, la masculine) augmente l'excitabilité nerveuse : elle sera tonique et stimulante, utile au traitement des paralysies et des atrophies. L'électrode positive (l'anode, la féminine) a les effets inverses, elle réduit l'excitabilité des nerfs, mais c'est un effet tout aussi bénéfique : elle sera sédative, décontracturante, et analgésique (par l'effet sur les fibres de la sensibilité douloureuse).

Mais l'électrothérapie cherche aussi des références imaginaires dans la physiopathologie de l'inflammation, qui permettent de rendre compte d'indications plus larges (Remak, 1858). L'anode diminuera le contenu des tissus en eau, elle sera anti-œdémateuse, anti-inflammatoire, anti-phlogistique. La cathode n'est pas en reste, car elle augmente la teneur des tissus en eau : elle sera assouplissante et régénératrice. Avec ses deux pôles masculin et féminin, le courant galvanique est donc armé pour guérir non pas toutes les maladies, mais un nombre bien plus grand qu'on n'imaginerait. Le discours surtout est armé pour assurer au galvanisme un renouveau jusqu'au XXe s., bien qu'aucune étude n'ait démontré la validité en thérapeutique des diverses hypothèses physiologiques élémentaires qui lui servent de cautions.

Le lien fantasmatique de l'électricité avec la vie a-t-il jamais été rompu ? Les nouveaux appareils de la fin du XIXe s. le ramènent au grand jour : les générateurs d'*ondes courtes*, introduits par d'Arsonval à la suite des travaux de Maxwell et de Hertz, font croire un moment que les courants de hautes fréquences atteignent la vie dans ses manifestations les plus intimes, qu'ils touchent au fonctionnement de la cellule vivante, améliorent le métabolisme, l'élimination de CO_2, d'urines et de chaleur. On traite l'obésité, le diabète, la goutte...

À côté de cela, un traitement symptomatique

En 1841, Reid montre que la stimulation électrique d'un muscle dénervé permet de retarder l'atrophie musculaire de dénervation. C'est ce principe que Duchenne va appliquer systématiquement au cours des années 1850 dans le cadre de la médecine anatomoclinique. Il montre que la régénération du nerf n'est pas suffisante pour restaurer le mouvement. L'*électrisation localisée* d'un muscle favorise sa récupération fonctionnelle en prévenant non seulement l'atrophie musculaire mais aussi l'ankylose articulaire liée à l'immobilisation. Rétrospectivement ne peut-on pas attribuer à ces effets d'anatomie fonctionnelle les premiers succès de Jallabert contre les paralysies, qui avaient conduit le XVIIIe s. à fonder l'électrothérapie sur une essence électrique des maladies ? Beaucoup de ces effets sont maintenant assurés par des méthodes de mobilisation passive, mais à cette époque, aucune kinésithérapie n'était proposée. Il a fallu se pencher sur les muscles avec l'électricité pour en voir l'intérêt.

Dans l'attitude de Duchenne, s'opère une rupture, puisque le courant est déchu de ses pouvoirs thérapeutiques propres, pour n'être plus qu'un agent d'activation des fonctions automatiques des nerfs et des muscles. L'inscription dans la médecine anatomoclinique change le champ d'indication des effets dits stimulants et apaisants de l'électrothérapie. Il n'y a plus de place pour des maladies d'essence électrique. Reste le champ de la lutte contre l'atrophie musculaire et contre la douleur. D'un traitement de la cause des maladies, qui sous-entendait un pouvoir propre de l'électricité sur le mal et qui visait une guérison, l'électrothérapie doit se réduire à un traitement de symptômes, au profit d'une pratique de soins palliatifs. Des médecins, pas seulement des charlatans, ont pratiqué l'électrothérapie. Ils ont passé du temps à soigner des patients, s'en sont occupés et les ont certainement aidés. Il se peut que l'essentiel du traitement électrique soit cela, non pas l'électricité, mais le soin. On comprend cependant que l'électrothérapie éprouve des difficultés incorrigibles à se limiter à un rôle palliatif. On ne peut pas prétendre détenir un traitement physique aussi puissant que l'électricité et renoncer à exercer son pouvoir bénéfique sur tous les maux de la terre, dont il reste toujours trop.

▶ BACHELARD G., *Le Rationalisme appliqué*, Paris, PUF, 1949. – DELAPORTE F., *Histoire de l'électrothérapie*, à paraître. – DUCHENNE G., *De l'Électrisation localisée*, Paris, Baillière, 1re éd. 1855. – DUMOULIN J. & BISSCHOP G. DE, *Électrothérapie*, Paris, Maloine, 5e éd. 1987. – HOFF H. E., « Galvani and the pre-galvanian electrophysiologists », *Annals of Science*, n° 1, 1936, p. 157-172. – HUARD P., AARON C. & IMBAULT-HUARD M.-J., « L'évolution de l'électrodiagnostic et de l'électrothérapie », *Bulletin d'Histoire de l'Électricité*, n° 2, 1983, p. 31-61. – ROWBOTTOM M. & SUSSKIND C., *Electricity and medicine. History of their interaction*, San Francisco, San Francisco Press, 1984.

Emmanuel FOURNIER

→ Auto-expérimentation ; Électrochoc.

EMPIRISME

Le concept d'empirisme dérive du grec *empeiria*, expérience. C'est seulement aux XVIIe et XVIIIe s. qu'il est défini comme désignant une doctrine relative à la théorie de la connaissance, selon laquelle celle-ci provient exclusivement (version forte de l'empirisme) de l'expérience comprise comme sensation, qu'elle soit transmise par les sens ou non (version sensualiste ou non sensualiste), et cet usage se généralise à partir de Kant. Jusqu'alors, il est exclusivement question, pour la philosophie et l'histoire de la médecine, de l'adjectif « empirique » ou des empiriques. On entend par là des philosophes et des médecins qui, dans leur épistémologie, font dériver la connaissance de l'expérience et la mesurent à l'aune de celle-ci.

C'est à l'époque hellénistique que s'engagea le premier dialogue entre médecine et philosophie au sujet du statut épistémologique de l'expérience (cf. Hankinson, 1998, 1995, 1987 ; Frede, 1987, 1988 ; Matthen, 1995 ; Edelstein, 1933). On en vint, au IIIe s. av. J.-C., à fonder une École empirique de médecine (dont les traces fragmentaires qu'il reste de ses représentants furent rassemblées par Karl Deichgräber *in* Deichgräber, 1965). Celle-ci était très proche des représentants philosophiques du scepticisme pyrrhonien, au point que Diogène Laërce, au IIe s. apr. J.-C., pouvait compter six parmi huit chefs de file de l'École pyrrhonienne au nombre des empiriques (IX, 115) et que le pyrrhonien le plus connu de l'Antiquité portait la dot empirique en son nom même : Sextus Empiricus. La teinte sceptique de l'École de médecine empirique s'explique par sa défiance à l'égard du rationalisme. Les empiriques ne partageaient en effet pas l'opinion des médecins dogmatiques, aussi dits rationalistes, selon laquelle la raison pourrait apporter des éclaircissements sur des choses soustraites à la réalité accessible aux sens, reconnaître les causes cachées des phénomènes (des maladies en l'occurrence), fonder un diagnostic et une thérapie sur les arcanes invisibles d'une théorie patho-physiologique et sur des chaînes causales, selon lesquelles elle pourrait enfin reposer – pour le dire en termes philosophiques – sur une *indicative sign-inference.* Pour les empiriques, le conflit continuel des médecins dogmatiques revendiquant tous la vérité de leurs conceptions et de leurs théories (qui ne sont en fait, du point de vue des empiriques, qu'hypothético-spéculatives) parlait déjà de lui seul contre une telle surestimation de la raison chez l'homme et, tout particulièrement, chez le médecin. La défiance des empiriques à l'égard du rationalisme valait par conséquent pour le monde invisible. Elle ne valait cependant pas pour le monde accessible à l'expérience visible, sensible, et tout aussi peu pour la possibilité d'apprendre à partir des expériences d'un autre ou d'extrapoler en général à partir d'expériences. La défense tout à fait non sceptique de cette conviction, ainsi que le commerce épistémologique non sceptique avec des phénomènes évidents, faisaient en revanche porter sur les empiriques la critique des pyrrhoniens qui, pour leur part, ne soutenaient pourtant que rarement un authentique point de vue sceptique, et faisaient ainsi un bout de chemin à la rencontre des empiriques.

Après que les auteurs des écrits hippocratiques *L'Ancienne Médecine, La Loi,* et *Épidémies 2, 4 et 6,* Dioclès de Caryste et Hérophile, eurent mis l'accent, certes plus fortement que d'autres médecins, sur le rôle de l'expérience dans l'effectivité médicale, ce ne furent que les membres de l'École empirique qui firent de l'expérience un véritable programme. Un élève d'Hérophile, Philinus de Cos (Galien, XIV, 683 K = frg. 6 Deichgr., p. 40), ou son cadet Sérapion d'Alexandrie (Celse, De med. 1, praefatio 10 = frg. 4 Deichgr., p. 40 ; cf. Celse, De med. 1, praefatio 27-53) sont donnés au mieux comme fondateurs de l'École. Diogène Laërce (IX, 115 = frg. 9 Deichgr.) cite Timon le Sillographe (IIIᵉ s. av. J.-C.) comme fondateur de l'École empirique (Pline, Nat. hist. 29,5 = frg. 5 Deichgr.) Acron d'Agrigente (IVᵉ s. av. J.-C. ; cf. également la pseudo-galénique Subfiguratio emperica = frg. 10 *b* Deichgr., p. 42-90, p. 43), et Isidore de Séville (*Étym.* 4,2 = frg. 8 Deichgr., p. 41) nomme même Asclépios comme étant l'initiateur de la *« hairesis empirica ».* Il faut cependant plutôt voir dans de telles imputations l'effort effectué pour procurer à l'École plus d'ancienneté, et par là une capacité de concurrence plus grande face aux orientations rivales plus ancestrales de la médecine dogmatique. L'École empirique n'atteignit vraiment son apogée qu'au Iᵉʳ s. av. J.-C., quand les épicuriens tardifs firent également de plus grandes concessions à la pensée empirique. Par « expérience », les médecins empiriques entendaient une série d'observations lors desquelles des événements partiels se succédaient les uns les autres, toujours, le plus souvent, dans la moitié des cas, rarement, ou jamais (Gal., Subf. emp. 2,6 = frg. 10 *b* Deichgr., p. 42-90 et 45-46, 58). Quand la chaîne des événements se présente suffisamment souvent, un théorème est tiré de cette succession observable. Par « observations », on entend initialement les observations qu'on fait soi-même, que les médecins empiriques appelaient *autopsia* (Gal., Subf. emp. 3 = frg. 10 *b* Deichgr., p. 42-90 et 47 *sq.*), mais plus tard également l'étude critique de récits dans lesquels d'autres médecins avaient par le passé consigné leurs observations *(historia)* (cf. Gal., Subf. emp. 3 = frg. 10 *b* Deichgr., p. 42-90 et 48). C'est la raison pour laquelle les médecins empiriques étaient aussi historiens de la médecine et glossateurs, exégètes et critiques d'Hippocrate. L'*empeiria* est par conséquent « la mémoire de ce que l'on a vu se produire souvent et de la même façon » (Gal. Subf. emp. 4 = frg. 10 *b* Deichgr., p. 42-90 et 50 ; cf. Frede, 1989). Le passage du semblable au semblable *(transitio similis ou epilogismus)* (Gal. subf. Emp. 3-4 = frg. 10 *b* Deichgr., p. 42-90, p. 49) était à côté de l'*autopsia* et de l'*historia* le troisième pilier méthodologique ou procédé heuristique des empiriques. Cela signifie que le médecin, s'il ne peut se faire une idée d'un phénomène ni par *autopsia* ni grâce à l'*historia,* ou si les circonstances l'empêchent d'agir selon les préceptes de l'*autopsia* et de l'*historia,* peut procéder selon le principe de similitude. Des médicaments comparables permettent de lutter contre une même maladie, le même processus thérapeutique (le repositionnement d'un membre) contre des maux comparables (luxation de l'humérus ou de fémur), etc. Des médecins empiriques se sont eux-mêmes en partie opposés (Ménodote par exemple) à cette dernière manière de tirer des conclusions, qui, parce qu'elle procède par analogie, va contre l'abstinence théorique des empiriques.

Ce qui intéressait les médecins empiriques – avec des nuances et des accents différents selon les cas –, c'est la pratique plutôt que la théorie, plutôt le « comment » du déroulement et du traitement des maladies que le « pourquoi », plutôt la diététique, la pharmacologie et la chirurgie que la pathologie, la physiologie et la doctrine du pouls. Dans l'École empirique s'articulait ainsi une forte réaction contre le discours rationaliste médico-philosophique dominé par les adeptes d'Hippocrate, d'Hérophile et d'Érasistrate, et nourri par ailleurs de philosophie platonicienne (cf. également Lloyd, 1987, 1979, p. 126-225). Les empiriques rassemblaient ces différentes Écoles de médecine, sans grand effort de discernement, sous le concept volontairement polémique de « rationalistes » ou de « dogmatiques ». À l'inverse, dans une même intention polémique, l' « empirique » fut déclaré se trouver aux antipodes du médecin rationaliste et être défenseur de traitements curatifs non scientifiques. Les empiriques, dont la diversité est comparable à celle des rationalistes, ne constituèrent toutefois jamais un groupe homogène. La suite de la liste des médecins empiriques, qui, pour la plupart, exercèrent à Alexandrie, et la comparaison des informations, hélas fragmentaires, que nous possédons sur leur œuvre, rendent ces divergences internes manifestes : Zeuxis (~ 200 av. J.-C.), Apollonios d'Antioche (~ 175 av. J.-C.), Glaucias de Tarente (~ 175 av. J.-C.), Apollonios Biblas d'Antioche (~ 150 av. J.-C.), Ménodote de Nicomédie (~ 125 av. J.-C.), Zopyros (~ 100 av. J.-C.), Héraclide de Tarente (en activité autour de 85-64 av. J.-C. ; les fragments de ses écrits furent édités en 1997 par A. Guardasole), Apollonios de Cition (~ 70 av. J.-C.), Diodore (~ 60 av. J.-C.), Lykos de Naples (~ 60 av. J.-C.) et Theodas de Laodicée (~ 110 apr. J.-C.). Cassius (~ 30 apr. J.-C.) fut, en raison d'arguments convaincants, récemment rayé de cette liste, établie à partir de renseignements doxographiques donnés par Celse, Pline l'Ancien, Soranos, Galien, Jean Alexandrinus, Agnellus Ravennas, Palladius, Diogène Laërce, les *Tabulae Vindobonenses*, et d'autres (cf. Von Staden, 1997).

Il faut néanmoins garder en mémoire que les médecins empiriques antiques étaient en principe d'accord sur le fait que la connaissance de ce qui ne se révèle pas n'a tout simplement pas à être soutenue, et qu'à l'observation systématique revient une valeur de connaissance plus élevée qu'à la raison. Ce point de vue méthodologique ne resta bien évidemment pas sans contradicteurs. En témoignent la polémique de Thémison (IIe-Ier s. av. J.-C.) contre les empiriques ou les attaques de son maître Asclépiade contre ceux-ci. Comment devait-on transférer la foule de données rassemblées par les empiriques en postulats valables universellement pour l'action du médecin et en règles de l'art, sinon avec l'aide de la raison, et donc de concepts théoriques ? À partir de quand une grosse masse d'observations est-elle suffisante pour permettre l'établissement d'un théorème ? Comment peut-on être sûr, dans le cas de l'*historia*, que les deux observateurs ont vraiment le même phénomène sous les yeux ? Le principe de la similitude semblait être un principe méthodologique et heuristique trop peu précis. Des médecins méthodiques comme Caelius Aurelianus, qui écrivait vraisemblablement au IVe ou au début du Ve s. apr. J.-C., montrèrent cependant eux-mêmes, à travers leur critique parfois ironique voire même sarcastique des recommandations thérapeutiques et des convictions méthodologiques fondamentales des empiriques (Caelius visait principalement Sérapion, Héraclide de Tarente, Zopyros d'Alexandrie et Apollonios de Cition), quelle signification l'École empirique hellénistique conserva bien au-delà de ses propres frontières jusque dans l'Antiquité tardive (cf. Von Staden, 1999, p. 98-104).

Dans le Moyen Âge tardif, qui fut contraint à une plus grande systématisation et théorisation du savoir médical, au sens du galénisme hippocratique (arabisé), et dans lequel la médecine académique était une partie de la philosophie de la nature et se trouvait avec elle au service de la *« visio Dei »* et était par conséquent un moyen en vue d'une fin, le concept d'« empirique » fut de plus en plus connoté péjorativement. La controverse d'école de l'Antiquité était en réalité une dispute méthodique différenciée, philosophiquement fondée, entre médecins. Il ne resta de celle-ci que la haine du sceptique, si ce n'est pas de l'hérétique et du subversif. Alors que dans les centres de formation en médecine (Salerne ou Montpellier par exemple) s'établissait une théorie scolastique, c'est-à-dire philosophiquement spéculative, de la médecine, la médecine empirique fut entièrement repoussée à l'extérieur de l'espace universitaire. On qualifiait d'« empiriques » – souvent en un sens péjoratif – les guérisseurs qui n'avaient pas joui d'une formation universitaire et pratiquaient sans licence médicale. Ils étaient en règle générale méprisés par les médecins académiques. Certaines exceptions, comme le poète médecin du XIVe s. Nicolas de Pologne, exerçant à Montpellier et à Cracovie, témoignent cependant de l'existence de porte-parole d'une médecine empirique parmi les praticiens de la médecine formés à l'université, qui contestaient le primat de la théorie sur la pratique, la façon dont elle était constitutive de la médecine scolastique, et aspiraient à appliquer de nouveau dans une pratique thérapeutique la science livresque fidèle aux autorités, en laquelle se transformait la médecine dans les universités (cf. Eamon & Keil, 1987, p. 195-196).

Mais à l'exception de ces cas particuliers, les *« empirici medici »* restèrent à la Renaissance et à l'époque humaniste aux antipodes de la médecine académique. Du point de vue de celle-ci, ils avaient leur place dans tout réservoir de marchands d'orviétan, de charlatans, de guérisseurs miraculeux et autres, qui envahissaient le marché de la santé avec des cures alternatives, faisaient de l'art médical un numéro de foire et se jouaient de façon lucrative de ceux qui espéraient une guérison. Lorsque Melanchthon tient ainsi en 1531 un discours sous le titre *« Contra empiricos medicos »*, il ne s'agit alors pas pour lui d'une critique de l'École empirique antique (dans sa comparaison avec l'Antiquité, il a plutôt en vue les gymnastes de l'époque pré-hippocratique, à l'exemple d'Hèrodikos, des erreurs duquel Hippocrate n'a heureusement pas été la victime, puisqu'il « ramena la médecine sur le chemin de la raison et sauva [ainsi] non seulement des individus, mais aussi des villes entières »), mais d'une rupture générale avec la médicastrerie (au sens de la médecine non académique) de son temps et d'une exhortation de son public universitaire à prendre fait et cause pour la médecine d'École hippocratico-galénique établie et la doctrine chrétienne qui la nourrit (cf. Melanchthon, 1843). L'aversion du corps médical académique pour les empiriques apparaît avec netteté, *pars pro toto*, dans une expression emphatique du médecin français Laurent Joubert

(1529-1582) : « Par Dieu, il serait préférable de ne rien savoir du tout que de savoir soigner comme un empirique » (Joubert, 1578). Un dictionnaire de 1611 définit la pratique d'un *empiricke* ainsi : « A physician which without regard either of the cause of a disease, or of the constitution of the patient, applies those medicines whereof he hath had experience in others, worke they how they will » (Cotgrave, 1611, f. GgII[r]). Et Eleazar Dunk écrit dans une lettre de 1605 : « The name of an Empirike is derived from the Greek word which signifieth experience: and by an Empirike is, as you know, understood a Practitioner in Physicke, that hath no knowledge in Philosophy, Logicke, or Grammar ; but fetcheth all his skill from bare and naked experience. Ignorance then is the difference whereby these men are distinguished from other Physicians » (cité d'après Cook, 1990, p. 409). Leur mépris n'empêchait toutefois pas les médecins de formation universitaire et licenciés de jeter un œil par-dessus l'épaule de leurs collègues moins qualifiés, qui avaient néanmoins en règle générale effectué tout un apprentissage chez un empirique, et d'adapter leurs traitements curatifs. Cela ne signifie pas non plus qu'ils ne se remettaient pas eux-mêmes un jour – dans le cas de maladies incurables ou chroniques, ou lorsque la médecine académique avait renoncé – entre les mains de leurs déplaisants collègues. Ce dernier cas de figure valait aussi pour les puissants et de toute façon pour le gros de la population (particulièrement les pauvres, le milieu rural et certains groupes socialement marginaux), pour lequel, compte tenu de la faible densité de médecins, les empiriques offraient une alternative plus que bienvenue aux soins d'un médecin. Leur conception de la médecine – ils comprenaient celle-ci comme art de guérir et non comme science de la nature, ils étaient *medici*, et non *physici* – leur gagnait également la faveur de larges cercles de la population (cf. García-Ballester, 1985). Il est attesté, au moins à Bologne, que les *empirici* concluaient des contrats de prestation de services avec leurs patients, dans lesquels ils promettaient la guérison contre le paiement d'une certaine somme. Mais c'est au patient qu'il revenait de décider, après le traitement, si le contrat avait ou non été rempli (Pomata, 1994). Se faire évaluer à l'aune de sa réussite thérapeutique et non à celle de sa formation, de son statut ou de son éloquence n'allait alors pour un médecin absolument pas de soi.

Au XVIe s. néanmoins, le nombre des voix de ceux qui plaident pour un usage différencié du terme d'« empirique » augmente inéluctablement, d'autant plus que l'on revient sur les traces de l'École de médecine antique (l'histoire de la réception de l'École empirique antique reste toutefois encore à écrire) et de la discussion extrêmement sérieuse dont elle est l'objet dans le *Corpus Galenicum*, l'œuvre de référence de la médecine à l'époque. Mais la revalorisation des empiriques se produit aussi du fait de l'apparition de thérapies concurrentes qu'il convient de prendre au sérieux. Il est question ici des guérisseurs qui, comme les empiriques, donnent une promesse de guérison, se désolidarisant alors de l'École de médecine du galénisme et de la philosophie de l'École aristotélicienne, s'orientent vers de nouveaux courants occultes ou de philosophie de la nature, et se revendiquent le plus souvent comme étant des médecins réformateurs. Paracelse en est un exemple paradigmatique. À cela viennent s'ajouter des tendances qui conduisent à revaloriser le savoir médical d'expérience. La reconstitution de textes antiques à travers la comparaison de manuscrits, entendons par là la réforme de la médecine grâce à son rapatriement sur une solide base textuelle antique et l'attention portée dès lors au domaine linguistico-conceptuel *(verba)*, aiguisa le regard pour le monde saisi par le langage, à savoir le monde phénoménal *(res)*. Qui voulait comprendre les noms antiques des plantes et les faire correspondre aux bonnes plantes devait s'adonner à la botanique, aménager ou pour le moins visiter des jardins, collectionner les plantes et expérimenter leurs effets selon les modes de préparation antiques donnés par les manuels. Il devait travailler en collaboration avec les pharmaciens, effectivement de rang inférieur, et prendre en considération leur savoir d'expérience. Qui voulait comprendre la nomenclature anatomique antique devait descendre de sa chaire, disséquer des cadavres de ses propres mains (et, le cas échéant, profiter de l'expérience artisanale d'un prosecteur ou d'un *demonstrator*) pour faire correspondre les concepts aux bonnes structures. Qui voulait établir l'anatomie sur un sol philologiquement non contestable ne limitait donc pas ses lectures aux textes antiques et aux dictionnaires modernes, mais lisait aussi à même le livre de la nature, c'est-à-dire dans les cadavres d'animaux et d'êtres humains. La Renaissance, cette époque avide de clarté linguistique, d'ordonnancement des textes et de la langue, apporta ainsi également avec elle un nouveau souffle de vie à l'*historia* et à l'*autopsia*.

Aux XVIe et XVIIe s. eurent lieu d'autres bouleversements qui préparaient la voie à une nouvelle conception de la science, dans laquelle un rôle clé devait devenir à l'observation, l'expérimentation et l'expérience : une revalorisation du savoir-faire artisanal et des arts mécaniques (les polisseurs de lentilles, souffleurs de verre, distillateurs, etc.), qui conduit à l'équipement des sens humains (télescope, microscope, etc.), étend l'horizon de l'expérience accessible aux sens au macro- et au micro-espace et soumet au regard les zones étant objets de litiges pour la physiologie et l'anatomie galéniques (les capillaires par exemple) ; la revalorisation de la science des instruments et des techniques de mesure (en médecine, à travers des appareils de mesure, de calcul, de pesée, comme le pulsilogium, le thermomètre, la balance), qui invite à une science quantifiant la nature et est une condition à toute recherche expérimentale ; la découverte de nouvelles planètes, de nouvelles parties de la Terre, de nouveaux hommes, animaux et plantes qui enrichissent la somme des savoirs traditionnels, favorisent une conscience de la modernité et un regard sur les choses moins obstrué par la tradition ; la falsification de l'image géocentrique du monde, qui rend de nouveau discutable l'anathème prononcé par le passé contre la pluralité des mondes et des cultures ; la démystification du savoir et des acquis du savoir, l'extension du savoir imprimé, surtout en langue vulgaire, qui promeut l'échange entre savoir universitaire et non universitaire, entre savoir théorique et savoir appliqué, entre théorie et pratique, et démantèle les monopoles du savoir ; l'idée de voir dans la machine un modèle, qui est projeté aussi bien sur l'homme que sur le monde et soulève des questions relatives au plan de construction et aux mécanismes de fabrication ; la montée puis le déclin de l'hermétisme et de la magie, de l'alchimie et de la doctrine de Paracelse, par rapport auxquels des penseurs comme Galilée (1564-1642), René Descartes (1596-1650), Bacon, Pierre Gassendi (1592-1655) ou Robert Boyle (1627-1691) prennent certes leur distance dans leur quête de concepts clairs, de modèles vérifiables et d'expériences reproductibles, mais qui conduisent à un surcroît d'expériences dans le commerce avec des substances organiques et inorganiques, et favorisent l'expérimentation dans ce domaine ; l'ample popularisation des sciences de la nature comme stratégie d'accomplissement et d'amélioration de l'existence, qui se traduit par la fondation d'académies privées, contraintes à l'échange et à la publication des connaissances scientifiques (pour la médecine, l'*Accademia dei Lincei*, la *Royal Society* et l'*Academia Parisiensis* sont de première importance), et qui, avec l'essor de formes de souverainetés absolutistes, sont promues entreprises de prestige de l'État. Tous ces développements mènent à une plus grande appréciation de l'observation, de l'expérimentation et du savoir d'expérience. La médecine participa vivement à tous ces développements, et tous ceux-ci eurent sur elle des répercussions intellectuelles, sociologiques et pratiques.

C'est cependant cette branche de la doctrine de la science, propagée sous le nom de *nova scientia*, adoptée par de nombreux médecins en Angleterre ainsi que sur les continents européen et américain, et remontant pour l'essentiel à Francis Bacon (1561-1626), qui est la plus à même de donner lieu à un discours philosophico-médical au sujet de l'empirisme. Bien que Bacon ait apporté à peine un soupçon d'empirie à cette doctrine, et qu'il semble avoir partagé le mépris de ses contemporains de l'université pour les médecins empiriques, il fit de l'empirisme un élément constitutif de sa conception de la science. Il voulait en premier lieu libérer les savants des différentes doctrines qui troublaient leur vision de la réalité, des généralisations hâtives, de la confiance trompeuse dans le principe d'analogie, des conventions en vigueur et des fables des théories traditionnelles et des raisonnements faux, qui tous ensemble représentaient le monde sur une scène, au lieu de le comprendre en restant fidèle à la vérité ; il voulait faire *tabula abrasa* des idoles du genre, de la caverne, du marché et du théâtre, et encourager la *respublica litterarum* à un inventaire dénué de préjugés de la somme des savoirs, c'est-à-dire des observations et des expériences, acquis jusqu'alors par les hommes. L'attaque de Bacon ressemble sur ce point à celle des empiriques antiques. Bacon ne voulait cependant pas, à la différence des empiriques antiques, jouer empirisme contre rationalisme, mais concilier les deux *« faculties »*. Il croyait en la possibilité d'aller, grâce à l'induction, des phénomènes individuels aux propositions et aux lois universelles. Les hypothèses étaient par là elles aussi – contrairement à ce que prônait l'École empirique antique – tout à fait permises, mais devaient être vérifiées par des observations et des analyses. L'empirisme inductif de Bacon devait principalement prospérer à la *Royal Society* dont de nombreux membres étaient médecins. Et cela n'est pas un hasard que Thomas Sydenham (1624-1689), l'un des cliniciens les plus connus du XVIIe s., qui acquit sa célébrité paradoxalement comme « Hippocrate anglais » tout autant que comme médecin empirique (pour une correction de ce paradoxe, cf. King, 1970), ait été à la fois un admirateur de Bacon et le maître du philosophe médecin John Locke (1632-1704), l'empiriste le plus célèbre du début de l'époque moderne. Quand Bacon et Boyle défendaient l'avis que les hypothèses prenaient naissance sur fond d'observation et d'expérimentation, quand Isaac Newton (1643-1727) expliquait que c'est des phénomènes qu'on dérive les lois de la nature, et quand Locke exprimait sa conviction que les idées complexes se formaient à partir de la perception et de la réflexion, tout cela revenait à une valorisation plus grande de l'observation et de l'expérience et procurait aux modes de pensée empiriques une assise confortable dans l'épistémologie de la modernité naissante. L'empirisme se retrouve ainsi comme complément épistémologique dans à peu près toutes les esquisses de la science du début de l'époque moderne, de Descartes à Leibniz (plutôt moins), de Bacon à Gassendi (plutôt plus). L'opposition de l'empirisme et du rationalisme, encore à bon droit valable pour l'Antiquité, se manifeste désormais comme étant impropre lorsqu'il est question de l'épistémologie du début des temps modernes. Que la médecine ne se contente pas de recueillir de la philosophie des idées empiristes, mais qu'elle soit désignée par les philosophes eux-mêmes comme une pierre de touche pour l'empirisme, est pour elle d'une importance décisive. Mais ni les principes empiristes, que l'on résume faussement sous le nom d'« empirisme anglais » (Locke, Berkeley, David Hume), ni la médecine, dont la théorie et la pratique sont imprégnées de ces principes, ne sont pour autant homogènes.

Si l'on en croit l'article correspondant dans l'*Encyclopédie* de Diderot et d'Alembert, le concept d'« empirisme » semble toujours être fondamentalement un concept médical au XVIIIe s., bien que l'École empirique antique soit figurée avec un article propre (« empirique »). L'« empirisme » est défini ici comme « médecine pratique fondée uniquement sur l'expérience ». Par expérience, du moins par ce qui mérite ce nom, il faudrait entendre une expérience vaste, qui produirait des découvertes en physique, en chimie, en anatomie, inclurait les observations particulières des médecins de tous les temps et de tous les pays, et serait enchâssée dans une théorie expérimentale, de sorte qu'il ne soit plus possible de distinguer entre « l'expérience approfondie » et « la théorie expérimentale ou la vraie théorie ». L'opposition antique entre empirisme et rationalisme (ou dogmatisme) semble s'être ainsi à peu près dissoute (cf. Jaucourt, 1778). L'auteur de l'article, le chevalier de Jaucourt, collaborateur infatigable de l'*Encyclopédie,* avait terminé des études de médecine à Leyde en 1728, et n'exerça pourtant jamais comme médecin. Dans cet article, il se réclame sans cesse du chirurgien François Quesnay (1694-1774) et de son *Essai phisique sur l'oeconomie animale,* publié en 1736, qui donne des aperçus intéressants sur l'empirisme dans la médecine du XVIIIe s. (cf. Gelfand, 1970). On peut voir chez Quesnay de façon exemplaire que la connaissance, pour une médecine empirique envisagée du point de vue d'un chirurgien, est d'une part une manœuvre visant à marquer ses limites face aux empiristes purement artisanaux, à savoir ici les barbiers, desquels les chirurgiens parisiens venaient juste de s'émanciper, et d'autre part, une manœuvre visant à s'affirmer face aux médecins de formation universitaire. Quesnay plaide pour une médecine qui se sert de l'observation en vue de la connaissance du monde visible, de l'expérimentation en vue de celle du monde caché. À partir des résultats obtenus, il serait alors possible de s'élever par induction jusqu'aux lois et aux préceptes généraux. Dans la campagne de publicité que mène Quesnay pour des chirurgiens éduqués, en véritable ascension sociale, et organisés en corps de métier propre sous patronat royal, c'est un représentant d'une philosophie empirique marquée par Bacon qui apparaît. Cette philosophie n'est toutefois ni hostile aux théories en général, ni sceptique, et est en cela fondamentalement différente de l'École empirique antique. Le caractère exclusif de l'épistémologie de cette dernière est définitivement surmonté dans la philosophie de Kant (riche en conséquences pour la médecine), qui entend concilier rationalisme et empirisme. Libérés de cette opposition antique et par là revalorisés, les empirismes – plutôt que l'empirisme – jouent cependant toujours un rôle déterminant dans la théorie de la connaissance et par là aussi dans la médecine des temps modernes.

► AUDI R. (éd.), *The Cambridge Dictionary of Philosophy,* 2e éd., Cambridge, Cambridge Univ. Press, 1999, p. 224-225. – COOK H. J., « The new philosophy and medicine in seventeenth-century England », *in* D. C. Lindberg, R. S. Westman (éds), *Reappraisals of the Scientific Revolution,* Cambridge, Cambridge Univ. Press, 1990, p. 397-436. – COTGRAVE R., *Dictionarie of the French and English Tongues,* Londres, A. Islip, 1611. – CRAIG E. (éd.), *Routledge Encyclopedia of Philosophy,* vol. 3, Londres / New York, Routledge, 1998, p. 298-303. – DEICHGRÄBER K., *Die griechische Empirikerschule,* nouvelle impression anastatique de l'édition de 1930 augmentée de suppléments, Berlin/Zürich, Weidmannsche Verlagsbuchhandlung, 1965. – DANCY J., SOSA E. (éds), *A Companion to Epistemology,* Oxford, Blackwell, 1992, p. 110-115. – EAMON W., KEIL G., « "Plebs amat empirica" : Nicolas of Poland and His Critique of the Mediæval Medical Establishment », *Sudhoffs Archiv,* 71, 1987, p. 180-196. – EDELSTEIN L., « Empirie und Skepsis in der Lehre der griechischen Empirikerschule », *Quellen und Studien zur Geschichte der Naturwissenschaften und der Medizin,* 3, 1933, p. 253-261. – EDWARDS P., *The Encyclopedia of Philosophy,* vol. 2, New York, Macmillan, 1967, p. 499-505. – ENGFER H.-J., *Empirismus versus Rationalismus ?,* Paderborn, Schöningh, 1996. – FREDE M., « The Ancient Empiricists », in *Essays in Ancient Philosophy,* Oxford, Clarendon Press, 1987, p. 243-260 ; « The Empiricist Attitude towards Reason and Theory », *in* R. J. Hankinson (éd.), *Method, Medicine, and Metaphysics : Studies in the Philosophy of Ancient Science,* Edmonton, Academic Printing and Publishing, 1988, p. 79-97 ; « An Empiricist View of Knowledge : Memorism », *in* S. Everson (éd.), *Epistemology (Companions to Ancient Thought, 1),* Cambridge, 1989, p. 225-250. – JAUCOURT L. DE, « Empirisme », *Encyclopédie, ou dictionnaire raisonné des sciences, des arts et des métiers,* 3e éd., t. 12, Genève, Jean-Léouard Pellet ; Neufchâtel, Société Typographique, 1778, p. 276-278. – JOUBERT L., *Erreurs populaires,* Avignon, Guillaume Bertrand, 1578, livre I, chap. IX. – GARCÍA-BALLESTER L., « Academicism and Empiricism », *in* A. Wear, R. K. French, I. M. Lonie (éds), *The Medical Renaissance of the Sixteenth Century,* Cambridge/Londres, etc., Cambridge Univ. Press, 1985, p. 246-270 ; 338-342. – GELFAND T., « Empiricism and Eighteenth-Century French Surgery », *Bulletin of the History of Medicine,* 44, 1970, p. 40-53. – HANKINSON R. J., « Causes and Empiricism : A Problem in the Interpretation of Later Greek Medical Method », *Phronesis,* 32, 1987, p. 329-348. – HANKINSON R. J., « The Growth of Medical Empiricism », *in* D. Bates (éd.), *Knowledge and the Scholarly Medical Traditions,* Cambridge, Cambridge Univ. Press, 1995, p. 60-83 ; *Cause and Explanation in Ancient Greek Thought,* Oxford, Clarendon Press, 1998. – KING L. S., « Empiricism and Rationalism in the Works of Thomas Sydenham », *Bulletin of the History of Medicine,* 44, 1970, p. 1-11. – LLOYD G. E. R., *Magic, Reason and Experience. Studies in the Origin and Development of Greek Science,* New York, etc., Cambridge Univ. Press, 1979 ; « The Revolutions of Wisdom. Studies », in *The Claims and Practice of Ancient Greek Science,* Berkeley / Los Angeles, etc., Univ. of California Press, 1987, p. 158-171. – MATTHEN M., « Empiricism and Ontology in Ancient Medicine », *in* D. Bates (éd.), *Knowledge and the Scholarly Medical Traditions,* Cambridge, Cambridge Univ. Press, 1995, p. 99-121. – MELANCHTHON Ph., « De Hippocrate », *in* C. G. Bretschneider (éd.), *Philippi Melanthonis Opera quae supersunt omnia,* Halle, 1843 (= Corpus Reformatorum, 11), cols. p. 503-509, nº 64. – MITTELSTRAß J. (éd.), *Enzyklopädie Philosophie und Wissenschaftstheorie,* vol. 1, Stuttgart/Weimar, Metzler, 1995,

p. 542-544. – POMATA G., *La promessa di guarigione : Malati e curatori in antico regime : Bologna XVI-XVIII secolo*, Rome, Laterza, 1994. – PRECHTL P., BURKARD F.-P. (éds), *Metzler Philosophie Lexikon*, 2e éd. étendue et actualisée, Stuttgart, Weimar, Metzler, 1999, p. 130-133. – SANDKÜHLER H. J. (éd.), *Europäische Enzyklopädie zu Philosophie und Wissenschaften*, vol. 1, Hambourg, Felix Meiner, 1990, p. 686-694. – STADEN H. VON, « Was Cassius an Empiricist ? », *Synodia. Studia humanitatis Antonio Garzya septuagenario ab amicis atque discipulis dicata*, A cura di U. Criscuolo & R. Maisano, Naples, M. d'Auria, 1997, p. 939-960 ; « Caelius Aurelianus and the Hellenistic Epoch : Erasistratus, the Empiricists, and Herophilus », *in* P. Mudry (éd.), *Le Traité des Maladies Aiguës et des Maladies Chroniques de Caelius Aurelianus. Nouvelles approches*, Nantes, Institut Universitaire de France, 1999, p. 85-119. – WOOLHOUSE R. S., *The Empiricists*, Oxford, Oxford Univ. Press, 1988.

Thomas RÜTTEN
(Trad. Céline Vautrin)

→ Alexandrie (École d') ; Expérimentation humaine ; Raisonnement médical ; Symptôme ; Système médical.

ENCÉPHALOPATHIE SPONGIFORME → Biologie et médecine (Perspective)

ENDOCRINOLOGIE

L'endocrinologie est probablement l'une des disciplines médicales qui a le plus modifié le rapport de la médecine au corps humain. Dans sa fameuse allocution harvéienne sur *La Sagesse du corps humain* (1923), Ernest Starling (1866-1927) lui assignait le but « d'acquérir le contrôle absolu sur le corps humain ». Depuis sa naissance à la fin du XIXe s., l'endocrinologie a non seulement fourni des armes thérapeutiques efficaces dans le traitement du crétinisme (extraits thyroïdiens : 1892) et du diabète (extrait pancréatique : 1921-1922), mais elle a aussi permis de transformer la physiologie humaine avec l'invention de la contraception (1951). Plus récemment des hormones comme l'érythropoïètine ou l'hormone de croissance ont vu leur utilisation physiologique détournée dans le dopage sportif, posant ainsi le problème du devenir d'une hormone entre la découverte de son action physiologique et son utilisation finale. À travers l'histoire d'une hormone – la calcitonine thyroïdienne – découverte au début des années 1960, il s'agit d'analyser les interactions entre les connaissances physiologiques et leur utilisation diagnostique. Dans ce cas précis, le statut de l'hormone a changé : elle est devenue le marqueur spécifique du cancer médullaire de la thyroïde, conduisant à l'élucidation de la lésion génétique caractéristique de ses formes familiales.

Genèse d'une nouvelle hormone thyroïdienne : la calcitonine

À la fin des années 1950, l'endocrinologie connaît un tournant. Les grandes fonctions endocriniennes sont fixées, la plupart des hormones connues chimiquement. Des techniques biochimiques de plus en plus précises permettent de doser dans le milieu intérieur les différents composants organiques et inorganiques du sang et des liquides extracellulaires. Il s'agit d'élaborer les schémas de régulation qui lient la variation de ces paramètres aux différentes sécrétions hormonales. Le modèle qui retient le plus l'attention est celui du principe de rétrocontrôle que propose le cybernéticien Norbert Wiener (1894-1964) : l'information transmise aux mécanismes de contrôle agit pour réduire la différence entre la situation désirée et la situation existante. Ce raisonnement est appliqué, à partir de 1950, à la régulation du métabolisme du calcium. L'étude de ce métabolisme, notamment dans sa composante osseuse, a été renouvelée par l'introduction de nouvelles méthodes issues de la biophysique. La microscopie électronique, les méthodes d'étude par diffraction des rayons X et l'autohistoradiographie ont conduit à une meilleure compréhension de la formation du tissu osseux qui devient un tissu dynamique en perpétuel renouvellement. L'utilisation du calcium radioactif, qui a permis de quantifier ce métabolisme à l'aide de modèles mathématiques appropriés, a ainsi montré que, chez l'animal jeune, le taux de renouvellement du calcium sanguin était de l'ordre de 100 % par minute, c'est-à-dire que la totalité du calcium sanguin pouvait être renouvelée chaque minute. Les travaux menés par Fulbert Albright (1900-1969) sur l'hyperparathyroïdisme ont stimulé les études sur le rôle des glandes parathyroïdes. Liées au métabolisme du calcium, leur ablation chez l'homme conduit à une hypocalcémie tandis que leur hypertrophie bénigne ou maligne entraîne une hypercalcémie. Leur produit de sécrétion, la parathormone, est obtenu à l'état pur en 1959. À partir de 1955 le physiologiste américain Franklin McLean propose un modèle de rétrocontrôle pour le maintien de la calcémie. La glande parathyroïde joue le rôle d'un thermostat en adaptant sa sécrétion au taux de calcium sérique. Lorsque ce dernier est abaissé, la sécrétion de parathormone est augmentée avec, pour conséquence, une libération du calcium osseux pour combler ce déficit. En cas de surcharge calcique, la sécrétion de parathormone est diminuée et l'entrée du calcium dans le compartiment osseux est diminuée. Les preuves expérimentales ne sont qu'indirectes et reposent sur les modifications histologiques observées au niveau du tissu parathyroïdien ou du tissu osseux, modifications dont la dynamique apparaît cependant incompatible avec la stabilité de la calcémie chez le sujet normal. Il est donc nécessaire de faire intervenir d'autres modes d'action de l'hormone comme une action directe sur l'échange chimique entre le calcium sanguin et le calcium libre osseux ou sur les mécanismes d'absorption digestive du calcium ou d'excrétion rénale du calcium. Autant de niveaux où l'on cherche à mettre en évidence un mode d'action de la parathormone à laquelle on attribue un rôle majeur dans l'adaptation immédiate de la calcémie.

En 1962, le groupe du physiologiste canadien Harold Copp développe, chez le chien, un dispositif expérimental qui permet de moduler la teneur en calcium dans la circulation générale et d'étudier simultanément les effets de cette variation sur des échantillons sanguins prélevés immédiatement en aval du bloc thyroïde parathyroïdes, qui, isolé, est maintenu fonctionnel en circulation extracorporéale. L'analyse statistique des variations des taux de calcémie locale montre que la normalisation de la calcémie après une surcharge calcique est plus rapide chez le chien normal que chez le chien parathyroïdectomisé. Le groupe de Copp émet alors l'hypothèse d'une deuxième hormone à action hypocalcémiante rapide et donne de solides arguments quant à son origine parathyroïdienne. Proposée sous le nom de calcitonine, cette nouvelle hormone parathyroïdienne permet d'élargir le concept de rétrocontrôle calcique proposé par McLean grâce à l'action opposée de deux hormones : la parathormone (hypercalcémiante) et la calcitonine (hypocalcémiante).

Bien que ces résultats suscitent au début de l'année 1963 un vif intérêt, ils font l'objet de plusieurs critiques. Les premières font remarquer que Copp utilise une méthode de dosage non publiée mais extrêmement précise du calcium puisque la variation annoncée pour les duplicates est inférieure à 0,05 %, très inférieure aux techniques connues. De même l'extrait parathyroïdien préparé par le groupe canadien, dont le mode d'obtention n'est pas décrit, est doué d'une action hypocalcémiante (calcitonine) alors que les extraits industriels possèdent seulement une activité hypercalcémiante (parathormone). Enfin, les extraits parathyroïdiens provenant d'autres espèces animales (rat, cobaye) n'ont aucun effet sur la calcémie. Néanmoins, en septembre 1963, un groupe de chimistes anglais dirigé par Iain MacIntyre confirme les résultats canadiens et évoque la possible existence de cette hormone dans d'autres espèces.

Le débat sur cette hormone se trouve relancé par un groupe de pharmacologues de l'université d'Harvard, dirigé par Paul Munson. Les travaux de ce groupe montrent que la destruction des parathyroïdes de rat par cautérisation entraîne une chute plus brutale de la calcémie que lors d'une destruction chirurgicale. Cette action hypocalcémiante exagérée est attribuée aux lésions thyroïdiennes associées à la cautérisation et pourrait être liée à la libération thyroïdienne d'un facteur hypocalcémiant analogue à celui de Copp et que le groupe américain suggère d'appeler *thyrocalcitonine*. Il propose un test de mesure : après préparation chimique d'un extrait thyroïdien, son activité est testée à partir de son effet hypocalcémiant sur la calcémie du rat. La calcitonine thyroïdienne diffère-t-elle de la calcitonine parathyroïdienne, telle est la question qui se pose dans le cercle des chercheurs du métabolisme phosphocalcique.

L'une des difficultés de ces études physiologiques réside dans le fait que, dans de nombreuses espèces animales, il est impossible de réaliser une perfusion isolée des glandes parathyroïdes qui soit complètement indépendante de la vascularisation du tissu thyroïdien, notamment chez le chien. Afin d'établir le lieu de sécrétion exacte de cette nouvelle hormone, il faut trouver un modèle animal qui permette une distinction des vascularisations thyroïdienne et parathyroïdienne sans équivoque. Copp renouvelle ses expériences sur le mouton dont les parathyroïdes supérieures sont parfaitement isolées de la thyroïde et confirme la nature strictement parathyroïdienne de cette sécrétion. Au même moment, le groupe de McIntyre publie un résultat complètement inverse obtenu chez la chèvre, qui possède deux parathyroïdes externes dont la vascularisation est complètement indépendante de celle de la glande thyroïde tandis que celle de ses deux parathyroïdes internes est indissociable de la vascularisation thyroïdienne. Grâce à ce modèle, ce groupe établit l'origine strictement thyroïdienne de ce facteur hypocalcémiant. De plus, les auteurs anglais montrent que l'extrait parathyroïdien est dépourvu d'activité hypocalcémiante alors que l'extrait thyroïdien en est doué. Les extraits thyroïdiens de nombreuses autres espèces animales possèdent également cette activité hypocalcémiante. En 1965, la thyrocalcitonine est isolée chimiquement : c'est un polypeptide. Elle est enfin mise en évidence dans la thyroïde humaine ; la calcitonine parathyroïdienne est alors considérée comme un artéfact.

Si la calcitonine est d'origine thyroïdienne, il convient d'en localiser le site cellulaire de synthèse et de sécrétion. Les thyréocytes sont responsables de la production des hormones thyroïdiennes iodées, thyroxine et triiodothyronine, à partir d'une pro-hormone, la thyroglobuline. Organisées autour d'une cavité centrale pour former le follicule thyroïdien, les thyréocytes sont stimulées par la thyréostimuline hypophysaire qui régule ainsi la sécrétion hormonale ; elles représentent 99 % des cellules thyroïdiennes. En 1876, l'histologiste anglais E. D. Barber avait décrit chez le chien une seconde population de cellules thyroïdiennes, beaucoup moins nombreuses mais identifiables par leur affinité plus faible pour les colorants alors utilisés pour révéler les structures histologiques, d'où leur nom de cellules claires thyroïdiennes. Elles sont alors souvent considérées comme des artefacts liés au plan de coupe. En 1932, José Nonides, appliquant les méthodes de coloration argyrophile, décrite par Santiago Ramon y Cajal (1852-1934), pour étudier l'innervation de la glande thyroïde, observe que les cellules claires thyroïdiennes sont électivement imprégnées par le nitrate d'argent. Leur principale caractéristique est la présence de nombreux granules. Le développement de la microscopie électronique, à la fin des années 1950, permet de mieux définir les différences entre thyréocytes et cellules parafolliculaires dont les granules cytoplasmiques ont des caractères histochimiques très spécifiques : fixation de L DOPA, présence d'enzymes de type cholinestérase ou déshydrogénase. Lors d'un symposium tenu en 1964 à Chicago, le groupe de McIntyre décrit les modifications ultra-structurales et enzymatiques engendrées par une surcharge ou une déplétion calcique au niveau des cellules parafolliculaires qui sont repérées grâce à leur richesse en mitochondries. Il démontre, grâce aux méthodes histochimiques développées par Everson Pearse, que la teneur en glycérophosphate déshydrogénase décroît après une surcharge calcique tandis que l'activité phosphatase acide augmente et qu'on note une disparition des granules cytoplasmiques qui sont assimilés à des granules de sécrétion. Ces modifications ne sont pas observées au niveau du thyréocyte. De plus, l'hypophysectomie, qui entraîne une régression des thyréocytes, est sans effet sur les cellules parafolliculaires dans lesquelles la thyrocalcitonine est localisée à partir de sa réaction tissulaire avec un anticorps antithyrocalcitonine. Les cellules parafolliculaires deviennent les cellules C (calcitonine) dont il convient de préciser l'origine embryologique.

Le corps thyroïde apparaît dès la 3e semaine du développement embryonnaire sous forme d'une prolifération épithéliale médiane de l'intestin pharyngien d'origine endodermique tandis que la partie latérale de l'intestin pharyngien donne naissance au corps ultimo branchial. Lorsque la thyroïde atteint sa position finale sur la face antérieure de la trachée, le corps ultimo branchial se trouve incorporé dans la thyroïde. En 1967, le groupe de Pearse apporte les premières preuves de l'origine ultimo branchiale des cellules C en suivant, grâce à leurs propriétés histochimiques, la localisation successive de ces cellules au cours de l'embryogenèse. Au même moment, le groupe de Copp isole en grande quantité cette hormone hypocalcémiante à partir des corps ultimo-branchiaux de poisson et de poulet. La calcitonine devient l'hormone du corps ultimo-branchial dont la migration de ses cellules au cours de l'embryogenèse conduit à une localisation thyroïdienne (rat, homme) ou parathyroïdienne (chien, mouton).

À la fin des années 1960, les mystères physiologiques soulevés par la calcitonine sont levés. Sécrétées par la thyroïde, les caractéristiques biochimiques de la calcitonine sont en cours d'élucidation et son avenir pharmacologique apparaît lié à son action au niveau de l'os où, inhibant le catabolisme osseux, la calcitonine offre une approche thérapeutique nouvelle à la prise en charge de l'ostéoporose. Cependant, la recherche d'une pathologie spécifique des cellules C, qui validerait le rôle hormonal de la calcitonine, reste infructueuse. Les hypothèses formulées sur l'origine d'un cancer atypique du corps thyroïde – le cancer médullaire – ouvrent au même moment de nouvelles perspectives.

La calcitonine : marqueur tumoral du cancer médullaire de la thyroïde

Dans les années 1950, la classification histologique des cancers thyroïdiens, qui tient largement compte des critères pronostiques de survie, distingue les cancers différenciés et indifférenciés. Les formes de cancer différencié, qui sont souvent capables de fixer l'iode radioactif, présentent une survie relativement longue (plusieurs années). Ils s'opposent au cancer thyroïdien indifférencié, qui, incapable de fixer l'iode radioactif, est au-dessous de tout recours thérapeutique et tue les patients en quelques semaines. En 1959, un groupe américain de chirurgie thyroïdienne, dont l'histologiste est John B. Hazard, décrit une nouvelle forme de cancer thyroïdien : le cancer médullaire. La tumeur se présente le plus souvent sous la forme d'une prolifération homogène de petites cellules arrondies ou fusiformes, sans différenciation vésiculaire ou papillaire. Il s'agit d'un cancer dont la principale caractéristique est le pronostic intermédiaire entre ceux des cancers différenciés et indifférenciés. La réalité de cette nouvelle entité est très rapidement confirmée avec la publication en 1961 d'une série rétrospective de 57 cas dont le traitement chirurgical a été pris en charge à la Mayo Clinic de Rochester entre 1926 et 1955. En 1965, le congrès international sur la glande thyroïde reconnaît la réalité de cette nouvelle entité clinique qui inclut plus de 100 patients. L'origine histologique du cancer médullaire reste alors une énigme.

En 1961, John Sipple a rapporté l'observation d'un phéochromocytome chez une patiente dont l'autopsie a découvert une tumeur maligne du corps thyroïde. Reprenant les 537 cas de phéochromocytomes jusqu'alors publiés, il remarque que le cancer de la thyroïde, avec un total de sept cas rapportés, représente 22 % des tumeurs associées. Au moment où l'outil statistique s'introduit dans le raisonnement médical, cette fréquence lui semble exceptionnelle, compte tenu de la rareté du cancer thyroïdien dans la population générale (8 pour 10 000 selon les rapports d'autopsie). En 1965, lors de la publication de deux nouvelles associations phéochromocytome-cancer thyroïdien, l'histologiste londonien E. W. Williams recense les caractéristiques des dix-sept cas de ces associations pathologiques, publiés depuis 1932. Les phéochromocytomes de cette série sont le plus souvent bilatéraux, alors que, dans la population générale, ils apparaissent dans plus de 90 % des cas sous forme unilatérale. Dans six cas, cette pathologie est retrouvée dans les ascendants ou descendants. Une relecture de coupes histologiques des tumeurs thyroïdiennes associées permet de porter le diagnostic de cancer médullaire dans onze cas ; de plus, ce cancer thyroïdien est familial dans quatre cas. Pour Williams, il s'agit d'une association d'ordre génétique, similaire à celle qui lie le phéochromocytome aux lésions cutanées de neurofibromatose. Les cellules surrénaliennes, qui sont à l'origine du phéochromocytome, ont pour origine embryologique la crête neurale dont dérive le système nerveux. Tout ce faisceau d'arguments amène Williams à postuler que l'origine embryologique des cellules épithéliales thyroïdiennes, responsables du cancer médullaire, pourrait être aussi la crête neurale. De plus, Williams remarque que, chez le rat, les cellules C, facilement identifiables, sont à l'origine des tumeurs thyroïdiennes les plus fréquentes. Procédant par induction, Williams est le premier à émettre le concept selon lequel le cancer médullaire de la thyroïde pourrait être issu des cellules C qui auraient une origine embryologique identique à celles des cellules surrénales. Ce concept lui paraît être le seul moyen de concilier le bon pronostic de ces tumeurs, d'une part, et leur aspect indifférencié, d'autre part. Les syndromes qui associent une tumeur de la thyroïde à une autre tumeur endocrine deviendraient alors aisément compréhensibles.

Dans les six premiers mois de l'année 1968, le cancer médullaire de la thyroïde apporte la preuve décisive, par l'étude de la pathologie, de la sécrétion de calcitonine par les cellules C dont l'origine neurale est confirmée. Le 25 janvier 1968, l'Académie des Sciences américaine rapporte l'observation d'une patiente atteinte d'une forme familiale de cancer médullaire associé à un phéochromocytome bilatéral, et atteinte d'une métastase hépatique dont la biopsie montre qu'il s'agit d'une métastase de son cancer médullaire. L'activité hypocalcémiante de ce tissu est 1 000 fois plus élevée que les activités testées jusqu'alors sur des thyroïdes humaines. De plus, le plasma possède une activité calcitonine également élevée, ce qui suggère que le cancer médullaire est caractérisé par une augmentation de la synthèse et de la sécrétion de calcitonine. Dix jours plus tard (le 5 février), l'Académie des Sciences de Paris publie l'observation de deux patients atteints de cancer médullaire chez lesquels a été recherchée l'activité hypocalcémiante de leur tumeur thyroïdienne et des ganglions métastatiques, recherche couplée avec celle du plasma. Les résultats sont comparés à ceux qui sont trouvés chez deux patients atteints d'un cancer différencié de la thyroïde. Les résultats ne sont positifs que dans le cancer médullaire qui contient 100 fois plus de calcitonine que la thyroïde normale. Étudié dans un seul cas, le sérum possède une forte activité hypocalcémiante avant chirurgie et disparaît après traitement. Ces deux groupes d'auteurs suggèrent que leurs résultats sont en faveur de l'hypothèse de Williams qui attribue aux cellules C l'origine des cancers médullaires. Deux autres publications confirment ces résultats. L'une décrit les caractéristiques ultra-structurales du cancer médullaire dont les cellules sont riches en granules de sécrétion. L'autre montre que l'activité hypocalcémiante apparaît dans le même volume d'élution que la calcitonine de porc lors d'une filtration sur gel de sephadex 50. Il reste cependant à vérifier l'origine embryologique neurale de ces cellules afin d'expliquer la coexistence de phéochromocytomes.

Bien que les cellules C aient été localisées dans le corps ultimo-branchial, rien ne prouve qu'elles y ont leur origine. Ne s'agit-il pas d'une migration secondaire de cellules ayant leur origine embryologique dans un autre feuillet embryonnaire, la crête neurale par exemple. C'est le mérite de Nicole Ledouarin d'avoir montré, par la méthode des greffes hétéro-spécifiques du tube nerveux entre embryons de caille et de poulet, dont les cellules ont des caractéristiques cytochimiques distinctes, qu'au cours du développement embryonnaire l'ébauche du corps ultimo branchial est colonisée par des cellules d'origine neurale qui possèdent les granulations intra-cytoplasmiques caractéristiques des cellules C. Ce résultat est confirmé quelques mois après par Pearse. Au début des années 1970, les cellules à calcitonine du corps ultimo branchial des oiseaux et de la thyroïde des mammifères présentent un ensemble de caractères communs avec d'autres cellules sécrétrices de polypeptides et réparties dans l'ensemble de l'organisme (hypophyse et pancréas) et regroupées par Pears sous le vocable de système APUD (Amine content Precursor Uptake and Decarboxylase). Ainsi le phéochromocytome et le cancer médullaire sont issus de cellules ayant la même origine embryologique – la crête neurale. Une atteinte génétique de ces cellules souches pourrait expliquer la survenue, chez un même patient, de ces deux pathologies. Anomalie génétique que l'on s'efforce de rechercher, à l'état latent, parmi les ascendants, collatéraux et descendants de ces patients. Le dosage de calcitonine sanguine peut-il aider à cette recherche ? Telle est la question que se posent, au début des années 1970, cancérologues et généticiens. Ils imposent un changement de statut à la calcitonine qui, d'hormone, devient marqueur tumoral.

La calcitonine : marqueur des formes familiales de cancer médullaire

Le concept de marqueur tumoral apparaît au cours des années 1960. Il s'agit de protéines libérées dans la circulation par un processus tumoral dont elles permettent le diagnostic et la surveillance évolutive. Les premiers marqueurs tumoraux ont été identifiés pour le cancer du côlon (antigène carcino-embryonnaire ou ACE) et le cancer primaire du foie (αfœtoprotéine) ; ils correspondent à la répression de la synthèse d'antigènes embryonnaires, processus lié à la dédifférenciation des cellules tumorales. De même, la production ectopique d'une hormone hypophysaire (l'hormone ACTH qui stimule la glande medullo-surrénale) par une tumeur non endocrine (le cancer du poumon) est définitivement établie. Le cancer médullaire de la thyroïde occupe une place originale puisque, en devenant tumorales, les cellules C acquièrent la capacité de synthétiser en très grande quantité la calcitonine qui se trouve ainsi libérée dans la circulation, seule situation où son activité hypocalcémiante peut être détectée chez l'homme. Les méthodes de dosages biologiques, qui sont fondées sur l'abaissement de la calcémie du rat, sont peu compatibles avec une détection sur des grandes séries de sérums qu'impose la détection du cancer médullaire, et leur sensibilité est insuffisante pour garantir la fiabilité des résultats dans sa surveillance évolutive. La première étape consiste dans la mise au point d'un dosage radio-immunologique fiable de calcitonine circulante.

Les méthodes de dosage des hormones ont été complètement transformées avec l'introduction par R. S. Yalow et S. A. Berson du principe de leur dosage radio-immunologique, au début des années 1960. Dès qu'une hormone est obtenue à l'état purifié, il est possible de préparer des anticorps dirigés contre cette hormone et donc susceptibles de se lier à cette hormone selon les lois de la réaction antigène-anticorps. Le principe du dosage consiste à faire entrer en compétition l'hormone à doser avec l'hormone purifiée, préalablement marquée par l'iode radioactif, en présence d'anticorps ayant une haute affinité de liaison avec l'hormone. Le pourcentage de radioactivité liée à l'anticorps permet d'évaluer sur une courbe étalon la concentration plasmatique de l'hormone. Cette méthode est appliquée dès 1969 au dosage de la calcitonine par les deux groupes de Londres et de Boston. Bien que la calcitonine ne soit constituée que de 32 acides aminés, il est apparu rapidement qu'il existait une très forte spécificité d'espèce et que le dosage de calcitonine humaine ne devait comporter que des réactifs d'origine humaine. De plus, les formes circulantes de la calcitonine présentent une très grande variabilité de leurs sites antigéniques, ce qui rend difficile leur interaction avec un anticorps standard. Les normes sont établies pour un laboratoire et difficilement comparables entre elles. Enfin la sensibilité du dosage est faible et ne permet pas la détection de valeurs inférieures à 100 ng/ml. Dans ces conditions, la calcitonine n'est jamais détectée chez le sujet normal et des valeurs élevées sont enregistrées chez les sujets porteurs d'un cancer médullaire de la thyroïde. Ce manque de sensibilité, qui est un véritable obstacle pour les études physiologiques, représente aussi un handicap dans la surveillance de l'évolution d'un cancer médullaire où il s'agit de détecter les masses tumorales les plus petites qui ont une sécrétion de calcitonine faible, soit au début de leur évolution soit lors de leur récidive locale ou métastatique. Il est donc nécessaire de sensibiliser le seuil de détection par la pratique de test de stimulation hormonale, pratique couramment utilisée en endocrinologie. Ces tests reposent sur la mesure du taux de calcitonine plasmatique durant une perfusion lente de calcium et, après 1974, sur l'injection d'un pentapeptide – la pentagastrine, extrémité terminale de l'hormone gastro-intestinale gastrine – connu pour mobiliser physiologiquement la sécrétion de calcitonine, lors de l'absorption digestive du calcium. Ces épreuves sont négatives chez le sujet normal alors qu'elles sont toujours positives en cas de cancer médullaire de la thyroïde. Le dosage systématique de calcitonine et sa variation lors d'un test de stimulation chez les familles atteintes de cancer médullaire peuvent-ils donner une orientation diagnostique, comme peut le faire le dosage des catécholamines urinaires pour le diagnostic des formes familiales de phéochromocytome ? Telle est la question qui se pose au début des années 1970.

La réponse est donnée dès 1972 par la première enquête familiale portant sur 89 patients alliés et trois générations, et comportant des dosages systématiques de calcitonine. Le point de départ de cette enquête familiale est l'interrogation de l'un de ses membres, résidant à Boston, sur la coexistence d'un cancer de la thyroïde chez l'une de ses sœurs et l'un de ses cousins. Avant le screening biologique systématique, on notait l'existence de sept cancers médullaires prouvés histologiquement dont un était associé à un phéochromocytome bilatéral. De plus, cette famille d'origine suédoise était apparentée à celle étudiée cinq ans auparavant par un groupe de médecins suédois qui avait retrouvé un lien entre phéochromocytome et cancer thyroïdien. L'hypothèse médicale formulée était que plusieurs membres de cette famille pouvaient être porteurs d'un cancer médullaire occulte, qu'il s'agissait de révéler avant sa manifestation clinique par des explorations biologiques dont il fallait définir la stratégie. Tous ces patients ont été soumis à un examen thyroïdien préalable qui était négatif dans 88 cas. Le seul cas, qui présentait une anomalie morphologique thyroïdienne, s'est révélé porteur d'un cancer médullaire à l'intervention. Une investigation biologique complémentaire comportait des prélèvements sanguins avant, durant et après une épreuve de stimulation calcique. Cette enquête a conduit à la mise en évidence, chez douze membres de cette famille, d'un taux plasmatique basal de calcitonine détectable et stimulable par perfusion calcique. Tous ces patients, qui étaient cliniquement asymptomatiques, ont accepté de subir une thyroïdectomie préventive. Un cancer médullaire bilatéral a été trouvé à la jonction des tiers supérieurs et moyens de chaque lobe, chez tous ces patients. Ainsi était démontré le caractère prédictif du dosage de calcitonine dans une enquête familiale.

Très rapidement, une modification du taux de calcitonine circulante, mais surtout une réponse amplifiée lors d'une épreuve de stimulation hormonale, conduit le groupe de Boston à pratiquer des thyroïdectomies totales de principe aux patients qui ont des antécédents de cancers thyroïdiens familiaux. Dès 1973, ils décrivent les observations de trois sœurs qui, bien que présentant ce profil biologique, ne sont atteintes d'aucun cancer médullaire de la thyroïde lors de l'examen microscopique des pièces opératoires. La seule anomalie est la présence d'une hyperplasie des cellules C distribuée d'une manière homogène à la jonction du tiers moyen et supérieur de chaque lobe thyroïdien, siège habituel du cancer médullaire, contrastant avec l'hétérogénéité de leur distribution dans les thyroïdes normales. De plus la teneur en calcitonine de ces cellules hyperplasiques est très élevée. Bien que des hyperplasies des cellules C aient été décrites dès 1965 sur des pièces opératoires provenant de sujets atteints d'hyperparathyroïdie ou d'hyperthyroïdie, ces auteurs émettent l'hypothèse que, en raison du haut degré de pénétrance du cancer médullaire (100 %), cette lésion précède l'apparition d'un cancer médullaire. Cette cancérogenèse en deux étapes – l'hyperplasie des cellules C précédant leur transformation maligne – serait un autre exemple du modèle que développe au même moment Alfred Knudson pour une forme particulière de tumeur oculaire, le rétinoblastome. Lorsqu'elle apparaît précocement dans l'enfance, cette tumeur oculaire est toujours bilatérale, multifocale et d'origine familiale, à la différence des formes d'apparition plus tardive qui sont unilatérales, unifocales et sporadiques. Le modèle de Knudson, dit des deux cibles, suppose que dans les formes familiales il y ait transmission germinale d'un allèle défectueux (cible 1) et le déclenchement de l'affection par atteinte acquise du second allèle (cible 2) du chromosome porteur de l'affection, d'où une apparition plus précoce que dans les formes sporadiques où ces deux cibles doivent être atteintes lors de mutations acquises. Dans le cas du cancer médullaire familial, l'hyperplasie à cellules C serait l'expression phénotypique de la mutation que l'on peut détecter par le dosage de calcitonine. Bien que ce modèle théorique se soit révélé erroné pour le cancer médullaire, il a stimulé la recherche d'anomalies cytogénétiques puis moléculaires dans les différentes formes familiales de cancer médullaire. Ces travaux ont conduit à l'identification de la lésion génétique des formes familiales de cancer médullaire : une mutation du gène RET situé dans la région péri-centrométrique du chromosome 10 et codant un récepteur membranaire dont le ligand est une protéine impliquée dans la différenciation et la migration des cellules du neuro-ectoderme.

En résumé, l'histoire de la calcitonine thyroïdienne montre qu'à partir des années 1970 c'est moins l'hormone et ses possibilités physiologiques qui ont intéressé les chercheurs (son rôle physiologique chez l'homme reste une énigme), que le marqueur tumoral susceptible de dépister des formes infracliniques de cancer. C'est un exemple intéressant de ce déchiffrement particulier qu'exige la biomédecine contemporaine pour construire une entité pathologique là où il n'y a rien de visible, à aucun niveau, corps, organe. Dans la détection de la maladie, le signe biologique s'est substitué au signe clinique grâce à l'invention d'un outil diagnostique, le dosage radio immunologique de calcitonine.

► ALBRIGHT F., REIFENSTEIN Jr. E. C., *The parathyroid glands and metabolic bone disease : selected studies*, Baltimore, Williams & Wilkins, 1948. – COPP D. H. *et al.*, « Evidence for calcitonin, a new hormone from the parathyroid that lowers blood calcium », *Endocrinology*, 70, 1962, p. 638-649. – HAZARD J. B., HAWK W. A., CRILE Jr. G., « Medullary (solid) carcinoma of the thyroid, a clinicopathologic entity », *J. clin. Endocrinol.*, 19, 1959, p. 152-161. – HIRSCH P. P., GAUTHIER G. H., MUNSON P. P., « Thyroid hypocalcemic principle and recurrent laryngal nerve injury as factors affecting the response to parathyroïdectomy in rats », *Endocrinology*, 73, 1963, p. 244-252. – KNUDSON Jr. A. G., « Mutation and cancer : statistical study of retinoblastoma », *Proc. Nat. Acad. Sci. (USA)*, 68, 1971, p. 820-823. – KUMAR M. A., FOSTER G. V., MACINTYRE I., « Further evidence for calcitonin. A rapid-acting hormone which lowers plasma-calcium », *The Lancet*, ii, 1963, p. 480-482. – LE DOUARIN N., LE LIÈVRE C., « Démonstration de l'origine neurale des cellules à calcitonine du corps ultimobranchial chez l'embryon de Poulet », *C. R. Acad. SC. Paris (série D)*, 270, 1970, p. 2857-2860. – MELVIN K. E. W., TASHJIAN A., « The syndrome of excessive thyrocalcitonin produced by medullary carcinoma of the thyroid », *Proc. Nat. Acad. Sci. (USA)*, 59, 1968, p. 1216-1222. – MELVIN K. E. W., TASHJIAN J.-R. A. H., MILLER H. H., « Studies in familial (medullary) thyroid carcinoma », *Recent Prog. Horm. Res.*, 28, 1972, p. 399-470. – MILHAUD G., TUBIANA M., PARMENTIER C., COUTRIS G., « Épithélioma de la thyroïde sécrétant de la thyrocalcitonine », *C. R. Acad. SC. Paris série D*, 266, 1968, p. 608-610. – SINDING C., *Une utopie médicale - La sagesse du corps par Ernest Starling*, Paris, Actes Sud et Inserm, 1989 ; « Symposium on Thyrocalcitonin », *Am. J. med.*, 1967, p. 645-726. – WIENER N., *Cybernetics or control and communication in the animal and the machine*, Paris, Hermann, 1948. – WILLIAMS E. D., « Histogenesis of medullary carcinoma of the thyroid », *J. clin. Path.*, 19, 1966, p. 114-118. – WOLFE H. J. *et al.*, « C-cell hyperplasia preceding medullary carcinoma », *N. Engl. J. Med.*, 289, 1973, p. 437-441.

Philippe FRAGU

→ Biologie et médecine (Histoire) ; Contraception ; Goitre ; Hormone ; Nanisme ; Thérapeutique, médication ; Vieillissement.

ÉPIDÉMIE

À la Renaissance, la maladie était l'expression d'une souillure aussi bien physique que morale, la marque du péché. S'il fallait définir la structure des fléaux on dirait que l'opposition entre la santé et la maladie recouvre l'opposition de l'innocence et de la culpabilité. À cette période archaïque de la médecine, l'épidémie n'était pas un défi que les hommes devaient relever, mais la réponse au défi lancé par les hommes. L'épidémie était sanction de l'impiété et, finalement, une épreuve qui resserrait les liens avec le sacré et ravivait la foi. À l'époque classique et jusqu'au milieu du XIXe s., les gouvernements et les peuples se tournent vers les causes terrestres et non plus surnaturelles des épidémies. C'est d'abord le climat et les saisons et, par la suite, les conditions d'existence qui rendent compte des fortes mortalités. Au tournant du XIXe s. et du XXe s. apparaît une médecine rationnelle fondée sur la connaissance des mécanismes complexes présidant à l'émergence des phénomènes pathologiques collectifs.

Une médecine religieuse

À la Renaissance, la maladie exige l'intervention directe de forces supra-naturelles. Pour expliquer l'apparition des maladies collectives, on invoque le modèle de la faute originelle. La maladie est un châtiment, c'est-à-dire la sanction d'une faute. La cause première, qui s'identifie à la colère divine, se donne à lire dans l'événement et par déchiffrement instantané. Les éclipses, les orages et les catastrophes sont les signes annonciateurs de la pestilence. Mais c'est le modèle de la guerre qui informe la perception des causes naturelles de la pestilence. Les causes efficientes se manifestent par une intervention disciplinée. Le plus souvent, il est question des saisons et des quatre éléments : l'eau, la terre, l'air et le feu. À la force des causes naturelles répond la faiblesse des corps. Le jeu des causes proprement humaines désigne un comportement qui abandonne les préceptes de la religion. Ce qui ne doit pas surprendre, puisque la maladie est punition d'une conduite répréhensible. Le lépreux est perçu comme un traître, un ivrogne et un débauché. Toute une littérature sur ses pratiques coupables en porte directement témoignage. Si les prostituées sont souvent victimes de la lèpre, c'est parce qu'elles ont eu des relations sexuelles avec les lépreux. Si les enfants peuvent contracter la maladie de leur mère, c'est parce qu'elle a eu des relations coupables pendant ses règles. La syphilis est également la rançon de la luxure et de la débauche. Enfin, des causes humaines on passe au conflit des humeurs dans l'homme. La maladie se traduit par un déséquilibre des humeurs marqué par l'accumulation de l'une d'entre elles en un point du corps. D'où le rôle si important de la fièvre : signe de la lutte de la vie contre le mal. Corrélativement, le corps est perçu comme un territoire de conquête, point d'ancrage des qualités qui se transforment en image. Il arrive que le cœur, citadelle du courage, repousse le mal.

Mais les perturbations des saisons et la dépravation des humeurs ne sont pas les seules causes des épidémies. À cette époque, on incrimine les vapeurs nocives qui proviennent de la putréfaction des cadavres, des charniers d'animaux ou des eaux stagnantes. On évoque également d'invisibles semences. Les modalités du déclenchement des épidémies sont multiples. D'abord, la transmission par contact direct d'une personne à l'autre ; c'est le cas de la syphilis. Ensuite, la transmission d'un malade à un individu sain par l'intermédiaire des objets infectés ; c'est le cas de la lèpre, que l'on peut contracter en utilisant les objets ou les vêtements d'un malade. Enfin, la transmission à distance par le biais d'un air corrompu. Les épidémies apparaissent pendant les mois les plus chauds, au moment où la puanteur est la plus forte. Les odeurs nauséabondes sont alors les signes des causes des maladies. Mais il n'y a pas de séparation bien tranchée entre les différentes formes de la contagion. Le typhus, par exemple, peut être initialement contagieux et devenir par la suite une fièvre des camps, qui acquiert son autonomie et engendre ainsi des miasmes pestilentiels susceptibles de contaminer ceux qui vivent dans son atmosphère. On donne le nom de maladies épidémiques à toutes celles qui attaquent en même temps, et avec les mêmes caractères, un grand nombre de personnes. Le support de cette perception n'est pas un type spécifique, mais un faisceau de circonstances. Le moment, le lieu, les conditions des personnes atteintes définissent l'épidémie. Le support de cette dernière, c'est un air vicié, des exhalaisons putrides, l'encombrement dans les camps et les prisons mais aussi l'afflux des mendiants, la misère et la famine dans les villes.

À cette époque, le partage entre le malade et celui qui ne l'est pas est le problème central. Sans doute, la maladie et la santé relèvent d'une expérience familière. Mais il y a des affections au sujet desquelles on ne peut trancher sans risques d'erreurs, surtout quand elles débutent. D'où la nécessité de procéder à une enquête et le recours à des examinateurs exerçant la fonction d'expert. De même qu'on déclare un individu coupable ou innocent, de même, on le déclare malade ou sain. On retrouve ainsi les procédures de l'Inquisition : la dénonciation, l'examen et les preuves. C'est dire l'importance des tribunaux ecclésiastiques, surtout en ce qui concerne la lèpre. L'identification du mal relève de la compétence des médecins. Mais pas seulement ; selon les affections, d'autres personnes sont bien plus qualifiées pour porter un jugement. En particulier, celles qui ont une expérience pour avoir été confrontées aux fléaux. Pour la lèpre, les lépreux eux-mêmes apparaissent comme les mieux placés pour donner un avis. En Europe, certaines léproseries sont réputées dans ce rôle. Les échevins, baillis et notables, concernés par l'aide aux lépreux, finiront par s'intégrer dans les jurys. Pour la peste qui sévit souvent au Levant, ce sont plutôt les négociants, les navigateurs ou les diplomates qui ont une expérience de cette affection. En effet, ils ont séjourné dans les régions de la Méditerranée orientale où ce fléau sévit à l'état endémique. Ce sont eux qui prendront les décisions dans les bureaux de santé installés dans les ports de la

Méditerranée. Pour la syphilis, l'examen est confié aux matrones qui dirigent les maisons closes.

On s'est efforcé de décrire avec précision, sinon les différentes entités nosologiques, du moins leurs signes les plus saillants. Si l'objectif est de séparer les individus dangereux de ceux qu'ils peuvent contaminer, il faut nécessairement identifier les signes les plus certains des maladies. En ce qui concerne la peste, les médecins mettent l'accent sur les changements qu'on observe chez le malade : une fièvre aride, la langue noire et la peau qui vire au noir. Mais ce sont surtout les abcès et les bubons qui permettent de la reconnaître. Au sujet de la maladie que l'on appellera plus tard le « typhus exanthématique », la plupart des auteurs s'accordent pour l'identifier par des marques semblables à des piqûres d'insectes. Enfin, pour la syphilis, les médecins signalent les chancres et ulcérations des parties génitales. À partir du XVe s., le recours aux médecins et chirurgiens agréés devient la règle. Ils fondaient leur diagnostic sur le repérage d'une série de signes décelables par l'ouïe et l'odorat : à l'épreuve du chant, la voix du lépreux est rauque ou nasillarde et son haleine est puante. L'examen clinique révèle d'autres symptômes : la peau paraît épaisse, ridée et comme crépie ; la palpation de la région des sourcils et des oreilles révèle des tubercules granuleux. Si l'on arrachait les sourcils ou les cheveux et que de petits lambeaux de chair se détachaient, le suspect était considéré comme lépreux. Lorsqu'on piquait avec une aiguille le tendon d'un suspect, l'absence de réaction permettait de conclure qu'il était ladre ; de même, s'il se couchait sur une dalle de marbre froid sans réagir. Mais lorsque l'examen était incertain, on pouvait employer des procédés qui s'apparentaient au rituel de l'ordalie. Dans le cas de la lèpre, Lemnius rapporte que des censeurs publics jetaient dans l'urine de la personne suspecte de lèpre de la poudre de plomb brûlée, et qu'ils la déclaraient lépreuse si cette poudre ne surnageait pas. Les épreuves proposées étaient nombreuses et elles passaient pour révéler la décision de Dieu là où le jugement des hommes avait échoué.

Le mal physique est le stigmate de la faute, mais il est susceptible d'essaimer. La Renaissance a donc mis en œuvre une série de mesures pour s'opposer à sa propagation. Les mesures de protection s'identifient aux règlements, au regard vétilleux des inspections et à la mise sous contrôle des corps et des choses. La promiscuité ou la relation avec les malades est dangereuse. Aux signes de la maladie s'ajoutent les marques distinctives du danger. Tout un ensemble de signaux étroitement liés aux comportements et aux tactiques d'évitement, mais aussi à la création d'un espace social surveillé. Il faut distinguer les mesures qui concernent l'individu et celles qui concernent la communauté. Pour l'individu, ce sont les rituels de l'exclusion, dont la fonction est surtout négative. À ces mesures on va surtout demander de neutraliser des sources de contamination. Une maladie endémique comme la lèpre, qui est incurable et contagieuse, appelle des mesures permanentes. Le rituel de la séparation présente trois significations majeures : d'une part religieuse, on rend hommage au lépreux ; d'autre part prophylactique, la cérémonie a valeur d'avertissement pour la communauté ; enfin sanitaire, de l'instruction faite au malade devait résulter la sauvegarde de la communauté.

En ce qui concerne les épidémies soudaines et passagères, on procède à l'enfermement des communautés ou des personnes particulièrement touchées. On demande aux mesures de séquestration de fixer des groupes perçus comme dangereux. À l'origine des disciplines, une utilité toute négative. C'est l'ensemble de la communauté qui fait l'objet d'une suspicion et qui représente un danger. Non seulement le malade mais de proche en proche son entourage, son quartier et la cité tout entière. La dangerosité est diffuse, donc élargie aux dimensions de la ville. En temps de peste correspondent des mesures exceptionnelles. L'état de peste est un état de siège : la ville est sous haute surveillance. Contre un mal extraordinaire, le pouvoir se dresse et se rend partout présent et visible. Le pouvoir cloisonne et quadrille la ville afin d'immobiliser les habitants. La syphilis est une figure de la maladie qui détermine des mesures de protection à mi-chemin de celles qui étaient prises contre la lèpre et contre la peste : l'exclusion et la séquestration. La suspicion porte d'emblée sur des groupes perçus comme suspects par leur genre de vie : les prostituées, les soldats, les libertins, groupes supposés dangereux et porteurs de la maladie. D'où l'exclusion hors de la ville sous la menace du marquage en cas de désobéissance et, finalement, l'isolement dans des hôpitaux de fortune.

Dernière figure de la défense, sans doute la plus importante, les quarantaines. Il s'agit ici, non de réduire l'incidence d'une épidémie, mais d'empêcher son apparition. La peste provient du Levant par voie maritime et elle est contagieuse. Le risque d'invasion étant permanent, les mesures de protection le deviendront aussi. D'où une série de mesures pour s'opposer à l'apparition de la peste sur le territoire. C'est bien la question du filtrage qui est posée. Afin de rendre cette pénétration plus difficile, on réduisait le nombre des ports par lesquels elle pouvait avoir lieu. Pour le littoral méditerranéen, on avait établi deux lazarets maritimes seulement : l'un à Toulon et l'autre à Marseille. Ces deux lazarets se partageaient la juridiction sur tous les ports français de la Méditerranée. Le principe des quarantaines est simple : isoler les personnes pendant une période de temps qui permet de révéler (ou non) les cas de maladie. La quarantaine est une épreuve qui consistait à confier au temps le soin de manifester le mal. L'intention qui préside à ces pratiques permet une forme de dépistage. Puisqu'il n'y a pas de méthode pour anticiper l'existence de la maladie, il faut laisser au temps le soin de révéler la maladie. Celle-ci peut alors apparaître pour s'éteindre et disparaître sans envahir la ville.

Une médecine sociale

L'enquête de l'Académie de médecine sur les épidémies (1774-1794) a valeur d'index. Avec elle un nouveau style de recherche voit le jour. L'étude des phénomènes pathologiques collectifs relève d'une nouvelle forme de la perception médicale. L'étude des topographies, les observations météorologiques et l'enregistrement scrupuleux des maladies régnantes définissent sans doute un néo-hippocratisme. Mais, très vite, l'approche statistique va conduire à des découvertes en réorientant les enquêtes en direction des conditions d'existence des populations. Dès les premières décennies du XIXe s., les travaux de Villermé et de Parent-Duchâtelet en portent témoignage, ce sont les pathologies liées aux professions insalubres et à la pauvreté qui viennent au jour. Les grandes études sur la mortalité selon les activités humaines et le genre de vie contribuent à renouveler la vision des épidémies. C'est finalement l'impact des conditions d'existence sur la population qui est mis en lumière. Mais si l'histoire naturelle procure à l'histoire culturelle de la maladie un modèle d'intelligibilité, son point d'application doit être déplacé : c'est moins l'épidémie elle-même que ses causes favorisantes qui sont appréhendées. Les fortes mortalités montrent l'identité et la persistance d'un même facteur. Ce qu'on découvre, à ce moment-là, c'est une historicité propre à la vie humaine par quoi son maintien ou sa disparition est étroitement lié à ses conditions d'existence. Ce qu'on nomme la prédisposition, c'est-à-dire la faiblesse et la réceptivité des organismes, apparaît également comme l'une des implications biologiques des conditions de vie. Les fortes mortalités apparaissent surtout dans les zones de concentration ouvrière et dans les taudis au cœur de la cité.

À cette époque, le thème d'un phénomène pathologique collectif apparenté aux saisons du monde se double de l'idée d'une dépendance à l'égard d'un élément particulier du cosmos. Cet élément est chargé de rendre compte de cette multiplication incessante des grandes contagions et des épidémies. Du macrocosme se dégage ce qu'on pourrait appeler un « milieu ». Notion négative qui apparaît pour expliquer les variations et les maladies plutôt que les adaptations et les convergences. Cette acquisition d'une conscience temporelle de l'épidémie ne s'est pas faite d'un coup. Elle a nécessité l'élaboration de toute une série de concepts nouveaux et souvent la réinterprétation de thèmes fort anciens. La fin du XVIIIe s. se met à identifier la possibilité de la maladie avec la constitution d'un milieu. C'est le moment où il se forme un habitat que l'homme s'ouvre à la possibilité de la contre-nature et s'expose au péril des maladies. La maladie a désormais un point de départ temporel. Elle devient l'autre côté du progrès. Ni cycles cosmiques ni faute passée, mais les conditions de vie liées au développement de l'industrie.

Avant, il s'agissait de restaurer la santé, mais sans que la santé fasse elle-même l'objet d'une réflexion. Maintenant l'homme occidental apprend qu'il est une espèce vivante, qu'il a un corps et des conditions d'existence qui le façonnent comme homme social. Il apprend que ses probabilités de vie sont différentes selon la classe à laquelle il appartient. La question n'est donc plus seulement d'identifier la maladie pour protéger ceux qui sont sains, mais de donner un contenu positif à la santé en proposant des normes de vie qui la garantissent. Ce nouveau partage s'ordonne à la bipolarité du normal et du pathologique. La médecine vise moins à restaurer la santé conçue comme un équilibre, qu'à instaurer un mode de vie en société tel qu'il devrait préserver les hommes des maladies. La médecine va donc promouvoir une connaissance de l'homme sain qui conduit à la définition de « l'homme social ». La médecine donne un contenu à la positivité de l'homme modèle qu'elle situe explicitement comme norme. Cette référence jouera un rôle décisif dans la gestion des populations. Ces normes, ce sont celles de la bourgeoisie, ses valeurs et sa morale. C'est un lieu commun qu'on trouve sous la plume de biens des hygiénistes : l'intempérance, l'immoralité et la débauche sont à l'origine des maladies et des épidémies.

De là, un quadrillage plus serré de la population à partir de nouvelles distinctions. La prise en compte du corps social dans son ensemble comporte l'idée d'un aménagement de la société comme milieu de bien-être physique. Mais avec le passage du néo-hippocratisme à l'hygiénisme, l'analyse des conditions de vie du prolétariat se retourne en critique morale. D'où la stigmatisation de ses tares physiques et morales. Le prolétariat constitue une menace au sein des villes. Apparaît une anatomie comparée du corps social, de ses mœurs et de ses vices. Le pathologique s'enracine dans les foyers de désordre et de misère. Et les risques liés aux groupes sociaux conduisent à la notion de « groupe à risque ». La maladie bascule dans une conception à la fois sociale et morale. Il faut insister sur la prépondérance des causes morales dans la mesure où le traitement moral est, en retour, la solution au problème des maladies. La ligne de partage ne passe plus entre les individus sains et les malades, mais entre l'homme non malade et celui qui risque de le devenir. De l'homme modèle respectueux de l'hygiène à la matière première des fléaux on passe désormais par les groupes sociaux qui, par leur genre de vie, sont perçus comme dangereux.

La catégorie de la population qui sera plus particulièrement désignée à la sollicitude de la médecine et celle sur laquelle portera toute l'attention, c'est l'enfance. Les enfants constituent un capital, d'où le rêve de préserver des populations entières de la variole par une vaccination intensive. En ce qui concerne la syphilis, on retrouve le même retournement qui consiste à substituer, aux causes sociales de la maladie, des causes à la fois morales et psychologiques : par exemple, la dérogation aux principes de la morale bourgeoise. La prostitution est alors considérée comme l'oubli du devoir de procréation. C'est le même fil de l'immoralité qui relie le monde de la prostitution. Des dames de maisons closes aux prostituées en passant par leurs émissaires qui recrutent pour elles les futures prostituées dans les hôpitaux, c'est une même chaîne d'individus corrompus. Avec la menace de la syphilis, c'est une classe d'âge utile pour la société qui se trouve en danger. Une catégorie sociale en âge de travailler, mais aussi de procréer.

Les mesures de protection vont donc s'appliquer aux groupes les plus vulnérables qu'il faut préserver : les enfants et les femmes. En ce qui concerne la variole, on met en œuvre la première technique de protection efficace. Tout commence par l'inoculation, une technique d'hygiéniste par excellence. La pratique tient à un constat ancien : les sujets qui ont été victimes du cow-pox, la petite vérole des vaches, restent réfractaires au virus de la variole. Ils sont préservés comme le sont ceux qui ont déjà subi l'infection. Jenner, le premier, transpose le constat en expérience. Les avantages de l'opération sont incontestables et le premier vaccin est né. En 1786, Louis XVI instaure l'obligation matérielle de la variolisation pour les petites collectivités des pages de la Reine, des élèves des écoles militaires et de Saint-Cyr. La prostitution populaire constitue l'autre problème majeur. Circonscrire, délimiter et reconnaître la menace, c'est accorder toute l'attention à l'enregistrement des prostituées. Le système de cartes et de fichiers permet de tenir les filles soumises sous le regard de l'administration. L'application permanente des règlements doit permettre d'opérer une totale conversion du milieu dangereux en le transformant en un modèle d'hygiène physique et morale. D'où le thème de l'assainissement de la prostitution : la maison de tolérance doit être soumise à une sévère surveillance médicale. Le bordel, comme l'hôpital et l'asile, est un élément de la médicalisation du corps social. C'est au tout début du XIXe s. qu'on a eu l'idée de soumettre les prostituées de Paris à une visite sanitaire. Aucune maladie plus que la syphilis n'a donné lieu à autant de mesures de contrôle et de police.

La lutte contre les fléaux relève désormais d'une hygiène publique qui s'emboîte dans le programme d'une médecine sociale orientée vers la prévention. Mais on aurait tort de croire que l'idée d'une médicalisation militante de la société est la conséquence des échecs dans le domaine de la thérapeutique. Si la fonction de la médecine est d'instaurer la santé, c'est qu'elle s'inscrit dans un projet politique qui a bien la société tout entière comme horizon. La mise en œuvre de mesures préservatrices supposait des enquêtes qui permettaient une reconnaissance du milieu social et désignait les sujets sur lesquels il fallait intervenir. Ce n'est plus la lèpre et le rituel de l'exclusion, mais tout ensemble le repérage d'un milieu nocif, des tares physiques et morales du prolétariat. Ce n'est plus la peste et ses schémas disciplinaires, c'est une anatomie pathologique du corps social, l'analyse de ses conditions de vie, de ses mœurs, de ses vices. À cette époque, la séquestration et l'isolement tendent à n'être plus la forme majeure de la défense, mais un mécanisme parmi d'autres qui assure une fonction de protection. Cette analyse n'exclut pas la convergence des exigences médicales et du réformisme politique. En somme, il s'agit autant de produire des défenses que d'appliquer des lois. Le mouvement hygiéniste, qui s'appuie sur les compétences du savoir médical et qui veut traiter l'ensemble des problèmes sociaux, marque clairement un décrochage de la référence médicale traditionnelle.

Une médecine rationnelle

Il est vrai que la révolution bactériologique ouvrait le chapitre de l'étiologie des maladies infectieuses. Mais on aurait tort de sous-estimer la révolution parasitologique. La microbiologie, qui est la science des agents des maladies, désigne également l'étude des causes d'altérations organiques et des infections. C'est un savoir centré sur l'histoire des microbes comme agresseurs. On cherche surtout à isoler l'agent pathogène, à le cultiver pour obtenir des cultures pures et à constater son action pathogène sur un animal d'expérience. C'est le cas, par exemple, du choléra, de la tuberculose, du charbon ou du tétanos. La microbiologie visait l'élaboration d'une stratégie de lutte contre ce qui menace l'homme. L'épidémiologie était la connaissance des véhicules des microbes en tant qu'agents des maladies. De là, deux grandes divisions : d'une part, les affections contagieuses, l'homme comme porteur d'agents pathogènes fait fonction de véhicule ; d'autre part, les affections indirectement contagieuses, le milieu dans son rôle de médium est perçu comme un entre-deux-centres (donneur, receveur). L'homme était donc le point de diffusion ou de convergence des agents des maladies et le véhicule consistait dans un médium inanimé : l'eau qu'on avale, les aliments qu'on mange et l'air qu'on respire.

L'idée que la maladie peut entrer chez l'homme par effraction, grâce à l'intervention d'un insecte, est neuve. L'émergence des vecteurs et des hôtes intermédiaires dans la transmission des maladies collectives a transformé et renouvelé l'étude des épidémies. La parasitologie est la science des organismes dont le biotope est vivant. D'où l'étude des cycles à un ou plusieurs hôtes par lesquels transitent les parasites. Rechercher les anneaux de la chaîne, c'est établir les relations si complexes entre les parasites, leurs vecteurs, leurs hôtes définitifs et leurs réservoirs. La parasitologie repère les stratégies des vivants qui accomplissent leurs fonctions. Les cycles génétiques des parasites et l'étude des vecteurs relèvent de la biologie. Le point de vue des générations alternantes et celui de l'entomologie sont indispensables pour faire apparaître un arthropode comme hôte ou véhicule d'un parasite éventuellement pathogène.

Outre les affections parasitaires comme le paludisme ou les trypanosomiases, les maladies bactériennes et virales peuvent être également transmises par des arthropodes hématophages. Soit l'exemple de la peste. En 1894, Alexandre Yersin isole, décrit et fournit la preuve de la spécificité du bacille qui porte son nom, *Yersinia pestis*. Quelques années plus tard, en 1898, Simond confirmait expérimentalement son hypothèse sur le rôle de la puce dans la transmission du rat au rat et du rat à l'homme du bacille de la peste découvert par Yersin. La pullulation des bacilles chez la puce provoque le blocage de son proventricule. Quand la puce pique un organisme sain, à cause de ce blocage, elle ne parvient à aspirer qu'un peu de sang qu'elle régurgite immédiatement avec quelques-uns des bacilles qui sont ainsi directement inoculés dans le système sanguin de son hôte. On sait qu'une personne contracte accidentellement la peste auprès des rongeurs pestiférés par le biais de leurs puces. En ce qui concerne le typhus exanthématique, c'est en 1909 que Nicolle établit le rôle du pou dans l'étiologie de cette maladie. Le pou défèque alors même qu'il s'alimente : il suce le sang et dépose sur l'épiderme ses déjections avec les germes qui ont proliféré dans son estomac. De nombreux virus portent le nom d' « arbovirus », virus transporté par les arthropodes *(Arthropod-borne virus)*. Parmi ces derniers, les moustiques qui transmettent la fièvre jaune et la dengue.

Le diagnostic clinique des maladies parasitaires est souvent très difficile et il doit toujours être confirmé par la découverte de l'agent causal, c'est le diagnostic direct. Mais le diagnostic peut être obtenu par certaines réactions de l'organisme infecté, c'est le diagnostic indirect. C'est l'examen macroscopique ou microscopique des selles, des urines, du sang, des produits d'expectoration, des fragments biopsiés et des liquides ponctionnés qui permet, dans un grand nombre de cas, de trouver les agents des maladies parasitaires. Quand les parasites sont susceptibles de se développer par inoculation chez les êtres réceptifs de la même espèce, ou d'espèces différentes, on pourra obtenir une multiplication plus ou moins grande. Quand ils peuvent se développer dans le milieu extérieur, on peut les rechercher en cultivant, sur des milieux appropriés, divers produits présumés infectés (hémocultures, coproculture). Certains parasites, très rares dans les matières fécales, peuvent être mis en évidence dans les cultures grâce à leurs tropismes. C'est ainsi que les larves d'Ankylostomes et de Strongyloïdes quittent volontiers le milieu dans lequel elles évoluent pour s'accumuler dans les points où se trouve un peu d'eau. Quand les parasites possèdent des hôtes intermédiaires, on peut essayer de les faire évoluer chez ces derniers : c'est le « xénodiagnostic ». Brumpt a donné ce nom à un procédé qui consiste à se servir de certains hôtes intermédiaires pour mettre en évidence l'existence d'une infection parasitaire occulte chez l'homme.

Avec la nouvelle médecine qui apparaît à la fin du XIXe s., il semble bien que l'on renoue avec un ancien partage : celui là même qu'on observait à la Renaissance, le partage entre les malades et ceux qui ne le sont pas. Mais on ne se contente plus de repérer les signes pathognomoniques de telle ou telle maladie. Désormais, on procède à la mise en évidence de l'agent pathogène. La médecine s'est fondée sur la dissociation progressive de la maladie et du malade. Elle cherche à caractériser le malade par la maladie et non à identifier une maladie d'après le faisceau de symptômes présentés par le malade. Quand on parle d'une maladie, on désigne un état dont le diagnostic étiologique, le pronostic et la décision thérapeutique sont soutenus par une succession de recherches cliniques et d'examens de laboratoire au cours desquels les malades ont été traités, non comme les sujets de leur maladie, mais comme des objets. Avec le repérage des maladies réapparaît inévitablement la question du sujet de la maladie : on retrouve alors le type de partage mis en place au XIXe s. Les populations à risques sont visées : enfants, ouvriers, soldats, prostituées. Paradoxalement, plus la médecine a dissocié la maladie du malade en traitant le sujet de la maladie comme un objet de recherche, plus les campagnes de prévention renouaient avec l'idée de la maladie comme un mal tenant à tel ou tel groupe social. Ambivalence du dépistage : d'un côté, on peut dire qu'avec la bactériologie et les stratégies qu'elle a su inventer on traque un microbe comme un gibier, voire comme un agresseur. De l'autre, le dépistage est tout aussi bien repérage des populations dangereuses. Traquer les germes, c'est traquer les porteurs de germes et donc viser des populations spécifiques. L'histoire de la tuberculose est révélatrice. Même ceux qui acceptent les conclusions de Villemin relative à la contagiosité de la maladie, effet d'un agent causal spécifique, admettent comme facteur causal l'hérédité ou l'épuisement de la race. La tuberculose est bien contagieuse, mais dans une population déjà affaiblie et prédisposée par son genre de vie, c'est-à-dire dans une « population à risque ». L'histoire, récente, du Sida est venue rappeler les risques de stigmatisation et d'exclusion de certains groupes sociaux.

L'intervention de comparses vivants sous la forme d'hôtes intermédiaires, de vecteurs, de réservoirs de virus, de porteurs de germes a imposé aux chercheurs la notion de « complexe pathogène ». Les procédés d'identification de la maladie et le partage qui en résulte conduisent aux disciplines. Les maladies occasionnelles sont dues aux rapports de l'individu avec le milieu écologique et avec le groupe social de vie. Les modes de défenses et les moyens prophylactiques supposent la connaissance de l'agresseur et de son terrain d'action. La prophylaxie désigne toutes les mesures destinées à prévenir ou à combattre les maladies épidémiques. Il faut distinguer les mesures prises avant le déclenchement de l'épidémie et les mesures prises après que les premiers cas ont été diagnostiqués. Le traitement de la maladie diagnostiquée constitue le premier acte d'une prévention de l'extension épidémique. La thérapeutique s'adresse aux symptômes, aux mécanismes morbides et à la cause même des manifestations observées. Le traitement des malades doit s'accompagner de deux actes médicaux essentiels : la « déclaration » et « l'isolement ». Un des éléments primordiaux de la lutte contre les maladies infectieuses est constitué par l'isolement du malade contagieux. Pour que l'hospitalisation ne soit pas une cause de contamination surajoutée, il faut des services hautement spécialisés pour les différents types de malade. Dans certaines conditions étiologiques comme le paludisme, la filariose ou la fièvre jaune, le sujet infecté est un maillon de la chaîne épidémique s'il reste en rapport avec les vecteurs du parasite. Il faut donc isoler ces malades en les protégeant de la piqûre de ces insectes.

La lutte contre les hôtes intermédiaires et les vecteurs s'inscrit dans les mesures prophylactiques nécessaires pour rompre la chaîne épidémique. Pour ce qui concerne les hématophages, on envisagera d'abord la mise en œuvre de procédés de protection contre les insectes adultes. Le type d'habitation est décisif dans la lutte contre les punaises, agent de la trypanosomiase américaine. Contre les moustiques, agent du paludisme ou d'infections virales, l'utilisation de moustiquaires peut être efficace. Mais ces mesures de protection ne sont pas radicales, il convient de mettre en œuvre des moyens de destruction des adultes et des larves. Les insectes sont particulièrement sensibles à diverses fumigations et à des pulvérisations d'insecticides de contact en solution dans un solvant approprié. La lutte anti-larvaire doit bénéficier de l'amendement du terrain, de la protection des points d'eau utiles et de l'épandage d'insecticides chimiques. La destruction des mouches comporte la mise en œuvre de procédés variés : protéger les aliments dans les cuisines, office et réfectoires pour éviter les stationnements des diptères et la contamination dont ils peuvent être la cause ; enfin, attaquer leur gîte : les ordures, les fumiers d'animaux et les détritus. Dans les pays chauds, des problèmes spéciaux se posent à propos de la prophylaxie de la maladie du sommeil, de la maladie de Chagas et de l'onchocercose qui sont transmises, respectivement, par des glossines, des réduves et des simulies. La lutte contre les réservoirs de virus soulève des problèmes variés suivant qu'il s'agit d'animaux domestiques servant ou non à l'alimentation humaine, ou d'animaux sauvages utilisés comme gibier ou nettement nuisibles. La prophylaxie vétérinaire peut apporter une aide efficace à la prophylaxie médicale : vaccination des jeunes bovins contre la tuberculose, déparasitage des animaux domestiques. Cet ensemble de stratégies vise à s'opposer à la dissémination des maladies en protégeant les individus sains.

Conclusion

À la Renaissance, la perception de l'épidémie n'est pas réductible à celle d'un phénomène pathologique collectif. Pour expliquer les pestilences, il faut avoir recours à l'action de Dieu et de ses délégués. Les maladies exigent l'intervention directe des forces qui régissent le monde. L'épidémie est à la fois le signe d'une faute et sa punition. Elle relève d'un savoir fondé sur un mélange d'observations, de philosophie antique, d'astrologie et de religion, lesquelles forment un tableau parfaitement cohérent. Tout ce que perçoit l'expérience sensible s'arrange en un ensemble où chaque événement trouve sa place et s'insère dans le réseau que tisse, en secret, la volonté divine. À partir du XVIIIe s. la maladie n'est plus de l'ordre de la chute, mais dépend plutôt des contraintes liées aux conditions de vie. Les épidémies s'inscrivent de plein droit dans le champ de l'histoire et elles y trouvent l'ensemble de leurs causes déterminantes. Avec la substitution des causes naturelles aux causes surnaturelles, l'épidémie ne s'abat plus sur un peuple de pécheurs mais sur une population. Celle-ci est désormais découpée en catégories sociales porteuses de risques spécifiques. Émergence, donc, d'une nouvelle structure médicale marquée par des formes de médicalisation autoritaire. Dans les dernières décennies du XIXe s., avec l'avènement d'une médecine rationnelle, apparaît une nouvelle approche des phénomènes pathologiques. C'est parce qu'il a été posé comme un problème de biologie que le rapport de l'homme aux microbes, aux parasites et aux vecteurs a enfin conduit la médecine à inventer une histoire naturelle des maladies. Une histoire dans laquelle l'homme s'est trouvé être un partenaire privilégié : les rapports qu'il noue avec son environnement pouvaient l'impliquer dans les cycles plus ou moins complexes des différents agents pathogènes. On pourrait dire que l'épidémie est une maladie qui s'abat sur le peuple, mais le peuple est maintenant perçu comme un ensemble de vivants en relation avec d'autres espèces.

▶ BULLOCH W., *The History of Bacteriology,* New York, Dover, 1977. – CREIGHTON H. A., *History of epidemics in Britain,* 2 vol., Cambridge (MA), Cambridge Univ. Press,

1891-1894. – DELAPORTE F., *Les Épidémies,* Paris, Cité des sciences, 1995. – FOUCAULT M., *Naissance de la clinique,* Paris, PUF, 1975. – GREENWOOD M., *Epidemiology, historical and experimental,* Baltimore, John Hopkins Press, 1932. – PINELL P. (dir.), *Une épidémie politique, la lutte contre le Sida en France - 1981-1996,* Paris, PUF, 2002. – SALOMON-BAYET C., *Pasteur et la révolution pastorienne,* Paris, Payot, 1986. – VIGARELLO G., *Le Sain et le Malsain,* Paris, Le Seuil, 1993. – WEBSTER N., *A brief history of epidemic and pestilential diseases,* 2 vol., Hartford, Hudson & Goodwin, 1799. – WINSLOW Ch.-E. Amory, *The Conquest of Epidemic Disease,* Princeton (NJ), Princeton Univ. Press, 1943.

François DELAPORTE

→ Constitution médicale ; Contagion et infection ; Épidémiologie ; Grande Guerre ; Grippe espagnole ; Guerre biologique ; Humanitaire (Médecine) ; Obésité ; Parasitologie ; Peste ; Poliomyélite ; Santé publique ; Sida (Lutte contre le) ; Typhus ; Vaccination ; Zoonoses.

ÉPIDÉMIOLOGIE

Avant de faire l'histoire de l'épidémiologie, il faut définir cette discipline médicale. D'après McMahon et Pugh (1970), l'épidémiologie désigne « l'étude de la distribution, de la fréquence et des causes des maladies humaines ». On pourrait en donner une définition plus large : « L'étude de la distribution, de la fréquence et des causes des maladies humaines, mais aussi l'étude des atteintes à la santé et des applications des mesures de santé publique, voire de prévention spécifique des maladies et de tout ce qui menace la santé. » Pour une meilleure compréhension de l'épidémiologie, il faut l'appréhender comme une discipline à la fois descriptive et analytique. L'épidémiologie descriptive s'occupe des caractéristiques des personnes, des lieux et des temps. Autrement dit, elle cherche à savoir chez qui, où et quand les maladies ou les atteintes à la santé se manifestent. L'épidémiologie analytique s'occupe plutôt des causes, de leurs relations et de la quantification des phénomènes pathologiques collectifs. Quant à la méthode épidémiologique, elle utilise l'observation et l'expérimentation comme sources d'informations descriptive ou analytique, qualitative ou quantitative. Bien entendu, plusieurs types d'études de coupes transversales, prospectives et rétrospectives peuvent servir à mesurer les variables épidémiologiques et à identifier les facteurs de risque. Ces études peuvent être aussi utilisées, dans le cadre de la validation des hypothèses, pour apprécier la causalité ou les associations causales. Ici, il faudrait mettre l'accent sur deux directions de la recherche. D'une part, les « expérimentations naturelles », c'est-à-dire l'observation et l'analyse d'un événement naturel, maladie ou atteinte à la santé. D'autre part, les études de groupes ou de cas et leur contrôle, mais aussi les études relatives aux interventions comme, par exemple, les actions préventives.

Un aperçu historique

Bien qu'il n'y ait aucun doute au sujet du lien spécifique de l'épidémiologie descriptive avec les écrits d'Hippocrate (460 av. J.-C. - 377 av. J.-C.), en particulier dans ses livres *Épidémies* et *Airs, eaux et lieux,* l'influence de la doctrine d'Aristote (384-322 av. J.-C.) est incontestable. Notamment, l'influence des topiques de la « logique » et du « syllogisme » dans l'épidémiologie analytique. Rappelons le raisonnement aristotélicien : *a)* tous les Grecs sont des hommes ; *b)* aucun Grec n'est un homme ; *c)* quelques Grecs sont des hommes ; *d)* quelques Grecs ne sont pas des hommes. En fait, les propositions logiques affirmatives et négatives, universelles (*a* et *b*) et particulières (*c* et *d*) établies par Aristote se confondent avec la formulation des hypothèses qui est l'une des prémisses de l'épidémiologie analytique moderne. Les hypothèses sont des conjectures grâce auxquelles on cherche à expliquer les phénomènes passés ou actuels. En d'autres termes, les hypothèses sont des réponses données aux problèmes posés par la science ou par le sens commun. Or, elles peuvent être confirmées ou infirmées quand elles sont testées scientifiquement.

L'histoire de l'épidémiologie ancienne se confond avec l'histoire des épidémies. Elle se confond en particulier, pendant plus de vingt siècles avant et après le Christ, avec l'histoire de la peste, du choléra, de la variole et de la malaria. La peste chez les Philistins, en 1320 av. J.-C., citée dans la *Bible* (Livre I de Samuel, chap. V et VI) mettait déjà en rapport la maladie qui provoquait des bubons aux parties génitales, les fortes mortalités et l'épizootie de rats. En porte directement témoignage, sinon médicalement, du moins symboliquement, les cinq rats en or placés dans l'Arche d'Alliance pour commémorer la fin de la grande épidémie. En Égypte, Ramsès II (1304-1233 av. J.-C.) serait mort de la variole, maladie célébrée en Inde pour être la déesse mère de la mort (Mariyammal) à laquelle on élevait des temples comme celui de Bénarès. De la même manière, la littérature plus ancienne mentionne comme foyer principal du choléra (Widhama) celui du Bengale en Inde. Hippocrate, dans son livre *Épidémies,* a décrit avec une relative précision les cadres cliniques de la malaria, de la peste, du choléra ou des dysenteries épidémiques. De plus, dans son ouvrage *Airs, Eaux, Lieux,* il met ces affections en rapport avec le milieu ambiant et propose des mesures de prévention : contrôle de la qualité de l'eau et de sa consommation. Dans la *Peste d'Athènes* (429 av. J.-C.), on apprend que Hippocrate allumait de grands feux sur les places publiques pour combattre le fléau. Naturellement, à cette époque, la notion de causalité et l'enchaînement des causes et des effets étaient ignorés.

Les fondements évolutifs de l'épidémiologie accompagnent le développement des connaissances relatives aux causes des maladies du point de vue individuel et collectif depuis Hippocrate, considéré comme le père de la médecine, jusqu'à John Snow (1813-1858), le créateur de l'épidémiologie. Le concept fondamental de contagion forgé par Jérôme Fracastor (1478-1553) a été confirmé par Snow en 1855 lors de l'épidémie de choléra de Londres, avant l'ère microbienne inaugurée par Louis Pasteur (1822-1895). Du point de vue historique, l'épidémiologie pourrait être marquée par trois phases : une phase magico-religieuse ou surnaturelle, une phase empirique et une phase scientifique. Dans la phase magique ou surnaturelle, les phénomènes et les maladies étaient expliqués comme un châtiment des dieux pour les fautes et les péchés commis par les hommes. C'est le cas des grandes épidémies de peste. Dans la phase empirique, on distingue déjà l'importance du milieu ambiant et de ses modifications. Mais, faute de la connaissance des mécanismes de transmission des maladies, de nombreuses erreurs d'interprétation étaient commises. Par exemple, au sujet du paludisme on sait que le mot « malaria » désigne un air corrompu par les miasmes ou les exhalaisons palustres. Assurément, la phase scientifique de l'épidémiologie commence avec Snow. À Londres, ce dernier met en relation la cause et l'effet de l'épidémie avant même de connaître son agent étiologique. La cause, c'est l'eau de boisson, et l'effet consiste dans les manifestations cliniques du choléra.

Différentes théories et différents concepts ont été forgés pendant les phases évolutives ou historiques de l'épidémiologie pour expliquer les maladies. Dans la phase magico-religieuse, on expliquait la maladie comme un phénomène surnaturel : la punition des infidèles et des pécheurs. Cette phase, qui commence avec les premières grandes épidémies, a duré plusieurs siècles. Cette étrange étiologie a été utilisée par l'Église, de manière exemplaire, pour affirmer le pouvoir de Dieu. Faits sociaux analogues : les chefs et les sorciers des tribus primitives font toujours appel au surnaturel pour expliquer le processus de guérison des maladies. Formé par Hippocrate, le concept de milieu ambiant avec son influence sur la santé apparaît comme la première manifestation concrète de l'application d'une épidémiologie fondée sur l'observation. Au demeurant, l'épidémiologie descriptive actuelle s'appuie fondamentalement sur les caractéristiques de la personne, du lieu et du temps. Or cet ensemble de facteurs avait été empiriquement identifié par Hippocrate.

Le concept de contagion demeure implicite dans les pratiques de l'Église catholique avec les victimes de la lèpre. Dans les « funérailles *ante mortem* », les lépreux recevaient une clochette afin de s'annoncer et une tasse pour recevoir de loin leurs aliments. Quand ils n'étaient pas enterrés vivants ou brûlés vifs, il leur était interdit d'avoir des contacts avec les hommes. Cependant, ce fut le médecin et poète italien Girolmo Fracastor (1478-1553) qui a le premier proposé ce concept dans le poème *Syphilides, sine Morbi Gallici* où il parle de la syphilis comme du « Mal français ». Dans son livre *De Res Contagiosa* publié en 1546, il expose clairement l'idée que l'infection est produite par des particules animées, minuscules et invisibles. L'illustre médecin anglais Thomas Sydenham (1624-1689), qui a décrit la chorée, introduit le laudanum (un dérivé de l'opium contre la douleur) et reconnaît l'efficacité de l' « écorce péruvienne » (quinine) contre la malaria. Ce médecin a fait également revivre la théorie hippocratique des « constitutions épidémiques ». Pour cette raison, il est considéré comme l'introducteur du concept de « miasmes » qui désigne un foyer ou une source d'infection. Cette théorie miasmatique a persisté jusqu'au milieu du XIXᵉ s., moment où s'achève la phase empirique de l'infectiologie et de l'épidémiologie. Commence alors l'ère microbienne ou scientifique avec les découvertes de Louis Pasteur (1822-1895), l'isolement des bacilles de la tuberculose et du choléra par Robert Koch (1843-1910). À quoi il faut ajouter, d'une part, l'antisepsie de Joseph Lister (1827-1912), puisqu'il stérilisait l'espace chirurgical avec l'acide carboxylique. Et, d'autre part, la vérification par Snow, en 1855, de la transmission du choléra par le biais de l'eau contaminée.

Les enquêtes pionnières de la *Statistique médicale* de John Graunt (1620-1674) et l'*Arithmétique politique* de William Petty (1623-1697) marquent les premiers essais de quantification épidémiologique de la santé des populations, également perçues comme sources de production et de richesse et comme résultat de l'organisation du pouvoir de l'État « moderne » au XVIIᵉ s. En Angleterre, le mouvement hospitalier et l'assistance précèdent l'implantation d'une médecine de la force de travail dans les zones urbaines. Signalons, au passage, l'ouvrage de John Graunt, *The Nature and Political Observations Made Upon the Bills of Mortality* (1662), dans lequel le relevé des tables de naissance et de mortalité à Londres désigne le début de la statistique médicale, base de l'épidémiologie quantitative. En France, avec la révolution de 1789, s'instaure une « médecine urbaine ». Elle a pour objectif l'assainissement des espaces collectifs, une nouvelle localisation des cimetières et des hôpitaux et une meilleure aération des rues et des constructions publiques. Alexandre Louis (1787-1872), médecin et mathématicien français, a publié à Paris en 1825 une étude statistique portant sur près de deux mille cas de tuberculose. Cet auteur est aussi l'initiateur de l'évaluation des traitements cliniques par l'utilisation de la méthode numérique. Plus tard, on sait que William Farr a tenu un registre annuel de mortalité et de morbidité pour l'Angleterre et le Pays de Galles, qui a marqué l'institutionnalisation de la statistique médicale (1839). En Allemagne, Johann Peter Franck (1745-1821) systématise les thèmes d'une *Politique*

Médicale fondée sur la stricte application des mesures de contrôle et de surveillance des maladies et sur le respect des règles d'hygiène personnelle. Ainsi commence à se mettre en place une politique de santé publique et de médecine sociale, avec sa composante épidémiologique.

Les différentes épidémiologies

L'épidémiologie se confond tout au long de l'histoire avec l'étude des épidémies, des problèmes de santé publique et de la prévention. À partir de la révolution industrielle, commence une *épidémiologie critique* en rapport avec la formation d'un prolétariat urbain en crise. La statistique médicale analyse, non seulement les phénomènes de la « médecine urbaine », mais aussi ceux de la médecine tropicale liée au colonialisme. Autrement dit, elle quantifie les phénomènes pathologiques collectifs et recherche leurs causes. C'est la même démarche qu'on retrouve dans les questions relatives aussi bien à la santé individuelle qu'à l'organisation politique des États. Mais le processus d'individualisation de l'épidémiologie, comme discipline autonome, suppose un retour à la tradition hippocratique et la promotion d'une vision médico-sociale du collectif.

La méthode épidémiologique a commencé par utiliser la théorie des probabilités. Ce progrès technique est indépendant de la statistique conventionnelle, c'est-à-dire des relations fondées sur l'énumération des cas cliniques. Le Major Greenwood (1888-1949), premier professeur d'épidémiologie à l'École de médecine tropicale et d'hygiène de Londres, a été le principal responsable du raisonnement statistique dans la recherche épidémiologique. Avec les techniques statistiques permettant d'évaluer les déterminants génétiques et sociaux des maladies commence une *épidémiologie quantitative*. D'un côté, les travaux de Wade Hampton Frost (1880-1938) sur l'incidence et la prévalence des maladies ; de l'autre, dans la deuxième décennie du XXe s., les investigations de Goldberger (1874-1927) sur la nature carentielle de la pellagre. Il est clair que le raisonnement épidémiologique ne s'applique plus seulement aux maladies infectio-contagieuses traditionnelles, même si l'ouvrage si connu de Stalleybrass, *Principles of Epidemiology* (1931), traite encore de la seule épidémiologie des maladies infectieuses. Il appartient à l'épidémiologiste John Ryle (1889-1950) de systématiser, en 1936, l'histoire naturelle des maladies dont le modèle a été perfectionné par Leavel et Clark en 1976 dans son livre *Preventive Medecine*. Les concepts de « niche écologique » et de « foyers naturels de maladies humaines », inventés respectivement par Elton en 1946 et par Pavlovsky deux ans après en Union Soviétique, permettent de donner une nouvelle orientation à la médecine préventive. Celle-ci vise désormais la construction d'un modèle d'histoire naturelle des maladies qui élargit considérablement le champ de l'épidémiologie. D'abord appliqué aux maladies parasitaires rurales, ce modèle est par la suite importé dans le domaine des maladies chroniques dégénératives (cancer et maladies cardio-vasculaires) qui sont les plus étudiées dans le secteur urbain.

En outre, l'utilisation de plus en plus fréquente, et malheureuse, des machines a conduit les médecins à évoquer une *épidémiologie des accidents*. Cette dernière recouvre également l'augmentation de la criminalité, particulièrement dans les grands centres urbains. On sait aussi que la Deuxième Guerre mondiale a été suivie de plusieurs autres conflits au cours de la Guerre froide entre le bloc socialiste commandé par l'Union Soviétique et le bloc capitaliste gouverné par les États-Unis d'Amérique. D'où les guerres de Corée, du Vietnam et les conflits du Moyen-Orient qui ont élargi le champ de l'épidémiologie à la dimension d'une véritable *épidémiologie de la violence*.

Autour des années 1930, avec les développements technologiques, la création des spécialités médicales et la spécialisation des soins médicaux, l' « art de soigner » connaît une crise. Le plus souvent, le spécialiste ne fait que suivre les progrès techniques en s'appropriant les nouveaux instruments, les nouvelles méthodes de diagnostic (électrocardiogramme, radiologie contrastée et techniques sophistiquées des laboratoires). La spécialisation et l'élévation des coûts médicaux, liées à la crise du capitalisme occidental, ont rendu plus difficile une assistance médicale de plus en plus revendiquée par les travailleurs dépourvus de la moindre protection sociale. Inversement, dans les pays développés, apparaît un mouvement social ayant pour base une médecine préventive dans laquelle l'épidémiologie occupe une position dominante. Au demeurant, cette épidémiologie était appelée par certains, de façon pléonastique, « épidémiologie sociale ». En Angleterre, par exemple, on assiste à la création de la London Epidemiological Society (1950) par des jeunes médecins liés au mouvement social de la médecine. Quelques années plus tard, en 1954, s'organise l'International Epidemiological Association.

Aux États-Unis d'Amérique, les Départements de Médecine préventive trouvent leur place dans les Écoles médicales et, en Europe occidentale, l'assistance à la santé relève plutôt des pratiques sociales. Dans ces pays, la médecine sociale s'intègre à la démocratie et supplante ainsi le discours philanthropique. Aux États-Unis aussi bien qu'en Europe occidentale, les programmes d'enseignement donnent la priorité à l'épidémiologie comme discipline représentative de l'un des secteurs les plus importants de la recherche médico-sociale. En Amérique Latine, pendant toute la formation médicale, l'enseignement donne la priorité à la médecine préventive et sociale. C'est ce qu'on observe, en particulier, dans les pays suivant : Chili, Colombie, Équateur, Brésil, Mexique et Venezuela. C'est dire que ces pays suivent les recommandations proposées par l'Organisation panaméricaine de la santé lors des réunions tenues en 1955 à Viña De Mar (Chili) et en 1957 à Tehuacan (Mexique).

Les tendances actuelles

À partir du début des années 1960, avec l'introduction de la computation électronique et des modèles mathématiques, apparaît une transformation de l'épidémiologie. Les analyses gagnent en finesse grâce à l'accroissement des banques de données, le perfectionnement des tests de signification statistique, la création des techniques analytiques comme l'analyse multivariée, les appariements multiples et la stratification des variables. L'application de ces nouveaux outils a rendu l'épidémiologie plus scientifique en la débarrassant des confusions fondées sur des apparences trompeuses. Il convient ici de souligner la contribution de Jérôme Cornfield (1912-1979) à l'introduction de l'estimation du risque relatif dans les techniques de régression logistique et d'analyse épidémiologique par la consolidation de l'épidémiologie quantitative et analytique. Dans une autre direction, la systématisation des connaissances épidémiologiques promue par John Cassel (1915-1977), à partir de l'intégration des modèles biologiques et sociologiques, vint pour ainsi dire « humaniser » l'épidémiologie moderne.

La confrontation entre l'expérience clinique et la démonstration expérimentale a trouvé dans les modèles mathématiques à la fois ses points de convergence et de divergence. Les méthodes d'investigation épidémiologique dans le domaine médical, avec les techniques statistiques d'une part et la variabilité biologique d'autre part, ont parfois conduit à des confrontations de résultats qui se sont traduits par une opposition entre l'« expérience clinique » et la « démonstration expérimentale », engendrant ainsi des conflits d'intérêts. Les modèles mathématiques ne sont pas toujours adaptés aux variabilités biologiques, psychologiques et sociales du processus santé-maladie. La dite « épidémiologie clinique » doit gérer très souvent des conflits de concepts scientifiques et sociaux importants, compte tenu des problèmes liés à l'adaptation de l'homme à son environnement. Par exemple, l'Organisation mondiale de la santé définit la santé comme « un état complet de bien-être physique, mental et social et pas seulement par l'absence de maladie et d'infirmité ». Ce concept est socialement correct, mais scientifiquement inapproprié puisqu'il peut conduire à des absurdités. Soit quelques exemples : de même qu'un travailleur qui voyage dans un métro bondé serait malade puisqu'il n'est pas dans un état complet de bien-être physique, de même, un jeune qui s'est disputé avec sa petite amie serait malade parce qu'il n'est pas dans un état complet de bien-être mental ; un individu qui aurait un cancer du poumon ou du col utérin en phase initiale pourrait être dans un état parfait de bien-être physique, mental et social tout en étant potentiellement très gravement malade. En conséquence, nous suggérons comme définition de la santé : « L'adaptation de l'homme au milieu dans lequel il vit tout en s'efforçant de préserver sa santé physique, mentale et sociale. »

Par suite d'une technicité et d'une mathématisation exagérées de l'« épidémiologie moderne », qui s'éloigne de la médecine sociale en donnant la prééminence au fait scientifique au détriment du bien-être social, un mouvement mondial s'est développé sous la bannière d'une *épidémiologie critique*. Cette dernière propose une analyse des processus sociaux à laquelle souscrivent les spécialistes du monde entier. De là, une politisation de l'épidémiologie qu'on peut comprendre comme une réaction à l'excès de scientificité de cette discipline durant les ultimes décennies.

Plus récemment, avec le développement des connaissances obtenues par l'emploi de nouveaux outils aussi bien dans le domaine de l'espace géographique que dans celui de la biologie moléculaire, on commence à parler d'une « épidémiologie cosmique » ou « spatiale » et d'une « épidémiologie moléculaire ». Les nouveaux outils permettent d'affiner l'analyse de l'environnement, de ses transformations et de ses répercussions sur la biosphère. Ce qu'on appelle « épidémiologie moléculaire » s'occupe du diagnostic à partir de la caractérisation des acides nucléiques. Elle englobe également le dépistage et le typage des différents éléments infectieux, des vecteurs, des réservoirs et des hôtes définitifs. Mais le système immunogénétique et, en particulier, le complexe d'histocompatibilité (MHC), qui est connu comme le système d'antigènes leucocytaires humains (HLA), est d'une grande importance pour l'*épidémiologie génétique*. La réaction en chaîne de la polymérase (PCR) constitue un outil de choix pour le diagnostic épidémiologique, y compris en paléoparasitologie.

En somme, on pourrait dire que l'histoire de l'épidémiologie, d'après sa propre définition comme « étude de la distribution, de la fréquence et des causes des maladies humaines, mais aussi comme étude des atteintes à la santé et des applications des mesures de santé publique, voire de prévention spécifique des maladies et de tout ce qui menace la santé » se confond avec l'histoire de la santé publique et de la médecine préventive dont elle forme la branche la plus importante. L'épidémiologie, en tant qu'instrument d'investigation scientifique, de promotion de la santé et de prévention spécifique, a suivi l'évolution des connaissances scientifiques et les mouvements sociaux, culturels et politiques tout au long de l'histoire. En accord avec ces mouvements, elle en a épousé les progrès et les reculs depuis Hippocrate jusqu'à la maîtrise de l'espace géographique et du vivant aujourd'hui. L'homme s'est appuyé sur l'observation et l'expérimentation en utilisant les connaissances relatives aux phénomènes naturels, aux croyances, à la médecine, à la biologie et à l'écologie. Après la mathématisation et la quantification de l'épidémiologie, cette discipline a été réorientée vers la société pour en faire une science des processus concernant les rapports entre la santé et la maladie.

► ALMEIDA FILHO N., « Bases Históricas da Epidemiologia », *Cadernos de Saúde Pública*, 2, 1986, p. 304-311. – COURA J. R., « Ensino de Pós-graduacão em Medicina Tropical », *Revista da Sociedade Brasileira de Medicina Tropical*, 8, 1974, p. 1-8 ; « Relevância do Ensino da Medicina Preventiva na Formaçao do Profissional de Saúde », *Revista da Sociedade Brasileira de Medicina Tropical*, 8, 1974, p. 105-113. – FOX J. P., « Epidemiology of Infections Diseases », *in* R. D. Feigin & J. D. Cherry, *Textbook of Pediatrie Infections Diseases*, Philadelphie, W. B. Saunders Company, 1981, p. 41-68. – HENNEKEN C. H. & BURIN J. E. (ed.), S. L. MAYRENT, *Epidemiology in Medicine*, Boston, Little Brown and Company, 1987. – LAST J., *A Dictionary of Epidemiology*, New York, Oxford Univ. Press, 1983. – LEAVEL H. & CLARK E. G., *Préventive Medicine*, New York, McGraw-Hill Book Company, 1976. – MCMAHON B. & PUGH T. F., *Epidemiology, principles and methods*, Boston, Little Brown and Company, 1970. – ROUQUAYROL M. Z., *Epidemiologia & Saúde*, 3e éd., Rio de Janeiro, MEDSI, Editera Médica e Cientifica Ltda., 1988. – SUSSER M., *Causal Think in the Health Sciences. Concepts and Strategies of Epidemiology*, New York, Oxford Univ. Press, 1973.

José Rodrigues COURA
(Trad. Cirilo Gomes Sanches)

→ Bactériologie ; Choléra ; Contagion et infection ; Dépistage ; Éco-épidémiologie ; Écologie médicale ; Épidémie ; Fièvre jaune ; Géographie de la santé ; Grande Guerre ; Grippe espagnole ; Humanitaire (Médecine) ; Infections nosocomiales ; Maladies émergentes ; Navale (Médecine) ; Paludisme ; Prévention ; Régénérative (Médecine) ; Sida (Lutte contre le) ; Trypanosomiase africaine ; Trypanosomiase américaine.

ÉPILEPSIE

Pour se venger, les dieux frappent leurs victimes d'une maladie très spectaculaire : l'épilepsie, plus souvent appelée la « maladie sacrée » ; comme en témoigne encore au IIe s. apr. J.-C. ce passage de l'*Apologie* d'Apulée qui nous apprend qu'à Rome, de son temps, on appelait toujours « à juste titre » l'épilepsie « non seulement haut mal ou mal comitial mais aussi mal divin, comme chez les Grecs, *hiera nosos* ». Il n'est pas surprenant que la maladie sacrée par excellence ait fait l'objet d'une thérapeutique sacrée, de la part d'Asclépios à Épidaure ou de celle de Jésus, selon les Évangélistes.

Comme l'a fait remarquer le Dr Mirko D. Grmek, si la maladie dite sacrée désigne bien l'épilepsie généralisée, la crise de grand mal, elle peut inclure aussi « certaines autres formes d'épilepsie, des convulsions dues à l'encéphalite, des spasmophilies graves, l'éclampsie et, bien entendu, l'hystérie ». Il faut d'ailleurs noter que les mots *epilepsia* et *epilepsis*, qui signifient étymologiquement « saisie », « attaque », ne sont attestés qu'à quatre reprises dans des œuvres anciennes (Ve-IVe s.) du *Corpus hippocratique* qui emploient plus volontiers les expressions « maladie sacrée » et « maladie dite sacrée ». Si les auteurs de quatre traités hippocratiques *(Vents, Maladie sacrée, Maladies des jeunes filles et Prorrhétique 2)* utilisent la dernière expression, c'est vraisemblablement parce qu'ils estiment que cette dénomination ne correspond pas à l'origine de la maladie. C'est peut-être Héraclite d'Éphèse, au VIe s. avant notre ère, qui, dans l'état de nos sources, a le premier utilisé l'expression « maladie sacrée » dont il donne une définition ; nous ignorons cependant l'étiologie qu'il fournit de cette maladie. Hérodote, au livre II de ses *Histoires*, c. 33, est peut-être l'auteur le plus ancien à avoir évoqué le rôle de l'hérédité lorsqu'il rappelle la « grave maladie, que certains appellent mal sacré » qui affectait depuis l'enfance Cambyse II, roi des Perses de 530 à 522.

Le traité de la Maladie sacrée

Ce traité hippocratique, très souvent associé à celui des *Airs, des eaux et des lieux*, date du dernier tiers du Ve s. avant notre ère. L'auteur est le premier à nous donner une description et à nous fournir une étiologie de l'épilepsie ; il s'oppose surtout à la conception entretenue, de son temps déjà, par des « mages, purificateurs, prêtres mendiants et charlatans » qui ont accrédité la croyance que cette affection était sacrée. Voici le début de ce remarquable traité : « Sur la maladie dite sacrée, voici ce qu'il en est. Elle ne me paraît nullement plus divine que les autres maladies ni plus sacrée, mais, de même que les autres maladies ont une origine naturelle à partir de laquelle elles naissent, cette maladie a une origine naturelle et une cause déclenchante. » Voici maintenant un extrait de la description d'une crise que le médecin attribue à l'une des humeurs hippocratiques, le phlegme : « ... le sujet perd la parole et étouffe, l'écume coule de sa bouche, ses dents sont serrées, ses mains se rétractent, ses yeux divergent, il perd totalement connaissance ; chez certains même il y a évacuation par le bas... » Pour tenter de prouver que le phlegme, en cas d'épilepsie, abonde dans le cerveau, l'auteur propose une dissection : « Si vous ouvrez la tête (= d'une chèvre) en la fendant, vous trouverez que le cerveau est humide, qu'il est rempli d'eau tout autour et qu'il sent mauvais. Et grâce à cette observation vous reconnaîtrez manifestement que ce n'est pas la divinité qui endommage le corps, mais bien la maladie. » Ce recours à une dissection est rarissime dans les écrits du Corpus hippocratique et, même si l'auteur l'a pratiquée, elle ne prouve rien ; elle ne sert qu'à confirmer une erreur : l'accumulation de phlegme dans la tête. L'auteur, à l'instar d'Alcméon de Crotone, accorde au cerveau un rôle prépondérant. C'est pourquoi il condamne les opinions de ses prédécesseurs ou de ses contemporains qui pensaient que la source de la pensée était le sang ou le chaud ou que l'organe de la pensée était le cœur ou le diaphragme ; selon lui, la pensée et l'intelligence dépendent du cerveau et de l'action de l'air sur cet organe.

Dans le dernier chapitre de son traité, l'auteur explicite sa conception du divin qui, pour lui, n'est rien d'autre que la causalité naturelle : « Cette maladie, dite sacrée, provient des mêmes causes que celles d'où proviennent les autres maladies, de ce qui entre et sort, c'est-à-dire du froid, de la chaleur du soleil, des vents qui changent et ne restent jamais immobiles. Ces choses sont divines, en sorte qu'il ne faut point mettre cette maladie à part et la considérer comme plus divine que les autres, mais toutes les maladies sont divines et toutes sont humaines et chacune a une origine naturelle et une puissance qui lui est propre... »

La maladie sacrée après Hippocrate

Au IVe s., Platon, dans le *Timée,* continue à utiliser l'expression « maladie sacrée » et, bien qu'il semble ne plus attribuer à l'épilepsie une étiologie divine, il tente néanmoins de justifier l'épithète « sacrée » accolée à cette maladie : « Et cette maladie de la substance sacrée (= l'intellect) en nous, on l'appelle très proprement le mal sacré. » Pour très longtemps, jusqu'au siècle des Lumières, l'épilepsie, la maladie sacrée, sera attribuée à la lune. C'est ainsi qu'au IIe s. de notre ère, Artémidore, dans sa *Clef des Songes,* écrira : « Le cynocéphale (apparu en rêve) [...] ajoute aux accomplissements une maladie, le plus souvent la maladie sacrée : car il est consacré à la Lune et les Anciens disent que cette maladie aussi est en dépendance de la Lune. »

Commentant la guérison d'un épileptique par Jésus telle qu'elle est relatée dans l'*Évangile* de Matthieu, Origène († 254) écrit : « Que les médecins offrent des explications naturelles, puisqu'ils pensent qu'en ce passage, ce n'est pas un esprit impur mais une affection corporelle [...] nous, nous croyons l'Évangile en ce point aussi, à savoir que cette maladie vient d'un esprit impur. » La liaison entre la lune et l'épilepsie semble si évidente que Synésius, qui devient évêque vers 400, déclare : « Les épileptiques seuls remarquent les effets de refroidissement causés par la lune. »

Au Ve s., Caelius Aurelianus, le brillant adaptateur de Soranos, propose plusieurs explications pour justifier l'expression « maladie sacrée » : « L'épilepsie est appelée maladie sacrée parce qu'elle se produit dans la tête qui est, d'après l'opinion de nombreux philosophes, sacrée et le temple de la partie de l'âme née dans le corps. » Nous retrouvons ici l'explication du *Timée.* Mais Caelius Aurelianus offre une deuxième explication : « L'épilepsie est appelée maladie sacrée à cause de l'énormité du mal ; en effet, la foule appelle "sacrées" les choses trop grandes. » Au Ier s. de notre ère, l'encyclopédiste latin Celse déjà parlait de *« morbus major »,* comme le Moyen Âge de « grand mal ». L'explication que tente de fournir Stephanus aux environs de 600 est édifiante car le commentateur veut disculper la divinité tout en incriminant la lune : « L'épilepsie n'a pas comme étiologie la colère divine, mais la maladie arrive en conformité avec le cycle lunaire, bien que je ne dise pas que c'est la colère de Dieu qui envoie la maladie par le mouvement des corps célestes. »

En vérité, il faudra attendre 1770 et le médecin de Lausanne Simon André Tissot pour que l'on mette en doute « les influences chimériques » sur l'épilepsie.

► BYL S., *L'Étiologie divine dans l'Antiquité classique,* Bruxelles, Actes du XXXIIe Congrès international d'Histoire de la Médecine, 1991, p. 51-62. – GRENSEMANN H., *Die hippokratische Schrift Über die heilige Krankheit,* Ars Medica II, 1, Berlin, 1968. – GRMEK M. D., *Les Maladies à l'aube de la civilisation occidentale,* Paris, Payot, 1983. – JOUANNA J., « Hippocrate de Cos et le sacré », *Journal des savants,* janvier-juin 1989, p. 3-22. – JOUANNA J. & MAGDELAINE C., *Hippocrate. L'Art de la médecine,* Paris, GF-Flammarion, 1999. – ROSELLI A., *Ippocrate. La malattia sacra,* Venise, 1996. – TEMKIN O., *The Falling Sickness. A History of Epilepsy from the Greeks to the Beginnings of Modern Neurology,* Baltimore, 2e éd., 1971. – VAN DER EIJK Ph., « "The Theology" of the Hippocratic Treatise On the Sacred Disease », *Apeiron,* 23, 1990, p. 87-119 ; « Airs, Waters, Places, and On the Sacred Disease : Two Different Religiosities ? », *Hermes,* 119, 1991, p. 168-176.

Simon BYL

→ Électrochoc ; Hippocratisme ; Humeurs ; Maladie de l'âme ; Maladies des femmes ; Psychothérapie.

ÉPISTÉMOLOGIE DE LA MÉDECINE

Épistémologie de la médecine, épistémologie de la biologie, épistémologie tout court

Le mot « épistémologie » a deux sens. En un premier sens (1), il est synonyme de « théorie de la connaissance » : l'épistémologie est alors la partie de la philosophie qui s'interroge de manière générale sur les fondements et les limites de la connaissance. Ce sens est le plus ancien, et domine dans les traditions philosophiques de langue anglaise. En un second sens (2), « épistémologie » est synonyme de « philosophie des sciences ». L'épistémologie est alors une réflexion sur le savoir scientifique constitué, envisagé tantôt sous l'angle de questions relatives à la connaissance scientifique en général, tantôt du point de vue de telle ou telle discipline scientifique particulière (épistémologie *de*...). Cet usage domine dans les traditions philosophiques « continentales », les pays de langue anglaise préférant parler de « philosophie de la physique », « philosophie de la biologie », etc., plutôt que d' « épistémologie de la physique », « épistémologie de la biologie », etc. Du fait de ces deux sens, l'accolement du mot « épistémologie » avec celui de « médecine » ouvre *a priori* deux genres de questions.

Première question : la médecine apporte-t-elle quelque chose à l'épistémologie au sens (1), c'est-à-dire à la théorie générale de notre pouvoir de connaissance ? Si c'est le cas, la médecine n'est pas seulement objet d'une réflexion spéciale pour la philosophie, mais peut prétendre jouer par elle-même un rôle philosophique en interférant avec l'une des parties les plus fondamentales de l'activité philosophique, la théorie de la connaissance. Nous verrons brièvement dans la dernière section de cet article que ce rôle a parfois été revendiqué dans l'histoire, et que s'il ne l'est pas aujourd'hui de manière explicite, il ne faudrait pas grand-chose pour que la question soit d'actualité. Cette première modalité du rapport entre médecine et épistémologie mériterait le nom d' « épistémologie médicale », en prenant cette expression au sens fort, quoique non usité : une épistémologie construite avec des moyens empruntés à la médecine. Ainsi comprise, l'épistémologie médicale serait comparable à l' « épistémologie biologique » ou l' « épistémologie psychologique ». De telles formules signifient que des disciplines empiriques comme la biologie, la psychologie, *ou éventuellement la médecine*, peuvent contribuer à la tâche philosophique d'élucidation des fondements et limites du pouvoir de connaissance humain.

Deuxième question : la médecine soulève-t-elle des questions épistémologiques au sens (2), c'est-à-dire au sens où une discipline scientifique particulière appelle une réflexion philosophique de second degré sur ses buts, ses méthodes, ses théories, ses concepts, son ambition de connaissance ? L'usage même de l'expression « épistémologie de la médecine » présuppose une réponse positive à cette question. Toutefois cela ne va pas de soi, pour deux raisons. La première est que la qualification de la médecine comme « science », et donc comme objet éventuel de la « philosophie des sciences », fait problème. Depuis l'Antiquité, l'on s'est interrogé sur la question de savoir si la médecine est un art (une *technè*) ou une science (une *épistémè*, une connaissance théorique). Sans doute y a-t-il toujours eu une part importante de connaissance dans la médecine (comme dans toute activité technique). Mais si la justification première de la médecine est de soigner, guérir ou soulager des maladies, son but principal n'est pas un but de connaissance. La connaissance, notamment la connaissance théorique, est un but subordonné. Il est aussi problématique de parler d'épistémologie de la médecine que de parler d'épistémologie de l'agriculture, de l'art militaire, ou des techniques en général. Dire que cette entreprise est problématique ne revient pas à dire qu'elle est impossible ou absurde. Simplement, l'aspect technique de la médecine et, comme on l'a dit parfois, la parenté de l'art médical avec la virtuosité artistique constituent une dimension essentielle du questionnement épistémologique qu'elle soulève.

En second lieu, l'idée d'une épistémologie spécifique de la médecine soulève la question des rapports entre médecine et biologie. Même si l'on admet que la médecine enveloppe un aspect important de connaissance théorique, la question se pose de savoir si cette connaissance mérite une épistémologie spéciale, distincte de celle de la biologie. Cette question a pris un tour spectaculaire à l'époque contemporaine avec la « fondamentalisation » de la médecine, c'est-à-dire avec l'émergence d'une médecine étroitement associée à la recherche biologique fondamentale. En effet, ou bien les sciences « biomédicales » issues de cette fondamentalisation sont pleinement « biologiques », et l'on ne voit pas la nécessité de revendiquer une épistémologie spéciale pour elles ; ou bien elles ne le sont pas, et cela signifie que l'objet paradigmatique de la médecine – la maladie – échappe au mode d'intelligibilité ordinaire des phénomènes biologiques. Si l'on retient le second terme de cette alternative, on est contraint à reconnaître qu'il y a une autonomie intrinsèque de la connaissance médicale par rapport à la connaissance biologique. L'une des tâches prioritaires de toute épistémologie de la médecine sera alors d'élucider la signification et la validité d'une telle autonomie. En pratique, une grande partie de la littérature consacrée à l'épistémologie de la médecine va dans ce sens : elle s'attache à définir les catégories de maladie, de santé, du normal et du pathologique, à analyser le statut des explications fondées sur de telles catégories, et à déterminer si de telles catégories et explications rentrent ou non dans le champ de l'interprétation naturaliste des phénomènes biologiques.

La question de l'autonomie de la connaissance médicale par rapport à la connaissance biologique n'est pas sans rappeler celle qui est au cœur de l'épistémologie des sciences de la vie – la question de l'autonomie de la connaissance biologique par rapport à la connaissance physique. Une seconde « autonomie » viendrait en quelque sorte se greffer sur la première, prenant appui sur elle pour mieux s'en détacher *in fine*. Cette question est délicate car on confond souvent les deux registres d'autonomie : celui de la connaissance médicale en tant qu'exemple particulier de l'autonomie de la connaissance biologique par rapport aux sciences physico-chimiques, et celui de la connaissance médicale en tant qu'irréductible à la connaissance biologique. Examinons séparément ces deux revendications d' « autonomie ».

Dans le passé, la question de la réductibilité ou autonomie des sciences de la vie par rapport aux sciences de la matière a souvent été structurée par la catégorie de vitalisme. L'application de ce genre de réflexion à la connaissance médicale était d'autant plus aisée que les doctrines vitalistes ont principalement, sinon exclusivement, été élaborées à l'origine par des médecins (voir sur ce sujet le travail de référence de la regrettée Roselyne Rey, 2000). À l'époque contemporaine, elle est davantage discutée dans une perspective méthodologique. Les philosophes qui ont argumenté en faveur de « l'autonomie » de la biologie ont principalement fait valoir deux genres d'arguments.

En premier lieu, ils ont massivement mis en cause l'utilisation du modèle standard de l'explication scientifique développé par la philosophie des sciences néo-positiviste. Selon ce modèle, proposé par Carl Hempel et Paul Oppenheim en 1948, toute explication dans les sciences empiriques (de la physique à l'histoire humaine) consiste à déduire une proposition *explanandum* à partir d'une conjonction de propositions *explanans* contenant nécessairement : d'une part des propositions générales ayant la forme de lois, d'autre part des propositions décrivant les conditions spatio-temporelles précises dans lesquelles ces lois sont mises en œuvre (pour un exposé didactique voir Hempel, 1972, chap. 5). Par exemple, pour expliquer la vitesse atteinte par un parachutiste en chute libre, on combine des énoncés contenant la loi de la chute des corps et une loi de frottement avec des informations sur l'altitude du lâcher, la forme et le poids du parachutiste. Ou, à niveau supérieur d'abstraction, pour expliquer les lois du mouvement des planètes de Képler (lois descriptives), on les déduit d'un ensemble de principes ou lois fondamentales associées à la description de l'état d'un certain système (par exemple les principes de la dynamique newtonienne, et la connaissance des paramètres de masse, position et vitesse des éléments du système planétaire). Ce modèle de l'explication scientifique vise à convaincre de l'unité foncière de la science : unité méthodologique (puisqu'il n'y a qu'un modèle de l'explication) et, au moins à titre d'idéal régulateur, unité théorique (puisque ce modèle permet de penser comment les théories scientifiques peuvent être réduites les unes aux autres). De nombreux philosophes de la biologie ont soutenu que ce modèle ne s'applique pas aux sciences de la vie car, en biologie, la notion même de « loi » est problématique : la plupart des généralisations biologiques semblent bien ne pas avoir le statut de lois (*i.e.* d'énoncés de portée universelle illimitée), mais de généralisations n'ayant de valeur que pour une portion limitée de l'espace-temps. Corrélativement, l'explication et l'unification des connaissances en biologie ne prennent pas la forme d'une déduction (ou d'une déductibilité idéale) de l'ensemble des phénomènes à partir d'un petit nombre de principes généraux. Elles prennent plutôt l'allure de schémas causals qui conduisent les biologistes à identifier des « mécanismes » plutôt que des « lois ». Ces schémas causals atteignent parfois un grand degré de généralité. Par exemple les notions de transcription de l'ADN en ARN m (ARN messager) et de traduction des ARN m en polypeptides décrivent typiquement des schémas causals d'une extrême généralité, puisqu'ils s'appliquent à toutes les cellules connues dans le monde vivant. Plus souvent, ils ne s'appliquent qu'à une petite portion de l'arbre de la vie : c'est le cas par exemple du schéma causal expliquant la production de décharges électriques énormes (jusque 1 000 volts) par les électroplaques (fibres musculaires transformées) de certains poissons comme la torpille ou le gymnote. Dans tous les cas cependant, les caractères logiques de l'explication sont les mêmes : les schémas causals sont, en tant que tels, temporellement orientés ; chez les biologistes, ils se comprennent en référence à des systèmes matériels de constitution définie dont ils expriment des propriétés dynamiques ; ils contribuent à des explications dont la généralité est de « moyenne portée » (ni absolument universels, c'est-à-dire valables dans tous les mondes possibles, ni absolument singuliers) ; enfin, associés les uns aux autres, ils constituent des chaînes causales qui se prêtent à merveille à des scénarios d'explication historique. L'explication biologique, dans la mesure où elle identifie des « mécanismes », est saturée de tels schémas et scénarios causals. Comme l'ont bien montré Kenneth Schaffner (1993), ou Paul Thagard (1999), l'explication médicale ne se distingue pas de l'explication biologique de ce point de vue. En particulier, l'explication des maladies se ramène dans la théorie médicale moderne à quelques schémas causals généraux (par exemple maladies infectieuses, maladies de carence, maladies génétiques, maladies auto-immunes, cancers). Ces schémas peuvent se superposer et se combiner ; ils sont le plus souvent multifactoriels. Ils reviennent toujours à dire qu'une (ou plusieurs) cause(s) engendre(nt) un désordre qui lui-même engendre d'une part des symptômes, d'autre part une certaine évolution de la maladie. Ils permettent l'unification des phénomènes non par un système déductif fondé sur des principes, mais par « des structures cognitives hiérarchisées [qui] permettent d'expliquer en subsumant les maladies particulières sous des concepts généraux fondés sur des mécanismes communs » (Thagard, 1999 : 35).

Les philosophes de la biologie contemporains ont aussi utilisé un autre argument, plus radical, pour établir l'autonomie théorique de la biologie. Cet argument consiste à prendre acte de la dimension inévitablement évolutionniste de toute explication biologique. On connaît la formule de Theodosius Dobzhansky (1973) : « Rien en biologie n'a de sens qu'à la lumière de l'évolution. » Ernst Mayr (1961) a bien explicité ce point en disant que tout phénomène biologique doit être expliqué à la fois par des « causes prochaines » (celles qui agissent du vivant de l'organisme) et par des « causes ultimes » (celles qui renvoient à un temps antérieur à celui de l'organisme). Les premières relèvent d'une

« biologie du fonctionnement », qui repose sur l'expérimentation. Les secondes relèvent de la biologie évolutive et mobilisent des schémas de causalité historique. Or toute explication par un mécanisme, quelque général soit-il, conduit un jour ou l'autre à reconnaître que ce mécanisme enveloppe lui-même une part de contingence historique. L'évolution se trouve ainsi en arrière-fond de toutes les explications biologiques : toute structure, toute fonction ne semble bien trouver d'explication ultime que dans un scénario historique encadré de part en part par la sélection naturelle et quelques processus stochastiques.

Or à ce point la complicité de la biologie et de la médecine semble s'évanouir. Il paraît *a priori* difficilement concevable d'expliquer les maladies comme des « adaptations ». Au médecin praticien, qui entend d'abord et avant tout la complainte du patient, la maladie apparaît au contraire comme un état défectif, une inadaptation ou désadaptation individuelle et sociale. Quelque généraux que soient les schémas causals expliquant la genèse de la maladie, ce n'est pas ordinairement vers la rationalité évolutionniste que se tourne le médecin pour comprendre et traiter son objet. Rien ne lui est plus étranger que l'optimisme darwinien. Ce n'est donc pas dans ce cadre théorique qu'il ira, en règle générale, chercher argument pour justifier l'autonomie des théories qui sont les siennes. Au contraire, c'est le caractère de « valeur biologique négative » de la maladie (Canguilhem, 1943) qui vient en général étayer l'affirmation de l'autonomie de la rationalité médicale par rapport à la théorie biologique.

Nous disposons maintenant de l'ensemble des éléments susceptibles d'éclairer le projet même d'une « épistémologie de la médecine ». Dans les deux sections qui suivent, nous examinons les deux arguments le plus communément invoqués pour justifier l'autonomie de la théorie et de la pratique médicales par rapport aux autres sciences, notamment la biologie : l'argument selon lequel la médecine est d'abord et avant tout un art, plutôt qu'une science, et l'argument qui prend acte de l'objet très particulier de la médecine, la maladie. À la lumière de ces deux débats, nous serons en mesure de déterminer s'il y a place pour une « épistémologie de la médecine », et en quoi elle se distingue. Nous conclurons par quelques remarques sur la manière dont la médecine est susceptible d'affecter la théorie philosophique de la connaissance en général (ou « épistémologie » *sensu stricto*).

Science ou art ?

Le médecin décrit et classe les états pathologiques de ses patients (diagnostic), il fait des prédictions sur le cours de leurs maladies (pronostic), et en cherche la ou les causes (étiologie). Toutefois il ne se contente pas de décrire, classer, prédire, expliquer. La médecine ne saurait être caractérisée comme une entreprise de connaissance, une théorie ou une histoire naturelle des maladies. La connaissance médicale est tout entière développée dans l'espoir que l'état indésirable et dévalué que constitue la maladie puisse être prévenu, amélioré, guéri, ou au moins soulagé de quelque façon. La connaissance médicale, à la différence des sciences naturelles, est entièrement subordonnée à un art de prévenir, soulager et guérir. L'usage linguistique est à cet égard transparent. Depuis l'Antiquité (Galien), on a distingué la *science médicale* et l'*art médical*. On n'a jamais fait une telle distinction pour des connaissances telles que la physique ou l'histoire naturelle, même si l'une et l'autre ont toujours eu des applications pratiques. Comme l'a souligné Wolfgang Wieland (1993), c'est l'analyse aristotélicienne des notions d'*épistémè* et de *technè* qui a permis de concevoir la distinction même de la science et de l'art médical, et la tension qu'elle exprime. La science telle que la définit Aristote sous le nom d'*épistémè* est un mode de connaissance qui vise ce qui est universel, nécessaire, et non sujet au changement. Elle vise donc quelque chose qui ne peut être modifié par celui qui connaît. L'art *(technè)* est défini comme « disposition à produire accompagnée de règle » (*Éthique à Nicomaque*, VI, 4). S'il implique une connaissance, c'est une connaissance visant à changer quelque chose. L'art est donc une activité appliquée à des choses individuelles et contingentes : « l'art concerne toujours un devenir, et s'appliquer à un art, c'est considérer la façon d'amener à l'existence une de ces choses qui sont susceptibles d'être ou de n'être pas » (*Éthique à Nicomaque*, VI, 4). En ce sens, l'art est caractéristique du médecin, et la médecine constitue un exemple privilégié d'Aristote lorsqu'il s'applique à définir le genre de connaissance que constitue la *technè*.

Ce n'est cependant qu'au XIXe s. que l'opposition entre la science et l'art médical prend un tour polémique, à la faveur d'une scientifisation ouvertement proclamée de la médecine. Georges Canguilhem (1985) a situé dans les premières décennies du XIXe s. ce changement. Deux signes en témoignent selon lui : d'une part l'invention du stéthoscope par Laennec, qui a marqué l'irruption d'une médecine qui ne se contente pas, selon l'expression de Michel Foucault (1963), de noter passivement les « symptômes » (subjectifs) du malade, mais de recueillir activement, avec l'aide d'appareils, les « signes » (objectifs) de la maladie ; d'autre part, la méthode numérique de médecins comme Pierre Louis, qui a pour objectif de contrôler le diagnostic et la thérapeutique par des méthodes statistiques. D'autres auteurs ont situé la scientifisation de la médecine dans d'autres traditions nationales. Quoi qu'il en soit, c'est en réaction à cette scientifisation que s'est construite une image romantique et héroïque de la médecine, comme étant fondamentalement un « art » qui met au contact un médecin individuel avec un patient individuel. À la fin du

XIXe s., cette image est suffisamment bien installée pour qu'un auteur comme M. Mendelsohn consacre un livre entier à l'opposition entre « l'art médical » (qui appartient au « docteur ») et la « science médicale » (qui appartient à « l'homme de médecine ») : « "La médecine est une science" – cette phrase se transmet comme une éternelle maladie. [...] Or cette phrase est absolument fausse, au moins en tant que généralisation. [...] Dans notre profession, le seul facteur qui demeure constant dans le flux des phénomènes, est l'art de la médecine. Indépendamment des modes et des théories scientifiques, cet art a un seul et unique but, une seule et unique obligation : ramener chaque patient à la santé par tous les moyens possibles, et pas seulement par ceux de la prétendue "science exacte", qui ne représente qu'une petite fraction des nombreux moyens disponibles » (M. Mendelsohn, *Ärtzliche Kuntz und medizinische Wissenchaft*, 1894, cité dans Wieland, 1993, 171).

La question qui importe est de savoir dans quelle mesure on peut encore aujourd'hui qualifier la médecine comme un « art ». En un sens, cette question est plus pertinente qu'au XIXe s. ou même dans la première moitié du XXe s., car nous n'avons plus aujourd'hui de doute quant au côté « scientifique » de la médecine. Les investissements privés et publics colossaux en matière de recherche médicale, les organismes de recherche biomédicale, les examens standardisés auxquels chacun se soumet tout au long de son existence, la formation même des médecins d'aujourd'hui, l'exigence de « résultat » qui commence à poindre dans les procès à l'encontre de médecins ou d'hôpitaux, tous ces indices témoignent sans ambiguïté d'une médecine qui s'est scientifisée en même temps qu'industrialisée. Dans un tel contexte, il est intéressant de se demander en quoi la médecine d'aujourd'hui pourrait bien être encore un « art ». Le philosophe allemand Wolfgant Wieland (1993), déjà cité, a formulé une proposition éclairante à cet égard. Wieland soutient que la scientificisation de la médecine n'a pas fait disparaître « l'art de la médecine », mais a engendré une modalité nouvelle de celui-ci. C'est une chose en effet pour la médecine contemporaine que de disposer de connaissances expérimentales et quantifiées sans précédent, c'en est une autre de dire que ces connaissances scientifiques épuisent désormais le champ de l'*expérience médicale*. L'expérience médicale, hier comme aujourd'hui, commence en effet où s'arrête la connaissance médicale trivialisée. L'expérience médicale, c'est la capacité d'évaluer correctement des événements individuels toujours difficiles et problématiques, à la lumière de la connaissance médicale. Cette expérience ne s'apprend pas dans les livres. Tout médecin doit tout reprendre à zéro en la matière. Or il ne faut pas moins, mais davantage d' « expérience » dans le contexte de la médecine scientifique et plus ou moins standardisée de l'époque contemporaine. Dans un environnement saturé par une surabondance d'analyses, de tests, et de remèdes sophistiqués, il faut en effet beaucoup d'expérience pour savoir quelles analyses et quels remèdes doivent être mobilisés. En fait, les médecins ont rarement assez d'informations pour appliquer les règles de la médecine scientifique. Les raisons en sont simples et connues de tous. Elles sont de nature économique et éthique. Au siècle dernier, un médecin pouvait présumer avoir utilisé toutes les connaissances et sources d'information disponibles pour arrêter son jugement diagnostic et sa décision thérapeutique sur une personne donnée. Ce n'est plus le cas aujourd'hui : la quantité des données potentielles est énorme, la variété des ressources thérapeutiques ne l'est pas moins. Ce sont là autant de ressources qui ont un coût, qui sont souvent dangereuses (à proportion de la puissance des techniques utilisées), et qui contraignent donc à un choix. L'expérience médicale, conclut Wieland, prend donc aujourd'hui la forme suivante : quelles informations convient-il de rechercher dans chaque cas particulier, et quelles ressources thérapeutiques doit-on ou devrait-on mobiliser, en tenant compte à la fois de la situation particulière du malade, de ses ressources économiques, et de celles que la collectivité veut bien mettre au service des individus ? À quoi il faut ajouter une autre limite. Même si les ressources étaient illimitées, la médecine moderne, comme l'ancienne, se trouve la plupart du temps obligée d'agir dans l'urgence. En pratique, les médecins continuent à agir bien souvent en situation d'information insuffisante et avec des remèdes insuffisants faute de temps. En un sens, par conséquent, rien n'a changé par rapport à l'époque où Aristote caractérisait la médecine comme un art, immergé en tant que tel dans le monde du devenir et de la contingence. Rien, à un détail près, qui a son importance. À l'ère de la médecine scientifique, l'art médical et l'expérience médicale tendent à se dépersonnaliser. Le praticien responsable tend de plus en plus à être un collectif. Plus le cas est délicat, plus les ressources scientifiques et techniques sont importantes, et plus la responsabilité tend à se déplacer vers des entités collectives.

Le domaine de la médecine

Le domaine de la médecine est défini par un petit nombre de notions conceptuellement vagues mais essentielles à la connaissance et à la pratique médicales : santé et maladie, vie et mort. C'est au médecin qu'il revient dans les sociétés modernes de déclarer que quelqu'un est mort. C'est aussi au médecin que le malade moderne adresse sa complainte, dans l'espoir qu'on lui explique son état, qu'on restaure sa santé, et qu'à défaut sa peine soit soulagée. La contribution de ces notions à la définition du domaine de la médecine est cependant inégale. On ne demande pas vraiment à la médecine de prolonger la vie et d'éviter la mort à tout prix. On ne lui demande sans doute pas non plus d'entretenir la santé, car bien d'autres choses que la médecine entrent en compte dans la réalisation de ce but (nourriture, exercice, environnement, hygiène de vie). Au mieux peut-on dire que la santé constitue un idéal régulateur pour le médecin. Reste donc la maladie. C'est elle sans aucun doute qui définit le mieux le domaine de la médecine, comme connaissance et comme pratique. La remarque est triviale, mais elle permet de comprendre pourquoi l'élucidation du concept de maladie, tâche indéfiniment ouverte, constitue la pièce la plus centrale de toutes les réflexions relevant de la « philosophie théorique », ou « épistémologie », de la médecine.

Les philosophes aimeraient qu'il existât une théorie unitaire de la maladie. Or ce n'est pas le cas, et cette demande ne peut probablement pas être satisfaite, ni sur la base de la théorie médicale, ni sur celle de l'analyse philosophique pure. Mais il est sans doute possible de clarifier les enjeux de cette notion, et raisonnable de chercher à en construire une conception cohérente. Le médecin et philosophe Tristram Engelhardt, qui a beaucoup fait pour faire valoir l'une de ces conceptions (cf. *infra*), a eu une formule forte à ce sujet : « Il se pourrait bien que le concept de maladie soit hétérogène, et qu'il renvoie à un ensemble de phénomènes rassemblés sur la base de divers intérêts sociaux, et non sur la reconnaissance d'un type naturel ou d'une structure conceptuelle commune. La maladie est alors toute chose que les médecins traitent dans une société particulière, ce qui rend circulaires les définitions de la maladie et de la médecine » (Engelhardt, 1975).

On peut par commodité dissocier trois strates de problèmes dans le but de clarifier le concept de maladie et, partant, le domaine de la médecine. La première strate a trait aux ambiguïtés sémantiques du vocabulaire de la maladie tel qu'il se présente dans l'usage populaire courant. La deuxième strate a trait au caractère ouvertement axiologique et normatif du concept de *la* maladie en général : c'est à ce niveau que les philosophes ont eu les discussions les plus vives. La troisième strate de problèmes est constituée par les discussions sur le statut ontologique *des* maladies qui ont eu cours dans le cadre de la théorie médicale, discussion non moins « philosophique » que la précédente, comme on le verra.

Ambiguïté sémantique du vocabulaire de la maladie. – La notion générale de maladie telle qu'elle se donne dans l'usage linguistique courant présente plusieurs ambiguïtés fondamentales, qu'il est traditionnel de présenter en partant des trois paires de substantifs et adjectifs dont dispose la langue anglaise pour exprimer ce que le français exprime par la seule paire « maladie/malade » : *illness/ill, disease/diseased, sickness/sick. Illness* désigne le fait d'« être malade » ou tout simplement, en anglais comme en français, « être mal » *(to be ill)*. Des trois termes, c'est celui qui a la plus forte connexion subjective. *Disease* est un terme plus savant. Il désigne le fait d'« avoir une maladie », jugement d'apparence objective qui renvoie à la connaissance médicale. *Sickness* est comme *illness* un terme à connotation subjective (*to be sick :* vomir ; *to feel sick :* avoir mal au cœur). Mais le terme a aussi une forte connotation sociale, car c'est avec lui que l'on désigne en anglais le fait d'« être *un* malade » *(a sick person)*. On remarque au passage la difficulté de traduire en anglais la célèbre formule de Georges Canguilhem, « il n'y a pas de maladies, il n'y a que des malades ». Le jeu de mot est littéralement intraduisible. En pratique, la seule traduction intelligible est celle-ci : *« There are no diseases, there are only sick persons. »* On remarque aussi que bien qu'elle ne dispose que d'une famille de termes (mal, malade, maladie), la langue française est capable de rendre les nuances que l'anglais, il est vrai, exprime de manière plus tranchée : « être mal(ade) » (concept subjectif de la maladie), « avoir une maladie » (concept scientifico-médical), « être un malade » (concept de la maladie comme rôle social).

Le problème est que ces diverses notions communes de la maladie ne se recouvrent pas. On peut par exemple avoir une maladie sans pour autant se sentir mal, et encore moins avoir le statut social d'un malade (avec les droits et exemptions d'obligations particulières attachées à ce rôle). Emmanuel Kant avait noté cette ambiguïté essentielle du concept ordinaire de maladie dans un passage fameux du *Conflit des facultés* : « On peut se *sentir* bien portant (juger d'après son sentiment de bien-être vital), mais l'on ne peut jamais *savoir* que l'on est bien portant. – Toute cause de mort naturelle est maladie, qu'on la sente ou non. [...] À combien de mes amis ou de mes connaissances n'ai-je pas survécu, qui se vantaient, vivant d'une vie rangée une fois pour toutes, d'une santé parfaite ; alors que le germe de la mort (la maladie), prêt à se développer, était en eux sans qu'ils en aient eu conscience ; et que celui qui se *sentait* bien portant ne *savait* pas qu'il était malade ; car on ne peut cependant nommer autrement que maladie la *cause* d'une mort naturelle. [...] Le *sentiment* est infaillible, mais ne porte ce nom que quand on se *sent* malade ; or si l'on ne se *sent* pas tel, cependant le sentiment peut se trouver caché dans l'homme et prêt à se développer dans un avenir prochain ; c'est pourquoi l'absence de ce sentiment ne permet pas à l'homme d'exprimer qu'il se porte bien autrement qu'en disant qu'il va bien *en apparence* » (Kant [1798] 1988, 117).

Inversement, comme l'ont souvent noté les anthropologues, on peut se sentir « mal » *(ill)* sans expliquer cet état par référence à la « maladie » *(disease)*. Car le concept de « maladie » est en concurrence avec d'autres pour expliquer le « mal-être » : possession démoniaque, passion, épuisement, etc. Comme le souligne Tristram Engelhardt, expliquer un « mal » par la « maladie », et plus encore par *une* maladie, « c'est faire un choix explicatif et au minimum convertir un mal *[illness]* en un syndrome, c'est reconnaître un groupe de phénomène comme schéma de maladie *[disease]* » (Engelhardt, 1975).

Normativité du concept de maladie. – Jean-Marc Norès (1996) a fait observer que parmi tous les mots de la langue française formés à partir de la racine « mal » (près d'une centaine), celui de « maladie » est le seul substantif qui exprime le simple fait que « quelque chose est mal ». Il en va de même pour le terme anglais *illness* (*ill* désigne à la fois ce qui est « mal » et « mauvais »). La catégorie ordinaire de maladie se donne donc ouvertement comme une catégorie axiologique. La question est de savoir ce que devient cette dimension évaluative dans la pensée médicale.

En substituant à la dichotomie populaire de la santé et de la maladie celle, savante, du normal et du pathologique, la théorie médicale s'est efforcée de construire ces notions comme des notions purement descriptives, renvoyant à un état de chose indépendant de nos désirs et de nos attentes. C'est ainsi qu'ont été construites, essentiellement au XIXe s., deux doctrines visant à faire du normal et du pathologique des catégories de pensée objectives, et adossées à des méthodes quantitatives. D'une part, on a interprété l'état pathologique comme une simple modification d'intensité d'un phénomène physiologique normal, une variation par excès ou par défaut, et non une altération qualitative. D'autre part, on a pris pour critère de l'état normal la moyenne statistique, l'état pathologique étant alors un écart significatif par rapport à la normale statistique. Dans sa thèse de médecine soutenue en 1943, devenue l'un des textes les plus importants de la philosophie médicale contemporaine, Georges Canguilhem s'est livré à une critique dévastatrice de ces doctrines. Il a proposé, en alternative, d'interpréter les deux catégories du « normal » et du « pathologique » en les fondant sur la « normativité » propre de la vie. Selon cette doctrine, partiellement empruntée à Goldstein (1934), la maladie n'est pas une modification quantitative de l'état normal, elle est « une autre allure de la vie », une autre norme, qui doit être comprise non par rapport à la moyenne de la population, mais par rapport au passé de l'individu. Simultanément, Canguilhem propose de reconnaître la dimension axiologique de la maladie comme fondamentale : la maladie, dit-il, est « une valeur biologique négative ». Comme le dit Anne Fagot-Largeault, commentant cette conception de Canguilhem : « Il y a entre se sentir "bien" et se sentir "pas bien" une différence qualitative, et non pas une différence de degré » (Fagot-Largeault, 2001).

L'impossibilité de définir la santé comme normalité statistique est désormais à peu près unanimement reconnue. Cela a conduit les médecins et philosophes de la médecine à reconnaître que tous les jugements sur la santé et la maladie incluent des jugements de valeur. Il en est résulté un normativisme diffus, dont il existe deux versions (Boorse, 1975). Dans sa version forte, le normativisme consiste à dire que tous les jugements sur la santé et la maladie sont de pures évaluations sans contenu descriptif. Dans sa version faible, le normativisme admet que les jugements sur la santé et la maladie enveloppent un mélange de jugements de valeur et de jugements descriptifs. C'est sur cette base que s'est construite la controverse moderne entre une conception « naturaliste » et une conception « normativiste » *(stricto sensu)* de la maladie. Christopher Boorse (1975) s'est efforcé de définir avec précision la première conception en radicalisant la nuance, autorisée par la langue anglaise, entre *disease* et *illness.* Selon cet auteur, la notion de *disease* (ici intraduisible) est celle d'un concept théorique qui s'applique objectivement à tous les organismes et dans toutes les espèces. La propriété commune à tous les *diseases,* et qui en fait une catégorie objective et naturelle, est qu' « ils interfèrent avec une ou plusieurs fonctions typiquement accomplie(s) par les membres d'une espèce ». Quant à la notion d'*illness,* elle s'applique selon Boorse à une sous-classe des *diseases,* contenant ceux des *diseases* dont les caractères reflètent les pratiques médicales en vigueur. Est qualifié comme *illness* un désordre physiologique *(disease)* relativement sérieux, dont les effets incapacitants sont indésirables et justifient à ce titre, dans un contexte médical donné, un traitement médical spécial *et* une responsabilité morale restreinte. Pour faire comprendre cette distinction Boorse prend comme exemple paradigmatique la carie dentaire. Dans les sociétés modernes, la carie est une affection qui touche virtuellement tous les individus ; elle est donc statistiquement « normale ». Mais elle est incontestablement une altération fonctionnelle, qui s'explique par un facteur environnemental (consommation de sucre). C'est pourquoi elle est qualifiée par Boorse comme *disease.* Toutefois dans le contexte des sociétés modernes, cette affection physique n'a pas des effets incapacitants suffisamment importants pour justifier que les individus porteurs de carie soient exemptés de certaines obligations (comme par exemple l'obligation de travailler pour un salarié). L'exemple peut paraître bizarre, car on imagine aisément un des contextes nationaux différents de celui de Boorse, dans lesquels la carie dentaire pourrait avoir la valeur sociale d'une « maladie » *(illness),* avec droits et exemptions appropriés. Mais c'est justement tout le sens de l'analyse de Boorse. Elle ne vise qu'à faire apparaître que tout jugement de maladie s'appuie d'abord sur des critères scientifiques permettant de reconnaître un trouble fonctionnel objectif *(disease),* la dimension normative étant, elle, surimposée et relative au contexte technique et juridique.

La conception normativiste dure a été défendue avec un immense talent par le philosophe canadien Tristram Engelhardt (1975). Elle consiste à dire que la qualification de quelque chose comme une maladie implique *toujours* un jugement de valeur. Cette conception ressemble à celle de Georges Canguilhem, mais elle s'en distingue en ceci que pour le normativisme moderne, le jugement de valeur n'est pas et ne peut pas être seulement le jugement subjectif de la personne malade. Pour Engelhardt, la question « existe-t-il des maladies ou seulement des malades ? » est une question mal posée. Pas plus que les maladies n'existent comme choses en soi, il n'existe de « malades » indépendamment de tout contexte, et sur la seule base d'une évaluation subjective. Une maladie (par exemple la tuberculose) n'existe que dans des circonstances qui incluent, par exemple, outre la présence d'une bactérie pathogène et des dispositions immunitaires particulières (éléments scientifiques objectifs, mais eux-mêmes relatifs à un contexte de connaissance donné), le patient, le médecin, l'appareil de santé publique, l'industrie pharmaceutique, la société dans son ensemble. Dans la conception qu'en a Engelhardt, la normativité de la maladie est une affaire éminemment sociale. Qualifier quelque chose comme « maladie » implique que l'on s'engage dans une intervention médicale et que des professionnels soient mobilisés. Une telle analyse a l'avantage de s'appliquer autant dans les cas des affections physiques graves, qui dans toute société engendreraient une incapacité majeure de l'individu, que dans le cas de souffrances, physiques ou morales, qui sont à la limite du champ médical : le daltonisme, l'alcoolisme, l'homosexualité, la multitude des traits que la chirurgie esthétique s'offre à corriger, sont difficiles à qualifier comme des « maladies », bien qu'ils l'aient parfois été. Ce qui importe, selon Engelhardt, c'est qu'une souffrance associée à un trait physique ou mental est « le résultat de circonstances ne relevant pas directement du libre choix, mais résulte de lois psychologiques ou physiologiques », donc de quelque chose qui est accessible à une expertise médicale. Si l'on admet cette analyse, la circularité des définitions de la maladie et de la médecine n'est pas un problème. Au contraire, elle suggère un dépassement raisonnable de l'alternative entre une conception totalement naturaliste et une conception totalement relativiste de la maladie. « Toute utilisation du concept de maladie présuppose qu'il existe des phénomènes physiques ou mentaux corrélés à des douleurs et des souffrances de telle sorte qu'ils puissent être expliqués, prédits, et influencés favorablement » (Engelhardt, 1975).

Statut ontologique des maladies. – Quel genre d'entités les maladies sont-elles ? Comme l'ont noté tous les historiens de la médecine, depuis l'Antiquité le discours médical a oscillé entre deux conceptions du statut ontologique des maladies. L'une de ces conceptions est traditionnellement appelée la « conception ontologique », expression qui n'est pas philosophiquement très heureuse, car elle constitue précisément une réponse parmi d'autres à la question du statut ontologique des maladies. La conception « ontologique » tend à réifier la maladie, soit en l'identifiant à un être qui est censé en être la cause (par exemple un organisme parasite, ou un poison), soit en en faisant un type logique intemporel. Dans les deux cas, la maladie est représentée comme une entité existant de manière autonome, et ne demandant qu'à se manifester. La seconde conception a traditionnellement été désignée comme la conception « dynamique » ou (depuis le XIXe s.) « physiologique » de la maladie. Ce concept a ses origines lointaines dans la tradition hippocratique, qui fait de toute maladie une modification de l'équilibre humoral par l'effet conjugué de causes telles que le climat, l'air, le régime alimentaire, l'exercice, sans exclure les dispositions idiosyncrasiques du patient (son « tempérament »). Le caractère distinctif de cette conception est qu'à la différence de la conception « ontologique », qui disperse le concept de maladie en une myriade de types morbides, elle fait de la maladie une notion générale. Dans sa version physiologique moderne, exemplairement développée par Claude Bernard, la maladie est interprétée en référence à des lois biologiques générales, sans qu'il soit besoin d'en appeler à des lois spéciales de la pathologie. La pathologie est en ce sens résorbée dans la physiologie : la condition malade est alors conçue comme un écart par rapport à des régularités physiologiques, dans une contexte corporel et environnemental particulier. Comme le note avec perspicacité Engelhardt (1975), cette conception physiologique si caractéristique de l'*ethos* de la médecine scientifique moderne garantit une évaluation individuelle des maladies, car elle restaure l'importance des circonstances et des idiosyncrasies individuelles. L'arrière-plan scientifique est nomologique, mais les schémas d'explication concrets sont centrés sur l'individu. Loin d'éloigner d'Hippocrate, comme Claude Bernard ou d'autres médecins-physiologistes le pensaient, la conception physiologique y a ramené.

Georges Canguilhem, maître à penser inégalable des philosophes de la médecine contemporains, a sans doute été trop loin dans la critique de la conception « scientifique » de la maladie envisagée comme écart quantitatif par rapport à une valeur statistique moyenne. Une telle approche des phénomènes pathologiques ne conduit pas en effet à dissoudre l'individu malade, mais bien plutôt à mieux apprécier sa place, ses droits, ses revendications éventuelles, dans la réalité technico-sociale complexe que constitue aujourd'hui une « pathologie ». Considérons par exemple l'hypertension, où l'on a souvent vu le cas paradigmatique de la maladie moderne, analysée en termes de « facteurs de risque ». Voici ce qu'en dit Anne Fagot-Largeault (2001, 23-24), qui précisément utilise cet exemple pour interroger l'approche « canguilhémienne » et qualitative de la maladie : « Les spécialistes des maladies cardio-vasculaires, comme Pierre Corvol [...] disent qu'entre une pression sanguine normale et une pression sanguine pathologique il n'y a qu'une différence de degré, qu'au surplus l'endroit où l'on place la frontière est arbitraire, que la fixer relève d'une décision de santé publique ; d'ailleurs les personnes qui par ce critère ont une hypertension, c'est-à-dire une pression sanguine "pathologique", ne se sentent pas malades ; elles ont seulement un risque statistique, objectif, plus grand d'accidents cardio-vasculaires. » Ce qui est certain, c'est que la modification « arbitraire » du seuil de normalité a des conséquences énormes sur les chances de survie des individus. La même chose a souvent été dite du cholestérol, dont le « critère de normalité » ne cesse de devenir plus exigeant, ce qui en pratique signifie que la collectivité garantit davantage les individus en termes de ressources et de droits.

L'exemple de l'hypertension met enfin en évidence un aspect important de l'épistémologie de la médecine contemporaine. Les enquêtes statistiques qui, à partir des années 1920, ont peu à peu dessiné les contours diagnostiques et étiologiques de cette nouvelle pathologie, ont conduit à traiter de même manière des variables causales nombreuses et qualitativement très différentes : consommation de tabac, quantité et qualité des aliments, exercice physique, stress... Comme le note Engelhardt (1975), cette approche multicausale et multidimensionnelle de la médecine moderne va de pair avec un retour à une notion hippocratique de la maladie. En arrière-fond, bien sûr, il y a toute l'étendue du savoir physiologique contemporain, mais l'approche multidimensionnelle est éminemment contextuelle. Il s'agit bien plus que jamais d'expliquer, prédire et contrôler, mais dans un schéma de compréhension indéfiniment ouvert, amené à varier en fonction de données épidémiologiques nouvelles, mais aussi de capacités d'intervention techniques nouvelles, et de demandes sociales nouvelles. Comme le souligne Fagot-Largeault, dans une belle annexe à sa thèse de philosophie sur « Les Causes de la mort » (1989) : « La médecine contemporaine ne peut pas se contenter de dégager des "lois générales" ; la complexité des phénomènes biologiques fait que, si l'on veut traiter de façon scientifique un malade particulier, on doit entrer dans le déterminisme spécial, le déterminisme "étiologique". »

Médecine et philosophie

En conclusion des analyses qui précèdent, il est clair qu'il y a place pour une épistémologie de la médecine. Il y a place pour une interrogation spécifique sur les modes particuliers de scientificité particuliers que la discipline médicale a développés, en réponse aux contraintes techniques et sociales propres qui sont les sciences. Il y a place pour une *épistémologie* de la médecine, distincte de la sociologie de la médecine et de l'éthique médicale, car « décrire », « expliquer », « prédire » et « contrôler » ne sont pas en médecine de vains mots. Point de responsabilité médicale sans connaissance médicale.

Nous voudrions cependant, pour finir, nous demander si la médecine peut aller plus avant dans son interférence avec la philosophie. Une épistémologie de la médecine, après tout, ne fait que jeter un regard philosophique sur la médecine. Une interaction dans l'autre direction aurait-elle un sens ? La médecine peut-elle affecter la philosophie dans l'une de ses enquêtes les plus centrales, celle sur les fondements et les limites de notre pouvoir de connaissance ?

Selon la formule d'Emmanuel Kant, dans son *Cours de Logique* (Kant, 1966 : 25) la question « Qu'est-ce que l'homme ? » est « en définitive » celle qui « résume » les trois fameuses interrogations qui constituent le « domaine de la philosophie » : que puis-je savoir ? Que dois-je faire ? Que puis-je espérer ? Si la philosophie moderne est bien une anthropologie, comment imaginer que la plus ancienne, la plus féconde et la plus agissante des sciences de l'homme, la médecine, n'affecte pas en profondeur la philosophie ? Comment, en particulier, pourrait-elle rester en marge des débats constitutifs de l'épistémologie au sens général de « théorie de la connaissance » ?

Une fois au moins dans l'histoire, cette question a été soulevée dans les termes les plus explicites. Voici ce qu'écrivait Cabanis en 1788, dans son essai intitulé *Du Degré de certitude en médecine* : « Quand la médecine n'aurait pas, dans les maux qu'elle peut soulager et guérir, un but évident d'utilité, elle mériterait encore une attention comme base de toute bonne philosophie rationnelle. Elle seule en effet peut nous faire connaître les lois de la machine vivante, la marche régulière de la sensibilité à l'état sain, les modifications que cette faculté peut éprouver dans l'état de maladie : elle nous montre à nu l'homme physique, dont l'homme moral n'est lui-même qu'une partie ou, si l'on veut, une autre face. [...] On peut considérer la médecine comme fournissant les bases également solides pour cette philosophie qui remonte aux sources des idées, et pour cette autre philosophie qui remonte aux sources des passions. D'une part, ses vues doivent diriger tout bon système d'enseignement ; de l'autre elle trouve dans les lois éternelles de la nature les fondements des droits et des devoirs de l'homme » (Cabanis, [1788], cité *in* Gusdorf, 1978).

Ces phrases ont été écrites dans un triple contexte : à la veille de la Révolution française, au moment ou les « idéologues » développent le projet d'une science générale des idées, et au moment aussi où les historiens situent l'engagement de la médecine dans la voie de la « scientificité ». Il est assez étonnant de constater que le programme de Cabanis est resté lettre morte. De nombreux médecins, au XIXe et au XXe s., se sont engagés dans la voie de la philosophie. Parmi eux, beaucoup se sont engagés dans la voie de l'épistémologie *de* la médecine. D'autres ont pratiqué un genre de philosophie plus traditionnelle. Mais il ne paraît pas que les médecins-philosophes aient, à l'instar des mathématiciens-philosophes (Frege), des physiciens-philosophes (Mach), des biologistes-philosophes (Spencer), des psychologues-philosophes (Piaget), contribué de manière significative à la théorie générale de la connaissance, et encore moins sur la base de leur compétence médicale. C'est plutôt la seconde question kantienne, la question éthique, qui les a mobilisés. Nous laisserons la question sur ce point d'interrogation.

▶ BOORSE C., « On the distinction between disease and illness », *Philosophy and Public* Affairs, 5, p. 40-68 (reproduit dans Delkeskamp-Hayes *et al.* (éds), 1993, p. 541-560). – CANGUILHEM G., *Essai sur quelques problèmes concernant le normal et le pathologique,* Publications de la Faculté des Lettres de l'Université de Strasbourg, Clermont-Ferrand, Imprimerie « La Montagne », 1943 (rééd. *in* G. Canguilhem, *Le Normal et le Pathologique,* Paris, PUF « Quadrige », 1984 ; « Le Statut épistémologique de la médecine », *History and Philosophy of the Life Sciences,* 10 (suppl.), 1985, p. 15-29. – CAPLAN A., ENGELHARDT H. T. & MCCARTNEY J. (éds), *Concepts of Health and Disease. Interdisicplinary Perspectives,* Reading (MA), Addison-Wesley Publishing Company, 1981. – DELKESKAMP-HAYES C. & GARDELL CUTTER M. A. (éds), *Science, Technology, and the Art of Medicine. European-American Dialogues,* Dordrecht, Kluwer Academic Press, 1993 (vol. 44 de la collection « Philosophy and Medicine »). – DOBZHANSKY T., « Nothing in Biology Makes Sense Except in the Light of Evolution », *American Biology Teacher,* 35, 1973, p. 125-129. – ENGELHARDT D. VON, « Causality and conditionality in medicine around 1900 », *in* Delkeskamp-Hayes *et al.* (éds), 1993, p. 75-104. – ENGELHARDT H. T., « The Concepts of health and disease », *in* H. T. Engelhardt Jr & S. F. Spicker (éds), *Evaluation and Explanation in the Biomedical Sciences,* Dordrecht, Reidel, 1975, p. 125-141 (reproduit dans Caplan *et al.* [éds], 1981, p. 31-45). – FAGOT-LARGEAULT A., *Les Causes de la mort. Histoire naturelle et facteurs de risque,* Paris, Vrin, 1989, Annexe 02, « Sur la scientificité de la médecine », p. 33-41 ; *Leçon inaugurale faite le jeudi 1er mars 2001,* Paris, Collège de France, 2001. – FOUCAULT M., *Naissance de la clinique. Une archéologie du regard médical,* Paris, PUF, 1963. – GOLDSTEIN K. (1934), *La Structure de l'organisme,* Paris, PUF « Tel », 1983. – GRMEK M. (éd.), *Histoire de la pensée médicale,* 3 vol., Paris, Le Seuil, 1995, 1997, 1998. – HEMPEL C. G., *Éléments d'épistémologie,* Paris, Armand Colin, 1972. – GUSDORF G., *Les Sciences humaines et la Pensée occidentale,* t. VIII, *La Conscience révolutionnaire. Les Idéologues,* Paris, Payot, 1978. – HEMPEL C. G. & OPPENHEIM P., « Studies in the logic of explanation », *Philosophy of Science,* 15, 1948, p. 135-175. – KANT E., *Logique,* trad. fr L. Guillermit, Paris, Vrin, 1966 ; (1798) *Le Conflit des facultés,* Paris, Vrin, 1988. – KASS L. R., « Regarding the end of medicine and the pursuit of health », *in* Caplan *et al.* (éds), 1981, p. 3-30. – NORÈS J.-M., *La Maladie et le Problème du mal,* thèse de l'Université Paris V - René-Descartes, Paris, 1996. – REY R., *Naissance et développement du vitalisme en France de la deuxième moitié du XVIIIe siècle à la fin du Premier Empire,* Oxford, Voltaire Foundation, 2000. – THAGARD P., *How Scientists Explain Disease,* Princeton (NJ), Princeton Univ. Press, 1999. – WIELAND W., « The Concept of the art of medicine », *in* Delkeskamp-Hayes *et al.* (éds), 1993, p. 165-181.

Jean GAYON

→ Biologie et médecine (Histoire) ; Clinique ; Histoire de l'histoire de la médecine ; Normes.

ERREUR

Nous laissons de côté les anciennes erreurs, aussi bien celles qui touchent au diagnostic que celles qui portent sur le traitement. Qui a pu croire que la tête de vipère devait entrer dans une préparation parce que l'animal en question se régénère et donc pourrait transférer cette propriété au corps affaibli du malade ? De même, qui a pu s'arrêter à nombre de fièvres (purulentes, ecchymotiques, récurrentes, quarte, tierce, intermittentes), d'où la confusion entre la maladie même et l'un de ses signes ? En ce qui concerne l'erreur, nous distinguerons celles du médecin (de nature individuelle) de celles de la médecine (du fait de ses retards ou de ses déviations : d'ailleurs, pour le bien de la santé, devrait être enseigné dans les facultés l'ensemble des erreurs les plus fréquentes tant des médecins que de la médecine). L'erreur que nous allons évoquer tient d'ailleurs des deux registres. Un enfant est soigné pour une angine érythémato-pultacée. Le clinicien ordonne un antibiotique, l'Hiconcil®. Le malade réagit mal (allergie). Préalablement, il avait été traité par le Clamoxyl®, un antibiotique de la même famille, qu'il avait mal supporté. L'erreur, ici, vient d'abord de ce que le nom des spécialités ne révèle pas leur nature. Conviendrait une appellation générique (le même groupe). Mais le prescripteur aurait dû aussi s'inquiéter des crises antérieures. Les deux causes se conjuguent donc (l'individuelle et la collective). Par la suite, nous ne retiendrons que les erreurs propres à la seule médecine. Ainsi, un malade souffre de façon aiguë sur le trajet d'un nerf rachidien, et notamment à son extrémité. Imaginons-le. Tout vient de ce que l'inflammation d'un tissu voisin porte sur le filet nerveux, le déplace et l'étire. Il est demandé au médecin d'éteindre cette douleur, mais celle-ci latéralise le mal ; la crise ne vient pas du nerf, il la répercute et même l'intensifie. Bref, nous sommes en présence d'un transfert tel que le symptôme principal nous éloigne de la cause ; nous risquons d'être trompé. En règle générale, nous accusons la médecine d'un « excès de scientisme », en ce sens qu'elle dogmatise trop vite et s'enferme dans le « ponctualisme » (le partiel l'accapare, alors qu'il ne se conçoit pas en dehors de l'ensemble). Nous reconnaissons que si le médecin-thérapeute évite cette déviation (une lecture trop directe), il tombe alors dans une évaluation pire, rien moins que l'empirisme, une accumulation de remarques ou de données hétéroclites, inorganisées. Voici trois illustrations de théorie insuffisante (des erreurs objectives).

1 / La première touche à une discipline biologique et médicale, la génétique post-mendelienne. Le biologiste n'a pas cessé de tout accorder au noyau cellulaire – celui de la cellule reproductive comme celui des autres cellules, les somatiques – et même, à l'intérieur de celui-ci, au ruban d'ADN. Or, si on remplace le noyau en question d'une cellule-gamète par celui d'une autre cellule (B au lieu de A), l'individu devrait hériter des caractères que B porte en elle. Il va cependant s'avérer proche de A ; c'est donc le cytoplasme maternel qui l'aurait emporté (l'hérédité dite matrocline). Ce qui le confirme vient des plantes qu'on a réussi à « panacher » : certaines comptent trois types de rameaux, quant à la couleur (vert, bleu, jaune). Le noyau s'avère le même. Mais si l'on parvient à isoler des graines à partir d'une de ces branches, elles donneront des plantes de la même couleur. Bref, le chromosomique ne détient pas à lui seul l' « identité » ; il ne peut pas empêcher les écarts qui trouvent leur origine dans le cytoplasme. Toutefois, le biologiste, qui entraîne le médecin, a fabriqué une théorie (une scolastique) trop encadrée, surtout trop « ponctualisée ». Nous croyons pouvoir avancer une preuve supplémentaire en faveur du rôle et de l'importance du cytoplasme de toute cellule, y compris la reproductrice, et comme si la biologie avait trop privilégié le seul noyau (un fragment et non pas le tout). Comment, en effet, ne pas souhaiter des cellules jeunes pour soigner un malade asthénié (tissu irréparable) ? Le biologiste va alors prélever une cellule reproductrice chez une consentante (l'ovocyte A). Il l'énuclée et remplace son noyau A par celui d'une cellule (B) ordinaire (à 2 n chromosomes) saisie dans le derme de l'individu malade. Or, le gamète A (privé de son noyau), par son seul cytoplasme va conférer à la cellule B un pouvoir génésique, en vue d'un clonage thérapeutique. D'où peut venir l'impulsion à se multiplier sinon du cytoplasme de A qu'on a privé de son noyau, afin qu'il puisse en adopter un autre et ainsi reproduire un tissu dont on a besoin ?

2 / Il s'agit ici moins d'une erreur que d'une fâcheuse évolution qui compromet la guérison. En effet, le geste le plus ancien et sans doute le plus thérapeutique de la clinique consiste ou du moins a consisté dans « le toucher » (contact et tact). Jadis, le roi thaumaturge se bornait à l'application de ses mains pour guérir des écrouelles. Dès le XIXe s., une mauvaise interprétation des règles de l'hygiène conduit à l'isolement du malade : parce que le mal se communique – tuberculose et syphilis – il faut l'éloigner. Toutefois, la médecine d'hier a glorifié l'approche physique : Jean-Nicolas Corvisart (1755-1821), au début du XIXe s., pratique aussi bien la percussion que la succussion (il secoue le patient, afin d'obtenir un bruit sourd dû au liquide qu'on agite). Chacun sait que René Laennec (1781-1826) prolongera cette avancée : il colle son oreille contre la poitrine qui émet des bruits (les ronchus, les râles, les sibilances, les crépitements, etc.). Il palpe, prend le pouls, pince, frappe avec le marteau à réflexe, etc. Le stéthoscope commence toutefois à instaurer une séparation. La suite amplifiera la scission : l'échographie, le Doppler, le scanner, etc. Il s'ensuit que l'hospitalisé tombe dans le plus difficile des anonymats : il est le rouage d'une machinerie. Il en résulte un environnement malaisé et même pathologique ; apparaissent des troubles psychomoteurs. Le médecin devrait conjuguer les deux fonctions : le déchiffrement des signaux émis par les machines, mais aussi l'écoute du malade – le bon médecin, comme on dit, ce qui n'exclut pas le médecin bon. Se livrer à la seule pratique technicienne risque même d'aggraver la maladie ou de susciter un déséquilibre.

3 / Quant à la troisième erreur, nous la devons principalement à Paul Broca (1824-1880), au milieu du XIXe s., un positiviste ou plutôt un scientiste résolu. Il devait remarquer qu'une lésion cérébrale – la troisième circonvolution frontale gauche chez le droitier – s'accompagne d'une perte de la mémoire ; il en conclut que le souvenir était déposé dans l'écorce cérébrale (une conception cérébro-matérialiste). Ce point de vue fut ultérieurement nuancé, voire enrichi ; toutefois subsiste l'énoncé de base (le cérébralisme). Nous n'en finissons pas de devoir à Henri Bergson (1859-1941), dans *Matière et mémoire* (1896), la critique de cette insoutenable théorie. Théodule Ribot (1839-1916) y aida, lorsqu'il traita de l'aphasie progressive : elle touche d'abord les noms propres et s'achève sur les verbes qui disparaissent les derniers. Pourquoi ? N'est atteint que le pouvoir moteur d'évoquer. Dès qu'un souvenir entretient des liens avec la locution (les verbes à l'infinitif expriment une action virtuelle ou commençante), il est retenu. Et inversement. Nous croyons comprendre la fragilité des adjectifs ou autres désignations purement conventionnelles. La mémoire dépend du cerveau mais elle n'est pas pour autant déposée en lui. La théorie bergsonienne continue à être contestée ; il est indéniable que le trouble cortical ne manque jamais de provoquer une amnésie « quasi incurable », mais ce n'est pas une raison pour rendre identiques le trouble et sa condition. Pourquoi ne pas admettre des instances psychiques ? Certaines reposent en partie, mais en partie seulement, sur le cellulaire et le synaptique. La médecine neurologique est tombée dans le piège. Puisque l'un suppose souvent l'autre, il semble lui équivaloir, alors que la maladie ne frappe que la psychomotricité, sans atteindre le contenu même de ce qui est, pour ainsi dire, enregistré. Il nous faut aussi tracer des lignes pour échanger à distance, ce qui ne signifie pas que la pensée (ou l'information) se réduise à des barres ou du scripturé (le graphisme lui aussi n'est que moyen).

Ces trois demi-erreurs relèvent du même principe : un partiel qui s'absolutise. Nous y ajoutons une pathologie concernant la psychiatrie mais qui vérifie la même hypothèse. Une délirante doit être internée. Les neuroleptiques parviendront à la stabiliser : la « camisole chimique » l'emmure. Elle peut rentrer chez elle. Rapidement, c'est le mari qui décompense. Il est la véritable source perturbatrice ; sa femme n'aura été que le maillon faible du système ; elle a cédé la première. La thérapie exige donc qu'on prenne en charge le groupe – la famille ou l'atelier ou le quartier (l'enseignement de l'antipsychiatrie). Ici encore, la partie a voilé le tout et a brouillé la situation.

Pour faire bonne mesure, nous ajouterons, à ces trois ou quatre glissements, une catégorie fortement différente, – à vrai dire opposée (bien que moins nocive) : une sorte d'ensemblisme un peu mythique, un recours à une totalité idolâtrée.

René Leriche (1879-1955) a baigné dans des vues mystiques. L'expérience première, qui lui a inspiré sa découverte majeure, a consisté à sectionner et ligaturer une artère de l'avant-bras thrombosée et particulièrement douloureuse (on va vers la gangrène). Paradoxe, cette intervention quasiment forcée rétablit la circulation. Leriche en conclut que la paroi du vaisseau malade activait des inhibiteurs sur toute la région (par le biais du système orthosympathique). L'organisme généraliserait à sa façon : le sang ne circule plus, de là, une région soumise à un réflexe constricteur, ce qui nous vaudra de la part de Leriche, avec sa *Philosophie et chirurgie de la douleur*, des pages de considérations globalisantes, particulièrement capiteuses.

Mais les thérapies modernes ont désavoué cette solution insuffisante. Le chirurgien n'hésite plus à remplacer l'artère malade par une prothèse (en matière plastique). Il réalise même un pontage, afin de court-circuiter le vaisseau endommagé. Il mécanise ses gestes, il ne se préoccupe pas des incidences. L'essentiel pour lui reste de vasculariser au mieux et surtout au plus vite.

Finalement, l'erreur principale consiste à isoler la partie, encore qu'on ne doive pas « mythifier » le tout qui l'englobe. Ce dernier fédère et organise le jeu des fragments. Point n'est besoin de lui accorder des fonctions inaccessibles, sinon mystérieuses. C'est l'un des enseignements du plus prestigieux épistémologue (épistémologie n'est pas histoire) de la médecine, aussi bien dans ses travaux sur le pathologique même (et la normativité se sépare avec lui de la normalisation) que dans ceux qui traitent du réflexe – l'une des apparentes fractions de la corporéité motrice : Georges Canguilhem a su découvrir la dialectique qui lie et vivifie la relation entre le périphérique et le central. C'est sa compréhension qui nous éloigne des erreurs auxquelles conduit un examen restrictif, localisé à l'excès et pseudo-scientifique du fait même.

▶ BERGSON H. (1896), *Matière et mémoire*, Paris, PUF « Quadrige », 1999. – BERNARD C. (1865), *Introduction à l'étude de la médecine expérimentale*, Paris, Flammarion, 1997. – CANGUILHEM G. (1943), *Essai sur quelques problèmes concernant le normal et le pathologique*, rééd. sous le titre *Le Normal et le Pathologique*, augmenté de *Nouvelles réflexions concernant le normal et le pathologique*, Paris, PUF, 1966 ; *La Formation du concept de réflexe aux XVIIe et XVIIIe siècles*, Paris, PUF, 1955. – COERS C., *Médecins ou magiciens ? Mythologie de l'art de guérir*, Paris, Arthaud, 1985. – ESCANDE J.-P., *Médecin, relève-toi*, Paris, Albin Michel, 1998. – LERICHE R., *La Chirurgie de la douleur*, Paris, Masson, 1937. – RICHERAND M., *Des erreurs populaires relatives à la médecine*, Paris, Imprimerie de Crapelet, 1810. – ROSNER I., *La Pratique médicale : regard critique*, Paris, Frison-Roche « Le généraliste », 1996.

François DAGOGNET

→ Auscultation ; Clinique ; Pronostic ; Technologie.

ESSAI CLINIQUE

Les premières tentatives pour évaluer les effets des traitements datent du XVIIIe s. et les premiers efforts pour quantifier les résultats des soins, du milieu du XIXe. Ces tentatives se sont toujours heurtées à l'opposition de nombreux médecins. Pour eux, les approches quantitatives supposent l'existence d'une entité uniforme, la « maladie ». Il est vrai que les « maladies » ne sont que des entités fictives qui facilitent la systématisation et la transmission du savoir médical : dans la nature, on ne trouve que des personnes malades. Cette différence entre des unités classificatoires et des phénomènes observés en clinique se retrouve dans la langue anglaise, qui distingue la catégorie générale, *disease*, de l'événement individualisé, *illness*. La thérapie n'agit pas sur cet événement individualisé et, selon certains experts, échappe de ce fait à toute tentative d'étude quantitative. Néanmoins, l'accumulation des connaissances sur les pathologies humaines, sur le développement de la médecine hospitalière, puis sur les causes et l'émergence des « maladies spécifiques », et enfin, la montée en puissance de l'industrie pharmaceutique ont entraîné la publication d'études comparatives sur les effets des traitements. L'histoire des essais cliniques est celle de l'élaboration des méthodes qui ont rendu possibles ces études comparatives.

Les principes de l'expérimentation clinique

Une des premières tentatives pour prouver l'efficacité d'un traitement à travers la comparaison d'un groupe expérimental et d'un groupe témoin fut l'expérimentation sur le rôle des agrumes dans la prévention du scorbut. Cette expérimentation fut conduite par un médecin de la marine britannique, James Lind (1716-1794), dans les années 1740. Au XIXe s., les débats de l'Académie de médecine de Paris sur la valeur de la « méthode numérique » de Pierre Louis (1787-1872), utilisée notamment pour démontrer l'absence de valeur thérapeutique de la saignée (1835), mirent en évidence l'importance accordée par certains praticiens à une estimation plus précise de la portée de leurs actes. Ils témoignèrent également de l'ampleur des résistances à cette évaluation. Les spécialistes ont souvent pu se mettre d'accord sur la valeur pratique du traitement d'une urgence médicale. En revanche, l'évaluation des traitements des maladies chroniques s'est avérée plus difficile et fut souvent le sujet de controverses.

À la fin du XIXe s., les médecins ont identifié les deux sources principales de la distorsion dans l'évaluation des résultats des traitements : le biais de l'observateur et les effets du hasard. Le terme « biais de l'observateur » inclut les distorsions issues d'une perception biaisée des médecins qui prescrivent les thérapies, et celles issues de la vision déformée des patients qui les utilisent. Les médecins ont une tendance inconsciente à surtout percevoir les effets positifs du traitement qu'ils proposent. Tendance qui s'amplifie encore lorsqu'ils prescrivent des thérapies nouvelles, annoncées comme prometteuses. En parallèle, les malades, qui ont confiance en leur traitement, ont souvent l'impression d'une réelle amélioration de leur état de santé. La physiologie humaine n'est pas rigidement séparée de la psyché, et l'effet placebo est un des effets thérapeutiques les plus puissants qui existent. L'autre source de difficultés dans l'évaluation des thérapies est l'effet du hasard. L'histoire naturelle des nombreuses pathologies humaines n'est ni linéaire ni totalement prévisible, partant que les maladies peuvent régresser de manière spontanée. De ce fait, il est souvent difficile d'établir avec certitude un lien causal entre le traitement et l'état du malade.

L'invention et la généralisation dans les années 1940 de l'essai clinique randomisé (ECR) correspondent au double souci d'éliminer le biais de l'observateur – limité grâce aux tests conduits en double aveugle et à l'utilisation de critères objectifs pour évaluer l'état du malade – et le rôle du hasard – limité grâce à la randomisation. Généralisée au cours de la deuxième moitié du XXe s., la diffusion des ECR fut stimulée par trois facteurs : une compétition croissante entre les producteurs des médicaments, une réglementation plus stricte de l'autorisation de commercialiser des médicaments nouveaux et le besoin croissant de contrôler les dépenses de santé. De nos jours, les ECR continuent à évoluer sous la triple pression de l'industrie, des responsables des systèmes de santé et des utilisateurs des soins.

Histoire du traitement « en aveugle »

Au départ, le développement des traitements « en aveugle » et des tests contre placebo était lié à des efforts, non pour démontrer l'efficacité des traitements jugés orthodoxes, mais pour séparer la bonne et la mauvaise science, pour dénoncer le charlatanisme et pour prouver la validité des approches thérapeutiques tenues pour douteuses par certains experts. Les premières expériences célèbres sur des individus soumis à leur insu à une « fausse thérapie » étaient destinées à démontrer l'absence de valeur thérapeutique du mesmérisme. En 1784, Louis XIV nomma une commission royale des scientifiques, présidée par Benjamin Franklin (1706-1790), pour examiner les traitements magnétiques de Frantz Anton Mesmer (1734-1815). Cette commission utilisa un simulacre de traitement pour séparer les effets physiques supposés du magnétisme de ceux de la suggestion. La conclusion en fut que les effets spécifiques du magnétisme n'existaient pas réellement. Parmi ces efforts pour séparer la « vraie médecine » de celle fondée sur la suggestion, il y eut également l'essai sur le magnétisme conduit à l'Hôtel-Dieu en 1820 par Joseph Récamier (1774-1856) et celui sur les médicaments homéopathiques, conduit dans le même hôpital en 1834 par Armand Trousseau (1801-1867). Au cours de cette dernière expérience, les malades reçurent une « vraie » et une « fausse » préparation homéopathique : il s'agissait donc d'un véritable essai contre placebo. Trousseau conclut sur l'absence des effets spécifiques des cures homéopathiques.

Les adeptes des phénomènes psychiques tels que la télépathie et le spiritisme utilisaient à la fin du XIXe s. la méthode du « double aveugle » pour se défendre des accusations de charlatanisme et pour démontrer la réalité des phénomènes psychiques. Parmi les chercheurs qui ont appliqué cette méthode, Charles Sanders Pierce (1839-1914) et Charles Richet (1850-1935) se distinguèrent, le premier en 1883 et le second en 1884. Des tests contre placebo furent là aussi effectués pour prouver la validité de la thérapie, au moyen d'extraits testiculaires proposés par Charles Édouard Brown-Séquard (1817-1894). Cette méthode, supposée rajeunir et redonner de la vigueur sexuelle aux hommes, fut considérée par de nombreux experts comme proche du charlatanisme. En 1894, le physiologiste allemand Fritz Pregl conduisit une expérimentation en aveugle avec de l'extrait testiculaire et en conclut que cette substance avait des effets physiologiques réels. À partir des années 1890, les physiologistes eurent systématiquement recours à une expérimentation « en aveugle ». Cette méthode était utilisée pour tester les effets de substances stimulantes comme la caféine ou la cocaïne. Son incorporation dans les essais cliniques fut plus tardive. Le premier essai clinique rapporté dans la littérature qui inclut l'expérimentation en « double aveugle » fut conduit par un médecin allemand, Adolf Bingel (1879-1950), entre 1911 et 1914. Cet essai, qui avait pour but de tester l'efficacité du sérum antidiphtérique, incorpora les deux techniques principales des essais thérapeutiques contrôlés, à savoir le double aveugle et la randomisation. Cet essai clinique fut oublié par la suite et n'eut aucune influence sur l'élaboration ultérieure de la méthodologie des ECR.

Histoire de la randomisation

Le premier essai thérapeutique randomisé rapporté dans la littérature testa également l'efficacité du sérum antidiphtérique. Les conclusions d'Émile Roux (1853-1933), émises en 1894, selon lesquelles le traitement avec un antisérum spécifique diminue de manière considérable la mortalité de la diphtérie, furent immédiatement suivies d'une large diffusion de ce traitement. Cependant, les résultats cliniques de la nouvelle thérapie s'avéraient souvent décevants. La qualité des sérums produits commercialement était inégale, tandis que l'injection d'un sérum d'origine animale induisait souvent des réactions iatrogéniques, pouvant aller jusqu'à la mort du malade. Un médecin de Copenhague, le Dr Johannes Fibiger (1867-1928), tenta de trancher la controverse sur l'efficacité de ce traitement en proposant en 1896 de traiter par le sérum antidiphtérique des enfants acceptés à l'hôpital les jours pairs, et par un traitement traditionnel ceux acceptés les jours impairs. L'expérience dura un an. Les résultats montrèrent une nette diminution de la mortalité dans le groupe traité par le sérum. L'essai clinique de Fibiger eut des conséquences pratiques immédiates : il fut reconnu au Danemark comme une preuve convaincante de l'efficacité du sérum antidiphtérique. En revanche, l'innovation méthodologique de Fibiger ne fut pas reprise par d'autres chercheurs, exception faite de l'essai clinique conduit par Bingel. Et la randomisation fut négligée jusqu'aux années 1930, où les statisticiens Ronald Fisher (1890-1962) puis Austin Bradford Hill (1891-1991) élaborèrent une approche mathématique légitimant l'utilisation du hasard dans l'expérimentation clinique.

Dans les années 1930, on assista, en Grande-Bretagne et aux États-Unis notamment, à des tentatives pour appliquer le principe de la randomisation à l'expérimentation clinique. Parmi ces tentatives, l'essai pour traiter la pneumonie par sérum anti-pneumocoque, conduit par le Medical Research Council (Grande-Bretagne) en 1934, ainsi que les nombreuses expériences visant à vérifier l'efficacité des diverses thérapies pour *angina pectoris*. Cependant ces essais cliniques furent de portée limitée et n'eurent pas une grande influence sur les pratiques médicales courantes. À cette époque, les médecins avaient tendance à valoriser avant tout le savoir-faire individualisé du spécialiste. L'expertise, et non le hasard, était considérée comme le meilleur garant d'une distribution équitable des malades entre un groupe expérimental et un groupe témoin. Aux yeux des médecins, seul un spécialiste d'une pathologie donnée était en mesure de déterminer si deux individus sont dans un stade comparable de la maladie et de juger si l'état d'un malade s'est amélioré après un traitement. L'essai thérapeutique multicentrique conduit aux États-Unis à partir de 1928 pour comparer les effets des médicaments (Salvarsan et ses dérivés) utilisés dans le traitement de la syphilis, illustra les difficultés de passer outre la primauté de l'expertise médicale. Les participants à cet essai ne réussirent pas à se mettre d'accord sur les critères de comparaison de l'état des malades. Ils décidèrent au final que la classification des patients serait faite dans chaque hôpital par le chef du service des maladies vénériennes. Ainsi, les conclusions de cette recherche furent présentées sous la forme de grands tableaux juxtaposant les résultats obtenus dans chacun des hôpitaux participants et excluant ainsi un traitement statistique de ces résultats.

Mise en place de l'ECR : le rôle central des statisticiens

Les principaux obstacles à la conduite des essais cliniques en collaboration – l'individualisme des médecins et le pouvoir des experts – ont été surmontés pendant la Deuxième Guerre mondiale. Les circonstances exceptionnelles de cette période ont favorisé l'émergence de structures partagées et la coopération entre les individus et les établissements. L'essai clinique qui, en 1943, évalua l'utilisation de la pénicilline dans le traitement de la syphilis, illustre les changements survenus pendant la guerre dans l'attitude du corps médical. Les médecins qui participèrent à cet essai – souvent les mêmes qui avaient étudié les effets des médicaments contre la syphilis, une quinzaine d'années plus tôt – réussirent cette fois à se mettre d'accord sur les critères de l'inclusion des malades dans cet essai, et sur le plan général du traitement. Ils adoptèrent également une méthode homogène de collecte des données sur des cartes perforées, une technique empruntée à des compagnies d'assurances. Pourtant, de nombreux participants à cet essai, ainsi que dans les deux essais sur l'efficacité de la streptomycine dans le traitement de la tuberculose conduits en 1946, celui de la Veteran Administration (USA), et celui du service de santé américain (Public Health Service), eurent du mal à accepter entièrement la discipline collective et adopter pleinement le principe d'un test contre placebo et en aveugle. Ces essais furent donc jugés imparfaits du point de vue méthodologique.

En revanche, l'essai clinique sur l'utilisation de la streptomycine dans le traitement de la tuberculose, conduit en 1946 par le Medical Research Council (MRC) de Grande-Bretagne et dirigé par Austin Bradford Hill, est devenu l'« étalon or » de l'expérimentation clinique. Cet essai, entièrement contrôlé par des statisticiens, fut d'emblée assigné à devenir un modèle d'ECR. Les malades sélectionnés pour y participer furent distribués au hasard entre le groupe expérimental et le groupe témoin. L'essai fut conduit en double aveugle – ni le malade, ni son médecin traitant ne savaient si le patient avait reçu de la streptomycine ou le placebo. Ensuite, l'évaluation du progrès thérapeutique fut faite exclusivement sur la base de clichés radiologiques et de manière totalement anonyme, dans la mesure où les personnes qui lurent les clichées ne connaissaient pas le malade et ne savaient pas s'il appartenait au groupe expérimental ou au groupe témoin.

Notons que le but de l'essai clinique conduit par Bradford Hill n'était pas de prouver l'efficacité de la streptomycine dans le traitement de la tuberculose, mais d'étudier les conditions optimales d'utilisation de cet antibiotique, et, avant tout, de démontrer l'efficacité de l'ECR dans l'évaluation des thérapies. Le maintien d'un groupe placebo fut légitimé par la pénurie de streptomycine en Grande-Bretagne. En 1946, les médecins britanniques, contrairement à leurs collègues américains, ne disposaient pas d'une quantité suffisante de streptomycine pour traiter tous les malades souffrant de tuberculose. L'utilisation du hasard comme critère principal de l'attribution de ce médicament fut considérée comme le moyen le plus juste de distribuer une ressource rare. L'essai thérapeutique sur l'efficacité du vaccin contre la coqueluche, conduit également par Bradford Hill (en 1948), consolida les principes méthodologiques développés au cours de l'expérimentation avec la streptomycine. Pour cet essai, les parents donnèrent leur consentement à un essai clinique destiné à tester un vaccin spécifique contre une vaccination « anti-catarrhale », en sachant que le but de l'expérimentation n'était pas le bénéfice personnel pour l'enfant, mais l'acquisition de connaissances dont devait bénéficier la collectivité.

Le principe de la participation volontaire à très grande échelle dans l'expérimentation contre placebo fut mis en œuvre dans le cadre de l'essai clinique sur le vaccin de Salk contre la polio, en 1954 aux États-Unis. Dans certains États, les enfants qui participaient à cet essai clinique reçurent soit l'injection d'un vaccin soit celle d'une substance neutre. Dans d'autres États, les responsables de la santé publique refusèrent le principe d'un essai contre placebo. Les groupes témoins furent alors constitués d'enfants non vaccinés – ceux dont les parents n'avaient pas consenti à ce qu'ils participent à cet essai. Les statisticiens responsables de l'évaluation des résultats de l'essai clinique du vaccin de Salk comptabilisèrent séparément les données obtenues dans les États qui avaient accepté l'essai contre placebo et celles obtenues dans les États où les enfants vaccinés furent comparés aux contrôles « observés ». Les deux groupes mirent en évidence l'efficacité de la vaccination contre la polio, mais seuls les résultats obtenus dans l'essai contre placebo furent considérés valables du point de vue statistique. L'essai clinique du vaccin de Salk eut un grand retentissement aux États-Unis et joua un rôle important dans la familiarisation du grand public avec les principes de l'ECR.

Essai clinique randomisé entre 1950 et 1970 : extension et résistances

Selon certains spécialistes, les essais cliniques randomisés mirent fin à l'imprécision de l' « art de guérir » et transformèrent la thérapie en une science exacte. Il était donc urgent de diffuser rapidement cette méthode. Les années 1950 et 1960 furent une période d'extension des essais cliniques des thérapies nouvelles. La diffusion des ECR se heurta cependant à de multiples résistances dans le milieu médical. Certains médecins vivaient mal l'intrusion des statisticiens dans leur domaine de compétence, et préféraient se fier à leur intuition clinique ou valoriser le savoir des experts. D'autres considéraient cette approche comme contraire à l'éthique. À leurs yeux, les essais cliniques forçaient les médecins à subordonner les intérêts immédiats de leurs malades aux impératifs de la recherche scientifique et à l'espoir de gains hypothétiques dans le futur. D'autres médecins acceptaient le principe de l'étude scientifique de l'efficacité des traitements, mais contestaient la validité universelle des ECR. Il s'agissait selon ces critiques d'un modèle hautement artificiel. L'efficacité des médicaments nouveaux est testée sur des malades triés sur le volet qui présentent les signes typiques d'une maladie donnée, souffrent d'une seule pathologie et ne reçoivent aucun autre traitement. Les praticiens rencontrent rarement de tels « malades idéaux ». Ils soignent très souvent des cas atypiques, des individus qui souffrent de plusieurs infections à la fois, des personnes très jeunes ou très âgées, ou bien des malades qui ont changé plusieurs fois leur régime de soins. Un médicament dont l'efficacité est démontrée dans des conditions hautement contrôlées d'expérimentation clinique peut s'avérer moins performant ou plus dangereux hors du cadre aseptisé d'un essai randomisé.

Même les praticiens – notamment ceux exerçant dans les instituts de pointe – qui étaient d'accord avec les règles des essais cliniques randomisés n'ont pas toujours suivi à la lettre toutes les recommandations des statisticiens. L'analyse des publications médicales des années 1950 et 1960 montre l'augmentation du nombre d'essais cliniques, mais en même temps un faible taux d'adhésion à l'ensemble des principes de base de l'ECR. Le modèle idéal de l'expérimentation clinique était souvent adapté à des conditions locales. L'exemple des essais cliniques des chimiothérapies anticancéreuses aux États-Unis dans les années 1950 et 1960 illustre bien ce trait. Les instituts qui participèrent aux essais cliniques multicentriques sur les substances anticancéreuses prirent soin d'homogénéiser les conditions de l'expérimentation. Ils se mirent d'accord sur les critères de l'inclusion des malades, sur les méthodes utilisées pour effectuer les examens cliniques et les tests de laboratoire, et sur les critères objectifs de l'évaluation du statut clinique du malade. En revanche, les essais cliniques des nouvelles molécules anticancéreuses ne furent conduits ni contre placebo ni en double aveugle. En l'absence d'un traitement efficace du cancer, ces procédés furent considérés comme contraires à l'éthique. La randomisation fut appliquée uniquement dans les essais cliniques sur les molécules déjà testées et fut utilisée pour comparer un protocole thérapeutique nouveau à un traitement de référence reconnu comme efficace. L'oncologie médicale, une spécialité qui s'est construite autour de l'expérimentation clinique, n'a jamais pleinement intégré les règles de conduite de l'ECR.

Essais cliniques au début du XXIe siècle, entre industrialisation et activisme des malades

Les essais cliniques ont connu une expansion accélérée à partir des années 1970. Les médecins éduqués après la Deuxième Guerre mondiale avaient la plupart du temps été familiarisés avec la statistique médicale et acceptaient volontiers le principe de la nécessité d'une vérification rigoureuse de l'efficacité des nouvelles thérapies. La diffusion des essais cliniques sur des médicaments nouveaux a aussi été favorisée par la compétition croissante entre les firmes pharmaceutiques et par le besoin impérieux de maîtriser les dépenses de santé. Confrontés à une croissance exponentielle des dépenses de soins, les politiques et les administrateurs ont proposé en parallèle d'étendre l'évaluation de l'efficacité des traitements à des thérapies déjà en vigueur, et de conduire des études portant sur le rapport qualité/prix de tous les actes médicaux. Le mouvement de la « médecine fondée sur les preuves » développé en Grande-Bretagne à la fin des années 1980, puis étendu aux autres pays, a promu la création de bases de données cumulatives spécialisées dans la meta-analyse des résultats des essais cliniques. La plus connue fut la Cochrane Database of Systematic Reviews. L'utilisation croissante de telles bases de données par les praticiens et par les responsables de systèmes de soins renforça en retour l'importance accordée aux ECR.

Dans le même temps, les ECR ont acquis un rôle clé dans la mise sur le marché des nouveaux médicaments. Longtemps, les agences régulatrices des gouvernements n'ont exigé que des preuves de l'innocuité des traitements. Cependant, l'autorisation de commercialiser un nouveau médicament fut peu à peu soumise à l'obligation de prouver son efficacité thérapeutique par des essais cliniques (aux États-Unis, un tel changement de la législation est intervenu à partir de 1967, et en France à partir de 1992). Alors que les règles qui ordonnent la mise sur le marché des nouveaux médicaments sont variables selon les pays, le marché du médicament est de plus en plus mondialisé. Au début du XXIe s., ce marché est dominé par les grandes multinationales qui vendent leurs produits partout dans le monde. De leur côté, les petites entreprises de biotechnologie de pointe ont elles aussi besoin de commercialiser leurs produits à l'international. La mondialisation du marché du médicament nécessite la conduite d'essais cliniques adaptés aux lois et règlements de chaque pays. De plus en plus, l'organisation et la supervision de ces essais sont confiées à des experts qui travaillent, soit pour l'industrie pharmaceutique, soit plus fréquemment pour les organismes spécialisés dans la conduite des essais cliniques. En 2000, environ 20 % des essais cliniques des médicaments produits en Amérique du Nord ont été conduits par des organismes spécialisés, « Contract Research Organisations » (CRO). Leur activité est en pleine expansion. De nombreuses firmes pharmaceutiques arrivent à la conclusion qu'il est plus efficace et moins onéreux de déléguer les tests des molécules nouvelles à des spécialistes extérieurs.

La centralisation de la conduite des essais cliniques dans les mains des firmes spécialisées peut présenter de nombreux avantages. Les essais cliniques ont souvent été organisés par les médecins hospitaliers à qui il incombait alors de nombreuses responsabilités sans qu'ils ne possèdent toujours le savoir-faire nécessaire ou qu'ils considèrent ces essais comme leur priorité. En revanche, lorsqu'ils sont confiés aux CRO, les essais cliniques sont organisés par de véritables experts et sont évalués par des statisticiens de haut niveau. Les CRO s'efforcent d'une manière générale de suivre à la lettre les règles de bonne conduite établies par les pouvoirs publics. La réputation d'un chef de service ne sera probablement pas détruite par une application approximative des règles de randomisation dans un essai clinique, mais un organisme spécialisé dans l'obtention des autorisations de mise sur le marché des médicaments ne peut pas se permettre d'être accusé de pratiques peu rigoureuses. Cependant, l'industrialisation des essais cliniques et la transformation des malades en « ressources » d'une entreprise cotée en bourse peuvent aussi poser d'importants problèmes éthiques. Par exemple, une grande firme américaine fournisseuse de traitements médicaux à des résidents de maisons de retraite a été rachetée en 1999 par une CRO spécialisée dans les essais cliniques de médicaments destinés aux malades gériatriques. Ces arrangements, qui mêlent étroitement logique de soin et logique de profit, risquent de rendre plus difficile la protection des intérêts des malades qui participent à l'expérimentation clinique.

Dans les années 1980 et 1990, on assista à un autre phénomène nouveau : l'intervention croissante des mouvements de malades dans le processus d'évaluation des nouveaux traitements. Cette tendance est apparue pour la première fois dans les débats autour des essais cliniques des médicaments contre le Sida. Les premières organisations de malades du Sida furent fondées par les militants homosexuels, donc souvent par des individus appartenant à des couches sociales favorisées et rompus à l'activité politique. Il s'agissait aussi souvent de personnes méfiantes envers la « médecine officielle » qui a longtemps défini l'homosexualité comme une pathologie. Entre 1984 et 1987, des groupes des malades du Sida organisèrent des essais cliniques autonomes sur des substances issues de la « médecine parallèle ». Ces essais n'ont pas conduit à la découverte de traitements efficaces contre le Sida. L'expérience acquise lors cette période par le mouvement associatif a néanmoins facilité son implication ultérieure dans la recherche de thérapies anti-rétrovirales.

Pendant les années 1990, les militants associatifs sont devenus des partenaires à part entière des instances régulatrices des traitements contre le Sida, mais aussi de l'industrie pharmaceutique. Leur contrôle de l'accès aux malades les a mis dans une position de force et leur a permis de promouvoir des changements dans la conduite des essais cliniques. La pression des malades a conduit à l'assouplissement de règles mal adaptées aux participants à ces essais qui ne pouvaient pas prendre d'autres médicaments en parallèle. Cette pression a aussi permis d'accélérer le processus de mise sur le marché des thérapies prometteuses, elle a favorisé l'utilisation des marqueurs biologiques du progrès de l'infection par le VIH comme critère principal du succès d'une thérapie et, enfin, elle a imposé l'abandon de la randomisation et des essais contre placebo. Les experts étaient au départ opposés aux idées avancées par les militants associatifs. Selon eux, seule une fidélité absolue aux principes méthodologiques de l'ERC pouvait garantir la fiabilité des études portant sur l'efficacité des nouveaux traitements. Les spécialistes ont fini par admettre que la pureté méthodologique ne devait pas être un but en soi et que certaines règles de conduite des essais cliniques pouvaient être remises en question. De leur côté, les médecins sont en train de découvrir qu'une meilleure attention aux demandes des utilisateurs des traitements nouveaux peut même augmenter l'efficacité des méthodes appliquées à l'étude de tels traitements.

L'ECR fut présenté comme une innovation qui a rendu possible une évaluation objective et rigoureuse des résultats des traitements et qui a permis la transformation de la médecine en une véritable science. Pour les défenseurs de cette méthode, il s'agissait d'une approche stable et bien codifiée qui ne devait plus subir de modifications majeures. À la fin du XXe s., le champ d'utilisation de l'ECR s'est considérablement élargi et des experts ont élaboré des méthodes statistiques plus puissantes et plus perfectionnées d'évaluation des conséquences des actes cliniques. Cependant les médecins se sont aussi rendu compte que les statisticiens ne pouvaient pas résoudre des problèmes qui ne relevaient pas de leur registre, telles la détermination des conditions d'accès à des essais cliniques ou la définition des buts prioritaires d'un traitement. En parallèle, l'implication croissante des malades dans l'élaboration des règles de l'expérimentation clinique a entraîné une réévaluation des présupposés et des valeurs liés à cette expérimentation, ouvrant des possibilités de développements nouveaux dans ce domaine.

► EPSTEIN S., *Impure Science: AIDS, Activism and the Politics of Knowledge*, Berkeley, California Univ. Press, 1996. – FEINSTEIN A., « The intellectual crisis in clinical science: Medalled models and muddled mettle », *Perspectives in Biology and Medicine*, 30, 1987, p. 215-230. – HILL A. B., « The clinical trial », *British Medical Bulletin*, 7, 1951, p. 278-282. – LÖWY I., *Cancer des chercheurs, cancer des cliniciens : trajectoire d'une innovation thérapeutique*, Paris, Éditions des Archives Contemporaines, 2002, p. 45-92. – KAPTCHUK T., « Intentional ignorance : A history of blind assessment and placebo controls in medicine », *Bulletin of the History of Medicine*, 72, 1998, p. 389-433. – MARKS H., *La Médecine des preuves : Histoire et anthropologie des essais cliniques*, Paris, Les Empêcheurs de penser en rond, 1999. – MELDRUM M., « A calculated risk ; The Salk polio vaccine field trial in 1954 », *British Medical Journal*, 317, 1998, p. 1233-1236. – RETTING R., « The industrialization of clinical research », *Health Affairs*, 19, 2000, p. 149-158. – WEISZ G., *The Medical Mandarins* ; *The French Academy of Medicine in the Nineteenth and Early Twentieth Century*, Oxford / New York, Oxford Univ. Press, 1995, p. 159-188. – Coll. : Medical Research Council Therapeutic Trials Committee, « The serum treatment of lobar pneumonia », *British Medical Journal*, i, 1934, p. 241-245.

Ilana LÖWY

→ Clinique ; Épistémologie de la médecine ; *Evidence-Based Medicine* ; Médecine expérimentale ; Placebo.

ÉTHIQUE → Bioéthique ; Comité d'éthique

ÉTIOLOGIE

L'étiologie a longtemps constitué et constitue encore un chapitre classique dans la description médicale d'une maladie. Cette catégorie reste parfois sans emploi, la cause de la maladie, par ailleurs bien individualisée cliniquement, restant inconnue ou pas encore totalement élucidée.

La préoccupation d'une cause des maladies est largement commune aux médecins et à leurs patients, quoique pour des raisons légèrement différentes. L'idée d'une maladie sans cause est probablement intolérable, pas seulement parce que le savoir est une forme de maîtrise du destin, mais parce que la maladie est désordre et souffrance et demande une forme de justification. À l'absurde de l'existence du mal et du malheur, la recherche rationnelle d'une cause offre un allégement ou au moins une compensation. Pour les médecins, la recherche d'une cause est une façon d'ordonner le chaos des observations empiriques et si possible d'envisager une cure radicale, une prévention ou un traitement rationnels.

Les préoccupations étiologiques ont exploité des registres fort différents. Les épidémies dans les temps anciens (la peste est le meilleur exemple) ont été mises en rapport par exemple avec la conjoncture météorologique, la survenue d'éclipses ou d'événements naturels exceptionnels. De même, la responsabilité humaine a été directement incriminée. La dénonciation du péché et l'attribution des épidémies à la colère divine sont des motifs récurrents, de la syphilis à la Renaissance au Sida de nos jours. Des rituels conjuratoires sont mis en place qui peuvent s'accompagner de déchaînements populaires contre des catégories de la population marginales ou défavorisées qui se voient attribuer une action maléfique : sectes religieuses minoritaires, étrangers, migrants, castes inférieures, intouchables, etc. La faute passée d'un ascendant au cours de la roue des générations dans l'hindouisme représente une variante de cet effort pour assigner une cause et un coupable.

Bien que la connaissance de l'étiologie ou de la cause des maladies ne soit pas indispensable à la découverte d'un traitement efficace et *vice versa,* la question de l'étiologie apparaît centrale en médecine, la pierre de touche d'un savoir authentique qui hiérarchise les observations empiriques et ainsi progresse en sélectionnant et testant des hypothèses.

La tradition grecque, dite encore hippocratico-galénique, du nom de ses deux grands fondateurs d'Écoles, Hippocrate (IVe-Ve s. av. J.-C.), Galien (Ve s. apr. J.-C.), prolongée par la médecine arabe (Ibn Sina, Razi, Xe s.) a élaboré le cadre souple de la théorie des humeurs qui a fonctionné jusqu'à la fin du XIXe s. Quatre fluides baigneraient le corps, à savoir le sang, les deux biles, la noire et la jaune, et le phlegme, correspondant aux éléments fondamentaux de l'univers, le feu, l'eau, l'air, et la terre et aux quatre qualités également fondamentales, le froid et le chaud, le sec et l'humide. Toute maladie peut s'interpréter dans ce cadre comme le résultat d'un déséquilibre qualitatif ou quantitatif d'une ou de plusieurs humeurs. La thérapeutique vise à restaurer l'équilibre en jouant sur les entrées, régime alimentaire et exercice, ou les sorties, purgation, vomissements provoqués et surtout la saignée qui a été pratiquée constamment durant des siècles.

La théorie des humeurs ne permet pas seulement de comprendre la physiopathologie des maladies. Elle a inspiré la doctrine des tempéraments, fondée sur l'inégale influence des humeurs, qui a permis au cours des siècles d'interpréter la diversité des individus et leurs prédispositions à telle ou telle maladie. Elle a été suffisamment souple pour intégrer les observations accumulées au fur et à mesure, sans être véritablement remises en question. Il en subsiste un écho dans le vocabulaire d'aujourd'hui, soit passé dans le domaine public (tempérament flegmatique ou sanguin, lymphatique, etc.), soit scientifique, on parle encore d'immunité « humorale ».

L'invocation d'une étiologie peut se faire à propos d'une maladie spécifique ou s'inscrire dans une théorie générale visant à couvrir la totalité des phénomènes pathologiques. Elle intervient dans le cadre d'une nosologie ou classification des maladies qui n'a cessé de se remanier et, inversement, a largement contribué à l'établissement de celle-ci.

La théorie infectieuse des maladies

Depuis la fin du XIXe s., le cadre de la théorie des humeurs s'est effacé. La théorie infectieuse des maladies a contribué à sa disparition sans qu'on puisse dire pour autant qu'elle l'a supplantée parce qu'elle ne se situe pas au même niveau de généralité et d'explication.

La théorie infectieuse des maladies repose sur la constatation dans l'organisme de la présence d'un agent microbien auquel sont attribués les lésions constatées par l'examen anatomopathologique des organes, les symptômes accusés par les malades et les signes présents lors de leur examen.

Les postulats dits de Henle-Koch, considérés longtemps comme les postulats classiques de la causalité dans les maladies dites infectieuses, ont précisé les conditions dans lesquelles on pouvait parler d'étiologie microbienne. Ils comportaient le constat dans les tissus d'un microbe observable au microscope et cultivable sur milieux appropriés au laboratoire. Ils supposaient la mise au point de techniques de prélèvement chez l'homme au niveau des organes et des fluides du corps, dans des conditions d'asepsie évitant de s'égarer sur la piste d'un contaminant de rencontre. L'histoire de la bactériologie est pleine de fausses pistes ou de « découvertes » de bactéries isolables et cultivables qui se sont avérées de simples artefacts et ont été évincées plus tard par des agents microbiens plus difficiles à déceler, par exemple des virus longtemps indétectables en raison de leur petite taille. La fièvre jaune a été attribuée à différentes bactéries avant que le virus responsable ne soit identifié. Le deuxième postulat portait sur la nécessité de reproduire chez l'animal une infection expérimentale analogue à celle de l'homme et d'identifier à nouveau chez lui le même germe qu'au point de départ.

Malgré leur simplicité apparente, les postulats de Henle-Koch étaient loin d'être remplis par toutes les maladies considérées comme infectieuses. C'est ainsi, par exemple, que la syphilis humaine, *stricto sensu,* n'a jamais été reproduite sur l'animal. Pour nombre de maladies, il n'existe pas de modèle animal satisfaisant, et cette absence limite considérablement la recherche. En revanche, l'argument d'un modèle animal est relatif. Malgré l'enthousiasme des biologistes pour qui elle constitue un animal de choix en raison de ses facilités d'observation, la souris n'est peut-être pas un modèle idéal et on peut toujours critiquer la légitimité de l'application à l'homme des résultats obtenus chez elle.

La théorie infectieuse des maladies a instauré pour un temps la prédominance de l'agent infectieux comme cause des maladies. Le monde médical et la société tout entière, informée par les journalistes, ont nourri l'espoir, après les découvertes au microscope des bactéries de la tuberculose (1882) et du choléra, d'identifier un microbe à la source de la plupart des affections aiguës et chroniques. Les micro-organismes, par leur pouvoir de multiplication rapide et d'invasion des tissus (virulence), manifestent leur appartenance au monde vivant. L'identification de germes dans de nombreux tissus (sang, urines, liquide céphalo-rachidien, différents organes) a fait envisager une possible généralisation de l'étiologie microbienne. En manipulant les germes responsables au laboratoire, fraîchement accrédité comme le foyer de la médecine scientifique, il devenait pensable de créer des produits tels que sérums et vaccins, susceptibles d'infléchir le cours des grandes endémies.

Dès le tournant du XXe s., le rôle causal des germes, sans être radicalement remis en question, a été rapidement relativisé par un certain nombre d'observations. Les « porteurs sains » hébergent des germes et jouent un rôle dans la transmission de l'affection, sans en manifester eux-mêmes les symptômes. Ce constat a réintroduit des problématiques différentes résumées par l'expression de « terrain », celui-ci étant capable d'exalter ou d'amoindrir la toxicité du germe. Le terrain renvoie à des considérations sur l'hérédité des individus, reçue de leurs ascendants, mais aussi à des particularités acquises résultant de l'histoire et du style de vie personnels.

Aujourd'hui, nous assistons à une réévaluation de la théorie infectieuse des maladies, dans le sens de la diversité et de la complexité. La liste des germes pathogènes potentiels s'est considérablement allongée, intégrant des familles d'êtres microscopiques dont l'existence était jusqu'alors insoupçonnée dans la nature : bactéries présentes dans le sol ou se développant dans des conditions extrêmes mais pouvant s'acclimater dans l'organisme humain, virus constitués essentiellement d'acides nucléiques, parasites impliquant des vecteurs au cours d'un cycle complexe poursuivi parfois chez plusieurs hôtes intermédiaires, animaux ou plantes. L'examen systématique de la faune et du sol a permis d'inventorier une foule d'êtres microscopiques dits opportunistes, susceptibles de devenir pathogènes dans un environnement favorable, par exemple quand les patients sont soumis à des chimiothérapies ou à des traitements qui modifient leur résistance.

L'accent s'est donc déplacé de l'idée d'une cause toute-puissante, qui doit être supprimée pour obtenir la guérison, à celle d'une composition de forces de sens opposé dont on n'enregistre que la résultante.

La genèse des cancers

La théorie infectieuse des maladies a dans sa plus grande acception connue tentée d'intégrer les cancers. Ce terme désignait depuis longtemps la prolifération de cellules d'un type cellulaire donné, plus ou moins différencié, constituant des tumeurs solides ou liquidiennes (leucémie ou cancer du sang, par exemple), évoquant par métaphore l'envahissement du corps (l'étymologie du terme cancer renvoie au crabe et à ses pinces). Les tentatives au début du XIXe s. pour assigner une origine infectieuse aux cancers et prévoir des sérums et des vaccins spécifiques ont échoué. L'étiologie du cancer s'est, à la différence de celle des maladies infectieuses, inscrite dans l'ordre de la complexité causale.

Le cancer a suscité une effervescence de théories qui n'ont jamais satisfait définitivement à des critères permettant de classer les tumeurs, comprendre et prédire leur développement, local ou métastatique, loin de leur foyer d'origine, et suggérer des thérapeutiques précises et confortables. Divers éléments ont été incriminés dans sa genèse, avec des preuves tirées de l'observation des malades, de l'étude des arbres généalogiques (prédispositions familiales) et de l'expérimentation animale, notamment sur les souris : rôle des facteurs chimiques, des substances radioactives (des effets du radium aux bombes nucléaires de l'ère moderne), des prédispositions génétiques, du style de vie, etc.

Il existe de nombreux points de passage entre théorie infectieuse et théorie du cancer, le cancer pouvant être transmis comme une infection d'un sujet à un autre, et des virus jouant le rôle d'inducteur de tumeurs. Ludwik Gros a décrit dans les années 1950 un virus responsable de tumeurs mammaires chez la souris, et de nombreux virus leucémogènes chez l'animal ont par la suite été identifiés.

Un nouveau modèle causal a pu être édifié, associant des événements hétérogènes qui interviennent suivant des séquences variables associant des virus, des prédispositions héréditaires, des mutations génétiques aléatoires et ponctuelles, des infections intercurrentes, pour aboutir à un cancer... Les oncogènes, décrits dans les années 1970, sont des gènes normalement présents dans les cellules, codant pour des protéines régulatrices et dont une modification peut jouer un rôle dans l'induction du cancer.

La caractéristique du raisonnement étiologique contemporain est de privilégier rarement une cause unique, à la fois nécessaire et suffisante. Il n'existe pas à l'heure actuelle de théorie unifiée subsumant toutes les causes des phénomènes pathologiques. L'essor de l'épidémiologie contemporaine, après la Seconde Guerre mondiale, a influencé le raisonnement causal en mettant en valeur la disparité et la multiplicité des facteurs intervenants. L'exemple du cancer et du tabac est instructif à cet égard. L'influence de l'inhalation du tabac sur la fréquence des cancers pulmonaires a été suggérée par une étude hospitalière de Richard Doll en Angleterre en 1950 et confirmée au terme d'une enquête menée sur une population de médecins anglais volontaires observés sur plusieurs années. Cependant il s'agissait simplement d'une augmentation statistiquement significative de la probabilité pour un fumeur de contracter un cancer, et non d'une cause absolue comme peut le laisser croire le slogan « Le tabac tue ». L'épidémiologie contemporaine repose sur l'observation de cohortes sur le long terme et l'inférence statistique sur de grands nombres. Mais de préférence à une cause unique et toute-puissante, elle a proposé une conception plurifactorielle et probabiliste de la causalité, expliquant la disparité, à exposition apparemment égale aux facteurs de risque, des destins individuels.

Multifactorialité

Cette vision contemporaine met l'accent sur la complexité des phénomènes et l'intervention de multiples facteurs rend difficile d'établir avec précision une séquence univoque d'événements conduisant à telle ou telle pathologie. La vision contemporaine récapitule ainsi de nombreux facteurs évoqués au cours de l'histoire comme liés au déclenchement d'une maladie, qu'il s'agisse de susceptibilité héréditaire, d'exposition à des toxiques ou d'infection virale ou bactérienne. De multiples événements peuvent interférer au cours d'une durée aux profondeurs insoupçonnées, où le biologiste contemporain part à la découverte de gènes, de récepteurs, pour reconstituer une histoire à la fois hypothétique et lacunaire qui émerge du chaos d'une vie.

La grande difficulté pour les biologistes est de se déprendre, s'ils le peuvent, des effets de mode qui tendent, à une époque donnée, à uniformiser les discours et rassembler les efforts autour d'une cause jugée la plus plausible. De ce point de vue, la controverse autour du rôle du virus VIH comme cause du Sida est exemplaire. Le débat a opposé dans les années 1980 les découvreurs du rétrovirus VIH (virus de l'immunodéficience humaine) et des biologistes qui rétorquaient qu'un arbre cachait la forêt et qu'une coïncidence avait pu égarer le raisonnement causal. Le plaidoyer de ces derniers était moins une contestation directe du rôle du VIH dans le déclenchement de la maladie qu'un appel à la vigilance par rapport à d'autres facteurs possibles concomitants avec l'infection rétrovirale. C'est également en ce sens qu'on peut comprendre le tollé qui a accueilli chez les scientifiques les déclarations du président sud-africain Thabo Mbeki selon qui le VIH n'était qu'un leurre agité par les firmes pharmaceutiques occidentales pour accroître la dépendance du tiers-monde et pour écouler leurs chimiothérapies, et la véritable cause de la maladie résidait dans la pauvreté du sous-continent africain où la prévalence des cas peut atteindre 30 % de la population.

Parler de la pauvreté comme cause est à la limite de l'extension du principe causal, et pourtant il ne viendrait à l'idée de personne de contester que l'explosion de Sida coïncide avec les aires de pauvreté de l'État et en particulier ses townships ou ghettos urbains, où les facilités de dépistage sont particulièrement réduites et l'éducation pour la santé et la prévention limitée. Le débat entre les politiques pour qui la réduction du Sida est une question de lutte contre la pauvreté et les médecins pour qui elle est une question de virus ne peut donc être tranché, il existe non pas une mais des causalités suivant la compétence de l'expert et son aptitude par ses interventions à influencer le cours de la maladie.

Concept en apparence universel, la causalité recouvre donc en fait des acceptions diverses, y compris dans le domaine des maladies où elle n'est étudiée avec les moyens du laboratoire que depuis une centaine d'années. Elle est à la fois une catégorie herméneutique du réel et une façon d'illuminer des actions potentielles d'intervention.

Si leurs outils mentaux sont empruntés aux courants scientifiques de leur temps et aux technologies disponibles, les scientifiques ne sont pas fondamentalement différents de leurs patients qui s'essaient aussi à reconstruire la séquence causale qui a conduit à leurs troubles présents. En France, à l'hôpital, le dialogue entre malade et médecin est aujourd'hui réglementé par la Charte du patient, qui prévoit que soit fournie idéalement une information claire, précise et appropriée. La pondération des éléments causaux, les suggestions quant à la séquence des événements en temps réel, qu'il s'agisse de susceptibilité génétique, exposition à un risque dans le milieu, contact avec un toxique, infection, etc. se fait sur la base d'éléments cognitifs communs fournissant un terrain d'entente et permettant au malade de s'approprier l'étiologie.

La législation a introduit la notion de responsabilité dans l'indemnisation du dommage corporel, et l'expert doit se prononcer sur la causalité des maladies. Il est rare qu'il se prononce sur la base d'une preuve unique et la plupart du temps il recourt à un faisceau de présomptions pour emporter l'assentiment du tribunal. La législation a prévu une présomption de responsabilité dans le cas de certaines maladies professionnelles ou d'accidents de travail.

Chaque période historique tend à donner la prééminence à un type de facteur. Les sociologues des sciences soulignent l'impact en la matière des choix de société qui influencent aussi la reconstruction par les scientifiques de leur propre histoire. C'est ainsi que le tabac occupe dans le bilan de santé de l'an 2000 une part qui peut être jugée exagérée et s'explique par les possibilités considérables d'interventions sociopolitiques et en particulier la mise hors la loi du tabac dans l'espace public. La mise à l'index de tel ou tel facteur a des répercussions parfois imprévues dans le choix des dépenses et des cibles pour les programmes de prévention ; elle peut avoir des effets néfastes en dégarnissant des secteurs jugés moins prioritaires et qui se révéleront peut-être cruciaux dans les années à venir pour protéger de telle ou telle maladie.

La causalité qui est exhumée dans les études sur les grands nombres fait courir le risque (facteur de confusion) de passer à côté d'un facteur systématiquement associé avec le facteur incriminé mais qui est passé inaperçu, par exemple un facteur génétique inconnu.

D'autres modèles sociaux venus en faveur peuvent interférer, c'est ainsi qu'actuellement l'accent est souvent mis sur les conduites individuelles et le choix des risques qu'elles peuvent représenter, qu'il s'agisse d'exposition professionnelle à un toxique, de négligence de précautions élémentaires d'hygiène, d'adoption de pratiques sexuelles à risque, d'alimentation conduite sans discernement, etc. La tendance actuelle est d'insister sur la responsabilité individuelle du citoyen de base et le fardeau de cette responsabilité pourrait constituer l'envers de la médaille d'une meilleure information du particulier (dispensée aujourd'hui sur les autoroutes de l'information ou dans les médias, dans une proportion sans commune mesure avec la vulgarisation du passé).

Avec les progrès de la biologie moléculaire, un niveau nouveau de causalité se dégage, celui de la génétique. Les quelques maladies sous la dépendance d'un gène unique bien identifié et aisé à suivre sur des arbres généalogiques étaient relativement rares. Avec le séquençage de plus en plus rapide de longues bandes d'acides nucléiques, se dessine la possibilité d'identifier de plus nombreuses maladies génétiques, sous la dépendance d'un et surtout de plusieurs gènes, dépistables avant la naissance, et, qui sait, peut-être susceptibles de diverses formes de réparation génique. Cependant, la génétique analytique qui a remporté ses premiers succès avec le séquençage du génome complet de certains micro-organismes est loin d'avoir répondu à toutes les questions. Après la génétique descriptive, il faudrait passer à la génétique fonctionnelle qui associe à des anomalies de la séquence génique des anomalies du métabolisme cellulaire dans la formation ou la régulation de telle ou telle protéine. L'intérêt actuel pour les causes génétiques ou surtout pour les prédispositions génétiques à telle ou telle affection fait entrevoir la possibilité d'un monde futuriste où le politique sélectionnerait les gènes en raison de ses impératifs propres. L'étiologie des maladies, s'ouvrant à la fois à la génomique et à la protéomique moléculaire, se renouvelle une fois de plus sans que l'intérêt pour elles diminue, tant chez les médecins que chez leurs patients, inlassables dans leur quête de sens et de cure.

► ANDLER D., FAGOT-LARGEAULT A., SAINT-SERNIN B., *Philosophie des sciences,* Paris, Gallimard, 2002, p. 825-938. – AUGÉ M. & HERZLICH C., *Le Sens du mal, Anthropologie, histoire, sociologie de la maladie,* Paris, Éditions des Archives contemporaines, 1990. – BIRABEN J.-N., *Les Hommes et la Peste,* Paris, Mouton, 1976. – CONTREPOIS A., *L'Invention des maladies infectieuses,* Paris, Éditions des archives contemporaines, 2000. – DESAIVE J.-P. & GOUBERT J.-P. (éds), *Médecins, climat et épidémies à la fin du VIIIe siècle,* Paris, Mouton, 1972. – DESROSIÈRES A., *La Politique des grands nombres, Histoire de la raison statistique,* Paris, La Découverte, 1993. – FUJIMURA J. H., *Crafting Science : a sociohistory of the quest for the genetics of cancer,* Cambridge, Harvard Univ. Press, 1996. – JOUANNA J., *Hippocrate,* Paris, Fayard, 1992. – GAUDILLIÈRE J.-P., *Inventer la biomédecine, La France, l'Amérique et la production des savoirs du vivant (1945-1965),* Paris, La Découverte, 2002. – MORANGE M., *Histoire de la biologie moléculaire,* Paris, La Découverte, 1995. – PINELL P., *Naissance d'un fléau,* Paris, A.-M. Métaillié, 1991. – RATHER L. J., *The Genesis of Cancer. A study in the history of ideas,* Baltimore, Johns Hopkins Univ., 1978. – SONTAG S., *La Maladie comme métaphore. Le Sida et ses métaphores,* Paris, Christian Bourgois, 1989.

Anne-Marie MOULIN

→ Bactériologie ; Cancer ; Clinique ; Épistémologie de la médecine ; Hippocratisme ; Immunologie ; Sida.

EUGÉNISME

Eugénisme d'hier, eugénisme d'aujourd'hui

Dans sa forme historique classique, l'eugénisme peut se définir comme un programme d'amélioration biologique des populations humaines par sélection artificielle. Ces mots – « amélioration », « population », « sélection », et le genre de théorisation qui y est associé, furent délibérément calqués au XIXe s. sur des modes d'expression caractéristiques de l'élevage animal et de l'horticulture. De même que l'on parlait de « l'amélioration des plantes » ou de « l'amélioration des animaux » en tant que disciplines, de même l'eugénisme s'est donné comme une science et une technique de l'amélioration des populations humaines. L'étymologie du mot est au demeurant transparente : l'adjectif grec *eugénès* signifie « bien né » ou « noble ». L'eugénique – néologisme introduit en 1883 par Francis Galton – signifie donc littéralement : « la science des bien nés ».

Les idées et les pratiques de l'eugénisme classique se sont développées dans une période relativement bien délimitée, du milieu des années 1860 à la fin de la Seconde Guerre mondiale. Dans cette période, l'eugénisme recouvre une réalité historique homogène. Les débuts de l'eugénisme en tant qu'idéologie moderne suivent de peu la publication de *L'Origine des espèces* de Charles Darwin (1859). Le déclin de l'eugénisme classique après 1945 est lié à la réprobation universelle de la terreur nazie, et aux procès de Nuremberg (1945-1946), qui ont marqué une césure majeure.

Cependant ce bornage historique peut être relativisé à une échelle historique plus vaste. Il n'est pas aberrant de parler d'eugénisme pour des époques antérieures où le mot n'existait pas : l'histoire de l'eugénisme s'inscrit assurément dans une longue tradition de philosophie politique qui remonte à l'Antiquité, et qui a connu un vaste regain d'intérêt dans le discours naturaliste et médical des XVIIIᵉ et XIXᵉ s. Symétriquement, il est bien difficile, à l'époque contemporaine, de ne pas reconnaître une continuité entre ce que l'on appelait autrefois « eugénisme » et la banalisation de pratiques comme les tests génétiques, l'avortement thérapeutique, la sélection d'embryons, les programmes d'éradication de maladies génétiques dans des populations à risque. Aussi parle-t-on d'un « retour de l'eugénisme » (Duster, 1992). On parle alors de « nouvel eugénisme », « eugénisme individuel », ou encore « eugénisme familial ».

Entre l'ancien et le nouvel eugénisme et le nouvel eugénisme, y a-t-il homonymie, ou une réelle communauté de nature ? Cette question a deux aspects. D'une part, y a-t-il continuité historique de l'ancien au nouvel eugénisme, et en quel sens ? D'autre part, les critères philosophiques, et plus particulièrement éthiques, d'évaluation de l'ancien et du nouvel eugénisme sont-ils les mêmes ?

Histoire

L'eugénisme n'est pas une théorie scientifique, encore moins un système philosophique. Il serait vain de vouloir identifier en lui une cohérence systématique, ou de penser que l'on pourrait en proposer une définition univoque. L'eugénisme est une réalité historique déconcertante. Par certains côtés, c'est un archétype transculturel qui n'en finit pas de renaître depuis l'Antiquité. Par d'autres côtés, c'est une réalité changeante, qui épouse étroitement les contours scientifiques et idéologiques des époques dans lesquelles il s'incarne.

L'histoire de l'eugénisme peut être représentée par une métaphore géologique. On peut distinguer quatre strates successives (Gayon, 1998). Chacune s'édifie sur la précédente, tantôt en occultant les précédentes, tantôt en en conservant le relief, tantôt en en laissant affleurer des traces. Bien avant l'apparition des mots « eugénique » et « eugénisme », on peut parler d'une *idée*, dont les origines se perdent dans l'Antiquité et qui n'a cessé depuis de faire retour depuis, dans des contextes historiques très différents. L'apparition du mot « eugénique » en 1883 a symbolisé l'émergence et la stabilisation d'une *idéologie*, c'est-à-dire d'un système de représentation qui ne se comprend que par rapport à un contexte historique défini. L'idéologie eugéniste se singularise d'une part par un langage emprunté à deux théories biologiques majeures de l'époque (la théorie de l'hérédité et la théorie de l'évolution par sélection naturelle), d'autre part par un ensemble de peurs et d'aspirations populaires auxquelles cette idéologie était censée répondre.

À partir des années 1910, l'eugénisme prend une dimension juridique et politique : la promulgation de *lois eugénistes* dans de nombreux pays a conféré à cette idéologie la dimension de pratiques et d'actes de pouvoir concrets. Cette phase correspond typiquement à ce que l'on appelle traditionnellement aujourd'hui « l'eugénique d'État ». Après 1945, l'évolution de la question eugénique est marquée d'une part par le souvenir des exactions nazies, d'autre part par le développement de la génétique médicale, discipline qui n'existe quasiment pas avant les années 1940. Dans cette quatrième phase historique de l'eugénisme, les doctrines et les pratiques perdent la globalité politique qu'elles avaient auparavant. Les questions se concentrent dans la sphère sociale spécifique des *pratiques biomédicales* – enjeu technique et économique majeur pour les sociétés modernes d'après-guerre –, et se dessinent sur arrière-fond d'une mercantilisation de celles-ci et d'une représentation libérale de la reproduction humaine.

L'*idée* de sauvegarder les qualités héréditaires d'une population par le contrôle des mariages est ancienne. Elle a été répandue dans beaucoup de peuples, et parfois appliquée (par exemple à Sparte). Ses origines se perdent dans l'histoire des premiers peuples pastoraux qui, au Néolithique, construisirent une économie nouvelle sur la base de la domestication d'espèces animales. Dès l'Antiquité de nombreux textes religieux ou politiques attestent de l'existence de cette idée. Nous nous contenterons ici de rappeler les fameuses déclarations de *La République* (459 *d* - 460 *b*) où Platon exprime une doctrine qu'il n'a certainement pas inventée, mais dont il a donné une formulation si claire et si épurée qu'elle a pesé sur l'histoire entière de l'eugénisme : « Il faut [...] que, le plus souvent possible, ce soit l'élite des hommes qui ait commerce avec l'élite des femmes, et, au contraire, le rebut avec le rebut ; que les rejetons des premiers soient élevés, non ceux des seconds, si l'on veut que le troupeau garde sa qualité éminente ; et, en outre, que toutes ces dispositions, quand on les prend, soient ignorées de tout le monde sauf des Magistrats. »

Comment ne pas voir dans de tels propos, apparaissant dans une méditation sur la Cité idéale, une anticipation de l'eugénique d'État ? Aux XVIᵉ-XVIIᵉ s., âge d'or de la littérature utopique, le thème d'une autorité publique veillant sur la qualité des mariages sera repris, tantôt au sérieux, tantôt de manière ironique (Campanella, *La Cité du soleil ;* Thomas More, *Utopia*). Puis le thème envahit la littérature médicale dans une multitude de livres traitant de « l'art de faire des beaux enfants » et, conséquemment, de perfectionner l'espèce humaine par des mariages judicieux. Cette littérature prend un tour résolument politique à partir de la fin du XVIIIᵉ s., notamment avec Condorcet *(Esquisse d'un tableau historique des progrès de l'esprit humain)*. Au cours du XIXᵉ s., une multitude de mots seront avancés, tout particulièrement en langue française, pour désigner le projet d'une amélioration des peuples par le contrôle des mariages. Dans une liste qui comporte au moins une vingtaine de termes, relevons ceux de *mégalanthropogénésie* (1801), *eugénésique* (1859), *génésie* (1863), *anthropogénie* (1863), *puériculture* (1865) (Léonard, 1983). La plupart de ces termes sont restés sans lendemain. Celui de « puériculture » a été très employé en France : décliné sous la forme de « puériculture antéconceptionnelle », il fut jusque dans les années 1910 l'équivalent de ce que les pays anglophones préféraient appeler *eugénique* (Carol, 1995).

Ni le mot d'*eugénique*, ni l'idée ainsi désignée par Galton en 1883 n'ont donc été radicalement nouveaux. La racine grecque *genos* apparaît dans plusieurs termes antérieurs ; l'*eugénésique* de Broca (1859) est quasiment identique ; enfin tous ces mots véhiculaient l'idée d'une amélioration biologique de l'humanité par des pratiques de contrôle de la reproduction.

Le néologisme galtonien marque cependant une césure majeure. Lui seul est demeuré, non en raison de sa construction, mais du complexe de significations que lui a conféré Galton, baptisant ainsi une véritable *idéologie*. Galton définit ainsi l'eugénique *(eugenics)* dans le premier texte où il utilisa le mot : « La science de l'amélioration des lignées *(stock)*, qui n'est aucunement limitée à des questions de croisement judicieux, mais qui, particulièrement dans le cas de l'homme, prend appui sur tous les facteurs susceptibles, même de manière limitée, de conférer aux races ou souches les plus convenables une plus grande chance de prévaloir rapidement sur celles qui le sont moins » (Galton, 1883, p. 24).

Cette définition a une structure complexe. Premièrement l'eugénique est qualifiée comme une science ; mais comme elle vise un but pratique (« amélioration »), c'est en fait plus une technique qu'une science. Deuxièmement, la définition implique un jugement de valeur (sur « les races les plus convenables ») ; la science en question a donc aussi la dimension d'un projet politique. Troisièmement, la définition se réfère à deux théories scientifiques majeures de l'époque : théorie de l'hérédité biologique (« races ou souches... ») et théorie darwinienne de l'évolution (« influences qui tendent... donner une meilleure chance de prévaloir... »). Quatrièmement, la définition peut s'entendre soit de manière raciste (le projet étant de favoriser l'expansion d'une race jugée supérieure au détriment d'autres), soit comme un projet global d'amélioration des qualités héréditaires de l'espèce humaine (« la science de l'amélioration du lignage, qui [...] dans le cas de l'homme... »). Enfin, dernière ambiguïté, la techno-science en question ne s'appuie pas seulement sur les qualités héréditaires, mais sur tous les facteurs qui peuvent affecter la santé et la prospérité d'une population (éducation, hygiène).

Cette définition a été citée d'innombrables fois par les eugénistes de la première moitié du XXe s. La complication et les ambiguïtés de la formule autorisaient en fait des interprétations différentes, allant d'une sorte d'hygiénisme éclairé et humaniste aux pires des conceptions raciales de l'État. Cette définition fameuse de Galton mérite d'être comparée avec deux autres par lesquelles il a exprimé son grand projet scientifico-politique. C'est en 1865 que Galton s'est pour la première fois exprimé sur la question, à une époque où il n'avait donc pas encore introduit le mot *eugenics* : « Si l'on mariait les hommes de talent à des femmes de talent, de même caractère physique et moral qu'eux-mêmes, on pourrait, génération après génération, produire une race humaine supérieure ; cette race n'aurait pas davantage tendance à faire retour aux types ancestraux plus médiocres que ne le font nos races désormais bien établies de chevaux de course et de chiens de chasse » (Galton, 1865, p. 319). Cette phrase rappelle de manière transparente les formules et comparaisons de Platon, mais elle s'en distingue par deux caractères. D'une part Galton ne parle pas seulement de sauvegarder les qualités du « troupeau », mais de les améliorer. D'autre part, le « retour aux types ancestraux plus médiocres » (comprenons : les plus « moyens ») fait allusion à la théorie statistique de l'hérédité dont le texte de 1865 exprime pour la première fois le projet, et dont l'élaboration deviendra dans les deux décennies ultérieures la contribution majeure de Galton à la science de son temps. Cet aspect du texte attire notre attention sur le langage ouvertement scientifique, ou au moins d'apparence scientifique, qui caractérise l'eugénisme moderne.

En 1905, à une époque où l'eugénique était devenue une idéologie largement répandue et en voie de structuration institutionnelle, Galton, âgé de quatre-vingt-trois ans, en a donné une autre définition : « [L'eugénique est] l'étude des facteurs soumis au contrôle social et susceptibles d'augmenter ou de diminuer les qualités soit physiques soit mentales des futures générations. Son but est de régler les unions humaines de façon à obtenir le plus grand nombre d'individus aptes à composer la société considérée comme la meilleure. » Cette citation met l'accent sur l'eugénique comme projet politique. En 1905, l'eugénique n'était plus seulement une doctrine d'intellectuels, mais un mouvement populaire qui attirait vers lui de fortes interrogations sociales : délinquance, déficience mentale, santé publique, antagonismes de classe ou de race, statut de la femme. Dans ce contexte, le fondateur du mouvement formule en toute clarté l'ambition politique de l'eugénique : façonner la composition génétique d'une société donnée conformément à un certain idéal, par un contrôle des comportements reproductifs.

L'eugénique telle que l'a promue Galton mérite d'être caractérisée comme une *idéologie*. À la différence de « l'idée », l'item transculturel et transhistorique évoqué plus haut, une idéologie ne se conçoit qu'en référence à un contexte historique précis, avec ses repères culturels propres. En outre, la notion d'idéologie implique que le système symbolique ainsi qualifié porte reflet de conflits profonds dans la société, conflits générateurs de peurs ou d'aspirations dont l'idéologie propose une solution idéalisée. L'eugénique telle que Galton l'a baptisée et popularisée répond à ces critères. D'une part elle est le reflet de débats scientifiques de la plus haute importance dans la seconde moitié du XIXe s. : débats sur la théorie de l'hérédité et sur la théorie de l'évolution par sélection naturelle. L'eugénique galtonienne est ouvertement formulée dans un langage héréditariste. Galton est le premier à avoir formulé avec clarté la notion « dure » de l'hérédité, qui consiste à dire qu'un individu ne transmet pas des caractères qu'il a acquis au cours de son développement, mais les caractères qu'il avait au moment même de sa conception. Il estimait aussi que cette notion d'hérédité s'appliquait virtuellement à tous les caractères des êtres humains, en particulier aux attributs mentaux et moraux. Cette conception a conduit Galton, et ceux qui l'ont accompagné, à soutenir que la solution de nombreux problèmes sociaux de l'époque (délinquance, maladies mentales, « décadence » des sociétés européennes) ne pouvait reposer sur des politiques agissant sur le seul environnement des populations (hygiène, médecine, éducation). Il fallait « prendre le problème à la racine », en mettant en place un programme de sélection artificielle de l'homme par l'homme.

Ce terme de « sélection » indique la seconde source scientifique dans laquelle l'eugénisme a cherché une caution scientifique. Galton, avec d'autres intellectuels de son temps, était fasciné par la théorie de la sélection naturelle, mais il pensait que cet agent majeur de l'évolution des espèces n'était pas à même de sauvegarder ni d'améliorer les qualités des sociétés européennes modernes. Les guerres de masse (qui sacrifient les jeunes gens les plus vigoureux et altruistes), la médecine moderne (qui permettait, disait-on, de laisser venir à l'âge de reproduction des individus qui autrement eussent péri), la structure propre des sociétés européennes modernes (dont les élites limitent délibérément le nombre de leurs enfants pour mieux garantir leur succès dans l'arène sociale), constituent autant de processus qui contrecarrent l'action bienfaisante de la sélection naturelle dans les sociétés européennes modernes. D'où l'idée de s'opposer à une telle détérioration par une sélection artificielle de l'homme par l'homme, autrement dit un encadrement politique de la reproduction.

L'eugénisme a ainsi trouvé son langage dans celui de théories scientifiques de grande audience. Au demeurant, cela ne veut pas dire que la théorie de l'hérédité ou la théorie de l'évolution par sélection naturelle conduisaient inéluctablement à l'eugénisme. L'eugénisme a trouvé là un *langage* dans lequel se construire. Il fallait cependant davantage que ce contexte scientifique pour que l'eugénisme devienne une idéologie populaire de large extension. Ce qui a fait de l'eugénisme l'une des idéologies les plus spectaculaires des temps modernes, c'est l'association d'un langage à fortes connotations scientifiques avec des peurs et des aspirations sociales caractéristiques de la fin du XIXe s. La nature des peurs a varié selon les sociétés. Tantôt elles résultaient de conflits de classes, tantôt de conflits de races, souvent des deux à la fois. En Angleterre, l'eugénisme s'est principalement nourri des antagonismes de classes, dans un contexte d'urbanisation et d'industrialisation. Aux États-Unis, l'immigration d'Europe centrale et méridionale à la fin du XIXe s. et la question noire ont conféré une tonalité raciale accusée à l'eugénisme dans ce pays. En Allemagne, l'aryanisme et la question juive ont fini par donner, à partir des années 1910, un tour de plus en plus racial au mouvement eugéniste.

Simultanément, l'eugénisme a interféré, parfois convergé avec les mouvements de libération de la femme. Les féministes de la fin du XIXe s. faisaient valoir le droit des femmes à « l'amour libre », à se marier avec qui elles voulaient, et à exercer un métier. Bon nombre d'eugénistes, d'orientation plutôt socialiste, ont plaidé dans le même sens, en arguant que le mariage était trop souvent déterminé par des contraintes sociales indifférentes ou contraires aux qualités biologiques. Il ne faut sans doute pas exagérer la convergence du féminisme et de l'eugénisme. Beaucoup d'eugénistes ont été en fait opposés à la cause féministe, soit parce qu'ils la jugeaient immorale, soit parce qu'ils redoutaient que des femmes libérées ne veuillent plus faire d'enfants. Mais cette connexion ne doit pas être sous-estimée et montre la complexité de l'histoire de l'eugénisme. Comme le dit très justement Daniel Kevles, qui a produit l'étude la mieux documentée sur cette question, l'eugénisme « a aussi été un lieu de débat sur la question de savoir comment des hommes, et surtout des femmes, de l'époque moderne, pouvaient faire face à des changements de normes dans des domaines tels que la sexualité et la reproduction ». Outre son intérêt proprement historique, cette remarque est importante pour l'évaluation des formes actuelles prises par la question eugéniste.

À partir des années 1910, l'eugénisme ne peut plus être seulement qualifié comme une idéologie ; il prend la forme de pratiques légalement encadrées. Ces formes juridico-politiques ont été extrêmement variées. En Angleterre, peut-être le pays où l'idéologie s'est d'abord développée avec le plus de vigueur, aucune loi eugéniste n'a été promulguée (Kevles, 1995). En France, où les conceptions eugénistes étaient plus faiblement représentées, la loi sur l'examen prénuptial, promulguée sous le régime de Vichy en 1942, fut la seule, et ressemblait plutôt à une mesure d'hygiène générale et non discriminatoire (Carol, 1995). Aux États-Unis, environ 50 000 individus furent stérilisés entre 1907 et 1949 sous couverture légale, et dans un grand nombre de cas pour des motifs explicitement eugéniques (Kevles, 1995). En Allemagne, on estime qu'environ 400 000 individus furent stérilisés entre 1933 et 1937 au nom des lois eugénistes de 1933 et 1935. En 1939-1941, l'opération *Euthanasie* aboutit au meurtre d'au moins 70 000 malades mentaux. L'extermination massive des Juifs et des Tziganes fut enfin menée au nom de la politique d'hygiène raciale. Dans les pays scandinaves enfin, des lois de stérilisation des criminels et des malades mentaux furent votées dans les années 1930, et appliquées avec une sévérité croissante, en particulier après la guerre : entre 1945 et 1949, le rythme des stérilisations a été de quarante fois supérieur à ce qu'il avait été aux USA avant la guerre (Paul, 1995).

Dans un livre récent et profond, Diane Paul a bien tiré la conclusion de ces faits : l'idéologie eugéniste n'a pas conduit partout à des lois eugénistes. Le cas de l'Angleterre est de ce point de vue exemplaire : patrie intellectuelle de l'eugénisme, ce pays est sans doute l'un des rares à n'avoir pas promulgué de lois eugénistes. Diane Paul explique ce fait troublant en rappelant que l'eugénisme anglais a dû son caractère populaire aux conflits de classe. Or, dans l'Angleterre du début du XXe s., la classe ouvrière commençait à être puissamment organisée d'un point de vue syndical et politique. On imagine mal, dans un tel contexte, un programme politique visant à enfermer et stériliser des catégories de populations principalement qualifiées en termes de classes (sous-prolétariat, prolétariat, etc.). Inversement, aux USA, les programmes de stérilisation ont d'autant mieux été acceptés qu'ils visaient prioritairement des populations immigrantes ou noires peu ou pas organisées, et donc fragilisées.

Par ailleurs, note aussi Diane Paul, lorsque des lois eugénistes ont existé, elles n'ont pas pour autant mené aux mêmes extrêmes ni servi les mêmes buts. La comparaison entre l'Allemagne et les pays scandinaves est ici éclairante. Si les pays scandinaves ont adopté et appliqué des lois eugéniques, explicitement imitées des lois promulguées par le régime nazi en 1933, cela ne les a pas conduits à tuer leurs malades, ni à massacrer des individus sur la base de leur appartenance raciale. En outre les lois de stérilisation scandinaves n'étaient pas justifiées par le seul souci de la descendance. Elles recommandaient aussi la stérilisation dans des cas où il n'y avait pas de risque de transmission héréditaire, mais où l'individu apparaissait comme incapable d'entretenir décemment sa famille. Cela ne justifie certainement pas ces pratiques, mais attire notre attention sur l'importance du contexte politique dans l'évaluation des pratiques eugénistes.

La quatrième strate de l'histoire générale de l'eugénisme correspond à la période postérieure à 1945. Après la Seconde Guerre mondiale, l'usage des mots « eugénique » et « eugénisme » régresse. Le phénomène n'est pas immédiat. Mais en une quinzaine d'années environ, l'association *de facto* entre l'eugénisme et le nazisme aboutit à discréditer toute référence explicite à l'eugénisme dans la littérature scientifique médicale. La question reviendra toutefois sous des formes inédites, étroitement associées à des connaissances et des techniques nouvelles. Une quatrième dimension historique de l'eugénisme doit alors être qualifiée dans son contexte propre. Ce qui change d'abord fondamentalement, c'est le contexte scientifique. L'eugénisme de la fin du XIXe s. et de la première moitié du XXe s. entretenait une relation étroite avec la question de l'évolution humaine. Elle s'appuyait aussi sur une science de l'hérédité plus fantasmée que réelle. Jusqu'à la fin des années 1930, les connaissances sur l'hérédité humaine, en particulier sur l'hérédité des maladies, sont demeurées extrêmement limitées.

Le développement de la génétique médicale (expression qui apparaît en Angleterre en 1942) a eu des impacts majeurs sur la question eugéniste. D'abord, à la suite des travaux de Lionel Penrose, et à mesure que s'accroissait la liste des pathologies génétiquement déterminées, il est apparu que le caractère génétique de ces maladies ne les rendait ni toujours ni nécessairement fatales. Les cas de la phénylcétonurie et de la mucoviscidose sont devenus paradigmatiques à cet égard. Un aménagement de la diète alimentaire (dans le cas de la phénylcétonurie), ou des procédés kinésithérapiques (dans le cas de la mucoviscidose) entravent efficacement le développement de ces maladies jadis fatales chez les enfants. Simultanément, la naïveté des réponses de l'eugénique traditionnelle aux questions soulevées par les maladies héréditaires est mieux apparue. Dès les années 1940, il était évident que tout individu humain était « porteur sain », à l'état hétérozygote, d'un nombre respectable de gènes délétères. L'élimination de ces gènes par le contrôle de la reproduction humaine en est devenue illusoire, au moins à une échelle historique significative. Paradoxalement donc, à mesure que le nombre des maladies génétiques identifiées croissait de manière exponentielle (plusieurs milliers aujourd'hui), la génétique médicale a relativisé les peurs eugéniques. D'une problématique centrée sur l'évolution humaine et la santé des populations futures, on est passé à une problématique centrée sur les moyens offerts par la génétique au diagnostic médical, et sur la santé des individus présents.

Le deuxième effet est lié au développement d'une pratique médicale inédite, le conseil génétique. La déontologie de cette pratique, à peu près stabilisée dans les années 1960, a vraisemblablement eu un effet profond sur la représentation collective de la reproduction. Dans sa version anglo-américaine devenue dominante, le conseil génétique repose sur le principe de la neutralité du conseiller. Le conseiller respecte les opinions des parents, et s'abstient de tout jugement ou recommandation, il ne doit qu'informer. L'incidence sur la question eugéniste est importante. Le principe de neutralité signifie en effet que le conseiller est au service des patients, non de la société. Il présuppose l'idée que la reproduction est une affaire privée, dans laquelle ni l'État ni les institutions ne doivent s'immiscer (Reed, 1974). Bien que le conseil génétique n'ait touché jusqu'à une époque très récente qu'une fraction limitée des populations, sa devise déontologique s'est largement diffusée dans la société, sous la forme du principe d'autonomie reproductive. Selon ce principe, les individus ont le droit imprescriptible d'apprécier par eux-mêmes les conditions dans lesquelles ils pensent pouvoir assumer la responsabilité d'avoir des enfants. En vertu de ce principe, l'on ne saurait reprocher aux parents ni de prendre le risque d'avoir des enfants handicapés, ni les blâmer de vouloir s'en prémunir. Le mouvement féministe contemporain a joué un rôle important dans la promotion de ce principe.

Le troisième effet de la génétique médicale est d'avoir confiné la résurgence contemporaine de la question eugéniste au champ social des pratiques biomédicales. Le « retour de l'eugénisme », pour reprendre une expression à succès (Duster, 1992), a résulté de la convergence de deux séries d'événements indépendants dans les années 1970. L'un est de nature technique : amniocentèse et développement des procédés de diagnostic prénatal. L'autre est de nature politique et culturel : la dépénalisation de l'avortement dans de nombreux pays (Grande-Bretagne, 1967 ; USA, 1973 ; France, 1975), cette dépénalisation s'accompagnant systématiquement de clauses relatives à l'interruption de grossesse pour raison thérapeutique. L'effet conjugué de ces deux séries d'événements a été que des parents se sont trouvés en position de librement décider de garder ou non un fœtus présentant telle ou telle maladie chromosomique ou génétique. Plus récemment, les techniques (actuelles) de la fécondation *in vitro* et du diagnostic préimplantatoire et les perspectives (plus problématiques) de thérapie génique germinale ont amplifié les débats. On parle à cet égard d'un « nouvel eugénisme », d'un eugénisme « individuel » ou « familial », ou encore d'un eugénisme domestique (*home eugenics*).

Or ces deux séries mènent droit à l'hôpital : l'avortement « thérapeutique », comme son nom l'indique, est un acte hospitalier ; les tests génétiques, la fécondation *in vitro,* la sélection des embryons sont des produits ou des actes biomédicaux. La remarque est triviale, mais elle prend tout son sens si l'on compare avec l'eugénisme d'avant-guerre. L'appareil médical n'en était pas exclu, loin de là : il suffit de songer au rôle qu'ont joué les médecins dans l'Allemagne nazie pour s'en convaincre (Proctor, 1988). Mais dans cette eugénique d'État, l'appareil médical intervient comme expert et exécutant d'une entreprise coercitive dont le but est de modifier la descendance d'une population. Dans ce que l'on appelle désormais « le nouvel eugénisme », l'hôpital joue un autre rôle. Des individus viennent, qui se soucient de leur propre capacité à faire face aux enfants qu'ils auront et à les élever dignement. L'appareil médical offre des tests, des informations, des traitements possibles ou l'avortement. Ce n'est pas ici l'appareil médical – mandaté par l'autorité politique – qui prend le contrôle de la société ; c'est au contraire la société des hommes qui va vers l'hôpital, et vient chercher réponse à des souffrances réelles ou anticipées.

Évaluation

Cent vingt ans après l'apparition du terme d'eugénisme (1883), la variété des idées et des pratiques auxquelles ce terme a été appliqué rend impossible de tracer une ligne franche de démarcation entre ce qui est « eugénique » et ce qui ne l'est pas. Comme l'a bien montré Diane Paul (1992), trois dichotomies majeures interviennent dans la structuration du discours contemporain sur l'eugénisme : la dichotomie de l'individuel et du social, la distinction des intentions et des effets, enfin l'alternative entre coercition et volontariat.

La dichotomie de l'individuel et du social touche à la justification des pratiques. Le caractère commun à toutes les doctrines et pratiques de l'ancien eugénisme est l'idée selon laquelle les choix reproductifs des êtres humains étaient trop importants pour être laissés à l'initiative des individus, et engageaient l'intérêt social, que l'on se représente comme l'intérêt de la race, de la nation, ou des populations humaines en général. La justification principale de l'eugénisme est alors que les générations présentes sont comptables devant les générations futures de « l'héritage génétique » qu'elles leur laisseront. Dans le détail, cette justification peut prendre l'allure d'une vision raciste de l'humanité, ou conforter un préjugé de classe, ou encore (plus sympathiquement) partir du souci de réduire la fréquence d'affections héréditaires graves. Elle peut aussi être associée à une vision libérale (Galton) ou autoritaire (programmes de stérilisation) des moyens appropriés à l'objectif d'amélioration génétique des populations humaines. Mais dans tous les cas, il s'agit de l'idée que les décisions reproductives des individus ne sauraient être détachées de l'intérêt social, et relèvent donc de la sphère politique. Or ce critère ne s'applique guère au « nouvel eugénisme ». Dans le conseil génétique moderne, ce n'est pas fondamentalement l'avenir des populations qui est en jeu, mais le bien-être immédiat des individus (ou des familles). La justification des pratiques est alors dans un principe de non-ingérence de la société dans les décisions reproductives des individus.

La distinction entre intentions et effets recoupe la distinction précédente, mais ne se confond pas avec elle. Admettons qu'une pratique eugénique soit une entreprise de sélection humaine aboutissant à modifier délibérément la composition génétique d'une population. Alors des pratiques contemporaines telles que le diagnostic prénatal et l'interruption volontaire de grossesse sont eugéniques du point de vue des effets, car elles ont un effet sur la composition du pool génétique des populations. Mais elles ne sont pas « eugéniques » du point de vue des intentions. Les femmes qui choisissent aujourd'hui l'interruption volontaire de grossesse, ou acceptent le diagnostic préimplantatoire et la sélection de leur embryon *in vitro,* ne le font pas pour améliorer le patrimoine génétique de l'espèce humaine. Si l'eugénisme fait ici retour, c'est comme une conséquence non intentionnelle des choix individuels des parents. En outre, les généticiens sont maintenant bien conscients que les termes d'« eugénique » et « dysgénique » sont eux-mêmes ambigus. Certaines pratiques communes de prévention des maladies génétiques ont en effet un aspect dysgénique du point de vue de l'avenir à long terme des populations. Par exemple, dans l'état actuel des tests, lorsque des parents hétérozygotes pour un gène délétère ne recourent pas à l'interruption volontaire de grossesse en cas de test génétique positif, ils engendrent un enfant qui, dans deux cas sur trois (au lieu d'un sur deux) sera hétérozygote pour le gène en question. Ils concourent donc à accroître la fréquence du gène délétère dans la population. Un comportement « eugénique » orthodoxe, au sens de l'ancien eugénisme consisterait à s'abstenir de toute nouvelle naissance. Une part importante des pratiques du « nouvel eugénisme » relèvent de la même appréciation (Fraser, 1972). Cela veut simplement dire que nos sociétés modernes estiment ce risque assez relatif et, somme toute, parfaitement acceptable au regard des avantages qu'il a pour les générations présentes.

L'alternative entre eugénique coercitive et eugénique volontaire concerne, enfin, les moyens. L'une des objections éthiques les plus fréquentes adressée à l'eugénisme est l'utilisation de moyens coercitifs. En toute rigueur, cette objection ne s'adresse pas la totalité des premiers eugénistes. Galton, par exemple, a au départ fondé son utopie d'une « race d'hommes supérieurs » sur la base du volontariat. Ce fut aussi le cas, plus récemment, du rocambolesque programme de « banque de sperme des prix Nobel ». Dans la plupart des cas, les projets d'eugénique « positive » (*i.e.* programme d'amélioration des populations par sélection des types jugés les plus désirables) ont reposé sur le volontariat. Les programmes d'eugénique « négative » (*i.e.* programmes de limitation de la reproduction des types jugés « indésirables ») ont en revanche souvent justifié le recours à la contrainte publique. Mais cela ne vaut évidemment pas pour le « nouvel eugénisme ». Celui-ci, pour l'heure au moins, relève entièrement de ce qu'on appelait autrefois « l'eugénique négative » (prévention de naissances indésirables). Mais il s'appuie d'un point de vue éthique sur le principe de libre décision des individus. Le critère de coercition n'est donc aucunement pertinent pour tracer une démarcation entre ce qui est « eugénique » et ce qui ne l'est pas. On doit aussi remarquer qu'il existe, à côté des formes légales de coercition, des formes économiques de la contrainte. L'eugénisme contemporain, souvent qualifié d'eugénisme « libéral », n'est pas indemne de toute critique à cet égard. En fonction du système de sécurité sociale existant, de son absence, ou des pressions qu'il est éventuellement en mesure d'exercer sur les choix des individus, la notion de libre choix des individus en matière de reproduction connaît de sérieuses limites.

Il n'y a donc pas accord sur la signification même du mot « eugénisme ». Ce que l'on peut dire aujourd'hui, c'est qu'au regard de l'ampleur des connaissances et des moyens que la génétique médicale offre aux sociétés contemporaines, il se pourrait bien que nous n'ayons plus aujourd'hui le choix d'être hors de *toute* problématique eugénique. Ce n'est pas que nos sociétés soient contraintes à telle ou telle forme particulière d'eugénisme. Il s'agit plutôt de comprendre que, nos connaissances étant ce qu'elles sont, les choix reproductifs des sociétés contemporaines sont inéluctablement affectés par les connaissances dont elles disposent en matière de génétique humaine. L'attitude même qui consisterait à dire qu'aucune connaissance génétique ne doit intervenir dans la régulation collective ou individuelle de la reproduction humaine n'échappe pas à cette remarque. Comme le souligne avec perspicacité le philosophe Philip Kitcher, cette attitude reviendrait en effet à dire que la meilleure société souhaitable d'un point de vue reproductif est celle qui émergerait de décisions indifférentes à l'état génétique des populations, présentes ou futures. On pourrait recommander, par exemple, que nul n'ait accès à une information quelconque tirée de la génétique humaine en vue de faire des choix reproductifs. Sans insister sur le caractère éminemment coercitif d'une telle mesure, on peut émettre des doutes sur un idéal social qui s'appuierait aussi ostensiblement sur l'ignorance. Qui le souhaiterait ? Les sociétés modernes ont perdu leur innocence génétique. L'état de nos connaissances et de nos techniques ne nous laisse plus la liberté de faire *comme si nous ne savions pas.* Quel que soit le choix, il se présente dans un contexte où la connaissance génétique est un élément inéluctable des décisions individuelles et collectives.

► CAROL A., *Histoire de l'eugénisme en France. Les médecins et la procréation - XIX*ᵉ*-XX*ᵉ *siècles,* Paris, Le Seuil, 1995. – DARWIN C., *On the Origin of Species by Means of Natural Selection, or the Preservation of favoured Races in the Struggle for Life,* Londres, Murray, 1859. – DUSTER T., *Retour à l'eugénisme,* Paris, Kimé, 1992. – GALTON F., « Hereditary Talent and Character », *MacMillan Magazine,* 1865 ; *Inquiries into Human Faculty and its Development,* Londres, J. M. Dent & Sons, 1883 ; « Eugenics, its definition, scopes and limits », *in Sociological Papers,* Macmillan, 1905. – GAYON J., « Eugénisme », *in*

J. Feingold, M. Fellous, M. Solignac (éds), *Principes de génétique humaine*, Paris, Hermann, 1998, p. 459-483. – KEVLES D. J., *Au nom de l'eugénisme. Génétique et politique dans le monde anglo-saxon*, Paris, PUF, 1995. – KITCHER, « Utopian Eugenics and Social Inequality », *in* P. Sloan & E. Manier (eds), *Controlling Our Destinies : Historical, Philosophical and Ethical Perspectives on the Human Genome Project*, Notre Dame (IN), Notre Dame Univ. Press, 2000. – LÉONARD J., « Eugénisme et darwinisme. Espoirs et perplexités des médecins français du XIXe siècle et du début du XXe siècle », *in* Y. Conry (dir.), *De Darwin au darwinisme. Science et idéologie*, Paris, Vrin, 1983, p. 187-207. – PAUL D., *Controlling Human Heredity. 1865 to the Present*, New Jersey, Humanities Press, 1995. – PLATON, *Œuvres complètes*, trad. L. Robin, Paris, Gallimard « La Pléiade », 1963. – PROCTOR R. N., *Racial Hygiene. Medicine under the Nazis*, Cambridge (MA), Harvard Univ. Press, 1988.

Jean GAYON

→ Avortement ; Diagnostic prénatal ; Génétique médicale ; Huntington (Maladie de) ; Nazisme ; Réadaptation ; Stérilisation.

EUTHANASIE

Dans sa définition la plus courante, l'euthanasie consiste à abréger un processus de mort pour éviter des souffrances chez un malade incurable. Elle est ainsi couramment qualifiée de mort douce. Pourquoi l'euthanasie a-t-elle fini par se présenter comme la solution de tous les problèmes de fin de la vie dans nos sociétés modernes où tout processus de mort est fortement médicalisé ? Plusieurs facteurs, de nature différente, ont joué pour former cette opinion : progrès médicaux permettant de prolonger la vie jusqu'à des points limites contestables, occultation sociale de la mort se répercutant sur les soignants qui ne se sentent pas la force de l'assumer, refus de la grande maladie et du handicap, importance des valeurs individualistes. Ainsi l'euthanasie combine, d'un côté, des questions philosophiques anciennes sur l'homme confronté à sa mort et, de l'autre, des interrogations nouvelles sur la technique médicale dans ses implications éthiques. Elle soulève la question de la valeur de la vie dans un état fortement dégradé, du droit à la mort, de la légitimation de l'acte de tuer sous certaines conditions. Or, les techniques actuelles de réanimation, les états de dégénérescence apparemment liés au grand âge, les traitements lourds aux effets secondaires très pénibles, les grands prématurés qui révèlent en réanimation des lésions très graves sont des exemples qui, en quelque sorte, actualisent ces questions philosophiques anciennes.

Mais telle qu'elle est formulée, la vision d'une fin de vie qui trouverait sa légitimité dans l'euthanasie se heurte à des objections éthiques fortes et soulève aussi des difficultés médicales (à la fois scientifiques et éthiques) importantes. Est-on libre parce qu'on demande la mort sous la pression de la douleur et/ou de la solitude ? A-t-on vraiment aidé celui qui en est arrivé à cette extrémité dans la demande ? Est-on indigne parce qu'on est gravement malade, est-il indigne de se battre contre les désagréments de la maladie ? Fondamentalement, la demande de mourir du patient exonère-t-elle les autres du devoir de ne pas tuer : peut-on envisager d'autres issues à la détresse que l'euthanasie ?

Aperçu de l'historique du terme

Le thème de la mort volontaire est banal dans l'Antiquité. Parmi les nombreux motifs qui sont avancés pour le justifier, on trouve parfois celui d'excès de souffrances. Pour Platon, celui qui subit « les souffrances aiguës d'un mal accidentel à l'assaut duquel il ne peut échapper » peut se donner la mort (*Les Lois*, IX, 873 *c*). Aux yeux de Cicéron, reprenant la pensée des stoïciens, « pour l'homme en effet chez qui l'emporte le nombre des choses conformes à la nature, le devoir est de demeurer dans la vie ; mais pour l'homme chez qui ou l'emporte ou paraît l'emporter le nombre des choses contraires, le devoir est de quitter la vie » (*Des biens et des maux*, III, XVIII, 60). On se pose donc ouvertement la question des conditions auxquelles on peut provoquer la mort. Ainsi, l'idée de suicide occupe une place de choix et fait l'objet d'une certaine admiration. Socrate, Thémistocle, Isocrate, Démosthène, Pythagore, Empédocle, Démocrite, Diogène, Lucrèce, Caton, Brutus, Antoine, Cléopâtre, entre autres nombreuses et illustres figures, se donnent la mort. Les motifs en sont variés mais tous touchent à un aspect fondamental de la philosophie antique : au nom de valeurs morales éminentes (l'honneur, la patrie, la sagesse...), la passion de vivre, qui est la plus forte de toutes, est méprisable. Le médecin ne joue pas de rôle particulier (on se suicide soi-même par le fer, le poison, la chute...) et le moyen employé importe beaucoup moins que la fermeté de l'âme en des circonstances tragiques. Mais même si la question de la mort pour raison médicale apparaît çà ou là, elle n'est qu'une raison parmi d'autres et l'acte médical de la mort ne fait pas l'objet de commentaires. L'idée de se donner la mort en raison du grand âge ou de souffrances aiguës occupe cependant une place importante chez les stoïciens. Pour Sénèque, « cette vie, il ne faut pas chercher à la retenir, tu le sais : ce qui est bien, ce n'est pas de vivre mais de vivre bien. Voilà pourquoi le sage vivra autant qu'il le veut, non pas autant qu'il le peut. [...] Il tient pour chose indifférente de se donner la mort ou de la recevoir, de mourir plus tôt ou plus tard ; l'affaire est de bien ou mal mourir. Or, bien mourir, c'est se soustraire au danger de vivre mal » (*Lettres à Lucilius*, 70, 3). À partir de saint Augustin, qui fixe le canon chrétien sur le sujet, le suicide fera l'objet d'interdits s'accompagnant de traitements acharnés sur le cadavre et de châtiments cruels auprès de la famille. Ce n'est véritablement qu'au siècle des Lumières que la compréhension à l'égard du suicide s'exprimera de nouveau et gagnera du terrain jusqu'à la dépénalisation moderne. Néanmoins, si l'idée de mort volontaire est courante dans l'Antiquité, le terme d'euthanasie *(euthanasia)* l'est beaucoup moins. Étymologiquement, le terme est construit à partir d'*euthanatos,* qui désigne une mort heureuse, c'est-à-dire douce et paisible. Ce terme semble apparaître, d'après M. Maret, chez Posidippe pour qui l'homme souhaite au plus haut point une mort douce (fragment 19), et on le retrouve avec ce sens de mort lente et douce chez Cicéron (*Lettres,* XVI, 7, 3), Suétone (*Les Douze Césars,* Auguste, § XCIX), Philon d'Alexandrie (*De sacrifiis Abelis et Caini,* § 100), c'est-à-dire assez peu. C'est donc tardivement qu'apparaît le sens spécialisé actuel, lié à la prise en charge médicale du grand malade. Tous les auteurs font partir du philosophe Francis Bacon, au XVIIe s., cet infléchissement spécifique vers un sens médical attaché à la grande maladie. Bacon reproche aux médecins de son temps leur indifférence aux conditions réelles de la mort : « *De euthanasia exteriore.* [De l'euthanasie physique] Plus encore, j'estime que c'est la tâche du médecin, non seulement de faire retrouver la santé, mais encore d'atténuer la souffrance et les douleurs. Et ce, non seulement quand un tel traitement est propice à la guérison, mais aussi quand il peut aider à trépasser paisiblement et facilement. [...] Or les médecins, au rebours de cette idée, se font scrupule de rester auprès de leur patient après que la maladie a été jugée désespérée ; ils se l'interdisent de façon quasi religieuse. À mon sens, ils devraient au contraire à la fois perfectionner leur art et apporter du secours pour faciliter et adoucir l'agonie et les souffrances de la mort » (*Du progrès et de la promotion des savoirs,* II). Bacon a donc donné à ce terme un statut de concept d'éthique médicale. La spécialisation de ce terme résulte ainsi de la rencontre de deux courants culturels forts : l'humanisme classique qui traite ouvertement du thème de la mort volontaire et de la mort paisible, d'un côté, et l'intérêt porté aux questions scientifiques et médicales, en particulier dans un siècle de progrès décisifs (XVIIe s.), de l'autre côté.

À partir de Bacon, on emploie ce terme pour parler d'une agonie dont il faudrait adoucir les tourments et c'est avec les progrès scientifiques que l'euthanasie est finalement associée au geste médical de donner la mort : le *Dictionnaire de Trévoux* de 1771 en fait, « en parlant d'un moribond, [une] mort douce et sans souffrance, survenant naturellement ou grâce à l'emploi de substances calmantes ou stupéfiantes ». Même résonance en 1994 : « Mort douce et sans souffrance, survenant naturellement ou grâce à l'emploi de substances calmantes ou stupéfiantes » (Euthanasie, *Le Grand Robert de la langue française,* vol. 4) et dans les définitions données tout au long du siècle. L'emploi du terme s'est donc spécialisé au XXe s. dans le sens d'une mort apaisée en incluant action et intention médicales de donner la mort dans un contexte de fin de vie.

Euthanasie sur demande et autres formes de mort volontaire

L'euthanasie prend place aujourd'hui au sein de trois types d'action volontaire appelant la mort dans le champ médical. Ces trois formes correspondent à une sorte de gradation transgressive à l'égard de l'interdit de tuer. La première forme d'action volontaire est *le refus de soins* (de la part du patient) ou *la limitation de soins* (du point de vue médical). On nomme parfois cette limitation « euthanasie passive » car l'abstention d'un nouveau soin (ne pas installer un respirateur, ne pas administrer d'antibiotiques...) ou le retrait d'un soin en cours (débrancher le respirateur, interrompre l'antibiothérapie...) provoquent indirectement la mort. Mais comme laisser mourir n'est pas tuer directement, la notion « d'euthanasie passive » est légitimement de plus en plus contestée. La deuxième forme est *l'euthanasie* au sens strict, celui qui nous occupe dans cet article. Elle consiste à provoquer la mort par l'administration de substances létales, en précipitant le processus naturel de mort. C'est ce que l'on qualifie souvent « d'euthanasie active », selon une formule qui ressemble à un pléonasme. L'action est médicale, le soignant met en œuvre lui-même la technique appropriée, que ce soit ou non à la demande du patient. Enfin, la troisième forme de mort volontaire est *le suicide médicalement assisté ou aide médicale au suicide.* Elle consiste à fournir au patient les moyens nécessaires pour se donner la mort au moment où lui seul en décidera. Bien qu'elle soit proche de l'euthanasie par sa volonté de précipiter la mort, elle s'en distingue par l'agent, qui est le patient et non le soignant.

La réalité et la loi

Qu'est-ce que cette euthanasie active dans sa réalité ? Elle est très majoritairement faite à l'insu du patient, sans sa volonté. On peut en effet augmenter des doses de médicaments utilisés couramment à d'autres fins. C'est le cas de la morphine, antalgique de plus en plus utilisé, mais dont les doses administrées, démultipliées selon le poids du patient, sont mortelles. C'est le cas aussi des anxiolytiques, tels que les benzodiazépines qui peuvent accompagner un traitement antalgique et dont le surdosage entraîne la mort. Ces formes discrètes, mais non moins efficaces, prennent progressivement la place d'une ancienne recette, pas tout à fait disparue, celle du « cocktail lytique » dans lequel on associe un antalgique (Dolosal®), un neuroleptique (Largactil®) et un antihistaminique (Phénergan®), ce cocktail étant baptisé « DLP » dans le jargon médical. Les effets de ces trois substances se conjuguent, en calmant la douleur, en apaisant et en provoquant une dépression respiratoire. Le recours au chlorure de potassium, plus radical encore, agit en quelques minutes sur le muscle cardiaque (utilisé parfois dans les arrêts de vie des nouveau-nés ou pour des interruptions médicales de grossesse). Exception faite du cocktail lytique et du potassium, il suffit d'augmenter des doses de produits destinés à soulager pour précipiter la mort discrètement. Apprentis infirmiers et médecins en découvrent vite l'existence et le mode d'emploi, quand cela ne fait pas partie de rites d'initiation auprès des jeunes recrues. Il n'est pas rare, enfin, qu'on laisse le patient souffrir sans traiter ses douleurs pour « justifier » une euthanasie dans les heures qui suivent. Mais si ces pratiques sont connues sur le terrain, elles le sont moins du grand public qui ne les perçoit que d'une façon déformée, car on les présente comme étant faites à la demande du patient ou exclusivement par compassion.

Pourquoi ces pratiques ont-elles cours ? On ne doit pas minimiser la difficulté d'assumer des soins lourds et pénibles auprès de patients angoissés et qui nous renvoient notre peur, voire notre terreur de la mort. Car les progrès médicaux ont différé l'heure de la mort et l'ont ainsi raréfiée. Ils ont aussi arraché le mourant à son entourage pour le confier à des professionnels, dont les soins techniques et les connaissances scientifiques ne sauraient remplacer les anciens rituels qui entouraient le mourant désormais seul, et d'autant plus seul que les liens familiaux se sont fragilisés. Il paraît alors vain au soignant de poursuivre des soins pour une pathologie qui par ailleurs est incurable, surtout dans un contexte de compressions budgétaires. Mais toutes ces causes ne peuvent être tout à fait des raisons et ne gomment en rien l'aspect illégitime de cette manière de disposer de la vie d'autrui. Toute la question consiste alors à repenser les conditions physiques et morales du mourir et la formation du personnel soignant en ce sens, qui n'est pas plus apte que le reste de la société à affronter le mourir.

L'euthanasie qui occupe actuellement le devant de la scène relève néanmoins d'un argumentaire qui ne recouvre pas exactement la réalité que nous venons de décrire. Sur le plan législatif et sur un plan politique plus large (manifestes, projets et propositions de loi, avis de comités...), on accorde depuis une trentaine d'années une place aux différentes formes de mort volontaire (refus de soins, euthanasie et aide médicale au suicide). Les Pays-Bas ont adopté la politique la plus audacieuse en la matière ces vingt dernières années, par une jurisprudence souple qui a conduit à des lois retentissantes. La loi du 2 décembre 1993 fit grand bruit et passa pour une légalisation ou dépénalisation de l'euthanasie, mais elle ne modifiait en rien les articles du Code pénal sur l'homicide volontaire (art. 293 et 294) et elle restait une infraction. C'était plutôt une « dérogation légale à l'incrimination légale » consistant en un « aménagement technique » de la loi sur les Pompes Funèbres par l'ajout unique, à l'article 10, de la distinction entre la mort pour cause naturelle et la mort par euthanasie, avec obligation pour le médecin ayant pratiqué l'euthanasie de la signaler au médecin légiste, qui pouvait éventuellement décider de soumettre le cas lui paraissant suspect au Procureur de la reine. Ce premier pas décisif fut confirmé par la nouvelle loi adoptée par le Parlement le 10 avril 2001. L'euthanasie active et l'aide au suicide y sont tolérées à condition qu'elles soient accomplies par un médecin qui respecte les « critères de rigueur » établis à l'article 2 de cette nouvelle loi (ajout aux art. 293-294 du Code pénal). Ces critères de rigueur exigent notamment que le patient ait formulé sa demande « librement, de façon mûrement réfléchie et constante », que « ses souffrances » soient « sans perspective et insupportables », qu'il soit « parvenu à la conviction qu'il n'existait pas d'autre solution raisonnable dans la situation où [il] se trouvait », qu'un « autre médecin indépendant » ait été consulté. L'enfant mineur entre 12 et 16 ans peut aussi faire l'objet d'euthanasie à la demande. Cette nouvelle loi introduit ainsi une « excuse absolutoire pour le médecin » dans certaines conditions mais n'est pas non plus une dépénalisation (les articles nouveaux sont introduits dans le Code pénal) ni une légalisation (ce n'est pas une loi sur l'euthanasie) : c'est une dérogation à l'interdiction de tuer ou d'aide au suicide. Quelques tentatives du même genre ont été menées en Australie du Nord (1995-1997) et en Belgique (Sénat, 2002).

En France, l'euthanasie est assimilée à un assassinat s'il y a administration d'un traitement intentionnel pour tuer. « Le meurtre commis avec préméditation constitue un assassinat. Il est puni de la réclusion à perpétuité » (Code pénal, art. 221-3). Ou encore : le médecin « n'a pas le droit de provoquer délibérément la mort » (Code de déontologie médicale, art. 38). Si on limite des traitements et que cette limitation entraîne la mort (euthanasie passive), l'euthanasie est assimilée à la non-assistance à personne en péril (NCP, art. 223-6, al. 2). Mais depuis le projet de loi Caillavet-Mézard (Sénat, 1re Sess. ord., 1978-1979, n° 29), les tentatives d'introduire des exceptions à ces principes ne manquent pas (Sénat, projet du député PS Pierre Biarnès, avril 1997 ; et avis n° 63 du CCNE, janvier 2000, simplement consultatif).

Principes justificatifs de l'euthanasie

Quels sont les principes éthiques sous-jacents à ces mesures légales et revendications ? La légitimité de l'euthanasie repose aux yeux de ses partisans sur un groupe organisé de trois grandes valeurs dont le respect forme trois grands principes éthiques : le respect de *la qualité de la vie* qui donne son intérêt à l'existence ; le respect de *l'autonomie* du patient à décider si sa vie vaut encore la peine d'être vécue, au nom précisément de cette qualité ; le respect de *la dignité*, qui, faute du respect des deux précédents principes, serait perdue. Ainsi, l'une des cibles principales de l'euthanasie est l'acharnement thérapeutique qui désigne le fait d'utiliser systématiquement tous les moyens médicaux dont on peut disposer pour maintenir en vie une personne. Jusqu'où doit-on aller dans la poursuite des traitements qui maintiennent en vie ? La vie est-elle acceptable à n'importe quel prix ? Dans certains cas, les souffrances infligées au patient et/ou les soins inutiles (échec reconduit des thérapeutiques, état végétatif persistant...), dans un contexte de maladie incurable, de phase terminale ou d'état végétatif stationnaire paraissent excessifs. Certains auteurs n'hésitent pas à parler de « morts de la science » en regroupant dans le même rejet les « morts vivants » d'un côté (états de coma par mort du cortex seul ou de l'ensemble du cerveau, en ramenant donc au même niveau les deux états que nous avons distingués plus haut) et les « morts en sursis » de l'autre (« personnes conscientes [...] chez qui on s'applique à réparer, avec plus ou moins d'acharnement, les défaillances [...] tout en sachant l'échéance simplement retardée ») (J.-L. Baudouin et D. Blondeau, 1993, chap. 1). C'est dans ce contexte que l'euthanasie a fini par se définir comme la « mort douce », comme si elle était la seule façon de quitter la souffrance.

La qualité de la vie tend à se substituer aujourd'hui à l'idée du caractère sacré de la vie, c'est-à-dire à la durée de la vie. Elle a un sens existentiel, elle renvoie à ce que chacun est capable de supporter de son point de vue, par rapport à son seuil de tolérance. La déchéance, la dégradation, la dépravation sont des motifs constamment avancés pour faire sentir négativement ce que représente la qualité de vie. La qualité de la vie n'est pas seulement liée à la douleur et à l'inconfort mais aussi à une vision plus large de l'existence, d'après B. Baertschi (1995, III, 2) : « Une bonne santé et une espérance de vie importante ouvrent des perspectives, permettent des projets, qu'une santé déficiente ou la certitude d'une fin proche excluent. » L'aptitude à poursuivre sa vie selon ses aspirations propres peut être le contenu positif de la qualité de vie. Cette valeur est donc étroitement liée à celle d'autonomie. Mais ce concept philosophique auquel Kant a donné une place essentielle en éthique prend dans cette perspective une signification neuve, opposée en fait à la perspective des Lumières. La doctrine de H. T. Engelhardt sur l'autonomie s'applique très bien aux partisans de l'euthanasie et va à l'encontre de celle de Kant. D'après Engelhartd, il ne peut y avoir de morale ni de philosophie universelles et pleinement satisfaisantes, mais seulement des individus ou des communautés morales hermétiques *(moral strangers)* dont l'accord, une fois qu'on a évacué la force ou la conversion comme principes envisageables, ne peut reposer que sur le respect de la volonté personnelle du patient c'est-à-dire sur son autonomie. On est dans une conception de l'autonomie pluraliste, aux antipodes de l'autonomie universaliste de Kant. Pour ce dernier, le sujet n'est libre que si ses décisions sont recevables aux yeux de tout autre être de raison : or, le sujet moral ne peut pas vouloir sa propre disparition, se donner la mort serait admettre un crime. En outre, ses décisions ne peuvent pas être morales si elles sont fondées sur les motivations de la sensibilité.

Enfin, la dignité opère le même genre d'infléchissement que l'autonomie. En apparence, elle se relie à toute une tradition, celle qui associe l'autonomie et la dignité. Pour Kant en effet, l'autonomie rationnelle confère à l'être humain une éminence morale au nom de laquelle on ne peut pas le réduire au statut de moyen. L'être humain a donc une dignité qui est hors de tout prix, inestimable. Mais la dignité pour l'euthanasie s'enracine dans le couple qualité de vie-autonomie, c'est-à-dire dans la sensibilité consciente d'elle-même, capable de guider la volonté : l'autonomie dans une telle perspective est devenue très large, épouse les désirs de la personnalité, ne cherche de solutions que pour elle-même, sépare le corps (propriété) de la volonté (propriétaire), annule ainsi le problème de la responsabilité de celui qui me donnerait la mort et considère, en un mot, qu'avec la maladie grave ou des états de « dégradation » le sens de la vie s'évanouit. Tous ces points modifient profondément le sens du couplage de l'autonomie et de la dignité selon Kant.

La critique opérée par les soins palliatifs

Cette façon de considérer les choses laisse en suspens un certain nombre de graves questions. Fondamentalement, l'euthanasie nous laisse sur un dilemme moral : même pour de bonnes raisons, on demande à autrui de transgresser l'interdit de tuer. S'il est vrai que l'acharnement thérapeutique est inacceptable, l'euthanasie l'est-elle moralement tellement plus ? Face aux deux conduites que sont l'euthanasie et l'acharnement thérapeutique, pourtant opposées, la conscience éprouve un cas de conscience, un dilemme fort. Forcer à vivre parce que la vie est sacrée (acharnement thérapeutique) ou précipiter la mort parce que la qualité ne doit pas se dégrader davantage (euthanasie), c'est toujours créer un malaise. Dans les deux cas, on sacrifie un bien moral : la qualité de la vie dans l'acharnement thérapeutique ; le caractère infiniment précieux de la vie dans le cas de l'euthanasie. Les soins palliatifs ont cherché à résoudre ce problème en ouvrant une troisième voie, en conciliant la durée de la vie et la qualité de la vie pour sortir du dilemme.

On a reproché par ailleurs à la doctrine de l'euthanasie de confisquer des termes clés comme la douceur et la dignité. On peut mourir en douceur autrement que par l'euthanasie. Mourir en douceur, c'est bénéficier de soins antalgiques appropriés, qui peuvent aller jusqu'à la sédation dans les pires douleurs rebelles. L'euthanasie risque en outre d'empêcher la poursuite des progrès dans les traitements antalgiques et il est banal d'observer qu'on laisse encore mourir bien des patients dans de vraies souffrances, malgré les soins dont on dispose, pour enchaîner sur une euthanasie. On dispose donc de moyens de prise en charge, pour peu que l'on veuille bien s'en donner la peine sérieusement. La souffrance, celle du patient ou celle des soignants et de l'entourage, est-elle une fatalité, comme le laisse entendre le discours actuel ? En outre, la médecine actuelle a mis au point des critères au nom desquels on doit éviter les pratiques d'acharnement thérapeutique : les soins qui apportent plus de mal que de bien pour le patient dans un contexte de maladie incurable et/ou terminale doivent être abandonnés au profit de soins palliatifs, qui visent à soulager les inconforts. Il est en effet désormais courant d'interrompre ou de s'abstenir d'un traitement qui n'apporterait quasiment que du négatif. Ce point est très important pour comprendre que l'acharnement thérapeutique n'est en rien lui non plus une fatalité et doit céder la place, si nécessaire, à d'autres formes de soins moins agressives, qui permettent la poursuite de la vie. Il y a une autre démarche, face à l'acharnement, que l'euthanasie : une démarche faite de soulagement de la douleur par souci de la qualité de vie et faite du respect de la vie d'autrui dont on n'a pas le droit de disposer.

On considère alors que la dignité ne saurait avoir de contenu précis : ce n'est pas parce qu'il est dans tel ou tel état que le grand malade est indigne ou aurait franchi, avec tel symptôme, le seuil de l'indignité. Il demeure, malgré les aléas de la maladie, toujours digne et en particulier digne de soins. Il est même fort vraisemblable qu'il éprouve avec une acuité particulière dans ces moments-là l'attention qu'on lui porte et la patience qu'on lui témoigne comme les marques mêmes du respect.

Quant à l'autonomie, elle éveille plus d'un soupçon. Est-on libre si l'on cède à la douleur ou au désespoir ? Celui qui en vient à vouloir mourir n'aurait-il pu rencontrer plus de compréhension et de compassion, cela l'aurait-il aidé à trouver du goût encore à la vie ? En ce sens, l'exigence kantienne d'une autonomie qui ne doit pas se fonder sur l'état de la sensibilité, mais sur un état valable pour tout être humain, conserve toute sa valeur : le soignant ne doit-il pas s'efforcer de soulager les douleurs de son patient en toutes circonstances et lui montrer ainsi le prix inestimable, éminent, de sa vie ?

Problèmes en suspens

La réanimation pose de sérieuses questions. La définition de la mort repose aujourd'hui sur le constat de la destruction du cerveau. Mais s'agit-il d'une zone essentielle (hémisphères cérébraux) ou de la mort de tout le cerveau (tronc cérébral compris) ? Ce type de problèmes, associé aux doutes quant à la valeur diagnostique et prédictive des outils d'évaluation des comas, soulève la question grave de savoir si tel comateux en état végétatif constant a une existence digne d'être vécue. Le comateux en état végétatif contient bien des énigmes.

En néonatologie, la diminution de la mortalité néonatale et périnatale, ajoutée à l'augmentation des survivants normaux, atteste des progrès incontestables de cette spécialité. Mais les risques post-nataux sur les grands prématurés et les pathologies sévères de certains nouveau-nés à terme ouvrent la question d'un arrêt de vie fondé très largement sur l'appréciation de la gravité des lésions cérébrales et des handicaps à venir de l'enfant. Le paradoxe majeur est d'avoir à envisager un arrêt de vie sur des bébés qui seraient morts naturellement si la réanimation ne les avait pas sauvés. Cette responsabilité contradictoire (arracher à la mort et envoyer à la mort) se double du caractère problématique de la qualité de vie comme critère de choix, problème présent en réanimation en général. Comment la qualifier exactement : quels sont les handicaps inadmissibles ? Des lignes de conduite semblent se dégager, indiquant que la possibilité d'une vie à la fois autonome (même appareillée), relationnelle (être en communication avec autrui) et douée de capacités d'apprentissages, constituerait trois éléments essentiels de cette qualité de cette vie, au nom desquels la réanimation du nouveau-né doit être poursuivie.

Qu'en est-il des souffrances que l'on ne peut pas calmer et qui nécessitent une augmentation inévitable et risquée d'antalgiques ? S'agit-il d'euthanasie ? Les partisans de l'euthanasie se prévalent souvent de ce genre de situations limites pour rendre comme inévitable et excusable, tôt ou tard, l'euthanasie. Il faut ici être très précis et nuancé pour savoir ce que l'on dit. Ce geste antalgique qui peut entraîner la mort ne peut pas être considéré comme euthanasique à condition que l'on respecte les principes suivants : 1 / que le but recherché soit vraiment de soulager le patient (et non de tuer en se masquant derrière l'alibi de soulager, comme c'est trop souvent le cas) ; 2 / qu'il n'existe aucun autre moyen de soulager le patient en l'état actuel des connaissances scientifiques ; 3 / que la mort soit un effet secondaire, indirect, fortement prévisible (pas toujours certain, d'ailleurs) et non recherché comme tel, quoique malheureusement attaché au geste de soulager ; 4 / que l'effet positif l'emporte sur l'effet négatif. Ainsi se conçoit la doctrine « du double effet » : l'effet premier est de calmer la douleur avec des doses qui peuvent être de plus en plus risquées ; l'effet secondaire, non désiré, sera peut-être d'entraîner la mort. Le critère de démarcation entre action morale et action immorale est ici l'intention, comme le posa saint Augustin en s'interrogeant sur les conditions d'un homicide légitime (*Somme théologique*, II *a*, II *ae*, 64, 7 ad resp. : le meurtre n'est excusable que s'il est hors de toute intention et n'est qu'accidentel). Derrière le même geste (administrer des doses létales d'antalgiques), il y a deux intentions possibles : celle de calmer, celle de tuer. C'est l'esprit dans lequel on agit, repérable aux conditions énoncées à l'instant, qui départage l'acte éthique de l'acte immoral, le soin médical du meurtre.

► ARIÈS P., *L'Homme devant la mort*, Paris, Le Seuil, Hachette Université, 1977. – BAERTSCHI B., *La Valeur de la vie humaine et l'intégrité de la personne*, Paris, PUF « Philosophie morale », 1995. – BACON F. (1605), *The Proficience and Advancement of Learning Divine and Humane*, trad. fr. M. Le Doeuff, Paris, Gallimard « Tel », 1991. – BAUDOUIN J.-L., BLONDEAU D., *Éthique de la mort et droit à la mort*, Paris, PUF « Les voies du droit », 1993. – DEHAN M., « L'éthique et sa pratique en néonatologie », *Philosophie, éthique et droit de la médecine*, Paris, PUF « Philosophie ». – ELIAS N. (1982), *Ueber die Einsamkeit der Sterbenden in unseren Tagen*, Suhrkamp, trad. fr. C. Nancy, *La Solitude des mourants*, Paris, Bourgois « Détroits », 1987. – ENGELHARDT H. T., *The Foundations of Bioethics*, New York / Oxford, Oxford Univ. Press, 2e éd., 1996. – JONAS H. (1985), *Techniken des Todesaufschubs und das Recht zu sterben*, Francfort-sur-le-Main, Insel Verlag, trad fr. P. Ivernel, *Le Droit de mourir*, Paris, « Rivages Poche », 1996. – KANT E. (1785), *Grundlegung zur Metaphysik der Sitten*, trad. fr. F. Alquié, *Métaphysique des mœurs*, Paris, Gallimard « La Pléiade », t. 3 ; (1788), *Kritik der praktischen Vernunft*, trad. fr. F. Alquié, *Critique de la raison pratique*, Gallimard « La Pléiade », t. 3. – MARET M., *L'Euthanasie. Alternatives sociales et enjeux pour l'éthique chrétienne*, Paris, St Augustin, 2000. – THOMAS L.-V., *Anthropologie de la mort*, Paris, Payot, 1975. – VOVELLE M., *La Mort et l'Occident de 1300 à nos jours*, Paris, NRF-Gallimard, 2e éd., 2000.

Paula LA MARNE

→ Acharnement thérapeutique ; Dignité de la personne ; Nazisme ; Soins palliatifs.

EVIDENCE-BASED MEDICINE

Evidence-Based Medicine ou EBM est traduit en français par *médecine factuelle ou médecine fondée sur les preuves*. Preuve est une traduction imparfaite qui ne rend pas compte des significations multiples de l'expression anglaise, à la fois énonciation *(statement)* lorsqu'elle est exprimée, preuve *(proof)* lorsqu'elle est apportée, témoignage *(testimony)* lorsqu'il est recueilli, et fait *(fact)* lorsqu'il n'est pas contesté. Par facilité, nous utiliserons le terme de médecine factuelle. Les justifications et les principes en ont été définis en 1992 par un groupe de médecins issus de l'université McMaster au Canada. La médecine factuelle est « l'utilisation consciencieuse et judicieuse des meilleures données actuelles de la recherche clinique dans la prise en charge personnalisée de chaque patient » (B. Trumbic). *Consciencieuse* suppose une démarche méthodique pour interpréter les données de la recherche clinique, ce qui nécessite de disposer d'outils objectifs d'évaluation. *Meilleures données actuelles* réclame de disposer d'une accessibilité facile à toutes les bases de données utiles. *Judicieuse* impose d'apprécier et d'interpréter le niveau des preuves disponibles et de les comparer à la situation de chaque patient pris individuellement.

Cette conception n'est pas neuve. Elle est depuis longtemps exprimée dans le Code de déontologie, qui impose au médecin de délivrer à son patient des soins conformes à l'état de la science. C'est la première dimension affichée dans les objectifs de la médecine factuelle. « Ce n'est qu'une manière de délivrer des soins aux patients, une aide à la décision médicale et un outil d'enseignement » (B. Grenier). Une profession de foi si discrète cache en fait une ambition considérable et une réelle dimension éthique. C'est parce qu'elle ne peut plus aujourd'hui assurer des soins conformes aux données actuelles de la science, et c'est pour posséder les moyens de respecter son éthique, que la médecine doit remettre en question son mode de pensée.

Origine et justifications

Dès son origine, la médecine a développé des règles d'évaluation. Le Code d'Hammourabi consacre plusieurs paragraphes aux critères qui justifiaient les sanctions publiques des médecins mésopotamiens en cas d'échec thérapeutique. Les médecins égyptiens et grecs réservaient leurs traitements aux affections curables, ce qui impliquait l'évaluation d'un pronostic. Sous les dynasties chinoises anciennes, il existait des règles d'évaluation des résultats obtenus. En médecine hippocratique, il faut « peser la valeur relative de chaque symptôme pour savoir qui guérira » et « le meilleur médecin est celui qui sait connaître par avance ». C'est seulement au XVIIe s. que l'analyse statistique quantitative est introduite en médecine par John Graunt et Christian Huyghens. Mais le vrai fondateur de la médecine factuelle est probablement Pierre-Charles-Alexandre Louis (1787-1872). Il démontra par la méthode statistique que les saignées étaient plus nuisibles qu'efficaces et plaida pour une évaluation systématique des procédures médicales. C'était une remise en question directe de la doctrine médicale qui conduisait à un constat très critique de ses insuffisances. C'est le même constat très alarmiste du fonctionnement médical contemporain qu'ont fait les promoteurs de la médecine factuelle pour justifier l'introduction d'une médecine fondée sur un haut niveau de preuves : il existe une disparité majeure entre le jugement clinique du médecin, qui s'améliore avec l'expérience, et le niveau de connaissances actualisées, qui se dégrade en proportion équivalente. Le médecin ne dispose pas en pratique du temps qu'il devrait consacrer à la recherche des preuves et à leur analyse. Enfin, les sources traditionnelles de l'information scientifique sont trop anciennes, souvent fausses, inadéquates et variables dans leurs contenus et leurs messages, donc incapables d'apporter les données objectives nécessaires à l'exercice médical moderne.

Les principes de la médecine factuelle visent ainsi à combler ces lacunes par l'organisation de stratégies scientifiques de recherche des preuves, la création de procédures de revues de la littérature médicale et de systèmes d'information à fonctionnement instantané, l'élaboration de méthodes particulières d'enseignement et d'acquisition de l'expérience clinique. C'est l'entrée dans un nouveau mode de pensée rationnel, la disparition d'un certain romantisme médical, le passage de l'art subjectif au jugement mathématique. C'est une méthodologie qui gouverne une éthique, toutes deux indissociables des caractéristiques du monde moderne, intégrées dans les réseaux informatiques et liées aux sciences exactes.

« Il est historiquement important de saisir le moment à partir duquel on s'est mis à penser mathématiquement dans une discipline » (G. Canguilhem). C'est vrai de la médecine qui a longtemps prospéré dans le désordre. Avec cette nouvelle dimension, elle cherche la voie d'une appréhension mathématique de ses techniques et de ses résultats. Poussée par ses propres interrogations et l'évidence publique de ses excès, noyée dans la masse de ses informations, forcée à la réforme par la certitude de ses insuffisances, entraînée dans le charivari du village planétaire, elle se retrouve acculée par des normes nouvelles à la recherche des preuves de son efficacité.

Recherche des preuves : principes et conséquences

« La médecine fondée sur un haut niveau de preuves n'admet pas d'autre finalité que de mieux soigner les malades. [...] Ce mieux admet un prix à payer : celui des essais cliniques multicentriques randomisés, incluant un nombre élevé de patients représentatifs, suivis pendant assez longtemps pour être évalués selon des critères de morbidité et de mortalité probants » (B. Trumbic). Ce principe remet en question la totalité des acquis, car il élimine de l'analyse toutes les études passées, inadéquates parce que réalisées avec des méthodes inappropriées. L'étude randomisée devient ainsi détentrice de la preuve absolue. Elle accepte la dimension de l'incertitude statistique, mais elle réfute dans son essence même la présomption improuvable. Le niveau de preuves doit être quantifié, ce qui suppose des calculs de puissance *a priori*, l'expression des résultats en risques relatifs et intervalles de confiance et place en tête des démonstrations irréfutables le double aveugle et la randomisation contre placebo. Rapports de cas, avis d'experts, études non contrôlées, travaux descriptifs, tous suspects de biais méthodologiques rédhibitoires, sont éliminés de l'examen. Les données signifiantes se réduisent alors comme peau de chagrin et génèrent un sentiment de vide scientifique étonnant. À peine 10 % des études publiées dans toute la littérature médicale satisfont les critères de la médecine factuelle. C'est un effrayant bilan des insuffisances de l'évaluation médicale. C'est un tri, une nouvelle dialectique qui balaie d'un revers de main les données admises en considérant qu'il n'existe aucune preuve de leur véracité.

Les avantages sont évidents, puisqu'une telle méthodologie passe au crible et rejette l'ensemble des travaux qu'elle décrète inutiles. Les conséquences sont importantes ; c'est une table rase ainsi faite du passé, avec pour corollaire la tentative d'acquisition d'une expérience instantanée, débarrassée de l'obligation d'une lente décantation. Il n'est plus d'expérience que la capacité de comprendre et d'appliquer les formules du jugement statistique. La mémoire profonde qui amalgame progressivement les acquisitions subjectives et permet, sans souci de logique, la démarche déductive peut laisser place au court-circuit d'une comparaison mathématique immédiate. Le danger ne réside pas seulement dans la création d'un contre-pouvoir capable de bousculer les hiérarchies. C'est faire croire aux générations nouvelles que la médecine scientifique a commencé avec elles, avec pour conséquences le refus d'assimiler l'expérience passée et l'oubli de la part d'intuition, de tâtonnements, de subjectivité, et parfois de folie inventive, caractéristiques de l'exercice médical.

Les domaines d'application de la médecine factuelle sont limités et le risque existe aussi de faire considérer ceux qui lui sont étrangers comme dangereusement inutiles. Comment apporter les preuves de l'efficacité des pratiques trop simples ou trop complexes, des soins infirmiers ou de physiothérapie, du traitement des maladies orphelines et des procédures de l'urgence vitale ou de la fin de vie. C'est le potentiel réducteur d'une médecine mathématique, privilégiant le diagnostic biologique et le système expert à l'intuition, l'analyse statistique à la démarche compassionnelle. « La machine ne peut guère se substituer à la perception subliminale, inconsciente, du patient par le médecin. [...] Il faudrait quantifier l'inquantifiable... » (J. Emmanuelli).

Dérives et limites méthodologiques

L'adoption des méthodes statistiques a représenté un apport considérable à la recherche clinique. Mais il faut s'interroger sur les dérives possibles. La recherche des preuves par la réalisation d'études contrôlées suppose d'admettre deux postulats : en amont, celui de moralité qui justifie l'étude par un besoin scientifique ; en aval, celui d'identité qui conditionne l'application individuelle des résultats.

En amont, ce sont des dérives économiques, dont les promoteurs industriels connaissent bien l'importance. À de rares exceptions près, ce ne sont pas les techniques diagnostiques anciennes ou les médicaments tombés dans le domaine public qui font l'objet des études contrôlées. À l'échelon de l'investigateur, l'inflation des primes offertes pour chaque observation colligée est le témoin d'autres dérives financières. Plus inapparentes sont les dérives liées aux pressions contradictoires subies par l'investigateur, d'un côté le respect éthique des critères de l'étude et, de l'autre, la nécessité (le besoin ?) d'inclure un nombre suffisant de patients, ce qui conduit à accepter approximations et déviations du protocole. C'est aussi, après l'analyse des résultats, le risque de favoriser l'exposé des succès en passant les échecs sous silence. C'est une réalité, même dans les revues les plus prestigieuses qui préfèrent proposer à leur lectorat des résultats séduisants plutôt que des travaux désagréablement négatifs.

En aval, la fiabilité de la méthode repose sur un postulat d'identité entre les patients inclus et ceux qui feront l'objet de l'application ultérieure des résultats. La question est de savoir si les patients étudiés sont représentatifs de ceux qui seront ultérieurement soignés, ou plutôt pour le médecin de savoir si son patient est représentatif de la cohorte présentée puisqu'il n'a pas le choix de modifier cette dernière. C'est la justification des études internationales, réunissant un nombre impressionnant de patients recrutés dans tous les pays du monde, dans l'idée que chaque individu étant identique à la moyenne algébrique des caractéristiques humaines, c'est cette moyenne qui représentera le patient futur. Le nombre et le lissage des différences assurent l'applicabilité universelle d'un résultat. La loi du nombre est également justifiée pour mettre en évidence des différences significatives de plus en plus petites, et l'importance des cohortes nécessaires croît en proportion des progrès enregistrés, tant la probabilité de l'événement est faible dans le groupe contrôle et donc l'effet du traitement difficile à prouver.

Dimensions éthiques : l'applicabilité

« Un système faisant partie de la science empirique doit pouvoir être réfuté par l'expérience » (K. Popper). Même si les problèmes éthiques qui s'attachent à la recherche des preuves sont écartés au prétexte de l'engagement moral des entreprises ou des organisations étatiques, l'applicabilité peut en être discutée. La médecine factuelle utilise addition et sélection. C'est l'addition de milliers de patients, différents par leurs caractéristiques génétiques, ethniques ou sociologiques, qui assure l'exemplarité de la population étudiée. Et c'est la loi du nombre qui définit la norme, charge à celui qui se retrouve en face d'un unique patient de vérifier l'appartenance de celui-ci à l'intervalle de confiance. C'est la sélection, principe inverse mais finalement superposable, lorsque sont étudiés des groupes de patients très homogènes, volontairement réduits, mais dont les critères de non-inclusion sont multipliés en proportion de l'homogénéité souhaitée. Le hasard finit par s'exercer au sein de groupes très restreints, dont la définition vise souvent à éliminer les risques. Lorsque ces études excluent les patients non répondeurs, atypiques ou polypathologiques, il ne reste qu'à rechercher désespérément parmi ses propres patients le parfait malade, à la fois répondeur et indemne de toute association morbide. Ainsi se crée une démarche réductrice, éliminant les extrémités aberrantes comme Procuste découpait ou étirait les membres des individus qu'il avait capturés pour les adapter de force à un lit toujours trop grand ou trop petit. Autrement dit, les méthodologies prônées par la médecine factuelle écartent par le nombre ou la sélection une population entière dont personne ne peut définir correctement les caractéristiques. C'est une des raisons pour lesquelles, dans beaucoup d'études, les résultats publiés sont bien supérieurs aux résultats réels.

Le principe d'applicabilité de la médecine factuelle demande également au praticien solitaire d'accepter des résultats dont il ne peut vérifier les origines. La présentation des données selon la terminologie factuelle frappe les esprits et possède une force extraordinaire. Par exemple, le calcul de l'inverse de la réduction du risque absolu permet de connaître le nombre de patients à traiter pour prévenir un résultat défavorable. Ainsi peut être déterminé le nombre de vies gagnées par l'application d'une procédure thérapeutique ou diagnostique. Il faut administrer de l'aspirine à cent hommes exempts de toute coronaropathie pendant cinq ans pour prévenir un accident cardiaque. En dehors même du nombre d'années nécessaires qui rend l'évaluation de l'effet peu pratique, il est difficile de savoir quelle visibilité peut avoir une telle recommandation pour un praticien, puisque la preuve de l'effet sera l'absence d'un événement. J'aurai rarement les preuves tangibles des conséquences lointaines de mes actes. Je n'ai que les preuves affirmées qui encadrent ma décision. L'exercice médical s'apparente alors à une foi aveugle, extraordinairement réductrice de l'acte décisionnel, ainsi entièrement délégué. « On réfléchit mal dans une prison de preuves. [...] Une preuve des sciences exactes reste comme un corps mort devant moi. Je la sais bonne, mais elle ne me le prouve point » (Alain).

C'est un des paradoxes de la médecine factuelle que d'imposer ainsi l'application aveugle des recommandations apportées par les preuves. Pourtant, elle offre l'interprétation des données agrégées qui rendent enfin possible l'identification d'une idéale population malade, lissée de toutes ses différences, amputée de toute incertitude. Elle y associe des résultats mathématiques irréprochables. Elle épure les procédures du superflu, de l'inutilité, des confusions délétères. Elle modélise l'espérance de guérison ou de survie, en tenant compte des coûts et des bénéfices. Rien de moins que la réconciliation parfaite du juste collectif et du bien individuel, une norme éthique pour l'exercice médical.

En tenant compte à la fois de l'individu et de la société dans laquelle il évolue, la médecine factuelle semble à beaucoup la seule méthode qui permette d'assurer une « juste » répartition des moyens. Elle offre aussi au corps médical sa meilleure défense puisqu'en s'appropriant la méthode, il peut maîtriser ses limites, faute de quoi la répartition des moyens serait imposée par des systèmes moins moraux. Moins idéales, peut-être, sont les réalités du monde moderne dans lequel le bien et le juste sont parasités par les évidentes différences, ethniques, politiques ou économiques, qui distinguent les nations et les peuples. Des réponses manquent. Comment appliquer la médecine factuelle en tenant compte de ces différences ? Que représente l'éthique du bien au Burkina-Faso ? Qu'est-ce que l'éthique du juste à la Mayo Clinic ?

Vers un nouveau pouvoir ?

La comparaison *judicieuse* des données scientifiques avec les caractéristiques individuelles de chaque patient suppose la maîtrise de l'outil statistique pour permettre l'évaluation du risque et appliquer les procédures diagnostiques et thérapeutiques efficaces. Chacun accepte aussi l'idée d'un renouvellement pratiquement complet de la connaissance médicale tous les six à dix ans. Et chacun reconnaît l'impossibilité matérielle pour un praticien isolé de mettre à jour ses connaissances en raison de la masse des documents et de la difficulté de leur analyse. C'est une des justifications principales de la médecine factuelle, induite par le foisonnement et la diversité des études et analyses, dont la croissance est exponentielle. En 1998, la production scientifique biomédicale atteignait un million d'articles publiés dans 5 600 journaux. Il faut une méthode *consciencieuse* pour naviguer dans le dédale de la littérature médicale. La médecine factuelle propose ainsi un tri, une « prédigestion » des données, grâce en particulier aux méta-analyses. Mais elle est aussi dans son principe un outil de décision individuel qui suppose une critique raisonnée des résultats présentés. C'est une réelle contradiction. Le degré de liberté détenu par le praticien dépend de sa capacité à réaliser une critique objective des données qui lui sont présentées. Et il lui est impossible, dans le temps imparti, de connaître les résultats bruts ou les détails des données sources, quand bien même il aurait acquis la compétence de pouvoir comprendre et critiquer les méthodes. C'est aussi un enjeu de pouvoir, avec un risque élevé de voir se créer un groupe de scientifiques spécialisés dans l'interprétation et la présentation des données, seuls aptes à en réaliser l'analyse, et donc possiblement dotés d'une considérable puissance. Qui pourra contrôler leurs erreurs ? Comment un praticien isolé pourrait-il les reconnaître ? Comment éliminer tout conflit d'intérêt, toute fraude ? Qui contrôlera la véracité des affirmations présentées ? On considère aujourd'hui qu'au moins 5 % des articles scientifiques publiés dans les revues prestigieuses sont falsifiés, de façon délibérée ou accidentelle ; 6 % de 2 600 chercheurs ayant répondu à une enquête de l'*American Scientist* avaient eu connaissance de cas de fraude délibérée, 22 % dans une étude norvégienne. Pour les uns, « la science universitaire est intrinsèquement honnête ». Pour d'autres, « il ne va pas de soi que les chercheurs soient beaucoup plus moraux que les autres corps sociaux ».

Enfin, la tentation pourrait être grande de se saisir de l'objectivité de la médecine factuelle pour en faire un outil régulateur, base de l'accréditation et des contrôles. Mettre les preuves à la disposition des autorités tutélaires et des juges pourrait donner matière à ordonner leurs arrêts. Drapée dans les atours de l'objectivité mathématique, la médecine factuelle peut être l'outil de tous les encadrements, si elle n'est pas expliquée dans toutes ses insuffisances. Détournée de ses buts, elle peut devenir le prétexte puissant d'une nouvelle bureaucratie, chargée de l'ampliation de supports administratifs innombrables, retardant l'innovation médicale et limitant à terme la réalisation de soins efficaces, mais coûteux ou dangereux. Plus grave encore, une orthodoxie nouvelle est peut-être en train de naître, fonctionnant selon son propre programme, et qui ne pourrait laisser au médecin que la liberté de supporter le fardeau d'une réglementation supplémentaire. « Ils avaient des armes pour chaque théorie et savaient que, si tout est permis, on peut aussi tout prouver » (E. Jünger). Quand nous aurons disséminé les références et les recommandations, accepté d'encadrer notre exercice de multiples contrôles, donné à quelques-uns des armes répressives, enfin quand nous aurons appris à nos élèves la soumission aux diktats mathématiques, que restera-t-il de notre liberté et quelles responsabilités aurons-nous encore envie d'assumer ?

Ainsi il ne peut y avoir d'exercice médical sans qu'un degré de liberté important soit laissé au praticien, celui du risque solitaire, de l'éclair intuitif et de l'incertitude que passent sous silence les titres réducteurs de bien des études. Parce qu'elle utilise une démarche d'analyse indirecte et veut changer les comportements, la médecine factuelle doit faire l'objet de règles scrupuleuses de bonne pratique. C'est une révolution. Il faudra veiller à maîtriser ses excès pour ne jamais y perdre notre humaine et modeste dimension.

► ALAIN, « De l'action », in *Idées,* Paris, NRF, 1941. – COOK D., « Evidence-based Critical Care Medicine. A potential tool for change », *New Horizons,* 6, 1998, p. 20-25. – EMMANUELLI J., « La vie n'est pas une formule mathématique », *Médicales,* 8, 1999, p. 24-27. – GOODMAN N. W., « Who will challenge evidence-based medicine ? », *J. R. Coll. Phys.,* 33, 1999, p. 249-251. – GRENIER B., « Des conduites à tenir à une décision médicale rationalisée », *Réan. Urg.,* 4, 1995, p. 667-672. – JÜNGER E., *Héliopolis,* trad. H. Plard, Paris, Christian Bourgois, 1975. – POPPER K., *La Logique de la découverte scientifique,* trad. N. Thyssen-Rutten & P. Devaux,

Paris, Payot, 1973. – TRENT J. « Excursion au royaume des bidonnages et des confuzoaires », *La Recherche*, 323, 1999, p. 73-77. – TRUMBIC B., « Evidence-Based Medicine », *EBM Journal*, 13, 1998, p. 1.

François FOURRIER

→ Clinique ; Décision médicale ; Épistémologie de la médecine ; Essai clinique ; Qualité de vie (Mesures de la).

EXPÉRIMENTATION ANIMALE

L'expérimentation animale désigne une épreuve, un essai pratiqué sur le vivant non humain. On peut expérimenter pour étudier le fonctionnement des parties intérieures de l'organisme. C'est grâce à ce mode d'investigation que l'anatomie et la physiologie ont pu se constituer comme disciplines scientifiques. Il arrive que l'expérience sur l'animal rende possible l'intuition d'un fait spécial et imprévisible. Elle permet, par exemple, de mettre en évidence des structures anatomiques qui passaient inaperçues dans la dissection des cadavres. On pouvait procéder à la destruction de telle ou telle partie pour tirer les conclusions d'une privation ou d'une absence. La méthode d'expérimentation par ablation d'organes était une suite naturelle des techniques chirurgicales d'excision. L'expérimentation autorise également la perception d'une parenté réelle des structures et des fonctions chez différentes espèces. L'idée que les organismes des mammifères peuvent servir de substitut à l'organisme humain est à l'origine de l'anatomie comparée et des études de morphologie interne. En prenant pour modèle du vivant le vivant lui-même, l'animal devenait un substitut de choix pour l'observation des organes et des fonctions. Le corps humain a toujours été un objet d'enquête privilégié. Mais dans la mesure où la vivisection humaine était impraticable, le détour par l'animal s'imposait comme une nécessité. Par la suite, l'expérimentation animale constituait une phase essentielle aussi bien pour la détermination de l'agent pathogène d'une maladie que pour l'étude expérimentale des phénomènes pathologiques ou la fabrication des vaccins. À la même époque, l'essor de la médecine vétérinaire et de la chirurgie devait beaucoup aux opérations sur les animaux vivants.

Anatomie et physiologie

À l'époque classique, le rôle de l'expérimentation animale dans l'identification des structures et des fonctions est décisif. Il était habituel d'observer à l'œil nu, sur un thorax d'animal ouvert, les contractions du cœur. Tout le mérite d'Harvey est d'observer ces mouvements sur un animal agonisant ou sur des animaux à sang froid. Il peut alors distinguer les mouvements des oreillettes et des ventricules et prouver que le sang sort du cœur sous l'effet de la systole ventriculaire. Au demeurant, la seule ouverture du ventricule gauche montre que le sang jaillit en abondance à chaque systole. C'est aussi grâce à l'expérimentation animale que Aselli découvre, en 1622, les vaisseaux chylifères. Ce n'est pas le choix de l'animal qui est ici déterminant, mais le moment de l'expérience : juste après l'absorption des aliments, donc le moment de la digestion. Pour sa part, Pecquet fit des vivisections sur des chiens et sur de gros animaux tels que les porcs, les bœufs et les chevaux pour découvrir le réservoir du chyle et le canal thoracique. Enfin, le système lymphatique est décrit en 1651 par Rudbeck après plus de 400 vivisections.

Il faudrait encore mentionner les expériences de Regnier de Graaf qui recueille le suc pancréatique et la salive chez le chien et celles de Brunner qui extirpe le pancréas chez l'animal. À cette époque, l'expérimentation animale est également associée à des techniques nouvelles. Par exemple, les injections intraveineuses, les tubes pour la transfusion, l'insufflation à l'aide d'un soufflet. En 1665, Lower montre qu'on pouvait élargir le cercle de la circulation au-delà des limites de l'individu. C'est la première transfusion sur deux chiens par association de l'artère du donneur et de la veine du receveur. Hales cherchait à mesurer la pression du sang dans les vaisseaux, en utilisant un manomètre fait d'un long tube de verre branché par une canule tantôt sur la jugulaire, tantôt sur la carotide ou l'artère crurale du cheval, du chien ou de la brebis. C'est le mérite d'un groupe de chercheurs anglais proches de Robert Boyle qui travaillent à l'université d'Oxford, d'avoir mis en évidence, par l'expérimentation animale, quelques phénomènes importants. D'abord, que l'air est indispensable dans la respiration. Ensuite, que l'air agit surtout en modifiant les propriétés du sang. Enfin que l'air ambiant, comme le montrent les expériences de confinement, agit seulement jusqu'à un certain point : puisqu'il cesse d'agir quand il a perdu un certain « principe » ou que ses propriétés ont été altérées par la respiration. Au début du XVIIIe s., les physiologistes sont divisés sur la question de l'explication des phénomènes de la digestion. Il fallait décider entre trituration mécanique ou solution dans le suc gastrique. Réaumur imagine d'utiliser le comportement de régurgitation de la buse, faisant avaler et restituer à l'un de ces oiseaux de petits tubes de métal perforés et contenant divers aliments. Il constate que la digestion des aliments s'est faite à l'abri des actions mécaniques musculaires et qu'il faut invoquer ici une causalité chimique.

La deuxième série de problèmes où l'expérimentation animale s'est révélée incontournable concerne les phénomènes de la croissance et de la reproduction. Le polype d'eau douce qu'observe Trembley peut être coupé en tout sens, mais chacun des morceaux produit un nouveau polype. Ces expériences permettent d'identifier une propriété des plantes chez cet animal. À partir de là, la question qu'on peut poser est la suivante : existe-t-il des animaux possédant des propriétés analogues ? Le singulier se propose pour être généralisé. D'où les expériences entreprises, par exemple, sur les vers d'eau douce : on observe la régénération des parties sectionnées, bien qu'il s'agisse ici d'animaux dont la complexité de l'organisation est sans commune mesure avec celle du polype. L'accent est mis, non plus sur les exceptions qu'offre la nature, mais sur son uniformité. Une fois coupées, les pattes de l'écrevisse se reforment comme les membres de la salamandre, voire même comme la tête de l'escargot. Que l'on tranche la patte d'une écrevisse en haut près du corps, ou en bas près de l'extrémité, que l'on retire toute la patte ou un fragment, il repousse toujours ce qui manque. Toutes ces expériences, qui ne sont que des observations provoquées, renforçaient la théorie de la préformation.

Le mécanisme de la croissance et de la formation des os est élucidé par l'application d'une technique de marquage. La couleur des os est due à la matière ingérée (la garance) et la teinture affecte seulement les os. Mais il faut sacrifier l'animal pour observer la série des couches : les rouges alternant avec les blanches et chacune correspondant à un changement de régime de l'animal. Ces expériences confirment le rôle du périoste dans la formation des os. Ces expériences vivisectrices permettent d'établir que les os se forment dans le périoste et qu'ils croissent en épaisseur par superposition de couches successives. Par la suite, les expériences de Hunter et Troja montreront que l'os croit en longueur et que la cavité médullaire s'accroît par résorption des parties intérieures de l'os. On sait, par ailleurs, que les expériences de Spallanzani sur les batraciens se sont révélées décisives pour éclaircir quelques points relatifs à l'action de la semence mâle sur l'œuf. Point d' *« aura seminalis »* parce que le sperme agit par contact. La première fécondation artificielle d'une chienne à l'aide d'une seringue contenant du sperme est un bon exemple d'expérimentation animale. Celle-ci aura par la suite valeur de geste thérapeutique chez la femme.

Le bilan des applications de l'expérimentation animale montre que les systèmes d'organes les plus étudiés étaient les voies de transport et de communication : tube digestif, vaisseaux et nerfs. Les expériences sur les animaux sont à l'origine de toute la physiologie du système nerveux. Autrement dit, l'expérimentation animale se confond avec la naissance de la physiologie des nerfs. En pratiquant l'expérience de la ligature du nerf, Galien en tire l'explication de la contraction du muscle par transport du « pneuma ». C'est aussi grâce à des sections de la moelle épinière que Galien constata que le siège de la sensibilité consciente et du mouvement volontaire se trouve dans l'encéphale. Galien a également constaté que la section de la moelle épinière entraîne la destruction de la sensibilité et du mouvement dans les parties du corps situées au-dessous de la section. En 1658, Swammerdam montrera devant le duc de Toscane que l'on peut provoquer, par l'excitation mécanique de son nerf, la contraction d'un muscle de grenouille excisé, longtemps encore après l'interruption du rapport nerveux entre le muscle et la moelle épinière, autant de fois que l'on veut et sans changement de volume du muscle. De ces circonstances de son expérience, Swammerdam tirait la conclusion que le phénomène de contraction ne dépend pas du transport, par le nerf dans le muscle, d'un fluide de nature quelconque.

La conception de l'irritabilité déjà proposée par Glisson fut reprise par Haller. Celui-ci distinguait de la sensibilité, l'irritabilité, et il l'identifiait avec la contractilité qu'il séparait de la simple élasticité. Une partie irritable est celle qui devient plus courte quand un corps étranger la touche. La fibre musculaire est éminemment irritable ; au contraire, le nerf est sensible mais dépourvu d'irritabilité puisqu'il ne se raccourcit pas. Cette force d'irritabilité dépend strictement et uniquement de la structure du muscle et ne doit rien au nerf, dont la « sensibilité » est la propriété spécifique. Haller est persuadé de fonder solidement cette distinction sur l'expérience, ou plus exactement sur des expériences, car c'est par centaines qu'il faut compter ses essais pour séparer et réunir les tissus et les organes, relativement à la présence ou à l'absence de l'une ou de l'autre de ces propriétés. La ligature des nerfs, mais aussi leur section, sont des gestes expérimentaux dont la répercussion sur les théories de la structure et des fonctions des nerfs a été considérable tout au long du XIXe s. Par exemple, c'est par l'expérimentation animale que Charles Bell établit la différence des fonctions respectivement sensitive et motrice des cinquième et septième paires de nerfs faciaux.

Médecine

Le plus souvent, l'expérience sur l'animal permet d'identifier l'agent pathogène d'une maladie et de procéder à l'étude des phénomènes pathologiques. Villemin avait ainsi montré que les germes pathogènes de la tuberculose se trouvent dans les produits morbides. Il déterminait l'action directe de ces produits par des expériences sur des animaux. Trois séries d'expériences portaient sur neuf lapins auxquels il avait inoculé, dans une plaie souscutanée pratiquée derrière une oreille, des fragments de tubercule et un peu de liquide puriforme d'une caverne pris sur le poumon et l'intestin de phtisiques récemment morts. Sacrifiés au bout de deux mois, ces animaux avaient été trouvés porteurs de nombreuses granulations tuberculeuses et de gros tubercules siégeant dans divers organes et particulièrement dans les poumons. Six lapins, qui servaient de témoins, vivaient dans les mêmes cages que les précédents et provenaient de la même portée. Ils ne présentaient pas la moindre lésion. L'enseignement expérimental repose ici sur la comparaison établie entre l'animal préparé et l'animal témoin.

Aux yeux de Koch, la présence des bacilles n'est pas suffisante pour établir un lien entre l'agent pathogène et la maladie. La première opération consister à isoler les microbes du corps des malades et à les cultiver. Par passages successifs dans les cultures, il est possible d'obtenir des produits qui n'ont plus rien de commun avec l'organisme malade. La deuxième opération consiste à inoculer ces germes isolés à des animaux de façon à constater, chez ces derniers, le même tableau clinique que celui qu'on avait observé chez les sujets d'expériences inoculés avec les produits tuberculeux naturels. Enfin, Koch avait inoculé de nombreux animaux avec des cultures pures plusieurs fois réensemencées. Il provoquait chez eux le développement de tuberculoses expérimentales absolument comparables à celles qu'avaient déterminées Villemin et ses continuateurs par l'inoculation de produits tuberculeux. Mais pour éviter toute confusion avec une tuberculose contractée par les voies respiratoires, Koch avait pratiqué ces injections sous la peau de l'abdomen. Tous les sujets avaient été atteints par la maladie et beaucoup y avaient succombé. Koch avait sacrifié les survivants et il avait procédé à un examen minutieux de tous les corps. Les échantillons se révélaient tous positifs.

Dans le cadre de la production de vaccins, l'expérimentation animale est également incontournable. Pour le choléra des poules, Pasteur utilise des cultures vieillies datant de plusieurs semaines. Ces cultures sont peu virulentes, puisque les poules inoculées survivent. Autre constatation importante : la même poule à qui on inocule ensuite une culture jeune possédant toute sa virulence résiste encore. La poule qui avait reçu une inoculation de microbes vieillis se trouve désormais protégée. L'animal est vacciné. En procédant avec les autres agents pathogènes comme avec le microbe du choléra des poules, on pouvait espérer obtenir leurs virus atténués. Préparer, donc, des vaccins capables de protéger les individus contre les maladies infectieuses. La maladie du charbon éprouvait très durement le cheptel de la France. L'agent de la maladie avait été décelé, étudié et cultivé. Lorsque la matière contenue dans les vers de terre est inoculée à des cobayes, elle leur donne le charbon. Ainsi, la chaîne de transmission et l'explication des délais étaient trouvées. Les vers de terre provenaient d'un champ où l'on avait enfoui des moutons morts du charbon. Pasteur résolut d'affaiblir les germes grâce à des cultures successives. À partir de la dangereuse bactéridie du charbon, il s'agissait d'obtenir un vaccin qui immuniserait les animaux contre l'affection naturellement contractée. En février 1881, Pasteur faisait une retentissante communication à l'Académie. Et l'expérimentation animale apportait la preuve décisive : sur les vingt-cinq moutons non vaccinés, vingt-deux étaient déjà morts et les trois derniers moribonds, tandis que les vingt-cinq animaux vaccinés apparaissaient tous en parfaite santé.

À défaut de connaître les virus des maladies, il était toujours possible de déterminer les conditions de leur transmission et même de les combattre par des méthodes judicieuses de vaccination. Avec les ressources de l'expérimentation animale, mais sans la connaissance du microbe et de sa culture, Jenner a établi les propriétés préventives de la vaccine contre la variole. Si Pasteur a également empêché la rage de se développer après contamination, c'est par des constatations analogues uniquement dérivées de l'expérimentation. À des chiens mordus par un animal rabique, Pasteur injecte des moelles de lapin vieillies. Par la suite, il note que l'injection de moelles de lapin de plus en plus fraîches, c'est-à-dire de plus en plus virulentes, ne déclenche pas la rage. Les chiens ont été rendus réfractaires à la rage. Sans l'expérimentation animale, il est clair que les méthodes de prévention d'un grand nombre de maladies infectieuses n'auraient pas été mises au point.

Enfin, l'expérimentation animale peut contribuer à éclaircir le mécanisme de transmission des maladies et leur pathogénie. Metchnikoff et Roux sont les premiers à produire la syphilis expérimentale. Dès 1903, ils montrèrent que cette affection humaine est inoculable aux singes. Et qu'elle est également transmissible de singe à singe. Dans les lésions cutanées de ces animaux, on trouve toujours le tréponème. Après eux, en 1906, Bertarelli découvrit que la syphilis était transmissible au lapin ; par la suite, Parodi et Hoffmann l'inoculèrent aux testicules ou sous le scrotum de cet animal. Après une incubation de deux à trois semaines, le tréponème provoque un nodule inflammatoire, c'est-à-dire un chancre. Celui-ci s'ulcère bientôt et s'accompagne d'une adénopathie inguinale. La syphilis expérimentale du lapin montre que la dissémination du tréponème dans l'organisme se produit rapidement par les voies sanguine et lymphatique. Les ganglions peuvent être infectés trente minutes après l'inoculation. Il existe enfin une syphilis expérimentale de la souris, mais elle est inapparente. Ses ganglions, ses viscères et surtout son cerveau se montrent virulents quand on les inocule à un lapin. Une infection syphilitique peut donc être latente, mais cela ne prouve pas absolument qu'elle peut l'être chez l'homme.

Nicolle a procédé à une vérification expérimentale du mode de transmission du typhus. Il réussit à infecter, avec le sang d'un malade, un chimpanzé. Avec le sang de cet animal, il inocula ensuite un macaque qui contracta une maladie fébrile. Dans le pelage de ce macaque, il répandit des poux, qu'il reporta quelque temps après sur des macaques sains. Les singes s'infectèrent. Le rôle du pou dans la transmission du typhus était définitivement établi. Dans le domaine de la parasitologie, l'expérimentation animale s'est révélée très utile. Par exemple, la démonstration de la transmission de Trichinella d'un animal à l'autre par des expériences de nutrition. À cette époque, les expériences d'infection par alimentation en helminthologie étaient neuves et le travail de Hebst préfigure les recherches de Kuchenmeister avec les kystes de ténia. Le chien mange des viandes contaminées. À la mort de l'animal, la dissection permet de retrouver des kystes dans les muscles. Compte tenu de la distribution uniforme des parasites dans tous les muscles, Hebst suppose, avec raison, qu'ils étaient transportés par la circulation sanguine.

Chirurgie

Dans la médecine vétérinaire, il faut faire des opérations d'autant plus délicates qu'elles doivent être exécutées au milieu des mouvements les plus brusques et les plus inattendus. En effet, malgré les différents moyens de contention dont on se sert pour maîtriser le cheval, le mulet et le bœuf ces derniers se défendent avec énergie et peuvent se faire mutiler dangereusement ou blesser l'opérateur. Il fallait apprendre à connaître les mouvements variés, violents, des animaux et à se mettre en garde contre leur fureur. Il fallait apprendre le métier de vétérinaire et en diminuer les risques. Ceux qui interviennent à titre de chirurgien doivent savoir pratiquer les opérations avec sécurité pour eux et pour l'animal. Pas de pratique chirurgicale assurée sur les animaux malades sans exercice préalable sur des animaux d'expérience. Ces opérations chirurgicales apparaissaient comme nécessaires dans les écoles vétérinaires d'Alfort et de Lyon.

On pensait qu'il fallait aussi introduire cette forme d'expérimentation animale dans la formation des chirurgiens. Les expériences sur les animaux devaient permettre de former des praticiens habiles. Un geste expérimental sur l'animal vivant pouvait préparer un geste thérapeutique sur l'homme. Il fallait donc exercer les élèves aux opérations sur les animaux vivants. Cloquet insistait sur le fait que pour acquérir une dextérité, il faut pratiquer des expériences sur les animaux vivants. Amussat, pour sa part, disait qu'il fallait compléter les études chirurgicales par les vivisections, et pratiquer sur l'animal au moins les opérations les plus importantes de la chirurgie, telles que le trépan, la cataracte, les hernies, les sutures, les fractures, les plaies d'armes à feu. En 1857, Magendie se plaignait de l'insuffisance des études de médecine opératoire. Il montrait les différences qui existaient au point de vue des opérations entre le vivant et le cadavre. Il mettait aussi l'accent sur les embarras que l'écoulement du sang, la rétraction des artères coupées, le volume variable des veines, causaient au chirurgien novice qui n'avait opéré que sur le cadavre. Les expériences sur l'animal vivant apparaissaient comme le complément indispensable de l'instruction médicale.

Qu'un geste expérimental sur l'animal puisse préparer un geste thérapeutique sur l'homme, Bouvier n'en doutait pas. À l'Hôpital des Enfants Malades, dans le service chirurgical confié aux internes, de nombreux cas de croup nécessitaient l'opération de la trachéotomie. Or en janvier les internes de l'année précédente sont remplacés par de nouveaux élèves. Il en résulte que les quelques trachéotomies sont pratiquées par des mains encore inexpérimentées qui ne se sont exercées que sur le cadavre. De là, de fréquents accidents à la suite de l'incompétence des opérateurs. Il suffirait qu'ils s'exercent sur des animaux vivants pour éviter ces accidents.

Enfin, les expériences sur les animaux vivants dans les cours publics de physiologie étaient considérées comme un bon moyen d'enseignement. Ces démonstrations publiques permettaient d'attirer et de soutenir l'attention des élèves. On voyait là l'équivalent des travaux pratiques et des expériences de chimie ou de physique. Mais répéter dans un cours public des opérations physiologiques sur des animaux vivants pour montrer à des élèves des faits connus et acquis à la science soulevait des protestations. La médecine légale et la toxicologie réclamaient aussi des expériences sur l'animal vivant. Soit sous la forme d'administration de poisons dans le but d'étudier leurs effets et de découvrir des contrepoisons, soit comme auxiliaire dans le cadre des expertises médico-légales.

En somme, la physiologie, la médecine et la chirurgie n'ont pu se constituer qu'à partir de l'expérimentation animale. Bien entendu, les questions de l'identité des mécanismes fonctionnels chez l'animal et l'homme ou, encore, de l'assimilation structurelle de l'organisme humain à celui de tel ou tel animal et des limites de cette assimilation se sont posées. Il fallait également définir les conditions de variation d'une espèce à l'autre. La connaissance du vivant était liée aussi au choix des animaux pour certains problèmes. Canguilhem a insisté sur ce point : le cheval pour la circulation du sang, la grenouille pour le mouvement réflexe, le chien pour l'étude du réflexe conditionné, le pigeon pour l'équilibration, l'oursin pour la fécondation et la segmentation de l'œuf, le rat pour les vitamines, la drosophile pour l'hérédité.

Sans doute, il n'est guère légitime de tenter des essais thérapeutiques sur des malades. En revanche, l'expérimentation sur les animaux est permise et même recommandée. On sait que les efforts portent désormais sur l'origine des animaux, les conditions de transport, les conditions d'hébergement et l'anesthésie. On demande au chercheur de respecter les législations, les règlements internes et les règles du comportement vis-à-vis de l'animal. On lui impose de constituer un dossier de demande d'autorisation d'expérimenter sur animaux vivants. Enfin, en ce qui concerne l'euthanasie des animaux de laboratoire, une série de critères d'une « mort humanitaire » sont particulièrement recommandés : les agents gazeux anesthésiques, les agents gazeux non anesthésiques, les agents pharmacologiques injectables.

► BERNARD C. (1865), *Introduction à la médecine expérimentale*, Paris, Flammarion, 1966. – CANGUILHEM G., *La Connaissance de la vie*, Paris, Vrin, 1989. – FRENCH R., *Dissection and Vivisection in the European Renaissance*, Singapour/Sydney, Ashgate, Brookfield, 1999. – NICOLLE C., *L'Expérimentation en médecine*, Paris, Alcan, 1934. – ROTHSCHUH K. E., *History of Physiology*, Huntington / New York, R. E. Krieger Publishing Company, 1973. – SALOMON-BAYET C., *L'Institution de la science et l'expérience du vivant*, Paris, Flammarion, 1978.

François DELAPORTE

→ Bactériologie ; Code de Nuremberg ; Laboratoire ; Médecine expérimentale ; Nutrition ; Vaccination ; Vétérinaire (Médecine) ; Vitamine ; Vivisection.

EXPÉRIMENTATION HUMAINE

Un substantif, « expérimentation », un qualificatif, « humaine », qualificatif qui pourrait être autre, par exemple, « animale ». Le qualificatif donne son sens à l'expression, qui doit être prise comme un tout. Son sens ne se livre pas dans l'addition des variations classiques sur l'observation, l'expérience, l'expérimentation. La philosophie n'a pas cessé d'explorer ces trois termes, trois modes d'approche du *phénomène*, qui est simultanément dénié – l'évanescence, l'impureté du sensible, de ce qui apparaît directement ou indirectement – et reconnu comme instance ultime du procès de la connaissance, le statut du fait, établi, contrôlé, expliqué ou destiné à l'être. Elle n'a pas cessé non plus de s'interroger sur la définition des objets sur lesquels elle porte, l'objet quelconque, l'homme ou l'animal. En ce début du XXIe s., il y a une différence de sens entre l'expérimentation humaine et l'expérimentation sur l'homme : c'est à l'historien-philosophe de tenter de cerner cette différence, peut-être infime, peut-être fondamentale. Écrire le vocabulaire d'une discipline en effet, ici l'histoire et la philosophie de la médecine, c'est suivre la recommandation que faisait, il y a fort longtemps, le philosophe André Lalande préfaçant le *Vocabulaire technique et critique de la philosophie* (1926 ; 6e éd., 1950) : viser à donner des « définitions sémantiques, propres à éclairer le sens ou les différents sens d'un terme et à écarter autant que possible les erreurs, confusions ou sophismes, [...] être attentif aussi bien au vocabulaire qu'à la syntaxe en se méfiant, par principe, de l'idéal de l'univocité ».

Les réponses à trois questions permettront sans doute de préciser les sens que prend aujourd'hui l'expression « expérimentation humaine ». La première question est un étonnement : É. Littré, dans son *Dictionnaire* (1877), dit de l'expérimentation qu'elle est « un néologisme, une extension remarquable du mot expérience ». Or dès le XVIIe s., expérimental et expérimentation sont d'usage banal dans l'Europe savante, dans les cercles académiques, pour ne pas remonter aux sources cicéroniennes qui distinguent *experientia* et *experimentum*. Que s'est-il donc passé ? La deuxième question pose un problème de frontières : tout phénomène, et même un phénomène supposé, peut être constitué en objet d'investigation expérimentale, le vivant comme le non-vivant. L'expérimentation sur l'homme est-elle une expérimentation comme une autre, une manière de répondre avec précision au désir de savoir, ou est-elle transgression d'un interdit non scientifique ? Y a-t-il des réponses scientifiques, philosophiques ou juridiques à cet interdit ou est-ce un faux problème ? En troisième lieu, l'expérimentation humaine dans le champ de la recherche biologique et médicale ne se présente-t-elle pas comme étant l'argument décisif lorsqu'il s'agit d'investigations, de thérapeutiques, de pratiques chirurgicales ou autres, de mises sur le marché de médicaments ? Et ne retrouve-t-on pas là encore un problème de frontières, celles qui distingueraient dans l'univers de la biomédecine l'expérimentation de l'essai clinique, randomisé ou non, la mise à l'épreuve de produits ou de procédés nouveaux des thérapeutiques, la vivisection de l'intervention chirurgicale ?

Un peu d'histoire

À la première question, nous répondrons que sous la plume de Littré, dont il ne faut pas oublier qu'il est médecin, traducteur du *Corpus hippocratique*, proche du positivisme d'Auguste Comte, qualifier l'expérimentation de néologisme signifie un néologisme de sens et non de forme, ce que les linguistes appellent un néologisme passif. Un exemple facile, la « puce », petit insecte aptère dont la piqûre démange, vecteur de la peste comme l'a montré A. Yersin en 1894, et matériau semi-conducteur supportant un ou plusieurs réseaux intégrés depuis une quarantaine d'années : aucun de ces sens n'exclut l'autre. Le mot expérimentation existe, il est présent, invoqué, mais il prend tardivement son sens d'administration de la preuve dans le domaine des sciences de la vie en comparaison de la pratique des dispositifs expérimentaux mécaniques, hydrauliques, optiques et autres, analysés dès la fin du XVIe s., et même avant, bien avant.

L'histoire des sciences modernes, comtienne d'inspiration, a vu pendant un long temps dans les disciplines qui vont des mathématiques à l'astronomie et à la physique le modèle presque exclusif de la rationalité scientifique : théorie, mathématisation, système. Il faut du temps pour que le mot et la pratique investissent le territoire de ce que l'on appelle les sciences de la vie, pour que le vivant devienne objet de science autrement que par l'observation, la classification et la dénomination, pour qu'au lit du malade s'ajoute l'espace du laboratoire, pour que la médecine ne soit plus strictement expectante, pour que se constitue la *rationalité proprement biologique*.

Il arrive qu'une percée soit accomplie par le génie d'un seul, un peu trop tôt ; elle est alors occultée. Qui a porté attention à la concordance de temps d'un Galilée découvrant les lois du mouvement du pendule et publiant les *Dialogues* (1629-1632), lançant ce qui devait devenir un topos, « la nature est écrite en langage mathématique », et la publication du *De motu cordis* de W. Harvey (1629) fondant sur des expérimentations précises et calculées la circulation du sang ? Pourtant, ici et là, il y a observations, expériences, mesures, calcul, démonstration, mais l'un est pris en compte dans l'histoire de la physique moderne, l'autre pâtit des dispersions, de l'absence de visée unitaire dans les sciences de la vie à l'âge classique. Il est bon de rappeler, pour l'appliquer au temps de Harvey, ce qu'écrivait François Jacob pour le XIXe s. darwinien : « Il y a en biologie, un grand nombre de généralisations, mais fort peu de théories » (*La Logique du vivant, une histoire de l'hérédité*, Paris, Gallimard, 1970, p. 21). Le temps de la biologie n'est pas le temps des sciences de la vie : le terme de biologie apparaît, on le sait, en 1802, sous la plume de Lamarck et de Tréviranus, un projet qui n'est pas un programme, un mot qui n'a pas la fonction opératoire d'un concept. C'est en 1859 que la théorie cellulaire d'une part, l'évolutionnisme de l'autre opèrent les deux percées théoriques décisives qui permettent de fonder une biologie opératoire sur des expérimentations spécifiques consacrées à des objets scientifiquement définis, la cellule d'une part, l'espèce de l'autre.

Pour Littré, le sens du terme expérimentation ne se serait pas codifié à l'âge classique dans les travaux menés par des chimistes, des apothicaires, des médecins, des naturalistes, tous des « physiciens » cherchant à acquérir la connaissance des choses naturelles. Pour lui, cette histoire est récente, toute récente : le sens du terme expérimentation se serait précisé dans un temps et dans un contexte balisés, de la chimie à la physiologie, de la physiologie et de la clinique à la médecine expérimentale, de Lavoisier (1789, Seguin et Lavoisier, *Sur la respiration des animaux*) à Claude Bernard (1865, *Introduction à l'étude de la médecine expérimentale*). Jugement daté, jugement erroné. Littré ne tient pas compte des expérimentations raisonnées dont il faut rappeler qu'elles ont abouti à mettre en évidence, outre la circulation du sang et de la sève (W. Harvey, 1629 ; E. Mariotte, R. Hooke, 1667), la mise en évidence expérimentale de la nature chimique de la digestion chez l'homme et chez les animaux (Réaumur, 1752 ; Spallanzani, 1783), les approches expérimentales du problème de la fécondation et de la génération (de Spallanzani, 1780, Prévost et Dumas, 1824, à K. von Baer, 1827), l'efficacité et le risque calculé de la variolisation d'abord (1717), puis de la jennérisation (1798). L'invocation expérimentale est certes une figure de rhétorique de la communauté savante aux XVIIe et XVIIIe s., mais elle est *aussi* ce qui mène à un fait consciemment raisonné, travaillé dans un espace qui est celui d'un laboratoire. Laboratoire et expérimentation se définissent mutuellement : alors que l'empirisme médical se définit par le lieu qu'est le lit du malade, dans le temps de la maladie rythmée par les *crises*, l'expérimentation dans les sciences de la vie se poursuit au laboratoire, dans le temps mesuré qui est celui de l'interrogation méthodique de la nature dont l'homme fait partie. L'impératif du savoir démontré ne se limite pas aux disciplines comme l'anatomie et la physiologie, il se voudra présent dans les pratiques cliniques et thérapeutiques. De la clinique au laboratoire, du laboratoire à la clinique, c'est une longue histoire, complexe, dont quelques fils peuvent être tirés.

Échapper à l'analogie

Au précepte hippocratique *primum non nocere* s'ajoutent l'interdit ou la rareté de la dissection humaine et de l'expérimentation sur l'homme dans bon nombre de civilisations. Comment apprendre et découvrir sans transgresser ? Comme le savant, hier, le scientifique aujourd'hui est pris dans un *double bind* au sens batesonien du terme, consciemment ou non. L'animal peut être un objet de substitution, de comparaison et d'exploration : Vésale (1514-1564) déjà recommandait cet usage « non pas tant pour la connaissance des organes que pour exercer la main et pour apprendre à recoudre les blessures ». L'animal de laboratoire est une réalité ancienne, sa fabrication standardisée (les souris axènes) et son utilisation pour se faire la main comme pour tester l'efficacité, l'innocuité ou les effets secondaires d'un produit appartiennent à notre modernité. Mais « l'analogie ne donne que le probable » disait déjà Spallanzani en 1783, outre le fait que le silence des bêtes n'est pas réponse aux problèmes divers posés par l'expérimentation animale. D'où le recours à l'homme, avec ou sans états d'âme. Trois exemples empruntés aux temps post-baconiens peuvent servir l'analyse.

1 / La transfusion sanguine, rendue possible par la mise en évidence de la circulation du sang, d'abord expérimentée sur le chien à l'Académie royale des sciences en 1667 et appliquée à l'homme dans des buts thérapeutiques (guérir de la folie, redonner de la vigueur...) avec des résultats assez régulièrement désastreux pour que « l'autorité du Parlement de Paris interdise la transfusion par arrêt comme un remède inutile et dangereux ».

2 / Puisqu'il faut bien expérimenter sur l'homme pour échapper aux pièges de l'analogie, les philosophes des Lumières recommandent de faire l'épreuve et de courir le risque « sur des personnes de peu d'importance » (*Dictionnaire* de Furetière, 1701, article « expérimenter »), par exemple le criminel qui peut être motivé par la promesse d'une remise de peine. Maupertuis, D'Alembert et les

autres sont rejoints, presque cent cinquante ans plus tard, par Louis Pasteur (1822-1895), dont on connaît les scrupules à passer de l'expérimentation animale au traitement salvateur contre la rage sur le petit Joseph Meister (1885), inoculé par le Pr J. Grancher (1885). Dans une célèbre lettre à Pedro II, empereur du Brésil, du 22 septembre 1884, Pasteur écrit ceci : « Il me semble que ma main ne tremblera pas quand il faudra passer à l'espèce humaine. Si j'étais Roi ou Empereur ou même président de la République, voici comment j'exercerais le droit de grâce sur les condamnés à mort [...] choisir entre une mort imminente et une expérience qui consisterait dans des inoculations préventives de la rage pour amener la constitution du sujet à être réfractaire à la rage. [...] Tous les condamnés accepteraient. Le condamné à mort n'appréhende que la mort. On devrait pouvoir essayer de communiquer le choléra à des condamnés à mort en leur faisant ingérer des cultures de bacille... » Pedro II répond à Pasteur en octobre : « Si le vaccin de la rage n'est pas d'un effet incontestable, qui préférera une mort douteuse à celle qui serait presque irréalisable [au Brésil, la peine de mort est modérée par le Souverain ou son exécution est suspendue indéfiniment...]. Même dans le cas contraire, qui pourrait consentir à un suicide possible sinon probable ? Étant prouvé que l'effet est indubitable, on trouvera facilement qui se prête à confirmer ce résultat sur l'homme. »

3 / Aux mêmes dates, avec la même constance, l'expérimentation *in vitro,* qui joue en physiologie un rôle analogue à celui de la synthèse chimique comme preuve de l'analyse, se double de l'expérimentation *in vivo* dans une visée heuristique et non thérapeutique. Pour résoudre le problème déontologique de l'expérimentation sur l'homme, problème consciemment posé ou confusément vécu, pour agir dans le cadre d'un consentement éclairé, sachant le risque et la souffrance, nos physiologistes, chimistes et médecins pratiquent l'auto-expérimentation. Spallanzani, Lavoisier, Seguin à la fin du XVIIIe s., au siècle suivant Auzias-Turenne (syphilisation), Brown-Séquard (opothérapie), et d'autres. Être à la fois sujet et objet, n'est-ce pas une manière de réintroduire la catégorie de sujet dans le champ de la pratique scientifique ?

Les populations

Il est une autre dimension de l'expérimentation humaine, celle qui porte non pas sur l'individu mais sur des ensembles, sur des populations. De l'une à l'autre changent la logique de la preuve, la nature de l'objet d'enquête (qu'il s'agisse de pathologies ou de prévention des pathologies), le cadre administratif et politique de l'intervention. Ici encore il s'agit d'une longue histoire : au temps d'Hippocrate, au temps des empires orientaux, l'*épidémie*, ce fléau qui s'abat sur le peuple, sans distinction de sexe, d'âge ou de conditions, est clairement identifiée et opposée aux maladies individuelles qui amènent le médecin au lit du malade : elle mobilise les peurs. Le grand récit de Thucydide (460-395 av. J.-C., *Histoire de la guerre du Péloponnèse*) est un des textes fondateurs : la description de la maladie, la *peste* se répandant sans frontières sur les populations, dont seule la description assure l'unité, dont on ignore l'origine et les modalités d'extension, est écrite dans un double registre, le registre de l'observation de style hippocratique et celui du politique qui affronte un élément inconnu, d'autant plus menaçant qu'il s'y ajoute l'impuissance.

Miasme, contage, contact, contagions, constitutions, climats, autant de termes qui désignent l'ignorance, jusqu'au moment où, à la fin du XIXe s., les leçons tirées des empirismes, le pastorisme, l'École bactériologique allemande, britannique et japonaise constituent le savoir de la maladie infectieuse, de l'étiologie aux modes de transmission, son éventuelle prévention, son possible traitement – assainissement, vaccinations, asepsie, sérothérapie, antibiose. La peste, ce vocable a désigné très longtemps non la maladie spécifique transmise par le rat à l'homme (A. Yersin, 1894), mais toutes les épidémies qui déciment ou abîment de manière régulière les populations – la variole, le choléra, la grippe, la malaria, la fièvre jaune... Ce sont des phénomènes qui mobilisent et les médecins et les administrateurs. L'hygiène, qui relève d'une très vieille histoire : conserver la santé plutôt que guérir de la maladie, est impuissante devant le déferlement du fléau. On connaît l'isolement, les quarantaines, les lazarets, autant de mesures pragmatiques, autant d'impuissances d'une police médicale qui relève de l'autorité civile, s'aidant de la compétence des praticiens, des médecins des épidémies et parfois de l'intervention armée. L'histoire des épidémies est populaire, à l'aune des peurs qu'elles suscitent. Aux récits très souvent romanesques il faut substituer l'analyse d'un long processus d'expérimentation qui transforme les préceptes hygiénistes en démonstrations, les observations en expériences, sur des bases quantifiées.

Au même moment, la police médicale a mis à l'épreuve les instruments statistiques de la médecine numérique et des enquêtes sociales ; elle a forgé des méthodes et des instruments mathématiques dont le développement et l'usage sont les signes de la modernité. Population, analyse fonctionnelle, enquêtes, quantification sont autant de notions et d'instruments nés au milieu du XIXe s., à l'entrecroisement de la médecine, des mathématiques, de l'économie et de la sociologie. L'application de ces notions et l'utilisation de ces instruments ont constitué des expérimentations humaines sans précédent, accompagnées et parfois précédées par des expérimentations animales. En France, par exemple, la Société royale de médecine est créée dès 1776 pour l'étude des épidémies et des épizooties : quadrillage du royaume, enquêtes, rapports chiffrés ; les membres de la commission sont des médecins comme Vicq d'Azyr, Lavoisier, chimiste, Condorcet, mathématicien des probabilités et du calcul du risque : la modernité est là.

Prenons quelques exemples. Ce qu'un historien, P. Darmon, a appelé « la longue traque de la variole » est l'histoire d'une lutte contre un fléau qui défigure, mutile et tue. Observation, expérience, expérimentation se succèdent pour donner un sens à une histoire emblématique, en trois dates : 1717, Lady Montagu importe de Constantinople à Londres la technique de la *variolisation* ; 1798, E. Jenner publie son mémoire sur la *vaccine*, produit du cow-pox, maladie animale qui rend réfractaire à la maladie humaine (technique de la *jennérisation*) ; 1977, l'OMS déclare la variole éradiquée et enregistre le dernier cas de variole déclarée. Au point de départ, une observation : on ne contracte pas une deuxième fois la maladie, si l'on en a réchappé. Deuxième temps, l'expérience de l'inoculation, puis de la jennérisation, une expérience qui très vite devient expérimentation : calcul du risque, décisions individuelles ou collectives, campagnes médico-administratives. La mise au point, plus tardive, d'un virus-vaccin glycériné rend la pratique vaccinale plus aisée, on met entre parenthèses les rares accidents vaccinaux (méningites). Une conclusion législative est donnée à l'expérimentation, en France : la loi de 1902 rend obligatoire la vaccination antivariolique, puis les revaccinations (1903). L'efficacité de la vaccination de masse est attestée par le contraste entre la catastrophique épidémie de variole aux armées en 1870-1871, et l'état sanitaire des troupes, vaccinées et revaccinées, en 1914-1918.

La variole est devenue emblématique d'une expérimentation humaine réussie, à l'échelle de la population mondiale. Nous l'avons rappelé en donnant par commodité des repères nationaux. Mais, par honnêteté, il faut rappeler que l'entreprise vaccinale, qui conjoint la recherche, la production, l'intervention, n'a pas aboli les frontières, en particulier celles qui séparent les pays riches des pays pauvres, frontières que l'OMS, l'UNICEF ne cessent de dénoncer. L'exemple de la poliomyélite est un exemple fort : en France, la vaccination est rendue obligatoire dès 1965 et les résultats en sont visibles dans la rue. Ce n'est pas le cas en Afrique... Un autre exemple, que nous sommes en train de vivre, celui des recherches sur le Sida, pandémie qui n'a que vingt ans de présence reconnue et dont les traitements se cherchent et se trouvent par *essais et erreurs*, sur des populations inégales, économiquement, culturellement ; dont la prévention va du plus simple, le préservatif, à la recherche et à l'espoir du plus sophistiqué, un vaccin.

Ces exemples sont à l'échelle de continents et de populations que les transports ont rendus étonnement proches les uns des autres. Mais *population* peut être aussi entendue comme un ensemble relativement restreint, défini par une pathologie identique, par la présence dans un même service hospitalier, dans une même unité de soins. La visée thérapeutique peut et doit s'accompagner de la recherche, de l'expérimentation, qu'on appellera alors expérimentation clinique. Par commodité, nous prendrons un exemple qui appartient à l'histoire et dont la simplicité est en contraste avec la subtilité des essais cliniques actuels, en aveugle, en double aveugle, entre placebo et randomisation. Les salles des enfants diphtériques de l'Hôpital Trousseau et de l'Hôpital des Enfants malades à Paris, en 1894, sont le terrain où se poursuit l'épreuve du sérum antidiphtérique mis au point par Roux, Martin et Chaillou dans les laboratoires de l'Institut Pasteur : sur 520 enfants traités par les méthodes classiques, 316 meurent ; sur 448 enfants traités par le sérum, on compte 109 décès. Démonstration faite, il n'est plus question de douter.

Thérapeutique, expérimentation, responsabilité

Il y a toujours eu quelqu'un – sorcier, matrone ou médecin – pour soigner l'homme malade. Certitude ou expérimentation ? De Claude Bernard à Georges Canguilhem, le discours de la lucidité est le même : « Soigner, c'est faire une expérience, [...] accepter de soigner, c'est, de plus en plus aujourd'hui, accepter d'expérimenter [...] sous une responsabilité professionnelle rigoureusement sanctionnée ; [...] les médecins ont toujours expérimenté, en ce sens qu'ils ont toujours attendu un enseignement de leurs gestes, le plus souvent dans l'urgence » (G. Canguilhem, *Études d'histoire et de philosophie des sciences*, Paris, Vrin 1968, p. 388-391). Et Claude Bernard : « Tous les jours, le médecin fait des expériences thérapeutiques sur ses malades, et tous les jours le chirurgien pratique des vivisections sur ses opérés [et] parmi les expériences qu'on peut tenter sur l'homme, celles qui ne peuvent que nuire sont défendues, celles qui sont innocentes sont permises, et celles qui peuvent faire du bien sont commandées » (*ibid.*, p. 389).

L'homme en santé et en maladie est depuis longtemps objet d'investigations scientifiques. L'espace du laboratoire s'est ajouté au lit du malade, et s'y est pour une part substitué. La succession de la clinique, de la médecine expérimentale, des stratégies vaccinales, des laboratoires d'analyses, de l'imagerie médicale, de la biomédecine retrace, pour l'historien de la médecine, un long processus sur deux siècles. De la naissance de la clinique, « expérience médicale positive, qui suppose l'espace, le langage et la mort », c'est-à-dire la structure hospitalière et la méthode anatomoclinique, disait Michel Foucault (*Naissance de la clinique*, Paris, PUF, 1963), à la constitution d'une logique du vivant qui, de la mouche à l'éléphant en passant par l'homme par des variations systématiquement menées, pour parler comme Jacques Monod, propose une théorie du déterminisme génétique et la possibilité d'une médecine prédictive, cette logique du vivant est elle-même le moment d'un processus qui se poursuit aujourd'hui en déplaçant l'intérêt des chercheurs du gène à la cellule, dont la plasticité inattendue – cellules souches, cellules totipotentes – pose en d'autres termes la question de l'auto-organisation de la matière vivante.

L'expérimentation humaine prend alors un sens nouveau. Les problèmes qu'elle pose sont originaux au regard des problèmes classiquement évoqués, auto-expérimentation, consentement tacite, consentement éclairé, eugénisme, sélection, greffe, don d'organes, transplantation, risque, précaution, statut de l'embryon, procréation médicalement assistée... Les débats actuels sur le clonage reproductif et sur le clonage thérapeutique sont d'une autre nature que ceux qui ont eu lieu et qui ont lieu autour des bébés éprouvettes et de l'utilisation des embryons humains, à des fins d'expérimentation ou d'échanges, éventuellement monnayés. La date de 1997 est celle où fut annoncé le premier développement complet d'un mammifère obtenu à partir d'un noyau de cellule adulte transplanté dans un ovocyte énucléé – la brebis écossaise Dolly. Quelles que soient les controverses, 1997 reste la date emblématique du sens nouveau que prend l'expression « expérimentation humaine ». La même année 1997 voit les avis multiples condamnant *le passage à l'homme* du clonage reproductif, avis formulés par différents comités d'éthique, nationaux et internationaux (Unesco, Parlement européen, OMS, Commission consultative américaine, Comité consultatif d'éthique pour les sciences de la vie, France, Académie française de médecine, etc.). Pascal Nouvel a souligné le principe kantien auquel se réfèrent ces prises de position (article « clonage », *Dictionnaire d'histoire et de philosophie des sciences*, Paris, PUF, 1999) : l'homme doit être traité comme une fin et non seulement comme un moyen ; il a insisté sur l'absence de prise en compte du clonage thérapeutique, production d'organes et non d'organismes, en vue d'une greffe qui répondrait à une demande, à une pénurie, sans brouiller les structures de parenté, sans modifier l'espèce, les espèces.

Banalité que de souligner l'ambivalence des recherches et des acquis scientifiques. De Lucrèce à Spinoza, de Spinoza à un certain triomphalisme du siècle dernier, nous avons fait nôtre la conviction que « la connaissance seule libère », libère de la peur, des peurs. Aujourd'hui, étrangement, la peur semble renaître de la connaissance même, d'une connaissance expérimentalement armée qui *réalise* des objets nouveaux, vivants et non vivants, qui peut prétendre *réaliser* des hommes nouveaux. La biotechnologie est une technologie parmi d'autres qui, de l'expérimentation à l'essai, de l'essai à la mise sur le marché de *produits*, brouille, sans le vouloir et sans toujours le savoir, les frontières de la biologie et de la médecine, de la recherche et de la thérapeutique. Expérimenter à l'échelle du gène, de la molécule, de la cellule ou de l'embryon, c'est aussi avoir l'homme pour objet de l'expérimentation, d'une expérimentation qui ne laisse pas hors champ notre terre. Tout se tient : la nature elle-même, après tout, expérimente, et la sélection naturelle darwinienne est une forme de programme eugénique sur des siècles. Mais il y faut du temps.

Peut-être est-ce une différence d'échelle qui permettrait d'introduire une nuance entre les deux expressions si proches, expérimentation sur l'homme, expérimentation humaine. Expérimenter sur l'homme serait constituer l'homme comme objet direct de l'investigation, dans un temps limité, qui ne se réfère ni au temps du gène ni au temps de la terre, qui reste indifférent à l'espace-temps des hommes en société. Peut-être est-ce cette pratique qui a été celle de toutes les dérives, celles du XXe s. étant les plus connues : la médecine nazie, les expérimentations sur l'homme dans les camps, où il n'était pas question de *consentement*, tout ce que le code de Nuremberg (août 1947) a pu recenser ; mais aussi entre les deux guerres et après les politiques eugénistes *sourdes* aux États-Unis, en Suède et ailleurs, mais aussi, au temps de la constitution des empires, les pratiques dont la traite des Noirs n'a été que l'aspect commercial, et encore aujourd'hui les trafics d'organes et autres. Ce n'est une exception ni de temps ni de lieu ; dans l'Afrique des grands lacs, dans les années 1907, des recherches sur la maladie du sommeil ont été systématiquement menées par le grand Robert Koch, l'inventeur du bacille de Koch : expérimentation sur l'homme, parqué, interdit de sortie, inoculé, compté, châtié s'il cherchait à s'échapper... Les exemples sont multiples, les prisons offrant un bon réservoir pour les études raisonnées sur la malaria, le typhus, le Sida... consentement tacite, consentement supposé, consentement arraché ?

L'expérimentation humaine, elle, se voudrait dans l'espace public, dans un temps prenant en compte la durée, le risque, le choix, tout aussi bien du côté de l'individu qui s'y prête – lui-même ou par personne interposée – que du côté de l'expérimentateur, médecin ou biologiste, qui l'assume moralement et juridiquement. Elle a quelques garde-fous, professionnels et juridiques ; elle a affaire, constamment, à de l'aléatoire, à un univers qui est un univers du risque où la décision la plus rationnelle, le protocole le plus exigeant, mais aussi le poids des industries pharmaceutiques et des firmes spécialisées peuvent conduire à des conclusions inattendues, c'est-à-dire à des malheurs humains : les enfants de la thalidomide, les filles du distilbène, les sidaïques du sang contaminé...

Analysant la notion d'expérience cruciale, Sandra Laugier conclut en écrivant que la notion a un sens atténué, « celui non de donner une vérité définitive, mais de montrer le chemin, la voie provisoire empruntée par la connaissance humaine à un carrefour de son histoire » (*Dictionnaire d'histoire et de philosophie des sciences*, sous la direction de Dominique Lecourt, Paris, PUF, 1999, p. 406). Cet article sur l'expérimentation humaine pourrait se conclure de manière analogue : l'expérimentation humaine ne donne pas une vérité définitive. Elle met le savoir et l'homme lui-même à un carrefour semblable à celui où Œdipe, revenant de Delphes sur le chemin de Thèbes, cherchant à échapper à l'oracle, rencontre Laios et le tue, réalisant ainsi l'oracle, sans le savoir, en le sachant. Prendre la route où l'homme est l'objet de l'expérimentation menée par l'homme peut mener aussi bien à la découverte efficace de la manière dont il fonctionne, en santé et en maladie, qu'à une impasse, à la négation de l'humanité de l'homme au nom de l'homme lui-même.

► BERNARD C. (1865), *Introduction à l'étude de la médecine expérimentale ; Principes de médecine expérimentale,* Paris, PUF, 1947. – CANGUILHEM G., *Études d'histoire et de philosophie des sciences,* Paris, Vrin, 1968. – CARVAIS R. & SASPORTES M. (dir.), *La Greffe humaine,* Paris, PUF, 2000. – DARMON P., *La Longue Traque de la variole. Les pionniers de la médecine préventive,* Paris, Librairie Académique Perrin, 1986. – GAUDILLIÈRE J.-P., *Inventer la biomédecine, la France, l'Amérique et la production des savoirs du vivant (1945-1965),* Paris, La Découverte, 2002. – GRMEK M., *Histoire du Sida,* Paris, Payot, 1989 ; *Le Chaudron de Médée, l'expérimentation sur le vivant dans l'Antiquité,* Paris, Institut Synthélabo, 1997. – MOULIN A.-M., *Le Dernier Langage de la médecine. Histoire de l'immunologie de Pasteur au Sida,* Paris, PUF. – SALOMON-BAYET C., *L'Institution de la science et l'expérience du vivant. Méthode et expérience à l'Académie royale des sciences 1666-1793,* Paris, Flammarion, 1978.

Claire SALOMON-BAYET

→ Alexandrie (École d') ; Auto-expérimentation ; Bioéthique ; Clinique ; Comité d'éthique ; Code de Nuremberg ; Droit ; Fièvre jaune ; Guerre biologique ; Médecine expérimentale ; Nazisme ; Peste ; Placebo ; Poliomyélite ; Vivisection.

EXPERTISE MÉDICALE

Les médecins sont conduits, en plus de leur activité thérapeutique, à rendre régulièrement des expertises médicales. Celles-ci sont de deux types. Les premières, les *expertises cliniques*, concernent les individus, et sont intimement liées à l'élaboration d'un diagnostic. Celui-ci n'est généralement pas diffusé, compte tenu notamment du secret médical, il ne constitue pas l'expertise proprement dite, mais permet de répondre à une question posée par une institution non médicale (entreprise, Sécurité sociale, tribunal...) concernant tel individu précis. Par exemple : tel individu est-il apte au travail ? Quel est son degré d'incapacité ? Quel préjudice a-t-il subi ? Il existe un deuxième type d'expertise, qui élargit considérablement le sens de la notion. Il s'agit de l'ensemble des avis rendus par des médecins concernant des faits médico-scientifiques, en particulier en santé publique. Le médecin intervient alors comme expert au sens large, à l'invitation d'acteurs potentiellement très variés (instance administrative, association, entreprise, journal, homme politique...) pour répondre à une question en rapport avec les sciences médicales : quels sont les risques liés à la pollution atmosphérique ? Quelles sont l'efficacité et la toxicité de tel médicament ? Peut-on considérer tel produit chimique comme cancérigène ? L'ensemble des questions soulevées par cette deuxième forme d'expertise ne sauraient être abordées sans une réflexion sur l'expertise scientifique en général (Roqueplo, 1997). Nous nous centrerons dans cet article sur l'expertise médicale au sens strict : l'expertise clinique.

Essor et modes d'exercice de l'expertise médicale

Une expertise clinique met en scène au moins trois acteurs : un médecin, un individu soumis à l'expertise, et une institution demandeuse d'expertise. C'est cette dernière qui définit la question posée au médecin, et le contexte à l'intérieur duquel l'expertise médicale prend tout son sens. L'expertise médicale se situe donc toujours aux confins des institutions médicales. Elle met en jeu des catégories médico-administratives (arrêt de travail, maladie professionnelle, taux de handicap...) ou médico-judiciaires (préjudice subi, degré de responsabilité au moment des faits...). Elle s'appuie sur le savoir médical, mais également sur d'autres outils (le droit, les règlements administratifs, les règles édictées par les compagnies d'assurances...). Cette activité d'expertise a pris un essor très important dans les sociétés occidentales avec le développement des assurances sociales à la fin du XIXᵉ s., et plus généralement avec le développement d'une approche assurantielle (publique ou privée) des questions de santé (Ewald, 1986). Les organismes de Sécurité sociale, les compagnies d'assurances, ne peuvent fonctionner sans s'appuyer constamment sur une vaste gamme d'expertises médicales destinées à sélectionner les assurés et à établir les cotisations et les prestations ajustées aux individus et à leurs ayants droit. Une organisation correcte de l'expertise médicale est aujourd'hui une pièce essentielle de la justice sociale.

L'expertise médicale est exercée selon trois modes. Des expertises sont régulièrement rendues, tout d'abord, par l'ensemble des médecins traitants, généralistes ou spécialistes, libéraux ou hospitaliers. C'est le cas des arrêts-maladie : tout médecin est donc aujourd'hui un médecin expert pour une partie de son activité, que ce soit dans le cadre des dispositifs de protection sociale, comme en France, ou des assurances privées. L'expertise peut être réalisée, par ailleurs, dans le cadre d'un mandat spécifique, par des médecins qui y consacrent une partie seulement de leur temps : c'est le cas par exemple des experts auprès des tribunaux. Enfin, l'expertise médicale est le fait de médecins experts exerçant à plein temps, dans le cadre d'une profession spécialisée : médecins-conseils de la Sécurité sociale, médecins du travail. Pour une partie de leur temps, ces derniers produisent des expertises cliniques (concernant l'aptitude au poste de travail), mais ils sont conduits également à réaliser, dans l'entreprise, des expertises scientifiques (sur les conditions de travail, sur les risques professionnels).

La fabrique des expertises médicales

De nombreux travaux ont cherché à formaliser le raisonnement médical, c'est-à-dire à montrer quelles sont les opérations qui permettent à un médecin de s'appuyer sur un savoir médical à portée générale, pour construire des avis relatifs à des individus particuliers. La direction la plus couramment empruntée a été d'assimiler le diagnostic à un raisonnement « bayésien » (Fagot, 1982). La transcription de ces modèles en intelligence artificielle permet tout à la fois de formaliser et de tester la validité de ces propositions (Schaffner, 1985). Ces procédés s'appliquent bien aux séquences les plus formalisées de la pratique médicale. Mais ils s'avèrent peu efficaces pour rendre compte de l'ensemble des opérations mobilisées par les médecins pour rendre leurs avis d'experts. Ils tendent à rejeter dans le registre de « l'informel » une part essentielle de l'activité médicale. C'est là où une sociologie de l'expertise médicale est à même d'apporter un éclairage complémentaire. Les travaux de sociologie montrent en particulier que la démarche suivie par les médecins experts dépend pour une grande part du sens que ceux-ci donnent à leur activité d'expertise à l'intérieur d'un cadre organisationnel donné (qu'il s'agisse d'assurances, de Sécurité sociale ou d'institutions juridiques).

Le fait qu'un médecin ait, vis-à-vis d'un individu, à quitter un rapport thérapeutique pour faire acte d'expertise n'a rien d'évident. Les contraintes particulières liées à la situation d'expertise bouleversent son rapport à l'individu. Sa manière d'interpréter les conduites de celui-ci, voire ses états de santé, s'en trouve infléchie. On peut véritablement parler, à cet égard, d'une *clinique de l'expertise*, qui possède sa logique propre, différente de la clinique à visée thérapeutique. La situation d'expertise, notamment, change le statut affecté par le médecin aux plaintes de l'individu. Dans la clinique de l'expertise, il est d'emblée question de *droits* : jours de repos, compensation d'un préjudice, réparation d'un dommage, etc. Le médecin a affaire à un individu qui n'est plus un « patient » (ou pas seulement), mais un « assujetti » (à la Sécurité sociale), un « cotisant » ou un « assuré » (à une mutuelle, une assurance), un « justiciable ». La plainte n'est plus seulement, du point de vue du médecin, le symptôme d'un état pathologique. Elle est perçue par le médecin comme une doléance, une revendication, une demande, plus ou moins explicite, par rapport à des droits. Dans le cadre de l'expertise médicale, la pratique du médecin se retrouve donc d'emblée projetée dans l'univers de la justice et de l'équité : le médecin ne fait pas qu'établir un diagnostic, il juge, de fait, de par la position qu'il occupe de médecin expert, la légitimité des demandes qui lui sont adressées, ou qu'il perçoit comme telles, vis-à-vis d'un ensemble de droits. Ce contexte organisationnel propre à l'expertise est susceptible, en retour, de bouleverser la pratique même du diagnostic.

On a pu constater que les médecins envisagent cette clinique de l'expertise de façon très contrastée (Dodier, 1993). On peut parler, à cet égard, de *styles de pratiques* très variables. Certains médecins assument très volontiers cette moralisation particulière du rapport à l'individu propre à la situation d'expertise. Certains médecins experts, conscients d'être, du point de vue des individus, des dispensateurs de droits (et notamment de droits *sociaux*), s'attachent ainsi à reconstituer les stratégies, conscientes ou non, de ceux-ci, vis-à-vis de l'obtention de ces droits. Ils resituent les conduites de ces individus dans toute une économie morale des relations aux autres, sur le lieu de travail, dans la famille, ou vis-à-vis de la société dans son ensemble. Une large marge de manœuvre est ici possible pour le médecin expert. L'attribution des droits dépend alors très largement du degré de preuves médicales que le médecin estime nécessaire de rassembler pour objectiver sa décision, en termes notamment d'examens complémentaires. Il existe, à cet égard, une vraie marge d'interprétation concernant les textes en vigueur, médicaux, administratifs, légaux. Le style de pratique du médecin expert dépendra alors à la fois du contexte organisationnel dans lequel il exerce, et de ses options en matière de justice sociale. La manière dont le médecin peut prendre parti sur des questions telles que l'équilibre des dépenses de santé, ou la gestion adaptée de la main-d'œuvre et de sa santé dans une entreprise, est ainsi susceptible d'influer fortement sur sa pratique de l'expertise. Nous ne voulons pas dire par là que les options sociales du médecin « biaisent » son avis d'expert par rapport à un idéal de rigueur ou de scientificité (sauf bien sûr en cas de dérive). Nous voulons mettre l'accent, au contraire, sur le fait que l'issue d'une expertise médicale raisonnée, fondée sur des appuis scientifiques, dépend en même temps, inéluctablement, de la *politique des preuves* développée par l'expert. Dans ce contexte, les organisations demandeuses d'expertise disposent elles-mêmes d'une assez grande marge de manœuvre pour infléchir, dans un sens ou dans un autre, le style de pratique des médecins experts. Nous y reviendrons plus loin.

On peut constater, par ailleurs, que certains médecins cherchent à réinvestir l'expertise médicale d'une dimension thérapeutique. Cette pratique émane de médecins qui ont du mal à se satisfaire, et justement parce qu'ils sont médecins, d'une séparation des rôles entre médecin soignant et médecin expert. Il convient de ne pas minimiser cette tension, qui joue un grand rôle dans la manière dont une frange des médecins produit les expertises médico-administratives dont ils sont investis. Certains médecins abordent par exemple l'expertise médicale avec une grande sollicitude vis-à-vis des plaintes des individus. Cette attitude fait partie intégrante, selon eux, de la médecine, et ne saurait lui être soustraite, y compris lorsqu'ils sont sollicités comme experts. Ils mettent entre parenthèses la vigilance caractéristique du pur médecin expert, telle que nous l'avons décrite plus haut, et se mettent à l'écoute. Leur expertise est alors conçue comme une réponse à ces plaintes. Certains travaillent même ces doléances selon une approche psychosomatique. Ils cherchent à découvrir quelle est la « vraie plainte » derrière les revendications de surface. Ils tentent de répondre à celle-ci. C'est ainsi qu'ils abordent par exemple, en tant que médecin traitant, des demandes d'arrêt-maladie, ou en tant que médecin de travail, des demandes de changements de poste. D'autres médecins abordent l'expertise médicale selon le modèle de la « décision partagée », exportant ainsi dans le cadre de l'expertise un modèle de rapport au malade qui tend par ailleurs à se développer dans certains secteurs de la médecine. Ils placent ainsi l'individu devant plusieurs alternatives, chacune comportant des risques différents. La décision d'expertise est vue comme un moment susceptible d'arbitrages, confiés en partie à la personne elle-même (s'arrêter de travailler ou continuer, garder le même poste ou tenter d'obtenir une mutation, etc.). Cette manière de mêler l'expertise, au sens classique du terme, et le partage de la décision n'est pas non plus sans créer des tensions. Dans certains segments de la médecine, la notion même d'expertise médicale, telle qu'elle s'est constituée dans des univers médico-administratifs, peut entrer en contradiction avec une conception qui vise à faire des individus des sujets « autonomes ».

La contestation des expertises médicales

Une caractéristique importante de l'expertise médicale est son ambivalence structurelle vis-à-vis de la question du pouvoir. Sur le plan formel, le pouvoir reconnu aux médecins experts est important, au sens où les possibilités de contestation *directe* des avis d'experts restent souvent limitées. Mais les possibilités de contester *indirectement* l'expertise médicale restent en même temps assez nombreuses, ce qui tend à relativiser l'ampleur des pouvoirs détenus de fait par les médecins experts. Détaillons cette dualité. Le secret médical joue un rôle important dans la nature du pouvoir conféré au médecin expert. En première approximation, il va dans le sens d'une extension du pouvoir de l'expert. Il limite en effet les possibilités que ne s'enclenche, autour de l'avis, un *débat ouvert*, c'est-à-dire une controverse dans laquelle les différentes étapes de la décision sont susceptibles d'être réinterrogées. C'est une différence importance entre l'expertise médicale clinique et la plupart des expertises scientifiques. Concernant les expertises cliniques, les débats d'experts sont assez rares et sont restreints généralement à des débats entre médecins. Certains ont pour cadre les commissions d'experts, dans lesquelles siègent généralement des représentants de plusieurs spécialités médicales, ou même de plusieurs professions. C'est le cas par exemple des commissions de COTOREP (Castel, 1981). D'autres débats d'experts sont rendus possibles par les procédures de recours médico-administratifs lorsqu'il en existe. Dans certaines situations par exemple, un salarié ou un employeur peut entamer un recours auprès d'un médecin inspecteur du travail face à une décision du médecin du travail en matière d'aptitude.

La contestation directe des expertises n'est pas le seul moyen pour contrer celles-ci. De fait, la contestation indirecte est un élément décisif dans le contrôle des médecins experts. La première dynamique de contestation indirecte est *la contestation de l'extérieur*. La critique de l'expertise s'opère alors sur la base de faits « extérieurs » au cabinet médical. Il s'agit souvent d'observations faites concernant la conduite de l'individu (dans l'entreprise, chez lui, ou à sa sortie de prison, dans le cas d'une libération pour raisons médicales) qui tendent par exemple à contredire l'avis du médecin expert. Le médecin expert peut alors se retrancher dans la légitimité de son silence, justifié notamment par le secret médical, et maintenir son avis contre vents et marées. Mais cela n'empêchera pas ses adversaires de s'efforcer de saper son crédit, d'autant plus que le médecin ne peut pas répondre, du fait même du secret, sur un certain nombre de points. La deuxième dynamique est la *bataille d'experts*. Cette forme de controverse doit être soigneusement distinguée du débat d'experts. Elle n'est possible que si le médecin expert n'a pas un monopole total sur la formulation des avis. La bataille d'experts consiste alors à faire valoir l'avis d'un deuxième expert contre le premier, sans pour autant qu'il y ait un espace possible pour confronter les arguments (ce qui serait le cas dans le *débat d'experts*). L'issue de la controverse dépend alors de ce qui va primer, de l'un ou l'autre des avis, dans la décision finale. La troisième dynamique est la *neutralisation de l'expertise*. Il s'agit cette fois de mobiliser un expert qui, répondant à une autre question, va en même temps rendre caduques les conséquences de la décision du premier. Cette neutralisation n'est possible que parce que l'univers médico-administratif est un univers complexe dans lequel coexistent des notions connexes investies par des médecins différents. Par exemple : l'inaptitude au poste de travail dépend du médecin du travail, l'arrêt de travail relève du médecin traitant, l'inaptitude à tout travail est du recours du médecin-conseil. Les désaccords autour de l'expertise peuvent alors ouvrir des itinéraires particulièrement complexes pour l'individu. Celui-ci peut être ainsi ballotté entre des expertises successives, qui ne se contredisent pas frontalement, mais qui renvoient l'individu dans des positions qui s'annulent l'une l'autre (par exemple : déclaration d'aptitude à un poste par le médecin du travail, désaccord du salarié, arrêt de travail, retour et déclaration d'aptitude, nouvel arrêt de travail, etc.). C'est le but de certaines commissions d'experts que de créer, dans un univers médico-administratif complexe, des procédures qui forcent des experts différents à s'astreindre à construire en un même lieu une harmonisation de leurs conclusions respectives, en revenant au débat d'experts. La quatrième dynamique, enfin, est le *basculement sur un autre expert.* Cette dynamique n'est possible que lorsque l'expertise médicale s'inscrit elle-même dans un marché des services (comme c'est le cas par exemple, pour les arrêts-maladie). L'individu recourt alors à la contestation typique du marché : il fait défection, et s'adresse à un autre médecin, susceptible de rendre un avis différent sur la même question. Dans un tel contexte, le souci de maintenir une clientèle peut évidemment jouer, du point de vue du médecin, pour construire une expertise ajustée aux souhaits de ses clients. Tout dépend de la manière dont le médecin construit sa clientèle, de ses conceptions en matière de justice sociale, et du rapport entre l'offre et la demande de soins.

On signalera enfin que la contestation des expertises peut porter sur l'expert lui-même. Car les organisations qui emploient ou qui rétribuent les experts, si elles échouent à contrer l'expertise elle-même, sont souvent en mesure de sanctionner ou récompenser le médecin expert, soit à l'occasion de telle ou telle affaire, soit sur la base d'indicateurs d'activité. Les organismes de Sécurité sociale, par exemple, ont la possibilité d'identifier les médecins à leurs profils d'arrêts-maladie. Les entreprises peuvent influer sur la carrière des médecins du travail au vu de leurs résultats en termes de coûts financiers. Le coût des déclarations de maladies professionnelles peut ainsi se révéler important pour une entreprise, et certaines d'entre elles donnent à leurs médecins du travail une fonction de vigilance destinée à contrer les déclarations jugées « excessives ». Ces sanctions indirectes des expertises sont susceptibles d'avoir des incidences en retour sur la fabrique de celles-ci. Elles peuvent jouer sur le degré de preuve exigé pour attribuer certains droits, ou sur la conception de l'expertise développée par le médecin. À quel moment estime-t-on que ces effets en retour sont contradictoires avec l'autonomie de la décision médicale ? C'est une question éminemment politique sur laquelle les options sont susceptibles de varier. L'ampleur des mesures protectrices prises pour assurer l'indépendance du médecin expert est en effet un élément décisif de la *politique de l'expertise médicale.*

Il existe à cet égard des différences importantes entre les pays. Mais il existe également des différences entre les contextes organisationnels qui régissent, dans un pays donné, les différents types d'expertise. Pour comparer les situations il est alors important d'apprécier, au cas par cas, les possibilités de contestation directe *et* indirecte. Considérons par exemple les médecins traitants et leur pratique en matière d'arrêts de travail. Le pouvoir des médecins dans ce domaine est limité par les possibilités de défection de la part du patient (évidemment très variables selon les cas), et par certaines possibilités de sanctions de la part des organismes de Sécurité sociale. En ce qui concerne les médecins du travail, on se trouve dans un cas très différent. Le salarié ne peut pas faire défection, il ne peut pas « changer de médecin du travail ». Par ailleurs ses possibilités de recours sont très limitées, et les contestations indirectes difficiles à mettre en place. Les possibilités de contestation indirecte sont au contraire beaucoup plus faciles pour les directions d'entreprise, à travers notamment la gestion de la carrière du médecin. Avec les experts auprès des tribunaux, c'est la bataille d'experts qui est le mode le plus immédiat de contestation de l'avis. On pourrait envisager de la même façon la situation des médecins-conseils de la Sécurité sociale, les médecins experts auprès des compagnies d'assurances, etc. Chaque forme d'expertise s'avère ainsi insérée dans un mode spécifique de *contestabilité,* directe et indirecte, qui influe en retour, par anticipation, sur la fabrique de celle-ci.

► CASTEL R., *La Gestion des risques. De l'anti-psychiatrie à l'après-psychanalyse,* Paris, Minuit, 1981. – DODIER N., *L'Expertise médicale. Essai de sociologie sur l'exercice du jugement,* Paris, Métailié, 1993. – EWALD F., *L'État-providence,* Paris, Grasset, 1986. – FAGOT A., « Calcul des chances et diagnostic médical », *Traverses,* n° 24, 1982, p. 85-102. – ROQUEPLO P., *Entre savoir et décision, l'expertise scientifique,* Paris, INRA Éditions, 1997. – SCHAFFNER K. (éd.), *Logic of discovery and diagnosis in medicine,* Berkeley, Univ. of California Press, 1985.

Nicolas DODIER

→ Diagnostic ; Médico-légal ; Organisation mondiale de la santé ; Préjudice de vie ; Principe de précaution ; Secret médical ; Toxicologie ; Travail (Médecine du).

F

FAMILLE (Clinique de la)

L'élaboration de la clinique de la famille occidentale est située au carrefour des sciences sociales (sociologie, histoire, démographie), de la psychologie et de la psychanalyse. Elle trouve ses fondements à la fin du XIXe s. sous la plume du père de la sociologie française, É. Durkheim, qui formule en 1892 à Bordeaux la loi de la contraction familiale dont l'ossature est la suivante.

1 / Jadis les formes primitives de la famille auraient été organisées selon la logique d'un communisme originaire faisant dépendre les relations du groupe domestique de la possession collective et sacrée des avoirs. De ce lien aux choses se seraient alors déduites les relations de parenté entre des personnes réunies en larges groupes familiaux de manière relativement autonome quant au lien du sang ;

2 / L'invention du chef de famille aurait accompagné l'émergence de la famille paternelle et de la propriété privée ; elle aurait rompu du même coup le « gouvernement (familial) par les choses » et permis le transfert du caractère sacré du patrimoine vers la figure du père.

3 / La défaillance relative de la famille paternelle chez les peuples germaniques, la formulation définitive de la notion de communauté des biens conjugaux au XIIIe s. ainsi que l'influence de l'Église et de l'État sur le fonctionnement et la définition même de la famille auraient abouti à sa forme moderne réduite et conjugale.

4 / Cette contraction du groupe familial sur la longue durée rendrait compte du groupe restreint (mais complexe) de la famille moderne, qu'il faudrait expliquer en fonction de cette évolution historique.

5 / Ce déclin historique du groupe domestique se serait accompagné du déclin de la puissance du père, qui peut même être totalement déchu de ses droits par l'État depuis la loi de 1889.

6 / Les incidences psychologiques de cette loi de la contraction se repéreraient pour les individus : dans l'affaiblissement des investissements consacrés aux biens familiaux (de plus en plus restreints) et leur report sur les personnes du groupe ; dans l'émergence d'une psychologie de la personne ; et dans la naissance de l'individualisme et de ses formes morbides (égoïstes ou anomiques) entraînant des dérèglements, des passions, la misère morale voire la mort volontaire.

Cette théorie socio-historique de la famille est en effet accompagnée dans l'œuvre de Durkheim par l'élaboration d'une clinique qui entend confirmer la nocivité de la mutation anthropologique qu'il a décrite (de la société domestique à la société conjugale). Son ouvrage sur le suicide soutient en particulier que lorsqu'il se prend pour fin, l'homme tombe dans la misère morale et s'engage vers la mort car l'individu ne peut être à lui-même la cause du renoncement au déferlement passionnel qui, faute d'entrave, le conduit naturellement vers sa propre destruction. Seul l'investissement sur le patrimoine domestique et donc la perspective d'accroître le bien-être de ses enfants auraient depuis toujours, selon Durkheim, engagé l'homme sur la voie du travail et de la renonciation à la satisfaction mortifère de ses passions.

Au regard de la profondeur historique de la société domestique, la société conjugale serait trop éphémère pour obtenir le renoncement nécessaire à la vie. Voilà pourquoi, juge-t-il, le mariage ne protège pas l'homme contre le suicide aussi puissamment que l'attachement au groupe familial large.

Dans son œuvre de fondation, Durkheim a donc développé une théorie socio-historique de la famille *et* une théorie psychologique d'un homme naturellement soumis à une sorte de poussée passionnelle, qui le ramènerait toujours vers la mort si un investissement social (d'abord domestique) n'entravait son chemin mortifère.

De ce point de vue, on remarquera qu'il formule avant Freud une théorie (des passions) qui ne contredit pas celle des pulsions et plus précisément celle de la pulsion de mort développée par le père de la psychanalyse, qui indique à partir des années 1920 que la fin vers laquelle tend toute vie est la mort. Mais ce rapprochement ne vaut pas plus avant parce que : *a)* si la pulsion de mort vaut pour Freud de la même manière pour l'homme et la femme, Durkheim soutient que la femme est « naturellement bornée » et que sa protection par l'investissement social est donc moins nécessaire pour elle que pour l'homme ; et *b)* si la clinique durkheimienne des passions (et de leurs destins) met l'accent sur la puissance des déterminations socio-historiques (dont l'évolution sociale du modèle familial), Freud propose une clinique du sujet de l'inconscient gouverné par une version tragique des relations familiales (le complexe d'Œdipe) qu'il élève à la dignité d'un opérateur universel n'admettant aucune influence socio-historique différentielle.

Ici se loge très exactement le débat des années 1930 opposant les tenants de l'universalité de l'œdipe à ceux de la relativité socio-historique de la structuration psychique, que les recherches ethnologiques cherchent tout de suite à démontrer.

À l'issue d'une enquête ethnographique réalisée durant la Première Guerre mondiale dans l'archipel des Trobriand, B. Malinowski conclut que la vie sexuelle des Mélanésiens est exempte d'interdit, qu'ils ignorent la paternité biologique et qu'ils vivent sous l'emprise d'un complexe nucléaire (polarisant le désir vers la sœur et non vers la mère) très éloigné du complexe d'Œdipe qui ne peut donc prétendre à l'universalité.

Depuis, cette question de l'universalité de l'œdipe divise les spécialistes des sciences sociales comme les psychanalystes et c'est dans ce contexte-là que dès 1938 un jeune psychanalyste dont l'influence allait devenir capitale pour l'histoire de la psychanalyse, Jacques Lacan, rédige pour l'*Encyclopédie française* l'article « La famille » dans lequel il endosse (contre Freud) la thèse de la relativité socio-historique de l'œdipe mais aussi la loi de la contraction familiale de Durkheim, loi qui lui fournira jusqu'en 1950 les assises anthropologiques de ses développements cliniques sur l'évolution des névroses et du malaise social. Dans ce même article fondateur, J. Lacan soutient enfin que le déclin de la valeur sociale du père de famille consécutif à l'émergence de la société conjugale aurait entraîné en Occident le déclin de la valeur de l'imago du père dans le complexe d'Œdipe, et que la dégradation dudit complexe aurait entraîné l'émergence des névroses « fin de siècle » découvertes par Freud et caractérisées par un défaut d'idéalisation du père comme par un attachement excessif à la mère.

Le Lacan de 1938 noua donc pour longtemps le déclin social du chef de famille avec celui de l'image du père dans le complexe d'Œdipe, comme il noua la découverte freudienne à ce déclin.

Plus généralement la thèse du Lacan des complexes familiaux soutient que : *a)* la fécondité subjective de l'œdipe tant pour ce qui concerne la clinique du sujet (« évolution de l'enfant ») que pour ce qui concerne la clinique du social (production des biens culturels consécutifs à l'idéalisation post-œdipienne) n'est pas stable ; *b)* cette fécondité dépend de la valeur donnée à l'imago paternelle dans le groupe familial ; *c)* cette valeur de l'imago dépend des conditions socio-historiques de la structuration et du fonctionnement du groupe familial lui-même, définissant ainsi ce que Lacan appellera en 1950 « les conditions sociales de l'œdipisme » ; *d)* la valeur de l'imago paternelle est en déclin du fait de la mutation anthropologique ayant débouché – *via* la loi de la contraction familiale – sur la société conjugale où l'autorité du père, et celle de son image psychiquement introjectée, ne cesse d'être toujours plus dévaluée ; *e)* le moment déclenchant de cette dévaluation et de l'émergence de la psychologie de l'homme moderne serait historiquement à situer dans la « mise en conjugalité » de l'institution familiale par l'Église, mais aussi par la révolution économique du XVe s. et l'ascension sociale de la bourgeoisie ; *f)* les incidences sur le champ psychanalytique de la mutation vers la famille conjugale auraient été capitales puisque d'elles et de la sorte d' « anomie » qui s'en déduirait selon les termes mêmes de Lacan auraient dépendu : la fondation même du champ psychanalytique via la découverte freudienne d'une version dégradée de l'œdipe ; la psychologie de l'homme moderne que caractériserait son individualisme « aponévrotique » et qui serait la seule version de l'homme que connaisse la psychanalyse ; et enfin l'évolution des formes prises par les névroses entre la fin du XIXe s. (« névroses freudiennes ») et « la grande névrose contemporaine » des années 1938 spécifiée par un « noyau caractériel » se déduisant de la carence d'un père humilié.

Ce texte de 1938 sera prolongé par Lacan lui-même, indiquant en quoi l'aggravation de l'anomie familiale et celle de la dégradation de l'œdipe auraient à déterminer la prolifération du caractère névrotique des psychopathes qu'il croyait apercevoir en 1950. Sa rupture avec la sociologie durkheimienne de la famille précipitée par sa rencontre avec le structuralisme de Lévi-Strauss n'amènera pas Lacan à soutenir plus avant cette thèse du déclin de la famille occidentale et de son chef déterminant de l'évolution des névroses, des troubles psychiques ou de l'état du malaise dans la culture.

Pourtant c'est bien cette thèse (dans sa version originale, déformée ou modernisée) qui de manière quasi consensuelle reste dominante dans le champ psychanalytique prompt à diagnostiquer sous l'inventaire des « symptômes modernes » (toxicomanie, anorexie, délinquance, inceste, pédophilie, délitement du lien social...) une crise des valeurs touchant aussi bien à l'autorité du père qu'aux fonctions d'identification de la famille, voire plus généralement au fonctionnement symbolique des sociétés occidentales jugées inaptes à structurer les générations les plus jeunes dans le registre de la loi et le respect des limites.

D'où le diagnostic récurrent de la prolifération des « pathologies narcissiques » et des « cas limites » ne participant ni du modèle névrotique ni du modèle psychotique mais toujours rapporté à quelque carence des familles et de leur chef. D'où aussi l'idée de restaurer l'imago paternelle ou de « reparentaliser les familles », voire encore de mettre des limites à ceux qui n'en ont pas. D'où enfin d'étranges affinités électives unissant quelques psychanalystes aux tenants d'une restauration de l'ordre patriarcal construisant des centres d'éducation fermés pour les plus jeunes, s'élevant contre les perspectives de l'homoparentalité ou encore s'engageant de concert dans la cause freudienne et la cause religieuse. Cette pente réactionnaire ou religieuse de la psychanalyse trouve ses assises historiques (et le plus souvent à l'insu de ceux qui s'en font les promoteurs) dans les fondations sociologiques de Durkheim, même si ses tenants se réfèrent souvent aux efforts des spécialistes de la post-modernité, dénonçant pêle-mêle l'affaiblissement généralisé de nos liens sociaux, l'aggravation de la crise de la famille occidentale, les douleurs de l'individualisme, l'émergence d'une société narcissique et enfin la dilution de toutes les grandes figures de l'autorité, au premier rang desquelles celle du père.

Cette alliance entre spécialistes de la post-modernité et spécialistes des « états limites » s'est forgée aux États-Unis et ses répondants en France se situent volontiers du côté de l'Association internationale de psychanalyse. C'est beaucoup plus récemment que des analystes lacaniens se sont engagés dans ce type de diagnostic, reconvoquant les énoncés du Lacan durkheimien de 1938 comme si la présence de Lacan (qui avait rompu depuis 1950 avec ce corpus) avait jusqu'à sa mort entravé ce type de surgeon malvenu parce qu'à la fois strictement contradictoire avec l'éthique freudienne et parce qu'il fait fond sur la théorie sociologique de la contraction familiale aujourd'hui totalement obsolète.

L'École de Cambridge et la ruine de Durkheim

Dès 1970, les historiens et les démographes de l'École de Cambridge ont démontré qu'aussi loin que permettaient de remonter les documents d'archives, la forme conjugale de la famille avait été (et de loin) la plus fréquente en Angleterre. D'autres spécialistes de sciences sociales prolongèrent ces recherches en démontrant très vite qu'il en était de même dans le reste de l'Europe du Nord puis en Europe du Sud, aussi bien dans les villes que dans les campagnes. À ces travaux s'ajoutèrent bientôt les analyses des ethnologues (C. Lévi-Strauss, J. Goody) démontrant que quelles que soient les sociétés, la forme conjugale de la famille se retrouve comme la forme la plus fréquente de l'institution familiale. Les travaux de P. Veyne, enfin, sur les familles romaines, ont démontré la puissance des enjeux conjugaux sur ce type de famille, comme il a également rappelé que le *pater familias* d'une grande famille romaine pouvait aussi bien être une jeune héritière d'un père mort trop tôt.

À l'issue de cette vague de recherches sur la famille (et sur le père), les spécialistes des sciences sociales se sont largement prononcés sur le fait que le plus souvent en tout lieu et à tout moment ce fut bien la forme conjugale de la famille qui fut et reste la plus fréquente, même s'il faut concevoir la famille comme une institution dont les formes varient en fonction d'un ensemble de variables généralement peu favorables à l'émergence de ces formes larges.

Du même coup, l'invention de la contraction familiale par Durkheim apparaît pour ce qu'elle est, l'élaboration d'une fiction portée au champ scientifique par un jeune sociologue croyant formuler une loi là où (loin de toute enquête) il ne faisait que mettre en forme « scientifique » un roman familial dont Freud plus tard a donné la clé.

Reste que le jeune Lacan des *Complexes familiaux*, au lieu d'appliquer à la théorie durkheimienne l'analyse freudienne de ce roman, a endossé cette théorie et a construit une sorte de rallonge clinique mettant l'accent sur une théorie du déclin de l'imago paternelle aujourd'hui aussi obsolète que ce qui la soutenait, à savoir l'idée d'une mutation anthropologique ayant fait basculer la société domestique occidentale vers ce monde conjugal lourd d'anomie ou de ces douleurs individualistes qui forment autant de fausses fenêtres engageant, dans l'ignorance sociologique, la clinique freudienne vers de graves déviations éthiques et politiques.

► BURGUIÈRE A. *et al.* (dir.), *Histoire de la famille,* 2 vol., Paris, Armand Colin, 1986. – DURKHEIM É., « La Société conjugale », in *Textes,* Paris, PUF, 1986 ; *Le suicide,* Paris, Minuit, 1975. – FREUD S. (1909), « Le roman familial des névrosés », in *Névrose, psychose et perversion,* Paris, PUF, 1973, p. 158-159 ; « Au-delà du principe de plaisir », in *Œuvres complètes XV,* Paris, PUF, 1996. – LACAN J., « Les complexes familiaux », in *Autres écrits,* Paris, Le Seuil, 2001. – MALINOWSKI B., *La Vie sexuelle des sauvages de la Mélanaisie,* Paris, Payot, 1930. – PULMAN B., *Anthropologie et psychanalyse, Malinowski contre Freud,* Paris, PUF, 2002 ; *Histoire de la famille,* 2 vol., Paris, Armand Colin, 1986. – ZAFIROPOULOS M., *Lacan et les sciences sociales ou le déclin du père,* Paris, PUF, 2000.

Marcos ZAFIROPOULOS

→ Névrose ; Psychanalyse.

FÉCONDATION ARTIFICIELLE

L'artifice

De temps immémorial, l'homme a mis en œuvre des procédés artificiels dans le but d'obtenir des résultats pratiques. Parfois, il s'agissait d'imiter la nature afin de produire par l'art ce qu'elle donne spontanément. On savait, par exemple, que l'acquisition d'une résistance individuelle est l'effet de l'issue heureuse d'une première variole. Comment, sans danger pour le sujet, reproduire à volonté un pareil dénouement ? Comment établir tout en l'atténuant l'artificialité d'un cycle naturel ? La technique peut contrefaire la nature : l'inoculation contre la variole sur le modèle de l'opération de la greffe (une technique de jardinier) procure une immunité. En effet, il suffit d'inciser la peau et d'insérer la matière virulente prélevée sur un bouton varioleux pour produire, par artifice, une maladie bénigne qui protège ensuite l'individu.

Autres exemples, dans un domaine où l'artifice sert plutôt des fins économiques. La fécondation des palmiers dattiers était connue des Babyloniens. Ils avaient remarqué que les dattiers femelles ne donnaient des fruits que lorsque les dattiers mâles se trouvaient à proximité. En outre, les dattiers femelles ne donnaient pas de fruit, à moins qu'on ait secoué sur leurs fleurs la poussière des fleurs mâles. En 1763, Jacobi annonce sa découverte relative à la fécondation artificielle des truites et des saumons. Son but était de trouver une technique permettant la multiplication des poissons. À cette époque, on savait que les truites et les saumons remontent les ruisseaux quand vient la saison du frai. La femelle dépose ses œufs en frottant son ventre sur les cailloux ou sur le sable afin de faciliter la ponte. Le mâle fait la même opération lorsqu'il verse sa laitance sur les œufs. D'après ces observations, la fécondation se réalise à l'extérieur du corps de la femelle. Ce qui se passe normalement dans la nature pourrait être artificiellement produit dans un récipient.

En physiologie, l'accomplissement des fonctions échappe à l'observation. D'où la recherche des procédés permettant d'appréhender leur mode d'action. Une première technique a été mise en œuvre : pénétrer à l'intérieur du corps pour prélever les humeurs. Réaumur réalise une expérience qui lui permet de connaître les propriétés du suc gastrique pendant la digestion. Il fait avaler à la buse des tubes contenant des morceaux d'éponge. Ces tubes étant rejetés avec leur contenu imbibé de suc, il tente de préciser leur action *in vitro,* c'est-à-dire dans un tube contenant de la viande. Cet essai de digestion *artificielle* repose sur le principe suivant lequel les opérations se déroulent en dehors de l'organisme comme à l'intérieur. La seconde technique utilisée consiste à examiner une fonction chez des espèces animales où elle s'exécute à l'extérieur. Remarquons, au passage, que les premières fécondations artificielles servent à démontrer l'existence de la sexualité chez les plantes. De prime abord, la fécondation artificielle d'un palmier femelle du jardin botanique de l'Académie royale de Berlin par Gleditsch (1749) consiste dans la réactivation d'une vieille pratique. Mais sous ce même geste, il faut apercevoir quelque chose de neuf : une intention proprement expérimentale. C'est cette même finalité qui guide Spallanzani dans ses recherches sur le mécanisme de la fécondation.

Au XVIIIe s., l'expression de « fécondation artificielle » désigne une série de procédures expérimentales mises en œuvre dans le but d'élucider les voies et moyens de la reproduction. Mais il faut mettre cette technique en rapport avec les hypothèses et les théories qu'elle permet de vérifier ou d'infirmer. Avec les fécondations artificielles chez les batraciens, il est possible de récuser l'idée selon laquelle la semence mâle agit par « influence » et d'apporter des arguments en faveur de la théorie oviste. Spallanzani montre que le sperme agit par contact et comme un fluide stimulant. Il étudie le pouvoir fécondant de la semence, mais aussi le rôle de la température et du milieu dans lequel on mélange le fluide séminal. Le choix d'objets d'étude comme les plantes, les poissons et les batraciens permet d'acquérir les premières notions sur le mécanisme d'une fonction qui échappe à l'analyse lorsqu'elle s'exécute chez les humains. Certes, et pour longtemps encore, les aspects microscopiques du phénomène de la génération échapperont à l'observation. Il faudra un autre cadre théorique que celui de la préexistence des germes pour arriver à comprendre l'acte de la génération.

Il est vrai que Spallanzani a procédé à la première fécondation artificielle par l'injection de sperme chez une chienne. Mais il ne songeait guère à l'appliquer à la femme en cas de stérilité. Quant à ses contemporains, ils voyaient cette technique moins comme un remède que comme une libération. À preuve, l'éditeur d'une nouvelle édition de *Lucine affranchie des lois du concours, et le plaisir sans peine* : « On sait que l'abbé Spallanzani a prouvé la possibilité de créer sans le commerce du sexe masculin. [...] Lisez, s'écriait la présidente Prussienne, lisez, mes sœurs, l'abbé Spallanzani, voilà notre grand prophète, la terreur des infidèles ! Avec lui nous conservons l'ordre de l'univers, sans cesser d'être indépendantes ; avec lui, nous sommes la véritable image du très haut, qui peut créer d'un souffle, et qui renferme tous les germes en son sein. Point de relation avec l'homme. » À l'époque classique, le problème de la stérilité du couple ne se pose pas. Et si celui de la génération est posé, c'est dans la perspective de la restreindre et non de l'encourager. Assurément, la plupart des techniques en rapport avec la sexualité visent à limiter la procréation. Chez l'homme, l'usage du préservatif s'explique à la fois par le souci de ne pas procréer et par la crainte de contracter des affections vénériennes. Pour la femme, la continence, le coït interrompu, le refus de la dette conjugale et le retard de l'âge au mariage sont les moyens permettant d'éviter les réels dangers de l'accouchement et de répondre aux nouvelles exigences de la famille bourgeoise, à savoir, moins d'enfants mais pour eux plus de soins et d'éducation.

À l'époque classique, l'idée d'un usage thérapeutique de la fécondation artificielle est impensable. Comme l'enseignent les économistes, une politique antinataliste doit s'efforcer de maintenir l'équilibre entre les populations et les subsistances. Il faut attendre les années 1860-1870 pour qu'on redécouvre les premières expériences de fécondation artificielle : la technique si simple de Spallanzani et les expériences, exceptionnelles, de Hunter et Thouret au tournant du XVIIIe et du XIXe s. Mais la perspective a complètement changé. Les techniques de fécondation artificielle sont perfectionnées et mises en œuvre pour les avantages qu'elles procurent dans le domaine de pratiques aussi différentes que l'horticulture, la pisciculture et l'élevage des animaux domestiques. Plus important : cette technique est également appliquée à la femme par les gynécologues. La simplicité du procédé et les nouveaux problèmes médicaux auxquels ces derniers sont confrontés expliquent que la fécondation artificielle commence à être perçue comme un traitement de choix.

La théorie oviste

La théorie de la préexistence des germes est exposée pour la première fois par Claude Perrault dans son projet pour la botanique présenté le 15 janvier 1667 à l'Académie royale des sciences. Il critique la possibilité d'expliquer la génération à partir d'une faculté formatrice ou d'une capacité de la matière à s'organiser spontanément. Les lois du mouvement ne peuvent rien créer et surtout pas un être vivant. Il faut attribuer à Dieu la création immédiate de tous les êtres vivants. Un des premiers partisans de cette théorie fut Swammerdam. Dans son *Histoire générale des insectes* (1669), il précise que l'insecte est déjà préformé dans l'œuf. Mais s'il y a préexistence, il faut que les œufs contenus dans les ovaires des femelles contiennent à leur tour les œufs plus petits des générations suivantes. Le thème de l'emboîtement des germes est complémentaire du précédent : les premiers êtres de la création renfermeraient toutes les générations successives emboîtées les unes dans les autres. En 1672, Malpighi, dans une lettre adressée à la *Royal Society*, expose le résultat de ses observations faites au microscope sur un œuf de poule (déjà couvé) chez lequel il pensait pouvoir distinguer la forme de l'embryon. Il souligne la difficulté d'imaginer la formation d'un être en prenant pour modèle la construction d'une machine.

Tout au long du XVIIIe s., le refus d'une explication mécaniste de la génération des vivants sera l'un des plus forts arguments en faveur de la préexistence des germes. La théorie de l'ovisme, ou système des œufs, enseigne que l'œuf est préformé chez la mère. Mais pour que cette théorie ait une valeur générale, il fallait prouver que les animaux vivipares sont, comme les animaux ovipares, issus d'œufs. Les observations de Stenon sur le poisson squale et sur diverses femelles vivipares montraient que les vésicules observées dans les testicules (ou ovaires) étaient des œufs. Il existait donc une parfaite analogie entre les testicules des femelles vivipares et les ovaires des ovipares. En 1672, Régnier de Graaf publie ses observations sur les œufs dans les testicules des femelles et parvient à établir une corrélation entre le nombre de ces vésicules éclatées et celui des embryons qui apparaissent dans les cornes de la matrice. Jusqu'au XIXe s., époque où les embryologistes montreront que les vésicules repérées par de Graaf sont des vésicules entourant les véritables ovules, elles vont jouer le rôle des œufs.

Pour les partisans de l'ovisme, l'œuf serait fécondé par la partie « spiritueuse » de la semence. Il n'est donc pas nécessaire que celle-ci pénètre dans la matrice ou dans les trompes. Pour assurer la fécondation, il suffit que la vapeur séminale monte jusqu'aux œufs. Mais, en 1677, Leeuwenhoeck communiquait à la *Royal Society* sa découverte des animalcules spermatiques dans la semence de l'homme. D'où l'hypothèse symétrique et inverse de l'ovisme : l'animalculisme ou système des vers. L'animalcule renfermerait le fœtus préformé qui trouverait son aliment dans l'œuf de la femelle.

Ovistes et animalculistes vont s'affronter pendant la première moitié du XVIIIe s. Fallait-il attribuer la prééminence à l'œuf ou à l'animalcule ? C'est l'œuf qui l'emporte grâce à la découverte de la parthénogenèse chez les pucerons. Cette forme singulière de reproduction donnait un appui à la thèse oviste, puisqu'elle montrait que l'œuf n'avait pas besoin d'être fécondé pour se développer. Dans la ligne des recherches de Trembley, qui découvrait la faculté de régénération organique du polype d'eau douce, Bonnet réalise une série d'observations et conclut que les régénérations étaient rien de moins que des générations à partir de germes préexistants.

Mais, très vite, le système oviste rencontrait des détracteurs. Maupertuis et Buffon faisaient remarquer que ce système ne permettait pas de rendre compte des phénomènes d'hybridation et d'hérédité. Retour, donc, à la vieille théorie du mélange des semences. Pour Maupertuis, chaque semence contiendrait une multitude de « particules séminales » présentant une sorte d'extrait du corps parental qui se combineraient pour former l'embryon. Buffon assimilait ses particules à des « molécules organiques ». Ce que cherchaient Maupertuis et Buffon, c'est une autre théorie pour expliquer à la fois la formation du semblable, la régénération des parties manquantes et les phénomènes d'hérédité.

C'est seulement en 1757, après avoir pris connaissance des observations de Haller sur la préformation du poulet, que Bonnet pose de nouvelles questions. L'explication hallerienne des phénomènes d'hybridation et d'hérédité ne lui semblait guère satisfaisante. Pour Haller, la partie la plus subtile de la liqueur séminale, c'est-à-dire *l'aura seminalis*, agirait comme un stimulant. En irritant le cœur de l'animal préformé, elle lui imprimerait une certaine force qui déterminerait le développement du germe et pourrait même le modifier. Pour Bonnet, la seule intensité de l'action de la liqueur séminale ne permettait pas de comprendre les modifications que celle-ci introduirait dans les germes. Bonnet choisit l'exemple du mulet. Du point de vue de la théorie de la préformation, le mulet est dans son état initial un germe de cheval contenu dans les ovaires de la jument. Or ce germe devient, sous la seule action de la semence, un animal avec les caractères de l'âne. Bonnet souligne que ces modifications affectent aussi bien la conformation extérieure de l'animal (le mulet, comme l'âne, a les oreilles longues et la queue courte) que son organisation intérieure (identité des appareils vocaux chez l'âne et le mulet).

Pour résoudre ces difficultés, Bonnet supposait que la semence aurait une action nourricière et transformatrice. Le cheval, dessiné en miniature dans l'ovaire de la jument, reçoit de l'« impression » du sperme de l'âne un organe qu'il n'avait pas originairement. Dans la mesure où cette hypothèse suppose une action matérielle de la semence de l'âne, elle devenait incompatible avec la thèse de l'*aura seminalis* soutenue par les partisans de l'ovisme. Bonnet comprend bien que les odeurs peuvent pénétrer les cavités les plus cachées. En revanche, il ne voit pas comment cette partie la plus subtile de la semence qu'on assimilait à une odeur, ou à une vapeur, pourrait produire des différences dans les structures organiques.

Les fécondations artificielles

Il fallait savoir comment la liqueur séminale arrive jusqu'au germe, le pénètre et le modifie. Bonnet appréhende le problème de la génération comme un problème de physiologie. Mais la voie de l'expérimentation était impraticable pour le naturaliste de Genève. Après ses recherches sur les pucerons, il devenait presque aveugle. À partir de 1765, Bonnet correspond avec le naturaliste italien Spallanzani et lui suggère l'étude d'une série d'objets en histoire naturelle. Mais Spallanzani s'intéresse surtout aux phénomènes de la génération. En 1767, il communique à Bonnet le résultat de ses observations sur la génération d'une espèce de grenouille. Si l'œuf fécondé est identique à l'œuf non fécondé, alors l'embryon du fœtus préexiste à la fécondation. Spallanzani en déduit que la femelle produit de vrais fœtus ou têtards. Pour Bonnet cette « belle découverte » s'accorde avec celle de Haller : la préexistence de l'embryon à la fécondation paraît être solidement établie. Mais rien n'est plus important pour l'explication des phénomènes de l'hérédité que l'étude de la formation des mulets. Bonnet propose alors à Spallanzani la réalisation d'une série d'expériences de fécondation artificielle. Par exemple, répandre la liqueur prolifique d'un mâle non seulement sur les œufs de la femelle, mais aussi sur des œufs de genres et d'espèces différentes.

Avant de s'attaquer à ce programme de recherches, Spallanzani revient sur l'étude des animalcules du sperme et réalise une série d'expériences sur la semence de différents animaux. Il montre que les animalcules spermatiques ou « vers », comme il les appelle, sont de vrais animaux. C'est qu'ils réagissent aux variations de la température. Et toutes les exhalaisons qui nuisent aux insectes sont également nuisibles aux vers spermatiques. L'étincelle électrique les tue comme elle tue les animalcules des infusoires. Les animalcules spermatiques, loin de se former dans la semence comme le croyait Buffon, sont déjà formés au moment où la semence est émise. Pour Spallanzani, les vers spermatiques étaient des parasites d'un genre spécial qui se transmettaient probablement de génération en génération.

En 1777, Spallanzani aborde la question des fécondations artificielles chez les batraciens. Tout d'abord, il s'assure que la fécondation dans ces animaux est externe. Au moment de l'accouplement, il recueille la semence des mâles en leur enfilant des petits caleçons en tissu (Réaumur avait utilisé ce procédé sans succès). Spallanzani constate que la fécondation n'a pas lieu et que le liquide resté dans les culottes était bien du sperme, puisqu'il a pu féconder artificiellement avec ce liquide des œufs vierges qui se sont développés comme s'ils avaient été naturellement fécondés par le mâle. La même année, Spallanzani procède à la fécondation artificielle d'une « crapaude ». Plus besoin de caleçons : il coupe les cordons d'œufs d'une « crapaude » qu'il avait séparée de son mâle, et les baigne avec la semence prélevée dans les vésicules séminales d'un autre mâle au moment de l'accouplement. Par la suite, les têtards apparaissent dans la gelée et au treizième jour ils nagent librement dans l'eau. Spallanzani est enfin en mesure d'apporter quelques précisions relatives à l'acte de la fécondation. D'abord, une petite dose de semence peut féconder un grand nombre d'œufs. D'où l'idée que c'est la partie la plus subtile du sperme qui possède la vertu de féconder les œufs. Ensuite, Spallanzani croit avoir fécondé des œufs avec une semence dépourvue de vers spermatiques. Ce qui confirme, à ses yeux, l'idée selon laquelle les animalcules du sperme ne jouent aucun rôle dans la fécondation.

Enfin, pour que la fécondation ait lieu il ne suffit pas qu'une vapeur s'élève du liquide séminal. Il faut que le sperme entre en contact avec les œufs. Mais cela ne veut pas dire que le sperme agit comme un suc nourricier. S'il suffit de toucher les œufs une seule fois avec la pointe d'une très petite aiguille plongée dans la semence, c'est parce que la liqueur séminale agit comme un stimulant propre à animer l'embryon. Et si le fluide séminal n'est qu'un stimulant ne pourrait-on pas le remplacer par d'autres liquides ? Spallanzani tente de faire agir sur les œufs de grenouilles le sang, la bile, le suc tiré de certains viscères. Il utilise également la liqueur des plantes, le vinaigre, l'esprit de vin, le safran. Ces essais n'auront aucun succès, comme les expériences qu'il réalisa en remplaçant la semence par le fluide électrique (une suggestion de Bonnet).

Mais il y a plus : Spallanzani a réussi à féconder artificiellement une chienne de la race des barbets avec une petite dose du sperme d'un chien de la même espèce. Il suffisait d'introduire le sperme dans l'utérus au moyen d'une seringue. Au bout de soixante-deux jours, la chienne accoucha de trois petits qui ressemblaient à la mère et au chien qui avait fourni la liqueur fécondante. Bonnet finit donc par accepter l'idée que la fécondation se fait avec une dose infime de sperme chez les grands animaux comme chez les petits. Mais il continua à exprimer son désaccord sur le problème du mode d'action de la semence. Impossible, pour Bonnet, de croire que la seule stimulation d'une gouttelette de sperme sur le cœur de l'embryon puisse produire les changements si grands, si divers et si durables qu'on observe chez le mulet. De même, l'hypothèse d'une possible action nourricière de la semence devenait invraisemblable. En effet, on ne pouvait pas comprendre comment une gouttelette de sperme pouvait servir de premier aliment à l'embryon et le modifier comme dans le cas des mulets. Les phénomènes d'hybridation et d'hérédité continuaient à mettre en difficulté la théorie de la préexistence des germes.

Avec le succès de la fécondation artificielle de la chienne, Bonnet exhorte son ami à continuer ses recherches : « Vous possédez maintenant un moyen bien sûr et bien facile de vous assurer si telles ou telles espèces peuvent procréer ensemble [...] en introduisant avec votre seringue le sperme de ce barbet dans la matrice d'une lapine ou d'une chatte, et en introduisant le sperme du lapin ou du chat dans la matrice d'une chienne [...]. Vous tenez un fil précieux, qui vous conduira aux découvertes les plus importantes et les plus imprévues. Je ne sais même, si ce que vous venez de découvrir n'aura pas quelque jour dans l'espèce humaine des applications auxquelles nous ne songeons pas, et dont les suites ne seront pas légères. Vous pénétrez assez ma pensée. » Sans doute, l'idée d'un traitement des couples dans l'incapacité de procréer est une application à laquelle personne ne pouvait songer à cette époque. En revanche, on peut toujours essayer de pénétrer la pensée de Bonnet. Si la conception peut s'effectuer chez les femmes, sans être précédée de l'acte sexuel, on aurait là un moyen, grâce à des appariements judicieux, de promouvoir de belles descendances. En somme, rien de tel que la fécondation artificielle pour *retremper*, sinon l'espèce humaine, du moins une nation.

Du chien à l'homme

Le développement de l'embryon était conçu comme un simple accroissement du germe préformé. Et la fécondation n'était qu'un alternateur de croissance : elle permettait à l'espèce de croître selon le nombre. Dans la première moitié du XIXe s., apparaissent de nouvelles disciplines comme l'embryologie et la tératologie. Grâce à elles, la remise en question de la théorie de la préexistence des germes devient possible. D'une part, les observations de Wolf (1759-1768) sur le développement de l'embryon du poulet reprises par Pänder en 1817 et poursuivies par Von Bäer, montraient que l'embryon se forme par épigenèse. De l'autre, les travaux de E.-G. Saint-Hilaire (1820-1826) établissaient que c'est au cours du développement embryonnaire qu'apparaissent les difformités et que les monstruosités ne préexistent pas à la fécondation. Mais le mécanisme de la fécondation et la nature des éléments qui interviennent dans cette fonction n'avaient pas encore fait l'objet d'investigations.

En 1824, Prévost et Dumas entreprirent l'étude de la fécondation en s'appuyant sur les nouvelles découvertes relatives au développement de l'embryon. Ils rejettent la théorie de la préexistence, ce « point de vue miraculeux ». Pour eux, la question était de savoir si l'œuf et les animalcules spermatiques participent en tant qu'éléments matériels dans l'acte de la fécondation. Certes, l'œuf produit par les ovaires des femelles était considéré comme un élément nécessaire. En revanche, les animalcules spermatiques étaient perçus comme des parasites de la semence qui ne jouaient aucun rôle dans la génération. Le point fort du programme de recherches élaboré par Prévost et Dumas réside dans l'élucidation du rôle des animalcules spermatiques. À partir d'une série d'expériences de fécondation artificielle chez les batraciens, ils démontrent que les animalcules spermatiques représentent l'élément fécondant et que le liquide séminal n'est que leur médium. Après avoir soigneusement filtré la liqueur fécondante, Prévost et Dumas constatent que le filtrat, débarrassé d'animalcules spermatiques, ne pouvait pas féconder les œufs. En revanche, la partie retenue dans le filtre contenait une grande quantité d'animalcules spermatiques qu'il suffisait de mettre au contact des œufs pour les féconder.

Ce résultat souleva de nouvelles questions. Les animalcules spermatiques participent-ils à la formation de l'embryon ? Pour Prévost et Dumas, un seul animalcule spermatique pénètre l'œuf et devient le rudiment du système nerveux. L'œuf fournirait à l'embryon tous les autres organes. Faut-il voir ici un ultime avatar du préformationnisme ? En vérité, il faut attendre la constitution de la théorie cellulaire par Schleiden en 1838 et son extension au règne animal par Schawnn pour mieux interpréter les observations de ces naturalistes. Schwann considère la cellule comme l'unité élémentaire de la vie. Cette théorie devait ouvrir la voie à la compréhension des phénomènes de la reproduction. En 1846, Kölliker montre que les animalcules spermatiques se forment dans des cellules appartenant au tissu des testicules. Naturellement, ce mode de formation ne présente aucune analogie avec celui des infusoires ou des autres parasites. Les animalcules spermatiques sont des éléments organiques qui participent à la fécondation et, en 1851, Duvernoy les appelle « spermatozoïdes ».

Par des fécondations artificielles chez les batraciens et chez les poissons, Coste, en 1859, confirme que le pouvoir fécondant réside dans les spermatozoïdes. Point de hasard : Coste est le fondateur du premier établissement de pisciculture en France. En ce qui concerne les animaux à fécondation interne, une série d'observations réalisées par Barry (1840), Bischoff (1842) et Coste (1849) montraient que les spermatozoïdes arrivaient dans l'ovaire environ douze heures après la copulation. Mais les causes du transport du sperme n'étaient pas élucidées. F.-A. Pouchet croyait que les contractions ou les spasmes de la matrice et des trompes expliquaient la montée du sperme dans l'utérus. Pour sa part, Coste évoque le mécanisme de la capillarité : la semence s'élèverait dans les conduits génitaux des femelles comme dans un appareil de physique. Cette hypothèse permettait de comprendre que la passivité complète de la matrice et des trompes suite à l'ivresse, la catalepsie ou le narcotisme ne constituait pas un obstacle à la fécondation. Ce mécanisme de la capillarité permettait également de comprendre que Spallanzani avait pu réaliser une fécondation artificielle chez une chienne. De la chienne à la femme, il a fallu attendre les années 1860-1870 pour que Coste et ses contemporains retrouvent une idée thérapeutique jadis appliquée par Hunter et Thouret.

En effet, c'est en 1799 que Everard Home avait fait connaître l'expérience de Hunter sur la fécondation artificielle chez la femme. Le médecin avait été consulté par un patient atteint d'une malformation qui rendait impossible la fécondation. Il lui conseilla d'appliquer la technique de Spallanzani. Mais il fallait que l'opération soit faite dans les conditions similaires à celle où pourrait avoir lieu le coït, de façon à ce que les organes sexuels de la femme soient dans la meilleure disposition pour recevoir la matière fécondante. Thouret, dans *Applications sur l'espèce humaine des expériences faites par Spallanzani sur quelques animaux, relativement à la fécondation artificielle des germes* (1804), est le premier à donner l'histoire d'une opération dont le dénouement est également heureux. Il s'agissait d'une jeune femme âgée de vingt-cinq ans, mariée depuis cinq ans, et qui n'avait pas eu de rapports sexuels normaux avec son époux. Comme pour le cas de Hunter, c'est le mari qui a appliqué l'injection de sperme dans la matrice de sa femme. Pour Thouret, la technique permettrait aux couples confrontés aux problèmes d'incompatibilité physique ou morale d'avoir des enfants.

Un problème médical

En 1865, Dehaut publie *De la fécondation artificielle dans l'espèce humaine*. Pour la première fois, semble-t-il, la stérilité du couple est appréhendée comme un problème à la fois médical et social : « Diminuer le nombre des causes de la stérilité, c'est donc, à la fois servir la science, le pays et la famille. » C'est après la traduction de l'ouvrage de Mario Sims, *Notes sur la chirurgie utérine, dans ses rapports avec le traitement de la stérilité* (1866), que la question de la fécondation artificielle est posée dans le milieu médical français. Sims consacrait un chapitre à ses expériences réalisées à l'Hôpital des femmes de New York sur six de ses patientes. Chez toutes ces femmes existait un rétrécissement du canal cervical empêchant l'entrée de la semence dans l'utérus. Refusant l'opération de l'incision de l'orifice et du col de l'utérus, elles optent pour l'injection utérine que leur propose le gynécologue.

Sims n'a d'ailleurs enregistré qu'un succès chez l'une de ses patientes âgée de 29 ans, mariée, et qui n'avait jamais eu d'enfants. Il avait réalisé une série d'injections de sperme dans la cavité du col, à l'aide d'une seringue chauffée munie d'une longue canule. L'injection d'une demi-goutte de sperme, qui provoqua la grossesse, fut faite le sixième jour après la cessation des règles. Les médecins français accordèrent une grande attention au travail de Sims. Les uns pour accueillir la méthode avec faveur, voire enthousiasme. Les autres pour la critiquer : « Les procédés de pisciculture, écrivait Pajot, appliquées à l'espèce humaine, paraîtront sans doute la chose du monde la plus réjouissante, si ce n'était en même temps la plus triste et la plus honteuse. Toutes ces excentricités, venues du Nouveau Monde, auront de la peine à s'acclimater définitivement chez nous. »

C'est pourtant en France que la technique de la fécondation artificielle sera développée. En 1867, dans *La Réforme médicale*, une série d'articles avait été consacrés aux questions de la décroissance de la natalité en France. L'infécondité des mariages était mise au compte de l'onanisme conjugal : « Prudence conjugale » pour Broca, ou « triomphe de la volonté sur la fatalité des choses » pour Bertillon. Un débat s'instaure sur ces problèmes et Avrard, dans son article sur « La genèse et la durée de la grossesse dans l'espèce humaine », expose une théorie selon laquelle la fécondité chez la femme était impossible depuis le quatorzième jour à partir de l'arrivée des règles jusqu'à la fin de l'époque suivante. Cette théorie est aussitôt jugée comme dangereuse : une nouvelle cause du déclin de la natalité. D. M. Delaporte, dans son article « Appréciation des faits récemment publiés sur l'acte de reproduction », demandait la réalisation d'une vaste enquête à laquelle devraient participer tous les médecins de façon à obtenir des informations permettant de se prononcer pour ou contre la théorie de Avrard.

En outre, Delaporte rapportait un cas de fécondation artificielle réalisé par l'un de ses confrères. Le procédé utilisé tendrait à confirmer l'hypothèse selon laquelle le passage de la semence du vagin dans l'utérus se ferait par « aspiration ». Après les fortes contractions de la matrice, la semence finirait par se retrouver dans l'utérus. Dans le numéro suivant de *La Réforme médicale*, on apprend que le confrère en question devait être le Dr Lesueur. En effet, celui-ci rapporte qu'il avait conseillé au mari, qui était incapable d'éjaculer pendant l'acte sexuel, d'introduire tout simplement dans la partie supérieure du vagin de sa femme un petit tampon de coton imprégné de sperme. Mais on apprend aussi ce que Delaporte ignorait : le mari n'avait pas suivi le conseil de son médecin. Il avait fabriqué une petite seringue en bois de sureau et il avait injecté la liqueur spermatique le plus haut possible dans le vagin. La fécondation artificielle avait été un succès. Dans un tel climat, Gigon ne voit plus rien de scandaleux à faire paraître la relation d'un cas de fécondation artificielle au moyen d'une seringue chez la femme datant de 1846.

En 1869, Girault publiait une étude sur la « Génération artificielle dans l'espèce humaine » où il expose dix cas de fécondation artificielle. Le premier de ces cas remontait à 1838 et le dernier à 1861. Il avait réalisé vingt-six injections sur douze de ses patientes et ce n'est que chez deux femmes qu'elles se soldèrent par un échec. Son procédé consistait à introduire le sperme du mari dans une sonde et à placer celle-ci dans le col de l'utérus. C'est par « insufflation » que le sperme pénétrait dans la matrice. Cette méthode offrait un avantage sur celle de l'injection parce qu'elle envoyait bien plus de sperme dans l'utérus. En 1871, Gigon fils présenta à la Faculté sa thèse de médecine, *Essais sur la fécondation artificielle chez la femme dans certains cas de stérilité,* dans laquelle il discutait les faits rapportés par Lesueur, Gigon, Sims, Girault et signalait que le nombre de réussites obtenues était suffisant pour montrer la valeur pratique de la fécondation artificielle. Il soulignait que les travaux de Sims étaient les plus complets. L'Américain avait été jusqu'à procéder à l'examen du sperme au microscope pour s'assurer de la présence des spermatozoïdes. Il avait pris aussi toutes les précautions relativement à la température du sperme et ses instruments étaient les plus perfectionnés.

Retenons l'essentiel : à partir des années 1870, la fécondation artificielle fait l'objet d'un chapitre dans les traités de chirurgie gynécologique sur la stérilité. Un chapitre qui apparaît toujours sous la rubrique « Traitement ». On assure que la fécondation artificielle est une technique inoffensive mais exceptionnelle. Curieusement, la fécondation artificielle doit, sinon mimer l'acte naturel, du moins s'effectuer dans les conditions les plus proches de l'étreinte amoureuse. Pour être précis, au moment où le plaisir est le plus intense chez la femme. Non sans difficultés, la technique finit par entrer dans l'arsenal des traitements. C'est que stérilité et procréation s'inscrivent dans les nouvelles stratégies de santé publique dès la fin du XIXe s. La fécondation artificielle apparaît comme un auxiliaire précieux pour affermir le bonheur des familles, permettre à la femme d'exercer son rôle social et réaliser son « désir d'être mère » (Girault).

Au XXe s., les techniques sont affinées et diversifiées : voie intravaginale, fécondation *in vitro*, voie intrapéritonéale, technique pst, méthode Gift, mais aussi insémination artificielle avec conjoints et, dans cette ligne, insémination artificielle avec donneur. En 1970, on peut poser le diagnostic de stérilité irréversible de l'homme. En 1973, ouverture du premier centre d'étude et de conservation du sperme. En 1978, première naissance après réimplantation d'embryons humains. Mais, au XXe s., la mise en œuvre de ces techniques s'accompagne de l'intervention des psychologues, des psychanalystes et des anthropologues. Les psychologues évaluent le « devenir » des enfants conçus par la méthode IAD et prennent pour sujet d'étude les médecins généralistes et les pédiatres. Pour eux, les relations entre les enfants, les parents et les médecins révèlent souvent d'étranges pathologies. Les psychanalystes questionnent le « désir d'enfant » et sont conduits à critiquer les médecins qui exploiteraient une demande sans entendre la souffrance qu'elle exprime. Pour eux, il faudrait appréhender la stérilité comme symptôme venant se dire dans un lieu où elle n'est pas entendue. Les anthropologues s'intéressent à l'éthique et au droit. Si le seuil du social dans toute culture c'est l'interdit de l'inceste, alors la sexualité doit être placée sous le signe de la loi : le désir d'enfant est désir de descendance. Aux anthropologues, donc, à fixer la portée et les limites d'une technique en disant le droit.

► ANONYME, *Lucine affranchie des lois du concours, et le plaisir sans peine*, Paris, Favre, Nouvelle édition, An VII. – BONNET Ch., *Œuvres d'histoire naturelle et de philosophie*, Neuchâtel, S. Fauche, 1779, t. I, V, VI. – CANGUILHEM G., LAPASSADE G., PIQUEMAL J., ULMANN J., *Du développement à l'évolution au XIXe siècle*, Paris, PUF, 1962. – COSTE V., *Histoire générale et particulière du développement des corps organisés*, Paris, V. Masson, 1847-1859, 2 vol. – DEHAUT, *De la fécondation artificielle dans l'espèce humaine*, Paris, F. Malteste et Co, 1865. – DELAPORTE F., *Le Second règne de la nature*, Paris, Flammarion, 1979. – GIGON P.-F., *Essai sur la fécondation artificielle chez la femme dans certains cas de stérilité*, Paris, A. Parent, 1871. – GIRAULT, *Étude sur la génération artificielle dans l'espèce humaine*, Paris, E. Donnaud, 1869. – PAJOT, *Examen critique du Traité des maladies de l'utérus et de ses annexes de M. A. Courty*, Paris, P. Asselin, 1867 ; *Des obstacles à la fécondation dans l'espèce humaine*, Paris, G. Steinheil, 1886. – POYNTER F. N. L., « Hunter, Spallanzani, and the history of artificial insemination », *Medicine Science and Culture*, L. G. Stevenson & R. P. Multhauf (eds), Baltimore, The Johns Hopkins Press, 1968, p. 97-113. – PREVOST J.-L. & DUMAS J.-B., « Nouvelle théorie de la génération », *Annales des sciences naturelles*, 1, 1824, p. 1-29, 167-187 ; « Deuxième Mémoire sur la génération », *op. cit.*, 2, 1824, p. 100-121, 129-149 ; « Troisième Mémoire », *op. cit.*, 3, 1824, p. 113-138. – ROSTAND J., *Les*

Origines de la biologie expérimentale et l'Abbé Spallanzani, Paris, Fasquelle, 1951. – SIMS J.-M., *Notes cliniques sur la chirurgie utérine dans ses rapports avec le traitement de la stérilité,* Paris, Victor Masson et Fils, 1866. – SPALLANZANI L., *Expériences pour servir à l'histoire de la génération des animaux et des plantes,* trad. J. Senebier, B. Chirol, Genève, 1785. – Coll. : *La réforme médicale,* 18 et 27 août 1867 et 27 septembre 1867.

François DELAPORTE et Cécilia DELAPORTE

→ Clonage thérapeutique ; Convenance ; Procréation assistée ; Statut de l'embryon.

FIBRES (Théorie des)

Au XVIIIe s. s'est cristallisée la systématisation théorique la plus achevée sur l'organisation structurelle et fonctionnelle de la matière vivante, avant le surgissement de la biologie moderne fondée sur la théorie cellulaire. Ce cadre conceptuel – la théorie des fibres –, si caractéristique du Siècle des Lumières, constitue en réalité le point culminant d'un long processus d'accumulation d'observations depuis des temps reculés. Notre article offre un panorama de ce développement.

Origine d'une idée ancienne

Il est évident que les fibres sont un attribut essentiel du monde biologique. Branches et racines, pelages et plumages, ne sont que les exemples les plus palpables de l'ample variété de fibres que révèlent les êtres vivants. En coupant et en divisant leurs corps, on confirme par l'expérience que la constitution interne des organismes est aussi en grande partie fibreuse. De fait l'abondance des fibres (qu'elles soient massives ou creuses comme un vaisseau), est peut-être le seul caractère universel commun à l'anatomie macroscopique animale et végétale. Au contraire, sauf rares exceptions (comme les asbestes), le règne minéral est remarquablement pauvre en fibres naturelles. On comprend aisément, par conséquent, que la seule présence de parties fibreuses passe pour un indice d'activité vitale, ou encore que les fibres elles-mêmes puissent être considérées comme les structures fondamentales de la matière vivante.

En Occident, la documentation sur les fibres en tant que composants anatomiques importants commence au Ve s. av. J.-C. Empédocle observe dans son poème *De la Nature* que conjointement aux chairs, aux os et au sang, il y a dans le corps animal des *neura,* c'est-à-dire des cordons ou bandes qui relient les parties les unes aux autres. Les *neura,* écrivit plus tard Platon dans son *Timée,* se forment à partir des fibres qui proviennent du sang comme celles que l'on aperçoit dans les caillots. Le traité hippocratique *Des Chairs* indique aussi que la coagulation est liée aux « fibres froides et glutineuses » dans le sang. Tant la solidité de la coagulation sanguine que l'humeur des animaux, dit à son tour Aristote dans le *De partibus animalium,* dépendent du contenu des fibres terreuses dans leur sang. C'est ainsi que dans la Grèce classique existait déjà l'idée qu'au moins certaines parties du corps animal sont constituées par des fibres de nature terreuse qui ont leur origine dans le sang.

Le concept d'organes composés de fibres minuscules fut invoqué dans l'Antiquité pour l'interprétation de quelques aspects fonctionnels. Érasistrate enseignait à Alexandrie (IIIe s. av. J.-C.) que le corps comprend deux réseaux étendus pour distribuer les substances vitales dans tous ses recoins : des veines qui drainent le sang et des artères qui conduisent le *pneuma* ou souffle de vie. De la sorte, les étroits *neura* devaient être des structures composées incluant des veines et des artères très fines, « comme une corde formée par le tressage de trois filaments de différentes sortes ». Un autre exemple d'organe mixte est le muscle, dans la mesure où d'une part il peut faire preuve de sensibilité au même titre que les *neura* ou les nerfs, et où d'autre part il a une considérable résistance mécanique comme les ligaments. Galien (IIe s.) en conclut que pour manifester ces deux propriétés le muscle ne pouvait être qu'un appareil hybride où le nerf aussi bien que le ligament « devaient être divisés en fibres minces, puis celles-ci devaient se réunir afin de produire une substance intermédiaire, la substance d'un instrument pour le mouvement ». Les mouvements qui interviennent dans trois des principales « facultés naturelles » recensées par Galien – autrement dit l'attraction, la rétention et l'expulsion – et qui exécutent ensemble presque toutes les actions des viscères sur leur contenu impliquent l'opération alternée ou simultanée de trois jeux distincts de fibres : les droites ou longitudinales, les transverses, et les obliques.

Le rôle des fibres dans la physiologie galéniste, conservée presque intacte durant plus de mille ans, n'a été renouvelé qu'à la Renaissance. Même Andreas Vesalio, malgré sa méfiance à l'égard des enseignements de Galien, se contente de répéter dans la *Fabrique* que « de même que nous réalisons les mouvements qui dépendent de notre volonté à l'aide des fibres qui sont dans les muscles, de même les mouvements naturels, qui servent le corps tout entier, s'exécutent au moyen de certaines fibres entrelacées dans des organes au service de tout le corps. [...] Et puisqu'il y a trois sortes de mouvement, de même aussi la nature a conçu trois sortes de fibres : à savoir, droites, obliques et transverses ». Cependant, c'est à la Renaissance qu'a commencé à se profiler la généralisation théorique concernant la composition fibreuse du corps tout entier. Jean Fernel (1542) supposa que l'unité fondamentale de toutes les parties anatomiques solides est la *fibra* ou *villus,* composée des deux éléments les plus denses parmi les quatre – c'est-à-dire, la terre et l'eau – et imprégnée de chaleur innée ou esprit animal – autrement dit le souffle vital ou *pneuma* composé d'air et de feu, les deux éléments les plus légers.

C'est dans ce contexte aux racines millénaires que René Descartes tenta pour la première fois d'expliquer le fonctionnement du corps comme un mécanisme automatique, sans la moindre intervention de l'âme. Les os, la chair, la peau, les nerfs, le cerveau et autres parties solides, nous dit-il dans *L'Homme* (1632), consistent en filaments unis ou entrelacés de diverses façons. Ces filaments ont leur origine aux extrémités des ramifications artérielles, où s'effectuent l'assimilation des aliments et la croissance par un effet d'addition continu. À chaque systole du cœur, les particules nutritives contenues dans le sang se heurtent à l'extrémité [compacte] de chaque artériole, de sorte que certains corpuscules parviennent à s'insérer directement dans la racine du filament terminal et augmenter ainsi graduellement la longueur de ce dernier [qui se déplace vers l'avant dans le lieu qui lui correspond].

Soudain, l'avènement opportun d'une nouvelle et merveilleuse ressource vint confirmer que ces fibres et ces filaments très fins, que l'on contemplait jusqu'alors avec les yeux de l'esprit seulement, avaient une existence réelle.

Les microscopistes

Les progrès dans la maîtrise des techniques de microscopie, à partir de la seconde moitié du XVIIe s., permirent de prouver la présence pratiquement universelle de fibres dans presque toutes les parties anatomiques des êtres vivants. En 1656 Pierre Borel remarque que, sous son microscope, « le cœur, les reins, les testicules, le foie, les poumons et les autres parenchymes du corps sont des amas d'organules et des fibres » (en français dans le texte, NDT). Marcello Malpighi (1666) décrivit de la même façon de nombreuses fibres associées à de minuscules « glandes » dans le cortex cérébral, et aussi bien lui-même (1675) que Nehemiah Grew (1682) révélèrent une structure fibreuse prolixe au niveau microscopique en ce qui concerne le règne végétal également.

Mais ce sont surtout les travaux surprenants d'Antoni van Leeuwenhoek qui produisirent des révélations insoupçonnées, lesquelles à leur tour suscitèrent des interrogations inédites. Le génial microscopiste hollandais ne constata pas seulement que le muscle est constitué de milliers de « fibres charnues », mais il distingua comment l'intérieur de chacune d'elles consiste à son tour en innombrables « filaments » (1682). Ayant lui-même étonné le monde avec la découverte (1674) de créatures aussi minces ou plus minces que n'importe lequel de ces filaments (protozoaires et bactéries), dont certaines étaient pourvues de minuscules pieds qui pouvaient se mouvoir très rapidement – elles devaient donc avoir selon lui une peau, des veines, des nerfs et des muscles comme tout animal de plus grande dimension –, Leeuwenhoek parvint à la conclusion que chaque fibre musculaire est à son tour un muscle, et que chacun des filaments à l'intérieur d'une fibre est aussi un muscle.

Parallèlement à ces découvertes remarquables apparurent des faits suggérant la possibilité que les fibres microscopiques peuvent avoir une vie propre. En 1667 Niels Stensen annonça que dans les muscles « on ne voit pas toutes les fibres se mouvoir en même temps, mais [que] certaines fibres en particulier se meuvent séparément à des moments différents ». Cette intrigante propriété qu'ont les fibres de se mouvoir par elles-mêmes, soit de manière apparemment autonome soit en réponse à des stimuli déterminés, Francis Glisson la dénomma « irritabilité » (1677). Ce ne sont pas seulement les fibres musculaires, mais aussi toutes celles qui constituent les autres parties du corps qui devaient, selon la déduction de Glisson, posséder en plus ou moins grande part cette force particulière qui leur permet de se contracter et de se détendre à nouveau, donnant ainsi lieu à des changements de tension et de forme par le moyen desquels les organes accomplissent les diverses opérations physiologiques. Tout indiquait que les fibres étaient plus que des éléments structurels, les unités vitales de l'organisme.

Les idées nouvelles inspirèrent un changement de paradigme fondamental. Les fibres, qui représentent les composants solides du corps, gagnèrent alors en importance face aux fluides corporels, qui avaient toujours joué le rôle principal en physiologie ; c'est-à-dire les quatre humeurs classiques – sang, flegme, bile noire et bile jaune – et le *pneuma* ou esprit animal. Cette conversion théorique radicale à une physiologie « solidiste » reçut l'impulsion de Giorgio Baglivi (1704), qui distingua deux grands systèmes de fibres dans le corps animal : *a)* des fibres musculaires ou motrices *(fibrae carnae)*, qui se forment par solidification du sang et peuvent aussi donner lieu à des fibres tendineuses et à la matière osseuse ; et *b)* des fibres membraneuses *(fibrae membranaceae)*, produites par solidification du (suc) nerveux ou de la lymphe, qui en s'entrecroisant tissent les membranes, lesquelles à leur tour constituent les nerfs et les organes des sens, les vaisseaux sanguins, la peau, les viscères, etc. Toute l'activité vitale dépend en premier lieu d'interactions solides entre les fibres – c'est ce qu'allégua Baglivi, reléguant les fluides à l'arrière-plan.

Parmi les partisans du modèle solidiste il convient de mentionner Issac Newton, qui suggère à la fin de ses *Principia* (1713) qu'aussi bien les impressions sensorielles que le commandement du mouvement des membres se transmettent par les vibrations de l'éther « qui se propagent mutuellement à travers les filaments solides des nerfs, des organes des sens externes vers le cerveau, et du cerveau vers les muscles ». David Hartley (1749) soutint plus tard une doctrine analogue, en comparant les vibrations qui traversent les nerfs au son qui court sur la surface des fleuves. Selon lui, ces vibrations parviennent aux fibres musculaires et « leur sont communiquées, de sorte que les petites particules de ces fibres s'agiteront avec des vibrations semblables ».

Les petites particules auxquelles se réfère Hartley sont les éléments constitutifs des fibres, conformément à la théorie déjà pleinement achevée qui domina tout le XVIIIe s. en tant que physiologie et pathologie de fibres. Sa thèse centrale est la suivante : s'il est vrai que la matière vivante est constituée en dernière instance de particules élémentaires au même titre que le reste de l'univers, dans les composants solides des plantes et des animaux de telles particules se rencontrent typiquement ordonnées sous forme de fibres.

L'École officielle

Selon le célèbre Herman Boerhaave, au premier niveau d'organisation dans la microstructure du corps il y a les fibres simples. Selon les termes de son disciple Gerard van Swieten, qui retint parfaitement les leçons du maître (1744) : « La fibre la plus simple consiste en parties très petites assemblées les unes aux autres selon une forme longitudinale ; ces parties non divisibles en parties plus petites sont appelées les éléments des fibres. » Ces particules élémentaires, et pour autant immuables, sont nécessairement faites de terre, parce que la terre est tout ce qui reste après la calcination ou la putréfaction complète du corps. Même les momies et les squelettes finissent par se pulvériser.

Les particules élémentaires s'introduisent dans l'organisme avec les aliments, mais elles doivent adhérer les unes aux autres pour former les fibres. Ces chaînes de particules de terre se produisent au cours d'un processus comparable à celui que la biochimie d'aujourd'hui nomme *« polymérisation »*. « Ceci se fait en nous, nous dit van Swieten, par le pouvoir de la vie qui [dispose] de nouvelles particules élémentaires dans les fibres déjà formées à la place de celles qui se retirent, et c'est ce que nous appelons la nutrition : et pour autant que nous le sachions en considérant la chose même, bien que nous ignorions peut-être encore le véritable procédé, ceci s'effectue par interposition d'un gluten aqueux ou gras... », puisque aussi bien l'eau que les huiles ont la propriété d'agglomérer la poussière de la terre et éventuellement de l'endurcir jusqu'à ce qu'elle forme des pierres.

À partir de ces principes de base, le modèle gagne en complexité. Les fibres simples peuvent s'entrelacer comme une maille délicate, ou bien s'assembler par les côtés pour engendrer des surfaces [laminaires] appelées membranes simples. Chaque membrane peut à son tour s'incurver pour former un cylindre étroit [ou vaisseau simple], parfois déjà perceptible au microscope sous la forme d'un tube très mince. Si leur contenu se solidifie, les vaisseaux simples se transforment en fibres de second ordre. Les vaisseaux simples tout comme les fibres de second ordre peuvent également s'entrelacer comme des réseaux ou se disposer en parallèle comme des couches uniformes ou membranes de second ordre, lesquelles à leur tour peuvent s'enrouler pour former des vaisseaux de second ordre, et ainsi de suite.

L'organisme tout entier est donc constitué de membranes de diverses épaisseurs formant des vaisseaux de multiple calibre ; l'ensemble se compose en dernière instance de fibres simples qui consistent en rangées de particules élémentaires assemblées en ligne droite et sur les côtés par un adhésif. La résistance de chaque membrane ou du vaisseau qu'elle peut former dépendra bien sûr du degré de cohésion entre ses particules élémentaires, qui croît proportionnellement au nombre de contacts entre elles. C'est ainsi que, par exemple, les particules alignées en une fibre simple auront une plus grande stabilité si cette fibre s'unit à une autre semblable par chaque côté en une membrane simple, parce que chaque particule restera alors associée à quatre autres particules. Il en découle d'importantes conséquences pratiques, puisque les maladies qui frappent les parties solides du corps trouvent leur explication dans la faiblesse, le relâchement, la rigidité ou la dureté des vaisseaux et des membranes, et sont toujours imputables au manque ou à l'excès de cohésion entre les particules élémentaires de ses fibres simples constitutives. Les traitements thérapeutiques seront par conséquent orientés vers la correction de ces irrégularités dans la cohésion des particules des fibres. Selon le cas, Boerhaave recommandait une combinaison de diètes appropriées, massages, exercices et bains particuliers.

Albrecht von Haller, le plus éminent disciple de Boerhaave, précisa et élargit ces concepts en distinguant deux classes de fibres : « La première classe est linéaire ; à savoir les fibres qui, en raison de la disposition des particules élémentaires en ligne droite, doivent de toute évidence généralement s'étendre parallèlement aux fibres contiguës », c'est-à-dire comme dans le cas des os, des tendons, des ligaments et des muscles. Chez ces derniers, les seules parties de l'organisme, selon Haller, vraiment douées d'irritabilité, la capacité contractile ne peut être attribuée qu'à une propriété du matériel glutineux qui maintient réunies les particules de terre inaltérables.

« La seconde classe de fibres, poursuit Haller, ce sont celles dont la largeur dépasse souvent la longueur. Quand elles sont faiblement rattachées entre elles, on les appelle la tunique cellulaire, bien que le nom de *tunique* ou *membrane* soit souvent très impropre. [...] Cette substance cellulaire est constituée d'un nombre infini de petites plaques ou écailles qui, en prenant diverses directions, interceptent de petites cellules ou [espaces réticulés] ; et elles assemblent toutes les parties du corps humain en sorte que non seulement elles les soutiennent, mais elles leur permettent de se mouvoir en même temps d'un mouvement ample et libre. » De cette « substance cellulaire », remplie de minuscules alcôves ou cavités comme une éponge, surgissent les membranes et les vaisseaux.

À quelques variantes près, cette doctrine reçut l'aval des principales figures de la science médicale de l'époque, et jouit en outre d'une certaine popularité dans les cercles littéraires. Dans son dialogue philosophique *Le Rêve de d'Alembert* (1769), Denis Diderot introduit comme personnage principal son ami le docteur Théophile de Bordeu, qui explique ceci : « Celui qui ne connaît l'homme que sous la forme qu'il nous présente en naissant n'en a pas la moindre idée. Sa tête, ses pieds, ses mains, tous ses membres, tous ses viscères, tous ses organes, son nez, ses yeux, ses oreilles, son cœur, ses poumons, ses intestins, ses muscles, ses os, ses nerfs, ses membranes, ne sont, à proprement parler, que les développements grossiers, d'un réseau qui se forme, s'accroît, s'étend, jette une multitude de fils imperceptibles » (en français dans le texte, NDT). Diderot allait ensuite faire un exposé formel de ces idées dans ses *Éléments de Physiologie* (1788), comprenant une conception qui lui était propre de l'anatomie microscopique inspirée de Haller.

Dans les décennies qui suivirent, la « substance cellulaire », cette matrice fibreuse dont les innombrables alvéoles paraissaient remplies de substances aqueuses ou huileuses et qui selon la description de Haller couvrait une partie très importante du corps animal, allait être au centre d'une controverse grandissante. Avec le perfectionnement des instruments optiques, on assimila les compartiments du réseau fibreux à des globules individuels analogues aux organules et aux vésicules décrits depuis Borel, Malpighi et Leeuwenhoek. L'intérêt pour les creux ou les « cellules » prit le pas sur celui qu'avait suscité la maille fibreuse qui semblait les envelopper, et déboucha sur la mise en place formelle d'une « théorie des cellules » par Theodor Schwann en 1839.

Les fibres nouvelles

La conception nouvelle substitua finalement la cellule à la fibre simple comme unité anatomique et fonctionnelle de la matière vivante. Le terme « tissu » est aujourd'hui le seul vestige de l'ancienne notion d'organismes formés par des ensembles distincts de fibres. Cependant, quelques années à peine après la formulation de la théorie cellulaire, Robert Remak (1844) révéla la découverte de fibrilles tout juste perceptibles à l'intérieur des cellules nerveuses. L'étude de ces fibrilles intracellulaires, poursuivie par de nombreux autres savants parmi lesquels se sont essentiellement illustrés Max Schultze, Santiago Ramon y Cajal, et Pio del Rio Hortega, conduirait finalement, avec l'apport du microscope électronique et des méthodes de biologie moléculaire, à la caractérisation du [cytosquelette]. Aujourd'hui c'est un fait bien connu que la physiologie des cellules dépend de façon critique de grands ensembles de fibres cytoplasmiques – [microtubules], microfilaments, filaments intermédiaires –, toutes constituées de chaînes de particules (protéines polymérisées) au même titre que les minuscules fibres imaginaires en vogue il y a deux [cents] cinquante ans.

▶ BASTHOLM E., *The History of muscle physiology*, Copenhague, Munskgaard, 1950. – BERG A., « Die Lehre von der Faser als Form- und Funktionelement des Organismus », *Virchow Archiv*, vol. 309, 1942, p. 333-460. – DESCARTES R., *L'Homme*, 1677. – GALIEN, *On the Usefulness of the parts of the body (De usu partium)*, texte latin, trad., introd. et comm. M. T. May, Ithaca, Cornell Univ. Press, 1968. – GRMEK M., « La notion de fibre vivante chez les médecins de l'école iatrophysique », *Clio Medica*, vol. 5, 1970, p. 297-318. – HALLER A. (1786), *First lines of physiology*, texte latin, introd. L. King, New York, Johnson Reprint Corp., 1966. – RATHER L., « Some relations between Eighteenth-century fiber theory and Nineteenth-century cell theory », *Clio Medica*, vol. 4, 1969, p. 191-202. – SWIETEN G. VAN, *The Commentaries upon the Aphorisms of Dr Herman Boerhaave...*, vol. I, Londres, J. & P. Knapton, 1744. – TEMKIN O., « Vesalius on an immanent biological motor force », *Bulletin of the History of Medicine*, vol. 39, 1965, p. 277-280.

Eugenio FRIXIONE
(Trad. Miguel Coelho)

→ Cartésianisme ; Galénisme ; Iatromécanisme ; Système médical.

FIÈVRE

Sujet ancien et encore traité en articles fleuves dans les encyclopédies du XIXe s. qui en égrènent jusqu'à trois cents noms, la fièvre a été une compagne continuelle et redoutée dans l'histoire des civilisations. Les maladies infectieuses, endémiques ou épidémiques, ont accablé les sociétés sans relâche. Dans le pourtour méditerranéen, il s'y ajoute depuis toujours la prévalence du paludisme et d'autres maladies parasitaires responsables de fièvres périodiques. Pour s'en protéger, on dresse à Rome un temple à la déesse *Febris*. De leur côté, les médecins cherchent à soigner et d'abord à comprendre. Le premier terrain d'observation est la clinique. Discrètement d'abord, la théorie accompagne la pratique. Elle finit par la supplanter au Moyen Âge et à la Renaissance. Après la fixation du galénisme, les *quaestiones* sur les fièvres alimentent d'interminables spéculations, où certains peuvent discerner tradition et nouveauté. Mais la plus grande des nouveautés, en l'absence de toute avancée biologique décisive, vient des classificateurs. S'intéressant moins à la cause de la fièvre et à son mode de production qu'à ses entités, ils vont rendre les fièvres un peu plus lisibles avant que la science bactériologique n'en découvre la plupart des agents pathogènes et mette ainsi un terme à de nombreuses spéculations. Pour autant, la question de la fièvre et des fièvres reste un sujet encore obscur et toujours renaissant, dépendant des conceptions physiopathologiques de chaque époque.

Le regard hippocratique

La fièvre, associée en grec à la chaleur ou au « feu » qui brûle, est un élément fondamental dans les observations générales et individuelles des écrits hippocratiques, et particulièrement dans la catégorie des « maladies aiguës », celles que les médecins hippocratiques identifient comme accompagnées de fièvres intenses et rapidement mortelles. Parmi elles, on devine plutôt qu'on ne reconnaît des maladies infectieuses ou parasitaires comme les fièvres paludéennes avec leurs phases caractéristiques et leur rythme, tierce ou quarte. D'autres sont difficilement identifiables, comme la « fièvre ardente » *(causus)*. Dans les observations hippocratiques, c'est par elle que commence presque toujours l'histoire du malade : « Hérophon fut pris d'une fièvre aiguë » (*Épidémies* I, 13). Elle est notée au premier jour où il « prend le lit » : fièvre violente avec frissons, intense, ardente et vive, etc. On suit son évolution, si elle diminue, cesse, reprend. Attentif et éduqué par ses pairs, le médecin sait qu'être sans fièvre est un bon indice, mais risque d'être trompeur : « La fièvre parut cesser. » On en scrute les symptômes : frissons, délire, insomnie, urines, sueurs, à la recherche de ceux qui annoncent une fin fatale, les urines noires, par exemple, dans la fièvre hémolytique liée à un accès pernicieux de paludisme comme dans le « cas Philiscos ». Les gestes thérapeutiques sont simples, souvent violents : on cherche à dégager le malade de ses humeurs pathogènes, il est mis à la diète, réalimenté à un moment que les médecins discutent âprement, pas toujours rafraîchi. La principale question est de savoir comment combattre la fièvre avec le malade, en aidant sa nature à la surmonter.

Par rapport à tous les autres symptômes, ce qui retient le clinicien dans la fièvre est sa marche. Dès les écrits hippocratiques, on sait distinguer et nommer les fièvres éphémères, qui ne durent qu'un jour, les continues, plus longues, et celles qui sont caractérisées par leur périodicité apparaissent nettement identifiées. Une panoplie foisonnante des fièvres est déjà présente, où puisera toute la médecine ultérieure, « tierces, quartes, quotidiennes, nocturnes, continues, longues, errantes, asodes, non réglées » (*Épid.*, III, 3, 12), « quintanes, septanes, octanes et nonanes » (*Épid.*, I, II 683 l.), sans oublier les tierces légitimes (« exactes »), ou dites « hectiques » parce qu'elles « tiennent » (grec *ekhein*) le corps continûment, et celles au nom bizarre : tritéophyes (VI, 2, 10), pemphygoïdes (VI, 1, 14), etc., sur lesquelles les Anciens, jusqu'à Littré lui-même, s'interrogent. Tout étranges qu'elles soient, personne ne s'étonne pourtant de ces fièvres ni ne les attribue à un dieu, contrairement aux crises épileptiques, note un médecin hippocratique dans son combat contre les superstitions (*Mal. Sacr.* 1).

Ce savoir issu d'observations, souvent aussi imprégné de spéculations numérologiques, sera transmis à toutes les générations de médecins pour les aider à lire les moments de crises, moment où la maladie connaît un tournant décisif, vers son achèvement ou son aggravation. Dans les fièvres qui s'achèvent parfois brusquement avec des sueurs profuses, la phase critique était facile à déterminer. Dans les *Aphorismes*, qui ont connu une exceptionnelle diffusion, on trouve quel est le cours et le pronostic des fièvres continues ou rémittentes. Le regard hippocratique, auquel voudra revenir la médecine clinicienne aux XVIIe et XVIIIe s., affine toujours plus ses observations, enrichissant à la fois sa nosologie et l'art du pronostic. Mais lié à une pathologie donnée, celle de régions méditerranéennes, ce regard vaut-il pour toutes les régions ? Les fièvres et leurs cours sont-ils partout les mêmes ? Ce sera dans cette tradition un objet de controverse.

Entre observation et théorie, la recherche des causes de la fièvre ne manque pas dès l'époque la plus ancienne. On s'attache d'abord aux causes externes. Certaines saisons sont connues pour y être favorables. Ainsi la Canicule, le moment où apparaît dans le ciel l'astre du Chien, est de mauvais augure, qui « apporte beaucoup de fièvres aux misérables humains » (*Iliade*, 22, 31). Avec l'astronomie, la météorologie apporte son lot de coïncidences et d'hypothèses. Climat et environnement sont mis à contribution, avec les eaux insalubres, les lieux et les airs porteurs de miasmes et de pestilences. Ce sont plutôt les saisons pluvieuses, l'automne surtout, qui apportent les fièvres. L'enchaînement de saisons perturbées aussi semble entraîner presque naturellement un certain type d'affections. Mais cette cause externe est volontiers liée à des constitutions. Selon telles circonstances, les affections fébriles atteindront surtout les sujets phlegmatiques, ou les plus humides, ailleurs les bilieux. Pour les individus aussi jouent les causes externes et accidentelles. Elles sont liées chez un sujet sain à un excès ou un changement brusque de régime qui peuvent précéder la fièvre, et par là être perçus comme une cause prochaine : « Après des fatigues, des boissons et des exercices inopportuns, il fut pris d'une fièvre violente » (*Épid.*, 1, 13). Silénos en mourra le onzième jour. Mais au-delà, des doctrines sont formulées avec une certaine diversité. Dans le corpus hippocratique, elles se réfèrent ici aussi au rôle des humeurs, mais sans s'accorder : diverses fièvres ne sont issues, pour les uns, que de la bile en excès ou déplacée, pour d'autres, d'humeurs distinctes. Galien présente un schéma tripartite : la fièvre quotidienne a pour source le phlegme, la tierce la bile jaune, la quarte la bile noire.

En l'absence de tout instrument, la fièvre se mesure d'une part à la sensation du malade, froid, chaud, agitation, fatigue, mais aussi à la sensation du médecin : à son regard, mais surtout à la main. À côté du « plus ou moins » chaud, ou de la quantité plus ou moins grande de matière morbifique qu'on estime impliquée dans la fièvre, on note la « qualité » de la fièvre : la couleur (fièvres très rouges, très jaunes), et le toucher. Telle fièvre est dite « mordicante à la main », une autre « salée », parce que la vapeur qui s'exhale du corps paraît piquer la main, *Épid.*, VI, 1, 13 (V, 274). La notion de pouls apparaît au IIIe s. av. J.-C., le médecin Hérophile construira même un appareil pour mesurer sa fréquence. À partir de là, le pouls sert à percevoir la fièvre, avec toute une série de nuances d'une richesse séméiologique impressionnante.

Théories

Le travail théorique sur les fièvres se renforce après l'ère hippocratique. Dans ce domaine comme dans bien d'autres l'apport aristotélicien et celui des médecins d'Alexandrie furent fondamentaux. La question n'est pas seulement médicale, mais philosophique, puisqu'il s'agit autant de la nature de la chaleur que de celle de la fièvre. Les *De febribus* se multiplient, comme celui, d'accent philosophique, d'un (pseudo) Alexandre d'Aphrodise. Mais c'est Galien qui donne, avec le quatrième livre du *Canon* d'Avicenne, la base la plus ample du problème. Parmi bien d'autres ouvrages abordant ce sujet, son traité *Sur les différences entre les fièvres,* longuement commenté par les humanistes, servira à l'enseignement universitaire sur les fièvres du Moyen Âge à l'âge classique. Le schéma des cours à cette époque est immuable : définition et essence de la fièvre, différenciation des fièvres, causes, diagnostic et traitements spécifiques pour chaque sorte. Toutes sortes de controverses, libelles et épîtres médicales alimentent le débat. À Padoue, par exemple, les plus grands humanistes du temps rivalisent sur le sujet.

Plusieurs problèmes théoriques sont abordés. Concernant la définition de la fièvre : est-elle substance ou accident, formée d'une chaleur naturelle ou non naturelle, propre ou étrangère ? Est-elle l'augmentation d'une même chaleur ou l'addition et la combinaison de deux chaleurs distinctes, la naturelle et la non naturelle ? Et comment prouver l'une ou l'autre de ces solutions ? Questions importantes théoriquement, qui alimentent notamment au XVIe s. de nombreuses discussions et commentaires (Altomare, Valles, Fernel, Sennert...). Les médecins se préoccupent surtout de la source de la chaleur fébrile, de son épuisement éventuel et de son mode de propagation. Ceux qui, dans la tradition hippocratique, privilégient les constituants liquides du corps, notamment les humeurs, s'opposent à ceux qui voient dans le cœur la source de toute chaleur et donc de la fièvre qui se répandrait de là par les vaisseaux à tout le corps. Une troisième possibilité, reliée à la précédente, assurait un rôle majeur au pneuma qui, comme substance aérienne, semblait bien plus apte à véhiculer de la chaleur que des organes. La doctrine du cœur comme source de chaleur l'emporte dans l'ensemble.

Les causes de la fièvre se présentent à la suite de l'enseignement galénique comme une conjonction entre deux types de facteurs : les raisons externes et une constitution du corps incapable d'assurer le rafraîchissement de la chaleur. Pléthore, obstruction des pores, mauvaise qualité des résidus de la digestion, favorisent en particulier le phénomène qui prend une place importante dans l'explication des fièvres, la « putréfaction » *(sepsis)*. La catégorie de « fièvres putrides » ne cessera du reste de s'imposer jusqu'à une date très récente. L'origine de ce concept est attribuée à Aristote, pour qui « la putréfaction est la corruption de la chaleur propre ou naturelle contenue dans chaque corps humide sous l'effet d'une chaleur étrangère, c'est-à-dire du milieu environnant » (*Météorologiques,* 4, 1, 379 *a* 17). La fièvre putride a donc pour source des substances corporelles humides, sang, humeurs, etc., « corrompues ». D'autres essais sont faits en grand nombre pour expliquer production et diffusion de la fièvre dans le corps.

Le retour de l'hippocratisme au XVIIe s., avec la valorisation de l'observation et la critique des théories, s'accompagne de l'idée que pour connaître une maladie il faut en faire l'histoire, c'est-à-dire fournir une observation soigneuse de données. Selon Michel Foucault, « l'historique rassemble tout ce qui en fait ou en droit, tôt ou tard, de plein fouet ou indirectement, peut être donné au regard » (*Naissance de la clinique,* p. 4). C'est ainsi que Sydenham (1624-1689), célèbre clinicien, remet à la mode les constitutions hippocratiques, soulignant l'influence du climat et des saisons et autres facteurs extérieurs. Mais il ajoute dans ce cadre de nouvelles maladies, en particulier des sortes de fièvres comme les fièvres exanthématiques ou muqueuses. L'article « Fièvre » de l'*Encyclopédie* de Diderot, sous la plume du Chevalier de Jaucourt, continue à invoquer pour la fièvre en général aussi bien facteurs externes, aliments, airs, exhalaisons, que mauvaises dispositions, dans une multiplicité un peu confuse des organes atteints et de leurs pathologies : « C'est ainsi que la fièvre produit dans les viscères nobles tels que le cœur, le poumon et le cervelet, l'inflammation, la suppuration, la gangrène... »

Classifications

Cependant à partir du XVIIIe s. l'histoire de la fièvre devient peu à peu celle des fièvres, et se confond en grande partie avec l'histoire des classifications nosologiques. Pour cela, il fallait que la fièvre fût considérée comme une entité nosologique et qu'un système de classification exhaustif puisse rendre compte de ses espèces. La botanique allait offrir un modèle puissant pour les maladies et les fièvres en particulier. Sydenham conçoit les maladies comme des espèces stables, distinctes l'une de l'autre malgré des similitudes ; sans la réaliser lui-même, il envisage la possibilité d'une classification nosologique cohérente. Mais c'est François Boissier de Sauvages à qui l'on doit une œuvre décisive. À Montpellier où il avait fait ses études de médecine et où il revient comme professeur, il avait pris connaissance de l'œuvre de l'Italien Giorgio Baglivi. Encore jeune, après un séjour à Paris où il rencontre Jussieu au Jardin des Plantes, il réalise une première esquisse de classement nosologique dans *Nouvelles classes des maladies* (1731). Plus de trente ans après, il publie les cinq volumes de la *Nosologia methodica* (1763), la même année où le célèbre naturaliste et médecin suédois Carolus Linné publie lui aussi un *Genera morborum*, en usant des principes de ses œuvres antérieures, le *Système de la nature* (1735) et le *Système des plantes* (1753). Selon la même méthode, Sauvages répartit toutes les maladies en dix classes subdivisées en genres et en espèces en fonction de certaines caractéristiques cliniques. Ses entités nosologiques sont en fait des syndromes et même de simples symptômes, pourvu qu'ils soient constants dans la maladie. La fièvre constitue la deuxième classe des maladies, caractérisée dans son ensemble par deux symptômes communs, le frisson et la chaleur. Elle-même est divisée en ordres, selon la périodicité (continues, rémittentes, intermittentes), chacune étant divisée en genres (quatre ou cinq), et chaque genre en espèces ou variétés (de quarante à soixante). Il reste beaucoup d'incertitudes pour distinguer maladies et symptômes : le scorbut, par exemple, est inclus dans les fièvres. Les classifications se multiplient, qui n'ont pas seulement l'ambition d'être des taxinomies commodes ou pédagogiques, mais aussi, comme le dit Boissier de Sauvages dans son avant-propos, d'être « historique et philosophique ». Cela inclut la compréhension de la maladie, son étiologie si possible, ses principes et ses relations avec les autres entités. Les principes, à leur tour, sont issus des sciences : anatomie, chimie, physique.

Vers la fin du siècle vient une nouvelle génération de nosologistes, qui introduit de nouveaux critères issus de la nouvelle approche de la maladie. Inspiré par l'œuvre novatrice de William Cullen (*Synopsis Nosologiae Methodicae*, 1769), Philippe Pinel rédige une *Nosographie philosophique ou méthode de l'analyse appliquée à la médecine* (première édition 1798 ?). Il pense alléger par là l'enseignement que les étudiants de la nouvelle École de santé de Paris devaient recevoir sur les bases cliniques des maladies, et dont il n'existait aucun manuel, sinon confus et en latin. Mais le manuel devient somme. Pinel retravaille pendant vingt ans son ouvrage, plusieurs fois réédité et augmenté, qu'il nourrit de nombreux exemples cliniques pris dans sa pratique de la Salpêtrière. Sa classification montre des changements importants par rapport à son modèle, notamment pour les fièvres. Alors que Cullen mêlait fièvres, phlegmasies, hémorragies dans la classe des « pyrexies », Pinel consacre sa première classe exclusivement aux fièvres, en écartant les inflammations, les hémorragies, etc. D'autre part, il simplifie le tableau en rangeant toute cette classe en six fièvres primitives ou « essentielles », ainsi nommées parce qu' « elles n'offrent aucune affection locale qui leur soit essentielle et à laquelle on puisse les rapporter ». En réalité, cette notion va faire difficulté puisque Pinel lui-même définit certaines de ces fièvres d'après une localisation anatomique : les fièvres où l'irritation est fixée sur les tuniques des vaisseaux sanguins, dénommées « angéio-téniques », fièvres méningo-gastriques, adéno-méningées ou liées à l'irritation de membranes muqueuses, adéno-nerveuses. Restent les fièvres adynamiques et ataxiques, nommées d'après leurs symptômes généraux. Sous cette nomenclature qu'on lui reprochera, chaque entité donne l'occasion à Pinel de fournir un grand nombre d'observations, de petits récits, de citations d'auteurs anciens et modernes, de références à des phénomènes physiques, etc., un travail qu'il a perpétuellement enrichi. Mais la question des fièvres reste tellement embrouillée et source de désaccord qu'il est obligé d'y revenir dans un appendice spécial, chaque fois augmenté et enrichi. Si l'œuvre du clinicien s'impose, sa classification se périme rapidement.

La contestation vient de son vivant et de ses propres disciples, en commençant par Bayle. Ainsi l'article « Fièvre » du *Dictionnaire des sciences médicales* (1814) est composé d'une première partie écrite par Pinel, et d'une seconde, qui en est la critique, par deux autres auteurs de l'École anatomoclinique. Ces derniers souhaitent une approche entièrement anatomoclinique et récusent la catégorie des fièvres essentielles. À chaque affection correspond pour eux une lésion organique. La localisation des lésions aide à une meilleure spécificité.

Mais c'est surtout Broussais, médecin militaire, professeur au Val-de-Grâce dès 1815, qui va porter le drapeau des critiques contre Pinel, et d'une manière générale contre les nosologies. Avec une verve agressive, il soumet la notion de fièvre à une critique radicale. Pour lui, cette entité morbide n'existe tout simplement pas, c'est une « création ontologique » des nosologistes. Il ridiculise l'obscurité dans laquelle ceux-ci laissaient la définition de « la fièvre » au singulier, préférant parler « des fièvres ». Il assassine la classification de Pinel. Sa conception est que toute fièvre serait due à un processus commun, une inflammation, et à une lésion localisée sur une seule structure, la muqueuse gastro-entérique. Pour beaucoup, il eut le mérite de clarifier le chaos des nosologistes, et en clinicien cherche inlassablement à localiser les lésions. Mais, par la suite, la catégorie des fièvres se dissocie, la fièvre typhoïde est distinguée par Bretonneau, d'autres attribuent les fièvres à une altération inflammatoire qui touche le système vasculaire dans son ensemble. La pyrétologie est passionnément discutée entre grands cliniciens : Broussais, Bouillaud, mais aussi Laennec. Dans la première édition de sa *Clinique médicale*, Andral consacre un livre spécial à l'étude des fièvres. Tous perçoivent que sous la catégorie générale se cachent des affections de type bien différent. Ainsi Louis arrive à montrer la fréquence de lésions des plaques de Peyer dans la fièvre typhoïde. On se rend compte que c'est seulement l'ignorance de la cause des fièvres qui conduit à leur réserver une catégorie générale, en quelque sorte par défaut. L'idée est achevée que l'espèce morbide n'est « pas une individualité réelle, un être concret, que l'on peut déterminer et classer comme une espèce animale ou végétale ». On rêve du temps où, les maladies étant mieux connues, la catégorie massive des fièvres se sera disloquée et qu'elle ne sera plus qu'un symptôme commun à diverses maladies.

Par souci de clarification, les classifications se poursuivent. Dans son *Traité de pathologie interne*, Augustin Grisolle, qui succède à Trousseau, répartit encore en 1862 les maladies en dix classes. La première est consacrée aux fièvres, qui sont divisées classiquement en fièvres continues, éruptives, intermittentes, rémittentes et hectiques, selon des critères divers où la symptomatologie est bien décrite, l'affection spécifique identifiée, mais où l'étiologie est perçue comme problématique (cause générale ou spécifique, inconnue, indéterminée, etc.). Mais l'avancée de la bactériologie va profondément changer le paysage. Quarante ans après, Bouchard adopte un tout autre système, en regroupant en 1903 une grande partie de ce qui relevait des fièvres dans la catégorie des « maladies infectieuses » spécifiques, non spécifiques, « maladies parasitaires ». Entre-temps, la pratique clinique avait beaucoup changé pour les fièvres avec la prise de température à l'aide du thermomètre, à la suite des importants travaux de l'Allemand Karl August Wunderlich.

Remaniements

La connaissance des mécanismes de la thermorégulation va permettre de connaître comment la fièvre se produit. Après les travaux de Lavoisier sur la production de la chaleur dans les êtres vivants, Claude Bernard démontre, lors de ses expériences sur le nerf sympathique chez le lapin, que la régulation est sous la dépendance du système nerveux. Mais ce sont encore ici les avancées de la bactériologie qui découvrent le lien entre l'étiologie des maladies infectieuses et la fièvre. Selon le bactériologiste américain William Welch (1888), les agents microbiens provoquaient la fièvre indirectement à travers la libération de ferments d'origine leucocytaire qui agissaient sur les centres cérébraux, en entraînant des modifications périphériques responsables de l'élévation de la température cutanée. D'autres savants, Bennett et Beeson, montrent que les leucocytes contiennent un facteur capable d'induire la fièvre. Quelles que soient ses causes, externes ou internes, toutes agissent par l'intermédiaire d'un facteur pyrogène endogène. Par un médiateur, l'interleukine I, exerçant son action sur la thermorégulation au niveau du noyau préoptique hypothalamique du troisième ventricule et du bulbe, la fièvre augmente le nombre de leucocytes. La moitié des fièvres prolongées d'origine indéterminées sont en relation avec des infections bactériennes, virales ou parasitaires, d'autres avec des affections malignes, avec des maladies inflammatoires, mais il reste toujours la catégorie des « maladies diverses ». Du point de vue nosologique, on ne donne guère le nom de fièvres qu'à des entités particulières puis il y aura les fièvres hémorragiques virales, de Lassa, Marbourg, Ebola, en attendant d'autres inévitables et imprévisibles maladies émergentes.

Une dernière question mérite d'être soulevée, celle de la nocivité de la fièvre. Boerhaave pensait que la fièvre était une tentative de la vie pour prévenir ou empêcher la mort. On sait désormais que la production de la fièvre est un mécanisme de défense de l'organisme contre une agression suivie d'un processus inflammatoire. Il ne faudrait pas la combattre, et pourtant c'est le premier symptôme que l'on tâche de faire disparaître. Par ces temps de maladies chroniques, la fièvre n'aurait-elle pas fini de dévoiler ses bienfaits ?

► BOISSIER DE SAUVAGES DE LA CROIX F., *Nosologie méthodique*, trad. de la dernière édition latine par M. Gouvion, Lyon, 1770-1772, 10 vol. – BYNUM W. F. & NUTTON V., « Theories of Fever from Antiquity to the Enlightenment », *Medical History*, Supplement 1, 1981. – CONTREPOIS A., *L'Invention des maladies infectieuses. Naissance de la bactériologie clinique et de la pathologie infectieuses en France*, Paris, Éd. des Archives contemporaines, 2001. – GRMEK M. D., « Le concept de maladie », in *Histoire de la pensée médicale en Occident*, Paris, Le Seuil, 1997, t. II, p. 157-176. – MARTIN J., « Sauvage's nosology: medical enlightenment in Montpellier », *in* A. Cunningham & R. French, *The Medical Enlightenment of the Eighteenth Century*, Cambridge, Cambridge Univ. Press, 1990, p. 111-137. – WEINER D. B., *Comprendre et soigner. Philippe Pinel (1745-1826). La médecine de l'esprit*, Paris, Fayard, 1999. – WUNDERLICH K. A., *De la température dans les maladies*, trad. Labadie Lagrave, Paris, Savy, 1872. – Coll. : Article « fièvre », in *Encyclopédie de Diderot et d'Alembert*, Dictionnaire des sciences médicales Panckoucke, 60 vol., 1812-1822. – Dictionnaire encyclopédique des sciences médicales, A. D. Dechambre (dir.), 100 vol., 1864-1881.

Armelle DEBRU

→ Bactériologie ; Constitution médicale.

FIÈVRE JAUNE

La fièvre jaune, également appelée *typhus amaril* ou *vomito negro*, est une arbovirose. Ces dénominations résument les traits les plus saillants de cette maladie : fièvre, état typhique, ictère, vomissements noirs. La phase d'incubation, silencieuse, dure quelques jours. Par la suite, apparaît une première crise fébrile avec céphalalgie, douleurs épigastriques et albuminurie. À la période d'infection succède la période d'intoxication, marquée par le syndrome hémorragique et le coma hépatique. Les lésions caractéristiques sont localisées dans le foie : dégénérescence graisseuse et nécrose cellulaire. La fièvre jaune a pour agent pathogène un virus filtrant et, pour agents vecteurs, des moustiques. La fièvre jaune urbaine a pour vecteur *Aedes aegypti.* Elle résulte d'une transmission interhumaine par des moustiques domestiques. La fièvre jaune rurale est transmise par des moustiques sauvages. Elle survient lorsque des populations entrent en contact avec le cycle selvatique, le long des galeries forestières en Afrique. Les *Aedes* selvatiques quittent la forêt pour piquer aux abords des villages. Ils peuvent assurer la transmission du singe à l'homme et d'homme à homme. Enfin, la fièvre jaune selvatique, ou fièvre jaune de la jungle, a pour agents vecteurs des moustiques de la forêt tropicale du genre *Haemagogus* en Amérique et *Aedes africanus.* Les réservoirs de virus sont des singes et des représentants américains de la faune marsupiale. Les cycles selvatiques de la fièvre jaune se déroulent pour l'essentiel dans les blocs forestiers d'Afrique occidentale, d'Afrique centrale et d'Amazonie. La fièvre jaune a deux foyers : la partie littorale de l'Amérique latine et la Côte occidentale d'Afrique.

Énoncés et problèmes

Du point de vue historique, il faut rappeler que l'élucidation du mode de transmission de la fièvre jaune a nécessité une vingtaine d'années. Dès 1880, Finlay a essayé de produire une infection expérimentale en renversant une éprouvette contenant un moustique contaminé par le sang d'un malade sur le bras d'un individu sain. Mais il n'arrivait pas à obtenir un résultat probant. En 1900, la Commission Reed envoyée à Cuba a immédiatement réussi une série d'inoculations expérimentales sur des volontaires. Si un même geste se traduit tantôt par un échec et tantôt par un succès, on peut supposer qu'il n'est pas réglé par le même protocole d'expérience. Finlay et la Commission Reed manipulent bien le même moustique, mais ils ne s'en forment pas du tout la même idée. Finlay voit le moustique comme un simple agent de transmission : une sorte de seringue qui assurerait le transport mécanique du sang contaminé. C'est pourquoi il fait piquer un individu sain dès que l'insecte a effectué son repas de sang sur un malade. En tout cas, jamais plus de trois jours après la contamination du moustique. En revanche, la Commission Reed voit l'agent de transport comme un véritable hôte intermédiaire chez lequel le virus expérimente une période d'incubation au terme de laquelle il devient infectieux. Les piqûres de l'insecte ont lieu deux semaines après leur repas de sang. De là, une série de questions. Comment Finlay a-t-il été conduit à emprisonner le *Culex mosquito* ? Comment a-t-il formé l'hypothèse, à l'époque révolutionnaire, d'un agent animé comme vecteur d'une maladie dont on ignorait l'agent étiologique ? Quelles sont les conditions historiques et concrètes qui assurent le succès des inoculations expérimentales faites par la Commission Reed ? Pourquoi faut-il attendre une vingtaine d'années pour que le moustique puisse être enfin perçu comme un hôte intermédiaire ?

L'histoire des toutes premières recherches sur la fièvre jaune serait incompréhensible sans la description des relations entre une série d'énoncés médicaux et les questions formulées par Finlay. Il faut commencer par donner un bref aperçu des connaissances nécessaires et suffisantes pour comprendre l'élucidation des voies et moyens de la propagation de la fièvre jaune. Trois publications ont été déterminantes pour la formation de la théorie nouvelle exposée par Finlay en 1881. D'une part, le « Report on Yellow Fever in the USS Plymouth » en 1878-1879, de l'autre, « Conclusions of the Board of Experts Authorized by Congress to Investigate the Yellow Fever Epidemic of 1878 » et enfin le mémoire publié par Manson, « On the Development of *Filaria Sanguinis Hominis,* and on the Mosquito Considered as a Nurse », dans les *Transactions of the Linnean Society* en 1878. Dans le « Rapport Plymouth », l'étiologie de la fièvre jaune est envisagée sous l'angle de la théorie parasitaire. Les médecins parlent du germe, de la graine ou du poison amaril : un micro-organisme qui désigne un agent pathogène transportable. Les conditions nécessaires à l'entretien et au renouvellement des germes sont les suivantes : un climat chaud, humide et l'insalubrité. Le germe spécifique de la fièvre jaune serait importé à l'état dormant ou latent à bord d'un navire. Tôt ou tard, il finirait par trouver les conditions propices à sa reviviscence, à savoir une température convenable et des matières en voie de décomposition. Mais ces facteurs peuvent être réunis sans que la fièvre jaune se déclare. On songeait donc à un facteur additionnel : un élément inconnu qui pourrait déclencher la reviviscence du germe. D'où l'idée que l'agent causal issu d'un malade doit être soumis à une condition spéciale du milieu qui lui confère son pouvoir virulent. Mais ce « nidus » susceptible de déclencher la virulence du germe par une transformation qui lui confère ses propriétés toxiques restait inconnu. La fièvre jaune, maladie indirectement transmissible, ne pouvait contaminer un individu que par les voies respiratoire et digestive.

En 1879, Manson pouvait déjà faire le point sur l'histoire des recherches relatives à la filariose. Lewis découvre la forme embryonnaire du nématode et Joseph Bancroft la forme adulte. Mais c'est lui, Manson, qui amorce la description des métamorphoses du petit ver et établit, en partie, son cycle évolutif. On sait que les petits nématodes trouvés dans le sang et les urines sont les rejetons d'un ver adulte logeant dans les vaisseaux lymphatiques. Comment l'embryon passe-t-il à l'état adulte ? Comment les microfilaires quittent-elles le système sanguin de l'homme ? Par quelles voies sont-elles réintroduites, à un stade de développement plus avancé, chez un autre individu ? Au cours des années 1877-1878, Manson répond à toutes ces questions. Tout d'abord, il établit que le développement des embryons ne peut avoir lieu dans le corps du même hôte qui contient les parents. Pour continuer leur développement et assurer la propagation de l'espèce, les embryons doivent quitter leur premier hôte. D'où l'idée d'un cycle dont la première phase consiste dans la sortie des microfilaires. Cette opération s'effectue grâce à l'action d'un insecte suceur de sang, puisque les microfilaires sont prisonnières du système sanguin. Les embryons sont donc prélevés au cours du repas de sang qu'effectue le *Culex mosquito* : un insecte dont la répartition géographique coïncide avec celle de la maladie. C'est donc dans le corps du moustique que le rejeton amorce son développement. Quand le moustique vient pondre ses œufs et mourir sur l'eau, les filaires adultes s'échappent et se retrouvent dans l'eau : ultime médium par lequel l'homme se contamine.

En 1879, Chaillé et Sternberg présentent les résultats de l'enquête sur la fièvre jaune à La Havane. Ils sont publiés dans *Annual Report of the National Board of Health*. Le but de la mission était d'acquérir des connaissances sur la pathologie de la fièvre jaune, mais aussi d'obtenir le plus grand nombre d'informations sur les conditions qui seraient susceptibles de déterminer l'endémicité de cette grave affection. La *Commission Chaillé* accorde la plus grande attention à la recherche de l'agent pathogène aussi bien dans l'organisme que dans le milieu ambiant. De l'examen microscopique du sang, on ne peut tirer aucune conclusion. De même, aucun organisme n'a été trouvé dans le foie ou dans les reins qui sont les organes les plus touchés. Faute de voir l'agent causal, pourrait-on au moins établir sa présence dans le sang en procédant à des cultures et à des infections expérimentales chez les animaux ? Les résultats sont encore négatifs. L'examen de l'air et de l'eau du port se solde également par un échec. Les échantillons d'eau prélevés en différents points du port ne montrent aucun micro-organisme remarquable. On avait soupçonné l'atmosphère. Mais la collecte des éléments en suspension dans l'air se révèle négative. Une voie restait à explorer : tenter d'établir la présence du germe dans l'atmosphère en testant la susceptibilité des vaisseaux à l'action de la cause pathogène. Quels sont les navires les plus souvent infectés, ceux qui sont à quai ou ceux qui mouillent plus au large ? L'observation montre que les risques d'infection augmentent avec la proximité des quais et diminuent avec l'éloignement.

La formation d'une hypothèse

Ce sont les problèmes posés par Finlay qui permettent de comprendre en quoi la lecture des textes précédents a été déterminante. Voici la première ligne de recherche : Finlay trouve dans le « Rapport Plymouth » la question de la transformation extra-corporelle du germe amaril. À cette question, Finlay donne la réponse proposée par Manson pour expliquer le cycle génétique de la filaire. Mais c'est sur la base des conclusions, négatives, du « Rapport Chaillé » qu'il réfute cette solution. Dans le « Rapport Plymouth », Finlay trouve la théorie du nidus : les germes issus des malades subissent une transformation dans l'atmosphère qui est aussi leur véhicule. Contre cette théorie, Finlay fait valoir les observations relatives à l'infection des vaisseaux : l'atmosphère n'est pas le véhicule des germes, puisque les navires qui sont ancrés un peu plus au large ne sont pas infectés. L'atmosphère n'est donc ni le véhicule du germe, ni même le nidus qui assure sa transformation en un virus infectieux. C'est donc en se demandant où le germe de la fièvre jaune pourrait acquérir sa toxicité qu'il est conduit à chercher, dans un domaine frontalier, une solution inédite : le moustique comme hôte intermédiaire. À la question de la transformation extra-corporelle du germe amaril, Finlay donne la solution que venait de proposer Manson. Il substitue le moustique au nidus. Mais il écarte aussitôt cette solution, compte tenu des conclusions négatives du « Rapport Chaillé » : le germe est introuvable. Il aurait été hasardeux de soutenir qu'un moustique était l'hôte intermédiaire d'un parasite inconnu. C'est que le problème de l'hôte intermédiaire ne peut être posé, pas plus que résolu, sans que le soit au préalable le problème de la nature du parasite. Sans doute Finlay a rejeté cette solution, reprise de Manson, mais à cette occasion il a centré son attention sur la théorie du médecin d'Amoy.

Deuxième ligne de recherche : Finlay se tourne vers le seul problème accessible à l'analyse, le mode de propagation de l'affection. À ce problème, il donne encore comme solution la théorie qu'avait proposée Manson pour expliquer le mode de transmission de la filariose. Le moustique, avec sa cargaison de filaires, vient mourir sur l'eau au moment de la ponte : les filaires s'échappent et l'homme avale l'eau contaminée. Mais à quelle condition est-il légitime d'appliquer cette théorie à la fièvre jaune ? Il faut ici supposer que le virus amaril se trouve dans le sang des malades. La fièvre jaune se transmettrait par le biais des eaux contaminées, soit par le sang virulent prélevé sur un malade par le moustique s'il meurt vite, soit par ce même sang rejeté sous forme d'excréments par le moustique s'il survit. Mais Finlay est en mesure de montrer que la fièvre jaune, à la différence de la filariose, n'a pas l'eau pour ultime médium. Si c'était le cas, la fièvre jaune se transmettrait également par le biais des eaux contaminées directement par les déjections des malades. Si la fièvre jaune se propageait comme la filariose, elle aurait finalement le même médium que le choléra. C'est à la fois le malade et le moustique qui l'a piqué qui devraient se comporter comme un cholérique. Appliquée à la fièvre jaune, la théorie de Manson devenait une *réplique* du mode de propagation du choléra : le moustique n'aurait été qu'un alternateur de dissémination. Cette remarque donne la ligne de la réfutation. Les considérations relatives à l'épidémiologie de la fièvre jaune permettent d'écarter l'eau comme ultime médium. D'un côté, les expériences d'infection expérimentale par le biais des excrétions ou du sang des malades ont échoué et les analyses de sang ont été négatives. De l'autre, l'épidémiologie de la fièvre jaune ne coïncide pas avec celle d'une maladie hydrique. De ces résultats, Finlay conclut que la fièvre jaune n'est pas transmissible par l'eau contaminée par le sang et les excréments du malade, ni par le sang ou les excréments du moustique qui a piqué un malade.

Il suffisait donc de montrer que la fièvre jaune ne se transmet pas comme le choléra pour écarter l'élément de la théorie de Manson qui coïncidait avec le mode d'infection du choléra, l'eau contaminée. Cette réfutation est la contrepartie négative d'un élément positif. Finlay conserve le moustique qui restait sans emploi et il lui donne une nouvelle fonction : ni hôte intermédiaire ni premier médium, mais agent de transmission à part entière. C'est en montrant que le virus ne résidait pas dans le sang des malades que Finlay avait écarté l'idée que la fièvre jaune se propage comme la filariose. Pour assigner au moustique, un insecte suceur de sang, le rôle de véhicule, il fallait formuler une autre conjecture sur le siège des virus. Puisqu'ils ne sont pas dans le sang, il faut supposer qu'ils se trouvent sur le trajet de la piqûre. Les virus sont bien prélevés avec le sang, mais ils sont pris dans les parois internes des vaisseaux sanguins. Pour que le mal se propage, il faut satisfaire à une autre condition : la matière virulente doit être inoculée dans les tissus correspondants d'un individu sain. Pour Finlay, le dard du moustique, une fois chargé de matière infectieuse, pénètre de nouveau dans la peau d'un individu sain et dépose les particules morbides dans le tissu qui devra leur servir de terrain. Cette hypothèse relative au siège du principe morbide s'est trouvée aussitôt enveloppée dans une théorie pathogénique qui la justifiait. C'est que les lésions endothéliales, la rupture des capillaires et les hémorragies semblent confirmer cette localisation de l'agent pathogène. Le virus est bien prélevé avec le sang, mais dans les parois internes des vaisseaux sanguins qui sont sur le trajet de la piqûre. D'où l'alignement de la fièvre jaune sur les fièvres éruptives sous le rapport du mode de propagation. Plus précisément, Finlay assimile la fièvre jaune à la variole et pense que pour l'inoculer, il faut prélever la matière morbide à l'intérieur des vaisseaux sanguins et l'introduire au même endroit chez un individu sain. Dans le manège des insectes, Finlay voit une technique d'inoculation naturelle. Le moustique est perçu comme un simple agent inoculateur, une lancette ou une seringue qui prélève et injecte les virus.

L'hypothèse du moustique comme agent de transmission mène à l'étude des insectes aussi bien dans leur écologie que dans leur éthologie. À l'époque, on croyait que la femelle, après avoir été fécondée, retournait sur l'eau peu avant sa mort pour y pondre ses œufs. C'était justement l'idée de Manson qui l'avait conduit à imaginer que les filaires, après leur développement dans le corps du moustique, se retrouvent dans l'eau. Finlay avait une bonne raison pour remettre en cause cette idée et pour la soumettre à l'épreuve des faits. Si le moustique est le véhicule du virus, il doit piquer plusieurs fois. Or le repas de sang est en rapport avec le processus de maturation des œufs. Si un repas de sang suffit pour la maturation de tous les œufs, alors il y a une seule ponte et un moustique de grande taille. Mais si plusieurs repas de sang sont nécessaires, alors il y a plusieurs pontes et un moustique de petite taille. L'agent de transmission de la fièvre jaune doit être un petit moustique. Finlay, qui connaissait bien la faune culidienne de l'île, observe deux espèces : la première, de grande taille, c'est le *Culex cubensis*. La seconde espèce, c'est le *Culex mosquito* dont il existe deux variétés : l'une est grande, svelte et de la même taille que le *Culex cubensis* ; l'autre se distingue par sa petite taille. Les grands moustiques déposent leurs œufs en une seule ponte. En revanche, les espèces plus petites pondent leurs œufs en plusieurs sessions. C'est donc l'espèce la plus apte à transmettre le virus de la maladie. Finlay pouvait aussitôt rabattre la géographie médicale de la fièvre jaune sur l'aire de distribution du petit moustique. Dans les zones d'endémicité, le mal apparaît pendant l'été et disparaît avec le froid : les saisons constituent les conditions favorables ou défavorables à l'activité des moustiques. Il arrive que l'épidémie cesse à des distances proches du foyer initial. C'est que le rayon d'action de l'insecte est limité : les ailes du *Culex mosquito* sont petites et il est mauvais voilier. Mais il arrive que l'affection se propage à des distances très éloignées du foyer originel. Les moustiques peuvent hiverner et, le printemps venu, sortir de leur torpeur. D'où l'irruption de la fièvre jaune dans les ports d'Europe.

Un temps de latence

Curieusement, il faudra attendre une vingtaine d'années pour que l'on commence à s'intéresser au moustique de Finlay. C'est une transformation dans le champ de la parasitologie qui a rendu possible l'exploration de la ligne épidémiologique. De même que les travaux de Manson avaient permis de comprendre la formation de l'hypothèse de Finlay, de même les travaux de Ross sur le paludisme permettent de comprendre pourquoi les Américains ont pu confirmer la théorie du médecin cubain. De 1880 à 1898, les noms de Laveran et de Ross peuvent servir de points de repère, c'est le temps qu'il faut pour que les recherches relatives au mode d'infection du paludisme révèlent leur fécondité. Pour être plus précis, il faudrait parler de la substitution du concept d'hôte intermédiaire à celui d'agent de transport mécanique. À partir du moment où le rôle des moustiques dans la transmission du paludisme est démontré, il devenait probable que ces insectes assurent la même fonction dans la propagation de la fièvre jaune. Les conditions qui entraînent le succès de la démonstration sont réunies : les travaux de Ross montrent que l'agent du paludisme expérimente une évolution et une multiplication dans le corps du moustique. Le virus de la fièvre jaune ne deviendrait infectant que deux semaines après avoir été prélevé chez un malade. Les premières expériences sont faites par Lazear et par Carroll, deux membres de la Commission américaine dirigée par Reed. Lazear enregistre d'abord neuf cas négatifs : les moustiques ont piqué les malades après le cinquième jour de la maladie et ils ont servi aux inoculations des sujets sains immédiatement après. Par la suite, Carroll est inoculé par un insecte qui avait prélevé le sang d'un malade au deuxième jour de la maladie, douze jours auparavant. Il contracte la maladie. Second cas positif : Dean, un soldat est piqué par le même moustique qui avait inoculé Carroll et par un autre insecte qui avait été appliqué à un cas fatal au deuxième jour de la maladie, douze jours auparavant. On sait que Lazear, piqué accidentellement, meurt. La conclusion s'impose d'elle-même : le moustique est bien l'hôte intermédiaire du parasite de la fièvre jaune.

En somme, la Commission Reed épingle le moustique fourni par Finlay sur la théorie de Ross et produit les premiers cas de fièvre jaune expérimentale. Les expériences de la Commission américaine sont décisives : six volontaires sont piqués par des insectes anciennement infectés (plus de douze jours), ayant été nourris sur des malades au début de la maladie, avant le troisième jour. Reed enregistre cinq cas de fièvre jaune bien caractérisés. Après le transit dans l'estomac, les parasites passent dans les glandes salivaires. Un laps de temps d'environ douze jours ou plus après la contamination semble être nécessaire avant que le moustique soit capable de transmettre l'infection. Dans un deuxième temps, une salle est divisée en deux pièces au moyen d'un écran métallique. Quinze moustiques infectés sont mis en liberté dans l'une des pièces. Un volontaire séjourne à trois reprises et il est piqué plusieurs fois : peu après, il tombe malade. Deux individus servant de témoin se trouvent dans la pièce voisine : ils y restent dix-huit jours sans tomber malade. La même expérience est répétée avec d'autres volontaires. Sur sept cas, six sont positifs. Il est clair qu'on peut dire d'une maison qu'elle est infectée par la fièvre jaune seulement si elle renferme des moustiques contaminés capables de transmettre le parasite de cette maladie. Ces expériences marquent un tournant dans l'histoire de la fièvre jaune, mais elles supposent les travaux de Ross sur le paludisme.

Pendant près de vingt ans, de nombreuses missions scientifiques avaient visité le Brésil, le Mexique et Cuba pour découvrir l'agent de la fièvre jaune. En 1897, Sanarelli annonce la découverte du bacille ictéroïde. Mais la Commission envoyée par Sternberg à La Havane écartait définitivement le bacille ictéroïde de Sanarelli. Par la suite, le spirochète découvert par Noguchi sous le nom de *Leptospira icteroïdes* apparaît vite comme étant le *Leptospira ictero-hémorragiae*, agent d'une spirochétose. Aux États-Unis, Welch et Novy avait attiré l'attention sur le fait que l'agent de la fièvre jaune pouvait être un virus. La commission Reed montrait que le virus de la fièvre jaune traverse le filtre de Berkefeld et que l'injection du filtrat de sérum dilué provoque une attaque bien marquée. La fièvre jaune est donc provoquée par un organisme ultra-microscopique. Il faut attendre les années 1927-1928 pour que Stokes, Bauer, Young, Hudson et Noguchi vérifient l'infection sur un animal sensible, *Macacus rhesus*, et montrent que l'agent causal est bien un virus ultra-microscopique. Ce micro-organisme n'existe dans le sang des malades que pendant les trois premiers jours de la maladie. Il est fragile et peut être tué par chauffage à 55°, mais il est très résistant au froid. L'épidémie africaine de 1926 permit à deux équipes (la Fondation Rockefeller et l'Institut Pasteur de Dakar) d'établir la sensibilité du singe *Macacus rhesus* et de la souris au virus amaril, d'isoler les premières souches et de mettre à l'étude les deux variétés du vaccin. En 1932, Soper montre que la fièvre jaune atteint non seulement l'homme mais aussi les singes et décrit « la fièvre jaune selvatique ». Si la menace constituée par la fièvre jaune a considérablement diminué, la fièvre jaune de jungle persiste et l'extinction de cette zoonose virale est une tâche impossible.

▶ CHAILLE S., STERNBERG G., « Report of the Havana Yellow Fever Commmission », *Annual Report of the National Board of Health*, Washington, 1880, p. 67-308. – COLEMAN W., *Yellow Fever in the North*, Madison, Univ. of Wisconsin Press, 1987. – DEAN R., *Report on Yellow Fever in the* USS Plymouth *in 1878-1879*, Washington, US Army, 1880. – DELAPORTE F., *Histoire de la fièvre jaune*, Paris, Payot, 1989. – FINLAY Ch. J., *Obras Completas*, 6 vol., La Havane, Academia de Medicina, 1965-1983. – MANSON P., « On the Development of *Filaira hominis sanguinis*, and on the Mosquito Considered as a Nurse, *Transactions of the Linnean Society* », *Zoology*, 1878, p. 304-311. – REED W., CARROLL J., LAZEAR J., AGRAMONTE A., « The etiology of yellow fever », *Philadelphia Medical Journal*, n° 6, 1900, p. 790-796.

François DELAPORTE

→ Auto-expérimentation ; Choléra ; Épidémiologie ; Écologie médicale ; Épidémies ; Expérimentation humaine ; Filarioses ; Tropicale (Médecine) ; Paludisme ; Parasitologie ; Virologie ; Zoonoses.

FILARIOSES

Il s'agit d'un groupe de maladies sévissant dans les pays tropicaux et subtropicaux et dues à la présence de filaires dans l'organisme. Il faut distinguer la filariose lymphatique, la loase, l'onchocercose et la dracunculose. La filaire de Bancroft *(Wuchereria bancrofti)*, agent de la filariose lymphatique, vit dans le système lymphatique. Les femelles émettent des embryons qui circulent la nuit dans le sang. Ces microfilaires sont ingérées par des moustiques. Le parasite évolue chez l'invertébré et se transforme en une larve infectante qui est transmise à un nouveau sujet lors d'un repas de sang. Les larves gagnent le système lymphatique où elles atteignent le stade adulte et s'accouplent. La filariose lymphatique sévit dans les régions tropicale et subtropicale. La loase, produite par la filaire *Loa loa*, est une helminthiase africaine. Les vers adultes sont localisés dans le derme et les embryons circulent le jour dans le sang. Son vecteur est un taon, le *Chrysops*, une « mouche rouge » qui abonde dans les forêts chaudes et humides d'Afrique centrale. Son développement est le même que celui de la filaire de Bancroft. L'onchocercose est produite par une petite filaire, *Onchocerca volvulus*. Les vers adultes se trouvent dans le derme et les microfilaires émigrent vers la cornée. Quand elles sont ingérées par une « mouche noire » du genre *Simulium*, les embryons se développent et infectent un nouvel hôte à l'occasion d'un repas de sang. Cette affection se rencontre en Afrique et au nord-ouest de l'Amérique latine. Enfin, la dracunculose est produite par le ver de Guinée ou *Dracunculus medinensis*. Le cycle du parasite présente une particularité : la femelle vit dans le derme et renferme des milliers de larves qu'elle libère au contact de l'eau. Ces larves sont ingérées par un petit crustacé du genre cyclops dans lequel elles deviennent des formes infectantes. L'homme s'infeste en buvant une eau contaminée par ce petit crustacé. Les larves s'échappent du crustacé et migrent à travers les parois duodénales pour se loger ensuite dans le derme. La dracunculose se rencontre en Afrique et dans le sous-continent indien.

Ces différentes filaires n'ont pas été identifiées à la même époque. Le ver de Guinée est connu de longue date. En raison de sa grande taille et de sa situation à fleur de peau, on savait l'extraire du corps par enroulement sur une tige. Mais il faut attendre 1863 pour que Bastian donne une description précise et détaillée de son anatomie. Les premières descriptions de la filaire *Loa loa* ont été faites par Bajon, Mongin et Guyot au XVIIIe s. Ce n'est qu'en 1895 que Robertson donne la première description précise des filaires mâle et femelle après les avoir extraites de la conjonctive d'une femme qui souffrait de douleur oculaire. Un peu plus tard, en 1912, Leiper confirme l'hypothèse de Manson selon laquelle les microfilaires diurnes pourraient être les embryons de la filaire *Loa loa*. En 1872, Lewis montre que l'hématozoaire microscopique que Wucherer avait trouvé dans les urines chyleuses d'un patient se retrouve dans le sang. D'où le nom de *Filaria sanguinis hominis*. Peu après, à Brisbane, Joseph Bancroft découvre la forme adulte de l'embryon dans un abcès lymphatique. Il communique sa découverte à Cobbold qui dénomme *Filaria bancrofti* le parent de la microfilaire. En 1875, John O'Neill donne la première description de *Onchocerca volvulus*. En 1916, Robles, un médecin vivant au Guatemala, trouve et décrit le parasite qui ressemble à *Onchocerca volvulus*. Il l'extrait d'une tumeur d'un patient juste au-dessus de l'œil.

Avec la découverte des petits nématodes, une série de pathologies sont enfin rattachées à leur agent causal. Manson rapporte l'affection dénommée *Elephantiasis arabum* à la filaire de Bancroft. Il considère également les hydrocèles, les varices lymphatiques, la chylurie et l'hypertrophie du scrotum comme des syndromes d'une même cause morbide. La filaire *Loa loa* apparaît comme l'agent causal d'une maladie de la peau que les Noirs appellent « ndi tot », qui signifie gonflement ou tumeur. Ce parasite qui voyage activement sous la peau détermine des œdèmes localisés. Le passage du ver adulte sous la conjonctive se traduit par l'œdème de Calabar. On distingue généralement deux onchocercoses : l'une africaine ayant pour agent pathogène *Onchocerca volvulus*, l'autre américaine due à *Onchocerca Caecutiens*. En fait, il s'agit d'une seule et même maladie avec deux foyers différents, le foyer africain étant probablement le foyer primitif. L'onchocercose africaine se traduit par des nodules sous-cutanés renfermant des onchocerques entrelacés. Les Noirs l'appellent « craw-craw » à cause des lésions de grattage. L'onchocercose américaine et son parasite ont été découverts par Robles. Ce dernier a mis l'accent sur les troubles oculaires, comme la conjonctivite et la kératite ulcéreuse qui peuvent conduire à la cécité. Il lui attribue aussi les manifestations cutanées de l'affection dénommées par la population « érysipèle de la côte ». Seule la dracunculose était connue avec ses complications infectieuses à la suite de la rupture du ver au moment de son extraction.

Mais les filaires doivent quitter leur hôte pour poursuivre leur développement. L'élucidation du cycle évolutif des parasites donne le mode de transmission de l'affection. Le cycle de la filaire de Médine était le plus facile à résoudre. Entre 1868 et 1871, le naturaliste russe Fedchenko oriente sa recherche en direction d'un crustacé. Cette hypothèse lui avait été suggérée par Leuckart sur la base de la ressemblance des embryons de *Dracunculus medinensis* avec ceux de *Cucullanus elegans*, un parasite de la perche. Les embryons de ce parasite passent par une phase de développement dans un petit crustacé, lequel était ensuite avalé par le poisson dont les chairs se trouvaient ainsi parasitées. Fedchenko établit la nécessité du passage des embryons dans le corps d'un petit crustacé du genre cyclops. On lui apporte régulièrement des vers de Guinée dans des bocaux qui contenaient également des petits crustacés. En examinant ces derniers, il trouve des embryons de la filaire de Médine. Il restait à montrer que ces embryons ont besoin de cet hôte intermédiaire pour continuer leur développement. L'eau et les cyclops qui servent à l'expérience étant libres d'embryons, Fedschenko y verse le contenu de l'utérus d'une filaire. Après quelques heures, les embryons passent dans le crustacé et se retrouvent dans le sac intestinal. La microfilaire change de forme en quelques semaines et ses organes deviennent visibles. Fedchenko en déduit que les filaires se retrouvent chez l'homme après l'ingestion de l'eau contenant des cyclops. Après la copulation, le mâle meurt et la femelle se dirige vers la peau. C'est Turkhud qui démontre expérimentalement le cycle complet de *Dracunculus medinensis* en procédant à l'infection de cinq volontaires qui développent la maladie. La localisation des filaires dans les jambes montre que les embryons s'échappent par la peau lorsqu'elle est au contact de l'eau.

L'éclaircissement du cycle évolutif de la filaire de Bancroft a demandé plus de temps. Sans doute, dès 1878 Manson avait formulé une hypothèse nouvelle. Les microfilaires sont extraites par les moustiques au moment du repas de sang. Manson a bien reconnu la voie de sortie des embryons. Mais il a manqué la voie de pénétration. C'est qu'il croyait que les femelles, après un seul repas de sang, meurent dans l'eau où elles viennent déposer leurs œufs. Les embryons s'échapperaient du corps du moustique et se retrouveraient dans l'eau. Manson pensait donc que les filaires sont avalées par l'homme avec l'eau de boisson. Il faut attendre les travaux de Ross sur le cycle de l'hématozoaire du paludisme pour qu'on découvre que le moustique assure également la transmission des embryons à l'occasion d'un nouveau repas de sang. Joseph Bancroft, en 1900, montre que les embryons ne survivent pas dans l'eau et suppose que le moustique qui les prélève doit aussi les injecter. Low, grâce aux techniques de préparation et de coloration des coupes, suit le développement complet des embryons et leur passage de l'abdomen au thorax jusqu'aux glandes salivaires du moustique. Au moment de la piqûre, les larves s'échappent par l'extrémité de la trompe et pénètrent à travers la peau. Elles vont se loger dans les vaisseaux lymphatiques, où elles se transforment en adultes. Le cycle de la filaire *Loa loa* est élucidé en 1912 par Leiper : les agents vecteurs sont des mouches de la famille des Tabanides du genre *Chrisops*. En ce qui concerne l'onchocercose, Robles incrimine le *Simulium* dès 1916 et, dix ans plus tard, Blacklock fait la même découverte au cours d'une enquête à Sierra Leone.

▶ BASTIAN H. C., « On the structure and nature of the Dracunculus or guinea worm », *Transactions Linnean Society*, n° 24, 1863, p. 101-134. – BLACKLOCK D. B., « The insect transmission of *Onchorcerca volvulus* (Leuckart, 1893), the cause of worm nodules in man in Africa », *British Medical Journal*, n° 1, 1927, p. 129-133. – FEDCHENKO A. P., « On the structure and reproduction of Filaria medinensis », trad. anglaise in *American Journal of Medicine*, n° 20, 1971, p. 511-523. – FOSTER W. D., *A History of parasitology*, Édimbourg/Londres, E. & S. Livingstone, TLD, 1965. – GROVE D. I., *A History of Human Helminthology*, Wallingford, CAB International, 1990. – LOW G. C., « A recent observation on *Filaria nocturna* in *Culex* : Probable mode of infection of man », *British Medical Journal*, n° 1, 1900, p. 1456-1457. – MANSON P., « Further Observations on *Filaira sanguinis Hominis*, *Medical Reports. China Imperial Maritime Customs* », n° 2, 1877, p. 1-26. – O'NEILL J., « On the presence of a Filaira in "craw-craw" », *Lancet*, n° 1, 1875, p. 265-266. – ROBERTSON A., « Case of *Filaria loa* in which the parasite was removed from under the conjunctiva », *Transactions of the Ophtalmological Society*, UK, n° 15, 1895, p. 137-167. – ROBLES R., *Enfermedad de Robles*, Guatemala, Editorial Universitaria, 1963. – TURKUD D. A., « Report of the Bombay Bacteriological laboratory for the year 1913 », Bombay, *Government Central Press*, 1914, p. 14-16.

François DELAPORTE

→ Auto-expérimentation ; Écologie médicale ; Épidémie ; Étiologie ; Expérimentation animale ; Fièvre jaune ; Tropicale (Médecine) ; Paludisme ; Parasitologie.

FIN DE VIE

Soins palliatifs dans le monde et conception architecturale

La prise en charge palliative telle qu'elle a été développée dans les pays anglo-saxons, en d'autres termes l'accompagnement des mourants, repose sur une philosophie dont les principes fondateurs sont invariables. L'aspect le plus révolutionnaire de ce type de soin, marqué par le développement du *mouvement des hospices* et la fondation de l'hospice Saint-Christopher à Londres par Cicely Sanders en 1967, est le passage du privé à l'institution, d'une prise en charge qui s'effectuait traditionnellement dans le cadre familial. Même si, grâce aux recherches de la fondatrice du mouvement, l'accompagnement des mourants en institution s'est doté d'une dimension médicale avec le soulagement de la douleur physique, il est resté attaché à toutes les dimensions de l'homme, c'est-à-dire psychologique, spirituelle, mais surtout sociale puisque, à partir du moment où il sort du cadre strictement privé de la famille, il concerne et considère l'ensemble du corps social.

Le principe régissant le soin palliatif, est-il nécessaire de le rappeler, est d'assurer, par une équipe pluridisciplinaire, la meilleure qualité de vie possible à des personnes atteintes de maladies incurables, et ce dans un cadre rassurant et paisible Cela passe par l'arrêt de tout traitement curatif déraisonnable à ce stade de la maladie, mais aussi par la possibilité donnée au mourant de jouer un rôle actif dans sa fin de vie, de vivre ses derniers instants dans la dignité, soulagé le plus possible de la douleur physique, tout en lui permettant d'être entouré de ses proches et de l'équipe soignante à laquelle s'adjoignent des bénévoles. Enfin, de soutenir les familles dans leur travail de deuil. La prise en charge palliative est donc constituée d'un ensemble d'éléments indissociables formant l'originalité et la spécificité de ce type de soin.

Les principes fondamentaux de cette prise en charge ont, sans exception, une transcription spatiale identifiable. Celle-ci constitue un support d'usage sans lequel la philosophie ne pourrait trouver son entière application. Si les fondements de ce type de soin apparaissent avec beaucoup d'évidence dans la conception architecturale des structures d'accueil pionnières, c'est également par le biais de l'aménagement de l'espace qu'il est aisé de saisir comment s'est exportée l'idée originale telle qu'elle a été développée dans les pays de culture anglo-saxonne.

Pure copie ? Nécessaire adaptation ? Ou simple évolution ? Dans quelle mesure la philosophie originale à vocation sociale des soins palliatifs peut-elle résister ou au contraire s'enrichir d'une culture, d'une mentalité et d'un système de soins différents ? Cela nous amène à nous interroger en retour sur les conséquences de ces adaptations, apports ou pertes, et à nous questionner enfin sur la nature des éléments retenus du modèle original.

Prise en charge palliative et conception architecturale

Un environnement ressemblant de près au cadre familial est certainement la réponse la plus communément rencontrée dans les structures qui assurent une prise en charge palliative. Il ne s'agit pas de gommer complètement l'image de l'institution mais de trouver un juste équilibre entre celle-ci et la maison. C'est dans cette optique que les concepteurs (architectes et médecins) cherchent à définir le *caractère* à donner à ce « type » de programme. L'image de l'institution, l'hôpital, renvoie à une certaine froideur, une mise en valeur de la technique au détriment des valeurs humaines, une perte de la prise en considération de l'individu, tout en donnant l'assurance d'être dans un lieu où l'on sera soigné et guéri, donc un lieu porteur d'espoir. La maison, quant à elle, lieu naturel de la vie avant la maladie, rassure par les repères qu'elle apporte, par l'image chaleureuse du foyer, de la famille. Sa transcription dans l'institution met en valeur le côté social de la prise en charge, mais est néanmoins inefficace pour soulager les souffrances autres que morales ou psychologiques. La détermination de l'image, très importante dans la conception des structures d'accueil, se traduit par une recherche sur la nature des matériaux utilisés, sur la couleur, sur l'échelle du bâti, sur la lumière, sur le rapport avec l'environnement, sur le vocabulaire architectural, sur la distribution des pièces et sur l'introduction de marques de la domesticité comme la décoration, l'ameublement ou encore sur certains éléments programmatiques, absents d'ordinaire d'un service hospitalier classique, tels que la cuisine, la salle à manger ou le salon.

Outre l'effet psychologique certain, les pièces précédemment citées ont pour fonction de constituer des lieux informels de réunions entre soignants, avec les familles où, autour d'une tasse de thé, d'un repas, la parole se trouve facilitée. Car n'oublions pas que les personnes séjournant dans un hospice (selon le terme anglais) ou une unité ne sont pas des malades « ordinaires » susceptibles d'être guéris, mais bien des mourants, traversant avec leurs proches des phases psychologiques très difficiles et imposant au service un rythme de vie beaucoup plus lent qu'un service classique. Comment donner la possibilité aux malades et aux proches de traverser ces épreuves, sans lieu où l'on puisse simplement se poser pour un moment de réflexion, d'égarement, pour pleurer ou partager avec d'autres personnes des émotions communes ?

D'une manière générale, les programmes d'hospices ou d'unités de soins palliatifs font apparaître une large prédominance de la surface allouée aux activités communes par rapport à la surface privée des chambres. Cette particularité est également une manière de sauvegarder l'investissement des familles dans l'accompagnement de leurs proches. Point essentiel de la philosophie du soin que l'on peut également retrouver en la présence d'appartements, de chambres pour le séjour des familles à l'intérieur du service ou dans la conception même de la chambre du malade. Celle-ci, d'une surface généreuse, largement supérieure à celle d'une chambre ordinaire, ménage au minimum un coin salon, voire une alcôve avec banquette ou assez d'espace pour accueillir un lit d'appoint. Dans les chambres des premiers hospices, comme au Saint-Christopher ou à Sainte-Gemma à Leeds, des pliures de la façade forment un renfoncement vitré à l'intérieur de la chambre, offrant aux accompagnants la possibilité d'une « retraite » à juste distance du malade. Assez loin du chevet pour prendre quelque repos sans pour autant être exclu de la chambre au moment des soins et éviter ainsi que la famille se décharge entièrement sur les « professionnels ».

Le choix du nombre de lits par chambre est également révélateur de la spécificité du soin palliatif. En Angleterre comme ailleurs, la demande croissante en chambres individuelles correspond à une modification des sensibilités, mais également à l'évolution générale de l'état physique des patients qui entrent dans une structure d'accueil. Les progrès incessants de la médecine allongent la durée des traitements curatifs, tandis que les soins palliatifs à domicile font reculer une hospitalisation éventuelle en une unité qui se voit réservée aux cas dont le maintien à domicile est devenu difficile ou impossible. Les patients admis en unité sont, la plupart du temps, en très mauvais état physique, et alités. Leur corps échappe parfois à leur contrôle, ce qui peut constituer une raison suffisante de demande de chambre individuelle. Or, si l'on comprend aisément la nécessité de sauvegarder sa dignité, il faut rappeler que les chambres de quatre lits, très largement répandues dans les hospices anglais, doivent leur existence à des études sur la psychologie des mourants menées dans les années 1960. Ces études concluaient au bénéfice d'une cohabitation de quatre mourants, par le partage et la compréhension mutuelle d'une phase unique et difficilement appréhensible par un bien-portant, par l'assurance de voir l'autre s'éteindre dans la paix, de le savoir accompagné jusqu'au bout et d'imaginer mourir soutenu de la même manière. Aujourd'hui, les hospices anglais, conçus à l'origine avec une majorité de chambres de quatre lits, sont en réhabilitation. Les chambres communes se voient, peu à peu, transformées en chambres individuelles. Cependant, tous gardent quelques chambres de quatre lits pour les patients qui le souhaitent expressément.

Enfin, sans faire preuve d'exhaustivité, un dernier point de la philosophie qu'il est important de mentionner concerne la volonté de gommer les rapports hiérarchiques entre les soignants eux-mêmes et entre les professionnels et les familles. Cette idée, qui participe également à la nécessité de ne pas perdre l'investissement des proches dans l'accompagnement du mourant, se traduit spatialement par une attention particulière portée à la conception du poste de soins ou de l'accueil pensés, non plus comme une frontière avec le monde des professionnels, mais, d'une manière moins conventionnelle, comme une invitation à entrer sans peur dans la vie d'une communauté particulière.

La question du modèle

Ces quelques principes fondamentaux de la prise en charge palliative ont été développés d'une manière systématique dans les hospices pionniers de Grande-Bretagne. Dans les années 1960, de nombreux pays se sont inspirés de l'hospice Saint-Christopher pour la définition de leur propre hospice ou unité de soins palliatifs. Des médecins et des architectes canadiens et américains ont fait le voyage transatlantique afin d'étudier le modèle anglais. Ainsi se sont développées au Canada puis aux États-Unis, et aujourd'hui dans une soixantaine de pays dans le monde, des structures nourries du modèle original. Mais comment celui-ci a-t-il été interprété et développé dans une culture et un système de soins différents ? Simple copie ou métamorphose du modèle ? La question pourrait ne pas être pertinente pour des pays d'une culture très proche. Pourtant, c'est au Canada que, pour la première fois, s'est ouverte une unité au sein d'un hôpital, transformation significative du modèle de l'hospice indépendant de l'institution hospitalière. En retour, l'unité du Royal Victoria Hospital de Montréal a inspiré la conception de l'unité de soins palliatifs de l'Institut mutualiste Montsouris du Dr Abiven à Paris et plus généralement les unités intégrées dans des hôpitaux. Il est certes évident qu'un changement de cadre engendre une mutation, une adaptation du modèle ; l'intérêt est alors de saisir quels éléments de la philosophie originale ont semblé essentiels pour être conservés et quels autres ont été supprimés.

Les soins palliatifs à la française, métamorphose du modèle ou naissance d'une pratique ?

Le développement des soins palliatifs en France est une illustration parlante de la confrontation du modèle de l'hospice à un système de santé différent, à une mentalité qui n'a pas l'habitude de considérer le bénévolat comme naturel, surtout s'il s'agit d'intervenir dans un service public. En France, la quasi-totalité des structures accueillant des personnes en fin de vie sont des unités hospitalières. Les premières, créées suite à la circulaire du 26 août 1986 relative à l'organisation des soins et à l'accompagnement des malades en phase terminale, font apparaître une conception architecturale qui intègre de très près les principes développés dans les hospices anglais. Application des principes de la philosophie originale ou conclusions « naturelles » sur la manière de concevoir un lieu de fin de vie ? La réponse importe peu, d'autant que les premières créations ne sont pas stéréotypées. Elles ont parfois fait l'objet d'une véritable recherche architecturale, ce qui illustre une véritable volonté de création propre et non de copie à l'identique.

L'unité de soins palliatifs de l'hôpital Paul-Brousse à Villejuif marque cette démarche et une certaine ouverture à l'innovation. Durement critiquée comme non adaptée à l'accueil des patients en fin de vie, elle atteste néanmoins d'une réelle recherche de définition de soins palliatifs à la française.

Cependant, au vu de l'orientation actuelle de la politique d'organisation des soins palliatifs en France, nous pouvons émettre l'hypothèse que ces premières créations sont en passe de constituer une première génération d'unités au regard des futures dispositions prises en faveur du développement des soins palliatifs. En effet, deux ans après l'adoption de la loi du 9 juin 1999, la circulaire du 19 février 2002 précise les objectifs du second plan quadriennal. Les priorités portent sur le développement du travail en réseau, au soutien aux équipes à domicile, sur l'identification de places d'hospitalisation à domicile et de lits de soins palliatifs au sein de services à mortalité élevée, sur la poursuite du développement des équipes mobiles de soin palliatif et sur l'individualisation dans chaque région d'une unité en établissement de référence, ce qui tendrait à leur réserver le rôle de pôle d'enseignement mais aussi de lieu d'extrême fin de vie réservé aux cas les plus critiques.

Cette orientation de la politique vise assurément, et c'est louable, à donner au plus grand nombre accès aux soins palliatifs avec l'idée sous-jacente que, d'un point de vue éthique, il n'est pas souhaitable de créer des ghettos pour les mourants. Cependant, on peut s'interroger sur les conséquences de cette position, notamment en ce qui concerne « l'identification » de lits « soins palliatifs » dans des services classiques ou en d'autres termes la « dilution »des soins palliatifs en opposition à la concentration opérée en unité. La circulaire précise que les services concernés doivent être adaptés à l'accueil des familles. Or, si l'idée est de gommer l'image de mort associée aux unités et d'intégrer d'une manière plus « neutre » des lits de soins palliatifs à des services classiques tout en conservant, de l'idée originale de l'accompagnement, un cadre, un dispositif qui induise des comportements sociaux, l'idéal serait, alors, de transformer la totalité des services hospitaliers dans l'esprit des unités de soins palliatifs. Mais n'est-ce pas quelque peu optimiste ? Cela représenterait une tâche titanesque et finalement la contradiction d'une orientation prise par l'hôpital français depuis la loi de séparation du sanitaire et du social de 1975. Sans l'architecture participant comme support d'usage à la prise en charge palliative, la version française de cette prise en charge ne tendrait-elle pas à perdre l'aspect social, familial et se réduire au soin palliatif ?

Sommes-nous en train d'assister à une véritable métamorphose de la philosophie originale créée dans des conditions particulières et qui ne peut résister à la logique du système hospitalier français ? Ou s'agit-il de la naissance d'une pratique qui, en s'éloignant du modèle, définit ses propres modalités d'existence et prend sa véritable autonomie ? Dans ce cas, il serait envisageable d'associer, à la définition des soins palliatifs à la française, des architectes qui, sans oublier la leçon des concepteurs des hospices anglo-saxons, pourraient proposer, dès l'origine, une conception adaptée au système dans laquelle elle prend place. Et pourquoi ne pas leur laisser le soin de déterminer un système de référence novateur qui ne soit pas forcément une transposition du domicile à l'hôpital mais une réflexion sur la qualité architecturale participant pleinement au soin ?

► Circulaire DGS/3D du 26 août 1986, relative à l'organisation des soins et à l'accompagnement des malades en phase terminale. – Loi n° 99-477 du 9 juin 1999 visant à garantir le droit à l'accès aux soins palliatifs. – Circulaire DHOS/02/DGS/SD5D 2002/98 du 19 février 2002 relative à l'organisation des soins palliatifs et de l'accompagnement en application de la loi 99-477, visant à garantir le droit à l'accès aux soins palliatifs. – Loi n° 75-535 du 30 juin 1975 (*JO* du 1er juillet) consacrant la disparition de la fonction asilaire de l'hôpital en séparant institutionnellement le médical du social

Isabelle GENYK

→ Dignité de la personne ; Soins palliatifs.

FRANKENSTEIN

Le personnage de Frankenstein est devenu en quelques années l'objet d'invocations rituelles à visée d'épouvante dans le grand débat « bioéthique » qui entoure le progrès de l'application des biotechnologies à l'homme. Ce personnage de fiction a ainsi paradoxalement sa place dans un Dictionnaire de la pensée médicale. Il symbolise d'abord le risque que court cette pensée lorsqu'elle est dévoyée par une volonté de puissance sans limite. Mais son histoire et la tradition auxquelles il se rattache recèlent bien d'autres richesses.

Le Dr Victor Frankenstein est né en 1816 de la plume intrépide mais tourmentée de Mary Shelley dans un roman publié sans nom d'auteur en 1818 sous le titre de *Frankenstein ou le Prométhée moderne*. Celle qui devient alors, âgée de dix-neuf ans, la seconde épouse du poète Percy Bysshe Shelley était le fruit de l'union de deux écrivains qui avaient beaucoup écrit contre le mariage avant d'y sacrifier à leur tour : le célèbre philosophe athée qui portait hardiment le nom de William Godwin (1756-1836) et l'écrivain féministe Mary Wollstonecraft.

Par le texte de l'introduction qu'elle a rédigée pour l'édition de 1831, nous connaissons les circonstances qui sollicitèrent l'imagination de la jeune femme. Un été pluvieux sur les bords du lac Léman se passe avec son mari aux côtés de Lord Byron et de son médecin Polidori. Byron lance parmi ses amis désœuvrés un concours d'histoires de fantômes *(ghost stories)*. Au cours de l'une des soirées suivantes, la conversation entre les deux poètes porte sur une expérience d'Érasme Darwin, le naturaliste dont on ne savait pas encore qu'il serait le grand-père de Charles. On disait qu'il avait réussi à donner vie à un fragment de matière inanimée préservé dans une éprouvette. Il prétendait avoir ainsi prouvé la génération spontanée du vivant.

La jeune Mary, jusque-là désespérément en quête d'une intrigue, troublée par ce récit, ne peut s'endormir. Son esprit s'enflamme. Elle écrit alors le roman avec l'aide de son époux qui le préface et le fait publier anonymement. Le succès ne tarde pas à venir. Les versions théâtrales puis cinématographiques en ont été depuis lors si nombreuses, souvent si caricaturales ou si peu fidèles au texte initial, qu'on a presque fini par oublier la lettre du récit publié. On a par ailleurs donné du roman des interprétations philosophiques, sociologiques, psychanalytiques... si sophistiquées qu'on risque d'en perdre la visée essentielle. Une visée qui se trouve pourtant nettement exprimée par le sous-titre : « Le Prométhée moderne ».

Mais de quel « Prométhée » la jeune romancière pense-t-elle avoir ainsi donné la figure moderne ? Sans aucun doute il s'agit du Prométhée latinisé comme « plasticator », celui qui façonne la race des mortels humains avec de l'argile et du feu. Les historiens le confirment : la jeune fille avait lu la traduction par l'écrivain anglais John Dryden

(1631-1700) des *Métamorphoses* d'Ovide qui présente cette version du mythe grec. « L'homme naquit, soit que le dieu créateur, auteur d'un monde meilleur, l'eût formé de la semence divine, soit que la terre dans sa nouveauté, récemment dégagée des couches profondes de l'éther, eût conservé quelque germe de son frère le Ciel, et que cette terre, le fils de Japet, en le mélangeant aux eaux de pluie, l'ait façonnée à l'image des dieux, modérateurs de toutes choses. Et, tandis que les autres animaux, penchés vers le sol, n'ont d'yeux que pour lui, à l'homme il donna un visage tourné vers le ciel, dont il lui proposa la contemplation, en l'invitant à porter vers les astres ses regards levés vers eux » (*Les Métamorphoses,* I, 70-89).

Dès les premiers mots du récit, Victor dévoile ce qui constitue son caractère : « Le monde était pour moi un secret que j'avais à découvrir », écrit-il à propos de sa jeunesse. Ce qui se précise au cours des années suivantes : « C'étaient les secrets du ciel et de la terre que je voulais découvrir, [...] le secret physique des choses. » Lui aussi avait des « visions d'utilité universelle »... Isaac Newton (1642-1727) et ses disciples le déçoivent. Ils ont renoncé à l'étude des causes ; l'essentiel de leur activité semble se résumer à détruire les illusions de leurs prédécesseurs ! La lecture, à l'âge de treize ans, des alchimistes – Cornelius Agrippa, Paracelse (1493-1541) et Albert Le Grand (1193-1280) – vient donner un contenu à cette ambition. Le jeune étudiant se met donc en quête de la pierre philosophale et de l'élixir de vie. Et concentre ses efforts sur ce dernier. « La fortune n'était à mes yeux qu'un but inférieur, mais quelle gloire s'attacherait à ma découverte, si je réussissais à libérer l'organisme humain de la maladie et à rendre l'homme invulnérable, sauf à une mort violente ! »

S'il refuse de rabaisser les ambitions de la science, Victor ne tarde pas à se détourner de l'alchimie pour les réaliser. Malgré l'antipathie que lui inspire d'emblée l'arrogance rationaliste du Pr Krempe lorsqu'il arrive à l'université d'Ingolstadt pour y étudier – « J'étais loin de m'attendre en cet âge scientifique à rencontrer un disciple attardé d'Albert et de Paracelse ! » lui lance le Maître –, c'est bien vers les sciences modernes qu'il se tourne pour « explorer les forces encore inconnues et révéler au monde les mystères les plus secrets de la création ». Victor s'oriente désormais vers la chimie, mais « dans le sens le plus complet » du terme. Car il refuse de « troquer des chimères d'une infinie grandeur contre les réalités de médiocre valeur ». Il s'enthousiasme à entendre le Pr Waldam, lyrique, décrire les exploits des maîtres de la chimie moderne. Sa passion, son travail, sa réussite rapide lui valent, au terme de deux années d'études, « beaucoup d'estime et même quelque admiration ». De là son audace : il entreprend d'étudier les « causes de la vie ».

Mary Shelley gardait assurément en mémoire les proclamations hyper-baconiennes d'un ami de son père, le plus renommé des chimistes de son temps, Humphry Davy (1778-1829). En témoigne ce texte de baconisme triomphal qu'on mettrait volontiers dans la bouche du jeune Victor Frankenstein : « La science a doté l'homme de pouvoirs que nous pouvons presque qualifier de créateurs, qui l'ont rendu capable de changer et de modifier les êtres qui l'entourent, et par ses expérimentations d'interroger puissamment la nature non seulement comme un étudiant qui cherche passivement à en comprendre les opérations, mais plutôt comme un maître, actif avec ses instruments... » Et cette interrogation typique des chimistes de ce temps : « Qui n'aurait l'ambition de découvrir les plus profonds secrets de la nature, de s'assurer de ses opérations cachées, et de montrer aux hommes ce système du savoir qui est si intimement lié à leur propre constitution physique et morale ? »

Du secret que découvre Victor et qu'il ne veut révéler à quiconque, on peut se faire une idée à partir de la description qu'il donne de l'animation des tissus et des organes assemblés auquel il procède. Il s'agit bien d'électricité. Lorsque Frankenstein parle de l' « étincelle de la vie » *(spark of life),* l'expression est à prendre au pied de la lettre. Mais il ne se contente pas de ce savoir. Il lui faut le maîtriser pour créer. Il hésite : ce pouvoir de création, va-t-il l'employer à créer un quelconque animal ? Non, ce sera un être humain à sa propre image ! En se faisant ainsi créateur, ne s'ouvre-t-il pas la voie pour être par excellence le bienfaiteur de l'humanité ? Capable de recréer la vie des êtres qui la perdent et de satisfaire leur inextinguible désir d'immortalité ?

Mary Shelley connaissait les expériences de réanimation menées à Londres en 1802-1803 par Giovanni Aldini, le neveu du célèbre physicien et médecin italien Luigi Galvani (1737-1798). Parmi les premières, on comptait celles, retentissantes, qui avaient été réalisées très officiellement sur des cadavres de criminels au mois de janvier 1803. En présence du président du Collège royal des chirurgiens, on avait branché les pôles d'une énorme batterie en divers points du corps encore chaud d'un meurtrier, Forster, qu'on venait d'exécuter à Newgate. Maurice Hindle rappelle que deux passions se partagèrent l'esprit du jeune Shelley, celle de la politique et celle de la science. Étudiant à Oxford, il s'était avec enthousiasme attelé à des expérimentations sur l'électricité. Son ami Thomas Jefferson Hogg a donné, dans sa *Vie de Shelley*, une description savoureuse du comportement exalté du poète dans son laboratoire de « chimie ». On y lit ces lignes : « Après quoi, il chargea une puissante batterie, il y mettait beaucoup d'énergie et il parlait avec une véhémence croissante des pouvoirs merveilleux de l'électricité, d'un coup de tonnerre et d'un éclair ; il décrivait un cerf-volant électrique qu'il avait réalisé chez lui, et il formait le projet d'en construire un autre énorme, ou plutôt une combinaison de nombreux cerfs-volants qui draineraient du ciel un volume énorme d'électricité, équivalent à celui d'un puissant orage ; et cette électricité dirigée sur un point précis pourrait produire là les résultats les plus stupéfiants » (Maurice Hindle, *op. cit.*, p. 167). L'intervention du poète dans la conception du roman est ici évidente.

Les comptes rendus de ces séances faisant état des « mouvements convulsifs » ainsi provoqués avaient fait sensation. Mary Shelley s'est indéniablement inspirée des descriptions alors publiées dans la presse. En Angleterre, on avait acquis la conviction que l'électricité animale existait et qu'en la maîtrisant, on pourrait désormais rétablir la vie en cas de noyade et d'étouffement. Les pouvoirs de la science moderne semblaient décidément ne connaître plus aucune limite.

Mais ce Prométhée n'est pas seulement moderne par les moyens qu'il met en œuvre. Il l'est par sa psychologie : l'étudiant en médecine d'Ingolstadt est, au sens romantique du terme, un individu qui croit à la force mystérieuse de son génie. Voulant se faire le « bienfaiteur de l'humanité », il vient à s'isoler à mesure qu'il consacre à son œuvre « un labeur inimaginable ». Il perd le sentiment des saisons qui passent, le goût de la nature à laquelle il appartient, et jusqu'au sens de l'affection qu'il doit à ses proches – et particulièrement à son père. Bientôt, c'est à sa propre gloire qu'il songe exclusivement : son esprit « se corrompt » pour ne plus être occupé que par de « mesquines pensées personnelles ».

Une scène, au tout début du récit, montre ce mouvement de retournement et amorce la morale du roman. À Victor, qu'il est si heureux de pouvoir entretenir de ses projets, Robert Walton, le capitaine qui l'a recueilli, épuisé, sur son navire, fuyant sa créature, confie : « La vie ou la mort d'un homme ne constitue qu'un prix modique lorsqu'il s'agit d'obtenir en échange la connaissance que je cherche, la maîtrise que je souhaite acquérir, afin de la transmettre à la postérité pour le plus grand bien du genre humain. [...] Tandis que je parlais, ajoute-t-il dans la lettre qui relate cet entretien, une profonde tristesse envahit ses traits. Je vis d'abord qu'il s'efforçait de maîtriser son émotion. Puis il mit ses mains devant ses yeux. [...] Il dit finalement d'une voix brisée : – Pauvre homme ! Partagez-vous donc ma folie ? Avez-vous aussi absorbé l'enivrant breuvage ? »

La leçon sera définitivement tirée dans les dernières pages, lorsque Walton se décidera à interrompre son voyage et à faire demi-tour afin de rentrer à Londres. Cette leçon, Frankenstein l'annonce, dès le début : « Apprenez donc, sinon par mes préceptes du moins par mon exemple, combien il est redoutable d'acquérir certaines connaissances, et combien plus heureux que l'homme qui aspire à devenir plus grand que sa nature ne l'y destine, est celui qui s'imagine que sa ville natale est le pivot de l'univers. »

Dans sa postface de 1831, Mary Shelley suggère ce qui constitue sans doute à ses yeux la nature ultime de la faute commise par Frankenstein. Parlant de Victor, elle écrit curieusement : « Sa propre réussite épouvantait l'*artiste.* » On sait pourtant que Frankenstein n'était nullement un artiste, mais un étudiant dévoré par la passion des sciences (la « philosophie naturelle a guidé ma vie »). Commet-elle là un lapsus qui viendrait désigner par mégarde l'artiste, le poète, Shelley son époux ? Peut-être. Il en faudrait alors tirer quelques conclusions quant au désir de meurtre qui s'y révélerait à titre posthume... Mais si le mot a été mûrement choisi, la question se pose alors en ces termes : la faute de Victor n'a-t-elle pas justement consisté à avoir confondu le travail du savant et la vocation créatrice de l'artiste ? Mary Shelley le donne à entendre : Victor a beau dire, et derrière lui résonner la grande voix de Humphrey Davy, le savant doit se soumettre aux contraintes de la matière qu'il manipule. En l'occurrence, il ne peut opérer que sur de la matière organique morte. Quelle que soit son ambition, Victor ne « créera » donc pas un être vivant au sens où le poète romantique peut se faire gloire de « créer » un personnage. Il ne sera qu'un créateur imparfait. Il fabriquera au mieux un mort vivant, ou un cadavre animé. Dans le roman, l'obstacle se manifeste au demeurant dès l'assemblage des organes : la délicatesse des tissus excède les possibilités techniques de l'étudiant en médecine ; il doit changer d'échelle. Hideux, le monstre sera gigantesque (huit pieds), ce qui contribuera à l'isoler un peu plus du reste de l'humanité.

Le Prométhée d'Hésiode comme celui d'Eschyle pouvait être dit le « bienfaiteur de la race humaine ». Celui de Protagoras vu par Platon déjà laissait l'œuvre dangereusement inaccomplie. Le « Prométhée moderne » de Mary Shelley apparaît comme porteur non du feu de la civilisation, mais de la flamme d'un désir inextinguible à laquelle l'humanité, si elle ne s'en garde, risque de se consumer. Il ne fait guère de doute que Jean-Jacques Rousseau (1712-1778), l'auteur des *Confessions*, de *La Nouvelle Héloïse* et de l'*Émile*, ne soit, sur les rives du lac Léman, très présent à l'esprit de la jeune femme lorsqu'elle rédige sa « ghost story ». Elle consacrera plus tard une biographie à celui qui écrivit aussi le *Discours sur les sciences et les arts* et les *Rêveries du promeneur solitaire*.

Ne peut-on ainsi donner au titre un sens parodique et considérer *Frankenstein* comme la dérision de la figure moderne de Prométhée, le héros dont, unis, les artistes de l'*Enlightenment* anglais, les poètes de l'*Aufklärung* allemand et les philosophes des Lumières françaises partageaient le culte ?

Mais le personnage s'enrichit encore d'un nouveau trait qu'on peut dire « moderne ». Pourquoi la « créature » décide-t-elle de se venger de celui qui lui a donné cette invivable vie ? Dans sa bouche haineuse le reproche est violent. Que cet orgueilleux créateur n'ait réussi son ouvrage qu'imparfaitement impose à la « chose » une vie inhumaine, des souffrances indicibles. L'apparence repoussante de sa créature effraye qui la rencontre.

Le monstre veut punir Victor de l'avoir abandonné alors qu'il était un « enfant » sans mère, un enfant né tout grandi, un enfant sans nom qui ne pouvait se découvrir ni instaurer nul lien avec aucun autre être humain bien qu'il en eût la forme, mais difforme. Le drame pourtant se noue en définitive autour d'un autre trait de la situation : la demande insistante du monstre, pathétique puis menaçant, de se voir accorder une compagne qui serait semblable à lui-même. Victor finit par céder. Il prend le chemin brumeux d'une improbable Écosse et s'installe, tout au nord, dans « l'une des plus éloignées des îles Orkney ». Il se met à l'œuvre dans la solitude la plus complète, loin de l'université d'Ingolstadt. Mais il décide soudain de s'interrompre et scelle ainsi son tragique destin, comme celui de sa famille et celui du monstre.

Oublions Pandora, la première femme envoyée sur Terre, d'après Hésiode et ses successeurs, pour punir le crime de Prométhée. Mary Shelley, femme « moderne », mais sans complaisance pour le féminisme de sa mère, ne concevait d'autre vie humaine paisible que dans l'amour partagé d'un couple. En refusant pour finir d'accéder à la demande de sa créature, Victor Frankenstein se condamne à mort.

Jean-Jacques Lecercle a cependant très justement attiré l'attention sur l'un des aspects jusque-là négligé de la scène où l'on voit Victor Frankenstein décider de renoncer à la fabrication de la promise. Il découvre subitement que le monstre l'a suivi et retrouvé : la « chose » est là en train de l'observer par la fenêtre. « Je tremblais et me sentis défaillir, quand, levant les yeux, j'aperçus au clair de lune, le démon à ma fenêtre. Un ricanement sinistre rida ses lèvres au moment où il me regarda, alors que je me consacrais à la tâche qu'il m'avait assignée. [...] Tandis que je le regardais, sa physionomie exprimait la malice et la traîtrise les plus noires. Je ressentis une sensation de folie en songeant à ma promesse de créer un second être pareil à lui et tremblant de colère, je déchirais en lambeaux l'œuvre que j'avais commencée. Le misérable me vit détruire la créature dont dépendait le bonheur de sa vie à venir, et disparut en poussant un hurlement de désespoir et de vengeance. »

Victor se voit ainsi lui-même vu par le monstre, lequel se transforme aussitôt à ses yeux en « démon ». Il ne l'a pas vu arriver. Il ne l'a pas entendu s'approcher. Ce regard à travers la vitre le fait changer d'avis. Deux motifs sont suggérés de cette volte-face : Frankenstein prend alors conscience qu'il est en train d'exécuter « la tâche » qui lui a été assignée par sa créature. Il était son maître. Il se voit soudain devenu son esclave. Surtout, « créer un second être pareil à lui », dès lors qu'il s'agit d'une femme, c'est « voir » aussi par avance l'accouplement des deux monstres, et donc se profiler la lignée des créatures qui s'ensuivra. « Si même, ils quittaient l'Europe et allaient se fixer dans les régions inhabitées du Nouveau Monde, l'un des premiers effets de cette sympathie à laquelle le monstre aspirait tant serait de la pousser à procréer. Ainsi, à la longue, pourrait se propager, de là par le monde, une race de créatures diaboliques susceptibles de plonger le genre humain dans la terreur et même, dans un avenir très lointain de mettre son existence en péril. Avais-je le droit de ne considérer que mon propre intérêt et d'infliger pareille malédiction à des générations futures ? »

Sans ces motifs, on ne comprendrait pas la terreur et la rage de destruction qui s'emparent aussitôt du créateur. Rage et terreur « modernes » que veut susciter Mary Shelley chez son lecteur : celles que l'on doit éprouver quand on voit le savant prométhéen manquer du sens de sa responsabilité, la terreur devant les conséquences imprévues et potentiellement irréversibles de toute tentative pour asservir l'ordre de la nature à des fins humaines qui lui sont étrangères – inspirée comme ici par l'orgueil de savoir d'un individu exalté.

C'est pourtant sous un autre angle qu'on a souvent été tenté d'envisager la modernité du roman. On fait remarquer que ni Dieu ni Satan n'y interviennent, alors même qu'il s'agit d'une faute et de son expiation. À la tonalité religieuse du *Prométhée* d'Eschyle, à l'atmosphère chrétienne du *Faust* de Goethe, s'opposerait la laïcité de ce texte. Mais n'est-ce pas ainsi aller un peu vite en besogne ?

Il convient pour en décider d'accorder, à tout le moins, quelque attention à l'exergue choisie dès l'édition de 1818. Trois vers extraits du *Paradis perdu* du poète anglais John Milton (1608-1674) :

> « Did I request Thee, Maker, from my clay
> « To mould me Man, dit I sollicit thee
> « From darkness to promote me ? »

La somptueuse traduction de Chateaubriand donne pour ces trois vers : « T'avais-je requis dans mon argile, Ô Créateur, de me mouler en homme ? T'ai-je sollicité de me tirer des ténèbres ? » (John Milton, *Le Paradis perdu*).

Ce même célèbre poème se trouve constituer, avec la *Vie des hommes illustres* de Plutarque et le *Werther* de Goethe, l'un des livres que, dans le corps du roman, le monstre découvre une nuit dans la forêt à l'intérieur d'une malle abandonnée, lorsque, caché auprès du cottage de la famille De Lacey, il observe et découvre, avec des sentiments mêlés, les réalités de la condition humaine. La créature, se plaignant plus tard amèrement de son état à son « maker », raconte : « Quant au *Paradis perdu* [...] il provoqua en moi tout l'étonnement et la stupeur que peut susciter l'image d'un dieu en guerre contre ses créatures. Je fus souvent frappé par la similitude de certaines situations avec mon propre cas. Comme Adam, je n'étais apparemment uni par aucun lien à un être quelconque. Mais, dans tous les autres domaines, sa situation était très différente de la mienne. Il était sorti des mains de Dieu, créature parfaite ; il était heureux et ne manquait de rien. [...] Moi, au contraire, j'étais misérable, désemparé et seul. Maintes fois, je fus tenté de considérer Satan comme personnifiant plus exactement ma condition... » Une condition que le monstre juge même pire, en fait, que celle de l'ange déchu, lequel partageait du moins son triste sort avec de nombreux compagnons d'infortune.

Mary aurait-elle enfin trouvé là un point d'accord avec son illustre père comme avec son brillant époux ? Le philosophe avait été l'un des admirateurs les plus fervents de Milton ; le poète, de son côté, dans sa Préface de 1817 avait placé l'ouvrage sous l'emblème du *Paradis perdu* à côté de la « poésie tragique grecque » ainsi que de William Shakespeare (1564-1616) (*La Tempête* et *Songe d'une nuit d'été*). Lui-même, présentant son *Prometheus unbound*, donne les clés de son admiration pour le poème de John Milton. Eschyle a eu tort, écrit-il, de prévoir une réconciliation finale entre Zeus et Prométhée. L'intérêt moral de l'histoire serait détruit par un dénouement aussi faible qui verrait le Titan désavouer ses propos et s'incliner devant son puissant et perfide adversaire. De là que dans son propre poème, les souffrances et la fermeté de Prométhée le mènent à la victoire. P. B. Shelley fait alors cette remarque : « Le seul être imaginaire ressemblant à quelque degré à Prométhée est Satan ; mais Prométhée est, à mes yeux, un personnage plus poétique que Satan parce que, outre son courage, sa majesté, sa ferme et constante opposition à l'omnipotence divine, on peut le décrire comme exempt de toute ambition, de toute jalousie ou esprit de vengeance, et comme mû par un désir de surpassement personnel que, dans le héros du *Paradise lost*, viennent parasiter des motifs intéressés [...]. Prométhée est le type de la plus haute perfection morale et intellectuelle, animé par les motifs les plus purs et les plus vrais pour les fins les meilleures et les plus nobles. »

P. B. Shelley n'a pas tort : Satan est bien le véritable héros du poème de John Milton. L'ange déchu a le grand éclat ironique de la pure révolte. Le poète et peintre britannique William Blake (1757-1827) a pu écrire que « Milton sans le savoir avait pris le parti de Satan ». Dieu en effet, en ce *Paradise*, fait pâle figure, coupable d'avoir livré ses créatures à une existence misérable, accusé d'avoir laissé le mal s'installer sur Terre parmi les êtres humains.

Mary Shelley une nouvelle fois, sous le couvert de son exergue, prend fermement ses distances. On voit en effet ensuite le monstre adresser à Victor Frankenstein la complainte même d'Adam à Dieu dans le poème de Milton : « Jour maudit où j'ai reçu la vie ! Exécrable créateur ! Pourquoi avez-vous formé un monstre à ce point hideux que *vous-même* vous détourniez de moi avec dégoût ? » Et encore : « Souviens-toi que je suis ta créature ; je devrais être ton Adam, mais je suis plutôt l'ange déchu, que tu as privé de la félicité sans qu'il ait commis la moindre faute. » Ces plaintes font contraste amer avec les propos exaltés de Victor lui-même qui, dans les premières pages du roman, rêvait à haute voix : « Une nouvelle espèce me bénirait comme son créateur et son origine. [...] Aucun père ne pourrait revendiquer de son enfant une gratitude aussi complète que celle que je mériterais d'eux. »

Victor Frankenstein, parce qu'il a voulu, par orgueil et égoïsme, se faire l'égal du Dieu créateur, a réalisé une œuvre satanique. Résultat : lui-même se dit « poursuivi par quelque démon », il se voit « emporter avec soi son enfer éternel », cependant que la créature elle-même toute à sa vengeance désormais « fait du Mal son Dieu » et porte, elle aussi, un enfer en elle-même. Ces formules renvoient mot pour mot au livre premier du *Paradis perdu*. À son compagnon qui se lamente sur leur défaite, Satan répond : « Mais sois assuré de ceci, faire le bien ne sera jamais notre tâche ; faire toujours le mal sera notre seul délice, comme étant le contraire de la haute volonté de celui auquel nous résistons. Si donc sa providence cherche à tirer le bien de notre mal, nous devons travailler à pervertir cette fin, et à trouver encore dans le bien les moyens du mal. » Et plus loin l'Archange perdu s'exclame : « Et toi, profond Enfer, reçois ton nouveau possesseur. Il t'apporte un esprit que ne changeront ni le temps ni le lieu. L'esprit est à soi-même sa propre demeure ; il peut faire en soi un Ciel de l'Enfer, un Enfer du Ciel. »

Paul A. Cantor a très justement écrit : « *Frankenstein* donne une nouvelle version du *Paradis perdu* comme si celui qui est tombé des cieux et celui qui a créé le monde humain étaient un seul et même être. Dans *Frankenstein*, on ne peut plus parler d'un plan divin de la création qui serait perverti par un être démoniaque ; les plans du personnage créateur chez Mary Shelley sont à la fois divins et démoniaques depuis le début. » Elle n'invite donc point à prendre contre la tyrannie divine le « parti de Satan », même transfiguré en Prométhée. Elle ne chante certes pourtant pas davantage les louanges du Dieu chrétien. Elle donne à entendre que l'ordre de la nature mérite seul le respect. Mais cet ordre, elle le sacralise : il peut indiquer sans équivoque ce qui sépare le bien du mal. Pour l'homme, vouloir l'enfreindre c'est faire « œuvre impie ».

► CANTOR P. A., *Creature and creator: mythe making and english romanticism*, Cambridge, Cambridge Univ. Press, 1984. – COLLINGS D., « The Monster and the Imaginary Mother : A Lacanian Reading of *Frankenstein* », in *Frankenstein*, J. M. Smith (ed.), Boston, Bedford Books of St. Martin's Press, 1992. – HINDLE M., *Mary Shelley, Frankenstein*, Londres, Penguin Books, 1994. – LECOURT D., *Prométhée, Faust, Frankenstein : Fondements imaginaires de l'éthique*, 1996, Paris, rééd. Livre de Poche / Biblio Essai, 1998. – MELLOR A. K., *Mary Shelley: Her life, Her fiction, Her monsters*, Chicago, Univ. of Chicago Press, 1989. – MILTON J., *Le Paradis perdu*, tr. fr., Paris, Gallimard, rééd. 1995. - ST. CLAIR W., *The Godwins and the Shelleys : The biography of a family*, Londres, Faber and Faber, 1989. – SHELLEY M., *Frankenstein ou le Prométhée moderne*, 1818, trad. fr., rééd. Paris, Gallimard/Folio, 2000.

Dominique LECOURT

→ Monstre humain.

G

GALÉNISME

D'abord que peut-on entendre par *Galénisme ?* La définition la plus modeste en serait : la pensée de Galien et son influence, sa survie. On ne saurait en tout cas le réduire à la formule de l'*Encyclopédie* : « Se dit de la doctrine de Galien. » Dans son livre classique, Owsei Temkin (1974) remarque que cette pensée, qui exerça pendant treize siècles une influence considérable, est maintenant tout à fait morte ; et cela vient, selon lui, de ce que Galien avait lié médecine et philosophie ; sans médecine sa philosophie n'était pas viable. Ce qui est bien vu. Mais pour nous encore, peut-être ce lien fait-il, en quelque façon, sa richesse. Il est vrai qu'Hippocrate, dans ses *Épidémies,* avait su séparer les observations de l'explication théorique, ce qui constitua sa pérennité. Mais qu'est-ce que la pensée de Galien ? Elle ne saurait s'identifier complètement à sa doctrine. Il faut, même si c'est une manière provisoire et à des fins rhétoriques, tenter de distinguer l'œuvre, la doctrine, la pensée. Car une véritable pensée, forte et structurée, traverse l'œuvre de Galien. C'est celle, évidemment, d'un médecin praticien, qui place au-dessus de tout Hippocrate, entendons les textes attribués à Hippocrate, et qui lutte férocement pour imposer une pensée *hippocratique,* entendons la pensée qu'il se fait d'Hippocrate, contre des médecins comme Asclépiade, Thémison et la suite des méthodistes. Galien est un terrible adversaire.

Mais qu'est-ce que la *pensée hippocratique* ? Nous verrons Galien s'efforcer de la définir. C'est aussi l'œuvre d'un amoureux de la philosophie. Ses maîtres sont Platon, Aristote surtout. Les stoïciens l'ont influencé, ne serait-ce que par la vulgate du vocabulaire de son temps. Ses ennemis sont avant tout Épicure et ses disciples. Mais pour lui la philosophie n'est ni accessoire ni séparée de la médecine. Son idée est de constituer ce qu'il appellera, dans un de ses derniers textes, une *philosophie médicale* (*De substantia facultatum naturalium fragmentum.* IVK765). C'est cette philosophie médicale qu'il faut essayer de cerner. Réfléchir sur la question de la *création* chez Galien est une chose absolument nécessaire, car ce fut un de ses problèmes essentiels. Cette question revient tout au long de la production de l'œuvre, et se termine finalement en aporie, dans le *De foetuum formatione.* Il s'agit du problème de la fabrication du vivant. J'ai naguère insisté sur la question de la beauté chez Galien, pour tenter de comprendre les fondements de l'esthétique ou, plutôt, de la poétique de Galien. Ce qui l'amène à l'hymnique, à l'enthousiasme religieux dans le traité *De usu partium,* à entrevoir ce que Daremberg appelle sa « pensée sublime », et à lui donner un contenu. Galien, se fondant sur une philosophie hippocratique mélangée de stoïcisme, utilise un attirail de définitions de la justice, l'essentiel étant de prouver la justice de la Nature, par quelque théorie que ce soit, puisque le projet est juste. La théorie polyclétéenne du beau gêne Galien, peut-être jusqu'au *De foetuum formatione* où les choses semblent changer, pour accepter une théorie moniste de la formation. Que la nature est juste : tout au long du *De usu partium* revient cette formule dont Galien fait honneur à Hippocrate. Il est juste que les muscles du bras soient plus grands que ceux de l'avant-bras, de sorte qu'il y a, en ce qui concerne la grandeur, un rapport d'égalité entre les parties qui seront mues et les muscles qui les meuvent. Cette égalité et proportion, cette justice liée à la *symmétria,* à l'*analogia,* nous renvoient au *Canon* de Polyclète. La justice de la Nature n'est pas toujours apparente, ne tombe pas toujours sous le sens. À l'idée de justice est lié ce qu'on pourrait appeler le principe d'économie. C'est le nom que l'on pourrait donner à cette preuve de la technicité de la Nature qui utilise une partie ou un élément de cette partie à plusieurs fins. Principe cher à Vésale qui en fera souvent l'éloge, et qui suscite aussi l'admiration de Lactance. La construction de la trachée-artère permet une double action. Du point de vue même de la matière, « on admirera cette œuvre première de la Nature qui a su trouver une substance qu'elle approprie à des utilités fort différentes » (XII, 2 = IIH183 = IID3). Galien fait un éloge de la sphère, repris de Platon. « L'arrondi, écrit-il, est le plus semblable à lui-même et pour cela le plus résistant aux lésions de toutes les formes, et le plus grand périmètre de toutes les formes régulières » (VIIIK11 = ID560). Mis à part ses qualités géométriques, la forme ronde est la moins exposée aux lésions, à cause de l'absence d'angles et d'anfractuosités. Certes, la forme sphérique, ou simplement l'arrondi, reste une forme idéale, celle qu'il faut lire à travers la réalité du corps. Ainsi pour « avoir » l'estomac, il faut supposer une sphère parfaite, un peu élargie à sa partie inférieure, puis lui donner deux prolongements ; ensuite comprimer cette sphère, déprimer sa convexité postérieure ; et vous avez la figure complète de l'estomac.

On voit l'enjeu de ce que Galien appelle l'exégèse, l'explication du corps. L'utilité est liée à l'ordre de la Nature, à l'organisation d'un projet, et finalement à la beauté. L'œuvre théologique de Galien coïncide avec la mise en évidence de l'utilité de toutes les parties du corps. On peut penser que, sans cette idée grandiose l'énergie eût pu manquer à Galien, comme à Vésale plus tard. Les « mécanistes », pour parler de manière anachronique, s'évertuent à chercher de l'inutilité, pour prouver le hasard. D'où les diatribes de Galien contre Épicure et Asclépiade. La définition du beau qui, faisant chaque partie nécessaire, la met sur le même rang que toutes les autres, est très importante pour l'anatomiste. De ce point de vue-là, le cerveau n'est pas supérieur au pied. C'est l'occasion, pour Galien, d'un raisonnement assez long, qui compare l'homme à l'univers, et dévoile dans le microcosme humain le même art que dans le macrocosme. Certes ce n'est pas la même matière sur laquelle l'artiste travaille. Mais, de même qu'on juge Phidias, quand on s'y connaît en art, non pas sur l'ornementation extérieure, ni l'ivoire brillant, ni l'abondance d'or, ni la grandeur de la statue, mais, fût-ce de la boue, sur le procédé, ce qui frappe le profane c'est la beauté de la matière, l'artiste, c'est la beauté de l'art (1D262). Finalement, si le pied vaut l'œil, c'est qu'ils accomplissent les fonctions pour lesquelles ils ont été créés. On pourrait dire que l'*ornatus* ne touche pas la viscéralité profonde. La beauté de ces parties se réduit à l'essence de la beauté, c'est-à-dire à l'utilité. L'anatomiste doit avoir à l'esprit les vraies définitions de la beauté. Dans la longue rêverie sur la beauté que constitue l'épilogue du *De usu partium*, Galien répète que la Nature est un Polyclète de l'intérieur. Le statuaire a été l'imitateur de ce qu'il pouvait imiter en commençant par ce qu'il avait le plus sous la main. Les mécanistes refusent l'art à la Nature, mais louent les statuaires qui font le côté gauche et le côté droit égaux, alors que la Nature, en plus de l'égalité des parties donne encore des fonctions à ces parties, et en apprend l'usage au vivant, dès le départ. Il est évident qu'une telle identification de la *synthésis* et de la *symphysis* ne peut aboutir qu'à l'aporie, dont la seule solution est l'hymne. C'est bien ainsi, finalement, que se termine le traité *De usu partium*. L'épilogue est à lui seul un hymne qui nous introduit à un mystère. « Ce qui semblait d'abord peu de chose, je veux dire la recherche de l'utilité des parties, constituera [...] le principe d'une théologie parfaite, laquelle est une œuvre beaucoup plus grande et beaucoup plus importante que la médecine », écrit Galien. Si l'on compare l'esprit de Platon et d'Aristote et le bourbier où cet esprit s'est logé, continue Galien, on aura le même rapport que du soleil à la terre. « Celui qui contemple d'une pensée libre les choses, ayant vu dans un tel bourbier de chair et d'humeurs pouvant habiter l'esprit... » Il y a du *logos*, de la rationalité dans ce bourbier ; et si l'on définit la beauté par l'utilité, on pourrait même dire qu'il y a de la beauté.

On voit l'intérêt, pour l'histoire même de la médecine, de ce que Daremberg appelle *la pensée sublime* de Galien. Il fallait cette foi que Galien transmit directement à Vésale. On pense à Galien surtout comme à un polémiste ; c'est oublier sa volonté de syncrétisme, de synthèse. Telle proposition peut être issue du *Timée*, reprise par Aristote, confirmée par Chrysippe. Galien veut organiser le débat. Il se veut médecin, philosophe et aussi historien. Mais sa position d'historien ne saurait être objective ; car elle est fondée sur un certain nombre de principes, ou plutôt de convictions, d'actes de foi. Ces principes sont fondamentalement hippocratiques, selon la façon dont il se représente l'hippocratisme. Mais Hippocrate lui-même s'enrichit de l'exégèse galénique, à travers les médecins et les philosophes. La clé de cette exégèse se trouve dans la conviction qu'Hippocrate n'a rien écrit de mauvais, mais que ce qu'il a écrit n'est pas suffisant : il faut donc le compléter ; il a laissé de l'obscur, il faut donc l'interpréter ; tout cela en se conformant à la méthode qu'il nous a transmise. Mais, nous l'avons vu, sous le principe de la *justice de la Nature*, qu'il tire d'Hippocrate, Galien va utiliser toutes les topiques de la justice dont il a besoin, platonicienne, stoïcienne, peu importe. Peu importent même les contradictions, ou les difficultés qu'il pourrait y avoir à faire coïncider telle ou telle conception de la justice. L'organisateur, le fondateur est Hippocrate ; dans l'*impensé* d'Hippocrate, il peut y avoir toutes les conceptions de la justice. C'est cela l'exégèse de Galien.

Considérons, par exemple, le traité pseudo-hippocratique *De l'aliment*, pour Galien indubitablement hippocratique, comme un lieu de syncrétisme important. Ce traité (pour nous du IIe ou IIIe s. av. J.-C.) lui permet d'établir une filiation d'Hippocrate aux Stoïciens. Tout le monde, dit Galien, donne la couronne à Hippocrate. C'est lui qui a le premier introduit le chaud, le froid, le sec et l'humide ; ce qu'Aristote a ensuite confirmé. Chrysippe et ses disciples non seulement n'ont pas combattu Hippocrate, mais ils affirment que tout résulte du mélange de ces éléments, qu'ils pâtissent et agissent les uns relativement aux autres, et que la nature est technicienne. Ils affirment que tout se fait par le mélange à partir de ces éléments. Le point de vue de l'*anatomiste* sera celui de la *meilleure constitution* (Galien renvoyant à son propre titre). Le point de vue ne sera pas seulement descriptif, il sera donc normatif. Galien prend appui sur Hippocrate (*De off.* § 4) : Quelle est donc la meilleure constitution de notre corps ? « Celle qui fournit à toutes les parties un moyen suffisant de convenir à l'accomplissement des fonctions des organes. » La réponse est en *Aliment* 23. Tous les doigts concourent à une fonction : la préhension. « Si vous cherchez à connaître la bonne nature/disposition des yeux et du nez, vous la découvrirez en comparant la structure de ces parties avec leurs fonctions. » Pour Galien, les principes hippocratiques fonctionnent un peu comme un aimant qui attirerait ce qui est hippocratique dans la pensée des autres. L'Hippocrate, tel que le conçoit Galien, est un Hippocrate prophète, avec ce que cela comporte d'obscur, d'infaillible et régulateur. Le même principe sert de grande ligne de démarcation entre ceux qui pensent que le monde est un et plein, et ceux qui croient aux éléments séparés, quels qu'ils soient, et au vide. Au total, nous sommes en présence de deux sectes inconciliables (cf. *Quod animi mores,* IVK785 = SVF 544). Cela ne concerne pas seulement l'opposition entre les stoïciens et les épicuriens. C'est un principe d'organisation qui permet de dégager le champ *épistémologique.* Cela permet de regrouper Épicure, Asclépiade et Érasistrate, contre Aristote et les stoïciens, par exemple. Le groupe qui est exclu est celui de ceux qui croient à la fragmentation de la substance, qu'ils la cassent en *atomes* ou *éléments.* Dans l'autre, il n'y a évidemment pas accord complet, mais on peut apporter des nuances, on peut établir des filiations, reconnaître des affinités. Tout se décide, au fond, sur une question de choix à propos de la plénitude de l'être ou de sa pulvérisation fondamentale. Cela fonctionne comme principe classificateur et clarificateur. Si l'on risque quelque anachronisme, on peut dire que c'est le principe qui sépare les vitalistes des mécanistes. À ce propos, remarquons comme tout est lié par Galien. Il faut bien sûr que le combat pour la beauté et l'organisation de la Nature soit celui du « vitalisme ». Dénier l'art à la Nature c'est en même temps refuser par exemple la notion même de crise hippocratique. Quand on parle de Galien et de la philosophie, bien entendu tout de suite on pense au court traité *Que le bon médecin est* aussi *philosophe.* J'allais dire : « hélas ! » Car s'il faut le prendre en compte, il n'est pas autre chose que ce qu'il prétend être. Il nous est dit, dans ce traité, que la plupart des médecins veulent ressembler à Hippocrate et ne font pas ce qu'il faut. Ils n'étudient pas l'astronomie (ni la géométrie qui va avec elle), par exemple. Les médecins actuels, dit Galien, traitent ces choses d'inutiles, comme ils traitent le pronostic de divination. En quoi imitent-ils ce grand homme qu'est Hippocrate ? Ce n'est certainement pas par le style ; « On en voit qui font deux fautes en un seul mot... » Galien aborde ensuite le thème de la dégénérescence de la culture. C'est un lieu commun. Le monde est aujourd'hui ce qu'il était autrefois... « Il est donc rationnel de penser que c'est à cause du mauvais régime dont on use maintenant, et à cause de la préférence que l'on accorde à la richesse sur la vertu, que nous ne voyons plus à notre époque de Phidias dans la sculpture, d'Apelle dans la peinture, et d'Hippocrate dans la médecine. » Que manque-t-il encore, pour être philosophe, au médecin qui cultive dignement Hippocrate ? Pour connaître la nature du corps, les différences des maladies, les indications thérapeutiques, il doit mépriser l'argent et pratiquer la tempérance ; il possède donc toutes les parties de la philosophie, la logique, la physique et l'éthique... Mais la question qui me préoccupe, pour laquelle je ne saurais que dégager des voies, est bien le rapport entre médecine et philosophie. Ce qui implique que l'on s'interroge sur l'histoire de la philosophie en lui posant la question des rapports entre la philosophie et la médecine ; et que l'on approfondisse l'histoire de la médecine (et de la médecine se constituant comme histoire), pour lui demander comment elle envisage les rapports de la médecine et de la philosophie. Cette synthèse a été envisagée par Galien. Même si, chez les médecins qui lui sont contemporains ou presque, on rencontre des allusions aux philosophes, c'est Galien qui a pris à bras le corps la question des rapports entre médecine et philosophie. Soit, par exemple, ce que Galien fait de la question du *tout.* Qu'est-ce que faire l'analyse du tout ? On songe immédiatement au *Phèdre* de Platon et à la littérature fleuve que le passage sur Hippocrate a suscitée. En effet, Galien cite le *Phèdre* à propos du sens qu'il faut donner au *tout.* « Si quelqu'un fait une distinction entre *to holon* et *to pân*, celui-là ne connaît pas la langue grecque », écrit Galien.

Dans le *Commentaire à Nature de l'homme d'Hippocrate* (XVK4-5), Galien donne une longue citation du *Phèdre* de Platon (270 *c*, 270 *d*). On peut penser en termes de corps premiers ; on peut aussi penser en termes d'organes qui composent le corps. Platon connaît, selon Galien, le traité de la *Nature de l'homme,* et l'attribue à Hippocrate (p. 12). Du point de vue précis qui nous intéresse, le *De methodo medendi* est aussi d'une extrême richesse. Galien se situe par rapport à l'histoire de la philosophie. Il convoque des témoins en faveur d'Hippocrate. Il cite le *Phèdre,* renvoie à ses propres œuvres : *Dogmes d'Hippocrate et de Platon, Éléments selon Hippocrate,* pour ce qui est de Platon ; *Des tempéraments* ; *De la meilleure constitution* ; *Des facultés naturelles* pour ce qui est de l'aristotélisme. En lisant ces livres, dit Galien, vous verrez qu'Aristote était l'*exégète* d'Hippocrate. Vient ensuite la référence au stoïcisme. C'est Hippocrate qui, le premier, a introduit la doctrine du chaud/froid, sec/humide, qu'Aristote a ensuite démontrée et que Chrysippe et les siens ont trouvée toute faite. La différence tient en ceci : Aristote croit que ce sont les qualités qui se mélangent ; les stoïciens que ce sont les substances mêmes. Mais nous pensons, écrit Galien, *que déterminer cette différence est inutile au médecin.* Les stoïciens et Aristote sont d'accord avec Hippocrate pour dire (citation de l'*Aliment*), que « le corps conspire et conflue ; que toutes les parties des vivants consentent ». Tous ont reconnu, à partir de l'étude de la nature (la *physiologia*), qu'il n'est pas possible de soigner convenablement les maladies, si l'on ne connaît pas au préalable *la nature de tout le corps.* Galien fait un tour critique de ce qu'il faut bien appeler histoire de la médecine. Les empiristes ont raison, dit-il, quand ils affirment qu'il n'y a pas d'ordre nécessaire ; que la découverte est due au hasard. En face, on trouve ceux qui font du *logos* le chef de la découverte ; et qui disent qu'il n'y a qu'une seule *route*, vers une seule fin. Mais ils se disputent sur les points de départ, les *principes.* C'est qu'ils n'ont pas étudié la méthode apodictique. Ils légifèrent plutôt qu'ils ne montrent. Le modèle est la méthode géométrique. Il faut parvenir à des axiomes et déduire (XK33-34).

Dans le second livre du *De methodo medendi*, le débat porte sur quatre types d'événements qui arrivent contre nature dans les corps : la lésion de la fonction *(energeia)* ; la diathèse qui produit cette lésion ; les causes de cette lésion ; ce qui suit nécessairement cette lésion, c'est-à-dire les *symptômes* (XK78). Si l'on dégage les difficultés, en gros, la maladie consiste en deux choses : la lésion des fonctions, ou les diathèses qui les ont produites (XK79). Depuis l'Antiquité jusqu'à nos jours, dit-il, il y a débat, tant chez les médecins que chez les philosophes, les uns (parmi d'ailleurs les médecins comme les philosophes) ayant appelé maladie les lésions des fonctions, les autres les diathèses qui les produisent. C'est une discussion de sophistes, dit Galien. Car il est évident que ce qui réclame soin, c'est la diathèse qui empêche l'activité de la fonction (XK90). Personne ne soigne la *claudication* mais la diathèse qui la provoque. Quelque nom que l'on donne, fût-ce Dion ou Théon, à la maladie, l'essentiel est d'appliquer la bonne cure. Même si on laisse la maladie *sans nom*, mais qu'on administre le bon remède, on fera le meilleur traitement. Mais s'il y a pédagogie, il y a aussi nécessité d'utiliser quelques noms de choses, et de mettre quelque clarté dans l'usage. Le meilleur professeur est celui qui s'applique à donner des *noms* de telle sorte que l'élève puisse les apprendre de la façon la plus claire. Galien choisit d'appeler *maladie* ce qui empêche la fonction ; *symptôme* ce qui s'en suit ; *cause* tout ce qui est responsable. Le premier but que doivent s'assigner les médecins, leur travail propre, c'est l'éradication des maladies. Le principe est le suivant (XK95) : il n'est pas possible de découvrir et de mettre en évidence le nombre des maladies si l'on ne connaît pas que les choses qui arrivent dans des parties du corps sont causes de leurs activités. La discussion continue contre les méthodiques, mais aussi contre les tenants de l'École dogmatique qui pensent qu'ils peuvent réaliser leur science, avec quelque méthode, sans connaître les causes premières, qu'ils ont coutume d'appeler causes rapprochées (XK106-10). Vous nous ordonnez, écrit Galien, d'abandonner les hauteurs de la science de la nature et de ne pas chercher à comprendre la nature de l'homme à la façon des philosophes, en progressant par la raison jusqu'aux éléments premiers. C'est dans ces conditions qu'Hérophile a dit (XK1O7) : *Que ceci soit premier, même si ce n'est pas premier.* Ce qui distingue Hérophile d'un empiriste, c'est la décision de s'arrêter à telle apparence, ou à l'apparence, comme signifiant. C'est, en quelque sorte, la « docte » ignorance. Hérophile ne refuse pas l'idée qu'il y ait autre chose derrière le visible ; il décide simplement que le signifiant sera le visible ; se limitera au visible. L'inventeur de la route, *(hodos)*, c'est Hippocrate (XK632). Il a laissé des définitions, mais aussi des brachylogies, des trous. C'est là que naît une superbe comparaison avec Trajan.

« Les routes sur terre des Anciens ou bien ont des parties pleines de fange, ou des pierres, ou des épines ; elles présentent des escarpements pénibles ; elles sont peuplées de bêtes sauvages ; elles sont difficiles à franchir à cause de la grosseur des rivières... Les routes de l'Italie se trouvaient dans cet état ; Trajan les a refaites, jonchant de pierres les parties humides et fangeuses, ou les rehaussant par des terrassements ; arrachant les ronces ; et les fleuves qui ne se pouvaient franchir, il a jeté dessus des ponts ; où la route était trop longue, il l'a raccourci ; il a arasé des collines... Ce qui était peuplé de bêtes sauvages et désert, il en a fait des lieux habités... Il ne faut pas s'étonner si, témoin de la découverte de la méthode thérapeutique par Hippocrate, nous avons entrepris d'écrire nous – même cette étude... J'en suis venu à cette œuvre parce que je n'ai trouvé personne avant moi qui ait accompli la méthode. J'ai rempli les trous. Puisqu'aussi bien les uns ne le connaissaient pas du tout, que les autres ne purent ajouter ce qui manquait ; ils étaient même nombreux ceux qui pensaient qu'il valait mieux le laisser dans l'ombre... Avant nous, en mauvais paysans, les gens avaient laissé pourrir les semences hippocratiques. » Passage bien connu, souvent cité, mais qui mérite d'être pris pour autre chose qu'une belle analogie. Galien croit au progrès cumulatif. Peut-être, comme le suggère Temkin, a-t-il pensé, à la fin, avoir accompli lui-même le progrès ? Il voulut arracher la médecine à l'anarchie, aux combats stériles ; unifier, opérer une synthèse. En fait, il faut bien parler d'échec. Il serait dû, a-t-on dit, à l'influence tyrannique d'un système clos. Athénée (*Deipnosophistes*, 1, 2) met Galien au-dessus de tous les autres comme médecin et comme écrivain, Alexandre d'Aphrodise le place au-dessus de Platon et d'Aristote. Eusèbe, évêque de Césarée, se plaint qu'on rende à Galien les mêmes honneurs qu'à la divinité (*Hist. eccles.*, V, 28). Oribase et Aetius d'Amide le copient en Orient.

En fait, comme l'ont bien montré, entre autres, Ivan Garofalo ou Nicoletta Palmieri, la survie de Galien tient beaucoup au hasard, c'est-à-dire à l'effort de quelques passeurs, relayés notamment par les savants arabes. Elle est une élaboration volontariste. Il s'en est fallu de peu que l'édifice ne fût perdu. Paracelse a porté les premiers coups. La Renaissance allait marquer le sommet de sa réputation et le moment de sa ruine. C'est l'anatomie qui a été alors contestée, et les erreurs dénombrées. Vésale commença en collaborant avec Gunther d'Andernach à l'édition des *Institutiones anatomicae* de Galien (1536). Son maître Sylvius était un galéniste qu'il faut bien dire un peu fanatique (si Galien a fait des erreurs anatomiques, dit-il, c'est que l'homme a changé). Mais le savant est loin d'être ridicule et son enseignement attire de nombreux étudiants. C'est un « nomenclateur » ; c'est un anatomiste de talent. Mais il ne pardonnera à Vésale ni ses critiques de Galien, ni l'introduction des figures dans les ouvrages d'anatomie. Pourtant, dans la *Préface* du *De fabrica,* Vésale a écrit de lui qu'on ne le louerait jamais assez.

La première chose à faire, pour Vésale, est donc de restituer l'anatomie. Recréer cette Alexandrie mythique où l'on pratiquait l'ouverture des corps *humains* ! Retrouver l'enthousiasme et le talent d'Hérophile et d'Érasistrate ! Vésale souhaitait que « l'anatomie fût bientôt cultivée dans nos Académies, comme elle le fut jadis à Alexandrie ». Mais tous les livres d'anatomie ont sombré... Ils sont plus de vingt à être cités par Galien, dit Vésale. L'anatomie est ainsi une connaissance ruinée à laquelle il faut redonner son ancien éclat. La science des parties du corps, et notamment celle des os, des veines, des artères, des nerfs, abandonnée des médecins à cause de leur paresse doit être restituée. À Paris, à Louvain, puis à Padoue, Vésale se mit donc en train, tout en disséquant, d'exposer par la parole la *fabrique* humaine. Galien lui-même, dit Vésale, n'avait ouvert que des singes, ce qui lui fit critiquer les médecins anciens qui avaient, eux, disséqué des humains. Il faut donc corriger Galien en plusieurs cas, sans oublier pourtant, comme le précise Vésale, qu'il a été, et de loin, le premier parmi les professeurs de dissection. En revanche la défense aveugle de Galien ne fait pas avancer les choses. Mais la philosophie de Vésale reste profondément galénique. Grande question aussi : comment Galien a-t-il « manqué » la circulation du sang ? « Les méthodes de Harvey ne différaient pas complètement de celles de Galien », écrit Temkin. Et Sir William Osler : « It is difficult to understand how Galen missed the circulation of the blood. » Une des raisons, et celle-là profonde, de la mort de Galien est, comme le note encore Temkin, que sa notoriété comportait une sorte de fragilité : elle ne reposait pas sur la nosographie, domaine où Hippocrate, Arétée de Cappadoce, Caelius Aurélien avaient excellé. Le grand historien du XVIIIe s. Sprengel écrit : « De tous les médecins de l'Antiquité, aucun n'a possédé un génie aussi brillant, une érudition aussi rare que Galien... » Néanmoins, fait écho Temkin, il appartient maintenant à l'histoire. Galien a sauvé du naufrage un certain nombre d'acquis essentiels.

Quoi qu'on ait dit, l'influence du galénisme subsiste au XVIIIe s. Il est intéressant d'écouter le grand médecin Bordeu. Galien reste le commentateur et le copiste d'Hippocrate. Il a donné un système très étendu sur le pouls. Ses ouvrages doivent être regardés comme un corps de médecine complet. Ils donnent beau jeu à la méthode scholastique. Loué par Jérôme et Grégoire de Nysse, les suffrages des chrétiens augmentent son autorité. Les jurisconsultes s'en emparent. En fait, écrit Bordeu, il embarrassa la médecine de mille futilités, il arrêta ses progrès, « il l'enterra dans un bourbier dans lequel prirent naissance des nuées d'insectes rongeurs, et duquel sortit dans la suite la poussière de l'école... » Restent pourtant encore des « lambeaux de ces chansons » qu'il qualifie de gothiques et péripatéticiennes. L'*Encyclopédie* n'est pas tendre non plus : « Ainsi en distinguant le système physique de Galien d'avec ce qui appartient à Hippocrate, on voit que ce système porte à faux partout [...] il n'a... contribué en rien au progrès de la science de la médecine. » Pourtant, écrivait James dans son *Dictionnaire,* « le parti de Galien est encore fort nombreux aujourd'hui » (dans les années 1750). C'est surtout vrai en ce qui concerne le rapport de l'âme et du corps. Gaub (1705-1780 ; élève de Boerhaave) mais aussi Van Swieten (qui commenta les *Aphorismes* de son maître Boerhaave) en apportent la preuve. À l'époque de Pinel, il y aura sans doute beaucoup d'injustice à l'ignorer. On lit peu Galien ; en vérité, on ne le comprend plus, ou on le comprend mal. Pour Pinel, l'hippocratisme de Galien est gâté par Aristote. Pourtant il y avait dans son œuvre une problématique qu'on aurait pu reprendre, comme le montre l'œuvre de Gaub. Le devoir du médecin, dit ce dernier, est de s'occuper de l'homme comme d'un tout. Esprit et corps sont des abstractions. Certes le médecin a pour but, par fonction, la santé du corps. Ce sera au médecin de procurer au corps un état tel que l'esprit puisse être en son plus grand confort. Gaub cite alors longuement le traité : « Que les mœurs de l'âme suivent les tempéraments du corps. » Et voilà donc le galénisme qui arrive. Je ne dis pas, bien entendu, que Gaub est galéniste à tous crins. Simplement la problématique de Galien, du rapport de l'âme et du corps considéré du point de vue du médecin, est évidemment à l'œuvre chez lui, médecin officiel et fort connu ; et même s'ils ne fréquentent pas Galien, grâce à ces grands textes publics et clairs, venant de l'un des leurs, les médecins du temps reçoivent un bout de l'héritage galénique, dont ils auraient pu faire un usage *théorique* plus efficace. Je pense notamment à la médecine de l'aliénation mentale.

Le problème des relations entre l'âme et le corps, et donc entre éthique et médecine, celui de la possibilité de la constitution d'une philosophie éthique, ont préoccupé, en effet, Galien. Particulièrement dans les deux traités *Des passions de l'âme et de ses erreurs* ; et celui qui s'intitule *Que les mœurs de l'âme suivent les tempéraments du corps*, que cite Gaub. Galien n'aborde en aucune façon, dans ces traités-là, les questions de la *folie*. Il s'agit d'éthique ; plus précisément de la moralité conçue comme une « psychopathologie » de la vie quotidienne, si l'on veut bien donner à ce terme de *psychopathologie* le sens d'une hygiène de l'âme. La folie a d'autres origines pour Galien ; et la pratique de la folie repose tout entière sur la tradition médicale. Telle est la grandeur de Galien, qu'elle résiste par les questions qu'elle pose à la médecine.

▶ BOUDON V. « Galien de Pergame », in *Dictionnaire des philosophes antiques,* Paris, CNRS, vol. 3, p. 440-446. – DAREMBERG Ch., *Exposition des connaissances de Galien sur l'anatomie, la physiologie et la pathologie du système nerveux,* thèse de médecine, Paris, 1841 ; *Histoire des sciences médicales,* Paris, Baillière, 1870, 2 vol. – DECHAMBRE A., « Galien », in *Dictionnaire des Sciences médicales,* t. 42, p. 505. – GALIEN, *Œuvres choisies,* trad. Ch. Daremberg, Paris, Baillière, 1856 (cité par exemple IID32).– LE CLERC D., *Histoire de la médecine,* nouvelle éd., Amsterdam, 1723. – MORAUX P., « Galien comme philosophe : le philosophe de la nature », in *Galen : Problems and prospects,* The Wellcome Institute, 1981, p. 87-116. – PIGEAUD J., « Le style d'Hippocrate ou l'écriture fondatrice de la médecine », in *Les Savoirs de l'écriture en Grèce ancienne,* M. Détienne (dir.), Cahiers de Philologie, Presses Universitaires de Lille, 1988 ; *Aux portes de la psychiatrie,* Paris, Aubier, 2001. – SPRENGEL K., *Histoire de la médecine,* trad. de l'allemand par A. J. L. Jourdan, Paris, 1815, t. II. – TEMKIN O., *Galenism. Rise and Decline of a Medical Philosophy,* Ithaca/Londres, Cornell Univ. Press, 1974.

Jackie PIGEAUD

→ Arabe (Médecine) ; Constitution médicale ; Empirisme ; Fibres (Théorie des) ; Fièvre ; Gréco-romaines (Écoles) ; Hermaphrodisme ; Hippocratisme ; Humeurs ; Maladie de l'âme ; Raisonnement médical ; Sang ; Thérapeutique, médication.

GÉNÉTIQUE MÉDICALE

Naissance de la génétique médicale

Spécialité occupant aujourd'hui une position centrale dans le champ médical, la génétique médicale ne commence à s'institutionnaliser qu'au lendemain de la Seconde Guerre mondiale, à l'initiative des tenants d'un « eugénisme scientifique », soucieux de rompre avec des orientations et des pratiques sociales frappées d'un total discrédit à travers la dénonciation des crimes nazis. Pilier, avec la biochimie, de ce nouvel « eugénisme réformé », la jeune discipline construit son objet en développant une approche exclusivement mendélienne du mode de transmission des maladies héréditaires. Rejetant comme non scientifique la théorie de la dégénérescence et ses avatars ultérieurs, elle met un terme à la légitimité de schèmes d'interprétation étiologique qui avaient dominé la pensée médicale pendant près d'un siècle. Mais si l'idée de la transmission héréditaire d'une prédisposition morbide susceptible, sous l'effet du milieu, de se manifester de génération en génération en prenant chaque fois des formes différentes (hérédité dissemblable), est finalement remisée au musée des théories obsolètes, l'hégémonie de la génétique mendélienne en matière d'hérédité pathologique aura mis plusieurs décennies avant de s'affirmer. On s'intéressera ici à l'analyse du processus par lequel la génétique médicale a émergé, défini son propre domaine clinique, avant de s'institutionnaliser.

Génétique mendélienne : une modalité de l'hérédité pathologique parmi d'autres

Les concepts de la génétique mendélienne sont introduits en médecine dès les premières années du XXe s., quasi simultanément en Allemagne, en France en Grande-Bretagne et aux USA, sans pour autant bouleverser les approches de l'hérédité. Dans un premier temps, ce nouveau corpus est intégré au titre de complément explicatif, au sein d'un cadre théorique largement inspiré par les relectures darwiniennes de la théorie de la dégénérescence. En effet, si pour la pensée médicale dominante du moment, le modèle de la dégénérescence permet de rendre compte de façon satisfaisante du vaste domaine de l'hérédité dissemblable, il bute en revanche sur la question des maladies dites alors familiales, dont la particularité, intrigante pour les médecins, est de se transmettre à l'identique au fil des générations. Ces maladies familiales de toute évidence insensibles à l'action du milieu trouvent alors avec la génétique un modèle explicatif cohérent : elles seraient le produit de mutations affectant le germe paternel et/ou maternel, donnant lieu dans la descendance à l'apparition d'un nouveau caractère qui pourra se transmettre au fil des générations. Transmission qui selon le caractère s'opère selon le mode dominant, récessif ou « matriarcal » (premier nom donné à ce qui deviendra plus tard, avec la découverte de la différence morphologique des chromosomes sexuels, le mode récessif lié au sexe). Toutefois les premières références à l'existence possible d'une transmission mendélienne de maladies héréditaires s'accordent sur la faible importance sociale du phénomène car, nombreuses et intéressantes pour le scientifique, ces maladies ne concernent au total qu'un très petit nombre de patients. Autrement dit, pour ces cliniciens hospitaliers, la plupart pédiatres, neurologues ou psychiatres, leur importance est secondaire au regard des grandes pathologies relevant de l'hérédité dissemblable : les hérédo-intoxications (alcoolisme), les hérédoinfections (tuberculose et syphilis), les maladies mentales (épilepsie, psychoses constitutionnelles), les idioties et les comportements psychopathiques. Ainsi résumé, le point de vue médical sur l'hérédité mendélienne ne s'inscrit dans aucun des deux courants qui s'affrontent au sein du mouvement eugéniste. Il s'écarte des positions des biométriciens de l'École de Galton dans la mesure où ceux-ci récusent toute application du mendélisme aux animaux supérieurs et à l'espèce humaine. Mais il n'accepte pas davantage les affirmations de Davenport et de ses émules qui voudraient que tous les caractères physiologiques aussi bien que psychologiques se transmettent selon les lois de Mendel et que les apparentes discordances observées dans l'espèce humaine tiennent à la complexité des mécanismes génétiques impliqués dans l'expression des caractères. Les écrits médicaux de référence, comme *Le Traité des maladies familiales et congénitales* d'Eugène Apert (1907) ou le chapitre *Heredity of the diseases of the children* du traité de pédiatrie d'Archibald Garrod et Frederick Batten (1913), mettent l'accent sur les difficultés qui font obstacle à l'observation des lois de Mendel dans l'espèce humaine. Du fait de la petite taille des familles et de l'absence d'unions endogamiques entre frères et sœurs, ces lois ne se présentent pas avec la même rigueur mathématique que pour les races animales. En outre, l'enquête médicale ayant en général comme point de départ un malade hospitalisé, il s'avère quasi impossible de reconstituer un arbre généalogique complet, vu le caractère très parcellaire des renseignements obtenus sur la famille du malade (ceux-ci portent au maximum sur trois générations) et encore plus sur les branches collatérales. D'où des résultats variables avec des données parfois en faveur d'une transmission mendélienne, parfois non, y compris pour une même maladie, et des médecins qui se montrent intéressés, mais restent prudents. Cette prudence médicale au regard des positions tranchées des frères ennemis de l'eugénisme trouve sa source dans les conditions d'observation propres à la pratique clinique de cette époque. Ici, la pertinence du mendélisme est évaluée par des études qui, partant d'individus malades, cherchent tant bien que mal à reconstituer des pedigrees. Rien à voir donc avec la démarche de biométriciens qui élaborent des modèles mathématiques pour traiter statistiquement la distribution des tares familiales dans la population, telles qu'elles peuvent être saisies à travers des enquêtes de psychologie sociale. Ni avec la démarche de biologistes mendéliens comme Davenport, qui étudient l'hérédité à partir de lignées animales de laboratoire.

Si le savoir médical fait une place à l'hérédité mendélienne, le statut étiologique qui lui est accordé est, au même titre que l'hérédité dissemblable, celui d'une cause non spécifique de la maladie. Autrement dit, elle ne constitue qu'un trait secondaire dans un tableau clinique dont l'existence n'entre pas dans la définition même de la maladie. Ainsi, s'il est à l'époque communément admis que des maladies comme l'hémophilie ou la myopathie progressive primitive sont, *le plus souvent*, des maladies d'hérédité familiale, cette façon d'exprimer les choses signifie que le trait héréditaire est inconstant et que son absence n'interdit nullement de porter le diagnostic. C'est à cette façon de penser que vont se heurter les premiers médecins qui entendent tirer des conséquences sur le plan clinique de certaines données de la génétique mendélienne. En 1930, alors que les premières études documentées de transmissions familiales sur plusieurs générations de quelques maladies commencent à apparaître, le Pr Lewellys Barker, de l'université de Californie, développe une logique argumentaire foncièrement différente du discours médical commun. Discutant des travaux portant sur deux formes cliniques différentes de la myopathie progressive, d'où il ressortait que l'une se transmettait sur le mode dominant et l'autre sur le mode récessif, Barker avance l'idée que ces soi-disant formes cliniques ne peuvent qu'être des maladies différentes. Car si une maladie héréditaire a pour cause première un défaut d'ordre génotypique, elle ne saurait admettre différents modes de transmission. Le gène défectueux ne peut être que dominant ou récessif, jamais tantôt l'un, tantôt l'autre. Le fait qu'à un mode récessif corresponde un tableau clinique et qu'à un mode dominant corresponde un autre tableau clinique a force de preuve : ces différences cliniques montrent bien qu'il s'agit de deux gènes distincts dont les lésions s'expriment sous des formes différentes.

La thèse de Barker rencontrera toutefois peu d'écho parmi les cliniciens. Tout d'abord parce que l'idée d'un génotype défectueux reste encore, à l'époque, une notion abstraite. Si l'on admet que les chromosomes présents dans le noyau cellulaire sont le support matériel de l'hérédité, on ignore encore tout des substrats organiques qui entrent dans leur composition. En outre, il existe un hiatus entre ce support matériel de l'hérédité qu'est le chromosome et le concept de gène. Facteur spécial qui détermine les caractéristiques de l'hérédité, « un gène, écrit C. Dana, le président de l'Association for research in nervous and mental diseases, n'a ni anatomie ni chimie, on en parle comme d'une humeur mais il est une particularité structurale dans le chromosome ». Barker lui-même souligne que « la tentation est grande d'oublier que les gènes sont simplement des symboles mentaux ». Et pourtant, penser comme il le fait en termes de « lésion génétique » responsable d'une pathologie suppose d'attribuer au gène « une anatomie » et une « chimie », autrement dit d'incarner au sens propre le symbole mental pour en faire un élément matériel organique susceptible d'être « lésé ». Ce saut du symbolique à l'organique est affaire de croyance, comme Baker est obligé de l'admettre, et peu nombreux sont les médecins prêts à y adhérer. D'une part, parce sa théorie rencontre des thèses concurrentes n'impliquant pas de bouleverser la classification des maladies héréditaires familiales, comme celle de la généticienne M. T. Macklin qui postule qu'une pathologie héréditaire susceptible de se manifester sous des formes cliniques plus ou moins graves ajuste par un effet de sélection naturelle son mode de transmission à la gravité de la forme clinique, de telle sorte que dans les familles où la transmission est dominante la maladie prend une forme atténuée qui n'empêche pas les individus de se reproduire, tandis que lorsque la maladie est virulente, son mode de transmission est toujours récessif. D'autre part, parce que les spéculations de Barker présentent aux yeux des cliniciens peu de conséquences pratiques. Croire à l'existence de lésions génétiques n'ouvre aucune piste de recherche permettant d'avancer dans la compréhension des mécanismes physiopathologiques et ne débouche sur aucune proposition thérapeutique. Le seul intérêt de redéfinir les maladies héréditaires familiales selon les principes formulés par Barker réside dans les perspectives ouvertes à une politique eugéniste soucieuse de mieux cerner ses cibles. C'est d'ailleurs l'argument avancé par les médecins qui reprennent à leur compte sa logique. Savoir qu'une maladie se transmet exclusivement selon un mode et un seul permet de déterminer avec une bien meilleure précision les unions et les naissances à éviter. Toutefois, même pour le courant eugéniste « mendélien » qui se préoccupe d'abord d'empêcher la reproduction des déficients mentaux et des asociaux de tout genre, cet intérêt reste secondaire, à l'image du peu d'importance sociale accordée à ce type de maladies.

Naissance de la génétique médicale

Au lendemain de la Seconde Guerre mondiale, l'eugénisme social s'effondre, frappé du discrédit qui s'attache aux idées de purification raciale. Le rejet massif de ses thèses sociopolitiques est contemporain de changements scientifiques majeurs dans l'approche des questions de l'hérédité. Les travaux de Beadle et Tatum au début des années 1940, en conduisant à l'hypothèse que les gènes détermineraient l'apparition des enzymes dans les cellules, permettent de proposer un modèle explicatif cohérent de leur action physiologique. Tandis qu'en 1944, ceux d'Oswald Avery identifiant l'ADN offrent aux gènes l'anatomie et la chimie qui leur manquaient. La génétique mendélienne s'impose alors comme la seule approche scientifique légitime de l'hérédité et servira de pilier, avec la biochimie, au nouvel eugénisme qui se met en place sur les ruines de l'ancien. Cet « eugénisme réformé », comme le désigne Daniel Kevles, affirme sa vocation médicale en recentrant ses préoccupations sur de nouveaux objets : informer des familles pour prévenir l'apparition de maladies dont la nature héréditaire aura été scientifiquement établie. Il entend s'exercer sur le mode du conseil (génétique) éclairé. Les couples y auront recours volontairement et seront entièrement libres de leur décision.

Dans cette perspective, les malformations et les maladies « héréditaires familiales » sortent de la relative marginalité où elles étaient restées confinées jusque-là, pour occuper le devant de la scène. Et ce d'autant plus que la réduction drastique de la mortalité infantile liée au contrôle des maladies infectieuses par la prévention et la thérapeutique, contribue, par contrecoup, à augmenter leur poids relatif dans la pathologie infantile. Maladies incurables (à de très rares exceptions), souvent mortelles ou gravement invalidantes et nécessitant des coûts élevés de prise en charge, elles seront constituées en problèmes de santé publique. Le changement de contexte redonne tout son intérêt aux approches qui, comme celle de Barker, proposaient de refonder la classification des maladies héréditaires sur les bases de la génétique mendélienne. En effet, le conseil génétique étant au centre de la pratique des nouveaux eugénistes, il faut pouvoir donner aux futurs couples et aux parents des informations précises sur les risques qu'ils encourent de transmettre une maladie grave. Cette refonte classificatoire est aussi fondamentale parce qu'elle fait émerger en le définissant le domaine spécifique de la pathologie sur lequel va se construire la spécialité de génétique médicale. Ce domaine comprend deux grandes catégories de pathologies : les maladies génétiques obéissant aux règles de l'hérédité mendélienne et les malformations congénitales résultant d'un accident du développement embryonnaire.

La caractérisation des maladies génétiques pose des problèmes de difficultés variables selon les conditions dans lesquelles le diagnostic est fait. Lorsque l'existence de signes biologiques spécifiques est requise pour pouvoir poser le diagnostic, il est possible d'établir sans grande difficulté le mode de transmission de la maladie. En effet, dans ce cas, le diagnostic peut être posé avec précision, rigueur et donc fiabilité car il dépend d'un critère objectivable, ce qui facilite le travail de constitution des données sur lesquelles pourra être établi le mode de transmission. Il en va ainsi avec la thalassémie, une anémie sévère dont la particularité, reconnue par J. Herrick en 1910, tient à la présence dans le sang des malades de globules rouges anormaux (hématies falciformes). Dès 1923, avec les travaux de Huck, sa nature de maladie héréditaire à transmission autosomique récessive était reconnue. Ou bien avec la phénylcétonurie décrite par L. Penrose, cette forme d'idiotie de l'enfant, particulière parce qu'on trouve dans les urines des patients un composé, normalement absent, et dont la présence est la conséquence d'une anomalie du métabolisme d'un acide aminé, la phénylalanine. Phénylcétonurie dont Penrose montrera qu'elle se transmet sur le mode récessif. Mais, en l'absence de tels signes biologiques spécifiques, la mise en relation d'une entité pathologique et d'un mode de transmission peut s'avérer beaucoup plus délicate, à cause des incertitudes diagnostiques, celles-ci étant d'autant plus grandes que la maladie présente une symptomatologie variable. Le cas des myopathies est exemplaire des difficultés rencontrées. Au début des années 1940, différentes équipes américaines, anglaises, scandinaves, se donnent comme objectif de montrer que ce que l'on avait cru être une entité pathologique unique se manifestant sous des formes cliniques différentes, la myopathie progressive primitive, est constituée en fait de maladies génétiques distinctes. L'argumentation s'appuie sur l'accumulation de publications montrant que certaines formes cliniques se transmettent sur le mode dominant, d'autres sur le mode autosomique récessif, d'autres enfin sur le mode récessif lié au sexe. Mais ces études portent sur trop peu de pedigree (jamais plus de quelques familles) pour autoriser des extrapolations, d'autant que d'autres travaux semblent apporter des résultats contradictoires. D'où les nouvelles recherches, dont l'objectif est d'établir sur des données quantitatives beaucoup plus conséquentes la correspondance entre variétés cliniques et mode de transmission. Plus de dix ans seront nécessaires avant que ce projet soit mené à bien de façon satisfaisante, *i.e.* débouche sur une classification faisant consensus. Il aura fallu pour cela innover dans la méthodologie des enquêtes et redéfinir les principes de construction d'une maladie génétique. Les échecs des premières tentatives, réalisées à partir de la recension systématique de la littérature publiée et/ou de l'analyse d'archives hospitalières, vont mettre en évidence l'insuffisance et surtout le peu de fiabilité des données ainsi recueillies. Deux types d'exigence complémentaires apparaissent. D'une part, créer les conditions d'un recensement des cas le plus exhaustif possible, au niveau d'une population géographiquement délimitée mais de taille suffisante. D'autre part, contrôler les diagnostics en s'assurant de leur pertinence. Il y sera répondu par la mise en œuvre d'enquêtes en population, dont la réalisation nécessitera la mobilisation d'un réseau de professionnels (médecins de terrain, généralistes, hospitaliers, travailleurs sociaux), acceptant de collaborer avec les généticiens médicaux. Mais, malgré ces innovations, l'adéquation obtenue entre une forme clinique et un mode de transmission reste insuffisante. La solution viendra d'un neurologue anglais, formé à la génétique par Penrose, le Dr J. Walton, médecin du King College de l'université de Durham, qui propose de formuler autrement le problème. Ses prédécesseurs n'ont pas réussi à obtenir un ajustement satisfaisant entre une forme clinique et un mode de transmission, parce la chose était impossible. Cherchant à obtenir un ajustement, ils ont choisi uniquement des critères cliniques pour différencier les variétés de myopathies les unes des autres, sans s'interroger sur le fait que procéder ainsi revenait à supposer implicitement qu'une maladie génétique pouvait être définie à partir de ces seuls critères. Là est leur erreur, car puisqu'il s'agit de différencier des maladies génétiques, le choix des critères cliniques doit être subordonné à la nécessité de respecter *a priori* l'homogénéité génétique de l'entité. Autrement dit, pour construire trois myopathies se transmettant chacune sur un mode différent, il faut pour chacune choisir les critères cliniques en fonction du mode de transmission correspondant, en ne retenant comme traits cliniques caractéristiques que ceux et seulement ceux qui lui sont systématiquement associés. L'ensemble de ces traits constitue alors le « tableau clinique » de cette myopathie, tableau qui permet de déterminer si des cas isolés pour lesquels les données généalogiques sont insuffisantes peuvent ou non lui être rattachés. Et c'est sur la présence ou non des caractères cliniques inconstants que s'établira la typologie des formes cliniques de la maladie.

Publié en 1954, le travail de Walton ne fait pas que débrouiller le problème complexe de la classification des myopathies, la démarche qu'il propose est généralisable à toutes les pathologies génétiques n'entrant pas dans le modèle « simple » de la phénylcétonurie ou de la thalassémie. En outre, une classification établie sur cette base reste une classification ouverte. Il suffit en effet de mettre en évidence le fait qu'une variante clinique (par exemple une forme d'apparition plus tardive et à évolution plus lente) apparaît exclusivement au sein de certaines familles, sans jamais coexister avec d'autres formes, pour être en mesure d'affirmer qu'il s'agit là d'une entité clinique différente.

Alors que ce travail de caractérisation et de classification des maladies génétiques s'élabore, servant de point d'appui aux études d'évaluation statistique des risques de transmission, la découverte en 1956, par l'équipe du Pr Turpin, qu'une anomalie chromosomique, une trisomie du chromosome 21, était associé au « mongolisme », ouvrait de nouvelles pistes de recherches dans le domaine des malformations congénitales : au début des années 1960, une douzaine de nouvelles anomalies sont décrites.

Si la construction d'un domaine pathologique propre est une étape décisive pour l'affirmation de la génétique médicale comme spécialité nouvelle, son institutionnalisation va aussi devoir s'appuyer sur la mise en œuvre d'objectifs pratiques spécifiques. Le problème majeur des généticiens tient au fait que la prise en charge des malades atteints de maladies génétiques est très largement le fait d'autres spécialités, et que, faute de pouvoir proposer des traitements efficaces, il leur est difficile de modifier cette situation. D'où l'importance accordée à la phénylcétonurie dont les effets pathogènes de l'anomalie métabolique peuvent être contrôlés par un régime diététique approprié et pour laquelle les généticiens proposent un programme de dépistage précoce. Mais les cas où la génétique offre à la fois un diagnostic, un schéma physiopathologique et une thérapeutique restant l'exception, le développement de la discipline repose essentiellement sur les activités de conseils. Conseil génétique dont l'intérêt est considérablement renforcé par l'amniocentèse. Cette technique d'examen cytologique des cellules fœtales présentes dans le liquide amniotique va d'abord permettre, dans des conditions mises au point par Barr et Bertram en 1955, de faire le diagnostic du sexe du fœtus puis, au début des années 1960, de déceler des anomalies chromosomiques. L'ère du diagnostic prénatal commence et avec elle, la possibilité d'élimination par avortement de fœtus atteints (comme dans la trisomie 21) ou de fœtus ayant 50 % de chances d'être atteints (les fœtus mâles dans les cas de maladies récessives liées au sexe). Il suffira que tombent les obstacles législatifs à la pratique de l'avortement, pour que les institutions de la génétique médicale prennent leur essor.

► COVENTRY P., PICKSTONE J., « From what and why did emerge genetics as a medical specialism in the 1970s in the UK ? », *Social sciences and medicine*, 49, 1999, p. 1227-1238. – DELAPORTE F., PINELL P., *Histoire des myopathies*, Paris, Payot, 1998. – KEVLES D., *In the name of eugenics*, New York, Knopf, 1985. – LINDEE S., « Genetic disease in the 1960s : A structural revolution », *American Journal of Medical Genetics*, 115, 2002, p. 75-82. – PAUL D., *The politics of heredity : Essays on eugenics, biomedecine and the nature-nurture debate*, Albany State, Univ. of New York press, 1998. – TURNEY J., BALMER B., « The genetic body », *in* R. Cooter & J. Picstone (eds.), *Medicine in the XXth century*, Harwood Academic Publishers, 2000, p. 385-398.

Patrice PINELL

→ Biochimie ; Clonage thérapeutique ; Diagnostic prénatal ; Endocrinologie ; Eugénisme ; Immunologie ; Statut de l'embryon.

GÉOGRAPHIE DE LA SANTÉ

La géographie de la santé a pour objet « l'analyse spatiale des disparités de santé des populations, de leurs comportements et des facteurs de leur environnement qui concourent à la promotion ou à la dégradation de la santé » (Picheral, 2001). Elle s'est constituée à partir de deux courants : d'une part, la géographie des maladies qui étudie les inégalités géographiques de répartition, d'incidence et de prévalence des maladies et, d'autre part, la géographie des soins médicaux qui observe les inégalités spatiales d'accès, de consommations et d'offre de soins médicaux. La synthèse de ces deux courants constitue la géographie de la santé, qui décrit les spécificités de l'espace en confrontant les indicateurs de santé, l'utilisation et la disponibilité des soins, le contexte social et économique, l'environnement physique et climatique.

Aux origines : la géographie médicale

Quelques événements marquants et fondateurs peuvent être distingués dans un processus qui s'est poursuivi au cours des siècles. Un historien canadien a écrit une histoire de cette discipline en recensant dans tous les pays les textes qui depuis l'Antiquité mettent en relation l'espace et la maladie (Barrett, 2000).

L'expression « géographie de la santé » date d'environ une trentaine d'années, car auparavant c'est le terme de « géographie médicale » qui désignait les travaux consacrés à ce thème. Dans le monde anglo-saxon, l'expression « medical geography » est encore couramment employée. Mais, à l'exemple de l'économie et de la sociologie, la géographie ne peut restreindre son objet ni à la maladie seule, ni à l'aspect strictement médical de la santé.

Dans l'Antiquité, c'est Hippocrate qui, dans le traité *Des airs, des eaux et des lieux,* a le premier évoqué le rôle de la localisation géographique, du climat et de l'environnement sur l'apparition des maladies. Ce texte est un texte fondateur de la géographie des maladies où pour la première fois est souligné le déterminisme de l'environnement (climat, qualité de l'eau) sur la maladie.

En France, la première démarche spatiale naît avec les topographies médicales. En 1776, la Société royale de médecine lance le projet de la façon suivante : « La société a senti combien il serait important d'avoir un plan topographique et médical de la France, dans lequel le tempérament, la constitution et les maladies des habitants de chaque province ou canton seraient considérés relativement à la nature et à l'exposition des sols » (Burguière et Revel, 1990). Cette approche est très naturaliste, et comme le fait remarquer P. Roncayolo *(ibid.),* « l'influence du milieu est déterminante, et définie comme un ordre des choses ». Cette conception est donc directement héritée d'Hippocrate et marquera pendant très longtemps l'approche spatiale de la maladie. L'objectif était de dresser le tableau de l'état de santé d'une région et cette démarche constitue une première tentative d'enquête épidémiologique (Picheral, 2001). Il s'agit donc d'une ébauche des tableaux de bord d'aujourd'hui à une époque qui ne connaissait pas les outils de description statistique ou épidémiologique.

Une place particulière doit être accordée à John Snow, qui avait étudié les cas de choléra à Londres en 1850 et montré qu'une fontaine à Broad Street était à l'origine de la diffusion de la maladie (Snow, 1855). Au milieu du XIXe s., il y avait deux théories rivales de la diffusion du choléra : la théorie des « miasmes » soutenait que la maladie se transmettait parce que les victimes avaient respiré de l'air qui avait été en contact avec des corps décomposés, alors que Snow croyait que la maladie se transmettait par la consommation d'eau polluée (Jones Moon, 1988). Lors d'une première épidémie en 1849, J. Snow avait remarqué que les taux de décès étaient beaucoup plus élevés dans certains districts de Londres approvisionnés par deux compagnies (« Southwark Vauxhall » et « Lambeth »). En 1854, l'une de ces compagnies (« Lambeth ») changeait son point d'approvisionnement dans la Tamise et recueillait l'eau en amont de Londres. Lors d'une seconde épidémie, Snow remarquait alors que les taux de mortalité variaient de un à huit selon la provenance de l'eau (en amont ou en aval de Londres). Sur la base de données expérimentales, Snow avait donc montré que le « poison » du choléra était transmis par l'eau, alors que le vibrion cholérique n'a été découvert qu'en 1883. Ce travail est exemplaire et explique le rôle de « mythe » fondateur joué par Snow dans la géographie de la santé. D'abord sur le plan de la méthode parce que la première étude de 1849 relève de l'induction causale, alors qu'en 1854, c'est la méthode hypothético-déductive (Jones Moon, 1988) qui est utilisée avec la réalisation d'une véritable enquête quantitative. Bien que John Snow ait utilisé la cartographie pour situer la fontaine de Broad Street responsable de la maladie, l'important est la démarche de recherche causale : la carte est utilisée dans une optique illustrative, comme appui à une démonstration.

Un géographe français, Maximilien Sorre (1880-1962) a contribué à établir les fondements de la géographie des maladies. Il a introduit la notion de « complexe pathogène » pour exprimer les interactions entre le processus d'apparition des maladies et l'environnement biologique et géographique. Il exprime l'idée en 1933 que « l'espèce humaine altère l'environnement naturel qui, en retour, influence la diffusion de la maladie ». Bien que peu suivis en France, ces concepts, à l'origine conçus pour les maladies infectieuses, conduisaient à une vision globale de l'écosystème (ou géosystème) comme facteur explicatif du paysage épidémiologique.

De façon schématique l'évolution qui conduit de la géographie médicale à la géographie de la santé marque l'importance prépondérante accordée à l'espace social et culturel par rapport à l'environnement physique et biologique.

Géographie des maladies et géographie de la mortalité

La géographie des maladies est l'une des deux composantes de la géographie de la santé. L'objet est de localiser les zones de surmorbidité (ou à l'inverse de sous-morbidité) en recherchant les facteurs explicatifs. L'existence de données exhaustives d'état civil, avec une fiabilité des diagnostics médicaux considérablement améliorée, fait que la mortalité fournit la majeure partie des travaux en ce domaine.

Les inégalités spatiales de mortalité (selon les différentes causes) sont révélatrices d'inégalités de santé, mais seulement pour les maladies pour lesquelles le risque est vital. Or beaucoup de maladies sont invalidantes mais ne conduisent pas au décès, comme les maladies chroniques. Il était donc nécessaire de valider empiriquement sur le plan géographique l'association mortalité/morbidité. Cela a été possible en Grande-Bretagne car une question concernant la morbidité a été posée au recensement en 1991 (déclaration sur le nombre de maladies chroniques). À partir de ces données, beaucoup d'études ont montré que la mortalité comparative (après élimination de l'effet de l'âge) est le reflet (ou une bonne approximation) de la morbidité, et qu'il y avait donc bien une corrélation entre la morbidité déclarée et la mortalité (Shouls, Congdon, Curtis, 1996). Mais le fait de mesurer directement l'incidence des maladies n'est pas une impossibilité. Certains pays comme la Finlande ou le Québec possèdent des systèmes d'informations ou des registres qui permettent de publier des atlas pour certaines pathologies (cancers).

Classiquement, les indicateurs utilisés sont des taux standardisés selon l'âge et le sexe, selon des méthodes classiques en démographie. En effet un taux brut de mortalité (proportion de décès par rapport à la population) est fortement influencé par la structure d'âge de l'unité géographique observée, car ce taux est élevé quand la proportion de personnes âgées est forte. Or le vieillissement d'une population ne dépend pas uniquement de l'état sanitaire, mais de la natalité et des migrations.

Géographie des soins médicaux

La géographie des soins médicaux étudie d'une part l'offre de services et d'autre part le recours aux soins à travers la consommation médicale. L'objectif final étant de confronter les indicateurs de santé, l'offre et la consommation de soins afin d'évaluer l'adéquation entre ces éléments constitutifs du système de santé.

L'offre de soins est abordée classiquement par les densités de professionnels ou d'équipements à différentes échelles géographiques. La consommation de soins médicaux (ambulatoires ou hospitaliers) est maintenant bien appréhendée dans de nombreux pays au plan géographique. Les systèmes d'information comme le souci de maîtrise des dépenses ont conduit en général à de bonnes évaluations géographiques de la consommation médicale (bien que la France soit en retard en ce domaine en raison de l'existence de plusieurs régimes de Sécurité sociale).

Ces données d'offre ou de consommation de soins montrent de grandes disparités territoriales. Ces variations sont-elles des inégalités ? Il est nécessaire de distinguer entre l'accès potentiel (présence de l'équipement), l'accès effectif (recours à un professionnel) et l'accès efficace (utilisation de soins appropriés). La répartition des équipements décrit *l'accès potentiel*, les inégalités de consommation de soins démontrent les inégalités de *recours effectif*, et il demeure un troisième volet qui concerne *l'efficacité* du recours (Ricketts *et al.*, 1994).

Les différences de pratiques spatiales selon les catégories sociales illustrent ces points. En effet la distance d'accès n'a pas le même effet dissuasif pour tous : la possession d'un véhicule diminue le temps d'accès. À l'inverse, pour les personnes à mobilité réduite, la distance peut constituer une barrière infranchissable. Selon les catégories sociales, les distances réellement parcourues pour une hospitalisation varient fortement selon le niveau d'instruction (Lucas Tonnellier, 1996). Les personnes de niveau scolaire supérieur au baccalauréat parcourent une distance deux fois plus grande que la moyenne (et ne se rendent donc pas à l'équipement le plus proche, contrairement à une idée reçue). Cette différence peut être interprétée comme une recherche de qualité des soins : les catégories sociales de statut élevé rechercheraient les services les plus spécialisés, les plus adaptés ou les plus renommés sans tenir compte du déplacement. À l'opposé, les autres catégories sociales utiliseraient les hôpitaux les plus proches (mais peut-être pas la filière la plus efficace). Dans ce cas, l'usage différentiel de l'espace constitue une inégalité sociale, puisque le recours n'est pas équitable. Mais ces disparités sont peut-être sans relation avec l'état de santé et résultent simplement de pratiques spatiales différentes selon les groupes sociaux. Les cadres sont plus mobiles, et cette mobilité se retrouve dans le recours aux soins. Cet exemple montre que la géographie de la santé ne se limite pas à l'étude statique de l'offre. Les différences de pratique et d'usage de l'espace entre groupes sociaux posent la question de l'efficacité dans sa dimension spatiale.

Quel est le rôle de la distance ? Le plus proche est-il le mieux ? Y a-t-il surconsommation ou gaspillage à proximité d'un hôpital ou, à l'inverse, desserte inadéquate pour ceux qui en sont très éloignés (D. Goodman *et al.*, 1997) ? Cette question conduit à des interrogations sur les soins « inappropriés ou irrationnels, c'est-à-dire non fondés sur les besoins ». En fait, la proximité d'un équipement augmente l'utilisation, sans que l'on puisse en déduire *a contrario* que cette situation est inéquitable pour les personnes éloignées des ressources. Il n'est pas démontré que « le plus proche est le mieux », et il n'est pas prouvé que l'éloignement des services entraîne des conséquences dommageables pour la santé (sauf cas évident d'urgence vitale). Dans une revue des études empiriques sur ce thème (Ferguson, Posnett, Sheldon, 1997), les auteurs font remarquer qu'il est difficile de distinguer les effets propres de l'isolement des effets culturels. En outre l'effet de l'accessibilité géographique semble plus marqué sur le plan de la prévention que sur le plan curatif : les personnes éloignées des centres de luttes contre le cancer sont dépistées plus tard et arrivent à un stade de la maladie plus grave. Mais il est difficile dans ce cas de distinguer les effets propres de l'isolement des facteurs culturels (Nabet, Lucas-Gabrielli, Tonnellier, 2001).

Équité, justice sociale, justice territoriale

Dans l'abstrait, les ressources sanitaires devraient répondre à la « demande » de soins des populations et la consommation aux « besoins » de santé. Si l'on s'écarte de cette situation idéale, on obtient soit une situation de gaspillage (la consommation est notablement supérieure aux besoins) ou de pénurie (les besoins sont très supérieurs aux ressources).

Mais il se produit souvent une situation où la disponibilité territoriale des ressources semble inversement proportionnelle aux besoins. Une illustration en est fournie en France avec les cartes de l'espérance de vie à la naissance et de la densité de médecins libéraux car ces deux cartes sont inverses l'une de l'autre : la mortalité est élevée (donc l'espérance de vie faible) dans les départements où la densité de médecins est faible. Inversement la mortalité est faible dans les régions où l'offre de soins est abondante. Cette relation inverse entre dépenses et besoins se retrouve à de nombreuses échelles, notamment dans les zones urbaines entre centre et banlieue (Tonnellier & Vigneron, 1999). Elle est nommée « Inverse Care Law » chez les Britanniques (Hart, 1971). Mais il faut remarquer que l'interprétation faite ici est schématique : la densité de médecins est un élément primordial du système curatif mais n'est pas le seul facteur qui influence l'état de santé. D'autres éléments sont à prendre en compte : les campagnes de prévention, les comportements (en particulier pour l'alcool et le tabac), et l'attitude vis-à-vis des soins. Il n'en reste pas moins que la confrontation de ces deux cartes pose la question classique de l'adéquation de l'offre à la demande et de l'évaluation du système de soins.

Tout cela a conduit à plusieurs directions de recherche. La recherche d'une formule d'allocation régionale optimale de ressources a particulièrement été développée en Grande-Bretagne avec la recherche de déterminants « légitimes » des soins à partir d'analyses statistiques (Carr Hill *et al.*, 1994). Une autre utilisation des données géographiques a été la recherche de zones « défavorisées » non sur le seul plan des soins, mais sur celui de la santé. C'est une conjonction de facteurs associés à des indicateurs de santé défavorables qui permet d'obtenir des « marqueurs » des besoins de santé, c'est-à-dire une approximation des déterminants.

Échelles d'analyse

Le géographe doit changer d'échelle en fonction du problème posé, comme un photographe change d'objectif. Les progrès de l'informatique comme ceux des systèmes d'informations, permettent aujourd'hui d'étudier des échelles de plus en plus fines. Le temps est fini où les inégalités géographiques ne s'observaient qu'à l'échelle de la région ou du département. Par exemple, le Québec permet d'avoir sur internet un indicateur de défavorisation disponible pour des unités géographiques de moins de 700 habitants (Pampalon & Raymond, 2001). Le développement des études intra-urbaines représentera une avancée des prochaines années, notamment en France où l'INSEE a systématisé les recueils au niveau des îlots à l'intérieur des communes. Il restera aux systèmes d'information en santé à évoluer aussi dans cette voie.

En un siècle, le rayon moyen des déplacements quotidiens a été multiplié par dix en France. L'étude des filières et réseaux réellement suivis par les malades représente aussi une voie prometteuse de recherche à une époque où la mobilité et les moyens de communications se sont développés de façon considérable : la géographie n'est pas uniquement statique.

Conclusions : l'enjeu territorial

La démarche géographique a été bien résumée par Fernand Braudel : « D'abord décrire, voir, faire voir [...] et dans la mesure du possible, expliquer le divers » (1986). La géographie de la santé est une science qui part de l'observation pour accompagner la décision. L'observation est indispensable pour dresser un bilan, mettre en évidence les points forts comme les déséquilibres et trouver les causes, les déterminants de la formation des inégalités.

Classiquement, la géographie distingue les espaces d'observation des territoires de décision (pour lesquels une autorité exerce des compétences). On oppose souvent d'ailleurs les territoires de « savoirs » aux territoires de « pouvoirs ». Sur le plan de la décision, l'enjeu de la géographie de la santé est celui de l'aménagement de l'espace sanitaire et de l'équité territoriale. Outre des questions académiques sur les échelles d'observation, la géographie de la santé doit aussi se prononcer sur l'organisation du système de soins. Le rôle des institutions n'est pas neutre dans ce domaine, et la géopolitique (conflits entre institutions sur les échelles de décision) fournit aussi une explication à la formation et au maintien des inégalités (Lacoste, 1994). En France, le partage des responsabilités entre l'État et la Sécurité sociale n'est pas clairement établi, et les institutions hésitent entre centralisme ou décentralisation. La politique de santé se définit beaucoup plus par une politique de maîtrise des dépenses que par une politique de santé publique. Dans ce domaine aussi, la géographie de la santé doit apporter une vision objective, en se dégageant de toute approche idéologique. Car la représentation de l'espace est aussi symbolique. Par exemple : le terme de « ville » est porteur de valeurs positives (la ville lumière, la cité radieuse) ou négatives (bidonville, cité d'urgence, ville dortoir) (Ricketts *et al.*, 1994, Tonnellier & Vigneron, 1999). Il en est de même pour les espaces ruraux qui peuvent représenter d'une part l'écologie, la vie naturelle ou, à l'inverse, la monotonie et le manque de modernité et de culture.

Longtemps considérée comme une discipline annexe de l'épidémiologie, la géographie de la santé ne se restreint pas à l'observation neutre de la nature, mais appartient aux sciences humaines : « Pour les géographes, l'élément décisif ce n'est pas la terre, la nature ou le milieu, c'est l'histoire, c'est l'homme » (F. Braudel, 1986).

► BARETT F.-A., *Disease & Geography, The History of an Idea,* Toronto, Geographical monographs, York University-Atkinson College, 2000. – BRAUDEL F., *L'Identité de la France, Espace et Histoire,* Paris, Arthaud Flammarion, 1986. – BURGUIÈRE A., REVEL J. (dir.), *Histoire de la France, l'Espace français,* Paris, Le Seuil, 1989. – CARR-HILL R. *et al.*, « Allocating resources to health authorities : Development of method for small area analysis of use of inpatient services », *British Medical Journal,* vol. 309, 1994. – FERGUSON B., POSNETT J., SHELDON T., *Concentration and choice in the provision of hospital services,* Univ. of York, Centre for Health Economics, York Health Economics Consortium, NHS Centre for Reviews & Dissemination, 1997. – GOODMAN D. C., FISHER E., STUKEL T. A., CHANG C. H., « The distance to community medical care and the likehood of hospitalization : Is the closer always the better ? », *American Journal of Public Health,* vol. 87, n° 7, 1997, p. 1144-1150. – HART J. T., « The Inverse Care Law », *The Lancet,* 1971. – HIPPOCRATE, *Des airs, des eaux et des lieux,* trad. É. Littré, Paris, Baillière. – JONES K., MOON G., *Health, Disease and Society, an introduction to medical geography,* Londres, Routledge & Kegan Paul, 1987. – LACOSTE O., *Géopolitique de la Santé, le cas du Nord - Pas-de-Calais,* Paris, La Découverte, 1994. – LUCAS V., TONNELLIER F., « Distances réelles d'accès et attraction hospitalières », *Santé Solidarité Études Statistiques,* n° 4, 1996. – NABET N., LUCAS-GABRIELLI V., TONNELLIER F., *Les Soins de proximité, une exception française ?,* Paris, CREDES, 2001. – PAMPALON R., RAYMOND G., « Un indice de défavorisation pour la planification de la santé et du bien-être au Québec », *Maladies chroniques au Canada,* 21, 2000, p. 113-122. – PICHERAL H., *Dictionnaire raisonné de géographie de la santé,* Montpellier, Geos Université Montpellier III, 2001. – RICKETTS T. C., SAVITZ L. A., GESLER W. M., OSBORNE D. N., *Geographic Methods for Health Services Research - A Focus on the Rural-Urban Continuum,* Boston way, Univ. Press of America, 1994. – SHOULS S., CONGDON P., CURTIS S., « Geographic variation in illness and mortality : The development of a relevant area typology for SAR districts », *Health & Place,* vol. 2, n° 3, 1996. – SORRE M., *Les Fondements biologiques de la géographie humaine,* Paris, A. Colin, 1943. – SNOW J., *On the communication of cholera,* Londres, Churchill, 1855. – TONNELLIER F., VIGNERON E., *La Géographie de la santé en France,* Paris, PUF « Que sais-je ? », 1999.

François TONNELLIER

→ Écologie médicale ; Épidémiologie ; Malnutrition ; Santé publique.

GOITRE

L'hypertrophie globale du corps thyroïde que l'on nomme goitre a permis non seulement l'identification de cette glande endocrine, mais aussi la construction des principales entités de sa pathologie.

Le goitre et la reconnaissance de la glande thyroïde

Dès la seconde moitié du second millénaire avant J.-C, le goitre est décrit en Chine où cette affection sévit à l'état endémique. La médecine chinoise distingue les tumeurs thyroïdiennes malignes, réputées incurables, des tumeurs bénignes qui, elles, sont curables. En Occident, le regard médical ne se pose sur la thyroïde que beaucoup plus tardivement, aux environs du Ier s. av. J.-C., avec le développement des communications à travers les Alpes où les goitres sont fréquents. La première description en termes anatomiques est fournie par Cornelius Celse, au siècle d'Auguste, à propos d'une tumeur située entre la peau et le larynx et contenant un liquide « mielleux ». L'historien Pline l'Ancien (23-79) utilise pour la première fois le terme de « goitre tumide » et précise dans son *Histoire naturelle* que seuls les hommes et les porcs peuvent présenter un gonflement de la gorge. Quelques années plus tard, Decime Juvenal (55-140), dans une de ses *Satyres,* s'interroge sur l'étonnement que suscitent les goitres dans les Alpes. C'est Claude Galien (129-210) qui fournit la première description complète de la thyroïde dans *Des organes de la voix* et lui attribue une fonction de lubrification du larynx pour faciliter l'élocution. Quant au goitre, qu'il appelle bronchocéle, il en propose l'exérèse chirurgicale, en soulignant le danger que représentent les nerfs laryngés lors de ce traitement. Les grandes encyclopédies médicales romaines (Oribase, 325-403) et byzantines (Paul d'Égine, 625-690) mentionnent l'existence des bronchocéles. Le médecin arabe, Al-Zahrâwî (Albucasis, 936-1013) décrit avec précision la chirurgie thyroïdienne dans sa volumineuse *Encyclopédie médico-chirurgicale* et insiste sur les difficultés liées à sa grande vascularisation. La géographie des goitres s'élargit au monde pyrénéen tandis que le long voyage en Chine de Marco Polo (1250-1324) permet de découvrir l'ubiquité de cette affection.

À la Renaissance, une nouvelle méthode se met en place avec André Vésale (1514-1564) et la publication de *La Fabrique du corps humain* (1543). Comme le souligne l'historien italien de la médecine Giorgio Cosmacini, « la véritable originalité de sa méthode, c'est de réunir les mains et le cerveau en un seul opérateur. L'anatomiste de Vésale est un aussi un technologue qui, dans un mouvement circulaire, extrait de la technique de nouvelles connaissances qui vont ensuite lui servir de guide ». Realdo Colombo (1510-1559), successeur de Vésale à l'Université de Padoue, isole la thyroïde des autres glandes du cou et souligne que la glande thyroïde est plus volumineuse chez la femme que chez l'homme. C'est à Bartolomeo Eustachi (1510-1574) que l'on doit l'unité anatomique de la thyroïde, avec ses deux lobes réunis par un isthme, tandis que Girolamo Fabrici d'Acquapendente (1533-1619) suggère l'origine thyroïdienne du goitre. À la même époque, le médecin suisse Felix Platter (1536-1614) donne la première description du crétinisme goitreux chez l'enfant. Le goitre fait enfin l'objet d'une étude minutieuse de Théophraste Paracelse (1493-1541) dans le duché de Salzbourg. Plusieurs autres études seront entreprises sur la fréquence des goitres dans le Valais, la Styrie et la Bohème. Les XVIIe et XVIIIe s. complètent ces descriptions anatomiques, avec le développement des approches microscopiques. Thomas Wharton (1614-1673), en 1655, donne son nom à la glande, en y adjoignant le qualificatif de thyroïde, déjà utilisé par Ambroise Paré (1509-1590) pour qualifier le corps cartilagineux sis immédiatement au-dessus. Wharton définit la notion moderne de glande, catégorie dans laquelle il range la thyroïde. Pierre Lalouette (1711-1792) établit la nomenclature définitive de la thyroïde ; il montre aussi que les vésicules thyroïdiennes peuvent communiquer entre elles. À la fin du XVIIIe s., le débat essentiel porte sur la faisabilité de la thyroïdectomie, en particulier sur les conditions pratiques de ligature des vaisseaux sanguins. Ce problème sera résolu pour la première fois par Pierre-Joseph Desault (1744-1795), au cours de l'été 1791, chez une femme de 27 ans qui avait développé un goitre à la suite d'un traumatisme survenu sept ans plus tôt. Cependant la forte mortalité engendrée par cette chirurgie en limite l'utilisation jusqu'en 1860.

Le goitre et la construction de la pathologie thyroïdienne

Au début du XIXe s., la réunion des enseignements de la chirurgie et de la médecine dans le cursus médical a rendu possible l'association des manifestations cliniques et des transformations structurelles du corps comme expression d'un seul et même processus pathologique. La publication du *Traité du goitre et du crétinisme* (1800) par François Fodéré (1764-1835) inaugure la construction de la pathologie thyroïdienne moderne puisqu'il relie le crétinisme – un état morbide qui associe débilité mentale et dégénérescence physique – à un goitre congénital souvent familial. Le crétinisme, écrit-il, « est toujours un héritage du père ou de la mère, c'est-à-dire que ses dérangements supposent déjà ou la même maladie dans les parents, ou du moins un goitre volumineux ». Sa contribution a été décisive dans l'affirmation de la spécificité du goitre qu'il distingue nettement des autres tumeurs cervicales, notamment des écrouelles alors très fréquentes, en soulignant que « la nature a souvent guéri elle seule les vraies écrouelles, elle a fait ce que l'art n'a pu encore faire ; la nature n'a jamais guéri de goitre, mais l'art réussit toujours, pourvu que le malade change de pays ». En 1811, dans *Observations on Surgical Anatomy of the Head*, l'Écossais Allan Burns (1781-1813) distingue le cancer de la thyroïde du goitre ; il note que dans le cancer, la thyroïde augmente lentement de volume, devient dure et infiltre les muscles adjacents, ce qui ne se voit jamais dans le goitre. Au même moment, Gaspard Bayle (1774-1816) observe dans son *Traité des maladies cancéreuses* : « Le goitre est une maladie très commune et se forme ordinairement avant l'âge de 25 ans. Il ne devient jamais mortel par sa nature mais seulement par quelque accident presque mécanique. Le cancer de la thyroïde forme une tumeur souvent très dure et très rénitente dans toute son étendue. Le cancer de la thyroïde est une maladie extrêmement rare qu'on n'a peut-être jamais vu survenir qu'après la 25e année. » Bref, le goitre qui tue – le cancer – se différencie du goitre des montagnes. Dans les années 1830, une nouvelle forme de goitre – le goitre exophtalmique – apparaît avec la publication par Robert Graves (1796-1853) des observations de trois patients atteints d'un goitre acquis et de violentes palpitations cardiaques. En 1840, Carl von Basedow (1799-1854) rapporte les cas de quatre nouveaux patients qui présentent la triade symptomatique suivante : goitre, palpitations et saillie anormale des globes oculaires hors de l'orbite – l'exophtalmie. Le tableau clinique se précise avec Jean-Martin Charcot (1825-1893) qui, dans la première observation française publiée en 1856, insiste sur le tremblement des extrémités. La théorie de la dégénérescence, proposée en 1857 par Benedict A. Morel (1809-1873), fournit le cadre conceptuel d'interprétation du goitre en associant facteurs héréditaires et environnementaux. Le crétinisme goitreux est considéré comme « une dégénérescence de l'espèce, due à une action spéciale qu'un principe intoxicant exerce sur le système cérébro-spinal, soit par l'air qu'on respire, soit par des substances que l'on ingère dans l'économie et qui paraît surtout être en rapport avec les terrains ». L'École de Charcot met l'accent sur le caractère héréditaire du goitre exophtalmique en montant que les ascendants ou descendants des patients atteints de cette affection se recrutent parmi les maladies nerveuses : hystérie, épilepsie, chorée, neurasthénie et aliénations diverses.

À partir de 1870, les progrès de l'anesthésie et l'introduction des méthodes de prévention listerienne de l'infection chirurgicale rendent les chirurgiens de plus en plus audacieux. Refusant l'expectative thérapeutique des médecins, ils se font expérimentateurs. Les Suisses Theodor Kocher (1841-1917) et Jacques Louis Reverdin (1842-1929), les Américains William Halsted (1852-1922) et Charles Mayo (1865-1939), les Français Antonin Poncet (1845-1913) et Paul Tillaux (1834-1904) pratiquent plusieurs milliers de thyroïdectomie dans de bonnes conditions de sécurité opératoire et sont amenés à reconsidérer la nosologie du goitre. Un autre facteur de transformation du savoir médical est lié à l'essor de l'histologie après la publication par Rudolph Virchow (1821-1902) de son célèbre opuscule *La Pathologie cellulaire basée sur l'étude physiologique et pathologique des tissus,* qui est traduite en langue française en 1874. Virchow y défend l'idée que les maladies sont toujours la conséquence de modifications de la physiologie cellulaire, modifications qu'il convient d'identifier par une approche microscopique. L'histologie devient une discipline majeure au moment même où l'invention du microtome, la découverte de l'enrobage en paraffine et une meilleure maîtrise des techniques de fixation et de coloration des tissus facilitent l'étude des structures cellulaires normales et pathologiques.

L'observation des effets cliniques de l'extirpation chirurgicale du goitre a guidé les travaux des physiologistes qui ont démontré le rôle vital de la glande thyroïde. Dès 1874, les chirurgiens restent perplexes quant au devenir de leurs patients thyroïdectomisés, puisque ceux qui survivent à la phase aiguë postopératoire sombrent dans le crétinisme, dont les caractéristiques se rapprochent de celui décrit, en l'absence de goitre, notamment par le médecin anglais William Ord (1834-1902) sous le terme de myxœdème. Ces deux affections ont-elles des caractères communs, telle est la question que la Société Royale de médecine de Londres tente de résoudre, à partir de 1883, en nommant une commission d'experts associant cliniciens et physiologistes. Après cinq ans de travaux qui offrent l'exemple du déplacement de la médecine d'observation et de description, caractéristique de la première moitié du XIXe s., à la médecine expérimentale de la seconde moitié du siècle, le myxœdème est reconnu comme une entité clinique spécifique liée à une destruction spontanée ou chirurgicale du corps thyroïde. C'est aussi le moment où les caractéristiques des goitres cancéreux commencent à se préciser avec la publication des premiers résultats de son traitement chirurgical. Cancer relativement rare, sa distribution géographique reproduit celle du goitre. Dans la plupart des cas, il s'écoule environ dix ans entre l'apparition du goitre et sa dégénérescence tumorale. Maladie à prédominance féminine, le cancer thyroïdien survient le plus fréquemment entre 40 et 70 ans et il n'est jamais observé en dessous de l'âge de 10 ans. Mais la préoccupation majeure est celle des erreurs diagnostiques. En effet, le diagnostic initial établi avant l'intervention échappe à la sagacité des médecins dans plus de la moitié des cas ; de même, les critères de définition histologique paraissent insuffisants car, dans un tiers des cas, il est erroné en raison des patients considérés comme non cancéreux qui présentent de multiples récidives. L'ambiguïté de la terminologie utilisée qui associe deux termes contradictoires, l'un faisant référence à un caractère bénin et l'autre à un caractère malin – adénome malin, goitre métastatique bénin – illustre très bien les difficultés alors rencontrées. C'est une raison majeure pour inciter à une amélioration du diagnostic, grâce à une meilleure utilisation des techniques histologiques qui ont aussi pour conséquence de recentrer sur la glande thyroïde les débats sur l'étiologie du goitre exophtalmique. En 1893, l'Anglais William Greenfield (1846-1919) attire l'attention sur les modifications des structures histologiques thyroïdiennes observées dans cette pathologie. Les cellules thyroïdiennes, qui ont normalement un aspect cubique, s'allongent pour devenir cylindriques tandis que la taille des cavités qu'elles délimitent (follicule thyroïdien) se rétrécit. Il y voit la preuve qu'il s'agit là d'une maladie thyroïdienne qui pervertit primitivement la fonction de la glande thyroïde dans l'économie générale de l'organisme. Après la description par Antoine Béclère (1856-1939) de la première intoxication par les extraits thyroïdiens proposés dès 1893 dans le traitement du myxœdème, intoxication dont la symptomatologie simule celle du goitre exophtalmique, l'élève de Charcot, Gilbert Ballet (1853-1912), admet « qu'à l'état normal, il se formerait dans l'organisme une substance toxique que neutraliserait la sécrétion thyroïdienne physiologique. L'extirpation ou la destruction du corps thyroïde permet l'accumulation de cette substance, qui cesse alors d'être neutralisée. Telle est la condition pathogénique du myxœdème. Inversement, dans le cas d'hyperthyroïdisation, il y aurait au contraire accumulation de sécrétion thyroïdienne neutralisante ; par suite, il y aurait insuffisance relative de substance toxique à neutraliser ». La chirurgie du goitre, qui a facilité une étude détaillée des différentes formes histologiques de goitre, conduit à l'élaboration progressive du concept de sécrétion thyroïdienne au moment même où la chimie physiologique attire l'attention sur la fonction chimique de la thyroïde qui devient le lieu d'accumulation de l'iode animal.

Le goitre et la carence iodée

En 1896, le chimiste allemand Eugen Baumann (1846-1896) découvre la présence d'iode dans la thyroïde, hypothèse formulée par Kocher alors que les chimistes commençaient à s'intéresser à cette glande. L'iode est contenu dans une fraction protéique, appelée thyroglobuline par A. Oswald en 1899. Son hydrolyse conduit à la formation d'un composé iodé plus simple qu'il nomme iodothyronine. L'administration de ce composé était capable de corriger les effets du myxœdème spontané ou provoqué. En 1900, Émile E. Gley (1857-1930) met en évidence la présence d'iode organifié dans la circulation sanguine, associé aux protéines sériques. En 1914, Edward Kendall (1886-1972) identifie la structure chimique de ce composé : un noyau indole associé à quatre atomes d'iode, appelé thyroxine dont Charles Harington (1897-1972) entreprend la synthèse chimique à partir de 1922. Les étapes complètes de l'hormonosynthèse thyroïdienne seront élucidées dans les années 1950, notamment grâce aux travaux du groupe de biochimistes français dirigés par Jean Roche (1901-1992). La recherche de goitres congénitaux présentant des erreurs innées du métabolisme de l'iode sera alors un élément déterminant pour établir la validité de ces schémas. En fait, l'iode côtoie le goitre depuis des millénaires à travers son traitement empirique par l'éponge séchée.

C'est en Chine qu'est observé, pour la première fois en 2000 av. J.-C., l'effet bénéfique de l'éponge séchée et des algues sur la taille des goitres endémiques dont le traitement est codifié dans le *Waitai miyao* dont le médecin chinois, Wang Tao, acheva la rédaction en 752 apr. J.-C. En Occident, c'est l'École de Salerne (IXe-XIIIe s.) qui introduit la prescription de l'éponge calcinée et des algues dans le traitement des goitres. L'éponge calcinée est couramment utilisée jusqu'à la découverte de l'iode annoncée le 6 décembre 1813 par Louis Gay-Lussac (1778-1850). C'est au médecin genevois Jean-François Coindet (1774-1834) que l'on doit la découverte de l'action thérapeutique de l'iode sur le goitre endémique. Sollicité, en 1820, par une patiente genevoise pour le traitement de son goitre, Coindet soupçonna « que le principe commun entre l'éponge, dont nous nous servons avec succès ici contre le goitre, et le fucus, dont j'ignorais les propriétés, pourrait bien être l'iode : je l'essayai, avec infiniment de précautions, et je réussis ». Très rapidement, il attire l'attention sur les effets indésirables de l'iode. Dans son mémoire paru en 1821, *Nouvelles recherches sur les effets de l'iode,* il souligne qu'il existe une limite à l'administration de cet élément au-delà de laquelle apparaissent amaigrissement et palpitations. Il en recommande l'administration en faibles quantités d'une manière discontinue. Bien que l'isolement de la substance active de l'éponge séchée – l'iode – introduise le concept de transformation chimique d'une substance médicamenteuse, l'iode n'est pas immédiatement retenu comme l'élément responsable de la genèse du goitre des montagnes.

Dans les années 1830, le chimiste Jean-Baptiste Boussingault (1802-1887) remarque que les goitres sont inexistants chez les Indiens de la cordillère des Andes, qui utilisent du sel marin dans leur alimentation. En 1845, l'Archevêque de Chambéry, Mgr Billiet, propose la création d'une commission pour l'étude du goitre et du crétinisme, réunissant médecins, chimistes et géologues. Il s'agit de faire la part des causes héréditaires et telluriques de ces affections qui deviennent un enjeu pour le gouvernement français avec le retour définitif de la Savoie à la France. Les études de J.-J. Grange (1819-1892), réalisées entre 1848 et 1852, portent sur la distribution du goitre dans l'Isère. Il établit la première carte géologique du goitre, en procédant à des dosages minéraux, à l'exception de l'iode, et attribue à la teneur en magnésium des eaux la différence de fréquence de goitre observée d'une commune à une autre. Les études de G. A. Chatin (1813-1891), réalisées entre 1850 et 1876, sont une première tentative de cartographie européenne de l'iode. Professeur de botanique médicale, théorique et pratique à l'École de Pharmacie de Paris, Chatin passe ses vacances universitaires à recueillir des fragments de végétaux et de terre, ainsi que des échantillons d'eau dont il mesure la concentration en iode. C'est ainsi qu'il estime de 5 à 10 μg l'apport iodé quotidien à Paris ; celui-ci n'est que de 1 à 2 μg à Lyon et à Turin, et s'effondre à 0,5 μg dans les vallées alpines où sévit le crétinisme goitreux. Ces résultats conduisent Chatin à formuler l'hypothèse d'un lien possible entre déficience en iode et goitre. Cependant, la précision des méthodes utilisées paraît insuffisante à l'Académie des Sciences qui rejette officiellement cette théorie. Il est vrai que le concept de cause unique d'une maladie, tel qu'il se développe à partir de 1880 sous l'influence de la bactériologie, n'est pas encore admis. Dans la pratique, le principe d'une cause tellurique liée à l'eau de boisson comme facteur goitrogène commence à se dégager : il ne faut pas boire de l'eau de pays où sévit le goitre.

L'hypothèse de Chatin est reformulée dans les années 1910 par David Marine (1880-1976). Anatomopathologiste formé à la chirurgie expérimentale par Halstedt, Marine associe dans ses travaux une approche histologique à des dosages d'iode. Il établit que la structure histologique du corps thyroïde est étroitement liée à son contenu en iode. Une hyperplasie des cellules thyroïdiennes, l'une des caractéristiques histologiques du goitre, apparaît lorsque la concentration en iode de la thyroïde est inférieure à 100 μg par gramme de tissu. Plus la glande est hyperplasique, moins elle contient d'iode. Les travaux concomitants du chimiste suisse Th. von Fellenberg apportent des arguments également décisifs, à l'échelon macroscopique, sur cette relation structure-fonction thyroïdienne, en montrant que la fréquence du goitre est étroitement corrélée à la teneur en iode de l'alimentation : elle est d'autant plus élevée que l'apport iodé quotidien est faible. Ces travaux, qui ont jeté les bases des premières campagnes de prévention du goitre endémique aux USA et en Europe, ne font cependant pas l'unanimité et sont en concurrence avec l'hypothèse formulée par l'Anglais Robert McCarrison, hypothèse selon laquelle le goitre serait provoqué par la toxine d'un germe intestinal dont le site d'action serait la thyroïde et qui conduit à la formation d'une thyroïdite parasitaire. Au Brésil, Carlos Chagas (1879-1934) décrit alors une thyroïdite parasitaire qui est provoquée par l'action d'un parasite – *Schizotrypanum cruzi* – et dont la symptomatologie clinique évoque celle du crétinisme goitreux européen. En 1935, le médecin Argentin C. Romana montre que cette thyroïdite parasitaire n'est qu'une chimère nosologique, construite à partir de la présence simultanée d'une trypanosomiase et d'une endémie goitreuse. Pure coïncidence ou non, ce sont les travaux menés sur le goitre endémique en Argentine, au début des années 1950, qui ont été décisifs pour l'adoption définitive du paradigme de la carence iodée par l'OMS qui s'est engagée dans une campagne internationale de prophylaxie iodée dont le but était d'éradiquer cette affection, qui touchait alors le quart de la population mondiale. Ces travaux ont en effet montré que la fixation d'iode radioactif était d'autant plus élevée que la carence iodée était intense. La catastrophe de Tchernobyl (1986) et sa cohorte de 2 000 cancers de la thyroïde, provoqués chez l'enfant par l'inhalation d'iode radioactif, ont relancé les débats sur l'éradication de la carence iodée et le rôle de l'iode dans la prévention de cette affection en cas d'accident nucléaire. Au début de ce nouveau millénaire, les paradigmes de l'immunologie et de la génomique n'ont toujours pas réussi à fournir une explication synthétique de la goitrogenèse.

► COSMACINI G., *Soigner et reformer*, Paris, Payot, 1994. – CANGUILHEM G., « Pathologie et physiologie de la thyroïde au XIXe s. », in *Études d'histoire et de philosophie des sciences*, Paris, Vrin, 1989, p. 274-294. – DELANGE F., BENOIST B. DE, PRETELL E., DUNN J. T., « Iodine deficiency in the world : where do we stand at the turn of the century ? », *Thyroid*, 11, 2001, p. 437-447. – DELAPORTE F., *La Maladie de Chagas*, Paris, Payot, 1999. – FRAGU Ph., « Nosologie du cancer thyroïdien différencié : Rôle des outils diagnostiques et thérapeutiques (1800-1950) », *Bull. du cancer*, 87, 2000, p. 145-154 ; « Interactions physiologie – outils thérapeutiques dans les constructions physiopathologiques du goitre exophtalmique (1860-1960) », *Rev. Hist. Sci.* (Paris), 53, 2000, p. 105-130 ; « How the field of thyroid endocrinology developed in France after World War II », *Bull. Hist. Med.*, 2003, sous presse. – GRMEK M., *Histoire de la pensée médicale en Occident*, Paris, Le Seuil, 1995-1999, 3 tomes. – MERCK F., *History and Iconography of Endemic Goiter and Cretinism*, Berne, Hans Huber publishers, 1984.

Philippe FRAGU

→ Auto-immunité ; Endocrinologie ; Hormones ; Maladies par carence ; Trypanosomiase américaine.

GRANDE GUERRE (1914-1918)

Le discours médical sur les maladies pendant la Grande Guerre rend compte de l'importance de l'acte d'observer sur celui d'apporter une réponse thérapeutique, alors que la part de ces deux éléments apparaît inversée dans le cas des blessures où l'acte opératoire domine.

Les pathologies rencontrées sur le front occidental se distinguent de celles rencontrées sur le front de l'Armée d'Orient, à la fois dans le contenu et dans la proportion. Alors que sur le front occidental les maladies ont immobilisé environ 5,5 % de l'effectif total des troupes engagées dans le conflit, sur le front oriental (corps expéditionnaire et armée d'Orient) la proportion des militaires soignés pour maladie représente près de 95 % des effectifs. Ce déséquilibre massif entre les deux théâtres d'opérations, mais aussi entre les maladies et les blessures, est apparu dès la première année de la guerre en Orient. D'ailleurs, les représentations des historiens sur le théâtre occidental des opérations font apparaître une « sur-représentation » de la brutalité faite aux corps des combattants par la blessure, occultant ainsi la question de la déchéance des corps par la maladie. La tuberculose et les troubles nerveux et mentaux constituent avec les atteintes par les gaz l'essentiel du tableau clinique sur ce front entre 1914 et 1918, auquel s'ajoute la grippe de 1918.

Le cadre épidémiologique de l'armée d'Orient se trouve dominé par le paludisme, et notamment de l'importante épidémie de l'année 1916, auquel s'ajoutent les cas de dysenteries, bacillaire et amibienne, et de typhus. Bien sûr, certaines pathologies se rencontrent sur les deux fronts, notamment la grippe ou les maladies vénériennes et les troubles mentaux (qui mériteraient chacun un article à part entière).

Les maladies sur le front occidental

La tuberculose. – La question de la tuberculose domine le discours médical pendant la Première Guerre mondiale. En effet, l'attention des médecins se maintient, sans faiblir, jusqu'en 1918, même si la grippe ou les intoxications par les gaz la tiennent quelque peu en retrait, cette année-là, de l'actualité médicale. À ce titre, la question de la tuberculose présente les caractéristiques d'un « cycle long » du discours médical pendant la Grande Guerre. Les médecins n'ont cessé d'insister sur la masse considérable de combattants concernés par la maladie. Outre ce nombre très important, l'intérêt du monde médical se pose pour l'essentiel sur le contenu de l'appellation « tuberculeux ». En effet, l'effort des médecins se porte sur la distinction à établir entre les malades soupçonnés d'être porteurs de la tuberculose, et désignés le plus souvent sous le vocable de « suspects » de tuberculose, et les tuberculeux avérés. C'est là un aspect essentiel pour la compréhension de la perception par les médecins de la tuberculose au cours du conflit. La guerre a en effet obligé les médecins à remettre en cause les bases de l'élaboration du diagnostic de la tuberculose.

La guerre a créé des conditions particulièrement favorables à la remise en cause du diagnostic tel qu'il était fixé jusque-là, et elle a surtout introduit une suspicion nouvelle chez les médecins, qui s'accordaient sur la nécessité d'un triage des malades déclarés tuberculeux. Les conditions de vie des combattants, ajoutées à la représentation de la « grande faucheuse », confortent la suspicion chez les médecins.

L'emploi du terme « suspect de tuberculose » se trouve en fait ouvertement mis en cause par la plupart des médecins, qui le considèrent comme trop souvent usité et très largement injustifié. En fait, la grande peur que suscitait la tuberculose incitait beaucoup de médecins à percevoir dans chaque « tousseur » ou « bronchitique » un tuberculeux en évolution.

En outre, la formulation d'un diagnostic erroné pouvait être utilisée contre les médecins par les malades eux-mêmes. Cependant, la suspicion qui pesait sur les malades de ce type était susceptible d'engendrer un autre type de conséquences ; une très grande prudence devait s'imposer à cet égard pour ne pas jeter l'alarme dans l'esprit des soldats et de leur famille, et pour ne pas introduire une obsession morbide que l'on a beaucoup de peine à déraciner ultérieurement.

La sélection des tuberculeux ne semblait pas exempte de considérations financières dont l'âpreté se trouvait renforcée par les conditions imposées par la guerre. C'est aussi pourquoi les autorités militaires ont particulièrement insisté auprès des médecins, par le biais de circulaires notamment, pour qu'une sélection très stricte des suspects soit mise en œuvre. Une première circulaire, en septembre 1916, prévoyait que « les suspects pourront être groupés par les médecins du secteur dans ses services personnels à l'effet d'un contrôle rigoureux et méthodique et pour décision à prendre ». La concentration des nombreux malades soumis à ce triage amena les responsables des différents secteurs médicaux à aménager des espaces qui n'étaient le plus souvent pas prévus à cet effet. Une autre circulaire, bien plus tardive, apparaît décisive. Datée du 10 avril 1918, elle préconisait l'installation dans chaque secteur d'un centre de triage, laissant au médecin de secteur responsable une grande initiative. Mais il semble bien que cette dernière ne faisait qu'entériner une situation qui existait de fait dans la plupart des secteurs médicaux.

Différents procédés furent mis en œuvre pour effectuer ce triage des suspects de tuberculose. Si certains médecins mettaient l'accent sur la nécessité de contrôler la température, le recours à d'autres moyens d'investigation semble couramment utilisé pour l'établissement du diagnostic, tels que la radioscopie, les examens bactériologiques, ou l'auscultation. La diversité renvoie ici à une forme d'impuissance certaine du monde médical face à la maladie.

Le Service de Santé aurait ainsi, entre 1914 et 1919, décelé entre 400 000 et 500 000 combattants « suspects » de tuberculose. Sur ce nombre, c'est environ 150 000 d'entre eux qui, après triage, auraient finalement été déclarés « vrais » tuberculeux, soit plus d'un sur cinq, ce qui est nettement supérieur aux estimations avancées par les médecins pendant la guerre. Ces derniers ont, semble-t-il, quelque peu sous-évalué le nombre de « vrais » tuberculeux.

Un autre problème essentiel auquel les médecins ont été confrontés jusqu'à la fin de la guerre a trait à l'hospitalisation des tuberculeux. Quel que soit le stade d'évolution de la tuberculose, la mesure qui s'imposait d'emblée aux médecins était l'isolement des malades. Cependant, les hôpitaux aménagés dans des bâtiments de fortune ne l'autorisaient pas toujours. Pour les tuberculeux les plus gravement atteints, l'isolement semblait constituer la seule réponse apportée par le corps médical à la maladie. L'importance numérique des tuberculeux et surtout la durée d'hospitalisation qu'imposait la maladie incitèrent les médecins à exiger de la direction du service de santé la mise en place de réponses moins précaires et notamment la création de structures nouvelles.

Ce n'est qu'au cours de l'année 1916 qu'apparurent les formations spécialement conçues pour ce type de malades. La mise en place de ces hôpitaux spécialisés témoignait d'une volonté étatique de prendre en charge le très grand nombre des tuberculeux. Ces hôpitaux étaient destinés prioritairement aux tuberculeux « initiaux », ou jugés comme tels. L'effort engagé par la Direction du service de santé met en exergue la prise de conscience nationale de l'étendue du problème de la tuberculose pendant la guerre : c'est en effet par la volonté des politiques que ce type de formation se multiplia sur le territoire. En effet, à la fin de la guerre, on comptait près de 9 000 hôpitaux sanitaires et un peu moins de 2 000 stations sanitaires.

À côté de ces formations existait dans la plupart des régions un sanatorium. Ce dernier type de structures hospitalières, entièrement consacré aux tuberculeux, semblait apprécié par les médecins. Les décisions prises sur le plan militaire à l'égard des combattants tuberculeux marquent là encore une absence d'uniformité des attitudes. Au point d'ailleurs que ces décisions soulevèrent l'indignation de certains médecins qui dénonçaient, avec vigueur, l'injustice des traitements infligés aux tuberculeux. Cette inégalité de traitement souligne surtout l'incapacité des médecins à appliquer des instructions pourtant claires, à savoir que la tuberculose pulmonaire nécessitait la réforme définitive quel qu'en soit le degré.

Le recours à la réforme n° 2 et à la réforme n° 1, inégalement réparties, était destiné aux tuberculeux avérés mais non condamnés. Pour ces derniers, il semble que la mesure la plus souvent envisagée par les médecins ait été le renvoi dans les familles, lorsque la condition sociale du malade le permettait. Beaucoup ne semblent avoir envisagé cette solution que comme le meilleur moyen de diminuer la masse de tuberculeux présents dans les hôpitaux. Le tableau des combattants réformés pour tuberculose fait apparaître que près de 85 000 d'entre eux furent réformés n° 2, c'est-à-dire la plupart du temps sans gratification, et que moins de 25 000 obtinrent la réforme n° 1, qui octroyait le droit à la pension. Mais après la loi de 1919 qui renouvelait le contenu et le mode d'attribution des pensionnés de la guerre, ce sont 99 128 militaires ayant combattu qui bénéficièrent d'une pension au titre de la tuberculose pulmonaire, soit environ 8 % de l'ensemble des pensionnés. Ce qui constituait, de la part de la Nation, une forme de reconnaissance tardive du problème – posé avec tant d'acuité pendant le conflit – de la tuberculose en temps de guerre.

La Première Guerre mondiale a contribué à révéler plus nettement encore qu'avant 1914, mais aussi, dans une certaine mesure, à aggraver le problème de la tuberculose en France. L'insuffisance des modes de sélection des conseils de révision, les conditions d'urgence dans lesquelles s'effectuait à l'avant le triage des malades « suspects » de tuberculose, l'indétermination des médecins de l'intérieur à poser de manière catégorique le diagnostic de la tuberculose, enfin la « Grande » peur qu'elle suscitait dans le monde médical depuis le XIXe s., expliquent, en partie, que la guerre ait servi de « révélateur » de l'ampleur du nombre de porteurs du bacille.

En tout cas, la guerre a obligé les médecins à redéfinir les modes d'investigation pour tenter d'établir le diagnostic de la tuberculose, mais nombreux sont les combattants étiquetés « tuberculeux » qui s'avéraient ne l'être pas. Quant à la prise en charge par le monde médical de ces malades, elle témoigne de la difficulté, dans ce domaine comme dans bien d'autres, à improviser de toutes pièces des formations sanitaires susceptibles de les accueillir. Sans même parler de la prise en charge thérapeutique, il semble bien, en tout cas, que les décisions militaires prises à l'égard des tuberculeux aient contribué à démontrer l'impuissance médicale, sinon leur renoncement, à proposer des solutions au problème spécifique de la tuberculose des combattants en temps de guerre.

Le discours médical sur les réponses thérapeutiques à la tuberculose offre à l'historien un cas particulier et significatif : celui d'une véritable non réponse. En effet, il est frappant de constater que les écrits des médecins n'abordent pas le volet thérapeutique de la maladie. Le mutisme est révélateur de l'impuissance, et surtout du renoncement des médecins à tenter d'apporter une solution à cette question posée, avec plus d'acuité encore que lors du temps de paix, par la guerre.

En fait, il semble que les médecins de l'intérieur ont eu à l'égard des tuberculeux différentes attitudes. La première a consisté à envoyer dans les hôpitaux sanitaires les combattants atteints par la tuberculose. Les médecins se désengagent, en quelque sorte, face à la prise en charge du tuberculeux, en l'envoyant vers ce type de formations sanitaires qui échappent au contrôle de l'autorité militaire. Des soins que les tuberculeux reçoivent, ou ne reçoivent pas, dans ces hôpitaux, le discours médical ne rend aucun compte entre 1914 et 1918.

Près de 40 000 hommes moururent ainsi de la tuberculose pendant la Première Guerre mondiale : chiffre impressionnant, qui témoigne de l'ampleur de la maladie mais qui met en avant aussi l'absence de mesures thérapeutiques véritables. Les instructions concernant « l'éducation de l'hygiène » du tuberculeux ne constituaient en rien une réponse médicale à la question de la tuberculose parmi les combattants.

Les lésions par les gaz de combat. – Les premières atteintes provoquées par les gaz interviennent en avril 1915, à Ypres. Arme nouvelle de combat, employée par les belligérants jusqu'à la fin de la guerre, les gaz, par les lésions qu'ils provoquent, constituent pour le monde médical une question nouvelle. Les données statistiques font apparaître que pour l'année 1915, on relève 4 153 intoxications par les gaz, contre 3 000 seulement pour l'année 1916 ; mais en 1917, les médecins dénombrent plus de 20 000 atteintes, et près de 30 000 pour l'année 1918. À ces chiffres importants des deux dernières années s'ajoute la gravité extrême des lésions. Non que la mortalité ait été plus importante que les années précédentes, puisque pendant l'année 1915 on compte environ 40 % de mortalité par les gaz. La mortalité a en effet décliné fortement grâce à l'utilisation de moyens de protection de plus en plus élaborés.

Et il faut, curieusement, attendre l'année 1918 pour que les médecins placent au premier plan de l'actualité médicale, avec l'épidémie de grippe, les lésions provoquées par les gaz de combat. Les nouveaux gaz employés, appelés vésicants, en 1918, se montrent particulièrement redoutables par les complications qu'ils engendrent. C'est sur ce type d'atteintes que le discours médical s'attarde plus particulièrement, compte tenu de la fréquence avec laquelle les médecins les rencontrent et de l'extrême gravité des lésions qu'elles occasionnent.

Les premières atteintes par les gaz suscitent dans le monde médical quelques communications devant l'Académie de médecine que rapporte alors la presse médicale. Les médecins se montrent particulièrement indignés devant les procédés nouveaux employés par l'ennemi. C'est à partir des récits des combattants touchés par la première vague de gaz, à Ypres, en avril 1915, que les médecins tentent de comprendre de quelle manière les gaz ont atteint les hommes. L'agent responsable des premières intoxications à Ypres fut ainsi identifié comme étant du chlore et de l'acide nitreux. Les gaz suffocants furent employés également au cours de l'année 1916 et pendant une grande partie de l'année 1917, notamment au cours de l'offensive du Chemin des Dames, et sur l'ensemble du front occidental. Les combattants gazés présentaient les signes caractéristiques attribués à ce type de gaz. Mais à partir d'octobre 1917, et de manière plus marquée encore en 1918, les gaz employés changèrent de nature. Il ne s'agissait plus seulement de gaz suffocants mais, pour l'essentiel, de vésicants. En effet, si les vésicants dominent à partir de l'offensive allemande sur le front occidental de mars 1918, il n'en demeure pas moins que l'adversaire use désormais de toutes les sortes de gaz dont il dispose. Mais la diversité des symptômes constatés fait croire que différents types de gaz toxiques : vésicants, suffocants et lacrymogènes ont été employés en même temps. Cette diversification n'est pas sans poser des difficultés dans l'identification des toxiques.

Les effets de l'ypérite sur des troupes dénuées de toute protection s'avérèrent, en avril 1915, particulièrement impressionnants pour les médecins qui eurent à prendre en charge les premières victimes de cette arme nouvelle. Seuls les médecins de l'avant, installés dans les formations proches de la ligne de front ou dans les hôpitaux de l'arrière-front, ont rapporté quelques observations. Les premières manifestations provoquées par le chlore, employé à Ypres dès 1915, déterminent d'abord chez les combattants une sensation de picotement intense au niveau des yeux, dans les fosses nasales, dans la gorge puis les ypérités se mettent à tousser d'une façon incessante. Tous les médecins s'accordent en fait pour reconnaître que ces atteintes provoquent de graves lésions au niveau respiratoire sur les voies aériennes supérieures et les poumons. La toux devient rapidement plus pénible et quinteuse. Ceux qui parvenaient jusqu'aux lignes arrières arrivaient le « visage bleu », haletants, essoufflés, presque asphyxiés. Des cas de bronchopneumonie et même de « gangrène pulmonaire » furent également relevés par les médecins. Les autopsies pratiquées venaient confirmer les premières données cliniques. Elles mettaient en évidence la congestion de tout l'arbre respiratoire, une vascularisation anormale du tube digestif, une dégénérescence massive du foie, de la rate et des reins et les symptômes d'une bronchite très aiguë avec œdème des poumons qui avait causé la mort par asphyxie. Les intoxications par gaz observées en 1916 et 1917 présentaient un tableau clinique tout aussi stupéfiant : le malade meurt par œdème suraigu du poumon. Il meurt comme un noyé.

Il ressort des observations que les symptômes présentés par les « vésiqués » connaissaient une évolution dans le temps. Les troubles présentés, conjonctivite, laryngite, bronchite, brûlures, trachéite, apparaissent de manière récurrente dans les rapports, mais les médecins insistent surtout sur la rapidité avec laquelle les hommes se rétablissent. il est à noter que les troubles occasionnés par cet agent – brûlures, conjonctivite, laryngo-trachéite – cèdent assez vite au traitement et que les hommes atteints sont rapidement récupérables. L'essentiel des intoxiqués par les gaz présentait en effet des symptômes sans gravité. Et cependant, les gaz de combats restaient une arme terrifiante. La mortalité, qu'une étude récente estime à 2,5 % pour l'année 1918, semble difficile à mesurer réellement. Lors de la première attaque par les gaz, on compte près de 40 % de décès parmi les troupes combattantes françaises touchées. L'agonie particulièrement atroce de ces hommes gazés contribua à inscrire dans la mémoire collective le recours à l'arme chimique comme un franchissement de seuil de violence au cours de ce conflit. Mais la confection de masques de plus en plus élaborés constitua une réponse efficace. En effet, l'intérêt manifesté d'emblée par les médecins et, plus généralement, par le service de santé, pour les « muselières » que portaient les Allemands au cours de l'attaque d'Ypres poussa à l'élaboration de moyens de protection de plus en plus efficaces contre les gaz suffocants, grâce à la protection des voies respiratoires. Les moyens de protections contre les gaz semblent en 1918 assez élaborés ; dans ce domaine également, c'est la défense qui prit le pas sur l'offensive.

La mort par intoxication due aux gaz était le résultat d'atteintes particulièrement graves au niveau des poumons, mais aussi des reins et du foie. Mais d'autres médecins mettent en cause les conditions d'évacuation de ces malades, considérant celles-ci comme un facteur d'aggravation de la mortalité. Pour certains médecins, c'est la lenteur des transports qui est en question. La précipitation des évacuations était dénoncée également par d'autres médecins.

En effet, les évacuations constituaient un important facteur aggravant dans l'évolution des complications imputables aux intoxications par les gaz. La méconnaissance de l'évolution symptomatologique devait inciter certains médecins de l'avant, constatant le degré de gravité des lésions, à évacuer sur l'arrière plutôt qu'à conserver les gazés. Ces derniers arrivant parfois dans les hôpitaux de l'arrière dans un état de complications avancés, les médecins ne pouvaient que dénoncer les décisions d'évacuation. Mais, dans l'ensemble, les médecins constataient que les cas d'intoxications graves étaient relativement peu nombreux, comme nous l'avons vu, et ne se terminaient pas forcément par une issue fatale.

L'utilisation des gaz lors de l'offensive allemande de mars-avril 1918 coïncide avec les premières manifestations de l'épidémie de grippe. Cette dernière apparaît en effet, sur le territoire et dans la zone des armées, dès avril 1918. Si les formes bénignes semblent dominantes, les combattants présentent des courbatures, des céphalées et une asthénie marquée ; mais des formes compliquées, notamment des lésions pulmonaires, coexistent également dès les premiers cas de grippe. C'est probablement cette dernière forme qui a contribué à faire naître une confusion dans le monde médical dans la définition d'un diagnostic précis des symptômes observés. En effet, les complications pulmonaires évoquées par les médecins chez les intoxiqués par les gaz se rapprochaient fortement de ce qu'il leur était donné d'observer sur d'autres malades, atteints, eux, de grippe. La difficulté de définir un diagnostic précis paraît dans certains cas mise en évidence. Mais l'épidémie a également contribué à accroître de manière très conséquente la gravité des complications respiratoires des gazés.

Les gazés ne paraissent dans l'ensemble immobilisés que très peu de temps dans les formations sanitaires (un à deux jours dans les hôpitaux situés dans la zone des combats) avant d'être évacués, nous l'avons vu, vers l'intérieur puis avant que soit envisagée la convalescence. Au terme de leur hospitalisation, permissions et convalescences étaient les principales mesures prises par les médecins. Certains secteurs paraissent de ce point de vue plus recommandés.

Si, dans la plus grande partie des cas, les combattants victimes des gaz reprennent rapidement du service armé, il en est d'autres, plus gravement atteints, dont les séquelles paraissent définitives. Mais les médecins de l'arrière ne disposent que d'assez peu de recul pour apprécier toute l'étendue des conséquences des intoxications.

Aussi surprenant que cela puisse paraître, les réponses thérapeutiques ne sont abordées, par les médecins, qu'à partir de l'année 1918. En outre, la question des traitements destinés aux gazés est moins envisagée en fait que celle des thérapeutiques apportées aux grippés. Pendant l'année 1918, ce sont surtout les thérapeutiques mises en œuvre pour soigner les gazés par agents vésicants dont il est question, la prise en charge des « suffoqués » n'apparaissant qu'en arrière-plan. La prise en charge des combattants gazés témoigne du souci du monde médical de garantir, par une série de mesures, l'hygiène du gazé dans le milieu où il se trouvait hospitalisé. Cet ensemble de mesures semble consister d'abord dans l'aménagement des salles accueillant les gazés. Les médecins insistent en effet sur la nécessité de salles spacieuses ; l'accent est mis également sur la ventilation de ces espaces. La mise en place de « boxes » dans ces salles réservées aux gazés montre la volonté des médecins d'isoler ces malades. La coexistence des gazés avec d'autres patients, et plus particulièrement les combattants atteints par l'épidémie de grippe, incite à mettre en place des séparations matérielles plus marquées entre les hommes. Il en va de même d'ailleurs dans les salles de grippés où les préoccupations des médecins semblent en tous points identiques. Dans la définition de ces espaces, les gazés victimes de complications, et plus spécialement d'atteintes aux poumons, se trouvent confinés dans des salles à part, de manière à éviter toute possibilité de contamination par les voies aériennes supérieures.

Un autre aspect des mesures hygiéniques mises en œuvre s'applique plus particulièrement aux gazés vésiqués, ou aux combattants qui auraient pu se trouver en contact avec ce type de gaz. Il s'agit de « désinfecter » le gazé. En effet, l'imprégnation persistante du gaz sur le corps des combattants mais aussi sur ses vêtements, ses cheveux, suscite de la part des médecins une volonté de mise en œuvre, dès l'arrivée du malade, de mesures d'hygiène.

Ces procédés thérapeutiques concernent essentiellement les combattants gazés par « l'ypérite ». Pour les victimes d'intoxication par les gaz suffocants, la prise en charge reposait sur des méthodes beaucoup plus simples, où il s'agissait de garder le malade immobilisé, au repos absolu. Rien de comparable, donc, aux vastes moyens déployés dans le cadre de la prise en charge des gazés ayant respiré les vapeurs d'éthyle dichloré de 1918, en particulier.

L'action thérapeutique menée sur les voies respiratoires des intoxiqués par l'inhalation des gaz suffocants, mais aussi vésicants, met en évidence la volonté des médecins de prévenir les complications pulmonaires tellement redoutées. Cette prophylaxie passe par l'antisepsie des voies respiratoire. Les médecins insistent surtout sur la nécessité d'appliquer les mesures de désinfection dans les premières heures qui suivent l'atteinte par le gaz, afin d'enrayer d'emblée les complications pulmonaires.

L'antisepsie des voies respiratoires s'appliquait par différents modes : l'aspiration, l'injection ou le lavage. Il s'agissait surtout de faire pénétrer de manière directe les substances antiseptiques par les voies respiratoires. Les inhalations de « vapeurs balsamiques », à base d'un baume adoucissant, les « fumigations » (l'aspiration de vapeur d'eau bouillante auquel on ajoute de l'alcool) et les inhalations d'eucalyptol et de goménol constituaient l'arsenal classique utilisé par l'ensemble des médecins.

À côté des pratiques d'inhalations et d'aspiration, les médecins tentent d'agir également sur les affections des premières voies aériennes par l'injection d'un antiseptique dans la trachée. Il s'agit le plus souvent de l'huile goménolée ou mentholée. Le soulagement observé chez les gazés semble confirmé par des praticiens qui avouent leur satisfaction dans l'utilisation de ce procédé. Mais il faut souligner ici la prudence des médecins, qui retiennent le plus souvent le terme de « soulagement » mais sans préciser sa durée.

Les lavages des fosses nasales et de la bouche par le bicarbonate de soude, particulièrement apprécié pour ces propriétés alcalines, l'huile goménolée et les gargarismes auxquels les médecins recouraient de manière quasi systématique, complétaient, en quelque sorte, les thérapeutiques des voies aériennes supérieures. Et elles constituaient les principales réponses apportées par les médecins aux symptômes provoqués par l'intoxication due aux gaz.

Les manifestations respiratoires et pulmonaires déterminées par les gaz, suffocants mais aussi vésicants, constituaient l'essentiel des formes graves pour lesquelles les médecins s'efforcèrent d'apporter des réponses thérapeutiques. Celles-ci constituèrent l'essentiel des efforts mis en œuvre pour tenter de lutter contre les désordres pulmonaires. C'était en effet les poumons qui étaient les plus touchés. Ses membranes, chargées de sang, provoquaient la mort rapide du malade après un œdème pulmonaire.

C'est pour lutter contre le processus de détérioration du poumon que le monde médical eut aussi recours à l'emploi de la saignée. Comme dans le cas des grippés, qui présentaient également de graves complications pulmonaires, plus particulièrement dans la seconde phase de l'épidémie, la thérapeutique privilégiée par les médecins demeurait la saignée et les ventouses sèches ou scarifiées. Les circulaires du service de santé envoyées aux médecins et les rapports de ces derniers montrent une large mise en pratique de ces thérapeutiques.

On trouve aussi souvent ventouses et saignée associées, dans la thérapeutique, aux enveloppements froids du thorax et, parfois même, de tout le corps des gazés. Cette pratique thérapeutique se rencontrait aussi dans le traitement de la grippe, afin de diminuer la température du malade. En revanche, le recours à l'oxygène, dans la prise en charge médicale des gazés, apparaît spécifique à ce type de malade. Mais il semble bien que cette thérapeutique ne soit intervenue que dans un ensemble de réponses, et non comme une pratique à part entière.

Les thérapeutiques mises en œuvre pour lutter contre les lésions des combattants atteints par les gaz montrent l'uniformité du discours médical sur ce point. En effet, les écrits des médecins, même s'ils s'avèrent peu abondants, rapportent avec une certaine redondance les procédés employés, ce qui trahit évidemment aussi un certain conformisme dans les traitements mis en œuvre. Les réponses médicales sont d'abord symptomatiques, et plus classiques encore que dans le traitement des grippés. Les antiseptiques, les adoucissants, l'oxygène ou les médicaments révulsifs occupent l'essentiel du tableau thérapeutique.

Les maladies dans l'armée d'Orient

L'étude des maladies dans l'armée d'Orient révèle un cadre épidémiologique dominé par le paludisme, qui, avec 95 000 atteintes, semble éclipser toutes les autres pathologies. Or, le paludisme a présenté un taux de mortalité extrêmement faible, puisqu'il ne détermine qu'un peu plus de 1 % de décès. Mais en nombre, il demeure, et de loin, la maladie qui en occasionna le plus. Le nombre de morts par suite de blessure s'élève à 1 911 pour 43 472 blessés alors que le paludisme a immobilisé deux fois plus d'hommes que les blessures, mais il a en proportion engendré deux fois moins de décès chez les combattants de l'armée d'Orient. Ce qui expliquerait, en partie, que le taux de pertes de l'armée d'Orient soit sensiblement identique à celui rencontré sur le front occidental.

Le discours médical n'accorde d'ailleurs qu'un intérêt moindre aux autres maladies, telles que les dysenteries, qui représentent pourtant vingt mille atteintes, la dengue, responsable d'environ 750 cas, le typhus, dont on relève moins de 200 cas, ou les fièvres, qui totalisent près de 150 cas. Les travaux des médecins ont, en quelque sorte, respecté l'ordre hiérarchique de la déchéance des corps des combattants provoquée par la maladie.

Le paludisme. – Une convergence de « facteurs » a contribué à favoriser, à prédisposer, ou encore à aggraver l'étendue de l'épidémie palustre. Pourtant dès 1915, un certain nombre de médecins mettaient en garde le Service de santé et le commandement contre les conditions propices à une épidémie de paludisme en particulier sur les terrains de cantonnement des troupes alliés qui présentaient les conditions les plus favorables à l'endémicité. D'autres médecins ont également attiré l'attention des autorités sur le caractère endémique et historiquement reconnu de la région.

Les premiers signes avant-coureurs d'une épidémie de paludisme apparaissent avec évidence dès 1915. Le médecin chef d'une ambulance sur le front d'Orient notait déjà en décembre que le laboratoire d'armée à Salonique signalait des cas encore isolés de paludisme primaire pernicieux chez des soldats qui n'avaient pu être infectés qu'en débarquant à Salonique, en fin octobre et novembre. Le danger existait donc déjà malgré le froid relatif.

Le terrain particulièrement favorable à l'éclosion d'une épidémie, la mauvaise volonté des autorités grecques royalistes, peu enclines à participer à l'effort de guerre aux côtés des alliés, les nécessités militaires immédiates enfin constituèrent autant d'éléments favorables à la propagation de l'épidémie. Mais d'autres causes furent avancées par les médecins. Elles tiennent essentiellement aux conditions d'existence elles-mêmes des troupes combattantes sur ce front : l'exécution de travaux de terrassements exécutés sous une chaleur difficilement supportable (qui plus est sur des sols marécageux infestés de moustiques), l'état de grande fatigue des troupes, les longues marches, l'insalubrité des cantonnements joints à une alimentation parfois défectueuse, diminuant ainsi la force de résistance des combattants aux agents pathogènes, conféraient à l'apparition de l'épidémie un caractère presque inéluctable.

D'autre part, la mise en échec de l'action préventive de la quinisation des combattants constitue une autre cause aggravante venue s'ajouter à l'état sanitaire des hommes déjà largement dégradé. L'inefficacité de la quinisation dans la lutte contre le paludisme explique, en partie, que l'épidémie ait revêtu, d'emblée, une telle ampleur. L'exposition des hommes aux piqûres de moustiques constituait donc un facteur essentiel de contamination. Laveran rappelait d'ailleurs, en 1917, les conditions difficiles auxquelles étaient soumis les combattants de l'armée d'Orient, obligés de passer les nuits en plein air, ou sous des abris tout à fait insuffisants et exposés presque sans défense aux piqûres des nuées de moustiques qui leur inoculaient de très fortes doses de virus. Les victimes étaient pour l'essentiel des hommes n'ayant pas encore subi une première inoculation, et considérés comme des « sujets neufs ».

Même si la brutalité de l'apparition de l'épidémie n'est pas l'aspect principal mis en exergue par le monde médical, celle-ci n'en est pas moins notée à plusieurs reprises. Le plus souvent, les symptômes du paludisme furent interprétés comme étant de simples embarras gastriques. Les premiers symptômes du paludisme peuvent en effet revêtir, non seulement des allures de fièvre typhoïde, mais également d'un embarras gastrique.

Ces difficultés d'interprétation contribuèrent, pour une large part, à accroître l'ambiguïté qui présidait au diagnostic du paludisme en 1916. Les médecins qui avaient dans l'esprit les descriptions classiques du paludisme : frissons, stade de froid, stade de chaleur et sueurs, courbe de température à rémission, ne songeaient aucunement à l'hématozoaire lorsqu'ils voyaient les nombreux malades atteints d'une fièvre en plateau pendant cinq à six jours, et ils évacuaient sur le centre hospitalier avec le diagnostic d'embarras gastriques fébriles.

Les atermoiements constatés dans l'élaboration et la détermination du diagnostic de paludisme révèlent en fait les systèmes de représentations des médecins. En effet, de nombreux médecins, forts de leur expérience dans les colonies ou en Algérie, avaient transposé en Macédoine leurs connaissances de la maladie.

Le plus souvent les hommes jetés en pleine action militaire ne songeaient pas à consulter le médecin pour des déterminations qu'ils ne considéraient pas comme les prémisses d'une affection. Beaucoup de militaires ont lutté contre la maladie qui, déguisée temporairement par leur énergie, a exercé des ravages dont on s'est aperçu seulement lors de leur entrée à l'hôpital. Les hommes ne se présentent au médecin (quand ils le font) qu'au quatrième ou cinquième jour de la période d'état de la maladie et ils ne parviennent à l'établissement hospitalier de l'arrière qu'à la fin de la crise fébrile pseudo-continue. La fièvre commence presque toujours par 38° 5 ou 39°, d'où le premier frisson noté par les malades. Si par la suite la température faisait plateau pendant plusieurs jours de suite, il n'en existait pas moins des rémissions légères, difficiles à mettre en évidence à moins de prendre la température toutes les deux heures ; rémissions à l'occasion desquelles les malades ébauchaient, au moment d'une reprise de fièvre, le frisson d'abord, bientôt suivi de la sensation de chaleur et de sueurs. L'allure de la fièvre, avec des rémissions et des reprises irrégulières au cours de la journée, décelables par la température prise toutes les deux ou trois heures, peut donc être un signe clinique d'une grande valeur.

Les premiers signes de la maladie s'annoncent donc par une série de malaises, appelés « accès palustre », sur lesquels les médecins se montrent plutôt convergents, où pendant une période qui peut être de moins de sept jours et qui est en moyenne d'une dizaine de jours, les patients ont la sensation nette d'une courbature douloureuse et surtout asthénique, inexpliquée par les fatigues subies. Elle leur coupe bras et jambes. Cette asthénie courbaturale est étendue à toutes les masses musculaires et est perçue principalement aux membres inférieurs et aux lombes ; elle s'accompagne d'une céphalée. Courbatures et céphalées se ressentent dès le matin, s'exagèrent notablement vers le milieu du jour, au point qu'à cette heure (qui est au reste celle de la sieste, pendant la période de chaleur), l'homme devient incapable d'un réel effort physique ou cérébral. Elles s'atténuent très sensiblement dans la soirée vers les 18 ou 20 heures.

L'état fébrile du paludisme, que de nombreux médecins ont assimilé aux embarras gastriques ou aux manifestations de la fièvre typhoïde, s'étend sur une période oscillant entre une et trois semaines. Puis les premiers symptômes s'estompent pour laisser la place, après une période de rémission, à une autre forme de la maladie : le paludisme secondaire. Il traduit parfois le premier épisode clinique de l'infection, la phase première étant passée inaperçue aux yeux des médecins. Les accès palustres interviennent alors de manière intermittente, caractéristique de sa symptomatologie. Certains médecins décrivent ces malades comme des vieillards atteints par l'extrême limite de la vie humaine : les yeux brillants et enfoncés dans l'orbite, la peau sèche et plombée et un amaigrissement effrayant qui leur donnaient une allure de fantômes impressionnèrent au plus haut point. Ceux qui pouvaient encore marcher s'avançaient en titubant comme des hommes ivres, de terribles frissons les secouaient de la tête aux pieds, et ils étaient bientôt recouverts d'une transpiration profuse. Ils devenaient alors indolents et apathiques, s'allongeaient sur la terre brûlante, et semblaient attendre la mort qui souvent ne tardait pas à arriver.

Les formes graves se trouvaient également définies sous le terme d'accès « pernicieux ». Ce dernier, imputable au *Plasmodium Falciparum*, se montrait particulièrement vigoureux sur le front de l'armée d'Orient. L'accès pernicieux a été particulièrement observé dans la plupart des formes graves. Il est dû surtout à la variété du parasite, à son abondance dans l'organisme et à sa localisation dans certains organes dont les lésions acquièrent une importance telle qu'elles entraînent une mort rapide qui se manifestait sous la forme d'un accès cérébral, d'un coma, d'une méningite aiguë, ou d'un accès algide avec syncope.

Des complications viscérales et cérébrales s'observaient également avec une fréquence importante. Le foie et la rate paraissent les plus touchés par le paludisme. L'atteinte du foie est également une des caractéristiques des formes graves du paludisme.

L'épidémie de paludisme de 1916 a particulièrement frappé les médecins de l'armée d'Orient et le service de santé dans son ensemble. C'est pourquoi ce dernier a mis en place une mission, placée sous la direction des frères Sergent, spécialistes reconnus de la maladie. Dès le début de la campagne macédonienne, le sous-secrétariat d'État au service de Santé avait demandé au Pr Laveran un plan de prophylaxie antipaludique où toutes les mesures à appliquer en pareil cas seraient résumées. En 1916, à l'instigation de l'Institut Pasteur, Justin Godart estima que l'étude approfondie du front macédonien apparaissait indispensable en vue de la protection des troupes vis-à-vis du paludisme. Une mission semblable n'aurait peut-être pas pu fonctionner en 1915 ou 1916 en Macédoine : les opérations militaires vers la Serbie, la retraite sur Salonique et l'organisation du camp retranché ont occasionné des fatigues exceptionnelles pour les hommes. C'est pourquoi les mesures prophylactiques à mettre en œuvre contre le paludisme n'ont pu être exécutées que de manière insuffisante pour empêcher l'épidémie de se développer.

La mission s'installe donc à Salonique en mars 1917. Elle fit établir, également à Salonique, une commission permanente interalliée où le gouvernement grec était représenté par le directeur de l'hygiène publique ; cette commission placée sous la présidence de Visbecq se réunissait chaque semaine. Son objectif premier consista à éviter, pour 1917, la catastrophe sanitaire de 1916. Les médecins de la mission furent répartis sur le territoire occupé par les troupes françaises, lui-même divisé en secteurs plus ou moins étendus suivant la densité des troupes qui s'y trouvaient. Dans les secteurs les plus proches du front, plusieurs médecins se trouvaient désignés. Le travail de la mission consistait à lutter contre les moustiques ou leurs larves le long des routes, au voisinage des agglomérations et dans les locaux habités. L'essentiel des mesures antilarvaires consistait à assécher les mares, régulariser et dériver les cours d'eau, parallèlement à l'emploi de larvicides. Elle devait aussi exécuter les travaux d'assainissement de certaines zones marécageuses et soigner les habitants touchés dans le but d'éviter la contamination. La protection individuelle des combattants consistait à les protéger des piqûres. Surtout, les médecins devaient établir l'indice splénique des localités occupées. La difficulté résidait dans une capacité de propagande de la Mission. En effet, elle devait convaincre tous ou presque tous de l'utilité des mesures antipaludiques où il a fallu convaincre le soldat du rôle pernicieux du moustique et de l'utilité de la quinine journalière qui semblait souvent méconnue ou niée par la plupart des combattants de l'armée d'Orient. Il s'agissait avant tout pour le personnel médical attaché à la Mission de surveiller l'exécution des mesures de lutte contre la maladie. L'effort de propagande se traduisait notamment par la diffusion de cartes postales, d'affiches, d'images d'Épinal. Cette propagande s'exerça aussi sur les populations indigènes de

Macédoine. La prophylaxie du paludisme en Macédoine tenait avant tout, lorsque cela était possible, à l'évacuation des localités à index paludique élevé et au stationnement en régions saines, plus élevées et moins marécageuses.

Les résultats obtenus par la Mission semblèrent satisfaire l'ensemble du monde médical. Ils étaient liés surtout à l'évacuation des zones les plus insalubres et à la surveillance accrue de la quinisation préventive. Si l'on en juge par le nombre de combattants atteints par la maladie en 1917, on peut effectivement en conclure que l'action de la Mission a porté ses fruits. Mais il est certain également que la tournure prise par les opérations militaires a contribué à une telle amélioration.

Les dysenteries. – Les affections dysentériques viennent immédiatement après le paludisme dans le tableau de morbidité générale. En effet, la dysenterie s'imposa dans le cadre épidémiologique du front oriental comme la seconde atteinte après le paludisme, avec plus de 20 000 cas. Mais il semble bien, comme le font apparaître les médecins, que les statistiques concernant les dysenteries aient pour une large part sous-évalué leur importance. Alors que des études avaient révélé, dès 1915, les risques d'épidémie de paludisme en Orient, éveillant ainsi l'attention du monde médical, dans le cas de la dysenterie rien ne laissait envisager l'apparition et le développement de la maladie. Elle ne paraissait pas endémique en Macédoine et l'hépatite suppurée, aux dires de la santé hellénique, était une rareté. C'est surtout pendant l'année 1916, comme pour le paludisme, que les dysenteries attirèrent tout particulièrement l'attention des médecins.

Les opérations militaires menées en terrain difficile, les conditions auxquelles furent soumis les combattants, favorisèrent, comme pour l'épidémie de paludisme, la diffusion des atteintes dysentériques. Mais les médecins semblent n'évoquer qu'une épidémie à propagation limitée, n'offrant pas un caractère endémique. La maladie revêtait différentes formes, décrites assez longuement dans une étude portant sur les dysenteries de 1915 et 1916 à l'armée d'Orient. Dans les deux premières formes, le germe apparaît comme imposant sa virulence : le type épidémique franc, en général admis comme bacillaire, comporte une évolution brutale et massive dans le temps, localisée dans l'espace, quoique plus ou moins préparée et suivie par des cas sporadiques ; le type endémique, attribué aux amibes, est étendu dans le temps, avec des poussées éventuelles, régional dans l'espace. Dans un troisième groupe de faits, celui observé à l'armée d'Orient, l'organisme semble s'offrir avec complaisance aux germes spécifiques. En fait, la maladie, à caractère infectieux et contagieux, se traduit par une inflammation ulcéreuse du gros intestin, qui donne lieu à des évacuations fréquentes de glaires sanguinolentes accompagnées de coliques violentes. Les médecins observaient deux variétés particulières chez les combattants de l'armée d'Orient : l'amibienne, due à un parasite intestinal appartenant au genre amibe observé en pays chaud, sujette aux récidives et donnant lieu souvent à des abcès du foie ; la bacillaire, due à une bactérie intestinale observée sous toutes les latitudes et ne récidivant pas.

La mise en œuvre d'enquêtes bactériologiques, telle que celle réalisée dans la région de Marseille sur les selles des malades présentant des symptômes de dysenterie ou de diarrhée, mais sans que le diagnostic de dysenterie amibienne ait été porté, montra en effet que l'amibe représentait environ un quart des cas.

Typhus, choléra, peste et typhoïde. – Si la dysenterie n'a fait l'objet d'aucune mesure de prévention, il n'en va pas de même pour le typhus, le choléra, la peste, la fièvre typhoïde ou les maladies vénériennes. En effet, le service de santé semble avoir anticipé l'apparition d'épidémie de ces différents types. Cette anticipation se traduisit par la mise en œuvre de mesures prophylactiques, telles que l'épouillage afin de prévenir le typhus, la dératisation dans le cas de la peste, la vaccination ou revaccination des troupes combattantes (mais également de la population civile) afin de prévenir la fièvre typhoïde ou le choléra.

Le typhus s'était montré particulièrement vigoureux en 1914 en Serbie, causant une mortalité effroyable dans la population. Le mode de transmission était le suivant : maladie infectieuse, contagieuse et épidémique, le typhus se caractérise, après une incubation de 14 jours, par un début brusque avec fièvre intense et une éruption généralisée de macules et de pétéchies, et des troubles nerveux analogues à ceux de la fièvre typhoïde. Les agents de transmission sont le pou du corps et la puce. L'agent pathogène se trouve en grande quantité dans leurs déjections ; ils pénètrent chez l'homme par les excoriations cutanées. La prophylaxie est fondée sur l'hygiène : la lutte contre les parasites et la vaccination. C'est pourquoi le service de santé organisa dès le début de l'année 1916 un vaste plan visant à épouiller les troupes.

Les cas de peste restèrent quasi insignifiants dans la mesure où les décisions adoptées précocement ont contribué à diminuer l'impact de ce type de pathologie, redoutable en temps de guerre. Ce qui n'empêcha pas l'application de mesures préventives de lutte contre cette maladie, particulièrement contagieuse.

En ce qui concerne le choléra et la fièvre typhoïde, c'est par la vaccination et parfois la revaccination que fut assurée la lutte contre l'apparition d'épidémie. Des cas de choléra avaient été signalés en Macédoine, où se trouvait l'armée serbe, à la fin du mois de juillet 1916. Le médecin général Ruotte avait noté dans son rapport qu'en trois semaines, il s'était produit vingt-huit cas ayant déterminé quinze décès, soit une mortalité de près de 50 %. Comme il y avait danger pour les troupes à cantonner à proximité d'un foyer épidémique, une mission fut envoyée par le service de santé à Koritza, le 8 août, chargée de l'enquête sur l'origine du fléau, de son diagnostic bactériologique et de l'organisation des mesures propres à le combattre. C'est aussi la vaccination qui a, semble-t-il, prémuni les combattants de l'armée d'Orient de la fièvre typhoïde, de même que sur le front occidental où les troupes avaient été vaccinées dès 1914 par le sérum de Vincent (TAB).

La grippe de 1918. – La seule maladie inscrite à la fois dans le tableau épidémiologique de l'armée d'Orient et dans celui du front occidental est la grippe, observée à partir du printemps 1918. Mais à l'inverse du cas occidental, la grippe s'ajoutait sur le front oriental à un ensemble épidémiologique particulièrement chargé. Il semble que l'épidémie de grippe ait fait son apparition en Orient dès mai 1918, comme dans la plupart des secteurs médicaux français. Comme leurs confrères du front occidental, les médecins de l'armée d'Orient ont surtout retenu le caractère de brutalité de l'apparition, évoquant « l'explosion massive », ou « la soudaineté de l'explosion épidémique ». Ils s'accordent également sur le très haut degré de contagiosité et la durée très courte de l'incubation.

Mais il apparaît qu'au cours de cette première phase, les formes ont été dans l'ensemble moins bénignes que celles constatées sur le territoire français, à moins que le virus de la grippe n'ait muté plus rapidement en Orient. L'autre phénomène qu'il importe de retenir dans le cas de la grippe sur le front d'Orient, c'est sa coexistence en 1918 avec d'autres maladies à caractère épidémique, mais également le lourd tribut payé par les combattants au cours des années précédentes. C'est peut-être ce qui explique les rapprochements, voire les assimilations de la grippe à d'autres manifestations.

Sophie DELAPORTE

→ Choléra ; Épidémiologie ; Grippe ; Paludisme ; Peste ; Typhus.

GRÉCO-ROMAINES (Écoles)

La notion d'« Écoles médicales » s'applique à la médecine d'époque hellénistique et romaine. Le champ médical s'est diversifié dès l'époque hippocratique et tout au long de l'époque classique, chaque maître étant entouré et soutenu par des disciples (« ceux autour de »). Les écrits se multiplient et touchent à beaucoup de domaines. Savoirs, théories et pratiques varient. Mais cette diversité prend une importance nouvelle à partir du moment où un groupe *(hairesis)* va se désigner lui-même par le nom d'une doctrine et plus seulement d'un maître. Les « empiriques » sont les premiers à le faire au IIIe s. av. J.-C. Ils s'opposent aux disciples du grand anatomiste alexandrin, Hérophile, puis à tous ceux qu'ils dénommeront « dogmatiques », « rationalistes » ou « logiciens » parce qu'ils font appel au raisonnement. En même temps, ils se reconnaissent par un corps de doctrine radicalement opposé. Plus tard, à partir d'un certain Thémison, d'autres médecins s'identifieront sur la base d'une tout autre doctrine comme « méthodiques ». Si ces batailles touchent au point le plus sensible de la médecine, le choix d'un traitement, elles mettent surtout en jeu son fondement épistémologique. C'est sur ce plan qu'à sa naissance chacun de ces courants se pose comme révolutionnaire. Pour les adversaires, c'est non seulement l'image de la médecine qui est secouée sur ses bases mais aussi celui de la profession médicale. Car l'impact social n'est pas négligeable. Auprès des malades les plus fortunés, qui n'hésitent pas à faire appel à plusieurs médecins, la concurrence est rude et les rencontres entre médecins de différentes « Écoles » sont parfois orageuses. C'est que le débat théorique ne suffit pas à faire de la meilleure médecine, on attend des résultats thérapeutiques. Tout cela explique l'ardeur des critiques, et la place considérable des écrits des partisans et adversaires de ces Écoles dans la littérature médicale de ce temps.

Pourtant, de cette histoire foisonnante presque tout a failli disparaître. Les positions des uns et des autres ne nous sont connues qu'à travers fragments et témoignages. Un document important est pour nous la préface du *De medicina* de Celse (Ier s. apr. J.-C.) et surtout Galien, dont les écrits ont marqué durablement l'image de la médecine d'époque hellénistique et romaine. Sans lui, par exemple, nous ne saurions presque rien de l'École empirique. Cependant, comme souvent, il a lui-même contribué par ses préférences et son effort éducatif à une simplification qui a été, à son tour, figée par la transmission. Depuis l'Alexandrie tardive jusqu'à la conquête arabe et au-delà, le curriculum médical a commencé par le *De sectis* de Galien qui expose les positions des trois « sectes ». La division ternaire, et sans aucun doute simpliste, des écoles médicales est devenue canonique et restitue mal un univers de pensée complexe et évolutif.

L'École dogmatique

C'est l'École empirique qui a désigné ainsi ceux à qui elle s'opposait. Peu à peu, le terme a inclus les médecins les plus connus depuis Hippocrate, comme Dioclès de Carystos, Praxagoras de Cos, Hérophile, Érasistrate et bien d'autres. Le recours à la raison (on a employé aussi le nom de secte « logique » ou « rationnelle ») signifie que ces médecins cherchent, à partir des phénomènes sensibles, à saisir au-delà d'eux par inférence des « choses invisibles ». Ils auraient adopté en quelque sorte la formule, attribuée à Démocrite : « Les phénomènes sont une vision des choses cachées. » Dans la préface de son traité *Sur la médecine*, Celse (Ier s. apr. J.-C.) rappelle leurs positions communes : connaissance des choses cachées et contenant en elles les maladies, puis celle des causes évidentes ; ensuite celle des fonctions naturelles, et enfin celle des organes internes.

Par la place qu'ils accordent à la causalité, les dogmatiques se rattachent à la tradition hippocratique : « Chaque maladie a une cause naturelle et sans cause naturelle aucune ne se produit » (*Airs, Eaux, Lieux*, c. 22). Principe essentiel pour la rationalité de la médecine, mais qui pose aussi que l'observation ne suffit pas. Elle n'est pas sans utilité lorsqu'il s'agit des causes immédiates ou « évidentes », qui sont reconnues par cette tradition : le froid, le chaud, la faim précèdent et parfois suffisent à eux seuls à déclencher une maladie. Mais aux yeux des dogmatiques ces facteurs ne suffisaient pas. Certains faisaient remarquer que des gens soumis aux mêmes circonstances ne souffraient pas de la même pathologie ni au même degré. La véritable marque du dogmatisme en matière de causalité est donc le recours aux « causes cachées ». La part de spéculation est ici considérable, puisqu'il s'agit des événements physiologiques supposés être à l'origine des phénomènes pathologiques : la fièvre sera ainsi pour les uns un déséquilibre des éléments du corps ou plus précisément humoral, pour d'autres une inflammation, pour d'autres l'obstruction d'un canal, d'autres y ajoutent les facteurs extérieurs, climat, qualité de l'air etc. À partir des symptômes, le médecin « dogmatique » remonte aux raisons supposées qui les expliquent. Et c'est elles qu'il considère comme la source de l'indication thérapeutique que l'on en déduit « rationnellement ». Ainsi, dit Galien, « si quelqu'un souffre d'une fièvre aiguë, de pesanteur, qu'il est plus rouge et corpulent qu'avant, etc., on estimera probable qu'il souffre de pléthore sanguine ». Dans ce cas le remède préconisé, qui est presque toujours l'usage des contraires, sera la saignée. Donnant cet exemple dans le *De sectis* (IV, 7), Galien ajoute que c'est l'ensemble des symptômes qui suggère par lui-même l'évacuation. Pour le dogmatique : « Celui-là donc appliquera un traitement correct, qui ne se sera pas mépris sur l'origine initiale de la maladie » (Celse, Préf. 16).

Par là, la voie qui « procède par le raisonnement » prescrit au médecin de connaître complètement la nature du corps que l'on entreprend de soigner (*De sectis* § 3). Il faut donc remonter à la compréhension des fonctions : ils « appellent naturelles les fonctions physiques qui nous permettent d'inspirer et d'expirer, d'absorber et de digérer boisson et nourriture, qui permettent aussi de répartir celles-ci dans toutes les parties du corps. Puis ils recherchent aussi pourquoi nos vaisseaux alternativement s'abaissent et se soulèvent, comment s'expliquent le sommeil et la veille » (Celse, § 19). L'explication des maladies passe chez eux nécessairement par la physiologie.

Or sur ce point, les opinions divergent, parfois très fortement. Les empiriques feront de cette *diaphônia* une raison de se défier de leurs spéculations. « Pourquoi les médecins qui se servent de la méthode de déduction du visible à l'invisible diffèrent-ils entre eux, non pas un peu mais beaucoup ? » Et de donner pour exemple le processus de la digestion, attribué par les uns à une coction, par les autres à un broyage, par d'autres à une chylification, etc. (*De l'expérience médicale*, chap. 11). L'explication des maladies elle aussi varie selon les théories : humeurs excessives ou déplacées, mise en cause du sang, de la chaleur, du pneuma, des passages ou pores internes au corps, etc. Il n'y a aucune unité de doctrine chez ceux que l'on appelle dogmatiques. Mais les divergences les plus graves portent sur trois domaines : la constitution du corps vivant, la part de finalité dans son fonctionnement et la puissance de la raison.

La nature des corps, qui était constituée selon la conception hippocratique en partie d'humeurs ou du moins en comportait, est pour le grand Alexandrin Érasistrate formée d'une matière discontinue : un entrelacement *(triplokia)* de veines, d'artères et de nerfs élémentaires, qui admet l'existence de vides interstitiels. Pour Asclépiade, assimilé aux dogmatiques, qui a vécu à Rome au Ier s. av. J.-C., la matière est de type corpusculaire, constituée de particules qui se meuvent dans des canaux. Chacun donne une place différente dans le fonctionnement du corps à la chaleur, aux facultés d'attraction ou d'expulsion, du pneuma ou souffle interne. À l'intérieur de la catégorie des dogmatiques, une « École pneumatique » a été désignée ainsi en raison du rôle donné, pour les fonctions physiologiques et la pathologie, au pneuma et à ses altérations. Fondée au Ier s. av. J.-C., elle aurait compté des disciples célèbres pour ses recherches sur le pouls, sur la douleur, ou encore dans le domaine de la pharmacologie. On a également rattaché à cette École Arétée de Cappadoce (Ier s. apr. J.-C.) auteur d'un traité sur les *Maladies aiguës et chroniques* remarquable pour ses descriptions cliniques : crise d'épilepsie, asthme, affections digestives, ainsi que des maladies terribles devant lesquelles le médecin est manifestement bouleversé, sans se sentir le droit d'abréger la vie de ces patients. Cette conception semble avoir été proche de celle du stoïcisme, les stoïciens étant eux-mêmes intéressés par des questions physiologiques concernant la production et l'échauffement du pneuma, le rôle du cœur, l'origine de la voix, etc. L'École pneumatiste est par ailleurs intervenue dans de multiples domaines, la thérapeutique, l'hygiène, la chirurgie et a marqué toute la médecine de son temps.

La part de la finalité dans les processus physiologiques est une autre ligne de partage entre ces doctrines, puisqu'elle va d'un finalisme extrême à une position opposée qui n'en postulait aucune. La finalité biologique pour un Galien n'est pas externe mais interne, identifiable à une Nature providentielle et savante appelée parfois le « Créateur », à la manière platonicienne. Pour lui, toutes les parties du corps ont une utilité qu'il s'agit de découvrir, comme le confirme le moindre détail. L'anatomie est entièrement fonctionnelle. Les organes et les tissus participent à l'œuvre commune, étant eux-mêmes doués d'une capacité d'attirer ce qui leur est utile. Un degré moindre de finalisme était celui de la médecine hellénistique, marquée par l'enseignement d'Aristote. Pour Érasistrate par exemple, il existerait des organes sans grande utilité comme la rate ou sans utilité du tout. Seul le médecin Asclépiade allait, semble-t-il, jusqu'à nier toute finalité, partisan d'une anthropologie « mécaniste » d'un type familier aux atomistes, où c'est l'usage qui adapte peu à peu l'organe à sa fonction. L'épaisseur de la paroi des artères venait de leur mouvement. Quant aux uretères, reliant les reins à la vessie, il les prétendait inutiles, à la grande fureur de Galien qui accumule les preuves anatomiques et expérimentales. Pourtant, Celse rappelle ce que pensaient sur ce point la plupart des dogmatiques : nul ne peut remédier aux affections qui naissent dans le corps s'il n'a pas connaissance de ses organes. De là, l'importance de l'anatomie et de la dissection – entendons des corps d'animaux. Mais à partir de l'époque alexandrine, il est question des corps humains, morts ou même vivants. Et tout aussitôt la question de la légitimité de la vivisection humaine, qui sera évoquée tant de fois après : « Il n'y a pas de cruauté, comme bien des gens l'affirment, à supplicier des criminels et encore en petit nombre pour rechercher les moyens de soigner d'innombrables honnêtes gens pour tous les âges à venir » (Celse, § 26). L'autorisation par les Ptolémées, si elle eut lieu, fut de courte durée. Mais la tradition anatomique subsista et fut la marque de reconnaissance d'une tradition « dogmatique » marquée par l'alliance de l'observation et du respect des « phénomènes » et par la rigueur du raisonnement.

Pourtant, sur ce dernier point aussi il y a nuance. Il faut partir des phénomènes, mais la raison est-elle suffisante devant la multiplicité des faits et l'obscurité des actions ? Faut-il admettre une part d'empirisme en médecine ? Dioclès de Carystos estimait ainsi que soigner par le régime impliquait une part de connaissance empirique de l'effet des aliments, qui ne se déduisait pas de supposées « facultés ». Pour les Alexandrins, la position est encore plus subtile. Hérophile était soupçonné de scepticisme parce qu'il admettait pour les causes un statut hypothétique. Les témoignages sur sa pensée sont assez obscurs, mais on devine une retenue sur la valeur épistémologique du raisonnement. On mesure toute la distance entre cette attitude et la confiance d'un Galien qui, lui, ne s'estime pas du tout un « dogmatique », tant il estime essentiel de donner une place égale à l'observation, complétée par l'expérimentation, et à la logique.

Les dogmatistes ont donc plusieurs éléments communs qui permettent de constituer cette catégorie. Mais ils sont loin de s'y réduire. En particulier, une branche très vivace de la médecine d'époque romaine, la pharmacologie, voit la participation active de nombre de ses partisans, comme celle d'autres écoles. Le terme d'éclectisme vient alors fréquemment sous la plume des historiographes. Dévalorisé théoriquement, il est assez adapté à un univers de savoir et de recherche tourné vers la pratique, soucieux d'efficacité, où laisser son nom était attaché à la fabrication d'un nouveau médicament, digne d'être retenu par la postérité.

L'École Empirique

C'est un disciple du grand anatomiste alexandrin Hérophile qui aurait fondé ce courant, en opposition avec une démarche médicale appuyée sur des théories et des recherches expérimentales. Le principe en était révolutionnaire : refus de tout savoir qui ne serait pas fourni par les sens, refus de toute inférence spéculative, de toute explication causale par des « causes cachées », de l'anatomie systématique, de l'expérimentation. À l'inverse, il construit une nouvelle épistémologie. Dans *l'Esquisse empirique,* Galien rappelle leur engagement : « Nous devons garder à l'esprit qu'il ne faut jamais rien énoncer que l'on tire d'une suite logique, mais toujours d'une observation évidente, et de la mémoire » (chap. 7). S'en tenir radicalement à « ce qui est observé par soi-même » *(autopsia),* sans raisonnement ni hypothèse, y ajouter celles dont on garde la mémoire, sans s'écarter de l'observation : on ne remettra pas un membre blessé en cas de luxation, non pas pour des raisons théoriques mais seulement si on a observé que cette manœuvre dans des cas précédents entraînait une aggravation. Par la recherche de ces expériences et leur accumulation, les empiristes ne renoncent pas à l'accumulation du savoir médical, à sa progression ou à sa transmission. Au contraire, c'est sur ce terrain qu'ils entendent démontrer leur efficacité et leur rationalité. Peu leur importe la recherche de causes cachées qui ne servent à rien : « Il importe non de savoir comment on digère mais ce qu'on digère le mieux » (Celse, § 38). Encore plus inutile, la recherche cruelle par dissection sur le vivant. La seule anatomie permise est l'occasion fortuite offerte par les blessures ouvertes. Encore le médecin est-il là pour les soigner et non pour les explorer.

Le travail d'épuration de l'expérience a amené un des fondateurs de l'École, Sérapion, à élaborer un « trépied » méthodologique. Le premier pied définit l'expérience et ses degrés. Le premier degré, le plus naïf, est l'expérience purement fortuite. Un exemple rapporté par Galien était celui d'un homme atteint d'éléphantiasis abandonné par les siens dans une cabane écartée. Dans la jarre de vin qu'on lui apportait par compassion, une vipère était tombée. Le breuvage obtenu l'avait guéri. Le deuxième degré est une expérience volontaire, qui sera provoquée pour essayer un moyen suggéré par une occasion. Le troisième degré est dit « mimétique » parce qu'il repose sur la répétition de gestes curatifs et la mémorisation de leurs effets. Aucune recherche à proprement parler, mais l'enregistrement en quelque sorte passif des effets d'une expérience répétée maintes fois. Il y a bien accumulation, mais uniquement sur l'expérience faite personnellement ou la mémoire des expériences faites par soi-même. C'est bien par le nombre de ces essais que se constitue le savoir médical.

Les deux autres « pieds » sont aussi éloignés que ceux-là d'une expérimentation à proprement parler. Les empiriques appellent *historia* le fait de recueillir des faits transmis par d'autres, les comparer aux siens, les vérifier éventuellement pour enrichir son expérience d'une manière cumulative, toujours sans aucun recours aux théories. Mais si la base du savoir est l'expérience personnelle, comment peut-on embrasser sur une base si personnelle tout le savoir médical ? D'abord par l'accumulation : chacun doit ajouter à ses propres observations celles qu'il tire des livres de ses prédécesseurs, faites sur la même base. Il faut seulement s'assurer de leur rigueur et de leur fiabilité. Les empiriques utilisent la notion d' « accord ». Il faut croire ceux qui sont d'accord sur des faits s'il s'agit de faits perceptibles. Il existe tout de même un raisonnement empirique, mais ils l'appellent épilogisme et non analogisme.

Un autre problème se présentait : si la connaissance se fonde sur l'expérience déjà faite par soi-même ou d'autres, comment traitera-t-on des affections nouvelles ? Évitant toute généralisation, les empiriques proposaient le principe de l'analogie ou « transmission du semblable ». L'extension du savoir procédera par analogie d'une affection à une autre, comme de l'érysipèle à l'herpès, ou d'une partie du corps à une autre, ou d'un remède à un autre, comme, pour la diarrhée, de la pomme à la nèfle. C'est pour eux ce passage au semblable qui conduit aux découvertes. Là encore ils bannissent tout recours à une théorie, tout ce qui s'écarte tant soit peu de l'observation et de la pure expérience.

La médecine en a profité dans deux domaines au moins. Fondée sur l'observation, cette École a développé un champ typiquement hippocratique, la séméiologie. Plutôt que de construire des entités nosologiques à partir d'une étiologie présumée, de type humoral par exemple, ses disciples ont appris à regrouper les symptômes en syndromes et à définir ainsi les maladies, loin de toute « ontologie ». Ils étaient aussi bons prescripteurs, étant donné qu'ils s'appuyaient sur l' « expérience pratique ».

Toutes ces idées nous sont accessibles grâce au *De sectis* de Galien, à son *Esquisse empirique*, qui ne nous est parvenue que par le biais d'une traduction latine du XIVe s., et son traité *De l'Expérience médicale*, transmis dans sa traduction arabe et qui, sous la forme d'une discussion indirecte entre empiriques et dogmatiques, laisse transparaître une indéniable sympathie pour les premiers.

Les méthodiques

Le méthodisme apparaît au Ier s. av. J.-C., un moment où les controverses font rage sur la part de l'expérience et de la théorie dans la médecine. Des médecins innovent dans le domaine de l'appréhension des maladies et de leur traitement, et par la liberté de leurs positions à l'égard des traditions qui les rendra célèbres dans le public et détestés par nombre de leurs confrères, parmi lesquels Galien. Déjà Celse ne les portait pas dans son cœur, si l'on en croit le tableau critique qu'il en donne : « Certains médecins de notre époque, se rangeant, à les en croire, à l'autorité de Thémison, prétendent qu'il n'est aucune cause dont la connaissance ait une importance quelconque pour les traitements, et qu'il suffit d'observer certains caractères communs des maladies. » Le ton du plus ancien méthodisme a toujours paru provocateur. Après Thémison, Thessalos, un contemporain de l'empereur Néron, aurait été le symbole d'une médecine à la fois renégate à l'égard de l'enseignement hippocratique et surtout trop vite acquise : il osait prétendre que la médecine pouvait s'apprendre en dix mois.

L'affranchissement paraît radical, accentué par l'apparition de notions nouvelles et étranges. Il est difficile de comprendre des notions comme celle des « communautés apparentes », mais aussi ce qu'ils appelaient « indication », ou plus tard « cycle métasyncrétique », « recorporatif », etc. Une telle terminologie a servi aux polémistes à dresser un portrait de présomption et d'ignorance, sans compter la prétention à procéder avec une *méthode* sans exemple. Mais pour nous, l'impression est différente, puisque nous approchons le méthodisme par des œuvres magistrales, même si elles font partie du méthodisme plus tardif : la *Gynécologie* de Soranos en cinq livres et le passionnant traité *sur Les Maladies aiguës et chroniques* de Caelius Aurélien.

Cette méthode commence par s'appuyer sur les phénomènes, des signes toujours perceptibles aux sens et qui donnent accès à une « indication » *(endeixis)* d'ordre thérapeutique. Mais entre l'observation et l'indication, la méthode passe par un classement de ces signes comme se rapportant à une « communauté ». Cette catégorie nouvelle est très difficile à saisir, ayant été la cible des sarcasmes des opposants qui la considèrent comme floue, sommaire, effaçant toutes les différences finement élaborées par la tradition hippocratique ou même empirique. Du reste, on observe qu'ils ne s'en tiennent pas, comme ils le prétendent, aux généralités. Dans leur thérapeutique ils donneraient au contraire beaucoup de place aux « caractères particuliers », circonstances, conditions, états corporels. Mais il est vrai que leur principal apport est dans la nosologie.

L'entité nosologique est définitivement classée avec eux en deux catégories : maladies aiguës et maladies chroniques. Le schéma d'exposition est stabilisé : le nom de la maladie et son étymologie, ses symptômes spécifiques, son traitement. Cette analyse n'est pratiquement jamais suivie d'étiologie : « Notre tâche n'est pas de rechercher la cause du tétanos, mais qu'il s'agit du tétanos lui-même » (Caelius Aurélien, *Maladies aiguës III*, 64-65). Les explications causales sont trop sujettes à dissensions, et ne sont pas sanctionnées par une preuve de l'ordre du visible. La médecine méthodiste est anti- ou du moins non humorale. Elle rejette l'analyse physiologique. En revanche ils ramènent toutes les pathologies en trois classes concernant l'ensemble du corps : l'état resserré, l'état relâché, ainsi qu'un état mixte. Comment les distinguaient-ils ? Le relâchement par les excrétions, le resserrement par l'inverse. Même si les méthodiques font fi d'une explication physiologique, l'attention portée par des prédécesseurs comme Asclépiade à l'état des canaux intérieurs dans le corps avait préparé cette approche. C'est à l'intérieur de ce cadre que les maladies se rangent, un cadre approprié à l'approche thérapeutique, qui seule les intéresse vraiment. C'est dans cette pratique qu'on saisit l'essence de leur conception : un corps affecté dans son ensemble doit être corrigé et restauré selon une analyse concrète de son état.

En général, tout traitement comportait deux étapes. La première était destinée à changer complètement l'état du corps et ils usaient pour cela souvent de mesures drastiques : jeûne absolu ou très sévère, et cycle de trois jours de traitements plutôt violents (saignées, vomissements, purges...) ; la seconde était un cycle réparateur : traitements doux comme les exercices passifs, avec la promenade portée en litière, les frictions, les onctions, l'usage des odeurs, reprise réglée de la boisson et de l'alimentation. Le tout pouvait être renouvelé de manière cyclique autant que nécessaire dans le but de modifier complètement la constitution du corps, celle de ses « agrégats » et de ses pores. Les traitements méthodiques à cette étape sont variés. La pharmacologie méthodiste est riche, progressive, fondée sur l'allopathie, concernant le corps tout entier. Dans la *Gynécologie* de Soranos, les soins aux femmes. Mais les plus célèbres traitements, tels qu'on peut les lire chez Caelius Aurélien, concernent les maladies mentales, manie ou mélancolie, où s'ajoute, aux thérapeutiques par médicaments, saignées et autres soins corporels, un « traitement moral ». Par la lecture, la conversation et le théâtre, les malades sont ramenés avec autorité et douceur vers un état plus équilibré. Il refuse les traitements de choc qu'on appliquait aussi aux fous, affamés pour affaiblir leur violence, fouettés à titre de correction – préfiguration du traitement moral redécouvert par les aliénistes à l'époque des Lumières.

Longtemps dépendante de l'œuvre de Galien, l'évaluation des Écoles médicales avance aujourd'hui dans deux directions. La première est l'édition des fragments de chacune de ces Écoles ou de leurs auteurs, qui est la seule manière d'en apprécier le véritable apport. La seconde est l'étude de cette activité en général qu'est l'élaboration par la médecine de sa propre historiographie. À côté de la doxographie philosophique, la doxographie médicale dévoile progressivement sa richesse, chaque École ayant à l'intérieur d'elle-même élaboré un travail historiographique.

▶ GALIEN, *Traités philosophiques et logiques*, introd. P. Pellegrin, Paris, GF, 1998. – GOUREVITCH D., « La médecine dans le monde romain », *in* M. D. Grmek (éd.), *Histoire de la pensée médicale en Occident*, t. I, Paris, Le Seuil, 1998, p. 95-122. – MUDRY Ph. & PIGEAUD J., *Les Écoles médicales à Rome*, Genève, Droz, 1991. – STADEN H. VON, « Hairesis and Heresy : The case of the haireseis iatrikai », *in* B. F. Mayer & E. P. Sanders, *Jewish and Christian self-definition*, Londres, 1982, p. 76-206. – VAN DER EIJK Ph. J., *Ancient Histories of Medicine. Essays in medical doxography and Historiography in Classical Antiquity*, Leyde, Brill, 1999.

Armelle DEBRU

→ Alexandrie (École d') ; Ambivalence ; Empirisme ; Galénisme ; Hippocratisme ; Humeurs ; Maladie de l'âme ; Sang et pensée grecque.

GREFFE, TRANSPLANTATION

La greffe d'organe ou transplantation d'organe est présente depuis longtemps dans l'imaginaire, comme en témoigne une peinture célèbre de Fra Angelico où Côme et Damien, les saints chirurgiens, remplacent la jambe gangrenée d'un malade par un membre dérobé à un cadavre. La médecine du XXe s. a fait de ce rêve une réalité. La transplantation est devenue le symbole du progrès scientifique et d'une technicité en perfectionnement continuel. La plupart des organes du corps (cornée, cœur, foie, membres, pancréas, intestin...), à l'exception toutefois, notable, du cerveau, peuvent être greffés. Le remplacement des organes au fur et à mesure de leur détérioration va dans le sens d'un allongement constant de l'espérance de vie, voire entretient l'illusion d'une immortalisation possible, si des organes artificiels prennent un jour le relais des organes vivants.

Mais l'histoire de la greffe n'est pas seulement celle des connaissances médicales et des techniques chirurgicales. Parce que la greffe utilise des organes prélevés sur le corps d'autrui, elle implique une institution médicale au sein de laquelle s'opère le geste technique, et la société tout entière qui contrôle l'intervention, et sert de médiateur entre deux individus appelés donneur et receveur.

La transplantation se conçoit aisément dès que le corps est assimilé à un ensemble de parties matérielles et de mécanismes substituables. L'horloge cartésienne est à cet égard un bon modèle. Des tentatives de greffe de nez par application directe sur le visage sont attestées depuis le début du XVIIe s. (Tagliacozzi). Mais ce n'est qu'au XIXe s., avec les progrès de l'anatomie et de la chirurgie, que des médecins ont commencé de greffer des organes en suturant leurs vaisseaux sur les vaisseaux du receveur. Le rein est un organe de facture assez simple, assimilable à un filtre qui permet la production d'urine. Les premières greffes de rein, effectuées chez l'animal au tournant du XXe s., apportèrent la preuve que le rein pouvait fonctionner temporairement, placé en dérivation sur les vaisseaux du cou ou de la cuisse, en un site aisément accessible.

La véritable difficulté était moins d'ordre anatomique et chirurgical que biologique. Elle fut mise en lumière par Alexis Carrel, spécialiste des sutures vasculaires, qui après avoir tenté chez le chien plusieurs transplantations de rein *in situ*, finit par déclarer forfait, en 1910, en dépit des succès initiaux : la transplantation, chirurgicalement impeccable, se révélait non viable parce qu'elle se heurtait selon ses propres termes à « un obstacle biologique de nature inconnue ». L'obstacle qui s'opposait d'emblée au transfert d'organes d'une espèce à l'autre existait aussi entre individus d'une même espèce. Le concept d'individualité biologique, « the Uniqueness of the Individual », selon les termes du prix Nobel Peter Medawar, venait ainsi étoffer ce que l'on avait toujours su dans la plupart des cultures, de la nature unique de chaque individu et de la singularité de son destin.

Une science particulière, dérivée de la bactériologie au moment de l'essor de la théorie infectieuse des maladies, va prendre en charge le thème de l'individualité biologique. L'immunologie, entre les deux guerres, explore la nature et le rôle des cellules et des molécules résultant de la mise au contact de tissus d'individus différents. La transfusion et la transplantation constituent à cet égard deux modèles privilégiés.

C'est paradoxalement la confirmation du principe absolu de l'individualité biologique, à savoir la réussite de la greffe entre deux vrais jumeaux, situation exceptionnelle dans la nature, qui a ouvert l'ère de la transplantation moderne. En 1952, l'équipe américaine de John Merrill et de John Murray a réalisé une telle greffe à Boston ; elle a permis à son bénéficiaire, atteint d'insuffisance rénale terminale, de survivre plusieurs années.

Or, loin de décourager la recherche en réservant la greffe au cas rare des couples de vrais jumeaux, cette réalisation « miraculeuse » a stimulé les recherches dans deux directions qui se sont révélées également fécondes et ont concouru au succès de la greffe qui aujourd'hui compte des milliers de réalisations à son actif dans le monde entier :

– D'une part le dogme de l'individualité biologique n'a pas découragé les immunologistes. Ils ont procédé à son analyse fine et inventorié des molécules à la surface des cellules de l'organisme, qui, possédées en commun par plusieurs individus, permettent au sein des populations humaines de distinguer des « groupes » liés par une sorte de parenté génétique. La découverte par Jean Dausset au début des années 1960 des groupes HLA (Histocompatibility Locus Antigens), substances chimiques portées entre autres par les lymphocytes, cellules sanguines responsables du rejet, a permis de préciser les mécanismes protecteurs de l'intégrité du corps (distinction du soi et du non-soi). Elle a aussi permis de contourner le rejet en appariant au mieux donneur et receveur sur la base de leur appartenance à ces groupes.

– Parallèlement, les biologistes se sont efforcés d'amoindrir les réponses agressives du système immunitaire. Après 1952, l'irradiation partielle ou totale du corps a été la méthode de choix, puis la recherche s'est orientée vers des molécules plus maniables. L'utilisation des corticoïdes, celle de l'azathioprine puis de la cyclosporine après 1981, qui dépriment les réactions immunitaires, ont constitué autant d'étapes dans l'élaboration de protocoles mieux adaptés qui ont permis d'éviter le rejet chronique.

La part respective de ces deux démarches intriquées dans la réalité historique est, dans la survie des greffons, encore aujourd'hui un sujet de controverses, notamment lorsqu'il s'agit de comparer les résultats de la greffe avec organes de donneurs vivants et avec organes d'origine cadavérique.

La greffe a été initialement pratiquée avec des organes provenant de donneurs vivants, comme le rein. Elle a nécessairement impliqué le prélèvement sur des cadavres, dès lors qu'on est passé à des organes vitaux comme le cœur. En revanche, dans le cas du foie, des travaux ont montré, contrairement aux idées reçues, la régénération du foie après ablation d'un lobe, comme dans l'épisode de la mythologie grecque où le foie de Prométhée, dévoré par un corbeau, se reconstitue sans cesse !

Le passage à la transplantation avec organes de cadavres a entraîné un approfondissement des critères de la mort. L'angoisse d'inhumation prématurée a toujours existé, particulièrement vive au XVIIIe s. où des savants comme Buffon ont inventorié les manœuvres permettant d'affirmer le décès. À partir des années 1960, la collecte d'organes s'est faite préférentiellement sur des individus dits en état de coma dépassé, où la destruction cérébrale n'empêche pas le cœur de fonctionner et d'oxygéner normalement les tissus. Le concept de mort cérébrale, qui aujourd'hui fonde le prélèvement d'organe, donne la priorité à un organe clé dont l'arrêt fait à lui seul la différence entre le mort et le vivant, le reste des organes et des cellules pouvant continuer à fonctionner un certain temps. La mort cérébrale (critères dits de Harvard énoncés en 1968), est définie par deux électroencéphalogrammes plats (absence d'activité neuronale) complétés récemment par une batterie de tests, notamment une artériographie cérébrale.

La transplantation avec organes de cadavres a nécessité une organisation sociale à grande échelle, pour améliorer la compatibilité maximale entre donneur et receveur, en élargissant le terrain des collectes. Les échanges d'organes se sont étendus au sein de régions plus vastes (création de Scandiatransplant ou Eurotransplant, par exemple).

Les pays se sont progressivement dotés d'une réglementation, et pour la plupart ont affirmé le monopole de l'État et le contrôle par la profession médicale. En ce qui concerne le consentement du défunt, ils se répartissent entre pays où l'acquiescement du donneur est supposé acquis s'il n'a pas manifesté d'opposition de son vivant *(opting in)* et pays où le donneur doit explicitement avoir donné son consentement *(opting out)*. La France, avec la loi Caillavet de 1976, a adopté le premier système, assorti depuis 1994 d'un registre des refus qui doit être consulté avant tout prélèvement.

L'augmentation toujours croissante des bénéficiaires potentiels avec l'élargissement des indications (par exemple aux hépatites graves chez les malades séropositifs pour le VIH depuis l'introduction des trithérapies) a entraîné une situation qualifiée généralement de pénurie. La pénurie relative d'organes, dénoncée par les transplanteurs au cours des dernières années, a amené les spécialistes des sciences sociales à intervenir davantage et analyser les raisons des réticences à l'égard du prélèvement. Les rumeurs périodiques de « vols d'organes », bien que le plus souvent dépourvues de fondement, témoignent d'un malaise dans la civilisation. Elles sont peut-être aussi l'indice d'une critique qui n'ose s'énoncer au grand jour quant au rôle des médecins et du médical dans nos sociétés et de technologies puissantes manipulant la vie (procréation assistée, thérapie génique...) à l'égard desquelles le public est profondément ambivalent.

Les sciences sociales ont ainsi mis en lumière le fait, que, en dépit de la validité universelle affichée de la médecine « cosmopolite » et du consensus officiel sur les procédures, il existe de grandes disparités d'un pays à l'autre et même d'une équipe à l'autre. Elles portent d'abord sur le choix opéré entre donneur vivant (quand il est possible) et donneur cadavérique. Les différences de comportement, déjà très marquées entre pays d'Europe, le sont encore plus lorsqu'on compare les pays à l'échelon du monde global dans lequel nous vivons désormais. Les Scandinaves recourent plus au donneur vivant que le reste de l'Europe. Le donneur vivant, même en dehors de la famille, est encouragé aux États-Unis.

La définition de la mort cérébrale paraît parfois avoir été formulée pour faciliter le prélèvement qu'elle rend juridiquement possible, faisant planer sur les médecins un soupçon, récurrent dans l'histoire, de détrousseurs de cadavres. Pour couper court au soupçon, la législation a généralement confié prélèvement et greffe à des équipes séparées. Certains pays préfèrent cependant s'en tenir à la définition de la mort comme l'extinction de la vie dans l'ensemble du corps : cas du Japon qui s'est abstenu pendant longtemps de greffer avec des organes de cadavres.

Les choix en matière de transplantation varient donc d'une société à l'autre, en fonction du niveau global de ressources, avec un écart entre pays nantis et pays pauvres, mais aussi en fonction des valeurs religieuses et culturelles. Les inégalités mondiales font entrevoir des possibilités d'échanges marchands entre donneurs pauvres et receveurs riches, en sous-main des réseaux officiels.

À l'échelon international, en matière de greffe, le droit occidental repose sur le principe de la non-patrimonialité du corps, entraînant l'interdiction de sa commercialisation. Certains philosophes comme François Dagognet ont même revendiqué les droits de l'État sur le corps de ses citoyens et assimilé le prélèvement à un devoir de solidarité. À l'inverse, le refus de la commercialisation a été contesté par certains pays pauvres au nom de la perte de chances pour les candidats à la greffe et pour les donneurs potentiels qui attendent une vie meilleure du capital acquis par leur mutilation.

La conjoncture est donc mouvante. Pour s'en tenir à l'exemple français, il existe actuellement, en rapport avec le mouvement « post-moderne » et l'attraction du modèle américain, après un abandon quasi total du « donneur vivant » dans les années 1980, un retour à sa pratique, en particulier en situation d'urgence (type hépatite fulminante détruisant le foie).

Les changements procèdent à la fois du mouvement des idées scientifiques : découverte de drogues permettant de mieux contrôler la réponse de l'organisme à un greffon étranger, et du changement des mentalités. Ils sont suivis attentivement par les spécialistes des sciences sociales, soulignant le caractère existentiel des représentations impliquées. Les individus une fois greffés peuvent ainsi manifester des difficultés à intégrer l'organe étranger à leur schéma corporel. Chez les médecins et les soignants eux-mêmes, on décèle une certaine difficulté à faire nettement la distinction entre mort et vivant et des doutes sur le bien-fondé de l'utilisation du corps humain.

Il existe une littérature abondante sur la greffe, à la fois descriptive et interprétative, due aux médecins et transplanteurs, aux historiens des sciences, aux sociologues et anthropologues, économistes et juristes, qui envisagent tour à tour de leur point de vue un phénomène complexe et fascinant. Mais il faut à un moment les confronter puisque l'expérience prouve les résonances profondes entre les uns et les autres. Même la législation illustre ce caractère mouvant. En France, dès sa promulgation en 1994, la loi dite bioéthique, qui encadre la transplantation, a prévu son *aggiornamento* périodique, en fonction non seulement des progrès scientifiques mais aussi des mœurs, ce qui prouve la place des choix de société en matière de politique de santé.

Le « don d'organe » s'opère la plupart du temps anonymement au sein d'une communauté qui se fait garante de ses modalités et de son sens, et il est interdit de divulguer des informations sur le nom et l'identité du donneur. Le don est un phénomène social fondamental inscrit dans le fonctionnement des sociétés, comme l'a montré Marcel Mauss dans son célèbre *Essai sur le Don*. Mais il ne s'agit pas d'un don comme les autres, et l'emploi du terme est argument métaphorique. Comme l'a montré Maurice Godelier, la situation de la transplantation comporte une analogie particulière avec les phénomènes exotiques analysés par Mauss, le *potlatch* ou circulation de biens avec enchères entre groupes, chez les Indiens Kwakiutl. Dans le *potlatch*, les biens cédés par autrui ne sont pas dépersonnalisés pour autant et gardent l'empreinte du donneur dont ils alimentent le prestige et perpétuent le souvenir. Non commercialisables mais aussi non véritablement aliénables, les organes circulants posent, aux sociétés occidentales qui essaient d'oublier la mort, la question de la solidarité horizontale entre les vivants mais aussi verticale entre vivants et morts, celle de leur légitimité et de la réalité de leur fonctionnement.

La solidarité entre morts et vivants avait un fondement religieux : qu'en est-il aujourd'hui ? La solidarité entre vivants joue-t-elle encore lorsque l'exclusion et la marginalité grandissent ? La rhétorique du don idéalisé de tous à tous peut masquer l'intervention de lobbies professionnels et détourner la discussion sur les enjeux et priorités de santé publique : la greffe d'organes est-elle un impératif absolu et n'y aurait-il pas avantage à investir plus dans la prévention de certaines affections graves que dans leur compensation tardive par la greffe ?

L'histoire de la transplantation illustre les obstacles qui s'opposent à la quête de transparence dans la rationalité des décisions. La décision d'un chirurgien de choisir le champ de la transplantation comme spécialité de même que le choix d'un donneur d'effectuer le transfert d'un de ses organes à un parent ou un ami révèlent des motivations complexes, des fantasmes de puissance ou d'instauration de dépendance, le goût du martyre ou du risque, tous facteurs incitant à la prudence vis-à-vis d'une activité qui reste hors du commun.

En matière de prélèvement sur un cadavre, le consentement implicite arraché à un mort, qui reste en France à la base de l'organisation de la transplantation, fait figure d'exception, motivée par le consensus apparent autour de la poursuite de la greffe, appuyée par les malades et leur famille. Cependant, si l'on en croit de récentes enquêtes, la société française reste attachée au fondement contractuel du droit. L'existence d'un registre des refus où depuis 1997 le citoyen dès l'âge de treize ans peut exprimer son refus de se voir prélever organes ou tissus, ne constitue pas, semble-t-il, une solution satisfaisante. Le public reste attaché, comme pour le droit des sépultures, à l'expression positive des volontés du défunt et, en l'absence de cette déclaration, à la légitimité de l'intervention de la famille, garante des choix secrets du patient. Les structures traditionnelles résisteraient donc à l'émancipation individuelle enregistrée officiellement, à l'ère de la globalisation et du marché.

L'histoire scientifique mouvementée de la greffe reflète la ténacité et le volontarisme d'une profession qui ne s'est pas découragée devant les obstacles biologiques mais a parié sur la plasticité du corps humain et la modulation de ses réactions immunitaires. Triomphe apparent de la médecine moderne, s'inscrivant dans l'allongement spectaculaire de l'espérance de vie, la transplantation n'en révèle pas moins, mises en lumières par les sciences sociales, des analogies avec des pratiques du passé telles que le culte des reliques ou celles des sociétés traditionnelles (cannibalisme rituel).

Pas plus que son passé, l'avenir de la transplantation ne saurait être linéaire ; il dépendra des choix que fait une société de ses priorités et de ses stratégies en matière de santé publique. Le recours aux greffes d'origine animale ou aux organes artificiels modifierait radicalement le contexte en confrontant à de nouvelles questions éthiques et scientifiques.

► BAUD J.-P., *L'Affaire de la main volée. Histoire juridique du corps*, Paris, Le Seuil, 1993. – CAMPION-VINCENT V., *La Greffe, les rumeurs et les médias, Les récits de vol d'organes*, Paris, Maison des Sciences de l'homme, 1996. – CARVAIS R. & SASPORTES M. (éds.), *La Greffe humaine*, Paris, PUF, 2000. – DAGOGNET F., *Corps réfléchis*, Paris, Odile Jacob, 1990, p. 84-85. – DAS V., « The practice of organ transplants », *in* M. Lock, A. Young & A. Cambrosio, *New Medical Technologies, Intersections of Inquiry*, Cambridge, Cambridge Univ. Press, 2000, p. 263-287. – DEGOS L., *Le Don reçu*, Paris, Plon, 1990. – FOX R. C. & SWAZEY J. P., *The courage to fail. A social view of organ transplant and dialysis*, Chicago, Univ. of Chicago Press, 1974 ; *Spare Parts*, Oxford, Oxford Univ. Press, 1992. – GABOLDE M. & MOULIN A. M., « French response to "innovation". The return of the living donor in organ transplantation », *in* J. Stanton, *Innovations in Health and Medicine*, Londres, Routledge, 2002, p. 188-208. – HOUSSIN D., *La Greffe*, Paris, Odile Jacob, 1999. – MEDAWAR P. B., *The Uniqueness of the Individual*, Londres, Methuen, 1954. – MOULIN A. M., *Le Dernier Langage de la médecine*, Paris, PUF, chap. VIII ; « Body Parts », *Transplantation Proceedings*, 25, 1993, p. 33-35 ; « The foundations of the right to be grafted », *in* J.-L. Touraine, *Organ Shortage : The Solutions*, Dordrecht, Kluwer, 1995, p. 223-234 ; « La crise éthique de la transplantation d'organe. À la recherche de la compatibilité culturelle », *Diogène*, 172, 1995, p. 76-96. – TERAZAKI P. I. (ed.), *History of Transplantation ; thirty-five recollections*, Los Angeles, UCLA Typing Tissue Laboratory, 1991. – WAISSMAN R., *Le Don d'organes*, Paris, PUF, 2001. – ZANER R., *Death : Beyond the whole-brain criteria*, Dordrecht, Kluwer, 1988.

Anne-Marie MOULIN

→ Auto-immunité ; Bioéthique ; Biologie et médecine (Perspectives) ; Cardiologie ; Chirurgie esthétique ; Don d'organe ; Droit ; Fécondation artificielle ; Mort.

GRIPPE ESPAGNOLE

Les premières manifestations de l'épidémie de grippe apparaissent en France en avril 1918. La grippe demeure inextricablement liée à l'expérience des médecins et de la médecine acquise pendant les quatre années du conflit. En ce sens, elle s'inscrit directement dans le cadre épidémiologique de la guerre et ne peut être considérée comme un épiphénomène. Même tardive, l'épidémie de grippe occupe une place centrale dans le discours médical. Le territoire se divise en deux fronts : l'un qui se situe dans la zone des armées et l'autre à l'intérieur, réparti en régions militaires comprenant chacune entre deux et cinq secteurs médicaux dont le découpage est calqué le plus souvent sur celui des départements. Les médecins retiennent avant tout le caractère brutal de l'apparition de la maladie. L'épidémie conserve d'ailleurs ce caractère de violence dans son apparition, même lorsqu'elle intervient plus tardivement, en juin, en juillet, ou en août 1918 dans les autres secteurs médicaux. Quelle que soit la période à laquelle la grippe apparaît sur le territoire, ce qui prédomine dans le discours médical, c'est bien la *brutalité de l'apparition*.

Ce caractère de soudaineté se trouve adossé à celui d'une *contagiosité extrême*. Au point que la multiplication des atteintes grippales devient un axe de préoccupation essentiel des médecins dans cette période. La haute contagiosité permet évidemment de faire porter l'accent sur l'aspect épidémique qu'a revêtu d'emblée la maladie. La situation décrite par les médecins du front montre que la grippe semble avoir fait son apparition aux Armées du 10 au 20 avril 1918, soit peu de temps donc après les premières manifestations relevées à l'intérieur. Les observations contenues dans le premier rapport décadaire du mois de mai 1918 vont également dans le sens d'une haute contagiosité.

Autre caractère sur lequel insiste à l'origine le discours médical au cours de cette première phase de l'épidémie : *la bénignité* des cas. En effet, les premières manifestations de la grippe apparaissent dans l'ensemble très simples et n'immobilisent que peu de temps. Dans la zone des combats, au cours de ce premier mois de l'apparition de la grippe (avril 1918), aucune observation ne fait part de l'état de gravité de l'épidémie. Seul le caractère d'extrême diffusion est souligné. C'est sur la durée, très brève, de ces premières manifestations, bien plus que sur l'intensité des symptômes, que repose cette appréciation du caractère bénin de l'épidémie. Dans certains cas, les médecins n'hésitent pas à se montrer très rassurants, osant à peine s'attarder dans leurs comptes rendus sur l'épidémie.

La bénignité des premières apparitions se trouve confortée par la régression, voire l'extinction, de l'épidémie au cours du mois de juin dans certains secteurs médicaux. En effet, on observe une légère diminution du nombre total de cas de grippe. Cette baisse se remarque de manière assez nette dans près de la moitié des régions. Mais alors que l'on constate une diminution du nombre total de grippés, il s'avère que les cas dits « compliqués » occupent une part toujours croissante. Ce qui semble signifier une modification de la nature de l'épidémie qui tend à s'aggraver. Aux Armées, la première décade de juin incline dans le même sens, puisque les médecins observent une décroissance générale. Même si les atteintes de régions ou d'unités jusque-là indemnes sont signalées dans la seconde décade du mois de juin.

Ce tableau d'ensemble des principaux caractères de l'apparition de la grippe, entre le mois d'avril et de juin, ne doit pas toutefois dissimuler la disparité des situations. En effet, à côté des manifestations bénignes, les médecins rapportent, dès ces premiers mois, des complications plus ou moins importantes suivant les secteurs, la gravité des complications et le nombre croissant d'hommes que la grippe immobilise. Les complications mises en évidence recouvrent des formes pulmonaires ou pleuropulmonaires. Et les médecins s'attardent d'autant plus sur les complications de la grippe que celles-ci ont pour conséquence la mort de combattants.

Tout change à partir de l'été, où la gravité des formes cliniques de la grippe s'accentue, lorsque l'épidémie touche, en juillet et en août, des secteurs jusque-là épargnés. Outre l'augmentation globale du nombre de cas, c'est l'extrême gravité que recouvre désormais la grippe et plus encore la prédominance des complications qui constituent l'essentiel du discours médical. Les médecins avancent désormais le terme de *pandémie*. La mortalité liée aux complications ne cesse de s'accroître malgré toutes les précautions d'isolement prises. Tous les décès constatés sont imputables à l'apparition de manifestations broncho-pulmonaires sérieuses telles que broncho-pneumonie, pneumonie, pleurésie. Les changements qui interviennent dans l'apparition de l'épidémie, en juillet et août, poussent même certains médecins à suggérer une remise en cause du diagnostic même, qui se trouve justifiée par la rapidité avec laquelle s'est opérée cette modification de la nature de l'épidémie avec description de mort soudaine. L'augmentation de la mortalité renforce ces sentiments.

Aux Armées, les cas graves apparaissent également dès le mois de mai, en même temps que le nombre des morts liées à la grippe s'accroît. Surtout, les observations traduisent là encore un changement du caractère de l'épidémie de grippe. Comme dans les régions, la zone des combats connaît, à partir de la seconde et plus encore de la troisième décade du mois d'août, une très importante reprise du nombre de cas de grippe, et en particulier des complications. Là encore, la progression de la grippe s'accompagne de complications toujours plus graves où, aux formes pleuropulmonaires, s'associe la forme septicémique à allure suraiguë. *La grippe perd son caractère de bénignité pour recouvrir une forme beaucoup plus grave.*

Quoi qu'il en soit, elle se présente sous une forme simple ou compliquée ; l'élaboration du diagnostic de la maladie par les médecins, et plus particulièrement les médecins de l'arrière, traduit les incertitudes, les indéterminations et les hésitations qui président à la définition d'une appellation précise. *En fait, la terminologie de « grippe espagnole » semble réfutée par la plupart des contemporains.* Les médecins se réfèrent davantage *à l'épidémie de grippe de 1889-1890.* D'ailleurs, le plus souvent, c'est le terme *d'influenza* qui est employé pour désigner l'épidémie comme en 1889-1890 afin de mieux rappeler les similitudes.

Ainsi, l'épidémie de grippe, dans ses premières manifestations, a frappé le monde médical par sa brutalité, sa très haute contagiosité et sa gravité. Son apparition sur le territoire s'est échelonnée entre avril et août 1918 ; certains secteurs médicaux ont parfois connu leurs premiers cas plus tardivement encore. Le discours médical français révèle, à travers les mécanismes de perception de l'épidémie, la mutation qui s'est opérée chez les médecins, à la fois dans son approche mais également dans ses caractères propres. Car si la grippe apparut dans un premier temps comme bénigne, elle présente rapidement ensuite des formes graves, et une large diffusion. Ce que n'a jamais retenu l'historiographie du phénomène.

Contrairement à une idée reçue, la guerre a très certainement favorisé l'apparition de l'épidémie dans certaines zones géographiques et contribué à accentuer son caractère de diffusion, dans la mesure où elle a concerné une population combattante affaiblie par quatre années et demie de guerre, avec tous les mouvements de population que la situation impliquait. Les permissionnaires, par exemple, ont favorisé son extension dans des secteurs médicaux jusque-là épargnés. Ce sont ces déplacements à travers le territoire qui confèrent à la maladie une capacité de diffusion extrême, sans véritable logique, inexplicable autrement.

Il importe de souligner que l'on a eu trop tendance à inscrire la grippe de 1918 dans la continuité d'événements qui lui ont succédé, plutôt qu'en tant qu'événement épidémiologique à part entière. Or, c'est bien dans les premières manifestations de l'épidémie que se trouvent les racines de la pandémie qui a si profondément marqué les consciences collectives.

Certains secteurs médicaux connaissent à partir du mois d'août 1918 un recul très net de l'épidémie de grippe, au point que celle-ci est parfois considérée comme définitivement achevée. Dans d'autres secteurs, au contraire, on n'observe qu'un déclin. Ces différents exemples soulignent la disparité encore marquée des situations locales. C'est pourquoi il est permis de considérer le mois d'août 1918 comme une période de transition dans l'évolution de l'épidémie de grippe au sein de la plupart des secteurs médicaux. Il en va tout autrement à partir du mois de septembre. En effet, dans les secteurs où les premiers cas de la grippe n'interviennent que très tardivement, c'est-à-dire en septembre 1918, l'épidémie revêt d'emblée un caractère de gravité extrême, que révèlent à la fois la masse considérable de combattants atteints, le nombre important de décès et surtout la proportion des cas compliqués. Ce sont ces aspects qui dominent le discours médical à partir de septembre 1918. On est donc passé d'une certaine forme d'inégalité géographique de l'épidémie à une *uniformisation de l'atteinte grippale sur l'ensemble du territoire* : tous les secteurs médicaux composant les régions se trouvent dorénavant concernés.

Plusieurs éléments dans l'épidémie de grippe retiennent l'intérêt des médecins, plus particulièrement à partir de septembre 1918. Il s'agit tout d'abord du nombre de malades immobilisés et de la gravité de ces atteintes. Outre l'importance quantitative nouvelle de l'épidémie, on note un caractère de gravité également nouveau, qui se traduit notamment par une mortalité importante. Ce qui impressionne particulièrement les médecins, c'est la rapidité avec laquelle frappe la mort. Ce caractère de gravité se trouve conforté par la violence de l'épidémie au sein de la population civile. Cette dernière n'a pas pourtant pas été épargnée au cours des mois précédents, mais elle se trouve désormais associée aux considérations des médecins militaires. Désormais, ces derniers se soucient d'évoquer, parallèlement à l'évolution de la grippe dans les milieux combattants, la situation dans la population civile. Ce qui témoigne de l'ampleur que revêt dorénavant la grippe.

Les médecins insistent particulièrement sur les formes cliniques, qui participent du caractère de gravité de l'épidémie. Alors que dans ces premières manifestations, entre avril et juillet-août 1918, le caractère de bénignité dominait les formes présentées par la maladie, lorsqu'elle apparaît pour la première fois dans un secteur c'est désormais sous des formes cliniques compliquées dans la quasi-totalité des cas. Parmi ces dernières, les médecins relèvent pour l'essentiel des complications pulmonaires, identiques d'ailleurs à celles qui avaient été observées dans la première phase de l'épidémie. À ceci près qu'elles s'observent avec une plus grande fréquence et avec une plus grande virulence.

Les manifestations pulmonaires apparaissent sous des formes diverses. Les médecins retiennent le plus souvent les broncho-pneumonies, les pneumonies et les congestions. Les pleurésies purulentes semblent parfois moins présentes, tout au moins dans certains secteurs médicaux. La gravité des complications paraît en rapport avec leur généralisation. Les complications les plus redoutables sont la congestion à forme d'œdème aiguë du poumon et la broncho-pneumonie.

Si la population civile apparaît tout aussi touchée par l'épidémie de grippe que la population combattante, il semble bien qu'au sein de cette dernière une certaine mutation se soit opérée entre les premières manifestations d'avril à août 1918 et la seconde vague de l'épidémie. En effet, parmi les plus concernés par la première vague, on notait pour l'essentiel des hommes des troupes coloniales et des jeunes recrues de la classe 1919. Mais à partir de septembre, les médecins mettent en avant la très haute vulnérabilité non plus seulement de ces populations spécifiques, mais des hommes venus de tout le front, évacués par les services médicaux de l'avant ou encore permissionnaires.

Cette prédominance des permissionnaires parmi le contingent le plus atteint apparaît également dans le rapport de ce médecin. La très haute diffusion de l'épidémie et la dissémination importante de la population combattante à travers le territoire expliquent en partie la forte proportion de grippés provenant des milieux militaires. Se trouve soulignée ici la généralisation de l'épidémie de grippe qui touche désormais l'ensemble de la population, sur l'ensemble du territoire national.

Évolution de l'épidémie

L'épidémie de grippe semble suivre, à partir de septembre et jusqu'en décembre 1918, une courbe analogue dans l'ensemble des secteurs médicaux. On assiste donc à une certaine uniformisation de l'atteinte grippale au cours de cette période, alors qu'au cours de la première phase, l'épidémie s'était diffusée de manière beaucoup moins homogène, épargnant certains secteurs, virulente dans d'autres. L'épidémie se caractérise au cours des mois de septembre et d'octobre par un nombre de cas très important et par une gravité extrême. Le discours médical s'attache à rapporter la violence des atteintes de manière assez uniforme, selon une présentation récurrente.

L'épidémie de grippe semble donc marquer le pas en novembre et décembre 1918, et ce dans l'ensemble des secteurs médicaux. Partout, les médecins la signalent en décroissance, tout en demeurant assez prudents dans leurs rapports. Les rapports de novembre soulignent l'amélioration de la situation épidémiologique nettement en décroissance. En fait, la fin de la guerre semble correspondre avec le déclin de l'épidémie qui, dans certains secteurs, tend même à disparaître complètement. Mais s'ils mettent l'accent sur la décrue, dans l'ensemble les médecins demeurent vigilants, la grippe ayant diminué en nombre et en gravité sans s'être totalement éclipsée.

Réponses thérapeutiques apportées à l'épidémie de grippe

Les thérapeutiques mises en œuvre afin d'endiguer l'épidémie de grippe dégagent une certaine uniformité. Il apparaît cependant que le discours sur les traitements entrepris par les médecins n'intervient, pour l'essentiel, qu'à partir de septembre 1918, soit près de six mois après les premières manifestations de l'épidémie. Le silence des médecins témoigne, pour beaucoup d'entre eux, d'une volonté de s'abstenir de tout compte rendu concernant les thérapeutiques mises en œuvre. Cela ne doit pas inciter à incriminer une quelconque inertie du monde médical dans ce domaine, bien au contraire. Il est vrai que la plupart des médecins ne s'attardent pas sur cet aspect dans leurs rapports sur l'épidémie. Mais cette banalisation semble présider à une certaine forme de résignation que suscitent, dans bien des cas, les maigres résultats obtenus. Le dénigrement des efforts entrepris amène les médecins à douter de leur propre utilité devant l'épidémie. D'ailleurs, l'arsenal thérapeutique dont ils disposent les pousse fortement au classicisme dans les procédés employés. Pourtant, une partie du monde médical se refuse à l'inertie, mettant en avant les efforts entrepris dans la recherche de thérapeutiques nouvelles.

Thérapeutiques « classiques » (saignée, ventouses, révulsion). – L'analyse des réponses thérapeutiques révèle la volonté des médecins de lutter contre le symptôme principal de l'épidémie de la grippe : les complications pulmonaires, qu'il s'agisse d'une inflammation du tissu pulmonaire et des bronches, d'une inflammation de la plèvre ou d'une infiltration infectieuse du poumon.

Dans l'imposante gamme des traitements mis en œuvre, le recours à la pratique de la saignée occupe une place privilégiée. En effet, il ne s'agit en rien ici de pratiques isolées, mais bien d'un traitement admis et mis en application de manière répétée par les médecins militaires responsables des différents secteurs. Ce que Jacques Léonard décrivait comme « la pratique la plus connue et la plus courante de l'ancienne médecine, [...] symbole archaïque et proverbial » demeure donc encore largement répandue, alors qu'elle semblait être tombée en désuétude au cours du siècle précédent. À moins que la Grande Guerre ne révèle ici la persistance de la saignée dans l'arsenal thérapeutique, force est de constater que sa pratique s'est maintenue et ne relève pas « d'un carré de médecins nostalgiques ». L'emploi de la saignée se justifiait selon les médecins dans les cas de complications pulmonaires observés chez les grippés, comme c'était presque toujours le cas dans la seconde phase de l'épidémie. Comme pour cette dernière, la saignée se veut déplétive, diminuant la masse de sang contenu dans le corps et tentant d'amener avec le courant sanguin le liquide responsable de l'inflammation du tissu pulmonaire. La masse sanguine se répare, se régénère, favorisant la dilution du sang.

En fait, les médecins accordaient à la saignée une action « décongestionnante » du poumon, notamment dans les formes de bronchopneumonies ou de pneumonies, afin d'éviter de cette manière la formation d'un œdème. La quantité de sang prélevée était souvent importante, entre 400 et 800 grammes, parfois même plus lorsque les saignées étaient renouvelées plusieurs fois par jour. Elle était très souvent présentée comme une thérapeutique de choix. Il apparaît donc que la saignée appartenait aux habitudes thérapeutiques des médecins. Sa pratique ne doit rien à l'état de guerre : ce n'est pas le contexte difficile du traitement d'une épidémie, ou plutôt d'une pandémie en temps de conflit, qui a forcé les médecins à recourir à une méthode jugée « désuète » afin d'adapter ces dernières aux circonstances. Il s'agit bien plus d'une pratique classique, conforme aux habitudes médicales d'avant-guerre maintenue pendant la conflagration.

L'application de ventouses scarifiées, appelées aussi « abcès de fixation », ou encore de sangsues, s'apparente également à la pratique de la saignée, même s'il s'agit alors d'émissions sanguines plus limitées. C'est là aussi pour son rôle « décongestionnant » qu'elles sont mises en pratique.

D'autres types de réponses thérapeutiques furent mis en œuvre, et notamment l'emploi de révulsifs. Même si leur emploi paraît plus restreint, ils demeurent cependant d'usage courant. On en rencontre plusieurs types, mais c'est le plus souvent sous la forme médicamenteuse. L'ipéca était également un médicament de choix en association, la plupart du temps, avec la saignée (l'ipécahuana officinal se présentait sous la forme d'une poudre brune, tirée de ses racines tortueuses, d'odeur nauséeuse et à la saveur âcre et amère. Les vomissements et les expectorations qu'elle provoquait contribuaient, selon les modes thérapeutiques, à décongestionner les organes thoraciques et ainsi à les vider de leurs sécrétions).

D'autres modes de révulsion étaient également pratiqués, tel l'emploi du calomel (poudre blanche, fine et sans saveur, obtenu par condensation brusque de la vapeur de chlorure mercureux), auquel on reconnaît également une action antiseptique, et aussi de l'émétine qui est un dérivé de l'ipéca, mais préférée à ce dernier pour son action moins brutale, et aussi quelques diurétiques.

Cet ensemble de médicaments, capables de provoquer vomissements et expectorations, constituait autant de compléments à la thérapeutique des affections respiratoires. Les expectorants et les décongestionnants visaient à « arracher » des poumons les agents responsables de l'infection. Les procédés de révulsion, développés au milieu du XIXe s., montrent là encore le recours à une thérapeutique classique, conforme aux pratiques des médecins lors de l'avant-guerre. Le conflit n'a en rien modifié leur utilisation dans la prise en charge des désordres pleuropulmonaires.

Thérapeutiques reprises et adaptées pour répondre à la grippe : l'emploi des colloïdes. – Mais ce qui retient plus particulièrement l'attention des médecins dans les thérapeutiques à mettre en œuvre, c'est l'utilisation des métaux colloïdaux (les colloïdes se présentent sous différentes formes en fonction du procédé d'obtention : chimique ou électrique. Il s'agit pour l'essentiel de l'argent colloïdal transformé en collargol et en électrargol. Leur fabrication et leur diffusion datent de la fin du XIXe s. Le collargol, ou argent colloïdal solide, est obtenu par la réduction du nitrate d'argent par le citrate de fer. Élaboré à la fin du siècle dernier, le collargol se trouvait à l'état de solution soluble. Son indication principale demeurait l'antisepsie, qu'il soit administré par voie buccale ou par injection. Préparé par les méthodes électriques, d'où le nom « l'électrargol » ou collibiase d'argent, l'argent colloïdal était employé le plus souvent par le biais d'injection sous-cutanée ou intramusculaire dans les affections graves, comme celles qui préoccupaient les médecins pendant l'épidémie de grippe). Leur usage semble avoir bénéficié d'une large diffusion pendant la guerre.

L'épidémie de grippe de 1918 a contribué, en quelque sorte, à remettre en avant un procédé tombé quelque peu en disgrâce au début de ce siècle auxquels les médecins attribuaient des propriétés antiseptiques. Son mode d'application se faisait indistinctement par injections intraveineuses ou intramusculaires, plus rarement par voie intrapleurale, de manière à provoquer une action plus rapide que par voie orale.

Thérapeutiques novatrices : sérothérapie, lymphothérapie, sérums, vaccins. – À côté de ces pratiques assez conformistes, on note, parmi les méthodes thérapeutiques se rapportant à la manipulation du sang, quelques tentatives « novatrices ». C'est le cas notamment de tout ce qui a trait à l'utilisation de sérums dits de « convalescent », mais également à la pratique de la lymphothérapie, de la plasmothérapie ou encore de la sérothérapie. En effet, l'immunité que semblait procurer la grippe dans sa première atteinte incita les médecins à employer du sang des malades ayant guéri de la maladie ou en voie de guérison, afin de permettre à l'organisme des grippés de se protéger mieux contre le virus. Mais il apparaît clairement que l'expérience des médecins en ce domaine demeura limitée, dans le temps tout d'abord, puisque les tentatives n'interviennent qu'à partir de septembre, octobre ou novembre 1918, et que ces derniers ne bénéficiaient pas de ce fait de suffisamment de recul pour juger des effets avérés sur les premiers malades traités de cette manière. C'est pourquoi il ne fut pas permis au monde médical de valider, et moins encore de diffuser, les expériences acquises en ce domaine. Forts des récentes manipulations de Jeanbrau sur les transfusions du sang par le citrate de soude, en 1917, et qui paraissaient en partie admises par le monde médical, certains praticiens inclinèrent à mettre en œuvre le procédé dans le cadre de l'épidémie de grippe. D'autres médecins, notamment à travers la presse médicale, ont exposé leurs méthodes de traitement à partir cette fois du plasma des malades convalescents. S'ils évoquent le procédé, les auteurs se gardent toutefois d'indiquer les résultats qu'ils obtiennent.

Le recours au sérum des combattants en convalescence de la grippe dans la thérapeutique de l'épidémie montre que certains médecins cherchaient à conférer de manière durable et rapide une immunité, en injectant les anticorps ou antitoxines sériques du convalescent afin de neutraliser l'action du virus. L'utilisation et la mise en circulation de sérum antistreptococcique et antipneumococcique par les médecins participent également de la volonté même d'éliminer le virus de la grippe. Les streptocoques et les pneumocoques isolés dans l'organisme des grippés ont favorisé l'élaboration d'un sérum thérapeutique capable de fabriquer les substances nécessaires à la lutte contre ces mêmes microbes. Si des médecins n'hésitaient pas à défendre l'utilisation des sérums antistreptococciques ou antipneumococciques, témoignant ainsi de leur réelle diffusion, il n'en va pas de même en ce qui concerne les « vaccins » mis au point contre l'influenza. En effet, c'est le scepticisme qui semble dominer dans le monde médical à cet égard, comme l'indique la presse médicale en 1918.

La diversité et l'importance de l'arsenal thérapeutique utilisé dans le cadre de l'épidémie de grippe renvoient finalement à une forme d'impuissance du monde médical, incapable d'endiguer l'épidémie.

► BECKER J.-J., « 20 millions de morts ! La grippe espagnole a frappé », *L'Histoire*, n° 40, 1981, p. 82-83. – DELAPORTE S., *Le Discours médical sur les blessures et les maladies pendant la Première Guerre mondiale*, Université de Picardie Jules-Verne, 1999, 2 vol., 498 p. et 1 vol. de Sources, bibliographie, 256 p. – THEILLET F., « Encore la grippe », *L'Histoire*, n° 29, 1980, p. 91-92.

On pourra lire également : FOX R., « La grippe espagnole, plus meurtrière que la guerre », *Historama*, n° 58, 1988, p. 50 à 56. – HANNOUN C., *La Grippe et ses virus*, Paris, PUF « Que sais-je ? », 1996, 128 p., qui consacre un sous-chapitre très discutable à la grippe « espagnole » et l'édition plus ancienne de G. H. WERNER, *La Grippe*, Paris, PUF « Que sais-je ? », 1961, 128 p., peu fiable également. – HILDRETH M. L., « The Influenza Epidemic of 1918-1919 in France : Contemporary Concept of Aetiology, Therapy and Prevention », *Social History of Medicine*, 1991, p. 227-294. – ZILBERMAN P., MURARD L., « The Nation sacrificed for the Army (1914-1918) ? », *in* colloque *Die Medizin und der Erste Weltkrieg*, tenu à Heidelberg du 5 au 9 octobre 1994.

Sophie DELAPORTE

→ Contagion et infection ; Épidémie ; Épidémiologie.

GUÉRISON

La guérison est l'un des buts essentiels de la médecine, lorsque celle-ci est définie comme l' « art qui a pour but la conservation de la santé et la guérison des maladies » (Littré). Guérir (*guarir*, fin du IIe s.) est issu du francique *warjan « défendre, protéger, garantir ». Le verbe allemand *wehren*, « défendre », est de même origine. Le verbe *guérir* est employé sous trois formes. Il peut être *a)* intransitif, revenir à la santé ; *b)* transitif, rendre la santé à quelqu'un, délivrer quelqu'un d'un mal ; *c)* pronominal, *se guérir*, recouvrer la santé, par une action réfléchie sur soi-même. On a parfois évoqué un vouloir vivre fondamental, les animaux léchant leurs plaies, pour rattacher à un instinct l'appel de la guérison. Ce qui suggère une transition évolutive entre le « guérir » neutre, le « se guérir » réfléchi et le « guérir » transitif et actif.

Toutes les sociétés humaines ont des pratiques de guérison, où se rejoignent l'expérience qu'elles ont des ressources naturelles et leurs croyances sur la vie, la maladie, la mort.

La guérison implique toujours un péril antécédent : blessure, fracture, maladie ou invalidité. Lorsqu'est obtenue la guérison, le mal est devenu une chose du passé. On a longtemps fait de la guérison une « restitution » *(restitutio ad integrum)*. Émile Littré (1801-1881), dans son *Dictionnaire de médecine* [...], définissait la guérison comme un retour à l'état normal : « Terminaison d'une maladie par le retour des éléments anatomiques, des humeurs et des tissus à leur constitution normale, entraînant la cessation du trouble des actes de l'économie, qui reprennent leur régularité naturelle. » Le même dictionnaire a également une entrée pour le mot « Cure », qui reçoit une double définition : « D'après l'étymologie, soin que l'on donne à un malade, quelle que soit l'issue de la maladie // Habituellement, d'une façon exclusive, traitement heureux, suivi de guérison : les mots *curable* et *curabilité*, qui ont la même origine, se prennent dans le même sens. »

Littré, traducteur d'Hippocrate (460-377 av. J.-C.) mais surtout apôtre de la science positive, n'a que faire d'un sens figuré de guérison dans son dictionnaire médical. Diderot l'avait pourtant inclus dans son bref article « Guérir » de l'*Encyclopédie*, pour marquer plaisamment la continuité du corps à l'esprit : « Ce terme est relatif à l'état de santé et à l'état de maladie, et marque le passage de celui-ci au premier, soit par le secours de la médecine, soit par les forces de la nature. Il se prend au simple et au figuré, et il s'applique aussi communément aux maladies de l'esprit, qu'à celles du corps. On guérit de la fièvre par le quinquina, et de la gloire littéraire ou autre, par la raison, les mauvais succès, les préférences injustes, les inimitiés, les jalousies, les satires, etc. » Ce n'est que dans son grand *Dictionnaire de la langue française* que Littré, citant Malherbe, Corneille, Racine, mentionne ce sens : « Action de faire disparaître ce qui est comparé aux maladies du corps. »

De manière générale, en français comme en diverses autres langues anciennes et modernes, la notion de guérison a reçu des acceptions applicables aux domaines somatique, psychologique, religieux. Trop générale, la notion de guérison, comme celle de maladie, ne fait l'objet d'aucun débat scientifique. C'est affaire de philosophes ou de psychanalystes. Dans le domaine politico-social, le prétexte de la guérison du mal, au sens figuré, a fait des ravages, car on l'a fréquemment cherchée par des méthodes singulièrement corporelles. La guérison chirurgicale, la purifiante purge, ou, plus près de nous, la désinfection ont servi de modèle. On a comparé à l'amputation d'un membre gangrené l'élimination physique des hérétiques, des sorcières, des sectaires, des opposants politiques, ou des adeptes d'une religion honnie.

L'historien et ses problèmes

L'histoire de l'idée de guérison invite à parcourir l'histoire de la thérapeutique. Mais ces deux histoires ne se recouvrent qu'en partie. Les historiens de la thérapeutique ont rencontré une tâche suffisamment absorbante dans le rappel des procédés et des moyens mis en œuvre par les médecins. Ils ont eu à se demander comment la conception des causes de la maladie a influencé le choix des remèdes. Ils ont examiné aussi les cadres sociaux dans lesquels l'activité médicale s'est exercée (l'hôpital en particulier). Mais ils ont rarement eu le projet d'examiner le rapport quasi contractuel qui lie l'attente de la guérison à l'offre de traitement, la demande de soin à la réponse que lui apporte le savoir, d'abord dans le cadre domestique (l'expérience des anciens de la maisonnée), puis par les détenteurs d'une fonction sociale spécialisée (magie, art, ou science). La traditionnelle histoire des idées gagne à s'enrichir d'une approche de type « anthropologique » ou de « psychologie sociale ».

Il est judicieux de considérer le rapport entre « les demandes et les offres de soins médicaux » (Michel Foucault) comme une sorte de transaction, de nature quasi contractuelle. Même si les chirurgiens qui pansent les blessures de guerre ne sont pas les commanditaires des guerres, il est raisonnable aussi de se demander d'où part l'offre de guérison. N'est-ce pas l'offre, souvent, qui éveille la demande ? Pendant longtemps l'offre médicale a escorté l'offre caritative. L'entreprise de traiter, de guérir des malades suppose une autorité reconnue, donc une confiance accordée, des preuves suffisantes d'efficacité, donc une dette de reconnaissance. Dès l'Antiquité et jusqu'au *Knock* de Jules Romains (1885-1972), la satire et la comédie ont pris pour objet l'abus dont ce rapport d'autorité et de confiance a pu faire l'objet. Il peut se transformer en rapport de domination et de soumission, à travers des effets de prestige et divers modes de coercition. Raison de plus pour que l'historien soumette la demande et l'offre de guérison à la même analyse que la transaction verbale. Une étude approfondie pourrait être guidée par les questions coutumières de la rhétorique. Qui demande la guérison ? À qui ? En quels termes ? Qui répond à cet appel ? À quel titre ? Par quels moyens ? Pour quels résultats ? Qu'attend-t-il en retour ?

L'historien, qui écrit au présent, ne peut se dispenser de porter sa réflexion sur le monde dans lequel il mène son travail. L'autorité aujourd'hui prévalente est celle de la médecine scientifique, car elle se fonde sur des critères de réussite mesurables qui lui imposent de perfectionner ses connaissances et ses moyens d'action. En se contestant elle-même, elle a considérablement élargi le champ des phénomènes qu'elle maîtrise à coup sûr. Mais la maîtrise des phénomènes naturels n'est qu'un moyen, et la médecine consiste à la fois dans sa découverte et dans son administration. On a souvent rappelé que la médecine scientifique, malgré son évidente efficacité, suscite la déception si elle se croit dispensée de s'adresser personnellement à l'individu en attente de guérison. Même si les lois de la biologie ne sont pas distinctes des lois universelles de la physique, l'adulte civilisé, s'il est malade, conjugue le verbe guérir à la première personne du singulier. Les égards, qui ne sont pas un traitement, ne devraient être absents d'aucun traitement. Ils le sont trop souvent. Une histoire de la civilité médicale devrait doubler l'histoire de la thérapeutique.

Il est désormais acquis que le souci du retour à la santé doit être considéré par l'historien dans son contexte économique, social, politique. Michel Foucault (1926-1984) voit naître au XVIIIe s. « un marché où se rencontrent la demande et l'offre de soins médicaux ». Ce marché était modeste en comparaison de celui d'aujourd'hui. Une demande beaucoup plus considérable intervient de nos jours parce que l'on a les moyens de la satisfaire. D'une part, on a reconnu que l'aide médicale n'est pas offerte à tous ceux qui en auraient un réel besoin. D'autre part, les divers malaises ou mal-être du « client » contemporain peuvent lui être présentés comme des maux guérissables, qui n'attendent que leur spécifique ou leur panacée. Les relances publicitaires de l'offre de guérison ne passent pas toutes par les voies de la médecine dite officielle et de l'industrie pharmaceutique, souvent incriminées. Il faut convenir que les thérapies dites parallèles sont tout aussi puissantes sur ce marché. La médecine scientifique ne satisfait pas le narcissisme contemporain, où s'exprime de façon malheureuse le désir de donner contenu et sens à l'expérience vécue. Il n'est pas rare que la confiance et l'espoir de guérison se reportent sur les traitements « non conventionnels » mis à l'étalage. Ceux-ci, au gré de la mode, imposent leur autorité, voire leur tyrannie, au nom de sagesses supposément dérivées de la science ou de très anciennes cultures. Dans ce marché très concurrentiel, la plupart des offres dénuées de preuves invoquent la prise en considération toute verbale de la totalité. Il n'en coûte rien de se dire « holiste ». Comme la médecine scientifique n'est pas à l'abri des erreurs, il est inévitable que s'élève une voix contestataire pour demander si les temps sont définitivement passés où le magnétisme animal et l'homéopathie avaient sur les abus de la saignée, de l'antimoine, du mercure, la supériorité de ne rien faire, donc de ne pas nuire. Ajoutons que la crainte, exprimée naguère, d'une surmédicalisation de la société fait place aujourd'hui à celle d'un recul de la protection sociale qui va de pair avec l'accroissement des coûts médicaux. Notre époque n'ignore plus qu'il y a un coût de la guérison.

Les dieux guérisseurs

La conviction que la maladie survient du fait d'une intrusion hostile correspond sans doute à un archétype de notre imagination. Il en résulte que la guérison n'est réalisable que par l'exercice d'un pouvoir capable d'expulser le mal. Mais de quelle nature est ce pouvoir ? Au début de l'*Iliade*, l'outrance d'Agamemnon provoque la colère d'Apollon, dont les flèches s'abattent sur le camp des Grecs. Comment arrêter l'épidémie ? En obéissant à l'ordre du dieu, en l'apaisant par un sacrifice. Est-ce un détour ? Non, c'est l'inversion du chemin qu'a suivi le mal, et qui passe par la volonté du dieu. On n'a pas manqué de rappeler qu'Apollon, en plusieurs de ses lieux de culte, fut aussi un dieu guérisseur. Le pouvoir supérieur qui peut provoquer la maladie peut aussi, en d'autres occurrences, dispenser la guérison. En cela se manifeste l'ambiguïté du sacré. Un épisode mythique symbolise cette ambiguïté. Télèphe, blessé par la lance d'Achille, porte une plaie qui demeure inguérissable. C'est finalement le contact de la même arme (ou de sa rouille) qui apporte la guérison. Le retour à la santé s'opère par le retournement du pouvoir supérieur qui a provoqué le mal. Trouver « le remède dans le mal », « guérir le mal par le mal » sont des formules qui se répéteront dans la tradition intellectuelle occidentale, non seulement dans des situations où la maladie est perçue au sens propre, mais encore au sens figuré. « La main qui me blessait a daigné me guérir » (Corneille, *Rodogune*, IV, 3).

Les divinités qui reçurent un culte pour leur pouvoir guérisseur furent nombreuses dans le monde grec. Certaines d'entre elles, liées parfois à des sites souterrains, étaient considérées comme la descendance de l'union d'un dieu et d'une mortelle. Telle est la légende qui accompagne la figure du dieu guérisseur Asclépios, dont le rôle ne cessa de s'accroître dans le monde antique. Les origines du culte d'Asclépios sont encore matière à débat, mais ce qui est certain, c'est qu'il a joui d'un succès grandissant à partir du Ve s. avant l'ère chrétienne. Dans le contexte religieux du paganisme, Asclépios est le spécialiste de la guérison. Les lieux principaux de son culte furent Épidaure, Cos, Pergame. Un sanctuaire lui fut ouvert à Rome, dans l'île Tibérine en 293-291 avant l'ère chrétienne. Dans la diffusion du culte, qui compta jusqu'à cinq cents filiales, les caractères de compassion et de douceur d'Asclépios s'accentuèrent. Il fut sollicité ou loué comme un « sauveur » *(sôtèr)*. Pour ceux qui recourent à Asclépios, la guérison advient comme un événement personnel. Celui-ci est étroitement lié à la pratique de l'incubation. Les malades qui recourent à Asclépios font le voyage jusqu'à son temple. Ils y dorment dans des cellules préparées à cet effet dans l'*abaton*, la partie la plus sainte du lieu (voir Aristophane, *Ploutos*, 653-747). L'événement se produit selon plusieurs variantes. Accompagné du serpent et du chien, le dieu apparaît. Tantôt il pose sa main sur le malade. Tantôt la langue du serpent ou du chien produit le miracle curatif. Souvent le dieu dicte le traitement, que ce soit par des remèdes ou des bains. Si l'ordre du dieu n'est pas suffisamment clair, s'il n'est pas apparu en personne, sa réponse est précisée au matin par les prêtres et les servants du sanctuaire. Dûment interprété, le contenu du rêve impose une thérapeutique. Le culte d'Asclépios s'entretient et se propage par l'attestation des miracles accomplis par le dieu. Ils sont célébrés coutumièrement par les inscriptions et les ex-voto représentant les organes guéris. Certaines de ces inscriptions font mérite à Asclépios d'avoir guéri un malade « abandonné des médecins » (la formule devient un lieu commun). Le temple devient de la sorte un véritable musée des guérisons. Et en même temps un lieu de cure, avec bains, gymnases, théâtre. Quoique tardifs, les *Discours sacrés* du rhéteur Aelius Aristide (~ 117-~ 187 apr. J.-C.) sont un témoignage particulièrement précieux. Car ce malade chronique et constamment préoccupé de sa santé multiplie avec enthousiasme les attestations de ses épisodiques guérisons, dans lesquelles l'intervention d'Asclépios fusionne parfois avec celle de son homologue égyptien Sarapis.

L'ouvrage de la nature

Dans l'île de Cos, le culte d'Asclépios ne comportait pas le rituel de l'incubation. Or c'est dans cette île qu'est établie la grande famille des Asclépiades, dont le représentant illustre, entouré de légende, est Hippocrate. Asclépios est ainsi la divinité tutélaire. Le fameux serment qui attribué à Hippocrate invoque « Apollon médecin », Asclépios, et les deux filles de celui-ci, Hygie et Panacée. Mais ces divinités ne sont pas appelées à intervenir : elles garantissent la sainteté des actions du médecin. Le patronage demandé ne concerne que la manière dont le médecin exercera son propre pouvoir, sans appeler à l'aide les divinités elles-mêmes. Dans les grands textes de la collection hippocratique, la santé, la maladie, la guérison sont l'effet de causes naturelles. Celles-ci, au prix d'une expérience patiente, sont accessibles au raisonnement. Il n'y a d'action médicale possible que sur le plan où s'exercent les forces de la nature

C'est une toute nouvelle conception de la guérison qui va prévaloir dans les textes les plus importants de la collection hippocratique. Le traité de la *Maladie sacrée* (épilepsie) commence par une critique en règle des interprétations et des pratiques magiques, et il s'achève en posant le principe d'une possibilité de guérison par la mise en œuvre d'agents naturels non différents de ceux qui ont produit la maladie : « Chaque maladie a, par elle-même, sa nature et sa puissance, et aucune n'est inaccessible et réfractaire. La plupart sont guérissables par les mêmes choses qui les ont produites. [...] Quiconque sait comment produire, par le régime, la sécheresse et l'humidité, le froid et le chaud, est capable aussi de guérir cette maladie, à la condition d'appliquer les bons remèdes au moment opportun, sans les purifications, les artifices magiques et tout ce charlatanisme » (chap. 18).

En faisant jouer les contraires, la médecine propose de rétablir l'équilibre des humeurs et leur juste température. « Si l'on connaissait la cause des maladies, on serait en état d'administrer ce qui est utile, prenant dans les contraires l'indication des remèdes. [...] La médecine est supplément et retranchement : retranchement de ce qui est en excès, supplément de ce qui est en défaut » (*Des vents*, 1). S'il y a excès matériel, il faut provoquer ou favoriser l'évacuation du superflu, si l'excès est qualitatif il faut faire appel à la qualité contraire, combattre la fatigue de l'exercice par le repos, la fatigue du repos par l'exercice, etc. Le principe est posé d'un traitement causal.

De notre point de vue, les traitements mis en œuvre visaient des symptômes à travers des schématisations de l'expérience sensible. Cette réflexion théorique se traduit par des propositions touchant principalement à la diététique et plus largement au régime de vie, qui concerne les activités, le milieu, les passions. Le propos n'est alors pas de guérir, mais de protéger, d'empêcher que la maladie ne survienne. Il s'agit d'hygiène, que la tradition médicale continuera à distinguer de la thérapeutique proprement dite. La singularisation des maladies, l'observation de leur « constitution », celle de leur contexte météorologique, devaient déterminer l'indication thérapeutique et la composition du traitement.

Les médecins de la collection hippocratique savent aussi qu'on attend d'eux de fortes preuves attestant que c'est bien leur intervention et non le hasard (« la fortune ») qui a mené à la guérison (*De l'art*, 4). « La nature est le médecin des maladies. La nature trouve pour elle-même les voies et moyens » (Hippocrate, *Épidémies*, VI, sect. 5, 1). Sur ce point, la tradition galéno-hippocratique, moyennant certes bien des ajustements, a perduré jusqu'au début du XIXe s. Le médecin y est à la fois le serviteur de son art et celui de la nature. L'aphorisme latin *natura sanat, medicus curat* (« la nature guérit, le médecin soigne ») avait largement cours dans cette tradition. Cet aphorisme d'inspiration hippocratique est encore invoqué aujourd'hui, surtout par des guérisseurs qui se disent de mèche avec la nature.

La notion de la « puissance médicatrice de la nature » *(vis medicatrix naturae)* a persisté dans le vocabulaire médical jusqu'au milieu du XVIIIe s., et s'est poursuivie sous de nouveaux noms qui furent donnés comme leurs exacts équivalents : la « réaction » du corps aux agents nocifs, la « résistance » du principe vital (William Cullen, 1710-1790, *First Lines of the Practice of Medicine* ; Xavier Bichat, 1771-1802, *Recherches physiologiques sur la vie et la mort*, Paris, 1800). Ces notions ont pu entrer parmi les arguments d'une médecine expectante, puis d'une thérapeutique de renforcement des défenses. Il y eut même des théoriciens pour soutenir que, dans certains cas, les guérisons provoquées par le médecin étaient dangereuses à plus long terme, la maladie se chargeant elle-même des évacuations, des révulsions, etc. Il y avait là, dès l'Antiquité, de quoi alimenter la polémique antimédicale. Les échos en sont très perceptibles dans les auteurs français des XVIIe et XVIIIe s. Deux exemples : le bon sens, d'inspiration épicurienne, du raisonneur Béralde dans le *Malade imaginaire* (III, III) : « Je ne vois rien de plus ridicule qu'un homme qui se veut mêler d'en guérir un autre. [...] Il ne faut que demeurer en repos. La nature, d'elle-même, quand nous la laissons faire, se tire doucement du désordre où elle se trouve. » Voltaire fait dire par un médecin raisonnable : « Nous guérissons infailliblement tous ceux qui se guérissent d'eux-mêmes » (*Dictionnaire philosophique*, article « Maladie »). Rousseau durcit le ton dans l'*Émile* : « Faute de savoir se guérir, que l'enfant sache être malade ; cet art supplée à l'autre, et souvent réussit beaucoup mieux ; c'est l'art de la nature. [...] Combien l'impatience, la crainte, l'inquiétude, surtout les remèdes ont tué de gens que leur maladie aurait épargnés et que le temps seul aurait guéris. » Les animaux, « vivant d'une manière plus conforme à la nature », sont « sujets à moins de maux que nous ». Dans tous les naturismes, c'est-à-dire toutes les fois qu'un pouvoir souverain et une sagesse sont attribués à la nature, toute intervention humaine devient suspecte. Ce qui équivaut à ne rien faire et, en certains cas, à favoriser la guérison spontanée, ou du moins à éviter des gestes inconsidérés. Mais aussi à se résigner – c'est le cas de Rousseau – à la mort des plus faibles. Une médecine qui attribue à la nature à la fois la production de la maladie et le processus de la guérison ne peut éviter de s'interroger sur le moment qu'elle choisira et les moyens qu'elle emploiera pour retourner contre la nature les puissances de la nature.

Guérison et salut

Une phrase attribuée au chirurgien Ambroise Paré (1509-1590) reprend et modifie la formule hippocratique ; ce n'est pas la nature mais Dieu qui donne la guérison : « Je le pansay, Dieu le guarit. » Paré appartient à une époque où l'on fait appel aux Écritures. Et sans être un lettré, il n'ignore pas ce que pensent les médecins érudits, par exemple le grand Jean Fernel (1497-1558) pour qui la nature et ses lois, subordonnées à Dieu, ne sont constantes et universelles que parce qu'elles procèdent de Lui. Leur connaissance donne au médecin le pouvoir de les imiter, de les aider, de les surmonter *(superare)*. En toute révérence pour la toute-puissance divine, l'art humain a son rôle à jouer.

Selon la tradition juive et chrétienne, et dans une perspective théologique, la puissance absolue appartient à Dieu, et son rôle ne se limite pas à celui de garant des lois de la nature. La guérison et parfois d'abord la maladie (Myriam, Job) partent en droite ligne de Dieu. Il est le seul guérisseur, sans partage, ou par l'entremise de ceux-là seuls qu'il délègue : Élisée (2 R. 5.8), ou Raphaël (Tobie). « C'est lui qui pardonne toutes tes iniquités, qui guérit toutes tes maladies » (Ps. 103.3). Maladie et faute dans l'Ancien Testament sont profondément liées, ce qui met en étroit rapport la notion de pardon et celle de guérison. Dans sa prière, Jérémie implore : « Guéris-moi, Éternel, et je serai guéri ; sauve-moi, et je serai sauvé » (Jé. 17.14). Ce double motif de la guérison et du salut s'accentuera dans le Nouveau Testament et dans la patristique. On le trouvera à la fin de l'Épître de Jacques (5.16), lorsqu'est annoncé le règne imminent du Seigneur : « Confessez donc vos péchés les uns aux autres, et priez les uns pour les autres, afin que vous soyez guéris. » Dans les Évangiles, avant la passion qu'il souffre pour le salut des hommes, Jésus remplit sa mission par l'enseignement et les miracles. Il rend la vue aux aveugles par sa salive ; il exorcise les possédés. Son pardon, le contact de ses mains ou du bord de ses vêtements (Mt. 14.36) arrêtent les flux de sang, rendent l'usage de leurs membres aux infirmes, donnent la parole aux muets. Aux guérisons s'ajoutent des résurrections : celle de Lazare (Jn. 11) ou de la jeune Talitha (Mc. 5.35-43), dont le précédent biblique était la résurrection d'un enfant par Élisée (II R. 4.18-37). C'est là un don gracieux. Ce que Jésus demande en retour n'a en effet rien de commun avec l'argent que demandent les médecins : il exige la foi, la reconnaissance de sa puissance divine. Certes Jésus se compare lui-même à un médecin (Mt. 9.13), il guérit des malades abandonnés des médecins (Lu. 8.83, Mc. 5.26). Ces pouvoirs sont transmis aux apôtres. La foi qu'ils prêchèrent et qui se propagea dans l'empire trouva en Asclépios un rival dont les adeptes lui résistèrent assez longtemps. Mais Asclépios, dont s'était certes accentuée la qualité de « sauveur » compatissant, n'offrait pas la vie éternelle à ses adeptes. La foi chrétienne, elle, ne s'arrêtait pas à la restitution de la santé du corps matériel, elle annonçait la résurrection, c'est-à-dire la guérison de la condition mortelle. Malgré la tentative de l'empereur Julien (361-363), l'oraison suppliante abandonna Asclépios pour s'adresser au Christ. Côme et Damien, martyrisés sous Dioclétien vers 295, devinrent les patrons des médecins et des chirurgiens. La pratique populaire de l'ex-voto attestant la guérison se transférera aisément dans les sanctuaires chrétiens. La qualité de sauveur que le paganisme conférait aux souverains se reportera elle aussi sur les souverains chrétiens, en vertu des huiles saintes de leur sacre : rituellement, ils seront guérisseurs d'écrouelles.

L'essai thérapeutique

« La thérapeutique est dans l'enfance », écrit Pierre Louis (1787-1872) au moment où il s'efforce d'imposer en médecine le recours à la « méthode numérique ». Il est vrai que s'il y eut un progrès en médecine depuis la Renaissance, ce fut successivement dans le domaine de l'anatomie, ensuite de la physiologie, puis de l'observation clinique conjuguée avec les vérifications anatomiques. Non dans la thérapeutique. L'apport de l'inoculation et de la vaccination fut d'ordre préventif. Le chirurgien, qui souhaitait voir les plaies guérir par « première » ou « seconde intention » (sans suppuration ou après suppuration) tardait encore à comprendre les raisons de la gangrène (dénommée pourriture d'hôpital). L'arsenal thérapeutique appliqué aux maladies « internes » n'a fait que répondre aux doctrines prévalentes, sans succès avéré. Archibald Pitcairn (1652-1713), adepte de la pensée mécaniste, avait posé le principe du traitement en termes de géométrie ; « *Dato morbo, invenire remedium proportionatum,* la maladie étant connue, y proportionner le remède. » À quoi le raisonnable Pierre J.-G. Cabanis (1757-1804) crut bon de répondre, en 1798, en disant que toutes les « sectes » médicales pouvaient s'en accommoder. Affirmant sa foi dans le progrès, désireux de combattre un scepticisme assez répandu parmi les médecins, Cabanis déclarait qu'« il y a peu de maladies essentiellement incurables » : il regrettait par conséquent que « l'on ne guéri[sse] pas tous ceux qu'on pourrait guérir ». C'est à l'observation, très généralement, qu'il s'en remettait, tout en restant attaché à la vaste et confuse nomenclature des fièvres et en suggérant, de la façon la plus orthodoxe, que la thérapeutique imite les processus « critiques » naturels par lesquels les maladies se terminent. Parmi ceux-ci, les évacuations – le saignement de nez, le « flux hémorroïdal » – figuraient en première place (*ibid.*, p. 86-87). C'était une pratique générale et qui perdura. On multiplia les saignées, on leur ajouta l'application des sangsues. C'est la conséquence « curative » que des activistes comme François Broussais (1772-1838) et son élève Jean-Baptiste Bouillaud (1796-1881) donnèrent à leurs idées sur l'inflammation.

La « méthode numérique » de Pierre Louis – l'emploi encore très sommaire de la statistique et, en principe tout au moins, du calcul des probabilités – eut l'immense mérite de contester une bonne partie des guérisons attribuées à la saignée, et de faire cesser l'effusion de sang. Pierre Louis, reprenant une idée déjà formulée par Philippe Pinel (1745-1826) et Anthelme Richerand (1779-1840), posa le principe d'une « appréciation » comparative des méthodes thérapeutiques. Son leitmotiv est « Il faut compter » : « Il est nécessaire de comparer entre eux un assez grand nombre de cas d'une même affection, au même degré ; les uns relatifs à des sujets dont la maladie aura été abandonnée à elle-même, les autres auxquels tels ou tels médicaments auront été administrés. [...] Il faut savoir si [...] un plus grand nombre de malades guérit par tel moyen que par tel autre ; c'est-à-dire que les faits une fois réunis en groupe, il faut compter. » Sans doute Louis ne savait-il pas encore suffisamment distinguer hypothèses causales et relevés de coïncidences. Il ne pouvait porter l'observation très en deçà des symptômes cliniques et des constatations macroscopiques, et il lui était difficile d'appliquer le principe de la mesure et du calcul aussi précisément qu'il eût été nécessaire. Car il n'avait à sa disposition qu'un nombre très restreint des paramètres physiologiques de l'état normal et de la maladie. Ce qu'il constatait et comptabilisait, avec ses très nombreux élèves, c'étaient des symptômes, des guérisons et des morts, ou des guérisons plus rapides que d'autres. La bactériologie n'avait pas encore reconfiguré le vaste domaine des fièvres. Mais Claude Bernard réaffirmera qu'en thérapeutique, « l'expérience comparative est la condition *sine qua non* de la médecine expérimentale et scientifique » (*Introduction à l'étude de la médecine expérimentale,* III, III, § II). Le mouvement était donné vers ce qui deviendra de nos jours la discipline de l'essai thérapeutique, qui requiert l'emploi du placebo, l'étude dite « prospective, randomisée, et en double-aveugle ». La méthode numérique de Louis rejoignait les problèmes de l'épidémiologie et ouvrait sur une conception probabiliste de la guérison.

La « méthode numérique », en elle-même, était neutre, mais dans les faits elle contribua à renforcer le scepticisme thérapeutique qu'avouaient en France des médecins comme Gaspard Laurent Bayle (1774-1816) et René Laennec (1781-1826), trop avertis de l'évolution fatale des phtisies pour ne pas, les premiers, douter de l'efficacité des remèdes qu'ils administraient. À Boston, l'anatomiste Oliver Wendell Holmes (1809-1864), l'un des nombreux disciples américains de Louis, déclarait que si toute la pharmacopée courante pouvait être jetée au fond de la mer, ce serait tant mieux pour le genre humain et tant pis pour les poissons. À Vienne, dans les années 1840, le scepticisme s'accentua jusqu'à un complet « nihilisme thérapeutique ». La médecine, disait-on, peut aspirer au savoir, mais elle doit renoncer à exercer un pouvoir.

Les progrès des connaissances

Depuis le milieu du XIXe s., l'essor des connaissances physiopathologiques, allant de pair avec celui de la biologie, allait permettre de mieux cibler l'action à conduire. Par exemple, combattre des infections microbiennes et non des fièvres, c'est-à-dire des agents repérables de la maladie et non des symptômes. L'accroissement des moyens d'intervention de la médecine du XXe s. conduira à des résultats incomparablement supérieurs à ceux qu'elle avait pu mettre à son actif au cours de toute son histoire antécédente. Faut-il dire qu'elle a ainsi assuré davantage de guérisons, c'est-à-dire de retours à la norme ? Elle a abandonné les conceptions ontologiques de la maladie. Or, il fallait une conception ontologique pour croire que vaincre la maladie voulait dire éliminer un être malfaisant, repousser un intrus insinué dans l'organisme, et revenir à l'état antérieur. Et du coup il n'a plus été possible de parler de guérison au sens « restitutif » du terme. Il existe bien, dans nombre de cas, des agresseurs extérieurs. Mais une fois la maladie déclenchée, puis quand elle est suivie d'une convalescence, des changements irréversibles se seront déroulés à l'intérieur de l'organisme. En progressant, la médecine a appris que la maladie, lors même qu'elle est surmontée, modifie les comportements biologiques. Des phénomènes moins localisés que ceux de la cicatrice ou du cal interviennent, en particulier au niveau du système immunitaire. C'est d'ailleurs en se fondant sur des phénomènes de cet ordre que se sont développées les techniques de vaccination, qui sont des méthodes de prévention, non de guérison.

On ne peut davantage parler de guérison lorsque la médecine supplée au déficit humoral dont souffrent les diabétiques ou les anémiques. Les résultats de traitements hormonaux ne valent que sur la durée et tiennent à leur poursuite. En neurologie et en psychiatrie, la nécessité de continuer le traitement anti-épileptique ou antipsychotique, si efficace soit-il, souligne la persistance des mécanismes pathogènes sous-jacents. Le malade n'est pas « guéri » quand bien même l'intervention médicale permet de prolonger sa vie. Le caractère *prothétique* de ce type d'intervention a souvent été souligné.

Pour le neurologue Kurt Goldstein (1878-1965), dont l'expérience a porté sur des traumatisés cérébraux, la maladie suivie de guérison est le passage d'une norme individuelle à une autre norme individuelle. Retrouver la santé n'est pas un retour à l'état antérieur, mais l'acquisition de nouvelles constantes permettant un comportement ordonné dans une aire d'action elle aussi modifiée. Georges Canguilhem (1904-1995) récuse à son tour ce qui, dans l'idée de guérison, correspond à la mécanique et à la cosmologie de l'époque classique, impliquant la « réversibilité des phénomènes dont la succession constituait la maladie ». Il rattache au second principe de la thermodynamique le fait que l'organisme soit un système ouvert, guetté par la dégradation, et pour lequel « aucune guérison n'implique un retour ».

La psychanalyse elle aussi, dans sa pratique actuelle, prend ses distances avec la notion de guérison. Elle offre son aide pour accompagner un projet d'expérience de soi, la guérison venant comme un « bénéfice de surcroît ». Bien plus, elle voit de multiples leurres dans le souci de guérison. Elle veille à déjouer la nosophilie, les fuites dans la maladie, où la névrose trouve ses « bénéfices secondaires ». À l'opposé, elle dénonce également des guérisons imaginaires, des « fuites dans la guérison » qui sont en réalité des dérobades (J. Laplanche et J.-B. Pontalis). Rappelons que la psychanalyse, dès ses origines, a commenté ses histoires de cas sans les inclure dans des groupes statistiques et, partant, sans évaluer le « taux de réussite » des traitements entrepris. Si évaluation il y a, elle est confiée à un arbitrage subjectif.

Le rapide progrès de la biologie moléculaire a permis à la thérapeutique de prendre pour cible des structures ou des processus cellulaires extrêmement discrets (enzymes, récepteurs de facteurs de croissance, etc.). La médecine scientifique enregistre d'étonnants succès dans le domaine des maladies tumorales malignes, où précédemment il eût semblé que les seules chances d'une intervention « curative » résidaient dans l'ablation chirurgicale ou la destruction radiologique, précoces et complètes, de la tumeur dite primitive. Si favorables que soient les nouveaux traitements, on s'abstient néanmoins de parler de guérison et l'on remplace cette notion, jugée floue et subjective, par un ensemble de paramètres objectifs. Qui plus est, à ces paramètres est associée une probabilité de durée qui souligne le caractère souvent provisoire du résultat obtenu. La guérison devient une entité rétrospective. Lorsqu'il s'agit de mesurer l'effet ponctuel d'un traitement, on préfère le terme de « taux de rémission ». Celle-ci est déterminée selon des critères stricts, souvent définis spécifiquement pour une entité nosologique. C'est l'aboutissement de la conversion au calcul préconisée par Pierre Louis et quelques-uns de ses contemporains.

Si l'on peut valider l'efficacité ponctuelle des techniques de traitement, il reste à considérer la probabilité de durée de ce résultat. Quand bien même le patient en rémission complète aura recouvré un niveau de fonctionnement normal, le médecin préfère n'attribuer qu'une valeur statistique à cette apparente guérison. Il doit rester à l'affût du marqueur pathologique de la persistance de la maladie. De surcroît, la stratégie thérapeutique peut avoir entraîné une toxicité plus ou moins apparente. Le traitement de la maladie de Hodgkin (lymphogranulomatose maligne), l'un des succès éclatants de l'oncologie des cinquante dernières années, est exemplaire de la modestie requise des thérapeutes. Il comporte un risque, limité mais mesurable, d'induction de tumeurs secondaires. De même, la transplantation médullaire, technique qui permet le contrôle durable, souvent définitif de diverses affections hématologiques et immunologiques, est associée à un risque variable de maladie « greffe contre hôte ». La létalité quasi certaine de la maladie originale aura été échangée pour un cortège de manifestations morbides, en principe maîtrisables, mais dont le retentissement sur la qualité de vie et la probabilité de survie est également mesurable (Michel Starobinski). On parle de « taux de guérison prolongée » *(overall cure rate)* lorsque l'on mesure la survie sans maladie après plusieurs étapes de traitements. Il en va de même dans le traitement des infections à VIH, où le maintien, voire le rétablissement d'une validité satisfaisante ne permettent cependant pas de parler d'une guérison du Sida.

Les paramètres statistiques qui tendent à prévaloir en médecine mettent sous bonne garde la notion de guérison, réduite à n'être qu'une manière de parler. Celle-ci reste sans doute chargée de valeur linguistique quand le malade exprime la perception qu'il a de soi. En affinant son langage la médecine scientifique nous a rendus attentifs au fait qu'il est possible de faire reculer des maladies, mais qu'il n'y a jamais de guérison sans restriction. En quoi elle rejoint le vieil avertissement de la philosophie, qui assigne l'existence corporelle à la finitude. « Apprendre à guérir, c'est apprendre à connaître la contradiction entre l'espoir d'un jour et l'échec, à la fin. Sans dire non à l'espoir » (Georges Canguilhem).

► ACKERKNECHT E. H., *Medicine at the Paris Hospital 1794-1848,* Baltimore, Johns Hopkins Press, 1967 ; *Therapie von den Primitiven bis zum 20. Jahrhundert,* Stuttgart, Enke, 1970. – AELIUS ARISTIDE, *Discours sacrés : rêve, religion, médecine au IIe siècle après J.-C.,* trad. A. Festugière, Paris, Macula, 1986. – BENVENISTE E., « La doctrine médicale des Indo-Européens », *Revue d'Histoire des Religions,* 130, 1945, p. 5-12. – CABANIS P.-J.-G., « Du degré de certitude de la médecine », in *Œuvres philosophiques,* Corpus général des philosophes français, t. XLIV, I, 1, Paris, PUF, 1956. – CANGUILHEM G., « Une pédagogie de la guérison est-elle possible ? », *Nouvelle Revue de Psychanalyse,* n° 17, *L'idée de guérison,* Paris, Gallimard, 1978. – DAGOGNET F., *La Raison et les Remèdes,* Paris, PUF, 1964. – FERNEL J., *Therapeutices universalis, seu medendi rationis libri septem (Les Sept Livres de la thérapeutique universelle et du traitement des maladies),* Paris, 1554. – FOUCAULT M., « La politique de la santé au XVIIIe s. », *Dits et écrits 1954-1988,* III, Paris, Gallimard, 1994. – FREUD S., « Die endliche und die unendliche Analyse », *Gesammelte Werke,* XVI, Londres, 1950, trad. fr. « Analyse terminée et analyse interminable », *Revue française de Psychanalyse,* XXXIX, n° 3, Paris, 1975. – GOLDSTEIN K., *Der Aufbau des Organismus,* La Haye, Nijhoff, 1934, trad. fr. E. Burkhardt & J. Kuntz, Paris, Gallimard, 1951, version revue par l'auteur : *The Organism,* préf. O. Sacks, New York, Urzone, 1964, rééd. 1995. – GOUREVITCH D., *Le Triangle hippocratique dans le monde gréco-romain. Le malade, la maladie et son médecin,* Rome, École Française de Rome, 1984. – GRMEK M. D. & FANTINI B. (dir.), *Histoire de la pensée médicale en Occident,* 3 vol., Paris, Le Seuil, 1995-1999. – JANET P., *Les Médications* *psychologiques*, 2 vol., Paris, Alcan, 1919. – JOLY R., *Le Niveau de la science hippocratique*, Paris, Les Belles Lettres, 1966. – JOUANNA J., *Hippocrate*, Paris, Fayard, 1992. – KOELBING H. M., *Die ärztliche Therapie*, Darmstadt, Wissenschaftliche Buchgesellchaft, 1985. – LI DONNICI L. R., *Epidauros Miracle Inscriptions*, Atlanta, Scholars Press, 1995. – LOUIS P. (éd.), *Mémoires de la Société Médicale d'Observation*, Paris, Crochard, 1837, p. 43. – MAJNO G., *The Healing Hand : Man and Wound in the Ancient World*, Cambridge (MA), Harvard Univ. Press, 1975. – PIGEAUD J., *La Maladie de l'âme [...]*, Paris, Les Belles Lettres, 1981. – SARANO J., *La Guérison*, Paris, PUF, 1955. – SCHULZE C., IHM H., *Ärztekunst und Gottvertrauen : antike und mittelalterliche Schnittpunkte von Christentum und Medizin*, Hildesheim, Olms, 2002. – SONTAG S., *La Maladie comme métaphore*, trad. M. F. de Paloméra, Paris, Bourgois, 1993. – STAROBINSKI J., *Le Remède dans le mal*, Paris, Gallimard, 1989 ; « Note sur le résultat thérapeutique en onco-hématologie » (communication personnelle). – TEMKIN O. « Health and Disease », *in* P. Wiener (ed.), *Dictionary of the History of Ideas*, t. II, New York, Scribner's, 1973 ; *Galenism, Rise and Decline of a medical Philosophy*, Cornell Univ. Press, 1973 ; *Hippocrates in a World of Pagans and Christians*, Baltimore, Johns Hopkins Univ. Press, 1991. – WEIL E., « De la nature », in *Essais sur la nature, l'histoire et la politique*, prés. L. Bescond, P. Canivez, P. Kirscher, J. Quillien, Lille, Presses universitaires du Septentrion, 1999.

Jean STAROBINSKI

→ Placebo ; Thérapeutique, médication.

GUERRE BIOLOGIQUE

Définition des agents militaires d'origine biologique

Les agents d'origine biologique, vivants ou non vivants, sont issus du règne animal, végétal ou microbien. Un agent biologique peut être défini comme étant « un micro-organisme qui provoque une maladie chez l'homme, les plantes ou les animaux, ou qui produit une détérioration des matériaux ». Cette définition doit être étendue aux substances naturelles produites par ces micro-organismes, par des animaux ou des plantes (toxines), quel que soit leur mode de production, pour tenir compte du domaine d'application de la Convention de 1972. Cette définition, moins restrictive, englobe les risques, encore difficiles à évaluer, liés aux progrès des biotechnologies. L'élargissement considérable de leurs applications, notamment grâce aux performances des procédés industriels et à celles du génie biomoléculaire, en particulier du génie génétique, représente un de ces principaux facteurs de risques. Ces technologies permettent sans grandes difficultés d'envisager, par exemple, des modifications d'agents naturels dans le sens d'un accroissement de leurs aptitudes à un usage militaire, voire même la création de nouveaux pathogènes ou de nouvelles toxines. Les toxines et les peptides biologiquement actifs sont en effet, au terme de la Convention de 1972, des agents biologiques *stricto sensu*. La seule différence réelle se situe entre des agents ayant un génie épidémique potentiel (agents vivants) et ceux qui n'en ont pas (agents non vivants).

Description générique des agents biologiques

Selon les termes de l'article 1 de la Convention d'interdiction des armes biologiques de 1972, les agents biologiques sont : des agents vivants capables de se reproduire par eux-mêmes : bactéries, fungi ; des agents vivants capables de se reproduire uniquement dans une cellule hôte : virus ; des agents non vivants, incapables de se reproduire, mais sécrétés par des organismes vivants : peptides, toxines ; des agents non vivants, incapables de se reproduire, obtenus par synthèse chimique, mais de structure identique ou très proche de celles des précédents. Les pathogènes humains naturels le plus souvent cités comme exemples d'agents potentiellement militarisables (il s'agit uniquement de pathogènes naturels ; la question des pathogènes qui pourraient être obtenus à partir de micro-organismes de classe I ou II soit par sélection soit par manipulation génétique sera discutée plus loin) appartiennent aux groupes de risque III et IV tel que défini par l'Arrêté du 18 juillet 1994 fixant la liste des agents biologiques pathogènes. Une classification identique a été établie par un comité d'experts britanniques (Advisory Committee on Dangerous Pathogens, Categorisation of pathogens according to hazard and categories of containment, Health Department UK, 1990) et elle fait également l'objet d'une directive européenne (Directive 90/679/CEE, arrêtant la liste des agents biologiques de groupe 2, 3 & 4). Ils ne représentent qu'une petite partie de l'ensemble composé par les pathogènes et les toxines car, pour être militarisé, un agent biologique doit répondre à un ensemble de critères qui réduisent de manière considérable le champ des possibles. Ces critères, dits critères de Rosbury, sont : la contagiosité directe, la dose minimale infectante, la voie d'infection ou d'intoxication, la durée d'incubation ou celle d'apparition des premiers symptômes, la survie dans l'environnement, la facilité de production, la facilité de stockage et la stabilité des produits stockés, l'existence d'une prophylaxie et/ou d'une thérapeutique.

Principaux agents biologiques militarisables

Mesurer le risque en considérant chacun de ces critères séparément n'a pas de sens. Seule leur combinaison peut permettre cette évaluation. Par exemple la facilité de production de *Bacillus anthracis* combinée au temps d'incubation court de l'infection pulmonaire et à la résistance élevée des spores permet de classer cet agent parmi les agents à risque maximum. De même les entérotoxines staphylococciques, faciles à produire, actives par voie aérienne, et sans réels antidotes, sont classées parmi les agents de moindre risque en raison de leur absence habituelle de létalité. Enfin, les virus grippaux *(myxoviridae)*, très contagieux, ne sont pas considérés comme une menace militaire potentielle en raison des difficultés de production, de leur relative fragilité, et de leur faible létalité chez des individus en bonne santé. La combinaison des critères de risques conduit à l'élaboration d'une classification indicative des agents potentiellement militarisables en trois niveaux de risques : risque élevé, risque moyen, risque faible. À côté de cette classification, établie sur des considérations d'évaluation de la menace, les agents d'origine biologique naturels potentiellement militarisables peuvent être répartis en deux groupes distincts fondés sur un critère de capacités de reproduction : les agents vivants et les agents moléculaires.

Agents naturels vivants. – Ils sont à l'origine d'infections et peuvent occasionner des épidémies. L'étroite interaction hôte agent qui aboutit au déclenchement de la maladie, et l'absence de maîtrise des facteurs de contagion, font de ces agents des outils difficiles à manier en pratique, pouvant même se retourner contre leur utilisateur. La complexité du mode de transmission des maladies infectieuses conduit la plupart des experts qui s'intéressent à ces menaces à focaliser leur attention sur les agents à transmission directe, soit par voie aérienne, soit par voie cutanée ou muqueuse. La voie digestive ne doit cependant pas être négligée si la menace est de nature terroriste ou s'il s'agit d'armes de sabotage. Ces agents vivants peuvent être répartis en deux catégories : les bactéries, rickettsies et mycètes d'une part, les virus d'autre part. De manière non exhaustive on citera l'agent du charbon, *Bacillus anthracis,* exemple type d'un bon agent en raison de la stabilité des spores dans l'environnement ; l'agent de la peste, *Yersinia pestis,* qui reste l'exemple d'une menace qui pourrait engendrer des réactions de panique dans une population non avertie ; l'agent de la tularémie, *Francisella tularensis,* exemple d'une bactérie très infectieuse dont la porte d'entrée dans l'organisme est aussi bien aérienne que cutanée ou muqueuse ; l'agent de la fièvre Q, *Coxsiella burnetti,* qui donne une maladie non létale mais invalidante et très contagieuse ; enfin, il ne faut pas oublier certaines mycoses pulmonaires dues aux *coccidiomycètes.* Les infections qu'ils entraînent sont souvent très graves, notamment chez des personnes en état de faiblesse immunitaire.

Les virus n'ont pas d'autonomie et, à quelques exceptions près, sont peu résistants dans l'environnement. Le pouvoir infectieux et la contagiosité élevée de certains en font de bons candidats pour une arme biologique. Leur petite taille doit également être prise en considération comme un facteur favorable car ils sont susceptibles de traverser les éléments filtrants des appareils de confinement et des respirateurs individuels. De plus il n'existe pratiquement pas de thérapeutiques spécifiques en dehors de la prévention par vaccination. Parmi les virus humains les plus souvent cités, on retiendra le *virus de la variole.* Cette maladie a été éradiquée depuis une vingtaine d'années grâce à la vaccination. Celle-ci a été maintenant abandonnée par la plupart des pays et les populations sont redevenues sensibles. Des virus responsables d'encéphalites *(encéphalite à tique, encéphalite japonaise, chikunguya, fièvre de la vallée du Rift, encéphalite équine du Venezuela, dengue, fièvre jaune...),* transmis généralement à l'homme par des arthropodes vecteurs, sont également cités car des cas d'infection directe par voie aérienne ont pu être décrits.

Agents moléculaires. – Les molécules biologiques toxiques, que ce soit des toxines protéiques et polycycliques ou les peptides apparentés à des peptides endogènes, sont des agents biologiques en raison de leur origine, mais leur mise en œuvre serait celle de n'importe quel toxique chimique. Certaines toxines sont de mille à un million de fois plus toxiques que des agents chimiques de guerre ; en revanche elles sont beaucoup plus difficiles à produire en quantité compatible avec celle nécessaire au développement d'un arsenal. Les structures chimiques permettent de distinguer deux familles de toxines : les toxines non protéiques de petit poids moléculaire et les toxines peptidiques ou protéiques. L'importance de cette distinction ne doit pas être négligée car les procédés de production possibles, ainsi que les méthodes d'analyse, peuvent être très différents. Les toxines de petit poids moléculaire sont en général des molécules polycycliques capables de perturber le fonctionnement de canaux ioniques (saxitoxine) ou d'altérer la synthèse des protéines (trichothécènes). Les toxines peptidiques ou protéiques, telles que les toxines botuliniques, les entérotoxines staphylococciques ou la ricine ont longtemps été considérées comme les meilleurs représentants de ce type d'agents car elles sont efficaces à faible dose par inhalation et sont relativement stables. Elles sont en outre assez faciles à produire et à conserver sous forme de produit brut. La plupart de ces substances ont longtemps été écartées dans l'évaluation des risques en raison de la difficulté évidente de leur production à partir de leurs sources naturelles, mais le génie génétique a complètement modifié ce point de vue ; il est théoriquement possible de faire produire de telles toxines par fermentation industrielle de bactéries ou de cellules eucaryotes qui ont été transformées par des vecteurs de gènes portant ceux de ces toxines.

Quant aux peptides simulant des peptides endogènes, des neuropeptides, ou des hormones, ils sont également mentionnés comme des menaces potentielles en raison des connaissances en constant progrès sur les médiateurs biologiques et leurs cibles. Leur utilisation pourrait entraîner des perturbations des grandes fonctions biologiques aboutissant à des troubles fonctionnels ou des troubles comportementaux majeurs. Les peptides endogènes, neuropeptides ou hormones, sont donc entrés depuis quelques années dans la catégorie des nouveaux risques. Parmi ces substances la substance P, l'endothéline, et bien d'autres qui participent aux régulations des métabolismes tissulaires et cellulaires et aux réponses à des agressions extérieures, ont retenu l'attention. D'autres, capables d'influer sur l'humeur (éveil, agressivité) des individus, présentent également un potentiel de risques non négligeable. On citera l'exemple de la tétrodotoxine, analogue d'un peptide endogène qui bloque l'activité d'un canal sodium ou la sarafotoxine analogue d'une endothéline (cette analogie n'a rien de surprenant, dans la mesure où les toxines ont des cibles parfaitement identifiées sur des récepteurs qui sont également les cibles naturelles de ces biorégulateurs). Les agents décrits ci-dessus sont ceux le plus souvent cités dans la littérature consacrée aux questions de prolifération dans le domaine des armes biologiques. Bien entendu cette énumération n'est pas exhaustive ; elle est donnée ici à titre d'exemple.

Histoire de l'arme biologique

L'utilisation de substances biologiques pathogènes lors de faits militaires relève d'une pratique particulièrement ancienne. Dès l'Antiquité, on compte en effet de nombreux exemples de procédés pouvant s'apparenter à la guerre biologique. Il était ainsi pratique courante en période de guerre, tant chez les Grecs, les Romains que les Perses, de souiller les points d'approvisionnement en eau de l'ennemi (sources, puits, et même cours d'eau) au moyen de cadavres d'animaux afin de dénier aux forces ennemies la possibilité de se ravitailler. De même, les récits de siège du haut Moyen Âge fourmillent de tentatives, réussies ou non, de catapultage de cadavres contaminés par-dessus les remparts de cités assiégées afin d'y répandre une épidémie susceptible d'affaiblir la résistance obsidionale et d'abréger le siège. L'une des plus célèbres fut celle effectuée par les Tatars lors du siège de Kaffa (aujourd'hui Feodossia en Ukraine) en 1346. Les forces assiégeantes victimes d'une épidémie de peste catapultèrent des cadavres à l'intérieur de la cité qui fut prise dans les jours qui suivirent. En octobre 1347, des marchands génois ramenèrent la maladie depuis la région de la mer Noire dans la ville de Messine. Quelques auteurs, dont V. Derbes (1966), contestés par d'autres, avancent que cet épisode fut à l'origine de la grande épidémie de peste de 1348 qui dévasta l'Europe. Elle entraîna la mort de 25 millions d'Européens. Toutefois, le premier cas avéré d'utilisation d'armes biologiques à des fins militaires date cependant de 1763. C'est en effet à cette date que les forces armées britanniques utilisèrent des couvertures contaminées par la variole afin de provoquer une épidémie dévastatrice au sein des populations indiennes d'Amérique du Nord. À cet égard, l'utilisation du virus de la variole contre des populations non immunisées contre cette maladie relevait d'une volonté explicite assimilable à un « nettoyage ethnique » : véritable génocide à l'encontre de ces populations.

Malgré ces quelques précédents, le droit coutumier prohibait, et cela dès les périodes grecques et romaines, l'utilisation d'« armes infectieuses », l'état des connaissances les assimilant aux poisons. Cette prohibition fut progressivement codifiée au cours du XIXe s. par de nombreux textes dont le *Lieber Code,* rédigé afin d'encadrer les hostilités durant la guerre civile américaine et dont l'article 70 stipulait que « l'utilisation de poison de quelque manière que ce soit, empoisonnement de sources, de nourriture ou même d'armes, est strictement prohibée et exclue des pratiques de la guerre moderne. Celui qui aurait recours à de tels procédés non seulement violerait la loi mais enfreindrait également les usages de la guerre ». Cette prohibition entrait également dans le cadre des différents accords internationaux négociés à la fin du XIXe et au début du XXe s. (Déclaration de Bruxelles de 1874 et conférences internationales de la Paix de La Haye de 1899 et 1907) qui prohibaient en temps de guerre « l'emploi du poison ou des armes empoisonnées ».

L'essor de la médecine et de la microbiologie au cours de la fin du XIXe s., la meilleure compréhension des mécanismes de pathogénique et la capacité d'identifier et d'isoler des agents pathogènes contribuèrent à intéresser certaines autorités militaires à la recherche d'armes nouvelles. L'utilisation au cours de la Première Guerre mondiale par l'armée allemande, et sans doute par l'armée française, de tels procédés sur le bétail de l'adversaire à l'aide de *Bacillus anthracis* et *Burkholderia mallei,* respectivement agents étiologiques de la maladie du charbon et de la morve, est en effet avérée.

Le protocole de Genève

L'utilisation massive de toxiques au cours de la Première Guerre mondiale suscita un vaste mouvement, tant au sein des opinions publiques que des États, qui permit l'ouverture de négociations sous l'égide de la Société des Nations afin de prohiber l'utilisation de tels procédés. En 1920, la Commission pour la réduction des armements de la SDN débuta ses travaux et quatre années plus tard, lors de la cinquième session de l'Assemblée de la SDN, un projet de convention d'interdiction des armes chimique et biologique fut adopté pour base de négociation lors d'une conférence consacrée au commerce international des munitions qui s'ouvrit à Genève le 4 mai 1925. Le 17 juin, la Conférence adopta un court texte, bientôt baptisé « Protocole de Genève », qui stipulait que « l'emploi à la guerre de gaz asphyxiants, toxiques ou similaires, ainsi que de tous liquides, matières ou procédés analogues ayant été à juste titre condamné par l'opinion générale du monde civilisé [...] les hautes parties contractantes [...] reconnaissent cette interdiction, acceptent d'étendre cette interdiction d'emploi aux moyens de guerre bactériologiques et conviennent de se considérer comme liées entre elles aux termes de cette déclaration ». Le protocole fut signé par près de 40 pays dont la France, la Grande-Bretagne, le Japon, l'Italie, l'Allemagne, les États-Unis. Il ne constituait cependant pour les signataires qu'un engagement moral et ne comportait aucune procédure de vérification, ni même de quelconques sanctions en cas de violation. La plupart des signataires, à l'instar de la France, se réservèrent lors de la ratification la possibilité d'utiliser des armes chimiques et biologiques dans le cas où l'ennemi en aurait fait usage le premier. N'offrant aucune garantie aux nations, même les plus pacifiques, se préparer à affronter des armes biologiques ou chimiques, voire acquérir la capacité d'y riposter, était donc légitime. C'est ce que firent la plupart des grands pays jusqu'à la Seconde Guerre mondiale. Le Protocole de Genève fut donc considéré par la plupart des États parties uniquement comme une condamnation de l'utilisation « préemptive » des armes chimique et biologique. Ainsi, à cause des insuffisances du Protocole, les « grands » pays poursuivirent leurs activités et leurs recherches dans le domaine de la guerre biologique pendant les deux premiers tiers du XXe s.

Les programmes biologiques militaires à travers le monde

Japon. – À l'instar de la France qui mena un programme biologique militaire jusqu'au début des années 1960, de nombreux pays (parmi lesquels figurent la Belgique, le Canada, la Grande-Bretagne, l'Italie, les Pays-Bas, la Pologne ainsi que l'Union soviétique) décidèrent au cours de l'entre-deux-guerres de financer des programmes biologiques militaires. C'est toutefois le programme militaire biologique japonais qui fut le plus édifiant tant par son ampleur que par les atrocités qui furent commises au cours de son activité (voir P. Williams & D. Wallace, 1989). Les militaires japonais débutèrent des recherches actives sur les armes biologiques au cours de l'occupation de la Mandchourie à partir de 1932 et jusqu'à la fin de la Seconde Guerre mondiale. Le principal centre de recherche, baptisé Unité 731, était situé à Ping Fan et comprenait plus de 150 bâtiments, cinq camps satellites et un personnel de plus de 3 000 scientifiques et techniciens. Les scientifiques japonais n'hésitèrent pas à tester à grande échelle les agents pathogènes sur des cobayes humains, en l'occurrence des prisonniers militaires qui se virent inoculer, entre autres, les agents du choléra, de la peste, du charbon. Près de 3 000 prisonniers de guerre périrent à Ping Fan au terme de ces abominables expérimentations. Des attaques à l'aide d'agents biologiques furent ainsi menées à douze reprises contre des villes chinoises en contaminant des réserves d'eau potable ou de la nourriture à l'aide du *Bacillus anthracis, Yersinia pestis* ou du *Vibrio cholerae.* Il reste délicat d'évaluer aujourd'hui encore le nombre des victimes des opérations de guerre biologique menées par les forces japonaises en Chine entre 1939 et 1942 mais il est probable qu'elles firent plusieurs milliers de morts.

Allemagne nazie. – Contrairement au Japon, et de manière assez surprenante, elle ne se s'intéressa jamais véritablement aux armes biologiques (voir E. Geissler, 1997). De fait Adolf Hitler, pour des raisons obscures, repoussa avec constance les demandes d'autorisation de financement pour de tels travaux. Ce n'est qu'en 1943 que cette prohibition s'assouplit quelque peu et qu'un centre de recherche fut institué près de Posen. Ces travaux ne dépassèrent jamais un stade préliminaire.

États-Unis. – Leur programme biologique militaire débuta officiellement en 1942. Dès 1943 des tests furent menés à l'aide de *Bacillus anthracis* et *Brucella suis.* Ce programme fut vigoureusement relancé lors de la guerre de Corée. À la fin des années 1960 les États-Unis disposaient d'un arsenal biologique complet qui comprenait une panoplie d'agents pathogènes stockés et militarisés (*Bacillus anthracis,* toxine botulinique, *Francisella tularensis* pour les agents létaux et *Brucella suis, Coxsiella burnetti,* entérotoxine staphylococcique et encéphalite équine du Venezuela pour les agents incapacitants) ainsi que des agents biologiques antirécolte stockés mais non militarisés. Le 25 novembre 1969, à la suite de divers incidents liés aux armes chimiques et biologiques, le président Nixon annonça que les États-Unis renonçaient unilatéralement aux armes biologiques et limiteraient leurs activités dans ce domaine aux recherches purement défensives. Les stocks furent progressivement détruits entre mai 1971 et février 1973. Si beaucoup saluèrent le revirement américain en invoquant des raisons morales ou éthiques, le fondement véritable de cette inflexion tenait principalement à des considérations plus pragmatiques. Les militaires américains considéraient ces armes avec méfiance, les jugeant incontrôlables et surtout non validées par des tests suffisants.

Union soviétique. – Le programme militaire biologique soviétique ne connut un véritable essor que dans les années 1970. Jusqu'à cette date, l'ampleur des travaux restait limitée. Toutefois, il convient de noter que dès les années 1950, les militaires soviétiques commencèrent à étudier la militarisation d'une dizaine d'agents pathogènes dont le charbon, la tularémie, la brucellose, la peste, l'encéphalite équine du Venezuela, le typhus, la fièvre Q et la toxine botulinique. En 1973, quelques mois après la signature par l'Union soviétique d'un traité international interdisant les recherches sur les armes biologiques, un nouveau décret du Comité central du PCUS allait donner une nouvelle ampleur au programme militaire biologique soviétique. Le décret instituait et regroupait au sein d'une entité nommée *Biopreparat* plus de 40 centres de recherches et développements et sites de production liés au programme militaire de guerre biologique. Sur les 9 000 scientifiques employés par *Biopreparat* près de 2 000 étaient des spécialistes des agents pathogènes pour l'homme. Cette structure développa un arsenal biologique impressionnant qui comprenait une large palette d'agents pathogènes militarisés (*bacillus antracis, Yersinia pestis*, variole, virus de la fièvre de Marburg, tularémie, toxine botulinique) ainsi qu'une large panoplie de vecteur de dissémination (missiles intercontinentaux, roquettes, bombes). Officiellement, la Russie aurait stoppé toute activité dans ce domaine depuis 1992.

Vers le désarmement biologique international ?

Les premières négociations internationales consacrées à la rédaction d'un Traité d'interdiction des armes biologiques et chimiques débutèrent en 1968 dans le cadre des instances de désarmement des Nations Unies, et plus particulièrement le comité dit « des dix-huit nations ». Ces premiers pas furent largement favorisés par le retentissement international de l'incident de Dugway (Utah) à la suite duquel 6 000 moutons furent victimes d'un épisode survenu au cours d'expérimentations sur des armes chimiques effectuées par l'armée américaine. En raison des difficultés immédiates rencontrées au cours des premiers pourparlers, les protagonistes convinrent d'adopter une démarche constructive en acceptant de séparer la question des armes biologiques de celle des armes chimiques. Cette approche s'avéra judicieuse puisque le 10 avril 1972 fut signée à Londres, Washington et Moscou, une Convention relative à l'interdiction de la mise au point, de la fabrication et du stockage d'armes biologiques et à leur destruction. Beaucoup plus complète et contraignante que le protocole de Genève, la Convention interdit, en toutes circonstances, de mettre au point, fabriquer, stocker, acquérir ou conserver agents, équipements ou vecteurs biologiques et impose la destruction de ceux existants. Toutefois l'absence d'un dispositif de vérification fut une nouvelle fois, et à juste titre, vivement critiquée et aboutit à l'abstention de plusieurs pays, dont la France qui maintint sa position jusqu'en 1984, date à laquelle elle accepta enfin d'adhérer au traité.

De fait, de nombreux événements survenus sur le territoire même de membres signataires dans les années qui suivirent la signature de la Convention laissaient à penser que cette dernière était violée de manière éhontée. Ainsi en avril 1979, une épidémie de charbon pulmonaire se produisit aux environs immédiats d'un centre de recherche militaire de biologie de la banlieue de Sverdlovsk (aujourd'hui Ekaterinbourg). L'épidémie se propagea au bétail jusqu'à une cinquantaine de kilomètres de la zone d'émission. Les autorités soviétiques expliquèrent l'événement par la consommation de viande avariée mais les experts occidentaux l'attribuèrent à une fuite accidentelle d'un laboratoire militaire situé dans la banlieue immédiate de Sverdlovsk. Cet incident confirma les doutes émis par nombre d'observateurs quant au respect de la Convention par l'Union soviétique et de l'existence d'un programme militaire biologique offensif au sein de l'armée Rouge. De même, la guerre du Golfe (1990-1991) marque une étape majeure dans l'histoire de la guerre biologique dans la mesure où ce conflit a remis en lumière l'acuité de la prolifération biologique. Dès avant le début des hostilités, les rapports des services de renseignements occidentaux relayaient les fortes présomptions de l'existence d'un programme militaire biologique offensif irakien. Lors du déploiement des forces de la coalition à l'automne 1990, ce facteur fut pris en compte et des mesures de défense appropriées furent adoptées. L'Irak ne fit pas usage de son arsenal biologique pendant la durée des hostilités et les Alliés ne découvrirent la réelle nature du programme biologique irakien qu'en 1995, après la défection du gendre de Saddam Hussein.

Le spectre du bioterrorisme

Depuis le début des années 1980, le spectre d'actes terroristes biologiques perpétrés par des groupuscules ou des sectes plane sur la communauté internationale. En septembre 1984, une secte religieuse utilisa une culture de *Salmonella typhimurium* pour commettre un attentat biologique dans un restaurant dans l'Oregon qui fit plus de 750 victimes, dont 45 hospitalisations. Cette menace resurgit subitement quelques années plus tard dans le cadre de l'enquête sur l'attentat au sarin perpétré par la secte Aum dans le métro de Tokyo en mars 1995. Les enquêteurs japonais découvrirent en effet que cette secte disposait d'un programme de recherche sur les armes biologiques. Des scientifiques d'Aum avaient notamment effectué des travaux sur le *Bacillus anthracis* ainsi que sur la toxine botulinique. L'enquête révéla que trois tentatives d'attentats à l'aide de ces deux agents, sans aucun résultat cependant, avaient été menées au cours de l'année 1990 au cœur même de Tokyo. Enfin, dans le sillage des attentats du 11 septembre 2001, les cas de charbon pulmonaire et cutané survenus en Floride et à Washington, à New York et dans le New Jersey qui firent cinq victimes sont à l'évidence le résultat d'actes criminels perpétrés à l'aide de poudres contenant de grandes quantités de spores de *Bacillus anthracis* et disséminées par voie postale. Ces actes ont inquiété l'ensemble de la communauté internationale qui a dû mettre en place des mesures d'urgence pour faire face à cette menace. Le bioterrorisme est bien entré dans l'histoire et représente une réelle et terrifiante menace.

► BINDER P. & LEPICK O., *Les Armes biologiques*, Paris, PUF « Que sais-je ? », 1999. – COLE L., *The Eleventh Plague : The Politics of Biological Warfare*, New York, Freeman, 1996. –

DERBES V., « De Mussi and the Great Plague of 1348 : A forgotten episode of bacteriological War », *The Journal of the American Medical Association*, vol. 196, 1966, p. 59-62. – GEISSLER E., *Biologische Waffen - nicht in Hitlers Arsenalen. Biologische und Toxin-Kampfmittel in Deutschland 1915-1945*, LIT-Verlag, 1997. – LEDERBERG J., *Biological Weapons, limiting the threat, The Belfer Center for Science and International Affairs*, Harvard Univ. Press., 1999. – ROBERTS B., *Biological Weapons: Weapons of the Future ?*, Washington DC, Center for Strategic Studies, 1993. – WILLIAMS P. & WALLACE D., *Unit 731 : Japan's Secret Biological Warfare in World War II*, New York, Free Press, 1989. – Coll. : *Biotechnology weapons and Humanity, British Medical Association*, Londres, Harwood Academic Publishers, 1999.

Olivier LEPICK et Patrice BINDER

→ Bactériologie ; Biotechnologie ; Épidémie ; Hormones ; Vaccination ; Virologie.

GYMNASTIQUE

La gymnastique médicale doit-elle entrer ici comme rubrique actuelle ou comme objet d'histoire de la thérapeutique ? Longtemps considérée comme moyen d'intervention sur l'organisme sain, convalescent ou malade, la technique semble de plus en plus étrangère aux procédés de la médecine technologique contemporaine. Des ouvrages récents de vulgarisation, tel le *Dictionnaire de Médecine* des Éditions Flammarion (éd. de 1998), ne contiennent plus cette matière : seule, la kinésithérapie demeure. En revanche, les médecines traditionnelles ou alternatives peuvent conserver des méthodes d'exercice pour rétablir le bien-être ou l'harmonie en accord avec leur définition de la santé. Aussi allons-nous brosser un tableau historique de la notion de gymnastique médicale.

Médecine philosophique : la gymnastique médicale grecque

Les exercices de la gymnastique, dans leurs usages médicaux, ont longtemps été crédités d'une efficacité pour modifier l'état du corps, avec des impacts divers sur les organes et un bénéfice en terme de santé. Pour qualifier les effets sur l'organisme, une théorie médicale était nécessairement impliquée, énonçant les grands principes régissant la vie organique, traçant une vision des facteurs pathogènes et proposant des stratégies thérapeutiques.

Parmi les sociétés anciennes, la Grèce offre un exemple unique d'élaboration de doctrines « médicales » faisant appel à l'exercice physique. La gymnastique est d'abord utilisée à des fins guerrières et rituelles, et trouve une place centrale dans l'éducation des jeunes, à Sparte et à Athènes. L'installation de gymnases dans toutes les cités établies par les Grecs autour du Bassin méditerranéen signale leur civilisation aux yeux des autres peuples, qui ne connaissent pas cette forme d'éducation du corps. La notion de « gymnastique » est aussi inscrite dans la réflexion médicale. Elle a été conçue par les Grecs pour désigner des exercices visant à animer et fortifier le corps humain considéré dans sa nature et sa nudité (du grec : *gumnos*, nu). Distincts des exercices athlétiques ou des gestes guerriers, qui reçoivent une forme déterminée par leur but et ont une orientation utilitaire, les exercices gymnastiques sont pensés comme des formes de mouvements ajustées aux finalités du corps humain et distribuées sur chacune de ses parties. La gymnastique regroupe donc une partie seulement des exercices corporels pensables à une époque, ceux qui permettent d'actualiser les potentialités du corps, telles qu'on se les représente alors.

Aux Ve-IVe s. av. J.-C., Hippocrate définit la santé comme une mesure, une proportion convenable entre des éléments ou des qualités. La nature conserve cette proportion, tandis que la maladie résulte de sa perte. La médecine hippocratique consiste à permettre à la nature de guider le corps, et elle comprend une diététique et une gymnastique. En connaissant les influences du milieu sur l'homme et en modulant ces influences par un régime et un exercice, la médecine maintient la santé. Dès l'époque d'Érasistrate, au IIIe s. av. J.-C., la gymnastique est annexée à la notion d'hygiène. Plus tard, au IIe s. apr. J.-C., Galien souligne la distance entre l'exercice athlétique et celui qui vise la santé. Il dénonce l'excès des pratiques des athlètes, leur alimentation trop abondante, leur nullité intellectuelle. En insistant sur le savoir nécessaire relatif à la nature du corps pour conduire une gymnastique, il critique l'incompétence de ceux qui enseignent dans les palestres (les pédotribes) et propose d'annexer la matière à la médecine qui doit en avoir le monopole. Un exercice est gymnastique quand il altère le rythme de la respiration. Galien classe les exercices en actifs (produit par le corps), passifs (quand le mouvement est communiqué au corps par un agent extérieur) et mixtes. Ces exercices fortifient les muscles, les durcissent, agissent sur les nerfs et conduisent vers la santé, c'est-à-dire la bonne *exis* un rapport parfait entre les solides et les humeurs liquides. Une technique de l'exercice et de l'hygiène du corps est mise au point, dont le modèle restera influent en Occident jusqu'à l'âge classique.

Voies de salut : les techniques orientales

D'autres civilisations anciennes, en Orient notamment, ont eu des techniques d'exercice visant à modifier l'état du corps. Établies sur une pensée magico-religieuse, elles ne conçoivent pas les relations entre esprit et corps comme la pensée occidentale. Elles n'ont pas toujours de ligne de démarcation précise entre médecine du corps et cures spirituelles. Leur « médecine » ne peut être dissociée d'une philosophie religieuse offrant des voies de salut à leurs adeptes. Des exercices, qui ne sont pas à proprement parler des « gymnastiques », mais plutôt des ascèses, sont employés pour accéder à un état bienheureux ou rétablir une harmonie, sur les conseils de maîtres qui ne sont pas exactement des « médecins ». Des procédés, comme le yoga dans l'Inde ancienne (textes de Patañjali au IVe s. av. J.-C.), ou le taï chi chuan *(tai ji quan)* dans la Chine taoïste, trouvent leurs origines dans des « philosophies » de ce genre. Selon le yoga-sutra, « tout est douleur, tout est éphémère ». Il faut s'affranchir de la souffrance par les techniques du yoga, qui permettent tout autant l'accès à la connaissance qu'à la maîtrise du corps.

Max Weber, dans sa sociologie des religions, montre que, dans certaines conditions, « la méthode "de salut" devient de plus en plus une combinaison d'hygiène physique et psychique, avec une régulation tout aussi méthodique de l'ensemble de la pensée comme de l'action, dans leur mode et dans leur contenu, au sens de la maîtrise la plus volontaire, la plus hostile aux instincts, la plus éveillée possible, des processus corporels et psychiques personnels, au sens aussi d'une réglementation systématique de la vie, qui est subordonnée au but religieux ». Si ces exercices ne sont pas des gymnastiques médicales dans leur cadre d'origine, mais des techniques de salut, elles le deviennent quand elles se détachent du corpus doctrinal initial et fonctionnent comme procédés autonomes plus spécialement destinés à répondre à des plaintes de patients. Certaines se sont intégrées dans des hygiènes de vie ou des programmes de « médecines traditionnelles », dont l'attraction auprès des sociétés occidentales contemporaines n'est pas négligeable.

Les gymnastiques « modernes » : masses et individus

Dans la civilisation d'Europe occidentale marquée par la formation des États-nations modernes et l'émergence du capitalisme, les pratiques d'activité physique prennent des formes inédites. Deux types se mettent en place : les gymnastiques « modernes » et les sports. Les premières s'établissent dans les pays d'Europe continentale à partir de la fin du XVIIIe s., les seconds sont « inventés » en Angleterre aux XVIIe et XVIIIe s., puis diffusés vers le monde entier à la fin du XIXe s. Pour la plupart des nations européennes, le XIXe s. est le « siècle des gymnastiques » pratiquées au sein de groupements nationalistes (les Turnen en Allemagne, les Sokols en Tchécoslovaquie, etc.), dans l'armée ou à l'école. Un processus de codification des mouvements conduit à l'élaboration de méthodes réglant l'exercice simultané de grandes masses d'individus. Alors que les premiers répertoires d'exercice, à la fin du XVIIIe s., s'inspirent d'une tradition issue de la Renaissance et conservent des exercices hygiéniques, avec une éducation des sens et des règles de vie saine, les grandes méthodes du XIXe s. se focalisent sur la culture de la force musculaire et l'éducation morale. Seule, la gymnastique suédoise, élaborée par Per Henrik Ling (1776-1839) à partir d'une philosophie de la vie, ouvre la voie d'une méthode médicale et individualisée, dont la kinésithérapie est issue. Et, à côté des grands courants, fleurissent une multitude de gymnastiques hygiéniques ou orthopédiques, dans lesquelles s'investissent des médecins propriétaires de cliniques ou de maisons d'éducation, ou entrepreneurs dans la fabrication de matériels de gymnastique. En concurrence ou en collaboration avec des « gymnastes » sans qualifications médicales, ces hygiénistes et ces thérapeutes labellisent des méthodes pour traiter des déviations posturales, des troubles fonctionnels (digestifs, sexuels...), du vieillissement, voire de maladies plus graves.

Apogée des liens entre médecine et gymnastique

La gymnastique figure durablement dans les schémas de pensée du courant hygiéniste, au cœur de la médecine publique. Dans cette optique, l'obligation de pratiquer l'exercice à l'âge de la scolarité est une priorité, ainsi que la propagande en direction des jeunes apprentis et des adolescents non scolarisés. L'exercice physique est censé produire un effet mécanique sur le corps, stimulant les processus de croissance et de maturation, ce qui doit renforcer la vigueur et la capacité de l'organisme à se défendre contre les attaques microbiennes. Une première liaison est établie entre la pratique de l'exercice et la lutte contre la « dégénérescence » durant le XIXe s., la gymnastique semblant venir contrarier les processus de dégradation de l'espèce que la pensée médicale aperçoit alors. La pratique de mouvements réguliers redresse un organisme qui tend à se courber et à s'affaisser. Un prolongement au XXe s. s'observera, sous l'influence de l'eugénisme.

À cette vision génétique préoccupée par la stature et la « capacité vitale » de l'homme, succède (ou s'ajoute) une vision plus énergétique à la fin du XIXe s., et se précise le thème de l'exercice comme moyen de protection contre la tuberculose. La mise en relation du rétrécissement du périmètre thoracique avec la phtisie par Laennec (1819) conduit à la recherche des prédispositions et à la proposition de démarches préventives « ouvrant » le thorax par des mouvements du tronc et des bras. La gymnastique y trouve une justification, déjà avancée par le directeur de gymnase Napoléon Dally en 1850, et réaffirmée quand la gymnastique devient obligatoire dans les écoles publiques en 1880 (*Manuel de gymnastique*, 1881). Malgré la découverte du bacille de la tuberculose (Koch, 1882), et alors que des médecins ont montré que l'habitus phtisique n'est qu'un signe du mal, la norme du redressement postural perdure. En 1911, le Dr Desfosses recommande encore l'exercice et l'apport d'oxygène comme moyens de lutte contre la tuberculose, dans une publication médicale éditée chez Masson. La mesure des effets locaux de l'exercice sur le périmètre thoracique ou le volume musculaire ne commence que vers 1875. La physiologie de l'effort et de la fatigue progresse à la même époque, à travers des débats théoriques et des questionnements pratiques sur l'organisation du travail ouvrier ou le dosage de l'exercice gymnastique (et sportif) : elle apporte des justifications en termes d'effets mécaniques et caloriques de l'exercice.

Bien qu'il soit difficile de saisir une ligne de démarcation entre ambitions prophylactiques et indications thérapeutiques dans les textes du XIXe s. sur les gymnastiques, on repère des formes d'exercice auxquelles est attribuée une vertu curative. En France, aux États-Unis et dans d'autres pays, des promoteurs de gymnastique présentent leur méthode comme une panacée contre de multiples maux. En 1850, Dally (qui a interrompu ses études médicales) prétend « prévenir ou guérir la plupart de nos infirmités », y compris le choléra et la phtisie. Dans sa thèse de médecine en 1864, Chancerel fait un bilan des usages thérapeutiques de la gymnastique à Paris et cite des médecins guérissant la folie, l'asphyxie, l'emphysème, les scrofules, les tubercules et les maladies du foie. Par la suite, les impacts de l'activité physique sur l'organisme se précisent.

L'action mécanique de la gymnastique sur l'appareil locomoteur est pensée en fonction d'un homme sain, et la pratique est orientée vers l'exercice en force visant le développement de la musculature. Dans ces conditions, il est difficile d'imaginer comment faire effectuer un exercice à un sujet dont la mobilité est diminuée ou qui est affaibli par la maladie (cas de dispense de gymnastique à l'école). La rééducation du convalescent, du handicapé, du blessé ou de l'opéré ne s'élabore que lentement, en milieu médical, sous l'impulsion des orthopédistes au XIXe s. Les soins apportés aux aliénés, débiles et autres malades atteints de troubles psychiques vont inclure des exercices gymnastiques, à la suite des travaux d'Édouard Seguin (1812-1880), sous des formes plus ou moins contraignantes. De même, des essais seront tentés pour les aveugles et pour les sourds. Des séries originales d'exercices sont mises au point, d'amplitude limitée et de faible intensité. À plusieurs reprises au cours de la seconde moitié du XIXe s., des éléments de kinésithérapie issus de la gymnastique suédoise sont proposés, mais il semble que l'usage ne s'établit que vers 1900, et surtout après la guerre de 1914-1918, entraînant l'institutionnalisation d'une nouvelle technique.

La gymnastique médicale (ou « culture physique ») aura une audience relativement large dans les milieux urbains et dans les cercles de la médecine sociale. « Méthode naturelle » du lieutenant de vaisseau Georges Hébert (1875-1957), médecine naturelle du Dr Paul Carton (1875-1947), méthode suédoise promue par le Dr Philippe Tissié (1852-1935), culture physique du Dr Georges Rouhet (1854-1944) ou du Dr Pierre Madeuf (1905-), etc., toutes proposent des exercices menant vers une harmonie corporelle, une adaptation fonctionnelle ou une rééducation. Les unes s'appuient sur les éléments naturels, air, soleil, environnement : d'autres installent des machines placées en opposition face au patient, qui doit vaincre des résistances mécaniques dont l'intensité peut être dosée et mesurée (extenseurs, poids, *medecine ball*, etc.). Chacune obtient le soutien de personnalités hospitalo-universitaires, parmi les titulaires de chaires d'hygiène publique et les spécialistes de la nutrition, des maladies infantiles, etc. Les gymnastiques en salle, les « gymnastiques de chambre », apparues à Paris après 1870 dans des gymnases comme celui d'Hippolyte Triat, sont promues, à partir des années 1920, grâce aux conseils de la presse de grande diffusion relatifs à la beauté et à la « forme » (ou à la « ligne »). Les conceptions médicales ont une influence sur la gymnastique scolaire jusque dans les années 1950, surtout par le truchement de la gymnastique suédoise qui exige que l'exercice soit minutieusement mesuré, avec des indications posturales pointilleuses, position de départ, exécution motrice et position d'arrivée. L'exercice réglé est supposé stimuler diverses fonctions : les fonctions supérieures du cerveau (attention, coordination), les fonctions de respiration, de circulation, de digestion, etc. La dimension morale de la gymnastique est essentielle ici, car elle sollicite la volonté pour lutter contre la fatigue, et elle éveille l'attention au corps que le sujet connaîtra mieux et pourra soigner de façon plus correcte.

Déclin des gymnastiques face aux sports et à la médecine technologique

Le terme de « gymnastique » change au XXe s. pour désigner une discipline sportive compétitive, avec des exercices au sol et aux agrès (barre fixe, barres parallèles ou asymétriques, anneaux, cheval d'arçon). Le mot a longtemps désigné l'éducation physique scolaire (et le « prof de gym »), mais il ne le peut plus car cette éducation devient « sportive » : en France, celle-ci se tourne vers l'apprentissage moteur en se détachant ostensiblement des objectifs sanitaires qui avaient été poursuivis jusque-là. Un professeur d'éducation physique docteur en médecine, Jean Le Boulch, écrit dans la revue *Éducation physique et Sport* en 1961 : « Nous manquerions à notre tâche si nous formions des débiles moteurs resplendissants de santé, et notre discipline se réduirait à bien peu de chose s'il ne nous fallait que maintenir l'enfant et l'adolescent en bonne santé. » Le fossé se creuse entre l'initiation aux activités physiques et les objectifs de la médecine.

Par ailleurs, la perception du lien établi entre exercice corporel et santé change. Depuis les années 1950, les enquêtes épidémiologiques sur les impacts sanitaires de la pratique de l'activité physique n'ont pas fourni de résultats bien probants. Il y a certes une corrélation entre un bon état sanitaire et l'engagement dans l'activité physique, mais il reste impossible de dire dans quelle mesure la pratique produit des effets sur l'état de l'agent, et dans quelle mesure un bon état de santé permet l'activité physique.

Mais ce sont surtout les avancées de la connaissance en sciences biologiques qui remettent en question la connexion établie entre gymnastique et santé. Les travaux de biochimie sur le muscle, entrepris notamment pour comprendre les myopathies, et les travaux de neurophysiologie sur le processus de la commande motrice et les structures des neurones redéfinissent complètement les analyses classiques du déclenchement et de l'ajustement du mouvement et de la contraction musculaire, analyses qui avaient soutenu la promotion de la gymnastique (et du sport) depuis la fin du XIXe s. Certains de ces nouveaux programmes scientifiques débutent « silencieusement » dans les années 1950 et 1960, mais ils produisent véritablement leurs effets depuis les années 1970, disqualifiant soudainement les argumentaires « médicaux » en faveur de la gymnastique (et l'ancienne physiologie de l'effort qui les avait portés).

Ainsi, la gymnastique (l'exercice physique) est écartée du discours pédagogique d'une institution scolaire tournée vers le sport, comme du discours scientifique de la médecine de pointe orientée vers d'autres moyens thérapeutiques. Elle reste une technique associée à l'accession au bien-être, et donc à la « santé subjective », dans la sphère de la prévention et de l'hygiène individuelle contemporaine. Les plans de santé publique, tout comme les médecines « alternatives », conservent cet outil, que le noyau du savoir médical contemporain ne justifie plus.

► DEFRANCE J., *L'Excellence corporelle. La Formation des Activités physiques et sportives modernes. 1770-1914*, Rennes/Paris, Presses Universitaires de Rennes, STAPS, 1987 ; « Les gymnastiques et l'idéologie eugéniste en France, pendant la première moitié du XXe siècle », *Stadion. Revue Internationale d'Histoire du Sport*, vol. XXVI, 2, 2000, p. 155-177. – GREEN H., *Fit for America. Health, Fitness, Sport and American Society, 1830-1940*, New York, Pantheon Books, 1986. – ULMANN J., *De la Gymnastique aux Sports modernes. Histoire des doctrines de l'éducation physique*, Paris, J. Vrin, 3e éd. 1977. – VIGARELLO G., *Le Corps redressé. Histoire d'un pouvoir pédagogique*, Paris, J.-P. Delarge, 1978, rééd., Paris, Vuibert, 2000. – WEBER M., *Religionssoziologie*, 1910-1920, trad. fr. J.-P. Grossein, *Sociologie des religions*, Paris, Gallimard, 1996.

Jacques DEFRANCE

→ Santé publique ; Sport.

H

HÉMATOLOGIE

Le sang

Longtemps symbole de vie et source de mythes, le sang devient objet de science avec le microscope qui permet de distinguer ses éléments constitutifs et de s'interroger sur leur origine, leur devenir, leurs fonctions et les maladies dont ils sont le support. À cette première étape, anatomique, de la connaissance du sang succède une lecture moléculaire de la physiologie et de la pathologie de ce tissu circulant qui s'accompagne d'une diversification des disciplines médicales l'étudiant. Transfusion sanguine, hémostase, onco-hématologie, immuno-hématologie constituent, dans la pratique quotidienne, autant d'activités et de regards sur un même objet que l'hématologie fédère.

Les cellules du sang et le microscope

Bien avant que la théorie cellulaire de Virchow, au milieu du XIXe s., n'unifie la conception du vivant, le sang révèle ses globules rouges à Leeuwenhoek qui utilise le microscope pour l'observer en 1674. Globules blancs et plaquettes sanguines ne seront respectivement découverts que cent et deux cents ans plus tard, ces dernières par Alfred Donné, médecin à l'Hôtel-Dieu de Paris. La première révolution technique et méthodologique qui autorise l'identification précise des différentes cellules du sang et de leurs anomalies prend la forme des méthodes de coloration inventées par Paul Ehrlich à la fin du XIXe s., et des pipettes et cellules permettant la mesure du nombre de globules. Ces moyens complétés par les outils de ponction des organes hématopoïétiques offrent la possibilité de répondre à la question de l'origine et du devenir des cellules du sang. Si l'accord s'établit relativement rapidement autour de l'idée d'un renouvellement incessant du sang et sur la localisation au niveau de la moelle osseuse de l'hématopoïèse, des combats fougueux opposent les unicistes aux dualistes. Pour les seconds, il convient de distinguer les myéloblastes de la moelle osseuse à l'origine des cellules myéloïdes et les lymphoblastes des ganglions lymphatiques source des cellules lymphoïdes, alors que les premiers plaident en faveur de l'existence d'une seule cellule mère, souche de toutes les cellules sanguines, l'hémocytoblaste. Le débat, qui s'explique par les limites des techniques employées, fit rage pendant un demi-siècle et ne trouva de solution définitive qu'avec les transplantations de cellules souches sanguines à partir de 1960 chez des souris irradiées devenues incapables de régénérer spontanément leur sang et avec, plus tard, le développement des systèmes de cultures de cellules *in vitro*. Outre la question purement scientifique de l'origine des cellules du sang et des mécanismes qui régulent leur différenciation, cette approche a permis de caractériser de manière indirecte des populations de cellules souches qui ont aujourd'hui une utilisation thérapeutique, notamment dans le traitement des leucémies.

L'hématologie moléculaire et fonctionnelle

Bien que Lavoisier ait mis en évidence dès 1775 l'importance des phénomènes d'oxydation, la fonction de l'hémoglobine des globules rouges dans le transport de l'oxygène n'est démontrée qu'en 1866 par Hoppe-Seyler. Avec ces travaux se dégage leur fonction physiologique fondamentale qui est l'oxygénation des tissus de l'organisme. Cette fonction est essentielle au métabolisme énergétique dont certaines enzymes sont purifiées dans le globule rouge lui-même à partir des années 1930. La rencontre de la biochimie fondamentale et du sang conduit à interpréter les fonctions du sang en termes de physiologie cellulaire et macromoléculaire. Les protéines, qui sont une caractéristique structurale du vivant, servent de références pour comprendre le sang normal et pathologique.

Si les courbes de saturation de l'hémoglobine en oxygène sont établies par Bohr en 1904, c'est dix ans plus tard que Christiansen, Douglas et Haldane comprennent que l'élimination du gaz carbonique au niveau des poumons est facilitée par l'oxygénation du sang, alors que le processus inverse se produit dans les tissus. La connaissance de la structure tridimensionnelle de la molécule d'hémoglobine est attachée au nom de Max Perutz dont les travaux sont achevés en 1968.

Une maladie, la drépanocytose, dont le nom est dû à l'aspect en faucille que prennent les globules rouges dans cette affection, joue un rôle déterminant dans l'histoire de la médecine. Sa compréhension fournit pour des années le modèle de référence à des médecins et à des chercheurs en quête d'une explication dépassant le stade anatomoclinique de la description de la pathologie. L'intérêt pour l'hémoglobine s'éveille à Chicago en 1904 grâce à J. Herrick qui examine un patient noir âgé de vingt ans, souffrant de fièvre et de toux qui succèdent à une otite purulente ayant persisté pendant plus de six mois et à des douleurs des jambes en place depuis l'enfance. L'analyse du sang révèle la présence d'un nombre important de globules rouges en faucille et en croissant. En l'absence de diagnostic clair, Herrick attend six ans pour publier son cas qui est rapidement confirmé par d'autres auteurs en même temps que se dégage la nature héréditaire de l'affection. Pauling, Singer et Wells montrent en 1948 que la migration électrophorétique de l'hémoglobine S qui définit la drépanocytose est distincte de celle de l'hémoglobine A normale. L'explication de cette différence est apportée par Ingram qui en 1956 met en évidence dans la molécule d'hémoglobine S la substitution d'un acide aminé par un autre dans la chaîne β de l'hémoglobine normale. Depuis, de nombreuses autres mutations de l'hémoglobine ont été caractérisées, et on en comptait plus de 300 en 1980.

Les thalassémies constituent le deuxième grand cadre nosologique des maladies héréditaires de l'hémoglobine. La forme majeure responsable d'une anémie sévère est décrite par T. Cooley en 1925. Il faudra attendre le progrès des techniques d'analyse des acides nucléiques, ARN et ADN pour qu'une explication moléculaire définitive puisse être apportée à ces syndromes caractérisés par un déséquilibre de synthèse des chaînes α et β de l'hémoglobine. En employant des techniques de caractérisation et de quantification des acides nucléiques, Kan bouleverse en 1976 le diagnostic de ces affections qui peut être envisagé dans la période anténatale. C'est finalement au début des années 1980 que sont connues l'organisation et la localisation chromosomique des gènes codant pour les chaînes de globine.

De la fonction des globules blancs dans la défense de l'organisme au concept de système immunitaire

Un tout autre rôle est pressenti pour les globules blancs, la lutte contre l'infection et plus généralement la lutte contre ce qui est étranger à l'organisme. Zoologiste, Metchnikoff découvre en 1884, au cours d'études consacrées à l'étoile de mer, la fonction essentielle des globules blancs qu'est la phagocytose permettant à l'organisme de se débarrasser des corps étrangers. Différents types de globules blancs dont les polynucléaires sont distingués grâce aux colorations de Ehrlich qui, avec la théorie des chaînes latérales, préfigure ce que seront les anticorps. Deux conceptions de la défense de l'organisme s'affrontent : théorie cellulaire s'appuyant sur la phagocytose assurée par des macrophages, et théorie humorale à laquelle le succès de l'emploi thérapeutique de sérums dirigés contre des toxines bactériennes fournit des arguments. En 1922, la relation entre diminution du nombre de globules blancs et infections est clairement établie.

La participation des lymphocytes à la fonction de défense de l'organisme s'établit lentement. La pratique de greffes de tumeurs et de peau dans la première moitié du XXe s. conduit à impliquer les lymphocytes dans une forme particulière de défense qu'est le rejet. En parallèle se précise la fraction plasmatique support de la fonction anticorps. Les immunoglobulines sont, grâce à l'électrophorèse puis l'immuno-électrophorèse, identifiées et classées. Burnet propose la théorie clonale qui stipule que chaque anticorps est fabriqué par un seul clone de lymphocyte. L'explication de la diversité et de la spécificité de la réponse anticorps à la multiplicité des antigènes potentiels sera fournie par l'étude de la structure chimique des immunoglobulines et des gènes qui les codent à partir des années 1970.

Après la distinction des lymphocytes B et T, la description de leurs fonctions et la démonstration des processus de coopérations cellulaires permettent d'apporter une touche finale à l'élaboration du concept de système immunitaire fondée sur une fonction physiologique dont le support matériel dans l'organisme est diffus.

Transfusion, groupes sanguin, HLA

L'idée ancienne de la transfusion sanguine, dont la fréquence des accidents limitait la pratique, est rationalisée par Karl Landsteiner qui découvre les groupes sanguins en 1900 à Vienne. Les mélanges de sérums et de globules provenant d'individus différents montrent que l'agglutination des globules rouges n'est provoquée que par certains sérums. Il reconnaît les groupes sanguins A et B, et appelle C les personnes qui n'ont ni A ni B. Rapidement un quatrième groupe est individualisé, et le système ABO, avec les groupes A, B, AB et O, selon que les individus possèdent l'antigène A et/ou l'antigène B ou aucun des deux, est adopté. Le développement systématique de transfusion sanguine, qu'autorise cette découverte, attend néanmoins plusieurs années et finit par sauver des vies sur les champs de bataille. La démonstration de la transmission héréditaire répondant aux lois de Mendel des groupes sanguins est obtenue de façon définitive en 1924. Elle permet non seulement un début de définition biologique des individus, mais ouvre également le champ d'étude de l'histoire des migrations des populations humaines suivies grâce à l'analyse des fréquences de répartition géographique de ces marqueurs sanguins.

En 1937, Landsteiner et Wiener découvrent en étudiant le sang du singe Maccacus Rhésus un nouveau facteur de groupe sanguin, le facteur Rhésus qui explique la maladie hémolytique du nouveau-né. Ce dernier, comme son père, est Rhésus positif, alors que sa mère Rhésus négative fabrique pendant la grossesse des anticorps anti-Rhésus. L'intensification des recherches stimulée par l'émergence de ce nouveau paradigme conduit à l'identification d'autres systèmes de groupes sanguins, et surtout à une observation que n'expliquent pas les groupes sanguins érythrocytaires et pour laquelle Jean Dausset émet en 1958 une hypothèse originale, celle de l'existence de groupes leucocytaires. Cette hypothèse, largement confirmée par les travaux de plusieurs chercheurs dans le monde et qui est étendue à la notion de groupes tissulaires, conduit à l'identification d'un système complexe, le système HLA *(Human Leucocyte Antigen)*. Cette découverte a deux conséquences cliniques majeures qui sont la détermination de la compatibilité entre donneurs et receveurs au cours des greffes d'organes et l'étude de la prédisposition à certaines maladies matérialisée par la présence d'un lien génétique entre des sous-groupes HLA et ces maladies chez certains individus. Derrière ces cartographies antigéniques se profile une définition biologique du soi.

Les leucémies

Par leur gravité et la faiblesse des moyens thérapeutiques que les médecins ont à leur opposer, les leucémies et les lymphomes dominent longtemps la scène de l'hématologie. Les premières observations de leucémies relèvent de l'application de la méthode anatomoclinique qui établit des liaisons entre des signes cliniques, l'augmentation de volume de la rate, des ganglions lymphatiques et l'augmentation du nombre des globules blancs. La première publication est le fait d'Alfred Donné à Paris en 1839. Les leucémies décrites en 1845 par Bennett, en Écosse, qui les appelle leucocytémies et par Virchow, en Allemagne, qui les définit comme des perturbations du développement des cellules sanguines, sont des leucémies chroniques. La classification des leucémies s'inspire de critères à la fois cytologiques et cliniques. À une première classification en trois formes due à Neumann, succède la distinction fine des différents types cellulaires qui apparaissent grâce aux colorations utilisées par Ehrlich à partir de 1880. Ebstein en 1889 individualise le cadre des leucémies aiguës qui tuent en quelques semaines ou mois. Si les leucémies peuvent être distinguées en fonction de l'évolution clinique aiguë ou chronique et selon l'aspect morphologique des cellules myéloïdes ou lymphatiques, la question de leur étiologie reste ouverte. Un trouble de régulation hormonale de la croissance cellulaire est évoqué car la nature systémique des leucémies va à l'encontre de l'idée d'un cancer qui doit être localisé. C'est à partir des années 1930 que sur des arguments expérimentaux prend corps une conception des leucémies qui les assimile à une prolifération anarchique des cellules formatrices du sang dont le diagnostic est assuré par l'examen de la moelle osseuse prélevée par ponctions. Malgré la reconnaissance d'une troisième lignée leucocytaire indépendante qui permet l'individualisation de la leucémie à monocytes, le parallélisme recherché entre critères cytologiques et cliniques est rarement atteint avant la Deuxième Guerre mondiale.

C'est à ce moment que le traitement des leucémies s'améliore. En 1947 l'hypothèse de l'existence de substances anti-leucémiques dans le sang normal justifie les premiers essais d'exsanguino-transfusion à l'origine de rémissions. Plusieurs substances induisant, en dehors du cadre des leucémies, une diminution du nombre des globules blancs et susceptibles de bloquer la prolifération cellulaire sont essayées dans le traitement des leucémies : antifoliques, dérivés de la pervenche, antibiotiques de la famille des anthracyclines... À côté de ces traitements à logique destructive comme les irradiations, l'expérimentation animale laisse espérer une possibilité thérapeutique fondée sur la substitution que représente la greffe de moelle osseuse. Les premières observations sont recueillies chez la souris. Elle montre dès les années 1950 la reconstitution de la moelle osseuse détruite par irradiation, soit à partir d'un territoire épargné, soit à partir de la greffe de moelle osseuse d'un animal étranger. L'obtention de résultats satisfaisants chez l'homme doit attendre la prise en compte du système HLA. Les indications des hétérogreffes puis des autogreffes de moelle osseuse, rendues possibles grâce aux techniques d'élimination des cellules leucémiques restant pendant la rémission, ont été codifiées à la suite d'essais thérapeutiques contrôlés.

Pourquoi une cellule devient-elle leucémique ?

La question de l'origine des leucémies est une question lancinante qui à la fois suscite de grands espoirs de maîtrise du processus tumoral en termes de possibilités thérapeutiques, et reflète les paradigmes dominants du moment. À l'ère pasteurienne de la bactériologie triomphante, ce sont de nombreux agents infectieux, dont le bacille de la tuberculose, qui sont soupçonnés. La description par P. Rous en 1911 de la transmission d'un poulet à un autre poulet d'une tumeur, un sarcome, par un extrait acellulaire aurait dû mettre en cause des agents ultramicroscopiques, mais les éléments nécessaires à l'élaboration du concept de virus n'étaient pas encore réunis. Cette découverte passe inaperçue et ce n'est qu'en 1953 que L. Gross reproduit ce résultat chez la souris dans un modèle expérimental de leucémie. Cette observation est à l'origine d'un nombre important de travaux consacrés à l'étude de l'hypothèse virale des leucémies et des cancers. La piste virale a permis l'identification des virus oncogènes responsables de l'apparition de tumeurs dans différentes espèces, mais, pour l'essentiel, s'est avérée infructueuse chez l'homme, au moins directement. Cette piste a, en effet, conduit à la découverte des proto-oncogènes cellulaires naturellement présents dans le génome humain et susceptibles d'être activés par différents mécanismes en oncogènes, c'est-à-dire en gènes capables de déclencher la genèse du phénomène tumoral.

Une seconde hypothèse importante qui prit de la vigueur avec la redécouverte des lois de Mendel au début du XXe s. est celle de l'hérédité. Les arguments en faveur de cette théorie ont été fournis par la constatation d'une fréquence plus élevée par rapport à la population générale de leucémies dans le mongolisme ou (trisomie 21), par la description de rares familles à forte incidence de leucémies, et par, enfin, la démonstration due à Muller des propriétés mutagènes des rayons X.

L'intérêt pour les remaniements chromosomiques des leucémies naît en 1960 avec la découverte du chromosome Philadelphie dans la leucémie myéloïde chronique qui sous-tend la conception clonale des cancers. À la publication de cette translocation entre les chromosomes 9 et 22 succède celle du lymphome de Burkitt qui implique les chromosomes 8 et 14. Le modèle d'exploration systématique des anomalies chromosomiques des leucémies et des cancers est achevé. Celles-ci ont deux conséquences majeures : soit elles rapprochent d'un gène des immunoglobulines ou du récepteur des lymphocytes T, un proto-oncogène dont elle provoque l'activation, soit, coupant deux gènes situés sur deux chromosomes distincts, elles entraînent la fusion de ces deux gènes codant alors pour une protéine chimérique aux propriétés oncogènes. Le premier modèle est celui du lymphome de Burkitt avec le proto-oncogène cellulaire *c-myc,* et le second est illustré par la fusion des gènes *c-Abelson* et *bcr* au cours de la translocation des chromosomes 9 et 22.

Non seulement ces deux mécanismes ont été utilisés à partir des années 1990 comme références pour la classification moléculaire des leucémies, mais ils ont aussi permis d'identifier les protéines en cause dans la dérégulation de la transcription ou du cycle cellulaire à l'origine du cancer. Bien avant que cette voie d'exploration de la leucémogenèse ne devienne le mode usuel de questionnement sur les mécanismes des leucémies éloignant la question de la cause initiale, d'autres modes de classification de ces affections occupent le devant de la scène.

La description morphologique des cellules leucémiques butte longtemps sur la multiplicité des systèmes de classification qui fait qu'un même terme peut correspondre à plusieurs entités et qu'une entité peut se cacher derrière différents noms. Cette situation dommageable à la standardisation des essais thérapeutiques provoque une réaction des hématologistes qui en 1976 décident d'un système uniforme de classification, FAB, permettant un meilleur recueil des données. À cette étape de normalisation succède la première phase des classifications moléculaires qui emprunte à la technologie immunologique. Les anticorps monoclonaux très spécifiques, que la technique de Kohler et Milstein rend disponibles en grande quantité en 1975, autorisent la caractérisation des marqueurs de membrane des cellules et rapproche les conceptions de l'hématopoïèse et de la leucémogenèse. Cette approche permet des classifications plus fines des leucémies aiguës lymphoblastiques et, devant l'absence de marqueurs spécifiques des cellules leucémiques, conforte l'hypothèse qui affirme que les cellules tumorales s'identifient à des précurseurs retrouvés dans les schémas de différenciation des cellules hématopoïétiques mais proliférant de manière anormale. La distinction entre le normal et le pathologique qui taquine les esprits depuis toujours ne connaît de lecture définitive que moléculaire. Si les tentatives de corrélations entre les approches morphologique et immunologique n'ont pas donné les résultats escomptés, leur rapprochement ainsi que les techniques de tri cellulaire ont autorisé en 1988 la purification de cellules souches pluripotentes chez la souris et la reconstitution hématologique de cet animal.

Hémostase et thrombose

Les saignements anormalement longs et importants affectant certaines familles ont été les premiers événements conduisant à s'interroger sur une propriété du sang, la capacité à arrêter les hémorragies lorsque l'intégrité des vaisseaux est atteinte. Ce constat a le double intérêt d'attirer l'attention sur la phase plasmatique du sang et sur la nature génétique d'affections comme l'hémophilie. La théorie classique de la coagulation de Schmidt et Morawitz propose dès 1905, avant que soit connue la structure des protéines, que la formation du caillot de fibrine procède en deux étapes : activation par des extraits tissulaires de la prothrombine, ferment inactif circulant, en thrombine susceptible de transformer le fibrinogène en fibrine. Cette théorie couronnée par l'utilisation en clinique du test du temps de thrombine en une étape décrit par Quick en 1935, a, néanmoins, le désavantage de ne pouvoir expliquer le trouble de la coagulation observé au cours de l'hémophilie. Une première révolution est provoquée en 1947 par une observation d'Owren qui déclenche une vague de travaux conduisant à l'identification des facteurs V, VII et X de la coagulation qui interviennent, en plus du facteur tissulaire, pour permettre la fabrication de la fibrine. La seconde révolution qui aboutit, entre autres facteurs, à la caractérisation des facteurs antihémophiliques VIII et IX, montre l'existence d'une activation de la prothrombine uniquement dépendante de substances originaires du sang. Avec ces travaux émerge en 1964 un nouveau concept physiologique, celui de cascade de la coagulation qui rend compte de l'activation séquentielle des facteurs de la coagulation par des réactions enzymatiques. Ce dispositif implique l'existence de précurseurs inactifs transformés en facteurs actifs, chacun étant susceptible d'activer le précurseur inactif suivant de la cascade. Il explique l'amplification biochimique et donc la rapidité de la réaction. Les étapes qui ont permis l'identification des facteurs impliqués dans ce processus ont été : reconnaissance d'un syndrome clinique, identification d'un déficit, interprétation en termes de schéma physiologique et caractérisation chimique du facteur.

Des recherches de nature comparable ont débouché sur la compréhension du système fibrinolytique, grâce auquel s'opère le rétablissement de la circulation sanguine une fois que le caillot a rempli son office en arrêtant l'hémorragie. Connue dès la fin du XIXe s. l'agrégation des plaquettes sanguines, qui joue le rôle d'initiateur vis-à-vis des phénomènes de coagulation, bénéficie de technique d'exploration *in vitro* à partir de 1960. Plus tard sont décrits la nature des agents déclenchant l'adhésion des plaquettes à la brèche vasculaire et les composants structuraux des plaquettes.

L'endothélium vasculaire

La thrombose, responsable d'une importante mortalité cardio-vasculaire, a intéressé plus tardivement les hémostasiens auxquels se sont joints des cardiologues, des statisticiens recherchant des corrélations entre des facteurs environnementaux et la survenue de thrombose, et des histologistes observant les modifications des parois des vaisseaux. L'implication du cholestérol, reconnue depuis 1955, et de l'hypertension artérielle dans la genèse des thromboses a attiré l'attention sur les cellules endothéliales qui se sont instituées en objet fédérateur de recherche au carrefour de différentes disciplines. Tapissant 5 000 m^2 de vaisseau, ces cellules constituent le dernier organe diffus individualisé par la médecine qui autorise une conception synthétique de la physiologie et de la physiopathologie vasculaire.

Traitements anticoagulants

Les anticoagulants ont rendu et continuent de rendre d'immenses services dans le traitement préventif et curatif des thromboses. Deux médicaments ont longtemps occupé le devant de la scène, l'héparine et les antivitamines K. M. Doyon, diplômé de la faculté de médecine de Lyon en 1895, fait figure de précurseur avec ses travaux sur la purification de substances extraites du foie et douées de propriétés anticoagulantes chez le chien. Howell utilise le terme d'héparine et postule en 1918 la préexistence dans le sang de deux précurseurs, proantithrombine et héparine qui, réagissant l'un avec l'autre, forment l'antithrombine qui permet au sang de conserver sa fluidité. Howell puis Jacques au Canada jouent un rôle majeur dans la purification et l'étude des propriétés de l'héparine. On sait aujourd'hui que l'héparine se retrouve dans de nombreux tissus, mais qu'elle est présente à plus forte concentration dans le foie, les poumons et les muscles. Cela explique que les préparations commerciales soient principalement obtenues à partir de poumon de bœuf et de muqueuse d'intestin de porc. L'héparine est composée d'un assemblage de molécules anioniques dont le poids moléculaire s'étend de 5 000 à 50 000 contenant des molécules de 2,6-disulfoglucosamine qui alternent avec deux autres molécules au sein de polymères. Le mécanisme d'action de l'héparine fait intervenir sa liaison avec l'antithrombine qui permet de bloquer le fonctionnement de la thrombine. Une deuxième protéine, le deuxième cofacteur de l'héparine, a par la suite été décrite. L'utilisation clinique de l'héparine a débuté à Toronto en 1937 et à Stockholm en 1939. Elle est administrée par voie veineuse ou par voie sous-cutanée. Depuis, ont été commercialisées des héparines de bas poids moléculaires et les tests de surveillance de ces traitements ont été automatisés.

Le constat de relations entre syndromes hémorragiques et vitamine K précède la découverte des antivitamines K. Si une tendance passagère aux hémorragies chez les enfants sains est reconnue depuis plus cent ans, c'est en 1891 qu'est décrite la maladie hémorragique du nouveau-né. La découverte du rôle de la vitamine K dans la coagulation appartient au monde vétérinaire. H. Dam en 1929 rapporte que les poulets nourris avec des « aliments dépourvus de cholestérol » commencent à saigner à partir de l'âge de trois semaines, et souvent meurent. Il identifie quelques années plus tard l'origine de cette carence diététique, et la vitamine K est chimiquement identifiée en 1940 par l'équipe de Doisy. En 1937, un taux bas de prothrombine est noté chez tous les nouveau-nés avec pour conséquence des hémorragies quand ce taux est particulièrement faible. Deux ans plus tard cette anomalie néonatale est corrigée par l'administration de vitamine K. Cette vitamine manquant dans le lait maternel mais présente dans le lait de vache explique que le nouveau-né soit dépourvu des sources habituelles de vitamine K que sont l'alimentation et la production par les bactéries intestinales. Les facteurs de la coagulation vitamine K dépendants sont identifiés à partir des années 1950 et le mécanisme chimique d'action de cette vitamine est précisé en 1974.

La découverte des antivitamines K s'est également produite dans le milieu vétérinaire après le constat de saignements survenus chez le bétail recevant une nourriture végétale avariée. En 1929 cette affection hémorragique est attribuée à un allongement du temps de coagulation dû à un taux bas de prothrombine. Le biochimiste Link purifie à partir de ces aliments le dicoumarol en 1939. Ce travail permet aux antivitamines K données par voie orale de pénétrer la clinique humaine.

Les professionnels du sang

Fondée en 1931 par Paul Chevalier, la Société française d'hématologie est la plus ancienne de toutes les Sociétés d'hématologie, et ses premiers présidents furent Georges Hayem qui rapprocha le laboratoire du lit du malade et Anatole Chauffard qui donna une des premières descriptions de l'ictère hémolytique. À cette initiative fait suite la création d'autres sociétés d'Europe continentale, alors que les sociétés britannique et américaine ne voient le jour qu'après 1950, ce qui n'empêche pas cette dernière de devenir la plus influente. À ces structures nationales viennent s'ajouter à partir de 1948 des sociétés européenne et internationale dont les congrès réguliers permettent des standardisations de nomenclature, de définitions et de méthodes aussi bien que la reconnaissance d'une identité professionnelle.

Cette identité s'est néanmoins distendue avec l'émergence d'une spécialisation croissante motivée par le progrès technique, conditionnant l'apparition de modalités d'exploration et de prise en charge des maladies distinctes à la fois du point vue des problématiques et des stratégies thérapeutiques à développer. Les maladies héréditaires de l'hémoglobine, les leucémies et les troubles de l'hémostase dans leur versant de saignements et de thromboses ne sont plus assurés par les mêmes professionnels. L'automatisation des techniques d'analyse du sang a également changé les conditions d'exercice de l'hématologie en même temps que cliniciens et biologistes se sont distingués par leur formation et leurs pratiques.

► BENNET J. M. *et al.*, « Proposal for classification of the acute leukemias », *British Journal of Haematology*, n° 33, 1976, p. 451-459. – BERNARD J., LEVY J.-P., VARET B., *Hématologie*, Paris, Flammarion « Médecine-Sciences », 1976. – BERNARD J., BESSIS M., BINET J.-L., *Histoire illustrée de l'hématologie*, Paris, Éd. Roger Dacosta, 1992. – DEBRU C., TRIADOU P., « Les leucémies aiguës, une vision historique », *Médecine Sciences*, 1, 1996, p. 491-495. – DROUET L. O., BAUDIN B., « Endothélium et vasomotricité », *Sang Thrombose Vaisseau*, 1, 1989, p. 12-17. – MORANGE M., « The discovery of cellular oncogenes », *Hist. Phil. Life Sci.*, 15, 1993, p. 45-58. – MOULIN A.-M., *Le Dernier Langage de la médecine. De Pasteur au Sida*, Paris, PUF, 1994. – OWEN C. A., *A history of blood coagulation*, W. L. Nichols & E. J. Bowie (éds), Rochester, Minnesota, USA, Mayo Foundation for medical Research, 2001. – RABBITS T. H., « Chromosomal translocation in human cancer », *Nature*, n° 372, 1994, p. 143-149.

Patrick TRIADOU

→ Chimiothérapie ; Leucémies ; Sang.

HERMAPHRODISME

À la fois homme et femme, fils d'Hermès et d'Aphrodite uni par les dieux à la nymphe Salmacis, le personnage des *Métamorphoses* d'Ovide figure durablement le « véritable » hermaphrodite. Au cours de l'histoire de la médecine, les hommes de science n'auront de cesse d'interroger ou de nier la possibilité même d'une telle ambiguïté sexuelle, qui suscite par ailleurs une réelle fascination heuristique. Il s'agira alors de stigmatiser ou de rectifier un raté de la nature, de percer et de condamner une imposture, des « pseudo » hermaphrodites, des transgressions à la normativité naturelle, qui sont des transgressions à la normativité sociale. Aujourd'hui, ce sont les associations « d'hermaphrodites » qui refusent la pertinence de ce terme. Se réappropriant l'intelligibilité de leurs propres corps, pour la plupart mutilés par des interventions chirurgicales, elles parlent de personnes intersexué-es (ISNA). Ni « troisième sexe » (femme et homme), ni homme, ni femme, l'intersexualité marque l'arbitraire de la frontière dichotomique des sexes et fait définitivement vaciller la prétendue naturalité du lien entre sexe, genre et sexualité.

L'hermaphrodite : entre monstre et merveille

Pour la tradition hippocratique, le sexe de l'enfant est déterminé par la prédominance d'une des deux semences des parents, la semence féminine agissant à égalité avec la semence masculine dans la génération, et par la position qu'occupe l'enfant dans l'utérus : à droite, ce sera un garçon, à gauche, une fille. Selon les différentes combinaisons possibles, par exemple une prédominance de la semence féminine et une gestation dans la partie droite de l'utérus, on obtient de multiples conformations sexuelles. Les appareils génitaux complets mâle ou femelle ne sont donc que des possibilités aléatoires, bien que les plus courantes, du développement sexué des individus.

La taxinomie antique classique répertorie pourtant trois grands types de monstres, parmi lesquels l'hermaphrodite est communément cité : les hybrides (le Centaure ou le sphinx par exemple), les doubles et les mutilés. Au livre IV de la *Génération des animaux*, Aristote rejette les monstres imaginaires pour s'intéresser aux monstres par excès ou par défaut, phénomènes non pas contre-nature mais « en marge de la nature » (P. Louis, 1975). Dans le processus de la génération, le mâle, physiologiquement plus chaud que la femelle du fait de la présence et de l'activité du principe psychique, est la cause formelle, alors que la femelle est la cause matérielle de la génération ; elle produit bien une sorte de semence, les règles, mais elles sont inutiles à la procréation. Face à un excès de matière, la forme s'impose en dupliquant certaines parties du corps de l'embryon : un doigt, un sexe, voire un être entier. L'hermaphrodisme est donc un type de gémellité inachevée. Il désigne, non pas un appareil mixte, mais bien un appareil mâle ou femelle avec un élément résiduel assimilé au système sexuel opposé (Cadden, 1993). Le sort réservé aux hermaphrodites au cours de l'Antiquité et du Moyen Âge est scellé par cette assimilation au monstrueux, oubliant l'attention particulière d'Aristote à penser les ratés de la nature comme de strictes productions naturelles. Massacré-es ou chassé-es, ils demeurent, plutôt que les témoins de la diversité infinie de la création, des présages maléfiques ou des signes annonciateurs de la colère divine. Monstre, plutôt que merveille, selon une conception qui borne l'omnipotence divine, les hermaphrodites sont des victimes expiatoires.

En France, de la Renaissance jusqu'au XVIIe s., la majorité des cas répertoriés d'hermaphrodisme sont exclusivement des changements de sexe à sens unique. On mêle Aristote et Galien pour expliquer la mutation d'une femme en homme au cours de sa vie, l'imparfait tendant toujours au parfait. L'hermaphrodisme est un phénomène de transformation qui relève du processus d'achèvement naturel d'un être ; processus étrange toutefois, puisqu'il s'opère à l'extérieur du ventre de la mère, bien après la naissance. Il n'est donc pas question de parler d'ambiguïté sexuelle, au sens où il serait difficile d'assigner un sexe à un individu, compte tenu de la présence d'éléments appartenant à deux systèmes génitaux différents. D'après la physiologie galénique, les femmes et les hommes possèdent les mêmes organes génitaux mais, en raison d'un manque de chaleur inhérent à la physiologie des femmes, leurs organes se trouvent inversés à l'intérieur du ventre. Les ovaires correspondent aux testicules, l'utérus et le vagin, au scrotum. Un excès subit de chaleur, un fossé, un ruisseau à traverser... l'appareil génital descend et la transformation en homme est opérée. Telle est, par exemple, l'histoire de Marie/Germain racontée par Montaigne dans son *Journal de voyage en Italie*. Il cite même une chanson restée célèbre où les filles se préviennent du risque des « grandes enjambées ». Le passage du féminin au masculin, sans qu'il soit fait mention d'états intermédiaires, suppose que l'isomorphisme des appareils génitaux féminins et masculins n'induit pas nécessairement l'idée d'un continuum entre les sexes comme chez Hippocrate. Au contraire, les identités sexuées semblent bien délimitées et arrêtées à deux grands modèles : mâle ou femelle. Le sens de la permutabilité permet donc de réifier, hors du système de la reproduction, deux seules identités sexuées.

De l'anatomie monstrueuse à la sexualité contre nature

À la fin du XVIe s., les cas de changements de sexe suscitent pourtant de plus en plus la méfiance car une nouvelle explication de l'hermaphrodisme permet de nier l'authenticité même du phénomène. Charles Estienne, dans *La Dissection des parties du corps humain*, traduit en français en 1546, redécouvre une partie de l'anatomie féminine oubliée qui va perturber l'intelligibilité de l'hermaphrodisme : le clitoris. Pourtant familier des médecins arabes, Estienne parle avec hésitation et embarras de cette « languette », de ce « membre honteux » particulièrement érogène et capable d'érection (Park, 1997). Dans son traité *Des Monstres et prodiges*, Ambroise Paré conclut sans transition le chapitre sur les hermaphrodites par des considérations sur les lèvres monstrueuses de certaines femmes qui sous l'effet du désir ont une érection, comme le pénis des hommes, et peuvent donner du plaisir à d'autres femmes.

L'un des plus célèbres cas d'hermaphrodisme connu est celui de Marie/Marin Le Marcis, poursuivie pour sodomie (*i.e.* sexualités contre-nature comprenant le tribadisme), travestissement et luxure. En 1601, Marin Le Marcis, trente ans, est accusé de sodomie. Élevée jusqu'à l'âge de vingt ans en fille, elle prend les habits d'homme lorsqu'elle sent sa transformation et se fiance avec la veuve Jeanne Le Febvre. Lors de son procès, Marie/Marin est condamné-e à mort après avoir été examiné-e par deux commissions de spécialistes qui n'ont observé aucun signe de virilité. Il/elle fait appel auprès du Parlement de Rouen. Une nouvelle commission se réunit. L'un de ses membres, Jacques Duval, chirurgien à Rouen, trouve bien un membre phallique caché dans son vagin et déclare qu'il s'agit d'un hermaphrodite mâle. On lui enjoint alors de reprendre les habits de femme et on lui interdit d'habiter avec une personne de l'un ou l'autre sexe. Duval a donc réussi à susciter le doute, à imposer l'idée de la possibilité d'êtres à la fois homme et femme qui témoignent positivement de la variété de la création. Pourtant, face à l'indéfinissable identité sexuelle de Marie/Marin, les juges, en décidant de lui interdire toute relation charnelle, ont fait le choix de la/le désexualiser (Graille, 2001, p. 117) : ni homme, ni femme. Or, dix ans après le procès, Jean Riolan, professeur d'anatomie à la faculté de médecine de Paris, répond à Duval dans son *Discours sur les hermaphrodits* sur le cas Le Marcis. Se référant à Aristote, Riolan pense la différence sexuelle selon un modèle dichotomique : les véritables hermaphrodites n'existent pas, la plupart des cas pouvant s'expliquer par un prolapsus de la matrice ou par une hypertrophie clitoridienne. Le cas Le Marcis est seulement une femme, elle était donc coupable. Il parle ainsi de « vice d'hermaphrodisie », faisant d'une anomalie anatomique le prétexte d'une perversion sexuelle. En réponse, Riolan préconise la clitoridectomie afin de discipliner les femmes à la sexualité débridée, notamment celles portées à l'homo-érotisme (Park, 1997). Au regard du pouvoir judiciaire, la « monstruosité de conduite » tend désormais à se substituer à la « monstruosité de nature » (Foucault, 1999, p. 68 ; Marchetti, 2001).

En 1765, le cas de Anne/Jean-Baptiste Grandjean est pratiquement identique à celui de Marie/Marin Le Marcis, à la différence que le tribunal lui interdit finalement d'avoir des relations sexuelles avec les seules femmes. Née en 1732, élevée comme une fille, Anne Grandjean est attirée par les femmes dès l'âge de quatorze ans. Sur le conseil de son confesseur, elle change d'habit, prend le nom de Jean-Baptiste et se marie. Dénoncée puis jugée, elle/il doit reprendre les habits de femmes. Le chirurgien Champeaux, qui publie un mémoire sur cette affaire, diagnostique un clitoris monstrueux (Steinberg, 2001, p. 121). Les juges reconnaissent ainsi les conclusions de la médecine légale : l'ambiguïté génitale des accusé-es n'est que le simple prétexte d'une pratique perverse, le tribadisme. Le problème de l'assignation à un sexe est donc désormais résolu dans le cadre du contrôle des sexualités. Par conséquent, les hermaphrodites sont jugé-es à l'aune d'une transgression de genre. Ils/elles ne respectent pas le lien, dit naturel, entre le sexe biologique, le sexe social et l'hétérosexualité. Ce sont des femmes qui à l'occasion d'une malformation génitale se prennent pour des hommes. En l'assimilant à un travestissement et à une transgression des identités de genre (féminin/masculin), on évite la menace que l'hermaphrodisme fait peser sur la naturalité de la bi-catégorisation des identités sexuées (femme/homme). L'hermaphrodite est traité comme un imposteur, un simple criminel. Dans ces conditions, supprimer le prétexte anatomique de la perversion équivaut à supprimer la possibilité de la perversion elle-même. À l'aube du XIXe s., l'institution judiciaire charge seule la médecine de résoudre le « problème » de l'authenticité de l'hermaphrodisme et de la normalisation des corps.

La frontière des sexes : du diktat des gonades à l'arbitraire du genre

Geoffroy Saint-Hilaire définit les naissances « monstrueuses » comme appartenant à l'ordre naturel, toutes les anomalies de naissances résultant d'un développement embryologique anormal. À partir de cette définition, il devient possible de classer les phénomènes d'hermaphrodismes selon différentes classes, correspondant aux stades d'arrêt dudit développement (Tort, 1989, p. 197). En 1876, Edwin Klebs divise les hermaphrodismes en deux grandes catégories, les vrais et les faux, selon une définition du sexe qui s'appuie sur les gonades (testicules ou ovaires). Dans ce système, une personne peut apparaître presque entièrement femme, extérieurement et intérieurement, et être pourtant considérée comme un « vrai » homme sous prétexte qu'elle possède des testicules. Il s'agit dans ce cas d'un pseudo-hermaphrodite masculin. Le vrai hermaphrodite doit posséder au moins un testicule et un ovaire. Dans ces conditions, il devient de plus en plus difficile de trouver un vrai hermaphrodite : à peu près tous les cas sont susceptibles d'être subsumés sous deux seules catégories. Les rares cas de vrais hermaphrodites ne peuvent être décelés que grâce au microscope, lors d'autopsies, puisque jusqu'en 1910, aussi bien en France qu'en Grande-Bretagne, on ne peut pratiquer de biopsie sur les patients. Le vrai hermaphrodite, défini comme « spécimen vivant », est à la fois déréalisé et conceptuellement éliminé. Sous l'influence de Samuel Pozzi, le mot même d'hermaphrodite, excepté en botanique, est jugé devoir disparaître du vocabulaire médical au profit d'expressions construites à partir de celles telles que l'androgynie et la gynandrie (Pozzi, 1911). Considérer les gonades comme les marqueurs ultimes de l'identité sexuée nivelle les différences sexuelles à l'aune de la seule bi-catégorisation sexuée apte à la reproduction. Ainsi, les cas d'hermaphrodismes détectés, le plus souvent à la puberté, seraient en fait de simples erreurs commises par les sages-femmes ou les parents lors de l'assignation du sexe à la naissance. Les individus intersexué-es subissent alors de lourdes opérations qui, en dépit du ou des sexes vécus par les intéressé-es, s'acharnent à construire l'apanage biologique du sexe imposé.

Grâce à l'anesthésie, à la laparotomie, à la biopsie et à l'antisepsie, les tests réalisés sur des personnes vivantes permettent peu à peu de montrer que les caractères sexués sont si imbriqués qu'il est impossible de laisser les gonades justifier de telles mutilations irréversibles, qui plus est lorsque la gonade est un ovotestis (*i.e.* structure tissulaire testiculaire et ovarienne). Ainsi, William Blair Bell, confronté en 1915 au cas de S. B..., dix-sept ans, témoignant de caractères sexuels secondaires et de tissus gonadiques mixtes, est l'un des premiers à renoncer au diktat arbitraire des identités gonadiques (Dreger, 1998). À partir du milieu du XXe s., les causes des hermaphrodismes sont petit à petit clarifiées. La majorité des cas d'hermaphrodisme véritable a une formule chromosomique XX, un petit pourcentage possède la XY et de très rares cas ont des cellules mosaïques (XX et XY), mais on ignore encore comment et pourquoi la proto-gonade se développe avec des attributs à la fois ovariens et testiculaires. Les pseudo-hermaphrodites femelles ont une formule chromosomique XX et possèdent des ovaires mais les parties génitales semblent masculines. L'explication provient d'une exposition du fœtus à un niveau élevé d'androgène (tumeur des glandes surrénales de la mère, traitement préventif des fausses couches par des progestatifs nor-stéroïdiens), ou d'une hyperactivité surrénale congénitale (CAH) qui provoque une surproduction d'androgène, rendant la personne « typiquement » masculine. Les pseudo-hermaphrodites mâles ont des testicules et une formule chromosomique XY. Le syndrome de féminisation testiculaire, ou syndrome d'insensibilité périphérique aux androgènes (AIS), signifie que les testicules produisent bien des androgènes mais que le corps manque de récepteur et ne peut pas lire le message hormonal : d'où le développement des lèvres, d'un clitoris ou d'un vagin, les testicules restant à l'intérieur du corps. La deuxième cause est connue sous le nom de déficience 5-alpha-reductase (5-AR) : les testicules du fœtus produisent bien de la testostérone, mais pour qu'elle soit efficace, il manque l'enzyme 5-AR qui l'a convertie en dihydrotestostérone. Développements hormonaux « anormaux » ou combinaisons chromosomiques rarissimes, en raison de la fréquence du phénomène (entre 1 % et 2 % des naissances), on confond moyenne et norme en ramenant l'intersexualité à une pathologie. Or, la moyenne ne se réfère plus tant à une normativité naturelle qu'à un idéal social (Fausto-Sterling, 2000), précisément parce que la bi-catégorisation biologique des identités sexuées demeure à proprement parler introuvable.

Gonades, hormones, ou chromosomes ne déterminent que des frontières mouvantes et incertaines entre les deux seuls sexes reconnus par l'état civil. L'intersexualité bouleverse l'empire de la dualité du sexe biologique à tel point que les protocoles de traitement, notamment sous l'influence de John Money aux États-Unis, se concentrent désormais sur le genre ou les standards du sexe social pour « normaliser » les corps. À la naissance d'un enfant à l'anatomie génitale inhabituelle, une commission de spécialistes décide, souvent en l'espace de quarante-huit heures, la nécessité et les modalités de l'intervention chirurgicale et des traitements hormonaux conformément au genre auquel s'apparentent de façon la plus crédible les organes génitaux de l'enfant (Money, 1968). S'il est possible de faire un vagin à n'importe quel individu, un pénis fonctionnel est plus compliqué à réaliser. La plupart des interventions de chirurgie plastique ont pour critères : la taille du pénis ou du clitoris (au-dessus ou au-dessous de 2,5 cm), un vagin apte à la pénétration, uriner en position féminine ou masculine (assise, debout). La pénétration est le critère d'un vagin réussi, l'amplitude de l'ouverture, la lubrification, la sensibilité orgasmique ne sont donc pas des priorités, alors que le pénis réussi doit être apte à l'érection et d'une taille acceptable pour les canons de la virilité. Comment exprimer plus clairement que le vagin, le pénis, les lèvres et le clitoris n'induisent aucune polarité sexuée « biologique », la définition de leur fonctionnalité obéissant aux seules prérogatives hétéro-sexistes des relations de genre. L'identité chromosomique ou les gonades ne sont plus les fondements ultimes du sexe mais des facteurs déterminants du choix de l'identité. Indices importants pour anticiper la possible évolution de la sexualisation à la puberté, ils sont également surinvestis par des parents déconcertés et inquiets de l'ambiguïté sexuelle de leur enfant et de ses conséquences psychologiques et sociales. Mais celles-ci demeurent incommensurables au regard des divers traumatismes des enfants devenu-es adolescent-es ou adultes. Pour beaucoup d'entre eux, même si elles ont été décidées, les opérations tardives ou multiples sont de douloureuses mutilations. La prétendue reconstruction du « vrai » sexe (mâle ou femelle) est d'autant plus coûteuse qu'elle se fonde *in fine* sur l'arbitraire du genre et qu'elle n'efface jamais totalement les traces de la singularité d'une conformation sexuée, parmi tant d'autres possibles, qui menace bien plus le corps social que leur « santé ».

▶ ARISTOTE, *De la Génération des animaux*, trad. P. Louis, Paris, Les Belles Lettres, 1962. – CADDEN J., *Meanings of Sex Difference in the Middle Ages*, Cambridge, Cambridge Univ. Press, 1993. – DOMURAT-DREGER A., *Hermaphrodites And The Medical Invention of Sex*, Cambridge, Harvard Univ. Press, 1998. – DUVAL J., *Traité des hermaphrodits*, Rouen, Geuffroy, 1612. – ESTIENNE H., *La Dissection des parties du corps humain*, Paris, Colines, 1546. – FAUSTO-STERLING A., *Sexing the body*, New York, Basic Books, 2000. – FOUCAULT M. (éd.), *Herculine Barbin, dite Alexina B.*, Paris, Gallimard, 1978 ; *Les Anormaux*, Paris, Gallimard / Le Seuil, 1999. – GALIEN, *Œuvres anatomiques, physiologiques et médicales*, trad. Ch. Daremberg, Paris, Baillière, 1856. – GRAILLE P., *Les Hermaphrodites*, Paris, Les Belles Lettres, 2001. – HIPPOCRATE, *Œuvres choisies*, trad. Ch. Daremberg, Paris, Labé, 1855. – KLEBS E., *Handbuch der Pathologischen Anatomie*, Berlin, Hirschwald, 1876. – LOUIS P., « Monstres et monstruosités dans la biologie d'Aristote », *in* J. Bingen, G. Cambier, G. Nachtergael (éds), *Le Monde grec, hommages à Claire Préaux*, Éd. de l'Université de Bruxelles, 1975. – MARCHETTI V., *L'Invenzione della bisessualità. Discussioni tra teologi, medici, e guiristi del XVII secolo*, Milan, Mondadori, 2001. – MONEY J., *Sex Error of the Body*, Baltimore, Johns Hopkins Univ. Press, 1968. – PARÉ A., *Des Monstres et prodiges*, J. Ceard (éd.), Genève, Droz, 1971. – PARK K., « The rediscovery of the clitoris », *in* C. Mazzio, D. Hillman (éds), *The Body in Parts*, New York, Routledge, 1997. – POZZI S., « Neuf cas personnels de pseudo-hermaphrodisme », *Revue de gynécologie et de chirurgie abdominale*, 16, 1911. – RIOLAN J., *Discours sur les Hermaphrodits*, Paris, Ramier, 1614. – SAINT-HILAIRE G. DE, *Traité de tératologie*, Paris, Baillière, 1832-1836. – STEINBERG S., *La Confusion des sexes*, Paris, Fayard, 2001. – TORT P., *La Raison classificatoire*, Paris, Aubier, 1989.

@ Intersex society of north america, www.isna.org

Elsa DORLIN

→ Monstre humain ; Sexualité ; Transsexualité.

HIPPOCRATISME

Sur l'île de Cos, aux environs de l'an 600 av. J.-C., apparaît une École de médecine. Hippocrate (460-370 av. J.-C.) est son représentant le plus marquant. Il se forma à la médecine dans son île natale, puis exerça son art et l'enseigna dans les villes de la Grèce continentale. Hippocrate appartient à la branche de Cos de la famille des Asclépiades, ces médecins qui plaçaient leur art sous le patronage d'Asclépios, le dieu de la médecine. Les témoignages font état d'une rivalité entre les Écoles de Cos et de Cnide. Le savoir médical se transmettait par voie orale de génération en génération et l'enseignement était dispensé à des disciples venus de l'extérieur. D'où le rôle du serment, qui codifie les relations des disciples à la famille des Asclépiades : « Je jure [...] de considérer d'abord mon maître en cet art à l'égal de mes propres parents [...] de considérer sa descendance à l'égal de mes frères. »

Un premier ensemble de traités forme la base de la *Collection hippocratique* et provient de l'École d'Hippocrate. À cet ensemble appartiennent le groupe des traités chirurgicaux, *Plaies de tête*, *Fractures et Articulations* et les sept livres des *Épidémies*. Un deuxième ensemble inclut d'autres traités qui proviennent du groupe des Asclépiades de Cnide : les *Affections internes*, comme les maladies des reins ou les phtisies. À quoi il faut ajouter les traités de gynécologie : *Maladies des femmes* et *Femmes stériles*. Un troisième ensemble est constitué par d'autres traités de provenance inconnue et transmis par les manuscrits médiévaux, comme les *Chairs* et le *Régime*.

La naissance de la médecine ne fait qu'un avec la découverte du régime adapté aux malades. Découverte qui suppose celle du régime des gens en état de santé. On retrouve ici le passage mythique d'une vie animale à une vie civilisée : la nourriture de l'homme est cuite, tandis que celle des bêtes est crue. C'est en abandonnant l'animalité que l'homme écarte un destin malheureux. Invention, donc, d'un art culinaire fondé sur deux opérations principales : la cuisson, le mélange des aliments et des ingrédients. L'art de la guérison imite l'art du régime et le médecin possède l'art de l'alimentation du malade. La santé est résultat d'un équilibre, d'une juste proportion des humeurs ; la maladie est le résultat de la séparation et de l'isolement d'une humeur.

Les Anciens admettaient que toutes les substances terrestres dérivent de quatre éléments essentiels : la terre, l'air, le feu et l'eau. On pensait que ces éléments étaient soit en état d'alliance ou d'équilibre, soit en état d'opposition ou de conflit. En outre, ils étaient composés d'un couple de qualités primaires : le chaud et le froid, l'humide et le sec. Comment les médecins grecs ont-ils développé cette doctrine en relation avec la constitution du corps humain ? En admettant que tous les corps vivants sont formés de quatre humeurs : le sang, la bile jaune, la bile noire et le phlegme. Et que chaque humeur est en relation avec un organe particulier : le sang avec le foie, la bile noire avec la rate, le phlegme avec les poumons et la bile jaune avec la vésicule biliaire. On classait les maladies suivant l'humeur qui était en excès. De là, les maladies sanguine, mélancolique, flegmatique et cholérique. Quand une humeur se sépare ou s'isole, la maladie a pour siège le lieu où l'humeur est absente et celui où elle s'est coagulée. Dans le corps, il y a donc des lieux de carence et de surabondance.

L'influence des saisons est une des causes des maladies. D'où la mise en rapport des humeurs, de l'organisme et de la nature. Pendant l'été, sec, prédomine la bile noire ; pendant l'hiver, froid, prédomine le flegme ; durant l'automne, humide, prédomine la bile jaune ; au printemps, chaud, prédomine le sang. La pathologie est un humorisme. Les concepts clés de la pathogénie sont au nombre de trois : la « crase », la « coction » et la « crise ». La crase, c'est le mélange quant à la force et à la quantité des humeurs. Lorsque le mélange est équilibré règne la santé (la maladie est une dyscrasie). La coction, qui permet la correction d'une disproportion, consiste dans l'élimination de l'excès d'un liquide. Avec sa coagulation l'humeur devient pâteuse et de moindre volume. La coction consiste à enlever à une humeur sa crudité et à la porter au point où elle est susceptible d'être évacuée par transpiration ou suppuration. La crise, enfin, c'est l'évacuation par vomissement et par expectoration. Les efforts de la nature pour évacuer la matière morbifique désignent la crise : un moment de vérité.

Dans le traité de la *Nature de l'homme*, Hippocrate établit la distinction entre maladies générales et maladies individuelles. Les maladies générales sont celles qui se manifestent chez un grand nombre d'individus en même temps. En revanche, les maladies individuelles sont plutôt dues à un mauvais régime. Le concept de maladie générale peut désigner deux choses. D'une part, les affections locales propres aux habitants d'une cité particulière, dans la mesure où elle est soumise à des facteurs locaux permanents, comme l'orientation des lieux par rapport aux vents, la nature du sol et la nature des eaux. Ce sont les « constitutions médicales » et les « maladies saisonnières ». D'autre part, la maladie générale peut désigner une affection qui touche l'ensemble d'une population et qui résulte de facteurs dépassant le cadre de la cité. C'est une maladie causée par des miasmes. On pourrait voir dans cette distinction celle qu'on ferait aujourd'hui entre maladies endémiques et maladies épidémiques.

Dans un traité du *Pronostic*, Hippocrate développe les différents points relatifs à l'identification de la maladie, à ses signes et à l'anticipation de son devenir. Mais si l'on peut connaître le passé, les signes et l'issue d'une maladie, c'est parce qu'elle possède une essence cachée. La maladie, donc, existe indépendamment de la forme qu'elle revêt dans l'organisme. L'art du médecin consiste à observer son cours naturel. Cette attitude est celle de la médecine expectante, un naturisme aussi. Cette doctrine est à la base d'un genre littérature médical : la composition de nosographies. Le médecin doit se contenter de mesurer les pouvoirs de la nature, d'évaluer ses forces et de laisser venir le temps de la guérison. S'il intervient, ce n'est que pour coopérer avec la nature. L'art médical est une ruse de la raison, une connaissance de la nécessité. Mais c'est parce que la nature n'est pas infaillible que l'art médical doit se surajouter à son action.

La médecine hippocratique est une médecine sans anatomie et sans physiologie. Anatomie signifie « action d'ouvrir en coupant ». Pour cela, il faut attendre la médecine de l'École d'Alexandrie. Les médecins assistaient aux sacrifices et, chez Hippocrate, les quelques allusions à l'ouverture du corps animal s'appuient sur ces pratiques rituelles. On croyait que les veines partent de la tête ; d'où les techniques pour la saignée. Le passage le plus connu est celui où l'auteur de la *Maladie sacrée* a ouvert le crâne d'animaux atteints d'épilepsie pour constater l'état pathologique du cerveau et montrer que la divinité n'était pas en cause. Les organes qui attirent le plus d'humeur sont piriformes, comme la tête, la vessie et la matrice. Ceux qui sont capables d'absorber les humeurs par contact sont les organes spongieux par excellence : la rate, le poumon et le sein. Ce que nous appelons « tendons » et « nerfs » n'étaient que des ligaments qui avaient pour fonction de maintenir les parties ensemble et de provoquer les mouvements par leur tension plus ou moins grande. Les vaisseaux désignent indistinctement ce qui transporte le sang, l'air et les autres humeurs. En revanche, Hippocrate possédait une connaissance du squelette humain qui résulte de son expérience du traitement des luxations. Les traités des *Fractures* et des *Articulations* en portent témoignage.

Les théories médicales élaborées par l'École de Cos, complétées, reprises et modifiées par Galien, traversent l'histoire de la médecine jusqu'à la fin du XVIIIe s. L'hippocratisme désigne un système médical préscientifique et la médecine clinique, qui naît au tournant du XVIIIe et du XIXe s., abandonnera sa philosophie et les postulats qui le fondent. Il se pourrait que l'actualité de l'hippocratisme concerne les questions relatives aux devoirs des médecins, à l'exercice de leurs pouvoirs et aux limites de leurs interventions. Lire, donc, le *Serment d'Hippocrate*.

▶ BOURGEY L., *Observations et expériences chez les médecins de la Collection hippocratique*, Paris, Vrin, 1953. – BYL S., *Recherches sur les grands traités biologiques d'Aristote : sources écrites et préjugés*, Bruxelles, 1980. – DEBRU A., *Hippocrate. La consultation*, préf. J. Jouanna, Paris, Hermann, 1986. – GOUREVITCH D., « Le Triangle hippocratique dans le monde gréco-romain. Le malade, sa maladie et son médecin », *BEFAR*, 251, École française de Rome, 1984. – GRMEK M., *Les Maladies à l'aube de la civilisation occidentale*, Paris, Payot, 1983. – HIPPOCRATE, *De l'Art médical*, trad. É. Littré, Paris, Librairie générale française, 1994. – JOLY R., *Hippocrate médecine grecque*, Paris, Gallimard, 1964, 1966. – JOUANNA J., *Hippocrate*, Paris, Fayard, 1992 ; *Hippocrate. Pour une archéologie de l'École de Cnide*, Paris, Les Belles Lettres, 1974. – LITTRÉ É., *Œuvres complètes d'Hippocrate*, 10 vol., Paris, 1839-1861. – LLOYD G. E. R., *Magie, raison et expérience. Origines et développement de la science grecque*, Paris, La Découverte, 1990. – PIGEAUD J., *La Maladie de l'âme*, Paris, Les Belles Lettres, 1981. – VITRAC B., *Médecine et philosophie au temps d'Hippocrate*, Paris, 1989.

François DELAPORTE

→ Alexandrie (École d') ; Ambivalence ; Constitution médicale ; Contagion et infection ; Crise ; Cure ; Épidémiologie ; Épilepsie ; Fibres (Théorie des) ; Fièvre ; Galénisme ; Gréco-romaines (Écoles) ; Humeurs ; Maladie de l'âme ; Maladies des femmes ; Plante médicinale ; Pronostic ; Sang et pensée grecque ; Serment d'Hippocrate ; Vin (Médecine du).

HISTOIRE DE L'HISTOIRE DE LA MÉDECINE

En Occident, l'histoire de la médecine commence avec la médecine elle-même. Les médecins de l'Antiquité se référaient à l'opinion de leurs aînés pour justifier leurs pratiques, et pratiquaient donc une histoire de type doxographique. C'est avec la naissance de la médecine expérimentale, au XIXe s., que la doxographie perd son statut de référence obligée et que l'on voit paraître des biographies de médecins, toujours écrites par des médecins. L'histoire professionnelle de la médecine est apparue au début du XXe s. en Allemagne. Les pionniers allemands de la discipline émigreront vers 1930 aux États-Unis, essentiellement à l'université Johns Hopkins, où ils trouveront des conditions favorables au développement de leurs travaux et de leur enseignement. Très tôt également, se développe en Pologne une philosophie de la médecine dont Ludwik Fleck sera partiellement tributaire. Enfin, quelques années plus tard, Georges Canguilhem développe en France une épistémologie de la médecine qui utilise l'histoire comme outil de réflexion. Ces trois foyers marqueront durablement l'histoire de la médecine, mais c'est actuellement aux États-Unis que la discipline est le mieux représentée, qu'il s'agisse de l'enseignement, des publications ou des institutions.

On examinera successivement le courant germano-américain, l'École française puis polonaise de philosophie de la médecine, avant de donner quelques indications sur l'effet du courant critique connu sous le nom *d'étude sociale des sciences* (« science studies »), sur l'histoire de la médecine, dont il faut souligner d'entrée de jeu qu'elle peine encore à se construire un cadre intellectuel fort.

L'École germano-américaine

L'histoire de la médecine est actuellement développée et enseignée surtout aux États-Unis, et dans une moindre mesure en Grande-Bretagne, même si, dans ces deux pays, les représentants de cette discipline se plaignent souvent qu'elle soit peu reconnue. En France, malgré les travaux renommés de Georges Canguilhem et de Michel Foucault, l'histoire de la médecine reste éclatée et encore peu soutenue, malgré des progrès récents. Une enquête récente d'Olga Amsterdamska montre que le public intéressé par la discipline reste restreint et composé en grande partie de médecins.

Les pionniers américains de cette histoire sont souvent d'origine allemande, et ont émigré aux

États-Unis lors de la montée du nazisme. Un ouvrage récent de Fee et Brown retrace la carrière et l'action d'Henry Sigerist (1891-1955), le plus connu des pionniers de l'histoire germano-américaine de la médecine. Né à Paris d'un père suisse, Sigerist se passionne pour l'Antiquité grecque et latine, puis l'Orient. Il se destine à la philologie orientale avant de s'intéresser aux sciences puis à la médecine. En 1917 il passe sa thèse de médecine, et rend une visite décisive à Karl Sudhoff, médiéviste et historien de la médecine à Leipzig, dans un Institut d'histoire de la médecine que ce dernier avait largement contribué à développer. En 1925, Sigerist obtient la succession de Sudhoff à la tête de cet Institut qu'il réorganise en départements, et dont il élargit les thèmes de recherche en encourageant l'interdisciplinarité. Après un séjour de sept mois aux USA où on lui offre la direction de l'Institut d'Histoire de la Médecine à l'université Johns Hopkins, l'aggravation de la situation politique en Allemagne et l'expulsion des non Aryens qui touche son élève Owsei Temkin le poussent à accepter l'offre américaine en 1932.

L'histoire de la médecine est alors bien développée à Johns Hopkins mais uniquement par des médecins, qui visent à élever le niveau culturel du praticien en publiant des dictionnaires biographiques, des récits des grandes épidémies et des analyses de textes médicaux anciens. Le plus connu d'entre eux est William Osler, médecin célèbre et défendeur enthousiaste de l'intégration de l'histoire de la médecine dans l'enseignement médical. Divers journaux apparaissent et l'Association américaine pour l'histoire de la médecine (AAHM) est fondée en 1924.

Dans ces nouvelles fonctions, l'action de Sigerist se manifeste de diverses manières : il crée un *Bulletin of the Institute of the History of Medicine* exigeant un niveau de recherche élevé. Il transforme l'AAHM en une organisation professionnelle pourvue de statuts véritables. Le *Bulletin* devient en 1939 son organe officiel sous le nom *de Bulletin of the History of Medicine*. Sigerist cumule alors trois fonctions : directeur de l'Institut, secrétaire de l'Association et éditeur du *Bulletin*, contrôlant ainsi toute l'histoire de la médecine aux USA. À partir de 1930, il se préoccupe de plus en plus du présent et des questions politiques, sociales et économiques. Il s'intéresse à la médecine soviétique, visite l'URSS en été 1935 et publie un livre sur cette médecine dont il rend compte sur un ton enthousiaste : pour lui il s'agit d'une médecine nouvelle pour un homme nouveau. Il se forme à l'économie et cherche un nouveau cadre pour l'histoire de la médecine qui prenne en compte ses nouvelles visions politiques et sociales. Il publie plusieurs ouvrages et entreprend une histoire de la médecine en huit volumes dont seul le premier paraîtra.

Son programme intellectuel est ambitieux : la médecine doit être comprise dans un contexte plus large, culturel, social et économique, et l'historien de la médecine ne doit négliger aucun de ces aspects. Sigerist est sans doute le premier à relever le fait que la pratique et la recherche médicale sont conditionnées par le « contexte » social et culturel, ce qui soulève beaucoup d'hostilité à l'époque. Il énonce un certain nombre de principes de travail. D'abord, l'historien de la médecine doit être médecin et impliqué dans les problèmes de la médecine de son temps : en cela Sigerist se conforme aux idées de l'époque. Mais il doit aussi être formé aux méthodes de recherche historique. Avec le temps, Sigerist définira la médecine d'une manière de plus en plus large : elle comprend aussi bien la promotion de la santé et la prévention de la maladie que la restauration de la santé. La première tâche de l'historien de la médecine est de préciser quel était l'état de santé des populations à un moment donné, et donc de connaître la géographie, l'économie et l'histoire politique de la région étudiée. Sur le plan méthodologique, Sigerist insiste sur la nécessité d'oublier les savoirs du moment pour être ce qu'on appellerait maintenant un observateur « naïf ». Quant aux sources de l'historien, elles vont de l'étude des instruments à celle de l'architecture d'une époque, même si les sources écrites sont inévitablement les plus nombreuses. Enfin, l'histoire selon Sigerist doit aider à comprendre dans quelle direction va la médecine. À partir des années 1930 il affirme que l'histoire comporte un volet « sociologique », conçu à l'époque comme étant à l'intersection de l'analyse et de la réforme sociale. Ce pionnier aura de nombreux élèves et continuateurs. Parmi eux, Erwin H. Ackerknecht (1906-1988), né à Leipzig. Formé à la médecine et à l'histoire, il a aussi été l'étudiant de Marcel Mauss et sera influencé par Ruth Benedict. Connu pour *A Short History of Medicine* et *La Médecine hospitalière à Paris, 1794-1848*, Ackerknecht a eu des sympathies avec le parti communiste et se distingue par ses positions antinazies. Il émigre à Paris en 1933, puis en 1940 à Madison (USA) qui a une tradition en histoire de la médecine. Charles Rosenberg est un de ses élèves, et il lui rend hommage dans son « Afterword » de 1987 lors de la réédition de son livre sur l'histoire du choléra (publié pour la première fois en 1962). Un autre élève de Sigerist dont on lit encore un ouvrage classique sur l'histoire de la santé publique est George Rosen, également médecin d'origine allemande et situé politiquement à gauche. Il crée *le Journal of History of Medicine and Allied Sciences*. Il insiste sur la production sociale des maladies et de la santé, l'importance de l'environnement et des conditions matérielles de vie et s'intéresse aux causes professionnelles des maladies. Il garde toutefois une place pour l'histoire héroïque, notamment celle de la bactériologie.

Richard Henry Shryock sera le successeur de Sigerist à la tête de l'Institut d'histoire de la médecine de Johns Hopkins. Ce choix est controversé, car Shryock n'est pas médecin mais historien. Il publie en 1936 un ouvrage majeur encore réédité, *The Development of American Medicine,* dans lequel il apporte une perspective résolument sociologique, et trace l'émergence de la science médicale comme une partie de développements plus larges, sociaux, économiques et culturels. Owsei Temkin est aussi l'auteur d'un ouvrage régulièrement réédité sur l'histoire de l'épilepsie, *The Falling Sickness.* Mais ni Shryock ni Temkin n'ont la vision politique de Sigerist, même si elle transparaît parfois dans leurs travaux.

L'École française

Il serait sans doute inexact de parler d'École française de l'histoire de la médecine, tant cette discipline a eu longtemps peu de place dans notre pays. Cet état de fait contraste avec le renom de deux philosophes ayant travaillé sur l'histoire de la médecine, médecine, Georges Canguilhem et Michel Foucault.

Georges Canguilhem et la normativité. – En France, Georges Canguilhem pratique dès les années 1930 une histoire critique qui attaque sans ménagement l'histoire traditionnelle, continuiste et positiviste de la médecine. Né à Castelnaudary en 1904, il entre à l'École normale supérieure en 1924 où il a pour condisciples Raymond Aron, Jean-Paul Sartre et Paul Nizan et se lie d'amitié avec le philosophe et mathématicien Jean Cavaillès. En 1943, il soutient sa thèse de médecine. En 1955 il succède à Gaston Bachelard à la Sorbonne et à l'Institut d'histoire des sciences et des techniques de l'université de Paris jusqu'à sa retraite en 1971. Il est mort en 1995. Son œuvre est faite d'essais courts, pratiquement tous consacrés aux sciences de la vie et de la médecine. Leur concision est voulue, car ces travaux visent plus à problématiser et à dessiner les contours d'une méthode qu'à décrire. L'unité de l'œuvre de Canguilhem tient à son insistance sur l'originalité du vivant. Dans *Le Normal et le Pathologique,* il définit la médecine comme un art ou une technique au carrefour de plusieurs sciences. Ce livre, dont la première partie est sa thèse de médecine (1943), s'ouvre sur une critique de la conception quantitative de la pathologie développée par Broussais, Auguste Comte et Claude Bernard. Ce dernier utilise l'exemple du diabète sucré pour défendre cette conception, après avoir constaté l'élévation des taux de sucre dans le sang et les urines des diabétiques. Il assoit ainsi le principe de l'identité du normal et du pathologique aux variations quantitatives près, et propose une conception de la maladie purgée de toute valeur esthétique ou morale, permettant ainsi de faire de la maladie un objet de science. Pour Claude Bernard, l'homme peut grâce à la science devenir un véritable « contremaître de la création », et l'on ne saurait assigner de limites « à la puissance qu'il peut acquérir sur la nature par le progrès futur des sciences expérimentales ». Canguilhem montre que cette conception démiurgique est d'ordre éthique et se dresse contre elle : « On ne dicte pas scientifiquement des normes à la vie », écrit-il. Loin de réduire le vivant à une somme de constantes physiologiques, Canguilhem le caractérise par sa *normativité,* c'est-à-dire la capacité des êtres vivants à surmonter la maladie, le stress et les modifications du milieu de vie, en se surpassant et créant leurs propres normes vitales. Celles-ci ont des composantes individuelles, mais aussi sociales que Canguilhem illustre par des exemples tirés de l'épidémiologie.

Canguilhem montre aussi que la physiologie est fondée sur l'étude du pathologique et non l'inverse. La maladie attire l'attention sur les fonctions physiologiques de l'organe, oblige à reformuler d'anciennes questions et indique de nouvelles voies de recherche. Ensuite, l'explication quantitative de type bernardien fait oublier que la maladie touche et transforme la totalité de l'organisme. En troisième lieu, et c'est le plus important, le pathologique n'est jamais entièrement objectif, et garde toujours une relation à la subjectivité. Avant d'être objet de science, la maladie est d'abord une expérience rapportée par le malade à son médecin. « Nous pensons écrit-il, qu'il n'y a rien dans la science qui n'ait d'abord apparu dans la conscience, et [...] [que] c'est le point de vue du malade qui est au fond le vrai. » Primat du pathologique sur le physiologique, du subjectif sur l'objectif, du qualitatif sur le quantitatif, du vitalisme sur le mécanisme : ces renversements par rapport aux perspectives traditionnelles traduisent la normativité du vivant, concept lié au vitalisme revendiqué par Canguilhem, non sans un brin de provocation. Pour lui, loin de l'animisme, le vitalisme ne fait que reconnaître l'originalité du vivant.

Foucault et l'archéologie de la médecine. – Né à Poitiers dans une famille aisée de médecins, Michel Foucault est reçu à l'ENS en 1946, où il rencontre Bourdieu, Passeron, Paul Veyne. Son professeur est Jean Hippolyte, spécialiste de Hegel, dont les cours éblouissants fascinent Foucault qui a rédigé son mémoire de philosophie sur cette grande figure du philosophe allemand. Il a été élu en 1970 au Collège de France, où il occupait la chaire d'histoire des systèmes de pensée.

Mais c'est dans son *Histoire de la folie à l'âge classique* (1972) qu'il développe ses premières thèses de la manière la plus complète en abordant la distinction entre normal et pathologique, raison et déraison. Comment est-on passé, se demande-t-il, de l'expérience médiévale humaniste de la folie à cette expérience qui est la nôtre et qui confine la folie dans la maladie mentale, l'exclut et l'aliène ? Il entreprend alors de décrire les changements de « perception » de la folie du Moyen Âge à l'avènement de la psychologie positive. Dans ce parcours, la grande « invention » est celle de l'internement, propre à l'âge classique, qui enferme les fous avec les vagabonds, les mendiants et les oisifs. Mais plus que l'enfermement, qui a tant frappé les lecteurs de l'époque, c'est l'intervention de l'administration et l'intention éthique qui y président, qui intéressent Foucault. Les problèmes juridiques de l'interdiction et de l'internement ont exigé des médecins qu'ils élaborent des critères de définition de la folie qui resteront cependant subordonnés à l'univers du droit jusqu'au XIXe s.

Dans *Naissance de la clinique* (1963), Foucault poursuit ses investigations sur la question des normes médicales. Il part de la médecine des nosologies, mise en œuvre par Sydenham, mais dont l'expression la plus achevée se trouve dans la *Nosographie Philosophique ou la méthode de l'analyse appliquée a la médecine,* An VII [1798]. Pour cette médecine des espèces, la maladie est une entité qui existe en dehors de son inscription dans un corps malade, peut et doit être classée dans un système calqué sur le modèle de la botanique, en fonction des particularités ou des parentés des maladies. Mais ce qui intéresse surtout Foucault, c'est de montrer que sous la Révolution sont réunies les conditions politiques, institutionnelles et sociales qui permettent la réorganisation du savoir médical. D'abord est institué un nouveau type d'hôpital comme lieu de soins et d'enseignement, où l'on insiste sur la nécessité de constituer un système de connaissances à partir de cas individuels. Le malade n'est plus le sujet de sa maladie, il est l'exemple où s'inscrit de l'universel. Ensuite, un contrat implicite passé entre les riches et les pauvres permet d'utiliser ces derniers comme exemples en échange d'une assistance gratuite. La réunion d'une multiplicité de maladies dans un même lieu permet à travers l'observation continue et comparée des individus d'instaurer de nouveaux *codes de savoir* qui permettront de constituer une « protoclinique ». De ces codes, deux sont essentiels : d'abord la transformation du symptôme en élément signifiant, qui permet d'énoncer entièrement la maladie en sa vérité. Pour Foucault l'analyse de Condillac est le modèle linguistique qu'on applique alors au déchiffrement de la maladie. Les symptômes prennent valeur de signe pour l'initié dont le regard est « sensible à la différence, la simultanéité ou la succession ». En second lieu, l'importation d'une pensée probabilitaire en médecine transforme en concept positif tout ce qui jusque-là restait marqué par la négativité de l'incertitude et de l'aléatoire. Le mythe de la structure alphabétique de la maladie la fait apparaître comme une combinaison d'éléments : dès lors le regard du médecin devra libérer ces éléments comme le chimiste libère les éléments par la combustion. La mort se charge de mener ce travail de libération à son terme. On va ouvrir des cadavres : c'est la naissance de l'anatomoclinique de Bichat qui permet de rendre enfin visible l'invisible. Il met en évidence dans le corps humain des formes pathologiques générales touchant les *tissus* avant les organes.

Il y a dans *Naissance de la Clinique* une certaine parenté d'idées avec les idées de Canguilhem. Ce dernier montrait que le morbide éclairait la physiologie, c'est-à-dire la vie. Foucault étend la portée et le sens de ce principe en montrant comment la mort, et non plus seulement la maladie, éclaire la vie : thèse centrale, qui donne aussi la direction ultérieure du travail, puisque Foucault montre que l'homme occidental n'a pu se constituer comme objet de science à ses propres yeux et ne s'est donné une existence discursive qu'en référence à sa propre destruction. Enfin la question de la norme statistique réapparaît dans *Naissance de la Clinique* où l'on voit que l'émergence d'une conscience médicale collective et normative annonce les développements qu'on trouve dans l'œuvre ultérieure du philosophe sous la forme du concept de biopouvoir. Mais contrairement à Canguilhem, Foucault ne fait pas une histoire des concepts scientifiques. Analysant le processus social et politique qui conditionne la naissance de la clinique, il montre que les normes médicales sont produites par les médecins comme corps social appartenant à une institution (l'hôpital). Le malade s'efface dans cette histoire, et avec lui le sujet de la normativité, concept qui n'apparaît pas chez Foucault. Quant à la notion d'expérience qui chez Canguilhem se référait à l'expérience vécue du malade, elle devient chez Foucault anonyme, collective, contrôlée par l'institution. *Naissance de la Clinique* est sans doute un des premiers ouvrages d'histoire de la médecine qui mêle aussi étroitement scientificité et facteurs sociaux et politiques. On voit notamment dans cet ouvrage que la médecine prend une fonction *d'hygiène publique,* qui centralise et coordonne les soins médicaux et normalise le savoir. Elle prend en compte non seulement les phénomènes de morbidité mais ceux de la reproduction et de la natalité et élabore une véritable technologie de la population, amorçant dès le XVIIIe s. la médicalisation de la cité et surtout la famille. Le maintien de l'hygiène fait de la médecine une instance de contrôle social dont l'objectif est de préserver la force nationale de travail.

Ni Canguilhem ni Foucault ne sont des historiens de formation. Leurs analyses de la médecine avaient avant tout une visée éthique et politique. Foucault est beaucoup plus connu et cité à l'étranger que Canguilhem, mais a été très tôt considéré et cité avant tout comme un critique de la médecine et du pouvoir médical, ce qu'il regrettait. Aux USA et en Grande-Bretagne, ses travaux sont utilisés par les sociologues et les anthropologues de la médecine plus que par les historiens.

L'École polonaise

Dès la fin du XIXe s., la Pologne développe une tradition forte de philosophie de la médecine qui était enseignée dans les facultés de médecine. Les thèmes de réflexion comprennent les thèmes classiques du statut du savoir médical ou de la classification des maladies, mais aussi les interactions entre médecine et la société. Le médecin et bactériologiste Ludwik Fleck tire profit des travaux de cette École pour développer des idées originales sur la construction des faits médicaux. Pour lui, les phénomènes pathologiques sont complexes, évolutifs, dépendent de causalités multiples, et touchent la totalité de l'organisme. Chaque patient est unique, les maladies ne sont pas des universaux et ne se prêtent pas à une classification simple. Sur ces différents points Fleck est proche des positions que développera indépendamment Canguilhem un peu plus tard. Fleck rejette tout jugement rétrospectif sur le passé : les représentations historiques successives d'une maladie sont « vraies » relativement à leur époque. Par ailleurs, il montre que les maladies infectieuses dépendent d'interactions complexes entre les agents infectieux et leurs hôtes : à la variabilité des hôtes répond celle des « microbes ». En outre, il n'y a pas pour Fleck de connaissance pure : les savoirs scientifiques sont produits par des techniques matérielles et des instruments, et dépendent des connaissances déjà produites. Mais le médecin polonais va plus loin dans la voie de ce qu'on appelle maintenant le « constructivisme social ». D'abord, il insiste sur l'importance de *l'apprentissage* scientifique : les différences de perception d'un même objet d'un professionnel à l'autre s'expliquent souvent par une différence d'apprentissage. De toute façon la médecine est une « science pratique » et les « vérités » qu'elle produit sont relatives, non seulement à une époque mais à l'objectif poursuivi par le médecin ou le biologiste. Ce dernier vise à produire des connaissances universelles, alors que le clinicien cherche des vérités utiles sans qu'il y ait de supériorité des vérités de l'un sur celles de l'autre. Les théories scientifiques sont donc incommensurables, d'une époque à l'autre et d'une spécialité à l'autre. Plutôt que de théories, Fleck parle du reste de « styles de pensée » *(Denkstill)*, développés par les communautés scientifiques *(Denkollectiv)* et en partie modelés par les instruments et systèmes expérimentaux utilisés par ces communautés. « Redécouvert » et traduit en anglais sous l'impulsion du philosophe Thomas Kuhn, qui reconnaît avoir été influencé par sa lecture, Fleck est maintenant considéré comme un précurseur du constructivisme social dans les sciences.

Histoire sociale de la médecine

Elle est depuis plus de vingt ans marquée par la vogue du *constructivisme social* qui domine actuellement l'histoire des sciences dans le monde anglo-américain et a gagné l'Allemagne et la France. Il s'est diversifié en courants multiples et parfois rivaux, et l'on ne pourra donner ici qu'un aperçu de sa naissance et de ses effets sur l'histoire de la médecine. Les travaux de Thomas Kuhn marquent un tournant vers le constructivisme social en convoquant de façon insistante les facteurs sociaux dans les processus d'acceptation d'une théorie scientifique. Pour Kuhn, l'activité scientifique se déroule en deux phases, l'une dite « normale », durant laquelle les chercheurs résolvent des « puzzles » et maintiennent le plus longtemps possible le consensus sur les modèles admis ou « paradigmes », moyennant des ajustements incessants. L'autre phase, révolutionnaire, survient lorsque ces ajustements ne suffisent plus à préserver les théories en place. Kuhn affirme dans la *Structure des Révolutions scientifiques* (1962) que le passage d'un paradigme à l'autre s'explique par des raisons psychologiques et sociales plus que par un rapport plus grand à la vérité. C'est en cela qu'il est considéré comme un des fondateurs du constructivisme social. Le contexte politique des années 1970 renforce considérablement le courant constructiviste. Les mouvements contestataires de l'époque invitent à la désacralisation de la science comme unique vecteur de vérité. Des critiques spécifiques visent la médecine : Ivan Illich notamment affirme qu'elle est devenue contre-productive, comme d'autres institutions modernes, et nocive pour la santé.

Deux grandes voies de recherche vont rapidement apparaître dans « l'étude sociale des sciences » après 1970. Le philosophe écossais David Bloor développe son « programme fort » qui rejette l'histoire jugée (sanctionnée, dirait Bachelard), et impose de traiter d'une manière symétrique perdants et gagnants de l'histoire des sciences. Le programme fort implique la détermination sociale et culturelle des savoirs. Les choix des acteurs scientifiques sont déterminés par des *intérêts* : intérêts de classe, économiques, professionnels. Parmi les élèves de Bloor, Harry Collins part du problème de la *réplicabilité* des expériences scientifiques, jusque-là considérée comme fondement de la validité universelle des faits scientifiques. Il remarque que peu de scientifiques s'efforcent de répliquer les expériences de leurs collègues, car cette activité n'est pas rentable en termes de reconnaissance professionnelle sauf en cas de controverses. D'où l'intérêt d'une analyse des controverses scientifiques qui permet de montrer que la réplication des expériences implique un transfert complexe de savoir-faire qui ne peut être simplement transmis par des algorithmes. Un deuxième intérêt des analyses de controverses est qu'elles permettent de reconstituer les échanges d'arguments entre chercheurs et de montrer leur flexibilité dans l'interprétation des résultats. Pour Collins, la clôture d'une controverse est d'ordre social et non expérimental : la nature ne parle qu'à travers les acteurs sociaux.

Face à ce premier courant d'analyse sociologique de la connaissance scientifique se développe en France la « théorie des réseaux » de Bruno Latour et Michel Callon. L'observation des acteurs de la recherche sur leur lieu de travail, le laboratoire, est ici la méthode privilégiée de recherche. Il s'agit de comprendre comment les chercheurs interagissent pour donner du sens à leur action, en prenant la position de l'« étranger », de l'ethnologue qui ne connaît rien des mœurs du groupe observé. Reprochant à Bloor et à ses héritiers leur déterminisme social, Latour et Callon rejettent toute hiérarchie des niveaux d'explication et insistent sur l'enchevêtrement du social et du cognitif. Pour eux, les acteurs sont organisés en réseaux, espaces de circulation de faits, d'énoncés et d'objets. Aux acteurs classiques, les chercheurs, il faut ajouter les alliés, institutionnels ou privés, et les objets, notamment les machines, qui deviendront les « actants » ou « non-humains ». Un acteur stratégique fait et dénoue les alliances : la manipulation est au cœur du système et remplace la rationalité.

On a beaucoup critiqué le relativisme auquel aboutissent ces différents courants sociologiques. Ils ont toutefois le mérite d'obliger les historiens, philosophes et sociologues des sciences à accorder plus d'attention à la « science telle qu'elle se fait », pour reprendre un slogan de ces courants. Ils ont aussi œuvré à la problématisation d'un certain nombre de notions clé comme celle de réplication des expériences scientifiques ou la négociation des résultats scientifiques.

Le relativisme vise à restituer la richesse, la complexité et la difficulté d'une médecine affrontée à des questions qui ne sont jamais purement scientifiques. Sa volonté d'ouvrir les boîtes noires, de restituer les dimensions ignorées ou occultées de l'histoire, de mettre en avant la primauté des pratiques sur la théorie, des savoir-faire et du caractère situé du travail scientifique la montre plus « proche » des citoyens, moins arrogante, plus faillible qu'on ne le pense souvent, même si du travail reste à faire pour répandre ces notions. Son insistance sur la contingence et le caractère négocié des résultats contribue à renouveler les questions posées par l'histoire des sciences et de la médecine. Enfin, de nombreux objets jugés jusque-là triviaux ont accédé au statut d'objet légitime d'étude : processus de collecte d'informations ou d'objets, standardisation des instruments ou des substances, rôle des institutions privées ou publiques, professions paramédicales, pratiques médicales « réelles », statut et « point de vue » du malade, effet de la classe sociale, du sexe et de la race du malade sur la manière dont il est traité par les médecins.

Tous les historiens de la médecine n'ont pas pour autant adopté le constructivisme social. C'est dans le monde anglo-américain que l'histoire de la médecine a été plus rapidement et plus profondément affectée par l'étude sociale des sciences qu'en France. Comme pour l'histoire des sciences, cet enrichissement de l'histoire de la médecine a sa contrepartie, apportant son lot de problèmes nouveaux : l'éparpillement d'études de cas, l'accent sur la multiplicité des acteurs et des univers sociaux ainsi que la redéfinition incessante des objets, rendent difficile l'analyse des grandes régularités qui structurent le monde de la santé et de la maladie. Enfin, l'asymétrie justement reprochée à l'histoire normative des scientifiques ou des philosophes est trop souvent remplacée par une nouvelle asymétrie : le réductionnisme social des nouveaux historiens a produit, selon l'expression de certains d'entre eux, une histoire de la médecine « sans médecine ». En d'autres termes, l'histoire des idées médicales doit retrouver sa place dans l'histoire culturelle de la médecine. Pour le moment, malgré ou à cause d'un enrichissement considérable, l'histoire de la médecine est encore à la recherche d'un cadre théorique unificateur que fournissaient plus facilement la philosophie et l'épistémologie. L. Jordanova, pourtant adepte du constructivisme social, fait remarquer que l'appel à ces deux disciplines ne doit pas être négligé si l'on veut améliorer ce cadre théorique. Il faut ajouter que le statut éclaté de l'histoire de la médecine reflète sans doute aussi le statut de la médecine elle-même.

► ACKERKNECHT E. H., *A Short History of Medicine*, New York, Ronald Press, 1955 ; *Medicine at the Paris Hospital 1794-1848*, Baltimore, The Johns Hopkins Univ. Press, 1967 ; *La Médecine hospitalière à Paris*, Paris, Payot, 1986. – CANGUILHEM G. (1966), *Le Normal et le Pathologique*, Paris, PUF « Quadrige », 5ᵉ éd., 1979. – DELAPORTE F., *A Vital Rationalist. Selected Writings from Georges Canguilhem*, introd. P. Rabinow et bibliographie critique C. Limoges, trad. angl. A. Goldhammer, New York, Zone Books, 1994. – FEE E. & BROWN T. M. (eds), *Making Medical History. The Life and Times of Henry E. Sigerist*, The Johns Hopkins Univ. Press, 1997. – FLECK L. (1935), *Genesis and Development of a Scientific Fact*, T. J. Trenn & R. K. Merton (eds), trad. angl. de l'allemand F. Bradley & T. J. Trenn, Chicago, The Univ. of Chicago Press, 1979. – FOUCAULT M. (1963), *Naissance de la Clinique*, Paris, PUF, 6ᵉ éd., 2000. – LECOURT D., *Pour une critique de l'épistémologie. (Bachelard, Canguilhem, Foucault)*, Paris, Maspero, 1973. – JORDANOVA L., « The social construction of medical knowledge », *Social history of medicine*, 8, 1995, nº 3. – LÖWY I., *Medical Acts and Medical Facts*, *Learning for All*, nº 494, Cracovie, Polish Academy of Sciences, 2000. – SIGERIST H., *A History of Medicine*, vol. I, *Primitive and Archaic Medicine*, New York, Univ. Press, 1951.

Christiane SINDING

→ Épistémologie de la médecine ; Normes.

HOMÉOPATHIE

On a peine à imaginer combien les différentes formes de l'homéopathie contemporaine se sont détournées de la doctrine médicale proposée il y a deux cents ans par l'érudit allemand Christian Friedrich Samuel Hahnemann (1755-1843). Force est de constater que, en dépit de références stéréotypées à ses combats et espoirs originels au début du XIXᵉ s., la thérapeutique des hautes dilutions et ses populaires « petites granules » propices à l'automédication, pour le meilleur et pour le pire, ne sont que l'ombre d'une approche de la santé et de la maladie constituée de toutes pièces pour faire table rase de l'art médical de l'époque.

Ce glissement n'est pas innocent et en dit long non seulement sur une discipline qui a eu son lot de gloires, d'ostracismes et de schismes, mais également sur les attentes complexes des consommateurs d'aujourd'hui, déchirés entre une biomédecine toute-puissante qui force leur confiance et les aspirations d'un état d'esprit qui se fait un honneur de contester la raison moderne. C'est en effet au prix d'un grand nombre de concessions, de paradoxes et de contradictions que l'homéopathie est restée au premier plan, devenant un caméléon conceptuel pressé de s'accorder aux règles du marché de la santé.

Mythes fondateurs

Comme pour de nombreuses autres thérapeutiques non orthodoxes, l'histoire de l'homéopathie – définie généralement comme une méthode consistant à soigner les malades au moyen de remèdes susceptibles, à des dilutions élevées, de produire sur l'homme sain des symptômes semblables à ceux de la maladie à combattre – est indissociable de celle de son fondateur, Christian Friedrich Samuel Hahnemann. Né en 1755 en Saxe, Hahnemann devient vite un formidable érudit doté d'une vaste culture englobant aussi bien les lettres (italien, anglais, grec, hébreu...) que les sciences (chimie, minéralogie, astronomie...). Attiré par la médecine, il soutient en 1779 une thèse de doctorat avant d'exercer un temps en cabinet.

L'impuissance a cependant bientôt raison d'Hahnemann, qui souffre de ne pouvoir aider ses patients aussi bien qu'il le voudrait. Il se détourne alors de la pratique et devient traducteur spécialisé. Entre 1777 et 1806, il traduit des milliers de pages, principalement de travaux médicaux anglais, italiens et français. Hahnemann, dont la réputation grandit dans les pays germaniques, ne manque toutefois pas d'ajouter à l'occasion des préfaces ou des remarques correctrices. Il n'a en effet de cesse de vitupérer les médecins accusés de créer plus de maladies que d'en guérir. Ses propres publications, grandement inspirées de ses lectures, accentuent encore ce mouvement critique et développent diverses réflexions sur l'incohérence de la « médecine héroïque » de son temps. En observateur éclairé, Hahnemann voudrait voir disparaître de l'art médical aussi bien les bavardages faussement savants que des actes agressifs tels que saignées, diètes ou émétiques toxiques.

À la fois séduit par la « loi des semblables » attribuée à l'École hippocratique, *similia similibus curantur,* et interpellé par une observation de William Cullen (1712-1790) dont il a traduit *A Treatise on Materia Medica,* Hahnemann s'engage dès 1790 dans une série d'essais empiriques en absorbant lui-même diverses préparations. Hahnemann, dont la dette envers François Boissier de Sauvages (1706-1767) est particulièrement importante, se présente comme un empiriste expérimentaliste et assure alors avec force que l'on ne peut connaître que ce que l'on peut observer. Hahnemann conçoit ce qui deviendra le *principe de similitude,* qui affirme un parallèle entre une symptomatologie clinique et une symptomatologie observée expérimentalement sur des sujets sains.

En 1776, l'année même de la première inoculation de vaccine par Edward Jenner (1749-1823), Hahnemann propose une première version d'une thérapeutique en tous points opposée à ce qu'il nomme l' « allopathie », ou médecine des contraires. Il mêle dans ses analyses de très nombreuses sources, en particulier les théories d'Hermann Boerhaave (1668-1738), Albrecht von Haller (1707-1777), Robert Whytt (1714-1766) ou John Hunter (1728-1793). Montrant comme ses contemporains une préoccupation pour l'hygiène populaire, il fait également appel massivement au précepte de *vis naturae medicatrix,* la nature comme meilleur remède.

Hahnemann, qui rejette donc toute spéculation pathologique, s'engage dans la constitution d'une nouvelle *Matière médicale* dressant l'inventaire des propriétés de drogues ou préparations expérimentées au regard du principe de similitude. C'est un travail de longue haleine et le premier recueil de 27 remèdes, *Fragmenta de viribus Medicamentorum...,* ne paraît qu'en 1805. Peu après, *Heilkunde der Erfahrung (La Médecine de l'expérience)* fait le point de la doctrine naissante et développe la règle fondamentale de l'administration d'un seul médicament à la fois. Hahnemann postule en effet une équivalence entre malade, maladie et « symptômes chimiques » qui justifie la prescription minutieusement individualisée d'une seule « drogue ».

Les pathogénésies

Les quinze années qui suivent témoignent de l'accueil pour le moins inégal des travaux d'Hahnemann par la communauté médicale. Aux temps d'inconfort marqués par de très nombreux déménagements succèdent des périodes fastes. En 1799, pour illustration, il obtient des résultats inattendus contre la scarlatine grâce à un remède composé de belladone.

Bien que doté d'une personnalité particulièrement forte, Hahnemann s'entoure de quelques étudiants qui deviennent ses premiers fidèles. Ensemble, ils s'emploient à enrichir le répertoire homéothérapeutique dont les opposants, très vite, contesteront la crédibilité en soulignant son manque de congruence. Vu la démarche incertaine qui commande les épreuves, il n'est pas rare que la même substance, effets suggestifs en sus, soit associée à plusieurs dizaines de symptômes disparates.

L'établissement de la symptomatologie n'est cependant pas sans risques et différents accidents toxiques, heureusement mineurs, sont imputés à quelques remèdes « goûtés » – sels de mercure, arsenics et autres poisons. C'est précisément cet écueil qui conduit Hahnemann à élaborer, au cours des années suivantes, des moyens de minimiser de tels effets indésirables. Est alors énoncé dans le second volume de la *Matière médicale pure* (1816), soit une quinzaine d'années après la loi de similitude, le principe de *dilutions successives* et sa justification : les remèdes peuvent être grandement dilués dans un excipient sans perdre leur pouvoir. La *dynamisation*, consistant à agiter les préparations pour en développer l'action curative, apparaît plus tard encore.

D'une manière générale, les controverses d'ordre scientifique vont privilégier le recours à la chimie, à la physique et à la pharmacologie pour démontrer l'absence de substance active dans le remède homéopathique (ou au contraire attester des propriétés physico-chimiques occultes, à l'image de l'« affaire de la mémoire de l'eau »). Entre études rigoureuses mais systématiquement contestées et coups médiatiques, la mise à l'épreuve du médicament sera dorénavant un lieu privilégié de bisbilles. Les homéopathes ne manqueront cependant jamais de rappeler que leur approche ne peut s'accorder à la démarche expérimentale sans se perdre. En effet, le canon homéopathique impose, en vertu de l'axiome « la maladie est le malade », que chaque prescription soit individualisée. Aussi des essais en double aveugle tels que ceux pratiqués dans la pharmacologie contemporaine n'ont-ils dans ce contexte guère de sens.

Expliquer à tout prix

Hahnemann, bien sûr, sait que sa doctrine ne peut accéder à la reconnaissance sans une explication cohérente du procédé thérapeutique que son École défend. Alors qu'il plaide dans ses premiers travaux pour une médecine absolument expérimentale, partant révolutionnaire au regard de l'esprit de système qui règne encore, Hahnemann est peu à peu pris au piège de la rationalisation et c'est manifestement un besoin intense d'explication de l'effet thérapeutique de ses médications diluées et agitées qui le pousse vers les théories vitalistes en vogue, en particulier celle de Georg Stahl (1660-1734). Déclarant alors inutiles toutes les autres interprétations, notamment celles qui se rapprochent de près ou de loin du matérialisme médical, Hahnemann défend désormais l'existence d'une énergie immatérielle *(dynamis)* dont les « mouvements » suffisent à éclairer tout à la fois l'origine des maladies, la puissance intime des médicaments révélée par dynamisation et les aléas de la guérison.

La place accordée à l'énergie vitale dans la doctrine homéopathique ne conviendra pas à tous les partisans de la « médecine allemande » qui, du vivant d'Hahnemann déjà, tenteront de minimiser cette dimension. Quant aux opposants, la fermeté d'Hahnemann sur ce point leur servira à ancrer une critique plus virulente à mesure que la métaphysique sera discréditée par les sciences expérimentales.

Rigidités et brèches

Les années passant, Hahnemann, qui a gagné Paris, se fait connaître en dépit d'incessants conflits. D'anciens patients, quelquefois fortunés, parviennent à exporter la doctrine dans toute l'Europe et dans certains pays d'outre-mer. Plusieurs élèves du Maître se font connaître – Sebastian Des Guidi (1769-1863), Georg Jahr (1800-1875), Benoît Mure (1809-1858), James Tylor Kent (1849-1916)... Des revues sont créées pour diffuser la « bonne parole » et des associations de prosélytes se multiplient. Succès oblige, des pastiches de la thérapeutique apparaissent aussi, par exemple l'Électrohoméopathie de Cesare Mattei (1809-1896) ou les douze sels biochimiques d'Heinrich Schüssler (1821-1898).

Rien n'est gagné, pourtant. Du point de vue doctrinal, Hahnemann est face à deux importantes difficultés qui sont le pain béni de ses adversaires : d'une part l'aggravation trop fréquemment constatée de la maladie malgré l'absorption du remède homéopathique (!), d'autre part l'apparition occasionnelle de maladies secondaires. À ces deux brisants s'ajoute le problème des maladies chroniques qui résistent à son approche.

À l'occasion d'une réflexion consignée dans les quatre tomes du *Traité des maladies chroniques* (dès 1828), Hahnemann ajoute à sa doctrine, tardivement donc, une partition des maladies liant l'ensemble de la pathologie à trois types étiologiques – sycose, psore et luèse. Ceux-ci sont l'écho de maladies chroniques associées à des « miasmes », notion familière aux médecins de son époque. De nombreux partisans rejettent aussitôt vigoureusement cette explication réductrice qui se désintéresse ostensiblement des facteurs pathogènes au profit exclusif de la notion de *terrain*. Un divorce douloureux est alors consommé. Dans tous les pays où l'homéopathie est présente vont s'opposer les « hahnemanniens » ou « antipathologistes », qui suivent à la lettre les enseignements du Maître, aux praticiens plus libéraux, dits « pluralistes », « globalistes », « allohoméopathes » – bref, à tous ceux qui, véritablement convertis ou simplement pragmatiques, vont tenter de renouer des liens entre la thérapeutique des hautes dilutions et la médecine orthodoxe.

Effet de l'âge ou réaction au mépris dont il fait constamment l'objet, Hahnemann se crispe plus encore. Réduisant dramatiquement son propre système, il en vient à n'admettre que des ultra-hautes dilutions cinquante millésimales. Enfin, proclamant dans la sixième et posthume édition de la bible des homéopathes, l'*Organon*, un statisme volontaire, il n'hésite plus à répudier élèves ou patients qui doutent du dogme.

Au-delà du remède

Lorsque Hahnemann décède en 1843, l'édifice homéopathique est donc fragilisé par de nombreux différends entre « unicistes » et « homéopathes progressistes ». Malgré cette mauvaise publicité, l'influence de l'homéopathie sur l'orthodoxie reste importante. Grâce à elle et aux très nombreux autres systèmes non orthodoxes qui émergent alors, les « classiques » ont pris conscience des risques de la posologie massive, des effets désastreux liés à la prescription de chloral ou de calomel, des limites de la quinine perçue encore comme la panacée ou encore des contre-indications des poudres et autres bromures familiers. Sur un terrain plus vaste, les coups de semonce de la nouvelle doctrine poussent la médecine à adopter trois mesures fondamentales : l'amélioration de la formation médicale, l'établissement d'un code éthique propre à la profession et l'éducation du grand public.

Hélas, les médecins classiques ne prêtent pas suffisamment attention à l'une des véritables originalités de l'homéopathie, à savoir le souci qu'elle porte, par le biais de la notion contraignante de réaction individuelle à la maladie, aux expressions parfois surprenantes de la *vis medicatrix naturae.* Or certains disciples d'Hahnemann, notamment Clemens von Bönninghausen (1785-1864), insistent avec force sur l'importance des facteurs psychologiques. D'autres, en véritables précurseurs de l'anthropologie médicale, s'arrêtent sur les dimensions proprement sociales de toute maladie.

Le remède n'est pas tout, ce que Hahnemann sait parfaitement. Et s'il discute dans son *Organon* des massages, du magnétisme animal de Messmer, de l'hydrothérapie ou de l'électrothérapie, il s'attarde aussi, comme il l'a fait dans ses travaux antérieurs, sur la propreté des maisons, des lits, du linge de corps et se préoccupe d'hygiène mentale et sexuelle.

Concessions, contradictions et paradoxes

Depuis sa fondation à la fin du XVIIIe s., l'homéopathie, à tort souvent réduite à ses emblématiques granules d'excipients imbibés de remède, n'a cessé d'être présentée comme une manière différente de soigner, de venir à bout de certaines douleurs, de gérer la santé du plus grand nombre. La profession de foi de l'homéopathie n'a jamais été présentée autrement que par rapport au trouble organique ou psychique, ce que traduit son champ lexical globalement commun à celui de la médecine orthodoxe. D'une manière générale, les opposants comme les partisans de la doctrine se sont appliqués à démontrer ou infirmer l'adéquation de l'homéopathie au traitement de *maladies* les plus diverses, du cancer aux troubles dits fonctionnels ou psychosomatiques. Or l'homéopathie, comme la plupart des autres thérapeutiques faussement révolutionnaires qui fleurissent l'étal du marché des soins, propose avant tout des conseils semblables à ceux que les hygiénistes de toute époque, tout lieu et toute culture n'ont cessé de défendre.

Un indice de cette nature polymorphe de l'homéopathie tient dans les arrangements qui ont peu à peu émietté le dogme originel auquel la littérature se réfère pourtant systématiquement. Car son succès actuel, l'homéopathie – assurément plurielle tant sont nombreuses ses formes – le doit surtout à une très grande souplesse dans la défense de ses principes. En explorant le monde de l'homéopathie, chacun peut découvrir de curieux voisinages : ineptie des prescriptions généralisantes (du type « trousse de secours ») ou des médicaments industriels prédestinés à tel ou tel symptôme, incohérence théorique des médicaments hybrides tels que l'*Influenzinum* (préparation à base de souches virales), étrangetés historiques (l'*Oscillococcinum* préparé selon la méthode dite de Korsakov concurrente de celle d'Hahnemann), multiplication douteuse des prescriptions (homéopathie vétérinaire, homéopathie horticole, maladies immunodépressives...), promotion de dentifrices et autres inventions certifiant plus le génie commercial des laboratoires homéopathiques que la bienveillance de la thérapeutique, et ainsi de suite.

Plus incommodant est le problème de l'automédication dont l'homéopathie est aujourd'hui une alliée enthousiaste. Le décalage est important puisque, tout en soulignant simultanément l'importance de la relation thérapeutique avec le praticien, on ne compte plus les guides et autres méthodes pour se soigner soi-même, ouvrages qui véhiculent une vision pour le moins ambiguë du principe constitutif d'individualisation du traitement.

Toutes ces contradictions, ces concessions et paradoxes amènent à penser que l'homéopathie ne peut pas être comprise à la seule aune de la médecine. L'homéopathie est assurément autre chose qu'un système strictement thérapeutique.

Un outil pour agir

Face à une culture qui privilégie les savoirs techniques et positifs, être favorable à l'homéopathie peut en particulier devenir, en accord avec l'esprit philosophique post-industriel, voire écologico-spirituel (Nouvel Âge), une carte de visite, socialement valorisante, d'un art de vivre plus sensible à l'harmonie du monde. Simultanément, l'homéopathie, soit directement au travers du travail d'anamnèse conduit lors des consultations soit indirectement par une réflexion menée à partir d'ouvrages de présentation de la doctrine, donne différents outils de construction de soi (efforts pour une vie saine, précautions alimentaires, minimisation des médications chimiques...) en suscitant à la fois une réflexion intime et une réflexion critique d'ordre culturel (quelle santé pour quelle société ?).

Être favorable à l'homéopathie signifie assurément beaucoup plus qu'être disposé à traiter certains malaises à l'aide d'emblématiques granules dont l'efficacité pharmacologique n'est pas scientifiquement démontrée. Les avatars parfois abâtardis de la médecine des semblables d'Hahnemann, avec leurs paraboles laïques, leur rhétorique antirationaliste, leurs combats démocratiques à la limite du populisme, dictent aussi une façon d'être au monde dans l'Occident contemporain.

Les consultations, les cérémonials (prise sublinguale du remède, évitement conseillé de la menthe...), la présentation des médicaments, la quête impatiente de reconnaissance académique ainsi que tous les apparats d'une pratique médicale que se donne l'homéopathie – avec l'appui d'un réseau pharmaceutique complaisant, d'un commerce de l'imprimé intéressé, de médecins et assureurs équivoques – ne sont peut-être qu'une façon de masquer le fait que les autoproclamés « nouveaux » patients ne font qu'opérer un amusant déplacement de dépendance. Les partisans de l'homéopathie condamnent l'orthodoxie médicale et ses médications mais ne sont pas véritablement décidés à leur tourner le dos et portent leur choix sur une thérapie dont le symbole est également un médicament qui, hormis quelques rituels dont les puristes eux-mêmes discutent le bien-fondé, ressemble à l'adversaire. À ce titre, l'homéopathie a tout d'un rituel de conjuration profane en miroir des pratiques orthodoxes, un moyen de lutter, dans un cadre plus familier qu'il y paraît, contre les *incertitudes* de la maladie.

Peu importent alors les faiblesses des légendes thérapeutiques qui accompagnent l'homéopathie ou l'asthénie des mythologies paramédicales actuelles (la douceur, l'absence d'effets secondaires...). L'homéopathie symbolise parfaitement une tentative légitime et réussie de redonner aux patients comme aux praticiens le sentiment d'être socialement et médicalement actifs. C'est bien peu au regard des sciences médicales, mais crucial du point de vue de la psychologie de la santé.

► AULAS J.-J., BARDELAY G. & ROYER J.-F., *Homéopathie. État actuel de l'évaluation clinique*, Paris, Frison-Roche, 1991. – BAUR J., *Homéopathie, médecine de l'individu*, Paris, Similia, 1999. – DINGES M. (Hrsg.), 1996, *Weltgeschichte der Homöopathie. Länder, Schulen, Heilkundige*, Munich, C. H. Beck. – FAURE O. (dir.), 1992, *Praticiens, Patients et Militants de l'Homéopathie (1800-1940)*, Actes du Colloque Lyon octobre 1990, Lyon, Presses universitaires de Lyon / Éditions Boiron. – HAHNEMANN S. (1810), *Organon de l'art de guérir*, 6e éd., Sainte-Foy-Lès-Lyon, Pariente/Boiron, 1984. – JÜTTE R., *Geschichte der Alternativen Medizin. Von der Volksmedizin zu den unkonventionellen Therapien von heute*, Munich, C. H. Beck, 1996. – SANDOZ T., *La Vraie Nature de l'homéopathie*, Paris, PUF, 2001. – TISCHNER R. (1932), *Geschichte der Homöopathie*, Vienne / New York, Springer/Verlag, 1998. – Coll. : Deutsches Hygiene-Museum, *Homöopathie 1796-1996. Eine Heilkunde und ihre Geschichte*, Katalog zur Austellung, Dresden, Édition Lit. Europe, 1996.

Thomas SANDOZ

→ Essai clinique ; Placebo ; Vitalisme.

HÔPITAL

L'hôpital et les transformations du champ médical français (XVIIIe-XXe siècles)

Les hôpitaux de l'Ancien Régime

À la veille de la Révolution française, avec ses 48 hôpitaux accueillant plus de 22 000 personnes, Paris est sans doute la première ville du monde en termes de densité hospitalière et doit sa position à la politique de la monarchie absolue. Mais le sens attribué alors au vocable hôpital n'est pas celui que nous lui donnons aujourd'hui. Le mémoire sur les hôpitaux de Paris rédigé par Tenon (1788) donne à voir un univers social composite où coexistent trois grandes classes d'institutions. La première est celle des hôpitaux de malades. Hétérogène, elle regroupe diverses sortes d'établissements. Le pôle le plus important correspond aux hôpitaux gérés par le bureau de l'Hôtel-Dieu qui s'inscrivent dans la filiation de la tradition charitable née au Moyen Âge avec le premier mouvement de création hospitalière réalisé sous l'égide de l'Église. L'Hôtel-Dieu doit sa position centrale à son ancienneté (créé au VIIe s., il a été le premier et longtemps le seul hôpital de malades parisien) et à sa capacité d'accueil, de loin la plus importante. Dans ces hôpitaux tenus par des ordres religieux, conçus pour traiter le tout venant de la pathologie ou certaines maladies spéciales (hôpitaux pour contagieux, pour aveugles, pour incurables), l'activité des médecins et des chirurgiens est longtemps restée marginale, avant de devenir plus régulière à partir des années 1750. Les établissements de ce pôle se distinguent, par leur vocation exclusive de soins aux pauvres, d'autres structures comme les hôpitaux pour militaires ou comme certaines maisons hospitalières, également liées à des congrégations, mais qui, accueillant des malades payant pension, disposent de leur autonomie de gestion. Enfin, la structure la plus nouvelle dans sa conception et l'une des plus récentes (1775) est le petit hôpital du collège de chirurgie, le premier à avoir été conçu pour répondre à des fins pédagogiques.

La deuxième classe des « hôpitaux pour pauvres malades et valides » comprend pour l'essentiel les établissements appartenant à l'Hôpital Général. Cette institution d'État, fondée par un édit royal en 1656, est contemporaine de la constitution de la monarchie absolue. Elle concrétise la mise en œuvre d'une politique de traitement du chômage et de la mendicité par l'enfermement et les travaux forcés. Institution totale dotée d'une juridiction spéciale donnant tout pouvoir à l'administration (y compris le droit d'user de la torture), l'Hôpital général n'assure aucune fonction médicale (si ce n'est pour soigner ses « pensionnaires » malades). Son échec à résorber le chômage devenu patent, il est maintenu comme lieu d'enfermement des mendiants, des vieillards sans travail et des marginaux ; de nombreux fous y sont reclus.

La troisième classe des « hôpitaux pour pauvres valides », gérés par le Grand Bureau des Pauvres, se partage entre les institutions pour adultes (hôpitaux pour vieillards, maisons de veuves, hôpitaux pour passants) et celles qui sont vouées à la prise en charge de l'enfance orpheline ou abandonnée. Deux hôpitaux pour « enfants trouvés » s'occupent de leur placement en nourrice, à la campagne (de 5 000 à 6 000 par an), tandis qu'une dizaine d'orphelinats assurent, dans la discipline la plus stricte, l'éducation des plus âgés.

Le tournant de la Révolution

Le rapport de Tenon apporte sa pierre aux critiques qui s'en prennent à l'organisation et au fonctionnement de l'hôpital et déboucheront, quelques années plus tard, dans la phase de radicalisation de la politique révolutionnaire, sur une remise en cause de son existence même. Ces critiques sont portées de trois points de vue. Pour les économistes, la conception charitable régissant le fonctionnement des hôpitaux de malades est doublement préjudiciable. Leur financement par dotation entraîne une immobilisation de sommes importantes d'argent rendu improductif. Et ce don sans le moindre retour contribue à fausser les rapports entre la richesse et la pauvreté, nombre de pauvres, détournant les règles du jeu, n'hésitant pas à se faire hospitaliser pour éviter de travailler et afin de se maintenir dans l'oisiveté. Les philosophes prennent pour cible principale l'Hôpital Général, devenu le symbole même de la cruauté et de l'arbitraire du pouvoir absolutiste. Quant aux médecins réformateurs, ils voient dans la réalité hospitalière une cause déterminante d'aggravation et de complication des maladies, du fait de la promiscuité dans laquelle sont rassemblées les affections les plus diverses, mêlant, comme à l'Hôtel-Dieu, les blessés, les fébricitants, les femmes en couche, les enfants et les fous.

Le projet de l'Assemblée Constituante de supprimer les hôpitaux montrera rapidement son caractère irréaliste, mais les premières mesures prises auront des conséquences très importantes qui pèseront sur les réformes ultérieures. D'une part, la nationalisation des biens du clergé autonomise du pouvoir des religieux les établissements qui en dépendaient. Leur financement et leur gestion seront confiés aux communes (loi du 7 octobre 1796), celles-ci exerçant la surveillance par l'intermédiaire d'un conseil d'administration dominé par les notables de la ville. D'autre part, la suppression de l'Hôpital Général met un terme aux fonctions de police attribuées aux hôpitaux qui y étaient rattachés. Ces mesures vont préparer le terrain à une réforme des institutions hospitalières dont la médicalisation sera la pierre angulaire. Réforme dont Michel Foucault a montré qu'elle était partie prenante d'une transformation de la médecine du triple point de vue du savoir (constitution de la médecine anatomoclinique), des institutions et de l'organisation de la profession. Cette médicalisation s'accomplit au sein d'institutions dont les finalités sont établies sur de nouvelles bases, celles d'un contrat tacite passé au plan local entre la richesse et la pauvreté définissant les conditions d'un échange : en retour des soins reçus et qui lui sont prodigués gratuitement, le pauvre offre son corps comme objet d'étude à la science médicale. Et le progrès des connaissances, ainsi réalisé, bénéficiera à tous. L'hôpital nouveau ne se contente donc pas de traiter les malades, il est aussi le lieu privilégié de la constitution du savoir sur la maladie et, pour cette raison même, se voit investi d'une fonction pédagogique : il accueillera maintenant des chaires de cliniques médicales et chirurgicales.

Le rapport de Pastoret, publié en 1816 et qui fait pendant à celui de Tenon, donne la mesure du chemin parcouru en un quart de siècle. Il est adressé au Conseil Général des Hospices civils de Paris (créé le 17 janvier 1801), unique instance de gestion des établissements hospitaliers publics et des bureaux de bienfaisance de la ville, au titre de bilan de son action. Et lui accorde un satisfecit pour avoir bien rempli sa mission « de retour de l'ordre dans tous les détails et de l'économie dans tous les moyens ». Retour de l'économie par la mise en place d'un bureau central des admissions vérifiant méticuleusement la validité des demandes de soins médicaux ou de secours ainsi que par les interventions permanentes d'une commission administrative exerçant une surveillance pointilleuse des dépenses. Et instauration d'un nouvel ordre qui, ajusté aux besoins du savoir en train de se constituer, réduit la promiscuité en supprimant les grands lits communs, sépare (les enfants des adultes, les femmes en couche des malades, les fous, les vénériens et les contagieux du tout venant des autres malades), regroupe et spécialise quand il le faut. D'où une réorganisation du parc hospitalier autour de plusieurs lignes d'opposition : hôpitaux de malades / hospices pour indigents valides ; hôpitaux communs / hôpitaux spéciaux ; hôpitaux pour adultes / hôpitaux pour enfants. Deux autres éléments traduisent les bouleversements survenus : les changements dans le personnel, avec la laïcisation partielle de la fonction infirmière et l'augmentation très sensible du nombre des médecins, chirurgiens, pharmaciens, ainsi que la présence nouvelle d'élèves et l'apparition d'espaces intérieurs voués à l'enseignement.

La fabrique de l'élite médicale

En fait, et Pastoret ne peut pas encore le saisir, cette transformation de l'hôpital a engendré un nouveau groupe au sein du corps médical, qui vient se substituer à l'ancienne élite des médecins régents des facultés de médecine de l'Ancien Régime. Ces médecins et chirurgiens des hôpitaux sont les producteurs du savoir anatomoclinique et, pour certains, les maîtres assurant la transmission de ce savoir à des étudiants qui maintenant reçoivent à l'hôpital la part la plus essentielle de leur formation. En outre, pour occuper ces fonctions, par ailleurs non rémunérées, il leur a fallu réussir les différentes épreuves d'un cursus particulièrement difficile calqué sur celui des grandes écoles créées par le Consulat. La médecine n'échappe pas à la politique du futur empereur qui, s'attachant à ôter aux universités une grande partie de leur fonction de fabrication des élites sociales, met en place des filières de formation parallèles, recevant des élèves sélectionnés par des concours d'entrée. Et c'est l'hôpital qui servira de grande école avec la création en 1802 du concours de l'internat, ouvert aux étudiants arrivés à la fin de leurs études.

Organisé sous forme de huit stages de six mois dans des services différents, l'internat assure à la fois une formation clinique sans commune mesure avec celle que l'élève médecin ordinaire reçoit, un apprentissage de l'exercice des responsabilités et de la soumission au pouvoir hiérarchique. Il est aussi l'expérience sociale à travers laquelle se forge le sentiment d'appartenance à un corps supérieur de médecins. Enfin, comme tout système de production d'une élite, l'internat offre la possibilité de constituer un réseau de relation mobilisable pour la suite de la vie professionnelle. Mais, temps de formation, il n'est que la première étape sur la voie, qualifiée de royale, qui conduit successivement (et toujours par concours) aux positions de chef de clinique puis de médecin ou de chirurgien des hôpitaux. Et lorsque le concours de l'agrégation est introduit dans les facultés de médecine (1823), c'est parmi ceux qui sont parvenus à ces postes ultimes de la hiérarchie hospitalière que seront recrutés, de fait, les professeurs agrégés. Cette mainmise des hospitaliers sur les fonctions universitaires peut bien n'être que le fruit d'un accord tacite au sein du corps professoral qui élit les titulaires de chaires (aucun texte législatif ne la prévoit), une fois établie elle sera perpétuée de génération en génération. Un seul domaine lui échappera en partie, celui des disciplines sans lien direct avec la clinique, ces sciences initialement qualifiées d'accessoires, qui deviendront « fondamentales » à la fin du XIXe s. Ainsi, par le jeu du système de sélection mis en place, le champ médical français se trouve dominé par une élite de cliniciens, appartenant à une institution juridiquement dépendante de la commune, mais qui contrôle l'accès aux postes clés de l'enseignement universitaire, alors que ceux-ci relèvent en principe d'une institution « nationale » gérée par l'État. D'où un mode d'organisation qui ne peut que favoriser les « féodalités » locales (il sera impossible de devenir professeur d'une faculté sans avoir été au préalable médecins des hôpitaux de la ville correspondante). En outre, le corps des hospitalo-universitaires est constitué par des médecins qui, n'étant pas ou très peu rémunérés pour des activités hospitalières effectuées à temps partiel, vivent des revenus tirés de l'exercice libéral de la médecine. Et ils en vivent fort bien car leur clientèle fait partie des couches fortunées de la société. Autrement dit, les facultés de médecine sont dominées par des médecins libéraux et non par des enseignants fonctionnaires comme c'est le cas dans le reste de l'université. Cette situation, perpétuée par le système de l'internat, deviendra au XXe s. un obstacle institutionnel à l'adoption de réformes visant à adapter le fonctionnement de l'Hôpital à de nouvelles conditions d'exercice de la médecine.

Développement, différenciation et problèmes

Au cours des premières décennies du XIXe s., la révolution hospitalière reste un phénomène essentiellement parisien, à l'image de la position centrale de la capitale dans le champ médical français qui attire la grande majorité des étudiants en médecine du pays. En province, dans de nombreuses villes, la médicalisation des hôpitaux se fait lentement (elle ne devient manifeste dans les hospices civils de Lyon qu'à partir de 1840). En dehors des maternités, rares sont les établissements spécialisés, sauf cas particuliers, comme à Marseille où l'on construit (1828) un hôpital lazaret pour la surveillance des maladies contagieuses susceptibles d'être introduites par les bateaux. Ce retard sur l'évolution parisienne tient pour une part au fait de la décentralisation de la gestion des hôpitaux, dont la construction et le développement sont laissés entièrement à l'initiative des communes. D'ailleurs, la première moitié du siècle se caractérise par une stagnation globale du parc hospitalier (autour de 100 000 lits) qui correspond à un accroissement des disparités entre villes « riches » et villes « pauvres », avec un nombre de lits par habitant pouvant varier de un à quatre. Suivant les progrès de l'urbanisation, l'essor du domaine hospitalier reprend avec le Second Empire, atteint les 200 000 lits à la fin du siècle. Parallèlement à l'augmentation des capacités d'accueil, le parc hospitalier accentue sa différenciation. La distinction entre hôpitaux réservés aux patients atteints de maladies « aiguës » et hospices pour les vieillards, les malades « chroniques » et les « incurables » s'affirme progressivement, tandis qu'avec la loi de 1838, le secteur de prise en charge des fous et des idiots s'autonomise par la construction d'un réseau départemental d'asiles psychiatriques. À Paris puis dans les grandes villes universitaires, le processus de spécialisation institutionnel (hôpitaux et surtout services spécialisés) s'est engagé dans une voie sans retour et ne cessera plus de s'approfondir.

Cependant, le système mis en place après la révolution commence à rencontrer des problèmes d'adaptation. L'hôpital, comme la médecine hospitalo-universitaire française, tarde à s'ajuster à une évolution marquée par la place de plus en plus importante accordée aux sciences biologiques et aux pratiques de laboratoire. Longtemps inexistants ou presque, les laboratoires hospitaliers apparaissent timidement après 1870, leur construction étant freinée par l'administration, soucieuse de limiter les dépenses d'équipement. Ils ne seront développés que dans les domaines qui intéressent le plus directement les cliniciens hospitaliers (laboratoires d'électricité médicale, puis de radiologie). C'est ainsi que la médecine hospitalière française restera en marge des transformations qui s'opèrent aux États-Unis ou en Allemagne, avec l'arrivée sur le devant de la scène, au début du XXe s., d'une biomédecine, appuyée sur des laboratoires de chimie biologique et d'analyse du métabolisme et renouvelant complètement l'approche de certains domaines de la pathologie. Le seul terrain nouveau qui sera développé avec succès, celui de la médecine anticancéreuse, va faire fonction de révélateur des réformes à entreprendre. En effet, l'équipement des centres anticancéreux, par l'importance des investissements qu'il entraîne, fait ressortir le rôle déterminant de l'État. Il apparaît comme la seule instance à même de pouvoir financer une branche de la médecine qui fait appel à des moyens techniques dont le coût est, jusque-là, sans équivalent. Mais cette fonction de l'État, dont on commence à entrevoir qu'elle est vouée à se renforcer avec l'évolution technologique de la médecine, entre en contradiction avec cette autre fonction, plus ancienne, assignée à l'hôpital public de soigner les indigents. Plus précisément, la tendance qui se dessine de faire de l'hôpital public le lieu où peut s'implanter la technologie médicale « lourde » entre en contradiction avec le partage du marché inscrit dans le fonctionnement du système de santé qui assigne à la seule médecine libérale la clientèle des malades payants.

La deuxième révolution hospitalière

L'opposition acharnée des syndicats médicaux ne pourra empêcher une évolution qui, ouvrant l'hôpital à toutes les classes de la société, le met en concurrence avec le secteur libéral. Cette ouverture devient effective à partir de 1945, dans le cadre d'une réorganisation globale des rapports entre médecine publique et médecine privée en même temps qu'est instaurée la Sécurité sociale. Dans le même temps, et pour apporter une solution aux problèmes posés par le rejet institutionnel de certaines catégories de malades « incurables » (comme les cancéreux), l'hôpital voit ses missions s'élargir aux soins palliatifs. Or, il se trouve que le moment historique où ces mesures commencent à s'appliquer voit également le type de pathologies traitées dans les hôpitaux changer rapidement. La conjonction d'un certain nombre d'innovations thérapeutiques rend possible le traitement en pratique libérale d'une grande partie de la pathologie prise en charge jusque-là dans les hôpitaux. Et, par le jeu de la sélection de leur « clientèle », ceux-ci se trouvent de plus en plus confrontés à des maladies chroniques et/ou dégénératives. C'est dans ce nouveau contexte que va être menée à bien la plus importante réforme institutionnelle de la médecine française depuis la Révolution, dont les deux piliers sont la création des Centres hospitalo-universitaires et l'instauration du temps plein hospitalier. L'idée de temps plein hospitalier n'est pas nouvelle (elle séduit quelques très rares professeurs au début du siècle) et commence à prendre consistance sur des terrains (rares) où les activités cliniques se doublent de travaux de recherche fondamentale (Institut Curie, Institut du cancer de Villejuif, Hôpital des enfants malades). Ceux qui en sont les tenants y voient une mesure indispensable au développement d'une médecine scientifique accordant toute sa place à l'expérimentation de laboratoire, la seule qui permette au médecin hospitalier de mener de front les deux activités. La réforme de la médecine nord-américaine élaborée par Flexner leur sert de modèle de référence : l'introduction du temps plein hospitalier a bouleversé positivement le système de santé, lui a permis de se moderniser et de s'adapter aux formes modernes d'exercice de la médecine par le couplage hôpital/laboratoire de recherche. Ces réformistes, regroupés autour de Robert Debré et dont beaucoup ont été engagés dans les mouvements de résistance, sont au pouvoir en 1945. Mais, conscients qu'une imposition trop brutale de la mesure risquerait d'entraîner la démission massive des médecins hospitaliers, ils décident d'une stratégie visant à gagner progressivement du terrain. Choisissant d'engager la « bataille du temps plein » dans certains secteurs seulement (comme les centres anticancéreux) ils cherchent à rallier à leurs vues les jeunes hospitaliers. Par ailleurs ils trouvent un allié auprès des Caisses de Sécurité sociale qui voient dans le temps plein un moyen de rationaliser le fonctionnement d'établissements dont elles assurent maintenant une part essentielle du financement. La crise politique grave qui conduit au pouvoir le Général de Gaulle offre une opportunité unique de réaliser la réforme (d'autant que le fils de Robert Debré est nommé Premier ministre). Elle sera promulguée par une Ordonnance de 1958 créant simultanément une nouvelle structure associant hôpital et faculté de médecine (le CHU) et un nouveau corps professionnel de médecins hospitalo-universitaires « temps plein », fonctionnaires, ayant en charge une triple mission de soins, d'enseignement et de recherche. Cette rupture avec le système antérieur qui va permettre à la médecine française de prendre le tournant de la biomédecine accélère les transformations de l'hôpital, en partie grâce au fait que les intérêts de la nouvelle élite ne se confondent plus avec ceux des médecins libéraux.

Les réformes de 1945 et 1958 conjuguent une série de changements au niveau de la clientèle, du personnel, des fonctions et du financement de l'hôpital dont l'articulation est au principe d'une dynamique de transformation qui, au-delà de l'institution, affecte le système de santé dans son entier. On se contentera ici de présenter schématiquement les principales caractéristiques des évolutions en cours.

La place nouvelle assignée à l'hôpital, dès lors que sa vocation soignante est étendue à toutes les couches de la société, se traduit par une accélération de son développement institutionnel qui sera appuyé par la Sécurité sociale et par les pouvoirs publics. Cette progression ne concerne pas seulement le secteur hospitalier public ; l'hospitalisation privée, longtemps insignifiante, commence à se développer à partir du début des années 1960 (surtout les cliniques chirurgicales, les cliniques pour convalescents et les maternités). On compte ainsi en 1967 plus de 600 000 lits, répartis en 220 000 lits publics et 105 000 lits privés, dits aigus (médecine, chirurgie et d'obstétrique), 160 000 lits d'hospices tandis que le dispositif des hôpitaux psychiatriques a pris, avec ses 120 000 lits, une ampleur considérable. Au cours de cette évolution, l'univers hospitalier se recompose. D'une part, la réforme Debré formalise sa hiérarchisation en consacrant la formation d'un pôle dominant, constitué par les hôpitaux de CHU (qui représentent la moitié des lits publics « aigus »). Lieu d'exercice d'une médecine hautement spécialisée (*i.e.* correspondant à des branches spécialisées de spécialités) qui s'appuie sur un plateau technique évoluant au rythme des innovations technologiques, le monde des CHU fait lui-même l'objet d'une différenciation interne selon des critères de hiérarchisation académique (dont un bon indice est constitué par le nombre de laboratoires de recherche INSERM et CNRS). D'autre part, le processus de médicalisation se poursuit et atteint son terme. En effet, à partir des années 1960, les établissements prenant en charge des enfants pauvres et valides (maisons maternelles, orphelinats, maisons de convalescence) et les hospices faisant surtout office de maisons de retraite, sont sortis du secteur hospitalier pour passer sous la tutelle de l'Aide sociale. Corrélativement, les autres hospices sont transformés en centres hospitaliers de long séjour, accueillant les personnes âgées atteintes de maladies chroniques peu évolutives. Ceux-ci constituent avec les hôpitaux non universitaires le pôle dominé des centres hospitaliers de deuxième catégorie. Ici, pas de fonction d'enseignement, très peu d'activités de recherche (et pas de laboratoire), pas de spécialités « pointues » mais une médecine générale encore très présente. À ces lignes de clivages de caractère technique s'ajoutent des différences très marquées au niveau des clientèles. Celle qui fréquente les établissements de deuxième catégorie s'apparente, sous les rapports de l'âge et du milieu social, à la population traditionnelle des hôpitaux (classes populaires et personnes âgées). En revanche, non seulement les hôpitaux de CHU reçoivent des malades de toutes les classes sociales, mais les malades appartenant aux catégories supérieures et moyennes y sont surreprésentés. Autrement dit, les manifestations les plus caractéristiques de la seconde révolution hospitalière, celles qui, par l'importance des problèmes soulevés vont conduire à réformer bien des aspects du fonctionnement de l'institution, apparaissent d'abord uniquement dans les hôpitaux de CHU.

L'entrée de patients appartenant aux classes moyennes et supérieures dans une institution hospitalière réservée jusque-là aux indigents ne tarde pas à mettre en évidence la nécessité de faire évoluer tant les conditions de l'hébergement que le type habituel de relations que les différentes catégories d'agents (médecins, personnels soignants, administratifs) entretenaient jusque-là avec les patients. À partir des années 1960, le thème de la « nécessaire humanisation des hôpitaux » est inscrit sur l'agenda des politiques publiques, il figure en bonne place dans le rapport commandé par le ministère de la Santé en 1970 et fait l'objet d'une circulaire ministérielle adressée aux différentes instances impliquées dans le fonctionnement des hôpitaux. Celles-ci sont mobilisées pour mener à bien l'amélioration des conditions matérielles (chambres, repas) et morales (extension du droit de visite, téléphone) des patients, ainsi que pour faciliter l'intervention de bénévoles. Situation qui favorise l'émergence de formes de vie associative autour de la défense des intérêts des malades. Dans le même temps, le développement de pratiques médicales de plus en plus capables de retarder des échéances fatales par la mise en œuvre de traitements intensifs favorise l'émergence d'un regard social critique sur les conditions qui sont faites au patient « incurable » en fin de vie (regard critique qui peut se constituer aussi parce que les patients concernés ne sont plus des indigents). La dénonciation de « l'acharnement thérapeutique » donne naissance à un mouvement associatif revendiquant le droit à l'euthanasie et va pousser à l'organisation de structures spécialisées dans les soins palliatifs.

L'articulation entre la tendance à la modernisation continue des équipements, leur sophistication technologique croissante, la spécialisation de plus en plus poussée des services et la croissance forte des personnels (pour la seule période de 1972 et 1979, le nombre de médecins augmente de 75 % et celui du personnel infirmier de 50 %) a sur l'hôpital universitaire une double incidence. D'une part, l'institution se complexifiant, sa bureaucratisation s'accentue en même temps que la division du travail devient de plus en plus poussée et que les niveaux de rapports hiérarchiques se multiplient. Si l'internat est toujours un passage obligé pour qui veut intégrer l'élite hospitalo-universitaire, la voie n'est plus si « royale » qui conduit bien souvent à une carrière de simple « praticien hospitalier ». D'autre part, l'augmentation des coûts que rien ne vient freiner pendant plusieurs décennies va compter pour beaucoup dans la progression constante de la part des dépenses de santé (à prix constant, le coût des dépenses d'hospitalisation quintuple entre 1950 et 1970 puis continue de progresser plus lentement ensuite). L'hôpital devient la cible privilégiée des politiques de régulation et un objet de choix pour les économistes de la santé. Les mesures prises au niveau institutionnel (budget global, réorganisation de la carte hospitalière, développement des formes de prise en charge extrahospitalières) parviennent à inverser la tendance. À partir de 1980 le nombre de lits par millier d'habitants commence à décroître, passant de 11,1 à 8,4 pour mille entre 1980 et 1998. Cette évolution est accompagnée par l'introduction de nouvelles formes de régulation visant à homogénéiser, en l'optimisant, le coût des traitements d'une maladie donnée. Le poids social des directeurs d'hôpitaux et la valeur attribuée à leur fonction tendent à s'accroître en même temps que le capital symbolique qu'ils acquièrent par leur formation. Poussée à se soumettre aux impératifs de la bonne gestion économique (gérer l'hôpital comme une entreprise) l'élite hospitalo-universitaire voit son autonomie décisionnelle (et son pouvoir) se réduire progressivement. Certes, elle continue de tenir en main la formation des médecins mais, si les CHU restent toujours les lieux privilégiés de l'enseignement clinique, l'hyper-spécialisation des services rend ceux-ci de moins en moins adaptés à la transmission des savoirs et des pratiques utiles pour de futurs praticiens libéraux. Autrement dit, si l'hôpital forme bien à l'exercice de la médecine hospitalière, l'enseignement qu'il dispense pose, dans sa forme actuelle, de sérieux problèmes dès lors qu'il s'agit de préparer à la médecine de ville. Tous ces éléments concourent à installer le système hospitalier français dans une crise à laquelle fait écho la multiplication des ouvrages en forme de cri d'alarme, écrits par des médecins hospitaliers et dont les grèves périodiques des différentes catégories de personnel sont le symptôme le plus voyant. Et tout semble indiquer que cette crise est loin d'être parvenue à son terme.

► FAURE O., *Genèse de l'hôpital moderne – Les hospices civils de Lyon de 1802 à 1845*, Éditions du CNRS, Presses universitaires de Lyon, 1982. – FOUCAULT M., *Histoire de la folie à l'âge classique*, Paris, Gallimard « Tel », 1972 ; *Naissance de la clinique*, Paris, PUF, 1963. – GUIRAUD-CHAUMEIL B. & EVEN P. (dir.), *Les Hôpitaux universitaires en l'an 2000*, Toulouse, Privat, 1996. – JAMOUS H., « Professions ou systèmes auto-perpétuées ? Changements dans le système hospitalo-universitaire français », in *Rationalisation, mobilisation sociale et pouvoir*, Paris, Centre de sociologie de l'innovation, 1973, p. 5-56.– PINELL P., STEFFEN M., « Les médecins français : genèse historique d'une profession divisée », *in* B. Jobert & M. Steffen (dir.), *Les Politiques de santé en France et en Allemagne*, Supplément à *Espace social européen*, 258, 1994, p. 41-55. – Coll. : *Pour une politique de santé*, 3 : *L'hôpital*, rapport présenté à Robert Boulin, ministère de la Santé publique et de la Sécurité sociale, Paris, La Documentation française, 1971. – *La Santé en France*, rapport au ministère des Affaires sociales et de la Solidarité nationale, Paris, La Documentation française, 1984.

Patrice PINELL

→ Architecture ; Assistance publique ; Fin de vie ; Infections nosocomiales ; Infirmière et aide-soignante ; Pédiatrie ; Sociologie ; Urgences.

HORMONE

En 1889, Charles Brown-Séquard lance la vogue de l' « organothérapie » après une auto-expérimentation restée célèbre : il s'est injecté des extraits de glandes sexuelles animales. Les résultats qu'il présente déclenchent l'enthousiasme chez les uns, des critiques acerbes chez les autres, et une réprobation morale qui l'emporte souvent sur les critiques scientifiques, car on a guère de moyens à l'époque d'infirmer les résultats présentés. Ce seront en fin de compte les effets thérapeutiques des « sécrétions internes », comme on appelle d'abord les hormones, qui confirmeront aux yeux de la communauté médicale l'existence de produits actifs contenus dans les glandes. Mais, malgré les critiques récurrentes de beaucoup d'historiens, les expériences de Brown-Séquard peuvent être considérées comme fondatrices de l'endocrinologie, puisqu'elles ont induit ces premiers essais thérapeutiques. Les hormones ont été inventées et sont encore utilisées comme agents polyvalents, agents thérapeutiques, mais capables aussi de transformer les sujets sains. Certains médecins n'hésitèrent d'ailleurs pas, dès le début du XXe s., à évoquer les immenses possibilités que recelaient les hormones pour transformer les sociétés.

L'invention des hormones entre sexualité et thérapeutique

L'épisode de l'auto-expérimentation de Brown-Séquard mérite en lui-même un bref examen, car il illustre à la fois le rôle des savoirs profanes et celui de l'idéologie dans la constitution de connaissances scientifiques. La pratique ancienne de la castration chez les animaux et certains hommes a permis très tôt la constitution de connaissances sur la fonction des glandes sexuelles. On sait depuis l'Antiquité que les mammifères castrés ont tendance à grossir et que leur chair a un goût moins prononcé que celui de mâles non castrés : le bœuf ou le chapon sont depuis longtemps prisés comme des viandes de choix. On observe aussi les changements de comportement des animaux et des hommes : diminution de l'agressivité, obtention de la voix très particulière des castrats humains, disparition progressive du désir sexuel, quoique inconstante chez l'homme, surtout si l'opération a été pratiquée tard. Les testicules sont associés à l'idée de virilité, de force, de courage et de vitalité. La castration d'animaux femelles est aussi une pratique ancienne, mais plus difficile à réaliser et moins intéressante pour l'agriculteur, avec aussi des effets moins évidents que chez le mâle, à l'exception de la stérilité qui en résulte. Utilisant les savoir-faire des paysans, en 1849 le médecin et physiologiste allemand Arnold Berthold castre un coq et lui réimplante les testicules dans l'abdomen. Cette opération permet à l'animal de conserver ses caractères sexuels secondaires, contrairement à ses congénères qui n'ont pas bénéficié de cette réimplantation et que Berthold, observant leur comportement, qualifie de « poltrons ». Il interprète ses résultats en affirmant que le testicule influence le système nerveux grâce à la circulation sanguine, compensant ainsi la suppression des connexions nerveuses par lesquelles passe habituellement l'effet du testicule. Car jusque vers 1880, c'est au système nerveux *exclusivement* qu'on attribue le rôle de régulateur des fonctions physiologiques et c'est précisément avec Brown-Séquard que cette conviction sera ébranlée.

Après s'être injecté des extraits de testicules d'animaux, il prononce une série de conférences au cours desquelles il affirme avoir retrouvé une vigueur physique disparue et des facultés intellectuelles améliorées : les journaux font la une sur cette expérience et qualifient les extraits du physiologiste d'« élixir de vie ». Sans doute, un chercheur inconnu aurait-il été moins pris au sérieux, mais Brown-Séquard est un médecin et physiologiste brillant, connu pour ses travaux sur le système nerveux central. Né à l'île Maurice, Franco-Anglais ayant séjourné aux États-Unis, il est revenu s'établir en France où il a créé en 1849 avec Charles Robin et Claude Bernard la Société Française de Biologie. Il publie les résultats de son auto-expérimentation en 1889 dans les *Archives de physiologie normale et pathologique*, et en 1993 dans le très sérieux *British Medical Journal (BMJ)*. Entre ces deux dates, l'administration efficace en Grande-Bretagne d'extraits de thyroïde à une malade atteinte d'hypothyroïdie avait conféré de la crédibilité aux expériences de Brown-Séquard. Le *BMJ* accompagne toutefois l'article du Français d'un éditorial prudent, qui critique entre autres l'emploi du terme de sécrétion interne. Il est vrai que ce terme emprunté à Claude Bernard désigne un produit du métabolisme des glucides et plus généralement tous les produits du métabolisme alimentaire. Toutefois, le concept de sécrétion interne est élaboré par Bernard en relation avec celui de milieu intérieur. Or le maintien de la constance du milieu intérieur sera très vite considéré comme une fonction essentielle des hormones. C'est pourquoi on peut considérer que l'utilisation du terme de sécrétion interne par Brown-Séquard n'est pas aberrante. Quoi qu'il en soit, les hormones sexuelles ne seront considérées comme objets de recherche légitimes qu'après leur passage dans les laboratoires des biologistes, alors qu'à l'inverse, les autres hormones seront légitimées d'abord comme outils thérapeutiques avant de devenir des objets d'étude pour les biologistes.

De nos jours, les historiens s'accordent à penser que la méthode d'extraction utilisée par Brown-Séquard ne pouvait donner que de très faibles quantités d'hormones, et que les effets ressentis par le physiologiste relevaient de la suggestion. Il faut dire que le charlatanisme s'empare rapidement des hormones sexuelles, et il est bien difficile à l'époque de tirer des conclusions sur les effets d'extraits obtenus dans des conditions imprécises.

Quoi qu'il en soit, l'effet de la communication qui suit son expérimentation est saisissant, comme l'a rapporté l'historienne Merriley Borell. Dans les semaines qui suivirent la première communication de Brown-Séquard, on donna de l'extrait de testicule à des patients souffrant de toutes sortes de maladies et l'organothérapie devint pour les médecins synonyme d'espoir thérapeutique, dans le monde entier. Pourtant dès la fin du XIXe s. sont commercialisés des extraits ovariens qu'on vend pour les « maladies de femme », qui vont de la stérilité à l'hystérie. Il faut souligner que Brown-Séquard critique ces pratiques. Mais il élabore aussi les premiers éléments d'une théorie hormonale. Il affirme que toute cellule vivante sécrète des produits actifs qui pénètrent dans le sang et influencent les autres cellules ou éléments anatomiques de l'organisme : il tirait ainsi parti du fait que les bactériologistes avaient attiré l'attention des physiologistes et des médecins sur le phénomène de la production de toxines par les « microbes », Ainsi, les diverses cellules de l'économie sont rendues solidaires les unes des autres par un mécanisme autre que par des actions du système nerveux. Cette idée d'un système de sécrétions internes qui double en quelque sorte le système nerveux aura un succès durable.

Mais les critiques contre la « séquardothérapie » ne désarmeront pas, et ce sont les effets thérapeutiques des hormones qui légitimeront la notion de « sécrétion interne ». En 1891, George Murray, médecin au University College Hospital, traite une patiente de quarante-six ans atteinte d'insuffisance thyroïdienne par l'administration d'extraits thyroïdiens, lui permettant ainsi de vivre jusqu'à soixante-quatorze ans. Il faut dire que la structure unitaire de la glande thyroïde a facilité l'extraction des composés hormonaux, contrairement à ce qui se passera avec des glandes « doubles » comme les surrénales ou le pancréas. De plus, des études médicales et chirurgicales sur les maladies de la thyroïde avaient préparé le terrain pour les expériences de Murray. À partir de 1880, les chirurgiens avaient commencé à opérer des goitres, et observé que l'ablation totale de la thyroïde conduisait à la mort dans un tableau clinique qui rappelait celui de l'insuffisance thyroïdienne spontanée ou *myxœdème* (nom donné à l'insuffisance thyroïdienne en raison des œdèmes importants entraînés par la maladie). Certains de ces chirurgiens avaient montré sur l'animal qu'une greffe de la thyroïde palliait les troubles observés et permettait la survie de l'animal. Par ailleurs, Murray avait séjourné à Paris en 1889 et était certainement informé de l'expérience de Brown-Séquard. C'est probablement sous l'effet conjugué des observations sur les effets de l'insuffisance thyroïdienne et du lancement de l'organothérapie par Brown-Séquard que Murray tente ce traitement par les extraits thyroïdiens. Ainsi est construit le premier modèle médical complet où la méthode anatomique permet de produire une hypothèse étiologique et un schéma thérapeutique efficace. Encouragés par ce succès, les physiologistes se lancent dans l'étude expérimentale des sécrétions internes, notamment en Grande-Bretagne, sous la houlette d'Edward A. Schäfer (1850-1935), professeur de physiologie au University College. Schäfer avait commencé à s'intéresser aux « sécrétions internes » après avoir rencontré un médecin, George Oliver, qui lui avait fait une démonstration des effets hypertenseurs des extraits de glandes surrénales. Ces effets impressionnants, reproductibles et faciles à mesurer sur des animaux dans des conditions contrôlées, permettent de conférer à l'étude des extraits glandulaires la respectabilité qui lui manquait en offrant des garanties de scientificité : reproduction expérimentale, effets clairement définis et mesurables. C'était Thomas Addison, médecin au Guy's Hospital de Londres, qui le premier avait rapporté en 1855 des observations associant une atrophie des glandes surrénales à un état de faiblesse extrême, une anémie et une pigmentation intense de la peau. La maladie d'Addison fut la première maladie endocrinienne qui donna lieu à une reproduction expérimentale : en 1856, l'année qui suivit la publication de la monographie d'Addison, Brown-Séquard montre que chez l'animal une ablation des surrénales conduit à la mort dans les vingt-quatre heures, et conclut que ces glandes sont indispensables à la vie. Son intérêt pour les glandes, qu'on appellera endocrines à partir de 1917 (de endo-, et du grec *krinein* « sécréter »), est donc ancien et né d'observations cliniques.

La phase expérimentale : de la pathologie à la physiologie

Schäfer et Oliver imposent des critères précis à l'identification des sécrétions internes et des glandes endocrines, et construisent un schéma expérimental en trois temps qui seul selon eux permet d'établir ces critères : ablation expérimentale chez l'animal de la glande étudiée, observation des effets pathologiques qui s'ensuivent, restauration de l'état physiologique initial du sujet par l'injection d'extraits des glandes enlevées ou par la greffe de la glande. Dans le laboratoire de Schäfer, deux physiologistes, Ernest Starling et William Bayliss, travaillent sur la régulation par le système nerveux de la sécrétion d'enzymes digestives par le pancréas. À l'époque, le domaine de la régulation de la digestion est dominé par la théorie nerveuse de l'École pavlovienne, qui professe que la physiologie digestive est entièrement régulée par le système nerveux. Or, Bayliss et Starling montrent que le duodénum sécrète une substance chimique, qu'ils nomment *sécrétine* et qui stimule la sécrétion d'enzymes pancréatiques par une voie *vasculaire* et non nerveuse. Ils se tournent alors vers la doctrine des sécrétions internes pour interpréter leur découverte, et font de ces substances aux effets puissants des régulateurs des fonctions organiques au même titre que le système nerveux. Starling confère aux sécrétions internes dès 1905 la fonction de « messager chimique », un terme encore utilisé de nos jours. Il invente aussi la notion de *corrélation chimique* entre les organes et assimile le système des glandes endocrines à un second système nerveux, qui contrôle le fonctionnement de l'organisme grâce à la circulation sanguine des messagers chimiques. Il utilise le terme d'hormone (du grec *hormân*, exciter), inventé par un linguiste, pour désigner les sécrétions internes. Trois nouvelles hormones sont identifiées au début du XXe s. : la vasopressine, mise en évidence par les effets hypertenseurs de la post-hypophyse en 1895 par Oliver ; l'adrénaline (1901), isolée par J. Takamine et sécrétée par la médullosurrénale, responsable de l'effet hypertenseur des extraits surrénaliens ; l'ocytocine, mise en évidence par Henry Dale dans la post-hypophyse. En 1912, on montre que l'absence de vasopressine entraîne un diabète insipide et on l'appelle « hormone antidiurétique », nom qu'elle gardera en même temps que celui de vasopressine. En 1913, on montre les effets thérapeutiques d'extraits de post-hypophyse sur le diabète insipide. Mais le grand succès de l'hormonologie viendra en 1922 de l'obtention d'extraits thérapeutiques de pancréas, actifs sur le diabète sucré. Ce succès, souvent présenté comme un triomphe de la physiologie, est en fait le résultat d'une opération complexe, dans laquelle cliniciens, physiologistes, et chimistes se sont associés à une grande firme pharmaceutique. Il reproduit aussi le premier schéma thérapeutique élaboré pour l'hypothyroïdie : une glande – une hormone – un traitement, schéma linéaire qui rappelle celui élaboré par les bactériologues : un germe – une maladie – un traitement. Ajoutons que c'est le résultat imprévu de l'ablation d'un pancréas de chien qui a conduit Minkowski et von Mering à localiser dans cet organe en 1889 la cause du diabète sucré : le chien ainsi opéré était devenu diabétique. La découverte de l'insuline est donc loin d'obéir à un schéma linéaire issu de la physiologie et qui conduirait à une « application » thérapeutique toujours considérée comme simple et sans grand intérêt historique. De fait, empirisme, découvertes accidentelles, échanges de savoir-faire entre physiologistes, cliniciens, pharmaciens et biochimistes concourent à la production de la nouvelle molécule et des premières connaissances sur ses effets. Bientôt nommée insuline, cette nouvelle hormone est expérimentée avec succès sur des humains à Toronto, marquant un tournant dans l'histoire de l'endocrinologie car elle convainc définitivement la communauté scientifique de l'existence des hormones, jusque-là contestée par une partie des médecins et des biologistes.

C'est donc après 1922 que l'étude des hormones prendra véritablement son essor et, dans les années qui suivirent, on définira les grandes fonctions des glandes endocrines : thyroïde, pancréas, surrénales, parathyroïdes, gonades, neurohypophyse. Leurs hormones respectives seront extraites, isolées, purifiées, rendant leur maniement plus facile, plus efficace, plus précis surtout. Progressivement, on détermine les effets des hormones sur le maintien de la constance de paramètres sanguins spécifiques. Les grandes lignes de ce travail sont achevées vers 1935, grâce à la collaboration de médecins, physiologistes, chimistes et pharmacologues. Plusieurs de ces hormones sont produites en masse par l'industrie pharmaceutique, qui a participé à cet énorme travail d'isolement, d'extraction et de purification. Si quelques molécules hormonales comme la thyroxine ou l'androstérone ont été synthétisées avant 1935, la plupart d'entre elles le seront après 1950. Mais dès 1930 on montre que l'hypophyse, glande « centrale », secrète des hormones qui contrôlent le fonctionnement des autres glandes dites « périphériques ». La structure double de l'hypophyse est mise en évidence : la post-hypophyse a une origine embryonnaire neurologique et secrète deux hormones, l'ocytocine qui joue un rôle important dans l'accouchement, et la vasopressine ou hormone antidiurétique, dont le déficit entraîne le diabète insipide (qui se caractérise par une soif importante et l'émission d'urines très abondantes et diluées et doit être distingué du diabète sucré). Quant à l'antéhypophyse, son atteinte pathologique ou son ablation expérimentale entraînent des effets pathologiques à type d'insuffisance de sécrétion hormonale sur toutes les glandes endocrines connues. Dans certains cas, des tumeurs de l'hypophyse entraînent un gigantisme : c'est l'*acromégalie,* consécutive à un excès de sécrétion d'hormone de croissance par cette glande. En 1941, l'endocrinologue américain Fuller Albright introduit en endocrinologie des schémas à flèches multidirectionnelles qui relient les glandes entre elles et à l'hypophyse. On voit clairement sur un de ses schémas que les glandes « périphériques » comme l'ovaire sont contrôlées par l'hypophyse, et surtout exercent sur elle en retour un contrôle analogue. On peut donc dire, sans risque d'anachronisme, que le concept de rétrocontrôle *(feed-back)* est ainsi représenté, même si le terme n'est pas encore employé. Ce concept est présent non seulement dans les schémas, mais dans les écrits d'Albright. Spécialiste de la régulation du taux de calcium dans l'organisme, il explique que si ce taux chute dans le milieu intérieur, les glandes parathyroïdes qui le contrôlent augmentent en retour leur taux de sécrétion hormonale ; réciproquement, si le taux de calcium s'élève, la sécrétion hormonale est freinée. La notion de rétrocontrôle que l'on attribue un peu rapidement à l'apparition de la cybernétique est donc d'origine médicale. La formation du concept *d'organe cible* à une hormone, à partir de l'observation de situations pathologiques de résistance à une hormone, vient compléter en 1942 le schéma du réflexe chimique de Starling et induit la formation du concept de *récepteur endocrinien,* auquel les hormones se lient pour déclencher leur effet. Enfin, à partir de 1955 on admet que l'hypothalamus, partie intégrante du cerveau située à sa base, contrôle le fonctionnement de l'hypophyse (à laquelle il est relié par la tige pituitaire), grâce à d'autres « messagers chimiques », stimulants ou frénateurs. Progressivement on élucidera la structure et la fonction de ces messagers. Un des épisodes les plus connus de ces recherches est l'identification simultanée par Roger Guillemin et Andrew Schally du TRH *(Thyrotrophin Releasing Hormone),* qui valut le prix Nobel en 1977 aux deux rivaux.

Le pouvoir des hormones

En 1923, Starling avait prononcé devant le Collège Royal des Médecins de Londres une conférence intitulée « La Sagesse du Corps » au cours de laquelle il exprimait sa volonté de maîtriser le corps humain individuel et le corps social et proposait une éthique dominée par la connaissance scientifique : il suggérait en effet d'« interférer » avec les phénomènes naturels par l'artifice pour répondre aux besoins et aux désirs humains. La pilule contraceptive est la première réalisation qui va dans ce sens. Elle a été inventée comme un outil de « libération des femmes » sans doute, mais aussi, on l'oublie souvent, comme outil de régulation des naissances destiné aux pays menacés de surpopulation, qui finalement n'en auront guère l'usage. Suivront d'autres utilisations des hormones, sexuelles ou non, dont les usages multiples vont de la « guérison » des « déviants » sexuels au conditionnement des sportifs en passant par la normalisation de la taille des enfants considérés comme « trop » petits. De façon récurrente depuis la fin du XIXe s., des traitements hormonaux sont proposés pour « rajeunir » les personnes âgées. Les hormones ont donc été d'emblée conçues comme des agents doubles, outils thérapeutiques indispensables en clinique mais aussi outils de contrôle et de régulation des corps individuels et sociaux. Michel Foucault suggérait que l'amendement des corps, ou leur restructuration, ainsi que la régulation des populations étaient devenus des fonctions majeures de la bio-politique au XIXe s. Cette suggestion trouve une illustration convaincante dans l'utilisation précoce des hormones à des fins de remodelage du corps humain, animal, ou social.

▶ BORELL M., « Organotherapy, British Physiology and Discovery of Internal Secretions », *Journal of the History of Biology,* 9, 1976, p. 236-268 ; « Organotherapy and the Emergence of Reproductive Endocrinology », *Journal of the History of Biology,* 18, 1985, p. 1-30. – CLARKE A. E., *Disciplining reproduction : Modernity, American Life Sciences, and the problems of sex,* Berkeley, Univ. of California Press, 1998. – FOUCAULT M., « La politique de la santé au XVIIIe siècle », in *Les Machines à guérir. Aux origines de l'hôpital moderne : dossiers et documents,* Paris, Institut de l'environnement, 1976, p. 11-21, reproduit in *Dits et Écrits : 1954-1988 Michel Foucault,* D. Defert & F. Ewald (éds), avec la collaboration de J. Lagrange, Paris, Gallimard, 1994, III. – MEDVEI V. C., *A History of Endocrinology,* Lancaster, MTP Press, 1982. – SINDING C., *Une Utopie médicale, La Sagesse du Corps d'Ernest Starling,* Paris, Actes Sud, 1989. Cet ouvrage comporte une traduction de l'allocution de Starling par A. Hopkins, d'où sont tirées les citations. – STARLING E. H., « The chemical correlation of the functions of the body, The Croonian Lectures », *Lancet,* 2, 1905, p. 339-341 ; « The Harveian Oration on the Wisdom of the Body », *Lancet,* 2, 1923, p. 865-869.

Christiane SINDING

→ Dopage ; Endocrinologie ; Hermaphrodisme ; Insuline ; Utopie.

HOSPICES CIVILS DE LYON

L'organisation à Lyon de l'accueil des malades remonte à l'année 542 avec la fondation, à l'initiative de saint Sacerdos, par Childebert roi des Francs et la reine Ultrogoth, du premier hôpital. Cet *Hôpital Saint-Éloi,* situé sur la rive droite de la Saône, disparut par la suite. Il faut attendre 1180 pour voir apparaître sur la rive droite du Rhône, au débouché du pont qui venait d'être édifié par les Frères Pontifes, une structure d'accueil, *l'Hôpital du Pont du Rhône.* Peu à peu il se transforme et devient à partir de 1507 *l'Hôtel-Dieu de Notre Dame de Pitié du Pont du Rhône,* avec un administrateur gestionnaire et des médecins nommément désignés ; Rabelais fut le troisième d'entre eux de 1532 à 1535. Petit à petit les bâtiments vont s'étendre et préfigurer *l'Hôtel-Dieu* tel qu'il existe actuellement, avec sa longue façade sur le Rhône et qui, cinq siècles plus tard, remplit encore ses missions. En 1531, l'afflux dans la ville des malheureux affamés des plaines voisines ainsi que la révolte (Grande Rebeyne) des miséreux et des mendiants à la limite de la délinquance conduisent à instituer une *Aumône générale* qui, en 1631, se trouve dans l'obligation de construire *La Charité* sur la rive droite du Rhône, à 500 mètres en aval de l'Hôtel-Dieu.

La mission initiale de cet hôpital était de soulager l'Hôtel-Dieu en hébergeant les enfants abandonnés, les filles enceintes et un grand nombre de vieillards, d'où la dénomination d' « Hospice des vieillards et des orphelins » qui persista jusqu'à ce que la vocation hospitalière se différencie vers la pédiatrie et l'obstétrique. L'administration de ces hôpitaux était confiée à des bourgeois, commerçants aisés, très entraînés à la gestion. Ces *recteurs* y consacraient une grande partie de leur temps et même de leur fortune. Ainsi, Jean Borne s'est trouvé ruiné au terme de son mandat et ne survécut que grâce aux aumônes de l'Hôtel-Dieu. La contrepartie de ce dévouement à l'intérêt public conduisait certains vers le *consulat lyonnais* (ainsi désignait-on la structure de gestion municipale) et même à l'accès à la noblesse échevinale.

1802 : Naissance des Hospices Civils de Lyon

Ce sont les difficultés de gestion de l'Hôtel-Dieu et de La Charité, aggravées par les événements de la période révolutionnaire qui conduisirent Chaptal, ministre de l'Intérieur du Consulat, à créer une nouvelle structure juridique par le décret du 18 janvier 1802. Cette structure servira de modèle pour les autres établissements d'hospitalisation. La loi de 1941 harmonisera l'organisation hospitalière française, laissant cependant des dispositions dérogatoires pour les Hospices Civils de Lyon pendant près de vingt ans.

Le XIXe s. verra s'accroître rapidement les structures d'accueil avec cinq nouveaux hôpitaux – Antiquaille, Croix-Rousse, Le Perron, Sainte-Eugénie – complétés par l'Hôpital René Sabran situé à Giens dans le Var. Dans la première moitié du XXe s., trois autres s'ajouteront – Debrousse, les Charpennes et le très important Hôpital Édouard-Herriot, destiné à remplacer La Charité détruite en 1933. Enfin, entre 1962 et 1970, trois hôpitaux mono-spécialisés sont construits (Neurologique et Neurochirurgical, Cardio-pneumologique et Hôpital de réadaptation Henry-Gabrielle).

En 1877, la création de la faculté de médecine attire dans les Hôpitaux de Lyon un grand nombre de médecins venant féconder et dynamiser l'institution hospitalière. Ainsi en est-il de Raphaël Lépine, Jules Renaut, Auguste Pierret et Augustin Chauveau, physiologiste issu du monde vétérinaire.

En 1959, la réforme Debré instaurant le temps-plein s'installe lentement à Lyon. En 1969, la partition de la faculté en quatre UFR se fait sans toucher à l'homogénéité des structures hospitalières.

Les hôpitaux de Lyon au XXIe s.

Dans les années 1970, la capacité maximale hospitalière fut atteinte avec 8 933 lits de médecine-chirurgie-obstétrique, deux millions de journées d'hospitalisation pour 115 000 entrées, le tout dans dix-neuf établissements. C'est à partir de ce moment qu'une réflexion fut conduite pour améliorer l'efficience de cet ensemble de taille importante et dont la gestion était handicapée par la dispersion des lieux de soins. Malgré des changements successifs des responsables (président du conseil d'administration, directeur général), le projet se précise au fil des années et s'améliore en gardant son architecture originale, c'est-à-dire une *réorganisation tripolaire* comportant, à des degrés divers, la palette complète des spécialités avec des services de très haute spécialité ayant quasiment le monopole (neurochirurgie) et des services de niveaux divers, jusqu'à une activité de proximité. Ce *plan de restructuration* s'est affiné progressivement, avec des retouches liées aux contraintes réglementaires, et il s'est concrétisé en 1994 avec l'approbation d'un programme impliquant la construction ou la reconstruction de 200 000 m^2 environ et un investissement de 0,4 milliard d'euros sur dix ans. Dans les prochaines années, trois établissements (Debrousse, Antiquaille, Hôtel-Dieu) perdront leur destination hospitalière totalement ou partiellement.

Ainsi, dans l'avenir, pourra-t-on identifier trois pôles dans les Hospices Civils de Lyon :

— le pôle Est (sur les communes de Lyon et de Bron) restera le plus important avec l'Hôpital Édouard Herriot (1 076 lits), l'Hôpital Cardiologique et Neurologique, (794 lits) puis, en cours de construction, l'Hôpital pédiatrique et gynéco-obstétrical (480 lits) ;

— le pôle Sud, sur les communes de Pierre Bénite, Oullins, Saint-Genis-Laval, gardera une vocation généraliste avec le Centre hospitalier Lyon-Sud (1 000 lits) concentrant cependant les activités lourdes en oncologie. L'Hôpital Henry Gabrielle avec 232 lits de réadaptation s'intégrera dans l'ensemble ;

— le pôle Nord se développera progressivement autour de l'hôpital de la Croix-Rousse. Il atteindra en 2008 ses capacités maximales (850 lits). L'Hôtel-Dieu y restera rattaché au moins pour les soins ambulatoires.

Au bord de la Méditerranée, l'Hôpital René-Sabran gardera une vocation mixte (56 lits MCO, 240 lits de soin de suite et de réadaptation).

Les activités de gériatrie sont, dès maintenant, éclatées entre Alix, Givors, Francheville, Lyon et Villeurbanne et regroupent six établissements coordonnés en deux pôles de gestion.

Cette restructuration répond aux objectifs initiaux qui étaient de réaliser des économies de moyens en évitant la dispersion, et de maintenir les activités de haute spécialité pour le recours, dépassant largement les limites de la région, sans priver la population d'une fonction médicale de proximité. Évidemment, les missions *d'enseignement,* par convention avec les quatre facultés de l'université Claude Bernard Lyon I, *de recherche,* s'appuyant sur des entités dépendant des EPST (INSERM, CNRS, INRA) et *d'innovation,* fondés sur des contrats *(PHRC-STIC)* s'articuleront avec ces modulations thématiques et géographiques.

Les personnels

Deux catégories de professionnels ont conféré aux HCL des spécificités qui ont contribué à forger la culture hospitalière lyonnaise.

Le corps médical a été recruté jusque dans les années 1960 selon une filière unique. La totalité des élites hospitalières provenait de l'internat dont les concours existaient depuis 1850. Après cette étape, l'accès au plus haut niveau de la fonction médico-hospitalière comportait une succession de concours parfois pendant près de dix ans. La préparation de ces concours, lente et difficile, garantissait aux lauréats une culture médicale et une subtilité diagnostique indiscutables.

Au XVIIIe s., les titulaires de ces postes étaient nommés *chirurgiens majors,* soit de l'Hôtel-Dieu, de La Charité ou de l'Antiquaille, mais il faut noter que ce titre de chirurgien n'impliquait pas uniquement une activité opératoire puisque beaucoup d'entre eux sont devenus des spécialistes de dermatologie, de neurologie ou de psychiatrie. Ce n'est qu'à partir de 1902 que l'ensemble des concours fut homogénéisé, associant des épreuves théoriques et des épreuves pratiques, de clinique notamment. Des voies particulières identifiaient des spécialités de médecins, chirurgiens accoucheurs des hôpitaux, puis, après 1940, des intitulés plus spécialisés (phtisiologues, ophtalmologistes, biologistes, etc.).

C'est l'application de la réforme Debré de 1959 qui a facilité le recrutement des candidats extérieurs à Lyon. Cette ouverture fut complétée par le dispositif inter-CHU de l'internat qui amenait dans la ville, au moment de cette phase essentielle qui marque le début de la formation d'un médecin, des étudiants ayant assumé la première partie de leur cursus dans d'autres facultés.

Jusqu'au milieu du XXe s., en pratique *le personnel infirmier* était uniquement composé de religieuses, à l'exception de postes en salles d'opération, en psychiatrie ou en vénéréologie le plus souvent occupés par des hommes. La laïcisation s'est rapidement développée, mais cinq infirmières religieuses restent encore en fonction actuellement. Les religieuses n'appartenaient pas à une congrégation. Leur hiérarchie était celle de l'administration hospitalière. Elles recevaient une formation technique identique à celle proposée au personnel féminin d'autres hôpitaux. Elles assuraient une continuité de soins dans les services, ce qui est certainement la cause, au moins en partie, de la qualité reconnue à l'hospitalisation publique lyonnaise.

Administrateurs et corps de direction

Les Hospices civils de Lyon (HCL) ont hérité de la tradition des recteurs et des recteurs-échevins totalement investis dans la gestion. Pendant cent cinquante ans ce sont les administrateurs qui, dans le conseil général d'administration, dont le président *(dit président élu)* avait une autorité et une puissance très forte, qui choisissaient les grandes stratégies. Dans chacun des établissements, un administrateur délégué avait la charge de la gestion quotidienne, et ce dans les moindres détails.

Il fallut attendre 1942 pour voir apparaître quatre directeurs, respectivement à René Sabran, Hôpital Édouard Herriot, Antiquaille, Perron, nommés par le ministère, et 1950 pour voir créer le poste de *directeur général* occupé par Louis Veyret pendant vingt-six ans. Enfin, c'est après la mort d'Édouard Herriot que le maire prit l'habitude de remplir assidûment sa charge de *président né*.

Le personnel administratif de gestion était formé la plupart du temps *in situ*, démarrant d'un échelon modeste et, par promotions successives jalonnées par des concours, accédait au plus haut niveau des responsabilités administratives. Cela renforçait l'« esprit maison » et la cohésion entre l'administration et le corps médical qui avaient « grandi ensemble ». Les premiers diplômés de l'École de Rennes sont arrivés discrètement (moins de cinq avant 1970). On peut s'interroger sur les avantages de la continuité liée à l'endogamie et sur les effets secondaires marqués par une certaine résistance au changement.

Spécificités de la médecine hospitalière lyonnaise

La première vient de l'ancienneté et de la qualité de l'accueil. Au XVIIIe s., l'Hôtel-Dieu était considéré comme le plus bel hôpital du royaume. C'est cette tradition qui explique que des malades, au fil des années et du développement des communications, affluaient à Lyon. Ainsi, c'est le quart sud-est de la France qui venait s'y faire soigner, pour peu que la pathologie paraisse sévère. À partir des années 1950, cette attraction s'étendit à l'Italie, au Maghreb et même parfois plus loin.

Tous les champs d'activité médicale et chirurgicale se développaient. Toutefois, l'esprit des débuts s'est maintenu avec la conservation d'une activité obstétricale forte (10 000 accouchements par an) et une part importante de l'activité consacrée aux personnes âgées (1 300 lits en 2001).

Les capacités d'accueil bénéficiaient d'une longue tradition de générosité publique. Ce sont les *bienfaiteurs* qui, au fil des siècles, avaient constitué un patrimoine important. Géré avec sagesse il assurait non seulement la vie quotidienne mais les capacités d'extension et de modernisation.

C'est à partir de cet ensemble de patients que *l'expérience clinique des médecins* s'est développée. La finesse de l'approche clinique et l'analyse séméiologique portée parfois à l'extrême permettaient dans des périodes dépourvues d'examen complémentaire de préciser les diagnostics. La tradition pour les futurs médecins des hôpitaux de se familiariser avec l'anatomie pathologique leur permettait en outre de confronter constamment ce qu'ils avaient suspecté avec la réalité des lésions.

Le souci pour chacun, du plus grand professeur de clinique au plus jeune assistant, de remplir sa mission d'enseignement (bien avant que ceci ne soit formellement exigé) attirait les jeunes médecins très tôt et en grand nombre pour bénéficier de ce compagnonnage. C'est ainsi que des médecins, même non titrés, qui exerçaient loin de leur faculté d'origine, conservaient la trace de leur formation lyonnaise et diffusaient ainsi une image largement méritée.

L'innovation thérapeutique s'exprima dès les débuts dans le domaine chirurgical. Les chirurgiens élevés dans le même esprit que leurs collègues médicaux bénéficiaient en outre d'une solide formation anatomique avec une fréquentation assidue du laboratoire d'anatomie imposée dans le cursus des concours. Ils en acquéraient une habileté opératoire qui les rendait aptes à aborder, au fil des progrès, tous les secteurs parfois très différents de l'activité chirurgicale. L'exemple de Paul Santy reste présent dans les esprits qui, parti de la chirurgie digestive, déboucha sur les innovations les plus hardies dans le domaine cardiaque jusqu'à la chirurgie à cœur ouvert.

S'appuyant sur un fabricant local d'instruments chirurgicaux (Maison Lépine) tous les chirurgiens purent inventer et améliorer les outils. Ainsi, le catalogue listait les instruments des P^rs^ Eugène Villard, Xavier Delore, Mathieu Jaboulay, Pierre Wertheimer et autres et dispensait au loin l'image de la prééminence des opérateurs lyonnais.

Les publications didactiques marquèrent très tôt le souci de l'École lyonnaise de diffuser ses connaissances et son savoir. Dès la fin du XIXe s., de volumineux traités de dermatologie (Prosper Baumes), de vénéréologie (Joseph Rollet) et d'anatomie pathologique (Raymond Tripier) eurent une très large diffusion.

Léo Testut, professeur d'anatomie, créa en 1895 la « Nouvelle bibliothèque de l'étudiant en médecine » qui publiait chaque année cinq à six ouvrages couvrant tous les champs de la pathologie et de la thérapeutique. C'est la même année que ce même Testut inaugura la tradition des traités d'anatomie, initialement comme seul auteur puis avec la collaboration d'André Latarjet. Cette vue reste actuelle avec leurs élèves chirurgiens des hôpitaux comme Alain Bouchet. Tous ces traités réédités régulièrement et traduits dans de multiples langues assurent une très large diffusion mondiale de cette discipline. Enfin, en 1936, Paul Savy publie un véritable best-seller international, le *Traité de thérapeutique clinique*.

Parmi ces publications, il faut faire place à celles qui illustrent l'originalité des orientations médicales lyonnaises vers des disciplines naissantes ou peu développées ailleurs : la médecine légale avec Alexandre Lacassagne, les travaux d'Edmond Locard sur la police scientifique, les publications de Louis Roche sur la toxicologie, l'économie médicale et le droit médical.

La recherche médicale a démarré de manière ponctuelle dans l'environnement hospitalier et dans l'esprit nouveau de la médecine expérimentale de Claude Bernard. Ainsi, travaillèrent Raphaël Lépine sur le diabète, Léopold Ollier sur la croissance osseuse ou Mathieu Jaboulay dont l'esprit inventif imagina de traiter les insuffisances rénales par la greffe d'un rein et inspira les travaux de son élève, Alexis Carrel, sur les sutures artérielles. En parallèle, on connaît le développement de l'hygiène, de la bactériologie, avec Jules Courmont et Saturnin Arloing.

Dès 1958, une première unité de recherche chirurgicale fut créée par l'INSERM à Lyon, sous l'impulsion de Pierre Mallet-Guy (U4). Dans la suite, on peut citer Pierre Marion et la recherche en chirurgie cardiaque, Jean Bertrand qui donna un élan à l'hormonologie en pédiatrie et Michel Jouvet qui découvrit le sommeil paradoxal et se trouve à l'origine d'une grande École de neurophysiologie. Jules Traeger développa, à partir de la néphrologie, l'immunologie, la dialyse et les transplantations d'organes qui secondairement furent diversifiées par Jean-Michel Dubernard. À la suite de Paul Guinet, des unités INSERM ont pris naissance sous l'impulsion de René Mornex, consacrées les unes à la physiopathologie thyroïdienne, les autres à la nutrition et au mécanisme du diabète.

En conclusion, le *rayonnement* des Hospices Civils de Lyon a été établi successivement ou simultanément sur l'image de très grands cliniciens (Louis Gallavardin, Roger Froment), de très grands opérateurs (Paul Santy, Albert Trillat, Louis Paufique) ou de pionniers des sciences (Michel Jouvet). Cette démarche se poursuit avec des individualités, des techniques et des spécialités variables au gré des circonstances et des opportunités.

Peut-on résumer brièvement *l'esprit* des médecins des HCL qui ont donné le ton à la médecine lyonnaise ? Il comporte une réserve vis-à-vis des nouveautés (l'introduction du *Traité* de Paul Savy est intitulée « Du scepticisme en thérapeutique ») un goût de la pondération fondé sur l'expérience (en littérature locale cela s'appelle « plaisante sagesse lyonnaise ») et une relative incapacité à exploiter à fond les percées fulgurantes

En cela, les HCL sont bien à l'image de la ville avec laquelle, depuis plus de cinq siècles, ils ont des liens puissants. Ils ont largement bénéficié de la générosité du public, jusqu'à devenir un grand propriétaire foncier. Les édiles ont toujours été largement impliqués financièrement dans les grandes décisions toujours prises avec pondération dans le souci de « ménager le bien sacré des pauvres ». La population reste très attachée aux réalisations, aux avancées et à la qualité du service hospitalier public. Elle est attentive à son évolution et elle s'est largement mobilisée à l'occasion des événements parfois conflictuels qui ont émaillé l'histoire. L'engagement populaire lors de la récente célébration du bicentenaire en est la plus récente démonstration.

René MORNEX

→ Hôpital.

HUMANITAIRE (Médecine)

Ce qui caractérise la « médecine humanitaire », ce ne sont pas des techniques particulières qui lui conféreraient le statut de spécialité, comme la chirurgie, la médecine tropicale ou l'épidémiologie. Ce ne sont pas non plus d'éventuelles rivalités avec les tradithérapeutes, sorciers et guérisseurs, ni des difficultés relationnelles avec les patients dus aux écarts culturels, car les unes et les autres peuvent se présenter à tous les médecins. Les praticiens qui exercent leur métier dans un cadre humanitaire mobilisent les différents savoirs qu'ils ont acquis dans les écoles de médecine en les adaptant à un environnement matériel plus pauvre que celui des pays riches et stables dont ils viennent généralement. Cette simplification n'altère cependant pas sur le fond la démarche médicale normative enseignée dans les facultés. Tout au plus y observe-t-on une aspiration hygiéniste plus marquée, avec une place de choix réservée à l' « éducation sanitaire », laquelle est une composante primordiale des projets d'aide au développement et, par extension, de nombre de « missions humanitaires ». On y retrouve l'esprit de ces « pastorales de la misère » reconverti, à l'époque coloniale, dans la mission civilisatrice de l'Europe et qui continue de peser lourdement sur les pratiques médico-sanitaires des organismes d'entraide œuvrant dans les pays pauvres. Cette tentation missionnaire n'est cependant ni spécifique, ni générale. Il n'existe donc pas de pratique singulière susceptible de constituer en soi une « médecine humanitaire ». Pas plus, en tout cas, qu'il n'existe d'aviation, de microbiologie ou de comptabilité humanitaire. Le qualificatif « humanitaire » renvoie en fait, non aux métiers, mais aux cadres institutionnel et politique dans lesquels ils s'exercent. Il se réfère aux problèmes spécifiques qui se posent aux acteurs humanitaires du fait du contexte de leur action, ainsi qu'aux responsabilités particulières qui leur incombent.

Précisons à ce stade que le terme « humanitaire » est employé ici dans un sens restrictif. C'est le travail médical effectué dans des situations critiques, marquées par un niveau élevé de violence armée et des mouvements de population, qui sera abordé. Ce sont ces lieux et ces périodes de crise qui, dans notre acception, délimitent le champ humanitaire. Sortent donc de ce cadre des pratiques couramment désignées comme humanitaires, telles que l'installation d'équipes et/ou de structures médicales dans des régions pauvres, qui relèvent de la coopération publique et privée. Cette distinction ne contient aucun jugement de valeur : c'est la spécificité des problèmes tant pratiques et organisationnels que moraux et politiques posés par un contexte politique violent, qui la justifie. Il est vrai que les ONG médicales humanitaires ne limitent pas leur activité à des situations de conflits armés ou de populations déplacées et qu'elles travaillent également, parfois avant tout, dans des environnements stables. Une même inspiration philanthropique, un même « souci de soi » ou de style d'existence pour ce qui concerne les individus, ainsi que des savoir-faire communs expliquent la cohabitation entre ces deux formes d'action au sein des organisations et la facilité des passages de l'une à l'autre, mais ils n'effacent pas la distinction entre elles.

Le contexte de conflit pose en effet de délicats problèmes d'ordre politique, médical et logistique. L'une ou l'autre des parties au conflit peut chercher à tirer un avantage politique de la présence d'équipes médicales expatriées, notamment en canalisant l'aide au profit des populations qui sont acquises à leur cause, au détriment des autres. Outre le caractère notoirement indépendant et impartial de l'organisme intervenant, il faut un responsable d'équipe expérimenté, familiarisé avec les problèmes du pays, avec le droit et les principes humanitaires, capable de négocier avec autorités officielles et groupes armés. Sur le plan des soins, les rotations relativement rapides d'équipes médicales rendent indispensable la standardisation des techniques et du matériel de façon à assurer l'homogénéité et la continuité des traitements. La logistique, enfin, requiert une grande rigueur : les risques de guerre imposent de limiter les déplacements, donc les approvisionnements. Il faut par conséquent disposer de listes préétablies limitatives, d'un système adapté de gestion de stocks et d'un réseau efficace de radiocommunications.

Les moyens de la médecine humanitaire

Sur le plan opératoire, du point de vue des intervenants humanitaires, les conflits armés se caractérisent par trois ordres de conséquences : d'une part, la désorganisation des structures de santé existantes, toujours en mauvais état, souvent désertées par le personnel local pour des raisons de sécurité ; d'autre part, d'importants mouvements de population, spontanés ou provoqués, ces derniers posant parfois, comme nous le verrons, de difficiles problèmes éthiques aux intervenants ; enfin l'apparition de foyers plus ou moins importants d'épidémies et de famine. La très grande majorité des famines de ces cent cinquante dernières années sont étroitement liées à des conflits, voire à l'utilisation de la nourriture comme une arme de guerre. La corrélation n'est pas aussi nette pour les épidémies, qui peuvent survenir en dehors de tout conflit, mais nombre d'entre elles, favorisées par l'effondrement des structures de contrôle, éclatent dans le sillage des guerres. Tuberculose, paludisme, maladie du sommeil, choléra ont ainsi connu des reprises spectaculaires dans des pays africains frappés par la guerre.

L'absence ou le manque de personnel local dans les structures sanitaires impose d'installer, dans les zones de guerre, des équipes médicales ou médico-chirurgicales expatriées. Elles œuvrent dans des conditions matérielles difficiles, parfois dans la clandestinité. Relevons que, depuis la fin de la guerre froide, les interdictions de travailler opposées aux organisations humanitaires sont devenues exceptionnelles, et qu'il ne leur est donc plus que rarement nécessaire de franchir clandestinement des frontières. Leur présence est désormais acceptée par l'ensemble des belligérants, ce qui ne diminue pas nécessairement les risques, mais simplifie les problèmes d'approvisionnement et de relève des volontaires.

Déplacements de population et exodes sont, nous l'avons dit, les conséquences systématiques des conflits armés. Ils concernent actuellement plus de trente millions de personnes dans les pays en développement. C'est principalement pour être capables d'apporter un réel secours aux très nombreuses victimes de ces exodes qu'ont été mises au point les techniques de la médecine de crise, dans laquelle l'épidémiologie et la logistique jouent les premiers rôles. Il faut distinguer une phase d'urgence de quelques semaines, correspondant à l'arrivée et à l'installation des personnes déplacées, puis une phase chronique, après leur établissement, qui peut durer des années.

Pendant la phase d'urgence, parfois marquée par une mortalité très élevée, l'intervention repose sur une première évaluation qui doit être très rapide et répondre à quatre questions primordiales : historique du déplacement, structure de la population, ressources disponibles et problèmes de santé publique.

— L'historique doit permettre de cerner l'état de santé général de la population à son arrivée. Il porte sur les conditions sanitaires et nutritionnelles récentes de la région d'origine, ainsi que sur les modalités du voyage jusqu'à la zone de réinstallation.

— La connaissance du nombre et de la distribution par âge de la population est nécessaire pour mettre en place la surveillance épidémiologique et calculer les besoins généraux en alimentation et fournitures générales (abris, couvertures, ustensiles de cuisine...). Lorsque l'enregistrement des réfugiés à leur arrivée est impossible, comme c'est le cas lors d'exodes massifs, les épidémiologistes procèdent à un relevé cartographique schématique et à une cartographie du site d'installation et déterminent, par sondage, le nombre moyen de personnes par abri.

— L'évaluation des ressources matérielles comprend les conditions d'hébergement ainsi que l'approvisionnement en nourriture et en eau. L'organisation de l'habitat doit être conçue pour éviter les concentrations susceptibles de favoriser les épidémies : rougeole, méningites, typhus, diarrhées infectieuses, choléra sont plus fréquents et plus sévères lorsque la densité de population est élevée. Le choix du site d'installation des déplacés ou réfugiés revient généralement aux autorités du pays, parfois avec l'appui technique du Haut-Commissariat des Nations Unies pour les réfugiés (HCR). Pour des raisons humaines et matérielles, il est préférable d'opter pour de petits camps (moins de dix mille personnes), mais ce sont le plus souvent les raisons économiques et politiques des autorités politiques qui l'emportent et conduisent à la formation de grandes concentrations de réfugiés pouvant dépasser la centaine de milliers de personnes. La composition de la ration alimentaire, le système d'approvisionnement en eau potable, la surface « idéale » par personne, le dispositif d'évacuation des déchets doivent répondre à des normes précises, bien connues des organismes intervenants. Des médecins de santé publique, des logisticiens, des techniciens d'assainissement sont donc indispensables pour mener à bien ces tâches.

— Dans les regroupements précaires de populations déplacées ou réfugiées en milieu tropical, on rencontre classiquement cinq pathologies majeures : rougeole, diarrhées, infections respiratoires aiguës, paludisme et malnutrition. La vaccination de masse, la mise en place de centres de réhydratation orale et de dispensaires curatifs permettent d'apporter une solution aux quatre premières. Elles exigent là aussi un matériel et des méthodes éprouvés. La pathologie nutritionnelle, cause et/ou conséquence du déplacement, doit être évaluée spécifiquement par sondage. Au cours de ces dernières années, faisant écho à une démarche de plus en plus fréquente dans les pays industrialisés, les organisations humanitaires ont intégré la psychiatrie à leur panoplie de réponses. La prise en charge précoce des souffrances et troubles mentaux consécutifs à des violences (en particulier, mais pas seulement, les viols) a pris une place croissante dans le dispositif de soins.

La surveillance épidémiologique doit se mettre en place très rapidement pour permettre à l'équipe médicale de s'adapter à l'évolution des besoins et intervenir dès l'apparition d'une épidémie. Le taux brut quotidien de mortalité est l'indicateur le plus utile, le seuil de gravité étant de deux décès pour 10 000 personnes et par jour. Le passage de la mortalité vers des taux comparables à ceux du pays d'origine ou d'accueil marque le début de la phase chronique. Une fois la période d'urgence passée, la surveillance épidémiologique à long terme doit éviter l'écueil d'une routine aveugle pour rester sensible aux signaux d'alerte éventuels : la masse d'informations ainsi drainée rend difficile, en effet, la hiérarchisation des événements. En tout état de cause, la présence médicale, qui demeure indispensable, doit être allégée dans cette phase chronique pendant laquelle les problèmes et les réponses changent de nature. D'énormes agglomérations dépourvues de tout statut, n'existant que par l'assistance d'ailleurs très mesurée qu'elles reçoivent, se constituent en marge du monde. Désœuvrés, appauvris psychologiquement et matériellement vulnérables, les résidents de ces « non-lieux » y vivent dans l'attente d'une hypothétique solution, retour dans leur ville ou village d'origine ou réinstallation dans un pays tiers. Déléguées à la gestion de ces populations marginalisées par une communauté internationale introuvable, les organisations humanitaires sont dépourvues face à la violence et à la misère qui s'y concentrent.

Succès technique et désastre moral

La médecine de crise a élaboré, ces dernières années, des méthodes particulières désormais bien définies et standardisées. Leur objectif est d'atténuer les souffrances des victimes et de diminuer la mortalité. Elles reposent sur un encadrement humain expérimenté, une préparation soigneuse des équipements et une logistique efficace (transports, communication, approvisionnement et maintenance). Ces progrès opérationnels, qui ont amélioré considérablement la qualité des secours médicaux dans les situations de crise, font paradoxalement ressortir les difficultés politiques auxquelles se heurtent les équipes humanitaires : indifférence croissante des pays riches au sort des réfugiés, obstacles entravant l'acheminement des aides vers les populations déplacées, utilisation par les autorités des moyens de l'aide pour servir leurs objectifs politiques.

De grandes opérations de secours ont ainsi été détournées de leurs objectifs et parfois même asservies à des logiques meurtrières, plaçant les organisations humanitaires devant de cruels dilemmes auxquels elles ont rarement répondu de façon homogène. La professionnalisation de l'aide, qui s'est imposée comme une évidence avec l'essor du mouvement humanitaire international, a conduit les ONG à construire d'imposants appareils. Cette évolution était indispensable si l'on entendait apporter une réponse décente à des besoins vitaux mais, pour salutaire qu'elle soit, elle n'est pas exempte de graves effets pervers. Les camps de réfugiés établis dans l'est du Zaïre/Congo après le génocide des Rwandais tutsis en fournissent une illustration particulièrement éloquente.

En quelques jours, dans la province du Kivu frontalière du Rwanda, une vague de plus d'un million de personnes a déferlé en juillet 1994. Cette population, étroitement encadrée par l'administration et l'armée de l'ancien régime, fuyait la guerre et la victoire de l'opposition armée conduite par le FPR (Front patriotique rwandais), redoutant à juste titre les représailles du nouveau gouvernement. Le HCR, les ONG, de nombreux gouvernements se sont très vite mobilisés pour l'organisation des secours, d'autant plus urgents qu'une épidémie de choléra éclatait dans les jours suivants l'arrivée des réfugiés. Dans une ambiance chaotique, marquée par l'omniprésence de la violence et de la mort, des médias internationaux et des secouristes de toutes origines, un énorme dispositif d'assistance voyait le jour. Cette situation fut baptisée « crise humanitaire » par les Nations Unies. La formule avait déjà été employée peu de temps auparavant par le Conseil de Sécurité pour désigner les massacres du Rwanda et éviter d'employer le mot génocide, dont la reconnaissance impliquait une réaction forte, aux termes de la Convention contre le génocide de 1948. Dès lors, ce crime d'État – le seul que le droit international enjoint aux autres États d'empêcher – était réduit à un fait-divers tragique. Réfugiés et assassins, indistinctement mêlés dans un même protocole compassionnel, devenaient des victimes, toutes également justiciables d'une assistance humanitaire.

Les principales ONG présentes dans les camps protestèrent, en appelèrent au Conseil de Sécurité des Nations Unies, demandant l'envoi d'une force de police capable de séparer les génocidaires de la masse de la population réfugiée, mais en vain. Chacun se remit alors au travail dans les centres de nutrition, les dispensaires, les hôpitaux, les entrepôts de vivres et de matériel de secours, tandis que se reconstruisait, à l'abri et avec les moyens du dispositif de l'aide, l'appareil politico-militaire de l'ex-dictature rwandaise. Le refus par les Nations Unies et les gouvernements de prendre leurs responsabilités valait de fait quitus pour la plupart des ONG de prendre les leurs. Les responsables et acteurs directs du génocide, qui encadraient les réfugiés et quadrillaient étroitement les camps, étaient dorénavant officiellement reconnus comme interlocuteurs opérationnels des organismes d'aide. Cela signifie qu'ils assuraient le recrutement des quelques milliers de « réfugiés » employés comme auxiliaires techniques et administratifs des ONG, la gestion des entrepôts, la constitution des listes de bénéficiaires de l'aide, l'organisation des distributions. En d'autres termes, le système de l'aide, devenu sourd et aveugle aux enjeux politiques et moraux de la situation, fournissait à un régime criminel les ressources symboliques et matérielles dont il avait besoin pour établir son contrôle sur une population de centaines de milliers de personnes. Très vite, outre les innombrables violences souvent meurtrières commises à l'intérieur des camps contre les récalcitrants, des attaques militaires furent lancées contre le Rwanda. Une nouvelle guerre se préparait, financée entre autres par l'aide internationale.

Une minorité d'ONG refusèrent de se soumettre à cette logique d'otages et de poursuivre ce qu'elles considéraient comme un dangereux simulacre. Elles se retirèrent, expliquant publiquement leur position. L'immense majorité de leurs consœurs, au contraire, firent le choix de rester jusqu'au bout, « crise humanitaire » oblige, au nom de la neutralité et de l'impérieuse nécessité de se tenir auprès des victimes. La guerre qui éclata dans l'est du Zaïre en novembre 1997, lorsque l'armée rwandaise attaqua les camps, entraîna la dispersion générale. Au moins deux cent mille personnes périrent – de faim, de maladie, de violences – au cours des mois suivants, traquées par les soldats rwandais. À nouveau, une partie du mouvement humanitaire accepta de se laisser instrumentaliser, cette fois par les ennemis de ceux qu'ils assistaient jusqu'alors. Des milliers de personnes furent abattues sur place, du fait de la présence d' « officiers de liaison » qui accompagnaient les équipes humanitaires et localisaient ainsi les fuyards. D'autres furent rapatriées de force par le HCR au Rwanda, où les attendaient l'enfermement, la torture et la mort, infligées collectivement sans jugement.

L'intensité et la radicalité de la violence de cette situation sont certes exceptionnelles, mais les acteurs et les pratiques humanitaires sont ceux que l'on retrouve ordinairement dans les camps de réfugiés. Moyens et techniques, tels que décrits dans la première partie de cet article, furent appliqués avec méthode par des opérateurs expérimentés. Les évaluations épidémiologiques, du moins pendant les trois années de « stabilité » des camps, ne pouvaient que confirmer la pertinence technique de l'action menée. Mais ce succès opérationnel fut un désastre moral.

Placés sous la pression externe de leurs donateurs institutionnels qui les pressaient d'agir, mais aussi poussées de l'intérieur par la conviction que l'action est toujours préférable à l'abstention, les humanitaires étaient d'emblée prêts à confondre la fin morale qui est leur raison d'être avec les moyens logistiques qui la rendent visible. Persuadés qu'ils sont nécessairement une solution, certes partielle, ils n'envisagent qu'à grand-peine d'être une partie du problème. Oubliant en somme que toute institution, y compris humanitaire, secrète sa propre logique et ses besoins propres, ils se plaisent trop souvent à identifier ces derniers à ceux de leurs supposés « bénéficiaires ». Cette méconnaissance, qui doit plus à l'opportunisme qu'à la candeur, peut demeurer sans conséquences dans des circonstances où la charge politique qui pèse sur eux est moindre. Ceux-là mêmes qui se font les auxiliaires de politiques criminelles dans certaines situations peuvent accomplir ailleurs un travail salutaire. Reste ce point essentiel : tout concourt à identifier l'aide humanitaire, et donc la médecine humanitaire, à un déploiement de moyens logistiques et de savoir-faire techniques. Cette tendance procédurale envahissante trouve son prolongement naturel dans l'automatisation des discours des différents acteurs appelant, comme en un sermon indéfiniment répété, à la prise de responsabilités de la communauté internationale, à l'urgence d'en faire plus et, récemment, à la nécessité de la lutte contre l'impunité. Pourtant, une partie des acteurs humanitaires a compris que, dans certaines circonstances, leur action peut être retournée contre ses objectifs affichés et devenir plus dangereuse qu'utile. Pas plus que d'autres domaines de l'action collective, celui-ci n'est soumis à une loi d'airain.

▶ BOLTANSKI L., *La Souffrance à distance, morale humanitaire, médias et politique,* Paris Métailié, 1993. – BRAUMAN R. (dir.), *Utopies sanitaires,* Paris, Le Pommier / Médecins sans Frontières, 2000. – FAVEZ J.-C., *Une Mission impossible, le CICR, les déportations et les camps de concentration nazis,* Lausanne, Payot

« Histoire », 1988. – JEAN F. (dir.), *Populations en danger, rapport annuel sur les crises majeures et l'action humanitaire,* Paris, La Découverte / Médecins sans Frontières, 1995. – LE PAPE M. & SALIGNON P. (dir.), *Une Guerre contre les civils, réflexion sur les pratiques humanitaires au Congo-Brazzaville (1998-2000),* Paris, Karthala / Médecins sans Frontières, 2001. – SENARCLENS P. DE, *L'Humanitaire en catastrophe,* Paris, Presses de Sciences Po « La bibliothèque du citoyen », 1999. – SHAWCROSS W., *Le Poids de la pitié,* Paris, Balland, 1985. – WAAL A. DE, *Famine, Crimes, politics & the disaster relief industry in Africa,* Oxford, James Currey, 1997.

Rony BRAUMAN

→ Épidémiologie ; Urgence.

HUMEURS

L'Antiquité grecque a connu deux grandes théories humorales attestées dans le *Corpus* hippocratique ; toutes deux datent de la fin du Ve s. avant notre ère et elles sont plus ou moins contemporaines ; l'une figure dans le traité des *Maladies IV* dont l'auteur est anonyme, l'autre dans le traité de la *Nature de l'homme* dont l'auteur est Polybe, le gendre et le successeur d'Hippocrate à la tête de l'École de Cos.

L'auteur de *Maladies IV* affirme que « l'homme et la femme ont dans le corps quatre espèces d'humeur *(hygrou),* d'où naissent les maladies. [...] Ces espèces sont le phlegme, le sang, la bile et l'eau *(hydrôps)...* » ; il se propose de montrer « quelles qualités dans ces humeurs sont en excès ou en défaut, à cause de quoi on est malade, [...] comment la bile, le sang, l'eau et le phlegme sont plus ou moins abondants du fait des aliments et des boissons ». Ce médecin est d'avis qu'il y a dans le corps, outre le ventre, quatre sources par lesquelles chaque humeur arrive au corps : le cœur pour le sang, la tête pour le phlegme, la rate pour l'eau et la vésicule biliaire pour la bile.

Polybe, au chapitre 4 de la *Nature de l'homme,* distingue aussi quatre humeurs : « Le corps de l'homme renferme du sang, du phlegme, de la bile jaune et de la bile noire. Voilà ce qui constitue la nature du corps ; voilà ce qui est cause de la maladie ou de la santé. » Selon cet auteur, « la santé parfaite résulte du mariage parfait des humeurs, tant sous l'angle de la quantité que de la qualité et la maladie a lieu lorsqu'une de ces humeurs, en trop petite ou trop grande quantité, s'isole dans le corps provoquant une double douleur, à savoir à l'endroit d'où l'humeur est partie et à l'endroit où elle est fixée ».

Comment ces théories humorales se sont-elles constituées à la fin du Ve siècle avant J.-C. ?

Les humeurs sont aussi anciennes que la médecine grecque et elles semblent d'ailleurs avoir été présentes dans la médecine égyptienne. Un fragment du poète Archiloque de Paros, qui vécut au VIIe s. av. J.-C., doit se traduire ainsi : « tu n'as pas de bile *(cholên)* sur le foie » ; un vers d'Hipponax du VIe s. évoque un homme qui « urina du sang *(haima)* et déchargea de la bile *(cholên)* ».

L'idée que les humeurs doivent être en équilibre pour donner la santé et qu'elles causent la maladie lorsque cet équilibre est rompu n'est pas une création *ex nihilo.* En effet, un assez long fragment d'Alcméon de Crotone, qui écrivit vers 500 avant notre ère, définit ainsi la santé et la maladie : « La santé dépend de la distribution égale *(isonomia)* des forces, à savoir de l'humide, du sec, du froid, du chaud, de l'amer, du doux, etc., tandis que la prédominance *(monarchia)* d'un seul de ces éléments produit la maladie car cette prédominance *(monarchia)* de l'un des opposés est nuisible. La maladie surgit, sous le rapport de la cause, par l'excès de chaleur ou de froid, quant à l'occasion, par la surabondance ou le manque de nourriture, quant au lieu affecté, le sang, la moelle et le cerveau. [...] La santé, c'est le mélange équilibré *(krasin)* des qualités. »

Ces explications d'un philosophe présocratique annoncent indéniablement les théories humorales que développent les deux médecins du *Corpus* hippocratique ; celles-ci ont été marquées aussi sans doute par l'influence d'un autre philosophe, Empédocle d'Agrigente, fort préoccupé par les problèmes de biologie et qui avait proposé une théorie tendant à établir que l'homme et l'univers étaient constitués de quatre éléments : la terre, l'air, le feu et l'eau ; l'influence d'Empédocle fut particulièrement sensible sur le médecin sicilien Philistion. Il faut néanmoins remarquer que les médecins du *Corpus* ont développé non une théorie de quatre éléments mais de quatre humeurs constitutives du corps et qu'ils ont systématisé une série de notions qui avaient cours aussi bien à Cos qu'à Cnide ; ainsi la notion de crase des humeurs était déjà connue dans l'École de Cos.

Polybe a peut-être apporté une innovation, en proposant son système des humeurs ; selon H. Flashar et J. Jouanna, il aurait introduit à Cos le concept de bile noire (ce que R. Joly réfute en objectant que certains traités antérieurs à la rédaction de la *Nature de l'homme* supposaient la distinction entre la bile jaune et la bile noire). Ce qui est certain, c'est que Polybe cite douze fois la bile noire qui sera appelée, comme nous le verrons, à un très bel avenir.

Principales caractéristiques des humeurs hippocratiques

Le *Corpus* hippocratique est loin de former un ensemble homogène : il est constitué par une soixantaine de traités d'auteurs différents appartenant à des Écoles différentes (les deux plus importantes étant celles de Cos et de Cnide) et ayant écrit à des dates différentes (entre 430 et 350).

Néanmoins, comme les différences par lesquelles on oppose Cos et Cnide sont fortement exagérées, il est possible de dégager, de cette masse d'écrits constituant plus de 3 000 pages de grec dans l'édition d'Émile Littré, les caractéristiques des humeurs.

Les humeurs ont des propriétés ambivalentes, tantôt positives, tantôt négatives. Les humeurs sont la substance des maladies, surtout la bile et le phlegme ; pour retrouver la santé, elles devront être expulsées du corps. Mais les humeurs soutiennent la vie et elles produisent la santé ; elles jouent un rôle fondamental dans la nutrition ; leur complète expulsion cause la mort. Le phlegme semble une humeur particulièrement ambivalente : tantôt chaude comme au chapitre 22 des *Affections internes,* tantôt froide (c'est très généralement le cas), comme au chapitre 8 de *Maladies II,* tantôt même comme la plus froide, comme au chapitre 7 de la *Nature de l'homme.* Il faut savoir que le premier sens de phlegme est chez Homère (*Iliade,* XXI, 337) celui d'incendie ; cela peut expliquer une évolution sémantique complexe que des philologues ont parfois tenté d'expliquer : dans un système faisant un usage important de notions de refroidissement et de réchauffement et qui attribue souvent la maladie à une seule paire d'humeurs, le phlegme et la bile, il faudra nécessairement qu'une de ces deux humeurs soit la cause du refroidissement. Or, le phlegme est associé à des plaintes respiratoires (rhume, bronchite...) qui prédominent en hiver, alors que la bile est associée à des plaintes gastro-intestinales qui sont plus fréquentes en été. C'est vraisemblablement, pense I. M. Lonie, la raison originelle qui explique l'association du phlegme avec le froid et de la bile avec le chaud.

Il se peut aussi que le phlegme soit ambivalent comme l'est la bile noire, d'après le *Problème* XXX, 1, attribué à Aristote (954 *a* 14-16) : « La bile noire est ce qu'il y a de plus chaud et ce qu'il y a de plus froid. Car une même substance peut présenter ces deux qualités. » Plusieurs textes évoquent la chaleur des humeurs et l'importance de ce facteur sur l'état de santé du patient. C'est ainsi que l'auteur du traité *Maladie sacrée,* 7, explique l'épilepsie qui atteint les phlegmatiques mais non les bilieux : « ... le malade éprouve tous ces accidents quand le phlegme, qui est froid, flue dans le sang, qui est chaud. Car le phlegme refroidit et immobilise le sang. Si le flux est abondant et épais, il cause aussitôt la mort ; car il l'emporte sur le sang par le froid et le coagule. Mais si le flux est moindre, il l'emporte sur le moment en bloquant l'inspiration ; puis, avec le temps, quand il s'est dispersé par les vaisseaux et s'est mélangé au sang qui est abondant et chaud, s'il est dominé de la sorte, les vaisseaux reçoivent l'air et les malades reprennent connaissance... » Si l'on voulait simplifier, on pourrait dire que l'épilepsie se produit par la victoire du phlegme froid sur le sang chaud.

Le chapitre 8 de *Maladies II* explique une paralysie de cette façon : « Quand les vaisseaux attirent à eux du phlegme, nécessairement, par suite du froid du phlegme, le sang se trouve plus stationnaire qu'auparavant et refroidi. Et, comme le sang n'est plus en mouvement, il est impossible que le corps ne soit pas atteint lui aussi d'immobilité et de torpeur... » Ne peut-on pas penser que le médecin se laisse inconsciemment guider par l'image de la pluie qui, sous l'effet du froid, se transforme en glace ou en verglas ?

Étant donné l'importance du chaud et du froid, il n'est pas surprenant que les médecins du *Corpus* aient développé l'idée que les saisons font varier les humeurs : une saison produit l'humeur qui lui ressemble ; inversement, elle repousse l'humeur qui a des caractéristiques qui lui sont opposées. Dans ces explications, interviendront, outre les notions « chaud » – « froid », les qualités « sec » – « humide ». C'est encore Polybe qui fournit dans son chapitre 7 le développement le plus complet et le plus systématique : « Il y a augmentation du phlegme chez l'homme en hiver ; car c'est l'humeur du corps qui est la plus conforme à la nature de l'hiver, puisqu'elle est la plus froide. [...] Que l'hiver remplisse le corps de phlegme, vous pouvez vous en rendre compte par les faits suivants : c'est en hiver que les crachats et le mucus nasal contiennent le plus de phlegme, c'est à cette saison surtout que surviennent les leucophlegmasies et les autres maladies phlegmatiques. [...] Au printemps [...] le sang augmente [...] sous l'effet des averses et des jours de chaleur ; car ce sont là les conditions de l'année qui sont les plus conformes à la nature de cette humeur ; de fait, le sang est humide et chaud. [...] En été, la bile s'accroît dans le corps [...] la bile noire [...] est, en automne, à son maximum du point de vue tant de la quantité que de la force. [...] Donnez au même individu le même médicament évacuant quatre fois dans l'année, vous constaterez que le vomissement, pour l'hiver, est très riche en phlegme, pour le printemps, très humide, pour l'été, très bilieux, et pour l'automne, très noir. »

Si ce tableau est ici le plus complet, il est confirmé par d'autres traités : « L'été engendre la bile, le printemps le sang et ainsi des autres » (*Humeurs,* 14) ; « Les eaux qui sont marécageuses, stagnantes et lacustres, celles-là sont nécessairement chaudes en été [...] elles sont propices à la bile. En hiver, au contraire, elles sont nécessairement gelées, froides et rendues troubles par la neige et le gel, si bien qu'elles sont très propices au phlegme et aux enrouements » (*Airs, eaux, lieux,* 7).

Dans le chapitre 15, Polybe confirme sa théorie générale sur l'influence des saisons en proposant la bile noire dans son étiologie de la fièvre quarte : « Que dans les fièvres quartes il y ait présence de bile noire, vous vous en rendrez compte par le fait suivant : c'est en automne surtout que les individus sont atteints par les fièvres quartes, et pour l'âge, entre vingt-cinq et quarante-deux ans ; or c'est à cet âge plus qu'à tout autre que prédomine la bile noire, et à cette saison plus qu'à toute autre. Mais quand on est atteint par une fièvre quarte en dehors de cette saison ou de cet âge, il faut savoir que la fièvre ne sera pas de longue durée, à moins qu'un nouveau mal ne survienne éprouver le sujet. » Les *Aphorismes* II, 25 et III, 22 lient également les fièvres quartes à l'été.

Le texte de Polybe, dans lequel le médecin s'efforce quelque peu d'atténuer la rigueur de sa doctrine, souligne aussi la liaison des humeurs à l'âge des patients. Plusieurs autres médecins prennent ce critère en considération : « Les adultes ont les vaisseaux pleins de sang chaud tandis qu'à un âge plus avancé, le sang est peu abondant, fluide, aqueux [...] et froid » (*Maladie sacrée,* 9). Un peu moins de cent ans plus tard, Aristote, dans l'*Histoire des animaux* III, 19, 521 *a,* développera une conception analogue : « L'âge fait varier le sang aussi bien en qualité qu'en quantité. En effet, chez les sujets très jeunes, le sang est comme de l'*ichor* (= le sérum) et abondant ; chez les sujets âgés, il est épais, noir et peu abondant ; dans la force de l'âge, il tient le milieu. »

Les humeurs se distinguent aussi par leur couleur : « La teinte jaune vient de la bile [...] la teinte rouge, du sang ; la teinte noire de la bile noire [...] la teinte blanche, de la pituite (= synonyme de phlegme) » (*Épidémies,* VI, 5e section, 8).

Les humeurs sont des flux (*rhooi,* d'où aujourd'hui encore des mots tels que rhume, rhumatisme) qui voyagent ou se promènent dans tout le corps. C'est ainsi que le traité *Des lieux dans l'homme,* X, 6, décrit l'*ischias* comme un rhumatisme au sens étymologique : « La septième fluxion d'humidité venant de la tête, coulant peu à la fois produit, quand elle s'arrête, le mal de hanche *(ischiada)* et les engorgements... » Aussi bien à Cnide qu'à Cos, les humeurs montent et descendent dans le corps. En *Affections internes,* 18, la bile et le phlegme descendent avec la douleur le long de la jambe et « quand la douleur est parvenue à la malléole du pied et à l'entre-deux du gros orteil, elle commence à rebrousser chemin vers la tête ». C'est dire que la douleur est remontée parce que la bile et le phlegme sont remontés.

Le vin a une influence sur la quantité du sang ; c'est du moins l'avis de l'auteur des *Vents,* 14, pour qui dans l'ivresse « s'accroît subitement la quantité du sang » ; le médecin qui a écrit les *Affections internes,* 18, devait être du même avis puisqu'il recommande de boire « un peu trop de vin pour faire couler le sang ». Quelques auteurs attribuent au sang un rôle dans l'intelligence. Celui des *Vents,* 14, écrit que « les changements du sang changent l'intelligence » et celui des *Maladies I,* 30 et 34, soutient même que « le sang dans l'homme apporte la plus grande part de l'intelligence ; aux dires de certains, il l'apporte tout entière » ; il ajoute que si la bile échauffe le sang, le change en sérosité et modifie son mouvement habituel, « le malade délire et n'est plus en possession de lui-même ».

Un texte de l'*Ancienne Médecine,* 18, va nous permettre de mettre en lumière deux concepts fondamentaux de la théorie des humeurs : « Chez tous ceux d'entre nous qui ont un coryza avec déclenchement d'un flux par les narines, ce flux (étant) généralement plus âcre que celui qui existait auparavant et qui sortait par les narines chaque jour, fait que le nez se gonfle et s'enflamme au point d'être chaud et brûlant au dernier degré ; et si l'on y porte la main et que le flux persiste assez longtemps, cette partie, qui n'est pas charnue et qui est dure, en vient à s'ulcérer. Et comment donc cesse cette brûlure du nez ? Ce n'est pas lorsqu'il y a flux et inflammation, mais c'est quand l'humeur s'écoule plus épaisse, moins âcre, cuite et davantage mêlée à l'humeur précédente, alors donc la brûlure cesse. [...] Mais tous les autres cas de coryza, dont je dis qu'ils se produisent par l'âcreté et le manque de crase des humeurs, s'achèvent de façon identique quand il y a eu coction et crase. »

Que faut-il entendre par « coction » et par « crase » ? La coction, ou cuisson, modifie intérieurement les humeurs de manière à ce qu'elles retrouvent la nature qu'elles possédaient à l'état de santé ou du moins à ce qu'elles s'en rapprochent beaucoup. Quant à la crase, c'est le mélange équilibré des humeurs ou des substances qui définit la santé ; la maladie survient lorsque ce mélange est détruit par la séparation d'une de ces humeurs. À ces deux notions, il faut ajouter celle de « crise » : c'est, en principe, la résolution définitive de la maladie ; elle a lieu lors de jours appelés critiques ; mais elle peut parfois être suivie d'une récidive mortelle.

L'humeur nocive doit être évacuée par des médicaments spécifiques, comme l'atteste le chapitre 36 des *Affections :* « On emploiera ainsi qu'il suit les médicaments purifiants : aux personnes bilieuses, on donnera les cholagogues ; aux personnes phlegmatiques, les phlegmagogues ; aux personnes mélancoliques, les remèdes qui purgent la bile noire ; aux hydropiques, les remèdes qui purgent l'eau. » Le sang n'est pas cité ici, car il n'est pas évacué par voie médicamenteuse mais par la saignée, ou phlébotomie.

Les humeurs après Hippocrate

Galien, dans un passage du *De placitis Hippocratis et Platonis* (8.5.24), prétend que les philosophes et les médecins jusqu'à l'Alexandrin Hérophile ont tous suivi la doctrine d'Hippocrate. Voici la traduction de ce texte : « Non seulement Platon mais aussi Aristote et Théophraste et les autres disciples de Platon et d'Aristote ont tenté d'imiter la théorie d'Hippocrate relative aux humeurs *(chymôn),* de même que les plus illustres des anciens médecins : Dioclès, Plistonicus, Mnésithée, Praxagoras, Phylotimus, Hérophile. » En réalité, Galien, qui a adopté le système quaternaire exposé par Polybe dans la *Nature de l'homme* qu'il considère comme la doctrine hippocratique par excellence, simplifie exagérément l'histoire des théories humorales. En effet, nous savons notamment, grâce au fragment 21 Steckerl, que Praxagoras avait exposé un système de onze humeurs. Comme l'œuvre de Platon est passée jusqu'à nous, nous savons que le philosophe attribuait un rôle morbifique à la bile et au phlegme : en témoignent un passage de la *République* (VIII, 564 *b*) et la doctrine complexe exposée dans le *Timée* (82 *a* - 86 *a*). Sans doute Aristote connaissait-il les humeurs hippocratiques, puisqu'il lui arrive de les mentionner ; mais chez lui les humeurs ont le statut de résidus de la nourriture, après digestion (*perittomata*, mot qui n'est pas attesté dans la médecine grecque avant la deuxième moitié du IVe s.), dont une partie est utilisée à des fins naturelles, telles que le sperme, le lait et les règles ou menstrues et dont une autre partie n'a pas d'utilité et peut être potentiellement nocive, comme la bile noire. Il est intéressant de voir comment le Stagirite envisage la formation du sperme, des règles et du lait. Cet examen nous révélera la très grande importance que le philosophe-biologiste accordait à l'une des humeurs : le sang.

Dans son traité de la *Génération des animaux*, Aristote établit d'abord que le sperme est une partie du résidu *(perittôma)* utile, le dernier produit ; en passant, il signale que les personnes grosses, hommes ou femmes, ont moins de sperme que les autres car, chez elles, le résidu est devenu de la graisse. Ici, le biologiste adapte à sa doctrine du résidu *(perittôma)* la conception hippocratique qui considérait que l'une des causes de la stérilité était l'excès d'embonpoint. Comme il a affirmé dans son traité des *Parties des Animaux* que la forme finale de la nourriture élaborée était le sang, Aristote conclut que le sperme ne peut être que du sang et il aboutit à la définition suivante : « Le sperme doit être le résidu de la nourriture transformée en sang, celle qui au terme de son élaboration se répand dans toutes les parties du corps. » Le biologiste reconnaît ensuite qu'il n'est pas aisé de déterminer la nature exacte du sperme car, lorsqu'il sort de l'animal, il est épais et blanc, mais lorsqu'il se refroidit, il devient liquide et foncé. La difficulté s'estompe, dit-il, si l'on admet que le sperme est une écume, un mélange d'eau et de gaz (*pneuma* ou air chaud). En fait, lorsque Aristote soutient que le sperme trouve son origine dans le sang écumeux et qu'il est constitué par un mélange d'eau et de *pneuma* ou air chaud, il ne fait que reprendre à son compte une théorie érigée par l'un de ses prédécesseurs, le philosophe Diogène d'Apollonie, contemporain de Socrate. Mais, selon son habitude, il ne reconnaît pas sa dette, c'est-à-dire son emprunt.

Aristote est d'avis que, dans la génération, les règles représentent l'apport féminin ; il affirme que le sang menstruel est, comme le sperme masculin, un résidu *(perittôma)*. Comme la femme, d'après lui, est plus froide et plus faible que l'homme, elle est incapable d'opérer une coction (= cuisson) de sperme à partir de la nourriture élaborée. En conséquence, Aristote définit les règles de cette façon : « Le flux menstruel est du sperme non à l'état pur mais qui a besoin d'être élaboré. » Il est persuadé que le sperme agit sur le sang menstruel à la façon de la présure sur le lait : la conception est comme une coagulation des règles par le sperme.

L'analogie s'impose d'autant plus qu'aux yeux d'Aristote – qui suit en cela aussi une tradition hippocratique – les règles et le lait ont une nature identique. Aristote est convaincu de cette identité du lait et des menstrues car il a correctement observé que les règles ne se produisaient pas pendant l'allaitement ; il suppose que le résidu se déplace de la matrice aux mamelles et il imagine ainsi une communication reliant la matrice aux seins : s'il n'y a pas de règles durant la lactation, c'est, explique-t-il, que la sécrétion s'est accumulée dans les mamelles où elle est devenue du lait et que la nature ne peut prodiguer ses efforts en deux directions à la fois. Il faut d'ailleurs noter que le biologiste considère que le sang menstruel et le lait maternel ont la même fonction alimentaire : les règles étant la nourriture de l'embryon comme le lait, l'aliment des nouveau-nés. Le Stagirite considère aussi que les règles sont des hémorroïdes naturelles, c'est-à-dire non dues à la maladie. Comme il estime que les menstrues et les hémorroïdes sont deux formes différentes du même résidu sanguin, il admet très facilement que les femmes, au début de leurs règles, n'ont ni hémorroïdes, ni saignement de nez ni rien de ce genre ; il ajoute que, s'il se produit un de ces accidents sanguins, les menstrues sont moins copieuses, vu que la sécrétion s'est produite ailleurs. Les humeurs, comme chez les médecins hippocratiques, vagabondent au gré de forces purement mécaniques à travers les organes conçus comme des récipients.

Le lecteur des écrits biologiques d'Aristote a aujourd'hui le sentiment que les mécanismes physiologiques se réduisent à de simples opérations culinaires. La coction du sang est une cuisson semblable à celle que la ménagère fait subir à ses aliments. Toute ménagère sait que la transformation des aliments qu'elle prépare est fonction de la durée et de l'intensité de la cuisson. Guidé par cette image élémentaire, le Stagirite reconnaît différentes étapes dans la transformation des substances ingurgitées par l'animal. Le foyer *(hestia)* de l'animal, c'est le cœur qui est donc le principe de la chaleur ; la nourriture se transforme d'abord en sérum *(ichor)*, résultat d'une coction incomplète, qui devient du sang, forme ultime de la nourriture. Le sang lui-même se cuit et donne du sperme, des règles et du lait.

La bile noire va être appelée à connaître une fortune aussi longue qu'illustre puisque cette humeur est intimement liée à celle de la mélancolie. Déjà un des *Aphorismes* hippocratiques (VI, 23) avait proclamé : « Si la crainte ou la tristesse se prolongent longtemps, cela tient à la bile noire. » Près de six siècles plus tard, dans son *De locis affectis,* III, 10, Galien se souviendra de cet aphorisme lorsqu'il écrit : « Il existe des différences entre les mélancoliques. Tous sont en proie à la crainte, à la tristesse, accusent la vie et haïssent les hommes, mais tous ne désirent pas mourir. Il en est, au contraire, chez qui l'essence même de la mélancolie est la crainte de la mort. D'autres vous paraîtront bizarres ; ils redoutent la mort et en même temps la désirent. Aussi Hippocrate paraît avec raison avoir ramené sous deux chefs tous les symptômes propres aux mélancoliques : la crainte et la tristesse. C'est par suite de cette tristesse que les mélancoliques haïssent tous ceux qu'ils voient, et paraissent continuellement chagrins et pleins d'effroi [...] la couleur de la bile noire, en obscurcissant, comme le font les ténèbres, le siège de l'intelligence, engendre la crainte. » Le *Problème XXX,* 1, attribué longtemps à Aristote, va développer le thème de la mélancolie et du génie (953 *a* 10 - 955 *a* 40) ; de ce texte, nous donnerons le début : « Pourquoi les hommes qui se sont illustrés dans la philosophie, la politique, la poésie ou les arts, sont-ils manifestement des gens chez lesquels prédomine la bile noire, au point que certains sont sujets aux maladies qui sont dues à la bile noire, comme le rapportent les récits héroïques concernant Héraclès ? Car ce personnage semble avoir eu ce tempérament. Et c'est d'ailleurs en pensant à lui que les anciens appelaient maladie sacrée les accès des épileptiques. Et ce qui montre bien qu'il avait cette prédisposition, c'est son égarement à l'égard de ses enfants et son éruption d'ulcères avant sa disparition sur le mont Œta. Car cette affection provient chez beaucoup de patients de la bile noire. Il arriva aussi au Spartiate Lysandre d'avoir des abcès de ce genre avant sa fin. C'est encore le cas d'Ajax et de Bellérophon dont l'un eut l'esprit tout à fait égaré et l'autre cherchait des endroits solitaires. D'où ces vers d'Homère : [*Iliade* VI, 200-203, avec quelques variantes par rapport à la vulgate homérique] "Mais dès qu'il eut encouru à son tour la haine de tous les dieux, voilà qu'il allait seul, errant à travers la plaine aleïenne, rongeant son cœur et fuyant le chemin des hommes." Bon nombre de héros semblent avoir souffert de la même affection. Plus près de nous, ce fut le cas d'Empédocle, de Platon, de Socrate et de beaucoup de personnages célèbres. Et c'est encore celui de la plupart de ceux qui s'adonnent à la poésie. Car beaucoup de poètes souffrent de maladies qui viennent de ce tempérament, et la nature des autres les prédispose de toute évidence à des affections de ce genre... »

Dans la suite de ce texte consacré partiellement au thème de « la mélancolie et de l'homme de génie », l'auteur compare l'effet de la bile noire à celui du vin qui peut produire chez le buveur une variété de comportements excessifs et contradictoires ; il signale encore plusieurs pathologies qui résultent de la bile noire : affections pulmonaires et hypocondrie, dépressions, suicides, accès d'euphorie, folie, inspiration (chez les devins)...

Cicéron rappelle à deux reprises le *Problème XXX,* 1, dans les *Tusculanes* et dans le *De Divinatione :* « Aristote dit que tous les hommes de génie sont mélancoliques » mais il n'admet pas que les mélancoliques aient dans l'âme quelque chose de divin qui leur permet de prédire l'avenir. Si, contrairement à Cicéron, la critique d'aujourd'hui a tendance à attribuer le *Problème XXX* à Théophraste, auteur d'un ouvrage *Sur la mélancolie,* plutôt qu'à Aristote, elle reconnaît dans ce texte prestigieux des idées aristotéliciennes ; ainsi, dans le traité *Des rêves,* le Stagirite avait, lui aussi, rapproché les mélancoliques des gens ivres (rapprochement que l'on trouve amorcé déjà chez Platon, *République* IX, 573, dans la typologie du tyran) ; de plus, quelques lignes de l'*Éthique à Nicomaque* VII, 14, 6, annoncent le *Problème :* « De même, dans la jeunesse, on se trouve dans la situation des gens ivres ; et la jeunesse est une chose agréable ; quant aux mélancoliques par nature, ils ont toujours besoin d'un traitement médical, car leur corps est en permanence mordu par suite de leur tempérament et ils sont toujours en proie à une tension violente ; or le plaisir chasse la peine, le plaisir contraire à cette peine, et même n'importe quel plaisir, s'il est fort. À cause de cela, les mélancoliques sont des gens intempérants et vicieux. »

Dans le *Corpus* hippocratique se trouvent des *Lettres* apocryphes qu'Émile Littré a rassemblées dans le tome IX de son édition des *Œuvres* d'Hippocrate. L'une d'elles, la lettre 12, est censée reproduire une missive d'Hippocrate à l'un de ses amis ; elle concerne le philosophe Démocrite que ses concitoyens d'Abdère croyaient fou. Hippocrate y développe une théorie de la mélancolie liée à la bile noire, qui rappelle le *Problème XXX,* 1 : « Il arrive souvent aux mélancoliques des choses de ce genre : ils sont parfois taciturnes, solitaires, épris des lieux isolés ; ils se détournent des hommes, ils regardent leur semblable comme un étranger ; mais il n'est pas rare non plus, chez ceux qui se consacrent au savoir, que leur disposition à la sagesse les incite à oublier toute autre préoccupation... » L'auteur de la lettre révèle ainsi que la sagesse et la mélancolie sont à rapporter à une même disposition.

Très nombreux seront les médecins de l'Antiquité qui vont écrire sur la mélancolie : Celse, Arétée, Soranos, Rufus d'Éphèse, Galien, Posidonios, Alexandre de Tralles et beaucoup d'autres. Mais l'histoire de la mélancolie, des humeurs et des tempéraments ne s'est pas arrêtée avec l'Antiquité.

► ANGELINO C., SALVANESCHI E., *Aristotele. La « melanconia » dell'uomo di genio,* Gênes, il melangolo, 1981. – BOURGEY L., *Observation et expérience chez les médecins de la Col-*

lection hippocratique, Paris, Vrin, 1953. – BYL S., *Recherches sur les grands traités biologiques d'Aristote*, Bruxelles, Académie royale de Belgique, 1980 ; « Rheumatism and Gout in the Corpus Hippocraticum », *L'Antiquité Classique*, LVII, 1988, p. 89-102. – DUMINIL M.-P., *Le Sang, les Vaisseaux, le Cœur dans la Collection hippocratique*, Paris, Les Belles Lettres, 1983. – EIJK Ph. J. VAN DER, « Aristoteles über die Melancholie », *Mnemosyne*, XLIII, 1-2, 1990, p. 33-72. – FLASHAR H., *Melancholie und Melancholiker in den medizinischen Theorien der Antike*, Berlin, de Gruyter, 1966. – HIPPOCRATE, « La nature de l'homme », éd., trad. et comm. J. Jouanna, Berlin, *CMG*, I, 1, 3, 1975. – JOLY R., « Sur une nouvelle édition de "La Nature de l'homme" », *L'Antiquité Classique*, XXXVIII, 1, 1969, p. 150-157. – JOUANNA J., *Hippocrate. Pour une archéologie de l'école de Cnide*, Paris, Les Belles Lettres, 1974. – JOUANNA J., MAGDELAINE C., *Hippocrate et l'Art de la médecine*, Paris, GF-Flammarion, 1999. – LONIE I. M., *The Hippocratic Treatises On Generation. On the Nature of the Child. Diseases IV*, Berlin, de Gruyter, 1981. – PIGEAUD J., *La Maladie de l'âme*, Paris, Les Belles Lettres, 1981. – ROY L., *Le Concept de cholæ, la bile, dans le Corpus hippocratique*, Québec, Université Laval, 1981. – SCHÖNER E., *Das Vierschema in der antiken Humoralpathologie*, Wiesbaden, Sudhoffs Archiv für Geschichte der Medizin, 1964. – RÜTTEN T., *Demokrit lachender Philosoph & sanguinischer Melancholiker*, Leyde, Brill, 1992. – STADEN H. VON, *Herophilus. The Art of Medicine in Early Alexandria*, Cambridge, Cambridge, Univ. Press, 1988. – THIVEL A., *Cnide et Cos ? Essai sur les doctrines médicales dans la Collection hippocratique*, Paris, Les Belles Lettres, 1981. – Coll. : « Sur une chronologie des traités cnidiens du Corpus hippocratique », *Epistémé*, 6, 1972, p. 3-11. – « Le système cnidien des humeurs », Leyde, *La Collection hippocratique et son rôle dans l'histoire de la médecine*, Université des Sciences humaines de Strasbourg, 1975, p. 107-127. – « L'école médicale de Cnide », *L'Antiquité Classique*, XLVII, 1978, p. 528-537.

Simon BYL

→ Épilepsie ; Gréco-romaines (Écoles) ; Guérison ; Hippocratisme ; Maladie de l'âme ; Maladies des femmes ; Mélancolie ; Sang et pensée grecque ; Vin (Médecine du).

HUNTINGTON (Maladie de)

Longtemps appelée chorée héréditaire (du grec *choros* et latin *chorus*, danse), la maladie de Huntington est une affection neurodégénérative rare. Environ 6 000 personnes sont atteintes en France. Les chorées deviennent un objet d'intérêt médical pendant la Renaissance et sont définies alors comme un ensemble de troubles marqués par des mouvements involontaires. Mais ces définitions peinent à s'imposer car elles sont concurrencées par des explications sociales selon lesquelles les malades seraient des possédés. La variante héréditaire reçoit le nom d'un jeune médecin américain, George Huntington, qui en 1872 attire l'attention sur ses principales caractéristiques : la maladie ne saute pas les générations, elle débute habituellement entre 35 et 50 ans, les symptômes (mouvements involontaires, démence, et troubles psychiatriques) s'aggravent progressivement, conduisant le malade inexorablement à la mort. Le mode spécifique de transmission héréditaire décrit par Huntington sera désigné au tournant du XXᵉ s. par le terme de transmission autosomique dominante. Le porteur d'un gène dominant anormal souffre de la maladie qui lui est associée et a un risque de 50 % de transmettre le gène à chacun de ses enfants. S'agissant d'une affection qui débute à l'âge adulte, les enfants sont témoins de la détérioration progressive de leur parent tout en ignorant si eux aussi seront atteints un jour. Les relations familiales et sociales sont fortement perturbées par cette situation. Huntington avait observé que, la maladie étant incurable, les familles n'étaient guère incitées à rechercher les secours de la médecine. C'est pourquoi la recherche s'est longtemps focalisée sur les moyens d'empêcher sa répétition dans les familles touchées. Ces moyens ont varié et l'histoire de la chorée illustre très concrètement l'évolution au cours du XXᵉ s. des attitudes à l'égard des maladies héréditaires incurables et des droits des malades.

Au début du XXᵉ s. les choréiques sont la cible des eugénistes qui se servent de la jeune science de la génétique pour justifier un contrôle sociopolitique des familles « inaptes ». Ce phénomène est particulièrement marqué aux États-Unis et en Allemagne où la chorée est toujours citée parmi les traits héréditaires devant être éradiqués, notamment par la stérilisation des malades, pour « préserver la pureté de la race » (Davenport). La maladie est visée nommément par la loi nazie de 1933 pour la prévention des maladies héréditaires. Ce lien trouble entre génétique et politique s'efface après-guerre grâce à l'intégration de la recherche dans une stratégie médicale orientée vers la prévention volontaire des maladies. Les cliniques de conseil génétique sont le lieu de cette intégration, permettant aux chercheurs d'informer les couples sur les risques de récurrence d'une maladie héréditaire, tout en respectant leurs choix procréatifs. Dans cette perspective, l'intérêt se porte sur les enfants des malades et sur la recherche de méthodes de détection précoce des symptômes, mais aucune n'aboutit. Cet échec, venant après tant d'autres, conduit les chercheurs intéressés à se rassembler en 1967 pour travailler de manière concertée. L'approche médico-scientifique sera enrichie par l'apport des associations de familles de choréiques créées à la même époque qui permettra que soient pris en compte les aspects sociaux et familiaux de la maladie et les besoins non satisfaits. L'avancée vers des tests fiables de diagnostic présymptomatique sera marquée par la collaboration étroite entre professionnels et profanes. Ensemble ils réfléchiront sur les risques psychologiques encourus par les sujets à risque d'une maladie incurable tardive et sur la responsabilité médicale à l'égard d'un éventuel projet de détection présymptomatique.

En 1983 la maladie acquiert une notoriété scientifique à la suite de la découverte d'un marqueur génétique associé au gène responsable de la maladie qui permet de *localiser* le gène sur le chromosome 4. Cet exploit ouvre la voie à un test de dépistage à partir de 1986, première étape avant l'*identification* en 1993 de l'anomalie génique en cause (la répétition anormale d'une séquence de triplets CAG) et la mise au point d'un diagnostic individualisé de certitude. La maladie de Huntington devient ainsi la première maladie héréditaire grave de l'adulte pour laquelle un diagnostic génétique présymptomatique est proposé à des personnes en bonne santé. Les candidats au test demandent à connaître leur statut pour diverses raisons : le désir d'avoir une certitude, de pouvoir faire des projets en connaissance de cause, de connaître le risque pour des enfants déjà nés ou à naître... Les protocoles pour les tests tiennent compte des directives éthiques rédigées conjointement par les médecins et les associations. La procédure obéit à deux obligations déontologiques majeures : respect de l'autonomie du sujet et protection de son intégrité psychique. L'objectif du test n'est plus d'éliminer la maladie, fût-ce par une abstention volontaire de procréer, mais d'améliorer la qualité de vie des personnes à risque et de leur apporter un soutien psychologique. La nécessité d'informer complètement les candidats et les aider à prendre conscience des conséquences de la décision d'être testé justifie une prise en charge pluridisciplinaire et la durée exceptionnellement longue de la procédure pour chaque candidat, pouvant aller jusqu'à deux ans. La cohésion des professionnels et leur interaction permanente avec les associations de familles ont fait imposer ces directives auprès de la très grande majorité des centres pratiquant le diagnostic présymptomatique. À moyen terme les résultats sont globalement positifs. Ils démontrent que même dans ce cas particulièrement dramatique, la connaissance de l'avenir peut ouvrir la porte à une certaine liberté existentielle. L'approche très protectrice et l'attention portée aux questions éthiques en jeu font que ces protocoles sont souvent cités dans la littérature comme un modèle pour l'ensemble des maladies de l'âge adulte qui deviennent une préoccupation de santé publique à la fin du XXe s. L'un des apports les plus notables de l'expérience Huntington aura été de fournir de nombreuses données sur les réactions psychologiques des sujets dans le contexte de tension créé par l'existence du test diagnostique et sur les moyens à mettre en œuvre pour réduire les risques d'une mauvaise adaptation à une information potentiellement destructrice.

En l'espace d'un siècle l'approche de la maladie de Huntington a donc changé radicalement, hier maladie maudite devant être éradiquée, aujourd'hui modèle éthique pour la médecine prédictive. Mais les tests présymptomatiques restent un pis-aller car la maladie est toujours incurable. En ce début de XXIe s. de nouvelles stratégies thérapeutiques, cellulaire et neuroprotectrice, sont explorées. L'approche substitutive a réussi récemment à apporter un bénéfice clinique à un petit nombre de malades et est en voie d'être étendue à un nombre plus important. Il reste à démontrer que ces thérapies pourront être véritablement efficaces.

► BACHOUD A.-C., PESCHANSKI M., « La greffe de neurones fœtaux : un premier espoir de traitement de la maladie de Huntington », *Médecine/Sciences*, 16, 2000, p. 1463-1465. – DAVENPORT C. B., MUNCEY E. B., « Huntington's chorea in relation to heredity », *American Journal of Insanity*, 73, 1916, p. 195-222. – HARPER P. S., *Huntington's Disease*, Londres, W. B. Saunders « Major Problems in Neurology 22 », 1991. – HUNTINGTON G., « On chorea », *Medical and Surgical Reporter*, 36, 1872, p. 317-321. – TERRENOIRE G., « Médecine prédictive, l'épreuve de l'expérience : dépistage présymptomatique de la maladie de Huntington », *Sciences Sociales et Santé*, XI, 1993, p. 99-121. – Coll. : *Gesetz zur Verhütung erbkranken Nachwuchses*, 14 juillet 1933. – World Federation of Neurology. Research Committee Research Group on Huntington's chorea, Guidelines for the molecular genetics predictive test in Huntington's chorea, *Journal of Medical Genetics*, 31, 1994, p. 555-559.

Gwen TERRENOIRE

→ Eugénisme ; Génétique médicale.

HYGIÈNE

Il y a tout juste cent ans paraissait au *Journal officiel* la loi du 15 février 1902 sur la protection de la santé publique. Véritable charte intégrée au Code de la Santé Publique, cette loi représente un aboutissement et une base. Aboutissement car les principes qu'elle promeut (vaccination, déclaration et désinfection obligatoires) sont la consécration des thèses pastoriennes, vingt-cinq ans après la théorie des germes et cinq ans après la mort de son illustre auteur. Cette théorie donnait un sens et l'efficacité souhaitée à des concepts et à des pratiques jusqu'alors douteux, tout en organisant l'hygiène en l'unifiant. Sans cesse menacée, au cours de son histoire, de se dissoudre en un émiettement de pratiques diverses, l'hygiène apparaissait comme un ensemble cohérent et une base forte pour l'avenir. Où en est-elle cent ans plus tard ? En fait, on identifie en elle des éléments progressivement incorporés dont l'histoire montre une mise en place problématique, révélant par la même occasion que ce savoir s'est constitué parfois sans les médecins, quand ce ne fut pas contre eux. Pour saisir le sens de l'hygiène et sa situation actuelle, on rappellera la mise en place de ces éléments (santé, salubrité sécurité) en percevant ce qu'ils conservent d'actualité. En s'écartant d'une tradition qui tient à faire de l'hygiène une partie de la médecine, on la définira comme une administration de la santé. Les grandes fonctions de toute gestion (prévoir, organiser, commander, coordonner, contrôler) sont tributaires des performances d'indicateurs qui sont, dans le cas de l'hygiène, personnels, médicaux ou sociaux.

La santé

La tradition hippocratique (V[e]-IVe av. J.-C.)

amplifiée et codifiée par Claude Galien (131-201) englobe l'art de conserver la santé dans l'ensemble du savoir médical, à côté des arts de la connaître, de savoir ce qui l'entrave, et de la rétablir. Plus fondamentalement, c'est la nature qui sert de critère, la nature individuelle. Cela est particulièrement net lorsqu'à la Renaissance apparaît le mot « hygiène ». Quand vers 1550, Jean Fernel (1493-1558) propose d'appeler *hygiaine* l'étude des *choses non naturelles*, c'est par référence à l'étude des *choses naturelles* qu'il nomme *physiologie*, par rapport à laquelle il définit encore la *pathologie*, étude des *choses anti naturelles*. Les *choses non naturelles* n'entrent pas dans la nature de l'individu, comme les organes ou les humeurs, mais sont nécessaires à l'entretien de la vie. Celui-ci doit en faire un usage raisonné en quantité, qualité, intensité et périodicité, sous peine de les transformer en *choses anti naturelles*. La tradition les classe en : *circumfusa* (les airs), *applicata* (la peau), *ingesta* (aliments), *excreta* (excréments), *acta* (exercice et repos, sommeil et veille), *percepta* (passions). La prudence, vertu philosophique par excellence, s'exerce dans l'espace laissé libre par le destin, le hasard ou la Providence. La nature philosophique de cette hygiène se montre dans la souveraineté de la nature et dans la pensée omniprésente de l'usage, elle-même soutenue par la représentation du gouvernement de soi-même. Les ouvrages s'intitulent d'ailleurs volontiers *gouvernements*. Les *choses non naturelles* sont encore citées dans l'ordre et en latin dans un *Rapport* officiel de 1867 ; cela tendrait à montrer que ces catégories ne sont pas aussi artificielles que le laisserait entendre leur dénomination. Toute l'hygiène consiste donc pour l'individu à bien se gouverner dans l'usage des choses non naturelles. La philosophie transparaît aussi dans une conception essentialiste de la santé. Dans le traité qu'il compose sur la conservation de la santé, et qui servira de modèle jusqu'aux Temps Modernes, Galien commence par définir la santé absolue par rapport à laquelle les santés relatives sont définies et leurs écarts appréciés. La pensée des canons est omniprésente dans la culture classique et on ne doit pas être étonné quand Galien cite le sculpteur Praxitèle qui avait fixé les proportions idéales du corps humain. La beauté n'est-elle pas l'expression de la santé ? La Renaissance, en demandant à l'Antiquité gréco-romaine de lui donner des règles d'or, a naturellement trouvé son modèle dans l'hygiène de Galien, soigneusement éditée comme telle en latin par Thomas Linacre en 1528. Dans la pratique du régime, l'individu est invité à se rapprocher de sa santé idéale en nuançant l'usage des choses non naturelles en fonction de l'âge, du sexe, de la condition, du climat, des saisons et de facteurs divers. L'analogie joue un rôle considérable dans un monde où toute réalité participe à la vie des quatre éléments (terre, eau, air, feu) et dans lequel la santé consiste en l'équilibre des quatre humeurs (sang, bile jaune, bile noire, flegme), participant aux mêmes éléments et qualités (chaud, froid, sec, humide). La conception de la maladie comme un mal étranger est pratiquement irrecevable dans cette représentation. Même les ravages des épidémies sont expliqués par des changements dans les *constitutions* des tempéraments, des lieux, des airs, des saisons, des jours. Le régime tend à devenir un réseau foisonnant de correspondances compliquées dans lequel l'astrologie joue parfois un grand rôle. Par réaction, on tentera de donner de cet équilibre, dans le contexte mécaniste, une interprétation quantitative et expérimentale. La *Statica Medicina* de Sanctorius (1561-1636), publiée à Venise en 1614, est le résultat de trente années d'observations et de calculs effectués par son auteur sur une balance. Bilan et balance se conjuguent au pays et dans le temps de l'apparition du livre comptable moderne. Le projet d'une santé *mesurée* à l'aide du calcul fit école et la *chaise de Sanctorius* mérite encore un article dans l'*Encyclopédie* de Diderot. À l'opposé de ces systèmes surdéterminés de correspondances et de leurs réinterprétations physico-mathématiques, la sobriété offre une méthode plus simple et plus recommandable à plus d'un titre. Le noble vénitien Luigi Cornaro (1467-1566), après une vie de plaisir qui ne lui apportait qu'amertume, put jouir, par la sobriété, d'une santé parfaite et trouver la joie de vivre et d'entreprendre. Les éditions successives de son traité (*Trattato della vita sobria*, Padoue, 1558) publiées jusqu'à l'âge de quatre-vingt-quinze ans, démontrèrent les bienfaits de la conversion à une vie frugale. Elles représentent, avec les adaptations du régime pythagoricien, un courant macrobiotique naturiste opposé aux entreprises audacieuses et savantes de Francis Bacon (1561-1626) dans son *Historia vitae et mortis* (Londres, 1623) ou de René Descartes (1596-1650) avant son renoncement.

L'hygiène médico-philosophique place l'individu devant quelques problèmes dont on notera les plus importants. D'abord le choix entre Hygie et Panacée, entre la volonté d'affirmation de la spécificité humaine par la science et la culture, et le vœu de vivre au plus près de la nature. D'une part, l'homme n'est jamais autant lui-même que lorsqu'il s'affirme par l'acquisition de son savoir et la détermination de sa volonté et de sa culture ; d'autre part, il aspire à une vie idéale où toutes les fonctions seraient naturellement bien accomplies sans qu'il ait à déterminer des règles auxquelles se soumettre. Cette tension entre la conscience et l'innocence prend des formes variées et parfois inattendues. Une rivalité peut aussi opposer l'autodétermination de l'individu à l'autorité du médecin : l'idéal du médecin de soi-même traverse les âges, de Tibère à Kant (1724-1804) en passant par Descartes. Le *stoïcisme diététique* de Kant est renforcé par son refus de tout expédient extérieur, signe d'hétéronomie (*Le Conflit des facultés*, 1798). Se pose aussi la question de la primauté de la raison ou de celle de l'instinct. La nature indique les conduites par des penchants et par des signes, mais comment les suivre ou les interpréter ? L'hydropique de Descartes sert souvent à montrer les perversités ou les limites de l'instinct. Autres questions : faut-il accorder plus à la raison ou à la volonté ? Quelle part accorder à l'habitude ? Dans la gestion du « capital-santé » représenté dans les théories humorales par la substantialisation de l'*humide radical*, comment épargner ou dépenser la liqueur vitale ? Celle-ci change d'ailleurs dans les représentations. Elle est assimilée au fluide nerveux lorsque Samuel Tissot (1728-1797) dresse le tableau effrayant des conséquences de son gaspillage dans son traité sur *l'onanisme* (Lausanne, 1760). Formule moderne de la gestion du capital-santé : faut-il ajouter de la vie aux années ou des années à la vie ? Telles sont quelques-unes des questions posées par l'hygiène individuelle.

La salubrité

La reconnaissance de l'influence des milieux sur la santé n'est pas une idée neuve. L'équilibre humoral qui définit la santé ne peut être abstrait des conditions extérieures, et la diététique hippocratique dans son sens large prend directement pour objet l'environnement, à commencer par l'air, qualifié de « premier des aliments ». La révolution de la salubrité associe à la connaissance préalable et précise de l'influence des milieux sur les organismes, la consécration d'une philosophie des besoins et la jonction de deux mondes jusqu'alors hétérogènes : celui de la santé et celui de la police. La création de la *Société royale de Médecine* en 1776 par Félix Vicq d'Azyr (1748-1794), occasionnée par les épizooties, répond à un vaste programme sanitaire à l'échelle du royaume en vue d'améliorer l'état de santé des populations au moyen d'un système centralisé d'enquêtes, d'états de ressources, et, en retour, de secours et de directives. Dans l'*Encyclopédie* de Diderot (1713-1784) et d'Alembert (1717-1783), parue quelques années auparavant, l'article « Hygiène », dissertation sur les choses non naturelles mise à jour d'après Friedrich Hoffmann (1660-1742), est nettement séparé de l'article « Police ». Ce dernier, qui résume le traité de Nicolas De la Mare (1639-1723), comprend toutes les mesures de la police sanitaire. Ce qu'on appellera bientôt « hygiène publique » naît ainsi de la jonction de l'hygiène et de la police, deux domaines ne se rencontrant jusqu'alors qu'exceptionnellement en cas de peste, et dorénavant étroitement liés. La salubrité reconnaît deux priorités : celle d'une action sur le milieu et celle d'une action collective. À la prudence de l'individu se gouvernant dans l'usage de l'eau de boisson à l'aide de ses indicateurs personnels, on substituera la délivrance à la collectivité et par l'autorité administrative d'une eau reconnue potable par un expert. Une politique sanitaire a été mise en place dans les provinces par les intendants. La Révolution, par la loi de 1790, a confié aux maires le pouvoir administratif en matière de santé et de sécurité. L'urgence d'une étude scientifique des milieux explique l'essor remarquable de la chimie, tandis que l'effacement de la philosophie de l'usage devant celle des besoins aboutit, dans le même temps, à la philosophie des droits de l'individu considéré comme un ensemble de besoins à satisfaire. La détermination de la ration d'air par Antoine-Laurent Lavoisier (1743-1794) est une application exemplaire de cette philosophie. Au temps de Jean-Baptiste Lamarck (1744-1829), les *modificateurs* ont remplacé les choses non naturelles. La nouvelle hygiène attend tout de l'étude des milieux. Trop sans doute. En pleine mode du journal intime, Pierre Bertholon (1742-1800) surestime l'influence exercée par l'électricité atmosphérique sur la santé et la maladie pendant que Jean Razoux dans les hôpitaux de Nîmes consigne minutieusement, jour après jour, les données météorologiques dans leurs rapports avec les données cliniques et pathologiques. Plus généralement, on s'inspire du traité hippocratique *Des airs, des eaux, des lieux*, on reste attaché à une philosophie des constitutions, et on voit des agents là où l'hygiène suivante verra leurs niches. Pendant que doivent s'accumuler les topographies médicales de toutes les contrées du royaume ou de la République, Kant identifie très bien les deux hygiènes : « Ce qui est bon à la santé de chacun s'appelle salutaire ; ce qui profite à tous, salubre. » Une hygiène publique s'organise ainsi dans les institutions et dans l'enseignement, comme avec François Fodéré (1764-1835) qui publie en 1813 un *Traité de Médecine légale et d'Hygiène publique* à peu près au moment où paraissent les *Annales d'hygiène publique et de médecine légale*. L'œuvre la plus représentative des Lumières est celle de Johann-Peter Frank (1745-1821) avec son imposant *System einer vollständigen medicinischen Polizey* (1779-1827). Face à une « hygiène par le haut » pour laquelle les questions de santé et de salubrité doivent être réglées par l'autorité administrative et par les États, persiste une « hygiène par le bas » qui fait appel à chacun. Les très nombreuses éditions, après 1761, de l'*Avis au peuple sur sa santé* de Simon Tissot témoignent de l'audience de ce courant. Le « stoïcisme diététique » de Kant en représente une forme philosophique radicale. Alors que se propagent les philosophies du progrès, de la perfectibilité et de la culture, un certain naturisme hygiénique tend à faire coïncider naturalité, normalité et primitivité. Des figures symboliques servent de modèles : l'animal, le sauvage, l'enfant, le paysan, et, dans une certaine mesure, la femme. Elles montrent la tension essentielle entre la culture et la nature, entre la science et l'instinct. Le rôle prépondérant de la physiologie ne se concrétise pas seulement dans des découvertes importantes mais plus encore dans l'idéal d'une hygiène entièrement physiologique, étude scientifique des rapports entre un organisme et son milieu et détermination expérimentale des besoins. Pendant que paraissent des *hygiènes physiologiques*, Claude Bernard (1813-1878) attend du contrôle du milieu intérieur beaucoup d'applications thérapeutiques et hygiéniques. Max von Pettenkofer (1818-1901) crée à Munich, l'année même de la parution de l'*Introduction à l'étude de la médecine expérimentale* (1865), une chaire d'hygiène expérimentale et un laboratoire exemplaire. Les problèmes inhérents à l'hygiène de la salubrité naissent principalement de l'ingérence de l'autorité publique dans le domaine privé. Des interdictions et des obligations viennent limiter la liberté des individus et des groupes ; elles peuvent aller brutalement à l'encontre de leurs intérêts. Pour leur part, les médecins acceptent difficilement qu'un tiers s'interpose entre eux et leurs patients. Doit-on rappeler la lutte qui opposa, dès la création de la Société Royale, les *sociétaires* aux *facultaires* ? Elle met en avant le problème délicat de la compétence. Le corps médical est en effet supplanté par des experts non médecins d'autant plus contestés qu'on admet mal le contraste entre les effets impressionnants des maladies et la banalité des causes rapportées. On sait ce que dut subir Ignaz Semmelweis (1818-1865) pour avoir recommandé l'usage du savon aux accoucheurs pendant les épidémies de fièvre puerpérale. À la fois tyrannique et triviale sinon dérisoire, telle apparaît la nouvelle hygiène, celle des indicateurs collectifs, des administrateurs, des ingénieurs et des chimistes ; celle qui échappe aux médecins.

De la salubrité à la sécurité

La réussite de l'hygiène de la salubrité, sa supériorité sur celle du régime, sont manifestes dans le traitement de la malaria par une intervention directe sur les milieux, indépendamment des travaux précurseurs de Giovanni-Maria Lancisi (1654-1720). L'assainissement, maître mot de cette hygiène, n'est cependant pas réservé aux opérations de drainage ou d'assèchement. Son sens est aussi étendu que celui de milieu et aussi ambitieux que l'idéal d'amélioration des populations en qualité et quantité. À partir de la fin du XVIIIe s., avec l'accroissement de la population, l'urbanisation et l'industrialisation, on assiste à une amplification et à une accélération des programmes d'intervention sur les milieux et sur les collectivités. Cette double action passe par la création d'institutions et par la réglementation. Elle complète l'assainissement proprement dit par des mesures de *protection*, d'*assistance* et de *perfectionnement*.

L'*assainissement* vise d'abord les milieux physiques. L'air dénaturé est responsable des épidémies ; les miasmes, de toutes les fièvres. Des marais, des camps, des navires ou des hôpitaux, l'assainissement s'élargit aux villes, aux ateliers, aux taudis où s'étiolent les phtisiques. Dans le même temps la protection des populations se généralise en deux sens. Le régime exceptionnel du temps d'épidémie (dernière peste à Marseille en 1620) tend à devenir le régime normal et permanent dans les règlements et dans les institutions. Créés dans le même temps que la Société Royale de Médecine, les médecins des épidémies travaillent en permanence dans le royaume à l'amélioration des conditions sanitaires. D'autre part, la *protection*, qui s'appliquait prioritairement à quelques professions comme les marins ou les militaires, s'étend à des catégories socio-professionnelles. On est loin en 1850 de la table dressée par Bernardino Ramazzini (1623-1717) dans le premier ouvrage moderne du genre paru en 1700. Pour la préservation du capital humain, la priorité est naturellement donnée à l'hygiène de l'enfant et à tout ce qui s'y rapporte : protection de la mère, accouchements, création d'écoles de sages-femmes, essor de la pédiatrie et de la puériculture auquel contribue Jean-Jacques Rousseau (1712-1778) dont l'*Émile* (1762) eut plus de succès que l'*Orthopédie* (1741) de Nicolas Andry (1658-1742). Les croisades contre les nourrices mercenaires et contre le maillot sont, comme celle contre le corset, les signes d'un changement de mentalité. On comprend vite que sans un confort matériel et moral, salubrité et protection restent inefficaces. L'action sur les milieux se transforme nécessairement en une amélioration des conditions de vie. L'*assistance* fait partie des grands principes reconnus par la Révolution française. Elle prend différentes formes d'après les populations concernées (nouveau-nés, pauvres, malades, infirmes, vieillards) et selon les modalités de mise en œuvre (secours d'urgence, gratuité de soins, mutualité). On ne retracera pas ici l'histoire de l'assistance médicale et sociale du Bureau des pauvres (et de ses très lointains précurseurs) jusqu'à la Sécurité sociale dans une succession de lois et d'institutions qui ont varié selon les traditions nationales et certains événements. On notera, parmi ces événements, la première et grande épidémie de choléra de 1831-1832 qui joua un double rôle de révélateur et de détonateur. Elle fit brutalement apparaître l'impuissance du système sanitaire : faillite de l'antique humorisme et de sa diététique, inefficacité totale de la législation. Celle-ci, élaborée, dans le contexte d'une menace de la fièvre jaune, sous la forme d'une loi contre les maladies exotiques en date du 3 mars 1822, opposait les cordons sanitaires et les quarantaines à l'invasion d'un ennemi extérieur. C'est en fait une situation intérieure déplorable que révéla l'épidémie. La carte épidémiologique *pouvait* mettre en lumière deux faits : la nécessité impérieuse de disposer de statistiques complètes, le rôle déterminant des conditions de vie collective. Les grands fléaux sont d'abord intérieurs : misère, taudis, insécurité socio-économique, alcoolisme, prostitution, tuberculose. Ils sont en grande partie créés ou entretenus par les hommes. Manchester, ville industrielle la plus peuplée d'Angleterre, est comme le symbole de l'ère nouvelle de l'hygiène. La grande enquête d'Edwin Chadwick (1800-1890) sur la situation sanitaire des travailleurs en Grande-Bretagne (*Report on an Inquiry*, 1842) reste un modèle dans un genre exploré en 1840 par Louis-René Villermé (1782-1863) dans son *Tableau de l'état physique et moral des ouvriers employés dans les manufactures de soie, coton et laine*. Dans le même esprit a été créé le *General Board of Health* en 1848. La révolution sociale qui secoue cette même année l'ensemble de l'Europe place les problèmes hygiéniques au premier plan des réformes. Rudolf Virchow (1821-1902) entreprend son vaste mouvement de réforme hygiénique et publie *Die Medizinische Reform* (1er numéro en juillet 1848) pendant que sont créés à Paris le *Comité consultatif d'hygiène* et dans chaque département un *Conseil d'hygiène publique et de salubrité*. On pourra lire cent ans plus tard dans le préambule de la Constitution de l'Organisation mondiale de la santé que les gouvernements ont la responsabilité de la santé de leurs peuples.

Si l'on met à part les régimes particuliers imposés ou recommandés à certaines catégories d'individus comme les soldats ou les athlètes, l'idée d'un *perfectionnement* collectif restait un idéal philosophique. Les choses changent au XIXe s. dans un contexte de compétition économique, de rivalité militaire, de politique nataliste pressante. Les auteurs de la loi de 1902 déclarent vouloir faire baisser la mortalité faute d'avoir pu faire progresser la natalité. L'idée d'améliorer un potentiel humain, national par exemple, a conduit des théoriciens et des hommes d'État à des thèses et à des comportements inspirés par les idées de sélection et de pureté. S'il n'est pas toujours aisé de savoir si un idéal hygiénique a inspiré des mesures politiques condamnables ou si l'hygiène a été mobilisée au service d'une cause comme ont pu l'être la justice ou l'information, il est certain que par l'eugénisme, l'hygiène véhicule des représentations de pureté et peut se prêter à des mesures autoritaires, vexatoires, discriminatoires, criminelles.

La sécurité

Le XIXe s. s'était ouvert avec la vulgarisation de la vaccine. En 1798, Edward Jenner (1749-1823) fit connaître le principe et la technique, perfectionnée par la suite, de la vaccination, mettant fin aux essais incertains et parfois meurtriers de la variolisation. Le principe d'une *sécurité permanente* permettait de court-circuiter, cette fois, la salubrité. Il fallait une connaissance approfondie du mécanisme pour qu'il puisse être généralisé. C'est Louis Pasteur (1822-1895) qui devait la donner. Lorsqu'en 1865 le chimiste se rend à Alès pour étudier les maladies des vers à soie, l'hygiène est en plein essor mais elle attend son triomphe. Celui-ci viendra vingt ans plus tard au moment de la vaccination contre la rage. La théorie des germes, élaborée entre-temps par Pasteur, apportait en effet à l'hygiène l'unité et l'authentification qui lui manquaient. La révolution intellectuelle, qui transforme toute la biologie, consiste médicalement dans la promotion de la théorie parasitaire de la maladie. Depuis l'Antiquité, cette conception est tenue pour négligeable ou franchement monstrueuse. Les médecins sont toujours attachés, lorsque Pasteur intervient sur la scène de la santé, à la nature spontanée de la maladie qui est « de nous, en nous, par nous ». Les applications, plus révolutionnaires encore, sont bien connues. Pour rester dans le domaine hygiénique : la propreté, l'antisepsie, l'asepsie, la stérilisation, la pasteurisation, l'immunité par vaccination et sérothérapie. Au nom de Pasteur on doit associer les noms de ses collaborateurs et disciples et ceux de tous les microbiologistes et hygiénistes, particulièrement ceux de la brillante École berlinoise animée par Robert Koch (1843-1910). On se fera une idée de la synthèse qu'a pu représenter et réaliser la théorie devant l'étendue et la variété de ses applications exposées dans les 1 245 pages de la dernière édition (1902) du *Traité d'Hygiène* d'Adrien Proust (1834-1903) qui, moins célèbre que son second fils, fut l'un des créateurs de l'hygiène internationale. L'idéal de l'hygiéniste tendait d'ailleurs à se confondre avec celui du philosophe, et pour certains de ses contemporains rien ne devait échapper à l'hygiène. Par des expériences contrôlables, le pastorisme apportait enfin les preuves qui pouvaient justifier les actions, et même le pouvoir, des hygiénistes. S'adressant en leur nom aux autorités politiques, l'un d'eux écrivait en 1887 : « Il faut s'attendre à ce qu'on nous trouve encore plus encombrants le jour où nous ordonnerons au lieu de conseiller. » Pour être crédible l'hygiène devait être autoritaire, le moindre défaut dans un dispositif pouvant entraîner des résultats douteux, voire une catastrophe. Mais pour être autoritaire, elle devait faire ses preuves. Le pastorisme apportait les preuves. Son bilan est connu. On notera quelques paradoxes ou quelques faits. Le premier, déjà signalé, tient au contraste difficilement acceptable entre les causes infimes et les conséquences désastreuses que révèlent les maladies infectieuses et leur propagation. C'est le tout-à-l'égout face au choléra. Autre paradoxe : l'essor que l'hygiène a donné à son plus spectaculaire rival de toujours, la chirurgie. Mais voici un problème grave : dans le nouveau contexte qu'elle crée, l'hygiène est accusée de *démoraliser* la maladie. Un lourd héritage tend à associer l'idée de faute morale aux fléaux épidémiques et aux maladies, spécialement, mais non exclusivement, celles qui sont associées à la sexualité. Des réactions récentes face au Sida nous dispensent d'un gros effort pour imaginer des comportements, sans doute plus marqués et plus répandus, il y a un siècle. Considérer le contagieux comme une victime qui doit être déclarée et que la société doit soigner, exalte le point de vue social. La solidarité nouvelle d'inspiration scientifique qui lie nécessairement les hommes dans leur intérêt et dans celui de la société a conduit certains hygiénistes à proposer une morale hygiénique qu'ils opposaient volontiers aux morales traditionnelles. Mais on pouvait aussi penser que, non contente de préserver de la maladie, puis de la médecine, l'hygiène voulait finalement préserver de la morale. Cette situation se comprend par le paradoxe de *l'évitabilité,* maître mot de l'hygiénisme. Le fait qu'un très grand nombre de fléaux pouvait être évité a été un événement unique dans l'histoire de la conscience collective qui a vu un recul formidable de la fatalité. Mais la responsabilité des hommes et des autorités s'est trouvée accrue d'autant. Les attentes et les exigences, les déceptions et les révoltes, sont à la mesure des nouveaux pouvoirs. Si enfin une infime négligence peut entraîner de graves conséquences, à l'obligation de soin et d'assistance qui est faite au corps social répondent un dépistage, une déclaration et un traitement non moins obligatoires.

Où est l'hygiène ?

On a hygiénisé comme on a scolarisé. Mais *où en est* l'hygiène aujourd'hui ? Et même, *où est-elle ?* Presque tous les chapitres du *Traité* d'Adrien Proust relèvent aujourd'hui d'une pluralité de disciplines, et l'hygiéniste qui annonçait en 1887 que les amphithéâtres seraient assiégés pour les cours d'hygiène n'a pas laissé son nom dans les mémoires. L'idéal philosophique individuel fixé par Isocrate (436-338) de gérer sa vie a été transposé dans le social pour aménager les conditions de la santé. De gérer la santé, on est passé à gérer l'existence et des conditions du bonheur au bonheur. Le programme de l'hygiène devait se confondre avec celui de la civilisation et du bonheur social. Peut-être est-ce cette ambition qui unifiait et grandissait l'hygiène ? La gestion de la santé semble aujourd'hui située entre celle du patrimoine planétaire, c'est-à-dire l'écologie, et celle du patrimoine héréditaire, c'est-à-dire la génétique. Les problèmes posés par l'une et par l'autre relèvent de la bioéthique. Où sont les hygiénistes après Tchernobyl, avec le Sida, l'amiante, la vache folle, les OGM ? Intégrés sans doute sous des noms divers dans un vaste système dans lequel l'hygiène s'est pour ainsi dire diluée. En partie sans doute parce que dans les pays dits développés, elle a réalisé ses programmes. Le mot même *hygiène* n'apparaît guère dans les rapports de santé publique. On parle en revanche d'*hygiène de vie.* Il n'est pas sans intérêt de noter l'ébauche d'un certain retournement auquel contribuent sans doute l'éducation sanitaire, l'éthique environnementale, le respect de la biodiversité, l'apparition de certains abus. Et s'il était moins nocif et moins coûteux d'en appeler à l'individu ? Et s'il était préférable de se dispenser de vaccinations ? De ne pas agir massivement sur les milieux ? De ne pas amoindrir les défenses naturelles ? Si la santé en un mot était la capacité de surmonter les épreuves ?

► BERNARD C., *Principes de médecine expérimentale,* publiés par L. Delhoume, Paris, PUF, 1947. – CANGUILHEM G., *Le Normal et le Pathologique,* Paris, PUF, 1972. – DE LA MARE N., *Traité de la Police...,* Paris, 1705-1738. – FODÉRÉ F., *Traité de médecine légale et d'hygiène publique,* Paris, 1813. – FRAMBOISIÈRE N. A. (sieur de la), *Le Gouvernement nécessaire à chacun...,* Paris, 1601. – GALIEN C., *Opera,* édition D. C. Kühn, réédition, t. 1, Hildesheim, 1965 ; *De sanitate tuenda libri sex Thoma Linacro anglo interprete,* Paris, 1528. – KANT E. (1798), *Le Conflit des facultés,* trad. fr. J. Gibelin, Paris, Vrin, 1955 ; « De medicina corporis, quae Philosophorum est », Fragment 1543, in *Kants Gesammelte Schriften,* Band XV (2), Berlin, 1913. – LÉVY M., *Rapport sur les progrès de l'hygiène militaire,* Paris, Imprimerie Impériale, 1867. – PASTEUR L., *Œuvres complètes,* réunies par Pasteur Vallery-Radot, Paris, 1922-1939. – PROUST A., *Traité d'Hygiène,* 3e éd. revue et augmentée, Paris, 1902. – RAMAZZINI B., *De morbis artificum diatriba,* Modène, 1700. – ROCHARD J., « L'avenir de l'Hygiène », *Revue scientifique,* 1887, 2e semestre, p. 388-391. – ROSEN G., *A History of Public Health,* New York, MD Publications, Inc., 3e éd., 1976. – TISSOT S., *Avis au peuple sur sa santé,* Lausanne, 1761. – Coll. : Haut Comité de la Santé Publique, *La santé en France* (Rapport sur), Paris, La Documentation française, février 2002.

Jacques LAMBERT

→ Dépistage ; Épidémiologie ; Infections nosocomiales ; Obstétrique ; Protection maternelle et infantile ; Santé publique ; Sport ; Travail (Médecine du) ; Tropicale (Médecine).

HYPERTENSION ARTÉRIELLE

L'hypertension artérielle, dont le mot même était encore totalement absent des traités médicaux de la fin du XIXe s., s'est hissée en moins d'une centaine d'années au premier rang des préoccupations des médecins et de leurs patients. Alors qu'avant la Première Guerre mondiale aucun clinicien ne mesurait la pression artérielle en pratique courante, l'hypertension artérielle est devenue aujourd'hui le premier motif de consultation en médecine générale dans l'ensemble du monde occidental. Cette intrusion spectaculaire dans la pratique médicale procède d'un parcours original dont le point de départ n'est pas le laboratoire de physiologie ou le lit du malade, mais la maîtrise des statistiques médicales par les compagnies d'assurances sur la vie. Ces dernières ont fondé un nouveau paradigme – celui d'une gestion médicalisée des risques – sans se préoccuper du soulagement des symptômes. Les conséquences de ce nouveau contexte ont été nombreuses, comme l'identification des dangers de l'hypertension artérielle, un changement du rôle du médecin ou une nouvelle approche du concept de normes.

Avant de décrire cette histoire, rappelons qu'aujourd'hui les professionnels s'accommodent bien de l'hypertension artérielle. En France, ce ne sont pas moins de sept millions d'hypertendus qui frappent à la porte des cabinets médicaux. Pour les traiter les médecins disposent de plus de 300 médicaments antihypertenseurs. En 1999, le coût des

38 millions d'ordonnances rédigées en médecine de ville pour l'hypertension s'est élevé à 9,3 milliards de francs : ces médicaments représentent 12 % de l'ensemble des dépenses pharmaceutiques. Ajoutons enfin que les maladies cardio-vasculaires sont aujourd'hui la première cause de décès dans les pays occidentaux.

Histoire de la mesure de la pression artérielle

La première mesure de pression artérielle chez l'animal a été effectuée en 1733 par Stephen Hales. Cette expérience fut le point de départ d'une histoire de la mesure à laquelle de nombreux physiologistes (Poiseuille, Ludwig, Marey par exemple) et cliniciens (Bash, Potain) ont contribué. En 1896, le médecin italien Riva-Rocci (1863-1937) inventa le brassard gonflable, toujours utilisé aujourd'hui, même avec les tensiomètres électroniques modernes. C'est à partir de cette date que la mesure clinique chez l'homme pu vraiment commencer. Mais si à l'aube du XXe s. on disposait d'un instrument facile d'emploi, sa finalité restait obscure : pourquoi mesurer la tension artérielle ? Et quelles significations accorder aux chiffres obtenus ?

La conception du tensiomètre ne déboucha pas *ipso facto* sur l'invention d'une maladie nouvelle ; loin s'en faut. Pour les uns, les chiffres de pression artérielle ne déterminaient pas une maladie mais témoignaient d'un état pathologique caractérisé par la nosologie traditionnelle. Ainsi l'athérome et les néphrites furent classés dans le groupe des maladies à pression « très forte », tandis que la fièvre typhoïde et la tuberculose appartenaient au groupe des pressions « basses ». En d'autres termes, le syndrome d'hypertension artérielle n'existait pas. Cependant de rares auteurs se demandaient s'il ne fallait pas renverser les rôles des chiffres en posant pour hypothèse que l'élévation de pression artérielle pouvait être un fait primitif capable de déterminer la lésion des artères. Mais comment le démontrer ?

L'approche clinique a été en échec pour identifier l'hypertension artérielle dans sa définition moderne et nous allons voir que de façon originale, l'intérêt du tensiomètre ne fut découvert ni dans les hôpitaux, ni dans les laboratoires de physiologie, mais dans le bureau des compagnies d'assurances sur la vie. C'est là, en dehors de toute problématique de soins, que les médecins au service des compagnies d'assurances sur la vie ont su trouver la clé : le tensiomètre allait s'avérer un appareil capable d'apprécier le risque de mort prématurée ou de maladie cardio-vasculaire invalidante. Ils écrivirent ainsi une page méconnue, mais combien importante, de l'histoire de la médecine.

Facteurs de risque : la contribution méconnue des médecins d'assurances sur la vie

À compter du XIXe s., les médecins d'assurances entreprirent d'examiner des hommes et des femmes venus à eux, non pas sous la contrainte de la douleur ou de la maladie, mais pour des raisons économiques : le souhait de contracter une assurance sur la vie. Le travail du médecin d'assurance ne consistait donc pas à soigner, mais à interroger, observer et examiner afin de poser des « diagnostics prévisionnels » et de rechercher des « maladies obscures », selon leur expression. C'était une mission inédite pour la médecine, à l'exception des visites systématiques pour le recrutement aux armées.

En dépistant les altérations silencieuses, dites « latentes », dans le but de déterminer la probabilité de vie du candidat (et non pas du malade), les assurances établirent dès le milieu du XIXe s. des calculs de longévité portant sur des groupes d'individus médicalement sélectionnés. Une épidémiologie de source privée fut ainsi mise en place avec, pour garantir sa qualité, un des maîtres d'œuvre les plus efficaces qui soit : l'intérêt financier des banquiers.

Après un interrogatoire méticuleux, les médecins examinaient le proposant en recherchant les signes évocateurs des grandes maladies du moment : syphilis, phtisie, rhumatisme, névropathie et alcoolisme. Ils utilisèrent un « arsenal diagnostique » dès son apparition, comprenant stéthoscope, balance, thermomètre, spéculum, mais aussi analyse chimique des urines (recherche de pus, de glycosurie, d'albuminurie, de phosphates, d'urée et d'acide urique). À cette époque, l'expert d'assurances se montrait très concerné par l'emploi des nouveaux outils diagnostiques. Dès 1875, les premiers instruments d'étude du cœur (sphygmographes) ou de mesure du souffle (spiromètres) étaient utilisés par certaines expertises d'assurances. L'examen du cœur et des vaisseaux faisait l'objet d'une attention minutieuse, car les médecins d'assurances avaient constaté que la mortalité cardio-vasculaire des individus exempts de signes de tuberculose et de syphilis était importante : « Je considère le bon état du cœur et des vaisseaux comme la meilleure garantie de longévité et leur dégénérescence comme une des principales causes de mort prématurée » expliquait un médecin d'assurances lors d'un congrès se déroulant en 1899. Très pertinemment, les « médecins examinateurs », comme ils se désignaient eux-mêmes, constatèrent que les maladies du cœur peuvent présenter des « formes anormales, frustes et incomplètes dans lesquelles la maladie se cache [...]. Les cardiopathies les plus fréquentes sont celles que les malades ignorent eux-mêmes et qui surprennent le médecin par la découverte d'une lésion organique dont rien ne faisait soupçonner l'existence ». C'est dans ce contexte que l'hypertension artérielle fut identifiée.

L'hypertension artérielle : une nouvelle pièce du dossier d'assurances

En 1905, John Welton Fischer (1848-1959), directeur médical de la *Northwestern Mutual Life Insurance Company* et membre de l'Association des directeurs médicaux des compagnies d'assurances sur la vie *(Association of Life Insurance Medical Directors of America),* fut le premier à proposer la mesure systématique de la pression artérielle dans le cadre de l'examen des postulants d'assurances sur la vie. L'idée était nouvelle car le tensiomètre, tout nouvellement inventé, n'avait pas fait véritablement la preuve de son intérêt et restait cantonné à une utilisation expérimentale. Au début de 1907, Fischer commença à mesurer la pression artérielle systolique des proposants âgés de 40 à 60 ans. Puis, il chargea les médecins de sa compagnie d'effectuer cette mesure dans les villes de plus de 100 000 habitants.

À cette époque, il n'existait aucune publication satisfaisante sur le pronostic lié à l'élévation de la pression artérielle, ni même de définition claire de la pression artérielle « normale » ou élevée. Les relations entre pression artérielle et morbidité cardio-vasculaire étaient encore largement incomprises, sinon méconnues. Les compagnies d'assurances produisirent les premières statistiques prospectives concernant l'hypertension artérielle ; terme qui ne désignait alors aucune maladie ou concept bien défini. Déjà bien rodées à la recherche des facteurs de risque, ce fut avec rapidité et efficacité qu'elles firent du niveau de pression artérielle un indicateur prédictif de la longévité humaine. En 1910, trois ans seulement après sa première recommandation écrite, Fischer pouvait se féliciter de son initiative : « Aujourd'hui, la prédiction s'est pratiquement accomplie. Aucun médecin “à la page” *[up to date],* ne se passerait de l'aide précieuse du diagnostic au sphygmomanomètre sur l'utilité duquel les médecins d'assurances ont insisté. J'ai reçu des centaines de lettres me remerciant d'avoir recommandé son emploi dans le cadre des examens d'assurances et attestant de son intérêt en pratique privée. » En 1911, Fischer adressa à la *Medical Directors Association* une lettre qui fit date. Dans son courrier, il expliquait à ses pairs « qu'aucun médecin ne devrait exercer sans sphygmomanomètre. Il possède avec cet instrument une aide fiable dans sa démarche diagnostique. Le sphygmomanomètre est indispensable à l'examen médical dans le cadre des assurances vie, et le temps où toutes les compagnies en feront usage n'est plus loin ».

En 1915, la *Prudential Life Insurance Company* avait déjà mesuré la pression artérielle de 18 637 proposants, la *New York Life Insurance Company* de 62 000 candidats à l'assurance et, en 1922, l'expérience new-yorkaise de la *Metropolitain Life Insurance Company* totalisait 500 000 examens chez plus de 8 000 assurés. En dehors des compagnies d'assurances sur la vie, aucun organisme, aucun médecin d'exercice privé ou hospitalier n'était dans la capacité d'établir des statistiques non seulement d'une telle ampleur, mais aussi établies de façon prospective. En 1941, 9 000 médecins américains travaillaient pour le compte des assurances. Autant dire une véritable armée d'experts.

Un niveau de risque synonyme d'exclusion et non pas de soin

Les statistiques des compagnies d'assurances apportèrent de précieux renseignements quant à l'impact délétère de l'hypertension sur l'avenir des individus. Fischer fut le premier à corréler précisément le niveau de pression artérielle à la mortalité. Dès 1911, alors que ses propres statistiques ne lui offraient qu'un recul de deux ans et neuf mois, il prit la décision d'exclure de l'assurance les individus dont la pression artérielle systolique dépassait 150 mmHg même s'ils ne plaignaient de rien. La cohérence scientifique de ce seuil n'est pas démentie aujourd'hui.

Le 7 octobre 1915, devant la *Wisconsin State Medical Society*, Fischer synthétisa ses résultats lors d'une communication qui constituait une des premières pierres de l'épidémiologie clinique moderne : pour la première fois, un paramètre chiffré dans le cadre d'une étude prospective apparaissait mathématiquement lié à une augmentation de mortalité : « Plus forte est la tension, plus grand est le risque » commenta-t-il. La même affirmation a été répétée mot pour mot un demi-siècle plus tard par les enquêteurs de l'enquête de Framingham, initiée par les autorités de santé publique nord-américaines. Cette enquête modèle, mais plus tardive, fit oublier la remarquable contribution de Fischer.

La suite de cette démarche a été assurée par l'épidémiologie prospective moderne qui a commencé aux USA en 1947. Ces données furent confirmées et s'y ajouta bien plus tard la découverte des autres facteurs de risque, hypercholestérolémie et tabagisme notamment. Conjointement vint la mise en place des essais cliniques, seuls capables d'évaluer rigoureusement l'intérêt des contrôles des risques cardio-vasculaires au moyen des médicaments. C'est l'invention des médicaments antihypertenseurs efficaces (après 1960) qui rendit – mais si peu – la parole aux cliniciens. Ainsi dépister et exclure du bénéfice de l'assurance fut la première étape qui permit l'identification de l'hypertension artérielle. Dépister pour prévenir fut la seconde. Elle bat son plein aujourd'hui. Pour ne citer qu'un seul chiffre, précisons que l'on compte aux États-Unis plus de 55 millions d'hypertendus.

Les nouvelles frontières du normal et du pathologique : évolution des concepts

L'hypertension artérielle est une affection définie par des chiffres et non des symptômes. Au décours de la consultation, le médecin communique à son patient la valeur de la pression artérielle qu'il vient juste de mesurer. Et aussitôt il s'entend répliquer : « Est-ce normal ? » La réponse à cette question n'est pas si simple et nous allons voir qu'elle ne peut plus suivre les schémas de pensées d'hier.

Schématiquement, on jugeait hier une santé « normale » à travers une appréciation qualitative individuelle reposant avant tout sur la perception et le vécu qu'a chaque malade de son propre corps (Canguilhem, 1904-1995). Avec la statistique du risque, le concept de normalité a évolué. N'est plus en bonne santé celui qui vit « dans le silence des organes » selon la belle expression du chirurgien René Leriche (1879-1955), mais celui dont le médecin déclare au terme d'un bilan : « Tout est normal. » Dans le contexte d'évaluation du risque cardio-vasculaire d'un individu, pratique médicale quotidienne répétons-le, le seuil de normalité est déterminé statistiquement d'après des données établies sur des groupes d'individus recevant des médicaments. C'est sur des données collectives qu'on jauge ce que devrait être la pression artérielle, le taux de glycémie ou le cholestérol de nos corps, non plus « normaux », mais « normalisés ».

Aujourd'hui, les médicaments modernes réduisent efficacement le risque vasculaire (pression artérielle, cholestérol ou glycémie) et modifient la définition des maladies (hypertension, dyslipidémie ou diabète de type II). Il existe désormais une sorte d'autorité de l'intervention thérapeutique sur notre conception de la normalité. En matière de risque, la frontière entre le normal et le pathologique repose sur un jugement quantitatif, ce que Canguilhem récusait. Non pas qu'il eût tort, mais son raisonnement s'inscrivait dans un contexte clinique aux prises avec des maladies symptomatiques. Tout est différent dans le paradigme du risque et rappelons que ni l'hypertension, ni l'hypercholestérolémie ne font souffrir le patient, en dehors des épisodes de complications aigus. Lorsque Canguilhem a publié son travail (1943), les essais cliniques jugeant des modifications de la pression artérielle, de cholestérolémie ou de glycémie, sous l'influence de telle ou telle thérapeutique n'existaient pas.

Avec l'hypertension, le partage entre normal et pathologique est un choix. – La question de la norme n'est pas réductible à un concept statistique car derrière elle se cachent les intentions du médecin et le vécu du patient. Ainsi, lors d'un dépassement de borne (seuil de pression artérielle par exemple), le praticien désigne le patient comme « à risque » et choisit un traitement. De son côté, le patient se voit désigné comme hypertendu. Dans cette logique, la frontière du normal et du pathologique sépare deux camps : d'un côté celui du médecin qui discrimine l'état de santé du sujet en fonction de sa culture scientifique ; de l'autre celui de l'individu qui ne décide plus seul de son statut de « malade ».

Dans les situations de médecine préventive qui sont désormais majoritaires (le « bilan » systématique), le patient peut présenter des chiffres « anormaux » sans pour autant ressentir de symptomatologie. Même s'il ne se plaint de rien, le patient qui a une hypercholestérolémie ou une hypertension perd son état de santé et devient non pas infirme, mais porteur d'un paramètre biologique « anormal », un sujet sans symptôme qui peut même ressentir négativement cet « étiquetage » s'il venait à s'en inquiéter ; c'est le *labelling effect* des Anglo-Saxons. Loin des débats philosophiques, les médecins des assurances sur la vie déterminèrent, au début du XXe s., un seuil de pression artérielle au-delà duquel le prix à payer pour rembourser les ayants droit des assurés devenait supérieur aux bénéfices des primes. Ce niveau de normalité était calculé d'après l'étude de courbes de survie. Plus tard, lorsque les médicaments hypotenseurs efficaces furent disponibles, les statisticiens définirent le niveau de pression artérielle à partir duquel un médicament est capable de réduire la morbidité et/ou la mortalité. La recherche clinique précise le niveau de pression artérielle optimal qu'il convient d'obtenir sous traitement, si bien que l'appréciation individuelle du patient et du médecin s'est effacée derrière l'interprétation des experts. En prévention cardio-vasculaire, le jugement quantitatif de la « santé normale » l'a emporté sur l'appréciation qualitative.

Et si la moyenne « naturelle » était moins souhaitable que la norme « artificielle » ? – En 1943, les théories médicales accordaient encore un certain crédit à l'idée d'une nature bienfaitrice, capable elle-même de produire des régulations physiologiques salutaires. Dans cet esprit, le physiologiste américain Ernest Starling (1866-1927) parlait de la « sagesse du corps ». Ainsi, selon les propos rapportés par Canguilhem, la montée de pression artérielle constatée chez les malades porteurs d'une insuffisance rénale n'était peut-être qu'une réaction d'adaptation « utile » pour assurer la permanence d'une bonne filtration du rein : dans ce cas, cette hypertension compensatrice prenait le statut « d'une nouvelle normalité » et non plus d'une « anormalité » disait Canguilhem. Mais les résultats des essais thérapeutiques ont rendu cette discussion caduque : aujourd'hui, il est démontré que l'élévation tensionnelle observée chez les insuffisants rénaux est néfaste pour le rein, elle accélère la gravité du patient, favorise les accidents vasculaires et raccourcit sa longévité. À l'inverse, on a prouvé que la normalisation – c'est-à-dire une baisse de tension obtenue par les médicaments – permet au rein de préserver la fonction rénale « normale ». Dans ce cas, l'état de santé optimal penche clairement vers l'intervention du médicament plutôt que vers la réaction « naturelle » de l'organisme. La nature ne fait pas toujours bien les choses et loin d'avoir recréé une nouvelle normalité comme le proposait Canguilhem, elle a, dans cet exemple, aggravé son « anormalité ».

Prenons un autre exemple. Dans les années 1980, il a été possible de démontrer que les résultats bénéfiques de la baisse de pression artérielle pouvaient être également obtenus chez les sujets âgés. Auparavant, on considérait l'élévation tensionnelle des sujets âgés comme « normale » parce que très fréquente. En vertu du préjugé d'une nature bienfaitrice, on pensait que cette hypertension artérielle devait être respectée. Or il n'en est rien : même à soixante-dix ou quatre-vingts ans mieux vaut avoir une pression basse que haute. De ce constat découle une situation étonnante : la baisse thérapeutique (normalisation) de la pression artérielle des sujets âgés est médicalement justifiée et cette attitude interventionniste concerne plus de la moitié des sujets âgés. Ainsi, l'état actuel des connaissances plaide pour que la grande majorité des sujets âgés des pays occidentaux reçoivent un traitement antihypertenseur. Bénéficier aujourd'hui d'un traitement antihypertenseur, n'est-ce pas la nouvelle normalité de nos pays fortement médicalisés plutôt que l'absence de traitement ? Inversement, notre société pourrait un jour considérer comme « anormal » le fait de ne pas bénéficier de traitement, synonyme de perte de chance pour prévenir les maladies cardio-vasculaires. Dans cet esprit, on peut juger d'ores et déjà anormal qu'un enfant ne soit pas vacciné contre la poliomyélite.

Une médicalisation spectaculaire

L'histoire de l'hypertension artérielle ne se résume pas à l'épistémologie du risque. On pourrait aussi évoquer son retentissement sur la pratique médicale puisqu'elle a très largement participé à la construction des maladies sans symptôme et des malades qui s'ignorent. Les conséquences sociales et médico-économiques de l'hypertension sont immenses, nous ne les exposons pas ici. Fait nouveau, les patients actuels sont de plus en plus nombreux à faire l'acquisition d'un tensiomètre électronique (il s'en vend environ 350 000 en France chaque année). L'hypertension rejoint ainsi le consumérisme médical par le biais de l'automesure tensionnelle qui, sous réserve de l'utilisation d'un appareil validé et de l'exécution correcte du geste d'automesure, obtient des valeurs plus pertinentes que celles relevées au cabinet médical. L'automesure offre ainsi aux patients la possibilité d'être acteurs dans leur prise en charge médicale. Bien informés, soucieux de leur santé, ce sont les nouveaux *« empowered patients »* des Anglo-Saxons. La gestion des risques par les patients eux-mêmes est un pas de plus vers la médicalisation de leur vie.

Il est encore tôt pour apprécier l'ampleur et la nature de ce mouvement, mais puisqu'en termes de morbi-mortalité cardio-vasculaire il existe des inégalités entre patients économiquement défavorisés et peu éduqués et patient à revenus élevés, il n'est pas interdit de penser que les adeptes de l'automesure sauront mieux éviter les maladies cardio-vasculaires que les sujets qui fument et oublient de prendre leurs médicaments (la mauvaise observance). Dans les années 1970, on avait vu poindre quelques dénonciations des excès de la médecine scientifique et de la surconsommation pharmaceutique, par exemple avec la publication de *Nemessis médicale, ou l'expropriation de la santé* par Ivan Illich (1975). Trente années plus tard, concernant les maladies cardio-vasculaires, de telles craintes non seulement ne sont pas confirmées, mais au contraire s'avèrent erronées. Les faits ont désormais bien démontré qu'il est plus grave de ne pas bénéficier de la gestion médicalisée du risque plutôt que d'en être exclu.

► ANONYME, *Traité complet de l'examen médical dans les assurances sur la vie,* Paris, L. Warnier Libraire-Éditeur, 1887. – CANGUILHEM G., *Le Normal et le Pathologique,* Paris, PUF, 1966, 1973, 1979. – FISHER J. W., « The diagnostic value of the sphygmomanometer in examinations for life insurance », *JAMA,* 14, 1914. – Dr MORITZ, « De l'examen du cœur en matière d'assurance vie », *1er congrès des médecins d'assurances.* Bruxelles, 1899. – POSTEL-VINAY N., « Facteurs de risque : la contribution méconnue des premiers médecins d'assurance sur la vie », *Médecine/Sciences,* 16, 2000, p. 404-408. – POSTEL-VINAY N. et al., *Impressions artérielles – 100 ans d'hypertension 1896-1996,* Paris, Maloine/Imothep. 1995. – POSTEL-VINAY N. & CORVOL P., *Le Retour du Dr Knock – Essai sur le risque cardio-vasculaire,* Paris, Odile Jacob, 1999. – SCHOLTZ S. B., « Notes on arterial hypertension from an American life insurance medicine viewpoint », *Actes du IIe congrès des médecins d'assurances sur la vie,* Paris, 18-21 mai 1939. – STÉVENIN H., *La Médecine d'assurance sur la vie. Facteurs biologiques, médicaux et sociaux de la mortalité et de la longévité,* Paris, Masson, 1951. – Coll. : World Health Organization, *Hypertension and coronary heart disease : classification and criteria for epidemiological studies,* Genève, WHO report series 168, 1959.

Nicolas POSTEL-VINAY

→ Cardio-vasculaires (Facteurs de risque) ; Cardio-vasculaires (Maladies) ; Épistémologie de la médecine ; Normes ; Sel ; Stress.

HYPNOSE → Psychothérapie

I

IATROCHIMISME

L'intégration de concepts de l'alchimie à la pratique médicale aux XVI-XVIIe s. – particulièrement en Suisse, en Allemagne, aux Pays-Bas et en Angleterre –, a joué un rôle décisif dans l'abandon des traditions hippocratique et galénique en vigueur au Moyen Âge. La doctrine dissidente, plus tard baptisée « iatrochimique », fut prise en charge par l'alchimiste suisse Theophrastus Bombast von Hohenheim, plus connu sous le nom de Paracelse (1493-1541). En désaccord avec l'interprétation de la maladie comme déséquilibre général ou dérangement des quatre humeurs corporelles (le sang, le flegme, la bile jaune et la bile noire), comme le soutenait la médecine officielle, Paracelse parvint à la conclusion que presque tous les maux dérivent d'altérations d'organes particuliers.

Convaincu que de tels troubles étaient causés par la présence de substances étrangères *(entia)* chez le patient, Paracelse chercha à les éradiquer en faisant jouer une hypothétique « sympathie » entre l'organisme humain et l'univers – entre le microcosme et le macrocosme –, d'où il résultait que chaque organe du corps conserverait un rapport à une « planète », une plante et un minéral. C'est ainsi qu'il essaya des méthodes qui pussent exercer des influences « astrales », c'est-à-dire relatives aux *astra* ou étoiles de personnes, d'herbes et de matériaux inorganiques, parmi lesquels se détachent trois principes fondamentaux *(tria prima)* : le sel, le soufre et le mercure. Les traitements avaient recours à des extraits de végétaux et de petites doses de sels de métaux, ou bien à leur distillat respectif *(quintae essentiae)*, accompagnés d'ingrédients tels que des morceaux de crapaud desséchés et des moisissures ayant poussé sur des têtes de mort, le tout administré sous des conditions astrologiques propices.

En fin de compte, l'application de remèdes chimiques avec des propriétés « antibiotiques », diurétiques et sédatives permit aux paracelsiens de combattre avec un succès relatif les ulcères rebelles et quelques cas de syphilis et d'hydropisie, ce qui fit de Paracelse un précurseur de la pharmacologie moderne.

La médecine alternative préconisée par Paracelse connut un développement crucial dans le travail de l'alchimiste flamand Joan Baptiste van Helmont (1579-1644). Pour celui-ci, de même que les piqûres venimeuses sont nuisibles, de même, par analogie, le catarrhe, la fièvre et bien d'autres affections sont causés par des « graines » nocives insérées comme des épines en diverses parties de l'organisme. Par conséquent, le mal ne pourra jamais être éliminé par de simples diètes, purges, saignées ou même en provoquant la transpiration, comme voulait la tradition, mais par l'expulsion de la graine envahisseuse. À cette fin, van Helmont prescrivit, en suivant Paracelse, des quantités précises de médicaments à base de mercure, d'antimoine et d'autres métaux, accompagnées des remèdes appropriés selon la nature probable du germe responsable. Cependant, à la différence de son célèbre prédécesseur, il écarta les correspondances de sympathie entre le macrocosme et le microcosme.

La théorie pathologique de van Helmont suppose que les graines étrangères perturbent les effets des graines propres, grâce auxquelles chaque partie du corps acquiert son identité caractéristique pour remplir sa fonction comme elle le doit. Chaque graine contient un principe spirituel particulier *(Archeus)*, qui organise la matière au moyen d'un « ferment » doté d'un programme d'action. De même qu'un certain ferment détermine le moût à se changer en vin ; de même, il y a plusieurs ferments qui réalisent six transformations ou « digestions » successives des aliments ingérés afin que ceux-ci soient assimilés par le corps. Puisque dans la séquence des étapes intervient une hiérarchie d'*Archei* locaux assistés de ferments spécifiques, le ferment contenu dans une graine étrangère peut détourner l'opération d'un *Archeus* propre vers une autre fin.

Le bon fonctionnement dans les processus de fermentation, crucial pour conserver ou retrouver la santé, fut examiné dans un contexte plus large par François de La Boë (Franciscus Sylvius, 1614-1672), célèbre professeur de médecine à Leyde. Quelques découvertes du chimiste allemand

Johann Rudolph Glauber persuadèrent La Boë que le principe paracelsien de base pour tous les solides de l'organisme – le sel – est formé d'une partie acide et d'une autre alcaline. Ces deux composants peuvent être séparés lentement par l'eau, produisant ainsi une disparition mais non l'élimination du sel, dans la mesure où celui-ci peut être reconstitué par l'évaporation totale de l'eau. Les deux parties du sel, cependant, peuvent aussi s'associer à d'autres fractions différentes qui se trouvent également occultées dans le liquide, de telle façon qu'avec l'évaporation surgissent des paires distinctes des originales. Les fermentations, pensa La Boë, sont des redistributions chimiques harmonieuses de ce type, par contraste avec la séparation violente de composants qui se produit dans la combustion. Bien sûr, une fermentation imparfaite pourra donner lieu à un excès de composants acides ou alcalins, ce qui à son tour produit les maladies. Les fièvres, par exemple, résultent d'une augmentation anormale de l'effervescence du sang dans le cœur due à des déséquilibres tant acides (fièvres bénignes) qu'alcalins (fièvres malignes). Pour leur traitement il faut prendre des fortifiants qui contribuent à neutraliser la disproportion chimique correspondante.

Dans le même temps, à Oxford, Thomas Willis (1621-1675) mettait en œuvre une autre version de la iatrochimie en termes de cinq principes ou éléments – esprit, soufre, sel, eau et terre – qui consistent tous en particules spécifiques avec différents degrés d'activité. Les mouvements des particules les plus dynamiques (l'esprit, le soufre et le sel) provoquent les divers changements dans les combinaisons d'éléments qui résultent des fermentations. À leur tour, les fermentations peuvent engendrer le mouvement, comme il arrive dans le gonflement du pain par le levain. De la même façon, une intense fermentation du sang occasionne la dilatation du cœur durant la diastole. Dans les muscles, la rencontre des particules qui composent le sang avec celles de « l'esprit animal » provenant du cerveau à travers les nerfs engendre une agitation et une chaleur locale telles que les fibres musculaires sont contraintes de se plisser et de se contracter. Cette hypothèse de la contraction musculaire fondée sur un processus de fermentation fut bien accueillie, même par quelques représentants de l'École iatromécanique, la rivale de la iatrochimie, comme Giovanni Borelli, William Croone et John Mayow.

Le mouvement iatrochimique déclina durant le XVIIIe s., mais quelques aspects centraux de la doctrine, comme l'idée d'invasion de germes et le rôle vital d'*Archei* assistés de ferments exclusifs, comparables dans une certaine mesure aux acides nucléiques et aux enzymes de la théorie actuelle, trouvèrent une nouvelle expression dans la chimie physiologique du XIXe s., qui à son tour donnera lieu à la biochimie et à la biologie moléculaire au XXe s.

► HUGHES J. T., *Thomas Willis 1621-1675. His life and work*, Londres, Royal Soc. Med. Serv., 1991. – PAGEL W., *Paracelsus. An introduction to philosophical medicine in the era of the Renaissance*, Bâle, Karger, 1982 ; *Joan Baptista van Helmont* : *Reformer of science and medicine*, Cambridge, Cambridge Univ. Press, 1982 ; *The smiling spleen* : *Paracelsianism in storm and stress*, Bâle, Karger, 1984. – PARTINGTON J. R., *A short history of chemistry*, New York, Dover Publications, 1989, p. 41-64.

Eugenio FRIXIONE
(Trad. Miguel Coelho)

→ Alchimie ; Biochimie ; Iatromécanisme ; Pharmacologie.

IATROMÉCANISME

La reformulation de la pensée scientifique au début du XVIIe s., résultat de la crise de la conception classique du monde à la Renaissance, a reçu sa plus claire expression en physiologie avec la proposition de modèles mécaniques pour expliquer le fonctionnement du corps humain. La nouvelle École, baptisée « iatromécanique » ou « iatrophysique », fut surtout encouragée par deux avancées spectaculaires. D'abord, au siècle précédent André Vésale avait illustré avec force détails la merveilleuse et véritable organisation de la machine corporelle (1543). Plus récemment William Harvey, après avoir examiné le mouvement du cœur avec l'acuité d'un ingénieur, démontra qu'il s'agit d'un dispositif de pompage faisant circuler le sang à travers l'organisme tout entier (1628). C'est dans ce panorama propice, de plus bien renforcé par l'œuvre de Galilée, que René Descartes (1596-1650) fit à son tour irruption avec la description d'un univers rationnel capable d'opérer selon des lois purement mécaniques. Dans ce vaste système, même les animaux seraient des automates ; leurs parties anatomiques se mouvraient et exécuteraient leur fonction de façon coordonnée avec une parfaite précision, comme le font les pièces d'une horloge. Bien plus, le corps humain lui-même pourrait agir comme une machine par des processus minutieusement décrits dans *L'Homme* (1677).

Chez l'automate de Descartes, un feu sans lumière réchauffe et par là même épanche le sang à l'intérieur du cœur. Cette expansion produit une dilatation du cœur jusqu'à ce que celui-ci, en vertu de son élasticité, se contracte et qu'une partie du sang qu'il contient soit déversée vers les artères le conduisant au poumon et aux autres organes du corps. Outre la chaleur et les éléments nutritifs provenant des aliments, le sang artériel emmène avec lui certaines particules si souples et si ténues que, du fait de la seule inertie acquise dans leur cours ascendant du thorax vers la tête, elles s'échappent du flux sanguin pour rester emmagasinées dans les cavités du cerveau. Ainsi distinguées des composants épais du sang, ces particules constituent un fluide très ténu – l'esprit animal – capable de descendre avec une extrême rapidité par le canal des nerfs à chaque fois que s'ouvrent les toutes petites valvules du cerveau. L'ouverture de ces clapets est provoquée par des filaments qui courent dans les nerfs eux-mêmes et qui tirent sur eux instantanément comme le cordon d'une cloche, quand un stimulus excite les organes sensoriels. Finalement, la soudaine décharge d'esprit animal à travers un nerf jusqu'au muscle correspondant y provoque l'ouverture d'une autre valvule, ce qui permet au muscle de se remplir d'esprit animal par transfusion à partir du muscle antagoniste. Le résultat est que celui-ci se vide et se relâche pendant que le premier s'élargit et raccourcit en longueur, ce qui modifie la position des os correspondants.

La physiologie cartésienne n'a pas besoin d'une âme pour faire fonctionner l'organisme. Bien plus, Descartes déclare explicitement que c'est une erreur de croire que l'âme donne mouvement et chaleur au corps. La matière *(res extensa)* a l'entière capacité d'opérer avec une absolue indépendance à l'égard de la substance pensante *(res cogitans)*. Il existe seulement un point de contact entre ces deux plans : la glande pinéale au centre du cerveau humain, où l'âme peut avoir une certaine interaction avec le corps. Les animaux, privés d'âme ou de substance pensante, ne sont pas autre chose que des machines plus ou moins compliquées.

Malgré sa foi dans les mathématiques en tant qu'instrument idéal pour l'analyse du monde, Descartes s'est abstenu d'aborder les thèmes physiologiques de ce point de vue quantitatif qu'il appliqua à d'autres études scientifiques. Cette tâche fut remplie en grande partie par le mathématicien napolitain Giovanni Borelli (1608-1679), professeur à Florence et à Pise, à l'aide d'une longue recherche sur les diverses opérations de l'esprit animal dans une perspective strictement mécanique. Bien qu'ayant admis à la différence de Descartes que la source de ce mouvement est en dernière instance l'âme, Borelli analysa la marche et le saut des bipèdes et quadrupèdes, le vol des oiseaux et la nage des poissons à l'aide d'analogies avec des mécanismes composés de leviers, de charnières, de pivots et de poulies. Des mesures précises des forces exercées sur les supports osseux lui permirent de calculer la puissance musculaire. Borelli démontra expérimentalement que la contraction musculaire ne pouvait être due à l'infusion d'un esprit gazeux, car on ne voit pas de bulles quand on pratique des coupures profondes dans les muscles d'animaux qui se débattent sous la douleur tout en étant immergés dans l'eau. Il reconnut, cependant, que la cause immédiate de la contraction musculaire pourrait être une violente ébullition causée par un processus de fermentation, comme l'assuraient à peu près au même moment Thomas Willis et d'autres iatrochimistes. William Croone, John Mayow et Johann Bernouilli furent également des auteurs d'obédience essentiellement iatromécanique, mais qui cependant adoptèrent quelques concepts iatrochimiques.

L'idéologie iatromécanique franchit une étape plus radicale avec la physiologie solidiste proposée par Giorgio Baglivi (1669-1707), disciple de Marcello Malpighi qui fut lui-même un ami proche de Borelli. Grâce au microscope Baglivi confirma que toutes les parties solides du corps animal, des membranes les plus délicates jusqu'à l'os le plus dur, semblaient constituées de fibres disposées selon diverses configurations comme on le supposait depuis déjà un certain temps. Baglivi conclut donc que les fibres sont les micro-unités structurales d'un vaste système mécanique dans lequel les composants liquides ont seulement un rôle passif. De même que la contraction des fibres musculaires du cœur oblige le sang à circuler par le réseau vasculaire, de même aussi les pulsations des fibres membraneuses qui forment la *dura mater* autour de l'encéphale poussent l'esprit animal le long des nerfs. Quand ce fluide pénètre dans un muscle, pensa Baglivi, il conduit probablement les globules rouges du sang ici contenu à prendre une forme sphérique et à se comporter comme les petites boules d'un roulement, qui facilitent le glissement des fibres musculaires vers le milieu de l'ensemble.

La conception solidiste de la physiologie posa les bases pour la mise en forme au XVIIIe s. de la théorie des fibres, largement diffusée depuis la chaire de Herman Boerhaave à Leyde. L'un de ses disciples le plus notoire, Julien-Offray de La Mettrie, identifia dans *L'Homme-machine* (1747) l'âme à une totale automatisation du corps. Un siècle plus tard, Émile Du Bois-Reymond prédit que toute la physiologie devrait un jour se résoudre en physique et en chimie organique. Et loin de perdre son élan, la tendance réductionniste prévalut dans la biologie du XXe s.

▶ BORELLI G. A., *On the movement of animals* (*De motu animalium*, 1680-1681), trad. P. Maquet, Berlin, Springer-Verlag, 1989. – BRAZIER M. A. B., *A history of neurophysiology in the XVIIth and XVIIIth centuries : from concept to experiment*, New York, Raven Press, 1984. – CANGUILHEM G., *La Formation du concept de réflexe aux XVIIe et XVIIIe siècles*, Paris, Vrin, 1977. – DESCARTES R., *L'Homme*, 1677. – DES CHENE D., *Spirits & clocks. Machine & organism in Descartes*, Ithaca, Cornell Univ. Press, 2001.

Eugenio FRIXIONE
(Trad. Miguel Coelho)

→ Cartésianisme ; Iatrochimisme ; Système médical.

IDIOTIE

Proposer une définition générale de l'idiotie, c'est choisir une époque de son évaluation, tant elle a pu varier. Sans doute folie et idiotie étaient apparues dans leur évidente particularité bien en amont du XIXe s. et la mention de leurs manifestations traverse les siècles depuis Hippocrate et Galien. Sans doute également, dans ce domaine comme dans bien d'autres, les Lumières avaient déjà fait œuvre philanthropique, fût-ce dans le cadre de la législation d'Ancien Régime. Mais, contemporaine de la Révolution, s'effectue une mutation fondamentale qui tient au caractère systématique de la mise en œuvre voulue cohérente des savoirs et des pratiques relatifs aux champs politique, institutionnel et individuel. Aussi bien l'approche de l'idiotie dont nous sommes les héritiers débute-t-elle à ce moment où médecine et philosophie – terme mêlant alors psychologie et méthode rationnelle – s'accordent pour observer, classer, définir aussi bien les individus en leur singularité que leurs modalités de fonctionnement. « Le mot *idios, privatus, solitarius*, exprime l'état d'un homme qui, privé de raison, est seul, isolé en quelque sorte du reste de la nature. » C'est là la vision qu'alors Esquirol donne de l'idiotie après que Pinel, en en faisant un « genre de folie », l'a consignée dans ce champ d'investigation à visée naturaliste et scientifique qui marque le début de l'âge des aliénistes. C'est ainsi que, par choix politique autant que philosophique, avec la conviction d'une parfaite perfectibilité de l'esprit humain et l'optimisme général du début de la période révolutionnaire, l'on entreprend l'élucidation corrélative de la folie et du terrain psychologique où elle se repère. Mais les idiots, ces êtres imparfaits, dépourvus de l'usage des facultés humaines si ce n'est de ces facultés mêmes, résistent. Quelques décennies plus tard, en conséquence des travaux accomplis mais dans le désenchantement politique et le positivisme scientiste général, l'idiotie n'est plus une classe simple. En dépit de la forme d'unité qu'aurait pu lui maintenir son insertion au terme de la trajectoire des dégénérescences, son démembrement progressif s'effectue sous l'autorité de l'organicisme prévalent dans la seconde moitié du XIXe s. et des succès de la neurologie qui investit le domaine devenu celui de la psychiatrie. L'idiotie, désormais éclatée en une pluralité de syndromes associés à des altérations somatiques distinctes, n'est plus ni un « genre de folie » ni un état. Après que les idiots ont progressivement été enserrés dans les continuités multiples qu'assurent des axes gradués à fonction de modèles formels diversement thématisés, l'idiotie sera considérée comme pur symptôme commun à des maladies diverses, comme l'indique P. Sollier en 1901 dans sa *Psychologie de l'idiot et de l'imbécile*. Dès lors, les discours dont elle relève ne lui sont plus spécifiques. Mais à être réunis à l'humanité en des périodes pessimistes et discrétionnaires où prévaut le souci de la gestion des vastes populations, une gestion qui s'est voulue biologique et qui se dit à présent sociale, les idiots ont-ils gagné ou perdu ? De fait, la réponse est impossible car aujourd'hui, pour le meilleur comme pour le pire, les idiots, inscrits dans des cadres qui les incluent mais les débordent, ne sont plus directement visibles comme tels. Dramatiquement ou doucement mais régulièrement tout au long du XXe s., ils ont été estompés en leur commune particularité, longue marche vers une indétermination sanctionnée notamment par les successives classifications internationales des altérations et handicaps, qui reflètent les dispositifs institutionnels mis en place pour les « traiter » plutôt qu'elles ne s'inspirent de leurs caractéristiques partagées. Mais cette progressive oblitération n'a été possible que par la transformation corrélative des descripteurs physiques et mentaux mis en jeu dans la saisie de la diversité des êtres humains.

L'idiot des premiers aliénistes ou la statue dégradée, une altérité globale

Il est difficile de mesurer l'ampleur du travail conceptuel que les premiers aliénistes eurent à accomplir, plus lourd encore pour l'idiotie que pour la folie. Si dans sa *Nosographie philosophique ou la méthode de l'analyse appliquée à la médecine* de l'an VI, Pinel a inscrit l'idiotie comme la 4e espèce du Genre XLVII, Manie ; si Esquirol lui fait place dans cet espace asilaire où il distribue les classes d'aliénés, pour autant idiots et aliénés ne relèvent pas immédiatement de mêmes cadres descriptifs. La représentation de l'idiotie met en jeu non une face de l'humanité mais bien les frontières où fixer – où contenir – le genre humain. C'est aux rivages de la monstruosité et de la bestialité où ils étaient tenus en compagnie d'autres figures sur lesquelles plane encore l'aura ambiguë du sacré ou du démoniaque, qu'Esquirol a dû aller chercher ces « infirmes du genre humains ». Pinel, dit-il, « a publié l'histoire et le dessin du crâne d'une idiote, qui était à la Salpêtrière en 1805. Cette idiote avait quelque chose de la brebis, et pour ses goûts, et pour sa manière de vivre, et pour la forme de sa tête. [...]. Quelques fois les idiots n'ont même pas les facultés instinctives, ils sont au-dessous de la brute, car les animaux ont l'instinct de leur conservation, [... les idiots] n'ont pas le sentiment de leur existence ; ils n'ont ni douleur, ni plaisir, ni haine, ni amour ; ce sont des êtres avortés, ce sont des monstres ». L'idiot touche à l'animal et à l'idiot touchent les crétins des montagnes, les nègres blancs d'Afrique ou les *kakrelacs* d'Asie, des albinos, les cagots enfin, débris d'anciens peuples ou descendants dégradés de lépreux, dont la figure est celle moins de l'étrange que de l'étranger. Dans sa recherche de rigueur naturaliste, des premiers, Esquirol dit qu'il s'agit d'une variété d'idiots, des suivants d'un accident congénital, des derniers qu'ils sont la preuve des effets de la misère et de l'ignorance sur l'intelligence humaine. Des idiots, que dit-il ? À considérer l'origine ou le type de leur altérité, en première instance aliénés et idiots diffèrent. La folie tiendrait fondamentalement à l'effet des passions qui depuis Descartes constituent la couture par laquelle se lient âme et corps. Leur dérèglement peut être récent ou avoir débuté « dès la première enfance », il n'est pas natif et il est susceptible de s'apaiser dans des conditions bien choisies, telles celles du Traitement moral. Tout au contraire, l'idiotie est congénitale et irrémédiable car elle tient à une atteinte de l'organisation. À noter que sous la plume d'Esquirol comme en général en son temps, loin de correspondre à notre organicité à localisation déterminée, cérébrale ou autre, le terme *d'organisation* s'ouvre sur la composition du corps en parties différentes. Ses anomalies, qui glissent d'organe en organe sans élection particulière de l'un d'eux, se traduisent dans une corrélation psychosomatique diffuse par des atteintes des sens qui trouvent leur répondant dans la philosophie sensualiste. « Les idées que l'homme acquiert par les sens [...] leur manquent [...] », dit-il des idiots. Mais en fait, cette explication à la manière de Condillac n'épuise pas la pensée d'Esquirol. En ces temps de révolutions et de restaurations, la lutte est vive entre les tenants d'un sensualisme susceptible d'interprétations matérialistes, les sens physiques supportant l'enchaînement des facultés, et leurs opposants spiritualistes pour lesquels cette généalogie a au moins pour condition quelque principe spirituel qui l'anime. Pour fonder la classification de la folie, idiotie incluse, Esquirol se réclame de Laromiguière, un des précurseurs de l'éclectisme spiritualiste, qui fait coexister une généalogie des facultés, proche de celle de Condillac, et un principe spirituel, inné et unitaire, qu'un « souffle divin inspira dans l'homme », *l'attention*, expression de l'âme divine de l'homme qui, à chaque instant actualise la liaison des sens et des facultés, de sorte que son altération les affecte toutes. L'altérité, toute modalité d'altérité, sera donc globale. Chez les idiots, « l'attention n'est pas sollicitée par les objets extérieurs à cause de l'affaiblissement des organes ». « Incapables d'attention, dit-il encore, les idiots ne peuvent diriger leur sens, ils entendent mais n'écoutent pas ; ils voient mais ne regardent pas, etc. » L'aliénation relève pour ses manifestations de la même explication car le dérèglement des passions peut également troubler le jeu de l'attention, dispersée à toutes sortes d'objets dans la manie, limitée à un seul dans la monomanie, engourdie et ne soutenant plus les sensations ni l'entendement chez les déments. Un même principe générique et d'effet global permet ainsi de ranger toutes les formes de l'aliénation dont l'idiotie. Par cette conception de l'aliénation, altérité une et diverse, s'ouvre la possibilité d'une description psychologique, une et différentielle. Reste que, à la différence des maladies mentales éventuellement transitoires, de la démence même, qui est perte, le fait d'un riche devenu pauvre, l'idiotie, native et définitive, « n'est pas une maladie, c'est un état dans lequel les facultés intellectuelles ne se sont jamais manifestées », qu'aucun traitement ne permettra d'éveiller ou d'éduquer et qui ne relève que de soins domestiques. Si les idiots appartiennent au registre humain, c'est sous forme de statue dégradée.

Les successeurs de Pinel et d'Esquirol, ces aliénistes désormais personnages sociaux reconnus, ont eu à gérer l'expansion des hôpitaux et se sont intéressés à organiser des centres spécialement réservés aux enfants, dont les idiots, les imbéciles et autres arriérés, où s'ébauchent des tentatives pédagogiques. Ainsi Édouard Seguin, encore non médecin, dirige à partir de 1842 l'École de l'Hospice des incurables de Bicêtre. S'il conserve la perspective d'une perfectibilité de l'humain en ses facettes politique, sociale, individuelle, il se réclame de la pensée « positive », traduisons organiciste, et évoque sous ce patronage une inactivité cérébrale entraînant une inactivité motrice et enfin mentale, un défaut de « synergie », notion fort proche de la synthèse saint-simonienne. « Physiologique il ne peut pas, intellectuellement il ne sait pas, psychiquement il ne veut pas ; et il pourrait, et il saurait, s'il voulait ; mais avant tout il ne veut pas ! », dit-il en proposant comme traitement de l'idiotie sa « méthode physiologique » qui l'a rendu plus tard célèbre. Rapportée à Itard, le maître du Sauvage de l'Aveyron, et admirée par Bourneville, elle se présente comme un système d'éducation complet, qui vaut comme thérapeutique pour les idiots mais aussi comme formation pour les « autres enfants arriérés ou retardés dans leur développement... ». La référence à la physiologie, qui connaît alors des développements rapides, l'advenue de l'enfance et la prise en compte de son développement, qui serviront à bâtir des modèles de variabilité axiologique substitutifs de ceux de l'altérité générique, marquent la fin des premières décennies du siècle gouvernées par la recherche de « régénération » des délaissés de l'humanité, l'espérance thérapeutique accompagnant l'espérance politique. Consécutif à l'échec de la Révolution de 1848, l'exil forcé de Seguin, qui avait cru encore pouvoir éveiller les idiots, illustre une double désillusion.

De l'organisation à l'organicité, ou de l'altérité à la continuité

La rupture qui s'accomplit alors est considérable. Le siècle s'obscurcit mais la science biologique progresse. Protocoles d'expérience contrôlables, systématisations construites sur des faits d'observation avérés, le renouvellement des méthodes scientifiques éclaire les transformations de la médecine, neurologique notamment, et de son application à la connaissance des entités morbides. S'agissant de l'identification de l'étiologie de certaines formes d'idiotie, quelques repères pour montrer l'ampleur du travail accompli : l'idiotie amaurotique familiale est individualisée en 1881 par Tay, par Sachs en 1887, la trisomie 21 par Down en 1866, la sclérose tubéreuse par Bourneville en 1885. En 1877, Ireland ne proposait pas moins de douze catégories d'idiotie, mélange de syndromes clairement identifiés et de divisions médicales générales. Progressivement, l'idiotie est démembrée, son caractère unitaire est entamé et les entités alors isolées sont englobées à côté d'autres états morbides dans des cadres de connaissance plus larges, anatomiques, ou physiologiques notamment, qui se constituent en référence au normal aussi bien qu'au pathologique. Désormais, la différence pathologique s'inscrira dans la variabilité naturelle du vivant avec des localisations de plus en plus précises et des mécanismes physiologiques de mieux en mieux connus. Dans l'imaginaire scientifique, des modèles continuistes se substituent aux modèles génériques. Dans *Leçons de physiologie expérimentale appliquée à la médecine*, qui date de 1855, Claude Bernard affirme la continuité de fait des phénomènes pathologiques et physiologiques, le symptôme pathologique apparaissant au-delà d'un seuil de la variation du mécanisme physiologique correspondant. Cette continuité interne au fonctionnement individuel de l'être humain prolonge la continuité universelle entre espèces, soutenue par l'idée d'une parenté phylogénétique des êtres vivants validée par Darwin en 1859, la filiation devenant un opérateur constitutif d'espèces différentes plutôt que d'êtres uniformes. Des cadres nouveaux s'élaborent pour rendre compte de la diversité humaine.

Ainsi en va-t-il de la référence à une *dégénérescence*, déviation maladive du type humain transmise héréditairement, selon la définition que donne Morel en 1857, notion pseudo-anthropologique, pseudo-médicale, qui vaut pour classer les êtres humains en rubriques enchaînées dont celle de l'idiotie désormais tapie en chacun. Comment l'homme touche-t-il à l'homme, demande en 1858 l'aliéniste Félix Voisin dans *L'Analyse psychologique de l'entendement humain* ? « L'homme ne peut jamais être séparé de l'homme, soit que l'on parle des idiots ou des hommes de génie, soit qu'il s'agisse de la foule ordinaire, insignifiante et tranquille de l'espèce humaine, ou que l'attention s'arrête sur les têtes passionnées qui figurent dans ses rangs et qui sont souvent aussi près de la folie que du crime ou de la vertu. » Voici le décor planté : les idiots mêlés aux génies, aux passionnés, aux fous, aux vertueux, aux têtes criminelles ou aux « grandes têtes morales ou intellectuelles [qui forment] une exception dans leur genre », en bref à la cohorte des déviants. Ceux-ci se distribuent au long des lignées de la dégénérescence qui couture, non plus l'âme et le corps, mais le physique au mental et le mental au social à l'heure de l'ascension rapide de la bourgeoisie, avec son souci d'ordre moral, et sa crainte des *Classes laborieuses, classes dangereuses*. Évoquons, directement inspirée du *Traité sur l'hérédité naturelle* de 1847 du Dr Prosper Lucas, l'*« Histoire naturelle et sociale d'une famille sous le Second Empire, les Rougon-Macquart »*, dont la série, ponctuée à terme par un pâle enfant idiot, rend compte pour Zola des interactions entre dégénérescence individuelle et dégénérescence dans la société. À côté de l'invocation d'une dégénérescence familiale, qui a été longue à s'éteindre, il y eut encore, également vivace et également aujourd'hui éradiquée, l'imputation du jeu d'un *atavisme*, une rétrogradation dans une hiérarchie raciale *(sic)* relevant d'un schéma présent dans la loi de récapitulation de Haeckel, dont le nom de mongolisme conféré par Down au syndrome qu'il individualisa est exemplaire.

Plus judicieuse mais également complexe a été la confrontation à l'enfance. À vrai dire, celle-ci a été coextensive aux démarches relatives à l'idiotie, qu'il se soit agi de l'élaboration de méthodes d'éducation, à fonction d'éveil pour les uns, de guérison pour les autres, ou du nécessaire encadrement pédagogique des enfants relevant des Asiles, qu'ont illustré, outre Seguin, Félix Voisin, avec l'idée d'une orthophrénie, ou Bourneville avec la formation en 1880 de classes spéciales dans la section pour enfants de Bicêtre, contemporaine de l'obligation scolaire. La nouveauté décisive tient à l'importance conférée à la fin du XIXe s. moins à l'enfant lui-même qu'à son développement qui fournit un axe orienté continu, balisé de seuils discriminants propre à sérier tout être humain, qui à terme rendra possible à l'idiotie, comme à tout autre forme ou à tout degré d'arriération ou de génie, l'envolée vers l'abstraction. Binet utilisera ce support formel pour ordonner une Échelle métrique, formée de façon à signaler des « niveaux d'âge » sur une dimension unitaire graduée d'Intelligence, où se lisent des seuils significatifs. Dégagée de tout ancrage catégoriel aussi bien que physique, propre à permettre une définition psychologique universelle de la diversité, elle substitue aux descriptions exhaustives des individus et aux catégories « concrètes » des définitions « abstraites » qui fondent tous les registres et enserrent l'humanité entière. L'idiotie, simple symptôme sans visibilité clinique, se confond désormais avec un segment découpé sur un axe : trois ans et moins.

De l'abstraction à l'indétermination

Dès lors l'idiotie ne s'appartient plus et son histoire s'identifie à celle de la médecine somatique où, mêlée à des formes sans arriération même légère, elle est distribuée parmi les entités pathologiques relevant de la neurologie, de l'endocrinologie, de la génétique, de la psychiatrie, dans les classifications desquelles elle n'apparaît plus sous son nom propre. Mais son histoire humaine, sociale, institutionnelle et politique n'est pas terminée pour autant. Elle a été incluse dans les espoirs pédagogiques qui animaient les démarches d'éducation des arriérés, apprentissages simples ou encadrement à visée plus nettement scolaire, qui ont connu des développements considérables. Elle a été lourdement touchée par le mouvement eugénique, sans en avoir été la cible unique puisqu'il s'agissait, selon le propos de Francis Galton en 1883, de gérer l'ensemble des « qualités natives d'une race » qu'aurait en l'occurrence mis en péril le caractère héréditaire imputé à toute déficience mentale, ainsi que semblait l'avérer l'histoire de la famille Kalikak rendue célèbre par Goddard en 1912. Dernier registre de morcellement enfin, elle a été atteinte par les mouvements internes qui ont agité la psychiatrie au long du XXe s., la mise en place de la pédopsychiatrie, son rôle dans la définition des psychoses infantiles, la découverte de la schizophrénie infantile, l'attention portée à l'histoire individuelle indépendamment de l'étiologie du trouble et enfin l'individualisation dans le dernier carré des idiots profonds de l'autisme infantile précoce. Autisme, idiotie, ces termes ont en partage une même idée, celle d'une solitude extrême, d'un isolement de tout ce qui vient de l'extérieur. Sanctionnant ces démembrements successifs, le nom même de l'idiotie a disparu des classifications récentes des Handicaps. Sans doute l'extension de la médecine anté- et périnatale en a-t-elle réduit la prévalence ; mais si l'idiotie subsiste, elle est indéterminée.

▶ CHAPIREAU F., CONSTANT J., DURAND B., *Le Handicap mental chez l'enfant,* Paris, ESF, 1997. – GENIL-PERRIN G., *Histoire des origines et de l'évolution de l'idée de dégénérescence en médecine mentale,* Paris, Alfred Leclerc, 1913. – GINESTE T., « Naissance de la psychiatrie infantile, destin de l'idiotie, origine des psychoses », *in* J. Postel & C. Quetel (éds), *Nouvelle histoire de la psychiatrie,* Paris, Dunod, 3e éd., 2002, p. 387-405. – NETCHINE-GRYNBERG G., « De l'idiotie à la débilité mentale ou les étapes de l'abstraction nécessaire », *in* R. Zazzo (éd.), *Les Débilités mentales,* Paris, Armand Colin, 3e éd., 1979, p. 53-85.

Gaby NETCHINE-GRYNBERG

→ Aliénisme ; Art ; Dégénérescence.

IMAGERIE NUCLÉAIRE

Dans la dernière décennie du XIXe s., les conditions d'exercice de la médecine ont été entièrement bouleversées. Alors que le diagnostic bactériologique s'invente au lit du patient et conduit à une nouvelle classification étiopathogénique des maladies, la découverte successive des rayons X (1895), de la radioactivité (1896) et des isotopes radioactifs naturels (1898) ouvre de nouvelles perspectives diagnostiques et thérapeutiques. En fournissant les images du corps interne, les rayons X ont renouvelé les conditions d'acquisition du savoir anatomoclinique puisqu'il est devenu possible de détecter une lésion osseuse ou l'hypertrophie d'un organe sans avoir recours à la dissection. L'utilisation des produits de contraste opaques aux rayons X (dérivés du baryum ou iodés) a permis la visualisation de la plupart des organes et de leur vascularisation. La résolution des images s'est progressivement améliorée, d'abord sous l'effet des progrès instrumentaux (technique tomographique) et, depuis les années 1970, grâce à la numérisation des images et à leur traitement informatique (scanner).

L'utilisation médicale de la radioactivité a d'abord été thérapeutique car le radium offrait une alternative à la chirurgie dans le traitement du cancer. La découverte de la radioactivité artificielle (1934) et la production industrielle des isotopes radioactifs artificiels par cyclotron (1937) ont élargi les domaines d'utilisation thérapeutique des isotopes. Aux États-Unis, le sodium 24 puis le phosphore 32 ont été administrés à des patients atteints de leucémie. Mais c'est l'utilisation de l'iode radioactif, dans le traitement des hyperthyroïdies et des métastases du cancer de la thyroïde, qui a permis, à partir de 1945, une large diffusion d'une nouvelle discipline médicale : la médecine nucléaire. Celle-ci a inventé une nouvelle forme d'imagerie, moins morphologique que fonctionnelle.

Les isotopes naturels avaient été utilisés, au début des années 1920, pour visualiser leur accumulation dans une structure histologique (autohistoradiographie) ou pour suivre leur mouvement dans un organisme (mesure d'une vitesse circulatoire). En 1923, Georg von Hevesy (1885-1962) avait formulé la théorie des indicateurs nucléaires, théorie qui postule que les isotopes d'un élément chimique ont le même devenir dans l'organisme. La découverte des isotopes stables dans les années 1930 a permis d'élargir les applications de cette théorie avec l'élaboration du concept de renouvellement métabolique. Les isotopes radioactifs artificiels ont été immédiatement employés dans cette perspective. Alors que dans une radiographie, le contraste de l'image est lié aux différences d'absorption du faisceau de rayons X qui traverse l'organisme, l'imagerie nucléaire est formée à partir des radiations émises par les tissus où les isotopes se fixent à des concentrations variables. D'où la caractéristique essentielle de l'imagerie nucléaire qui est capable d'évaluer l'activité fonctionnelle de la structure anatomique étudiée.

L'imagerie nucléaire est née avec l'iode radioactif et l'exploration de la fonction thyroïdienne. Cette idée est évoquée pour la première fois en 1936 dans la *Thyroïd Clinic* que dirige James Means (1885-1967) à Boston, à l'occasion du séminaire *What physics can do for biology and medicine ?* donné par le physicien Arthur Compton (1892-1962) alors que le premier isotope radioactif de l'iode – l'iode 128 – a déjà été décrit. Malgré sa courte période (25 min.) qui limite la durée des explorations, un projet de recherche, associant physiciens du Massachussetts Institute of Technology (MIT) et des médecins du groupe de Means, est aussitôt mis au point. Il s'agit d'étudier la distribution de l'iode dans l'organisme, en substituant des comptages de radioactivité aux dosages chimiques peu sensibles de l'iode. Ces mêmes types de travaux sont réalisés simultanément à Paris par le groupe de Frédéric Joliot (1900-1958) et à Berkeley par le groupe de I. Lyon Chaikoff (1902-1966). Ces travaux provoquent une révolution conceptuelle dans l'interprétation du stockage de l'iode dans la thyroïde. Au début des années 1940, il est admis que l'iode pénètre dans la thyroïde par simple diffusion et s'y accumule par le fait de la synthèse de l'hormone thyroïdienne iodée (la thyroxine). Les résultats obtenus à l'aide de l'iode radioactif contredisent ce schéma ; ils montrent que la fixation thyroïdienne de l'iode radioactif est d'autant plus élevée que la quantité d'iode stable injectée avec l'iode radioactif est faible. La fixation thyroïdienne devient un phénomène actif hautement spécifique et modulable par la thyréostimuline hypophysaire (TSH) ; la fixation thyroïdienne peut être utilisée à des fins thérapeutiques (traitement de l'hyperthyroïdie) et diagnostiques.

C'est par les mesures de radioactivité urinaire qu'ont été jetées, dès 1941, les bases de l'exploration fonctionnelle thyroïdienne à l'aide de l'iode radioactif. Après l'introduction de l'iode 131 dont la période de huit jours permet de suivre son devenir dans l'organisme sur plusieurs jours, la mesure de la fixation thyroïdienne de l'iode radioactif a pris le relais. Chez les sujets hyperthyroïdiens, cette dernière est augmentée tandis qu'elle est abaissée en cas d'hypothyroïdie. Très rapidement, la radioactivité des pièces opératoires thyroïdiennes est mesurée et sa distribution tissulaire visualisée par autohistoradiographie. Certains nodules captent la totalité du radio-iode au détriment du tissu avoisinant. Ces nodules hyperfixants correspondent à une lésion bénigne liée à un état d'hyperthyroïdie localisée, ou adénome toxique, comme l'avaient suggéré, dès 1913, les études histologiques d'Henry Plummer (1874-1934). D'autres nodules, au contraire, sont incapables de fixer l'iode radioactif alors qu'il est détecté dans le tissu avoisinant. C'est dans ces nodules hypofixants que la fréquence des cancers thyroïdiens est la plus élevée. L'influence des cancérologues thyroïdiens est alors décisive pour transformer cette observation microscopique post-chirurgicale en outil diagnostique préopératoire : peut-on tester l'état fonctionnel des nodules thyroïdiens en effectuant des comptages de radioactivité directement sur le cou des patients ? C'est ainsi que naît l'imagerie nucléaire : la scintigraphie.

Les premières méthodes scintigraphiques ont utilisé comme appareil de mesure de la radioactivité le compteur de Geiger Müller qui est basé sur l'ionisation gazeuse. Ce compteur était enfermé dans un collimateur très focalisé, le tout étant monté au bout du bras d'un pantographe. On obtenait ainsi des courbes d'isocomptages relativement précises, mais la durée de l'examen était longue (45 min.). À partir de 1947, un nouveau mode plus sensible de détection de la radioactivité apparaît ; il s'agit du compteur à scintillation qui repose sur l'utilisation de cristaux organiques (iodure de sodium) capables d'émettre de la lumière sous l'influence des photonsá émis par l'isotope radioactif lors de sa désintégration. La lumière émise par le cristal au moment de l'impact du photon est captée par une photocathode qui la convertit en un courant électrique. Celui-ci est amplifié par un tube photomultiplicateur qui permet sa détection et son comptage. Le physicien américain Benedict Cassen a réussi à transformer ce signal en image. Bien que la durée des examens restât longue, le scintigraphe à balayage a permis la généralisation de ce type d'imagerie en permettant la visualisation de nouveaux organes à l'aide de traceurs à fixation élective pour le foie, la rate, les poumons, les os... Dans tous les cas, il s'agissait de trouver une « astuce » métabolique permettant l'accumulation d'un radioélément dans l'organe étudié.

À partir de 1956, le physicien américain Hal O. Anger fut à l'origine des deux innovations majeures qui ont transformé l'imagerie nucléaire. La première de ces innovations – la caméra à scintillation – a consisté à utiliser un vaste cristal relié à un réseau de photomultiplicateur permettant de détecter simultanément la radioactivité de toutes les régions de l'organe étudié facilitant ainsi les études dynamiques. Bien que les photons γ restent toujours guidés par un collimateur qui conditionne la résolution spatiale de l'image, leur rendement de détection se trouve accru. Cependant ces photons doivent posséder une énergie optimale de détection qui se situe entre 140 et 200 KeV, énergie au-delà de laquelle la taille du cristal est insuffisante pour permettre leur détection. Le technétium 99m s'est rapidement imposé comme agent d'imagerie pour la scintigraphie, l'énergie de ses photons γ (140 KeV) étant mieux adaptée que celle des photons de l'iode 131 (364 KeV). Découvert à la veille de la Seconde Guerre mondiale par Emilio Segré (1985-1989) et Glenn T. Seaborg, c'est un dérivé du molybdène 99 qui décroît par transition isomérique. À partir de 1960, sa production a été industrialisée sous forme d'un générateur molybdène-technetium, ce qui permet son obtention par simple élution d'une colonne de molybdène. Son schéma de désintégration (émetteur γ pur) et sa courte période (6 heures) ont permis de minimiser l'irradiation de l'organisme. Utilisé sous forme de différents complexes, il est devenu le radio-isotope universel permettant l'imagerie d'organes aussi divers que le foie, la rate, le squelette et même la thyroïde. Afin d'obtenir une imagerie fonctionnelle plus spécifique, le technétium 99m a été utilisé pour fabriquer de nouveaux radiopharmaceutiques dirigés contre les constituants caractéristiques de certaines tumeurs (antigènes spécifiques ou récepteurs de facteur de croissance). Plusieurs de ces tentatives se sont soldées par un échec, en raison d'une trop faible accumulation du traceur sur les cibles visées. Pour l'exploration cardiaque, les analogues du potassium se sont progressivement imposés, en particulier le thallium 201 (période 73,1 heures ; énergie 167 KeV) qui, activement capté par les cellules myocardiques, permet de détecter les zones de nécrose. À partir des années 1970, la caméra à scintillation s'est progressivement imposée dans la routine des services de médecine nucléaire tandis que de nouveaux perfectionnements ont permis d'obtenir un effet tomogaphique par rotation de l'appareil autour de l'organisme – tomographie par émission de simples photons (TESP ou SPECT en anglais).

En 1959, Anger a introduit une deuxième innovation qui a consisté à substituer une détection électronique du radio-isotope à sa détection mécanique à l'aide d'un cristal collimaté. Ce nouveau type de caméra repose sur l'utilisation de radioéléments qui se désintègrent par émission de positons. Les positons sont des particules d'antimatière puisqu'ils possèdent la même charge que l'électron mais une charge électrique opposée de signe positif. Après un bref parcours, les positons se lient à un électron et se dématérialisent sous forme de deux photons γ de 511 KeV chacun. Émis en sens opposés, ils doivent être détectés simultanément par deux cristaux à scintillation très denses (germanate de bismuth) placés de part et d'autre de la zone analysée. En accumulant un très grand nombre d'événements de ce type autour d'une orbite de 360° grâce à une multiplicité de cristaux placés en coïncidence (plusieurs centaines), on peut reconstruire dans l'espace la distribution du radio-isotope chez un patient. On obtient ainsi d'emblée un effet tomographique – tomographie par émission de positons (TEP). Ce n'est qu'à partir des années 1980 que les caméras à positons ont commencé à se généraliser, lorsque les techniques de reconstruction tridimensionnelle de l'image sont devenues opérationnelles dans d'autres domaines de l'imagerie médicale (scanner et imagerie par résonance nucléaire). Parmi les isotopes émettant des positons, outre le fer 52 (période 8,2 h) pour lequel Anger avait établi son prototype afin d'étudier en images le métabolisme du fer, on trouve le carbone 11 (période 20 min.), l'azote 13 (période 10 min.), l'oxygène 15 (période 2 min.). Tous ces isotopes doivent être produits sur le site même de la caméra à l'aide d'un cyclotron à usage médical. Malgré ce handicap, ils ont été très utilisés entre 1980 et 1990 dans l'imagerie des activités cognitives (cartographie du débit sanguin cérébral régional à l'eau marquée) et des neurotransmetteurs (cartographies des neurotransmetteurs et de leurs récepteurs membranaires à l'aide d'une molécule marquée au carbone 11). L'introduction du fluor 18 (période 110 min.) a progressivement modifié les conditions de fabrication des radiopharmaceutiques au moment même où les liaisons interurbaines rapides se sont généralisées (livraison dans l'heure qui suit la préparation). Le domaine le plus prometteur semble être l'utilisation des dérivés du glucose, notamment le 2-désoxy-d-glucose marqué au fluor 18. Analogue du glucose, il pénètre dans la cellule par l'action de transporteurs membranaires, il y subit une phosphorylation qui lui interdit la voie naturelle de la glycolyse et il reste piégé dans la cellule où il peut être révélé par son marqueur, le fluor. Il est maintenant couramment utilisé en cancérologie car l'une des caractéristiques du tissu cancéreux réside dans l'augmentation de la glycolyse, observée par le biochimiste Otto Warburg (1881-1970) dès 1931. C'est cette propriété physiologique qui est utilisée dans l'évaluation d'une masse suspecte radiologiquement. Cette technique apparaît d'ores et déjà comme un progrès majeur dans l'arbre de décision de certains cancers.

Vitrine des applications pacifiques de l'énergie nucléaire dans la seconde moitié du XXe s., quel est l'avenir de l'imagerie nucléaire pour la prochaine décennie ? Le principal handicap de cette imagerie est incontestablement son manque de résolution spatiale (de l'ordre de 5 mm). Le scanner et l'imagerie par résonance magnétique ont rendu obsolètes les scintigraphies du foie et de la rate. La généralisation de l'exploration thyroïdienne par échographie qui ne délivre aucune radiation ionisante tend à se substituer à la scintigraphie thyroïdienne dont l'une des principales indications reste la détection des nodules hyperfixants. Seule la scintigraphie de l'ensemble du squelette à l'aide de dérivés du technétium a résisté à la montée en puissance de ces nouvelles techniques d'imagerie. En fait, imageries radiologique et nucléaire sont complémentaires. L'imagerie nucléaire, lorsqu'elle est capable d'intégrer le radio-isotope dans une chaîne métabolique, comme cela a été d'emblée réalisé dans le modèle thyroïdien, peut donner une signification fonctionnelle à une image radiologique suspecte. Les nouveaux types d'appareillage, qui sont capables d'acquérir simultanément imagerie radiologique et nucléaire, doivent faciliter le développement de l'imagerie multimodalité, réalisant ainsi, pour la première fois, la synthèse entre physiologie et anatomie par des techniques non invasives.

► HEILBRON J. L., SEIDEL R. W., *Lawrence and his Laboratory*, Berkeley, Univ. of California Press, 1989. – HEVESY G., *Radioactive Indicators. Their Applications in Biochemistry, Animal Physiology and Pathology*, New York, Interscience Pub, 1948. – HOUDÉ O., MAZOYER B., TZOURIO-MAZOYER N., *Cerveau et psychologie*, Paris, PUF, 2002. – SAWIN C. T., BECKER D. V., « Radioiodine and the treatment of hyperthyroidism : The early history », *Thyroid*, 7, 1997, p. 163-176. – TUBIANA M., *Les Isotopes radioactifs en médecine et biologie*, Paris, Masson, 1950.

Philippe FRAGU

→ Appareil médical ; Biologie et médecine (Perspective) ; Technologie ; Télé-médecine.

IMMORTALITÉ

Que la médecine entretienne avec la philosophie des liens très anciens, très étroits mais ambivalents, puisqu'ils vont de la fascination mutuelle à la répulsion brutale, l'histoire l'atteste de plusieurs façons. Déjà Hippocrate (Île de Cos, ~ 460 - Larissa, Thessalie, ~ 377 av. J.-C.) et son École au Vᵉ s. av. J.-C. dont le serment reste aujourd'hui au principe de la pratique médicale dénonçaient comme des charlatans leurs prédécesseurs qui bâtissaient des théories à partir des hypothèses générales des premiers « philosophes » sur la constitution de l'univers ; ils recommandaient de s'en tenir modestement à l'observation minutieuse des « cas » qui leur étaient soumis. Mais comme ils cherchaient à découvrir les causes naturelles des maladies, il leur fallait bien avoir recours à des hypothèses sur la constitution du corps humain, sur sa croissance et son vieillissement, sur les mécanismes de la génération et de la reproduction... Et l'on constate que la plus célèbre de leur théorie physiologique – celle des quatre « humeurs » (le sang, la bile jaune, la bile noire et le flegme) – se présente comme la transposition de l'une des théories physiques que les philosophes précisément avaient bâties : celle des quatre « éléments » fondée sur les qualités, opposées deux à deux, du chaud et du froid, de l'humide et du sec. Cette dernière théorie, reprise et transformée par Aristote (Stagire, Macédoine, 384 - Chalcis, Eubée, 322 av. J.-C.), restera le bien commun des médecins et des philosophes pendant des siècles. Il faut ajouter qu'il y eut dans l'histoire bien des philosophes éminents qui étudièrent et pratiquèrent la médecine : tel fut le cas au XVIIᵉ s. de John Locke (1632-1704) qui reste aujourd'hui aux yeux du monde anglo-saxon une référence majeure. Il y eut aussi de nombreux philosophes qui prirent la médecine comme objet majeur de réflexion, bien qu'ils ne fussent pas eux-mêmes médecins. C'est le cas de René Descartes (1596-1650) qui écrivit un traité de physiologie *(De l'Homme)* et qui, dans le célèbre *Discours de la méthode*, écrivit ces lignes : « S'il est possible de trouver quelque moyen qui rende communément les hommes plus sages [...] je crois que c'est dans la Médecine qu'on doit le chercher. » Et il ajoutait : « On se pourrait exempter d'une infinité de maladies tant du corps que de l'esprit, et même aussi peut-être de l'affaiblissement de la vieillesse, si on avait assez de connaissance de leurs causes et de tous les remèdes dont la nature nous a pourvus. » C'est à l'œuvre physiologique de Descartes que Georges Canguilhem (1904-1995), philosophe et médecin, a consacré sa thèse. On conclut le plus souvent d'un tel tableau historique que les préoccupations des médecins et des philosophes se recoupent en ce qu'ils se partagent un même souci : améliorer la vie de l'être humain. Cela peut se défendre, mais il semble qu'on puisse présenter leurs liens d'une autre façon, plus juste et éclairante. Philosophie et médecine ont affaire, l'une et l'autre, au rêve d'immortalité de l'être humain. Ou encore : l'humanité n'a cessé de confier à l'une et à l'autre le soin de réaliser le plus puissant, le plus indéracinable de ses désirs, ce rêve fou que Descartes lui-même, plaidant pour la sagesse, laisse s'exprimer au détour de la phrase que je viens de citer, celui de ne pas mourir. Voilà pourquoi aussi médecine et philosophie entretiennent ensemble des rapports étroits avec les religions dont la plupart, elles aussi, trouvent dans ce désir leur inspiration essentielle. J'en conclurai que l'art médical, si scientifique qu'il puisse aujourd'hui apparaître, reste habité par la pensée philosophique. Et puisque la philosophie lorsqu'elle traite de la vie des individus humains sous le regard de leur mort s'appelle « éthique », toute médecine, dans son plus simple geste, peut être dite « éthique ». Cette vérité, la médecine moderne s'était fondée sur « la science » pour l'oublier : nul aujourd'hui ne saurait plus l'ignorer.

Il y a bien des façons de caractériser l'être humain et de le distinguer des autres vivants. Les Grecs le désignaient comme « mortel ». De la bactérie à l'éléphant, il appartient à tout vivant de mourir un jour. Un vivant peut être défini comme un être promis à la mort, à la différence par exemple d'une pierre dont on ne pourra dire qu'elle « meurt » que par analogie magique ou poétique, en l'assimilant précisément au vivant. Mais de tous les vivants, l'individu humain est le seul, à ce que nous savons, qui sache que lui-même, qui le pense, va mourir un jour. C'est même la seule certitude absolue dont nous disposions : nous savons que nous-mêmes, chacun pour soi, nous mourrons. Certes, nous ignorons la date de cette mort assurée, et cette incertitude contribue à nous permettre de vivre. Lorsque les circonstances privent l'individu de ce brouillard, il doit affronter la plus atroce des souffrances : ce qui se voit dans le cas des condamnations à mort et, hélas aussi, dans le cas des maladies incurables lorsque ce fut, et cela reste pour les plus démunis, le cas du Sida, l'échéance est, si l'on peut dire, programmée.

Sur les processus physiologiques qui y mènent, la médecine moderne a accumulé des connaissances de plus en plus nombreuses qui ont conduit à réviser la définition légale de la mort. La recherche progresse à grands pas. Nous savons de mieux en mieux comment nous mourrons et nous pouvons de plus en plus retarder notre mort. Mais de la mort même, en elle-même, nous ne savons absolument rien. Que signifie « n'être plus » ? Être anéanti. Mais qu'est-ce que ce néant ? Nous n'en pouvons rien dire, sinon qu'il nous est à chacun promis. En quoi les hommes peuvent être désignés comme les « mortels » : la seule certitude dont ils disposent est celle d'un événement dont ils ne peuvent rien savoir. Ce qui, pour certains, est ressenti comme proprement intolérable. De toutes ses forces, l'humanité a cherché à nier cette certitude ; elle a déployé des trésors d'imagination et d'intelligence pour l'oublier. Platon, dans un célèbre passage du *Banquet*, dit déjà, par exemple, que « le désir de création s'explique par le désir de ne pas mourir, par le désir d'immortalité ».

Répondre à ce désir aura été, au premier chef, la grande affaire des religions. Elles relient les mortels entre eux en les invitant à partager une même croyance, qui se résume toujours en définitive à nier la réalité de la mort comme simple destruction. Elles ont ainsi permis à ce désir de se réaliser, sous les espèces de rêves somptueux qui marquent encore profondément la façon dont se distinguent les diverses cultures qui se partagent la vie de l'humanité.

Ouvrez le *Livre des morts* des anciens Égyptiens que l'on a pu traduire en 1842, le plus ancien document écrit dont nous disposons pour témoigner de la réalisation de ce désir face à l'intolérable. Vous y trouverez l'essentiel des textes qu'ils ont inscrits sur les pyramides, sur les parois des sarcophages, puis sur les papyrus qu'ils déposaient à l'intérieur des cercueils entre 2500 et 2000 av. J.-C. Ils disent la gloire de ce peuple à la fois humble et fier qui s'attribuait le haut mérite d'avoir vaincu la mort. Et ils l'affirment en termes inoubliables : l'Univers tout entier, expliquent-ils, est un immense sarcophage au centre duquel se trouve la figure d'un dieu, Osiris, immobile, paralysé. Pour une raison mystérieuse, cet Homme cosmique qui représente le Bien dans sa pureté la plus absolue s'est sacrifié. Mort, il est devenu ainsi un dieu-souvenir, dieu symbole. Les autres, Râ et Horus, Ptah et Amon... vénèrent et glorifient sa mémoire. Isis, sa veuve, veille sur ce monde endeuillé et protège les Égyptiens contre les Forces du Mal auxquelles la mort d'Osiris a livré l'humanité.

Ce somptueux récit invitait tout un chacun à rêver au temps où le grand Dieu était encore vivant et à considérer ainsi la vie terrestre comme un vestibule ouvrant sur une autre vie autrement réelle, la vie posthume. La mort donc ne devait pas se concevoir comme un anéantissement, en dépit des apparences, mais comme une illusion derrière laquelle la vie inépuisable poursuivait à l'infini son œuvre d'épanouissement. Mais si l'on abolissait ainsi la frontière entre la vie et la mort, d'autres frontières tombaient : entre passé et avenir, comme entre les différentes modalités de l'existence. De là que le défunt pût devenir faucon, serpent, disque solaire ou tamaris : la grande invention égyptienne des « métamorphoses » sur laquelle broderont les poètes latins. De là aussi l'allure bien connue, grave, silencieuse, immobile et solennelle, de ces dieux égyptiens aux visages d'animaux comme celle du grand Thot qui présidait aux mystères de l'œil noir et implacable qui perce de sa tête d'ibis. Mais jamais le défunt dont l'âme a franchi le « portail de la mort » et a accédé, éblouie, à la « lumière du jour » n'oubliera sa « demeure pour l'éternité » – son tombeau – et son cadavre sur Terre qu'il convient donc d'honorer.

Autour de cette conception de la mort comme initiation, les Égyptiens avaient conçu toute une cosmologie fantastique où le Soleil, la Lune et la voûte céleste jouaient leur rôle pour rendre compte des incessants voyages où étaient emportées les âmes des défunts. Bien des religions parmi les plus grandes en Occident comme en Orient ont porté jusqu'à nous la trace de tel ou tel trait de cette scénographie.

L'hindouisme, dès sa version première dans le védisme dont les premiers grands textes remontent au XVe s. avant notre ère, dresse le tableau d'un ordre cosmique d'où se « déduit » l'ordre social et moral, le système bien connu des « castes ». Mais pourquoi naît-on dans une caste plutôt que dans une autre ? En fonction des actes exécutés dans des vies antérieures. Chaque action apparaît ainsi grosse de conséquences qui se réalisent dans cette vie-ci ou bien déterminent la forme que prendra pour chacun une de ses vies futures. Double négation donc de la réalité de la mort, en amont et en aval. On ne naît que parce qu'on a déjà été mort, on ne meurt que pour renaître.

Le christianisme, pour prendre un autre exemple, nie lui aussi la mort et la présente comme l'accès à une autre vie, mais c'est dans le cadre d'une doctrine du salut et qui implique une conception du temps très différente de celle des anciens Égyptiens et de l'hindouisme.

Existerait-il des religions qui échappent à la règle et ne répondent pas au désir d'immortalité ? Il le semblerait, lorsqu'on envisage le destin, si étonnant, du peuple japonais. On sait qu'on y a admis et souvent honoré, depuis des millénaires, la « mort volontaire » – le suicide – ailleurs si énergiquement réprouvée. De fait, nous savons que la plus ancienne religion de l'archipel, le shinto, n'admettait pas qu'il existât un autre monde : le monde sensible, celui de notre vie quotidienne, de nos plaisirs et de nos peines, figurait pour lui la seule réalité, le seul absolu. La religion shinto instaure ainsi un lien très particulier, on peut même dire unique, entre les êtres humains : puisqu'il n'y a pas d'au-delà, les droits et les devoirs sont définis en fonction de la vie commune. L'autorité s'exerce comme pression de tous contre chacun ; et pour que cette pression soit suffisante, elle s'organise dès la naissance sur l'enfant qui vit dans une symbiose, une fusion totale et très prolongée avec la mère. Le père distant (ou plutôt mis à distance, puisqu'il cède même sa place à l'enfant dans le lit conjugal) n'est invoqué qu'à titre de porteur du Jugement social de façon à éveiller chez l'enfant un sentiment clé, la honte. « S'ils savent ce que tu as fait, si je le dis à ton père, tout le monde rira de toi et de nous, nous aurons honte », répète encore aujourd'hui la mère japonaise.

Mais, déjà avec l'introduction du bouddhisme au VIe s., apparaît au Japon une préoccupation du « salut » qui suppose que la vie ne s'arrête pas à la mort, et qui se réalise grâce à une discipline mentale et corporelle menant à la « délivrance » par la découverte du caractère « impermanent » de toutes les réalités extérieures et intérieures. L'histoire du bouddhisme montre plus d'un infléchissement, car cette religion s'est révélée très souple au contact avec les autres et s'est divisée en multiples branches qui n'ont pas manifesté d'intolérance les uns envers les autres. Il reste que la mort y est conçue comme une « renaissance ». Le « dharma » bouddhique – la doctrine – réalise le rêve d'immortalité de l'être humain en lui offrant la « certitude » consolante et inquiétante d'une « transmigration » des âmes.

Si nous revenons en Grèce, ce sera pour parler de nous-mêmes. C'est Aristote qui a esquissé la première définition générale de la vie dans son petit traité intitulé *De l'Âme* (II, 1) : « Parmi les corps naturels [c'est-à-dire non fabriqués par l'homme] certains ont la vie et certains ne l'ont pas. J'entends par "vie" le fait de se nourrir, de croître, de dépérir par soi-même. » De cette définition, il tire une sorte d'échelle qui va des minimums (la vie végétative) au maximum (la vie intellective réservée à l'homme).

Mais cette définition reste purement négative, puisqu'elle ne fait que « traduire » la différence observée entre la matière « inanimée » et la « matière animée » et elle reste parfaitement obscure sur ce qui distingue la vie humaine des autres modalités de la vie. De là que, pendant des siècles, on s'est contenté pour définir la vie d'invoquer une mystérieuse « force vitale » distincte de la matière – doctrine qu'on a désignée sous le nom de « vitalisme » – et que l'Église a pu, par saint Thomas d'Aquin (1225-1274), s'emparer de la « vie intellective » d'Aristote pour lui assigner une origine divine conforme au récit biblique.

Ce sont les médecins qui pour finir, mais entre 1800 et 1860 seulement, ont changé les termes du problème, avec Xavier Bichat (1771-1802) dans un libre célèbre intitulé *Recherches physiologiques sur la vie et la mort,* puis avec Claude Bernard (1813-1878), le véritable fondateur de la physiologie expérimentale dans *L'Introduction à l'étude expérimentale* publiée en 1865.

Bichat donnait cette définition de la vie : « La vie c'est l'ensemble des fonctions qui résistent à la mort. » Autant dire qu'il installait pour la première fois la mort au cœur même du vivant, et la disséminait, si je puis dire, dans les différents tissus qui le constituent. Claude Bernard, qui rend hommage à Bichat, lui oppose deux formules magnifiques : « La vie, c'est la création » (1865) puis, « La vie c'est la mort » (1875). Ces deux formules peuvent paraître contradictoires. Elles sont, au contraire, complémentaires. Dans le vivant, la création se fait toujours au prix de la mort. On croit lire ici l'anticipation d'une très forte pensée de Jean-Pierre Changeux qui, à propos du processus de la mort neuronale, dit : « Apprendre, c'est éliminer » ; c'est-à-dire sélectionner des réseaux neuronaux grâce à l'élimination progressive des neurones qui se trouvent soumis à un impressionnant processus de mort naturelle.

Mais ce savoir admirable conquis sur la vie – disons plutôt sur le vivant – depuis un demi-siècle, ce savoir qui a, pour l'essentiel, chassé la « force vitale » de l'imagination scientifique et qui a permis la mise au point d'une médecine enfin réellement efficace, laisse de côté, par principe, la spécificité de ce qu'est la vie humaine. Il le fallait pour constituer la vie en objet de science et le vivant en cible de technologies ajustées. Cependant, trop longtemps et trop souvent encore, les chercheurs et les médecins légitimement fiers de leurs victoires ont pour ainsi dire « oublié » que ce savoir lui-même était un savoir humain, qu'il était et reste issu d'une inquiétude spécifiquement humaine, de ce désir de rétablir la santé qui s'enracine dans la peur que chacun éprouve de sa propre mort ; qu'il tente de réaliser mais par des voies rationnelles et contrôlées notre rêve d'immortalité. Or pour être un être humain, le sens de sa vie ne peut se réduire à un sens strictement biologique : il est l'objet d'une interrogation d'une tout autre nature ; une interrogation philosophique ou éthique. Car l'éthique ce n'est pas « la morale », c'est-à-dire un ensemble de règles et de maximes qui dictent ce qu'il faut faire (et surtout ne pas faire) dans sa vie en fonction de valeurs réparties selon le partage institué du Bien et du Mal. L'éthique, c'est l'ensemble des tentatives diverses faites par l'humanité pour répondre à la question du sens que chacun peut attribuer à sa vie considérée comme un Tout à la lumière de cette certitude intolérable que, de toute façon, il va mourir un jour.

Or, sur cette question cruciale, on peut dire que la pensée s'est divisée en deux grands camps. Le premier rassemble les efforts de tous ceux qui, dans le prolongement des diverses religions, tentent de trouver un sens du Tout de la vie par la négation du caractère absolu, définitif, de la mort lorsqu'il s'agit de l'homme. Certaines religions comme le christianisme, à l'exception de saint François d'Assise, condamnent les autres vivants à cette mort sans suite, d'autres (l'hindouisme...) leur accordent le bénéfice de ce qui est pour les premières un privilège humain. Les progrès de la médecine ne sauraient à leurs yeux remettre en question cette croyance et toutes les pratiques sociales qui s'y attachent (d'où la position de l'Église sur l'avortement, des musulmans sur l'autopsie...) ; pour les plus religieux d'entre eux, ces progrès sont même appelés à confirmer leur croyance...

Le second, très minoritaire dans l'histoire de l'humanité, affirme que la vie humaine, lorsqu'elle cesse, cesse bel et bien ; qu'elle correspond à une destruction aussi radicale que celle d'une bactérie ou d'un éléphant lorsqu'il meurt. Les philosophes qui soutiennent cette position considèrent la première comme l'exploitation d'une illusion par des puissances qui veulent obtenir de la masse des hommes une soumission à leur pouvoir intellectuel et social, qui suscitent une espérance insensée en donnant une issue imaginaire au désir d'immortalité, et, puisque ce désir s'enracine dans une peur panique, qui règnent sur les esprits et les corps en misant sur la terreur.

Telle fut la position d'Épicure (341-270 av. J.-C.) au IIIe s. avant J.-C. qui disait : « La mort n'est rien pour nous, car ou bien elle n'est pas là et nous ne la connaissons pas, ou bien elle est là et nous n'avons plus la faculté de la connaître. » De là, une éthique qui consiste à libérer la vie de l'être humain de l'ombre que fait porter sur tous ses plaisirs la crainte de la mort.

Cette position a été réaffirmée au temps de Descartes par Baruch Spinoza (1632-1677), auteur d'un célèbre traité précisément intitulé *L'Éthique*. Sur de telles bases, notre rêve d'immortalité se traduit ainsi : comment donner un sens à ma vie compte tenu du fait qu'à un moment donné je mourrai, mais aussi de cet autre fait que ma vie, en tant que vie humaine, s'inscrit dans la vie d'autres êtres humains habités des mêmes soucis que moi ? Si je réussis à ce que ma vie prenne sens aussi pour eux, il restera sans doute de ma vie un « signe » d'humanité dont les hommes après moi, après nous, pourront faire leur bénéfice. On dira que c'est bien difficile. Certes. *L'Éthique* de Spinoza ne s'achève-t-elle pas sur ces mots qui sont restés dans les mémoires : « Tout ce qui est précieux est aussi difficile que rare. »

▶ BALIBAR E. *et al.*, Actes du colloque organisé au Palais de la Découverte les 6, 7 et 8 décembre 1990, *Georges Canguilhem, philosophe, historien des sciences*, Paris, Bibliothèque du Collège international de Philosophie / Albin Michel, 1993 ; *A Vital Rationalist selected writing from Georges Canguilhem*, F. Delaporte (éd.), introd. P. Rabinow biblio. critique C. Limoges, New York, Zone Books, 1994. – BERNARD C., *Principes de médecine expérimentale*, rééd., Paris, PUF, 1947 ; *Cahier de notes 1850-1860*, rééd., Paris, Gallimard, 1965 ; *Introduction à la médecine expérimentale*, rééd., Paris, Flammarion, 1966. – BICHAT X., *Œuvres chirurgicales de Desault*, 3 vol. (1798-1799) ; *Recherches physiologiques sur la vie et la mort* (1800) ; *Traité des membranes en général et de diverses membranes en particulier* (1800) ; *Anatomie générale, appliquée à la physiologie et à la médecine*, 4 vol. (1801) ; *Traité d'anatomie descriptive* (1801-1803). – BRILLOUIN L., *Vie, matière et observation*, Paris, Albin Michel, 1959. – CANGUILHEM G., *Essai sur quelques problèmes concernant le normal et le pathologique* (1943) réédition sous le titre *Le Normal et le Pathologique*, augmenté de *Nouvelles réflexions concernant le normal et le pathologique*, Paris, PUF, 1966 ; *La Connaissance de la vie* (1952), rééd., Paris, Vrin, 1965 ; « Vie », in l'*Encyclopædia Universalis*, Paris, Encyclopædia Universalis Éditeur, 1974 ; *Écrits sur la médecine*, Paris, Le Seuil, 2002 ; *Études d'histoire et de philosophie des sciences*, Paris, Vrin, 1975 ; *Idéologie et rationalité dans l'histoire des sciences de la vie*, Paris, Vrin, 1977 ; CANGUILHEM G. et al., *Du développement à l'évolution au XIXe siècle*, Paris, PUF, 1985. – DAGOGNET F., *Georges Canguilhem, philosophe de la vie*, Le Plessis Robinson, Les empêcheurs de penser en rond, 1997. – FOUCAULT M., *Naissance de la clinique*, Paris, PUF, 1963.

Dominique LECOURT

→ Métamorphose ; Utopie médicale.

IMMUNOLOGIE

L'immunologie est une science biologique qui, née à la fin du XIXe s., a étroitement épousé les péripéties de l'histoire médicale contemporaine. Développée initialement autour de la bactériologie comme la connaissance de la résistance à l'infection microbienne, elle a nourri la conviction que le progrès scientifique aboutirait à terme, à diagnostiquer mieux, plus tôt, plus précisément les maladies et à lutter contre les épidémies. Allant plus loin, elle a même fait envisager la possibilité d'éradiquer systématiquement les infections microbiennes et, par la transplantation, de prolonger la vie d'individus condamnés. En reculant les limites du possible, elle a ainsi récemment amené les médecins à prendre conscience de la complexité des micro- et des macro-organismes qui les entourent, de la fragilité des systèmes écologiques, et l'importance stratégique d'une évolution qui peut déjouer les efforts de la médecine.

L'épidémie de Sida, lié à un virus d'une famille d'agents pathogènes peu connue dans l'espèce, a constitué un défi de taille pour l'immunologie. En effet, le virus se fixe préférentiellement sur les cellules chargées de l'immunité et s'intègre durablement à leur génome, entraînant une infection latente qui semble jusque-là irréversible, jusqu'aux premières manifestations de la maladie qui peuvent survenir longtemps après la primo-infection. Maladie par excellence du système immunitaire, le Sida trouvera-t-il une parade adaptée et de quelle nature sera cette parade ? La mise au point, au cours de la dernière décennie du XXe s., d'une chimiothérapie reposant sur la combinaison de molécules à point d'impact différent sur le cycle viral ne peut faire oublier que le remède le plus logique serait d'immuniser les cellules qui sont la cible du virus contre cette infection, bref un vaccin. Mais il semble qu'il ne pourrait s'agir d'un vaccin conçu selon les méthodes qui ont fait leur preuve dans d'autres maladies infectieuses. Les optimistes et les pessimistes s'affrontent pour évaluer les chances de mettre au point un vaccin à la fois sûr et efficace, et cette entreprise mobilise les principaux centres de recherche biologique du monde entier, des NIH (Instituts nationaux de la santé) de Bethesda et du CDC (Centres pour le contrôle des maladies) à Atlanta, d'où était partie l'alarme, à l'Institut Pasteur en France et aux grandes universités européennes.

L'immunologie a participé au mouvement issu de la biologie moléculaire qui a permis d'identifier avec une précision inconnue jusqu'alors les motifs moléculaires et les structures chimiques qui sous-tendent les interactions cellulaires, les gènes qui commandent et régulent les différentes formes d'immunité.

L'immunologie a en effet distingué très tôt deux formes d'immunité, l'une spontanée, naturelle, active depuis longtemps au cours de l'évolution et jouant un rôle dans la sélection des espèces et des individus, et l'autre artificielle, reposant sur la manipulation par les gens de la biomédecine des germes et de leurs produits.

La théorie infectieuse des maladies. L'immunité anti-infectieuse, anticorps et phagocytes

Avec la reconnaissance au microscope des agents microbiens qui envahissent le corps humain et leur culture sur des milieux artificiels, s'est ouverte l'ère de leur manipulation au laboratoire. Les germes sont soit atténués par des moyens divers dans leur pouvoir de multiplication dans les tissus, soit tués. La science expérimentale, baptisée immunologie au début du XIXe s., a permis de mieux comprendre et de réinterpréter des gestes transmis de longue date par une tradition empirique. L'immunologie moderne a hérité notamment de la longue pratique de l'inoculation volontaire d'une variole bénigne, et de la vaccine proposée par Jenner en 1799, dans le but de protéger de la variole, affection jugée quasi inévitable.

Rompant avec cette tradition d'essais et erreurs, l'immunologie a exploré systématiquement les mécanismes qui permettent de comprendre la résistance de l'organisme aux agents infectieux et distingué deux ordres de phénomènes, l'un faisant intervenir les cellules, et l'autre les molécules dans les humeurs baignant le corps.

Ces deux mécanismes se sont révélés complémentaires. La distinction entre la cellule immunocompétente et les molécules qui manifestent cette compétence dans le sang et les différents compartiments de l'organisme n'est qu'une distinction de raison. L'opposition qui s'est dessinée à l'origine entre immunité cellulaire ou phagocytose, englobement et destruction des microbes par les cellules, et l'immunité humorale manifestée par les anticorps se fixant sur les microbes n'a plus qu'un intérêt historique et pédagogique, même si elle marque encore le vocabulaire scientifique.

Aujourd'hui, le système immunitaire regroupe un ensemble très diversifié de cellules et de molécules qui participent à des échelons divers à la défense de l'organisme, et cette fonction dépasse la simple lutte antimicrobienne. L'immunologie a considérablement élargi son champ d'action pour s'intéresser à l'ensemble des phénomènes pathologiques, incluant les cancers et les maladies dégénératives et inflammatoires. Le principe de la vaccination, ou mobilisation des cellules immunocompétentes capables d'identifier des cibles moléculaires, a paru susceptible d'être étendu à d'autres catégories que les bactéries, comme les antigènes tumoraux. Pour certains biologistes, le développement de vaccins contre les cancers représenterait une deuxième révolution immunologique, comparable au bond en avant de l'époque pastorienne et de la vaccination contre les grandes maladies infectieuses.

L'auto-immunité. Le soi et le non-soi

L'attention prêtée aux phénomènes d'auto-immunité illustre la façon dont, d'abord marginale, la prise en compte des phénomènes d'auto-immunité a finalement fourni un cadre commode pour réfléchir sur un certain nombre d'affections au déclenchement et à la pathogénie obscure, offrant de surcroît la possibilité d'essais thérapeutiques ayant recours à des molécules supprimant ou exacerbant l'immunité. De proche en proche, des maladies ont été revisitées à la lumière de ces nouvelles interrogations.

L'immunologie est une science venue tard parmi les sciences biologiques. Initialement consacrée aux phénomènes de lutte antimicrobienne, elle a élargi son champ d'action en généralisant la portée de ses observations. Frank Macfarlane Burnet, un biologiste australien, poussant jusqu'au bout l'intuition que les réactions immunitaires permettent de différencier les microbes, extérieurs à l'organisme et l'organisme lui-même, a proposé en 1950 une définition séduisante et obscure à la fois de l'immunologie comme « la science du soi et du non-soi ». Parfois gênés par cet énoncé aux allures métaphysiques, se prêtant peu à des démonstrations expérimentales, les biologistes se sont finalement pendant cinquante ans accommodés de cette définition qui leur donnait des coudées franches, et soulignait le rôle de premier plan du système immunitaire dans la défense contre les cancers, l'inflammation, bref dans les péripéties pathologiques de l'organisme, mais aussi dans les grande étapes de la constitution de l'organisme, et notamment son développement embryonnaire, et dans la diversité biologique des individus qui est le meilleur atout de l'espèce au sein d'un monde vivant lui-même en évolution et adaptation perpétuelle.

L'immunologie n'est pas la science la mieux placée pour comprendre le caractère unique de chaque individu. La singularité de l'individu, pour reprendre le titre d'un ouvrage célèbre de Peter Medawarr, prix Nobel en 1954 pour ses découvertes sur la tolérance des greffes, *The Uniqueness of the individual*, prend avant tout sa source dans la génétique. L'individu est d'abord unique parce qu'il reçoit à sa conception un lot de matériel génique provenant du père et de la mère suivant une combinatoire qui ne se reproduira, pas quel que soit le nombre des enfants procréés, en exceptant le cas des vrais jumeaux.

Les termes dans lesquels l'immunologie envisageait la définition du soi et du non-soi ont beaucoup évolué au cours des dernières années, en partie grâce à la reconnaissance de phénomènes expérimentaux nouveaux. Certains biologistes envisagent de pouvoir faire l'économie d'une définition qu'ils jugent expérimentalement non fondée et, de plus, erronée si on y regarde de plus près.

Burnet avait décrit une période de constitution ou d'apprentissage du soi pendant une durée variable coïncidant *grosso modo* avec la période embryonnaire. Pendant cette période, les cellules immunocompétentes apprendraient à reconnaître les éléments du soi et à ne pas exercer sur lui d'action destructrice. Ce tabou de l'auto-immunité peut n'être pas respecté, il aboutit à nombre d'affections auto-immunes illustrant l'échappement des organes et des composantes du corps de ce fondamental respect du soi. Secondairement, le tabou de l'auto-immunité a été réinterprété moins comme l'absence radicale de tout phénomène d'auto-immunité que comme son maintien à un seuil très bas compatible avec le fonctionnement quotidien de l'organisme.

La distinction, voire l'opposition entre une période d'apprentissage du soi, coïncidant plus ou moins avec la vie embryonnaire apparaît aujourd'hui moins pertinente pour décrire un phénomène qui se poursuit tout au long de la vie. Dans une vision héraclitéenne du corps, la différenciation du soi et du non-soi est un phénomène permanent qui se poursuit pendant toute la vie dans un organisme qui trie et oriente ses cellules.

Mais même le soi génétique apparaît comme une illusion. L'observation d'Owen en 1942 chez les bovidés montrait qu'en raison de certaines communications vasculaires, des faux jumeaux peuvent se présenter comme de véritables chimères et présenter des globules rouges appartenant à des groupes sanguins différents. Ce phénomène est-il si exceptionnel ? On découvre aujourd'hui que les individus conservent toute leur vie des cellules maternelles qui continuent à circuler, et qu'inversement les mères acquièrent des cellules fœtales qui portent des groupes paternels. La notion de « soi » biologique à laquelle l'immunologie avait beaucoup contribué connaît donc une sérieuse révision. À l'idée régulatrice d'un soi indéfinissable avec précision au niveau moléculaire mais encore utile comme idée régulatrice, se substitue l'idée d'organismes en permanent remaniement dont la définition ne saurait être insulaire mais écologique, inséré comme est l'organisme au sein de multiples systèmes en équilibre instable, au-dedans comme au-dehors de lui.

L'idée est celle d'une fenêtre permettant de définir le soi, entre autoréactivité faible (souhaitable) et autoréactivité forte (à éliminer), avec des seuils existant mais différents selon les catégories de cellules, selon qu'elles se trouvent dans les organes dits centraux de l'immunité (thymus et moelle) ou dans les organes dits périphériques (ganglions lymphatiques), entraînant une grande souplesse d'interprétation. Le soi et le non-soi gardent une fonction d'idées régulatrices : tout se passe comme si, en attendant peut-être de s'en passer.

Il est trop tôt pour spéculer sur la formule que pourra adopter l'immunologie si elle veut se défaire de cette définition inexacte qui a beaucoup donné à rêver et a incontestablement servi ses ambitions. Les tentatives de biologistes impertinents comme Polly Matzinger qui ont appelé à préférer d'autres formulations et mis l'accent sur la notion de danger, auquel le système immunitaire répondrait dès lors qu'il perçoit une lésion cellulaire, n'ont satisfait personne, dans la mesure où la reconnaissance d'un danger suppose une vision finaliste des actions et réactions de l'organisme et ne semble pas bénéficier d'une supériorité logique sur la définition classique de l'immunologie comme la science du soi et du non-soi.

Il n'existe pas de toute façon de théorie d'ensemble interprétant à la fois la naissance, l'organisation et le fonctionnement du système immunitaire. L'immunologie contemporaine se définit encore par référence à une hypothèse qui est celle de la sélection clonale. L'antigène qui rencontre une cellule portant le récepteur qui lui correspond active cette cellule qui peut ensuite suivant les cas se multiplier, sécréter des facteurs qui vont recruter d'autres cellules, etc. Il est difficile de parler à cet égard de théorie, et préférable de parler d'hypothèse reposant sur un certain nombre d'observations et d'expériences, même si ces expériences ont été précisément réalisées pour asseoir l'hypothèse et n'ont rien de fortuit.

L'hypothèse de la sélection clonale signifie que les cellules jouant un rôle dans l'immunité sont sélectionnées au cours du développement de l'organisme. Dans l'hypothèse initiale de Niels Jerne et de Burnet, il s'agissait d'une opération positive, la rencontre d'une cellule portant une structure réceptrice et de l'antigène correspondant, aboutissant à la constitution d'un répertoire diversifié, garantissant le fonctionnement ultérieur de l'immunité quelles que soient les circonstances. Cette sélection positive s'est rapidement complétée d'une sélection négative, l'élimination des cellules reconnaissant le « soi », c'est-à-dire l'organisme dans lequel elles se trouvent placées, et risquant de conduire plus tard à sa destruction.

Dans les années qui ont suivi, l'identification plus précise des cellules impliquées dans les réactions immunitaires a abouti à la distinction de cellules dites B reconnaissant directement l'antigène à l'aide d'un récepteur qui est un anticorps à leur surface et de cellules dites T, pour thymodépendantes, reconnaissant indirectement l'antigène sous la forme d'un peptide associé à des molécules appartenant à l'organisme lui-même et portées à la surface de ses cellules.

L'activité de ces cellules dite immunocompétentes et manifestant une spécificité pour l'antigène ne résume pas toute l'activité immunitaire. Il existe aussi en dehors de ces cellules des cellules identifiant des structures chimiques largement répandues dans la nature, comme les cellules dendritiques qui identifient les *Toll structures* ainsi appelées par analogie avec des antigènes de différenciation des drosophiles. Il existe aussi des cellules dites *natural killers* ou NK qui détruisent une large gamme de cellules cancéreuses ou infectées mais qui n'ont pas subi de processus de sélection.

On voit que la conception initiale de Burnet d'un système immunitaire qui reposerait sur la distinction simple d'un soi et d'un non-soi et de la protection d'un soi chimiquement distinct du reste du monde s'est considérablement nuancée et compliquée. Burnet a abandonné rapidement l'idée d'identifier un substrat chimique qui, pour chaque individu, définirait le soi et le non-soi. En fait le soi résulte de la superposition d'un grand nombre de mécanismes de filtrage très différents les uns des autres, qui permettent d'éviter des interactions dangereuses, toxiques et destructrices, sans pour autant établir une distinction draconienne définitive entre un « soi » positif et un « non-soi ». La raison en est, mais elle n'a été perçue que récemment, qu'une division trop stricte et caricaturale entre le soi et le non-soi priverait l'organisme d'une plasticité nécessaire, d'une dynamique adaptative, notamment face à un monde microbien en perpétuel changement, qui modifie les règles du jeu. Pour prendre une métaphore, cette distinction rigide rendrait l'organisme comme un gladiateur caparaçonné dans son armure incapable de se mouvoir. Le système immunitaire est plus proche d'un « rétiaire », ce gladiateur nu qui disposait d'un simple filet pour paralyser son adversaire. Le système immunitaire dispose de plusieurs de ces filets dont le maillage est à géométrie variable.

L'organisme louvoierait ainsi entre un degré zéro d'auto-immunité et une protection absolue contre tout ce qui vient de l'extérieur, conception de la défense qui n'est pas tenable, en présence des exigences de base auxquelles il est confronté : pathogènes et nutriments baignent l'organisme de l'intérieur comme de l'extérieur. Elie Metchnikoff, le zoologiste d'origine russe qui a décrit la phagocytose cellulaire dans différentes espèces autour de 1883, avait pensé que la durée de vie était fondamentalement limitée par la présence d'un intestin qui constitue dans le corps un réservoir de germes et donc une menace permanente. Il avait proposé de désinfecter l'intestin en renonçant à une alimentation carnée et en se nourrissant de yaourts (le *kefir* qui, selon lui, expliquait la longévité des Caucasiens). Il exprimait ainsi son angoisse à l'égard d'un monde microbien à la limite du commensal et du pathogène, présent dans l'organisme et en dehors de lui. L'écologie même de l'organisme rend impossible une définition stable du soi et du non soi. On peut garder la formule mais en se gardant bien de lui donner une stricte interprétation moléculaire. La modernisation cohérente de l'immunologie par la molécularisation précise est donc impossible...

De l'évocation d'une délimitation précise du soi et du non-soi, des apories successives soulevées par les essais de définition précise du soi et du non-soi, on est donc passé à une acception actuelle de plus en plus lâche et contextuelle du soi et du non-soi, contextuelle (Zinkernagel) ou tautologique (Silverstein), au point de rendre difficile une définition précise de l'identité et de représenter l'organisme comme une succession d'états d'équilibre ou plutôt de déséquilibres, qui s'accentuent en cas de maladie (Georges Canguilhem parlait de changements d'allure, par analogie avec l'équitation, et aboutissant un jour à la mort).

Au point d'être tenté par une sorte de définition tautologique : ce qui est le soi, c'est ce qui déclenche une réaction immunitaire et ce qui n'est pas le soi c'est ce qui n'en déclenche pas, mais même cette tautologie n'est pas satisfaisante puisqu'il faut encore distinguer dans une réaction immunitaire l'aspect cognitif, reconnaissance et mémoire, et l'aspect de destruction.

L'immunologie, en dépit de la sophistication de ses montages expérimentaux, fait un large usage du vocabulaire de la vie quotidienne. La circulation de ses cellules est souvent comparée à une mission de reconnaissance visant à évaluer les forces de l'ennemi, du simple espionnage sans actions de destruction immédiate, surtout dans un contexte de guérilla ou le fait de ne pas être identifié est fondamental. L'analogie avec l'image maoïste du guérillero situé dans le peuple comme un poisson dans l'eau est trop évidente pour ne pas la signaler.

L'immunologie croise donc des expériences humaines, et notamment l'appréhension des identités communautaires. Une telle idée avait été évoquée chez plusieurs historiens de l'immunité, mais l'anthropologue américain David Napier a poussé jusqu'au bout l'analogie et proposé d'appeler notre époque « L'âge de l'immunologie ». Il propose une lecture anthropologique de l'immunité en comparant la conception contemporaine du système immunitaire à diverses conceptions du lien social dans différentes cultures. Il considère ainsi que certaines cultures seraient plus « immunologiques » que d'autres et propose en termes anthropologiques ce qui pouvait s'énoncer en termes plus métaphysiques. Une expérience très parlante à cet égard est celle des greffés. Tandis que beaucoup de greffés font part de la sensation exaltante d'une deuxième vie ou d'une résurrection, d'autres au contraire, peut-être à la faveur de rejets partiels ou de conséquences fâcheuses du traitement immunosuppresseur associé, expriment un malaise vis-à-vis de cet organe qui ne leur appartient pas et qu'ils n'ont pas complètement intégré à leur schéma corporel en tout cas dans nos cultures vis-à-vis du cœur, il serait intéressant d'étudier les réactions vis-à-vis des greffes du foie dans d'autres cultures.

Si notre époque est « l'âge de l'immunologie », c'est parce qu'elle manipule des concepts correspondant aux problèmes de notre temps, manifestant peut-être une relation dialectique avec les obsessions de nos sociétés. La notion actuelle chère aux sociologues et aux politologues de citoyen et de groupes négociant en permanence leur identité plurielle aux composantes diversifiées, l'idée de plusieurs cercles concentriques ou sécants entre lesquels l'individu répartit ses fidélités correspond en effet à cette notion d'un système immunitaire, négociant en permanence ses différentes appartenances à différents niveaux du monde vivant dont il fait partie. L'expérience sociale et politique véhicule des thématiques qui contaminent, influencent l'immunologie ou même ont permis de la construire en fournissant un arsenal d'images qui a servi à forger son équipement conceptuel.

La vision moins anthropomorphique d'un système immunitaire qui fonctionnerait comme un automate avec émission et réception de signaux dont dépendrait son comportement est viable, mais la question se pose de ce qui permet d'obtenir une relation optimale entre signaux négatifs et positifs, bref la « bonne forme » d'une signalisation qui permettrait la survie.

Le modèle du danger qui voulait éviter la référence au soi et au non-soi en la remplaçant pragmatiquement par l'évitement d'un « danger », n'a fait que décaler le problème, en faisant appel à l'idée ancienne d'inflammation. Historiquement, les réactions inflammatoires, d'abord longtemps associés à douleur et lésion, ont été douées d'un sens positif quand Metchnikov a décrit la phagocytose ou l'invasion des cellules s'accumulant autour d'un matériau fortuitement introduit dans le corps (l'écharde dans le doigt ou dans l'étoile de mer). L'inflammation a été redéfinie par Matzinger non plus comme le médecin romain Celsius selon la triade rougeur, chaleur, douleur, mais comme tétrade : « danger, death, distress, destruction ».

Le chirurgien Jean-Baptiste Denis tirait déjà argument de la présence des substances paternelles, donc de quelque chose d'étranger dans le fœtus, qui n'en est pas moins accepté par la mère : l'accouchement est assimilable à un rejet, au moment où le fœtus devient viable et menacerait l'organisme maternel si la symbiose se prolongeait. L'existence de mères porteuses, qui acceptent un fœtus ne portant ni les gènes de la mère ni ceux du père, souligne le privilège de la grossesse comme une situation d'immunodépression à la fois spécifique et non spécifique, qui pourtant n'entraîne pas les inconvénients des autres situations d'immunosuppression, parasitisme, infections opportunistes, etc. La description par l'équipe de Jean Dausset d'une molécule d'histocompatibilité d'un genre un peu spécial, le HLA G, sur la barrière placentaire, distinct des antigènes d'histocompatibilité classique, A, B, C, D qui différencient les individus et interviennent dans les conflits de greffe amène à interpréter la barrière placentaire comme une frontière momentanément neutralisée entre la mère et son fœtus.

Le modèle du soi et du non-soi a certainement été construit par référence avec les microbes opposés globalement à l'organisme humain comme une sorte de non-soi. Le changement du statut des agents infectieux notamment sous forme d'oncogènes a dû jouer un grand rôle dans la relativisation de cette notion de soi et de non-soi.

L'immunologie contemporaine est une science biologique privilégiée en ce qu'elle suscite et alimente la réflexion philosophique sur le destin de l'organisme humain. Plusieurs des questions qui l'intéressent, la survie, l'identité, la naissance et la mort, sont des questions qui concernent à la fois le biologiste et le philosophe et sont susceptibles d'une double lecture, une lecture avec ses outils propres, la biologie moléculaire, l'analyse cellulaire, et une lecture plus métaphorique qui invite à la rêverie ou alimente des interrogations quasi métaphysiques. L'immunologie bénéficie d'un ancrage profond dans l'expérience philosophique. Mais elle doit relever un certain nombre de défis énumérés, comme ceux de vaccins innovants notamment pour juguler la pandémie du Sida et dans le domaine de cette affection et probablement reconstruire à cette occasion son architecture conceptuelle avec ou sans référence au soi et au non-soi qui demeure pour le moment son indépassable horizon idéologique .

► AMEISEN J.-C., *La Sculpture du vivant*, Paris, Le Seuil, 1999. – CAMBROSIO A. & KEATING P., *Exquisite Specificity. The Monoclonal Antibody Revolution*, Cambridge, Cambridge Univ. Press, 1995. – DANTZER R., WOLLMAN E. E. & YIMIYA R. (éds), *Cytokines, Stress and Depression*, New York, Plenum, 1999. – EVANS A. S., *Causation and Disease*, New York, Plenum Medical Book, 1993. – EWALD P., *Plague Time, The new germ theory of disease*, New York, Anchor Books, 2002. – FOX-KELLER E., *Refiguring Life : Metaphors of twentieth-century biology*, New York, Columbia Univ. Press, 1995. – FRIDMAN W. H., *La Révolution immunologique. Les Défenses naturelles contre le cancer*, Paris, Lattès, 2000 ; *Le Cerveau mobile*, Paris, Hermann, 1992. – GALLAGHER R. L. *et al.* (eds), *Immunology, the Making of a Modern Science*, Londres, Academic Press, p. 223-229. – JORDAN B., *Voyage au pays des gènes*, Paris, Les Belles Lettres / INSERM, 1995. – JUDSON H. F., *The Eighth Day of Creation. Makers of a Revolution in Biology*, New York, Simon and Schuster, 1979. – KOURILSKY P., *Conference for the inauguration of the immmunology chair*, Paris, Collège de France, 1998, 6. – LANDSTEINER K., *The Specificity of Serological Reactions*, Springfield, C. C. Thomas, 1936. – LEFKOVITS I. (ed.), *The Immune System. A Festschrift in honor of Niels Kaj Jerne*, Bâle, S. Karger, 1980. – LÖWY I., *Between Bench and Bedside. Science, Healing and Interleukin-2 in a cancer ward*, Cambridge, Harvard Univ. Press, 1997. – MAZUMDAR P. H., *Species and Specificity. An interpetation in the History of Immunology*, Cambridge, Cambridge Univ. Press, 1995. – MOULIN A.-M., *Le Dernier Langage de la médecine, Histoire de l'immunologie, de Pasteur au Sida*, Paris, PUF, 1991 ; *L'Aventure de la vaccination*, Paris, Fayard, 1996. – MOULIN A.-M. & SILVERSTEIN A. M., « History of Immunophysiology », *in* J. J. Oppenheim & E. M. Shevach (eds), *Immunophysiology, The role of cells and cytokines in immunity and inflammation*, Oxford, Oxford Univ. Press, 1990, p. 3-13. – SILVERSTEIN A. M., *A History of Immunology*, San Diego, Academic Press, 1989 ; « On the mystique of the immunological Self », *Immunological Reviews*, 159, 1997, p. 197-206.

Anne-Marie MOULIN

→ Allergie ; Auto-immunité ; Bactériologie ; Biotechnologie ; Dépistage ; Génétique médicale ; Greffe, Transplantation ; Hématologie ; Immunothérapie ; Peau ; Sang ; Sida ; Thérapie génique.

IMMUNOTHÉRAPIE

Le développement des immunothérapies – traitements fondés sur le principe de la stimulation des défenses naturelles de l'organisme – a suivi de près la naissance de la bactériologie. Entre 1890 et 1935, la sérothérapie – traitement par un sérum immun spécifique – et la vaccinothérapie – traitement par les vaccins – étaient les seuls traitements spécifiques connus des maladies infectieuses. Le développement des antibiotiques a réduit de manière drastique la diffusion de la sérothérapie et de la vaccinothérapie. Après la Deuxième Guerre mondiale, l'application de la vaccinothérapie fut limitée à la « désensibilisation » des sujets allergiques, et celle de la sérothérapie à des situations d'urgence dans lesquelles il fallait neutraliser rapidement une substance toxique. Depuis les années 1960, et en particulier depuis l'essor des biotechnologies dans les années 1980, on assista de nouveau à de tentatives pour appliquer l'immunothérapie passive et active au traitement des maladies comme le cancer ou le Sida. Au cours du XXe s., l'immunothérapie, souvent porteuse de grands espoirs, n'a conduit que rarement au développement de traitements vraiment efficaces. Les biologistes et les médecins cherchent toujours des méthodes plus performantes d'utilisation des mécanismes d'autodéfense d'organisme à des fins thérapeutiques.

Naissance simultanée de la sérothérapie et de l'immunologie

Entre 1891 et 1890, deux théories en compétition expliquèrent l'immunité développée à la suite d'une infection ou d'une vaccination artificielle. Selon la théorie passive de l'immunité, qui avait les faveurs de Louis Pasteur (1822-1895), le micro-organisme pathogène épuise les éléments nutritifs essentiels dans l'organisme et par là inhibe sa propre multiplication. La théorie active de l'immunité soutenait en revanche que l'organisme produit activement des substances antibactériennes. En 1890, Emil Behring (1854-1917) et son collaborateur, Shibasaburo Kitasato (1852-1931), de l'Institut d'Hygiène de Berlin dirigé par Robert Koch (1843-1910), décrivirent la neutralisation spécifique des toxines sécrétées respectivement par le bacille diphtérique et par le bacille tétanique, au moyen du sérum des animaux immunisés. Un an plus tard, Behring et Kitasato proposèrent d'utiliser un tel sérum dans la thérapie de la diphtérie et du tétanos. Émile Roux (1853-1933) de l'Institut Pasteur de Paris conduisit des essais cliniques sur le sérum antidiphtérique préparé chez le cheval, et conclut que le nouveau traitement diminuait considérablement la mortalité de la diphtérie. Il communiqua ce résultat au huitième congrès international de la médecine à Budapest, en 1894, ouvrant ainsi l'ère de la sérothérapie. Le succès pratique de la sérothérapie antidiphtérique fut aussi celui de la théorie de l'immunisation active. Dès lors, la protection obtenue soit par une infection naturelle soit par la vaccination fut attribuée exclusivement à la stimulation des mécanismes de défense de l'organisme et à la production des substances protectrices spécifiques qui circulent dans le sang. La science de l'immunologie naquit en même temps que la preuve de son utilité, et son développement théorique fut rattaché à l'évolution des approches pratiques : la vaccination, le sérodiagnostic (l'utilisation de sérums immuns pour l'identification des micro-organismes pathogènes) et la sérothérapie.

La production des sérums à usage thérapeutique (en règle générale, un sérum de cheval) devint rapidement une pratique industrielle répandue. Dans les années 1890, ce genre de sérum était produit entre autres par les firmes allemandes Behring Werke et Hoechst, par la firme britannique Parke & Davis ou par l'entreprise américaine Mulford. En France, le journal *Le Figaro* ouvrit une souscription pour créer un service de production de sérum antidiphtérique à l'Institut Pasteur. Une véritable industrie de ce sérum fut installée dans l'annexe de l'Institut à Garches. Et c'est ainsi que l'Institut Pasteur devint le principal producteur de sérum antidiphtérique en France.

La commercialisation du sérum antidiphtérique posa rapidement le problème du contrôle de la qualité du produit. Des médecins contestèrent ainsi l'efficacité thérapeutique de certains sérums. Pour résoudre la question, le ministère allemand de la Santé engagea le chercheur Paul Ehrlich (1854-1915). Nommé directeur de l'institut pour l'évaluation des sérums, il développa une méthode pour calibrer ces substances. Il injecta une quantité fixe de toxine diphtérique à des cobayes et détermina la dernière dilution du sérum qui protège au moins 50 % des animaux des effets mortels de cette toxine. Cette dilution (*lethal dose 50*, ou LD 50) exprimait la puissance d'un sérum donné. La méthode d'Ehrlich, fondée sur le principe que la neutralisation de l'action toxique découle d'une réaction stœchiométrique d'une molécule de toxine et d'une molécule d'antitoxine, un modèle calqué sur celui de la réaction acide-base, ouvrit la voie au développement de l'immunochimie, à savoir l'étude des bases chimiques de la réaction antigènes/anticorps. Elle facilita dans le même temps l'essor des sérothérapies.

L'adoption de la méthode d'évaluation de la puissance des sérums thérapeutiques élaborée par Ehrlich permit la commercialisation des substances ayant un pouvoir de neutralisation connu. Soucieuses de garder leur clientèle, les firmes pharmaceutiques se soumirent volontiers aux règles de contrôle qualité de leurs produits et arrivèrent à fournir des sérums antidiphtériques plus uniformes et plus performants. Entre 1910 et 1935, d'autres maladies infectieuses furent traitées au moyen de sérums spécifiques, en premier lieu la pneumonie. La sérothérapie fut considérée comme un traitement scientifique de pointe, appliqué le plus souvent dans le cadre d'une médecine hospitalière. Elle fut détrônée par le développement des antibiotiques.

Une autre utilisation thérapeutique importante des sérums fut le traitement antivenimeux. Albert Calmette (1863-1933), un médecin des colonies, puis un pastorien renommé, mit au point cette thérapie pendant son séjour au Vietnam, entre 1890 et 1894. La production des sérums antivenimeux fut rapidement reprise par les Instituts Pasteur de métropole et d'outre-mer et par les firmes pharmaceutiques. Le développement de la bactériologie et de l'immunologie dans les pays du Sud était souvent lié à la production des sérums antivenimeux. La maîtrise de cette production et le calibrage du produit permirent aux chercheurs locaux de se familiariser avec les principes de la « science pasteurienne ». De tels sérums continuent à être utilisés aujourd'hui : l'injection d'un antisérum spécifique est toujours un élément important de la thérapie antivenimeuse.

Les accidents de la sérothérapie : la « maladie du sérum » et l'anaphylaxie

Les médecins s'aperçurent rapidement que la thérapie par antisérum diphtérique pouvait induire des effets indésirables, allant parfois jusqu'à à la mort de la personne traitée. En 1902, les physiologistes Charles Richet (1850-1935) et Paul Portier (1866-1962) remarquèrent que l'injection d'une deuxième dose sub-létale d'une toxine à un chien pouvait provoquer la mort subite de l'animal. Richet nomma ce phénomène « anaphylaxie » pour le distinguer de la « phylaxie » – la protection par la vaccination. L'année suivante, Maurice Arthus (1862-1945), de l'Institut Pasteur de Lille, montra que l'anaphylaxie pouvait être induite par une deuxième injection d'une substance totalement neutre, par exemple un sérum immun. En 1905, Bela Schick (1877-1967) et Clemens von Pirquet (1874-1929) relièrent l'anaphylaxie à la « maladie du sérum » souvent observée au cours d'une sérothérapie. Les médecins se rendirent alors compte que la sérothérapie devait être utilisée avec précaution et pouvait induire des effets néfastes.

En 1907, Alexandre Besredka (1870-1940), de l'Institut Pasteur, développa une technique de « désensibilisation » qui consistait à faire une injection subcutanée de petites quantités du sérum utilisé pour le traitement, avant d'en injecter des quantités plus importantes. Cette technique fut par la suite utilisée pour la « désensibilisation » des personnes souffrant d'une réaction allergique à une substance donnée. En parallèle, les médecins développèrent une méthode – la mesure de la réaction cutanée à l'injection intradermique d'une petite quantité de sérum immun – permettant de prédire les réactions d'un individu à la sérothérapie. La combinaison de la présélection des malades, de la désensibilisation et, à partir des années 1920, de l'application de l'adrénaline pour combattre les effets du choc anaphylactique ont rendu la sérothérapie plus sûre, sans toutefois éliminer totalement le danger de complications iatrogènes. En parallèle, l'étude de l'anaphylaxie et des manifestations apparentées, appelées « phénomènes allergiques », ouvrit de nouvelles perspectives aux études physiologiques et physiopathologiques.

La vaccination comme traitement : « vaccinothérapie » et « antivirus »

Avant l'avènement des sulfamides et des antibiotiques, les médecins étaient assez démunis face à une maladie infectieuse. La sérothérapie était relativement efficace lorsqu'il s'agissait de neutraliser des toxines sécrétées par des micro-organismes. Cependant, son efficacité était bien moindre contre les infections induites par des bactéries qui ne sécrétaient pas de toxines. Néanmoins entre 1900 et 1940, des sérums immuns furent appliqués au traitement de nombreuses maladies infectieuses. En parallèle, l'immunologiste britannique Almorth Wright (1861-1947) et ses collaborateurs développèrent une approche fondée sur l'utilisation thérapeutique des vaccins bactériens. Ce traitement s'appuyait sur l'observation que les anticorps spécifiques contre les micro-organismes pathogènes favorisent l'« opsonisation », c'est-à-dire l'ingestion de ces micro-organismes par les cellules phagocytaires (les macrophages) présentes dans le sang périphérique. Selon Wright, du fait que la vaccination augmente la production des « anticorps opsonisants », elle favorise l'élimination des pathogènes, et donc la guérison. La vaccinothérapie, argumenta-t-il, est particulièrement efficace contre certaines infections chroniques, par exemple les abcès ou les inflammations persistantes.

La vaccinothérapie fut surtout en vogue avant la Première Guerre mondiale ; elle n'a jamais atteint le degré de popularité des sérothérapies. Dans sa version originelle, pratiquée par Wright et ses collègues au « département d'inoculation » du Saint-Mary's Hospital de Londres, les médecins préparait un vaccin personnalisé à partir du ou des microbes isolés chez le malade, puis suivaient les effets du traitement par ce vaccin en étudiant le niveau des « anticorps opsonisants » dans le sang. La méthode était compliquée et onéreuse, et de nombreux médecins se plaignaient de sa lourdeur et de la variabilité des résultats obtenus. Néanmoins cette approche survécut jusqu'aux années 1940, notamment dans une version simplifiée qui utilisait des vaccins commerciaux préparés à partir de souches standardisées de micro-organismes.

En France, Alexandre Besredka développa dans les années 1920 et 1930 une autre forme d'immunothérapie active contre les infections chroniques, à savoir le traitement par les « antivirus »

– un surnageant des cultures bactériennes. Besredka expliqua l'action supposée de l' « antivirus » par sa théorie de l'immunité locale, très différente de la théorie d'opsonisation formulée par Wright. Cependant, les applications pratiques de l' « antivirus » étaient semblables à celles de la « vaccinothérapie ». Dans les deux cas, il s'agissait d'une cure prolongée d'injection de bactéries ou de produits dérivés, qui fut utilisée principalement dans le traitement d'infections chroniques ou de pathologies qu'on soupçonnait être d'origine microbienne, tel le rhumatisme. Quand Alexander Fleming (1881-1955), le responsable de la production des vaccins thérapeutiques au « département d'inoculation » du Saint-Mary's Hospital, décrivit en 1932 le traitement local des infections par l'extrait de la moisissure *Pénicillium*, il assimila cette thérapie à une variante de la vaccinothérapie. Fleming affirma que l'extrait de *Pénicillium* stimulait les défenses de l'organisme, un résultat comparable aux effets physiologiques de l' « antivirus » de Besredka.

L'immunothérapie du cancer : des toxines de Coley au BCG

Les premières tentatives de l'immunothérapie du cancer au moyen d'un sérum spécifique préparé avec des cellules cancéreuses, remontent à la fin du XIXe s. Charles Richet et Jules Héricourt (1850-1933) ont employé ce genre de sérums dès 1892 et ont obtenu des résultats, hélas passagers. L'approche utilisée par le chirurgien américain William Coley (1862-1936) semblait plus prometteuse. En 1891, Coley observa une disparition inattendue des sarcomes (un type relativement rare de tumeur maligne) chez un malade atteint d'érysipèle (une infection par le streptocoque). Ayant trouvé des cas semblables dans la littérature, Coley entreprit de provoquer délibérément l'érysipèle chez des malades souffrant d'un sarcome inopérable et obtint des cas de guérison. Plus tard, en raison du grand danger de l'érysipèle, il remplaça cette infection par des injections d'un mélange de toxines bactériennes. De cette manière, il parvint à obtenir des rémissions durables. La thérapie avec les toxines de Coley était pénible et d'une issue incertaine. Entre 1895 et 1915, elle fut néanmoins utilisée par de nombreux médecins, car c'était la seule thérapie qu'on pouvait appliquer au traitement des tumeurs inopérables. Le développement de la radiothérapie du cancer mit fin à la popularité des toxines de Coley.

Dans les années 1930, des chercheurs tentèrent de purifier le principe actif des « toxines de Coley ». Ces tentatives furent à l'origine des premiers essais cliniques de la chimiothérapie du cancer. À partir des années 1940, la recherche thérapeutique en cancérologie fut dominée par les efforts visant à développer des chimiothérapies efficaces. Le regain d'intérêt pour l'immunothérapie du cancer dans les années 1960 fut lié à l'essor de l'immunologie cellulaire. L'observation que les malades cancéreux souffrent souvent du dysfonctionnement des mécanismes d'immunité conduisit à formuler l'hypothèse de la « surveillance immunitaire de cancer ». Selon cette hypothèse, les cellules malignes sont produites sans arrêt par l'organisme sain, mais elles sont détruites immédiatement par le système immunitaire. Une défaillance dans ce système de surveillance serait à l'origine du développement des tumeurs. Les médecins élaborèrent alors des approches destinées à renforcer l'immunité anticancéreuse naturelle, soit par la vaccination spécifique, soit par la stimulation non spécifique des défenses de l'organisme. C'est cette dernière méthode qui devint populaire à la charnière des années 1960 et des années 1970, avec le développement du traitement du cancer par les vaccins microbiens, notamment le BCG (Bacille Calmette Guérin). Malgré des résultats d'abord encourageants, en particulier dans le traitement des leucémies, la thérapie par le BCG fut par la suite jugée décevante.

L'immunothérapie à l'ère des biotechnologies

Dans les années 1970, des chercheurs découvrirent les effets antitumoraux de l'interféron, une protéine (ou plutôt une famille de protéines) dotée de propriétés antivirales. À cette époque, l'hypothèse selon laquelle de très nombreux cancers sont d'origine virale amena à s'intéresser au potentiel anticancéreux de l'interféron. Les scientifiques qui avaient étudié ces substances s'aperçurent que l'interféron inhibait aussi la croissance des tumeurs induites par les carcinogènes chimiques, une activité attribuée à l'effet de cette molécule sur le système immunitaire. Les premiers résultats du traitement du cancer par l'interféron isolé à partir des globules blancs du sang humain furent considérés comme très encourageants. Ils provoquèrent une « course » à la production de l'interféron recombinant (c'est-à-dire produit pas les méthodes de génie génétique). Cette « course » fut couronnée de succès. Au début des années 1980, les médecins eurent accès à des quantités plus importantes d'interféron humain purifié. Ils découvrirent alors que les effets thérapeutiques de cette substance étaient en deçà des grands espoirs qu'elle avait suscités. L'interféron, souvent en combinaison avec une chimiothérapie classique, était certes utile dans le traitement de certains cancers, mais il n'était pas le « traitement miracle » espéré.

Au milieu des années 1980, un autre modulateur des réponses immunitaires, l'interleukine-2, fut considérée comme l'outil d'une thérapie anticancéreuse porteuse d'avenir. De nouveau, on s'aperçut que cette substance, bien qu'efficace dans certaines indications, était loin d'être la « pénicilline du cancer ». D'autres approches de l'immunothérapie du cancer, telles que l'utilisation des anticorps monoclonaux ou la stimulation des cellules cytotoxiques (« tueuses de cellules ») antitumorales, ou bien encore les tentatives de rendre les cellules cancéreuses plus « visibles » pour le système immunitaire, sont utilisées dans le traitement de certains cancers ; d'autres encore sont en cours d'essais cliniques. En parallèle les chercheurs tentent de développer les immunothérapies (vaccinothérapie, traitement par IL-2) des infections virales chroniques : le Sida ou l'hépatite C. Entre 1980 et 2000, ces immunothérapies n'ont eu qu'une portée relativement modeste. La possibilité de mobiliser les défenses naturelles de l'organisme pour lutter contre des pathologies graves, conçue à la fin du XIXe s., continue cependant d'être considérée comme une approche hautement prometteuse et elle motive toujours les efforts des chercheurs.

Coda

Dans un poème « La gloire de Pasteur », couronné en 1913 par le prix de l'Académie des Sciences, Charles Richet affirme que la médecine est devenue efficace grâce à la vaccination pasteurienne :

> « Le microbe féroce obéit à Pasteur !
> « Il ne vient plus porter l'opprobre et la ruine !
> « S'il fait encore mal, c'est un mal innocent
> « Par les heureux poisons qu'il verse dans le sang
> « Ô Nature ! Ô splendeur ! – il protège ! il vaccine ! »

Or, comme l'ont montré des nombreux historiens de la médecine, ce n'est pas la vaccination mais la sérothérapie qui fut à l'origine de l'adhésion massive des médecins à la « doctrine pasteurienne ». Pendant plus d'un demi-siècle, la sérothérapie fut synonyme d'un traitement fondé sur la science et d'une alliance féconde entre la recherche fondamentale, la clinique et l'industrie pharmaceutique. Entre 1895 et 1945, cette approche thérapeutique a joué un rôle important dans le développement des connaissances et pratiques médicales nouvelles. Pourtant elle est demeurée peu visible dans les travaux historiques. Les historiens qui s'intéressent aux sérums immuns s'attardent en règle générale soit sur l'utilisation des sérums comme outil de recherche biologique fondamentale, soit sur leur utilisation comme un moyen diagnostique. En revanche, peu de travaux sont dédiés à la sérothérapie. En l'absence de données fiables sur le volume de production des sérums à des fins thérapeutiques, sur les réseaux dans lesquels ils furent distribués, ou sur les modalités de leur utilisation en clinique, toute tentative d'écrire l'histoire de l'immunothérapie ne peut qu'être partielle et incomplète. Ce domaine important de la médecine du XXe s. attend toujours ses historiens.

► BESREDKA A., *Antivirusthérapie et ses applications*, Paris, Masson, 1930. – FLEMING A., « On specific antibacterial properties of Penicillin and Potassium Tellurite », *Journal of Pathology and Bacteriology*, 35, 1932, p. 831-842. – KEATING P., « Vaccine therapy and the problem of opsonins », *Journal of the History of Medicine and Allied Sciences*, 43, 1988, p. 275-296. – LÖWY I., « Experimental systems and clinical practices : Tumor immunology and cancer immunotherapy 1895-1980 », *Journal of the History of Biology*, 27, 1994, p. 403-435. – MOULIN A.-M., *Le Dernier langage de la médecine. L'histoire de l'immunologie de Pasteur au Sida*, Paris, PUF, 1991. – PORTIER P. & RICHET C., « De l'action anaphylactique de certains venins », *Comptes Rendus de la Société de Biologie*, 54, 1902, p. 170-172. – ROUX E., « Sur les sérums antitoxiques », *Annales de l'Institut Pasteur*, 8, 1894, p. 722-727. – SILVERSTEIN A., *A History of Immunology*, San Diego, Academic Press, 1989. – WARBOYS M., *Spreading Germs*, Cambridge, Cambridge Univ. Press, 2001. – Coll. : Medical Reserch Council Therapeutic Trials Committee, « The serum treatment of lobar penumonia », *British Medical Journal*, i, 1934, p. 241-245.

Ilana LÖWY

→ Biotechnologie ; Cancer ; Immunologie ; Maladies Émergentes ; Pastorisme ; Thérapie Génique.

INCONSCIENT

L'usage commun – aujourd'hui assez banalisé – du mot d' « inconscient » reste néanmoins en partie indexé à la psychanalyse ainsi qu'à la généralisation culturelle de sa référence. Même si le terme de « subconscient » conserve une valeur de vocable psychologique (des pensées, des intentions ou des affects se présentant *en deçà* de la conscience ou donnés pour *non encore conscients*), le mot d' « inconscient » bénéficie, en quelque sorte, d'une possible légitimité de *notion* en raison de la connotation de l'objet de la découverte dans lequel la psychanalyse en est venue à se reconnaître.

Mais prenant valeur de contenu doctrinal, la systématisation d'une telle indexation n'est pas allée sans faire courir le risque de définitions programmatiques : depuis un peu plus d'un demi-siècle les psychanalystes se sont attachés à assurer la spécificité psychanalytique – métapsychologique – de l'inconscient : en quoi l'inconscient pourrait être constitué de « représentations (de) choses », se concevoir comme le langage ou la condition de celui-ci ou encore ne disposer que d'une vertu nominale d'inférence rendue nécessaire par la pratique d'une technique d'écoute et d'interprétation ?

Dans ces conditions, on ne saurait être surpris par les discussions relativement récentes visant à déposséder la psychanalyse de l'exclusive appropriation d'un terme et de sa notion. Les neurosciences cognitives n'ont pas été sans revendiquer une théorie de l'inconscient en relation avec des opérations de mentalisation de l'information.

Rappelons brièvement que le terme d'*inconscient* a reçu, pour la première fois, son usage conceptuel dans la langue anglaise en 1751. C'est alors à un juriste écossais, Henry Home Kames (1696-1782), que l'on doit un tel usage : l'inconscient prend signification de non-conscient et se rapporte à des intentions d'actes soustraits à la connaissance par la conscience. Sans alors affecter le terme d'une valeur théorique, on comprend tout à fait qu'il faille imaginer que des actes produits comportent une part d'inconscient. Peu après (mais sans lien apparent), le début du romantisme allemand accordera à l'inconscient valeur de désignation des forces obscures qui participent aux passions humaines – notamment de façon destructrice. Dans le prolongement de cette signification, des philosophes comme Wilhelm von Schelling (1775-1854), Arthur Schopenhauer (1788-1860), Friedrich Nietzsche (1844-1900), ouvrent la pensée et la littérature allemandes à une expérience de l'exploration et de la découverte des régions obscures de l'âme proches du rêve et de la folie. Dans un tel contexte philosophique et culturel, la psychologie et la psychiatrie allemandes n'auront pas de peine à prendre en compte, à la fin du XIXe s., l'intérêt pour les phénomènes de l'inconscient. À la suite du médecin autrichien Franz Anton Mesmer (1734-1815), célèbre pour sa théorie et sa pratique du magnétisme, on s'intéresse déjà aux automatismes mentaux et aux dissociations de la conscience. Mais on attendra Johann Friedrich Herbart (1776-1841), Hermann Ludwig, Ferdinand von Helmholtz (1821-1894), Gustav Theodor Fechner (1801-1887), Wilhelm Wundt (1832-1920) pour voir apparaître des travaux de recherche expérimentale en psychologie et en physiologie, accordant aux phénomènes infra-conscients et inconscients une fonction déterminante non négligeable dans la vie psychologique ainsi que dans les manifestations psychopathologiques. Il convient de noter que le philosophe Leibniz représentait une référence majeure, au point que Fechner revendique le projet de constitution d'une psychologie leibnizienne sur la base de la compréhension rationnelle de l'infra-conscient de la perception et de la mémoire.

Doté de la signification de « pensée » et de « vie psychique », le terme d'« inconscient » fut utilisé par l'écrivain Henri Amiel (1821-1881) et il entra « officiellement » en 1878 dans le *Dictionnaire de l'Académie française*.

Ce bref rappel historique ne saurait donner la mesure qu'il conviendrait d'accorder à la philosophie du sujet, de la pensée et de la connaissance dont le rôle est tout à fait majeur pour la problématique de l'inconscient (voir les contributions dans l'*Encyclopédie philosophique*). Qu'il s'agisse de Descartes, de Spinoza ou de Kant et, plus récemment, de Bergson ou de Sartre, la problématique philosophique de l'inconscient est au cœur de discussions encore actuelles entre les sciences neurocognitives et la psychanalyse, voire même au sein de la psychanalyse.

Inconscient et opérations du devenir conscient

Les débats relativement récents entre neuropsychologues et psychanalystes sur une définition de l'inconscient ont assez vite fait apparaître leur quasi-impasse. Cette impasse déjà formulée par Freud (1915) tient à l'hétérogénéité des situations d'observation, des méthodes d'investigation et des objets construits. On dirait, par exemple, que l'objet peut prendre le même nom alors que les constructions sont différentes selon qu'il s'agit d'une approche neuropsychologique ou d'une approche psychanalytique. Le *rêve* du neurophysiologiste n'a que peu de rapport avec le *rêve* du psychanalyste ! Avec le *concept d'inconscient,* l'hétérogénéité des champs se trouve renforcée. C'est même, sans doute, grâce à cette hétérogénéité qu'un débat est possible entre neurobiologistes et psychanalystes.

De ce point de vue, la neuropsychologie n'a avancé ses hypothèses sur *un* inconscient qu'après avoir tenté de délimiter et de clarifier la notion de conscient (plutôt que de conscience). Selon William James, le « cauchemar des philosophes » – la conscience – est un terme non seulement polysémique mais extrêmement flou dans son usage. Dans la continuité de Darwin et de Spencer, la conscience est inséparable de la survie de l'espèce. Elle dispose d'une organisation corticale et sub-corticale particulièrement complexe, qui s'accroît en fonction des organismes et de leur nécessité d'adaptation sélective et de création de nouveaux comportements. On pourrait justifier encore la proposition de Bergson dans *Matière et mémoire,* selon laquelle la « complication graduelle d'un système nerveux capable de canaliser des excitations et d'organiser des actions » constitue pour l'essentiel le phénomène d'apparition de la conscience. Du fait même que le primat de la conscience tient avant tout à l'évidence de sa simplicité adaptative – plus ou moins différenciée et efficace selon les individus – on comprend d'autant mieux que le courant phénoménologique initié d'abord par Brentano puis par Husserl ait, dans sa propre méthode, valorisé l'intentionnalité de la conscience tant dans l'activité de perception des objets que pour l'activité de la pensée idéative et pour la mémoire. La description de ces intentionnalités dans diverses sortes d'expériences humaines laissait, il est vrai, au neuro-physiologiste le soin de comprendre le rôle de la formation réticulée du tronc cérébral dans la production du tonus nerveux nécessaire à l'activation du cortex (Jeannerod). On conçoit, dans ces conditions, que la pensée organo-dynamique de H. Jackson se soit retrouvée dans une conception très phénoménologique de Henri Ey et de son approche psychopathologique des troubles mentaux. La notion de conscience devient déjà plus précise lorsqu'il s'agit de traiter des altérations de l'attention. N'est-ce pas en effet l'*attention* qui rend exemplaire la fonction de la conscience et qui peut faire l'objet d'évaluations et d'explorations objectives ? Les avancées de Crick (1984) sur le rôle de relais des informations sensorielles par les noyaux spécifiques du thalamus confèrent une sorte de validation à l'intentionnalité des actes conscients.

Marc Jeannerod est, parmi les neuropsychologues, celui qui a contribué de la façon la plus pertinente à reformuler le problème du *devenir conscient* – cela notamment sur la base des opérations perceptives visuelles. Selon cet auteur, une tradition de pensée aboutissant aujourd'hui au « cognitivisme » conçoit la vie mentale et psychique davantage inconsciente que consciente. C'est ainsi que Helmholtz (1867) créditait déjà la certitude des actes de conscience perceptive d'une « irrésistibilité » des inférences inconscientes. La stabilité de ces inférences rend possibles à la fois leur connaissance par introspection et leur étude psychophysique aux fins d'établir des lois de fonctionnement. Le progrès réalisé sur cette voie peut s'exprimer ainsi : dans son acception générale de « sujet conscient », la conscience ne donne aucun moyen d'accéder à des opérations mentales inconscientes ; qui plus est, elle produit un leurre du fait de l'extrême subjectivité des témoignages. En revanche, c'est sur la base de phénomènes spécifiques que l'on peut chercher accès à des opérations inconscientes entrant dans de tels phénomènes. Le point de vue jacksonien de la hiérarchie des instances, qui consiste à concevoir l'inconscient comme régression des activités mentales, ne peut plus être soutenu. Et ce qui est conçu comme cognitif ne peut plus être assimilé – par effet de définition – à ce qui est conscient. Ces recherches, fort nourries d'observations portant sur l'animal et sur l'homme (sain et malade), ont conduit à développer des hypothèses relatives aux opérations inconscientes complexes inférées. Il en résulte une topique de ces opérations (Fodor). Et, grâce aujourd'hui à l'imagerie cérébrale, on sait déterminer dans quelles conditions la plasticité du cerveau éclaire un fonctionnement inconscient implicite des activités sélectives du conscient.

L'inconscient dans la psychanalyse

Dans son article « Neurobiologie et psychanalyse », Daniel Widlöcher prend soin de rappeler brièvement les sources d'une confusion issue en partie de l'évolution des écrits de Freud. Dans sa contribution sur l'aphasie ainsi que dans son *Esquisse de psychologie scientifique,* Freud chercherait (du moins le pense Widlöcher) à décrire « des événements mentaux, indépendants de la conscience ». En cela, Freud pourrait être tenu pour celui qui a ouvert la voie à la neuropsychologie moderne. Nombre de neuropsychologues intéressés par l'ouverture de ponts avec la psychanalyse (et notamment sa théorie de l'inconscient) tiennent l'*Esquisse d'une psychologie scientifique* pour un texte inaugural ayant anticipé sur une approche scientifique de la mémoire (traces mnésiques) de l'inscription de l'inconscient et du devenir conscient. Ce point de vue a donné lieu à des ouvrages et à des articles visant à établir une homologie entre *inconscient psychanalytique* et *traitement inconscient de l'information.* C'est l'approche de B. Kissin dans *Conscious and Unconscious of the Brain* (1896). Ce serait la non-mentalisation du stimulus pulsionnel plutôt que sa perlaboration et son élaboration qui définirait l'inconscient. De façon plus intéressante, la théorie avancée par J.-P. Tassin (1989) s'appuie sur une formalisation assez pertinente des processus neurophysiologiques observés au cours du sommeil, afin de chercher à établir « un lien entre l'inconscient psychanalytique et les connaissances actuelles en neurobiologie ».

Partant à nouveau de la remarque de M. M. Gill – selon laquelle la psychanalyse explore le sens de l'expérience (du) psychique et ne doit pas prétende s'inscrire dans les sciences de la nature – Daniel Widlöcher fait remarquer que les travaux neurobiologiques ou neuropsychologiques intéressés par la modélisation de l'« inconscient psychanalytique », obéissent au présupposé d'une identité possible des situations où l'expérience psychique est accessible à la conscience (situations réflexives ou expérimentales), et des situations psychanalytiques où l'expérience psychique est construite à deux (analyste et patient) au travers des productions transférentielles et contre-transférentielles. « La tentative est intéressante, écrit Widlöcher, bien qu'elle offre plus d'éclaircissements sur la physiologie de l'expérience onirique que sur l'expérience inconsciente proprement dite. »

On ne rappellera pas ici les paramètres de la *situation analytique* et son *cadre.* Le dispositif du cadre privilégie, comme on le sait, le divan (patient allongé), le fauteuil (l'analyste en arrière), plusieurs séances hebdomadaires régulières, une durée invariante de chaque séance... Et ce qui se désigne comme *instauration de la situation analytique* relève des conditions de l'écoute (« égale en suspens ») qui ouvre la parole (associations libres) à l'expérience singulière (du) psychique et ainsi à ce qu'on nomme « régression transférentielle ».

Deux questions se trouvent alors posées. D'une part, est-ce que l'inconscient dans la psychanalyse peut être conçu, du fait de sa définition, comme indépendant de l'instauration d'une cure analytique (avec tout ce qu'elle comporte d'un point de vue clinique et technique) ? Et, d'autre part, les oppositions théoriques qui se sont fait jour parmi des psychanalystes entre un « inconscient du désir », un « inconscient de la chose » et un « inconscient de langage » ne relèvent-elles pas de conceptualisations secondes qui recouvrent des pratiques différentes de la psychanalyse, quelles que soient les positions métapsychologiques freudiennes dont elles se réclament ?

Le texte de Freud sur « L'inconscient » (1915) (in *Métapsychologie*) mérite ici toute notre attention. La question ouvrant le texte est : « Comment parvenir à la connaissance de l'inconscient ? Naturellement, nous ne le connaissons que comme conscient, une fois qu'il a subi une transposition ou traduction en conscient » (p. 65). La mise à l'écart du conscient est survenue à un certain moment et dans certaines circonstances : le travail analytique consiste à défaire les résistances afin que reviennent au conscient les représentations refoulées.

L'argumentation de la *« justification de l'inconscient »* – dont l'hypothèse est « nécessaire et légitime » – est engagée par cette considération que nombre d'actes psychiques conscients « pour être expliqués, présupposent d'autres actes qui, eux, ne bénéficient pas du témoignage de la conscience ». La « prétention intenable » serait-elle de vouloir faire coïncider le psychique et le conscient ? D'ailleurs « la conscience ne comporte à chaque moment qu'un contenu minime si bien que, mis à part celui-ci, la plus grande partie de ce que nous nommons connaissance consciente se trouve nécessairement, pendant de longues périodes, en état de latence donc dans un état d'inconscience psychique ». L'argumentation développée par Freud est très serrée. Elle aboutit non pas seulement à la spécification dynamique d'états psychiques inconscients mais elle récuse toute possibilité d'y avoir accès par une méthodologie expérimentale : « Aucune représentation physiologique, aucun processus chimique ne peut nous fournir une idée de leur nature » (p. 69). Comme ces états psychiques inconscients peuvent être décrits selon les mêmes catégories en vigueur pour les actes conscients (mais sont des états auxquels il manque la conscience), la psychanalyse se donne la *tâche de traduction* des représentations inconscientes et actes de conscience. La limite préalable désignée par Freud aux philosophes est celle de n'avoir aucune expérience de la psychopathologie et de ses faits d'observation directe. C'est, en effet, une telle observation – selon l'approche psychanalytique – qui sollicite la méthode de découverte et lui impose la nécessité de traduire dans la langue de la communauté ce qui est dans le langage de l'inconscient.

La *légitimité* de l'hypothèse de l'inconscient est argumentée sur la base de la pratique de l'*inférence* – ou identification compréhensive du comportement de l'autre : « L'hypothèse de la conscience repose sur une inférence et ne peut bénéficier de la certitude immédiate que nous avons de notre propre conscience » (p. 71). Semblable inférence, tournée vers le comportement des autres dont on est prompt à comprendre (de façon « paranoïaque ») la signification intentionnelle, se met en échec lorsqu'il s'agit de la pratiquer à l'égard de soi-même (la « personne propre »). Lorsqu'on cherche à appliquer à soi-même la connaissance par inférence, on ne découvre que de la conscience (seconde conscience, troisième, quatrième...). Autrement dit, « il ne reste pas d'autres solutions à la psychanalyse que de déclarer les processus psychiques inconscients en soi et de comparer leur perception par la conscience à la perception du monde extérieur par les organes des sens. [...] L'hypothèse psychanalytique de l'activité psychique inconsciente nous apparaît d'une part comme une forme dérivée de l'animisme primitif qui nous renvoyait partout un reflet des consciences semblables à la nôtre, et d'autre part, comme la suite de la correction apportée par Kant à notre conception de la perception externe » (p. 74). Et l'analogie avec le raisonnement kantien aboutit ici à cette recommandation de « ne pas mettre la perception de conscience à la place du processus psychique inconscient qui est son objet » *(ibid.)* et au corollaire : « Le psychique n'est pas nécessairement en réalité tel qu'il nous apparaît » *(ibid.)*. Dans ces conditions, il en est fini de devoir espérer que l'inconscient serait *phénoménologiquement* un simple sous-entendu du conscient, déchiffrable par la conscience solipsiste. On pourrait avancer cette idée que *l'inconscient est cet objet méconnaissable construit dans la situation analytique entre le patient et l'analyste*. Freud introduit, en effet, cette pensée de l'altérité où l'inconscient est – comme dit Lacan – « discours de l'autre ». La *topique* de l'inconscient et du conscient exclut, bien sûr, toute localisation neuropsychologique. Là encore, Freud prend soin de resituer les choses dans la situation analytique : le devenir conscient de la représentation inconsciente refoulée (communiquée par l'analyste qui l'a construite ou devinée) ne lève pas pour autant le refoulement. « Mais maintenant le patient a effectivement la même représentation qui lui a été communiquée et, deuxièmement, comme nous le savons avec certitude, il porte en lui, à côté de ce souvenir mais sous l'ancienne forme, le souvenir inconscient de ce qui a été vécu » (p. 80). Le contenu apparemment identique des représentations, consciente et inconsciente, renvoie de fait à des inscriptions « différentes et topiquement séparées ». La levée du refoulement intervient lorsqu'une représentation consciente entre en liaison avec des traces mnésiques inconscientes.

« La reconnaissance de l'inconscient » va alors permettre à Freud – s'appuyant alors sur le rêve et la schizophrénie – de distinguer *représentation de mot* et *représentation de chose*. « Celle-ci consiste en l'investissement sinon des images mnésiques directes de choses du moins en celui de traces mnésiques plus éloignées et qui dérivent. Nous croyons maintenant tout d'un coup savoir en quoi une représentation consciente se distingue d'une représentation inconsciente [...] la représentation consciente comprend la représentation de chose – plus la représentation de mot qui lui appartient, la représentation inconsciente est la représentation de chose seule » (p. 118). La valeur accordée ici par Freud au *préconscient* (Pcs) confirme la dimension dynamique de la topique freudienne. Car c'est lorsque le *Pcs* apparaît que la représentation de chose peut être dite surinvestie « du fait qu'elle est reliée aux représentations de mots qui lui correspondent ». Ces surinvestissements rendent possible l'expression en mots des représentations inconscientes.

Il revient certainement à Jean Laplanche d'avoir effectué, de façon décisive, les mises au point qui s'imposaient quant à la notion d'inconscient *(op. cit.)*. Revenant sur l'idée de Lacan selon laquelle « l'inconscient est le discours de l'autre », Jean Laplanche donne une formulation plus ouverte. « C'est l'analyse qui retransforme en communication ce qui essentiellement est fermé sur soi-même, dans l'inconscient, et c'est dans la mesure où il est fermé sur lui-même que l'inconscient est répétitif » (*op. cit.*, p. 124). Ce qui renforce notre propre point de vue, à savoir que l'inconscient n'est pas chose en soi mais est construit dans la situation analytique.

Dans sa « mise au point », Laplanche énonce plusieurs propositions : « Tout d'abord l'inconscient n'est pas une structure. L'inconscient ce sont des *éléments* mnésiques, ce sont des représentations refoulées, comme le disait Freud, des *Vorstellungen* » (*op. cit.*, p. 141). La notion de représentation-chose signifie que ces éléments mnésiques ne renvoient qu'à eux-mêmes. Ces représentations ne sont pas à proprement parler des contenus, mais des *processus*. Et ce qui caractérise un processus dit *primaire* – donc l'inconscient lui-même – c'est « une circulation non freinée, de l'investissement, dans des circuits de représentations. Une circulation non réglée parce que coupée de toute visée référentielle, et coupée de toute communication » (*op. cit.*, p. 141). D'autre part, l'inconscient (dans son acception dynamique) résulte du refoulement.

Situation psychanalytique et reconstruction de l'inconscient

Ainsi que je l'ai indiqué, le débat entre neurosciences et psychanalyse sur l'inconscient a bien peu de chance de contribuer à renforcer un esprit de collaboration. En effet, la question se pose de savoir si, dans la psychanalyse, l'inconscient gagne à être théorisé comme un concept unitaire alors que c'est la situation analytique qui construit l'inconscient.

L'idée de construction de l'inconscient est présente à l'œuvre clinique de Freud, quelle que soit la conceptualisation métapsychologique dont l'inconscient fait l'objet dans les textes cités. Mais c'est surtout dans l'article de 1937 sur « Constructions dans l'analyse » que la pensée en est la plus explicite. Dans cet article, Freud fait de la non-communication inter-subjective l'une des caractéristiques du travail analytique : « Ici nous devons nous rappeler que le travail analytique consiste en deux pièces entièrement distinctes, qui se jouent sur deux scènes séparées et concernent deux personnages dont chacun est chargé d'un rôle différent. »

Tandis que l'analysé est amené à se remémorer « quelque chose qu'il a vécu et refoulé », la tâche de l'analyste est celle, « d'après les indices échappés à l'oubli », de *« deviner »* ou, « plus exactement », de *construire* « ce qui a été oublié ». Ce travail de construction peut être tenu pour celui de reconstruction d'un passé. Mais il n'est pas si éloigné que cela, nous dit Freud, du *délire* qui produit des « morceaux » de « vérité historique » – ce travail est intrinsèquement lié à la structure du dispositif analytique. Cela signifie que ce dispositif de parole privilégie les processus primaires des formations de l'inconscient (rêve, transfert, fantasme) pour autant que l'écoute de l'analyste se laisse former par le langage du symptôme dans sa singularité personnelle.

Constructions de l'inconscient : est-ce à dire que l'inconscient n'existerait pas hors de la situation analytique ? Certes non – comme le montrent la psychopathologie de la vie quotidienne ainsi que toute traduction de la culture. Mais la spécificité de l'inconscient dans la psychanalyse ne saurait objectiver celui-ci. Le « traitement psychanalytique » est issu de la psychothérapie de l'hystérie offrant cet avantage symptomatique de donner à voir l'*ambigu (Zweideutig)* de la manifestation et, ce faisant, de solliciter le rapport transférentiel. C'est la force des transferts qui exige l'écoute et la construction de l'inconscient.

Précisément, le moment historique de la découverte de la psychanalyse ne représente pas un acte philosophique mais bien plutôt introduit dans la médecine et la psychiatrie une rupture qui vise, chez Freud, à leur confier une nouvelle dimension.

On ne saurait revenir ici sur la fonction prise dans la médecine par la référence psychanalytique à l'inconscient. Tout en justifiant l'idée que les maladies somatiques – quelles qu'elles soient – comportent une composante névrotique appartenant à l'histoire personnelle du patient, Freud s'est bien gardé de prôner l'ambition d'une interprétation directe des fonctionnements inconscients de la maladie somatique. La prudence de Freud à l'égard, notamment, de Groddeck *(Le Livre du Ça)*, puis de Victor Von Weizsäcker *(Körfergeschehen und Neurose)*, est on ne peut plus manifeste. Il le rappellera, en de nombreuses occasions, à S. Ferenczi : l'analyste a à travailler avec un matériel *psychologique* et il doit bien se garder d'utiliser ses connaissances psychopathologiques dans les interprétations qu'il communique au malade. En revanche, il est de toute première importance de prendre en considération l'économie de la libido dans le cas des maladies organiques, de même qu'il est nécessaire de conserver une attention toute particulière à l'hypocondrie fort riche en enseignements sur la fonction du psychique par rapport au somatique (Texte personnel). La position freudienne, assez éloignée de la démarche psychosomaticienne qui se développera par la suite, maintient donc l'éthique de la médecine ainsi que le rôle de la psychiatrie. Mais la psychanalyse, de nature extradisciplinaire, ne saurait se concevoir comme médicale. Dans *La Question de l'analyse profane* (trad. fr. éd. Gallimard, 1990), Freud ne défend pas seulement la possibilité de pratique de la psychanalyse par les non-médecins : il met en garde contre les dangers que représenterait la « médicalisation » de la psychanalyse, tendant alors à se sédimenter dans des concepts et des comportements qui lui sont hétérogènes et qui fausseraient la théorie tout autant que la pratique qui lui est liée.

▶ BERGSON H., *Matière et mémoire*, Paris, PUF, 1939. – CHANGEUX J.-P., *L'Homme neuronal*, Paris, Fayard, 1983. – EY H. (dir.), *L'Inconscient*, Paris, VIe Colloque de Bonneval, Desclée de Brouwer, 1966. – FÉDIDA P., « Le Site de l'étranger », *La Situation psychanalytique*, Paris, PUF, 1995. – FREUD S., *Métapsychologie*, trad. fr. J. Laplanche & J.-B. Pontalis (dir.), Paris, Gallimard, 1976 ; « Constructions dans l'analyse », trad. fr. J. Laplanche, *Résultats, idées, problèmes II*, Paris, PUF, 1985. – JAMES W., *The principe of psychology*, Londres, Macmillan, 1890. – JEANNEROD M., « Traitement conscient et inconscient de l'information perceptive », *Revue internationale de psychopathologie*, n° 1, 1990. – LAPLANCHE J., *L'Inconscient et le Ça*, Paris, PUF, 1981. – PRIBRAM K. M. & GILL M. M., *Le Projet de psychologie scientifique de Freud : un nouveau regard*, trad. fr. A. Rauzy, Paris, PUF, 1968. – TASSIN J.-P., « Peut-on trouver un lien entre l'inconscient psychanalytique et les connaissances actuelles en neurobiologie ? », *Neuro-Psy*, vol. 4, n° 8, 1989. – VINCENT J.-D., *Biologie des passions*, Paris, Odile Jacob, 1986.

Pierre FÉDIDA

→ Conscience ; Dépression ; Névrose ; Psychanalyse ; Romantisme.

INDIENNE (Médecine)

La médecine indienne est encore largement pratiquée en Asie du Sud à l'époque contemporaine. Elle se nomme *âyurveda* en sanskrit, ce qui signifie « Savoir *(veda)* pour [prolonger] la durée de vie *(âyus)* », ou encore *astânga*, « [la science] Octopartite », parce qu'elle fut primitivement divisée en huit spécialités dont seule la première est enseignée aujourd'hui : « médecine [interne] » *(cikitsâ)*, pédiatrie, démonologie, ophtalmologie-ORL, chirurgie, toxicologie, cures de jouvence, aphrodisiaques. La physiologie humorale de la médecine ayurvédique est en accord avec la physiologie cosmique formulée dans les Veda puis dans les Upanishad (entre 700 et 300 av. J.-C.). Cependant les textes médicaux sanskrits les plus anciens qui nous aient été transmis datent d'une époque beaucoup plus récente, celle de Galien (131-201) en Occident. Nous n'avons pas trace, en effet, d'écrits médicaux antérieurs à la *Susrutasamhitâ* et la *Carakasamhitâ*, les « Recueils » *(samhitâ)* de Susruta (prononcer « Souchrouta ») et de Caraka (prononcer « Tcharaka »), composés dans les premiers siècles de notre ère. Comme souvent dans les littératures techniques de l'Inde, une datation plus précise serait illusoire, mais ces exposés d'une doctrine parfaitement achevée supposent une longue élaboration au cours des siècles précédant leur rédaction finale.

Au début du VIIe s. apr. J.-C., Vagbhata a condensé la médecine ayurvédique en un troisième traité dont le rayonnement fut immense, l'*Âstangahrdayasamhitâ*, « Recueil de l'Essence *(hrdaya)* de [la science] Octopartite ». D'autres recueils ont été composés en sanskrit jusqu'au XXe s., ainsi qu'une très riche littérature de commentaires et de traités spécialisés d'étiologie et de thérapeutique, de matière médicale et de pharmacie, sans lesquels le texte des traités anciens serait pour nous lettre morte, mais les techniques et les notions qu'exposent les trois grands traités de Susruta, Caraka et Vagbhata, avec seulement quelques divergences, n'ont pas cessé d'être enseignées jusqu'à nos jours. Ces textes ont fait l'objet depuis quelques décennies de bonnes traductions en langue anglaise. Ils fondent une pratique médicale en plein renouveau depuis le début du XXe s. et une pharmacie aujourd'hui industrialisée.

Une médecine humorale

La pratique médicale est conceptuellement subordonnée à une théorie des humeurs. Le diagnostic porte sur la personne du patient en son entier dont le médecin analyse le « tempérament » *(prakrti)*, sans coupure entre le corps et l'esprit. Les lois de la physiologie humaine sont coordonnées aux lois du Dharma, l'ordre social et cosmique, qui gouvernent à la fois le corps et son milieu de vie. La matière du corps vivant (microcosme) comme celle de la nature environnante, est constituée de cinq éléments : terre, eau, feu, vent, éther. Les éléments se manifestent dans les lieux du corps où ils prédominent et dans les fonctions qu'ils assurent. Trois d'entre eux sont actifs, le vent *(vâyu)*, le feu *(agni)* et l'eau *(jala)*, qui circulent dans les profondeurs de l'organisme sous la forme des trois humeurs, le vent *(vâyu)*, la bile *(pitta)* et le flegme *(kapha)* ; la santé résulte de leur concours bien réglé. Les humeurs sont à la fois des fluides nourriciers, des fonctions physiologiques et, par suite de leurs dérèglements, les causes les plus générales des maladies. En schématisant, on peut dire que l'excès de vent (principe de motricité et de tonus nerveux) entraîne des rhumatismes et des paralysies, l'excès de bile (principe de digestion et d'acuité mentale), certaines formes d'hémorragie, et l'excès de flegme (principe d'onctuosité et d'endurance) des œdèmes. C'est toujours une subtile combinaison des trois humeurs qui détermine l'idiosyncrasie du patient. Parmi les doctrines relativement nombreuses et précises qui rapprochent l'*Ayurveda* de la médecine de Galien, la plus importante est celle de « la guérison des contraires par les contraires » : il faut traiter le froid par le chaud, la bile par le flegme, etc. Les remèdes composés, dont la matière est essentiellement végétale et dont le type idéal est la décoction, mettent en œuvre ce principe de guérison par les contraires. Chaque préparation médicamenteuse concentre de nombreux ingrédients et adjuvants (polypharmacie), dont chacun apporte au mélange ses propriétés spécifiques et fournit sa contribution particulière à la guérison ; ils sont choisis et associés de telle façon que cette architecture du remède composé soit le symétrique inverse de l'idiosyncrasie du malade.

Les connaissances anatomiques sont rudimentaires dans la tradition ayurvédique. Cette carence de l'anatomie s'explique par les interdits religieux, les règles de pureté dans la société brahmanique, qui détournent le praticien de tout contact avec le sang et les cadavres. En outre, le corps humain n'est pas conçu comme un système d'organes ayant une forme fixée, déterminée et localisable sur une planche d'anatomie, mais comme un faisceau d'énergies fluides dont il n'existe pas de représentation visuelle. Les fluides vitaux se diffusent à travers un réseau très ramifié de canaux invisibles : telle est l'image du corps, dont, au demeurant, les textes médicaux sanskrits n'ont jamais produit aucune illustration graphique avant la publication au XXe s. d'ouvrages syncrétiques, qui établissaient des correspondances entre la nomenclature sanskrite des parties du corps et la science occidentale et recopiaient les planches d'anatomie de la médecine moderne en sanskritisant les légendes.

La théorie des humeurs détermine la physiologie et la nosologie. Aux trois humeurs s'ajoutent sept tissus organiques : le chyle, le sang, la chair, la graisse, l'os, la moelle et le sperme ou le lait, qui s'engendrent les uns les autres par des cuissons successives à l'intérieur du corps : le sang résulte de la cuisson du chyle, la chair de la cuisson du sang, etc. C'est la série des trois humeurs qui oriente le schéma corporel en fonction duquel sont classées les maladies, car chaque humeur s'accumule plus particulièrement dans l'une des trois grandes parties du corps : la bile (feu liquide) dans le « ventre » *(kostha)* et les voies digestives, le flegme (aqueux) dans la peau et les tissus qui constituent les « voies périphériques » *(sâkhâ)*, et le vent (fluide pneumatique) sur les « points vulnérables » *(marman)* – le cœur, la tête et le cou – et les « articulations osseuses » *(asthisandhi)*. L'enseignement de la nosologie, dans lequel on énumère toujours les maladies internes en commençant par la catégorie des fièvres, suit un ordre traditionnel que justifie ce schéma corporel. Lorsqu'on passe de la fièvre à l'œdème puis de l'œdème au rhumatisme dans la série des maladies internes, l'assiette ou l'épicentre des lieux du corps affectés se déplace, en passant respectivement du *kostha* (les voies centrales) aux *sâkhâ* (les voies périphériques) puis aux « points vulnérables » et « articulations osseuses » qui constituent ensemble le troisième système de voies organiques ou « voies [de diffusion] des maladies » *(rogamârga)*. Énoncer la théorie des trois voies de diffusion des maladies, c'est dessiner une image du corps cartographiant le flux des humeurs dans leurs lieux privilégiés d'accumulation.

Les trois parties de la thérapeutique

L'histoire de la médecine ayurvédique est liée à l'histoire philosophique et religieuse de l'hindouisme et du bouddhisme. Les doctrines hindoues de la transmigration de l'âme et de la rétribution des actes accomplis dans les vies antérieures sont enseignées dans les traités de Susruta et Caraka. La tradition orale fait de Vagbhata un bouddhiste, mais on a récemment démontré (Meulenbeld) que la question de son appartenance religieuse était indécidable parce que sa terminologie philosophique – *maitrî*, « la Compassion pour tous les êtres », *râgâdiroga*, « la Passion comme Maladie par excellence » – était ambivalente et choisie pour satisfaire les hindous aussi bien que les bouddhistes. Quoi qu'il en soit, la disparition du bouddhisme en Inde, à la fin du premier millénaire de notre ère, et la restauration du brahmanisme dans ses règles les plus puritaines entraînèrent l'abandon de la chirurgie et de la saignée, dont Vagbhata traitait encore en détail au VIIe s. Les traités les plus anciens, spécialement la *Susrutasamhitâ*, enseignent des techniques chirurgicales raffinées : en obstétrique, par exemple, les ayurvédiques pratiquaient dans l'antiquité la césarienne et l'embryotomie sur un fœtus mort ; en chirurgie plastique, ils savaient opérer la réfection du nez par une greffe. Mais la chirurgie a totalement disparu de la pratique des médecins de haute caste, à l'époque moderne, pour tomber aux mains d'empiriques opérant, comme les rebouteux et les sages-femmes, en marge de la médecine savante. Les praticiens ayurvédiques se sont repliés sur la médecine expectante, laissant agir la nature en s'abstenant de toute opération violente. Ils purgent les humeurs par la diététique, les calmants et les évacuants qu'ils utilisent avec parcimonie et dont ils tempèrent les effets drastiques par des massages huileux.

Caraka et Vagbhata mentionnent une division de la thérapeutique en trois parties : la diététique, les médicaments et la médecine opératoire, qui prend sa source dans l'idéologie indo-européenne (Dumézil) et dont on a un parallèle célèbre en latin (Celse, *De medicina*, *Praef.* 9). Il y a trois méthodes thérapeutiques, enseigne Caraka (*vimânasthâna* VII, 14-15) : la première procède par « extraction » avec le secours de la main, la seconde par « dissolution » des humeurs pathogènes au moyen des médicaments, et la troisième par « abstention des choses dont on sait qu'elles provoquent des maladies » en suivant un régime. Vagbhata (*Astângasangraha, sûtrasthâna* XII, 3-4) subdivise chacune de ces catégories en applications externes et médications par voie interne :

— manipulations pour « extraire » la matière pathogène. *Externes :* chirurgie, débrider la plaie, inciser l'abcès. *Internes :* évacuants ou « cathartiques » *(sodhana)* tels que vomitifs et purges qui réclament une hospitalisation du patient ;
— « calmants » *(samana)*. *Externes :* onguents, bains d'huile, massages sudorifiques. *Internes :* potions, remèdes composés à prendre par voie buccale en cure ambulatoire ;

— changements de régime. *Externes :* gymnastique. *Internes :* interdits alimentaires, prescription par exemple d'un régime sans matières grasses ou sans épices.

Les évacuants sont au cœur du système et la théorie des humeurs en gouverne l'emploi. Il s'agit de dissoudre et liquéfier par des échauffants et des émollients les humeurs déréglées, qui stagnent dans les profondeurs invisibles du corps et provoquent des thromboses, pour ensuite les expulser en administrant un émétique ou un purgatif par voie buccale, nasale (errhins) ou rectale (clystères). On fait donc alterner la douceur des massages huileux et la violence des diarrhées ou des vomissements provoqués. Toutes les substances utilisées, tant pour les provoquer (potions, clystères) que pour les tempérer (bains d'huile), sont des remèdes composés dont l'architecture, c'est-à-dire le complexe des propriétés humorales qu'apportent les ingrédients au mélange, est le symétrique inverse de l'idiosyncrasie du patient. Mais la violence des diarrhées et des vomissements effarouche la clientèle de nos jours, et certains praticiens cèdent à la tentation de l'occulter en gommant les évacuants de leur panoplie, pour se conformer à l'idéologie contemporaine des médecines douces. Il y a là un malentendu sciemment entretenu par les professionnels sur la méthode thérapeutique traditionnelle qu'ils présentent comme « expectante » (abstention de tout traitement autre que diététique ou calmant).

L'administration des évacuants, qui relève de la médecine opératoire, est néanmoins indispensable. La purge est, dans son principe, une technique d'ascèse visant à purifier l'esprit en purifiant le corps. Ritualisée jadis à l'extrême, la cure cathartique s'accompagnait de réclusion et de prières. C'est l'archétype de toutes les hospitalisations. Les textes prescrivaient l'emploi d'un « bassin » *(dronî)* ou table de massage creusée dans du bois fruitier et munie de rebords et de rigoles pour recueillir les huiles qui n'ont pas pénétré dans la peau ; cet instrument traditionnel est plus que jamais employé dans les cliniques ayurvédiques. Les évacuants sont toujours appliqués dans une atmosphère pieuse qui réclame du médecin des prières, et du patient des attitudes de concentration mentale et de contrôle spirituel rappelant le yoga. Pendant la période de trois quarts d'heure au cours de laquelle, allongé sur la *dronî*, le patient attend que l'évacuant produise son effet, il se prépare, il garde l'esprit fixé sur ce liquide qui, dans l'estomac ou le rectum, est en train d'aspirer les humeurs comme une éponge pour provoquer leur expulsion. « Couché sur le dos, un oreiller sous la tête, pour obtenir l'investissement de son corps par l'énergie du purgatif, enseigne Vagbhata, le patient doit concentrer là-dessus sa pensée. » Il garde ainsi un pouvoir de contrôle mental sur le processus humoral. L'action des évacuants n'est pas d'ordre mécanique ; elle n'est efficace et bénéfique que dans certaines conditions psychologiques et morales.

Une éthique de l'environnement

La médecine humorale prend en Inde une forme spécifique, que symbolise la classification bipolaire des paysages, des habitats et des climats : le désert et les bords de l'eau, le village et la forêt, la saison sèche et la mousson. La compensation des contraires met en œuvre une application systématique du « principe d'appropriation » *(sâtmya)*, un ensemble de règles d'alimentation et de comportement qui assurent le maintien ou la restauration des « relations harmonieuses » *(samayoga)* du patient à son milieu de vie, en prenant en considération la météorologie et le tapis végétal. Le principe d'appropriation régit en effet, tant du côté objectif de l'écologie que du côté subjectif de la nosologie, l'action thérapeutique visant à corriger le dérèglement des relations entre toute créature vivante, où qu'elle soit placée sur l'échelle des êtres, et le sol qu'elle habite et dont elle se nourrit. Le médecin lui-même, si érudit fût-il, était traditionnellement un homme du terroir habile à identifier les simples et à prévoir la pluie.

On ne saurait manquer de mentionner, en quelques mots, un trait stylistique fondamental de la science ancienne dans l'Inde : la zoologie et la botanique ne sont jamais traitées de façon autonome, mais toujours englobées dans la droguerie et la pharmacie. Le même trait stylistique s'impose de façon saisissante dans les textes médicaux : les « sections de thérapeutique » *(cikitsâsthâna)*, qui prennent la forme d'une innombrable compilation de recettes de pharmacie galénique, sont hypertrophiées aux dépens de la physiologie et de la nosologie, dont l'exposé se résume à des généralités ; aucune observation de cas cliniques n'est jamais rapportée. Le malade est presque absent. Ce qui s'impose à nous, c'est l'obsédante présence de la flore médicinale et l'idée que le monde est une immense pharmacie. Comment interpréter cette orientation tout à fait singulière de la médecine indienne ?

Nous devons nous déprendre d'une vision occidentale des choses dans laquelle la médecine est l'une des disciplines concourant à l'appropriation de la Nature par l'homme, pour placer non pas la nature (la physiologie) mais la Terre (l'agriculture et l'horticulture) au point de départ de la pensée médicale dans l'Inde. Nous touchons ici à une question cruciale de philosophie comparée, que l'analyse du concept de *sâtmya* permet de repérer avec précision. « Appropriation » est une traduction de ce mot sanskrit parfaitement conforme à l'étymologie, mais elle prête à malentendu pour un occidental. Il ne s'agit en aucune façon d'une prise de possession, comme lorsque nous parlons d'une « appropriation » de la Nature « par » l'homme, mais au contraire, dans la pensée hindoue et la médecine ayurvédique, il s'agit de mettre le régime et l'habitat « en accord avec *(sa-)* soi *(-âtman)* ». Le bien-être et la santé consistent dans cette appropriation « à » soi, thème philosophique qu'il conviendrait de comparer à celui de *conuenientia*, « l'accord avec soi » en latin, dans le Stoïcisme. Les textes médicaux en sanskrit sont truffés de métaphores agricoles et horticoles illustrant cette idée. Sanskritistes et comparatistes ont montré que l'idée même d'un « rapport [tranquille et prospère] à la terre » *(ksema)*, « l'occupation [tranquille du sol] et la jouissance [de ses productions agricoles] » *(yoga-ksema)*, était l'une des catégories fondamentales de pensée et de langue dans l'Inde. C'est une terminologie et une thématique dont simultanément les textes médicaux, les traités d'art politique, les codes de droit brahmanique et la littérature philosophique en sanskrit développent les différentes dimensions. L'angle sous lequel ce thème du rapport à la Terre est traité en médecine est celui des « relations harmonieuses » liant les êtres vivants au terroir, qu'il revient au médecin de gérer en prescrivant des règles de vie et des remèdes galéniques. Le bon médecin comme le bon roi ont pour tâche de maintenir ou de restaurer, par la punition pour l'un et par la thérapeutique pour l'autre, l'harmonie des rapports au climat et aux ressources locales.

La médecine indienne est née sous les tropiques, il ne faut pas l'oublier. Son exportation récente dans d'autres régions du monde et sa pratique actuelle en milieu urbain rompent ses liens avec l'écologie tropicale et occultent le rapport du patient à la Terre, qui était pourtant un élément essentiel du raisonnement médical dans la doctrine classique. Cette délocalisation du diagnostic et de la thérapeutique dans la pratique contemporaine va nécessairement se poursuivre et, de ce fait, une part importante des enseignements traditionnels, qui étaient intimement liés à la vie rurale en Asie du Sud et qui étaient encore pertinents au milieu du XXe s., dans la formation d'un praticien ayurvédique, sont désormais obsolètes, du moins si l'on s'en tient à l'exercice de la médecine au sens étroit du terme. Mais dans le même temps, l'éthique de l'environnement, dont la littérature ayurvédique est l'une des sources doctrinales avérées bien qu'elle soit encore peu étudiée sous cet angle, passe au premier plan de l'actualité. La médecine indienne, dont la vogue en Occident est liée depuis les années 1970 à l'essor de l'écologie militante, appelle donc aujourd'hui une relecture qui serait en prise directe sur les questions philosophiques de notre temps.

► BATES D., *Knowledge and the scholarly medical traditions*, Cambridge, CUP, 1995. – DUMÉZIL G., « Médecine indo-européenne », Esquisse n° 88 recueillie in *Le Roman des jumeaux et autres essais*, Paris, Gallimard, 1994. – FILLIOZAT J., *La Doctrine classique de la médecine indienne. Ses origines et ses parallèles grecs*, Paris, 1949, rééd. Paris, EFEO, 1975. – LESLIE C. & YOUNG A. (éds), *Paths to Asian medical knowledge*, Berkeley, Univ. of California Press, 1992. – MEULENBELD G. J., *A history of Indian medical literature*, 5 vol., Groningen, Egbert Forsten, 1999-2002. – ROSU A., *Les Conceptions psychologiques dans les textes médicaux indiens*, Paris, De Boccard, 1978. – WUJASTYK D., *The Roots of Ayurveda. Selections from Sanskrit writings*, New Delhi, Penguin Books, 1998. – ZIMMERMANN F., *La Jungle et le Fumet des viandes. Un thème écologique dans la médecine hindoue*, Paris, Le Seuil, Gallimard « Hautes Études », 1982 ; *Le Discours des remèdes au pays des épices. Enquête sur la médecine hindoue*, Paris, Payot, 1989 ; *Généalogie des médecines douces. De l'Inde à l'Occident*, Paris, PUF, 1995.

Francis ZIMMERMANN

→ Immortalité ; Plante médicinale.

INFECTION → Contagion et infection

INFECTIONS NOSOCOMIALES

Introduction sémantique

« Nosocomial », de *nosos*, maladie et de *comeïn*, soigner. La sémantique a dénommé tardivement un concept dont la réalité factuelle est établie depuis les temps les plus anciens. Nosocomial se rapporte aux soins donnés aux malades. Par abus de langage le terme s'est presque exclusivement appliqué aux infections d'origine hospitalière. L'infection nosocomiale est vieille comme les hôpitaux. Rappelons qu'en français archaïque le nosocome désigne indifféremment la maison destinée aux malades et celui qui dirige les soins donnés aux malades. *L'infection nosocomiale est l'infection transmise lors de soins médicaux.*

Historique

Qui se souvient de Jérôme Fracastor de Vérone qui, dans son *De contagio et contagiosis morbis* affirme, en 1546, l'existence de très petits organismes vivants invisibles, capables de se reproduire et de se multiplier. Cette vision intuitive et non scientifique ressurgira trois siècles plus tard, en 1846, avec les travaux d'Ignaz Semmelweis (1818-1865) à Vienne sur les origines de la fièvre puerpérale. Le *Mémoire sur les hôpitaux de Paris* publié par Jacques René Tenon (1724-1816) en 1788 fut un des premiers cris d'alarme officiels sur l'infection hospitalière. Il souligne la mortalité très élevée chez les accouchées. La fièvre puerpérale sera le premier cheval de bataille de Charles White (1728-1813) à Manchester, d'Alexander Gordon (1752-1799) à Aberdeen, de Robert Collins en 1829 à Dublin, d'Oliver Wendel Holmes (1809-1894) à Boston, de Stéphane Tarnier (1828-1897) à Paris en 1857. Ce dernier fut le promoteur en France des travaux de Semmelweis. Ceux-ci, prémisses de l'antisepsie, ouvrent la voie aux travaux de Joseph Lister (1827-1912) à Glasgow. Just M. M. Lucas-Championnière (1843-1913) les fera connaître à Paris dès 1869. Les travaux de Louis Pasteur

(1822-1895) menés sur les micro-organismes de 1865 à 1886 ouvrent enfin la voie de l'asepsie codifiée à Paris par deux chirurgiens, Félix Terrier (1837-1908) et Octave Terrillon (1844-1895), grâce en particulier aux inventions de Poupinel en 1884 et de l'autoclave de Charles E. Chamberland (1851-1908). Le masque opératoire de Johann F. Von Mikulicz-Radecki (1850-1905) retient les gouttelettes contaminantes de Karl G. F. W. Flügge (1847-1923) tandis qu'en 1889 William S. Halsted (1858-1926) préconise l'utilisation de gants en salle d'opération.

À la fin du XIXe s. l'antisepsie et l'asepsie en salle d'accouchement et au bloc opératoire étaient parfaitement codifiées. L'hygiène générale, hospitalière en particulier, était en train de naître, marquée le 15 février 1902 par la première loi importante sur la protection de la Santé publique en France.

Le XXe s. a été celui de l'antibiothérapie depuis la découverte en 1929 de la pénicilline par Sir Alexander Fleming (1881-1955). L'équilibre est fragile entre l'adaptation des germes et l'élargissement de l'arsenal antibiotique.

Le XXIe s. ne devra pas oublier l'importance de l'antisepsie et de l'asepsie. C'est la grande tâche de l'organisation de la lutte contre l'infection nosocomiale dans les établissements de santé.

Ampleur du phénomène infection nosocomiale

Il est mesuré par les *enquêtes de prévalence* un jour donné ou sur une période donnée. En France, de 1990 à 2001, les taux de prévalence, tous sites confondus, varie de 6 à 10 %. Il était de 8 % en 1996 et de 6,7 % en 2001. Sont particulièrement vulnérables les services de réanimation (30 %), de chirurgie (7 à 9 %), de médecine générale (5 à 7 %). Ces chiffres sont comparables à ceux des autres pays développés (5 à 12 %). Ils reposent sur une *définition hygiéniste de l'infection nosocomiale* considérée comme telle lorsqu'elle est absente au moment de l'admission du patient. Lorsque l'état infectieux du patient à l'admission est inconnu, l'infection est considérée comme nosocomiale si elle apparaît dans un délai de 48 heures. Ce délai est assez artificiel et ne doit pas être appliqué sans réflexion en particulier en responsabilité médicale.

Les *enquêtes d'incidence,* prospectives, sont plus précises et permettent une étude plus fine des facteurs de risque. Plus lourdes à effectuer elles n'ont pas encore été réalisées de façon globale en France. Le National nosocomial infections surveillance system (US) chiffre de 3 à 5 % l'incidence sur les hospitalisés. Des chiffres spécifiques d'incidence sont connus en France : pour la chirurgie 2,5 % d'infection du site opératoire (1,3 % à 20 % selon le type de pathologie et d'intervention et selon l'état clinique du malade) – en réanimation 22 % de risque de développer une infection, en particulier urinaire et pulmonaire (en fonction de la gravité de la pathologie et de la fragilité des patients).

Une extrapolation à partir de ces données avance, pour la France, les chiffres potentiels de 600 000 à 800 000 infections nosocomiales par an auxquelles seraient imputés directement ou non 8 000 à 10 000 décès. Le contentieux potentiel est considérable mais les chiffres restent à prouver. Le décret du 26 juillet 2001 qui organise une obligation de signalement des infections nosocomiales devrait améliorer la connaissance épidémiologique du phénomène.

Cadre nosologique et facteurs de risque

L'infection nosocomiale est une maladie multifactorielle dont les risques de survenue dépendent : de l'agent infectieux à potentialité pathogène variable ; du mode de contamination, endogène liée aux germes dont est porteur le patient lui-même, ou exogène par apport extérieur au malade au cours des soins ou de l'hospitalisation ; de l'état clinique du patient ; de son âge ; de sa pathologie et des traitements institués (risques accrus sous immuno-dépresseurs) ; du type de l'acte invasif contaminant, qu'il soit d'investigation ou thérapeutique ; des conditions d'environnement hospitalier, architectural, d'organisation fonctionnelle, d'hygiène générale (certains secteurs seront toujours à risque) ; de l'interpénétration géographique des soins tant en interne qu'en externe aux établissements mais aussi des transferts, ambulanciers par exemple ; et surtout des multiples vecteurs humains, soignants ou non. Un établissement de soins est une structure ouverte, si protégée puisse-t-elle être.

La gestion des risques

Le risque zéro n'existe pas en la matière. La réduction de la part évitable des infections nosocomiales fait partie de la démarche globale de sécurité des soins, critère majeur de qualité en matière d'accréditation. Depuis 1988 et à la suite de la Recommandation R(84) du Comité des ministres du Conseil de l'Europe, la surveillance et la prévention des infections nosocomiales sont organisées et réglementées en France. Chaque établissement de santé dispose d'un Comité de lutte contre les infections nosocomiales (CLIN). Ce comité est assisté d'une Équipe opérationnelle d'hygiène hospitalière (EOH). Depuis mars 2001 le Réseau national d'alerte, d'investigation et de surveillance des infections nosocomiales (RAISIN) fédère les structures de coordination et de conseil existantes : cinq Centres interrégionaux de coordination de la lutte contre les infections nosocomiales (CCLIN) et au niveau national le Comité technique des infections nosocomiales (CTIN) aidé par l'Institut de veille sanitaire (InVS), l'Agence nationale d'accréditation et d'évaluation en santé (ANAES), l'Agence française de sécurité sanitaire des produits de santé (AFSSaPS) et la cellule « infections nosocomiales » du ministère, coordinatrice de l'ensemble du dispositif. Ce réseau de surveillance ciblée permettra de disposer de données consolidées au niveau national.

Surveillance (en particulier des accidents liés au sang), prévention (en particulier de la diffusion des BMR – bactéries multi-résistantes), formation continue des personnels, documentation, études et enquêtes épidémiologiques, protocoles organisationnels et médicaux en particulier de l'antibioprophylaxie et de l'antibiothérapie, prévention des risques infectieux liés à l'environnement (eau et air), coopération interhospitalière, signalement et alerte sanitaires (rôle important du laboratoire de microbiologie), actions d'évaluation sous forme d'audit ou autre, information du public et des patients sont les ingrédients non limitatifs de la politique de gestion des risques d'infection nosocomiale qui exige une excellente traçabilité des procédures mises en œuvre. Bien des progrès restent à faire.

Aspects juridiques

En droit administratif, depuis l'arrêt Cohen, CE, 9 décembre 1988, la condamnation de l'établissement public de santé est acquise sur la base de la présomption irréfragable de faute dont l'établissement ne peut s'exonérer qu'à deux conditions : établir la cause extérieure en prouvant que le malade était porteur de l'agent infectieux lors de la prise en charge des soins ou prouver la quasi-impossibilité que la contamination ait pu survenir dans l'établissement. Le Conseil d'État n'a pas caché vouloir provoquer par là une indemnisation systématique (Rapport de 1998).

En droit civil, initialement la jurisprudence de la Cour de cassation appréhende ces risques à travers deux approches : l'exigence d'une asepsie parfaite puis, à partir de 1996, une présomption de responsabilité. L'exigence d'une asepsie parfaite découle des articles 47 et 71 du *Code de déontologie médicale.* La jurisprudence (arrêt Bonnici du 21 mai 1996) fait découler la preuve de la faute d'asepsie de l'absence de tout autre cause envisageable de l'infection. Le défendeur est dans l'obligation de prouver qu'il n'est pas responsable du dommage. Le 29 juin 1999 il est arrêté que les établissements de santé privés et les médecins sont tenus d'une *obligation de sécurité de résultat* en matière d'infection nosocomiale dont ils ne peuvent se libérer qu'en apportant la preuve d'une cause étrangère (art. 1147 du *Code civil*). La position de la Cour de cassation rejoint la rigueur du Conseil d'État par le biais de la preuve négative, la preuve la plus diabolique qu'il soit à apporter. Les arrêts du 29 juin 1999 sont confirmés par les arrêts des 13 février 2001 et 27 mars 2001 qui étendent cette jurisprudence à la pratique libérale de ville, hors de tout établissement de santé, confirmant ainsi l'analyse sémantique du terme « nosocomial ».

Le public bien portant et l'individu malade face à l'infection nosocomiale

Depuis 1999 le public peut s'informer des différentes actions menées et des documents produits à la rubrique « Infections nosocomiales » du site internet du ministère de la Santé. Les non malades veulent tout savoir et peuvent tout entendre. Auront-ils la sagesse et la sérénité pour comprendre que jamais l'infection nosocomiale ne pourra être éradiquée, quelle que soit la compétence de ceux qui ont l'ambition de gérer ce vaste domaine ?

La circulaire du 30 juillet 2001 fait obligation d'informer préalablement tout malade hospitalisé des risques qu'il encourt. Le but est d'obtenir le consentement (ou le refus) éclairé sur les soins à recevoir. Connaissant les secteurs hospitaliers et les pathologies à risque on peut se demander si une telle information totale est souhaitable. Est-elle souhaitée par l'individu malade ? C'est tout le problème de l'application au quotidien de l'information des patients. Il appartient au malade lui-même d'en décider face à son médecin.

La même circulaire fait obligation d'informer toute personne ayant contracté une infection nosocomiale ou ayant pu être exposée à un risque infectieux à l'occasion de sa prise en charge. Cette mesure serait excellente dans son principe si la définition de l'infection nosocomiale restait sémantique et si ne s'attachait pas à ce concept la notion jurisprudentielle incontournable de responsabilité fautive. C'est ouvrir un contentieux considérable dans un domaine dont la médecine n'a pas l'entière maîtrise. Quelques critères positifs ou négatifs doivent permettre de moduler la responsabilité respective des intervenants dans le sens de la faute, du risque sériel ou de l'aléa médical avec les variétés de prise en charge indemnitaire que cela sous-tend. L'infection nosocomiale est un risque médical parmi d'autres et, comme tel, la responsabilité qu'il représente pour les acteurs de santé ne doit pas être traitée hors du droit commun de la responsabilité médicale. Il ne faudrait pas que le recours systématique à la présomption de faute décourage les efforts de prévention entrepris.

Loi relative au droit des malades et à la qualité du système de santé

Elle reconnaît que les préjudices liés à une infection nosocomiale relèvent de la solidarité nationale à deux conditions : si le préjudice est supérieur au seuil d'entrée dans le système et s'il n'y a pas faute de la part du professionnel ou de l'établissement de santé (art. L. 1142-1-II). Ces conditions limitent considérablement la portée de la loi vis-à-vis de la prise en charge par l'Office national d'indemnisation car, en matière d'infection nosocomiale, le niveau minimum de préjudice indemnisable sera rarement atteint. Dans les autres cas les recours subrogatoires des tiers payeurs feront vite retomber dans le contentieux juridictionnel auquel la jurisprudence antérieure au 4 mars 2002 s'appliquera dans toute sa rigueur, avec toutes les conséquences financières que cela implique pour l'économie de la santé.

L'indispensable lutte contre l'infection nosocomiale coûte cher. À côté des moyens matériels à mettre en œuvre, c'est une philosophie de veille permanente qu'il faut appliquer face à un fléau naturel en perpétuelle évolution.

Sélection des principaux textes réglementaires de référence relatifs à l'organisation générale de la lutte contre les infections nosocomiales dans les établissements de santé et autres directives spécifiques. Recommandation n° R(84)20 adoptée par le Comité des ministres du Conseil de l'Europe le 25 octobre 1984. – Décret n° 95-2000 du 6 septembre 1995 portant code de déontologie médicale. – Loi n° 98-535 du 1er juillet 1998 relative au renforcement de la veille sanitaire et du contrôle de la sécurité sanitaire et des produits destinés à l'homme. – *Circulations au bloc opératoire et précautions d'hygiène*, CCLIN Ouest, 14 janvier 1999. – Décret n° 99-1034 du 6 décembre 1999 (abroge le décret n° 88-657 du 6 mai 1988). – Décret DGS/VS2/DH DRT n° 99-680 du 8 décembre 1999 relatif aux recommandations à mettre en œuvre devant un risque de transmission du VHB et VHC par le sang et les liquides biologiques. – *100 Recommandations pour la surveillance et la prévention des infections nosocomiales*, CTIN, 1999. – *Endoscopie chirurgicale – guide de bonnes pratiques*, CCLIN, Paris Nord, octobre 2000. – Circulaire DGS.DHOS/E2 n° 645 du 29 décembre 2000 (abroge la circulaire n° 263 du 13 octobre 1988). – Circulaire DGS/5C/DHOS/E2/2001/138 du 14 mars 2001 (actualise les mesures de prévention de la transmission des agents transmissibles non conventionnels). – *Guide de recommandations pour la maîtrise de la diffusion des bactéries résistantes aux antibiotiques*, CTIN, 2000. – Décret n° 2001-671 du 26 juillet 2001 (concerne le signalement des infections nosocomiales et le recueil des informations les concernant). – Circulaire DHOS/E2-DGS/SD5C n° 2001/383 du 30 juillet 2001 relative au signalement des infections nosocomiales et à l'information des patients en matière d'infection nosocomiale dans les établissements de santé. – Loi n° 2002-303 du 4 mars 2002 relative aux droits des malades et à la qualité du système de santé. – *Enquête nationale de prévalence des infections nosocomiales 2001*, site internet du ministère de la Santé, 22 juillet 2002.

Principales étapes de la jurisprudence. Arrêt Cohen, CE, 9 décembre 1988 (reconnaissance de la responsabilité avec présomption de faute en matière d'infection nosocomiale). – Arrêt Gomez, CE, 21 décembre 1990 (reconnaissance de la responsabilité sans faute). – Arrêt époux V..., CE, 10 avril 1992 (abandon de la faute lourde). – Arrêt Bianchi, CE, 9 avril 1993 (reconnaissance de la responsabilité pour risque). – Arrêt Pougheon, 1re Ch. civ., CC, 28 février 1984 / arrêt Briois, 1re Ch. civ., CC, 9 décembre 1986 / arrêt Matsoukis, 1re Ch. civ., CC, 29 novembre 1989 / arrêt Llamas, 1re Ch. civ., CC, 7 juillet 1998 qui tous font exigence d'une asepsie parfaite, obligation simple de moyen. – Arrêt Bonnici, 1re Ch. civ., CC, 21 mai 1996 et arrêt Clinique Belledonne, 1re Ch. civ., CC, 16 juin 1998 (présomption de responsabilité à moins de prouver l'absence de faute, obligation renforcée de moyen). – Trois Arrêts dits *des staphylocoques dorés*, 1re Ch. civ., CC, 29 juin 1999, obligation de sécurité de résultat. – Arrêt Méthalin et Sou Médical, 1re Ch. civ., CC, 13 février 2001 et arrêt Micas, 1re Ch. civ., CC, 27 mars 2001 (extension de la jurisprudence des staphylocoques dorés au secteur libéral de ville).

► AVRIL J. L. & CARLET J., *Les Infections nosocomiales et leur prévention*, Paris, Ellipses, 1998. – HUREAU J., « L'Infection nosocomiale : la responsabilité médicale face au droit », *Bull. Acad. Natle. Méd.*, 189, n° 9, 2001, p. 1647-1658. – Coll. : National Nosocomial Infections Surveillance (NNIS), « System report, data summary from january 1990 - may 1999, issued june 1999 », *Am. J. Infect. Control*, 27, 1999, p. 520-532. – *Rapports de la Cour de cassation 1999 et 2000*, Paris, La Documentation française, 2000-2001.

@ : Site internet du ministère de la Santé : http://www.sante.gouv.fr/htm/actu/nosoco.

Site Internet du CCLIN Paris Nord : http://www.ccr.jussieu.fr/cclin

Jacques HUREAU

→ Antisepsie ; Contagion et infection ; Droit ; Hygiène ; Obstétrique ; Responsabilité ; Sang contaminé.

INFIRMIÈRE ET AIDE-SOIGNANTE

Infirmières et aides-soignantes constituent, en ce début du XXIe s., les deux groupes professionnels les plus nombreux du secteur de la santé. Leur histoire est d'abord celle de la transformation d'une activité traditionnelle et féminine de soins aux indigents, vieillards et malades, en une activité rémunérée et accessible avec une formation spécifique. Si l'histoire des infirmières et des aides-soignantes est liée, en France, à un ancrage fort dans le développement de la médecine scientifique et technique, dans l'organisation sociale du travail médical à l'hôpital elle renvoie aussi, de façon plus générale, à l'évolution de la société : place de la femme dans l'univers domestique et dans le monde du travail, politiques sociales et sanitaires, politiques de l'emploi, intervention de l'État dans la régulation des professions.

De la femme soignante et de la religieuse au métier d'infirmière

En France, l'invention de l'infirmière moderne, salariée et diplômée, a partie liée avec les changements sociaux de la fin du XIXe s. dans le contexte politique de la Troisième République, laïque et progressiste.

Au milieu du XIXe s., une indispensable réorganisation de l'hôpital. – La médicalisation de l'hôpital, lieu d'accueil des indigents, commencée à la fin du XVIIIe s., se poursuit tout au long du siècle suivant. Elle se traduit par une plus grande présence des médecins qui cherchent à amoindrir le pouvoir et l'indépendance des religieuses dans le fonctionnement de l'hôpital et l'organisation des soins, de façon à reconfigurer l'hôpital et les modes de dispensation des soins en fonction de leurs besoins. En effet, jusqu'au milieu du XIXe s., les religieuses assuraient le fonctionnement de l'établissement (administration, intendance, gestion du matériel), la surveillance des malades et la mise au travail des personnels affectés aux soins. Elles suivaient les médecins lors de leurs visites, notaient les prescriptions, contrôlaient la pharmacie, assistées d'un personnel mal payé, sans formation et souvent de mauvaise réputation, auxquels elles déléguaient les soins qu'elles ne voulaient pas assumer. Ces personnels, déjà désignés sous les termes d'infirmiers ou infirmières, classés dans les catégories de « sous-employés serviteurs et servantes », étaient souvent recrutés parmi les personnes hébergées par l'hôpital, indigents ou nouveaux arrivants à la ville. Les exigences nouvelles des médecins, portées par la révolution pasteurienne (par exemple, règles d'hygiène pour la désinfection des locaux, des instruments, des pansements ou le port de tenues de travail spécifiques...) s'accommodent mal de la double présence des religieuses indépendantes, soumises à leur seul ordre monastique, et du personnel laïque jugé ignorant et incapable. Les arguments des réformateurs en faveur d'un personnel nouveau, recruté différemment et formé aux nouvelles techniques, vont s'appuyer, dans la deuxième moitié du XIXe s., sur la bataille de la laïcisation, qui s'exprime également dans la sécularisation de l'enseignement et la séparation de l'Église et de l'État.

La nouvelle soignante : femme de « qualités » et/ou détentrice d'une formation professionnelle. – L'invention de la nouvelle infirmière, du milieu du XIXe s. jusqu'au début du XXe s., résulte de plusieurs démarches : celle des radicaux et partisans de la laïcisation, celle des associations de secours et des dames bénévoles et celle des partisans du modèle anglais de *nursing*. Pour les partisans de la laïcisation, il s'agit de proposer une nouvelle soignante, qui assistera le médecin dans un hôpital, passant d'un rôle d'accueil à une mission thérapeutique. Bourneville, leur chef de file, est à l'origine des écoles d'infirmières de l'Assistance Publique de Paris – dont la première est ouverte en 1878 – et de leur programme de formation. Pour celui-ci, c'est la formation professionnelle qui doit garantir la qualification des personnes. Le faible niveau d'instruction de la plupart des élèves, recrutées souvent parmi les personnels déjà en place, l'oblige cependant à ouvrir des cours d'instruction primaire en amont des cours professionnels. À la même période, les sociétés de secours, dont la Croix-Rouge française, proposent une instruction, délivrée par des médecins, à leurs bénévoles, des femmes issues surtout des classes aisées. Le modèle anglais de F. Nightingale trouve aussi des partisans. A. Hamilton, femme, médecin et protestante, s'en inspire. Elle considère que seule la « femme d'éducation » possède les aptitudes morales et intellectuelles pour exercer le métier d'infirmière. Le débat porte ici sur les « qualités » qui restent pour Hamilton un pré-requis, l'instruction seule ne pouvant y suppléer. L'infirmière doit se recruter dans les mêmes catégories sociales que le médecin. L'enseignement, selon le modèle anglais, doit comporter une formation théorique assez succincte, assortie d'un enseignement pratique au contraire le plus poussé possible.

Rôle et statut de la nouvelle soignante. – Les emplois des soignantes se diversifient avec la réorganisation des services hospitaliers : soins aux contagieux, pavillons d'isolement, services de gynécologie, de chirurgie infantile... Les gestes techniques des soignantes, résultant d'une délégation des médecins, se développent : pansements, injections hypodermiques, surveillance des régimes, des urines, des températures, préparation de médicaments, manipulation d'appareils... Le savoir de l'infirmière reste subordonné à la science du médecin dont elle doit respecter l'autorité. Et si des compétences de plus en plus techniques sont requises, des qualités prétendument féminines comme la bienveillance ou la compassion lui sont aussi demandées.

Ces caractéristiques d'un métier, encore considéré comme « naturellement » féminin, en font une activité difficile à penser comme un travail associé à une rémunération. D'autant que, pour les responsables des hôpitaux, la rémunération du personnel soignant pose, à la fin du XIXe s., un important problème de financement en période d'expansion du parc hospitalier, remodelé en fonction des normes d'hygiène et agrandi pour répondre aux besoins de prise en charge des malades, accrus en raison de l'urbanisation et des nouvelles lois sociales (loi de 1893 sur l'assistance médicale gratuite). Privés, dans ce contexte, de la main d'œuvre gratuite et permanente que représentaient les religieuses, les établissements hospitaliers continuent de recruter, à côté des infirmières, du personnel peu ou pas formé. Les conditions de travail sont difficiles, les salaires restent faibles : les infirmières, soumises à l'internat, continuent d'être considérées comme étant à disposition, dans un emploi caractérisé comme « domestique » ou comme correspondant à une vocation féminine de « sainte laïque », l'ordre scientifique et civil se substituant à l'ordre religieux.

Vers le diplôme d'État d'infirmière. – La circulaire Combes de 1902, qui demande aux préfets d'ouvrir des écoles régionales d'infirmières afin d'alimenter les hôpitaux en personnel capable d'offrir des soins de qualité au plus grand nombre, présente la conception officielle du rôle de l'infirmière : collaboratrice disciplinée mais intelligente du médecin et du chirurgien. L'exercice du métier suppose des savoirs et savoir-faire relevant d'un apprentissage théorique et pratique et non pas de qualités féminines et de classe. En 1922, la création de brevets de capacité professionnelle donnant droit au titre d'infirmière diplômée d'État fonde une profession accessible aux titulaires d'un diplôme défini au niveau national. La figure de l'infirmière est alors, avec la vendeuse, la demoiselle des Postes ou l'institutrice, un des symboles de l'accès de la femme du XIXe s. au travail, exercé en dehors de la sphère privée dans le cadre du salariat.

L'entre-deux-guerres : une profession omniprésente qui se structure

La fonction sociale de l'infirmière : l'infirmière visiteuse. – Jusqu'en 1922, le terme d'infirmière était surtout utilisé pour la soignante hospitalière, celui de garde-malade réservé plutôt à la personne dispensant à domicile des soins gratuits pour les pauvres ou rémunérés pour les malades des classes moyennes et supérieures. Les débats sur le type de formation nécessaire, les manuels rédigés pour les gardes-malades avaient, en fait, précédé ceux portant sur la formation des infirmières. Tout au long du XIXe s., les médecins ont cherché à s'assurer le contrôle des activités de ces gardes-malades. Au tournant du XXe s., les « infirmières visiteuses » vont s'inscrire dans le déploiement de « l'hygiène sociale ». Le décret de 1922 mentionne, à côté de l'infirmière hospitalière et des infirmières à spécialité restreinte (puériculture, surveillance sanitaire des écoles, hygiène mentale...), la visiteuse d'hygiène sociale. L'hygiène sociale repose en particulier sur les démarches d'éducation des classes populaires. Les visiteuses travaillent dans des consultations (par exemple de nourrissons), des dispensaires antituberculeux et se déplacent au domicile pour connaître les conditions de vie des familles, assurer leur éducation et vérifier la bonne observance des prescriptions médicales. Après la Première Guerre mondiale, les missions américaines – Rockefeller pour la tuberculose, la Croix-Rouge américaine pour les nourrissons – poursuivent la structuration de ces modes de prise en charge et participent à la définition des activités et de la formation des visiteuses. Les modèles des infirmières visiteuses anglaises et nord-américaines, déjà prônés par les responsables de certaines écoles privées françaises et par l'association des infirmières visiteuses, sont mobilisés. Là ou Léonie Chaptal, figure emblématique de la profession, estime à quatre années le temps de formation d'une infirmière polyvalente, les médecins français, eux, souhaitent une formation courte. Les infirmières visiteuses s'orientent, dans les années 1930, vers l'enquête et le travail social. Elles sont alors victimes de l'insuffisance de moyens en formation pour répondre aux besoins, de la faiblesse des rémunérations et de leurs conditions de travail souvent difficiles. Le décret de 1938 qui distingue la fonction de l'infirmière et celle de l'assistante sociale, conduit à la disparition progressive des infirmières visiteuses. La profession infirmière perd alors, en France, un ancrage et une visibilité de son rôle social qu'elle aura du mal à reconquérir. La profession reste en effet attachée à la fois aux valeurs de la prise en charge sociale et de la médecine scientifique et technique.

La structuration de la profession. – Cette période de l'entre-deux-guerres est aussi celle de la structuration de la profession au niveau national et international. En 1925 est créée l'Association nationale des infirmières de l'État français. Cette association représente alors la France au Conseil International des Infirmières créé en 1899. Des revues professionnelles apparaissent dans lesquelles s'expriment les principales représentantes de la profession. Un bureau central des infirmières est rattaché, en 1925, à l'Office national d'hygiène sociale au ministère de la Santé publique. Il a pour mission d'examiner les questions de formation et de conditions d'exercice.

Ainsi, avant la Deuxième Guerre mondiale, le titre d'infirmière diplômée d'État ouvre l'accès à un métier aux multiples facettes, s'exerçant hors et dans l'hôpital, entre travail social et travail de soin. La disparition de l'infirmière visiteuse inscrit les infirmières avant tout dans une dimension instrumentale de la médecine, confirmée par la loi de 1946 qui assigne à l'infirmière hospitalière la fonction de « donne[r] des soins prescrits ou conseillés par le médecin ».

L'accentuation de la division du travail hospitalier

Un besoin accru de soignants qualifiés dans un contexte de pénurie de personnel. – Au sortir de la Seconde Guerre mondiale, l'hôpital est ouvert à toutes les classes de la société. Avec l'extension de l'assurance maladie à l'ensemble de la population, le partage entre les institutions qui prennent en charge la maladie et celles qui prennent en charge les problèmes sociaux se renforce : l'hôpital abandonne ses fonctions sociales traditionnelles pour se cantonner de plus en plus à sa fonction médicale, diagnostique et curative. Les besoins en personnel qualifié qui en découlent sont d'autant plus grands que la période est à la construction et à l'accroissement du nombre de lits hospitaliers. L'hôpital doit faire face à une pénurie de personnel qualifié alors qu'il emploie encore, sous le titre d'infirmière, un personnel hétérogène en termes de niveau scolaire ou d'origines socioprofessionnelles qui travaille aux côtés des infirmières diplômées, souvent confondu avec elles et réalisant les mêmes gestes. La nécessité d'une remise en ordre, par ailleurs demandée par les associations professionnelles d'infirmières, se fait sentir. En 1946, les infirmières diplômées d'État se voient reconnaître le droit exclusif d'exercer comme infirmières : nul ne peut désormais se prévaloir de cette appellation sans avoir obtenu le diplôme d'État.

De l'invention du grade au métier d'aide-soignante. – La loi de 1946 prive les personnels hospitaliers non titulaires du diplôme d'État, du titre valorisé d'infirmière. Les considérer comme de simples agents, en les laissant réaliser des tâches qu'ils font depuis parfois plusieurs années ferait cependant prendre le risque de les voir quitter les hôpitaux qui ont alors un grand besoin de ce personnel nombreux, non diplômé, mais bénéficiant d'une expérience du travail auprès des malades. Des mesures transitoires sont donc prises pour faciliter l'entrée de ces personnels dans la catégorie d'infirmière (autorisations d'exercer, examens spéciaux...). Pour ceux qui ne peuvent bénéficier de ces mesures, un nouveau grade est inventé en 1949, celui d'aide-soignante. Il les distingue des agents de service hospitalier au plus bas de la hiérarchie par un titre qui énonce leur participation à la fonction soignante, et par une rémunération légèrement supérieure. Ce qui peut apparaître aujourd'hui comme un métier, avec son titre spécifique associé à une formation qualifiante, n'a donc été d'abord qu'une simple catégorie administrative destinée au reclassement du personnel subalterne dans le contexte de l'après-guerre : aucun contenu précis ne lui est associé en termes de tâches, aucune formation particulière n'est demandée pour exercer sous ce titre *a priori* provisoire, que différents facteurs vont cependant contribuer à pérenniser. D'une part, l'existence de ce nouvel échelon hiérarchique donne un espoir de promotion aux personnels embauchés comme agents de service, pour qui le passage dans la catégorie d'infirmière, après acquisition du diplôme, est peu fréquent. D'autre part, l'existence d'un nouveau groupe réunissant des personnels formés sur le tas, ayant quelque ancienneté, permet de repenser la division du travail autour du malade : pourquoi ne pas réserver aux infirmières les tâches nécessitant un apprentissage technique spécifique et déléguer aux aides-soignantes les tâches les moins qualifiées ? La mise en place en 1956 d'un certificat d'aptitude à la fonction d'aide-soignante et d'une formation associée achève d'installer la catégorie dans la durée et de faire de l'aide-soignante une auxiliaire de l'infirmière.

Une catégorie de l'entre-deux, au bout de la chaîne du soin. – Plus d'un demi-siècle après, la formation s'est allongée, précisée, le Certificat d'Aptitude aux fonctions d'aide-soignante a fait place au diplôme professionnel d'aide-soignante (1996) et la place des aides-soignantes dans la division du travail s'est affirmée. Cependant, la catégorie d'aide-soignante reste une catégorie de l'entre-deux, qui présente au moins deux paradoxes. Premièrement, il s'agit d'une catégorie relativement récente dans l'histoire des hôpitaux à qui ont été confiées les tâches les plus anciennes ; deuxièmement, elle a acquis en peu de temps une place importante dans la division du travail hospitalier au vu de ses effectifs, tout en restant une sorte de personnel invisible. Ce double paradoxe renvoie en partie au contenu de son travail. Les tâches qui reviennent aux aides-soignantes sont très diverses : elles relèvent de la fonction d'hébergement de l'hôpital (service des repas, ménage autour des malades), de l'assistance aux malades dans leurs gestes quotidiens (faire la toilette, vider les bassins, les aider à se rendre aux toilettes, les aider à téléphoner, etc.) ou de la surveillance quotidienne de leur état de santé (recueil des urines, relevé des températures, ou simple coup d'œil dans la chambre), etc. Ces tâches dont la plupart sont exécutées par les familles, lorsque le malade n'est pas hospitalisé, sont moins valorisées que les soins techniques infirmiers, même si leur valeur sociale s'est accrue depuis que les hôpitaux se sont engagés dans un processus d'« humanisation » dans les années 1970. En fait, les infirmières, en tant que catégorie supérieure, ont, selon un processus bien connu de la sociologie du travail, délégué aux aides-soignantes une partie de leur « sale boulot », comme les médecins l'ont fait vis-à-vis des infirmières. La prise en charge de tâches ainsi déléguées inscrit l'aide-soignante dans une situation ambivalente. D'un côté, avoir conscience de faire ce que les autres délaissent souligne la position de subordination et la rend pénible au quotidien, de l'autre, prendre en charge des tâches déléguées permet d'emprunter un peu du rôle social valorisant des catégories supérieures. C'est le cas pour les aides-soignantes qui peuvent faire valoir la proximité avec le malade – anciennement dévolue aux infirmières –, dont elles sont parfois devenues le principal interlocuteur : les tâches stigmatisées comme sale boulot offrent aux aides-soignantes une source d'estime de soi, par un processus de retournement de stigmate. Le maintien du flou de la catégorie permet en tout cas à l'organisation une certaine souplesse pour faire face aux aléas de recrutement des infirmières ou de la charge de travail : selon la conjoncture, les aides-soignantes seront plutôt encouragées dans une voie ou dans l'autre.

Spécialisations infirmières et nouveaux métiers médico-techniques. – Dans les années 1960 et 1970 la division du travail s'accentue. Elle correspond à l'affirmation de spécialisations infirmières et à de nouveaux métiers accompagnant le développement des techniques médicales. L'évolution des techniques chirurgicales exige un personnel spécialement formé : les infirmières de salle d'opération (autrefois panseuses, et aujourd'hui infirmières de bloc opératoire diplômées d'État) et les infirmières aides-anesthésistes (infirmières anesthésistes diplômées d'État) voient le jour, fonctions normalement accessibles avec une formation spécialisée faisant suite à la formation initiale d'infirmière. Ces spécialisations, qui donnent droit à une rémunération supérieure, offrent une possibilité de carrière dans l'hôpital pour celles qui n'emprunteraient pas la voie de la promotion comme surveillante ou comme formatrice d'infirmière, ou qui ne pourraient pas quitter l'hôpital pour s'installer en libéral. Autant de voies dont ne disposent pas les aides-soignantes, sauf à devenir infirmières. Ce processus de spécialisation pourrait d'ailleurs s'étendre. Ces dernières années certains groupes tentent de négocier une reconnaissance de leurs compétences spécifiques : infirmières de réanimation, stomathérapeutes, infirmières en oncologie, infirmières cliniciennes... Le développement de nouveaux métiers pourrait être lu comme un grignotage de la profession infirmière. Il en va ainsi des métiers de manipulateurs en électroradiologie, des laborantins créés dans le contexte de centralisation de leurs activités et qui privent les infirmières d'activités dont elles avaient souvent eu la charge auparavant.

La fonction, les activités des infirmières, comme celles des aides-soignantes, sont mouvantes, conséquence pour partie des actes délégués par les médecins d'une part, des tâches assurées par les aides-soignantes de l'autre, qui tentent de s'approprier l'espace de la relation au malade.

Une fonction soignante éclatée, à la recherche de sa spécificité sociale et institutionnelle

Une stratégie d'autonomisation. – À partir de la fin des années 1960, sous l'impulsion de certaines associations professionnelles, d'enseignantes qui se sont rendues au Canada et aux États-Unis, avec le soutien de l'OMS (École internationale d'enseignement infirmier supérieur de Lyon), du Conseil international des infirmières, des représentantes des infirmières cherchent à désimbriquer la fonction soignante de la fonction médicale, et à montrer que leur fonction ne se limite pas à la seule exécution d'un travail prescrit. Elles refusent d'être considérées seulement comme des subordonnées et réclament une reconnaissance de leur professionnalité qui ne saurait être totalement incluse dans la profession médicale. La loi de 1978 reconnaît à l'infirmière un « rôle propre » dans la mise en œuvre des soins. L'image de l'infirmière, produite par les textes qui se succèdent depuis, est dès lors ambivalente : exécutante dans la mise en œuvre des soins prescrits par le médecin, elle est autonome et responsable dans les soins relevant de son rôle propre. Les représentantes des infirmières déploient alors une activité constante de renégociation des décrets de compétences (1984, 1993, 2002), qui précisent de plus en plus les actes relevant de leur rôle propre, ceux relevant de la prescription médicale et exigeant ou non la présence du médecin. Ces décrets ont aussi pour fonction de fixer, momentanément, les territoires respectifs des infirmières, des infirmières spécialisées, des aides-soignantes, d'attribuer des monopoles sur certains actes, de donner une visibilité réglementaire à une autonomie incertaine, menacée par les avancées d'autres professions et par des plages de recouvrement inévitables. Voulant s'affirmer comme une profession à part entière, et non comme des « auxiliaires », des « paramédicales » appartenant à une semi-profession, les infirmières déploient aussi des efforts pour obtenir des textes fixant des règles professionnelles, qui évoquent, dans leur contenu, le code de déontologie et le conseil de l'ordre des médecins, mais sans leur dimension symbolique.

Avec l'introduction à l'hôpital, en 1975, de la fonction d'infirmière générale qui a en charge le recrutement, la formation continue du personnel soignant, l'organisation du travail, le contrôle du personnel infirmier échappe alors en grande partie au personnel médical qui n'est plus seul à décider du choix de la surveillante d'un service. À partir de là, une partie de l'encadrement, surveillantes générales et directeur des soins, s'inscrit de plus en plus dans une démarche managériale. Au début des années 2000, cette tendance se radicalise avec le regroupement en un seul corps des cadres des filières soins, rééducation et médico-technique. La logique managériale l'emporte dès lors sur la logique de métier et de filière professionnelle. La recherche de gains de productivité, de remise en ordre de la division du travail par une clarification des attributions respectives des infirmières et des aides-soignantes, et aujourd'hui les démarches de qualité et d'accréditation entraînent un intense travail d'identification et de formalisation de l'activité, fortement soutenu par les directions des établissements et des tutelles, intéressées par une meilleure connaissance de l'activité soignante afin de pouvoir lui attribuer un coût. Ce travail a aussi pour fonction de donner une visibilité institutionnelle de la spécificité de l'activité soignante, des actions assurées pour assurer la prise en charge des patients qui dépassent la seule approche de la maladie et du traitement.

Les soins infirmiers : rhétorique professionnelle, savoirs spécifiques ? – Les infirmières se sont donc mobilisées pour définir les actions relevant de leur « rôle propre », tenter d'établir ce qui pourrait être leur domaine spécifique, les « soins infirmiers », tandis que les aides-soignantes, moins organisées, butent pour faire reconnaître des « soins aides-soignants ». Les élites de la profession ont importé et diffusé un certain nombre de modèles de soins de l'étranger (USA, Canada...) et s'appuient sur les travaux d'anthropologie, de psychologie, de sociologie, de philosophie. Il s'agit d'opérer une rupture avec la représentation dominante des soins infirmiers dépendants de la médecine technicienne, en déplaçant l'objet des soins de la maladie à la personne, en mettant en avant les notions de *care*, et non de *cure*. Par exemple, M.-F. Collière, en France, défend une conception des soins comme processus d'accompagnement, de soutien et d'entretien de la vie. Les démarches portent, depuis un certain nombre d'années, sur l'obtention des moyens et ressources nécessaires pour développer des travaux de « recherche infirmière ». La question de l'objet des travaux de recherche, de la production de connaissances sur les soins infirmiers, fait l'objet de débats à la fois internes et externes à la profession. Le passage de la formation initiale infirmière à l'université, de nouveau d'actualité, ouvrirait des carrières universitaires et une possibilité de recherche institutionnelle. La création d'associations professionnelles, le soutien des dispositifs de formation professionnelle continue, surtout à partir des années 1970, ont déjà permis le développement de travaux de recherche et de formalisation des soins, et des actions associées. La publication d'un dictionnaire des soins infirmiers a proposé une terminologie à l'ensemble de la profession. Ces termes sont repris dans les textes réglementaires, et les concepts qui les sous-tendent sont intégrés dans les programmes de formation initiale.

Mais le développement d'une rhétorique professionnelle sur le rôle social de l'infirmière et l'objet des soins infirmiers, s'il fait écho aux démarches de la profession dans un certain nombre de pays et aux discours des institutions internationales comme l'OMS qui fait de l'infirmière un acteur pivot du développement des politiques de santé et de l'amélioration de la prise en charge des populations, a du mal à trouver une transposition satisfaisante dans les modes de pratiques français. Ceux-ci sont en grande partie formatés par une vision des soins comme techniques, instrumentaux, en raison notamment d'une faiblesse de la politique de santé publique d'une part, des modes de financement des actions soignantes correspondant surtout à la prise en charge de la maladie et non de la santé d'autre part. Cette rhétorique n'a-t-elle alors qu'une fonction idéologique de déplacement, de repositionnement d'une fonction subordonnée ? Peut-elle, à elle seule, limiter l'éclatement interne du groupe ? Le courant professionnel qui souhaite une revalorisation de l'infirmière à partir de la qualification technique et de la spécialisation s'oppose-t-il encore à celui qui met en avant une approche de la personne, l'aide au développement de son autonomie ? Le constat d'écartèlement du groupe professionnel entre une technicienne et une travailleuse sociale, posé au début des années 1970, reste-t-il d'actualité ?

Vers de nouvelles figures des professionnels des soins ?

En 1988, les infirmières françaises sont dans la rue. Leurs revendications rappellent celles de leurs aînées au début du XXe s. Elles portent, en effet, sur la reconnaissance de leur champ de compétence, sur leur statut, sur leur salaire et s'accompagnent d'un refus de la « vocation ». Au cours de ce mouvement elles affirment que leur travail est un travail comme un autre, tout en déclarant simultanément que leur profession est différente des autres. En fait, les représentantes de la coordination infirmière mettent en avant les mêmes points que les représentants des autres coordinations (instituteurs, cheminots...) à la même époque : ceux de salariés du secteur public surtout, qui renvoient à une crise de ce secteur, de son idéologie, et de la définition de ces missions dans la société actuelle. Les demandes portent à la fois sur une absence de lisibilité de leur rôle et de leur participation aux orientations de leur secteur d'activité, et sur un nouveau rapport au travail, un partage entre sphère privée et sphère professionnelle.

Cela pourrait expliquer pour partie le mode de croissance, remarquable, de l'emploi des infirmières et des aides-soignantes qui s'effectue essentiellement au profit du temps partiel depuis une vingtaine d'années ; tendance qui caractérise aussi le développement de l'emploi féminin dans son ensemble.

Ces professions d'infirmières et d'aides-soignantes sont soumises, ces derniers temps, à de nouvelles contraintes. Depuis le milieu des années 1980 et de façon plus affirmée depuis 1996, est mise en place une politique de maîtrise des coûts qui s'applique au secteur hospitalier comme au secteur de ville. Il s'ensuit une recomposition de l'ensemble de l'offre de soins, et un nouveau partage des activités entre les différents sous-secteurs. Le développement d'activités hospitalières sans hébergement, comme la chirurgie ambulatoire, l'hôpital de jour, et de certaines chimiothérapies concentre les soins et la surveillance des patients sur quelques heures. La structure de qualification se modifie, les aides-soignantes se faisant plus rares dans ce type de service, et les infirmières plus nombreuses. Les flux de patients sont de plus en plus tendus, alors que les horaires des soignants sont redéfinis en fonction des politiques de réduction du temps de travail, et que l'organisation du travail est en cours de redéfinition. Une partie du travail de soins, assurée jusqu'ici à l'hôpital, est renvoyée à domicile, les infirmières libérales ou de services d'hospitalisation à domicile assurant le relais, secondées dans certaines structures par des aides-soignantes dont l'exercice est alors beaucoup plus autonome qu'à l'hôpital. Leur travail devient ainsi de plus en plus technique, et nécessite une surveillance accrue de certains patients.

Dans les années 1970 et 1980, des groupes d'infirmières travaillant dans les centres de soins (héritage des centres de soins à domicile des religieuses), en milieu rural, dans des centres de santé ou des centres de la Croix-Rouge avaient mis en avant une vision des soins comprenant, outre des « actes techniques », des dimensions d'éducation, de prévention, d'accompagnement de la personne. La mise en avant d'une telle conception des soins exigeait une traduction dans la nomenclature des actes qui ne retenait que les actes prescrits par le médecin, et les seuls remboursables. Ces démarches s'inscrivaient dans la continuité de la mission des soignantes, visiteuses notamment, d'avant-guerre. Les reconfigurations actuelles des modes de prise en charge des patients, en particulier des malades chroniques, des personnes dépendantes, des personnes âgées, conduisent les soignantes non seulement à dispenser plus de soins techniques à domicile, mais aussi à assurer un accompagnement plus important des patients et de leur entourage. Elles sont confrontées à de nombreux problèmes sociaux et à des situations qui peuvent mettre en péril la qualité des soins, l'observance des régimes et des prescriptions. Les soignantes, dans les services ambulatoires, les établissements pour personnes âgées, les services de prévention, certains services hospitaliers, pourraient aujourd'hui avoir la possibilité de tenir, d'articuler les nombreuses dimensions des soins, jusque-là difficiles à concilier : écoute, éducation, aide à la mobilisation des ressources personnelles, accompagnement, appel à d'autres professionnels et articulation des interventions. Cependant, le développement de politiques d'emploi, de résorption du chômage a conduit à la croissance d'emplois d'aide à domicile, souvent moins qualifiés, et moins chers, qui peuvent entrer pour partie en concurrence avec les emplois d'aides-soignantes à domicile. Le marché du travail protégé des professions du soin peut s'en trouver fragilisé. En même temps le renvoi aux familles et aux individus d'une part non négligeable des soins, si elle correspond à une certaine autonomisation des patients, brouille également les frontières entre travail professionnel et activité domestique.

► ACKER F., « Les Infirmières : une profession en crise ? », *in* J. de Kervasdoué (dir.), *Crise des professions de santé,* Paris, Dunod, 2003 ; « Sortir de l'invisibilité, le cas du travail infirmier », *Raisons Pratiques,* n° 8, 1997, p. 65-94 ; « La Fonction de l'infirmière. L'imaginaire nécessaire », *Sciences sociales et Santé,* n° 2, 1991, p. 123-143. – ARBORIO A.-M., *Un Personnel invisible. Les aides-soignantes à l'hôpital,* Paris, Anthropos/Economica « Sociologies », 2001. – CHAUVENET A., « L'Infirmière hospitalière, technicienne ou travailleur social », *Projet,* n° 90, 1974, p. 1138-1148. – CHEVANDIER C., *Les Métiers de l'hôpital,* Paris, La Découverte « Repères », 1997. – COLLIÈRE M.-F., *Promouvoir la vie,* Paris, Interéditions, 1982 ; COLLIÈRE M.-F. & DIEBOLT E. (dir.), *Pour une histoire des soins et des professions soignantes,* Sainte-Foy-Les-Lyon, AMIEC, 1988. – FERONI I., *Les Infirmières hospitalières. La construction d'un groupe professionnel,* Thèse de doctorat en Sociologie, Université de Nice-Sophia Antipolis, 1994. – FREIDSON E., *The Profession of Medicine,* New York, Harper & Row, 1970, trad. fr. A. Lyotard-May & C. Malamoud, *La Profession médicale,* Paris, Payot, 1984. – HUGHES E. C., *Le Regard sociologique. Essais choisis,* Paris, Éditions de l'EHESS, 1996. – KERGOAT D., IMBERT F., LE DOARE H., SENOTIER D., *Les Infirmières et leur coordination, 1988-1989,* Paris, Lamarre, 1992. – KNIBIEHLER Y. (dir.), *Cornettes et blouses blanches. Les infirmières dans la société française 1880-1980,* Paris, Hachette, 1984. – LEROUX-HUGON V., *Des Saintes laïques : les infirmières à l'aube de la IIIe République,* Paris, Sciences en situation, 1992. – MAGNON R., DECHANOZ G., LEPESQUEUX M. (dir.), *Dictionnaire des soins infirmiers,* Lyon, AMIEC, 1995.

Françoise ACKER et Anne-Marie ARBORIO

→ Dispensaire ; Dossier médical ; Protection maternelle et infantile ; Soins palliatifs.

INSERM

Bien qu'inspirée par les réalisations d'organismes anglo-saxons chargés de la recherche médicale, le « Medical Research council » ou les « National Institutes of Health » américains, la création de l'INSERM n'apparaît pas moins liée à certains traits de la médecine française. Tandis que dans les pays anglo-saxons le passage de la médecine empirique traditionnelle à la médecine de laboratoire s'était opéré au bénéfice d'une clinique devenue très tôt technicienne, la clinique française forte d'une tradition humaniste remontant au début du XIXe s. n'avait pas admis sans réticence l'inéluctable rencontre de la médecine et de la biologie. Il convient d'expliquer ce phénomène. Avec l'invention de l'anatomo-pathologie, la « naissance de la clinique » avait fait de l'hôpital une sorte de laboratoire naturel où les cliniciens menaient leurs investigations, mais aussi le lieu privilégié de l'apprentissage médical. Les concours hospitaliers comme l'internat devenaient le creuset d'une élite médicale formée dans l'esprit d'un apprentissage auprès du lit du malade – le fameux « colloque singulier » du praticien et de son patient – qui devait légitimer le développement d'une pratique libérale de la médecine. Cette suprématie de la clinique explique pourquoi les médecins français devaient longtemps négliger l'apport de la physiologie et de la microbiologie à l'exercice de leur art. Les laboratoires de physiologie durent attendre un siècle pour entrer à l'hôpital (cf. *infra*) tandis que la microbiologie suscitait la recherche de nouveaux vaccins, mais dans des laboratoires éloignés de la clinique, par exemple à l'Institut Pasteur. De même, la microbiologie suscitait le développement d'enquêtes d'épidémiologie nécessaires pour cerner l'étiologie des « maladies sociales » la tuberculose ou la syphilis, mais au sein d'une nouvelle administration sanitaire distincte de son homologue hospitalière. Les grands conflits du XXe s. furent, comme on l'imagine, propices au développement de la recherche en général et médicale en particulier (transfusion sanguine, chirurgie, neuroleptiques, etc.). À la veille de la Seconde Guerre mondiale, lors de la création du Centre national de la recherche scientifique (CNRS), le doyen Gustave Roussy demandait l'installation d'une « commission de médecine expérimentale » destinée à combler la vacuité scientifique où était tombée la médecine française. À la fin de 1941, le ministre de la Santé du régime de Vichy, le Dr Serge Huard, créait l'Institut national d'hygiène (INH). Placé sous la direction du Pr André Chevallier (faculté de Marseille), cet ancêtre de l'INSERM était chargé de doter l'administration sanitaire de l'appareil statistique qui lui faisait défaut, mais aussi d'entreprendre certaines recherches dans le domaine de la nutrition, par exemple pour développer l'usage des vitamines.

Au lendemain de la Seconde Guerre mondiale, sous la poussée des nouvelles sciences biologiques, il apparaissait que le progrès médical serait désormais moins lié à la recherche en santé publique qu'aux avancées de la biologie cellulaire ou de la biochimie. Ainsi, lorsque les médecins français évoquaient le « miracle de la pénicilline » ils louaient l'efficacité des nouveaux antibiotiques importés de Grande-Bretagne ou des États-Unis, deux pays où s'étaient forgés pendant la guerre les instruments d'une nouvelle *biomedicine*. En France, afin d'aider à l'essor de cette biomédecine et pour pallier les insuffisances scientifiques de la faculté, certains biologistes comme le pastorien André Lwoff préconisaient la « démédicalisation » de la recherche médicale. Évidemment, cette proposition était récusée par les cliniciens et notamment par l'un de leurs plus éminents représentants, le Pr Robert Debré. Dès 1945, Debré avait installé le laboratoire de Georges Schapira (future U 15 INSERM) dans son service de l'hôpital des Enfants Malades, une décision qui symbolise la place qu'allait prendre la pédiatrie dans la renaissance des sciences médicales dans notre pays. Dans le projet de modernisation qu'il avait élaboré pendant la guerre, Debré avait insisté sur le fait que l'indispensable modernisation de la médecine ne pourrait s'opérer ni contre, ni en dehors de la clinique. Il avait ajouté que s'il fallait épargner à celle-ci la socialisation que laissait augurer la création d'un dispositif national de Sécurité sociale, il conviendrait que ce dernier apporte son soutien à la recherche médicale. Nommé président de l'INH en 1946, il demandait à Louis Bugnard, son nouveau directeur, de négocier avec la Caisse nationale de Sécurité sociale l'installation d'un comité d'études sanitaires chargé d'assurer le financement de l'institut. En réalité, cette disposition n'eut pas grand effet. En effet, si l'INH réussit à financer des bourses destinées à permettre à de jeunes internes d'aller aux États-Unis s'initier aux arcanes de la *biomedicine*, Bugnard ne réussit pas à convaincre les pouvoirs publics d'accompagner la profonde mutation dans laquelle entrait la recherche médicale. Dans le même temps, une nouvelle génération de cliniciens issue de la guerre s'intéressait moins aux maladies infectieuses, en passe d'éradication du fait des nouveaux bactéricides, pensaient-ils, qu'à ce que l'un d'entre eux, Jean Hamburger, qualifiât de « maladies des matériaux » les cancers, les néphrites, les troubles cardio-vasculaires, les allergies. Réunis en groupes de réflexion, le « club des 13 » par exemple, ces néo-cliniciens reprochaient à l'INH de ne pas soutenir suffisamment la « vraie » recherche, celle qui guérit grâce aux progrès des sciences biologiques et biochimiques. Forts du soutien de l'Assistance publique de Paris, ils suscitaient la création d'une « Association Claude-Bernard » (ACB) chargée d'ouvrir des laboratoires dans leurs services hospitaliers. Le nom de cette association était en soi un programme, la recherche en physio-pathologie faisait enfin son entrée à la clinique. En 1956, huit centres de recherche furent ouverts par l'ACB ; ils étaient appelés à devenir, plus tard, les premières unités de recherche de l'INSERM : le centre de recherche sur l'insuffisance rénale (Jean Hamburger à l'hôpital Necker, future U 25), sur l'allergologie (l'U 20 de Bernard Halpern à l'hôpital Broussais), sur l'hématologie (« leucémies et maladies du sang » de Jean Bernard qui donnerait le Centre Hayem), sur l'immunopathologie respiratoire (Raoul Kourilsky à Saint-Antoine U 23), le centre de recherche de neurophysiologie (Jean Scherrer à la Salpêtrière, U 3), un centre de recherche en périnatalité (Alexandre Minkowski à Cochin, U 29), un centre sur les marqueurs isotopiques (René Fauvert à Beaujon, U 24) ou le centre de recherches cancérologiques de Georges Mathé à l'hôpital Paul Brousse de Villejuif (future U 50).

À l'origine de l'INSERM, on trouve donc le souci d'harmoniser les initiatives suscitées par l'Institut National d'Hygiène en matière d'épidémiologie et celles de l'Association Claude Bernard pour la recherche clinique. Mais, compte tenu des remarquables progrès de cette dernière au cours des années précédentes, il est clair que le nouvel institut allait la ranger parmi ses priorités. L'instauration de la Cinquième République avec le retour du général de Gaulle au pouvoir avait suscité un ensemble de mesures destinées à moderniser l'infrastructure scientifique et technique du pays. La réforme hospitalière de 1958 inaugurait les Centres hospitaliers universitaires (CHU) en effectuant la fusion longtemps souhaitée, mais jamais réalisée, de la Clinique et de la faculté. Elle installait un corps de professeurs hospitaliers et universitaires (PH-PU) destiné, au moins en théorie, à assurer une triple fonction de soins, d'enseignement et de recherche. De fait, l'INH n'avait pu résoudre la délicate question de la double carrière de clinicien et de chercheur. Cela avait conduit certains de ses boursiers à pratiquer un cumul des fonctions, une pratique maintes fois dénoncée par la Cour des comptes qui avait saisi ce prétexte, en 1959, pour recommander la fusion de l'INH et du CNRS. Évidemment, cette proposition était ressentie par les cliniciens et par le ministère de la Santé comme une nouvelle menace pour la recherche médicale. Très introduits au sein d'une nouvelle Délégation générale à la recherche scientifique et technique (DGRST), certains d'entre eux avaient participé à des actions concertées, par exemple Georges Mathé au programme « biologie moléculaire » initié par le pasteurien Jacques Monod ou Jean Bernard au programme « cancer et leucémies ». Devenu conseiller de Raymond Marcellin, le ministre de la Santé, Georges Mathé, devait jouer un rôle majeur dans la transformation de l'INH en INSERM. Créé par un décret de juillet 1964, l'INSERM se voyait doté d'un crédit d'équipement de cent millions de francs destinés à installer une cinquantaine de nouveaux laboratoires où seraient menés les programmes de recherche définis par la DGRST. L'organisation du conseil scientifique de l'INSERM en commissions spécialisées disait bien la priorité désormais accordée à la recherche biologique puisqu'on trouvait en tête les pathologies cellulaires et tissulaires, la cancérologie (CSS1) suivies de la génétique, de l'immunologie et des pathologies moléculaires (CSS2), de la microbiologie, des pathologies infectieuses et parasitaires (CSS3), etc. Les questions de santé publique, les anciennes fonctions de l'INH, étant reléguées *in fine* avec l'hygiène de l'environnement (11), l'alimentation et la nutrition (12), l'épidémiologie et la médecine préventive (13). Simultanément, Eugène Aujaleu était nommé à la direction du nouvel institut. Issu du service de santé des Armées, le Dr Aujaleu venait de quitter la direction générale de la Santé, une fonction qu'il avait assurée pendant les vingt années précédentes et dans laquelle il s'était révélé l'un des principaux artisans de la réforme hospitalière. Décidé à faire profiter l'INSERM de ses compétences de bâtisseur, Aujaleu passait des conventions avec l'administration hospitalière afin d'installer ses nouveaux laboratoires dans les centres hospitaliers universitaires (CHU) ou régionaux (CHR). Enfin, au lendemain des événements de 1968, en créant un système de postes d'accueil pour internes (il était aussi envisagé de faire du concours de l'internat l'équivalent d'une thèse universitaire de 3e cycle), l'INSERM ouvrait ses portes à des jeunes médecins davantage attirés par une carrière de chercheur que par l'exercice de la clinique.

Dans les années 1970, sous les auspices de ses nouveaux directeurs, les Prs Constant Burg et Philippe Laudat, l'INSERM allait participer aux grandes avancées de l'immunologie et de ses applications en immuno-pathologie. Le terme de « système immunitaire » était introduit dans l'intitulé de l'une de ses commissions (CSS3). Sous la poussée de la biologie moléculaire et grâce aux moyens du génie génétique, la recherche médicale se rapprochait des paradigmes de la biologie fondamentale tandis que les chercheurs de l'INSERM faisaient un usage de plus en plus exclusif des cultures cellulaires *in vitro* et des modèles animaux (la souris par exemple). De nouvelles équipes s'installaient, à l'hôpital Necker Jean-François Bach prenait la succession d'Hamburger dans l'U 25, « maladies auto-immunes, génétique, mécanismes et traitements ». Le Centre Hayem à l'hôpital Saint-Louis essaimait pour donner naissance aux laboratoires de Maxime Seligmann (U 108 « immunochimie et immunopathologie »), de Jean Dausset (U 93 « immunogénétique de la transplantation ») où furent menés des travaux qui aboutirent à l'établissement du système *Human Leucocyte Antigene* (le « HLA » récompensé par le Nobel de 1980) et à ses applications en matière de greffes (France transplant). De la même manière, Jean-Paul Lévy organisait l'U 152 « immunologie et oncologie des maladies rétrovirales » noyau d'un futur « Institut Cochin de génétique moléculaire » (ICGM). En concertation avec le CNRS, l'INSERM allait aider un fleuron de la communauté scientifique strasbourgeoise, le centre de recherche sur la biochimie de la cellule cancéreuse de Paul Mandel et Pierre Chambon (U 44), à devenir un « Institut de biologie et de génétique cellulaire et moléculaire » (IBGCM). De même, à l'issue d'une opération inscrite dans la politique de décentralisation prônée par les pouvoirs publics, l'INSERM confiait à François Kourilsky le soin d'installer l'institut de Marseille Luminy, un organisme créé *ex nihilo* qui se présentait bientôt comme un centre d' « immunologie intégrale ». C'est-à-dire un groupe de laboratoires destinés à explorer le système d'histocompatibilité « HLA », à étudier la réponse du système immunitaire et à développer des marqueurs génétiques. En ouvrant l'ère des biotechnologies, la découverte des premiers anticorps monoclonaux conduisait les équipes marseillaises à développer une filiale industrielle de l'INSERM, « Immunotech ». On note encore que la plupart des « actions thématiques programmées » (les ATP, une manière de programmer la recherche inaugurée par le CNRS) lancées à l'INSERM au cours de cette période, concernaient l'immunologie, les interactions cellulaires, l'immunopathologie du système nerveux, des glomérulonéphrites, etc., tandis que dans le cadre d'une coopération franco-américaine l'Institut coordonnait en France le gigantesque *Cancer research program* lancé par l'administration Nixon à la recherche d'hypothétiques oncogènes humains.

En vingt ans d'existence, la croissance de l'INSERM avait été spectaculaire. En 1984, ses effectifs comme le nombre de ses unités de recherche étaient multipliés par quatre (1 000 agents et une cinquantaine d'unités en 1964 pour 4 000 agents et plus de 200 UR en 1984), tandis que son budget avait triplé, passant d'une cinquantaine de millions de francs à près d'un milliard et demi (dix ans plus tard, les effectifs de l'INSERM auront encore augmenté d'un millier d'agents et son budget aura dépassé les 2,5 milliards de francs). Nommé directeur général en 1982, Philippe Lazar avait organisé les Assises de la recherche, une réflexion collective suscitée par le nouveau gouvernement socialiste en vue d'imaginer les moyens d'assurer la liberté nécessaire à la recherche fondamentale dans l'esprit d'un grand service public. Quittant la tutelle de la Santé pour passer sous celle de la Recherche, l'INSERM devenait un établissement public à caractère scientifique et technique (EPST) dont la vocation s'élargissait à toutes les disciplines concernées de près ou de loin par la recherche médicale. Symbole de cette évolution, l'INSERM adoptait un nouveau statut des chercheurs dont allait bénéficier un important recrutement de non-médecins, en fait plus des trois quarts des incréments au cours de la période. Cette ouverture lui permettait d'aborder l'ensemble des sciences de l'homme saisies dans leur sens le plus large, des approches les plus réductionnistes (l'homme neuronal) jusqu'aux plus holistes (l'homme en société). Nommé président de son conseil scientifique en 1983, le pastorien Jean-Pierre Changeux soutenait le développement des neurosciences tandis que, soucieux d'élargir les préoccupations de l'épidémiologie à l'ensemble des problèmes de société, Philippe Lazar y introduisait les sciences sociales et humaines. Pourtant, le choix de privilégier la liberté de la recherche au détriment de sa programmation devait réduire les capacités d'adaptation de l'établissement public aux évolutions de la conjoncture scientifique. En témoignent les difficultés rencontrées pour mobiliser ses laboratoires au début de l'épidémie de Sida ou lors du lancement des programmes « génome » quelques années plus tard. En 1983, considérant que le Sida était un simple problème de santé publique qui ne concernait qu'une petite frange de la population, l'institut laissait la mission de veille sanitaire à la direction générale de la Santé et il n'engageait ses laboratoires que très progressivement dans les recherches biologiques suscitées par la nouvelle maladie. Trois ans plus tard, ce manque d'empressement conduisait le ministère de la Santé à ouvrir une nouvelle entité administrative, l'Agence nationale de recherche sur le Sida (ANRS). En fait, les trois quarts du budget de l'INSERM désormais engagés à honorer sa masse salariale avaient réduit la marge de manœuvre indispensable à toute programmation scientifique. Le même phénomène se produisait au tournant des années 1990 à l'occasion du lancement des grands programmes de séquençage. Alors que la génétique humaine apparaissait riche d'applications médicales, voire thérapeutiques, et bien que l'INSERM ait compté en son sein d'excellents spécialistes de la génétique moléculaire (souvent issus de la grande École pédiatrique de Robert Debré), ceux-ci durent se tourner vers l'extérieur – en l'occurrence le « Centre d'étude du polymorphisme humain » et l' « Association française contre les myopathies » avec son « Généthon » – afin de recevoir le soutien et les moyens que l'établissement public tardait à leur accorder.

Au début des années 1990, ces difficultés semblent ne pas avoir été étrangères au retour de l'INSERM vers la recherche clinique, un mouvement qui trouvait son impulsion dans une initiative du ministère de la Santé. Une Délégation à la recherche clinique (DRC) y suscitait un programme hospitalier pour la recherche clinique (PHRC) lancé en concertation avec l'Assistance publique parisienne, tandis que l'INSERM échafaudait le dispositif des instituts fédératifs de recherche. Ces « IFR » étaient destinés à regrouper ses laboratoires installés dans les CHU et les CHR autour d'une stratégie scientifique commune et de plateaux techniques sans cesse plus complexes. Simultanément, afin de pallier certaines insuffisances constatées au cours de la période précédente, l'Institut mettait en place un dispositif d'expertise collective destiné à éclairer les décisions techniques des pouvoirs publics ou des autres grands opérateurs dans le domaine de la santé. En définitive, le *come-back* des cliniciens à l'INSERM s'incarnerait dans la nomination de PH-PU à la direction de l'organisme, à savoir les Prs Claude Griscelli et Christian Bréchot, issus tous deux de l'hôpital Necker. Il reste que la recherche clinique avait profondément changé de nature depuis l'époque où elle désignait la recherche effectuée au lit du malade, par exemple celle des néo-cliniciens dans l'immédiat après-guerre. Le terme de recherche clinique évoque désormais les essais thérapeutiques, un domaine où la médecine française était particulièrement retardataire. Mais on doit signaler que l'INSERM eut un rôle important dans la mise au point des essais médicamenteux destinés à lutter contre le Sida, ce qui l'amenait à généraliser le dispositif des « centres d'investigations cliniques » (CIC) imaginé par le Pr Pierre Corvol, le président de son conseil scientifique. Aujourd'hui enfin, depuis qu'elle se consacre à la mise au point de thérapies géniques ou cellulaires, par exemple chez le Pr Alain Fischer dans l'U 429 INSERM (développement normal et pathologique du système immunitaire), cette recherche que l'on continue d'appeler « clinique » ne se distingue plus guère de la recherche fondamentale. Sauf qu'elle doit, en plus, s'assurer de son efficacité.

▶ DEBRÉ M., *Gouverner, Mémoires*, t. III, Paris, Albin Michel, 1988 ; *L'Honneur de vivre, témoignage*, Paris, Hermann, 1974. – DEBRÉ M., FAUVERT R., DAUSSET J., « Un plan d'organisation de la recherche médicale en France », *Les Cahiers de la République*, 1er-3 nov. 1956 – DEBRU C., GAYON J., PICARD J.-F. (éds), *Les Sciences biologiques et médicales en France, 1920-1950*, Paris, CNRS Éditions, 1994. – GAUDILLIÈRE J.-P., *Inventer la biomédecine. La France, l'Amérique et la production des savoirs du vivant (1945-1965)*, Paris, La Découverte, 2002. – HAMBURGER J., *Demain les autres. L'aventure médicale en contrepoint de l'aventure humaine*, Paris, Plon, 1979. – JAMOUS H., *Sociologie de la décision. La réforme des études médicales et des structures hospitalières*, Paris, Éditions du CNRS, 1969. – LAZAR P., *Les Explorateurs de la santé. Voyage en centre de la recherche médicale*, Paris, O. Jacob, 1989. – MATHÉ G., *Le Temps d'y penser*, Paris, Stock, 1974. – MOULIN A.-M., *Le Dernier Langage de la médecine. Histoire de l'immunologie de Pasteur au Sida*, Paris, PUF. – PICARD J.-F., « Poussée scientifique ou demande de médecins ? La recherche médicale en France de l'INH à l'INSERM », *Sciences Sociales et Santé*, 10.4.12, 1992, p. 47-106 ; *La Fondation Rockefeller et la recherche médicale*, Paris, PUF, 1999. – POIRIER J., SALAÜN F., *Médecin ou malade ? La médecine en France aux XIXe et XXe siècles*, Paris, Masson, 2001. – ROBERT O. (éd.), *Recherche médicale, santé, société. Colloque organisé à l'occasion du XXe anniversaire de l'INSERM*, Paris, 27-28 oct. 1984, INSERM-mission information communication. – SINDING C., *Le Clinicien et le chercheur. Des grandes maladies de carence à la médecine moléculaire (1880-1980)*, Paris, PUF, 1991. – TUBIANA M., *Les Chemins d'Esculape, histoire de la pensée médicale*, Paris, Flammarion, 1995. – Coll. : *INSERM-Actualités* (tous les deux mois depuis juillet 1982). – *INSERM mode d'emploi, un guide pour faciliter l'accès à la recherche médicale et en santé*, 1986, INSERM-mission information communication. – INSERM, Rapports d'activité (annuels depuis 1992). – « Médecine/Sciences », 1991 (mensuel depuis 1984).

Jean-François PICARD

→ Biologie et médecine ; Clinique ; Immunologie ; Santé publique.

INSTITUT PASTEUR

Pasteur, qui vient de mettre au point un vaccin contre la rage et l'a administré avec succès à Joseph Meister le 6 juillet 1885, présente le premier mars 1886 ses résultats devant l'académie des sciences. Il conclut : « Une institution dont la vocation sera la vaccination contre la rage doit être créée. » Peu après est officiellement ouverte la souscription pour la création d'un « institut vaccinal contre la rage ».

Le laboratoire qu'occupait jusqu'alors Pasteur, situé à l'École normale supérieure, rue d'Ulm, voit affluer à cette époque de nombreuses personnes désireuses de se faire vacciner. Le docteur Yersin, assistant de Pasteur, décrit la scène : « On voit là un défilé extraordinaire : des Belges, des Hollandais, des Américains, un Arabe en costume national avec ses jambes nues couleur chocolat, des Turcs en fez et culottes courtes, des Russes qui, en passant devant M. Pasteur, se baissent pour lui baiser la main. C'est très curieux à voir. » Cet afflux massif, c'est aussi la gloire de Pasteur. Elle va assurer le succès de la souscription. En mai 1887 sont déposés les statuts de l'Institut Pasteur. Le bâtiment, situé rue Dutot (dans une partie de la rue qui portera plus tard le nom de « rue du docteur Roux ») est inauguré le 14 novembre 1888 en présence du président de la République, Sadi Carnot. Cet Institut sera un centre de traitement de la rage, mais aussi un centre d'études des maladies contagieuses et un lieu d'enseignement.

Une série de découvertes va forger très vite la réputation de l'Institut : en 1894, Roux, Martin et Chaillou développent une nouvelle thérapie qui permet de combattre la diphtérie, cause à l'époque de forte mortalité chez l'enfant (4 % en Europe). Une seconde souscription est lancée : elle sera employée essentiellement à la création d'écuries nécessaires à l'élevage des chevaux utilisés pour la production des sérums. Dans les premières années du XXe s. une donation permettra la construction d'un hôpital d'un genre nouveau (les malades y sont logés dans des chambres individuelles, le personnel soignant entre par un couloir et sort par un balcon : dispositions architecturales simples mais efficaces contre les contagions hospitalières si fréquentes à l'époque).

À la demande de la ville de Lille, est créé, en 1894, l'Institut Pasteur de Lille. C'est là que sera mis au point (par Albert Calmette et Camille Guérin) un vaccin contre la tuberculose, le BCG. Après la mort de Pasteur (à Marnes-la-Coquette – lieu-dit Villeneuve l'étang – dans le parc de Saint-Cloud en 1895), l'Institut Pasteur continue de se développer. À cette époque et pendant tout le premier quart du siècle, de nombreux scientifiques, formés à l'Institut Pasteur, entreprennent l'étude des maladies infectieuses « exotiques » (en 1908 sont créés la Société de pathologie exotique et le *Bulletin de pathologie exotique*), maladies qui sévissent dans les pays tropicaux et en particulier dans les territoires de l'Empire colonial français. Un Institut Pasteur est créé par Albert Calmette à Saïgon en 1891, l'Institut Pasteur de Tunis est créé en 1893 par Charles Nicolle, Alexandre Yersin crée l'Institut Pasteur de Nha Trang en 1895. En 1912, Calmette écrit : « En Extrême-Orient et en Afrique française, il n'est donc plus aucune de nos colonies qui ne possède, depuis plusieurs années déjà, des laboratoires convenablement outillés pour les recherches bactériologiques et pour l'application immédiate de méthodes pastoriennes... » Yersin, Nicolle, Calmette et quelques autres vont disséminer de par le monde le nom de l'Institut Pasteur et son ambition particulière (on exporte le concept, mais aussi la légende, la réputation). C'est ainsi que le nom d'« Institut Pasteur » est aujourd'hui celui de vingt-deux centres de recherche à travers le monde – leurs statuts sont variés, ils ont souvent changé avec la décolonisation, mais le nom est généralement demeuré. Certains sont directement associés à l'Institut Pasteur de Paris, d'autres sont liés par des accords de coopération variés. Ils sont établis au Viêt-nam (Hô-Chi-Minh ville, Nha-Trang et Hanoï), à Tahiti, en Bolivie, en Russie, en Guadeloupe, en Guyane, en Nouvelle-Calédonie, en Roumanie, en Iran, au Cambodge, en Italie, en Grèce. En Afrique, les Instituts Pasteur de Tunis et d'Alger ont été fondés en 1894, celui de Dakar en 1923, celui de Tananarive en 1927, celui de Casablanca en 1931, celui de Bangui en 1961. Des établissements associés existent aussi à Yaoundé depuis 1959 et à Brazzaville. En 1975, Jacques Monod, alors Directeur de l'Institut Pasteur de Paris, créa le Réseau International des Instituts Pasteur et des Instituts Associés qui regroupe l'ensemble de ces établissements.

À Paris, la diversification des activités de l'Institut a conduit à l'agrandissement du campus. De nouveaux terrains ont été acquis autour du site initial, de nouveaux bâtiments ont été construits. L'Institut Pasteur est une fondation privée reconnue d'utilité publique. Son financement est assuré environ pour moitié par l'État et, pour une autre moitié, par des ressources privées (exploitations des procédés, brevets, dons et legs, mécénat d'entreprise). Y travaillent près de trois mille personnes dont plus d'un millier de chercheurs.

Le centre d'enseignement dispense des cours dans les disciplines fondamentales de la biologie d'intérêt médical (biochimie des protéines, biologie moléculaire, génétique, immunologie, virologie, bactériologie, etc.). Le centre de recherche poursuit son activité dans le domaine des maladies infectieuses humaine : Sida (dont le virus a été identifié à l'Institut Pasteur en 1983), hépatite B, paludisme (trois cents millions de personnes atteintes actuellement dans le monde, deux millions de personnes en meurent chaque année), tuberculose (responsable de la mort de trois millions de personnes par an, essentiellement dans les pays en voie de développement), etc., mais également en recherche fondamentale – biologie du développement, génétique, neurobiologie, immunologie, etc.

► *Sur Pasteur :* DAGOGNET F., *Pasteur sans la légende,* Paris, Les Empêcheurs de penser en rond, 1994. – DAVIDSON REYNOLDS M., *How Pasteur changed history : The story of Louis Pasteur and the Pasteur Institute,* Bradenton, Floride, McGuinn and McGuire publishing, 1994. – DEBRÉ P., *Louis Pasteur,* Paris, Flammarion, 1994. – LATOUR B., *Les Microbes, guerre et paix,* Paris, éd. Métailié, 1984 ; *Pasteur, une science, un style, un siècle,* Paris, Perrin / Institut Pasteur, 1995. – RAICHWARG D., *Louis Pasteur, l'empire des microbes,* Paris, Gallimard, 1995. – SALOMON-BAYET C., *Pasteur et la révolution pastorienne,* Paris, Payot, 1986. – VALLERY-RADOT M., *Pasteur,* Paris, Perrin, 1994.

Sur l'Institut Pasteur : DELAUNAY A., *L'Institut Pasteur, des origines à aujourd'hui,* Paris, éd. Science Empire, 1962. – LEGROUX R., *Institut Pasteur, cinquantenaire de la Fondation 1888-1938,* Paris, Dumoulin, 1939. – MORANGE M. (dir.), *L'Institut Pasteur, contribution à son histoire,* Paris, La Découverte, 1991. – VINCENT P., *Pasteur, un homme, un Institut,* Paris, Hachette, 1995. – (sans nom d'auteur), *L'Institut Pasteur,* Paris, Institut Pasteur, 1982.

Pascal NOUVEL

→ Biologie et médecine (Histoire) ; Chimiothérapie ; Immunothérapie ; Laboratoire ; Pastorisme ; Tropicale (Médecine) ; Vaccination.

INSTRUMENT

On ne peut comprendre l'histoire de la technique que sur fond de la situation scientifique, sociologique et économique particulière à chaque époque. Il semble donc justifié, tout particulièrement pour traiter des instruments, de considérer la « philosophie et l'histoire de la médecine » sous cet aspect. Bien qu'il soit assez rarement fait mention du concept de « médecine » dans la littérature philosophique avant le XVIIIᵉ ou le XIXᵉ s., Descartes (1644) compare dans ses *Principes* le savoir à un arbre : les racines forment la métaphysique, dans le tronc est située la physique, tandis que les branches représentent la mécanique, la *médecine* et l'éthique. La relation entre ces trois notions et la question abordée ici est évidente. Même si au cours des siècles, particulièrement aux XVIIIᵉ et XIXᵉ s., les instruments utilisés par différentes disciplines font l'objet d'une étude poussée, constituant le centre de gravité d'un grand nombre de traités, il ne faut pas perdre de vue que, aussi surprenant que cela puisse être, la popularité des instruments médicaux ne s'est pas accrue puisqu'on les trouve moins souvent cités dans les dictionnaires, au cours des cent dernières années, que les instruments de musique (Larousse, 1898, 1979 ; Webster, 1985 ; Herder, 1932 ; Meyer, 1994).

En médecine, l'instrument est un élément essentiel de l'activité du médecin. L'instrument le plus « primitif », ce sont les mains, qui assument les missions thérapeutiques que leur confie le centre de commandement cérébral. La médecine chinoise ancienne parle de « pousser et saisir » (déjà en 230 av. J.-C.) comme principe de la thérapie. Cette définition permet d'inclure l'ensemble de la physiothérapie, par exemple, dans le complexe de la médecine instrumentale (cf. R. Saller et H. Feiereis, 1997). Le développement de l'« instrument » fut déterminé de façon décisive par les besoins, d'une part, et, d'autre part, par les possibilités techniques. Les sciences de la nature comme la physique, dans son sens le plus large, la chimie et la recherche sur les matériaux, pour n'en nommer que quelques-unes, doivent être considérées, dans ce contexte, du point de vue des possibilités techniques et économiques de production. La définition de l'instrument doit par conséquent être étendue à d'autres éléments, qui sont utilisés eux aussi à des fins d'intervention thérapeutique (ou diagnostique), parce qu'il est plus facile d'en disposer. C'est ainsi que des gaz, l'air en particulier, et différents liquides sont utilisés pour la représentation contrastée de structures anatomiques. Un « instrument liquide » est pour sa part employé, avec l'aide des « osmoses agressives », pour faire oblitérer par exemple, vider certaines cavités (vaisseaux sanguins menacés de thrombose, cavité d'un abcès, etc.). L'électricité, ou l'électronique, joue un rôle décisif dans le développement de l'instrument : on utilise, par exemple, l'électricité pour arrêter un écoulement de sang au moyen de courants de haute fréquence. Dans ce cas, le corps du patient devient lui-même une partie de l'instrument, dans la mesure où il fait fonction de deuxième électrode : grâce au contact de celle-ci avec l'électrode du chirurgien se produit un dégagement de chaleur local contribuant à l'hémostase. Cette « électrocoagulation » prend la suite de l'une des plus anciennes formes de thérapie, la cautérisation, indiquée pour un très grand nombre de cas. Hippocrate soignait les plaies saignantes par l'application locale de jaune d'œuf (dans le jaune d'œuf se trouvent des phospholipides, composants essentiels du système de coagulation chez l'homme). L'éventail des instruments électroniques, tant à usage thérapeutique que diagnostique, est très large. La transmission sur un écran des informations, obtenues au moyen de micro-caméras construites à cet effet, accroît dans bien des cas la précision de l'information et – ceci est tout aussi important – « ménage » le chirurgien qui, lors d'une endoscopie classique, doit se contenter de l'optique d'une loupe.

La localisation d'une tumeur au cerveau au moyen d'ultrasons, suivie d'un transfert de l'information sur un ordinateur, celui-ci dirigeant par ailleurs la découverte de la tumeur avec « l'assistance du chirurgien », est également un véritable progrès pour la neurochirurgie, de même que pour l'ensemble des diagnostics par ultrasons et, en fin de compte, pour quasiment toutes les disciplines. Il est évident que ce n'est pas la simple *existence* des instruments, au sens où ils sont définis ici, mais le fait qu'ils soient utilisés avec compétence, qui leur permet de constituer un véritable progrès. Par compétence, il faut comprendre dans ce contexte le savoir-faire, l'expérience, le sens éthique, et même la « sagesse » du chirurgien. Il va sans dire que la profusion des possibilités thérapeutiques et diagnostiques, grâce à l'ensemble des instruments modernes, masque aussi le danger qu'on puisse faire, de façon non critique, tout ce qui est « faisable ». Le « faisable » et le « raisonnable » peuvent, dans certaines conditions, représenter des termes antagonistes.

Une thérapie qu'il importe également de citer dans ce contexte est la psychothérapie. Alors qu'une substance prescrite lors d'une thérapie médicamenteuse effectuée par un spécialiste des maladies internes peut être vue comme un « instrument », une telle caractérisation pose des problèmes pour la psychothérapie. L'absence de contact, au sens de la physique, dans le cadre de cette thérapie, est compensée par la transmission des connaissances et de l'expérience scientifiques, de l'intuition et du « sentiment », du médecin au patient, ce qui implique la présence d'une certaine disposition perceptive, même si celle-ci diffère d'un patient à l'autre. Il est connu que dans l'histoire de la psychiatrie, une partie des méthodes physiques grossières (électrochocs, bains à différentes températures, etc.) ont été largement abandonnées au profit des psychotropes.

Dans la mesure où il est difficile de mettre un frein à la recherche scientifique, et où cela ne semble pas non plus souhaitable, des hommes ou des institutions doivent entrer en action dans le champ complexe de la médecine, afin de limiter, le cas échéant, l'application des résultats de la recherche. L'exigence formulée par R. Bacon en 1620 que « la recherche doit être affectée à des fins déterminées » se trouve être à notre époque d'une actualité singulière – et même aussi, dans certaines circonstances, regrettable –, bien qu'on se doive, par principe, de distinguer les arguments avancés par Bacon des arguments actuels. Des facteurs éthiques, politiques et économiques, différents d'une culture à l'autre, et même d'une région à l'autre, doivent être mentionnés ici. Il n'est pas rare qu'on confonde, en ce qui concerne le contrôle des activités médicales, opportunité (politique), économie et éthique. Un exemple actuel, dans cet ordre d'idées, est la recherche génétique, et plus particulièrement son application, en partie problématique d'un point de vue éthique. On sait pourtant que l'idée n'est pas nouvelle : selon la doctrine de Paracelse (XVIe s.), l' « homoncule » devait être engendré par voie de la chimie (Goethe, *Faust II*).

Le vieillissement de la population, dans une grande partie du monde, conduit inévitablement à des conflits concernant l'utilisation de l'instrument. Sans aucun doute, il ne faut pas repousser complètement la dure formulation que le fait de juguler, à partir d'un certain âge, certaines possibilités d'appareillage très coûteuses pour des raisons économiques serait effectivement comparable dans certains cas à une « euthanasie » ! Par ailleurs, l'enthousiasme d'un chirurgien compétent et expérimenté à agir en usant des possibilités techniques à sa disposition est compréhensible, et ne devrait pouvoir être régulé que par des personnes au moins aussi compétentes. Du côté de la politique de la santé, on insiste très souvent, avec une certaine justesse, sur le fait que l'utilisation *générale* des possibilités techniques (instrumentales) existant à ce jour représenterait pour le bon fonctionnement de la médecine *dans son ensemble* certainement un plus grand avantage que l'application d'instruments de haute technologie *dans des cas isolés*, avec les catastrophes économiques et sociologiques que cela induit. Si l'on considère le développement de la médecine instrumentale dans l'histoire sous cet aspect, on voit que la médecine instrumentale (scientifique) a été rendue possible à relativement peu de frais et ce en grande partie parce que le pas entre la réflexion intellectuelle et sa transposition dans la pratique, pour différentes raisons, était plus aisé à franchir. C'est ainsi que, par exemple, la conception continuellement changeante au cours des siècles, et même des millénaires, qu'on a pu avoir de l'efficacité de l'acuponcture, n'est pas comparable avec celle qu'on a de la médecine très coûteuse, liée à la science de pointe, de notre temps. L'acupuncture a vu le jour environ 3 000 ans av. J.-C. en Chine. Pour parvenir à l'effet voulu, on utilisa d'abord des épines de plantes, ensuite des tessons effilés sur les places de marchés, plus tard des aiguilles en argent et en bronze, et aujourd'hui un courant électrique et des rayons laser.

Aux XVIIe et XVIIIe s., avec l'introduction de la recherche médicale dans les universités, apparurent des atlas anatomiques précis qui rendirent possible, par exemple, le traitement de la cataracte (C. Mettler, 1947). La même chose vaut pour les connaissances concernant le problème du contraste des couleurs (M. E. Chevreul, 1839) qui, du fait de l'utilisation de couleurs *non mélangées* pour la représentation de contrastes (P. Signac, 1888), en considération directe des lois de Ch. Henry (1859-1926), conduisirent au « pointillisme » des impressionnistes français puis, de là, à un enrichissement de la recherche ophtalmologique. L'ensemble des instruments utilisés était et reste relativement simple. Ainsi, le cristallin fut poussé avec une aiguille « dans un coin de la cavité arrière de l'œil », dans l'espoir que cela libérerait définitivement le chemin de la lumière, et même des images, à travers la pupille. Au moyen d'instruments tout aussi peu coûteux (aiguille, crochet, pincette), on réussit par la suite à éloigner le cristallin opaque, comme on le pratique encore aujourd'hui. L'intervention mécanique est complétée désormais par l'utilisation auxiliaire de rayons laser. Une autre méthode de chirurgie jouant un grand rôle dans l'ensemble de l'histoire de la médecine est l'amputation des extrémités. Les instruments se distinguent à peine des « outillages » en usage aujourd'hui (cf. *infra*).

Une des opérations les plus anciennes et les plus graves est la trépanation du crâne. Cette pratique se trouve déjà attestée à l'âge de pierre. Même là, on fait usage d'instruments qui, dans leur simplicité (vrille, racloir, burin), correspondent aux instruments actuels. Les recherches de la paléopathologie ont montré que de nombreux patients, trépanés en raison d'une maladie organique (abcès, hémorragie), ou suite à une « démonisation », selon l'idée qu'on s'en faisait à l'époque (cette idée correspond vraisemblablement en partie à l'ensemble des phénomènes caractéristiques de l'épilepsie), ont survécu, à vrai dire essentiellement dans les cas où la membrane dure du cerveau (dure-mère) était restée indemne.

L'ensemble des instruments des dentistes, avant et après l'introduction de la recherche médicale dans les universités, se limite pareillement à des outils simples comme la pince, la broche, la pincette, etc., semblables à ceux qui sont encore utilisés en principe aujourd'hui, même s'il faut prendre en considération que la qualité des instruments actuels (même de ceux qui sont en comparaison plus simples) est le résultat d'une longue histoire de recherche scientifique – de recherche métallurgique par exemple. Le motif de ce développement n'était (et n'est toujours) pas seulement le perfectionnement de la médecine, mais tout autant le maintien ou le perfectionnement de signes de prestige social. On utilisait ainsi, par exemple, sur le modèle des Étrusques (orfèvrerie), des ligatures en or relativement voyantes pour fixer les prothèses dentaires primitives (éclats d'os, dents animales). À peu près à la même époque, chez les Mayas (900 av. J.-C.), des inlays en or ou en jade, faits avec beaucoup d'art, étaient posés dans les incisives, moins pour des raisons thérapeutiques que comme bijou ou, plutôt, comme signe de prestige social. Mais même aujourd'hui, le dernier mot n'a pas encore été dit au sujet des instruments utilisés, dans la mesure où certains fraisages conduisent à une fracture de la dent.

Alors que les instruments cités répondent en principe à des intérêts pratiques qui, cela est logique, se sont peu modifiés, il en va autrement, pour prendre cet exemple, des aiguilles d'injection. La première aiguille (mise au point à partir des canules de lavement) à application intraveineuse ou devant servir à effectuer une saignée fut signalée au XVIIe s. par J. D. Major. Au cours des siècles, la recherche systématique dans les domaines de la médecine, de la physique et des techniques de production, permit de mettre au point des aiguilles d'un diamètre moyen de 5 μ (à l'intérieur) et de 7 μ (à l'extérieur) ! Avec ces aiguilles, il est aujourd'hui possible de ponctionner une cellule isolée (un ovule par exemple), pour transporter un unique spermatozoïde à l'intérieur de celle-ci (ICSI, *intra cytoplasmic sperm injection :* on imite l'un des pas de la reproduction naturelle). Depuis environ dix ans, cette méthode a fait preuve de très bons résultats dans le traitement de cas de stérilité masculine.

Les performances intellectuelles des siècles précédents ne doivent certes pas être sous-estimées, mais elles (ou leurs résultats) se distinguent par le fait que le chercheur se trouvait limité à son intellect et à son expérience propres. C'est seulement la médecine universitaire qui introduisit, entre autres choses, le principe des études cliniques, sans lesquelles aucune thérapie nouvelle ne saurait plus être entreprise aujourd'hui. L'idée qui conduisit à l'établissement de ces études était et est encore de créer des normes de physiologie et de pathologie reposant sur des garanties statistiques, qui justifient, d'un point de vue à la fois scientifique et éthique, une thérapie d'un type nouveau. Ces études testent aussi bien l'applicabilité et la nocivité des instruments, dans le sens le plus large, que l'efficacité et les effets secondaires de différents médicaments, qui sont souvent toxiques (cytokines). Le problème des études cliniques est la marge étroite existant entre utilité défendable et positions éthiques, philosophiques.

À travers l'exemple du développement de l'obstétrique, nous aborderons le point suivant, central pour notre propos : jadis, on considérait très fréquemment « la maladie comme expression de processus mécaniques déréglés ». Cette thèse, vérifiée dans de nombreux cas, ne s'applique pas seulement, cela va de soi, à l'obstétrique, mais vaut aussi pour les différentes formes de « sténoses ». On peut en général remédier mécaniquement aux sténoses, au moyen d'instruments. Cela vaut tout particulièrement pour la médecine du passé, dans la mesure où la symptomatologie d'une sténose était généralement possible sans frais diagnostique substantiel (le plus souvent par la « médecine externe »), et joua par conséquent très tôt un rôle dans la médecine chirurgicale, que celle-ci s'occupât d'un rétrécissement de l'urètre ou, justement, de l'impossibilité d'un accouchement naturel. Les premières césariennes comme méthode chirurgicale « officielle » furent réalisées au XVIe s., la plupart du temps dans des circonstances où l'on tentait de sauver l'enfant, alors que la mère était morte, ce qui réussit dans nombre de cas (J. Nufer, autour de 1500). On parle de césarienne en référence à César, bien que cela soit contredit par l'hypothèse que César aurait connu sa mère ! On ouvrait la cavité abdominale et l'utérus avec un couteau primitif en bronze, et plus tard, avec un rasoir ; de violentes discussions eurent lieu à ce propos, relativement à l'indication (et à la technique) de cette pratique. Moriceau était un adversaire décidé de la césarienne. En 1758 fut même fondée à Paris une « École anti-césarienne ». On débattait également autour de la controverse consistant à déterminer si la blessure de l'utérus devait être recousue, et avec quel matériau, ou si l'utérus – comme E. Porro le suggéra en 1876 – devait être enlevé, afin de prévenir une infection post-opératoire. Comme matériel de couture, on disposait de boyaux de chats, de fibres végétales et d'agrafes métalliques, pour ne citer que quelques exemples.

Le fait que la césarienne ait été avant tout un domaine d'intervention chirurgicale sur *une mère morte* s'explique par les circonstances suivantes : d'une part, on ne devait pas, sous l'administration romaine, renoncer à un « être humain », et l'Église catholique ne pouvait, d'autre part, enterrer aucune créature humaine qui n'était pas baptisée. Le « baptême intra-utérin » ne s'imposa pas comme méthode ! Avec l'amélioration des possibilités chirurgicales et l'introduction d'anesthésies, remarquablement modestes en comparaison des moyens actuels (application d'alcool, qui servait également à désinfecter la zone de l'opération), la sûreté et par conséquent le nombre de césariennes abdominales augmenta, bien que Nufer, avant 1500, et Rousset, en 1581, aient déjà décrit nombre de césariennes abdominales pour une mère et un enfant tous deux vivants. Jusqu'à l'introduction de la chirurgie et de l'anesthésiologie modernes dans l'obstétrique, c'est la *vie de la mère* qui se trouvait sans ambiguïté au premier plan, puisque l' « extraction » de l'enfant avec l'intention de le préserver en vie n'était, avec l'utilisation des instruments d'obstétrique classiques (en première ligne, les forceps), pas possible dans bien des cas. On trouve par conséquent, dans les collections historiques, des instruments médicaux, et en particulier des instruments d'obstétrique, avec lesquels on pouvait suppléer les « processus mécaniques perturbés » avec des risques relativement faibles pour la mère. Même dans ce contexte, il est intéressant de remarquer que les instruments classiques d'obstétrique ne diffèrent presque pas de ceux utilisés aujourd'hui, malgré le nombre de modèles différents et de variantes mécaniques (W. Kuhn et U. Tröhler, 1987). Relativement à cette question des instruments d'obstétrique, un récit historiquement véridique présente un caractère anecdotique : un obstétricien anglais du nom de Chamberlen inventa, au XVIIIe s., un forceps ; il fallut pourtant attendre très longtemps pour que la famille restitue le brevet rendant possible l'utilisation de cette pince également dans le reste du monde, et pour la première fois à Paris.

Dans les années 1950 se développa, particulièrement sous l'influence des États-Unis, le domaine de recherche de la périnatologie, ayant pour but d'étudier les processus physiologiques et pathologiques « autour de la naissance ». Après un travail intense d'investigations cliniques et expérimentales, et un grand nombre d'études cliniques, il s'en suivit une augmentation frappante des césariennes, l'ensemble des instruments d'obstétrique jouant cependant ici un rôle moins important que le développement de l'anesthésiologie. Le résultat des opérations, menées entre-temps avec une sûreté optimale pour la mère et l'enfant fut alors, de nouveau, la fin du « désintérêt » à l'égard de l'enfant évoqué un peu plus haut. Dans les pays dits « en voie de développement », les *méthodes* de l'obstétrique classiques sont certes maîtrisées avec une absence de risques comparable à celle de la césarienne. Il est cependant encore d'usage, contrairement à ce qui se passe dans les pays occidentaux, même si cela est assez rare et dépend de la situation socio-économique régionale, de pratiquer les « opérations de découpage » avec les instruments « historiques » correspondants, lors d'une disproportion mécanique (impossibilité d'une naissance vaginale en raison de problèmes mécaniques).

La biopsie est devenue pour l'ensemble de la médecine une intervention instrumentale de plus en plus répandue. Le microscope fut inventé par A. Leeuvenhoek en 1671. Il permettait alors de grossir 270 fois ! Alors que Malpighi préconisait déjà son utilisation au XVIIe s., celle-ci ne se répandit qu'au XVIIIe s. en anatomie et en chirurgie. Au moyen du microscope furent créées les conditions nécessaires à la naissance de l'histopathologie. Les appareils de biopsie (utilisés en partie sous le contrôle d'ultrasons ou de rayons X) sont des produits de pointe d'une mécanique de précision. Ils peuvent d'une part, du fait de la flexibilité de la « hampe des instruments » (pensons au fibroscope), atteindre des surfaces de tissus situées loin, et qui ne sont pas accessibles directement de l'extérieur. Il faut d'autre part que la partie tranchante de l'instrument puisse séparer de son environnement le tissu prévu pour l'examen, avec la plus grande précision possible sans traumatisme, pour ne pas compliquer l'examen au microscope des pathologistes, par une destruction due à un instrument. Le principe de la biopsie est connu depuis l'introduction de l'anatomie microscopique au XVIIIe s.

Même si, comme nous l'avons décrit, le « concept » d'instrument, sous toutes ses formes, est resté très souvent le même à travers les siècles, on assiste cependant à un développement explosif des instruments aux XVIIIe et XIXe s., avec l'élargissement du spectre des interventions médicales.

Dans le cadre d'une discussion au sujet de ce complexe (les instruments), la question de la méthode utilisée ne doit toutefois pas être négligée. Méthode et instrument semblent se trouver en opposition, mais leur développement est souvent le fait d'une influence réciproque. Des interventions menées habituellement avec des « instruments historiques » peuvent exiger de disposer d'instruments moins coûteux, et à l'inverse, le développement technique de certains instruments, même s'il a lieu dans d'autres disciplines, peut induire la mise au point de nouvelles méthodes. On peut constater ici que la recherche dispose d'une certaine autonomie quant à l'évolution des instruments, mais que cette évolution est néanmoins aussi le résultat d'une compétition entre les représentants de différents intérêts ! Toujours est-il que cette influence réciproque de la technique et de la médecine est source de progrès.

Cela vaut par exemple pour les opérations intra-utérines sur le fœtus ou sur le placenta, qui, de la même manière, ne furent possibles que lorsqu'il exista des instruments appropriés. Il y a vingt ou trente ans, la ponction de liquide amniotique et la transfusion sanguine intra-abdominale (on faisait une transfusion dans la cavité abdominale de l'enfant) étaient les seules interventions intra-utérines. En revanche, on effectue aujourd'hui des opérations et des interventions aussi bien urologiques que *cardiologiques* (!) sur le placenta, lors du syndrome de transfusion fœto-fœtale. Dans le cas du syndrome de transfusion fœto-fœtale, en raison d'une liaison vasculaire anormale entre les systèmes sanguins de deux jumeaux, du sang coule dans la direction d'un des jumeaux, qui développe alors une pléthore, alors que le second jumeau souffre d'un approvisionnement moindre. On obstrue ces liaisons vasculaires anormales en faisant usage un appareil laser spécial à l'intérieur de l'utérus. Alors que ces interventions et les interventions urologiques, comme la ponction d'un bassinet dans le cas d'une malformation des voies urinaires d'évacuation, par exemple, permettent d'obtenir de bons résultats thérapeutiques, la question de savoir si les interventions cardiologiques intra-utérines sont justifiables ou non n'est aujourd'hui pas encore tranchée.

On peut proposer, comme autre exemple de l'influence réciproque instrument-méthode, l'élastographie par résonance magnétique effectuée lors de l'examen clinique pour le diagnostic type de tumeurs au sein. La lithotritie, devenue entre-temps classique, repose sur le fait que la propagation d'une « onde de choc » à travers les tissus, depuis la peau jusqu'à la partie des voies urinaires d'évacuation dans laquelle se trouve la concrétion, perd tellement peu d'énergie dans sa progression, que celle-ci se désagrège en petites parties sous l'influence mécanique de l'onde de choc (qu'on pourrait appeler « vibration »), qui sont alors évacuées par les voies naturelles.

Pour la poitrine des femmes, radiologie et une échographie permettent de voir des formations qu'on soupçonne être des tumeurs, mais pour lesquelles on ne peut cependant pas décider à première vue si elles ont malignes ou non. De façon générale, les tumeurs malignes sont plus dures ! Si l'on porte une onde de choc, analogue à celle de la méthode urologique, de l'extérieur vers la poitrine, cette onde rencontre la tumeur et permet d'en tracer, à la façon de la tomographie RM (par résonance magnétique), des vues en coupe sur un moniteur, qui rendent compte de la « dureté », ou du « comportement vibratoire », de cette tumeur. La dureté de la tumeur ainsi représentée puis corrélée à sa nature permet une différenciation entre tumeurs malignes et bénignes. Cette méthode est en concurrence avec la biopsie instrumentale. Elle trouvera très certainement son indication dans l'avenir, particulièrement dans le cas de très petits résultats en tomographie RM.

La question des prothèses est depuis des siècles un sujet extraordinairement actuel pour les hommes, entre autres raisons parce qu'il est connu que les guerres entraînent des blessures qui nécessitent de faire appel à des prothèses. Une prothèse peut être considérée soit comme un expédient technique, soit comme un instrument. Depuis déjà des siècles, on a tenté de fabriquer une forme de prothèse primitive en attachant des bâtons de bois à la jambe. Suivirent, pendant la longue ère de la mécanique, des constructions très coûteuses, en acier pour la plupart, qui devaient produire une certaine imitation du « dispositif de mouvement normal » et son apparence extérieure (A. Paré, 1561 ; F. Sauerbruch, 1923). Si l'on met à part le fait que l'on tente aujourd'hui de transmettre, au moyen de capteurs, l'énergie électrique cérébrale sur des prothèses extrêmement complexes, la plupart des prothèses d'extrémité ont une facture similaire à celle des prothèses anciennes, prenant pour modèle la version améliorée de celles-ci. Alors que pour les premières prothèses, on n'obtenait une mobilité que du seul membre (le doigt par exemple), qu'on ne pouvait en aucune façon mettre à profit, les prothèses sont aujourd'hui, après un renoncement à la forme naturelle, de préférence constituées d'un appareillage mécanique, qui peut, grâce à un entraînement adéquat, constituer un bon substitut de l'extrémité. Les progrès essentiels des prothèses résident dans la légèreté et l'accessibilité du matériau, mais surtout dans la technique d'amputation continuellement améliorée depuis Paré, avec le processus instrumental préparatoire adéquat d'arrêt d'écoulement du sang et l'ajustement individuel de la prothèse à l'anatomie locale (les articulations par exemple) et aux caractéristiques individuelles du patient.

Il n'y a pas de doute que le nombre des exemples pourrait être considérablement plus grand. Notre propos n'était cependant ici que de discuter de l'importance centrale de l'instrument en médecine, de la façon dont il exerce des influences et dont il est influencé, en nous appuyant sur quelques exemples.

L'histoire et la philosophie de l'instrumentaire médical correspondent largement à la philosophie et l'histoire de la médecine. Si l'on regarde l'œuvre d'Hippocrate comme l'une des premières sources authentiques de l'histoire de la médecine, alors, au cours des mille dernières années, un nombre immense de connaissance est venu s'ajouter, qui confirment ses conceptions élaborées dans une large mesure de façon empirique, et celles de ses successeurs. Les possibilités et les méthodes ont certes changé, mais pas l'esprit dévoué à ce qui réunit médecine et biologie.

▶ BACON F. (1620), « Novum Organum », *in* C. C. Mettler, *History of Medicine,* Toronto, The Blakiston Company, 1947. – CHEVREUL M. E., « Gesetz des Kontrastes der ungemischt nebeneinander gesetzten Farben », in *Histoire de la médecine,* Paris, 1978, p. 1210. – DESCARTES R., *Les Principes de la Philosophie,* Paris, Gallimard « Bibliothèque de la Pléiade », 1953, p. 566. – HENRY Ch., *Cercle chromatique représentant tous les harmonies de couleur,* Paris, Bibl. für angewandte Kunst, 1888. – KUHN W., TRÖLER U., *Armamentarium obstetricum Gottingense,* Göttingen, Vandenhoeck & Ruprecht, 1987. – LEUWENHOEK A. van (1696), « Arca naturae », in *Chronik der Medizin,* Munich, Chronik Verlag, 2000, p. 120. – MAJOR J.-D. (1667), « Chirurgica infusoria », in *Chronik der Medizin,* Munich, Chronik Verlag, 2000, p. 120. – MALPIGHI M. (1661), « De pulmonibus », in *Chronik der Medizin,* Munich, Chronik Verlag, 2000, p. 117. – MAURICEAU F., *Traité des maladies des femmes grosses,* Paris, L. de Houry, 4e éd., 1694. – PARI A. (1564), « Dix livres de la chirurgie », Paris, in *Chronik der Medizin,* Munich, Chronik Verlag, 2000, p. 98. – ROUSSET F. (1581), « Traité nouveau de l'hystérotomotokie ou enfontement Césarien », Paris, *in* C. C. Mettler, *History of Medicine,* Toronto, The Blakiston Company, 1947. – SALLER R., FEIEREIS H., *Erweiterte Schulmedizin,* Munich/Paris, Hans Marseille Verlag, 1978, p. 1210. – SAUERBRUCH F. (1923), « Die willkürlich bewegbare künstliche Hand », in *Chronik der Medizin,* Munich, Chronik Verlag, 2000, p. 220. – SIGNAC, P., « Application du Cercle chromatique de M. Ch. Henry », in *Histoire de la médecine,* Paris, 1978, p. 1210.

Walther KUHN
(Trad. Céline Vautrin)

→ Appareil médical ; Clinique ; Obstétrique.

INSULINE

L'histoire de l'insuline est celle de la construction simultanée d'un médicament et d'un nouvel objet biologique. Elle illustre le rôle décisif de la pathologie dans la production de nouveaux objets pour la physiologie. Véritable molécule vedette, l'insuline servit de modèle et d'outil pour construire de nouveaux domaines de recherche, et on comprend en parcourant son histoire pourquoi elle a donné lieu à plusieurs découvertes prestigieuses dont certaines furent récompensées par des prix Nobel. Dans les trente premières années qui suivirent l'extraction et la purification de cette hormone en 1922-1923, les études se multiplièrent sur son effet thérapeutique et son action physiologique. À partir du milieu des années 1950 l'insuline poursuivit une troisième carrière, celle d'un objet privilégié pour la nouvelle biologie des molécules.

L'invention d'un médicament

L'histoire de l'insuline est étroitement liée à celle du diabète sucré. L'origine pancréatique de cette maladie, toujours mortelle en quelques mois jusqu'au début du XXe s., ne fut sérieusement suspectée qu'à partir de 1889, quand Oskar Minkowski et Joseph von Mering provoquèrent involontairement la maladie chez un chien dont ils avaient enlevé le pancréas. La nouvelle surprit le monde médical, car depuis Claude Bernard on admettait que le diabète sucré était dû à une déficience hépatique. Le physiologiste français avait en effet démontré de manière convaincante le rôle du foie dans la production de glucose sanguin. Par ailleurs deux ans plus tard, et sans aucun lien avec cet événement, l'Anglais George Murray avait administré avec succès des extraits de thyroïde à une patiente souffrant d'hypothyroïdie. La doctrine des « sécrétions internes » s'en trouva renforcée. Cette doctrine avait été formulée peu de temps auparavant par Charles Brown-Séquard, après une auto-expérimentation mémorable, durant laquelle il avait testé sur lui-même l'effet d'extraits de testicules d'animaux. Empruntant à Claude Bernard l'expression de sécrétion interne que le physiologiste avait inventé pour désigner la sécrétion de glucose par le foie, Brown-Séquard lui confère le sens nouveau de messager. L'hypothèse d'une « sécrétion interne » pancréatique fut émise par plusieurs chercheurs et en 1909 le Belge J. de Meyer lui donna même le nom d' « insuline », du latin *insula* (île), parce qu'on pensait déjà que cette substance était sécrétée par les îlots de Langerhans du pancréas endocrine, ce qui sera confirmé plus tard. Certains tentèrent d'obtenir des extraits pancréatiques dont l'action sur le diabète serait similaire à celle des extraits thyroïdiens sur l'hypothyroïdie ; parmi eux trois ou quatre réussirent à obtenir un produit qui faisait baisser le taux de glycémie des patients testés, mais provoquait des réactions allergiques ou toxiques. Il leur manquait les collaborations et le dispositif institutionnel qui leur auraient permis de transformer ces essais en découverte. Ce dispositif sera imaginé par quelques chercheurs canadiens audacieux entre Toronto et les États-Unis. Après avoir tenté de faire appel uniquement à des institutions locales, ces chercheurs prendront la mesure de l'ampleur de leur entreprise et n'hésiteront pas à faire appel à une industrie privée américaine.

C'est en 1920 que Frederick Banting (1891-1941), jeune chirurgien sans clientèle, réussit à convaincre John James Rickard Macleod (1876-1935), chef du département de physiologie du diabète à l'université de Toronto, de le laisser travailler dans son laboratoire pour tenter d'isoler la « sécrétion interne du pancréas ». Avec l'aide de Charles Best (1899-1978), étudiant en médecine, il obtient des extraits pancréatiques qui permettent de maintenir en vie quelques semaines un chien pancréatectomisé. En janvier 1922, le biochimiste James Bertram Collip (1892-1965), qui s'était joint à l'équipe pour améliorer le procédé d'extraction, obtient un extrait suffisamment purifié pour pouvoir être testé avec succès sur un humain. En mai 1922, les premiers résultats sont présentés par Macleod à *l'American Association of Physicians ;* la présentation fait grand bruit dans le milieu médical et attire même l'attention des journalistes. Banting reçoit le prix Nobel avec Macleod dès 1923, mais décide immédiatement de partager le prix avec Best, tandis que Macleod le partage avec Collip. De violentes querelles avaient divisé les chercheurs au cours de leurs travaux, et les polémiques sur l'attribution du Nobel ne sont pas complètement éteintes actuellement. Elles n'ont en fait d'autre intérêt que de faire comprendre qu'une découverte scientifique se construit collectivement et dans la durée : sans les travaux antérieurs et sans le réseau de recherche mis en place à Toronto, la découverte n'aurait tout simplement pas eu lieu.

Voulant éviter de mettre la production d'insuline dans des mains privées, les chercheurs de Toronto prennent un brevet pour protéger les malades des firmes peu fiables et des charlatans. Ils confient la manufacture du nouveau médicament aux laboratoires Connaught, petite firme de Toronto qui fabrique et vend à prix coûtant des antitoxines et fait partie de l'université. Mais le problème de l'extraction des extraits de pancréas est loin d'être résolu, et Connaught est rapidement débordé par la difficulté de l'entreprise. Le groupe de Toronto fait alors appel à la compagnie Eli Lilly à Indianapolis, qui collaborera ainsi avec l'université et l'Hôpital Général de Toronto (TGH). Le directeur scientifique de la Compagnie Lilly, George Clowes, britannique de naissance, un des premiers « transfuges » de l'institution universitaire et longtemps répudié pour cette raison par la communauté scientifique, jouera un rôle majeur dans la conduite de l'entreprise.

L'université de Toronto crée en mai 1922 un *Comité de l'Insuline* pour gérer les problèmes de brevet, de finances et de contrôle de la qualité de l'insuline. Il décide, en accord avec les spécialistes américains du diabète, de réserver la distribution de l'insuline à une élite médicale soigneusement sélectionnée : cette mesure soulève des critiques acerbes dans les milieux médicaux et fait parler d'une « aristocratie de l'insuline ». Le problème de la mainmise d'une partie de la profession médicale est d'ailleurs toujours d'actualité, même s'il peut se justifier dans l'intérêt du malade. Par ailleurs, les chercheurs de l'université de Toronto, en fidèles sujets de la Couronne britannique, cèdent rapidement les droits d'exploitation du brevet au Medical Research Council (MRC), tout en conservant un droit de regard sur la régulation du commerce de l'insuline. Ainsi organisé, le réseau international mis en place facilite largement la circulation d'informations et de connaissances cruciales pour la réussite.

La firme Lilly surmonte en quelques mois les difficultés techniques importantes qui avaient fait obstacle à une manufacture purement canadienne de l'hormone. Sous la direction de Clowes, les chercheurs de l'entreprise améliorent les techniques d'extraction et mettent au point, en octobre 1922, une méthode de précipitation isoélectrique du principe actif, qui améliore considérablement le rendement de la fabrication industrielle. À Londres, le chimiste Dudley, qui travaillait sous la direction de Henry Dale, met au point une précipitation par l'acide picrique. Mais un deuxième problème technique important est posé par le passage à la production industrielle, celui de la collecte et de la rapidité de traitement des pancréas. Pour limiter la destruction de l'insuline par les enzymes digestifs du pancréas, il faut garder au frais les pancréas, et les extraire le plus rapidement possible. L'excellente organisation des énormes abattoirs américains facilita ce travail. À Londres, où les abattoirs étaient beaucoup plus petits et mal organisés, la collecte des pancréas posa encore plus de problèmes. Pendant longtemps la détérioration du produit reste un problème majeur, que les médecins et les malades détectent eux-mêmes et pallient en ajustant constamment leurs doses aux différents lots d'insuline utilisés. Aux États-Unis, au début de l'année 1923, alors que la production de Lilly est encore très insuffisante pour répondre à la demande considérable provoquée par les annonces de la presse, quelques hôpitaux et cliniques commencent à fabriquer leur propre insuline. Cette activité entraîne des échanges de savoir-faire qui permettent d'améliorer plus rapidement les méthodes d'extraction.

Mais le plus problème le plus difficile à résoudre est celui de la *standardisation* de l'insuline. À l'époque, la standardisation des médicaments devenait de plus en plus un test de qualité et de scientificité pour les firmes pharmaceutiques qui aspiraient à sortir du lot des fabricants de préparations douteuses. Elle revêtait une importance particulière dans le cas de l'insuline, médicament efficace et dangereux qu'on ne pouvait manipuler sans être sûr que l'activité des différents lots restait constante. Les chercheurs de Toronto avaient commencé par standardiser leur extrait eux-mêmes de façon assez grossière, en mesurant son effet hypoglycémiant sur des lapins. En raison de la difficulté du dosage de la glycémie, Clowes choisit d'abord d'utiliser l'effet convulsivant des extraits pour en tester l'effet, en utilisant le fait que les convulsions hypoglycémiques apparaissent quand on provoque chez l'animal une chute du taux de glycémie de 45 %. Mais devant la variabilité des résultats selon les animaux, le Comité de l'insuline décide qu'il est préférable de mesurer la glycémie une, trois et cinq heures après l'injection du médicament : une formule mathématique simple relie les différents paramètres et donne la valeur de l'unité d'insuline. Clowes rapporte qu'on utilisa plus de 100 000 lapins en six mois pour standardiser l'insuline. Les cliniciens observent alors que certains patients ont besoin de moins d'une unité, et demandent que cette unité, appelée par la suite *physiologique,* soit divisée par trois, ce qui donna *l'unité clinique.*

Après cette première phase de la standardisation, largement inspirée des principes de standardisation appliqués à la production de l'antitoxine diphtérique, vient une étape internationale, organisée et coordonnée par Henry Dale, futur prix Nobel de médecine, qui dirigeait alors au MRC un laboratoire de standardisation des médicaments. Sous l'égide de la Société des Nations, il réunit les chercheurs de plusieurs pays et suggère de préparer un extrait pancréatique standard stable sous forme de poudre, selon les principes de Paul Ehrlich, qu'il cite comme fondateur de cette méthode. Le Comité de Standardisation de la Société des Nations à Édimbourg, en juillet 1923, décide donc qu'une préparation d'insuline serait fabriquée sous forme de poudre au National Institute for Medical Research de Londres. Préparée à partir d'extraits obtenus par cinq firmes pharmaceutiques différentes, on évalue sa valeur à huit unités d'insuline par mg de poudre, valeur adoptée à la Commission permanente des standards biologiques de la Société des Nations en 1925. C'est la phase politique de la standardisation. Mais les pratiques locales du dosage biologique ne s'uniformiseront que très progressivement, et des unités « lapin » coexisteront avec des unités « souris », jusqu'au moment où la méthode biologique sera remplacée par le dosage immunologique, après 1970.

L'expérimentation clinique du nouveau médicament est conduite de façon relativement libre aux USA, encore que le Comité de l'insuline de Toronto, dont l'autorité est rapidement reconnue dans le monde entier, contrôle la qualité de l'insuline utilisée dans ce pays. Au Canada, les essais sont suivis de près par le Comité de l'Insuline, et à Londres ils sont organisés et contrôlés par le MRC. En pratique, on commence à utiliser les extraits alors qu'ils ne sont pas vraiment standardisés, qu'on ne sait presque rien du nouveau médicament, de ses effets physiologiques ou de la meilleure façon de l'utiliser. Même le diabète est mal connu : peu de médecins, avant l'insuline, acceptaient de prendre en charge des malades qui allaient mourir en quelques mois quoi qu'on fasse. Il faut donc former les médecins, et aussi les malades qui ne peuvent rester toute leur vie à l'hôpital et doivent apprendre à se servir du remède miracle. On apprend en expérimentant, et la production de connaissances nouvelles s'ajoute à celle d'un nouveau médicament. On découvre que le danger majeur des injections d'insuline est l'hypoglycémie, dont il faut apprendre à reconnaître les prodromes. Les diabétiques apprennent aussi à s'injecter le précieux liquide et à ajuster ses doses en fonction des besoins et des horaires des repas. Les lots d'insuline peu efficaces ou d'aspect trouble sont signalés aux laboratoires, de même que les réactions allergiques ou les abcès.

L'efficacité remarquable du médicament est très vite reconnue, et l'on comprend *a posteriori* que les termes de miracle et de résurrection aient été employés si souvent. Chez les diabétiques les symptômes les plus évidents disparaissent, les malades gagnent très rapidement du poids, reprennent une activité physique voire professionnelle. Ce n'est qu'au bout de deux ou trois ans qu'on commencera à comprendre que l'insuline n'a pas réglé le problème du diabète, quand les malades sauvés du coma diabétique commenceront à montrer les signes de complications plus tardives : une autre histoire commence, beaucoup moins triomphale.

Malgré les conflits d'autorité ou d'ordre économique qui ont marqué l'entreprise, elle reste une des plus grandes réussites de la médecine. Les améliorations techniques ont été rapides et efficaces, grâce à la mise en place d'instances régulatrices et de communication. Les essais cliniques ont été rapidement menés et leurs résultats, promptement rapportés aux industriels, ont fortement contribué aux améliorations techniques du produit. En à peine plus d'un an Lilly et Connaught pouvaient fournir toute l'Amérique du Nord en insuline, et des firmes britanniques, scandinaves et hollandaises commençaient à fournir le reste du monde. Le modèle inventé pour la manufacture de l'insuline sera plusieurs fois imité : prise d'un brevet par une université, coopération entre secteurs public et privé, mise en place d'instances régulatrices originales, standardisation internationale du médicament, compétition des firmes pharmaceutiques. En même temps, l'industrie du médicament avait réussi à purifier une molécule dont on montra assez rapidement qu'il s'agissait d'une protéine de petite taille. Ainsi purifiée, la nouvelle molécule allait beaucoup servir.

Un nouvel objet pour le physiologiste

Les connaissances sur le métabolisme des glucides étaient suffisamment avancées au début des années 1920 pour que l'on puisse rapidement mettre en évidence les effets majeurs de la nouvelle hormone, à partir des résultats de l'expérimentation clinique ou animale. Les physiologistes montrèrent que l'insuline, sécrétée par le pancréas endocrine sous l'effet de l'hyperglycémie, favorisait le stockage du glucose dans le foie sous forme de glycogène, et à l'inverse inhibait la libération de glucose hépatique, ce qui expliquait son effet hypoglycémiant. Ils montrèrent aussi qu'elle agissait sur le métabolisme des lipides, qu'on savait déjà intimement associé à celui des glucides. À partir de 1950 on put mesurer de façon précise les entrées et les sorties de glucose dans l'organisme animal et montrer que le débit hépatique du glucose s'adaptait aux besoins de l'organisme.

Si l'insuline est la seule hormone hypoglycémiante, on découvre dès 1923 qu'une autre hormone, également sécrétée par le pancréas endocrine, participe au contrôle de la glycémie. Appelée *glucagon* par son découvreur J. R. Murlin, cette nouvelle hormone, à l'inverse de l'insuline, favorise la transformation du glycogène hépatique en glucose ; sa sécrétion est essentiellement déclenchée par l'hypoglycémie. On montre ensuite que d'autres hormones, toutes hyperglycémiantes, interviennent dans le contrôle de la glycémie : le cortisol, la thyroxine, l'adrénaline, l'hormone de croissance. Grâce à ce dispositif hormonal, la glycémie reste stable malgré un apport alimentaire discontinu et la composition variable de l'alimentation en glucides, lipides, protides. Les hormones permettent de maintenir l'équilibre entre deux flux opposés : d'une part, l'apport de glucose alimentaire discontinu, d'autre part sa mise en réserve par le foie. Dans ce dispositif, l'insuline abaisse la glycémie, en permettant le passage du glucose dans les cellules et sa transformation en glycogène, et en activant la dégradation du glucose et sa transformation du glucose en graisses et en protides.

Ces travaux sur la physiologie de l'insuline n'auraient pu se faire sans la collaboration des biochimistes. La découverte de l'insuline avait donné un élan nouveau à leurs travaux. Parmi eux, Carl et Gerty Cori étudient dès 1922 sur l'animal les processus de la transformation du glycogène en glucose et du glucose en glycogène, et mettent au point un système de tranches de foie hépatiques sur lequel on peut étudier *in vitro* ces transformations. Ils décrivent le « cycle du glucose » (cycle de Cori) et précisent le rôle de certaines enzymes, de l'insuline et du glucagon dans le métabolisme glucidique et sa régulation. En 1947, les Cori reçoivent le prix Nobel de médecine et de physiologie qu'ils partagent avec l'Argentin B. Houssay. Gerty Cori est la troisième femme, après Marie Curie et sa fille Irène Joliot, à recevoir le prix Nobel de médecine.

L'hypothèse qu'on formule à l'époque est que les hormones agissent en activant certains enzymes de phosphorylation du glucose, indispensables au métabolisme de ce sucre. Elle sera testée de façon convaincante sur deux hormones hyperglycémiantes, par un élève des Cori, Earl Sutherland. Mais pour l'insuline, les choses apparaissent plus compliquées. En 1950 le biologiste Rachmiel Levine suggère, à partir de travaux de physiologie animale, que l'insuline accélère le passage du glucose à travers la membrane cellulaire et donc son passage du sang vers l'intérieur des cellules de l'organisme. Cette hypothèse est encore acceptée, et on pense maintenant que cet effet de l'insuline est médié par un récepteur membranaire présent au niveau des tissus cibles musculaire, adipeux et hépatique.

À la conquête du monde des molécules

Purification, structure et synthèse de l'insuline. – L'insuline a fait très tôt son entrée dans le monde moléculaire. Elle fut d'abord cristallisée par le pharmacologue américain John Abel en 1926, à partir de préparations fournies par les laboratoires Lilly. La cristallisation était à l'époque le meilleur moyen de purifier une protéine, même si elle ne produisait pas une molécule aussi pure qu'on le pensait alors. Sur cette protéine physiologique de petite taille, Frederick Sanger, un biochimiste britannique, put entreprendre en 1944 au laboratoire de physiologie de Cambridge un travail d'envergure pour élucider sa structure. Il parvient à scinder les molécules d'insuline bovine en plusieurs fragments, identifie 51 acides aminés et leur arrangement linéaire, et découvre qu'il y a en fait deux chaînes d'acides aminés reliées par deux groupements disulfures. Sanger publie ses résultats définitifs en 1955 : le poids total de la molécule est de 5 800, c'est donc un petit peptide. Bien que Vincent du Vigneaud ait antérieurement publié la structure d'une autre hormone peptidique, l'ocytocine, composée de huit acides aminés seulement, c'est l'élucidation de la structure de l'insuline qui ouvre la voie à la détermination générale de la structure des protéines. Pour cet exploit, Sanger reçoit le prix Nobel en 1958. En 1969, Dorothy Hodgkin détermine par cristallographie la structure tridimensionnelle de l'insuline. Elle recevra le prix Nobel pour l'ensemble de ses recherches sur les protéines.

Tous ces travaux ouvrent la voie à la biosynthèse de l'insuline qui sera aussi une entreprise complexe et longue, menée par plusieurs groupes de recherche, dont un groupe industriel d'Allemagne de l'Ouest. En 1963, les deux chaînes de l'hormone sont synthétisées à partir d'acides aminés, mais leur combinaison donne une protéine très peu active sur le plan biologique. Progressivement on améliorera ces résultats, mais seule la synthèse par génie génétique donnera une molécule d'activité comparable à l'insuline naturelle. Les études qui sont menées en même temps sur les processus cellulaires de synthèse de l'hormone par D. F. Steiner et son groupe montrent que celle-ci n'est pas réalisée dans l'organisme à partir de la combinaison des deux chaînes, mais par scission d'une molécule précurseur que Steiner baptisera pro-insuline. Ce modèle sera étendu aux autres protéines hormonales.

Mécanisme d'action moléculaire. – Les Cori avaient ouvert la voie à l'étude du mécanisme d'action des hormones qui contrôlent la glycémie. Leur élève Earl Sutherland utilise à partir de 1949 leur système de tranches de foie incubées pour étudier le mécanisme d'action de deux hormones hyperglycémiantes, le glucagon et l'adrénaline. Il recevra lui aussi le prix Nobel (1971) pour la découverte de l'AMP cyclique auquel il confère le rôle de « second messager » des hormones, le premier messager étant l'hormone elle-même. Sutherland avait choisi ces deux hormones parce que leur effet sur son système expérimental était facile à mettre en évidence. Mais l'insuline se révéla plus coriace : on montra plus tard que son mécanisme d'action était un peu différent et qu'elle agissait sur une classe de récepteurs différente de celle des deux hormones étudiées par Sutherland. Les nombreuses études qui ont été consacrées au récepteur de l'insuline n'ont pas totalement éclairci son mécanisme d'action qui semble très complexe.

L'invention de la radio-immunologie. – L'insuline a permis de mettre au point un nouveau système de dosage des molécules biologiques imaginé à partir des résultats imprévus de recherches cliniques. Dès les débuts de l'insulinothérapie, on avait remarqué que certaines réactions des patients aux injections s'apparentaient à des réactions allergiques ou à un choc anaphylactique. En 1938 Banting lui-même rapportait le cas d'un patient qui présentait une résistance à l'insuline apparue au cours d'un traitement psychiatrique par « choc » à l'insuline, une thérapie couramment pratiquée à l'époque. On commença à produire des résistances expérimentales à l'insuline chez l'animal. Après 1950, Rosalyn Yalow et Solomon Berson entreprirent une série d'études sur la pathogénie du diabète sucré, pour tenter de différencier le diabète dit juvénile, ou diabète maigre, du diabète de la maturité ou diabète « gras », mettant à profit le récent marquage de l'insuline à l'iode 131. Ils s'aperçurent que l'insuline marquée, quand elle était injectée à des patients traités par l'insuline depuis un certain temps, mettait beaucoup plus de temps à disparaître du plasma que chez des sujets sains ou des patients non traités. Ils suggérèrent que l'insuline injectée se liait avec un anticorps présent dans le plasma des sujets qui avaient été traités par l'insuline. Cet anticorps, dont ils confirmèrent l'existence, freinait la disparition rapide de l'insuline du plasma. Les sujets traités avaient réagi à l'injection de protéines étrangères (bovines ou porcines suivant l'origine de l'insuline) en fabriquant ces anticorps, qui provoquaient chez certains patients une résistance à l'insuline obligeant à augmenter continuellement les doses injectées.

Yalow et Berson eurent l'idée d'exploiter cette observation pour inventer une nouvelle méthode de dosage de l'insuline, dite radio-immunologique. Elle repose sur la compétition entre l'insuline non marquée (à doser) et de l'insuline marquée (à l'iode 131), pour se lier à un anticorps spécifique anti-insuline. Le dosage s'effectue en rapportant les valeurs trouvées sur une courbe standard établie à partir de dilutions connues d'insuline. Le dosage radio-immunologique de l'hormone, beaucoup plus précis, sensible et fiable que le dosage biologique, remplaça ce dernier à partir de 1970. On adapta rapidement à d'autres hormones et puis à de nombreuses substances biologiques, le principe du *radioimmunoassay* (RIA). Son invention fut déterminante pour l'évolution de l'endocrinologie clinique et pour la biologie des hormones. En 1977, S. Berson étant mort à cette date, Rosalyn Yalow reçut seule le prix Nobel pour cette invention.

Des bactéries ouvrières. – Une dernière innovation importante, obtenue au XXe s. à partir de l'insuline, fut la production industrielle par génie génétique de l'hormone, rapidement suivie de la production d'autres médicaments par la même méthode. Ce travail était l'aboutissement d'une dizaine d'années d'efforts, durant lesquelles des chercheurs universitaires mirent au point les outils nécessaires à l'implantation d'un gène étranger dans un colibacille. Une première hormone, la somatostatine, composée de 14 acides aminés, fut ainsi produite. Cette hormone n'était pas très utile cliniquement, mais sa petite taille avait facilité sa production en 1977 par Genentech, petite entreprise industrielle créée à cette occasion par un chercheur universitaire, H. Boyer, et un homme d'affaires, R. Swanson. L'opération permit à l'entreprise de se faire connaître et Genentech mit ensuite au point les procédés nécessaires à la fabrication de l'insuline.

La firme Lilly, qui depuis plus de cinquante ans était restée pionnière dans le domaine de l'insulinothérapie, acheta le brevet de Genentech et développa la méthode de façon à produire de l'insuline « humaine » en grande quantité dès 1983. L'insuline ainsi baptisée était en fait produite par des souches de bacilles chez lesquelles on avait réussi à implanter un gène copié sur le gène humain de l'insuline. Progressivement, on remplaça l'insuline extractive bovine et porcine par l'insuline « humaine », au moins dans les pays occidentaux. Cette insuline d'une grande pureté évite l'apparition des résistances à l'insuline dues à l'apparition d'anticorps, et permet d'équilibrer plus facilement le diabète, sans compter les dangers de contamination par les extraits animaux qu'on n'avait pas encore perçus à l'époque. Il faut préciser que toute l'insuline humaine n'est pas nécessairement produite par génie génétique. On a en effet réussi à remplacer les quelques acides aminés des insulines animales qui diffèrent de ceux de la molécule humaine, par les acides aminés spécifiques de l'homme. L'insuline ainsi obtenue est également appelée insuline humaine dans le commerce.

Recherche et industrie : les nouvelles insulines

Une des difficultés du traitement du diabète par l'insuline a longtemps été la durée d'action assez courte du nouveau médicament (4 à 6 heures), qui obligeait à des injections répétées au cours de la journée. Au cours des premières expérimentations cliniques de l'insuline, plusieurs médecins avaient remarqué qu'une insuline impure était absorbée plus lentement qu'une insuline pure. Des chercheurs avaient tenté d'utiliser cet effet, d'abord considéré comme indésirable, pour essayer de ralentir l'absorption de l'insuline volontairement. Le Danois H. C. Hagedorn combina l'insuline avec la protamine, protéine basique obtenue à partir de sperme de poisson. Il allongea ainsi considérablement la durée d'action de l'insuline, et publia ses résultats en 1936. La même année, D. A. Scott et A. M. Fischer, des laboratoires Connaught, montrèrent que l'addition de zinc aux préparations d'insuline allongeait aussi la durée d'action du médicament. En combinant les deux modifications on obtint la Protamine Zinc Insuline (PZI) qui fut beaucoup utilisée en Amérique du Nord et en Grande-Bretagne, alors qu'en Europe on utilisa surtout la protamine insuline (NPH).

La durée d'action de ces deux insulines dépassait les 24 heures, ce qui permettait de faire une seule injection par jour. Mais aux premières heures de la journée, la concentration plasmatique d'insuline devenait insuffisante pour bien couvrir les besoins des patients, et des hyperglycémies matinales furent observées. Il fallut renoncer à traiter les diabétiques par une seule injection quotidienne, et faire une deuxième injection d'insuline dite « ordinaire ». Progressivement de nouvelles insulines furent mises au point, dont la durée d'action allait de 4-6 heures à 36 heures. Le traitement d'un diabétique comporte actuellement au moins deux injections quotidiennes, comportant en règle deux insulines, d'une durée d'action différente. Mais un traitement dit « intensif » est de plus en plus conseillé, parce que depuis environ vingt ans prévaut l'idée qu'un meilleur contrôle de la glycémie permet de retarder les complications de la maladie et d'en diminuer la sévérité. Il comporte comme autrefois trois injections d'insuline par jour au moins, chaque injection étant pratiquée avant les repas. Il faut dire que les injections sont devenues moins pénibles, grâce à l'amélioration des aiguilles et des seringues, et à l'apparition de stylos injecteurs faciles à manipuler.

Les recherches actuelles s'orientent vers la mise au point d'insulines non injectables comme l'insuline par voie nasale, ou l'amélioration des « pompes à insuline », un dispositif que le diabétique porte sur lui en permanence et qui délivre de l'insuline à la demande. Ces « pancréas artificiels » sont toutefois encore loin de reproduire les fonctions remplies par le pancréas endocrine, notamment l'ajustement continu de la sécrétion d'insuline par cette glande en fonction des besoins de l'organisme.

On voit à quel point l'histoire de l'insuline est emblématique de l'histoire des sciences biomédicales au XXe s., allant de la production artisanale et largement empirique d'un nouveau médicament aux recherches « fondamentales » les plus sophistiquées. Elle montre à quel point des échanges entre ces deux types de science sont riches et nécessaires, disqualifiant toute dichotomie rigide entre le « fondamental » et l' « appliqué ».

▶ BANTING F. G. *et al.*, « Pancreatic Extracts in the treatment of Diabetes Mellitus. Preliminary Report », *The Canadian Medical Association Journal*, 2, 1922, p. 141-146. – BLISS M., *La Découverte de l'insuline*, Paris, Payot, 1989. – LACEY H., « The Unit of Insulin », *Diabetes*, 16, 1967, p. 198-200. – LANDSBOROUGH THOMSON, *Half a Century of Medical Research, Volume Two : The Programme of the Medical Research Council (UK)*, Londres, Medical Research Council, 1987. – MURNAGHAN J. H. & TALALAY P., « H. H. Dale Account of the Standardization of Insulin », *Bulletin of History of Medicine*, 66, 1992, p. 440-450. – STEWART G. A., « Historical Review of the Analytical Control of Insulin », *Analyst.*, 99, 1974, p. 913-928. – SWANN J. P., *Academic Scientists and the Pharmaceutical Industry, Cooperative Research in Twentieth Century*, Baltimore, Johns Hopkins Univ. Press, 1988. – WILDER R. M. *et al.*, « Clinical Observations on Insulin », *Journal of Metabolic Research*, 3, 1923, p. 701-751. – Coll. : *The Biological Standardization of Insulin Including Reports on the Preparation of the International Standard and the Definition of the Unit*, Genève, Publications of the League of Nations, III. Health, II.7, 1926.

Christiane SINDING

→ Électrochoc ; Hormone.

L

LABORATOIRE

Le laboratoire est d'abord un lieu, un espace de labeur, à l'origine le lieu des expériences chimiques et alchimiques, un *feu*. Il peut être privé ou public, reconnu ou clandestin, parfois un peu suspect. Il ne faut pas en effet ignorer le soupçon qui plane sur le mot de laboratoire, ce lieu hors lieu où le savant, le scientifique, mettent la nature à la question, la torturent pour la faire parler, entre variations, modifications, essais, épreuves, analyses. La définition du *Littré* est un peu courte et mérite commentaire : « Local disposé pour y exécuter les opérations de la chimie ou de la pharmacie et les expériences de la biologie. Philippe, duc d'Orléans, avait un laboratoire et étudiait la chimie, Voltaire, *Louis XIV*, 17... Par extension, ateliers garnis de fourneaux, où les distillateurs, confiseurs, limonadiers, etc. font leur préparation. Étym. *Laborare*, travailler (voy. laboureur). »

Archaïsmes

Pour nous, cette définition datée (1877) est doublement archaïque : archaïque par une forme de dépréciation que marquent la rapidité de l'énumération et la brutalité de la variation de vocabulaire (opérations, expérience, préparations) ; car, du mauvais chimiste au bon confiseur, ou l'inverse, il n'empêche qu'ils ont en commun le laboratoire ; archaïque par un silence ou un quasi-silence sur ce qui caractérise la science moderne, de la physique à la biologie – ici, le terme *biologie* semble être un rappel comtien plus qu'un concept nouveau qui a pris son sens avec R. Virchow, la théorie cellulaire, et avec C. Darwin, la théorie de l'évolution, l'une et l'autre en 1859 : une recherche fondamentale qui se poursuit *en laboratoire*, qui modélise, expérimente, démontre et conclut. Cette définition du *Littré* laisse insatisfait, mais l'insatisfaction qu'elle suscite rend compte rétrospectivement de l'absence du terme dans l'*Encyclopédie* de Diderot et d'Alembert, pourtant *Dictionnaire raisonné des sciences, des arts et des métiers* (1751).

À la pauvreté de l'article *laboratoire* correspond l'insistance sur la série *observer, observation, observatoire*. Glorification intellectuelle de l'acte d'observer, puisqu'il s'agit d'un « procédé logique à l'aide duquel on constate toutes les particularités du phénomène en lui-même, sans le troubler par l'expérimentation », glorification des monuments dédiés à la science, puisque Littré se laisse aller à énumérer les grands observatoires européens, tous construits au XVIIe s. (Paris, sur les plans de Claude Perrault, Greenwich près de Londres, Copenhague) et à rappeler les grands observatoires de l'Antiquité (la Perse, Alexandrie, Maragha...). Il s'agit bien d'un hommage à « la science des choses intangibles », l'astronomie, telle que la définissait le positivisme. L'histoire naturelle qui observe, classe et dénomme relève de la même idéologie : le laboratoire de la nature est le seul laboratoire qui vaille, « observation et expérience », un doublet qui a la vie dure, semble être le seul impératif de méthode.

Histoires

Donnons-nous une date conventionnelle : pour l'historien des sciences de la vie, elle peut marquer la reconnaissance du laboratoire comme lieu de démonstration, quantitative ou non, et comme lieu de recherche, lieu où l'hypothèse et la théorie se mettent à l'épreuve de l'expérience. Mais il faut spécifier : il s'agit de disciplines qui prennent le vivant, animal ou homme – le végétal est alors hors champ – pour objet d'investigation, dans un but heuristique plus que thérapeutique, au croisement néanmoins de l'art médical et de l'exploration physiologique. Date conventionnelle, date tardive pour qui a exploré la préhistoire des sciences de la vie, le long cheminement qui, des anatomistes du XVIe s. aux expérimentateurs du XVIIIe s., non nécessairement médecins – de W. Harvey (1578-1657) à A. L. Lavoisier (1743-1794) – a constitué en disciplines ce qui rendra possible une science générale du vivant, encore à naître et qui aura pour nom *biologie*.

Date conventionnelle : en 1830, François Magendie (1783-1855) est nommé au Collège de France. Il a fondé le *Journal de physiologie*, découvert la double conduction des nerfs rachidiens, identifié le génie de Claude Bernard tout en se brouillant avec lui et il a été un expérimentateur scrupuleux, affranchi des thèmes vitalistes. À la stupéfaction indignée de ses contemporains, il installe au Collège de France, où il occupe la chaire de médecine, succédant à R. Laennec (1781-1826), un *laboratoire*.

L'indignation est le signe de la novation, le laboratoire installé par Magendie signale une rupture qui n'est pas encore un commencement. Nous sommes en 1830, au moment où l'expérience médicale, le regard et le symptôme marquent l'ère de la clinique, où l'anatomo-pathologie accompagne et réitère le diagnostic. Pour le médecin, *a fortiori* pour le titulaire de la Chaire de médecine au Collège de France, il ne devrait y avoir de place qu'au lit du malade et aux spéculations qui peuvent s'en suivre. Michel Foucault souligne, dans *La Naissance de la clinique* (1963), « l'organisation de l'objectivité à partir des valeurs du signe ». L'espace de cette organisation est alors celui de l'hôpital dont les réorganisations successives de l'An II à l'An XI ont été une des conditions de possibilité de la clinique, tout comme l'espace de l'amphithéâtre d'anatomie ou de la morgue. En aucun cas le laboratoire, qui n'a pas sa place.

Indicateurs épistémiques

Le nom, l'espace, le programme se définissent réciproquement : *un lieu* permanent, qui ne se confond ni avec l'hôpital qui abrite l'homme nécessiteux et malade, ni avec le laboratoire de chimie ; un lieu qui bénéficie d'un budget, ici personnel et institutionnel, qui abrite des préparateurs – dont Claude Bernard un temps –, ce que nous appellerions aujourd'hui *une équipe*. Ce lieu est d'expérimentation sur des objets spécifiques, un lieu où le savant pense avec les mains, pour reprendre une formule de Michel Serres, en important des techniques qui viennent d'ailleurs, du laboratoire de chimie, des dispositifs des physiciens, entre la balance et le microscope. Au bestiaire de l'histoire naturelle, à la ménagerie se substitue *l'animalerie*, la série des animaux de laboratoires, du cobaye à la souris, du chien à l'homme, plus tard à la drosophile, autant d'artefacts qui se meuvent dans un « laboratoire qui constitue lui-même un nouveau milieu, pour l'animal ou l'homme un milieu possible parmi d'autres » (G. Canguilhem, *Essais sur quelques problèmes concernant le normal et le pathologique*, 1943, rééd. Paris, PUF, 1966, p. 94-95).

Pour définir le laboratoire dans sa modernité, ce « milieu possible parmi d'autres », nous avons eu recours à ce que nous avons appelé les indicateurs épistémiques, en empruntant aux économistes la notion d'indicateurs, indices matériels, éventuellement mesurables, qui renvoient à une réalité plus difficilement cernable, le laboratoire, et qui, *groupés, en attestent la scientificité*. Un indicateur isolé n'a pas de pertinence : un lieu qu'on appelle laboratoire peut être aussi bien une arrière-cuisine, un cellier ou un atelier. Mais il n'est pas de laboratoire sans un espace qui s'organise et dont les différents indicateurs spécifient la destination – la vocation – scientifique et le définissent comme structure de production d'un savoir nouveau. Nous parlons ici des laboratoires propres aux sciences de la vie, qui se distinguent, malgré les emprunts et les entrecroisements, du laboratoire de chimie et du laboratoire de physique, ceux-ci ayant pour une part servi de modèle (Salomon-Bayet, *L'Institution de la science et l'expérience du vivant*, chap. X, 1978).

Au *lieu*, ou aux *lieux en réseau*, nous joignons un deuxième indicateur, le *budget*, un budget qui peut être minime ou significatif, privé ou public, sur programmes ou sur contrats. Pour assurer le fonctionnement de ce lieu, en effet, ou de ces lieux en réseau, des crédits sont nécessaires. Ils sont institutionnels (ils peuvent être personnels, mais le sont de moins en moins, quelle que soit l'importance aujourd'hui des fondations), la *big science* contemporaine, pour reprendre l'expression de D. de Solla Price, supposant des équipements et des budgets à l'échelle des nations, à l'échelle de l'international. La recherche spatiale n'est pas la seule recherche qui abolisse les frontières, mêle les communautés, définisse des budgets sans commune mesure avec les budgets nationaux. Avec la ligne *crédits*, on a affaire à un indicateur parfaitement mesurable, comme le sont, du côté de la production, le nombre des publications et de communications scientifiques. Mais l'on sait que le nombre n'est pas nécessairement signe d'excellence.

Le nombre de personnes rétribuées directement ou indirectement, de manière permanente ou non, sur programme ou sur contrat, est un troisième indicateur : l'*équipe* de techniciens et de chercheurs travaille sur le site, dans tel laboratoire, identifié administrativement et scientifiquement (laboratoire d'oncologie, laboratoire de biologie moléculaire, de transfusion sanguine, de physiologie de l'évolution, relevant de l'Assistance publique, de l'École normale supérieure, de l'Institut Pasteur, du Muséum national d'histoire naturelle...). La *communauté*, elle, est définie par un réseau de sites différents, nationaux et internationaux, dans l'échange permanent d'informations et de personnes, par des programmes et des publications proches. Sans ce troisième indicateur, des hommes de métier, formés et passionnés, le laboratoire ne serait qu'un laboratoire de papier – tout administrateur de la science le sait.

Quatrième indicateur, pour lequel nous emploierons un terme anglo-saxon : là où le Français énumérerait instruments, dispositifs techniques, appareil, procédures, les Britanniques parlent d'*apparatus*, un mot qui désigne l'ensemble matériel daté, complexe, de plus en plus complexe, coûteux, de plus en plus coûteux, qui permet de poursuivre les procédures expérimentales au laboratoire et de travailler sur un objet scientifique. On parlera donc d'*apparatus de la science*, moyen élégant d'éviter les commentaires innombrables et parfois oiseux sur les rapports de la science et de la technique, sur le croisement de l'histoire des sciences et de l'histoire des techniques. Prendre le laboratoire comme objet d'investigation est une bonne manière de surmonter les oppositions, les querelles de préséance. Au laboratoire, l'éloge de la main est aussi celui de la pensée.

La fécondité est au croisement de l'idée et de l'instrument, le dispositif en est la traduction tangible, il est daté et simultanément il date. Prenons trois exemples : tout le monde connaît les gravures représentant le laboratoire de Lavoisier (1743-1794), l'utilisation des pompes à vide mises au point un siècle auparavant dans les laboratoires de l'Académie royale des sciences, après les expériences sur le vide de Pascal, et l'utilisation des balances de précision construites en Angleterre, pour une expérience de physiologie animale où se croisent le savoir du chimiste des éléments – les gaz –, la précision du manipulateur, la méthode appliquée au vivant comme elle l'a été au non-vivant, aux phénomènes de la respiration comme aux phénomènes de la combustion.

Évoquons, en deuxième lieu, le laboratoire d'Émile Roux (1853-1933) dont le nom est lié à Pasteur, à la sérothérapie antidiphtérique, à l'Institut Pasteur qu'il dirigea jusqu'à sa mort. Les pipettes, les milieux de culture, en particulier la gélose, les étuves, les filtres, les microscopes et la photographie microscopique désignent le lieu comme celui de la bactériologie et de l'immunologie en action. Il y faut ajouter l'animal, sur lequel nous reviendrons. Ce laboratoire est à l'image du cours de microbie technique qu'E. Roux créa dès l'ouverture de l'Institut Pasteur (1889) et poursuivit jusqu'en 1914, car « il est bon, disait-il, de voir et de faire soi-même les choses ». Catéchisme des gestes, mise au point de l'*apparatus,* c'est « une méthode technique impeccable qui passa anonymement dans les habitudes des laboratoires ; leurs détails subsistent intégralement aujourd'hui » (Cl. Regaud, *Éloge d'É. Roux,* 1933).

Enfin, troisième exemple, le plus récent, la succession de photographies prises dans les années 1970 au laboratoire de Roger Guillemin, prix Nobel 1977, au Salk Institute et publiée par B. Latour et S. Woolgar dans *Laboratory Life* : il s'agit de structures hormonales, d'hypothalamus, d'endomorphines. Un système de ventilation gigantesque surmonte la structure du bâtiment, le laboratoire abritant un réfrigérateur qui contient des échantillons, une salle d'analyse chimique, un spectromètre à résonance magnétique, un analyseur automatique des amino-acides, un ordinateur ; puis une série de clichés représentant des tests biologiques qui s'effectuent sur la paillasse, dans des éprouvettes, par le passage aux rayons gamma, par fractionnement ; enfin les acteurs, en blouse blanche ou non, femmes ou hommes, discutant, les dossiers, la littérature et le produit final, la sortie du texte de la machine. Nous sommes dans la modernité, sans retour en arrière possible, sinon dans quelques mises en scène de musée ou de théâtre.

Cinquième et dernier indicateur, l'objet sur lequel on travaille, objet d'analyse ou objet de recherche : cet objet est un abstrait-concret, et l'analyser suppose que l'on manie les deux catégories en passant de l'une à l'autre. Quoi de plus concret que *l'animal d'expérience* ? de plus abstrait que la raison pour laquelle il se trouve là ? Encore un peu d'histoire : au XVIIIe s., nous ne connaissons que des individualités animales appartenant aux ménageries personnelles, le lapin, la poule, la buse de Réaumur, les salamandres de Maupertuis, les cochons d'Inde de Lavoisier. Le XXe s. constitue les animaux de laboratoire en *objets techniques*, c'est-à-dire comme des « instruments produits en nombre, circulant entre des sites hétérogènes, standardisés pour remplir certaines fonctions, et donc imposant un certain type d'engagement ou de travail » (*Les Souris de laboratoire comme objet technique*, I. Löwy et J.-P. Gaudillière, INSERM, 1996).

L'animal d'expérience est pleinement un *indicateur épistémique*, c'est-à-dire le signe quantifiable d'une recherche scientifique. Il peut être l'objet d'une interrogation juridique – en Angleterre, en 1875, une commission royale s'interroge « on the practice of subjecting live animals for scientific purpose » –, il peut même être le prétexte d'une séparation conjugale, comme celle du couple de Claude Bernard où l'épouse entraîne ses filles dans le refus des vivisections canines... Aujourd'hui, de la drosophile à la souris, il est, au sens économique du terme, l'objet d'une *production* d'individus de lignée pure, interchangeables – métaphore du vivant humain.

Ce cinquième indicateur est à l'origine de questions dont on n'a pas fini de débattre. L'animal de laboratoire ne correspond pas à un concept neutre, suivant que l'on insiste sur son animalité qui peut ne plus le condamner au *silence des bêtes*, pour parler comme E. de Fontenay, ou sur sa fonctionnalité dans la recherche de laboratoire, qui entraîne standardisation, production, commerce et profit. Mais il ne peut servir à occulter la question qu'il nous est arrivé de poser ailleurs, celle de l'homme au laboratoire, consentant ou contraint, rétribué ou non, ignorant être objet d'expériences menées par d'autres qui ne peuvent être déchargés de toute responsabilité.

L'espace du laboratoire est un espace de modélisation, de simulation, un espace où se construisent des moyennes qui deviennent *naturellement* des normes. Risque-t-il d'être un espace où se brouillent le concret et l'abstrait, l'utile et l'inutile, la modestie et l'*hubris* ? Quoi de plus abstrait que les *chimères* de Nicole Le Douarin, caille-poulet, chèvre-mouton, bien réelles, produites par l'art et non par la nature ? de plus abstrait que les *nouveaux matériaux* nés des laboratoires de chimie, doués de propriétés inouïes bien concrètes, y compris les prometteuses nanotechnologies ? Et quoi de plus abstrait-concret que la brebis Dolly, née dans un laboratoire d'Écosse, clone de sa propre mère ?

Ainsi s'élabore au laboratoire une *logique du vivant* et non plus une métaphysique de la vie. C'est le programme qui se poursuit, depuis quelque cent cinquante ans, dans les laboratoires et les institutions scientifiques qui relèvent, de par le monde, du modèle exclusif de la science occidentale. Il est des différences, mais le chercheur se trouvera dans *son lieu*, à la paillasse ou devant l'ordinateur de tel laboratoire de génétique moléculaire, à Paris, São Paulo, Bangalore ou Boston. Cette logique du vivant, pour se constituer, peut aussi sortir du laboratoire quand elle nourrit les enquêtes ou les études comparatives à la dimension d'une ville ou d'un pays, d'un continent de la planète à l'autre (pour l'identification d'un virus), pour des essais à l'hôpital ou ailleurs, pour un contrôle sur le terrain. Mais c'est pour retourner au bout du compte au laboratoire, qui est le signe de la scientificité, qui ne cesse de l'être, quelle que soit l'*échelle* des objets qui sont en cause, l'animal ou le gène, la cellule ou la molécule, un individu ou une population.

« Big Science »

L'énumération de critères épistémiques a permis de définir le laboratoire et de lui donner la dignité d'un lieu où se construit le fait scientifique. Au laboratoire, le technicien et le chercheur constituent un objet qui n'existe pas tel dans la nature, poursuivent le travail de variations réglées sur cet objet pour aboutir à la reconnaissance de la validité du *fait* et de l'éventuelle apparition d'une *théorie*. Cette reconnaissance peut être publique et le vecteur en est la publication scientifique, dans des revues internationales à *referees*, ou le certificat de conformité d'un produit ; elle peut être reconnaissance d'usage, s'il s'agit de résultats demandés à l'appui d'un diagnostic, d'un traitement, d'une enquête : autant d'éléments d'un dossier que l'on ne suspecte pas, par principe, de contenir des erreurs. La pratique médicale ne se conçoit plus sans le recours à l'analyse qui se pratique en laboratoire et suppose prélèvements, échantillons, quantifications. Le philosophe-médecin qu'était Georges Canguilhem a longuement commenté le glissement possible de la moyenne à la norme, glissement qui n'est pas l'exclusivité du domaine médical.

Nous avons traité jusqu'à présent du laboratoire au singulier, cherchant à analyser ce qui le constitue comme tel. Mais sans doute faut-il passer du singulier au pluriel et se demander, en dehors d'une énumération et d'une typologie qui risqueraient d'être interminables, ce qui assure l'unité de cette multiplicité aujourd'hui : laboratoires d'analyses, publics et privés, à l'hôpital, en dehors de l'hôpital, laboratoires pharmaceutiques et industriels, laboratoires de contrôle, administratifs ou judiciaires, laboratoires de recherches, agences nationales de recherches, en France CNRS, INSERM, INRA, IRD, etc. ; structures européennes, EMBO créé en 1964 sur le modèle du CERN qui date de 1952 ; et structures internationales, OMS, FAO.

Cette liste n'est qu'indicative. Ces institutions et bien d'autres, hébergeant ou subventionnant des laboratoires, relèvent de ce que l'on a appelé le *complexe biomédical*, caractérisé par les rapports spécifiques du laboratoire, du service hospitalier et de l'industrie. J.-P. Gaudillière *(op. cit.)* en date la mise en place et le développement dans l'immédiat après-guerre, 1945. Le laboratoire – lieu de la modélisation, de l'essai thérapeutique, du contrôle et de la production – appartient à ce que D. de Solla Price, déjà évoqué, avait appelé, dès 1962, la *big science* : l'explosion quantitative de la population des scientifiques, des instruments, des lieux de recherches, des publications. Ajoutons la croissance exponentielle du coût de la recherche et l'importance de plus en plus grande de ses retombées. Du physicien au biologiste, même analyse, à quatre décennies d'intervalle. Faut-il dire même combat ?

Par une espèce de ruse de l'histoire, le laboratoire, ce lieu où se construisent les objets scientifiques, est devenu lui-même un objet d'investigation : sociologues, historiens, philosophes ont en ont poussé les portes depuis une trentaine d'années, *volens nolens*. Le lieu a perdu de son obscurité, obscurité qui pouvait aussi bien le sacraliser que le déprécier. Il est devenu courant de parler de la construction sociale des faits scientifiques, de la spécificité des communautés dont le lieu de résidence et d'exercice est le laboratoire. L'exploration n'est pas finie.

Mais il est une autre ruse de l'histoire : aujourd'hui, « laboratoire » a de nouveau comme une connotation suspecte. Ce n'est plus le temps des alchimistes, pourtant, mais ce n'est plus le temps de l'avenir de la science, entre Renan et Pasteur, le temps où les conquêtes de la microbiologie et du radium, entre autres, auraient permis de paraphraser Archimède : « Donnez-moi un laboratoire et je soulèverai le monde ! » Entre ce temps et le nôtre, un siècle, deux guerres mondiales, l'essor de la génétique, les bouleversements de la biologie moléculaire, l'avènement de la biomédecine, les procréations médicalement assistées, les embryons congelés... Mais aussi, l'essor sans précédent de la recherche dans les laboratoires des firmes pharmaceutiques, nationales ou multinationales, de la mise sur le marché de produits performants, inutiles ou dangereux... Au laboratoire, le scientifique est un Janus bifrons : d'un côté l'idée, la communication savante, la découverte ;

de l'autre, le produit, le brevet, le marché. D'un côté l'Académie ou le Comité Nobel, de l'autre la cotation en Bourse.

Le laboratoire n'a pas fini de susciter des débats de société, dans tous les domaines : non pas seulement celui du savoir, mais aussi celui de l'économie, du politique, du militaire. Ici, entre la banalisation des produits, la surmédicalisation qui s'en suit dans les pays riches, la bataille des pays du Sud pour accéder à des thérapeutiques moins coûteuses, et les performances inouïes des scientifiques qui pensent « créer la vie », sans parler des nouvelles menaces de terrorisme à coup d'armes biologiques de « destruction massive », le débat est sans fin, sous le signe du risque pour l'individu et pour l'espèce. Descartes avait donné une réponse, qui précédait les questions posées par les fantasmes à la Frankenstein : « Il est certain que toutes les règles des mécaniques appartiennent à la physique, en sorte que toutes les choses qui sont artificielles, sont avec cela naturelles. Car, par exemple, lorsqu'une montre marque les heures par le moyen des roues dont elle est faite, cela ne lui est pas moins naturel qu'il est à un arbre de produire ses fruits » (*Principes de la philosophie*, 203). Débat clos ? Dans la négative, le laboratoire retrouve bien son sens premier, celui d'un lieu où poser des questions.

▶ BACHELARD G., *Le Nouvel esprit scientifique*, Paris, PUF, 1934. – BALIBAR F. & PRÉVOST M.-L. (coord.), *Pasteur, cahiers d'un savant*, Paris, CNRS éd. et Zulma, 1995. – CANGUILHEM G., *Le Normal et le Pathologique*, Paris, PUF, 1966. – DAGOGNET F., *Rematérialiser, matières et matérialismes*, Paris, Vrin, 1985 ; *La Maîtrise du vivant*, Paris, Hachette, 1988. – DANCHIN A., « Not every truth is good », *Embo Reports*, vol. 3, n° 2, 2002. – FONTENAY E. DE, *Le Silence des bêtes : La philosophie à l'épreuve de l'animalité*, Paris, Fayard, 1998. – HUXLEY A., *Le Meilleur des mondes*, 1932. – LATOUR B. & WOOLGAR S., *La Vie de laboratoire*, Paris, La Découverte, 1988. – SALOMON-BAYET C., *L'Institution de la science et l'expérience du vivant*, Paris, Flammarion, 1978. – SOLLA PRICE D. DE, *Little Science, Big Science*, Columbia Univ. Press, 1963.

Claire SALOMON-BAYET

→ Appareil médical ; Bactériologie ; Biologie et médecine ; Expérimentation animale ; Expérimentation humaine ; Institut Pasteur ; Médecine expérimentale ; Pastorisme ; Pharmacie et monopole ; Technologie ; Vivisection.

LÈPRE

L'héritage d'un lointain passé

La caractéristique la plus pertinente de la lèpre (appelée aujourd'hui « maladie de Hansen ») est peut-être la longue histoire qu'on lui attribue, et qui remonterait aux temps bibliques, ainsi que sa présence quasi permanente dans le monde médiéval, aussi bien chrétien qu'islamique. Toutefois, l'histoire d'une maladie ne saurait être retracée comme s'il s'agissait d'un objet univoque, naturel, doté d'une identité propre. Dans le cas de la lèpre biblique, les rituels de séparation et de propreté décrits dans l'Ancien et le Nouveau Testaments pour les humains, les bêtes et les objets affectés par un mal nommé *tsara'ath* (châtiment de Dieu) font plutôt référence à des systèmes de classification et de profanation religieuse, et non à une maladie spécifique. Une série de traductions, d'abord de l'hébreu au grec puis du grec à l'arabe et au latin, furent responsables de l'association philologique de la lèpre au phénomène décrit comme *tsara'ath*. Des auteurs grecs comme Aretaeus de Cappadoce (~ 150 av. J.-C.) et Rufus d'Éphèse (~ 100 av. J.-C.) décrivirent une maladie qu'ils appelèrent *éléphantiasis* à cause de la déformation typique des jambes. Au Xᵉ s., Rhazes caractérisa les lésions de la peau et des nerfs produites par une maladie appelée *al-judham*, et Abul Qasim en décrivit les symptômes : anesthésie et atrophie des muscles. Constantin l'Africain (~ 1020-1087), médecin de Salerne, découvrit que des auteurs arabes utilisaient le terme *éléphantiasis* (en arabe, aujourd'hui nommée filariasis) pour décrire une maladie dans laquelle les membres inférieurs enflaient, grossissaient et se ridaient comme les pattes d'un éléphant. Constantin l'Africain traduisit *al-judham* en latin par *lepra* et, de cette façon, *al-judham* ou *l'éléphantiasis* grecque se confondit avec le mot *tsara'ath* et acquit au Moyen Âge les connotations religieuses de profanation morale implicites dans le concept lévitique d'impureté. D'autre part, le vocable latin « lèpre » n'avait pas de sens univoque et était employé de façons très diverses : en Écosse il était courant de se référer à la peste bubonique comme « lèpre » ; en d'autres lieux le mot pouvait désigner la petite vérole, la syphilis ou une maladie « vénérienne » quelconque. Dans certaines occasions on utilisait le pluriel « lèpres » de façon analogue à « pestes », et la gale des animaux ou les maladies des récoltes pouvaient également être dénommées « lèpre ». Dans tous les cas, la « lèpre » en tant qu'infraction morale est une constante de la littérature médiévale. Malgré tout, la lèpre comme châtiment du péché ne fut pas l'apanage exclusif du christianisme. Elle fut également présente dans la médecine brahmanique, la médecine islamique médiévale, chinoise et hindoue, entre autres. Au Moyen Âge, la lèpre était associée à la convoitise, à l'hypocrisie, à la luxure, mais en particulier l'analogie entre hérésie et lèpre devint l'une des images les plus puissantes de la littérature médiévale. Le lépreux était une allégorie de l'hérétique et l'hérétique était un lépreux moral.

La médecine académique, héritière du courant hippocratico-galénique qui prescrivait des remèdes naturels et cherchait les causes de la maladie dans des facteurs tels que la constitution de l'individu, son alimentation et l'environnement, coexistait sans difficulté avec les pratiques chrétiennes de guérison et avec l'interprétation de la maladie comme châtiment divin, proclamée par l'Église.

On harmonisait les unes aux autres en les rapportant à une causalité primaire et secondaire et, de façon routinière, les médecins prescrivaient la confession comme le premier pas vers la guérison. La situation de ceux qu'on appelait « les lépreux » dans la société médiévale fut ambiguë et contradictoire : ils étaient l'objet d'actes d'intense charité et de dévotion de la part des nobles, qui avaient coutume, à des dates déterminées, de les embrasser et de laver leurs « plaies » ; mais en même temps, ils étaient victimes de vexations, de persécutions et de ségrégation. La pratique de l'isolement ne s'était pas généralisée avant le XIe s., mais elle devint courante vers le XIIe. Le décret du troisième concile de Latran, émis par le pape Alexandre III en 1179, interdisait aux lépreux de se joindre aux personnes saines, d'être enterrés avec elles et de partager leurs temples. Cette ordonnance convint de cérémonies spécifiques pour la réclusion des lépreux, analogues à celles décrites dans le Lévitique. Le rituel était très semblable à celui de l'office des morts : sa signification fondamentale était d'isoler le lépreux du monde. Le prêtre jetait trois fois une pelletée de terre du cimetière sur la tête du lépreux et, en employant le langage vernaculaire, lui lisait les interdits, cependant que les riches pourvoiraient à ses besoins restreints. Cette exclusion sociale, comme l'a signalé Michel Foucault, offrait au lépreux une nouvelle sorte de réintégration spirituelle.

Au début du XIIe s. apparut en Europe une préoccupation croissante pour les lépreux, concrétisée dans les lois et les décrets qui se faisaient l'écho des peurs devant l'augmentation du nombre de ces malades. Entre le XIe et le XIIIe s., de nombreux hôpitaux et maisons de lépreux furent fondés en Europe occidentale, bien qu'en Espagne aient existé des hôpitaux de lépreux construits par les musulmans depuis au moins le IXe s., et on continua à en construire jusqu'au XVIe s. On interpréta la fondation d'hôpitaux entre le XIe et le XIIIe s. comme l'indication de l'existence d'une endémie. R. I. Moore considère l'animosité contre les lépreux comme partie de la persécution générale de certains groupes sociaux à une époque de grandes transformations, cruciale dans l'histoire de l'Occident : les lépreux, avec les hérétiques, les juifs, les prostituées et les sodomites, non pas en tant que groupes préexistants, mais bien plutôt en tant qu'aspects d'un processus de reclassification sociale, furent définis comme « l'ennemi » et devinrent la cible de la persécution perpétrée par les nouveaux pouvoirs en formation. Les victimes de la lèpre furent redéfinies comme « lépreux » et furent l'objet d'une crainte et d'une répulsion inédites. En excluant certains individus comme pervers, on renforça l'unité et la cohésion des autres. La formation d'une société persécutrice européenne se rattacha à l'émergence d'une bureaucratie spécialisée dans l'art de gouverner et de persécuter. De façon analogue, Mary Douglas interroge l'idée d'une épidémie de lèpre à cette période et soutient que les accusations et les diagnostics de lèpre, comme les accusations de sorcellerie, étaient déterminés par le système politique et social. La lèpre selon Douglas, plus qu'une simple métaphore de désordre social, fut utilisée pour légitimer l'établissement d'un patron d'exclusion et pour résoudre ainsi le problème des personnes déplacées par l'érosion du système féodal, en les plaçant sous un contrôle strict. Ainsi, la diminution du nombre d'hôpitaux pour lépreux en Europe occidentale peut être rattachée à l'essoufflement du réseau des institutions et des pratiques qui firent de la lèpre une maladie repoussante, entachée d'opprobre et de disgrâce. De cette façon, la « lèpre » médiévale disparut de la majeure partie de l'Europe occidentale depuis au moins le XVIe s., et le monde moderne l'oublia virtuellement. On affirme qu'il existait encore au XIXe s. des foyers dans certaines régions en Norvège, en Suède, en Islande, en Finlande, en Russie, en Espagne, au Portugal, en France, en Italie, en Sicile, en Crête, et en Grèce. Mais cette « lèpre » était seulement une maladie de plus parmi toutes celles dont souffraient les paysans appauvris, et n'était le motif d'aucune préoccupation. Vers le milieu du XIXe s., des colons européens et américains horrifiés découvrirent la lèpre dans des contrées comme Hawaï, l'Inde, l'Indonésie, le Nigéria, les Philippines, la Nouvelle Calédonie et les Indes occidentales, entre autres. Les horreurs du soi-disant obscurantisme médiéval paraissaient se retrouver dans les colonies d'Asie, du Pacifique, d'Afrique et d'Amérique latine. En Europe et en Amérique du Nord on commença à craindre que la terrifiante maladie ne se propageât au monde « civilisé ».

Naissance d'une maladie infectieuse

Deux médecins norvégiens, Daniel Danielssen et Carl W. Boeck, réalisèrent en 1847 la première description anatomopathologique de la lèpre, grâce à laquelle on la distingua de la syphilis, du scorbut, du psoriasis, de la tuberculose et de la gale et ce fut, selon Rudolf Virchow, le début de la connaissance scientifique de la maladie. Danielssen et Boeck décrivirent la lèpre en termes traditionnels d'humeurs comme « dyscrasie sanguine » ; en d'autres termes, ils considéraient que le sang contenait des substances nocives – dans ce cas précis une augmentation d'albumine. Les médecins caractérisèrent les signes cliniques et l'anatomie pathologique de la maladie et la classèrent selon deux types fondamentaux : la tuberculeuse ou nodulaire, et l'anesthésique (plus tard appelées « lépromateuse » et « tuberculoïde »). Selon Danielssen et Boeck la lèpre était incurable et pouvait être due à de multiples causes, y compris des conditions de vie pénibles et insalubres. Cependant, la lèpre était avant tout une maladie de famille et la majorité des cas était contractée par voie héréditaire.

En travaillant comme assistant de Danielssen dans le centre de recherche de la lèpre à l'hôpital de Lungegaard, le médecin Gerhard A. Hansen (1841-1912) effectua entre 1870 et 1874 les premières observations du bacille de la lèpre (plus tard connu sous le nom de *Mycobacterium leprae*). Dans le rapport annuel de ses activités, publié en 1874, Hansen décrivit des bactéries semblables à des bâtonnets qui, supputait-il sans pouvoir le prouver, pourraient être l'agent étiologique de la lèpre. Pour cette raison, les arguments qu'il employait pour démontrer que c'était une maladie infectieuse étaient essentiellement d'ordre épidémiologique. Des données du registre de la lèpre lui permettaient de montrer que le nombre de cas nouveaux de la maladie diminuait avec la plus grande rapidité là où l'isolement des patients avait été appliqué de façon stricte.

Le rapport de routine est passé plus ou moins inaperçu jusqu'au moment où il devint impérieux de lui redonner vie. Une dispute typique sur la paternité de la découverte du bacille de la lèpre entre Hansen et le bactériologue allemand Albert Neisser fait partie de l'histoire de l'élaboration du bacille en tant qu'agent causal de la lèpre. Ces détails montrent en quoi les dites « découvertes », loin d'avoir la signification naturaliste de « révélations » des secrets de la nature, sont bien plutôt des « constructions » sociales. En 1879, Neisser publia les résultats de la coloration réussie des bacilles de la lèpre que lui avait confiés Hansen, en employant les techniques développées par Carl Weigert et Robert Koch. Hansen, qui s'était montré réticent à annoncer « sa découverte », publia rapidement ses théories en allemand, en anglais et en norvégien, et reçut un prix avec l'éponymie pour sa publication hâtive de 1874. Ainsi, le bacille depuis lors appelé « de Hansen » devint l'un des premiers à pénétrer sur la scène des micro-organismes spécifiques et pathogènes qui faisaient la gloire de la bactériologie naissante.

Bien que la conception dominante durant la majeure partie du XIXe s. ait été la théorie de l'hérédité, des conjectures sur la nature miasmatique, diététique, hygiénique ou contagieuse de la transmission de la lèpre se disputaient le devant de la scène. Reconstruire le travail de Hansen, à partir de ses mémoires, c'est contribuer à établir en quel sens les observations scientifiques dépendent d'une théorie préalable. En 1870, Hansen obtint une bourse pour travailler dans le laboratoire de Max Schultz à Bonn, et il profita du voyage pour connaître d'autres pays européens. Il découvrit entre autres les travaux de Charles Darwin, inconnus en Norvège : « C'est alors que je commençai à étudier consciencieusement ses livres et grâce à eux j'atteignis le cœur de la recherche et du raisonnement scientifiques : laisser de côté toute opinion préconçue et établir un diagnostic depuis tous les points de vue qui pussent avoir un lien avec une solution définitive. Rien de ce que j'avais trouvé auparavant n'avait autant enrichi ma pensée et mon travail. Mon but était devenu celui d'enquêter avec un esprit aussi ouvert et de façon aussi honnête que Darwin, d'être aussi scrupuleux et, en même temps, aussi prudent que lui dans mes conclusions. Mon expérience scientifique antérieure m'avait bien préparé à accepter son enseignement. »

Cependant, il est évident que les idées préconçues de Hansen, qu'il considérait après coup si peu fondées, contribuèrent au développement de son travail scientifique. En bon rationaliste, Hansen s'opposait aux convictions religieuses des paysans, déplorait leur refus d'accepter leur responsabilité par rapport au mal et rejetait la réponse typique à la question de savoir s'ils savaient comment ils avaient contracté la lèpre : « C'est le Tout-Puissant qui me l'a donnée. » Selon Hansen, il fallait « plus de courage pour accepter leur responsabilité propre que pour attribuer la faute de tout cela au sort ou au Tout-Puissant ». Hansen était également un nationaliste et se fiait à la capacité de ses compatriotes à se rendre meilleurs grâce à l'éducation. En faisant reposer le fardeau de leur situation sur les individus, Hansen désirait leur faire adopter ce qu'il considérait comme un comportement rationnel, en leur faisant prendre des habitudes de propreté, d'hygiène et de soin personnel. Le savant était déjà convaincu que la théorie de l'hérédité de Danielssen était incorrecte. Son attitude rationnelle et sa foi optimiste dans le progrès se trouvent à la racine de sa conviction selon laquelle la lèpre était infectieuse : « Dans la majorité des cas les patients pouvaient donner ou donnaient peu d'informations, mais j'en ai rencontré quelques-uns qui parlaient de manière convaincante. Ils nourrirent ma certitude selon laquelle la lèpre n'était pas une maladie héréditaire, mais que son origine se trouvait à la portée de la découverte et du contrôle humains. [...] Il était manifeste selon moi que nous ne pouvions rien faire, ou presque rien, contre elle si c'était une maladie héréditaire, mais il y avait tous les indices de résultats éventuels si c'était une maladie infectieuse et due à des bactéries. »

L'hypothèse de l'hérédité qui impliquait que la lèpre était incurable s'adaptait aux croyances religieuses des paysans. Pour Hansen il était inacceptable que les êtres humains fussent incapables de contrôler et de dominer la nature en accord avec leur jugement rationnel et selon un plan préconçu. Il était dès lors « convaincu que l'on rencontrerait l'ennemi sous la forme d'un bacille ». Pour démontrer son hypothèse et se conformer aux règles de ce qu'on appelle la « méthode scientifique », il lui fallait se fier à ses observations de laboratoire et à son expérience avec des patients atteints de la lèpre. C'est pourquoi, quand Hansen publia pour la première fois en 1874 les résultats de ses recherches sur le caractère infectieux de la lèpre, il les présenta seulement à titre de conjectures.

Étant donné que les travaux de laboratoire ne permettaient pas de vérifier les trois postulats de Koch-Henle (isolement, culture et inoculation) la théorie microbienne ne fut pas ici facilement acceptée. Virchow, au Premier Congrès International sur la Lèpre (Berlin, 1897), déclara que le jour où l'on pourrait isoler, cultiver et inoculer le bacille à un animal de laboratoire, il accepterait alors comme un dogme la nature infectieuse de la maladie. Malgré l'opposition et le prestige du savant allemand, la conférence de Berlin fut le sommet de la carrière de Hansen, marquant sa renommée internationale en tant que savant de premier plan. Le congrès accepta officiellement la théorie selon laquelle la lèpre était infectieuse et non pas héréditaire : « Une partie considérable du débat a été liée au *Bacillus leprae,* que la conférence admet être le virus de la lèpre. » Au sujet de la théorie de l'hérédité, la communauté des léprologues affirmait « qu'elle avait perdu du terrain par rapport à la théorie aujourd'hui communément acceptée de son caractère contagieux ». Toutefois, du point de vue du paradigme bactériologique, il n'y avait pas de preuve que le bacille fût la « cause » de la lèpre. Ainsi donc, la communauté scientifique réunie à Berlin admit le caractère infectieux de la lèpre, non seulement en l'absence d'une hypothèse plus convaincante, mais aussi à partir du fait que le bacille de Hansen était toujours présent chez les malades de la lèpre. Il n'est pas sans importance qu'un élément de poids dans l'acceptation de la théorie de l'infection ait été l'avènement de la théorie microbienne comme conception dominante de l'étiologie des maladies, se substituant à des explications qui impliquaient des miasmes et leur génération spontanée. De fait, certains affirment que la lèpre fut la première maladie humaine reliée de façon causale à un micro-organisme.

Cependant, la preuve convaincante de la communicabilité de la lèpre ne fut pas apportée par les laboratoires des bactériologues ; elle est provenue, de façon inespérée, du monde colonial. Le cas de Hawaï, en particulier, non seulement devint l'exemple paradigmatique de l'expansion d'une maladie importée par les Européens, mais offrit un cas spectaculaire de transmission de la lèpre qui obtint une renommée mondiale : celui du prêtre catholique belge Joseph Damien de Veuster (1840-1889). Les premières nouvelles de l'épidémie de lèpre à Hawaï qui affectait en particulier la population indigène se répandirent à partir de 1863, et provoquèrent une crainte considérable sur la possibilité que la maladie se dissémine plus encore. Mais lorsque le père Damien annonça à sa paroisse en 1885 qu'il avait contracté la maladie, ce qui éliminait la supposée immunité des Européens, la peur panique de la lèpre atteignit les limites de l'hystérie. En 1889, l'année même du décès de Damien, la Couronne britannique déclara la lèpre « un danger pour tout l'empire » et créa, avec le soutien du prince de Galles, le National Leprosy Fund à la mémoire du prêtre catholique et ordonna une enquête au sujet de la maladie. L'histoire de la lèpre dans les îles hawaïennes ne pouvait être expliquée que si on l'identifiait à une maladie contagieuse qui se transmettait d'un individu à un autre individu. En l'absence de théorie concluante sur l'infection, on avait pratiqué au XIXe s. la ségrégation comme politique de contrôle sous des formes diverses et plus ou moins violentes. Mais après la mort de Damien, les partisans de l'isolement rigoureux des malades eurent pour eux un puissant argument. La majorité des médecins et de leurs gouvernements se convertirent à la théorie microbienne de la lèpre sans comprendre clairement son mode de transmission (point aujourd'hui encore obscur).

La lutte contre la lèpre et le monde colonial

Les événements d'Hawaï provoquèrent un mouvement international pour l'organisation d'établissements de lépreux et l'approbation d'une législation d'exception afin de contrôler le péril imminent de la lèpre. Plusieurs pays firent passer des lois de discrimination : en Afrique du Sud on approuva la loi de répression de la lèpre en 1892, les États de Malaisie approuvèrent une ordonnance de prévention de la lèpre en 1893, les colonisateurs français ouvrirent un asile central de lépreux en Nouvelle-Calédonie en 1893, le gouvernement de Prusse Orientale commença à discriminer les lépreux pauvres dans le District baltique de Memel (aujourd'hui Klapeida, Lituanie) en 1893, et la Jamaïque ordonna la réclusion obligatoire de tous les lépreux pauvres et errants en 1896. Robert Koch, responsable depuis 1891 de l'Institut prussien des Maladies Infectieuses, se rendit personnellement à Memel pour se consacrer au problème de la lèpre et recommanda l'isolement obligatoire des malades dans des établissements de lépreux. En 1897, le médecin d'armée prussien Martin Kirchner se rendit en Russie pour évaluer le problème et approuva la création d'un réseau de stations de monitoire bactériologique. La préoccupation du gouvernement prussien à l'égard de la lèpre déboucha sur le rassemblement du Congrès de la Lèpre à Berlin en 1897, qui déclara la maladie virtuellement incurable et proclama que chaque lépreux était un danger pour son entourage. En conséquence de quoi, la conférence recommanda le signalement obligatoire et la ségrégation de patients comme le seul moyen possible d'affronter la maladie. Cette attitude extrémiste trouvera son point culminant sous le régime nazi, quand en 1941 les Allemands découvrirent quelques cas de lèpre dans le ghetto de Kovno ; la découverte servit de prétexte pour détruire l'hôpital juif, en incluant la majorité de ses patients.

Le congrès de Berlin encouragea l'imitation du modèle norvégien de contrôle de la lèpre, avec ses hôpitaux locaux pour ceux qui en sont affectés. Cependant, dans les colonies et de nombreux pays indépendants où la lèpre était endémique manquaient les conditions sociales et politiques pour des gouvernements locaux autonomes, et les médecins se faisaient rares. Le modèle se réduisit donc à mettre en vigueur la ségrégation dans des établissements de lépreux, procédure que les malades tâchaient d'éviter comme ils le pouvaient. À la fin du XIXe s. et au début du XXe s., médecins, fonctionnaires officiels et simples citoyens se consacrèrent à la recherche de la maladie et trouvèrent de nombreux cas, authentiques ou non. Dans le contexte de l'expansion mondiale du colonialisme, resurgirent des traditions du passé qui avaient fait de la lèpre une maladie abominable et on eut recours à d'anciennes pratiques de ségrégation comme le seul moyen d'empêcher son expansion. L'ignorance du mode de transmission de la lèpre, sa lente évolution et la supposition de son haut degré de transmissibilité ainsi que de son incurabilité justifiaient pour beaucoup une attitude répressive à l'égard des souffrants. Le modèle qui avait été appliqué avec succès pour contrôler ce qu'on appelait les « maladies tropicales », c'est-à-dire l'attaque contre les agents spécifiques de la maladie, se changea en attaque contre les seuls vecteurs connus de l'infection de la lèpre : les patients eux-mêmes. Des médecins et des fonctionnaires, qui voulaient en finir définitivement avec l'idée que la lèpre n'est pas contagieuse, écrivirent des traités d'histoire de la lèpre pour démontrer que le vieux mal avait été éliminé du monde antique et médiéval par le biais de strictes mesures de ségrégation, élaborant ainsi l'histoire que nous connaissons tous.

► BRODY S. N., *The Disease of the Soul : Leprosy in Medieval Literature*, Cornell Univ. Press, 1974. – CREIGHTON C. A., *History of Epidemics in Britain*, with additional material by D. E. C. Eversley *et al.*, vol. 1, Frank Cass & Co., 1894/1965. – CURRIE D. H., « Resolutions Adopted by the Berlin Conference of 1897 », *Public Health Reports*, 24, 1909, p. 1361. – DANIELSSEN D. C. & BOECK C. W., *Traité de la Spédalsked ou Eléphantiasis de Grecs*, Paris, Baillière, 1848. – DOUGLAS M., *Purity and Danger : An Analysis of Concepts of Pollution and Taboo*, Frederick A. Praeger, 1966 ; « Witchcraft and Leprosy : Two Strategies of Exclusion », in *Man. Journal of the Royal Anthropological Institute*, New Series, 26, 1991, p. 723-736. – FOUCAULT M., *Madness and Civilization*, Random House, 1965 ; *Histoire de la folie à l'âge classique*, Gallimard, 1972. – GUSSOW Z., *Leprosy, Racism, and Public Health : Social Policy in Chronic Disease Control*, Westview Press, 1989. – GUSSOW Z. & TRACY G. S., « Stigma and the Leprosy Phenomenon : The Social History of a Disease in the Nineteenth and Twentieth Centurie », *Bulletin of the History of Medecine*, 44, 1970, p. 425-449. – HANSEN G. A., *The Memories and Reflections of Dr. G. Armauer Hansen*, German Leprosy Relief Association, 1976. – HERZLICH C. & PIERRET J., *Illness and Self in Society*, The Johns Hopkins Univ. Press, 1987. – MANCHESTER K., « Leprosy : The Origin and Development of the Disease in Antiquity », *in* D. Gourevitch (éd.), *Maladie et Maladies : Histoire et conceptualisation. Mélanges en l'honneur de Mirko Grmek*, Librairie Droz S. A., 1992, p. 31-49. – MOORE R. I., *The Formation of a Persecuting Society : Power and Deviance in Western Europe, 950-1250*, Basil Blackwell, 1987. – MOURITZ A. A., St. M., *The Path of the Destroyer : A History of Leprosy in the Hawaiian Islands and Thirty Years Research into the Means by Which It Has Spread*, Honolulu Star-Bulletin Press, 1916. – PALMER R., « The Church, Leprosy and Plague in Medieval and Early Modern Europe », *in* W. J. Sheils (éd.), *The Church and Healing*, Basil Blackwell, 1982, p. 79-99.

Diana OBREGON
(Trad. Miguel Coelho)

→ Bactériologie ; Contagion et infection ; Épidémie ; Peste ; Tropicale (Médecine).

LEUCÉMIES

Les leucémies sont des troubles graves des mécanismes de différenciation-prolifération des cellules du sang. Découvertes au milieu du XIXe s., elles posèrent d'emblée de nombreux problèmes de définition, de classification, d'étiologie et de mécanismes physiopathologiques, dont certains ne sont pas résolus. Longtemps réputées incurables, elles ont été l'objet de débats théoriques nombreux sur les relations entre l'hématopoïèse normale et pathologique et sur la question de savoir dans quelle mesure celles-ci pouvaient s'éclairer mutuellement. Ce n'est qu'après la Deuxième Guerre mondiale, avec les travaux de Louis Goodman, Maxwell Wintrobe, William Dameshek, Sydney Farber aux États-Unis, de Jean Bernard et Marcel Bessis en France, que des perspectives thérapeutiques ont été ouvertes. En outre, des découvertes récentes permettent d'avoir dans certains cas une vue très précise des événements moléculaires responsables, au niveau du génome, de la transformation des cellules normales en cellules leucémiques.

Identification et définition des leucémies : Donné, Bennett, Virchow, Neumann

Pionnier de l'introduction du microscope dans les recherches médicales, Alfred Donné, en 1844, observe des cas où il se trouve un excès de globules blancs dans le sang. À l'époque règne la théorie selon laquelle les globules blancs du sang se transforment en globules rouges. Donné pense que l'excès de globules blancs provient de l'arrêt de la transformation en globules rouges. En 1845, à Édimbourg, John Hughes Bennett, élève de Donné, décrit un cas analogue de transformation du sang qu'il interprète différemment de Donné, comme une augmentation des corpuscules du pus, et baptise *leucocythémie*. En 1847, au cours d'un travail sur les thromboses, Rudolf Virchow forge le terme de *leucémie*, pour désigner l'association entre la modification de couleur du sang due à l'augmentation de leucocytes, et une hypertrophie de la rate et des ganglions lymphatiques, organes dont la fonction hématopoïétique est ainsi confirmée. Virchow s'oppose à l'idée de suppuration et définit la leucémie comme une perturbation du développement normal des cellules du sang. La leucémie est considérée par Virchow comme une modification de la formation du sang par les organes hématopoïétiques qui se traduit non seulement par l'augmentation des corpuscules incolores mais en même temps par le manque de globules rouges. « Albinisme » du sang, la leucémie est vue comme une pathologie de l'hématopoïèse dans ses organes. Devant l'augmentation des cas observés, Virchow est amené à distinguer plusieurs formes de leucémie, avec tumeurs de la rate, ou des ganglions lymphatiques, ou les deux. Virchow se pose, sans le résoudre, le problème des relations entre leucémie et cancer. En 1868, un élève de Virchow, Ernst Neumann, met en évidence le rôle de la moelle osseuse dans l'hématopoïèse pour les globules rouges et confirme ce rôle par la pathologie. À la même époque, Giulio Bizzozero fait des observations similaires. En 1869, Neumann propose le concept de leucémie myélogène (ayant sa source primaire dans la moelle osseuse). Neumann commence par admettre une transformation des globules blancs en globules rouges, erreur qu'il dénonce en 1874 dans une étude sur l'hématopoïèse dans le foie embryonnaire. L'absence de relations entre lignées rouge et blanche fut également soutenue par Bizzozero et Georges Hayem. Les conceptions de Neumann et Bizzozero sur la dualité des lignées blanche et rouge de l'hématopoïèse rencontrèrent une forte opposition pendant une vingtaine d'années. Neumann pense comme Virchow que la leucémie n'est pas une pathologie du sang mais une pathologie d'organes. Il en résulte une classification selon les organes : leucémie à prédominance myélogène, leucémie splénique (de la rate) ou leucémie lymphatique, ces deux dernières formes pouvant être accompagnées d'atteinte de la moelle osseuse. Cette atteinte simultanée montre d'ailleurs que la morphologie des cellules (celles de la leucémie lymphatique étant différente, pour Virchow, de celles de la leucémie splénique) n'indique pas l'organe malade, mais plutôt un processus particulier dans les organes.

Paul Ehrlich, les colorants et l'hématologie

L'amélioration des techniques de coloration histologique, l'introduction des colorants chimiques et l'utilisation de la technique de coupes minces permirent d'effectuer sur des bases plus solides la distinction des types cellulaires, matures ou immatures, du système hématopoïétique et donc l'étude des leucémies. Ce fut l'œuvre, fondamentale, de Paul Ehrlich en hématologie. Ehrlich établit une classification de divers types de globules blancs, matures ou immatures, à partir des données de morphologie du cytoplasme et du noyau fournies par les colorants. Lymphocytes, grands mononucléaires, polynucléaires neutrophiles, éosinophiles, basophiles sont des formes normales. Ehrlich s'oppose à une vision moniste qui fait dériver les lymphocytes des autres leucocytes. Il admet la séparation des lignées lymphoïde et myéloïde dans l'hématopoïèse. Il donne pour cela des arguments biologiques (touchant le comportement cellulaire, le chimiotactisme) et cliniques. Il baptise myélocytes des formes intermédiaires de maturation. Les formes pathologiques contredisent la classification normale en associant des caractères appartenant normalement à des formes distinctes. La notion de pathologie cellulaire reçoit ainsi un contenu hématologique. La classification des leucocytes, celle des leucémies et la question de l'origine des leucocytes sont liées. Ehrlich rejette une classification purement clinique des leucémies (par les organes affectés) et propose une classification cytologique de la nature du tissu hématopoïétique affecté. Il distingue et décrit la leucémie lymphatique (aiguë ou chronique) et la leucémie myélogène. Si la pathologie répète le dualisme des lignées normales, elle comporte aussi des formes cellulaires atypiques – comme le montre particulièrement le tableau bariolé de la leucémie myélogène. Le diagnostic doit reposer uniquement sur l'examen du sang, et être si possible standardisé.

Hypothèses étiologiques

À la même époque, Wilhelm Ebstein décrit des leucémies aiguës, les distingue de l'acutisation des leucémies chroniques et se demande si les leucémies ne sont pas un cancer du sang ou des organes hématopoïétiques (l'hypothèse selon laquelle les leucémies sont des cancers du sang – et non des organes hématopoïétiques – avait été émise par A. Kottmann en 1871). D'autres auteurs soutiennent une étiologie infectieuse, comme le fera encore Carl Sternberg en 1920 pour les leucémies aiguës. Le tableau des maladies du sang est alors compliqué par la confusion avec d'autres maladies, comme l'anémie pernicieuse, qui sera comprise beaucoup plus tard comme une maladie de carence. Les problèmes de classification interfèrent avec ceux d'étiologie. Cependant, de nouvelles données étiologiques commencent à apparaître. En 1908, Ellermann et Bang découvrent que la leucémie des poules est transmissible et qu'elle est due à un virus filtrant. Cette découverte fut mise en relation avec les travaux de Peyton Rous sur l'induction du sarcome du poulet par injection d'un filtrat acellulaire. Le rôle des virus dans l'induction des leucémies et cancers était mis à l'ordre du jour. En 1933, Jean Bernard démontra sans conteste la nature cancéreuse des leucémies par la création de leucémies expérimentales chez le rat de laboratoire par injection de goudron, cancérigène bien connu.

Otto Naegeli, à Zurich, introduisit en 1900 une distinction cruciale entre lymphocytes et cellules souches de la série myéloïde, précurseurs des myélocytes, qu'il baptisa myéloblastes. Cette distinction était nécessitée par des raisons non seulement morphologiques, mais aussi cliniques : la leucémie myélogène progresse par une myéloblastémie de plus en plus marquée. Naegeli voulait également remédier aux confusions régnantes par une étude clinique beaucoup plus discriminante, séparant les leucémies des anémies sanguines. Naegeli conservait le dualisme d'Ehrlich pour les leucémies. Sa découverte du myéloblaste l'amena à concevoir la leucémie myéloblastique comme une sous-espèce de leucémie myéloïde, ce qui permettait d'écarter l'idée d'une transition de la leucémie myéloïde à la leucémie lymphoïde ainsi que l'idée de leucémie mixte : le dualisme était confirmé. Naegeli n'accepte pas de considérer les leucémies comme des cancers, ce que fait pourtant Guido Banti pour des raisons histologiques. Pour Naegeli, les leucémies ne sont pas non plus des maladies infectieuses, mais résultent de troubles des sécrétions hormonales qui régulent la croissance des tissus.

Controverses sur la structure de l'hématopoïèse

Ehrlich et Nageli soutenaient la dualité des lignées leucocytaires, Neumann, Pappenheim et Adolfo Ferrata l'unicité de la cellule souche originaire d'où dérivent par différenciation les différentes lignées. Chef de file des hématologistes en Italie, Ferrata chercha à identifier la cellule souche par certains caractères, tentative qui suscitera de nombreuses discussions car la cellule souche doit être « indifférenciée », donc non caractérisable morphologiquement ou physiologiquement (elle doit présenter, par exemple, une absence de granulations cytoplasmiques). Lorsque Reschad et Schilling-Torgau, en 1913, admirent l'existence d'un troisième type de leucocyte mature, le monocyte, Ferrata fit dériver l'ensemble des lignées, y compris les monocytes et histiocytes d'une cellule fixe du système hématopoïétique, qu'il baptisa l'*hémohistioblaste*. Grands mononucléaires dotés de granulations azurophiles, les monocytes furent considérés par Ludwig Aschoff comme formant une lignée indépendante, pour des raisons non seulement de morphologie révélée par les colorations mais également de tests biochimiques (présence ou absence d'enzymes). Aschoff proposa de regrouper les monocytes et les histiocytes en raison de leurs propriétés communes dans la phagocytose des colorants vitaux. Il en résulta le concept malheureux de « système réticulo-endothélial ». Aschoff se faisait l'avocat d'un trialisme. Nouvelle entité nosologique, la « leucémie à monocytes » naquit dans ce contexte. Trois positions sur la structure de l'hématopoïèse s'affrontaient donc dans les années 1920 : unicisme de Ferrata, dualisme de Naegli, trialisme d'Aschoff. Les discussions sur l'origine des monocytes durèrent fort longtemps. Aujourd'hui on considère qu'ils dérivent de blastes indistinguables des jeunes myéloblastes.

Artur Pappenheim, une pathologie cellulaire raisonnée

En 1913, Artur Pappenheim décrit le *promyélocyte*, cellule intermédiaire de maturation entre le myéloblaste de Naegeli et le myélocyte d'Ehrlich. Pappenheim cherche à saisir les étapes de l'hématopoïèse à travers un schéma uniciste (unicité de la cellule souche indifférenciée) intégrant l'idée d'une différenciation progressive. Il cherche également, dans le même mouvement philosophique, à découvrir les principes à la fois descriptifs et explicatifs de la déviation pathologique. Pour cela, il distingue dans la différenciation cellulaire deux processus, le processus phylogénétique qui, partant de la cellule souche aboutit à des types cellulaires particularisés, et le processus ontogénétique qui apporte la différenciation finale (par exemple, l'expulsion du noyau des hématies). Pappenheim ajoute cependant que les deux processus interfèrent, et que la cellule « vieillit » au cours de la différenciation. Il est possible de voir dans ces explications une première appréhension de la dualité de deux phénomènes, la différenciation et la prolifération (à savoir, le nombre de mitoses qui ont lieu à chaque étape). La distinction entre processus phylogénétique et ontogénétique (manifestement importée de la biologie générale) sert à Pappenheim à interpréter la pathologie, qu'il conçoit comme une dissociation de ces deux processus, en quelque sorte une asynchronie d'un développement normalement caractérisé par une synchronisation de phénomènes nucléaires et cytoplasmiques. Cela n'est pas sans rappeler l'« hétérochronie » mentionnée par Virchow comme l'une des caractéristiques des cellules cancéreuses. Pappenheim insiste sur l'importance des phénomènes de vieillissement prématuré à l'état immature, ou de discordance entre maturation du noyau et du cytoplasme (ce qui sera appelé plus tard anarchie de maturation), ou d'hypermaturation. Il tente plusieurs classifications raisonnées des phénomènes pathologiques, sur des bases morphologiques. Il veut fonder une science nouvelle, la *cytomorphogenèse*. À la même époque, en 1917, Giovanni Di Guglielmo découvre l'existence d'érythroleucémies (leucémies à globules rouges) qu'aucun observateur n'avait décelées avant lui. Pappenheim donne une vue d'ensemble de l'hématopoïèse normale sous la forme d'un arbre généalogique qui présente un compromis entre mono- et polyphylétisme. L'hématologie de Pappenheim est systématique et conceptuelle, elle est remarquable par l'effort philosophique qui la sous-tend. Mais l'hématologie des années 1920 reste limitée dans ses techniques, qui ne varieront plus pour l'essentiel jusqu'à la Seconde Guerre mondiale : colorations vitales, réactions biochimiques, examens cliniques et histologiques en formaient la panoplie. En 1938, Maurice Richter écrivait : « Tant que l'étiologie des leucémies est inconnue et que leurs relations les unes aux autres et à d'autres maladies restent obscures, toute tentative de classification doit être considérée comme un expédient temporaire. » Les essais de classification restaient (restent encore) indépendants des théories causales.

Progrès thérapeutiques : exsanguinotransfusion, chimiothérapies

En 1947, Jean Bernard et Marcel Bessis entreprirent de traiter la leucémie aiguë de l'enfant par l'exsanguinotransfusion, l'échange total du sang. Les rémissions obtenues furent indéniables, témoignant d'une action antileucémique du sang normal, action restée inexpliquée. En 1946, des rémissions furent également obtenues sur des leucémies et d'autres cancers par Louis Goodman, Maxwell Wintrobe et William Dameshek qui utilisaient des dérivés du gaz moutarde. Testant en 1947 des dérivés de l'acide folique sur des cancers chez l'homme, Sydney Farber en arriva à utiliser des antagonistes de l'acide folique, en particulier l'aminoptérine, obtenant ainsi des rémissions temporaires chez des jeunes leucémiques. D'autres molécules suivirent, ACTH, cortisone, puis, à partir de 1962, daunorubicine, cytosine arabinoside, L-asparaginase, entraînant des rémissions de très longue durée pour certaines leucémies. Jean Bernard a montré que la daunorubicine, moyennement active sur les leucémies myéloblastiques, est très active sur les leucémies à promyélocytes. Ces leucémies découvertes par Leif K. Hillard en 1957 furent étudiées indépendamment par Jean Bernard au même moment. Il insista sur les différences morphologiques entre le promyélocyte normal et le promyélocyte leucémique. Ce dernier présente une anarchie de maturation, le noyau étant plus immature que le cytoplasme. À cette époque, la microscopie électronique, utilisée tout particulièrement par Marcel Bessis en hématologie, permit d'apprécier l'étendue des différences morphologiques entre cellules normales et leucémiques. Cependant, des interrogations sur la signification exacte de la morphologie, conséquence plus que cause, étaient posées. Plus tard, la cytogénétique a permis de montrer qu'une translocation chromosomique, la translocation t(15;17) est spécifiquement associée à la leucémie promyélocytaire.

Leucémies inclassables, nouveaux essais de classifications

La multiplication des types de données, morphologiques (microscopie électronique), biochimiques (cytochimie), bientôt immunologiques (particulièrement importantes pour les leucémies lymphoïdes), cytogénétiques (translocations chromosomiques) et thérapeutiques (effets spécifiques des drogues sur les divers types de leucémies) conduisit les hématologistes, au début des années 1970, à réexaminer le problème des classifications et à envisager le statut des leucémies inclassables. Les classifications à critères multiples ne sont pas nécessairement les plus objectives, car la concordance des critères peut refléter leur dépendance, ce qui rend le raisonnement logiquement circulaire. Les critères les plus sûrs paraissaient être les plus reproductibles. La sûreté des critères signifie leur pouvoir de prédiction quant à l'issue de la maladie et l'efficacité des traitements. Par ailleurs, la grande variabilité des classifications avec l'introduction de nouveaux critères était également notée dans certains cas. Enfin, Marcel Bessis a particulièrement réfléchi sur la question de la signification de l'inclassable. Les cellules peuvent être inclassables par absence de signe de différenciation, ou par absence de technique qui permettrait de mettre en évidence ces signes, ou du fait de la pathologie qui, en modifiant les caractères spécifiques et en introduisant par exemple des caractères propres à d'autres lignées, peut conduire à des erreurs d'attribution, ou en raison de la coexistence en proportions diverses de différentes populations cellulaires. À cet égard, Marcel Bessis a prévu l'existence de leucémies dans lesquelles les cellules sont porteuses simultanément de caractéristiques de différentes lignées (leucémies biphénotypiques). Les problèmes épistémologiques, théoriques mais comportant aussi des dimensions pratiques cruciales, posés par la classification des leucémies ont paru suffisamment importants pour susciter une entreprise internationale concertée d'établissement d'un système de classification des leucémies aiguës, la classification FAB (franco-américano-britannique) entreprise en 1974. Le but en était d'introduire de l'objectivité dans l'exercice subjectif du praticien confronté à la tâche de l'identification d'une leucémie particulière. Dix ans après, avec le progrès des techniques immunologiques (l'introduction des anticorps monoclonaux) et l'augmentation des observations cytogénétiques (de translocations chromosomiques), il s'avéra nécessaire d'établir une nouvelle classification, la classification MIC (morphologique, immunologique et cytogénétique) des leucémies aiguës. L'étude des antigènes de surface permit en particulier d'identifier des leucémies morphologiquement et cytochimiquement indifférenciées. Le progrès des techniques permettait de réduire le champ de l'inclassable. Plus récemment encore (1995) la multiplication des marqueurs immunologiques a rendu nécessaire un nouvel effort classificatoire entrepris par le groupe EGIL (European group for the immunological characterization of leukemias). On note à cet égard une évolution qui éloigne des systèmes rigides de classification et cherche à associer des groupements flexibles de caractères au pronostic et à la thérapeutique. La classification des leucémies lymphoïdes chroniques posait des problèmes distincts, plus liés au pronostic et à la thérapeutique, à la nécessité ou à la non nécessité d'un traitement. Eugène Cronkite, Kanti Rai, Jacques-Louis Binet, Laurent Degos ont contribué à la classification des leucémies chroniques.

Leucémies biphénotypiques

Les leucémies à populations mixtes de blastes myéloïdes et lymphoïdes doivent être distinguées des formes de leucémies observées plus récemment (1983), les leucémies biphénotypiques, dans lesquelles les cellules portent à la fois des caractères antigéniques myéloïdes et lymphoïdes. Ces leucémies montrent que des cellules non encore déterminées dans une voie de différenciation, donc encore proches des cellules souches, peuvent être la cible d'une transformation tumorale. Elles donnent des arguments en faveur de l'unicité de la cellule souche pluripotente hématopoïétique. Elles posent des problèmes intéressants sur les mécanismes de la différenciation.

Leucémies à promyélocytes et biologie moléculaire

La biologie moléculaire a permis de mettre en évidence dans les leucémies des marqueurs réellement anomaux, et non seulement la présence anormale de marqueurs normaux. C'est la leucémie promyélocytaire qui a permis de le faire car elle est associée à une translocation chromosomique spécifique qui s'exprime par la création d'une protéine chimère par fusion de gènes impliquant le récepteur de l'acide rétinoïque. Pour Hugues de Thé, c'est la protéine chimère qui est le fondement moléculaire de la leucémogenèse. Ce très bel exemple introduit à une véritable physiopathologie moléculaire et à une thérapeutique inductrice de différenciation, non correctrice plutôt que destructrice (réalisant ainsi un vœu depuis longtemps exprimé par Jean Bernard). Les bons résultats de l'acide tout trans-rétinoïque (étudié par l'équipe du Pr Zhen-Yi Wang à l'université médicale de Shangai et le groupe de Laurent Degos à l'hôpital Saint-Louis à Paris) combiné à d'autres drogues permettent d'introduire une rationalité très forte dans l'explication moléculaire conjointe de mécanismes physiopathologiques et thérapeutiques. Cependant, les données étiologiques, obtenues souvent par l'épidémiologie, sont en général d'un autre type. Les travaux classiques de Guy Blaudin de Thé sur le lymphome de Burkitt ont bien montré la pluralité et la hiérarchisation des causes dans l'étiologie d'une maladie sanguine. Dans ce dernier cas, les causes comprennent un virus (le virus d'Epstein-Barr), l'infection par le paludisme, et une translocation chromosomique.

La rationalisation du pathologique

Les leucémies posent de très intéressants problèmes d'épistémologie de la médecine. Comment passer des classifications à l'étiologie, comment corréler épidémiologie, étiologie, mécanismes physiopathologiques ? Comment passer d'une connaissance descriptive à une connaissance causale (devant intégrer, très vraisemblablement, la considération de la multiplicité des causes, comme le montre le cas du lymphome de Burkitt) ? Comment la thérapeutique (toujours plus ou moins empiriquement découverte) peut-elle, de son côté, contribuer à la construction d'une connaissance causale ? Il est devenu aujourd'hui tout à fait clair que les progrès à venir doivent être attendus de plusieurs côtés, mais également que la rationalisation ne pourra être complète sans une connaissance détaillée des événements moléculaires qui accompagnent les leucémies. De Rudolf Virchow jusqu'aux modernes pathologistes comme Marcel Bessis, la pathologie a été cellulaire. Elle est aujourd'hui devenue moléculaire et s'étudie au niveau du génome. Facteurs étiologiques et mécanismes physiopathologiques devraient être considérés à ce niveau, en vue de rationaliser les traitements.

► BERNARD J., *Circonstances*, Paris, Buchet-Chastel, 1991 ; *Médecin dans le siècle*, Paris, Robert Laffont, 1994 ; BERNARD J. & BESSIS M. (éds), « Unclassifiable Leukemias », *Blood Cells*, 1, 1975 ; BERNARD J. & BESSIS M., BINET J.-L., *Histoire illustrée de l'hématologie*, Paris, Roger Dacosta, 1992. – BESSIS M., *Réinterprétation des frottis sanguins*, Paris, Masson, 1976 ; *Living Blood Cells and their Ultrastructure*, Berlin, Springer, 1973. – BOROVICZENY K. G. VON, SCHIPPERGES H., SEIDLER E. (éds), *Einführung in die Geschichte der Hämatologie*, Stuttgart, G. Thieme, 1974. – DEBRU C., *Philosophie de l'inconnu*, chap. III : « Classer : les leucémies et l'inclassable », Paris, PUF, 1998. – DOWNEY H., *Handbook of hematology*, New York, Paul Hoeber, vol. 4, 1938. – RATHER L. J., *The genesis of cancer. The study in the history of ideas*, Baltimore, The Johns Hopkins Univ. Press, 1978. – STRANSKY E., *Essays on the history of haematology*, Milan, Episteme Editrice, 1971. – WINTROBE M., *Blood, pure an eloquent*, New York, Mac Graw Hill, 1980 ; *Hematology. The blossoming of a science*, Philadelphie, Lea and Febiger, 1985.

Claude DEBRU

→ Cancer ; Chimiothérapie ; Hématologie ; Sang.

LIBÉRALE (Médecine)

En France, on parle de « médecins libéraux » pour désigner des praticiens, généralistes et spécialistes, exerçant en cabinet privé. Cependant la notion de « médecine libérale » recouvre un ensemble de valeurs considérées comme caractéristiques de la médecine française, en particulier sa volonté d'indépendance à l'égard de l'État. Dans le monde anglo-saxon, on se réfère plus volontiers à l'idée d'autonomie définissant la médecine en tant que profession. Les médecins français invoquent souvent le caractère traditionnel de la médecine libérale mais cette doctrine ne s'est imposée qu'au début du XXe s.

De la corporation au monopole professionnel

Durant tout l'Ancien Régime, la médecine constitue un « art libéral ». Mais ce terme ne renvoie pas au mouvement intellectuel et politique ainsi qu'à la doctrine économique que l'on appellera plus tard le libéralisme. Les arts libéraux, du

Moyen Âge à la Révolution française, fondés sur le livre et le savoir, s'opposent aux arts mécaniques des artisans. Ces deux groupes relèvent d'une même organisation sociale, celle des corporations protégées par le pouvoir royal. Ils se distinguent, l'un et l'autre, des travaux faisant appel à la seule force corporelle accomplis par des gens de bras que rien ne protège. Autour de la corporation des docteurs, existe, selon Brockliss et Jones, une « pénombre » de praticiens non reconnus mais à la clientèle florissante. Les médecins se distinguent aussi des chirurgiens, de statut inférieur. Cette organisation sera cassée par la Révolution française au nom de la liberté personnelle et de l'intérêt général, incompatibles avec des privilèges corporatifs. En 1791, les lois d'Allarde et Le Chapelier proclament la liberté des professions, interdisent associations et corporations et, plus radicalement, ferment les écoles et les facultés.

Au cours de la période révolutionnaire, pendant quelques années, chacun peut librement exercer la médecine et même l'enseigner. C'est aux malades qu'il revient de juger de la compétence des médecins. Cependant le Comité de Salut Public a aussi le projet d'une médecine d'État : des médecins fonctionnaires remplissant le double rôle de soignant et d'hygiéniste. Mais le projet n'aboutira pas et on verra vite refluer la liberté révolutionnaire, au nom de laquelle les praticiens improvisés se sont multipliés. La loi de 1803 rétablit écoles, examens et diplômes. Les titres de « docteur » et « d'officier de santé » (ceux-ci soignent les soldats sur les champs de bataille) sont reconnus, de même qu'est énoncée la notion d'exercice illégal de la médecine.

Selon M. Ramsey, la France, en une décennie, abandonne le modèle traditionnel du monopole corporatif d'Ancien Régime (qui existera en Angleterre jusqu'en 1858), privilège accordé à des corps constitués cooptant leurs membres, pour inventer la liberté médicale (celle-ci demeurera le modèle dominant aux États-Unis au XIXᵉ s.). Puis elle établit le monopole professionnel moderne, fondé sur le diplôme, qui reconnaît à l'individu l'aptitude à exercer. Mais nulle instance collective ne protège les docteurs : les corporations ne sont pas rétablies. L'État ne règle pas les conditions d'exercice. En outre, le titre de docteur est reconnu mais d'autres formes de pratiques sont tolérées. Dans la plupart des pays occidentaux, on assistera, de la même façon, à la construction de diverses formes de compromis entre monopole et liberté.

Durant la plus grande partie du XIXᵉ s., beaucoup de médecins n'ont que des revenus modestes. Les honoraires médicaux sont variables, souvent faibles, presque toujours payés irrégulièrement. Les médecins déplorent la pléthore médicale : par rapport à leur nombre, il n'y a pas assez de malades pouvant et voulant payer leurs soins. Ils redoutent tant la concurrence des nombreux « empiriques » que celle des officiers de santé, des sages-femmes et des religieuses, qui, tous, s'ils ne peuvent se prévaloir du titre de docteur, s'emploient pourtant à soigner. La spécificité du savoir médical sera lente à s'affirmer.

Durant près d'un siècle, les médecins aspireront donc moins à préserver la liberté de leur exercice qu'à obtenir une protection effective de leur statut. Ils chercheront, par une action collective déterminée débouchant sur la création à partir de 1881 des premiers syndicats médicaux, à élargir leur marché, éliminer les concurrences et obtenir que soit enfin effective la position d'exclusivité correspondant au monopole juridique. La loi du 30 novembre 1892 leur donne satisfaction : elle supprime les officiers de santé, réglemente les exercices concurrents, renforce les sanctions contre l'exercice illégal et légalise les syndicats.

L'affirmation de la doctrine libérale

À la fin du siècle avec les premières lois sociales, les préoccupations professionnelles des 15 000 praticiens français viennent croiser des enjeux politiques : le souci de la santé de la Nation et du maintien de la paix sociale. Les nouvelles lois visent à assurer l'accès aux soins des indigents (loi sur l'Assistance médicale gratuite de 1893) et des accidentés du travail (1898). Les médecins, plutôt favorables au progrès social, n'y sont pas hostiles. Cependant, face à des dispositifs où ce n'est pas le client qui paye le médecin mais un tiers (une société mutualiste, les communes pour l'Assistance Médicale Gratuite, les entreprises ou des assureurs pour la loi de 1898), le corps médical formule des exigences : que chaque acte soit individualisé et payé à la visite, et non par une rétribution forfaitaire « à l'abonnement ». Surtout, ils réclament le libre-choix du médecin pour les mutualistes, les accidentés du travail et les indigents. « L'intérêt du malade » rejoint, affirment-ils, leur propre volonté d'indépendance à l'égard de tout pouvoir bureaucratique. Mais le libre-choix est, aussi, financièrement avantageux : il permet à tous les médecins d'accéder au marché devenu solvable des mutualistes, des accidentés et des indigents. Le corps médical obtient ainsi que la médecine publique se modèle sur les canons de la pratique privée. L'ébauche d'un système de protection sociale et les principes de la médecine libérale s'élaborent donc simultanément durant cette période.

Ces principes s'affirmeront au cours du conflit qui, entre 1920 et 1930, opposera partisans et adversaires des « assurances sociales » instaurées pour les salariés. La bataille fait rage : les médecins sont d'abord divisés et le syndicalisme médical éclate. Mais, peu à peu, l'accord se fait contre un projet que certains appellent « la loi folle ». L'enjeu, outre le rejet du tiers payant, est l'obtention de l'entente directe : la liberté du médecin de fixer lui-même ses honoraires, indépendamment des remboursements que les assurances sociales accordent aux malades. Le

30 novembre 1927, un congrès des syndicats médicaux réunifiés adopte la charte médicale, fondement doctrinal de la médecine libérale, désormais affirmée traditionnelle : libre-choix du médecin par le malade, secret professionnel, liberté thérapeutique et enfin entente directe. C'est sur cette base que les syndicats médicaux accepteront de discuter avec les pouvoirs publics, affirmant ainsi, simultanément, leurs exigences en matière de rémunération, leur attachement au caractère individuel de la relation avec le patient, et leur volonté d'indépendance à l'égard de l'État. La loi du 30 avril 1930 leur donne satisfaction et les principes de la charte seront, par la suite, intégrés au Code de déontologie médicale élaboré par l'ordre des médecins créé en 1940.

Ces revendications traduisent une inquiétude : au cours des décennies 1920-1930, les 25 000 médecins français sont, selon Pierre Guillaume, des « esprits troublés par la modernité ». Financièrement, leur situation est meilleure mais ils craignent toujours la pléthore. Ils redoutent l'essor du mutualisme et des dispensaires et, surtout, la concurrence des médecins étrangers. Ils déplorent aussi les débuts de démocratisation de l'accès aux études médicales et, alors que la spécialisation s'amorce, ils proclament leur attachement au caractère humaniste de leur formation. Politiquement, les médecins sont devenus bien plus conservateurs qu'au début de la IIIe République et certains sont tentés par l'extrême droite.

Du « grand tournant » aux « médecins libéraux » d'aujourd'hui

En 1945, les ordonnances créant la Sécurité sociale, dont l'objectif est bien plus ambitieux que celui des assurances sociales, incluent d'emblée la notion de « conventionnement » entre les syndicats médicaux et les caisses de Sécurité sociale, donc la fin de l'entente directe. Mais des conflits très durs se succéderont jusqu'au décret du 12 mai 1960, « grand tournant de la médecine libérale » selon Henri Hatzfeld. Il établit la base du système actuel : une convention-type fixant les tarifs et engageant les signataires. Dans les textes ultérieurs, si la notion de paiement direct à l'acte subsiste, celle d'entente directe disparaît et cesse même de figurer dans le code de déontologie médicale. En 1971 sera signée une « convention nationale » à laquelle les médecins adhéreront à 80 %. Entre-temps, l'assurance maladie s'est étendue progressivement à tous les secteurs de la population française. Le système connaîtra des évolutions importantes, notamment la création en 1980 du « secteur à honoraires libres » qui rétablit une forme d'entente directe. Les conflits autour des honoraires seront nombreux. Néanmoins à partir des années 1960, même si les porte-parole de la profession continuent de s'y référer avec passion, il est difficile de considérer comme libéral, au sens strict, le corps médical français lié collectivement à un dispositif de financement des soins socialisé. En revanche, la liberté des lieux et modes d'installation reste entière et, pour l'essentiel, l'assurance maladie n'intervient pas sur les prestations qu'elle finance.

Les médecins français ont bien accepté ce grand tournant. Une enquête menée au cours des années 1990 auprès des praticiens ayant exercé des années 1930 aux années 1980, montre leur grande satisfaction : à la fin de la Deuxième Guerre mondiale, l'importance des avancées thérapeutiques a accru le prestige de la médecine. Le financement par la Sécurité sociale a rendu possible une expansion sans précédent des services médicaux. De 1960 à 1975 la consommation médicale, soutenue par le développement des techniques, augmente de 8 % par an : « la santé n'a pas de prix ». Le nombre de praticiens passe de 35 000 en 1950 à 110 000 en 1980. Les jeunes générations se diffusent sur le territoire rural et l'exercice des spécialités prend un essor sans précédent. Les opportunités de carrière se diversifient : de nombreux praticiens libéraux ont aussi une activité salariée à temps partiel. Mais, avec la loi créant les CHU en 1958, les profils de médecin hospitalier et de médecin de ville sont désormais distincts.

Au cours des années 1970, cet âge d'or s'estompe. À la contestation culturelle du pouvoir médical succèdent, dans tous les pays développés, les efforts de maîtrise des dépenses de santé. L'époque où la santé, sa définition et sa prise en charge étaient pour l'essentiel déléguées au corps médical est arrivée à son terme. Progressivement les pouvoirs publics vont introduire des dispositifs visant à évaluer et rationaliser l'organisation des soins et à en contrôler les coûts. Les praticiens se sont difficilement adaptés à ce nouveau contexte : d'un côté, leurs promesses de participation à la maîtrise des dépenses par un meilleur usage des soins sont, pour l'essentiel, restées lettre morte. De l'autre, les difficultés de financement ont entraîné un plafonnement des honoraires. Les carrières médicales sont plus cloisonnées, moins faciles et il s'est même trouvé des médecins au chômage.

Aujourd'hui, dans les sociétés développées, l'aspiration aux soins est de plus en plus vive. En France, même si des modes d'exercice collectifs se développent, la population reste attachée au médecin de ville indépendant, proche de ses patients : 56 % des 195 000 médecins exercent donc toujours en cabinet privé (37 % sont des femmes et un peu plus de la moitié exercent la médecine générale). Mais beaucoup d'entre eux expriment un profond malaise. Au cours des années récentes, ils s'estimaient mal rémunérés et débordés : le *numerus clausus* établi dans les années 1980 à l'entrée des études, réduisant le nombre des médecins dans certaines disciplines, a accru leur charge de travail. Cependant la crainte du manque de médecins leur a donné un fort pouvoir de négociation : en 2002, après un conflit très vif, les généralistes ont obtenu une importante revalorisation de leurs honoraires.

Le malaise des médecins libéraux, comme de l'ensemble des personnels de santé, dépasse le seul aspect financier. Au-delà des plaintes en matière d'honoraires et des revendications d'indépendance, ils ne sont sûrs de leur place ni dans un système de santé en crise, ni dans la société globale. Leur rôle parmi les diverses composantes du système de soins n'est pas clairement défini. Leurs partenaires plus nombreux (métiers paramédicaux, associations de malades, assureurs, etc.) sont plus exigeants. En raison de l'évolution scientifique, l'exercice est de plus en plus complexe et comporte plus de risques : à tort ou à raison, de plus en plus de médecins craignent les procès. À l'inverse les généralistes peinent à faire face aux conséquences sanitaires de la précarisation accrue de certaines populations. Au-delà de la notion, désuète, de médecine libérale, il faut donc aujourd'hui, comme l'écrivent I. Baszanger, M. Bungener et A. Paillet, « repenser la mission de la médecine et le mandat des médecins ».

▶ BASZANGER I., BUNGENER M., PAILLET A., *Quelle médecine voulons-nous ?*, Paris, La Dispute, 2002. – BROCKLISS L., JONES C., *The Medical World of Early Modern France*, Oxford, Clarendon Press, 1997. – FOUCAULT M., *Naissance de la clinique. Une archéologie du regard médical*, Paris, PUF, 1963. – FREIDSON E., *La Profession médicale*, Paris, Payot, 1984. – GUILLAUME P., *Le Rôle social du médecin depuis deux siècles (1800-1945)*, Paris, Association pour l'étude de la sécurité sociale, 1996. – HASSENTEUFEL P., *Les Médecins face à l'État. Une comparaison européenne*, Paris, Presses de la Fondation Nationale des Sciences Politiques, 1997. – HATZFELD H., *Du paupérisme à la sécurité sociale, 1850-1940*, Nancy, Presses Universitaires de Nancy, 1989, 2e éd. ; *Le Grand Tournant de la médecine libérale*, Paris, Les Éditions ouvrières, 1963. – HERZLICH C., BUNGENER M., PAICHELER G., *Cinquante ans d'exercice de la médecine en France. Carrières et pratiques des médecins français, 1930-1980*, Paris, INSERM/Doin, 1993. – LÉONARD J., *La Médecine entre les pouvoirs et les savoirs*, Paris, Aubier/Montaigne, 1981. – RAMSEY M., « The Politics of Professional Monopoly in Nineteenth Century Medicine : The French Model and its Rivals », *in* G. Geison, *Professions and the French State, 1700-1900*, Philadelphie, Univ. of Pennsylvania Press, 1984, p. 225-305. – WILSFORD D., *Doctors and the State in France : The politics of Health Care in France and in the United States*, Durham, Duke Univ. Press, 1991.

Claudine HERZLICH

→ Assurance maladie ; Ordre des médecins ; Patient.

LITTÉRATURE

Lorsque le Dr Cottard a quitté sa province, une mère prévoyante lui a conseillé de ne jamais laisser passer une locution qui lui serait inconnue sans tâcher de se documenter sur elle. Il s'y emploie au sein du petit clan des Verdurin, dont il est un membre éminent. Il possède une femme jeune et la réputation d'avoir un bon diagnostic. Il jouit de revenus élevés, mais ne possède pas encore les manières en usage dans le monde. Ses efforts pour s'en instruire, au sein d'un salon bourgeois, se heurtent à une grossièreté d'esprit avérée, qu'il tente de masquer par l'usage d'un sourire « conditionnel et provisoire dont la finesse expectante le disculperait du reproche de naïveté », au cas, impossible à déterminer pour lui, où son interlocuteur se serait montré facétieux. Avec un zèle studieux et une admiration béate pour Mme Verdurin, le Dr Cottard poursuit ses efforts infructueux pour se libérer de sa rudesse native. Il incarne, sous le regard implacable de Marcel Proust, la réussite sociale récente dont peuvent se prévaloir ces nouveaux notables en quête de respectabilité depuis un siècle, les médecins.

Une profession respectable

La respectabilité des médecins est le fruit d'une longue conquête. Pour l'atteindre, le corps médical a su déployer des efforts réguliers. La marche vers le monopole de l'exercice de la médecine traverse le XIXe s. Flaubert s'en fait l'écho dans *Madame Bovary*, où il évoque quelques-unes des étapes essentielles de ce parcours compliqué. M. Homais, le pharmacien de Yonville sur le triomphe duquel s'achève le roman, est un personnage odieux. Ses démêlés avec la justice laissent cependant entrevoir l'établissement ultérieur d'une relation nouvelle entre apothicaires et médecins, au bénéfice symbolique de ces derniers. Convoqué à Rouen par Monsieur le Procureur du Roi – le roman se déroule sous la Monarchie de Juillet – il passe en effet un mauvais moment dans le cabinet particulier de l'homme de loi, entendant dans « le corridor passer les fortes bottes des gendarmes, et comme un bruit lointain de grosses serrures qui se fermaient ». Il a en effet enfreint « la loi du 19 ventôse an XI, article 1er, qui défend à tout individu non porteur de diplôme l'exercice de la médecine ». Homais, sous couvert de cordialité obséquieuse, participe en fait à la ruine de Charles Bovary en donnant « des consultations anodines dans son arrière-boutique ».

La loi de ventôse est le premier jalon dans l'obtention du monopole de l'exercice de la médecine, définitivement établi en 1892. Tout en réservant l'exercice de la médecine aux titulaires d'un diplôme particulier, elle crée deux catégories de praticiens, les officiers de santé, moins titrés, et les médecins. Charles Bovary n'est pas médecin, mais officier de santé, et le faible prestige de cette catégorie de praticiens ruraux n'est pas pour rien dans le mépris qu'Emma voue à son mari comme dans la réussite d'Homais, membre d'une corporation qui entend préserver de fort anciennes prérogatives. Charles Bovary, d'origine modeste, retiré du collège à la fin de sa classe de troisième, est étourdi par le programme des cours de la faculté de médecine, auxquels il ne comprend rien : « Il accomplissait sa petite tâche quotidienne à la manière du cheval de manège, qui tourne en place les yeux bandés, ignorant de la besogne qu'il broie. »

Certes Charles Bovary n'est guère doué, et c'est seulement en apprenant toutes les questions par cœur qu'il obtient enfin son diplôme, mais son cursus est exemplaire d'un enfant né dans un milieu modeste, dont la formation générale, par manque d'aisance financière, s'interrompt bien avant le baccalauréat, dont le latin est incertain, l'ignorance de l'étymologie des termes savants complète, et l'ambition sociale naturellement bornée aux fonctions subalternes d'officier de santé.

Les officiers de santé étaient reçus par un jury départemental, après une formation essentiellement pratique. Ils ne soutenaient pas de thèse de doctorat en médecine, et ne pouvaient exercer que dans les zones rurales du département où ils avaient été examinés. Les opérations de grande chirurgie leur étaient interdites. L'épisode fameux de l'opération du pied bot d'Hippolyte Tautain, le garçon d'auberge, indique précisément les limites qu'un officier de santé ne saurait franchir.

Grisé par la perspective d'un succès chirurgical, Charles Bovary, qui prescrit ordinairement des bains de pieds et des potions calmantes, cède aux sollicitations d'Homais, s'enfonce dans la lecture d'un traité de stréphopodie, fait construire par « le menuisier, aidé du serrurier, une manière de boîte pesant huit livres environ, et où le fer, le bois, la tôle, le cuir, les vis et les écrous ne se trouvaient point épargnés » ; coupe d'une main frémissante le tendon d'Achille d'Hippolyte et enferme la jambe de son malade dans la machine réalisée à cet effet. Bientôt une tuméfaction livide s'étend sur la jambe, un liquide noir suinte. Devant la montée de la gangrène, Charles se résout à « faire venir M. Canivet, de Neufchâtel, qui était une célébrité ».

En présence d'Homais, qui bat en retraite et renonce à prendre la défense de Bovary, le Dr Canivet rit des ânes qui ont réduit un malheureux à cet état, déclare qu'il faut amputer et se rend à l'écurie voir si son cheval mange bien l'avoine, « car, en arrivant chez ses malades, il s'occupait d'abord de sa jument et de son cabriolet. [...] L'Univers aurait pu crever jusqu'au dernier homme, qu'il n'eût pas failli à la moindre de ses habitudes ». Canivet, sûr de lui, capable d'amputer un membre gangrené, est dénué de compassion et peu soucieux de s'informer des nouvelles thérapeutiques. Il n'appartient pas à l'élite de sa profession, mais, docteur en médecine, il se répand sur les exigences de son art : « Il le considérait comme un sacerdoce, bien que les officiers de santé le déshonorassent. »

Bovary, pendant l'amputation, demeure terré chez lui, honteux de son échec et conscient d'avoir outrepassé ses attributions. Charles Bovary a raté l'opération d'un pied bot, qu'il n'était pas en droit de réussir. Son échec sanctionne son rang au sein de la profession. À son sommet figurent des personnalités d'une tout autre envergure, ouvertes aux recherches scientifiques et non dénuées d'humanité. Lorsque Charles comprend que sa femme vient de s'empoisonner à l'arsenic, il écrit au Dr Larivière, son ancien maître, chirurgien à l'hôpital de Rouen. L'arrivée de cette sommité à Yonville est un événement. Le Dr Larivière appartient « à la grande École chirurgicale sortie du tablier de Bichat ». Il incarne une médecine savante, celle que Xavier Bichat, hostile à la théorie des humeurs et célèbre pour ses études des tissus de l'organisme, entend promouvoir. Bichat dont l'aphorisme célèbre : « Ouvrez quelques cadavres... », dispose à la confrontation des symptômes avec les lésions observées lors de l'autopsie.

En peu de mots, Flaubert a désigné le séisme épistémologique qui affecte la médecine au début du XIXe s. Les voies et les moyens de cet accès à la scientificité, cependant, sont à peine esquissés, alors que le bouleversement des hiérarchies et la répartition des pouvoirs sont décrits avec la plus grande sagacité. La conquête des pouvoirs achevée, la respectabilité acquise, comment les médecins exercent-ils leur art au début du XXe s. ? Roger Martin du Gard, dans *Les Thibault,* propose le portrait littéraire le plus élaboré d'un médecin en action, en relatant une journée de consultations d'Antoine Thibault.

La consultation

Antoine Thibault est un homme pressé. « Allez, mes petits, sauvez-vous, je suis pressé... », dit-il aux deux gamins auxquels il accorde sa première consultation. Antoine saute dans les taxis, s'engouffre sous les voûtes des portes cochères, court de l'hôpital à son cabinet. Ses questions fusent, directes, concises au point de désarçonner ses interlocuteurs. C'est qu'il va droit à l'essentiel, l'auscultation, l'acte médical lui-même. Là, concentré, efficace, il effectue sans précipitation les gestes nécessaires : « Antoine, qui ne songe plus à l'heure, pose l'index sur l'abcès, puis, avec deux autres doigts de l'autre main, il fait mollement pression sur un autre point de la tumeur... » Patiente, méthodique, l'auscultation est une recherche de signes obtenus par artifice médical et non une simple observation des symptômes présentés par le malade. « Baissez-vous » dit tout à coup Antoine à Huguette, la fille de Mme de Battaincourt. « Ou plutôt non : ramassez-moi quelque chose... votre soulier, par exemple. Elle fléchit les genoux pour ne pas arquer le dos. Mauvais indice. Il désirait encore s'être trompé. Mais il avait hâte de savoir. » Les informations que détient Martin du Gard rendent parfaitement compte d'une méthode mise au point au siècle précédent par l'inventeur du stéthoscope, Laennec. Elles permettent d'inscrire le pouvoir médical dans son contexte d'émergence Ce n'est évidemment pas par caprice qu'Antoine ordonne à Huguette de se baisser. Il a ses raisons, mais ces raisons sont inaccessibles à sa patiente, qui obéit sans comprendre et exécute un geste pour elle inutile : ramasser un soulier qu'elle vient de retirer.

L'autorité du médecin s'impose ici sans être contestée, sur le mode de l'évidence. Une autorité acquise, puis devenue naturelle. Elle est issue d'une formation, et cette formation passe par la relation entre un maître et un disciple, dont les effets, la vie durant, subsisteront. Antoine a pour « Patron » le docteur Philip : « Dès qu'Antoine se trouvait auprès de Philip, insensiblement, sa personnalité se modifiait, subissait comme une diminution de volume : l'être indépendant et complet qu'il était l'instant d'avant retombait automatiquement en tutelle. »

La pérennité de cette tutelle est d'autant mieux attestée qu'entre deux visites à ses patients Antoine se rend auprès de son père, gravement malade. Le père Thibault, faiblissant, désarmé, voudrait croire à sa guérison. Antoine médite : « Voilà ce qu'elle était devenue, cette inflexible autorité contre laquelle toute sa jeunesse s'était heurtée ! » La maladie du père Thibault souligne qu'à l'heure de l'effacement de l'autorité paternelle une autre autorité, pour les médecins, vient la relayer, celle du maître. Elle informe les pensées et les gestes du nouveau praticien. Un jour qu'au retour du Patron dans le service Antoine le renseignait sur les nouveaux hospitalisés, Philip lui a posé la main sur le bras : « Vous m'inquiétez, mon petit, vous vous intéressez de plus en plus à la mentalité de vos malades, et de moins en moins à leurs maladies. » Ici affleure l'élément capital de cette formation, la structuration des relations avec les patients, le mode d'exercice de l'autorité médicale.

Des patients qui sont des clients. « Jusqu'au soir, les clients se succédèrent », écrit Martin du Gard. Ici l'emploi des mots n'est pas le fait du hasard. Le médecin est rétribué. Quel est le montant de ses honoraires ? Suffisant, suggère Martin du Gard. Dans la journée, Antoine reçoit Huguette de Battaincourt, le politicien Rumelles, Ernst, professeur d'allemand au lycée Charlemagne, d'autres encore. Une belle clientèle, à laquelle s'ajoutera bientôt celle de son père, lorsqu'il sera mort. Par moment, Antoine envisage cette mort « sans appréhension aucune, sans tristesse ; au contraire, comme une délivrance nécessaire, attendue... » Cent possibilités nouvelles s'offraient à lui. « Il s'agira de faire aussitôt un choix parmi la clientèle... » L'aisance matérielle, évidente, ne fait pas problème. Antoine ne se soucie pas, comme Knock, de s'enrichir : il sera riche, parce qu'il est médecin, fils de médecin, et qu'il dispose d'une belle clientèle. L'enrichissement est un effet, non un projet.

L'attraction singulière que la médecine exerce sur lui depuis l'âge de quinze ans se nourrit du sentiment que « la science médicale était l'aboutissement de tout l'effort intellectuel, et constituait le plus clair profit de vingt siècles de tâtonnements dans toutes les voies de la connaissance ». L'ambition d'Antoine est de devenir un grand médecin. Il se promet de découvrir du neuf, de suivre des expériences, de coordonner des résultats. Les bons revenus iront de pair avec la carrière. Les soucis d'argent concernent les pauvres et les parvenus. Antoine est à cent lieues de ces préoccupations.

Tous les médecins ne sont pas des grands bourgeois. Ce que Martin du Gard a voulu souligner, en ouvrant la journée de travail d'un médecin nanti, Antoine, par une consultation gratuite accordée aux deux gamins qui l'attendaient au seuil de son immeuble, c'est ce rapport oblique à l'argent d'une profession qui tire sa respectabilité de l'art de soulager des souffrances, et qui relègue au second plan les contingences matérielles dont elle ne peut, ni ne veut s'abstraire. Le médecin est ailleurs, il appartient à une forme d'humanité différente, qui subjugue les enfants. Il a des droits que les autres hommes n'ont pas, comme celui d'observer ses semblables dans leur nudité. « Voulez-vous me défaire tout ça », dit Antoine à Huguette de Battaincourt... Il ne semble pas que la pudeur de cette fillette en soit offensée.

Tolstoï, dans *Anna Karénine*, évoque la maladie de la jeune princesse Kitty Stcherbatzki, plongée dans un vif chagrin depuis qu'elle a surpris les regards qu'échangent Anna Karénine et Vronskï. Un célèbre médecin fut appelé en consultation ; l'éminent docteur, un très bel homme, encore jeune, exigea un examen minutieux de la malade. À son avis, et il insistait avec complaisance sur cette idée, la pudeur des jeunes filles n'était qu'un reste de barbarie et rien n'était plus naturel pour un jeune médecin que d'examiner une jeune femme nue. L'examen fait, Kitty, réapparaît au salon : « La jeune fille, amaigrie, rouge encore, les yeux empreints de cet éclat particulier que provoque la honte, se tenait debout au milieu de la pièce. Quand le docteur entra, elle s'empourpra encore davantage, et ses yeux s'emplirent de larmes. »

Antoine ne glose pas sur la pudeur des jeunes filles, il fait son métier, qui parfois l'offense. L'originalité de Martin du Gard réside dans l'inversion de l'approche, puisqu'à la description de la pudeur de la malade il substitue celle du trouble d'Antoine devant sa patiente dénudée : « Elle était amusante, elle était désirable, ainsi nue, son soulier à la main... » Antoine n'est pas insensible aux cuisses rondes et à la blancheur satinée du torse de la fillette, mais il ne s'attarde pas là-dessus. Médecin intègre, sérieux, toutes les fibres de sa volonté se tendent bientôt dans l'effort pour diagnostiquer le mal. La nudité alors n'est plus que fonctionnelle ; la médecine est une affaire trop sérieuse pour renoncer à l'exiger.

Énergique, sagace, Antoine exerce son autorité sur ses patients. Nul ne sourirait d'un médecin de cette trempe. Ses qualités personnelles ne sont pas seules en cause. Son aura tient aussi à la reconnaissance de la scientificité nouvelle de la médecine. Même l'âpre pièce de Jules Romains, *Knock*, qui stigmatise avec force, sous couvert de comédie, la volonté de s'enrichir à tout prix d'un escroc titulaire d'un diplôme de médecin, ne peut plus mobiliser les registres dramatiques que Molière retenait dans sa satire du monde médical. Knock n'est pas Diafoirus, notamment parce que la médecine du début du XXe s. n'a presque plus rien de commun avec celle que Molière connaissait.

Naissances d'une médecine scientifique

En 1658, dans les dunes de Mardyck, où il s'était rendu dans l'intention de réduire tous les Pays-Bas à l'obéissance, Louis XIV contracta un « venin caché », probablement une typhoïde, qui le fit tomber dans un état alarmant. Dans son *Journal* de la santé du roi Louis XIV de l'année 1647 à l'année 1711, Antoine Vallot, Premier médecin du roi, rapporte les nombreuses saignées au bras et au pied, les purgations et les lavements qu'il administra à son royal patient. Deux lavements et trois saignées pour la seule journée du 2 juillet 1658 ! La saignée était déjà pratiquée par les médecins grecs de l'Antiquité. Les médecins contemporains de Molière s'instruisent encore auprès de Galien, dont la doctrine, constituée au IIe s., traduite en latin au XIe s., est pieusement transmise et peu remise en question avant le XVe s. Par le biais de la synthèse médicale de Galien – version enrichie d'observations nouvelles de la médecine hippocratique – ils s'attachent à la théorie des quatre humeurs (bile jaune, pituite ou flegme, bile noire et sang), elle-même liée à la doctrine aristotélicienne des quatre éléments. La maladie est toujours pour eux l'expression de la présence disproportionnée d'une ou de plusieurs humeurs, et les soins s'attachent à rétablir l'équilibre rompu. Quant aux débats et aux discussions entre écoles adverses, qui spécifiaient la médecine grecque, ils prennent désormais le pas sur les descriptions et se développent sous la forme codée d'exercices académiques gratuits.

Certes, des contestations voient le jour depuis la Renaissance, qui préludent à ce grand bouleversement philosophique et scientifique que l'on fait commencer avec l'œuvre de Copernic et s'achever avec celle de Newton, mais les retombées médicales, au XVIIe s., sont encore peu sensibles. De cette longue gestation des idées nouvelles, Marguerite Yourcenar fait la matière de *L'Œuvre au Noir*. Zénon, personnage fictif, serait né en 1510, aurait eu neuf ans à l'époque où Léonard de Vinci s'éteignait dans son exil d'Amboise. Il serait le contemporain de l'anatomiste Vésale et du chirurgien Ambroise Paré. Zénon, écrit Marguerite Yourcenar, aurait été vu à Paris, « dans cette rue de la Bûcherie où les étudiants dissèquent en secret des morts... ». Ce médecin-philosophe n'est pas homme à encombrer ses phrases d'un pesant attirail d'attributs et de substances. Le verbiage le rebute et il faudrait être un âne, pense-t-il, pour risquer de se faire brûler sur une place publique en l'honneur de telle ou telle interprétation d'un dogme. Lui importent beaucoup plus ses travaux sur les mouvements diastoliques et systoliques du cœur. Il est informé des travaux de Copernic, convaincu que la terre tourne, et méfiant à l'égard des savoirs établis : « L'École à Montpellier ne m'apprit ensuite presque rien : Galien avait pour ces gens-là passé au rang d'idole à qui l'on sacrifie la nature ; quand j'attaquai certaines notions galiéniques dont le barbier Jean Myers savait déjà qu'elles se fondaient sur l'anatomie du singe et non sur celle de l'homme, mes doctes préférèrent croire que l'épine dorsale avait changé depuis le temps du Christ plutôt que de taxer leur oracle de légèreté ou d'erreur. » À l'égard de l'astrologie, en usage dans la médecine médiévale pour discerner les jours fastes des jours néfastes, il manifeste un scepticisme tranquille : « L'étude des horoscopes ne me semblait plus aussi profitable qu'autrefois, [...] je veux bien que nous soyons de la même matière que les astres ; il ne s'ensuit pas qu'ils nous déterminent ou puissent nous incliner. »

Cet esprit libre ne surestime pas son savoir. Ami du prieur des Cordeliers de Bruges, il voit de plus en plus clairement sur le visage du religieux les signes d'un mal indéfinissable qui sape ses forces. Il est bientôt porté « à diagnostiquer sous les symptômes obscurs de la maladie du prieur l'action néfaste d'une parcelle de chair dévorant peu à peu les structures voisines ». Cependant le mal trop interne est inaccessible au scalpel. Zénon constate que « les seules chances de prolonger la vie de cet ami consistaient à soutenir ses forces par un prudent régime », en veillant « à ce qu'on lui épargnât les saignées et les purgations des praticiens habituels, qui ne font dans les trois quarts des cas qu'épuiser barbarement la substance humaine ». Enfin, « quand le temps viendrait d'endormir d'excessives souffrances, des opiats seraient efficaces. L'art du médecin pour le moment ne pouvait pas plus ». On ne saurait dire plus nettement que la contestation de l'arsenal thérapeutique traditionnel n'apporte pas encore de solutions radicalement nouvelles.

Molière ne croit plus à une médecine impuissante, et ne pouvant en imaginer une nouvelle, se livre à la satire de ces médecins qui, tels Diafoirus dans Le Malade imaginaire, se réjouissent lorsque leurs disciples respectent les traditions : « Mais sur toute chose ce qui me plaît de lui, et en quoi il suit mon exemple, c'est qu'il s'attache aveuglément aux opinions de nos anciens et que jamais il n'a voulu comprendre ni écouter les raisons et les expériences des prétendues découvertes de notre siècle, touchant la circulation du sang, et autres opinions de même farine. » Pour Molière la médecine est l'expression d'une croyance à la guérison par des moyens humains, une forme de superstition qui affecte les crédules.

Les pièces inspirées de la médecine, *L'Amour Médecin, Le Médecin malgré lui, Monsieur de Pourceaugnac* et *Le Malade imaginaire,* sont écrites après les premiers accès de la maladie qui devait emporter Molière en 1673. De sorte que si aucun malade authentique n'apparaît dans cette tétralogie – les malades sont feints ou imaginaires –, la présence d'un malade incrédule, l'auteur, proie de la maladie et non des médecins, sous-tend l'ensemble du début à la fin. Aussi est-on fondé à tenir le rire de Molière pour un rire contre la souffrance et contre la mort.

Paradoxalement, les progrès de la médecine pourraient nous confisquer ce remède théâtral, littéraire. Nul ne peut s'abandonner aujourd'hui à un tel rire salvateur, à une incrédulité aussi marquée. La médecine, devenue scientifique, nous promet d'autres remèdes que le rire de Molière. Antoine Thibault, on l'a dit, ne prête pas à rire. À y regarder d'un peu près, pourtant, les connaissances et la méthode d'Antoine ne confèrent à son art aucune infaillibilité. Outre que son propre père se meurt, Huguette de Battaincourt est promise à l'ensevelissement dans un corset de plâtre et l'enfant d'Héquet, un ancien condisciple, succombe dans d'atroces souffrances des suites d'une otite aiguë. La médecine scientifique, chez Martin du Gard, soigne, mais elle n'épargne aux hommes ni la souffrance, ni la maladie, ni la mort. Le siècle, il est vrai, commence à peine. La méthode anatomoclinique est constituée, la bactériologie fondée, les sérums et les vaccins se répandent. Mais Antoine ne pouvait utiliser les antibiotiques, qui eussent sans doute sauvé la vie de la fille d'Héquet, ni tirer parti des progrès récents de la biomédecine. Reste qu'au nom de la Science et du Progrès, des réussites acquises et des succès annoncés, le médecin prescrit des remèdes et des conduites. Sans attendre : la médecine a toujours été en usage.

Guider les hommes au nom de la science ?

À côté des progrès réels, un progressisme de façade perpétue cet excès de la prescription sur l'efficacité raisonnablement escomptée. Pour un charlatan comme Homais, le Progrès est une justification habile de ses procédés douteux, un thème récurrent de ses diatribes contre les prêtres. Des progrès effectifs de la médecine, il se soucie comme d'une guigne. Dans son arrogance verbeuse, il déploie néanmoins un vaste projet réformateur, version scientifique d'un discours de comices agricoles. À la mère Lefrançois, l'aubergiste, il claironne : « ... je suis pharmacien, c'est-à-dire chimiste ! » Pour être agronome, poursuit-il, « il faut posséder à fond tous les principes d'hygiène, pour diriger, critiquer la construction des bâtiments, le régime des animaux, l'alimentation des domestiques » !

Homais qui, sans être médecin, s'en attribue les fonctions, rêve d'une médecine universelle, s'arrogeant le droit et le devoir de dire son mot sur à peu près tout, au nom de la Science et du Progrès. Flaubert ne reconnaît aucune valeur aux propos d'Homais. En dépit de ses rodomontades, il ne songe qu'à conserver ses privilèges et à obtenir la croix de la Légion d'honneur. Mais les propos faussement progressistes d'Homais brodent sur des thèmes récurrents, que toute la tradition de la médecine hygiéniste illustre, et qu'un Balzac, par exemple, déploie en toute sincérité dans *Le Médecin de campagne.*

Bénassis, médecin, ne s'intéresse guère à la médecine en tant que telle. Il se réjouit de l'arrivée d'une sage-femme dans son bourg, qui lui évite de perdre un temps considérable aux accouchements, et juge que l'exercice de la médecine est si aisé qu'il ne présente guère d'intérêt : « Je guérissais mes paysans de leurs maladies, si faciles à guérir ; il ne s'agit jamais que de leur rendre des forces par une nourriture substantielle. » Bénassis, avant de devenir médecin, a longtemps hésité entre cette activité et celle de curé et de juge de paix : « Je crois que le progrès de la civilisation et le bien-être des masses dépendent de ces trois hommes, ils sont les trois pouvoirs qui font immédiatement sentir au peuple l'action des faits, des intérêts et des principes. » Il se trouve seulement que « le paysan écoute plus volontiers l'homme qui lui prescrit une ordonnance pour lui sauver le corps, que le prêtre qui discourt sur le salut de l'âme ».

Aussi est-il devenu l'oracle du canton. Il en a d'abord fait expulser « les crétins », geste qui atteste d'un eugénisme pré-galtonien dans la culture française. Puis il a fait construire des maisons neuves, bien aérées. Il a fait irriguer les terres, il a tracé de bons chemins, assaini les étables, créé des emplois, fait prévaloir ses plans d'amélioration. Des choses, il est passé aux hommes, amenant « les habitants à se mieux nourrir, à se mieux vêtir ». Il a fait édifier une école gratuite. Bref il a accompli une œuvre de régénération sociale en apportant à la population du canton les bienfaits de la Civilisation, et démontré la bonté de ses préceptes par de prompts résultats...

Monarchiste, hostile au suffrage universel, attaché à la propriété et à la religion, Bénassis n'est pas un réformateur audacieux. Comme Balzac, dont il incarne les idées, il veut assurer le progrès dans l'ordre, faire prévaloir l'unité sociale sur l'intérêt personnel, rendre le riche ami du pauvre. Bénassis, politiquement réactionnaire, illustre une figure de médecin appelée à un bel avenir, celle du médecin éducateur, esprit éclairé qui apporte à une population enfermée dans ses préjugés les sages conseils grâce auxquels elle pourra jouir d'une bonne santé et d'une modeste aisance. Le spectre politique de la philanthropie est relativement large. Sans jamais contester les principes fondamentaux de l'ordre social, elle se présente ordinairement sous une forme moins réactionnaire, et la médecine hygiéniste, dont les préceptes moraux accompagnent les dispositifs destinés à assurer la salubrité publique, en constitue le pendant naturel. Le personnage de Bénassis vaut ainsi à titre de paradigme de ce mouvement par lequel la médecine procède à une sorte d'autodépassement de son objectif initial – soigner les maladies – pour s'attacher aux soins, scientifiquement fondés, à apporter au corps social, parmi lesquels ne compte pas pour peu la moralisation des populations, que celle-ci soit envisagée sous la forme d'une contestation de la morale des prêtres, ou, plus subtilement, comme le suggère Balzac, sous celle d'une alliance et d'une complémentarité.

Dans ce glissement, repéré par Georges Canguilhem, du concept de santé à celui de salubrité, s'affirme toujours un excès des prescriptions des médecins, qui débordent du strict champ de la médecine pour atteindre tous les aspects de la vie des hommes, pour leur bien. Comme Bénassis le résume en une phrase, secrètement et involontairement menaçante : « Il faut aux peuples un bonheur tout fait. »

À l'inverse de cette posture, portée par la confiance dans le rôle des élites et l'espoir d'un triomphe de la science dont la médecine constitue le témoignage le plus évident, on trouverait, en réponse à l'autoritarisme larvé qu'elle secrète, des contestations plus ou moins vigoureuses des chimères du progressisme naïf. La Première Guerre mondiale, ce gigantesque massacre qui prélude aux autres barbaries du XXe s., constitue l'horizon de la plus systématique de ces dénonciations des bienfaits automatiques des sciences, des techniques et de la médecine, celle que livre Louis-Ferdinand Céline dans *Voyage au bout de la nuit*.

Ferdinand Bardamu, ayant terminé ses tribulations académiques, est allé s'installer en banlieue, à la Garenne-Rancy. Au milieu de ce « jus de fumée qui trempe la plaine depuis Levallois », des malades pleurnichards lui montrent leurs laideurs. Médecin des pauvres, il fréquente le pavillon des Henrouille, qui sent les cabinets et le ragoût. Il soigne des prostituées et une femme de vingt-cinq ans qui souffre de complications après son troisième avortement. Les malades ne manquent pas, mais « il n'y en avait pas beaucoup qui pouvaient ou qui voulaient payer. La médecine, c'est ingrat ». Témoin de problèmes qu'il ne peut résoudre – « Je pouvais pas le guérir moi, tant qu'il travaillerait dans les acides... » –, Bardamu ne nourrit aucune illusion sur ses malades, qu'il juge rapaces, lâches, aussi égoïstes que les riches. Ses clients n'attendent pas de miracles de la médecine, mais des pensions : « Ils comptaient sur leur tuberculose pour se faire passer de l'état de misère absolue où ils étouffaient depuis toujours à l'état de misère relative que confèrent les pensions gouvernementales minuscules. [...] Ils maigrissaient à force de fièvre soutenue par le manger peu, le vomir beaucoup, l'énormément de vin, et le travailler quand même, un jour sur trois à vrai dire. »

Quant à la Science, son apport à la thérapeutique semble mince. Bardamu se dit un jour qu'il ferait bien d'aller consulter, à propos d'un cas de typhoïde, un chercheur reconnu, Parapine, à l'Institut Bioduret-Joseph. Mais Parapine « avait appris lui, en vingt années, tellement de choses et des si diverses et de si souvent contradictoires sur le compte de la typhoïde qu'il lui était devenu bien pénible à présent, et comme qui dirait impossible, de formuler au sujet de cette affection si banale et des choses de son traitement le moindre avis net ou catégorique ». Au vrai, Parapine n'attend plus rien de la recherche. Il se préoccupe d'obtenir un prix de l'Académie pour se payer un voyage à Venise. Il songe, entre autres fadaises, « à l'étude de l'influence comparative du chauffage central sur les hémorroïdes dans les pays du Nord et du Midi ». Bardamu, radicalement déniaisé, ne croit plus à rien. Le monde est sordide et ne changera pas, « Puisque nous sommes des enclos de tripes tièdes et mal pourries... » Ce désespoir porte aux compromissions : Bardamu accepte les billets de mille francs que Mme Henrouille lui glisse dans la main en échange de l'internement de sa belle-mère chez les sœurs, et Céline remarque en passant que payer son propriétaire en marks ou en francs est indifférent.

Médecins et malades face à la mort

D'où vient qu'aux soins efficaces d'une médecine scientifique s'associe le rêve d'une société libérée de toutes les souffrances, rationnellement administrée et jouissant béatement d'un éternel présent ? D'où vient qu'à ces espoirs insensés répondent périodiquement ces sombres visions d'une humanité repoussante ? Pourquoi la figure de Bénassis, médecin bienfaiteur et autoritaire, et celle de Bardamu, témoin impuissant et parfois vil de la misère humaine alternent-elles si régulièrement, à distance l'une comme l'autre d'une réalité plus prosaïque ? La seconde partie du XXe s., fertile en proclamations des prouesses inédites de la médecine scientifique, en préceptes hygiéniques scientifiquement fondés et relayés par les autorités publiques, est marquée aussi par cette faillite de la toute-puissance annoncée que constitue l'épidémie du Sida, comme par cet effritement du mythe de la providence étatique lié à la transmission d'un sang contaminé par un organisme d'intérêt public. De sorte que l'ambivalence à l'égard de la recherche biomédicale prend la forme violemment contrastée d'attentes insensées alternant avec les plus brutales répulsions, révélant le puissant contenu fantasmatique qui porte l'humanité à deviner soudain, sous le physique rassurant du Dr Jekyll, les traits hideux de Mister Hyde.

Sans doute cette alternance n'est-elle pas sans rapport avec cette menace dont la maladie est porteuse, rappelant au malade qu'il est mortel et l'appelant simultanément à se soumettre à ces spécialistes dévoués dont il ne saurait se passer, mais dont il ne saurait attendre sans une secrète mauvaise foi une guérison certaine. Toute l'œuvre de Jean Reverzy, médecin devenu écrivain, est consacrée à cette impossibilité de penser la médecine hors de ce rapport singulier à la mort.

L'omniprésence du thème de la mort ne suffit pas à caractériser l'œuvre de Jean Reverzy. Il est vrai que Palabaud, dans *Le Passage,* a quitté la Polynésie pour revenir mourir dans sa ville natale, que *Place des Angoisses* s'ouvre sur la signature de l'acte de décès d'un ouvrier, que dans son ultime projet romanesque, *La Vraie Vie,* la description du violent malaise de Dufourt intervient dès le deuxième chapitre. L'essentiel, cependant, réside dans la présentation et dans l'analyse d'une relation entre patients et médecins éclairée et non faussée par la perspective partagée d'avoir à mourir. Dès les premières pages du *Passage,* le narrateur, « petit docteur attaché à une banlieue triste », dont le compagnon des voyages anciens est revenu des mers du Sud pour mourir, reconnaît que « de la mort elle-même, je ne savais pas plus long que les autres : j'ignorais où elle menait... ».

À cette absence de savoir, par laquelle le médecin rejoint la commune humanité, se joint une absence de pouvoir. « Contre la toux et les rhumes », rapporte le docteur, « je formulais des potions délicieuses », lorsqu'il devinait un cancer, il disait, un peu attristé : « Vous entrerez à l'hôpital. » Palabaud, qui n'est pas alcoolique, va mourir d'une cirrhose pigmentaire, et non d'un cancer. On meurt de toutes sortes de maladies. De mieux en mieux traitées, de mieux en mieux prévenues, elles condensent, à l'instar de la famille des cancers, l'angoisse qui saisit un patient lorsqu'il comprend que sa vie est en jeu, et que l'issue logique de son mal, en dépit des efforts des médecins, est la mort. « Je suis revenu pour crever », répète Palabaud, qui sait à quoi s'en tenir. Aux médecins, elles rappellent la limite infranchissable de leur action. Sans espoir et sans crainte, Palabaud n'espère pas guérir. Il ne lutte plus, mais ne peut oublier la mer, le voisinage d'un lagon et le bruit sourd du ressac : « Palabaud savait bien que la mer est le paradis et il y avait accédé. »

Entre le médecin assez lucide pour s'élever à la conscience de son non-savoir et de son non-pouvoir sur la mort et son patient, une sorte de fraternité douce peut s'instaurer, sans effusions, sans mots, pour laquelle l'image de deux promeneurs allant du même pas sur un étroit boulevard, ou d'un médecin et de son patient marchant côte à côte dans un corridor revient souvent sous la plume de Reverzy. Le confort médical joue un rôle dans cet accompagnement discret, dans cet art d'éviter aux moribonds la fatigue des messages : « C'est un homme qui n'est pas dans nos idées, et il est si mal en point qu'il vaut mieux le laisser seul », répond à l'aumônier – qui veut proposer les secours de la religion – la bonne sœur qui veille fraternellement sur Palabaud.

Avec moins de matière romanesque, et plus de densité conceptuelle, Reverzy a poursuivi cette méditation dans *Place des angoisses,* avec la volonté explicite de décrire une expérience qui transcende les clivages sociaux. Introduit dans le modeste logis de son premier malade, Dupupet, le narrateur, comprend qu'il a trouvé sa place au milieu des hommes : « L'homme couché, sa compagne debout, le médecin assis au bord du lit formaient un chœur à l'unisson. » Pauvre, il est à l'aise chez des pauvres. Mais le souvenir d'une grande bourgeoise catholique, l'épouse de son maître, le Pr Joberton de Belleville, plus que l'instinct de classe, sous-tend cette plénitude. Reçu à dîner chez son maître, le narrateur a écouté le récit de la mort du Pr Sulpice, atteint d'un cancer et qui voulut jusqu'au bout nier l'évidence : « Attitude bien humaine, a commenté Mme Joberton de Belleville, le médecin est un homme comme les autres qui, à proximité de la mort, ferme les yeux à la réalité. »

Cette expérience de la finitude assumée, à l'écart de tout verbiage scientiste comme de tout misérabilisme, peut marquer du sceau de la fraternité toute relation thérapeutique, alors même qu'une issue fatale n'est pas à redouter. C'est cependant sous le poids d'une mort annoncée qu'elle se révèle de manière privilégiée, comme les œuvres proposées par des auteurs atteints d'une maladie incurable le donnent à penser. De ce point de vue, l'admirable *Journal* de Matthieu Galey est significatif. Matthieu Galey a tenu son journal de 1953 à sa mort, en 1986. À la date du 29 février 1984, il note : « Je n'aurais jamais imaginé que l'ange exterminateur serait un petit médecin malingre, plutôt sympathique, avec l'œil vif et le teint vert. Il a eu le courage, lui, de me dire la vérité. Enfin, une part de celle-ci. Je sais désormais le nom de mon mal et qu'il est incurable. Reste à savoir la durée probable du sursis. » Pour en savoir plus sur sa maladie, la sclérose latérale amyotrophique, Matthieu Galey se renseigne : « J'ai voulu savoir à quelle sauce amère je serai frit ; je le sais. Rien de plus facile. Il suffisait d'entrer chez Dunod, et de tomber en deux minutes sur un ouvrage intitulé les *Maladies dégénératives du système nerveux.* » Les réactions, des amis comme des médecins, oscillent de la commisération à la peur, de la gêne à la connivence affectée. Certains, pourtant, se montrent dignes du courage de leur proche ou de leur patient. Des médecins, confrontés à une maladie mal connue, perçoivent l'intérêt d'un réseau d'échanges entre les six mille personnes atteintes du même mal, participent à la quête des expériences utiles. Si certains se contentent de mesurer la progression du mal, d'autres se démènent : « Enfin, le professeur Meininger se décide à recevoir la presse pour alerter l'opinion sur la SLA, maladie non-reconnue de longue durée... »

Comme pour les malades du Sida, la substitution d'une relation entre adultes à une relation infantilisante résulte de l'initiative de certains patients, à laquelle des médecins répondent. Dans *Corps à corps,* Alain Emmanuel Dreuillhe constate ainsi : « Alors que nous comptions pouvoir nous en remettre les yeux fermés aux experts et à leur arsenal technologique, nous découvrons avec stupeur qu'il nous faut livrer un combat à l'arme blanche, vivre les corps à corps d'antan, et ne compter finalement que sur notre courage... » La littérature contemporaine semble ainsi faire écho à la sagesse d'un Georges Canguilhem. Parfaitement ironique à l'égard des tenants de l'autoguérison, il jugeait que « la part que le médecin peut prendre à la guérison consisterait, une fois prescrit le traitement requis par l'état organique, à instruire le malade de sa responsabilité indélégable dans la conquête d'un nouvel état d'équilibre avec les sollicitations de l'environnement ». Libre au patient, alors, de sucer des pastilles de menthe en souvenir des mers du Sud, comme Palabaud, ou de contempler comme Bergotte, « un petit pan de mur jaune » si bien peint dans la *Vue de Delft* de Ver Meer qu'il était d'une beauté qui se suffisait à elle-même.

► BALZAC H. DE, *Le Médecin de campagne,* 1834. – CAMUS A., *La Peste,* Paris, Gallimard, 1947. – CÉLINE L.-F., *Voyage au bout de la nuit,* Paris, Denoël, 1932. –DICKENS C., *Oliver Twist,* 1837 ; *BleakHouse,* 1853. – DREUILLHE A. E., *Corps à corps,* Paris, Gallimard, 1987. – DUHAMEL G., *Vie des martyrs,* 1917. – ELIOT G., *Middlemarch. Scènes de la vie de province,* 1870-1872. – FLAUBERT G., *Madame Bovary,* 1856. – FRAPIÉ L., *La Maternelle,* 1904. – GALEY M., *Journal,* II, 1974-1986, Paris, Bernard Grasset, 1989. – LAPLANTINE F., « La littérature et la maladie », *L'Homme et la santé,* Paris, Le Seuil « Cité des sciences et de l'industrie », 1992. – MARTIN DU GARD R., *Les Thibault,* Paris, Gallimard, 1922-1939. – MÉTOUDI M., « Tenir quand même. Paroles de malades du Sida », *Communications,* n° 56, 1993, p. 183-189. – MIGUET-OLLAGNIER M., BARON P. (textes réunis par), *Littérature et médecine,* Presses Universitaires Franc-Comtoises, 2000. – MOLIÈRE, *L'Amour médecin,* 1665 ; *Le Médecin malgré lui,* 1666 ; *Monsieur de Pourceaugnac,* 1669 ; *Le Malade imaginaire,* 1673. – PROUST M., *À la recherche du temps perdu,* Paris, Gallimard, 1913-1927. – REVERZY J., *Le Passage,* Paris, Julliard, 1954 ; *Place des Angoisse,* Paris, Julliard, 1956 ; *La Vraie Vie,* Paris, Julliard, 1960. – ROMAINS J., *Knock ou le Triomphe de la médecine,* 1923. – SIMENON G., *Lettre à mon juge,* 1947. – STEVENSON R.-L., *Docteur Jekyll et M. Hyde,* 1885. – TCHÉKHOV A., *La Mouette,* 1896. – TOLSTOÏ L., *Anna Karénine,* 1875-1877. – TOURGUENIEV I., *Pères et fils,* 1862. – VERNE J., *Mathias Sandorf,* 1885. – WINCKLER M., *La Maladie de Sachs,* Paris, POL, 1998. – YOURCENAR M., *L'Œuvre au Noir,* Paris, Gallimard, 1968. – ZOLA É., *Le Docteur Pascal,* 1893.

Jean-Paul THOMAS

→ Utopie médicale.

M

MAGIE

S'il existe bien des maladies que l'on pourrait recenser comme culturelles (comme celles qui sont causées par des esprits agressifs dans les sociétés traditionnelles ou le stress du monde industrialisé) ou comme conjoncturelles (comme l'hystérie), il existe aussi un ensemble de maladies qui ont préoccupé l'humanité en général et qui ont été combattues de diverses façons ou, si l'on veut, au moyen de différents systèmes symboliques, dans la mesure où la magie, la médecine et la religion coexistent – ce ne sont pas des phases ou des étapes de la société –, et dans la mesure où l'usage de la magie comme alternative médicale et comme vecteur d'explication du monde continue à faire partie des sociétés actuelles et constitue une pratique répandue dans de vastes zones du monde, même aujourd'hui dans certains pays d'Europe occidentale, comme en témoignent les études de J. Favret-Saada, G. Paicheler, T. Lurhmann et T. Hauschild. Dans certains pays africains, en outre, la « médecine magique » ou médecine traditionnelle est institutionnalisée par l'État, cohabite – jusque dans le cabinet de consultation – avec la médecine scientifique, et s'emploie principalement pour guérir des maladies recensées par la culture de ces pays. Ces guérisseurs ont été habilités en asepsie et en assistance pour les accouchements, et suppléent aux médecins en de nombreux endroits.

Dans les pays qui s'inscrivent dans l'orbite occidentale, ce que l'on pourrait aujourd'hui englober sous l'expression de « savoirs magiques » s'est constitué en alternative médicale à caractère populaire, par opposition à la médecine enseignée dans les universités (jusqu'au XVIIIe s., la médecine hippocratique et galénique, avec quelques exceptions, comme Vesalio et l'École de Padoue, et, plus tard, la médecine scientifique) surtout à partir de la Découverte de l'Amérique et de la formation consécutive d'un marché mondial, avec le commerce triangulaire (échange d'esclaves africains, de métaux américains et de marchandises européennes). Ces alternatives ont été, du reste, persécutées et marginalisées de façon intermittente, surtout en Europe et en Amérique, à travers les systèmes judiciaires de l'Ancien Régime, pour être ensuite stigmatisées de manière plus subtile par des campagnes de dénigrement.

Ce n'est qu'avec l'apparition de la médecine scientifique et l'avènement des Lumières au XVIIIe s., quand la médecine change de prétention, d'objet et de méthode, que la frontière entre la magie et la médecine commence à se préciser en Occident. G. Canguilhem a affirmé que la médecine, au cours de son histoire, a tiré profit du prestige de la magie. En effet la médecine, comme l'écrit M. Mauss, fut dominée par la magie, alors que l'élément technique était minime dans ses procédés, et c'est en son sein qu'elle s'est développée. « Non seulement l'acte médical s'est entouré, presque jusqu'à nos jours, de prescriptions religieuses et magiques, de prières, de sortilèges et de précautions astrologiques, mais même les médicaments, les régimes du médecin, le coup des chirurgiens, sont un ensemble de symbolismes, de sympathies, d'homéopathies et d'antipathies qui, en réalité, sont conçus comme magiques. » Cependant, c'est au Moyen Âge et sous l'Ancien Régime que le domaine de la maladie est clairement partagé entre la religion, la magie et la médecine, étant donné que le concept de santé-maladie était alors traversé par une logique magique qui gouvernait la relation cause-effet. En effet, si le processus de guérison était bien régi par différentes formes de rationalisation, l'étiologie de la maladie, sa conception, sa production et sa symptomatologie participaient en partie des mêmes mécanismes qui gouvernent la logique magique (laquelle était accompagnée d'éléments rituels, de symboles et de procédés à caractère magique qui renforçaient l'efficacité du traitement) ou, même, étaient régies par des principes magiques pour en expliquer la causalité et les résultats. Déjà au XIIIe s. Roger Bacon justifiait la médecine magique et l'usage de sortilèges et d'exorcismes : « Grâce à eux le remède est reçu avec plus d'empressement et de confiance, et l'esprit du patient en sort stimulé et se remplit de foi, d'espoir et de joie ; et l'âme stimulée est capable de restaurer le corps et de le faire passer de la maladie à la santé en vertu de sa joyeuse confiance. »

Magie-science

Magie, science et religion sont des systèmes symboliques, c'est-à-dire constituent des appareils cognitifs à caractère symbolique à travers lesquels on connaît ou on interprète le monde. Par conséquent, le sortilège, la sorcellerie, le chamanisme, la médecine des plantes *(yerbateria)*, l'herboristerie *(herbolaria)*, la pratique des guérisseurs, l'art divinatoire, les psalmodies *(ensalmos)* ou guérison par la prière, la guérison par les reliques... en somme, les pratiques et les savoirs magiques sous toutes leurs manifestations sont d'autres sortes de rapprochement avec l'environnement, de pont entre les individus ou les sociétés, dont la caractéristique fondamentale réside dans le fait qu'ils ont une efficacité symbolique. Ils font partie du champ des représentations socioculturelles et, en tant que tels, sont un moyen non seulement de connaissance de la « réalité », mais aussi de reconnaissance des autres. Ils constituent, à l'instar de la science et de la religion, une espèce de classification, avec sa logique de fonctionnement interne, régie par ses propres règles en accord avec ses propres mécanismes et agissant là où d'autres savoirs sont inefficaces. Pour autant, une lecture à partir d'un autre système ou savoir, c'est-à-dire selon d'autres paramètres, ne se fera qu'au risque d'un contresens ou d'une mauvaise interprétation.

La magie n'est pas un camouflage des lois naturelles et n'obéit pas à un type de conduite fallacieux, comme l'affirmait J. Frazer, elle n'est pas non plus le propre d'une mentalité primitive prélogique, selon la conception de L. Lévy-Bruhl, ainsi que cela a été mis en évidence à partir des travaux d'E. Evans-Pritchard. Aussi bien la magie que la science prétendent agir et obtenir de façon directe la maîtrise de la nature. Comme l'a montré Lévi-Strauss, la pensée magique n'est pas une simple étape de la pensée scientifique, mais un système, complet et cohérent. Comme la science, elle possède une exigence d'ordre, mais son principe de causalité est différent. La magie postule un déterminisme global, cependant que la science opère par distinction de niveaux. La pensée magique a une logique interne (instauration de rapports nécessaires), un caractère systématique dans ses rapports, une cohérence interne et une capacité d'extension, et une intention classificatoire (exigence d'ordre) ; elle représente, en ce sens, un système total, qui peut être « scientifique », dans la mesure où c'est une structure productrice d'événements ; elle est à la fois analytique et synthétique. La « pensée sauvage » se définit par une dévorante ambition symbolique et par une attention scrupuleuse totalement orientée vers le concret ; la magie est par conséquent une forme symbolique, dans laquelle la transmission du savoir repose sur une « science du concret » (une pensée sauvage).

Les actions magiques ont des fonctions précises dans la vie sociale : susciter à distance la guérison, la maladie, la chance, la malchance, la vengeance ; modifier les conditions météorologiques pour rétablir l'ordre de la nature, compromis par un agent externe, ou susciter des dégradations, en altérant l'ordre climatique ; mener à bien, dans les systèmes chamaniques, toutes les pratiques relatives à la santé, à la vie et à la mort, au sacré et à la connaissance ; établir un contact avec les morts pour que, par leur pouvoir surnaturel, ils prennent part à l'existence des vivants et les apaisent ; accomplir les maléfices ou provoquer la mort sont des actes magiques avec des rôles précis à l'intérieur d'une communauté. La magie n'est pas un sous-produit de la religion, qui satisferait les besoins que celle-ci ne peut satisfaire ; bien qu'elle procède aussi de façon rituelle, invoque le surnaturel et des forces immatérielles, son objectif est d'agir directement ; il est aussi l'appropriation de la nature par l'homme, et non la conciliation de ces forces, comme dans la religion.

Guérison-maladie

Dans les pratiques médicales à caractéristiques magiques, la causalité qui explique les maladies peut être de deux types, interne et externe. Les maladies du premier type se focalisent sur l'esprit même du patient et dès lors, comme dans certains traitements chamaniques, le traitement se joue uniquement sur le plan symbolique – dans cette catégorie seraient compris certains états et malaises psychosomatiques ou culturels. Dans le second type, la maladie est causée par un agent extérieur au patient, ce qui peut se produire par une agression venant d'une autre personne, au moyen d'un maléfice, d'un sortilège, de la manipulation d'esprits ou d'une malédiction, ou par le péché, la volonté des dieux ou un agent perturbateur quelconque. À l'instar de la magie, la médecine avant les Lumières se servit de principes de sympathie et d'antipathie dans son exercice. De même que la magie sympathique se sert de l'analogie dans ses opérations (*i.e.* se sert d'aimants pour renforcer le pouvoir magique d'un sort), de même la médecine d'Hippocrate et de Galien, avec sa théorie des humeurs, a recours à des classifications par catégories analogiques et antagoniques (*i.e.* dans les humeurs : le sang, humide et chaud, ou dans les organes, le cerveau, humide et froid). En Occident, les « maux » ou maladies étaient classés selon deux types : ceux que « Dieu a envoyés » aux gens, et dans ceux-là seraient incluses toutes les maladies considérées comme « conaturelles », que l'on connaissait et recensait dans les savoirs de l'époque, lesquelles pouvaient aboutir, généralement après un long développement, à la « mort naturelle » – la « mort propre » de Ph. Ariès – correspondant à chaque personne selon un dessein divin ; il y avait d'autre part les maux provoqués par les hommes, dus à des méthodes malignes de maléfice ou aux fautes commises par la personne malade elle-même. Tomber malade pouvait toujours être la conséquence du péché, c'est la raison pour laquelle on recevait les maladies de Dieu, par absence de bonté chez l'individu. Mais aussi par l'œuvre d'un maléfice ou d'une malédiction, auquel cas après contraction de la maladie se produisait un lent épuisement physique, avec consomption progressive du corps, ce qu'on appelait alors « s'assécher ». C'était rendu possible par la conception hippocratique-galénique de la santé-maladie, fondée sur la théorie des quatre humeurs, qui catégorisait la maladie selon le tempérament et l'apparence extérieurs du malade, selon « l'humeur » qui prédominait en lui : le sang, le phlegme (pituite), la bile noire (mélancolie), la bile jaune (colère). Ainsi, toutes les maladies pouvaient rentrer dans quatre types : sanguin (le sang), phlegmatique (le phlegme), mélancolique (la bile noire) et colérique (la bile jaune), avec des combinaisons possibles entre eux pour élargir un peu la typologie. La santé résidait dans l'équilibre et la proportion corrects (l'harmonie) des humeurs (dotées d'une « complexion » naturelle : le sang est humide et chaud ; le flegme humide et froid ; la bile noire, sèche et froide, la bile jaune, sèche et chaude) et des trois principaux organes (le cerveau, humide et froid ; le cœur, sec et chaud ; le foie, humide et chaud). En outre, chaque personne avait une complexion naturelle prédominante (chaude, humide, sèche ou froide). C'est pourquoi, quand l'harmonie était rompue, apparaissait la maladie et pour trouver sa cause il fallait détecter l'humeur ou les humeurs déstabilisées, pour ensuite tâcher de restaurer l'équilibre. Chaque maladie avait dès lors sa propre complexion et troublait l'harmonie fondamentale du corps, harmonie qui pouvait être rompue, du dehors, par des agents externes, non naturels, comme la sorcellerie, le péché ou la malédiction. Cette dernière possibilité facilitera nombre d'accusations et de procès pour sorcellerie, sortilège, chamanisme, usage de plantes, d'herbes... en de nombreux points d'Europe et d'Amérique aux XVIe, XVIIe et, même, XVIIIe s. De façon analogue, ce sera la raison pour laquelle, à partir du XVIIe s., et plus tard dans certains pays, les médecins commencent à intervenir dans les procès et on a recours à leur témoignage, surtout dans les cas supposés d'empoisonnement, principalement avec des plantes, pour s'appuyer sur les affirmations de médecins et d'experts (rapport médical ou expertise), afin qu'ils déclarent si le « venin était transmis ou inné » (occasionné ou conaturel) ou produit par malveillance (maléfice), par les humeurs du patient ou par « corruption du ventre » (organique).

Comme l'a montré C. Lévi-Strauss, dans toute opération magique, qu'elle soit de caractère positif (soigner, s'attirer les faveurs du sort, utiliser des procédés pour rendre quelqu'un amoureux, prédire le futur, employer la magie protectrice individuelle ou collective, invoquer les esprits auxiliaires ou les ancêtres, favoriser les bonnes récoltes, le bien-être des animaux et le bon climat) ou négatif (rendre malade ou faire du mal, se venger, provoquer le désamour, détruire les récoltes ou le cheptel, susciter des tempêtes, la grêle et le mauvais climat...), interviennent trois présupposés fondamentaux : 1 / la croyance du sorcier en l'efficacité de ses techniques ; 2 / la croyance du patient, du consultant ou de la personne qui sollicite ses services ; et 3 / la croyance de la communauté, qui garantit le consensus social dans la culture pour une pratique déterminée. Ce sont des conditions importantes dans n'importe quel type de processus thérapeutique, et identiques à celles qui interviennent dans la médecine occidentale actuelle dans le cas de l'effet placebo. « L'efficacité symbolique consisterait, dit Lévi-Strauss, précisément en cette "propriété inductrice" que posséderaient, les unes par rapport aux autres, certaines structures formellement homologues capables de se constituer, avec des matériels différents à différents niveaux de l'être vivant : processus organiques, psychisme inconscient, pensée réflexive. »

La médecine, magique ou non, considérée seulement dans son processus thérapeutique, comme tout système symbolique, donne une explication de la maladie ou de la souffrance, et offre, à son tour, une alternative pour la guérison, pour l'élimination de l'agent « perturbateur » de l'équilibre de l'organisme, que ce soit un virus, une bactérie, une croissance désordonnée des cellules, un esprit agressif, une hémorragie de forces vitales, le péché, un maléfice ou une malédiction. Le principe directeur de la guérison est la remise en équilibre de « l'ordre » perdu et le rétablissement de ce qui fait défaut, en trouvant les moyens adéquats à cette fin : l'équilibre dans la croissance cellulaire, l'équilibre hormonal, l'équilibre en lipides ou ordre cardio-vasculaire, si l'on parle de médecine occidentale ; l'harmonie perdue des quatre humeurs et des quatre complexions de la médecine d'Hippocrate ; l'obtention du pardon et la réparation de la faute du péché par les rebouteux ou guérisseurs en prière et relique ; l'équilibre de l'âme et des esprits dans la médecine chamanique, par la récupération des forces enlevées – doubles spirituels ; ou l'équilibre entre les forces positives et négatives, quand il s'est rompu par suite d'un sort, équilibre obtenu à travers un contre-philtre ou un philtre-remède.

Pratiques, savoirs et offices

Les savoirs magiques peuvent être distingués en trois groupes fondamentaux, qui regroupent la majorité des pratiques magiques et se rapportent à trois manières distinctes d'agir sur le monde : la pratique du sortilège *(hechicería)*, la sorcellerie et le chamanisme. La sorcellerie est un savoir magique, fréquemment à caractère agressif, qui peut agir à distance et sans employer aucun moyen de canaliser la volonté du sorcier ou de la sorcière. Nul besoin de philtre, plante, objet, exhortation ou prière pour accomplir un maléfice ; le désir ou un simple regard suffisent. Son autre marque distinctive, c'est qu'elle peut être involontaire. On peut être sorcier sans le savoir, propriété qui a été très importante dans les pratiques des cultures africaines et méditerranéennes, parce qu'elle peut autoriser quelqu'un à agir à distance sur un autre, consciemment ou non, comme dans le cas du mal aux yeux, encore présent dans le sud de l'Italie, en Amérique Latine, par endroits en Espagne et dans certaines traditions arabes. La sorcellerie n'a pas de fonctions religieuses ou médicales bien définies, contrairement au chamanisme ; elle n'a pas non plus comme projet d'agir directement sur le monde physique avec des moyens matériels – philtres, amulettes, plantes, produits toxiques... – contrairement au cas du sortilège, de la médecine des plantes ou de l'herboristerie. Le sortilège a besoin d'un véhicule, d'un moyen ou d'un philtre, pour accomplir son but, qu'il soit matériel ou symbolique – amulette, plante, animal, objet, prière, mots, image... –, et d'un rituel ou d'une mise en scène pour se réaliser. Le rituel – la mise en œuvre – accompagne toujours toute pratique magique et est co-nécessaire avec elle, tant qu'elle est volontaire. Le sortilège est individuel, volontaire, peut ou non opérer à distance, est destiné à une fin particulière et revendique son efficacité à travers le moyen qu'il utilise, en faisant partiellement dépendre son effet et sa capacité du pouvoir, des qualités et caractéristiques du philtre qu'il emploie. Il peut avoir un caractère agressif ou protecteur, selon la volonté de son auteur ou selon le désir de la personne pour qui le sortilège est réalisé. Le chamanisme a des fonctions magiques, sociales et rituelles (dans les rites de passage, par exemple), religieuses-sacerdotales ainsi que de *« medecine-man »*. Dans certaines cultures il est incarné par des hommes et dans d'autres par des femmes et chaque peuple indigène a un terme pour les désigner. Dans les systèmes chamaniques, le magique se constitue en phénomène social. Le chamane a besoin d'un processus d'initiation, naturel ou par pédagogie magique, par lequel il apprend à se servir de ses pouvoirs. Son action est dirigée par des esprits bénins, malins ou neutres, qui représentent la connaissance, positive et agressive, connaissance qu'il tente de manipuler et de capter en faisant usage, en outre, d'éléments naturels (feuilles, écorces, fleurs, racines, pierres, minéraux, champignons, parties animales, objets...) ayant des effets rituels ou physiques, bénéfiques et létaux. Une caractéristique fondamentale du chamanisme est qu'il s'agit d'un système clos qui, mis en contact avec d'autres cultures, se dissout, se fragmente et se polarise en d'autres pratiques, comme celle du guérisseur ou la médecine des plantes.

Par ailleurs, il y a des savoirs qui se trouvent à mi-chemin entre la magie et une connaissance par niveaux – scientifique –, comme la médecine des plantes *(yerbateria)*, l'herboristerie *(herbolaria)* et la médecine du guérisseur, savoirs hybrides, oscillant entre diverses sortes de connaissance. La pratique du guérisseur est un savoir avec des spécificités régionales, culturelles et ethniques, selon son origine et les traditions culturelles qui en sont les antécédents (*i.e.* l'influence arabe dans la Méditerranée ; les traditions germaniques et celtes dans le centre et le nord de l'Europe, ou les traditions méditerranéennes, noires et indiennes dans les royaumes ibéro-américains de l'Ancien Régime). Dans ce savoir, l'usage du langage et la communication avec le patient sont importants ; comme le sortilège, c'est un savoir volontaire. Il exprime la dualité magie nocive-magie positive. Bien que les guérisseurs soulagent ou rendent malade en vertu de la même magie, ils emploient aussi des éléments médico-botaniques dans leur pratique, ce qui provient d'une connaissance acquise par expérimentation et apprentissage. La prédominance de l'un ou l'autre de ces savoirs dépend des usages locaux (*i.e.* certains guérisseurs américains ont reçu en héritage des chamanes un vaste savoir botanique). La connaissance des plantes et des venins, médecine des plantes et herboristerie, fait partie de la connaissance sociale héritée et/ou apprise et peut être utilisée dans trois directions : à des fins rituelles, à des fins magiques ou à des fins pratiques, soigner ou empoisonner (« des plantes pour tuer »). En général, l'usage des plantes à caractère rituel est réservé aux chamanes ou à un groupe restreint de la population (*i.e.* la consommation de coca chez certains peuples est réservée aux hommes) ; leur culture ou récolte peut aussi être circonscrite à certaines personnes ou à certains groupes et régie par des rituels précis, qui varient d'une culture à l'autre. Une deuxième direction, qui s'identifie au sortilège dans la pratique, a recours à des plantes dans un mélange de sorts et d'exhortations. Par eux les plantes font office de philtre ou font partie du philtre avec d'autres ingrédients. La troisième a un emploi positif (emploi utilitaire d'un savoir) dans les médecines traditionnelles ou l'empoisonnement. Dans l'herboristerie *(herbolaria)* on pourrait inclure deux figures, la figure médiévale, représentée, fondamentalement mais non de manière exclusive, par les moines botanistes, et la figure des Indiens américains déracinés après la Conquête, qui conservent la connaissance chamanique. Dans ces deux figures, la caractéristique fondamentale réside dans la connaissance des plantes et des substances animales et minérales, qu'on peut utiliser à volonté pour soigner, mais aussi pour empoisonner. Elle se distingue de la médecine des plantes *(yerbateria)* en ce qu'il s'agit d'une connaissance plus ou moins systématique, et non aléatoire ou circonstancielle : elle se rapporte à la fois à la « botanique appliquée à la médecine » et à « l'usage de l'herbe » *(herbolar)* au sens d'empoisonner.

Jusqu'au XVIIIe s., il y eut une répartition des tâches entre les diverses fonctions médicales, qu'on pourrait qualifier d'officielles parce qu'elles étaient légitimées par les autorités civiles en chaque endroit. Ces fonctions se sont disputé la prééminence avec des savoirs et des pratiques que nous avons ici désignés comme magiques : médecins, botanistes, apothicaires, barbiers, chirurgiens, guérisseurs, accoucheuses, rebouteux, ou guérisseurs par la prière, guérisseurs par les reliques... Apothicaires, marchands d'épices, chirurgiens et barbiers ne recevaient pas d'éducation universitaire, comme les médecins, mais ils avaient eux aussi besoin d'une autorisation officielle pour exercer. Théoriquement ils ne pouvaient prescrire que des médicaments « simples ». Dans les boutiques on préparait les médicaments avec des ordonnances et en nombre préétablis, on vendait les plantes médicinales et autres produits et ingrédients non élaborés. Les chirurgiens et les barbiers avaient pour fonction primordiale de pratiquer les saignées, ils délivraient aussi les ordonnances et, quand manquaient les médecins, ils suppléaient à toutes leurs fonctions en de nombreux endroits. Les barbiers, en outre, faisaient office d' « arracheur-de-dent ». Parfois se présentaient des problèmes de compétence entre les différents offices, qui donnaient lieu à des plaintes contre des individus qui soignaient sans être autorisés à le faire ou qui sortaient du champ de leurs compétences tel qu'il avait été délimité.

Les chirurgiens apprenaient leur office, sous sa forme pratique, au côté de médecins et de chirurgiens reconnus ; pour exercer ils devaient se présenter à un examen et faire un rapport sur leur apprentissage. Ces examens sanctionnaient les connaissances acquises dans « l'art » : anatomie du corps humain, plaies, blessures, maladies graves... Pour être efficaces, les remèdes impliquaient souvent la religion. Leur efficacité provenait de la sacralisation des moyens, soit par les prières, soit par le contact avec des effets sacrés comme les reliques, soit par l'usage d'objets sacrés comme les pierres de l'autel ou l'eau bénite. L'office méditerranéen du rebouteux *(ensalmador)*, du sanctificateur et du guérisseur par la prière (peut-être d'origine arabe, tradition dans laquelle on récitait les versets du Coran à des fins thérapeutiques), recourait à des prières pour soigner : les « psalmodies » *(ensalmos)*, appelées ainsi parce qu'on employait souvent des vers du livre des psaumes *(salterio)*. Beaucoup de ces prières se faisaient en latin ou contenaient certains mots de cette langue ; de cette façon on s'en remettait à la force de la prière et à son caractère magique (paroles sacrées, écritures, croix sur les plaies et les blessures, invocations à Dieu), caractère qui se renforçait du fait qu'elle était en latin, langue sacrée de la culture et du culte, c'est-à-dire intellectuelle et religieuse. La guérison par les reliques fut aussi une pratique généralisée au Moyen Âge, où l'on recourait aux restes mortuaires ou aux objets de saints, pour provoquer à l'aide de leur contact la guérison des malades par la voie du miracle. Parfois on invoquait aussi le saint à distance ou par le moyen d'un ex-voto. À la fin du Moyen Âge et dans les siècles suivants, l'usage d'images de saints s'est généralisé comme moyen de guérir et comme véhicule et renforcement pour d'autres procédés magiques. En dernier lieu, il reste à mentionner l'office de sage-femme ou accoucheuse, office immémorial et, peut-être, le plus ancien de tous en tant qu'office spécifiquement féminin, par lequel des femmes ont aidé à mener à bien la plus féminine de toutes les fonctions : mettre au monde.

▶ BEAUNE J.-C., « Savoirs magiques », *Milieux*, n° 1, 1980, p. 72-83. – CANGUILHEM G., « Le statut épistémologique de la médecine », *History and Philosophy of the Life Science*, n° 10, 1988, p. 15-29. – CEBALLOS D., *« Quyen tan haze que tal pague ». Sociedad y prácticas mágicas en el Nuevo Reino de Granada*, Bogotá, Ministerio de Cultura, 2002 ; *Hexerei und Zauberei. Eine Untersuchung magischer Praxen im Neuen Königreich Granada*, Francfort-sur-le-Main, Peter Lang, 2000. – ELIADE M., *Le Chamanisme et les Techniques archaïques de l'extase*, Paris, Payot, 2e éd., 1968 ; *Occultism, Witchcraft and Cultural Fashions. Essays in Comparative Religions*, Chicago/Londres, The Univ. of Chicago, 1976. – EVANS-PRITCHARD E. E., *Witchcraft, Oracles and Magic among the Azande*, 1937, trad. all. B. Luchesi, *Hexerei, Orakel und Magie bei den Zande*, Francfort-sur-le-Main, Surhkamp, 1978. – FAVRET-SAADA J., *Les Mots, la Mort, les Sorts*, Paris, Gallimard, 1977. – FAVRET-SAADA J. & CONTRERAS J., *Corps pour corps. Enquête sur la sorcellerie dans le Bocage*, Paris, Gallimard, 1981. – HAUSCHILD T., *Der böse Blick : ideengeschichtliche und sozialpsychologische Untersuchungen*, Berlin, Mensch und Leben, 2e éd., 1982. – LÉVI-STRAUSS C., *Anthropologie Structurale*, Paris, Plon, 1958 ; *La Pensée sauvage*, Paris, Plon, 1962. – LLOYD G., *Demystifying Mentalities*, Cambridge, Cambridge Univ. Press, 1990, trad. fr. F. Regnot, *Pour en finir avec les mentalités*, Paris, La Découverte, 1996. – LUHRMANN T., « Witchcraft, Morality and Magic in Contemporary London », *International Journal of Moral and Social Studies*, n° 1, 1986, p. 77-94. – MAUSS M., *Sociologie et anthropologie*, Paris, PUF, 1950. – REICHEL-DOLMATOFF G., *Rainforest Shamans. Essays on the Tukano Indians of the Northwest Amazon*, London, Themis Books, 1997. – SIGAL P.-A. « ... Et le Ciel t'aidera ! », *La Recherche*, n° 281, 1995, Supplément « La Métamorphose de la Santé ». – SPERBER D., *Le Symbolisme en général*, Paris, Hermann, 2e éd., 1985.

Diana CEBALLOS GÓMEZ
(Trad. Miguel Coelho)

→ Chamanisme ; Plante médicinale ; Précolombienne (Médecine).

MALADIE DE L'ÂME

La maladie de l'âme. Il semblerait que cette vieille expression platonicienne revînt à la mode. Qu'est-ce à dire ? Traînerions-nous un vieux fossile que l'époque réactive, pour le plaisir des mots ? Elle semble, chez ceux qui l'emploient, suggérer soit quelque vague tristesse, soit, plus grave, quelque dépression, selon le mot des modernes. Elle semble aussi terriblement vague que le terme de *mélancolie*. C'est sans doute un lieu commun. Mais nous avons appris à nous méfier des lieux communs. Que signifie cette expression qui implique la souffrance de l'âme ? Elle implique d'abord qu'il existe aussi une souffrance du corps. Mais qu'est-ce que cette âme ? Où vit-elle ? Quand je parle de lieu, ne suis-je pas aussitôt imprudent ? Réside-t-elle dans un corps, comme dans la baraque dont parle Hippocrate, ou dans le célèbre tombeau pythagorico-platonicien ? Je reprendrai ma formulation de jadis : « La maladie de l'âme vient de ce que nous avons un corps. » Les amoureux de l'histoire cumulative prétendent qu'il faudrait prendre soin d'étudier un par un les philosophes et les interroger sur l'âme et ses rapports avec le corps. Ce sont autant de superbes sujets, mais qui ne nous avancent pas beaucoup de notre point de vue. En fait, ce à quoi nous assistons tient à ce que j'ai appelé souvent le triomphe du dualisme. Par monisme ou dualisme, d'ailleurs, nous n'entendons rien d'autre que ceci : le sentiment de chacun d'être un ou deux ; la décision, par quelque instance que ce soit, que l'homme est un ou deux. Si nous considérons les textes médicaux, d'Hippocrate à Galien, par exemple, nous constatons une évolution qui pourrait bien être une révolution. Certains événements ont en effet surgi, dont quelques-uns sont essentiels à l'histoire de la psychopathologie. L'histoire de la médecine à elle seule ne saurait rendre compte de cette évolution.

Pour la médecine elle-même, il existe un *hiatus* entre le *Corpus hippocratique* et les textes d'Arétée de Cappadoce, Galien, Rufus, Soranus, Caelius Aurélien. Il est vrai qu'il s'agit là de médecins qui vivaient au Ier et IIe s. apr. J.-C., et même plus tard, si l'on pense que Caelius vécut au Ve s. Mais en tout cas, à l'exception de Galien, la médecine a perdu sa capacité de réfléchir sur elle-même, sur sa finalité, sur sa signification et ses concepts. Même quand Galien essaie de le faire, il ne saurait penser en dehors d'une nouvelle structure qui lui rend Hippocrate difficile à comprendre. La question du dualisme et ses conséquences sont profondément impliquées dans cette histoire. Si nous lisons *Maladie sacrée* du *Corpus hippocratique*, il est impossible de restreindre l'œuvre à une pure description de l'épilepsie. Nous n'avons pas le droit de négliger dans ce traité ce que nous pourrions appeler les problèmes de la conscience, quelque sens que nous puissions donner à ce mot : perception, sensation, conscience morale.

Le cerveau est une sorte de récipient qui reçoit l'air ; cet air se distribue dans toutes les parties du corps. Dans cet air se trouve la *synesis*, c'est-à-dire la conscience (connaissance). La qualité de cette conscience dépend de la capacité de notre cerveau et de nos veines à admettre l'air dans notre corps. L'air est aussi l'origine du mouvement. *Maladie sacrée* attribue en effet la même origine à la conscience et au mouvement ; nous pouvons ainsi comprendre que, par cette même cause, mouvement et conscience pourraient s'interrompre, et que le spasme de l'épileptique et l'erreur du fou ont une même origine. *Maladie sacrée* fait le choix du monisme : monisme de la pensée ou de la conscience, du sentiment et du mouvement. On voit là que le médecin assume des problèmes que nous pourrions appeler philosophiques. Ces problèmes vont devenir la propriété du philosophe.

Si nous considérons aussi que dans ce texte hippocratique nous trouvons le problème de l'intégration de l'homme dans le monde ; celui de la normalité ; la question de la responsabilité du médecin ; la question du sens de la maladie ; la question de la capacité du médecin et de ses limites ; la question de la responsabilité du malade ; nous pouvons voir là combien était large le champ de la médecine à la fin du Ve s. ou au début du IVe av. J.-C. Il est évident que *quelque chose* est arrivé, quelque chose s'est passé, quelques siècles plus tard, que nous pouvons appeler une partition. La responsabilité de cette partition entre maladie de l'âme et autres maladies, c'est-à-dire maladies du corps, appartient à la philosophie. Mais la médecine a accepté cette partition, qui a de grandes conséquences. Pourquoi ? C'est une question difficile. Peut-être la médecine a-t-elle suivi une autre voie : elle ne voulait pas être philosophique. Si nous suivons Celse, ce fut Hippocrate de Cos qui sépara la médecine de la philosophie. Cette phrase très importante a servi de mythe fondateur à la médecine. Cela veut dire, pour Galien, que la médecine n'a pas à se soucier des principes premiers. Avec la philosophie, nous ne pourrions dire que tout contact a été perdu. Mais il devait rester épisodique ou très technique. Ainsi de la discussion sur la causalité dont les termes ont été introduits, comme Galien nous l'apprend, par le stoïcisme ; ainsi de l'écho des discussions philosophiques autour de la vérité de nos perceptions. C'était, en effet, un débat fondamental de la philosophie hellénistique. Qu'on songe à la distinction opérée par le stoïcien Chrysippe entre *phantasia* et *phantasma*. À plusieurs occasions cette distinction se retrouve chez Celse ou chez Arétée de Cappadoce et Asclépiade de Bithynie, dans les descriptions de *phrénitis* ou de *manie*. Mais cette distinction n'est jamais devenue opératoire, comme elle devait le devenir au XIXe s. chez Esquirol, entre illusion et hallucination. En fait – et cela peut apparaître comme un paradoxe – la partie la plus importante du dialogue entre philosophie et médecine est silencieuse. Elle est présente dans la reconnaissance tacite de ce qui apparaît comme un état de fait : l'âme appartient au philosophe, et le corps au médecin. Naturellement cette partition n'est pas fondée sur des contrats. Mais c'est un fait, et la seule explication que nous puissions donner à ce fait est le triomphe du dualisme. La classification des maladies est post-hippocratique. La partition claire et simple entre maladie aiguë et chronique est, comme Caelius Aurélien le note, l'invention de Thémison, premier des médecins méthodistes au milieu du Ier s. av. J.-C. La définition de *mania* qui a, chez Hippocrate, le sens général de folie est devenu « maladie chronique, sans fièvre... » et s'oppose à la *phrenitis,* « maladie aiguë avec fièvre... ». Il existe alors comme un écran entre le langage d'Hippocrate et celui de Galien, qui ne saurait s'expliquer par une simple évolution de la langue. Cet écran appartient à l'histoire des idées, non à l'histoire des mots. Naturellement ce principe de classification, cet accord des médecins autour des définitions, se vérifie aussi pour les autres maladies. Peut-être dès la fin du IIe s. av. J.-C., à l'exemple de la philosophie et de la rhétorique, la médecine a-t-elle eu à définir et classifier.

Le vocabulaire hippocratique est lié à un problème de description ; ce que nous appellerions les troubles du comportement sont décrits comme signes qui doivent être balancés avec d'autres signes pour un pronostic. Il y avait alors une invention concernant le choix des mots. Mais quand la préoccupation autour de la question de la folie s'est faite plus urgente, le point de vue hippocratique, celui de la description, a pour une grande part disparu. C'est que le but du médecin n'est plus tant de décrire, mais de définir, de classer, de réfléchir sur la causalité, sur la nature du lieu affecté. Les médecins sont souvent en désaccord sur ces derniers sujets. Mais ils sont, en revanche, en complet accord sur la définition et la classification. Il faut essayer en quelques mots de rendre compte de ce qui pourrait bien être le phénomène essentiel dans l'histoire de la psychopathologie antique, et qui n'est pas sans conséquences pour nous. Il s'agit des définitions stoïciennes des passions.

C'est dans l'entourage du stoïcisme que la passion a été définie comme une maladie de l'âme. Certes l'expression *maladie de l'âme,* disions-nous, est de Platon. Mais ce qui est nouveau, c'est la définition de la passion comme maladie de l'âme. Nous savons bien, grâce à l'art lui-même, la sculpture et ce que nous connaissons de la peinture, combien la passion fut une préoccupation de la période pré-hellénistique (il faudrait aussi parler de la tragédie). Zénon, puis Chrysippe, ont défini la passion comme jugement *et* ce qu'on peut appeler des phénomènes organiques, comme systole, spasme, morsure, chatouillis, toutes manifestations soigneusement choisies par Zénon. Par exemple, nous pouvons dire que la tristesse est jugement, c'est-à-dire l'opinion fraîche d'un trouble présent, *et* systole, c'est-à-dire rétraction. Mais la difficulté commence quand on se pose la question de la relation entre le jugement et les manifestations organiques. Le troisième chef de l'École, Chrysippe, a essayé d'établir qu'il y avait une même origine pour la pensée et les passions, située aux environs de la *kardia,* mot qui désigne le cœur lui-même, mais aussi l'ouverture de l'estomac. En vérité cette *kardia* n'est pas tant importante comme lieu que comme origine d'un élan. Cela signifie que si je ne veux pas séparer un lieu du vouloir d'un lieu de l'affectivité, je dois penser la passion comme jugement *et* manifestation organique indivis. Jugement et phénomène organique doivent être pensés comme aussi inséparables que le recto verso d'une feuille. Cette définition a quelques conséquences évidentes. La première concerne la moralité, qui a été conçue (et le sera de nouveau) en termes de conflit entre deux parties de l'homme. C'est le sens du *se vaincre soi-même.* Cela suppose que l'homme est deux et que finalement l'âme doit vaincre le corps, comme il est dit expressément dans les *Tusculanes.* Ce n'est pas un hasard si la tradition montre Chrysippe méditant les vers de la *Médée* d'Euripide : « Je comprends que je fais le mal, mais mon *thymos* est plus fort que mes *bouleumata.* » Naturellement le sens de *thymos* et *bouleumata* est très difficile. On peut les comprendre comme le *topos* de la moralité, *video meliora proboque deteriora sequor,* comme le fit Ovide lui-même. Mais Chrysippe ne voit pas entre *thymos,* c'est-à-dire une sorte de vouloir naturel, et *bouleumata,* sorte d'impulsion intellectuelle, quelque différence que ce soit. La moralité pour Chrysippe ne saurait se comprendre comme conflit ; mais la passion est quelque chose qui a une naissance, une croissance, quelque chose qui devient à un moment irrépressible si bien que nous ne saurions éviter d'y succomber. Voilà ce que nous pourrions appeler le monisme de Chrysippe. Si l'on veut gloser un peu, on devrait dire que la passion comme maladie de l'âme était une expression difficile pour Chrysippe. C'est, en effet, du même acte qu'il parle ; la passion est du jugement *et* de la contraction, de la dilatation etc. L'un n'appartient pas à l'âme plus que l'autre au corps, c'est tout un. C'est ici la grande originalité de Chrysippe, mais difficile à penser et à maintenir.

En réalité il y eut d'importantes réactions. Pour les philosophes, le stoïcien Posidonius et Cicéron, pour les médecins Galien. Posidonius (à la charnière du IIe et Ier s. av. J.-C.) a essayé de rétablir le dualisme platonicien dans la théorie stoïcienne des passions. Mais Cicéron est sûrement le plus important. Il ne faut jamais oublier que ses *Tusculanes* ont été le véhicule de la théorie chrysippéenne des passions dans le savoir occidental. Les *Tusculanes* sont l'un des grands traités de morale pour des siècles. Cicéron est fondamentalement un disciple de Platon et, au-delà, de Pythagore. Il adopta ce qu'il appelle l'*ancien discours sur l'homme,* et que Galien appellera de la même façon (c'est-à-dire *cette fameuse vieille partition*). Ainsi Cicéron, ce dualiste, a-t-il choisi la théorie la plus simple et la plus efficace des passions, celle de Chrysippe. Il était très simple, en effet, de lire la théorie du moniste d'un point de vue dualiste. Si l'on dit que les phénomènes organiques sont les conséquences du jugement, si l'on introduit un *hiatus,* si petit soit-il, on fait des phénomènes organiques de purs épiphénomènes du jugement. On a une théorie dualiste. Et l'on peut dire, comme Cicéron, que la tristesse est une opinion fraîche d'un trouble présent, ayant pour conséquence une rétraction. La passion pourra être admise comme une maladie qui appartient essentiellement à l'âme. Le problème de la relation de l'âme et du corps, tel qu'il était inscrit dans la définition de la passion par Chrysippe, a disparu. C'est dans la discussion autour des passions que le dualisme était à l'épreuve. Galien combat le monisme de Chrysippe. Il ne peut pas admettre que Chrysippe puisse mettre le jugement et la passion ensemble dans ce qu'il appelle l'âme et en localisant cette âme dans une partie du corps, la *kardia*.

Il y aurait bien des choses à dire à propos de Galien et de la *psychopathologie*. Du simple point de vue du dualisme, nous pouvons dire que, pour lui et pour les autres médecins, la folie peut être *phrénitis, morosis, épilepsie, mélancolie,* etc. Il semble qu'il réduise l'importance de *mania,* peut-être parce qu'il pense le concept trop vague. Mais, pour lui, toutes ces maladies sont lésions des fonctions de l'âme. Cette âme, quelle qu'elle soit, a son lieu dans le cerveau. *Phantasia* (imagination) a son origine dans la partie antérieure, *dianoia* (la raison) dans la partie centrale et *mémoire* dans la partie postérieure. Ainsi nous pouvons dire que la folie, au sens général, est une maladie qui affecte le cerveau, *lequel est une partie du corps.* Les embarras du cerveau viennent des humeurs. La passion n'a rien à voir directement avec ce phénomène. Nous pouvons donc accepter, de ce point de vue, que la folie appartienne légitimement au champ des médecins. De l'autre côté, bien sûr, les passions existent, mais elles sont les conséquences de l'état du corps. Cette tentative de résolution montre l'existence du problème.

Pour expliquer le triomphe du dualisme il faut évidemment mettre en évidence de nombreux facteurs. Tous sont importants ; l'évolution qui va de la description à la classification en médecine, la division des maladies en maladies aiguës et chroniques sont aussi nécessaires que la méditation philosophique sur les passions. Pour ce qui est de la *psychè,* de la nature de l'âme, Galien suspend son jugement. *Pas plus que les autres médecins Galien n'a construit une psychopathologie qui aurait pu être une médecine par elle-même.* Mais il a insisté sur l'origine somatique de la folie, en maintenant un dualisme militant. Il a travaillé dur pour détruire le monisme. Les autres médecins ne montrent pas les mêmes exigences que Galien. Ainsi un dualiste peut parfaitement admettre qu'il y a des maladies primaires de l'âme avec conséquences sur le corps et des maladies primaires du corps qui affectent l'âme. C'est une situation très claire qui a des conséquences sur la partition du champ des maladies. Cela paraît une situation confortable pour tout le monde. Ainsi la folie sera divisée en maladies de l'âme qui appartiennent au champ du philosophe, et maladies du corps, dont le médecin doit s'occuper. Remarquons-le, ce n'est pas une pure discussion formelle. Elle a des conséquences culturelles et sociales. Le philosophe et le médecin s'occupent tous les deux de la folie, mais certainement pas de la même folie. Il y avait une chance néanmoins de renouveler la question du dualisme et du monisme avec la *mélancolie.* C'est la maladie qui en elle-même soulève le problème du dualisme et du monisme, je veux dire le sentiment d'être un ou deux. Un mélancolique est un malade qui souffre d'une maladie singulière dans son essence. Il n'y a pas de doute que dans notre occident, la *mélancolie* a révélé l'homme comme un être complexe, âme et corps, si l'on veut parler en ces termes dualistes, et souffrant de cette connexion. On verra dans l'article *mélancolie* comment l'*Aphorisme* VI 23 d'Hippocrate, « quand retrait et dysthymie durent longtemps, un tel état a à voir avec la bile noire » a été interprété. Très tôt l'on va traduire en latin *dysthymia* par *tristitia* et limiter *phobos* à la *crainte.* Or crainte et tristesse sont des passions ; cette interprétation marque un gauchissement de la définition hippocratique vers un psychologisme, et conduit à un dualisme évident. La tradition philosophique prend possession de l'*euthymia,* en quelque sorte le contraire de la *dysthymia.*

Ce phénomène a commencé avec Démocrite, mais nous en savons peu. Le philosophe stoïcien, de ce qu'on appelle le Moyen Stoïcisme, Panétius, a écrit un traité sur l'*euthymie* dont rien ne subsiste ; mais nous pouvons en reconstituer l'esprit grâce au *De tranquillitate animi* de Sénèque. Le titre en lui-même montre que l'*euthymie* est du côté de l'*animus,* de l'âme. C'est une littérature qui est la tentative philosophique pour apaiser les difficultés que chacun a à vivre. Elle ne s'adresse pas aux philosophes, mais à tout le monde. C'est ce qu'on pourrait appeler le bastion le plus avancé de la philosophie à l'égard de la médecine ; on concédera par exemple qu'il est bon quelquefois d'utiliser le médicament qu'est le vin. Inversement, on pourrait dire que la *mélancolie* des médecins est le bastion le plus avancé de la médecine à l'égard de la philosophie. Par exemple, on lit chez Arétée (IIe s. apr. J.-C.) que les mélancoliques s'enfuient au désert par misanthropie, deviennent superstitieux ou se mettent à haïr la vie. Si le philosophe ne méprise pas le médicament, le médecin utilise l'exhortation. Mais le nom de la maladie ne sera pas le même. Si les philosophes utilisent le terme de *taedium vitae* (dégoût de la vie) ils n'utilisent pas celui de *mélancolie,* qui est un concept médical. La *mélancolie* des médecins est une maladie du corps, avec présence de bile noire, qui peut être la cause de la maladie si le médecin croit aux humeurs. Pour autant que l'Antiquité est en jeu, j'ai essayé de montrer la complexité de l'émergence de ce qu'il est convenu d'appeler la psychopathologie. À coup sûr, tout un appareil d'événements est nécessaire pour expliquer l'évolution de la médecine à propos de la folie. Je reprendrai quelques-uns de ces éléments. Les médecins furent contraints de donner les définitions des maladies sur le modèle de la rhétorique et de la philosophie. C'est peut-être un progrès, mais on a abandonné la description pour la définition, comme partie essentielle. Cela implique aussi une évolution vers le diagnostic, c'est-à-dire la subsumption des faits sous un concept. La simplification de la classification des maladies entre aiguës et chroniques a été certainement un facteur puissant de la classification. La partition entre maladies de l'âme et maladies du corps, le triomphe du dualisme, l'émergence de la théorie stoïcienne des passions comme maladies de l'âme, sont des événements majeurs.

Ces trois éléments sont d'ailleurs intriqués. On pourrait dire que ce que la médecine gréco-romaine a donné à la postérité n'est en aucune façon une forme naturelle ou spontanée de la folie. C'est le résultat de faits, d'événements, de pensées qui constituent pour nous un très lourd héritage. Il est en effet impliqué dans la constitution de la psychiatrie par Pinel, à la fin du XVIIIe s. La médecine a délibérément tenu ses distances avec la philosophie. Les médecins ont renoncé aux passions définies comme maladies de l'âme. Ils abandonnèrent aux philosophes la réflexion sur les passions. De l'autre côté la philosophie a abandonné à la médecine l'aspect somatique de la folie. La physiologie de la passion ne semble pas intéresser les philosophes. Tout se passe comme si une partition de fait existait. Cette partition entre médecine et philosophie au sujet des passions préoccupera beaucoup les médecins du XVIIIe s. Comme l'écrit Dufour, dans la préface de son *Essai sur les opérations de l'entendement humain et sur les maladies qui les dérangent* (1770) : « Je n'ai entrepris cet essai ni pour établir des systèmes, ni pour blâmer aucun, mon dessein a seulement été de rapprocher ce que les philosophes d'un côté et les médecins de l'autre ont dit de plus intéressant sur cette matière et de former une espèce de physiologie pathologique de l'entendement dont la médecine me paraît manquer. » Il n'y a pas eu de psychiatrie antique, si l'on entend par là une spécialité médicale de la folie ; les maladies qui relèvent de ce qu'on pourrait appeler la *folie* sont des maladies classées parmi les autres. D'autre part la médecine ne s'occupe que des troubles dont l'origine est située dans le corps ; la *folie* qu'elle prend en charge est donc définie comme d'origine somatique. Elle ne saurait s'intéresser à l'ensemble des problèmes de la *folie*. Cela tient à des circonstances très précises et très impressionnantes, dans la mesure où elles ont conditionné la formation de la psychiatrie telle que nous l'entendons, telle qu'elle a été constituée, en France, à la toute fin du XVIIIe, par le médecin Pinel. Dans une note du *Traité de l'Aliénation mentale* (2e éd.), on lit ces phrases : « On ne peut guère parler des passions humaines comme maladies de l'âme, sans avoir aussitôt présentes à la pensée les *Tusculanes* de Cicéron, et les autres écrits que ce beau génie a consacré à la morale dans la maturité de l'âge et de l'expérience. Quel moment propre pour des études philosophiques que celui des orages politiques et du conflit tumultueux des passions qui entraînèrent tant de malheurs et finirent par bouleverser l'ancienne République romaine. » En fait Pinel vient de parler du médecin anglais Crichton, qui s'est borné quasiment « à décrire les signes et les caractères propres des passions humaines, leurs divers degrés d'intensité et leurs effets plus ou moins violents sur l'organisation physique ». C'est là que prend la note. Et il ajoute : « La médecine était donc destinée à réaliser en partie les opinions des anciens sages qui, dans leurs spéculations subtiles, les regardaient comme des maladies de l'âme. *Quelle que soit l'acception qu'on donne à ce terme, il est encore plus certain qu'elles sont les causes les plus fréquentes des maladies ; et l'aliénation mentale ne m'en a-t-elle point offert des exemples sans nombre...* » Les passions sont maintenant du domaine de la médecine. Profitons de ce que Crichton a montré l'exemple. Malheureusement, dit Pinel, il est retombé dans le champ banal du processus organique. Il a oublié l'aspect que les Anciens appelaient les *maladies de l'âme* (*perturbationes* de Cicéron). Or c'est d'elles le plus souvent que vient l'aliénation. Maladie de l'âme, *« quelle que soit l'acception qu'on donne à ce terme... »*. La référence, nous l'avons vu, est cicéronienne. Elle est même plus précisément attachée aux *Tusculanes* où Cicéron se pose la question du sens de la *maladie de l'âme*.

Au fond, que signifie *maladie* ? Est-ce par analogie avec le corps ? On peut pressentir que loin de simplifier les choses, l'allusion aux *Tusculanes* peut faire plonger dans un océan de perplexités ou de difficultés. Néanmoins elle présente quelques avantages certains. D'abord, ce qui peut nous paraître un peu « exotique », l'est beaucoup moins pour un homme du XVIIIe s. Pinel a le talent d'introduire les *Tusculanes* dans un texte médical ; non pas, comme cela put se faire, parfois, pour une coquetterie de lettré ; mais pour placer Cicéron à côté d'Hippocrate, pour l'introduire d'autorité dans le discours médical. En fait c'est Cicéron contre Crichton, qui veut réduire les passions à « de purs phénomènes ». Pour Cicéron, elles impliquent la question du rapport de l'âme et du corps, de la moralité, de la responsabilité. Mais cette injection cicéronienne, cette introduction de la *maladie de l'âme*, a un autre effet. Elle déplace, pour la médecine, la question de l'origine de la folie. On voit que se pose avec urgence la question de la réunion entre médecine et philosophie ; mais ce n'est pas une pure formalité. Cet acte possède un *sens historique*. Répétons-le : il se trouve que la séparation entre médecine et philosophie s'est faite sur la question de la *maladie de l'âme*, c'est-à-dire de la passion, qui a été évacuée de la médecine et capturée par la philosophie. Cette distinction montre le triomphe *de fait* du dualisme sur le monisme.

L'acte fondateur, créateur de Pinel est d'avoir réuni le discours médical au discours philosophique sur le sujet des passions, et surtout d'avoir précisé à quelle théorie il se référait, la théorie stoïcienne des passions. Il fallait ce *coup de force*. Mais pèse, sans qu'on l'ait évacuée ou résolue, la question de la responsabilité. Si l'on est cicéronien, cependant, on est forcément responsable de ses passions, *maladies de l'âme*, et donc de sa folie. Ou, en d'autres termes, pour parler comme les Anciens, le sage ne saurait être fou. Problème théorique, certes, mais qui permet de radicaliser les choses. Or la manie est une *énigme*, comme le dit Pinel. Elle l'est du point de vue de la morale, même la plus élémentaire. Il y a quelque chose de choquant, de proprement scandaleux à première vue, à voir des individus dont le comportement est exemplaire du point de vue de la morale sociale, bons pères, bons maris, devenir soudain les pires criminels. « Je ne puis que rendre un témoignage éclatant à leurs qualités morales. Nulle part, excepté dans les romans, je n'ai vu des époux plus dignes d'être chéris, des pères plus tendres, des amants plus passionnés, des patriotes plus purs et plus magnanimes, que dans l'hospice des insensés, dans les intervalles de raison et de calme... » Pinel insiste sur un cas, de ce point de vue très éclairant, celui du maniaque de Bicêtre « dont les symptômes pouvaient paraître une sorte d'énigme suivant les idées que Locke et Condillac donnent sur les aliénés. Sa manie était périodique. [...] Telle était la marche de ses accès. D'abord, sentiment d'une ardeur brûlante dans l'intérieur du bas-ventre, puis dans la poitrine, et enfin à la face ; coloris des joues, regard étincelant, forte distension des veines et des artères de la tête, marche progressive de cette affection *nerveuse* vers le cerveau, et alors invasion subite d'une fureur forcenée, qui le portait avec un penchant irrésistible à saisir un instrument ou une arme offensive pour verser le sang du premier homme qui s'offrait à sa vue. Combat intérieur qu'il disait sans cesse éprouver entre l'impulsion féroce d'un instinct destructeur et l'horreur profonde que lui inspirait le sentiment d'un forfait. Nulle marque de lésion dans la mémoire, l'imagination ou le jugement. Il me faisait l'aveu [...] que son impulsion au meurtre était absolument forcée et involontaire ». « Il est facile de voir, conclut Pinel, que des accès de cette nature n'admettaient l'application d'aucune partie du traitement moral, et qu'il ne restait qu'à les prévenir par des évacuants, ou les supprimer par des antispasmodiques. » Ce cas représente l'échec de toute moralité possible. Nul dialogue n'est alors possible ; nulle parole ne peut accéder à la conscience de l'autre. Seuls les calmants peuvent opérer. Quel sens peut avoir le combat intérieur ? Certes on peut calmer, attacher, ligoter. On peut obtenir, dans les asiles, « le calme des tombeaux et de la mort », comme dans les États despotiques. L'acception de l'adjectif *moral*, chez Pinel, dans l'expression du régime ou traitement *moral*, n'a-t-elle donc plus rien à voir avec la morale ? Dans le traitement *moral*, faut-il faire de la *morale ?* La chose est délicate, en effet, chez Pinel, qui écrit : « Étroite union, dépendance réciproque entre la philosophie morale et la médecine, comme le remarque Plutarque. » Il faut « combiner Plutarque, les écrits d'Épictète, Platon, Sénèque avec les résultats lumineux de l'observation transmis par Hippocrate, Arétée, Sydenham, Stahl. [...] Cicéron, dans son troisième et quatrième livre des *Tusculanes*, ne regarde-t-il pas les passions comme des maladies, et ne donne-t-il point des règles fondamentales pour les traiter et les guérir ? ». Et dans le *Traité*, il écrit encore : « Art de contrebalancer les passions humaines les unes par les autres, partie importante de la médecine. [...] Le principe de la philosophie morale qui apprend non à détruire les passions humaines, mais à les opposer l'une à l'autre, s'applique également à la médecine comme à la politique... » Principe que l'on pourrait appeler aristotélicien. C'est un choix conscient, j'allais dire philosophique de Pinel. Dans la cure, il est manifestement en faveur de la *métriopathie* aristotélicienne, et contre l'éradication chirurgicale des Stoïciens. On voit les difficultés. Si Pinel adopte la théorie stoïcienne des passions, il est du côté d'Aristote pour la cure. Il faut amener les passions à leur degré de tolérance. Alors, faut-il faire de la morale aux fous ? Faut-il admettre, comme Langermann, que *le malade, même dans une folie profonde, reconnaît les lois de la morale ?* Aucun dérangement mental, selon lui, ne détruit le désir de développement moral. Cette question, non résolue par Pinel (mais peut-elle jamais l'être ?), se pose évidemment quand il propose dans la cure la lecture des philosophes moralistes. La morale servira donc comme cure et comme préservatif.

Écoutons encore Pinel : *Observer et décrire les maladies chroniques*. « L'histoire des passions humaines étant étroitement liée à celle des vésanies, de la mélancolie, de la manie, *les moyens préservatifs de ces maladies mentales peuvent-ils être puisés dans d'autres sources que dans l'étude profonde de la philosophie morale ?* » La réunion de la philosophie à la médecine, acte fondateur de la « psychiatrie », est loin d'avoir élucidé les ambiguïtés de la « maladie de l'âme ».

Jackie PIGEAUD

→ Cartésianisme ; Galénisme ; Hippocratisme ; Mélancolie ; Psychiatrie (Naissance de la).

MALADIE DU SOMMEIL → Trypanosomiase africaine

MALADIES DES FEMMES

Suffocation de la matrice, grossesse, accouchement, allaitement, fureur utérine, puberté, vapeurs, nymphomanie, prolapsus de la matrice, stérilité, hystérie, aménorrhée, ménopause, ischurie menstruelle... de l'Antiquité jusqu'au XIXe s., les innombrables traités des « maladies des femmes » constituent un véritable genre dans la littérature médicale, jusqu'à ce que l'expression disparaisse dans le dernier tiers du XIXe s. au profit de la « gynécologie ». L'histoire de ces maladies pourrait ainsi contribuer à celle de l'émergence d'une discipline, mais peut-être aussi encourager une réflexion plus générale sur l'enjeu et le sens de la maîtrise du corps des femmes.

Le tempérament des femmes

Dans le cadre de la physiologie humoriste, les quatre principaux fluides qui composent le corps humain (sang, bile jaune, bile noire, flegme) correspondent aux quatre éléments (air, feu, terre, eau) et partagent avec ces derniers des qualités définies : sec, chaud, froid, humide. Les humeurs sont en proportions différentes selon le sexe, l'âge et les saisons. Le tempérament, la crase, est l'état d'équilibre de ces humeurs. S'apparentant de fait à un état idéal (n'être jamais malade), on différencie bientôt le tempérament selon quatre complexions principales caractérisées par la prépondérance d'une des quatre humeurs. La définition de la constitution ainsi obtenue (sanguin, colérique, mélancolique, flegmatique) relève aussi de la définition d'une disposition à certains maux, causés par l'excès d'une des humeurs. Le tempérament désigne donc une constitution physiologique et psychologique et une prédisposition physiognomonique et pathologique (Klibansky, 1989, p. 110).

Dès l'Antiquité, la constitution de la femme est communément comprise comme étant particulièrement froide et humide, partant, imparfaite. Aristote définit la femme comme un être froid selon des considérations relevant de ses qualités et de ses fonctions *psychiques,* comparées à celles de l'homme dans le procès de la génération. Mâle mutilé en raison d'une imperfection liée à un arrêt prématuré dans son développement, la femme a pour rôle d'être la cause matérielle de la génération, alors que l'homme est la cause formelle. Galien reprend ces développements afin d'établir que les organes de la femme sont identiques à ceux de l'homme (les ovaires correspondant aux testicules, la matrice, au scrotum), mais, en raison de ce même manque de chaleur, ils sont restés en position inverse à l'intérieur du corps. En conséquence, les femmes ne cessent de s'écouler : règles, pertes blanches, lait. Or, ces imperfections naturelles ont une fonction : assurer la lubrification de la matrice, la rétention du sperme masculin, la gestation et la nutrition du fœtus, puisque le manque de chaleur permet de ne pas consumer toute la nourriture. Alors que le finalisme aristotélicien hésitait à conclure que la nature n'a pas pu faire autant de monstres en vain, le providentialisme galénique voit dans le caractère imparfait de la constitution féminine, non pas une monstruosité, mais ce qui fait la spécificité de la nature des femmes et sa finalité, à savoir, la seule reproduction. Au Moyen Âge, Guillaume de Conches donne dans sa *Philosophia* une présentation exemplaire de cette typologie médicale qui prédomine durant les siècles suivants. On retiendra de son œuvre ce qui fait figure de véritable adage : « La femme la plus chaude est plus froide que l'homme le plus froid. » Selon l'auteur, l'explication doit également être cherchée dans le fait que la femme a été créée à partir de la côte d'Adam. La caractérisation des diverses constitutions de la nature humaine radicalise, à grands renforts de théologie, les positions de la médecine grecque en termes de bi-catégorisation sexuée des tempéraments.

Le tempérament flegmatique (froid et humide) devient synonyme de tempérament féminin par excellence. Il est aussi celui des vieillards : la douleur causée par la dégénérescence des organes rendant le corps omniprésent au même titre que les règles, les grossesses à répétition ou la ménopause. Par contraste, le tempérament sanguin, chaud et sec, réservé aux hommes, est considéré comme le plus parfait, en tout cas comme le moins pathologique des tempéraments puisque le sang n'est pas une humeur excédentaire. Le tempérament sanguin est celui de l'homme équilibré, intelligent et social, parce que ses organes sont silencieux. Quant aux tempéraments colérique et mélancolique, ils sont également masculins, bien que le mélancolique, le pire de tous, partage avec le flegmatique certains traits, excepté dans ses acceptions esthétiques. Cette proximité avec le mélancolique ou l'hypocondriaque sera déterminante quant à l'interprétation des troubles hystériques. Chaque disposition physiologique est en effet liée à un déséquilibre humoral qui est plus ou moins le fait de l'activité déréglée d'un organe. La bile noire du mélancolique provoque, par exemple, des symptômes corporels autour de la région des hypocondres. Le tempérament flegmatique est souvent rattaché à des troubles pulmonaires ; au féminin, il devient exclusivement le fait de l'utérus. Ce tempérament, défectueux au même titre que tous les autres, l'est donc d'autant plus dans le cas des femmes qu'il est lié à une spécificité anatomique de laquelle on déduit une infériorité de nature.

L'utérus est la source de la production excessive de fluides qui sont en même temps indispensables à la reproduction. Il est l'objet de toutes les attentions, en qualité d'instrument fragile des fins de la nature. La finalité du déséquilibre permanent qui caractérise la constitution féminine ne compense donc pas le danger que cet état pathologique fait encourir au bon déroulement du plan de la nature. Jean Liébault affirme ainsi que la femme n'est ni mutilée, ni imparfaite, excepté quand elle est stérile et vide, « d'autant que nature l'a créée principalement pour concevoir et engendrer son semblable » (Liébault, 1585, p. 4). Toutefois, le corps des femmes est faible et maladif : faible en raison de son tempérament et des habitudes de son corps, maladif parce que si la matrice est l'une des « plus nobles, principales et plus nécessaires » parties de la femme, cet organe est si sensible au moindre dérèglement ou au plus petit accident que c'est tout le corps de la femme qui en est affecté, mais aussi les fins de la nature qui sont compromises (Liébault, 1585, p. 5). En raison de sa sensibilité extrême, l'omnipotence de l'utérus tient en partie à son caractère pathogène (Berriot, 1993, p. 43).

Les troubles hystériques

Dans le traité des *Maladies des femmes* du *Corpus hippocratique*, la femme est davantage sujette à des dérèglements de l'écoulement de ses humeurs que les hommes qui, de par leur nature et leurs activités, sont plus enclins à les consumer. Les principales causes des maladies des femmes sont l'engorgement et la rétention ou l'assèchement des liquides féminins qui emplissent l'utérus, les règles et la semence. La prescription consiste à aider ces humeurs à s'écouler normalement afin d'empêcher leur nocivité ; pour cela, il faut favoriser et même forcer le passage : les fumigations visant à remettre l'utérus à sa place, les rapports sexuels, l'accouchement, ou, dans le cas des veuves par exemple, l'attouchement thérapeutique opéré par les sages-femmes. L'accouchement est toujours un signe de guérison ou de santé, même s'il entraîne à sa suite nombre de maux souvent fatals ou entraînant la stérilité. Le *corpus* hippocratique prend cependant en compte le savoir que les femmes possèdent sur leur propre corps. Si le médecin ne voit ni n'ausculte la patiente, il compose son diagnostic sur la base d'observations indirectes ou rapportées : ce sont les femmes elles-mêmes ou entre elles qui s'examinent et se soignent (A. Rousselle, *AESC*, 1980, p. 1103). L'attention portée à la douleur des femmes, aux remèdes qui soulagent comme à ceux qui embellissent est particulièrement développée par Trotula, Dame de Salerne, dont le traité occupe à ce titre une place importante au Moyen Âge.

Si les divers symptômes répertoriés ne permettent pas de donner une définition nosologique à chaque maladie, l'origine de ces maux propres aux femmes est bien identifiée : l'utérus, la matrice. Cet organe, véritable animal dans l'animal selon la tradition inaugurée par le *Timée* de Platon, est sensible à tout ce qui est susceptible d'entraver son bon fonctionnement. Il expose les femmes aux pires dangers, tout particulièrement les jeunes veuves dont la semence viciée, faute d'être évacuée, devient un véritable poison et provoque les suffocations, l'apnée, l'évanouissement, voire la mort. Dans la médecine médiévale, la question des troubles provoqués par l'abstinence demeure primordiale mais, sous l'influence des traités d'hygiène sexuelle orientaux, les recommandations thérapeutiques composent une véritable didactique érotique (Jacquart/Thomasset, 1985, p. 121). Grâce à la diffusion du livre III du *Canon* d'Avicenne, on considère que le coït n'a pas pour seule finalité la reproduction, il procure plaisir et bien-être mental. Cette affirmation est fondée sur l'existence du sperme féminin actif, ce que refusait énergiquement Aristote. La semence féminine contribuant à égalité à la procréation, pour qu'il y ait émission de sperme, il est nécessaire d'avoir du plaisir.

Cependant, dans la littérature médicale, l'intérêt pour les pathologies féminines répond principalement à un autre objectif. Si les femmes sont les premières victimes de leur organe, on soupçonne que cette exposition constante au mal les immunise ou les rend vectrices de maladies. Comment expliquer, par exemple, qu'elles soient moins victimes de la lèpre ou qu'un enfant conçu pendant les règles soit lépreux ? Le risque est grand, puisqu'on considère alors que la période idéale de fécondation est juste avant ou juste après les règles, quand le col de l'utérus s'apprête à s'ouvrir pour laisser passer le sang et offre ainsi un passage aisé au sperme. On connaît les considérations extravagantes sur le caractère inquiétant des femmes, qu'elles soient réglées ou ménopausées. Elles rendent stériles les cultures ou font avorter les récoltes, elles oxydent les métaux, ternissent les miroirs... Fait rare, en 1509, Cornélius Agrippa s'attaque à cette image mortifère du sang des femmes en énumérant ses bienfaits : il éteint les incendies, apaise les tempêtes, éloigne les démons...

L'omnipotence de l'utérus définit le corps féminin en son entier. Soumise aux moindres mouvements de son sexe, c'est par son intermédiaire que la femme est assignée aux fins de la nature ; dévoyées par des troubles physiques ou par des comportements individuels imposés ou choisis (le célibat par exemple), ces fins sont perverties et la femme devient dangereuse pour elle-même comme pour les autres. Les affections hystériques contribuent ainsi « à créer l'idée d'une possession par les organes, d'une intériorité qui échappe à tout contrôle » (Thomasset, 1991, p. 61). À partir de 1450, au moment où s'engage la grande chasse aux sorcières, la myriade des manifestations morbides apporte des justifications déterminantes lors des procès pour sorcellerie. En 1563, dans *De Praestigiis daemonum*, le médecin hollandais Johann Weyer, disciple d'Agrippa, s'oppose aux thèses du *Malleus maleficarum*. Sans nier l'action du diable, il affirme que nombre de phénomènes communément interprétés comme des signes de possession démoniaque sont les symptômes de maladies qui requièrent l'intervention médicale plutôt que le bûcher. En 1603, un an après le procès d'une femme accusée d'avoir ensorcelé une jeune fille de quatorze ans, Edward Jordan écrit *A Brief Discourse of a Disease Called Suffocation of the Mother*, dans lequel il s'appuie sur les thèses de Galien pour démontrer que cette jeune fille souffrait en fait d'hystérie (Groneman, 1994).

On assiste alors au processus de sécularisation et de médicalisation des phénomènes de possession.

Jusqu'au XVIIe s., la cause des troubles hystériques et de leur série de symptômes approximatifs a toujours trait à l'abstinence, à la carence ou au refoulement sexuels. Les considérations médicales sur les humeurs viciées retenues dans l'utérus constituent de ce fait une sorte de vivier argumentatif pour les détracteurs de l'égalité des sexes. Lorsque le médecin Jacques Dubois, dit Sylvius, évoque le risque de la remontée au cerveau de ces vapeurs d'humeurs vénéneuses du fait de la rétention de la semence, il met à disposition un argument de poids pour asseoir l'idée de la débilité féminine (Dubois, 1559, p. 236). La justification de l'exclusion des femmes des sphères du pouvoir et du savoir s'articule autour de l'idée d'une hétéronomie totale des femmes aux « rythmes » biologiques de leur sexe. C'est bien parce que les femmes n'ont pas le contrôle de leur propre corps qu'elles doivent se soumettre à l'autorité des hommes.

Pourtant, au XVIIe s., alors que la liste des traités de maladies des femmes ne cesse d'augmenter, un certain nombre de thèses apparaissent qui rejettent l'explication strictement utérine de ces maladies (Bercherie, 1983). En 1618, dans ses *Choix d'observations*, Charles Lepois est le premier à définir les troubles hystériques comme des troubles idiopathiques d'origine cérébrale. En 1671, Thomas Willis reprend ces considérations et rompt définitivement avec la théorie des humeurs en affirmant que les troubles hystériques sont des affections du cerveau. Sydenham s'inscrit dans ce courant : les maladies dites hystériques appartiennent de fait au groupe des vapeurs. On parle d'hystérie pour les femmes et d'hypocondrie pour les hommes, même s'il s'agit d'un seul et unique trouble du genre nerveux. L'auteur décrit l'hystérie comme un « caméléon » capable de prendre toutes les formes, puisqu'elle est une affection du système nerveux et que ce dernier est présent partout dans le corps. Une foule de petits symptômes difficilement assignables (céphalées, palpitations cardiaques, dyspnée, troubles digestifs et urinaires, douleurs diverses, troubles du sommeil, sensations de chaud ou de froid, tristesse, désespoir...) sont ainsi ramenés par erreur à un désordre utérin, faute de mieux. En 1684, Charles de Barbeyrac se demande pourquoi ce mal ne touche pas toutes les religieuses, pourquoi on ne trouve pas de semence croupissante lors de l'autopsie des femmes mortes de cette maladie, pourquoi ces humeurs viciées ne peuvent s'écouler par l'orifice de la matrice qui demeure constamment ouvert ? Il rapporte le cas d'hommes souffrant des mêmes symptômes et conclut que la passion hystérique est une épilepsie.

Les nerfs viennent donc remplacer l'utérus à la fin du XVIIe s. Toutefois, Sydenham, par exemple, affirme que les femmes sont davantage victimes de troubles nerveux, non seulement parce qu'elles ont une vie sédentaire, au même titre que le groupe à risque des hommes qui s'adonnent à l'étude, mais aussi parce qu'elles sont plus délicates, « d'un tissu moins serré et moins ferme, étant destinées à des fonctions moins pénibles ». Apparaissent ici les balbutiements des considérations hygiéniques sur les méfaits de l'oisiveté. C'est aussi la bi-catégorisation pathologique des sexes qui peut ainsi être reconduite malgré l'abandon des anciennes théories physiologiques : la faiblesse des femmes s'explique par le rôle naturel auquel elles sont assignées, naturalité d'une destinée justifiant la place qu'elles occupent dans la société. Le point déterminant ici n'est pas tant la reconduction d'une telle vision naturaliste des identités sexuées, mais bien le fait que la maternité est désormais définie comme moins pénible, c'est-à-dire moins systématiquement dangereuse : de maladie, elle devient événement anodin, bien que valorisé, dans la vie de toute femme.

De la femme malade à la mère

Que se passe-t-il au début du XVIIIe s. ? Premier indice, les titres des traités relatifs aux maladies des femmes se diversifient selon une typologie des maladies. On passe d'une conception de la nature pathogène des femmes en général à un tableau des maladies. Autrement dit, on assiste bien à la dissociation progressive de la maladie et du malade (Canguilhem, 2002, p. 35). Alors que jusqu'ici la grossesse et l'accouchement composaient l'une des sections des traités des maladies des femmes, ils deviennent à l'aube du XVIIIe s. l'objet de traités spécifiques (Mauriceau, 1668). La femme enceinte n'est plus malade, elle est seulement, de par son état, susceptible de contracter certaines maladies. Or, le processus historique d'autonomisation des disciplines médicales ne rend pas complètement compte de cette évolution.

Entre le XIIIe et le XVIIIe s., les conditions démographiques restent pratiquement stables (entre 18 et 20 millions de Français par exemple) et la mortalité infantile est à un niveau extrêmement élevé. Pourtant, au cours du XVIIe s. apparaît un sentiment nouveau qui reconnaît la fragilité et la nécessité de préserver les premières années de vie de l'enfant et finit par remplacer l'ancien sentiment d'indifférence envers le nouveau-né dont l'espérance de vie est si mince. Parallèlement, alors que les sages-femmes et les accoucheuses ont un quasi-monopole jusqu'en 1650, les chirurgiens entament tout au long de ce siècle une véritable campagne visant à discréditer leurs compétences. L'épisode entre Louise Boursier, sage-femme de Marie de Médicis, et Charles Guillemau, premier chirurgien du roi, à l'occasion de la mort de la belle-sœur du roi en 1627, au cours d'un accouchement difficile, est exemplaire. Le rapport des hommes de l'art, suite à l'autopsie, évoque de façon fallacieuse l'oubli d'une partie du placenta dans la matrice et accuse Louise Boursier, alors au sommet de sa carrière, de négligence, d'arrogance et d'incurie. La rudesse dans la manipulation, l'habitude de hâter l'accouchement, les frictions violentes sur le nouveau-né, l'éventration, les déchirures, le décollement du placenta, les démembrements du nouveau-né lors du passage, les mutilations du vagin et de l'utérus lors de l'évacuation de l'enfant mort dans le ventre, les séquelles irrémédiables sur l'appareil génital des femmes, telle la stérilité ou une sexualité qui relève du calvaire... (Gélis, 1980) : tous ces faits doivent prioritairement être imputés à l'ignorance des accoucheuses, mais aussi aux chirurgiens sans expérience qualifiés de « bouchers ». Or, en termes de mécanismes de pouvoir, cette querelle entre sages-femmes et chirurgiens permet également d'interroger la prise de contrôle de la natalité et donc du corps des femmes. Mortalité en couche, stérilité, mortalité infantile, pratiques contraceptives ou abortives, tel le coït interrompu ou les secrets de bonnes et sages-femmes, menacent avec une acuité singulière le royaume de dépeuplement.

Au début du XVIIIe s., on assiste premièrement à la relégation des sages-femmes par le moyen de l'institutionnalisation d'une formation et d'une charge d'accoucheuse chapeautées par l'Église, l'État et les chirurgiens ; une formation bien délimitée cependant : en 1755, un arrêté du parlement interdit à toute femme l'exercice de la chirurgie et de l'art dentaire. Deuxièmement, à partir de 1750, une véritable politique nataliste se met en place, notamment à l'initiative du ministre Bertin. La famille royale expose au grand jour sa fécondité et encourage mariages et maternités. Troisièmement, il faut que la grossesse et l'accouchement soient effectivement moins dangereux, mais aussi visiblement moins morbides. Or, à partir de la seconde moitié du XVIIIe s., l'évolution des connaissances physiologiques semble offrir l'occasion d'une nouvelle définition de la physiologie féminine, qui s'articule de façon cohérente avec le processus plus général de production d'une identité maternelle.

L'émergence de l'identité maternelle nécessite de différencier à l'intérieur du tempérament féminin, un tempérament parfait, sain dans son ordre. Ce qui change, ce n'est pas la valorisation de la grossesse comme accomplissement ou rétablissement de la fonction féminine, mais plutôt le fait que la mère possède sa propre constitution psychologique et physiologique, valorisée comme figure de la santé féminine. Dans la seconde moitié du XVIIIe s., on divise les tempéraments selon la prédominance du système vasculaire, du système musculaire et du système nerveux. Le système vasculaire se compose de deux fluides, le sang et la lymphe. En ce qui concerne le tempérament féminin, on parle désormais de tempérament sanguin. Cette « promotion » physiologique de la constitution féminine n'en demeure pas moins différenciée, en ce sens où le tempérament sanguin redevient, dans le cas des femmes, bien spécifique à leur sexe et à leur fonction reproductive. En 1775, pour Pierre Roussel, la constitution féminine se caractérise par une fluidité des humeurs, une mollesse des tissus, une sensibilité extrême et une grande émotivité. Les femmes ont le teint clair et rose, la chair laiteuse et arrondie, les os fins et les muscles lâches. Leur esprit, même inculte, est pétillant et elles sont toujours plus aptes à la compassion qu'à la réflexion. Les causes extérieures ne modifiant pas autant que chez les hommes le tempérament des femmes, le tempérament sanguin désigne aussi une parfaite correspondance du physique vers le moral. Pour asseoir cette idée, Roussel décrit les âges de la vie de la femme et montre qu'à la ménopause ce beau tempérament gai et vif se flétrit car la femme perd « l'impulsion vitale qui animait tous ses organes ». Le médecin Joseph Vigarous, reprenant les développements de Roussel dans son *Cours élémentaire de maladies des femmes,* souligne que le tempérament sanguin, sous l'influence des organes de la génération, est commun à toutes les femmes « tout le temps qu'elles sont destinées à remplir leur objet final, à opérer le grand œuvre de la reproduction de l'espèce » (Vigarous, 1801, t. I, p. 41). Les femmes partagent aussi leur tempérament, et donc leur caractère, avec les enfants : mollesse des tissus, teint rose, sensibilité, imagination...

Désormais, la femme malade est donc nécessairement celle qui n'est pas encore ou qui n'est plus une mère. Or, au cours du XVIIIe s. et dans la première partie du XIXe s., pratiquement tous les médecins s'accordent pour redonner à l'hystérie son « siège primitif », selon l'expression de Pinel. On parle alors de tempérament lymphatique et nerveux dans le cas de l'hystérie ou de la nymphomanie. Redéfinis comme des troubles typiquement utérins, nombre de médecins imputent la responsabilité de ces maux à la continence sexuelle. Pourtant, compte tenu d'une analyse clinique plus fine qu'aux siècles précédents, nombre de symptômes infectieux sont décrits sans pour autant remettre en question l'origine du mal. Il n'est évidemment pas question de risquer l'anachronisme, la question vise plutôt la place faite à la parole des femmes sur leur propre corps et le peu de valeur de l'expression de leur souffrance réelle.

En 1771, Bienville, sur le modèle de l'*Onanisme* de Tissot, écrit *De la Nymphomanie,* manie liée à la nature propre de l'utérus pouvant mener à la folie puis à la mort. Ce mal touche particulièrement les jeunes filles nubiles, les religieuses, les veuves et les femmes mariées dont les maris négligent leur « devoir ». Mais la nymphomanie, c'est-à-dire la masturbation féminine, n'est pas le pendant de l'onanisme. L'imagination érotique de la femme, lors de cette pratique qui bafoue « l'amour de la vertu », est limitée à la seule figure d'un manque : celui d'un partenaire de l'autre sexe (Goulemot, 1980). Or, ce peu d'autonomie concédée à la sexualité féminine n'est pas le plus problématique chez Bienville. Lors des descriptions de ce mal, il remarque des « pollutions nocturnes » abondantes et une sécheresse vaginale qui provoque des démangeaisons insupportables : que décrit-il en partie si ce n'est une mycose vaginale ou une infection microbienne de l'appareil génital ? Dix ans auparavant, Jean Astruc, dans son *Traité des maladies des femmes*, l'un des derniers à porter ce titre, énonce parmi les causes de la passion hystérique : l'abondance des lochies (comprenons les pertes blanches), une tumeur des ovaires, l'écoulement d'humeurs âcres, odorantes et sombres.

En 1822, Louyer-Villermay, grand spécialiste de l'hystérie et principal promoteur du retour à l'explication utérine de ce trouble, à l'article « nymphomanie » du *Dictionnaire des Sciences médicales*, lie ce mal à la continence. Cette vésanie monstrueuse, provoquée par un utérus contrarié, implique délire, propos obscènes, attitudes lascives, raidissement sur des objets. Il rapporte même un cas, observé par Bucham, d'une fillette de trois ans aux attitudes lubriques, cherchant à se procurer des jouissances vénériennes et dont le délire érotique obsessionnel n'a cessé que lorsque, mariée, elle tomba enceinte. Parmi les raisons de ce mal, Louyer-Villermay constate que des patientes ont de l'herpès vaginal ou des dartres sans jamais préciser si ces maladies de peau sont l'une des causes ou, au contraire, l'un des effets de la nymphomanie. Il dresse également le portrait physiologique de la nymphomane : pilosité particulièrement importante, cheveux crépus, poils et yeux noirs, organes sexuels saillants, transpiration abondante, bassin robuste, silhouette svelte. Les femmes souffrant de nymphomanie ou d'hystérie, qui en serait la forme atténuée, témoignent d'après ces données d'un tempérament lymphatique qui ressemble à s'y tromper au tempérament des femmes noires tel qu'il est décrit dans le même dictionnaire par Virey, selon des considérations racistes.

En pluralisant le tempérament féminin, on obtient donc un type féminin sain, la mère – européenne –, et des types déviants, dont l'hystérique est la figure principale, suivie de près par la femme ménopausée, la nymphomane, la prostituée, l'esclave, la lesbienne et la féministe. L'hétérosexualité reproductrice est donc érigée en norme curative. Toutefois, au moment où la crainte d'une dégénérescence de la « race » remplace celle du seul dépeuplement, l'une des conditions de possibilité des politiques eugénistes est de contrôler l'accès à la maternité elle-même. De nouvelles techniques médico-sociales tendent ainsi à garantir les conditions sanitaires de la sexualité masculine extra-conjugale, à limiter les naissances illégitimes et les grossesses multiples des classes populaires. Enfin, sous l'influence des aliénistes, l'origine utérine de l'hystérie est à nouveau rejetée au milieu du XIXe s. Maladie nerveuse liée à la sensibilité extrême des femmes « lavées de tout péché sexuel » (Edelman, 2000, p. 85), l'hystérie fait désormais l'objet, au nom de l'hérédité des caractères, d'une surveillance ayant pour fin d'assurer l'intégrité physique et morale de la descendance familiale.

À la fin du XIXe s., si la catégorie nosologique « maladies des femmes » a bien disparu, les pathologies « féminines » sont prises en charge par un dispositif disciplinaire – l'obstétrique, la gynécologie, la psychiatrie et l'hygiénisme –, qui ne modifiera son appréhension du corps des femmes que sous la pression des mouvements féministes.

► ADELON et al., *Dictionnaire des sciences médicales*, Paris, Panckoucke, 1812-1822. – AGRIPPA C., *De la Noblesse et préexcellence du sexe féminin*, R. Antonioli (éd.), Genève, Droz, 1990. – ARISTOTE, *De la Génération des animaux*, trad. P. Louis, Paris, Les Belles Lettres, 1962. – ASTRUC J., *Traité des maladies des femmes*, Paris, Cavelier, 1761-1765. – BARBEYRAC C. DE, *Traités nouveaux de médecine, contenans les maladies de la poitrine, les maladies des femmes, et quelques autres maladies particulières*, Lyon, Certe, 1684. – BERCHERIE P., « Le concept de la folie hystérique avant Charcot », *Revue internationale d'histoire de psychiatrie*, 1, n° 1, 1983. – BERRIOT-SALVADORE E., *Un Corps, un destin*, Paris, H. Champion, 1993. – BIENVILLE T. DE, *La Nymphomanie*, Amsterdam, Michel, 1771. – CANGUILHEM G., *Écrits sur la médecine*, Paris, Le Seuil, 2002. – DUBOIS P. J., *Livre de la nature et utilité des moys des femmes et de la curation des maladies qui en surviennent*, Paris, Morel, 1559. – EDELMAN N., « Représentation de la maladie et construction de la différence des sexes », *Romantisme*, n° 110, 2000. – GALIEN, *Œuvres anatomiques, physiologiques et médicales*, trad. Daremberg, Paris, Baillière, 1856. – GELIS J., « Sages-femmes et accoucheurs », *AESC*, 35, n° 5, 1980. – GILMAN S. et al., *Hysteria Beyond Freud*, Berkeley, Univ. of California Press, 1993. – GOULEMOT J.-M., « Fureurs utérines », *Dix-huitième siècle*, n° 12, 1980. – GRONEMAN C., « Nymphomania : The historical construction of femal sexuality », *Signs*, vol. 19, 1994. – HIPPOCRATE, *Œuvres choisies*, trad. Ch. Daremberg, Paris, Labé, 1855. – JACQUART D., THOMASSET C., *Sexualité et savoir médical au Moyen Âge*, Paris, PUF, 1985. – KLIBANSKY R., PANOFSKY E., SAXL F., *Saturne et mélancolie*, trad. F. Durand-Bogaert, L. Evrard, Paris, Gallimard, 1989. – KNIBIEHLER Y., FOUQUET C., *La Femme et les Médecins*, Paris, Hachette, 1983. – LEPOIS C., *Choix d'observations*, Paris, 1618. – LEVACK B. P., *La Grande chasse aux sorcières*, trad. J. Chiffoleau, Paris, Champ Vallon, 1991. – LIEBAULT J., *Thresor des remedes secrets pour les maladies des femmes*, Paris, Du Puy, 1585. – MAURICEAU F., *Traité des Maladies des femmes grosses et accouchées*, Paris, Hénault, 1668. – MICALE M. S., « Hysteria and its historiography », *History of Science*, vol. XXVII, n° 77/78, 1989. – ROUSSEL P., *Système physique et moral de la femme*, Paris, Vincent, 1775. – ROUSSELLE A., « Observation féminine et idéologie masculine : le corps de la femme d'après les médecins grecs », *AESC*, 35, n° 5, 1980. – SYDENHAM T., *Médecine pratique*, 1681, trad. A.-F. Jault, Paris, Barrois le jeune, 1784. – THOMASSET C., « De la nature féminine », *in* M. Perrot, G. Duby (éd.), *Histoire des femmes en Occident*, vol. 2, Paris, Plon, 1991. – VIGAROUS J. M. J., *Cours élémentaire de maladies des femmes*, Paris, Deterville, 1801.

Elsa DORLIN

→ Hippocratisme ; Humeurs ; Sang et pensée grecque.

MALADIES ÉMERGENTES

Le monde des maladies n'est pas aussi stable que les ouvrages médicaux le suggèrent. Des maladies disparaissent, comme la suette miliaire au XIXe s. La tremblante du mouton est décrite pour la première fois au XVIIIe s. Son proche parent, la maladie de Creutzfeld-Jacob, s'enrichit régulièrement de variants chez l'homme et d'autres mammifères. Le virus de la grippe change d'une année sur l'autre et n'a pas d'effets constants. Les mésothéliomes n'existaient guère avant l'usage industriel de l'amiante. Le diagnostic de maladie d'Alzheimer n'était pas souvent posé il y a vingt ans, il l'est fréquemment de nos jours. Qui parlait des fièvres hémorragiques humaines d'origine africaine avant l'épidémie de fièvre de Marburg et d'Ebola à la fin des années 1960 ? C'est dans ce contexte de diversification des maladies que s'est imposée la notion de maladie émergente, humaine, animale ou même végétale, une notion maintenant passée dans le domaine public. Le lancement de journaux spécialisés comme en 1994 celui d'*Emerging infectious diseases*, revue du Center for disease control and prevention (CDC) d'Atlanta, la publication d'ouvrages de référence comme *Emerging viruses* en 1993, la place accordée à la génomique comparée de variants d'agents infectieux et à la description de nouveaux agents infectieux dans les revues scientifiques généralistes du plus haut niveau (*Nature, Science,* etc.) traduisent l'intérêt de la communauté scientifique et médicale pour les maladies nouvelles, émergentes et réémergentes.

Ce constat ne signifie pas qu'il existe une définition précise de ces maladies. Ce problème est discuté ailleurs (cf. par exemple F. Delaporte, 1998). Entre des descriptions de maladies qui semblent réellement nouvelles, celles plus affinées de maladies anciennement connues et la réapparition de maladies que l'on croyait maîtrisées, il est difficile d'identifier où se trouve l'indice de nouveauté qui permettrait de conclure à une sorte de « fait nouveau » médical. Les notions de nouveauté et d'émergence sont elles-mêmes assez imprécises : la nouveauté renvoie plutôt à l'assignation des signes cliniques, nécessairement contingente, à une forme jusque-là non décrite de maladie ou d'agent (dans les exemples cités plus haut ce serait le cas de la maladie de Marburg), tandis que l'émergence souligne plutôt que « quelque chose » existait à bas bruit qui, à un moment donné, devient plus fréquemment diagnostiqué (ce serait le cas des mésothéliomes). En face du flou qui entoure ces notions de nouveauté comme d'émergence, il faut plutôt rechercher au cas par cas où se trouvent le ou les indices de nouveauté.

La réussite d'une maladie infectieuse est la conséquence de l'interaction efficace entre l'agent infectieux, son vecteur (physique ou animal) et son hôte (G. Gachelin, 1998, p. 38-62). Chaque fois que l'analyse épidémiologique précise a pu en être faite, la nouveauté comme l'émergence d'une maladie sont apparues liées à la conjonction de plusieurs facteurs indépendants qui incluent la variation génétique d'un agent infectieux, un changement socioculturel au sein des populations concernées en passant par des changements d'écosystèmes mettant en contact inhabituel le vecteur de l'agent pathogène et un groupe humain sensible.

De ce point de vue, le syndrome d'immunodéficience acquise, le Sida, est certainement la maladie nouvelle la mieux connue : l'enchaînement d'observations, de questions et de réponses permettant de conclure à l'émergence de cette entité nosographique nouvelle va servir d'exemple pour mettre en évidence la complexité de l'analyse de la nouveauté en pathologie. Les données mentionnées ci-dessous sont pour l'essentiel extraites d'*Histoire du Sida*, par Mirko Grmek.

Un premier indice quantitatif d'anomalie morbide. En 1980, le CDC d'Atlanta relève une augmentation brutale de l'usage d'un antibiotique spécifique des infections provoquées par un parasite en général inoffensif, *Pneumocystis carinii.* L'enquête épidémiologique initiale révèle que les antibiotiques ont été prescrits pour le traitement de pneumonies à *P. carinii.* La maladie qui n'était pas nouvelle, mais seulement assez rare, est associée à une mortalité élevée. Le nombre de cas augmente rapidement et la notion d'épidémie devient inéchappable : la pneumonie à *P. carinii* est devenue une maladie émergente fin 1980.

Une nouvelle forme d'immunodéficience. Jusque-là, les pneumonies à *P. carinii* connues étaient associées à une insuffisance immunitaire en général iatrogène qui se traduisait par l'effondrement de la capacité de réponse du sujet à des micro-organismes commensaux. De fait, un état d'immunodéficience est constaté chez tous les malades atteints de pneumonie à *P. carinii.* Mais la nature de ce déficit est originale : il s'agit d'un défaut spécifique en lymphocytes T auxiliaires (les CD4+) quasi complet au moment de l'apparition des signes cliniques. La notion d'une immunodéficience réellement nouvelle prend alors le pas sur celle de pneumonie, d'autant que la nosographie se complique avec l'implication de localisations organiques différentes d'autres agents commensaux comme les toxoplasmes, les cryptosporidies, les levures, etc., tous micro-organismes normalement peu pathogènes pour le sujet en bonne santé immunologique. On est donc bien en présence de l' « épidémie » d'une immunodéficience particulière nouvelle chez l'homme.

Un nouveau rétrovirus pathogène pour l'homme. Le signe clinique « symptomatique » de cette nouvelle immunodéficience qu'est l'effondrement du nombre des cellules T auxiliaires est-il la signature d'un nouvel agent infectieux ? La découverte en 1983 d'une famille de rétrovirus chez des malades atteints de Sida, les virus HIV, vient conforter la notion de nouvel agent infectieux : ces virus ne sont en effet pas apparentés aux quelques autres rétrovirus humains déjà connus et ce sont eux qui infectent préférentiellement les lymphocytes T auxiliaires et les détruisent. Avec la découverte d'un agent pathogène jusque-là inconnu et dont on montre rapidement qu'il est le responsable « originaire » de la maladie, le Sida acquiert le statut de nouvelle maladie infectieuse, sexuellement transmissible, également transmise par le sang et ses dérivés, et qui trouve son origine dans la destruction sélective d'une population cellulaire spécifique. La restriction initiale à un groupe particulier se disloque, comme la maladie progresse au sein de toutes les populations humaines en parfaite corrélation avec la dissémination des virus HIV.

Un virus nouveau pour l'homme mais pas pour le singe. Ce virus est-il « nouveau » chez l'homme, est-il un variant virulent, révélé par la pathologie qu'il provoque, d'un virus commensal resté jusqu'ici inconnu parce que non pathogène ? Existe-t-il chez d'autres espèces animales ? Les études épidémiologiques démontrent l'absence de virus apparentés aux virus HIV chez les humains non malades ou non exposés à un contage infectieux. Le virus n'est donc pas un commensal habituel chez l'homme. L'étude d'autres espèces animales montre que si ce virus est nouveau pour l'homme, il ne l'est pas dans la nature. Il est fortement apparenté à des virus simiens (de la famille SIV) en général inoffensifs pour les singes et il en dérive très probablement (G. Myers *et al.*, 1992). Le passage du singe à l'homme, le franchissement de la barrière d'espèce, est-il en lui-même un fait nouveau ? Bien que la plupart des virus aient une spécificité d'espèce, certains n'en connaissent pas. Le passage du singe à l'homme est défini géographiquement et n'a pu survenir qu'en Afrique. On peut supposer que le virus est normalement pathogène pour l'homme et que la contamination a lieu de manière accidentelle mais continue, par exemple par morsures ? Dans ce cas, la maladie pourrait avoir été auparavant sporadique et être simplement passée inaperçue. Sa nouveauté serait alors liée à l'absence, avant l'émergence de la maladie en Amérique du Nord, d'observations cliniques dans les populations affectées : c'est ce que suggère l'analyse historique de Grmek sur certains signes comme le sarcome de Kaposi, dont des épidémies seraient survenues une centaine d'années plus tôt. Aurait-on en fait pu énoncer le diagnostic différentiel de Sida face à d'autres pathologies infectieuses en Afrique, comme le *slim-disease* en particulier ? On peut aussi penser qu'il s'agit plutôt d'un variant génétique d'un virus simien qui a franchi la barrière d'espèce et connu une sorte de « succès évolutif » en manifestant sa virulence chez l'homme : il s'agirait alors d'un nouvel agent infectieux pour l'espèce humaine, nouveau quant à sa spécificité d'hôte et sa virulence. La quasi-totalité des données vont dans ce dernier sens. Le virus varie beaucoup, des variants du virus sont sélectionnés *in vivo* de manière permanente chez le sujet infecté, et certains d'entre eux peuvent devenir exceptionnellement virulents pour leur hôte – comme observé chez le macaque.

Un indice de nouveauté par rapport au virus lui-même est donc le franchissement de la barrière d'espèce du fait d'une variation du génome de l'agent infectieux.

Les conditions de sa dissémination hors du groupe exposé constitueraient-elles un critère supplémentaire de nouveauté ? Le virus ayant infecté des humains s'est propagé hors de son point d'apparition en Afrique. Les facteurs de propagation sont invariablement les relations sexuelles et le sang. Les conditions socioculturelles de la dissémination du virus pourraient servir de révélateur, s'il en était besoin, aux bouleversements des rapports économiques et sociaux survenus en Afrique et qui ont contribué au passage des cas initiaux probablement survenus dans des zones rurales vers les zones urbaines et de là en Amérique du Nord puis dans le reste du monde. Ces conditions n'ont rien de particulier par rapport aux maladies de la pauvreté et de la guerre. On peut donc avancer que la maladie n'est devenue « nouvelle » que lorsque et parce qu'elle a été identifiée dans une population nord-américaine surmédicalisée et que les conditions de dissémination n'ont rien de « nouveau ».

La structure génétique des sujets influence l'issue de la contamination. La large dissémination de la maladie dans le monde et donc parmi des populations présentant un large éventail de polymorphisme génétique a permis de montrer que certains groupes humains sont résistants au virus, en dépit de leur exposition fréquente, et que leur résistance est de nature génétique : tous les groupes humains ne réagissent pas de la même manière aux virus HIV. Le polymorphisme humain, dans ce cas particulier celui d'un récepteur de chimiokine, intervient donc dans l'évolution de la maladie et sans doute la propagation du virus. Bien que cet effet soit modéré, il n'est pas impossible que le Sida contribue actuellement à modeler la structure génétique des populations exposées au virus, comme d'autres agents infectieux lors d'épidémies dans le passé. Une telle sélection de sujets résistants est observée dans la nature, par exemple chez les félidés de la famille du guépard confrontés à une infection virale entérique. Elle a été observée chez les humains à plusieurs reprises, notamment lors de la conquête de l'Amérique latine par les Espagnols qui a révélé la sensibilité extrême des populations indiennes à plusieurs agents infectieux importés d'Europe.

Le Sida est donc bien une maladie nouvelle dans les pays occidentaux, en ce sens évident qu'il n'était pas décrit en 1980 et l'était en 1985, et qu'il a graduellement émergé en tant que maladie contagieuse en Afrique vers la fin des années 1970. Chaque élément contribuant à sa nouveauté puis à son émergence est justiciable d'une analyse particulière car c'est une cascade d'événements indépendants qui en est responsable. Il est probable qu'il en a été de même dans le passé pour de nombreuses maladies infectieuses. Le cas des prions pourrait se révéler exemplaire d'une série de rupture d'équilibres naturels. Il n'est cependant pas assez documenté pour l'instant.

Si on laisse de côté les problèmes liés à la dissémination *stricto sensu,* on retrouve, dans ce cas comme dans celui des autres maladies émergentes, les mêmes deux types de « nouveauté ».

Un premier type de nouveauté est lié au fait que le patrimoine héréditaire de l'agent pathogène varie, que cette variation est sélectionnée et qu'une pathologie différente en résulte. Dans une logique microbiologique classique, devant une nouvelle description clinique, on postulerait un nouvel agent pathogène. Ce n'est sans doute pas le cas général : le plus souvent une variation d'un micro-organisme pré-existant est révélée par des différences dans la pathologie qu'elle induit. Cette notion peut paraître choquante devant celle de stabilité des espèces en général. L'acceptation relativement rapide de la notion de maladie émergente, liée à des variations des agents infectieux par la communauté scientifique et médicale, a été certainement facilitée par l'observation que les génomes de micro-organismes présentaient fréquemment des variations et que ces variations étaient à l'origine du passage de la barrière d'espèce et de l'acquisition ou de l'atténuation de la virulence. Cette notion implique d'accepter une dynamique non classique des génomes. Avant 1980, le seul échappement significatif à une variation continue des génomes et à une transmission mendélienne chez les eucaryotes était constitué soit par l'effet d'éléments de type infectieux (épisomes et phages chez les micro-organismes) soit par celui des éléments génétiques mobiles ou transposons (dont les rétrovirus sont une forme) observés d'abord chez les plantes par Barbara Mac Clintock au début des années 1950, puis chez les bactéries à partir de 1970. Des éléments génétiques mobiles ont été identifiés depuis dans tous les organismes. Ils contribuent à donner une certaine instabilité aux génomes. En outre, depuis 1990, l'analyse systématique des génomes bactériens rendue possible par l'automatisation des procédures de séquençage de l'ADN a permis de comparer des souches bactériennes ou virales de virulence variée entre elles et avec d'autres espèces apparentées ou non. On s'est rendu compte alors de la grande variabilité en terme de nombre de gènes et de séquence génomique entre divers isolats de la même espèce bactérienne. Ces variations sont à l'origine de différences dans les signes cliniques manifestés : cette situation est bien connue chez les *Listeria* par exemple. C'est une différence génomique ténue qui montre l'apparition du variant W135 de l'agent de la méningite récemment apparu et qui exige une vaccination différente de la vaccination classique. La virulence bactérienne s'explique souvent par le transfert horizontal de facteurs de virulence portés par des sortes de mini-chromosomes, transfert qui survient entre bactéries qui peuvent être d'espèces différentes. Le même phénomène rend compte de la diffusion parmi les bactéries de la résistance à certains antibiotiques. La comparaison des génomes d'espèces bactériennes induisant des effets très différents, bien qu'appartenant au même genre, rend compte des caractéristiques des maladies induites. À titre d'exemple les génomes de *Mycobactérium tuberculosis,* l'agent de la tuberculose, qui affecte de manière dominante poumons et viscères, et *M. leprae,* l'agent de la lèpre, qui affecte surtout les domaines cutané et nerveux, ont été comparés. L'analyse génétique montre que *M. leprae* présente un important déficit en gènes actifs par rapport à *M. tuberculosis* (St. Cole). En ce qui concerne les virus, certains, comme les rétrovirus des familles SIV et HIV, évoluent très rapidement du fait d'erreurs non corrigées lors de la réplication virale, et de la sélection continue *in vivo* de quasi-espèces. D'autres virus sont assez stables, mais une pression de sélection peut permettre l'émergence de formes nouvelles, comme celles particulièrement neurovirulentes du virus de la poliomyélite. Le hasard de rencontres entre virus fait apparaître sporadiquement des virus poliomyélitiques inattendus, par recombinaison génétique entre virus sauvage et virus vaccinal. La recombinaison est à l'origine d'une maladie nouvelle comme la leucose féline dont le virus est le produit d'une recombinaison entre un virus canin et un virus félin. La recombinaison entre virus de plusieurs espèces animales qui apparaît dans un écosystème complexe impliquant porc, milieu aquatique et homme, est à l'origine des souches de virus grippal différentes qui apparaissent chaque année. Ces exemples montrent qu'une certaine instabilité des génomes d'agents infectieux, dans laquelle tous les mécanismes génétiques de variation connus sont mis en évidence, est à l'origine de la production de variants pathogènes pour d'autres hôtes que le ou les hôtes d'origine, ou encore de variations significatives dans la pathologie qu'ils induisent. Il n'y a aucune raison de penser que la production de ces variants et donc potentiellement d'un nombre croissant de maladies nouvelles ou variantes puisse s'arrêter. Inversement, comme cela a été observé dans le cas du virus de la myxomatose, la variation du virus peut se traduire progressivement par l'apparition progressive d'un nouvel équilibre entre un virus devenu moins virulent et son hôte. L'ensemble des mécanismes connus est discuté dans plusieurs chapitres de *Emerging viruses.*

Le second type de nouveauté concerne les conditions dans lesquelles la mise en contact efficace d'un agent pathogène et d'un hôte réceptif se réalise et qui fait que dans une espèce et dans un lieu donnés apparaît une maladie « nouvelle ». Les modalités de la dissémination d'une maladie à partir d'un foyer d'origine, qu'elle soit liée à la pauvreté, à la guerre ou aux migrations entrent dans ce cadre général. Cette mise en contact est presque invariablement liée à une modification au minimum des conditions de vie comme on l'a déjà écrit, ou de manière plus « nouvelle » à celle d'un écosystème. Les lions « sauvages » ne souffrent guère de la maladie du chien dite maladie de Carré : les lions des réserves africaines contractent la maladie parce qu'ils viennent de plus en plus à proximité des habitations et entrent alors en contact avec des chiens malades. Dans le cas des maladies à vecteurs, la situation est souvent plus complexe et l'apparition des cas de maladies traduit, en plus éventuellement d'une modification de l'agent pathogène, une mise en contact suffisamment inhabituelle pour que la maladie apparaisse comme nouvelle dans le groupe considéré. Par exemple, les rongeurs sauvages sont souvent vecteurs de virus de fièvres hémorragiques. La maladie apparaît lors de la mise en contact des populations de rongeurs infectés et des populations humaines sensibles. Ce peut être à l'occasion de mouvements de populations humaines. Les soldats américains en Corée en 1950 entrent en contact avec les rats des rizières, vecteurs de l'agent d'une fièvre hémorragique : ils contractent alors la fièvre de Hantaan qui n'existe pas aux États-Unis mais qui est endémique en Corée et en Chine, connue de la médecine de ces pays et au demeurant décrite en 1913 par les médecins russes à propos d'une épidémie d'atteintes rénales survenue en Sibérie (J. W. Le Duc *et al.*, in *Emerging viruses*, p. 149-158). Souvent, l'apparition d'une maladie nouvelle dans une population est liée à une modification plus profonde de l'environnement induite par l'homme. En Amazonie, le calfeutrage des maisons en bois avec une sorte de pisé a permis la prolifération de punaises vectrices de *Trypanosoma cruzi* et, par voie de conséquence, l'émergence de la maladie de Chagas chez les habitants de ces maisons. La nouveauté est ici liée à une tentative de modification de l'habitat dans une intention culturelle (cf. F. Delaporte, 1999). Le changement d'agriculture (substitution des plantations de maïs à la pampa herbeuse) en Argentine lors de la Seconde Guerre mondiale a, en modifiant la nature de la nourriture disponible, favorisé un changement au sein des populations de rongeurs et la prolifération d'un rongeur jusque-là très minoritaire, *Calomys musculinus*. Il se trouve que ce nouveau venu est porteur de l'agent d'une fièvre hémorragique nouvelle qu'il transmet à l'homme : la fièvre de Junin est décrite en 1953. Quelle est la nouveauté qui permet d'observer de brusques flambées de fièvre Ebola ? Une action humaine peut donc se traduire par une variation des rapports entre espèces et se traduire à terme par l'émergence ou la réémergence d'une maladie. Dans tous ces cas, la maladie existait auparavant, et c'est l'augmentation bien ciblée dans l'espace et le temps de sa fréquence qui la manifeste comme émergente.

Ou encore comme réémergente. Certaines maladies paraissent maîtrisées. On pense ici aux grandes épidémies qui ont disparu dans les pays développés (cf. P. Bourdelais, 2003). Lorsque la maladie apparaît de nouveau, on tendra à parler de réémergence, expression qui ne concerne pas les explosions sporadiques comme dans le cas d'Ebola, mais plutôt la réapparition d'une maladie que l'on croyait disparue. L'exemple de *Yersinia pestis*, la bactérie responsable de la peste, est symptomatique. La maladie a disparu dans nos pays. Il n'y a plus ni épidémie ni cas sporadique. Cependant elle réapparaît périodiquement, récemment en Inde et à Madagascar. Dans le cas de la peste à Madagascar, la réintégration dans les villages, pour des raisons d'insécurité, des stocks de grains qui étaient autrefois en général entreposés dans des greniers collectifs hors du village a mis en contact à nouveau les rats vecteurs de la peste avec les habitants. Un changement de la profondeur des labours est responsable de l'épidémie de peste observée en Iran à la fin des années 1950, en mettant au jour des terriers profonds de rongeurs infectés. Les médias ont popularisé la réémergence de la tuberculose, notion qui fait la couverture du journal *Emerging infectious diseases* de novembre 2002. Cette réapparition de la tuberculose reste pour l'instant confinée à des populations précises, sujets immuno-déprimés et populations migrantes, situation qui changera pour redevenir un réel problème de santé publique si les formes polyrésistantes de *M. tuberculosis* se répandaient.

Il existe donc une multiplicité de causes à la réémergence d'une maladie. On vient d'en voir quelques exemples et, en dehors de ces cas particuliers, on va en général associer la réémergence de maladies à des situations de guerre ou de crise socio-économique. Ainsi, la maladie du sommeil avait profondément régressé en Afrique par la simple application de procédures préventives connues depuis 1904. Une moindre attention à ces procédures, liée aux bouleversements que connaît l'Afrique, se traduit par une remontée spectaculaire de la maladie du sommeil qui redevient un problème majeur de santé publique en Afrique. Le paludisme a fait sa réapparition en Russie du Nord jusque dans la région d'Arkhangelsk pendant la Seconde Guerre mondiale puis a régressé après la fin de la guerre et le retour aux pratiques de prévention. La typhoïde a fait sa réapparition ces dernières années en Russie du fait de l'effondrement de la qualité de la prévention et de la couverture vaccinale. De la même manière que les mises en contact inhabituelles entre agent pathogène et hôte sont souvent le signe d'une perturbation socio-économique, les réémergences de maladies que l'on croyait jugulées apparaissent comme des indicateurs d'une dégradation d'un système d'alerte et d'un système de prévention. Il peut y avoir pire, et les conditions d'une réémergence être liées à des changements profonds de la biosphère. C'est ainsi que l'on se demande sérieusement si l'augmentation significative de la température terrestre que l'on observe, quelle qu'en soient les causes, ne va pas se traduire par l'apparition, dans des zones géographiques exemptes, de maladies bien connues ailleurs et qu'on sera alors obligé de tenir pour réémergentes.

C'est mettre en évidence que, sauf éradication rigoureuse d'un agent pathogène comme celui de la variole, l'existence de foyers endémiques de maladies expose, au gré de migrations de populations, de déclin de la prévention ou de changements globaux, à la réapparition de maladies connues mais que l'on croyait en voie de disparition.

On a tendance à considérer comme « nouvelles » les seules maladies infectieuses. Cependant, des maladies non infectieuses sont justiciables de la même démarche. Ce peut être le cas des maladies professionnelles liées à un ensemble de pratiques ou à l'exposition à des substances nouvelles. On peut citer les mésothéliomes liés à l'exposition à l'amiante, les cancers du rhinopharynx liés à l'exposition à de la sciure ou à des aérosols métalliques ou, pour reprendre des exemples plus anciens, les dermites dues aux rayons X. Dans tous ces cas, on note une apparition définie dans le temps, une relative originalité de la nosographie, une fréquence accrue de la maladie dans certaines populations exposées ou à risque et un agent responsable soit inconnu soit qui n'était pas jusque-là associé à une maladie.

Les notions de maladies nouvelles, émergentes et réémergentes sont donc bien ainsi des ensembles flous aux contours mal définis qui traduisent la variabilité des agents pathogènes et la diversité des conditions qui leur permettent d'exercer leur virulence.

▶ BACHELIN G., « Dynamique des génomes et maladies émergentes », *in* D. Lecourt, *Vers de nouvelles maladies*, Paris, PUF, 1998, p. 38-62. – COLE St., « Comparative and functional genomics of the Mycobacterium tuberculosis complex », *Microbiology*, 148, 2002, p. 2919-2928. – DELAPORTE F., « La nouveauté en pathologie », *in* D. Lecourt, *Vers de nouvelles maladies*, Paris, PUF, 1998 ; *La Maladie de Chagas*, Paris, Payot, 1999. – GRMEK M., *Histoire du Sida*, Paris, Payot, 1995. – LE DUC J. W. *et al.*, « Hantaan, and related zoonoses », in *Emerging viruses*, New York, Oxford Univ. Press, 1993, p. 149-158. – MORSE S. S. (ed.), *Emerging viruses*, New York, Oxford Univ. Press, 1993. – MYERS G., MACINNESS K. & KORBER B., « The emergence of simian/human immunodeficiency viruses », *AIDS Res. Hum. Retroviruses*, 8, 1992, p. 373-386. – WEBSTER R. G., « Influenza », *Emerging viruses*, New York, Oxford Univ. Press, 1993, p. 37-45.

Gabriel GACHELIN

→ Écologie médicale ; Épidémie ; Épidémiologie ; Professionnelle (Maladie) ; Sida.

MALNUTRITION

Le caractère ambivalent de la malnutrition était déjà patent lorsque ce terme apparut pour la première fois en 1867 dans le dictionnaire *Oxford english*, au sens général d'une mauvaise adaptation des conditions d'alimentation aux besoins d'un individu : cet état pathologique pouvait résulter d'une déficience absolue ou relative, comme à l'inverse d'un excès, en un ou plusieurs nutriments. Pourtant, pendant la majeure partie du XXe s., c'est la malnutrition carentielle de l'enfant qui, émergeant comme un des grands problèmes de santé publique de la planète au fur et à mesure de la reconnaissance de son ampleur et de ses conséquences, a dominé la scène sous divers noms représentant autant de changements conceptuels, où se sont mêlées tant les avancées et modes scientifiques et médicales successives que les évolutions sociales et humanitaires qui ont jalonné l'histoire récente du développement.

Une malnutrition dite protéino-énergétique

La malnutrition est certainement présente depuis le début des temps. Diverses formes apparaissent dans les récits de l'Antiquité : le marasme (maigreur extrême) était connu des Grecs et l'œdème de famine est évoqué dans la Bible, puis dans de nombreux textes de la littérature populaire et scientifique. Pourtant son étude et sa reconnaissance comme maladie sont assez récentes. La première crise de santé publique due à la malnutrition survint en 1899 en Grande-Bretagne, lorsque le gouvernement réalisa qu'il était en passe de perdre la guerre des Boers. Le recrutement de soldats s'avérait en effet très difficile, beaucoup de jeunes hommes étant considérés trop petits et trop malades pour pouvoir entrer dans l'armée. La malnutrition fut identifiée comme la cause principale de mauvaise santé et de faibles performances physiques et intellectuelles. Des enquêtes furent mises en œuvre, révélant des taux très élevés d'enfants mal nourris, comparables à ceux que l'on trouve encore aujourd'hui dans les milieux ruraux d'un grand nombre de pays africains et asiatiques.

Parallèlement, ce que nous appelons maintenant la malnutrition grave fut décrit en Europe au début du XXe s. dans plusieurs articles et manuels de pédiatrie : en Italie et en Espagne dystrophie des farineux, en France œdème nutritionnel et de l'enfance, en Allemagne *mehlnärschaden* attribué à une alimentation lacto-farineuse prolongée et à des infections gastro-intestinales. Mais la malnutrition devenant plus rare avec l'amélioration des conditions de vie, d'hygiène et d'alimentation, c'est dans les zones tropicales que de nombreux médecins décrivirent et étudièrent en détail des cas de malnutrition grave, leurs travaux ayant, jusqu'à la Seconde Guerre mondiale, la double caractéristique d'être isolés et non reliés aux travaux antérieurs – les communications entre les différents continents étaient très limitées et l'accès à la littérature scientifique extrêmement restreint –, mais aussi de ne porter que sur la même forme œdémateuse de malnutrition, ignorant par exemple le marasme ; peut-on penser que ce dernier ait été aussi peu répandu dans les zones tropicales du début du siècle pour avoir été à ce point ignoré ?

Trois branches de connaissance se développèrent ainsi de manière relativement indépendante en Asie, Afrique et Amérique latine. En Indochine dans la partie orientale de l'actuel Viêt-Nam, Normet décrit en 1926 sous le nom de *bouffissure d'Annam* une fonte musculaire masquée par des œdèmes. Il en fournira un tableau clinique détaillé, et apportera déjà des réponses aux interrogations qu'on se posera par la suite en Afrique et en Amérique latine à chaque (re)découverte de la maladie : s'agit-il de la même forme chez les adultes et les enfants ? Quels sont les parasites et infections tropicales à l'origine des diverses formes de la maladie ? Rappelons qu'à cette époque l'origine microbienne des maladies et la bactériologie dominaient déjà la pensée médicale dans la foulée des travaux de Louis Pasteur, et que la pathologie tropicale était marquée par la parasitologie. La plupart des médecins attribuaient la bouffissure d'Annam indifféremment au paludisme, aux ascaris, aux ankylostomes ou encore à la syphilis. Très vite Normet considéra la possibilité qu'il s'agisse d'une forme de malnutrition. Il constata qu'elle ne survenait pas chez ceux qui vivaient au bord de la mer et mangeaient du poisson, et livra une description remarquable de la détermination sociale de la maladie, indiquant qu'elle survenait seulement chez les familles de coolies et de paysans pauvres, jamais dans les classes supérieures. Il conclut ses travaux en 1937, convaincu qu'il s'agissait bien d'une entité clinique distincte due en grande partie à une carence en protéines, touchant principalement les adolescents et les adultes, y compris sous des formes légères non œdémateuses. Curieusement il ne fit aucune tentative de description de la maladie chez les nourrissons. En Afrique, de nombreuses notes cliniques décrivirent, à partir des années 1910, des maladies œdémateuses souvent accompagnées de décoloration des cheveux et de la peau dont beaucoup étaient vraisemblablement des malnutritions. Mais la plupart de ces notes suggéraient là encore une origine parasitaire.

En 1928, arrive dans la Côte de l'Or (Ghana) Cicely Williams, pédiatre et première femme médecin dans cette colonie anglaise. Très vite, elle observe à l'hôpital d'enfants d'Accra des œdèmes liés à la malnutrition. Ne connaissant pas les travaux menés en Indochine, elle publie en 1933 un article décrivant une maladie nutritionnelle de l'enfant associée à un régime à base de maïs. Deux ans plus tard elle publie dans le *Lancet* un deuxième article intitulé *Kwashiorkor*, utilisant le nom donné à cette maladie par l'ethnie *Ga*, et l'introduisant ainsi durablement dans le vocabulaire médical. Signifiant littéralement premier-second, le terme se réfère à la maladie de l'enfant sevré précocement du fait d'une nouvelle conception. Les parents considéraient en effet que le second fœtus voudrait à coup sûr tuer ce premier enfant, probablement en empoisonnant le lait maternel, et que le sevrage était donc une obligation. Il fut montré plus tard qu'un grand nombre de sociétés partageaient cette croyance et que la maladie, reconnue et désignée par un nom spécifique, était ô combien ! enracinée dans la culture. Parmi les nombreux mérites du terme *kwashiorkor*, l'un des moindres n'est pas d'illustrer le vaste malentendu qui s'est instauré pendant des décennies entre la biomédecine qui considérait que les phénomènes socioculturels n'avaient pas leur place dans ses modèles explicatifs, et la plupart des cultures non occidentales attribuant la cause primaire de la malnutrition à des problèmes sociaux et moraux, par exemple jalousie entre frères, interdit sexuel non respecté pendant l'allaitement, manque d'intégration sociale de la famille. L'examen du contenu de nombreux programmes actuels d'intervention et le fait que les approches dites centrées sur le patient soient présentées comme résolument novatrices révèlent que ce malentendu persiste encore de nos jours, et montrent le poids qu'il a pu avoir dans l'échec des programmes de prévention. Williams suggéra qu'une carence en protéines ou en certains acides aminés ne pouvait être exclue et rejeta d'emblée l'hypothèse d'une pellagre, que pouvait évoquer une alimentation à base de maïs, du fait d'une localisation différente des lésions cutanées. Mais en Europe, l'époque était à la découverte des vitamines, quatre ans plus tôt Eijkman et Hopkins avaient reçu le prix Nobel pour des travaux montrant leur impact sur la croissance et le bien-être des animaux. Aussi en Angleterre, la plus haute autorité en matière de carences nutritionnelles s'attacha à démontrer le caractère pellagreux des dermatoses observées par Williams, objectant par ailleurs qu'on ne saurait utiliser un nom africain pour le titre d'un article scientifique, et rejetant comme superstition l'idée d'une maladie survenant du seul fait qu'un enfant soit évincé du sein maternel. La controverse sur la pellagre infantile allait durer deux décennies jusqu'à ce que soit reconnue l'inefficacité des traitements par l'acide nicotinique.

Dans la première moitié du XXe s., l'Amérique du Sud est certainement la région du monde qui produisit le plus de travaux sur la malnutrition, suivant souvent les mêmes trajectoires et les mêmes errements, sans pour autant qu'une relation soit faite avec les travaux menés en Asie sur la bouffissure d'Annam et en Afrique sur le kwashiorkor. Cependant, l'hypothèse de carences en plusieurs nutriments est avancée, et la maladie désignée sous le nom de dystrophie ou de syndrome multicarentiel dans différents pays. Les trois branches de connaissance issues des zones tropicales s'unifièrent au début des années 1940. Le kwashiorkor est reconnu comme une entité clinique distincte, bien que sa physiopathologie, son étiologie et son traitement ne soient pas encore définis et même, qu'il n'y ait pas encore de consensus sur le fait qu'il s'agisse d'une malnutrition. En Europe, des similitudes commencent à être établies avec les anciens *mehlnärschaden* et dystrophie des farineux, aux cas désormais sporadiques.

Mais, le tournant survint peu après la création des Nations Unies, lorsque la FAO et l'OMS, respectivement chargées de l'alimentation et de la santé dans le monde, s'emparèrent du thème. En 1952, les Drs Brock et Autret dressèrent une revue complète des relations entre kwashiorkor et régime alimentaire, et publièrent, à l'issue d'une mission sur le continent africain, un rapport intitulé *Le Kwashiorkor en Afrique* dans lequel ils concluaient que cette maladie était le trouble nutritionnel le plus sérieux et le plus répandu. On soupçonnait depuis longtemps qu'une carence en protéines jouait un rôle, soupçon qui s'était renforcé par la suite avec l'observation d'une baisse marquée des taux d'albumine sérique dans le kwashiorkor. Relayant cette idée qui avait gagné la faveur de la plupart des scientifiques, Brock et Autret conclurent que la carence en protéines était le problème majeur de l'Afrique. Le rapport eut une répercussion énorme, le terme malnutrition protéique fut adopté par le comité d'experts FAO/OMS suivant, l'idée fut acceptée que la carence en protéines constituait le principal problème des zones tropicales, et un groupe conseil sur les protéines fut créé au sein du système des Nations Unies. Plus généralement, le thème de la carence commença à dominer durablement les sciences de la nutrition, à une époque où l'Europe sortait à peine de la pénurie.

L'attention scientifique était alors centrée sur l'estimation des besoins en protéines et en acides aminés et leur niveau de satisfaction dans divers états physiologiques et conditions de maladies. La recherche et les planificateurs allaient s'engager pour des années dans le *tout protéines*. De nombreuses formules alimentaires riches en protéines furent développées pour traiter les malnutritions graves dans les centres de soins mais aussi comme moyen de prévenir la malnutrition des enfants, par exemple la Supéramine en Algérie et l'Incaparina en Amérique centrale. La production de protéines de bonne qualité devint également la priorité de l'agriculture mondiale dans les années 1960, pour combler le désormais célèbre *protein gap*, en particulier par la sélection variétale des céréales. Dans le même temps, les agences de développement et les gouvernements se lancèrent dans la distribution de surplus riches en protéines (lait en poudre écrémé) ou dans le développement de sources de protéines alimentaires non conventionnelles à base d'algues (spirulines), de levures (« steaks de pétrole ») ou autres concentrés de protéines foliaires. Bien plus tard, l'évaluation des nombreux programmes de supplémentation alimentaire qui utilisèrent ces formules montra que leurs effets avaient été souvent nuls, toujours très faibles. Pourtant dès le début des années 1950, McCance dans ses Enseignements de guerre en Allemagne ainsi que Keys *et al.*, à la suite d'expérimentations sur des volontaires, avaient rejeté le rôle de la carence en protéines comme cause primaire de l'œdème de famine chez les adultes. Mais à cette époque on pensait que l'œdème des enfants était de nature différente. Au milieu des années 1950 une conférence en Jamaïque sur la malnutrition protéique commença cependant à faire ressortir la nécessité d'un concept plus large. Le pédiatre américain Jelliffe, remarquant alors que le marasme avait été négligé dans les zones tropicales, introduisit le terme de malnutrition protéino-calorique (devenu protéino-énergétique quand le joule remplaça la calorie) encore largement utilisé aujourd'hui. Dans une monographie publiée en 1959 à l'OMS, il suggère que la malnutrition couvre en fait un large spectre de situations cliniques dues à la fois à des carences en calories et en protéines : kwashiorkor, marasme, formes intermédiaires, mais aussi formes légères et modérées et même nanisme nutritionnel qui, considéré comme marginal à cette époque, allait être plus tard rebaptisé retard de croissance en taille, et reconnu comme la forme la plus répandue de malnutrition dans le monde. En 1969, sous la houlette du *Wellcome Trust*, un groupe d'experts généralisa une classification de la malnutrition, fondée sur le niveau de déficit de poids en fonction de l'âge, utilisée depuis 1956 par le pédiatre mexicain Gomez, en y adjoignant la présence d'œdème comme signe distinctif du kwashiorkor. Les nouvelles estimations de malnutrition firent apparaître alors que le marasme et l'insuffisance pondérale sans œdème étaient de loin les formes de malnutrition les plus fréquentes, véritable partie immergée de l'iceberg mais passée jusqu'alors relativement inaperçue faute d'une mesure objective.

L'ère des protéines prit fin sous la conjonction de plusieurs facteurs : une révision à la baisse des besoins ; l'observation en Inde par l'équipe de Gopalan que les régimes alimentaires d'enfants développant un kwashiorkor ou un marasme n'étaient pas différents ; la démonstration en Jamaïque que la guérison du kwashiorkor dépendait plus des apports en énergie qu'en protéines. En 1974, dans un article au vitriol publié dans le *Lancet*, Donald McLaren qualifie de formidable fiasco la focalisation exclusive sur les protéines. Dans la foulée, Waterlow et Payne publièrent dans *Nature* un article très argumenté concluant que le manque de protéines n'était qu'un mythe et que le véritable problème était en fait une insuffisance alimentaire globale, soit avant tout un déficit en énergie. Bien que les protéines continuassent d'influencer la pensée et les stratégies de certains acteurs de la lutte contre les malnutritions, la remise en cause de leur rôle se traduisit par un changement d'orientation de la thérapeutique et des programmes. L'accent fut mis sur des solutions en apparence simples qui visaient à accroître l'ingéré en énergie des jeunes enfants en augmentant la densité énergétique des bouillies par l'adjonction d'huile ou la diminution de leur viscosité.

Parallèlement, l'intérêt s'était porté sur le rôle des infections ; dans une monographie célèbre, Nevin Scrimshaw avait introduit la notion de synergie des infections et d'une mauvaise alimentation dans l'apparition des malnutritions. Aussi, une des hypothèses dominantes des années 1970 était que la prévention des maladies infectieuses conduirait à diminuer significativement les taux de malnutrition dans les pays pauvres. L'ère de l'énergie et des infections n'allait cependant pas se prolonger au-delà du début des années 1980, du fait du peu d'impact des programmes de supplémentation alimentaire, comme des programmes médicaux de lutte contre les infections – vaccination et assainissement – sur la croissance des enfants, même si ces derniers s'avérèrent très efficaces pour faire baisser rapidement et fortement la mortalité des moins de cinq ans. Seul le traitement de la malnutrition grave bénéficia largement de tous ces travaux, qui conduisirent à une meilleure compréhension de la physiopathologie du kwashiorkor – notamment *in fine* du rôle des mécanismes oxydatifs dans sa genèse – et du marasme. On dispose aujourd'hui de traitements adaptés qui ont fait chuter de manière spectaculaire la mortalité dans les centres de réhabilitation nutritionnelle.

Un syndrome pluricarentiel, une causalité multidimensionnelle

Une véritable rupture survint avec les études sur les formes modérées de malnutrition. En 1971, une nouvelle classification, dite aujourd'hui de Waterlow, avait été proposée pour mesurer l'importance de la malnutrition protéino-calorique. Elle introduisait pour la première fois une distinction entre la maigreur *(wasting)* mesurée par une insuffisance de poids par rapport à la taille, et le retard de taille par rapport à l'âge *(stunting)*. Elle ouvrait la voie à l'anthropométrie nutritionnelle moderne, les années 1970 et 1980 voyant la standardisation de ces indices en termes de mode d'expression et de population de référence, et leur application à de nombreux usages cliniques et épidémiologiques. Cela permit de mettre l'accent sur les défauts de croissance comme une des principales conséquences de la malnutrition et favorisa la reconnaissance du retard de taille comme forme de malnutrition d'origine distincte, bien que dans la classification initiale ce dernier n'ait été considéré que comme un marqueur du passé et de la durée de la malnutrition. Une des conséquences inattendues fut l'irruption des indices nutritionnels dans le monde économique et politique, hors de leur berceau médical et nutritionnel, un nombre croissant d'auteurs considérant le taux de prévalence du retard de taille chez les jeunes enfants comme un des meilleurs indicateurs de la pauvreté et du développement d'une société. Dans les années 1990, l'indice taille-âge devint même une des composantes de l'indice de développement humain promu par le Programme des Nations Unies pour le Développement en complément des indicateurs macro-économiques classiques.

Face à l'ampleur des formes modérées de maigreur et surtout de retard de taille, l'hypothèse énergétique étant encore dominante, il fut remarqué qu'il était difficile de comprendre comment un manque chronique d'énergie pouvait ne conduire qu'à des formes modérées de maigreur et non pas à une perte constante de poids et finalement à la mort. La seule possibilité pensa-t-on, était l'adaptation, par une réduction du métabolisme de base ou une augmentation de l'efficacité du rendement énergétique, ou encore une réduction de l'activité physique et un ralentissement de la croissance. Certains se saisirent alors de cette théorie adaptative pour suggérer que ces retards de croissance étaient en fait un état normal, et qu'il était même souhaitable pour les sociétés pauvres d'avoir des gens adaptés, « petits mais en bonne santé », avec des besoins nutritionnels réduits. Loin de traduire un manque de compassion de la part de ceux qui l'avaient formulée, cette hypothèse *Small is beautiful* révélait en fait de manière cruelle notre manque de connaissances sur la malnutrition modérée. Au-delà des nombreuses réactions émotionnelles, elle eut le mérite de susciter un courant de recherche très actif sur les conséquences des malnutritions.

Dès les années 1980 plusieurs études montrèrent que les malnutritions pendant la jeune enfance avaient des conséquences graves et durables, risques de morbidité et de mortalité nettement augmentés, développement locomoteur retardé, fonctions cognitives et performances scolaires diminuées. On sait aujourd'hui que les adultes mal nourris dans l'enfance ont des capacités reproductives et de travail altérées, et ont ainsi moins de chances de contribuer efficacement au développement de leurs familles et de leurs communautés. Il fut également montré que les effets négatifs des malnutritions pouvaient se transmettre d'une génération à l'autre. Dans les années 1990, un calcul effectué sur cinquante-trois pays en développement révéla que plus de la moitié des décès des moins de cinq ans étaient attribuables à la malnutrition et aux infections associées, et que 83 % de ces décès étaient imputables à des formes modérées et légères plutôt qu'à des formes graves. Ces deux découvertes amenèrent beaucoup d'organisations internationales à repenser leurs stratégies sur la survie de l'enfant et à placer la malnutrition au cœur de leurs préoccupations, comme c'est le cas aujourd'hui de l'initiative IMCI de prise en charge intégrée des maladies de l'enfance de l'OMS.

L'étude longitudinale *Nutrition CRSP*, conduite dans les années 1990 simultanément en Égypte, au Kenya et au Mexique, démontra une association spécifique du retard de taille avec des déficits cognitifs et comportementaux. Elle attira aussi l'attention sur deux points essentiels. En dehors du Kenya, le retard de croissance ne pouvait être expliqué par un déficit en énergie. Les ingérés en protéines et en acides aminés n'étant pas non plus en cause, c'est l'hypothèse d'une mauvaise qualité du régime en termes de micronutriments – vitamines et minéraux absorbables – qui fut avancée. Par ailleurs, dans les trois pays l'état nutritionnel de la mère semblait jouer un rôle sur le retard de croissance et l'apparition très précoce de déficits neurocomportementaux chez les nourrissons. L'étude concluait « qu'il ne devrait plus être ignoré que le retard de croissance en taille s'accompagne d'altérations du développement humain ».

L'hypothèse d'une origine multicarentielle de la malnutrition prit force lorsque Golden montra qu'un apport insuffisant en certains nutriments, par exemple azote, acides aminés, potassium, sodium, magnésium, zinc, phosphore, soufre, pouvait altérer la croissance des enfants sans qu'aucune manifestation clinique n'apparaisse. Il qualifia ces nutriments de type II par contraste avec des nutriments comme l'iode, le fer, le calcium, le rétinol, la vitamine C et celles du groupe B, etc., dont la carence donne des manifestations cliniques décrites depuis fort longtemps dans les manuels de médecine (goitre, anémie, rachitisme, xérophtalmie, scorbut, béribéri, pellagre, etc.). Parallèlement, vint la reconnaissance de l'importance de la qualité de l'alimentation du jeune enfant dans sa globalité, que ce soit en termes d'allaitement maternel ou d'aliments de complément (texture, goût, diversité) et l'émergence de thèmes comme les soins maternels et les aspects relationnels dans l'alimentation du nourrisson, qui remirent sur le devant de la scène les aspects sociaux et familiaux de la malnutrition. D'une certaine manière, on pourrait dire que la boucle était bouclée pour la malnutrition, avec un retour à certaines des hypothèses multicarentielles du début. Ce serait cependant ignorer qu'entre-temps des progrès considérables avaient été réalisés dans la compréhension de la physiopathologie et de l'évolution clinique des formes sévères de malnutrition ; les centres de récupération nutritionnelle et les camps de réfugiés en bénéficient largement aujourd'hui, de même que la prise en charge des malnutritions secondaires à de nombreuses maladies dans toutes les structures de soins.

Alors qu'historiquement il est vraisemblable que malnutrition et pauvreté étaient liées partout, cela est devenu exceptionnel dans les pays industrialisés, dans lesquels le découplage entre malnutrition de l'enfant et pauvreté peut être considéré comme une des grandes avancées de la santé publique au cours du XXe s. Pour autant y sont toujours présentes les malnutritions cliniques secondaires à toutes les maladies qui perturbent l'appétit, la digestion, l'absorption et l'utilisation des nutriments, soit un large éventail de situations médicales, chirurgicales, psychiatriques et sociales. L'infection au VIH est ainsi devenue une cause majeure de malnutrition dans de nombreux pays. Chez les personnes âgées, démences séniles, isolement social, fragilisation générale et dégradation de la dentition se combinent pour rendre ces malnutritions de plus en plus fréquentes avec le vieillissement général de la population. Mais qu'elles aient une cause primaire (pays en développement) ou secondaire (pays industrialisés), on sait aujourd'hui que ces formes cliniques ont des bases physiopathologiques communes et justifient des mêmes principes d'exploration et de traitement, chez les enfants comme chez les adultes.

Pour les formes modérées de maigreur et pour le retard de croissance en taille, la rapidité des changements successifs de paradigmes s'est traduite par une fragmentation des efforts et la mise en œuvre d'une grande variété de solutions partielles – surveillance de la croissance, suppléments alimentaires globaux et spécifiques, éducation nutritionnelle, espacement des naissances, programme de génération de revenus pour les plus pauvres et pour les femmes, etc. – dont aucune ne s'est avérée très positive, même si certaines comme la promotion de l'allaitement maternel ou l'amélioration de l'alimentation restent essentielles. En 1992, l'adoption à Rome par la première Conférence Internationale sur la Nutrition d'un cadre conceptuel élaboré deux ans auparavant à l'Unicef constitua un pas décisif pour favoriser entre les différents secteurs concernés – santé, agriculture, éducation, etc. – la compréhension, la confiance et la coopération que requiert la nature multifactorielle de la malnutrition. Beaucoup de modèles explicatifs avaient été développés auparavant, mais sans réussir à générer un consensus sur les stratégies et priorités d'action. La force du nouveau schéma tenait au fait qu'il reconnaissait et intégrait de manière multidimensionnelle les causes biomédicales au niveau individuel, leurs déterminants sous-jacents au niveau de la famille, et enfin des causes plus fondamentales au niveau de la société.

Il clarifiait les hypothèses qui sous-tendaient les différentes approches, et son application à diverses situations tout en rappelant que l'importance relative des déterminants sous-jacents varie très largement selon les familles, les communautés et les pays, et qu'il n'existe pas de solution universelle unique. D'une certaine manière, son caractère holistique réconciliait aussi les visions initiales, fort éloignées, de la biomédecine et de nombreuses cultures. Il s'inscrit dans un courant de pensée qui a progressivement fait prendre conscience qu'il n'y aurait pas de changements significatifs et durables sans une compréhension partagée des déterminants comportementaux qui conduisent à des incidences élevées de malnutrition, et une implication des sociétés concernées dans la résolution de leurs propres problèmes nutritionnels, autrement dit sans mobilisation sociale.

« Nouvelles » malnutritions, nouveaux défis

Si le terme de malnutrition est surtout utilisé pour désigner la malnutrition de l'enfant, d'autres problèmes nutritionnels considérés comme majeurs sur la scène mondiale depuis les années 1990 font partie des malnutritions, même s'ils ne sont pas toujours perçus ni désignés comme tels.

Il en est ainsi d'un certain nombre de carences en micronutriments, dont les effets cliniques étaient connus depuis très longtemps : goitre ou crétinisme par carence sévère en iode, cécité par carence en vitamine A ou anémie par carence en fer. Cependant, la découverte progressive des effets délétères de déficits même modérés, comme celui des carences en iode ou en fer sur le développement mental, ou encore celui spectaculaire de la vitamine A sur la mortalité des jeunes enfants mis en évidence par Sommer en 1986, firent prendre conscience de leur importance économique et sociale considérable. Ainsi, lors de la Conférence internationale sur les micronutriments de 1991 au Canada, ces carences furent déclarées prioritaires pour des actions de santé publique, estimant que plus de deux milliards de personnes seraient touchées à des degrés divers, et médiatisées sous le nom de « faim cachée ». Ce thème de la malnutrition en micronutriments est devenu très rapidement un de ceux qui dominent le monde de la nutrition internationale, à la recherche de succès rapides et plus convaincants, dans une pensée médicale de plus en plus sollicitée pour une éradication rapide et spectaculaire des maladies, et sous-tendue par une idée parfois un peu simpliste de l'avancée médicale selon le concept anglo-saxon du *magic bullet*.

La question de la dénutrition des adultes avait également été très délaissée. En réalité, seules étaient disponibles des estimations indirectes de sous-alimentation chronique en énergie fournies par la FAO sur la base des disponibilités alimentaires au niveau des pays, et par ailleurs fort controversées. En 1988, l'indice de masse corporelle établi par Quetelet en Belgique au milieu du XIXe s. (rapport du poids corporel sur le carré de la taille), fut sorti de l'oubli et proposé pour mesurer la dénutrition des adultes. En quelques années, son utilisation généralisée dans les enquêtes épidémiologiques focalisa l'attention sur la malnutrition des femmes, dont l'importance fut reconnue, pas seulement en raison de leur rôle biologique et dans les soins aux enfants, mais aussi comme agents économiques majeurs dans les pays pauvres, sous l'influence des travaux du prix Nobel d'Économie Amartya Sen. On reconnaissait ainsi que les malnutritions de diverse nature sont non seulement des conséquences de la pauvreté mais également une source directe d'entretien de cette pauvreté.

En Angleterre au milieu des années 1980, la découverte par l'équipe de Barker d'une relation entre un faible poids à la naissance et un risque accru de maladies coronariennes à l'âge adulte allait renforcer l'intérêt pour la malnutrition maternelle et relier malnutrition fœtale et maladies chroniques liées à l'alimentation. Selon l'hypothèse de Barker, une croissance fœtale suboptimale, dont une cause importante dans les groupes défavorisés est la malnutrition maternelle, entraîne une programmation métabolique du fœtus résultant en une plus grande vulnérabilité au diabète, à l'hypertension artérielle, aux maladies cardiovasculaires et au syndrome métabolique lorsque ces individus sont par la suite exposés à des conditions de vie et d'alimentation plus favorables. Alors que persistent les malnutritions carentielles, cette prédisposition pourrait contribuer à une véritable épidémie de ces maladies dans les pays qui connaissent une urbanisation et une transition économique rapide, en s'exprimant à la faveur de changements dans les habitudes de vie et d'alimentation qui les accompagnent. Au cours de ces dernières années les preuves se sont accumulées en faveur de cette hypothèse. L'utilisation large de l'indice de masse corporelle, permettant d'estimer à la fois dénutrition et surnutrition, révéla ce que l'OMS appelle aujourd'hui l'épidémie mondiale d'obésité. Pour les pays pauvres ou en transition c'est un nouveau défi qui consiste à repenser et à mettre en place de nouvelles stratégies s'attaquant simultanément à deux types de malnutrition en apparence contradictoires, alors qu'ils sont traités jusqu'à présent de manière séparée. On admet aussi maintenant que la plupart des grands problèmes nutritionnels sont liés entre eux au cours du cycle de la vie. Souvent la malnutrition démarre pendant la vie fœtale et, selon les conditions, peut se prolonger tout au long de la vie, particulièrement chez les filles et les femmes, celles-ci donnant à leur tour le jour à des enfants qui présentent un retard de croissance intra-utérin.

Dès 1951, le premier comité FAO/OMS d'experts sur la nutrition déclarait qu'il y avait de bonnes raisons de supposer qu'une consommation excessive, de sucre et de matières grasses notamment, pouvait conduire à des formes sérieuses de malnutrition. Cette idée, novatrice à l'époque, était très éloignée des priorités de l'après-guerre, tournées vers l'augmentation de la production. Il fallut attendre 1990 pour que le groupe d'étude de l'OMS sur le régime alimentaire, la nutrition et la prévention des maladies chroniques attire l'attention sur l'acuité de cette question, y compris en Europe, déclarant que « les politiques agricoles et économiques qui sont naturellement liées à celles de la Communauté Économique Européenne ne sont pas nécessairement compatibles avec les notions actuelles d'alimentation et de santé satisfaisantes ». Mais c'est seulement en 2000 qu'un plan d'action en matière d'alimentation et de nutrition a été proposé pour les cinquante pays de la région européenne de l'OMS. En France, le premier programme national Nutrition et Santé a été lancé en 2001. En ce qui concerne les pays en développement, la double charge implique la mise en place de politiques holistiques de prévention des malnutritions qui restent encore largement à définir.

Si l'on ne devait retenir qu'une leçon au terme provisoire de cette odyssée, ce serait certainement qu'il n'y a pas d'arme miracle contre la malnutrition, pas de solution unique thaumaturge, mais que c'est bien une approche globale et des actions multiples à différents niveaux qu'exigent la complexité de la causalité et la diversité des situations. L'accent excessif mis actuellement, au nom de la lutte contre les carences en vitamine A et en Fer, sur la supplémentation médicamenteuse en micronutriments et sur le bioenrichissement des aliments de base de l'humanité par le génie génétique, au détriment de la diversification alimentaire au champ comme dans l'assiette, tend à montrer que les leçons du fiasco des protéines ont déjà été oubliées. Malnutritions et faim dans le monde sont souvent invoquées opportunément pour justifier telle ou telle percée technologique, tandis que la nécessité de prendre en compte les causes sous-jacentes et fondamentales des malnutritions est reléguée à l'arrière-plan. Une branche récente de la nutrition, la nutrition publique, a cependant décidé de relever le défi de l'approche holistique de la prévention des malnutritions, qu'elles soient par carence ou par excès, y compris dans leurs dimensions environnementales, l'intégrant par exemple dans le concept émergent de développement durable.

▶ BARKER D. J. P., *Mothers, babies and health in later life*, Édimbourg, Churchill Livingstone, 2e éd., 1998. – MCLAREN D. S., « The Great Protein fiasco », *The Lancet*, 2, 1974, p. 93-96. – SHETTY P. S., MCPHERSON K., *Diet, nutrition & chronic disease. Lessons from contrasting worlds*, Chichester, John Wiley & Sons, 1997. – TROWELL H. C., DAVIES J. N. P., DEAN R. F. P., *Kwashiorkor*, Londres, Academic Press, 1982. – UNDERWOOD B. A., « From research to global reality : The micronutrient story », *Journal of Nutrition*, 128, 1998, p. 145-151. – WATERLOW J. C. (ed.), *Linear Growth retardation in less developing countries*, New York, Raven Press, 1988.

Francis DELPEUCH et Bernard MAIRE

→ Humanitaire (Médecine) ; Santé publique ; Tropicale (Médecine) ; Vitamine.

MÉDECINE EXPÉRIMENTALE

Les efforts pour étudier la médecine de façon expérimentale remontent à l'Antiquité, même si pour des raisons techniques et doctrinaires ils restent limités. À partir du XVIIe s., l'expérimentation est considérée comme la seule méthode qui permette d'établir des connaissances stables, reproductibles et certaines, et occupe une place privilégiée dans les sciences empiriques en Occident. À cette époque, l'expérimentation sur le vivant se développe en Allemagne, en France et en Angleterre où William Harvey est considéré comme le fondateur de la physiologie, pour sa découverte de la circulation sanguine et ses travaux sur la reproduction. Mais c'est au XIXe s. qu'on défend systématiquement l'idée que les sciences du vivant doivent observer les mêmes principes que la physique ou la chimie, et utiliser de façon systématique l'expérimentation.

Le terme de médecine expérimentale doit une bonne partie de sa fortune à Claude Bernard (1813-1878) qui écrivait : « C'est moi qui fonde la médecine expérimentale dans son vrai sens scientifique. » Pourtant, son maître François Magendie (1783-1855) invitait déjà les médecins à créer une « médecine expérimentale » qui révélerait les causes des altérations morbides et permettrait d'agir sur ces causes. Bichat s'était lui-même engagé dans la voie de l'expérimentation sur le vivant, comme l'a montré John Lesch. Mais C. Bernard reprochera à Magendie son absence de but et de méthode, et il montrera qu'il a d'autres ambitions pour « sa » médecine expérimentale. Avant de les exposer, il faut rappeler que très tôt Bernard a tenu à se démarquer de la médecine clinique, considérée comme empirique et non scientifique. Il affirme qu'il fait œuvre de physiologiste, et que seule la physiologie permettra de fonder cette médecine scientifique qu'il appelle de ses vœux. L'utilisation du terme de médecine expérimentale, de préférence à celui de physiologie, lui sert à marquer sa conviction que la médecine ne pourra devenir scientifique que si elle s'appuie sur la connaissance expérimentale des fonctions du vivant. Il n'était pas le seul à exprimer cette conviction, qu'on trouvait partagée par les physiologistes allemands contemporains. De surcroît, au sens strict du terme, la médecine expérimentale devrait désigner la reproduction expérimentale des maladies, sur l'animal le plus souvent, pour des raisons éthiques. En ce sens, cette médecine ne prendra son essor qu'à la fin du XIXe s., avec la reproduction en laboratoire de maladies infectieuses, endocriniennes ou nutritionnelles (maladies de carence). De toute façon, la naissance de la physiologie est inséparable de l'étude de la pathologie qui lui a donné naissance, utilisant des procédés variés, souvent assez grossiers. Des ablations d'organes à l'administration de produits toxiques, en passant par différentes méthodes physiques, le physiologiste provoque en fait sur l'animal des syndromes *pathologiques*, d'où l'on déduit les fonctions « normales » des organes étudiés.

Il reste encore beaucoup à faire dans le domaine de l'histoire de la physiologie. D'abord, pendant longtemps elle s'est cantonnée à celle des idées, notamment celles qui sont exprimées par les physiologistes eux-mêmes, dans leurs textes « secondaires » (ouvrages de synthèse ou cours). L'étude des carnets de laboratoire qu'entreprirent des historiens à partir de 1970 permit d'introduire une nouvelle dimension dans cette historiographie, montrant les discordances entre l'histoire militante des physiologistes, et celle qu'on pouvait reconstruire d'après les sources primaires (archives de laboratoire). Dans un second temps, l'histoire sociale de la médecine commença aussi à enrichir l'historiographie de la physiologie, en analysant les dimensions institutionnelles, instrumentales, professionnelles, ainsi que l'histoire des mouvements antivivisectionnistes ou celle des transformations de l'enseignement de la médecine sous l'effet de la vogue de l'expérimentalisme. On se limitera ici à essayer de retracer l'« esprit » de la médecine expérimentale du XIXe s. et à poser la question de ses apports réels ou supposés à la médecine clinique.

Expérimentation contre observation

En France, Magendie est généralement considéré comme un des premiers médecins à défendre la méthode expérimentale, qui seule selon lui pourra faire progresser la médecine. Tout en poursuivant une pratique hospitalière, Magendie se livre à de nombreuses expérimentations sur l'animal, notamment dans le domaine de la physiologie nerveuse et de la pharmacologie. Il s'intéresse à l'action expérimentale de diverses substances chimiques sur la moelle épinière, puis à l'étude scientifique des médicaments, dont il propose l'injection directe dans le sang. Il introduit en thérapeutique de nombreux médicaments dont il étudie les effets, comme la noix simple vomique, la morphine, la brucine, l'iode, la narcotine, la digitaline, l'émétine. Ces travaux pionniers de pharmacologie rappellent que la pharmacopée de l'époque était loin d'être insignifiante et que l'élève le plus connu de Magendie, Claude Bernard, n'a guère ici poursuivi l'œuvre de son maître, préférant se servir des poisons-médicaments comme outils de dissection à des fins de connaissance physiologique. C'est pourtant Magendie qui donna le goût de l'expérimentation à Bernard qui abandonnera vite la clinique, sans toutefois rompre ses liens avec la communauté médicale, à laquelle il emprunte bien des idées et des techniques. Ces emprunts n'apparaissent pas dans ses travaux « secondaires » comme l'*Introduction à l'étude de la médecine expérimentale* (1865), le *Rapport sur les progrès et la marche de la physiologie générale en France* (1867), ou ses leçons et cours. Bien que Claude Bernard figure parmi les médecins et biologistes les plus étudiés par les historiens, peu d'entre eux, à l'exception de M. Grmek et F. Holmes ou J. Lesch ont travaillé directement sur ses carnets de laboratoire, où apparaissent mieux les techniques et les procédés utilisés par l'expérimentateur.

Les physiologistes allemands contemporains de Claude Bernard partagent en grande partie ses conceptions sur le rôle de l'expérimentation en médecine. Mais il est sans doute celui qui a produit l'effort le plus important de théorisation, à la fois de sa pratique expérimentale et de sa conception du vivant, ainsi que le plaidoyer sans doute le plus convaincant et le plus connu pour la médecine expérimentale. Il affirme sans relâche que la simple observation des faits ne suffira jamais à faire progresser la médecine, et que dans la hiérarchie des sciences médicales il faut remplacer l'anatomie par la vivisection. Si l'on expérimente dans des conditions strictement contrôlées, et en modifiant seulement un paramètre à la fois, l'on obtiendra des résultats indiscutables parce que les êtres vivants sont soumis au déterminisme tout comme les objets inanimés. Une expérimentation bien conçue comprend trois temps : l'observation, la formulation de l'hypothèse, la vérification expérimentale de l'hypothèse. L'expérimentateur interroge la nature qui répond par oui ou par non. Bernard reconnaît qu'en pratique ces différents temps forment un mélange inextricable. On pourrait ajouter qu'il n'y a pas véritablement d'observation passive ou neutre, et qu'on sélectionne toujours les « faits » observés, de sorte que la différence entre observation et expérimentation n'est pas aussi tranchée que l'affirmait le physiologiste.

Plus, peut-être, que la codification de l'expérimentation animale, l'intérêt des spéculations « philosophiques » de Bernard vient en partie de ce que sa théorisation du vivant est étroitement liée à ses travaux expérimentaux. Après avoir découvert que le foie produit du glucose, et que cette production (désignée actuellement sous le nom de glycogenèse) permet le maintien d'une glycémie constante, il élabore la notion de *sécrétion interne* puis *de milieu intérieur*. La *constance* du milieu intérieur, vérifiée sur quelques autres paramètres, lui permet d'affirmer que les phénomènes vitaux sont soumis à un déterminisme strict tout comme les autres phénomènes naturels, chimiques ou physiques. La chimie est du reste considérée comme une science ancillaire de la médecine expérimentale. Enfin, Claude Bernard est convaincu, comme les positivistes, que la connaissance de fonctions physiologiques permettra de comprendre les phénomènes pathologiques dont ils ne sont que l'exagération ou la diminution. Le traitement des maladies se déduira automatiquement des connaissances physiologiques et consistera à rétablir l'équilibre du milieu intérieur en apportant ce qui lui manque ou en soustrayant ce qu'il a en excès. Il faut rappeler que les travaux du physiologiste français s'étendent bien au-delà de l'étude chimique et physiologique de la digestion, allant de l'étude du système nerveux à l'action de divers poisons ou médicaments sur l'organisme, en passant par les propriétés physiologiques des muscles ou les phénomènes d'asphyxie.

On peut remarquer que Bernard ne s'interroge pas sur le statut de la découverte des poisons, qu'il qualifie de « réactifs de la vie », et utilise comme un bistouri « mais un bistouri très délicat » qui permet de véritablement disséquer les « systèmes organiques ». Or ces poisons ont été découverts de manière empirique, comme le curare, poison découvert par les Indiens d'Amérique, devenu aussi médicament utile aux anesthésistes. Il y a plus : ces réactifs de la vie, « portés par le torrent de la circulation dans tous les points de l'organisme, exercent leur action sur certains tissus, les isolent et amènent la mort par un mécanisme qui désigne le rôle physiologique du tissu qui se trouve atteint ». Ainsi, comme pour la naissance de la clinique, la mort éclaire la vie, un constat qui rapproche Bernard de l'anatomopathologie, qui pourtant ne pouvait plus, selon lui, faire progresser la médecine.

En Allemagne, l'historien Timothy Lenoir affirme que la révolution de la physiologie allemande est d'abord d'ordre institutionnel. Durant la première moitié du XIXe s., la recherche physiologique est pauvrement financée, et reste comme en France le fait de chercheurs isolés. Après 1860, le développement d'instituts spécialisés et compétitifs permet à la physiologie allemande de s'imposer sur la scène internationale, et, délaissant la France, les chercheurs étrangers, anglais et américains surtout, iront se former dans ces instituts. Johannes Müller (1801-1858) forme les premiers anatomopathologistes et physiologistes de l'Allemagne au début du siècle. Utilisant le microscope, il décrit la structure des glandes endocrines, du cartilage et des organes génitaux. Un de ses élèves, Emil du Bois-Reymond (1818-1896) professera un réductionnisme militant et défend l'idée d'une science abstraite délivrée du souci immédiat des applications, qui viendront d'elles-mêmes. Il s'intéresse à l'étude des fonctions du muscle et du nerf et invente des instruments et des techniques de l'électrophysiologie. En 1877 il est nommé directeur du nouvel institut de physiologie créé à Berlin. Hermann Ludwig Ferdinand von Helmholtz (1821-1894) est un esprit encyclopédique qui a produit de nombreux travaux dans différents domaines des sciences allant de la physique à la physiologie. Il est particulièrement connu pour sa formulation du principe de la conservation de l'énergie. Tout comme du Bois-Reymond, il s'oppose aux convictions vitalistes de J. Müller et, parmi bien d'autres sujets de recherche, travaille sur la propagation de l'influx nerveux. Il invente l'ophtalmoscope et fait progresser la thérapeutique de l'œil. Mais ce sont probablement les idées de Carl Friedrich Wilhelm Ludwig (1816-1895) qui se rapprochent le plus de celles de Claude Bernard. Connu surtout pour ses travaux sur la physiologie rénale, le système cardio-vasculaire et la physiologie respiratoire, Ludwig développe une conception intégrative de la physiologie qui doit selon lui être mise au service de la médecine. Il invente de nombreux appareils, dont un hémodynanomètre pour enregistrer les modifications de la pression sanguine artérielle, et il est le premier à conserver des organes animaux vivants *in vitro* en perfusant des cœurs de grenouilles avec une solution reproduisant la composition du plasma sanguin.

Derrière la diversité des objectifs, des méthodes et des doctrines et croyances des physiologistes du XIXe s., on peut avec N. Jardine discerner des stratégies communes de promotion de la méthode expérimentale chez plusieurs de ces pionniers. Ils font l'éloge de la science « désintéressée » qu'ils produisent, tout en soutenant que cette science nouvelle bouleversera la médecine. Différents instruments utilisés en clinique comme le thermomètre, le stéthoscope, l'électrocardiogramme seront utilisés autant comme moyens de persuader le public de la nouvelle scientificité de la médecine que pour leur intérêt médical réel. L'histoire est un des moyens de persuasion les plus efficaces et des plus utilisés par les physiologistes du XIXe s., pour se démarquer de leurs prédécesseurs et les dévaloriser, ou au contraire se trouver dans les précurseurs géniaux, et modernisés, de la méthode expérimentale.

Critiques de la médecine expérimentale

Les critiques de l'expérimentalisme en médecine sont venues de divers bords. Claude Bernard marquait lui-même les limites de l'expérimentation sur le vivant dans l'*Introduction à l'étude de la médecine expérimentale*. Comme le remarque Canguilhem, l'intérêt de ces réserves dépasse de loin celui de l'exposé, relativement convenu, de la méthode expérimentale elle-même. Bernard répète sans cesse que lorsqu'on décompose un organisme vivant en isolant ses diverses parties, ce n'est que pour la facilité de l'analyse expérimentale. Mais il ajoute qu'il ne faut jamais oublier qu'un tel organisme est une totalité et une individualité, auxquelles il faut rapporter une propriété physiologique si on veut donner à cette propriété sa véritable signification. Prenant appui sur ces réflexions Canguilhem détaille les obstacles à l'expérimentation en biologie : la spécificité d'espèce, l'individuation, le fait que l'organisme soit une totalité et enfin l'irréversibilité des phénomènes organiques.

Les cliniciens ont très vite critiqué la médecine expérimentale, jugée souvent inutile et parfois trompeuse, bien que J. Lesch ait montré que l'Académie de Médecine, contrairement à une opinion reçue, avait souvent soutenu la médecine expérimentale. Il faut dire que les expériences souvent cruelles que pratiquent les physiologistes sur les animaux ne peuvent être appliquées à l'homme. Du reste, en Grande-Bretagne les antivivisectionnistes mèneront une lutte plus acharnée que leurs collègues français ou allemands, qui aboutira à faire promulguer un décret relatif à la cruauté envers les animaux (*Cruelty to Animals Act*, 1878). Mais les cliniciens font aussi remarquer qu'un organisme pathologique n'obéit pas aux mêmes lois qu'un organisme sain. Au début du XXe s. des cliniciens britanniques suggèrent de construire une *clinique expérimentale*, qui serait plus utile et plus appropriée à l'étude de l'organisme malade que la physiologie. Certains d'entre eux se tournent vers les mathématiques et les statistiques pour rendre la clinique plus « scientifique ». Après 1945, la nécessité de réguler l'expérimentation sur l'homme, qu'elle soit à visée thérapeutique ou cognitive, apparaît évidente. De plus, l'invention d'un nombre important de remèdes efficaces et standardisés incite des médecins réformateurs à mettre au point des protocoles d'expérimentation de médicaments nouveaux sur l'homme, qui devront à la fois obéir à des règles scientifiques et éthiques. Non seulement il faut établir les effets précis de ces médicaments, mais il faut essayer de réduire les différences de pratiques d'un médecin ou d'un hôpital à l'autre. Comme ils l'ont toujours fait, les médecins répètent à l'envi que la clinique doit devenir plus rigoureuse, plus « scientifique ». C'est ainsi que naissent les « essais cliniques randomisés » : on répartit au hasard les patients qui recevront le médicament testé et ceux qui recevront un « placebo », molécule inactive. Le patient et généralement le médecin ne savent pas qui reçoit quoi : c'est la technique du double aveugle. Elle permet en principe d'éliminer toute « subjectivité » dans les essais cliniques, tout comme Claude Bernard voulait éliminer les « idées préconçues ». Si les essais cliniques randomisés en double aveugle, apparus après 1945, représentent le *nec plus ultra* pour ces cliniciens réformateurs et une grande partie des médecins contemporains, ils sont aussi critiqués quand ils n'obéissent pas à une méthodologie rigoureuse. Il faut remarquer que la notion d'individuation, qui crée des difficultés dans l'expérimentation animale, pose des problèmes au moins aussi difficiles dans les essais cliniques : deux malades ne sont jamais identiques. D'autre part, les patients testés gèrent souvent leur maladie d'une façon assez différente de ceux qui ne sont pas intégrés dans ces essais.

Enfin, un dernier type de critique de l'expérimentation dans les sciences et la médecine vient de l'étude sociale des sciences, qui montre qu'aucune expérience n'est parfaitement réplicable, du fait de l'intervention de savoir-faire non codifiés et de différences, parfois minimes, entre des dispositifs expérimentaux donnés pour similaires. En outre, qu'il s'agisse de l'expérimentation animale ou clinique, les sociologues des sciences considèrent que les conclusions des expériences sont indéfiniment négociables et que la clôture des controverses est sociale. L'étude sociale des sciences est maintenant fragmentée en courants diversifiés parfois opposés. Dans un livre collectif consacré à la « révolution du laboratoire » *(The Laboratory Revolution in Medicine)*, N. Jardine en identifie trois principaux, la théorie des « intérêts » sociaux, la théorie des réseaux et l'analyse textuelle qui déconstruit les textes des scientifiques pour mettre au jour les procédés de persuasion utilisés. Tout en reconnaissant les mérites de ces trois courants, Jardine n'omet pas leurs limites ou leurs excès. Il n'accepte pas, par exemple l'idée d'une symétrie entre les humains et les objets, telle qu'on la trouve dans la théorie des réseaux, et reproche à la théorie des « intérêts » de considérer ces derniers comme des données intangibles, alors que les intérêts des groupes sociaux changent sans cesse sous l'effet des réformes et des changements. Il propose de considérer la « révolution » du laboratoire comme un accomplissement d'ordre rhétorique et esthétique, ce dernier terme étant entendu au sens large, désignant tout ce qui dans un objet ou un dispositif agit sur les sens, les affects ou les émotions d'une personne. Les appareils de laboratoire, les démonstrations scientifiques, les instituts ou les laboratoires eux-mêmes font partie de ces dispositifs.

Le projet de *The Laboratory Revolution in Medicine* part du constat qu'on a beaucoup étudié le passage d'une médecine individuelle à une médecine hospitalière, et beaucoup moins le passage de cette dernière à une médecine de laboratoire. Pourtant, comme il est noté dans l'introduction de cet ouvrage, le fait que Claude Bernard ait exhorté les professeurs de médecine à faire séjourner les étudiants au laboratoire autant qu'à l'hôpital doit être considéré comme au moins aussi « révolutionnaire » que l'invention de l'hôpital moderne. Si l'ouvrage pose des questions ignorées par l'histoire des idées ou des concepts, il laisse le lecteur sur sa faim quant à la question des apports du laboratoire à la médecine. La plupart des auteurs s'accordent pour dire que jusque vers 1900 ces apports sont maigres, en termes d'outils diagnostiques, et encore plus en termes d'innovation thérapeutique – affirmation partagée par beaucoup historiens contemporains de la médecine et de la biologie du XIXe s. Elle mériterait pourtant d'être vérifiée de plus près, en termes de savoirs et pratiques médicaux, et pas seulement en termes d'institutions, de politique ou de rhétorique. Il faudrait aussi pousser les investigations bien au-delà de 1900. Si l'on ne parle plus guère de médecine expérimentale après 1900, la physiologie poursuit son développement jusqu'à la naissance de nouvelles disciplines biologiques dites « fondamentales » qui vont peu à peu reléguer la physiologie au rang des vieilleries. L'apport de ces nouvelles disciplines à la médecine ne va pas plus de soi que celui de la physiologie. Plus exactement il est généralement considéré comme évident, sans qu'on ait procédé aux études de cas nécessaires à la confirmation de ce qui est au mieux une hypothèse, au pire une idéologie, proche de celle qui animait les fondateurs d'une médecine expérimentale.

► CANGUILHEM G. (1952), « L'expérimentation en biologie animale », in *La Connaissance de la vie*, Paris, Vrin, p. 15-45, 8e éd, 1989 ; « L'idée de médecine expérimentale selon Claude Bernard », in *Études d'histoire et de Philosophie des sciences*, Paris, Vrin, 1979, p. 127-142. – COLEMAN W. & HOLMES F. L., *The Investigative Enterprise. Experimental Phy-*

siology in Nineteenth-Century Medicine, Berkeley, Univ. of California Press, 1988. – CUNNINGHAM A. & WILLIAMS P., *The Laboratory Revolution in Medicine*, Cambridge, Cambridge Univ. Press, 1992. – GRMEK M. D., *Raisonnement expérimental et recherches toxicologiques chez Claude Bernard*, Genève, Droz, 1973. – HOLMES F. L., *Claude Bernard and Animal Chemistry*, Cambridge, Harvard Univ. Press, 1974. – JARDINE N., « The Laboratory Revolution in Medicine as Rhetorical and Aesthetic Accomplishment », in *The Laboratory Revolution in Medicine, op. cit*, p. 304-323. – LEDERER S. E., *Subjected to Science : Human Experimentation in America Before the Second World War*, Baltimore, Johns Hopkins Univ. Press, 1995. – LESCH J. E., *Science and Medicine in France. The Emergence of Experimental Physiology, 1790-1855*, Cambridge, Harvard Univ. Press, 1984, 197-224. – MARKS H., *The Progress of Experiment, Science and Therapeutic Reform in the United States, 1900-1990*, Cambridge, Cambridge Univ. Press, 1997.

Christiane SINDING

→ Biologie et médecine ; Expérimentation animale ; Laboratoire ; Placebo ; Raisonnement médical ; Système médical ; Thérapeutique, médication ; Toxicologie ; Utopie médicale ; Vivisection.

MÉDICAMENT ET INDIVIDU

La question a été naguère ouverte par François Dagognet dans un travail pionnier, et relancée ces dernières années par Philippe Pignarre au fil de quelques ouvrages vigoureux et provocants : « Qu'est-ce au juste qu'un médicament ? » Ou, plus précisément : comment l'existence de cet objet étrange à nul autre pareil – le médicament moderne – en même temps qu'elle redistribue les rôles entre pharmaciens et médecins, s'infiltre-t-elle dans les rapports très complexes qu'entretient chaque être humain avec lui-même et avec les autres au cours du processus jamais achevé de son individualisation ?

Sur le premier point, les historiens et les philosophes se mettent aisément d'accord. Ils établissent que depuis le XIVe s. un écart s'est creusé entre médicament et remède. Le vocable de *medicamentum* implique en effet d'emblée l'idée d'une préparation en vue d'obtenir le remède adéquat. Au XVIIIe s. l'usage est en train de se fixer, comme en témoignent les deux entrées *Médicament* et *Remède* de l'Encyclopédie de Diderot et d'Alembert. On lit dans la seconde : « Ce mot s'emploie quelque fois comme synonyme de médicament, quelque fois comme synonyme de *secours médicinal*, et par conséquent dans un sens beaucoup plus étendu, et qui fait différer le remède du médicament comme le genre de l'espèce. Sous cette dernière acception, la saignée, l'exercice, l'abstinence sont des *remèdes* aussi bien que les médicaments. » Autrement dit : tout médicament est un remède, mais tout remède n'est pas un médicament.

Dans sa préface au *codex* de 1866, Jean-Baptiste Dumas (1800-1884) écrira : « Le remède souvent confondu avec le médicament comprend celui-ci et, de plus, tout ce qui peut combattre la maladie, améliorer l'état du malade, amener la guérison : la saignée, l'électricité, l'hydrothérapie, le régime sont des remèdes ; l'émétique, le sulfate de quinine, le chloroforme sont des médicaments. »

Mais le médicament moderne se révèle d'origine beaucoup plus récente. On peut le considérer comme l'agent et le produit d'une véritable « révolution thérapeutique » dont le pharmacien constitue le pivot, la figure centrale. Avant cette révolution, c'était le médecin qui donnait au pharmacien (de l'officine) les indications nécessaires à la préparation d'un remède destiné à son patient ; après, depuis les lendemains de la Seconde Guerre mondiale, c'est le pharmacien (du laboratoire) qui propose au médecin des médicaments accompagnés d'instructions. Dans des pages saisissantes, Philippe Pignarre a identifié le « secret » de la modernité du médicament actuel dans l'étape essentielle de sa fabrication industrielle que constitue son étude clinique contre placebo. L'ambition s'y déclare de réduire l'effet du médicament à une action purement pharmacologique, strictement biologique ; mais la reconnaissance, au moins tacite, s'y réalise aussi de ce que le passage à l'être humain vivant ne va jamais sans surprise possible.

Du fait que les médicaments modernes doivent être efficaces indépendamment du médecin, va-t-on céder à l'utopisme de ceux qui annoncent une médecine sans médecins ? Faut-il envisager pour demain le règne du médicament parfait appuyé sur des systèmes experts fonctionnant sur ordinateurs, identifiant symptômes et maladies, comme il en existe déjà sur Internet ? Ce serait négliger le facteur humain dont l'irréductibilité se révèle déjà au cours de la fameuse épreuve contre placebo.

Mais si détestables qu'elles puissent paraître, il serait imprudent d'écarter ces vues d'avenir d'un revers de main, car ces spéculations rendent manifeste une puissante tendance de la médecine occidentale moderne dont il convient de prendre acte. De fait, le parti pris initial de cette médecine consiste à s'en remettre exclusivement à la biologie pour traiter efficacement les maladies. Et c'est ce parti pris qui l'incite, par principe, à traiter les patients comme des « cas » tombant dans des regroupements statistiques. L'invention des médicaments modernes doit faire abstraction de l'ensemble des déterminations (affectives, culturelles, biographiques...) qui contribuent à l'individualisation de tout être humain dans sa singularité. Et c'est ainsi que ces produits se révèlent d'une efficacité sans commune mesure avec celle de leurs prédécesseurs.

Mais l'art médical peut-il, quant à lui, négliger pour autant cette singularité ? La médecine se trouvera alors enrôlée pour une tâche qui ne devrait pas être la sienne : celle de réduire chaque individu à la figure statistiquement définie d'un atome social. Cet atome accablé d'ennui et dévoré d'envie dont l'infortuné Gilles Châtelet décrivait avec éclat les mésaventures de cybernomade conformiste. Cette conception et cette pratique de la médecine s'intégreront trop facilement à l'individualisme de masse cultivé par nos sociétés dites démocratiques. Et, de fait, l'une des modalités de l'expansion de cet individualisme peut être caractérisée comme une « médicalisation de l'existence », laquelle explique la fortune des « médicaments » de confort qui sont en passe d'envahir la vie quotidienne de nos concitoyens. Le dopage qui s'est emparé des milieux sportifs relève de la même logique. On connaît la réaction des patients : on les voit céder à la double tentation permanente de l'automédication sauvage et du recours aux « autres » médecines qui font la fortune de gourous tyranniques et sans scrupule. Qu'il s'agisse aujourd'hui de phénomènes de masse constitue une invitation très pressante à repenser dans toute leur complexité les rapports entre le médicament moderne et l'individu contemporain.

Cette invitation apparaît d'autant plus sérieuse que le parti pris qui a enclenché ce processus apparaît comme celui-là même qui a pu susciter les progrès les moins contestables et les plus spectaculaires de la médecine moderne, laquelle sait à partir du laboratoire redécouper les entités nosologiques et redéfinir les pathologies de façon toujours mieux ciblée.

Mais c'est pur positivisme que d'imaginer pour autant une voie purement déductive qui conduirait, via le médicament, de la biologie la plus fondamentale à son « application » thérapeutique. L'avertissement insistant de Georges Canguilhem (1904-1995), philosophe et médecin, n'a rien perdu de sa valeur : c'est de la souffrance éprouvée et déclarée par des êtres humains en détresse qu'a toujours été en définitive tributaire le savoir accumulé sur la physiologie humaine.

La connaissance de la vie n'a jamais trouvé son motif ailleurs que dans quelque difficulté pour l'être humain vivant à s'affirmer contre les obstacles qu'il rencontre dans le débat qui le met aux prises avec son milieu. C'est l'oubli de cette antériorité qui mène en définitive à l'arrogance scientiste et aux réactions anti-scientifiques qu'on vient de rappeler. La lutte contre cet oubli me paraît le meilleur gage de cette réhumanisation de la médecine que tant de discours éthiques de tonalité nostalgique appellent aujourd'hui de leurs vœux. Cette lutte passe par une réflexion philosophiquement instruite sur l'histoire des sciences et des pratiques médicales. L'initiation à une telle réflexion devrait, selon moi, figurer en bonne place dans les cursus de tous nos étudiants.

Il y a lieu d'espérer qu'une réponse puisse alors être apportée à la question de savoir comment permettre au patient de ne pas subir comme une fatalité la menace qui pèse sur lui du fait qu'il est devenu un cas. Or, pour peu que les patients soient adéquatement informés et formés, le médicament *pourrait devenir le support et le vecteur d'une connaissance émancipatrice :* celle de l'irréductible singularité de chacun des cas de tous ceux qui sont réputés être dans le même cas, en même temps que celle des voies et des moyens existant pour traiter le cas dans chaque cas. Il pourrait aider le médecin à accomplir ce qui apparaît comme sa tâche la plus précieuse : permettre au patient d'envisager activement son cas, et de l'intégrer avec le plus de liberté possible dans son devenir propre.

Mais venons-en, pour finir, au Pr Fukuyama et à ses vues futuristes. L'accent de son argumentation porte sur les médicaments psychotropes. C'est dans leur efficacité qu'il trouve le motif de son hymne à « l'industrie pharmaceutique mondiale ». C'est à leur action pour ainsi dire providentielle qu'on pourrait attribuer la venue pour demain d'un homme nouveau, *homo pharmacologicus,* qui viendrait prémunir pour jamais *homo economicus* de toute mésaventure dialectique.

Les remarques épistémologiques qui viennent d'être faites sur le médicament en général s'appliquent tout particulièrement aux psychotropes, même si elles prennent alors un tour très particulier. Ces médicaments hypermodernes commandent une logique classificatoire qui permet de passer de la molécule aux mécanismes cérébraux et des mécanismes cérébraux aux comportements pathologiques. Mais les exemples mêmes que prend notre spécialiste des sciences politiques mettent assez naïvement en pleine lumière la question qu'on ne saurait esquiver. Il fait l'éloge, avons-nous dit, de la Ritaline®, médicament construit à partir du phénydato-méthyle. « La Ritaline, écrit-il, est aujourd'hui consommée par trois millions d'enfants aux États-Unis. » Et il ajoute : « On ne compte plus les cas d'écoliers agités, violents voire agressifs qui ont pu grâce à elle, être calmés puis réintégrés dans leur classe. » Plus haut, il la présentait comme le meilleur médicament pour traiter « les enfants turbulents incapables de se tenir correctement en classe ». J'ai toujours été, pour ma part, un élève très sage. On ne me soupçonnera donc d'aucun parti pris, si je fais remarquer que certains de mes camarades les plus turbulents ont fait les plus grandes carrières dans les arts, les lettres, les sciences, la politique ou l'industrie. Qu'en serait-il advenu d'eux soumis à la Ritaline ? Je n'en sais rien. Qu'il s'agisse, si je puis dire, d'un cas d'école, car le phénomène Ritaline est très américain, je n'en disconviens pas. Mais cette remarque montre, une nouvelle fois, que ce qui commande, en amont, la mise au point de médicaments modernes (la sélection de la molécule et l'étude du mécanisme biologique), cela reste le phénomène pathologique. Comme aimait à le dire Georges Canguilhem, c'est l'écart qui est toujours premier par rapport à la norme. Mais dans le cas présent où il s'agit de comportements humains, qui décide du partage du normal et du pathologique ? L'exemple pris montre bien que cette décision relève d'un jugement social, culturellement relatif et donc évolutif. Les versions successives du DSM en portent au demeurant, à leur façon, témoignage.

Imaginer comme Fukuyama que ces médicaments ou leurs successeurs vont accoucher d'une « post-humanité », c'est, une nouvelle fois, s'en remettre à une vision positiviste de l'invention des médicaments, et à une conception scientiste de la place de la science dans la société. Comment ne pas s'inquiéter des effets escomptés d'une telle normalisation des comportements ? À l'horizon du discours sur la fin de l'histoire et maintenant sur la fin de l'humanité se profile l'ombre, fort peu libérale, d'un pouvoir despotique attentatoire à la liberté des êtres humains. Ce pouvoir ne serait évidemment pas celui de « l'industrie pharmaceutique mondiale », mais le pouvoir politique de cet « État universel » qui voudrait l'enrôler pour « homogénéiser » les individus appelés à devenir plutôt ses sujets que ses citoyens.

Permettez que je conclue en philosophe par une sentence : n'ignorons pas la menace, mais ne la surestimons pas. L'inépuisable désir de liberté des êtres humains a toujours déjoué les règles par lesquelles on a tenté de l'anéantir. Chaque individu humain sait en définitive la part de lui qui appartient aux autres. Même engagé dans la rivalité la plus acharnée, il ne saurait tout à fait oublier qu'il n'accroît son propre bien-être que lorsque celui-ci contribue à augmenter la puissance de penser et d'agir de ses semblables.

► DAGOGNET F., *La Raison et les Remèdes*, Paris, PUF, 1964. – FUKUYAMA F., *The national interest*, n° 56, été 1999, Washington DC, trad. fr. *Le Monde des débats*, n° 5, juillet-août 1999. – PIGNARRE Ph., *Qu'est-ce qu'un médicament ?*, Paris, La Découverte, 1997 ; *Puissance des psychotropes, pouvoir des patients*, Paris, PUF, 1999.

Dominique LECOURT

→ **Confort (Médicament de) ; Pharmacie et monopole ; Thérapeutique, médication ; Utopie médicale.**

MÉDICO-LÉGAL

La médecine légale, cette « science de faire servir les lumières de la Médecine à la confection, ou à l'application des lois qui gouvernent les hommes » (P. A. O. Mahon, *Médecine légale*, 3 vol., Rouen, 1801, t. I, p. XIX-XX), occupe depuis la Renaissance une place essentielle dans les pratiques judiciaires – par l'exercice de l'autopsie notamment. Au milieu du XVIe s., Ambroise Paré avait, rappelle l'historien Fr. Chauvaud, établi la singularité du poumon d'un enfant étranglé, trouvant pour la première fois les traces de violences criminelles dans les entrailles du corps et posant ainsi les véritables jalons de la médecine légale. Mais celle-ci demeure une discipline embryonnaire et incertaine jusqu'au début du XIXe s. Au lendemain de la Révolution française, un double événement contribue à son automisation et à son développement : le redécoupage des savoirs médicaux puis l'adoption des premiers codes pénal et civil. D'une part, le clivage entre médecine et chirurgie est effacé et de nouvelles disciplines, dont la médecine légale, voient le jour. Sur un plan institutionnel, dès l'an III, on assiste à la création de trois chaires de médecine légale à Paris, Montpellier et Strasbourg. Mais c'est surtout, grâce à l'apport théorique de François-Emmanuel Fodéré (1764-1835) que la discipline se développe. Fodéré, professeur de médecine légale à Strasbourg à partir de 1814, consacre ses travaux à la rédaction d'un *Traité de médecine légale et d'hygiène publique, ou de police de santé adapté aux lois de l'Empire français* qui, édition après édition, ne cesse de grossir pour atteindre en 1813 six volumes. Ce traité formule de nouvelles exigences sur la pratique de la médecine légale et la formation de ceux qu'il convient dès lors d'appeler les experts judiciaires.

Le second événement fondateur de la médecine légale est l'adoption d'une série d'articles du code civil, du code d'instruction criminelle et du code pénal au cours du premier Empire. Ceux-ci définissent que l'acte d'expertise n'est pas apporté par les parties mais par le juge d'instruction. Il revient au magistrat instructeur de désigner des experts dont le travail d'enquête porte autant sur les corps que sur les esprits ; ce recours des tribunaux ne cesse de s'accroître jusqu'en 1914 et avec lui, le pouvoir des médecins légistes.

L'institutionnalisation de la discipline qui accompagne ce mouvement tout au long du XIXe s., se manifeste par la création de lieux de débat : revues et congrès voient le jour, à l'image des *Annales d'Hygiène publique et de médecine légale* ou de la *Société de médecine légale* créées respectivement en 1829 et en 1869. Ces lieux de savoir jouent un rôle central dans l'accroissement de la visibilité de la discipline mais également dans l'avancement de ses recherches.

L'histoire de la médecine légale apparaît ainsi comme celle d'un discours qui est constitué progressivement comme « porteur de vérité », à tel point qu'à la fin du siècle un débat est ouvert pour substituer au jury des assises des experts. Cet « art de dire » que développent les médecins prend différentes formes : dire le texte que le corps meurtri constitue en en proposant une représentation, dire l'interdit, celui des actes monstrueux que la bienséance interdit de nommer, dire l'histoire, en reconstituant les antécédents et en levant le voile sur le passé des individus, et enfin, dans le cas des empoisonnements et du développement de la toxicologie, dire la vérité invisible des corps à la manière d'un oracle. Aussi, cet art de dire est codifié et nombre de conseils sont publiés dans les traités qui se multiplient dans les dernières décennies du XIXe s. Citons ici l'un des plus illustres médecins légistes de la Belle Époque, le Lyonnais Alexandre Lacassagne : « La médecine légale est un art. Elle est basée sur des règles ou procédés qui font connaître l'application des sciences telles que la physique, la chimie, la biologie aux recherches de la justice. À notre époque, le médecin doit être savant et artiste » (*Les Médecins experts et les erreurs judiciaires*, 1896).

L'autre grande tâche que les magistrats assignent à la discipline est de distinguer le criminel de l'aliéné. Expert non plus seulement du corps mais de l'âme, le médecin doit déterminer la responsabilité du prévenu d'abord au moment de l'infraction puis à partir de 1905 et de la circulaire Chaumié d'une manière générale. Cette expertise s'appuie tout au long du siècle sur les progrès du savoir psychiatrique et sur la publication dans les revues de médecines légales de nombreux rapports qui sont souvent l'occasion de développements théoriques. Ce qui n'était au départ qu'affaire de bricolage se structure et s'affine. L'examen mental des inculpés s'attache ainsi à faire successivement l'étude médico-psychologique de la biographie du sujet à partir de l'ensemble des informations transmises par le juge d'instruction et de celles recueillis auprès de l'inculpé et des témoins, puis l'examen physique et mental de celui-ci au moment de l'expertise et enfin de déterminer sa responsabilité au moment des faits. L'ensemble est consigné dans un rapport remis au magistrat. Emmanuel Régis, qui introduira quelques années plus tard la pensée freudienne en France, formalise ce travail d'expertise mentale en 1880 dans son *Manuel pratique de médecine mentale*. Le recours des juges à l'expertise psychiatrique connaît à la veille de la guerre de 1914 son apogée, donnant un pouvoir considérable aux médecins qui pour certains font de chaque criminel un aliéné. Cette toute-puissance de l'expert inquiète ; elle entraîne une crise et la fin de cet âge d'or de la médecine légale.

Au sortir du XIXe s., la discipline a acquis une légitimité et une visibilité par la compétence de quelques-unes de ses figures – Paul Brouardel et Alexandre Lacassagne notamment –, elle a pris définitivement place dans les prétoires même si le décret d'application de la loi Chevandier du 30 novembre 1892 crée un titre d'expert médecin devant les tribunaux mais ne reconnaît pas la spécialité médico-légale comme la seule compétente.

▶ BARRAS V., PORRET M. (éds), « Homo criminalis. Pratiques et doctrines médico-légales (XVIe-XIXe siècles) », *Équinoxe*, n° 22, Automne 1999. – CHAUVAUD F., *Les Experts du crime. La médecine légale en France au XIXe s.*, Paris, Aubier « Collection historique », 2000. – CRAWFORD C., CLARK M. (éds), *Legal Medicine in History*, Cambridge, Cambridge Univ. Press, 1994. – FOUCAULT M., *Les Anormaux, Cours au Collège de France, 1974-1975*, Paris, Hautes Études, Gallimard / Le Seuil, 1999. – LÉONARD J., *La Médecine entre les pouvoirs et les savoirs*, Paris, Aubier, 1981. – PORRET M., « Viols, attentats aux mœurs et indécences : les enjeux de la médecine légale à Genève (1650-1815) », *Équinoxe*, n° 8, 1992, p. 23-43 ; « Crimes et châtiments : l'œil du médecin légiste », *Dix-huitième siècle*, n° 30, 1998, p. 37-50.

Philippe ARTIÈRES

→ Aliénisme ; Droit ; Préjudice de vie ; Responsabilité.

MÉLANCOLIE

Le problème avec la mélancolie, c'est la difficulté qu'on éprouve à la saisir, et le scepticisme qu'elle suscite souvent. Nous connaissons ces *mélancolie de..., mélancolie du..., mélancolie au...,* qui dispersent à tout vent une mélancolie dont certains réclament alors le concept. Il faut répéter, sans se lasser, que justement ce n'est ni un concept, ni une notion. En extension, elle est plurielle et évanescente, jusqu'à n'être qu'un prétexte ou la simple tonalité d'un comportement. En compréhension, elle est muette et sourde. On se heurte à la physiologie, à la maladie. L'unité *de la mélancolie* est un problème fondamental et actuel, une question consubstantielle à la *mélancolie. La mélancolie nous intéresse* tous, et à tous les sens du terme. D'abord parce qu'on se reconnaît, d'une certaine façon, dans la mélancolie. Nous n'avons jamais rompu avec elle. Les tentatives diverses pour l'éliminer ou la réduire à une autre maladie ont échoué.

Sur la mélancolie, il semble que chacun ait quelque chose à dire. Dans ce vague sens qu'on lui donne souvent, elle se confond en effet avec la tristesse, la teinte un peu sombre que chacun peut donner au jour. Comme le suggère l'auteur post-aristotélicien du *Problème XXX*, suivant son propre vécu, au sens le plus organique du terme, chacun sait bien que la vie peut ne pas être légère et que le malaise, indéfini souvent, peut naître. Gladys Swain, dans un bel article, reprenait cette question du *nom :* « Pourquoi cette insistance sur une minuscule aventure terminologique qu'on pourrait, somme toute, juger de médiocre portée ? Parce que à sa mince manière, elle signale un phénomène d'importance : l'impossibilité pour la psychiatrie d'accomplir son retranchement d'avec le monde commun. » « Il doit y avoir un mot, écrit-elle, où s'indique une continuité entre une pente banale de l'âme et son exaspération folle. Il y a, au moins, une folie qui communique immédiatement avec les affections et les humeurs de tous les jours, une folie à laquelle on passe insensiblement et dont on sort de même sans rupture certaine. Voilà, semble-t-il, ce qui symbolise l'équivoque sémantique du terme mélancolie. » On échoue, en effet, à vouloir changer le terme, en apparence trop flou, trop large en extension ; à vouloir le supprimer et à distribuer en symptômes, comme le fait par exemple le DSM, ce qui lui appartient malgré tout. La mélancolie, c'est ce qui nous fait communiquer *immédiatement* avec un fait biologique en même temps qu'avec la tradition la plus ancienne de notre culture. Mais cette immédiateté fait évidemment tout le problème. C'était déjà la théorie du *Problème XXX*. Et nous retrouvons l'histoire, dont on ne peut jamais se dispenser.

Tout a commencé en Grèce, et plus précisément aux alentours de la fin du Ve s. av. J.-C. Est-ce à dire que les Grecs eussent été un peuple plus angoissé que les autres ? Ce que nous pouvons dire, c'est que d'eux vient bien cette coloration particulière de notre culture occidentale. Les Grecs avaient bien des raisons d'être anxieux ; ne serait-ce que celle, métaphysique, de leur relation avec des dieux mauvais, comme on le voit dans la tragédie où l'homme doit interpréter des signes divins à la fois véridiques et insuffisants. En quelque sorte, la philosophie s'est constituée pour clore ce scandale de dieux malveillants, comme Platon le dit en sa *République*, et donner à l'homme le bonheur dans la sagesse, c'est-à-dire dans l'absence de passions, c'est-à-dire dans l'apathie, l'ataraxie, l'autarcie. Toutes les philosophies antiques ont lié le bonheur et l'apprivoisement de la mort. Quand on choisit la façon que j'appelle progressive d'écrire l'histoire de la mélancolie, on a l'impression d'une évolution naturelle, d'un épanouissement de la notion, d'une éclosion et d'une mort. C'est le danger de l'interprétation positiviste. L'interprétation régressive, en revanche, pose la question du butoir, du *terminus*. Or ce terminus est médical. C'est l'*Aphorisme* d'Hippocrate VI 23. Dans l'histoire progressive de la mélancolie, on manquera toujours assurément quelques marches, quelques paliers. Dans l'histoire *régressive*, on est assuré d'aboutir à cette forme têtue, qui est l'origine de la mélancolie ou la mélancolie originaire. Il est parfaitement évident que l'histoire de la mélancolie ne saurait se limiter à une histoire médicale. Mais il est aussi évident, si l'on pratique une *regressio ad originem*, que la première définition est médicale. C'est celle de l'*Aphorisme* VI 23 du *Corpus hippocratique* : « Quand retrait *(phobos)* et abattement *(dysthymie)* durent longtemps, un tel état a quelque chose à faire avec la bile noire [ou] est en relation avec la bile noire [ou] un tel état est mélancolique. » C'est à dessein que je traduis par des termes qui impliquent un comportement général. Les origines ne sont pas claires pour autant, ce qui veut dire qu'on ne peut pas remonter plus loin ; qu'Hippocrate a d'ailleurs été institué comme fondateur par la tradition ; mais que les éléments hippocratiques, la bile noire par exemple, sont des données dont on pourrait difficilement rendre raison. On serait bien embarrassé de dire ce qu'est la *bile noire*, substance plus imaginaire que réelle. Il n'est pas dit, ce qui sera le cas par la suite, que *retrait* et *abattement* soient la cause d'une production de la bile noire ; ni, inversement, que la production de la bile noire pût être la cause de cet état d'abattement. Or cet aphorisme est depuis longtemps interprété et traduit (dès les plus anciennes traductions latines) de la sorte : « Quand *crainte* et *tristesse* durent longtemps, un tel état est mélancolique. » Ce qui change beaucoup de choses ; puisqu'à des états indifféremment physiologiques ou psychologiques, pour parler ce langage inadapté, se trouvent substituées une opposition entre des passions, *crainte et tristesse*, et une manifestation du corps, la bile noire. La *dysthymie* n'est pas une passion ; elle est la « difficulté du *thymos* ». Le *thymos* est une façon de désigner l'intériorité comme jaillissement spontané. Il ne faut pas oublier ce caractère de force et de violence même, puisque *thymos* désigne aussi la *colère*. La définition hippocratique se complique au IIe s. apr. J.-C., avec l'introduction de la *phantasia*. Ainsi le médecin Arétée de Cappadoce écrit-il : « Chez certains, aussi, il n'y a ni vents ni bile noire ; mais une colère excessive, du chagrin et un *abattement terrible*. Et ces gens-là, donc, nous les appelons *mélancoliques*, – malades de la bile noire –, la bile impliquant la colère, et le noir l'abondance et l'aspect sauvage. Tels sont les mélancoliques, dès qu'ils subissent le trouble de la maladie. *C'est un abattement lié à une seule apparition* (c'est ainsi que je traduirais *phantasia*), sans fièvre. » C'est en effet l'obsession, la fixation sur un seul objet qui fait le caractère des mélancoliques. Pour le reste, ils raisonnent sainement. Les mélancoliques raisonnent correctement à partir d'une prémisse fausse. La question qui préoccupe alors peut se résumer à celle de la *force* de la *phantasia*. Y a-t-il une force, une puissance de l'image qui lui permette de s'imposer elle-même, d'elle-même ? Or nous savons, par le traité *Du sublime* du Pseudo-Longin, par Quintilien, par Philostrate, qu'à cette époque la *phantasia* a changé, qu'elle a pris de la force, et même de l'être. Elle est capable de produire de la réalité. La *phantasia* est devenue *fabricante d'images*. La *posture* mélancolique a aussi une histoire. On pourrait croire qu'elle est la prise de conscience progressive d'une maladie donnée. Il s'agit, en fait, de l'élaboration complexe d'une attitude ; un arrêt sur image qui signifie ; qui se pose pour être interprété. Il ne s'agit pas ici d'aspect extérieur, de morphologie, de physionomie ou physiognomonie. Il n'en est pas question, dans le *Problème XXX*. L'évolution du sens de la *phantasia*, ainsi que sa présence, sa force et son caractère *un* et *exclusif*, ne sont sans doute pas sans effet sur la formation de la *posture* mélancolique.

Un médecin, au XVIIe s., réintroduira cette force. C'est Van Helmont (1579-1644), dans le chapitre *Demens Idea* de son *Ortus medicinae*. La *Demens Idea* (l'idée folle, l'obsession) n'appartient pas au cerveau. Elle n'appartient pas à l'intelligence. *Elle intéresse la région de l'épigastre*. Il serait passionnant, mais hors de cet espace, de suivre les médecins dans leur quête de la maladie « mélancolique » : les questions du siège, des causes, des espèces et de leur classification. Boissier de Sauvages avait décrit une foule de « mélancolies », qui se déterminent seulement par la qualité, la tonalité de leur délire.

Au XVIIIe, la mélancolie fait partie de la classe des *vésanies*, ordre des *délires*. C'est une monomanie triste. On y retrouve la définition classique : Boerhaave. Aphorisme 1089. Van Swieten (Gerardi van Swieten, *Commentaria in Hermanni Boerhaave Aphorismos*, Paris, Cavelier, 1758, t. III, p. 459) : *« Melancholia vocatur medicis ille morbus, in quo aeger delirat diu, & pertinaciter, sine febre, eidem fere & uni cogitationi semper affixus. »* « Les médecins appellent mélancolie cette fameuse maladie, pendant laquelle le malade délire longtemps et avec persistance, sans fièvre, et fixé à une même et unique pensée. » Esquirol, l'élève de Pinel, écrit, au début du XIXe, un article important sur la *lypémanie*, pour se débarrasser de cette mélancolie obsédante (« Lypémanie ou mélancolie », 1820, in *Dictionnaire des Sciences médicales*, Paris, Panckoucke, 1812-1827. Repris in *Des maladies mentales considérées sous les rapports médical, hygiénique, et médico-légal*, 1838, t. I, p. 398-481). *Lypémanie* est un terme qu'il crée, qu'on pourrait traduire par *folie triste*. À nouveau mot, nouveau concept. Nous sommes à un moment fécond dans l'élaboration de la médecine aliéniste. L'article est beaucoup plus complexe et moins clair qu'Esquirol voudrait le faire croire. Lorsqu'il publie son article, le concept médical de la mélancolie est usé et bon pour les poètes (« Le mot de *mélancolie*, consacré dans le langage vulgaire, pour exprimer l'état habituel de tristesse de quelques individus, doit être laissé aux moralistes et aux poètes qui, dans leurs expressions, ne sont pas obligés à autant de sévérité que les médecins »). Mais on revient vite à la tradition, au *Problème XXX*, à l'*Aphorisme* VI 23, à *Airs, Eaux, Lieux*, et même à toutes les anecdotes et bric-à-brac de la mélancolie. Néanmoins cet article est important ; il l'est par le style et les références aux Modernes. Il ramasse tous les problèmes, *plus* d'autres. Esquirol se veut clinicien ; il pratique des ouvertures systématiques et la statistique. Il introduit et définit les concepts d'hallucination et d'illusion, qui doivent beaucoup, comme il le reconnaît, à la réflexion sur l'*attention* du philosophe Laromiguière, et, ajouterons-nous, à la philosophie stoïcienne, pour la distinction entre illusion et hallucination. On doit souligner aussi, phénomène capital, l'introduction des images de malades. On voit aussi (mais comment s'en débarrasser) la viscéralité réapparaître dans la *lypémanie* d'Esquirol, avec cette étrange obsession du colon transverse qu'il croit découvrir dans l'autopsie du mélancolique. Il ne s'agit pas d'une métaphore. Il ne suffit pas de réduire le *colon déplacé* à la *métaphore épigastrique*, comme l'appellent Gauchet et Swain. *C'est à prendre au sens strict.* Les choses ne sont pas simples. Il faudrait étudier de près les efforts de certains médecins pour réduire la maladie soit à l'hypocondrie, soit à l'hystérie. Je pense à Sydenham par exemple, ou à Thomas Willis.

Mais la tradition médicale n'est pas la seule. Le second texte fondateur de l'imaginaire mélancolique, après l'*Aphorisme* hippocratique, est le *Problème XXX* du Pseudo-Aristote. L'essentiel que l'on retire habituellement de ce *Problème* est l'affirmation première que tous les *hommes d'exception sont mélancoliques*. L'auteur donne une série d'exemples : Empédocle, Platon, Socrate, etc. Il propose aussi l'étalonnage des différents degrés de la mélancolie, en la décrivant de manière analogique avec l'ivresse, en utilisant le vin comme *analogon* de la bile noire. On trouve aussi l'affirmation de l'existence d'un tempérament mélancolique, avec une santé fragile, qu'il faut surveiller. Le mélancolique est maladif ; il n'est pas forcément malade. Le mélancolique peut être lui-même et son contraire dans l'instant, passer de la torpeur à l'exaltation ; et sa maladie peut conduire au suicide. Évidemment se trouve là, en germe, toute la théorie de ce qu'on a appelé l'alliance du génie et de la mélancolie. On ne saurait renvoyer ces problèmes d'un revers de main. Certains l'ont bien compris, des médecins – ainsi Charles Blondel pour les Modernes –, des poètes, comme Coleridge dans sa *Biographia Litteraria*. C'est qu'il y a là, précieuse et rare, une vraie théorie de la « créativité », liée à la question de la *métaphore*. La métaphore, seule figure, dit Aristote, qui ne saurait se prendre à autrui, est de la violence qui s'impose comme sens. Il faut penser que les mélancoliques sont *métaphoriques* parce qu'ils sont *métablétiques* (qu'on excuse cette transcription d'Aristote) ; c'est-à-dire qu'ils sont capables de transporter parce qu'ils sont transportables et transportés. Ce n'est compréhensible que dans une théorie de la *mimésis* (cf. ma préface au *Problème XXX, L'Homme de génie et la mélancolie*, Paris-Marseille, Petite Bibliothèque Rivages, 1988). Il faut, en effet, mettre en rapport ces trois œuvres péripatéticiennes : *Problème* XXX, *Poétique*, et *Divination dans le sommeil*. La troisième source de cet imaginaire mélancolique, si riche aussi dans sa tradition « médico-philosophique », est celle des *Lettres du Pseudo-Hippocrate*. Dans une des *Lettres* dites à Damagète, (Ier av. - IIe s. apr. J.-C. ?), Hippocrate, à la demande des Abdéritains inquiets, rencontre Démocrite qui, entre autres conduites étranges, rit de tout. Il le trouve isolé, sous un arbre, un livre sur les genoux, d'autres livres épars à ses pieds, et des animaux morts, ouverts, autour de lui. Le diagnostic d'Hippocrate, après dialogue, est que Démocrite est parfaitement sain. Tout est là : l'étrangeté, le retrait de la vie commune, l'austérité, le rire, l'étude, le médicament (le rire contre l'ellébore). Tout est là, y compris l'ambiguïté du retrait, du repli. Mélancolie ? Attitude philosophique ? C'est ce que j'ai appelé la scène primitive de la mélancolie, telle que Burton, *alias Democritus junior*, l'a exploitée. Autre paradoxe : quand on attaque la mélancolie sur la question du sens, elle répond par l'histoire. La mélancolie n'est pas un concept, répétons-le, elle est maladie. Or aucune autre maladie ne fait, comme elle, s'affronter, dans sa constitution, l'être et le temps, l'essence et la durée historique, et même la nature et l'anecdote. Comme le dit le pythagoricien Archytas de Tarente : « De la même façon qu'il est difficile de trouver un homme sans épine (arête), ainsi l'est-il de rencontrer un homme qui n'ait pas en lui quelque chose de douloureux comme une épine. » Archytas joue là sur le double sens de l'achante, l'épine, l'arête. L'épine, comme on sait, est une expression de la douleur *mélancolique* déjà dans le *Corpus hippocratique*. Mais, pour le poisson (et pour l'homme, comme semble le suggérer Archytas), c'est aussi ce qui le constitue, qui le fait se maintenir et lui donne forme. On est, à propos de la mélancolie, comme empêtré de culture. Il est difficile de procéder à un déshabillage ; l'objet *mélancolie* est fait d'implications, et non de substrats qu'on pourrait dégager avec méthode. Le livre de Klibansky, Saxl et Panofsky, *Saturne et la mélancolie*, dont on ne dira jamais assez le caractère pionnier et l'indispensable érudition, s'épuise et s'enterre finalement dans les strates. La méthode cumulative, pour ce qui est de la mélancolie, conduit nécessairement à l'ensablement et à l'aporie. C'est qu'il faut penser l'unité, en effet, du point de vue synchronique et diachronique en même temps. Il faut essayer de saisir ce problème pour tenter de sortir du rabâchage historique, et proposer en même temps aux spécialistes de la psychopathologie, une problématique où ils se retrouvent *nécessairement* dans l'histoire. Quel rapport existe-t-il entre tel malade prostré, torpide et sans paroles, entre ce malade muré et clos sur lui-même, et le créateur brillant et jaillissant, dans quelque domaine que ce soit, du *Problème XXX* par exemple ? « Car tous les deux sont dits *mélancoliques*. » C'est une question à première vue en effet d'une très grande naïveté. Elle accepte, d'un seul coup, toute la tradition, tout le déferlement de la littérature sur la mélancolie ; et elle se formule en même temps en des termes résolument actuels. Cela signifie que l'on doit accepter d'affronter la question de la maladie et celle de toutes les variations que l'imagination a tissées autour d'elles. Cela veut dire aussi qu'il y a une réalité, un noyau de nature, dans la prolifération des textes ; et que la maladie, le fait pathologique, comporte en même temps quelque chose de culturel qu'il faut essayer d'évaluer. Jamais nous ne devrons perdre de vue que la mélancolie nous oblige à tenir ensemble, de manière qui fait problème, la tradition et l'actualité, l'imaginaire et le fait biologique, nature et culture. Il faut prendre le pari d'accepter à la fois le déluge des textes et l'hôpital. Aucune autre maladie ne se propose, dans sa constitution comme *fait* de culture et ne renvoie, de cette façon obstinée, la culture à quelque chose de sourd et d'aveugle, qui est à la fois de l'ordre de la nature, de l'individu, de l'incommunicable, du pathologique. C'est pourquoi il faut tenir ensemble, de manière paratactique, comme l'*Aphorisme* VI 23 d'Hippocrate le faisait déjà, le donné naturel et le comportement, le viscère et l'âme. Il faut réunir, comme le *Problème XXX* le suggère, le tempérament et la créativité ; et, comme les *Lettres* du Pseudo-Hippocrate et la tradition du Pseudo-Démocrite nous y incitent, la maladie et l'histoire. C'est ce que savait déjà l'admirable Burton. *« T'is all one »*, écrivait-il.

La mélancolie ne peut se dévoiler que dans le temps, dans l'histoire ; mais en même temps l'histoire ne fait que déployer dans le temps ce qui est le drame intime, unique, de chaque malade. Pour avancer, ou plutôt pour essayer d'organiser, il nous faut ce qu'on peut appeler une idée ou une hypothèse conditionnelle, au sens où Rousseau la définissait (Préface du *Discours sur l'inégalité :* « Ce n'est pas une légère entreprise de démêler ce qu'il y a d'originaire et d'artificiel dans la nature actuelle de l'homme, de bien connaître un état *qui n'existe plus, qui n'a peut-être point existé, qui probablement n'existera jamais,* et dont il est pourtant nécessaire d'avoir *des notions justes pour bien juger de notre état présent.* » Notre hypothèse conditionnelle tient à l'unité de la mélancolie, dans toutes ses manifestations. Il faut essayer de montrer que ce que l'histoire a déployé dans les siècles – cette expansion vers la maladie d'une part, et vers l'imagination créatrice de l'autre – est le développement d'une structure constitutive de la mélancolie. Il faut donc prendre acte de ce caractère obstiné de la mélancolie et de sa permanence. Ou alors, si on le pense, démontrer que c'est un fossile, un résidu archéologique. Il faut que les historiens et les praticiens, et les malades, *collaborent.* Ni les uns ni les autres, s'ils se séparent, ne peuvent prétendre à cerner une vérité de la mélancolie. Mais que l'historien n'oublie pas qu'il s'agit aussi de *maladie et de souffrance* ; et que le psychiatre et le psychanalyste n'oublient pas qu'il s'agit aussi, et nécessairement, d'*histoire.*

Quand on s'attaque à la question de la mélancolie, on est toujours confronté à la difficulté de rendre compte de ce qui est du temps, de ce qui est du non-temps, ou du hors-temps ; de l'histoire et du droit, du vécu et du sens, non pas comme une synthèse mais comme le problème même de la synthèse que le *fait* mélancolique propose. Il s'agit bien de la place de l'individu dans l'histoire, de la dignité du malade ; de son rôle dans l'acculturation, dans la connaissance de soi. Il est évident que la mélancolie a un rôle majeur dans la prise de connaissance de soi, dans l'émergence du sentiment de soi-même, *Selbstgefühl* des Allemands, *self-consciousness* des Anglais... La mélancolie, c'est ce qui nous fait communiquer *immédiatement* avec un fait biologique en même temps qu'avec notre culture, avec la tradition la plus ancienne de notre culture. La mélancolie n'est pas une maladie comme les autres. Un mélancolique est un malade d'une certaine espèce, peut-être d'une maladie unique dans son essence, qui met ensemble, de manière problématique, une souffrance qu'il peut désigner, en montrer du doigt l'origine, et le soupçon que cette souffrance signifie plus qu'elle-même et donne à dire à la fois sur la connaissance de soi et sur le sens de l'être. C'est bien le lien entre la souffrance et le sens qui fait tout le problème de la mélancolie. On connaît la thèse socratique qui veut que l'on ne saurait se connaître que médiatement, qu'il faut poser un autre hors de soi, fût-ce par le moyen du miroir, pour se percevoir, se reconnaître et se juger. En quelque sorte la mélancolie exprime par la souffrance l'impossibilité de poser cet autre ; elle est maladie qui concerne l'unité de l'être ; pour parler un langage démodé mais tellement commode, elle est maladie du rapport de l'âme et du corps. La mélancolie implique la nécessaire urgence de sortir de soi ; c'est-à-dire de briser l'unité, le *continuum*. La mélancolie est maladie de l'unité de l'être. Il faut bien concevoir qu'il existe une différence entre cette prise de conscience de soi qui exige le miroir, l'identité, un *analogon* fixe et stable, un jugement de comparaison et l'affirmation d'une valeur ; et d'autre part une connaissance de soi par la détente, par l'arrachement sans rupture véritable, par le transport, qui garde toujours avec elle la nostalgie d'un *continuum* antérieur.

On comprend que l'éthique ne soit pas le problème essentiel de la mélancolie, comme le suggère Aristote, puisqu'elle ne s'attribue pas de point de vue d'où se juger, mais que son attitude morale, s'il lui arrive d'en avoir une, ne peut être qu'une posture temporaire. Elle montre la nécessité de se faire deux, c'est-à-dire de déchirer cette unité qui fait souffrir. Elle pousse à sortir pour se poser en dehors de soi, établir un point de vue d'où s'observer, se juger. Cela ne se peut faire que dans la poussée, le jaillissement. Considérons cette plainte du malade où se trouve enfouie la vérité de la mélancolie, et l'endroit de son corps où il souffre. Qu'est-ce que cette souffrance ? Il faut voir là qu'il y a un temps où l'avenir n'existe pas encore ou n'existe plus comme possible. Entre cette souffrance d'avant et cette souffrance d'après, il n'y a plus de différence ; c'est un temps d'éternité, ou encore, si l'on veut, le temps naturel, le temps de la physiologie, le temps de la confusion biologique. Le mélancolique soit n'a pu exercer le nécessaire déchirement, soit a échoué pour retomber dans le *continuum*. Pour lui il n'est plus de métaphore possible ; on peut dire aussi que pour lui la métaphore n'existe pas ou n'a pas de sens. C'est le monisme du malade, de l'être replié sur soi et souffrant de ce repli, ignorant la métaphore, puisqu'il est lui-même, comme l'a pensé Aristote, une métaphore en acte. Ce monisme pathologique n'a évidemment rien à voir avec un monisme philosophique cohérent, qui pose l'être comme un et oblige à le penser comme tel. Le drame de la mélancolie, c'est qu'on l'interroge pour savoir si sa souffrance est somatique ou psychogène. Ce langage n'a tout simplement pas de sens pour elle. C'est le « dualisme » qui a contraint à installer la mélancolie dans un espace qui n'est pas fait pour elle, où elle n'est pas née. La désignation du viscère, comme les patients de Blondel le lui montrent (Charles Blondel, *La Conscience morbide*, Paris, Alcan, 1914), n'est pas l'essentiel. C'est le génie de la bile noire de contenir assez de substantialité pour faire illusion sur la réalité de l'organique. La recherche d'un siège de la mélancolie est évidemment vouée à l'échec, comme toute spatialisation qui tombe dans le piège dualiste. La même remarque vaut pour toute approche « psychologique ». La comparaison entre le deuil et la mélancolie montre qu'ils ne sont absolument pas recouvrables ni symétriques. Freud écrit : « Lorsque dans son autocritique exacerbée, il [le mélancolique] se décrit comme mesquin, égoïste, insincère [...] il pourrait bien, selon nous, s'être passablement approché de la connaissance de soi, et la seule question que nous nous posions, c'est de savoir pourquoi l'on doit commencer par tomber malade pour avoir accès à une telle vérité » *(Deuil et mélancolie)*. Nous n'avons rien à changer à cette phrase, sauf cette chose essentielle : il faut donner à la connaissance de soi un sens logique et non psychologique. On comprend, en revanche, que cette pensée n'ait rien à voir avec la morale, comme le souligne Freud. Au fond, c'est un lieu commun, au sens le plus rhétorique ; mais en même temps c'est le lieu qui nous est commun, tout au moins en Occident, lieu que nous habitons tous de façon plus ou moins fugitive ou constante ; lieu commun au malade et au médecin qui le soigne ; maladie de la culture certes ; mais aussi possibilité d'intégrer le malade dans l'histoire de la culture. Il m'est arrivé de lire sous la plume d'un critique, à propos de la parution du livre superbe *Saturne et mélancolie*, que l'on devait s'étonner devant tant d'érudition consacrée à une chose finalement aussi simple. Bienheureuse naïveté ! Si Robert Burton, au XVIIe s., dans son Oxford solitaire, crache dans la rivière tout en accumulant l'immense bibliographie de *l'Anatomy of Melancholy*, il sait bien, lui, que l'idée est simple, que la chose est simple, que finalement la solution aussi est simple qui est d'aimer les autres et de vivre avec eux en attendant la mort ; mais il sait aussi qu'il n'y a pas d'autre thérapie, pour le clerc qu'il est, que de remuer et classer ces analyses sans fin d'un mal incessant. C'est qu'il est, lui, un mélancolique. Le mélancolique mime sans le savoir toute l'histoire de la mélancolie, il ne peut se révéler autrement que dans l'histoire ; mais il s'agit d'*un concept naturel*, voilà ce qu'il faut penser : *du naturel historique*. L'histoire mime la maladie et réciproquement ; la *mélancolie* est une maladie mimétique ; ce qui explique qu'on ait pu vouloir la réduire à l'hypocondrie ou à l'hystérie, maladies « protéiformes », comme le dit Sydenham. De même que le malade ne se comprend que dans son histoire, et renvoie à de l'être, de même la mélancolie ne peut se saisir que dans l'histoire ; c'est de l'histoire qui renvoie à de l'être. En tant que maladie, elle a une histoire ; mais en tant que maladie qui prétend révéler de l'être, elle est fondatrice de sa propre histoire. Celle-ci ne révèle pas sa structure, mais la mime, la parodie. Aussi paradoxal que cela puisse apparaître, comme la conscience « instinct divin » de Rousseau, il faut travailler à le comprendre. La « pensée » mélancolique relève de ce qu'on pourrait appeler une *philosophia naturali*. L'expérience de la maladie mélancolique fonctionne comme son *cogito*. Ce qui ne veut pas dire qu'elle est répétée par chaque individu ; mais on parle ici du point de vue de l'histoire. Comme elle prend toutes les postures, elle peut aussi prendre celle de la pensée philosophique et la mimer. Elle est pourtant d'essence tout à fait autre. Mais elle a cette faculté mimétique qui lui permet de se glisser dans l'espace qu'on lui propose et qui est pourtant comme son piège. La désignation du viscère comme origine ou cause de la mélancolie par la tradition médicale en est un exemple, comme d'ailleurs l'exploitation bavarde, par la rhétorique, d'une mélancolie qui aurait oublié son viscère comme un appendice inutile. Il a bien fallu qu'elle s'installe dans le paysage imposé par le triomphe du dualisme. Quels que soient l'effort et la vertu des neuro-physiologistes ou des gastro-entérologues, dussent-ils prouver que le dysfonctionnement de tel organe produit la maladie qu'on peut appeler la *dépression majeure* ou de quelque nom qu'ils voudront, ils ne sauraient guérir ni soigner, même s'ils suppriment pour un temps la posture et la souffrance, le statut fondateur d'une maladie qui n'a ni un sens psychologique, ni un sens biologique, mais une valeur ontologique. On ne *guérit* pas une pensée. Tout se passe en effet comme si le sujet vivait, sur le plan *psychologique* et *biologique*, une aventure qui a un sens ontologique. D'où le malentendu historique et l'appropriation abusive par les « psychologies » ou les médecines successives alors que tout se passe comme si la mélancolie témoignait pour une autre histoire de la pensée, le souvenir d'une autre naissance.

Jackie PIGEAUD

→ Aliénisme ; Dépression ; Électrochoc ; Hippocratisme ; Humeurs ; Maladie de l'âme ; Maladie des femmes ; Psychiatrie (Naissance de la) ; Vin (Médecine du).

MÉNOPAUSE

Découverte de la ménopause

En Europe, les premiers documents médicaux sur la façon dont l'arrêt de la menstruation affecte le bien-être des femmes vers cinquante ans datent du début du XVIe s. Bien qu'on tînt les règles pour un poison, la menstruation était conçue comme purificatrice et salutaire. Sa cessation, qui entraînait un surplus de « mauvais sang » dans l'organisme, augmentait chez les femmes le risque de contracter diverses maladies. À partir du milieu du XVIe s., les théories concernant la nature contaminante des règles furent remises en question dans les cercles médicaux, mais l'arrêt de la menstruation conserva néanmoins son image négative, et continua à être associé à de nombreuses maladies, depuis l'asthme jusqu'aux ulcères en passant par la folie. Certains médecins, notamment Jean Liébault, décrivent en détail les symptômes spécifiques liés à l'arrêt de la menstruation : « douleur et pesanteur des lombes », perte d'appétit, migraines, vertiges, ainsi que des « petites rougeurs » suivies de « moiteurs », en particulier après les repas.

C'est au XVIIIe s. que la ménopause commença à faire l'objet d'un intérêt médical systématique, surtout en France, où C. P. L. Gardanne forgea le mot de « ménopause ». La liste des symptômes ménopausiques devint de plus en plus complète, mais un contre-discours fit son apparition qui soulignait que la ménopause n'était pas nécessairement une période de transition pénible pour les femmes, à condition toutefois qu'elles mènent une vie tranquille, et moralement saine. Les médecins publièrent à ce sujet de nombreux opuscules à l'usage des femmes. En outre, comme l'on pensait, à l'encontre de la période précédente, que la menstruation en elle-même était néfaste pour l'organisme, de nombreux médecins affirmèrent que les femmes jouissaient d'une santé meilleure après la ménopause.

Nous ne savons presque rien de ce que les femmes elles-mêmes pensaient au sujet de la ménopause avant le XXe s., à l'exception de celles qui écrivirent à des médecins. De cette correspondance se dégage l'impression que, même si certaines femmes se montraient extrêmement inquiètes des dangers liés à cette période de transition, il est peu probable que la majorité d'entre elles ait partagé cette opinion. Au contraire, elles devaient se sentir soulagées d'être libérées des grossesses à répétition et des accouchements, et de ne plus avoir à pleurer la mort de leurs enfants en bas âge.

Avec la découverte du système endocrinien au début du XXe s., les connaissances sur la ménopause changèrent à nouveau. Elles furent alors dominées par des hypothèses qui prévalent aujourd'hui encore et qui ne sont pas sans rapport avec celles des XVIe et XVIIe s.. Il est généralement admis aujourd'hui que l'arrêt de la menstruation annonce le début d'un déclin inévitable, même si celui-ci tient à une diminution du taux d'œstrogènes et non à un surplus de mauvais sang. Cette analyse de la ménopause s'appuie souvent sur une idée fausse qui veut que, l'espérance de vie n'ayant pas dépassé cinquante ans jusqu'au début du XXe s. en Europe comme aux États-Unis, aucune femme, ou presque, ne vivait bien au-delà de cet âge. La vie post-ménopausique est ainsi comprise comme un artéfact culturel, dû à une meilleure alimentation et surtout à la médecine moderne. Cette thèse perdure bien que les démographes aient montré de façon convaincante qu'une forte mortalité infantile et de nombreux décès pendant l'accouchement expliquent la faiblesse de l'espérance de vie, situation que l'on observe aujourd'hui dans les pays en voie de développement. La quarantaine passée, la plupart des individus restent en relativement bonne santé en vieillissant.

L'idée selon laquelle les femmes ménopausées représentent une sorte d'anomalie est souvent liée à un second argument douteux qui voudrait qu'un stade post-reproductif chez la femme soit « contraire à la nature », parce qu'il n'existe pratiquement aucun mammifère, pas même les primates, qui vive au-delà de la sénescence reproductive. Néanmoins les spécialistes d'anthropologie biologique plaident pour que la ménopause soit reconnue comme une caractéristique issue de l'évolution et inhérente à l'espèce humaine dès son origine. Beaucoup croient que les grands-mères jouaient un rôle crucial dans la survie de jeunes enfants et de nourrissons extrêmement dépendants. Cela n'exclut pas que l'état de santé décline avec la diminution du taux d'œstrogène, mais cela invalide bien, en revanche, les arguments simplistes qui présentent la vie post-ménopausique comme la conséquence non naturelle des interventions technologiques récentes.

Ménopause et culture

Il est sans doute exact de dire que la majorité des chercheurs et des cliniciens qui s'intéressent à la ménopause supposent que les modifications biologiques liées à la fin de la menstruation sont par essence universelles. Les différences dans la façon subjective dont chaque femme parle de ses symptômes s'expliquent par des variations portant sur des facteurs psychologiques, sociaux et culturels qui, en réalité, masquent les faits biologiques. Les récentes recherches en anthropologie culturelle suggèrent que cette hypothèse mériterait d'être reconsidérée. Bien que la sénescence reproductive soit universelle, les variations culturelles dans la façon de se représenter et d'expliquer le phénomène sont manifestes, de même que la cascade de changements biologiques et de séquelles à long terme qui l'accompagnent.

Ces résultats montrent qu'il convient de penser la biologie et la culture comme les termes d'une relation, termes qui ne cessent d'interagir et qui sont tous deux sujets à variation. Ces variations s'expliquent en grande partie par l'environnement des individus, leurs modes de vie, leur alimentation, leur langue, ainsi que leurs attentes et leur savoir (qui dépendent de leur culture). Mais les effets à long terme des changements historiques ou des modifications liées à l'évolution de l'espèce doivent également être pris en compte.

Des études culturelles, croisées avec la symptomatologie de la ménopause ont montré, avec une certaine régularité, que la fréquence des symptômes tenus pour caractéristiques de la ménopause en Amérique du Nord et en Europe, en particulier les bouffées de chaleur et les suées nocturnes, n'est pas également distribuée dans la population des femmes en péri- et post-ménopause. Ainsi, les Mayas ruraux du Yucatan, au Mexique, dont les femmes font de nombreuses grossesses et ont des cycles d'aménorrhée plus longs, auxquels s'ajoutent la malnutrition et une lactation prolongée, ne rapportent ni bouffées de chaleur, ni suées. Les recherches menées en Inde, en Indonésie, chez des Africains vivant en Israël, à Taïwan, à Hong-Kong, au Japon, à Singapour, en Chine, en Corée, aux Philippines, en Thaïlande, en Malaisie, montrent que, bien que leur incidence varie considérablement d'une étude à l'autre, les bouffées de chaleur et les suées nocturnes sont rarement citées.

Étude comparée

L'analyse de bases de données comparables portant sur 7 802 femmes du Massachusetts, 1 307 femmes du Manitoba, et 1 225 Japonaises, ayant entre 45 et 55 ans inclus, traduisent des différences remarquables dans les symptômes ressentis à la ménopause. Dans les trois sites de recherches, les échantillons ne furent pas issus d'une population de patientes mais de la population féminine en général. Les femmes ayant subi une opération gynécologique furent placées dans une catégorie distincte et étudiées à part.

Le mot japonais *kônenki* que l'on traduit généralement par ménopause n'a pas le même sens que le mot français. La notion de *Kônenki* est semblable au concept de « climatère » dans la mesure où elle est conçue comme un processus long et graduel auquel contribue, parmi d'autres facteurs, l'arrêt de la menstruation. Les médecins japonais créèrent ce terme au début du siècle après avoir travaillé en étroite collaboration avec des collègues allemands. La plupart des Japonaises interrogées dans le cadre de l'étude placèrent la période propre au *kônenki* à l'âge de 45 ans (ou même plus tôt) et la firent durer jusqu'à presque 60 ans. Un quart des personnes interrogées, des femmes ménopausées dont la menstruation avait cessé depuis plus d'un an, répondirent qu'elles n'avaient ressenti aucun signe de *kônenki*. Qu'il n'existe aucun terme pour désigner les seules bouffées de chaleur en Japonais, alors que cette langue permet de faire des distinctions subtiles à propos des états corporels, est significatif. De même, on ne trouva aucun mot local pour désigner les bouffées de chaleur en Chine, en Indonésie, au Yucatan ainsi que dans d'autres pays.

On demanda aux femmes de se rappeler les symptômes qu'elles avaient ressentis au cours des deux semaines précédentes (les études montrent qu'au-delà, les souvenirs sont inexacts). Les Japonaises mentionnèrent rarement les bouffées de chaleur (13,5 % des femmes dont la menstruation était irrégulière et 15,2 % des femmes ménopausées). Bien que peu fréquentes, les bouffées de chaleur sont associées à la fin de la menstruation. Chez les Canadiennes et les Américaines, environ 39 % des femmes en péri-ménopause et 42 % des femmes ménopausées avaient ressenti des bouffées de chaleur au cours des deux semaines précédentes. Les Japonaises ne mentionnèrent que très rarement les suées nocturnes, sans les associer à la ménopause.

Seulement 19 % des Japonaises interrogées avaient déjà ressenti auparavant une bouffée de chaleur. La fréquence et l'intensité dont elles firent état étaient bien inférieures à celles trouvées chez les Canadiennes et les Américaines de l'étude, dont près de 60 % avaient déjà eu une bouffée de chaleur. Les Japonaises se plaignirent rarement de troubles du sommeil (11,5 %), ce qui corroborait la faible intensité des bouffées de chaleur qu'elles avaient signalée. Des entretiens supplémentaires suggèrent qu'en tout état de cause, les Japonaises, désireuses de collaborer pleinement avec les chercheurs, exagéraient la fréquence de leurs symptômes. La plupart d'entre elles, lorsqu'on leur demandait au cours d'un entretien de décrire leur expérience du *kônenki* répondirent à peu près comme suit : « Je n'ai eu aucun problème, ni maux de tête ni quoi que ce soit de ce genre. J'ai entendu dire par d'autres femmes qu'elles avaient la tête si lourde qu'elles ne pouvaient pas se lever ; les principaux problèmes dont j'ai entendu parler sont des épaules raides, des maux de tête, et des articulations douloureuses. »

Parmi les femmes interrogées, un petit nombre – 12 sur 105 – firent des déclarations qui semblent plus familières aux Nord-Américains et aux Européens : « Ce qui m'est arrivé de plus significatif, c'est que j'ai eu chaud tout à coup ; ça m'est arrivé tous les jours, à peu près trois fois. Je ne suis pas allée chez le médecin et je n'ai pas pris de médicament. Je n'étais pas gênée, et je ne me sentais pas mal. J'ai juste pensé que c'était l'âge. »

Les résultats du questionnaire montrèrent que le symptôme le plus souvent cité était la raideur des épaules, suivi des maux de tête, et les gynécologues japonais constatèrent que les femmes se plaignent très souvent de ces symptômes. Certains médecins ne citèrent même pas les bouffées de chaleur lorsqu'on leur demanda de décrire les symptômes du *kônenki*. Cette recherche fut menée au milieu des années 1980. Des changements ont eu lieu depuis : pour la première fois, les gynécologues japonais s'intéressent maintenant à la ménopause, qui est devenue un sujet médiatique. Les médias présentent souvent les bouffées de chaleur comme le symptôme « caractéristique » de la ménopause, bien qu'il reste toujours très peu cité.

Il est bien connu que les Japonaises jouissent actuellement de la plus longue espérance de vie au monde – en moyenne 82 ans. Le taux de cancer du sein et celui des maladies cardio-vasculaires chez les hommes et chez les femmes sont trois fois moins élevés qu'en Amérique du Nord. La fréquence de l'ostéoporose chez les Chinoises et les Japonaises est plus de deux fois inférieure à celle des femmes de type caucasien en Amérique du Nord, alors même que les Asiatiques ont une densité osseuse plus faible. Notre étude montra également que seules 28 % des Japonaises interrogées étaient atteintes d'une maladie chronique (diabète, allergie, asthme, arthrite, pression artérielle élevée) contre 45 % des femmes du Manitoba et 53 % de celles du Massachusetts. Mis bout à bout, ces résultats suggèrent que, vers 50 ans, les Japonaises jouissent d'une bonne santé, si on les compare aux femmes d'Amérique du Nord.

Les Japonaises qui avaient à peu près 50 ans au moment de cette recherche étaient nées au début de la guerre, et beaucoup avaient souffert d'une carence nutritionnelle lorsqu'elles étaient très jeunes. Néanmoins, presque aucune d'entre elles ne fumait, leur consommation d'alcool et de café était faible, et leur alimentation était pauvre en graisses mais riche en légumes et en soja, dont on sait à présent qu'il est une source de phytœstrogènes, ce qui pourrait expliquer en partie les symptômes moins fréquents des Japonaises. Il en va de même des tisanes que boivent de nombreuses femmes, et qui, elles aussi, sont souvent riches en phytœstrogènes. Les femmes de cette cohorte avaient eu une forte activité physique quotidienne, et avaient assumé de lourdes charges. À mesure que des générations successives de Japonaises atteindront la cinquantaine, il est évident que cet état de faits changera.

La famille regroupant trois générations fut reconnue comme la cellule familiale officielle au Japon pendant plus de soixante-quinze ans, de la Restauration Meiji (1867) jusqu'à la fin de la Seconde Guerre mondiale. En tant que membre de cette famille, c'est vers cinquante ans que la femme, dans la force de l'âge, exerce une influence considérable sur les habitants du foyer. En outre, en théorie, les aînés doivent être respectés, et les personnes âgées ont l'assurance qu'on s'occupera d'elles de façon attentionnée si elles deviennent infirmes. De nombreuses femmes d'un certain âge vivent encore ainsi. Pendant que les hommes travaillent, elles occupent leurs journées en prenant en charge l'économie domestique, dont elles sont même parfois entièrement responsables. Elles peuvent aussi travailler à mi-temps, tout en conciliant l'éducation de leurs enfants, ou de leurs petits-enfants, avec les soins exigeants qu'elles doivent prodiguer à des beaux-parents dont elles ont la charge.

Aujourd'hui, environ 60 % des Japonais vivent dans des familles nucléaires, ce qui implique qu'en vieillissant, ils ne puissent plus compter avec certitude sur le fait que leur famille subviendra à tous leurs besoins. La famille nucléaire, très critiquée dans les cercles officiels, est explicitement associée à une période de *kônenki* difficile, mais l'étude citée plus haut révèle que les statistiques ne confirment en rien cette idéologie. Ce qui préoccupe le plus les Japonaises d'une cinquantaine d'années aujourd'hui, en particulier celles qui vivent dans une famille nucléaire, c'est les soins qu'elles doivent prodiguer à leurs parents âgés dont le gouvernement et la société en général les rendent responsables. De nombreuses femmes abandonnent leur activité salariée afin de pouvoir s'occuper de leurs beaux-parents, tâche qu'elles assument souvent seules, pendant de nombreuses années, et qui aurait été répartie entre plusieurs personnes dans une famille élargie. Cette situation à un contrecoup sur la santé des femmes d'âge mûr. Elles se plaignent le plus souvent de maux de reins, d'irritabilité et de maux de tête mais les symptômes typiques de la ménopause sont peu fréquents et la plupart des femmes continuent à considérer que le *kônenki* (qui leur pose dans l'ensemble peu de problèmes) n'est qu'un des aspects du vieillissement.

Des études longitudinales montrent que pour la majorité des femmes vivant en Amérique du Nord, la ménopause n'est pas une période difficile. En conformité avec les résultats concernant les Japonaises, ainsi qu'avec d'autres études interculturelles, cette recherche indique qu'il serait judicieux de se demander ce qui permet à la majorité des femmes de ne pas éprouver de gêne particulière au moment de la ménopause. C'est là une question qui a rarement été posée. Il est également évident que les associations entre des taux moins élevés d'œstrogènes et un risque plus grand de maladies cardio-vasculaires, d'ostéoporose ou d'Alzheimer relèvent de simplifications abusives.

Admettre la complexité

Pour essayer de rendre compte des différences entre les symptômes cités au moment de la ménopause, l'expression « biologies locales » *(local biologies)* est éclairante. Ce concept ne renvoie pas à l'idée que les catégories des sciences biologiques sont des constructions historiques et culturelles (bien que cela soit le cas en effet), ni à des différences biologiques mesurables entre les populations. Le concept de « biologies locales » renvoie à la façon dont l'expérience vécue des sensations physiques, du sentiment de bien-être, de la santé et de la maladie est en partie informée par la matérialité du corps, qui est elle-même dépendante de variables liées à l'évolution, à l'histoire et aux individus.

La constitution génétique des individus varie en fonction des transformations qui ont eu lieu au cours de l'évolution et sur la longue durée du temps historique. Ces transformations résultent de l'interaction entre les gènes humains et l'environnement dans lequel les individus ont vécu. Elles affectent le fonctionnement du corps de façon profonde, qu'il s'agisse des réponses immunitaires ou du fonctionnement endocrinien. L'environnement dans lequel les individus vivent et agissent affecte également la biologie directement, tout comme le comportement individuel et l'*habitus,* fondé sur la culture. D'un point de vue biologique, les corps individuels abritent tout un monde d'effets semblables.

Mais cette interaction *(embodiment)* touche également à la façon dont nous-mêmes et les autres nous représentons le corps, en utilisant nos propres catégories de savoir et d'expérience. Si l'expérience corporelle subjective doit devenir sociale, alors l'histoire, la politique, la langue et les connaissances qui relèvent de notre culture, y compris le savoir scientifique dans la mesure où il est disponible, ont inévitablement un rôle à jouer. En pratique, cela signifie que notre connaissance de la biologie est informée par la réalité sociale, et que celle-ci, à son tour, est informée par la réalité matérielle. En d'autres termes le social et le biologique sont produits ensemble et se reproduisent dialectiquement. Le lieu premier de cette imbrication est le corps individuel. Il en résulte que pour la majorité des Japonaises, cette expérience subjective qu'est l'arrêt de la menstruation ne correspond pas du tout à celle que l'on postule comme universelle. Aussi, bien que les modifications du fonctionnement ovarien et endocrinien, en particulier celui des œstrogènes, aient lieu de façon universelle (mais pas uniforme) lors de la période de transition que connaissent les femmes au milieu de leur vie, il faut prendre en compte la variation et la complexité considérables qui entrent en jeu, plutôt que de les écarter comme des artefacts culturels sans signification.

► AVIS N. E. *et al.*, « The evolution of menopausal symptoms », *in* H. Burger (ed.), *Baillière's Clinical Endocrinology and Metabolism*, 7, 1993, p. 17-32, Londres, Harcourt, Brace Jovanovich ; & MCKINLAY S. M., « A longitudinal analysis of women's attitudes towards the menopause : results from the Massachussetts Women's Health Study », *Maturitas*, 13, 1991, p. 65-79. – BEYENE Y., « Cultural Significance and Physiological Manifestations of Menopause : A Biocultural Analysis », *Culture, Medicine and Psychiatry*, 10, 1986, p 47-71. – BOULET M. J. *et al.*, « Climacteric and menopause in seven south-east Asian countries », *Maturitas*, 19, 1994, p. 157-176. – FLINT M. & SUPRAPTI SAMIL R., « Cultural and subcultural meanings of the menopause », *in* M. Flint, F. Kronenberg, W. Utian (ed.), *Multidisciplinary Perspectives on Menopause*, Annual Reviews of the New York Academy of Sciences, 1990, 592, p. 134-148. – LIÉBAULT J., *Les Trois Livres de la Santé, Foecondité, et Maladies de Femmes*, Paris, 1582. Ouvrage cité *in* M. Stolberg, « A Woman's Hell ? Medical Perception of Menopause in Preindustrial Europe », *Bulletin of the History of Medicine*, 73, 1999, p. 404-428. On trouvera dans cet article un excellent panorama historique du discours médical sur la ménopause en Europe jusqu'au début du XXe s. – LOCK M., *Encounters with Aging : Mythologies of menopause in Japan and North America*, Berkeley, Univ. of California Press, 1993 ; « Symptoms Reporting at Menopause : A Review of Cross Cultural Findings », *Journal of the British Menopause Society*, 2002, à paraître. – MARTIN M. *et al.*, « Menopause without symptoms : The endocrinology of menopause among rural Mayan Indians », *American Journal of Obstetrics and Gynecology*, 168, 1993, p. 1839-1845. – PECCEI J.-S., « A Hypothesis for the Origin and Evolution of Menopause », *Maturitas*, 21, 1995, p. 83-89. – SHEA J., « Revolutionary women at middle age : an Ethnographic survey of menopause and midlife aging in Beijing, China », Thèse de Doctorat, Cambridge (MA), Harvard Univ., 1998.

Margaret LOCK
(Trad. Mickael Popelard)

→ Maladies des femmes ; Vieillissement.

MÉTAMORPHOSE

La notion de métamorphose hante l'imaginaire de la culture occidentale depuis ses débuts. Sans doute, un accès facile est d'y voir une clé pour saisir ce qui fait la caractéristique de l'espèce humaine : sa préoccupation exclusive de transformer sa condition. Une métaphysique de la métamorphose est dès lors possible, fondée sur les trois désirs pulsionnels de l'humain : l'immortalité, la sécurité et l'unité. Désir de se déjouer du devenir en étant soi-même devenir à travers un éternel changement, que ce soit dans la continuité d'une réalité physique ou à travers un accomplissement spirituel. Désir d'unité et de sens, donc de sécurité, dans le prodigieux effort de l'humain pour déchiffrer une nature présentant le spectacle d'une diversité déroutante. Toute action et toute réflexion ne seraient donc que métamorphoses, se suffisant à elles-mêmes, à la fois moyens et finalités d'un autodépassement de l'homme.

Nous proposons la thèse suivante qui servira de fil conducteur pour démêler l'écheveau des métamorphoses. Depuis ses origines, l'Homme a usé de deux modes pour transcender sa condition. Le premier, le mode de la consolation, s'exprime au travers d'une spéculation sur l'anthropocentrisme qui culmine dans la première moitié du XIXᵉ s. avec les efforts conjugués et vains de la Philosophie de la Nature pour établir scientifiquement l'idée d'une marche orientée de la Nature, à laquelle la révolution darwinienne portera un coup fatal. Le second mode, d'une actualité brûlante, est celui de la promesse entrevue par les possibilités d'une autocréation et d'une auto-intensification de l'humain.

Ces deux modes sont attestés par les figures mythiques originelles de la métamorphose. Ovide, outre qu'il rapporte les multiples métamorphoses divines, se fait le zélateur de la doctrine de Pythagore selon laquelle « rien ne meurt dans un si vaste univers mais tout prend des formes variées et nouvelles ». La métamorphose est l'expression du changement universel, la traduction même de l'instabilité du monde. Dans le second registre, celui de la promesse, Ovide présente Prométhée comme celui qui a façonné l'Homme avec de l'argile et de l'eau. À ce titre, les tribulations interprétatives du mythe de Prométhée récemment et remarquablement mises en lumière par Dominique Lecourt offrent une perspective cavalière de la genèse et de l'histoire de la notion de métamorphose. Dans sa Théogonie, Hésiode met l'accent sur le double châtiment infligé, par Zeus courroucé, à Prométhée et aux mortels. L'envoi sur Terre de Pandore consacre l'atroce réalité à laquelle désormais les Hommes seront confrontés. En revanche, Eschyle fait dire à son Prométhée enchaîné qu'il a délivré les Hommes de l'obsession de la mort « en installant en eux les aveugles espoirs ». Le Prométhée des lumières, lui, est le rebelle bienfaiteur et réel créateur d'une humanité nouvelle. Que ce soit pour établir la suprématie du règne humain ou promouvoir la création de l'homme nouveau, c'est toujours le même ressort qui est à l'œuvre, la métamorphose. C'est ce que nous nous efforcerons de montrer.

Il restera au terme d'un rapide survol des idées sur la métamorphose à aborder la redoutable question : qu'en est-il au juste de la « nature humaine » ? et à esquisser les contours d'une philosophie de la métamorphose qui soit en liaison avec les problématiques actuelles du vivant.

Anthropocentrisme et métamorphose

Aristote, dans son *Histoire des Animaux*, jette les bases d'une organisation générale du vivant qui restera valable jusqu'au XVIIIᵉ s. Aristote part du constat de la supériorité de l'homme sur l'ensemble des êtres vivants, supériorité d'ordre philosophique, qui se manifeste par la station debout et la présence de l'organe le plus étroitement lié à l'intelligence : la main. Le vivant est ainsi ordonné selon un principe hiérarchique, une Échelle des Êtres dans laquelle l'Homme occupe la place prééminente en même temps qu'il constitue un repère, un plan général par rapport auquel les animaux peuvent être considérés comme des variations dégradées.

Au XVIIIᵉ s., siècle à la fois expérimental et philosophique, porté à édifier de vastes systèmes explicatifs, se produit, sous l'impulsion de plusieurs penseurs, un véritable retournement de l'échelle aristotélicienne. Montaigne avait déjà frayé le chemin dans l'Apologie de Raimond Sebon (*Essais*, II, chap. 12) en opérant une destruction radicale de l'ontologie scalaire dont il dénonçait le caractère illusoire. S'ouvre alors une perspective selon laquelle les formes les plus complexes sont produites à partir des plus simples. La question récurrente sera alors de savoir comment s'effectue cette production dans un système de pensée qui exclut la notion d'évolution. Cette idée de retournement de l'échelle est la plus expressément exprimée dans l'œuvre de Charles Bonnet, *La Contemplation de la nature* (1764) et *La Palingénésie philosophique* (1769). En s'appuyant sur le principe de continuité de Leibniz *(natura non saltus facit)*, Bonnet, naturaliste suisse, formule l'idée que les êtres forment une série unique jusqu'à l'Homme en passant par tous les degrés d'organisation croissante, par transformations successives. Cette disposition hiérarchique est l'expression d'un plan créateur et non d'une évolution ; elle est pensée par un naturaliste en réponse aux problèmes posés par la régénération des parties et les relations entre espèces. En effet, Bonnet conclut d'un travail sur la parthénogénèse des pucerons que tout être est contenu dans un œuf, et qu'il en sort et grandit par le seul accroissement de ce germe. Bonnet est donc un partisan de la préformation, qui est pour lui la garantie d'un ordre immuable voulu par Dieu. Mais Bonnet est également parent et correspondant de Trembley, auteur en 1744 d'un mémoire « Pour servir à l'histoire d'un genre de polype d'eau douce à bras en forme de corne. » Le polype sectionné régénère ; par ses facultés de bourgeonnement et de reproduction par bouture, le polype appartient au règne végétal, mais il se meut et s'alimente et, à ce titre, il appartient également au règne animal. Le polype est donc une illustration éclatante de la continuité des formes. De plus, Bonnet esquisse un parallèle entre l'embryologie du poulet et les phases successives du développement des espèces. Il met en place une théorie du développement comme loi universelle et nécessaire de la nature qui assure les transformations et le perfectionnement de toutes les formes vivantes. La nature s'ordonne selon une série hiérarchique et continue des trois règnes, balisée par des paliers de composition et de complexité croissante : cristaux et coraux assurent la liaison entre le minéral et le végétal, le polype entre végétal et animal.

Cette conception d'une échelle continue oppose ceux qui affirment l'existence d'une coupure radicale entre vivant et inerte, comme Lamarck ou Buffon, et ceux qui soutiennent que toute matière est vivante, comme le médecin philosophe Cabanis et surtout Robinet. Dans les *Considérations philosophiques sur la gradation naturelle des formes de l'être* paru en 1748, le sous-titre est particulièrement suggestif : « Essai sur la nature qui apprend à faire l'Homme ». Dans une perspective logique, et non pas temporelle, le progrès des formes est identifié par Robinet à une collection d'études préparatoires. Toute forme est une ébauche qui prépare la forme supérieure et la forme suprême qui est l'objet de la vie. Il n'y a qu'une seule chaîne qui s'étend du minéral à l'Homme en passant par le végétal et l'animal. Le raisonnement de Robinet est analogique : l'étude des minéraux montre qu'ils sont pourvus de vaisseaux et de fibres. En revanche, les curiosités naturelles des cristaux et des fossiles recèlent l'ébauche des formes humaines ou de certains organes humains.

Mais c'est outre-Rhin que se développe dans toute sa vigueur une Philosophie de Nature dans laquelle la notion de métamorphose occupe une position centrale. Herder (*Idée pour la philosophie de l'histoire de l'Humanité,* 1791) a la même vision leibnizienne de l'univers que Bonnet, d'une gradation ascendante des êtres, du simple au complexe. Pour Herder, la forme est la traduction de la hiérarchie des forces vitales à l'œuvre. La loi de gradation ascendante détermine la présence ou non d'un organe et ses métamorphoses. À chaque étape, la forme nouvelle conserve l'acquis de la forme précédente. Ce qui frappe chez Herder, c'est une vision orientée de l'histoire de l'Humanité. L'histoire du vivant est ouverte à d'autres transformations ; l'homme, couronnement des métamorphoses successives, centre et sommet à la fois, peut sans doute accéder à une destinée plus haute, acquérir plus d'humanité, devenir encore plus Homme.

L'œuvre scientifique de Goethe, en botanique et en morphologie, s'inscrit également dans cette idée fondamentale d'une marche de la nature opérant par transformations successives d'un être vivant. Pour Goethe, la marche de la nature a un terme, un sens et une loi. L'Homme est le résultat de la métamorphose générale de l'organisation. Il en est également le fil conducteur, puisque la diversité est orientée vers lui ; il est le centre supérieur de convergence des formes, mais il n'est pas le type de l'organisation. C'est que Goethe a l'intuition du prototype comme principe d'unité intellectuelle de la diversité des organisations. Le prototype n'est pas le point de départ, mais la recomposition idéale d'un modèle dont les variations successives sont autant de manifestations. Les formes organisées sont donc les métamorphoses d'un type qui ne s'incarnent jamais en tant que tel. Goethe rêve de la *Urpflanze,* la plante originelle, et d'un modèle universel de squelette animal. Il élabore la théorie vertébrale du crâne (1790) et explique les formes variées des plantes par les modifications de l'archétype de la feuille *(Métamorphose des plantes).* Il n'est pas anodin que Goethe ait collaboré à l'ouvrage de Lavater (*Physiognomisch Fragmente,* 1799), car pour Goethe les formes organisées se prêtent à une géométrisation que l'on décèle également chez Camper qui, par une succession de dessins, établit la métamorphose d'un cheval en homme (*Second discours sur l'analogie entre la structure du corps humain et celle des quadrupèdes, des oiseaux et des poissons,* 1778). On retrouvera un siècle plus tard cette approche structurale et géométrique dans l'œuvre déroutante de D'Arcy Thompson (1917). Une posture critique par rapport à la Naturphilosophie viendra de Kielmeyer (1793). Certes pour ce dernier, la nature est un vaste organisme vivant où s'opèrent un ensemble de transformations. Mais la perspective d'un archétype est absente. En effet, Kielmeyer a retenu de Kant *(Critique de la Faculté de Juger)* que le principe de téléologie est un idéal régulateur de la raison et non une réalité physique. Kielmeyer insiste sur la notion de répétition des formes et des structures organiques des classes inférieures dans les classes supérieures, mais cette formulation est différente de celle de Haeckel car, entre Kielmeyer et Haeckel, il y a les progrès décisifs de l'embryologie expérimentale qui voit le jour en Allemagne avec le groupe de Wurzbourg. Appliquant le principe de métamorphose depuis le succès assuré par Goethe en morphologie, Doellinger, maître de Von Baer, voit dans l'embryologie du poulet abordée dans la totalité de son développement l'exemple d'une métamorphose. La théorie des feuillets, que contribueront à développer Von Baer et Pander, est le produit des métamorphoses du blastoderme à partir de son dédoublement repéré à la 12e heure. En fait, il faut remonter à Wolff (*Théoria generationis,* 1759) pour trouver une théorie des feuillets qui récuse une ontogenèse décrite jusque-là en termes de transformations géométriques. Avec Wolff, l'embryogénie conquiert son indépendance par rapport à l'anatomie. Meckel, « le Cuvier allemand », avait noté l'existence de ressemblance entre les états embryonnaires des animaux supérieurs et l'état permanent des animaux inférieurs (*Traité général d'anatomie comparée,* trad. Riester et Sanson, Paris, Villeret, 1828). Mais pour Meckel, les arrêts de développement, qui expliquent les monstruosités, sont liés au préformationnisme qui stérilise la tératologie. Seule la théorie de l'épigenèse peut féconder les idées de Meckel ; ce sera l'œuvre de Geoffroy Saint-Hilaire et de Serres demandant à Wolff les moyens de dépasser Meckel ; par une mise en correspondance de l'embryologie et de l'anatomie comparée. Isidore Geoffroy Saint-Hilaire défend la théorie de l'épigenèse ; ses travaux de tératologie et d'embryologie démontrent que l'apparition des monstres résulte d'accidents perturbant la grossesse. En faisant varier les conditions d'incubation des œufs, il peut aussi affirmer que les anomalies ne préexistent pas à la fécondation. La tératologie de Geoffroy Saint-Hilaire ruine donc la théorie de la préformation et donne tout son sens à la théorie de Meckel qui rapporte des monstruosités à des arrêts de développement. La tératologie rejoint alors l'embryogénie et l'anatomie comparée. Serres, l'ami et le collaborateur de Geoffroy Saint-Hilaire, s'empare de l'épigenèse et va donner toute son ampleur au concept de métamorphose comme principe de liaison entre les diverses disciplines morphologiques. Serres est le théoricien le plus achevé d'un mouvement prédarwinien, l'anatomie « transcendante », qui apparaît comme une spéculation sur le développement prenant en compte l'importance croissante des données fournies par les études embryologiques (*Anatomie comparée transcendante. Principes d'embryogénie, de zoogénie et de tératogénie,* 1859). Condamnant la Philosophie de la Nature allemande et sa métaphysique, Serres en conserve néanmoins les métaphores : homme microcosme résumé de l'univers, règne animal compris comme un grand vivant dans lequel l'anatomie comparée fondée sur la transposition de schémas géométriques consacre l'étude des transformations comme autant d'étapes d'un développement universel. L'entreprise en réalité apparaît comme une tentative de justification scientifique de la vision du monde d'un Herder ou d'un Schelling, disciples de Kielmeyer qui soutient que les animaux sont des hommes en puissance, arrêtés dans leur développement à des stades de plus en plus précoces à mesure que l'on descend l'échelle de dégradation.

Les transformations du vivant sont donc l'objet de l'anatomie transcendante. Il faut entendre ici transformation non au sens évolutif du terme mais au sens de métamorphose, recherchée par des analogies et mise en évidence par des procédés artificiels et abstraits comme les comparaisons de dessin. Ces métamorphoses sont donc, au vrai sens du terme, des changements de forme dans lesquels Serres recherche une continuité cachée derrière la discontinuité apparente. La tache principale de l'anatomie transcendante est d'articuler métaphores et métamorphoses dans une théorie du développement progressif. Elle demeure cependant une science comparative étrangère à l'histoire et en particulier au problème de l'origine. Le concept de métamorphose, noyau dur de l'anatomie transcendante, est le fil directeur d'un principe de coordination de toutes les sciences morphologiques. Ainsi Serres établit-il des correspondances entre des domaines qui diffèrent par leur objet d'étude, correspondances que n'avait pas su réaliser Meckel en raison de son hostilité marquée à l'épigenèse. Pour Serres le développement devient une métamorphogénie. Tout subit des métamorphoses : l'œuf (ovogénie), l'embryon (embryogénie), les animaux (zoogénie), les organes (organogénie) et les perturbations du développement (tératogénie). Dans ce cadre, les correspondances naturelles s'établissent entre embryogénie et anatomie comparée, entre embryogénie et zoogénie. « L'embryogénie est une anatomie comparée transitoire, et celle-ci une embryogénie permanente. [...] l'embryogénie est quelquefois une zoologie transitoire tandis que la zoologie des animaux adultes est quelquefois une "embryogénie permanente". » La métamorphogénie sous le rapport des organes apporte une « confirmation scientifique » au concept clé de la philosophie de la nature, explicité par Goethe et développé en France par Geoffroy Saint-Hilaire, celui d'unité de plan. En effet, les métamorphoses épigénétiques sont comprises comme les différentes transformations d'un archétype sous-jacent. Pour Geoffroy Saint-Hilaire, les organismes répondent à une unité de plan, et l'organisation des vertébrés peut être ramenée à un type uniforme. Cette unité de l'organisation animale est étayée par des lois anatomiques dont la principale est la loi de connexion selon laquelle chaque organe se trouve dans une position identique par rapport aux autres organes environnants. Si un organe disparaît, cela ne signifie pas qu'il est transposé mais qu'il est atrophié. Geoffroy Saint-Hilaire fonde ainsi dans sa *Philosophie anatomique* (Paris, 1822) une véritable théorie de l'analogie qui met à l'écart toute référence à la fonction et qui sera la cause de sa controverse avec Cuvier quand il prétendra étendre l'unité d'organisation aux invertébrés. Pour Serres et Geoffroy Saint-Hilaire, les invertébrés obéissent également au principe d'unité et donc correspondent à des arrêts de développement dans la longue chaîne des êtres. Les invertébrés sont des monstruosités, des acéphalorachidiens, un arrêt de développement du modèle idéal vertébré, caractérisé par une absence de formation de la colonne vertébrale, du crâne, de l'axe cérébro-spinal, du cœur et de l'appareil respiratoire, c'est-à-dire des organes centraux. Que reste-t-il aux invertébrés ? Les organes périphériques, selon la loi de développement excentrique qui soutient que les organes se développent de la périphérie vers le centre. Ainsi les insectes sont-ils constitués par des ailes et une bouche, les crustacés par des pattes. Serres, théoricien de la métamorphogénie, suit les transformations d'un organe à travers l'échelle des êtres et constate que la complexification au sens morphologique est tributaire d'un « rappel transitoire des formes permanentes appartenant aux classes inférieures ». Serres pense en termes de développement et non d'évolution. S'il n'est pas créationniste, il est résolument fixiste car « la nature rétrograde dans son développement, elle n'avance jamais ». Serres est également farouchement antilamarckien, sans doute plus que Geoffroy Saint-Hilaire qui, lui, a reconnu la possibilité de variations fortement influencées par le milieu. Pour Serres, il ne peut y avoir de passage d'une classe à l'autre à l'intérieur du règne animal. Il est donc injustifié de parler à propos de Serres d'une loi de récapitulation, au sens Haeckelien, dans la mesure où ce concept, fondé sur un temps phylogénétique, n'existe pas chez Serres. La vision de l'Échelle des Êtres de Serres s'apparente plutôt à une série de cercles concentriques sans aucune intersection susceptible de relier les cercles entre eux. Dans les organismes supérieurs, le rappel transitoire et fugace des formes permanentes appartenant à des classes inférieures doit être compris comme une loi de répétition parallèle qui montre bien les limites de l'anatomie transcendante. La loi, qui n'est qu'une interprétation des phénomènes et non une explication, selon Serres lui-même, qui se réfère en cela à Newton et à la loi de la gravitation, est contrainte dans un Règne Animal marqué par un début, la Création, et une fin, la Créature Angélique. Si la loi de répétition parallèle témoigne de l'unité de plan de composition, elle n'a en fait rien à voir avec la loi biogénétique fondamentale formulée par Haeckel, « l'ontogenèse résume la phylogenèse », qui n'est possible que dans une histoire ouverte, ce qui suppose une double libération par rapport à la théorie de la préformation et surtout par rapport à toute téléologie.

En 1839, Serres obtient la chaire d'Anatomie Comparée au Muséum d'Histoire Naturelle, chaire qu'il rebaptise chaire d'Anatomie Comparée et d'Anthropologie. L'anthropologie de Serres est directement inspirée par l'anatomie transcendante. Le règne humain est certes distinct et séparé du règne animal. Il n'y a aucune espèce de continuité évolutive entre les deux règnes. Si l'unité de l'espèce humaine est affirmée, l'anthropologie doit nous offrir une classification des races humaines d'après la structure, l'organisation et le développement de l'Homme. L'anthropologie de Serres est placée d'emblée sous le signe du développement, comme son anatomie comparée mais avec une différence fondamentale : alors que l'animal dans son règne, qu'il soit vertébré ou invertébré, est soumis à une loi inexorable qui fixe pour toujours son degré de développement et l'impossibilité de perfectionnement, les races humaines, elles, renferment le germe de leur perfectionnement ou de leur dégradation. Le perfectionnement s'acquiert par la civilisation et l'éducation alors que la dégradation répond à la barbarie, l'abrutissement et l'ignorance. L'idée de perfectibilité est en rapport, pour Serres, avec l'épigenèse. En effet, si l'Éthiopien provenait d'un germe préexistant, il ne serait à l'état adulte que la répétition de ce qu'il était à l'état de germe et aucun facteur de changement à sa nature ne serait efficace. Serres distingue trois types primordiaux dans l'espèce humaine : le type caucasique, le type mongolique et le type éthiopique. La distribution hiérarchique des races, suivant leur degré de développement, accorde la prééminence à la race caucasique et dans cet ensemble au rameau gaulois. « La race Gauloise accomplit une mission providentielle [...] la race Teutonne qui pille sans se battre, se dévitalise et se rapproche de la Tartare » (manuscrit 165). À l'évidence la race éthiopique est la race inférieure et l'application des lois du développement du règne animal aux races humaines se fait également selon une « répétition parallèle ». Ainsi « la race éthiopique s'arrête au début de l'adolescence de la race caucasique et la race mongolique à celle de son adolescence » et « dans certain cas la race caucasique esquisse d'une manière légère et transitoire les attributs des races qui lui sont inférieures ». Les races inférieures sont donc pour Serres des états permanents de stade fugitif du développement de la race supérieure et correspondent à des arrêts de développement. Toutefois en se séparant de l'animalité, la perfectibilité physique et morale permet aux races inférieures d'atteinte les races supérieures. Cette perfectibilité ne peut s'acquérir que par le croisement physique avec une race supérieure. En 1848, Serres fut désigné par le ministère de la Guerre pour rédiger la partie anthropologique d'un vaste ouvrage que devait réaliser la Commission Scientifique de l'Algérie. La colonisation française trouvait dans l'enseignement anthropologique de Serres la justification et la caution scientifique de sa mission de civilisation.

Dans la première moitié du XIXe s., la subordination de l'anatomie à l'embryologie, la mise en correspondance de l'embryologie avec l'anatomie comparée et la corrélation de ces conceptions avec la théorie de l'unité de plan de composition vont créer les conditions intellectuelles de la formulation de la loi biogénétique fondamentale de Haeckel (1866).

Mais que signifie, au juste, la loi biogénétique de Haeckel (1868) ? Que l'embryon en développement passe par tous les stades évolutifs que l'espèce elle-même, auquel il appartient, a déjà parcouru. C'est dire que pour Haeckel la question du développement et celle de l'embryologie ont partie liée et que l'embryologie limitée à une description du développement constitue une preuve de l'évolution.

Haeckel suggère que les mécanismes de modification de forme au cours de l'évolution des espèces sont apparentés au développement de l'embryon. « L'ontogénie est une brève et rapide récapitulation de la phylogénie. »

La question du développement est donc centrale dans la première moitié du XIXᵉ s. Elle se double d'une interrogation sur l'évolution après l'essai magistral de Darwin qui récuse toute téléologie (*On the Origin of Species,* 1859). Il manque cependant à Haeckel et à Darwin le concept de gènes. Curieusement, l'œuvre insolite de D'Arcy Thompson reste également étrangère à la génétique. D'Arcy peut être considéré comme le continuateur de cette morphogenèse géométrisante qu'on a vu à l'œuvre chez Serres et Geoffroy Saint-Hilaire. Théoricien d'une morphogenèse comprise comme le résultat des forces qui exercent leur action sur des structures biologiques, D'Arcy Thompson fait du morphologiste un physicien et un mathématicien. D'Arcy inscrit les formes d'un organe ou d'une région d'organe dans un système de coordonnées géométriques et cherche la règle qui régit la transformation d'un même organe entre deux espèces apparentées. Cette règle est la traduction des forces en action dans ce que l'on peut appeler un champ morphogénétique. L'œuvre de Thompson apparaît ainsi comme une tentative pour comprendre à la fois le développement et l'évolution.

Il est permis de conclure provisoirement que les théories morphogénétiques de Geoffroy Saint-Hilaire et Serres d'une part et D'Arcy Thompson d'autre part connaissent un regain d'intérêt avec la découverte récente des gènes du développement. En effet, l'unité de plan de composition qui était le socle de l'anatomie transcendante est réactualisée par les travaux de génétique moléculaire appliqués à l'embryologie comparative. On sait en effet à présent que l'emplacement des organes selon le grand axe antéro-postérieur, chez tout animal, est régi par une batterie de gènes dits « homéotiques ». Cette avancée capitale, également valable pour les invertébrés et les vertébrés, valide donc l'unité du règne animal.

Les études récentes ont conclu à des correspondances très précises entre les gènes qui commandent les structures organiques dorso-ventrales des insectes et des vertébrés, montrant par là combien l'un est la réplique inversée de l'autre. Une nouvelle approche du vivant, géométrique et structurale, liant évolution et développement, est en train de naître et renouvelle de façon étonnante le questionnement spéculatif de l'anatomie transcendante et l'entreprise mathématisante de D'Arcy Thompson.

Auto-création et auto-intensification de l'humain. La métamorphose comme promesse et inquiétude

Jusqu'au XIXᵉ s. le concept de métamorphose apparaît comme une clé de déchiffrement et une tentative d'unification de la diversité des formes sur un socle téléologique qui place l'Homme au sommet de la Création. En quelque sorte, une méditation contemplative qui n'empêche pas, aussi loin que l'on remonte dans le temps, de repérer l'éperdu désir de ne pas seulement se satisfaire d'une « herméneutique » de la métamorphose mais également de s'essayer à la production de transformation, que la problématique contemporaine a concrétisée par le rapprochement explosif de l'électronique, de l'informatique et de la biologie.

Adam et Pandore, façonnés dans la matière inerte et animés d'un souffle vital, sont l'œuvre des dieux. On pourrait d'ailleurs objecter qu'il s'agit plus d'une anamorphose, que nous assimilerons à la notion plus englobante de métamorphose. L'une des premières créatures anthropomorphes créée par l'homme se trouve dans les métamorphoses d'Ovide ; Pygmalion, roi de Chypre, sculpte dans l'ivoire à la blancheur de neige un corps auquel il donne une beauté qu'aucune femme ne peut tenir de la nature. On sait ce qu'il advint : Pygmalion amoureux fou de la statue supplia Aphrodite de lui donner vie.

Les récits sur le Golem mettent également en scène une figure humaine façonnée dans de la glaise par un homme, figure à laquelle il faut donner vie par une formule rituelle. Ces récits mythiques témoignent de l'importance du désir de créer l'humain. Au Moyen Âge et à la Renaissance, on fabrique des automates qui connaîtront leur âge d'or au siècle des Lumières. C'est que le terrain avait été préparé par une idée formulée entre autre par Descartes, Hobbes, Leibniz et La Mettrie : l'homme est une machine, le corps est une mécanique. Si l'homme est une machine, on doit pouvoir le créer, le recréer et, partant, l'améliorer. Vieux rêve de la mécanique, vieux rêve également des alchimistes comme Paracelse. Le programme s'inscrit littéralement dans la conception traditionnelle du progrès formulée pour la première fois par le philosophe anglais Francis Bacon qui établit les fondements philosophiques d'une entreprise de maîtrise scientifique et technique de la nature dans le *Novum Organum* (1620). Bacon dessine les contours d'un utopisme technicien et laisse entrevoir ce qu'il est possible d'espérer de l'augmentation indéfinie du savoir et d'une totale maîtrise technique. À cet égard, l'inventaire des Merveilles Naturelles *(Magnalia Naturae)* qui figure à la fin de la *Nouvelle Atlantide* (1627) est particulièrement suggestif.

« Prolonger la vie. Rendre à quelque degré la jeunesse. Retarder le vieillissement. Guérir les maladies réputées incurables. Augmenter la force et l'activité. Transformer la stature. Transformer les traits. Augmenter et élever le cérébral. Métamorphose d'un corps dans un autre. Fabriquer des espèces nouvelles. Transplanter une espèce dans une autre. Rendre les esprits joyeux et les mettre dans une bonne disposition. » Descartes n'est pas en reste lorsqu'il déclare dans le *Discours de la*

Méthode (1637), « et ainsi nous rendre comme maître et possesseur de la nature. Ce n'est pas seulement à désirer pour l'invention d'une infinité d'artifices [...] mais principalement aussi pour la conservation de la santé [...] et qu'on se pourrait exempter d'une infinité de maladies tant du corps que de l'esprit et même aussi peut être de l'affaiblissement de la vieillesse ».

Pour les auteurs du XVIIe s., siècle de la mathématisation de la nature, le savoir est pouvoir, pouvoir de faire dans l'utopie un bien-être inéluctable et indéfiniment poursuivi. À bien y regarder, la période que nous vivons est pleine de la réalisation possible des Merveilles Naturelles destinées à l'usage humain énoncées dans la *Nouvelle Atlandide* de Bacon. Certaines même sont déjà effectives. Les « Merveilles » destinées à l'Homme peuvent être groupées en trois familles dans lesquelles œuvre l'ensemble de la biotechnologie moderne : les sciences du cerveau et la neuropharmacologie ; la prolongation de la vie ; l'ingénierie génétique. Ces trois domaines sont littéralement un champ d'essai de la transformation de l'homme, qui ne va pas sans poser de graves problèmes d'ordre moral et politique.

Le premier domaine a trait à la possibilité de contrôler ou modifier le comportement humain à grande échelle. La génomique, comprise comme élucidation des fonctions basiques des gènes, renouvelle la question controversée des facteurs biologiques déterminants dans le comportement humain, facteur que les sciences sociales du XXe s. avaient pensé éliminer. Quoi que l'on pense, l'accumulation des connaissances contribuera fortement dans les années à venir à renforcer l'importance des sources génétiques du comportement. Les règles connues de la causalité conduiront immanquablement à des recherches sur les techniques de modification du comportement présent ou à venir en exposant le fœtus à l'action de substances prénatales sans avoir recours à l'ingénierie génétique. L'essor actuel des neuromédiateurs comme la fluoxétine, dans la lignée du Lithium, donne une idée de l'importance de l'impact social. La pilule du bonheur ainsi qu'on l'appelle, ressemble dangereusement au Soma du *Meilleur des Mondes* d'Aldous Huxley. Ce qui paraît indiscutable, c'est que les psychotropes paraissent bien plus efficaces que les processus de socialisation à l'ancienne ou les thérapies du freudisme, ne serait-ce que par leur facilité d'usage pouvant intéresser d'emblée une population massive. Les psychotropes n'auront pas qu'une action coercitive – comme réduire l'agressivité ou améliorer l'humeur. Stimuler la mémoire et l'intelligence, rendre les sens plus sensibles encore, sera du domaine psychotropique avant de faire l'objet d'une intervention génétique.

La prolongation de la vie est l'un des critères les plus éclatants de la réussite de la médecine du XXe s. en Occident. Hygiène, amélioration du niveau de vie, de l'alimentation et du confort, prévention des maladies qui autrefois tuaient les enfants en grand nombre, ressources thérapeutiques nouvelles, ces nombreux facteurs ont contribué dans la deuxième moitié du XXe s. à doubler la durée de vie qui était celle du XVIIIe, bien que l'on ne connaisse pas encore les causes du vieillissement. Il s'avère cependant que certaines cellules (cellules germinales, cellules cancéreuses, et certaines cellules souches) doivent de se reproduire indéfiniment à la présence d'une enzyme appelée Télomérase, identifiée en 1989. L'effet cumulatif des recherches en cours, en particulier dans le domaine des cellules souches embryonnaires, permet légitimement d'anticiper un allongement de l'espérance de vie dans les pays développés ce qui, combiné à un taux de natalité peu élevé, ne manquera pas dans certains pays de poser rapidement des problèmes sociaux.

Plus débattues encore sont les promesses de l'ingénierie génétique, la plus révolutionnaire des biotechniques, car elle soulève directement la perspective d'une nouvelle forme d'eugénisme et, en fin de compte, la possibilité de changer la « nature humaine ». Modifier l'ADN humain n'est pas encore possible, malgré l'achèvement du *Human Genom Project* en juin 2000. Bien sûr de nouveaux progrès ont été enregistrés par l'identification de gènes liés à des maladies telles que la mucoviscidose, la chorée de Hutington ou la maladie de Tay-Sachs, mais le nombre réduit de gènes (30 à 40 000) face au nombre extraordinairement important de protéines indique que les gènes ont une fonction complexe, certains contrôlant l'action d'autres gènes, d'autres interagissant avec l'environnement, d'autres encore produisant des effets immédiats ou retardés.

Le contrôle de la constitution génétique de l'enfant à naître peut suivre plusieurs voies qui ne font pas nécessairement appel à l'ingénierie génétique. Le dépistage génétique de pré-implantation permettra dans un avenir proche de faire implanter chez la mère des embryons porteurs de « bons » gènes. Le profil génétique permettra d'exclure les gènes de certaines maladies mais pourrait en revanche inclure certaines caractéristiques qui pourront être renforcées, comme la taille, la couleur des yeux...

Le clonage, à l'ordre du jour, se heurte pour l'instant à la règle des conséquences imprévues (vieillissement prématuré dans le cas de la brebis Dolly). Cependant l'affaire suprême de la technologie génétique moderne sera le « bébé de synthèse » pour lequel la manipulation visera à renforcer ou introduire des gènes spécifiques de caractéristiques comme l'intelligence, la taille... Néanmoins, avant que les êtres humains, à l'instar des plantes, puissent être génétiquement modifiés, il faudra surmonter d'importants obstacles portant en particulier sur la causalité complexe des gènes et le danger de l'expérimentation humaine. Cependant, changer le patrimoine génétique de quelques individus n'aurait pas une grande influence sur l'espèce dans son ensemble. D'où viennent alors les inquiétudes vis-à-vis des développements futurs en biotechnique ?

C'est que la possibilité de manipuler le patrimoine génétique pour augmenter les capacités de l'homme opère une rupture dans l'idée du progrès. Jusqu'à la fin du XXe s., science et progrès allaient de pair pour transcender la condition humaine dans une série de transformations successives. L'ingénierie génétique porte en elle la redoutable perspective de transcender la « nature humaine » et de faire éclore une nouvelle humanité, une surhumanité, par un processus rapide comparable en tout point de vue à une métamorphose.

Mais qu'en est-il au juste de la « nature humaine » et de son dépassement ? À ce stade du questionnement, le *Meilleur des Mondes* d'Huxley répond en un sinistre écho aux merveilles de Bacon. L'homme contemporain, empêtré dans son égoïsme individualiste et saisi du vertige de la technique, se démène dans un tissu de contradictions. Nous sommes contre l'eugénisme, mais nous ne voulons pas d'enfants anormaux et, si possible, nous aimerions qu'ils soient grands et forts avec un QI nettement au-dessus de la moyenne. Nous sommes opposés à l'exploitation des embryons mais nous voulons tous bénéficier des greffes destinées à nous régénérer. L'idée d'une reproduction clonique nous révulse mais la perte d'un enfant unique pourrait être considérée comme une dérogation à l'interdiction du clonage reproductif.

Le refus violent que la plupart des individus opposent à l'ingénierie génétique provient de l'idée qu'on ne saurait jouer impunément avec la « nature humaine » et que la modification de notre patrimoine génétique conduirait en quelque sorte à une déshumanisation. Une telle attitude est concevable dans un contexte religieux. En effet, dans la tradition partagée par les trois grands courants religieux monothéistes, l'homme a été créé à l'image de Dieu. La distinction est nette entre créature humaine et créature non humaine car seul l'homme a une capacité de choix moral et de libre arbitre. On comprend que les courants les plus intégristes s'opposent violemment à toute manipulation génétique qui confère à l'homme la place du Créateur. On ne touche pas à la « nature humaine » d'origine divine et on peut penser que l'invocation de la « nature humaine » dans une société fortement sécularisée a des relents religieux. Cependant, les arguments ne manquent pas pour montrer que le concept traditionnel de nature humaine renvoie à quelque chose qui n'existe pas.

La première série d'arguments repose sur l'absence de séparation nette entre l'espèce humaine et les autres espèces. Les caractéristiques que l'on attribuait autrefois à la seule espèce humaine valent également pour d'autres espèces : il en est ainsi de l'apprentissage, de la sociabilité, des émotions et même du langage. Dans la lignée d'une conception constructionniste du comportement humain, un autre argument selon lequel la nature humaine n'existe pas est d'affirmer que les hommes sont les animaux culturels qui peuvent modifier leur comportement par l'apprentissage et transmettre l'acquis aux générations suivantes de façon non génétique. Cet argument est partiellement battu en brèche par les données les plus récentes concernant l'héritabilité partielle du QI. Plus intéressante pour la critique du concept de nature humaine, est la notion énoncée par le biologiste américain Lewontin et défendue en France par certains biologistes, notamment Alain Prochiantz, selon laquelle le génotype d'un organisme humain ne détermine pas entièrement son phénotype et que les gènes en eux-mêmes interagissent avec l'environnement à presque tous les stades du développement, le cytoplasme jouant également un rôle essentiel.

En réalité, le problème n'est pas tant de discuter la réalité ou non d'une nature humaine mais d'examiner si une certaine conception de la nature humaine, compte tenu des connaissances les plus récentes, est compatible avec les extraordinaires possibilités de l'opérabilité de l'homme sur soi-même. Autrement dit, une définition de la nature humaine peut-elle s'accorder avec une métamorphose active ? Entre les deux extrêmes, à savoir la dotation divine de l'espèce et la *tabula rasa* de Locke selon lequel il n'y aurait pas d'idée innée dans l'esprit humain et en particulier pas d'idée morale innée, les recherches en neurosciences cognitives ont frayé une troisième voie assez proche somme toute de l'idée que peut se faire le sens commun d'une spécificité de l'humain.

Le cerveau est un organe modulaire équipé de structures cognitives hautement adaptées dont la plupart sont exclusives de l'espèce humaine. Malgré l'inintelligibilité apparente et réciproque des langues humaines, Chomsky avait suggéré dès 1959 qu'il existait des structures profondes communes à la base de la syntaxe de toutes les langues. Ces structures profondes sont des aspects innés génétiquement programmés du développement humain. Certes, pour ce qui est des idées morales, Locke avait raison de parler d'ardoise vierge, au sens où l'homme ne naît pas avec des idées morales préconçues mais on peut admettre avec Fukuyama, dans son récent essai, *La Fin de l'Homme,* qu'il existe toutefois des réponses émotionnelles innées chez l'homme qui guident la formation de l'idée morale d'une façon relativement uniforme pour l'espèce.

Cependant dès qu'on se limite à une caractéristique spécifique, il ne manque pas d'arguments pour la contredire. Ainsi l'effort généreux de Kant pour créer une base philosophique à l'essence de l'homme, ce qui fait son humanité, en soutenant qu'elle se fondait sur la capacité humaine du choix moral, résiste difficilement à ceux qui croient à une explication matérialiste de l'univers et pour qui on ne saurait accepter un domaine de la liberté humaine distinct de la nature et qui ne serait pas déterminé par elle.

C'est à ce point de la réflexion qu'il convient peut-être de distinguer nature de l'homme et dignité humaine. Comme l'énonce le décret du Conseil de l'Europe sur le clonage, « l'instrumentalisation des êtres humains par la création délibérée d'êtres génétiquement identiques est contraire à la dignité humaine et constitue aussi un détournement coupable de la médecine et de la biologie ». Mais est-il possible de fonder la dignité humaine sur les caractéristiques particulières traditionnellement avancées ? La dignité ne saurait être réduite à la capacité du choix moral, de la raison, du langage, de la sociabilité, de la parole, des émotions, de la conscience... En réalité, la dignité humaine peut se concevoir comme une propriété émergente d'un ensemble complexe qui ne se réduit pas à la somme de ses parties.

Dignité humaine, Nature humaine, sont-elles incompatibles avec l'instrumentation de soi ? Une réponse partielle vient peut-être de la tentative du philosophe Sloterdijk de lier anthropologie et ontologie pour affirmer, à travers une relecture de Heidegger à la lumière de Nietzsche et de Platon, que l'auto-instrumentation de soi, c'est-à-dire la réalité pour l'homme d'opérer sur lui-même, a toujours existé, que cette auto-instrumentation ait été considérée comme des avancées bénéfiques (campagnes d'hygiène, progrès médicaux) ou comme des catastrophes (racisme, purification ethnique, campagne d'égalisation forcée...). Pour Sloterdijk, l'opérabilité de l'homme sur lui-même définit donc l'humanité de l'homme. Il est dans la nature de l'homme de construire sa nature, l'homme est un produit de lui-même, résultat d'une anthropotechnique et, dans ce sens, la production contemporaine de l'homme par les biotechniques n'est pas fondamentalement différente des anthropotechniques en général, notamment celles qui se réclamaient de l'humanisme classique. Mais Sloterdjik va plus loin : si toute anthropotechnique a pour but de conférer l'humanité à l'homme par dressage et sélection, il convient que l'on entre activement dans le jeu de la sélection pour formuler un véritable code des anthropotechniques. Sloterdjik ne formule aucune recommandation mais s'interroge sur les formes à venir d'anthropotechnique : planifications génétiques des caractéristiques de l'espèce, naissances optionnelles, sélections prénatales... En définitive, la question qu'il soulève est de savoir ce qui se passe « quand les dieux et les sages ont disparu et qu'il ne nous reste plus que notre absence de savoir et notre demi-connaissance en toute chose, autrement dit quand l'anthropotechnique devient l'affaire de tous ».

Une métamorphose de l'Humanité à grande échelle est concevable selon deux orientations possibles :

— la prise du pouvoir biotechnique par un groupe social limité qui aura la possibilité de fixer génétiquement des avantages sociaux et politiques ;
— l'utilisation de la biotechnique pour élever le niveau de base, ce qui impliquerait, pour les démocraties libérales, d'entreprendre une politique d'eugénisme dirigée par l'État.

Si l'homme est un être qui se construit et se définit, il a le choix de la construction en respectant la dignité de l'espèce. La question primordiale est celle de savoir ce que nous autres, êtres encore humains, voulons devenir ou éviter d'être. Cette question pose la difficulté bien réelle des choix techniques dans les sociétés démocratiques. Mais il est dans la dignité de l'homme d'être un animal politique.

La métamorphose comme principe premier. Pour une philosophie de la métamorphose

Certains commentateurs ont souligné les traits communs à notre époque et à la Renaissance : périodes de l'Histoire de l'humanité grosses de promesses et d'incertitudes ; émerveillement et inquiétude. Mais on peut repérer la notion de métamorphose comme donnée essentielle de la pensée et de l'action.

Un Renaissant quelque peu méconnu car professant une philosophie de l'esprit plus qu'une philosophie du concept, pourrait bien contribuer à nous éclairer : Jean Pic de la Mirandole. L'humanisme de Jean Pic est fondé sur la notion de métamorphose qui, à l'époque de la Renaissance, a une portée métaphysique. Le désir de transformation est placé sous le signe d'une imperfection fondamentale de l'homme, celle de sa finitude. Exaspéré par ses limites, l'homme, par le changement, aspire à réaliser la forme la plus haute et la plus digne, celle qui donne un plus être. Cela implique pour l'homme la possibilité d'inventer sa propre forme. Jean Pic confère à l'homme des pouvoirs immenses pour créer sa propre nature, mais cette liberté, en apparence infinie, n'est pas la tentation d'égaler Dieu, car il ne s'agit pas d'extraire des formes du néant.

Résumons en quelques traits la portée du message du Mirandolien. Ce qui est constitutif de la nature humaine c'est en premier lieu la conscience et la révolte contre la finitude. Mais c'est aussi et surtout la liberté comme faculté de transgression, comme possibilité de s'arracher à la finitude originaire. La liberté est une détermination fondamentale de l'humanité de l'homme, liberté d'être et de pouvoir être dans un processus continu de transformations.

L'homme est ce qu'il fait de lui. Une onto-anthropologie n'est possible que dans le flux du devenir et on rejoint, par là, la réflexion de Sloterdijk. Cependant, la liberté est un glaive à double tranchant dont l'usage inconsidéré et irresponsable peut engendrer des formes négatives de la métamorphose. Circé, la sorcière maléfique de l'*Odyssée* transformant les hommes en pourceaux est une allégorie de la bestialisation de l'âme. Le même avertissement est donné par Jean Pic. « Tu pourras dégénérer en forme inférieure comme celle des bêtes. »

Le trouble que jette en nous la possibilité de la fabrication de l'homme provient du pressentiment d'une double menace : asservissement de groupes humain à d'autres groupes et confiscation de notre « humaine nature ». Ce qui est en cause, obscurément, c'est la conception fondamentale du sujet dans la tradition philosophique occidentale grecque et chrétienne, conception qui affirme l'unicité et la singularité de la personne. La prise de conscience du caractère relatif et historique du sujet individuel est une des clés susceptibles d'ouvrir les portes d'un nouvel humanisme puisant aux mêmes sources que l'humanisme de la Renaissance : le dévoilement d'une liberté génératrice d'instabilité et de transformation. La « fureur intellectuelle » de l'Homme et sa capacité à accueillir l'incommensurable font du changement un principe philosophique.

Dans un esprit similaire, Giordano Bruno, dans son refus « d'assigner l'Homme à résidence » érige la roue des métamorphoses en mode de fonctionnement de l'univers. La liberté est consécutive à l'indétermination de la créature et c'est de l'agir que découle l'être, affirme Bruno, et non l'inverse comme le soutenait la scolastique.

Mais dans cette prodigieuse affaire de la fabrique de l'homme, qu'est-ce qui peut encore garantir un fondement au singulier ? L'Humanité n'est ni une essence ni un fait mais une combinaison de traits ; cet Universel très particulier ne trouve son accomplissement que dans et par le Singulier. Telle est la leçon de Duns Scot qu'il convient de méditer. La réalité ultime de l'être (l'heccéité), cause positive de l'individuation, ce qui distingue un homme d'un autre homme, réside dans son humanité. En revêtant le plus de formes possibles l'individu gagne en humanité et par là même se singularise. La Métamorphose dès lors pourrait se concevoir comme la rencontre du Singulier et de l'Universel.

À Prométhée enchaîné, symbole de la finitude de la condition humaine, se substituerait alors l'homme Protée entreprenant le grand voyage de l'esprit, *semper querando,* à travers le monde des formes. Mais si la Métamorphose est « le seul transcendantal sous lequel penser l'Homme » (Pierre Magnard), on conviendra que les contorsions de la bioéthique contemporaine ne font que traduire, pour l'homme, une faiblesse à s'élever.

► APPEL T. A., *The Cuvier Geoffroy debate French brobogy in the Decades before Darwin,* Oxford, Univ. Press, 1987. – ARISTOTE, *Histoire des Animaux,* Paris, Vrin, 1987. – BACON F. (1627), *La Nouvelle Atlantide,* trad. fr. M. Le Doeuff & M. Llasera, Paris, GF-Flammarion, 2000. – BALAN B., *L'Ordre et le temps,* Paris, Vrin, 1979. – CABANIS P. J. G., *Rapports du physique et du moral de l'homme,* Genève, Slatkine, 1980 (Réimpression de l'édition de Paris, 1844). – CANGUILHEM G., *Du développement à l'évolution au XIXe siècle,* Paris, PUF, 1962. – CONRY Y., *Darwin en perspective,* Paris, Vrin, 1987 ; *L'Introduction du Darwinisme en France au XIXe siècle,* Paris, Vrin, 1974. – D'ARCY THOMPSON, *On Growth and Form,* Cambridge, Cambridge Univ. Press, 1961, trad. fr. D. Feyssié, *Forme et croissance,* Paris, Le Seuil, 1994. – DESCARTES R., *Discours de la méthode,* Paris, Vrin, 1966. – DUNS SCOT, *Le Principe d'Individuation,* trad. et notes G. Sondag, Paris, Vrin, 1992. – FUKUYAMA F., *Our Post Human Future Consequences Of The Biotechnology Revolution Farrar, Straus, and Bizoux,* New York, 2002, trad. fr. D. A. Canal, *La Fin de l'homme, les conséquences de la révolution biotechnique,* Paris, La Table Ronde, 2002. – GEOFFROY SAINT-HILAIRE I., *Histoire générale et particulière des anomalies de l'organisation chez l'Homme et les animaux,* Paris, Baillière, 1832. – GOETHE J. W., *La Métamorphose des plantes et autres écrits botaniques,* trad. fr. H. Bideau, Paris, Triades, 1992. – HAECKEL E., *Histoire de la Création des êtres organisées d'après les lois naturelles,* trad. Letourneau, Paris, Alfred Costes, 1922. – HUXLEY A., *Brave New World,* 1932, trad. fr. J. Cartier, *Le Meilleur des Mondes,* Paris, Plon Pocket, 1997. – KAHN A., PAPILLON F., *Copies conformes. Le clonage en question,* Paris, Nil éd., 1998. – LACOSTE J., *Goethe. Science et Philosophie,* Paris, PUF, 1997. – LECOURT D., *Prométhée, Faust, Frankenstein. Fondements Imaginaires de l'Éthique,* Paris, Synthélabo, 1996. – LEIBNIZ G. W., *Nouveaux essais sur l'entendement humain,* Paris, Flammarion, 1919. – MAGNARD P., *Questions à l'humanisme,* Paris, PUF, 2000. – MENGAL P., *Histoire du concept de récapitulation. Ontogénèse et phylogénèse en biologie et sciences humaines,* Paris, Masson, 1993. – MONTAIGNE M., *Essais,* Paris Gallimard, 1962. – OVIDE, *Les Métamorphoses,* Paris, GF-Flammarion, 1966. – PRACONTAL M., *L'Homme artificiel. Golem, robots, clones, cyborgs,* Paris, Denoël, 2002. – PROCHIANTZ A., *Machine-Esprit,* Paris, Odile Jacob, 2001. – SAFAK, *L'Humanisme de Pic de la Mirandole,* Paris, Vrin, 2001. – SCHLANGER J.-E., *Schelling et la réalité finie Essai sur la philosophie de la nature et de l'identité,* Paris, PUF, 1967. – SERRES E. R. A., *Anatomie Comparée Transcendante. Principe d'Embryogénèse, de zoogénie et de ténatogénie,* Paris, Didot, 1859 ; *Anatomie comparée du cerveau dans les quatre classes des animaux vertébrés,* Paris, Gabon, 1827. – SLOTERDIJK P., *Règles pour le parc humain,* trad. fr. O. Mannoni, Paris, Mille et une nuits, 2000.

Alain-Charles MASQUELET

→ Immortalité ; Parasitologie ; Transsexualisme ; Utopie médicale.

MÉTAPHORE

Aristote (*Rhétorique,* III, 4) fait la distinction entre image et métaphore : « Ainsi lorsque Homère dit en parlant d'Achille : "Il s'élança comme un lion", il y a image ; lorsqu'il dit "Le lion s'élança", il y a métaphore. » La métaphore serait en quelque sorte une image raccourcie tandis que l'image explicite la métaphore. Leur point commun selon Ricœur est « l'assimilation qui fonde le transfert d'une dénomination, la saisie d'une identité dans la différence de deux termes ». Transfert et identité sont donc les deux termes clés pour comprendre la fonction de la métaphore ; la saisie de l'identité c'est d'abord la similitude remarquée entre deux choses, et la similitude fonde l'exercice purement statique de la comparaison. L'envol, le transfert, le porter au-delà est le propre de la métaphore. C'est pour cette raison qu'Aristote subordonne l'image à la métaphore. La métaphore, d'une certaine façon, se caractérise par sa fulgurance. Il s'agit de frapper l'imagination, et l'usage purement rhétorique de la métaphore vise plus à persuader qu'à convaincre.

La circulation des métaphores

Appliquée aux savoirs discursifs, la métaphore remplit une fonction cruciale ; celle d'un transfert dont la finalité dépasse la simple argumentation : des expressions, des schèmes, des modèles, des méthodes sont transposés d'un domaine à un autre. Dans cette opération qui entretient une relation complexe avec le réel, la métaphore est d'abord une façon de parler. Elle fonde le raisonnement analogique qui s'exprime par une égalité de rapports qui ne requiert pas moins de quatre termes. La métaphore devient ensuite une façon de penser, dès lors qu'elle fait la preuve de son efficacité dans son nouveau domaine d'application. Pesée, évaluée, assimilée, la métaphore se métamorphose alors en concept. La métaphore, au-delà de son usage rhétorique, est, pour ainsi dire, le substrat du glissement de concept, glissement dont l'histoire de la pensée montre qu'il s'agit d'une véritable circulation au sens originel du terme. À ce titre, la médecine est un domaine riche en circulation de métaphores. L'écume de la quotidienneté charrie des métaphores banales d'un usage si courant qu'on n'y prête guère attention. Il en est ainsi de la « crise » sociale ou de la « convulsion » historique pour désigner un événement révolutionnaire, du « corps » politique et des « membres » de la société, du « régime » politique et de la « mutation » sociale, termes dont la dimension excède la médecine définie comme art de soigner. La notion d'organisme, plus large, plus vague, plus floue est également utilisée pour désigner une institution aux rouages particulièrement complexes.

Dans certains cas extrêmes, le locuteur n'a pas conscience de parler métaphoriquement, car la langue n'a pas créé de termes spécifiques pour l'objet désigné. C'est le cas très particulier des catéchrèses comme « l'aile d'un bâtiment », les « pieds d'un fauteuil » ou d'une armoire, la « racine d'un membre », « le tronc du corps »... Nulle intention rhétorique donc ou d'assimilation pour ce qui s'apparente à des expressions consacrées par l'usage.

En revanche, et c'est ce qui fait la matière de cet article, la médecine depuis ses origines hippocratiques *s'est nourrie* de métaphores et *a nourri* des métaphores. Dans le premier cas, il ne s'agit pas de métaphores médicales mais de métaphores d'horizons divers, économique, guerrier, culinaire, domestique, architectural, politique, animal ou végétal, ces dernières visant surtout à mettre en scène des pathologies. Toutes ces métaphores ont un rôle descriptif, explicatif, interprétatif ou conceptualisant. Elles sont la source vivifiante de la médecine ; les exemples abondent mais n'entrent pas, *stricto sensu*, dans le cadre de notre étude. Relevons les métaphores à visée descriptive, instrumentale, si nombreuses dans l'anatomie naissante du Moyen Âge et qui renvoient à une interprétation mécaniste du corps, comme la « fourche des clavicules » ou « l'éventail du poumon ». Le modèle textile, qui connut sa plus grande fortune avec Bichat, se fonde sur la plurivalence du tissu. Les métaphores guerrières, simples emprunts d'expressions traduisant une vision de la pathologie comme extériorité, culminèrent à l'époque pastorienne : les microbes étaient devenus l'ennemi à combattre.

Le fonctionnement interne des organes a fait l'objet, au Moyen Âge, d'analogies se rapportant à l'espace domestique ; l'élaboration des humeurs est régie par le principe culinaire de cuisson ou de coction. Objet de métaphores destinées à rendre compte de l'invisible, le corps moyenâgeux est aussi le lieu de métamorphoses et de transmutations : le vin se transforme en sang et le lait de la femme provient du sang des règles. Certaines descriptions anatomiques relèvent également de l'espace domestique, ou plus précisément familial. Ainsi les méninges, fines membranes protectrices du cerveau, sont-elles appelées l'une « pie-mère » parce qu'elle enveloppe pieusement le cerveau comme une mère pieuse enveloppe son fils, et l'autre « dure-mère » parce qu'elle enveloppe durement le cerveau.

Si la métaphore médicale a abondamment irrigué l'art politique, à l'inverse le pouvoir, la hiérarchie, la société ont également, mais à un degré moindre, nourri la représentation médicale. Il n'est que de rappeler, dans le rôle conceptualisant de la métaphore, la démarche intellectuelle de Harvey pour établir la circulation du sang et le rôle du cœur. Longuement préparée par une série d'avancées, en particulier celles relatives à la petite circulation (Michel Servet) et à la fonction des valvules veineuses, la réflexion d'Harvey s'appuie sur une analogie : « On peut appeler ce mouvement du sang, mouvement circulaire, comme Aristote avait appelé circulaire le mouvement de l'atmosphère et des pluies. En effet, la terre humide est desséchée par la chaleur du soleil ; les vapeurs, à mesure qu'elles s'élèvent, se condensent : alors elles tombent sous la forme de pluie et arrosent la terre, et de cette manière prennent naissance les saisons et les différents météores grâce au mouvement circulaire du soleil qui tantôt éloigne et tantôt se rapproche [...] et ce mouvement circulaire [du sang] dépend des mouvements et des pulsations du cœur. » Dans sa dédicace du *De Motu Cordis* (1628) au « Sérénissime et Invincible Charles, roi de Grande-Bretagne, de France et d'Hybernie », Guillaume Harvey écrit : « Le cœur des animaux est le principe de la vie, le directeur de toutes les parties, le soleil du microcosme, l'organe d'où dépendent l'existence, la vigueur et la force de l'être. Pareillement le roi est le soutien de ses royaumes, le soleil de son microcosme, le cœur de l'État, celui de qui vient toute puissance [...] car les institutions humaines sont faites à l'image de l'organisme de l'homme, et le roi est à l'État ce que le cœur est à la vie humaine. »

Harvey, dans cette citation, renvoie en écho métaphore politique appliquée à la médecine et métaphore médicale appliquée à la politique. Cette « circulation de métaphores » est à rapprocher de l'interrogation d'Henri de Mondeville, chirurgien de Philippe Le Bel, auteur de la *Chirurgie* : qui est le souverain du corps humain ? La tête ou le cœur ? Outre une différence singulière de perspective, concentrique s'il s'agit du cœur, verticale si l'on opte pour la tête, qui révèle « un flottement entre les représentations cosmiques de l'époque », l'inclination de Mondeville pour désigner le cœur comme le centre du corps traduit l'importance accordée à la fonction économique vitale assurée par cet organe. Le rôle économique d'autres organes est encore renforcé dans certains passages de la *Chirurgie*. Ainsi, l'estomac est considéré « non seulement comme un membre principal ou noble, mais comme le membre principal par excellence et le plus noble parce que s'il cesse ses fonctions les membres principaux sont détruits ». Le renversement des valeurs opéré par Mondeville, qui accorde la prééminence aux services du corps, apparaît comme « l'écho voilé des conflits qui agitaient à ce moment-là le corps collectif par l'influence croissante des classes marchandes » (M. C. Pouchelle).

Si la médecine se nourrit de métaphores, elle a aussi engendré des métaphores dans des domaines divers, y compris en son propre sein. La métaphore médicale, définie comme l'usage analogique d'un élément du discours médical, peut aller de l'emprunt d'une simple expression à l'assimilation de la totalité d'une démarche médicale.

Les métaphores internes, sorte d'auto-engendrement ou d'autoréférence, obéissant à une logique de l'emboîtement qui rappelle l'inclusion de l'homme microcosme au sein de l'univers macrocosme, nous sont parvenues intactes, car elles concernent principalement l'anatomie, née de la grande révolution vésalienne. La métaphore interne anatomique a une portée descriptive et didactique. Ainsi l'astragale, petit os de la cheville, offre à décrire une tête, un col, un corps et une queue. Certaines métaphores internes nous entraînent au-delà de la simple similitude morphologique : l'expression « œil du genou » pour désigner la rotule s'inscrit dans un registre symbolique assimilant la position fœtale, dans laquelle les genoux sont opposés aux orbites comme le suggère la parenté linguistique *genu* (genou) et *gena* (orbite), et l'agenouillement comme posture de détresse ou de supplication, accompagné de larmes.

La métaphore médicale et l'art de gouverner : Platon

En réalité, c'est surtout dans le domaine politique et social que s'est déployée dans toute sa mesure, on serait tenté de dire dans sa démesure, la métaphore médicale. C'est Platon qui généralise l'usage de l'analogie médicale à l'art politique, inversant la tendance de la métaphore politique appliquée à la médecine, qu'illustre la sentence d'Alcméon de Crotone à la fin du VIe s. av. J.-C. : « La santé se maintient par les droits égaux des qualités *(isonomia)* tandis que le règne exclusif de l'une d'elles (monarchie) produit la maladie. » La réflexion sur la médecine est un fil tendu à travers toute l'œuvre de Platon qui voit dans la *techné* médicale un triple intérêt, méthodologique, éthique et politique. C'est que l'entreprise ultime de Platon est d'éclairer les conditions d'établissement du savoir, de définir les critères de la connaissance vraie et surtout de travailler à la construction d'un ordre politique qu'il faut fonder en raison. Dans cette entreprise, la médecine apparaît à Platon, tout au moins dans les premiers dialogues *(Phèdre, Sophiste, Gorgias)*, comme l'exemple même du savoir idéal susceptible de constituer l'étalon de toute connaissance, le *« paradeigma »*. L'art médical pour Platon est donc politiquement transposable ; l'analyse politique utilisera la démarche intellectuelle scandée par les raisonnements qui régissent l'analyse clinique, l'établissement du diagnostic, du pronostic et la mise en œuvre de la thérapeutique. L'art médical est dans l'œuvre de Platon un modèle dont les métaphores, les analogies, les images, les exemples, les inférences n'ont qu'un but : le déchiffrement de l'art politique, car « l'art politique a l'âme pour objet comme l'art médical est l'art de soigner les corps » (*Gorgias,* 463 *e* - 464 *d*). La conception hippocratique de l'art médical, de la santé et de la maladie et la démarche hippocratique elle-même fournissent à Platon le fondement du transfert métaphorique à la politique : si la santé est harmonie, intégration de nature cosmique entre l'individu et le milieu, la maladie est la conséquence d'une rupture d'équilibre due à des changements externes et internes. La maladie est donc d'abord une histoire dont les seuls facteurs objectivables sont les saisons et les régimes. Les lésions manifestes d'un organe ne sont pas la cause mais l'effet de l'affection conçue comme la désobéissance d'une partie par rapport au tout. La maladie a une évolution naturelle que l'action thérapeutique doit accompagner ou faciliter, et non pas contrarier.

La méthodologie de la démarche hippocratique fournit à Platon le modèle d'une science authentique caractérisée par la rationalité de la théorie et l'efficacité de la pratique. L'articulation d'une véritable épistémè et d'une praxis confère à l'art médical le statut d'une *techné* supérieure, distincte de la simple *empeiria* de l'artisan. L'art médical en un mot est un savoir-faire commandé par un savoir rationnel. Ce que relève Platon et qui constitue à ses yeux la supériorité de l'activité médicale, c'est la capacité de la médecine d'élaborer un concept de portée universelle, de discerner l'unité sous la multiplicité, comme l'illustre la réflexion sur la bile (*Timée,* 83 *b-c*). La médecine, enfin, s'apparente à la dialectique par l'analyse systématique du multiple *(Phèdre).* Son raisonnement procède par analyse et synthèse, de la partie au tout, de l'organe à l'organisme, et vice versa. Dans l'ensemble des *Dialogues* la position de Platon est néanmoins fluctuante quant à la valeur méthodologique de la médecine. Par rapport au *Gorgias,* le *Phédon* et la *République* marquent un tournant dans la pensée de Platon, probablement sous l'influence croissante des mathématiques à l'Académie. Dans le *Phédon* est affirmé qu'il n'y a pas de science vraie de ce qui relève de l'expérience des sens. Or, si la médecine est une forme de rationalité, l'expérience clinique se fonde sur l'observation. Dès lors la médecine est du domaine de l'imprécision, l'art médical ne peut être considéré comme une *épistémè,* c'est-à-dire une connaissance absolument stable qu'on ne peut appréhender que dans les mathématiques. Néanmoins, si l'art médical ne peut être le paradigme du discours scientifique, il reste le modèle à partir duquel peut être compris l'art politique. La finalité des deux activités est identique. Platon fait dire à Socrate dans le *Gorgias* : « Ainsi donc, l'art de faire des affaires nous débarrasse de la pauvreté ; la médecine, de la maladie ; un jugement de justice, de la licence et de l'injustice » (487 *a-b*). Or, quelles sont les maladies de la cité ? l'injustice surtout, et les métaphores médicales s'appliquent principalement à l'étude des lois « (*Politique,* 296 *a* - 300 *c, Lois,* I, 628 *d-c*). Mais dans l'esprit de Platon, il ne s'agit pas tant de retrouver l'harmonie comme on retrouve la santé, mais plutôt de tout faire pour maintenir l'ordre, c'est-à-dire de *prévenir.* Certes, en cas de maladie, la démarche essentielle est d'abord de poser un diagnostic car « la société peut être travaillée par l'inflammation des humeurs » (*République,* 372 *e*) et les troubles causés par certains comportements politiques sont comparables à ceux que causent au corps la pituite ou la bile (*République,* 564 *b*). Cependant, de même que l'art de prévenir la maladie est supérieur à l'art de guérir, l'art de légiférer est supérieur à l'art de juger. À cet égard, est affirmée la supériorité de l'hygiène et de la gymnastique sur la thérapeutique (*Gorgias,* 520 *b*).

Quand on s'efforce de suivre à travers l'œuvre de Platon le fil de la métaphore médicale appliquée à l'art politique, les arguments analogiques abondent pour justifier le transfert d'un modèle et d'une méthode. En effet pour Platon, la médecine est l'exemple d'un savoir qui s'élève au-dessus de l'expérience pour atteindre un certain niveau de rationalité, même s'il lui manque l'exigence suprême de la mesure et de la quantification. Le médecin agit par raison et non par routine, ce qui le distingue de l'artisan qui fonde son savoir-faire sur l'opinion. Politique et médecine ont pareillement un objet à soigner et à gouverner. Maintenir l'harmonie et la santé, restaurer l'unité et l'équilibre en cas de rupture sont des objectifs communs à l'art médical et à l'art politique. Médecine et politique sont les dépositaires d'une *téchné* du rétablissement ou de la préservation d'un état initial ou idéal. Médecine et politique doivent agir en préservant l'intérêt du tout par rapport à celui des parties. La comparaison entre la solidarité des citoyens et celle des parties du corps est éclairante, en particulier dans la *République.* La loi est l'analogon de l'ordonnance médicale. De même que la thérapeutique est consacrée à une partie du tout mais doit respecter l'unité de l'organisme, la loi doit considérer l'Homme comme totalité et reconnaître ses liens avec le milieu. L'aspect déontologique participe également de l'analogie de l'art médical et de l'art politique. La pureté de l'intention, le désintéressement, le sens du devoir, l'exigence morale sont communs aux médecins et aux gouvernants, ainsi que le recours éventuel au mensonge lorsque cela favorise l'action (*République,* III, 389 *b*).

La médecine est donc chez Platon une référence constante pour l'édification de l'art politique. La fonction paradigmatique de la médecine repose en dernière analyse sur l'analogie que ce qui est vrai du corps peut être vrai de l'âme. Mais Platon, dont on peut dire qu'il est l'artisan d'une tension essentielle entre médecine et politique, rappelle les limites de l'analogie (*Gorgias,* 465 *a-e*) ; l'art politique n'est pas une médecine de la cité. La politique est seulement aux âmes ce que la médecine est aux corps.

Métaphore médicale et sens

La référence à la médecine est une constante dans l'histoire de la pensée politique et, à ce titre, les métaphores médicales dans l'œuvre de Platon constituent sans doute l'exemple le plus achevé d'un transfert complet du modèle médical dans le champ politique. Mais à ne considérer que Platon, on risquerait d'occulter l'essentiel ; à savoir que si l'analogie qui fait de l'image du corps humain un modèle de compréhension du corps politique ou du corps social est omniprésente, elle se révèle également et surtout d'une extrême disparité. En effet, la représentation peut être purement anthropomorphique ou bien mettre l'accent sur la notion d'organisation, comme nous le verrons au XIXe s. Le corps humain lui-même peut s'appréhender selon des perspectives différentes. Nous l'avons relevé chez Mondeville. Le corps peut s'ordonner en fonction du principe d'autorité dont il convient de décliner une hiérarchie ou au contraire selon des fonctions organiques solidaires qui contribuent à la bonne marche de la totalité. Ce qui signifie que les représentations du corps et de la maladie ne sont pas neutres quand elles sont transposées. Elles sont tributaires d'une certaine conception du corps et de la médecine à une époque donnée et, de surcroît, de l'usage métaphorique que l'on veut en faire. Il semble essentiel à ce propos de souligner que la métaphore médicale appliquée au champ politique est politiquement déterminée, et que dans de nombreuses situations la métaphore est utilisée à des fins polémiques ou argumentatives en fonction d'une vision *a priori* de l'organisation sociale et politique que l'on souhaite voir aboutir. La notion même de maladie appliquée à la société ou plus pertinemment au corps social permet d'occulter toute justification ; comme il est naturel que l'homme sain soit un jour malade, toute affection frappant le corps social est acceptée. Certes, il faut en rechercher les causes, mais la raison de la pathologie n'existe pas. Cette ambiguïté redoutable de la métaphore médicale est de plus marquée par la facilitation que procure la métaphore : caractériser une situation comme pathologique en faisant appel à des notions médicales, c'est déjà rationaliser la situation et se donner les moyens d'y faire face.

Au XIXe s., la notion clé permettant d'interpréter le vivant est celle d'organisme conçu comme archétype de la rationalité. La société n'est plus considérée comme un corps fait d'un assemblage de structures anatomiques mais comme un organisme au fonctionnement physiologique complexe. Le rapprochement de l'art politique et de l'art médical est manifeste chez un auteur comme Auguste Comte pour qui l'approche clinique a une fonction rationalisante. L'analyse pathologique est au nombre des méthodes positives de la sociologie. Pour Comte, l'opposition entre ordre et progrès constitue le principal symptôme de la perturbation des sociétés modernes. La sociologie sera donc la science de l'étude positive des lois de l'ordre et du progrès. Si l'organisme social apparaît plus complexe que l'organisme individuel, la transposition du modèle de la médecine et de la biologie n'en demeure pas moins applicable. Les conditions d'existence de la société, la statique sociale, sont un point de vue purement anatomique relatif aux idées d'organisation, tandis que les lois du fonctionnement de la société, la dynamique sociale, sont l'analogie de la physiologie. Et si l'art politique est analogue à l'art médical, « celui de tous auquel la nature des phénomènes doit le plus permettre de l'assimiler », l'ambition du gouvernant n'est pas la transformation radicale de la société. Il s'agit avant tout de contrôler le développement spontané de l'organisme social et dans ce but d'en connaître les lois naturelles. Plus encore que l'organisme individuel, les maladies et les crises sont inévitables. Mais l'art du thérapeute politique sera de « concourir à adoucir et surtout à abréger les crises ». Pour l'établissement des lois, Comte récuse l'expérimentation directe au profit de l'observation, sorte d'expérimentation indirecte focalisée sur l'altération d'un phénomène naturel censé dévoiler la loi fondamentale. L'analyse pathologique dont se réclame Comte consiste en l'examen des cas, car « les perturbations quelconques constituent pour l'organisme social l'analogue exact des maladies proprement dites de l'organisme individuel ». C'est à ce point que la métaphore médicale comme transfert de modèle joue à plein. Comte s'appuie sur le principe essentiel établi par Broussais selon lequel les lois fondamentales de l'organisme humain ne sauraient être modifiées dans leur nature par des affections. L'analyse scientifique des perturbations, pour l'organisme social comme pour l'organisme individuel, permet donc de conclure rationnellement à « la théorie positive de l'existence normale ». On perçoit combien la conception de la physique sociale de Comte est tributaire d'une certaine conception de la médecine et de l'expérimentation.

Appliquée aux domaines politique et social, la métaphore médicale peut être également utilisée en insistant principalement sur la pathologie. Le naturalisme politique d'un Gobineau s'empare de la notion de maladie sociale, la dégénérescence, pour montrer que l'étiologie en est le facteur ethnique ; cause simple et naturelle qui repose sur le postulat de l'inégalité des races originelles.

L'explication pathologique dont la plus grande vertu est la rationalisation d'un trouble n'a pas forcément besoin de corporaliser le malade. En effet, l'analyse des troubles sociaux peut être rapportée à une maladie mentale, le trouble social conçu comme régression ou comme involution de la personnalité ressortit à la métaphore freudienne. « L'esprit humain placé dans des circonstances favorables peut retourner quasi directement à des stages antérieurs de développement. » La crise sociale est alors une crise de la rationalité, l'irruption brutale d'une violence refoulée.

Caractériser une maladie sociale répond à une démarche intellectuelle par laquelle le pronostic commande le diagnostic, ce qui signifie que les perspectives thérapeutiques déterminent en grande partie les traits pathologiques qui les justifient. Ce n'est pas seulement un effet de la métaphore utilisée à des fins rhétoriques. Canguilhem a montré que la représentation de la maladie est étroitement liée aux attitudes thérapeutiques. Que penser en effet de la déclaration qui consiste à dire « l'insécurité est un mal qui ronge la société moderne » ? La métaphore entre en action pour assimiler l'insécurité à une production malsaine de type tumoral qui justifiera *a posteriori* une attitude thérapeutique chirurgicale c'est-à-dire l'éradication active. On perçoit combien les termes de la métaphore sont déjà conditionnés par l'action préméditée. En revanche, une attitude conciliatrice s'appuiera plutôt sur une pathologie sociale conçue comme déséquilibre d'une totalité harmonique, et le retour à l'unité se fera à travers une action étayée par la sagesse empirique faite d'attentions et de mesures.

En réalité, derrière la métaphore médicale transposée à la société ou à l'art politique se profile une question redoutable : si la santé de l'individu ou de la société est une remise en ordre, la restauration d'un équilibre, quels sont les critères de l'ordre ou de l'équilibre ? La réponse de la médecine du XXᵉ s. a été sans ambiguïté : préparée par le XIXᵉ s. (Magendie, Claude Bernard), la médecine moderne s'est progressivement détachée de la technique, au sens antique de *techné* pour devenir ce que Platon lui reprochait précisément de ne pas être : une science de la mesure quantitative, édictrice de normes biologiques comme fait naturel. Sur ce modèle « scientifique », la métaphore médicale du XXᵉ s. saturée de normes chiffrées ne peut qu'engendrer ou consolider des normes sociales rigides et étriquées déniant aussi bien aux individus qu'aux sociétés la capacité d'inventer de nouvelles normes.

Mais le XXᵉ s. est déjà clos. Les extraordinaires perspectives de la biologie génomique remettent en question le concept même de nature humaine. Si l'homme est capable de s'inventer lui-même, la norme, comme fait inscrit dans l'ordre naturel, s'efface. Dès lors, tous les avatars de la remise en ordre, fil continu de la métaphore médicale depuis Hippocrate, s'évanouissent. Mais quel ordre voulons-nous ? Telle est la question, et pour l'individu, et pour la société. Dans l'immédiat, la métaphore médicale appliquée au socio-politique ne peut que se taire. Excepté peut-être dans sa fonction polémique, comme en témoigne le récent éditorial d'un hebdomadaire satirique.

► ARISTOTE, *Rhétorique*. – CANGUILHEM G., *Le Normal et le Pathologique*, Paris, PUF, 1966. – COMTE A., *Cours de philosophie positive*, t. IV, 48ᵉ leçon, Paris, Schleicher frères, 1908. – GOBINEAU, *Introduction à l'Essai sur l'inégalité des races humaines*, Paris, 1963. – HARVEY W., *De motu cordis*, Francfort, 1628, trad. fr. Ch. Richet, *La Circulation du sang*, Genève, Alliance culturelle du livre, 1962. – HOREAU L. M., « Les engeôleurs », *Le Canard enchaîné*, n° 4265, 24 juillet 2002. – LOMBARD J., *Platon et la médecine*, Paris, L'Harmattan, 1999. – PLATON, *Œuvres complètes*, trad. et notes L. Robin, Paris, Gallimard « La Pléiade », 1950. – POUCHELLE M. C., *Corps et chirurgie à l'apogée du Moyen Âge*, Paris, Flammarion, 1983. – RICŒUR P., *La Métaphore vive*, Paris, Le Seuil, 1975. – SCHLANGER J., *Les Métaphores de l'organisme*, Paris, L'Harmattan, 1995.

Alain-Charles MASQUELET

→ Épistémologie de la médecine ; Normes ; Raisonnement médical.

MONSTRE HUMAIN

Soulignons d'emblée l'extraordinaire violence liée à l'emploi contemporain du terme de *monstre* appliqué à un être humain. N'est-il pas contradictoire de parler à la fois d'un autre et de l'appeler un monstre ? La tératologie contemporaine préfère d'ailleurs le terme plus neutre de *malformation*, emprunté à l'embryologie. Mais de nombreux travaux de médecine conservent le mot monstre, bien que ce « monstre » soit né d'un homme et d'une femme. On alléguera l'usage classique du terme, dans le sens que lui a conféré la tératologie au début du XIXᵉ s. avec l'œuvre d'Étienne Geoffroy Saint-Hilaire (1772-1844) et de son fils Isidore (1805-1861) : le monstre humain serait un être issu de l'espèce humaine présentant des anomalies congénitales rares et graves, très complexes, retentissant sur l'ensemble de l'organisation, et par conséquent toujours lisibles de l'extérieur.

Cet usage médical du terme n'est pas étranger à l'usage courant du mot monstre, désignant un être si profondément dissemblable qu'il paraît échapper à l'humanité selon nos normes d'évaluation sociales inscrites dans le regard. Le terme de monstre dans son usage courant relève donc d'une expérience perceptive. Le monstre est étymologiquement ce que l'on montre, ce que l'on désigne, faute de pouvoir le nommer. En ce sens, il renseigne autant sur le ressenti de l'observateur que sur l'objet lui-même. Parler aujourd'hui de « monstres humains », ce n'est donc pas oublier réellement l'existence des normes sociales qui risquent d'infléchir notre regard, ni feindre d'ignorer toute réflexion sur les composantes culturelles qui sont à la source du rejet d'autrui, mais constater qu'en pratique, pour la conscience de l'observateur lui-même homme, il reste des monstres humains.

Ajoutons que le monstre au sens fort est *par essence* humain, car contrairement à l'idée reçue, il n'est pas de pire monstre que celui qui nous ressemble. En effet, le problème du monstre serait moins délicat s'il s'appliquait aux êtres vivants sans concerner l'homme. Contempler une collection d'insectes ou de plantes tératologiques ne heurte pas le regard. Il en va tout autrement lorsque les êtres difformes se rapprochent du corps de l'observateur. Poissons, oiseaux, mammifères et surtout monstres humains sont une tout autre source d'inquiétude. Car l'homme qui réfléchit sur le vivant n'est pas étranger aux objets de la connaissance biologique. La subjectivité qui pense la vie en fait aussi l'expérience intime. Et l'objet de la tératologie peut être en ce sens l'objet d'une rencontre. Un vivant qui paraît bien être un homme ne saurait être sans valeur. Si la connaissance peut éclairer la nature du monstre, elle ne peut éviter que s'établisse un rapport plus intime, lorsque l'observateur se voit ramené à sa propre chair, ne serait-ce que l'espace d'un instant.

La monstruosité humaine est donc un objet digne d'étude dans sa dimension scientifique et historique (la naissance de la tératologie) mais aussi dans sa dimension sociale et psychologique, en raison de ce qu'elle révèle de nous-mêmes et de notre définition de l'homme.

Problèmes contemporains posés par l'existence des monstres

Quoi qu'on en dise, le problème de l'acceptation du monstre possède une actualité dans nos sociétés, il touche rien moins que la question de la définition de l'humain et de sa mise en pratique à travers le regard porté sur l'autre difforme. Dire que l'on voit un monstre est un aveu d'échec relativement à cette tentative de reconnaissance d'autrui.

S'il nous paraît inacceptable de parler de monstre pour qualifier par exemple un enfant atteint d'une fente palatine (bec-de-lièvre), il n'en va pas de même pour un mort-né dont le « visage » entier est resté à l'état de la béance primitive de l'embryon avant la coalescence des bourgeons faciaux. Plus généralement, toutes les malformations graves de la face atteignant le lieu d'identification majeur d'autrui qu'est le visage conduisent à une perte de repères complète dans le corps de l'autre, où des parties parfaitement identifiables sont indissolublement liées à l'informe.

Le degré maximum d'équivoque est atteint lorsque la forme générale du corps se perd. Un produit utérin informe, simple bourse de peau ne contenant que de la graisse, quelques poils, quelques os et dents (monstres *anidiens*) confronte aux derniers degrés de régression anatomique. Ce produit informe, développé en parasite d'un jumeau bien conformé, *aurait pu être* un enfant sous d'autres conditions de développement. Pourtant ce parasite intra-utérin n'est pas un humain potentiel, car parvenu à ce point il n'aurait pu se développer davantage, se normaliser davantage. Il n'est pas un nouveau-né avorté, ni un embryon expulsé de sa matrice, il n'est rien d'autre qu'un produit aberrant de la génération : un monstre.

Cet exemple nous montre qu'il existe toujours des monstres pour notre conscience contemporaine. Il ne nous dit pas comment considérer le corps du mort-né ou le corps du monstre à la survie précaire. Ce problème éthique est en relation directe avec celui du statut de la fausse couche fœtale à laquelle le droit français n'a reconnu le statut de corps mort qu'au début du XXIe s. Notre éthique, apparemment si vertueuse, peine à accepter au sein de l'humain les êtres inachevés, mort-nés et dissemblables. Entendons-nous bien : « accepter au sein de l'humain » ne signifie pas en faire nécessairement des êtres humains à part entière (pourvus des mêmes droits par exemple), mais en faire davantage cependant que de simples déchets hospitaliers. Ce problème est particulièrement net dans le cas où un produit imparfait jugé condamné survit quelque temps : il faut alors lui donner un nom, un état civil et le montrer à sa mère. Du statut de déchet, de rebut, il passe brutalement à celui d'homme. De même que dans les cas de trop grande prématurité, il n'existe pas pour le monstre humain de statut intermédiaire entre celui de déchet et celui d'enfant, ce qui se manifeste avec évidence lorsque ce corps se montre susceptible contre toute attente d'une survie relativement prolongée. La survie fragile de l'être dissemblable dérange. Elle engage plus un souhait de mort que de vie.

Cette possibilité de dissemblance radicale par la génération (qui n'est plus dans ce cas reproduction) rappelle également que le trajet d'un œuf fécondé n'est pas tout tracé, qu'il ne doit pas devenir nécessairement un enfant. L'enfant est un possible, statistiquement moins bien représenté que les échecs dont les monstres sont la trace visible, partie émergée d'une masse de développements imparfaits très vite avortés.

Procréations fautives : les représentations fantasmatiques du monstrueux

Un monstre anencéphale dépourvu de cerveau et de boite crânienne, un monstre acéphalien dépourvu de tronc, de bras et de tête, un monstre double aux deux corps confondus naît toujours du ventre d'une femme. Cette origine dessine une continuité inacceptable, scandaleuse, entre le monstre et l'humain. En lieu et place d'une *reproduction*, intervient une filiation impossible à assumer : ou *ça* n'est pas humain malgré son origine et une troublante ressemblance de forme, ou *il* est humain bien que monstrueux, et partage avec nous une communauté de nature. Comme l'écrit Georges Canguilhem (1904-1995), un monstre suscite en nous une crainte radicale car il nous touche deux fois : nous aurions pu l'être et nous aurions pu lui donner naissance.

Cette crainte de la monstruosité se densifie chez la femme enceinte ou lors de l'annonce d'une malformation fœtale. Le lien entre imaginaire du monstrueux et réalité de la malformation est accentué par l'existence de monstres rappelant de grandes figures de l'imaginaire humain (monstres *cyclopes*, *siréniens*, monstres bicéphales...). Le monstre humain apparaît alors *étrangement inquiétant,* au sens freudien. Il renvoie à l'espace fantastique en un mélange inacceptable de réel et d'imaginaire. Les implications affectives de l'annonce de la malformation d'un enfant viennent encore intensifier cette perte de repère face à l'existence d'une réalité méconnue. Dans cette situation traumatique, les parents se voient ramenés au vécu douloureux de leur propre corps, aux fantasmes liés à une reproduction fautive, bien exprimés dans son œuvre par le prix Nobel de littérature Kenzaburo Oé, lui-même père d'un enfant handicapé. Le monstre paraît exprimer dans le réel la part d'ombre que contient le rapport à soi. Cette coalescence des représentations objectives et subjectives est soulignée tout au long de l'histoire de la science des monstres, ce qui explique les efforts répétés des premiers tératologues pour lutter contre les représentations populaires et les fantasmes qu'elles véhiculent (rappelons à ce propos que l'idée d'une influence de l'imagination de la mère sur le fœtus initiée par Malebranche [1638-1715] se trouve encore utilisée dans certains textes médicaux au début du XXe s.). Ces fantasmes varient selon les époques et les cultures, de même que l'idée même de monstres humains.

Regard social sur la monstruosité. Les exhibitions des monstres

La qualification commune de « monstre » relève des capacités de tolérance individuelles et sociales et des représentations qui leur sont associées. C'est pourquoi le sens usuel du mot monstre ne rejoint pas exactement la notion de monstre tératologique, en dépit de l'affirmation du fondateur de la tératologie contemporaine, Isidore Geoffroy Saint-Hilaire. Selon la science des monstres, on naît monstrueux, et on ne le devient pas (toute monstruosité est « congéniale »). Un cas d'éléphantiasis, de neurofibromatose déformante n'est donc pas tératologiquement monstrueux. Le fameux *« elephant man »*, emblème de la monstruosité spectaculaire dans l'Angleterre victorienne, n'aurait pas plus été considéré comme un monstre au regard de la science. Cela n'a pas empêché son exhibition publique, d'ailleurs encouragée par une médecine à vocation édifiante et démonstrative, qui n'hésite pas selon Robert Pujade à flirter avec l'esthétisme. Par ailleurs, comme le souligne Robert Bogdan, les lieux d'exhibitions publiques (comme le fameux Musée Américain de P. T. Barnum à New York entre 1841 et 1868) excellaient à transformer en monstruosités des malformations somme toute mineures, telle cette femme aux rotules inversées qui se produisait sous le titre racoleur de « femme chameau ».

Le regard porté sur monstre et son contexte d'exposition font donc partie intégrante de sa définition commune. Dire de l'autre qu'il est un monstre humain c'est en dire autant sur les conditions de formulation de ce jugement que sur son objet : il est impossible de distinguer, sinon artificiellement, le tolérable de l'intolérable, dont Henri-Jacques Stiker a bien montré la relativité historique et culturelle à propos du handicap.

Monstres hybrides à la Renaissance : relativité culturelle de l'idée de monstres humains

Mais c'est trop peu dire encore que l'on réagit différemment selon les époques : les perceptions elles-mêmes diffèrent. La perception n'est pas un acte autonome, indépendant de la culture qui viendrait y surajouter une interprétation. Lorsqu'un homme de la fin du Moyen Âge découvre le prodige qu'est l'enfant à tête de chien, il *voit* véritablement cette chimère composite, et ne se demande pas s'il est en train de s'illusionner. Au nom de quoi se le demanderait-il ? Comment pourrait-il avoir l'idée que ce qu'il voit doit nécessairement être humain parce que né d'une femme ? Il ne possède pas l'idée d'une *loi* de la nature qui régirait la génération. Il ne cherche pas à ramener cet enfant à tête de chien à une humanité malformée, il ne se demande pas si ce qu'il voit est de l'ordre d'une ressemblance plus supposée que constatée. Car ce qu'il voit a valeur de signe. Et sa préoccupation a pour objet la lecture de ce monstre. Le monstre hybride a valeur de texte ou d'image à clé. La ressemblance joue un rôle proche de celui dévolu par nous à l'identité de nature. L'examen critique que nous appelons « observation » n'a pas lieu d'être : qu'apporterait-il de plus à l'évidence du prodige ? Il n'est pas de perception en soi ni d'apparence en soi qui seraient isolables du contexte culturel. Encore moins par conséquent de réaction invariable face à l'apparition de ce que nous appelons un monstre et que la Renaissance nommait un prodige.

Il faut donc se garder de penser que l'idée de monstres *humains* au sens où nous l'entendons est une constante historique. Elle suppose l'impossibilité d'êtres interspécifiques, d'hybrides, exclus du réel par Aristote, mais présents dans les ouvrages de tératologie de la Renaissance recensés par Jean Céard (*Des Monstres et prodiges* d'Ambroise Paré publié en 1573 en est un exemple). Même si de telles attitudes n'excluaient pas certaines descriptions plus précises, celles-ci font figure d'exceptions (la plus connue restant la description par Montaigne dans les *Essais* [Livre II, chapitre XXX] de l'enfant « pris et collé à un autre enfant sans teste »). Mais elles restent parties prenantes d'une vision du monde où existent des êtres incompatibles avec notre conscience du réel ou nos catégories biologiques. Cette relativité de l'idée de monstres humains est encore présente de nos jours dans les croyances populaires d'autres cultures.

À ces représentations issues de l'imagination ou liées à d'autres conceptions du réel historiquement et culturellement connotées, peut-on opposer des critères d'appréciation objectifs ? C'est ce que nous allons voir à travers l'étude de la définition du monstre par la tératologie.

Définition tératologique du monstre

La définition fondatrice est celle du *Traité de Tératologie* d'Isidore Geoffroy Saint-Hilaire, daté de 1832. Elle reste une référence contemporaine dans les thèses de médecine consacrée à la tératologie. De même, la classification des monstres de 1832 est encore fréquemment utilisée. Cette longévité est d'autant plus étonnante que de l'aveu même de son auteur la définition reconduit à l'idée commune de monstre. Intéressons-nous aux conditions de son élaboration : elle s'est construite en réponse à des tentatives antérieures qui rangeaient sous le même mot et dans la même classe un être à deux corps confondus et un homme à six doigts, ou encore un mort-né anencéphale et un soldat des Invalides aux viscères inversés. Jacques Winslow par exemple (1669-1760) utilisait ce dernier cas, anatomiquement complexe quant au nombre d'organes déplacés, pour appuyer sa thèse de la monstruosité originelle contre son contemporain Louis Lémery (1677-1743), partisan de causes accidentelles.

En définissant la monstruosité comme un type d'anomalie congénitale, rare et complexe, caractérisée par « l'influence très générale sur toute l'organisation », et le « haut degré de gravité », Isidore Geoffroy Saint-Hilaire entendait rétablir objectivement la distinction de sens commun entre le monstre et l'individu faiblement anormal. L'inversion des viscères *(situs inversus)* ou l'hermaphrodisme sont complexes mais non pas *graves*, au sens où ils ne nuisent pas à la survie individuelle. Le *vice de conformation* comme l'imperforation anale est grave, mais localisé. Ce ne sont donc pas des monstruosités.

Cette définition permet-elle de délimiter objectivement l'ensemble des monstres ? Remarquons avec Georges Canguilhem, dans *Le Normal et le Pathologique,* qu'elle conserve des aspects franchement subjectifs, telle la gravité de l'atteinte organique. En aucun cas elle ne permet de tracer une ligne de démarcation nette entre monstruosité et simple variation. D'ailleurs, comme l'ont souligné de nombreux commentateurs ultérieurs dont Casimir Davaine (1812-1882), il y a continuité entre malformations mineures (un simple élargissement de la tête, un *spina bifida*) et grandes monstruosités (deux têtes sur un seul corps, une anencéphalie totale). Étienne Wolff (1904-1996), fondateur de la tératogénèse expérimentale par des méthodes directes, a montré que tous les états intermédiaires entre une malformation bénigne et une déformation monstrueuse peuvent se rencontrer. Le critère de la viabilité ne permet pas davantage de distinguer monstre et individu ordinaire, car il arrive parfois qu'un organisme aberrant en apparence soit viable, comme les monstres doubles aux individualités profondément fusionnées (dérodymes, ischiopages, hétéradelphes).

Le caractère intuitif de la définition d'Isidore Geoffroy Saint-Hilaire et des critères de classification employés (malformation des membres, du torse, de la face, fusion de deux êtres complets ou incomplets...) a joué en sa faveur en conservant de manière implicite une référence au corps humain normal qui guide toute reconnaissance anatomique et toute appréciation de la monstruosité. Ce fait est singulier, car la science des monstres initiée par Étienne Geoffroy Saint-Hilaire (Philosophie anatomique, 1818-1822) repose sur l'exigence théorique inverse d'une totale indépendance de la description par rapport à un regard anthropomorphique.

Principes et méthodes de la tératologie selon Étienne Geoffroy Saint-Hilaire

À partir du moment où la question du monstrueux se déplace de la controverse théologique sur les causes originelles ou accidentelles de la monstruosité vers un espace propre au vivant où l'être le plus contrefait aurait sa place, le problème de l'humanité ou de la non-humanité du monstre redevient central. Ce nouvel objet qu'est le monstre pour la tératologie naissante rentre dans l'ordre des règles de formation communes à tous les êtres, il n'échappe pas, dirait Étienne Geoffroy Saint-Hilaire, à l'*unité composition organique* qui traverse tout le vivant animal. Ne faut-il pas dès lors qu'il soit considéré comme un être *humain* malformé ? À cette question capitale Étienne Geoffroy Saint-Hilaire répond par un *non* catégorique. Non, le monstre n'est pas un être humain. Il ne faut pas confondre l'origine d'un être et son essence propre. Tant sur le plan pratique que sur le plan spéculatif, il faut se garder de le considérer comme un être humain. C'est un tout autre ensemble organique, *sui generis,* qu'il faut considérer, sans se souvenir qu'une femme l'a engendré.

Il ne s'agit pas de mettre *temporairement* entre parenthèses l'humanité du monstre, en l'observant *comme s'il* n'était pas humain (comme on examine le cadavre d'un homme en oubliant la personne qu'il a pu être) : ce jugement s'applique bien à la nature même du monstre. Comment peut-on justifier une telle affirmation, pour le moins choquante à nos yeux d'hommes du XXIe s., enclins au moins dans les termes à accepter toutes les différences au nom d'une communauté de constitution biologique ?

Commençons par l'aspect pratique de ce refus. Selon Étienne Geoffroy Saint-Hilaire dans ses « Considérations générales sur les monstres, comprenant une théorie de la monstruosité » (*Dictionnaire classique d'Histoire naturelle,* 1826, t. 11), dire le monstre humain, ce serait le rapporter illégitimement à l'état normal de l'homme et faire de la tératologie une dépendance de l'anatomie pathologique. Les caractères propres du monstre disparaissent sous la déception du regard cherchant l'homme. Par exemple un cyclope n'est pas un enfant auquel il manque un œil, le nez et une partie du front, mais un être original se caractérisant par la présence originale d'une trompe et d'un œil unique de grande taille en position médiane.

D'un point de vue anatomique et physiologique, il faut y voir un *ensemble* organique nouveau, « une *totalité* d'organes ». Tout monstre doit être considéré comme un être complet, même s'il s'agit d'un *acéphale* dépourvu de tête et de la partie supérieure du corps : ce qui nous apparaît comme une moitié de corps est composé d'éléments développés visibles et d'éléments régressés mais présents, amalgamés les uns aux autres. Tout monstre est un être à part entière que l'on ne peut réduire à un être humain malformé. Mais en pratique cette prise de position fondatrice n'a pas résisté à la prégnance de la référence au corps ordinaire. L'étude des textes tératologiques montre qu'ils ne font pas réellement l'économie de cette référence à l'humain dans la description et dans la classification, notamment chez Isidore Geoffroy Saint-Hilaire qui voue une totale fidélité théorique à l'œuvre de son père.

Ce qui est une limite relativement à la théorie ne l'est pas quant au statut dévolu aux monstres viables. Le *Traité de Tératologie* de 1832 en décrit les mœurs, goûts et aptitudes dans des récits de vie comparables à ceux des ouvrages classiques d'histoire naturelle. L'humain reste bien l'objet central de la tératologie scientifique du début du XIXe s. Il cesse de l'être avec l'apparition de la tératogénie expérimentale de Camille Dareste (1822-1899), plus proche de l'embryologie, dont le matériau d'expérience est l'embryon de poulet. Les résultats remarquables de la tératogénie, de l'embryologie puis de la génétique contemporaines doivent être complétés par une approche du monstre dans son humanité telle qu'on la rencontre chez un Diderot (1713-1784). Cette approche se pose en effet des questions éthiques sur la conscience et les normes de l'observateur lui-même.

Le cas particulier des monstres doubles viables, comme révélateur de nos catégories et normes

La survie de monstres humains montre les limites de nos catégories et normes apparemment objectives pour comprendre le vivant, comme dans l'exemple classique des *monstres doubles* chez lesquels on trouve réunis « les éléments, soit complets, soit incomplets, de deux ou plusieurs sujets » selon la définition canonique d'Isidore Geoffroy Saint-Hilaire. En effet, la fusion de ces « individus », quand elle est très profonde, perturbe les catégories d'individualité et d'identité à soi qui font partie intégrante de notre définition de l'humain.

L'individu est lié dans nos représentations à l'autonomie physique, à la puissance d'action. Pour être, il faut être un, physiquement et psychiquement. L'individu vivant et autonome se définit par les notions d'*unité*, d'*unicité* et d'*indivisibilité*. Or dans le cas d'un monstre dérodyme viable, deux têtes émergent d'un seul tronc, les organes internes sont doubles supérieurement et tous simples à partir du bassin. On ne trouve dans ce corps double aucune autre unité que celle de l'ensemble ; de même seul le double corps est unique, et non pas l'un et l'autre des individus. Certes ces individus sont psychologiquement uniques, avec leurs goûts propres, mais ils ne sont pas physiquement uniques l'un sans l'autre. Quant au troisième critère, l'indivisibilité, il est possible de le conserver pour l'un et l'autre à condition de *diviser* mentalement l'ensemble dont il est très évident que chacun dépend. Bien vite, le désir de division se heurte à la réalité d'une fusion trop intime pour être négligée. D'ailleurs, chacun séparé se trouverait en même temps déchiré : l'indivisibilité ne s'articule plus avec l'intégrité du corps et sa permanence.

Tous les critères d'individuation montrent tour à tour leur insuffisance : destinés à chacun des deux individus, ils ne se trouvent convenir qu'à l'ensemble, pour lequel ils sont entièrement inopérants. Du désir de retrouver chaque individu en niant le double corps, on en vient nécessairement à reconnaître le grand corps comme une individualité particulière, une, indivisible, unique ; dont les parties ont « grandi ensemble » pour reprendre les termes de Dareste. Le mouvement de projection du schéma du corps ordinaire qui se produit lors de la découverte visuelle de tout homme se retourne contre ses propres principes. Et avec le rejet de ce schéma du corps, c'est une partie de l'observateur lui-même qui se perd momentanément face au monstre. Lorsqu'une catégorie perceptive aussi fondamentale que l'individualité se retourne contre elle-même, l'équilibre de la reconnaissance perceptive se trouve gravement compromis. Et c'est à ce moment qu'apparaît le jugement, « c'est un monstre ».

La difficulté à reconnaître un *continuum* biologique intermédiaire entre un et deux individus est révélatrice de la limitation de nos catégories, ce que souligne Stephen Jay Gould à propos d'un cas comparable. Ce problème ne peut cependant pas en rester à de simples considérations spéculatives en raison de l'humanité du monstre, tout particulièrement lorsque celui-ci est viable. Dans ce cas, la difficulté est redoublée par des interrogations d'ordre psychologique et l'intervention de stéréotypes sociaux dans notre appréciation du corps. Deux personnes psychiques peuvent trouver place dans un seul ensemble organique. Soit. Mais qu'est-ce que vivre dans le même corps qu'autrui ? A-t-on les mêmes sensations et émotions que l'autre dans la partie commune ? Plus exactement, qu'est-ce que vivre dans un hémicorps en fusion totale avec un jumeau ? Sans compter d'autres questions moins avouables que chacun ne manque pas de se poser : si deux sœurs dérodymes survivent, elles peuvent devenir la femme unique d'un seul mari ; si elles accouchent un jour d'un enfant, elles seront la mère unique de celui-ci, etc. L'interrogation spéculative sur la relation entre unité et dualité se double d'une curiosité qui drainait massivement les foules des siècles passés à la rencontre des monstres, sources de fantasmes et de transgression par rapport aux interdits sociaux.

L'autre grand problème posé par une telle unité organique viable n'est plus d'ordre spéculatif, mais concerne les normes d'évaluation permettant de juger de la « monstruosité ». Comment en effet peut-on encore appeler monstre un être dont la viabilité est comparable à la nôtre et dont la santé et la vitalité sautent aux yeux ? L'anormalité biologique n'est pas liée à la constance d'une forme (au sein de l'évolution du vivant la variation morphologique serait davantage un moteur qu'un obstacle). Ce qui peut conserver la vie et la transmettre ne peut être dit anormal selon ce critère. En ce qui concerne la qualité de la vie, il n'y a pas nécessairement trace de handicap dans l'accomplissement des fonctions vitales et des actes quotidiens. Le synchronisme parfait acquis par les deux frères ou sœurs qui ne contrôlent qu'un hémicorps leur permet de se déplacer et de se livrer à toutes sortes d'activités quotidiennes complexes. Leur handicap n'est en définitive que social, il est lié aux normes du regard, non à des normes vitales ou fonctionnelles. Il semble que ce corps soit une réussite vitale originale, qui vient rompre la série désespérante des monstres mort-nés, asymétriques ou gravement handicapés. Il y a là une autre normalité, indépendante et autonome, qui dépasse les normes ordinaires et révèle les limites du schéma corporel courant pour désigner l'état normal.

La symétrie de l'ensemble et l'harmonie des fonctions concourent à laisser voir un être non seulement achevé mais encore réussi. L'ensemble est plus subjectivement étrange qu'objectivement monstrueux, car il n'y a là visiblement aucun échec naturel, aucun raté apparent, mais la réalisation d'une autre organisation. C'est la réalisation parfaite de l'idée d'Étienne Geoffroy Saint-Hilaire selon laquelle le monstre est un être complet et achevé. Il apporte l'expérience possible d'une normalité originale, fondant ses propres normes vitales malgré son aspect extraordinaire.

Le cas extrême de la monstruosité devient alors emblématique de la question de l'acceptation du handicap dans nos sociétés contemporaines. Un tel cas de « monstruosité » réussie dénonce l'assimilation par principe de l'anomalie morphologique et de l'anormalité fonctionnelle, l'incapacité d'accepter la dissemblance profonde sans autre justification que l'application d'un refus inscrit dans les mentalités. La reconnaissance contemporaine du monstre au sein de l'humanité est donc directement liée au problème éthique fondamental de l'acceptation du handicap et de la fragilité de la vie dans notre culture.

► ASSOULY-PIQUET C., BERTHIER-VITTOZ F., *Regards sur le handicap*, Paris, Desclée de Brouwer, 1994. – BOGDAN R., *Freak-show. Presenting human oddities for amusement and profit*, Chicago, The Univ. of Chicago Press, 1988. – CANGUILHEM G., « La monstruosité et le monstrueux », *La Connaissance de la vie*, Paris, Vrin, 2e éd., 1992 ; *Le Normal et le Pathologique*, Paris, PUF, 1966. – CÉARD J., *La Nature et les Prodiges. L'insolite au XVIe siècle*, Genève, Droz, 2e éd., 1996. – DARESTE C., *Recherches sur la production expérimentale des monstruosités ou Essai de tératogénie expérimentale*, Paris, Reinwald, 1877. – DAVAINE C.-J., « Monstres. Monstruosités », *Dictionnaire Encyclopédique des Sciences médicales*, 2e série, t. IX, Paris, Masson Asselin, 1875. – FISCHER J.-L., *Les Monstres. Histoire du corps et de ses défauts*, Paris, Syros-Alternatives, 1991. – GEOFFROY SAINT-HILAIRE I., *Histoire générale et particulière des anomalies de l'organisation chez les animaux ou Traité de tératologie*, Paris, Baillière, 1832-1836. – GOULD S. J., *The Flamingo's smile*, Norton and Compagny, 1985 ; trad. fr. D. Teyssié, *Le Sourire du flamant rose*, Paris, Le Seuil « Points Sciences », 1988. – LE GUYADER H., *Étienne Geoffroy Saint-Hilaire 1772-1844. Un Naturaliste visionnaire*, Paris, Belin, 1998. – PARÉ A., *Des Monstres et prodiges*, J. Céard (éd.), Genève, Droz, 1971. – PUJADE R., SICARD M., WALLACHE D., *À Corps et à raison. Photographies médicales 1840-1920*, Paris, Marve, 1996. – STIKER H.-J., *Corps infirmes et sociétés*, Paris, Dunod, 1997. – TORT P., *L'Ordre et les monstres. Le Débat sur l'origine des déviations anatomiques au XVIIIe siècle*, Paris, Le Sycomore, 1980. – WOLFF E., *La Science des monstres*, Paris, Gallimard, 1948.

Pierre ANCET

→ Frankenstein ; Hermaphrodisme.

MORT

La définition de la mort repose sur des critères scientifiques qui ont été posés et corrigés au cours de ces quarante dernières années. Cette définition nous place du côté des signes observables et non du côté de la signification de la mort (philosophie ou théologie). En cela, elle ne délivre pas tant une définition de l'état de mort qu'un faisceau de signes attestant du fait de la mort. Toute définition ne peut être entendue que comme l'ensemble des critères de l'état de mort. Il ne faut pas le perdre de vue chaque fois que l'on parlera de définition de la mort. On s'entend aujourd'hui pour considérer que la mort est la destruction des cellules du cerveau qui entraîne l'arrêt des fonctions cardiaque et respiratoire, ou le processus inverse, compte tenu de la solidarité de ces fonctions, l'arrêt des trois grandes fonctions vitales provoquant par la suite la destruction des tissus de l'organisme.

La recherche d'une définition de la mort s'impose pour une raison évidente, éviter l'inhumation ou l'incinération d'une personne vivante ayant les apparences de la mort. En cela, la définition de la mort est d'une importance éthique de premier plan. La définition de la mort s'impose aussi en raison des implications juridiques opérées par le passage brutal du statut de personne, sujet de droit, à celui de cadavre, non-sujet de droit : effets immédiats et multiples de délivrance d'organes pour une greffe, de dissolution du couple, d'ouverture de succession, de versement d'assurance décès, d'ouverture de tutelle pour un orphelin, de transfert du mandat de l'élu défunt à son suppléant, etc. Mais la définition même de la mort appartient en propre à la médecine, le droit n'ayant, dans le moment du processus de mort, qu'à encadrer l'exercice de la responsabilité médicale.

Élaboration des critères modernes de la mort

Le critère de mort cardio-respiratoire. – Traditionnellement, l'arrêt de la respiration et l'arrêt du cœur marquent la mort. Aux yeux du profane, « le dernier souffle » ou « le dernier soupir » sont depuis longtemps la marque de la mort. Pour le médecin, c'est, depuis le début du XXe s., l'arrêt cardiaque. Mais compte tenu de la solidarité des fonctions cardiaque et respiratoire, les premiers textes officiels qui définissent la mort en se fondant sur des données scientifiques définissent la mort comme la cessation conjointe des activités cardiaque et respiratoire. Cet arrêt durable de deux fonctions vitales essentielles entraîne une perte de conscience irrémédiable et crée des lésions irréversibles par anoxie du système nerveux central. Dans les années 1950, dans le monde occidental, cette double cessation est le signe de la mort. En France, ce sont deux circulaires qui ont fixé comme critère de la mort l'arrêt de toute activité cardiaque et circulatoire. La première, la Circulaire n° 32 datant du 3 février 1948, a fixé que la mort serait établie par le constat clinique direct (abolition du pouls, pression sanguine imprenable, asystolie complète) pouvant être prolongé par deux méthodes d'exploration, l'artériotomie et l'épreuve à la fluorescéine d'Icard. La seconde circulaire, du 19 septembre 1958, a ajouté une troisième méthode, celle du « signe d'éther ». Tous ces tests se fondent sur l'arrêt de la circulation sanguine.

Mais l'insuffisance de cette définition de la mort par l'abolition du cœur et de la respiration s'est avérée au cours des années 1960 sous l'effet conjoint de deux facteurs. D'une part (premier facteur de redéfinition de la mort), la possibilité de réanimer des patients en état de défaillance cardiaque ou respiratoire (défibrillation, ventilation assistée) a montré que ces signes de la mort, n'ayant rien d'irréversible, devenaient caducs. Du massage cardiaque au bouche à bouche, on s'accoutuma assez vite à admettre qu'une oxygénation cérébrale suffisamment assurée pouvait maintenir une personne en vie. Par ailleurs, des patients placés en réanimation, dans un bon état hémodynamique, pouvaient présenter un état de mort encéphalique, confirmé *post mortem* par autopsie. Le nouveau critère qui se dégagea fut donc celui de la mort du cerveau. Cet état de mort fit l'objet d'une importante redéfinition de Mollaret et Goulon en 1959 lors de la XXIIIe Réunion neurologique internationale. Ils qualifièrent de « coma dépassé » ce stade du coma (« stade IV » aujourd'hui) qui désigne la mort. Ils définirent cet état comme celui « dans lequel se surajoute, à l'abolition totale des fonctions de relation (conscience, motilité, sensibilité, réflexe) », une « abolition également totale de la vie végétative » (fonctions vitales comme la respiration, le maintien de la température, la régulation de la pression sanguine). Autrement dit, lorsque sont détruites les fonctions supérieures assurées par les hémisphères cérébraux corticaux ainsi que les fonctions inférieures (végétatives) assurées par le tronc cérébral, on peut déclarer le sujet mort.

D'autre part (second facteur de redéfinition de la mort), le maintien de la fonction cardio-respiratoire permit les premiers prélèvements d'organes sur des patients déclarés morts pour cause de destruction cérébrale. En même temps qu'ils mettaient au point leur définition du « coma dépassé », Mollaret et Goulon continuaient à prendre soin de leurs patients maintenus en vie par des procédés artificiels, puisque la destruction cérébrale n'empêche pas, dans un certain nombre de cas, la fonction cardio-respiratoire assistée de se maintenir. Or ce maintien partiel du corps en vie tandis que la personne est reconnue défunte ouvrait la voie aux greffes. La première greffe du rein a eu lieu en 1954 et celle du cœur en 1967. Un prélèvement d'organe ne peut être effectué que si l'on a vérifié la destruction du cerveau mais assuré le maintien des fonctions cardiaque et respiratoire. On sait que la loi du 22 décembre 1976, dite loi Caillavet, organisa en France les conditions de prélèvement d'organes « à des fins thérapeutiques ou scientifiques sur le cadavre d'une personne n'ayant pas fait connaître de son vivant son refus d'un tel prélèvement ». La loi du 19 juillet 1994 (« lois de bioéthique ») fait une place au refus du patient : « Ce refus peut être exprimé par l'indication de sa volonté sur un registre national automatisé à cet effet. Il est révocable à tout moment » (art. L 671-7). Le décret du 2 décembre 1996 cité partiellement plus haut est dans la même optique. Quand se généralisèrent les transplantations cardiaques aux États-Unis, des procès furent intentés par les familles de donneurs, alléguant que le prélèvement s'était fait sur des donneurs vivants. H. K. Beecher, versé dans ces questions et soucieux de pouvoir généraliser les dons d'organe, fut chargé d'un rapport qui fait date dans la redéfinition de la mort. Il présida le Comité *ad hoc* de la faculté de médecine de Harvard qui propose dans son rapport de « définir le coma irréversible *(irreversible coma)* comme le nouveau critère de la mort » c'est-à-dire celui de « mort du cerveau » *(brain death)*. Cette mort est reconnaissable d'après le Comité aux signes cliniques suivants : absence de réponse aux stimuli extérieurs, abolition de l'activité musculaire spontanée, respiration entièrement artificielle, abolition des réflexes. La persistance éventuelle de la fonction cardio-respiratoire et la nécessité de pouvoir procéder à des transplantations (en ayant la certitude que le patient était mort mais que ses organes étaient encore sains) ont donc présidé à l'élaboration du nouveau critère de la mort, celui de la mort du cerveau (qui entraîne la mort de l'organisme entier).

Définition actuelle. – Les signes de la mort cérébrale sont donc désormais un coma profond aréactif, l'abolition de tous les réflexes intégrés dans le tronc cérébral, l'absence de respiration spontanée. La technique diagnostique de prédilection est alors la disparition prolongée de tout signe encéphalographique, ce qui démontre l'absence irrémédiable de toute activité cérébrale. L'écorce cérébrale présente en effet continuellement des différences de potentiel électrique qui peuvent être enregistrées au travers de la boîte crânienne au moyen d'électrodes placées sur le cuir chevelu. L'encéphalographie (EEG) reflète l'activité du cerveau, elle-même liée à l'activité mentale et au niveau de vigilance du sujet. Un EEG plat est le signe indiscutable de la mort cérébrale, donc de la mort tout court.

Ainsi, en France, c'est la Circulaire de J.-M. Jeanneney du 24 avril 1968, sur la constatation des décès en service hospitalier, qui, reprenant des termes posés par l'ordre national des Médecins (1965) et l'Académie de Médecine (1966), a introduit le critère de la mort cérébrale. On notera qu'elle précède de trois jours la première transplantation cardiaque française du Pr Cabrol (d'aucuns pensent qu'elle la rendait possible, le prélèvement ne pouvant plus être considéré comme un homicide). Cette nouvelle circulaire considère que les procédés anciens, fondés sur l'arrêt du cœur et la circulation sanguine, sont certes toujours valables « pour la majorité des constats de décès », mais que pour certains cas de réanimation, « le recours à de nouveaux critères de la mort est indispensable », et elle appuie alors le diagnostic sur « le caractère destructeur irrémédiable des altérations du système nerveux dans son ensemble », en se fondant sur « l'abolition de totale de tout réflexe, l'hypotonie complète, la mydriase » et « la disparition de tout tracé encéphalographique (tracé nul sans réactivité possible) ».

Cependant, le développement de nouvelles méthodes diagnostiques a fourni des outils plus fins face aux critiques adressées au recours à l'EEG. En effet, l'examen par EEG est trompeur dans le cas des comas toxiques, car le tracé est plat alors que le patient récupère ultérieurement, sans compter les imperfections possibles de la technique. Ainsi, sans changer le signe désormais admis de mort cérébrale, le dernier texte français apporte quelques précisions sur les modalités du constat en introduisant le recours à d'autres techniques que celle par EEG. Ce texte est le « décret n° 96-1041 du 2 décembre 1996 relatif au constat de la mort préalable au prélèvement d'organes, de tissus et de cellules à des fins thérapeutiques ou scientifiques et modifiant le Code de la santé publique (deuxième partie : Décret en Conseil d'État) » qui réaffirme le critère de la mort cérébrale et énonce les procédés de vérification à mettre en œuvre. « Art. R. 671.7.1. – Si la personne présente un arrêt cardiaque et respiratoire persistant, le constat de la mort ne peut être établi que si les trois critères cliniques suivants sont simultanément présents : absence totale de conscience et d'activité motrice spontanée ; abolition de tous les réflexes du tronc cérébral ; absence totale de ventilation spontanée. Art. R. 671.7.2. – Si la personne, dont le décès est constaté cliniquement, est assistée par ventilation mécanique et conserve une fonction hémodynamique, l'absence de ventilation spontanée est vérifiée par une épreuve d'hypercapnie. De plus, en complément des trois critères cliniques mentionnés à l'article R. 671.7.1. – Il doit être recouru pour attester du caractère irréversible de la destruction encéphalique : soit à deux électroencéphalogrammes nuls et aréactifs effectués à un intervalle minimal de quatre heures, réalisés avec amplification maximale sur une durée d'enregistrement de trente minutes et dont le résultat doit être immédiatement consigné par le médecin qui en fait l'interprétation ; soit à une angiographie objectivant l'arrêt de la circulation encéphalique et dont le résultat doit être immédiatement consigné par le radiologue qui en fait l'interprétation. »

Ce texte introduit donc, par rapport aux circulaires précédentes, les techniques nouvelles de l'hypercapnie et de l'angiographie. Le constat de mort est par ailleurs enfin fixé par un texte officiel supérieur aux précédents, la circulaire n'ayant en droit aucune valeur normative. L'hypercapnie est un test d'absence de respiration spontanée. L'autre technique, celle de l'angiographie, consiste à faire une radiographie des vaisseaux du cerveau après injection, dans le système circulatoire, d'une substance opaque aux rayons X.

La plupart des pays ont donc admis la mort cérébrale posée par le Comité de Harvard. Le dernier texte français officiel, celui de 1996 que nous venons de citer, admet la mort cardio-respiratoire, la mort cérébrale et le principe du prélèvement d'organe, comme la plupart des pays occidentaux. Un sujet en état de mort cérébrale ne peut être maintenu biologiquement en vie que quelques jours et pas plus de quarante-huit heures avant un prélèvement d'organes. Les signes cliniques de la mort cérébrale sont provoqués par la destruction du tronc cérébral *(brainstem)*, cette partie du système nerveux central qui assure certaines fonctions essentielles sur lesquelles nous reviendrons au sujet de l'état végétatif. Du point de vue clinique, la mort du cerveau entier *(brain death, whole brain death)* n'est autre que la mort du tronc cérébral *(brain stem death)*.

Ambiguïtés éthiques

La définition de la mort par celle du cerveau présente donc l'avantage d'apporter une certitude sur le fait même de la mort et sur sa datation. On notera qu'elle n'annule pas et ne contredit pas la définition fondée sur l'abolition de la fonction cardio-respiratoire. En effet, la mort du cerveau rend impossible le contrôle des fonctions cardio-respiratoires. Tôt ou tard, la mort cérébrale entraîne une défaillance cardio-circulatoire invincible. « Et comment sait-on que la mort du tronc cérébral entraîne irrésistiblement la mort circulatoire ? Comme on sait que la mort cardio-circulatoire entraîne irrésistiblement la mort cérébrale : c'est un fait d'expérience. On n'a jamais vu un mort ressusciter » (A. Fagot-Largeault). Le dernier mot reste cependant au cerveau : « La destruction des cellules nerveuses par l'anoxie est [...] sans aucune parade » tandis que « l'arrêt cardiaque et l'arrêt respiratoire peuvent dans certains cas être surmontés » (H. Péquignot). On a donc fait des pas décisifs depuis la première définition de la mort par la cessation des activités cardiaque et respiratoire et affiné les méthodes de vérification pratique.

Le trouble se situe ailleurs. Le morcellement possible du processus de mort, qui sépare désormais les fonctions cœur poumons des fonctions cérébrales, crée une situation étrange. Désormais, avec la médicalisation du mourir, l'existence d'une personne a cessé mais a laissé place à son enveloppe corporelle toujours souple et chaude. Mais cette enveloppe, qui conserve sous réanimation son allure vivante, n'est pas sans troubler profondément la famille et même le personnel soignant au moment de tout débrancher. En outre, on utilise avec la transplantation d'organes, la mort (d'un être) pour assurer la vie d'un autre, comme si l'on transgressait ainsi la frontière entre les deux mondes de la vie et de la mort. Tiendrait-on là le peu d'enthousiasme que soulève dans l'opinion l'idée du don de ses organes ? Si la mort conduit irrémédiablement à la disparition conjointe des trois grandes fonctions vitales (cardiaque, respiratoire, cérébrale), les progrès actuels de la réanimation permettent d'en ralentir le processus et de fragmenter provisoirement la mort d'un individu pour rendre possible la vie complète d'un autre. Mais quel que soit le sentiment bizarre ici éprouvé, les transplantations ont fait leurs preuves et sauvent plus d'une vie.

État végétatif persistant et tentative d'une redéfinition de la mort

La décomposition de processus de mort en étapes crée des difficultés particulières dans le cas de l'état végétatif persistant ou état végétatif chronique (EVC). Dans un certain nombre de cas, le coma, au lieu d'évoluer vers une récupération ou vers la mort, peut déboucher sur un état pour ainsi dire intermédiaire. Ce sont les neurologues B. Jennett et F. Plum qui créèrent le terme d'état végétatif en 1972 pour décrire cette situation pathologique particulière. Ils décrivent ainsi cet état : « Après deux ou trois semaines, ceux (des comateux) qui survivent commencent à ouvrir les yeux au début uniquement en réaction à des stimuli douloureux ; ensuite, en réaction à des stimuli plus légers. Peu après, surviennent des périodes où les yeux restent ouverts en l'absence de toute stimulation extérieure ; à d'autres moments, les patients semblent dormir. [...] Lorsque les yeux sont ouverts, ils ne montrent aucun signe d'attention. Bien que des mouvements oculaires laissent parfois penser que les yeux accompagnent des mouvements d'objets extérieurs, l'observation méticuleuse de ce phénomène ne confirme pas cette interprétation optimiste. Il semble qu'il s'agisse d'éveil sans conscience » (Persistent Vegetative State after Brain Damage, *The Lancet*, April 1, 1972). Le patient a les yeux ouverts une partie de la journée, récupère une autonomie respiratoire qui termine les soins intensifs, sans donner de signe de conscience de son environnement ni de capacité relationnelle, et son état paraît étrange en raison de l'association de ces termes opposés : éveillé mais non conscient (apparemment). L'American Medical Association (1989) et l'American Academy of Neurology (1990) donnent des définitions qui insistent sur l'un ou l'autre de ces éléments mais qui s'alignent sur cette vision d'ensemble. La déclaration de l'Association médicale mondiale sur l'état végétatif persistant donne cette définition, qui est aussi dans le même esprit : « Il est courant, chez les personnes qui présentent une lésion extrêmement importante des hémisphères cérébraux, de passer dans un état d'inconscience chronique appelé état végétatif, dans lequel le corps est éveillé ou endormi suivant un cycle sans toutefois manifester, dans le comportement et le cerveau, un signe métabolique de possession des facultés cognitives ou d'aptitude à répondre aux événements du monde extérieur ou aux stimuli » (41e Assemblée médicale mondiale, Hongkong, septembre 1989).

Il est donc apparu avec ce type de cas que la mort même du cerveau est susceptible de se fragmenter. En effet, dans le cas du coma végétatif, les hémisphères cérébraux supérieurs, le cortex, sont endommagés voire détruits, tandis que la partie cérébrale responsable de quelques grandes fonctions comme la respiration, le maintien de la température, le cycle veille/sommeil, la régulation de la pression sanguine, à savoir le tronc cérébral, est intacte. Le tronc cérébral est donc la partie la plus résistante, la partie vitale minimale commandant les activités de l'organisme. C'est sur la mort de cette partie précise que s'appuie d'ailleurs le diagnostic de mort britannique.

L'état est dit végétatif par référence à Aristote. D'après lui, l'âme a un rôle de principe d'animation du corps. Mais l'âme joue un rôle progressivement enrichi au fur et à mesure que l'on progresse dans la complexité des grands règnes du vivant. Ainsi, au niveau le plus large et le plus pauvre, tous les êtres vivants sont animés comme les plantes par la nutrition et le mouvement de croissance et décroissance. C'est l'âme végétative. À un niveau supérieur d'intégration, on trouve le règne animal. Les animaux sont dotés d'une âme plus riche qui assure, outre les fonctions végétatives, la sensation (dont le plaisir et la douleur), le désir (et toutes ses variantes, appétit, courage, volonté...) et parfois la locomotion. Enfin, au dernier niveau d'intégration se trouve l'intellect capable de pensée discursive qui appartient en propre à l'homme (*De anima*, II, 2, 431 *a*, 20 *sq.*). L'âme humaine est la plus riche, elle est capable de toutes les activités, végétales, animales, intellectuelles. Mais c'est au premier de ces trois niveaux d'intégration que semble seulement appartenir le comateux en état végétatif. Il faut donc bien distinguer l'état de mort totale du cerveau qui ne laisse plus aucune trace de réactivité volontaire ou réflexe, définition même de la mort, et l'état végétatif, qui manifeste des signes d'activité du tronc cérébral.

Cette situation pose de réels problèmes. Quelle est la conduite à tenir ? On admet qu'un long temps d'observation et de stimulation est nécessaire avant d'affirmer la persistance de la situation, qui est regardée alors comme quasi irréversible, car l'expérience a montré qu'au bout d'un an dans cet état, un sujet ne s'améliore pas. On sait aussi qu'en général, dans les trois mois, la plupart des patients meurent de défaillance cardio-respiratoire.

Plusieurs voix se sont élevées pour contester le maintien en vie des comateux en état végétatif persistant. Le cas connu de Karen Ann Quinlan illustre la polémique. À la suite d'un arrêt respiratoire d'origine inconnue, cette jeune fille de 22 ans en EVC était maintenue en vie par un respirateur et une alimentation artificielle. Au regard des critères de Harvard (mort totale du cerveau) cette jeune fille n'était pas morte. Mais ses parents demandaient l'arrêt du respirateur. Après maintes péripéties, la Cour Suprême du New Jersey reconnut en dernière instance le droit de la jeune fille de décider de la suspension de soins de soutien artificiels, et cela, au nom du *Righ of Privacy,* et confia au père de la patiente le soin d'arrêter le respirateur. Mais la jeune fille se mit à respirer spontanément et vécut neuf ans de plus.

On se trouve avec l'état végétatif persistant dans un état intermédiaire d'une nature très incertaine. Le patient est-il encore pleinement la personne que l'on a connue ou une conscience éteinte dans un corps dont persistent des fonctions vitales ? On a là une interrogation sur la nature éthique du patient : est-il une personne ou un quasi-cadavre ? Des voix s'élèvent pour contester la notion de personne à partir du moment où les facultés cognitives relationnelles sont abolies définitivement. Une existence de cette sorte mérite-t-elle d'être vécue ? Les contestations s'appuient sur la notion de conscience. Si les manifestations de la conscience de soi et du monde extérieur ont disparu, la personne aussi. Ainsi sont apparues les notions nouvelles de « mort corticale », de « mort néocorticale » *(neocortical death),* de « mort cognitive » *(cognitive death),* de « mort des centres cérébraux supérieurs » *(higher-brain-centers death)* pour tenter de définir d'une nouvelle manière la mort : la mort serait celle du cortex, même si le tronc cérébral est vivant. Lors des derniers symposiums internationaux sur la mort cérébrale, plusieurs propositions de changement de la définition ont été avancées (La Havane, 1992 et 1995 ; San Francisco, 1996 ; Tokyo, 1998), considérant que la vie en EVC n'est plus une vie humaine. J.-N. Missa cite notamment le philosophe Roland Puccetti : « Si on me disait que mon corps pourrait survivre à la mort du cortex pendant plusieurs mois ou plusieurs années, à condition qu'il soit nourri et proprement entretenu, etc., cela n'aurait guère plus d'attrait pour moi que la préservation de mon appendice dans du formol. En effet, je serais mort pendant toute la période considérée, du moins au sens où la vie peut avoir de la valeur pour les êtres humains. [...] La seule manière de choisir (entre des définitions concurrentes de la mort) consiste à décider si oui ou non nous attachons une valeur quelconque à la préservation de quelqu'un plongé dans une inconscience irréversible. Accordons-nous de la valeur à la vie elle-même si elle est inconsciente ou l'accordons-nous seulement en tant que véhicule de la conscience ? » (« The Conquest of Death », *The Monist,* 59, 1976). Une commission canadienne de réforme du droit présenta en 1981 un rapport sur « les critères de détermination de la mort » qui prit en compte cet argument. Certains correspondants avaient demandé que l'on ne définisse plus la mort comme cessation définitive de toutes les fonctions cérébrales (*brain death* : mort encéphalique) mais comme perte définitive des fonctions néo-corticales (*cerebral death* : mort du cortex). Cette tentative de réformer la définition de la mort pour en faire la perte définitive de la conscience a une cohérence incontestable. Mais recouvre-t-elle les données de la science ? Que nous disent les neurosciences au sujet de la conscience ? Leurs enseignements peuvent-ils nous aider à trancher ?

D'après J.-N. Missa, cette nouvelle conception de la mort comme mort corticale (même si le tronc cérébral est vivant) se heurte à des critiques importantes. Tout d'abord, la difficulté tient au fait que la conscience n'est pas, aux yeux des neurosciences, un concept clair. La conscience du point de vue neurologique ne ressemble pas à cette unité décisionnelle et intentionnelle qu'ont su décrire les philosophes à travers le temps pour la désigner. La conscience est une réalité neuronale chaotique, qui sollicite des systèmes cérébraux multiples. « On présume que le sujet est inconscient, qu'il n'a plus de vie intérieure » (J.-N. Missa) dans le cas de l'EVC, sans que l'on en soit certain. La distinction entre cortex (fonctions supérieures) et tronc cérébral (fonctions vitales) est sommaire, car les diverses régions du cerveau (tronc cérébral, thalamus, cortex) sont interdépendantes. C'est d'ailleurs une lésion thalamique qui était à la base de l'EVC de K. Quinlan. « La notion de mort du cerveau est une notion extrêmement boiteuse » (J.-N. Missa). Quand le philosophe Peter Singer attribue la conscience à l'activité corticale, comme il le fait dans son ouvrage *Rethinking Life and Death* (1994), il a donc tort. Il n'y a pas une zone du cerveau totalement isolable et strictement responsable d'un seul type d'activité. En employant les premiers la notion de « végétatif », Jennett et Plum craignaient qu'on en tire des conclusions philosophiques hâtives (« le nom choisi pour le syndrome ne devrait pas impliquer plus que ce qui est médicalement connu ») ; il y a tout lieu de craindre que ce soit le cas.

En outre, on ne peut pas expérimenter de façon intime l'état de conscience d'un sujet placé dans une situation atypique. Tout le problème est que « l'éveil » du sujet en état végétatif est un fait objectif, tandis que l'absence ou la présence de conscience est d'ordre subjectif. Que ressent le patient ? Nul ne peut le dire avec assurance. Les degrés de conscience ne sont pas évaluables comme le taux de glucose dans le sang. On ne peut se fonder que sur des signes cliniques ou indices comportementaux sans rien savoir du point de vue intime. On n'a aucune conviction quant aux sensations de ces patients.

Enfin, la définition actuelle de la mort globale du cerveau a le mérite de décrire un état qui débouche inéluctablement sur la mort de l'organisme. Mais un patient en EVC peut vivre des années parfois sans respirateur, il y a une certaine autonomie et une certaine résistance, même précaires, du vivant. Cela fait pour J.-N. Missa une différence décisive. Pour l'instant, la bonne conduite admise semble d'éviter aussi bien l'acharnement thérapeutique (on ne traitera pas une complication qui survient tôt ou tard) que l'euthanasie d'un sujet qui est peut-être conscient. Pour toutes ces raisons, il nous semble qu'on a intérêt à rester dans le *statu quo* en ce qui concerne la définition de la mort, par prudence, compte tenu des données dont on dispose et tant que l'on ne sait rien de plus sûr concernant cet état. C'est aussi ce que suggérait la commission canadienne en réponse aux demandes de redéfinition.

► ARISTOTE, *Peri psuchè, De anima*, trad fr. J. Tricot, Paris, Vrin, 1982. – FAGOT-LARGEAULT A., *Les Causes de la mort. Histoire naturelle et facteurs de risque*, Paris, Vrin, 1989. – JEANNENEY J.-M., *Circulaire n° 67 du 24 avril 1968*, Ministère des Affaires sociales. – JENNETT B., PLUM F., « Persistent Vegetativ State after Brain Damage. A syndrom in search of a name », *The Lancet*, 1, 1972, p. 734-737. – MISSA J.-N., « L'évolution des critères de la mort », *Annales d'histoire et de philosophie du vivant*, Paris, Le Seuil « Les empêcheurs de penser en rond », 2001, vol. 4. – MOLLARET P., GOULON M., « Le coma dépassé », *Revue neurologique*, 11, 1959, p. 3-15. – PEQUIGNOT H., « La mort. Le phénomène biologique », *Encyclopædia Universalis*, XV, p. 792-794. – PUCCETTI R., « The Conquest of Death », *The Monist*, 59, 1976, p. 252. – PY B., *La Mort et le Droit*, Paris, PUF « Que sais-je ? », 1997. – SINGER P., *Rethinking Life and Death*, Oxford Univ. Press, 1994. – THOMAS L.-V., *Anthropologie de la mort*, Paris, Payot, 1975. – VERSPIEREN P., « Critères de la mort », *Les mots de la bioéthique. Un vocabulaire encyclopédique*, Bruxelles, De Boeck Université, 1993 ; « État végétatif », *Les Mots de la bioéthique. Un vocabulaire encyclopédique*, Bruxelles, De Boeck Université, 1993. – Coll. : Ad hoc committee of the harvard medical school, « A Definition of Irreversible Coma », Report of the Ad Hoc Committee of the Harvard Medical School, to Examine the Definition of Brain Death, *JAMA*, 205, 1968, p. 337-342. – Décret n° 96-141 du 2 décembre 1996, inséré dans le Code de la Santé publique, art. L 617 à 617-3, p. 17621. – Commission de reforme du droit du canada, *Rapport sur les critères de détermination de la mort*, Document de travail n° 23, 1981.

Paula LA MARNE

→ Acharnement thérapeutique ; Euthanasie ; Fin de vie ; Greffe, transplantation ; Immortalité ; Personne humaine ; Pronostic ; Sang ; Soins palliatifs.

MORT SUBITE DU NOURRISSON

Évolution historique et réflexions à partir de l'exemple français

La mort subite du nourrisson (MSN) est le décès brutal et inopiné d'un enfant apparemment en bonne santé, âgé de quelques jours à un an, et qui reste inexplicable par les investigations disponibles réalisées aussitôt après le décès (prélèvements de sang, d'urine, radiographies et autopsie). La brutalité est totale, car l'enfant est découvert mort au décours d'une période de sommeil sans appel et sans qu'aucune maladie préalable ni aiguë ni chronique ne puisse venir expliquer la défaillance du corps.

Alors que la mortalité infantile était encore importante dans les pays occidentaux après la Seconde Guerre mondiale, personne n'évoquait la MSN. Peut-être existait-elle, mais aucun chiffre n'était donné. Au contraire, la MSN devient manifeste à partir des années 1970, notamment grâce aux premiers chiffres corrects émanant des systèmes de codifications des certificats de décès. Ces premiers chiffres sont cependant difficiles à bien évaluer car de nombreux biais (modalités de tri dans les différentes classifications des critères de l'Organisation Mondiale de la Santé) ont été rapportés, mais ils ont servi de base pour montrer l'ampleur du drame. On recensait en France environ 1 250 enfants décédés dans ces conditions en 1980 (environ 1,5 pour mille naissances vivantes), puis les chiffres montrèrent une stagnation du nombre d'enfants décédés (de 1 300 à 1 550) entre les années 1981 et 1992 puis sa décroissance depuis 1993 jusqu'à atteindre des chiffres d'environ 340 en 2000 (soit 0,4 pour mille naissances vivantes). Face à un tel drame humain et une telle énigme médicale, la société entière fut remise en cause dans ses pratiques sociales et communautaires, notamment en matière de surveillance des enfants et de la puériculture, dans ses pratiques médicales et scientifiques et en termes de prise en compte du phénomène par les pouvoirs publics.

Nous nous proposons d'étudier successivement ces pratiques au fil des années pour comprendre l'évolution de la prise en charge de la MSN, en montrant les démarches familiales, médicales et politiques.

Les années 1970. Prise en compte du drame

Face à un tel drame et dans les conditions de méconnaissance de ce problème au début 1970, seule la prévention primaire est de mise. Mais, devant ces décès inexplicables, les familles et le monde médical ou scientifique ont eu des stratégies divergentes. Le monde politique n'a quant à lui pas pris la mesure de ce problème avant le milieu des années 1980.

Démarche parentale : pour une reconnaissance du phénomène. – Au cours de ces années, les parents sont seuls ou suspects. L'enfant décédé n'intéresse personne puisqu'il n'est pas malade et que l'hôpital n'accueille dans ses unités cliniques que des personnes encore vivantes au moment de leur admission. L'enfant reste donc à son domicile après son décès. Le médecin traitant est bien seul et essaye d'accompagner cette famille – exposée à un sentiment d'isolement social très fort – parfois très bien, parfois très maladroitement lorsqu'il veut masquer sa propre angoisse par des phrases telles que : « Ne vous inquiétez pas, vous en referez un et il sera là dans neuf mois ! » Dans d'autres cas, les soupçons d'une maltraitance ou d'un infanticide sont forts et amènent à rudoyer la famille en adressant l'enfant à la morgue avec la consigne d'avertir le substitut du procureur. Une équipe de gendarmes est rapidement dépêchée auprès du domicile des parents pour tenter de comprendre l'affaire. La famille est alors très malmenée par la société, et le regard du voisinage renforce le rejet ressenti.

Quelques familles en France osent se rebeller contre ces deux procédures inadaptées et interrogent les équipes médicales : « Comment laisser nos enfants décéder sans rien faire ? Que fait la recherche ? Pourquoi les médecins nous fuient-ils ? » Seuls quelques pédiatres à Paris (Pr Minkowski, Maternité de Port-Royal), à Brest et à Rouen les soutiennent et aident à la création d'associations de parents lesquelles sont aidées par les associations de parents dans les pays anglo-saxons (actuellement réunies sous le vocable SIDS international : *(sudden infant death syndrome)*. Le but de ces associations est triple : faire sortir ce drame de l'anonymat et de la suspicion en stimulant la recherche scientifique, se soutenir et s'accompagner entre familles touchées par une MSN et rechercher les financements pour acheter des appareils de surveillance à domicile. Ces appareils leur apparaissaient être le seul moyen d'éviter une nouvelle MSN pour leur enfant suivant comme pour tout autre enfant (A. de Broca *et al.*, 1992).

Cette stratégie ne fut cependant pas couronnée de succès. La preuve du manque d'efficience de ces modalités de surveillance a été apportée au fil des années, puisque d'une part le nombre d'appareils n'a jamais été suffisant (inadéquation donc avec une stratégie de prévention primaire juste et égale) et parce que certaines études (USA) ont montré que des enfants étaient retrouvés décédés malgré cette surveillance. Les explications montrèrent que certains parents ne savaient pas se servir du scope malgré la formation initiale donnée ou s'étaient reposés sur lui comme sur un système empêchant à lui seul le décès (R. Meny *et al.*, 1988 ; A. Kahn *et al.*, 1990).

Démarche médicale : passage d'une certaine forme de déni médical à son observation au travers des recherches du sommeil de l'enfant. – « Comment se mettre à l'écoute des familles alors que le médecin n'a reçu aucune formation sur le deuil durant ses études ? » Les médecins sont bouleversés mais ne savent comment appréhender ce problème. Sans formation sur ce sujet, ils ne savent pas accompagner une famille endeuillée dans de telles conditions et se sentent désarmés pour prévenir une récidive chez les enfants cadets dans les familles déjà touchées par ce drame. La fuite médicale est alors fréquente, d'autant que s'occuper d'une famille endeuillée ne semblait pas du ressort de la médecine. Trop facilement, la détresse de la famille est renvoyée à un « psychologue » alors que ces familles disent bien qu'elles ne se sentent pas malades mais blessées.

« Comment accompagner ces familles quand l'enfant découvert à domicile n'était pas hospitalisé, et n'avait pas le droit d'être hospitalisé pour des bilans du fait des règles administratives des hôpitaux, étant déjà décédé avant son entrée à l'hôpital ? » Puisque le droit ne permettait pas d'accueillir ces enfants à l'hôpital après leur décès et que la recherche ne pouvait débuter qu'à partir de ces mêmes enfants, la plupart des équipes ont dû détourner la loi en les accueillant soi-disant vivants pour ne les déclarer décédés que quelques minutes après. Ce subterfuge permettait à une équipe soignante attentive à la détresse de ces familles d'accueillir cet enfant en site clinique. Ainsi, l'équipe entoure et contient la détresse extrême et demande de pouvoir réaliser les examens sur l'enfant afin de découvrir les éventuelles causes de ce décès. Tous les examens sont donc facilement réalisés. Les résultats sont rapidement donnés et l'autopsie est proposée avec le maximum de ménagements dans ce contexte. Cette procédure a permis d'éviter de renvoyer une image de suspicion négative sur ces familles déjà profondément éplorées. Elle a été acceptée de façon tacite par toutes les administrations tant hospitalières que judiciaires. La prise en charge de la mort subite et la volonté de comprendre et d'aider au mieux ces familles ont amené tous les professionnels de la santé à sortir du carcan strict de la légalité pour montrer que le souci d'humanité primait sur toute réglementation sociale qui pouvait être réductrice.

La recherche d'une cause s'est d'abord tournée vers la responsabilité de l'arrêt respiratoire (C. Gaultier, 1991 ; R. C. Beckerman *et al.*, 1992). De très nombreuses études ont été programmées pour évaluer le nombre d'apnées durant le sommeil des enfants. De nombreux congrès ont tout focalisé sur cette seule hypothèse. Si ces études ont permis de mieux comprendre le sommeil des enfants, elles n'ont pas permis de comprendre la mort subite du nourrisson et ont peut-être à l'inverse empêché que d'autres secteurs soient explorés (N. Monod *et al.*, 1979).

Les années 1980. Le foisonnement des idées et des énergies

Démarche médicale : recherches du plus petit indice médical et ouverture sur les premiers indices épidémiologiques. – Grâce à l'accueil dans les services de pédiatrie des enfants décédés (environ 60 % en France mais environ 80 à 100 % dans certains pays anglo-saxons où le bilan *post mortem* et l'autopsie étaient obligatoires), les examens réalisés aident à mieux comprendre la complexité du problème. Toutes ces recherches cliniques montrent alors que la MSN n'existait pas en tant qu'entité mais que plusieurs explications pouvaient être données. Les autopsies scientifiques (de 50 à 60 % des enfants accueillis à l'hôpital au début des années 1980 à 75 % fin des années 1990) montreront début 1990 que plus d'un tiers des enfants décédés de MSN étaient porteurs de signes pouvant expliquer la mort, qu'un autre tiers présentaient des anomalies des tissus pouvant favoriser le décès (atteinte virale notamment) alors qu'un tiers ne présentaient aucune anomalie. Ces autopsies montrent que très peu d'enfants MSN étaient retrouvés avec une inhalation pulmonaire (fausse route) quelle que soit leur position de sommeil, ce qui permettait de ne plus rapporter l'origine de la MSN au reflux gastro-œsophagien, comme la rumeur publique l'évoquait pour justifier la position ventrale du couchage des enfants.

Ainsi, devant la multiplicité des conditions des décès et en absence d'une cause unique, la communauté médicale évoque une origine multifactorielle de la MSN, comme le montrent les premières études épidémiologiques. Toutes les équipes se mettent alors à rechercher une cause, à travers leur prisme d'hyper-spécialistes, toujours plus profondément au cœur de la cellule ou du gène.

D'autres pédiatres cliniciens, curieux et attentifs à une démarche de santé publique, soulignent que les enfants des années 1980 ne sont pas surveillés par leurs parents comme dans les années 1960. Des premières études font déjà état du fait que la position ventrale de l'enfant dans son sommeil semblait un élément déterminant dans la survenue de la MSN. Ces études sont oubliées car elles sont trop rares et non en phase avec les recherches très biologiques du moment.

Malgré tout, et même si chaque spécialiste travaille dans son champ d'expertise de plus en plus précisément, tous reconnaissent la nécessité de s'organiser en un groupe d'études multidisciplinaires et de collaborer avec les associations de parents. Dès 1983, le groupe d'étude francophone pour la mort subite du nourrisson (GELFMSN) est créé. Il regroupait tous les professionnels de la santé (médecins, pédiatres, anatomopathologistes, épidémiologistes, psychologues, psychiatres, infirmières, radiologues, physiologistes) qui pouvaient apporter leur contribution à l'amélioration des connaissances sur ces enfants. Un congrès annuel des différentes équipes francophones s'est ainsi organisé depuis cette date, où chacun confronte ses résultats. De leurs coopérations naissent des documents à visée pédagogique afin de mieux alerter et former les médecins non formés antérieurement sur ce sujet. Il en est de même dans les pays occidentaux anglo-saxons.

À la fin des années 1980, la grande hétérogénéité des résultats exposés aux congrès a amené les équipes à s'interroger sur leur propre stratégie et à donner plus de poids aux premiers résultats des études épidémiologiques qui confirment peu à peu la responsabilité de certaines attitudes de puériculture (particulièrement le rôle préjudiciable de la position ventrale). Un tournant dans la stratégie de prévention est pris au début des années 1990 à partir de ces nouvelles notions. Certains pays anglo-saxons plus habitués que les pays latins à travailler en pluridisciplinarité et de façon plus pragmatique proposèrent des campagnes de prévention sur le changement de ces attitudes alors que les pays de culture latine demandaient plus de preuves.

Démarche sociale : La reconnaissance politique... sans l'aide financière. – Le ministère de la Santé prend en compte l'ampleur du phénomène mais craint de devoir être amené à rembourser la surveillance à domicile de tous les nourrissons de France. La direction générale de la santé édicte une circulaire (DGS/225/2B du 14 mars 1986) relative à la prise en charge par les établissements d'hospitalisation publics des problèmes posés par la mort subite du nourrisson et crée les centres de référence dans chaque région. Quatre grands points sont exigés : désignation de centres de référence (schématiquement un dans chaque centre hospitalier universitaire) ; devoir d'information des professionnels de santé ; amélioration des connaissances ; prise en charge des enfants faisant l'objet de surveillance par moniteur à domicile avec nécessité pour les associations de remettre leur stock de matériel aux centres de référence.

Si la volonté politique se manifeste, elle ne s'accompagne cependant d'aucune aide financière particulière. Ce texte oblige alors les hôpitaux à trouver sur leurs fonds propres (et dans le cadre du budget global) les moyens en matériel et en hommes pour répondre au mieux aux objectifs assignés. En l'absence de réels programmes financés, la mise en place de ces centres a eu comme premier résultat de diminuer et d'endiguer la demande de mise à disposition de moniteurs aux familles. La pression parentale était en effet de plus en plus forte puisque les recherches ne permettaient toujours pas de trouver une parade à ces drames et que les pays anglo-saxons avaient développé cette stratégie. Les pouvoirs publics français ne voulaient pas une telle extension pour les raisons financières qu'elle aurait pu engager.

Démarche parentale : la force des associations de parents, réseau international. – Les associations de parents deviennent plus puissantes en nombre d'adhérents et en actions. Elles permettent avec leurs journées d'information de préparer le grand public à comprendre ce drame. Elles récoltent des fonds financiers qui sont souvent la seule base budgétaire des équipes de recherches qui ne trouvent pas de réels financements publics pour la recherche.

Lorsque les centres de référence ont été créés, les associations de parents y ont vu une reconnaissance enfin de leur souffrance et en ont été satisfaites. En revanche, il fut difficile pour certaines associations de donner leurs matériels aux centres de référence, même si ces matériels étaient devenus obsolètes. Les parents demandèrent alors à prendre une place plus grande dans la prise en charge de ce fléau et surtout à être considérés comme de véritables experts et non comme des coupables. Toutes les associations de parents travaillent en réseau, d'abord nationalement puis internationalement. Leur rôle est ainsi primordial dans l'élaboration des enquêtes ou des stratégies d'information du public et des médecins.

Années 1990. L'ère de l'épidémiologie et des succès des premières campagnes de puériculture

Démarche médicale : du tout microscopique à la santé publique. – Début 1990, la responsabilité du couchage en position ventrale dans la survenue de la MSN dans les pays anglo-saxons et scandinaves, en Australie, en Nouvelle-Zélande semble évidente et est confirmée par la diminution des chiffres de MSN. Les équipes françaises ne sont cependant pas toutes encore convaincues même si certains articles suggèrent qu'elles le sont un peu plus.

Dans un autre domaine, les années 1990 voient apparaître une plus grande prise en compte de la famille restante, de la famille endeuillée. La mort subite d'un nourrisson crée un tel traumatisme que tous les membres de la famille (parents, fratrie aînée ou puînée, grands-parents, oncles, tantes et parfois amis) sont sous le choc. Le drame est trop affreux. Le deuil est si lourd à porter, surtout quand peu de monde autour des parents a été amené à connaître l'enfant, puisque décédé si petit. La communauté de son côté est si effrayée qu'elle n'offre que peu de lieux d'accueil et d'écoute. Les équipes médicales, malgré leurs réticences, s'organisent pour soutenir ces familles non malades mais qui pourraient le devenir si leur souffrance n'était pas reconnue et parlée. Des formations sous la forme de diplômes d'université autour du deuil sont alors créées pour aider les professionnels à mieux comprendre les étapes du deuil. C'est l'époque de la réalisation de livres ou d'émissions télévisées pour le grand public avec des témoignages sur la MSN et sur l'accompagnement des personnes endeuillées.

Démarche parentale : du tout médico-technique à la puériculture. – Devant les premiers résultats des campagnes régionales (Écosse, Nouvelle-Zélande) de prévention ciblée sur les changements de position de couchage, du fait du peu d'efficacité de la prévention avec les moniteurs à domicile et face aux tergiversations du monde médical et politique français, les associations françaises de parents se décident à programmer une grande campagne d'information en octobre 1993. Les groupes médicaux et les pouvoirs publics sont au pied du mur. Le ministère de la Santé donne alors une impulsion publicitaire à cette campagne en la parrainant. Le groupe médical s'y associe aussi immédiatement. Du jour au lendemain, les conseils de puériculture sont diffusés par tous les relais possibles (gouvernementaux, médicaux, associatifs), notamment auprès des maternités et des centres de suivi de nourrissons (Protection maternelle et infantile). Les journaux quotidiens, les revues sur l'enfant relayent considérablement ces conseils auprès de tous leurs lecteurs.

Les résultats positifs ne se font pas attendre. La chute du nombre de MSN est très importante en moins de cinq ans. L'incidence de la MSN chute alors à *320 pour l'année 2000.* Depuis, le chiffre stagne autour de 300 à 330 enfants par an en France.

Démarche sociale. – Si les pouvoirs publics ont été conscients de ce fait et ont pris fermement position dès 1994, il faut noter que les campagnes ont été rééditées au fil des années grâce à l'aide de sponsors privés ou associatifs qui ont ainsi permis la diffusion de ces conseils soit par des tracts diffusés en pharmacie ou par le réseau des assureurs, soit par des encarts placés dans des revues pour jeunes parents sous forme de publicité (par exemple : thermomètres à cristaux liquides qui rappellent aux parents la bonne température d'une chambre d'enfant).

Les années 2000

De nombreuses questions persistent quant à la prise en charge actuelle d'un tel fléau. Nous en proposons quelques-unes avec les réflexions suivantes. La MSN n'a pas été éradiquée. Il existe encore environ 300 familles touchées par ce drame en France. Ce constat renvoie aux deux questions suivantes.

Faut-il continuer la recherche pour un drame quasi éradiqué et si oui quelles recherches ? – Si la MSN a bien diminué, le mécanisme du décès reste toujours non élucidé. La baisse des décès a malheureusement diminué d'autant l'intérêt de certaines équipes médicales pour ce thème. Peu d'entre elles continuent de faire des recherches sur cette question d'autant que les financements sont considérablement réduits. Une preuve indirecte est donnée par la désintégration du groupe d'études de langue française, ses membres ne trouvant plus l'intérêt de se rencontrer. Quelques rares équipes continuent cependant sur leurs fonds propres ou sur des financements provenant d'autres lignes budgétaires, telle l'équipe qui vient de souligner plus spécifiquement le rôle des certains récepteurs respiratoires centraux et l'impact négatif de la nicotine sur ceux-ci quand le fœtus est soumis à un tabagisme maternel en anténatal (G. Cohen *et al.*, 2002). Il est cependant à craindre qu'en absence de stratégies globales, tant au point de vue recherches fondamentales qu'au point de vue épidémiologique, les connaissances stagnent, alors que tant de questions persistent.

Comment continuer la prévention d'un fléau comme la mort subite du nourrisson ? – La diminution de la MSN n'a pu être obtenue que par un changement radical des habitudes de puériculture. Il est émouvant de constater que les parents qui ont provoqué les campagnes de prévention prônaient des gestes qu'ils n'avaient eux-mêmes pas faits, ayant été baignés dans un autre contexte culturel. C'est dire si la force de conviction et leur volonté d'éviter ce drame à d'autres familles les ont aidés à dépasser leur sentiment de culpabilité que tous ont ressenti chacun à leur manière devant leur enfant décédé.

La prévention n'a cependant pas atteint tous ses objectifs puisque plusieurs centaines de familles sont encore annuellement dans ce drame. Les enfants décédés dormaient encore sur le ventre pour la plupart, alors que d'autres décèdent dans des contextes sociaux défavorisés. La relative victoire ne doit pas faire baisser les bras de tous ceux qui ont prôné ces campagnes. Or les plus dynamiques étaient les associations de parents. Celles-ci voient désormais leurs adhérents diminuer en raison de la baisse importante du nombre de familles touchées. Qui va reprendre le flambeau ? Qui va dynamiser et initier les campagnes de prévention quand on sent que désormais les conseils de prévention doivent être adaptés et répétés à toutes les populations (migrantes et défavorisées), d'autant que les jeunes mamans actuelles ne sont pas forcément bien aidées ni entourées !

En conclusion

La mort subite du nourrisson est un drame que personne ne voudrait vivre ou faire vivre à son voisin. Il a été pourtant difficile de mettre en place une véritable stratégie politique pour la prévenir. L'explication vient peut-être du fait que la médecine curative poursuit une démarche de rationalisme et d'une mécanicisation de l'humain toujours plus grande, alors que la modalité préventive de ce fléau se caractérisait par un renversement des pratiques sociales et de puériculture. Deux mondes se sont regardés, parfois opposés puis associés. Comme dans de nombreux autres domaines, les familles touchées ont été les premières au cœur des combats pour aider la recherche et pour stimuler la prévention. À la différence des maladies chroniques, ces familles n'avaient plus rien à attendre de la société et de la médecine puisque leur enfant était décédé. Dépassant leur souffrance, elles ont permis, en autorisant les recherches sur leurs enfants décédés et sur leurs cadets de faire progresser énormément la connaissance sur le développement de l'enfant (sommeil, contrôles cardio-respiratoires) en général, et sur la mort subite en particulier. Elles ont donc ouvert peu à peu des brèches dans le monde bien fermé de la médecine toute-puissante et organiciste. En acceptant de se laisser déposséder de leur responsabilité sur les moniteurs à domicile, elles ont donné une leçon de modestie. En prônant les campagnes sur la puériculture dont les termes allaient parfois réactiver leur propre sentiment de culpabilité, elles ont déplacé des montagnes d'indifférence.

Le monde médical, après les quelques réticences des années 1970, a montré des capacités d'adaptation à ce travail en commun, a passé beaucoup de temps avec les familles même s'il n'avait pas les moyens (humains et en matériels) de répondre à toutes leurs questions, a tenté, sans réelle aide financière à la mesure du phénomène, de gérer les recherches cliniques et s'est engagé pleinement dans une dynamique de promotion des campagnes de prévention. Il a su bien souvent montrer que leur devoir d'humanité prévalait à la simple logique juridique.

Les pouvoirs publics ont été quant à eux sensibles à ce drame. Mais si une stratégie politique semble avoir été donnée dès 1986, l'absence d'aide financière montre qu'elle n'a été véritablement soutenue que par quelques personnalités. Le nombre actuel de MSN peut faire craindre que la situation ne change plus véritablement et que la MSN redevienne « une maladie orpheline ».

À la lumière de l'histoire, peu de fléaux ont été aussi rapidement pris en charge et en grande partie résolus. Il faut retenir que cela n'a été possible que grâce à la conjonction de toutes les forces sociales (soignants, familles et politiques) qui ont appris doucement à travailler en confiance en se respectant mutuellement pour une finalité commune dépassant tout clivage majeur. Pourquoi cela ne serait-il pas possible pour tant d'autres fléaux actuels ?

▶ BECKERMAN R. C., BROUILLETTE R. T., HUNT C., *Respiratory control disorders in infants and children*, Baltimore (MA), Williams and Wilkins, 1992. – BOUVIER COLLE M. H., HATTON F., INIZAN J., « Situation épidémiologique de la mort subite du nourrisson en France », *in* R. Gilly & M. Dehan, *Mort subite du nourrisson*, Paris, Doin, 1989, p. 33-48. – BRIAND-HUCHET E., IMBERT M. C., BOUGUIN M. A., DEHAN M., « Mort subite du nourrisson », *Encycl Méd Chir (Paris, France), Pédiatrie*, 4-013 J10, 1994, 14 p. – BROCA A. DE, *Deuils et endeuillés. Écouter pour mieux comprendre et accompagner*, Paris, Masson « Médecine et psychothérapie », rééd. 2001 ; ; *Malaise et mort subite du nourrisson*, Paris, Lamarre, 1993. – BROCA A. DE *et al.*, « La place de la surveillance cardio-respiratoire à domicile en vue de diminuer l'incidence de la Mort Subite du Nourrisson », *Rev Prat.*, 42, 1992, p. 1753-1758. – CHÉRON G. *et al.*, « Morts subites au berceau », *Arch Fr Pediatr*, 50, 1993, p. 293-299. – COHEN G. *et al.*, « β2 nicotinic acetylcholine receptor subunit modulates protective responses to stress : A receptor basis for sleep-disordered breathing after nicotine exposure », *Proceedings of National Academy of Sciences*, USA, 10 septembre 2002. – GAULTIER C., « Sleep and cardio-respiratory control », *in* C. Gaultier, P. Escourrou, L. Curzi-Dascalova (éds), Paris, Colloque INSERM / J Libbey Eurotext Ltd., 1991, vol. 217. – GILLY R. et al., *Mort subite du nourrisson*, Paris, Doin, 1989. – KAHN A. *et al.*, « Home monitors for infant : use, misuses and over the counter use »,

Eur. J. Pediatr., 149, 1990, p. 356-358. – LE CAIRN, *La Mort subite du nourrisson. Comment vivre sans lui ?*, Paris, éd. Ellipses, 2000. – MENY R. *et al.*, « Sudden infant death and home monitoring », *AJDC*, 142, 1988, p. 1037-1040. – MONOD N. *et al.*, « La mort subite inexpliquée du nourrisson : apport de l'enregistrement polygraphique de sommeil dans la détection des enfants à risque », *Rev. Pediat.*, 15, 1979, p. 317-328 ; « Are polygraphic and cardiopneumographic respiratory patterns useful tools for predicting the risk for Sudden infant death syndrome », *Biol. Neonate*, 50, 1986, p. 147-153. – SENECAL J., ROUSSEY M., DEFAWE G., PIQUEMAL B., « Procubitus et mort subite du nourrisson », *Arch. Fr. Pediatr*, 44, 1987, p. 131-136. – Coll. : Circulaire de la Direction générale de la Santé/225/2B, France – 14 mars 1986 : Document relatif à l'organisation de centres de référence pour la mort subite du nourrisson. – DELEBARRE Ch., Film pédagogique « Vivre tout simplement ». Fédération Naître et Vivre. Diffusion : FILMED, 3, rue des Louvels, 80026 Amiens cedex 1. Tél. : 33/03 22 80 05 80. – Diplôme d'université Accompagnement des personnes endeuillées. À Paris XIII - Bobigny et à l'université de Picardie Jules-Verne depuis 1993. – Émission de la « Marche du siècle » FR3. Prod. : Cavada. « La mort subite du nourrisson », 20 septembre 1995. – Fédération Naître et vivre, 5, rue de la Pérouse, 75116 (www.naitre-et-vivre.asso.fr) – SIDS international (www.sidsinternational.minerva.com.au) – « Tasks force on infant positioning and SIDS », *Pediatrics*, 89, 1992, p. 1120-1126.

Alain DE BROCA

→ Protection maternelle et infantile.

MOUVEMENT ASSOCIATIF

La multiplication des structures associatives à but non lucratif est un des traits marquants de l'évolution du champ de la santé. Le phénomène qui concerne aujourd'hui tous les domaines de la pathologie ou du handicap est très polymorphe. La taille, la composition, le mode de fonctionnement et les objectifs de ces associations sont des plus variables. Certaines sont implantées nationalement, regroupent plusieurs milliers d'adhérents et disposent de budgets considérables, tandis que d'autres se contentent d'une audience locale, d'une poignée de membres et de moyens dérisoires. Entre celles qui n'admettent que des malades, celles qui sont constituées de bénévoles « en bonne santé » et celles qui regroupent des professionnels de santé, tous les cas de figure intermédiaires existent. Il en est qui affichent des objectifs multiples et ont vocation à couvrir le maximum de terrains d'intervention et d'autres, à l'opposé, qui entendent répondre à un type de besoin très spécifique. La gamme des fonctions qu'elles remplissent va de la collecte de fonds pour la recherche à l'activisme politique au nom des malades en passant par la gestion d'établissements de prise en charge, l'action sociale sous toutes ses formes et l'organisation de la prévention. Et si l'action bénévole est un trait commun à toutes, nombreuses sont celles qui salarient des permanents, embauchent des professionnels et s'insèrent ainsi sur le marché de l'emploi. La très grande diversité de ce monde associatif tel qu'on peut l'observer aujourd'hui est le produit d'une longue histoire, dont les origines se confondent avec celle de la charité.

Le temps de l'action charitable et de la lutte contre les fléaux

Les premières initiatives associatives privées (sont exclues ici celles des congrégations religieuses comme les sœurs de la charité qui interviennent dans les hôpitaux) relèvent de l'activité caritative de laïcs, mais ayant l'aval d'autorités ecclésiastiques. Leurs objectifs débordent les questions de santé et de maladie qu'ils englobent dans une approche plus largement sociale, éducative et moralisatrice. Supprimées, en France, sous la Révolution, ces œuvres réapparaissent dans la première moitié du XIXe s. Elles suscitent des vocations dans les milieux de la noblesse et de la bourgeoisie (surtout parmi les femmes). Leurs activités consistent, pour l'essentiel, à aller visiter les malades indigents en leur portant des « secours spirituels et corporels » et en leur enseignant des rudiments d'hygiène (Dames de la Charité). Plus rares sont celles qui, pratiquant la charité sous sa forme « héroïque », se vouent à la prise en charge des « incurables » en fin de vie, rejetés par les hospices publics à cause de leur maladie (indigents tuberculeux, syphilitiques et surtout cancéreux). Cette conception caritative, fondée sur une certaine idée des devoirs de la richesse envers la pauvreté et donc sur des rapports sociaux inégalitaires entre l'assistant et l'assisté, a profondément marqué de son empreinte l'histoire du monde associatif et survit aujourd'hui sous des formes euphémisées en s'intégrant à d'autres modèles d'action.

L'intervention de plus en plus active des États modernes en matière de santé publique et la mise en œuvre des premières politiques sociales, à partir des dernières décennies du XIXe s., va de pair avec l'émergence d'initiatives associatives d'un nouveau type. Leur préoccupation commune est l'organisation de la lutte contre les « grands fléaux » dont la dégénérescence est le dénominateur commun et qui sont supposés mettre en danger l'équilibre de la société : la tuberculose, la syphilis, le cancer, l'alcoolisme, les maladies infectieuses infantiles et les diverses formes d'anormalités et de perversion de l'enfance. Les structures créées tendent à rassembler sous une même bannière des membres des classes dominantes appartenant à des espaces sociaux différents (médecins, scientifiques, politiques, juristes, philanthropes, femmes du monde). Ces coalitions d'intérêts, construites autour d'un fléau particulier (ce qui n'empêche pas nombre de personnalités de participer à plusieurs associations) remplissent plusieurs fonctions. Elles contribuent à la définition et à la réalisation concrète de politiques de santé ciblées, appuient le développement de nouveaux domaines institutionnels spécialisés (dispensaires, préventoriums, centres anticancéreux), participent à la construction du secteur d'action sociale, assurant la formation (et fournissant les troupes) des premières professionnelles (infirmières visiteuses, surintendantes d'usine). Et, bien que toujours soucieuses d'affirmer la nature « privée » de leurs actions, ces associations participent de fait étroitement au processus de construction de l'État en contribuant à élargir et à diversifier sa fonction protectrice en matière de santé. Elles sont aussi, par-delà les « services publics » qu'elles effectuent, une source d'innovation sociale, en inventant de nouvelles formes d'exercice de pouvoir dans leurs relations avec les populations qu'elles sont amenées à prendre en charge. Elles sont en particulier les vecteurs de la pression sociale exercée sur les individus pour qu'ils modifient leur comportement et contrôlent leur corps dans le sens voulu par le savoir hygiéniste. Après la Première Guerre mondiale, ce mouvement associatif ébauche des formes d'organisations internationales (en liaison avec la Société des nations) qui serviront de matrice aux grandes institutions actuelles.

Les transformations des pratiques associatives après la Seconde Guerre mondiale

Avec les années 1950 commence une nouvelle phase de développement du monde associatif dont les traits les plus marquants sont en rapport avec les transformations profondes qui affectent les pratiques médicales. Les thèmes de mobilisation suivent l'évolution des problèmes auxquels la médecine est confrontée, avec le déclin de la pathologie infectieuse et l'importance croissante prise par le traitement des maladies chroniques et dégénératives. Les associations de lutte contre le cancer occupent le devant de la scène jusqu'au début des années 1980. Les plus anciennes, construites dans la période précédente, évoluent peu dans leur conception associative. En revanche elles s'investissent beaucoup plus qu'avant la guerre dans les activités de collectes de fonds à grande échelle pour appuyer le développement de la recherche sur le cancer dont le soutien devient la priorité affichée à partir des années 1960. Les liens privilégiés qu'elles entretiennent avec les pouvoirs publics et le champ médiatique (en particulier la télévision) leur assurent une grande visibilité. Elles donnent alors au phénomène associatif son image grand public : celle d'organisations puissantes, dirigées par des managers de l'action caritative et capables de faire intervenir pour les collectes un vaste réseau de bénévoles. Étroitement liées au monde de la cancérologie et à ses grandes institutions, elles en assurent la promotion et deviennent, par l'importance des fonds qu'elles mobilisent, un partenaire incontournable pour les pouvoirs publics.

Mais ces grandes associations de lutte contre le cancer ne représentent qu'un aspect très partiel du mouvement associatif. Celui-ci ne cesse de se développer et de se différencier, à mesure que le recentrage sur le traitement des maladies chroniques confronte les différentes composantes des systèmes de santé (hôpital, médecine libérale, secteur médico-social, santé publique) à l'émergence régulière de problèmes qui ne trouvent pas de solutions adéquates dans le fonctionnement des institutions médicales. La création d'associations vient ici comme une tentative de pallier les manques des dispositifs existants. Mais pas seulement. Parce que ces problèmes ont aussi pour source le rôle d'agent auxiliaire que les malades (ou leurs familles) sont amenés à jouer dans la division du travail médical, la création d'associations représente également la principale modalité d'organisation de ces agents médicaux particuliers. Le phénomène est international, mais prend des configurations particulières dans chaque pays. L'analyse qui suit est établie à partir du cas de la France.

C'est pendant l'entre-deux-guerres que l'on voit apparaître, à une échelle encore très réduite, les premiers regroupements organisant des malades, sur des bases autonomes. C'est ainsi que, dans la dynamique des grèves de 1937, des petits groupes de patients de sanatoriums antituberculeux cherchent à s'organiser en syndicats pour défendre leurs intérêts de malades contre la discipline qui règne dans les établissements. Mais, se heurtant à l'hostilité des médecins et des pouvoirs publics, leur projet ne peut qu'échouer, d'autant que le pays entre bientôt en guerre. En revanche les initiatives organisationnelles d'invalides de la Première Guerre mondiale sont couronnées de succès. Leur mouvement, en s'étendant à d'autres populations et d'autres types de handicaps moteurs, aboutit à la création en 1933 d'un regroupement associatif, l'Association des paralysés de France (APF). Après la Seconde Guerre mondiale, pour pallier l'absence de structures de prise en charge des infirmes, notamment en matière de rééducation, l'association entreprend, avec l'appui d'un certain nombre de médecins, la construction d'institutions spécialisées dont elle assure la gestion.

C'est pour répondre à des objectifs du même ordre que des parents de déficients mentaux profonds mettent en place les premières associations de parents d'enfants inadaptés. Dans un contexte marqué par la dénonciation des crimes nazis vis-à-vis de tous les « incurables » et par la remise en cause de l'enfermement asilaire, ces parents décident d'apparaître au grand jour et de mener campagne contre l'alternative proposée à leurs enfants : l'hôpital psychiatrique ou le maintien à domicile. Appartenant aux classes dominantes et bénéficiant d'un important réseau de relation dans le champ du pouvoir, les dirigeants des associations (regroupées ensuite dans une union nationale, l'UNAPEI, en 1960) trouvent aussi, dans la spécialité émergente qu'est alors la psychiatrie de l'enfant, l'allié médical dont ils avaient besoin. Ils disposeront ainsi des soutiens adéquats pour construire un nouvel espace d'institutions médico-éducatives et assurer son fonctionnement (convention avec la Sécurité sociale). Prenant d'abord en charge les enfants (instituts médico-pédagogiques), cet espace va se développer et s'étendre, à mesure que les enfants vieillissent, aux adolescents (instituts médico-professionnels) puis aux adultes (centres d'aide par le travail), pour devenir un secteur d'activité employant des milliers de professionnels et capable d'accueillir plus d'une centaine de milliers de handicapés.

Les grandes associations « gestionnaires » comme l'APF et l'UNAPEI tirent leur légitimité du « service public » qu'elles rendent en suppléant l'État, de leurs liens avec le monde médical et de la représentativité des « usagers » dont elles se prévalent dans le domaine de la pathologie qu'elles couvrent. Représentativité qu'elles ont acquise en parvenant à fédérer de nombreuses structures associatives locales et/ou attachées à une (ou à un groupe de) maladie(s) particulière(s). Et qu'elles cherchent à conserver en œuvrant à la défense des intérêts matériels et symboliques de tous les « usagers », sans pouvoir toujours éviter l'autonomisation d'un groupe s'estimant mal représenté du fait de la spécificité de ses problèmes.

C'est pour des raisons de cet ordre que l'Association française contre les myopathies (AFM), créée par des parents en 1958, finit par se détacher de l'APF pour prendre son autonomie en 1966, développer sa propre politique sociale et construire ses propres établissements. Quelques années plus tard, sous l'impulsion d'une nouvelle équipe de direction, l'AFM va construire un modèle associatif hybride combinant activités de gestion de services et campagnes d'aide à la recherche. C'est au moment où les avancées de la génétique moléculaire renouvellent l'approche des myopathies que l'association, répondant ainsi aux demandes des chercheurs de ce nouveau domaine, s'engage dans une stratégie de soutien à la recherche, dont elle importe le modèle des États-Unis. Le Téléthon, organisé en collaboration avec une chaîne de télévision publique, réalise une forme particulière d'appel à la générosité du public. Préparée chaque année pendant plusieurs mois grâce à la mobilisation active des bénévoles sur tout le pays et bénéficiant du concours d'une palette très diversifiée de participants (du simple citoyen au grand professeur de médecine, de la vedette du cinéma au responsable politique), l'émission donne à voir l'image enchantée de toute une société solidaire des enfants malades, chacun pouvant alors se joindre à l'effort collectif en apportant sa contribution à la lutte contre la maladie. Mais l'énorme succès du Téléthon n'aurait pu être pérennisé si l'AFM n'avait su se construire une position forte dans le champ médical. D'une part, en élargissant ses objectifs au-delà des myopathies à toutes les maladies neuromusculaires, puis aux maladies génétiques. D'autre part en devenant non seulement un bailleur de fonds des équipes de la recherche publique, mais aussi un entrepreneur de recherche finançant la construction et le fonctionnement d'un pôle privé de laboratoires de génétique.

Pluralité des associations de malades

D'une manière générale, on peut dire que le développement associatif est partie prenante du processus de construction de domaines de pratiques spécialisées autour d'une maladie (ou d'une famille de maladies), posant des problèmes de suivi sur le long terme et que les médecins hospitaliers des services « de pointe » y jouent un rôle déterminant. Très souvent à l'initiative de la création d'associations regroupant différentes catégories de professionnels de santé ou médico-sociaux sur des objectifs transversaux (comme la formation ou la coordination des non-spécialistes) ils contribuent aussi largement à la mise en place d'associations de malades. De ce fait, celles-ci ont été (et restent souvent encore) subordonnées aux stratégies médicales. Elles sont mobilisées pour faire pression sur les pouvoirs publics, pour récolter des fonds (les fonds privés ont ainsi joué un rôle important dans l'équipement en machines à hémodialyse), pour gérer éventuellement des établissements extra-hospitaliers. Elles peuvent être aussi utilisées comme structure facilitant la socialisation des malades dans leur rôle de patient auxiliaire médical (ainsi, les associations de diabétiques ont servi d'outils de diffusion du savoir médical auprès des malades et de lieu d'éducation au traitement).

Dans l'après Mai 68, se font jour les premiers regroupements de malades porteurs de revendications contestant le « pouvoir médical » et cherchant à organiser les patients de façon autonome. Mais, dans un premier temps, et contrairement à ce qui se passe alors dans les pays anglo-saxons, cette forme de mouvement associatif valorisant l'autosupport et dénonçant le « paternalisme » des médecins reste longtemps très minoritaire. En concurrence avec les associations existantes liées aux médecins, souvent dans une position d'outsider, peinant à trouver des financements, se heurtant aussi à la faiblesse de la culture et des formes d'organisation communautaires en France, ces associations d'autosupport ont une durée de vie en général trop courte pour avoir une influence dans le champ médical. Même si les approches qu'elles développent répondent de plus en plus aux besoins ressentis par les malades (et en particulier à ceux qui appartiennent aux classes moyennes diplômées) de nouer avec les médecins des rapports de « partenariat ». Il faut attendre la survenue de l'épidémie de Sida pour que se créent des conditions favorables à la construction d'un mouvement associatif dominé par ce type d'associations. En effet, l'épidémie touche à ses débuts de façon visible une minorité sociale majoritairement constituée d'adultes jeunes, souvent diplômés et qui, homosexuels revendiquant leur identité, sont tout à la fois porteurs d'une expérience politique et socialisés dans les structures communautaires gays qui commencent à se développer depuis la fin des années 1970. Trouvant une partie de leur inspiration dans les organisations anti-Sida nord-américaines et anglaises, les pionniers de la lutte contre le Sida s'attacheront à mettre en place des structures donnant une place centrale aux personnes atteintes. Mais contrairement à leurs modèles, ils auront le souci de ne pas lier organiquement leurs associations à la communauté gay et de construire un mouvement autonome plaçant au centre de ses préoccupations la défense des intérêts de ceux qui sont contaminés par le virus. Puisant leurs forces militantes dans une mobilisation qu'elles sauront stimuler et organiser, les associations Sida parviennent à construire un véritable mouvement de masse, sans équivalent dans les autres secteurs associatifs du monde de la santé. Et qui va peser sur la politique des pouvoirs publics par sa capacité à combiner actions classiques de lobbying, manifestations de rue et occupation de la scène médiatique (en particulier à travers les initiatives spectaculaires d'Act Up, une association dont l'originalité est de se positionner comme un groupe politique activiste). Bref, le mouvement de lutte contre le Sida inaugure une façon nouvelle d'intervenir sur les problèmes posés par une maladie. De même qu'il introduit aussi, pour la première fois dans le champ médical français, un type nouveau de confrontation. Une confrontation où les représentants associatifs entendent faire évoluer la façon dont les responsables médicaux et industriels conçoivent les essais thérapeutiques. Récusant la pertinence d'une méthodologie fondée exclusivement sur des critères scientifiques (les essais en double aveugle) pour son caractère à la fois injuste et anxiogène, ils appellent à la repenser dans des termes qui intègrent le point de vue des patients. Si cette tentative de modifier la conception des essais thérapeutiques s'est jusque-là heurtée au refus des cliniciens et des laboratoires pharmaceutiques, rien ne dit qu'elle n'annonce pas une évolution qui verra les associations agissant au nom des patients interférer de plus en plus avec les institutions médicales dans la définition des bonnes pratiques thérapeutiques.

Le développement considérable du mouvement Sida a eu des répercussions au-delà de la lutte contre l'épidémie. Aujourd'hui, son influence est évidente sur des associations comme la Ligue nationale contre le cancer, qui, alors qu'elles n'avaient jusque-là accordé qu'une place très secondaire aux malades, s'attachent maintenant à les organiser. Et, tandis que les associations se réclamant des usagers tendent à se multiplier, l'importance de leur rôle commence à être reconnue par les pouvoirs publics et les institutions médicales. À ce titre l'entrée de représentants des usagers dans les conseils d'administration des hôpitaux marque, au moins sur le plan symbolique, une évolution. Évolution que confirme la participation d'associations dans les discussions préparatoires à différents projets de réforme touchant aux modalités de prise en charge des patients dans les institutions médicales. Mais, au-delà des discours qui mettent l'accent sur la place nouvelle accordée aux usagers dans le système de santé, de nombreuses questions demeurent. À commencer par celles de la représentativité des associations et des rapports qu'elles entretiennent avec ceux dont elles sont supposées défendre les intérêts. D'autant que prises dans la dynamique de jeux politiques et institutionnels complexes, les associations, à l'instar des syndicats et des partis, sont portées à défendre leurs intérêts d'organisation et à occuper vis-à-vis des malades la position distante du représentant face à ceux qu'il représente.

▶ FAYET-SCRIBE S., *Associations féminines et catholicisme, de la charité à l'action sociale, XIXe-XXe siècle*, Paris, Les Éditions ouvrières, 1990. – JONES C., *The charitable imperative*, Londres, New York, Routledge, 1989. – LASCOUMES P., « Représenter les usagers », *in* I. Baszanger, M. Bungener & A. Paillet, *Quelle médecine voulons-nous ?*, Paris, La dispute, 2002, p. 107-125. – PATERSON F., BARRAL C., « L'association française contre les myopathies : trajectoire d'une association d'usagers et construction associative d'une maladie », *Sciences sociales et santé*, XII, 2, 1994, p. 79-111. – PINELL P. (dir.), *Une Épidémie politique, la lutte contre le Sida en France 1981-1996*, Paris, PUF, 2002. – PONELLE V. (dir.), *Le Bénévolat et la Santé en France aujourd'hui et demain*, Paris, Flammarion « Médecine-science », 1997. – ZAFIROPOULOS M., *Les Arriérés : de l'asile à l'usine*, Paris, Payot, 1981. – Coll. : Ligue contre le cancer, *Les Malades prennent la parole*, Paris, Ramsay, 1999.

Patrice PINELL

→ Cancer (Lutte contre le) ; Myopathies ; Santé publique ; Sida (Lutte contre le).

MUCOVISCIDOSE

Jusque dans les années 1960 la mucoviscidose était considérée comme une maladie pédiatrique létale à court terme. Depuis que l'espérance de vie s'est allongée, la mucoviscidose est une maladie chronique. Des adolescents et des adultes vivent avec, certains ont des enfants. Initialement l'hôpital était le lieu de soin et de vie pour les enfants affectés par cette maladie. Aujourd'hui les traitements sont prodigués en grande partie à domicile. Maladie méconnue il y a cinquante ans, la mucoviscidose constitue aujourd'hui un fait médical et social visible. Cette modification de statut est liée à la fois à l'histoire de la maladie et de ses traitements, à l'évolution des institutions et à un profond changement des mentalités.

Bref retour sur l'histoire de la mucoviscidose et de ses traitements

La mucoviscidose est une entité médicale codifiée depuis 1936, bien qu'elle soit vieille de 5 000 à 10 000 ans selon les auteurs. Lorsque G. Fanconi, pédiatre Suisse, en fait une catégorie médicale, il la nomme « dysphorie entéro-broncho-pancréatique ». Elle a plusieurs appellations avant d'être appelée « *Cystic Fibrosis* » par les Anglo-Saxons et « mucoviscidose » ou « fibrose kystique du pancréas » par les Français. Tout d'abord dénommée maladie « digestive », puis « digestive et respiratoire », c'est aujourd'hui une maladie « génétique » dont le trouble clinique critique est d'ordre respiratoire. Alors que les troubles digestifs ont rapidement été traités et réglés, les infections respiratoires ne le sont toujours pas. Elles sont contrôlées, mais aujourd'hui encore, selon les sources de l'Observatoire national de la mucoviscidose, elles sont responsables de 73 % des décès.

L'histoire du cours de la mucoviscidose est tributaire pour une grande part de l'évolution de l'infectiologie. Elle peut s'écrire à travers l'évolution simultanée du processus infectieux respiratoire et de l'arsenal thérapeutique mis en œuvre pour tenter de l'endiguer : germes responsables, degré d'atteinte, apparition de résistances aux antibiotiques et émergence de nouvelles souches, avancée des connaissances.

Les courbes de longévité correspondent à quatre grandes périodes de cette avancée : 1943, la pénicilline permet d'agir sur les premières infections pulmonaires. L'espérance de vie passe de quelques mois à quelques années ; 1953, la mise au point aux États-Unis de la kinésithérapie respiratoire et son association à l'antibiothérapie constituent un progrès notable. L'association des deux thérapeutiques est à présent considérée comme le principe de base de la lutte contre les infections ; 1958, l'addition d'inhalations d'antibiotiques durant les premiers mois de la vie favorise la progression. Quelque temps plus ou moins abandonnés, les aérosols sont désormais à nouveau utilisés ; 1982, un protocole « standardisé » d'antibiothérapie par perfusion veineuse est mis au point par une équipe de cliniciens danois : cure d'un cocktail d'antibiotiques pendant quinze à vingt et un jours, à raison de trois perfusions par jour. La présentation des résultats en termes d'augmentation de la longévité fut suffisamment convaincante pour que le protocole de soins soit adopté par la quasi-totalité des cliniciens du monde de la mucoviscidose.

Les germes à combattre sont multiples. La dernière étape thérapeutique énoncée est la réponse apportée à la manifestation du *Pseudomonas aeruginosa*, appelé couramment *Pyocyanique*. Identifié depuis 1882, ce germe est déjà repéré dès les premières autopsies d'enfants. Vers les années 1960, il est décrit comme étant responsable des infections sévères entraînant la mort.

Depuis une dizaine d'années un autre germe a fait son apparition dans le paysage de la mucoviscidose : le *Burkolderia cepacia*. Il est encore plus redoutable que le *Pseudomonas*. Ce sont essentiellement des actions de prévention qui sont menées, car une fois installé, il est associé à un pronostic défavorable (3,2 % de la population en est atteinte)

Lors de la découverte du gène en 1989, bien des attentes et des espoirs sont nés. Ils allaient d'une éradication de la maladie, *via* une politique de dépistage (anténatal et des hétérozygotes) à l'espoir de guérison grâce à des recherches tournées vers la thérapie génique. Aujourd'hui, après quelques tentatives, la « révolution thérapeutique » annoncée n'en est encore qu'à sa phase expérimentale tout comme les greffes (le taux de survie à trois ans est de 50 % et le nombre de greffés vivant en 1999 est estimé à 3 % de la population de malades). Les traitements restent palliatifs.

Conjointement à la transformation du statut de la maladie, un espace micro- et macro-social spécifique se développe autour de sa prise en charge médicale et sociale.

Développement d'un espace économique, social et médical autour de la mucoviscidose

En quelques années, un véritable marché s'ouvre pour les professionnels de la santé. Ainsi, le nombre de services hospitaliers qui s'intéressent à la mucoviscidose augmente considérablement ; des catégories de professionnels trouvent un nouveau domaine d'exploration (chirurgiens, radiologues, psychologues, diététiciens, kinésithérapeutes...) ; des secteurs d'activité émergent (les centres de convalescence, les soins palliatifs, l'hospitalisation à domicile, les centres de références...).

Deux associations de malades œuvrent pour sa lutte : SOS mucoviscidose et l'Association française de lutte contre la mucoviscidose (AFLM) – devenue depuis peu Vaincre la mucoviscidose (VLM) – qui, notamment depuis le Téléthon, est dotée d'un très gros budget et devient une association puissante auprès des pouvoirs publics.

Un Observatoire national est mis en place. Une circulaire (du 22 octobre 2001) précise les modalités de l'organisation des soins en réseau. Le dépistage néo-natal systématique est pratiqué depuis 2001.

Gérer la mucoviscidose

Le statut de « malade chronique » contraint les personnes à apprendre à « vivre avec » leur maladie et à la gérer avec les équipes médicales. Le recours à l'hospitalisation se limite à quelques situations précises : élaboration du diagnostic, bilans, périodes de crise ou de mise en œuvre de traitements particuliers. En corollaire, le suivi quotidien est assuré à domicile ; le domicile se médicalise, les malades et leurs proches deviennent d'incontournables acteurs dans le dispositif de soins. Une division sociale du travail s'organise entre l'hôpital et le domicile.

La médicalisation du domicile et de la famille a tout d'abord concerné les soins « ordinaires » et la kinésithérapie respiratoire. Avec les cures d'antibiotiques c'est une technologie plus sophistiquée qui est transférée au domicile. Il s'est tout d'abord agi d'expériences locales timides, puis d'une généralisation accompagnée d'une banalisation du dispositif. Malgré les structures de type « hospitalisation à domicile », les personnes malades et leurs proches, profanes en la matière, sont contraints de participer aux soins. Ils doivent disposer d'un savoir et d'un savoir-faire technique et médical. Les équipes soignantes les éduquent. Ils deviennent alors des « auxiliaires médicaux profanes ».

Dans la littérature sociologique, le statut de « malade chronique » accorde aux personnes concernées une part active dans leur relation avec les soignants ; ils contribuent à la mise en forme d'un ordre social « négocié ». Avec leur participation à des soins qui relèvent d'une technologie de pointe, c'est un autre statut qui leur est octroyé : celui d'être capable de porter sur leur corps un regard médical dénué de subjectivité au même titre que le fait un professionnel.

► BACHIMONT J., *Entre soins spécialisés et soins profanes : gérer une maladie infantile chronique à domicile. Le cas de la mucoviscidose*, Villeneuve d'Ascq, Presse du Septentrion, 2002. – CRESSON G., *Les Parents d'enfants hospitalisés à domicile : leur participation aux soins*, Paris, l'Harmattan, 2000. – KULCZYCKI L., « Five decade of Cystic Fibrosis (1938-1988) », *Acta Universitatis Carolonae Medica*, 36 (1/4), 1990, p. 7-12. – STRAUSS A. et al., *La Trame de la négociation : sociologie qualitative et interactionnisme*, textes réunis par I. Baszanger, Paris, l'Harmattan, 1992.

Jeannine BACHIMONT

→ Contagion et infection ; Génétique ; Pédiatrie.

MUSIQUE

Le principe même de la musique – agencer des sons selon des modalités particulières jugées par une culture comme « harmonieuses » et agréables – est à l'origine, de tout temps (pour autant qu'on puisse le savoir) et en tout lieu, de l'idée selon laquelle la musique produit sur l'homme des effets qu'au sens large on peut qualifier de « thérapeutiques », que ce soit sur le plan physiologique, mental ou moral. La nature de ces effets est directement liée à la conception du monde de la culture concernée et à la place qu'elle assigne à la musique dans son système de pensée.

Conceptions traditionnelles : la musique, « médecine de l'âme »

La Chine antique attribuait à la musique, indissociable de la danse, un rôle fondamental dans la structuration de la société, et il revenait au souverain d'organiser le monde et d'en assurer l'harmonie par la musique et par la danse. Chaque souverain définissait sa propre musique et, s'il venait à faillir dans sa vertu de souverain en évoluant par exemple vers la tyrannie, la musique qui le caractérisait devenait alors elle-même pernicieuse. Le souverain qui lui succédait se devait alors d'instituer de nouvelles normes musicales destinées à restaurer l'harmonie rompue. La musique dans cette perspective n'est donc en rien un divertissement mais un rituel de mise en ordre du monde. Ce qui est vrai au niveau politique et social l'est également au niveau individuel : selon les formulations de Confucius réunies par ses disciples dans les *Rujia*, « les notes et la musique ébranlent le sang et ses conduits, mettent en circulation les esprits vitaux et entraînent l'harmonie et la rectitude du cœur » (L. Rault, 2000, p. 72). Les vertus thérapeutiques de la musique se déduisent de cette conception, ce que confirme l'écriture chinoise elle-même puisque le fait de surmonter le signe signifiant « musique » *(Yuen)* par la clé signifiant « herbe » *(Yao)* désigne la pharmacopée par les plantes médicinales, « ce qui rapproche la musique d'une médecine de l'âme » (*ibid.*, p. 62). C'est donc en tant que la maladie est pensée comme un désordre, une rupture de l'harmonie des « esprits vitaux » que la musique se voit dotée de vertus thérapeutiques. Sans que, dans cette conception, puissent être distingués les registres purement physiologiques de ceux qui relèvent du mental et du moral, des effets tout à fait physiques lui sont cependant attribués, par exemple celui de chasser les pestilences (danse dite *danuo*, « la grande calamité » [*ibid.*, p. 29]). Cela n'est pas sans rappeler le recours au chant dans la Grèce antique pour enrayer une épidémie.

Bien que moins élaborée que dans la Chine antique, une conception tout à fait analogue préside à la musique traditionnelle arabe, qualifiée elle aussi de « médecine de l'âme » *(tibb al-arwah)*. Selon l'auteur égyptien du XVe s., al-Ibshihi : « Les personnes qui s'adonnent à la médecine soutiennent qu'une voix harmonieuse s'infiltre dans le corps comme le sang s'infiltre dans les veines. Elle purifie le sang, exalte l'âme, repose l'esprit, fait tressaillir les membres et facilite leurs mouvements » (cité par J. Lambert, 1997, p. 215).

Sans doute est-il inapproprié de parler dans ces systèmes de pensée de musicothérapie au sens moderne du terme, tant sont indissociables les dimensions sociales, politiques, physiologiques, psychologiques, morales et religieuses. L'étroite intrication de ces registres caractérise d'ailleurs ce type de société, tout comme elle caractérise celles qui recourent aux pratiques chamaniques où ce que nous appelons musique joue un rôle primordial. Mais il faut bien préciser que la dimension proprement musicale y est indissociable des autres dimensions du rite effectué pour guérir le malade venant solliciter les soins du chaman (gestes, paroles, sacrifices...). Dans ces pratiques thérapeutiques, la musique (chant, danse, jeu d'instruments divers) n'est pas en effet isolable comme telle, et la guérison du malade ne peut être attribuée à ses effets *sui generis*. La plupart du temps, chant et danse sont associés par exemple à l'administration de potions, le pouvoir de cette dernière se trouvant en quelque sorte révélé ou actualisé par le chant ou la danse. Pour rendre compte de ce pouvoir thérapeutique, Lévi-Strauss (1958) a avancé la notion « d'efficacité symbolique » en s'appuyant sur l'analyse d'un chant d'accouchement des Indiens Cuna. Cette efficacité proviendrait d'une homologie formelle entre la structure d'un chant ou d'une pratique rituelle et celle d'un système biologique ou psychique, la première déclenchant un processus ramenant la seconde à l'état normal après qu'il a été bouleversé par des facteurs pathogènes. Mais cette notion reste très controversée.

Avec la pensée antique chinoise, c'est sans conteste la pensée antique grecque qui a mené la réflexion la plus élaborée sur les effets de la musique, développant d'ailleurs aussi une articulation globalisante entre musique, politique, médecine, astronomie et philosophie. Tout en maintenant certaines pratiques « musico-thérapeutiques » de type chamanique (Homère raconte dans l'*Odyssée* comment une hémorragie d'Ulysse a été arrêtée par des chants magiques), c'est un véritable système éthique de l'influence des divers modes musicaux grecs qui est mis en place, chaque mode (dorien, lydien, phrygien...) étant censé avoir un effet spécifique sur les individus (stimulant, portant au courage, à la virilité pour le dorien, amollissant pour le lydien, etc.), influence où ne peuvent se distinguer les effets psychologiques des effets moraux. La notion d'harmonie se retrouve au cœur de cette élaboration. La pensée pythagoricienne établissait en effet la loi mathématique au fondement de l'harmonie et donc, par voie de conséquence, de la musique. Or l'âme étant elle aussi pensée comme équilibre, harmonie, et même nombre, une homologie était ainsi établie entre âme et musique. C'est de cette homologie voire identité d'essence entre l'âme et la musique que se déduit le pouvoir de la musique sur l'âme, notamment celui de reconstituer une harmonie troublée par des facteurs pathogènes, d'où le concept clé de *catharsis,* purification de l'âme. C'est Damon d'Athènes, conseiller de Périclès, qui est toutefois à l'origine de la formulation la plus élaborée de *l'ethos* des modes musicaux grecs, que reprendront Platon et Aristote se centrant sur les dimensions morales et politiques des effets de la musique, ainsi qu'ils le développèrent, respectivement, dans *La République* et dans *La Politique.* Les effets psychiques sont cependant largement pris en compte et articulés aux effets moraux et éducatifs. Pour Aristote, c'est en imitant les différents états d'âme que la musique peut ainsi influer sur le psychisme. Avec Aristoxène de Tarente, disciple d'Aristote et auteur des *Éléments d'harmonie* et des *Éléments de rythmique,* un infléchissement important est introduit par la prise en considération accentuée des effets psychologiques et surtout par la prise en compte de la dimension perceptive et « cognitive » même, pourrait-on dire avant la lettre (en particulier le rôle de la mémoire), dans les effets de la musique.

Ces conceptions pénétrèrent le monde chrétien à travers notamment la transmission, largement remaniée, qu'en firent Boèce, auteur d'un *De Institutione Musica,* et de Cassiodore, tous deux penseurs chrétiens et ministre de l'empereur Théodoric, et qui influença la pensée occidentale chrétienne jusqu'à la Renaissance, à travers, entre autres, le relais d'Isidore de Séville. C'est ainsi une véritable vulgate sur les effets de la musique qui se fixe dans l'Occident chrétien avec d'autant plus de force que la Bible fournit l'exemple toujours mis en exergue de David apaisant « l'esprit mauvais » du roi Saül aux accents de sa lyre *(Kinnor)* (Samuel, 16, 14-23). Signalons toutefois qu'en deux autres passages plus ambigus et passés sous silence, il est rapporté un accès de fureur de Saül, alors que David jouait de son instrument, comme si cette fois c'était la vue (et l'écoute) de David jouant de la harpe qui avait déclenché l'accès furieux (Samuel, 18, 10-12, et 19, 9-10). Prémisses d'un constat de l'ambivalence des effets thérapeutiques de la musique ? Cette vulgate a notamment été résumée par Johannes Tinctoris, théoricien et compositeur de la seconde moitié du XVIe s. Tinctoris répertorie vingt effets de la musique où se mêlent effets religieux (plaire à Dieu, inciter à la piété...), effets psychologiques (inciter à l'amour, préparer au combat...) et effets proprement thérapeutiques (indistinctement : soigner les maladies). Ce type de réflexion, fondamentalement éthique même si elle englobe des effets thérapeutiques au sens strict du terme, ne semble pas avoir cependant totalement éradiqué les pratiques relevant sans doute davantage d'une conception de type chamanique des vertus de la musique, ainsi que l'atteste l'exemple célèbre du tarentisme. La tarentelle, danse célèbre du sud de l'Italie, était en effet réputée guérir les troubles graves (tarentisme) causés par la piqûre de l'araignée tarentule. L'exemple est intéressant, car ainsi que le souligne J.-Y. Hameline (1978), l'évolution des points de vue sur le tarentisme est particulièrement révélatrice de l'évolution du regard sur l'effet thérapeutique de la musique : à un texte du poète Pontus de Thiard, vers 1580, rapportant le fait comme un exemple incontestable du pouvoir thérapeutique de la musique, on peut faire succéder un autre de Lichtental, rapporté dans le *Dictionnaire de Musique* (1839), qui introduit la pensée rationaliste sur le sujet, et recourt aux termes de « charlatanisme » et de « fable » pour récuser tout pouvoir thérapeutique à la musique (en ce domaine tout au moins), pour aboutir à la position d'un Curt Sachs replaçant dans son *Histoire de la danse* (1938) la question du tarentisme dans une perspective anthropologique, sollicitant pour en rendre compte l'histoire sociale des populations concernées et la place qu'y occupe la danse dans les effets d'extase, ou de transe, voire d'hystérie collective qu'elle peut entraîner.

Cela nous introduit directement à l'infléchissement radical introduit par l'émergence du discours scientifique sur la question des effets thérapeutiques de la musique, tel qu'il se fait jour *grosso modo* à partir du XVIIIe et surtout au XIXe s.

Conceptions modernes du pouvoir thérapeutique de la musique

Les progrès de la médecine, de la physiologie, de la physique et de l'anthropologie relancèrent radicalement la réflexion sur les rapports entre médecine et musique, même si quelques tentatives rationalistes eurent lieu (ainsi qu'on vient de le voir) pour réfuter l'idée même d'un pouvoir thérapeutique de la musique. Laissant cette fois de côté les dimensions morales et politiques, la pensée scientifique moderne sur le sujet s'est tout d'abord focalisée sur les effets psychophysiologiques de la musique, fondant ainsi une véritable musicothérapie. Celle-ci tend à se centrer toutefois sur la santé mentale sans renoncer tout à fait cependant à une action purement physiologique, comme l'atteste la tentative du Dr Blanchet en 1847 à l'Institut de Jeunes Sourds de Paris pour tenter sinon de guérir du moins de réduire la surdité de ses jeunes patients par des auditions d'orgue répétées. Puis la pensée musico-thérapeutique intégra l'apport de la psychanalyse dans sa réflexion et ses pratiques.

Il faut toutefois souligner combien, encore une fois, les théories musico-thérapeutiques restent étroitement liées aux théories, implicites ou non, de la musique qui les sous-tendent, et qui pour se vouloir scientifiques n'en restent pas moins fort diversifiées sinon contradictoires.

Théories psychophysiologiques. – Plusieurs grands noms émergent au milieu du XIXe s. sur ces questions : Herbert Spencer, philosophe anglais auteur en 1857 de *Origins and function of music ;* Helmholtz, célèbre physicien et physiologiste allemand, auteur en 1863 d'une *Théorie physiologique de la musique (Die lehre von den Tonempfindungen als physiologische Grundlage für die Theorie der Musik)* et Eduard Hanslick, musicologue et critique autrichien, auteur en 1854 de *Von Musikalisch Schönen (Du Beau dans la musique),* sans oublier Darwin qui se réfère à Spencer et à Helmoltz dans ses considérations sur la musique développées en 1872, dans *The expression of the emotions in man and animals.* Ces travaux vont certes fonder le pouvoir thérapeutique de la musique sur des concepts modernes et scientifiques mais qui, sur le fond, ne se distinguent guère des conceptions antiques. C'est ainsi qu'on retrouve reformulée chez Helmholtz comme chez Hanslick l'idée pythagoricienne de l'homologie entre l'âme et la musique pour rendre compte des effets de la musique sur l'âme. Les choses sont simplement retraduites en termes d'homologie entre système harmonique tel que la musique le structure et système nerveux caractérisé par des propriétés physio-acoustiques bien spécifiques, le tout articulé à une fonction bien définie dévolue à la musique : celle d'exprimer les émotions. Selon Hanslick, en effet, il y a une incontestable affinité élective entre la musique et le système nerveux et pour Helmholtz « les conclusions de la théorie physiologiques concordent entièrement [...] avec les règles de l'harmonie » (*op. cit.*, p. 7, *in* C. Corre, 1996, p. 122). La notion « d'harmonie nerveuse » est même explicitement formulée par Broussais. Quant à la fonction essentiellement attribuée à la musique d'exprimer les émotions, elle est somme toute bien proche de celle de la catharsis. Là aussi, c'est une retraduction qui est opérée, par laquelle la « purification » devient « expression » des émotions, cette expression étant jugée libératrice et thérapeutique.

Ce contexte de découvertes et/ou d'idéologie scientifique, soutenant la montée en puissance du discours médical, voit surgir un corpus considérable d'essais, de mémoires, de travaux de toutes sortes sur le sujet (voir sur ce point la recension critique de C. Corre, 1996). L'économie énergétique de l'activité neurophysiologique centrée sur les notions de tension-décharge et excitation-inhibition va ainsi sous-tendre nombre de pratiques musicothérapeutiques jouant sur l'opposition excitation-apaisement. Et selon deux modalités radicalement opposées, qu'on peut qualifier d'homéopathiques pour les unes et d'allopathiques pour les autres. Pour les premières, il convient de faire entendre aux patients des musiques qui conviennent à leur profil, afin de soutenir l'expression de leur souffrance par une meilleure communication avec le thérapeute, pour les secondes c'est au contraire l'audition de musiques de nature opposée à leur symptôme qui va permettre de les guérir : musique apaisante pour l'agité, musique « dynamogénique » pour le déprimé. Dans ces conceptions, l'effet de la musique est envisagé *sui generis,* du seul fait de son influence physiologique et neurophysiologique : la mélodie et le rythme musical agissant sur le rythme cardiaque, la circulation sanguine, la respiration, et bien sûr l'appareil psychique en vertu par exemple « d'un principe de transmission et de transformation du mouvement » (C. Ardid, 1920, rapportant un mémoire de S. Rambosson). Selon cette théorie, pour expliquer les effets du chant, le « mouvement psychique » émotionnel ou affectif est transmis au cerveau, aux nerfs et à l'appareil vocal, se transformant ainsi en « mouvement physiologique » ; en produisant la mélodie, l'appareil vocal transforme le dit mouvement en onde sonore, donc en mouvement mécanique. Ce dernier se transforme pour l'auditeur en « mouvement physiologique » à travers l'appareil auditif, puis, pour finir, à nouveau en « mouvement psychique » analogue à celui du départ. On retrouve dans cette formulation l'influence de Spencer, pour lequel toute musique est vocale à l'origine et qui voyait « dans les qualités propres à la voix l'illustration, et même la preuve, d'une relation fonctionnelle entre excitations musculaires et excitations mentales, relation applicable par extension à toute musique » (C. Corre, *op. cit.*, p. 117).

L'opposition excitation-apaisement introduit ainsi, soulignons-le, à l'idée d'ambivalence des effets de la musique, expliquant que celle-ci peut se révéler tour à tour sédative ou au contraire excitante selon l'état du système nerveux du patient auquel on la propose, son emploi pouvant dans certains cas se révéler « aussi dangereux que celui du café, du vin, du tabac, ou de l'opium » (Ardid, *op. cit.*, p. 89).

Évolutions actuelles des pratiques musico-thérapeutiques. – Ces pratiques ont connu au XXe s. d'importants développements un peu partout dans le monde. Le terme de musicothérapie apparaît en 1907, le premier institut de musicothérapie est créé à Stockholm en 1942, et une Fédération mondiale de musicothérapie en 1985. Les pratiques concernées par cette appellation sont extrêmement diversifiées, tout en se centrant à peu près exclusivement sur les aspects psychologiques. Elles vont du soutien à la souffrance physique et à l'anesthésie au traitement de l'autisme en passant par les soins palliatifs, sans exclure l'action psychoprophylactique, lors de la grossesse par exemple. Mais davantage qu'un traitement en soi elle est envisagée la plupart du temps comme un accompagnement de soins plus « conventionnels », soit médicaux soit psychiatriques, ce qui n'est pas sans rappeler la conception chamanique associant chant et danse aux potions administrées au patient pour le guérir.

Après la période positiviste attribuant l'effet thérapeutique de la musique essentiellement à ses dimensions psychophysiologiques, les pratiques actuelles s'adossent à des concepts théoriques très diversifiés. Presque toutes s'articulent désormais autour du concept omniprésent et à géométrie variable de « communication », par référence parfois explicite à la théorie de l'information. C'est ainsi par exemple que le musicothérapeute argentin Rolando Benenzon (1992, p. 80) parle de canaux de « communication intra- et extra-psychique ». Au-delà de la terminologie moderne on retrouve cependant souvent les paradigmes déjà bien repérés, celui par exemple consistant à définir un matériau musical efficace par conformité avec la structure du patient. C'est ainsi que R. Benenzon formule le concept « d'*iso* ("égal" en grec) c'est-à-dire l'établissement d'une correspondance entre le "tempo mental" du patient et le "tempo sonore/musical" exprimé par le thérapeute » (*op. cit.*, p. 48). Le concept d'identité sonore, tant individuelle que collective, est également placé au cœur de la plupart des pratiques musicothérapeutiques actuelles, l'effet thérapeutique de la musique étant attribué au travail portant sur tout ce qui touche à cette identité sonore du patient tant dans sa dimension collective qu'individuelle ; d'où l'importance de plus en plus grande de la modalité « groupale » dans beaucoup de ces musicothérapies (Lecourt, 1993).

La plupart des pratiques actuelles se réfèrent peu ou prou également à des concepts issus de la psychanalyse, (inconscient, conflit psychique, levée d'inhibition, refoulement, régression...). Cela peut paraître paradoxal dans la mesure où Freud s'est toujours montré réservé à l'égard de la musique, même s'il est beaucoup moins *ganz unmusikalisch* (« totalement non-musicien ») qu'il a bien voulu le dire (voir E. Lecourt, 1992). Paradoxal surtout parce que la cure analytique est fondée sur la parole, alors que la musique par définition relève du non-verbal. En fait se trouvent sollicités des concepts post-freudiens, tels ceux par exemple d'Anzieu (« enveloppe sonore », « moi-peau »), de Winicott (objet transitionnel) ou encore de Lacan (objet-voix, objet *a*) pour soutenir des traitements portant sur les psychotiques, notamment les autistes, pour lesquels les techniques verbales se révèlent impuissantes ou inappropriées.

▶ ARDID C., *La Musique en tant que soin dans les maladies nerveuses (1920)*, 33290 Parempuyre, Éditions du Non Verbal, 1993. – BENENZON R., *Théorie de la musicothérapie à partir du concept de l'ISO*, 33290 Parempuyre, Éditions du Non-Verbal, 1992. – CORRE C., *Écritures de la musique*, Paris, PUF, 1996. – HAMELINE J.-Y., « Histoire de la musique et de ses effets », *Cahiers de Recherche/Musique, Le Pouvoir des sons*, Paris, INA-GRM. 1978. – JOST J., *Équilibre et santé par la musicothérapie*, Paris, Albin Michel, 1990. – LAMBERT J., *La Médecine de l'âme*, Nanterre, Société d'ethnologie, 1997. – LECOURT E., *Freud et le sonore*, Paris, L'Harmattan, 1992 ; *Analyse de groupe et musicothérapie*, Paris, ESF, 1993 ; *L'Expérience musicale, résonances psychanalytiques*, Paris, L'Harmattan, 1994. – LÉVI-STRAUSS C., « L'efficacité symbolique », *Anthropologie structurale*, Paris, Plon, 1958. – RAULT L., *Musiques de la tradition chinoise*, Arles, Actes Sud, 2000.

Michel POIZAT

→ Anthropologie ; Art ; Chamanisme.

MYOPATHIES

En 1852, Meryon publiait un mémoire dans *Medico-chirurgical Transactions*, « On granular and fatty degeneration of the voluntary muscles ». Les historiens de la médecine s'accordent pour trouver dans ce mémoire la première description de la dystrophie musculaire. Mais il suffit de le lire avec les yeux de son auteur, ou de ses contemporains, pour s'apercevoir que les choses n'ont pas ce caractère d'évidence qu'on leur suppose rétrospectivement. Meryon attirait l'attention sur la dégénérescence graisseuse des muscles et sur l'absence de lésion du système nerveux à l'autopsie. Il pensait avoir décrit, non pas une maladie nouvelle, mais la forme juvénile de l'Atrophie musculaire progressive que Duchenne venait d'identifier. D'un côté, la lésion musculaire était loin d'être perçue comme une lésion spécifique. Elle était plutôt identique à celle que Cruveilhier avait trouvée dans la Paralysie musculaire progressive ou à celle que Duchenne avait également trouvée dans la Paralysie atrophique graisseuse de l'enfance. Quant à l'intégrité du système nerveux, elle constituait une donnée anatomique qui était loin d'emporter l'adhésion des anatomistes. Il ne faut pas oublier que Meryon publiait son mémoire l'année même où Cruveilhier découvrait une lésion des nerfs dans l'Atrophie musculaire progressive. À cette époque, la méthode anatomopathologique est rien moins que sûre. Dans une affection perçue comme une maladie primitive du muscle, on ne pouvait pas écarter en toute certitude l'existence d'une lésion du système nerveux. De plus, face à la dégénérescence graisseuse des muscles, on ne pouvait pas dire si on avait affaire à une lésion primitive ou si l'altération musculaire était le résultat d'une lésion nerveuse qui échappait à l'observation. D'où les incertitudes relatives à la maladie décrite par l'Anglais. Pour celui-ci, il s'agissait de la forme juvénile de l'Atrophie musculaire progressive. Mais, pour Cruveilhier, c'était la forme infantile de la Paralysie musculaire progressive et pour Duchenne, la Paralysie atrophique graisseuse de l'enfance. En 1852, le champ de la recherche n'est pas encore sous le contrôle de l'anatomopathologie.

Quinze ans plus tard, en 1868, Duchenne de Boulogne publiait un long mémoire dans les *Archives générales de médecine*, « Recherches sur la paralysie musculaire pseudo-hypertrophique ou paralysie myo-sclérosique ». À première vue, le titre de ce mémoire semble énigmatique. Il y est pourtant question de la description de la maladie qu'on appellera, par la suite, la myopathie de Duchenne. Les travaux de ce dernier, dans le champ de la pathologie neuromusculaire, sont déjà nombreux. On peut s'étonner qu'il ait fallu attendre une date si tardive pour qu'il identifie cette maladie du muscle. C'est qu'une nouvelle expérience médicale se met en place à ce moment-là. La transformation porte solidairement sur les positions d'objets à connaître, sur les interventions techniques et sur les formes d'appréhension des phénomènes pathologiques. D'abord, sous l'effet de la pathologie cellulaire, l'examen histopathologique se substitue au repérage des lésions macroscopiques. Cette réduction d'échelle du champ de visibilité permet d'affiner les localisations, de multiplier les sièges lésionnels et d'enrichir la nosologie. Aux nouvelles techniques d'observation, qui plaçaient l'examen des lésions au centre des recherches, il faut ajouter la biopsie. Celle-ci permet un examen rapide et sûr des lésions musculaires. Enfin l'histologie pathologique a pu rejoindre l'examen clinique des troubles fonctionnels par le biais d'une physiopathologie du mouvement. Mais il fallait d'abord constituer une physiologie normale du mouvement pour comprendre les troubles des mouvements volontaires. Très schématiquement, on peut dire que cette nouvelle configuration du savoir allait rendre possible la constitution de l'ensemble des amyotrophies, mais aussi de la toute première dystrophie musculaire.

La paralysie hypertrophique

Cette maladie du jeune âge présente un ensemble de phénomènes pathologiques caractéristiques. La comparaison des différentes observations cliniques en porte directement témoignage. Il faut partir de la Paralysie hypertrophique de l'enfance, ou Paralysie cérébrale de l'enfance, décrite par Duchenne en 1862. Qu'il s'agisse d'une première erreur n'a pas d'importance. Cette description avait au moins le mérite d'attirer l'attention sur une nouvelle maladie de l'enfance. Très vite, les descriptions données par les contemporains de Duchenne se recoupent. Schmidt, Stoffella, Eulenburg, Meryon et Bergeron s'accordent pour enregistrer l'hypertrophie des gastrocnémiens, des extenseurs de la colonne vertébrale et des fessiers. Ils notent également que l'enfant éprouve des difficultés à courir, à marcher et à sauter. La colonne vertébrale présente une ensellure considérable. Les pieds prennent la forme de l'équin varus. Mais les points de désaccords restent nombreux. Souvent, l'hypertrophie de certains muscles coexiste avec l'atrophie d'autres muscles, tandis que d'autres encore conservent leur volume normal. L'examen de la contractilité musculaire offre également des résultats contradictoires. Pour les uns, elle est normale, pour d'autres elle est notablement diminuée et pour d'autres encore elle disparaît complètement. Enfin, les observations relatives à l'état des facultés intellectuelles sont souvent divergentes. Duchenne pensait que l'intelligence était atteinte. De même, Schmidt note un trouble du développement de l'intelligence. Mais Stoffella, Wagner et Eulenburg n'observent pas le moindre dérangement des facultés intellectuelles. En somme, le cours symptomatologique de cette paralysie de l'enfance donne : hypertrophie des muscles accompagnée de faiblesse, marche tardive, équinisme, lordose dans la station verticale et marche en canard. Cet ensemble de symptômes permet de soupçonner l'existence d'une entité nouvelle.

Mais seul le repérage d'une lésion constante pourrait fonder l'unité de cette affection de l'enfance. Déplacement, donc, de la perception des symptômes vers l'analyse anatomopathologique susceptible de mettre au jour une lésion spécifique. Compte tenu du phénomène le plus saillant, l'hypertrophie des muscles, l'examen porte sur eux. Cette hypertrophie est-elle le résultat d'une altération du tissu connectif interstitiel ? Ou bien est-elle la conséquence de l'augmentation de la substance musculaire ? Les muscles paraissent sains, mais les difficultés dans l'accomplissement des mouvements permettent de supposer un développement anormal du tissu adipeux dans la substance musculaire. L'autopsie aurait certainement permis de trancher cette question. Faute de malade ayant succombé à l'affection, il fallait mettre en œuvre une technique permettant d'anticiper le verdict de la nécropsie. Avec le harpon de Middeldorpf, on peut facilement prélever une portion de muscle afin de l'examiner. Cette technique portait immédiatement ses fruits. Billeroth et Wernich observent un tissu connectif hyperplasié mêlé à une grande quantité de tissu fibreux et de vésicules adipeuses. Le procédé de la biopsie permettait d'établir que l'hypertrophie n'est pas de la substance musculaire, mais qu'elle est due à l'accumulation du tissu graisseux. À partir de là, on voit qu'aucune des désignations forgées pour cette nouvelle maladie n'était satisfaisante. Si l'on tenait compte des symptômes, le terme d'« hypertrophie » musculaire utilisé par Griesinger, Wernich et Stoffella laissait substituer l'ambiguïté qui venait d'être dissipée. La désignation de Paralysie musculaire pseudo-hypertrophique avait au moins l'avantage de mettre l'accent sur la lésion du tissu connectif interstitiel, mais le mot de paralysie était mal choisi puisqu'il laissait croire à un trouble de l'innervation motrice.

La paralysie pseudo-hypertrophique

Il est vrai que les résultats des biopsies laissaient sans réponse une première série de questions. À quel processus morbide fallait-il rattacher l'altération du tissu musculaire ? Est-ce une maladie primitive du muscle ? Ou bien cette altération est-elle consécutive à une lésion du système nerveux ? La seconde série de questions concernait la spécificité de la lésion musculaire. D'un côté, la technique de prélèvement pouvait dénaturer les parcelles de muscle. D'un autre côté, cette lésion n'avait peut-être pas le caractère de spécificité qu'on lui avait attribué. La substitution graisseuse, avec ou sans accroissement de volume du muscle, peut se produire dans la Paralysie atrophique progressive, l'Atrophie musculaire progressive et la Paralysie graisseuse de l'enfance. Au reste, la lésion décrite par Meryon n'était pas différente de celle qu'on trouve dans ces autres maladies. Il est clair que seule l'autopsie permettrait de répondre à ces différentes questions. En 1866, Cohnheim avait donné les résultats de la première autopsie qui confirmaient ceux des biopsies. Les muscles sont bien remplis de tissu adipeux et le volume des fibres avait considérablement diminué. En 1870, Charcot procède à la seconde autopsie. Non seulement ses résultats confirment ceux de Cohnheim, mais il retrace le mode d'évolution de l'altération musculaire. Au début, il y a hyperplasie du tissu conjonctif et atrophie des faisceaux musculaires. Par la suite, il y a substitution de plus en plus marquée du tissu adipeux à la substance musculaire. Ensuite, et ce point est essentiel, l'examen microscopique des centres nerveux auquel avait déjà procédé Cohnheim ne révèle aucune altération appréciable de la moelle épinière. La Paralysie pseudo-hypertrophique doit être considérée comme indépendante de toute lésion appréciable de la moelle épinière ou des racines nerveuses.

Duchenne avait formé une physiopathologie générale du système musculaire. Si bien que chacun des symptômes que présente la Paralysie pseudo-musculaire pouvait être appréhendé comme l'expression d'un type de dysfonctionnement déjà élucidé. Autrement dit, Duchenne trouvait dans sa *Physiologie des mouvements* (1867) une série de figures permettant d'éclairer les désordres fonctionnels, voire les ruptures d'équilibre dues au défaut d'action de tel ou tel muscle. Il était en mesure de substituer la description des troubles fonctionnels à une symptomatologie de première venue en leur conférant une valeur sémiologique définitive. Il ne s'agit plus d'enregistrer la marche difficile, la lordose et l'équin varus, mais de décrire les dysfonctionnements physiologiques qui produisent la démarche « en canard », l'ensellure caractéristique et la déformation du pied. Soit l'exemple de la courbure lombo-sacré. En minimisant le rôle du grand fessier comme stabilisateur du bassin, Duchenne était conduit à attribuer cette fonction aux muscles spinaux lombaires qui agissent en synergie avec les muscles abdominaux. L'ensellure, c'est-à-dire le renversement du tronc en arrière s'observe toutes les fois que les muscles spinaux lombaires sont atrophiés. Dès l'instant où le développement des sacro-spinaux est perçu comme une hypertrophie apparente, l'ensellure caractéristique peut être expliquée. Les muscles abdominaux supportent le poids du corps et le mouvement en arrière compense l'inaction des extenseurs des vertèbres. Retenons l'essentiel : Duchenne donnait la première description clinique de la myopathie.

▶ DELAPORTE F., PINELL P., *Histoire des myopathies*, Paris, Payot, 1998. – DUCHENNE G., « Recherches sur la paralysie musculaire pseudo-hypertrophique ou paralysie myo-sclérosique », *Archives générales de médecine*, 6 sér., n° 11, 1868, p. 5-25, 179-209, 305-321, 421-443, 552-586. – EMERY E., EMERY M., *The History of a Genetic Disease*, Londres, 1995. – MERYON E., « On granular and fatty degeneration of the voluntary muscles », *Medico-Chirurgical Transactions*, n° 35, 1852, p. 73-83.

François DELAPORTE et Patrice PINELL

→ Génétique médicale ; Mouvement associatif ; Réadaptation.

N

NANISME

Certaines polarités fondamentales qui structurent la vision du monde dominante dans telle ou telle culture dérivent de caractéristiques corporelles réparties naturellement entre deux catégories : mains droite/gauche, organes génitaux mâles/femelles, et ainsi de suite. D'autres se trouvent physiquement échelonnées, mais sur un axe dont les extrémités fournissent une dichotomie, comme la corpulence (gros/maigre) ; la notion de nanisme s'introduit ainsi à l'opposé du gigantisme ; chacun de ces termes signale une anomalie par rapport aux situations intermédiaires de « normalité », mais une symétrie peut s'orienter vers la supériorité d'une branche sur l'autre, l'exemple le plus classique étant la prévalence de la main droite par rapport à la gauche. Maintes bipartitions conduisent à survaloriser un groupe : masculin, blanc, grand... Des pratiques classificatoires qui se présentent comme simple constat de la réalité corporelle ne manquent pas de légitimer des pratiques axiologiques, c'est-à-dire fondées sur des jugements de valeur. Toute réflexion historique, philosophique et médicale sur le nanisme doit prendre en compte cette dimension anthropologique.

Mythologie et histoire

Les nains mythiques. – L'extraordinaire fait souvent figure de prodige, évoquant des puissances surhumaines, même quand il s'agit d'un phénomène socialement infériorisant, comme la très petite taille. Les périodes les plus reculées de l'histoire nous en fournissent des exemples, tels celui que nous expose Régis Boyer : « De la préhistoire, on ne peut juger que par reconstitution, à partir de traits obscurs que livrent les textes, islandais surtout, tels que le *Landnámabók* [...]. Les nains, êtres cavernicoles, ennemis de la lumière et gardiens de l'Au-delà – ce sont sans doute les morts – sont résolument telluriques ou chthoniens. » La religion qui orchestre la société en Égypte antique illustre également la promotion du nanisme comme porteur de pouvoirs mythiques, notamment avec Ptah, le grand dieu égyptien de Memphis, est particulièrement populaire sous la forme de Ptah-Patèque, nain difforme au crâne aplati.

Les peuples nains. – Au IIIe millénaire avant J.-C., un notable égyptien nommé Khnoumhotpou, achondroplase, s'était fait statufier à Saqqarah. À la même époque, une expédition égyptienne vers les sources du Nil ramena du Soudan un Pygmée qui devint le premier nain de cour connu. Des échos d'informations égyptiennes sur les Pygmées se retrouvent chez les Grecs et les Romains. Aristote affirme la réalité de l'existence des Pygmées et les localise vers les sources du Nil. Mais la légende submergera les données observées, au point qu'on en viendra à nier l'existence même des peuples nains. Au XIXe, les récits de voyages africains s'accumuleront et l'incrédulité ne finira par devenir intenable que dans la seconde moitié du siècle.

Les nains de cour. – Les nains de cour ont été à la mode dans l'Antiquité égyptienne, grecque et romaine. Il en va de même avec l'histoire des royautés européennes, où l'engouement pour les nains de cour apparaît dès la Renaissance. Il est attesté, par exemple, en Angleterre du XVIe au XVIIIe s. Sous l'Ancien Régime, des nains étaient introduits dans l'entourage des « grands » au même titre que les bouffons ou les animaux de compagnie. Leur conformation extraordinaire excitait la curiosité, voire l'attendrissement. Du moins s'agit-il ici seulement des personnes ayant une très petite taille qui ont laissé dans « l'histoire » une trace consécutive à leur mise en vedette parmi les fastes des palais.

Les nains de spectacle. – Les nains de compagnie étaient déjà donnés en spectacle de par leur statut. Du bouffon au comédien, il n'y a qu'un pas. Après la Révolution française, la mise en scène du nanisme se démocratise par la présentation de nains au public (en compagnie de monstres). Il s'agit d'individus dont la stature minuscule contraste avec les tailles courantes dans la société. Mais la constitution des empires coloniaux, l'essor de l'anthropologie physique et la montée du racisme conduisent également à transplanter pour exhibition des personnes et des groupes pris dans les peuples nains. Les expositions universelles ont maintes fois exploité cette veine, par exemple à Bruxelles en 1910.

La mathématique sociale des tailles. – La question du nanisme avait été posée sur le terrain des observations dès le milieu du IIIe millénaire av. J.-C., comme en témoigne la statuaire égyptienne ; les regards des grands avaient convergé sur les nains de cour au fil des siècles, thème que les peintres avaient mis en scène avec une grande précision (Vélasquez, Carreno...) ; pourtant, jusqu'à une période récente, ni les médecins ni les naturalistes ne se sont engagés dans la voie de la mesure des tailles. Dès le XVIIe s., la mesure des données correspondantes faisait pourtant florès dans les pratiques sociales avec la mensuration des recrues pour l'armée ; en Angleterre, celle-ci fixait des seuils de taille comme critères d'aptitude ; la petite taille exprimée comme mesure de longueur devenait un handicap dans des limites légales. Buffon publiait en 1777 un travail inaugural présentant les données numériques sur la croissance d'un jeune homme mesuré régulièrement par ses soins entre sa naissance et son dix-huitième anniversaire. L'anthropologie physique faisait entrer la stature et la croissance des êtres humains dans le domaine des sciences naturelles.

Un tournant décisif se produit avec Adolphe Quételet, astronome et mathématicien, qui travaille à partir de 1830 sur la taille des écoliers. Il constate que la statistique des tailles pour un même sexe et un même âge dans la même population correspond à une distribution de Laplace-Gauss, dite « loi normale », qui régit la distribution des erreurs dans un relevé de mesures. Quételet construit alors une théorie de « l'homme moyen », assimilé à un prototype de la normalité. Le nanisme n'est-il désormais rien de plus que la branche gauche d'une « courbe en cloche », symétriquement au gigantisme ? Il faut faire intervenir ici des données psychologiques et sociologiques propres aux réactions humaines devant l'aléatoire, comme on le voit avec la divination ou avec les jeux de hasard. Ici, nous sommes dans une situation où la survenue d'une occurrence extrêmement improbable fournit un tremplin pour bondir de la réalité à l'imaginaire, avec tous les effets de séduction que ce dernier peut induire. Nous comprenons alors pourquoi la fascination exercée par le nanisme sur le plan mythique peut aller de pair avec une méconnaissance systématique des données observables.

Modernité

Les découvertes biomédicales. – À propos du nanisme, les conceptions répandues par les médecins dans le public ont été très fluctuantes depuis le moment où les observations cliniques se sont précisées, puis adossées à des hypothèses étiologiques. L'Académie des sciences avait été saisie de la question dès 1764 par un mémoire sur Nicolas Ferry (1741-1764), dit Bébé, nain qui se trouvait à Lunéville, auprès du roi Stanislas ; sa célébrité allait s'accompagner d'une vulgarisation de l'idée que les nains présentent des déficits intellectuels, car Nicolas ne put jamais dépasser le niveau intellectuel d'un « chien bien dressé ». Son squelette, conservé au Muséum d'histoire naturelle, fit en 1771 l'objet d'une publication de Buffon et Daubenton. Les connaissances scientifiques ne devaient cependant avancer que très lentement. Le 25 octobre 1836, Geoffroy Saint-Hilaire présentait à l'Académie des sciences le nain Mathias Gullia, venu d'Illyrie, mais on n'en était pas encore à la médicalisation du problème. La vulgarisation des connaissances scientifiques tendit au fil des époques à s'éloigner des stéréotypes traditionnels, mais c'est seulement depuis quelques décennies que la variété des types de nanisme se trouve répertoriée exactement en détail par la biomédecine.

On considère aujourd'hui que les nanismes d'origine endocrinienne dépendent en général d'une anomalie de la synthèse d'une hormone indispensable à la croissance (thyroxine, hormone de croissance hypophysaire, somatomédine), tandis que les affections osseuses constitutionnelles affectent l'os ou le cartilage de croissance, pouvant entraîner un nanisme, mais aussi une malformation squelettique ou une fragilité osseuse. Pour le premier groupe, on peut citer la défectuosité qui affecte la somatomédine dans les populations de Pygmées. Pour le second, la maladie la plus fréquente est l'achondroplasie, attestée depuis la plus haute Antiquité et bien identifiée depuis la seconde moitié du XIXe s. ; de tout temps, c'est le type de nanisme le plus souvent représenté dans la sculpture et la peinture. Dans la période moderne, les nains achondroplases sont les nains « classiques » du cirque, puis du cinéma (par exemple Pieral dans *Les Visiteurs du soir*). Ce syndrome est caractérisé dès la naissance par la brièveté des membres et une malformation du crâne. La taille adulte ne dépasse pas 1,25 m. Il s'agit d'une anomalie génétiquement dominante, mais résultant souvent d'une mutation dont le sujet est le premier atteint dans sa lignée. Les nanismes liés à l'environnement peuvent résulter de la malnutrition, mais le syndrome le plus surprenant est le « nanisme psycho-affectif », induit par une relation très négative entre la mère et l'enfant ; le développement de ce dernier stagne dans le cadre familial (avec un déficit affectant la sécrétion de l'hormone de croissance) et redémarre (en même temps que l'hormone de croissance) quand l'élevage se fait hors de la famille, par exemple à l'hôpital ; un tel exemple d'interaction entre le registre de l'émotionnel et celui de l'hormonal a de quoi faire réfléchir sur le plan philosophique ! Il faut compter également avec une catégorie non pathologique de très petite taille, le « nanisme constitutionnel », qui n'est médicalement lié à aucun désordre organique observable. Enfin, des atteintes cérébrales peuvent entraîner à la fois des déficits intellectuels et des tailles réduites, par exemple dans l'alcoolisme fœtal.

Dimensions psychiques. – La dimension psychique dans les cas de petite taille dépend évidemment de nombreux facteurs ; retenons ici principalement ceux qui ressortissent à la biomédecine, surtout à partir d'une distinction entre les syndromes endocriniens et les syndromes osseux. Pour le premier groupe, où les insuffisants hypophysaires bénéficient de traitements par l'hormone de croissance, la demande initiale au cours de l'enfance porte sur l'obtention d'une taille normale. À l'adolescence, les retards pubertaires prennent progressivement un poids douloureux. Une fois la stature définitive acquise, la personne s'adapte plus ou moins à sa petite taille, mais les déficits gonadiques, si fréquents, se constituent en malheur sur le plan affectif et en obstacle à une socialisation dans une vie de couple. De plus, l'apparence de la personne comporte une juvénilisation qui la fait paraître beaucoup plus jeune qu'elle ne l'est en fait, voire une féminisation du visage. Pour le second groupe, par exemple avec les achondroplases, le développement endocrinien est normal, mais les ressources de la thérapeutique se trouvent en général très limitées, notamment à des interventions orthopédiques. Ce sont les malformations ou déformations qui altèrent spectaculairement l'apparence, tandis que la très petite taille limite les performances. Les aspirations d'ordre relationnel sont tendues entre le désir de retrouver des personnes qui partagent le même handicap et celui d'être accepté sur un pied d'égalité par celles qui n'ont pas ce problème.

Le statut social des petites tailles. – Les particularités individuelles sont souvent traitées socialement à travers des pratiques classificatoires qui constituent l'ensemble des personnes concernées en groupe singulier au regard du reste de la société. Représentations collectives, normes techniques, systèmes de valeurs, règles juridiques et modèles socioculturels mettent alors ce groupe dans une position sociale que les particularités individuelles n'entraînaient pas du seul fait de leur réalité matérielle. Toute démarche sociologique concernant une catégorie d' « handicapés » doit tenir compte des processus qui commandent ces pratiques classificatoires ou qui en résultent, et notamment du glissement qui se produit entre la constatation « objective » d'une caractéristique chez un individu et l'affectation de celui-ci à une catégorie stigmatisée. Un problème pour le devenir social des personnes de petite taille est celui de leur disqualification éventuelle comme « handicapés ». C'est un tel schématisme qui conduit nombre de gens à prêter aux « nains » en général des déficiences mentales propres à certaines pathologies entraînant des petites tailles (par exemple, des microcéphalies). Bien au contraire, nous devons prendre en compte la typologie des diverses sortes de petites tailles. Une distinction de base doit séparer la petite taille auxométrique de la petite taille axiologique. La première se mesure par rapport à la distribution des tailles dans une population « normale », c'est une donnée de biométrie statistique. La seconde s'apprécie selon des jugements de valeur dont le cadre de référence est réglé par des processus sociaux, qu'il s'agisse de règles juridiques, de standards techniques ou de modèles socioculturels. Au point de vue étiologique, les « petites tailles » se répartissent en deux classes, selon que l'on peut ou non leur attribuer médicalement un caractère pathologique. Pour les tailles comme en bien d'autres domaines, un fort écart à la moyenne peut s'observer sans aucune pathologie décelée, mais constituer un obstacle en raison des normes sociales, voire un facteur de marginalisation. Pour les personnes dont la taille est notablement plus réduite que la moyenne, la dépréciation se fonde tant sur l'apparence que sur la performance. La stature est un facteur de prestance, la petite taille étant infériorisante ; c'est aussi un élément d'identité sexuelle, la petite taille étant connotée de féminitude. La performance dépend des dimensions du corps, du poids et de la force musculaire. Mais toutes ces données sont largement modulées par des normes sociales, techniques ou idéologiques. L'extension considérable des pratiques auxométriques de Buffon à nos jours souligne cette dimension ; conseil de révision, mensuration des reines de beauté, voire courbes de croissance dans les carnets de santé, participent à une telle évolution.

La question classique de l'opposition entre normal et pathologique se pose alors dans une perspective renouvelée et l'impact sur les intéressés eux-mêmes fait partie des perspectives. On voit bien quels sont les champs d'application potentiels. Les actions envisageables ne consistent pas seulement à permettre d'accroître la taille auxométrique définitive des enfants petits, mais aussi dans les aménagements sociaux et matériels susceptibles de contribuer à leur qualité de vie, notamment pour leur existence d'adultes.

Conclusion

L'environnement technique, les normes sociales et les attitudes peuvent être modifiés. Les situations de tutelle et de marginalisation si fréquentes dans le cas des personnes de petite taille dépendent de processus sociaux qui pourraient faire l'objet de mesures appropriées. Les personnes concernées, leur entourage, les professions de santé, les institutions scolaires, professionnelles, les services publics et l'État ont des moyens d'action sur ce terrain. Le point de vue sociologique est ici d'autant plus significatif que les disciplines biomédicales sont souvent hors d'état de fournir une solution thérapeutique aux personnes handicapées par leur petite taille. Mesurée en centimètres et perceptible au premier regard, la taille est un élément de base dans le « signalement » de la personne. Les éventuelles pathologies associées à la petitesse sont répertoriées « scientifiquement » par la médecine. Ses conséquences sur certaines performances peuvent apparaître comme des contraintes objectives incontournables. Pourtant, la naturalisation des normes constituerait ici un piège épistémologique. Évoquons simplement la gamme des tailles dans la confection des vêtements, le niveau des plans de travail, les dimensions des manches d'outils, les gabarits de distance entre siège et commandes des véhicules, l'accessibilité des autobus et wagons, les règles conditionnant l'embauche dans de nombreuses professions en fonction de la taille, les modèles esthétiques du « bel homme » ou de la « belle femme », les prothèses de rehaussement (chaussures à talons hauts)... Même les difficultés pratiques les plus évidentes dépendent souvent dans nos sociétés de normes techniques cadrées en fonction de la taille moyenne alors qu'on pourrait les rendre plus flexibles : niveau des boutons de commande, des claviers téléphoniques, des plans de travail, des marches, seuils fixés pour le recrutement dans telle profession...

Enfin, les stéréotypes ne sont pas immuables ; non seulement les avancées de la médecine pourraient se diffuser dans le public, mais la valorisation médiatique de la stature élevée pourrait se trouver contrebalancée par la mise en vedette positive de personnes de petite taille. L'expression même « personne de petite taille », idéologiquement moins chargée que le mot « nain », n'a pas seulement un effet euphémisant. Elle met l'accent sur la personne et peut s'accompagner d'une éviction de préjugés portant sur les déficits intellectuels ou les troubles caractériels traditionnellement attribués d'une façon globale aux « nains ». Quant aux retentissements cognitifs et émotionnels des figures de personnages minuscules humanoïdes dans la fiction fantastique (romans, bandes dessinées, films), il est bien difficile de dire aujourd'hui en quoi ils remanient les représentations et l'imaginaire en face des personnes de petite taille que chacun rencontre dans la vie courante.

▶ ABLON J., *Little People in America. The Social Dimensions of Dwarfism*, New York, Praeger, 1984. – BOUCHAYER F., « Insertion sociale des insuffisants hypophysaires traités par hormone de croissance humaine », *La Revue du praticien*, 35 (45), 1985, p. 2755-2761. – BOURNEVILLE & LEMAIRE, « De quelques formes de nanisme », in *Recherches cliniques et thérapeutiques sur l'épilepsie, l'hystérie et l'idiotie*, Paris, 1903. – BOYER R., « Nordique et nord-germanique (Mythologie) », *Encyclopædia Universalis*. – BRUST J. S., FORD C. V. & RIMOIN D. L., « Psychiatric Aspects of Dwarfism », *American Journal of Psychiatry*, 132, 1976, p. 160-164. – CHICAUD M.-B., *Les Enfants de petite taille. Images de soi et images parentales dans une population d'enfants de petite taille*, Paris, Éditions Fleurus, 1979. – GARNIER É., *Les Nains et les Géants*, Paris, Librairie Hachette, 1884. – HERTZ R., « La Prééminence de la main droite. Étude sur la polarité religieuse », *Mélanges de sociologie religieuse et folklore*, Paris, Alcan, 1928. – LAGERLÖF S., *Le Merveilleux Voyage de Nils Holgersson à travers la Suède*, 1906-1907. – MAÎTRE J., « Construction de la norme et construction du handicap », *in* J.-M. Alby & P. Sansoy, *Handicap vécu, évalué*, Grenoble, La Pensée sauvage, 1987, p. 29-35 ; « Problèmes de croissance et socialisation », in *Journées parisiennes de pédiatrie*, Paris, Flammarion « Médecine-Sciences », 1983, p. 242-247 ; MAÎTRE J. & RAPPAPORT R., « Insuffisance somatotrope : aspects psychologiques et insertion sociale », *in* Rocchicioli (éd.), *Facteurs endocriniens de croissance et leur pathologie*, Paris, Doin, 1988. – RAIMBAULT G., « À propos du nanisme dit psychosocial », *Neuropsychiatrie de l'enfance*, 34, (11-12), 1986, p. 518-521. – VILLERMÉ L. R., « Mémoire sur la taille de l'homme en France », *Annales d'hygiène publique*, 1829, p. 551-599.

Jacques MAÎTRE

→ Anthropologie ; Endocrinologie ; Normes.

NAVALE (Médecine)

Comparée à l'élégance et à la précision dont peuvent se prévaloir les études sur Galien ou sur le *corpus* hippocratique, notre connaissance des origines de l'art médical maritime est faible. En terme de statut social, les chirurgiens de la marine romaine venaient en second rang derrière ceux de la bien plus glorieuse armée de terre. Les historiens de la médecine en savent beaucoup plus long sur le traitement des blessures de guerre, la chirurgie et les théories médicales terrestres que sur les maladies des marins. La médecine navale, spécialité qui dérive logiquement de la pratique médicale maritime, ne fit l'objet d'une véritable définition que de nombreux siècles plus tard, au début de l'ère moderne, lorsque les marines française, anglaise, hollandaise et ibérique commencèrent à jouer un rôle essentiel en matière de politique et de colonisation. Les navires, dotés d'armes nouvelles, faisaient alors appel à une technologie complexe, et engendraient leur propre écologie morbide *(disease ecology)*.

L'Odyssée d'Homère, ce grand récit de navigation et de découvertes qui ne dit presque rien des maladies des marins, illustre parfaitement le statut de la médecine navale antique. Les historiens de la santé et les paléopathologistes nous apprennent que les marins grecs et romains souffraient vraisemblablement du mal de mer, de l'exposition aux éléments, de divers traumatismes liés à leurs expéditions maritimes, de la tuberculose, du paludisme, et de diverses fièvres décrites par Hippocrate. Les marins, tout comme les civils, étaient sujets à des épidémies telles que la peste de Justinien en 540 apr. J.-C. Dans la Grèce antique, la technique de combat naval consistait à éperonner les navires ennemis, et à les prendre d'assaut au moyen d'un *corvus*... Avec l'apparition de navires plus grands, les thérapeutes durent faire face à des blessures nées de la capacité technique à lancer des boulets de plomb ou de pierre, des torches en feu et des serpents venimeux. On pense que les archers et les lanceurs de javelots, pratiquant leur art du haut de tours érigées sur le pont, causaient en outre avec leurs armes pointues des blessures par perforation.

Dans l'Antiquité, les batailles navales étaient parfois des conflits de grande ampleur. Au IVe s. av. J.-C., Athènes était à la tête de quelque 400 navires qui mouillaient dans une base navale du Pirée. Ce furent 40 000 hommes, ainsi qu'une flotte de 200 navires de guerre et de 170 bateaux servant au transport qui assiégèrent la cité fortifiée de Rhodes en 305 av. J.-C. En Méditerranée, les galères employaient des milliers de rameurs, qui étaient confrontés aux pires conditions d'hygiène qu'on puisse imaginer sur un bateau. En plusieurs occasions, Athènes utilisa ses propres citoyens et ses propres marchands comme rameurs. Elle recruta également des marins mais il était plus courant de se servir d'esclaves, tradition qui perdura au sein des galères et dans les bagnes de la Méditerranée jusqu'au XVIIIe s. Ceux qui soignaient galériens et forçats étaient confrontés à des problèmes respiratoires et gastro-intestinaux variés, ainsi qu'à des blessures liées au travail de force.

À la fin du IIIe s. av. J.-C., les architectes navals de Ptolémée IV construisirent un navire gigantesque qui mesurait plus de 120 mètres de long et plus de 15 mètres de large. Bien qu'il soit probable que sa fonction fût davantage cérémonielle que militaire, le navire pouvait accueillir 4 000 rameurs répartis sur trois étages, ainsi que 400 membres d'équipage et 2 850 soldats. Aujourd'hui, les spécialistes de la Grèce antique estiment que le voyage d'Athènes à Alexandrie devait durer de deux à quatre semaines. La relative brièveté des voyages maritimes dans l'Antiquité, de même que la structure ouverte des navires – de nombreux marins dormaient à la belle étoile sur le pont – étaient autant de facteurs qui limitaient de façon significative l'écologie de morbidité et de mortalité à laquelle étaient confrontés ceux qui s'occupaient de médecine maritime.

Nous ne savons pratiquement rien non plus des personnes qui pratiquaient la médecine navale et maritime dans l'Antiquité. Sur la liste des membres d'équipage d'un bateau de guerre rhodien, la quadrirème, figure un *iatros,* c'est-à-dire un « médecin ». Celui-ci n'avait pas rang d'officier, et apparaît dans la liste aux côtés de l'*elaiochreistes,* dont on pense qu'il fournissait l'huile avec laquelle les rameurs se frictionnaient le corps. La pratique médicale navale, qui recouvrait la diététique, évolua avec le temps au point d'inclure le ravitaillement des navires, l'hygiène et les efforts visant à maintenir la main-d'œuvre en bonne santé. C'est ainsi que les médecines maritimes et navales commencèrent à être associées – et pour longtemps – avec les fonctions d'intendance. C'est pendant l'ère romaine qu'on définit les fonctions et la rémunération des médecins présents à bord des bateaux et il est probable qu'un service de santé propre à la marine romaine existait dès 82 av. J.-C. Dans la hiérarchie en vigueur sur les navires romains, le médecin naval ou *medicus duplicarus* (médecin à double solde) figure à la suite des officiers et avant l'équipage. Le médecin, qui était enrôlé vers l'âge de 20 ans, était assisté d'un *manipularis...* Les capitaines recrutaient également des médecins privés pour les accompagner lors de leurs voyages.

Un document du XIIe s., émanant de la très puissante guilde des marins de l'île d'Oléron, au large de l'Aquitaine, fait état de l'obligation de pourvoir à la santé des marins. Ces régulations féodales, connues sous le nom de *Coutumier d'Oléron,* donnèrent naissance à une version anglaise, *The Laws of Oléron,* qui fut approuvée en 1194. Le *Coutumier d'Oléron* stipulait que, bien que le capitaine n'eût pas à payer les soins des marins qui s'étaient blessés dans une bagarre, où après avoir bu, il avait en revanche pour obligation de payer les soins des marins qui s'étaient blessés pendant leur service en mer, ce qui impliquait qu'il lui fallait recruter quelqu'un pour seconder le blessé, et que celui-ci devait être mieux nourri. Mais le *Coutumier* ne prévoyait aucune disposition au sujet de l'hébergement des malades et des invalides, et le capitaine n'avait pas le pouvoir d'imposer à quelqu'un d'accueillir les membres blessés de l'équipage. Le *Coutumier* s'appliquait en premier lieu aux navires marchands mais fut étendu à la marine royale anglaise en temps de guerre. Nulle disposition n'avait été prise pour les blessés qui parvenaient à gagner la terre ferme, mais ils pouvaient rentrer dans un hospice, une fondation charitable, ou bénéficier d'un asile provisoire chez des particuliers. La fondation à Venise, en 1398, d'un hôpital pour les marins âgés et démunis constitue l'un des premiers actes de reconnaissance des besoins médicaux propres aux marins. L'institution bénéficiait du soutien financier de l'État et du chirurgien naval Gualtérius. Des institutions similaires, ressemblant davantage à des hospices qu'à des hôpitaux, virent le jour à mesure que les guildes de marins devenaient plus riches et plus puissantes. En Angleterre, les « aventuriers marchands » de York fondèrent l'Hôpital de la Trinité en 1365, et à Newcastle-upon-Tyne en 1505, une guilde de maîtres et de marins fonda une chapelle et construisit des logements pour les marins indigents et les personnes qui vivaient à leur charge.

Les nouvelles « écologies pathologiques » et l'émergence d'une tradition de santé navale à part entière : la Renaissance et les Lumières

Les voyageurs de la Renaissance rassemblèrent de nombreuses informations sur la période la plus opportune pour les voyages maritimes, les batailles, la conservation de l'eau et de la nourriture et le ravitaillement. Cependant, comme souvent en médecine militaire, ces connaissances, une fois acquises, furent oubliées en temps de paix et durent être réinventées. Henri V d'Angleterre tenait les chirurgiens en piètre estime. Il les rangeait au côté des cordonniers et des laveuses de linge, mais il les employa dans la flotte anglaise à partir de 1415. Bien que le succès des missions maritimes et le maintien en bonne santé de l'équipage dépendissent de la capacité à administrer et à bien utiliser les substances thérapeutiques traditionnelles, naturelles ou non, les médecins et les chirurgiens navals étaient rares au XVIe s. Ils ne jouaient tout au plus qu'un rôle mineur, intervenant surtout lors de la préparation des différents moments du voyage en mer. Ainsi, l'explorateur français Jacques Cartier ne prit qu'un seul chirurgien lors de son second voyage au Canada en 1534, et lorsque Francis Drake partit de Plymouth en 1577 pour son tour du monde, il embarqua deux chirurgiens. Dans les années 1580, la marine royale anglaise employa des chirurgiens, mais il n'y en avait pas sur tous les navires et ils furent payés comme des marins.

Après la Renaissance et au début de l'ère moderne, les marins entreprirent des voyages beaucoup plus longs, et entrèrent en contact de façon régulière avec les environnements pathogènes des Antilles, de l'Afrique occidentale, du Cap, et par la suite de l'Asie méridionale. La littérature gréco-latine ne présente pas le scorbut comme un problème de médecine maritime. Le XVIe s. marque une transition importante dans le domaine de l'épidémiologie des maladies maritimes. C'est à cette époque que le scorbut devint la maladie caractéristique de la marine, des marins et des prisonniers. Les premiers médecins modernes expliquèrent l'étiologie du scorbut par un déséquilibre humoral causé par la respiration d'un air marin malsain. Le scorbut avait été précédé, à la fin du XVe s., par l'émergence de la syphilis, peut-être liée au retour des équipages de Christophe Colomb après leur découverte du Nouveau Monde. Au XVIIIe s., le scorbut et le typhus portèrent les taux de mortalité sur les bateaux à des niveaux jamais atteints auparavant.

Lorsque les Anglais affrontèrent l'Invincible Armada, ils furent terrassés par une épidémie inconnue. Selon les historiens modernes, il s'agissait d'une intoxication alimentaire pandémique. Les récits concernant cette maladie rapportent que les victimes mourraient dans la journée. L'Amirauté réagit en consultant le Collège des Médecins et en 1588 deux membres de la rédaction du *Pharmacopoeia Londinensis* prirent la mer en même temps que la flotte. Il ne reste aucune trace de l'avis que rendirent ces médecins érudits, et il est très probable qu'aucun autre médecin ne servit sur les navires de la marine royale anglaise à cette époque. La flotte espagnole, qui fut défaite malgré ses 29 000 hommes prêts à envahir l'Angleterre, était plus fortement médicalisée : à bord des 130 navires espagnols, accompagnés de deux navires-hôpitaux, se trouvaient 85 chirurgiens et leurs assistants. En dépit des appels lancés par les capitaines Nathaniel Butler et John Pennington dans les années 1620, la Royal Navy ne se dota que tardivement de navires-hôpitaux distincts du reste de la flotte, servant à isoler les patients atteints de maladies infectieuses et à soigner les blessés. Dans la France de Richelieu, en 1639 la flotte fut accompagnée par le navire-hôpital *La Fortune*, qui transportait en outre des vivres et des provisions.

L'apparition simultanée du scorbut et des maladies vénériennes – les deux maladies caractéristiques des marins – coïncida avec la transition démographique du XVIIe s. qui vit la population d'Europe occidentale revenir au niveau qui était le sien avant la grande peste de 1346-1350. Elle coïncida également avec les progrès réalisés dans le domaine de la construction navale, avec la guerre contre l'Espagne (1654-1659), et celles entre l'Angleterre et la Hollande (1652-1654 ; 1665-1667 ; 1672-1674), mais aussi avec l'essor de la marine anglaise, hollandaise et française. C'est aussi à cette époque qu'on comprit qu'on pouvait les utiliser à des fins politiques de tout premier ordre. En 1626, en Angleterre, le Conseil privé du Souverain ordonna à la Marine de payer la compagnie des chirurgiens barbiers afin que ceux-ci constituent des coffres de médicaments pour les navires. La société des Apothicaires, qui, à l'instar des guildes de chirurgiens de Londres, Bristol et Newcastle s'efforçait d'affirmer son identité en tant que corporation, parvint finalement à arracher ce contrat lucratif aux chirurgiens barbiers. Lorsque l'Angleterre doubla la taille de sa flotte en prévision de la première guerre contre la Hollande, et que Louis XIV, tout comme d'autres monarques européens, consacra d'énormes sommes d'argent à ses navires de guerre ainsi qu'aux infrastructures destinées à les construire, à les avitailler, à les amarrer, ou à les réparer, il devint de plus en plus pressant de créer une médecine navale à part entière.

C'est au XVIIe s. qu'on rationalisa les soins apportés aux marins, et aussi, dans certains cas, qu'on distingua entre les sphères distinctes de la médecine navale et de la médecine maritime. La compagnie hollandaise des Indes Orientales, fondée en 1602, comptait un service médical respecté, où travaillaient trois médecins et plus de 100 chirurgiens au cours des trente premières années de son existence. Les statuts interdisaient aux chirurgiens, recrutés dans des corporations à Amsterdam et Middelburg, de soigner les maladies internes en Europe, mais dès lors qu'ils étaient au service de la Compagnie, ils traitaient toutes sortes de maladies sur les navires, dans les fabriques en Indonésie, et dans l'hôpital de la Compagnie fondé à Batave en 1622. Batave devint un centre de médecine tropicale : le livre de Jacobus Bontius, *De Medicina Indorum,* décrivit le béribéri, la dysenterie, le pian et la syphilis.

La Compagnie Anglaise des Indes Orientales recruta également des chirurgiens mais en bien plus petit nombre que les Hollandais. Ceux-ci étaient payés deux fois plus que les chirurgiens de la Royal Navy. C'est à John Woodall, qui quitta la Compagnie en 1643 en qualité de chirurgien en chef, que fut confié le contrat visant à préparer les coffres de médicaments pour la marine royale, contrat très lucratif qui vint remplir les caisses de la Compagnie des barbiers chirurgiens de Londres. Dans les années 1620, le Lord Admiral, chef suprême de la marine anglaise, créa des *dockyard surgeons* (ou chirurgiens d'arsenal) à Chatham et Portsmouth. Quelques années auparavant en 1617, Woodall avait publié le premier texte anglais traitant de médecine tropicale, *Le second chirurgien, ou traité exposant de façon simple et certaine le contenu du coffre de médicaments*. Woodall révisa ses idées sur la médecine maritime, et écrivit en 1639 un texte qui fit date en médecine navale, *Le second chirurgien, ou la chirurgie domestique et militaire*. Mêlé au savoir pharmaceutique empirique, aux idées alchimiques, et à des conseils sur la chirurgie générale, le texte de 1639 annonçait le partage de la médecine maritime anglaise entre les sphères commerciale et militaire. Le peu d'expérience de Woodwall en matière de voyage maritime et son attachement à la théorie classique des humeurs l'empêchèrent d'établir un lien entre l'étiologie du scorbut et son anatomie pathologique. Un service de santé entièrement tourné vers la médecine et la chirurgie navales, doté de son propre ensemble d'institutions hospitalières navales, fit néanmoins son apparition en Angleterre. Greenwich Palace, asile pour les marins âgés et invalides, ouvrit en 1704. L'hôpital royal de Haslar ouvrit en 1754, et l'on commença à construire des institutions similaires à Chatham et Portsmouth.

En France dans les années 1630, le cardinal de Richelieu s'efforça de centraliser et de rationaliser les activités maritimes françaises qui étaient encore contrôlées par quatre amirautés régionales, système qui s'enracinait dans les privilèges et les obligations féodales. L'embarquement d'un chirurgien sur un navire français est mentionné comme un fait routinier dès 1637, et une ordonnance de 1642, année de la mort de Richelieu, requiert que des chirurgiens navals soient embarqués à bord de la marine royale. La marine chargea deux praticiens, un médecin-major et un chirurgien-major, d'assurer le service à terre et de superviser les questions sanitaires dans le port méditerranéen de Toulon et dans les ports atlantiques de Rochefort et de Brest. Vers le milieu du siècle, six chirurgiens se tenaient prêts à embarquer dans chacun de ces trois ports, à la disposition de la marine royale française. Une ordonnance ultérieure du 23 septembre 1673 autorisa la construction de deux hôpitaux généraux, l'un à Rochefort, l'autre à Toulon, et Colbert ordonna que des arsenaux fussent créés dans ces deux villes. En 1689, une autre ordonnance, datée du 12 avril, fut promulguée par le fils de Colbert, Seignelay, qui compléta le projet de son père en fondant un Service de Santé de la Marine. Ce nouveau service relevait de l'Intendance, une branche de la marine dont la fonction consistait à supporter les fonctions de combat. Les services de santé étaient en concurrence avec les services de la justice, de la police, des finances, des vivres et provisions. À partir de 1765 et jusqu'en 1815, dans les ports, un préfet maritime dirigea l'administration tripartite de la vie portuaire.

Les hôpitaux de la marine installés dans les ports ne soignaient pas que des marins, loin s'en faut. Les admissions augmentèrent après l'ordonnance de 1689 qui conféra le droit d'admission aux milliers de travailleurs des arsenaux. Après un accident de travail, les travailleurs à plein temps étaient admis dans les hôpitaux de la marine où ils recevaient la moitié de leur salaire pendant le temps de leur séjour. La marine, qui administrait tout un système de travail forcé et pénitentiaire basé dans les ports de Brest, Rochefort et Toulon, prenait médicalement en charge des milliers de prisonniers et de forçats. Ces deux populations de patients furent abondamment utilisées dans les cours d'anatomie lorsque des écoles de chirurgie ouvrirent à Rochefort (1722), Toulon (1725) et Brest (1731). Si les cours pratiques d'anatomie et de chirurgie formaient la base de la médecine navale, l'hygiène, l'étiologie complexe des maladies tropicales, et la médecine pénitentiaire n'étaient pas moins importantes. La médecine navale française se concentra sur les traumatismes subis par les forçats. Les écoles de chirurgie des différents ports formèrent des médecins généralistes et des médecins navigants. Les étudiants devaient suspendre leurs études pour effectuer leur service à bord des navires ou dans les hôpitaux coloniaux, de sorte que nombre d'entre eux n'étaient pas en mesure de passer les examens nécessaires pour acquérir le diplôme de médecine que pouvaient seules leur décerner les facultés civiles (souvent celles de Paris ou de Montpellier). De nombreux praticiens navals se voyaient arrêtés dans leur carrière dans la mesure où le diplôme de médecin était indispensable pour monter jusqu'aux niveaux de salaire supérieurs et jusqu'aux plus hautes fonctions du Service de Santé.

La formation chirurgicale dans la péninsule ibérique au début de l'ère moderne se fondait en partie sur des sources françaises, en particulier le texte médical de Guy de Chauliac. Par comparaison avec l'Europe du Nord, ce n'est qu'assez tardivement qu'y apparut une formation de médecine navale spécifique. Au Portugal, l'instruction chirurgicale était donnée par les hospices et les hôpitaux militaires, en particulier l'*Hospital de Todos os Santos* de Lisbonne qui avait été fondé en 1492. Vers 1694 l'École de chirurgie de *Todos os Santos* avait limité le nombre de ses apprentis à 90, dont certains servirent en mer. Dans l'Espagne de Ferdinand VI, le chirurgien Pedro Virgili (1699-1776) suivit les cours des universités de Montpellier et de Paris avant de devenir chirurgien naval à l'hôpital de Cadix. En 1747 il fonda le Collège Royal de Chirurgie à Cadix dont la mission était de former des chirurgiens navals par le biais de la dissection et en leur apprenant comment opérer. En 1760, Virgili convainquit Charles III de fonder une école spéciale pour les chirurgiens de l'armée, le Collège Royal de Chirurgie à Barcelone.

L'époque révolutionnaire et l'ère moderne

Avec l'époque révolutionnaire survinrent de nombreux changements relatifs à l'écologie pathologique et aux pratiques de la médecine navale. Le médecin et chirurgien écossais James Lind, médecin chef de l'Hôpital Royal de Haslar en 1758, souligna deux problèmes fondamentaux dans son *Traité du Scorbut* (1753) et dans son *Essai sur les moyens les plus propres à conserver la santé des gens de mer* (1757). Le premier défendait l'usage du jus de citron, des agrumes et des légumes frais tandis que le second plaidait en faveur de l'utilisation d'un navire distinct des autres, ou *« slop ship »*, dans lequel les nouvelles recrues pourraient se laver et recevoir des vêtements propres avant le service. Lind avait vu juste, mais après 1860 le scorbut réapparut en Angleterre, lorsque le jus de citron en conserve fut remplacé par du jus de lime douce, pauvre en vitamine C. En France, le scorbut continuait à sévir, surtout chez les détenus des prisons navales. La santé à bord des navires s'améliora au XIXe s., mais cette amélioration est pour une bonne part à mettre au compte d'un raccourcissement de la durée des voyages.

Pendant la guerre d'indépendance américaine et la Révolution française, le nombre des personnes tuées au combat n'excéda pas 10 % du nombre total des décès. Les blessés étaient eux aussi moins nombreux : ainsi, dans la flotte britannique qui faisait route vers les Antilles en 1781, les blessures par coupure ou brûlure n'étaient que la troisième cause poussant les marins à se faire porter malades, devant le scorbut et derrière les fièvres et les diarrhées. À Haslar et Plymouth, les deux principaux hôpitaux de la marine britannique, il y eut 80 135 admissions et 4 246 décès entre 1778 et 1782. Par contraste, pendant la Révolution française et les guerres napoléoniennes entre 1793 et 1797, ces chiffres tombèrent respectivement à 53 775 et 3 123. La fréquence du typhus diminua également après que le ministère de la Marine eut imposé l'utilisation des *« slop ships »*. En 1796, l'année où Edward Jenner pratiqua la première vaccination contre la variole, le ministère de la Marine ordonna la consommation de jus de citron et d'antiscorbutiques. En 1796, la proportion entre les hommes malades et les hommes sains était d'environ 1 pour 2,45, et cette année-là, les risques de mourir en service s'élevaient à 1 sur 42. En 1843, la proportion entre hommes malades et hommes sains fut portée à 1 pour 10,75, tandis que le risque de mourir en service était tombé à 1 sur 143. Par la suite, en 1858, la marine britannique exigea de ses équipages qu'ils se fissent vacciner contre la variole.

Par opposition aux périodes précédentes, la plupart des batailles du XIXe s. eurent lieu sur terre et non en mer, et la taille des flottes européennes diminua. La médecine navale devint de plus en plus internationale, à mesure que les différents pays adoptaient des pratiques qui avaient fait leurs preuves chez d'autres nations. Souvent, néanmoins, les coûts et la tradition empêchèrent les innovations et l'adaptation rapides. Pendant la guerre de 1812, la marine américaine improvisa un service de santé sur la côte pour les marins blessés et passa contrat avec l'hôpital municipal de Charleston – entre autres – pour disposer de lits. À la fin de la guerre en 1815, la marine n'employait que 53 chirurgiens et 75 seconds. Les maladies et les traumatismes liés aux combats avaient fait chacun 300 victimes, tandis que les accidents avaient causé 100 décès supplémentaires. Le service de santé de l'*USS Constitution*, une frégate conçue pour un équipage de 500 personnes, était dirigé par un seul chirurgien assisté de son second, qui travaillaient dans un local de 10 m^2 situé sur le pont avant du navire ou sur le faux-pont. Les chirurgiens pratiquaient des amputations, et la thérapeutique comprenait les emplâtres vésicants, les saignées, l'administration d'émétiques mais aussi d'alcool, de quinquina et d'opium. Les marines anglaises et françaises furent plus rapidement médicalisées. En 1820, la marine britannique alignait 160 navires de guerre, avec à leur bord 872 chirurgiens et 374 seconds en service actif. Au même moment, la France disposait d'environ 100 navires où servait un personnel de santé de 315 membres.

Il n'était pas nécessaire d'être hautement qualifié pour être nommé second chirurgien, chirurgien ou même médecin. En 1835, la marine française employait en service actif 389 praticiens de différents grades, mais seulement 91 d'entre eux possédaient leur diplôme de médecin. À des fins comparatives, et en comptabilisant les principales catégories de praticiens, les navires britanniques comptaient jusqu'à huit chirurgiens chacun, tandis que la France n'en possédait que trois en moyenne et l'Amérique bien moins encore.

Aux XIXe et XXe s. les praticiens navals durent faire face à de nouveaux défis médicaux et aux transformations de leur environnement technique. À la tuberculose et à la dysenterie, alors très fréquentes, s'ajoutait ce qu'on a coutume d'appeler les maladies tropicales telles que la fièvre jaune, le paludisme et les boutons d'Orient. En 1835, le personnel de santé de la marine française revêtait un uniforme officiel et jouissait d'un meilleur statut. En France, comme ailleurs en Europe, les médecins de l'armée de terre bénéficiaient d'un statut et d'un salaire supérieurs à ceux dont jouissaient leurs homologues de la marine. À partir de 1830, les marines nationales européennes abandonnèrent la voile pour la vapeur. Par la suite elles adoptèrent des armes plus puissantes, telles que l'obus explosif. La torpille fit son apparition dans les années 1870. Les progrès technologiques influèrent sur l'hygiène à bord des navires, en augmentant la quantité de plomb et d'autres substances toxiques utilisées pendant les combats. Dans les années 1880, les médecins servant à bord des navires hôpitaux qui rentraient d'Indochine remarquèrent que la chaleur des moteurs avait une influence particulièrement néfaste sur les patients atteints de fièvres. En temps de paix, lorsque la guerre n'était pas formellement déclarée, les médecins navals de la plupart des pays officiaient dans les postes coloniaux d'Asie, d'Afrique ou du Pacifique Sud. Les Américains entreprirent à leur tour de formaliser leur conception de la médecine navale. Les marins de la marine marchande américaine tiraient un profit minime du service hospitalier de la marine fondé en 1798, institution qui fut réorganisée dans les années 1870 et prit le nom de *US Public Health Service*. La marine se dota d'un service de santé en 1828, et construisit un hôpital naval permanent à Norfolk, en Virginie, en 1830. Une école dispensant une véritable formation en médecine navale ne vit le jour que bien plus tard, après la guerre Hispano-Américaine. Pour les Américains, la médecine navale perdit une grande partie de sa spécificité lorsque fut créée en 1972 une université de médecine unifiée connue sous le nom de *« Uniformed Services University of Health »*, qui continue de former des médecins pour toutes les branches du service de santé publique et militaire des États-Unis.

En France, la médecine navale rejeta toute idée d'intégration dans la médecine militaire ou dans la médecine civile jusqu'en 1893, lorsque la France cessa de conquérir de nouvelles colonies pour administrer celles qu'elle possédait. L'Indochine en particulier fut soustraite à la tutelle de la marine nationale qui l'avait conquise et administrée. Celle-ci renonça également au contrôle qu'elle exerçait sur des colonies qui dépendaient du ministère de la Marine. Par ailleurs, la réforme des universités et le renforcement des régulations concernant la médecine civile marginalisèrent la médecine navale. En 1900, le ministère de la Guerre prit le contrôle de l'armée coloniale et mit un terme aux prétentions d'autonomie de la marine. Dans les années 1890, la marine transforma les écoles médicales portuaires de Brest, Rochefort et Toulon en écoles préparatoires, et centralisa la formation des médecins navals et coloniaux au sein de la nouvelle École principale de Bordeaux. Elle réduisit également le temps que les étudiants de médecine devaient passer sur les bateaux « à la grande école de la mer », avant de recevoir leur diplôme de médecin et créa une école d'application post-doctorale à Toulon, sur le modèle de l'école militaire du Val-de-Grâce. Dès lors, les étudiants furent inscrits à la faculté de médecine de Bordeaux, qui depuis 1997 porte le nom de Victor Segalen Bordeaux II. Les cours de médecine de laboratoire et de parasitologie médicale étaient assurés par le Dr Aristide Le Dantec qui fonda en 1894 un Institut colonial à Bordeaux.

L'histoire de la médecine navale, depuis l'Antiquité jusqu'à nos jours, est indissociable de celle du commerce, de la sûreté et de la politique des États nations. C'est au début du XVIIIe s. que la médecine navale acquit sa propre identité, en se distinguant de la médecine maritime. Depuis l'époque napoléonienne et l'émergence de l'armée de terre comme principale force de combat, la médecine navale a perdu une bonne partie de son statut spécial et peut maintenant être considérée comme une branche – importante – de la médecine professionnelle et de l'hygiène. La spécificité intellectuelle et institutionnelle de la médecine navale, qui pendant longtemps étudia les maladies coloniales et tropicales, fut réduite davantage encore par le développement de la parasitologie médicale et la création d'une série d'instituts de médecine coloniale, dont celui de Paris (1902) ; par la prolifération des Instituts Pasteur ; et par la fondation des écoles de médecine tropicale de Liverpool (1898) et de Londres (1899). Il est intéressant de noter que ces deux institutions anglaises naquirent en dehors des facultés de médecine existantes, en réponse à des mandats impériaux. En outre, les nouvelles technologies militaires et les techniques de guerre modernes utilisées pendant les deux conflits mondiaux du XXe s., en particulier l'émergence de l'armée de l'air, de bombes aériennes fiables et précises et d'une technologie sophistiquée permettant de lancer des fusées à distance, ont également réduit, semble-t-il, l'importance de la médecine navale. L'avenir de la médecine navale dépend du maintien, comme facteurs de commerce et de défense, des marines nationales, des navires et des sous-marins. Elle a prouvé à de nombreuses reprises son utilité pour les États-nations, et les divers aspects de son histoire méritent que les médecins et les historiens continuent à s'y intéresser.

► ALLISON R. S., *Sea Diseases : The Story of a Great Natural Experiment in Preventive Medicine in the Royal Navy*, Londres, John Bale and Staples Ltd., 1943. – ANDRÉ J., *Être médecin à Rome*, Paris, Éditions Payot & Rivages, 1995. – BRISSOU B., « Naissance du Service de santé des colonies. Dix ans de drames », *Médecine et Armées*, 24, 1996, p. 423-431. – DELAPORTE F., *Histoire de la fièvre jaune : naissance de la médecine tropicale*, Paris, Payot, 1989. – GORDON M. B., *Naval and Maritime Medicine During the American Revolution*, Ventnor (NJ), Ventnor Publishers, 1978. – KEEVIL J.-J., *Medicine and the Navy, 1200-1900*, Édimbourg/Londres, 4 t., 1957-1963. – LANGLEY H. D., *Medicine in the Early US Navy*, Baltimore, John Hopkins Univ. Press, 1995. – LEFÈVRE A., *Histoire du service de santé de la Marine militaire et des écoles de médecine navale en France depuis le règne de Louis XIV jusqu'à nos jours,*

1666-1867, Paris, 1867. – LÉONARD J., *Les Officiers de santé de la Marine française de 1814 à 1835,* Thèse de Troisième Cycle, Université de Rennes, 1967. – OSBORNE M. A., « Identity and distinctiveness in XIXth century French naval medicine », *Revue Scientifique et Technique de la Défense,* 54, 2001, p. 11-18. – NUTTON V., « The Doctors of the Roman Navy », *Epigraphica,* 32, 1970, p. 66-71. – SARDET M., *L'École de chirurgie du port de Rochefort (1722-1789),* Vincennes, Services Historique de la Marine, 2000. – Coll. : *Dictionnaire Encyclopédique des Sciences Médicales,* A. Dechambre (éd.), Paris, G. Masson et P. Asselin, deuxième série, vol. XI, 1875, « Naval, service de santé », p. 558-712 ; « Naval, hygiène », p. 713-813.

Michael A. OSBORNE
(Trad. Mickael Popelard)

→ Épidémiologie ; Scorbut ; Tropicale (Médecine).

NAZISME

L'impact du nazisme sur la médecine allemande fut considérable : les services de santé furent réorganisés suivant les principes du nazisme et les médecins durent donner une orientation raciale à leurs recherches, à leur pratique et à leur enseignement de la médecine. Le processus de « synchronisation » *(Gleichschaltung),* ou « mise au pas », passait par la nomination de militants nazis aux postes clés de l'administration et de l'organisation du système de santé, mais il impliquait également la ségrégation ainsi que l'expulsion – dans un premier temps – des individus soupçonnés d'être juifs. Il comprenait également des mesures à l'encontre des individus dont certains parents ou grands-parents étaient juifs, mais aussi contre ceux dont le conjoint était juif. Les opposants politiques au National Socialisme pouvaient être persécutés et arrêtés. On étendit la *Gleischaltung* aux régions de la Sarre, de la Tchécoslovaquie et de l'Autriche qui avaient été annexées et dans lesquelles les autorités, entièrement gagnées au nazisme, conservaient un certain degré d'autonomie. Non seulement la santé était un élément important de la propagande raciale, mais de plus, la médecine contribuait à la Shoah en permettant l'identification et l'extermination de ceux que leur race rendait indésirables.

Beaucoup de médecins étaient des nazis convaincus. Dès 1937 plus de 40 % des médecins appartenaient au NSDAP, et environ 7 % d'entre eux faisaient partie des SS. Les femmes, dont la proportion dans les professions médicales avait beaucoup augmenté, dépassant les 10 % en 1939, soutenaient également les nazis. La nazification de la santé publique exigeait que l'on mît fin à la distinction entre les organismes de santé qui dépendaient des communes et ceux qui dépendaient de l'État. Les nouveaux « bureaux de la santé » jouèrent un rôle décisif tant en matière de stérilisation que dans d'autres domaines de la politique raciale.

Une forte proportion de médecins allemands fut expulsée pour des raisons politiques ou raciales (principalement à cause de leur ascendance juive). Les médecins de gauche, les partisans de la régulation des naissances ainsi que les tenants d'un eugénisme non orthodoxe s'exilèrent. Les Allemands qui n'étaient pas juifs furent rares à s'expatrier volontairement : parmi les universitaires, citons la pharmacologiste Otto Krayer et l'embryologiste Johannes Holtfreter. Les médecins juifs titulaires d'une chaire universitaire furent démis de leurs fonctions et le KWG destitua également ses employés juifs dès 1939. Le biochimiste Otto Warburg, juif à moitié, fut exceptionnellement maintenu dans ses fonctions tout au long du IIIe Reich.

Les médecins juifs furent rapidement exclus de l'assurance maladie. Ils ne pouvaient soigner que les seuls patients juifs, et on leur donna le nom de *Krankenbehändler* (praticiens médicaux). Certains étudiants juifs qui étudiaient la médecine ou les soins dentaires furent autorisés à finir leur cursus à condition d'émigrer. Environ 10 % des étudiants virent leurs diplômes annulés. Parmi les médecins juifs allemands, entre 4 500 et 6 000 furent contraints d'émigrer, 5 % se suicidèrent, et environ 2 000 furent tués dans la Shoah. La France et la Belgique figurent au premier rang des pays qui recueillirent et aidèrent les médecins réfugiés, mais cet aspect de la question n'a pas encore été étudié. La majorité des réfugiés gagnèrent les États-Unis, où ils durent affronter la résistance de la profession médicale. Bien que le Royaume-Uni ait joué un rôle négatif en limitant l'émigration vers la Palestine, ces deux pays accueillirent un nombre encore plus élevé de réfugiés par habitant. Environ 850 médecins allemands et 420 médecins autrichiens s'installèrent en Angleterre. Tous les réfugiés éprouvèrent des difficultés pour obtenir l'autorisation de pratiquer la médecine à l'étranger. La Grande-Bretagne reconnut tous les diplômes étrangers à partir de la fin 1941.

La race devint un concept médical incontournable et on l'appliqua au métabolisme, à la génétique, à la physiologie et à la psychologie. Le racisme eugénique aidant, on s'intéressa aux maladies dégénératives chroniques. Les nazis se penchèrent par exemple sur le cancer et créèrent un nouveau centre de recherches dépendant du Reich. L'étude épidémiologique de la corrélation entre la consommation de tabac et le cancer du poumon est un exemple de recherche fructueuse, qui passa presque inaperçue à l'époque. Mais la recherche sur le cancer servit également de prétexte aux recherches sur les armes biologiques. Grâce à des unités mobiles de radiographie, les nazis firent du diagnostic précoce de la tuberculose une de leurs priorités.

Avec son large système d'assurance maladie et ses médecins formés dans des universités où ils étaient régulièrement mis au fait des innovations de la recherche médicale, la médecine allemande occupait une place à part. Le national socialisme conserva certaines structures caractéristiques du système d'assurance maladie tout en les centralisant. Dans les années 1930, en dépit de l'expulsion des chercheurs juifs ou dissidents, la recherche médicale s'intensifia. Néanmoins, lorsque la guerre fut déclarée, la recherche ralentit considérablement.

La médecine nazie demeura pluraliste sous l'influence de lobbies puissants qui militaient pour la « médecine naturelle » *(nature therapy)* et l'homéopathie. Himmler était connu pour le soutien qu'il apportait à la médecine alternative, notamment à l'homéopathie et la « médecine naturelle ». Il s'intéressait également à l'anthroposophie et aux théories sur la réincarnation. La médecine non conventionnelle bénéficia d'une plus grande reconnaissance officielle de la part de l'État nazi – en particulier grâce à des diplômes destinés aux « thérapeutes naturels ». Mais aucune forme de pratique médicale n'échappa au racisme nazi ni aux théories de la biologie raciale.

Le système de santé nazi continua à s'intéresser aux maladies infectieuses. Un grand nombre d'entre elles connurent une recrudescence dans les années 1930 et surtout pendant la guerre. Dans son tract antinazi intitulé « Heil Hunger ! », Martin Grumper, un médecin réfugié, attire l'attention sur l'augmentation du nombre de cas de diphtérie et de scarlatine, ainsi que sur la hausse de la mortalité maternelle. La recrudescence des maladies infectieuses indiquait que la situation des femmes et des enfants s'était détériorée, l'économie de guerre ayant besoin des femmes pour travailler dans l'industrie. Pendant la guerre, le nombre de cas de tuberculose et de cancer augmenta rapidement, tandis que les traitements infligés aux victimes du racisme et aux prisonniers de guerre furent à l'origine d'importantes épidémies de typhus *(Fleckfieber)*.

Il est indéniable que pendant la Deuxième Guerre mondiale la recherche médicale allemande fut moins performante que celle des alliés. Les nombreuses tentatives de culture de pénicilline se soldèrent par des échecs. Les Allemands se montrèrent incapables de rendre le DDT opérationnel dans les mêmes proportions que l'équipe interdisciplinaire du pathologiste Howard Florey à Oxford ou de rivaliser avec les vastes moyens de culture américains. À partir de 1940 de nombreux chercheurs furent envoyés dans des unités en première ligne. Lorsqu'en 1943 les Allemands décidèrent de faire à nouveau de la recherche militaire une de leurs priorités, les efforts de coordination du *Reichsforschungsrat* buttèrent contre la dégradation rapide de la situation militaire. La pénurie d'animaux de laboratoire ainsi que la volonté d'exploiter des ressources humaines jugées surnuméraires expliquent l'augmentation des expérimentations humaines dans les camps de concentration entre 1941 et 1944. Les chercheurs abandonnèrent les problèmes militaires pour des questions scientifiques plus générales, faisant un grand nombre de victimes parmi les femmes et les enfants, surtout en 1944-1945. Les travaux de Schwarberg qui, le premier, a reconstitué la façon dont vingt enfants, d'abord utilisés pour des expérimentations sur la tuberculose, furent tués en avril 1945, ont ouvert la voie à une abondante recherche historique sur la médecine allemande à l'époque des nazis. Pourtant, de nombreuses questions d'interprétation et des problèmes d'ordre quantitatif se posent encore. Nous ne savons pas à combien s'élève le nombre exact des victimes des expérimentations humaines et des atrocités qui y furent liées, bien qu'il soit probablement supérieur à 10 000.

La recherche médicale allemande fut loin d'être aussi efficace que celle des alliés qui se montrèrent capables de mettre sur pied des équipes interdisciplinaires et d'appliquer les résultats de la recherche à la production industrielle. Là encore, le fait que les Allemands aient échoué à produire la pénicilline dans des proportions importantes en dépit de tentatives nombreuses portant sur de petites quantités souligne l'absence de coordination entre les scientifiques et l'industrie, ainsi que la fragmentation de la communauté scientifique en de nombreux groupes rivaux. Le domaine de la prévention des épidémies offre des exemples d'échecs similaires, puisque les Allemands ne parvinrent pas à rendre opérationnel le DDT.

En Allemagne ainsi que dans les territoires conquis, les mesures raciales, soutenues par la psychiatrie et par les dispositifs de santé publique, gagnèrent rapidement du terrain. La loi sur la stérilisation fut votée en juillet 1933. Ses effets furent variables selon les contextes régionaux. Certains médecins, comme le neurologue Karl Kleist à Francfort, affirmèrent s'y être opposés. La stérilisation fit environ 450 000 victimes, sans compter l'Autriche annexée. La stérilisation prit également pour cible les enfants dont les origines raciales étaient mélangées. Entre 1941 et 1945, dans les camps de concentration, la stérilisation par les rayons X fut pratiquée à grande échelle – bien qu'à titre encore expérimental – sur des milliers de personnes. Il faut y ajouter les quelque 10 000 « asociaux » et les 10 000 criminels héréditaires qui furent emprisonnés dans les camps de concentration.

C'est au milieu des années 1930, dans le cadre d'études conduites dans des hôpitaux psychiatriques, que l'on commença à envisager de supprimer des patients. On possède la preuve que les cercles médicaux proches d'Hitler débattirent de cette question. Lorsque la guerre fut déclarée en 1939, le Führer chargea un jeune chirurgien, Karl Brandt, et un administrateur du nom de Bouhler de mettre en œuvre l'euthanasie. Brandt soutenait l'utilisation du monoxyde de carbone mais ne joua pas un rôle actif dans les décisions prises à l'échelon individuel des patients. La phase initiale – dont le code était T4, d'après l'adresse du siège administratif qui se trouvait au n° 4 de la Tiergartenstrasse – fit 95 000 victimes. 1941 vit la protestation de certains catholiques influents, l'opposition d'une partie de la population et l'arrêt officiel de l'euthanasie, qui continua malgré tout dans les camps de concentration, les hôpitaux pour enfants et d'autres lieux cliniques. À l'Est, un très grand nombre de patients furent tués, notamment en Pologne et dans les régions de l'URSS sous occupation. On a relevé une forte hausse de la mortalité en France, mais la controverse n'est pas close sur la possibilité d'une augmentation des décès dus à la faim et aux mauvais traitements. Certains estiment que les victimes françaises furent au nombre de 40 000.

La santé publique tomba sous la coupe d'une série de nazis énergiques, sans jamais cesser d'être une arène où s'exprimaient les tensions personnelles et politiques. D'ardents partisans de la politique raciale s'intéressèrent à la fécondité en cherchant à éradiquer les groupes « dégénérés » comme les homosexuels à partir de bases de données biologiques héréditaires – en Thuringe, ce fut notamment le cas de Karl Astel, un généticien de formation. Arthur Gütt refondit la santé publique sur des bases eugénistes mais certains membres du parti nazi, spécialistes des questions raciales, le jugeaient trop modéré, de même que le Führer des médecins du Reich, Gerhard Wagner, qui critiquait également Gütt. Leonardo Conti, qui leur succéda, tenta vainement d'unifier la santé publique et les services qui reposaient sur le système d'assurance. Face à l'opposition croissante, Karl Brandt fut chargé en 1942 de la coordination des systèmes de santé civil et militaire. Hitler renforça les pouvoirs de Brandt l'année suivante, mais son crédit diminua peu à peu auprès du Führer en 1945, et il fut finalement arrêté en avril 1945.

Le *Reichsgesundheitsamt* cautionna l'orientation raciale de la médecine. Son directeur, Hans Reiter, était un militant nazi notoire en même temps qu'un bactériologiste compétent. Le ministère de la Santé encouragea de nombreuses études raciales. Robert Ritter joua un rôle de premier plan dans les études sur les Tziganes et les Romanichels. Il s'agissait d'études généalogiques ainsi que des tests psychologiques et anthropologiques qui aboutirent à la déportation de nombreuses personnes vers des camps de concentration. Ceux qu'on déporta au camp pour gitans d'Auschwitz furent tués.

Les organismes d'assistance sociale prirent une coloration résolument nazie, et jouèrent un rôle crucial dans le système de protection sociale nazi. L'emprise du nazisme sur la Croix Rouge allemande fut considérable, puisque celle-ci était contrôlée par d'influents médecins SS. Les protestants de l'Innere Mission, ainsi que quelques catholiques experts des questions sociales fermèrent les yeux sur la stérilisation. Le *Nationalsozialistische Volkswohlfahrt* – ou organisation caritative nationale-socialiste – en vint à jouer un rôle majeur dans l'organisation du travail bénévole. Parmi les institutions dépendant des SS, le centre *Lebensborn* pour les mères convalescentes pratiqua des adoptions forcées, afin de « germaniser » les enfants enlevés à leurs parents.

Les facultés de médecine firent allégeance au régime tout en conservant une certaine autonomie. Les incursions des SS provoquèrent des tensions. L'université d'Iéna était sous le contrôle des nazis, mais la situation n'était pas partout la même, ainsi que le montre le cas de Rascher, un chercheur SS qui se livra à des expériences de physiologie meurtrières dans les camps de concentration et rencontra des difficultés pour obtenir une habilitation. Les universités de Marburg et Munich refusèrent d'admettre Rascher en leur sein, bien que l'université de Strasbourg fût prête à l'accepter. Ce sont des professeurs de médecine de Strasbourg qui menèrent les expériences du camp de concentration de Natzweiler.

Le nombre des étudiants de médecine ne fléchit pas, bien qu'en 1939 l'imminence de la guerre eût pour conséquence de raccourcir les études de médecine, qui furent encore davantage écourtées pendant la guerre. Les étudiants étaient soumis à une intense propagande nazie, la plupart des universités dispensaient des cours d'hygiène raciale, et des organisations comme les SS ou les SA recrutaient parmi les étudiants. Certains étudiants de médecine étrangers, notamment des Norvégiens, furent retenus en otages à Buchenwald.

Les travailleurs forcés recevaient des rations alimentaires minimales et des soins médicaux épouvantables ; on pratiqua des avortements forcés sur les femmes enceintes. Le système de santé allemand ne pouvait fonctionner sans faire appel à des travailleurs forcés qui exécutaient des tâches subalternes. Les nazis allèrent jusqu'à prendre les prisonniers étrangers pour objets d'étude.

On centralisa le système d'assurance qui perdit en autonomie. Le nombre des bénéficiaires de l'assurance maladie augmenta, de même que le nombre de personnes ayant accès au système de santé. L'ordre des médecins fut consolidé et placé sous la coupe des nazis. Karl Hädenback, vétéran de la ligue anti-socialiste Hartmanbund et du *Deutsche National Volkspartei*, œuvra activement pour purger la profession de ses praticiens juifs, avant que les nazis ne se débarrassent également de lui en 1939. L'association des médecins national-socialistes recruta des militants nazis.

En matière de santé publique, la situation des pays occupés par les Allemands ne fut pas uniforme. Dans l'ensemble, ce fut pire à l'Est (en Pologne et en Russie) qu'à l'Ouest, mais toutes les régions occupées connurent les privations et la déportation. L'économie allemande avait besoin d'un grand nombre de travailleurs forcés dont la santé était éprouvée par des privations nombreuses. Les valeurs nazies façonnaient la pratique clinique, comme le prouve le fichage des malades congénitaux.

La résistance fut assez limitée. Certains médecins se servaient de leur consultation comme d'une couverture pour organiser des réunions illégales. Le psychanalyste John Rittmeister, ainsi que Hans et Sophie Scholl, deux étudiants de médecine de la « Rose Blanche », furent exécutés, parmi d'autres. Certains médecins refusèrent d'obéir aux règlements ordonnant de ne pas soigner les patients juifs ou de ficher les patients atteints de maladies héréditaires.

La phase ultime de la guerre se traduisit par de lourdes pertes humaines. Les bombardements systématiques firent de très nombreux sans-abri, et favorisèrent le pullulement des rats. On assista à des mouvements de réfugiés. Il semble que la fin de la guerre ait accéléré la Shoah, entraînant, d'un camp surpeuplé à l'autre, des marches forcées qui firent de très nombreux morts. Le mécanisme meurtrier continua à fonctionner sans relâche et des documents prouvent que l'euthanasie se poursuivit après la cessation des hostilités.

Dans leur effort pour reconstituer ce qu'avait été la médecine allemande sous les nazis, les alliés furent confrontés à un gigantesque puzzle historique, dont la difficulté fut augmentée par l'indifférence générale des années 1950 et 1960 ainsi que par la restriction de l'accès aux archives. Bien que les recherches sur la médecine à l'époque du national-socialisme aient connu une progression régulière depuis 1977, nous ne savons presque rien ni des médecins qui se rendirent coupables d'atrocités racistes, ni des victimes des différentes catégories de crimes de guerre médicaux et d'atrocités racistes que les nazis perpétrèrent, ni encore des conditions sanitaires sous le IIIe Reich.

► BURLEIGH M., *Death and Deliverance. Euthanasia in Germany, 1900-1945,* Cambridge, Cambridge Univ. Press, 1995. – GUMPERT M., *Heil Hunger ! Health under Hitler,* Londres, 1940. – KATER M., *Doctors under Hitler,* Chapel Hill, Londres, North Carolina Univ. Press, 1989. – LEIBFRIED S. & TENNSTEDT F., *Berufsverbote und Sozialpolitik 1933,* Bremen, 1979. – LILIENTHAL G., *Der « Lebensborn e.V. » Ein Instrument nationalsozialistischer Rassenpolitik,* Stuttgart, G. Fischer, 1985. – SCHWARBERG, *Der SS Artz und die Kinder von Bullenhuser Damm,* trad. de l'allemand C. Cassin, *Ils ne voulaient pas mourir, les enfants martyrs de Bullenhuser Damm,* Paris, Presses de la Renaissance, 1981. – WEINDLING P., « Angelik Ebbinghaus et Klaus Dörner » (eds.), *Vernichten und Heilen, Der Nürnbergen Ärtzeprozess und seine Folgen,* Berlin, Aufbau-Verlag, 2001, p. 26-47 ; *Health, Race and German Politics between National Unification and Nazism 1870-1945,* Cambridge, Cambridge Univ. Press, 1989.

Paul WEINDLING
(Trad. Mickael Popelard)

→ Avortement ; Cancer ; Code de Nuremberg ; Eugénisme ; Expérimentations humaines ; Stérilisation ; Surdité ; Typhus.

NÉVROSE

L'histoire des significations du terme de névrose et de sa position dans les différents discours où il s'est inscrit témoigne de la façon dont se sont posées et remaniées un certain nombre de questions touchant aux troubles mentaux, à la pathologie et à la norme, et au statut de la conscience depuis les Lumières jusqu'à nos jours. N'est-il pas singulier que ce terme, créé dans la deuxième partie du XVIIIe s., presque en même temps que la médecine moderne, soit passé aujourd'hui dans le langage courant et, dans le même temps, disparaisse des classifications psychiatriques contemporaines ? Comment comprendre ce mouvement qui, d'une définition englobant l'ensemble des troubles mentaux, en fait, aujourd'hui, un quasi-synonyme de normalité ?

Une histoire de la névrose

Ce mot est formé à partir du grec, de l'association de *neuron* « nerf » et du suffixe -ose utilisé pour les maladies non inflammatoires. Son apparition fait partie de ces essais de classification médicale qui précédèrent et accompagnèrent la naissance de la médecine moderne. Un médecin écossais, William Cullen, crée le terme de *neurosis* pour le cours de nosologie qu'il donne à Édimbourg en 1766. Cet enseignement est d'abord prononcé en latin et publié ainsi en 1769 puis traduit en anglais en 1800. Mais Cullen fait paraître, en 1777, *First lines in the practice of physic* dont une partie s'intitule *Neurosis or Nervous Diseases*. Le terme *neuroses* figure dans la première édition de l'*Encyclopædia Britannica* en 1771 à l'article *Medicine*, où est présentée la classification de Cullen. Il désigne la deuxième des quatre classes de maladies où se répartit l'ensemble de la pathologie. Les névroses ou maladies nerveuses se subdivisent en : *comata* ou maladies léthargiques comprenant aussi bien l'apoplexie, les paralysies que la catalepsie ; *adynamiæ* ou arrêt ou diminution de certains mouvements involontaires vitaux ou naturels ainsi les syncopes, la dyspepsie, l'hypocondrie ; *spasmi* ou mouvements irréguliers des muscles comme le tétanos, les convulsions, l'épilepsie, les palpitations, l'asthme, les coliques, le choléra, les diarrhées, le diabète, l'hystérie, l'hydrophobie ; enfin *vesaniæ* ou maladies de l'esprit sans fièvre ni coma, telles la manie, la mélancolie ou l'*amentia*. Ce qui fait l'unité de cette classe est le postulat d'une origine organique avec absence de fièvre ou de lésion d'organe décelable. Les névroses dépendent « d'une affection plus générale du système nerveux et des puissances du système d'où dépendent plus spécialement le sentiment et le mouvement ».

Philippe Pinel, l'homme qui fera « tomber les chaînes des aliénés », fondateur d'une nouvelle clinique et du regard psychiatrique moderne, introduit et diffuse en France les idées de Cullen, qu'il traduit en 1785. Sa *Nosographie philosophique*, publiée en 1798, s'inspire largement des travaux de Cullen. Il reprend la classe des névroses, en donnant une priorité aux vésanies, c'est-à-dire aux maladies dont la causalité organique est la moins évidente. « Rien d'étonnant à ce que progressivement, remarque Jacques Postel, au cours du XIXe s., la classe des névroses s'appauvrisse du côté de la neurologie [...] et qu'elle s'enrichisse du côté des maladies fonctionnelles non organiques. » Mais Pinel ne soulignait-il pas que les « maladies nerveuses qui établissent une connexion si étroite entre la médecine, l'histoire de l'entendement humain et la philosophie morale, sont loin de se plier aussi facilement que les maladies aiguës aux lois d'une distribution méthodique ». Ce que Jacques Postel commente : « On comprend bien que recouvrant en plus des entités morbides tellement différentes, cette catégorie nosographique ne pouvait avoir une bien longue existence. » Pourtant, celle-ci se prolongera tout au long du siècle. C'est à la fin du XIXe s., que la signification du terme se modifie plus radicalement. D'une part, le terme de psychose, apparu dans la psychiatrie allemande, va s'opposer à celui de névrose, d'autre part les travaux sur l'hystérie, à La Salpêtrière avec Charcot, puis avec Janet et surtout Freud, vont entraîner un changement fondamental de la notion de névrose. En fait, dès 1888, c'est-à-dire bien avant la découverte de la psychanalyse, Freud situe l'hystérie dans une perspective proche de celle de Charcot, comme une névrose, c'est-à-dire l'effet d'une atteinte physiologique du système nerveux plutôt que d'une lésion d'organe. La névrose a déjà commencé de quitter le champ propre de la neurologie. Ainsi, dans cette perspective, pour Janet les névroses sont des troubles de l'évolution des fonctions, c'est-à-dire de l'adaptation continue et nécessaire aux circonstances nouvelles de la vie. Le mouvement freudien sera plus radical et c'est à la psychanalyse que l'on doit une théorie et une conception nouvelles des névroses.

La névrose dans la psychanalyse

Dès le début de ses travaux, Freud établit l'étiologie sexuelle des névroses. En fait, l'existence d'une sexualité infantile, le lien entre sexualité et vie psychique étaient déjà présents dans le discours médical de l'époque – que l'on songe aux observations de Lindner sur la tétée, aux préoccupations concernant l'onanisme, etc. Mais Freud part de ce que les hystériques lui disent, et la découverte de l'inconscient freudien remanie la notion du sexuel en jeu pour la psychanalyse. De même, l'infléchissement du terme de névrose est déjà là quand Freud s'en empare, mais il lui revient d'accomplir un remaniement radical de son premier usage. En fonction de ses avancées, il réorganise régulièrement ce champ en proposant des classifications nouvelles. Dans un premier temps, il définit deux grandes catégories : d'une part les névroses actuelles (neurasthénie, névrose d'angoisse, hypocondrie) et d'autre part les psychonévroses de défense où prédomine la défense comme mécanisme psychique. Celle-ci vise à protéger le moi d'une représentation insupportable et inconciliable. Le malade veut oublier quelque chose et le maintient volontairement hors de la conscience. Mais il ne peut se débarrasser de l'idée elle-même. Elle est « seulement repoussée dans l'inconscience ». Freud développera ultérieurement la notion de mécanismes de défense, où le refoulement occupe une place privilégiée. Chacune des psychonévroses de défense (hystérie, obsession, phobie, paranoïa), dont la défense est « le point nucléaire dans le mécanisme psychique » pourrait se caractériser par la prévalence d'un mode de défense spécifique. D'autre part, la représentation inconciliable contre laquelle s'organise la défense est un souvenir de nature sexuelle. Plus tardivement, à partir de son travail sur le narcissisme, il divise les psychonévroses de défense en deux sous-catégories : les névroses narcissiques qui correspondent approximativement aux psychoses, et les névroses de transfert (hystérie, obsession, hystérie d'angoisse). Avec la découverte du complexe d'Œdipe et l'abandon de la théorie de la séduction, c'est-à-dire avec la naissance de la psychanalyse, la névrose peut se concevoir comme un ensemble de symptômes exprimant un conflit psychique provenant de compromis entre le désir et la défense contre l'angoisse de castration.

Du point de vue de la structure, l'élément central et déterminant des névroses est le complexe d'Œdipe, et donc la question de la castration. La structure n'est pas à proprement parler une notion freudienne. Freud fut pourtant soucieux de dégager une nosographie – il crée la catégorie de névrose obsessionnelle – qui ne se fonde pas sur des regroupements de signes cliniques, mais sur les mécanismes à l'œuvre dans la formation des symptômes, dans le fonctionnement de l'appareil psychique et surtout par rapport au transfert. Lacan emprunte le terme de structure à la linguistique saussurienne, pour rendre compte de la notion de sujet en psychanalyse. L'approche structurale s'intéresse moins aux éléments d'un système en tant que tels qu'aux relations qu'ils entretiennent les uns avec les autres. On peut rappeler que pour Saussure, dans la langue il n'y a que des différences. Un mot, un phonème n'a de valeur qu'en tant qu'il fait différence d'avec un autre, ce qui le conduit à concevoir la langue comme un système synchronique.

Freud découvre le complexe d'Œdipe en 1897. Cette notion cruciale pour la psychanalyse sera remaniée. Dans un premier temps, il considère l'œdipe du garçon et celui de la fille comme symétriques, chacun ayant des sentiments tendres pour le parent de sexe opposé et des sentiments d'hostilité pour le parent du même sexe. Mais l'expérience conduit à noter que les sentiments tendres se doublent de sentiments hostiles et vice versa. Cette ambivalence est liée fondamentalement à la bisexualité. Ainsi le garçon éprouve aussi de l'amour pour le père, ce qui n'est pas sans lui poser problème puisque cela féminise sa position et le pose comme rival de la mère. Le complexe de castration constitue l'issue du complexe d'Œdipe pour le garçon. En effet, il est alors conduit à renoncer à son premier choix d'objet. Tardivement, Freud conçoit l'œdipe de la fille comme différent de celui du garçon. Chez le garçon comme chez la fille, le premier objet est la mère. Mais l'absence de pénis chez la mère conduit la fille à se tourner vers le père comme celui qui n'est pas sans l'avoir et peut le donner à elle qui en est dépourvue. Le père est porteur de la promesse d'un enfant, équivalent au phallus. Il y a, dès lors, une difficulté à concevoir une sortie de l'œdipe pour la fille dans des conditions identiques à celles du garçon. Cette étape supplémentaire, découverte tardivement, introduira la notion de préœdipien et ouvrira la porte à de nombreux travaux chez les post-freudiens. Ainsi, pour Freud, est établie l'universalité de l'œdipe, qui vaut aussi bien pour les névroses que pour les perversions. Néanmoins, la psychose ne répond pas à cette conception, même si Freud avance, à propos du cas du président Schreber, que le complexe paternel y est central, dans ce cas, l'œdipe est décisif par défaut.

Au cœur de l'œdipe, et comme point pivot de son déroulement, se trouve la question du père. Cette question – qu'est-ce qu'un père ? – est sans doute l'une des questions majeures de toute l'entreprise freudienne. Elle parcourt de bout en bout toute l'œuvre, de la théorie de la séduction, mettant en cause les pères, en passant par le complexe d'Œdipe, *Totem et Tabou,* jusqu'à *L'Homme Moïse et la religion monothéiste.* Un père est toujours incertain. Autant le lien biologique qui relie la mère à l'enfant est évident, autant le père n'est fondé, lui, que dans les institutions, dans la culture. Lacan fait du père un signifiant et une fonction. Il a une fonction séparatrice : c'est par lui qu'est transmis l'interdit de l'inceste adressé à l'enfant et à la mère. Cette fonction permet que l'enfant ne soit pas complètement assujetti au champ maternel. La fonction du père est au cœur de la structure pour la névrose. Elle opère comme une métaphore, c'est-à-dire par la substitution d'un signifiant à un autre signifiant. Au désir de la mère, désir obscur, voilé, qui se manifeste par exemple par des allers et venues apparemment capricieuses, sans loi qui en rende raison, est substitué un signifiant, le Nom-du-Père. La métaphore paternelle peut alors se concevoir comme le carrefour des structures cliniques. Si elle n'a pas opéré, c'est la psychose.

Comment s'effectue la métaphore paternelle, comment se met en place et comment se déroule la crise œdipienne en tant qu'elle est le lieu crucial de la structuration du sujet ? La *phobie* témoigne d'une façon exemplaire de ce franchissement. Elle manifeste à la fois une défaillance, mais aussi l'instauration de la métaphore paternelle. Il faut entendre par phobie non seulement l'organisation d'une véritable névrose phobique, dont l'individuation est problématique, mais ces émergences phobiques qui scandent l'histoire de tout enfant.

Le cas du petit Hans, rapporté par Freud dans *Analyse d'une phobie chez un petit garçon de cinq ans,* ainsi que le commentaire qu'en propose Lacan, en fournit un exemple tout à fait probant. Hans est un petit garçon appartenant à l'entourage de Freud. Ses parents sont férus de psychanalyse, et cet enfant est élevé en référence à ces idées. C'est un enfant « observé », comme Freud l'avait suggéré à ses amis, observé pour répondre aux détracteurs de la psychanalyse en fournissant des arguments concernant l'existence de la sexualité infantile. Freud dira à propos de cette cure qu'elle ne lui a, sur le plan théorique, rien apporté de nouveau. Mais elle vérifie les hypothèses avancées à propos des cures d'adultes qui furent les expériences à partir desquelles il construisit sa théorie de l'infantile. Hans est un petit garçon que sa mère aimait particulièrement. Elle l'emmenait partout avec elle, il assistait à sa toilette, partageait son lit lors de jeux matinaux malgré les réticences du père, etc. Mère et fils formaient un couple imaginaire.

Un événement survient dans la vie de Hans quand il a trois ans et demi : la naissance de sa petite sœur Anna, qui déclenche chez lui de la jalousie. Il produit alors nombre de théories pour rendre compte de la procréation et interroge aussi la différence des sexes, c'est-à-dire l'absence de pénis chez elle. Il a presque cinq ans lorsque la phobie apparaît. Elle concerne électivement les chevaux. C'est une cure singulière puisqu'elle sera menée par le père alors que la constellation familiale n'est pas pour rien dans la constitution de la phobie. Hans ne verra Freud qu'une fois lors d'une rencontre décisive dans le déroulement de ce traitement. Ce jour-là, Freud lui dit : « Bien avant qu'il ne vînt au monde, j'avais déjà su qu'un petit Hans naîtrait un jour qui aimerait tellement sa mère qu'il serait par suite forcé d'avoir peur de son père, et je l'avais annoncé à son père. » En sortant de chez Freud, Hans demande à son père : « Le professeur parle-t-il avec le bon Dieu, pour qu'il puisse savoir tout ça d'avance ? » À partir de cette rencontre, la phobie va se complexifier et s'améliorer. La peur de la morsure est aussi peur que le cheval ne tombe, et plus particulièrement lorsqu'il est attelé. À partir de l'intervention de Freud, Hans va produire toute une série de « mythes ». Ce que montre remarquablement l'analyse du petit Hans, c'est le mode de construction du complexe d'Œdipe, et le rôle central du complexe de castration. Dans un premier temps, Hans interroge sa mère pour savoir si elle aussi est pourvue du phallus. Il fait du phallus le centre du désir de la mère. Un jeu de leurre s'instaure avec elle. Il s'identifie aussi bien au phallus qui manque à la mère, qu'à la mère comme le portant. Il cherche ainsi à la combler, il est en quelque sorte la métonymie du phallus. Il faut insister sur l'importance des masturbations de Hans, car dans cette expérience du rapport à son propre pénis et les sensations qu'il a dû éprouver, ce pénis devient réel pour lui. Lacan soulignera que cette dimension du pénis comme réel dans le corps est quelque chose qui témoigne du fait que la sexualité est avant tout « hétéro » ; c'est aussi la signification de la séduction précoce découverte comme première fiction théorique par Freud : la sexualité vient de l'Autre. Pour Hans, le fait que son pénis devient réel est ce qui fait apparaître l'angoisse. C'est ce qui introduit une discordance entre le jeu premier de leurre où il était engagé avec la mère, et l'apparition de son pénis réel. Cette discordance est source d'angoisse, discordance entre sa propre image et la réalité de son sexe qui lui paraît insuffisant d'une part à combler la mère, et d'autre part à justifier l'amour dont il est l'objet.

À ce point carrefour, première étape de la relation de l'enfant à la mère, le complexe de castration est la seule issue normative. Le père, mais aussi bien la mère, l'introduit en intervenant avec des interdits qui ont comme fonction d'instituer un ordre, de transmettre une Loi, la prohibition de l'inceste, qui est au cœur de la crise œdipienne. Le père de Hans est un père trop gentil, qui, malgré les demandes de son fils, n'est pas, comme père réel, à la hauteur de la fonction qu'il a à soutenir. Freud intervient comme figure idéale remettant en jeu cette fonction. À cela, Hans répond par une production de fantasmes et de mythes dont la fonction, indique Lacan, est de réorganiser l'imaginaire pour lui permettre le passage à l'œdipe.

La phobie témoigne de ce passage. Elle introduit un ordre excessif, imaginarisé, mais elle organise le monde du sujet entre des lieux interdits, des lieux possibles, moyennant l'installation d'un objet qui fait peur, aux avant-postes de l'angoisse. On remarquera que c'est moins l'objet phobique qui importe que le signifiant qui le supporte. Ce signifiant phobique est un véritable signifiant à tout faire qui vient, d'une certaine façon, suppléer un temps au Nom du Père. Les chevaux représentent tout aussi bien ce qui a à voir avec la mère, avec la crainte d'être dévoré – ils peuvent mordre – et la crainte que le père ne remplisse pas sa fonction, ne tienne pas le coup – la peur qu'il tombe. Il fait de cet objet, le cheval, une « figure héraldique, lourde d'implications signifiantes » pour reprendre le commentaire de Lacan. Il y a donc, dans le cas de Hans, tout d'abord, ce moment de jeu de leurre avec la mère ; puis c'est le pénis réel et son introduction corrélée à son insuffisance, signifiée par une intervention dépréciative de la mère concernant cet organe et enfin, la naissance de sa petite sœur. Ensuite, la phobie du cheval apparaît et se développe. Le franchissement de la crise œdipienne est possible grâce à l'identification au père. Il faut que Freud apporte l'œdipe comme mythe des origines pour que cela puisse se produire.

Freud situe les névroses comme psychonévroses de défense liées à l'existence d'un conflit psychique. Ce conflit a sa source dans l'enfance et il est de nature sexuelle. Son origine est traumatique. Freud, dans un premier temps, l'a pensé lié à des scènes précoces de séduction, mais dans un deuxième temps, cette origine traumatique est conçue comme liée à l'apparition de la sexualité. Ce qui est déterminant est la façon dont le sujet a traversé la crise œdipienne. Si le sujet n'a pas dépassé le complexe d'Œdipe, les motions œdipiennes sont refoulées et du coup toujours actives.

L'*hystérie* et la *névrose obsessionnelle* constituent les deux grandes classes de névroses pour Freud. Dès ses premiers travaux, il les oppose en repérant ce qui avait été vécu comme première relation sexualisée avec l'Autre. Dans l'hystérie, une relation insatisfaisante subie passivement, dans la névrose obsessionnelle, une relation trop satisfaisante vécue activement. Cette première opposition sera à la fois maintenue et remaniée avec la découverte de la psychanalyse.

Les manifestations symptomatiques de l'hystérie sont extrêmement variées, car sa plasticité fait partie de ses caractéristiques et son expression n'est pas indépendante de la période historique et du champ social et culturel dans lesquels elle se déploie. Pour Hippocrate, elle correspondait à des manifestations dues à une migration erratique de l'utérus à travers le corps. C'est seulement avec Charcot qu'elle prendra à proprement parler la dimension d'une entité nosographique. Lacan en fera même un discours, au sens d'un lien social, qui relie le sujet à l'autre. Les grandes crises hystériques présentent une série de signes corporels dits symptômes de conversion – contractures, paralysies, etc. – tous types de troubles que produit une lésion organique mais dont l'expression ne correspond pas justement à ce que la connaissance du système nerveux laisse attendre. Des atteintes sensitives, des céphalées participent également du tableau clinique. Freud a montré que ces symptômes sont des formations de compromis entre le désir inconscient et le refoulement. Il s'agit d'un conflit psychique qui se convertit et se figure dans le corps. La libido investie dans une représentation s'en détache du fait du refoulement et se manifeste sous la forme d'un symptôme corporel. À côté des expressions bruyantes de la névrose hystérique, les psychanalystes ont été conduits à parler de structure hystérique comme caractérisant un mode d'organisation subjective de relation à l'Autre, une structure qui ne coïncide pas nécessairement avec les signes psychiatriques de l'affection, eux-mêmes, comme nous l'avons dit, très variables. Le signe clinique ne permet pas d'épingler la structure. Il peut y avoir des traits hystériques dans d'autres organisations névrotiques. Si l'on reprend la distinction que Freud établit concernant les deux types de névroses dans leur relation sexuelle traumatique à l'Autre, pour l'hystérique, la première relation à la mère a été insatisfaisante. Cette insatisfaction, bien que l'hystérique ait aussi tenté d'être désir du désir de la mère comme tout *infans,* la conduit à se détourner d'elle pour s'intéresser au père et au désir de celui-ci. Or, le père de l'hystérique est situé comme impuissant. Ce qui ne veut pas dire qu'il l'est nécessairement, mais qu'il est ainsi repéré par l'enfant dans le désir de la mère. L'enjeu pour l'hystérique va être de soutenir le désir du père, et c'est ce qui va l'orienter. Soutenir le désir du père, c'est-à-dire refouler l'impuissance en tant que trait de ce père pour la mère. Pour cela, l'hystérique va s'identifier à l'objet du désir du père. D'où la question de l'hystérique portant sur son être, et en dernier ressort sur la féminité : qu'est-ce qu'une femme pouvant soutenir le désir du père, et permettre de refouler l'impuissance dont celui-ci est marqué ?

La névrose obsessionnelle a été isolée par Freud. Il propose ce terme dans un article écrit en français, en 1895, *Obsessions et phobies,* et traduit ainsi le terme de *Zwangsneurose* qui veut dire littéralement névrose de contrainte. Ces patients sont en proie à des pensées obsédantes qui s'imposent à eux, pensées contre lesquelles ils luttent. Ce sont des « penseurs » occupés par un doute permanent que rien ne vient arrêter et qui manifeste le conflit psychique dans lequel ils sont pris. Ils ont conscience de leurs troubles et c'est, entre autres, ce qui les distingue d'un délire. On trouve d'autres signes cliniques comme des phénomènes de ritualisation parfois très importants, et des actes de type compulsif que le sujet ne peut pas ne pas accomplir. À la différence de l'hystérie, il n'y a pas de conversion somatique, c'est un trouble purement mental, une maladie de la pensée (scrupulosité, rumination mentale, inhibition, etc.). Les mécanismes de défense en jeu dans la névrose obsessionnelle sont quelque peu différents de ceux de l'hystérie : avant tout le déplacement où l'affect est rattaché à des représentations éloignées de la représentation originelle. On mentionnera aussi l'annulation rétroactive et l'isolation. L'obsessionnel, au contraire de l'hystérie, a vécu cette première relation à la mère avec un trop-plein de satisfaction. Pour autant, la mère de l'obsessionnel ne vit pas cet enfant comme celui qui pourrait la satisfaire. Elle lui fait savoir, comme au père d'ailleurs, qu'elle est occupée par autre chose : généralement, un autre homme idéalisé avec qui elle entretient le plus souvent une relation platonique, un homme de bien par exemple (médecin, prêtre, etc.). Cet autre amour qui occupe la mère, bien qu'absent, va conduire l'obsessionnel à tenter sans arrêt de venir occuper cette place, qui est celle du phallus imaginaire. Ainsi, il ne rivalise pas avec le père, mais avec le phallus imaginaire auquel il tente de s'égaler sous le regard maternel. En même temps, la crainte de la rétorsion et la place conséquente de la culpabilité font qu'il va maintenir en permanence son désir comme impossible.

La névrose aujourd'hui

Avec la psychanalyse, Freud brouille les limites du normal et du pathologique. Ainsi, le rêve est un phénomène quotidiennement pathologique chez un individu « normal ». Le problème, ajoutait Lacan, c'est que l'homme ne cesse de dormir et « qu'il n'y a en aucun cas de réveil », car « la maladie mentale qu'est l'Inconscient ne se réveille pas ». Et la névrose est ainsi le mode normal de la subjectivité, la normalité psychique ayant statut de fiction. Le symptôme névrotique est ce qui particularise le sujet. Freud pensait que la névrose rendait asocial le névrosé. Mais c'est la névrose, à savoir la mise en jeu de la fonction paternelle, qui marque l'inscription du sujet dans le lien social. Lacan soulignait que « la névrose, ça tient aux relations sociales ». Il y a d'ailleurs une ambiguïté qui persiste tout au long de l'histoire de la psychanalyse dans son lien à la psychiatrie et à la médecine. Pour une part, dans sa pratique au un par un, la psychanalyse est rupture, subversion d'un certain ordre du discours né avec les grands projets de santé publique de la fin du XVIIIe s., ce que Foucault épingle du terme de biopolitique. Elle renverse la question de la norme et des procédures d'exclusion et d'inclusion sociales qui l'accompagnent. Mais sa diffusion idéologique est aussi le mode par lequel elle est elle-même la source de sa propre résistance. C'est ainsi qu'elle a servi de « théorie tutelle » à la psychiatrie tout au long du dernier siècle, et que nombre de psychanalystes n'hésitent plus maintenant à endosser l'habit de l'expert en sexualité, en éducation, etc., c'est-à-dire à se faire complices d'un discours qui est l'envers du leur.

Aujourd'hui, la psychiatrie se sépare de la psychanalyse. À partir de la troisième édition du *Diagnostic and statistical manual of mental disorders (DSM-III),* la névrose disparaît de la nosographie psychiatrique. Cette classification établie par l'American psychiatric association se retrouve dans celle que propose l'Organisation mondiale de la santé (CIM-10). Le projet « athéorique » de ces nomenclatures a conduit à l'abandon de la névrose. Celle-ci se trouve dispersée dans diverses manifestations symptomatiques qu'il convient de traiter signe par signe au moyen de techniques comportementales ou par chimiothérapie. Celle-ci a permis des avancées considérables dans le traitement des pathologies mentales lourdes, mais nous assistons à la « médicalisation du moindre vague à l'âme » pour reprendre la formule d'Édouard Zarifian, c'est-à-dire une médicalisation du lien social. Sur un autre versant, Hannah Arendt peut écrire : « Ce qu'il y a de fâcheux dans les théories modernes du comportement, ce n'est pas qu'elles sont fausses, c'est qu'elles peuvent devenir vraies, c'est qu'elles sont, en fait, la meilleure mise en concepts possible de certaines tendances évidentes de la société moderne. » Il y a donc, dans ce remembrement du champ psychiatrique et cette réévaluation des troubles névrotiques, un enjeu de civilisation, à savoir la fonction de la psychiatrie comme « mécanisme de contrôle social ». Il y a alors une chance nouvelle pour la psychanalyse à la condition qu'elle ne joue pas « un rôle de tache aveugle par rapport à l'histoire » (M. Foucault).

La psychanalyse s'est constituée, avant tout, comme une théorie et un traitement des névroses, ce qui fait que « si l'on cherche à établir, sur le plan de la compréhension du concept, la spécificité de la névrose telle que la clinique la dégage, la tâche tend à se confondre avec la théorie psychanalytique elle-même » (J. Laplanche et J.-B. Pontalis). Freud pensait que le développement des névroses tenait au déclin des religions, dont « le délire de masse » permettait auparavant d'épargner « à de nombreux hommes la névrose individuelle ». La culture d'une époque, la configuration historique de l'organisation sociale et ses exigences sont, pour Freud, une des sources de la névrose. Comment concevoir la névrose dans le monde d'aujourd'hui ? Le déclin d'une certaine organisation familiale servant de support à la castration avec la figure d'Œdipe ne remanie-t-elle pas les modes contemporains de structuration subjective ? La névrose demeure-t-elle le seul champ clinique de la psychanalyse ? Une certaine disparition de l'hystérie, constatée par Lacan, au profit de cette religion privée qu'est la névrose obsessionnelle, révoque-t-elle la psychanalyse ? Déjà, en 1953, Lacan, à côté des catégories classiques de la névrose et de la psychose, en avançait une autre : celle « du sujet qui perd son sens dans les objectivations du discours [...] car c'est là l'aliénation la plus profonde du sujet de la civilisation scientifique ». Il repère, dans la belle âme, la forme qu'a pris le moi de l'homme moderne et indique que s'offre à lui une issue « dans l'œuvre commune de la science et dans les emplois qu'elle commande dans la civilisation universelle [...] à l'intérieur de l'énorme objectivation constituée par cette science [qui] lui permettra d'oublier cette subjectivité. Il collaborera efficacement à l'œuvre commune dans son travail quotidien et meublera ses loisirs de tous les agréments d'une culture profuse qui, du roman policier aux mémoires historiques, des conférences éducatives à l'orthopédie des relations de groupe, lui donnera matière à oublier son existence et sa mort en même temps qu'à méconnaître dans une fausse communication le sens particulier de sa vie ». Ces remarques sont à rapprocher de ce qu'il avancera vingt ans plus tard comme spécifique du moment de l'histoire que nous vivons. Dans certains cas, vient à la place du Nom-du-Père quelque chose qu'il intitule le « nommer-à », ce *à* étant à mettre en relation avec le *a* de l'objet. Être nommé-à quelque chose, « voilà ce qui pointe dans un ordre qui se trouve effectivement se substituer au Nom-du-Père ». Le social dans ce cas « fait la trame de tant d'existences » parce qu'il « détient ce pouvoir du nommé-à au point qu'après tout s'en restitue un ordre, un ordre qui est de fer ». Avons-nous alors à faire avec une nouvelle catégorie nosographique ou bien s'agit-il d'une nouvelle forme de la névrose, une névrose moderne, entendue au sens de la structure du sujet et non comme catégorie psychiatrique ?

► ARENDT H., *Condition de l'homme moderne,* Paris, Camann-Lévy, 1958. – FOUCAULT M., *Naissance de la clinique,* Paris, PUF, 1963 ; *Dits et écrits II,* (1976-1988), Paris, Gallimard « Quarto », 2001. – FREUD S. (1888), « Hystérie », *GW, Nachtragsband* ; « Obsessions et phobies » (1895), *GW,* I, OCF.*P.*III ; « Nouvelles remarques sur les psychonévroses de défense » (1896), *GW, I,* OCF.*P.*III ; « Analyse de la phobie d'un garçon de cinq ans (le petit Hans) » (1909), *GW, VII;* OCF.*P.*IX ; « Névrose et psychose » (1924), *GW, XIII;* OCF.*P.*XVII ; « Le malaise dans la culture » (1929), *GW,* XIV ; OCF.*P.*XVIII. – LACAN J., *La Relation d'objet. Le Séminaire, Livre IV* (1956-1957), texte établi par J.-A. Miller, Paris, Le Seuil, 1994 ; *Écrits,* Paris, Le Seuil, 1966 ; *Les Non-dupes errent, Le Séminaire, Livre XXI* (1973-1974), inédit ; *L'Insu que sait de l'une-bévue s'aile à mourre, Le Séminaire, Livre XXIV* (1976-1977), inédit. – LAPLANCHE J. & PONTALIS J.-B., *Vocabulaire de la psychanalyse,* Paris, PUF, 1967. – PINEL P., *Nosographie philosophique,* Paris, Marandon, an VI ; *Traité médico-philosophique sur l'aliénation mentale,* Paris, Richard, Caille et Ravier, an IX. – POSTEL J. & QUETEL C. (dir.), *Nouvelle histoire de la psychiatrie,* Toulouse, Privat, 1983. – SENDRAIL M. (dir.), *Histoire culturelle de la maladie,* Toulouse, Privat, 1980. – VANIER A., *Éléments d'introduction à la psychanalyse,* Paris, Nathan, 1996. – ZARIFIAN E., *Le Prix du bien-être,* Paris, Odile Jacob, 1996. – Coll. : *Encyclopædia Britannica,* 3 vol., Édimbourg, A. Bell et C. Macfarquhar, 1771. – American Psychiatric Association, *DSM-III,* APA, 1980. – Organisation mondiale de la santé, *CIM-10,* WHO, 1992.

Alain VANIER

→ Dépression ; Famille (Clinique de la) ; Inconscient ; Psychanalyse ; Psychothérapie ; Sexualité ; Symptôme.

NORMES

Si idéalisée et décalée qu'elle soit par rapport à la réalité des pratiques médicales ordinaires, l'image actuellement triomphante de la médecine magnifie une conception et une pratique de la médecine dont la généalogie mérite d'être interrogée. Pierre d'angle de cette conception : la thèse selon laquelle la médecine pourrait se présenter comme une science, au sens précis, réputé très noble, où les sciences physiques peuvent se dire scientifiques. Une telle thèse n'est certes pas nouvelle ; elle ne remonte pas non plus pourtant à la nuit (égyptienne ou grecque) des temps de la thérapeutique, sauf à s'abuser gravement sur le sens du terme « science » ou de ses divers équivalents dans les langues anciennes. Cette vue de la médecine est absolument moderne. Comme l'a montré Georges Canguilhem (1904-1995), elle se présente comme le résultat d'un véritable « séisme épistémologique » qui a décidé de son paysage actuel, au terme de deux siècles de secousses multiples.

Un séisme épistémologique

La *Praxis medica* publiée par Giorgio Baglivi (1668-1707) en 1696 se réfère au chancelier Bacon (1561-1626) pour prôner la démarche inductive en médecine. Tel est le prodrome. Le séisme se déclenche et finit par bouleverser une première fois le paysage cent ans plus tard avec la publication par Edward Jenner (1749-1823) des résultats obtenus en matière de vaccination contre la variole. L'exigence ou l'espoir ne tarde pas à se faire jour d'un mode de « calcul de l'espérance et du risque qui se substituerait, en matière de décision thérapeutique, à la simple sagacité du praticien éprouvé ». On peut décrire l'histoire ultérieure de ce que Charles Daremberg appellera significativement en 1870 les « sciences médicales » comme une succession de tentatives et de réussites, mi-délibérées mi-fortuites, de répondre à cet espoir.

Le programme se trouve solennellement énoncé par le grand mathématicien et astronome français Pierre-Simon Laplace (1749-1827), prophète éloquent d'une vaste conception newtonienne du monde, où il appelle la médecine à venir prendre rang parmi les « sciences conjecturales ». Le célèbre *Essai philosophique sur les probabilités* (1812) annonce pour finir cette conquête nouvelle. Finis, désormais, les tâtonnements du praticien ! Le « calcul des chances » devra être appliqué au choix du meilleur traitement possible. Au même moment, les principaux chefs de fil de l'École philosophique dite des Idéologues, qui se trouvent avoir été, comme Georges Cabanis (1757-1808), des médecins, se flattent eux aussi de pouvoir opérer la transmutation scientifique de la médecine.

Un événement viendra, dès 1819, conforter cette conviction : l'invention du stéthoscope par René Th. Laennec (1781-1826). François Dagognet a bien montré qu'avec cette nouvelle méthode d'auscultation (dite alors médiate) un renouvellement épistémologique s'opérait. À côté du symptôme, livré à l'interprétation, venait s'adjoindre le signe sûr que le médecin pouvait faire paraître en l'absence même de tout symptôme.

Claude Bernard (1813-1878) aligne bientôt les lois de la pathologie sur celles de la physiologie dont il dégage le champ propre grâce à la notion de « milieu intérieur ». Toute différence d'essence se trouve ainsi abolie entre fonctionnements normal et pathologique de l'organisme. L'état pathologique pourra désormais, comme le normal, faire l'objet d'études expérimentales en laboratoire. La célèbre expérience dite du « foie lavé » témoigne de la fécondité d'une telle démarche. L'*Introduction à l'étude de la médecine expérimentale* (1865) en fait un dogme populaire, transmis par les écoles.

Mais ce sont les travaux de Louis Pasteur (1822-1895) qui provoquent la secousse la plus forte. Voici en effet un non-médecin, un chimiste et cristallographe, qui, en étudiant des fermentations affectant la bière et le vin, impose brutalement à la médecine « un changement de destination et un déménagement de ses lieux d'exercice » (Canguilhem). Double révolution dont nous sommes, pour le meilleur et pour le pire, les héritiers.

Avec la naissance de la bactériologie, la clinique se trouve en effet désormais définitivement invitée à s'appuyer sur l'analyse pratiquée en laboratoire. Grâce à elle aussi, le médecin peut, et bientôt devra, sortir de son cabinet ou de l'hôpital non plus seulement pour se rendre au chevet du patient, à son domicile, mais pour « dépister », à l'école, à la caserne, dans les entreprises. Le statut social de la médecine change. La découverte des microbes permet de promouvoir une notion toute nouvelle : celle de l'hygiène publique ; elle impose l'usage d'un vocable – la salubrité – dont l'équivoque, qui oscille entre santé et morale, sera mise à profit par les pouvoirs politiques pour tenir en respect les classes considérées comme dangereuses.

Ces transformations profondes ont peu à peu accrédité l'idée selon laquelle le progrès de la médecine consisterait, en définitive, à se donner toujours de nouveaux moyens pour mettre l'individu malade entre parenthèses. Peut-être la gloire médiatique actuelle des médecins signe-t-elle le succès, qu'on voudrait total, de l'opération ?

Physiologie et médecine

On connaît les avantages indéniables de ladite mise entre parenthèses, et les raisons de la propension toujours plus forte des cliniciens à adopter le point de vue du physiologiste sur la maladie. On sait bien en effet que l'identification du symptôme par le malade n'est guère fiable. La plupart de ceux qui déclarent avoir « mal aux reins », ce n'est pas du rein qu'ils souffrent ! Surtout, combien de maladies se développent dans le silence des organes, en l'absence de tout symptôme apparent ! De fait, les succès obtenus furent, et restent, spectaculaires. Mais le partage entre « normal » et « pathologique » opéré par le physiologiste coïncide-t-il avec l'opposition vécue par l'individu entre santé et maladie, n'en est-il que la traduction en termes savants ?

Faut-il considérer que le physiologiste énonce la vérité scientifique de la maladie ? Dira-t-on que sa notion du « normal » est une notion objective, au sens où le physicien et le chimiste, dont il utilise les concepts et les méthodes, établissent des faits objectifs ? Mais il n'existe pas dans les sciences physiques de phénomènes qu'on puisse, sinon par métaphore mal contrôlée, qualifier de « pathologique ». Une aberration astronomique n'est pas une maladie. On veut que la médecine soit une science comme les autres, mais pourquoi le physiologiste qui lui fournit l'essentiel de ses bases théoriques fait-il – et lui seul – usage de ce vocabulaire ? N'est-ce pas le signe qu'il a toujours, subrepticement, introduit dans sa pensée un système d'évaluation à lui transmis, comme en contrebande, par le médecin ? Et d'où le médecin, en définitive, l'a-t-il lui-même reçu, sinon de l'individu humain en détresse qui s'est adressé à lui ? Les relations entre médecine et physiologie sont le théâtre d'un véritable tour de passe-passe qui aboutit à escamoter, à l'insu des uns et des autres, la réalité humaine du patient, c'est-à-dire d'un être qui parle, qui jouit et qui souffre ; qui, parce qu'ainsi il pense, porte des jugements d'évaluation sur ses jouissances et ses souffrances.

Mais ce système d'évaluation ne se laisse pas transporter au laboratoire sans grave altération, car un autre système l'attend sur la paillasse : celui qui règle la pratique expérimentale du savoir. Et ce système, qui n'a rien à voir avec le premier, vient lui surimposer ses propres règles. Ce n'est pas seulement, comme on le prétend, la subjectivité incertaine des appréciations du malade qui se trouve alors réduite au bénéfice exclusif d'une connaissance objective de la maladie ; c'est la dynamique du partage vécu entre santé et maladie qu'on tend à perdre de vue. Or cette dynamique se présente d'abord comme individuelle. Si un individu, en effet, se déclare malade, c'est toujours par contraste avec un état antérieur qu'il juge sain. Santé et maladie n'ont aucune existence par elles-mêmes pour le sujet humain. Ce sont des notions comparatives, des catégories de jugements polémiques. La santé ne se manifeste-t-elle pas d'abord comme une exigence de l'individu portant sur les possibilités (physiques, intellectuelles ou affectives) dont il peut jouir dans ses rapports avec son milieu ? Et s'il qualifie, pour sa part, de pathologique un état de son organisme, n'est-ce pas qu'il prend conscience de quelque rétrécissement de ces mêmes possibilités ? Il attend du médecin qu'il les rétablisse. Une personne se dira en bonne santé lorsqu'elle aura l'assurance (même illusoire) de pouvoir tomber malade et, comme on dit, de « s'en relever » ; c'est si vrai qu'à l'inverse, on s'inquiéterait d'une personne qui ne serait jamais malade. On ne la jugerait pas normale.

Mais le rétablissement n'apparaît jamais, pour autant, comme la pure et simple restauration des anciennes normes. La vie étant un processus irréversible, la santé se présente, au premier chef, comme la capacité pour l'organisme d'inventer sans cesse de nouvelles normes pour répondre aux accidents auxquels il s'expose dans son débat avec le milieu, et pour tenir compte de leurs séquelles. Bref, la santé se présente essentiellement non comme la conformité à une norme donnée, mais comme le maintien d'un pouvoir normatif aussi souple que possible à l'égard du milieu. Or, il se trouve que l'individu humain, en tant qu'il est humain, ne se réduit ni à un agencement d'organes, ni à une machinerie moléculaire (voire neuronale) génétiquement programmée. Le neurobiologiste Alain Prochiantz, retrouvant des formules de Montaigne, le dit très bien : « Sa nature est de n'en point avoir au sens où les individus des autres espèces, même les plus proches de l'*homo sapiens*, en ont une. » Son programme génétique est trop lâche. Il ouvre à l'épigenèse une part essentielle à sa propre exécution. Et c'est pourquoi l'individu de l'espèce humaine, tout en étant le plus individuel parmi les individus vivants se trouve être, en même temps, le plus social. De fait, son milieu n'est pas un simple milieu physique ; ni même une complexe « biosphère » ; il s'agit plutôt d'un milieu toujours-déjà social, traversé par des flux incessants de paroles, d'idées et de sentiments ; polarisé par des conflits de tous ordres.

La puissance normative de l'organisme humain s'exerce ainsi toujours dans un tel milieu social. Elle en subit les contraintes en même temps qu'elle tente de se le soumettre. Non seulement donc la santé exprime un jugement que porte l'individu sur ses possibilités, mais ce jugement a en lui la marque indélébile du milieu social historique où il advient. On a pu montrer que l'homme de Neandertal, normal en son temps, serait aujourd'hui un grand malade. Et les constantes physiologiques d'un Africain vivant et bien portant en Afrique présentent un écart qu'on jugera pathologique par rapport à la norme européenne. Question non seulement de climat, mais de mode de vie !

Lorsque le médecin adopte sur la santé et la maladie le point de vue du physiologiste, il reprend donc à son compte ce que la physiologie lui a d'abord emprunté – le partage du normal et du pathologique – mais il le reçoit profondément modifié. La norme passe maintenant pour un fait objectif, primitif et naturel ; le pathologique est considéré comme écart, déviation.

Normal et pathologique

La plasticité des normes inventées au fil de leur histoire par les êtres humains pour accroître leurs possibilités de vie tend à disparaître de sa pensée, tout autant que leur extrême variabilité en fonction des modes de vie. Or, si la norme apparaît comme fait, inscrit dans une nature et susceptible de donner lieu à une formulation statistique, les conséquences sur l'individu sont graves. Ce dernier risque en effet de tomber sous l'empire d'une conception despotique de la santé.

Un système d'hygiénisme généralisé s'est mis en place sur cette base dans les pays dits développés. Le message médical, démultiplié par un immense et puissant réseau de publications lucratives et d'associations bien ciblées, s'est en effet insinué dans la vie de chaque citoyen. La santé prend au choix, pour ses assujettis, le triste visage du régime, version moderne de la servitude volontaire, celui, plus dynamique et souriant, de la forme, ou encore, plus esthétisant, de la ligne, à destination préférentiellement féminine et conjugale. Et si, épuisé par un vain effort pour répondre à ces exigences, l'individu « craque », il lui restera toujours la possibilité de prendre deux antidépresseurs après le repas !

L'image et la pratique de la médecine moderne et scientifique peuvent s'avérer ainsi des instruments extrêmement efficaces pour souder l'ordre social.

On le comprend aisément si l'on revient, une nouvelle fois, à la notion de norme, envisagée dans la rigueur de son concept. Pas de sociétés humaines, certes, sans normes, et qui dit normes dit institutions. La République française en fournit un exemple éclatant. Tout le champ des activités sociales y apparaît de longue date normé : de la norme technique dans l'industrie à la norme scolaire qui commence par l'orthographe, orthopédie de la langue, et se transmettait naguère par des écoles dites normales. Qu'on songe ainsi à toutes les institutions de correction et de redressement qui guettent déviants et marginaux. Mais quel est, au juste, le fondement – l'origine et la justification – des normes sociales ? Les sociétés modernes refusent la voie divine pour répondre à cette question ; à la place de Dieu, elles instituent la nature : droit naturel, morale naturelle, politique naturelle... La norme, ainsi conçue, apparaît comme une exigence première par rapport aux infractions et aux transgressions dont elle est l'objet, et qui font l'objet de sanctions.

Mais pourquoi le soin sans relâche des penseurs politiques, depuis deux siècles et plus, pour assurer le fondement des normes ? Parce que, de toute évidence, la nature, même divinisée, se révèle en définitive un peu trop abstraite pour avoir sur les individus une prise aussi puissante que Dieu, avec son arsenal solennel de châtiments et de récompenses. Elle est aussi trop incertaine puisqu'on n'a cessé de prendre sa prétendue universalité en défaut. « La nature n'est rien d'autre que la coutume », avait objecté par avance Pascal, plus radical encore que Montaigne ! Le rêve s'est donc levé qu'on puisse enfin découvrir un noyau de caractères constants qui puissent sauver cette nature de tout relativisme. On inscrivit ce noyau dans le corps comme un absolu. Pour reprendre un titre célèbre : il fallait qu'on pût se référer à quelque « sagesse du corps ». Le médecin pourrait alors, maître des corps, avoir prise sur les âmes. Du moment où la spécificité du vivant et l'autonomie de l'organisme furent associées (au milieu du XIXe s.), la physiologie s'offrait à donner aux prescriptions du médecin le pouvoir d'injonction d'un savoir sacralisé.

Les philosophies de l'histoire qui ont envoûté la fin du siècle dernier et guidé, jusqu'il y a peu, elles aussi au nom d'une certaine scientificité, le combat de ceux qui voulaient changer l'ordre social, ont aujourd'hui perdu tout crédit, à force de tragédies effroyables et d'enlisements dérisoires. Elles avaient, du moins, dans leur période flamboyante, bloqué ce mouvement.

Voici que, par réaction, le retour à la nature se trouve aujourd'hui à l'ordre du jour. Comment s'étonner que les mystères de l'organisme, réputés élucidés et détenus par la médecine, soient enrôlés à l'entretien de ce qu'Ernst Kantorowicz appelait les « mystères de l'État » ; nuées essentielles à l'exercice de son pouvoir, même lorsqu'il affiche la transparence de la pure rationalité instrumentale.

Mais que vaut cette conception moderne de la norme sociale ? Quelle est au juste la rationalité dont elle peut se prévaloir ? On a déjà plus d'une fois fait remarquer que toute norme se présente, selon l'étymologie, comme une « équerre », c'est-à-dire un instrument d'alignement, de redressement, lequel suppose donc la préexistence du tordu, voire du tortueux, sinon du torve. La norme, dès lors qu'elle n'est plus référée à une quelconque transcendance, se présente au sujet qui s'y conforme comme valeur en soi, mais c'est pure illusion : l'illusion même qui assure son emprise ; laquelle suppose l'oubli permanent de son origine. Car en fait, la norme est toujours seconde. En dépit du mot, dans une société donnée, l'anormal la précède toujours. Et elle ne s'exerce jamais que pour le réduire – ce qu'on appelle normaliser. La norme apparaît donc comme l'expression et l'instrument d'un pouvoir de mise en ordre et de conservation de l'ordre existant ? Mais ce pouvoir est-il en définitive, pour sa part, jamais plus qu'un fait, conquis et maintenu dans un rapport de forces ?

En matière sociale et politique, le propre de l'espèce humaine n'a-t-il pas toujours été d'inventer de nouvelles normes – à la différence des abeilles ou des babouins même, animaux chéris de tous les conservateurs modernes ? La plasticité des normes sociales humaines est en vérité aussi prodigieuse que celle de ses normes individuelles. Les ethnologues de ce siècle n'ont cessé de l'admirer, après que les missionnaires en ont été déconcertés ou offusqués.

La conception actuelle de la médecine, organisée autour de la norme biologique identifiée à un fait objectif supposé définir la santé, ne s'accorde-t-elle pas à merveille avec la conception de la norme sociale comme réalité intangible d'essence naturelle ? Jamais la confiance en la médecine n'a été plus forte, jamais la peur de la maladie plus aiguë ! Le paradoxe n'est en vérité qu'apparent. L'image médiatique de la médecine ne peut manquer de terrifier au moment même où elle se veut rassurante. Comme autrefois l'Église savait manier, dans la confession, la menace extrême de la damnation tout en ouvrant la perspective apaisante de l'absolution, elle joue sur les ressorts les plus intimes de la psychologie humaine. Mais elle le fait de façon bien plus implacable puisqu'elle les renvoie à eux-mêmes en leur enjoignant de se normaliser, c'est-à-dire de se conformer à une norme présentée comme scientifiquement définie. Chacun se trouve ainsi sommé d'effectuer un parcours type présumé conforme à la nature même qui lui permet de se regarder comme un être humain. Le risque de l'écart épouvante. Ordre moral et ordre médical échangent leurs valeurs.

Serait-ce parce qu'ils ont obscurément conscience de ce dévoiement de leur mission première que les plus éclairés parmi les médecins expriment, si souvent ces temps-ci, leurs inquiétudes en terme d'« éthique » ? Bien des questions d'ordre divers se trouvent mêlées sous ce vocable philosophique qui fait preuve d'une élasticité surprenante. La plus décisive, la plus lourde, ne serait-elle pas celle que nous avons essayé de poser : quels que soient les bénéfices d'efficacité qu'elle puisse tirer du développement des sciences (fondamentales et appliquées) du vivant, la médecine ne reste-t-elle pas par vocation une technique, ou un « art » si l'on refuse au mot de technique la dignité qui devrait pourtant être la sienne, au service de l'être souffrant ; un art destiné à lui permettre de rétablir et d'élargir l'ensemble de ses capacités d'invention normative ? Les médecins peuvent-ils, sans se trahir, prêter leur concours aux entreprises de normalisation des comportements et des esprits, par l'imposition d'une conception étriquée de la vie comme simple conservation de l'allure moyenne d'un être individuel replié sur la part organique de lui-même ? Craignons alors que l'antique alliance de la maladie et du mal qu'Hippocrate avait commencé à défaire ne se soude à nouveau sous nos yeux, au nom de la science ! La révolte ou le désespoir en poussent déjà plus d'un, parmi les jeunes, à choisir la folie, la mort ou la toxicomanie dans les formes les plus concrètes, les plus tragiques, du défi à la science des médecins, symbole, à leurs yeux, d'un ordre social étouffant.

► BERNARD C., *Rapport sur les progrès et la marche de la physiologie générale en France*, Imprimerie Impériale, 1867, *Introduction à la médecine expérimentale*, 1865, rééd. Paris, Flammarion, 1966. – CANGUILHEM G., *Essai sur quelques problèmes concernant le normal et le pathologique*, 1943, rééd. sous le titre *Le Normal et le Pathologique*, augmenté de *Nouvelles réflexions concernant le Normal et le Pathologique*, Paris, PUF, 1966 ; « Le Statut épistémologique de la médecine », *History of Philosophical Life Sciences*, 10, suppl., 1988, p. 15-29. – CLAUZADE L., *L'Idéologie ou la révolution de l'analyse*, Paris, Gallimard, 1998. – DAGOGNET F., *Méthodes et doctrine dans l'œuvre de Pasteur*, Paris, PUF, 1967 ; *Pasteur sans la légende*, Le Plessis Robinson, Les empêcheurs de penser en rond, 1994 ; *La Philosophie de l'image*, Paris, Vrin, 1984. – LAPLACE P. S. (1812), « Essai philosophique sur les probabilités », in *Œuvres complètes*, vol. VII, 1847, rééd. Paris, Bourgeois, 1986. – PASTEUR L., *Écrits scientifiques et médicaux*, choix présentation et notes A. Pichot, Paris, Flammarion, 1994. – PROCHIANTZ A., *Claude Bernard. La Révolution physiologique*, Paris, PUF, 1990 ; *La Construction du cerveau*, Paris, Hachette, 1989, rééd, 1995.

Dominique LECOURT

→ Épistémologie de la médecine ; Santé (Représentation de la).

NOSOLOGIE

La nosologie (de *nosos*, maladie et *logos*, science) se propose de classer les diverses maladies et, du même coup, de les catégoriser. Chacune d'entre elles trouverait sa place dans le tableau d'ensemble, où toutes seraient réunies en fonction de leur similitude ou de leurs écarts. Toutes les sciences expérimentales, en présence d'une multiplicité de spécimens (les corps, les pierres, les fleurs, les animaux), ont traversé cet inévitable moment pour aboutir à une claire taxinomie. La médecine ne saurait échapper à la méthode tabulatrice. Le médecin français Philippe Pinel (1745-1826), l'un de ceux qui se sont souciés de la nosographie médicale (son livre *Nosographie philosophique ou la méthode de l'analyse appliquée à la médecine*) estime que cette discipline se doit de résoudre la difficulté suivante : « Une maladie étant donnée, déterminer son vrai caractère et le rang qu'elle doit occuper dans un tableau nosologique. [...] Il faut distribuer toutes les maladies connues en classes, en ordres, en genres, en espèces, à l'exemple des botanistes » (*op. cit.*, p. V, Introduction). Pinel ajoute que la plupart de ses devanciers ont échoué dans l'application de ce programme : « Quel résultat ont-ils obtenu ? Des affections symptomatiques prises pour des maladies primitives, une multiplication excessive des unes et des autres par des complications sans nombre des maladies, une sorte d'impossibilité avouée d'obtenir un ensemble régulier qui ne porte que sur quelques points fondamentaux. [...] Cependant, on doit reconnaître la nécessité absolue d'une semblable méthode » (*id.*, p. VI, Introduction). Il s'ensuit aussi qu'avec une véritable nosologie la nomenclature en serait modifiée. Au lieu que telle ou telle affection soit désignée de manière pittoresque, sinon bizarre – ou encore par le nom de celui qui, le premier, l'a individualisée (du genre, maladie de Parkinson), ce qui nous vaudra de mesquines querelles, car plusieurs l'ont reconnue à peu près en même temps – le spécialiste pourrait fabriquer une dénomination quasi topologique ; elle rappellerait l'emplacement sur le tableau. Et qu'y gagnerait-on ? Les médecins renonceraient alors à leur vocabulaire idiomatique et pourraient plus facilement échanger entre eux. Sans aller jusque-là, reste que la nosologie n'en consiste pas moins à réunir les cas semblables (même diagnostic) et à les séparer de ceux qui appartiennent à un autre groupe. Il importe de répartir : que le même aille avec le même ! À refuser cette distribution, on risque la contamination s'il s'agit d'une pathologie infectieuse ; en outre, cette conception partitive suppose le rapprochement des semblables, donc l'institution de l'hôpital et de ses services. La clinique devait naître à travers l'examen des similitudes et des différences : elle autorisera même le pronostic qui compte autant que le diagnostic.

Le théoricien médecin court cependant des risques, dus à cette approche de la maladie hyperempirique. Non seulement il s'attache aux données (les symptômes) mais principalement à leur nombre ; il s'imagine que plus il réunira de mêmes maladies, mieux il discernera en elles ce qu'elles comportent de commun (le socle).

Il est enfermé déjà dans une contradiction sans issue. Premièrement, il ne peut repérer et connaître l'essentiel qu'à travers le rassemblement (d'où une superposition qui détacherait l'invariable). Deuxièmement, il a commencé par réunir sans avoir pu recourir aux concordances. Sur quoi s'est-il appuyé afin de collecter et mettre ensemble les pathologies proches ? Il a pu se guider sur des critères contestables, ce qui nuira à ses futures inférences. Bref, il débute par de l'arbitraire. La nosologie devra se fonder sur du plus solide. Ce n'est pas la seule difficulté qui frappe la classification, à tel point que la médecine pourrait cautionner la formule : « Il n'y a pas de maladies, il n'y a que des malades. » Est-ce que d'ailleurs la même affection (nous supposons qu'elle a été vraiment reconnue ici ou là comme identique) n'est pas modifiée et n'évolue pas différemment selon le malade qui en est atteint (le terrain) ? De plus, le maître de la « médecine physiologique », François Joseph Victor Broussais (1772-1838), soutenait que la même cause morbide produisait des effets tout à fait distincts (et distants) selon le tissu qui en était altéré. « Apoplexie, catalepsie, épilepsie, léthargie, hypocondrie, mélancolie, manie, démence, idiotisme, somnambulisme, hydrophobie, enfin, puisque le nosographe veut qu'elle soit en ce lieu, sont des effets divers de l'irritation cérébrale » (*Examen des doctrines médicales et des systèmes de nosologie,* t. II, p. 534). Broussais refusait d'autonomiser tel ou tel ensemble, persuadé qu'on fabriquait un fantôme (l'ontologie qu'il dénonçait). En outre, la plupart des maladies semblent atteindre tout l'organisme : l'affection se répand ; il n'est donc pas possible de l'exprimer de façon locale. Le médecin et philosophe français Pierre Jean Georges Cabanis (1757-1808), hostile à la nosologie, le mentionne : « On retrouve partout des parties de tous les ordres et de tous les genres, qui entrent comme éléments dans les divers organes. Les muscles contiennent des artères, des veines, des nerfs ; les tuniques des artères présentent des nerfs, des veines, et vraisemblablement aussi des fibres musculaires, ainsi du reste. C'est suivant l'expression d'Hippocrate un cercle où l'on ne reconnaît ni commencement ni fin » (*Coup d'œil sur les révolutions et sur la réforme de la médecine,* t. I, p. 273). Tout étant un peu dans tout, cessons de découper !

Du côté de la biologie générale, Georges-Louis Leclerc, comte de Buffon (1707-1788), avait antérieurement mis en garde sur l'insuffisance et l'inutilité de la méthode distributive. Les biologistes avaient eu recours aux moyens de locomotion pour distinguer les animaux ; ils les sériaient selon l'extrémité du pied – d'où les solipèdes (un sabot), les pieds fourchus, les fissipèdes (plusieurs pieds) mais, notait Buffon : « Ne vaut-il pas mieux faire suivre le cheval qui est solipède par le chien qui est fissipède, et qui a coutume de le suivre, que par un zèbre qui nous est peu connu... Un lion, parce qu'il est fissipède, ressemble-t-il à un rat qui est aussi fissipède ? » (Buffon, *Œuvres complètes,* t. I, p. 46). N'excluons pas le cas de maladies qui, au début du moins, se ressemblent tellement qu'on les confond, ou encore le cas de maladies qui se greffent sur une première ; dans ces conditions, les lignes se brouillent. Nous ne parvenons plus à vraiment fractionner.

En dépit de ces difficultés, la nosologie parviendra à s'imposer. Notons que cette discipline médicale et ses exploits occupent essentiellement le XIXe s. La raison des critiques ou celle de l'échec taxinomique vient de ce que l'on part trop de ce qui nous est offert (la symptomatologie), ce qui conduit à des impasses parce que l'ensemble des signes (variables, communs à plusieurs maladies, évolutifs) n'autorise pas les démarcations. La première solution positive à ce problème a été avancée par Xavier Bichat (1771-1802) – la méthode anatomoclinique – afin de répartir les maladies. Bichat refuse le périphérique ressenti, confus et multiple : il se guise sur le substrat tissulaire « Ouvrez quelques cadavres, vous verrez aussitôt disparaître l'obscurité que jamais la seule observation n'aurait pu dissiper » (*Anatomie générale,* éd. 1818, p. 51, Introduction et considérations générales) ; ou encore : « C'est la nature, non la science, qui a tiré une ligne de démarcation entre les tissus » (p. 36). Opposons alors le système artificiel des faux rangements à la méthode dite naturelle, celle qui, à partir d'un critère solide, opère les différenciations. Bichat entend accéder au basal : « Que le tissu séreux appartienne au cerveau par l'arachnoïde, au poumon par la plèvre, au cœur par le péricarde, aux viscères gastriques par le péritoine, cela est indifférent. » Et nous pouvons désormais rapprocher des cas jusqu'alors dispersés : le tissu séreux assure l'unité de ces homologues. Signalons d'ailleurs que bientôt la médecine parvient à isoler bon nombre de pathologies qui méritent d'être répertoriées comme indépendantes – la goutte (ou maladie de Sydenham), le rhumatisme articulaire aigu (maladie de Bouillaud), etc.

On devra toutefois en rabattre, parce que bien des affections échappent à la détermination anatomique. À quoi relier le diabète auquel on s'intéresse tout particulièrement, Claude Bernard (1813-1878) surtout, puisque grâce à celui-ci il parviendra au concept d'homéostasie ? René Théophile Laennec (1781-1826) l'écrit : « J'ai vu mourir plusieurs malades avec tous les symptômes de l'apoplexie sanguine, de la phtisie pulmonaire, du squirre du pylore, de l'anévrisme de l'aorte, du carreau, sans que, à l'ouverture de leur corps, on pût apercevoir aucune altération organique » (*Traité inédit sur l'anatomie pathologique,* 1884, p. 25). Le texte qu'on croyait décisif, générateur des troubles, s'avère souvent brouillé et confus. Et, très rapidement, la mort qui décompose ajoute, à l'ensemble peu lisible, ses propres désordres tissulaires.

Le révolutionnaire de la clinique, celui qui proposera un critère sûr d'individualisation et de distribution des maladies n'est autre que Laennec, parce qu'il s'appuiera sur des désordres objectifs mais surtout fonctionnels – une dynamique de différences et de désorganisation pour une maladie qui corrompt les fonctions. Il capte directement les modifications en cours (les innombrables bruits, les claquements, les crépitations, les rhonchus, les murmures, etc.). La fièvre, la toux, le pouls, la dyspnée, tous correspondent à ce qui nous est offert, mais le clinicien désormais va plus loin : à l'aide de son stéthoscope (le cornet médical), il puise à la source le changement ; il s'empare moins de signes que de la cause qui les produit (parfois même, il recueillera un signe dit pathognomonique, parce que, à lui seul, il autorise le diagnostic).

La médecine actuelle ne cessera de préciser, de nuancer, d'affiner et de compléter la systématique qui régnera au XIXe s. – trop rudimentaire. Laennec nous a appris, en effet, à distinguer les maladies de la poitrine, selon que celle-ci est envahie par l'eau (pleurésie), par l'air (l'emphysème) ou par la condensation (notamment le cancer broncho-pulmonaire). L'eau, l'air, le quasi solide, cette trilogie tient à la fois du descriptif et de l'étiologique.

Plus tard, on subdivisera : ainsi, on comptera des pleurésies séro-fibrineuses, des purulentes, des hémorragiques, des enkystées etc. Qui contesterait l'importance de ces regroupements et de ces partitions ? À l'aide de son approche tabulatrice, non seulement le pronostic est assuré mais surtout le médecin dépasse désormais le réel ; il ne lui est plus soumis, il sait ce qui doit ou peut arriver. Le fait que le tableau de la maladie soit tronqué ou irrégularisé ne compromet plus sa reconnaissance. La nosologie se situe bien au cœur de la médecine : il s'agit de saisir le cas et de le distinguer de ses proches ; il convient de le loger dans l'ensemble, à la place pathogénique qui lui correspond.

La clinique n'en finit pas de se heurter au projet nosologique. Tout un domaine semble lui échapper, celui de la pathologie mentale. Ne doit-on pas y compter les maladies qui circulent d'un extrême à l'autre, telle la maniaco-dépression, des périodes d'abattement mélancolique suivies d'excitation ? La psychiatrie va plus loin : elle voit dans l'étiquetage ou la détermination catégorielle, consécutive à la classification, la pire des prisons, plus redoutable que les chaînes dont Pinel délivra les aliénés.

L'antipsychiatrie récente devait encore nous alerter sur une situation assez fréquente, selon laquelle le malade n'est pas toujours celui qu'on croit (il n'est que le maillon faible d'un système plus vaste auquel il cède : il convient même de prendre en charge la micro-communauté concernée et de ne pas tenter de localiser le prétendu malade sur l'échiquier général).

Le psychiatre français Jules Gabriel François Baillarger (1809-1890) vient encore tout compliquer, parce qu'il admet l'existence de nombreux « malades non-malades ». Mais nous voyons là moins un échec de la nosologie qu'une manière de l'étendre et de l'assouplir. Freud, que la psychanalyse met en avant comme s'il avait implicitement désavoué la systématique, a pourtant travaillé par quelque côté à l'essor nosographique. N'a-t-il pas dressé la carte des opérations par lesquelles le moi préfère le fantasme à la réalité (régression, fixation, identification, déplacement, sublimation, renversement dans le contraire, etc.) ? Freud ajoute une classification différenciée à intention explicative à une autre, celle du passé, trop globale.

Pinel, en effet, opposait les aliénés en fonction de critères assez peu adaptés : les plus (le délire) et les moins (l'affaiblissement, la démence). Il partageait encore les plus et les moins, ainsi, pour ces derniers, il isolait les partiellement moins et les totalement moins (l'idiotie). Freud se devait de sortir d'un tel cadrage et de le moderniser : « La psychanalyse est à la psychiatrie à peu près ce que l'histologie est à l'anatomie : l'une étudie les formes extérieures des organismes, l'autre les tissus et les cellules dont ces organes sont faits. Une contradiction entre ces deux ordres d'études, dont l'une continue l'autre, est inconcevable » (*Introduction à la psychanalyse*, p. 277). Et d'ailleurs Freud se chargeait de consolider la division entre psychose et névrose ; et il parvenait à cliver l'une et l'autre.

Mais bien des psychiatres s'obstinent. Ils soutiennent que le malade organise une pathologie originale (une sourde créativité), alors que nous pensons qu'il n'innove pas vraiment. Il emprunte une route connue. Plus encore, j'aperçois un narcissisme méthodologique chez le psychiatre qui se complaît dans une relation éminemment singulière que seul il assume. Un doctrinal collectif et objectif qui pourrait le guider ou le devancer affaiblirait son travail.

Nous n'accompagnerons pas les théoriciens ou les praticiens qui voient, dans les diverses classifications, des grilles avec lesquelles on enfermerait les malades – pas davantage une bureaucratie condamnée à des découpages ; nous ne suivrons pas ceux qui tiennent pour impossible la logique distributive des affections. Et même si Pinel n'a conçu qu'une partition rudimentaire, il n'en a pas moins jeté les bases de cet instrument, qui sert de boussole dans la tempête du multiple.

Il convient, plus que jamais, d'uniformiser (et même d'informatiser) toutes les données relatives aux pathologies. Aussi en 1993, à Genève, fut publiée la *Classification statistique internationale des maladies et des problèmes de santé connexes*, car aucune discipline ne saurait s'enfermer dans l'exception narcissisante ou entraver les échanges, ce qui suppose nomenclature et repérages communs.

► BERNARD C., *Leçons de Pathologie Expérimentale*, Paris, Baillière et Fils, 1872. – BICHAT X., *Traité des membranes en général et de diverses membranes en particulier*, Chez Mme Veuve Richard et chez le C. Méquignon, Paris, 1800 ; *Anatomie générale, appliquée à la physiologie et à la médecine,* 4 vols., Paris, éd. J. A. Brosson, 1801. – BUFFON, *Œuvres complètes,* t. I. – BROUSSAIS F. J. V., *Examen des doctrines médicales et des systèmes de nosologie,* 2 vol., Paris, Méquignon-Marvis, 1821. – CABANIS P. J. G., *Coup d'œil sur les révolutions et sur la réforme de la médecine,* Paris, Crapart, Caille et Ravier, An XII, 1804. – GRMEK M. D. (dir.), *Histoire de la pensée médicale en Occident,* 3. vol, Paris, Le Seuil, 1998. – LAENNEC R. T., *Traité inédit sur l'anatomie pathologique,* 1884. – PAVILLON G., *Enjeux des classifications internationales de santé,* Paris, Inserm éditions, 1998. – PINEL Ph., *Nosographie philosophique ou la méthode de l'analyse appliquée à la médecine,* 1798, 3e éd., Paris, J. A. Brosson, 1807. – Coll. : *Classification statistique internationale des maladies et des problèmes de santé connexes,* Genève, OMS, 1993.

François DAGOGNET

→ Clinique ; Psychanalyse ; Psychiatrie.

NUTRITION

On peut définir la nutrition comme « l'assimilation par les organismes vivants de substances qui leur permettent de grandir, de subsister et de se reproduire ». Nous nous intéresserons ici à la nutrition humaine, même si une large part de nos connaissances dérive d'études portant sur des animaux. Depuis le temps des premiers philosophes grecs, deux observations ont intrigué les savants. La première est qu'une même nourriture (par exemple l'herbe donnée aux jeunes veaux) est transformée en des substances très différentes, telles que le sang, la peau et les os. La seconde est qu'il semble que nous ayons besoin de presque autant de nourriture à l'âge adulte qu'au moment de la croissance. Il était impossible d'avancer dans la compréhension de ces phénomènes avant « la révolution chimique » de la fin du XVIIIe s.

Les transformations subies par les aliments au cours de l'assimilation ont été comparées aux modifications que l'on peut observer lorsqu'on les cuisine ou qu'on les laisse fermenter. Les premières étapes de la transformation, auxquelles certains auteurs pensèrent que l'air était associé, ont lieu dans l'estomac. Les transformations finales ont lieu après que les aliments ont été absorbés par le flux sanguin et soumis à l'action du cœur. On pensait que le cœur était très chaud, et qu'il agissait de façon mécanique en martelant ce qu'il contenait. C'était là que les substances étaient fragmentées peu après l'absorption. Lorsqu'elles avaient atteint la taille adéquate, elles étaient distribuées dans le corps entier par le sang, puis utilisées par les tissus pour leur croissance. Ce genre d'explication eut la faveur de différents auteurs, depuis Galien au IIe s. apr. J.-C. jusqu'à Descartes au XVIIe.

On s'accordait généralement à penser que si les adultes continuaient à avoir besoin de nourriture, c'était parce que, selon Galien, « la vie est intimement liée aux processus simultanés de destruction et de reconstruction, de déperdition et de réparation ». Descartes imaginait lui aussi un flux constant de substances rentrant dans chaque organe, puis en sortant. On a pu comparer ce mouvement de va-et-vient permanent à l'entretien d'un navire en bois dont les planches pourries doivent sans cesse être remplacées. On émit l'hypothèse que de petites parties de tissus se détachaient, comme le plombage d'une dent soignée, et qu'un nutriment de la taille adéquate transporté par le sang venait prendre sa place.

De là, on en vint à dire qu'il était légitime que les riches aient besoin de viande et d'une nourriture raffinée, puisque ces aliments étaient plus faciles à convertir en nutriments utilisables : en effet, comme ils n'avaient pas d'activité physique, leur cœur battait moins vigoureusement. Les aliments plus grossiers convenaient mieux aux travailleurs manuels, car leur cœur, battant avec vigueur, broierait trop finement des substances déjà affinées.

Tant qu'on crut que la respiration ne servait qu'à refroidir le cœur, le sort réservé aux substances non utilisées posa également problème. Au XVIIe s., on nota que les excréments quotidiens d'un individu (l'urine et les fèces) ne pesaient qu'environ la moitié du poids de l'eau et des aliments consommés. On pensa par conséquent que le reste devait s'échapper par le biais d'une « transpiration insensible ».

La grande avancée se produisit à la fin du XVIIIe s. avec la découverte du dioxyde de carbone et de l'oxygène en Angleterre, mais aussi avec les recherches de Lavoisier sur la combustion, avec le développement systématique de la « révolution chimique » en France, et avec l'identification des principaux éléments. Lavoisier, dans les semaines précédant son exécution, démontra également que, chez l'homme, l'exhalation de dioxyde de carbone augmente avec l'activité physique, et que la production de chaleur chez l'animal s'explique par l'oxydation simultanée de molécules organiques.

Les protéines

À partir du XIXe s., les « chimistes des animaux » comme on les appelait alors, concentrèrent toute leur attention sur l'azote, car les tissus animaux en contenaient plus que la plupart des aliments dont les animaux se nourrissaient (les graisses et les féculents en étant dépourvus). On supposa tout d'abord que les animaux étaient capables d'utiliser l'azote atmosphérique pour modifier la composition de leurs aliments au cours de la digestion, mais les travaux de François Magendie et de Jean Baptiste Boussingault réfutèrent cette hypothèse. Celui-ci recommanda d'utiliser la teneur en azote d'un aliment donné comme mesure de sa valeur nutritionnelle totale.

On comprit par la suite que la plus grande part de l'azote présent dans les tissus humains et animaux provenait de substances présentant des similitudes avec l'albumine du blanc d'œuf. En 1838, on adopta le terme « protéine » pour désigner ces substances. Justus von Liebig, un chimiste allemand influent, considérait les protéines comme le seul véritable nutriment, dont provenaient à la fois le mécanisme et le combustible des muscles (puisque les techniques d'analyses disponibles n'y faisaient rien apparaître d'autre). Il pensait que l'énergie dont les muscles avaient besoin pour se contracter était produite par l'explosion des molécules de protéines, l'azote étant ensuite dégradée en urée. Selon cette théorie, les graisses et les féculents n'étaient que des nutriments « respiratoires ». Ils réagissaient avec l'oxygène lorsque celui-ci pénétrait dans les tissus, protégeant ainsi de l'oxydation les protéines, éléments bien plus essentiels. Si le dioxyde de carbone était produit en plus grande quantité pendant l'effort, c'était uniquement parce que le corps devait respirer davantage pour se refroidir, ce qui impliquait l'absorption (non recherchée) d'un surcroît d'oxygène.

En 1865, après qu'on eut avancé dans la compréhension de la thermodynamique et de la conservation d'énergie, on conclut que les graisses et les féculents étaient bien, finalement, les principaux combustibles des muscles. Pour le prouver, deux savants firent l'expérience suivante : ils ne mangèrent pas de protéines pendant vingt-quatre heures, puis grimpèrent une forte pente. Ils analysèrent ensuite leur urine. Le déficit d'azote donnait la mesure de la carence protéinique qui ne pouvait pas correspondre à l'effort réalisé pour monter la côte.

Les nutritionnistes allemands et américains n'en continuèrent pas moins à recommander la consommation de plus de 100 g de protéines par jour, « comme source d'énergie nerveuse ». En 1908, finalement, des professeurs et des athlètes de l'université de Yale démontrèrent qu'on pouvait soutenir une activité physique et mentale de forte intensité avec des régimes alimentaires bien moins riches en protéines.

La théorie malheureuse de Liebig, qui survécut dans l'esprit du public, a fait naître l'idée selon laquelle, dans une famille où l'homme travaille dur pour faire vivre les siens, c'est lui, et non la femme – même si elle est enceinte ou qu'elle allaite – ni les enfants en pleine croissance, qui a besoin de la plus grande part des aliments protéiniques disponibles. Un des membres de l'équipe de Yale écrivit en 1923 : « La reconnaissance de l'importance relative des aliments azotés pour la nutrition a entraîné la glorification de la substance albuminique, glorification qui perdure aujourd'hui encore sous sa forme extrême. »

On comprit au XIXe s. que les protéines libèrent différents acides aminés lorsqu'elles sont hydrolysées par des acides forts. Cependant, on supposait que la nature ne serait pas prodigue au point de détruire les protéines des aliments pendant la digestion, pour les reconstituer ensuite dans les tissus. Mais peu à peu, principalement grâce à des expériences menées sur des jeunes rats – comme on le verra plus loin – on s'aperçut que c'était pourtant bel et bien ce qui se passait, que certains acides aminés, tels que la lysine, la méthionine et le tryptophane étaient essentiels à l'alimentation, et qu'on ne les trouvait qu'à des doses insuffisantes dans certaines protéines végétales.

L'énergie

Dans les années 1860, on inventa une méthode pour mesurer l'énergie produite par la combustion des molécules organiques. Cependant, il n'était pas certain que l'homme obtienne des aliments passant dans le métabolisme la même quantité d'énergie que celle produite par la combustion des mêmes aliments hors du corps. Il fallut pour cela construire une chambre, le « calorimètre », suffisamment grande pour contenir un sujet humain, et conçue de façon à ce qu'on puisse mesurer sa production de chaleur et de CO_2 ainsi que sa consommation d'oxygène. Un tel équipement, mis au point en Allemagne et aux USA, était extrêmement coûteux. Plusieurs équipes de techniciens devaient consigner les résultats jour et nuit. On établit que l'énergie libérée était la même à l'intérieur et à l'extérieur du corps et que le travail mécanique était accompli avec une efficacité de 25 %, que l'énergie soit produite à partir de graisses ou de féculents. Les recherches furent prolongées pour déterminer l'énergie requise par différentes activités physiques.

Gowland Hopkins, dans la conférence sur les vitamines qu'il donna après avoir reçu le prix Nobel en 1929, observa que « les études calorimétriques, prédominantes il y a vingt ans, et les études quantitatives concernant les échanges respiratoires, qui les complétèrent et les prolongèrent, permirent d'acquérir des connaissances de toute première importance. Elles ne pouvaient manquer de produire une vive impression. Cependant, la loi de l'équivalence isodynamique entre les aliments, et l'idée selon laquelle toutes les protéines ont la même valeur nutritive ont conduit à de sérieuses erreurs dans le domaine de la diététique appliquée. Dans leurs travaux, les principaux experts partaient du principe qu'il est plus scientifique, et même plus philosophique de considérer les besoins nutritionnels du point de vue énergétique, plutôt que de les étudier sous l'angle des apports alimentaires. On pensait que la connaissance des besoins tendait vers la finalité ». Il est toujours tentant de croire que la valeur des résultats est proportionnelle au coût et aux efforts consentis.

Les oligo-éléments

À la fin du XIXe s., il semblait par conséquent que la seule chose exigée d'un bon régime, c'était qu'il fournisse suffisamment de protéines et d'énergie. Aux États-Unis, les recommandations officielles présentaient les fruits et les légumes verts comme des sources coûteuses de tels nutriments : c'est là un bon exemple des conseils inconsidérés que donnent parfois les experts au public, conseils qui auraient pu se traduire par des cas de scorbut.

Comment les experts purent-ils oublier à ce point l'expérience passée ? On peut avancer quatre raisons : 1 / Ils ne rencontrèrent jamais la maladie autour d'eux, puisque les gens choisissaient de manger des aliments variés, alors que le scorbut était lié aux conditions de vie des marins, qui, en l'absence de réfrigération, ne pouvaient emporter que quelques aliments secs ou salés, seuls capables de supporter de longs voyages. 2 / On savait que le chien, animal qui jusqu'à cette époque était couramment utilisé dans les expériences, supportait très bien les régimes qui ne comportaient aucun des aliments antiscorbutiques traditionnels. 3 / De nombreuses personnes qui ne mangeaient ni fruits ni légumes verts restaient en bonne santé – on ignorait que les tubercules (comme les pommes de terre et les navets) étaient également antiscorbutiques. 4 / Enfin, on avait montré dans les années 1880 que de très nombreuses maladies résultaient d'infections microbiennes. Dans sa conférence, Hopkins parla « d'un tour de pensée assez naturel. La maladie est si souvent associée à des agents positifs – le parasite, la toxine – que le pathologiste croit moins facilement à une chaîne causale préfixée d'un signe *moins* ».

La piste qui conduisit à la découverte des vitamines fut le résultat d'une série de hasards heureux qui commencèrent en Indonésie à l'époque où le pays était encore une colonie hollandaise. Là-bas, dans les années 1880, les soldats autochtones souffraient de béribéri (qui se traduit par une faiblesse dans les jambes). On confia au jeune médecin Christiaan Eijkman la tâche d'étudier l'hypothétique micro-organisme qui pouvait en être responsable, en transférant l'infection des patients vers les animaux. Les précédents travaux s'étaient appuyés sur des chiens et des lapins, mais il choisit d'utiliser des poulets, sans doute parce qu'on pouvait les obtenir en plus grand nombre. Par un heureux concours de circonstances, on les nourrit pendant un temps, à l'insu d'Eijkman, avec les restes de riz blanc de l'hôpital militaire tout proche. Certains poulets commencèrent à présenter une faiblesse dans les pattes, qu'ils aient ou non reçu des injections de sang contaminé.

Par chance, Eijkman se pencha sur l'existence d'une éventuelle relation entre ces symptômes et l'alimentation des poulets, et découvrit qu'ils étaient protégés contre la maladie lorsqu'ils recevaient en même temps l'enveloppe du riz. Cela permit à ses successeurs de démontrer l'existence d'effets protecteurs analogues chez les sujets humains et, après trente années de recherches, d'isoler et d'identifier la « thiamine », le principe actif anti-béribéri, dans l'enveloppe du riz. C'était là une très grande réussite dans la mesure où l'enveloppe ne contenait la vitamine qu'à raison de 25 parties par million, et que les manipulations chimiques nécessaires à sa séparation la détruisaient en grande partie.

La découverte d'Eijkman reposait sur le fait qu'il avait utilisé des poulets, puisque les chiens et les lapins, même lorsqu'on les nourrit de riz blanc, ne développent pas une forme reconnaissable de béribéri. Mais elle était aussi liée à sa volonté de ne pas négliger la possibilité que la cause de cette maladie était radicalement différente de celle qu'il avait pour tâche d'étudier. Eijkman fut très critiqué à l'époque. Plusieurs années plus tard il reçut le prix Nobel pour son travail, qui, par un autre hasard, ouvrit également la voie à l'étude du scorbut.

Bien que ces recherches indonésiennes n'aient suscité que peu d'intérêt en Europe, deux médecins norvégiens, se penchant sur l'apparition du béribéri chez des marins norvégiens, pensèrent améliorer le modèle offert par les poulets en utilisant un mammifère, le cochon d'Inde. À leur grande surprise, une alimentation à base de céréales produisait les signes caractéristiques du scorbut. Avec ce modèle de la maladie, il était désormais possible de tester des doses de jus de citron, et, finalement, dans les années 1930, d'isoler la vitamine C (l'acide ascorbique). S'ils avaient choisi d'utiliser des rats ou des souris, ceux-ci n'auraient pas présenté la maladie : comme les chiens, ils synthétisent leur propre acide ascorbique. Par chance, les signes du scorbut étaient déjà connus des chercheurs norvégiens.

Une deuxième voie conduisant à la découverte des oligo-éléments fut ouverte en 1905 au Collège Agricultural du Wisconsin, lorsque l'on critiqua la méthode classique consistant à mesurer la nourriture pour bétail en termes de protéines, d'énergie et de fibres. Les chercheurs furent mis au défi de nourrir les bêtes de différentes façons, à partir d'une seule culture à chaque fois, mais en respectant les normes conventionnelles, puis de comparer leur efficacité chez des vaches laitières. Les résultats furent éloquents : les vaches nourries exclusivement de dérivés du blé (foin, paille et grain) donnèrent naissance à des veaux malades ou morts-nés, tandis que les veaux de mères nourries à partir de dérivés du maïs, tout comme ceux nés de vaches nourries d'un mélange de céréales, étaient tous en parfaite santé.

E. V. McCollum, un biochimiste qu'on avait chargé d'étudier ce qui faisait défaut aux dérivés du blé, décida qu'il serait plus rentable d'utiliser des animaux qui mangeaient moins. Il choisit les rats. Bien qu'on le privât de crédits et qu'on lui demandât de tenir secret son travail, il persévéra, et sa méthode, fondée sur des régimes exclusifs et sur l'utilisation de jeunes rats ou de poussins, s'avéra très féconde. Elle conduisit à la découverte de la première vitamine soluble dans la graisse, puis à bien d'autres, ainsi qu'à la reconnaissance du besoin en « acides aminés essentiels » et en oligo-éléments comme le zinc et le cuivre ou encore le fer. Heureusement les rats et les poussins s'avérèrent de bons modèles pour l'homme à cet égard. Il n'y avait que la vitamine C qui manquât aux hommes et aux cochons d'Inde mais non aux rats ou aux poussins.

La dernière vitamine fut isolée en 1948 : il s'agissait de la cobalamine ou vitamine B12 dont les molécules contiennent du cobalt. C'était cette vitamine qui, dans les extraits de foie, était responsable, lorsqu'on l'injectait, de la réponse observable dans les bilans sanguins des patients atteints d'anémie pernicieuse. Comme on ne disposait pas de modèles animaux pour accélérer la recherche, chaque nouvelle dose devait être testée sur des sujets anémiques. La maladie provenait du fait qu'ils étaient incapables d'absorber la vitamine présente dans leurs aliments. On s'aperçut plus tard que les animaux en avaient également besoin, mais que leurs stocks à la naissance (ou à l'éclosion) étaient tels qu'on n'observait de déficience qu'à la seconde génération de nourrissage.

Réévaluations

En raison de la découverte des nutriments les uns après les autres entre 1910 et 1950, on a donné à cette période le nom « d'âge d'or de la recherche nutritionnelle ». À nouveau, il semblait que tout avait été découvert. Néanmoins, nous voyons aujourd'hui qu'à force de se concentrer sur de petits mammifères en pleine croissance, la recherche a fait naître l'idée que « plus c'est gros, mieux c'est », et que l'objectif de la bonne nutrition humaine doit être de s'assurer que les sujets ne manquent d'aucun nutriment. L'exemple le plus flagrant de cette façon de penser fut l'œuvre d'un philanthrope qui permit d'approvisionner en lait entier la salle commune des étudiants en médecine d'Harvard, et ce, sans limite, de façon à ce que ceux qui auraient soif puissent boire quelque chose qui soit plus riche que l'eau.

Dans les années 1950, on accumula de plus en plus de preuves montrant que, dans les pays riches, les hommes d'un certain âge étaient plus exposés aux crises cardiaques et avaient une espérance de vie plus courte que ceux qui ne pouvaient s'offrir autre chose qu'une alimentation « rustique ». Au début, on expliqua cette différence par le stress et le rythme effréné de la vie moderne dans laquelle l'activité physique véritable est plus rare. Il est en effet prouvé qu'un exercice physique régulier contribue grandement à maintenir en bonne santé. Or on sait maintenant que « les régimes d'abondance » qui s'accompagnent d'une importante consommation de graisses animales sont aussi des facteurs de risque non négligeables, surtout s'ils entraînent l'obésité. Il est également prouvé qu'un rapport élevé entre graisses saturées et graisses insaturées dans l'alimentation augmente le taux de cholestérol sanguin et favorise le développement d'artériosclérose.

La recherche nutritionnelle se concentre à présent sur l'étude des effets bénéfiques (ou nocifs) d'autres aliments qui peuvent influer sur la susceptibilité aux maladies, même s'ils ne sont pas essentiels. On a montré que les produits chimiques présents dans certains végétaux réduisent chez l'animal le risque de développer certains cancers, et on pense qu'ils peuvent être efficaces chez l'homme également. Mais nous avons vu ici à de nombreuses reprises les risques qu'on encourt à se fier aveuglément à des connaissances incomplètes.

▶ BOUSSINGAULT J.-B., « Analyses comparées des aliments consommés et des produits rendus par une vache laitière », *Annales de Chimie,* 71, 1839, (Ser. 2), p. 113-127. – CARPENTER K. J., *Protein and Energy : A study of changing ideas in nutrition,* Cambridge, Cambridge Univ. Press. – GUGGENHEIM K. Y., *Nutrition and Nutritional Diseases : The evolution of concepts,* Toronto, D. C. Heath, 1981. – HOLMES F. L., *Lavoisier and the Chemistry of Life : an exploration of creativity,* Madison, Univ. of Wiscosin Press, 1985. – HOPKINS F. G., « Feeding experiments illustrating the importance of accessory factors in normal dietaries », *The Journal of Physiology,* 44, 1912, p. 425-460. – HOPKINS F. G. *et al.,* « Accessory Food Factors », *Medical Research Committee Special Report no. 38,* Londres, H. M. Stationary Office, 1919. – MAGENDIE F., « Sur les propriétés nutritives des substances qui ne contiennent pas d'azote », *Annales de Chimie,* 3, 1816 (Ser. 2), p. 66-77, 408-10. – MCCOLLUM E. V. & DAVIES M., « The necessity of certain lipids during growth », *Journal of Biological Chemistry,* 15, 1913, p. 167-175. – OSBORNE T. B. & MENDEL L. B., « Amino-acids in nutrition and growth », *Journal of Biological Chemistry,* 17, 1914, p. 325-49. – PETTENKOFFER M & VOIT C., « Untersuchungen über den *Stoffverbrauch* des normalen Menschen », *Zeitschrift für Biologie,* 2, 1866, p. 459-573. – SEGUIN & LAVOISIER A. L., « Premier mémoire sur la respiration des animaux », *Mémoires de l'Académie des Sciences,* 1789, p. 566-584.

Kenneth CARPENTER
(Trad. Mickael Popelard)

→ Expérimentation animale ; Obésité ; Scorbut ; Vitamine.

O

OBÉSITÉ

Dans son rapport de 1997 sur l'obésité, l'Organisation mondiale de la santé présente la maladie comme une épidémie globale. Statistiquement, le nombre de cas enregistrés a augmenté et continue d'augmenter sur la planète. Les États-Unis apparaissent comme le pays où le taux d'obésité est le plus élevé et où la maladie risque, jusqu'à 2030, de toucher le plus grand nombre d'individus. Les conséquences médicales de l'épidémie globale sont multiples. On soulignera, pour l'essentiel, la progression du nombre de personnes qui meurent chaque année de complications liées à l'obésité. En particulier, les troubles cardio-vasculaires. Du point de vue de la santé publique, les efforts visant à prévenir l'obésité sont incessants. L'OMS, dans son rapport de 1997, et le Congrès européen sur l'obésité (neuvième édition) proposent différentes solutions. D'une part, l'amélioration du régime alimentaire des peuples et, de l'autre, l'intensification de leur activité physique. Ces deux facteurs constituent des solutions pouvant conduire à la prévention des phénomènes pathologiques. Du point de vue technique, l'obésité est habituellement diagnostiquée par la formule mathématique qui s'appelle l'Indice de Masse corporelle (IMC). L'IMC est une fraction qui a le poids en kilogramme (Kg) comme numérateur et la taille en mètre carré (m^2) comme dénominateur. Le diagnostic de l'obésité est fait quand l'IMC est égal ou dépasse la valeur 30 (trente). À partir de cette valeur, l'obésité est classée comme modérée (lorsque l'IMC se situe entre 30 et 34,9), comme sévère (lorsque l'IMC varie de 35 à 39,9) et comme massive (lorsque l'IMC est égal ou dépasse 40).

À notre époque et pour la communauté médicale, l'obésité est perçue comme un problème de santé publique. Mais comment cette communauté définit-elle précisément l'obésité ? L'obésité est un état pathologique caractérisé par un excès de la masse adipeuse qui se trouve répartie dans les diverses zones grasses de l'organisme. L'excès provoque des gênes qui sont ressenties et manifestées par le sujet. Mais cette définition apparaît assez tardivement dans l'histoire. En effet, ce n'est qu'au début du XIXe s. que l'obésité a été considérée comme un phénomène pathologique. De plus, sa définition est rendue possible par l'émergence de la médecine clinique qui part du principe que toute maladie est localisable. Mais comment était donc perçue l'obésité à l'époque où elle ne relevait pas encore de la clinique ?

Les commencements

À l'époque classique, l'obésité est assimilée à une infirmité. Mais celle-ci ne pose pas de problème majeur dans la communauté. Elle apparaît tout au plus comme une dysharmonie esthétique. Ou, pour être plus précis, comme une déformation corporelle due à l'excès de graisse et produite par une vie sédentaire ou une alimentation trop abondante. La relation entre l'obésité et la prise de nourriture est de l'ordre de l'évidence. Le terme obésité vient du mot latin *obesitas*, issu lui-même du verbe *edere* qui signifie manger. C'est le mot « polysarcie » qui est employé par quelques auteurs pour indiquer la dysharmonie poussée à son degré le plus extrême. Les médecins voient donc l'obésité comme une infirmité et non comme le symptôme d'une maladie. Si l'obésité est le produit d'une activité vitale qui arrive à son terme, elle ne nécessite pas pour autant l'intervention de l'art.

En France et à l'étranger l'obésité est discutée dans de nombreuses dissertations médicales. Les questions posées sont les suivantes. Faut-il soigner les obèses ? À quelles maladies sont-ils plus particulièrement exposés ? Ces interrogations montrent qu'il y a bien des doutes sur sa nature. Faut-il la considérer, non comme une infirmité, mais comme une maladie ? Faut-il la considérer plutôt comme un état favorisant l'émergence d'une condition morbide ? Et alors l'appréhender comme une cause favorisante de certaines maladies. On peut affirmer, sans risque d'erreur, que la littérature médicale du XVIIIe s. montre que l'obésité provoque surtout la goutte. Le rapport entre l'obésité et la goutte est fondé sur un enchaînement des causes et des effets. Un goût excessif pour les plaisirs de la table et l'insuffisance d'activité physique provoquent aussi bien l'obésité que la goutte. Mais il y a plus ; l'obésité précède, prépare et provoque la goutte. Notamment, les douleurs dans les articulations qui sont les symptômes manifestes de la goutte.

Comment l'obésité est-elle devenue une véritable pathologie ? Les cas cliniques du début du XIXe s. – surtout ceux décrits par Maccary (1811), Percy, Laurent (1813) et Wadd (1820-1830) – montrent que l'obésité est appréhendée comme une maladie à partir du moment où elle est liée au concept de monstruosité. Apparaît donc l'idée que l'obésité constitue une anomalie, c'est-à-dire une déviation du type normal à la fois apparente et grave. Mais l'obésité, bien qu'elle soit perçue comme une monstruosité, ne se limite plus à la seule perception de la surface. L'obésité désigne l'abondance du tissu cellulaire graisseux de l'organisme : son véritable siège. À cette époque, le mot « polysarcie » n'est plus utilisé pour désigner le degré extrême de l'obésité, il est devenu synonyme de « maladie ».

Deux conditions rendent donc possible la perception de l'obésité comme maladie. Tout d'abord, le fait que le tissu cellulaire graisseux devienne le corrélat perceptif de l'anomalie de surface. Apparaît l'idée d'une monstruosité associée à l'hypertrophie du tissu adipeux. Le plus souvent, la description des cas cliniques au début du XIXe s. met l'accent sur l'épaisseur du tissu cellulaire graisseux du corps du malade décédé. C'est que les autopsies confirment l'hypertrophie du tissu cellulaire graisseux. Ensuite, l'obésité est considérée comme un grave problème. La connexion entre obésité et mort subite en porte directement témoignage. En effet, la mort survient brusquement après les accès de la dyspnée, après la suffocation et les palpitations irrégulières. Ces symptômes sont associés aux troubles des fonctions respiratoire et circulatoire. Et l'autopsie attribue la mort subite au dysfonctionnement cardiaque dû principalement à l'accumulation de la graisse dans le péricarde. L'étude anatomoclinique montre donc que la mort est liée aux troubles qui affectent les grandes fonctions. C'est dire que l'obésité est appréhendée comme une maladie à partir du moment où la médecine se sert de la mort comme outil d'analyse du pathologique.

Mais qu'est-ce qui a permis à la médecine d'appréhender le phénomène, tantôt comme une infirmité, tantôt comme une maladie ? Au XVIIIe s., l'obésité était conçue comme une infirmité et le savoir médical s'en tenait à la classification des symptômes. Le médecin se contentait d'enregistrer et d'ordonner les manifestations pathologiques telles qu'elles apparaissent simultanément et dans le temps. Au XIXe s., à la lumière de l'examen clinique, l'obésité est devenue une maladie. C'est qu'il n'existe pas de maladie sans siège organique, en l'occurrence sans tissu lésé qui désigne la forme concrète de l'unité pathologique. On trouve donc la médecine clinique à la base de l'obésité comme phénomène pathologique. L'autopsie joue un rôle majeur, puisqu'elle est étude des altérations des organes et des tissus. Dès l'instant où les symptômes ont été rattachés aux lésions sous-jacentes, les classifications se trouvaient fondées sur les altérations organiques. Ce point, essentiel, permet de comprendre pourquoi l'obésité devient une maladie. Pour être plus précis, il faudrait dire que l'histoire du concept d'obésité est liée à celle de la perception du corps et, par suite, à la mise en œuvre de nouveaux instruments techniques et conceptuels. Très schématiquement, on peut parler tour à tour de l'obésité irritative (1800-1850), de l'obésité métabolique (1850-1900) et de l'obésité toxique (1900-1950). Telles sont les trois nouvelles figures de la maladie qui caractérisent la longue période qui succède à l'âge classique.

L'obésité irritative

Dans la première moitié du XIXe s., l'idée que l'obésité est le résultat d'une irritation du tissu cellulaire graisseux de l'organisme domine. L'irritation est reconnue à partir de la relation entre l'hypertrophie tissulaire et le poids du corps. Si le terme « obésité » est appliqué à ce phénomène pathologique, c'est parce que les mots avec la terminaison en *« ite »* désignent l'irritation tissulaire. Laennec et Alibert forment le projet d'établir une nomenclature médicale sur le modèle de la chimie. Il leur faut créer un vocabulaire médical méticuleux, analytique. Laennec ajoute à son projet les paramètres de la médecine clinique et souhaite ajuster la perception anatomopathologie à la lecture des symptômes. C'est ce qui apparaît dans ses analyses des atrophies et des hypertrophies tissulaires. Il y a un autre aspect qui concerne l'étiologie et la pathogénie de l'obésité irritative. Que cette maladie soit envisagée sous l'angle de l'anatomie pathologique ne signifie pas que l'étiologie se limite à la seule lésion du tissu cellulaire graisseux. Fondamentalement, la cause de l'obésité irritative réside dans l'ingestion d'une trop grande quantité de nourriture.

Au sujet de la pathogénie associée à l'excès de nourriture, on ne remet pas en cause la thèse suivant laquelle la digestion se fait normalement. On admet comme un principe que tout ce qui relève de l'alimentaire contient de l'huile et qu'une grande quantité d'huile reste disponible dans le sang. À partir de là, une combinaison particulière du sang et de son sérum permet à la partie huileuse de se séparer promptement des éléments sanguins. Par la suite, l'huile se déposera complètement dans le tissu cellulaire, à moins que les fonctions excrétoires la rejettent en dehors de l'organisme sous la forme de sueur, d'urine, de selles et de transpiration insensible. L'étiopathogénie est claire : l'obésité *irritative* est le résultat d'un trouble provoqué par un excès de nourriture associée à la digestion et à l'excrétion.

Au tout début du XIXe s., un grand nombre d'études aussi bien anatomiques que physiologiques s'efforcent d'élucider les mécanismes de la nutrition humaine. Cependant, les cas cliniques observés à cette époque apportent un argument de poids à la thèse selon laquelle tous les obèses ne sont pas de grands mangeurs. On admet qu'un excès de nourriture n'est pas toujours la cause de l'obésité irritative. On invoque d'autres causes comme l'hérédité : la transmission aux enfants d'un genre d'organisation susceptible de devenir un corps surchargé de graisse. Tel genre promouvrait une texture trop lâche du tissu cellulaire ou de la membrane graisseuse. Par conséquent, les cellules ou vésicules se laisseraient facilement distendre, et, par suite, recevraient et retiendraient une trop grande quantité de graisse.

En ce qui concerne le traitement de l'obésité irritative, indépendamment de la spécificité étiologique de la maladie, les indications thérapeutiques sont les suivantes : gymnastique et hydrothérapie. C'est que ces activités permettent l'élimination de la sueur, le véhicule de l'huile par excellence. À quoi il faut ajouter une série de prescriptions négatives : par exemple, éviter les plaisirs de la table. En somme, l'obésité est perçue comme un effet possible de l'activité d'un organisme possédant la propriété de réagir d'une certaine manière à l'influence des excitants extérieurs.

L'obésité métabolique

On peut définir l'obésité métabolique comme l'effet d'un stockage excessif de la graisse dans les régions adipeuses de l'organisme. Pour Quêtelet, ce stockage peut être constaté à partir de la relation du poids de l'individu avec sa taille et par la comparaison de cette relation à la norme. Par la suite, selon Bouchard, on ajoute l'âge pour affiner la relation du poids et de la taille. Sur le plan théorique, l'emmagasinement est compris comme une rupture d'équilibre, au profit du stockage, entre l'acquisition et la dépense de la graisse par le corps. Cette conception est au point de croisement de deux lignes de recherche : l'une veut élucider la question de l'origine de la graisse accumulée dans l'organisme et l'autre essaie d'établir la dépense de la graisse par le corps.

La première ligne de la recherche est dans le droit fil des études anatomophysiologiques sur la digestion et l'absorption des matières grasses. Ces dernières ont permis d'établir que l'absorption, à elle seule, ne peut pas rendre compte de la quantité de graisses accumulées dans l'organisme. C'est pourquoi on cherche à établir les modifications chimiques et physico-chimiques (provenant de la nourriture mixte) qui s'accomplissent dans les tissus de l'organisme vivant. Ces recherches sont effectuées principalement chez les animaux de laboratoire, surtout en Allemagne, par Kossel, Pettenkofer, Vogt, Rubner, Hoffmann, Seegen et Lebedeff. Il résulte de ces travaux, qu'un animal peut acquérir de la graisse par simple emmagasinement de la graisse absorbée, mais aussi par la fabrication de substances graisseuses aux dépens des albumines et des hydrates de carbone absorbés.

La seconde ligne de recherche, qui tente d'établir la dépense de la graisse par le corps, aboutit à la conclusion suivante : la dépense dépend d'une part, de la composition de l'alimentation, d'autre part, de l'activité musculaire liée aux dispositions individuelles. À titre d'exemples, il faudrait citer la quantité de chaleur libérée par l'individu à jeun et au repos, les états physiologiques des voies digestives ou du système nerveux et les maladies coexistantes comme le diabète ou l'arthritisme. On peut donc dire que les études biochimiques et les travaux sur le diabète en Allemagne (1870), ainsi que les recherches sur la physique sociale à partir de Quêtelet (1869) sont les conditions de possibilité concrète et conceptuelle de l'émergence de l'obésité comme maladie métabolique.

Dans la deuxième moitié du XIXe s., on admet que le diabète n'est pas le résultat d'une production excessive de sucre, mais qu'il s'agit d'un problème de combustion. Le corps détruit moins de sucre parce qu'il en brûle moins et il en brûle moins parce qu'il fixe moins d'oxygène. Le même raisonnement est appliqué à l'obésité. Elle n'est produite ni par un trouble de l'ingestion ou de l'absorption, ni par une fabrication excessive de la graisse. Si l'excès de matière grasse est détruit par oxydation, les conditions qui s'opposent à la combustion seront responsables de l'obésité. Quant à la thérapeutique, elle est constituée par de nombreux traitements prescrits autant en fonction de l'étiologie que de la pathogénie. L'obésité métabolique est dérivée d'un corps métabolique, c'est-à-dire d'un organisme possédant la propriété d'opérer des transformations chimiques et physico-chimiques aux dépens d'une énergie appelée chaleur.

Mais il y a plus ; les études thermodynamiques, à l'ordre du jour aux alentours de 1860, rendent possible de nouvelles hypothèses étiologiques. À partir du moment où l'on a admis la thermodynamique comme principe fondamental sur lequel repose l'étiologie de l'obésité, il devient possible de former d'autres théories pour expliquer la pathogénie de la maladie. Notamment, les théories anoxémiques et les excès de recettes. On ajoutait à cet ensemble de théories, celles du ralentissement de la nutrition et des trophonévroses. Il faut enfin signaler l'importance de la neurologie et de l'endocrinologie dans la conception de l'obésité métabolique.

L'obésité toxique

Ce n'est que dans la première moitié du XXe s. que l'obésité, comme maladie toxique, acquiert son statut scientifique. Ce phénomène pathologique est alors conçu comme une « condition de vie limitée », liée à l'augmentation ou l'excès du tissu adipeux. Cette définition suppose que les obèses, bien qu'ils présentent des surcharges graisseuses, réagissent d'une façon différente devant l'anomalie. De là, l'idée que le tissu adipeux corporel excessif désigne l'obésité quand, et seulement quand, il est associé aux gênes ressenties par le porteur de la surcharge graisseuse. Ces gênes s'expriment par les symptômes d'affaiblissement de l'organisme lorsqu'il exécute ses différentes tâches. C'est donc l'intoxication par une alimentation excessive associée à une vie sédentaire qui définit l'étiologie de l'obésité toxique.

Voyons d'abord les questions de l'alimentation. On considérait que l'homme avait inventé pour lui un univers alimentaire fort complexe. Le plus souvent, la disponibilité et la diversité des nourritures sont décrites comme la conséquence de la révolution industrielle. Nombreux sont les facteurs mis en œuvre : la surface cultivée, le capital investi et la main d'œuvre utilisée pour ne citer que les plus importants. Or, de la mécanisation des moyens de production résultent l'optimisation du rendement agricole et, par la suite, l'augmentation du volume de la production des denrées. À partir de là, on assiste à l'émergence de deux phénomènes. L'un est économique : c'est la baisse du prix des denrées. L'autre est lié à la production : il s'agit de l'essor de l'industrie agro-alimentaire fondée sur la variété des produits de consommation. Peu à peu, l'offre d'une nourriture de base bon marché et faible en calorie va diminuer tandis que les aliments plus gras et plus sucrés envahissent les marchés. De là, une situation médicale paradoxale. D'une part, la pléthore alimentaire permet de répondre aux besoins nutritionnels des populations. De l'autre, cette pléthore alimentaire est à l'origine des affections nutritionnelles. Le monde de la consommation n'est-il pas lié à celui du désir ?

Voyons ensuite la question de la sédentarisation. À ce sujet, on signale surtout le défaut d'activité physique. Cette inertie est attribuée au passage de l'état nomade à celui de population sédentaire mais aussi aux changements qui affectent le genre de vie après la révolution industrielle. Il faudrait citer, ici, l'explosion des professions assises ou le recours aux véhicules automobiles, la limitation des déplacements et des efforts physiques en raison des possibilités de stockage de la nourriture chez soi. Ces changements désignent des circonstances qui conduisent l'homme à une ankylose chronique. Tels sont les conditions à la fois d'ordre politique, culturel et psychologique qui rendent possible l'obésité toxique.

La pathogénie de l'obésité toxique recouvre l'idée d'intoxication. L'alimentation excessive associée à la vie sédentaire exercerait une action négative sur le corps humain analogue à celle d'un poison. D'où l'idée d'inscrire la pathogénie de l'obésité dans le champ de la toxicologie. Au début du XXe s., les toxi-infections alimentaires sont à l'ordre du jour. Confronté à l'impossibilité de maîtriser son environnement, l'homme forgerait malgré lui un milieu susceptible d'engendrer, chez lui, un état de maladie. C'est la raison pour laquelle l'obésité toxique n'est pas définie seulement en termes descriptifs. Des valeurs vitales négatives sont également à l'œuvre dans cette pathologie. La thérapeutique de l'obésité toxique vise surtout l'éducation nutritionnelle et physique et, dans la mesure du possible, la résolution des troubles psychiques.

Conclusion

L'obésité n'a pas toujours été perçue comme un phénomène pathologique. À l'époque classique, elle a été appréhendée comme une infirmité et le résultat d'un travail vital arrivant à son terme. Ainsi, l'obésité n'exigeait pas l'intervention de la médecine, mais elle était l'une des causes favorisantes de la goutte. Ce n'est qu'au XIXe s. que l'obésité a basculé dans le pathologique. Au moment donc où la maladie a été définie par ses lésions. Tout au long du XIXe s. et dans la première moitié du XXe s., l'obésité s'est présentée sous trois formes différentes. L'obésité irritative suppose que le corps a la propriété de réagir aux excitants extérieurs. L'anatomie pathologique est alors en mesure de révéler l'irritation des tissus. Ensuite, l'obésité métabolique fait référence à un organisme qui possède la propriété d'opérer des transformations chimiques et physico-chimiques aux dépens d'une énergie appelée chaleur. L'anatomo-physiologique de la digestion, les travaux sur le diabète mellite, la physique sociale de Quételet, la thermodynamique et l'endocrinologie désignent des domaines de recherche qui ont été ici déterminants. Enfin, l'obésité toxique est liée à la conception d'un corps organique susceptible de maîtriser son environnement. La perte de ce pouvoir détermine un état d'intoxication corporelle. En effet, la prise répétée de substances toxiques finit par agir comme un poison.

Ce n'est qu'à partir de la seconde moitié du XXe s. qu'on a commencé à parler de l'obésité génétique. La maladie tient alors au corps chromosomique. Les conditions de possibilité historique de l'obésité génétique peuvent être reconstruites par le biais d'une histoire de la génétique, plus précisément, de la génomique. Cette dernière est la science qui utilise l'étude de l'ADN pour revenir aux origines moléculaires des maladies.

► BOUASSIDA M., *L'Obésité d'hier à aujourd'hui*, Montpellier, Université de Montpellier I, 1984. – CANGUILHEM G., *Le Normal et le Pathologique*, Paris, PUF, 1991, 3e éd. – DARRICAU,

« L'obésité », *Journal de médecine de Paris*, n° 13, 1925, p. 271-273. – DELAPORTE F., « La nouveauté en pathologie », in *Vers de nouvelles maladies* (Forum Diderot), Paris, PUF, 1998. – FLORAND A. & FRANÇOIS M., *La Goutte et l'Obésité*, Paris, Octave Doin et Fils, 1920. – FOUCAULT M., *Naissance de la clinique : une archéologie du regard médical*, Paris, PUF, 1961. – FROGUEL P., SÈROG P., PAPPILON F., *La Planète obèse : surpoids, obésité : la nutrigénétique vaincra la maladie du siècle*, Paris, Nils éditions, 2001. – JAUMES, « Qu'est-ce que la maladie ? », *Montpellier médical*, n° 2, 1862, p. 97-121. – SCHLEMMER G., « De l'obésité : d'après les travaux allemands », *L'union médicale*, n° 84, 1885, p. 1025-1032, 1038-1041. – WORTHING L., *De l'obésité : étiologie, thérapeutique et hygiène*, Paris, Imprimerie de E. Martinet, 1875. – Coll. : Congrès européen sur l'obésité : la neuvième édition. Milan, 3-6 juin 1999. – OMS : Organisation mondiale de la Santé. *Obesity, preventing and managing the global Epidemic*, juin, 1997.

Ana Lucia RISSONI DOS SANTOS

→ Anorexie et boulimie ; Anthropométrie ; Cardio-vasculaires (Facteurs de risque) ; Chirurgie esthétique ; Dégénérescence ; Endocrinologie ; Gymnastique ; Nutrition ; Toxicologie.

OBSTÉTRIQUE

Étymologiquement, le mot obstétrique (qui ne date que de 1834) se compose du préfixe *ob* (en face) et du verbe *stare* (être debout) : pratiquer l'obstétrique consiste donc à se tenir debout face aux *obstacles* qui gênent la naissance et qui, depuis la nuit des temps, ont emporté une multitude de mères et d'enfants. Au XIXe s., selon *Littré*, l'obstétrique est l'*art* des accouchements ; au XXe s., pour *Le Robert*, c'est la médecine des accouchements, mais aussi de la grossesse. À l'origine, l'obstétrique a été uniquement exercée par des femmes, comme le rappelle l'étymologie féminine de l'*obstetrix* latine ; et les naissances avaient lieu dans le milieu de vie naturel. Aujourd'hui, la plupart des accouchements ont lieu en milieu hospitalier, sous le contrôle des gynécologues-obstétriciens. Cette évolution a peut-être fait oublier que la grossesse n'est pas une maladie, que bon nombre d'accouchements se passent sans difficultés et que depuis toujours, le nouveau-né survit sans soins médicaux, même si son immaturité ne lui permet pas de le faire tout seul. L'obstétrique contemporaine peut-elle se contenter du seul objectif – si noble et légitime soit-il – de préserver la sécurité physique des mères et des enfants ? Comment expliquer la crise actuelle des métiers de l'obstétrique ?

Spécificités de la parturition humaine

La parturition humaine se distingue de celle des autres mammifères par l'apparition de caractéristiques nouvelles dues pour une grande part à la station debout. Cette attitude donne au bassin une inclinaison d'environ quarante degrés vers l'avant. Son axe n'est plus ni rectiligne, ni situé dans l'orientation de l'évacuation de l'utérus gravide comme chez les quadrupèdes. Il est de plus fermé vers le bas par un solide plancher musculo-aponévrotique qui compense les effets de la pesanteur et soutient les viscères abdominaux. Il en résulte, au moment de la parturition, une diminution de l'efficacité des contractions des muscles de l'utérus et de la paroi abdominale. Un deuxième obstacle est l'augmentation du volume du cerveau et, par voie de conséquence, de la tête fœtale. Une autre difficulté vient de l'insertion beaucoup plus profonde du placenta dans la paroi de l'utérus, qui rend la délivrance plus délicate, plus hémorragique et expose la plaie placentaire à un plus grand risque d'infection. Dans l'espèce humaine, donc, la parturition est plus difficile, plus longue, plus dangereuse et plus douloureuse que dans la plupart des espèces animales.

Invariants anthropologiques de la naissance

Qu'il s'agisse des sociétés extra-européennes ou des communautés paysannes européennes du Moyen Âge au XIXe s., la naissance, rite de passage fondamental selon la définition d'Arnold Van Gennep, se déroule en trois étapes principales : séparation, marge, agrégation. Séparation : l'accouchement se passe presque toujours dans un lieu à part, afin de ne pas souiller le milieu de vie habituel ; dans certaines régions d'Afrique, c'est dans une case « maternité » que se rend la parturiente ; dans la France ancienne, c'est dans la salle commune de la maison, hermétiquement close et bien chauffée. Là, souvent accroupie ou assise, elle est soutenue physiquement et moralement par des compagnes qui la prennent sur leurs genoux ou la soutiennent dans leurs bras. La plus expérimentée est la matrone, formée sur le tas, et détentrice d'un savoir empirique sur les dystocies : pressée d'en finir, elle exerce souvent des pressions sur l'abdomen ou des tractions sur les membres de l'enfant quand il a du mal à sortir. Ces matrones qui ont dû faire face, avec plus ou moins de succès, aux complications de l'accouchement, sont en quelque sorte les fondatrices de l'obstétrique. Si certaines de leurs pratiques sont favorables à la bonne parturition, comme la position accroupie ou assise, d'autres, comme les pressions vigoureuses destinées à faire sortir l'enfant sont inefficaces, voire dangereuses. Après la naissance, la mère vit dans l'espace à part avec le bébé une période de marge où, déchargée de toute tâche domestique, elle peut établir avec son enfant des liens d'attachement à la fois biologiques et affectifs, sans lesquels le nouveau-né humain est incapable de survivre. Au bout d'un temps plus ou moins long (entre dix et quarante jours), la femme sort de l'espace de réclusion pour un rite d'agrégation : en Afrique, intégrée dans le groupe des mères après des pratiques de purification, elle présente solennellement son enfant à la parenté et au groupe qui accepte ce nouveau membre en lui donnant un nom. Dans la France chrétienne, c'est l'enfant qui est d'abord agrégé à la communauté par le baptême, puis la mère qui n'est réintégrée dans le village qu'après le rituel de purification des « relevailles », qui s'est maintenu parfois jusqu'au XXe s. Retenons l'importance de cette ritualisation de la naissance en trois temps, à l'heure où, aujourd'hui, le séjour des femmes en maternité est de plus en plus écourté et où elles se retrouvent vite seules à la maison avec un bébé qui leur apparaît souvent comme un inconnu.

L'obstétrique dans les sociétés antiques et médiévales

Longtemps pratiqués exclusivement par des matrones, les accouchements sont restés à l'écart de la médecine des hommes, même si, en cas de dystocies, des chirurgiens étaient parfois appelés pour réaliser une version podalique ou une embryotomie en Inde, à Sumer, en Assyrie-Babylonie, en Grèce et à Rome (mais jamais, semble-t-il, en Égypte et chez les Hébreux). Les médecins grecs, bien que peu habitués à une pratique quotidienne auprès des femmes, ont écrit sur les accouchements. Le *corpus* hippocratique donne la première description clinique de la fièvre puerpérale et énonce la théorie des deux cycles de grossesse, soit sept mois, soit neuf mois : l'enfant de huit mois, né prématurément avant l'accomplissement du cycle de neuf mois était jugé non viable, alors que l'enfant de sept mois était viable. Cette croyance qui a perduré jusqu'au XVIIIe s. en Occident a été responsable d'une forte mortalité périnatale, puisqu'elle aboutissait à laisser sans soins les prématurés de huit mois les plus vigoureux.

Le traité des *Gynaecia* fait de Soranos d'Éphèse le premier gynécologue obstétricien de l'histoire, même s'il n'est pas que cela (ses autres œuvres sont perdues). Ce praticien expérimenté, d'origine grecque, exerce à Rome à la fin du Ier s. apr. J.-C. Aux connaissances antérieures, il ajoute la technique de délivrance manuelle du placenta et met en garde contre le risque d'inversion utérine entraîné par des tractions intempestives sur le cordon. Il est sans doute un des premiers à accorder de l'importance à la vie de l'enfant en proposant de le retourner par la manœuvre de la version podalique interne, afin de l'extraire par le siège. Toutefois, dans les cas désespérés, pour sauver la mère il n'hésite pas à sacrifier l'enfant en recourant à l'embryotomie.

Au Moyen Âge, l'obstétrique, exclusivement exercée par des femmes, vit toujours sur les acquis de la tradition antique : Soranos, traduit en latin au Ve s., adapté au VIe s. par Moschion, circule sous forme de petits manuels manuscrits en forme de questions et de réponses facilement mémorisables, avec des illustrations des positions fœtales souvent fantaisistes. En cas d'accouchement dystocique, les ressources des matrones restent limitées. Quand se pose la tragique question de savoir s'il vaut mieux sauver la mère ou l'enfant, le choix est toujours de sauver la mère, personne adulte qui pourra avoir ultérieurement d'autres enfants : on n'hésite pas alors à dépecer par morceaux à l'aide de crochets le corps d'un enfant trop gros ou mal engagé. Le nouveau-né de toute façon n'est qu'une existence en pointillé. La seule chose qui importe, c'est de le baptiser tant qu'il a encore un souffle de vie, même *in utero*, pour qu'il ne séjourne pas éternellement dans le limbe des enfants, lieu lugubre inventé par les théologiens au XIIIe s. pour lui éviter l'enfer, mais où ses parents ne pourront jamais le retrouver. Si la mère ne peut être sauvée, l'Église, comme nous le montrent plusieurs manuscrits, recommande la pratique antique de la césarienne *post mortem*, dont la justification repose sur l'idée qu'après le décès de sa mère le fœtus peut vivre encore quelques minutes : ce qui compte ici c'est moins sa survie ultérieure que la possibilité de le baptiser.

Aux XVIIe et XVIIIe siècles, la promotion de l'accoucheur

Aux XVIe et XVIIe s., l'obstétrique pratique reste encore totalement aux mains des femmes : les sages-femmes les plus instruites, celles qui officient dans les grandes villes et dans les cours royales ou princières, sont plus expérimentées que la plupart des médecins qui n'ont qu'une connaissance livresque des mécanismes de la parturition. Elles écrivent des manuels d'obstétrique qui font autorité. Par exemple, Louise Bourgeois, sage-femme de Marie de Médicis, publie en 1609 un traité réédité quatre fois en français et traduit en plusieurs langues : elle y recommande l'usage de la version podalique et décrit pour la première fois la procidence du cordon. En 1690 à la cour de Brandebourg, Justina Siegemund est l'auteur d'un traité qui connaîtra sept rééditions ; elle donne même son nom (« le double tour de main de la Siegemund ») à une manœuvre de retournement du fœtus qui se présente en position transversale : il s'agit de capturer les pieds du fœtus à l'aide d'un nœud coulant d'étoffe, monté sur une fine baguette, pour l'attirer vers le col et le faire naître par les pieds.

Du côté des hommes, le savoir obstétrical a donc d'abord été théorique : à la Renaissance, de nombreux médecins, animés d'une curiosité nouvelle pour le corps de la femme et les mystères de la vie, redécouvrent les anciens textes grecs et, grâce aux dissections, font progresser les connaissances anatomiques. Les disciples d'André Vésale donnent une description précise du bassin féminin et des déformations qui bloquent la progression de la tête fœtale. Ambroise Paré, chirurgien formé à l'Hôtel-Dieu de Paris, où il a sans doute eu l'occasion de faire des accouchements sur quelques pauvresses, réintroduit la version podalique interne dans les accouchements dystociques. Au XVIIe s., François Mauriceau est le premier homme à associer connaissances théoriques et pratique clinique, puisqu'il exerce comme chirurgien à l'Hôtel-Dieu de Paris et en ville. Paru en 1668, son *Traité des maladies des femmes grosses et de celles qui sont accouchées*... est traduit en anglais dès 1672 et réédité en 1675 et 1681 : bien conscient de sa valeur comme praticien de terrain (il condamne la plupart de ses prédécesseurs qui ont écrit sur les accouchements sans avoir jamais pratiqué l'obstétrique), il reste une référence pendant plus d'un demi-siècle. Il sait se démarquer du respect aveugle des traditions, puisqu'il rejette l'habitude d'effectuer les manœuvres obstétricales sous un drap et recommande la position couchée afin d'avoir un meilleur accès au périnée pour le protéger des lacérations et prévenir les infirmités causées par les fistules vésico-vaginales et les prolapsus génitaux.

Au XVIIe s., l'obstétrique n'est pas enseignée dans les facultés de médecine. Elle est pratiquée par quelques chirurgiens plus aventureux ou plus curieux que les autres qui bravent les interdits de la morale catholique condamnant comme « indécente » leur présence auprès des femmes. Ce sont d'abord les puissants qui les appellent, ainsi Louis XIV en 1663 pour les couches de Mlle de La Vallière. Assez vite on les voit exercer dans les milieux populaires urbains, comme le montre, au début du XVIIIe s., la clientèle étendue de l'accoucheur normand Mauquest de La Motte, ou plus tard, entre 1770 et 1797, celle du Rémois Pierre Robin. Il leur a suffi de réussir quelques accouchements réputés difficiles pour que, peu à peu, ils soient appelés au chevet de femmes qui n'acceptent plus la fatalité de la mort en couches. Ces hommes n'auraient jamais pu s'imposer seuls aux dépens des matrones qui avaient la confiance des femmes, s'il n'y avait pas eu, du côté des parturientes et de leurs maris, une demande sociale, légitimée par une nouvelle conscience de la vie, qui les poussait à rechercher tout ce qui pouvait améliorer ou prolonger leur existence. Au milieu du XVIIIe s., l'*Encyclopédie* peut écrire comme une évidence : « Un chirurgien accouche mieux qu'une sage-femme. » Cette vérité s'est imposée parce que les accoucheurs avaient des connaissances anatomiques poussées, des forces physiques qui leur permettaient de terminer heureusement certains accouchements difficiles et enfin parce qu'ils avaient seuls la maîtrise d'instruments nouveaux.

Parmi ceux-ci, le forceps représente un progrès majeur parce qu'il permet de terminer avec succès les accouchements laborieux en saisissant la tête de l'enfant pour l'extraire sans le tuer. Inventé au XVIIe s. en Angleterre par la famille Chamberlen, il est perfectionné et complété au XVIIIe s. par différents modèles de leviers ou de spatules en Flandre par Jan Palfyn, en Angleterre par William Smellie et en France par André Levret. À partir des années 1730, l'obstétrique devient dans toute l'Europe une nouvelle science, masculine et conquérante, avec ses lieux d'enseignement (Strasbourg, Vienne ou Édimbourg), et ses publications savantes, dont une des plus célèbres est en 1781 l'*Art des accouchemens*... de Jean-Louis Baudelocque. Même s'il s'agit encore d'un « art », l'obstétrique commence ici à se constituer en discipline scientifique, puisque Baudelocque entreprend de mathématiser le réel, en constituant des séries à partir des relevés quotidiens de cas et en proposant de quantifier un certain nombre de paramètres, comme le diamètre pelvien ou les diverses présentations.

Ces progrès ont leurs revers : certains accoucheurs, connus pour leur utilisation systématique et sans discrimination des forceps (ainsi, au tournant des XVIIIe et XIXe s., à Göttingen, Osiander utilise le forceps dans plus de 40 % des cas), sont redoutés par les parturientes et moqués par les sages-femmes les plus instruites (comme l'Anglaise Élisabeth Nihell) qui savent le prix de la patience et de l'habilité de la main. D'autres accoucheurs, plus téméraires encore en face des dystocies, se livrent à des opérations extrêmement risquées, comme la section de la symphyse du pubis ou la césarienne sur femme vivante (déjà pratiquée en de rares occasions depuis le XVIe s.). En ces temps où l'anesthésie et l'asepsie n'existent pas, et où, de surcroît, on pense qu'il est inutile de suturer l'utérus dont on surestime les possibilités de cicatrisation, on imagine les suites de couches dramatiques pour les pauvres femmes qui ont été l'objet de ces opérations souvent fort médiatisées. Ce n'est qu'à la fin du XIXe s., qu'on se décide à suturer l'utérus après une césarienne. À cette époque, les progrès de l'anesthésie et de l'asepsie abaissent la mortalité maternelle. Aujourd'hui, grâce aux antibiotiques, le taux de mortalité après césarienne n'est pas supérieur à celui de l'accouchement par voie basse. On observe dès lors un accroissement du nombre de césariennes : en France, entre 1972 et 1995, on est ainsi passé de 6,1 à 15,5 % de naissances par césariennes. Pour quelles raisons ? Les accoucheurs veulent se prémunir contre tous les accidents possibles d'une naissance naturelle et contre les éventuelles poursuites médico-légales. D'autres motivations moins avouables (stériliser les femmes à leur insu ou augmenter les ressources financières des obstétriciens) sont responsables de taux de césariennes qui atteignent 50 % dans certains pays d'Amérique latine.

C'est donc à partir du XVIIIe s. que, grâce à l'invention des instruments, se met en place une hiérarchie entre l'homme accoucheur, généralement chirurgien de formation, seul habilité à utiliser les instruments lui permettant de résoudre les dystocies les plus complexes, et la femme (sage-femme instruite ou matrone empirique) qui exerce à mains nues pour les seules présentations naturelles et qui a obligation d'appeler l'accoucheur en cas de complication. Nous vivons toujours aujourd'hui sur cette hiérarchie des savoirs et des sexes.

Au XIXᵉ s., la lutte contre la fièvre puerpérale

À partir du XIXᵉ s., l'obstétrique est peu à peu reconnue comme une science et enseignée comme une spécialité dans les facultés de médecine. Malgré sa reconnaissance académique, elle reste encore bien impuissante devant un certain nombre de fléaux, dont celui de la fièvre puerpérale. Son étiologie est restée longtemps un mystère ; sporadique dans les accouchements à domicile, sa fréquence augmente dans les maternités, où de redoutables épidémies font rapidement périr les mères dans un tableau de frissons, de douleurs abdominales, de délire et de convulsions. Les hypothèses (sur ses liens avec l'air vicié ou les métastases laiteuses) et les thérapeutiques usuelles (à base d'évacuants, puis d'aération et d'hygiène) se révèlent toutes inutiles. En 1846, Semmelweis, accoucheur à Vienne, comprend l'étiologie de la fièvre puerpérale en mettant en évidence des taux de mortalité maternelle très différents entre deux services d'accouchement de la ville : celui où officient les étudiants en médecine (qui font aussi les autopsies) est de 9,92 %, alors que celui où opèrent les seules sages-femmes n'est que de 3,38 %. Il formule alors l'idée, révolutionnaire à l'époque, que c'est la main du médecin qui propage l'infection : « Ce sont les étudiants qui, avec leurs doigts souillés par l'autopsie, introduisent les germes mortels dans les organes sexuels des femmes en couches. » Il essaie d'imposer aux médecins le lavage systématique des mains aux entrées du service, mais cette décision soulève l'indignation de ses pairs : l'hypothèse que l'épidémie puisse être propagée par le corps médical est insoutenable pour des médecins déjà pénétrés de l'idée de leur toute-puissance. En 1849, Semmelweis est congédié ; atteint de dépression grave, puis de schizophrénie, il meurt dans un asile d'aliénés en 1865. Une démarche comparative analogue est utilisée en France par Stéphane Tarnier : en 1856, une enquête statistique lui montre que le taux de mortalité des mères qui accouchent dans sa Maternité de Port-Royal à Paris (5,9 %) est dix-neuf fois plus élevé que celui des femmes qui accouchent chez elles, dans des logis souvent très pauvres (0,3 %). Il instaure alors des mesures draconiennes d'isolement et de désinfection qui font chuter la mortalité maternelle à 2 % dans la décennie 1870-1880. Cependant, il faut attendre les travaux de Pasteur pour que, à partir de 1879, soit connu le germe responsable (le streptocoque hémolytique) et que soient mises en place des procédures rigoureuses d'asepsie et d'antisepsie qui feront définitivement tomber la mortalité maternelle en dessous de 1 %. Au XXᵉ s., les antibiotiques mettent provisoirement fin au fléau. Mais leur usage intensif fait apparaître des épidémies sporadiques d'infection puerpérale qui ne sont plus dues au streptocoque, mais à des germes hospitaliers devenus résistants. Aujourd'hui en France, le taux de mortalité maternelle (divisé par deux depuis vingt-cinq ans) n'est plus que de 11 décès pour 100 000 naissances.

Juguler les hémorragies, prévenir l'hypercoagulabilité

Une part importante des décès maternels est due aux hémorragies qui ont toujours constitué une des complications majeures de la grossesse et de l'accouchement. Le décollement placentaire (lorsque le placenta se décolle trop tôt ou lorsqu'il est inséré trop bas), redouté autrefois reste encore aujourd'hui l'une des grandes urgences obstétricales. S'il est massif, il est rapidement suivi du décès du fœtus, puis d'hémorragies qui risquent d'emporter la mère. L'insertion trop basse du placenta, le placenta *praevia,* qui se signale aussi par des hémorragies, peut rendre l'accouchement impossible et nécessiter souvent d'extraire l'enfant par césarienne avant terme. Enfin, au moment de la délivrance du placenta, une hémorragie imprévisible est toujours susceptible de survenir et de prendre des allures cataclysmiques. En 1704, Mauquest de La Motte nous décrit ainsi son impuissance absolue face à une accouchée qui se vide de son sang : « Le ruisseau de sang coulait à travers le plancher et tombait dans la salle qui était au-dessous, après avoir percé draps, lit, paillasse, avec des caillots d'une grosseur extraordinaire. » Autrefois, pour arrêter ces flots de sang, on essayait les tampons d'eau vinaigrée ou les dérivés de l'ergot de seigle. À partir de la découverte des groupes sanguins en 1900 et du facteur Rhésus en 1941, la transfusion sanguine a permis de sauver beaucoup de mères, au prix d'un certain nombre de décès par choc anaphylactique et, plus récemment, de l'administration de virus hautement pathogènes comme ceux des hépatites B et C ou du Sida. L'attitude actuelle est de prévenir l'apparition des hémorragies par une surveillance attentive et par l'administration d'utérotoniques pendant cette phase périlleuse de l'accouchement.

Le problème inverse de l'hémorragie est la formation de caillots dans les membres inférieurs et le bassin. Ces caillots causent des thrombophlébites et surtout des embolies pulmonaires qui peuvent être mortelles. Fréquentes autrefois quand on recommandait aux accouchées de rester alitées au moins dix jours, ces affections sont devenues plus rares depuis leur lever précoce. Mais aujourd'hui, compte tenu de la raréfaction des autres complications, l'embolie pulmonaire est devenue la cause la plus importante de mortalité maternelle dans les pays occidentaux. La découverte de déficits héréditaires et le recours à des anticoagulants de synthèse (administrés pendant toute la grossesse et le post-partum) peuvent en prévenir l'apparition.

Aux XIXᵉ et XXᵉ siècles, la lutte contre la douleur

Pendant des siècles, la douleur a été inséparable de l'accouchement, particulièrement dans l'Occident chrétien : le poids de la malédiction biblique (« Tu enfanteras dans la douleur ») faisait de chaque naissance l'expiation indéfiniment renouvelée de la faute de la première femme. On soulageait peu les douleurs de la naissance, appelées le « mal joli », même si des drogues efficaces (chanvre, opium, alcool) étaient connues depuis l'Antiquité : on craignait leurs effets nocifs sur l'avancement du travail et sur la santé du nouveau-né.

Tout change au XIXe s., avec la mise au point de l'anesthésie à l'éther ou au chloroforme, utilisée d'abord en soins dentaires, puis en chirurgie. C'est en 1847 que James Simpson, professeur d'obstétrique à l'université d'Édimbourg, utilise pour la première fois le chloroforme dans un accouchement, en l'appliquant sur un mouchoir plaqué contre le nez et la bouche d'une parturiente. Malgré des oppositions très fortes dans le corps médical et les milieux ecclésiastiques, la cause de l'anesthésie est définitivement gagnée lorsqu'en 1853, la reine Victoria demande à accoucher sous chloroforme pour son huitième enfant, créant ainsi la mode de « l'accouchement à la reine ». Les femmes exercent alors une pression active sur les médecins pour ne plus souffrir. Aux États-Unis, à la fin du XIXe s., apparaissent des associations de femmes exigeant ensemble le droit de vote et le droit à l'anesthésie, si bien qu'en 1900, 50 % des naissances suivies par des médecins se font sous chloroforme ou sous éther (ce qui a pour conséquence une hausse de l'utilisation des forceps, davantage d'épisiotomies et l'apparition d'accidents d'anesthésie). L'offre d'anesthésie a par ailleurs été un argument de poids pour attirer les femmes vers les établissements hospitaliers. Dès 1920 aux États-Unis, la majorité des accouchements a lieu en milieu hospitalier et l'anesthésie y est souvent systématique. En France, en revanche, la plupart des médecins, mal formés aux techniques de l'anesthésie, s'en méfient et la pression des femmes n'a jamais été aussi forte que dans les pays anglo-saxons. Les accouchements à domicile ont résisté plus longtemps, puisque c'est seulement à partir de 1952 que le nombre des naissances en milieu hospitalier dépasse les 50 %.

Cependant, dans les années 1930, des méthodes radicalement différentes de soulagement de la douleur obstétricale voient le jour. En Angleterre, la méthode de naissance « sans crainte » ou « sans violence », préconisée par Grantley Dick-Read, est une réaction contre la généralisation de l'anesthésie obstétricale dans le monde anglo-saxon. Son premier livre, *Natural Childbirth*, publié en 1933, explique que les douleurs de l'accouchement ne sont pas une fatalité ; elles viennent de la peur, engendrée par les récits, les lectures et tout l'environnement culturel autour des femmes enceintes ; cette peur engendre une tension qui entraîne la douleur. Pour rompre le cercle vicieux Peur-Tension-Douleur, il faut expliquer les différentes phases de l'accouchement et entraîner physiquement les femmes. Dick Read, mal reconnu en Grande-Bretagne, est très bien reçu aux États-Unis où de nombreux hôpitaux mettent en pratique sa méthode. En France, la modernité obstétricale ne viendra pas de l'Ouest, mais de l'Est, grâce au Dr Fernand Lamaze, accoucheur à Paris à la polyclinique des métallurgistes de la rue des Bleuets : en 1951, participant à une mission médicale en URSS, il assiste à Leningrad à l'accouchement sans douleur d'une femme préparée selon les principes des disciples de Pavlov. À son retour, il propose aux Bleuets une méthode dite psychoprophylactique (la PPO), reposant sur un enseignement théorique et pratique des phases de l'accouchement et un entraînement physique à la relaxation et à la déconnexion entre la douleur et le cerveau. Dès 1952, 500 accouchements « sans douleur » (ASD) sont réalisés aux Bleuets : « La Maternité des métallurgistes est une Maternité où on ne crie plus. On n'y crie plus parce que l'on n'y souffre plus. » Dès 1953, malgré l'opposition de médecins conservateurs (Lamaze et son équipe sont proches du parti communiste), l'ASD se répand dans les maternités parisiennes, puis dans toute la France de 1953 à 1956, surtout dans les départements où l'implantation syndicale et ouvrière est forte. En 1956, les femmes obtiennent de la Sécurité sociale le remboursement des séances de préparation. La même année, levant définitivement les réticences des milieux catholiques, Pie XII donne son approbation à l'ASD.

Au cours des années 1960-1970, la préparation à l'accouchement évolue : de nouvelles techniques (yoga, sophrologie) visent à mieux détendre la parturiente ; à la suite de Frédérick Leboyer, on s'intéresse davantage à l'accueil du nouveau-né. Et certaines voix s'élèvent pour dire le désarroi de celles qui n'ont pas réussi à « indoloriser ». Dans les années 1980, l'ASD s'efface peu à peu devant la péridurale, technique d'indolorisation connue dès les années 1920, qui commence à être utilisée pour les accouchements. L'injection de dérivés de la cocaïne dans l'espace péridural interrompt la conduction des douleurs de l'utérus et du périnée vers le système nerveux central. Actuellement, les techniques les plus récentes donnent à la parturiente la faculté de régler elle-même le niveau d'insensibilisation qu'elle désire, tout en restant parfaitement consciente pour accueillir son enfant et établir avec lui les premières relations affectives. Ici encore, les réticences du corps médical, préoccupé au début par les dangers potentiels de la nouvelle technique, ont été balayées assez vite par la demande des femmes. Il faut néanmoins constater que, contrairement à l'accouchement sans douleur qui avait donné à la femme la possibilité de maîtriser son corps en travail, la péridurale, désormais revendiquée comme un « droit », a renforcé la médicalisation de la naissance et la dépendance des femmes envers la technique et le personnel soignant.

La santé de l'enfant

Au fur et à mesure que les risques de décès maternel diminuaient, le bébé pouvait bénéficier de toutes les attentions de la médecine, même si son état à la naissance était resté longtemps imprévisible. La première description des bruits du cœur fœtal ne date que de 1821, mais dès 1855, Simpson attire l'attention sur la signification pathologique des décélérations des bruits du cœur. À la fin du XIXe s., Adolphe Pinard généralise l'auscultation du fœtus à l'aide d'un petit cornet acoustique qui restera longtemps (avec le forceps) le seul instrument utilisé par les accoucheurs. À partir des années 1960, différentes techniques rendent possible l'enregistrement continu du rythme cardiaque fœtal. Aujourd'hui, la détection précoce des signes de souffrance fœtale est l'une des causes de l'augmentation du nombre de césariennes.

La grande révolution de l'obstétrique de la fin du XXe s. est l'usage des ultrasons. Les premières images échographiques sont obtenues à Glasgow en 1958 par Ian Donald, à partir de sonars utilisés pendant la Seconde Guerre mondiale pour la détection des sous-marins. Les apports de l'échographie dans la pratique obstétricale sont triples. Elle réduit l'imprécision du calcul du terme de la grossesse et les erreurs qui en découlent ; elle permet la détection des malformations fœtales et leur éventuel traitement ; elle donne la possibilité d'évaluer la croissance et le bien-être du fœtus. L'échographie, liée à la nouvelle médecine fœtale en plein développement, permet de faire naître l'enfant dans le meilleur état de santé possible ou, à défaut, de poser une indication d'interruption médicale de grossesse. Du point de vue symbolique, l'échographie change complètement les conditions de la grossesse ; en rendant l'utérus complètement transparent, elle en évacue le mystère : le sexe de l'enfant et les traits de son visage sont connus, ses mensurations calculées et sa bonne ou mauvaise condition physique évaluée. Mais la transparence de l'échographie est-elle autre chose qu'une illusion ?

Bien d'autres progrès ont été accomplis pour diminuer la mortalité périnatale et assurer la santé du nouveau-né. Ainsi, la découverte du facteur Rhésus a permis d'élucider le mécanisme de l'anémie hémolytique du nouveau-né qui s'aggravait en fonction du nombre de grossesse de certaines femmes, au point de causer des morts fœtales à un âge gestationnel de plus en plus jeune ; à partir de 1968, on a pu en prévenir les effets. La pathogénie des malformations et des morts *in utero* des enfants de mères diabétiques a été découverte dans les années 1970 et sa prévention en a été rendue possible par un équilibre rigoureux du diabète dès avant la conception, ouvrant ainsi la voie au concept de consultation préconceptionnelle.

Le faible poids de naissance est une cause importante de mortalité périnatale et de handicaps physiques, mentaux et comportementaux. Il peut être la conséquence d'une naissance prématurée ou d'un ralentissement de la croissance intra-utérine. Adolphe Pinard établit en 1895 la relation entre la prématurité et les conditions de travail éprouvantes des lavandières de la Porte de La Villette à Paris. À la suite de ses travaux et des données recueillies par les épidémiologistes britanniques, des dispositions légales ont été prises pour assurer la protection de la mère et de l'enfant et généraliser la surveillance médicale de la grossesse dans les pays occidentaux. L'accueil des prématurés a fait de gros progrès depuis les premières couveuses, bien archaïques et desséchantes, inventées par Tarnier et Budin dans les années 1880, jusqu'aux actuelles unités de soins intensifs de réanimation néo-natale des établissements de pointe aujourd'hui, mais dont les mères sont encore exclues en de trop nombreux endroits. En France, des progrès décisifs ont été acquis dans la décennie 1970-1980, à la suite de l'application d'une politique volontariste de périnatalité : le taux de mortalité périnatale (calculée entre la 28e semaine de grossesse et le 6e jour après l'accouchement) est passé de 26 ‰ en 1968 à 12,9 ‰ en 1980 et à moins de 10 ‰ dans les années 1990.

Malgré cette baisse spectaculaire des taux, des bébés meurent encore dans les services de maternité. Ces deuils sont d'autant plus difficiles à gérer qu'ils ne se produisent plus comme autrefois à domicile dans un lieu familier, où existaient des rites de deuil, mais dans un espace médicalisé, où les équipes, formées à favoriser la vie, sont désarmées devant la mort et se réfugient souvent dans le silence. Conscients que le deuil mal résolu de ces pertes est responsable de nombreuses perturbations familiales, certaines équipes ont commencé à inventer des procédures d'accompagnement des familles endeuillées.

Un autre problème non résolu actuellement est la remontée depuis 1970 des taux de prématurité, en dépit de l'existence de substances médicamenteuses capables d'arrêter les contractions de l'accouchement. Un certain nombre de faits semblent indiquer que la prématurité relève d'une même étiologie que la prééclampsie et le retard de croissance intra-utérine. Il s'agirait d'un trouble de la tolérance immunitaire des cellules fœtales par les cellules maternelles survenant très tôt pendant la grossesse. L'origine de cette déficience immunitaire est actuellement inconnue. Elle pourrait se situer dans le stress causé par les difficultés de plus en plus importantes que rencontrent les femmes enceintes pour faire accepter leur grossesse par leur entourage familial et professionnel. Un autre facteur préoccupant est le fait que les femmes enceintes consomment de plus en plus de drogues licites et illicites, dont les conséquences sont souvent graves pour la santé du fœtus. La question qui se pose ici est celle de savoir si la société est capable d'assurer sa survie en donnant un environnement adéquat à celles qui transmettent la vie humaine.

La sécurité psychique de la mère et de l'enfant

Les troubles psychiques du post-partum, le *blues*, la psychose et la dépression, décrits dès 1858 par le Français Louis Victor Marcé, ont été oubliés, puis redécouverts à la fin des années 1960 par des chercheurs britanniques. Le *baby-blues* qui fait pleurer la majorité des mères quelques jours après leur accouchement est considéré comme sans gravité, s'il ne dure pas longtemps. La psychose, grave mais heureusement beaucoup plus rare, touche une à deux femmes pour mille naissances. La fréquence de la dépression postnatale serait plus élevée (environ 15 %). Ses conséquences sur le développement de l'enfant sont des troubles de l'attachement qui mènent aux retards scolaires et aux comportements asociaux de l'adolescence.

L'environnement médical de la grossesse et de la naissance n'est sans doute pas le seul facteur responsable de ces pathologies relationnelles. On peut toutefois se demander si la préparation des parents à l'accouchement et à la naissance de leur enfant est bien adéquate, si les nouvelles pratiques des salles d'accouchement (naissance aquatique, section du cordon et bain du bébé par le père, premiers soins rapides et systématiques) sont bien adaptées à l'espèce humaine. Elles ont été introduites sans une connaissance des besoins fondamentaux du nouveau-né et de ses parents. L'étude de ces besoins par l'analyse d'enregistrements vidéo des premières secondes et minutes qui suivent la naissance montre qu'un des premiers comportements du bébé est la recherche d'une communication affective par un échange des regards avec une autre personne. Les parents qui ont pu rencontrer longuement le regard profond de leur nouveau-né font état d'une expérience émotionnelle extrêmement forte au cours de laquelle ils sont devenus mère et père de leur enfant. Cette communication sensorielle serait ainsi le fondement biologique de l'attachement qui va régler leurs relations.

Ces observations amènent à se demander si, à côté des techniques qui donnent la sécurité physique à la mère et à l'enfant, l'obstétrique ne devrait pas avoir pour objectif de favoriser l'attachement et d'en dépister les troubles. Elle se situerait ainsi dans la ligne des rites de passage qui, depuis le début de l'humanité, contribuent à transformer l'identité de la femme en mère et celle de l'homme en père.

La connaissance de l'histoire de l'obstétrique devrait inciter les praticiens actuels à la modestie : elle n'a pas été une suite de glorieuses découvertes débouchant sur un présent apaisé. Beaucoup de croyances erronées, d'ignorances, de résistances aux changements, beaucoup de manœuvres téméraires destinées seulement à accroître la notoriété de leurs auteurs ont conduit au tombeau bien des mères et leurs nouveau-nés. Retenons néanmoins que les évolutions ne se sont pas toujours faites contre les femmes : ce sont elles qui ont souhaité la promotion de l'accoucheur, le recours à l'anesthésie et qui, aujourd'hui, proclament leur « droit » à la péridurale.

L'obstétrique actuelle, devenue une discipline de pointe, peut être légitimement fière des progrès accomplis, même si elle est aussi victime de ses propres succès, car les techniques nouvelles sur lesquelles elle s'appuie (comme l'échographie, par exemple) induisent des responsabilités médico-légales et des enjeux éthiques de plus en plus lourds. En même temps, la toute-puissance technicienne entraîne l'obstétrique (comme l'ensemble des spécialités médicales) au point où, selon Canguilhem, « la rationalité médicale s'accomplit dans la reconnaissance de sa limite, entendue non pas comme l'échec de sa mission qui a donné tant de preuves de sa légitimité, mais comme l'obligation de changer de registre ; [...] la prise en charge d'un malade ne relève pas de la même responsabilité que la lutte rationnelle contre la maladie » ; ce qui implique que chaque malade devrait être reconnu « comme Sujet dans tout ce qu'il ne sait désigner que par des possessifs : sa douleur et la représentation qu'il s'en fait, son angoisse, ses espoirs et ses rêves ». Si les femmes enceintes ne sont pas des malades, quand elles viennent faire suivre leur grossesse ou accoucher, elles sont, plus qu'à aucun autre moment de leur vie, habitées de rêves, d'espoirs et d'angoisses. Qui les prendra en charge ?

L'obstétrique, telle qu'elle se pratique actuellement, est précisément l'objet de contestations, venues des usagers et des sages-femmes, à propos de la déshumanisation de la naissance dans de grosses structures hospitalières où la technique commande tout, où le personnel médical, de moins en moins nombreux, ne peut plus accompagner convenablement les parturientes. Certaines sages-femmes préconisent le retour de l'accouchement à domicile pour que la naissance d'un enfant puisse avoir lieu dans l'intimité de la famille. D'autres créent des maisons de naissance pour pouvoir y organiser les soins périnataux, l'éducation anténatale, les accouchements et l'accompagnement des parents depuis le début de la grossesse jusqu'à la fin du post-partum. Les obstétriciens considèrent que ces deux initiatives sont risquées, car l'accouchement le plus normal est toujours susceptible de donner lieu à une complication imprévisible qui peut tourner à la catastrophe si une solution immédiate n'y est pas apportée grâce à l'équipement actuel des maternités. Comment faire pour que la haute compétence médicale aille de pair avec l'attention à la personne unique qui va vivre ce moment d'intense émotion qu'est une naissance ?

Remarquons enfin, en ce début de XXIe s., que si le premier objectif de l'obstétrique, la sécurité physique de la mère et de l'enfant, est momentanément atteint dans les pays développés, il ne l'est pas du tout dans les pays émergents : pour les deux tiers de l'humanité, le manque de personnel qualifié et d'infrastructures médicales, ainsi que la transmission du virus du Sida sans possibilités de traitement sont dramatiques. N'est-ce pas aussi le rôle de l'obstétricien que d'attirer l'attention sur ces problèmes qui font courir un risque à la survie de l'humanité ?

► BEAUVALET-BOUTOUYRIE S., *Naître à l'hôpital au XIXe s.*, Paris, Belin, 1999. – BOWLBY J., *Attachement et perte*, vol. 1. *L'Attachement*, Paris, PUF, 1978. – CANGUILHEM G. (1978), « Puissance et limites de la rationalité en médecine », in *Études d'histoire et de philosophie des sciences*, Paris, Vrin, 1994, p. 409-410. – DAFFOS F., *La Vie avant la vie. La découverte du fœtus*, Paris, Calmann-Lévy, 1995 ; « Les Deuils d'enfants, de la conception à la naissance », numéro spécial de *Études sur la mort*, Paris, L'Esprit du Temps, 2001. – GÉLIS J., *Accoucheur de campagne sous le Roi Soleil. Le traité des accouchements de G. Mauquest de La Motte*, Toulouse, Privat, 1979 et Paris, Imago, 1989 ; *La Sage-femme ou le médecin*, Paris, Fayard, 1988. – LALLEMAND S. (dir.), *Grossesse et petite enfance en Afrique noire et à Madagascar*, Paris, L'Harmattan, 1991. – LEAVITT J. W., *Brought to Bed. Childbearing in America. 1750-1950*, New York/Oxford, Oxford Univ. Press, 1986. – LEROY F., *Histoire de naître. De l'enfantement primitif à l'accouchement médicalisé*, Bruxelles, De Boeck Université, 2002. – MARCÉ J.-L. (1858), *Traité de la folie des femmes enceintes, des nouvelles accouchées et des nourrices*, Paris, L'Harmattan, 2002. – MOREL M.-F., ROLLET C., *Des bébés et des hommes. Traditions et modernité des soins aux tout-petits*, Paris, Albin Michel, 2000. – NORVEZ A., *De la naissance à l'école. Santé, modes de garde et préscolarité dans la France contemporaine*, Paris, INED/PUF, 1990. – PAPIERNIK E., *Traité d'obstétrique*, Paris, Flammarion, 1995. – PULZ W., « Aux Origines de l'obstétrique moderne en Allemagne (XVIe-XVIIIe siècle) : accoucheurs contre matrones ? », *Revue d'Histoire Moderne et Contemporaine*, 43-44, 1996, p. 593-617. – ROUSSEAU P., « Les pertes périnatales, la famille, les soignants et la société », *Devenir*, n° 7, 1995, p. 31-60. – SORANOS D'ÉPHÈSE, *Gynaecia*, livres I-IV, éd. et trad. fr. P. Burguière, D. Gourevitch & Y. Malinas, Paris, Les Belles Lettres, 1988-2000. – TREVATHAN W. R., *Human Birth. An Evolutionary Perspective*, New York, Aldine de Gruyter, 1987. – Coll. : Musée de l'Assistance publique - Hôpitaux de Paris, *« L'heureux événement » : une histoire de l'accouchement*, Paris, 1995.

Marie-France MOREL et Pierre ROUSSEAU

→ Auscultation obstétricale ; Convenance ; Instrument ; Préjudice de vie ; Sage-femme.

ONANISME

Étymologie

Paradoxalement, le mot *onanisme* est d'apparition récente (1760) alors que dans la conscience populaire il semble immémorial, lié à l'histoire d'Onan et comme d'origine biblique. En réalité, son usage résulte au XVIIIe s. d'une construction artificielle permettant de condamner la pratique de la masturbation sous l'alibi médical de sa dangerosité et l'argument pénal de sa parenté avec le coït interrompu, condamné par la Bible comme « perte séminale ». Le mot apparaît pour la première fois dans la langue française dans le titre de l'ouvrage du pasteur Dutoit-Membrini : *L'Onanisme ou Discours philosophique et moral sur la luxure artificielle et sur tous les crimes relatifs*, publié chez François Grasset à Lausanne en 1760. Il est surprenant de remarquer que l'invention de ce mot est toujours attribuée à Tissot, alors que ce dernier n'emploie jamais le terme mais parle simplement de « maladies produites par la masturbation ». Cette nuance est fondamentale car elle permet de montrer le passage de l'utilisation du terme *masturbation* à celui d'*onanisme*, et la naissance de la persécution des pulsions qui constitue la raison essentielle de l'emploi de ce terme dans la langue française. Le mot *onanisme* est lui-même dérivé, au moyen du suffixe *-ism*, du nom de *Onan*, personnage biblique, fils de Juda, condamné par Dieu pour avoir répandu sa semence. Cette construction moderne est vraisemblablement un emprunt à l'anglais *onania*, titre d'un ouvrage publié à Londres en 1710 par un médecin, Bekkers, lui-même à l'origine de l'invention seconde en anglais du terme *onanism* (1727). L'apparition de dérivés dans la langue française sera plus tardive avec le substantif *onaniste* construit par changement de suffixe, en 1828, sous la plume du Marquis de Sade.

La séquence d'apparition des mots est toujours un puissant indicateur de l'évolution des mentalités, elle est ici un témoin des différentes phases de l'organisation de la persécution anti-masturbatoire. On peut donc remarquer que ce n'est pas Tissot mais Dutoit-Membrini qui utilise pour la première fois le terme *onanisme*, en l'empruntant à Bekkers, mais que dans un deuxième temps l'ouvrage de Tissot *Essai sur les maladies produites par la masturbation*, initialement paru deux ans plus tôt en latin sous le titre *Testamen de morbis ex manustupratione* (1758) ne mentionne pas le terme *onanisme* qui n'existe pas encore dans le titre. C'est uniquement lors de la cinquième édition, en 1775, que le titre sera augmenté pour devenir : *L'ONANISME, dissertation sur les maladies produites par la masturbation.* Nous voici donc transportés quinze ans après la publication de Dutoit-Membrini, le terme et le « crime » d'onanisme sont alors connus de tous. Cela nous indique précisément le début de la persécution : entre 1758 et 1775.

L'ouvrage de référence est en définitive celui de Dutoit-Membrini. Il paraît en 1760 chez Grasset à Lausanne en un volume conjointement relié avec l'*Essai sur la masturbation* de Tissot. Par cette volonté de publication simultanée chez le même éditeur, d'ouvrages reliés ensemble, on peut voir le désir de créer une synergie entre le discours médical et le plaidoyer religieux. C'est à ce titre que je parle volontiers d'un complot *médico-religieux* à l'origine de la persécution que connaîtra l'Occident pendant près de deux siècles. Les rôles sont parfaitement distribués et clairement partagés : à Tissot le versant médical et à lui seul, il précisera souvent dans son texte qu'il ne s'occupe pas de morale, que d'autres le feront à sa place, c'est à ce titre qu'il ne parle que de masturbation et de maladies produites par la masturbation ; à Dutoit-Membrini le rôle d'accusateur public ; il parle quant à lui du crime de masturbation qu'il qualifie d'*onanisme*. Le mécanisme est bien huilé, l'un décrit les déviances, l'autre les condamne. C'est ici que l'invention du mot prend tout son sens pour dénoncer le crime. Comme il n'y a dans la Bible aucun élément qui permette de condamner la masturbation, il a suffi de faire jouer les analogies et de nommer *onanisme* la masturbation, pour que cette pratique non condamnable, le devienne.

Histoire d'une idée

Cette histoire est une pièce en deux actes et sept personnages. Premier acte : les Pays-Bas au XVIIe s. Jansen invente le microscope près de La Haye en 1604. Les observations vont alors se multiplier et une habileté de l'infiniment petit va se développer dans cette capitale intellectuelle de l'Europe, entre Utrecht et Amsterdam. Ce n'est donc pas par hasard si deux observations fondamentales ont successivement eu lieu à quelques dizaines de kilomètres l'une de l'autre : De Graaf découvre le follicule ovarien en 1672, et Leeuwenhoeck le spermatozoïde en 1677. S'engage alors « la bataille des ovistes et des spermatistes » où chaque camp tente de démontrer la suprématie de l'une des deux gamètes sur l'autre. « La semence du mâle n'est rien d'autre que le véhicule d'un esprit volatil et animal qui imprime un contact vital à l'œuf femelle », affirmera De Graaf. « Le spermatozoïde est déjà un être tout entier formé, certains y ont vu le visage du mâle et de la femelle », renchériront les spermatistes. Or le rôle fécondant du spermatozoïde ne sera vraiment reconnu qu'à la fin du XIXe s. Pour l'instant, chaque camp campe sur ses positions : c'est la femme qui contient le petit de l'homme, disent les uns. Non c'est l'homme ! répondent les autres.

Mais une autre question suscite l'interrogation de tous les naturalistes. Ils s'étonnent de la vivacité et du grand nombre des spermatozoïdes. Cela ressemble, nous dit Leeuwenhoeck, à des têtards bisexuels, « parfois plus de mille s'agitent dans un espace grand comme un grain de sable ». Pourquoi sont-ils si nombreux ? Que faire devant cette foule, cette multitude d'animalcules que contient le sperme masculin ? Lignac, en 1772, témoigne de cette perplexité qui saisit les pionniers de l'observation microscopique : « Quel spectacle merveilleux [...] des animaux vivants ! Une goutte était un océan où nageait une multitude innombrable de petits poissons dans mille directions différentes... 3 000 000 000 n'égalent pas un grain de sable. » Les questions fusent : Ces animaux sont-ils immortels ? Leur nombre est-il constant ? Égal à celui de l'humanité ? « Adam aurait-il contenu tous les hommes qui ont paru sur terre et toute l'humanité à venir ! En est-il de même pour chacun d'entre nous ? » La perplexité est si totale qu'aucune réponse ne peut l'apaiser. Seule viendra, quelques années plus tard, la réaction de la répression sous couvert d'une légitimité religieuse.

À côté de cette bataille d'une autre époque, s'organisent les prémisses de la répression des pulsions qui dominera l'Europe des XVIIIe et XIXe s. C'est le deuxième acte : il se passe entre Lausanne et Genève où quatre personnages joueront un rôle clé dans le déclenchement de cette croisade. Tissot tout d'abord. Il naît en pays de Vaud, d'une famille très pieuse ; son oncle, qui l'élèvera, était pasteur. Docteur en médecine à Montpellier, il revient s'installer à Lausanne où il acquiert très vite une renommée internationale pour son traitement de la petite vérole et ses ouvrages de médecine écrits en langue populaire. En 1786, le roi de Pologne en fait son médecin personnel, comme l'année suivante le roi d'Angleterre. C'est alors qu'il écrit en 1758 son *Traité sur les maladies produites par la masturbation*, dans la suite de l'*Onania* de Bekkers. La description de Tissot est très médicale mais volontairement dramatique, montrant l'enchaînement inexorable des « mauvaises habitudes », du libertinage, de la maladie, de l'épuisement des forces et de la mort. Le complément moral du pasteur Dutoit-Membrini complétera cette démonstration. Mais ce sont surtout deux personnages clés du mouvement intellectuel des Lumières qui vont porter l'amplification morale nécessaire à cette prise de conscience du fléau annoncé par Tissot et du génocide de l'humanité dénoncé par Dutoit. Voltaire à Ferney et Rousseau à Genève. Tous deux à quelques kilomètres de Lausanne et fervents admirateurs de Tissot. Tous deux auront des prises de position répressives contre le libéralisme des encyclopédistes (Voltaire dans sa réponse à Diderot). Tous deux mêleront leurs voix à celles de Tissot et de Dutoit pour légitimer la croisade anti-masturbation.

Les médecins de la mort

La répression des pulsions des adolescents va se déchaîner pendant près de deux siècles avec l'alibi médical de la maladie et l'impunité morale de la croisade religieuse qui permettront toutes les dérives *sadiques*. Il me semble important de les qualifier ainsi de *sadiques* car les pratiques répressives des médecins hygiénistes du XIXe s. nous apparaissent réellement en dehors de ce que la médecine peut accepter ou concevoir – surveillant, persécutant, enfermant, contraignant, punissant, cautérisant les organes génitaux...

On peut réellement parler ici de persécution collective au sens de René Girard, c'est-à-dire de violences commises par des foules meurtrières. Le mot n'est pas trop fort, car cette persécution de plusieurs générations aura tué ce qui fonde l'âme humaine et distingue l'homme de la bête, elle aura tué pour un temps l'érotisme de toute une classe d'âge. On retrouve ici tous les critères de la persécution collective que Girard dénonce dans le *Bouc émissaire* : une première génération d'observateurs naturalistes qui s'interrogent sans comprendre sur le nombre des animalcules que contient le sperme (Leeuwenhoek, Hartsoeker, Lignac) ; une deuxième génération de moralistes interprétateurs qui recueillent les conclusions des premiers : génocide, suicide... et nomment *onanisme* la masturbation pour pouvoir la condamner (Tissot, Dutoit-Membrini) ; enfin les persécuteurs « naïfs » de troisième génération qui ne connaissent aucun des arguments premiers mais reprennent à leur compte l'argument moraliste (Voltaire, Rousseau et les médecins persécuteurs du XVIIIe au XXe s.). La persécution est en marche, rien ne pourra arrêter sinon la récente libéralisation des mœurs qui libérera les comportements et les consciences. Mais persiste encore un doute coupable chez de nombreux adolescents. C'est la raison pour laquelle il ne faut jamais plus appeler la masturbation *onanisme*.

► D'ALAMBERT J. & DIDEROT D., *Encyclopédie ou Dictionnaire raisonné des Sciences, des Arts et des Métiers*, Neuchâtel, Samuel Faulche, 1765. – ARON J.-P., *Le Pénis et la Démoralisation de l'occident*, Paris, Grasset, 1978. – BEKKERS (attribué à), *Onania*, Londres, 1715. – BRENOT P. H., *L'Éducation sexuelle*, Paris, PUF, 1996 ; *Éloge de la masturbation*, Paris, Zulma, 1997 ; *Le Sexe et l'Amour*, Paris, Odile Jacob, 2003. – DUCHÉ D. J., *Histoire de l'onanisme*. Paris, PUF, « Que sais-je ? », 1994. – DUTOIT-MEMBRINI (J.-Ph. Dutoit, dit), *Onanisme ou discours philosophique et moral sur la luxure artificielle et sur tous les crimes relatifs*, Lausanne, 1760. – GIRARD R., *Le Bouc émissaire*, Paris, Grasset, 1982. – STENGERS J. & VAN NECK A. *Histoire d'une grande peur, La masturbation*, Bruxelles, éd. de l'Université de Bruxelles, 1984. – TISSOT S. A., *Tentamen de morbis ex manustrupratione ortis*, Louvain, 1760 ; *L'Onanisme, ou Dissertation sur les maladies produites par la masturbation*, Lausanne, 1760.

Bibliographie complémentaire témoignant de la permanence de la « surveillance » médicale de la masturbation aux XVIIIe, XIXe et XXe siècles : Dr CAUPEYRON, *Les Vices féminins : manuélisation, onanisme buccal et autres pratiques. Saphistes, tribades, fellatrices etc.*, Paris, Imp. Art. et éd. Parisiennes, 1923. – COFFIN ROSNY, *De la nature outragée par les écarts de l'imagination, ou nouveau traité d'onanisme et guide physiologique pour la jeunesse*, Paris, 1813. – DESLANDES, *De l'onanisme et des autres abus vénériens considérés dans leur rapport avec la santé*, Paris, 1835. – DOUSSIN-DUBREIL, *Des égarements secrets ou de l'onanime chez les personnes du sexe*, Paris 1828 ; *Lettre sur les dangers de l'onanisme*, Paris, 1825. – FOURNIER H., *De L'Onanisme, causes, dangers et inconvénients pour les individus, la famille et la société, remèdes*, Paris, Librairie J.-B. Baillière, 1893. – LALLEMAN D., *Des pertes séminales involontaires*, Paris, 1836. – PEYER A., *Congressus interruptus, onanismus conjugalis*, Stuttgart, 1890. – Dr POUILLET, *Étude médico-psychologique sur l'onanisme chez l'homme, précédée d'une introduction sur les autres abus génitaux*. Paris, 1883 ; *Psychopathie sexuelle de l'onanisme chez la femme*. Paris, 1894. – Dr RIOLAN, *La Masturbation dans les deux sexes. Les causes, les divers procédés chez l'homme et chez la femme. Résultat. Tribades et Saphistes. Sodomie chez la femme. Traitement de l'onanisme*, Paris, Lib. Art. et médicale, 1927. – ROZIER, *Des habitudes secrètes, ou de l'onanisme chez les femmes*, Paris, 1825. – SALZMANN Ch. G., *Sur les péchés secrets de la jeunesse*, Leipzig, 1799. – STEKEL W., *Onanisme et homosexualité. La parapathie homosexuelle*, Paris, Gallimard, 1951. – Dr SURBLED, *Le Vice solitaire*, Paris, Maloine éd., 1905. – WEISSE, *Dissertatio de signis manustuprationis certioribus*, Ergordiae, 1792. – ZAMBACO D., *Onanisme avec troubles nerveux chez deux petites filles*, l'Encéphale, 1882 et Paris, Solin éd., 1978. – Minutes de la Société psychanalytique de Vienne, Gallimard, Paris, 1967, t. II, 1908-1910.

Philippe BRENOT

→ Adolescence (Troubles de l') ; Maladie des femmes ; Sexualité.

ORDRE DES MÉDECINS

Préhistoire de l'ordre des médecins

Nulle institution ou nul organisme médical et professionnel n'est plus attaché à son histoire que l'ordre des médecins. Alors qu'en 1810 un ordre professionnel des avocats est créé par un décret du 14 septembre, les médecins attendront un siècle et demi pour voir apparaître une instance qui se voit confier les mêmes missions que les avocats : l'inscription au tableau, le respect des règles qui s'imposent à tout professionnel, la possibilité de sanctionner tout comportement individuel jugé indigne de la condition de médecin. Seule la loi du 19 ventôse an XI (10 mars 1803) crée le monopole de l'exercice de la médecine et des officiers de santé, instituant le délit d'exercice illégal de la médecine. Cette capacité à exercer la médecine correspond à une inscription à un tableau (liste de professionnels reconnus) mais aucune autre mission n'est incluse dans cette loi dont le respect dépend des pouvoirs publics. On peut s'interroger dès maintenant sur le fait que deux professions dont les conditions d'exercices sont très voisines ne bénéficient pas d'organismes identiques. Ce doute initial sur les capacités autogestionnaires des médecins est à l'origine de bien des débats ultérieurs. En fait, comme nous l'avons souligné plus haut, les médecins étaient préoccupés de combattre des formes multiples d'exercice illégal de la médecine dont se rendaient coupables des prêtres, des religieux, des guérisseurs, des rebouteux et même des pharmaciens. Ce n'est qu'en 1845, dans le cadre du Congrès médical de Paris, que fut posée clairement et publiquement la nécessité d'adopter les règles professionnelles qui s'imposent à tous les praticiens dans leur relation avec les malades et avec les autres médecins ou professionnels de santé. Les conclusions de ce congrès – cent ans avant l'ordonnance du 25 septembre 1945, date de la naissance de l'Ordre actuel – constituent une volonté commune du corps médical de voir se constituer un Ordre sur le modèle de celui des avocats. Il fut proposé au cours du Congrès de 1845 la mise en place dans chaque arrondissement ou département d'un collège médical inscrivant les médecins sur un tableau et pouvant prononcer « admonestation, réprimande, censure, radiation temporaire » et, dans les cas extrêmes, une radiation définitive. Le mot « d'ordre » n'est pas encore prononcé, l'idée d'une hiérarchie nationale n'est pas formulée et si le modèle est bien celui de l'ordre des avocats, il apparaît que les médecins sont réticents à un système trop contraignant. La création du *Concours médical* date de 1880 et en 1893 l'Union des syndicats médicaux de France voit le jour, portée par son organe de presse, *Le Médecin syndicaliste*. Pourtant, au cours de l'assemblée générale de l'Union, un vote unanime tend à soutenir avec détermination la création d'un Ordre. Malgré cette nouvelle tentative, la tendance syndicale continue de s'affirmer. En 1923 Xavier Vallot dépose à la Chambre un projet de loi qui sera rejeté par les syndicats médicaux. Ils sont favorables à une seule structure syndicale confiant à un « conseil de famille », le rôle disciplinaire dévolu normalement à un ordre professionnel. Les incertitudes et les hésitations persistent jusqu'en 1926 où le débat sur les assurances sociales a considérablement renforcé la tendance syndicale. Le passage de l'Union à la Confédération des syndicats médicaux est une date importante qui marque le solide ancrage du syndicalisme sur une charte de la médecine libérale qui fixera les grands axes de la déontologie médicale repris par l'Ordre au moment de sa création. En 1929, un nouveau rapport est présenté au Sénat par le sénateur maire radical de Périgueux Godart, avec l'accord du ministre du Travail et de l'Académie de médecine. Une fois encore, la chambre des députés s'oppose à un tel projet au nom de la lutte des médecins pour s'opposer à l'ingérence de l'État dans les affaires médicales. Ce débat récurrent alimenté par les idéologies du moment durera jusqu'à la veille de la Seconde Guerre mondiale. Un éminent professeur de la faculté déclarait en 1939 : « L'ère actuelle du libéralisme, des profits illimités et sans freins, est irrémédiablement close. Déjà une fiscalité de plus en plus exigeante est un avertissement. Si la réforme ne vient pas de nous-mêmes, elle nous sera imposée du dehors et par l'État qui a le pouvoir de contraindre, si bien que nous sommes dès maintenant en présence de ce dilemme : ou le fonctionnarisme ou le corporatisme. » C'est alors que ce que la République n'avait pas réussi à faire aboutir, le nouveau régime arrivé au pouvoir au lendemain de l'Armistice du 18 juin 1940 allait le réaliser dans des délais plus rapides. La notion d'ordre professionnel s'inscrivait dans la philosophie politique du gouvernement de Vichy. Une loi du 7 octobre 1940 vint tout à la fois dissoudre l'ensemble des syndicats existants et créer un ordre des médecins. Cette première version de l'Ordre comportait une conception assez large de cette nouvelle institution : inscription au tableau, maintien de la discipline et de la moralité mais aussi représentation auprès des pouvoirs publics et défense de leurs intérêts corporatifs. Il est intéressant de noter que les missions de l'Ordre et des syndicats sont confondues à l'origine, mais sont bien distinctes lorsque réapparaissent les syndicats. Ces derniers ont exclusivement pour mission la défense des intérêts professionnels des médecins, alors que l'Ordre doit veiller, à travers la déontologie, à la moralité et à la probité des professionnels inscrits au tableau. Il est le défenseur des malades et des usagers de la médecine. En septembre 1942 des changements politiques entraînent une réorganisation de la profession. Une nouvelle loi du 10 septembre 1942 ne fait que renforcer la notion de corporatisme, conservant à l'Ordre son rôle dans les inscriptions au tableau, l'élaboration des contrats mais aussi sa participation à l'élaboration de la nomenclature des actes professionnels et la création d'un projet de caisse de retraite et d'entraide mutuelle. Mais hélas, l'Ordre et son Conseil ont largement prêté la main à l'application des lois d'exception du régime de Vichy avec les conséquences que l'on connaît. À la Libération s'ouvre une période transitoire entre le 27 août 1944 et le 25 septembre 1945. L'Ordre fut géré par une structure provisoire dont le rôle fut avant tout d'organiser une nouvelle structure qui géographiquement se répartirait en trois niveaux : les conseils départementaux, le conseil national et une instance régionale dont la mission est exclusivement disciplinaire. Elle devait élaborer un code de déontologie et s'organiser pour l'inscription des médecins en fonction de leur compétence reconnue par leurs diplômes. À la lecture de ce bref rappel historique et chronologique, on ne peut que constater que l'Ordre a eu quelques difficultés à trouver sa place dans une organisation professionnelle où les paramètres sont nombreux. Il est néanmoins essentiel de pouvoir trouver des règles qui respectent la relation individuelle entre le médecin et le malade dans toutes ses composantes mais aussi un système qui est responsable d'une collectivité dont les intérêts en matière de santé sont communs et concernent tous les citoyens. L'ordre des médecins, institution privée chargée d'un service public, représente la profession face à l'État et à la société civile, jouant à la fois un rôle d'administration, de médiateur, de conciliateur et parfois de juge.

En France, les médecins ont souhaité de longue date un organisme professionnel apte à faire respecter la déontologie dans l'exercice de la médecine. L'exemple des avocats, l'influence de leur organisation sur l'indépendance et l'honneur de leur profession inspiraient cette idée. Certainement, le plus grand nombre des médecins français sont attachés au concept d'une profession de responsabilité, au service des malades et de la santé publique, mais libre et indépendante. C'est l'ordonnance du 24 septembre 1945 qui a créé l'ordre national des médecins en lui donnant la mission suivante (article L. 4121-2 du chapitre I de la loi du 4 mars 2002 : « L'ordre des médecins veille au maintien des principes de moralité, de probité et de dévouement indispensables à l'exercice de la médecine, et à l'observation, par tous ses membres, des devoirs professionnels ainsi que des règles édictées par le Code de déontologie. Il assure la défense de l'honneur et de l'indépendance de la profession médicale. Il peut organiser toutes œuvres d'entraide et de retraite au bénéfice de ses membres et de leurs ayants droit. Il accomplit sa mission par l'intermédiaire des conseils départementaux, des conseils régionaux et du Conseil national de l'Ordre. » L'Ordre est donc constitué par tous les médecins exerçant leur art. Les conseils de l'Ordre sont des organes d'exécution. Par la force des choses et l'évolution des techniques, la médecine est amenée à se compartimenter : médecine de soins et médecine de prévention ou de contrôle, médecine générale et médecine spécialisée, médecine hospitalière et médecine de ville ou de campagne, etc. Malgré ces divisions apparentes, la médecine est une, son éthique est une, parce qu'elle a pour objet l'être humain, l'individu, et parce que le médecin, quel que soit son mode d'exercice, a la responsabilité personnelle des décisions qu'il doit prendre et des actes qu'il pratique. Ce qui réunit les diverses catégories de médecins est beaucoup plus important que ce qui pourrait les séparer.

Structure de l'ordre des médecins : conseils départementaux, conseils régionaux, conseil national

L'Ordre « groupe obligatoirement tous les médecins habilités à exercer leur art en France ». Par décret du 24 mars 1948, l'ordonnance du 24 septembre 1945 s'applique également aux départements de la Guadeloupe, de la Guyane française, de la Martinique et de la Réunion, et par décret du 9 août 1952 modifié aux Territoires d'outre-mer. Les conseils départementaux comprennent neuf membres titulaires si le nombre des médecins inscrits au dernier Tableau publié est inférieur ou égal à 100, et 12, 15, 18 ou 21 membres si le nombre est respectivement supérieur à 100, à 500, à 1 000 ou à 2 000. Le conseil départemental de la ville de Paris comprend 24 membres. Ces membres sont élus pour six ans, et renouvelables par tiers tous les deux ans. Des membres suppléants sont élus et renouvelables dans les mêmes conditions et en même nombre que les titulaires. Ces suppléants sont destinés à succéder aux titulaires qui cessent leurs fonctions pour une cause quelconque avant la fin de leur mandat. Les conseillers sortants sont rééligibles. Les membres du conseil départemental sont élus par tous les médecins inscrits au Tableau. L'élection est faite à la majorité des membres venant voter ou ayant voté par correspondance. Sont éligibles les médecins possédant la nationalité française, âgés de 30 ans révolus et inscrits au Tableau de l'Ordre depuis au moins trois ans, sous réserve qu'ils n'aient pas de peines disciplinaires prononcées par le conseil régional (ou en appel par la section disciplinaire du Conseil national) ou par la section des assurances sociales du conseil régional (ou en appel par la section des assurances sociales du Conseil national). Les fonctions de président ou de trésorier d'un conseil de l'Ordre (départemental, régional ou national) sont incompatibles avec les fonctions correspondantes d'un syndicat professionnel. Le conseil départemental se réunit, sur convocation de son président, au moins six fois par an. Le directeur départemental des Affaires sanitaires et sociales assiste aux séances avec voix consultative. Les délibérations du conseil départemental ne sont pas publiques.

Le conseil départemental exerce, dans le cadre départemental et sous le contrôle du Conseil national, les attributions générales de l'Ordre.

Il assure le respect des lois et règlements qui régissent l'Ordre et l'exercice de la profession. Il gère les biens de l'Ordre. Il accepte tous dons et legs. Le conseil départemental a pour mission essentielle l'établissement et la tenue du Tableau. À cet effet il prononce ou refuse l'inscription au Tableau. En matière administrative, il statue en outre dans les cas suivants en application du Code de déontologie : autorisation ou interdiction d'installation dans les cas suivants – à la suite d'un remplacement, dans l'immeuble habité par un confrère de même discipline, d'un cabinet secondaire ; contrôle du libellé des plaques et ordonnances ; examen des contrats ; reconnaissance ou refus de qualification (Code de déontologie et règlement approuvé par arrêté du 4 septembre 1970) ; délivrance des licences de remplacement.

En outre, d'une manière générale, il veille à l'exécution des décisions du Conseil national, des règlements établis par lui et de ses instructions. Toutes décisions des conseils départementaux peuvent être réformées ou annulées par le Conseil national soit d'office, soit à la demande des intéressés, qui doit être présentée dans les deux mois de la notification de la décision. En matière disciplinaire, il n'a pas de pouvoir de décision, mais il est habilité à saisir la juridiction soit de sa propre initiative, soit à la suite d'une plainte qu'il doit transmettre avec avis motivé au conseil régional. Il veille à l'exécution des peines prononcées par la juridiction disciplinaire. De plus, il possède les attributions suivantes : concilier, à la demande des intéressés, en cas de litiges entre les médecins et les malades, aplanir les conflits entre médecins.

Composition

Le conseil régional se compose de neuf membres et de neuf membres suppléants (à l'exception du conseil de la région Rhône-Alpes, qui comprend onze titulaires et onze suppléants), élus par les conseils départementaux.

Pour la région parisienne, le conseil régional compte treize membres titulaires et treize membres suppléants, pour chacune de ses deux chambres. Ils sont répartis à raison de six membres pour la ville de Paris et un membre de chacun des conseils départementaux de la région autres que celui de

Paris dans chaque chambre et aussi bien pour les titulaires que pour les suppléants.

Les conseillers départementaux participent à l'élection des délégués du conseil départemental de Paris, en vue de leur désignation au conseil régional de la région parisienne. Les membres du conseil régional sont élus pour neuf ans et renouvelables par tiers tous les trois ans. Ils élisent leur président. Les suppléants sont élus dans les mêmes conditions que les titulaires, à raison d'un suppléant par délégué. Les fonctions de président ou de secrétaire général d'un conseil régional sont incompatibles avec les mêmes fonctions d'un conseil départemental. Sont adjoints au conseil, avec voix consultative : un conseiller juridique ; le directeur départemental des Affaires sanitaires et sociales, représentant le ministre de la Santé ; un professeur de faculté désigné par le ministère des Universités ; le médecin-conseil de la Sécurité sociale pour les affaires relevant de l'application des lois sur la Sécurité sociale ; un représentant des médecins salariés, désigné par le président du tribunal administratif, sera adjoint à chaque conseil régional, si ce conseil ne comprend aucun médecin de cette catégorie.

Attributions

Le conseil régional possède la compétence disciplinaire en première instance. Il se prononce également en matière d'élections aux conseils de l'Ordre, d'inscription et de suspension temporaire du droit d'exercer la médecine prévue par l'article L. 460 du Code de la santé publique. Il comporte, en outre, une section des assurances sociales. En matière disciplinaire et électorale il statue en audience publique sauf lorsque le huis clos est décidé par le président dans l'intérêt de l'ordre public ou lorsque le respect de la vie privée ou du secret médical le justifie. Ces décisions prises sont publiques. En revanche les décisions rendues en matière d'inscription et de l'article L. 460 du Code de la santé publique ne sont jamais publiques. L'appel a un effet suspensif, sauf en matière d'inscription au Tableau et d'article L. 460 du Code de la santé publique. En matière disciplinaire le conseil régional peut être saisi par le Conseil national, par les conseils départementaux ou les syndicats médicaux de son ressort, agissant de leur propre initiative ou à la suite de plaintes, ou par le ministre chargé de la Santé, le Préfet, le directeur départemental des Affaires sanitaires et sociales, le procureur de la République, un médecin inscrit au Tableau de l'Ordre (art. 7 du décret du 26 octobre 1948 modifié). Les peines disciplinaires que peut appliquer le conseil régional sont les suivantes : l'avertissement ; le blâme ; l'interdiction temporaire ou permanente d'exercer une, plusieurs ou la totalité des fonctions médicales conférées ou rétribuées par l'État, les collectivités locales, les établissements publics, les organismes reconnus d'utilité publique ou les fonctions médicales accomplies en application des lois sociales ; l'interdiction temporaire d'exercer la médecine pour une période au maximum de trois ans ; la radiation du Tableau de l'Ordre.

Le praticien frappé d'une sanction disciplinaire est tenu au paiement des frais résultant de l'action engagée devant la juridiction professionnelle. Il peut être fait appel des décisions du conseil régional : dans un délai de 30 jours en matière d'élection, de discipline et d'inscription ; dans un délai de 10 jours en matière d'article L. 460 du Code de la santé publique.

La section des assurances sociales du conseil régional est présidée par un membre du corps du tribunal administratif ou de la cour administrative d'appel en activité dans le ressort de laquelle se trouve le siège du conseil régional ; deux présidents suppléants peuvent éventuellement être nommés dans les mêmes conditions. Elle comprend deux assesseurs proposés par le conseil régional et choisis en son sein et deux assesseurs représentant les organismes de Sécurité sociale (le premier étant nommé sur proposition du médecin-conseil régional du régime général de Sécurité sociale parmi les médecins-conseils titulaires chargés du contrôle médical dans la région, le second, sur proposition conjointe des responsables des services médicaux compétents dans la région respectivement du régime de protection sociale agricole et du régime d'Assurance maladie des travailleurs non salariés des professions non agricoles parmi les médecins-conseils titulaires chargés du contrôle médical dans ces régimes).

Elle est chargée du contentieux du contrôle technique et compétente quant « aux fautes, abus, fraudes et tous faits intéressant l'exercice de la profession, relevés à l'encontre des médecins à l'occasion des soins dispensés aux assurés sociaux ».

En matière d'assurances sociales, les sanctions sont : l'avertissement ; le blâme, avec ou sans publication ; l'interdiction temporaire ou permanente avec un éventuel sursis total ou partiel du droit de donner des soins aux assurés sociaux, avec ou sans publication.

En outre, en cas d'abus d'honoraires, la section des assurances sociales du conseil régional peut également, même en l'absence de sanction, prononcer le remboursement à l'assuré du trop-perçu ou le remboursement aux organismes de Sécurité sociale du trop remboursé.

Toutefois les sanctions prononcées par les sections des assurances sociales de l'Ordre ne sont pas cumulables avec les peines infligées par le conseil régional et par la section disciplinaire du Conseil national à raison des mêmes faits.

Est considérée comme non avenue une sanction définitive avec sursis lorsque le praticien sanctionné n'aura commis aucune nouvelle faute suivie d'une sanction infligée par la section des assurances sociales dans le délai de cinq ans.

Après qu'un intervalle de trois ans s'est écoulé depuis une décision définitive de l'interdiction permanente du droit de donner des soins aux assurés sociaux, le médecin frappé de cette sanction peut être relevé de l'incapacité en résultant par une décision de la section des assurances sociales du conseil régional qui a prononcé la sanction.

Composition du conseil national

Le Conseil national est composé :

1 / De trente-deux membres élus pour six ans par les conseils départementaux. Ces membres sont répartis comme suit : un membre par ressort territorial de chaque conseil régional métropolitain ; neuf membres supplémentaires pour le ressort territorial du conseil régional de la région parisienne, répartis entre les départements de cette région par arrêté du ministre chargé de la Santé publique, compte tenu du nombre des médecins inscrits aux derniers Tableaux qui ont été publiés par les départements, soit cinq membres pour le département de Paris, un membre pour le département des Hauts-de-Seine, un membre pour les départements du Val-de-Marne et de la Seine-et-Marne, un membre pour les départements de la Seine-Saint-Denis et du Val-d'Oise, un membre pour les départements des Yvelines et de l'Essonne ; deux membres supplémentaires pour le ressort territorial des deux conseils régionaux désignés par arrêté du ministre chargé de la Santé publique, compte tenu du nombre de médecins inscrits aux derniers Tableaux publiés pour l'ensemble des départements métropolitains, soit un membre supplémentaire pour la région Provence - Côte d'Azur - Corse, et un membre supplémentaire pour la région Rhône-Alpes.

2 / De deux membres représentant, l'un les départements de la Guadeloupe, de la Martinique et de la Guyane et l'autre, le département de la Réunion. Outre ces deux membres titulaires, sont désignés dans les mêmes conditions que ceux-ci, deux suppléants qui sont obligatoirement élus parmi les médecins exerçant régulièrement en métropole.

3 / D'un membre de l'Académie de médecine qui est désigné par ses collègues.

4 / De trois membres élus par les autres membres du Conseil national et qui ne doivent pas appartenir à la région parisienne. Sont adjoints au Conseil national, avec voix consultative, trois médecins représentant les ministères de la Santé publique, des Universités et du Travail. Le Conseil national est assisté par un conseiller d'État nommé, en même temps que quatre conseillers suppléants, par le garde des Sceaux, ministre de la Justice, avec voix délibérative.

Attributions

Le Conseil national remplit la mission définie à l'article L. 382 (cité ci-dessus) et étudie, en outre, les questions ou projets qui lui sont soumis par le ministre chargé de la Santé publique. Il fixe le montant unique de cotisation qui doit être versée par chaque médecin au conseil départemental ; il détermine également la quotité de cette cotisation qui doit être versée par conseil départemental au conseil régional dont il relève et au Conseil national. Les cotisations sont obligatoires (art. L. 410 du Code de la santé publique). Le Conseil national gère les biens de l'Ordre et peut créer ou subventionner des œuvres intéressant la profession médicale, ainsi que les œuvres d'entraide. Il surveille la gestion des conseils départementaux qui doivent l'informer préalablement de la création et lui rendre compte de la gestion de tous organismes dépendant de ces conseils. Il verse aux conseils départementaux une somme destinée à assurer une harmonisation de leurs charges sur le plan national.

Section disciplinaire du conseil national

La section disciplinaire du Conseil national, sous la présidence du conseiller d'État qui assiste le Conseil national, est composée de huit membres titulaires et de huit membres suppléants élus en son sein par le Conseil national (art. L. 407 et L. 408 du Code de la santé publique). La section disciplinaire du Conseil national est saisie des appels des décisions des conseils régionaux en matière disciplinaire, d'élections au Conseil de l'Ordre, d'inscription au Tableau et de suspension temporaire du droit d'exercer prévue par l'article L. 460 du Code de la santé. L'appel est formé par une déclaration au secrétariat du Conseil national. Cette déclaration doit être faite par le ministre chargé de la Santé, le préfet, le procureur de la République, le directeur régional des Affaires sanitaires et sociales, le directeur départemental des Affaires sanitaires et sociales, le conseil départemental de l'Ordre ou le syndicat des médecins qui a porté plainte, ou par le médecin intéressé, dans les trente jours de la notification. L'appel a un effet suspensif, sauf en matière d'inscription au Tableau et d'article L. 410 du Code de la santé publique. En matière disciplinaire et électorale il statue en audience publique sauf lorsque le huis clos est décidé par le président dans l'intérêt de l'ordre public ou lorsque le respect de la vie privée ou du secret médical le justifie. Ces décisions prises sont publiques. En revanche les décisions rendues en matière d'inscription et de l'article L. 460 du Code de la santé publique ne sont jamais publiques. Les décisions rendues par la section disciplinaire du Conseil national ne sont susceptibles de recours que devant le Conseil d'État, dans les conditions du droit commun.

L'article L. 427 du Code de la santé publique précise que l'exercice de l'action disciplinaire ne met obstacle :

1 / ni aux poursuites que le ministère public, ou les particuliers, peuvent intenter devant les tribu-

naux répressifs, dans les termes du droit commun ;
2 / ni aux actions civiles en réparation d'un délit ou d'un quasi-délit ;
3 / ni à l'action disciplinaire devant l'administration dont dépend le médecin fonctionnaire ;
4 / ni aux instances qui peuvent être engagées contre les médecins, en raison des abus qui leur seraient reprochés dans leur participation aux soins médicaux prévus par les lois sociales. Toutefois les sanctions prononcées par les sections des assurances sociales de l'Ordre ne sont pas cumulables avec les peines infligées par le conseil régional et par la section disciplinaire du Conseil national à raison des mêmes faits.

Après un intervalle de trois ans depuis une décision définitive de radiation du Tableau, le médecin frappé pourra être relevé d'incapacité d'exercer par une décision du conseil régional ayant prononcé la sanction (art. L. 428 du Code de la santé publique).

Section des assurances sociales du Conseil national

La section des assurances sociales du Conseil national de l'ordre des médecins est la juridiction d'appel des sections des assurances sociales des conseils régionaux. Elle comprend, en qualité de président, un conseiller d'État titulaire et deux conseillers d'État suppléants, deux médecins nommés par le Conseil national parmi les membres et anciens membres du conseil de l'ordre et deux membres (médecins-conseils) représentant les organismes de Sécurité sociale nommés par le ministre chargé de la Sécurité sociale sur proposition de la CNAM (art. L. 145-7 du Code de la Sécurité sociale).

Cette longue énumération des missions, structures et attributions des conseils départementaux, régionaux et national figure dans le code de la santé publique et le code de la sécurité sociale depuis 1945 pour l'un et 1962 pour l'autre. Quelques modifications ont été apportées durant cette longue période sans jamais changer l'esprit du texte voulu par le législateur lors de la création de l'ordre des médecins en septembre 1945. Pourtant la société a subi des évolutions dont certaines sont de véritables révolutions. Les progrès de la médecine sont prodigieux et ont transformé les aspects techniques de la profession. Il n'est donc pas étonnant que certains au sein des instances ordinales se soient préoccupés de proposer des modifications de l'esprit et de la structure afin de s'adapter aux réalités du moment et aux besoins de la population. Les aménagements qui ont fait l'objet de nombreux débats ont abouti à un nouveau texte de loi publié au *Journal Officiel* du 4 mars 2002 et contenant les changements nécessaires. Quatre notions fondamentales ont dominé cette réflexion. Premièrement, l'introduction de la notion de compétence dans les missions générales de l'Ordre. Certes plusieurs articles du Code de déontologie rappellent la nécessité de la formation continue, les limites de compétence que chacun doit..., la référence aux données actuelles de la science, mais jusque-là aucune évaluation ou contrôle de la compétence n'est prévue institutionnellement. Aussi « l'Ordre doit veiller à la compétence des médecins » inscrits à son tableau et pour cela il doit s'en donner les moyens. C'est une préoccupation actuelle qui interpelle les médecins pour l'organiser eux-mêmes. Deuxièmement, l'apparition dans le texte d'une modification importante de structure au niveau régional. Dans un pays où se développe la régionalisation, il importe de confier au conseil régional une mission de représentation au niveau de la région et de ses différentes structures médico-sociales et une mission de coordination entre les conseils départementaux. Troisièmement, cette mutation entraîne une séparation totale entre cette structure administrative et l'instance disciplinaire qui devient chambre disciplinaire de la 1re instance. Cette répartition entre le juridique et l'administratif répond à une notion fondamentale de transparence, d'équité, de non cumul de fonction et donc de mandat. Cette notion de séparation des pouvoirs, notion républicaine de surcroît, concerne les instances disciplinaires y compris au niveau national ; ainsi les membres de la chambre disciplinaire d'appel ne peuvent exercer d'autre mandat dans l'institution. Enfin cette règle s'applique aux fonctions ordinales et syndicales pour les fonctions de président, secrétaire et trésorier. Ces règles doivent confirmer la volonté de l'Ordre et de ses membres de la totale indépendance des fonctions qu'ils exercent. Quatrièmement, d'autres modifications complètent ce dispositif et répondent aux mêmes impératifs d'objectivité et d'indépendance : la présence d'un magistrat pour présider les audiences de la chambre disciplinaire de 1re instance est une mesure qui affirme bien cette volonté. Enfin, l'application du sursis est de nature à pouvoir prononcer des sanctions proportionnées à la faute en y incluant cette mesure reconnue dans toute juridiction. En conclusion, des aménagements d'ordre administratif au sein même de l'institution rendent la gestion plus claire et plus adaptée. Respectant ainsi la volonté des réformateurs, il importait de donner à cette institution indispensable à la profession les moyens d'assumer ses missions au bénéfice des malades dont nous devons être les protecteurs.

▶ GAILL F., *Éthique médicale et droits de l'homme*, Paris, Actes Sud/INSERM, 1988. – Coll. : *Guide d'Exercice Professionnel et Commentaires du Code de Déontologie Médicale*, Paris, Flammarion / Ordre national des médecins, 1999. – *Les Actes 3e congrès international d'Éthique Médicale*, Paris, Ordre national des médecins, 1991. – Ordre national des médecins - Conseil national de l'ordre, *Acte de la célébration du cinquantenaire*, « L'exercice médical dans la société, hier, aujourd'hui, demain », Paris, Masson, 1995. – Loi n° 2002-303 du 4 mars 2002 relative aux droits des malades et à la qualité du système de santé, NOR : MESX0100092L, *Journal officiel* du 5 mars 2002.

Bernard GLORION

→ Assurance maladie ; Code de déontologie ; Droit ; Droit à l'information des malades ; Serment d'Hippocrate.

ORGANISATION MONDIALE DE LA SANTÉ

L'Organisation mondiale de la santé (OMS) fut fondée en 1948. Organisme dépendant des Nations Unies, son siège se trouve à Genève en Suisse. Elle fut composée dès l'origine de trois éléments principaux : une assemblée regroupant les délégués des États membres ; un conseil exécutif dont les membres sont élus parmi les délégués nationaux ; un secrétariat administré par des fonctionnaires permanents qui continuent à être recrutés en fonction de quotas de nationalité et de sexe. Le secrétariat est présidé par le secrétaire général, qui est lui-même placé sous le contrôle – et l'autorité – du directeur général. Celui-ci coordonne le fonctionnement de l'ensemble des composantes de l'OMS. L'assemblée demeure l'instance principale qui arrête la politique de l'OMS : entre autres missions, il lui revient de planifier ses politiques et ses campagnes, de déterminer et d'allouer son budget et, surtout, de renseigner le conseil exécutif et les services du directeur général sur la meilleure façon de mener à bien le programme qui a été proposé. Ces instances, à leur tour, informent les différents bureaux régionaux de l'OMS des impératifs de la politique à mener et, à l'occasion, fournissent une assistance technique ainsi que des moyens financiers pour des campagnes médicales ou de santé publique précises. Le conseil exécutif ainsi que les services du directeur général à Genève, et parfois, les bureaux régionaux, assurent également un autre rôle très important : la collecte de fonds. Celle-ci peut prendre plusieurs formes, depuis l'organisation de campagnes destinées à récolter de l'argent auprès des gouvernements nationaux pour des projets spécifiques jusqu'à l'organisation d'initiatives de financement non gouvernementales, en passant par la collecte des dons de matériel (appareils médicaux, vaccins, ressources médicales). Historiquement, l'OMS a cherché à jouer un rôle apolitique de redistribution, domaine où elle s'est montrée efficace, en dépit des critiques de ses détracteurs.

Chacune de ces composantes a également fait appel, de façon régulière, à la compétence technique d'experts. Ceux-ci sont généralement recrutés pour des contrats temporaires de durée variable. Dans l'ensemble, ces postes ne firent l'objet d'aucun quota préétabli et furent souvent pourvus en fonction des diplômes et des compétences requises, ce qui impliquait néanmoins que les diplômes de certaines universités et l'expérience acquise dans certaines institutions avaient plus de poids que d'autres, qui provenaient d'établissements universitaires ou de lieux de travail différents. En conséquence, le milieu des experts s'avéra plus homogène que d'autres branches de l'OMS. Les services du directeur général furent, en outre, autorisés à se doter de leur propre équipe, composée de fonctionnaires permanents, de technocrates recrutés à titre temporaire, et des quelques « représentants » de certains gouvernements. Les directeurs généraux successifs, dont le poste est pourvu par une élection à laquelle participent les membres de l'assemblée de l'OMS à Genève, ont souvent fait varier la composition de leur équipe.

Étant donné ces dispositions générales, l'OMS apparut comme une organisation complexe dès sa création. À mesure qu'elle acquérait des responsabilités plus larges et que sa taille augmentait, sa complexité s'accrut au point d'accueillir un nombre toujours plus grand, et une gamme toujours plus large, de bureaucrates et d'experts. Certains observateurs ont ainsi critiqué cette croissance, faisant valoir qu'elle se traduisait par une certaine confusion en termes d'organisation et par une moins grande efficacité. D'autres aspects de son fonctionnement ont également été critiqués par les chercheurs, qui ont présenté l'OMS comme le lieu d'expression des rivalités de la guerre froide, où différents pays, essentiellement les alliés des USA et de l'URSS, les deux principales super-puissances, se livraient à une lutte d'influence. D'après eux celle-ci prit plusieurs formes. D'un côté, on soutint que les USA et l'URSS avaient cherché à accroître leur influence au sein du Conseil Exécutif en y faisant élire leurs ressortissants. De l'autre, on soutint également que, grâce à leur suprématie financière et technologique, ces nations avaient la capacité de politiser les projets et les programmes.

Cependant les partisans de cette théorie semblent avoir souvent grossièrement surestimé l'unité structurelle de l'OMS, la présentant comme une organisation capable de revirements politiques et/ou stratégiques complets. Une telle description suppose qu'on assimile l'OMS à une organisation monolithique, dans laquelle les responsables hauts placés – c'est-à-dire les services du directeur général – sont censés pouvoir contrôler l'activité des employés à chaque niveau de l'édifice administratif. On explique souvent cette unité de l'OMS, en particulier dans les premières années, par le fait qu'elle était essentiellement composée de professionnels de la médecine, qui, disait-on, avaient tendance à ne considérer les problèmes et leurs solutions qu'en termes médicaux et à soutenir aveuglément leurs stratégies réciproques.

Les partisans de cette thèse ont souligné la prédominance de ceux qui firent pression pour promouvoir la médecine « occidentale » – ou scientifique – dans les programmes de l'OMS. Les chercheurs affirment que cela permit de favoriser le développement de technologies et de tactiques spécifiques à l'échelle internationale. Ils ont également tendance à souligner le revirement idéologique de l'OMS dans les années 1970, qui s'appuya sur un modèle de prestations sanitaires radicalement différent. C'est l'action de la Chine et la pression de l'Union soviétique, qui selon eux, en furent responsables. Ils prétendent que, lorsque la Chine fit son entrée dans l'organisation en 1973, les instances dirigeantes de l'OMS furent contraintes d'en revoir les buts et les stratégies, en soutenant notamment la soi-disant « médecine traditionnelle » chinoise, et en plaidant pour l'intégration de ses praticiens dans les programmes de santé parrainés ou dirigés par l'organisation. C'est, disent-ils, le succès des « docteurs aux pieds nus » chinois qui en est la cause. Selon eux, les délégués soviétiques ne manquaient pas une occasion de parler du travail de ces médecins et d'en faire la publicité au sein de l'OMS, après que l'Union soviétique, qui avait quitté l'organisation en 1950 en liaison directe avec les hostilités de la guerre froide, l'eut réintégrée en 1957.

On a pu dire que les efforts que faisait l'URSS – mais aussi ses alliés d'Europe de l'Est, d'Asie et des Caraïbes – pour politiser l'intégration de la médecine « non occidentale » dans les campagnes de l'OMS relevaient d'une stratégie délibérée visant à s'opposer à la domination de l'organisation par les Américains et les pays d'Europe de l'Ouest. Ainsi, dans ce conflit, le système de santé fondé sur les pratiques médicales « occidentales » fut systématiquement présenté comme une tentative pour préserver l'hégémonie occidentale dans les campagnes sanitaires internationales. Les pays socialistes, de leur côté, se posaient en défenseurs d'un système global conciliant la technologie scientifique la plus avancée avec les succès de la médecine traditionnelle et ceux des pays en voie de développement, afin que les avantages en soient offerts aux populations pauvres dans l'ensemble des pays en voie de développement. On a pu dire, non sans raison, que les changements et les pressions administratives qu'entraîna cet objectif furent à l'origine de la déclaration d'Alma Ata de 1980, qui reposait sur la rhétorique des « soins de santé primaires », et promettait « la santé pour tous ».

Pourtant, si cette présentation de la politique de l'OMS entre 1950 et 1980 ne peut être complètement rejetée – il serait par exemple absurde de nier les manœuvres politiques que connurent le siège ou les bureaux régionaux de l'OMS – les observateurs donnent souvent l'impression d'avoir grandement exagéré les effets de certaines tendances politiques ou administratives. Citons quelques exemples. Si peu nombreux sont ceux qui doutent que les USA, l'URSS et leurs alliés essayèrent de politiser le choix des projets et la distribution de l'aide, il ne faut pas en conclure que ces pays furent pour autant systématiquement capables de faire adopter leurs projets dans chacun des contextes nationaux où l'OMS était active.

En réalité, toute étude détaillée des principaux programmes de l'OMS – qu'il s'agisse de l'échec de la campagne d'éradication du paludisme, ou du succès de la campagne d'éradication de la variole – révèle les problèmes chroniques que rencontrent les employés de l'organisation ou ceux des gouvernements nationaux lorsqu'il s'agit de réaliser les objectifs d'une politique donnée sur le terrain. Face à ces problèmes, il fallut souvent revoir certains aspects des projets en fonction des besoins locaux et des spécificités culturelles. De plus, si l'aide technique et financière fournie par l'OMS, l'URSS, et/ou les USA fut en général acceptée sans aucune hésitation par les bénéficiaires, elle fut souvent utilisée pour des projets très différents de ceux auxquels elle était destinée à l'origine. De ce point de vue, l'élaboration d'une politique au niveau du siège de l'OMS était une chose, sa réalisation tout autre chose. Ainsi, la campagne d'éradication de la variole ne fut finalement couronnée de succès qu'après qu'elle eut reçu le soutien répété des gouvernements locaux et nationaux dans les pays où la maladie était endémique. En outre, cette coopération gouvernementale servait également à s'assurer que les sommes versées dans un but précis étaient bien utilisées comme elles devaient l'être : il n'est donc pas surprenant que les fonctionnaires des services de santé et les responsables médicaux locaux qui se voyaient empêchés d'utiliser les subsides de l'OMS pour leurs propres projets comptent parmi les critiques les plus sévères de l'organisation.

Il convient de faire une autre remarque importante. Le succès de la campagne d'éradication de la variole permit de tirer certains enseignements qui eurent une influence durable sur la politique ultérieure de l'OMS. Le succès rencontré par le déploiement de personnel soignant local – pour la plupart des praticiens du pays ayant reçu une formation élémentaire en matière de vaccination – lors de la campagne d'éradication dans le sud de l'Asie mit en évidence les avantages d'un tel système. Outre que, grâce à lui, on pouvait espérer étendre les soins médicaux aux zones rurales, ce personnel était de plus en plus considéré comme une ligne de défense contre les épidémies de maladies infectieuses qui avaient tendance à se déclarer à intervalles réguliers dans les pays en voie de développement. C'est cela, en même temps que les pressions exercées par des pays comme l'URSS, la Chine, Cuba et la Mongolie, qui contribua à inciter l'OMS à soutenir l'appel à « la santé pour tous » de la déclaration d'Alma Ata, et à encourager le développement de structures polyvalentes dispensant des soins primaires dans les pays en voie de développement.

L'étendue des activités de l'OMS s'est considérablement accrue ces vingt dernières années, en réponse aux changements politiques et culturels qui ont marqué la période. Si elle continue à lutter contre les maladies infectieuses et pour l'immunisation universelle (l'OMS est toujours activement impliquée dans des programmes d'immunisation contre la méningite, l'hépatite et la polio, entre autres), elle est également très présente dans la nouvelle campagne d'éradication du paludisme (le « Malaria Rollback Programme »). En outre, l'organisation est impliquée – directement et indirectement – dans la lutte contre le sida. Celle-ci est à présent coordonnée par une nouvelle organisation composite des Nations Unies du nom d'ONUSIDA, dont l'OMS est une composante importante. L'OMS organise et finance également des campagnes contre le tabagisme ; contre la violence à l'égard des femmes et des enfants ; pour l'amélioration des soins maternels et infantiles ; et pour l'amélioration de la nutrition. Elle agit activement pour constituer des stocks de vaccins et de sérums qui pourraient s'avérer utiles dans la lutte planétaire contre le bio-terrorisme : peut-être est-ce là l'une des condamnations les plus sévères du sombre contexte politique qui est le nôtre. L'OMS se prépare en effet, une fois de plus, à jouer un rôle important en distribuant des vaccins contre la variole si le besoin s'en fait sentir un jour.

► CHEN C. C., *Medicine in Rural China,* Berkeley, Univ. of California Press, 1989. – FEINSILVER J. M., *Healing the masses : Cuban health politics at home and abroad,* Berkeley, Univ. of California Press, 1993. – QADEER I., SEN K. & NAYAR K. R. (ed.), *Public Health and the poverty of reforms : The South Asian Predicament,* New Delhi, Sage Publishers, 2001. – RANDALL M. P., « Malaria Dreams : Postwar Visions of Health and Development in the Third World », *Medical Anthropology,* vol. XVII, n° 3, 1997. – SOCRATES L., « Malaria Control, the Cold War and the Postwar Reorganization of International Assistance », *Medical Anthropology,* vol. XVII, n° 3, 1997. – SUNG L., « WHO and the developing world : The contest for ideology », in *Western medicine as contested knowledge,* Andrew Cunningham & Bridie Andrews, Manchester, Manchester Univ. Press, 1997, p. 24-45. – WICKETT J. F., « The Finch Inch : The Eradication of Smallpox and Beyond », *Social Scientist,* vol. 30, n° 5-6, mai-juin 2002, p. 62-78.

Sanjoy BHATTACHARYA
(Trad. Mickael Popelard)

→ Anthropologie ; Poliomyélite ; Prévention ; Santé publique ; Sida (Lutte contre le) ; Sociale (Médecine) ; Tropicale (Médecine) ; Vaccination.

ORTHOPÉDIE

Dans la mesure où l'orthopédie de nos jours est couramment associée à la pose de prothèses de hanche, ou même à certains types de chaussures et de matelas spéciaux, il est difficile d'imaginer qu'elle ait pu avoir autrefois une importance sociale et culturelle. Et pourtant, à partir du moment où Nicolas Andry (1659-1742) forgea le terme d'« orthopédie » au milieu du XVIIIe s., les pratiques médicales auxquelles ce mot renvoie furent imprégnées de métaphores, et acquirent une résonance sociale et professionnelle peu commune. Selon Andry, professeur de médecine au Collège royal et doyen de la faculté de médecine de Paris, l'orthopédie renvoyait aux « différents moyens de prévenir et corriger les difformités chez les enfants ». Mais son livre, *L'Orthopédie, ou l'art de prévenir ou de corriger dans les enfants les difformités du corps* (1741), ne s'adressait pas aux autres professionnels de la santé, mais plutôt aux parents, ainsi qu' « à tous ceux qui s'occupent d'éduquer les enfants... », comme l'indique la suite du titre. En invoquant le pouvoir des parents et des éducateurs, il est possible qu'Andry ait cherché à s'opposer aux chirurgiens français, dont l'autorité médicale s'était depuis peu affirmée, non sans qu'Andry le dénonce ouvertement. Mais il n'agissait pas seulement en réaction : comme Rousseau, et d'autres encore, il était convaincu que l'éducation physique, surtout celle des enfants, était le meilleur remède contre l'état de faiblesse propre au mode de vie sédentaire de la société moderne. Dès l'origine, dans l'esprit d'Andry, l'orthopédie avait donc, pour ainsi dire, une dimension de correction *sociale.* En outre, en soulignant le pouvoir de la culture sur la nature, il participait de ce que Foucault appelle « l'orthopédie morale » des philosophes des Lumières, c'est-à-dire la correction des esprits, sur lesquels on pensait pouvoir laisser une marque. Le frontispice de *L'orthopédie,* qui représente un jeune arbre couché que l'on redresse en exerçant sur lui une pression externe, illustrait à la fois l'intérêt qu'Andry portait aux os des enfants et sa philosophie de l'éducation en un sens plus large. Il choisit avec soin le mot *« orthopédia »* de façon à l'inscrire dans le prolongement de la « pédotrophie » qui renvoyait à la façon d'élever les enfants, selon le terme inventé en 1584 par Scevale de St Marthe dans un livre qu'Andry disait admirer.

En deux et peut-être trois occasions, depuis le XVIIIe s., l'orthopédie ne fut pas seulement considérée comme un ensemble de pratiques et de principes thérapeutiques. Dans la France du début du XIXe s., tout d'abord, elle joua un rôle symbolique et social au service d'un ordre politique nouveau. En Angleterre un siècle plus tard, l'orthopédie en vint à résumer sur le plan social et économique l'idéal progressiste d'une médecine scientifique. Il se pourrait que nous soyons en train d'en vivre une troisième instance, puisque cette spécialité, de nos jours, sert de paradigme à un ensemble de pratiques médicales qui prennent pour objet le corps narcissique de notre époque de modernité avancée. Bien qu'on l'identifie surtout aux opérations servant à remplacer les articulations de la population occidentale âgée afin que celle-ci reste mobile, l'orthopédie est par ailleurs de plus en plus impliquée dans la manipulation génétique natale et prénatale, les implants, la fabrication de tissus ainsi que dans tout un ensemble de nouvelles techniques visant à créer des êtres humains « sans défaut ». Dans la mesure où elle promet de changer les consommateurs handicapés en acheteurs heureux et pleinement actifs, on peut dire, comme jamais auparavant, que l'orthopédie réalise pour la culture matérialiste moderne ce que le Christ fit pour les infirmes. Et comme l'attestent, dans les stations de ski à la mode, les cliniques spécialisées dans le traitement rapide des fractures, le miracle de la restauration musculo-squelettique est presque aussi instantané.

Il faut laisser aux futurs historiens de notre époque de modernité avancée, ou de « post-modernité », la tâche de mettre au jour dans ses moindres détails la signification sociale et culturelle de l'orthopédie contemporaine. Dans cet article, nous nous contenterons d'étudier les deux précédentes périodes où elle s'est illustrée. Celles-ci pourraient bien être utiles pour comprendre la situation actuelle. À travers ces deux exemples, nous sommes au moins en mesure de montrer pourquoi l'histoire des spécialisations médicales doit se garder de tout médicocentrisme. Bien souvent, les travaux historiques de cette nature, qu'ils soient écrits de l'intérieur par des spécialistes triomphants, ou qu'ils aient une orientation sociologique, sont implicitement téléologiques. Ils ont tendance, sur le plan épistémologique, à privilégier la science et la technologie. Mais l'histoire de l'orthopédie nous met en garde contre cette façon de procéder, dans la mesure où il n'y eut aucun catalyseur scientifique ou technologique de la spécialisation comparable à ce que fut l'ophtalmoscope en ophtalmologie. Par ailleurs, dans la mesure où l'orthopédie, à l'inverse de la plupart des autres spécialités, ne s'est pas construite autour d'une géographie des organes, ni de catégories d'âge ou de sexe, il est plus difficile de la concevoir, à tort, comme naturelle et historiquement nécessaire. Mieux que d'autres, son histoire tend à prouver que la spécialisation médicale dépasse le seul cadre de la médecine et des processus de spécialisation.

L'orthopédie en France au début du XIXᵉ s.

Le passage de *Madame Bovary* (1856) où cet incapable *officier de santé* qu'est Charles Bovary saccage l'opération du pied bot d'Hippolyte, le garçon d'écurie, avant d'appeler le Dʳ Canivet, le médecin qualifié, pour amputer Hippolyte de la cuisse, compte parmi les plus célèbres de la littérature du XIXᵉ s. On sait moins que ce n'est nullement par hasard que Flaubert choisit l'orthopédie de son temps pour dénoncer la prétention des médecins et leur pédantisme. En tant que fils de médecin, il n'était que trop conscient que la France des années 1820-1840 avait connu un formidable engouement pour de nouvelles institutions et de nouvelles techniques, visant à corriger des infirmités et des défauts bénins. Bien souvent, leurs dénominations étaient des déclinaisons d' « ortho », à tel point que déjà en 1820 l' « orthopédie », au sens d'Andry, avait dépassé les limites de son étymologie, comme l'illustre à l'évidence la désignation de techniques correctives pour les pieds et les os telles que « l'orthosomatique » (1824) d'Isidore Bricheteau et « l'orthomorphie » (1828) de Jacques Delpech. Dans les années 1830, l'aliéniste et phrénologue Félix Voisin appliqua la racine du mot aux difformités mentales, et fonda un institut « orthophrénique » où l'on devait remodeler les esprits, bel exemple de réification de l'intérêt moral d'Andry. Dans les années 1840 on donna le nom « d'orthophonie » à la discipline thérapeutique visant à corriger le discours. Dans le même temps, on retourna complètement la critique qu'Andry avait adressée aux chirurgiens. Le chirurgien américain Valentine Mott se félicita en 1842 d'avoir eu la chance, lorsqu'il était à Paris, de vivre « l'avènement ainsi que l'apogée d'une ère nouvelle et grandiose de l'art médical : cette belle science exacte à laquelle on donne le nom de "chirurgie orthopédique" ». Après trois années d'études à l'Institut orthopédique de Paris, l'un des premiers en son genre, Mott désirait ardemment fonder « une Institution orthopédique américaine ».

À partir de ce genre de textes et de commentaires médicaux, et des aspirations qu'ils contiennent, il est relativement aisé de composer une histoire de l'orthopédie où l'ingéniosité des médecins, la technologie et l'humanité jouent un rôle de premier ordre. Il est également possible d'inscrire le développement de la spécialité au XXᵉ s. dans la continuité historique de ce qui précède. En outre, cette histoire permet d'intégrer facilement le processus sociologique de spécialisation en tant que variante de la professionnalisation, puisque la plupart de ceux qui s'occupaient d'orthopédie en France pendant cette période se trouvaient à l'écart ou en marge de l'élite médicale, tout en étant très désireux d'en faire partie. En règle générale, pendant cette période, la profession médicale était pléthorique et soumise à une intense compétition, ce qui se traduisait par des représailles à l'encontre des « rebouteux » et par la récupération de certaines de leurs pratiques (comme la réduction des fractures). Une telle conception de l'histoire orthopédique présente cependant l'inconvénient de créer davantage de zones d'ombre qu'elle ne permet d'en élucider. En premier lieu, elle présume trop des pratiques thérapeutiques réelles des praticiens concernés ainsi que de leur désir mutuel de professionnalisation. Par ailleurs, elle oublie qu'on utilisait la racine « ortho » pour désigner des techniques correctives qui n'avaient rien à voir avec l'appareil locomoteur (comme le traitement du strabisme ou, dans le cas de Voisin, celui de la folie.) Par ailleurs – et c'est plus important – parce qu'elle est « orthocentrique », elle ne dit rien du contexte dans lequel ces méthodes de correction s'imposèrent.

L'historienne Constance Malpas a récemment très bien mis en lumière l'importance cruciale du contexte. Elle démontre que la forte demande en institutions orthopédiques et le grand nombre de celles-ci dans la France du début du XIXe s., sont liés à la montée au pouvoir de la bourgeoisie urbaine sous la monarchie de Juillet (1830-1848). Pour cette nouvelle élite qui manquait encore d'assurance, les techniques médicales destinées à éliminer les défauts et à recréer la « normalité » prenaient une signification et une urgence particulières. Dans les faits, elles promettaient la perfection physique, offrant ainsi le moyen pratique, à la fois séculier et symbolique, de justifier et d'asseoir la légitimité morale du nouveau régime. La perfection physique (ou du moins un bon état de santé) avait une influence réelle sur la consolidation et la reproduction de la nouvelle élite, puisqu'on considérait, plus que jamais, que l'élimination d'infirmités telles que le strabisme, un pied-bot ou une bosse dans le dos était la condition d'un bon mariage. Par ailleurs, la normalisation du corps « normal » était symétrique et constitutive de l'ambition de « normaliser » la France post-révolutionnaire en créant l'harmonie sociale et la prospérité.

Ainsi, ce ne sont pas seulement les techniques nouvelles, ni un nouvel ensemble d'intérêts professionnels, ni le nouveau marché médical qui, en eux-mêmes et par eux-mêmes, favorisèrent le succès de l'orthopédie dans la France du début du XIXe s. Au contraire, c'est la place que la perfection physique occupait dans la société à l'intérieur du nouvel ordre bourgeois qui joua ce rôle, en traduisant littéralement et métaphoriquement l'aptitude physique des nouveaux dirigeants à gouverner. Les modèles sociologiques de professionnalisation et de spécialisation ne s'appliquent pas ici, dans la mesure où les praticiens concernés ne cherchaient pas de façon collective à réaliser et à unifier leurs intérêts sociaux, économiques et thérapeutiques. Leur propre réussite était liée aux besoins réels et symboliques du nouveau régime, avec lequel ils entretenaient une relation dialectique. Ce n'est qu'en adoptant rétrospectivement le point de vue de l'orthopédie moderne que les praticiens qui corrigeaient les problèmes musculo-squelettiques en France au début du XIXe s. semblent constituer un groupe de spécialistes. En réalité, ils formaient un corps de véritables parias de la médecine qui n'avaient pas conscience de pratiquer la même discipline, et qui, à la faveur d'importants changements politiques et sociaux, réussirent à s'enrichir à l'intérieur d'un système très concurrentiel en traitant les infirmités.

Dans un tel contexte, ce qui est évident ce n'est pas la genèse de la spécialisation orthopédique, mais plutôt, ainsi que le suggère Constance Malpas, « la médicalisation de l'infirmité », qui avant tout était un « phénomène commercial ». Ce que l'on constate également, c'est la symbiose symbolique entre la médecine corrective et la prétendue correction du corps politique sous la monarchie de Juillet. Avec la chute de celle-ci en 1848, le symbole « orthopédique » devint la cible de cruelles satires, comme dans *Madame Bovary*.

Genèse de l'orthopédie moderne en Angleterre

Si l'orthopédie en France au début du XIXe s. se conçoit avant tout en termes de *consommation*, c'est en revanche en termes de *production* qu'on explique le mieux son importance dans l'Angleterre du début du XXe s. Les bases de la spécialité moderne furent posées à un moment où l'on se souciait surtout d'adapter la main-d'œuvre et les soldats aux besoins productifs de l'État. Mais là encore, on aurait tort de ne voir dans cette construction qu'une professionnalisation intéressée. L'orthopédie moderne en Grande-Bretagne est le résultat d'événements et de forces qui n'ont que peu de rapport avec de quelconques aspirations à la professionnalisation. Elle résulte moins encore de l'expression de telles aspirations dans le cadre d'une économie de marché.

Tout comme la France au début du XIXe s., l'Angleterre de la fin du XIXe et du début du XXe s. ne connut aucun véritable mouvement médical visant à faire de l'orthopédie une spécialité. L'élite médicale avait tendance à regarder avec suspicion la spécialisation, l'associant aux intentions mercantiles des charlatans, notamment ceux qui ne soignaient que les hémorroïdes ou qui réduisaient les fractures. On l'identifiait également, de façon peu flatteuse, aux médecins qualifiés qui cherchaient un raccourci vers le statut de consultant hospitalier en fondant leurs propres petits hôpitaux spécialisés. Il arrivait ainsi que ces parias parvinssent à intégrer l'élite en étant nommés dans l'une des prestigieuses institutions hospitalières charitables, comme ce fut le cas, par exemple, du fondateur en 1840 d'une clinique où l'on soignait les pieds-bots, l'*Infirmary for the Cure of Club Foot* (qui prit par la suite le nom de *Royal London Orthopaedic Hospital*). Sa réputation finit par lui valoir un poste de consultant au prestigieux *London Hospital*. Ces consultations, non rémunérées, leur conféraient un statut grâce auquel il pouvait ensuite exercer, de façon très lucrative et à titre privé, auprès de patients fortunés. Mais ce n'était pas la voie habituelle vers l'élite médicale. Normalement le titre de membre (ou *« fellow »*) d'un des *Royal Colleges* de Londres était une condition préalable, une sorte de diplôme supérieur qui jouait à peu de choses près le même rôle que la spécialisation médicale dans d'autres pays dont le marché était plus ouvert. En Angleterre, les spécialistes arrivistes privés de ce titre se voyaient exclus de la principale façon de se constituer une clientèle. Mais, même si l'on obtenait ce titre, il était difficile, en tant que spécialiste, de progresser dans la hiérarchie, notamment parce que, par essence, l'élite remettait en question le principe même de la spécialisation, en jouant d'une rhétorique généraliste qui servait sa propre cause. Les membres de cette élite soutenaient que l'ensemble du corps, sain ou malade, dépassait la somme de ses parties comprises individuellement. Par conséquent, seuls ceux qui avaient reçu une éducation générale et acquis une expérience clinique complète et variée pouvaient soigner correctement les patients. Évidemment cette rhétorique cachait la menace réelle que la spécialisation représentait pour les élites, qui prétendaient s'occuper seules des patients fortunés. Pourtant, tant que l'élite contrôlait également l'accès à la plupart des lits d'hôpital, la menace était minime, puisque la plupart des spécialistes se voyaient ainsi confinés à des institutions spécialisées qui ne conféraient aucun statut. Ainsi, contrairement aux États-Unis, où l'accès aux lits dans les hôpitaux se faisait aussi par les médecins généralistes et les aspirants spécialistes, en Grande-Bretagne au XIXe s. la spécialisation n'était presque jamais possible, et elle ne donnait que très rarement aux praticiens une clientèle suffisante. La hiérarchie médicale, avec les consultants généralistes au sommet et le prolétariat des médecins généralistes à la base, était trop étroite et trop coupée de la société. En outre, à partir de la fin du XIXe s., le peu d'espace dont disposaient ceux qui s'en voyaient exclus pour exercer leur spécialité se referma lorsque les principales institutions charitables et les hôpitaux universitaires fondèrent leurs propres cliniques spécialisées et les placèrent sous la direction de généralistes.

Étant donné que la spécialisation de la médecine britannique eut lieu avant la création du *National Health Service* en 1948, elle n'est pas due au fait que la profession médicale se serait soumise à la compétition du marché, mais plutôt à ce que la hiérarchie médicale existante fut remplacée par une division du travail qui suivait des critères d'intégration régionale et de fonctionnalité. Cette stratégie porta ses fruits. Au début du XXe s., l'élite commença à accepter de fonder sa pratique de la médecine sur une nouvelle division du travail. De nombreux médecins des hôpitaux purent cesser d'exercer en tant que généralistes pour ne compter que sur les patients que leur envoyaient les médecins généralistes. On adopta le concept de « consultant à part entière » *(pure consultant)* pour distinguer cette nouvelle classe de médecins de l'ancienne élite des cliniciens généralistes.

Le contexte dans lequel est née « l'orthopédie moderne » se trouve en première ligne de cette transformation. L'instigateur en fut Robert Jones (1857-1933), à la fois chirurgien généraliste à Liverpool, consultant honoraire de l'hôpital et propriétaire d'une clinique privée très prospère qu'il avait héritée de son oncle, un médecin généraliste réputé pour sa façon de traiter les fractures et de soigner les problèmes musculo-squelettiques. Jones n'avait pas l'ambition d'être un spécialiste au sens américain du terme – il ne cherchait pas à se professionnaliser – moins encore d'être un « orthopédiste » (pour employer un américanisme datant des années 1850). En Angleterre, jusqu'aux années 1840, l'orthopédie était le parent pauvre des spécialités médicales, et on l'associait surtout aux soins peu lucratifs prodigués aux enfants infirmes. Ce n'est que rétrospectivement, après la Première Guerre mondiale, que les orthopédistes, célébrant leur discipline dans des descriptions héroïques de la spécialité, firent de Jones un « chirurgien orthopédique ». Cela ne signifie pas pour autant que Jones n'était pas en quelque sorte un « spécialiste » avant cette date. Après s'être déplacé à Liverpool en 1907, William Mayo, de la Clinique Mayo, remarqua que Jones appartenait « à ce genre de spécialistes qui ont été, et continuent à être des généralistes, mais qu'une charge énorme de travail a contraints à devenir spécialistes ». Mayo ne donna pas de nom au domaine de spécialité de Jones, et Jones, d'ailleurs, en eût été offensé, car il se concevait d'abord comme un généraliste, traitant délibérément une grande variété de cas « non orthopédiques » sur lesquels il publiait des articles. Ce n'est qu'après 1910 qu'en raison du grand nombre de patients qui étaient envoyés vers sa clinique, il fut contraint de se consacrer entièrement aux pathologies musculo-squelettiques, et ce n'est qu'après la Première Guerre mondiale qu'il contribua à sa façon à définir et à préciser les frontières d'une future orthopédie élargie.

On aurait tort de considérer que cette façon de retracer l'émergence des spécialités valide soit le modèle évolutionniste de la spécialisation, soit son modèle professionnalisant. L'évolution de la hiérarchie médicale, qui accompagna l'émergence d'une division du travail selon différentes spécialités, fut un processus politique qui s'inscrivit dans le cadre plus large d'une transformation économique et culturelle. Ce n'est pas un hasard si Jones et les autres chirurgiens qui ouvrirent la voie vers cette nouvelle médecine d'élite aux alentours de 1900 étaient pour la plupart des provinciaux, et n'avaient rien à voir avec l'institution médicale des *Royal Colleges* et des hôpitaux universitaires de Londres. À cet égard, Jones et ses collègues réformateurs ressemblaient aux frères Mayo dans leur clinique isolée de Rochester, dans le Minnesota. En effet, la Clinique Mayo, avec sa façon de valoriser le travail d'équipe et sa division du travail très poussée, était l'un des modèles et l'une des « Mecque » de la nouvelle élite clinique. Ce qui caractérisait la Clinique Mayo, comme celle de Jones à Liverpool, c'était le fait que les procédures y étaient rationalisées, coordonnées et standardisées afin d'éliminer la perte de temps, le gaspillage d'argent et les efforts inutiles. Par conséquent, ce n'était pas en vue de la professionnalisation elle-même qu'on plaidait pour la division du travail selon des critères de spécialité, mais dans l'intérêt de l'efficacité et de la productivité, et dans l'espoir de triompher de la fatigue, ce puissant symbole fin de siècle d'une subversion de la modernité. Comme d'autres membres de l'élite clinique montante, Jones travaillait beaucoup et le faisait savoir, non pour célébrer les valeurs smilesiennes du XIXe s., mais pour démontrer qu'il était possible d'accroître la productivité de son travail. Comme s'en souvient avec fierté l'un de ses collègues.

Jones abattait une immense quantité de travail grâce à la préparation systématique des patients et au travail des anesthésistes qui faisaient en sorte que chacun des patients successifs fût prêt lorsque l'opération de celui qui le précédait était terminée... Il était entouré d'un certain nombre d'assistants... ainsi que d'infirmières capables de poser des attelles et des plâtres. D'autres assistants qui avaient reçu une formation gardaient un œil sur les patients une fois rentrés chez eux, notamment pour ce qui était de leur alimentation, de la fréquence des massages, ou d'autres traitements spéciaux.

En rationalisant ainsi ses procédures opératoires, Jones se faisait l'apôtre dans le domaine clinique de cette logique d'efficacité organisationnelle que ses contemporains appliquaient aux grands groupes de la finance et de l'industrie et dans une certaine mesure au gouvernement lui-même. La façon méticuleuse dont il déléguait le travail ainsi que le gain considérable de productivité qui en découlait reproduisaient les principes de management auxquels on attribuait la hausse générale de la productivité économique, tout particulièrement sur les docks de Liverpool, très animés en cette époque d'Empire. Dans le domaine de la rationalisation du capital et du travail, le lien entre les docks et la clinique de Jones était étroit. La majorité des patients qui ne venaient pas le voir à titre privé était en effet composée de dockers blessés : ils étaient envoyés par les employeurs qui s'appuyaient sur des aides médicales prépayées ou sur un fonds d'indemnisation des travailleurs financé par l'État. Le type de patients comme le mode de financement reliaient Jones au nouvel ordre du management économique.

Le modèle clinique d'efficacité organisationnelle proposé par Jones était également en accord avec la rationalisation de la philanthropie et de l'aide sociale que connurent les grands centres urbains à partir de la fin du XIXe s. Ainsi, la *Charity Organization Society* chercha à supprimer le surcroît d'efforts inutile, l'excès de dépenses, ainsi que les « abus » de charité grâce à des procédés tels que l'instauration de conditions de ressources pour les patients souhaitant se faire soigner dans des institutions charitables, la coordination des services et la régulation de la bureaucratie. De la même façon, la *British Hospitals Association* (1884) et le *Prince of Wales' Hospital Fund* de Londres (1897), qui devint par la suite le *King's Fund*, cherchèrent à contrôler les dépenses liées à l'assistance médicale en imposant un système uniforme de registres, en remplaçant les bénévoles à la tête des hôpitaux par des directeurs payés, et en fermant les hôpitaux dont les services existaient déjà à l'intérieur d'une aire donnée. En 1907, en réponse directe aux pressions émanant du *King's Fund* les trois petits hôpitaux orthopédiques de Londres furent contraints de fusionner ou de renoncer à des subventions dont ils ne pouvaient se passer.

Ces efforts corporatistes, qui ne faisaient qu'un avec la bureaucratisation et la déshumanisation des relations sociales qui gagnaient la société de masse des cités industrielles, étaient tenues pour « scientifiques » parce qu'ils découlaient de procédés industriels rationnels et systématiques, et non de cette région sensible et indisciplinée qu'est le cœur (auquel on les comparait souvent). De la même façon, le travail de Jones était « scientifique ». S'il prétendait à la gloire, ce n'est pas parce qu'il appliquait des techniques thérapeutiques révolutionnaires ou qu'il s'appuyait sur la biologie ou sur la physique, mais parce qu'il se servait de cette nouvelle science de l'organisation dont le but était d'atteindre l'efficacité maximale. Aussi, c'est en quelque sorte faire erreur que de voir en Jones le pionnier de l'orthopédie moderne. Il était plutôt le produit d'un des moments de la constitution du capitalisme, tandis que l'orthopédie moderne en était la manifestation disciplinaire.

De même que la nouvelle logique d'organisation médicale eut finalement pour effet de remplacer l'ancienne hiérarchie, de même elle supplanta de façon subtile la rhétorique généraliste qui avait protégé l'ancienne élite. Bien que la nouvelle élite des consultants continuât de parler comme l'avait fait l'ancienne élite en faveur de « l'unité essentielle de la médecine », ils prouvaient différemment leur thèse en invoquant une division fonctionnaliste du travail, perceptible dans le corps lui-même, substituant ainsi à l'ancienne compréhension anatomique du corps – c'est-à-dire fixe, statique et structurale – une compréhension physiologique dynamique. Ainsi le corps se trouvait-il réinterprété en termes d'efficacité et d'économie : on pensait que l'optimisation de celles-ci dépendait de la parfaite interaction des différentes parties du corps. L'appareil locomoteur intégré défendu par Jones et ses collègues illustrait cette reconceptualisation. Ainsi que le remarqua en 1931 un éminent chirurgien britannique, Sir William Ogilvie, « la chirurgie orthopédique [moderne] ne recherche pas tant à corriger les difformités qu'elle ne traduit une certaine vision des choses où dominent l'étude de la physiologie et le respect de la fonction ». En réalité, cette vision des choses correspondait à un mode de connaissance administratif. C'était une façon de comprendre le corps (et par extension le corps politique de la médecine et de la société) qui faisait écho à la façon « progressiste » dont certaines entreprises, certaines industries et – de plus en plus – l'État étaient dirigés afin, soi-disant, d'en accroître l'efficacité. Mais il ne s'agissait en aucun cas d'une simple défense de la spécialisation médicale.

Conclusion

Comme en France au début du XIXe s., on constate que l'importance historique de l'orthopédie en

Angleterre au début du XXᵉ s. transcende les seules pratiques thérapeutiques. Son élaboration est indissociable de la modernité elle-même – entendons « modernité » au sens weberien d'une extension de systèmes de rationalisation et d'administration toujours plus importants à des domaines toujours plus vastes de la vie. C'est là en effet que se situe pour la médecine britannique l'importance de l'orthopédie de Jones, même s'il ne s'agit que de l'une des significations que l'on peut donner à la constitution de cette discipline. Son importance se matérialisa pendant la Première Guerre mondiale lorsque, aidé par d'autres membres de la nouvelle élite, Jones rationalisa le traitement des fractures et la rééducation des mutilés, problèmes qui comptaient parmi les plus pressants pendant la guerre. L'histoire conventionnelle de l'orthopédie présente en général la guerre comme le moment où la spécialité moderne s'est constituée. Elle note, de façon pertinente, la création de la *British Orthopaedic Association* en février 1918. Mais en plaçant l'accent sur l'institutionnalisation de la discipline moderne, et en concevant la guerre comme celle des orthopédistes, elle occulte la place et le sens encore plus importants que la spécialité a joué en médecine en tant que force de modernité. Ce n'est pas simplement parce que Jones et ses collègues entreprirent un travail considérable dans le domaine de la rééducation et de la réduction des fractures que la guerre fut celle des orthopédistes. (En réalité, Jones dut *conquérir* ce territoire clinique pour l'orthopédie et il le perdit à la fin de la guerre). Si elle le fut en effet, c'est plutôt parce qu'en définitive la guerre en vint à donner corps à la modernité et à la symboliser, comme Jones l'avait fait lui-même en rationalisant l'orthopédie. La nature *organisationnelle* de la guerre – ou du moins de la médecine sur le front occidental à partir de 1916 – n'était rien d'autre que la clinique de Liverpool transposée à plus large échelle.

À certains égards, l'orthopédie de Jones vint également annoncer, plus généralement, la société et l'économie modernes. Après tout, en organisant scientifiquement la clinique, le but était de rééduquer l'*homo economicus* ou son homologue guerrier. L'ironie veut que l'orthopédie moderne (davantage que d'autres branches de la médecine) se soit efforcée de maintenir en circulation un capital humain endommagé par ces mêmes procédés de rentabilisation, dont elle était à la fois un élément et l'emblème.

Loin donc d'être de peu d'importance, l'histoire de l'orthopédie est très révélatrice. Elle montre, et ce n'est pas la moindre des choses, qu'il est possible que l'intérêt historique des spécialités médicales ne réside pas dans leur capacité à mettre au jour les processus de spécialisation (qui sont parfois loin d'être évidents). Avant tout, peut-être, elle démontre qu'à trop se fier aux récits historiques des spécialistes ou à ceux des sociologues de la médecine, on risque de perdre de vue des contextes de signification qui s'avèrent bien plus larges, bien plus éclairants et autrement profonds.

► COOTER R., *Surgery and Society in Peace and War : Orthopaedics and the Organization of Modern Medicine, 1880-1948*, Londres, Macmillan, 1993 ; COOTER R., HARRISON M. & STURDY S. (eds.), *War, Medicine and Modernity*, Stroud, Sutton, 1998. – KLENERMAN L. (ed.), *The Evolution of Orthopaedic Surgery*, Londres, Royal Society of Medicine Press, 2002. – LE VAY D., *The History of Orthopaedics*, Carnforth/Park Ridge (NJ), Parthenon, 1990. – MALPAS C., « Jules Guérin Makes his Market : The Social Economy of Orthopaedic Medicine in Paris, *c.* 1825-1845 », *in* W. Blécourt & C. Usborne (eds.), *Mediating Medicine*, Londres, Routledge, à paraître. – MAYO W., « Present-day Surgery in England and Scotland », reprinted from the *Journal of the Minnesota State Medical Association*, 1ᵉʳ déc. 1907, p. 6. – MOTT V., *Travels in Europe and the East in the Years 1834-1841*, 1842. – OGELVIE W., « Orthodoxy and Heterodoxy in Surgery », *The Lancet*, 25 avril 1931, p. 897-902. – SCHLICH T. *Surgery, Science and Industry : A Revolution in Fracture Care, 1950s-1990s*, Houndsmill/New York, Palgrave/Macmillan, 2002. – SEARLE G, *The Quest for National Efficiency*, Oxford, Blackwell, 1971. – STURDY S. & COOTER R., « Science, Scientific Management and the Transformation of Medicine in Britain, *c.* 1870-1950 », *History of Science*, 36, 1998, p. 421-66. – TURNER B. *The Body and Society*, Oxford, Blackwell, 1984. – WATSON F. *The Life of Sir Robert Jones*, Londres, Hodder & Stoughton, 1934. – WEBER M. « Bureaucracy », *in* H. H. Gerth & C. Wright Mills (trad. et ed.), *From Max Weber : Essays in sociology*, Londres, Routledge & Kegan Paul, 1948, p. 196-244.

Roger COOTER
(Trad. Mickael Popelard)

→ Réadaptation.

OSTÉOPATHIE

Conçue à la fin du XIXᵉ s. par Andrew Taylor Still, un médecin américain déçu par l'inefficacité de la médecine officielle et effrayé par la dangerosité des médicaments prescrits, l'ostéopathie se présente à l'origine comme un système médico-philosophique insistant sur le rôle de la colonne vertébrale et des muscles dans la genèse de très nombreuses pathologies et sur l'efficacité des manœuvres manuelles.

Création du mot « ostéopathie »

Dans un article paru dans le *Ladies Home Journal* et consacré aux raisons l'ayant incité à devenir ostéopathe, Still écrit : « Avec la création de [mon] école, se présenta évidemment la nécessité d'un nom pour désigner la science [enseignée] et je choisis "Osteopathy". Je raisonnais que l'os *(ostéon)* était le point de départ à partir duquel je devais établir la cause des états pathologiques et j'ai combiné ostéo avec pathie... »

Histoire de l'ostéopathie

Pour comprendre l'histoire de l'ostéopathie, il convient non seulement de se faire une idée sur la pratique de la médecine américaine au XIXᵉ s. et le cursus professionnel d'Andrew Taylor Still, mais encore de ne jamais perdre de vue qu'il s'agissait pour lui, puis pour ses successeurs, d'envisager l'art médical sous un nouvel angle.

Situation de la médecine américaine au XIXe siècle. – La plupart des ouvrages abordant ce sujet insistent sur sa médiocre qualité, notamment à l'Ouest, tout particulièrement dans la première moitié de ce siècle. La situation du médecin de base était loin d'être brillante, l'obligeant souvent à exercer un autre métier. Avant la guerre de Sécession la formation médicale se faisait dans la majorité des cas comme assistant auprès d'un médecin en exercice, ce dernier expliquant par ailleurs les traités d'anatomie et de physiologie. Les difficultés d'exercice étaient grandes, et les moyens thérapeutiques disponibles des plus limités. Les remèdes couramment employés consistaient en diètes, purges, saignées, applications de sangsues, cataplasmes, manœuvres de reboutement ou « remèdes héroïques ». La reprise en main de cette médecine américaine se fit à partir de 1850, avec la création de l'American Medical Association, c'est-à-dire au moment des grandes découvertes médicales : découverte du bacille de la tuberculose (Koch), du rôle des microbes (Pasteur), des bienfaits de l'antisepsie chirurgicale (Lister), de l'intérêt des rayons X...

Andrew Taylor Still (1828-1917). – Mieux connaître la personnalité d'Andrew Taylor Still à travers sa vie paraît indispensable pour comprendre les raisons l'ayant conduit à concevoir l'ostéopathie.

Il naît le 6 avril 1828 à Jonesville, en Virginie, dans une famille très religieuse où le père était à la fois pasteur, fermier et médecin. Il se trouva donc confronté très tôt à la rude vie des pionniers du Middle West américain, car dès 1834, son père vend sa ferme, reprend un ministère religieux et va dans le Tennessee, puis dans le Missouri, avant d'être envoyé en 1851 dans le Kansas auprès des Indiens Schawnees comme missionnaire. Le jeune Andrew eut de ce fait une éducation éclectique au contact de la nature. En mai 1853, il rejoint ses parents à la mission Wakarusa avec sa femme épousée quatre ans auparavant. C'est à ce moment qu'il décide d'apprendre la médecine sous la tutelle de son père. En 1857, il se lance dans la politique et est élu député. Entre 1860 et 1864, il prend une part active à la guerre de Sécession qu'il termine avec le grade de médecin major. Il s'inscrit alors à l'école des praticiens et chirurgiens de Kansas City, « étudiant les matières qui étaient enseignées à l'époque dans les écoles médicales », puis il s'installe à Baldwin en tant que médecin allopathe. Considéré comme « un bon docteur », il consacre déjà une grande partie de son temps à approfondir l'étude de l'anatomie en disséquant nuitamment des cadavres d'Indiens, car il considérait que « l'étude idéale de la race humaine était celle de l'homme lui-même ». Il semble bien que dès cette époque, il s'était mis sérieusement à douter des pouvoirs de la médecine allopathique. En 1864, au printemps précédent, il avait eu en effet la douleur de perdre trois de ses enfants au cours d'une épidémie de méningite cérébro-spinale, malgré tous les soins prodigués par ses confrères. « Ce fut en contemplant les trois membres de ma famille [...] que je me posais ces questions sérieuses en face de la maladie : Dieu a-t-il laissé l'homme dans un monde d'interrogations ? Comment expliquer la maladie ? Que donner et qu'espérer alors ? Et une fois mort, [comment] deviner où il va ? Je décidais alors que Dieu n'était pas un Dieu de doute, mais un Dieu de vérité. Toutes ses Œuvres, spirituelles comme matérielles étaient harmonieuses... » (*Autobiography of A. T. Still*, 1908).

Les circonstances l'ayant amené à prendre conscience brutalement le 22 juin 1874, « comme un rayon de soleil », de l'ostéopathie et de la perfection de la mécanique humaine créée par Dieu restent imprécises. Certains auteurs pensent que l'idée lui serait venue après la guérison spectaculaire d'un enfant dysentérique rencontré dans une rue de Macon (Missouri) grâce à un massage lombaire, ou après une cure miraculeuse d'une entorse cervicale chez une jeune femme. Toujours est-il qu'à partir de ce moment-là Still se met à approfondir avec passion ses connaissances sur l'anatomie humaine sous un angle biomécanique et physiologique en étudiant les systèmes ostéo-articulaire, musculo-ligamentaire, vasculaire, nerveux et en essayant de comprendre comment le tout fonctionnait. Il quitte alors Macon pour se rendre à Kansas City, puis à Kirksville avant de reprendre un exercice itinérant de ville en ville. Vers la fin des années 1880, devant l'afflux de clientèle il décide de s'installer définitivement à Kirksville dans le Comté d'Adair, Missouri.

Il résume ainsi toutes ces années : « Je travaillais seul avec mes recherches jusqu'en 1892 environ, avec toute l'aide que mes quatre fils étaient capables de me fournir, traitant toutes sortes de maladies et entendant beaucoup de paroles, bonnes et mauvaises, pour ou contre la nouvelle méthode de traitement. Ne prêtant aucune attention aux commentaires, je travaillais. Les résultats dépassaient de loin tout ce que j'avais rêvé ou espéré obtenir » (*Autobiography of A. T. Still*).

Avant d'arriver à transmettre sa méthode, Still semble avoir rencontré beaucoup de difficultés à surmonter car il ouvre en effet sa première école, l'American School of Osteopathy, à Kirsville, seulement en octobre 1892, à l'âge de 64 ans, dix-huit longues années après sa découverte. Il y fut grandement aidé par un jeune médecin écossais diplômé d'Édimbourg, William Smith, qui avait été très emballé en voyant les résultats de cette nouvelle méthode de traitement.

Les quatre premières années furent cependant difficiles en raison du refus du gouverneur de l'État, Stone, de valider le diplôme d'ostéopathie délivré, car selon lui la formation dispensée aux étudiants de Still (anatomie, principes et techniques ostéopathiques) ne les préparait pas à assumer une profession médicale. À la fin de 1896, Still profita d'un changement de locaux pour étoffer son programme en y incluant la physiologie, la chirurgie, l'obstétrique puis également un peu plus tard l'histologie, la chimie, les analyses urinaires, la toxicologie, la pathologie et la symptomatologie. Le 3 mars 1897, le diplôme de « Doctor of Osteopathy » (DO) était officiellement reconnu. Continuant à exercer il passe alors son temps à enseigner, à transmettre à ses élèves son expérience et surtout sa foi dans sa méthode, jusqu'en 1915 où il est victime d'un ictus cérébral. Il meurt en 1917 à l'âge de 89 ans.

Essor de l'ostéopathie aux États-Unis. – Les premiers pas de l'ostéopathie furent laborieux en raison notamment de l'hostilité manifestée par la médecine officielle à son égard. Un certain nombre de circonstances vinrent toutefois à son secours : les conséquences du rapport Flexner en 1910 sur la situation des écoles de santé, les succès thérapeutiques obtenus lors de la grande épidémie de grippe de 1919, la demande d'intégration des DO dans le service de santé des Armées, effectué par le président F. D. Roosevelt, reconnaissant devant les soins efficaces de son ostéopathe personnel (mesure devenue effective seulement vingt-cinq ans plus tard lors de la guerre de Corée). Paradoxalement, ce retard servit la cause ostéopathique car durant la Seconde Guerre mondiale, la pénurie des médecins amena la population à se tourner vers les DO et à fréquenter leurs hôpitaux. À la fin des hostilités, la promulgation du « GI act » accordant aux soldats une bourse gouvernementale d'études d'une durée équivalente à celle du temps passé à combattre pour leur pays amena ceux qui n'avaient pas pu s'inscrire dans les écoles de médecine à s'orienter vers les écoles ostéopathiques, voire chiropractiques. L'élément marquant, enfin, fut la vive réaction des ostéopathes non californiens à l'annonce de la fusion complète de la médecine et de l'ostéopathie californienne en 1962. Ceux-ci y virent une offense faite à leur spécificité et demandèrent à bénéficier de la parité complète des droits, devoirs et avantages réservés aux médecins. Changeant leur vocabulaire en vue d'une meilleure communicabilité interprofessionnelle, abandonnant le concept de « lésion ostéopathique » pour celui plus général de « dysfonction somatique », remettant en valeur l'enseignement des techniques manuelles, ils ouvrirent de nouvelles écoles plus modernes dans le cadre des campus universitaires et leurs efforts furent couronnés de succès, puisque de 12 000 en 1962, ils étaient déjà plus de 30 000 en 1998, avec les mêmes droits et devoirs que les médecins, la majorité d'entre eux ayant renoncé à l'usage des techniques ostéopathiques traditionnelles

Essor des idées ostéopathiques en dehors des États-Unis. – Nous utiliserons ce terme volontairement pour bien marquer la différence de statut existant depuis les débuts entre les DO (docteur en Ostéopathie) américains et les titulaires d'un Diplôme d'Ostéopathie (DO) européen.

L'Angleterre a été le premier pays à avoir été concerné grâce à John Martin Littlejohn, un médecin écossais, l'un des tout premiers élèves du Dr Still et son successeur immédiat à la direction de l'American School of Osteopathy. En 1917, après son retour en Grande-Bretagne, il créa la British School of Osteopathy (BSO) à Londres en dehors de la faculté, sans grandes difficultés, en profitant d'une particularité du droit anglais qui tolère ce que l'usage consacre, « the common law ». Parmi les enseignants et les élèves de la BSO, deux courants se dessinèrent progressivement : le premier, plus enclin à se rapprocher du corps médical garda le contrôle de l'école ; le second, plus proche du courant naturopathique participa à la création du British College of Naturopathy and Osteopathy (BCNO), puis à celle de la Clinique ostéopathique de Maidstone chez J. Wernham et enfin plus tard de l' « European School of Osteopathy ». Le 1er juillet 1993, l'approbation royale (« Royal Assent ») accordée à l' « Osteopaths Bill » est venue accorder aux ostéopathes anglais un statut équivalent à celui des médecins et des dentistes, à condition d'obéir après 1995 à des critères d'exercice. À côté de ce courant ostéopathique, il convient de signaler l'intérêt des médecins pour les techniques manipulatives dès 1933 avec les Drs James Mennell, puis James Cyriax, et leur enseignement sur un mode confidentiel.

En France, si la première mention sur l'ostéopathie remonte à 1913, date de parution d'un *Manuel d'Ostéopathie Pratique, Théories et Procédés, à l'usage des élèves de l'école ostéopathique* écrit par un médecin, L. Moutin, le véritable propagateur des idées ostéopathiques fut en fait Robert Lavezarri. Instruit par une élève directe de Still, Florence Gair, DO, ce médecin s'installe à Paris en 1926 et met sur pied dès 1932 un enseignement au dispensaire homéopathique. Vers les années 1935, William Douglas, DO, diplômé de Los Angeles, arrive à Paris peu de temps avant l'abdication du duc de Windsor dont il était l'ostéopathe privé. Très vite, son brio, son charme et son habileté technique allaient faire merveille et impressionner de nombreux médecins, générant parmi eux quelques vocations.

Vers 1948, quelques-uns d'entre eux allèrent étudier l'ostéopathie en se rendant aux États-Unis, comme Jean Thierry-Mieg et Yves Le Corre ou bien en Angleterre, au London College of Osteopathy, où professait un ostéopathe américain, Myron Beal, DO. Ce fut le cas, en particulier, de Roger Lescure, Robert Maigne, René Waghemacker.

C'est aussi vers la fin 1950 qu'un kinésithérapeute français, Paul Geny, créa avec l'aide d'un ostéopathe anglais, Thomas G. Dummer, l'École française d'ostéopathie pour délivrer une formation à l'issue de laquelle le praticien s'engageait à ne pratiquer ses techniques que sous contrôle médical. Mais à la suite d'ennuis avec le conseil de l'ordre des médecins, à partir de 1965 il orienta les Français désireux d'apprendre l'Ostéopathie vers le BCNO de Londres puis à la Clinique ostéopathique de Maidstone...

Un certain nombre de ces kinésithérapeutes diplômés firent des études de médecine par la suite, ce qui explique pourquoi l'ostéopathie traditionnelle ainsi enseignée s'est propagée également en médecine, grâce à la création en 1982 d'un enseignement de médecines naturelles à la faculté de médecine de Paris Nord-Bobigny, avec une section ostéopathie confiée à quelques-uns de ces médecins, anciens kinésithérapeutes et ayant eu leur diplôme de DO en Angleterre, puis à l'origine plus tard de l'École française d'ostéopathie.

À ces groupes ostéopathiques traditionnels il faut ajouter ceux qui, après leur baccalauréat, ont suivi des cours d'ostéopathie dans des écoles privées, créées ces dernières années, en dehors du cadre universitaire.

Dans cette revue de tous ceux qui se réfèrent à l'ostéopathie et utilisent ses techniques, on se doit aussi de parler des nombreux médecins ayant reçu une *formation universitaire* dès 1972 dans le cadre de l'Hôtel-Dieu de Paris auprès du Dr R. Maigne, puis ensuite dans le cadre des DIU (Diplôme inter-universitaire) de médecine manuelle - ostéopathie *et/ou une formation non universitaire* dans le cadre de la FEMMO (Fédération francophone des enseignements de médecine manuelle - ostéopathie) créée en 1984.

C'est probablement pour réglementer et moraliser l'exercice de l'Ostéopathie et de la Chiropratique qu'a été votée à l'unanimité la loi du 4 mars 2002 (art. 75) légalisant la profession d'ostéopathe et de chiropracteur sous certaines conditions à fixer ultérieurement par décrets d'application.

La philosophie ostéopathique

L'originalité de l'Ostéopathie, dès le début, a résidé dans sa conception révolutionnaire pour aborder la maladie et la manière de la traiter. Même si actuellement les exagérations initiales de cette conception se sont atténuées et si beaucoup de DO ont adopté un point de vue très proche de la médecine moderne, certains ostéopathes demeurent attachés à cette philosophie initiale.

Une philosophie, un art, une science. – Pour Still, l'ostéopathie devait avoir cette triple dimension. De nos jours, comme le stipule l'édition 1992 du glossaire officiel de la terminologie propre à cette discipline, rien n'a changé : « La médecine ostéopathique est une philosophie des soins de santé et un art distinct, étayés par des connaissances scientifiques en évolution, Sa philosophie englobe le concept de l'unité de la structure de l'organisme vivant (anatomie) et de ses fonctions (physiologie). Son art est l'application de cette philosophie à la pratique de la médecine et de la chirurgie dans toutes ses branches et spécialités. Sa science inclut la connaissance comportementale, chimique, physique, affective et biologique en rapport aussi bien avec l'établissement et le maintien de la santé que dans la prévention et le soulagement des maladies. »

Le concept de l'ostéopathie. – Il insiste sur les principes suivants : 1 / L'être humain est une unité où la structure, la fonction, le cerveau et l'esprit sont mutuellement et réciproquement interdépendants. 2 / Le corps humain, à travers un système d'équilibres complexes tend à s'autoréguler et à s'autotraiter face aux maladies. 3 / Le fonctionnement satisfaisant des systèmes de l'organisme dépend de mécanismes circulatoires « peu connus » d'impulsions nerveuses, et d'influences neurotrophiques. 4) Un traitement rationnel est fondé à partir de cette philosophie et de ces principes.

L'état d'esprit avec lequel il faut aborder n'importe quel état pathologique repose donc sur la nécessité d'avoir un organisme en bon état. C'est la pierre angulaire sur laquelle Still a fondé sa méthode de traitement en faisant intervenir ses convictions religieuses. « L'ostéopathie est basée sur la perfection de l'œuvre de la Nature. Quand toutes les parties du corps humain sont en ordre, nous avons la santé. Quand elles ne le sont pas, c'est la maladie. Le fait de les réajuster fait disparaître la maladie et redonne la santé. Le travail de l'ostéopathe est de rétablir une situation normale dans l'organisme à partir d'une situation anormale : il en résultera la santé. » Il poursuit plus loin : « Le pouvoir de guérison de l'homme dépend avant tout de ses connaissances des bonnes positions et de son habileté à ajuster les os, muscles et ligaments et à libérer les nerfs, le sang, les sécrétions et excrétions. Il ne va pas au-delà » (*Ostéopathy, Research and Practice,* 1910).

La dysfonction somatique. – C'est un examen palpatoire particulier qui permet de localiser et d'analyser « la dégradation ou l'altération fonctionnelle des éléments constitutifs de la trame corporelle : squelettiques, articulaires et myofasciales, ainsi que les éléments vasculaires, lymphatiques et nerveux en rapport avec celles-ci », c'est-à-dire de la « dysfonction somatique » responsable, terme ayant remplacé depuis 1973 celui de « lésion ostéopathique » employé à l'origine par Still et par ses élèves. Pour l'ostéopathe, après un examen médical classique destiné à établir un diagnostic, il s'agira en plus par une palpation particulière non seulement d'apprécier les modifications cutanées, musculaires ou tendineuses apparues au voisinage de l'étage vertébral ou de l'articulation perturbée, mais encore et surtout de définir la position occupée par les différents éléments articulaires les uns par rapport aux autres lorsque le sujet est immobile, et lors du mouvement. Il devra également essayer de se faire une idée des nombreuses répercussions qui en résultent : sur les structures musculo-squelettiques (réflexe somato-somatique), au niveau médullaire (état de facilitation décrit par Irvin Korr), sur les viscères (réflexe viscéro-somatique), sur le psychisme (réflexe cortico-somatique).

Les manœuvres ostéopathiques. – Dès ses débuts, l'ostéopathie a fait appel à de nombreuses techniques manuelles ayant toutes pour but d'agir sur les divers mécanismes structuraux, neurologiques ou circulatoires responsables des désordres physiopathologiques affectant un organisme. Schématiquement ces procédés peuvent être regroupés sous trois rubriques : 1 / Les techniques consacrées aux différents « tissus mous » existants : muscles, fascias, ligaments, plans cutanés, vaisseaux sanguins et lymphatiques, et même dans certains cas viscères. 2 / Les techniques de mobilisation articulaire générale concernent toutes les manœuvres de mobilisation lente et passive d'une (ou de plusieurs) articulation(s) en imprimant à celle(s)-ci une succession de mouvements globaux ou bien de pressions en va et vient *(springing technics)*. 3 / Les manœuvres articulaires spécifiques seront qualifiées de « directes » lorsqu'elles seront effectuées dans la direction de la dysfonction somatique, d'« indirectes » dans le sens opposé, de « mixtes » si les deux manœuvres sont associées.

Parmi les plus connues, citons : 1 / Les manipulations avec impulsion, *« Thrust technics »*, caractéristiques de l'ostéopathie. Utilisées dès l'origine, elles consistent à appliquer sur une articulation ou un ensemble d'articulations une force plus ou moins intense, très brève, extrêmement rapide *(high velocity)*, et d'amplitude très faible *(low amplitude)*, ce qui génère la plupart du temps un bruit de craquement *(pop noise)* accompagnant la décoaptation des surfaces articulaires. 2 / Les techniques myotensives « Muscle Energy technics » décrites par Mitchell, DO dès 1958. 3 / Le « strain contra strain » décrit par Lawrence Jones, DO en 1964. 4 / Les tractions axiales manuelles continues ou intermittentes. 5 / Les techniques de « détente neuro-musculo-squelettique intégrée » (integrated neuro-musculosqueletal release) décrites par Robert Ward, DO en 1994. 6 / Les techniques cranio-sacrées décrites par Sutherland en 1939.

La décision de recourir à une telle technique plutôt qu'à une autre dépend pour Still (et rien n'a changé depuis) de l'habileté de l'opérateur, de sa main dominante, de sa propre perception du problème à résoudre, en se souvenant que l'objectif à atteindre est la restauration d'un état normal à partir d'une situation anormale, sans perdre jamais de vue qu'il s'agit de traiter son patient dans sa totalité après avoir tout pris en considération. Il ajoute quelques pages plus loin : « ... Je veux attirer l'attention sur le fait que vous ne devez pas utiliser des mouvements ou une violence dangereux, ni blesser votre patient... » (*Osteopathic Research and Practice,* 1910).

Le champ d'application de l'ostéopathie. – Les possibilités offertes par le recours aux manœuvres ostéopathiques sont considérables, même si l'on s'en tient seulement aux indications préconisées par la majorité des ostéopathes américains ou par une grande partie des médecins français recourant à ces techniques. Elles deviennent en revanche quasi illimitées si l'on adhère aux convictions défendues dès l'origine par Andrew Taylor Still : aborder d'une autre manière le concept des maladies et leur traitement dans le but de « rétablir une situation normale à partir d'un état anormal ». Dans presque toutes les circonstances en effet, l'ostéopathie trouve une justification à son intervention, soit en tant que thérapeutique curatrice s'attaquant aussi bien aux dysfonctions somatiques musculo-squelettiques locales qu'à ses conséquences réflexes à distance musculaires ou viscérales, soit en tant qu'agent préventif pour corriger les perturbations à leur phase infraclinique.

Même en se limitant aux indications les plus communément admises, les circonstances permettant de recourir aux manœuvres ostéopathiques traditionnelles sont nombreuses et variées, sans commune mesure avec celles où leur emploi est contre-indiqué. Elles sont susceptibles en effet de rendre service dans la plupart des syndromes douloureux consécutifs à une dysfonction segmentaire vertébrale bénigne ainsi que dans les perturbations de la mobilité vertébrale existantes, bien souvent d'ailleurs liées à la survenue d'une douleur lors du mouvement.

Le domaine couvert par elles est donc potentiellement très vaste, comme l'atteste l'importance du pourcentage représenté par cette séméiologie dans les motifs de consultations aussi bien en médecine générale que dans les spécialités directement concernées par la pathologie ostéo-articulaire (rhumatologie, médecine physique, neurologie...). Mais là ne s'arrêtent pas les pouvoirs des manœuvres ostéopathiques. Elles s'adressent également à toute une variété de symptômes isolés en apparence dont l'origine vertébrale peut être facilement retrouvée à condition de la rechercher soigneusement : contractures musculaires, zone de cellulalgies suspendues, douleurs articulaires périphériques, fausses douleurs viscérales... Parfois même on a la surprise de constater une action réelle sur des symptômes apparemment sans rapport direct avec la colonne vertébrale : troubles du rythme cardiaque, constipation, asthme...

Dans tous les cas cependant il faut savoir rester prudent dans le choix des indications car un certain nombre de contre-indications existent. Les unes sont formelles par suite de l'étiologie de la symptomatologie (infectieuse, traumatique, cancéreuse, métabolique...). Les autres peuvent être temporaires (douleurs hyperalgiques) ou encore liées à l'absence de praticiens confirmés.

Parmi les indications reines en raison de leur pourcentage élevé de réussites, citons : 1 / Les affections mécaniques de la colonne vertébrale – les lombalgies aiguës (lumbagos) ou chroniques, les dorsalgies en se souvenant que beaucoup d'entre elles ont une origine cervicale, les cervicalgies aiguës (torticolis) ou chroniques, les coccygodinies, les douleurs projetées d'origine vertébrale (referred pains) soit au niveau des membres responsables de douleurs articulaires ou périarticulaires, soit simulant de fausses douleurs viscérales (fausses appendicites, fausses douleurs vésiculaires, pseudo-colites, pseudo-douleurs ovariennes). 2 / Les affections dues aux dérangements articulaires des membres – entorses, tendinites, capsulites. 3 / Les névralgies d'origine mécanique : cruralgie, sciatique, névralgie cervico-brachiale, névralgie intercostale, névralgie d'Arnold, névralgie fémoro-cutanée. 4 / Au niveau du crâne – les céphalées ou « maux de tête » à condition d'avoir éliminé auparavant un processus tumoral, infectieux, une hypertension artérielle, une maladie systémique. Parmi les autres indications intéressantes, à côté du traitement spécifique requis, citons les enraidissements après fractures, les enraidissements et déformations de maladies rhumatismales, observés au cours de la pelvispondylite rhumatismale, de la polyarthrite rhumatoïde ou d'autres collagénoses, les insuffisances respiratoires, asthmatiques, emphysémateuses, obstructives. 5 / Les techniques dites cranio-sacrées très efficaces chez les nourrissons et les enfants, la prévention des troubles posturaux ou des conséquences d'un appareil musculo-squelettique soumis à de trop fortes sollicitations lors du travail ou du sport.

Conclusion

Au terme de ces pages, il reste encore à tenter d'établir un pronostic sur l'avenir de l'ostéopathie en Europe et plus particulièrement en France, surtout depuis la loi du 4 mars 2002 (art. 75) mentionnée plus haut. Il est bien évident que l'idéal pour elle serait de ressembler à ce qui existe aux États-Unis où les DO américains ont obtenu les mêmes prérogatives d'exercice que les MD (médecins) grâce à un enseignement calqué sur celui de la médecine orthodoxe tout en conservant ce qui en a fait son originalité dès le début, c'est-à-dire cette attention toute particulière apportée aux désordres structurels, à leurs conséquences et à leurs traitements manuels.

Si l'Angleterre du fait de la « Common Law » a vu se développer une profession d'ostéopathes indépendants, la situation en France est beaucoup plus compliquée, puisque l'on trouve des médecins, des kinésithérapeutes et aussi depuis peu des diplômés sortis d'écoles privées la pratiquant, soit en affirmant avoir su préserver l'état d'esprit qui animait Still au départ, soit pour de nombreux médecins en se cantonnant seulement au traitement des troubles structurels.

Le bon sens voudrait qu'un alignement s'effectue sur le modèle américain, car l'exercice de l'ostéopathie ne saurait se limiter uniquement à des manœuvres ; il faut être d'abord capable d'établir un bon diagnostic préalable afin d'éliminer les pièges étiologiques et de déceler les défauts structurels avérés ou potentiels expliquant les troubles qui motivent la consultation. Espérons que l'avenir s'orientera dans cette voie car il serait dommage de gâcher le capital de crédibilité déjà acquis par cette discipline.

► BEAL M. C., *The principles of palpatory diagnosis and manipulative technique*, American Academy of Osteopathy, 1994. – FRYETTE H., *Principles of Osteopathic Technic*, American Academy of Osteopathy, 1st reprint, 1980. – LE CORRE F., RAGEOT E., *Atlas pratique de médecine manuelle ostéopathique*, Paris, Masson, 2001 ; LE CORRE F. & TOFFALONI S., *L'Ostéopathie*, Paris, PUF « Que sais-je ? », 1998. – STILL A. T., *Autobiography of A. T. Still*, Kirksville, 1908, reprinted by American Academy of Osteopathy, 1981 ; *Osteopathy research and practice*, Kirksville, 1910. – WARD R. (dir.), *Foundations for Osteopathic Medicine*, Published under the auspices of the American Osteopathic Association/Wilkins & Wilkins, 1997.

François LE CORRE

→ Gymnastique.

P

PALUDISME

La transformation des dimensions épidémiologiques du paludisme (ou malaria), l'affinement des catégorisations médico-biologiques et les interventions de la santé publique ont permis d'expliquer et de combattre l'infection paludique. Assurément, ces événements pathologiques, ces connaissances et ces pratiques représentent des moments particulièrement significatifs de l'histoire des maladies infectieuses, de la médecine et de la santé publique. Il s'agit bien, ici, d'histoires emblématiques des interactions complexes entre facteurs biologiques, environnementaux et politico-économiques. Ces derniers sont presque toujours à l'œuvre dans la détermination des phénomènes cliniques, pathologiques et épidémiologiques d'une maladie infectieuse. Ils conditionnent également l'épistémologie de la recherche et les résultats des actions médicales et sanitaires visant le contrôle ou l'élimination complète de l'infection.

Qu'est-ce que le paludisme ?

Le paludisme est une maladie infectieuse dont le cadre clinique, pathologique et épidémiologique est produit par des protozoaires parasites du genre *Plasmodium*, transmis par la piqûre de moustiques femelles hématophages. L'homme peut être infecté par quatre espèces de Plasmodies véhiculés par certaines espèces de moustiques du genre *Anopheles*. Les parasites se développent d'abord, chez l'hôte humain, par simple division dans les cellules hépatiques et, ensuite, dans les globules rouges. Enfin, la phase sexuelle a lieu chez le moustique. Dans les globules rouges humains, les plasmodies se multiplient à plusieurs reprises en fonction des cycles qui diffèrent selon l'espèce du parasite. Les caractéristiques cliniques des infections dépendent des espèces de parasite, notamment la périodicité des accès de fièvre. Ainsi *P. falciparum* cause la fièvre tierce maligne (paludisme grave), *P. vivax* et *P. ovale* provoquent les fièvres tierces bénignes alors que la fièvre quarte est due au *P. malariae*.

Les manifestations éco-épidémiologiques, cliniques et pathologiques du paludisme dépendent de plusieurs facteurs qui déterminent, à leur tour, un réseau de relations causales variables selon les milieux. Par exemple, les caractéristiques physico-climatiques de l'environnement déterminent le cycle de vie, la densité et le comportement des moustiques. Elles déterminent également leur aptitude à transmettre le parasite. La température, en particulier, influe sur la durée du cycle du parasite à l'intérieur de l'insecte. D'où une série de différences typiques des dynamiques épidémiologiques du paludisme propres aux régions tempérées et tropicales, ainsi qu'une variabilité locale qui dépend de la particularité des adaptations écologiques. De plus, le cadre clinique du paludisme et l'épidémiologie sont influencés par les caractères génétiques et immunitaires de l'hôte humain ainsi que par les conditions démographiques, sociales et économiques des populations frappées par la maladie.

La phénoménologie si complexe du paludisme, c'est-à-dire le fait qu'il prend des formes diversifiées selon l'écologie locale, est à l'origine des difficultés rencontrées par la médecine et la biologie lorsqu'elles tentent de décrire, d'expliquer et d'appréhender toutes les variables impliquées dans la manifestation de l'infection. En d'autres termes, à partir du moment où l'on a mis l'accent sur tel ou tel facteur causal localement prépondérant, le paludisme a été abordé tour à tour comme un problème médical, entomologique, rural, social, économique, etc.

La variabilité et la complexité du paludisme ont été à l'origine des fréquents conflits entre les différentes écoles paludologiques, mais aussi des échecs dus aux généralisations hâtives de résultats obtenus à la fin du XIXe s. Mais ces disputes et ces échecs sont aussi à l'origine de l'intérêt des paludologues à l'égard de l'histoire de la maladie, puisque la spécificité des manifestations épidémiologiques fait que l'analyse, l'élaboration et l'interprétation des expériences passées deviennent des éléments tout à fait pertinents, sous l'angle heuristique, pour affronter d'éventuels défis.

Émergence de la spécificité clinique du paludisme

« Malaria », ce mot vient de *« mal'aria »*, c'est-à-dire mauvais air pourri par les miasmes ou les exhalations palustres. Le mot paludisme et son synonyme d'origine italienne « malaria » qui, dans le lexique anglais a même remplacé celui de « ague », expriment par leur étymologie la même croyance qui a dominé pendant presque deux mille ans dans les cultures médicales et populaires. Une croyance selon laquelle les fièvres intermittentes et périodiques qui, dans les régions tempérées frappaient surtout les habitants des zones proches des terrains palustres, étaient causées ou transmises par l'air ou par l'eau insalubre du marais.

Dans bien des textes médicaux et religieux des anciennes civilisations des Sumériens, des Assyro-Babyloniens, des Chinois, des Égyptiens et des Indiens on trouve des descriptions de ces fièvres saisonnières ou intermittentes associées à des convulsions et à des états de prostration conduisant parfois à la mort. Mais c'est à l'École d'Hippocrate qu'on doit les premières descriptions détaillées de la maladie et de ses complications, qui vont bien au-delà des croyances superstitieuses. En particulier, dans le *De aere* sont décrites les différentes périodicités des fièvres (quotidienne, tierce et quarte), l'hypertrophie de la rate chez les habitants des zones palustres (attribuée à l'ingestion d'eau polluée) ainsi que l'intuition du rapport entre l'apparition de la maladie, la saison de l'année et le lieu où vivait le patient. Les médecins romains, en particulier Celsius et Galien, étaient en mesure de reconnaître avec précision les fièvres palustres qui frappaient les habitants des alentours de Rome. Malgré les hypothèses de certains, comme Varron au Iᵉʳ s. av. J.-C., qui pensaient que les responsables des fièvres étaient de toutes petites bêtes présentes dans l'air palustre, l'autorité de Galien renforça la thèse selon laquelle la cause des fièvres « palustres » est à chercher du côté des exhalations morbides ou des miasmes produits par les eaux stagnantes.

À partir de l'association des fièvres à la présence d'eaux dormantes, des civilisations classiques comme celle des Étrusques ou des Romains mirent au point des méthodes de drainage du sol et réalisèrent des travaux hydrauliques afin de faciliter l'écoulement des eaux de pluie et d'en empêcher la stagnation sur le sol. Au fil des siècles, et jusqu'à ce que la solution définitive soit apportée dans les années 1930, on assiste à de nombreuses tentatives pour éliminer les miasmes par le biais d'une bonification des territoires tenus pour morbigènes. C'est le cas, par exemple, des paludes Pontine aux alentours de Rome. *A posteriori*, dans la littérature médicale de l'époque, on trouve d'utiles indications relatives aux moyens de se protéger des miasmes. En effet, à la lumière des connaissances sur le comportement des moustiques dans les régions tempérées, ces recommandations étaient certainement efficaces pour empêcher les piqûres. On conseillait, par exemple, d'éviter les miasmes pendant le soir ou la nuit, de bien fermer les maisons afin de s'opposer à la pénétration des exhalations et de couvrir soigneusement toutes les parties du corps.

Le thème de la spécificité clinique des fièvres paludiques, c'est-à-dire le fait qu'il s'agit de fièvres associées à une maladie spécifique, émerge au tournant des XVIIᵉ et XVIIIᵉ s. À ce moment-là, on découvre qu'elles pouvaient être soignées grâce à l'écorce des arbres de « quinaquina », importée du Pérou en Europe dans la première moitié du XVIIᵉ s. Cet élément végétal contient un principe actif très efficace dans la thérapie contre le paludisme : il s'agit de la quinine, isolée en 1820 par Pierre Pelletier et Joseph Caventou. Tout au long du XIXᵉ s. et d'une façon très empirique, au fil des campagnes militaires et des expéditions coloniales, une posologie thérapeutique et prophylactique à base de quinine est mise au point. Par la suite, grâce aux progrès de la chimie de synthèse, de nouveaux médicaments contre le paludisme seront produits à partir de la modification de structures chimiques analogues à celle de la quinine. Tout récemment, la pharmacologie antipaludique a valorisé l'efficacité thérapeutique d'un autre ancien remède : l'*Artemisia*. Cette plante était utilisée par la médecine chinoise depuis plus de 2 000 ans. À partir d'elle, en 1972, a été isolé un principe actif efficace contre les parasites du paludisme, l'artémisine.

Découverte de l'agent et du mécanisme de transmission

L'agent causal des fièvres palustres fut identifié pour la première fois en 1880 par le médecin militaire français Alphonse Laveran. Mais c'est au pathologiste italien Camillo Golgi que revient le mérite d'avoir montré vers 1885-1886, d'une part, que l'apparition intermittente des fièvres coïncide avec le moment de la rupture des globules rouges et de la libération du parasite dans le sang, et, d'autre part, que les fièvres tierces bénignes et les fièvres quartes étaient causées par deux espèces de plasmodiums morphologiquement différents, respectivement, le *P. vivax* et le *P. malariae*. Quant au *P. falciparum*, il ne sera identifié comme cause de la fièvre tierce maligne qu'entre 1889 et 1891.

Le problème du mode de transmission des parasites du paludisme à l'homme a trouvé sa solution grâce aux études menées en Inde par le médecin colonial anglais Ronald Ross. Entre 1897 et 1898, Ross démontra que les demi-lunes (gamétocytes) présentes dans le sang d'une personne affectée par le paludisme produisent dans l'estomac des moustiques des cellules pigmentées tout à fait particulières. De plus, il établit qu'un plasmodium des oiseaux se développe dans le corps des moustiques et finit par atteindre les glandes salivaires. Mais Ross ne fut pas à même de vérifier l'hypothèse selon laquelle le paludisme se transmet par la piqûre des moustiques, ni d'identifier le genre de moustiques qui agit comme vecteur des parasites humains. C'est en 1898 que les chercheurs italiens Amico Bignami, Giuseppe Bastianelli et Battista Grassi arrivent à donner une preuve expérimentale de ces deux faits fondamentaux. Non seulement ils démontrent que seuls les moustiques du genre *Anopheles* transmettent le paludisme, mais ils décrivent les cycles de développement du *P. falciparum*, du *P. vivax* et du *P. malariae* aussi bien chez l'homme que chez le moustique.

Grâce aux progrès de la paludologie au XXe s., apparaissent des données de plus en plus détaillées concernant les caractères biologiques des agents étiologiques et des vecteurs. Par exemple, le récent séquençage des génomes du *P. falciparum* et de l'*Anopheles gambiae*, qui est le principal vecteur du paludisme en Afrique, montre une compréhension approfondie des processus pathogéniques et des dynamiques épidémiologiques du paludisme. L'avancement des connaissances biologiques a ainsi favorisé une reconsidération globale de nombreuses et importantes questions historiographiques, telles que l'origine du paludisme, sa diffusion dans l'Antiquité et son rôle dans le déclin de certaines civilisations classiques comme celle de Rome. Elle a également permis d'éclaircir les modalités suivant lesquelles le développement agricole et l'occupation des terres ont conditionné la diffusion et les dynamiques épidémiologiques de l'infection dans les zones tempérées de la planète pendant le Moyen Âge et aux époques moderne et contemporaine.

Aspects historico-épidémiologiques du paludisme

Les études comparées de génétique moléculaire montrent que les espèces humaines de plasmodiums sont l'aboutissement de différents parcours évolutifs. Les indications relatives à l'origine du *P. vivax* et du *P. malariae* sont incertaines. En revanche, le *P. falciparum*, responsable de presque tous les cas mortels de paludisme, dérive d'une souche particulièrement pathogène de parasites qu'on trouve aussi bien chez l'homme que chez le chimpanzé. Il y a environ 10 000 ans, cette souche fut à même de tirer un profit adaptatif de la sélection concomitante de vecteurs fortement hématophages. Par exemple, l'*Anopheles gambiae* est en mesure de se reproduire dans l'environnement de quelques groupes humains à l'intérieur des forêts africaines. Les migrations des populations produites le plus souvent par la maladie elle-même, les échanges commerciaux et les guerres ont certainement favorisé la diffusion des parasites du paludisme, des zones sud-tropicales d'origine jusqu'aux aires plus tempérées de la planète.

Tout au long de l'histoire, l'infection palustre représenta un fantastique défi adaptatif pour les populations humaines. Pour y répondre, ces populations ont cherché et trouvé, au fil du temps et grâce à la sélection naturelle, des stratégies d'évitement très diversifiées afin de garantir leur survie dans des conditions de haute dangerosité épidémique. Les défenses génétiques les plus efficaces contre le paludisme comportent généralement des modifications des globules rouges : le milieu intérieur et vital des plasmodiums. Dans des zones de forte endémie, la pression sélective exercée surtout par *P. falciparum* maintient très haut le niveau d'expression des gènes responsables de différentes hémoglobinopathies. De tels gènes, qui peuvent s'avérer fatals chez les homozygotes, peuvent généralement procurer aux hétérozygotes une protection contre les formes le plus graves du paludisme. Après la Seconde Guerre mondiale, dans les zones concernées par la présence du *P. falciparum*, on a décrit le polymorphisme équilibré par les mutations qui sont à la base des altérations de l'hémoglobine, comme l'anémie falciforme et la thalassémie. Le système immunitaire lui-même joue un rôle dans la protection du paludisme, aussi bien par la production des anticorps dirigés contre les différents stades du plasmodium que par l'intervention des lymphocytes cytotoxiques. Les populations qui vivent dans des zones palustres acquièrent toujours une immunité partielle à la maladie ; mais cela n'arrive qu'après une longue période d'exposition à l'infection et, en général, seulement à partir de l'adolescence (la mortalité enfantine est très élevée). Récemment, les chercheurs ont découvert que l'efficacité des réponses immunitaires au paludisme diffère selon les différentes tribus de l'Afrique occidentale.

La diffusion du paludisme dans le bassin méditerranéen fut progressive et la maladie a sans doute joué un rôle dans le déclin de l'empire romain. Néanmoins, le paludisme s'est implanté justement à cause de l'instabilité sociale et des transformations de l'environnement dans les territoires limitrophes de Rome. Les expéditions militaires diffusaient l'infection au centre et au nord de l'Europe, où le paludisme persista environ pendant un siècle, également favorisé par la destruction des forêts, les pratiques agricoles et les conditions de vie. Jusqu'à 1830, le nom d'*Anopheles maculipennis* désignait une seule espèce de moustique répandue dans plusieurs zones géographiques de l'Asie occidentale et de l'Afrique du nord. À partir de 1830, on a pu expliquer le lien entre les différentes situations locales et les nombreuses dynamiques épidémiques en Europe, grâce à la découverte fondamentale que sous le nom d'*Anopheles maculipennis* se cachait un véritable « complexe » d'espèces. Or ces dernières, bien qu'elles soient dissemblables tant du point de vue génétique que de celui des préférences alimentaires (sang humain ou animal), étaient impossibles à différencier sur la base des seuls traits morphologiques. Ce qui explique qu'elles agissaient de façon tout à fait différente dans la transmission du paludisme.

Retenons l'essentiel : la caractérisation biologique des vecteurs du « complexe maculipennis », qui sont distribués de façon variée en Europe, a abouti à l'explication de plusieurs anomalies. Par exemple, la présence d'anophèles dans plusieurs zones d'Europe et l'absence de la maladie dans ces zones. Mais il y a plus ; cette nouvelle caractérisation a contribué à éclaircir le phénomène de la régression spontanée du paludisme, en rapport avec le développement agricole, dans les pays du nord et du centre de l'Europe. Si bien que l'amélioration des techniques agricoles et de l'élevage des bestiaux détermina des conditions telles que l'*Anopheles atroparvus* – le principal vecteur du paludisme dans les pays de l'Europe centrale et du Nord qui causait de graves épidémies en France, en Angleterre, aux Pays-Bas et même en Scandinavie et au nord de la Russie au début du XIXᵉ s. – avait finalement moins l'occasion d'entrer en contact avec l'homme et plus de raisons de piquer des animaux en étable. En revanche, d'autres vecteurs plus actifs étaient à l'origine de la situation épidémique bien plus grave en Europe du Sud et notamment dans le sud de l'Italie. En raison des transformations environnementales auxquelles les États-Unis étaient soumis pendant le XIXᵉ s., le paludisme devint un important problème de santé publique dans ce pays. En outre, il faut remarquer qu'autour des années 1860 on a découvert l'existence d'un système vectoriel analogue au « complexe maculipennis » en Afrique subsaharienne là où les chercheurs, grâce à l'examen des bandes de chromosomes polythéniques, ont différencié neuf espèces jumelles d'*Anopheles gambiae*.

Évolution des méthodes de lutte antipaludique

Autour de 1900, la découverte du mécanisme de transmission du paludisme procura les conditions permettant d'expérimenter l'efficacité de différents systèmes potentiellement susceptibles de briser la chaîne de transmission de l'infection. Les méthodes de lutte antipaludique, qui ont été développées et appliquées avec des résultats plus ou moins heureux, peuvent être classées dans deux grandes catégories.

D'un côté, il y a l'approche privilégiée par les paludologues qui raisonnaient en médecins et insistaient sur la nécessité de traiter d'abord les malades, puis de protéger les personnes des risques de contracter la maladie. Dans ce contexte, on mettait plutôt l'accent sur les questions relatives à l'usage thérapeutique et préventif de la quinine et, simultanément, sur la mise en œuvre des méthodes de protection mécanique (des grilles métalliques installées aux fenêtres des habitations). Sans oublier les interventions sur le milieu, comme en Hollande, visant à modifier les conditions écologiques pour les rendre défavorables aux espèces susceptibles de transmettre l'infection *(species sanitation)*. Une telle approche fondée surtout sur le traitement des malades par la quinine fut soutenue par plusieurs écoles. Mais il revient notamment à la Commission du Paludisme, constituée au sein de la Société des Nations, le mérite de l'avoir diffusée et appliquée dans l'entre-deux-guerres. Il faut encore rappeler que durant la première moitié du XXᵉ s., les paludologues ont eu l'occasion d'approfondir l'étude de la biologie de l'infection sur la base de l'expérimentation humaine liée à la diffusion de la paludothérapie ou malariothérapie : cette pratique médicale visant à soigner les formes neurologiques de la syphilis en produisant le paludisme expérimental.

La seconde approche présentait plutôt un caractère hygiénique et sanitaire. Elle affirmait que le but de la lutte antipaludique étant de protéger les personnes de l'infection en combattant le parasite et son vecteur. Sous cet angle, le traitement par la quinine n'était qu'un moyen de « bonifier » les malades, de manière à ce que les moustiques ne puissent plus trouver de parasites dans le sang. Quant à l'action sanitaire, elle devait se concentrer sur la réduction de la densité des moustiques. Dans sa version extrême, par exemple celle qui a inspiré les campagnes de lutte organisées en Italie dans l'entre-deux-guerres par la Station expérimentale de lutte contre la malaria de la Fondation Rockefeller, la prévalence du paludisme était fonction de la densité des moustiques.

L'histoire de la lutte antipaludique au XXᵉ s. se joue à l'intérieur des cadres stratégiques que l'on vient de décrire et auxquels il faut ajouter l'ensemble des facteurs sociaux et politico-économiques qui ont motivé et justifié le choix de l'un ou de l'autre. Très schématiquement, on pourrait dire qu'à la suite de la découverte du rôle des moustiques dans la transmission de l'infection, c'était plutôt l'approche hygiénique et sanitaire qui était considérée comme la plus efficace. Grâce notamment aux succès de William Crawford Gorgas qui, pendant la construction du canal de Panama en 1904, avait montré la possibilité de contrôler les épidémies par une action ciblée sur les moustiques vecteurs. Par la suite, la compréhension du rapport de dépendance entre la dynamique épidémique du paludisme et les conditions environnementales produisit l'émergence d'une conception cohérente et flexible de la lutte antipaludique. Celle-ci reconnaissait les limites d'une approche entomologique et insistait plutôt sur la nécessité de traiter en priorité les malades. La démonstration de l'action insecticide résiduelle du DDT pendant la Seconde Guerre mondiale relança la stratégie hygiénique et sanitaire qui connut d'importants succès en interrompant la transmission dans les zones tempérées.

À la fin des années 1940, compte tenu de l'efficacité manifestée par le DDT, les ressources pour le traitement et le contrôle du paludisme paraissaient suffisantes pour justifier le projet d'une éradication totale du paludisme dans différents pays du monde. Suite aux premiers succès obtenus dans le sud de l'Europe, et sous la pression des experts des États-Unis, l'Organisation mondiale de la santé lançait en 1955 une vaste campagne d'éradication du paludisme à l'échelle mondiale. Mais la maladie ne fut éradiquée que là où elle était naturellement instable, c'est-à-dire dans les endroits où des interventions de bonification agricole préalable et de prophylaxie pharmacologique, dans un contexte climatique tempéré, avaient créé les conditions pour que le DDT puisse être efficace en empêchant le contact du vecteur avec l'homme et en réduisant ainsi la transmission. Il ne faut pas oublier d'ailleurs que l'effet principal du DDT était de maintenir les moustiques en dehors des habitations, dans des lieux où les basses températures empêchaient le parasite d'accomplir son cycle de développement dans l'insecte. Cependant, dans les zones tropicales où les niveaux de transmission sont bien plus élevés, où les moustiques ne restent pas dans les habitations et où la température extérieure est suffisamment haute pour permettre le cycle du parasite, l'usage du DDT était inefficace. Déjà, à partir des années 1960, on commença à voir que la diffusion du paludisme ne cessait pas et que, bien au contraire, dans certaines zones de la planète elle semblait plutôt en hausse. Ainsi, en 1969, l'Organisation mondiale de la santé renonçait à son objectif : l'éradication du paludisme de la planète. Cet organisme lançait une nouvelle stratégie fondée sur une plus grande efficacité des services sanitaires généraux dans les pays en voie de développement, sur la recherche de nouveaux insecticides, sur l'amélioration de la surveillance et sur la fabrication de nouveaux médicaments antipaludiques et la mise en place de nouvelles méthodes de contrôle.

Perspectives de la lutte contre le paludisme

Aujourd'hui, le paludisme demeure l'une des principales urgences sanitaires dans les pays des zones tropicales de la planète. Chaque année il tue entre 1,7 et 2,7 millions de personnes (dont plus de la moitié sont des enfants de moins de cinq ans) et infecte entre 300 et 500 millions de personnes (dont les 90 % sont concentrées dans l'Afrique sud-saharienne). Il sévit là où les caractéristiques de l'écosystème, qui maintient la transmission de l'infection, rendent extrêmement difficile la mise au point de stratégies de lutte capables d'obtenir des résultats semblables à ceux qui ont été obtenus dans les zones tempérées de la planète. Pendant qu'on essaie de perfectionner et d'appliquer des techniques déjà expérimentées ailleurs, telles la protection mécanique, la diffusion de rideaux imprégnés d'insecticide, etc., de grands espoirs reposent sur les applications de l'ingénierie génétique. Par le biais de ces dernières, on s'efforce de réaliser des vaccins capables de prévenir l'infection, la maladie ou la transmission. Le but sera atteint quand ces vaccins contiendront des antigènes capables de produire une immunisation tout au long des trois étapes du développement du parasite chez l'homme. Le but sera atteint quand on pourra créer des moustiques transgéniques qui ne piqueront pas l'homme, voire même qui seront réfractaires au parasite : en les relâchant dans l'environnement, ils pourront avantageusement rivaliser avec les moustiques contaminés.

L'histoire de la paludologie montre qu'il n'a jamais été facile d'appliquer les connaissances acquises en laboratoire à la lutte contre le paludisme. Au cours des dernières années, la politique sanitaire mondiale contre le paludisme a vu apparaître l'idée que les gouvernements des pays où la maladie est endémique doivent participer de façon active et encourager la présence d'un certain nombre d'experts capables de proposer ou d'adapter des solutions aux situations locales. Pendant la LIe World Health Assembly, qui a eu lieu en mai 1998, la stratégie de lutte contre le paludisme a été mise au point par le biais du projet « Roll Back Malaria » dont le but est d'utiliser au mieux les systèmes de contrôle déjà en place dans les pays atteints par la malaria grâce au renforcement des structures sanitaires et à la promotion du développement social et économique.

► BRUCE-CHWATT L. J. & DE ZULUETA J., *The rise and fall of malaria in Europe*, Oxford, Oxford Univ. Press, 1980. – BYNUM W. F., FANTINI B. (dir.), « Malaria and Ecosystems : Historical Aspects », numéro monographique de la revue *Parasitologia*, 36, n° 1-2, 1993. – COLUZZI M., BRADLEY D. (dir.), « The malaria Challenge after One Hundred Years of Malariology », numéro monographique de la revue *Parassitologia*, 41, n° 1-3, 1999. – COLUZZI M., CORBELLINI G., « I luoghi della mal'aria e le cause della malaria », *Medicina nei secoli*, VII (3), 1995, p. 575-598. – NÁJERA J. A., « Malaria control : achievements, problems and strategies », numéro monographique de la revue *Parassitologia*, 43, 2001, p. 1-2.

Gilberto CORBELLINI
(Trad. Claudio Majolino)

→ Épidémiologie ; Grande Guerre ; Organisation mondiale de la santé ; Parasitologie ; Tropicale (Médecine).

PANDÉMIE → Épidémie.

PARASITOLOGIE

La parasitologie étudie les organismes capables de vivre aux dépens d'autres vivants. Particulièrement liée à l'histoire des pathologies, la parasitologie est essentielle dans l'étude des complexes pathogènes. Chez les parasites, le plus souvent, on observe la disparition des organes locomoteurs nécessaires à la vie libre. En revanche, la fertilité de l'appareil reproducteur et le perfectionnement des appareils de fixation (suçoirs, ventouses et crochets) sont surprenants. Les endoparasites vivent dans les tissus ou les cellules de leur hôte chez lequel ils pénètrent et sortent par effraction. Leur cycle biologique présente une alternance de phase libre et de phase parasite. Il arrive souvent que le passage dans le milieu extérieur soit marqué par le transit chez des hôtes intermédiaires où s'effectuent leur croissance ou leur reproduction. À la différence des parasites qui sont ingérés avec les aliments ou les boissons, les formes infectantes passant par un hôte intermédiaire peuvent emprunter la voie transcutanée. On laissera de côté, ici, l'ancienne parasitologie qui expliquait l'apparition des vers par génération spontanée à partir des humeurs putréfiées et qui, par la suite, leur appliquera la doctrine de la préformation. On ne parlera pas non plus des multiples classifications qui se succédèrent du XVIe s. jusqu'aux premières décennies du XIXe s. Décrire la constitution de la parasitologie, c'est montrer comment différents savoirs et différentes pratiques font partie des conditions d'émergence et de fonctionnement de cette nouvelle discipline.

Histoire naturelle

Au tout début du XXe s., les travaux de Schaudinn et de ses disciples Prowazeck et Hartmann occupent une place considérable dans la recherche médicale. Pour le trypanosome, Schaudinn avait donné un cycle très compliqué avec une alternance de générations sous la forme trypanosome libre dans le plasma et des formes sexuelles qui continueraient leur cycle dans l'estomac des insectes. Par la suite, Prowaseck décrivait le cycle du *Trypanosoma lewisi* : une fécondation dans le corps de l'insecte dont résulte un ookinète semblable à celui des hématozoaires. Koch pensait que la dissémination des trypanosomes responsables de la maladie du sommeil se ferait par la piqûre des mouches qui joueraient le même rôle que les moustiques dans la transmission du paludisme. De même, Chagas décrivait des trypanosomes mâle et femelle et soutenait que l'infection se fait par la piqûre des punaises domestiques qui se comportent aussi comme les moustiques. L'application d'un principe de parasitologie comparée allait permettre, non seulement de rectifier les erreurs des Allemands relatives au cycle des trypanosomes, mais de découvrir la station postérieure et la voie contaminatrice.

C'est l'histoire naturelle qui a attiré l'attention sur les trypanosomes comme nouvel objet d'étude. En 1841, Valentin découvrait le premier flagellé dans le sang d'une truite. L'année suivante, Gruby étudiait celui de la grenouille et lui donnait le nom générique de « trypanosome », compte tenu de sa membrane ondulante qui rappelle une tarière. Par la suite, les parasitologues centraient leur attention sur les trypanosomes quels qu'ils soient. De nombreux parasites non pathogènes sont rencontrés chez les rongeurs, les insectivores, les édentés, les ruminants et les carnivores. Assurément, ces découvertes s'inscrivent dans le champ de l'histoire naturelle. Mais, avant toute expérience, elles ne pouvaient pas apparaître comme dénuées d'intérêt sous le rapport médical. Pour qui s'intéresse à la pathologie, les découvertes les plus modestes pouvaient éventuellement présenter un intérêt considérable. Les animaux sauvages, qui abritent des trypanosomes, peuvent servir de réservoir à des parasites pathogènes pour les animaux domestiques, voire même pour l'homme. Bruce, au Zoulouland, montre que le sang d'un certain nombre de mammifères sauvages abrite le trypanosome qui provoque le « nagana », une maladie du bétail. Il met aussi en évidence le rôle des bovidés et des antilopes dans la conservation du trypanosome responsable de la maladie du sommeil transmise par la mouche tsé-tsé.

Remarquons, au passage, que c'est la découverte d'un trypanosome inoffensif du singe, *Trypanosoma minasense,* qui a mis Chagas sur la voie du parasite responsable de la trypanosomiase américaine. En effet, c'est en voulant tester l'hypothèse fantaisiste selon laquelle les formes crithidiales trouvées chez la punaise domestique seraient les formes évolutives du *Trypanosoma minasense* qu'Oswaldo Cruz découvre un nouveau parasite très pathogène pour l'animal d'expérience : *Trypanosoma cruzi.* Sous ce rapport, les travaux de Chagas se distinguent de ceux des Anglais sur la maladie du sommeil. Le médecin brésilien a trouvé, dans une banale observation d'histoire naturelle, le point de départ qui l'a conduit sans préméditation à la découverte de la maladie qui porte son nom. La mise au jour du parasite pathogène responsable de la trypanosomiase américaine est faite dans des conditions très différentes de celle du *Trypanosoma minasense.* Chagas était curieux de connaître le parasite d'un animal sauvage ; en revanche, il ne s'intéressait guère aux insectes domestiques qui se trouvent dans les habitations des travailleurs de la ligne de chemin de fer. Cette inattention de la part d'un homme connu pour ses compétences en entomologie ne doit pas surprendre. On peut supposer qu'elle était la contrepartie négative et provisoire d'un intérêt exclusivement centré sur l'objet de sa mission : la lutte contre le paludisme au cœur de Minas Geraes. Chagas focalisait toute son attention sur les moustiques, mais sans dédaigner pour autant la punaise qu'on a bien voulu lui présenter. La rencontre arrive bien par hasard, mais pas au hasard, c'est-à-dire sans motif. Si Chagas a examiné le contenu intestinal de la punaise, c'est sans doute pour la même raison qui conduit le chef de la mission à la lui montrer : elle est immédiatement perçue comme l'hôte intermédiaire possible d'un parasite à trouver. D'où la dissection de l'insecte et la découverte des formes crithidiales qui apparaîtront, très vite, comme étant les formes évolutives d'un trypanosome pathogène, le *Trypanosoma cruzi.*

Mais un premier problème se pose. Quand on observe l'évolution d'un trypanosome, est-on en présence d'un cycle évolutif qui comprend une phase sexuée semblable à celle de l'hématozoaire du paludisme ? Ou bien faut-il envisager un cycle caractérisé par des transformations morphologiques comportant une multiplication par simple division binaire ? À partir du moment où les travaux de l'École allemande étaient mis en doute, il fallait reconsidérer l'ensemble des recherches qu'ils avaient orientées. En particulier, le cycle du *Trypanosoma lewisi* chez la puce du rat et ceux des parasites responsables des trypanosomiases africaine et américaine. Mais le renversement de la théorie allemande ne doit pas masquer l'essentiel. Il n'est que la contrepartie négative d'un élément dont l'importance est considérable : l'émergence d'une nouvelle expérience scientifique. D'abord, une perception qui dissipe les formes mâle et femelle comme pure illusion. Apparence qu'il faut corriger et rendre aux seules différences morphologiques qui l'ont fait naître. Les formes fines sont de jeunes trypanosomes et les formes larges, des adultes. Ensuite, une pensée où la notion de cycle évolutif définit aussi bien une reproduction sexuée qu'un processus marqué par le polymorphisme du parasite et sa multiplication par simple scission binaire. Enfin, une pensée où cette évolution avec ses différents types morphologiques, ses enchaînements et sa série ordonnée se trouve fondée sur une nouvelle théorie phylogénétique. Les parasites sanguicoles des vertébrés dérivent des parasites primitifs des insectes peu à peu adaptés au milieu sanguin. Cette double appartenance indique qu'une tout autre histoire définit ces vivants. Au lieu d'évoluer vers le groupe des hémosporidies avec ses formes de reproduction si complexes, le trypanosome régresse vers des structures ancestrales et se multiplie sous la forme crithidiale.

Mais tout commence dans les laboratoires européens. Le *Trypanosoma lewisi,* un parasite inoffensif du rat découvert par Lewis, apparaît comme un objet de choix. Très vite, la critique des travaux de Schaudinn s'étendait à ceux de Prowaseck. N'avait-il pas découvert le cycle sexué du *Trypansoma lewisi* chez le pou du rat ? Dès 1910, là où Prowaseck voyait un dimorphisme sexuel, Swellengrebel et Strickland repèrent les différences morphologiques des parasites et décrivent un cycle irréductible à une simple culture. Les parasites ingérés avec le sang se multiplient sous la forme crithidiale et reviennent à la forme trypanosome dans l'intestin postérieur de la puce. Pour ces formes, Brumpt propose le concept de trypanosome « métacylique » qui sanctionne le nouveau cycle évolutif des trypanosomes. En 1912, il constate la présence de flagellés du type *Trypanosoma* dans les excréments des punaises. Peu après, il décrit le cycle complet chez la punaise. La forme sanguicole est donc le point de départ de l'évolution, et la forme métacyclique, son aboutissement dans l'intestin de l'insecte.

Le mode de reproduction et la localisation du parasite dans les excréments des insectes donnaient la voie de sortie. Mais quel était donc le mode de pénétration des trypanosomes ? Minchin et Thomson, qui pensent à la transmission du bacille de la peste par la puce du rat, invoquent une régurgitation du contenu intestinal dans la blessure produite par la piqûre. Mais Strickland, Swellengrebel et Brumpt écartent vite la voie *inoculatrice.* Point d'infection quand on fait piquer des rats par des puces en mettant, par interposition d'une fine gaze, un obstacle au contact des déjections contaminées avec la peau. Si les trypanosomes se trouvent dans l'ampoule rectale, on peut légitimement supposer que la voie *contaminatrice* boucle le cycle. Pour montrer que seules les déjections sont infectieuses, Strickland infecte le rongeur en lui faisant avaler des puces contaminées qu'il mélange à sa nourriture. Le rat s'infecte *naturellement* tantôt en mangeant ses puces et tantôt par léchage. Un procédé d'autant plus sûr que les trypanosomes métacycliques ont un pouvoir de pénétration supérieur à celui des trypanosomes sanguicoles. En se servant des déjections infectées de quelques puces, Brumpt contamine de jeunes rats en leur mettant un peu de liquide infectieux sur les muqueuses buccales. Les mêmes expériences faites sur des témoins avec des trypanosomes sanguicoles donnent des résultats négatifs. Le mode de contamination tient à la transmission vectorielle, mais aussi à la voie habituelle des parasites intestinaux. En se léchant, le rat prélève les parasites sur son pelage comme dans le milieu extérieur. Et puisqu'il mange également ses puces, ces dernières peuvent avoir le statut d'hôte intermédiaire passif. À la station antérieure (voie inoculatrice), il faut ajouter la station postérieure (voie contaminatrice).

Mais quel est donc le mode de transmission du *Trypanosoma cruzi* ? D'entrée de jeu, Brumpt écarte la voie inoculatrice. Lorsqu'un cobaye est piqué par des punaises infectées, on n'observe pas le moindre trypanosome dans son sang. Les trypanosomes métacycliques se trouvant dans l'ampoule rectale, il faut envisager la voie contaminatrice. Mais si les rongeurs s'infectent en mangeant leurs puces, ou par léchage, il faut exclure ces modes de contamination dans le cas de l'infection humaine par les punaises. Brumpt pense que le *Trypanosoma cruzi* contenu dans les déjections de l'insecte pourrait être infectieux en traversant la peau. Mais les expériences faites sur un singe et un rat avec les déjections déposées sur la peau sont négatives. Retour, donc, à l'idée d'une contamination par le biais des muqueuses buccales. Le dormeur transporterait *accidentellement* les déjections contaminées de ses joues à sa bouche. Brumpt savait que les déjections infectieuses déposées sur le globe oculaire d'un singe suffisent à infecter l'animal. Mais cette expérience montrait seulement la susceptibilité des muqueuses au virus. Brumpt ne se doutait pas qu'il donnait, par avance, une réplique expérimentale de la *voie naturelle* d'infection. Il faut attendre une vingtaine d'années pour que, chez la plupart des malades, Romana identifie le gonflement de l'œil à un œdème provoqué par la pénétration du parasite. La voie oculaire devenait alors la voie d'entrée commune de l'agent de la trypanosomiase américaine.

Histoire culturelle

C'est comme agents étiologiques des maladies du bétail que les parasites entrent dans le champ de la pathologie. Les épizooties constituent un obstacle à l'expansion coloniale : les récoltes, les travaux, les transports et les armées sont largement tributaires des animaux. En 1880, Evans met en évidence le parasite responsable du surra, une maladie des chevaux qui sévit aussi chez les bovidés, les camélidés et les éléphants. En 1894, Bruce identifie l'agent du nagana, une maladie qui touche le bétail, mais aussi le cheval, l'âne et la mule. Il démontre également que le *Trypanosoma brucei* est transmis par la mouche tsé-tsé. En 1899, Schneider et Buffard trouvent le trypanosome qui occasionne la dourine, une maladie des chevaux appelée aussi maladie du coït parce qu'elle est sexuellement transmissible. Son agent est le *Trypanosoma equiperdum* qui avait été identifié par Rouget en 1894. Cette maladie des chevaux existe à l'état endémique en Algérie et dans plusieurs pays d'Europe. En 1901, Elmassian trouve le *Trypanosoma equinum* dans le sang des chevaux atteints de la maladie du croup. Or ces recherches en pathologie animale, notamment celle de Bruce, orientent l'attention des Anglais en direction du parasite responsable de la maladie du sommeil. Grâce aux travaux de Bruce sur la transmission du nagana par la mouche *Glossina morsitans*, la seule découverte du parasite chez l'homme suggère la nature du vecteur et son mode de transmission. Les travaux de Bruce marquent le commencement d'une nouvelle époque dans l'étude des protozoaires. Dès 1902, Forde et Dutton trouvaient des parasites dans le sang d'un malade que le premier propose de nommer *Trypanosoma gambiense*. L'année suivant, Castellani les retrouve dans le liquide céphalorachidien d'un sujet atteint de la maladie du sommeil. En 1903, Bruce, Nabarro et Grieg confirment et étendent la découverte de l'agent de la trypanosomiase africaine en Ouganda et incriminent la mouche *Glossina palpalis*. L'histoire des recherches sur la maladie du sommeil serait inintelligible sans son rapport aux études du nagana.

L'objet de la médecine humaine, c'est la santé des troupes coloniales et des populations utilisées comme force de travail. Dans le cadre de la colonisation et de l'exploitation des richesses, ces questions de santé publique sont essentielles. Notamment, la connaissance des nouveaux phénomènes pathologiques collectifs et, par la suite, la manière de s'en défendre. De ce vaste mouvement de recherches sur les pathologies exotiques, la création des Écoles de médecine tropicale en Europe et des Instituts Pasteur d'outre-mer en portent directement témoignage. C'est dire que la pratique politique fait partie des conditions d'émergence de la parasitologie. C'est elle qui a ouvert ce nouveau champ de repérage des objets médicaux sous la forme d'épidémies massives des troupes et des populations des territoires colonisés. L'un des effets de la colonisation a été de placer les médecins là où de nouvelles observations et des découvertes étaient possibles. Dans ce processus de médicalisation des entreprises coloniales, les médecins militaires ont joué un rôle de premier plan. Au départ, ils sont chargés de veiller à la santé des armées. Mais peu à peu, ils enrichissent la pathologie de nouvelles entités et découvrent les nouvelles voies de communication des affections auxquelles ils sont confrontés. Les noms de Manson, Bruce, Laveran, Ross, ou Yersin suffiraient à illustrer la part décisive prise par les médecins militaires.

Outre les raisons d'ordre économique et politique, la parasitologie n'a pu se constituer qu'en prêtant une attention nouvelle à une série d'éléments qui s'identifiaient aux manières de vivre, aux habitudes alimentaires et aux activités professionnelles dans une société à un moment donné. Par exemple, les ankylostomes peuvent se trouver en grand nombre dans l'intestin humain et provoquer une grave affection : l'ankylostomiase ou anémie intertropicale. Dans les régions tempérées, l'ankylostomiase ne s'observe que dans certains corps de métiers, en particulier chez les mineurs, les briquetiers et les chaufourniers. En Italie, le percement du tunnel du Saint-Gothard entre l'Italie et la Suisse a été l'occasion de découvrir cette grave anémie des travailleurs. Perroncito démontre que l'affection est due à l'infestation par l'*Ancylostoma* qui pénètre par la peau. Par la suite, l'affection se répandra dans les mines en Allemagne au point que, par le seul examen des fèces, les mineurs se trouvaient exclus s'ils étaient infestés.

En ce qui concerne les habitudes alimentaires, on sait que la douve de Chine est responsable d'une distomatose hépato-biliaire. Le cycle évolutif de ce parasite fait intervenir deux hôtes intermédiaires ; un mollusque et un poisson d'eau douce. L'homme s'infecte en mangeant des poissons crus. En Extrême-Orient cet usage culinaire est tel que la maladie, l'opisthorchiase, atteint la totalité de la population. Il faut dire la même chose de la paragonimose ou distomatose pulmonaire produite par une douve du genre *Paragonimus*. Le cycle de cette dernière s'effectue chez deux hôtes intermédiaires : un mollusque d'eau douce et un crustacé. L'homme s'infecte en ingérant les crustacés qui, selon les croyances, sont censés lui communiquer force et vigueur.

Autre cas, remarquable, où la modification des pratiques culinaires est à l'origine des épidémies de trichinose. En Allemagne, vers 1860, ces nouvelles flambées épidémiques sont liées à un bouleversement des pratiques alimentaires. La viande de porc est utilisée dans un grand nombre de préparations culinaires : les saucisses frites, les saucisses de sang et les boudins de foie sont des produits de consommation courante. Le fromage de cochon se compose de tous les restes de viande dont le boucher veut se débarrasser. Les jambons crus, connus sous le nom de jambon de Mayence ou de Westphalie, sont réputés. Au milieu du XIXe s., l'ensemble des procédés mis en œuvre pour la préparation des viandes tels que la fumigation, la dessiccation, la cuisson, le fumage et la salaison sont abandonnés. La fabrication industrielle et le commerce de la charcuterie passent entre les mains des spéculateurs : une vente rapide à grande échelle assurait de larges bénéfices. Cependant les produits vendus sur le marché n'offraient plus toutes les garanties sanitaires qui étaient liées aux procédés de fabrication traditionnelle. Entre 1860 et 1866, une série d'épidémies de trichinose provoque une réelle panique dans plusieurs contrées d'Allemagne. La maladie est produite par la présence d'un petit parasite, *Trichinella spiralis,* dans les chairs des animaux. La trichine musculaire reste vivante pendant des mois dans les viandes. La cuisson et l'ébullition, pour être efficaces, devront être prolongées assez longtemps, surtout si les masses musculaires sont volumineuses. Les viandes trichinées acquièrent par la cuisson une innocuité absolue.

Enfin, aux conditions sociales qui contribuent à l'apparition des pathologies, il faut ajouter la mise au point des techniques et les perfectionnements du microscope qui rendent possible le repérage des agents pathogènes. Pour recueillir les trématodes qui vivent dans les canaux biliaires, on coupe le foie en tranches qu'on presse entre les doigts pour en faire sortir les parasites. Mais on peut aussi ouvrir la vésicule biliaire. Les espèces de grandes tailles qui habitent le tube digestif sont faciles à récolter. En revanche, pour recueillir les petites espèces, il faut faire en sorte que les vers se détachent et tombent dans le liquide. C'est dans les poumons qu'on trouve les kystes du *Paragonimus* et dans les grosses veines abdominales, les bilharzies adultes. Pour récolter les cercaires de douves, on place les mollusques (hôtes intermédiaires) sur un tamis à mailles très fines qui plonge dans l'eau. Les cercaires de certaines espèces tombent au fond, tandis que les cercaires de bilharzies montent à la surface. Pour la trichine, le procédé de diagnostic consistait à prélever un petit fragment de muscle à l'aide d'un petit harpon : l'une des premières techniques de biopsie. Il est clair que sans les améliorations de la microscopie optique, les structures anatomiques fines des petits parasites n'auraient pas pu être décrites, qu'il s'agisse du développement des microfilaires dans le corps de l'insecte si bien décrit par Manson ou des différentes formes par lesquelles passent les douves ou distomes : embryon cilié, sporocyste, rédies et cercaires dans le corps du mollusque, hôte intermédiaire.

Autre innovation dans le domaine de l'anatomie pathologique. Ce n'était pas une pratique courante d'ouvrir les intestins pendant les autopsies. Et quand l'examen des muqueuses devient une pratique habituelle, en particulier chez les patients morts de la fièvre typhoïde, il faut d'abord laver les intestins. Or l'eau emportait toujours le mucus opaque et les parasites qui pouvaient s'y trouver. La pratique des autopsies permettait de bien voir les ulcérations et les lésions des tissus ; en revanche, elle ne facilitait guère la découverte des agents pathogènes. En outre, le mucus abondant dans lequel les parasites sont ordinairement immergés et la petite taille de ces derniers constituent des obstacles pour l'observateur. En 1843, Dubini donne la première description de l'*Ancylostoma* qui loge dans le duodénum. Une accumulation inhabituelle de mucus est sécrétée par ces portions de l'intestin. Et c'est en faisant porter toute son attention sur ce mucus que Dubini trouve les vers qui y adhèrent par les crochets dont leur bouche est pourvue.

Histoire des sciences

Les observations de Chamisso sur l'alternance de génération dans la Salpe, en 1819, peuvent être considérées comme le premier essai sur le sujet. Les observations de Sars et de Siebold sur le développement des méduses (1828-1841) et de Lovén en 1837 sur le développement de *Campanularia* apportent également des éléments nouveaux. Mais personne n'avait abordé la question générale de l'existence d'un cours analogue de développement dans la zoologie des invertébrés. Steenstrup est en mesure de tracer des connexions entre différents organismes. Il a ouvert un vaste domaine pour de futures enquêtes en jetant les bases d'une théorie des générations alternantes. Jusque-là, on avait décrit les transformations d'un même animal. Mais le concept de métamorphose peut seulement désigner un changement qui se produit dans le même individu. Quand d'un même organisme sont issus d'autres vivants fondamentalement différents, alors quelque chose de plus qu'une métamorphose est en jeu. Jusque-là, plusieurs organismes différents avaient été considérés comme différentes espèces ou genres d'animaux. Aucun lien n'était soupçonné entre le miracidium et les sporocystes, rédies ou cercaires, ni entre ces dernières et les douves. L'idée fondamentale exprimée par le concept d'alternance de générations est la suivante : un animal produit un rejeton qui ne ressemble pas au parent, mais qui lui-même porte une progéniture qui retourne à la forme et à la nature de l'animal parent. Autrement dit, l'animal maternel a une ressemblance avec sa descendance de deuxième ou troisième génération. Et chaque génération prépare la voie à la suivante. Les cercaires étaient trouvées par milliers dans l'eau dans laquelle se trouvaient également certains mollusques. En 1842, Steenstrup observa la transformation des embryons ciliés en sporocystes qu'il assimile à des nurses ou nourrices logées dans le mollusque. Des sporocystes sont issues les cercaires, formes juvéniles des trématodes.

Les trématodes parasites de l'homme se rencontrent dans différents organes, comme le tube digestif, les canaux biliaires, les bronchioles et les vaisseaux sanguins. Ils évoluent suivant un même plan mais avec des variantes. Soit l'exemple de *Fasciola hepatica*. L'œuf est évacué au-dehors et doit arriver dans l'eau où il poursuivra son évolution. Dans l'œuf, un embryon cilié ou miracidium se développe puis s'échappe. Le miracidium libre dans l'eau nage grâce à ses cils et recherche certains mollusques d'eau douce, les limnées. Il pénètre alors à travers les téguments du mollusque et atteint sa cavité respiratoire. Là, il perd ses cils et se transforme en une masse irrégulière sans tube digestif appelée sporocyste. Aux dépens de ces masses cellulaires se forment des organismes pourvus d'un tube digestif simple, non ramifié : les rédies. Ces dernières quittent le sporocyste et envahissent le foie du mollusque où elles deviennent volumineuses et finissent par donner d'autres rédies, appelées rédies filles ou cercaires. Ces dernières se distinguent des rédies par la présence d'un intestin bifurqué, de deux ventouses et d'une queue. Ces organismes, qui ressemblent à de minuscules têtards de grenouille, quittent leur hôte et nagent dans l'eau. Selon les espèces de trématodes, les cercaires se comportent de différentes manières. Soit elles demeurent quelque temps libre et pénètrent activement par la voie cutanée chez leur hôte définitif *(Schistosoma)*. Soit, passant à l'état de métacercaires, elles s'enkystent à la surface des plantes aquatiques et pénètrent alors passivement par la voie buccale chez leur hôte définitif quand celui-ci boit de l'eau ou ingère des végétaux contaminés (*Fasciolopsis* et *Fasciola*). Soit, enfin, elles s'enkystent chez un second hôte intermédiaire qui peut être un poisson ou un crustacé d'eau douce. C'est par l'ingestion des chairs contaminées de ces animaux que l'hôte définitif s'infeste. C'est dire que les métacercaires enkystées pénètrent passivement par la voie buccale (*Clonorchis* et *Paragonimus*).

La deuxième transformation qui marque l'histoire de la parasitologie, c'est la formation d'une théorie des vecteurs, la découverte d'un agent transmetteur animé et actif. Au sujet des filaires, Manson rappelle que le développement des embryons ne peut avoir lieu dans le même hôte que celui qui contient les formes adultes. Pour croître et assurer la propagation de l'espèce, les embryons doivent donc quitter leur premier hôte. Si la première phase de l'histoire du parasite se déroule dans le sang, la suivante doit avoir lieu dans le corps d'un animal hématophage. Et l'insecte qui prélève le parasite doit avoir une distribution géographique qui coïncide avec celle de la parasitose. L'expérience confirme l'hypothèse selon laquelle le *Culex mosquito* est infesté par les filaires. Manson établit aussi que les microfilaires sont adaptées aux habitudes nocturnes du moustique. Les embryons envahissent la circulation périphérique le soir, disparaissent le jour et réapparaissent la nuit suivante. D'où la formulation de la « loi de périodicité », qui confirmera Manson dans son choix du *Culex mosquito* comme hôte intermédiaire de la filaire. Mais comment les formes adultes gagnent-elles le système lymphatique d'un nouvel individu ? Manson croyait qu'après son repas de sang la femelle se retirait au voisinage des eaux pour digérer, déposer ses œufs et mourir. Les filaires commenceraient alors leur vie indépendante dans l'eau et c'est probablement par le biais de l'eau de boisson qu'elles gagneraient l'hôte définitif pour s'accoupler.

À la même époque, les travaux de Laveran et de ses premiers successeurs laissaient ouverts deux problèmes. Le premier concerne la nature et le rôle de certaines formes qui émettent de longs filaments mobiles dans le sang extravasé et le second, le mode de transmission du paludisme. En 1894, quinze ans plus tard, Manson noue les deux problèmes en appliquant aux filaments mobiles son hypothèse relative aux filaires. Il doit s'agir de véritables spores flagellées qui représentent le premier stade de la vie du parasite hors de l'homme. Ce qu'on observe *in vitro* doit se produire dans le corps d'un insecte suceur de sang. Cette hypothèse de travail donnait un protocole d'expérience : il s'agissait de faire piquer des malades dont le sang contenait des cellules susceptibles de donner des corps flagellés. Elle indiquait où chercher : l'estomac de l'insecte. Durant l'été 1897, Ross fait l'observation décisive sur deux moustiques aux ailes tachetées, obtenus de larves en captivité. Ces insectes avaient été nourris sur deux malades quatre et cinq jours auparavant. Dans l'épaisseur de la paroi stomacale, Ross découvre des « cellules pigmentées ». Or, à la même époque, McCallum découvrait la signification biologique du phénomène. Il observe, *in vitro*, l'hématozoaire du corbeau et distingue des corps hyalins et des corps granuleux qui représentent les éléments mâles et femelles. Manson ajuste le processus décrit par McCallum et l'observation de Ross : les « cellules pigmentées » étaient sans doute les sporocystes logés dans le corps du moustique. Il restait à suivre le développement des cellules pigmentées : leur position finale dans le corps de l'insecte devait donner la clé du mode de transmission. Le problème sera réglé par Ross au niveau de l'observation. Mais il fallait trouver un élément dont on ne connaît ni la forme ni l'emplacement. Non seulement Ross expérimente sur des moustiques stériles afin d'éviter les complications liées à l'invasion de corps étrangers, mais il est attentif à la pluralité des formes sous lesquelles pourraient se présenter les corps flagellés. Finalement, avec la découverte des vermicules dans les glandes à salive et à venin du moustique son rôle comme hôte intermédiaire actif à part entière est enfin mis en évidence.

Les théories relatives aux générations alternantes et aux vecteurs des affections indirectement transmissibles sont liées aux expérimentations sur les vivants. Sans ces dernières, la description des modes d'entrée et de sortie des parasites serait restée à la fois incomplète et incertaine. La voie transcutanée, qui apparaît comme un nouveau moyen de transmission, présente différentes modalités. Les formes infectantes, comme les cercaires des schistosomes et les larves d'ankylostomes, traversent la peau par leurs propres moyens dès qu'elles parviennent à son contact. Le trypanosome de la maladie du sommeil et l'agent du paludisme sont inoculés dans le système circulatoire de l'hôte définitif par le biais de la piqûre d'insectes. Enfin, le parasite peut être déposé sur la peau qu'il traversera au niveau d'une lésion de grattage. C'est que les rickettsies du typhus se trouvent dans les déjections du pou, et les trypanosomes de la maladie de Chagas, dans les déjections des punaises. Les voies de sortie sont également diversifiées : tantôt par les excrétions pour les œufs ou larves d'helminthes, tantôt par prélèvement par les insectes au moment du repas de sang (filaires, trypanosomes et hématozoaires) et tantôt par les sécrétions bronchiques pour les œufs de douve ou par une plaie cutanée pour la filaire de Médine. La plupart de ces modes de transmission ont été établis par l'expérimentation. Ross fait d'abord piquer des oiseaux à *Proteosoma* et des oiseaux sans *Proteosoma* par des moustiques gris. Dans le corps des premiers il retrouve les cellules pigmentées ; chez les seconds elles sont absentes. Les cellules des moustiques dérivent donc des parasites. Brumpt et Bruce ont procédé à des expériences contaminatrices sur des animaux avec les parasites responsables des trypanosomiases africaine et américaine.

La découverte de l'évolution de la trichine par Herbst, en 1850, est l'une des premières études de parasitologie expérimentale. Pour connaître le développement des trichines, il suffit de donner un petit fragment de viande trichinée à une série de rats et les sacrifier à des intervalles différents. Deux jours après l'ingestion des kystes, on trouve des mâles et des femelles capables de s'accoupler. Trois jours après, les femelles ont été fécondées et le développement embryonnaire peut être facilement observé dans l'utérus. Enfin, une semaine après l'infestation, les femelles commencent à évacuer leurs embryons. Mais avant d'effectuer cette ponte, ces femelles vont se loger dans la paroi de l'intestin. Les embryons peuvent alors émigrer passivement et, en suivant la voie lymphatique puis le canal thoracique, arriver dans le cœur. Enfin, par le biais de la circulation c'est dans les muscles striés qu'on trouve en grande quantité les trichines embryonnaires.

En résumé, l'application d'un principe de parasitologie comparée permet de comprendre le rôle heuristique d'une série de travaux relatifs à l'élucidation du cycle génétique de nombreux parasites pathogènes (ou non). Mais si éclairer l'inconnu par le connu peut constituer une voie féconde, cette démarche peut également conduire à une impasse. L'étude des cycles de reproduction, des voies d'entrée et de sortie des parasites a mobilisé l'attention des chercheurs. Ils ont fini par mettre au jour la variété des mécanismes grâce auxquels les vivants poursuivent obstinément leur but. Ensuite, il fallait mettre l'accent, non seulement sur les relations entre médecine vétérinaire et médecine humaine, mais aussi sur les enjeux économique et politique de la santé publique dans les pays colonisés. Les modes de vie, les comportements et les habitudes alimentaires sont également des éléments qu'il faut prendre en compte si l'on veut comprendre l'intervention de comparses vivants sous la forme d'hôtes intermédiaires, de vecteurs et de porteurs de germes. Enfin, l'émergence de la parasitologie suppose une expérience qui met en place, solidairement, un nouvel ensemble d'objets, de concepts et de théories. Pour l'essentiel, le remembrement du champ épidémiologique s'est fait à partir de deux théories. La première permettait de comprendre les rapports de l'homme au milieu aquatique et la seconde ses rapports au milieu aérien. D'un côté, la théorie des générations alternantes où les hôtes intermédiaires comme les mollusques, les crustacés et les poissons appartiennent à une chaîne alimentaire de l'hôte définitif et, de l'autre, la théorie des vecteurs. Les parasites se glissent dans ces chaînes pour croître, se multiplier et en vivant aux dépens de l'homme provoquent parfois de graves parasitoses.

► DELAPORTE F., *Histoire de la fièvre jaune. Naissance de la médecine tropicale*, Paris, Payot, 1989 ; *La Maladie de Chagas. Histoire d'un fléau continental*, Paris, Payot, 1999. – FOSTER W. D., *A History of parasitology*, E. & S. Livingstone Ltd., Édimbourg/Londres, 1965. – GENTILINI M., *Médecine tropicale*, Paris, Flammarion, 1993. – GROVE D. I., *A History of Human Helminthology*, Wallingford, Bookcraft (Bath) Ltd, 1990. – HARANT H., *Histoire de la parasitologie*, Paris, Palais de la Découverte, 1955. – KEAN B. H., MOTT K. E., ADAIR R. J., *Tropical Medicine and Parasitology*, Ithaca/Londres, Cornell Univ. Press, 1978, 2 vol. – MANSON Sir P., *Tropical Diseases*, New York, William Wood and Company, 1909, 4e éd. – PENSO G., *La Conquête du monde invisible*, Paris, Roger Dacosta, 1983. – ROSS Sir R., *La Découverte de la transmission du paludisme par les moustiques*, Paris, Norbert Maloine, 1929. – STEENSTRUP J. J. S. M., *On the Alternation of Generations*, Londres, C. & J. Adlard, 1845.

François DELAPORTE

→ Amibiase ; Bactériologie ; Écologie médicale ; Épidémie ; Épidémiologie ; Fièvre jaune ; Filarioses ; Paludisme ; Peste ; Tropicale (Médecine) ; Trypanosomiase africaine ; Trypanosomiase américaine ; Virologie ; Zoonoses.

PASTORISME

Ce terme n'apparaît dans aucun des dictionnaires classiques, quelles que soient leurs dates, ni dans le *Littré* (1877), un peu jeune dans l'histoire du pastorisme, même si c'est Émile Littré qui parraine un an plus tard les néologismes « microbe, microbie, microbiologie », ni dans le *Robert*, ni dans le *Nouveau Littré* (1969) qui, avec le recul aurait pu avaliser le terme, ni dans les dernières éditions du *Larousse*, ni dans *l'Encyclopædia Universalis*. Dans ces mêmes dictionnaires, en revanche, le lecteur trouve les entrées « Pasteur » et « Institut Pasteur », « pasteuriser » et « pasteurisation », noms propres, verbe et substantif. Dans la littérature, savante ou non, pourtant, pastorisme est d'emploi courant. Voici un terme pour lequel nous revendiquons le droit à la reconnaissance pour des raisons linguistiques, historiques et épistémologiques.

Le moment fondateur

Nous partons d'un nom propre, celui de Louis Pasteur (1822-1895), gloire nationale internationalement reconnue, dont l'œuvre incontestable suit un itinéraire inouï d'innovations scientifiques majeures : de la cristallographie et de la mise en évidence de la dissymétrie moléculaire des corps organiques (1847-1857) qui est à l'origine de la stéréochimie aux études sur la fermentation (le vinaigre et le vin) et à la controverse sur la génération spontanée (1857-1865) ; puis, sur commande, celle de J.-B. Dumas, chimiste et sénateur du Gard, des études sur les maladies du ver à soie, la pébrine et la flâcherie (1865-1870), aux recherches sur l'étiologie des maladies infectieuses animales – charbon, choléra des poules, rouget du porc, rage (1878-1885) ; de la dénomination des agents des maladies infectieuses, les microbes, aux notions d'atténuation de virulence des agents des maladies infectieuses, d'immunité acquise et de vaccination (Le *triomphe* de Pouilly-le-Fort démontre en 1881 l'efficacité de la vaccination anticharbonneuse dans le cas des moutons) au passage à l'homme dans le traitement de la rage (traitement de Joseph Meister, 1885) dont l'écho médiatique balaie les réticences et aboutit à la création de l'Institut Pasteur dont le nom initial, objet de la souscription publique et internationale, était Institut vaccinal contre la rage. Et Pasteur, chimiste, reste néanmoins étranger à l'histoire de la biochimie (cf. C. Debru, *op. cit.*, chap. I)...

Le nom propre, très vite, a donné lieu aux dérivations *pasteuriser* et *pasteurisation* qui désignent les procédés de destruction des germes, ferments et microbes, par chauffages successifs des liquides fermentiscibles. Dès 1872, dans le *National* du 5 novembre, E. Perrier signale que « les procédés de Monsieur Pasteur ont fait leur chemin, au moins à l'étranger ; en Hongrie, le mot est fait, on *pasteurise* le vin avec le plus grand succès ». Le passage du nom propre au nom commun est courant dans les sciences mais dans cette forme d'hommage de reconnaissance « nous citons les démonstrations et non pas les noms », comme l'écrivait Pascal (lettre au Père Noël du 29 octobre 1647). De fait, *pasteurisation* désigne un procédé et non un homme. L'usage et le sens du terme ont la fortune que l'on sait. *Pasteurisé* pour le lait, les laitages, beurres, fromages et autres produits alimentaires est un label désormais exigé, nationalement et internationalement. Le mot a un double sens, technique et juridique : il désigne le procédé, modulable suivant les objets auxquels il s'applique ; il définit, par réglementation, la responsabilité des fabricants et commerçants de produits non conformes et suscite la confiance des consommateurs. En 1874, Paul Bert demandant devant les Chambres une récompense nationale pour Pasteur, souligne les « résultats économiques et hygiéniques » du brevet d'invention de la pasteurisation aussitôt et généreusement laissé au domaine public. C'est le même rapporteur, physiologiste et homme politique, qui en 1883 revient devant les commissions parlementaires pour une demande analogue. Il faut bien voir que cette récompense nationale assure et assurerait à Pasteur un lieu de recherche, le maintien de son laboratoire à l'École normale supérieure et des ressources pour le financer... Neuf ans séparent le premier rapport du second, son auteur est le même, sa compétence incontestée. Il y a là un témoignage qui fait de Paul Bert un historien du temps présent, capable de saisir ce qui, en une décennie, a fondamentalement changé. Et ce témoignage donne les raisons de la différence entre la dérivation nominale classique *pasteurisation* et la dérivation nominale savante *pastorisme*.

D'un côté, en 1874, des acquis scientifiques aux résultats économiques et hygiéniques, l'antisepsie et l'asepsie relayant dans la sphère médico-chirurgicale la pasteurisation ; un gain matériel considérable, qui couvre amplement la dette à l'égard de l'Allemagne. On peut, avec humour, mais aussi avec humeur, parler de la bière de la revanche. De l'autre côté, en 1883, le rapporteur constate que le monde scientifique, le monde tout court sont passés dans un monde nouveau : il ne s'agit plus de l'application d'un procédé mais d'une « double découverte – étiologie et virus-vaccin – qui ouvre à la pathologie et à la thérapeutique de l'homme et des animaux des voies inconnues et des horizons presque sans limites ». Les deux séries de travaux sur le charbon et le choléra des poules ont introduit en médecine vétérinaire deux concepts dont l'efficacité est démontrée : théorie microbienne des maladies infectieuses, l'*étiologie* ; prévention possible et certaine de la maladie par la méthode vaccinale, le *virus-vaccin*. Triomphe intellectuel, prudence devant les expérimentations : deux ans plus tard, les travaux sur la rage, animale et humaine, menés au laboratoire de l'École normale supérieure aboutiront au premier traitement antirabique, celui entrepris avec succès sur le petit Joseph Meister, emblématique enfant d'Alsace.

L'esprit d'une institution

Pastorisme doit être employé, hier comme aujourd'hui. Il désigne la théorie de ces pratiques, leur rationalisation, leur mise à l'épreuve expérimentale, un *apparatus* que plus d'un siècle de découverte, de transformations, de bouleversements a transformé. Pour en prendre conscience, il suffit de rappeler un siècle de recherches et de découvertes qui vont de la rage au Sida, de l'identification des microbes et des bactéries à la virologie, de la physiologie microbienne à la biologie moléculaire. Il suffit de juxtaposer les images de laboratoires que plus d'un siècle sépare. Milieux de culture, pipettes, microscopes, étuves, tous les éléments sont là, éléments de la méthode technique impeccable à laquelle E. Roux formait les auditeurs du Cours de microbie technique ouvert à l'Institut Pasteur dès 1889. Spectroscopes, centrifugeuses, microscopes électroniques, ordinateurs, c'est ce que l'on voit dans un des laboratoires de biologie moléculaire du même Institut aujourd'hui. Mais de l'un à l'autre, quels que soient les différences de mentalités et les bouleversements scientifiques, les *pastoriens* se réclament de cette même méthode impeccable et d'une même philosophie de la recherche, un certain optimisme pour lequel tout possible compris et démontré est souhaitable, quelles que soient les tentatives de moratoire au nom du principe de précaution. Ils ne renieraient pas, me semble-t-il, ce que Pasteur écrivait à J.-B. Dumas (lettre du 23 mars 1882) : « L'esprit humain poussé par une force invincible ne cessera jamais de se demander : qu'y a-t-il au-delà... sans qu'il puisse faire taire le cri de sa curiosité. »

Le pastorisme, entre théorie et pratique, peut apparaître comme une des causes majeures de la reconfiguration des savoirs biologiques et médicaux, de la connexion des pouvoirs scientifiques, politiques et industriels qui caractérisent la deuxième moitié du XXe s. et le début de ce siècle. Une parmi d'autres : génétique, biochimie, biologie moléculaire, biotechnologie ne doivent pas être oubliées pas plus qu'elles ne doivent occulter le moment fondateur que représente le pastorisme. Déjà, la fondation de l'Institut Pasteur, organisme privé, voué à la recherche fondamentale, en dehors des universités (1888), puis la création de l'Hôpital Pasteur (1894) à côté de l'Institut, l'installation du domaine de Garches pour la production de sérum constituaient les conditions de possibilité de ce que l'on appellera plus de cinquante ans plus tard la biomédecine, recherche, production, soins. Continuité ou discontinuité du biologique et du médical ? C'est là une autre histoire. Un autre élément constitue le pastorisme : il est par définition et historiquement interdisciplinaire. Il est né au croisement de talents et de vocations différents qui se rejoignent dans le projet et l'enthousiasme communs. Rappelons la première équipe : Pasteur, chimiste, pas même médecin ; Roux, médecin qui ne fait pas de clientèle ; l'itinérant Metchnikoff, d'Odessa à Paris et à Naples ; Yersin, médecin du corps colonial ; Mesnil, zoologiste, Laveran, médecin militaire, Nocard, vétérinaire, Miquel, chimiste, et les normaliens détournés de la carrière universitaire, et tous les autres. Cette originalité, cette forme de marginalité est une des fiertés du pastorien. Il est, par définition aussi, international, sur place et dans ses déplacements : sur place, où les laboratoires sont tout, sauf franco-français ; dans les échanges, entre pays de la vieille Europe, États-Unis, les pays qu'on appelait d'outre-mer, du temps des créations d'Instituts et des missions, en Australie, en Chine, à Rio de Janeiro et à São Paulo, en Afrique noire, à Nha Trang...

Pastorisme ou pasteurisme ? À cette dernière question, une réponse qui se réfère à l'autorité du linguiste. Maurice Grévisse, dans *Le Bon usage* dont la première édition remonte à 1936, analyse ce que l'on appelle la dérivation propre, création de mots nouveaux par l'addition de terminaisons spéciales, des suffixes qui modifient la signification du radical et produisent des noms et des adjectifs, des verbes, des adverbes. Notre suffixe, *isme,* est au nombre des suffixes d'origine latine qui assurent la dérivation savante. Il indique « soit une notion abstraite, soit une doctrine, soit une tournure propre à une langue ». La rigueur veut qu'à un suffixe d'origine latine corresponde un radical sous sa forme latine, *Pastor* et non Pasteur. Le contre-exemple sera donné par le mot pasteurisation qui cumule deux dérivations : une dérivation verbale, pasteuriser, et le verbe signifie l'action (la pratique, l'expérience, l'expérimentation), à laquelle s'ajoute une dérivation nominale, pasteuris-a-tion, *tion* se joignant aussi bien, dit Grévisse, à des radicaux latins qu'à des mots français.

► DARMON P., *L'Homme et les microbes, XVIIe-XXe siècle,* Paris, Fayard, 1999. – DEBRU C., *L'Esprit des protéines - histoire et philosophie biochimiques,* Paris, Hermann, 1983, chap. I. – GAUDILLIÈRE J.-P., *Inventer la biomédecine, la France, l'Amérique et la production des savoirs,* Paris, La Découverte, 2002. – MONOD J. & BOREK (ed.), *Of Microbes and Life,* USA, Columbia Univ. Press, 1971. – MORANGE M. (dir.), *L'Institut Pasteur, contribution à son histoire,* Paris, La Découverte, 1994 ; *Histoire de la biologie moléculaire,* Paris, La Découverte, 1994. – SALOMON-BAYET C. et al., *Pasteur et la révolution pastorienne,* Paris, Payot, 1986.

Claire SALOMON-BAYET

→ Antisepsie ; Bactériologie ; Immunothérapie ; Institut Pasteur ; Pédiatrie ; Tuberculose ; Vaccination.

PATIENT

Si les médecins parlent abondamment de leurs patients, le terme est bizarrement absent des index des ouvrages de bioéthique ou du code de déontologie médicale. Bien plus, l'administration hospitalière, tout en ayant rédigé une Charte du patient hospitalisé, a aujourd'hui tendance à parler de l'usager de l'hôpital quand ce n'est pas du client, ce qui a pour réciproque de considérer les soignants comme des « prestataires de service » et qui n'est pas anodin. Les histoires de la médecine traitent abondamment des différentes sortes de maladies, de leur découverte, de leur traitement, voire de leur éradication ; elles décrivent la vie des grands médecins qui ont marqué l'histoire de la médecine et donné leur nom à une maladie ou à un traitement, mais n'évoquent pratiquement jamais les malades. Si l'on se tourne alors de l'histoire des sciences vers l'histoire tout court, et notamment l'histoire des mentalités, on éprouve la même déception. Même le beau livre de Jacques Léonard (1992) n'échappe pas à cette règle : il y est question des différents types de praticiens, d'histoire de l'eugénisme, d'histoire des sciences médicales dans leur rapport à l'histoire des mentalités, mais le malade n'apparaît en première personne que dans une réflexion sur le thème littéraire du malade imaginaire de Molière à Jules Romains, c'est-à-dire finalement d'une réflexion sur l'hypocondrie. Le patient comme tel apparaît bien avec Balint (1957), mais une fois encore sous une forme biaisée, comme une variante de l'hypocondriaque dont la demande principale est moins une demande de soin *(to cure)* qu'une demande d'attention et d'écoute *(to care)*. Même *l'Histoire de la douleur* de Roselyne Rey n'est pas une histoire d'hommes souffrants mais une histoire des représentations de la douleur et des moyens médicaux, philosophiques ou religieux de lutter contre elle. C'est que l'histoire telle qu'on peut l'écrire est plus généralement l'histoire des vainqueurs que l'histoire des vaincus, l'histoire des acteurs plus souvent que celle des sujets sur lesquels s'exerce leur action, celle des médecins donc et non pas celle des malades. C'est en ce sens que le terme de patient qui évoque la passivité du sujet de soins est chargé de sens. Et pourtant, sans une collaboration active du malade, la relation thérapeutique est bancale. Hippocrate le disait déjà : « L'art de la médecine se joue entre trois termes : la maladie, le malade, le médecin. Le médecin est le serviteur de l'art, il est indispensable que le malade, aidé par le médecin, s'oppose à la maladie » (*Épidémies*, I, 2, 5). La réflexion actuelle sur le statut du patient et la récente loi du 4 mars 2002 relative aux droits des malades et à la qualité du système de santé doit nous inciter à réfléchir au passage, dans le domaine du soin, d'une éthique paternaliste à une éthique de coresponsabilité.

Du malade au patient

Dans le terme de *patient*, dérivé du latin *pati*, supporter, souffrir (par opposition à l'agent), deux idées sont présentes : la souffrance et la passivité ; le patient est celui qui pâtit et qui subit l'action de l'agent. En outre, de son origine adjectivale, le nom de patient garde l'idée de patience, de persévérance tranquille. Enfin au XIXᵉ s. (*Dictionnaire* de Littré, 1881), le patient désigne encore le condamné à mort et, par extension, celui qui est aux mains des chirurgiens et enfin seulement le malade. Du malade, celui qui est atteint d'un mal, au patient, en attendant de trouver, dans les textes de l'administration hospitalière, l'usager, voire le client, quel déplacement sémantique, quel changement d'attitude s'est opéré ? Alors que le vocabulaire traditionnel du malade et de sa maladie multipliait à l'envi les métaphores militaires : la lutte contre l'infection, la défense de l'organisme, l'agonie – dont le terme même vient du grec *agôn* –, le combat, le patient, toujours corrélé au médecin qui le soigne (le patient du Dʳ X), évoque un sujet ignorant et passif d'un traitement décidé et prescrit par un autre, celui qui sait, le docte docteur. Dans quel type de relation interpersonnelle se situe aujourd'hui le patient ? Dans la relation duelle avec son médecin ou plutôt dans une relation triangulaire (le patient, son médecin, ses proches), voire plus complexe encore, puisque, dans les maladies graves, le médecin traitant n'est plus singulier mais multiple et qu'aux proches qui ne se réduisent plus nécessairement à la famille, il faut encore ajouter la société qui décide des choix de santé publique, choix économiques et politiques, et de l'organisation hospitalière.

Être un patient, ce sera donc sinon être malade, au moins se mettre entre les mains d'un médecin. Le sujet sain qui se prête à une expérimentation sur l'homme ou à un essai thérapeutique n'est pas un patient, même s'il peut prétendre aux mêmes droits (notamment l'information qui permet un consentement éclairé) et à la même attention de la part de l'équipe médicale, qu'un patient en situation thérapeutique normale. Être un patient, c'est généralement souffrir d'une déficience (par exemple de stérilité), solliciter un soin et se confier à un médecin ou à une équipe médicale en qui on a confiance. Le malade qui pratique l'automédication n'est pas un patient. Comme le rappelait Montaigne : « Tibère disait que quiconque avait vécu vingt ans se devait répondre des choses qui lui étaient nuisibles ou salutaires et se savoir conduire sans médecine. Et le pouvait avoir appris de Socrate lequel, conseillant à ses disciples, soigneusement et comme un très principal étude, l'étude de leur santé, ajoutait qu'il était malaisé qu'un homme d'entendement, prenant garde à ses exercices, à son boire et à son manger, ne discernât mieux que tout médecin ce qui lui était bon ou mauvais » (Montaigne, *Essais*, III, 13, p. 1079). Mais la prescription de l'empereur romain Tibère d'être « médecin de soi-même », relayée par l'appel aux « médecines douces », relève bien souvent d'une confiance irrationnelle envers la nature, et surtout sa nature propre, et d'une grande méfiance envers la connaissance. Comme le rappelait G. Canguilhem, prendre en charge le corps subjectif n'exclut pas mais inclut la présence de la science puisque, pour l'homme, vivre n'est pas seulement éprouver mais connaître. « Je me porte bien dans la mesure où je me sens capable de porter des choses à l'existence et de créer entre les choses des rapports qui ne leur viendraient pas sans moi mais qui ne seraient pas ce qu'ils sont sans elles. Et donc j'ai besoin d'apprendre à connaître ce qu'elles sont pour les changer » (*La Santé*, 1988, p. 35).

Qui est le patient ?

Lorsque quelqu'un apprend qu'il est atteint d'une maladie grave, il est généralement d'abord écrasé par l'angoisse et la révolte. Mais dans une culture comme la nôtre, marquée par les prouesses scientifico-techniques, le premier réflexe est de se tourner vers ceux qui savent comment traiter le mal et qui peuvent apporter les moyens du rétablissement, vers les médecins donc. La confiance du malade envers ceux qui savent soigner, la passivité de celui qui s'en remet à des mains compétentes est donc parfaitement normale, même si elle s'accompagne aussi d'une peur des machines et de leur aspect invasif. Le danger, bien moindre aujourd'hui qu'autrefois, est pourtant que le malade se réduise à ce rôle passif de patient, qu'il s'identifie à sa maladie ou à son traitement, et qu'il ne soit plus alors qu'un sujet passif d'observation, d'investigation, de traitement et de contrôle.

Le concept de patient est un concept flou. À la différence du terme de malade qui se détermine par différence d'avec l'état de santé et par son lien constitutif avec une maladie donnée, le terme de patient évoque davantage la relation thérapeutique ou le rapport à un médecin. Être un patient, ce n'est pas d'abord être malade mais être traité. Mais, même ainsi, les limites du concept sont floues. Qui est véritablement patient ? Le fœtus ? L'échographie est un examen d'investigation du corps mais non pas de traitement. La femme gravide qui consulte un échographiste en est la patiente, quoique la grossesse normale ne soit pas une maladie ; mais son fœtus ? L'échographie est un examen qui rentre dans le cadre des soins à visée diagnostique et prédictive mais qui ne traite pas ; le fœtus, vu en échographie, n'est donc pas un patient tant qu'on n'intervient pas sur lui. Considérer le fœtus « normal » comme un patient, c'est médicaliser à outrance une bonne surveillance de la grossesse. La limite est ici étroite entre la défense des échographies en tant qu'elles permettent de déceler très tôt certaines anomalies graves (mais pas toutes, pas la surdité ni la cécité par exemple) et leur critique en tant qu'elles accentuent cette tendance collective à traiter un sujet en bonne santé comme un malade potentiel.

On peut faire le même genre de remarques à propos de la médecine préventive et prédictive : le bien portant qui se fait vacciner est déjà un patient ; la jeune femme à qui on annonce, au vu de tests génétiques, une prédisposition au cancer du sein ou la survenue certaine dans vingt-cinq ans d'une chorée de Huntington n'est pas encore malade ; elle mourra peut-être pour d'autres causes, avant d'atteindre l'âge fatidique de déclenchement prévu de sa maladie et, pourtant, elle passe brutalement, d'un coup, du statut de personne en bonne santé à celui de malade potentielle, donc déjà de patiente en tant qu'elle devra désormais se soumettre à une batterie d'examens et de tests. En outre, la confusion fréquente d'un risque et d'une survenue certaine entraîne à tous les coups des troubles psychologiques – ce pourquoi l'annonce des résultats d'un test prédictif doit toujours être accompagnée d'un suivi psychologique – et le sujet sain qui venait consulter, sort de l'hôpital en patient, en malade potentiel et presque déjà malade effectif.

Qu'en est-il aussi de celui qu'on appelle un « patient à risques », c'est-à-dire, par exemple, quelqu'un qui se porte bien mais qui, en raison de son régime de vie (consommation de tabac, surcharge pondérale, activisme générateur de stress, etc.), a un taux de cholestérol trop élevé, est hypertendu, présente un risque d'accident cardio-vasculaire ? Dans les statistiques de santé publique, il est incontestablement un malade potentiel et comme tel doit être soigné. Certains médecins n'hésitent pas à invoquer un « droit d'ingérence médical » pour imposer à ces personnes, via leur médecin traitant, une information et un traitement. Mais c'est là incontestablement un abus du pouvoir médical, lié à la crainte d'une juridicisation des rapports avec les patients. Qu'il y ait de la part du médecin un devoir d'information, soit. Mais une obligation de se protéger ou de se soigner, en dehors des risques d'épidémie ou de danger pour autrui, serait une atteinte insupportable à la liberté personnelle.

Ce qui a changé le plus depuis une vingtaine d'années dans la relation thérapeutique, c'est que bon nombre de patients n'arrivent plus dans le cabinet médical aussi ignorants et intellectuellement démunis qu'autrefois. Outre les progrès incontestables de la vulgarisation scientifique, notamment par le biais des grands journaux, bien des malades, après un premier diagnostic, consultent les sites internet consacrés à leur maladie et entrent chez le spécialiste, leur dossier internet sous le bras. La question devient dès lors : comment partager le savoir ? Comment rétablir la confiance ? Comment faire comprendre qu'une bonne vulgarisation ne donne jamais que des informations générales et statistiques et qu'il convient d'interpréter un cas singulier, jamais strictement identique à un autre ? C'est là le nouveau défi de la relation thérapeutique qui doit faire passer le patient, traditionnellement placé dans une situation de soumission et d'obéissance, symbolisée par la position couchée, à une position debout qui le met au centre du processus de soins.

La relation thérapeutique

On scande généralement les diverses étapes qu'a connues l'histoire de la médecine par diverses révolutions : l'anatomie avec Bichat, la physiologie avec Claude Bernard, la clinique avec Laennec et l'invention du stéthoscope, la numérisation et l'informatisation des données enfin. On est passé progressivement d'une interprétation des symptômes (qu'est-ce qui ne va pas ?) à une analyse scientifique de données objectives (où avez-vous mal ?) qui fait désormais appel à une armée de techniciens n'ayant plus qu'un rapport abstrait, impersonnel à la personne soignée. Comme l'écrit Jean-Louis Funck-Brentano (1990, p. 79) : « Pendant longtemps, la pénétration des données de la biologie dans le langage du clinicien n'a pas porté atteinte à la cohérence de sa démarche héritée. L'adjonction de quelques données biologiques n'a fait qu'enrichir la portée du dialogue qu'il échangeait avec son malade sans en rompre l'intimité. Ils partageaient le même langage, celui du clinicien. La place grandissante des explorations biologiques dans l'examen clinique, leur sophistication obligeant de faire appel à des spécialistes non cliniciens, et parfois même non médecins, contribueront à déliter l'intimité du dialogue médecin-malade. De plus en plus, la personne du malade n'y participe plus qu'à travers des échantillons de son sang ou d'autres tissus. »

Avant de présenter les droits et les responsabilités du patient, c'est donc à la relation clinique, la relation interpersonnelle entre un soignant et un soigné au lit du malade, qu'il faut revenir d'abord.

La relation clinique. – Comme le remarquait Dominique Folscheid (1997, p. 247), « la rencontre clinique est une expérience irréductible aux relations habituelles d'affaires, de parenté, de camaraderie, d'amitié ou d'amour ». Dans cette relation, en principe entièrement finalisée par l'objectif du « rétablissement », la médecine contemporaine requiert un processus d'abstraction nécessaire, une mise à l'écart de la personne et du sujet, pour analyser et comprendre le mal, mais ce processus doit être provisoire.

Notons d'abord que cette relation est inévitablement asymétrique ; on peut la caractériser comme la confrontation entre un savoir (qu'on va mal) sans pouvoir (se guérir) d'une part, et un savoir et pouvoir médical de l'autre. C'est là accentuer l'asymétrie d'une relation qui est maximale dans le cas de l'opération chirurgicale où un praticien exerce une violence tenue pour légitime sur un corps réduit à la fenêtre d'opération, donc maximalement abstrait. Mais on peut aussi nuancer cette asymétrie – qui risquerait vite de tomber dans une relation hiérarchisée de commandement (la prescription, l'ordonnance) et d'obéissance aveugle – en y voyant plutôt avec Pascal Engel (*Mots pour maux,* 2001, p. 61) celle « d'un expert et d'un témoin ». Cela permet de valoriser une visée commune, visée de vérité sur ce qu'est la maladie, visée de guérison en respectant les choix de vie fondamentaux du sujet, en reconnaissant aussi que cette visée commune prend inévitablement un sens différent pour chacun des membres de la relation. Une opération chirurgicale lourde, une ablation de l'œsophage par exemple, prendra un sens bien différent pour le praticien rodé, pour qui c'est une intervention hebdomadaire de routine, et pour le patient pour qui cette intervention, même si elle guérit son cancer, introduit des bouleversements décisifs et mal mesurés dans son mode de vie.

En fonction de cette opposition qui se traduit aussi, sur le plan des valeurs, dans le conflit potentiel entre le principe de bienfaisance du médecin (je sais ce qui est bon pour vous) et le principe d'autonomie du malade (je décide avec vous et sur vos conseils du choix de mon traitement, voire même d'accepter ou de refuser un traitement), on peut discuter de la nature de la relation thérapeutique : rentre-t-elle dans le cadre d'une *mission* (avec l'éventuel horizon de coercition) ou d'un *contrat* négocié et pouvant donner lieu, si son remplissement ne paraît pas satisfaisant, à une poursuite judiciaire ? Il me semble que le terme le plus juste serait celui de « pacte de soins », le *pacte* évoquant la nécessaire confiance et l'alliance des forces contre le mal. Soignant et soigné ont affaire à un même adversaire, même s'ils le perçoivent fort différemment, et l'issue létale peut être vécue comme un échec personnel par le médecin. Sans oublier que tous deux sont soumis à l'irréversibilité du temps et qu'une guérison sera au mieux un rétablissement mais jamais une *restauratio ad integrum.* Aussi l'autonomie du patient doit-elle être prise en compte non pas comme un fait mais comme une valeur, une modalité de la liberté qui ne peut croître qu'en étant toujours déjà présupposée.

La demande et la réponse. – Le patient est d'abord un sujet parlant qui demande de l'aide. Cette demande n'est jamais seulement une demande technique de soin ; elle est aussi un appel au secours, une plainte, un récit, qui attend en réponse écoute, accueil et prise en charge. L'organisation de la médecine est ainsi passée d'un régime de concurrence avec la protection religieuse à un régime de protection sociale. Après l'Asclépéion, le temple du dieu guérisseur Asclépios, où le malade attendait d'un songe l'indication des remèdes à son mal, en passant par les *Valetudinaria* de l'Empire romain, on aboutit au IVe s. à Césarée de Cappadoce, à la naissance de l'hôpital, fondé par saint Basile, comme lieu d'accueil pour secourir les pauvres, les vieillards, les lépreux et les infirmes. L'hôpital médiéval est toujours une institution destinée à concrétiser publiquement l'obligation religieuse de charité. D'où le projet des révolutionnaires, en 1794, de supprimer les hôpitaux et de faire soigner gratuitement les pauvres à domicile. Mais, outre son rôle de refuge social, l'hôpital joue désormais un rôle irremplaçable de centre de recherches scientifiques et thérapeutiques. Ce n'est pas pour autant que, même dans les pays les plus industrialisés, les patients aient abandonné le recours aux amulettes. Même si l'on n'invoque plus guère saint Côme et saint Damien, deux saints guérisseurs, le patient réclame toujours, outre des soins compétents, une attention à sa souffrance, un regard qui l'envisage, une parole qui le restaure comme personne, un peu de temps partagé...

Le patient chronique. – Une nouvelle conception du patient, compris non plus comme objet de soins mais comme agent coresponsable de son traitement, apparaît au XXe s. avec le traitement des malades chroniques, notamment du diabète. La médecine dispose, avec l'insuline, d'un traitement efficace mais qui exige un partage du savoir et une formation à la thérapeutique. Le diabétique apprendra à mesurer plusieurs fois par jour sa glycémie pour la maintenir à un taux convenable, à y adapter ses injections d'insuline et son alimentation, à devenir l'agent et non plus le patient d'une action médicale sur lui-même. Mais on note cependant des difficultés particulières à cette prise en charge et des échecs, si l'on ne prend pas suffisamment en compte le vécu de la maladie, si l'on s'en tient à une information rationnelle, objective, dépersonnalisée. Pour que le patient devienne l'agent efficient de son traitement, il faut que l'information qui lui est donnée s'inscrive dans une communication empathique qui respecte l'autonomie du sujet, qui prenne en compte l'arrière-plan inconscient de la maladie, les révoltes, les espoirs, les craintes de la personne malade. La maladie chronique n'est pas une maladie comme une autre, c'est une maladie qui envahit la totalité de la vie, qui constitue au sens propre un « autre régime de la vie ». Le malade chronique est un malade qui ne guérira pas de sa maladie, qui devra donc apprendre à vivre avec elle jusqu'à la vieillesse, à la gérer dans ce qu'elle implique d'empêchements à ses projets de vie. Comme le poids de la pathologie chronique s'élève avec l'âge, qu'elle se détecte plus tôt, nous sommes tous, peu ou prou, des malades chroniques en puissance. La tentative de compréhension empathique du malade chronique et son passage de patient soumis à agent responsable de ses soins peuvent donc nous apprendre beaucoup sur l'évolution prévisible du statut du patient.

Droits et devoirs du patient

L'opposition traditionnelle entre le médecin debout au lit du malade et le patient couché symbolisait assez bien la relation complètement hiérarchisée entre les deux sujets de la relation thérapeutique. Cette relation a désormais beaucoup changé. Non que les grabataires se soient levés mais on assiste bien désormais à un relatif partage du savoir et du pouvoir. Le patient a acquis des droits affirmés et explicités dans la Charte du patient hospitalisé (1995) et dans la récente loi relative aux droits des malades (4 mars 2002). Quels sont donc ces droits ? Tout droit étant corrélatif d'un devoir, ces droits appellent-ils seulement des devoirs des soignants ou n'impliquent-ils pas aussi des devoirs ou, du moins, une responsabilité spécifique du patient ? C'est ce que stipule clairement la loi du 4 mars 2002, en évoquant, après l'article 3 sur les droits de la personne, les droits et les responsabilités des usagers du système de santé (art. 11).

Écartons d'abord une illusion tenace : le sujet malade a « droit à des soins compétents et notamment à tous ceux qui existent pour soulager sa douleur » (art. 3), mais il n'existe *pas de droit à la santé* puisque la santé est un bien immatériel, non appropriable, et qui ne dépend pas entièrement de ceux qui travaillent à la maintenir ou à la restaurer. Les droits principaux du patient concernent l'information, la liberté, l'égalité, la solidarité.

Information du patient. – Le droit à l'information et à la confidentialité des informations le concernant est un droit qui relève du respect de la personne, de la vie privée et de la dignité du patient. La nouvelle loi renouvelle l'exigence de secret médical, y compris en cas de secret partagé, lorsque les informations concernant le patient impliquent la collation de données fournies par de multiples intervenants. « Le médecin doit à la personne qu'il examine, qu'il soigne ou qu'il conseille, une information loyale, claire et appropriée sur son état, les soins et les investigations qu'il lui propose », dit l'art. 35 du *Code de déontologie médicale* qui a valeur réglementaire. Mais il y a certains cas, notamment en psychiatrie, où une information brute (par exemple un diagnostic de psychose) serait nocive. De même, l'excès d'information mal digérée, notamment par la signature de formulaires de consentement, peut entraîner une perte de confiance dans la médecine et dans la possibilité de guérison. Le patient a donc droit à une vérité loyale, modulée selon son désir d'entendre, mais il a aussi le droit à ne pas savoir : « La volonté d'une personne d'être tenue dans l'ignorance d'un diagnostic ou d'un pronostic doit être respectée, sauf lorsque des tiers sont exposés à un risque de transmission » (art. 11).

Le pacte de confidentialité est bien un préalable au pacte médical qui vise à préserver l'intimité violée par les examens et les traitements ; il constitue une limitation du pouvoir médical et la contrepartie de l'autorisation donnée au médecin de pénétrer dans l'intimité du patient. Désormais le patient a le droit d'accéder à l'ensemble des informations concernant sa santé (art. L 1111-7), soit comme auparavant, par l'intermédiaire d'un médecin traitant, soit directement après un délai de réflexion de deux jours. Mais ce gain a son revers : le risque de voir s'établir un double dossier, l'un objectif et ne contenant que des informations numérisées et incompréhensibles pour le profane, l'autre subjectif et non communicable, renfermant les observations, les hypothèses, les commentaires personnels des médecins. L'inquiétude du corps médical devant cette avancée des droits du patient ne correspond pas seulement à une mise en cause d'un pouvoir exclusif mais au danger réel d'incompréhension et de panique ou de contestation du traitement. Sur le chemin de l'information et de la décision partagée, bien des progrès restent à faire.

Liberté, ou de la prescription à la décision partagée. – La liberté du patient concerne le choix du thérapeute et de l'établissement de santé, la possibilité de demander l'avis d'un autre médecin sur son traitement, le consentement éclairé aux soins et aux expérimentations. « Toute personne prend, avec le professionnel de santé et compte tenu des informations et des préconisations qu'il lui fournit, les décisions concernant sa santé » (art. 11). Ce droit a été clairement et maintes fois réaffirmé depuis la condamnation des médecins nazis et le Code de Nuremberg. Mais un patient, en état de faiblesse et d'angoisse, n'est pas un étudiant en médecine avide de connaissances. En outre, dès que la maladie devient complexe, il a affaire à une multitude de spécialistes. Il est de plus en plus difficile de maintenir une relation personnelle durable entre le médecin et le patient, en raison du caractère de plus en plus collectif de la discipline médicale et de la dévalorisation du médecin de famille. Pourtant l'échange sur les différentes stratégies thérapeutiques possibles et la participation du malade au choix, après information, sont indispensables pour que le patient devienne l'agent actif de son traitement. Mais l'information donnée doit aussi prendre en compte les choix de vie du malade, et le consentement aux soins n'est jamais seulement un choix technique ; c'est aussi donner du sens et de la confiance aux procédés thérapeutiques mis en œuvre.

Égalité et solidarité. – « Aucune personne ne peut faire l'objet de discriminations dans l'accès à la prévention et aux soins » (art. 3, L. 1110-3). Devant la maladie, nous sommes en un certain sens égaux et chacun a le droit d'être traité dans le respect de son intérêt et non pas de la prouesse médicale. Dans le cas d'essais thérapeutiques, le patient a droit à ce que la procédure de sélection utilisée soit régulière. Cette égalité du droit aux soins a un coût fort élevé et elle implique déjà que tout ce qui est techniquement possible dans nos sociétés développées n'ait pas toujours à être entrepris. C'est pourquoi l'égalité est indissociable de la solidarité, solidarité de la protection sociale certes, mais aussi solidarité dans l'évaluation du rapport coût/bénéfice escompté. L'égalité concrète et réaliste passe par le renoncement à des thérapies inefficaces et disproportionnées.

Responsabilité. – « Les droits reconnus aux usagers s'accompagnent des responsabilités de nature à garantir la pérennité du système de santé et des principes sur lesquels il repose » (art. 11, L. 1111-1). Cette responsabilité du patient s'exprime dans la participation à la décision thérapeutique, l'éventuel refus de soins dans le cas du patient majeur, la désignation d'une « personne de confiance » consultée dans le cas où il serait hors d'état d'exprimer sa volonté (art. 11, L. 1111-6), la formation du patient dans le cas des maladies chroniques, l'évolution vers l'hôpital de jour et les soins à domicile. Alors même que nul, pas même le médecin malade, ne saurait être le médecin de soi-même, l'amélioration de l'information et de la formation des patients permet de soigner davantage de malades à domicile, en leur assurant une meilleure qualité de vie, en les sortant de leur condition d'assistés mais au prix, généralement, d'une lourde charge pour la famille. Il n'est pas question de plaider pour le passage du patient au client, à l'usager ou au consommateur de biens de santé, comme l'appellent trop souvent les documents administratifs, mais de rétablir le sens de la fraternité, entre l'amitié et la justice, et de redonner au patient, autant que faire se peut, la plénitude de sa dignité d'homme ou de femme, libre et responsable de soi.

Du patient à la personne ou comment recréer de la réciprocité

Le patient nous est d'abord apparu comme l'objet de la médecine ; il en est surtout la fin, le but qui oriente toute la démarche de soin. Qu'est-ce, en effet, qui distingue une recherche médicale d'une pure recherche biologique, sinon le fait qu'elle a pour finalité non pas d'abord d'augmenter nos connaissances mais d'améliorer un traitement et de favoriser la guérison des patients, comme on le voit dans le cas des recherches sur les cellules souches et les maladies neurodégénératives. La fin du médecin, donc, ce n'est pas tant la réussite thérapeutique que la *personne* malade, avec ses choix de vie, qu'il doit l'aider à conserver, restaurer ou aménager. Saisir combien la valeur d'une vie humaine est liée à la liberté et aux valeurs que chacun pose par elle permet de passer plus facilement, pour le médecin, d'une éthique de conviction de type paternaliste (je sais ce qui est bon pour vous) à une éthique de coresponsabilité : nous décidons ensemble, après consultation, information éclairée, prise en compte des choix fondamentaux de vie, ce qui est le meilleur pour vous ; par exemple, le choix d'une opération chirurgicale lourde ou d'un traitement qui soulage sans soigner, voire de l'abstention thérapeutique et des soins de confort. La relation au patient, l'épreuve de la maladie, la relation thérapeutique, c'est pour chacun, malade, médecin ou proche, l'épreuve de la finitude mais aussi du discernement, de la créativité, de la sollicitude et de la solidarité.

▶ BAERTSCHI B., *La Valeur de la vie humaine et l'intégrité de la personne*, Paris, PUF, 1995. – BALINT M., *Le Médecin, son malade et la maladie*, 1957, trad. fr. Paris, Payot, 1996. –

BON F. et al., *Mots pour maux*, Le bord de l'eau, 2001. – CANGUILHEM G., *La Santé, concept vulgaire et question philosophique*, Pin Balma, Les Sables, 1988. – FOLSCHEID D., FEUILLET-LE MINTIER B., MATTEI J.-F., *Philosophie, éthique et droit de la médecine*, Paris, PUF, 1997. – FUNCK BRENTANO J.-L., *Le Grand Chambardement de la médecine*, Paris, O. Jacob, 1990. – HOERNI B., *Éthique et déontologie médicale*, Paris, Masson, 2000. – LAGRÉE J., *Le Médecin, le Malade et le Philosophe*, Paris, Bayard, 2002. – LÉONARD J., *Médecins, malades et sociétés dans la France du XIXe s.*, Paris, 1992.

Jacqueline LAGRÉE

→ Bioéthique ; Diagnostic ; Dossier médical ; Droit à l'information du malade ; Étiologie ; Médicament et individu ; Mouvement associatif ; Pronostic.

PEAU

La peau – l'appareil le plus étendu (2 m^2) et le plus pesant (3 kg pour un adulte) – n'a pas assez retenu l'attention, tant des physiologistes que des spécialistes de la pathologie. Les uns et les autres auraient été entraînés par un lourd préjugé selon lequel la surface compte moins que la profondeur ou encore que l'extérieur ne saurait éclipser l'intérieur. En effet, le cutané semble ne satisfaire qu'à un besoin d'empaquetage protecteur ; il permet surtout la séparation d'avec le milieu, assurant ainsi notre insularité (le célèbre « milieu intérieur » dont l'autonomie et surtout la constance caractérisent le vivant, pour rappeler la théorie de Claude Bernard). Déjà, ce qui nous aide à combattre cette manière de voir vient de ce que la peau et le cerveau dérivent tous deux du même feuillet embryologique (l'ectoderme). L'un et l'autre travailleront à notre défense, à notre adaptation : l'un enregistre (le cerveau), quand l'autre alerte ou prévient (le sensoriel). Une autre raison, plus simple, nous pousse à refuser la séparation entre les viscères et ce qui les enveloppe : comment admettre un vivant coupé en deux – une périphérie sans lien avec le centre ? Nous devons donc solidariser les deux. Nous sommes même tenus de voir les premiers animaux comme enfermés sous une cuirasse, en conséquence de quoi ils n'échappent pas à l'apathie, à un relatif immobilisme. S'ils vivent ainsi à l'abri, ils paient cher un tel avantage. C'est pourquoi les plus évolués vont réussir une opération décisive, rien moins qu'un retournement : ils mettent au-dedans l'exosquelette (l'osseux, la carapace) et ne s'entourent que d'un tissu sensible, susceptible de recevoir des messages venus de loin ; la meilleure défense ne consiste pas à s'enfoncer en soi-même, à se clore à l'intérieur d'un sac résistant, mais, au contraire, à s'ouvrir aux stimuli les plus faibles. Les organes sensoriels, nés de l'invagination du cutané, recueillent le plus lointain qui nous avise des dangers comme des avantages à attendre. En somme, ne dédaignons pas « l'extérieur » puisqu'il fut « l'intérieur » d'hier (et réciproquement d'ailleurs). Pour des raisons faciles à concevoir, le biologiste rechigne à prendre le tégument pour un appareil décisif de l'économie. Il continue à ne voir en lui qu'une membrane de recouvrement. Preuve de cette défaveur, un classique parmi d'autres – le *Précis de Physiologie* de Hédon (Paris, Octave Doin, 1901 ; rééd. 1950) n'accorde aucune place au cutané. Si on consulte simplement l'index alphabétique qui recense les appareils, les fonctions, les moindres opérations propres au vivant, on ne trouvera rien qui se rapporte à la peau. Ce *Précis* fortifie même l'exclusion : en effet, lorsqu'il définit la matière vivante ou plutôt la cellule, il reconnaît et écrit que « la membrane ne constitue pas une partie essentielle de la cellule ; elle fait généralement défaut aux cellules animales, dont le corps est nu » (*op. cit.*, p. 13). La couche externe ne touche que le végétal, condamné à l'inertie et à la pauvreté. Sa cellule ne vit qu' « encerclée ». Nous doutons d'ailleurs de l'argument avancé par le physiologiste ; est-ce qu'il ne persiste pas à donner dans le préjugé médico-philosophique, sinon méthodologique, ce qui infériorise et dévalue la surface ?

Il convient de relever le cutané de sa prétendue insignifiance, attendu qu'il intervient dans la plupart des manifestations vitales. Est-il, en effet, une seule fonction dans laquelle le tégument n'entre pas ? Mentionnons que cette peau n'équivaut pas à une cloison étanche qui enfermerait : non seulement elle comprend plusieurs couches mais surtout des pores par où s'écoulent la sueur (glande sudoripare) ou le *sebum* (glande sébacée). De même, l'entrée n'y est pas refusée, puisque des médicaments (patch, onguent, pommade) peuvent y être absorbés et ainsi entrer dans l'économie. Retenons surtout que cet organe connaît le taux de renouvellement le plus élevé : les cellules basales se divisent sans cesse et poussent au dehors celles qui les ont devancées – d'où une rapide desquamation (et la kératinisation, car les cellules pressées et rejetées perdent leur noyau). La mort au-dehors exprime la célérité et donc l'extrême vitalité de l'assise génératrice. N'oublions pas enfin que la peau tout entière doit être définie comme un appareil sensoriel (les sensations de tact, de douleur et de température, du fait de la présence en elle de nombreux dispositifs nerveux – les organes de Pacini, les corpuscules de Gorgi et de Meissner). Dans ces conditions, rien ne se passe dans le corps – physiologiquement parlant – sans que le cutané n'y participe directement. Il nous sera toutefois opposé que les fonctions cardinales, comme la respiration et surtout la digestion, ne nouent aucun lien avec le tégument, en quoi on se trompe. Outre que la peau peut absorber directement de l'oxygène et éliminer le gaz carbonique, outre le fait que la peau peut à elle seule, chez certains mollusques, assurer la respiration, soulignons surtout que la vitamine D n'est synthétisée que dans et par la peau. Celle-ci reçoit du sang des stérols venus eux-mêmes de l'alimentation ; il faudra l'énergie solaire (les rayons ultra-violets) afin de les métaboliser et les transformer. Une fois l'opération réalisée, la vitamine D ou ses dérivés retournent dans la circulation. Il s'ensuit que le rachitisme (ou la déficience du tissu osseux, elle-même causée par une carence en vitamine D) suppose ou bien un manque d'exposition à la lumière ou bien un régime alimentaire déséquilibré (l'absence des corps gras). Mais nul ne peut en douter : le tégument achève la transformation digestive (l'élaboration vitaminée). Sur un plan plus général encore, le darwinisme nous a convaincus du rôle actif de l'épiderme, puisqu'il intervient (bien qu'indirectement) dans la physiologie décisive de la reproduction (la sexualité). L'animal est même enfermé dans une contradiction : trop voyant, il sera repéré et menacé par ses ennemis (les carnassiers) mais, neutre ou gris, donc peu reconnaissable, il ne pourra pas être remarqué ou retenu par son partenaire. Tous les mâles ne seront pas élus ; il leur faut se distinguer par un dehors (l'épiderme) débordant – les caroncules, les houppes, les protubérances, les filaments, une morphologie abondante, si possible, tarabiscotée. Les papillons, il est vrai, ont trouvé encore mieux : des ailes multicolores, diaprées, quand le corps de l'animal est réduit au centre, de telle façon que les insectes ne le piquent pas. Ils n'étalent que ce qui peut être attaqué, sans leur nuire. L'homme même, selon Charles Darwin, tend aussi à originaliser son « dehors ». Ici, les pratiques sociales l'y poussent : le déracinement des dents, l'arrachage des cils et des sourcils, les lèvres percées, les pieds déformés, tant comptent l'allure et l'apparaître, c'est-à-dire l'obligation de déclasser ses concurrents et de s'imposer. Qu'il s'agisse donc de la digestion ou de la reproduction (des fonctions tenues pour endogènes), le cutané y prend part. D'ailleurs ne survit pas celui qui a perdu (par suite d'une brûlure) un important territoire cutané. Mais est-il une physiologie plus déterminante que celle qui assure notre défense ? Ne voyons pas le cutané comme une paroi ou une simple enveloppe. Au contraire, tenons-le pour le lieu où s'organise la réplique immunitaire. Nul n'en sera surpris : c'est sur la frontière que les combats se déroulent (la prolifération lymphocytaire). La seule histamine (vasodilatatrice), que le derme libère, conduit à une intense arrivée du sang et donc à l'entrée, dans le tissu menacé, des cellules défensives. Voici même ce qui déroutera ; il s'agit d'une expérience inouïe menée par un spécialiste, médecin et biologiste français, d'origine russe, Alexandre Besredka (1870-1940). Il dispose dans une ampoule de gélatine des microbes virulents. Il l'introduit dans l'organisme, en son centre, ce qui devrait le tuer. Il attend que la cicatrisation soit achevée pour briser la frêle ampoule et répandre les redoutables bactéries en dedans. Mais les animaux résistent. Les mêmes microbes – s'ils traversent la barrière cutanée – aussitôt déclenchent une septicémie, l'explosion infectieuse. Besredka l'écrit : « Des bactéries virulentes se montrent inoffensives [...] isolées de la peau proprement dite » (*Immunisation locale*, Masson, 1925, p. 46). Le cutané participe donc au maintien de la vie, comme à la tragédie de l'infection. Ne le séparons pas du reste.

Il nous est impossible d'énumérer toutes les pathologies qui relèvent du cutané en raison de leur nombre. Il en est vite résulté une dermatologie proche de la botanique, elle aussi dominée par la quantité des espèces et leur variété. Tout a d'ailleurs été repris à la dermatologie de ce qu'elle pouvait revendiquer : l'acné est allée aux endocrinologues, les maladies infectieuses aux pédiatres, les eczémas aux allergologues, les sclérodermies aux rhumatologues, les épithéliomas aux cancérologues, etc. Elle n'a conservé que les maladies sexuellement transmissibles – la syphilis notamment –, d'où « la dermato-vénérologie », sous le vain prétexte que le mal napolitain s'accompagnait de troubles cutanés et qu'il se propage lui-même par contact. Mais pourquoi n'avoir pas retenu d'autres pathologies comme la tuberculose ?

En ce qui concerne la dermatologie, nous nous en tiendrons à deux remarques générales. Premièrement, il n'est guère de maladies (et notamment celles de système, les plus significatives, les plus informantes) qui ne s'inscrivent dans le dermo-épidermique, ce qui ne doit pas surprendre, puisque nous avons condamné (méthodologiquement) la séparation du dedans et du dehors (celui-ci est toujours concerné ou touché par l'en dessous ; parfois même, il le révèle en premier). Le clinicien ne portera jamais assez d'attention à ce qui est directement (quoique liminairement) visible. Dans le texte cutané, il lira parfois les signes avant-coureurs de tel ou tel désordre en préparation. Ainsi la tuberculose – maladie épidémique – peut se signaler par des symptômes tégumentaires (le bacille de Koch se trouve dans ces formes ulcérées). Cette tuberculose cutanée, destructrice, fut même désignée *« lupus vorax »*, *« herpes ferox »*. Deuxièmement, on donnera une idée de la pathologie (la dermatologie) si on la calque sur la physiologie fonctionnelle. Chacun concevra sans peine la possibilité de nombreuses formations (verrues, angiomes, éphélides ou taches de rousseur, mélanomes, épithéliomas) parce qu'on croit pouvoir raccorder ces affections proliférantes au fait que la peau ne cesse pas (avec un taux rapide de renouvellement) de se régénérer. Comptons aussi les mélanocytes qui absorbent les ultra-violets : les rayons solaires entraînent l'augmentation des cellules et donc le dépôt des grains de mélanine (le bronzage). Notons que si le manque de lumière nuit (le rachitisme, comme nous l'avons signalé), les excès provoquent les épithéliomas (les cancers : on distingue le basocellulaire à évolution lente et localisée du spinocellulaire qui envahit les tissus environnants et finit par gagner les ganglions lymphatiques). Ils frappent l'un et l'autre les personnes âgées (dans les zones exposées au soleil) là où on notait déjà des kératoses séniles qui allaient dégénérer.

Autre chapitre, autre pathologie : la peau a été tenue pour un lieu de défense et de sensibilité (l'immunitaire). En conséquence, l'urticaire, l'eczéma, le psoriasis, l'érythème nerveux – tous éruptifs –, rentrent dans le cadre de l'allergie. Une substance irrite le système de défense qui multiplie les anticorps, de là, par exemple, l'éruption urticarienne (urtica, ortie, à cause de la vive démangeaison). Des aliments anodins peuvent provoquer cette crise (des fraises, des crustacés). Le psoriasis se définit et se reconnaît par une tache rouge recouverte par une masse blanchâtre qui elle-même résulte d'une accumulation de *squames* (à la limite, une sorte de farine) ; il s'agit d'une éruption érythémato-squameuse. Elle siège généralement au coude ou au genou, mais le corps en entier peut être concerné. Avec l'eczéma – le rougissement, le vésiculaire, l'exsudation, la desquamation, la lichénification, (allergie tissulaire) – est activée la mécanique immunologique avec son déchaînement pseudo-protecteur. Autre territoire pathologique, nous devons compter avec les infections de la peau : elle s'offre, du fait de son extériorité, aux agents infectieux ou parasitaires (impétigo, furoncle, pemphigus).

De ce qui précède, il résulte encore que la thérapie (les soins dus au corps) ne saurait négliger le dermo-épidermique. Ainsi, l'enfant, pour son équilibre et son éveil, doit être bercé, cajolé, caressé. Retenons, au passage, la scène suivante : le jeune chat ne cesse de se frotter aux barreaux de la table ou de la chaise. Cette autostimulation l'affirme ; elle correspond à la satisfaction d'une exigence.

Guerre à l'éloignement et au puritanisme ! Le nouveau-né ne doit pas être privé du contact quasi fusionnel ou d'un « toucher » qui le tire de son apathie. L'hospitalisme, remarqué par le psychanalyste américain d'origine autrichienne René Spitz (1887-1974), l'a prouvé : le nourrisson séparé de sa mère n'évite pas les troubles cutanés (une neurodermie, voire un eczéma), parce que lui manque l'excitation dermique. De leur côté, les manipulateurs de toute nature (pédicure, manucure, chiropracteur, acupuncteur, coiffeur même), grâce aux palpations et soins, obtiennent des résultats. Il a même été reproché au psychanalyste dans le traitement des troubles psychiques de s'en tenir au seul langage et surtout de demeurer à distance de son patient. Mais la biologie ne manque pas de corriger ses débuts insuffisants en ce qui concerne une dermatologie proche de la botanique, recouverte par la multiplicité des cas et des noms – une science seulement descriptive ou accumulatrice. Le terme de dermatologie et plus encore celui de « dermato-vénérologie » tend à s'éclipser au bénéfice de celui de « dermo-science », discipline retenue par les questions immunitaires et régénératives.

▶ ALIBERT J.-L. , *Précis théorique et pratique sur les maladies de la peau*, Paris, Charles Barrois, 1810 ; *Description des maladies de la peau*, Bruxelles, Auguste Wahlen, 2e éd., 1825 ; *Monographie des dermatoses ou description des maladies de la peau*, Paris, 1832. – BESREDKA A., *Immunisation locale*, Paris, Masson, 1925. – BONNETBLANC J.-M., *Introduction à la dermatologie*, Paris, Ellipses, 1989. – DEGOS R., *Dermatologie*, 2 vol., Paris, Flammarion, 1953. – DUBERTRET L., *Thérapeutique dermatologique*, Paris, Flammarion, 1991. – HÉDON E., *Précis de Physiologie*, Paris, Octave Doin, 1901, rééd. 1950. – MUSY-PRÉAULT C., *Les Maladies de la peau*, Paris, Albin Michel, 1994. – ROSSANT I., *Le Soleil et la Peau*, Paris, PUF, 1995.

François DAGOGNET

→ Allergie ; Chirurgie esthétique ; Immunologie ; Photographie ; Vitamine.

PÉDIATRIE

Le processus de spécialisation de la pédiatrie française (XIXe-XXe siècles)

Une médecine clinique et sociale

L'apparition d'un intérêt médical pour les enfants, leurs maladies et les moyens de préserver leur santé a partie liée avec la naissance, au XVIIIe s., du sentiment de l'enfance dans les milieux de la bourgeoisie urbaine, analysée par P. Ariès. Il est l'occasion d'une importante rubrique dans l'*Encyclopédie* qui, après avoir souligné le rôle déterminant que doit jouer la médecine dans la protection des enfants, passe en revue les maladies, leurs causes et leur « curation », en prenant appui sur les écrits « classiques » de Boerhaave et d'Hoffmann. Cet intérêt émergeant pour les maladies infantiles prépare le terrain à la mise en place, dans les premières années du XIXe s., du premier hôpital pour enfants malades. Sa création prend sens dans le processus qui lie la médicalisation des hôpitaux et leur réorganisation à la refonte du savoir médical par la démarche anatomoclinique. Elle met un terme à une situation pernicieuse où les enfants « étaient à côté d'hommes souvent corrompus par la débauche et livrés aux maladies qui en sont la suite. Leur constitution physique en souffrait quelquefois, leurs mœurs presque toujours ». Et tout en se voulant une mesure de protection, elle offre à la médecine des conditions favorables pour « observer séparément, et les maladies particulières à l'enfance et celles qui, lui étant communes avec la virilité, reçoivent cependant de cet âge quelques modifications ». Avec ses 300 lits de médecine pour les maladies aiguës, ses 200 et bientôt 300 lits pour contagieux (hospitalisés dans des bâtiments séparés) et son service de chirurgie (70 lits), l'hôpital des Enfants malades devient l'un des établissements les plus importants gérés par le conseil des hospices de la ville de Paris. La distinction entre maladies contagieuses et aiguës délimite deux mondes bien distincts. Dans l'un, des problèmes relativement bénins avec des enfants hospitalisés plusieurs semaines, pour être traités contre la gale ou la teigne et recevant à l'occasion de leur séjour un enseignement élémentaire dispensé par l'instituteur attaché à l'hospice. Dans l'autre, des situations tragiques qui font du lieu le secteur hospitalier parisien où la mortalité est la plus élevée : « Le plus grand nombre des enfants venus à l'hôpital y périssaient dans les jours qui suivaient leur entrée » (un quart de la population hospitalisée décède au cours des cinq premiers jours). Et cette banalité quotidienne de la mort sera la marque des hôpitaux d'enfants pour une longue période.

Dès son ouverture, l'hôpital des Enfants malades est mis en relation avec le dispositif institutionnel de l'enfance abandonnée ; c'est vers lui que sont orientés les jeunes pensionnaires malades de l'hospice des orphelins. Trouvant son origine lointaine dans les deux hospices d'enfants trouvés, le premier (hospice du parvis Notre-Dame, 1670) créé à l'initiative de la congrégation des Sœurs de la Charité, le second (hospice du Faubourg Saint-Antoine, 1674) lié à l'hôpital général, ce dispositif est profondément réaménagé pendant la Révolution du fait de la création de la première « maternité ». En effet, celle-ci accueillant une population quasi exclusivement composée de femmes enceintes « hors mariage », se voit obligée de gérer les très nombreux abandons de nouveau-nés, qui désormais se produisent dans ses murs. La solution va consister à scinder la maternité en deux hospices différents, l'un voué à l'accouchement, l'autre à l'allaitement (et recrutant à cette fin des nourrices, dont les accouchées gardant leur enfant). Dès lors, son recrutement sera étendu à l'ensemble des nourrissons abandonnés dans la capitale et les deux hospices d'enfants trouvés seront reconvertis, celui du faubourg Saint-Antoine devenant l'hospice des orphelins et l'autre l'hôpital de la Pitié, annexe de l'Hôtel-Dieu. L'hospice de l'Allaitement, confronté au très mauvais état de santé de beaucoup de nourrissons (importance des cas de naissance prématurée), dispose d'une infirmerie où interviennent quelques soignants dirigés par un chirurgien. Mais les affections dont souffrent les patients échappent le plus souvent à la thérapeutique et l'entrée à l'infirmerie signe presque toujours la mort (quatre cas sur cinq). L'hospice, qui s'occupe aussi du placement à la campagne des survivants, finance, organise et contrôle un réseau de nourrices. À la fin du temps de nourrice, le relais est pris par l'hospice des orphelins qui s'occupe d'éduquer ses pensionnaires et de les préparer à l'entrée dans le monde du travail en les plaçant chez des artisans, assurant aussi un suivi de leur santé (et leur vaccination systématique contre la variole).

Développement et diversification de la pédiatrie hospitalière

Si, après 1840, l'institutionnalisation de la pédiatrie hospitalière va gagner les grandes villes de province, le principal foyer de son développement reste toujours la capitale. L'Assistance Publique de Paris qui en 1848 succède au Conseil des hospices conduira vis-à-vis de l'enfance, et sur le long terme, une politique indissociablement médicale et sociale qui se traduira dans les faits par une augmentation régulière du parc hospitalier et par une différenciation toujours plus poussée des modes (et des structures) de prise en charge. Amorcé sous le Second Empire, le mouvement s'amplifie sous la IIIe République. Trois en 1848, les établissements pour enfants de l'AP sont devenus six en 1870, douze en 1890 et vingt-deux à la veille de la Deuxième Guerre mondiale.

L'hôpital des Enfants malades est complété dans sa fonction d'hôpital « général » par Trousseau en 1854, Hérold en 1900, Bretonneau en 1901. Une annexe de l'hospice des enfants assistés Saint-Vincent de Paul (nouvelle dénomination de l'hospice de l'allaitement) est ouverte à Thiais (1884), tandis que le nombre des orphelinats passe de un à six entre 1866 et 1926. Par ailleurs, de nouvelles institutions spécialisées apparaissent, situées dans les environs de Paris, mais aussi loin de la capitale, au bord de la mer, à la montagne ou dans des villes d'eaux. Il s'agit d'hôpitaux pour convalescents (le premier à La Roche-Guyon en 1850 puis trois autres en 1898, 1922 et 1936), de centres de cures thermales (Forges-les-bains, 1860) ou héliomarines (hôpital expérimental de Berck-sur-mer, 1861), d'établissements pour enfants teigneux (Moiselles, 1892), pour idiots et imbéciles (Fondation Vallée, 1890), de sanatoriums pour enfants tuberculeux (dont une annexe de l'hôpital de Berck pour la tuberculose osseuse). Ces établissements forment un réseau lié aux hôpitaux d'enfants malades, qui assure le désengorgement des services tout en permettant la poursuite de la prise en charge des patients hors du domicile familial (souvent considéré comme insalubre et donc peu propice au rétablissement).

Premier endroit où ont été rassemblées et étudiées les pathologies les plus diverses, l'hôpital des Enfants malades devient le lieu de constitution de la « clinique » pédiatrique. Au départ établissement de deuxième plan, dépourvu du prestige attaché aux hôpitaux d'adultes qui accueillent les chaires de cliniques médicales et chirurgicales, il ne devient un lieu attractif pour les médecins hospitaliers soucieux de faire une carrière hospitalo-universitaire qu'à la création de la chaire des maladies des enfants en 1878, dont il devient le siège. La reconnaissance de la spécialité par la faculté de médecine a pour effet de revaloriser les positions institutionnelles au sein des hôpitaux d'enfants qui sortent de leur marginalité pour s'intégrer au pôle dominant du champ médical.

Le changement de statut de la pédiatrie survient au moment où les effets de la « révolution pastorienne » sur les théories et les pratiques médicales commencent à se faire sentir. Or ces effets vont prendre une importance particulière dans les différents secteurs d'activités pédiatriques. Les mesures d'isolement et d'antisepsie, initiées par J. Grancher à l'hôpital des Enfants malades, permettent de réduire les infections secondaires dans les services et l'introduction d'innovations comme la sérothérapie permet d'élargir la palette des moyens thérapeutiques. Les avancées spectaculaires de l'ensemble de la chirurgie rendues possibles par la maîtrise des infections, bénéficient aussi à la chirurgie infantile qui ne tarde pas à être reconnue à son tour par la faculté, comme une nouvelle spécialité (1901). Mais c'est dans le domaine de la puériculture et de l'hygiène infantile que les transformations sont les plus décisives. Initiée par les professeurs d'obstétrique Adolphe Pinard et Pierre Budin et diffusée par de nombreuses institutions relais (dont l'école), la nouvelle puériculture « pastorienne » va s'imposer progressivement dans toutes les classes sociales et transformer profondément les pratiques maternelles de soins au nourrisson. Pièce maîtresse dans la politique de protection de l'enfance mise en œuvre sous la IIIe République, la puériculture s'articule à un ensemble de mesures visant à développer la prophylaxie des maladies infectieuses infantiles par des campagnes de dépistage de masse et de vaccination. Mais, dans un contexte profondément marqué par la hantise de la dégénérescence de la race, le mouvement en faveur de la puériculture sert aussi de matrice, en France, à un courant eugéniste dont le fondateur, le Dr Apert, pédiatre hospitalier, est un élève de Budin. Ce faisant, Apert renouvelle les approches de l'hérédité morbide. Soucieux de cerner les problèmes pouvant donner prise à des mesures de prophylaxie, il s'attache à distinguer les malformations congénitales acquises pendant la grossesse des pathologies proprement héréditaires et parmi celles-ci les maladies liées à une constitution fragilisée par la dégénérescence (dont la prévention reste possible) des maladies familiales « incurables » se transmettant selon les lois de Mendel (qu'il est le premier à introduire dans la médecine française). Sanctionnant l'intérêt à la fois scientifique et social de tous ces différents travaux centrés sur le premier âge de la vie, la faculté de médecine de Paris créera en 1914 une chaire d'hygiène et de clinique de la petite enfance.

Robert Debré et la construction de la pédiatrie moderne

Pendant la période de l'entre-deux-guerres, la médecine pédiatrique intègre à ses objectifs la lutte contre la tuberculose (campagne de dépistage et de vaccination dans les écoles, multiplication des dispensaires d'hygiène sociale, ouverture de lits dans les hôpitaux d'enfants, construction de sanatoriums), tandis que les liens se resserrent avec les spécialistes de la pathologie infectieuse. Les va-et-vient de Robert Debré entre l'univers de la pédiatrie et de l'infectiologie sont, de ce point de vue, exemplaires. Chargé, après son internat, de la direction du laboratoire d'hygiène et de bactériologie de Strasbourg (1918), puis chef de travaux pratiques d'hygiène à Paris (1919), il est successivement médecin des hôpitaux à Bretonneau et à l'hôpital des Enfants malades (1921-1927), chef de service (tuberculeux) à Beaujon (1927-1933) et à Hérold (1934). Nommé d'abord professeur de bactériologie à la faculté de médecine de Paris en 1933 il succède à Nobécourt, en 1941, comme titulaire de la chaire de clinique pédiatrique des enfants malades. Et, c'est fort de sa triple expérience de médecin clinicien, d'hygiéniste et de chercheur en laboratoire qu'il élabore le programme de réforme de la médecine du Comité national de la Résistance (1943), dont l'objectif est de resserrer les liens entre la médecine clinique, la médecine sociale et les sciences biomédicales. Objectif qu'il cherche à concrétiser, à la Libération, en prenant comme terrain la pédiatrie. Jouant à la fois sur sa position de conseiller politique du gouvernement et de chef de file de la discipline, il parvient à conduire une réorganisation du domaine articulant trois lignes directrices.

Il s'agit tout d'abord, et en relation avec les préoccupations natalistes d'un pouvoir soucieux de reconstruire le pays, de mettre en œuvre une politique de protection maternelle et infantile permettant de généraliser l'application de mesures de prévention (vaccinations), de dépistage et de suivi adoptées sous la IIIe République, en combinant le développement d'un réseau de dispensaires à une incitation financière des familles acceptant de se plier au suivi. Le deuxième volet, complémentaire de la construction de ce secteur de pédiatrie sociale, est l'organisation de la pédiatrie comme spécialité de médecine libérale. Il s'inscrit dans le projet, plus global, de régulation de l'exercice des spécialités lié à la mise en place des filières universitaires de formation (les Certificats d'enseignements spécialisés). Permettant de rompre avec une situation où, dans un contexte d'autodésignation de soi comme spécialiste, la « médecine des enfants » apparaissait, en pratique libérale, comme une spécialité aux contours mal définis, fréquemment associée à la « médecine des femmes », la création du CES de pédiatrie va permettre l'essor de la spécialité. Essor qui va s'avérer particulièrement spectaculaire à partir des années 1960, quand la démocratisation de l'accès à l'université commencera à faire sentir ses effets. La croissance des effectifs de la pédiatrie, aussi bien hospitalière que de pratique libérale, est d'autant plus forte que la spécialité est investie massivement par les femmes dont la proportion parmi les nouveaux docteurs en médecine suit une courbe fortement ascendante.

Le troisième volet de la réorganisation concerne les hôpitaux d'enfants. À la fin des années 1940, ceux-ci présentent deux traits contradictoires. Alors que la mortalité y est plus élevée que partout ailleurs, ils se trouvent remplir, dans le tissu urbain, une fonction de lieu de premier recours en cas de maladie. Cette coexistence, au sein d'un même établissement entre des maladies, pour la plupart infectieuses, à l'issue très souvent fatale et des pathologies

« tout venant », se trouve être source à la fois de surcharge des effectifs hospitalisés et de maladies nosocomiales graves. D'où la mise en place systématique de consultations « portes » filtrant la clientèle à hospitaliser et renvoyant les cas bénins vers la médecine de ville. Cette sélection de la population justiciable d'un séjour à l'hôpital devant, dans l'esprit de Debré, devenir réellement efficace grâce au développement de la PMI et de la pédiatrie de ville.

Mais cette recomposition du domaine pédiatrique advient alors même que la situation se transforme radicalement sur le front de la thérapeutique. En quelques années, une succession d'innovations décisives (antibiothérapie, transfusions sanguines, techniques de réhydratation) va permettre de réduire dramatiquement la mortalité hospitalière liée aux grandes maladies infectieuses (syndromes de déshydratation aiguë de la petite enfance, méningites tuberculeuses, diphtéries), tandis que la diffusion de leur utilisation en médecine de ville déchargeait progressivement l'hôpital de leur prise en charge. Le spectre des pathologies traitées à l'hôpital se modifie au profit des maladies chroniques dont le traitement devient maintenant l'enjeu majeur des pédiatres. Or, ce recentrage entre en phase avec la réorganisation de la médecine consécutive aux ordonnances de 1958 (dont R. Debré est l'instigateur), *i.e.* la création des Centres hospitalo-universitaires (CHU) et le changement de statut des médecins hospitalo-universitaires qui deviennent des agents « temps plein » de la fonction publique. Cette conjonction particulière va accélérer la division de la pédiatrie hospitalière en sous-spécialités.

La spécialisation de la pédiatrie hospitalière

Obéissant au départ à une logique de spécialisation par classes d'âge, la pédiatrie se présente initialement comme un domaine de pratiques généralistes, structuré au niveau hospitalier autour d'une double division, médecine/chirurgie et nourrissons/enfants. Ultérieurement ces divisions donnent lieu à trois chaires spécialisées : maladies des enfants, chirurgie infantile, et clinique de la petite enfance. Dans la première moitié du XXe s., deux nouvelles divisions s'ébauchent. L'une est le produit d'une hybridation entre la pédiatrie et la neuropsychiatrie opérée par Georges Heuyer, un médecin des hôpitaux de Paris ayant acquis cette double formation. Elle se traduit d'abord par la création d'une structure hospitalière de psychiatrie de l'enfant, intégrée dans l'Assistance publique, puis en 1947 par la création (au sein de l'hôpital des Enfants malades) de la première chaire de Neuropsychiatrie infanto-juvénile. L'autre est également le produit d'une hybridation qui, sous l'impulsion du Pr Turpin et dans la continuité des orientations d'Apert, dessine les contours d'une pédiatrie génétique qui gagne ses premières lettres de noblesse avec l'identification, dans le « mongolisme », d'une altération chromosomique, la trisomie 21. Si ces premières formes de spécialisation concernent des domaines de la pathologie qui se sont construits à l'époque dans une relative marginalité vis-à-vis de la médecine clinique, les nouvelles spécialités issues des transformations de l'hôpital pédiatrique vont avoir pour matrice la pédiatrie générale, pour promoteur Pierre Royer, un élève de Robert Debré, et pour terrain l'hôpital des Enfants malades.

Avec la nomination de Pierre Royer comme chef du principal service de pédiatrie générale, la première génération de cette nouvelle élite médicale de médecins « temps plein » prend position à l'hôpital des Enfants malades. Signe des temps, il a obtenu peu de temps auparavant, en 1962, de l'Institut national d'hygiène (futur INSERM), la création d'un groupe de recherche sur les maladies du métabolisme de l'enfant. L'articulation entre les axes de recherche et les activités cliniques dessine les futures spécialités pédiatriques qui s'autonomiseront ultérieurement de la pédiatrie générale. Accompagnant la mise en œuvre de la réforme Debré, l'augmentation importante et rapide du nombre des médecins hospitaliers attachés aux services rend possible une organisation du travail qui prépare cette autonomisation. Les assistants du chef de service se voient chacun attribuer la responsabilité d'un domaine de la pathologie (néphrologie, endocrinologie, maladies métaboliques) tant sur le plan des recherches biomédicales de laboratoire que de la recherche clinique, de l'exploration diagnostique que du traitement. Charge à eux en particulier d'introduire certaines innovations thérapeutiques utilisées déjà dans le traitement des adultes (comme l'hémodialyse par exemple) ou d'en mettre au point des originales. La position dominante occupée par Royer dans le champ médical, conjuguée à la forte reconnaissance scientifique, nationale mais aussi internationale dont lui et son équipe bénéficient, confère au service de pédiatrie générale de l'hôpital des Enfants malades une position centrale dans l'univers de la pédiatrie française. Lieu de formation incontournable par où passeront plusieurs générations de futurs chefs de services, le service est en relation avec un réseau de correspondants dans tout le pays, grâce à qui, élément essentiel pour construire une clinique sur des maladies de faible incidence, il pourra être alimenté en patients. Ainsi, les services spécialisés dont il est la matrice pourront s'en détacher à partir des années 1970 et devenir les points d'ancrage de sous-spécialités.

La pédiatrie en crise d'identité

L'évolution de la pédiatrie au cours des dernières décennies s'inscrit dans les transformations d'ensemble de la médecine dont elle suit les grandes lignes avec peut-être pour particularité une accentuation de certains effets. Ainsi, elle est sans aucun doute le secteur où les changements relatifs à la mortalité ont été les plus importants. La mort qui était quotidienne dans les services d'enfants y est devenue exceptionnelle, au point d'être maintenant perçue comme scandaleuse et insupportable. Ce changement culturel majeur a d'ailleurs été un élément déterminant de l'introduction de psychanalystes dans les services hospitaliers, la pédiatrie ayant été (et étant encore) le secteur de la médecine « somatique » le plus ouvert aux différentes approches « psy ». Et ce, aussi bien à l'hôpital qu'en médecine de ville. Elle est aussi (après la psychiatrie) la spécialité d'exercice libéral la plus développée, supplantant même la médecine générale auprès de la clientèle des classes moyennes et supérieures. Au plan hospitalier, la pédiatrie a connu le même processus de différenciation que la médecine adulte et comprend aujourd'hui pas moins de quinze sous-spécialités officiellement reconnues, qui sont autant de mini-domaines de médecine « de pointe ». Mais ce morcellement de la discipline mère s'avère de plus en plus problématique du fait des tensions en sens contraire qui s'exercent sur les sous-spécialités, écartelées entre l'appartenance à la pédiatrie et l'absorption dans la spécialité. En effet, la constitution de spécialités pédiatriques autonomes n'était pas inscrite dans la « nature » du processus de spécialisation. Celui-ci aurait pu emprunter la forme d'une intégration des secteurs pédiatriques spécialisés au sein des spécialités cliniques proprement dites. D'ailleurs c'est cette modalité qu'emprunte un élève « dissident » de Robert Debré, le Pr Jean Bernard qui, bien que pédiatre et pionnier dans le traitement des leucémies de l'enfant, fait le choix de s'investir dans la construction d'une spécialité clinique « à part entière », l'hématologie, ayant vocation à traiter aussi bien des adultes que des enfants. Cette conception, restée minoritaire, n'a guère freiné la création de sous-spécialités pédiatriques, autonomes des spécialités « adultes ». Mais aujourd'hui, la multiplication de ces sous-spécialités aboutit à la constitution de domaines cliniques d'autant plus étrangers les uns aux autres que la dimension proprement pédiatrique des pratiques tend à s'effacer avec la quasi-disparition, à l'hôpital, de la pédiatrie générale. Autrement dit : les pédiatres spécialisés tendent à se vivre de plus en plus comme des spécialistes et de moins en moins comme des pédiatres. Or, cette évolution de la pédiatrie hospitalière ne peut que se répercuter sur l'ensemble de la spécialité, dans la mesure où, depuis la réforme qui fait de l'internat la voie de passage obligé pour l'obtention d'un titre de spécialiste, la formation des pédiatres s'effectue exclusivement au sein des services de spécialités pédiatriques. D'où une formation qui, plus encore peut-être que celle des médecins généralistes, apparaît en déphasage avec les besoins de la pratique, et une spécialité qui doit affronter une véritable crise d'identité.

▶ Dr APERT, *L'Hérédité morbide*, Paris, Flammarion, 1919. – BERNARD J., *L'Enfant, le Sang, l'Espoir*, Paris, Buchet/Castel, 1984. – BOLTANSKI L., *Prime éducation et morale de classe*, Paris, Mouton, 1969. – DEBRÉ R., *L'Honneur de vivre. Témoignage*, Paris, Stock/Hermann, 1974. – PASTORET, *Rapport fait au conseil général des hospices par un de ses membres sur l'état des hôpitaux, des hospices et des secours à domicile à Paris*, Paris, Huzard, 1816. – TEYSSEIRE D., *Pédiatrie des lumières*, Paris, Vrin, 1982. – WEISZ G., « Mapping specialization in Paris in the Nineteenth and Twentieth centuries », *Social history of medicine*, 7, 1994, p. 177-211.

Patrice PINELL

→ Allaitement ; Assistance Publique ; Protection Maternelle et Infantile ; Psychanalyse.

PERSONNE HUMAINE

Toujours invoquée à l'horizon des débats qui animent depuis quelques années la bioéthique, la notion de « personne humaine » ne se trouve guère interrogée pour elle-même. On la suppose universelle, éternelle. On la croit simple. On semble parfois la tenir pour une donnée de nature au point d'en épier le surgissement dans l'embryogenèse, alors qu'il s'agit d'une fiction philosophique moderne laborieusement composée et plusieurs fois remaniée par la pensée occidentale. Une fiction active et féconde qui a contribué à façonner notre mode d'être comme toutes les grandes notions philosophiques.

Le mot de « personne » renvoie essentiellement au registre juridico-politique de l'existence humaine, mais tel que Rome en a emprunté la philosophie à la pratique théâtrale. La locution de « personne humaine » conjoint à ce registre celui de la théologie chrétienne et de sa laïcisation moderne.

Les questions que soulèvent aujourd'hui les progrès des sciences biomédicales jouent de proche en proche sur tous ces registres. Pour en maîtriser les termes, il y a donc lieu de philosopher, mais en prenant le recul historique nécessaire.

Les historiens du droit qui se sont penchés sur la formation de la notion de personne n'ont pas manqué de remarquer que le vocable latin de *persona*, avant de prendre le sens juridique que lui accorde par exemple Cicéron dans le *De officiis*, désignait le masque de théâtre. Et ils ont cru pouvoir établir une continuité entre ce masque et celui du théâtre grec, désigné par le nom même du visage (*prosopon*).

Florence Dupont fait apparaître la profonde différence qui existe entre ces deux masques comme entre les deux conceptions du théâtre qui se sont succédé. Le *prosopon* grec ne masque le visage de l'acteur que pour lui substituer le visage du personnage. Le masque romain cache le visage, mais sans pour autant lui substituer un autre visage. Lorsque les Romains cherchent au mot *persona* une étymologie, ils donnent *« personare »* : lieu de passage de la voix de l'acteur. Erreur significative. Ce qui leur importe dans le masque d'acteur, c'est d'isoler les traits caractéristiques d'une manière d'être. Florence Dupont dit excellemment : « Le masque d'Atrée, *iratus Atreus,* n'est pas le visage d'un homme en colère, mais les traits de la colère même. »

C'est ainsi que le mot de *« persona »* put passer du théâtre au droit, pour désigner toujours « le rôle ». Les juristes romains gardèrent le souvenir de cette théâtralité originaire lorsqu'ils utilisèrent le vocable de *« persona »* comme élément essentiel du « droit civil » qu'ils inventèrent. Ils s'en servirent pour désigner chaque « place » abstraitement assignée dans le théâtre social de la parenté qu'ils codifièrent. L'objectif était de soumettre la transmission des patrimoines à des règles stables. La « personne » est ainsi restée, pendant des siècles, distincte par principe des « individus » auxquels elle a pour fonction d'attribuer un rôle.

L'un des premiers et des plus puissants penseurs politiques modernes, Thomas Hobbes, qui cite volontiers le texte déjà mentionné de Cicéron, fera de cette notion le pivot de sa conception de la souveraineté. « Est une personne, celui dont les paroles ou les actions sont considérées soit comme lui appartenant, soit comme représentant les paroles ou actions d'un autre, ou de quelque autre réalité à laquelle on les attribue par une attribution vraie ou fictive. Quand on les considère comme lui appartenant, on parle d'une *personne naturelle,* quand on les considère comme représentant les paroles ou actions d'un autre, on parle d'une *personne fictive* ou artificielle » (*Léviathan*, chap. 16).

Mais ce dédoublement même et le recours à l'antique qu'il enveloppe, les incompréhensions auxquelles il a pu donner lieu, montraient qu'un mouvement s'était depuis longtemps accompli qui avait abouti à individualiser la personne.

C'est ici qu'il faut évoquer brièvement le troisième registre sur lequel a joué la notion de « personne humaine » pour se constituer, le registre théologique. Le tournant se trouve dans l'œuvre de Boèce (480-524), l'homme qui joua le rôle décisif pour transmettre la culture antique, grecque et latine, aux philosophes médiévaux. On a dit de lui qu'il fut le maître de logique du Moyen Âge. Il tenta de réconcilier Aristote et Platon. C'est à propos du mystère de la Trinité – l'unité de la nature des trois personnes divines et leurs relations mutuelles – en pleine période de controverses provoquées par le nestorianisme et le monophysisme que Boèce fut amené (in *Liber de persona et duabus naturis*) à donner de la personne la définition suivante : « Substance individuelle de nature rationnelle. » Saint Thomas reprendra les termes de la définition proposée par Boèce en faisant porter l'accent sur la nature rationnelle de l'homme. Cette nature consiste à être une personne se soumettant, par l'exercice de la raison, à la « loi naturelle », laquelle est dite émaner de Dieu.

Le meilleur exemple de la pente individualiste des théoriciens moderne de la politique est sans aucun doute celui de John Locke. Dans son célèbre *Essai sur l'entendement humain* (1690), il écrit ainsi (§ 26, chap. 27 du Livre II) : « Je regarde le mot de Personne comme un mot qui a été employé pour désigner précisément ce qu'on entend par "soi-même". Partout où un homme trouve ce qu'il appelle soi-même, je crois qu'un autre peut dire que là réside la même personne. » Locke associe ainsi au terme de personne ceux d'identité, de conscience et de mémoire. Il vise l'être humain individuel, en tant que doué d'une identité réflexive – par conscience de l'identité. Après quoi, se souvenant de son origine, Locke ajoute : « Le mot de personne est un terme de tribunal qui *approprie* des actions, et le mérite et le démérite de ces actions ; et qui par conséquent n'appartient qu'à des agents intelligents, capables de Loi, et de bonheur et de misère. »

Les théories politiques modernes dites du « droit naturel » remanient et réagencent ces éléments au siècle des Lumières avant qu'ils ne soient soumis à l'épreuve de la pratique des législateurs pendant la Révolution française et sous l'Empire.

La pratique juridique ne pouvait se passer de la notion de « personne » pour régler, sur de nouvelles bases, la transmission des biens et des noms. Le Code civil en témoignera, qui ne négligera pas de faire référence au Droit romain. Comment l'individu, désormais conçu comme « atome social », pourrait-il adhérer activement, en tant que citoyen, à l'ordre juridico-politique nouveau s'il n'était pas incité à se tenir lui-même, à quelque titre, pour auteur de son propre rôle ? La « personne » devient « humaine » : coupée de toute attache à la transcendance divine, elle remplit sa fonction d'ordre en rattachant l'individu-citoyen en tant que « sujet » à « l'humanité ». Elle marque dans l'intimité de la conscience de l'individu la présence contraignante de l'universel.

Kant mieux que quiconque a su évaluer les exigences philosophiques d'une telle innovation. Pour que « tienne » un tel système, il faut, montre-t-il, arracher l'humanité à sa simple existence empirique : son universalité affirmée aura ainsi l'idéalité d'un monde « supra-sensible » régi par de pures lois morales. La notion de « personne humaine » réalise le cercle qui du droit conduit à la morale, et de la morale reconduit au droit par l'invocation d'une « nature humaine » ainsi conçue ; sa dignité, déclarée « absolue », inspire le sentiment éthique par excellence : le respect *(Critique de la Raison pratique)*. On connaît les célèbres formules qu'avait avancées le philosophe dans les *Fondements de la métaphysique des mœurs* (1785). Tablant sur l'opposition juridique des choses et des personnes, il écrivait (IIe section) : « Les êtres raisonnables sont appelés des *personnes,* parce que leur nature les désigne déjà comme des fins en soi, autrement dit comme quelque chose qui ne peut pas être employé simplement comme moyen, quelque chose qui, par suite, limite d'autant toute faculté d'agir comme bon nous semble (et qui est un objet de respect). » Et il concluait par la formule de l'impératif pratique : « Agis de telle sorte que tu traites l'humanité aussi bien dans ta personne que dans la personne de tout autre toujours en même temps comme une fin, et jamais simplement comme un moyen. »

Kant avait pris le plus grand soin d'isoler comme « intelligible » – mais inconnaissable – le monde des lois morales dont chaque être humain était supposé, en tant que personne, éprouver les injonctions sous formes d'impératifs catégoriques. Le malheur aura voulu qu'au nom de la science le siècle suivant ait fiévreusement tenté de « rattacher » ce monde à celui de la vie empirique de l'humanité.

Les philosophies de l'histoire se voulurent, sous cet angle, anti-kantiennes ; et le marxisme s'inscrivit pour une part dans cette lignée. Faut-il rappeler le prix qu'il fallut payer d'une telle position ? Si l'on se contente de dénoncer la « personne humaine » comme l'hypocrite idéalisation d'une certaine humanité – bourgeoise – qui en érigerait la figure et en exalterait la valeur avec pour seul objectif de préserver ses intérêts, la voie est ouverte au pire.

À partir de la même répudiation de l'idéalisme kantien, un certain naturalisme fit face à cet historicisme : on commença à chercher dans la biologie contemporaine les fondements d'une morale naturelle. L'évolutionnisme paya son tribut à cette quête sous les espèces du « darwinisme social ». Cette philosophie qui put un temps passer pour progressiste tout en revendiquant des titres de scientificité ne servit pour finir qu'à couvrir le déchaînement de passions mortifères.

Saurons-nous tirer la leçon de cette longue histoire à la lumière des tragédies qui ont marqué le XXe s. ? Si nous nous laissions aller à sacraliser le génome humain ; si nous consentions à loger la « personne humaine » dans le processus de l'embryogenèse, il y a fort à craindre que l'humanisme le mieux intentionné n'en vienne à accoucher d'une nouvelle forme de Terreur.

Résisterons-nous à cette pente en pratiquant le prudent « retour à Kant » que nous proposent certains philosophes légitimement inquiets ? L'impuissance pathétique du néo-kantisme des années 1930 à endiguer la montée des barbaries devrait nous alerter sur la précarité d'un tel refuge.

Les progrès des techniques médicales bousculent la représentation que nous nous faisions du droit ? Une part essentielle de la vérité de son fonctionnement, philosophiquement enfouie, se découvre à nos yeux. Ce n'est pas directement l'espèce qui se trouve menacée, mais la représentation que nous nous en faisions ; ce sont les fictions majeures commandant notre adhésion au droit et à l'éthique « modernes » qui vacillent, en tant qu'elles tiennent aux procédures sociales de filiation en usage dans nos sociétés.

Souhaitons-nous réviser ces procédures ? Notre société est-elle mûre pour inventer une réponse neuve à la question universelle de la filiation ? Le malaise des médecins et des biologistes devant ces interrogations apparaît très légitime : il ne relève pas de leur responsabilité d'y répondre. Si le mot de « démocratie » conserve un sens vivant, les citoyens, éclairés sur les enjeux de ces débats, devraient être appelés à en décider mais sur la base d'une réflexion philosophique instruite par l'histoire – réflexion à laquelle une éducation bien conçue devra désormais les initier.

▶ DUPONT F., *L'Orateur sans visage. Essai sur l'acteur romain et son masque,* Paris, PUF, 2000. – LESSAY F., « Le vocabulaire de la personne », in *Hobbes et son vocabulaire,* Y.-C. Zarka (dir.), Paris, Vrin, 1992. – LAMBROS COULOUBARITSIS, *Histoire de la philosophie ancienne et médiévale,* Paris, Grasset, 1998. – LECOURT D., *Humain post-humain,* Paris, PUF, 2003. – LEGENDRE P., *Le Désir politique de Dieu,* Paris, Fayard, 1988.

Dominique LECOURT

→ Conscience ; Dignité de la personne ; Don d'organe ; Droit ; Euthanasie ; Métamorphose ; Mort ; Normes ; Rapport Belmont ; Statut de l'embryon.

PESTE

Causée par une bactérie (*Yersinia pestis* ou bacille de Yersin – du nom de son découvreur), la peste frappe un très grand nombre d'espèces de rongeurs et peut, éventuellement, atteindre l'homme. Ce dernier doit être considéré commun un « intrus » dans le cycle naturel de l'infection où il ne joue d'autre rôle que celui de victime. Il faut également souligner que les rongeurs, véritables détenteurs de la peste, y sont hautement sensibles et succombent rapidement en moins d'une semaine en moyenne. Ainsi, la peste offre ce paradoxe d'être conservée par des espèces animales qu'elle détruit, alors que, d'une façon générale, il est bien établi qu'une espèce animale ne peut constituer le réservoir d'une maladie mortelle pour elle. Les rongeurs pallient cette mortalité par un *turn-over* particulièrement élevé. *Yersinia pestis* est transmise de rongeur à rongeur, de rongeur à l'homme ou d'homme à homme par différentes espèces de puces. Disparue d'Europe depuis plus d'un siècle, la peste circule toujours parmi les rongeurs sauvages de divers pays d'Asie, d'Afrique et du Nouveau Monde. Sa forte mortalité en l'absence d'un traitement très précoce et sa grande contagiosité dans sa forme pulmonaire en font une des armes biologiques les plus redoutables.

Aspects cliniques

La peste revêt deux aspects cliniques principaux : *la peste bubonique* qui succède à une piqûre de puce infectée, et *la peste pulmonaire* qui survient dans deux circonstances différentes : soit au décours d'une forme bubonique (peste pulmonaire secondaire), soit contractée par voie aérienne à partir d'un autre malade lui-même atteint de peste pulmonaire (peste pulmonaire primitive ou pneumopeste).

La peste bubonique. – Son incubation dure de deux à cinq jours en moyenne. Elle est habituellement muette, avec parfois des manifestations pseudo-ébrieuses. L'invasion est habituellement si brutale que l'on se trouve d'emblée devant le tableau de la période dite d'état : malaise général, céphalées, vertiges, agitation, douleurs erratiques, nausées. En quelques heures la température atteint 39,5 °C à 40 °C, avec frissons et souvent vomissements. L'aspect du malade est évocateur : congestion de la face, injection conjonctivale, sécheresse des lèvres, langue recouverte d'un enduit blanchâtre. La soif est intense, les vomissements variables. Une diarrhée abondante succède à la constipation initiale. Le syndrome toxique varie d'un malade à l'autre : insomnie, délire, agitation ou stupeur, parfois tuphos ; il peut exister une incoordination motrice avec lenteur des mouvements volontaires. Le *bubon* est une adénite septique dans le territoire ganglionnaire drainant le lieu de pénétration de *Y. pestis*. Précédé de douleurs vives, il apparaît au deuxième ou troisième jour de la maladie. Son siège est inguinal ou crural dans 35 à 70 % des cas, axillaire dans 20 % des cas, plus rarement cervical, sous-maxillaire, mais également parotidien, épitrochléen, poplité. Habituellement unique, il adhère rapidement aux plans superficiel et profond. Il est entouré d'une périadénite dure ou dépressible. La peau est rouge et chaude ; la palpation, atrocement douloureuse, décèle tantôt un amas de plusieurs ganglions, tantôt une masse unique.

L'*évolution,* jadis mortelle en sept à huit jours habituellement dans 60 à 90 % des cas, a été transformée par les sulfamides, d'abord, puis, et surtout, par les antibiotiques.

Parmi les formes cliniques, il faut connaître les formes à manifestation cutanée (phlyctènes et charbons, inconstants) ; les formes bénignes ambulatoires ; les formes méningées, souvent primitives, et la forme foudroyante : il s'agit d'une mort subite frappant brutalement, sans aucun signe prémonitoire, un sujet en pleine activité. Cette forme terrorisa les hommes du Moyen Âge parce qu'elle signifiait la mort sans confession, sans sacrement, l'enfer.

La peste pulmonaire. – Elle peut revêtir deux aspects différents selon les conditions de survenue : la peste pulmonaire secondaire qui survient au décours d'une peste bubonique, et la peste pulmonaire primitive, ou pneumo-peste, qui succède à une contamination par inhalation à partir d'un malade lui-même atteint de peste pulmonaire. La peste pulmonaire secondaire prend l'aspect d'une pneumonie massive ou d'une broncho-pneumonie à foyers multiples. Elle pourrait passer inaperçue chez un pesteux à l'état général altéré. Il faut donc la dépister systématiquement pour prévenir toute transmission à l'entourage car elle est hautement contagieuse. La peste pulmonaire primitive, ou pneumo-peste, est constamment mortelle en l'absence d'un traitement extrêmement précoce. Elle est redoutable par sa très grande contagiosité. L'incubation est brève : quelques heures pendant lesquelles le malade est déjà contagieux. L'invasion est brutale, mais les signes pulmonaires sont insignifiants ou absents. C'est après quelques heures, alors que les signes généraux restent intenses, que les signes d'atteinte pulmonaire apparaissent : sensation de striction thoracique, respiration superficielle, courte et rapide, cyanose des extrémités et toux entraînant une expectoration d'abord muqueuse, ou muco-purulente, puis rapidement rose rouge vif, rapidement hémorragique, classiquement comparée à du sirop de framboise. *Y. pestis* y fourmille. Les signes physiques sont réduits. L'évolution sans traitement est mortelle en deux à quatre jours. La maladie reste accessible à l'antibiothérapie à condition que celle-ci soit mise en œuvre dès les premières heures. Bien entendu, le personnel soignant doit être impérativement protégé.

Le diagnostic dans toute forme de peste doit être particulièrement précoce, tant pour instaurer un traitement que pour protéger l'entourage du malade et la collectivité. Trop souvent porté avec excès en période d'épidémie, il sera malheureusement évoqué tardivement en l'absence de celle-ci. Dans la peste bubonique, l'intensité des signes généraux doit faire rejeter le diagnostic d'adénite aiguë à pyogènes banals. Le diagnostic de peste pulmonaire compliquant une forme bubonique classique doit être systématiquement envisagé. Cependant, le diagnostic de peste pulmonaire primitive est impossible en dehors de toute notion d'épidémie. Diagnostic bactériologique : quelles que soient les présomptions cliniques et épidémiologiques, la recherche de *Yersinia pestis* est indispensable. Elle se fera dans le bubon, dans le sang, éventuellement dans l'expectoration, dans une phlyctène ou dans le liquide céphalorachidien. Dans la peste bubonique, la ponction du ganglion devra utiliser une aiguille d'un diamètre suffisant. Il peut être indiqué d'injecter, avant d'aspirer, un vingtième à un dixième de ml de sérum physiologique. La sérosité prélevée servira à un examen microscopique sur lame après coloration, une mise en culture à l'étuve à 30-32 °C (température optimale pour le développement de *Y. pestis*), une inoculation par voie sous-cutanée au cobaye ou à la souris. Dans la peste pulmonaire, l'examen de l'expectoration révèle une extrême abondance de *Y. pestis*. La culture sera incubée de préférence à 20 °C et l'inoculation sera faite au cobaye et jamais à la souris en raison de son extrême sensibilité aux pneumocoques pouvant être présents dans l'expectoration.

Le diagnostic sérologique est déconseillé, les anticorps faisant défaut au début de la maladie. L'intérêt des examens sérologiques est d'ordre rétrospectif et épidémiologique.

Le traitement doit être entrepris aussi précocement que possible. Aux sulfamides, toujours actifs depuis leur première utilisation en 1937, on préférera les antibiotiques, à l'exception de la pénicilline, totalement inefficace. On utilisera la streptomycine (en moyenne 30 mg/kg de poids corporel en deux injections intramusculaires pendant dix jours). Son action bactéricide remarquable peut entraîner une lyse massive de germes, d'où libération importante d'endotoxines. Il peut être alors indiqué de diminuer la dose de streptomycine et de l'associer à d'autres antibiotiques, tétracycline en particulier. Cette dernière sera utilisée *per os* à raison de 50 à 75 mg/kilo pour une durée totale de dix jours.

Prophylaxie : l'isolement du malade n'est pas indispensable en cas de peste bubonique, à condition qu'il ait été désinsectisé. En cas de suspicion de peste pulmonaire, le personnel médical et toute personne assurant le transport, les soins, etc., devront se protéger par le port de lunettes et de masques, ainsi que par la prise systématique de sulfamides. La prophylaxie individuelle a abandonné la vaccination préventive qui ne confère d'immunité qu'une semaine au moins après la deuxième injection, ce qui en limite l'emploi en période d'épidémie, et dont l'efficacité, qui n'excède pas trois à quatre mois contre la peste bubonique, est totalement nulle contre la peste pulmonaire.

Histoire de la peste

Si la date d'apparition de la peste est impossible à préciser, divers arguments historiques et géographiques permettent de situer son berceau d'origine dans les contreforts de l'Himalaya. De là, elle diffusa à l'est, vers la Chine et la Mongolie, au sud, vers le sous-continent indien, et à l'ouest, vers le Moyen-Orient et l'Europe à travers le Turkestan occidental, le Kazakhstan, l'Ouzbékistan, le Semiriechinsk où des sépultures nestoriennes de pestiférés portent les dates de 1338 et 1339. La Chine aurait été atteinte bien avant l'Europe puisque les premiers textes la relatant remontent à 281-341 apr. J.-C., mais les informations sur la peste sont imprécises et fragmentaires jusqu'au XVIIIe s.

Plusieurs dizaines d'épidémies seraient apparues avant l'ère chrétienne, telle la peste des Philistins en 1320 av. J.-C. ou la peste d'Athènes dont mourut Périclès, mais rien ne permet d'en affirmer la nature car l'équivoque née de l'étymologie (*pestis :* le fléau) fera confondre sous le même vocable jusqu'au XVIIe s. la peste et la plupart des maladies épidémiques. Actuellement encore, certaines infections, bien que de nature virale, ont conservé le nom de peste, par exemple la peste porcine.

La première pandémie. – Encore appelée *peste de Justinien,* elle dévasta tout le pourtour méditerranéen du VIe au VIIIe s. (exactement de 541 à 767) et fut essentiellement liée au cabotage. Partie de Pelouse en Égypte, elle toucha l'Espagne, la Gaule, l'Italie, la côte dalmate, les Balkans, Constantinople, l'Asie mineure, la Palestine, la Tunisie. Sa pénétration dans les arrière-pays resta relativement limitée : ainsi en Gaule, elle ne dépassa pas Reims.

La nature de la maladie ne fait aucun doute en raison des caractères observés par Procope : fièvre élevée, apparition de bubons inguinaux ou axillaires et mort en quelques jours. Cette maladie, nouvelle alors, déconcerta les médecins qui tentèrent d'inciser les bubons car Procope avait observé que « ceux dont le bubon mûrissait ou suppurait, réchappèrent pour la plupart [...] mais l'issue était fatale pour ceux chez qui le bubon conservait sa dureté ». Si la peste de Justinien restait inexplicable pour le corps médical, l'Église tenait en revanche une explication évidente : par ce fléau, Dieu châtiait les hommes pour leurs péchés. Ainsi, d'emblée, la peste fut rattachée au monde divin et n'appartint jamais au monde diabolique. Cette relation de la peste avec le Ciel durera jusqu'à la fin de la deuxième pandémie. De la première pandémie datent les implications essentielles de la peste dans l'histoire, la religion, la vie quotidienne : les deux formes essentielles de la maladie, bubonique et pulmonaire, y furent observées. La navigation fut d'emblée reconnue comme un facteur majeur de dissémination. L'impuissance des médecins fut à l'origine des premières tentatives pour comprendre et prévenir cette maladie nouvelle : comme le repentir prêché par l'Église ne suffisait pas, les hommes recoururent très tôt aux processions, au culte de la Vierge ou à celui de certains saints protecteurs, tel saint Sébastien en 680. Enfin, un thème fit son apparition, celui de la flèche : dans ses *Dialogues,* saint Grégoire écrit : « Pendant cette peste qui fit tant de ravages dans Rome, on vit des flèches tomber du Ciel et en frapper plusieurs... » Saint Grégoire ne faisait que confirmer la représentation symbolique de la peste par une flèche que décochait déjà Smintheus Apollon, *l'archer, le destructeur des rats,* au premier chant de l'Iliade.

La deuxième pandémie. – Pendant six siècles après la première pandémie, l'Europe resta exempte de peste mais celle-ci persistait parmi les rongeurs des steppes de l'Asie Centrale. C'est par les routes de la soie et des épices que la peste parvint en Crimée, à Caffa, maintenant Féodosie, où elle trouva ce qui fit si souvent sa fortune : la mer et la guerre. À Caffa, les Génois possédaient un comptoir que les Mongols vinrent assiéger. Lorsque, en 1347, la peste éclata parmi les assaillants, leur chef, Djanisberg, avant de lever le siège fit jeter dans la ville les cadavres de ses soldats. Les Génois, à la vue des bubons, se rembarquèrent en hâte, mais en vain : la peste était à bord et cinglait avec eux. Elle atteignit Messine en octobre 1347 et la Sicile qui dispersa l'infection dans tout le bassin méditerranéen, vers l'Italie puis Marseille. De là, elle bifurqua vers l'Atlantique et vers le Nord : Bordeaux est atteint en août et Paris en décembre 1348. Par Calais elle gagne Londres, l'Irlande, les Flandres, le Danemark. En 1350, elle longe la Baltique puis, cependant qu'elle infléchit sa marche vers la Pologne et la Russie, gagne Bergen et la Scandinavie. Ainsi, en moins de quatre ans, l'Europe entière avait été parcourue par la peste. Ce fut la *Mort Noire, die Schwarze Tod, the Black Death* et en Hollande *Haastige Zikk, la maladie pressée.* La contagion, que les médecins nièrent longtemps, était évidente pour le peuple. En 1352, Boccace écrivait dans son *Décaméron :* « Cette particularité de la peste de passer d'homme à homme avait mis une telle terreur dans le cœur des hommes et des femmes que le frère quittait son frère, l'oncle son neveu, souvent la femme son mari. [...] Même le père et la mère avaient peur de veiller leurs enfants. » L'isolement, unique prévention de la contagion, restait à inventer : mais en fait, seuls les riches purent y recourir, telle la jeunesse dorée du *Décaméron* retirée dans une villa toscane, ou encore Clément VI qui s'enferma littéralement entre deux murs de flammes. Certains s'isolèrent trop tard, tel Édouard, roi du Portugal, qui périra en 1438 dans le monastère où il s'était réfugié. À la fin de 1350, le bilan était lourd : selon Froissart, « bien la tierce partie du monde mourut » et Simon de Couvin alla jusqu'à la moitié. Un chroniqueur, bourguignon anonyme, avança même une proportion pire :

« À Nuits de cent restèrent huit
« en mil trois cent quarante-huit. »

Plusieurs historiens estiment à vingt-quatre millions au moins (certains disent près de quarante) le nombre des morts en Europe entre 1348 et 1350, soit le quart ou le tiers de la population. Y. Renouard a montré que certaines de ces estimations furent excessives et souligné l'inégalité avec laquelle furent atteints les divers groupements humains. Selon lui, la proportion semble avoir oscillé entre les deux tiers et le huitième selon les endroits. Mais il existe de nombreuses causes d'erreurs : ainsi, les chiffres du recensement ordonné par Clément VI en 1352 concernent uniquement les populations chrétiennes. Il convient en outre de tenir compte des erreurs de diagnostic (par exemple, la fréquente confusion entre bubon pesteux et adénite banale, oreillons, etc.) comme des exagérations délibérées de certaines cités, ce, afin de ne pas payer d'impôt au seigneur ou à l'Église ou pour montrer leur puissance : ainsi, au XIVe s., la rivalité entre Sienne et Florence fit grossir par chacune le nombre de ses morts. Les Anglais établirent au XVIe s., à Londres, les premières statistiques valables : elles comportaient le nombre des morts, semaine par semaine, paroisse par paroisse, avec, pour chaque défunt, la précision « mort de peste ». F. Audouin-Rouzeau a souligné que certaines professions furent particulièrement atteintes parce que plus exposées au contact avec les rats auxquels elles procuraient soit leur nourriture, soit des lieux propices à leur nidification : ce furent les équarrisseurs et les bouchers, les corroyeurs, tanneurs, selliers, parcheminiers, cordonniers, meuniers et boulangers, artisans du tissu et du papier, drapiers, chiffonniers. À l'opposé, certaines professions ne contractèrent pas la peste, tels les marchands d'huile et les palefreniers, l'odeur de l'huile ou du cheval repoussant les puces : pendant la peste de Moscou en 1771, une couverture de cheval se vendait à prix d'or et la noblesse ne descendit littéralement pas de selle.

Les conséquences de l'effroyable mortalité furent multiples. Au premier chef, l'arrêt soudain des guerres : ainsi l'arrivée de la peste à Venise et à Gênes reporta à la fin de l'épidémie les hostilités entre les deux villes ; de même, dans les Flandres, elle mit fin en 1349 à la guerre civile déclenchée quatre ans plus tôt par la mort d'Artevelde. C'est elle encore qui fit renouveler jusqu'en 1355 la trêve franco-anglaise de 1347 et c'est sans doute plus à elle qu'aux armées de Cantacuzène que Byzance dut alors son salut. Nombre de grands travaux furent arrêtés, telle l'édification de la cathédrale de Sienne qui ne fut jamais achevée et dont l'état actuel n'est autre que ce qui aurait dû être seulement le transept de la future cathédrale.

La raréfaction brutale de la main d'œuvre suspendant les travaux des champs entraîna l'affranchissement des serfs et bouleversa rapidement la structure agraire de l'Europe. Y concoururent, avec une extrême fréquence, les décès simultanés de plusieurs générations au sein d'une même famille. La hausse des prix agricoles, comme ceux de tous objets manufacturés, perturba profondément les salaires, l'organisation sociale, le commerce et retentit rapidement sur l'économie des États. Un brutal resserrement de trésorerie frappa les princes – ainsi Édouard III fut-il amené à refuser de payer l'impôt pontifical – entraînant entre les paysans et les nobles ruinés le climat de haine de classe d'où naîtront, en France la révolte des Jacques, à Florence celle des Ciompi, à Gand celle des tisserands. Dans son roman historique *Sir Nigel,* Conan Doyle a tiré les conséquences de la dépopulation pour l'Angleterre qu'André Maurois reprit ainsi dans son *Histoire de l'Angleterre* : « Beaucoup renoncèrent à l'agriculture et se livrèrent à l'élevage du mouton. Ce changement qui semble minuscule est pourtant la cause première et lointaine de la naissance de l'empire britannique car le développement du commerce de la laine, le besoin de débouchés pour ce commerce, la nécessité de conserver la maîtrise des mers, allaient entraîner la lente transformation d'une politique insulaire en une politique navale et impériale. »

Pour les hommes du XIVe s., la peste fut, comme pour ceux du VIe, une maladie nouvelle dont ils cherchèrent désespérément les causes : dès 1348, l'Église avait repris l'explication donnée lors de la peste de Justinien : l'ire de Dieu punissant l'humanité pour les péchés des hommes. Mais ni les prières, ni les processions ne fléchirent la colère divine. Il fallait d'exceptionnelles pénitences. Dans toute l'Europe, des confréries nouvelles apparurent. Ce furent les *Flagellants* qui se réunissaient sur les places et se flagellaient mutuellement. Leurs vœux de chasteté, d'abstinence, de pauvreté firent une impression profonde en un temps d'extrême immoralité. Leur succès fut considérable. On les vit dans toute l'Europe. La foule était si grande à Aix-la-Chapelle que Charles IV ne put y entrer pour son couronnement et dut rester à Bonn. À Noël 1349, plus de mille parcoururent le Hainaut et le Brabant. En France, Philippe VI les fit interdire. Beaucoup se réfugièrent dans les Flandres.

En 1345, Guy de Chauliac incrimina la conjonction de Saturne, Mars et Jupiter. En 1348, la Sorbonne invoqua, elle aussi, la conjonction des planètes. Jusqu'au XVIIe s., éclipses et comètes constituèrent de redoutables présages, de même que tout désastre climatique (orage, sécheresse excessive, inondation, tremblement de terre).

Lorsqu'en Savoie, Delavigny, médecin juif, eut avoué sous la torture la formule du poison avec lequel il avait empoisonné l'eau des puits, le doute ne fut plus permis : la peste venait des juifs ! De 1348 à 1352, une folie meurtrière s'empara de l'Europe : tous les juifs de Bâle furent rassemblés et brûlés dans une grange, tous ceux de Strasbourg et ceux du Midi de la France furent massacrés. De toute part les synagogues brûlèrent, malgré l'interdiction de Clément VI qui fulmina deux bulles déclarant leur innocence. L'Empereur Charles IV et le Duc Albert d'Autriche élevèrent aussi leurs voix et nombre de juifs trouvèrent un refuge en Pologne. Mais la vieille haine antisémite reparut en 1920 lorsque quelques cas de peste furent observés à Paris : des journaux, tels que *L'Action française* et *La Libre Parole,* approuvèrent l'intervention d'un sénateur dans la séance du 2 décembre sur « les dangers que fait courir à la santé de Paris l'invasion de certains quartiers par les réfugiés d'Orient : à cette invasion serait due l'apparition d'un mal mystérieux dénommé maladie n° 9, qui ne serait autre que la peste ». Si l'on cessa de brûler les juifs à la fin du XIVe s., il fallut alors trouver d'autres boucs émissaires. C'est Ambroise Paré lui-même qui parla « d'empoisonneurs qui frottent les portes avec du pus de pestiféré par une méchanceté infinie ». Ce furent les *semeurs de peste* en France, les *plague smearers* à Londres. La fureur populaire explosa en 1630 durant la peste de Milan dont Manzoni, dans *Les Fiancés,* a rassemblé nombre d'anecdotes relatées par les contemporains : ainsi, dans l'église *Sant'Antonio,* un vieillard, voulant s'asseoir, essuya la poussière du banc ; il fut aussitôt pris pour un graisseur. Durant la *peste noire,* la terreur engendra des réflexes de panique, dont le principal fut la fuite, comme l'avait conseillé autrefois Hippocrate en temps d'épidémie où il fallait « fuir le plus tôt possible, aller le plus loin possible et revenir le plus tard possible ». Princes, nobles et bourgeois suivirent ce conseil. En 1348, Charles V s'enfuit de Paris, en 1518 François Ier quitte précipitamment l'Anjou, de son côté Henri III en 1588 fuira Paris pour Blois. Ces fuites contribuèrent malheureusement à disperser la maladie. Ainsi, en 1402, le duc Gian Visconti quitta Milan pour Melagnano où il apporta la peste dont il mourut. Aussi, lors de la peste de Marseille de 1720, le Régent fit-il édifier en Provence le célèbre *mur de la peste,* dont les vestiges sont encore visibles, pour empêcher les Marseillais de contaminer le reste du royaume. La fuite fut parfois condamnée pour des raisons morales et l'un des pamphlets de Luther a pour titre : « A-t-on le droit de s'enfuir lors des épidémies ? » Lorsque T. Sydenham, médecin célèbre, quitta Londres pendant la peste de 1665, il expliqua que, tous ses riches clients ayant fui la capitale, il ne voyait aucune raison d'y demeurer. Montaigne, maire de Bordeaux, fut accusé de n'avoir pas rejoint sa ville durant la peste de 1585.

Dès la fin du XIVe s., les autorités vénitiennes prirent des mesures de lutte collective et nommèrent des *Proveditori alla Sanita* chargés d'édicter des règlements qui furent repris au cours des siècles par de nombreux pays : dès le XVe s. en France, les villes se constituèrent des « bureaux de santé » dirigés par un « capitaine de la peste » aux multiples responsabilités : nettoyage des rues, transport des ordures hors de la cité ; marquage des maisons infectées par une croix peinte ou une botte de paille au-dessus de la porte ; ramassage des morts dans des charrettes, la nuit de préférence, pour les enterrer dans des fosses creusées hors de l'enclos paroissial, cependant que toute inhumation à l'intérieur des églises était interdite ; refoulement des mendiants hors des villes par des équipes de « chasses-gueux ». Les divagations d'animaux étaient interdites et l'on abattit principalement les chiens et les chats accusés de retenir dans leur pelage les miasmes de la maladie et de les transporter de maison à maison. Quant aux pestiférés, d'abord enfermés dans leur maison, toutes portes barricadées (avec leur famille ainsi condamnée à périr avec eux), ils furent ensuite regroupés dans les anciennes maladreries, à moins que ne soient construites, hors de la ville, des huttes ou des cabanes qu'il convenait de brûler une fois l'épidémie terminée. Les maisons des pestiférés devaient être purifiées par les « aéreurs » ou « parfumeurs » en brûlant un mélange de soufre et d'herbes odorantes. De même, de grands feux devaient être allumés aux carrefours afin de purifier l'air des miasmes infectieux. Cette recommandation, qui datait, elle aussi, d'Hippocrate, eut la vie longue : en 1832, lors du choléra à Paris, Desgenettes, qui avait vécu l'épidémie de peste en 1799 en Syrie, ordonna qu'on allumât des feux aux carrefours et qu'on tirât le canon afin de chasser les miasmes du choléra. À partir du XVIe s., les bureaux de santé exigèrent des « billets de santé » attestant que le voyageur, entrant en ville, provenait d'une cité exempte de peste. Dans le domaine maritime, capital dans la dissémination de la peste, ces certificats de santé prirent le nom de « patente » ; la patente était dite « nette » si le navire venait d'un port non contaminé et « brute » s'il venait d'un pays infecté. Dans ce dernier cas, il devait faire quarantaine avant de pouvoir entrer au port. Bien entendu, nombre de patentes furent falsifiées et l'on sait qu'en 1799, lorsque Bonaparte revint d'Égypte, il aurait dû faire quarantaine à Fréjus puisqu'il avait touché des pestiférés à Jaffa. Mais afin de présenter une patente « nette », son bateau fit escale en Corse, exempte de peste, ce qui lui permit d'atteindre ensuite le continent en présentant une patente nette. Appliquée pour la première fois à Dubrovnik (Raguse), la quarantaine, initialement de quarante jours, fut ramenée à une quinzaine ou une douzaine, délais encore suffisants pour permettre à la maladie d'apparaître. Dans ce cas, les malades étaient conduits directement aux lazarets et les marchandises exposées à l'action purificatrice de l'air : c'était la « sereine sur fer ». La crainte des miasmes imposa la désinfection du courrier à partir du XVIIe s. : les lettres, fermées, étaient perforées et placées au-dessus d'un petit brasero dont les vapeurs pénétraient par les perforations. À partir du XVIIe s. encore, les bureaux de santé imposèrent diverses pratiques destinées à prévenir les miasmes : ainsi, fumer du tabac était recommandé. Certains comptes d'apothicaires font mention « de tabac en poudre et tuyaux pour les pipes des infirmiers et aumôniers ». À Eton, les étudiants qui refusèrent de fumer pendant la peste de 1665 furent fouettés ! L'industrie des parfums doit beaucoup de son développement à la peste : « aéreurs » et « parfumeurs » s'ingénièrent à composer des mélanges aromatiques pour la préservation des miasmes et de la contagion. Ainsi naquit l'eau de Cologne. Une recette particulière eut un succès considérable : connue sous le nom de « vinaigre des quatre voleurs », elle consistait en l'infusion ou la macération, dans le vinaigre, d'une quinzaine d'herbes et aromates, chaque apothicaire ayant sa recette. L'origine de ce vinaigre donna lieu à revendication par l'Auvergne en 1413, par Toulon en 1551, par Toulouse en 1652, etc. Quoi qu'il en soit, l'origine était toujours la même : quatre voleurs, surpris en train de dévaliser des maisons de pestiférés et soupçonnés d'avoir un remède magique, s'achetèrent la clémence des juges en promettant d'en donner la recette. Révélation faite, ils furent pendus, et non brûlés vifs comme c'était le sort habituel réservé aux voleurs. *Le vinaigre des quatre voleurs* fut remis en usage pendant la peste de Marseille de 1720 et persista longtemps puisqu'il figurait encore en 1927 dans la « pharmacopée pratique en clientèle » de Gastard. D'innombrables préservatifs furent utilisés contre la peste : croyants et incroyants portèrent des images du Christ, de la Vierge ou des saints, des anagrammes (le fameux *abracadabra*), des phylactères, des charmes, des crapauds séchés et cousus dans des petits sacs puis pendus autour du cou, des dents de pestiférés que l'on pouvait également sucer, des pierres précieuses (grenat, émeraude, saphir, et surtout diamant qui passait pour le meilleur préservatif – de là viendrait l'usage d'offrir un solitaire à sa fiancée). Les bézoards connurent une grande réputation au XVIIe : en raison de leur prix élevé, de faux bézoards furent confectionnés à partir de coquilles d'huîtres ou de pinces de homard pulvérisées. Dans les pays germaniques, les *Pestblätter* firent fureur : ces images du Christ ou des saints devaient être portées sur soi, ou avalées...

Les médecins devaient conseiller les pouvoirs publics sur les mesures à prendre, visiter les malades, prescrire les remèdes et l'incision des bubons, laissant toutefois ce dernier soin au chirurgien-barbier qui pratiquait également les saignées et cautérisations. Nombre de médecins prirent la fuite au début des épidémies, et bien des villes furent obligées de requérir leur présence en temps de peste sous peine de leur refuser le droit d'exercer par la suite. Au début du XVIe s., apparaissent les « médecins de peste » et les « chirurgiens de peste » appointés par les bureaux de santé. Ils devaient porter à la main une baguette de couleur pour être reconnus ou évités... Qu'ils soient « miasmatiques » ou « contagionnistes », ils prenaient grand soin de placer entre eux et leurs malades des plantes aromatiques, la flamme d'une bougie ou d'un cierge. En 1619, Charles Delorme, médecin de Louis XIII, inventa l'« habit des médecins et autres personnages visitant les pestiférés. Il est de maroquin du Levant, le masque a des yeux de cristal et un long nez empli de parfum ». Cet habit fut porté pendant la peste de Rome en 1656, puis à Marseille en 1720. En 1546, Girolamo Fracastoro affirma le rôle contagieux non seulement du malade, mais de ses vêtements, de sa literie, etc., et il émit l'hypothèse géniale que la contagion se faisait par des particules « qui ne tombaient pas sous les sens ». Un siècle plus tard, Athanase Kircher suggéra que ces particules seraient des animalcules invisibles mais vivants. C'est là la première affirmation du *contagium vivum*, théorie qui fut rejetée jusqu'à la peste de Marseille en 1720 où Goiffon et Bertrand la défendirent contre les avis de la faculté. Après la grande peste de Londres en 1665, Hodges énonça que la source de la peste devait être cherchée dans l'importation de marchandises venant du Moyen-Orient.

Las d'administrer des remèdes inefficaces, certains médecins cherchèrent à comprendre la maladie en se l'inoculant, tels Samoïlovitz à Moscou, Desgenettes à Saint-Jean d'Acre, qui survécurent à cette épreuve, ce qui ne fut pas le cas des nombreux condamnés à mort auxquels du pus de bubon fut injecté afin de tenter de protéger contre la peste, comme on le faisait par la variolisation avant la vaccination jennérienne.

Le dévouement exceptionnel des religieux doit être souligné : à leur rôle de consolateurs des mourants, ils ajoutèrent celui que, plus tard, les *monatti* et les forçats – les *corbeaux* – ne firent que contraints et forcés : l'ensevelissement des morts. De courageux laïques les accompagnèrent et se groupèrent en « confréries de charitables » dont la plus ancienne est probablement celle des *Charitables de saint Éloi* fondée pendant la peste de Béthune en 1488. Les pertes furent considérables, particulièrement parmi les ordres mendiants. Dans un couvent montpelliérain, sur cent quarante moines, sept seulement survécurent. À Marseille et à Carcassonne, les couvents des Cordeliers furent totalement vidés. Les pertes des Chartreux oscillèrent entre les deux tiers et la moitié. Presque tous les Capucins succombèrent. En Angleterre, le clergé perdit la moitié de ses membres. En Norvège, en 1349, il ne restait qu'un seul frère. En massacrant l'élite intellectuelle du clergé, la peste obligea l'Église à pallier hâtivement cette terrible ponction. La qualité du recrutement s'en ressentit, créant un climat d'ignorance (l'ordre de Saint-Thomas se plaignit en 1376 que bien des frères soient analphabètes) qui détacha de Rome nombre de fidèles et favorisa la marche de la Réforme. Le rôle de la papauté fut remarquable : Clément VI avait déployé en Avignon un courage certain ; il appointa des médecins, fit distribuer des remèdes, acheta un champ pour inhumer les morts et, lorsque le nombre de ceux-ci devint trop important, il bénit le Rhône qui charriait des cadavres. Il accorda l'absolution à tous les fidèles mourant de peste, même sans confession ; il permit à des laïcs et même à une femme de recueillir des confessions. Mais surtout, il ordonna des autopsies pour découvrir l'origine de la maladie, initiative particulièrement hardie à une époque où l'Église interdisait toute dissection du corps humain.

Plus d'une centaine de saints furent invoqués pour protéger contre la peste : la Vierge fut la première parce que c'est au son du *Regina Coeli* que la peste aurait cessé à Rome en 590. Elle fut implorée à nouveau en 1348. Saint Sébastien fut invoqué à Rome en 1680 parce que, après avoir été le chef des archers de Dioclétien, ce dernier, apprenant sa conversion au christianisme, le livra à ses soldats mais, laissé pour mort, il survécut. Les Romains implorèrent alors la protection contre les flèches du Ciel auprès de celui qui avait survécu aux flèches des hommes. Son culte, repris dès le début de la deuxième pandémie, fut très vite rejoint et dépassé par celui de saint Roch. Ce dernier, né à Montpellier au début du XIVe s., aurait très tôt manifesté une extrême piété, refusant le sein maternel le vendredi ! Adulte, il serait allé en pèlerinage à Rome où il aurait soigné de nombreux pestiférés. Atteint à son tour, il aurait tenté de rejoindre la France, mais fut terrassé par la maladie en traversant les Alpes. C'est alors qu'il aurait été soigné par un ange et secouru par un chien qui lui apportait, chaque jour, un morceau de pain. Le propriétaire de ce dernier, un certain Gothard, intrigué par cette dérobade quotidienne, suivit un matin son chien et découvrit saint Roch. Il le fit transporter dans sa demeure où celui-ci trouva la guérison. Peut-être serait-ce là l'origine du nom du mont Saint-Gothard. De retour à Montpellier, Roch fut pris pour un espion, emprisonné comme tel. Trouvé mort dans sa cellule, un ange aurait annoncé : « Tu seras le patron contre la peste. » Le culte de saint Roch prit naissance pendant le concile de Ferrare en 1439 et se répandit rapidement dans l'Europe entière. D'innombrables représentations montrent saint Roch, souvent accompagné de son chien, parfois de son ange ; le plus souvent, il relève un pan de sa tunique de pèlerin pour montrer son bubon. Saint Louis fut également invoqué contre la peste parce qu'il en serait mort, mais nous savons maintenant qu'il succomba en réalité à la dysenterie.

Après quatre années de *Mort noire,* la peste n'avait pas encore atteint ses limites extrêmes. Durant la fin du XIVe s., elle allait se maintenir dans toute l'aire parcourue, disparaissant ici pour renaître là, s'acharnant sur certaines villes, telle Florence qu'elle frappe à nouveau en 1363, 1371, 1374, 1390 et 1400, ou Londres en 1362, 1369 et 1375. À la fois solidement implantée et plus ou moins périodiquement réimportée d'Orient, la peste régna sur l'Europe du XVe au XVIIIe s., marquant plus particulièrement son passage dans certaines villes : Venise (1575-1577), Lyon (1628), Montpellier (1629), Milan (1629-1630), Nimègue (1635), Londres (1665), etc. Cependant, à partir du XVIIe s., de l'ouest à l'est, un lent déclin s'annonce. Sa puissance agressive semble faiblir spontanément, mais les mesures prophylactiques nées tant de l'empirisme que des idées *contagionnistes* commençaient à porter leurs fruits.

Le XVIIIe s. voit la peste desserrer son emprise en Europe pour se concentrer dans quelques grands foyers : Allemagne, Danemark, Russie ; mais le recul ne se fait pas sans d'éclatants rappels, telle la peste de Marseille, importée de Syrie en 1720, faisant dix-sept mille morts avant d'envahir la Provence. Cependant, peu à peu la peste perd pied. Au début du XIXe s., elle ne se maintient plus dans l'Ancien Monde que dans les Balkans, en Afrique du Nord, en Égypte et en Asie Mineure. En 1839, elle abandonne Constantinople, son dernier bastion européen, et disparaît d'Égypte en 1844. Un recul parallèle semble s'être effectué en Orient, la peste demeurant bien vivace dans le Kurdistan, l'Irak, le Turkestan, la Transbaïkalie, de l'Hindoustan et de l'Afrique Centrale.

La deuxième pandémie fut une extraordinaire source d'inspiration artistique, introduisant le macabre dans l'art. Ainsi, la peste devint-elle, dès le XIVe s., un thème incroyablement fécond d'inspiration : miniatures, dessins, gravures, *ex-voto,* eaux-fortes, peintures, représentèrent avec un réalisme parfait tous les aspects de la maladie et de l'épidémie : malades ou morts gisant dans les rues, ou défenestrés pour être enlevés dans les charrettes, ou traînés à même le sol, tirés par des crocs ou encore attachés à la queue d'un cheval, jetés pêle-mêle dans des fosses, etc. Quelques thèmes sont propres à la peste et permettent d'y rattacher certaines toiles : ainsi, celui de l'homme s'effondrant, frappé de mort subite, ou celui du nourrisson s'agrippant au sein du cadavre de sa mère. Souvent un troisième personnage est figuré qui, tout en se pinçant le nez, tente de séparer la mère et l'enfant. L'exactitude médicale de certaines peintures est remarquable : ainsi, dans une de ses toiles, V. Janssens a représenté avec une parfaite exactitude un charbon pesteux. Dans différentes peintures mettant en scène des pestiférés atteints par les flèches symboliques, leur impact est figuré avec précision, à l'aisselle ou à l'aine, emplacements habituels des bubons. Toutes ces œuvres sont, dans l'ensemble, d'hallucinants documents, en particulier lorsqu'elles furent peintes par des artistes ayant *personnellement vécu la peste.*

Nombre de représentations constituent de véritables reportages, telle la *Piazza del Mercatello* à Naples en 1656 peinte par Mico Spadaro, ou la *Vue de la manière d'enterrer les morts* par Vade en 1665. D'autres toiles sont centrées sur certains personnages, tel *Le chevalier Roze devant la Tourette en 1720*, par J.-F. de Troy, ou *Sainte Thècle libérant Este de la peste* par Tiepolo, ou encore *Saint François Xavier visitant les pestiférés de Goa* par Paul Troger.

La flèche symbolisant la peste apparaît pour la première fois en 1424. Initialement lancée par Dieu, elle sera ensuite mise dans la main même de la Mort et toute représentation de cette dernière, non plus avec sa faux traditionnelle mais avec son arc et ses flèches, permet d'identifier une peinture de peste. De ce thème de la flèche naîtra celui de la *Vierge au manteau* : Marie y abrite et protège les hommes.

Un thème particulier naquit de la Mort Noire : celui de la *danse macabre,* montrant la Mort entraînant dans sa ronde nobles, bourgeois, paysans, etc. La brutalité de la Mort et l'égalité devant elle sont les deux thèmes indissociables qui font l'originalité de la danse macabre. La première fut peinte à Kligenthal près de Bâle, puis reproduite à Paris au charnier des Innocents en 1424, à Salisbury en 1460, à Lubeck en 1463, à La Chaise-Dieu en 1470, etc. Peinte ou sculptée, la danse macabre essaima dans toute l'Europe dès le début du XVe s. Elle fut reproduite sur les objets les plus divers et devint un motif courant dans les livres d'heures. La suite en quarante figures de Hans Holbein eut quatre-vingt-huit éditions différentes de 1530 à 1844. De fresque, la danse macabre devint peinture de chevalet ; avec Baldung Grien apparaissent les peintures dites *de vanité* : une femme nue devant son miroir est l'essentiel du tableau, mais la Mort lui présente le sablier qui doit lui rappeler la brièveté de sa beauté. Puis la mort elle-même disparaît des toiles où seuls demeurent ses symboles : crâne, sablier, horloge, lampe éteinte, bougies presque entièrement consumées, instruments de musique aux cordes brisées.

Peut-on parler d'une *architecture de peste* ? Plusieurs centaines de *Pestsäule* ou *colonnes de peste* furent élevées en souvenir d'épidémies en Allemagne, Autriche, Yougoslavie ; la plus célèbre est à Vienne, sur le Graben. Leurs fûts s'ornent souvent de volumineux reliefs arrondis figurant les bubons. Ces mêmes renflements se voient sur certains calvaires bretons, tel celui de Plougastel-Daoulas élevé en souvenir de la peste de 1598.

La troisième pandémie. – Plus que les deux précédentes, elle mérite bien ce nom car elle toucha effectivement *l'ensemble de la terre*, après avoir pris naissance au Yunnan. Elle y couvait depuis des siècles lorsqu'en 1855 la révolte des mahométans lui fit gagner Yunnanfu, l'actuel Kun-ning en 1866, Hong-Kong en 1894, Bombay en 1896 où elle trouva, remplaçant la lente marine à voile qui lui avait jusqu'alors interdit toute navigation intercontinentale, la marine à vapeur dont la rapidité la dispersa aux quatre coins du monde : Suez fut atteint en 1897, Madagascar et Maurice en 1898, Alexandrie, le Japon, l'Est africain et le Portugal en 1899. En 1900, elle est à Manille, à Sydney, à Glasgow et à San Francisco, en 1908 à Honolulu, en 1911 à Java, en 1914 à Ceylan, en 1920 à Marseille et à Paris. Parallèlement, certains foyers anciens s'étaient réveillés, tel celui de Mandchourie avec 350 000 morts de peste pulmonaire. Cette troisième pandémie, qui causa plus de douze millions de morts dans l'Inde de 1898 à 1948, n'entraîna qu'un millier de cas en Europe dont la majeure partie au Portugal, et une centaine à Paris de 1918 à 1920.

C'est durant cette troisième pandémie que furent faites les découvertes capitales : en 1894 Alexandre Yersin découvre le bacille responsable et le rôle du rat dans sa propagation, cependant qu'en 1898 Paul Louis Simond découvre le rôle de la puce dans la transmission du bacille du rat à l'homme ou de l'homme à l'homme. En 1897, W. M. Haffkine prépare le premier vaccin anti-pesteux tué, précédant le vaccin atténué vivant de Girard et Robic (1934).

Dès lors, une lutte rationnelle contre la peste pouvait être instituée : d'abord contre le rat, par la construction de silos, hangars, ports et navires *rat-proofs*. Marcel Baltazard a fait remarquer que « les torpillages massifs de la dernière guerre, en éliminant la quasi-totalité des cargos infestés de rats qui, durant cinquante ans, avaient fait la fortune maritime de la peste, contribuèrent à la lutte contre elle ». La lutte contre les puces bénéficia des insecticides largement répandus contre la malaria. Enfin, la guérison de la peste devint possible, d'abord avec les sulfamides en 1937, puis les antibiotiques – la streptomycine – en 1944.

La peste, en forte augmentation depuis vingt ans, se maintient actuellement dans une vingtaine de pays, en Afrique centrale et à Madagascar, en Asie, particulièrement au Vietnam et en Birmanie, et en Amérique, principalement aux États-Unis. Mais certains pays dissimulent la peste et s'abstiennent de la déclarer à l'OMS pour ne pas nuire à leur tourisme et à leur commerce.

Quel avenir conserve la peste ? Le réveil d'anciens foyers reste toujours possible, comme ce fut le cas en 1994 au Maharashtra, en Inde, après trente années de silence. Elle peut également être réimportée comme elle le fut en France, à Marseille et en Corse, lors du débarquement en Méditerranée à la fin de la Seconde Guerre mondiale.

Enfin, on ne peut ignorer un dernier risque, majeur : celui de l'utilisation de la peste comme *arme biologique*.

► AUDOUIN-ROUZEAU F., *Les Chemins de la peste. Le rat, la puce et l'homme*, Rennes, Presses Universitaires, 2003. – BADEN E., *La Peste dans le roman européen vue par un médecin*, Thèse, Université de Nice, Faculté des Lettres, Arts et Sciences humaines, 2002. – BIRABEN J. N., *Les Hommes et la Peste en France et dans les pays européens et méditerranéens*, Paris, Mouton, 1975. – MOLLARET H. H., *L'Arme biologique, bactéries, virus et terrorisme*, Paris, Plon, 2002 ; MOLLARET H. H. & BROSSOLLET J., *La Peste, source méconnue d'inspiration artistique*, Koninklijk Museum voor Schone Kunsten Antwerpen, Jaarboek, 1, 1965, p. 112 ; *Yersin, un pasteurien en Indochine*, Paris, Belin, 1993. – POLLITZER, *La Peste*, Genève, OMS, 1954.

Henri H. MOLLARET

→ Auto-expérimentation ; Épidémie ; Épidémiologie ; Expérimentation humaine ; Grande Guerre ; Guerre biologique ; Lèpre ; Santé publique ; Vétérinaire (Médecine) ; Zoonoses.

PHARMACIE ET MONOPOLE

Au nom de « pharmacie », le grand public, même averti, associe tout d'abord spontanément l'officine du pharmacien de ville, commerce particulier, *sous monopole*, qui stocke les médicaments (essentiellement des spécialités pharmaceutiques industrielles) et les dispense sous sa responsabilité ; s'il s'agit d'autres activités, notamment de l'élaboration à la mise sur le marché de ces spécialités, il imagine alors plutôt l'industrie pharmaceutique que la pharmacie. Pourtant, dans le dernier tiers du XIXe s., selon Littré, la pharmacie était avant tout : « 1 / l'art de reconnaître, de recueillir, de conserver les drogues simples, et de préparer les médicaments composés », même si le terme désignait ensuite aussi : « 2 / l'officine ou le lieu où les médicaments sont préparés ou débités » ; ainsi que : « 3 / la profession même de pharmacien », tout à la fois au travers de son exercice et de sa police ; c'était en outre : une « 4 / collection de médicaments ». D'ailleurs, pour Rey, à l'origine, pharmacie est « la réfection grécisante » (1579) de *farmacie* (1314), selon un emprunt au bas latin médical *pharmacia* « ensemble des médicaments », emprunté au grec *pharmakeia* « ensemble de médicaments ou de poisons » d'où la métonymie « médicaments, poisons », le terme étant issu de *pharmakeuein* « donner ou préparer un remède », « administrer un poison », lui-même dérivé de *pharmakon* « plante médicinale ». En effet, l'expression désignait, en ancien français, les purgations à l'aide de drogues – remèdes ou poisons – réalisées par les apothicaires épiciers dans leurs « boutiques aux drogues », *apothèkè* en grec. Enfin, pour Rey, au XXe s. et au Canada, pharmacie est la traduction de l'anglo-américain *drugstore*, établissement commercial comprenant une pharmacie et divers commerces.

Ainsi, ce bref survol étymologique, s'il montre que la pharmacie, depuis ses origines, est bien *l'art du médicament*, l'illustre au travers d'activités très diverses dont les filiations, les importances relatives et les inter-relations n'ont cessé d'évoluer, surtout depuis le Moyen Âge occidental. Le décalage apparent entre les représentations de l'art ancestral du remède et les pratiques de la pharmacie contemporaine peut-il être interrogé *via* sa généalogie ? Plus abruptement, qu'est présentement – et surtout que sera désormais – la pharmacie ? 1 / Une production industrielle de spécialités pharmaceutiques dans un contexte d'économie planétaire globale ? 2 / Un circuit sécurisé, législativement et réglementairement, de détention et de délivrance de substances susceptibles d'être dangereuses pour la santé publique ? 3 / Une expertise scientifique, technique et médicale accompagnant la dispensation du médicament entre la prescription du thérapeute et l'administration infirmière ou l'auto-administration par le patient lui-même ? 4 / Enfin, la possibilité pour l'usager consommateur de se constituer plus que jamais, tout particulièrement *via* le réseau internet, sa pharmacie ?

Préparation des remèdes et pharmaco-économie planétaire

Les chamans, prêtres et thaumaturges préparaient eux-mêmes leurs instruments et mixtures – pour preuve les rhizotomistes – dans les sociétés primitives et anciennes. Dans l'Antiquité grecque et romaine, les médecins-préparateurs constituèrent eux-mêmes leurs pharmacies et prirent le relais des médecins égyptiens utilisateurs des papyrus Ebers et Smith ; aux pharmacopées essentiellement végétales et animales (*i.e.* celle de Dioscoride), s'ajoutent des substances minérales : l'arsenal thérapeutique s'étoffe et se diversifie. Puis, comme le mettent en exergue les historiens de la pharmacie, dans la seconde partie du Moyen Âge le médecin recourt progressivement à un tiers, *l'apothicaire-épicier,* tout particulièrement pour l'incorporation et la préparation des épices orientales. Cinq siècles vont s'écouler, entre le statut spécifique d'apothicaire-épicier accordé par Louis XI et la création du Collège de Pharmacie par Louis XVI, durant lesquels l'art de reconnaître, de recueillir, de conserver les drogues simples et de préparer les médicaments composés sera profondément transformé par la chimie naissante. La *pharmacie chimique* sera, du milieu du XIXe au milieu du XXe s., à l'origine des spécialités préparées à des échelles de plus en plus grandes par l'industrie pharmaceutique. Après avoir, depuis 1950, entraîné de profondes mutations de l'exercice pharmaceutique officinal, les grands laboratoires et groupes pharmaceutiques mondiaux sont eux-mêmes désormais en proie à de profonds bouleversements remettant en cause leurs raisons et conditions mêmes d'existence.

L'interrogation de François Dagognet, dans *La Raison et les Remèdes,* sur « la philosophie représentative [qui] se cache dans les infusions et les pilules, les sirops, les emplâtres et les baumes du passé thérapeutique » permet de ramener l'art de la pharmacie des apothicaires-épiciers à trois schèmes fondamentaux assez proches les uns des autres.

Le spagiriste, par des procédures de transmutation appartenant au Grand Œuvre, valorise toute intervention métamorphosante, se soldant par un changement d'état de la matière, signe d'un enrichissement miraculeux. Le chimiâtre quant à lui, essentiellement par extraction – distillations et sublimations –, « valorise toute extraction, toute opération qui élimine l'inutile en vue de concentrer et de retenir l'essence, le *spiritus,* profond et caché ». Enfin le polypharmacien vise à renforcer le pouvoir des remèdes par surdétermination : à cet effet, il les ajoute les uns aux autres, il réunit les plus efficients, et surtout par « cette *coïncidentia oppositorium* vise un total dynamique ». Le mixte des remèdes les plus célèbres (incorporant souvent de l'excrémentiel, des cendres ou des fermentations, voire de la momie ou de l'usnée – mousse verte poussant sur les crânes de pendus –, la thériaque, l'orviétan, le laudanum de Sydenham, le sirop de vipère...) n'est ni quantitatif, ni qualitatif mais dialectique. En fait, selon ces trois schèmes, il s'agissait toujours, pour l'apothicaire, par les différentes opérations pharmaceutiques à sa disposition, la *pharmacie galénique,* de créer une dynamique matérielle. En réveillant « la logique opposée des magistères et des extraits », François Dagognet autorise surtout de « mieux dégager la philosophie nouvelle qu'abrite ou qu'inclut l'aspirine ou la cortisone, tel comprimé ou telle ampoule ». Il démontre en effet que « malgré les parentés, les transitions et même les évidentes survivances, l'actuelle pharmacologie forme une antithèse par rapport à celle qui la précède » ; il en avait été ainsi pour la pharmacie qui avait amorcé, dès le milieu du XIXe s., la divergence méthodologique. Tout d'abord les matières premières traditionnelles végétales, minérales et animales furent stabilisées dès leur récolte, puis les principes actifs furent extraits et surtout purifiés et titrés. Par exemple, la digitaline – digitoxine – cristallisée par Claude Adolphe Nativelle [1812-1889] remplace les poudres, infusions ou teintures de feuille de digitale et autorise ainsi la standardisation des administrations lors des études pharmaco-physiologiques expérimentales, héritières des travaux de Claude Bernard (en particulier de ceux qui utilisent les curares, puis lors de l'utilisation clinique). À leur tour, les pharmaciens d'officine, notamment français, en sus des traditionnelles préparations magistrales, exécutées pour un malade donné à la suite d'une prescription médicale personnalisée, se mettent à préparer à l'avance des *spécialités* ; ainsi sont créés progressivement les premiers laboratoires pharmaceutiques. Parallèlement, en Allemagne, l'industrie chimique des colorants procède à l'identique. Au début des années 1920, comme le décrit Sophie Chauveau, les laboratoires pharmaceutiques vont rompre avec leurs origines officinales et, surtout à partir des années 1970, s'ouvrir sur le marché mondial afin de poursuivre leur expansion.

Actuellement, la majorité des nouveaux médicaments (une cinquantaine par an, dont une petite moitié de réelles innovations et une majorité de déclinaisons à partir de spécialités déjà existantes) sont diffusés simultanément en Amérique du Nord, dans la Communauté Européenne, voire en Extrême-Orient, par quelques grands regroupements de laboratoires multinationaux dont la cotation boursière dépend du nombre de molécules nouvelles dans le « pipeline », c'est-à-dire en cours de développement et de la commercialisation prévisible à court et moyen terme. Simultanément, des spécialités existantes voient leurs indications modifiées en fonction tout à la fois des résultats des dernières études cliniques et des dernières enquêtes de *pharmacovigilance* ; le médicament a ainsi une vie propre avant et après sa commercialisation, rythmée par les essais cliniques. Effectivement, comme le souligne Philippe Pignarre, si l'élaboration d'un nouveau médicament passe toujours par le recours initial à des expérimentations animales, puis sur organes isolés et/ou *in vitro,* son développement et sa vie sont régulés par le résultat de ces essais dont le promoteur est l'industriel. En moins d'un siècle, la situation, héritage direct de la méthode expérimentale où le clinicien donnait au pharmacien-préparateur les indications pour qu'il fabrique un médicament adapté, s'est inversée.

Une nouvelle figure du préparateur-pharmacien, industrielle celle-là, *le laboratoire d'essais cliniques en double aveugle contre placebo*, propose des molécules originales au thérapeute, assorties des impératifs liés à leur maniement. Le double « bras » expérimental, molécule active *versus* substance inerte, imposé au clinicien expérimentateur et à la personne se prêtant à cette recherche biomédicale, constitue de fait un avatar moderne du *remède secret*, secret momentané, désormais codifié, dont le préparateur est le dépositaire légal extemporané. Avec l'arrivée annoncée des productions de la pharmacogénomique (même si elles se font attendre), après celle des alicaments (médiocre francisation de *nutriceutics*), cette figure industrielle restera-t-elle l'unique figure emblématique du domaine pharmaceutique ? De plus, si la dangerosité de la fabrication du médicament a justifié l'institution et le maintien du monopole de l'apothicaire au moins à deux reprises, d'abord lorsque Turgot supprima les corporations, ensuite à l'abolition des jurandes par le décret d'Allarde des 2-17 mars 1791, aussitôt suivie par la loi des 14-17 avril rétablissant la réglementation antérieure, puis par une refonte des règles pharmaceutiques par la loi du 21 Germinal an XI, qu'en est-il de nos jours pour celui du pharmacien d'officine ?

Gardien des poisons et principe de précaution

L'histoire de la pharmacie est scandée tout à la fois par les rationalités des savoirs qui alimentent ses pratiques d'élaboration et de fabrication, des remèdes aux spécialités, mais aussi par les textes législatifs et réglementaires qui la régissent, elle et avant tout son monopole. En sus de ceux précédemment cités, Jean le Bon avait déjà tenté d'imposer, dès 1352, l'antidotaire de Nicolas aux apothicaires-épiciers. Et Louis XIV, après l'affaire des poisons en 1682, structura les premières sociétés savantes dont les résultats issus de leurs travaux confortèrent la législation naissante. La Déclaration des Poisons, volonté manifeste du pouvoir royal d'endiguer le fléau des empoisonnements criminels, est à l'origine des listes de substances vénéneuses et des ordonnanciers actuels. Pour résumer lapidairement : alors que jusqu'à un passé très récent, dans l'industrie alimentaire, tout était réalisable, sauf ce qui était interdit, en pharmacie, surtout depuis 1777 précisément, année de la création par Louis XVI du Collège de Pharmacie et de la Déclaration royale du 25 avril, ne peut être préparé, par des professionnels habilités, que ce qui est autorisé. Le *monopole pharmaceutique* ainsi progressivement élaboré, comme pour les autres professions médicales, repose sur une idée de sauvegarde du malade et des intérêts de la santé publique, cela bien avant l'utilisation extensive du principe de précaution dans différents domaines non exclusivement médicaux. Médicament et monopole ont donc été considérés de façon consubstantielle (en témoigne encore en 1941 la première définition légale du médicament) jusqu'à ce qu'ils reçoivent, en 1951, des définitions juridiques distinctes en raison de l'industrialisation de la fabrication évoquée plus haut. Dans ces nouvelles conditions d'exercice, comment continuer de justifier le monopole pharmaceutique en aval de la production, tout d'abord juridiquement, puis par l'exercice officinal proprement dit ?

En 1990, à la suite d'offensives commerciales de certaines « grandes surfaces », Maître Célice développe brillamment l'idée suivante, reprise par Fouassier dans *Le Médicament : notion juridique*, à propos du monopole pharmaceutique : « En réalité, le monopole en pharmacie, comme dans toutes les autres professions, sert à obtenir la participation de personnes privées à un service public organisé par l'État. Le monopole concédé, c'est une technique de droit public qui consiste à garantir une certaine sécurité économique, une certaine rentabilité aux investisseurs privés en contrepartie des prestations fixées par l'Administration dans l'intérêt du public. » Dans le cas du pharmacien, *gardien des poisons*, le service public se confond avec l'exercice professionnel : c'est la *dispensation du médicament* suite à une prescription médicale. Mais l'action de délivrer une matière manufacturée, aussi dangereuse qu'elle puisse être, suffit-elle pour justifier un acte professionnel spécifique – l'acte pharmaceutique – et par là même un monopole ? En d'autres termes, dispenser n'est-il que délivrer ?

Administration des clystères et pharmacie clinique

Lorsque l'apothicaire administrait les clystères – les purgations – à domicile, la valeur ajoutée de *l'acte pharmaceutique* accompagnant la préparation et honorant la prescription médicale apparaissait aux yeux de tous sans ambiguïté. En fait, aujourd'hui comme autrefois, si un malade se doit d'exécuter l'ordonnance du médecin, le pharmacien, pour l'honorer, procède non pas à une simple délivrance mais à une dispensation du médicament : le Code de la Santé Publique n'associe-t-il pas, en préalable à toute délivrance de spécialité, *l'analyse pharmaceutique de l'ordonnance* ? Or cette analyse combine analyse réglementaire, pharmacologique (contre-indications, interactions, allergies et hypersensibilités éventuelles, vérification des posologies, mode et précautions d'emploi) et économique (possibilité d'une substitution par un médicament générique éventuel). Cette dernière analyse nécessitant, plus encore que les précédentes, un pharmacien à même d'appréhender le contexte psychologique du malade (capacités de compréhension et d'observance). Toute dispensation, après analyse pharmaceutique de l'ordonnance, ne se conclut donc pas nécessairement par une délivrance de la spécialité initialement prescrite ; le refus, ou plus souvent le sursis à délivrer, est éventuellement documenté par une *opinion pharmaceutique* transmise au prescripteur et/ou au patient, entraînant une modification concertée ou, plus rarement, appliquée d'office. Comme le met en exergue Megerlin, c'est bien au travers du régime juridique du *droit de refus de délivrance* « que s'affirme l'essence libérale de l'acte pharmaceutique, seule justification contemporaine du monopole de l'officine ». Cet acte pharmaceutique passe par des activités orientées vers le patient, des activités de *soin pharmaceutique* dans un exercice de *pharmacie clinique*, telle qu'elle a été définie, selon Calop, en 1961 aux États-Unis par Charles Walton : « La pharmacie clinique est l'utilisation optimale du jugement et des connaissances pharmaceutiques et biomédicales du pharmacien afin d'améliorer l'efficacité, la sécurité, l'économie et la précision selon lesquelles les médicaments doivent être utilisés dans le traitement des patients. » Dans la mesure du possible, l'acte pharmaceutique doit être autonome à l'égard du patient, que le médicament soit prescrit ou non (automédication).

Pharmacies de voyage : « pourquoi je me soigne si bien... »

Une abondante littérature médicale à destination du peuple et des gens cultivés en témoigne, de Tissot au *Larousse Médical*, le désert médical des campagnes, du XVIe au XIXe s., a favorisé la constitution de pharmacies familiales ou de voyage assurant l'automédication. De nos jours, des études ethnosociologiques et anthropologiques pertinentes ont montré qu'origines, savoirs et cultures influençaient fortement les contenus des pharmacies familiales et les attitudes vis-à-vis des ordonnances. Les nouvelles technologies autorisent entre autres les achats à distance, hors frontières, ayant déjà permis dans certains cas à l'usager de s'affranchir des monopoles et interdits locaux tout en bénéficiant d'une information jusqu'à présent très difficilement accessible au grand public (par exemple sur des traitements de maladies rares, des médicaments orphelins ; au travers de groupes de discussion, sur Internet, spécifiques à certaines pathologies). Elles donnent en même temps de nouveaux sens et contenus à la pharmacie personnelle et à l'automédication. Dans ces conditions, la redécouverte (récente) des sciences humaines et sociales par la pharmacie et la médecine, dans la pratique mais aussi dans les cursus formateurs, est plus que jamais une nécessité pour l'avenir de la santé, tant publique qu'individuelle : communiquer à l'usager les informations pertinentes lui autorisant le *refus d'automédication* n'est-il pas désormais une nécessité afin de lui faciliter l'usage de la raison ?

► BARANCOURT M., *Le Codex Parisien de 1748, un indicateur de la Pharmacie au XVIIIe siècle,* Thèse pour le diplôme d'État de Docteur en Pharmacie n° 43, ISPB, Université Claude Bernard, Lyon I, 1999. – BARRAL P. E., GAIGNAULT J.-C., *Pharmacie et industrie pharmaceutique,* Encyclopædia Universalis, Dijon, 2001. – BOUSSEL P., BONNEMAIN H., BOVE F., *Histoire de la pharmacie et de l'industrie pharmaceutique,* Paris, La Porte Verte, 1977. – CALOP J., *La Pharmacie clinique,* Paris, Marketing « Ellipses », 1985. – CHAUVEAU S., *L'Invention pharmaceutique – la pharmacie française entre l'État et la société au XXe siècle,* Paris, Les Empêcheurs de penser en rond, 1999. – DAGOGNET F., *La Raison et les Remèdes,* Paris, PUF, 1964 ; *Les Dieux sont dans la cuisine – philosophie des objets et objets de la philosophie,* Paris, Les Empêcheurs de penser en rond, 1996. – FAINZANG S., *Médicaments et société,* Paris, PUF, 2001. – FOUASSIER E., *Le Médicament : notion juridique,* Paris, Éditions Médicales Internationales, 1999. – GRMEK M. D., *Raisonnement expérimental et recherches toxicologiques chez Claude Bernard,* Paris, Droz, 1973. – GILBERT E., *Philtres, charmes, poisons – Antiquité, Moyen Âge, Renaissance, Temps Modernes,* Paris, 1880, Gutenberg Repr., Paris, 1982. – HAXAIRE C., CAMBON E., WALD P., « La Thérapeutique du mal être relève-t-elle de médicaments comme les autres ? Réappropriation du savoir médical par les usagers », *in* O. Faure, A. Opinel (éds.), *Les Thérapeutiques : savoirs et usages,* Lyon, Fondation Mérieux, 1999, p. 407-427. – LITTRÉ É., *Dictionnaire de la langue française,* XXX, Paris, 1877. – MARKS H., *La Médecine des preuves – histoire et anthropologie des essais cliniques,* Paris, Les Empêcheurs de penser en rond, 1999. – MEGERLIN F., « L'acte pharmaceutique – réflexions juridiques pour une refondation intellectuelle et éthique », *Les Nouvelles Pharmaceutiques – Bulletin de l'Ordre des Pharmaciens,* 375, 2002, p. 273-281. – PIGNARRE P., *Qu'est-ce qu'un médicament ? Un objet étrange, entre science, marché et société,* Paris, La Découverte, 1997. – REY A., *Dictionnaire historique de la langue française,* Paris, Le Robert, 1992. – TISSOT S., *Avis au peuple sur sa santé,* Lausanne, Grasset, 1761.

Pascal MAIRE

→ Brevet et santé ; Brevet sur le vivant ; Critiques de la médecine ; Confort (Médicament de) ; Dopage ; Homéopathie ; Hormone ; Insuline ; Laboratoire ; Médicament et individu ; Médecine expérimentale ; Placebo ; Principe de précaution ; Sang contaminé ; Thérapeutique.

PHARMACIE MÉDIÉVALE ARABE

Toute histoire de la maladie et de sa thérapie qui se prétend générale se choisit en réalité une origine et une zone géographique pour décrire un fragment de celle-ci, car l'histoire des civilisations humaines est imprégnée par le concept de la maladie.

Les textes relatifs à la pharmacie médiévale écrits en langue arabe sont le fruit de la rencontre des civilisations grecque, persane, indienne et de nombreuses autres de la région proche-orientale, de l'Afrique et de l'Andalousie. Au cours de cette période, la pathologie médicale humorale systématisée par Galien reste le fond théorique de la thérapie. Ultérieurement, cette pharmacie influencera les sciences médicales vers l'Est (l'Inde et la Chine) et vers le monde latin à partir du XIe s. Elle a poursuivi son existence à travers d'autres langues telles que l'hébreu, le persan, le turc, puis le latin après sa transmission en Europe.

Au VIIe s., les circonstances géopolitiques au Proche-Orient (l'affaiblissement des deux empires perse et byzantin) ont facilité l'émergence d'une religion, l' « islam », et l'épanouissement de la nouvelle civilisation arabo-musulmane qui va s'étendre en peu de temps de l'Indus à l'Andalousie.

L'instrument linguistique de ces conquêtes était la langue arabe qui en peu de temps a permis le syncrétisme des sciences de son temps en ouvrant de nouvelles voies de recherche et en facilitant la diffusion et les échanges entre divers peuples d'ethnies, de religions et de langues différentes. En 751, après la bataille d'Atlak, les prisonniers de guerre chinois introduisent l'industrie de papier. Dans la ville de Samarkand, la première usine de fabrication de papier a été construite. L'apprentissage de la fabrication du papier dès le début du VIIIe s. a conduit à une baisse du prix des livres, ceux-ci devenant un objet relativement accessible qui a fortement favorisé la diffusion de la connaissance.

L'enrichissement de la matière médicale

Avec le renforcement de la puissance politique du califat abbasside à Bagdad, des groupes de traducteurs ont mené à partir du début du IXe s. des activités parallèles de recherche et de traduction. L'encouragement des mécènes, la multiplicité des livres, la fondation des grandes villes et l'existence de grands hôpitaux ont permis le développement de la pharmacie.

À partir du VIIIe s., les principales sources sanskrites de la médecine indienne ainsi que le livre sur les poisons du pseudo-Sanaq circulaient en version persane ou arabe ; ces œuvres ont participé à l'enrichissement de la matière médicale par les drogues indiennes.

Hunayn Ibn Ishaq (804-877), un des plus grands traducteurs de son époque, qui fonda un cercle et une méthode scientifique de traduction, a rédigé une missive qui prouve que les œuvres majeures de Galien en médecine et en pharmacologie ont été traduites en Arabe dès le IXe s. Le traité de matière médicale de Dioscoride (Ier s. apr. J.-C.) est également une œuvre essentielle, traduite du grec en syriaque et en arabe. Ce traité comportait 800 drogues provenant des trois règnes, végétal, animal et minéral. Cette œuvre a été largement reprise et commentée par des médecins et pharmaciens arabes. Il y a plusieurs raisons à cela : la découverte de nouveaux manuscrits grecs, des efforts de traduction et enfin l'enrichissement de la matière médicale. Les savants andalous ont fortement participé à ce travail. Ibn gulgl (~ 944 - † apr. 994) y ajouta 62 nouvelles drogues, principalement d'origine indienne. On peut citer comme exemple les myrobolans ou le camphre, produit odorant et désinfectant. Plus tard, Ibn al Baytar († 1248) enrichit cette liste par quatre cents drogues nouvelles non connues des Grecs (deux cents d'origine végétale, deux cents d'origine animale et minérale), pour atteindre mille quatre cents drogues.

La pharmacie a bénéficié de l'expérience des grands voyageurs et de géographes comme Idrisi († 1166) pour élargir l'éventail des drogues. Une des sciences qui a beaucoup apporté à la pharmacie est l'alchimie ; elle a permis non seulement l'enrichissement de la matière médicale mais également l'amélioration des techniques et des appareils courants de préparation et de purification en pharmacie comme la distillation, la sublimation et les procédés de chauffage. Dans *kitab al-madkal at-ta'limi*, Razi ou Rhazès pour les Latins (~ 865 - ~ 925) donne une description scientifique de la cornue et de l'alambic, outils indispensables dans l'alchimie. Tout comme pour Razi, alchimiste et médecin, l'École de Gabir (IXe-Xe s.) considère que tout produit peut être distillé. C'est ainsi que des drogues artificielles fabriquées par l'homme, et non celles simplement extraites de la nature, ont été employées pour les traitements chirurgicaux comme, par exemple, divers produits à base de plomb. Les parfums forment un chapitre important dans le traitement de diverses maladies de la tête depuis la migraine en passant par l'épilepsie et la mélancolie. Leurs préparations sont fortement améliorées et de nouveaux produits, tel le camphre, sont employés.

Une institution, nommée le Hisba, est chargée de la surveillance de ces produits chers importés ou fabriqués. Elle doit lutter contre leur falsification. Le *muhtasib*, le contrôleur, emploie de nombreuses techniques chimiques pour tester la pureté des produits. Cohen al-Attar, pharmacien et *muhtasib* du XIIIe s. en Égypte, donne des exemples dans son livre. La pierre lapis-lazuli ne doit pas changer de couleur et d'aspect une fois brûlée ; en poudre et dans l'eau, elle ne doit pas colorer l'eau ; l'huile de baumier qui vaut le double de son poids en argent est ainsi examinée : déposée sur un tissu, elle ne se répand pas et reste sous la forme d'une bulle (probablement grâce à sa tension superficielle).

Qualité des « simples »

Les qualités des médicaments sont divisées en quatre catégories, comme le décrit Averroès, dans son livre *les généralités sur la médecine (al-kulliyyat fi al-tibb)* ; les qualités primaires sont composées de qualités actives : chaude, froide ; et de qualités passives : humide, sèche ; les qualités secondaires désignent les seize types d'actions spécifiques d'un produit sur l'ensemble du corps ; les qualités tertiaires définissent les six types d'actions possibles dirigées vers un organe donné. Un quatrième type de qualités, nommées les qualités spécifiques *(kawas)*, détermine les actions des produits que l'on ne peut pas expliquer de manière évidente, en les déduisant de l'apparence du produit. On cite souvent comme exemple l'attraction du fer par l'aimant. Pour certains auteurs comme Razi, il faut réserver des livres spécifiques à cette catégorie de qualités, même si à une époque historique donnée, les savants ne peuvent pas expliquer les raisons de l'existence de ces qualités.

En effet, selon les Anciens, les sens (le goût, le toucher, l'odorat et la vue) peuvent révéler les qualités primaires et secondaires des drogues médicinales, et donc certaines actions thérapeutiques. Par exemple, une drogue qui a une odeur forte a des chances d'être chaude. Razi fait appel aux caractères accessibles aux sens pour déduire les actions des substances dans le corps, mais il reste cependant plus méfiant que Galien face à ces déductions. Ce point de vue est exposé dans son livre *Sukuk oala Galinus* ou *Les doutes sur Galien.* C'est l'expérience pratique sur le corps vivant qui, en dernière analyse, révèle les propriétés. Par exemple, quoique le camphre, le santal, la violette et le nénuphar soient fortement odorants, ils ont une qualité froide.

La théorie médicamenteuse et le degré des qualités

Selon Galien, les qualités primaires d'un produit donné s'échelonnent sur quatre degrés ; l'écart des forces entre chaque degré est équivalent ; le quatrième degré pouvant devenir par son extrême force un poison : c'est par exemple le cas de la force de la qualité froide de l'opium. Ces degrés ont cristallisé une réflexion théorique chez les savants arabes qui étaient tous d'accord quant à l'existence de ces degrés mais non sur l'écart entre les degrés ; c'est ainsi que certains savants comme al-Kindi (IXe s.) ou Ibn Biklarris (XIe s.) ont soutenu la thèse selon laquelle l'écart des degrés suivait une progression géométrique. Averroès (XIIe s.) s'est montré fortement opposé à cette théorie, et l'on peut penser que la majorité des auteurs adoptent le point de vue de Galien sur les degrés des qualités et les rapports des forces entre eux.

Poids et mesures

L'unité de mesure des produits est loin d'être unifiée de l'Indus à l'Andalousie. Les médecins et pharmaciens étaient très attentifs à ce problème, surtout lorsque le remède pouvait devenir toxique à forte dose. Dans le volume XXII de son livre *al-Hawi*, Razi souligne cette difficulté. Al-Zahrawi († ~ 1010) à Cordoue, se préoccupe du problème des poids et des mesures que traite le chapitre XXIX de sa grande encyclopédie *Tasrif.*

Dans son livre sur la pharmacie, Qalanisi (XIII) évoque les équivalences des poids et des mesures. Pour les liquides à volume égal, on tient compte des différences de densité, la comparaison étant faite avec l'eau ou le vin. Ibn al-Quff (1233-1286), médecin et chirurgien vivant en Jordanie d'aujourd'hui, suggère une unification des mesures. Mais, dans la période médiévale, l'unification n'est pas imposée.

Les médicaments composés, entre les pratiques pharmaceutiques et les bases théoriques

Lorsque la médecine préventive, l'hygiène et la diététique s'avèrent inefficaces face à la maladie, le médecin a recours aux médicaments simples, qui peuvent à leur tour ne pas donner l'effet désiré. C'est alors que l'emploi des médicaments composés s'impose.

Le terme *aqrabadin* est réservé à ce genre de littérature qui donne des recettes de médicaments composés ; parfois l'introduction de ces ouvrages explicite les raisons théoriques ou pratiques qui incitent le médecin à faire appel aux médicaments composés.

Faut-il préparer des médicaments composés à partir des simples et pourquoi ? C'est à ces questions qu'Averroès apporte des réponses au chapitre V de son livre *al-kulliyat fi al-tibb (Les Généralités sur la médecine)* et il énumère certaines circonstances thérapeutiques imposant l'emploi des médicaments composés. Diverses situations sont envisagées. Si l'intensité de la force du médicament est trop importante, celle-ci peut être atténuée par l'addition d'un autre médicament, soit de qualité opposée, soit de la même qualité mais d'une force plus faible. Averroès souligne deux problèmes majeurs rencontrés par les médecins et les pharmaciens lors de l'administration d'un médicament : le temps et l'espace. En effet, au médicament à absorption rapide, une autre absorption lente est additionnée. En additionnant deux produits ayant une même qualité requise, mais l'une à action rapide et l'autre à action lente, le corps subira l'effet bénéfique dans la durée.

L'espace corporel et ses barrières doivent être traversés. Ainsi, pour mener jusqu'au cœur une substance refroidissante comme le camphre, ce dernier est accompagné de safran qui a comme siège préférentiel le cœur. Une fois ces deux substances arrivées au cœur, le safran quitte le camphre qui est alors libéré pour agir comme agent refroidissant. Pour Averroès, cet additif joue le rôle de l'aile. L'auteur affirme ainsi l'opinion selon laquelle chaque organe a un porteur spécifique, et que chaque produit s'attarde spécifiquement en un lieu préférentiel du corps. Ces points développés par Averroès étaient déjà soulignés par Sabur Ibn Sahl, médecin persan du IXe s., dans son livre sur les médicaments composés ou par Avicenne (980-1037) au chapitre V du *Canon.* Ces recettes peuvent être d'origine indienne mais la majorité provient du savoir grec. Certaines prévues pour les cas d'empoisonnement grave, comme les *thériaques,* seront utilisées à titre prophylactique.

Médicament composé et son coût

Certains électuaires sont composés de l'addition de dix à plus de cent produits simples. Le prix de ces soins peut alors atteindre des sommes élevées et donc le médicament devient accessible uniquement pour certains. D'autres types de médicaments composés sont inventés pour soigner des malades moins fortunés. On peut penser à l'oxymel des Grecs, à base de miel et de vinaigre, nommé sukangibin dans la pharmacopée arabe (terme persan signifiant vinaigre et miel). Pour la conservation des médicaments, les Arabes ont remplacé le miel par le sucre. Ce même changement a aussi été introduit pour préparer un oxymel à base de sucre et de vinaigre. Selon la maladie, on ajoute à cette base essentielle des plantes et des graines diverses. Alors qu'Avicenne préfère parfois l'oxymel à base de miel, Razi fait souvent usage d'oxymel préparé avec du sucre.

Synergie de la thérapie médicamenteuse

Si « la médecine est l'art de préserver la santé et de guérir les maladies », selon Averroès, diverses stratégies sont adoptées par les médecins pour cela ; pour préserver la santé, le médecin fait appel à la diététique et à l'hygiène ; pour soigner, il ajoute la thérapie médicamenteuse à ces dernières ; enfin, c'est par le fer, le feu ou la chirurgie que le médecin intervient. Mais la thérapie médicamenteuse n'est jamais isolée ; elle est accompagnée par un suivi de la diététique et parfois par des bains. Le bain n'est point considéré comme un élément superflu mais il doit se faire sous la vigilance du médecin, comme le prescrit Razi dans ses *Aphorismes*.

De plus, nous remarquons qu'en parallèle des médicaments composés considérés comme essentiels, le médecin prescrit parfois certaines boissons à base d'oxymel, de divers vins ou du sérum du lait. Ces ingrédients complémentaires forment une partie fondamentale de la thérapie médicamenteuse et la guérison dépend de l'application de l'ensemble des traitements qui provoquent un effet synergique ; nous pouvons remarquer cela dans le livre *al-Mansuri* de Razi, par exemple pour les soins apportés à un lépreux ou un mélancolique.

Les livres

Les livres de la pharmacie étaient conservés dans des bibliothèques privées, celles des hôpitaux ou des pharmaciens. Les auteurs étaient conscients de la difficulté d'identification des drogues et des plantes sur ce vaste territoire géographique. Or, les livres des médicaments simples sont très peu illustrés ; dans les diverses bibliothèques dans le monde, il n'existe qu'une douzaine de manuscrits illustrés de Dioscoride. Ces illustrations sont plus décoratives que naturalistes. Pour remplacer le dessin, cet outil incontournable à nos yeux aujourd'hui, d'autres moyens sont employés par les auteurs. La description détaillée des plantes et de leurs diverses parties est donnée. Les succédanés, c'est-à-dire les médicaments de remplacement, sont souvent cités pour chaque produit. De plus, un genre littéraire spécifique, les *Abdal* (ou *Les substituts*), propose des drogues de remplacement lorsque celles-ci sont indisponibles ou difficiles à identifier.

La synonymie vient également à l'aide de l'identification des produits. En effet, les noms des drogues pouvaient souvent être donnés en de multiples langues : arabe, grec, syriaque, indien, persan, berbère et dialectes locaux. C'est ainsi que procède par exemple al-Biruni († 1048) dans son livre *al-Saydana (La Pharmacie)* ou Ibn al-Baytar dans son célèbre livre *Kitab al-Gamio (Traité des simples)*. Plus tard, lorsque les auteurs écriront en d'autres langues que l'arabe, par exemple en persan, cette tradition se maintient et se poursuit ; c'est ainsi qu'au XVIIIe s. on verra, sous la plume d'auteurs de pharmacopée comme 'Aqili, entrer le nom des produits en langue anglaise à côté des dialectes locaux.

Formation et métier du pharmacien. Spécialisation

La pharmacie en médecine est un des textes majeurs du savant Razi cité au chapitre XXII de son encyclopédie médicale *al-Hawi ;* ce texte adressé aux médecins plaide pour la séparation de la médecine et de la pharmacie : le médecin doit connaître l'action des médicaments dans le corps, et le pharmacien, leurs préparations. Si depuis le IXe s. ce savant du monde arabo-musulman exige cette séparation, c'est qu'il a fortement conscience des progrès des sciences de son époque et opte pour une spécialisation théorique et pratique dans chaque domaine. Les pharmaciens exercent dans leur boutique, à hôpital, ou dans la pharmacie des palais. D'autres métiers se développent en parallèle comme celui de fabricant de parfum ('attar) ou de sirop (sarrab).

Apprentissage, échanges et recherches

Un des lieux importants pour la confrontation des observations médicales et des effets de la thérapie médicamenteuse est l'hôpital. Comme en témoigne le bibliographe Ibn al-Nadim avant la conquête de l'empire perse, cette tradition existait dans la ville de Gundisapur (au sud-ouest de l'Iran d'aujourd'hui) où la famille des Baktisu' exerçait à l'hôpital depuis plusieurs générations. Avec l'avènement de l'islam et la fondation des villes, la création des hôpitaux s'est accélérée.

Les salons de discussion, organisés par des grands ou petits mécènes, ont été également le lieu où les décisions de commande de nombreux livres de médecine et de pharmacie ont été prises ; à titre d'exemple, nous pouvons citer le célèbre livre de Razi, *La Guérison en une heure*. Grâce à la présence des livres et de ces lieux d'enseignement et d'échanges, la formation des médecins et des pharmaciens a pu s'étendre avec le temps, hors des grandes familles de médecins.

Incertitude et progrès

Chez Averroès comme chez Razi, on découvre une conscience aiguë de la complexité de l'acte de composer et d'additionner les médicaments. En effet, un médicament composé peut contenir la somme des qualités de ses simples qui interviennent dans sa composition. Mais le produit final peut aussi avoir des caractéristiques non attendues ou non prévisibles. La fermentation des produits, le corps, l'organe, la maladie, peuvent modifier les qualités d'un médicament. Cette conscience, chez le médecin et le pharmacien, de leur incapacité à tout prévoir donne une place particulière aux médicaments anciens et éprouvés. Ainsi la répétition des recettes n'est pas le signe d'une imitation irréfléchie. Elle est plutôt une attestation des limites des connaissances. Tout en ouvrant les voies de recherche, les savants reconnaissent les valeurs des médicaments composés déjà expérimentés tels que les thériaques, les électuaires et les hiéras.

Le livre de Razi *Sukuk oala Galinus* ou *Les Doutes sur Galien* constitue une des œuvres majeures en sciences naturelles citées par le savant Biruni († 1048). Pour Razi, les critiques sont un acte de reconnaissance envers les Anciens dont certains, comme Aristote, avaient procédé de façon similaire. Mais surtout, la connaissance médicale est le fruit de l'accumulation des connaissances à travers les générations et, selon l'auteur, Galien lui-même aurait encouragé les critiques de ses successeurs. C'est dans ce but que Razi adresse des critiques à certaines méthodes thérapeutiques de Galien. Après lecture et compréhension des Anciens, le savant doit user de son expérience personnelle lors de la thérapie médicamenteuse. Dans ses *Aphorismes*, l'auteur demande d'avoir toujours sur soi un document où les observations sont notées. C'est le Razi philosophe, défenseur de l'idée du progrès, et le Razi enseignant, soucieux de bien transmettre, que nous retrouvons ici. Selon Razi, l'« expérience » ou *tagriba* faisait partie de la formation médicale. Mais la complexité et la spécificité de tempérament individuel ainsi que les incertitudes sur les effets des médicaments exigent une prudence continue et le respect des thérapies anciennes.

Diffusion de la pharmacie arabe dans l'espace et le temps

La médecine et la pharmacie arabes furent transmises à l'Occident médiéval par deux voies, sicilienne et andalouse. En effet, au XIe s., Constantin l'Africain a traduit et adapté certaines œuvres médicales écrites par des autorités d'Afrique du Nord tel que Ishaq al-Isra'ili (IXe-Xe s.) et Ibn al-Gazzar (Xe s.). Mais c'est surtout au XIIe s. et à Tolède, en Andalousie, que Gérard de Crémone traduisit les œuvres des médecins arabes. Certaines de ces traductions constituèrent le curriculum médical de plusieurs universités à partir du XIIIe s., parmi lesquelles l'on peut nommer Padoue et Montpellier.

À partir du XVIIIe s., nous assistons à la rencontre de la pharmacie chimique et de cette pharmacie ancienne. La pharmacie chimique a été introduite dans chaque pays, en Europe, en Orient et en Afrique du Nord, dans un cadre sociopolitique spécifique, sans effacer totalement la pratique des thérapies anciennes.

► AVERROÈS, *Les Généralités sur la médecine*, ou Ibn Rusd, *al-kulliyyât fi al-tibb*, éd. Saïd Sayban et 'Ammar al-Talibi, Égypte, 1989. – AVICENNE, *Canon*, ou Ibn Sina, *al-Qanun fi al-tibb*, 3 vol., éd. Bulaq, 1877. – BIRUNI, Kitab al-saydana fi al-tibb. Al-Biruni Book on Pharmacy and Materia medica, Edited with english translation by H. M. Sa'id, Karachi, 1973. – CAHEN C., TALBI M., *Hisba, Encyclopédie de l'Islam*, vol. III, p. 503-505. – IBN AL-BAYTAR, *Traité des simples*, par L. Leclerc, Paris, 1883. – KATOUZIAN-SAFADI M., « Séparation de la médecine et de la pharmacie : Plaidoyer d'Al-Razi », *Science and Technology in the Islamic World*, S. M. Razaullah Ansari (éd.), Brepols, 2002. – KRAUS P., *Jabir Ibn Hayan, Contribution à l'histoire des idées scientifiques dans l'islam, Jabir et la science grecque*, Paris, Les Belles Lettres, 1986. – JACQUART D. & MICHEAU F., *La Médecine arabe et l'Occident médiéval*, Paris, Maisonneuve et Larose, 1990. – LEVEY M., *Substitute drugs in early arabic medicine*, Stuttgart, 1971. – PINES S., « Razi critique de Galien », in *Actes du VIIIe Congrès International d'Histoire des Sciences*, Paris 1953, p. 480-487, in *Studies in arabic version of greek texts and in mediaeval science*, Jérusalem, The magnes press, the Hebrew Univ., Leyde, E. J. Brill, 1986 (The collected Works of Shlomo Pines 2), p. 256-263. – RÂZÎ, *Guide du médecin nomade*, El-Arbi Moubachir, Actes Sud, Sindbad, 1980. – RAZI, *al-Mansuri fi al-tibb*, édité et commenté H. B. al-Siddiqi, al-Kuwait, 1987.

Mehrnaz KATOUZIAN-SAFADI

→ Arabe (Médecine) ; Thérapeutique.

PHOTOGRAPHIE

L'usage de la photographie dans le champ médical remonte à la seconde moitié du XIXe s. L'idée qui préside à la mise en œuvre de ce nouvel outil est très simple : une bonne image serait plus éloquente que la description la plus minutieuse. C'est surtout pour la microscopie et pour la dermatologie que les photographies ont été des auxiliaires de choix. Mais il y a plus ; fixer l'état pathologique d'un sujet peut être utile pour conserver la trace de ce qui a été profondément modifié par l'art médical. Les premières photographies de malades semblent avoir été produites en 1852, quand Berhend présente ses patients avant et après l'opération réparatrice. La photographie servait également l'observation : lorsqu'un malade entre à l'hôpital, il est dressé par les soins du personnel un rapport qu'on nomme l'observation. De même, pour garder la trace d'un état passager, rien ne sera plus commode que de prendre un cliché. Soit pour analyser ce qui essentiellement fugace, comme une déformation ou un mouvement pathologique. Soit pour conserver la trace des symptômes qu'on croyait caractéristiques des affections mentales.

Les perfectionnements des techniques photographiques répondent à une série de problèmes. En 1839, Arago avait révélé la méthode du daguerréotype, qui est largement employée jusqu'en 1850. Sans doute l'utilisation de substances accélératrices permettait d'améliorer la sensibilité de la plaque, mais les temps de pose restaient élevés. L'année 1851 est marquée par la découverte du collodion qui va renouveler la pratique photographique. Une première innovation concerne le négatif et, la seconde, le support et les substances accélératrices. L'obtention, à partir de la notion d'image latente, d'un négatif-papier permet de dissocier deux opérations : la prise de vue et le développement de l'image négative. En 1851, l'Anglais Frederick Scott Archer publie son *Manual of collodion photographic process*. Le collodion, ou coton poudre dissous dans de l'éther alcoolique, est une substance poisseuse qui adhère au verre et absorbe par trempage les sels d'argent. Cette matière, tant qu'elle est humide, s'impressionne au contact des rayons lumineux avec une telle rapidité que les mouvements sont instantanément saisis. La durée pour un portrait est de deux à quatre secondes par belle lumière diffuse et cinq à vingt secondes par lumière diffuse faible.

À cette époque, les médecins s'accordaient pour distinguer deux genres d'images. Les uns demandaient à la photographie scientifique de révéler la part cachée du réel. La photographie, comme auxiliaire de la microscopie, montrait ce qui échappe à l'œil nu. En 1840, Alfred Donné, spécialiste de microscopie, donnait un cours à l'intention des médecins. Il fait fabriquer un microscope daguerréotype par un opticien et montre aux étudiants des détails invisibles à l'œil nu. Mais son cours s'apparente à un catalogue de curiosités : globules du sang, tissu osseux et tissu dentaire soumis aux yeux des observateurs. Donné fait copier les photographies par un graveur. On voit donc que la diffusion de la photographie reste, au départ, tributaire de la gravure pour la production en série. En 1855, après les travaux d'Auguste-Adolphe Bertsch présentés à l'Exposition universelle de Paris, on utilisera plus souvent la microphotographie. C'est à l'hôpital de la Salpêtrière que Duchenne entreprend ses recherches en histologie. L'une des premières applications de la photographie à la médecine est bien la photomicrographie. Duchenne utilise le microscope solaire et publie ses figures photo-microscopiques du système nerveux. Dix ans plus tard, J. Luys publie son *Iconographie des centres nerveux* (1873). Les préparations histologiques se conservent difficilement sans altérations. D'où l'avantage d'employer la plaque photographique dans l'enregistrement des objets de l'histopathologie.

Les autres médecins reportaient leur attention des profondeurs vers la surface. Deux domaines sont alors privilégiés : la dermatologie et les pathologies neuromusculaires. En 1868, A. Hardy, médecin à l'hôpital Saint-Louis, et son élève A. de Montméja entreprennent la publication de *La Clinique photographique de l'hôpital Saint-Louis*. Atlas dont la modicité du coût permet une large diffusion auprès des praticiens et des étudiants. L'avantage, ici, consiste à remplacer les planches médicales traditionnelles à la fois chères et inexactes par des documents précis et accessibles. La peau et ses lésions deviennent les objets d'une photographie médicale institutionnalisée. Les photos aquarellées s'effectuent en trois temps : la prise de vue, le tirage sur papier en chambre noire et le retour auprès des patients pour la mise en couleur. Les photos deviennent comme l'herbier des pathologies de la peau. L'image est associée à une étiquette nosologique.

À partir de 1856, Duchenne mène de front deux projets. D'un côté, l'étude de la physionomie en mouvement. D'où l'importance de ses expériences icono-photographiques : fixer les mimiques provoquées de façon à étudier les infimes modifications de la face liées à l'excitation des muscles sous-jacents. En quoi les motifs de la photographie ne sont pas des visages mais des événements biologiques : des contractions musculaires, des actions physiologiques et des mouvements expressifs. Ces derniers ne sont pas donnés, mais découverts chez ses sujets d'expériences. De l'autre, l'étude des pathologies musculaires. En 1862, il publiait son *Album de Photographies pathologiques, complémentaire de la deuxième édition De l'électrisation localisée* (1861). Seule la photographie peut montrer les manifestations pathologiques observables dans les atrophies musculaires. Faire connaître les formes extérieures de ces affections, comme l'atrophie musculaire graisseuse progressive, c'est l'objectif de Duchenne. De là, un album de seize photographies de cas pathologiques montrant les altérations des muscles et les infimes modifications du modelé en surface. Soit l'exemple des déformations liées à l'atrophie des muscles lombaires. Dans la deuxième édition *De l'électrisation localisée* (1861), le récit clinique de ce cas est accompagné d'un dessin fait d'après la photographie de l'Album (Observation C, Figure 65, p. 444-455). Cette photo montre l'attitude pathologique du tronc chez un sujet dont les sacro-spinaux sont atrophiés.

Curieusement, l'École de la Salpêtrière par ailleurs si proche de Duchenne ne l'a pas suivi sur ce terrain. Avec la publication de l'*Iconographie photographique de la Salpêtrière* (1875-1880), on retrouvait une tradition avec laquelle Duchenne avait rompu. C'est vers 1852 que Hugh W. Diamond (1808-1886), superintendant de l'Asile de Springfield près de Londres, commence à photographier ses patients. Son but était de donner une base objective à la psychiatrie en dressant le répertoire systématique de ses malades. De là une série de photographies de ses patients avec de courtes notes. En France, la Société médico-psychologique aborde aussi le thème de l'application de la photographie à l'étude des affections nerveuses. Il faut attendre 1888 pour que la *Nouvelle Iconographie de la Salpêtrière* prenne le relais de la précédente. C'est grâce à l'initiative de Charcot que l'Assistance publique de

Paris créa, à cette époque, le Service photographique de la Salpêtrière. Mais les années passées à photographier les crises d'épilepsie ou d'hystérie conduisent à une impasse. Paul Richer et Albert Londe se tourneront alors vers le monde artistique. Plus important, la chirurgie a été l'objet de nombreux clichés, surtout aux États-Unis durant la guerre de Sécession (1861-1863). L'image témoigne de ce qui n'est plus et permet d'apprécier la valeur des actes médicaux. Aujourd'hui encore le cliché porte témoignage de l'efficacité des interventions chirurgicales.

► CUTHBERTSON R. A., HUESTON J. T., « Duchenne de Boulogne and Clinical Photography », *Annals of Plastic Surgery*, n° 4, 1979, p. 332-337. – DONNÉ A., *Cours de microscopie complémentaire des études médicales, anatomie microscopique et physiologique des fluides de l'économie, Atlas exécuté d'après nature au microscope-daguerréotype*, Paris, J.-B. Baillière, 1844-1845. – DUCHENNE G., *De l'électrisation localisée*, Paris, J.-B. Baillière, 1861 ; *Album de Photographies pathologiques complémentaire du livre intitulé de l'électrisation localisée*, Paris, J.-B. Baillière, 1862 ; *Mécanisme de la physionomie humaine, ou analyse électro-physiologique de l'expression des passions applicable à la pratique des arts plastiques*, Paris, Vve J. Renouard, 1862 ; *Photo-autographie ou autographie sur métal et sur pierre de figures photo-microscopiques du système nerveux*, Paris, Impr. De A. Parent, 1864. – GASSER J., STANLEY B., *Photographie et Médecine, 1840-1880*, Lausanne, Institut universitaire d'histoire de la médecine et de la santé publique, 1991. – GERNSHEIM A., « Medical Photography in the nineteenth century », *Medical and biological illustration*, n° 2, 1961, p. 85-92, 147-156. – SICARD M., PUJADE R., WALLACH D., *À corps et à raison, photographies médicales 1840-1920*, Mission du Patrimoine photographique, Paris, Marval, 1995.

François DELAPORTE

→ Appareil médical ; Peau.

PLACEBO

Placebo signifie en latin « Je plairai » et c'est la phrase qui ouvre les Vêpres des morts dans le rituel catholique (psaume 116 : 9 « Placebo domino in regione vivorum »). L'irruption, un peu ironique, de la notion de placebo en médecine est récente. On peut ainsi être surpris de ne pas trouver ce mot dans le dictionnaire *Le Littré*, pourtant conçu par un médecin.

Des médecins commencent à l'employer seulement au XIXe s. pour désigner de faux remèdes destinés à contenter un patient que l'on ne sait pas soigner, ou qui ennuie le médecin par ses demandes. Hyppolite Bernheim (1837-1919), un des protagonistes avec Jean-Martin Charcot de la controverse sur l'hypnose, ne parle pas de placebo quand il se livre à l'expérience suivante : « Un jour, je voulus expérimenter dans mon service le sulfonal comme hypnotique. Je choisis deux malades atteints d'insomnie depuis plusieurs semaines. Avant d'administrer le nouveau médicament, je songeai, pour ne pas être induit en illusion par l'élément suggestion et pour que l'observation fût rigoureuse, à prescrire, sous la fausse étiquette de sulfonal, de l'eau simple à laquelle j'ajoutai quelques gouttes de menthe, pour ne pas éveiller la défiance des malades. J'affirmai que, vingt minutes après l'administration du nouveau médicament, les malades seraient pris de sommeil irrésistible. C'est ce qui arriva en effet ; les deux malades dormirent comme ils ne l'avaient pas fait depuis plusieurs semaines. »

On ne peut néanmoins pas faire de cette anecdote le premier acte de l'histoire du placebo sans se livrer à un exercice anachronique. Bernheim ne s'intéresse pas au sulfonal mais à la suggestion, à l'inverse des expérimentateurs modernes qui « créent » le placebo pour ne s'intéresser qu'aux substances actives. Cela fait partie de l'ontologie du placebo : en disposer pour surtout ne pas s'y intéresser. Aussi, la notion de placebo ne prend tout son sens qu'avec la mise au point de médicaments actifs, la révolution thérapeutique qui commence juste avant la Seconde Guerre mondiale et se déploie ensuite, en triomphant des grandes maladies infectieuses qui étaient la première cause de mortalité en Occident.

On appelle aujourd'hui placebo une substance, dépourvue de tout principe actif et ne contenant que des produits inertes, qui va permettre de tester une molécule active. En devenant un outil permettant de tester l'efficacité et la tolérance de tous les candidats médicaments, le placebo va sortir de sa banalité et poser des questions à la fois d'ordre éthique et épistémologique.

Une question éthique

Le placebo va entrer dans la médecine moderne, non pas comme un moyen de tromper des patients que l'on serait impuissant à soigner faute de médicaments appropriés, mais comme outil de comparaison. Il est l'instrument permettant la réalisation d'essais cliniques contrôlés. Il va constituer le degré zéro de la thérapeutique.

Les règles éthiques adoptées par la 18e assemblée générale de l'Association médicale mondiale, connues sous le nom de Convention d'Helsinki, prévoient : « Les avantages, les risques, les contraintes et l'efficacité d'une nouvelle méthode doivent être évalués par comparaison avec les meilleures méthodes diagnostiques, thérapeutiques ou de prévention en usage. Cela n'exclut ni le recours au placebo, ni l'absence d'intervention dans les études pour lesquelles il n'existe pas de méthode diagnostique, thérapeutique ou de prévention éprouvée » (art. 29).

Cela implique que lorsqu'un traitement existe déjà, il n'est ni logique ni éthique de comparer le candidat médicament à un placebo. Cela sous-entend que ce traitement de référence, auquel il faut comparer le candidat médicament, a lui-même fait l'objet d'une comparaison avec un placebo. Le placebo est donc toujours, directement ou indirectement, le point de référence de tous les essais thérapeutiques mais on peut, en pratique, s'en passer dans l'intérêt des patients.

La Convention d'Helsinki ne fait néanmoins plus aujourd'hui l'unanimité. À l'occasion de plusieurs essais réalisés avec des patients atteints du Sida dans des pays du tiers-monde, en particulier en Afrique, des chercheurs ont voulu étudier « l'évolution naturelle de la maladie » ou diminuer les coûts : rien n'est moins cher qu'un placebo. Ainsi, dans quinze études destinées à tester l'efficacité de thérapies brèves avec de l'AZT pour prévenir la transmission du Sida entre la mère et l'enfant, des groupes placebo ont été constitués, alors que les thérapies longues avaient déjà montré leur efficacité et auraient dû être l'instrument de comparaison. Une telle méthodologie aurait été refusée par tous les comités d'éthique dans les pays occidentaux.

Des chercheurs américains, comme le Pr Robert Levine de l'université de Yale, ont proposé de modifier la Convention d'Helsinki en remplaçant le membre de phrase « par comparaison avec les meilleures méthodes diagnostiques, thérapeutiques ou de prévention en usage » par celui-ci : « Par comparaison avec les meilleures méthodes diagnostiques, thérapeutiques ou de prévention que le patient aurait reçues s'il n'avait pas participé à l'étude. » De la même manière, le Pr Barry Bloom, président du Comité pour l'étude des vaccins contre le Sida de l'ONU, a demandé une révision des critères d'Helsinki. En 1998, une commission américaine sur l'éthique dont les travaux ont été publiés dans *The Lancet* a proposé la formule de révision suivante : « Les patients participant à une étude doivent être assurés de recevoir la meilleure qualité de soins possible *en pratique dans le pays où l'essai a lieu.* »

Toutes ces demandes ont jusqu'à présent été repoussées par la communauté scientifique. Lors de la réunion de l'Association médicale mondiale à Tel-Aviv en 1999, les participants s'y sont unanimement opposés. Les décisions de l'Association ne sont néanmoins pas contraignantes et chaque pays décide de sa propre législation. Les études contre placebo, alors qu'un traitement de référence existe, pourraient bien se développer car les grands laboratoires pharmaceutiques confient de plus en plus l'organisation et le suivi de leurs essais cliniques à des sociétés commerciales spécialisées qui n'auront pas les mêmes préoccupations que les universitaires et les cliniciens.

Une question épistémologique

Les études contre placebo ont été imaginées dans l'entre-deux-guerres par des cliniciens américains que les historiens appellent les « réformateurs thérapeutiques ». Ils cherchaient le moyen de contrôler les prétentions d'une industrie pharmaceutique de plus en plus puissante et s'opposaient à la vieille idée fermement ancrée chez chaque médecin qu'il est le meilleur juge pour décider de ce qui est utile à chaque patient pris individuellement. L'idée très largement partagée par une médecine qui se voulait humaniste, « il n'y a pas de maladies, il n'y a que des malades », représentait un obstacle à l'expérimentation rigoureuse, à la science clinique soignante. Il fallait apprendre à considérer les patients comme des « cas » pouvant être assimilés les uns aux autres et pouvant donc constituer des groupes les plus homogènes possibles. Il fallait retirer à chaque médecin pris individuellement le pouvoir de décider ce qui était bon pour chaque patient et imposer des règles qui s'imposeraient à tous, limitant en amont le pouvoir des laboratoires pharmaceutiques et, en aval, le pouvoir des médecins. Les réformateurs thérapeutiques ont pour cela fait alliance avec des statisticiens qui ont importé en médecine une méthode utilisée en agriculture (pour tester deux variétés de semences et ne pas être trompé par des qualités différentes du sol, on multiplie les parcelles qui reçoivent une semence ou l'autre et on les attribue par tirage au sort).

Une masse considérable d'études contre placebo ont été réalisées depuis l'étude, considérée comme fondatrice, faite en 1948 avec la streptomycine. Que nous ont-elles appris sur le placebo ? C'est l'existence d'un « effet placebo » venant quasi systématiquement s'ajouter à l'effet propre de la molécule qui a le plus surpris les différents acteurs. Cet effet est apparu suffisamment puissant pour qu'il oblige les médecins investigateurs à multiplier toujours plus au cours du temps les précautions méthodologiques garantissant la fiabilité des résultats. Les études ont été faites en double-aveugle (ou double insu) pour se protéger de ce qui a été appelé « l'effet médecin » ou « l'effet blouse blanche ».

Mais aucune de ces études ne permet de comprendre comment fonctionne l'effet placebo. Pourquoi est-il si puissant dans certaines études et pas dans d'autres ? Pourquoi certains patients y sont-ils plus sensibles que d'autres ? Pourquoi l'effet placebo se double-t-il parfois d'un effet « nocebo » sous la forme d'effets secondaires totalement inattendus ? C'est que toutes ces études ne sont pas faites pour comprendre l'effet placebo, mais pour le constituer en limite absolue du savoir médical. L'effet placebo est l'angle mort de la médecine moderne. Comment pourrait-elle en rendre compte ?

Aussi les psychologues vont-ils essayer de prendre le relais pour comprendre l'effet placebo, en déterminant le « profil psychologique » des patients répondeurs. Le nombre d'études réalisées dans ce sens et les budgets qui leur sont consacrés n'ont évidemment rien de comparable avec les budgets dépensés par l'industrie pharmaceutique pour réaliser des essais de ses candidats médicaments contre placebo. Mais les psychologues ont été déçus et ont déçu : aucune de ces études psychologiques n'a donné de résultats probants. Un patient peut-être un bon répondeur un jour, mais pas le lendemain. On s'est retrouvé, souvent avec les mêmes acteurs, dans la même situation qu'avec la médecine psychosomatique : la tentative pour trouver des profils de patients est un échec. De même, toutes les tentatives pour expliquer l'effet placebo par sa forme, sa couleur, son nom n'ont donné aucun résultat reproductible à large échelle.

Le vrai problème qui se pose est celui de savoir si l'effet placebo peut être augmenté et comment ? Dans les essais cliniques classiques, on aurait alors à faire à un effet placebo minimum que des techniques particulières pourraient peut-être maximiser. Le débat se déplace vers ce qu'on appelle, faute de mieux, les effets de « suggestion » ou d' « influence », qui restent une des questions les plus en friches dans la réflexion sociologique, philosophique et ethnologique. On n'est guère plus avancé que du temps de Bernheim et de la querelle sur la nature de l'hypnose.

Cette question a pris une tournure plus concrète en psychiatrie, en particulier pour tester l'efficacité des médicaments antidépresseurs. Des psychiatres ont fait remarquer que de nombreux antidépresseurs induisaient des effets somatiques très significatifs et apparemment sans rapport avec l'effet sur l'humeur et le ralentissement, comme la sécheresse de la bouche, qui pouvaient, selon la formule de François Dagognet, « relancer l'imagination des patients ». Or, de nombreux antidépresseurs n'améliorent que de 20 ou 30 % le score obtenu avec le placebo. Que se passerait-il si on arrivait à effacer ces effets somatiques qui permettent au patient de savoir, malgré le double-aveugle, qu'ils ne sont pas dans le groupe placebo mais dans celui qui prend le candidat médicament ? C'est ainsi qu'est née la notion de « placebo impur » : pourquoi ne donnerait-on pas un anticholinergique induisant une sécheresse de la bouche dans le groupe placebo ? De nombreuses études étant à la limite de la signification statistique, aucun laboratoire ne s'est risqué à financer de telles études. La notion de « placebo impur » n'a pas été mise en pratique et est donc restée une hypothèse théorique.

La force du symbolique ?

Les psychanalystes se sont intéressés à l'effet placebo, à la suite de Michaël Balint (1896-1970). Ils ont souvent pris comme point de départ de leurs analyses un texte de Claude Lévi-Strauss publié en 1949, « L'efficacité symbolique », qui se propose d'expliquer une cure chamanique. La notion d'efficacité symbolique est devenue une formule très utilisée, laissant croire que l'on tenait l'explication de l'effet placebo. Les médecins disent « c'est l'effet placebo » pour expliquer les guérisons inexplicables, et les psychanalystes ajoutent « c'est l'efficacité symbolique » pour expliquer l'effet placebo. Mais qu'a-t-on alors compris ?

Le retour au texte de Lévi-Strauss est donc utile. L'auteur y constate d'abord la variété des techniques utilisées par les guérisseurs (manipulation d'un organe, combat simulé contre les esprits invisibles, incantations) et remarque : « Or, dans tous les cas, la méthode thérapeutique – *dont on sait qu'elle est souvent efficace* – est d'interprétation difficile. » Le problème est d'expliquer cette fréquente efficacité : « Il est commode de se débarrasser de ces difficultés en déclarant qu'il s'agit de cures psychologiques. Mais ce terme reste vide de sens tant qu'on ne définira pas la façon dont des représentations psychologiques déterminées sont invoquées pour combattre des troubles physiologiques, également bien définis. [...] Que la mythologie du chaman ne corresponde pas à une réalité objective n'a pas d'importance : la malade y croit et elle est membre d'une société qui y croit. » Et Lévi-Strauss propose la solution suivante : « Le chaman fournit à sa malade un *langage,* dans lequel peuvent s'exprimer immédiatement des états informulés, et autrement informulables. Et c'est le passage à cette expression verbale qui provoque le déblocage du processus physiologique, c'est-à-dire la réorganisation, dans un sens favorable, de la séquence dont la malade subit le déroulement. »

La notion de croyance employée ici par Lévi-Strauss a fait l'objet de beaucoup d'interrogations, en particulier de la part des psychiatres transculturalistes américains de la Harvard Medical School, comme Byron Good, et par les ethnopsychiatres qui s'inscrivent dans la tradition de Georges Devereux, comme Tobie Nathan. Il semble que dans de nombreux cas de guérisons inexpliquées les patients ne sont absolument pas agis par la croyance, mais que celle-ci vient seulement dans un second temps, une fois la guérison obtenue.

L'explication de Lévi-Strauss a l'avantage d'insister sur la spécificité de l'action menée par le chaman en rapport avec le résultat obtenu, alors que l'effet placebo est, par définition, non spécifique. Mais Lévi-Strauss reste bien conscient du caractère insuffisant de son explication quand il écrit : « La comparaison avec la psychanalyse nous a permis d'éclairer certains aspects de la cure chamanique. Il n'est pas certain qu'inversement, l'étude chamanisme ne soit pas appelée, un jour, à élucider des points restés obscurs de la théorie de Freud. »

Une explication de l'efficacité de certaines médecines alternatives

N'affichant pas la prudence de Lévi-Strauss, beaucoup ont cru avoir trouvé avec la notion d'effet placebo l'explication de l'efficacité (éventuelle) de toutes les méthodes thérapeutiques non académiques : « C'est l'effet placebo. » Mais si l'effet placebo n'est qu'un effet de suggestion minimum, sans l'accompagnement d'aucune technique particulière qui permettrait d'en augmenter la puissance, il apparaît absurde de disqualifier *a priori* toutes les techniques thérapeutiques non conventionnelles. Elles pourraient bien avoir inventé des modes spécifiques de maximisation de l'effet placebo. Sans que l'on ait des outils théoriques pour en rendre compte de manière évidente et rapide. Mais cela suppose au moins que l'on prenne son temps, que l'on s'attarde à écouter et à prendre en compte la manière dont ces différentes techniques se présentent. La formule d'effet placebo n'est plus alors très satisfaisante pour parler de ce qu'elles font et produisent chez les patients. Il serait plus équitable d'employer une formule moins péjorative et qui ne renvoie pas tous ces cas particuliers à un cas général.

Ainsi la question de savoir si les remèdes homéopathiques ne sont qu'une variante de l'effet placebo reste ouverte. Quand des études publiées en 1994 par *The Lancet* montrent une supériorité de hautes dilutions sur un placebo dans des cas d'asthmes allergiques, résultats confirmés par une méta-analyse publiée dans la même revue en 1997, il reste aux commentateurs indépendants soit à croire en l'homéopathie, soit à ne plus croire dans les essais cliniques : un choix impossible car les essais cliniques sont devenus le paradigme de la médecine contemporaine. Les essais cliniques comparant une thérapeutique et un placebo ne sont peut-être pas la méthode universelle pour juger toutes les thérapeutiques existantes. Les psychothérapeutes ont été les premiers à être méfiants quant à la possibilité d'appliquer cette méthode à leur activité thérapeutique. Il faut réunir beaucoup de conditions pour comparer un médicament et un placebo : les médicaments doivent être semblables les uns aux autres, les patients doivent pouvoir être considérés comme des cas que l'on peut regrouper dans des groupes relativement homogènes. Pour toutes les médecines qui ne remplissent pas ces conditions, qui ne choisissent pas le traitement seulement en fonction de l'affection dont souffre le patient, ce type de comparaison n'a pas de sens. Pour être applicables universellement, les essais avec un placebo devraient pouvoir faire référence à un placebo aux effets constants et invariables, qui soit un degré zéro absolu de l'activité thérapeutique et non pas le degré relatif qu'il constitue indubitablement.

L'effet placebo reste un entassement de mécanismes très différents : améliorations ou guérisons spontanées, sentiment subjectif d'amélioration, véritable amélioration due à un effet de réorganisation physiologique en relation avec une cause psychologique, etc. La notion de placebo et d'effet placebo est incapable de nous aider à faire des distinctions qui sont pourtant indispensables au philosophe, au sociologue ou à l'anthropologue. Le placebo et l'effet placebo ne sont des notions utiles que dans le cas de la médecine contemporaine inventée, avec les antibiotiques, comme outil pour tester les candidats médicaments et toute tentative de leur faire jouer un autre rôle rend les choses plus obscures au lieu de les éclairer.

► BALINT M., *Le Médecin, son malade et la maladie*, Paris, Payot, 1996. – BERNHEIM H. (1903), *Hypnotisme, suggestion, psychothérapie*, Paris, Fayard « Corpus des œuvres de philosophie de langue française », 1995. – DAGOGNET F., *La Raison et les Remèdes*, Paris, PUF, 1964. – DEVEREUX G., *De l'Angoisse à la méthode dans les sciences du comportement*, Paris, Flammarion, 1980. – FOSTER C., *The Ethics of Medical Research on Humans*, Cambridge, Cambridge Univ. Press, 2002. – GAUDILLIÈRE J.-P., *Inventer la biomédecine. La France, l'Amérique et la production des savoirs du vivant (1945-1965)*, Paris, La Découverte, 2002. – GOOD B., *Comment faire de l'anthropologie médicale ? Médecine, science et vécu*, Paris, Les Empêcheurs de penser en rond, 1999. – HARRINGTON A. (ed.), *The Placebo Effect. An Interdisciplinary Exploration*, Cambridge, Harvard Univ. Press, 1999. – HEALY D., *Le Temps des antidépresseurs*, Paris, Les Empêcheurs de penser en rond, 2002. – LE FANU J., *The Rise and Fall of Modern Medicine*, Londres, Little, Brown & Company, 1999. – LEMOINE D., *Le Mystère du placebo*, Paris, Odile Jacob, 1996. – LÉVI-STRAUSS C., *Anthropologie structurale*, Paris, Plon, 1958. – LINDE K., CLAUSIUS N., RAMIREZ G., « Are the Clinical Effects of Homeopathy Placebo Effects ? A Meta-Analysis of Placebo-Controlled Trials », *The Lancet*, n° 350, 1997, p. 834-838. – MARKS H., *La Médecine des preuves. Histoire et anthropologie des essais cliniques*, Paris, Les Empêcheurs de penser en rond, 1999. – NATHAN T., *L'Influence qui guérit*, Paris, Odile Jacob, 1994. – PIGNARRE P., *Qu'est-ce qu'un médicament ? Un objet étrange entre science médecine et société*, Paris, La Découverte, 1997 ; *Les Deux Médecines. Médicaments, psychotropes et suggestion thérapeutique*, Paris, La Découverte, 1995. – REILLY D., TAYLOR M., BEATTIE N. G. M., « Is Evidence for Homeopathy Reproductible ? », *The Lancet*, n° 344, 1997, p. 1601-1606.

Philippe PIGNARRE

→ Essai clinique ; Expérimentation humaine ; Guérison ; Médecine expérimentale ; Pharmacie et monopole ; Thérapeutique, médication.

PLANTE MÉDICINALE

De temps immémorial, dans toutes les cultures, les plantes médicinales ont constitué une ressource de choix. Mais l'histoire de cette relation entre l'homme et les plantes est différente selon les époques et les lieux. Elle est pleine d'intérêt, puisqu'elle indique le haut niveau des connaissances empiriques qui a été atteint par le passé. Des théories sous-tendent l'utilisation des plantes, et des systèmes classificatoires mettent en rapport les plantes, les maladies et le cosmos. Dans cette histoire, il faut tenir compte des espaces géographiques et sociaux accessibles aux hommes. Les explorations, les échanges et le commerce jouèrent un rôle important. Mais il faut faire aussi une place aux modes de culture, aux rites de la collecte et aux techniques servant à préparer et à conserver les produits issus des plantes médicinales.

Les cultures primitives

Dans toutes les sociétés, il existe des pratiques liées aux plantes médicinales. Quelle que soit la diversité des groupes, apparaît toujours un savoir relatif aux vertus des plantes. Même chez les animaux des comportements à finalité curative ont été reconnus. Par exemple, les chimpanzés utilisent de grandes feuilles humides pour couvrir un compagnon fiévreux. Il y a un oiseau, dénommé « le vautour barbu » qui ingère une herbe après la morsure d'une vipère. Or cette herbe est utilisée, dans les mêmes circonstances, par une tribu du nord-est du Mexique, les Kikapoos. Il est vrai que les hommes ont poursuivi l'exploration de leur milieu et ont tiré des conclusions relatives aux propriétés et aux effets des plantes aussi bien sur le corps que sur l'esprit. Il est vrai aussi que les plantes ne sont pas les seuls composants de la nature qui sont utilisés comme des remèdes. Le règne animal et le règne minéral ont également fourni des substances qui ont été employées dans un but curatif. L'expérience a instruit les hommes sur les effets bénéfiques ou toxiques de toutes les substances qu'ils trouvent dans leur milieu. Si le recensement des plantes n'est pas exhaustif, la curiosité de l'homme s'est traduite par le recensement de plus 800 000 espèces dont les propriétés médicinales ont été étudiées. C'est ainsi que dans toutes les cultures tribales existe la connaissance de quelques plantes et que ce nombre croît en raison des échanges avec des sociétés voisines ou lointaines. Sans doute, les plantes les plus précieuses sont toujours celles qui sont les plus rares et celles qui proviennent des lieux les plus lointains.

Dans le cadre d'une pensée magique, les plantes ont une âme et une personnalité individuelle grâce auxquelles des relations peuvent être établies. Elles peuvent donc consentir ou refuser le don de leurs secrets. Les plantes possèdent également des propriétés occultes qui tiennent soit à elles-mêmes, soit aux êtres spirituels qui vivent en elles ou se manifestent à travers elles. La croyance à l'existence d'un esprit ou d'un dieu occulte est fréquente. Elle apparaît dans les manifestations religieuses des cultures plutôt raffinées comme celles de l'Inde, de la Chine et du Mexique ancien. Le mythique soma des anciens Vedas est traditionnellement considéré comme une substance dont la formule restée secrète fut identifiée comme *Amanita muscaria* : source de la vie éternelle. Les teonanácatl (*Psylocibe sp.* et *Stropharia sp.*) et l'ololiuhqui *(Turbina corymbosa)* des Aztèques dévoilent les mystères des mondes à celui qui les mange. L'homme devient alors capable d'exercer le contrôle de soi-même, d'approfondir et d'utiliser l'expérience psychodysleptique pour finir par parler l'idiome des esprits, connaître le passé et prédire l'avenir. En Afrique centrale, les esprits qui se trouvent à l'intérieur des plantes du genre *strichnus* sont responsables de ce que le suc de la plante préparé pour les ordalies agirait en tuant ou sauvant la vie. Ce suc sauverait la vie des sujets soumis à l'épreuve du jugement en les faisant vomir en cas d'innocence.

Les plantes ont été identifiées et classées d'après des critères très différents de ceux qui sont utilisés aujourd'hui (principes actifs ou composition chimique). Il est possible que la plante soit identifiée par son odeur et que cette caractéristique soit commune à une herbe et à un arbre. Dans une tribu australienne, les Arunta, l'une et l'autre peuvent être recommandés pour traiter les mêmes maladies. Et il importe peu que l'analyse chimique décèle ici l'existence de substances communes aux deux végétaux. La première forme de classification des plantes médicinales est fondée sur les entités qui peuplent les plantes ou qui y sont rattachées. Dans la culture chinoise, la connaissance des plantes médicinales est attribuée à l'empereur Shen nung qui en fit don à l'humanité. Les textes les plus anciens sur le *Pen ts'ao* datent du Ier s. apr. J.-C. Dès le VIIe s., les connaissances furent rassemblées sous la forme d'un ouvrage encyclopédique et, au XVIe s., le *Pen-t'sao kang mu* en est le résultat. Les plantes sont séparées suivant leur dérivation du yang ou du yin, c'est-à-dire de leur appartenance à des instances céleste ou terrestre, masculine ou féminine. Elles entretiennent également une relation avec les cinq organes « zang fu », qui sont en rapport direct avec les sens et se distinguent des plantes qui agissent sur les différents canaux reconnus dans ce système médical.

Le goût est un autre moyen pour classer les plantes médicinales et connaître leurs pouvoirs. Cinq différentes saveurs sont reconnues : douce, piquante, amère, salée et aigre. Et quatre propriétés sont identifiées : la plante peut être froide, chaude, tiède ou fraîche. Toutes les plantes médicinales ont une double et paradoxale action ; elles sont, à la fois, drogue et poison. Par la combinaison des propriétés, il est possible de sélectionner une plante pour le traitement d'une condition pathologique spécifique. Soit quelques exemples. La poudre de la *Rhyzoma gastrodias* est tempérée, douce, et agit sur le foie en contrôlant les vents pathogènes et en diminuant son hyperactivité. Elle est utilisée dans le traitement des convulsions, de l'épilepsie, du mal de tête, du vertige et dans les cas d'impotence fonctionnelle. La distinction entre les différentes variétés de convulsion est évidente, puisque le traitement de celles qui sont liées à une forte fièvre fait usage d'une autre plante, la uncaria. Celle-ci est froide, douce et fait sentir ses effets non seulement sur le foie mais aussi sur le péricarde.

Le groupe des toniques est l'un des plus importants. C'est qu'il est employé dans le but de conserver et de prolonger dans les meilleures conditions la vie des vieillards. Cette spécialité médicale, dénommée aujourd'hui « macrobiotique », trouve son origine dans la médecine chinoise et intègre toute une hygiène du corps, de l'alimentation et de l'usage des médicaments dès la jeunesse. Parmi ces médicaments on peut mentionner le ginseng, la schisandrae, une magnoliacée et glycyrrhizae. On trouve aussi les toniques yang, réputés pour renforcer la fonction rénale, c'est-à-dire la production de l'énergie calorifique du corps : le cynomorium *(astragali complanali)*, le fruit de la psoralea *(morindae cystanchis)*. La liste des plantes médicinales connues et utilisées par les médecins chinois comprend plus de 5 000 espèces.

Dans l'Inde ancienne, les plantes médicinales prennent les caractéristiques propres des constituants du monde. Dans un univers triadique, il n'est pas étonnant que ces principes soient au nombre de trois. Trois substances et trois propriétés. La connaissance de la médecine et des médicaments fut attribuée à Brahma. Par la suite, elle arrivera au dieu Indra qui les transmit aux hommes. Les diverses traditions parlent de différents médecins qui ont reçu ce savoir, l'ont développé et augmenté. La matière médicale d'origine végétale ayurvédique est très abondante et représente de nombreux écosystèmes s'échelonnant des hauts plateaux des Himalaya jusqu'aux forêts tropicales du Sud. Au premier groupe appartient la sarpagandha *(Rauwolfia serpentina Benth ex Kurz)*, une plante aujourd'hui bien connue pour ses effets hypotenseurs. Elle était utilisée pour traiter les butta devha : maladies provoquées par des esprits. Il en est de même pour la guggule, dont la résine a été employée et continue de l'être dans le traitement des maladies rhumatismales. Une plante moins connue, comme la Cyaranaprata Amalaki, est utilisée pour soigner les affections chroniques des poumons. La médecine ayurvédique se penche sur le problème de la toxicité des médicaments et s'efforce, sinon de la diminuer, du moins de la contrôler. L'usage très répandu du ballataka *(Semecarpus aracardium Linn)* pour le traitement des maladies chroniques de la peau montre que la médecine ayurvédique accorde la préférence à l'efficacité, mais sans pour autant oublier les précautions d'usage. Les techniques de « purification » (sodhana) ne cherchent pas la pureté des substances, mais la diminution de leur toxicité : le résultat est obtenu grâce à la combinaison de ce produit avec un autre médicament, par exemple la sirisa *(Albizzia lebbeck Benth.)*. Un autre apport de la médecine ayurvedique, c'est la marihuana *(Cannabis indica)*, plante bien connue pour ses effets toxiques sur le système nerveux central, mais qui était recommandée à titre d'aphrodisiaque dans le traitement de la stérilité et dans quelques maladies digestives comme la diarrhée, les indigestions et les douleurs abdominales.

Non moins importante est la contribution de l'Ancienne Égypte à la connaissance et à l'utilisation des plantes médicinales. Dans la tradition égyptienne, quelques plantes parmi les plus significatives trouvent leur origine dans les substances émanant des dieux : la myrrhe des larmes d'Horus, le frankincense de celles de Tefnet et le lin de celles de Râ, le laurier de la sueur d'Isis et Nephtys. La connaissance des plantes a été consignée dans les papyrus médicaux, spécialement l'*Ebers* et le *Chester Beatty*. Dans le premier sont mentionnés, pour citer seulement les plus utilisées, l'aloe *(Aloe vera)*, la coriandre *(Coriandrum sativus)*, la balsamine rouge *(Balsamodendron Opobalsamum)*, le crocus *(Crocus sativus)* et ses variétés provenant du Sud, le cyperus *(Cyperus rotundus)*, le safran, le sycomore *(Ficus sycomorus)*, la menthe des montagnes *(Mentha sp.)*, l'ail *(Alium sativum)*, le coquelicot. L'une des principales caractéristiques de la médecine égyptienne, c'est sa tendance à utiliser des composés et à élaborer des produits d'une haute qualité qui furent exportés dans tous les pays de la Méditerranée orientale. Il est clair que, dès le développement de la médecine égyptienne, l'utilisation des plantes médicinales dans la tradition occidentale a pris deux directions. D'un côté, une médecine officielle et, de l'autre, une médecine populaire qui conserve une tradition de prescriptions médicales tombées par ailleurs en désuétude dans les médecines savantes.

La thérapeutique hippocratique

La connaissance de la médecine grecque en matière de plantes médicinales est plus pauvre que celle des cultures de l'Extrême-Orient. La médecine hippocratique mentionne l'utilisation d'environ quatre-vingts espèces. Mais cela ne signifie pas qu'il faille déprécier la valeur de sa thérapeutique fondée sur l'usage des plantes médicinales. Du point de vue du traitement, la matière végétale occupe la deuxième place après la diète. Il est remarquable que dans le *Corpus Hippocraticum*, à l'exception du traité *Du Régime*, il n'en existe aucun consacré exclusivement à la thérapeutique.

L'orge est la plante le plus souvent prescrite. Pour être plus précis, il faudrait dire sa décoction dans l'eau dénommée « ptisane » : ce breuvage d'élection était prescrit pour les fièvres et dans les maladies aiguës. D'autres céréales comme le froment, le millet, le son, le sorgho sont présentes dans plusieurs des ordonnances. Non seulement à titre de nourriture, mais aussi en raison de certains effets purgatifs, astringents et diurétiques. Les fruits sont également présents : la figue, le melon, la pomme, la grenade, la baie de myrte. L'olive et son huile occupent une place de choix. Le vin blanc ou rouge, léger ou fort, est aussi recommandé. Mais à côté de ces aliments et breuvages qui font l'objet de prescriptions diététiques, il y a les vrais médicaments. Les « farmakon » qui sont, à la fois, substances curatives et poisons mortels. Ce concept de « farmakon » appartient à ce nouveau monde du logos grec qui laissait la voie libre à l'art : le seul garant de l'utilisation mesurée de chaque médicament et le seul préservatif contre ses redoutables effets. Toute plante a des effets toxiques ou des actions indésirables, mais son application suivant une dose convenable et au moment opportun peut avoir des résultats bénéfiques.

Pour la médecine grecque, l'action du remède peut être toxique, tandis que celle du poison peut être curative. La *népente*, la plante de l'oubli des anciens poèmes épiques, a disparu. Mais il reste le sylphium, source de richesse de la Lybie archaïque et plante quasi légendaire encore utilisée aujourd'hui. Avec elle, sont également utilisés dans la pratique quotidienne les ellébores, le noir *(Helleborus officinalis)* et le blanc *(Veratrum alba)* : à la fois traitement spécifique de la folie et ingrédients pour combattre la douleur dans la pleurésie. À côté de ces plantes il faut ranger les euphorbes *(Euphorbia acanthathamnos et Euphorbia Peplis)*, l'assafoetida, les asphodèles *(Asphodelus ramosus)*, le daucus de la Crète *(Athamanta cretensis)*, la coriandre *(Coriandrum sativum)*, le millepertuis *(Hypericum crispum)*, la rue *(Ruta graveolens)* et les substances odorantes comme l'anis ou le cumin. Enfin, d'autres plantes provenaient des terres lointaines, par exemple le sésame *(Sesamum indico)* de l'Inde, la myrrhe *(Balsamodendron myhrra)* de l'Arabie et le frankincense *(Boswellia cateri)* du Liban.

Toutes ces plantes ont été utilisées dans des contextes souvent très différents. Remarquons, au passage, que la théorie des quatre humeurs a été la contribution la plus fondamentale de la médecine hippocratique à la culture médicale de l'Occident. Il n'est donc pas surprenant que la plupart des médicaments aient été appréciés en fonction de leurs propriétés humorales et que leurs effets aient été évalués à partir de leur capacité à éliminer, mobiliser ou retenir les humeurs. La médecine hippocratique, réputée pour être l'une des premières médecines rationnelles, fonde son système sur un ensemble d'idées relatives à la configuration et au fonctionnement de la *Phusis*. C'est dire que la nature est conçue d'après la pensée des philosophies présocratiques.

La médecine romaine

La médecine romaine, bien qu'elle dépende de l'enseignement des Grecs, présente une originalité qui résulte de la concentration des savoirs et des ressources à la suite des conquêtes. Toutes les Écoles médicales sont bien représentées à Rome. Dès le Iᵉʳ s. av. J.-C., apparaît une tendance à recenser les connaissances botaniques. Ce qui est manifeste dans les œuvres de caractère encyclopédique comme l'*Histoire Naturelle* de Pline et, par la suite, les huit livres de *La Médecine* de Celse. Mais la plus grande œuvre sur les plantes médicinales, produit de la Rome impériale, c'est celle de Dioscoride. Celui-ci part de la description des aromates, des plantes balsamiques et des huiles pour finir, dans le cinquième livre, par les vins. L'œuvre de Dioscoride sur les plantes médicinales est peut-être l'une des plus importantes en Occident. Non seulement par son extension et la précision de ses descriptions, mais aussi par la sûreté des indications thérapeutiques. On doit à Dioscoride, la détermination d'une matière médicale considérée comme classique, qui sera par la suite la plus importante référence, du moins jusqu'au XVIIᵉ s.

Dans l'Antiquité, bien entendu, Galien reste la figure majeure. Le plus souvent, il propose l'utilisation des éléments thérapeutiques sous la forme de composés. Le traité *Des Médicaments simples* réunit dans les livres VI, VII et VIII les principales plantes. Galien décrit les parties utiles des végétaux, leurs caractéristiques et leurs actions sur les humeurs. Si l'art du traitement commence par la connaissance des vertus de chaque plante, il prend tout son sens et toute son importance au moment d'opérer des combinaisons complexes. L'acmé de l'art consisterait dans la préparation des antidotes, comme les mithridateas et l'atriaque. Celle-ci, en particulier, fait l'objet de deux livres complets dans lesquels sont exposés les secrets de sa composition et des précisions relatives à ses nombreux composants.

Après la chute de l'Empire romain, la médecine européenne éclate, se disperse ou s'éparpille. Elle se réduit aux plantes cultivées et collectées dans les monastères. Les jardins potagers ont constitué la source d'approvisionnement la plus sûre des matières végétales permettant de confectionner des médicaments. Avec l'interlude arabe réapparaissaient les plantes et les médicaments orientaux. Avec la découverte de la distillation, la tendance générale est à l'isolement du principe actif de chaque plante. Naissance, donc, de l'alchimie et abandon des pratiques traditionnelles d'extraction des substances.

Le Nouveau Monde

Le retour aux sources de la culture classique et la découverte du Nouveau Monde ont largement contribué à la renaissance des besoins et à l'émergence de nouveaux désirs. Les épices, les plantes exotiques tels le chanvre, le pavot, le balsamier et la salsepareille qu'on ne trouvait plus sont alors activement recherchées. Par-delà les traductions arabes soupçonnées d'avoir méconnu les vérités des Anciens, les œuvres retrouvées de Pline et Dioscoride deviennent les ouvrages de référence. Il n'est pas étonnant qu'à la Renaissance les meilleurs livres de botanique médicale soient les éditions commentées de Dioscoride par l'Italien Andrea Matthioli (1554) et l'Espagnol Andrés Laguna (1555). Ces deux auteurs associent les descriptions et les analyses de Dioscoride aux découvertes toutes récentes des plantes de l'Inde et du Nouveau Monde. Pour ce qui concerne l'œuvre de Pline, il faut surtout retenir la traduction en castillan et les commentaires érudits de Francisco Hernández, médecin de Philippe II, et auteur également d'une très savante *Histoire des Plantes de la Nouvelle Espagne* (1571-1576).

À la Renaissance, les plantes exotiques affluent dans les ports d'Espagne, à Lisbonne et en Angleterre. Non seulement elles apparaissent comme des ressources médicinales utiles, mais elles se substituent aux plantes européennes bien trop rares. La plus grande partie des médicaments était préparée à partir de ces plantes importées. Mais en raison de son coût élevé, l'usage des médicaments était réservé à la classe des nantis. Une once de balsamier mexicain *(Myroxilon balsamus)*, substitut du balsamier d'Égypte, atteignait à Rome le prix de cent ducats alors qu'en l'Espagne il ne coûtait que dix à vingt ducats. Le liquidambar a été aussi importé en l'Europe en grande quantité. Avec la racine de michoacán *(Ipomea purga)* – plante mieux connue en Espagne sous le nom de rhubarbe des Indes – c'est en quintaux qu'il faut compter les quantités vendues en une seule année à Séville. Ce purgatif, qui ne nécessitait aucune prescription médicale, était abondamment utilisé par les populations.

L'apport le plus significatif a été sans doute le tabac *(Nicotiana rustica)*. Outre le plaisir de fumer, cette plante présentait une certaine efficacité dans le contrôle de l'asthme, des douleurs rhumatismales et des obstructions de l'estomac à la suite de l'accumulation des humeurs. À côté du tabac, les antisyphilitiques jouissaient d'une grande notoriété : le gaïac *(Guayacum Sanctum)*, la salsepareille *(Smilax aspera)* et la racine de la Chine *(Smilax China)*. Ce sont des remèdes nouveaux qui conviennent pour le traitement de la syphilis, cette maladie nouvelle d'origine américaine.

Le XVIIe s. apporte la quinine, ce fébrifuge aux multiples propriétés et, au XVIIIe s., apparaît en Écosse la digitale pour le traitement des maladies du cœur. Ces deux médicaments étaient connus des guérisseurs et par la tradition populaire bien avant son adoption par la médecine officielle. En tout cas, jusqu'au début du XIXe s., le premier élément thérapeutique était la plante médicinale préparée selon les formules galéniques. Par la suite, la chimie procédait à l'isolement des principes actifs identifiés comme des alcaloïdes. La morphine est l'une des premières découvertes. Changement radical, donc, entre la vieille façon d'obtenir les médicaments directement de la nature et la nouvelle manière, dans laquelle l'intervention des techniques est primordiale. À partir de là, la séparation entre la médecine de tradition ancienne et la médecine occidentale devenait définitive. Cependant, la nécessité d'avoir des répertoires de plantes pour la recherche pharmacologique a entraîné la formation des herbiers et la publication des pharmacopées.

La nouvelle herboristerie

Le développement de la médecine moderne, avec ses possibilités de soigner par la prescription de médicaments toujours plus efficaces, provoque de plus en plus la méfiance des patients. C'est que ces médicaments ne sont pas toujours sans effets secondaires. Au demeurant, leur prix très élevé et l'augmentation du nombre des consommateurs souvent démunis font que bien des traitements utiles ne sont pas à la portée des malades. Il faut voir, ici, la raison du changement d'orientation des politiques de santé. Une nouvelle place est faite à quelques systèmes médicaux anciens, identifiés comme « traditionnels », par opposition aux prescriptions fondées sur les nouveaux dérivés de la recherche scientifique. Commencement, donc, d'une autre étape dans la médecine mondiale. Dès 1974, on assiste à la reconnaissance du système de la médecine chinoise comme l'un des meilleurs pour résoudre les problèmes de santé publique. De même, la médecine ayurvédique est reconnue comme étant d'une grande utilité pour les populations de l'Inde. Enfin, l'Organisation mondiale de la santé affirmait que la médecine de tradition avicennienne est la plus indiquée dans les pays islamiques.

Les plantes médicinales sont très appréciées par les malades, mais aussi par les organismes responsables de l'administration des services de santé qui nourrissent l'espoir de couvrir les besoins de la plus grande partie de la population de la planète. Pour leur part, les chercheurs souhaitent non seulement trouver de nouveaux produits, mais aussi valider scientifiquement ces connaissances ancestrales. À ces tendances, il faut ajouter la possibilité de développer des végétaux transgéniques doués de propriétés définies (tel ou tel enzyme ou protéine). La combinaison des tendances thérapeutiques consacrées par l'expérience médicale et sa correspondance avec les médecines traditionnelles ont rendu obligatoire la préservation de l'héritage constitué par des plantes « qui sauvent des vies » : devise adoptée par l'OMS à partir de la déclaration d'Alma Ata, en septembre 1978. À côté d'une utilisation croissante des médicaments végétaux, on assiste à la création de centres pour la recherche scientifique sur les plantes et à la formation de banques d'information. Les exemples ne manquent pas : le Centre pour la médecine traditionnelle à Chicago ; l'Institut Mexicain pour l'étude des plantes médicinales ; le Centre associé à l'université Louis-Pasteur de Strasbourg. En somme, l'avenir des plantes médicinales semble assuré par un mouvement mondial qui souhaite disposer de ressources économiquement accessibles et abondantes. Mais il s'agit aussi, à partir des récentes découvertes de la biologie moléculaire et de l'ingénierie génétique, de mettre au point de nouveaux médicaments.

▶ BANNERMAN R. H., *Traditional Medicine and Health Care Coverage*, Genève, 1983. – *Chester beatty papyrus*, Londres, 1935. – DASH B., *Fundamentals of Ayurvedic Medicine*, New Delhi, 1984. – DIOSCORIDE, Paris, 1516. – EBERS, *Papyrus of Ancient Egyptian Medicin ; The Ebers Papyrus*, Chicago, 1974. – GALIEN, *De simplicium Medicamentorum Facultatibus, De Theriaca, De Compositione Medicamentorum*, Venise, 1576. – HERNANDEZ F., *Historia Natural de C. Plinio*, Mexico, 1966, 2 vol. – HIPPOCRATE, *De l'art médical*, Paris, Librairie générale française, 1994 ; *Œuvres complètes*, Paris, éd. É. Littré, 1839-1861, 10 vol. – MATHIOLI P. A., *Commentarii in VI libros Pedazii Dioscoridis Anazarbei de Medica Materia*, Bâle, 1598. – MONARDES N., *La Historia Medicinal de las cosas que se traen de nuestras Indias Occidentales*, Séville, 1580. – PLINE C., *Histoire naturelle*, Paris, Les Belles Lettres. – UNSCHULD P., *Introductory readings in Classical Chinese Medicine*, Dordrecht, Boston, Londres, 1988. – YANCHI LIU, *The essential book of traditional Chinese Medicine*, New York, Columbia Univ. Press, 1988.

Carlos VIESCA

→ Anthropologie ; Cocaïne ; Cure ; Drogue ; Empirisme ; Galénisme ; Hippocratisme ; Humeurs ; Magie ; Arabe (Médecine) ; Chinoise (Médecine) ; Précolombienne (Médecine) ; Indienne (Médecine) ; Pharmacie et monopole ; Pharmacopée ; Psychotrope ; Thérapeutique.

POLIOMYÉLITE

La poliomyélite est une maladie quasiment oubliée dans les pays développés. Le touriste est tout juste capable de reconnaître ses victimes quand elles tendent la main sur les trottoirs de Bombay ou de Nairobi. Dans les pays du Nord, les vaccins ont définitivement écarté au milieu des années 1960 la menace de la « paralysie infantile », comme les médecins appelaient la poliomyélite au XIXe s.

En Europe, et encore plus aux États-Unis, la poliomyélite a pourtant suscité au milieu du XXe s. une terreur populaire, une attention des médias, une mobilisation caritative et une frénésie de recherche uniquement égalées par celles provoquées par le Sida quelques décennies plus tard.

Une maladie virale

L'agent de la poliomyélite est un virus du groupe des picornavirus, sous-groupe des entérovirus, ensemble de plus de soixante-dix virus qui infectent les intestins. Il existe trois types de virus de la poliomyélite, définis par leur profil sérologique. Le virus se transmet par l'intermédiaire d'eau ou de nourriture contaminée par des excréments, ou se propage directement par des aérosols ou la salive pendant les deux premières semaines d'infection du porteur, et se multiplie dans les muqueuses de l'appareil digestif. Il induit une immunité protectrice : une personne infectée porte des anticorps protecteurs pour le reste de sa vie. Il s'agit d'un virus extrêmement contagieux dans des zones dénuées d'installations sanitaires modernes, où la plupart des habitants sont infectés pendant l'enfance. Avant le sevrage, les enfants sont protégés par les anticorps maternels. Après le sevrage, le virus n'est pathogène que chez 10 % des enfants, dont la majorité présentent des symptômes de type grippal. Selon le type de virus, le nombre de personnes infectées frappées de paralysie varie de une sur 1 000 à une sur 100.

Une maladie ancienne, un fléau moderne

Les ravages de la poliomyélite sont visibles sur une stèle de la XVIIIe dynastie pharaonique (XVIe-XIIIe s. av. J.-C.), représentant un prêtre affligé de la séquelle typique du pied « équin ». La maladie a sans doute été ensuite endémique dans de nombreuses régions, mais sans être particulièrement remarquée car, du fait de l'immunisation spontanée au cours de la jeune enfance, le nombre de victimes était réduit et, en tout cas, très inférieur à celui d'autres maladies infectieuses. La poliomyélite ne devint réellement sujet d'inquiétude et d'études médicales qu'au cours de la seconde moitié du XIXe s, quand le tout-à-l'égout et l'hygiène commencèrent à bouleverser l'équilibre établi entre le virus et l'humanité.

Au début du XXe s., les épidémies dramatiques se multiplièrent, comme celle qui déclencha une véritable panique en 1916 dans le nord-est des États-Unis, où quelque 27 000 personnes furent paralysées et 6 000 décédèrent. Les immigrants des quartiers miséreux furent souvent montrés du doigt comme responsables du mal. Chaque été, avec l'arrivée de la « saison de la polio », des piscines étaient fermées et des enfants bouclés chez eux.

Mobilisation populaire

La plus célèbre victime de la poliomyélite fut un fils de famille riche, Franklin Delano Roosevelt, frappé en 1921, à l'âge de 39 ans. Au cours de sa présidence (1932-1945) Roosevelt fut à l'origine de la création de la National Foundation for Infantile Paralysis (NFIP), qui entra dans l'histoire sous le nom de *March of Dimes*, nom de sa campagne de collecte de fonds et jeu de mots sur un programme d'actualités, la *March of Time*. La NFIP appliqua pour la première fois à une campagne caritative des techniques de type publicitaire et rencontra un gigantesque succès populaire, à la mesure de la crainte que la poliomyélite suscitait dans la population. Elle fait ainsi figure de précurseur des Téléthons, Sidactions et autres grands appels à la charité publique au service de la recherche et de l'aide aux malades. La March of Dimes récolta 622 millions de dollars de 1938 à 1959, dont la moitié furent consacrés aux soins. Les moyens de la NFIP étaient considérablement plus grands que ceux que le gouvernement américain consacra aux victimes de la poliomyélite et à la recherche. Son soutien financier joua un rôle décisif dans l'identification des trois sous-types de virus et dans la découverte des vaccins.

Mobilisation scientifique

Les premiers vaccins contre la poliomyélite furent mis au point aux États-Unis, dans un contexte dominé par la récurrence annuelle de la terreur de la maladie et les campagnes de la NFIP. La compétition habituelle entre chercheurs se déroulait au milieu d'une médiatisation naissante, si nous pouvons utiliser un néologisme forgé trente ans plus tard.

Dans les années 1930, Maurice Brodie, de l'université de New York, avait mis au point un vaccin injectable à partir du virus de la poliomyélite inactivé au formol et John Kolmer, de l'université Temple de Philadelphie, un vaccin utilisant une souche vivante atténuée du virus. Les deux produits avaient été trop rapidement essayés sur des centaines d'enfants en 1935, avec des résultats catastrophiques : le premier vaccin était inefficace et provoquait de graves réactions allergiques, et le second fut responsable de poliomyélites.

En 1931, les Australiens Frank M. Burnet et Dame Jean MacNamara avaient démontré des différences antigéniques entre au moins deux souches de virus de la poliomyélite, l'immunité contre un type ne protégeant pas contre l'autre. Puis en 1949, l'équipe de David Bodian de l'université Johns Hopkins, à Baltimore, décrivit les trois types fondamentaux contre lesquels un vaccin devait protéger.

En 1949 également, John Enders, Thomas Weller et Frederick Robbins renversèrent un dogme selon lequel le virus ne se répliquait que sur des cellules nerveuses, ce qui était un obstacle considérable à la réalisation d'un vaccin. Ils reçurent le prix Nobel en 1954 pour cette découverte, qui permit de cultiver le virus en quantités suffisantes pour qu'un vaccin soit envisageable.

La course pour un vaccin inactivé

La recherche d'un vaccin contre la poliomyélite était l'objet d'un débat entre partisans d'un vaccin à base de virus vivant atténué et d'un vaccin utilisant un virus inactivé, ou « tué ». Albert Sabin, virologiste à la réputation bien établie, était le plus actif tenant de la première démarche, qui reprenait les principes classiques d'Edward Jenner et de Louis Pasteur. Le jeune Jonas Salk était l'un des partisans de la seconde approche, peu orthodoxe et innovante.

Jonas Salk pratiqua en 1952-1953 quelques essais limités de son vaccin injectable dans son milieu familial et dans des institutions pour adultes et enfants handicapés mentaux, selon une pratique courante à cette époque. Les résultats convainquirent la NFIP de mobiliser, malgré l'opposition d'une partie de la communauté scientifique, dont Albert Sabin, les moyens humains et matériels nécessaires pour l'organisation d'un immense essai avant la saison de poliomyélite de l'été 954. L'essai « Francis », du nom de son coordinateur Thomas Francis, débuta le 24 avril 1954. Ce fut la plus grande expérience médicale de l'histoire : 650 000 enfants reçurent des injections, dont 440 000 le vaccin Salk et 210 000 un placebo, et 1,2 million servirent de groupe témoin. De 150 000 à 300 000 bénévoles participèrent à l'organisation et à la collecte des résultats. Un sondage réalisé en mai 1954 révéla que davantage d'Américains connaissaient l'essai en cours que le nom de leur président ! La proclamation des résultats, avec une mise en scène certaine, le 12 avril 1955, déclencha un immense enthousiasme. Le vaccin était efficace à 60-70 % contre le type 1 du virus et à 90 % contre les types 2 et 3. La nouvelle fit la une des journaux du monde entier. *Nature* rangera le vaccin Salk parmi les cinq réussites scientifiques majeures du XXe s. (*Nature*, 30 septembre 1999).

Le 24 avril 1955, deux jours après que Jonas Salk eut été décoré à la Maison Blanche, six cas de poliomyélite furent signalés chez des enfants qui venaient d'être vaccinés. Une enquête montra rapidement que tous les lots incriminés provenaient du même laboratoire, Cutter, à Berkeley, où le virus avait été insuffisamment inactivé. Il y eut au total 204 malades, dont onze décès, et le vaccin Salk fut momentanément retiré de la vente dans le pays. Les ravages de l'« incident Cutter » aux États-Unis sur la confiance dans le vaccin et la réputation de Jonas Salk furent proportionnels à leur gloire éphémère. La vaccination avec le vaccin Salk continua au Canada et fut lancée dans d'autres pays, mais il faudra des années pour que savant soit entièrement réhabilité dans son pays d'origine.

Un vaccin vivant atténué

Pendant ce temps, plusieurs équipes travaillaient sur un vaccin à partir de souches vivantes atténuées du virus. Hilary Koprowski réalisa dès 1950 des essais chez une vingtaine d'enfants. Il travaillait alors aux laboratoires Lederle, qu'il quittera en 1957 pour le Wistar Institute. L'obtention de souches virales atténuées était un long processus que le chercheur compara au nettoyage des écuries d'Augias, en « moins difficile » mais davantage *« time-consuming »* car il fallait « répéter sans cesse les mêmes processus ». Deux autres équipes entrèrent dans la compétition au début des années 1950, celle d'Herald Cox, qui appartenait également aux laboratoires Lederle, et surtout celle d'Albert Sabin. Les relations de ce dernier avec Koprowski étaient particulièrement tendues, Koprowski accusant plus tard Sabin de déloyauté dans l'échange d'informations et de souches virales. Sabin publia en 1954 son premier article sur ses recherches de souches virales atténuées et communiqua l'année suivante ses premiers résultats d'essais cliniques.

Koprowski vaccina près de 250 000 personnes au Rwanda et au Congo en 1957, puis 40 000 en Allemagne et sept millions en Pologne les trois années suivantes. De son côté, Sabin vaccina 200 000 enfants à Singapour, mais marqua surtout des points décisifs en Europe de l'Est. L'Union Soviétique produisait elle-même un vaccin oral à partir de souches envoyées par le chercheur américain. Les Soviétiques faisaient preuve d'une ardeur qui n'était pas étrangère au contexte de la guerre froide et aux déboires que subissait le vaccin Salk, fleuron américain, après l'incident Cutter. Plus de 90 millions de personnes furent vaccinés en 1959-1960 en Union Soviétique et dans le bloc de l'Est.

Le vaccin vivant atténué, administré par voie orale sous forme de trois gouttes parfois placées sur un sucre ou un bonbon, offrait l'avantage d'une utilisation très simple, favorable aux campagnes de vaccination de masse. En outre, il vaccinait passivement l'entourage, le virus vivant atténué se transmettant comme le virus sauvage. Il présentait, en revanche, l'inconvénient de revenir parfois à la virulence et de provoquer des cas de poliomyélite. La sélection des souches utilisées était capitale pour limiter cette réversion.

Les vaccinations soviétiques ne furent d'aucune utilité pour déterminer l'incidence des cas de paralysie associée à la vaccination puisque l'Académie des sciences du pays publia, dans le scepticisme général, n'avoir pas observé un seul cas de poliomyélite associée à la vaccination. Il est vrai que quand la maladie terrorisait les États-Unis, les responsables de la santé soviétiques avaient affirmé sans sourciller que leur pays n'avait jamais connu de grave épidémie. Le vaccin Sabin, qualifié parfois à l'Ouest de « vaccin communiste », était voué au succès absolu.

En 1958, un comité des Instituts nationaux de la santé américains évalua les souches destinées au vaccin vivant et retint celles de Sabin pour les trois types viraux et tous les producteurs mondiaux s'alignèrent rapidement sur cette décision. Les recherches se poursuivirent pour parvenir à des souches plus stables. On estime généralement que les vaccins oraux utilisés aujourd'hui provoquent une paralysie pour 750 000 à 1 million de doses administrées, l'OMS avançant, elle, une incidence de un cas pour 2,5 millions de doses.

Les succès de la vaccination

La production des vaccins contre la poliomyélite a marqué un tournant dans l'industrie du vaccin. C'était la première fois qu'un vaccin devait être produit par dizaines de millions de doses et les industriels eurent recours à des innovations, appliquées ensuite à la fabrication de nombreux autres vaccins. La production du virus s'effectua d'abord sur des cultures de cellules de reins de singe, cellules dont la durée de vie était limitée. Charles Mérieux, qui dirigea l'Institut Mérieux (aujourd'hui Aventis Pasteur et premier producteur mondial de vaccins contre la poliomyélite) pendant ses années de croissance rapide, écrivit que quelque 20 000 singes furent sacrifiés en vingt-cinq ans pour les vaccins contre la poliomyélite (Mérieux C., *Virus Passion*, Paris, Laffont, 1997).

Deux révolutions techniques se produisirent dans les années 1970. D'abord, Jonas Salk et Toon Van Wezel, de l'Institut royal de la Santé publique et de l'hygiène du milieu hollandais (RIVM), mirent au point une technique de culture sur microbilles : des petites billes flottent dans le milieu de culture, multipliant ainsi les surfaces sur lesquelles les cellules peuvent proliférer. Un incubateur de quelques centaines de litres remplace des dizaines d'étagères de flacons, en utilisant beaucoup moins de milieu de culture, produit très coûteux. Puis, Salk proposa de produire le virus sur des lignées continues, des cellules dites « transformées » qui se divisent indéfiniment. Cette première utilisation pour la fabrication d'un vaccin fut entourée des plus grandes précautions car on craignait que les lignées, dont des débris étaient susceptibles de se trouver mêlés aux vaccins, ne soient cancérigènes chez l'homme. Des normes maximales d'ADN cellulaire admise dans une dose furent adoptées à l'échelle internationale. Les lignées cellulaires et les microbilles permirent de réduire considérablement le coût de production des vaccins contre la poliomyélite, puis des autres vaccins pour lesquels elles furent utilisées.

Les vaccins contre la poliomyélite étaient peu chers, le vaccin buvable était d'une utilisation très simple et procurait une bonne protection, enfin, il n'existe pas de réservoir animal du virus de la poliomyélite : les conditions semblaient réunies pour rayer le virus de la surface de la planète. Le 13 mai 1988, l'Assemblée mondiale de la santé de l'OMS décida de lancer l'Initiative mondiale d'éradication de la poliomyélite, huit ans après avoir proclamé la première éradication d'une maladie, la variole. Le Rotary, principal partenaire de l'opération, avait entrepris dès 1985 une campagne d'élimination de la poliomyélite des Amériques couronnée de succès, puisque la maladie a disparu de cet hémisphère depuis 1991. En 2005, le Rotary aura versé 500 millions de dollars à la campagne d'éradication.

Vers l'éradication de la poliomyélite

La stratégie d'éradication de la poliomyélite comporte quatre volets : la vaccination de routine, des Journées nationales de vaccination systématique dans les pays en développement (au cours desquelles des stands de vaccination sont installés en des lieux passants), des journées de « ratissage » (vaccination au porte à porte), le suivi de l'incidence de la maladie par un réseau de surveillance des Paralysies Flasques Aiguës (PFA). Il se produit dans n'importe quel pays, pour diverses raisons, un PFA pour 100 000 enfants et le nombre de PFA non poliomyélitiques signalées est ainsi un instrument de mesure de l'efficacité du réseau. En cas de PFA, un prélèvement de selles est effectué pour rechercher le virus de la poliomyélite.

L'OMS estime que 10 millions de volontaires participent à la campagne d'éradication, ce qui en fait la plus grande entreprise civile de tous les temps. Ces volontaires, auxquels est généralement versé un léger *per diem*, sillonnent les bidonvilles et se rendent au fin fond des forêts, dans les montagnes, dans les camps de réfugiés, en utilisant les moyens de transport et de sensibilisation locaux.

Les résultats de la campagne d'éradication sont spectaculaires. Le nombre mondial de cas de poliomyélite rapportés est tombé à 483 en 2001. En 2002, le virus ne circulait plus que dans sept pays, contre 150 en 1988. Le dernier cas dû au virus de type 2 sauvage (par opposition au virus atténué utilisé pour le vaccin oral) a été identifié en Inde en 1999.

Cependant, une remontée à environ 2 000 cas rapportés en 2002 est venue souligner les difficultés de l'entreprise. Dans certains pays, comme en Inde, la vaccination massive suscite un réflexe de repliement des couches les plus pauvres, ignorantes de l'objectif de santé publique, qui attribuent aux autorités les plus noirs desseins. Dans d'autres pays, la déficience des infrastructures a, dans un premier temps, fait sous-estimer la prévalence réelle de la maladie ou handicape l'organisation des Journées nationales de vaccination. L'OMS avait d'abord fixé l'objectif du dernier cas de poliomyélite en 2000, avant de le repousser à 2002. Les nombreuses instabilités politiques du tournant du siècle et un manque de mobilisation des gouvernements n'ont pas permis de respecter ces échéances.

Au-delà de ces difficultés, certains spécialistes soulignent plusieurs obstacles susceptibles, selon eux, d'empêcher ou au mieux de repousser la perspective de l'éradication. On a, d'abord, découvert que le virus vaccinal peut se propager pendant des années dans la population avant de retrouver sa virulence et provoquer des paralysies (cinq ans pour le type 2 selon un article du *MMWR*, 26 janvier 2001, CDC, Atlanta). Ensuite, plusieurs articles ont montré que des patients immunodéprimés ne parvenaient pas à éliminer le virus vaccinal, qui continuait de se répliquer chez eux parfois pendant dix ans. D'où le risque d'une résurgence de la poliomyélite en cas d'arrêt de la vaccination.

Un nouveau triomphe de l'homme sur la nature ?

Le monde microbien résiste donc. Vaincre la poliomyélite se révèle plus compliqué qu'il n'avait semblé, mais la campagne d'éradication ne peut ni être abandonnée, ni même marquer une pause. Pas seulement parce que ses succès justifient qu'elle soit menée à son terme, mais aussi parce que tant que le virus continue de circuler dans un seul village, l'ensemble de l'humanité court le risque d'un retour dramatique de la maladie dont seraient victimes des dizaines de millions d'enfants protégés ni par des vaccins ni par l'immunisation naturelle. Quand le dernier cas de poliomyélite aura été recensé, les enjeux seront ceux de la « post-éradication ».

L'issue de la campagne d'éradication dépendra de la capacité des gouvernements à mobiliser les forces financières et humaines nécessaires et à se mettre d'accord pour une stratégie concertée et éviter un arrêt désordonné de la vaccination. Les vaccins sont efficaces. Aucune entreprise médicale n'a suscité autant de mobilisations populaires et institutionnelles que la lutte contre la poliomyélite. Cela suffira-t-il pour vaincre, une seconde fois, le produit de milliers d'années d'adaptation d'un microbe à l'homme ?

► MOULIN A.-M. (dir.), *L'Aventure de la vaccination*, Paris, Fayard, 1996. – PAUL J. R., *A History of Poliomyelitis*, New York / Londres, Yale Univ. Press, 1971. – PLOTKIN S. & MORTIMER E. A., *Vaccines*, Philadelphie, W. B. Saunders Company, 1999. – SMITH J. S., *Patenting the Sun : Polio and the Salk Vaccine*, New York, William Morrow and Co., 1990. – SEYTRE B. et SHAFFER M., *Les Maladies meurent aussi : Histoire de l'éradication de la poliomyélite*, Paris, PUF, 2003 ; *Vaccinia, Vaccination and Vaccinology : Jenner, Pasteur and their successors*, Lyon, Fondation Marcel Mérieux, 1995. – Coll. : Documents de l'OMS (www.polioeradication.org). – Articles du *MMWR*, CDC, Atlanta, USA. – *Bulletin of the WHO*, vol. 78, n° 3, 2000.

Bernard SEYTRE

→ Épidémie ; Réadaptation ; Réanimation ; Vaccination.

PRÉCOLOMBIENNE (Médecine)

La découverte de la rationalité des systèmes médicaux, de leur performance thérapeutique et de l'extrême complexité de leur classification, a suscité un regain d'intérêt historique pour les anciennes médecines. Sans doute, il faut étudier ces systèmes médicaux indépendamment de la médecine scientifique et sans leur appliquer les critères de vérité qu'on ferait valoir dans le cadre d'une histoire épistémologique de la médecine. Il faut faire une étude comparative de ces systèmes médicaux, mais sans jamais les comparer à ceux de l'Europe classique. Aujourd'hui, nos connaissances dans le domaine de l'anthropologie permettent d'entreprendre la description de ces divers systèmes médicaux dans l'espace-temps culturel qui leur est propre.

Il faut accorder une place de choix aux médecines qui appartiennent aux grandes cultures qui sont apparues hors du monde classique. Telles sont, par exemple, les médecines de la Chine et de l'Inde ancienne, les médecines des grandes civilisations de l'Amérique précolombienne. Pendant près de dix mille ans d'histoire, se sont succédé plusieurs cultures et empires : Olmèques, Toltèques, Aztèques et Mayas en Méso-Amérique ; Chavins, Mochicas et Incas au Pérou et dans les autres régions des Andes. Aujourd'hui, on ne peut plus prétendre embrasser d'un seul coup d'œil l'ensemble des médecines de l'Amérique précolombienne. Très schématiquement, on peut distinguer dans l'Amérique deux grands foyers de culture indépendants, mais qui partagent évidemment une même vision du monde.

Les médecines méso-américaines

Malgré des différences linguistiques radicales et bien que des siècles les séparent, les cultures olmèque et maya, toltèque et mixtèque, aztèque et zapotèque partageaient des conceptions similaires, sinon identiques, relativement à l'organisation de l'univers. Ce dernier était conçu comme présentant une série de treize étages disposés horizontalement sur un axe central. Au plus haut étage vivait le dieu créateur, appelé *Ometéotl* dont la nature androgyne intègre sa femme, *Omecíhuatl*. À partir de ce treizième ciel, les dieux ont créé les autres cieux et, selon la mythologie náhuatl, c'est par les actions de leurs fils *Quetzalcóatll* et *Tezcatlipoca* qu'a été établi au centre de l'univers un étage complexe composé dans son centre de quatre cieux : le soleil, la lune, les étoiles et Tlaloc, qui comprend la surface de la terre, le lieu où habitent les humains. L'homme c'est donc l'être du centre ou du milieu ; l'être susceptible de se déployer et de recevoir les qualités et les influences des différents cieux, mais aussi des étages inférieurs de l'univers : à savoir les neuf régions de l'infra monde. En relation avec la dynamique de l'univers, l'humanité participe aux propriétés de tous les autres étages qui envoient en permanence leurs influences. Ces dernières arrivent à la surface de la terre par le biais de l'axe central ou, encore, des quatre arbres qui soutiennent les cieux aux quatre coins de la surface plane de la terre.

L'homme a été créé par les dieux pour occuper le centre de l'univers. Il représente le point de confluence des diverses forces provenant des différentes parties de l'univers. C'est pourquoi la santé, chez l'homme, est le résultat de l'équilibre de ces influences ou de ces forces, tandis que la maladie exprime une fondamentale dysharmonie. La structure du corps représente un microcosme. Et toute l'anatomie relève de ce rapport du petit monde au macrocosme. Comme dans tous les systèmes où le principe d'explication est d'ordre fonctionnel, le détail anatomique ne présente pas d'importance majeure, à l'exception des structures auxquelles le médecin est confronté lorsqu'il s'agit des traumatismes ou des plaies. L'essentiel, donc, se manifeste à partir des correspondances entre le corps humain et les structures cosmiques. C'est ainsi que le vertex, c'est-à-dire le point le plus élevé sur la ligne médiane de la voûte du crâne, est considéré comme le point de contact avec les cieux. Son nom, *ilhuica*, signifie précisément le ciel. La partie supérieure du corps représente les étages célestes. Le diaphragme est en rapport avec la surface de la terre : une face regarde vers le haut et l'autre vers l'infra monde. Le cœur, situé au-dessus et à gauche, est l'équivalent du soleil qui, au Mexique, voyage à la gauche du zénith dans sa course quotidienne. Sous le diaphragme et à droite se trouve la place du soleil de la nuit, c'est-à-dire le foie. Plus bas, enfin, la cavité abdominale et le pelvis complètent le schéma des étages inférieurs avec les orifices du périnée qui sont les équivalents des trous qui s'ouvrent à l'intérieur de la terre.

Les humains sont animés d'après le même schème dynamique qui régule le mouvement de l'univers. Le corps nécessite l'énergie qui est fournie par le soleil. Cette énergie est transmise à partir du haut sous la forme, soit d'un rayon, soit d'une plume, et elle pénètre le corps à travers un organe complexe qui est formé par les cheveux de la partie la plus haute de la tête. Cet épi est en relation avec la suture des os (chez les nourrissons, la fontanelle) et la partie sous-jacente des méninges et du cerveau. Cette énergie solaire appelée *tonalli*, ce mot peut se traduire par le terme « resplendissement », constitue une entité ou un principe d'animation qui se déplace à l'intérieur du corps et gagne le cœur pour y former une deuxième entité. Celle-ci est appelée le *teyolía*, ce mot signifie « ton cœur », la marque même de l'individu dans toute sa singularité. « Ton cœur », c'est-à-dire « ta vie » qui se manifeste par des fonctions telles que la transmission du principe vital au moyen du sang, la production et le maintien de la chaleur du corps, la pensée avec l'intelligence et les émotions. Une troisième entité vient du bas, des régions souterraines ; on l'appelle le *ihíyotl*, mot composé qu'on peut traduire par « souffle de la vie » qui s'origine dans l'infra monde. Ce « souffle » entre dans le corps et vient se loger dans le foie. Il est curieux de constater que le foie exerce les mêmes fonctions que le cœur. Mais ses fonctions sont symétriques et inverses. En effet, la pensée du foie c'est la pensée de la magie noire, de la sorcellerie et de la destruction. Le sang hépatique, c'est le sang sombre et noir, le sang de la nuit.

C'est ainsi que le corps vit et s'anime d'après les mouvements des astres et des corps célestes, d'après l'alternance du jour et de la nuit, d'après le combat entre les forces de la lumière et celles de l'obscurité. Dans ce cadre général, on peut inscrire la totalité des fonctions. Non seulement celles qui vont de la nutrition à la formation du sang et des autres liquides, mais aussi celles qui vont du mouvement musculaire à la pensée en passant par l'action des sens. Il existe une grande quantité de mots qui expriment chacun les multiples nuances de ces différentes fonctions. Soit quelques exemples. Le cerveau est dénommé *cuayóllotl*, ce qui signifie « cœur de la partie supérieure ». Le phlegme est appelé *aláhuac*, terme qu'on peut traduire par « glissant » par référence aux substances muqueuses telles que celles qui sont sécrétées pendant l'accouchement. Le foie est appelé *ezteco*, terme qui signifie « pot au feu » et qui indique le rôle qu'il joue dans la préparation et dans la cuisson du sang.

Les causes des maladies

Dans ce système complexe, où une pensée pré-technique apparaît à côté de la magie et à l'intérieur d'une société théocratique, il est clair que les causes des maladies pouvaient être extrêmement variées. D'abord, les maladies pouvaient être perçues comme un châtiment divin. Les affections les plus graves, comme les épidémies, étaient envoyées par Tezcatlipoca, le dieu de la destruction cosmique. Ehécatl, le dieu de l'air, était responsable des affections rhumatismales. Tlaloc, le dieu de la pluie et des eaux, envoyait des maux tels que l'hydropisie, les œdèmes et les brûlures. Il fallait attribuer aux dieux du printemps, Xochipilli et Macuilxóchitl, les eczémas et autres maladies de la peau. Ces mêmes dieux punissaient par des maladies vénériennes ceux qui n'observaient pas les jeûnes prévus pour les fêtes des divinités. Omecoatl, le dieu des banquets, était à l'origine des troubles digestifs et des accidents liés aux dérangements provoqués par les excès de boisson. Un autre dieu appelé Ixtlilton, représenté par la figure d'un enfant au visage noir, était celui qui envoyait les maladies graves des enfants. Dans le panthéon mexicain, les femmes mortes au cours de leur premier accouchement furent déifiées et destinées à voyager avec le soleil de midi au crépuscule. Mais après ce voyage, et pendant certains jours associés au signe de l'eau du calendrier, elles pouvaient provoquer des convulsions chez les enfants et effrayer les faibles d'esprit.

D'autres maladies ont pour cause l'action maléfique de certains êtres humains. Il existe tout un groupe de sorciers capables de nuire et qui prennent les formes les plus diverses. Les *teyollocuani* sont les « mangeurs des cœurs » ; les *tecotztlicuani* sont les « mangeurs de mollets » ; les *tlacatecólotl* avaient la réputation de se transformer en animal pour commettre leurs forfaits. La pratique de la sorcellerie était sous l'égide de Tezcatlipoca et de quelques types de sorciers comme les *nahualli*, c'est-à-dire les individus nés les jours impairs.

Mais des êtres presque normaux pouvaient provoquer des troubles et des maladies. Par exemple, le *tlatoani* au moment même d'être intronisé acquérait des forces surnaturelles et pouvait provoquer des maux en regardant quelqu'un droit dans les yeux. Il faut dire la même chose des sorciers, des vieillards, des chefs de guerre et des soldats les plus intrépides, mais aussi pour des personnes qui avaient été malades de peur et s'étaient rétablies. Le mauvais œil se définit par la diminution de l'énergie du *tonalli* : c'est là un trait commun avec d'autres types de maladie. C'est ainsi qu'on peut reconnaître des groupes de maladies qui sont propres au système médical de l'Ancien Mexique. Soit deux exemples. Il y a un premier groupe de maladies qu'on caractérise par la perte de la force du *tonalli* ou de l'âme tout entière. Et ses manifestations peuvent être très variées sous le rapport de l'intensité ou de la sévérité suivant les capacités de résistance du sujet. On peut citer le *netonalcahualiztli*, mot qu'il faut traduire par « perte de contrôle du *tonalli* » et qui indique une sorte d'effroi magique. L'apparition de l'âme d'un mort, en particulier d'une personne qui a été assassinée, d'un fantôme ou encore d'un dieu en colère aurait des effets aussi terrifiants que ceux qui sont produits par l'apparition soudaine d'un animal féroce ou dangereux. La folie était expliquée par les tourments du cœur et l'altération consécutive du *tonalli*. L'oligophrénie et l'albinisme avaient une cause commune : une baisse notable de *tonalli*. Le deuxième groupe de maladies est en relation avec le *xoxalli*, ce mot désigne une force procédant de l'infra monde et pénétrant à l'intérieur du corps pour provoquer la goutte. Cette affection s'individualise comme *coacihuiztli*. Mais ce mot désigne aussi une forme d'amaigrissement inexpliqué. Sans doute parce que le sujet est victime de sorcellerie ou la proie du mauvais œil, voire même de l'action maléfique des êtres des quatre soleils cachés sous la terre pour mieux guetter et surprendre les humains.

Ces exemples suffisent à établir l'existence d'une classification des maladies propre au système de l'Ancien Mexique. Un autre axe de la taxinomie est défini par la polarité du froid et du chaud. Cette polarité exprime la division primordiale de l'univers en deux moitiés, celle du haut et celle du bas, les hommes étant situés au centre. C'est ainsi que les déplacements de substances liées aux influences froide et chaude peuvent s'exercer soit de l'extérieur, soit de l'intérieur, pour produire les maladies comme, par exemple, la fièvre aquatique (froide).

Les traitements

La médecine des Nahuas et des Aztèques, qui est fondée sur de solides connaissances, a connu un essor particulier dans le champ de la thérapeutique. La grande familiarisation avec les ressources naturelles telles que les plantes, les animaux et les minéraux a été déterminante. Les répertoires d'un seul médecin offrent des informations sur environ deux cents plantes, une centaine de produits d'origine animale et à peu près de cinquante minéraux utilisés dans les traitements. La réunion des répertoires de la Nouvelle Espagne faite par Francisco Hernández, médecin du roi Philippe II, a permis de recenser plus de deux mille plantes, quarante mammifères, deux cent cinquante oiseaux, environ quarante reptiles, trente insectes et autour de cinquante poissons, tous utilisés en médecine. Les médicaments ont été employés en fonction d'une classification en rapport avec celle des maladies. C'est ainsi qu'il y a des substances froides et chaudes, célestes ou provenant des infra mondes, aquatiques ou solaires, masculines et féminines. Le jeu des correspondances entre le microcosme et le macrocosme a aussi été systématiquement appliqué. Par exemple, le *yolloxóchitl (Talauma mexicana)*, non seulement utilisé dans les maladies du cœur, mais aussi comme diurétique, a été classé parmi les plantes solaires et perçu comme représentatif du cœur. L'utilisation systématique de la moisissure, développée sur les galettes de maïs humides et laissées à l'intempérie, dans le traitement des plaies avec suppuration constitue un antécédent direct des thérapies antimicrobiennes. Si on laisse de côté les traitements dérivés de la magie, qui furent nombreux et sophistiqués, on peut dire qu'il existait une connaissance approfondie des fébrifuges, des purgatifs, des diurétiques, des antihelminthiques, des caustiques et des styptiques.

La chirurgie a également connu un développement remarquable avec le traitement des plaies et des fractures. Le replacement du nez ou de l'oreille coupée, lésions fréquentes en raison des armes utilisées, était fait avec de très fines épines et des fils d'agave. Dans les cas de nécrose, il arrivait qu'on procède à des implantations d'organes artificiels. Mais nous n'avons pas des précisions sur ces opérations. La technique pour introduire un clou dans la moelle du fémur à la suite d'une fracture compliquée par une pseudo-arthrose apparaît comme un exploit pour la technologie de l'époque. Sur le terrain de l'obstétrique, la pratique quotidienne des soins à partir du cinquième mois de la grossesse, la détermination de la position du fœtus et la pratique de l'embryotomie témoignent d'une connaissance très développée.

Dans les grands centres urbains, il y avait des endroits où l'on enseignait la médecine. Ces lieux étaient situés dans le quartier des plumassiers où vivaient les médecins et où se trouvaient aussi les temples. Dans les petits villages, l'enseignement était donné par une famille de professionnels : le père ou la mère transmettait son savoir aux enfants ou aux apprentis. Quelques spécialités médicinales, comme la préparation ou la confection de médicaments propres à certains dieux, étaient réservées aux prêtres qui célébraient chacun de ces dieux. Le médecin était appelé *ticitl*, mais le même nom était utilisé pour désigner la sage-femme, marquant ainsi qu'elle appartenait à la catégorie des médecins. Il y avait des chirurgiens, les *texoxotla ticitl ;* mais la chirurgie de l'œil était réservée aux femmes. Quelques-uns faisaient preuve d'une dextérité toute spéciale pour réduire les fractures et les luxations.

Les médecines maya et inca

L'une des grandes cultures méso-américaines fut celle des Mayas. Apparus il y a plus de trois mille ans, ces derniers occupaient un vaste territoire de forêts tropicales et de terres basses. On peut rapprocher les Mayas des cultures du Mexique central. La cosmogonie des Mayas n'est pas fondamentalement différente de celle qui définit la médecine nahualt. Elle présente ses étages célestes et ses régions infra terrestres. Le péché d'union de la déesse de la lune avec le soleil est considéré comme la cause première des maladies. Mais il y a d'autres causes. Les dieux appelés les « Bacabes », qui occupent les quatre coins du monde, apportent les maladies sous la forme de vents. Le calendrier des Mayas est le plus précis des calendriers américains. Il est aussi à l'origine des croyances astrologiques qui évoquent les influences des astres et des forces cosmiques suivant les différentes conjonctions au cours du temps. La date de naissance était de la plus haute importance pour connaître les risques ou les dangers qui allaient apparaître pendant la vie de l'individu. Chaque cycle cosmique était la source de conditions pathologiques particulières et des dangers qui menaçaient la vie des hommes.

On se représentait les maladies sous la forme d'animaux ou de vents maléfiques. La sorcellerie et l'état de péché étaient également considérés comme les causes productrices de maladies. Parmi les affections qui apparaissaient sous forme d'un animal, on peut mentionner la maladie « guacamayo-araignée-serpent ». Diverses maladies de la peau étaient identifiées à des animaux comme le singe, l'écureuil, le ver blanc, la guêpe. Les maladies les plus graves étaient celles qui présentaient des attaques *(tancáz)* avec spasmes, défaillances cardiaques et convulsions. Les désordres de la sexualité et l'ivresse ont suscité des classifications aussi complexes que celles qu'on trouve chez les Nahuas. Du point de vue sociologique, on a reconnu l'existence de médecins issus de l'aristocratie, du peuple et même des artisans. Chacun de ces groupes était chargé de s'occuper des maladies qui affectent plus particulièrement ces différentes classes sociales. Quelques remèdes ont été identifiés mais, le plus souvent, l'absence de sources conduit les chercheurs à délaisser l'histoire pour l'ethnobotanique.

La médecine des Incas au Pérou est aussi le résultat d'une longue histoire. Les sources primaires, tels que les livres de Garcilaso de la Vega au XVIe s., mentionnent l'existence d'une médecine ayant atteint un haut niveau et très riche en remèdes. Les auteurs modernes ont décrit cette médecine comme une médecine à la fois magique et religieuse dans laquelle on trouve des éléments aussi bien empiriques que rationnels. Le soleil est identifié au dieu de la santé, et la lune protège les femmes pendant les accouchements. La relation entre le péché et la maladie est une constante. On pratiquait souvent des purifications et des rituels destinés à calmer la fureur des dieux. Les influences des êtres surnaturels sont les principales causes des maladies, mais l'action des sorciers n'est pas négligeable.

Il n'existe pas d'études approfondies sur les maladies diagnostiquées par les anciens Péruviens. Tout au plus est-il possible de mentionner les fièvres *(chucchu)*, le catarrhe *(chulli)*, la conception de la pneumonie comme respiration cassée et la maladie de la danse *(taqui oncco)* qui est la seule affection pouvant revêtir une forme culturelle. Enfin, il y a la fameuse maladie appelée « verruga peruana » si souvent représentée sur les sculptures. L'extrême habilité chirurgicale des anciens Péruviens apparaît dans les opérations couramment pratiquées comme les trépanations et les déformations du crâne. Ces opérations portent directement témoignage du haut degré de technicité que les chirurgiens avaient atteint. L'utilisation des plantes comme la coca, le tabac ou la quinine indique une bonne connaissance de la flore médicinale. En somme, il n'y a pas une médecine précolombienne, mais bien des médecines précolombiennes de l'Amérique.

▶ AGUIRRE BELTRAN G., *Medicina y Magia*, Instituto Nacional Indigenista, Mexico, 1960. – COURY Ch., *La Médecine de l'Amérique Précolombienne*, Paris, Dacosta, 1969. – GUERRA F., *La Medicina Precolombina*, Madrid, Ed. de Cultura Hispana, 1990. – HUBER A., *Mesoamerican healers*, Texas Univ. Press, 2002. – LASTRES J. B., *Historia de la Medicina Peruana. I. La medicina incaica*, Lima, 1951. – LOPEZ AUSTIN A., *Textos de medicina náhuatl*, Mexico, Secretaría de Educación Pública, 1971 ; *Cuerpo humano e ideología*, Mexico, Instituto de Investigaciones Antropológicas, UNAM, 1980, 2 vol. – MARTINES CORTES F., *Las Ideas en la Medicina náhuatl*, Mexico, Prensa Médica Mexicana, 1965 ; LOPEZ AUSTIN A., VIESCA C., *México Antiguo. Historia general de la Medicina en México*, vol. I, Mexico, 1984, vol. 1. – MONTOLIU M., « La medicina maya », *Historia General de la Medicina en México*, I, 297-307. – ORTIZ DE MONTELLANO B., *Aztec Health Nutrition and medicine*, New Brunswick, Rutgers Univ. Press, 1990. – VALDIVIA O., *Historia de la psiquiatría peruana*, Lima, 1964. – VIESCA C., *La medicina náhuatl prehispánica*, Mexico, éd. Panorama, 1985 ; *Ticiotl Conceptos médicos de los antiguos mexicanos*, Mexico, UNAM, 1997.

Carlos VIESCA

→ Plantes médicinales.

PRÉJUDICE DE VIE

Depuis la nuit des temps l'homme s'interroge et parfois se lamente sur son destin. Derrière ses interrogations ou ses lamentations on discerne les deux pôles vers lesquels il incline, celui de la spiritualité qui lui fait accepter toutes les infortunes physiques, avec parfois l'aide de la religion, celui de la matérialité qui tente d'en pallier les effets, avec l'aide de la médecine. Entre les deux, le Droit hésite, tantôt encadre les comportements par des règles supposées transcendantes, tantôt suit la société jusque dans ses contradictions et ses incertitudes.

La vie humaine vue par la société

Quoi qu'on en dise et quoi qu'elle dise souvent par ses voix les plus officielles, la vie humaine, individuelle ou collective, n'est pas toujours au premier rang de ses préoccupations, malgré la forte affirmation de l'article 16 du Code civil : « La loi assure la primauté de la personne, interdit toute atteinte à la dignité de celle-ci et garantit le respect de l'être humain dès le commencement de sa vie. » Collectivement guerres, génocides, crimes contre l'humanité, révèlent d'autres préoccupations que celles liées à la protection de cette vie. Individuellement, il apparaît également que des considérations idéologiques peuvent exercer une influence prépondérante sur la valeur qu'on attribue à la vie humaine.

Ce sont ces interrogations qui font tout l'intérêt, dans le domaine médical et plus particulièrement périnatal, de la réflexion sur la vie-préjudice et le préjudice de vie. La vie d'un être peut-elle constituer un préjudice, c'est-à-dire causer du tort à un autre être ? La réponse est évidemment positive. Il s'agit de la situation représentée par la légitime défense et, dans le présent domaine, le conflit d'intérêt fœto-maternel. Les circonstances où survient un tel conflit sont très nombreuses ; il arrive qu'avec l'accord de la mère on privilégie l'intérêt du « patient intra-utérin », même s'il n'a pas le statut juridique de personne. Mais le plus souvent, c'est l'intérêt maternel qui prime.

Dans toutes ces circonstances, la vie embryo-fœtale représente une menace, un préjudice, qui justifie sa destruction. Ici, la menace est directe : la vie « réelle » d'une personne « potentielle », embryon ou fœtus, contre la vie « réelle » d'une personne « actuelle », la mère.

Mais il est des situations plus complexes, et en particulier celles où la vie embryo-fœtale, en raison de certaines de ses caractéristiques, représente ce qui est, à tort ou à raison, considéré comme préjudiciable à l'être concerné lui-même ou à son entourage. C'est le cas lorsqu'il existe un risque fœtal majeur susceptible de retentir sur la qualité de la vie de l'enfant à naître, dans la mesure où l'on peut l'appréhender, et sur l'équilibre familial. Les situations sont nombreuses où les antécédents personnels ou familiaux, des circonstances étiologiques particulières, et aujourd'hui la mise en œuvre généralisée de moyens de dépistage, conduisent à reconnaître l'existence d'un tel risque. Et le corps médical se doit, bien entendu, d'en informer les parents qui ont souvent eux-mêmes réclamé la pratique de ces investigations.

Une première éventualité est représentée par l'existence d'un risque malformatif, du fait, par exemple, d'antécédents familiaux, risque dont les parents auraient dû être avertis, afin qu'en toute connaissance de cause ils décident ou non de procréer ; or ils ne l'ont pas été en raison d'une carence fautive d'information, entraînant ainsi une conception aux conséquences graves. C'est là ce que les Anglo-Saxons, et les Américains en particulier, dénomment *wrongful conception*. Les tribunaux français reconnaissent le préjudice et la légitimité de l'indemnisation parentale, sur le fondement de l'insuffisance d'information et de la perte de chance d'avoir pu échapper à cette procréation regrettable. Ils admettent implicitement le caractère préjudiciable de la vie de l'enfant, mais en dédommagent les parents, ce qui pose un problème délicat, celui de la portée temporelle de l'indemnisation : la durée de la vie des parents ou celle de l'enfant ? On ne manquera pas d'ailleurs de noter que, dans une telle circonstance, ce n'est pas l'enfant qui est dédommagé directement ; il en résulte que si, à l'inverse, dûment informés, les parents avaient néanmoins pris le risque de concevoir, ils eussent pu être l'objet de critique, voire de plainte, de la part de l'enfant. Il faudra reconsidérer plus loin cet aspect capital.

Dans le cas qui vient d'être examiné, le risque était dans une certaine mesure prévisible, et c'est bien la raison pour laquelle on regrette qu'il n'ait pas été prévu. Ailleurs, il s'agit d'un « accident » (fautif ou non fautif, l'expertise le déterminera) mais en quelque sorte inopiné : l'exemple typique en est l'accident obstétrical dramatique conduisant à l'extraction d'un fœtus à l'état cérébral compromis, associé parfois d'ailleurs à des désordres maternels. Il s'agit ici de la *wrongful birth*, qui justifie bien entendu en cas de faute « caractérisée » une indemnisation parentale, pour les dommages physiques et moraux subis par la mère, et les dommages moraux subis par la famille, voire une procédure pénale. Le problème qui se trouve alors posé est celui de l'indemnisation de la souffrance de l'enfant et de la prise en charge de son entretien, dans ce qu'il comporte d'obligations supplémentaires par rapport à l'obligation alimentaire et éducative générale qui incombe à tous les parents.

Notons déjà un point médico-légal fondamental : le problème ici soulevé ne se pose qu'en cas de survie fœtale. En cas de mort fœtale avant la naissance, les indemnités civiles seront évaluées en fonction de la nature de la faute, de la perte de chance, du retentissement parental, mais aucune sanction ne pourra être envisagée, au titre du fœtus, celui-ci étant mort avant la naissance et cette mort ne pouvant être qualifiée d'homicide (Ass. Plén. cour de cassation, 29 juin 2001, Ch. crim., 25 juin 2002). Il y a là très certainement matière à réflexion.

Dans l'éventualité de sa survie, l'enfant a donc souffert d'une agression corporelle, conséquence directe de l'acte médical, telle que l'amputation d'un bras lors d'une présentation de l'épaule, ou d'une jambe lors d'une tentative d'IVG. Une indemnisation sera accordée (on notera qu'à l'inverse, un échec d'IVG, avec poursuite de la grossesse et naissance d'un enfant normal n'a pas été retenu comme légitimant une indemnisation. Absence de préjudice de vie ici, vie associée à un préjudice là).

Il en est de même dans de très nombreuses circonstances où l'intervention obstétricale, pendant la grossesse ou l'accouchement, provoque directement des désordres et des dommages sur le fœtus qui affecteront son état, sa santé, son développement. Il souffre d'un préjudice de vie anormale, conséquence directe de l'acte médical, dans la mesure où une faute peut être démontrée, et la jurisprudence en décide l'indemnisation. Encore une fois, mais il faut insister sur ce point capital, c'est l'anomalie associée à la vie, du fait de l'acte, et non la vie en elle-même qui est indemnisée. Ce point a été clairement explicité par l'article 1 du titre Ier de la Loi du 4 mars 2002 : « La personne née avec un handicap dû à une faute médicale peut obtenir la réparation de son préjudice lorsque l'acte fautif a provoqué directement le handicap ou l'a aggravé, ou n'a pas permis de prendre les mesures susceptibles de l'atténuer. » Si, à l'inverse, il n'y a pas eu faute, il s'agit d'un aléa et, suivant les autres paragraphes de cette loi, la prise en charge en incombe à la collectivité.

Mais l'aspect essentiel de cette « vie-préjudice » *(wrongful life)* est celui qui a bouleversé ces dernières années l'opinion, la conscience collective de la société civile et les certitudes des philosophes et des juristes, à propos des affaires Perruche, Quarez et de quelques autres. Il s'agit des cas où une faute médicale attestée (défaut d'information exacte) a conduit à la naissance d'un enfant handicapé, du fait de l'impossibilité d'avoir eu recours à l'interruption volontaire de grossesse (pour en l'occurrence, rubéole congénitale, trisomie 21, ou des situations où la démonstration de la responsabilité médicale est beaucoup plus incertaine, tel un non dépistage échographique d'anomalie).

Dans de telles circonstances, le choc psychologique est dramatique, la charge de l'entretien de l'enfant majeure, l'interprétation de ce qu'aurait été la décision parentale en cas d'information correcte, délicate, la définition de la nature exacte de la responsabilité décisionnelle et de la représentativité parentale ambiguë, le jugement sur la qualité de la vie, sa valeur, le respect qui lui est dû et ce que l'on peut en exprimer à l'enfant lui-même, angoissant. Ces éléments expliquent l'extraordinaire controverse qui n'est pas encore apaisée, à la suite de décisions judiciaires apparemment divergentes (Perrruche-C. Cass, Quarez-C. d'État), entre juristes, familles d'enfants handicapés, corps médical et finalement une décision législative qui suscite encore des remous.

Lorsque le risque malformatif est confirmé en effet, deux attitudes sont possibles : l'acceptation du destin, pour des raisons philosophiques ou religieuses ; ou son refus, dans le cadre défini par les lois de 1975-1979 et 1994, c'est-à-dire une décision d'interruption, en raison de l'existence d'une « affection d'une particulière gravité, reconnue comme incurable au moment du diagnostic » ; ce libellé est suffisamment flou pour permettre toutes les interprétations, laissées à la discrétion du couple parental conseillé par l'avis d'un centre pluridisciplinaire de diagnostic prénatal. Entrent dans ce cadre aussi bien des malformations ou risques de pathologie susceptibles de grever lourdement l'avenir des enfants, que des anomalies dépourvues de retentissement direct sur la qualité de leur vie mais comportant un retentissement indirect par l'intermédiaire des perturbations qu'elles provoquent sur l'équilibre familial. C'est le cas par exemple de la trisomie 21. Ce n'est pas le lieu de discuter ici des divers aspects humains, philosophiques, religieux, juridiques et médicaux de ces situations dramatiques, mais plusieurs points doivent être soulignés, car ils seront présents lors des réflexions ultérieures.

Il s'agit là d'abord d'une des situations les plus délicates impliquant la société, les parents concernés et le corps médical, et plus que partout ailleurs il convient d'éviter le dogmatisme, les excès de langage et les anathèmes.

Ensuite, il faut reconnaître que de telles décisions seront de plus en plus fréquentes, compte tenu de l'évolution des méthodes de détection et de la sensibilité croissante des parents vis-à-vis de la survenue d'anomalies, mêmes mineures, ou incertaines quant à leur évolution.

Enfin et surtout, se trouvent posés à cette occasion le problème de la définition et de l'évaluation forcément arbitraires de la « qualité de la vie », et celui de la responsabilité de la décision et de la représentativité parentales pour assumer cette responsabilité. Quelle qu'elle soit, l'incertitude subsiste : on peut aisément légitimer la décision d'interruption, en la fondant, suivant les cas, sur la souffrance prévisible de l'enfant, la qualité présumée médiocre de son existence, le retentissement familial, les craintes concernant son entretien lorsque ses parents auront disparu, les charges qu'ils devront supporter ; mais ces considérations donnent-elles réellement le privilège de décider de la mort d'un être vivant ?

À l'inverse, l'option d'accepter la « loi de la nature », pour admirable qu'elle soit du fait des valeurs morales qu'elle implique, conduit à reconnaître aussi à cette décision une signification lourde liée aux souffrances qui peuvent en résulter pour l'enfant à venir.

Choix difficile donc, choix personnel, fondé sur les convictions du couple et son analyse, aussi respectable soit-elle, des éléments de la décision.

Encore convient-il de conserver présente à l'esprit l'incertitude qui subsistera jusqu'à sa mise en œuvre, quant à la validité des affirmations préalables, parfois péremptoires, au sujet de cette décision d'interruption toujours susceptible de revirement.

Mais le point important à retenir est que cette souplesse de la loi et de son interprétation conduit à reconnaître la licéité de l'interruption de grossesse, et ce d'autant plus qu'examens et interruption sont pris en charge par la collectivité, au titre de l'assurance maladie. Le problème qui surgit alors, est de déterminer si cette licéité risque de devenir une obligation dont la non réalisation, quelle qu'en soit la raison, devient fautive et judiciairement sanctionnée.

Considérations humaines

Admettre le caractère intolérable d'une vie humaine affectée d'un handicap revient à porter un jugement de valeur négatif sur celle-ci, sur sa signification philosophique et religieuse ; c'est donc porter directement atteinte à des principes fondamentaux auxquels certains sont attachés, et en particulier les parents qui n'ont pas fait, délibérément, dans les mêmes conditions, le choix de l'interruption. Admettre ce caractère comporte donc une critique implicite de la décision de ces parents. On comprend leur réaction qui fut vive. Admettre ce caractère conduit aussi les parents qui, à l'inverse, regrettent l'absence d'interruption, à reconnaître vis-à-vis de leur enfant la légitimité qu'il y aurait eu à le détruire. Attitude difficile à assumer, d'autant qu'au même moment ils n'envisagent pas, et on les comprend, une attitude qu'en toute rigueur on pourrait considérer comme cohérente, à savoir l'euthanasie, le dommage étant le même sur l'enfant de dix-huit ans que sur l'embryon de deux mois.

Considérations médicales

La première conséquence, directement liée à la dialectique instaurée par les considérations juridiques exprimées lors des arrêts de la Cour de cassation du 13 juillet 2001 à propos du recours à l'IVG pour détresse (avant douze semaines) ou pour motif médical (à tout moment, et sous contrôle médical) est l'invocation préférentielle de la détresse, due à l'impossibilité de garantir l'absence de retentissement sur l'enfant d'une affection maternelle ou congénitale. Le risque judiciaire qui pèse alors sur le praticien représente un facteur majeur d'inflation abortive.

La deuxième, liée précisément à ce risque judiciaire, en particulier dans le domaine échographique, est l'augmentation débridée des primes d'assurance professionnelle, voire la disparition des compagnies qu'elles soient commerciales ou mutualistes.

La troisième conséquence est liée aux deux premières : la désaffection et la désertification de l'activité de dépistage, et au-delà de l'ensemble de l'activité obstétricale.

Considérations médico-sociales

Elles découlent des considérations précédentes et sont nées de la judiciarisation renforcée de la société et de l'activité médicale. Tant que le manquement à une obligation de moyens comportant des conséquences dommageables pour des parents et l'enfant, en raison d'une faute avérée, conduisait à une indemnisation raisonnable, il n'y avait guère de problème lié à la poursuite des soins.

À partir du moment où une véritable obsession indemnisatrice, compréhensible d'ailleurs, conduit à une dérive judiciaire, et où cette dérive aboutit à une certaine forme d'obligation de résultat, règnent une totale insécurité juridique, et au bout du compte une situation hautement préjudiciable à la santé publique. Il n'eut pas été concevable que les autorités exécutives et législatives se désintéressent de ce problème et c'est ce qui explique l'intervention de l'État à l'occasion de la loi du 4 mars.

Considérations juridiques

Cette loi du 4 mars a réglé, parmi beaucoup d'autres, deux problèmes majeurs : tout d'abord le problème essentiel, responsable de l'affolement assurantiel et médical, en mettant à la charge de la collectivité nationale l'entretien des enfants handicapés, quelle que soit l'origine de ce handicap, et en particulier lorsque celui-ci résulte d'une carence diagnostique ayant conduit à négliger une indication éventuelle d'interruption de grossesse. C'était là un élément clé, dont la solution a permis la reprise de l'activité de dépistage prénatal, et singulièrement échographique. Elle a également apaisé l'angoisse des parents d'enfants handicapés, angoisse d'être stigmatisés au plus profond de leurs motivations et de leur affection, pour avoir accepté cette éventualité de vie-préjudice, crainte même un jour peut-être de devoir répondre judiciairement d'une telle décision du fait d'un reproche de leurs descendants ou de leurs ayants droit.

Le deuxième élément majeur de cette loi est la reconnaissance de la réalité de l'aléa médical, et de situations où un dommage apparaît alors que nulle faute, au sens propre, ne peut être affirmée. Dans une telle circonstance, là encore, c'est la solidarité qui doit intervenir et non plus la responsabilité professionnelle. On peut espérer par ailleurs qu'elle retentira favorablement sur les conditions de l'expertise ainsi que sur une analyse plus rigoureuse et moins arbitraire de la relation de causalité.

Conclusion

La discussion sur le concept de vie-préjudice ou de préjudice de vie a conduit à un approfondissement utile de la réflexion médicale, juridique et philosophique sur le sens de la vie prénatale et postnatale. Celle-ci ne justifie ni les critiques virulentes, ni les anathèmes, car notre société a été brutalement confrontée à des problèmes délicats dont la solution ne pouvait résulter d'une application dogmatique du droit, mais d'une approche humaniste.

La loi du 4 mars y a puissamment contribué, en reconnaissant la nécessité de l'intervention de la solidarité nationale dans la prise en charge des éléments les plus fragiles de la société, et en permettant ainsi à l'activité médicale de se poursuivre. Mais son but profond n'était en aucune manière d'aboutir à un certain degré d'irresponsabilité médicale et c'est dans ce domaine qu'elle pourrait probablement être utilement complétée. Certes, elle n'exclut nullement dans certaines circonstances la mise en cause de la responsabilité pénale ; mais même du point de vue civil on peut regretter que lors d'une faute médicale ayant conduit à orienter malencontreusement, de leur point de vue, la décision des parents quant à une éventuelle interruption de grossesse, la responsabilité civile du praticien ne soit aucunement engagée vis-à-vis de l'enfant. Comme on l'a vu, son entretien sera assuré par la solidarité. Mais une forme d'indemnisation pour la souffrance qui est la sienne serait probablement opportune. Car cette souffrance existe, une faute en est l'origine, et il n'est pas injuste de reconnaître la légitimité de sa sanction.

► RAMEIX S., « Information et consentement des patients : du paternalisme à l'autonomie ? », *Responsabilité*, n° 3, 2001, p. 15-20.

Claude SUREAU

→ Dépistage ; Diagnostic prénatal ; Dignité de la personne ; Responsabilité ; Statut de l'embryon.

PRÉVENTION

Avec la prévention, la médecine atteint l'anticipation. Elle cimente les sociétés autour du risque. Elle déploie ses instruments de mesure, ses ordinateurs tournent. Analysant le passé de nos prédécesseurs ou de nos contemporains, elle décrit notre devenir. Relations, causalités sont extirpées du chaos de nos vies et de leurs environnements. Rapport en est fait aux sociétés humaines et à leurs instances, et les mesures collectives se mettent en œuvre pour notre bonne santé. La prévention est du côté de l'organisation par l'autorité d'une intervention médicalement légitimée : contrôler ce qui nuirait à la bonne santé et organiser ce qui peut permettre le retour à cet état de pleine santé. Nous ne discuterons pas la nature de ces mises en œuvre politiques, le conflit est permanent entre l'intérêt de la personne et celui du corps social. Si le *primum non nocere* hippocratique est censé ne jamais avoir été abandonné, le terme de « prévention » dans son sens contemporain vient côtoyer la médecine à partir du XIXe s. L'empirisme a eu ses excès durant la période préscientifique. Seuls l'isolement et la quarantaine sont parvenus jusqu'à notre époque. Nous connaissons les dérives plus récentes de l'hygiénisme, de l'eugénisme. Depuis la fin de la Seconde Guerre mondiale, sur les fondements déclaratifs des républiques et dans le prolongement des droits de l'homme et du citoyen, la santé s'inscrit comme l'un de ces droits. La démocratie sanitaire se trouve à l'ordre du jour à l'échelle planétaire et les organisations multilatérales et internationales se saisissent de la diffusion du progrès médical et de l'accessibilité aux soins. Dans la foulée de l'Organisation des nations unies (ONU), l'Organisation mondiale de la santé (OMS) est créée le 7 avril 1948 suite à la conférence internationale de la santé de l'été 1946 à New York. Toutes sortes d'instances nationales et supranationales se développent. Certaines se cantonnent au descriptif et à la mesure de l'état sanitaire tels le CREDES, le CNESS ou l'OCDE, d'autres comme l'Unicef, le HCR ou l'ONUSIDA se lancent dans la course poursuite aux inégalités de santé, aux déséquilibres mondiaux, particulièrement flagrants lorsqu'ils sont soulignés par la sécheresse des bilans chiffrés en termes de mortalité et d'espérance de vie.

Les systèmes de protection sociale se mettent progressivement en place à partir du XIXe s. dans les pays industriels sous la pression des organisations de travailleurs proposant la mutualisation de leurs divers risques. Deux modèles voient le jour en Europe. Le système Bismarckien recourt aux cotisations sociales et sa gestion est paritaire. Le système Beveridgien repose sur l'impôt et bâtit le service national de santé. Leurs principes s'appuient sur la solidarité autour des dépenses de santé et le contrat social. Les ressources ainsi mobilisées permettent de construire des secteurs de santé modernes. Ils sont contrôlés démocratiquement par les parlements. Aux USA, les logiques concurrentielles d'assurances et leurs financements individuels se combinent aux investissements d'État. Le libéralisme construit un système de santé beaucoup plus hétéroclite. Au sein de ces pays se sont mis en place des systèmes de surveillance, d'alerte et de veille sanitaire : *Center for Disease Control* aux USA, Institut national de Veille sanitaire en France.

La prévention (éducation à la santé et prévention primaire) ne représente encore qu'une infime part des dépenses de santé des pays développés, bien inférieure au un pour cent. Les rôles ne sont pas clairement établis. Or, pour qu'un programme de prévention ait une quelconque efficacité, non seulement la cible doit être identifiée mais l'effecteur lui-même doit être défini. Le lien entre les deux doit pouvoir s'établir pour une durée suffisante. On sait la difficulté à maintenir l'efficience d'un programme de vaccination. Production industrielle du vaccin, chaîne du froid à respecter pour sa conservation, administration de la couverture vaccinale à la population et maintien de celle-ci avec tout ce que cela suppose de mobilisation administrative en traçabilité.

Genèse de la prévention

« L'art de prolonger la vie plonge ses racines dans la tradition ; l'entretien de soi est de tous les temps, même si l'hygiène contemporaine en a révolutionné les principes », nous dit Georges Vigarello. Certes, mais quelle terreur enfouie pousse l'humanité, depuis ses origines, à tenter de lire son avenir ? Et de s'en prévenir... Les traditions des guérisseurs se sont transmises depuis des temps immémoriaux. Les tradipraticiens conservent le souvenir de ces pratiques magiques. Le médecin moderne est l'héritier du chaman, quand il veut faire chanter les lendemains pour ses contemporains. La prévention est-elle aussi la trace raisonnée de ce que la médecine se conserve de chamanisme ?

Il y eut d'abord les fléaux ; empiriquement l'homme tenta de s'en défendre. Il fut érigé les premières règles collectives parfois rudement coercitives : déguisements, chapeaux et crécelles, chaux et flammes, isolement et quarantaine, ladreries et hospices. Puis vinrent les Lumières, la méthode anatomoclinique et la méthode expérimentale. C'est sur la clinique triomphante que s'édifie l'hygiénisme comme projet de prévention des maladies. À quand faire remonter les premières interventions préventives ? À l'inoculation dont la technique est ramenée par Lady Wortsley Montagu, l'épouse de l'ambassadeur britannique auprès de la Sublime Porte en 1716, à Edward Jenner (1749-1823) et sa vaccine, à Ignasz P. Semmelweis (1818-1865) et ses premiers rudiments de l'asepsie prévenant la fièvre puerpérale, à Louis Pasteur (1822-1895) ou Robert Koch (1843-1910) qui, avec l'identification du germe et les fondations d'une théorie de la maladie infectieuse, rendent la médecine capable de prévoir, au baron Joseph Lister (1827-1912) qui met en pratique l'antisepsie lors de ses interventions chirurgicales ?

Deux mouvements contradictoires toujours en conflit éclairent les lacunes de l'application des progrès de la médecine aux sociétés, tout particulièrement aux fins d'éviter les maladies. D'un côté, les progrès des sciences fondamentales vers une compréhension toujours plus fine des mécanismes de la maladie qui nourrit une spécialisation de la recherche médicale toujours croissante dans la poursuite de ce que Mirko D. Grmek (1924-2000) décrit comme les trois révolutions biologiques : la première a concerné l'importance de la mesure, rendant possible l'expérimentation. Sur les bases du modèle mécanique de Galilée, Descartes et Newton, avec Santorio, Harvey et Malpighi on mesure, relève, et analyse. La deuxième, au milieu du XIXe s. avec Claude Bernard et Charles Darwin, fait place à la théorie cellulaire. La troisième actuelle est biomoléculaire et fondée sur la transcription numérique du génome et affirme la discontinuité structurelle de la vie. De l'autre le constat dressé par Ivan Illich (1926-2002) considérant que deux déterminants majeurs préexistent à l'intervention médicale en terme d'impact sur les morbidités. Tout d'abord « l'environnement général dont le mode de vie, est le premier déterminant de l'état de santé global de toute population. Ce sont l'alimentation, les conditions de logement et de travail, la cohésion du tissu social et les mécanismes culturels permettant de stabiliser les populations, qui jouent le rôle décisif dans la détermination de l'état de santé des adultes et de l'âge auquel ils ont tendance à mourir ». Puis les activités sanitaires et les techniques sanitaires telles que « le traitement des eaux, la fosse septique, l'utilisation du savon, l'utilisation des ciseaux par les sages-femmes... si on ajoute l'utilisation non professionnelle de certains antibactériens, insecticides et pesticides, l'aération des chambres, la lessive fréquente, l'eau saine, l'activité sanitaire qui reste le domaine réservé aux professionnels se révèlent avoir un effet bien secondaire. Parmi les techniques développées par les médecins et incorporées dans la culture populaire, il faut donner une place privilégiée aux moyens de limitation des naissances ». Il rappelle aussi que tuberculose, choléra, dysenterie et typhoïde ont vu chuter leur taux de mortalité bien avant l'identification de leurs agents pathogènes et avant toute action médicale.

La voiture balai de l'utopie médicale

Se retournant dubitativement sur son activité, au bout du compte, la faculté concède que c'est bien avant la maladie, pourtant centre de toutes ses attentions, qu'il faudrait intervenir pour les éviter. Elle érige alors ces préceptes !

La prévention est-elle le bras armé d'une médecine se façonnant une utopie et soumettant son diktat improbable à une humanité, d'autant plus flattée qu'elle lui est reconnaissante de se voir ainsi indiquer les moyens de reculer toujours plus sa vulnérabilité ? Son discours, petit livre rouge, établit un nouvel ordonnancement du monde autour de la norme, lit de l'élaboration de bien des idéologies, à commencer par la sienne, toute obsédée par le normal, qu'elle contribue à définir de façon toujours plus précise, adoptant là la posture scientifique pour édifier somme toute l'idéal impossible d'une humanité inatteignable par la maladie, immortelle, rejoignant là peut-être les dieux de tous les temples au nom desquels les clergés enjoignent leurs disciples à maints sacrifices. « La santé remplace le salut », disait Guardia. Michel Foucault (1926-1984) le rappelle dans sa conclusion de *La Naissance de la clinique*. Il développe : « C'est que la médecine offre à l'homme moderne le visage obstiné et rassurant de sa finitude ; en elle la mort est ressassée, mais en même temps conjurée ; et si elle annonce sans répit à l'homme la limite qu'il porte en soi, elle lui parle aussi de ce monde technique qui est la forme armée, positive et pleine de sa finitude. La médecine a acquis une densité philosophique peut-être comparable à celle qu'avait eue auparavant la pensée mathématique. » Les médecins en sont convaincus, eux qui ont mis à contribution les mathématiques dans l'édification de l'épidémiologie comme méthode de raisonnement objective s'appliquant aux populations et tentant de mesurer la maladie et les effets de l'intervention sur celle-ci. C'est Jérôme Cardan (1501-1576), médecin et mathématicien qui, publiant « une étude sur la durée de la vie humaine à fin d'analyse et de prévision » en 1570, peut être considéré comme le père de la statistique. Ivan Illich, lui, fait remonter à 1721 par le Dr Cotton Mather l'utilisation des statistiques médicales à une étude sur la variole et le bénéfice de l'inoculation dans le Massachusetts. Maurice Tubiana situe au XVIIIe s. avec la fondation de la Société royale de médecine en 1774 la recherche de l'efficacité de l'action de santé publique établie sur des données objectives. Mais c'est durant le XXe s. que l'épidémiologie a quitté le strict champ des maladies infectieuses de la fin du XIXe s. pour s'étendre aux autres maladies, aux techniques diagnostiques, à la biologie et aux tests de dépistage, aux méthodes thérapeutiques et aux médicaments, à toutes les dimensions de la santé et au système de santé.

L'homme sans maladie est prévenu

« Par maladie de l'homme normal, il faut entendre le trouble qui naît à la longue de la permanence de l'état normal, de l'uniformité incorruptible du normal, la maladie qui naît de la privation de maladie, d'une existence quasi incompatible avec la maladie.

« De n'être pas malade dans un monde où il y a des malades, un malaise naît à la longue. Et si c'était non pas parce qu'on est plus fort que la maladie ou plus fort que les autres mais simplement parce que l'occasion ne s'est pas présentée ? Et si finalement l'occasion venant, on allait se montrer aussi faible, aussi démuni ou peut-être davantage que les autres ? Ainsi naît chez l'homme normal une inquiétude d'être resté normal, un besoin de la maladie comme épreuve de la santé, c'est-à-dire comme sa preuve, une recherche inconsciente de la maladie, une provocation de la maladie.

« La maladie de l'homme normal, c'est l'apparition d'une faille dans sa confiance biologique en lui-même.

« Nous dirons que l'homme sain ne devient pas malade en temps que sain, aucun homme sain ne devient malade, car il est malade qu'autant que sa santé l'abandonne et en cela il n'est pas sain. L'homme dit sain n'est donc pas sain. La menace de la maladie est un des constituants de la santé. » Voilà ce que nous dit Canguilhem. L'espace de l'anxiété est ouvert, celui qui conduit aux consommations des tests, des dépistages, des vitamines, des consultations, des investigations, des *check-up*. Anthropomorphisme à l'image du progrès médical comme science. Entretenu par sa propre médiatisation, saturé par sa publicité, et conforme à ce que l'on peut attendre d'une société de libre marché où concurrence et instantanéité nourrissent l'irrationnel. Illich l'appelle encore « Iatrogenèse structurelle ». Pire, l'autoculpabilisation de la non conformité guette celui qui s'y soumet sans distance. Entre tentation de conjuration et expectative de conformité, qu'il se méfie car la médecine, lorsqu'elle prévient, s'exonère.

Si de sa conception à sa mort, l'être humain est exposé à la maladie, l'homme vivant la porte à des degrés divers. Avant l'agonie il y a la maladie décompensée, échappement au succès thérapeutique de la maladie grave, elle-même évolution de la maladie au stade initial qui s'est installée parce qu'il existait des troubles précurseurs ou des symptômes infracliniques ou bien encore des facteurs de risque, voire des facteurs prédisposants, dans le génome par exemple. Avant était la bonne santé. Mais il peut arriver que l'atteinte à la bonne santé soit accidentelle, attentatoire, immédiate. Elle peut être aussi liée à l'environnement, géographique, climatique, écologique, professionnelle, sociale, et alors lié à l'exposition...

Ainsi glisse le curseur de l'intervention sur l'échelle linéaire de cette représentation déterministe de la santé de l'homme : primaire, secondaire, tertiaire, quaternaire, telles sont les préventions. Mais malgré tous ses discours, ses programmes, ses recommandations, ses tests, ses médicaments préventifs, la médecine n'empêche pas l'homme de devenir malade. Surtout elle n'explique pas pourquoi la maladie apparaît chez cet homme et pas chez cet autre. C'est que ces conclusions sont du côté des modélisations à partir des grands nombres et de la statistique, abstraction inerte, alors que l'homme est du côté du vivant, du désir, du plaisir et de la conscience. Il échappe.

La communication comme symptôme de carence

Intervention pas uniquement médicale cependant. Minoritairement médicale insisterait-on, à en juger à l'échelle de la planète, par le fossé toujours plus grand qui se creuse entre pays riches et pays en développement, et au sein des pays mêmes entre catégories sociales aisées et catégories défavorisées, les inégalités de santé progressent nonobstant les déclarations des organisations et malgré la révolution récente de la médecine, son changement de registre curatif et technique. Les conditions et ressources préalables sont en matière de santé définies par l'OMS en ses chartes d'Alma-Ata en 1978 et d'Ottawa en 1986 : la paix, un abri, de la nourriture, l'eau potable et un revenu. Toute amélioration du niveau de santé est nécessairement solidement ancrée dans ces éléments de base. Elles sont rarement atteintes. En l'absence de ces conditions, dit l'OMS lucide, il est inutile de penser améliorer la santé au moyen des services cliniques.

L'évolution des principaux indicateurs de la santé dans les sociétés occidentales a été avant tout associée à l'amélioration des conditions de vie et d'hygiène qui s'est produite au XIXe s. et, seulement ensuite, aux progrès de la médecine.

Comment se sont unifiées, derrière ce que concentre le mot prévention, les conceptions résumées par les définitions internationales actuelles de références que sont celles de l'OMS. Sa hiérarchisation consensuelle en quatre niveaux fait indubitablement référence au pathologique, à la définition de la maladie et au recours aux soins dans son intention d'anticipation, « anticipation surdéterminante », aurait dit Bachelard. Dans l'ordre de la santé publique elle glisse du médical au politique au sens ou elle convoque, organise et associe les institutions pour le bien des citoyens. De la promotion à la santé concernant l'ensemble des populations qu'est la prévention primaire s'attachant à empêcher l'apparition des maladies et proposant les vaccinations de masse, elle s'intéresse aux populations à risque, groupes à risque, individus à risque et situations à risques en devenant prévention secondaire. Elle se trouve alors à la limite du diagnostic précoce ou dans la foulée du dépistage, elle tâche d'éviter la propagation des épidémies. Elle devient curative en prévention tertiaire après constat d'une situation déjà très dégradée ou d'un désordre infraclinique retrouvé par l'investigation, le prélèvement biologique, le résultat biomoléculaire, l'imagerie morphologique, le test, etc.

Elle est enfin prévention quaternaire s'occupant de réadapter l'homme malade à son milieu. Parfois elle est rejointe par la médicalisation du déficit hédoniste concernant le dynamisme, la sexualité, l'esthétique et le vieillissement. Certains la voudraient même devenir prédictive, touchant là les dividendes de son intrusion dans le génome et du développement de la médecine génétique. Elle accomplirait alors totalement leur projet de médicalisation programmée de la vie.

Elle est légitimée par l'épidémiologie qui définit toujours plus finement le champ des risques qu'elle doit réduire. Mais à mesure que progresse l'analyse épidémiologique des déterminants de toutes les mauvaises santés, il semble que les certitudes des recommandations préventives s'amenuisent. Autant que les messages eux se multiplient. Parce que s'il faut conserver l'universel pour que le message soit clair et lisible, il faut aussi pouvoir le décliner à l'intention de l'ensemble des personnes susceptibles d'en tirer bénéfice. Et tenir compte des contextes culturels et communautaires. Du message, il y a alors autant à craindre les effets néfastes du brouillage et de la cacophonie que la dangerosité liée à l'injonction excessive. Que l'on se rassure : à vouloir tant embrasser, la prévention sème le doute et la personne transgresse. Que reste-t-il alors d'une campagne de prévention si ce n'est le vague souvenir d'une campagne d'information ? Cette prévention grand public qui fait vivre tant d'entreprises de communication ! Médiatisation outrancière qui rassure l'opulent, indigence des moyens accordés contre les fléaux combattus, médiatisation tellement scandaleuse lorsqu'il s'agit de constater qu'elle est notre bonne conscience devant l'abomination d'un monde qui voit tous les jours se rétrécir la population tirant profit de ses progrès. Car s'il y a bien prévention à entreprendre, elle se situe politiquement du côté de la répartition planétaire des richesses, du savoir et de l'éducation. Comment permettre autrement cette amélioration de la santé ?

► CANGUILHEM G., *Essai sur quelques problèmes concernant le normal et le pathologique*, 1943, rééd. sous le titre *Le Normal et le Pathologique*, Paris, PUF, 1966. – FOUCAULT M., *Naissance de la clinique*, Paris, PUF, 1963. – GRMEK M., *Histoire de la pensée médicale en Occident* (3 vol.), Paris, Le Seuil, 1995-1997-1999. – ILLICH I., *Némésis médicale l'expropriation de la santé*, Paris, Le

Seuil, 1975. – MAURIAC P., *Libre histoire de la médecine française,* Paris, librairie Stock, 1956. – TUBIANA M., *Histoire de la pensée médicale, les chemins d'esculape,* Paris, Flammarion, 1998. – VIGARELLO G., *Le Sain et le Malsain,* Paris, Le Seuil, 1993. – Coll. : « Idéologies de la prévention », *La revue Agora,* n° 30, 1994, Paris.

François PRÉVOTEAU DU CLARY

→ Cancer (Lutte contre le) ; Critiques de la médecine ; Cardio-vasculaires (Facteurs de risque) ; Dépistage ; Épidémiologie ; Organisation mondiale de la santé ; Principe de précaution ; Santé publique ; Sida (Lutte contre le) ; Symptôme ; Vaccination.

PRINCIPE DE PRÉCAUTION

La médecine pourrait se revendiquer comme la première activité qui se soit reconnue liée par le principe de précaution. Qu'est-ce d'autre en effet que le *primum non nocere* hippocratique ? Et l'on pourrait sans doute faire, à partir de l'histoire des pratiques du *primum non nocere,* une histoire proprement médicale du principe de précaution.

Malheureusement, nous n'en disposons pas. Et à observer les réactions du monde médical vis-à-vis du moderne principe de précaution, on a plutôt l'impression que celui-ci lui vient de l'extérieur, qu'il lui est imposé, qu'il entre même en contradiction avec les principes fondamentaux de l'éthique médicale. L'Académie de médecine ne cesse de batailler contre un principe qu'elle estime perturbateur quant à la bonne pratique médicale parce que conduisant à de graves erreurs aussi bien en matière de protection de la santé publique qu'en ce qui concerne la responsabilité des praticiens.

Aussi bien, dans le souci d'éviter les confusions, envisagerons-nous d'abord le principe de précaution à partir du corpus juridique où la notion apparaît. Nous en déduirons son régime d'utilisation. Nous aborderons enfin la dimension philosophique dudit principe.

Le corpus juridique

Le principe de précaution – *Vorsorgeprinzip* – prend naissance en Allemagne au cours des années 1970. Dans ses *Directives sur la précaution en matière d'environnement* (1986), le gouvernement allemand précise : « Par précaution, on désigne l'ensemble des mesures destinées soit à empêcher des atteintes précises à l'environnement, soit, dans un objectif de prévention, à réduire et limiter les risques pour l'environnement, soit, en prévoyance de l'état futur de l'environnement, à protéger et à améliorer les conditions de vie naturelles, ces différents objectifs étant liés. » La précaution désigne donc trois types d'actions hiérarchisées selon une perspective temporelle qui vont du court terme de la prévention contre des risques imminents au long terme de la gestion de ressources naturelles. La perspective de précaution intègre la prévention. Elle passe par trois impératifs : réduire les risques et éviter les émissions même quand on ne constate pas d'effets dans l'immédiat ; formuler des objectifs de qualité environnementale ; définir une approche écologique de la gestion de l'environnement.

Au début des années 1980, le gouvernement allemand, préoccupé par l'état de la mer du Nord, demande un rapport à un corps d'experts indépendants qui lui propose d'en asseoir la protection sur le principe de précaution et de l'organiser sous la forme d'une coopération internationale. Une première réunion des ministres des pays riverains se tient à Brême (1984), où il est dit que « les États ne doivent pas attendre pour agir que les dommages à l'environnement soient prouvés », suivie d'une deuxième (Londres, 1987), où les ministres « acceptent que, afin de protéger la mer du Nord des effets dommageables éventuels des substances les plus dangereuses, une approche de précaution est nécessaire, qui peut requérir l'adoption de mesures de contrôle de ces substances avant même qu'un lien de cause à effet soit formellement établi sur le plan scientifique », approche précisée comme suit : « Si l'état des connaissances est insuffisant, une stricte limitation à la source des émissions de polluants sera imposée pour des raisons de sécurité. »

Lors du Sommet de la Terre réuni par l'ONU à Rio en juin 1992, le principe est incorporé dans l'ensemble du dispositif destiné à définir les nouvelles relations des hommes entre eux et avec la Terre, à côté des principes de participation, de coopération, de responsabilité : « Pour protéger l'environnement, des mesures de précaution doivent être largement appliquées par les États selon leurs capacités. En cas de risques de dommages graves ou irréversibles, l'absence de certitude scientifique absolue ne doit pas servir de prétexte pour remettre à plus tard l'adoption de mesures effectives visant à prévenir la dégradation de l'environnement. »

Solidaire de la philosophie du « développement durable », le principe de précaution va, sous une forme ou une autre, être repris ou intégré dans toute une série de conventions portant sur la gestion des ressources naturelles (biodiversité, pêche, et forêts), la protection de l'environnement, soit sous une forme régionale (Méditerranée, Atlantique du Nord-Est, mer Baltique), soit par problèmes (déchets, changement climatique, couche d'ozone). Les conventions internationales qui font référence au principe de précaution sont désormais innombrables (on en trouvera une liste plus complète dans Nicolas de Sadeleer, 1999). L'inventaire des applications du principe de précaution n'est pas loin de ressembler au récit de la genèse : le principe protège la mer et les océans, les fleuves, l'air, la terre, la faune et la flore.

La Communauté européenne n'allait pas rester à l'écart de ce vaste mouvement en faveur du renforcement de la protection de l'environnement.

Elle va développer une politique active du principe de précaution, comme en témoignent :

1 / l'affirmation (articles 2 et 3 du Traité CE) que la Communauté se doit d'établir « un haut degré de protection et d'amélioration de la qualité de l'environnement » et d'atteindre « un haut degré de protection de la santé » ;

2 / l'objectif décliné en matière d'environnement (la santé fait, quant à elle, l'objet de l'article 152) à l'article 174 R dans les termes suivants :

a) la politique de la Communauté dans le domaine de l'environnement contribue à la poursuite des objectifs suivants :
la préservation, la protection et l'amélioration de la qualité de l'environnement ;
la protection de la santé des personnes ;
l'utilisation prudente et rationnelle des ressources naturelles ;
la promotion, sur le plan international, de mesures destinées à faire face aux problèmes régionaux ou planétaires de l'environnement ;

b) la politique de la Communauté dans le domaine de l'environnement vise un niveau de protection élevé, en tenant compte de la diversité des situations dans les différentes régions de la Communauté. Elle est fondée sur les principes de précaution et d'action préventive, sur le principe de la correction, par priorité à la source, des atteintes à l'environnement, et sur le principe du pollueur-payeur ;

c) dans l'élaboration de sa politique dans le domaine de l'environnement, la communauté tient compte :

des données scientifiques et techniques disponibles ;
des conditions de l'environnement dans les diverses régions de la Communauté ;
des avantages et des charges qui peuvent résulter de l'action ou de l'absence d'action ;
du développement économique et social de la Communauté dans son ensemble et du développement équilibré de ses régions.

3 / La volonté de défendre un haut niveau de protection en matière alimentaire, comme en témoignent les directives concernant l'utilisation d'hormones dans l'alimentation du bétail, l'embargo maintenu contre les importations du bœuf américain aussi bien que l'embargo décidé en 1996 contre l'exportation du bœuf anglais.

4 / La *Communication* de la Commission (2 février 2000), approuvée par le Parlement et reprise par le Conseil, constitue un document important pour la formulation du principe de précaution. Il vise moins à en proposer une impossible définition qu'à décliner, dans une sorte de *vade-mecum*, les règles à observer dans les différentes étapes de sa mise en œuvre (évaluation des risques, gestion des risques, communication) ainsi que les principes (proportionnalité, non discrimination, cohérence, transparence, examen des avantages et des charges, examen de l'évolution scientifique, charge de la preuve) qui doivent guider la décision. À cette occasion, la Commission propose différentes formules du principe qui s'applique : « Lorsqu'une évaluation scientifique objective et préliminaire indique qu'il est raisonnable de craindre que les effets potentiellement dangereux pour l'environnement ou la santé humaine, animale ou végétale soient incompatibles avec le niveau de protection choisie pour la Communauté. » Ce qui revient à lier le principe de précaution au niveau de protection d'un côté, et à une évaluation scientifique de l'autre. « Décider de prendre des mesures sans attendre de disposer de toutes les connaissances scientifiques nécessaires relève clairement d'une approche fondée sur le principe de précaution », dit le texte qui précise : « L'invocation ou non du principe de précaution est une décision prise lorsque les informations scientifiques sont incomplètes, peu concluantes ou incertaines et lorsque des indices donnent à penser que les effets possibles sur l'environnement ou la santé humaine, animale ou végétale pourraient être dangereux et incompatibles avec le niveau de protection choisi. » La *Communication*, après avoir précisé les règles d'évaluation préliminaire des risques comme les règles d'expertise, rappelle le caractère politique de la décision de précaution : « Le choix de la réponse à donner face à une certaine situation résulte dès lors d'une décision éminemment politique, fonction du niveau de risque "acceptable" par la société devant supporter le risque. » Ce qui revient à introduire un nouveau paramètre, « l'acceptabilité » – indépendant du niveau de protection comme de l'évaluation scientifique.

La loi Barnier du 2 février 1995, enfin, définit le principe de précaution comme le principe « selon lequel l'absence de certitudes, compte tenu des connaissances scientifiques et techniques du moment, ne doit pas retarder l'adoption de mesures effectives et proportionnées visant à prévenir un risque de dommages graves et irréversibles à l'environnement à un coût économiquement acceptable » (*Art. L. 200-1.* du nouveau Code rural – Inscrit au Livre II (nouveau), « Protection de la nature » du *Code de l'environnement*, dans une version légèrement modifiée qui inclut « la qualité de l'air » (§ 1), « la santé » (§ 2) et remplace dans le dernier paragraphe « chaque citoyen » par « chacun »).

Le régime du principe de précaution

Régime juridique. – Tant au niveau international que communautaire ou national, le principe, né en matière d'environnement, s'applique désormais à la protection de la santé, humaine, animale, végétale.

De plus en plus étendu quant à son champ d'application, le principe a pour destinataire les pouvoirs publics et non directement les acteurs privés. En d'autres mots, si un particulier peut critiquer l'action de l'État au nom du principe de précaution, il ne peut utiliser la notion contre un autre particulier (action civile) pas plus que la société ne peut reprocher à un particulier de ne pas l'avoir respecté (action pénale). Cet état de chose qui fait l'objet d'un débat récurrent n'est guère contestable au regard des textes juridiques où le principe est visé. Le principe de précaution est une affaire d'États, qui s'obligent soit dans le cadre d'engagements internationaux soit d'engagements unilatéraux. Ce point a encore été souligné par la *Résolution* du Conseil européen de Nice : le principe de précaution vise les « autorités publiques ». Il appartient aux États de le mettre en œuvre.

Le principe de précaution donne compétence aux autorités publiques pour prendre un certain nombre de mesures, en particulier de protection, dans des hypothèses d'incertitude scientifique. Mieux, dans ces hypothèses, le principe de précaution crée des obligations d'action aux mêmes autorités publiques. En résumé, le principe de précaution renforce et étend les pouvoirs de police de l'administration dès lors qu'il est question de la protection de la santé et de l'environnement.

Certains considèrent que le fait que le principe de précaution ne soit destiné qu'aux autorités publiques n'est pas suffisant. C'est déjà considérable. Les pouvoirs de l'administration, mieux même, les obligations conséquences du principe de précaution viennent naturellement contredire certaines libertés fondamentales. On peut fermer des usines au nom du principe de précaution, on peut suspendre l'exercice des libertés prévu par les traités fondateurs de l'Union européenne. Sa puissance est redoutable. Et les pouvoirs publics peuvent l'exercer alors même qu'ils ne sont pas en mesure d'apporter une preuve décisive à l'appui de leur prétention, et que leurs décisions sont susceptibles de se révéler, plus ou moins rapidement, infondées. Ces pouvoirs sont d'autant plus considérables que le juge est amené à faire confiance aux administrations, et cela d'autant plus qu'ils ne peuvent pas se référer à une législation précise qui décrirait la manière dont, dans tel secteur, la notion doit s'appliquer.

Régime politique. – Le principe de précaution exprime la volonté d'un État, soit vis-à-vis d'un autre État, soit vis-à-vis de lui-même, de conduire un certain type de politique autant en matière de gestion des ressources qu'en matière de protection contre les risques.

En application du principe, un État mettra en œuvre une « politique » de précaution. Ces politiques de précaution, mises en œuvre d'une manière à chaque fois particulière selon les secteurs concernés (médicament, sécurité alimentaire, nucléaire, OGM, etc.), se concrétiseront dans la mise en place de « dispositifs » de précaution, mobilisant différentes « techniques » de précaution.

Les techniques de précaution relèvent de trois grands ensembles : *a)* techniques d'évaluation des risques ; *b)* techniques de gestion des risques ; *c)* techniques de communication.

a) Le principe de précaution formule une obligation fondamentale de savoir : il faut faire l'inventaire, plus ou moins approfondi, des risques d'une activité. Cela passe par la mobilisation de la recherche scientifique et technique, par la mise en place de dispositifs d'expertise, ainsi que de dispositifs de vigilance, de suivi, de veille, de traçabilité. La France, au cours des années 1990, s'est dotée d'un ensemble très complet d'institutions à la fois en matière d'expertise et de veille sanitaire avec les Agences de sécurité sanitaire des aliments (AFSSA) et des produits de santé (AFSSAPS), l'Institut de veille sanitaire. Ce dispositif ne cesse d'être complété et renforcé.

b) La connaissance sur les risques ainsi produite doit conduire à prendre des mesures de gestion du risque. On ne les entendra pas de la même manière selon que l'on aura une vision substantive ou procédurale du principe de précaution.

Dans sa dimension substantive, le principe de précaution est un principe de décision. Plus exactement, il invite, en situation d'incertitude, c'est-à-dire dans une situation où des arguments en conflit ne peuvent pas être tranchés objectivement, à privilégier certains arguments contre d'autres alors même qu'il n'est pas possible de les départager au niveau scientifique. Cela va toujours dans le sens d'une interdiction, d'une restriction, d'une prudence, jamais dans celui de la prise d'un risque. Le principe de précaution demande à ce que l'on donne un privilège à l'argument qui protège la valeur (la santé par exemple) que l'on souhaite protéger. Dans sa dimension substantive, le principe invite à prendre, en quelque sorte, mécaniquement, une certaine décision. C'est en ce sens qu'on « applique » le principe de précaution. Comme ces décisions peuvent apparaître par trop négatives, les tenants de la version substantive du principe cherchent à trouver une définition du principe qui l'éviterait. C'est peine perdue. Dans sa dimension substantive, le principe de précaution contraint à un certain type de décision. C'est le cas de la définition de la loi Barnier. Dans sa dimension procédurale, le principe indique une conduite à tenir, une procédure, une série de pratiques à observer en situation d'incertitude, sans préjuger de la solution qui sera adoptée. Il convient seulement qu'elle soit « juste », entendons adaptée, mesurée, proportionnée, convenable. Cette dimension procédurale se trouve particulièrement affirmée dans la description du principe adoptée par le Conseil européen de Nice, en décembre 2000.

La confusion entre les deux versions du principe est permanente. C'est ainsi qu'on apprend que telle décision gouvernementale a été prise en application du principe de précaution, qui aurait en quelque sorte « contraint » la décision des autorités. La systématicité liée à la dimension substantive du principe de précaution conduit à des décisions inadaptées, même lorsque le principe est mis en œuvre par les autorités publiques. C'est le cas dans le domaine médical, où les pouvoirs publics se trouvent conduits, en application du principe, à prendre certaines décisions parce qu'ils pourraient voir leur responsabilité impliquée à ne pas l'appliquer. C'est la raison pour laquelle il y a un consensus pour s'affranchir de la dimension substantive du principe de précaution.

c) La dernière dimension d'une politique de précaution concerne la communication de la connaissance sur les risques que l'on s'est, par précaution, obligé à produire. Celle-ci en effet ne peut pas rester destinée aux seuls acteurs concernés et à l'administration ; elle doit être donnée à tous ceux qui sont potentiellement exposés aux risques. Cela suppose l'élaboration et la mise en œuvre de techniques de communication qui restent aujourd'hui balbutiantes. Cette dimension des politiques de précaution ouvre sur un domaine qui sera sans doute amené à prendre une importance de plus en plus grande à l'avenir : celle de l'organisation et des règles de fonctionnement d'une démocratie « participative », dont la loi du 4 mars 2002 sur « les droits des malades et la qualité du système de soins » a posé les premiers jalons en matière médicale.

Principe de précaution ou principe d'anticipation ?

On a voulu faire du principe de précaution l'expression d'une nouvelle forme de responsabilité morale, inspirée du *Principe responsabilité* de Hans Jonas. Elle serait la base d'un nouveau contrat social passé non seulement entre les hommes actuels, mais entre ceux-ci, la nature et les générations futures. Les tenants de cette vision morale du principe mobilisent le plus souvent la version substantive du principe de précaution, oubliant que, parce que nous sommes « embarqués », la mesure d'un risque est toujours un autre risque.

La philosophie dont relève le principe juridique de précaution – le seul qui soit rigoureusement défini – n'est de « précaution » que par un mauvais jeu de mots et, peut-être, une erreur de traduction. Le *Vorsorge* allemand désigne en effet une attitude de prévoyance que les experts allemands décrivent à partir de la fable fameuse de la Fontaine : *La Cigale et la Fourmi.* On ne saurait trop vouloir la lier au « souci » – *Sorge* – du Heidegger critique de la technique puisqu'elle figure comme telle dans le corpus bien antérieur de la *Polizeiwissenschaft.*

La notion originaire du *Vorsorgeprinzip* décrit une obligation d'anticipation. Elle ne désigne pas seulement une attitude de prévention, de protection mais aussi de gestion optimale sur le long terme. Anticiper désigne une démarche active qui consiste à « produire » les risques d'une activité, à les identifier, les évaluer, les surveiller, et à adapter notre conduite en conséquence en adoptant les mesures adaptées.

Une éthique de précaution s'exprime dans l'obligation d'anticipation, obligation à la prévoyance, à la prévision, à la clairvoyance. Le premier élément d'une démarche de précaution consistera à discerner les risques d'une activité, à ne pas chercher à les cacher, à se mentir à soi-même. L'attitude de précaution ne donne aucun privilège à l'ignorance ; elle ne valorise pas l'incertitude. Elle suppose, au contraire, une infinie volonté de savoir, savoir ce qu'on sait comme savoir ce qu'on ne sait pas.

Et cette connaissance anticipée des risques conduit à rechercher des mesures adaptées, proportionnées, justes, convenables. Cela ne peut pas se décider de manière mécanique, abstraitement, *a priori,* mais demande une étude de cas en fonction de chaque situation de risques, des intérêts à protéger, de la valeur plus ou moins grande que l'on y attache.

La notion d'anticipation décrit l'attitude positive que l'on cherche à avoir vis-à-vis du risque, et que l'on ne retrouve pas derrière l'expression de « principe de précaution ». Elle décrit bien la nouvelle responsabilité éthique que nous nous reconnaissons vis-à-vis de l'environnement et des générations futures.

► EWALD F., GOLLIER C., SADELEER N. DE, *Le Principe de précaution,* Paris, PUF « Que sais-je ? », 2001. – FREESTONE D. & HEY E (ed.), *The Precautionary Principle and International Law,* Londres, Kluwer, 1995. – GODARD O. (dir.), *Le Principe de précaution dans la conduite des affaires humaines,* Paris, Éditions de la maison des sciences de l'homme, Institut national de la recherche agronomique, 1997. – HENRY C., LAGADEC P. & MICHEL-KERJAN E., *Traité des nouveaux risques, Précaution, crise, assurance,* Paris, Gallimard, 2002. – KOURILSKY P. & VINEY G., *Le Principe de précaution,* Rapport au premier ministre, Paris, Odile Jacob, 2000. – O'RIORDAN T. & CAMERON J. (ed.), *Interpreting the Precautionary Principle,* Londres, Cameron May, 1994. – RAFFENSBERGER C. & TICKNER J., *Protection Public Health the Environment. Implementing the Precautionary Principle,* Washington, Island Press, 1999. – SADELEER N. de, *Les Principes pollueur-payeur, de prévention et de précaution,* Bruylant, AUF, 1999. – ZACCAÏ E. & MISSA J.-M. (éd.), *Le Principe de précaution. Signification et conséquences,* Bruxelles, Presses de l'ULB, 2000.

François EWALD

→ Décision médicale ; Droit ; Prévention ; Responsabilité ; Santé publique.

PRINCIPISME → Rapport Belmont.

PROCRÉATION ASSISTÉE

La question « comment fait-on des enfants » peut entraîner aujourd'hui des réponses techniques inattendues. En effet, depuis que les médecins, à la fin du XVIIIe s., entreprennent de traiter la stérilité par insémination artificielle, le rapport sexuel n'est plus l'unique moyen de concevoir les êtres humains. Mais de ces liens de plus en plus étroits entre ressources techniques et connaissances scientifiques, une transformation des conditions de la procréation se dessine qui fait surgir des problèmes ressentis parfois comme impensables. Elle remet en cause notre vision de la vie intime et bouleverse les repères physiques apparemment les plus inébranlables de la condition humaine : la différence des sexes, la succession des générations et les limites entre les morts et les vivants. Face à cette interrogation sur l'être humain dans des rapports nouveaux à la chose sexuelle, une réflexion créatrice est d'autant plus difficile à mener que la nature des pratiques proposées et les positions des personnes qui pensent et agissent dans ces situations sont loin d'être claires.

En effet, l'*assistance médicale à la procréation* (AMP) est couramment présentée comme un traitement palliatif de l'infécondité ; elle ne constitue pas moins une déviation évidente de la manière habituelle de soigner les maladies. Un traitement médical vise, dans la mesure du possible, à identifier et éliminer la cause d'une condition pathologique. Tel peut être le cas dans les premières phases de l'investigation d'une infécondité et de son traitement. Cependant, quand une approche strictement diagnostique et curative de cette condition échoue, le médecin peut entreprendre une démarche palliative, c'est-à-dire qui vise à éliminer les symptômes. Les thérapeutiques palliatives sont courantes en médecine, mais le principal symptôme de l'infécondité est l'absence d'une grossesse menée à terme. Ainsi le médecin qui décide de recourir à une assistance à la procréation se met dans une posture médicale sans précédent, puisque sa démarche est reproductive, c'est-à-dire qu'elle a directement pour objet la conception d'un être humain.

L'assistance médicale à la procréation comprend de nombreuses variantes, mais elles renvoient essentiellement à deux techniques : l'une, ancienne et simple, l'insémination artificielle ; l'autre, plus récente, la fécondation *in vitro,* requérant les compétences au moins d'un médecin et d'un biologiste. Sur le plan anthropologique, ce qui distingue ces deux démarches et rend la deuxième plus complexe est le lieu de la conception. Dans le cas de l'insémination artificielle, la démarche instrumentale imite l'acte fécondant et vise une conception dans le corps de la femme ; dans le cas de la fécondation *in vitro,* la démarche consiste plutôt, comme son nom l'indique, à créer les conditions d'une conception en dehors du corps, en laboratoire. Mais quelles que soient les différences entre les variantes, les techniques d'assistance à la procréation mettent progressivement en question les repères charnels de la fécondité. L'insémination artificielle a depuis longtemps, pour ainsi dire, « désexualisé » la procréation. La fécondation *in vitro* vient ensuite « décorporéiser » tout au moins la conception – mouvement qui pourrait être prolongé par le recours à un utérus artificiel (ectogenèse). L'éventualité du clonage laisse entrevoir la perspective d'un affranchissement de la procréation de ce qui reste encore son réquisit biologique fondamental : la participation de personnes de sexes différents. La conception d'un être humain deviendrait ainsi un processus reproductif autonome et indifférencié – littéralement de la reproduction. Ce qui semble être à l'œuvre dans le développement d'alternatives reproductives à l'acte sexuel n'est rien moins qu'une transformation des conditions anthropologiques de la conception des êtres humains.

Ces conditions sont à chaque fois remises en jeu par des variantes techniques d'un procédé existant, telles que le diagnostic préimplantatoire sur l'embryon (DPI) ou la fécondation assistée par injection intra-ovocytaire d'un spermatozoïde (ICSI). En effet, certaines personnes fertiles qui souhaitent éviter de transmettre une maladie héréditaire à leur progéniture peuvent sauvegarder la possibilité de concevoir un enfant par rapport sexuel, si elles acceptent un diagnostic prénatal avec l'éventualité d'une interruption tardive de la grossesse ; le diagnostic sur l'embryon, en revanche, fait de la fécondation *in vitro* un passage obligé. Quant à l'hypofertilité masculine, elle peut être palliée par une fécondation instrumentalisée plus légère pour la femme (l'insémination artificielle), mais souvent à la seule condition d'accepter le recours aux gamètes d'un donneur ; l'ICSI, qui se contente d'un seul spermatozoïde, contourne la nécessité d'un donneur mais présuppose une fécondation extracorporelle. En d'autres termes, le choix d'éviter des dilemmes connus d'ordre moral ou social débouche nécessairement sur d'autres, inédits, propres à une médicalisation accrue de la conception.

Ce bouleversement des conditions de la procréation s'accompagne depuis au moins un siècle d'une transformation similaire, quoique plus discrète, des enjeux reproducteurs de la rencontre (hétéro)sexuelle. La volonté de limiter sa descendance est certes un souci intemporel, qu'attestent les historiens des techniques et pratiques contraceptives et abortives. Mais les techniques actuelles offrent une maîtrise suffisante de la fécondité pour faire disparaître, tout au moins momentanément, le souci de l'enfant comme avenir possible d'un rapport sexuel. Elles tendent ainsi à faire croire que les plaisirs de l'(hétéro)sexualité pourraient se penser en dehors de toute référence à la fécondité potentielle des partenaires, point de vue renforcé *a contrario* par l'existence de techniques médicales qui offrirait une maîtrise semblable de la conception. Pourtant la question « comment fait-on des enfants » montre bien que nos premières interrogations sur la sexualité puisent dans l'énigme de ce qui rend les corps féconds – énigme très certainement à la source de l'emprise que les techniques médicales de fécondation exercent sur notre imaginaire.

Une démarche expérimentale ancienne en biologie

Il serait inexact de dire que ces pratiques médicales reproductives constituent une révolution thérapeutique propre à l'évolution contemporaine de la science et de la médecine. Dès le XVIIIe s., cette approche instrumentale de l'infécondité avait déjà été pensée et élaborée de manière artisanale comme démarche expérimentale en biologie : la science de cette époque visait à comprendre les phénomènes naturels en les reproduisant artificiellement en laboratoire. C'est ainsi qu'un savant italien, l'abbé Lazzaro Spallanzani, a eu l'idée de tenter des fécondations par le moyen d'instruments pour répondre aux questions que les scientifiques de l'époque se posaient sur la reproduction animale. Celles-ci tournaient autour d'une polémique qui opposait les ovistes aux animalculistes (l'être vivant avait-il son origine dans l'œuf ou dans les petits animaux du sperme ?), polémique à laquelle s'ajoutait celle entre les partisans, principalement ovistes, du préformationnisme avec emboîtement successif (l'être vivant est entièrement préformé dans la cellule reproductive) et les tenants, plus souvent animalculistes, de l'épigenèse (il y a une évolution progressive de l'être vivant à partir de la cellule reproductive). La réussite des premières inséminations animales ne permit pas à Spallanzani (oviste préformationniste) de trancher ces questions, mais l'amena tout au moins à conclure qu'un contact entre l'œuf et le sperme (le rôle exact des spermatozoïdes n'étant pas encore connu) est nécessaire – et même peut être suffisant. Allant à l'encontre de l'idée largement répandue au XVIIIe que l'orgasme de la femme était essentiel à la fécondité du rapport sexuel, Spallanzani découvrit par ses expériences que le rapport sexuel n'était pas nécessaire à la fécondation.

Ces pratiques expérimentales vont au XIXe s. passer très discrètement dans la pratique médicale, car cette assistance technique à la procréation se heurtait explicitement à des questions de morale sexuelle. Le fait qu'un tiers, même médecin, s'autorise à intervenir dans l'intimité sexuelle d'un homme et d'une femme était, en effet, jugé immoral, scandaleux : le procès intenté en 1880 à Bordeaux contre un médecin qui pratiquait l'insémination artificielle, connu sous le nom d' « affaire Lejâtre » et la condamnation de l'insémination artificielle par le Vatican en 1897 illustrent bien cet état de fait. L'idée, introduite à la fin du XIXe s. de recourir au sperme d'un donneur pour suppléer le sperme défaillant du conjoint infertile ne pouvait que renforcer le caractère quasi clandestin de la pratique. Le secret s'imposait comme moyen d'échapper à une forme puissante de contrôle social : la réprobation morale.

Restée longtemps inavouable, cette assistance à la procréation va pourtant finir par s'institutionnaliser. Cette évolution semble avoir été favorisée par des médecins qui ont tenté de répondre directement aux objections morales que suscitait leur pratique et de faire reconnaître leur démarche comme étant de nature thérapeutique. Pour ce faire, ils se sont donné les moyens techniques d'atténuer le rapprochement entre pratique médicale et conduites sexuelles désapprouvées. En ce sens, les progrès de la cryoconservation au milieu du XXe s. ont été un atout considérable : appliqués au sperme, ils permettaient la séparation dans le temps et l'espace des démarches du donneur et de la femme à inséminer. Les médecins ont également cherché à établir un cadre normatif pour leur pratique et les moyens institutionnels de l'imposer, car l'offre médicale suscitait occasionnellement des demandes d'assistance procréatrice considérées comme « hors normes ». L'idée qu'il fallait pouvoir distinguer les demandes considérées comme socialement acceptables de celles potentiellement déstabilisatrices de la vie sociale et de l'équilibre psychique des individus, s'est imposée très tôt. Seule l'Église catholique persistera dans une condamnation globale de toutes les pratiques d'assistance à la procréation, dans une instruction de la congrégation pour la doctrine de la foi, *Le Don de la vie,* rendu public en 1987.

Dans ce contexte de transition apparaît la fécondation *in vitro,* technique dont la première réussite chez les êtres humains date de 1978 ; elle est pourtant issue de recherches menées dans les années 1930 sur la fécondation extra-corporelle chez l'animal par, entre autres, l'un des futurs concepteurs de la pilule contraceptive, George Pincus, recherches fort controversées à l'époque. On peut cependant faire l'hypothèse que l'acceptation progressive de la pratique plus ancienne de l'insémination artificielle a favorisé l'avènement de la fécondation *in vitro* chez l'être humain et son intégration rapide comme thérapeutique de l'infécondité. On peut se demander si cette hypothèse vaudrait pour le clonage. Les premières expériences de clonage avec des cellules embryonnaires de grenouilles menées par Robert Briggs et Thomas King datent de 1952 ; la brebis Dolly, née en 1997, premier mammifère cloné, est donc le fruit de déjà presque un demi-siècle de recherches. Pour le moment, on refuse l'application de cette technique à la reproduction humaine ; mais l'utilisation de cellules souches embryonnaires à des fins thérapeutiques reste controversée.

Transformation des conditions anthropologiques de l'engendrement

Une réflexion sur la bonne pratique de la procréation assistée relèverait-elle encore de nos jours d'une anthropologie de la sexualité ? La question semble à la fois absurde et logique. Absurde parce que, quelle que soit la technicité des moyens mis au service de la fécondité, la procréation met en jeu des relations et des pratiques qui renvoient à la condition sexuée des êtres humains. Logique parce que l'instrumentation de l'acte fécondant crée des rôles et des compétences reproductives sans précédent qui font basculer dans un domaine non encore balisé le cadre symbolique de la procréation.

En effet, dès que le rapport technique à la procréation change, la situation des procréateurs se modifie nécessairement. Même les adultes peuvent ressentir confusion et anxiété quand la stérilité surgit et remet en cause leurs vues habituelles sur « comment se font les enfants ». Sur le plan corporel, le recours à des techniques instrumentales de fécondation induit des manières de disposer de son corps qui ne sont plus explicitement sexuelles. De plus, elles ouvrent l'expérience de la fécondation au *morcellement* dans le temps et dans l'espace, notamment lorsqu'il y a *extériorisation* d'une partie du processus de fécondation et de gestation. Les connotations sexuelles de cette expérience restent présentes, mais acquièrent parfois des sens inquiétants. Sur le plan relationnel, les personnes qui contribuent *directement à la conception* sont plus nombreuses et participent à des titres divers : en tant que futurs parents, en tant que professionnels techniquement compétents en fécondation, éventuellement en tant que donneurs de cellules reproductives. Les moyens techniques et les matériaux biologiques nécessaires à la procréation ne sont plus sous le contrôle exclusif (mais toujours relatif) de ceux qui cherchent à « avoir » un enfant, mais sont distribués parmi les participants qui œuvrent ensemble à « faire » cet enfant, constituant pour chacun son apport respectif. Sur le plan normatif, le déplacement de l'acte de fécondation en milieu hospitalier change le cadre de référence : la procréation dans ces circonstances ne relèverait plus de la vie intime, mais de l'acte médical. Les médecins, devenus professionnels de la fécondité, acquièrent le pouvoir d'intervenir dans des décisions fondamentales relatives au projet d'enfant des couples qu'ils soignent.

La décision est le lieu propre de la réflexion sur l'agir bien. Et précisément les événements de la fécondité, dont beaucoup d'aspects – comme la conception elle-même – relevaient auparavant du hasard, exigent désormais des choix, d'autant plus difficiles que les données qui les informent sont rares ou se présentent sous la forme de probabilités. Mais dans ce nouveau cadre procréateur, on ne voit pas toujours clairement à qui reviennent légitimement ces choix et la responsabilité qu'ils entraînent. Est-ce à ceux qui, en tant que professionnels, réalisent la fécondation, à ceux qui, en tant que donneurs, y contribuent par leurs cellules reproductives ou à ceux qui, en tant que futurs parents, assumeront la charge de l'enfant qui en naîtra ? Et que faire en cas de désaccord ou de conflit ?

L'un des principaux points de conflits entre futurs parents et professionnels de la procréation – souvent point majeur de débat politique – est le type de situation dans lequel une assistance à la procréation peut être considérée légitime. Globalement, il y a deux types de demandes. Le premier type provient de couples hétérosexuels qui ne parviennent pas à mettre en route une grossesse viable et ce, parfois, malgré leur recours aux thérapeutiques habituelles de la médecine. Rares sont les cas qui suscitent une objection quant à la légitimité d'une assistance palliative ; la médecine véhicule par là le soutien de la société à la manière conventionnelle (souvent perçue comme « naturelle ») de fonder une famille et conjure, par la même occasion, son impuissance thérapeutique. Le deuxième type de demande est bien plus controversé : elle provient de personnes qui ne souhaitent pas entretenir des rapports hétérosexuels (femmes seules, couples homosexuels), mais qui veulent néanmoins avoir des enfants. Une assistance accordée dans ces circonstances suppose que soit reconnue la légitimité du désir de descendance de ceux qui refusent le couple, le mariage et l'hétérosexualité comme mode de vie et comme seul cadre acceptable pour procréer et élever des enfants. Elle tendrait ainsi à transformer une démarche d'exception en alternative au rapport sexuel fécondant.

Malgré ces différences entre les deux types de demandes, elles semblent néanmoins avoir trois points en commun : 1 / le souhait d'éviter des relations sexuelles ressenties comme inacceptables et les problèmes affectifs et relationnels qui pourraient en découler (la fidélité comme souci moral commun) ; 2 / le souhait de dépasser les contraintes inhérentes à la vie sexuelle, en particulier celle d'avoir choisi (sciemment ou non) un partenaire stérile ; et 3 / une revendication de l'*enfant à soi*, c'est-à-dire l'enfant que l'on procrée, qui est issu de son corps, qui ressemblera à ses parents et qui continuera la lignée. Ces trois points sont souvent utilisés à la fois pour justifier les soins proposés au premier type de demandeurs, et le refus de ces soins au second. Pourtant, si ces arguments un posent problème dans un cas, pourquoi ne le poseraient-ils pas dans l'autre ?

Cette distinction entre demandes recevables et demandes « hors normes » se fonde manifestement sur un modèle de référence en matière de conduite procréatrice – le rapport sexuel fécondant entre un homme et une femme – modèle qui renverrait à un ordre « naturel » des choses. La loi du 29 juillet 1994, qui réglemente l'assistance à la procréation, s'appuie sur ce modèle ainsi que sur la valeur attachée à une procréation volontaire dans le cadre d'une relation stable, pour fixer apparemment sans ambiguïté les conditions dans lesquelles une assistance à la procréation est autorisée : « L'assistance médicale à la procréation est destinée à répondre à la demande parentale d'un couple. Elle a pour objet de remédier à l'infertilité dont le caractère pathologique a été médicalement diagnostiqué. Elle peut aussi avoir pour objet d'éviter la transmission à l'enfant d'une maladie d'une particulière gravité. L'homme et la femme formant le couple doivent être vivants, en âge de procréer, mariés ou en mesure d'apporter la preuve d'une vie commune d'au moins deux ans et consentants préalablement au transfert des embryons ou à l'insémination » (art. L. 152-2 du Code de la santé publique).

Cette tentative d'ancrer la légitimité de la pratique dans des notions renvoyant aux conditions biologiques de la fécondité (la participation de deux personnes vivantes de sexes différents en âge de procréer et la présence d'une pathologie physiologique) ne tient pas compte de la manière dont chaque société intervient pour redéfinir ce qui est naturel chez l'homme. En effet, pour ne citer qu'un exemple, l'âge auquel il est physiologiquement possible d'avoir des enfants ne correspond pas nécessairement à l'âge auquel il est socialement acceptable de le faire. Les normes biologiques de la capacité de procréer sont toujours réévaluées à la lumière d'une norme sociale définissant l'aptitude à devenir parent. La différence physiologique des sexes peut être elle-même un critère biologique flou, dans les rares cas où l'état civil d'une personne est fixé indépendamment de l'existence d'anomalies de la différenciation sexuelle ou suite à une transformation chimique et/ou chirurgicale du sexe de naissance.

Cette manière de légiférer semble exclure toute option normative qui poserait l'assistance à la procréation comme autre chose qu'un écart exceptionnel par rapport à un « processus naturel ». Et pourtant, dans ce dispositif juridique, la régulation de la dimension technique de ces nouvelles formes d'engendrement (significativement régis par le Code de la santé publique) prédomine sur les dispositions relatives à la filiation et aboutit de fait à une proposition de relations entre partenaires procréateurs qui est loin de conforter cet ordre dit naturel des choses.

On constate, en effet, que la dimension sexuée de la fécondité et de la gestation n'est plus pensée en termes de la part respective et différenciée qui revient à chaque sexe. L'infertilité est un état du couple (tel une unité indifférenciée) et non pas une pathologie physique attribuable à l'un, à l'autre ou aux deux partenaires. La femme et son conjoint sont assimilés à de simples pourvoyeurs de cellules reproductives, dont l'accord est requis à chaque étape du procédé. Un certain égalitarisme entre l'homme et la femme est ainsi mis en avant, effaçant ces dimensions de la pratique qui mettent en jeu l'asymétrie des deux sexes devant la procréation (la difficulté du recueil des gamètes n'est pas semblable pour les deux sexes, la plupart des interventions se produisent sur le corps de la femme). De plus, la prise en charge a pour fondement un accord entre l'unité « couple » et le médecin, et sa poursuite dépend de la stabilité des conditions de cet accord (l'accord cesserait d'être valable notamment en cas de séparation du couple ou de décès du conjoint). En apparence, ce sont des critères d'intentionnalité, c'est-à-dire l'expression d'une volonté de procréer, qui légitiment la prise en charge médicale ; de fait, cette volonté n'est recevable que dans la mesure où elle est l'expression de désirs non contraires à l'ordre public, c'est-à-dire fondée sur une relation reconnue comme acceptable pour la venue d'un enfant.

Face aux donneurs de cellules reproductives (qu'ils soient ou non futurs parents), les médecins et les biologistes jouissent d'une capacité d'initiative et d'une priorité décisionnelle considérable en matière de procréation. Tout d'abord, les actes d'insémination et de fécondation se réalisent en milieu médical et, dans le cas des procédés *in vitro*, le transfert d'embryon est un acte séparé de la fécondation ; cela multiplie les événements où le médecin est appelé à intervenir. Les médecins et les biologistes bénéficient également d'une proximité à l'embryon sans précédent, qui semble entraîner le sentiment d'une responsabilité originale à son égard. Ce sentiment est conforté par la loi du 29 juillet 1994, avant tout parce qu'elle désigne le médecin pour contrôler la conformité de la demande du couple aux conditions posées par la loi. En outre, les articles L. 152.4 et L. 152.8 du Code de la santé publique réglementent l'utilisation des embryons conservés pour d'autres fins – don ou recherche – que celle de devenir les enfants du couple dont ils sont issus. Le médecin se voit ainsi conférer, en ce qui concerne les embryons dits « surnuméraires », un espace propre d'action où sa volonté est dégagée de celle des géniteurs – même si elle n'est pas dégagée de toute contrainte morale ou légale.

Les difficultés interviennent parce que les protagonistes de la procréation assistée, issus de deux mondes – le médical et le familial –, comprennent différemment la nature de la situation. Les candidats à la procréation assistée estiment ne pas devoir répondre du bien-fondé de leur demande : les raisons de leur désir d'avoir un enfant, les conditions dans lesquelles ils comptent l'élever relèvent de décisions de leur vie privée. En revanche, de nombreux médecins estiment, au nom de leur responsabilité professionnelle, devoir refuser ou interrompre un traitement s'ils jugent inacceptable la situation dans laquelle l'enfant est appelé à naître. Le résultat est alors soit le refus de la demande, avec acquiescement des candidats, soit une situation d'impasse ou de conflit, avec recherche d'un arbitrage (psychologue, comité d'éthique, action en justice).

Ces conflits font paradoxalement ressortir une préoccupation morale commune aux protagonistes : dans quelles conditions est-il acceptable de faire naître un enfant ? Le conflit surgit précisément parce que les réponses que proposent les uns et les autres mettent en concurrence des visions divergentes de la personne, de la famille et de la vie en société. Souvent la notion d'intérêt de l'enfant est invoquée pour justifier le bien-fondé d'une position, bien que cette notion ne véhicule aucun contenu ou sens précis : tout au plus indique-t-elle les principales préoccupations normatives de chaque protagoniste. La solution d'un conflit peut alors exiger que soit déterminé, dans un premier temps, si quelqu'un (ou quelques-uns) peu(ven)t se prévaloir d'une prérogative dans les prises de décision relatives à un projet controversé d'enfant, et au nom de quels principes. Une telle clarification des positions des protagonistes contribuera à mieux préciser la nature du cadre décisionnel et à identifier les enjeux normatifs sous-jacents.

Quels repères normatifs pour la procréation assistée ?

Cette première question en entraîne une autre, peut-être la plus difficile sur le fond : quelles sont les implications pour une société d'avoir choisi de traiter, même les seuls cas d'une stérilité organique incurable, par une assistance médicalisée à la fécondation ? Que notre société puisse offrir une alternative aux rapports hétérosexuels inefficaces ou estimés socialement inacceptables est loin d'être un fait banal. En 1985, Françoise Héritier-Augé, dans sa communication au colloque « Génétique, procréation et droit », cherchait pourtant à rassurer : notre société n'a rien inventé de nouveau ; elle ne fait que reprendre à son compte des options procréatrices que d'autres ont imaginées avant nous. Elle admet cependant que des formules radicalement différentes sont possibles, tels que « les utopies du clonage, ou de systèmes où les enfants seraient collectivement ceux de la puissance publique et élevés dans des institutions *ad hoc* où les mots mêmes de père et de mère, les attachements, les transmissions de toutes sortes seraient radicalement interdits » (F. Héritier-Augé, 1985). Cette évocation du *Meilleur des Mondes* d'Aldous Huxley, pourquoi serait-elle si absurde dans une société qui offre d'autres moyens de procréer que le seul rapprochement sexuel ? Puisque les techniques instrumentales tendent à affranchir l'engendrement de ses limitations biologiques, elles créent la possibilité de modes de procréation jusqu'ici inconcevables et par là même, de structures de parenté inclassables dans un système fondé sur la solution « primitive » de la relation sexuelle. La place même de la sexualité, dans une démarche procréatrice qui se veut de plus en plus maîtrisée, apparaît comme l'une des questions primordiales face aux choix que certaines de ces situations imposent.

Il est peu probable que le rapport sexuel fécondant puisse servir encore longtemps de référence normative efficace. Tout d'abord, parce que cette référence produit l'effet paradoxal de gommer la différence des sexes là où elle a toute son importance, c'est-à-dire dans la prise en compte de la dissymétrie physiologique des sexes en ce qui concerne les aspects techniques de la procréation assistée. Ensuite, parce qu'elle ne permet pas de faire l'économie des choix proprement sociaux qui s'imposent autant en amont qu'en aval des limites fixées par la loi du 29 juillet 1994. Surtout, elle empêche de situer la réflexion sur la procréation assistée dans le cadre des transformations considérables qu'ont déjà subies la famille dite traditionnelle et les rôles parentaux, avec l'augmentation du divorce et des remariages, des unions libres et des enfants nés hors mariage, et depuis peu avec la reconnaissance légale restreinte des unions de même sexe.

De plus, la distinction entre demandes recevables et demandes « hors normes » est loin d'être évidente. Dans la pratique quotidienne, même la demande légalement recevable pose question à certains médecins. Que faire des couples dont l'infécondité relève éventuellement des difficultés d'ordre sexuel ? Ou des couples qui ont déjà des enfants par un mariage précédent ? Et ceux où il y a un écart d'âge très important entre l'homme et la femme ? Et que faire des couples où le risque de transmettre une maladie grave (Sida, chorée de Huntington) justifie l'assistance à la procréation, mais où le pronostic vital du conjoint atteint est compromis ? Le cas du couple dont le conjoint est transsexuel féminin est un cas limite entre les demandes recevables et les demandes hors normes. Peut-on refuser des demandes qui satisfont aux critères de la loi ? De quel droit ?

Les prises de décisions en matière de procréation deviennent, en effet, de plus en plus complexes, notamment avec le développement des recherches sur le clonage, qui éloignent du rapport sexuel la notion de vie embryonnaire. Toutefois, nos conceptions de la nature ne sont plus en mesure de contenir les transformations en cours de la famille, de la médecine, et plus globalement de la société. Cela ne veut pas dire qu'une anthropologie de la sexualité n'a plus sa place dans une réflexion sur la procréation assistée, mais que notre conception de la sexualité humaine ne peut se réduire à un instinct de préservation de l'espèce ou à des questions de biologie de la reproduction.

► ATLAN H. et al., *Le Clonage humain*, Paris, Le Seuil, 1999. – BARTELS D. M. *et al.* (eds.), *Beyond Baby : Ethical issues in new reproductive technologies*, Clifton (NJ), Humana Press, 1990. – CLARKE A., *Disciplining Reproduction : Modernity, American Life Sciences, and the « Problems of Sex »*, Berkeley, Univ. of California Press, 1998. – COHEN C. B. (ed.), « Commissioned by the National Ethics Advisory Board on Ethics of Reproduction », *New Ways of Making Babies : The case of egg donation*, Bloomington and Indianapolis, Indiana Univ. Press, 1999. – DAVIS D. S., *Genetic Dilemmas : Reproductive Technology, Parental Choices and Children's Future*, New York, Londres, Routledge (Reflective Bioethics), 2001. – DELAISI DE PARSEVAL G., JANAUD A., *L'Enfant à tout prix : essai sur la médicalisation du lien de filiation*, Paris, Le Seuil, 1989. – ELIAS S., ANNAS G. J., *Reproductive Ethics and the Law*, Chicago, Yearbook Medical Publications, 1987. – HARRIS J., HOLM S. (eds.), *The Future of Human Reproduction : Ethics, Choice and Regulation*, Oxford, Oxford Univ. Press, 1998. – HÉRITIER-AUGÉ F., « Don et utilisation de sperme et d'ovocytes ; mères de substitution : un point de vue fondé sur l'anthropologie sociale », in *Actes du colloque Génétique, procréation et droit,* Arles, Actes Sud, 1985, p. 237-253 et 240. – NOVAES S., *Les Passeurs de gamètes,* Nancy, Presses Universitaires de Nancy, 1994, 132 p. – STACEY M. (ed.), *Changing Human Reproduction : Social Sciences Perspectives,* Londres, Sage, 1992. – STANWORTH M. (ed.), *Reproductive technologies : Gender, Motherwood and Medicine,* Minneapolis, Univ. of Minnesota Press, 1987. – STRATHERN M., *Reproducing the Future : Essays on anthropology, kinship and the new reproductive technologies,* Manchester, Manchester Univ. Press, 1992. – STEINBERG D. L., *Bodies in Glass : Genetics, Eugenics, Embryo Ethics,* Manchester, Manchester Univ. Press, 1997. – TESTART J. (dir.), *Le Magasin des enfants,* Paris, François Bourin, 1990 ; *L'Œuf transparent,* Paris, Flammarion, 1986. Coll. : Actes du Colloque *Génétique Procréation et Droit* (1985), Arles, Actes Sud, 1986. – Loi nº 94-654 du 29 juillet 1994 relative au don et à l'utilisation des éléments et produits du corps humain, à l'assistance médicale à la procréation et au diagnostic prénatal. – Australie, Victoria. *Commission to consider the Social, Ethical and Legal Issues arising from In Vitro Fertilisation,* 1 / 1982, Interim Report. 2 / 1983, Issues Paper on Donor Gametes in IVF. 3 / 1983, Report on Donor Gametes in IVF. 4 / 1984, Waller Commission, Report on the Disposition of Embryos produced by In Vitro Fertilisation.

États-Unis d'Amérique. *Cloning Human Beings : Report and Recommendations of the National Bioethics Advisory Commission,* Rockland, Maryland, juin 1997, 110 p.

États-Unis d'Amérique. Office of Technology Assessment. *Infertility : Medical and social choices.* Washington DC, Congress of the US, 1988, 402 p.

France. ALNOT M.-O. *et al., Les Procréations Artificielles : Rapport au Premier Ministre,* Paris, La Documentation française, 1986.

France. Conseil d'État. *Sciences de la vie : de l'éthique au droit,* Paris, La Documentation française, 1987, 205 p.

GLOVER J. *et al., Fertility and the Family : The Glover Report on Reproductive Technologies to the European Commission.* Londres, Fourth Estate Ltd., 1989, 159 p.

Royaume Uni. *Fécondation et embryologie humaines,* Rapport de la commission d'enquête présidée par Dame Mary Warnock, Paris, La Documentation française, 1985, 158 p.

Vatican. *Le Don de la vie : instruction de la congrégation pour la doctrine de la foi,* Paris, Le Cerf, 1987, 57 p.

Simone BATEMAN-NOVAES

→ Anthropologie ; Diagnostic prénatal ; Génétique médicale ; Statut de l'embryon.

PROFESSIONNELLE (Maladie)

Il est parfois difficile d'établir un lien causal entre une maladie et le travail. Dans nombre de cas, pour un malade donné, il est possible d'estimer une probabilité plus ou moins grande mais non d'apporter la preuve d'une cause professionnelle. Il n'y aurait là aucune difficulté insurmontable si l'on se situait dans une logique de prévention. Que le lien soit certain ou seulement probable, la situation de travail appellerait des mesures préventives. Seulement, la tradition française ne penche pas vers la prévention. Ce n'est pas dans cette direction que l'histoire a orienté la définition de la maladie professionnelle. L'accent a été mis sur la réparation individuelle du préjudice subi.

Dans le cadre du droit civil, la réparation dépend d'un raisonnement dichotomique : est-ce, oui ou non, la faute de l'employeur ? Posée ainsi, à la fin du XIXe s., la question ouvrait, dans la plupart des cas, sur des discussions sans fin : était-ce la faute de l'employeur si son ouvrier chapelier était intoxiqué par le nitrate de mercure dès lors que la fabrication du feutre imposait l'usage de ce toxique ? Après maints débats, la question sera tranchée par la loi du 25 octobre 1919. La liste des maladies professionnelles indemnisables sera fixée par le législateur. Pour chacune d'elles, un tableau définira les formes d'atteintes et les conditions d'exposition qui permettront au salarié d'être indemnisé dans les mêmes conditions qu'en accident du travail, sans avoir à apporter la preuve du lien entre sa maladie et une faute de l'employeur. La loi étendra ainsi aux maladies professionnelles le système d'indemnisation automatique mis en place par la loi du 9 avril 1898 pour les accidents du travail.

Limites de la reconnaissance des maladies professionnelles

Cependant, autant la définition légale de l'accident est large, autant la liste des maladies professionnelles reconnues est restrictive. En 1919, elle ne comprend que deux maladies : le saturnisme et l'hydrargyrisme. Deux maladies qui avaient fait l'objet de luttes sociales et politiques et dont l'une, le saturnisme, était déjà indemnisée comme un accident du travail par les tribunaux depuis 1903. Le processus d'ouverture des tableaux de maladies professionnelles est donc d'emblée extrêmement prudent. Afin de le mettre à l'abri de l'aléa d'un amendement voté par surprise, la loi du 1er janvier 1931 le renverra d'ailleurs dans le champ du décret. Jusque-là, les maladies professionnelles avaient leur place dans le débat social et politique. Des hommes comme Clemenceau, Millerand ou Berthelot s'y étaient engagés. En 1902, la « guerre de la céruse » avait pesé sur les élections législatives. À partir de 1931, la liste des maladies professionnelles devient une question technique qui relève de l'administration et des experts. Les maladies professionnelles vont disparaître pour longtemps du débat public. Il y aura encore une forte mobilisation de la CGT, dans la période 1936-1939, avec la fondation en 1937 de l'Institut confédéral d'étude et de prévention des maladies professionnelles, mais la guerre effacera tout cela. Un réveil de la sensibilité sur ce thème se fera sentir à partir des années 1970 mais il se limitera le plus souvent à des actions menées par un petit nombre d'individus ou de structures syndicales peu relayés au niveau des appareils confédéraux. Il faudra la pression judiciaire et médiatique des associations de victimes pour faire émerger l'affaire de l'amiante dans le sillage de celle du sang contaminé. Au contraire, la vigilance du patronat vis-à-vis de la réparation des maladies professionnelles ne faiblira pas. L'activité que déployaient ses représentants auprès des députés se poursuivra dans les commissions du ministère du Travail avec l'objectif de limiter les coûts pour l'entreprise et donc de freiner le développement de la liste. Le réveil des années 1970 se traduira néanmoins par une accélération. Le nombre de tableaux de maladies professionnelles indemnisables passera de 48, au début des années 1970, à 98, à la fin des années 1990. Mais les nombreuses limites du système apparaîtront aussi de plus en plus nettement.

Tout d'abord, l'ouverture d'un tableau n'est qu'une première étape. Une fois celle-ci obtenue, il faut encore que le malade concerné arrive à obtenir le bénéfice d'une indemnisation en principe automatique. Pour cela, il doit déclarer sa maladie, ce qui revient à ouvrir un contentieux avec son employeur ; la peur est alors un puissant frein à la déclaration. Si le salarié fait tout de même la déclaration, une autre ligne de blocage se manifeste. Il s'agit de la résistance de l'organisme assureur dont la logique de gestion vise à limiter les coûts. En la matière, la Sécurité sociale a pris le relais des assurances privées depuis 1946. Les résistances qu'elle oppose à la reconnaissance transforment celle-ci en un parcours d'obstacles pour la victime. Résultat : les cas reconnus représentent la plupart du temps moins du dixième des effectifs de malades estimés à partir de la littérature scientifique. Enfin, les pathologies qui ne figurent pas dans les tableaux sont renvoyées à l'inexistence. Les maladies professionnelles ont donc une très faible visibilité sociale, ce qui est évidemment préjudiciable à leur prévention. Ce serait cependant une erreur de penser que le système a été conçu dans cette perspective.

Le dispositif mis en place en 1898 est fondé sur la notion de risque professionnel, c'est-à-dire de risque inhérent au travail. Dans cette perspective, la pathologie professionnelle est le prix que la collectivité doit payer pour l'augmentation de sa richesse. C'est pourquoi la réparation ne peut pas relever de la logique interindividuelle du code civil mais d'une logique de solidarité qui répartisse les coûts et les rende supportables. La loi prévoit donc que les employeurs seront responsables de la réparation mais qu'il s'agira d'une responsabilité sans faute vis-à-vis de laquelle ils pourront s'assurer. D'autre part, le salarié victime supportera lui-même une partie du coût : la réparation du préjudice ne sera que partielle. Cette conception renvoie à la fatalité la part la plus manifeste des atteintes à la santé par le travail. Viet et Ruffat le soulignent : « L'idée de l'automaticité de la réparation des accidents étant acquise, l'idée d'une obligation générale de sécurité s'imposant à l'employeur disparut de la réflexion juridique pour ne plus réapparaître qu'à la fin des années 1970. » Il y aura bien en 1946 la mise en place des services de prévention des Caisses Régionales d'Assurance Maladie, chargés d'articuler la prévention à la réparation. Mais, attelés à un processus de reconnaissance des maladies professionnelles étique, les efforts de prévention seront nécessairement limités.

Ainsi, Goldberg et Imbernon pouvaient écrire, en 2000 : « La situation en France est à l'évidence particulièrement défavorable [...]. Le risque de mésothéliome continue à augmenter fortement parmi les générations les plus jeunes en France, alors qu'il diminue nettement dans divers pays : États-Unis, Grande-Bretagne, Danemark, etc. Cela montre que nous avons dans la prévention du risque "amiante", au moins 20 à 30 ans de retard sur ces pays. Or l'amiante est un excellent "traceur" des risques cancérogènes en milieu de travail : il est clair que si ce risque, parfaitement établi et connu de tous depuis plusieurs décennies, n'est pas géré convenablement, il est extrêmement peu vraisemblable que la situation soit meilleure pour les autres cancérogènes professionnels. » Un tel retard ne tient pas seulement au système mis en place en 1898. Il trouve aussi son origine dans des conceptions durablement enracinées dans la culture des principaux acteurs.

Les orientations de la tradition française

Éléments clés du dispositif, les médecins manifestent une très forte réticence à chercher des étiologies du côté du travail. Le point de vue dominant est qu'en règle générale les atteintes à la santé présentées par les ouvriers ne sont pas dues aux risques et nuisances du travail mais avant tout à la condition de l'ouvrier et à son hygiène de vie. Deux exemples très éloignés dans le temps illustrent cette continuité de conception. Villermé a été un des premiers, en 1840, à formuler cette doctrine : « C'est d'une manière indirecte, médiate, ou par les conditions de nourriture, de vêtements, de logements, de fatigue, de durée du travail, de mœurs, etc., dans lesquelles se trouvent les ouvriers, que les professions agissent plus souvent en bien ou en mal sur leur santé ou sur celle de leur famille. Cette règle doit être regardée comme générale. Le danger des poussières pour certains ouvriers qui les respirent dans les filatures de coton, ne saurait la détruire. » Ce sera un des *leitmotive* de la santé publique. Les atteintes à la santé sont dues à la condition de l'ouvrier, donc à sa responsabilité personnelle ou, éventuellement, à une responsabilité sociale générale, non aux conditions de travail qui dépendraient de la responsabilité de l'employeur. Plus d'un siècle et demi plus tard, le représentant du patronat au Conseil supérieur des risques professionnels pourra encore s'appuyer sur une citation du Pr Got qui témoigne de la prégnance de cette conception : « Quand nous constatons la mortalité plus précoce des manœuvres, souvenons-nous que ce n'est pas leur activité de manœuvre qui les fait mourir plus précocement, c'est une plus grande fréquence de cirrhoses du foie, de cancers, d'accidents de la route, de maladies infectieuses. [...] Le problème est dominé par les facteurs personnels et sociaux qui les ont dirigés vers le statut de manœuvre et non par les risques directement liés à leur profession. »

Dans la tradition française, l'expert médical fait généralement peser le doute scientifique du côté des risques du travail. L'histoire de la résistance, dans les années 1930, à la reconnaissance de la silicose en témoigne. Le personnage central de cette résistance est Policard, titulaire de la Chaire d'histologie à Lyon, correspondant de l'Académie de Médecine et futur membre de l'Académie des Sciences. Sa thèse est simple : la silicose n'existe pas ; là où vous croyez voir une pneumoconiose, il n'y a qu'une tuberculose dont l'allure est modifiée par la présence de la silice. Ce qui semble être une pathologie professionnelle n'est donc en fait qu'une affection dont sont porteurs les ouvriers à leur entrée dans l'usine. Mais l'argument va plus loin. À ceux qui alertent sur le fait qu'ils observent des silicoses pures, sans bacilles tuberculeux, Policard répond, en 1933, dans *La Presse Médicale* : « Le nodule silicotique typique, celui qu'on envisage souvent comme "pur" ne serait pas autre chose qu'un foyer tuberculeux cicatrisé et guéri, parce qu'il s'est formé au niveau d'une masse de particules siliceuses. » Non seulement la silicose n'existe pas mais la silice peut contribuer à guérir la tuberculose...

Le point de vue de Policard est relayé par Rist, membre de l'Académie de Médecine, et Doubrow, médecin des mines. Ils écrivent, en 1934, dans *La Médecine du travail* : « Ériger en maladie professionnelle une entité nosographique aussi artificielle que la silicose, [...] c'est ouvrir la porte à d'innombrables et démoralisants abus, c'est aussi faire peser sur l'industrie et sur les contribuables des charges que rien ne justifie. Si d'autres pays ont commis cette faute et commencent à en subir les conséquences, ce n'est pas une raison pour que leur exemple soit suivi. C'est au contraire une excellente raison pour qu'il ne le soit pas. » La silicose est reconnue maladie professionnelle en Angleterre et en Allemagne depuis les années 1920 ; elle ne le sera, en France, qu'en 1945.

Cette réticence à rechercher les étiologies du côté du travail se manifeste encore aujourd'hui. En règle générale, l'interrogatoire médical ne comporte aucun élément sur le travail. L'étude par Bergeret et ses collaborateurs de 516 malades hospitalisés dans le Rhône pour cancer broncho-pulmonaire a montré que 115 avaient été exposés à des cancérogènes prévus dans les tableaux de maladies professionnelles mais qu'aucun n'avait fait l'objet d'une déclaration de maladie professionnelle. Les auteurs signalaient pourtant que nombre de ces cas étaient assez caricaturaux et n'auraient pas dû passer inaperçus en cas d'interrogatoire, même rapide, sur la profession.

La réticence à chercher du côté du travail a pour pendant une tendance à privilégier les causes individuelles. À travers l'aptitude médicale, la focalisation sur la recherche des susceptibilités personnelles marque profondément notre système de santé au travail. Depuis le texte du 1er octobre 1919 qui rendait obligatoire la visite d'embauche pour les salariés exposés au plomb, les décrets concernant les risques professionnels ont régulièrement réaffirmé l'importance juridique de l'aptitude médicale à l'exposition. La médecine du travail, élément principal du système français de santé au travail à partir de 1946, sera centrée sur l'aptitude.

Il faut, cependant, souligner un décalage entre juristes et médecins. Les médecins français ont milité depuis le début du XXe s. en faveur de l'aptitude médicale au travail. Sous leur plume l'aptitude fait référence aux différences de capacités physiologiques, intellectuelles et morales entre individus. Il ne s'agit pas de prévenir les maladies professionnelles, mais de contribuer, par la sélection, à l'organisation biologique de la société. Ces prétentions s'appuient à l'époque sur les travaux de physiologie du travail de Jules Amar mais aussi sur les conceptions eugénistes de personnalités telles qu'Édouard Toulouse ou Alexis Carrel. C'est ce qui conduira, sous Vichy, à la mise en place de la médecine du travail, conçue comme dispositif d'« orientation biologique de la main-d'œuvre ». Mais, dans leurs plaidoyers en faveur de l'aptitude, les médecins évoquent très peu les nuisances physiques et chimiques du travail. D'une part, nous l'avons vu, ils sont peu sensibles à cet aspect ; d'autre part, il n'existe pas de critères médicaux d'aptitude à l'exposition aux agents toxiques comme il en existe pour le travail physique ou psychosensoriel. Et pourtant, c'est bien vis-à-vis de l'exposition aux facteurs de maladies professionnelles que l'importance juridique de l'aptitude médicale sera constamment réaffirmée dans les décrets. Les médecins du travail voient ainsi leur activité orientée vers des tâches dont le fondement scientifique et le contenu préventif sont à peu près nuls. Et cette orientation a été prise au détriment du développement de l'hygiène industrielle. Nous avons donc hérité d'un système de santé au travail conçu pour organiser la surveillance et le tri des individus beaucoup plus que pour assurer le contrôle des risques professionnels.

Ainsi, en 1977, les pouvoirs publics fixent la limite légale d'empoussièrement par les fibres d'amiante dans les locaux de travail à deux fibres par cm^3 d'air. À cette date, les synthèses du Bureau international du travail et du Centre international de recherche sur le cancer ne laissent aucun doute : ce seuil d'exposition doit faire disparaître la fibrose pulmonaire mais pas le cancer. Un employeur pourra donc, en règle avec la loi, exposer ses salariés à un empoussièrement qui, de façon certaine, tuera une partie d'entre eux. Et, conformément à la doctrine, le décret prévoit que l'on ne pourra exposer un salarié à ce risque « sans une attestation du médecin du travail constatant qu'il ne présente pas de contre-indication aux travaux l'exposant à l'inhalation de poussières d'amiante... ». Il s'agit à l'évidence d'une conception dégradée de la prévention médicale. Et pourtant, son caractère profondément choquant n'apparaît pas aux responsables du système. En 2001, un décret prévoit à nouveau que l'on ne pourra exposer un salarié à des produits cancérogènes, mutagènes ou toxiques pour la reproduction sans un certificat de non contre-indication signé par le médecin du travail. Des centaines de médecins protesteront auprès du gouvernement, soulignant qu'il est aussi absurde de demander un tel certificat que d'obliger un pneumologue à certifier l'absence de contre-indications à l'usage du tabac. Le décret sera cependant publié. Attaqué devant le Conseil d'État, le ministère du Travail défendra ce certificat en l'assimilant à ceux que produisent les médecins généralistes pour les vaccinations ou pour le sport. De tels arguments montrent que, malgré la montée des exigences de prévention au cours des trois dernières décennies sous la pression conjuguée de l'opinion publique et de l'uniformisation européenne, le risque professionnel est, aujourd'hui encore, assimilé par les responsables à la contrepartie inéluctable d'une activité bénéfique...

Jusqu'à cette affaire, ce type de disposition était d'ailleurs aussi défendu, du côté des victimes, sous l'angle juridique de la réparation. En effet, dans la mesure où le médecin est censé avoir sélectionné une population exempte de susceptibilité personnelle – qu'il s'agisse d'une fiction n'entre pas ici en ligne de compte –, les pathologies professionnelles qui surviendront dans cette population seront sans contexte possible attribuable à l'employeur. La focalisation sur l'aptitude médicale est, ici, la contrepartie logique d'un système centré sur la réparation.

Dans son arrêt du 9 octobre 2002, le Conseil d'État a donné raison au ministère du Travail : le médecin du travail doit détecter les personnes qui présentent un risque particulier et il dispose pour cela « de plusieurs éléments d'ordre génétique, comportemental ou historique ». Derrière cette conception de la santé par sélection des populations se dessine à nouveau le vieux fantasme eugéniste d'un homme standard dépourvu de fragilités...

Un système en bout de course

Au tournant du millénaire, ce système craque de toutes parts. L'impossibilité de s'en tenir au système rigide des tableaux a conduit, en 1993, à l'ouverture d'une deuxième voie : les Comités régionaux de reconnaissance des maladies professionnelles. L'apparition, dans le droit commun, d'un droit à indemnisation complète en l'absence de faute rend intenable le caractère partiel de l'indemnisation des pathologies professionnelles. L'uniformisation européenne impose l'introduction, dans le droit français, des exigences de prévention développées chez nos partenaires. Enfin, en affirmant, le 28 février 2002, que tout employeur est tenu à une obligation de résultat en matière de sécurité au travail, la Cour de cassation a torpillé la théorie du risque professionnel qui constituait la base du système. Toutes ces évolutions favorables à la reconnaissance et à la prévention des pathologies professionnelles interviennent cependant à un moment où le développement de la mobilité et de la précarité réduit la visibilité des atteintes à la santé par le travail, où nous voyons ressurgir les tentations eugénistes et où les capacités de l'action collective comme de l'intervention des pouvoirs publics reculent. L'avenir est donc très ouvert.

► BERGERET A. *et al.*, « Enquête sur la répartition des cancers professionnels indemnisables dans le Rhône », *Archives des Maladies Professionnelles,* 55, n° 8, 1994, p. 571-577. – DEVINCK J.-C., « La CGT et la médecine du travail », *Les Cahiers d'histoire sociale,* n° 78, 2001, p. 8-11. – GOLDBERG M., IMBERNON E., « La Surveillance épidémiologique », *in* J.-C. Pairon, *Les Cancers professionnels,* t. I, Paris, Margaux orange, 2000, p. 339-348 – GOT C., *La Santé,* Paris, Flammarion, 1992. – THÉBAUD-MONY A., *De la connaissance à la reconnaissance des maladies professionnelles en France,* Paris, La Documentation française, 1991. – VIET V., *Les Voltigeurs de la république,* Paris, CNRS Éditions, 1994 ; & RUFFAT M., *Le Choix de la prévention,* Paris, Economica, 1999. – VILLERMÉ L. R., *Tableau de l'état physique et moral des ouvriers employés dans les manufactures de coton, de laine et de soie* (1840), Paris, Études et Documentation internationales, 1989.

Philippe DAVEZIES

→ Maladies émergentes ; Stress ; Toxicologie ; Travail (Médecine du).

PRONOSTIC

On peut donner au terme « pronostic » au moins deux sens différents. D'une part, le pronostic est ce qui arrive ou arrivera réellement au patient, c'est-à-dire la réalité objective, ou *pronostic véritable.* La notion de « pronostic véritable » renvoie à ce qu'on appelle parfois « l'histoire naturelle », ou « l'évolution clinique » d'une maladie : il s'agit d'un phénomène biologique. Chez un patient, le pronostic véritable n'est connu avec certitude qu'après coup, c'est-à-dire rétrospectivement, après qu'il s'est réalisé. D'autre part, on appelle également « pronostic » l'impression du médecin sur ce qui va se produire – c'est-à-dire la réalité subjective, ou *pronostic anticipé.* Le pronostic anticipé – que j'appelle « pronostication » et qui est ce qui m'intéresse ici – est un phénomène à la fois social et médical. Il comprend tour à tour les actes médicaux consistant à établir et à communiquer le pronostic, à prévoir et à prédire l'évolution aussi bien que l'issue de la maladie.

Prédire l'issue d'une maladie qui peut être mortelle n'est jamais anodin ni sans importance pour le médecin aussi bien que pour le patient. Que va-t-il se passer ? L'issue sera-t-elle fatale ou non ? De quel type de mort s'agira-t-il ? Quand surviendra-t-elle ? Dans quelle mesure la thérapie peut-elle modifier l'issue de la maladie ? Comment doit-on annoncer cela au patient ? Dans leurs pronostics, les médecins sont confrontés à certains des aspects les plus graves, les plus difficiles, les plus lourds de charge émotionnelle et les plus importants que puisse comporter la pratique de leur profession. Bien souvent, dans les cas très sérieux, l'état clinique du patient comme le patient lui-même exigent un pronostic, et pourtant, dans le même temps, la situation semble souvent défier tout pronostic. Il arrive fréquemment que ce que le médecin sait avec certitude – à savoir, que le traitement ne peut guérir la maladie ou que le patient va mourir – n'apporte aucun réconfort au patient ou au médecin. La pronostication engendre ainsi souvent un sentiment d'ignorance, d'impuissance, de tristesse, de culpabilité ou de peur.

Néanmoins, lorsque, face aux patients, les médecins prétendent ne pas « pouvoir » prédire l'avenir, ils occultent une distinction importante entre leur incapacité à prédire et leur réticence à le faire. Les médecins eux-mêmes ne savent pas toujours distinguer entre l'une et l'autre lorsqu'ils sont en présence d'un patient. Mais la différence entre ces deux possibilités est importante car elles n'ont ni les mêmes origines ni les mêmes implications. Une partie du problème provient du fait qu'il est pénible d'établir une prédiction relative à la mort d'un patient – sans même parler de sa communication – et que, par conséquent, les médecins y répugnent. Pourtant, lorsque ces derniers ne parviennent pas à établir une prédiction, c'est la qualité des soins médicaux donnés au patient qui peut en pâtir. Ainsi, faute d'un pronostic, ou lorsque celui-ci est inexact sans raison, les médecins peuvent être conduits à soumettre des patients gravement malades à des traitements inutiles ou, à l'inverse, à les priver des traitements qui leur seraient bénéfiques. De plus, les patients privés des informations pronostiques cruciales peuvent faire de mauvais choix lorsqu'ils approchent de la fin de leur vie.

La pronostication est donc une partie essentielle de la médecine. Les patients cherchent souvent à obtenir des informations pronostiques auprès des médecins, et les médecins, comme les patients, ont besoin de celles-ci pour choisir entre différentes thérapies, ou pour prendre tout autre décision clinique ou personnelle. Cependant, l'une des principales observations que l'on peut faire au sujet de la pronostication est qu'en dépit de son importance cruciale – et c'est en quelque sorte un paradoxe – elle est souvent implicite. De plus, elle est généralement absente aussi bien de la théorie que de la pratique médicale.

La pronostication est l'un des trois moyens complémentaires par lesquels les médecins peuvent comprendre et contrôler (au sens large) la maladie d'un patient : ils peuvent l'identifier, l'éliminer ou prédire son évolution. Le diagnostic, la thérapie et le pronostic sont les trois moyens par lesquels les médecins se confrontent à la maladie, aussi bien cliniquement qu'intellectuellement, et grâce auxquels ils témoignent de la maîtrise qu'ils en ont. En dépit de leurs liens évidents, les médecins ne continuent pas moins à les distinguer dans leurs présentations de cas, leurs notes, leurs manuels et leur réflexion. De ces trois façons de comprendre la maladie, le diagnostic et la thérapie sont celles qui reçoivent la plus grande attention – beaucoup plus que le pronostic – que ce soit dans le domaine des soins reçus par les patients, celui de la recherche ou des études médicales.

Les médecins déplorent depuis longtemps que le pronostic ne fasse pas véritablement l'objet d'un intérêt explicite. En 1934, par exemple, l'un d'entre eux remarquait ainsi : « Des trois grandes branches de la science clinique, le diagnostic, le pronostic et le traitement, le pronostic est assurément la plus difficile. C'est aussi celle sur laquelle on a le moins écrit et sur laquelle nos connaissances sont le moins systématiques. »

En 1953, un autre remarquait : « Le pronostic demeure le parent pauvre du progrès médical, en partie parce que c'est un sujet difficile, et en partie parce que, pour une raison quelconque, il a rarement fait l'objet d'études scientifiques. Les quelques phrases que presque tous les articles ou manuels lui consacrent lorsqu'il s'agit de rendre compte d'une maladie ou d'une affection quelconque servent seulement à faire taire les consciences. »

Un article portant sur le contenu de la recherche clinique publiée entre 1946 et 1976 révèle qu'en 1976, 37 % des études publiées traitaient du diagnostic et 33 % du traitement, tandis que seulement 4 % des études s'intéressaient au pronostic. De plus, alors que le diagnostic fit l'objet d'un intérêt grandissant durant cette période, le pourcentage des études consacrées au pronostic resta toujours aussi faible. En 1981 cet état de fait conduisit un autre médecin à remarquer que « dans les textes médicaux de référence, le pronostic est presque totalement négligé ; bien souvent, le terme n'apparaît même pas dans l'index ». En 1995, l'étude des articles d'un manuel contemporain confirma ce jugement : seule une minorité des articles discutaient de la question du pronostic ; par ailleurs, lorsque cette discussion existait, elle n'occupait pas plus d'un paragraphe et était souvent de peu d'utilité. L'organisation des manuels de médecine modernes reflète la pratique médicale moderne :

les médecins se concentrent sur le diagnostic et le traitement sans s'intéresser explicitement au pronostic.

Le fait que les manuels de médecine modernes ne traitent presque jamais explicitement de la pronostication est dû, pour partie, à la prééminence actuelle d'une conception ontologique de la maladie – conception qui présente la maladie comme générique et généralement indépendante de son expression individuelle. La rencontre entre le patient et le médecin sert avant tout à poser un diagnostic, principalement parce que l'on considère que le pronostic et la thérapie découlent directement et nécessairement de celui-ci. Cette perspective se trouve renforcée lorsqu'il existe une thérapie *efficace,* dans la mesure où celle-ci limite encore davantage l'éventail des issues possibles. Une fois le diagnostic posé et la thérapie engagée, l'évolution clinique d'une maladie est censée être à peu près invariable et identique pour tous. Par ailleurs, l'issue est censée être favorable, de sorte qu'elle n'a pas besoin d'être explicitement prédite. La réunion du diagnostic et du pronostic, de même que la diminution de la variabilité pronostique grâce à des thérapies efficaces sont des phénomènes complexes qui se traduisent par une occultation de l'individu et de la dimension idiosyncrasique.

S'il est vrai que, pour les médecins, le diagnostic et la thérapie dictent le pronostic, alors il faut s'attendre à ce que le pronostic joue un rôle plus discret et moins important lorsque le diagnostic ne pose pas de problèmes et que de nombreuses thérapies efficaces sont disponibles. À l'inverse, lorsque les options thérapeutiques sont limitées, les médecins devraient accorder un plus grand rôle clinique au pronostic et lui consacrer toute leur attention. Si l'on étudie les articles des éditions successives des *Principles and Practice of Medicine,* manuel prestigieux et très utilisé en Amérique, dont Sir William Osler fut le premier auteur, on constate qu'il y eut bien, entre 1892 et 1988, une relation complémentaire de ce type liant, en raison inverse, l'acte clinique de la pronostication et celui de la thérapie : lorsque, dans la prise en charge de la maladie, l'un gagne en importance, l'autre décroît. Dans les articles du début du XXe s. relatifs à différentes affections, la présentation clinique des cas faisait une large part au pronostic, contrairement aux manuels récents et à la pratique actuelle. Ainsi, lorsqu'il n'existait pas de traitement efficace pour une affection donnée, le pronostic jouait un rôle crucial dans la prise en charge clinique. Cependant, avec l'avènement de thérapeutiques dont l'efficacité était évidente, il devint moins important de pouvoir prédire « l'histoire naturelle » d'une maladie, ne serait-ce que parce que celle-ci n'était plus observée.

L'exemple de la pneumonie peut servir d'illustration. De 1892 à 1947, la pneumonie fut, pendant toute la période, l'une des principales causes de mortalité. En 1900, c'était la maladie qui faisait le plus de victimes en Europe et aux États-Unis. Elle continua à faire partie des cinq premières causes de mortalité bien après 1947. Pourtant, après qu'on eut découvert un traitement antibiotique à la fin des années 1930, le pronostic de la pneumonie s'améliora à tel point qu'on le tint pour acquis et qu'on finit par le négliger. À l'histoire naturelle de la pneumonie succéda une évolution clinique standardisée : c'est l' « histoire non naturelle de la maladie » qui devint la nouvelle norme nouvelle de la relation clinique *(clinical encounter)*. Au cours de la période récente, la tâche du médecin consista d'abord à diagnostiquer et à traiter la maladie, et ensuite seulement, le cas échéant, à prédire l'avenir.

Outre l'apparition d'une thérapie efficace, l'autre tendance qui, tout au long du XXe s., contribua à faire disparaître le pronostic des manuels modernes, est un changement complet des principes cognitifs sur lesquels la médecine fonde son rapport au diagnostic. À la fin du XIXe s., on pensait que l'issue et l'évolution d'une maladie étaient dues, pour une grande partie, à la « constitution » du patient. Si deux individus étaient exposés à une affection contagieuse par exemple, on estimait que celui dont la constitution était la plus « robuste » avait plus de chances de connaître une issue plus favorable. On considérait, en un sens, que les deux individus avaient des maladies différentes, et leurs pronostics étaient jugés différents en raison de facteurs individuels indépendants du diagnostic lui-même.

Cependant, au cours du XXe s., les médecins en vinrent progressivement à penser que deux patients différents pouvaient être atteints – en un sens vraiment fondamental – de la *même* maladie. À une conception individualiste de la maladie, la médecine substitua peu à peu une conception fondée sur des agents causaux spécifiques dans laquelle les catégories diagnostiques occupaient une position centrale. Parallèlement à cette évolution de la pensée clinique, on accorda une bien plus grande attention à l'établissement du diagnostic – pour des pathologies dont l'identité était censée être distincte de leur existence chez tel ou tel patient – tout en témoignant un intérêt moins prononcé pour les facteurs spécifiquement liés aux patients, qu'il s'agisse de l'âge, du sexe, de la profession ou de tel ou tel symptôme. Il s'agissait là des prémisses d'un revirement cognitif en direction de l'idée que la maladie est douée d'une existence propre, non pas seulement ontologique et étiologique, mais également pronostique, la maladie ayant une « histoire naturelle caractéristique ». À une conceptualisation de la maladie fondée sur l'individu, la pensée clinique en substitua progressivement une autre, fondée sur le diagnostic, et le pronostic fut peu à peu considéré comme un élément intrinsèque du diagnostic.

Les thérapies efficaces et les systèmes nosologiques concourent donc à détourner l'intérêt clinique vers la catégorie diagnostique et la thérapie correspondante en l'éloignant du patient en tant qu'individu. L'intérêt se porte alors sur ce que l'on estime être l'essence même du problème auquel le patient est confronté, conduisant ainsi à une perspective clinique qui, au lieu de reposer sur le cas individuel, le transcende. Dès lors, le patient n'est plus tant un malade qu'« un fait pathologique reproductible à l'infini ». Le pronostic est conçu comme un simple prolongement du diagnostic et de la thérapie. Ce prolongement ne dépend plus de traits individuels et ne demande aucunement qu'on s'y intéresse explicitement.

Ainsi l'essor de la thérapie se traduit par le déclin du pronostic. Il s'avère que cette relation complémentaire entre le pronostic et la thérapie ne vaut pas seulement pour la construction du savoir médical (que reflètent les journaux et les manuels) mais également pour le traitement effectif des patients réels. Lorsqu'un patient est malade au point que la mort semble certaine, et que la thérapie est inefficace, les médecins constatent que, dans leur façon de penser au patient et d'interagir avec lui, il se produit souvent un glissement vers la prédiction de l'évolution de sa maladie. Parce que les maladies se prêtent plus ou moins bien à la thérapie, les médecins s'appuient sur le pronostic pour « contrôler » celles pour lesquelles ils ne disposent d'aucun traitement. Lorsque, pour une maladie donnée, il n'existe aucun traitement efficace, le pronostic occupe davantage de place dans les manuels et les médecins consacrent davantage de temps à la pronostication. Le terme même de « maladie incurable » dénote la transmutation complexe d'une affirmation purement thérapeutique en un jugement pronostique.

Le fait que le pronostic soit complémentaire de la thérapie, lorsqu'il est associé à l'existence d'une thérapie réellement efficace, permet d'expliquer pourquoi la pratique clinique moderne ne s'intéresse qu'assez peu au pronostic. Mais ce défaut d'attention s'explique aussi par d'autres raisons. L'étude approfondie de l'attitude et du comportement des médecins révèle qu'ils ont peur de la prononciation, que celle-ci soit favorable, défavorable, exacte ou inexacte. Les médecins préféreraient ne pas formuler de pronostic ni même aborder cette question. En évoluant, certaines des normes professionnelles les plus importantes de la médecine moderne en sont venues à limiter l'intérêt porté au diagnostic dans la pratique clinique. En conséquence, le pronostic n'est pas seulement absent de la production du savoir médical, mais également de la médecine en général. La majorité des médecins américains affirment en effet qu'au cours de leurs études, ils n'abordèrent qu'assez peu la question du pronostic. De plus, lors de la rencontre entre le patient et le médecin – qu'il s'agisse des patients hospitalisés ou des malades en consultation externe – la question du pronostic n'est abordée que dans une faible proportion des cas (pas plus de 15 %).

En dépit de la place restreinte qu'elle occupe dans la pratique médicale actuelle, du moins explicitement, plusieurs évolutions récentes ainsi que des changements culturels d'ordre général contribuent à renforcer l'importance de la pronostication et à susciter un regain d'intérêt à son égard. Ces évolutions ont lieu sur trois grands fronts et concernent : le type de problèmes auxquels les patients sont confrontés ; la façon dont les soins médicaux sont mis en œuvre ; ainsi que la philosophie et la perspective culturelle qui guident la façon dont on soigne les patients. L'usage grandissant qui est fait de certaines technologies biomédicales nouvelles peut servir d'exemple. Ainsi, l'apparition des tests génétiques ouvre un nouvel espace à la pronostication. L'analyse des gènes d'un individu peut révéler, chez ceux qu'on a coutume d'appeler les « porteurs présymptomatiques », de futurs développements médicaux plusieurs années, voire plusieurs décennies à l'avance. Contrairement à certains autres examens pratiqués à des fins diagnostiques, de tels tests génétiques ont une importance proprement pronostique. Celle-ci apparaît d'autant mieux que, dans la plupart des cas, il n'existe aucune intervention curative spécifique de la maladie ainsi détectée, ni même d'intervention palliative permettant de retarder son commencement. La maladie d'Huntington, maladie neurologique dégénérative mortelle qui commence généralement vers 40 ans, peut servir d'exemple archétypal. Il existe à présent, pour cette maladie, des tests précis qui révèlent avec certitude si un individu asymptomatique développera ou non la maladie. On peut pratiquer ce test plusieurs décennies avant que le premier symptôme ne soit visible. Dans la mesure où il n'existe aucun traitement de la maladie, il s'agit là d'un nouvel exemple de la relation complémentaire qui unit la thérapie et le pronostic : en effet, l'intérêt pronostique de ces tests génétiques éclipse leur utilité thérapeutique. Dans d'autres situations, les tests génétiques sont utilisés pour obtenir des informations pronostiques qui ont de véritables implications thérapeutiques. Par exemple, certaines femmes qui subissent des tests génétiques pour évaluer leur risque de développer un cancer du sein se soumettent à une mastectomie prophylactique sur la base des informations pronostiques ainsi obtenues, même si ce pronostic n'est pas certain. Dans la mesure où des études de plus en plus nombreuses révèlent le fondement génétique de maladies aussi diverses que l'emphysème, le diabète, la démence, le handicap mental et l'alcoolisme, l'utilisation pronostique des tests génétiques ne manquera pas de croître.

Ainsi, la nature de plus en plus technologique, « post-clinique » de la pratique médicale incite de plus en plus à rechercher des informations d'ordre pré symptomatique, et donc intrinsèquement pronostique. Une maladie « présymptomatique » est en effet l'équivalent spécifiquement pronostique d'une maladie « asymptomatique ». L'idée qu'il existe des maladies « asymptomatiques », « cachées », ou « silencieuses » est en elle-même un phénomène très intéressant car il suggère qu'il est possible de parler d'un ordre phénoménologique de la maladie dont le patient n'a aucune expérience subjective. Pour être appréhendé, cet ordre exige l'intercession d'un expert, le médecin, qui doit normalement utiliser des moyens technologiques pour s'en approcher, comme lorsqu'il a recours à des tests diagnostiques pour établir la présence de la maladie alors même que le patient n'a aucun symptôme. Le sens de l'expression *« présymptomatique »* dépasse cependant celui du terme *« asymptomatique »*. Plutôt qu'il ne détecte les signes d'une maladie présente chez un individu mais dont celui-ci n'éprouve, pour l'heure, aucun symptôme, l'expert découvre les signes d'une maladie qui n'est pas même présente. Certains médecins sont même venus à appeler « prépatients » les individus chez lesquels les tests génétiques révèlent la présence d'un gène inquiétant. L'idée qu'il existe des maladies présymptomatiques creuse encore davantage l'écart entre la pratique médicale quotidienne et ce que le patient ressent subjectivement face à sa maladie. Par ailleurs, le terme « présymptomatique » dénote la certitude et l'inexorabilité du pronostic : le patient développera à terme les symptômes.

Il est probable, pour les raisons indiquées ci-dessus, que la pronostication gagnera en importance. Mais il est également essentiel de reconnaître que, bien qu'il soit relativement absent de la médecine moderne, le pronostic joue bel et bien un rôle de nos jours en matière de soins médicaux. Le pronostic possède, par exemple, de nombreuses visées *fonctionnelles*. Il influence les décisions du médecin, qu'il s'agisse des modalités ou de l'opportunité d'un examen diagnostique, d'une thérapie, ou de la communication de certaines informations. En choisissant d'établir et de communiquer un pronostic, on peut atténuer le sentiment d'incertitude mais aussi permettre au patient et au médecin d'agir conjointement. Le pronostic peut également remplir une fonction « structurelle » en liant étroitement patients et médecins au sein d'une relation hiérarchique. Les prédictions qui se réalisent (ou dont on pense qu'elles se sont réalisées) peuvent renforcer la compréhension que l'on croit avoir du monde et donner corps aux revendications d'autorité des médecins et de la profession médicale dans son ensemble. En affirmant connaître l'avenir, on peut même fonder sa prétention à l'autorité et à la compétence dans d'autres domaines de la pratique médicale. Cet usage de la prédiction en médecine est connu depuis l'Antiquité.

Par-delà ses rôles fonctionnel et structurel, le pronostic peut servir de vecteur symbolique pour l'expression profonde des souhaits, des espoirs ou des attentes. Il sert aussi à affronter plus sereinement ce qui est incontrôlable, absurde et aléatoire. En formulant une vision précise de l'avenir, on contribue à satisfaire, même si ce n'est que de façon illusoire, ce désir de ne pas échouer, cette volonté de réussir, qui sont propres à l'homme. Dans sa forme comme dans son contenu, le pronostic donne sens à la façon dont les patients ressentent leur maladie. La pronostication peut symboliser la guérison du patient, la surveillance dont la maladie peut faire l'objet, ou la compétence du médecin.

Le pronostic permet au médecin de soulager le patient qui se sent parfois responsable de l'issue de sa maladie. Dans la société américaine, l'accent est placé sur la réflexion et la personnalité des individus en tant que causes de l'action humaine. En insistant sur le fait que les maladies ont une issue probable ou possible, la pronostication réaffirme explicitement l'importance des causes biologiques des maladies humaines et réduit ainsi le recours à l'action humaine en tant qu'explication. Le pronostic réaffirme qu'il existe un domaine sur lequel le patient et le médecin n'ont aucune emprise et dont ils ne sont pas responsables. Ce sentiment peut être d'un grand secours aux patients comme aux médecins lorsqu'il n'y a plus rien à faire sur le plan thérapeutique.

Proposer un pronostic est aussi un moyen de symboliser ou d'exprimer l'efficacité des médecins et la réaction des patients. Le médecin « expose un déroulement » qui est suivi par le patient. La pronostication constitue également un effort pour reprendre intellectuellement le contrôle de ce qu'on ne peut maîtriser pratiquement : on peut donc, après tout, *contrôler* quelque chose, puisque la maladie est prévisible et qu'elle obéit à un certain ordre. La pronostication ne montre donc pas seulement qu'on peut scruter l'avenir, mais également qu'on peut le façonner. L'acte de pronostication s'apparente à une domination opiniâtre d'un avenir qu'il est fondamentalement impossible de connaître. Lorsque les médecins prédisent, ils formulent souvent leurs espoirs. Ainsi, paradoxalement, la pronostication peut servir aussi bien à accepter la responsabilité de l'avenir qu'à la rejeter ; à chercher à le contrôler ou à y renoncer. Selon les circonstances, un pronostic peut symboliser – ou servir à symboliser – soit la puissance de la maladie et la relative impuissance du médecin, soit l'inverse.

Ainsi, pour les patients comme pour les médecins la pronostication n'est qu'un moyen supplémentaire d'exercer un certain contrôle sur la mort. Prédire la mort permet de compenser l'impression d'échec qui surgit lorsque, en dépit de l'utilisation, aujourd'hui fréquente, de technologies sophistiquées pour soigner les patients très gravement malades, la mort est inévitable. Si l'on ne peut empêcher que la mort ne survienne, du moins peut-on contrôler – et savoir à l'avance – *comment* et *quand* elle survient.

Il n'est par conséquent pas surprenant qu'au cours des dernières années, les puissants moyens technologiques dont on se servait pour *soigner* les maladies graves en tentant de retarder la mort aient finalement été utilisés pour contrôler la mort en la *prenant en charge* et en la *prédisant*. L'acceptation grandissante de l'euthanasie et sa « technicisation » de plus en plus poussée sont le reflet de cette évolution, tout comme les récents efforts pour mettre au point des modèles pronostiques d'une formidable complexité, modèles qui requièrent des technologies telles que l'ordinateur, les algorithmes statistiques et les systèmes d'acquisition de données complexes. En d'autres termes les avancées technologiques dans le domaine de la thérapie commencent à trouver un écho en matière de pronostic, notamment pour justifier l'utilisation première de ces technologies thérapeutiques.

Les médecins utilisent également le pronostic pour maîtriser la mort en un autre sens : ils y ont recours afin d'éviter qu'on ne les tienne pour responsables de la mort du patient. Un décès soudain ou non anticipé est toujours problématique pour les patients (!) comme pour les médecins. En présentant le patient comme étant dans une situation qui conduit inexorablement à la mort – qu'il soit en « phase terminale » de sa maladie, « mourant » ou « condamné » – le médecin évite d'être tenu pour responsable du décès, et peut, en même temps, s'attribuer le mérite d'avoir bien évalué la nature de la situation. Comme l'observe le sociologue David Sudnow : « Du point de vue du médecin, la situation la plus inconfortable est celle où la mort survient sans qu'il ait prédit sa possibilité à l'avance. C'est dans un tel cas de figure que le médecin peut être accusé d'incompétence. Cette accusation crée, à son tour, les conditions dans lesquelles on peut considérer que le médecin, et non le processus naturel, inévitable de la maladie, a pu jouer un rôle déterminant dans le "décès". »

On doit faire de la mort la conséquence du fait de mourir. Sans cette transition, ou trajectoire, qui est dans l'ordre des choses on peut considérer que la mort n'a pas une cause naturelle et résulte d'une erreur.

Toute situation clinique impliquant une pronostication fatale est susceptible d'être chargée d'émotions intenses et pénibles. Celles-ci proviennent à la fois de la situation elle-même et des scrupules du médecin à établir un pronostic. Par ailleurs, une telle situation souligne les limites des connaissances médicales en général et, ce qui est peut-être pire encore, les limites du savoir et de la compétence du médecin en question. Face au caractère incertain de l'avenir ou à l'anxiété qu'il suscite, les médecins aimeraient, dans l'idéal, posséder le moyen technique de réduire cette anxiété et cette incertitude. Ainsi, de façon paradoxale, la pronostication augmente et en même temps l'angoisse diminue.

Le fait que le pronostic, dans l'ensemble, soit absent de la pensée comme de la pratique médicale n'est ni accidentel ni accessoire, car il existe des normes puissantes qui militent contre l'élaboration et la communication des pronostics. C'est pour éviter la pronostication que les médecins sont socialisés. Mais c'est le terme de « submersion » qui décrit le mieux cette absence : le pronostic n'est pas tant absent des soins médicaux que latent et implicite. Il informe parfois le travail clinique, même si ce n'est pas de façon explicite, et même si la question n'est pas ouvertement abordée. Il s'agit là de l'un des paradoxes centraux du pronostic : les médecins y ont recours de façon implicite lors même qu'ils ne l'expriment pas explicitement.

Les médecins ont de nombreuses raisons de ne pas établir et de ne pas communiquer les pronostics, parmi lesquelles : la difficulté objective de la pronostication ; l'incertitude et les erreurs inhérentes au pronostic ; les lourdes conséquences de telles erreurs, qu'il s'agisse des soins que reçoit le patient, ou de la réputation du médecin ; ou encore les sentiments pénibles que le pronostic fait naître chez le patient comme chez le médecin. Cette réticence est d'autant plus forte que le pronostic dont un patient fait l'objet peut dépendre de facteurs sociaux considérés par les médecins comme impondérables ; par comparaison, le diagnostic et la thérapie semblent être liés de façon beaucoup plus étroite aux facteurs biologiques (dont on pense qu'ils sont davantage du ressort des médecins). Enfin, si l'on évite généralement d'établir un pronostic, c'est parce que l'attention dont la maladie fait l'objet – tant sur le plan pratique que théorique – traduit la relation complémentaire qui unit la thérapie et le pronostic : lorsqu'il existe une thérapie, ce qui est d'ordinaire le cas, on évite d'établir un pronostic. Les médecins, cependant, ne se contentent pas d'éviter ou de négliger le pronostic : ils en ont peur. Cette peur provient essentiellement de deux sources. Tout d'abord, les médecins croient aux prédictions qui se réalisent d'elles-mêmes. Le fait que les prédictions sont censées produire des résultats les rend dangereuses. La seconde raison de cette peur du pronostic est qu'on identifie le pronostic à la mort. Lorsque les médecins prédisent qu'une maladie sera fatale, ils sont aux prises avec leur propre rôle – celui de retarder ou d'accélérer la mort – et ils se retrouvent inévitablement face à leur rapport à la mort du patient, comme à la mort en général.

En médecine comme ailleurs, l'acte qui consiste à prédire le futur est une tentative pour se saisir d'un avenir qui nous échappe. De façon très générale, la pronostication, qu'elle soit implicite (comme souvent) ou explicite (ce qui arrive rarement), permet au travail clinique d'avoir lieu. Elle sert de moteur à l'action en contournant la paralysie épistémologique et thérapeutique qui pourrait naître de la très grande variabilité à laquelle sont soumises les réponses subjectives et objectives des patients face à la maladie. Elle forme la base à partir de laquelle le médecin peut traiter la maladie et le patient réagir au traitement. Elle encadre l'épisode pathologique en spécifiant sa gravité de même que son évolution possible, habituelle. Pour le patient comme pour le médecin, la pronostication est souvent le moyen d'exprimer, et de réaliser partiellement, leur souhait d'une issue favorable et d'une victoire sur la mort.

► ARIÈS Ph., *L'Homme face à la mort*, Paris, Le Seuil, 1977. – CHRISTAKIS N. A., *Prognostication and Death in Medical Thought and Practice*, Ann Arbor, Univ. Microfilms, 1995, p. 306 sq. Le manuel étudié est celui de J. D. Wilson *et al., Haeeison's principles of Internal Medicine*, 12e éd., New York, McGraw-Hill, 1991 ; « The Ellipsis of Prognosis in Modern Medical Thought », *Social Science and Medicine*, 44, 1997, p. 301-315 ; *Death Foretold : Prophecy and Prognosis in Medical Care*, Chicago, Univ. of Chicago Press, 1999. – CHRISTAKIS N. A. & LAMONT E. B., « Extent and Determinants of Error in Doctors Prognoses for Terminally Ill Patients : Prospective Cohort Study », *British Medical Journal*, 320, 2000, p. 469-473. – EDELSTEIN L., « Hippocratic Prognosis », *in* O. Temkin & C. L. Temkin (eds.), *Ancient Medicine : Selected Papers by Ludwig Edelstein*, Baltimore, The Johns Hopkins Press, 1967, p. 65-110. – GLASER B. G. & STRAUSS A. L., *Awareness of Dying*, Chicago, Aldline, 1965. – HIPPOCRATE, « Pronostic », p. 170-185, *in* G. E. R. Lloyd (ed.), *Hippocratic Writings*, J. Chadwick et W. N. Mann trad., New York, Penguin, 1978. – KNAUS W. A. *et al.*, « The SUPPORT Prognostic Model : Objective Estimates of Survival for Seriously Ill Hospitalized Adults », *Annals of Internal Medicine*, 122, 1995, p. 191-203. – LAMONT E. B. & CHRISTAKIS N. A., « Prognostic Disclosure to Patients with Cancer Near the End of Life », *Annals of Internal Medicine*, 133, 2001, p. 1096-1105. – FLETCHER S. W., FLETCHER R. H. & GREGANTI M. A., « Clinical Research Trends in General Medical Journals, 1946-1976 », p. 284-3000, *in* E. B. Roberts *et al.* (eds.), *Biomedical Innovation*, Cambridge, MIT Press, 1981. – FOUCAULT M., *The Birth of the Clinic : An Archaeology of Medical Perception*, New York, Vintage Books, 1975, p. 97. – FRIES J. F. & EHRLICH G. B., *Prognosis : Contemporary Outcomes of Disease*, Bowie, Charles Press, 1981, p. 8. – HUTCHINSON R., « Prognosis », *The Lancet*, 226, 1934, p. 697-698. – MALINOWSKI B., *Magic, Science, and Religion*, Boston, Beacon Press, 1948. – REISER S. J., *Medicine and the Reign of Technology*, Cambridge (UK), Cambridge Univ. Press, 1978. – SENEFF M. & KNAUS W. A., « Predicting Patient Outcome from Intensive Care : A Guide to APACHE, MPM, SAPS, PRISM, and Other Prognostic Scoring Systems », *Journal of Intensive Care Medicine*, 5, 1990, p. 33-52. – KNAUS W. A., WAGNER D. P. & LYNN J., « Short-Term Mortality Predictions for Critically Ill Hospitalized Adults : Science and Ethics », *Science*, 254, 1991, p. 389-394. – SUDNOW D., *Passing On : The Social Organization of Dying*, Englewood Cliffs (NJ), Prentice-Hall, 1967, p. 92. – WELCH H. G. & BURKE W., « Uncertainties in Genetic Testic for Chronic Disease », *Journal of the American Medical Association*, 280, 1998, p. 1525-1527. – WHITE P. D., « Principles and Practice of Prognosis, with Particular Reference to Heart Disease », *Journal of the American Medical Association*, 153, 75-79, 1953, p. 75.

Nicholas A. CHRISTAKIS
(Trad. Mickaël Popelard)

→ Clinique ; Crise ; Décision médicale ; Diagnostic ; Erreur ; Responsabilité ; Symptôme.

PROTECTION MATERNELLE ET INFANTILE

Une politique de médicalisation de la famille

Instituée par ordonnance en 1945, la protection maternelle et infantile caractérise un système de surveillance médicale et sociale de l'ensemble des femmes enceintes et des enfants jusqu'à six ans. Organisées à l'origine pour lutter contre la mortalité infantile, ces consultations médicales et ces visites à domicile n'ont cessé d'étendre leur domaine d'intervention à la santé mentale, physique et sociale de l'enfance à l'adolescence, la sexualité des parents et leurs relations conjugales ou encore le dépistage des handicaps. Un dispositif s'est ainsi constitué qui incarne ce que Foucault nomme le « biopouvoir » : une forme de gouvernement dont la fonction de régulation de la vie trouve ses déterminants dans la construction de l'État moderne et de technologies de gestion de la population.

Si la généralisation de la protection maternelle et infantile est relativement récente, la mortalité des nourrissons et des enfants en bas âge est une des premières préoccupations politiques qui émergent à la fin de l'Ancien Régime et donnent lieu progressivement à des innovations institutionnelles. Certes, la diffusion croissante du « sentiment de l'enfance », en particulier dans les milieux de la bourgeoisie, modifie la place accordée dans la société à l'enfant et au rôle de la famille dans son éducation. Mais les impératifs en matière de défense de la Nation et d'essor de l'industrie capitaliste font de la baisse de la mortalité – dont celle des enfants en bas âge – un enjeu politique majeur, au même titre que la maîtrise des épidémies. Faire vivre les nourrissons repose dès lors sur une administration dotée de techniques de surveillance des familles (recensement des naissances et des décès, inspection médicale et sociale) qui s'appuie sur une médecine sociale pour encadrer les mères et les socialiser aux règles d'hygiène et d'élevage de leurs enfants.

Prophylaxie physique, prophylaxie morale

C'est sous la IIIe République qu'un dispositif de « protection des enfants du premier âge » consacre le fléau de la mortalité infantile qu'incarne la création d'un Comité supérieur de protection des enfants du premier âge. La loi de 1874, portée par le Dr Roussel, oblige la déclaration des placements en nourrice et leur contrôle sanitaire (par une inspection médicale locale). Deux autres grandes lois suivent qui élargissent la surveillance aux familles elles-mêmes, intégrant la protection contre la maltraitance et l'abandon moral (1889), avant que ne soit rationalisée l'assistance à l'enfance abandonnée (1904). Ces lois concrétisent deux enjeux qui, tout au long du XIXe s., accompagnent la transformation des formes d'assistance.

D'abord, envers les enfants trouvés dont l'effroyable mortalité dans les hôpitaux est l'objet de dénonciations constantes (de Tenon en 1788 à Villermé dans les années 1830). Celles-ci participent aux critiques générales de l'institution hospitalière : au coût humain et économique des nombreux décès s'ajoutent les effets néfastes de la promiscuité physique et morale des conditions d'existence. La création d'établissements spécialisés (comme celui des Enfants malades en 1802) tente de répondre à la nécessité de préserver les femmes en couches et les enfants. Dans le même temps, des mesures sont prises pour limiter les dépôts d'enfants à l'hôpital : instauration de l'anonymat (système du « tour » en 1811), restriction des admissions et répression des abus (1823), déplacement des enfants afin que les mères ne puissent les retrouver (1827). Une assistance aux mères célibataires est organisée pour les encourager à élever leurs enfants. Prémisses d'une politique familiale, ses secours s'étendent, sous le Second Empire, aux mères nécessiteuses puis aux familles pauvres.

La lutte contre la mortalité infantile prend une autre dimension dans la seconde moitié du XIXe s. La production de rapports de médecins hygiénistes, comme Monot (médecin des épidémies et correspondant de l'Assistance publique) ou de Brochard (médecin de l'Hôtel-Dieu et correspondant de la direction municipale des nourrices de Paris) alerte sur les conséquences sanitaires liées à l'industrie des nourrices dont la pratique est répandue dans toutes les classes sociales. Les sociétés protectrices de l'Enfance, les œuvres de Charité maternelle ou des Crèches contribuent à mettre en place des modalités de surveillance des nourrices et d'éducation des mères (allaitement, hygiène, etc.).

Cette dynamique est à son apogée après la guerre de 1870 où la lutte contre la mortalité infantile trouve des soutiens plus affirmés dans le champ politique. La nécessaire « repopulation » du pays justifie une législation de protection de l'enfance dont l'objectif de « survie » associe assistance et contrôle médical (déclaration, inspection médicale des placements en nourrice, en sevrage et en garde). Mais cette configuration se modifie lorsque, à ce dispositif, se combinent des initiatives de médecins : à partir des années 1880, des consultations pour femmes enceintes et nourrissons se multiplient à l'initiative de pédiatres (Hergott à Nancy, Dufour à Fécamp, Variot et Rothschild à Paris) ou d'obstétriciens (Budin et Pinard à l'École de la Maternité à Paris).

Les « gouttes de lait » et les dispensaires offrent un autre terrain d'application aux découvertes pasteuriennes et, dans le même temps, concrétisent l'alliance des hygiénistes, des pasteuriens et des médecins hospitaliers. Les savoirs et les techniques liés à la révolution pasteurienne permettent d'intégrer une approche prophylactique adaptée à l'exercice de la clinique. La consultation du médecin s'ouvre à l'examen somatique régulier de la grossesse et du nourrisson (le rituel de la pesée), l'observation du comportement maternel, la distribution de lait stérile, aux conseils en matière d'hygiène corporelle et nutritionnelle, la vaccination. Se constitue ainsi un espace de pratiques que Pinard, reprenant le néologisme du pédiatre Caron, définit en 1895 comme celui de la puériculture : une science de l'élevage des enfants qui couvre à la fois la procréation, la grossesse et la naissance.

Espace stratégique dans lequel s'investissent obstétriciens et pédiatres : la puériculture leur ouvre des perspectives que l'organisation de l'hôpital et les règles régissant l'exercice libéral interdisent. D'une part, l'hôpital reste réservé aux indigents et les médecins tout comme les femmes évitent les admissions : d'où la multiplication de consultations externes. De plus, l'émergence et l'accroissement des spécialités cliniques restreignent le domaine de pratiques de chaque spécialité. Ainsi, la création des services et du corps d'accoucheurs en 1881 s'accompagne d'une limitation des pathologies traitées (dont la gynécologie qui relève du monopole des chirurgiens) : d'où l'investissement sur le terrain de la médecine sociale, en dehors des hôpitaux. D'autant que les prérogatives des sages-femmes pour les accouchements à domicile contraignent également à des consultations prophylactiques pour des femmes et des nourrissons en bonne santé.

À partir de ces consultations, des études sont menées sur la grossesse et le nourrisson dans son milieu « naturel ». Budin poursuit ses travaux sur la stérilisation du lait animal. Variot conçoit une fiche anthropométrique pour l'étude de la croissance du jeune enfant (et les maladies digestives). Dufour élabore un livret où sont notées, à chaque consultation, des données sur l'enfant et ses parents. Pinard et ses élèves s'attachent à l'étude des conditions de procréation et de gestation. Mais ces études renvoient à deux conceptions de la puériculture : si, pour Budin, elle reste liée à la lutte contre la mortalité infantile et une prévention postnatale, pour Pinard, il s'agit de promouvoir une prévention, en amont, dans un objectif plus large de « conservation et d'amélioration de l'espèce humaine ».

Un processus de médicalisation

Cette opposition renvoie aux débats internes sur l'eugénisme qui, en France, ne sont pas séparables des enjeux démographiques et familialistes. Et si l'hérédité des fléaux sociaux (syphilis, tuberculose, alcool, maladies mentales) est une question théorique qui traverse le champ médical, les conditions d'application en sont une autre. Outre les insuffisances en matière de connaissance, celles-ci s'opposent à toute une partie de l'hygiène sociale qui s'est formée sur la théorie du « milieu ». De plus, si certaines approches recommandent la sélection des géniteurs, voire la limitation des traitements des nourrissons « dégénérés » ou « débiles », ces mesures entrent en contradiction avec la politique de « repopulation » ; ces enjeux internes au champ médical s'articulent ainsi à ceux liés au mouvement « nataliste », deux orientations en matière de lutte contre la mortalité qu'incarnent la Ligue contre la mortalité infantile, créée par Pierre Budin et Paul Strauss en 1902, ou la Société française d'eugénique, cofondée par Adolphe Pinard (et où se retrouvent les pédiatres généticiens Apert et Turpin) en 1912.

L'entre-deux-guerres est une période riche sur les plans législatif et organisationnel qui combinent ces deux conceptions : soit le contrôle de la procréation et des naissances ; soit l'amélioration des conditions sociales d'accouchement et l'éducation. À côté de lois réprimant la pratique de l'avortement et interdisant la publicité sur la contraception, d'autres instaurent le repos des femmes en couches et son indemnisation (loi Strauss de 1913), étendent l'âge de protection des enfants et créent le carnet de croissance (1935) ou instituent l'examen prénuptial (1942). Des écoles de puériculture sont fondées et, à côté des inspections médicales, apparaît la fonction d'infirmière visiteuse d'hygiène sociale (le statut sera fondu dans celui d'assistante sociale en 1938). Mais le dispositif touche essentiellement les classes populaires et tout le territoire n'est pas couvert. Il faut attendre la Libération pour que l'État définisse une politique spécifique et qu'une législation généralise la surveillance médicale et sociale des femmes enceintes et des enfants en bas âge.

La visée nataliste de l'ordonnance de 1945 est explicite : la protection maternelle et infantile, titre officiel, participe à la « renaissance » du pays. Des consultations sont assurées, au choix par un médecin libéral ou gratuitement dans un dispensaire, et des visites à domicile sont effectuées par une assistante sociale. L'inspection des nourrices est renforcée d'autant que les « gardes sauvages » se multiplient. À côté de ce suivi médical, l'assistante sociale doit œuvrer à l'éducation des mères, le contrôle des mœurs et de l'hygiène, les conditions de vie du jeune enfant. Dispositif prophylactique, la « PMI » associe la lutte contre la mortalité infantile à la lutte contre les fléaux sociaux (les « périls infectieux », « vénériens », « alimentaire »). Les puéricultures pré- et postnatales sont articulées dans un continuum (modélisé par le carnet de santé) qui débute avec le mariage (examen prénuptial) et se termine à l'enfant âgé de trois ans. Les nourrices et gardiennes sont immatriculées et contrôlées.

L'organisation de la surveillance médicale et sociale repose sur des organismes privés et publics (dispensaires antivénériens ou antituberculeux, laboratoires, œuvres de protection de l'enfance, « gouttes de lait »). Mais en nombre insuffisant pour couvrir le territoire, les visites à domicile des assistantes sociales s'avèrent irrégulières et la réticence des familles ne facilite pas leur exécution. Par ailleurs, les praticiens n'ont pas la disponibilité pour assurer les examens. Dès 1950, pour pallier cette situation, des mesures sont prises qui vont accentuer la médicalisation du dispositif. Les visites à domicile et la vaccination (BCG) sont rendues obligatoires et, à partir des années 1960, seront effectuées par les infirmières dont la spécialité en puériculture est reconnue depuis 1947. Les prestations prénatales et familiales sont subordonnées aux consultations médicales et des vacations en dispensaires sont instaurées pour les médecins.

Cette politique trouve des soutiens dans l'élite hospitalo-universitaire dont le Pr Robert Debré est le représentant le plus éminent. Pédiatre à l'hôpital Necker - Enfants malades, celui-ci a repris le combat des puériculteurs de la lutte contre la mortalité infantile. Et c'est dans leur filiation que Debré conçoit la pédiatrie sociale : une médecine sociale de l'enfant qui, prolongeant la pédiatrie clinique, englobe la santé physique, mentale et sociale du jeune enfant à l'adolescence. Le Centre international de l'enfance, fondé en 1949, en est l'institution de formation et d'études où se retrouvent aussi bien Portes (successeur de Pinard) et Heuyer (fondateur de la pédopsychiatrie) que les pédiatres Lelong et Lamy, ou Sauvy directeur de l'Institut national d'études démographiques.

Le dispositif de protection maternelle et infantile représente le terrain d'application privilégié et la spécialisation en pédiatrie et puériculture (dont le certificat est créé en 1949) deviendra la règle pour la plupart des médecins y exerçant (en vacations ou à temps plein) : d'où l'élargissement de la surveillance aux enfants de six ans et l'émergence des activités de dépistage des handicaps et des inadaptations. La baisse de la mortalité infantile, qui se confirme dès les années 1950, conjuguée à la progression des spécialisations médicales, étend les modalités d'intervention sur la famille. Dans le même temps, les examens de grossesse se précisent qui, avec le développement de la néonatalogie, ouvrent le domaine du dépistage néonatal (dont la détermination du rhésus obligatoire est la première mesure).

La gestion des risques

L'évolution de la protection maternelle et infantile est ainsi à mettre en rapport avec les transformations du champ médical dont la réforme de 1958, élaborée par Debré, représente un tournant important. Avec la création du Centre hospitalo-universitaire et l'imposition du temps plein pour les médecins hospitalo-universitaires, la médecine française est réorganisée. Lieu de la « médecine de pointe », l'hôpital se voit décharger de ces dernières activités d'assistance : l'Assistance publique transfère, en 1961, ses services sociaux (dont la « PMI ») aux bureaux d'aide sociale des communes de la région parisienne, tandis que les accouchements se réalisent totalement en maternité.

Cette transformation favorise l'extension des spécialités au détriment de la « clinique générale ». Ce déplacement des pôles d'intérêt au profit des domaines en « pointe » redistribue les fonctions entre médecine hospitalière et médecine libérale et, indirectement sur la médecine de « PMI ». Dans un premier temps, la lutte contre la mortalité infantile repose sur le médecin généraliste dont les remboursements des consultations par la Sécurité sociale favorisent la régularité des examens prénuptiaux et prénatals, le suivi des jeunes enfants et, par là même, l'intégration des familles dans le système de soins. « Médecin de famille », il est l'agent principal de la surveillance médicale avec les visites à domicile qui font fonction, en même temps, de surveillance sociale. Et la diffusion de la vaccination et de l'antibiothérapie en médecine de ville constitue le principal facteur de la baisse de la mortalité infantile.

L'accroissement des spécialités libérales, dont la Sécurité sociale fixe les conditions d'exercice, étend le processus de médicalisation de la famille. La pédiatrie et la gynécologie, spécialités dominantes dans les années 1970, prennent le relais du généraliste dans la surveillance médicale des femmes et des enfants. Mais le développement de la gynécologie et de la pédiatrie modifient la configuration de la protection maternelle et infantile. Ces nouvelles divisions du champ médical – entre hôpital, ville et dispensaire – se répercutent sur l'organisation de la protection maternelle et infantile. Le praticien de ville reçoit en cabinet (la visite à domicile disparaissant) la plupart des familles (dans un premier temps, pour les spécialistes, les fractions dominantes) pour le diagnostic et le traitement de maladies « courantes » et l'orientation dans les services hospitaliers pour les pathologies « lourdes » dont le traitement repose sur l'investissement technologique et la recherche expérimentale. En complément, le service de « PMI » intensifie la régularité des consultations et des visites à domicile, organise le dépistage des pathologies liées à la natalité et au développement de l'enfant et l'orientation vers les institutions médicales ou médico-sociales adaptées.

Cette politique est illustrée, dans les années 1970, par les programmes de lutte contre la mortalité périnatale, de dépistage précoce des handicaps, ou l'installation des centres de planification familiale (la contraception et l'interruption volontaire de grossesse). La généralisation d'une médecine du dépistage repose, dès lors, sur une professionnalisation croissante de cet espace de surveillance. L'introduction des sages-femmes, des psychologues et des conseillères familiales (et conjugales) en PMI intensifie la surveillance de l'institution familiale, diversifiant les angles d'observation, de dépistage et de prophylaxie : la relation du couple, la santé mentale de l'enfant ou l'épanouissement de la femme enceinte.

Mais ces divisions recoupent une distribution sociale des populations prises en charge. Si la médecine libérale reste l'agent principal des consultations et des examens, le service de PMI et ses dispensaires se trouvent de plus en plus chargés des classes populaires et ses fractions les plus pauvres. En corollaire, l'accent est mis sur les relations entre « maladies » et « milieu social » ou, plutôt, entre « risques » et « facteurs sociaux ». En effet, l'espace d'intervention de la protection maternelle et infantile évolue, dès la fin des années 1970, sur un double registre : la surveillance individualisée devient de plus en plus précoce mais elle se combine à l'utilisation des méthodes épidémiologiques pour cibler les « familles à risques » (des « groupes à risques ») dont la sélection est opérée à l'aide de critères statistiques. À partir des données recueillies par le carnet de santé, un traitement statistique, informatisé, repère les enfants « à risque » et active une intervention spécialisée.

La construction de cette planification « populationnelle », si elle hérite de l'hygiène sociale – des enquêtes sociales et d'une épidémiologie démographique – trouve ses conditions de possibilité, dans la conjonction de deux dynamiques. D'une part, dans le champ médical, les recherches épidémiologiques et biostatistiques prennent un nouvel essor sous l'impulsion du mathématicien Daniel Schwartz. La PMI devient, à partir du carnet de santé, le terrain d'études sur les risques liés à la natalité. D'autre part, dans le champ administratif, l'introduction de critères économiques dans la définition de la politique de protection maternelle et infantile accroît la logique d'évaluation démographique des objectifs de santé publique (la « RCB » : la rationalisation des choix budgétaires). Renouant avec les origines mêmes des préoccupations en matière de lutte contre la mortalité infantile, l'évaluation des risques combine une économie des populations et une surveillance des individus.

Double logique donc : où la discipline du corps individuel (organique) se superpose à la gestion du corps social ; où la pratique « clinique » qui confronte le « médecin et le patient » s'articule à la relation « administrative » du médecin de santé publique qui observe la « population ». Si, dans un cas, l'objet de la santé publique se situe sur le registre des changements de comportements (leur adaptation aux règles de l'hygiène) et de la prédiction biologique (dont le conseil génétique est la forme la plus avancée) ; dans l'autre, la rationalisation repose sur la régulation des populations et la prédictivité des événements sociaux (la gestion des risques). Ces deux processus structurent les politiques actuelles de santé publique.

▶ ARIÈS P., *L'Enfant et la Famille sous l'ancien régime,* Paris, Le Seuil, 1973. – BOLTANSKI L., *Prime éducation et morale de classe,* Paris, École des Hautes Études en Sciences sociales, 1984. – CAROL A., *Histoire de l'Eugénisme en France,* Paris, Le Seuil, 1995. – CASTEL R., *La Gestion des risques. De l'antipsychiatrie à l'après psychiatrie,* Paris, Minuit, 1981. – CHAUVENET A., *La Protection de l'enfance, une pratique ambiguë,* Paris, L'Harmattan, 1992. – FOUCAULT M., *Les Anormaux, cours au Collège de*

France, 1974-1975, Paris, Hautes Études, Gallimard/Le Seuil, 1999 ; *La Naissance de la médecine sociale, Dits et écrits 1954-1988*, t. 4, Paris, Gallimard, 1994, p. 207-227. – HAROUN J., *Contribution à une sociologie de la décision. La réforme des études médicales et des structures hospitalières*, Paris, CNRS-CES, 1967. – HUARD P., LAPLANE R., *Histoire illustrée de la pédiatrie*, Paris, Dacosta, 1980. – LEFAUCHER N., « La Puériculture d'Adolphe Pinard, une voie française de l'eugénisme », *in* G. Raimbault, M. Manciaux, *Enfance menacée*, Paris, Éditions de l'Inserm, 1991, p. 21-44. – MURARD L., ZYLBERMAN P., *L'Hygiène dans la République. La santé publique en France ou l'utopie contrariée (1870-1918)*, Paris, Fayard, 1996. – NORVEZ A., *De la Naissance à l'école. Santé, modes de garde et préscolarité dans la France contemporaine*, Paris, PUF-INED, 1990. – PINELL P., ZAFIROPOULOS M., *Un Siècle d'échecs scolaires (1882-1982)*, Paris, Éditions Ouvrières, 1984. – ROLLET-ECHALIER C., *La Politique à l'égard de l'enfance sous la IIIe République*, Paris, PUF-INED, 1990.

Claude THIAUDIÈRE

→ Assistance publique ; Hôpital ; Hygiène ; Mort subite du nourrisson ; Pédiatrie ; Santé publique.

PSYCHANALYSE

Depuis la création par Freud, en 1896, du mot Psycho-analyse, par lequel il rendit compte de la spécificité sexuelle de l'étiologie de l'hystérie, les rapports entre la psychanalyse et la médecine n'ont pas cessé d'être conflictuels.

Homme de laboratoire pendant de nombreuses années, c'est en jeune médecin qu'en 1885 Freud vient en stage à Paris chez Jean-Martin Charcot et qu'il découvre les vues nouvelles de son maître sur l'hystérie. Considérée depuis le Moyen Âge comme la *bête noire* de la médecine qu'elle confrontait à l'échec thérapeutique, l'hystérie, note Freud dans l'*Encyclopédie Villaret*, fut à la fois l'un des fléaux du Moyen Âge et une cause durable de maltraitance à l'égard des femmes qui furent selon les époques exorcisées pour cause de possession et de sorcellerie, ou traitées comme des simulatrices. En définitive, c'est sur le sol de l'hystérie, qu'il sortit du champ de la médecine, que Freud bâtit la psychanalyse, sans réaliser dans le moment qu'elle tiendrait dans l'histoire de la civilisation moderne une place plus importante que celle qu'il attribua à l'hystérie dans l'histoire du Moyen Âge. « La psychanalyse, écrit Freud en 1923, a poussé sur un terrain étroitement délimité. Elle ne connaissait à l'origine que le seul et unique but de comprendre quelque chose de la nature des maladies nerveuses dites "fonctionnelles" pour surmonter l'impuissance médicale existant jusqu'alors dans le traitement de celles-ci. [...] La récusation bruyante que rencontra la psychanalyse de la part du monde médical n'a pas pu empêcher ses adeptes de la développer tout d'abord dans sa visée originelle en une pathologie et une thérapie spécialisée des névroses, tâche dont même actuellement on ne s'est pas encore pleinement acquitté. [...] Ajoutons que parmi les thérapeutes se sont élevées des voix (Groddeck, Jeliffe) qui déclarent plein d'espoir le traitement psychanalytique de graves atteintes organiques, étant donné que dans beaucoup de ces affections a aussi agi conjointement un facteur psychique sur lequel on peut acquérir de l'influence. »

S'il n'a consacré aucun ouvrage majeur à l'étude de la maladie organique, Freud y a fait référence tout au long de son œuvre, en interrogeant sa fonction dans la vie psychique. Ainsi a-t-il mentionné « les maladies organiques comme substituts, comme alternatives de la névrose, comme affaiblissement du moi, comme besoin de punition, les maladies organiques nerveuses, la maladie corporelle pendant la névrose, la répartition de la libido dans la maladie corporelle douloureuse, la névrose d'angoisse causée par une maladie corporelle grave... ».

Comment, à l'appui de ce bref historique et de ces quelques références freudiennes, situer aujourd'hui les places respectives de la psychanalyse et de la médecine dans la société ? Comment envisager leurs contributions à la connaissance de l'homme dans sa double dimension psychique et somatique ? Comment également concevoir les formes de collaboration entre médecins et psychanalystes tant au niveau de la recherche qu'au niveau de la pratique ?

Il revient à Jacques Lacan d'avoir apporté de substantiels éléments de réponse à ces questions, lors d'une conférence qu'il donna au Collège de Médecine en 1966, intitulée « La place de la psychanalyse dans la médecine ».

L'originalité de Lacan, à l'époque, consista à considérer cette place du point de vue du médecin plutôt que du point de vue du psychanalyste, plus précisément à confronter le médecin au changement qu'apportaient et qu'apporteraient les progrès de la science à sa fonction. Estimant que le personnage du médecin, « homme de prestige et d'autorité » depuis plusieurs siècles, se trouverait désormais affronté à de nouveaux problèmes, liés à l'entrée récente de la médecine dans sa phase scientifique, il attira l'attention sur la conséquence de ce changement. La position traditionnelle du médecin de famille n'aurait plus sa raison d'être. La tâche du praticien, comptant parmi les agents du monde scientifique, serait désormais de répondre du droit de l'homme à la santé. Avec la création de l'Organisation mondiale de la santé (OMS), l'action du médecin connaîtrait des modifications inhérentes à la transformation des demandes. Tels sont les principaux éléments au nom desquels Lacan incita les médecins de l'assistance à une réflexion sur le sens des demandes qui leur étaient adressées, allant jusqu'à dire que « la chance de survie de la position proprement médicale » s'inscrivait « dans le registre du mode de réponse à la demande du malade. » Inutile de dire qu'il fit scandale, notamment auprès du Pr Pierre Royer que Jenny Aubry, première femme nommée chef de service à l'hôpital des Enfants malades en 1963, avait convié : « Vous avez émis, lança

P. Royer à Lacan, un certain nombre de jugements sur les médecins qui sont inacceptables. »

Seule la psychanalyse était, aux yeux de Lacan, susceptible d'apporter au médecin et à la médecine quelques éclaircissements sur « la structure de la faille qui existe entre la demande et le désir », puisque la demande adressée au médecin, notamment la demande de guérison lui apparaissait – à juste titre si on en croit l'expérience – comme porteuse de son contraire : la reconnaissance du malade dans son statut de malade.

S'il est vrai qu'en s'exprimant ainsi, Lacan produisit un retournement radical par rapport à la position qu'adopta Freud au départ pour fonder la psychanalyse, à savoir la preuve de l'impuissance médicale à soigner l'hystérie, il renouvela de façon quasiment visionnaire la notion même d'impuissance médicale qu'il présenta comme l'une des conséquences, pour l'homme médecin, des progrès de sa technique, soit aussi de sa puissance thérapeutique.

Dans ce contexte, l'apport de la psychanalyse tant sur le plan théorique que sur le plan pratique devenait incontournable puisqu'en affinant la connaissance du psychisme humain, elle contribuerait à maintenir la position traditionnelle du médecin. L'approche fut inédite et fructueuse. Centrée sur la place de la psychanalyse dans la médecine, elle en montrait à la fois la fragilité et la puissance. C'est avec l'appui de la psychanalyse que la médecine parviendrait à allier sa modernité et sa tradition.

Il va de soi qu'aucun médecin ne saurait adhérer à une telle conception de la psychanalyse. Toutefois, au-delà de la dichotomie entre lésionnel et fonctionnel, la question du corps et de son économie dans la vie psychique fut et demeure un facteur essentiel organisateur des rapports entre psychanalyse et médecine depuis que Sigmund Freud leur assigna des territoires distincts, et, en conséquence, des voies de formations différentes

Deux formations pour deux disciplines

L'analyse du psychanalyste, qui fait le vif de sa formation avant de se poursuivre par une ou plusieurs supervisions, est aussi le préalable indispensable à la pratique, alors que le devenir médecin procède essentiellement de l'acquisition renouvelée de connaissances, avec une pauvreté regrettable en matière de psychopathologie.

Le préalable de l'analyse personnelle, promu en principe par Ferenczi, disciple privilégié de Freud, constitue la deuxième règle dite fondamentale de la psychanalyse, la première étant celle de l'association libre. La pratique de la psychanalyse n'exige donc pas que l'on soit médecin. Il fallut que Theodor Reik, un autre disciple de Freud, soit l'objet d'une plainte pénale pour exercice illégal de la médecine, pour que la question de l'analyse dite profane ou laïque soit portée au débat en 1926. Freud prit fait et cause pour la psychanalyse non médicale, dont il fit une affaire de principe, voyant dans sa contestation – il l'écrivit en 1929 à Ferenczi – « le dernier masque que revêt la résistance contre la psychanalyse et le plus dangereux de tous ». Notons qu'aux États-Unis, la psychanalyse a dès le début été tenue pour une spécialisation médicale, position qui selon J.-B. Pontalis tient au fait que la médecine y a conquis « relativement tard son statut scientifique » et que les Américains ont voulu conjurer ainsi le risque de voir la dignité de la médecine confondue avec ce qui la menacerait ou lui échapperait. Il n'en reste pas moins, comme le souligne Conrad Stein, que le psychanalyste n'est pas médecin lorsqu'il pratique la psychanalyse. Sa ligne de conduite n'est pas, comme en médecine ni en psychiatrie, guidée par le souci diagnostique. « Dans les meilleurs cas, ajoute-t-il, les cures dirigées par lui [le psychanalyste] se déroulent comme une nouvelle redécouverte de la psychanalyse, comme une répétition du parcours que Freud avait accompli en créant la psychanalyse. »

Cela étant, ce sont les questions relatives au statut du corps dans la vie psychique et à celui de la maladie entre le malade et le médecin qui ont consacré les rencontres entre praticiens de la psychanalyse et praticiens de la médecine et favorisé l'émergence de nouvelles théories.

Statut du corps, statut de la maladie

Les préoccupations relatives au statut du corps malade de même qu'à l'influence de la personne du médecin dans le déroulement de la maladie et dans le suivi du patient ont toujours entretenu les liens entre psychanalyse et médecine, ne serait-ce qu'en raison du souci de causalité qui les soutient. Pourquoi tombe-t-on malade ? Les facteurs qui mènent à la guérison sont-ils exclusivement somatiques ? Quelle place y tiennent les fantasmes et l'ambivalence des désirs ? Si les théories, comme celle de Groddeck – créateur du mot « ça » – qui demanda à Freud de considérer les incidents somatiques comme des manifestations de l'inconscient au même titre que les rêves, les lapsus ou les actes manqués, sont désormais obsolètes, le courant dit psychosomatique, initié par Alexander à Chicago dans les années 1930, est toujours actif. Développée en France par Pierre Marty et son École, la théorie psychosomatique fait une large place au souci étiologique de même qu'aux effets de la carence fantasmatique sur l'éclosion d'une maladie qui ferait irruption, telle « un avatar de la logique du vivant ». Ayant un corps vulnérable et précaire, l'homme que Freud présente comme « un simple appendice de son plasma germinatif » porte une responsabilité psychique dans l'éclosion de ses somatisations. Cette conception a donné lieu, en France, à de nombreux travaux, notamment de la part de M. de M'Uzan, M. Fain et J. McDougall qui se sont progressivement distanciés de la théorie psychosomatique initiale. La maladie dans ce contexte apparaît à la fois comme un désordre et comme un défi à la finitude. En découlent des propositions sur le traitement psychanalytique des atteintes organiques de même que sur les sédations, les aggravations ou sur les rechutes survenant au cours de la cure et qui s'inscrivent dans le transfert.

On connaît, depuis plus d'un demi-siècle, les travaux du psychanalyste anglais Michael Balint, notamment l'importance de l'attitude du médecin dans l'évolution d'une maladie. Balint promut une méthode de travail en groupe destinée à mettre en évidence les effets de la surdité du médecin aux paroles de son patient. Il revient à Jean-Paul Valabrega d'avoir introduit la pensée de Balint en France dans les années 1950. Ayant montré l'asymétrie des positions entre le malade et son médecin, Valabrega, dans un ouvrage princeps, mit l'accent sur le transfert qui étaye la relation thérapeutique, sachant que ce transfert, à la différence de celui qui se produit dans une cure, n'est ni analysé, ni analysable. Dans la mouvance des groupes Balint que les médecins libéraux ont largement suivis, des groupes dits de paroles existent aujourd'hui dans les différents services de médecine et de soins palliatifs. On doit toutefois remarquer que les conditions d'exercice de la médecine moderne tendent à diluer la relation entre malades et médecins, sinon à faire disparaître la notion même de « dialogue singulier ».

Dans ce domaine toutefois, une place particulière doit être faite à la pédiatrie hospitalière au regard de son rôle fondateur dans l'histoire des relations entre la médecine et la psychanalyse. Ces relations perdurent, entretenues par les progrès technologiques, et elles ouvrent des perspectives sur la place de l'enfant dans la société et dans la famille, de même que sur la nature intime des liens qui se nouent dans la maladie entre une mère et son enfant.

Apport de la pédiatrie à la psychanalyse

En 1909, lors d'une séance des Minutes de la Société psychanalytique de Vienne, Freud, peu après la première parution des *Trois essais sur la théorie sexuelle*, appela la pédiatrie à venir au secours de la psychanalyse naissante pour confirmer ses vues contestées sur la sexualité infantile. Il mit l'accent sur l'importance, pour le psychanalyste, de l'observation de l'enfant par le pédiatre.

À cette époque, la pédiatrie, en tant que branche spécifique de la médecine, était récente. Psychanalyse et pédiatrie étaient deux disciplines jeunes qui paraissaient faites pour se rencontrer et pour collaborer, compte tenu de leur intérêt commun pour l'enfant. Mais il est clair que si Freud comptait sur les observations communiquées par les pédiatres, eux-mêmes n'avaient aucune idée de ce que la psychanalyse pouvait leur apporter. Plus tard, suivant ce fil, Melanie Klein fera état des observations d'un pédiatre pour appuyer sa conception de la vie psychique enfantine, notamment les signes des angoisses des bébés.

Mais combien étaient-ils, en 1909, à s'intéresser aux idées de Freud et à suivre ses conseils afin de pouvoir repérer la part des phénomènes psychiques dans les maladies organiques ? « Notre tâche, disait Freud, n'est pas d'usurper la place de la pathologie organique, mais de déceler partout la contribution psychique. » En valorisant la contribution psychique qu'apporte à la vie du corps l'éveil de la sexualité infantile, Freud révolutionna les idées en vigueur à son époque. On vit en sa théorie une dénonciation du mythe de l'innocence de l'enfant et, dans sa méthode, l'incarnation d'un danger. Comment se fait-il qu'avec le poids des ans, celui des accusations n'ait guère faibli ?

Pourquoi et comment la collaboration entre pédiatres et psychanalystes s'est-elle organisée en France dans la deuxième partie du XXe s. ? Où en sommes-nous pour les années postérieures à l'an 2000 ?

En France, l'intérêt pour les répercussions psychiques des maladies somatiques graves ou chroniques de l'enfance et de l'adolescence naquit dans les années 1960. Il s'imposa en raison de la conjonction de deux facteurs : l'un, d'ordre médical, repose sur les progrès thérapeutiques et l'autre, d'ordre institutionnel, résulte de l'introduction de psychanalystes, de psychologues et de psychiatres dans les services hospitaliers, tout particulièrement en pédiatrie, dans le prolongement des travaux de René Spitz et de Jenny Aubry, pour ne citer qu'eux.

Ces deux facteurs, comme l'a montré Lacan, ne peuvent être dissociés. Le premier d'entre eux, à savoir les progrès thérapeutiques, créa l'exigence du second, à savoir la collaboration entre pédiatres et psychanalystes afin, comme y insista le Pr Pierre Royer dès 1966, que les pédiatres se montrent « moins maladroits dans le maniement des rapports humains ». Évidemment la notion même de maniement peut appeler quelques réserves, à tout le moins mettre l'accent sur la nature quasi instrumentale des demandes qu'adressent les médecins aux psychanalystes. Ainsi convoqués, ces derniers ont eu pour tâche d'aider les soignants à mieux gérer leurs angoisses face à celle des parents en détresse, sans avoir le sentiment de renoncer à la prise en charge de l'enfant dans sa globalité.

Que comprendre, que lire dans l'expression « prise en charge de l'enfant dans sa globalité » ? Il ne s'agit pas tant, comme on pourrait le croire, de faire en sorte que le pédiatre devienne aussi compétent dans la gestion prolongée des problèmes psychiques de l'enfant que dans celle des maladies de son corps, car les soins du corps et ceux de l'âme n'obéissent pas aux mêmes règles. Il n'y a pas et il ne peut pas y avoir de parallélisme entre savoir médical et savoir psychique. En revanche

– et tel est l'un des principaux motifs des demandes que les pédiatres hospitaliers ont adressées aux psychanalystes – le médecin d'enfants passe toujours par la parole de la mère pour connaître l'histoire de la maladie. Il est confronté au quotidien aux désirs de vie et de mort portés sur l'enfant de même qu'à l'ambivalence des sentiments. À ce titre, il peut aussi témoigner de son expérience.

Des collaborations importantes pour l'histoire de la pédiatrie comme pour celle de la psychanalyse virent ainsi le jour, donnant lieu à des travaux qui firent date et qui insufflèrent une nouvelle conception de l'enfant malade eu égard au statut de sa maladie, des soins qu'elle exigeait ou des séquelles qu'elle laisserait. Les liens qui se tissaient, à l'occasion de la maladie de l'enfant, entre ses parents, ses médecins, l'équipe soignante et lui-même, si petit puisse-t-il être, furent depuis lors envisagés sous l'angle de leur incidence sur le devenir de l'enfant. Rappelons à ce sujet, pour mémoire, la collaboration qui s'instaura en néphrologie, dès les années 1960, entre le Pr Pierre Royer et Ginette Raimbault, en hématologie autour du Pr Jean Bernard avec le Pr Jean-Marc Alby et Nicole Alby, puis, quelques années plus tard, en cancérologie de l'enfant, dans le service du Dr Odile Schweisguth avec Jacqueline Morisi et moi-même. Ce fut l'époque où des pédiatres de haut niveau, confortés par les avancées de leur discipline, voulurent conserver la fonction de médecin de famille que les parents et les enfants leur attribuaient. Ils se montrèrent soucieux de préserver à la fois le bien-être des petits malades et de ceux qui les soignaient, à savoir les infirmières.

Psychanalyse et pédiatrie, la thèse de Françoise Dolto qui date des années 1940 s'inscrit dans cette ligne de pensée. Elle est dédiée aux pédiatres et à la prise de conscience de « leur sentiment de responsabilité ». Il est bien difficile de dire aujourd'hui si elle a vraiment été entendue, aussi modernes pour ne pas dire visionnaires qu'aient été ses théories. L'efficacité de la médecine et des technologies renforce, en effet, la responsabilité des pédiatres et des généticiens, dans la mesure où ils sont constamment appelés à accompagner parents et enfants dans des décisions cruciales d'interventions où se joue, au-delà des questions de vie et de mort, leur avenir somatique, psychique et affectif.

Sans tomber dans la caricature d'une répartition des tâches, il semble que la collaboration entre pédiatres et psychanalystes pour que les premiers s'occupent de la réalité de la mort ou du handicap possibles et les seconds de sa fantasmatique, n'altère ni la fonction médicale ni l'écoute du psychanalyste.

Mais avec les problèmes liés à l'évolution d'une maladie somatique, place doit être faite aux symptômes psychiques qui appellent souvent l'intervention du pédiatre et celle du psychanalyste au niveau du dépistage comme à celui du suivi.

Le symptôme de l'enfant entre pédiatres et psychanalystes

Depuis Freud et avec ses successeurs, la compréhension des symptômes d'un enfant s'est beaucoup diversifiée. On ne peut plus si facilement méconnaître l'impact organisateur d'une sexualité tôt éveillée, avec son cortège d'excitations, d'angoisses et de culpabilité. La psychosomatique de l'enfant que Léon Kreisler, s'appuyant sur sa pratique de pédiatre, promut en France dès les années 1970, en collaboration avec Michel Soulé et Michel Fain, trouva son origine dans cette conception freudienne de la symptomatologie de l'enfant.

S'il revient à Melanie Klein d'avoir attiré l'attention des praticiens de l'enfance sur les toutes premières angoisses de persécution du bébé, elle n'en a pas moins rendu les pédiatres mal à l'aise. Winnicott fut davantage entendu lorsque, dès les années 1930, il mit l'accent sur l'importance de la mère dans le développement du bébé, sur la manière dont elle l'accompagnait dans les moments d'excitation et de calme qui rythment les premiers temps de sa vie. Pédiatre de formation, il ouvrit une polémique relative à la fonction du symptôme en pédiatrie. L'enfant, dit-il, a « besoin du symptôme pour traduire un accroc dans son développement affectif ». La définition est exemplaire.

Winnicott notait que si le psychanalyste d'enfants n'était pas pressé de faire disparaître le symptôme pour découvrir ses ressorts et ses enjeux psychiques, le pédiatre avait tendance à vouloir guérir tout de suite, ne serait-ce que pour répondre à la demande. « Pour le pédiatre, disait-il, le symptôme est un défi à son arsenal thérapeutique. » Et d'ajouter : « Je suis convaincu que cette intolérance du symptôme existe uniquement parce que le pédiatre ne connaît pas grand-chose à la psychologie dynamique (c'est-à-dire pour moi la psychanalyse) et qu'il n'y a qu'elle qui puisse donner un sens aux symptômes. »

Avec le développement des neurosciences qui répondent à un souci grandissant d'efficacité sur le symptôme, dans sa double composante organique et psychique, la psychanalyse peut encore et toujours inspirer de la méfiance. Pourquoi aller chercher dans les profondeurs de l'âme humaine ? Cependant le symptôme est insistant, résiduel, volatile. On le voit disparaître pour revenir ailleurs, transformé, porteur d'appel. Ce qui vaut pour les pédiatres et qui est susceptible de les sensibiliser à certaines manifestations de la vie psychique, vaut aussi pour les obstétriciens, les généticiens ainsi que les cancérologues qui ont affaire aux problèmes de vie et de mort.

Débusquer le symptôme pour en débarrasser le malade et pour prolonger sa vie, tel est, de façon très schématique, le projet de la médecine. Quant à la psychanalyse, elle accueille le symptôme comme un message déguisé du conflit entre deux forces opposées : celle qui pousse à la prise de conscience et celle qui s'y oppose. Disciplines aux antipodes l'une de l'autre, toutes deux, à leur manière, ne cessent pas d'être relancées par l'étonnement que suscitent les réactions des malades. En médecine de pointe, certains d'entre eux, sceptiques, pessimistes sur leur santé retrouvée, déroutent les médecins.

Les médecins d'adultes comme ceux d'enfants ont tendance à considérer les preuves du fonctionnement psychique du malade et de ses proches, en termes d'opposition ou d'incrédulité par exemple, comme autant d'entraves, autant d'obstacles à leur propre conception programmée, scientifique, de la maladie et de sa guérison. Dans ce parcours, ils font bien sûr une place à un pourcentage plus ou moins élevé d'aléas ou d'échecs thérapeutiques. Mais le dépassement du médecin surgit à l'occasion de ces entraves, de ces obstacles irrationnels, incompréhensibles, que représentent les manifestations psychiques du malade, et qui sont l'occasion d'un surgissement d'affects et d'émotions auxquels les médecins ne peuvent rester insensibles, même s'ils ne parviennent pas à en prendre la pleine mesure. Affects et émotions dans ces circonstances sont à entendre comme des expressions détournées et déguisées des pulsions de vie et de mort que la maladie somatique actualise. Le corps du malade s'habite ainsi dans des moments quasiment anachroniques.

Comme à ses débuts, la psychanalyse se voit convoquée là où la médecine, détournée de sa thérapeutique et de son projet de guérison, rencontre ce qui lui apparaît comme un désordre, alors que ce désordre relève d'un autre ordre : celui des actes psychiques.

Recherche et enseignement en psychanalyse et en médecine

La recherche est fort instructive à plusieurs titres. D'abord parce qu'elle permet au psychanalyste de travailler avec les médecins sans interférer dans leurs décisions, tout en préservant sa propre autonomie de fonctionnement. Ensuite parce qu'une fois l'indication posée par le médecin pour une même catégorie de malades, il appartient au psychanalyste de prendre contact avec les familles et d'organiser son travail à l'intérieur d'un cadre qui permettra éventuellement d'instaurer une sorte d'extraterritorialité par rapport à l'hôpital.

Aujourd'hui encore, après plus de vingt-cinq ans, l'expérience permettant en la matière de formaliser un certain nombre de propositions, il semble qu'on puisse recommander la poursuite de la recherche psychanalytique dans les différents domaines de la médecine hospitalière. On s'aperçoit, en effet, qu'au-delà de sa visée rétrospective, la recherche se révèle à la fois prospective et thérapeutique. Les familles qui en découvrent l'utilité, après avoir accepté le principe d'une rencontre avec le psychanalyste, effectuent chacune pour leur part un mouvement d'appropriation envers l'histoire médicale et l'inscrivent autrement dans celle de leur vie. Les uns et les autres s'acheminent ainsi vers la possibilité d'un récit à la première personne du singulier. C'est un processus qui ne coïncide pas nécessairement avec la guérison médicale mais qui fait partie de ce que l'on peut appeler la guérison psychique.

On peut voir dans l'idée même de l'extraterritorialité du psychanalyste les conditions d'une indispensable définition du cadre. À partir de là, un espace se crée, au nom de la mobilité psychique créée par la mobilité géographique, où le poids de la réalité de la maladie ne parasite plus de la même manière la prise en compte de son incidence sur la vie psychique. Une évolution est évidente au cours des trente dernières années. Aujourd'hui, les recherches en psychanalyse et en psychopathologie, telles qu'elles se développent à l'université, visent d'une part, à solliciter les médecins pour mieux apprécier, avec eux, l'incidence des facteurs psychiques sur l'évolution de la maladie et de la guérison, d'autre part, à tirer le meilleur parti, dans le champ de la maladie somatique, de certaines notions de la psychopathologie, par exemple la mélancolie, la dépression, la paranoïa. Le modèle de la mélancolie est ainsi devenu opérant même quand le sujet n'est pas mélancolique.

Ce champ inclut une articulation avec la psychiatrie comme spécialité médicale, sachant que c'est une position qu'elle revendique. Si la vérité du patient ne se réduit pas à l'exactitude médicobiologique, l'étiologie de ses pathologies somatiques va bien au-delà d'une cause subjective ou intersubjective. C'est dans l'éthique d'une reconnaissance et d'une identification des formes de la souffrance, irréductibles aux maladies, que les praticiens de la médecine et de la psychanalyse découvrent le vif de leurs échanges. Les attentes, les demandes, les illusions et les rêves que fait naître la médecine techno-scientifique y sont nécessairement partie prenante.

► BALINT M., *Le Médecin, son malade et la maladie,* Paris, Payot, 1960. – BRUN D., *L'Enfant donné pour mort,* Paris, Eshel, 2001. – DOLTO F., *Psychanalyse et Pédiatrie,* Paris, Le Seuil, 1970. – FREUD S., *Court abrégé de psychanalyse,* Paris, PUF, *OCP* XVI, 1991 ; *La Question de l'analyse profane,* Paris, Gallimard, 1985 ; *Les Premiers Psychanalystes, Minutes de la société psychanalytique de Vienne II,* Paris, Gallimard, 1978. – LACAN J., « La place de la psychanalyse dans la médecine », *Le Bloc-Notes de la psychanalyse,* n° 7, 1987, Genève, Georg éd., p. 9-38. – STEIN C., *La Mort d'Œdipe,* Paris, Denoël, 1977. – VALABREGA J.-P., *La Relation thérapeutique Malade-Médecin,* Paris, Flammarion, 1962. – WINNICOTT D. W., « Le respect du symptôme en pédiatrie (1953) », *De la pédiatrie à la psychanalyse,* Paris, Payot, 1969.

Danièle BRUN

→ Adolescence (Troubles de l') ; Autisme ; Cocaïne ; Dépression ; Famille (Clinique de la) ; Inconscient ; Névrose ; Placebo ; Psychothérapie ; Sexualité ; Symptôme ; Transsexualisme.

PSYCHIATRIE (Naissance de la)

La folie est de tous les temps. La psychiatrie est un art (entendons une technique) assez récent. Le terme même de *psychiatrie (Psychiaterie)* est une invention du médecin allemand Reil, l'auteur des *Rhapsodien über die Anwendung der psychischen Curmethode auf Geisteszerrüttungen* (Halle, 1803). Le terme apparaît en France à partir de 1809, dans la « Bibliothèque médicale » dirigée par A. A. Royer-Collard. Mais c'est à partir de 1860 qu'il va remplacer celui de *médecine aliéniste.* (Cf. *Dictionnaire de la psychiatrie,* sous la direction de J. Postel, Paris, Larousse, 1993). Pinel, en ce qui le concerne, parle du *traitement de l'aliénation mentale.* Il semblerait donc assez facile, à première vue, de faire l'histoire de quelque chose dont la naissance date de la toute fin du XVIIIe ; d'une médecine dont on connaît le fondateur, Pinel, qui en a fait la théorie. C'est malheureusement une profonde erreur. Qu'est-ce d'ailleurs que l'histoire de la psychiatrie ? On connaît la date de la naissance de l'*Histoire de la médecine.* C'est l'œuvre de Daniel Leclerc (*Histoire de la médecine,* 1701). On assiste alors au commencement d'une histoire vraiment historienne de la médecine, c'est-à-dire avec des finalités qui ne sont pas immédiatement orientées vers une pratique. Mais la même période est aussi celle de la renaissance d'une médecine qui veut prendre les voies de l'histoire et se maintenir comme pratique historique, qui veut unir l'histoire et la pratique, en fait qui pratique sa propre histoire. L'histoire de la médecine a été longtemps un enjeu de la médecine. Qu'en est-il maintenant ? Bien évidemment la question de l'origine, les débats pour ou contre l'hippocratisme, la reconnaissance et la désignation d'un système par l'intermédiaire d'une histoire ancienne de la médecine, ont disparu. L'histoire de la médecine ferait donc partie maintenant de la culture possible du médecin, comme de tout honnête homme. La question « En quoi l'histoire de la médecine est-elle utile au médecin ? », question que posait Sprengel dans un essai de 1794, cette question là n'aurait, enfin, plus de sens, et l'histoire de la médecine serait devenue une histoire *désintéressée,* sans autre fin qu'elle-même, sans autre problème que celui de s'intégrer à une histoire plus générale, à l'histoire des idées, à l'anthropologie, que sais-je ? Il existe au moins un champ de la médecine où la question de l'origine, de quelque façon qu'on la pose, n'est pas encore réglée. Il s'agit de la psychopathologie.

La psychiatrie moderne, annexion de la médecine (il n'y eut pas de psychiatrie antique), est en grande partie un objet historique. Il s'agit d'un élargissement, ou d'une spécialisation, selon les opinions, du champ de la médecine. On peut justement assister à sa fondation, en cette fin du XVIIIe, en France, avec Pinel. La psychiatrie naît en se situant dans l'histoire. Or Pinel, quand il se retourne, ne trouve pas de lieu d'origine à ce qui est pour lui une médecine nouvelle. Il se plaint qu'il n'y eût point d'*histoires* de malades maniaques, au sens où Hippocrate a décrit tel ou tel malade dans ses *Épidémies.* Il fabrique, il invente une origine historique en réunissant médecine et philosophie, Hippocrate et Cicéron, réintégrant ainsi, avec la théorie stoïcienne des passions, la question du dualisme ou du monisme de l'homme. Les psychiatres sont toujours affrontés au problème de leur histoire ; histoire de leur origine, histoire de leurs concepts, etc. Et il leur arrive de fabriquer eux-mêmes leur propre histoire, à la recherche de leur propre lieu originaire mythique. Cette histoire qu'ils produisent et utilisent n'est pas forcément celle qu'essaient de construire les historiens, qui tentent de pratiquer une histoire « historienne » de la psychiatrie. On se trouve exactement dans la situation des médecins du XVIIIe s., avec une histoire qui se veut désintéressée d'une fin pratique, et une histoire fabriquée par des praticiens. La question de Sprengel, à condition de la modifier un peu de cette façon, possède encore un sens plein et actuel : « L'histoire de la médecine psychiatrique est-elle utile aux psychiatres ? » Cette histoire peut avoir quelque utilité si elle sait jouer son rôle d'auxiliaire, sans jamais songer à régir ni à moraliser. On ne connaît pas de fondateur de l'*Histoire de la psychiatrie.* Mais existe-t-il, d'ailleurs, une *Histoire de la psychiatrie* ? Il y a, semble-t-il, *des* histoires : histoire des institutions, des concepts, de la taxinomie, des traitements. Il y a des monographies sur les médecins. Toutes ces histoires sont utiles et justifiées. Il est difficile de dégager ce qui les unit. L'article de Otto M. Marx, « What is the History of Psychiatry » (in *History of Psychiatry,* Vol. 3, Part 3, Number 11, septembre 1992), rappelle un certain nombre de problèmes. Il dénonce d'abord le mythe du progrès constant. « Le thème de l'ignorance et de la superstition qui auraient été dépassées graduellement par une science éclairée est familier, et l'idée que l'avancement du savoir s'est accompagné d'une amélioration progressive de la pratique revient continuellement dans les histoires de la médecine et de la psychiatrie. *C'est un mythe qui autorise la plupart des écrits* d'histoire de la médecine. Son attrait pour l'image que le médecin se fait de lui-même contribue à son succès au XIXe s. et à sa survie jusqu'à notre temps ». On croit souvent, dit Marx, à un parallélisme avec le développement d'autres spécialités. Kornfeld, Krafft-Ebing, décrivirent le développement de la psychiatrie comme « l'évolution progressive d'une spécialité dont l'objet serait la *maladie mentale* ». « Mais le cours général de la psychiatrie ne suit pas ce modèle général, et le développement de la psychiatrie est beaucoup plus difficile que cela à dessiner. » On ne saurait non plus procéder par ajout. « Car écrire l'histoire de la psychiatrie non seulement exige un point de vue particulier de la conception de l'histoire, mais implique invariablement que nous avons défini ce qu'est la psychiatrie, et que nous avons quelque idée de ce qu'elle devrait être. » On ne saurait plus simplement marquer cette imbrication de l'histoire et de la pratique. D'un autre côté, écrit Marx, « Ackerknecht *(Psychopathology, Primitive Medicine and Primitive Culture)* a montré que la maladie mentale était définie *culturellement*, et a réclamé que la compréhension des pratiques médicales s'inscrivît dans le contexte plus large de la culture qui les environne ». Il va de soi, d'autre part, que l'histoire de la médecine est insuffisante pour donner des fondements à une histoire de la psychiatrie. Tout ce que je peux proposer est une réflexion sur la façon dont la psychiatrie s'est constituée et a réglé ses problèmes, à l'origine. Les choses auraient pu tourner autrement. C'est ce que j'ai essayé de montrer ailleurs (*Aux portes de la psychiatrie*, Paris, Aubier, 2001). Il y a eu choix, donc liberté.

Pinel refuse Galien. En fait il refuse une direction de réflexion qui est celle aussi bien de Gaub que de Cabanis, et qui prend pour objet le rapport de l'âme et du corps (quelque sens que l'on donne au mot âme), leur influence réciproque, le choix entre la morale et le médicament, etc., voie dans laquelle s'était engagé Galien. Pinel refuse aussi les recherches sur le *sens interne*, le *sens intime*. Il ignore, d'autre part, un nouveau concept, ce que l'élève de Reil, Hübner appelle le sens de la *cœnesthésie (Gemeingefühl)*, « par laquelle l'âme se représente la condition de son corps, par l'effet des nerfs distribués à travers tout le corps ». L'anatomie, non plus, n'est pas sa voie. Bien entendu il cite les ouvertures de Greding et les siennes ; mais c'est pour dire que cela ne donne rien. Il est plutôt attiré par la forme. Pensons à ses réflexions sur Audran, Winckelmann, l'*Apollon* du Belvédère, Camper, etc. Il ne faut pas omettre ce qu'il dit de l'expression des passions chez les peintres. « Les passions en général sont des modifications inconnues de la sensibilité physique et morale dont nous pouvons seulement démêler et assigner les caractères distinctifs par des signes extérieurs. Quelque opposées que puissent paraître quelques-unes d'entre elles, comme la colère, la frayeur, la douleur la plus vive, une joie soudaine, elles sont marquées surtout par des spasmes variés des muscles de la face, et se dessinent à l'extérieur par des traits saillants dont les poètes, les sculpteurs et les peintres du premier rang ont fait l'étude la plus approfondie. » Il est évident que ces propos préparent à l'iconographie d'Esquirol. Dans les voies qui s'offraient à lui, Pinel refuse finalement la puissance de la viscéralité, reprise à Van-Helmont, dont il ne garde, pour le condamner vigoureusement, que le bain de surprise. Mais il faut revenir à ce qu'il appelle l'histoire médicale des passions. « Le médecin peut-il rester étranger à l'histoire des passions humaines les plus vives, puisque ce sont là les causes les plus fréquentes de l'aliénation de l'esprit ? » Cette question n'est certes pas neuve. Elle n'en reste pas moins terriblement difficile. Le problème le plus délicat est celui de l'introduction des passions dans le processus génétique de l'aliénation mentale. En fait le médecin n'est jamais resté indifférent aux effets organiques des passions (cf. Galien). Il a toujours été attentif aux produits des passions violentes, qui peuvent être terribles et aller jusqu'à la mort. Mais il s'y est intéressé comme à des phénomènes physiologiques de « l'économie animale ». La question proprement philosophique n'est pas, jusque-là, de son ressort. Que faut-il donc entendre par *histoire médicale des passions* ? C'est une expression très ambiguë. L'*histoire médicale des passions* entre nécessairement comme notions préliminaires dans ce Traité ; car comment concevoir l'aliénation la plus fréquente, celle qui vient d'une exaltation la plus extrême des passions, si on ne considère d'abord avec soin leurs effets sur le moral et le physique ? Un auteur anglais déjà cité (Crichton) a vivement senti cette vérité, puisque dans son ouvrage sur les aliénés, il a tracé les caractères et les effets généraux de la joie, de la tristesse, de la crainte, de la colère et de l'amour. Ce langage paraît, à première vue, très clair. Il n'est aucun médecin pour contester que les passions comme la terreur, la colère et les autres, puissent modifier la physiologie de manière considérable. Que le moral, de son côté, soit lui aussi altéré, modifié, n'est pas une révélation. Pourtant l'expression de Pinel comporte un certain flou qu'il faut essayer de cerner. L'histoire ? Quel sens donner à ce terme ? Il y a une histoire médicale, d'abord au sens où l'on parle de l'histoire des malades. Dans l'idée de Pinel, il faut décrire les passions avec l'esprit et dans le style d'Hippocrate, quand il fait l'histoire de tel ou tel malade. Il y aurait donc une approche spécifiquement médicale des passions. Mais la formulation est d'autant plus risquée qu'il y a une histoire des passions, ou plutôt que la conception des passions relève de l'histoire. Cette affirmation de Pinel (c'est au médecin que revient l'histoire, c'est-à-dire toute l'histoire, des passions) est en vérité un coup de force et ne se comprend que si l'on saisit bien le sens de cette appropriation. Il s'est en effet produit, à un certain moment, une rupture entre médecine et philosophie, à propos, justement, des passions, définies comme *maladies de l'âme*. C'est l'extension du champ de la médecine qui est ici en question. Pinel va-t-il donc utiliser ce vocabulaire périmé de l'âme et du corps, après Condillac, et au moment où Cabanis utilise un langage plus moderne, celui des rapports du physique et du moral ? Mais est-ce que cela avance les choses du point de vue de ce que je persévère à appeler le problème du monisme et du dualisme ? La question du siège physique, de la localisation, en ce qui concerne la folie, n'a pas avancé. En fait, comme l'écrira Esquirol, « que les affections morales, que les passions aient leur siège dans le cœur, dans le centre phrénique, dans le plexus solaire, dans le nerf trisplanchnique, dans les ganglions, dans le cerveau, ou bien qu'elles ne soient que l'effet d'une réaction de l'archée ou du principe vital, *toujours est-il que les passions exercent une influence très énergique sur les fonctions de la vie* et *sur notre entendement* ». Que d'ambiguïté dans ce *et* ! Comme cela ressemble à un pur collage entre une conception que nous appelons galénique, et la définition cicéronienne des passions ! Car c'est bien cette dernière, enfin, que nous retrouvons quelques lignes plus loin dans le texte d'Esquirol : « La crainte qui est la perception d'un mal futur ou qui nous menace, la frayeur qui est la perception d'un mal présent... » C'est la définition stoïcienne des *Tusculanes*, à l'étude desquelles Pinel a remis ses élèves. Kraepelin a bien raison de traiter cette étiologie esquirolienne de confuse. L'expérience nouvelle de l'hôpital, le spectacle des fous, la pratique intelligente de l'infirmier Pussin dans la gestion quotidienne, offrent un théâtre admirable à Pinel. C'est là son illumination, qu'il décrit avec son lyrisme discret. « D'un autre côté, pénétré moi-même de l'insuffisance de lumières qu'on peut puiser dans les livres sur le traitement de la manie, avide de m'instruire par l'examen attentif et le rapprochement des faits ; et oubliant profondément qu'un bonnet de docteur eût affublé ma tête, je mettais à profit le spectacle d'un grand rassemblement d'aliénés soumis à un ordre régulier, les scènes mobiles et quelquefois bizarres que leur délire fait naître, l'habileté du surveillant à régulariser ces mouvements, et à rétablir dans des cas fréquents une raison aliénée, par les seuls moyens de la douceur ou d'une répression énergique, mais sage et humaine... » La folie n'est pas si anarchique qu'elle paraît à première vue. Comme toutes les maladies, elle présente des constantes et des lois. Par conséquent l'on va pouvoir observer, décrire, et agir. On a déjà une expérience, un usage de la folie, grâce à Pussin et à sa femme, certes ; on la peut tirer aussi de l'expérience anglaise. Mais ce qui est nouveau, c'est l'expression de Pinel : « L'histoire philosophique et médicale des passions, c'est-à-dire de leurs effets au moral et au physique. » Le médecin ne se contentera pas de l'histoire médicale. Il se préoccupera d'utiliser l'histoire philosophique, et de la pratiquer. Il faut que la médecine annexe le tout de la passion. Il est évident que Pinel ne naît pas comme un solitaire. Il profite d'un entourage et d'une activité culturels. *La philosophie de la folie* de Daquin, entre autres, montre des interrogations de même nature que les siennes. Il fallait aussi, en plus de l'air du temps, des conditions « objectives » pour la naissance de cette nouvelle médecine. La fin du XVIIIe s. a été une période de réflexion philanthropique et d'une immense activité institutionnelle. Le roi demande aux Académies des Rapports. L'investigation et le recensement, qui sont parmi les traits de l' « esprit encyclopédique », sont sollicités pour les hôpitaux et la médecine qu'on y pratique. On voyage, on enquête, on compare et l'on propose. En quelques années toute la problématique est en place. Les grands responsables en sont surtout Colombier et Doublet, Tenon, et Pinel. En 1785 est publié le rapport de Colombier et Doublet sur la réforme à opérer dans les hôpitaux (*Instruction sur la manière de gouverner les insensés et de travailler à leur guérison dans les asyles qui leur sont destinés*, Paris, Imprimerie royale, 1785). Nous en retiendrons deux conclusions. On distinguera entre les malades curables et incurables ; cela détermine, en effet, deux sortes de lieux, les uns destinés aux traitements, les autres à contenir les malades qui n'y sont pas soumis (entendons les établissements de garde réservés aux incurables). Terrible responsabilité. Comme l'écrit Reil, dans ses *Rhapsodien*, Il est interdit d'accepter des malades incurables [dans les maisons de soins]. Donc si la Direction les reconnaît comme tels dès le début, ou si l'incurabilité de leur état ne se manifeste que pendant leur séjour dans l'établissement de cure, il faut les transférer à l'établissement de garde. Cet acte, *par lequel le malheureux sera pour toujours livré à son destin*, est si important qu'il faut l'accomplir avec le plus grand soin et le plus grand scrupule. La recherche des signes, par lesquels le malade doit être reconnu comme incurable, est du domaine médical. « D'autre part on voit naître l'idée d'une *architecture thérapeutique.* » Les lieux et les soins concourent ensemble au soulagement et à la guérison de l'état des malades. « Ceux-là pratiqueront des promenades, respireront un air libre » car quelqu'insensés qu'ils soient la plupart de ces infortunés ont l'intelligence de leur captivité et le sentiment des douceurs qu'on leur procure. « L'idée est là aussi fondamentale qui veut que quelque chose d'humain subsiste, sinon la raison, du moins un certain sentiment de l'autonomie et du bien-être. Mais le plus déterminant est sans doute le rapport de Jacques René Tenon (*Mémoires sur les Hôpitaux de Paris*, Paris, 1788). Cet excellent médecin s'est rendu, en compagnie de Coulomb, en Angleterre, où on les reçut avec beaucoup d'égards. Quant aux fous, note un de ses *mémoires*, l'Hôtel-Dieu était seulement pour les traiter ; Bicêtre, La Salpêtrière et les Petites Maisons pour les renfermer lorsqu'ils sont déclarés incurables. » Mais les Hôpitaux pour les fous sont tout autre chose : ils font eux-mêmes fonction de remède. Il faut que le fou, durant le traitement ne soit point contrarié ; qu'il puisse, dans les moments où il est surveillé, sortir de sa loge, parcourir sa galerie, se rendre au promenoir, faire un exercice qui le dissipe, et que la nature lui commande. Voilà ce qu'on trouve établi dans les deux Hôpitaux de Londres pour les fous, Bethleem et Saint Luc. Rien de tout cela à l'Hôtel-Dieu. [...] Un hôpital est en quelque sorte un instrument qui facilite la curation ; mais il y a cette différence frappante entre un hôpital de fiévreux et de blessés et un hôpital de fous curables, que le premier offre seulement un moyen de traiter avec plus ou moins d'avantage, selon qu'il est plus ou moins bien distribué, tandis que le second fait lui-même fonction de remède ; car, comme nous l'avons dit, un point essentiel dans le traitement de la folie, c'est de ne pas contrarier ceux qui en sont affectés, de ne les priver de leur liberté qu'autant qu'ils pourraient nuire, du reste, de les laisser à leur volonté dans leurs loges, infirmeries, galeries, promenoirs, etc. « Dans ce mémoire qui devait faire souche, on voit se radicaliser ce qui devient une théorie : l'hôpital des fous curables ne doit pas être un établissement comme les autres ; il est un appareil de la cure et qui doit être construit pour elle. Il fait partie des remèdes, s'il n'est pas *Le* remède. Il y a là autre chose que des sentiments philanthropiques ; il y a une pensée, qu'on estimera comme on voudra. Elle va structurer l'avenir. Pour Pinel, il faut un établissement spécifique de soins. En cela il suit Tenon. Cet établissement répond à des règles médicales de classement des maladies et de distribution des malades. Le médecin devra être le conseil de l'architecte. La *loi fondamentale de tout hospice d'aliénés, celle d'un travail mécanique.* Tel est le titre d'un chapitre de Pinel » (*TAM1, XXI*, p. 224-226). L'établissement doit songer aux occupations des malades, au travail qui a trois vertus, hygiénique, morale et disciplinaire, quelle que soit la folie, quel que soit le sexe. Comme le rappelle Calmeil, « les travaux agricoles et en général tous les travaux manuels ont été mis en faveur par les conseils et l'autorité de Pinel ». Il s'agit surtout du traitement de la mélancolie. Le travail mécanique convient à tous sauf aux riches qui s'y refusent ; le mélancolique est le plus apte à ressentir le beau. On peut avoir quelque idée des jardins que rêve Pinel : « Les mélancoliques se tiennent à volonté renfermées dans leurs loges, ou elles errent librement sous des voûtes de verdure qui ont le double avantage de recréer leur vue et de tempérer les ardeurs du soleil. La fontaine qui est au milieu de leur cour leur fournit en abondance l'eau qui peut servir à leurs besoins et à rafraîchir leurs demeures solitaires. Les femmes en démence, ou celles qui sont au déclin de la manie et dont le moindre objet peut exaspérer le caractère, jouissent de toute leur liberté soit dans les cours et les allées qui leur sont destinées, soit dans le jardin adjacent couvert de gazon, et déjà ombragé par de jeunes tilleuls qui prennent chaque jour de l'accroissement. » À Saragosse, selon Pinel, se trouve un modèle de l'hospice qui sera une référence pour tout le XIXe. On y rencontre « attrait et charme de la culture des champs, [...] instinct naturel qui porte l'homme à féconder la terre et à pourvoir ainsi à ses besoins par les fruits de son industrie. [...] On voit le plus grand nombre se diviser en diverses bandes, sous la conduite de quelques surveillants intelligents et éclairés, se répandre avec gaîté dans les diverses parties d'un vaste enclos dépendant de l'hospice, se partager avec une sorte d'émulation les travaux relatifs aux saisons, cultiver le froment, les légumes, les plantes potagères, s'occuper tour à tour de la moisson, du treillage, des vendanges, de la cueillette des olives, et retrouver le soir dans leur asile solitaire le calme et un sommeil tranquille. L'expérience la plus constante a appris dans cet hospice que c'est là le moyen le plus sûr et le plus efficace d'être rendu à la raison ; et que les nobles qui repoussent avec mépris et hauteur toute idée d'un travail mécanique, ont aussi le triste avantage de perpétuer leurs écarts insensés et leur délire ».

Pinel ne se contente pas de penser à l'agriculture en termes d'activité physique et physiologique ou économique. Il rêve le rapport de l'homme à la terre et le glorifie. Mais chez Pinel, et c'est un trait de son caractère, la rêverie n'exclut pas la vision « réaliste » des choses. « Ce serait remplir l'objet dans toute son étendue que d'adjoindre à tout hospice d'aliénés un vaste enclos ou plutôt de le convertir en une sorte de ferme, dont les travaux champêtres seraient à la charge des aliénés convalescents, et où les produits de la culture serviraient à leur consommation et à leurs dépenses... » C'est là un programme auquel les aliénistes se référeront par la suite. Il faut donc bâtir l'asile. Nous avons vu les principes de Pinel, mais immédiatement vient son élève Esquirol. C'est lui le responsable des rapports sur les asiles d'aliénés (*Des Établissements consacrés aux aliénés en France et des moyens de les améliorer*, 1818, repris *in* Esquirol, *Maladies mentales*, Paris, 1838, t. 2, p. 399), lui qui découvre une France misérable, lui le directeur de Charenton qu'il veut aménager, l'auteur aussi d'un plan fameux d'hôpital spécialisé qu'il semble réticent à communiquer, mais que tout le monde connaît avant qu'il ne soit publié. Esquirol reprend le grand principe : le plan ne doit pas être abandonné aux seuls architectes ; un hôpital d'aliénés est un instrument de guérison. M. Lebas, architecte, a fait un plan d'après ses données. Il s'agit d'organiser le temps des malades par le travail. « En rappelant au travail les aliénés, on distrait ces malades, on arrête leur attention sur des sujets raisonnables, on les ramène à des habitudes d'ordre, on active leur intelligence, et l'on améliore le sort des plus indigents. [...] On occupe les aliénés aux travaux domestiques, à la culture des jardins, à l'agriculture ; comme on le faisait [...] à Saragosse ; comme le faisait faire Langermann à Bayreuth ; comme le faisait un fermier d'Écosse dont parle Pinel. [...] Si ces occupations ne conviennent pas aux gens riches, on doit leur procurer des distractions analogues à leur éducation ; leur faire faire de la gymnastique et des jeux qui exercent leurs muscles. » Esquirol n'est pas le seul à réfléchir à l'architecture asilaire. Par exemple B. Desportes qui insiste sur quelques principes importants, visant à différencier l'asile d'une prison, et lui imposant une esthétique (*Programme d'un hôpital consacré au traitement de l'aliénation mentale pour 500 malades des deux sexes. Proposé au Conseil général des hôpitaux et hospices civils de Paris dans sa séance du 5 mai 1821*, publié en 1824). Le jardin calme la physiologie et l'imagination. Il faut, autant qu'on peut, faire disparaître l'idée d'une prison ou d'une réclusion forcée, en cachant les murs par des massifs de verdure, par des peupliers, par des lilas, ou par des arbres verts. Tout le traitement moral se réduit à profiter des impressions par lesquelles doit passer l'aliéné depuis le moment de son admission jusqu'à sa sortie, d'en graduer les effets selon les périodes et les caractères de sa folie.

Il faut alors parler de Parchappe, le « Napoléon des asiles », et des débats qui ont surgi dans la deuxième moitié du XIXe s. L'ouvrage de Parchappe est fondamental (*Des principes à suivre dans la fondation et la construction des Asiles d'Aliénés*, Paris, 1853. Cf. aussi *Discours de Parchappe dans la discussion sur les différents modes d'assistance des aliénés*, Paris, 1865). La finalité du travail, contrairement à certaines tendances, ne doit pas être d'abord à visée économique. Le travail est d'abord, dit-il, un bien-être. L'exploitation est secondaire. « Les promenoirs-jardins doivent être placés en dehors des bâtiments, à la périphérie de l'établissement ; ils doivent correspondre exclusivement chacun au bâtiment du quartier dont il fait partie ; et dans les quartiers autres que ceux des aliénés agités, épileptiques et malpropres, et ils doivent, sur l'un de leurs côtés, se terminer par un saut de loup qui permette à la vue de s'étendre au-delà du promenoir. » L'asile est réservé aux pauvres ; il peut avoir des pensionnaires, mais non des riches.

Les débats sont liés à la conception et au rôle du travail dans l'hospice. Ils s'organisent autour du problème des colonies et de ce qu'on a appelé le « mythe de Gheel ». Il s'agit d'une tradition séculaire qui distribue les malades chez les habitants du village. La colonie est-elle la solution de l'asile ? Elle en est en même temps un germe destructeur. Comme le remarque Parchappe, on perd l'essence de l'asile qui est, selon le principe affirmé depuis Tenon, le remède en soi. Il est impossible, par exemple, de penser le jardin asilaire en dehors de la conception de l'asile dont il dépend et qu'il reproduit en même temps, en ce qui concerne la classification des malades, la séparation des sexes, la distinction des personnels, et des classes sociales. Il faudra prendre garde que par intérêt, comme cela peut arriver, on ne retienne les malades guéris comme une main d'œuvre peu onéreuse. Voir les attaques de Türck, que réfute Parchappe : les travaux excessifs tuent les aliénés dans les asiles. Les directeurs profitent du travail des aliénés valides et conservent les valides guéris. *Suaviter in modo, fortiter in re.* Ces mots de Ferrus résument assez bien la fonction du jardin, qui est aussi de dissimuler la prison. L'horizon ne doit pas être borné ; d'où l'importance du saut de loup qui protège la perspective. Il faudrait avoir le temps, ce qu'a fait Claude Quétel, d'étudier la loi de 1838 et les rapports qui ont été rédigés sur son fonctionnement. Il faudrait étudier le rôle de ces deux concepts qu'Esquirol a réinventés et auxquels il a donné une fonction essentielle pour le diagnostic, l'*illusion* et l'*hallucination*, chez les grands aliénistes comme, entre autres, Moreau de Tours, Lélut, Brierre de Boismont, au XIXe s.

Il faudrait, pour conclure un exposé si rapide, en marquer les limites théoriques. J'ai fait ici, comme beaucoup : je m'arrête au milieu du XIXe s. Il faut en effet considérer longuement la construction de cet appareil complexe de l'institution et de l'idéologie. La suite ne saurait se résumer. C'est évidemment un scandale que de ne point même évoquer Charcot, de ne point voir arriver le nom de Freud, d'ignorer la phénoménologie... Ce ne peut être l'affaire d'un seul homme. L'histoire de la période contemporaine, quant à elle, doit être l'objet de praticiens rompus à l'exercice de l'histoire, ou qui collaborent avec des historiens. C'est une question d'éthique et de déontologie. Mais des historiens qui pratiquent quelle histoire ? Une histoire des institutions ? Une histoire des idées ? Sont-ils philosophes, ethnologues, sociologues ? Toutes ces tentatives sont légitimes. L'histoire des maladies, des classifications donc des diagnostics, du fonctionnement des institutions, des traitements et de leur évolution parfois si rapide, suppose une compétence pratique. Sur le long terme, les problèmes fondamentaux ont-ils donc tant changé ? N'existe-t-il pas des résistances et des lenteurs qui nous viennent d'une longue histoire ? Ce n'est pas une question polémique. Je pense que la longue durée doit être interrogée, et que l'on doit revenir, de temps à autre, à la formation, aux nœuds qui paraissent alors se dénouer tandis que d'autres se reforment. Quelques réflexions donc pour finir. Elles concernent la période contemporaine. L'histoire de la psychiatrie semble assez bien se porter, dans les livres et les revues. Mais à qui s'adresse-t-elle ? J'entends parfois des étudiants qui se destinent à la profession de psychiatre et qui réclament un enseignement de *leur* histoire (cf. par exemple la revue *Psychiatrie française* et son numéro consacré à *la formation du psychiatre*, mars 2000).

Il y a aussi à réfléchir sur les frontières. Deux articles de Ch. Brisset me semblent particulièrement significatifs. L'un s'intitule « Pour une psychiatrie de la convivialité », l'autre « Psychiatrie et médecine » (republiés in *Psychiatrie française*, 1999, « Trente ans après ». On consultera aussi le *Livre Blanc de la Psychiatrie française*, 2 vol., 1965-1966). Le sous-titre du second article est éloquent et tellement vrai : « Le besoin psychiatrique déborde la psychiatrie. » Qui va s'occuper des « malades chroniques », des « condamnés à terme », des « fonctionnels », de ceux « qui n'ont rien », des délaissés, des solitaires, des « petits mentaux »... des malades réputés « simples » ou « fonctionnels », ou « imaginaires » ? Le nombre des psychiatres n'y suffira jamais. Le médecin généraliste, débordé, enverra son patient chez le psychiatre comme chez un spécialiste ordinaire, si j'ose dire. Le psychiatre voisine aussi avec le neurologue, avec le biologiste, toutes disciplines qui ont fait des progrès fantastiques.

Certes l'histoire de la psychiatrie ne se confond pas avec l'histoire de la folie. Il faudra étudier les archives, réintroduire le malade. Kraepelin éprouve « la nécessité d'un regard rétrospectif », le besoin d'écrire, en 1917, une courte histoire de la psychiatrie (cf. *Cent ans de psychiatrie,* suivi de *La folie maniaco-dépressive,* trad. M. Géraud, Bordeaux, 1997). « Devant la grandeur des tâches qui nous incombent, devant l'obscurité impénétrable qui enveloppe les processus subtils de notre cerveau et les relations qu'ils entretiennent avec les manifestations psychiques, devant l'insuffisance des moyens dont nous disposons pour répondre à des questions d'une complexité extrême, même les plus confiants pourraient douter qu'un progrès notable de notre savoir soit tout simplement possible... » Or Kraepelin est profondément convaincu que le progrès s'avance nécessairement. Il rappelle l'opinion de Reil sur les maisons de fous, le rapport d'Esquirol de 1818. Le XIXe n'est guère plus brillant. Il évoque les moyens de contrainte, les châtiments corporels... la camisole de force et autre chaise et lit de force ; mais aussi l'odeur des salles d'aliénés, décrite par van Swieten et Boerhaave. Friedreich la considère encore, en 1836, comme un des signes de la folie. Il revient sur le martyre des aliénés, et l'humanité de Pinel. Finalement, il tire une conclusion négative sur cette médecine du XIXe, avec des germes de progrès. Vieilleries ? Il n'y a pas si longtemps que les médicaments ont considérablement vidé les hôpitaux spécialisés, que leurs grilles se sont ouvertes.

Jackie PIGEAUD

→ Alcoolisme ; Aliénisme ; Antipsychiatrie ; Asile d'aliénés ; Autisme ; Confort (Médicament de) ; Dégénérescence ; Dépendance ; Électrochoc ; Galénisme ; Maladie de l'âme ; Médico-légal ; Névrose ; Psychotrope ; Toxicomanie.

PSYCHOTHÉRAPIE

Historique

Le terme « psychothérapie » (formé du grec *thérapie,* soin, traitement par la psyché, par le psychisme) n'apparaît en France qu'en 1891 dans la littérature médicale avec le livre d'Hippolyte Bernheim, *Hypnotisme, suggestion, psychothérapie. Études nouvelles.* La même année, ce terme fait son entrée en littérature avec le livre de Maurice Barrès, *Trois stations de psychothérapie.* Psychothérapie, c'est important à signaler au départ, dans la perspective de Bernheim signifie non pas traitement du psychique mais traitement par le psychique, avec des incidences et des effets aussi bien sur le psychisme que sur le somatique. L'évolution qui conduit de nos jours à parler de psychothérapie corporelle est un contresens par rapport à la tradition de la psychothérapie. Le terme « psychothérapie » est en même temps une prise de position théorique et polémique qui s'inscrit dans un mouvement qui commence avec le « magnétisme animal » de Mesmer vers 1778, puis le « somnambulisme provoqué » du marquis Chastenet de Puységur au début du XIXe s., qui se poursuit avec « l'hypnotisme » popularisé par les expériences thérapeutiques du médecin A. A. Liébault (1823-1904), *Du sommeil et des états analogues considérés surtout au point de vue de l'action du moral sur le psychisme,* qui est l'inspirateur d'Hippolyte Bernheim (1840-1919) qui, de Nancy, va s'opposer à l'École de la Salpêtrière fondée par Jean-Martin Charcot (1825-1893) et à sa conception de l'hystérie.

Rappel historique

Les origines lointaines de la psychothérapie proviennent de la venue à Paris en 1778 du médecin viennois Franz Anton Mesmer (1734-1815), théoricien d'un « fluide animal », fluide subtil médium entre l'homme et le monde. Le « rapport » est aussi bien à l'origine de la maladie que de la guérison, si le fluide intermédiaire entre l'homme et le monde est mieux réparti. Mesmer opère à l'aide de baquets censés concentrer le fluide animal. Très vite des désaccords entre ses disciples provoquent des Écoles différentes et le magnétisme animal cesse vers 1840 après que la réalité de celui-ci a été mise en cause.

L'autre versant qui a une durée plus longue est l'hypnotisme et l'hypnose, introduite en France par un chirurgien de Bordeaux, Eugène Azam (1822-1899), qui s'intéresse à une jeune patiente, Félida, qui présente des crises d'amnésie au cours desquelles une autre personnalité se manifeste. Il crée le terme de « dédoublement de la personnalité ». Mais c'est par l'anesthésie en chirurgie qu'il s'intéresse par ailleurs à l'hypnotisme qu'il découvre dans un livre du médecin écossais James Braid (1795-1860), *Neurhypnologie* (1843), qui ne sera traduit en français qu'en 1883.

Le dédoublement de la personnalité et l'hypnotisme appliqué à la chirurgie introduisent ainsi l'hypnose et le sujet hypnotique en France. Avec Jean-Martin Charcot (1825-1893), neurologue, professeur à la Salpêtrière, l'hypnose fait une entrée retentissante au plan médical et au plan mondain. Charcot dégage le grand hypnotisme propre à l'hystéro-épilepsie ou grande hystérie. En faisant de l'hypnotisme un objet scientifique, il médicalise l'hystérie comme atteinte neurologique, dans ses *Leçons sur les maladies du système nerveux.* Sa communication à l'Académie des sciences sur *Les divers états nerveux déterminés par l'hypnotisation chez les hystériques* en 1882 marque en même temps le début de la querelle qui va l'opposer à Hippolyte Bernheim (1840-1919), professeur de clinique médicale et interniste à Nancy. Bernheim s'est mis à l'école d'un médecin de quartier, Liébeault. Auguste Liébeault (1823-1904), auteur en 1866 d'un livre, *Du sommeil et des états analogues considérés surtout au point de vue de l'action du moral sur le physique,* a soigné diverses maladies en induisant un sommeil artificiel de même nature que le sommeil naturel, par « suggestion », et en aucun cas lié à une pathologie du système nerveux comme pour Charcot.

Bernheim, guéri d'une sciatique par Liébeault, rassemble en 1884 des articles sous le titre *De la suggestion dans l'état hypnotique et dans l'état de veille* où il oppose l'École de Nancy à l'école de la Salpêtrière, avec l'adage « Tout est dans la suggestion », tout est dans la relation, tout est dans le rapport de sujet à sujet. Les phénomènes hypnotiques existent sans sommeil ou sommeil provoqué. L'hypnose met en jeu la suggestibilité, elle n'est en aucun cas liée à l'hystérie, elle n'est qu'un procédé thérapeutique qui fait appel à la suggestion verbale. C'est ainsi que Bernheim la présente : « Je définis la suggestion dans le sens le plus large : c'est l'acte par lequel une idée est introduite dans le cerveau et acceptée par lui. » En effet, à relire tous les phénomènes provoqués et décrits depuis Mesmer, on peut retrouver une parole qui suggère une certaine position physique et psychique à un autre sujet.

À la fin de sa vie, Charcot commence à modifier ses positions sur l'hypnose et l'hystéro-épilepsie et arrive à un point de vue plus psychologique, ce dont témoigne son dernier article paru en 1892, un an avant sa mort, « La foi qui guérit ».

Freud, successeur de Bernheim et de Charcot

Sigmund Freud (1856-1939) publie un article dans une encyclopédie médicale en 1890, le « Traitement psychique », mise au point capitale sur la psychothérapie qui va ouvrir la voie à la psychanalyse comme psychothérapie en 1895 (« Psychothérapie de l'hystérie », chap. IV des *Études sur l'hystérie*). Par l'invention de la psychanalyse, Freud va donner un sens nouveau à l'hypnose et à la suggestion. Entre-temps, Freud fait un stage à la Salpêtrière auprès de Charcot (fin 1885, début 1886), traduit en 1886 les *Leçons sur les maladies du système nerveux* de Charcot, aussi en 1889 la seconde édition de 1888 de Bernheim, *De la suggestion et de ses applications à la thérapeutique* (1886). Bernheim qu'il rencontre à Nancy en juillet 1889, accompagné d'une de ses patientes, Anna von Lieben (Cecilie), qu'il lui présente avant de se rendre au Premier congrès de l'hypnotisme expérimental et thérapeutique organisé à Paris par Charcot en août.

Par cette histoire, Freud est bien placé pour prendre la relève de Charcot et de Bernheim, là où les élèves de Charcot, Déjerine d'une part et Pierre Janet d'autre part, ont échoué, dans le champ de la psychiatrie pour Déjerine et de la psychologie pour Janet.

L'évolution de la position de Freud

Dès 1890, dans son article « Traitement psychique », Freud fait une mise au point où il prend ses distances avec Bernheim et Charcot qu'il vient de traduire, tous deux, en allemand. « Traitement psychique » doit s'entendre non comme traitement du psychique mais traitement par l'activité psychique, autrement dit avec un effet autant sur le psychisme que sur le somatique. D'emblée, il récuse toute idée que les états de nervosité (neurasthénie, hystérie) soient des « affections » fonctionnelles du système nerveux. Ensuite, il oppose deux états psychiques de l'attente *(Erwartung)* « susceptibles de mettre en branle toute une série de forces psychiques ayant le plus grand effet sur le déclenchement et la guérison des affections organiques » (« Traitement psychique », in *Résultats, idées, problèmes I*, p. 8). L'attente anxieuse *(Unglückerwartung)* peut « intervenir dans le déclenchement de la maladie », dans le choix de la maladie. Cette expression est d'ailleurs reprise dans les *Études sur l'hystérie* à propos de Frau Emmy von N. (p. 46). À l'opposé, l'attente croyante *(gläubige Erwartung)* est « la force agissante sur laquelle nous devons compter dans toutes nos tentatives de traitement et de guérison » (*ibid.*, p. 9). Cette expression d'« attente croyante » n'est que la préfiguration du transfert comme appel à l'autre, comme message adressé à l'autre, à tel point que cet abandon à l'autre se retrouve dans l'« attitude de l'enfant à l'égard des parents aimés » (*ibid.*, p. 16).

Mais le principal obstacle à la guérison, à la capacité de choisir la santé, provient de « l'autocratisme de la vie psychique » (*ibid.*, p. 18) dans lequel, sous couvert de renoncer à l'influence du médecin, le sujet renonce « à la manifestation d'influences psychiques sur le corps », y compris venant de lui. Le choix de retrouver la santé restera-t-il maintenu dans l'alternative entre l'attente croyante, soit l'acceptation du transfert, et le refus de tout recours à l'autre, soit le règne autocratique du psychisme ? Freud reviendra sur cette alternative.

En effet, quelques décennies plus tard, en 1924, dans « Le problème économique du masochisme » (in *Névrose, psychose et perversion*, PUF, 1973, p. 287-297), le masochiste est défini ainsi : « Il veut être traité comme un petit enfant en détresse et dépendant *(hilfloses und abhängiges Kind)* » (*ibid.*, p. 290) ; ce qui est précisément l'état d'attente croyante introduit dans l'article sur « Le traitement psychique » : « attitude de l'enfant à l'égard des parents aimés ». Ce thème de « l'attente croyante » précède de peu « La foi qui guérit » de Charcot et se trouve sur le même niveau d'intelligibilité des phénomènes.

À quelle condition le transfert en tant que répétition de l'amour à l'égard des parents peut-il échapper à une situation masochiste ? Ici, Freud nous laisse devant deux possibilités liées à deux interprétations possibles. D'une part, dans « Remémorer, répéter, perlaborer », en 1914, l'amour de transfert qui répète et reproduit les situations de l'histoire infantile est traitable par l'analyse en tant qu'artefact, névrose artificielle, névrose de transfert en tant que « maladie artificielle » (in *La Technique psychanalytique*, p. 114) qui peut conduire au « réveil des souvenirs ».

La santé relève ainsi d'un choix, celui d'éviter la névrose. De même, dans un article de 1912, Freud différencie « Les types d'entrée dans la névrose » (in *Névrose, psychose et perversion*, PUF, 1973, p. 175-182), qui sont au nombre de quatre.

Dans le premier, « l'individu était en bonne santé aussi longtemps que son besoin impérieux d'amour était satisfait par un objet réel du monde extérieur ; il devient névrosé dès que cet objet lui est retiré sans qu'un substitut vienne s'offrir à la place. *Ici, le bonheur coïncide avec la santé, le malheur avec la névrose* » (*ibid.*, p. 176 ; je souligne).

Dans le deuxième type, le facteur déclenchant l'entrée dans la maladie ne vient pas d'une modification du monde extérieur. L'individu devient malade « à la suite d'un effort intérieur pour se procurer la satisfaction qui est accessible dans la réalité » (*ibid.*, p. 177). Autrement dit, l'entrée dans la maladie provient de l'impossibilité personnelle et interne d'accéder au plaisir. L'accès au plaisir ne va pas de soi, pour Freud.

Le troisième type concerne « des personnes qui tombent malades dès qu'elles dépassent l'âge irresponsable de l'enfance, de sorte qu'elles n'ont jamais atteint *une phase de santé (eine Phase von Gesundheit)*, c'est-à-dire une capacité de réalisation [travail accompli] et de jouissance » *(Leistungs- und Genussfähigkeit)* (*ibid.*, p. 179 ; je souligne).

Quant au quatrième type d'entrée dans la névrose, il survient lorsque « la quantité de libido dans l'économie psychique a subi une élévation qui à elle seule suffit à bouleverser *l'équilibre de la santé (Gleichgewicht der Gesundheit)* et à instaurer les conditions d'une névrose » (*ibid.*, p. 180 ; je souligne).

Ces « choix d'entrée dans la névrose » qui empêchent l'équilibre de la santé ou le font perdre ont pour trait commun une incapacité d'agir et d'aimer, d'agir en accord avec son désir. En 1914, Freud revient sur « l'incapacité d'aimer » *(Liebesunfähigkeit)* du malade liée à l'impossibilité de surmonter les forces de refoulement, ce qui rend impossible un « plan de guérison » (« Pour introduire le narcissisme », in *La vie sexuelle*, PUF, 1969, p. 105).

En 1895, Freud fait un pas de plus par une nouvelle définition de l'hystérie, purement psychologique. « L'hystérique souffre principalement de réminiscences », c'est-à-dire de représentations. Cette intuition inaugurale de Freud s'appuie sur le cas de sa première patiente, Élisabeth von R., analysée en 1892, chez qui il observe qu'elle était tournée, « au-delà de ses douleurs [physiques], vers des pensées et des sentiments en rapport avec ses douleurs ». Cette remarque lui permet d'établir une distinction entre la douleur physique *(Schmerz)* et la souffrance psychique *(Leiden)* qui interprète la douleur et peut même être à l'origine de certaines douleurs physiques (c'était le cas chez Élisabeth von R.). En ce qui concerne la névrose obsessionnelle, il reprend la même formulation en 1909 à propos de l'homme aux rats qui « souffre de représentations obsédantes ».

Ces représentations qui interprètent le corps douloureux n'ont pas une origine interne ; elles sont essentiellement liées à la relation à l'autre et à l'état de la culture. En effet la relation à l'autre est présente au cœur de nos représentations, soit qu'elles proviennent d'énoncés qui nous ont été adressés, comme l'assignation à résidence d'Élisabeth von R. par son père qui « l'avait mise à la place d'un fils et d'un ami » ; soit que inversement ces représentations qui hystérisent notre corps fassent appel à l'autre, ainsi que l'énonce Freud un an après la première publication en 1895 des *Études sur l'hystérie*. Dans une lettre à Fliess, datée du 6 décembre 1896, il écrit : « L'attaque de vertige, les crises de larmes, tout est mis au compte de l'autre [tout est imputé à l'autre], mais surtout de l'autre préhistorique, inoubliable, que personne n'égalera plus tard [...]. Une attaque ne semble jamais être la manifestation intensifiée d'un mouvement émotionnel » (*La Naissance de la psychanalyse*, PUF, p. 159).

La conception freudienne de l'hystérie, nouvelle dans le champ de la psychiatrie, fait ainsi de la névrose une maladie humaine, un message, un appel à l'autre.

Il faut cependant une certaine évolution de la pratique analytique pour que le transfert *(Übertragung)*, héritier direct de « l'attente croyante » et de la « foi qui guérit » prenne un autre sens.

L'évolution du transfert

Freud est amené progressivement à différencier l'hypnose de la psychanalyse. L'hypnotiseur, dans une position active, déplace le patient dans une situation antérieure, alors que l'analyste soutient le transfert du patient, en tant que déplacement des représentations de celui-ci, reportées sur la personne de l'analyste, jusqu'à ce qu'il puisse être traitable analytiquement. C'est-à-dire qu'elles apparaissent comme résistance à la remémoration, comme passé surgissant dans le présent de la relation sans se saisir comme passé, et qu'il vienne au jour non plus comme agir mais comme souvenir daté. En ce sens, la découverte freudienne du transfert, en comparaison du rapport dans l'hypnotisme et dans la suggestion, est d'essence temporelle.

Prenant acte de l'échec de l'analyse de Dora en 1900, dans la rédaction du cas en 1905, Freud écrit : « La partie la plus difficile du travail technique n'a pu être abordée chez cette malade, le facteur transfert dont il est question à la fin de l'observation n'ayant pas été effleuré pendant ce court traitement » (« Dora », in *Cinq psychanalyses*, PUF, p. 6). Freud n'avait pas vu alors que Dora le mettait en lieu et place de Monsieur K, cet ami de la famille qui lui avait donné un baiser en disant : « Ma femme n'est rien pour moi », alors que Dora attendait de pouvoir déduire son corps de celui de Madame K, ne pouvant le faire de celui de sa mère, atteinte de la « psychose de la ménagère ».

L'hystérie historicisée

Freud, dès les *Études sur l'hystérie*, s'est détaché d'une position médicale – il est neurologue de formation – en se qualifiant de psychothérapeute : « Je n'ai pas été toujours psychothérapeute, mais j'ai été formé aux diagnostics locaux et à l'électrodiagnostic comme les autres neurologues. Et cela m'étonne moi-même que les histoires de malades, que j'écris, se lisent comme des nouvelles et qu'elles ne portent pas le cachet sérieux de la scientificité. [...] Le diagnostic local et les réactions électriques importent peu pour l'étude de l'hystérie, tandis qu'une présentation détaillée des processus psychiques [...] me permet d'acquérir une compréhension du déroulement d'une hystérie. De telles histoires de malades doivent être appréciées comme psychiatriques, mais elles ont sur elles un avantage : la relation étroite entre l'histoire de la souffrance et symptômes morbides, qu'on ne trouve pas dans d'autres biographies de psychoses » (*Études sur l'hystérie*, p. 127-128, retraduit).

C'est le premier texte de Freud concernant l'hystérie ; par la psychothérapie, il peut subjectiver la maladie, passer de l'histoire de la maladie à l'histoire d'une souffrance qui est en relation avec la propre histoire du sujet. On peut affirmer que la psychothérapie psychanalytique invente un nouveau sujet, le sujet souffrant de son histoire personnelle.

L'autre aspect présent dans les *Études sur l'hystérie* concerne le transfert, terme français que Freud a traduit par *Übertragung* qui signifie à la fois transfert, déplacement, transmission, transcription. Dès 1895 dans le dernier chapitre des *Études sur l'hystérie*, « Psychothérapie de l'hystérie », Freud définit le transfert comme « mésalliance » (en français dans le texte), comme « fausse liaison » ou « faux rapport ». Le rapport n'est pas celui instauré par le médecin comme dans le modèle de l'hypnose, mais celui que le patient instaure à l'égard du médecin. Freud le précise ainsi : « Quand certains rapports personnels entrent en ligne de compte et qu'une tierce personne se confondait, [ne faisait qu'un] avec celle du médecin » (*Études sur l'hystérie, ibid.*, p. 246). Le transfert, comme nouveau rapport introduit par le patient, est cette capacité de convoquer un tiers de son histoire personnelle qu'on substitue au médecin et qui devient l'interlocuteur élu de la scène analytique, celui à qui l'on s'adresse.

L'invention d'un nouveau sujet

Il faudra pas moins de vingt ans à Freud pour tirer une double conséquence d'une telle conception du rapport, du transfert. En 1912 dans les *Conseils aux médecins*, il définit la règle fondamentale dont l'un des versants est généralement oublié. Du côté de l'analysant, le « choix libre du commencement » et « laisser surgir les pensées qui peuvent survenir, les *Einfälle* ». Du côté analyste, être dans une attention en suspens, en balance, qu'il précise en ces termes : « L'analyste devra suivant les besoins du patient se déplacer d'une position psychique à une autre » (in *La Technique psychanalytique*, p. 65).

La liberté de pensée de l'analysant, sans la moindre induction de la part du thérapeute, implique que la parole de l'analysant a une dimension performative capable de déplacer l'analyste dans le temps et le lieu où la « tierce personne » – qui paraissait encore un obstacle en 1895 – peut entendre la parole de l'analysant qui jusque-là a été étouffée dans son histoire. Une telle situation exige en quelque sorte un non savoir de la part du psychanalyste que Freud précise en 1913 dans *Le Début du Traitement* : « Lors des débuts de la psychanalyse nous avons, en considérant les choses d'une position de pensée intellectualiste, pensé, attribué une grande valeur au savoir du malade qu'il avait oublié. Ainsi nous ne faisions plus de différence entre notre savoir et le sien » (*Le Début du Traitement*, p. 101).

Toute la dynamique de la psychanalyse, comme nouvelle psychothérapie, provient de la tension introduite entre l'analyste qui introduit une séparation entre son savoir et celui de l'analysant, et d'autre part la volonté du patient de « faire coïncider le médecin avec l'objet de ses motions affectives » (*La Dynamique du transfert*, p. 56), et au-delà de coïncider avec le médecin, de ne faire qu'un avec, d'instaurer un appareil psychique pour deux personnes, comme dans la relation hypnotique et dans toute relation de séduction pour effacer le traumatisme. Ce qui donne un autre sens à la suggestion : « Sur ce point, nous admettrons volontiers que les résultats de la psychanalyse proviennent de la suggestion, toutefois il convient de donner au terme de suggestion. [...] La suggestion est l'influence exercée sur un sujet au moyen des phénomènes de transfert qu'il est capable de produire » (*La Dynamique du transfert*, 1912, p. 57-58).

À la différence des autres formes de psychothérapie, marquées encore par l'hypnose et la suggestion, la psychanalyse, en introduisant cette séparation des pensées et des savoirs, se situe au principe de l'individuation et de la séparation.

► BERNHEIM H., *Hypnotisme, suggestion, psychothérapie. Études nouvelles*, Paris, Doin, 1891 ; *De la suggestion*, Paris, Albin Michel, 1916, Retz, 1975. – CARROY J., *Hypnose, suggestion et psychologie*, Paris, PUF, 1991. – CHARCOT J.-M. (1892), « La foi qui guérit », in *Les Démoniaques dans l'art*, Macula, 1984 ; *Leçons du mardi à la Salpêtrière*, préface de J. Sédat, 2 vol., Paris, Tchou, 2002. – ELLENBERGER H.-F., *Histoire de la découverte de l'inconscient*, Paris, Fayard, 1994. – FREUD S., *La Technique psychanalytique*, Paris, PUF, 1956 ; *La Naissance de la psychanalyse*, Paris, PUF, 1956 ; *La Vie sexuelle*, Paris, PUF,

1967 ; *Résultats, idées, problèmes I*, Paris, PUF, 1984, p. 1-23 ; & BREUER J. (1895), *Études sur l'hystérie*, Paris, PUF, 1956. – GAUCHET M. & SWAIN G., *La Pratique de l'esprit humain*, Paris, Gallimard, 1980. – JANET P., *Les Médications psychologiques*, 3 vol., Paris, Alcan, 1919. – JASPERS K. (1913), *Psychopathologie générale*, préf. J. Sédat, Paris, Claude Tchou, 2000. – POSTEL J. & QUETEL C., *Nouvelle histoire de la psychiatrie*, Toulouse, Privat, 1983. – SÉDAT J., *Freud*, Paris, Armand Colin, 2000. – Coll. : Confrontations psychiatriques, Paris, 1986, n° 26, *Développements actuels des psychothérapies*.

Jacques SÉDAT

→ Épilepsie ; Névrose ; Psychanalyse ; Transsexualisme.

PSYCHOTROPES

Le mot « psychotrope » désigne un objet dont le contenu change selon l'éclairage qu'on projette sur lui. La seule lecture médico-scientifique justifie des traités de pharmacologie ou de thérapeutique. Le médicament psychotrope se prête cependant à d'autres grilles de décryptage qui illustrent les rapports des sciences biomédicales avec la société et montrent combien il pèse sur les représentations actuelles de la vie psychique. Dans le texte suivant, le mot « psychotrope » désignera, en règle, le médicament psychotrope.

Définition de l'objet et de ses limites

Une substance psychotrope, naturelle ou synthétique, possède les capacités de modifier chez l'homme le fonctionnement psychique et certains comportements, qu'il s'agisse de phénomènes simples (vigilance, motricité...) ou complexes (mémoire, performances cognitives diverses). Depuis fort longtemps l'homme a été capable de détecter les propriétés psychotropes de diverses plantes, champignons, ou boissons fermentées contenant de l'alcool. Il a utilisé empiriquement ces propriétés pour obtenir des effets très divers. Le paysan des Andes qui mâche de la feuille de coca trompe ainsi sa faim et résiste mieux à la fatigue. Quelles que soient les époques et les cultures, les substances hallucinogènes ont servi à provoquer l'extase recherchée dans des cérémonies religieuses ou magiques. Plus banalement l'objectif était de trouver une euphorie artificielle, de calmer les états de tension intérieure ou de « voyager » au cours d'expérience de méditation.

Parallèlement à ces finalités personnelles axées sur le plaisir ou l'apaisement, des propriétés thérapeutiques ont été décelées. C'est encore l'empirisme, au fil des siècles, qui a permis de constituer une pharmacopée essentiellement fondée sur l'utilisation de substances venant de plantes broyées, séchées, distillées, macérées, etc.

Si les affections somatiques occupent la place la plus large dans la phytothérapie traditionnelle, les troubles du psychisme connaissaient, et connaissent encore de nos jours, des traitements psychotropes souvent très efficaces. La passiflore, par exemple, favorise le sommeil, l'aubépine calme l'anxiété, le millepertuis redresse l'humeur dépressive. En Inde les extraits de racine de *rauwolfia serpentina* étaient même capables de supprimer les hallucinations et ont été utilisés en Europe dans le traitement des schizophrénies (réserpine).

C'est au XIVe s. que le mot « médicament » est né pour désigner sans ambiguïté des substances dont la finalité recherchée était exclusivement de soigner. Beaucoup plus récemment l'usage des médicaments a été réservé aux médecins, profession qui détient le monopole de la prescription, et la fabrication est devenue industrielle.

La pharmacopée officielle des troubles psychiques était bien pauvre jusqu'au milieu du XXe s. La psychiatrie n'était d'ailleurs pas reconnue comme une spécialité médicale à part entière. Jusqu'en 1968, en France, la seule discipline universitaire qui était enseignée s'appelait « neuropsychiatrie » et ses maîtres étaient tous des neurologues de formation. Devenus professeurs de psychiatrie en 1969, par la grâce d'un texte de loi, ils n'en demeurèrent pas moins, pour la majorité d'entre eux, avant tout des neurologues auxquels vinrent s'ajouter progressivement des enseignants de psychiatrie relevant d'une formation spécifique.

Les médicaments psychotropes modernes sont nés il y a un demi-siècle, en 1952, et toutes les grandes classes ont vu le jour au cours d'une dizaine d'années. Depuis le début des années 1960 aucune autre classe de psychotropes n'a été trouvée. Avant 1952 on ne disposait que de sédatifs souvent toxiques, les barbituriques étaient largement utilisés, et les opiacés étaient prescrits dans la mélancolie. C'est donc très rapidement (de 1952 à 1962) que les grandes classes de médicaments psychotropes ont vu le jour et elles demeurent toujours actuelles et inchangées.

Les neuroleptiques ou antipsychotiques sont de puissants sédatifs qui en fonction des posologies diminuent la vigilance et ralentissent l'agitation motrice. Leurs propriétés spécifiques – aucune autre substance les possède – sont de diminuer ou de supprimer les activités hallucinatoires. Cette action « anti-délirante » a opéré un changement aux conséquences considérables dans le traitement des schizophrénies. Apaisant l'agitation stérile et parfois dangereuse des malades psychotiques, calmant leur excitation psychique, régularisant leur incohérence de pensée et supprimant leurs hallucinations, les neuroleptiques à eux seuls ont fondé la psychopharmacologie moderne et permis à la psychiatrie d'exister en tant que spécialité médicale.

Quelques années plus tard (1958), de manière indépendante et simultanée deux classes différentes de substances se sont avérées capables de redresser l'humeur de malades sévèrement déprimés. Les antidépresseurs étaient nés. Autour des années 1960 c'est la grande classe des tranquillisants ou anxiolytiques qui voit le jour, apaisant l'anxiété et favorisant le sommeil des insomniaques.

Ces trois classes thérapeutiques représentées aujourd'hui pour chacune d'entre elle par des dizaines de médicaments très proches les uns des autres possèdent des caractéristiques communes.

— Elles sont toutes le fruit de l'observation empirique de cliniciens.

— Aucune recherche neurobiologique, aucun modèle scientifique, aucune hypothèse étiologique n'a joué un rôle dans leur découverte.

— En revanche, les propriétés thérapeutiques de ces molécules une fois établies par les cliniciens, la recherche scientifique s'est efforcée d'en comprendre les mécanismes d'action sur le cerveau sans avoir pour autant, aujourd'hui, épuisé la question.

— Aucune autre classe thérapeutique de médicaments psychotropes radicalement différente n'a été trouvée depuis les années 1960.

Il faut ajouter à ces trois classes fondamentales de médicaments psychotropes deux autres groupes de substances. Les thymorégulateurs, également découverts de manière empirique, ont la propriété de traiter de manière curative les états d'agitation maniaque et de manière préventive les rechutes maniaques et mélancoliques des troubles bipolaires de l'humeur (la psychose maniaco-dépressive). Les psychostimulants, enfin, largement représentés autrefois par l'amphétamine et les produits apparentés sont aujourd'hui bannis à cause de leur capacité à créer des toxicomanies. Cette classe soulève la délicate question de la différence entre les psychotropes appelés « drogues » et ceux appelés « médicaments ». Le distinguo n'est pas d'ordre exclusivement pharmaco-clinique. On peut certes tenter d'opposer les deux catégories. Les médicaments psychotropes ont une utilisation légale, ils sont fabriqués officiellement par des industriels, ils sont vendus en pharmacie et remboursés par les organismes d'assurance maladie, ils sont prescrits exclusivement par des médecins, leur but proclamé est de soigner des troubles psychiques. Les drogues sont illégales, fabriquées dans des laboratoires clandestins, vendues par trafic dans la rue, leur but est clairement non thérapeutique, c'est une décision individuelle qui marginalise l'utilisateur et le transforme en délinquant. Tout apparaît relativement simple. La réalité est plus complexe. Que penser de l'amphétamine supprimée en tant que médicament chez l'adulte, utilisée chez l'enfant dans des cas très particuliers mais constituant une des drogues les plus consommées sous des formes dérivées ? Que penser des benzodiazépines prescrites comme tranquillisants mais dont certaines sont vendues dans la rue aux toxicomanes ? Que penser des opiacés, dont l'usage est sévèrement réprimé mais dont les utilisateurs se verront proposer par le corps médical sous un nom de médicament le même opiacé appelé « produit de substitution » ?

La limite entre drogue psychotrope et médicament psychotrope tient essentiellement à la loi (qui change d'un pays à l'autre) et surtout aux buts poursuivis et au contexte médicalisé ou non de l'utilisation.

Enfin la question de produits légaux comme l'alcool et le tabac, indiscutablement toxicomanogènes et nocifs pour la santé en cas d'excès, élargit encore le débat.

Le psychotrope comme objet technique médico-scientifique

L'arrivée des psychotropes, il y a un demi-siècle, dans le champ de la médecine et de la science a eu des conséquences diverses et considérables. Le psychotrope a, bien entendu, amélioré de manière parfois spectaculaire l'état clinique de malades souffrant de pathologies psychiques mais il a aussi fondé la psychiatrie comme discipline médicale à part entière. Le psychiatre pouvait enfin prescrire et être efficace sur des symptômes aliénant la vie des malades ou mettant parfois celle-ci en danger. Délire hallucinatoire, grands états d'agitation, mélancolie profonde, anxiété généralisée étaient accessibles à des traitements médicamenteux comme les maladies somatiques. Certes tous les psychotropes ne sont que des traitements symptomatiques. Ils sont efficaces pendant la durée de leur prescription mais ne guérissent pas définitivement les pathologies qui n'auraient pas disparu spontanément en l'absence de traitement. Ils contribuent au confort du malade et à sa sécurité et permettent une relation médicalisée favorisant l'aide psychologique.

La psychiatrie a connu de ce fait une position valorisée pendant une vingtaine d'années. À partir de la fin des années 1980 et pour des raisons d'extension des marchés, la prescription de psychotropes est devenue essentiellement l'apanage du médecin généraliste. Dès lors la psychiatrie a amorcé son déclin, se rapprochant selon les circonstances de l'aide sociale dispensée dans le vaste champ de la santé mentale ou au contraire, en milieu universitaire, se référant de plus en plus au modèle neurologique et à la neurobiologie où elle perdra sa spécificité de connaissance du psychisme.

Le psychotrope, en tant qu'objet technique, doué de propriétés pharmacologiques et d'actions biologiques sur le cerveau est devenu très rapidement un précieux outil d'investigation pour les neurosciences. On peut considérer que sans l'existence des psychotropes (qui ne sont pas un produit de la neurobiologie mais le fruit de la découverte clinique empirique) les neurosciences ne se seraient pas développées aussi rapidement au cours des quarante dernières années. Le psychotrope – surtout marqué radioactivement – est devenu un traceur repérant des récepteurs cérébraux et contribuant à la connaissance du fonctionnement neuronal.

La pharmacologie, étudiant le devenir du psychotrope dans l'organisme humain et en particulier dans le cerveau, a individualisé une nouvelle branche de connaissances : la psychopharmacologie.

Le psychotrope a enfin stimulé considérablement l'industrie pharmaceutique. Celle-ci a connu trois phases.

La première phase de 1952 à 1962 est caractérisée par la découverte fortuite par les cliniciens de propriétés psychotropes de molécules synthétisées pour un tout autre objectif. Le premier neuroleptique (Largactil®) a été créé pour ses propriétés anti-histaminiques. Le premier des deux antidépresseurs découverts simultanément était un antituberculeux et le deuxième était considéré, à tort, comme un neuroleptique (Marsilid® et Tofranil®). Le premier tranquillisant (Librium®) a failli être abandonné avant même d'être administré à l'homme, car il apparaissait sans effet sur les différents tests chez l'animal. Le lithium, premier thymorégulateur, se trouvait dans le solvant d'un produit anti-inflammatoire testé sur l'arthrite du rat.

La deuxième phase, de 1962 à nos jours, est marquée par la considérable multiplication de produits au sein des grandes classes thérapeutiques précédemment évoquées mais qui ne possèdent aucune activité supplémentaire (efficacité, rapidité d'action, spectre d'action) par rapport aux ancêtres qui ont fondé la famille des psychotropes. Seuls les effets secondaires sur le corps sont différents ou atténués.

La troisième phase commence aujourd'hui, à l'aube du troisième millénaire, avec l'essoufflement de l'innovation puisqu'il n'existe aucun modèle animal de maladie mentale pour tester de nouvelles molécules et qu'on ne connaît toujours rien de précis du déterminisme biologique des troubles psychiques chez l'homme.

Le psychotrope comme support de représentations du psychisme

L'heureuse découverte que des substances psychotropes pouvaient améliorer des symptômes psychiques souvent très handicapants a immédiatement façonné des représentations – déjà défendues depuis longtemps par les neurologues – très organicistes des causes des troubles mentaux. La recherche de lésions cérébrales causales macroscopiques, microscopiques ou aujourd'hui moléculaires a constitué le vaste courant de travaux de la « psychiatrie biologique ». De nouveaux outils d'exploration de l'anatomie et du fonctionnement cérébral (imagerie) sont annexés par la psychiatrie biologique. Aucun résultat significatif, c'est-à-dire susceptible d'être utilisé dans l'intérêt du malade au cours des soins quotidiens, n'a pourtant été obtenu à ce jour. Les raisonnements s'appuyant sur l'efficacité du psychotrope comme preuve de la cause biologique des troubles sont souvent tautologiques mais le résultat final demeure une représentation du psychisme strictement assimilé à celle du fonctionnement moléculaire cérébral. La physiologie fonctionnelle évaluée quantitativement et dont la valeur est universelle est amalgamée à l'histoire psychique individuelle et à sa dimension qualitative et symbolique. Les raisonnements qui prévalent à propos de la dépression en sont un bon exemple : la dépression est caractérisée par une tristesse de l'humeur ; les antidépresseurs sont les médicaments qui améliorent l'humeur dépressive ; la science explique que les antidépresseurs agissent sur la sérotonine cérébrale (chez l'animal) ; donc la dépression est due à une anomalie cérébrale de la sérotonine.

Le raisonnement qui consiste à dire que le tableau clinique (même sans humeur triste) qui est amélioré par un antidépresseur s'appelle une dépression est du même ordre que l'affirmation de Binet qui disait : « L'intelligence c'est ce qui est mesuré par mon test appelé le quotient intellectuel. »

Le psychotrope comme argument pour une utopie sociale

La psychiatrie ayant acquis, grâce aux psychotropes, un statut médical et scientifique enfin reconnu étend, bien entendu, sa nouvelle image aux pathologies qu'elle traite pharmacologiquement. Le trouble psychique est devenu une maladie mentale possédant pratiquement une dimension pastorienne. Les symptômes psychiques se sont vus conférer une consistance identique aux lésions somatiques. L'utilisation du psychotrope légitime médicalement la rupture psychique, authentifie le diagnostic et dissuade de surcroît toute rébellion sociale. L'individu épuisé physiquement, laminé psychologiquement et anéanti moralement par les conditions de vie dans son milieu professionnel va présenter un état comportemental – socialement induit mais socialement acceptable – qui recevra le diagnostic médical de dépression suivi d'une reconnaissance par un arrêt de travail et achevé par un traitement antidépresseur. On garantit ainsi le confort du sujet mais aussi l'ordre public en évitant toute rébellion contre ses conditions de vie. Qu'en serait-il si le psychotrope n'avait pas existé ?

Progressivement, l'utilisation du psychotrope s'est étendue à des circonstances de moins en moins pathologiques. Les frontières entre le normal (certes désagréable) et la pathologie psychique se sont déplacées et sont de plus en plus ténues. Le déviant, l'anormal se référaient il y a peu à des comportements que chacun pouvait identifier sans compétences particulières. Le délirant halluciné qui entend des voix, le grand état d'agitation motrice qui perturbe par ses éclats et ses gesticulations l'ordre public, la mélancolie stuporeuse qui se fige dans une immobilité accablée et se coupe du monde étaient aisément repérables au sein de la société. Aujourd'hui on considère anormaux et dignes d'être médicalement traités des états d'âme et des mouvements affectifs intérieurs subtils, autrefois soutenus psychologiquement, mais qui ne correspondent plus, aujourd'hui, à l'idéal social utopique du « toujours jeune, toujours beau et toujours en pleine forme physique et morale ». L'utopie sociale, c'est que toute souffrance psychique est une maladie puisqu'on peut la traiter par des médicaments psychotropes. Les psychiatres trouvent actuellement des débouchés dans les entreprises pour améliorer les performances des employés et pour leur permettre de mieux résister aux pressions professionnelles. Le psychiatre, instrument de la société, doit-il édicter la norme individuelle – comme la médecine le fait pour le poids, l'alimentation, la sexualité – ou au contraire favoriser chez l'individu ses capacités adaptatives à supporter le groupe sans renier son identité ?

Le psychotrope a non seulement permis à la psychiatrie de s'aligner exclusivement sur le modèle médical mais il a aussi contribué à façonner une représentation du psychisme qui exclut le singulier et le subjectif pour le réduire au fonctionnement cérébral cognitif universel et objectivable.

La dérive de l'utilisation des psychotropes du seul champ de la psychiatrie au domaine de la souffrance psychique ouvre, en ce début du XXIe s., des perspectives d'utilisation par le grand public d'une façon encore plus large mais socialement acceptée pour moduler les émotions, les comportements et les personnalités.

Édouard ZARIFIAN

→ Cocaïne ; Confort (Médicament de) ; Dépendance ; Dépression ; Drogue ; Médicament et Individu ; Métamorphose ; Pharmacie et Monopole ; Symptôme ; Toxicomanie.

Q

QUALITÉ DE VIE (Mesures de la)

Depuis plusieurs années, la médecine est en prise au développement quasi exponentiel de mesures de qualité de vie. L'objectif de ces travaux est pragmatique. Il s'agit de préciser les termes d'un débat rationnel, appuyé sur des observations empiriques et des mesures, qui permette d'améliorer la qualité de vie des patients par un surcroît de pertinence en matière d'interventions médicales. Cela s'inscrit dans le cadre d'un programme de recherche qui a pour objectif d'accroître la proportion des décisions médicales qui s'appuient d'une façon rationnelle sur des informations vérifiées *(evidence based medicine)*. Avec le domaine de la mesure de la qualité de vie, nous avons l'exemple d'une innovation technique qui contribue à la production de nouvelles connaissances scientifiques en quelque sorte sous nos yeux, aux progrès desquelles il est possible de participer et qui peuvent être étudiées *in situ*.

La caractéristique commune des mesures de qualité de vie est de prétendre quantifier l'impact des maladies ou des différentes interventions de santé sur la vie quotidienne des patients du point de vue des intéressés eux-mêmes. Une telle perspective est recherchée car les perceptions des patients déterminent l'utilisation des services et des traitements et l'impact que ceux-ci auront sur leur état de santé. L'idée est que pour mieux soigner le malade, le médecin (la médecine) qui, jusqu'à présent, ne l'envisageait que de son point de vue médical, devrait essayer aussi de le voir selon le point de vue que le malade a sur lui-même. Avec les mesures de qualité de vie, la médecine entreprend donc, pour partie, de changer de perspective pour adopter celle du patient.

Les mesures de qualité de vie reposent sur les jugements que les sujets portent eux-mêmes sur les conséquences de leur état de santé, par l'entremise de questionnaires standardisés développés selon des méthodes psychométriques. Les usages des mesures de qualité de vie en médecine et en santé publique sont très nombreux. Ils peuvent être classés en deux grandes catégories. *a)* Un usage descriptif à visée essentiellement cognitive : les questionnaires peuvent être intégrés aux études épidémiologiques pour compléter la connaissance de l'histoire des maladies par l'observation des conséquences subjectives des symptômes. Les mesures peuvent également participer à la surveillance de l'état de santé des personnes et des groupes de sujets. *b)* Un usage normatif : évaluation des thérapeutiques ou des technologies nouvelles, recherche clinique, évaluations économiques dans le cadre des études coût-efficacité. Les recherches actuelles ont principalement pour objectif le développement d'instruments spécifiques de problèmes de santé particuliers, l'internationalisation des évaluations (comment tester l'invariance des instruments utilisés) et la modélisation des comportements individuels.

En tant qu'objet de recherche, les mesures de qualité de vie intéressent tout autant les économistes que les autres chercheurs en sciences sociales ou les médecins. La philosophie a été convoquée initialement dans le cadre de l'analyse des problèmes éthiques posés par les perspectives d'utilisation des mesures de qualité de vie dans les décisions médicales et de santé publique (A. Fagot-Largeault, 1991). La réflexion épistémologique est relativement moins avancée.

Le développement et la mise en œuvre des questionnaires standardisés qui permettent ces mesures et l'intégration de leurs résultats dans les décisions qui affectent les malades posent de nombreux problèmes théoriques, méthodologiques et pratiques. Citons en quelques-uns.

1 / Historiquement, la recherche sur les indicateurs de mesure de la qualité de vie est liée à la mise au point d'indicateurs de résultats pour les évaluations de santé publique et de service de santé des personnes. Psychologues, économistes et chercheurs en santé publique ont mis au point, dès les années 1970, des instruments et des méthodes qui permettent de mesurer les effets des interventions de santé en termes de statut de santé, de qualité de vie ou de préférences liées à la santé (S. Fanshel & J. W. Bush, 1970). Ce nouveau domaine de connaissances est donc fortement marqué par l'interdisciplinarité des collaborations ; interdisciplinarité qui s'accompagne d'une certaine ambiva-

lence théorique : il y est fait référence à l'individualisme méthodologique, au fonctionnalisme psychologique, à la théorie des besoins ou encore à la théorie de l'utilité (E. Picavet, 2000). Or, tout processus de mesure s'appuie nécessairement sur des hypothèses portant sur la nature et la valeur des théories qu'il mobilise. La clarification et l'analyse critique de ces hypothèses restent à faire. Elles sont indispensables tant du point de vue du progrès des connaissances que de celui de l'analyse des enjeux éthiques de leur mise en œuvre (Leplège et Hunt, 1997).

2 / Le concept de qualité de vie est proche du bonheur tel que l'entendent de nombreux moralistes et philosophes depuis Aristote, et sa mesure s'apparente à celle du bien-être. La mesure de la qualité de vie, du moins dans certains cas, repose sur le même postulat que le calcul hédoniste. En terme d'utilisation, ces instruments tiennent leur raison d'être de l'idée qu'il est possible de discriminer empiriquement les meilleures politiques – celles qui accroissent le plus le bien-être général ou collectif. D'autre part, les instruments de mesure de la qualité de vie ont indubitablement pour fonction d'aider les médecins à prendre en compte le point de vue des patients. Les mesures de qualité de vie sont donc globalement compatibles avec le double impératif moral de la médecine contemporaine (faire le bien, respecter l'autonomie des patients). Mais la mesure des résultats des stratégies de santé recèle bien des ambiguïtés. Mentionnons les problèmes classiques d'éthique normative posés par les comparaisons interpersonnelles et l'agrégation des préférences individuelles.

3 / D'autres problèmes ont pour source la complexité inhérente au projet de prendre en compte le point de vue des patients. Dans le cas des mesures de qualité de vie, nous sommes dans une situation de multiples points de vue : le point de vue de ceux qui considèrent (par exemple, le médecin) et le point de vue de celui qui est considéré (le patient). On admet que le point de vue où l'on *doit* se placer est celui des patients. Or, les mesures de qualité de vie qui ont pour objectif de refléter le point de vue des patients ne peuvent être développées et mises en œuvre que par des experts qui ont aussi leur propre point de vue. Naturellement, il ne suffit pas que les patients répondent à des questions formulées par des experts pour que l'on soit assuré que leurs réponses reflètent leur propre point de vue (le contenu des questions, la hiérarchie des états de santé qui leur correspondent peuvent ne pas refléter les préoccupations ou la hiérarchie des valeurs des patients). Dès lors se pose la question de savoir si les indicateurs utilisés reflètent réellement le point de vue des patients. Parce que la réponse à cette question dépend de la confiance que l'on a dans ceux qui développent, mettent en œuvre et interprètent les mesures de qualité de vie, il est, par exemple, important de procéder à l'analyse des conflits d'intérêt susceptibles de peser sur ces évaluations.

En conclusion, le projet de mesure de la qualité de vie en santé, pour être ambitieux, n'en est pas moins vraisemblable et respectable tant du point de vue scientifique que de celui de l'amélioration du système de santé. En particulier, l'idée selon laquelle la perspective du patient doit être recherchée à l'égale à celle du clinicien, quand il s'agit d'évaluer les conséquences des maladies et des traitements, est intéressante. Le développement et la mise en œuvre des questionnaires standardisés qui permettent ces mesures et l'intégration de leurs résultats dans les décisions qui affectent les malades posent de nombreux problèmes théoriques, méthodologiques et pratiques qui en font un objet d'études épistémologiques riche d'enseignements.

▶ FAGOT-LARGEAULT A., « Réflexions sur la notion de qualité de la vie », *Archives de philosophie du droit*, 36, 1991, p. 138-139. – FANSHEL S., BUSH J. W., « A Health-Status Index and its Application to Health-Services Outcomes », *Operation Research*, 18, 1970, p. 1021-1066. – LEPLÈGE A. & HUNT S., « The problem of quality of life in medicine », *Journal of the American Medical Association*, July 2, 1, 1997, 278, p. 47-50. – PICAVET E., « Le concept de qualité de vie entre besoins, satisfactions psychologiques et faculté de choix », *Cités*, 4, 2000, p. 111-120.

Alain LEPLÈGE

→ *Evidence-Based Medicine* ; Santé publique.

R

RADIOTHÉRAPIE

On peut distinguer deux étapes dans l'histoire naturelle d'un cancer. Au début de son évolution, la tumeur est généralement localisée et, même si elle infiltre les tissus voisins et envahit les ganglions lymphatiques qui drainent les lymphatiques, elle peut être définitivement guérie par un traitement local. Puis elle grossit et progresse sur le plan biologique. En son sein apparaissent des cellules capables de migrer et d'essaimer dans d'autres régions de l'organisme, donnant naissance à des colonies que l'on appelle métastases. La maladie est généralisée et est alors beaucoup plus difficile à traiter car les traitements très agressifs, qui sont tolérés quand ils ne s'adressent qu'à une proportion limitée de l'organisme, ne sont pas supportés quand il faut traiter l'ensemble de l'organisme. Il y a donc deux types de traitement des tumeurs. Les uns visent la tumeur dans le but de détruire toutes ses cellules : ce sont des traitements locaux ou régionaux, essentiellement la chirurgie et la radiothérapie. Les autres, comme la chimiothérapie ou l'immunothérapie, agissent sur les cellules tumorales, quelle que soit la région de l'organisme où celles-ci se trouvent.

La mise en œuvre des traitements locaux nécessite que la tumeur ait été délimitée et localisée avec précision puisqu'il faut traiter la totalité de celle-ci. Par exemple, si lors d'un acte chirurgical on n'enlève pas la totalité de la tumeur, la partie restée en place se développe et provoque une récidive locale souvent plus difficile à traiter que la tumeur initiale. Cette exigence est encore plus importante en radiothérapie car il est difficile de reprendre une irradiation, car les tissus sains irradiés supportent mal une nouvelle dose de radiations. De même, la chirurgie en tissus irradiés pose des problèmes difficiles car ceux-ci se cicatrisent mal. Aussi, après une radiothérapie l'échec du traitement initial est difficile à rattraper et il faut tout faire pour le réussir.

La chirurgie

Elle est utilisée pour le traitement des cancers depuis le XVIIIe s., mais elle n'a pu se développer que quand trois progrès fondamentaux ont été faits : d'abord l'anesthésie qui a permis d'effectuer des interventions importantes sans que leur durée ne soit limitée par les souffrances du malade. À la fin du XVIIIe s., les actes chirurgicaux pour être tolérés, devaient être extrêmement courts. Il suffisait de deux à trois minutes aux chirurgiens des guerres napoléoniennes pour amputer un membre. La découverte de l'anesthésie dans le premier tiers du XIXe s. a transformé la chirurgie. Le deuxième progrès a été la victoire sur l'infection. La plupart des opérations effectuées sur le thorax et l'abdomen entraînaient la mort des malades par infection. Les découvertes pastoriennes, l'antisepsie puis l'asepsie ont permis d'intervenir sur toutes les régions du corps, mais l'acte chirurgical restait une course contre la montre, car une intervention de plus d'une heure était très mal tolérée. Le troisième progrès a été la réanimation médicale, au milieu du XXe s. Grâce aux transfusions, aux perfusions, à la surveillance des équilibres de l'organisme, on supprima toute limite à la durée de l'intervention. Une intervention de huit à dix heures est aujourd'hui banale.

Cependant dès la fin du XIXe s., on s'était aperçu que la chirurgie, même très bien faite, n'était pas une panacée. Les amputations, les mutilations causées par les grandes exérèses de certaines tumeurs amoindrissaient la qualité de la vie et pouvaient même rendre celle-ci peu supportable. De plus, les récidives locales étaient fréquentes. Dès le début du XXe s., il est apparu donc qu'à côté de la chirurgie, d'autres approches thérapeutiques étaient souhaitables.

La radiothérapie

Comme la chirurgie, il s'agit d'un traitement loco-régional. Dès la fin du XIXe s., dans les mois qui suivirent la découverte des rayons X et de la radioactivité, on s'aperçut que les rayonnements ionisants pouvaient être utilisés pour traiter les cancers ; le premier traitement fut ainsi effectué en 1896 en France, à peine quelques mois après la découverte des rayons X, en décembre 1895, par Roentgen. Cependant, la radiothérapie ne s'est développée que lentement et n'a atteint sa maturité qu'au cours de ces dernières décennies.

Son principal avantage est de permettre d'éviter ou de limiter les mutilations chirurgicales. Elle est utilisée dans le traitement d'environ 50 % des cancéreux et en France environ 100 000 malades en bénéficient chaque année ; parmi les malades guéris, un sur deux l'a été grâce à la radiothérapie. Elle est utilisée soit seule, soit aussi, de plus en plus souvent, associée à la chirurgie ou la chimiothérapie.

La radiothérapie se situe à l'intersection de trois disciplines : la radiobiologie, la physique des radiations et la cancérologie. En effet, les rayons X ou gamma agissent en lésant le génome des cellules (les molécules d'ADN), ce qui rend celles-ci incapables de se diviser et entraîne la mort de la cellule ou des cellules filles. Plus la dose est élevée, plus la proportion de cellules intactes est faible. Or, pour être efficace, une radiothérapie doit à la fois stériliser la totalité des cellules de la tumeur et ne pas léser une proportion trop élevée de cellules saines afin d'éviter des complications. La marge est faible entre les doses nécessaires pour obtenir la guérison de la tumeur et celles capables de provoquer des complications dans les tissus sains voisins. Les progrès de la radiothérapie ont été obtenus, pour une part, en exploitant les différences entre les cellules tumorales et les cellules saines afin d'obtenir un taux de mortalité plus élevé des cellules tumorales. On y est parvenu, dans une première phase de 1900 à 1930, de façon empirique en se fondant sur l'expérimentation animale et l'observation clinique. Pendant cette période, on a notamment montré que tous les tissus ne réagissaient pas de la même façon à une irradiation (loi de Bergonié et Tribondeau), puis ultérieurement qu'en subdivisant l'irradiation en un grand nombre de séances et en jouant sur la dose par séance (fractionnement) et l'intervalle de temps entre la séance (protection), on pouvait détruire la tumeur au prix de lésions « acceptables » des tissus environnants. Ce fut, pour l'essentiel, l'œuvre de Regaud et de ses collaborateurs à l'Institut Curie après 1918. Paris devient alors la Mecque de la radiothérapie mondiale. À partir de 1960, les progrès de la biologie cellulaire et moléculaire permirent de reprendre ces études à un niveau plus fondamental, donc de comprendre les mécanismes en cause et d'introduire de nouveaux types de fractionnement.

Dès les débuts de la radiothérapie, on avait constaté que l'irradiation était d'autant mieux tolérée par les tissus sains que le volume irradié était plus petit. Il se posait, dès lors, un problème physique et technique : comment donner à la tumeur une dose suffisante tout en réduisant au maximum le volume de tissus sains irradiés ? En particulier quand il s'agit d'une tumeur située en profondeur dans le tissu, les faisceaux de rayons X doivent obligatoirement traverser les tissus sains avant d'atteindre la tumeur. Les progrès en ce domaine ont été relativement lents. Il fallut, d'une part, augmenter l'énergie des faisceaux de rayons X et, d'autre part, introduire des méthodes pour évaluer les doses reçues par les différentes régions de l'organisme (dosimétrie). Les avancées réalisées dans ces deux domaines jusqu'en 1930 permirent d'augmenter la dose à la tumeur sans augmenter les doses aux tissus sains ; mais le progrès décisif intervint après la Seconde Guerre mondiale, grâce à l'utilisation du cobalt radioactif (fabriqué dans les réacteurs nucléaires) et aux accélérateurs de particules. L'énergie des rayons X qui atteignait à peine une centaine de keV au début du siècle et 200 keV en 1930 est passée à 1 MeV avec le cobalt radioactif et 25 MeV avec les accélérateurs. L'irradiation de la tumeur devint alors, à partir de 1955-1960, beaucoup plus sélective, ce qui accrut considérablement le pourcentage de guérison.

La troisième avancée fut provoquée par les ordinateurs et ce qu'on appelle la radiothérapie conformationnelle avec modulation de l'intensité de l'irradiation. Alors que jusqu'en 1985, on faisait se recouper, au niveau de la tumeur, au maximum quatre faisceaux, grâce aux pilotages et aux calculs des doses par ordinateur, on peut faire passer ce nombre à vingt ou vingt-cinq. Il fut dès lors possible de réduire considérablement le volume du tissu sain irradié à dose élevée et en pratique on peut, aujourd'hui, obtenir des distributions de doses qui n'englobent que de faibles quantités de tissus sains.

Enfin, simultanément, une meilleure connaissance de l'histoire naturelle des tumeurs, du mode de propagation et d'envahissement des tissus sains, notamment des chaînes ganglionnaires, rendit possible une codification du volume qu'il faut irradier en épargnant les régions qui ne contiennent pas de cellules tumorales et, au contraire, en incluant celles dont l'envahissement est probable ou possible.

En 1907, le premier traité de radiothérapie français disait humblement « on traite avec un agent que l'on connaît mal [les radiations] une maladie dont on ne sait rien [le cancer] ». Quatre-vingts ans plus tard, on maîtrisait ces deux domaines.

Néanmoins l'efficacité de la radiothérapie dépend de sa qualité sur le plan clinique (choix du ou des volumes à irradier, à la suite du repérage de la tumeur et de la délimitation des tissus dans lesquels elle a pu se propager) et technique (établissement et exécution du plan d'irradiation). La première séance de traitement est donc précédée d'un travail de préparation qui est essentiel pour la réussite du traitement.

Suivi de l'action sur une tumeur. – La perte de la capacité de division d'une cellule qui est provoquée par des lésions non réparées des molécules d'ADN ne provoque pas sa disparition immédiate. Celle-ci survient quand la cellule tente de se diviser. Dans les tumeurs où les cellules se divisent fréquemment, le délai entre irradiation et disparition effective de la cellule n'est que de quelques jours ; dans celles où la vitesse de prolifération est faible, il peut atteindre plusieurs semaines ou mois. C'est pourquoi les réactions immédiates ne suffisent pas à prédire l'effet du traitement.

Effets sur la tumeur et les tissus sains. – Il n'y a pas de différence systématique entre la radiosensibilité des cellules saines et cancéreuses. L'efficacité plus grande de la radiothérapie sur les tumeurs que sur les tissus sains est liée à la capacité qu'ont les tissus sains d'accélérer considérablement le rythme de multiplication des cellules pour combler les vides causés par la mort des cellules lésées. Pour exploiter cette capacité, on fractionne le traitement en un grand nombre de séances, étalées sur plusieurs semaines (généralement cinq à sept). En effet, si l'on tentait de détruire toutes les cellules de la tumeur par une dose unique de radiations, les tissus sains environnants seraient également gravement lésés.

Dose optimale et philosophie du risque calculé. – Les doses nécessaires pour stériliser un cancer varient entre 40 et 80 Gy en fonction du type histologique et du volume de la tumeur. Elles sont d'autant plus élevées que la tumeur est plus volumineuse. Par exemple, pour les épithéliomas du larynx, il faut, pour obtenir une stérilisation locale de la tumeur chez 90 % des malades, 79 Gray (Gy) si la tumeur a plus de 6 cm de diamètre, 73 Gy si elle a entre 4 et 6 cm, 60 Gy entre 1 et 2 cm, 50 Gy pour moins de 1 cm. Corrélativement, les petits agrégats cellulaires (lésions infracliniques) sont généralement radiosensibles et il suffit de 20 à 45 Gy pour les stériliser.

Comme des doses élevées sont mal tolérées par les tissus sains, quand le volume irradié est important on effectue souvent l'irradiation en deux phases successives : d'abord une irradiation à dose moyenne sur un vaste volume cible englobant les tissus dans lesquels on craint une propagation infraclinique du cancer (car les doses peu élevées sont dans ce cas suffisantes), puis une surimpression à dose plus élevée sur la tumeur proprement dite, car il faut pour la stériliser des doses plus élevées qui ne seraient pas tolérées sur un volume cible important.

L'irradiation d'un cancer est ainsi le fruit d'un compromis entre la dose maximale sur un vaste volume pour diminuer le risque de récidive et le souci de ne pas faire courir trop de risques aux tissus sains. Sauf pour les tumeurs très radiosensibles, la marge est en effet étroite entre les doses nécessaires pour stériliser la tumeur et celles qui provoquent des accidents. Il ne faut pas donner des doses trop élevées, mais la pire des imprudences serait de donner une dose faible n'offrant pas suffisamment de chances de guérison.

Les statistiques montrent l'importance de l'exécution technique du traitement (risque de sous-dosage d'une partie de la tumeur). Selon sa qualité et pour une même dose, la fréquence des récidives locales varie de 20 % à 5 %.

Techniques d'irradiation. – Il faut donc délivrer la dose la plus haute possible au volume tumoral et la plus faible possible aux tissus sains voisins.

On utilise trois techniques : la radiothérapie transcutanée dans laquelle le faisceau est émis par un générateur (appareil de télécobalthérapie ou accélérateur linéaire) situé en dehors de l'organisme. Depuis 1990, grâce au perfectionnement de l'appareillage (collimateur muni d'un diaphragme dont la forme est variable et est commandée par ordinateur), et à l'augmentation du nombre de faisceaux, on a pu accroître la précision de l'irradiation et diminuer fortement les doses reçues par les tissus sains. Les progrès immenses de l'informatique ont ainsi, depuis dix ans, révolutionné la radiothérapie grâce à l'introduction de la radiothérapie conformationnelle.

Les limites de la tumeur sont déterminées avec précision grâce au scanner et l'IRM, puis le radiothérapeute délimite le volume cible et demande au radiophysicien d'optimiser sur ordinateur le plan de traitement, c'est-à-dire de rechercher le meilleur nombre et la meilleure orientation des faisceaux. Alors qu'en radiothérapie classique, il était, comme nous l'avons vu, exceptionnel d'utiliser plus de quatre faisceaux se recoupant au niveau de la tumeur, il est devenu courant d'en utiliser de dix à vingt. De plus, pour chaque faisceau le collimateur peut avoir une forme différente ; on peut faire ainsi varier l'intensité de l'irradiation d'un point à l'autre de la tumeur pour irradier davantage les zones susceptibles d'être radiorésistantes. On limite aussi la dose au niveau des tissus sains, même ceux qui jouxtent la tumeur (par exemple : muqueuse rectale au cours du traitement d'un cancer de la prostate).

Pendant la séance de traitement, après que le malade a été mis en place, les appareils modernes de radiothérapie sont pilotés par ordinateur et se déplacent automatiquement pour prendre des orientations différentes pour chaque faisceau et délivrer les doses prévues.

Schéma d'irradiation et mise en place du malade. – La délimitation du volume traité est un acte majeur. Des examens radiologiques, le scanner, les scintigraphies et l'imagerie par résonance magnétique nucléaire aident à délimiter l'extension des lésions.

Il faut, ensuite, situer le volume cible par rapport aux contours de l'organisme (imagerie en trois dimensions) puis choisir les faisceaux capables de délivrer une dose satisfaisante au volume cible sans trop irradier les tissus sains voisins. Comme nous l'avons vu, ce sont généralement des programmes informatiques qui effectuent ces tâches, sous le contrôle du radiophysicien et du radiothérapeute. On peut, ensuite, vérifier avec un simulateur (c'est-à-dire un appareil de radiodiagnostic dont le faisceau peut prendre les dimensions équivalentes à celles des faisceaux utilisés pour le traitement) la validité de ce schéma.

Les conditions d'irradiation étant déterminées, on peut commencer l'irradiation après s'être assuré que les repères grâce auxquels on remettra le malade en place au cours des vingt-cinq ou trente séances sont suffisamment précis. Des systèmes de contention sont souvent nécessaires, surtout pour les tumeurs de la tête et du cou.

Protocole de radiothérapie. – Le radiothérapeute doit fixer le rythme d'irradiation (nombre de séances hebdomadaires et doses par séance) et la dose totale, il surveille le malade en cours d'irradiation. Le rythme usuel est de 10 Gy par semaine en cinq séances. En cas de petit volume tumoral (par exemple une corde vocale), on peut atteindre 12 ou 13 Gy par semaine. Au contraire, pour les vastes volumes cibles (par exemple, une grande partie de la cavité abdominale), on peut choisir des rythmes plus lents qui ne dépassent pas 7,5 Gy par semaine en cinq séances.

La dose totale varie en fonction de la taille de la tumeur, de son type histologique et des tissus critiques voisins dont l'irradiation est inévitable mais peut être limitée grâce à la radiothérapie conformationnelle.

La surveillance a deux buts : vérifier la tolérance locale (peau, muqueuse, etc.) et générale (hématologique, intestinale) de l'irradiation. Si les réactions sont trop vives (érythème, mucosité, diarrhée, vomissement), on peut diminuer le rythme d'irradiation ou la taille du volume cible, mais en règle générale on s'efforce de modifier aussi peu que possible le protocole initial et l'on tente, à l'aide de traitements symptomatiques, de faire supporter le traitement. Et suivre la régression tumorale, ce qui permet parfois de réduire la taille du volume irradié.

Un des obstacles auxquels se heurte la radiothérapie est la radiorésistance des cellules cancéreuses. Celle-ci peut être due à des causes diverses et plusieurs possibilités de progrès sont actuellement explorées : *a) les radiosensibilisateurs* capables d'agir sélectivement sur les cellules sous-oxygénées (qui sont de ce fait plus radiorésistantes), car il n'y en a pas dans les tissus sains alors qu'il y en a dans les tumeurs. L'emploi de ces sensibilisateurs est actuellement limité par leur toxicité ou leur faible efficacité ; *b)* les irradiations fractionnées dans lesquelles on délivre deux séances par jour à six heures d'intervalle ; par exemple, deux séances de 1,1 Gy au lieu d'une séance de 2 Gy. Sans diminuer l'effet anti-tumoral, on réduit ainsi le risque de complication au niveau de certains tissus sains dont les cellules réparent les lésions causées par l'irradiation moins bien que les cellules tumorales, quand la dose par séance avoisine ou dépasse 2 Gy. Cela permet d'augmenter la dose tumeur sans accroître le risque de complications tardives ; *c)* irradiation accélérée délivrée en deux à quatre semaines (au lieu de six semaines) avec plusieurs séances par jour, pour les tumeurs dans lesquelles les cellules accélèrent leur prolifération sous irradiation. Cette méthode, qui n'est utile que pour les tumeurs qui accélèrent leur rythme de prolifération pendant l'irradiation, a l'inconvénient de réduire la tolérance des tissus sains.

Associations radiochirurgicales. – La radiothérapie permet de guérir les cancers tout en conservant le tissu ou l'organe dans lequel la tumeur s'est développée. Cependant, quand la tumeur est volumineuse ou d'un type histologique radiorésistant, des doses importantes sont nécessaires ; l'irradiation entraîne alors une fibrose qui réduit la qualité esthétique et la valeur fonctionnelle des tissus irradiés. Il en est de même pour certains types de tumeur radiorésistante.

Les associations sont alors utiles : la chirurgie effectue l'exérèse de la tumeur, mais en faisant une opération économique, car c'est ensuite la radiothérapie qui stérilise les propagations néoplasiques dans les tissus voisins. Comme la grosse masse tumorale qui est radiorésistante en raison de sa taille ou de son type histologique n'est plus là, des doses modérées, de l'ordre de 50 Gy, sont suffisantes : elles peuvent être délivrées sur de vastes volumes sans modifier l'aspect et la valeur fonctionnelle des tissus irradiés.

Ces associations donnent d'excellents résultats pour de nombreuses tumeurs. Dans les tumeurs ORL (plancher de la bouche, langue, larynx, pharynx) et les sarcomes des tissus mous, l'irradiation des tissus voisins et des territoires ganglionnaires a réduit considérablement la fréquence des récidives loco-régionales. Un bon exemple d'association est le traitement conservateur du cancer du sein où des résultats excellents sont obtenus par une tumorectomie suivie d'une irradiation du sein et des aires ganglionnaires ; on obtient ainsi des taux de guérison semblables à ceux obtenus avec une chirurgie étendue, avec des résultats esthétiques bien supérieurs puisqu'on évite l'amputation du sein et qu'on peut reconstruire un sein d'apparence normale.

Association radiothérapie-chimiothérapie. – Elles ont deux buts : *a)* accroître l'efficacité locale du traitement. On a notamment tenté de réduire, grâce à la chimiothérapie, la taille de la tumeur avant l'irradiation afin d'augmenter sa curabilité. Les nombreux essais thérapeutiques effectués n'ont mis en évidence une augmentation de la survie que pour certains types de cancers ; *b)* et détruire à distance les métastases de petites dimensions et non décelables cliniquement.

Complications tardives. – L'un des problèmes que pose la radiothérapie est la survenue de complications tardives, qui peuvent se développer plusieurs années après l'irradiation. Elles sont de deux ordres.

Des fibroses atteignent les tissus irradiés, réduisant leur valeur fonctionnelle et occasionnant parfois des complications graves telles que des lésions pulmonaires ou rénales. Elles sont dues à l'appauvrissement des tissus en cellules viables.

L'irradiation peut aussi causer des cancers dans les tissus irradiés. Chez l'adulte, de tels cancers s'observent chez environ 3 % des malades irradiés, ils peuvent apparaître dix ou vingt ans après irradiation. Chez l'enfant ou l'adolescent, cette complication est plus fréquente et constitue alors un risque majeur qui limite l'utilisation de la radiothérapie. On peut espérer que la limitation du volume de tissus sains irradiés réduira ce risque.

Curiethérapie. – Dans la curiethérapie, les sources radioactives sont placées dans l'organisme soit à l'intérieur, soit au contact de la tumeur (comme par exemple dans le traitement d'un cancer du col utérin par une sonde radioactive, généralement de césium), soit à l'intérieur du tissu tumoral (aiguilles radioactives, généralement d'iridium). La curiethérapie a deux avantages : sur le plan dosimétrique, elle permet une irradiation sélective des tumeurs limitant l'irradiation des tissus sains. Sur le plan radiobiologique, l'irradiation à faible débit qu'elle entraîne réduit les dommages aux tissus sains, puisque c'est l'équivalent d'un très grand nombre de séances.

Parallèlement aux progrès de la radiothérapie transcutanée, la curiethérapie a, elle aussi, amélioré notablement ses techniques et ses résultats. Dès les années 1960, l'introduction des ordinateurs avait permis des calculs très rapides des doses en fonction de la forme et de la position des sources implantées dans la tumeur ou placées à son voisinage. On a pu ainsi, pour chaque malade, optimiser le traitement en utilisant des guides non radioactifs qui servent éventuellement à la mise en place des sources radioactives. En effet, on calcule les doses en supposant que ces guides, dont on détermine la position par des radiographies, sont radioactifs. Cela permet, quand la distribution des doses n'est pas satisfaisante, de les déplacer jusqu'à l'obtention d'une bonne distribution des doses.

Pour le cancer du col de l'utérus, deux techniques sont utilisées : soit des débits de doses élevées en de courtes séances, ce qui garde l'avantage dosimétrique mais fait disparaître l'avantage radiobiologique, soit en laissant les sources en place pendant une semaine, donc à débit de dose faible. Des essais comparant les deux techniques sont en cours. La seconde est moins agréable pour le malade mais semble plus efficace sur le plan médical.

Radiothérapie métabolique. – Dans la radiothérapie métabolique, on administre par voir buccale un radioélément ayant une affinité métabolique pour le tissu malade (par exemple, l'iode radioactif dans le traitement du cancer thyroïdien ou des anticorps anti-tumoraux sur lesquels on a fixé un atome radioactif). La radiothérapie métabolique a longtemps été limitée au traitement des cancers de la thyroïde par l'iode radioactif. Dans ce cas, les résultats sont remarquables et permettent un traitement efficace des cancers, même quand ils ont donné naissance à une dissémination métastatique. Le cancer de la thyroïde est le premier cancer (et a longtemps été le seul) qui pouvait être guéri, malgré l'existence de métastases pulmonaires ou osseuses.

L'utilisation actuelle d'anticorps radioactifs a considérablement augmenté l'utilisation de cette méthode et surtout a ouvert des perspectives nouvelles.

Conclusion

La radiothérapie, née en 1896, n'est devenue efficace qu'en 1922. Grâce à l'introduction des rayonnements de haute énergie, issus des progrès de la physique nucléaire pendant la Seconde Guerre mondiale puis des ordinateurs une vingtaine d'années plus tard, les progrès ont été considérables et la radiothérapie est aujourd'hui, après la chirurgie, la principale méthode de traitement du cancer. Utilisée seule ou en association avec la chirurgie et la chimiothérapie, elle contribue à la moitié des guérisons du cancer. Elle devrait encore progresser grâce au développement des recherches en radiobiologie.

Maurice TUBIANA

→ Cancer ; Cancer (Lutte contre le) ; Chimiothérapie.

RAISONNEMENT MÉDICAL

L'histoire du raisonnement médical répond en écho à l'histoire de la médecine. Les démarches intellectuelles mises en œuvre par l'homme dans le lent déchiffrement de la nosologie, l'élaboration du diagnostic, l'établissement d'un pronostic et la détermination d'une thérapeutique ont varié au cours des temps. C'est que le raisonnement que l'on tient sur la maladie est fonction en grande partie de la conception du corps et de l'affection qui le touche. Le raisonnement médical actuel est loin d'être univoque ; il offre à l'analyse plusieurs types de démarche dont certaines s'opèrent à l'insu même du praticien, en se dérobant à l'analyse.

Deux questions récurrentes auxquelles on tentera de répondre forment la trame de cet article : *a)* le grand écart qui, désormais, sépare la science médicale, c'est-à-dire le corpus de connaissances biologiques, et la pratique médicale est-il comblé par le raisonnement dont les composantes pourraient être appliquées indistinctement pour établir les règles du général ou cerner le singulier ? *b)* au sein des démarches multiples qui constituent le raisonnement médical, existe-t-il un noyau dur, un invariant sous lequel il serait possible de réduire leur apparente diversité ? Autrement dit, les règles de la logique peuvent-elles rendre compte du raisonnement médical ? Nous verrons que dans ce domaine l'approche syllogistique aristotélicienne enrichie par Pierce n'est pas à dédaigner.

La naissance du logos médical

Au début était le mythe. La divinité intervenait massivement dans la production de la maladie, le plus souvent dans un mouvement d'humeur pour sanctionner une faute. Prières, incantations, purifications étaient les ressorts thérapeutiques d'une médecine exclusivement religieuse et magique.

D'un trait forcément caricatural, on peut affirmer que l'art médical occidental naît avec la pensée hippocratique telle qu'elle est exprimée dans la *Maladie sacrée* où l'auteur s'attaque vivement à la représentation religieuse de la maladie et soutient au contraire qu'elle est due à des causes naturelles. Cette notion de cause dans la tradition hippocratique est centrale pour l'histoire des idées. Elle fonde ce qu'on nommera plus tard le principe du déterminisme et structure, au siècle de Périclès, les controverses sur l'Art et le Hasard, entendons la chance et la science. Alors que le hasard est synonyme de désordre, la science dévoile la régularité de l'ordre naturel des choses.

C'est sur ce fond d'émergence du logos, à mettre à l'actif du *Corpus Hippocraticum* que va pouvoir se déployer une médecine rationnelle où la notion de causalité est déjà liée à celle de prévision. Dans ce contexte, la médecine hippocratique accorde une grande importance à l'observation clinique, indispensable pour apprécier l'état du patient et formuler un pronostic car les signes dûment notés traduisent l'activité de l'invisible. Mais il manque à l'hippocratisme, et à la science grecque plus généralement, l'expérimentation et la vision directe de l'intérieur des corps. Le *Corpus Hippocraticum* ignore l'anatomie sur laquelle se fonderont plus tard, beaucoup plus tard, la physiopathologie et la corrélation anatomoclinique, sous l'impulsion des travaux de Morgani et de Bichat. La physiologie hippocratique est le produit d'un raisonnement analogique qui prend son modèle initial dans la métamorphose des aliments ; la marmite d'eau qui bout sur le feu est transposée à la physiologie de la digestion, conçue comme cuisson, et à la pathologie. Les fièvres, en effet, provoquent la vaporisation des humeurs. Dans le même ordre d'idées, la séparation des humeurs à l'intérieur du corps est inférée de la fabrication du beurre (*Maladies*, IV, 51-52). En résumé, le raisonnement mis en œuvre par les médecins hippocratiques a un triple aspect : causal – le plus important ; interprétatif et analogique.

Les spéculations qui résultent du raisonnement interprétatif et analogique ne masqueront pas le socle sur lequel s'édifiera la médecine occidentale : la méthode causale est la condition nécessaire d'un art médical véritable. Il est essentiel de connaître les causes d'une maladie car la thérapeutique en dépend ; voilà l'acquis majeur de la médecine hippocratique, en plus de sa dimension humaine qui demeure toujours un modèle pour les médecins d'aujourd'hui. Faute toutefois d'une connaissance de l'intérieur, le savoir anatomo-physiologique de la tradition hippocratique restera livré aux errements analogiques.

L'édifice aristotélicien

La pratique méthodique de la dissection animale, associée à une théorie générale des éléments *(Physique)* et à une doctrine des éléments et des qualités valables pour les corps organiques et inorganiques, permet à Aristote de fonder véritablement une science de la vie en œuvrant dans le sens d'une compréhension de l'état naturel et normal du corps. Une approche intellectuelle et deux concepts caractérisent l'édifice aristotélicien. L'approche intellectuelle est le finalisme qui présuppose un rapport rationnel entre la structure des organes et leur fonction ; elle sera largement reprise par Galien de Pergame. Pilier d'une anatomophysiologie qui manquait tant au *Corpus Hippocraticum*, le finalisme représentera un obstacle épistémologique à la compréhension des phénomènes pathologiques. La physiologie d'Aristote comporte deux notions décisives qui constitueront l'essentiel de son héritage : en premier lieu, le thermocardiocentrisme qui accorde une importance décisive au cœur et à la chaleur innée qu'il contient pour engendrer les phénomènes physiologiques. Le cardiocentrisme est à l'origine de la fameuse controverse entre Descartes et Harvey sur le rôle du cœur dans la circulation sanguine (*Discours de la Méthode*, 5e partie, « Ordre des questions de physique »). L'autre concept est le pneuma, sorte de vapeur cardiaque, relais indispensable qui assure la continuité entre certains états psychiques et les mouvements volontaires. L'influence durable du système aristotélicien tient pour beaucoup à sa force d'explication des phénomènes servie par un discours d'une cohérence logique qu'Aristote lui-même avait édifié.

Sectes antiques et raisonnement

La médecine dans le monde romain offre une grande diversité d'appréhension du savoir médical qui se reflète dans les grands courants appelés « sectes » ; cette appellation n'avait, à l'époque, aucune connotation péjorative et désignait simplement des Écoles possédant et diffusant un enseignement propre. Les sectes médicales du monde romain se définissent selon l'origine du savoir médical et sa méthode d'acquisition.

La secte dogmatique ou logique se réclame d'Hippocrate, d'Érasistrate et d'Hérophile, pour ne citer que les médecins les plus renommés. Pour les dogmatiques, la médecine est une science des causes obscures que le médecin peut toutefois connaître par l'application de certains principes. Le raisonnement s'appuie sur les expériences et la dissection. Le traitement découle de la découverte de la cause cachée.

À l'inverse, les empiriques influencés par la philosophie sceptique n'accordent aucune considération à ce que les sens ne peuvent appréhender. Le savoir médical se borne donc à accumuler les observations. Seule l'expérience fonde la médecine, expérience individuelle, expérience collective et expérience fondée sur la similitude des situations, autrement dit l'analogie. Ce ressort de la médecine empirique, qui ne fait aucun cas de l'expérimentation, est surtout vrai pour le traitement car, pour la secte empirique, « ce qui importe n'est pas ce qui produit la maladie, c'est ce qui la supprime ».

Entre le dogmatisme qui favorise un raisonnement pour un objectif thérapeutique et l'empirisme qui fonde son savoir sur l'accumulation des connaissances, la secte méthodique apparaît comme une troisième voie dont le rayonnement fut très important dans la Rome de l'époque impériale. Pas plus que les empiriques, les méthodiques ne croient aux choses cachées mais, à l'instar des dogmatiques, ils soulignent l'importance du raisonnement qui permet de passer de l'observation au traitement.

Dans le monde romain, Galien, contemporain de Marc Aurèle qui lui confia la santé de son fils Commode, est un médecin « à part », à la fois par son absence d'appartenance à une secte quelconque mais surtout par l'extraordinaire influence qu'il suscita. Galien garde d'Hippocrate la théorie des humeurs (le corps humain est composé de sang, de phlegme, de bile noire et de bile jaune) et adhère au finalisme aristotélicien. Mais il observe et expérimente. Sa méthode expérimentale fait appel à l'expérience et à la raison, qu'il appelle « ses deux jambes ». Galien a pratiqué des sections expérimentales de l'axe spinal sur des animaux ; il a montré que les artères contiennent du sang. Il a inauguré le raisonnement quantitatif en mesurant la quantité d'urines éliminée chaque jour pour conclure qu'elles proviennent de la totalité du sang élaboré par le foie et non pas seulement du sang nourrissant le rein. Enfin, il se livra à ce que l'on pourrait appeler l'expérimentation systématique. En témoigne son récit d'une auto-expérimentation pour tester les différents remèdes aux brûlures provoquées par la thapsie : « Si quelqu'un est brûlé par une application de thapsie, du vinaigre adoucit la brûlure. Et quiconque le veut, peut l'apprendre par l'expérience comme nous l'avons fait sur nous-mêmes pour avoir une preuve précise de la puissance de la drogue. Nous nous sommes enduits les cuisses de thapsies en plusieurs endroits et après quatre ou cinq heures, quand cela commença à brûler et à s'enflammer, nous nous aspergeâmes un endroit de vinaigre, un autre d'eau, un autre encore d'huile ; un quatrième nous l'enduisîmes d'huile de rose et tel autre de tel ou tel produit que nous croyions pouvoir atténuer la douleur aiguë ou abaisser la chaleur. Le vinaigre fut trouvé le plus actif de ces produits » (*Des médicaments simples*, I, 21).

L'œuvre de Galien constitue une sorte d'achèvement du savoir médical antique qui met en place pour longtemps, jusqu'aux XIe et XIIe s., le dogmatisme et le principe d'autorité.

Harvey et la naissance de la physiologie moderne

La découverte de la circulation du sang par Harvey, en 1623, est un repère essentiel dans l'histoire des idées. D'une part, elle heurte de plein fouet le savoir aristotélicien et surtout le galénisme figé depuis mille trois cents ans. D'autre part, elle constitue le fondement de la physiologie moderne par une méthodologique expérimentale et un raisonnement de type quantitatif. La longévité et l'autorité des thèses de Galien s'expliquaient en partie par une série d'expérimentations remarquables et par son extraordinaire cohérence. De ses sections étagées des vaisseaux et de la moelle épinière, Galien avait tiré la conclusion, contre les aristotéliciens, que le cerveau est à l'origine des nerfs et du principe des mouvements volontaires alors que le cœur est à la source des artères et du principe de leur mouvement. Ainsi, aux XVIe et XVIIe s., les théories du mouvement du sang s'inscrivent en réalité dans des controverses entre galénistes et aristotéliciens, sur un débat de fond qui est celui de la nutrition. Pour l'ensemble des auteurs, le sang est un état intermédiaire entre les aliments ingérés et les tissus. Le mouvement du sang n'est que l'équivalent interne du processus de nutrition externe. Pour Galien et ses continuateurs, il n'y a pas de théorie du mouvement du sang en soi mais une théorie de la nutrition, et le système de Galien fait apparaître deux sangs séparés quant à leur fonction. Le sang provient de la coction des aliments dans l'estomac d'abord, dans le foie ensuite qui est la véritable source de cet état intermédiaire des aliments distribués à l'ensemble des tissus par les veines. Une partie du sang veineux parvient jusqu'au cœur par un phénomène d'attraction, pour y subir une étape d'enrichissement. Ce sang, travaillé par le cœur, transporte la chaleur et l'esprit par les artères. Chez Galien, le sang artériel est donc exclu du processus nutritif qui transforme les aliments en chair. Pour les néo-aristotéliciens en revanche, tout le sang est transformé en chair. Cependant, ils admettent, par l'expérience cruciale de Galien, l'existence de sang artériel, qui n'a pas de raison selon eux d'être exclu du processus nutritif car le cœur reste la source principale de la nutrition. Ainsi, pour Césalpin (*Questionum peripateticarum*, 1569), dont on peut dire qu'il était très près de la théorie de la circulation telle que l'a décrite Harvey, le sang artériel est également un sang nutritif qui n'est qu'un état intermédiaire des aliments. Et paradoxalement, Césalpin affirme que le sang, dans les veines, va de la périphérie vers le cœur. Mais il ne parvient pas à la conclusion qui sera celle de Harvey, car il inscrit le mouvement du sang dans une théorie de la nutrition. L'objection des néo-aristotéliciens aux galénistes est de savoir ce que devient le sang artériel s'il n'est pas consommé (Crémomini, 1627).

On s'est longuement interrogé pour savoir où résidait la clé de la réflexion de Harvey. On a voulu centrer sa découverte sur l'utilisation du processus mental de quantification. Même si le raisonnement est parfait, il ne suffit pas à ériger la quantification en valeur décisive de la science moderne puisque d'autres auteurs comme Santorio, Botello, Parigiano, contemporains ou immédiatement prédécesseurs de Harvey, utilisèrent la quantification sous l'influence de Galilée à Padoue. Galien lui-même, dans ses expériences sur l'élimination de l'urine, avait tenu un raisonnement de type quantitatif.

En réalité, Harvey est un homme de son époque. Il est aristotélicien et entre dans le débat de la nutrition. Il connaît la petite circulation qu'avait affirmée Michel Servet (*De christi animi restitutio*, 1553). Il a longuement répété les expériences de Césalpin sur le retour veineux et il a correctement interprété l'expérience de Galien sur la ligature d'une artère sur un tuyau placé dans sa lumière. Mais surtout, il opère un déplacement philosophique fondamental : négligeant la cause finale du mouvement du sang qui est la transformation en chair, Harvey s'intéresse aux mouvements du cœur en soi et découvre que le cœur n'est pas un réceptacle qui marche comme un aimant mais comme une pompe qui fonctionne par des impulsions, rendant compte du mouvement des artères sous la forme du pouls. Toujours en aristotélicien, il reprend la question de savoir ce que devient le sang si, comme le prétendent les galénistes, le sang qui parvient aux tissus par les artères ne se transforme pas en chair. Harvey applique alors les habitudes mentales de la médecine diététique, comme ses prédécesseurs et ses contemporains, en pensant les aspects quantitatifs, et à la question posée plus haut il propose une seule réponse : le sang ne peut que circuler. « Ainsi chez l'homme, nous supposons qu'à chaque contraction du cœur, il passe une once ou trois drachmes ou une drachme de sang dans l'aorte. Ce sang ne peut revenir dans le cœur à cause de l'obstacle que lui opposent les valvules. Or le cœur, en une demi-heure, a plus de mille contractions. [...] En multipliant par drachmes, on voit qu'en une demi-heure il passe par le cœur, dans les artères, trois mille drachmes, ou deux mille drachmes ou cinq cents onces ; enfin une quantité de sang beaucoup plus considérable que celle qu'on pourrait trouver dans tout le corps » (*De Motu Cordis*, chap. 9). La découverte d'Harvey cristallise ce qu'on a pu appeler la première révolution biologique (Grmek).

Cependant, les prémisses de la rupture définitive avec l'héritage hippocratico-galénique se font au début du XIXe s., lorsque Magendie ouvre la polémique contre le vitalisme de Bichat. L'apport de ce dernier avait cependant été considérable, en plaçant le siège des maladies non plus dans les humeurs ou dans les organes mais dans les tissus. Mais le programme de Magendie, qui tient en quelques propositions, fonde pratiquement à lui seul la médecine scientifique contre les systématistes ; non seulement la physique et la chimie sont de vraies sciences, des sciences expérimentales sur lesquelles une médecine véritablement scientifique doit prendre exemple, mais ces deux disciplines sont susceptibles d'éclairer les phénomènes de la vie, comme l'avaient déjà pressenti Lavoisier et Laplace à la fin du XVIIIe s.

Il n'y a pas de loi physique et chimique distincte pour la nature animée ou inanimée et si la physiologie s'occupe d'élucider les fonctions de l'organisme sain, la pathologie et l'étude des fonctions perturbées par divers facteurs s'offrent également l'investigation expérimentale.

Claude Bernard et le raisonnement expérimental

Claude Bernard s'engouffre dans la brèche ouverte par son maître Magendie, en dépassant l'empirisme de ce dernier. Les phénomènes de la vie obéissent à des lois physico-chimiques, comme le soutient Magendie ? Soit. Appliquons-leur alors la méthode expérimentale, dit en substance Claude Bernard, méthode dont il se défend d'être le créateur. Son audace, explique-t-il, consiste précisément à appliquer à la médecine la méthode expérimentale éprouvée par Galilée, Newton et bien d'autres dans les sciences de la nature, et à édifier une véritable médecine expérimentale.

Le principe sur lequel repose l'édifice des sciences expérimentales est le déterminisme, c'est-à-dire le rapport absolu et nécessaire des choses qui garantit que lorsque A produit B dans les circonstances données, si les mêmes conditions se reproduisent et que A est présent, B s'ensuivra comme effet. L'œuvre épistémologique de Claude Bernard (*Introduction à l'étude de la Médecine expérimentale,* 1863) est l'aboutissement d'une aventure personnelle, une sorte de réarrangement rationnel du processus de découverte au point que, comme le dit très justement Canguilhem, « l'*Introduction* doit être lue dans le sens rétrograde, c'est-à-dire en partant des exemples d'investigation expérimentale vers les conclusions d'ordre général ». En effet, Claude Bernard appelle « exemples » les cas concrets qui, en réalité, ont fourni la matière des concepts.

Claude Bernard a commencé par faire de grandes découvertes puis s'est posé la question après coup, de savoir comment s'y prendre pour les réaliser. Il est symptomatique, à ce titre, que l'*Introduc-*

tion soit lue et enseignée en France par les philosophes et peu par des hommes de sciences, alors que c'est le contraire dans les pays anglo-saxons où l'on refuse à Claude Bernard l'entrée dans la philosophie des sciences. C'est que, pour le positivisme logique (Carnap, Ayer) et les logiciens analystes (Russell, Wittgenstein), la méthode de Claude Bernard est extérieur au champ épistémologique. Karl Popper dans *La Logique de la découverte scientifique*, n'écrit pas une ligne sur Claude Bernard.

En quoi consiste au juste l'apport de Claude Bernard ? Dans l'explicitation du raisonnement expérimental appliqué aux sciences de la vie. Le raisonnement expérimental est un jugement obtenu par une comparaison s'appuyant sur deux faits : l'un qui sert de départ, l'autre qui sert de conclusion au raisonnement (*Introduction*, chap. I : « De l'observation et de l'expérience »). Ces deux faits peuvent être deux observations ou deux expérimentations ou bien encore une observation et une expérimentation. Le principe de tout raisonnement est l'idée. Voici comment procède l'investigateur dans une démarche expérimentale : il commence par constater un fait nouveau ou un phénomène imprévu. De cette observation naît une idée préconçue ou anticipée, l'hypothèse. À partir de l'idée, l'investigateur raisonne et institue une expérience dans un effort mental pour en imaginer les conditions matérielles. De cette expérience résultent de nouveaux phénomènes qu'il constate et observe. Le même investigateur est donc tour à tour observateur et expérimentateur ; le raisonnement expérimental est en quelque sorte le cheminement qui va de l'hypothèse à ses conséquences, lesquelles seront mises en scène à travers l'expérimentation. L'expérience est une observation provoquée dans le but de contrôler l'hypothèse. Une expérience en accord avec l'hypothèse n'est pas une preuve. Elle n'est pas non plus une confirmation de l'hypothèse. Comme le déterminisme est le grand ressort de l'activité scientifique, l'expérimentateur doit toujours pousser son investigation jusqu'à la contre-épreuve. Pour avoir la preuve qu'un phénomène joue le rôle d'une cause par rapport à un autre, il faut en effet s'assurer que la suppression de la condition fait cesser le conditionné. À ce propos, Claude Bernard expose une doctrine de la faillibilité des théories qui s'apparente au falsificationnisme de Popper selon lequel on ne peut que réfuter une hypothèse par l'expérimentation et non pas la confirmer.

On a parlé à propos de Claude Bernard de raisonnement ou de méthode hypothético-déductive. En réalité, le raisonnement de type déductif ne s'applique qu'une fois l'hypothèse formulée. Mais *quid* de la formation ou de la genèse de l'hypothèse à partir d'un fait observé ? Il n'y a pas à proprement parler une méthode pour trouver l'hypothèse encore moins une logique de la découverte. Claude Bernard parle à ce propos de sentiment : c'est le sentiment qui a l'intuition de l'idée *a priori*. Le sentiment est à la fois intuition, imagination, et conviction intérieure de la justesse de la réflexion. C'est ainsi que la démarche expérimentale met en scène trois acteurs : le sentiment, la raison et l'expérience. On reconnaît dans ce trépied l'influence d'Auguste Comte et les trois stades de l'évolution de l'esprit humain qui se condensent dans la méthode expérimentale comme dans une loi de récapitulation.

La raison que Claude Bernard identifie au raisonnement éclaire le sentiment, développe l'idée (ou hypothèse) et ses conséquences logiques, et guide l'expérience.

Si nous accordons une si grande importance à la démarche de Claude Bernard, ce n'est pas uniquement parce qu'elle constitue une révolution en instituant les sciences de la vie comme sciences expérimentales. Dans l'*Introduction*, Claude Bernard se livre en effet à des analyses d'ordre épistémique sur le raisonnement expérimental, et l'ensemble de sa réflexion nous semble mériter une mise en parallèle avec l'œuvre du logicien et philosophe américain Charles Sanders Pierce, fondateur du pragmatisme.

Il nous restera, au terme de l'exposé, à montrer que le raisonnement clinique diagnostique utilisé quotidiennement au contact de l'homme souffrant s'accomplit sous les auspices d'une démarche bernardienne hypothético-déductive et que, en dernière instance, l'apparente diversité des raisonnements mis en œuvre dans une activité humaine qui a trait avec la réalité peut être unifiée sous la théorie piercienne de l'abduction, fondement de la philosophie pragmatiste.

Réflexions épistémiques de Claude Bernard

Sa foi dans le déterminisme absolu des choses et la confiance qu'il accorde à l'*experimentum crucis* (« preuve et contre-épreuve ») conduisent naturellement Claude Bernard à dédaigner la quantification et à se méfier des statistiques.

Claude Bernard n'admet pas le passage direct du fait constaté à la loi ou à la règle. Pour lui, le raisonnement ne s'exerce pas sur des observations mais sur l'idée qu'elles font naître. Dès lors, il n'est pas étonnant qu'il se livre à une critique de l'induction baconienne en affirmant que « l'esprit de l'homme fonctionne toujours par syllogisme » et que dans « la marche naturelle de l'esprit, l'homme ne peut avancer qu'en mettant une idée devant l'autre ». L'idée *a priori* naît d'un fait particulier ; elle renferme implicitement un principe auquel nous voulons ramener le cas particulier. Nous croyons aller d'un cas au principe c'est-à-dire induire mais, en fait, on déduit (*Introduction*, chap. « Du doute dans le raisonnement »).

Cependant, Claude Bernard n'est pas un logicien : « Je ne crois pas que l'induction et la déduction constituent réellement deux formes de raisonnement essentiellement distinctes. » Le raisonnement expérimental est un raisonnement dubitatif car « les déductions quoique logiques restent toujours douteuses », contrairement à la déduction du mathématicien dont le point de départ est donné. Cette prééminence affichée par Claude Bernard à la déduction syllogistique comme caractéristique du raisonnement expérimental lui valut de nombreuses critiques. Car bien des exemples de raisonnement qu'il soumet à l'analyse logique apparaissent comme des constructions *a posteriori*. En témoigne l'exemple célèbre de l'acidité des urines des lapins à jeun. L'observation, point de départ à une recherche expérimentale, est la suivante : des lapins venant du marché urinent sur la table de laboratoire. Claude Bernard constate que leur urine est claire et acide comme les carnivores, alors que les lapins en leur qualité d'herbivore ont habituellement des urines troubles et alcalines. Cette observation suggère l'hypothèse que les lapins étaient à jeun et que l'abstinence les avait transformés en animaux carnivores vivant de leur propre sang. Claude Bernard met alors en œuvre deux expériences pour vérifier cette double hypothèse : *a)* que l'acidité des urines est un effet de l'abstinence ; *b)* que l'acidité des urines est un effet de l'alimentation carnivore de l'animal. Quand on donne de l'herbe à manger à des lapins à jeun, les urines redeviennent troubles et alcalines. La contre-épreuve consiste à vérifier que les urines d'un lapin nourri avec de la viande sont claires et acides.

Dans cet exemple, la démarche proprement expérimentale est irréfutable. Mais le raisonnement que tient *a posteriori* Claude Bernard aboutit à une conclusion formellement incorrecte. En effet Claude Bernard écrit (*Introduction*, 3e partie, chap. I) : « Le raisonnement inductif que j'ai fait implicitement est le syllogisme suivant : les urines de carnivores sont acides ; or les lapins que j'ai sous les yeux ont des urines acides ; donc ils sont carnivores. » La conclusion constitue une faute logique car l'acidité des urines des lapins peut avoir d'autre cause que l'alimentation carnée. En effet, le conditionné étant posé, la condition n'est pas posée nécessairement : *« posito conditionato non ponitur conditio »*.

Curieusement, Claude Bernard qui ne semble pas faire une distinction très nette entre « induction » et « déduction » expose très clairement, dans un autre exemple, le principe d'une démarche hypothético-déductive. L'observation initiale est que le sang de la veine rénale est rutilant. Pourquoi en est-il ainsi ? Claude Bernard fait l'hypothèse que la coloration rouge du sang veineux est en rapport avec l'état sécrétoire ou fonctionnel du rein. « Dans cette hypothèse, en faisant cesser la sécrétion rénale, le sang veineux devait devenir noir : c'est ce qui arriva ; en rétablissant la sécrétion rénale, le sang veineux devait redevenir rutilant : c'est ce que je pus vérifier chaque fois que j'excitais la sécrétion de l'urine. J'obtins ainsi la preuve expérimentale qu'il y avait un rapport entre la sécrétion de l'urine et la coloration du sang de la veine rénale. »

La tentative de Claude Bernard d'inscrire la démarche expérimentale dans une logique syllogistique déductive s'explique par l'ambiance intellectuelle d'un XIXe s. dominé par une réflexion sur les conditions de validité des lois scientifiques, à partir d'une approche syllogistique du raisonnement inaugurée par Aristote et légitimée par Kant. En réalité, dans ce domaine, l'approche de Pierce offre un éclairage beaucoup plus convaincant.

La logique piercienne

C'est également en partie dans le cadre de la logique syllogistique que se déploie l'œuvre de Pierce (1839-1914), philosophe et homme de sciences, et reconnu comme l'un des fondateurs de la logique moderne. Mais son ambition fut autre que de réduire les mathématiques à la logique comme l'entreprendront Russell et Frege.

Pour Pierce, la logique est la science du raisonnement en tant que telle. La connaissance, selon lui, est un processus de progrès sans commencement ni achèvement. Cette idée centrale étaye sa critique du cartésianisme et surtout son rejet de l'intuition. Son entreprise est de mettre au jour ce qu'il y a d'implicite dans la pratique des hommes de laboratoire, et c'est en cela que sa démarche est étonnamment semblable à celle de Claude Bernard. Cependant Pierce est logicien. Son travail sur le raisonnement complète et éclaire singulièrement la réflexion de Claude Bernard. Il serait trop ardu et trop long de développer le cheminement de Pierce. Mais le point de départ de sa réflexion est une longue méditation sur la notion de jugement chez Kant (chap. I, livre I de l'*Analytique transcendantale*) et la logique kantienne (la fausse subtilité des quatre figures du syllogisme, 1762). Le jugement, dit en substance Pierce, a besoin d'un fondement. Ce n'est donc pas au jugement qu'on peut ramener toute l'activité de l'entendement mais à l'inférence, « opération sur les données qui aboutit à une connaissance ».

Pour Kant, penser c'est juger ; pour Pierce, penser c'est inférer. Dans le cadre de la logique aristotélicienne, Pierce élabore une véritable théorie des arguments en recherchant les relations que peuvent entretenir les arguments probables avec les arguments certains de la syllogistique. Il faut rappeler que le problème de l'induction était au premier rang des préoccupations philosophiques de l'époque (Stuart-Mill) et que la réflexion se poursuivra au XXe s. (Lachelier, Nicod, Dorolle). Pierce montre dans un premier temps, à partir d'Aristote (*Analytiques prem.*, II, 23) qu'une induction prend la forme d'un syllogisme de la troisième figure. Il établit ensuite qu'il existe une relation entre les trois formes d'arguments et les trois figures du syllogisme, et cette relation le conduit à faire la distinction entre induction et ce qu'il nomme abduction ou hypothèse. Cette relation s'exprime clairement si les trois propositions du syllogisme (prémisses et conclusions) représentent la règle, le cas et le résultat. La première figure correspond au raisonnement par déduction, le seul logiquement valide. À la deuxième figure correspond l'hypothèse ou abduction, que Pierce appelle parfois rétroduction, qui de la règle et du résultat infère l'explication du cas. La troisième figure est l'induction qui infère la règle à partir du cas et du résultat. En reprenant l'exemple du syllogisme concernant Socrate, voici comment se construisent les trois figures et le raisonnement qui leur correspond. Première figure, déduction : tous les hommes sont mortels (règle). Socrate est un homme (cas), Socrate est mortel (résultat) ; deuxième figure, abduction : tous les hommes sont mortels (règle), Socrate est mortel (résultat), Socrate est un homme (cas) ; troisième figure, induction : Socrate est un homme (cas), Socrate est mortel (résultat), tous les hommes sont mortels (règle).

L'abduction est donc une inférence, c'est-à-dire un mouvement de pensée par lequel on passe d'un fait surprenant à une hypothèse susceptible d'en rendre compte. On retrouve le rôle de l'idée, chère à Claude Bernard. Mais là ou Claude Bernard parlait de sentiment, faisant de la découverte de l'hypothèse un état psychologique, Pierce va plus loin en soutenant que l'abduction est une démarche fondée en raison, car le choix de telle hypothèse n'est pas le fait du hasard et qu'elle est susceptible d'être tenue pour valide ou non.

Et concernant la validité de l'abduction, Pierce écrit dans des termes quasi bernardiens : « La validité de l'adoption à titre provisoire d'une hypothèse soumise à l'examen, consiste en ceci que l'hypothèse étant telle que ses conséquences sont susceptibles d'être testées par expérimentation et étant telle que les faits observés en découleraient comme des conclusions nécessaires, cette hypothèse est choisie conformément à une méthode qui doit, en fin de compte conduire à la découverte de la vérité, dans la mesure où la vérité peut être découverte, avec une approximation dans la précision indéfiniment croissante » *(Collected Papers)*. Pierce, comme Claude Bernard, anticipe des idées défendues plus tard par Karl Popper en affirmant que seule est décisive la réfutation de l'hypothèse par les faits. L'accord des faits avec les prévisions de l'hypothèse ne permet d'accepter celle-ci qu'à titre provisoire. Mais là aussi Pierce dépasse Claude Bernard en affirmant que la vérification expérimentale des hypothèses relève de l'induction sous l'une de ces formes. C'est que, contrairement à Claude Bernard, Pierce fait intervenir le calcul des probabilités qu'il trouve chez Boole et peut-être également chez Cournot. Mais peut-on parler de probabilités de l'hypothèse ? En tout cas pas au sens où l'induction est un argument probable de par l'existence d'un lien entre un échantillon et la totalité de la classe à laquelle il appartient. En mathématicien et logicien, Pierce résume parfaitement la question : « Nous voyons qu'il y a trois types de raisonnement. La première figure embrasse toutes déductions, soit nécessaires, soit probables. Par son moyen nous prédisons les résultats spéciaux du cours général des choses et nous calculons avec quelle fréquence ils se produiront à long terme. Une probabilité définie s'attache toujours à la conclusion déductible parce que le mode d'inférence est nécessaire. La troisième figure est l'induction par le moyen de laquelle nous établissons la fréquence avec laquelle, dans le cours ordinaire de l'expérience, un phénomène sera accompagné par un autre. Aucune probabilité définie, comme celle qui appartient à la conclusion déductive, ne s'attache à la conclusion inductive ; mais nous pouvons calculer la fréquence avec laquelle des inductions, une structure donnée, atteindront un degré donné de précision. La seconde figure est la rétroduction. Ici, non seulement il n'y a pas de probabilité définie pour la conclusion, mais aucune probabilité définie ne s'attache même au mode d'inférence. Nous pouvons seulement dire que l'économie de la recherche nous prescrit, à un moment donné de notre recherche, d'essayer une hypothèse donnée et de nous y tenir provisoirement aussi longtemps que les faits le permettront. Il n'y a aucune probabilité en ce qui la concerne » (*Elem. of math*, IV).

En définitive, pourquoi choisissons-nous une hypothèse plutôt qu'une autre ? Si une hypothèse s'impose à nous par sa force qui a quelque chose à voir avec l'instinct, elle reste néanmoins soumise au contrôle de la conscience, et le choix définitif est alors une question d'économie d'énergie, de travail intellectuel et d'argent.

En conclusion provisoire, la réflexion de Pierce éclaire la démarche expérimentale de Claude Bernard qui comprend en réalité les trois types de raisonnement.

On aboutit alors au schéma suivant :

Fait → Hypothèse → Expérimentation → Règles
Abduction → Déduction → Induction

Le raisonnement clinique diagnostique

Le raisonnement clinique quotidien appliqué au diagnostic est-il différent du raisonnement expérimental en physiologie tel que le décrit par expérience personnelle Claude Bernard et tel qu'il a été formalisé par Pierce ? À première vue, les conceptions nouvelles issues des avancées décisives dans les sciences cognitives, l'usage de méthodes probabilistes et la métrologie médicale, ont relégué le raisonnement hypothético-déductif au rang d'une démarche parmi d'autres.

Dans l'analyse des différentes procédures diagnostiques, les auteurs anglo-saxons (Feinstein, Kassirer, Sackett) ont isolé de nouveaux concepts débouchant notamment sur les stratégies de décision et la construction d'algorithmes cliniques.

On reconnaît actuellement :

— le raisonnement hypothético-déductif dont le processus de reconnaissance est fondé sur une similitude entre les modèles de maladie que connaît le praticien et le tableau clinique singulier qui lui est soumis. Le choix adéquat de l'examen complémentaire est susceptible alors d'accroître la vraisemblance de l'hypothèse retenue. Pour un praticien de grande expérience, les différentes étapes de ce raisonnement sont franchies très rapidement, dans un processus mental qui s'apparente à une reconnaissance des formes instantanée. Ce type de raisonnement est à différencier du raisonnement expérimental de Claude Bernard, dans la mesure où on ne se situe pas dans une hypothèse de recherche ;
— le raisonnement probabiliste s'appuie sur la fréquence de certaines maladies pour lesquelles on connaît avec précision la sensibilité et la spécificité des signes. Le théorème de Bayes permet alors de calculer la probabilité de la maladie. Ce type de raisonnement est très lourd à mettre en œuvre, car il implique des techniques de calcul informatique et surtout de bien connaître les caractéristiques des populations qui ont fourni les données métrologiques ;
— l'application d'algorithmes avec arborisation qui permet l'élimination successive des hypothèses constitue un système rigide qui ne sollicite nullement le raisonnement critique.

En réalité, le processus mental mis en œuvre dans l'établissement d'un diagnostic ressort d'une inférence abductive telle que l'a décrite Pierce.

Théorie générale de l'abduction

La théorie générale de l'abduction permet d'unifier la démarche hypothético-déductive bernardienne et le raisonnement clinique diagnostique. L'abduction est une inférence qui a pour point de départ les données descriptives d'un fait ou d'un phénomène et, pour point d'arrivée, une hypothèse en accord avec les données initiales :

— A est une série de données (Fait, Observation, Phénomène) ;
— H explique A ou en tout cas expliquerait A si H était vrai ;
— il n'y a pas d'autre hypothèse qui puisse fournir une meilleure explication que H ;
— par conséquent, H est probablement vrai.

Ce type de raisonnement n'est pas spécifique du raisonnement médical diagnostique. Dans la vie quotidienne, nous pratiquons régulièrement ce type d'inférence. Par exemple, si nous constatons que l'aiguille de la jauge d'essence est proche de zéro, nous en inférons que le réservoir est vide : c'est l'hypothèse la plus plausible, la meilleure explication, renforcée par le fait que notre automobile a effectué un long trajet. Il ne nous vient pas à l'idée, dans les circonstances habituelles, que la jauge pourrait être faussée ; ce qui est une autre explication. Mais qu'est-ce qu'une hypothèse plausible ? La plausibilité est à distinguer de la probabilité. Les probabilités mesurent des vraisemblances, des vérisimilitudes, variant sur une échelle, en terme de fréquences, de « jamais » à « toujours » en passant par « souvent » et « parfois ». Les plausibilités sont l'estimation d'une possibilité variant de « impossible » à « ce qui pourrait être », en passant par tous les degrés du doute.

Le terme d'abduction désigne parfois de façon restreinte la phase de genèse de l'hypothèse. En réalité, l'abduction recouvre la totalité de la démarche qui comprend la formation de l'hypothèse, la phase critique de mise à l'épreuve et l'acceptation d'une hypothèse explicative. Cette acceptation est justifiée par la conception de Pierce affirmant que la sélection d'une ou plusieurs hypothèses, avant même leur mise à l'épreuve, est un processus fondé en raison. Le processus d'évaluation critique est à l'œuvre dans la phase de génération de l'hypothèse et cette démarche intellectuelle ne permet pas de tracer une limite précise entre le processus d'émergence des hypothèses et le processus de leur acceptation.

À la lumière de Pierce, la démarche expérimentale de Claude Bernard constitue une espèce d'inférence appartenant au genre abduction, d'autant que l'acceptation de l'hypothèse dans le raisonnement bernardien n'est pas soumise à l'induction probabiliste.

L'inférence abductive est également caractéristique du processus de raisonnement des détectives policiers. Le raisonnement par abduction est clairement explicité par Sherlock Holmes à son nouvel ami Watson dans *Study in the Scarlett* (1886), la première des aventures du célèbre détective. Dès leur première rencontre, Holmes déclare à Watson : « Vous avez été en Afghanistan, à ce que je vois ! » Et un peu plus tard, il explique la façon de raisonner qui lui a permis de parvenir à cette conclusion : « Le raisonnement que j'ai fait tout d'un coup à votre sujet s'explique ainsi : voici un monsieur qui a l'air d'un médecin ; il a l'air également d'un militaire ; c'est donc évidemment un médecin militaire. Son visage est brun ; or ce n'est pas la couleur naturelle de sa peau puisqu'il a des poignets blancs ; il revient donc des tropiques. Il a souffert de maladies et de privations comme me l'évoque sa mine pas brillante. Il a été blessé au bras gauche car il le tient avec une raideur qui n'est pas naturelle. À quel endroit des tropiques un médecin de l'armée anglaise a-t-il pu en voir de dures et être blessé au bras ? Évidemment en Afghanistan. » Sherlock Holmes qualifie ce raisonnement de déduction, ce qui est logiquement faux. Il s'agit de la formulation d'une hypothèse, une abduction qui repose sur un faisceau d'indices, et un médecin ne raisonne pas autrement en établissant un diagnostic. En réalité, la méthode de Sherlock Holmes s'inspire de la démarche médicale, et non l'inverse. Conan Doyle (1859-1930) en effet était un médecin et fut, durant ses études à Édimbourg, l'élève de Joseph Bell (1837-1911), frère du célèbre Charles Bell qui joua un rôle fondateur dans la neurologie. Dans ses mémoires, Conan Doyle rapporte un exemple de la faculté d'observation et de la puissance de raisonnement de son maître : « Lors d'une consultation, il (J. Bell) s'adressa à l'un des patients vêtu en civil : – Eh bien mon ami, je vois que vous étiez dans l'armée. – Oui monsieur. – Il y a peu de temps ! – Oui monsieur. – Sous-officier ! ? – Oui monsieur. – En garnison aux Barbades ? – Oui monsieur. Vous voyez Messieurs, dit Bell en se tournant vers nous, cet homme connaît les usages mais il ne s'est pas découvert. C'est une habitude toute militaire mais, s'il avait quitté l'armée depuis longtemps, il aurait repris les habitudes de la vie civile. Il a un air d'autorité et il est visiblement Écossais. Quant aux Barbades, cet homme est atteint de pachydermie et c'est une affection qu'on observe aux Antilles. »

En médecine, le raisonnement diagnostique est un problème d'abduction, en ce sens que le diagnostic doit être conçu comme une explication des symptômes que révèle le patient. La démarche diagnostique consiste à identifier un dysfonctionnement qui explique au mieux les symptômes. Une conclusion diagnostique doit certes rendre compte des symptômes mais elle doit être également plausible et significativement meilleure que les autres explications possibles. Soit, pour exemple, un patient ayant une maladie du foie et porteur d'une hépatomégalie. L'ensemble des hypothèses est construit autour de l'hépatomégalie et cinq grandes catégories de causes possibles sont répertoriées : la congestion veineuse du foie ; l'obstruction du canal cholédoque ; une infection hépatique ; une hépatomégalie diffuse sans infection ; une néoplasie.

Chaque hypothèse est ensuite testée en recherchant les signes ou les symptômes spécifiques à chacune d'elles. Les quatre premières explications ne sont pas retenues en raison, pour certaines d'entre elles, de l'absence de signes et pour d'autres, d'un pouvoir explicatif jugé trop faible. Finalement, le praticien retient l'hypothèse d'une néoplasie. Reprenons la forme du raisonnement : on doit expliquer un fait (hépatomégalie) ; ce fait peut être expliqué par plusieurs hypothèses ; certaines de ces hypothèses ne sont pas jugées plausibles car les conséquences qu'elles comportent ne sont pas observées (hypertension veineuse) ; d'autres hypothèses ne sont pas retenues car elles ne rendent pas compte d'importantes manifestations (obstruction du cholédoque, hépatomégalie sans infection) ; des explications plausibles qui restent en lice (infection et néoplasie), celle qui semble la meilleure constitue la conclusion diagnostique.

Ce raisonnement est une justification abductive pour la conclusion diagnostique. Supposons que l'hypothèse retenue soit fausse. Pourquoi, dans ces conditions, la réponse correcte n'est-elle pas la meilleure explication ? Ce peut être le fait d'une ou de plusieurs raisons suivantes : *a)* le praticien peut ignorer certaines causes d'hépatomégalie ; *b)* certaines des hypothèses peuvent avoir été rejetées de façon incorrecte ; *c)* le praticien a pu penser à tort que certaines hypothèses ne pouvaient pas rendre compte des manifestations ; *d)* le praticien a pu penser à tort que l'hypothèse retenue expliquait les manifestations ; *e)* la conclusion diagnostique a été jugée à tort comme pouvant être la meilleure hypothèse.

La vraie réponse n'a pas été fournie en raison d'une connaissance insuffisance ou une absence de preuves. Des questions posées au praticien sont autant d'indications montrant dans quel sens l'hypothèse est fausse ; chaque réponse suggérant une erreur d'un type particulier : si on demande au praticien « pourquoi l'hypertension veineuse n'est-elle pas plausible ? », il répondra que le patient n'a pas de signe de congestion circulatoire ou d'obstruction des veines hépatiques ; en revanche, si on lui demande « comment expliquez-vous l'élévation de l'amylase sanguine ? », il ne pourra pas répondre.

En effet, le vrai diagnostic était un cancer du pancréas et le praticien a fait une erreur de diagnostic en ne prenant pas en considération toutes les données ; l'intérêt de cet exemple réside dans l'idée que la justification abductive peut donner lieu à un dialogue. D'un point de vue didactique, il est ainsi possible de définir un ensemble de questions auquel tout individu qui établit un diagnostic doit être préparé à répondre.

Que ce soit dans le cadre d'un raisonnement expérimental ou dans celui d'un raisonnement clinique diagnostique, la formulation de l'hypothèse est le socle autour duquel s'organise la démarche intellectuelle. Dans un domaine vierge, l'hypothèse dite de recherche ne surgit pas *ex nihilo* d'une intuition qui aurait un caractère divinateur. Le sentiment bernardien, l'intuition cartésienne, la réminiscence platonicienne peuvent se ramener à l'expression d'un continuum de la pensée qui se nourrit d'un volume de connaissances antérieures, de la pratique analogique et également de l'exercice critique de la raison sous la forme du rasoir d'Ockam ; telle est la grande leçon de Pierce.

Dans un domaine déjà balisé, comme c'est le cas dans le raisonnement diagnostique quotidien, l'hypothèse naît de la mise en correspondance d'un faisceau d'indices comme dans l'enquête policière d'un détective. Le choix dicté par la raison de l'expérimentation ou de l'examen complémentaire est crucial : l'hypothèse est validée aussi longtemps qu'elle n'est pas contredite.

À ce titre, la thérapeutique en pratique clinique est l'étape ultime du raisonnement. C'est particulièrement vrai en chirurgie où l'action chirurgicale peut être considérée comme une véritable expérimentation (Leriche, *Philosophie de la chirurgie*) dont les conditions d'application sont dictées par l'hypothèse physiopathogénique.

Ainsi, la théorie générale de l'abduction élaborée par Pierce permet d'unifier les différentes démarches de l'esprit en médecine, qu'elles relèvent de l'investigation dans une science expérimentale ou de la pratique d'un *ars conjecturans* au chevet de l'homme souffrant.

L'une des plus éclatantes illustrations de l'inférence abductive est fournie par l'extraordinaire cheminement intellectuel de Semmelweis qui, à une époque pré-pastorienne, a posé les fondements de l'asepsie. Semmelweis (1815-1873), Hongrois d'origine, fit ses études de médecine à Vienne. En 1844, titulaire d'un diplôme de docteur en médecine et d'une licence d'obstétrique, il fut nommé assistant dans le service du Pr Klein. À l'époque, la fièvre puerpérale sévissait dans toutes les maternités ; la mortalité était de 74/1000 à Vienne et de 124/1000 à Paris.

Le service de Klein était divisé en deux sections. Dans l'une des salles, la mortalité était de 99/1000 alors qu'elle n'était que de 33/1000 dans l'autre salle. Semmelweis, frappé par cette différence, entreprit dans un premier temps de récuser un certain nombre d'hypothèses couramment admises. Il prit comme base de son raisonnement que la fièvre puerpérale était épidémique et que la cause devait être recherchée dans l'hôpital puisqu'il existait également une grande différence de mortalité entre les femmes qui accouchaient à l'hôpital et celles qui accouchaient à domicile. La mortalité hospitalière était officiellement attribuée à la présence de « miasmes », dans le cadre d'une théorie « contagionniste ». Semmelweis ne se satisfaisait pas de cette explication qui ne rendait pas compte de la différence de mortalité entre les deux salles où les conditions atmosphériques étaient identiques. Une autre explication, couramment admise, était que la peur était la cause de la mort de nombreuses femmes. En effet, dans la salle où sévissait une mortalité importante, l'aumônier était souvent sollicité et le son de sa clochette frappait les femmes de terreur. Semmelweis pria donc l'aumônier de prendre un chemin détourné pour donner l'extrême-onction aux mourantes et constata que cela n'avait aucune influence sur la mortalité. La peur des femmes était la conséquence et non pas la cause de la mortalité élevée. Une troisième explication faisait de la fièvre puerpérale une manifestation de la colère divine car les femmes qui accouchaient à l'hôpital étaient pour la plupart des célibataires ou des prostituées. Mais Semmelweis, après recensement, montra que de nombreuses femmes mariées mouraient également de l'épidémie. Dès lors, après avoir réfuté ces diverses explications, il s'intéressa à l'organisation du service et eut l'idée que la différence de mortalité entre les deux salles tenait au fait que dans l'une, les femmes étaient accouchées par les étudiants, et dans l'autre par les sages-femmes ou des élèves sages-femmes qui se lavaient systématiquement les mains. À l'époque, tous les étudiants faisaient des dissections à mains nues dans le service d'anatomopathologie du Pr Okitanski. Cependant Semmelweis ne tenait là qu'un indice sans preuve jusqu'au jour où, en 1847, l'assistant d'Okitanski mourut des suites d'une piqûre pendant une autopsie. Semmelweis, qui assista à l'autopsie du médecin, remarqua combien les lésions étaient identiques à celles observées chez les femmes mortes de fièvre puerpérale. Semmelweis avait admis comme tout le monde que la fièvre puerpérale était contagieuse mais son grand mérite fut de concevoir que la fièvre était en réalité ce que nous appelons, en termes pastoriens, une « septicémie par inoculation ». Il demanda donc aux étudiants de se laver les mains avec du chlorure de calcium, en partant de l'hypothèse que les mains étaient les vecteurs de la « matière cadavérique ». La mortalité tomba aussitôt à moins de 10/1000. L'asepsie était née mais les conclusions de Semmelweis ne furent pas immédiatement adoptées, en raison d'un contexte de pouvoir dont l'analyse ressortit à la sociologie des sciences. Semmelweis mourut dans une solitude extrême en 1873, des suites d'une piqûre après une autopsie.

► ARISTOTE, *Organon III, Les Premiers Analytiques*, Paris, Vrin, 1992. – BACHELARD G., *La Formation de l'esprit scientifique*, Paris, Vrin, 1986. – BERNARD C., *Introduction à l'étude de la médecine expérimentale*, Paris, Flammarion, 1952 ; *Leçons sur les phénomènes de la vie*, Paris, Vrin, 1966. – CANGUILHEM G., *Études d'histoire et de la philosophie des sciences* (5e éd.), Paris, Vrin, 1989. – CÉLINE L. F., *Semmelweis*, Paris, Gallimard, 1977. – COMTE A., *Cours de la philosophie positive*, Paris, Schleicher Frères, 1908. – COURTES F., *Étude historique et critique sur la fausse subtilité des quatre figures syllogistiques démontrée par Kant*, Paris, Vrin, 1972. – DELEDALLE O., *Lire Pierce aujourd'hui*, Bruxelles, De Boeck Université, 1990. – DESCARTES R., *Discours de la Méthode*, Paris, Vrin, 1992. – DOROLLE M., *Le Raisonnement par analogie*, Paris, Félix Alcan, 1924. – DOYLE A. C., *Étude en rouge*, Paris, Robert Laffont, 1956. – FEINSTEIN A. R., « The analysis of diagnostic reasoning. The construction of clinical algorithms », *Yale J. Biol. Med.*, 1, 1974, p. 5-32. – GRMEK M., *Claude Bernard et la Méthode expérimentale*, Paris, Payot, 1991 ; *La Première Révolution biologique*, Paris, Payot, 1990. – HARVEY W., *De circulatione sanguinis et motu cordis*, Francfort, 1628, trad. Ch. Richet, *La Circulation du sang*, Genève, Alliance culturelle du livre, 1962. – JOSEPHSON Jr, JOSEPHSON S. G., *Abductive inference*, New York, Cambridge Univ. Press, 1994. – KANT E., *Critique de la Raison pure*, Paris, Gallimard, 1980. – KASSIRER J.-P., KOPELMAN R. I., « Cognitive errors in diagnosis : Instantation classification and consequences », *Am. J. Med.*, 86, 1989, p. 433-441. – LACHELIER J., *Du fondement de l'induction*, Paris, Agora, 1993. – LERICHE R., *La Philosophie de la chirurgie*, Paris, Flammarion, 1951. – PIERCE C. S., *Textes anticartésiens*, Paris, Aubier, 1984 ; *Le raisonnement et la logique des choses*, Paris, Le Cerf, 1995. – POPPER K., *La Logique de la découverte scientifique*, Paris, Payot, 1973. – SACKETT D. L., HAYNES R. B., GUYAIT F. H., TUGWELL P., *Clinical epidemo-*

logy. A basic science for clinical medicine, Boston, Little & Brown, 1991. – THUILLIER J., *La Vie passionnée de Semmelweis,* Paris, Josette Lyon, 1996.

Alain-Charles MASQUELET

→ Épistémologie de la médecine ; Galénisme ; Gréco-romaines (Écoles) ; Hippocratisme ; Humeurs ; Médecine expérimentale ; Spiritualisme ; Vitalisme.

RAPPORT BELMONT

La découverte à la fin de la Seconde Guerre mondiale de crimes contre l'humanité, générés par l'idéologie dévoyée de régimes totalitaires, et plus encore de la participation active à ces crimes de membres des professions de santé, conduisit à une réflexion approfondie sur l'éthique biomédicale. D'autre part, le développement des techniques biomédicales rendait absolument nécessaire la recherche sur l'homme et par voie de conséquence l'établissement de règles strictes d'encadrement de cette recherche. C'est dans ce contexte qu'est né le « principisme » de Tom L. Beauchamp et James F. Childress dont la traduction concrète apparut dans le « Rapport Belmont », de la National commission for the protection of human subjects of biomedical and behavioral research créée en 1974.

Il s'agit, comme l'a souligné J. Saint-Arnaud, « d'une approche originale née d'un besoin de lignes directives pour la solution des dilemmes et conflits éthiques liés à l'avancement des sciences et des technologies... ». Le Rapport Belmont prend en compte trois principes : le respect des personnes, la bienfaisance et la justice. Beauchamp et Childress en retiennent quatre : bienfaisance, non malfaisance, respect de l'autonomie, justice. Quoi qu'on ait pu en dire, la convergence est nette entre ces deux groupes de principes : le respect des personnes inclut celui de la liberté individuelle, c'est-à-dire l'autonomie de l'individu compétent. Il inclut également le respect de la vie privée et de la confidentialité, la non discrimination, et bien entendu la protection du faible, le *vulnerable* anglo-saxon, c'est-à-dire l'individu non compétent. On notera par ailleurs qu'un principe juridique fondamental en droit français, celui de l'indisponibilité du corps ou de ses éléments, associé à celui de leur non patrimonialité ne sont présents ni dans le Rapport Belmont ni dans les principes de Beauchamp et Childress ; ils sont même assez nettement en contradiction avec les décisions judiciaires américaines. Comme le souligne S. Rameix, la propriété du corps est un droit individuel fondamental dans le monde anglo-saxon.

La « bienfaisance » est donc associée par Beauchamp et Childress à la « non-malfaisance », qui au fond ne fait que reprendre l'antique *primum, non nocere*. Toute l'évolution de la médecine se trouve incluse dans cette double proposition que l'on retrouve dans l'article 16.3 du Code civil français qui n'admet de justification à une violation de l'intégrité corporelle « qu'en cas de nécessité médicale pour la personne ». Bien que l'on puisse considérer que le concept de bienfaisance recouvre l'intérêt de l'enfant à naître et celui des futures générations, ceux-ci ne sont pas exprimés formellement comme tels. Il s'agit pourtant d'un concept assez fondamental très présent dans l'argumentaire de nombreuses décisions jurisprudentielles anglo-saxonnes et de règles du droit positif français.

Quant au principe de justice ou d'équité, dont les deux énoncés reconnaissent la nécessité, il n'est pas synonyme d'égalité. Il s'agit en fait, à l'inverse des concepts « micro-éthiques » précédents, d'un concept « macro-éthique » qui sous-tend l'organisation des actions de santé publique et celle des systèmes de distribution des soins. On pense immédiatement au traitement du Sida, mais aussi à la disparition chaque année de 600 000 femmes du fait des complications de la grossesse et de l'accouchement, dont 99 % surviennent dans les pays en voie de développement.

Ces principes étant admis, reste à déterminer dans chaque situation particulière s'ils entrent en conflit et, en ce cas, quelle hiérarchie doit ordonner leur prise en considération.

Lorsqu'on envisage tous les conflits bioéthiques que l'analyse objective des composantes des divers principes aide à résoudre, on ne peut manquer d'être frappé par leur regroupement au sein d'une situation antithétique majeure : la relation bienfaisance-autonomie. C'est là sans nul doute un point essentiel de divergence bioéthique, sous-tendu par des considérations historiques et culturelles.

Le Rapport Belmont comme le principisme de Beauchamp et Childress qui ont fondé et continuent de fonder la bioéthique anglo-saxonne et plus particulièrement américaine conduisent à privilégier l'autonomie, au sens indiqué plus haut. Celle-ci, dans le cadre des relations médicales, aboutit concrètement au contrat de soins et, pour le praticien, à la prestation de service, autrement dit au consumérisme médical, quelles que puissent en être les conséquences, éventuellement délétères, mais exigées par le patient lui-même. Un exemple frappant est celui des regrets après stérilisation.

Ainsi, malgré l'affirmation solennelle mais théorique incluse dans le Rapport, le non-respect du principe de bienfaisance au profit de celui d'autonomie devient la règle. Parfois, pourtant, quelques questions sont posées, généralement de nature « politiquement correcte » ; c'est le cas lorsque la liberté de sélection du sexe d'un enfant soulève le problème délicat de la discrimination, ou l'exigence de confidentialité celui du secret des origines. Mais, surtout, la confusion s'installe entre le respect légitime du principe d'autonomie, son extension à l'acceptation des *life-style choices*, ce qu'en France on appelle la convenance, et sa dérive qui devient, elle, très discutable, la satisfaction de l'exigence, telle que celle de césarienne, sans raison médicale.

Celle-ci acceptée, il n'y a plus de limite « bioéthique » à la consumérisation médicale généralisée. C'est alors qu'intervient le troisième « principe », celui de justice, par l'intermédiaire de la limitation de prise en charge des dépenses de santé.

Il y a donc là une curieuse évolution anglo-saxonne du principisme : après avoir affirmé fortement ces trois grands principes, elle conduit à oublier délibérément la bienfaisance pour ne plus espérer que dans la justice sociale la limitation d'une autonomie débridée et dans la jurisprudence contractuelle le règlement des litiges.

En France, la tradition était tout autre, fondée sur la toute-puissance de l'État, tempérée il est vrai par l'intervention paternaliste d'un corps médical soucieux de la bienfaisance qu'il croyait devoir à ses patients.

Or, au moment même où progressivement la réflexion sur l'éthique clinique commençait de porter ses fruits, l'irruption de l'influence américaine, des mouvements consuméristes, l'extension du concept de contrat médical et la judiciarisation de la société ont rapproché les conceptions françaises des conceptions anglo-saxonnes ; pour autant, les contraintes spécifiquement françaises n'ont pas été allégées. Cela est particulièrement net dans le cadre de la médecine de la procréation où la toute-puissance de l'État s'exprime puissamment au détriment des manifestations les plus évidentes de la bienfaisance ; en témoigne dramatiquement la persistance de l'interdiction de transfert posthume d'un embryon obtenu par fécondation *in vitro*.

La situation est-elle pour autant définitivement compromise ou au moins durablement bloquée ? Peut-être pas. L'évolution législative liée à la promulgation de la Loi du 4 mars 2002 sur le système de santé peut et doit normalement conduire à une relative déjudiciarisation des activités de soins. Peut-être la France sera-t-elle plus raisonnable que d'autres pays dans ce contexte et apprendra-t-elle enfin à analyser les principes bioéthiques du Rapport Belmont et du principisme d'une manière intelligente et équilibrée, en accordant la place qui doit leur revenir, autant à la bienfaisance et à la justice, qu'à l'autonomie.

▶ BEAUCHAMP T. L., CHILDRESS J. F., *Principles of Biomedical ethics*, Oxford, Oxford Univ. Press, 1979. – SAINT-ARNAUD J., « L'approche bioéthique par principes », *Journ. Intern. Bioéthique*, vol. 11, 2000, n° 3-4-5, p. 55-67. – US Gov., *The Belmont Report. Ethical principles and guidelines for the protection of human subjects of research*, PRR reports, US Gov. printing office, April 18, 1979. – RAMEIX S., « Information et consentement des patients : du paternalisme à l'autonomie ? », *Responsabilité*, n° 3, 2001, p. 15-20.

Claude SUREAU

→ Bioéthique ; Dignité de la personne ; Droit.

RÉADAPTATION

La notion générale de réadaptation, dans le sens de réinsertion, n'est entrée en usage qu'à la fin du XIXe s. La connotation propre au domaine de la santé est survenue encore plus tard, plusieurs années après la Première Guerre mondiale : si chaque village de France possédait son monument aux morts, il avait dû accueillir dans le même temps un nombre non négligeable de survivants, souvent jeunes et invalides. Le déclenchement d'un processus de revendication d'une réparation de leurs dommages a d'abord provoqué une démarche d'ordre politique. L'empreinte du pouvoir a donc précédé celle de la médecine, influence non démentie jusqu'aux jours présents (secrétariat d'État particulier, année symbole dévolue aux handicapés, se superposant à la reconnaissance récente d'une cause nationale, prioritaire...).

Définitions et champ d'action

En ce qui concerne l'essor de la « réadaptation médicale », elle n'a trouvé sa place au sein des spécialités classiques confirmées qu'au début des années 1970. Au sens strict, sa définition lui consacre comme objet la prise en charge de séquelles physiques diverses, en vue de les réduire ou de les compenser au mieux, dans le but de favoriser l'accès à une vie sociale, voire professionnelle, la plus voisine possible de la normale. En réalité, un tel champ d'action est si vaste que nombre de déterminations peuvent aisément s'y télescoper. Un terme très utilisé est celui de « rééducation fonctionnelle ». Cette étiquette s'attacherait plutôt aux moyens techniques nécessaires à la mise en œuvre de la réadaptation. Par extension, elle servirait à distinguer ceux qui les accomplissent. La pluralité des intervenants constitue certainement une des caractéristiques principales de l'entreprise : on peut citer la rééducation motrice (sphère d'intervention du kinésithérapeute), la rééducation des actes utilitaires (sphère de l'ergothérapeute, réservant une attention toute particulière attentive aux performances de la main), la rééducation du langage (sphère de l'orthophoniste), les évaluations des réactions psychologiques, les mesures aptes à compenser mécaniquement les segments corporels déficients (réalisations par l'appareilleur orthopédiste), le concours indispensable des travailleurs sociaux (assistance sociale), sans oublier de rappeler les qualifications nécessaires pour des soins particuliers (nursage, cathétérisme vésical, actes de ventilation assistée, par exemple, placés sous l'action conjuguée du personnel infirmier et des aides-soignants). L'intervention complémentaire d'autres disciplines médicales (chirurgie, réanimation, cardiologie, etc.) constitue un apport indispensable. De même, celle foncièrement bénévole d'éléments venus de l'extérieur, visiteurs hospitaliers ou enseignants, est précieuse. De fait, une notion domine ainsi dans la conception même de la réadaptation : il s'agit d'une prise en charge pluridisciplinaire supposant la présence incontournable d'une équipe de soins active, soudée et humaine. La coordination de cet ensemble est réglée par un animateur, un chef d'orchestre responsable : c'est le rôle du médecin spécialisé.

Bien entendu, la taille et la composition réelles de cette équipe varient selon les investissements consentis par les administrations régulatrices. On a pu, à ce propos, émettre des commentaires sur les implications économiques liées à la promotion de la réadaptation, faisant valoir que cette dernière n'était l'apanage que de sociétés hautement développées. Il s'agit plutôt d'une idée reçue sur une question moins simple qu'il n'y paraît. La notion de la pluralité des personnels souhaitables provoque le sentiment d'un investissement peu productif, voire prohibitif, alors qu'il est admis, habituellement sans réserve, que l'acquisition d'équipements technologiques, sans cesse plus modernes et dispendieux, serait synonyme de progrès en matière de soins. Pourtant le rapport « coût/efficacité », réellement significatif, est rarement pris en considération. En fait, dans le domaine de la réadaptation, les moyens thérapeutiques engagés sont, par nature, plus artisanaux : chaque malade doit être évalué par un examen direct de son état fonctionnel, bilan clinique servant de référence pour cerner les objectifs de récupération ou de compensation envisageables, et devant être réexaminé à intervalles réguliers. Il faut comprendre que la pharmacologie sophistiquée ou autres traitements lourds et coûteux ne peuvent occuper alors qu'une place plus accessoire : leur prescription a déjà dû être réalisée, sans effets probants, avant l'admission en réadaptation. Ce sont maintenant des gestes, l'énergie et la patience permanentes qui priment. Seule cette action individualisée favorisera la progression des pas hésitants des personnes privées de leur intégrité physique.

Pour l'Institution médicale, l'habitude est de faire une différence selon la nature des soins dispensés. Le groupe noble, prestigieux, regroupe toutes les activités susceptibles d'apporter la guérison grâce au recours à des techniques autant éprouvées qu'évoluées. Cette faculté est jugée gratifiante à juste titre : la distinction d' « élite » s'attache nécessairement à une telle efficacité. Dans nos institutions hospitalières, cette image est confortée par une place de choix dans l'ordonnancement administratif, établi sur la « durée moyenne de séjour », conditionnant l'affectation des crédits et moyens à mettre en œuvre. L'opinion connaît l'importance des prises en charge aiguës, celles du « court séjour ». Le groupe secondaire, beaucoup moins valorisé, regroupe les actions dites de suite, souvent immergées dans des annexes et réservées à l'accueil des malades que l'on n'a pas pu guérir rapidement. La qualification d'usage est alors service de chroniques, de « moyen ou de long séjours ». C'est dans ce dernier cadre que la réadaptation médicale a été appelée à œuvrer pour modifier les risques de stagnation des malades aux handicaps persistants et favoriser leur retour à domicile. Son acte préférentiel est la recherche de compensation de fonctions corporelles amoindries ou détruites (à la condition que les sujets puissent participer volontairement aux soins à dispenser) ; le spectre des déficits fonctionnels est très large, des pertes de membres par amputation aux mouvements annihilés par une articulation bloquée ou par un déficit de la motricité, c'est-à-dire d'affections invalidantes lourdes, incompatibles avec une locomotion normale.

La dénomination officielle finalement retenue a été : « Médecine physique et de réadaptation » (MPR). Elle découle de la traduction du terme international de « Physical medicine and rehabilitation », usité aux États-Unis et dans l'Union européenne. Le qualificatif de « physique » mérite une explication : il signifie que les soins concernent le fonctionnement du corps, dans son entier, par la stimulation de son propre potentiel. Quelques pionniers ont parlé à ce propos de « thérapeutique par le mouvement ». Curieuse discipline, spéciale, que celle qui prétend respecter des méthodes de soins qui remontent très loin dans l'histoire de la médecine, tout en y associant une mission novatrice, celle de ne plus négliger des infirmités graves, sans attendre les solutions définitives de la recherche. Curieuse discipline, ainsi à cheval sur le passé et l'avenir, à l'écoute des besoins réels de l'homme brisé, autrement exclu d'une vie physique ordinaire.

Du passé au présent : la constance de certains principes

Les textes fondateurs de la médecine occidentale, à commencer par le célèbre *Corpus hippocratique,* permettent de vérifier l'ancienneté du recours à une thérapie physique. Dans le traité *Des Articulations* (Ve s. av. J.-C.), on retrouve par exemple à propos des luxations de hanches : « Quant aux enfants en bas âge que cet accident atteint, la plupart ne cherchent pas à redresser le corps, mais ils se traînent misérablement sur la jambe saine, prenant un point d'appui sur le sol avec la main du côté sain [...]. Les chairs, dans toute l'étendue du membre inférieur (qui devient décharné, sans muscles, énervé et grêle) sont moindres que du côté sain. Mais grâce à l'exercice et au travail, elles diminuent beaucoup moins [...]. Quand, affecté d'une luxation de ce genre non réduite, [les enfants] sont régulièrement dressés par un maître, ils se tiennent debout sur la jambe saine, et ils portent une béquille sous l'aisselle du côté sain, quelques-uns même sous les deux aisselles. » Ces quelques recommandations fondent déjà la rééducation motrice actuelle. On retrouve ce principe pratiquement à l'identique deux millénaires plus tard à l'orée de la Renaissance, lorsque Ambroise Paré présente un texte intitulé « Des moyens artificiels d'ajouter ce qui fait défaut naturellement ou par accident. » Il y décrit des appareils orthopédiques plus élaborés, concluant son exposé par la figure d'une béquille spéciale, « moyen de faire aller droit une personne boitant à cause du raccourcissement de sa jambe ». La transmission de cette pratique va se retrouver au XIXe s., lorsqu'un médecin généraliste, Guillaume Duchenne, propose à son tour toute une série d'adaptations « physiologiques » ingénieuses. Intégrant l'emploi de l'hydrothérapie, de la gymnastique, de la stimulation électrique, la médecine physique s'organise en multipliant des moyens fonctionnels banals. Cette constatation suscite une interrogation de fond : comment pouvait-on soigner, parfois guérir, des malades pendant la si longue période de l'humanité où les traitements ne bénéficiaient pas de l'apport des sciences biologiques exactes ? En d'autres termes, peut-on soigner sans connaître les mécanismes profonds d'un état pathologique grave ? Pour ébaucher une réponse à cette question pratique, il convient de se référer à l'examen d'un concept plus large, certainement fondamental, celui de l'évolution de la notion d'incurabilité.

La médecine, au départ, fut placée sous la protection des dieux guérisseurs, surtout d'Asclépios. Les soignants seront marqués par cette filiation certaine, comme le démontre leur patronyme courant d'Asclépiades. En dépit de cette emprise divine, l'esprit d'Hippocrate préconisera un exercice indépendant assis sur l'expérience personnelle décrite comme primordiale. Le pragmatisme est jugé incontournable. À ce titre, il dicte le refus de soigner les cas incurables, la définition de la médecine étant de « délivrer complètement les malades de leur souffrance ou émousser la violence des maladies et ne pas traiter les malades qui sont vaincus par la maladie ». Il ajoute que les hommes de l'Art « experts » savent faire la distinction entre le possible et l'impossible : « Ils entreprennent le possible, mais laissent l'impossible. » Une santé trop compromise est sagement remise entre les mains des dieux et de leurs institutions propres (comme le sanctuaire d'Épidaure, lieu mystique de rencontres destinées aux guérisons miraculeuses). La médecine ne s'intéresse donc pas aux incurables, par nécessité... Plus tard, la pratique romaine assimilera à un haut degré la médecine grecque (C. Galien, 131-201 p. C.). Mais le statut propre du personnel médical a changé : « Les sources premières du recrutement des médecins furent la guerre et l'immigration ; les vocations, longtemps rares, ne vinrent que plus tard, d'abord (ce furent) des esclaves » ; de même, les règles de la pratique initiale : « Une tradition rapportée par Caton l'Ancien fait état de six siècles d'obscurantisme durant lesquels le chou fut le principal remède ! » Le pouvoir laïque prend en charge la santé publique. L'activité médicale est inféodée aux impératifs politiques, donc économiques : « L'assistance dans l'Antiquité païenne n'était pas désintéressée, mais surtout morale et politique : morale, parce que les secours décrétés aux familles nécessiteuses devaient empêcher l'infanticide et la propagation des épidémies ; politique, parce que les mesures concernant la santé du prolétariat devaient diminuer la mortalité, maintenir le niveau de la population apte à servir l'armée et prévenir les troubles sociaux. » Le corps médical est légalement scindé en généralistes et spécialistes. Parmi eux, se trouvent les premiers médecins physiques, ou « iatraliptes », qui dispensent des onctions et de la gymnastique médicales. Leur compétence est réputée pendant les deux premiers siècles de notre ère. Mais, dans ce contexte, l'incurabilité n'apparaît toujours pas comme une préoccupation médicale essentielle. Bien au contraire, quand nécessaire le médecin pouvait être chargé « d'abord de procurer une mort douce aux incurables. La mentalité païenne était peu accessible à la pitié »... De la chute de l'Empire romain jusqu'à la fin du Moyen Âge, la croyance usuelle désigne une stagnation de la médecine. Le pouvoir divin, chrétien, redevient maître des soins, dispensés par les ecclésiastiques. La philosophie grecque, autour d'Aristote, devient le paradigme d'une « science » de la vie théorisant le bien et le mal, la santé et la maladie, le corps et l'esprit. Le pouvoir politique, royal, est étroitement associé maintenant au pouvoir de l'Église. L'aphorisme d'Ambroise Paré est célèbre : « Je le pansai, Dieu le guérit » est calqué en fait sur la formule rituelle des rois de France : « Je te touche, Dieu te guérit. » Ce qui va sans doute changer, par rapport aux racines grecques, vient de l'emploi du sceau d' « anormalité » pour sanctionner les malformés ou les disgracieux, le dogme de l'incurabilité restant permanent. Ainsi, A. Paré écrit-il dans un *Essai*, à propos des monstres et des prodiges : « Il est certain que le plus souvent, ces créatures procèdent du Jugement de Dieu. Celui-ci permet que les pères et mères produisent de telles abominations par leur copulation à la façon des brutes [...]. Il est assez évident qu'un bossu fait un enfant bossu, voire tellement bossu que les deux bosses sont quelquefois si hautes que la tête se trouve cachée entre les épaules comme celle d'une tortue dans sa carapace... » En substance, tout au long du passé une évidence s'impose : la liberté d'action et de pensée du médecin est contrôlée. Elle a été sans cesse dépendante d'une puissance supérieure, idyllique ou non. L'incurabilité s'est réfugiée dans des espérances mythiques, surnaturelles. Un doute sur le recours à ces pratiques va s'installer progressivement dans les esprits, avec l'essor d'une créativité propre à l'homme, consciente à la Renaissance. L'espoir se fondra plus tard sur une puissance nouvelle, matérielle et contrôlable, celle de la Science dans son acception biologique. En fait, c'est pendant la première moitié du XIXe s. que la médecine va peut-être se libérer d'influences tutélaires, permettant d'affirmer la suprématie de la clinique, c'est-à-dire la primauté du malade (F. X. Bichat, F. Broussais, T. R. Laennec, P. Bretonneau, etc.).

Au présent : une incurabilité inacceptable

L'impulsion observée lors de cet intervalle du XIXe s. pourrait être illustrée par les recommandations qu'Armand Trousseau, médecin français, l'un des plus brillants professeurs de clinique de son époque, exprimait à ses étudiants à la fin de leur formation médicale : « Vous arrivez à la pratique de votre Art, sachant et capables de produire par vous-même : alors commence pour vous le sacerdoce que vous honorerez et qui vous honorera ; alors commence cette carrière de sacrifices, dans laquelle vos jours, vos nuits sont désormais le patrimoine des malades. » Au temps présent, il est difficile de penser que ce recours au dévouement est périmé, en raison d'une technicité souveraine, puisque « une personne sur quatre en France (26,4 % de la population générale, soit précisément 11 840 208 individus) déclare avoir au moins une incapacité ou une limitation d'activité ou une reconnaissance de son handicap » (enquête de l'INSEE, octobre 2002). C'est dans ce contexte que le côté humain de la réadaptation s'impose et trois exemples d'affections invalidantes très graves tendent à le démontrer.

Le premier concerne l'invalidité majeure des sections définitives de la moelle épinière. Le constat d'origine fut le suivant : « La mortalité des paraplégies traumatiques pendant la Première Guerre mondiale fut très élevée : 80 % dans les armées britannique et américaine, dans les premiers mois suivant la blessure [...]. Je sais par expérience, affirme L. Guttmann [médecin anglais, pionnier incontesté du traitement des lésions médullaires], que sur le continent, le taux de mortalité fut très élevé. » Après réadaptation, voici les résultats observés : « Le taux de mortalité globale est d'environ 7 à 8 % et un grand nombre de malades qui ont quitté le Centre se sont adaptés à un nouveau mode de vie [...]. 74 % d'entre eux travaillent soit chez eux, soit dehors... » Le deuxième exemple se réfère aux épidémies de poliomyélite. Cette maladie était incurable, touchant souvent l'enfant, parfois mortelle au moment de la phase aiguë de la maladie (la vaccination n'intervenant que plus tard). Le constat d'origine est la présence connue de séquelles lourdes. Avec la réadaptation, voici les résultats obtenus : « Il est évident, affirme A. Grossiord [médecin français, responsable du Centre de rééducation de Garches, l'un des artisans les plus passionnés de la création de la MPR en France] qu'un traitement précoce et correct, associé à une rééducation fonctionnelle judicieuse et complétée, s'il y a lieu, par les gestes chirurgicaux nécessaires, doit réduire à une infime minorité les grandes incapacités poliomélytiques. » Les incidences vitales de la maladie ont été alors réduites par les poumons d'acier, capables d'assurer la suppléance d'une respiration momentanément déficiente, pratique anticipant le développement de la réanimation médicale, discipline de pointe de la médecine actuelle... Le troisième exemple illustre l'actualité d'une affection évolutive, génétique, considérée comme incurable. C'est l'une des plus sévères que l'on puisse rencontrer. L'annonce de son diagnostic est vécue comme une tragédie au cœur des familles concernées. Il s'agit de la dystrophie musculaire ou myopathie de Duchenne (médecin généraliste français, observateur minutieux de la pathologie motrice et nerveuse du milieu du XIXe s.). Le constat d'origine fut le suivant : « Je l'ai toujours vu marcher, dit-il, en progressant vers la généralisation et se terminer par l'abolition complète des mouvements et par la mort à l'adolescence. » Il affirme le manque d'efficacité des traitements généraux ou physiques, en particulier des stimulations électriques qu'il expérimentait. Cette incurabilité fut certifiée plus tard, surtout par F. Raymond, de la grande École neurologique de la Salpêtrière et premier successeur du puissant fondateur, J.-M. Charcot. À l'époque actuelle, le pessimisme des « experts » persiste : Allan Emery (médecin anglais, professeur à Oxford, généticien de réputation mondiale) a publié, en 1987, une statistique visant à démontrer que l'âge moyen de mortalité, pour lui constant vers dix-sept ans, serait resté stable durant les cinquante dernières années. Pourtant, grâce à la réadaptation, le résultat s'inverse certainement. La suprématie de cette issue fatale peut être effacée par un traitement spécialisé prévenant de nombreuses complications, ne laissant malheureusement présente que la destruction musculaire. Les survies prolongées deviennent banales, dans des conditions de vie telles qu'une existence paisible, à domicile, est la règle. Des mariages sont observés, parfois même la naissance d'enfants : l'insoutenable pronostic de mortalité systématique a donc été vaincu, pour la première fois, par une adaptation méticuleuse de soins découlant avant tout d'une surveillance s'étalant sur toute l'évolution de la maladie, ce qui était très rarement envisagé avant la réadaptation. Ainsi, l'image dévalorisée de la chronicité ne se justifie plus. Cette vraie prise en charge de l'incurable doit justifier une révolution des esprits, à la condition qu'elle s'accompagne, dans l'immédiat, de la tolérance sociale du non conforme (l'intégration sociale du handicapé, fondamentalement politique, est une autre question). Comme toute innovation, cette avancée a provoqué de vives réactions de la part de certains détracteurs. La critique la plus fréquemment entendue se rapporte à l'intérêt réel d'une telle survie. Mais ce mode de pensée n'est pas récent, il découle paradoxalement d'un courant progressiste sensible pendant une grande partie du XXe s. : « Il y a progrès moral, progrès social, progrès humain, quand une génération d'homme confie à la génération suivante une destinée matérielle moins pénible [...]. Autrement dit, la Science seule pourra atténuer les misères humaines [...]. Quand une femme met au monde un enfant débile, avant de l'abandonner, elle s'obstine à le faire vivre et lui prodiguer des soins attendris. Ainsi font les sociétés humaines. Elles portent secours aux malades, même lorsque leur maladie est à peu près incurable et doit les laisser définitivement affaiblis. On protège les impotents, on fortifie les invalides. Dans la mêlée sociale, nous faisons entrer des combattants déclassés [...]. Si encore, comme dans les espèces sauvages, la sélection avait conservé sa puissance souveraine ! Mais non ! Il n'y a plus de sélection. Toute la vie normale est pervertie. La civilisation qui a tant fait pour l'individu n'aboutit qu'à la dégradation de l'espèce [...]. Le fait naturel, c'est l'écrasement des faibles. » Le rappel de ces lignes de Charles Richet (médecin français, membre des académies de médecine et des sciences, prix Nobel de médecine en 1913), prônant la « Sélection humaine » à l'issue de la Première Guerre mondiale, n'a rien d'une critique anachronique. Sa profession de foi soutient la promotion d'une nouvelle politique de santé, d'essence laïque, où la « morale n'a rien à faire avec les lois infinies de l'Univers infini. Donc il n'est d'autre devoir que la recherche du bonheur... ». En fait, ce courant de pensée ne peut être décrit comme marginal. Son influence au XXe s. est indéniable, fédérant des responsabilités médicales notoires : la Société française d'Eugénique fut créée en 1913, son vice-président, L. Landouzy, était le doyen réputé de la faculté de médecine de Paris, et les traces de cette idéologie ne sont pas éteintes aujourd'hui. Concrètement, le désintérêt patent, pour ne pas parler de vrai dédain, réservé par principe aux avancées de la réadaptation, n'est pas indépendant d'une telle crainte sociétale face au spectacle de l'infirmité.

Du présent au futur, mais quel futur ?

Nier l'importance considérable des progrès médicaux apportés par la science depuis un siècle serait faire preuve d'un obscurantisme profond. Le débat ne se situe certainement pas à ce niveau. D'ailleurs, l'obscurantisme peut se manifester autant dans l'opposition à la diffusion de soins utiles, sous des prétextes divers. En revanche, le rapport de la médecine à la science, sans cesse plus étroit, mérite attention. En effet, la démarche scientifique soutient la primauté de l'hypothèse : « Même une croyance erronée ou une fausse théorie sont susceptibles de stimuler une science et de lui donner vie jusqu'à ce que les données ou la méthodologie adéquates soient disponibles », affirme avec raison un savant, biologiste contemporain prestigieux, prix Nobel de médecine, G. Edelman (biologiste américain, directeur d'un célèbre Institut de neurosciences en Californie), lorsqu'il commente sa propre théorie de la matérialité de la conscience. Une démarche virtuelle sert donc à établir une base théorique. Le problème de fond réside dans la généralisation de cette virtualité dès lors que l'on aborde la recherche thérapeutique en provoquant une très large publicité afin d'obtenir la crédibilité et les subsides appropriés. Au cours du seul mois d'août 2001, notre grande presse nationale promettait ainsi : « L'être bionique, mi-vivant, mi-machine, sort des limbes. La fonction entre les neurones du cerveau et les puces électroniques, réalisées par plusieurs laboratoires, ouvre la porte à de multiples expériences, aussi bien chez l'animal que chez l'homme. Les handicapés constituent les premiers bénéficiaires de ces techniques... » ; ou encore : « Dans cinq ans, on devrait connaître les gènes qui participent au développement du cerveau et les mécanismes des maladies psychiatriques. Dans dix ans, on devrait savoir comment réguler le développement normal du cerveau d'un animal [...]. Dans vingt ans, la maîtrise du processus du vieillissement humain, le développement des tissus artificiels (nerveux et musculaires) et l'éradication des maladies psychiatriques et neurologiques devaient être acquis. » Pour résumer, bientôt les paralytiques se lèveront et marcheront, les corps – réparés dans leurs structures les plus intimes – resteront jeunes et sveltes, des maladies graves auront disparu, y compris neuromusculaires, qui sont, il faut le souligner, promises à une guérison à court terme depuis déjà trente ans ! Il n'est pas nécessaire d'être grand clerc pour saisir une incohérence capitale : comment est-il possible de continuer à faire appliquer des traitements palliatifs, tels ceux que la réadaptation préconise, exigeants et fastidieux pendant un temps prolongé, alors qu'une guérison prochaine est en même temps annoncée à la population subjuguée... En règle générale, la promotion du virtuel décrédibilisant une responsabilité de soins immédiate entraîne une situation ingérable. Le précepte médical intangible de la défense de toute vie humaine menacée se désagrège. La confusion règne. Les jeunes médecins désertent de plus en plus les spécialités à risque. Les patients et leurs familles s'indignent. Finalement, la haute autorité du conseil de l'ordre s'inquiète ouvertement : « L'aléa, en médecine, existe à tous les échelons, du diagnostic au traitement. Or, dans la société actuelle, cet aléa n'est plus accepté. Il nous faut absolument réfléchir à ce phénomène, si l'on ne veut pas que l'exercice du médecin devienne de plus en plus difficile, voire impossible » (J. L., Président du conseil de l'ordre, novembre 2002).

L'évocation d'un naufrage possible devient l'affaire de la société tout entière. Certains praticiens, englués dans ces problèmes concrets insolubles, se tournent vers la sagesse des penseurs, à la recherche d'un soutien extérieur. Deux conceptions émergent. La première traduit un optimisme raisonné, confiant dans la marche civilisatrice d'un progrès encadré par l'éthique. La seconde, plus confidentielle, est chargée de pessimisme : « Nous assistons, depuis le début de l'ère moderne, à un développement des savoirs qui forment la "Science" et revendiquent d'ailleurs hautement ce titre [...]. Voici devant nous ce qu'on n'avait en effet jamais vu : l'explosion scientifique est la ruine de l'homme. Voici la nouvelle barbarie dont il n'est pas sûr cette fois qu'elle puisse être surmontée », soutient par exemple Michel Henry, loué lors de sa mort récente comme « sans doute l'un des philosophes français les plus importants de la seconde moitié du XXe siècle » ; ou encore : « Tout cela révèle une tendance latente à vouloir réduire l'activité humaine à la biologie, voire à la réguler au nom de la biologie. [...] La question qui se pose maintenant est la suivante : jusqu'où pouvons-nous aller dans la voie que nous suivons sans retomber dans les erreurs tragiques du passé, jusqu'où pouvons-nous aller sans cesser d'être une société d'hommes ? », expose cette fois Jacques Roger, historien des sciences, chercheur et professeur à la Sorbonne, dans ses conférences sur l'eugénisme en 1989.

Ne conviendrait-il pas de prêter une réelle attention aux avis formulés par les actuels « survivants », concernés plus que tout autre sur les disparitions envisagées pour les malades catalogués « graves et incurables » par la société. En général, ils soutiennent que *leur vie présente est potentiellement riche*. Ils rejettent l'idée d'une programmation de la non-existence de leur être. Cette observation introduit une question essentielle : *qu'est-ce que la normalité et, surtout, qui décide de ce qui est normal ou pas ?*

► ANDRÉ J., *Être médecin à Rome*, Paris, Payot et Rivages, 1995. – CARROL A., *Histoire de l'eugénisme en France*, Paris, Le Seuil, 1995. – DUCHENNE DE BOULOGNE G. B., *De l'électrisation localisée et de son application à la pathologie et à la thérapeutique*, Paris, J. B. Baillière et Fils, 1872. – EDELMAN G. M., *Biologie de la conscience* (1989), trad. fr. A. Gerschenfeld, Paris, Odile Jacob, 1992. – EMERY A. E. H., *Duchenne Muscular Dystrophy*, Oxford, Oxford Univ. Press, 1987. – GROSSIORD A., *Réadaptation des enfants atteints d'infirmité motrice*, Paris, Centre international de l'Enfance, 1952. – GUTTMANN L., *Paraplégies*, Londres, Lange Maxwell & Springer (1952), trad. fr. C. Martin, Centre internationale de l'Enfance, 1952. – HENRY M., *La Barbarie*, Paris, Grasset et Fasquelle, 1987. – JOUANNA J., *Hippocrate*, Paris, Fayard, 1992. – LANGLOIS J., « Diagnostic prénatal et handicap », *Bulletin de l'Ordre des Médecins*, 2002, p. 8-12. – LÉONARD J., *La France médicale au XIXe s.*, Paris, Archives Gallimard / Julliard, 1978. – LICHT S., *La Thérapeutique par le mouvement*, Paris, Cercle d'Études kinésithérapiques, 1961. – PARÉ A., *Œuvres*, Paris, 4e éd., Gabriel Buon (1598), trad. fr. moderne R. H. Guerrand & F. de Bissy, Paris, Union Latine Éd., 1983. – PICHOT A., *Histoire de la notion de vie*, Paris, Gallimard, 1993. – RAYMOND F., *Maladies du système nerveux*, Paris, Octave Doin, 1889. – RICHET C., *La Sélection humaine*, Paris, Félix Alcan, 1919. – RIDEAU Y., *Du complexe Médecine-Science*, mémoire requis lors de la soutenance de docteur *honoris causa* de l'univ. de Naples, faculté de médecine de Poitiers, 2001. – ROGER J., *Pour une histoire des Sciences à part entière*, Paris, Albin Michel, 1995. – TROUSSEAU A., *Clinique Médicale de l'Hôtel Dieu de Paris*, Paris, J. B. Baillière et Fils, 1861. – Coll. : « Enquête économique à propos de la réadaptation », *Réadaptation*, n° 264, 1979, p. 3-37.

Yves RIDEAU

→ Normes ; Poliomyélite.

RÉANIMATION

Les termes « ressusciter » et « réanimer » se trouvent dans des manuscrits datant de la même époque que les textes bibliques. « Ressusciter » est emprunté au latin signifiant « relever » ou « faire revivre » et « réanimer » au latin signifiant « emplir d'air ou insuffler la vie ». À partir du milieu du XXe s. la « réanimation » devint un paradigme médical visant à ramener à la vie les patients mourants. On utilise en français les termes « soins intensifs » comme synonymes de « réanimation ». Par convention, le terme « ressusciter » est réservé aux efforts désespérés pour ramener à la vie.

La réanimation ne devint un paradigme qu'à la suite d'évolutions qui commencèrent au début du XVIIIe s., lorsqu'on fit appel à la science pour problématiser la notion de « mort subite ». Cet article mettra en lumière le processus par lequel, en réponse aux tentatives pour traiter les cas de mort subite, la réanimation est devenue un paradigme médical. L'accent sera notamment placé sur ce qui a rendu possible l'évolution du regard porté sur la mort subite ainsi que sur l'ensemble des techniques mises en œuvre pour répondre au problème. La mutation des structures et son impact sur le savoir médical seront au centre de cet article.

La mort subite

Au début du XVIIIe s., les médecins et les chirurgiens commencèrent à s'intéresser au phénomène de la mort subite, s'inspirant du nouvel esprit scientifique qui venait de naître pour découvrir la cause du décès prématuré. Dionis, le célèbre chirurgien de Louis XIV, est parmi les premiers à écrire un traité en langue vernaculaire sur la mort subite en 1710. Dans sa *Dissertation sur la mort subite*, il s'interroge sur les raisons pour lesquelles on peut mourir soudainement.

Les écrits sur la mort subite conduisirent à des controverses concernant le degré de certitude avec lequel on pouvait diagnostiquer la mort. Ceux qui défendaient l'idée que la mort pouvait être diagnostiquée avec exactitude prétendaient qu'il existait pour cela tout un ensemble de techniques : l'absence de circulation ou de respiration, et plus important encore, le fait de ne pas répondre à la stimulation (notamment l'irritation de divers orifices au moyen de sels, d'alcools, de moutarde, de jus d'oignon ou d'ail), en plus des preuves chirurgicales consistant à brûler ou à couper le « mort », tout cela constituait des signes fiables prouvant que les personnes que l'on supposait mortes l'étaient réellement. D'autres faisaient valoir que ces preuves n'étaient pas infaillibles, et que seule la putréfaction du corps permettait de diagnostiquer la mort avec exactitude.

Vers la fin du XVIIIe s., des sociétés de secourisme virent le jour dans toute l'Europe. Elles cherchaient à porter secours aux victimes de noyade ou d'asphyxie. Si l'on étudie les méthodes préconisées par ces sociétés, on s'aperçoit que l'ensemble des techniques utilisées pour constater la mort dans la première moitié du XVIIIe s. furent alors employées pour stimuler la vie. En d'autres termes, les actes visant à constater la mort se transformèrent en actes visant à ramener à la vie.

Dans les textes du XVIIIe s. traitant du secourisme, les mots « ressuscitation » et « réanimation » font référence à des fonctions vitales spécifiques comme, par exemple, la sensibilité ou la respiration. Ce ne sont pas ces termes qui sont employés pour parler des tentatives visant à ramener à la vie, dans son entier, le corps mort en apparence : dans ce cas, on emploie plutôt l'expression « rappelé à la vie ».

Le succès occasionnel que rencontraient ces tentatives pour ramener à la vie des personnes mortes en apparence renforçait l'idée qu'il existait un état intermédiaire entre la vie et la mort, état qui pouvait être élucidé par la médecine clinique. C'est Bichat, l'une des principales figures de la médecine clinique du XIXe s., qui l'exprime le mieux : « ... il serait nécessaire [...] de savoir ce qu'est cet état intermédiaire à la santé et à la mort, où toutes les fonctions éprouvent un changement si remarquable, changement qui varié à l'infini, produit les innombrables variétés des maladies. »

Soins d'urgence

Intervenant face à la mort, le clinicien devait traiter le patient avec une extrême rapidité. Bien que cela semble aller de soi, il fallut attendre le XIXe s. pour que se répande l'idée de fournir aux mourants une assistance médicale rapide. Cette idée trouve son origine dans la guerre : ému par les souffrances des soldats blessés qui devaient attendre la fin de la bataille pour être soignés, Dominique Larrey, le chirurgien de Napoléon, réorganisa le système des ambulances militaires afin de pouvoir procurer des soins aux blessés pendant le combat. Cette idée, alors nouvelle, gagna rapidement les armées européennes puis fut propagée par la convention de Genève, signée en 1864, qui stipulait que les soldats blessés devaient être soignés pendant la bataille, quelle que soit l'armée à laquelle ils appartenaient.

Il fallut attendre le milieu du XIXe s. pour que les soins d'urgence à l'attention des civils malades ou blessés – autres que les victimes de noyade ou d'asphyxie – deviennent une réalité. C'est en réponse aux préoccupations humanitaires de non-spécialistes, loin du regard de la médecine clinique, que fut instauré le transport des civils malades ou blessés vers des centres de soins, et ce, de deux façons. Tout d'abord, la seconde moitié du XIXe s. fut une période de paix relative en Europe : les sociétés qui avaient parrainé le système des ambulances militaires débattaient de la façon d'utiliser leurs fonds. Nombre d'entre elles soutenaient que les ouvriers de l'industrie étaient l'équivalent, pour la société de l'époque, des soldats de la fin du XVIIIe s. : les accidents industriels furent une des raisons qui motivèrent la création d'un système d'ambulances pour les civils. Par ailleurs, le paysage changeant des grandes villes européennes, de plus en plus perçu comme hostile et dangereux, créait un environnement où l'ordre militaire du système ambulancier était le bienvenu. Différents modèles de soins virent le jour à travers l'Europe, dont la plupart étaient fournis par des postes de secours mobiles, et non par les hôpitaux, ce qui prouve à quel point était limité, à l'origine, l'intérêt biomédical pour les soins d'urgence.

État de choc

Plus tard au XIXe s., des accidents dramatiques liés à la nouvelle technologie des chemins de fer attirèrent l'attention des Européens. On remarqua que les victimes de ces accidents souffraient d'un état de choc, dont on comprit qu'il était autant psychologique que physique. Le regard porté sur ce fait clinique se précisa davantage encore avec la Première Guerre mondiale et les milliers de cas de commotion qui s'ensuivirent. Lorsque la guerre éclata, on considérait le choc psychologique et le choc physique comme deux processus différents. Les chercheurs utilisèrent leur expérience clinique pour mettre au point des méthodes destinées à traiter ces deux formes de choc. Pour la première fois, on rassembla des données prouvant qu'un traitement précoce des blessés réduisait la mortalité. C'est aussi pendant cette période que furent inventées plusieurs autres techniques de secours, comme le recours aux transfusions sanguines et l'utilisation d'oxygène.

La Seconde Guerre mondiale renforça davantage encore l'idée que les blessés devaient être soignés rapidement, et créa par ailleurs les conditions permettant de mieux comprendre le concept de choc, qui, désormais reconnu comme une entité physiopathologique, fut compris comme la réponse du corps humain à un ensemble d'agressions allant du traumatisme à l'infection. On le tenait pour le processus responsable du saut qui conduisait le moribond de la vie à la mort, saut que l'on avait observé depuis la fin du XVIIIe s. On pensait que d'autres événements accompagnaient le choc, le causaient ou bien en résultaient, comme par exemple l'arrêt cardiaque ou l'insuffisance respiratoire.

Le paradigme de la réanimation

La Première et la Deuxième Guerre mondiale conduisirent le système de santé des armées à réagir rapidement aux blessures potentiellement mortelles. La compétence qui résulta de tels efforts fut à la fois structurelle et biotechnique. Elle couvrait l'évacuation rapide des patients, leur acheminement vers des sites dispensant des soins plus sophistiqués, ainsi que l'ensemble des techniques inventées pour réagir face à la mort subite. On en vint à considérer cette compétence comme le processus de réanimation. Pour les civils, néanmoins, rien de tel n'existait.

À la suite des deux guerres mondiales, la notion de réanimation fit son entrée dans la sphère civile lorsque l'anesthésiologie devint une spécialité médicale. Les médecins anesthésistes nouvellement formés étaient passés maîtres dans l'art de maintenir les fonctions vitales des patients soumis à des atteintes chirurgicales. Le savoir-faire chirurgical fut lui aussi amélioré par la présence de médecins anesthésistes capables de maintenir les fonctions vitales des patients lors d'opérations de plus en plus longues et de plus en plus complexes.

C'est une épidémie de polio qui permit de déplacer la compétence acquise par les médecins anesthésistes dans la salle d'opération vers une autre population de patients. En 1952 on demanda au médecin anesthésiste danois Ibsen d'assister des patients poliomyélitiques paralysés, incapables de respirer par eux-mêmes. Ibsen et son équipe se servirent de la compétence qu'ils avaient acquise en tant qu'anesthésistes auprès de personnes opérées qui ne respiraient plus pour assister des patients qui se trouvaient paralysés à la suite d'une polio. Leurs efforts furent très largement couronnés de succès.

En conséquence, les « unités de ventilation » pour les patients poliomyélitiques se répandirent et conduisirent à constituer en problème d'autres questions liées aux soins apportés aux patients gravement malades. Parmi les conséquences directes de cette expérience, citons le perfectionnement des ventilateurs – ce qu'exigeait la ventilation à long terme des patients atteints de polio – et la mise au point d'unités de réanimation mobiles, indispensables à leur transport vers les centres où on pouvait les ventiler. Vers le milieu des années 1950, les membres des services de réanimation civils s'appuyèrent sur la compétence de leurs homologues militaires. Les compétences en matière d'organisation firent également leur entrée au sein de l'hôpital. Il faudra pourtant attendre encore vingt ans pour voir arriver des soins continus depuis le lieu de l'accident ou de la maladie jusqu'à l'hôpital, ce dont bénéficiaient déjà les militaires.

La réanimation comme spécialité médicale

À partir du milieu du XXe s., la réanimation (qu'on appelle aussi soins intensifs en français) s'imposa comme un paradigme médical. Les épidémies de polio étaient alors rares en Europe, mais on utilisait les unités de ventilation pour d'autres patients qui avaient besoin d'une assistance respiratoire, notamment, dans un premier temps, les victimes d'overdose de barbituriques ou les patients atteints de tétanos. Par la suite, des unités semblables furent mises en place dans les hôpitaux pour répondre aux besoins des populations de patients qui demandaient des soins de plus en plus complexes, qu'il s'agisse de patients post-opératoires ou de personnes très gravement malades.

Le regroupement des patients gravement malades dans un même lieu de l'hôpital où ils étaient soignés par un noyau dur de médecins permit d'accumuler rapidement des connaissances sur les états critiques. Les interventions en réanimation et les besoins en personnel médical afférents aux soins intensifs s'avérèrent très coûteux, et mirent ces services hors de portée de la plupart des patients. En Europe et aux États-Unis, les avancées technologiques et structurelles en matière de réanimation furent rendues possibles par la création puis la généralisation de la Sécurité sociale qui permit de couvrir la majorité de la population.

Deux autres progrès médicaux contribuèrent à formaliser le statut de spécialité de la réanimation. Il s'agit des progrès de la réanimation cardiaque, et de la façon de traiter les traumatismes. Jusque vers le milieu du XXe s., les tentatives visant à rétablir la circulation après un arrêt cardiaque échouaient presque systématiquement. Un certain nombre d'avancées, notamment des progrès permettant de rétablir la circulation sanguine chez des patients au cœur sain mais provisoirement endommagé ainsi que l'amélioration du monitorage cardiaque, aiguisèrent la capacité à soigner des patients très gravement malades.

Le deuxième progrès qui contribua à formaliser le statut de spécialité de la réanimation a trait à la façon de traiter les traumatismes. Depuis la Première Guerre mondiale jusqu'aux conflits en Corée et au Vietnam, l'expérience prouvait qu'il était possible d'éviter des morts par traumatisme grave en mobilisant des ressources médicales et en en faisant bénéficier rapidement les patients. Comme au cours du XIXe s., l'expérience médicale acquise en temps de guerre fut redirigée vers la population civile : les spécialistes de la réanimation affirmaient que les morts dues aux accidents de voiture n'étaient pas une fatalité, mais qu'elles pouvaient être évitées en améliorant la sécurité des automobiles ainsi qu'en apportant, immédiatement après l'accident, des soins médicaux d'urgence. En intervenant hors de l'hôpital, les médecins firent d'un autre groupe de patients une source d'expérience et de connaissances qui contribua aux progrès actuels de la réanimation.

Dans les années 1960 et 1970, à travers l'ensemble du monde développé on mit en place différents modèles visant à procurer des soins intensifs aux personnes blessées ou gravement malades. Aux États-Unis, les responsables des services d'urgence venaient pour la plupart de l'armée américaine. Ils s'appuyèrent sur l'expérience qu'ils avaient acquise au Vietnam ou en Corée où l'on utilisait des *« medics »* (soldats qui, sans être des médecins, avaient reçu une formation médicale) pour procurer des soins aux blessés pendant leur évacuation vers les médecins des hôpitaux. Ce système fut transposé au contexte civil américain sans qu'on y trouve à redire, et conduisit – hormis quelques rares exceptions – à un système de soins d'urgence où les patients sont transportés le plus vite possible vers les unités d'urgence par le personnel non médical, avant d'être redirigés vers des unités qui les accueillent. Ce modèle contribua également à faire de la médecine d'urgence une spécialité aux USA.

En Europe et dans d'autres parties du monde, le rôle des médecins participant au transport des patients gravement malades vers les unités de ventilation fut étendu à toutes les urgences ne relevant pas de l'hôpital, conduisant à un modèle de soins d'urgence où les patients gravement malades sont pris en charge par des médecins et dirigés sur place directement vers des unités de soins qui les accueillent.

Les patients gravement malades qui survivaient jusqu'à leur arrivée à l'hôpital grâce à l'aide d'urgence qui leur était donnée exigeaient des soins sophistiqués. Ces patients ayant besoin de soins intensifs, ils ne pouvaient être pris en charge dans les services classiques où il était impossible de contrôler constamment l'évolution de leur état. Cette population, jointe aux patients malades venant du système interne de l'hôpital, devint à son tour le centre d'attention de la médecine de réanimation, rendant nécessaire la création d'unités de soins intensifs dans les petits hôpitaux.

Au cours de la seconde moitié du XXe s., la réanimation devint une spécialité médicale reconnue, avec ses sociétés nationales, ses journaux, ses congrès réguliers. De nos jours, la réanimation s'appuie sur plusieurs autres spécialités, comme l'anesthésie, la chirurgie, la cardiologie et la médecine interne.

Questions de société

Les avancées en matière de réanimation ont fait naître de délicates questions éthiques quant à son bien-fondé et à la recherche la concernant, mais également au sujet du type de patients qui doivent être réanimés et du choix qu'il convient de leur laisser, du moment où elle doit cesser, de la possibilité d'étendre les capacités de réanimation en dehors de l'hôpital et de son coût.

Les précédents essais de réanimation étaient pensés comme une lutte contre la mort subite ; la science de la réanimation dérive en effet de l'expérience acquise en traitant de jeunes soldats vigoureux qui se trouvaient dans un état critique. Néanmoins, à mesure que progressaient les connaissances en matière de réanimation, un large débat s'engagea sur l'opportunité de réanimer certaines catégories de patients, notamment les personnes âgées déjà invalides avant la maladie et les patients chez qui la réanimation aurait pour conséquence de préserver la vie en dépit d'une capacité fonctionnelle fortement diminuée.

Le débat autour de l'opportunité de la réanimation est rendu plus complexe encore par des questions économiques et sociales liées à son coût, à l'utilisation de ressources médicales dans un domaine où les résultats sont souvent médiocres, au désaccord sur les critères de réussite et à la façon d'équilibrer autonomie et équité dans un contexte de ressources limitées. Entre les réponses que des pays, des communautés ou des individus différents donnent à ces questions, les variations sont considérables.

Une autre source de polémique vient du fait que les patients à réanimer sont rarement capables de donner leur accord. La plupart des pays ont contourné cette difficulté en tenant le consentement pour acquis, à moins qu'un proche du patient ne donne des indications sur l'orientation que doivent prendre les soins. En tenant le consentement pour acquis, on donne parfois la priorité à la préservation de la vie sur d'autres valeurs comme la dignité ou le confort. Dans certains pays, les patients qui ne souhaitent pas être réanimés, peuvent signer, avec l'aide d'un médecin, un document officiel qui leur évite d'être réanimés au cas où leur état deviendrait critique. Tous les pays n'ont pas adopté cette procédure, laissant la décision à l'équipe médicale présente au moment de la maladie.

Perspectives

En faisant retour vers l'usage du terme « réanimation » au XVIIIe s., on constate plusieurs changements. Tout d'abord, le mot n'est plus utilisé pour renvoyer à des fonctions vitales spécifiques, comme la respiration par exemple. La réanimation renvoie au corps entier. À cette première modification de l'usage fait écho un deuxième changement, assez similaire, concernant le concept de réanimation. Avant le XVIIIe s., les efforts soutenus pour empêcher la mort et ramener à la vie étaient perçus comme des événements rares et imprévus, qui dépassaient le cadre de la médecine. On pensait essentiellement la mort et la vie comme une opposition binaire. À partir du XXe s., la vie et la mort furent pensées comme un continuum, le processus de réanimation intervenant dans l'espace indécis qui sépare chaque état.

Bien qu'on en sache beaucoup plus long aujourd'hui sur les changements physiopathologiques qui conduisent à la mort, le concept lui-même, pensé comme un terme inaccessible à la connaissance, n'est pas moins insaisissable qu'au XVIIIe s. Le débat, commencé alors au sujet du degré de certitude avec lequel on peut diagnostiquer la mort, continue de nos jours où il existe des tests très nombreux permettant de confirmer ou de réfuter ce diagnostic, et des techniques qui, évoluant sans cesse, viennent battre en brèche les données sur lesquelles ces tests reposent. Après chaque avancée, de nouvelles méthodes sont mises au point qui permettent de traiter des états supposés incurables, ou qu'on ne pensait pas pouvoir soigner auparavant. En ce sens, l'horizon de la mort est constamment repoussé puisqu'elle continue à être conceptualisée négativement comme l'état à partir duquel la vie – telle que l'état actuel des connaissances permet de la définir – cesse d'exister.

Bien que l'horizon de la mort demeure fuyant, les enjeux de son diagnostic ont changé. Dans de nombreux pays l'arrêt des efforts de réanimation et le prélèvement d'organes vitaux dépendent d'un diagnostic de mort légal. Par conséquent, la vie et la mort ne doivent pas seulement être pensées comme des états biologiques, mais aussi comme des concepts politiques où s'affrontent, d'une part, des questions de société comme la demande en organes ou les implications économiques des efforts de réanimation et, de l'autre, des questions d'autonomie. C'est pour cette raison que la controverse au sujet de l'opportunité des efforts de réanimation est toujours d'actualité, et qu'elle oblige la société à aborder des questions fondamentales relatives à l'évolution de la valeur de la vie humaine et de son sens.

▶ AGAMBEN G., *Homo Sacer*, Giulo Einaudi (ed.), 1955, trad. fr. M. Raiola, Paris, Le Seuil, 1997. – BICHAT X., *Recherches Physiologiques sur la Vie et la Mort*, Paris, Gabon et Compagnie, 2ᵉ éd., An X. – BRULLARD P. & LARCAN A., « Histoire des gestes et des techniques de réanimation au XVIIIᵉ s. », *Histoire des Sciences médicales*, 1979, p. 261-270. – COOTER R., « The Moment of accident : culture, militarism and modernity in late-victorian Britain », *Clio Medica*, nº 41, 1997, p. 107-157. – DIONIS P., *Dissertation sur la mort subite*, Paris, Laurent D'Houry, 1710. – FAIRMAN J., « Economically practical and critically necessary ?, The development of intensive care at Chestnut Hill Hospital », *Bulletin of the history of medicine*, nº 74, 2000, p. 80-106. – HUTCHINSON J. F., « Civilian ambulances and lifesaving societies : The European experience, 1870-1914 », *Clio Medica*, nº 41, 1997, p. 158-178. – IBSEN B., « Intensive therapy : Background and development », *International anaesthesiology clinics*, nº 1, 2001, p. 1-14. – LARREY D. J., *Mémoires de chirurgie militaire*, Paris, J. Smith, 1812. – LOWENSTEIN L. (ed.), « Medical Ethics », *International anaesthesiology clinics*, nº 3, 2001, p. 1-10, 35-65. – MILANESI C., *Mort apparente, mort imparfaite : médecine et mentalités au XVIIIᵉ siècle*, Paris, Bibliothèque scientifique Payot, 1991. – NUROK M., « The death of a princess and the formulation of a medical competence », *Social science & medicine*, nº 53, 2001, p. 1427-1438. – SAFAR P., « On the future of reanimology », *Academic emergency medicine*, nº 7, 2000, p. 75-89. – TROUG R. D., « Is it time to abandon brain death? », *Hastings center report*, nº 1, 1997, p. 29-37.

Michael NUROK
(Trad. Mickaël Popelard)

→ Acharnement thérapeutique ; Décision médicale ; Radiothérapie ; Urgences.

RÉFLEXE

Revenir sur la notion de réflexe, c'est revenir sur une notion qui a joué un rôle majeur depuis le XVIIᵉ s. en neurophysiologie, puis en neurologie. Il faut remarquer ceci pour commencer : l'idée de réflexe est une aubaine pour le médecin et pour le physiologiste, du pain béni : on agit sur le corps d'un sujet, et celui-ci répond par une réaction subordonnée à l'action d'excitation ; s'il répond, c'est qu'il dispose sûrement en lui d'une structure de réponse *préétablie*, prête à donner figure à l'action de l'investigateur ! La notion de réflexe a pour elle l'incomparable avantage de se confondre avec l'idée d'investigation diagnostique ou scientifique : en expérimentant sur un sujet, en agissant sur son corps et en observant ses réponses à cette action, n'est-on pas conduit à le comprendre en termes de réflexes et à faire comme s'il était constitué de réflexes ? On peut ainsi se demander si le réflexe a jamais pu être une hypothèse permettant une certaine interprétation d'observations, et s'il n'a pas plutôt toujours été de l'ordre de ces objets qui ont la nécessité trop évidente des postulats, dont on ne peut pas douter, puisqu'ils sont la condition même de notre vision. D'une certaine manière, on ne peut pas avoir fabriqué le concept de réflexe, puisque ce qu'il fait comprendre lui confère une réalité interdisant de penser qu'on l'ait réellement fabriqué. Mais le concept de réflexe n'a pas toujours été là. Pour qu'il nous ouvre les yeux, il a fallu une véritable réorganisation épistémologique.

Avec l'idée de réflexe, c'est aussi tout un programme de recherche qui s'ouvre pour la médecine physiologique, dans lequel le médecin voit les vivants se soumettre à lui et répondre à ses questions dans les termes qu'il a choisis. On va pouvoir utiliser les réflexes comme voies d'accès au sein du système nerveux et y faire son chemin, éventuellement contre la volonté du sujet. Et ainsi se lancer dans l'étude du système nerveux sans jamais risquer de rencontrer la volonté, ni la conscience, ni d'autres dimensions subjectives, chères à notre point de vue de sujet certes, mais si malcommodes à appréhender du point de vue scientifique. Car ce qu'on se prépare à voir avec ce formidable outil d'observation et de compréhension qu'est le concept de réflexe sera finalement toujours ce qui est contrôlable « de l'extérieur », donc toujours un mouvement automatique et involontaire. Par comparaison, étudier notre libre volonté serait d'un abord autrement plus problématique.

Il est possible que la notion de réflexe continue à jouer un rôle dans la médecine contemporaine. Ou du moins que, sous les modes d'investigation actuels, travaillent les mêmes façons de penser, sans lesquelles explorer un être humain et s'en faire une connaissance objective pourrait paraître d'une difficulté insurmontable.

Formation du concept de réflexe stricto sensu

Descartes, trop large. – La médecine connaît depuis l'Antiquité les mouvements involontaires, que ce soient les convulsions épileptiques, les agitations choréiques, les contractions tétaniques ou les mouvements de défense. Pourtant, l'introduction du concept de réflexe dans le domaine de la clinique au milieu du XIXe s. ne vient pas d'abord de l'observation des malades, mais de l'importation, à partir du domaine de la physiologie, de ce qui est alors universellement regardé comme l'élément de composition du mouvement animal. Ce qui est importé, c'est en effet, en première approximation, le concept d'arc réflexe simple, qui s'est forgé progressivement depuis le milieu du XVIIe s., à coups de révisions théoriques et d'ajustements expérimentaux. Les travaux de Canguilhem ont tracé les étapes de cette formation, en replaçant les contributions respectives des principaux auteurs : Willis, 1670 ; Borelli, 1680 ; Baglivi, 1700 ; Astruc, 1723 ; Whytt, 1764 ; Unzer, 1771 ; Prochazka, 1784 ; Legallois, 1809. Puis Bell, 1811 ; Magendie, 1822 ; Hall, 1832-1833 Müller, 1833 ; Wagner, 1844 ; Pflüger, 1853. Le nom de Descartes, qui par le passé avait été souvent placé de quelques dizaines d'années en tête de cet historique, en a été sévèrement rayé par Canguilhem, au profit de celui de Willis, auquel est attribuée la paternité du concept de réflexe. Au-delà de la redistribution des mérites, l'argumentation permet d'opposer plusieurs usages du concept de réflexe et de comprendre ce qui sera importé en clinique.

Pour Canguilhem, Descartes est bien à l'origine de la première théorie du mouvement involontaire, mais pas de la conception du réflexe, au sens strict qu'elle allait prendre en 1800-1850. Relativement à la tradition de Galien, la nouveauté, c'est d'avoir rattaché le mouvement involontaire à une stimulation causale, et d'avoir conçu une possibilité pour les excitations sensorielles d'influencer les nerfs et les muscles, sans que l'esprit en soit averti : « Cette action ne dépend point de leur esprit, mais seulement de ce que leurs sens, étant touchés par le danger présent, causent quelque changement en leur cerveau qui détermine les esprits animaux à passer de là dans les nerfs, en la façon qui est requise pour produire ce mouvement, tout de même que dans une machine, et sans que l'esprit le puisse empêcher. » Voici donc des réactions automatiques, involontaires et immédiates, qui se font sous l'effet d'une excitation extérieure, et qui passent par un ébranlement du cerveau, sans besoin de l'âme pour les produire (fig. 7 du *Traité de l'homme*). Nous retrouvons là notre concept de réflexe *au sens large*, c'est-à-dire tel que nous l'employons dans le langage ordinaire.

Mais *stricto sensu*, il en va autrement. Mouvements de retrait, de flexion, d'accommodation pupillaire, de clignement, de déglutition, de toux, d'éternuement... : bien que la plupart des mouvements involontaires que nous appelons maintenant *réflexes* soient décrits par Descartes, nulle part dans ses écrits on ne trouve employée ni définie la notion de réflexe de la manière stricte dont elle le sera après lui. C'est-à-dire comme un processus de réflexion d'une stimulation incidente en une réaction motrice définie, via un trajet médullaire autonome. Poursuivant un idéal de définition (contre les usages trop mobiles et trop ramifiés des concepts), Canguilhem s'est interrogé sur cette lacune. Comment Descartes, qui est à la fois l'auteur des lois de la réflexion en optique et l'un des grands théoriciens du mouvement involontaire, et qui a manifestement inspiré les travaux de Willis, a-t-il pu, contrairement à ce qu'a supputé la tradition historique, manquer lui-même la notion de réflexe ? Deux obstacles l'empêchaient d'accéder à la conception du réflexe.

1 / L'explication du rôle du cœur : Descartes n'a pas totalement assimilé la physiologie cardiaque et circulatoire de Harvey. Tant que les esprits animaux, produits dans le cerveau, continuent à venir du cœur (et non pas du système nerveux lui-même), le mouvement qui se manifeste dans le muscle continue à prendre sa source dans le foyer cardiaque, et non dans un pur automatisme nerveux.

2 / Il n'y a pas dans la théorie cartésienne l'homogénéité requise par le concept de réflexe *stricto sensu*, entre le mouvement incident (centripète) et le mouvement réfléchi (centrifuge). Tous deux sont assurés par les nerfs, mais selon des *mécanismes* distincts : le premier est comparé à une traction et à un ébranlement que les nerfs transmettent au cerveau ; mais les nerfs, qui sont donc comme des cordes, sont aussi des faisceaux de fibres qui en réponse conduisent les esprits animaux du cerveau aux muscles, comme un souffle dans un tuyau d'orgue.

En somme, Canguilhem reconnaît à Descartes d'avoir décrit les phénomènes d'automatisme neuromusculaire et d'en avoir donné une théorie mécanique pouvant être rapprochée de la future théorie du réflexe, mais pas d'avoir anticipé un concept « que les idées fondamentales de son anatomie et de sa physiologie lui interdisaient de former ».

Du mouvement réflexe à l'arc réflexe. – C'est donc Willis en 1670, qui introduit et définit dans son *De motu musculari* le terme et le concept de mouvement réfléchi ou réflexe, en les liant au double mouvement de propagation centripète et centrifuge des esprits animaux. Le mouvement réfléchi est la manifestation à la périphérie, dans le muscle, d'un « feu » allumé en périphérie, c'est-à-dire dans les organes des sens. Ce feu se propage le long des nerfs comme une lumière, jusqu'au cerveau qui la réfléchit en sens inverse.

En même temps que le concept se définit, il ouvre la voie à l'expérimentation. On ne se contente plus de théoriser : on dissèque, on stimule, on ligature, on décapite, on tranche dans les nerfs, la moelle et le cerveau. La grenouille devient pour longtemps le premier modèle de l'homme en matière de mouvement. Mais en même temps que le concept se précise par l'expérimentation, il se restreint. Anatomiquement d'abord, quand, à la fin du XVIIIe s., on circonscrira le processus de réflexion à la moelle épinière, et quand, au début du XIXe s., on attachera les fonctions motrices et sensitives aux racines antérieures et postérieures respectivement (lois de Bell et Magendie). S'ensuivra le *schéma d'arc réflexe* de Wagner qui résume le mouvement réflexe à la projection directe d'une fibre sensitive sur une fibre motrice. Mais restriction aussi du concept dans sa compréhension. Avec ce schéma d'arc réflexe, les réflexes deviennent des réactions fixes, rigides, uniformes. Il semble naturel de penser que chaque lieu du corps doive être uni par des circuits nerveux *préétablis* à certains muscles, de manière que l'activation qui le touche n'ait qu'à déclencher un mécanisme prêt à fonctionner, l'organisme se bornant à exécuter passivement ce qui lui est prescrit par le lieu de l'excitation et les circuits nerveux qui y prennent leur origine. « Ici commence le mouvement de substitution qui va conduire peu à peu, dans le vocabulaire et la pensée des physiologistes, la notion d'arc réflexe à prendre la place de la notion de mouvement et d'action réflexe » (Canguilhem).

La réduction a des avantages. Avec l'arc réflexe, l'esprit touche un élément simple, qui va pouvoir devenir un élément de composition. En même temps que le concept se restreint, il devient un outil. Les mouvements animaux résultent de la composition des réflexes élémentaires, sous-tendus chacun par une liaison anatomique autonome, attendant d'être activée par le monde extérieur. Le programme que se donne la science n'est rien d'autre que de retrouver cette composition par un travail de décomposition analytique. À ce travail, la médecine va apporter une contribution décisive, car, si le corps est une machine composée, la maladie va en révéler les rouages et les ressorts en les démontant.

Application médicale du concept de réflexe

Triomphe de l'arc réflexe. – Les réflexes sont introduits en clinique par Hall en 1840. Celui-ci montre que chez l'homme paraplégique, l'excitation de la peau (par pincement, torsion, chatouillement, application d'eau chaude ou froide, ou d'électricité) provoque des contractions musculaires réflexes surprenantes : alors que le malade est privé de motilité et de sensibilité dans ses membres inférieurs, le médecin peut se substituer à sa volonté et provoquer des mouvements. Normalement ces *réflexes cutanés* sont faibles et n'apparaissent que pour des stimulations répétées ou très intenses. L'idée de Hall, c'est que la volonté interfère avec eux et les masque. C'est-à-dire qu'ils sont latents. La maladie ne fait que les rendre apparents en supprimant les influences du cerveau sur la moelle et en enlevant l'interférence de la volonté. Qu'une lésion nerveuse altère ou non un réflexe donné n'est plus qu'une question d'anatomie : les atteintes des nerfs ou des portions médullaires qui constituent les arcs réflexes entraînent une abolition des réflexes, tandis que les lésions de la moelle sus-jacente ou du cerveau s'accompagnent d'une libération de réflexes inapparents. Par leur apparition ou leur disparition, les réflexes peuvent donc servir d'outil diagnostique. En retour leur valeur séméiologique travaille à leur réalité. Ils existent puisqu'ils font exister des signes et des maladies qu'ils font comprendre. Et les expérimentations sur les réflexes n'ont rien d'artificiel puisqu'elles sont reproduites par les maladies. Autrement dit, le corps de l'homme malade et celui de l'animal de laboratoire se confirment l'un l'autre dans leur condition de machines.

Le mouvement de réalisation des réflexes et leur inscription dans la sémiologie vont se poursuivre par la description de nouveaux signes, nécessitant des techniques de recherche et un apprentissage. Signe d'Argyll Robertson en 1869, fondé sur l'existence du réflexe d'accommodation ; signe de Babinski en 1898, fondé sur le réflexe cutané plantaire. Mais c'est surtout la découverte des *réflexes tendineux* par Erb, et séparément Westphal, en 1875, qui parachève le travail : réflexe rotulien, réflexe achilléen... provoqués par la percussion des tendons correspondants. On a tout de suite perçu la valeur sémiologique que les nouveaux phénomènes, fabriqués, artificiels, recevaient de la technique et de la médiation d'un instrument. L'outil diagnostique « réflexe » se matérialise dans l'outil physique « marteau à réflexes », qui permet, par une action médiate et résolue sur le corps, de reconnaître l'existence de ces réactions nouvelles. Prolongeant l'outil, l'arc réflexe simple est l'appareil fondamental du réflexe tendineux. Toute lésion interrompant l'arc en l'une de ses portions a pour effet d'abolir ou de diminuer la réponse. Au contraire, les réflexes sont exagérés, plus faciles à obtenir, plus amples, parfois cloniques, dans certaines maladies spinales et cérébrales. C'est que, sur l'arc réflexe primitif, se greffent les arcs cérébraux, qui ont un rôle de contrôle. De l'atteinte de ces arcs réflexes « adjacents », résulte une exagération du fonctionnement de l'arc réflexe simple avec lequel ils sont en connexion.

L'introduction des réflexes a donc changé les formes de visibilité, en faisant voir un partage anatomique des affections en deux classes, là où il n'y avait auparavant que faiblesse indifférenciée. En retour, cette analyse sémiologique a beaucoup servi (par sa simplicité) à l'acceptation et à la diffusion de l'étude des réflexes. « On accorde à l'étude des réflexes une grande importance en neuropathologie, parce qu'on y voit une manifestation fondamentale de tout appareil nerveux. Leur interrogation permet de se rendre compte de l'état des éléments constitutifs » (Déjerine). C'est-à-dire de voir et de lire le travail de la maladie, mais aussi celui du médecin qui s'y trouve réfléchi. Le réflexe devient un dispositif de transformation de l'action diagnostique du médecin en une réaction expressive de la pathologie.

Le cas du normal. – À côté des grands schémas de raisonnement précédents qui gardent encore aujourd'hui leur utilité pratique, la clinique elle-même a apporté une série d'observations qui demandent de moduler l'appréhension de la réalité des réflexes. La recherche systématique des réflexes tendineux conduit à cette constatation que les réflexes les plus simples, censés reposer sur l'arc réflexe le plus élémentaire, ne sont ni constants ni uniformes chez les sujets normaux. Non seulement leur absence n'a pas nécessairement de signification pathologique, mais leur exagération non plus. Jendrassik observe en 1885 qu'on peut faire apparaître le réflexe rotulien absent, en obtenant du sujet examiné qu'il fasse un effort de traction sur ses mains. Selon l'état d'attention portée à un réflexe, selon l'attente du sujet ou selon l'activité à laquelle il se livre, des réflexes absents peuvent apparaître, et des réflexes présents s'exagérer ou disparaître. Pour la pratique clinique, c'est une sérieuse réserve à apporter à l'interprétation pathologique des réflexes. Plus généralement, ces constatations posent la question de savoir s'il y a chez l'homme des actes réflexes qui correspondent à ce que prévoit la théorie.

C'est ce qu'ont souligné les critiques des années 1930 de la notion d'arc réflexe, d'abord formulées par Kœlher et Koffka au sein de la *Gestalttheorie*, prolongées ensuite par Goldstein et Weizsäcker, reprises enfin par Merleau-Ponty. En dehors de précautions extrêmes, le sort d'une excitation s'avère déterminé par son rapport à l'ensemble de l'état organique et aux excitations simultanées ou précédentes. Des mouvements qui répondent aux définitions strictes des réflexes, qu'ils soient élémentaires ou très complexes, il n'en existe peut-être pas, sauf dans des conditions expérimentales extrêmes, qui isolent des éléments nerveux, en coupant toutes les structures environnantes et en fabriquant un animal réflexe. « Le réflexe tel qu'il est défini dans les conceptions classiques ne représente pas l'activité normale de l'homme, mais la réaction qu'on obtient d'un organisme quand on l'assujettit à travailler, pour ainsi dire, par pièces détachées, à répondre, non pas à des *situations* complexes, mais à des *stimuli* isolés. C'est-à-dire qu'il correspond au comportement d'un organisme malade, les lésions ayant pour effet de rompre la continuité fonctionnelle des tissus nerveux » (Merleau-Ponty). Le réflexe existe donc (ce n'est pas une abstraction), mais il représente un cas très particulier de conduite, observable dans des conditions artificielles déterminées, un comportement de laboratoire caractéristique moins de l'activité fondamentale du vivant que du dispositif conceptuel et expérimental qu'on échafaude pour l'étudier. Voir comme simple une réponse telle que le réflexe tendineux est une façon de voir dont on comprend l'intérêt heuristique. Par une abstraction de l'esprit, on isole une partie du tout. Mais cela peut être aussi une illusion scientifique. Si un réflexe est avant tout la réaction d'un être vivant un et indivisible à une excitation, si c'est une réaction qui engage le tout de l'individu, et pas seulement deux de ses neurones, une telle réaction n'aura jamais que la réalité qu'on aura aménagée.

Révisions physiologiques nécessaires. – Sous la pression de la clinique, il a fallu réviser l'interprétation des mouvements involontaires induits par une stimulation, et renoncer à la théorie de composition des arcs élémentaires. Le réflexe a dû retourner au laboratoire animal, avec notamment les travaux du physiologiste Sherrington. On abandonne le concept d'arcs linéaires indépendants les uns des autres, mettant chacun en rapport terme à terme une stimulation ponctuelle et une réponse musculaire isolée, pour en faire une manifestation du pouvoir intégratif du système nerveux : les fibres nerveuses afférentes se ramifient et influencent directement ou indirectement plusieurs ensembles de neurones moteurs (motoneurones), intégrant chacun des messages d'origines variées. Le réflexe se complique et devient un mouvement déjà coordonné dans la moelle épinière, par lequel une convergence d'influx nerveux provoque une synergie musculaire. Autrement dit, le concept qui s'était restreint au fil des siècles est contraint de s'élargir, grâce à quoi la science peut continuer son travail sur un nouveau programme. Mais tout n'est pas résolu par la complication du réflexe. Car c'est toujours par une combinaison de liaisons anatomiques simples (quoique ramifiées et entrecroisées), isolées sur un animal de laboratoire, que Sherrington pense rendre compte du comportement. L'explication de l'inconstance et de l'humeur changeante des réponses chez le sujet normal est seulement repoussée au-delà, « au niveau des contrôles » et de l'intervention d'instances supérieures.

Retour sur la formation d'un réflexe

La question du conditionnement involontaire. – La critique doit descendre plus en profondeur et se pencher sur ces « instances supérieures ». Dès lors en effet qu'un réflexe peut apparaître ou disparaître selon l'attention que lui porte un sujet, on ne peut plus le concevoir comme un mouvement automatique, strictement indépendant de notre conscience et inaccessible à notre volonté. La question qui se pose est plutôt de savoir s'il est possible d'observer une réponse réflexe qui n'engage pas d'une manière ou d'une autre la volonté du sujet observé. Quelle signification accorder à l'effet d'une action causale ? Plus précisément, comment être sûr, avec un sujet humain, qu'une réponse observée n'est pas, de sa part, et au moins en partie, le résultat d'une certaine anticipation du résultat ?

En fait, pour que des réflexes soient constants et uniformes (et pour qu'une étude scientifique suivie en soit possible), il faut un conditionnement ou un apprentissage particuliers. C'est ce que montre notre étude de l'influence sur les réflexes chez l'homme, du mode de présentation des stimulations. Il apparaît que, consciemment ou inconsciemment, une réponse réflexe peut être profondément modulée par le sujet dans le sens attendu par l'expérimentateur, et ce quelle que soit, ou presque, la stimulation réellement délivrée. Il est remarquable que des sujets mis à la tâche dans un laboratoire apprennent à ajuster de manière très fine et très reproductible l'ampleur de leurs réflexes (y compris les réflexes qui sont censés reposer sur l'arc réflexe le plus simple, à deux neurones), de sorte que l'effet d'une stimulation donnée peut être rattaché non seulement à la nature de cette stimulation, mais tout autant à la consigne donnée quant au résultat attendu, et à la représentation – consciente ou inconsciente – que se fait le sujet de l'effet de la stimulation. Tout se passe comme si les sujets préparaient le mouvement réflexe selon leur attente, ou, pour reprendre un thème cher à Descartes, comme s'ils changeaient la « disposition de leurs organes » et veillaient à ce qu'ils soient bien disposés au mouvement requis.

La notion de disposition des organes chez Descartes. – « Les esprits coulent du cerveau par les nerfs dans tous les muscles, au moyen de quoi ils disposent ces nerfs à servir d'organes aux sens extérieurs. » Voilà une façon de dire, dont la recherche des réflexes en clinique et au laboratoire chez l'homme pourrait s'accommoder. Certes, on ne peut pas défendre Descartes sur le terrain du détail physiologique, où le bon sens ne pourra jamais remplacer l'expérimentation, mais on ne peut pas non plus s'empêcher de remarquer qu'il y a plus dans la théorie du mouvement involontaire du philosophe, et peut-être mieux que dans la théorie du réflexe. C'est que jamais chez Descartes le mouvement volontaire et le mouvement involontaire ne sont complètement isolés l'un de l'autre. Toujours ils gardent un rapport entre eux par l'intermédiaire de la notion de disposition des organes. Le mouvement involontaire est introduit dans l'argumentation, moins pour prendre la place du mouvement volontaire que pour souligner le rapport de l'un et de l'autre à la façon dont les organes sont disposés. « Même les mouvements, qu'on nomme *volontaires*, procèdent principalement de cette disposition des organes, puisqu'ils ne peuvent être excités sans elle, quelque volonté que nous en ayons, bien que ce soit l'âme qui les détermine. »

En somme, si Descartes ne pouvait pas former par anticipation une esquisse du concept de réflexe dans la conception et la définition étroite que lui donnera le XIXe s., ce n'est peut-être pas tant, comme le suggère Canguilhem, par défaut de sa physiologie, mais parce qu'est cruciale pour lui cette notion d'une disposition variable du cerveau et des nerfs à servir d'organes aux sens extérieurs. Au lieu de lui reprocher d'avoir manqué la notion de réflexe *stricto sensu*, on pourrait au contraire trouver qu'il a été assez inspiré de ne pas concevoir quelque chose de trop rigide qui n'existe peut-être pas du tout, et d'élaborer à la place une théorie du mouvement involontaire qui s'accorde mieux à la souplesse de nos possibilités motrices. Pour être juste, il faut reconnaître à Canguilhem de l'avoir aperçu : « À la rigueur du reste, il ne serait pas absurde d'interpréter ces phénomènes en utilisant le schéma cartésien d'un mécanisme moteur à ressort central, déroulant tous ses effets sous condition d'un déclenchement périphérique. »

Retour sur la simplicité du réflexe. – De ces remarques, il ressort non seulement qu'il est difficile de voir le réflexe comme un processus simple, constitutif de mouvements naturels complexes, mais bien plutôt qu'il faut le voir lui-même comme un mouvement extrêmement élaboré, tout aussi complexe que n'importe lequel des mouvements qu'on nomme *volontaires*. Mieux vaudrait renverser le point de vue et se dire que ce n'est pas par le réflexe qu'on pourra comprendre les mouvements, mais par eux qu'on pourra le comprendre. Voilà en effet un acte qu'on peut qualifier de hautement intentionnel, où un sujet se prête à l'expérimentation, se plie à une problématique, se prépare à réagir à des stimulations artificielles (mais pleines de sens pour la science humaine) et à mettre en forme les réponses sous la forme qu'attend l'expérimentateur. Loin d'être ce que l'homme a en lui de l'animal ou de la machine, il y a fort à parier que ce genre de mouvement, rendu automatique, involontaire et immédiat grâce à une étroite collaboration entre expérimentateur et sujet, ne pourra jamais mieux réussir et s'observer que chez l'homme. C'est déjà ce qu'avançait Merleau-Ponty : « Peut-être même est-ce chez l'homme qu'on trouvera le plus aisément des réflexes purs, parce qu'il est peut-être le seul à pouvoir livrer isolément telle partie de son corps aux influences du milieu. Quand on examine chez un sujet humain le réflexe pupillaire, on pourrait dire que le sujet "prête" son œil à l'expérimentateur ; alors et alors seulement on observe pour un stimulus donné une réaction à peu près constante ; cette régularité ne se retrouve pas dans l'usage vital de la vision. » Pour obtenir d'un animal des mouvements réflexes reproductibles et constants, il faut le décérébrer, le spinaliser, et déjà l'attacher. Libre de ses mouvements, aucune étude n'est seulement envisageable. Il faut être homme pour se faire délibérément sujet d'une expérience et accepter de morceler son comportement. Et il faut savoir disposer ses organes comme il faut.

Deux remarques en conclusion

Les réflexes nous apprennent-ils quelque chose de notre corps et de nos maladies ? L'investigation sur l'homme a quelque chose de propre qui déjoue les règles de l'art habituelles : dès qu'un sujet peut modifier volontairement l'effet d'une stimulation qu'on étudie, rien ne dit *ce qui* est la cause de l'effet observé. Ce que l'expérimentateur peut contrôler, c'est la nature de la stimulation qu'il donne, mais pas la façon dont le sujet est disposé physiologiquement ou psychologiquement, à l'attendre, à l'accueillir, à l'interpréter et à en modifier l'effet quand elle surviendra. Quelles que soient les précautions que l'on prenne pour l'isoler, on n'étudie jamais la stimulation seule, mais en même temps la façon dont le sujet se l'approprie, ce qu'il en fait, la représentation consciente ou inconsciente qu'il en a et qu'il a de ce qu'on lui demande de faire. Il en résulte que les études de réactions à des sollicitations laissent toujours à l'individu une certaine place positive et active, puisqu'on ne peut jamais exclure que le sujet ait mis en forme de façon éventuellement personnelle la réponse à la question posée. Bien entendu, cette liberté relative n'est pas un obstacle pour une connaissance du général, du commun, de l'interindividuel. En répétant l'expérience sur plusieurs sujets, en variant suffisamment les conditions expérimentales et en moyennant l'ensemble des résultats, il est toujours possible d'annuler les parasites individuels.

Nous pouvons bien laisser se faire un réflexe, laisser nos organes se disposer pour cela, quelle que ce soit la façon dont cela se fasse, de manière à répondre à une stimulation et à renvoyer à quelqu'un qui nous observe les images et les réponses qu'il attend à ses questions. Il semblera à un œil étranger que nous poursuivons un mouvement automatique, que nous nous scindons, et que nous abandonnons une partie de notre activité aux sollicitations du monde. Mais notre responsabilité est-elle désengagée ? De quoi nous inquiéter ? Cela ne prouve ni que nous ne pouvons faire que cela, ni que ce soit toujours ce que nous fassions quand nous nous mouvons. Mieux vaut penser qu'il n'y a pas des réflexes et des mouvements automatiques auxquels nous soyons inexorablement assignés, mais une capacité très souple de réfléchir à notre façon des excitations qu'on nous adresse, dont nous pouvons nous servir quand il nous plaît. À nous de choisir sous quelle forme, parmi celles qui s'offrent le moment venu.

► CANGUILHEM G., *La Formation du concept de réflexe aux XVIIe et XVIIIe siècles*, 1955, 2e éd., Paris, Vrin, 1977 ; « Le Concept de réflexe au XIXe siècle », in *Études d'histoire et de philosophie des sciences*, Paris, Vrin, 1983. – DÉJERINE J., *Séméiologie des affections du système nerveux*, Paris, Masson, 1914. – DESCARTES R., *Les Passions de l'âme*, Paris, Gallimard, 1953 ; *Traité de l'homme*, et *Description du corps humain* ; in *Œuvres complètes*, éd. Adam & Tannery, vol. XI ; rééd., Paris, Vrin, 1996. – FOURNIER E., *Influence sur les réflexes chez l'homme, du mode de présentation des stimulations*, Paris, Mémoire de DEA, Paris VI, 1982. – GOLDSTEIN K., *Der Aufbau des Organismus*, La Haye, Nijhoff, 1934, trad. fr. Burckard & Kuntz, *La Structure de l'organisme*, Paris, Gallimard, 1951. – HALL M., *On the diseases and derangements of the nervous system*, Londres, Baillière, 1841. – MERLEAU-PONTY M., *La Structure du comportement*, Paris, PUF, 1942. – PETITCLERC C., *Des Réflexes tendineux*, Paris, Thèse de Médecine, 1880. – SHERRINGTON C. S., *The Integrative Action of the nervous system*, Londres, Constable, 1906.

Emmanuel FOURNIER

→ Cartésianisme ; Électrodiagnostic ; Iatromécanisme ; Spiritualisme.

RÉGÉNÉRATIVE (Médecine)

Le vieillissement est un phénomène extrêmement complexe. Il a longtemps défié les biologistes qui cherchaient à en comprendre les mécanismes sous-jacents. Il a fait l'objet de toute une série d'études métaboliques, physiologiques, physiopathologiques, biométriques, etc. On sait par exemple grâce à des expériences sur les rats que les régimes hypocaloriques augmentent la longévité, et les observations sur certaines populations (Okinawa) semblent confirmer ce fait. L'approche endocrinologique est utilisée de longue date. Il est établi que chez l'homme, par exemple, un stéroïde (la DHEA), un précurseur des hormones sexuelles, voit son taux sanguin diminuer de façon continue avec l'âge. L'administration de DHEA semble améliorer l'état général des sujets âgés. Son mode d'action n'est pas connu. Il pourrait constituer une sorte de « signal d'ambiance » affectant le génome dans son ensemble. On a recherché si certains produits de l'expression génétique existaient en concentrations différentes chez les centenaires (Schächter *et al.*, 1944) et on a remarqué que c'était apparemment le cas pour deux protéines dont la présence semble accrue. Il s'agit, d'une part, de l'apolipoprotéine E, laquelle intervient dans le transport des lipides et dont le dérèglement peut entraîner l'athérosclérose (elle joue également un rôle sous sa forme mutée dans la maladie d'Alzheimer) et, d'autre part, de l'angiotensine, protéine qui règle la tension artérielle.

Au niveau génétique, on s'est intéressé au mongolisme (trisomie 21) qui entraîne l'apparition à un âge précoce de maladies associées normalement à la vieillesse. On s'est intéressé aussi au syndrome de Werner qui réduit beaucoup la longévité, se traduit par un vieillissement accéléré et s'avère lié à la mutation d'un gène récemment cloné codant une « hélicase » – enzyme catalysant le déroulement de la double hélice d'ADN. Or, l'activité de cette enzyme s'avère nécessaire pour la réparation des lésions que subit l'ADN sous l'influence des radicaux libres oxygénés, du rayonnement ou d'agents chimiques toxiques dont les effets peuvent s'accumuler avec l'âge.

Enfin, plus récemment, plusieurs équipes de recherches en France ou au Danemark ont étudié le vieillissement des protéines cellulaires – domaine quelque peu négligé jusqu'à présent. On savait depuis les premiers travaux de Harman, en 1956, puis ceux de Beckman et Ames, en 1998, que l'accumulation de radicaux libres au cours du vieillissement cause différents dommages cellulaires. Ces radicaux libres se forment au cours de la respiration aérobie, par la chaîne de transport des électrons, avec une production de radicaux superoxydés instables (type O2-). Des traces de métal sont alors capables de catalyser la formation de radicaux libres à oxygène hautement réactif (tels que les radicaux hydroxyles) qui provoquent des réactions en chaîne et causent l'apparition de molécules endommagées. La théorie qui impute aux radicaux libres un rôle dans le vieillissement a reçu récemment une confirmation à la suite d'études génétiques menées sur le ver *Caenorhabditis*, et sur la drosophile (Hekimi *et al.*, 1998 ; Sokal *et al.*, 1996). Il a en effet été montré que chez la mouche transgénique surexprimant des enzymes détruisant les radicaux libres, telles que la superoxyde dismutase et la catalase, la durée de vie était allongée et que chez les mutants à longévité accrue de nématodes, type *age-1* (cf. *infra*), on observait un taux élevé de ces enzymes à effet anti-oxydant. Parmi les macromolécules sensibles aux effets des radicaux libres figurent notamment les acides nucléiques et les protéines. Tandis que les acides nucléiques oxydés peuvent être réparés par des systèmes enzymatiques particuliers, très peu d'enzymes ont le pouvoir de catalyser une réversion dans l'oxydation des protéines – y compris chez celles douées d'activités enzymatiques. Or il est aujourd'hui bien établi qu'il se produit un déclin lié à l'âge dans l'activité de certaines enzymes modifiées, ainsi qu'une accumulation des formes oxydées des protéines. Ces formes oxydées ont une stabilité métabolique inférieure à celle de leurs homologues normaux.

On sait par ailleurs que, dans les tissus « jeunes », existent des systèmes d'élimination des protéines altérées. Parmi ces systèmes qui assurent leur destruction sélective, le plus important est connu sous le nom de « protéasome ». Il s'agit d'un complexe multienzymatique doué d'activité protéolytique. Or, plusieurs travaux viennent de démontrer que l'accumulation de protéines endommagées par des radicaux libres au cours du vieillissement de cellules (protéines oxydées, glycatées ou modifiées par des produits de péroxydation des lipides) était liée pour une large part à une décroissance marquée dans l'activité protéolytique des protéasomes, qui agissent comme des éboueurs cellulaires. Ces données concernant les protéines modifiées sont importantes en ce qu'elles mettent en lumière l'existence de « biomarqueurs » du vieillissement cellulaire sans qu'il soit toutefois possible d'établir si les modifications observées sont des causes directes du vieillissement au niveau de l'organisme entier ou des conséquences. Il fait cependant peu de doute que les progrès techniques réalisés dans l'étude des protéomes apporteront des éclairages supplémentaires.

L'ensemble des données se rapportant à la biologie du vieillissement que nous venons de décrire montre que les mécanismes impliqués dans ce phénomène sont, comme on pouvait s'y attendre, très complexes. Ils donnent toutefois à penser qu'un métabolisme hypercalorique, une moindre résistance aux maladies fréquentes chez les personnes âgées (athérosclérose, hypertension, Alzheimer) et l'accumulation de lésions génétiques insuffisamment réparées sont des facteurs généraux du vieillissement. Or l'allongement de l'espérance de vie observé à peu près généralement depuis un demi-siècle, du moins dans les populations non victimes des grandes pandémies ou de la sous-nutrition, a renouvelé l'intérêt des chercheurs pour une approche moléculaire et cellulaire du problème ; cela d'autant plus que, selon la loi de Gompertz, la courbe qui décrit l'augmentation du taux de mortalité avec l'âge – paramètre qui définit la vitesse du vieillissement – tend à s'infléchir chez l'homme. L'augmentation du taux de mortalité (et non le taux de mortalité lui-même) ralentit progressivement au-delà de quatre-vingt-cinq ans !

C'est à partir d'études réalisées sur des modèles animaux, des eucaryotes unicellulaires ou des cultures de cellules, que les résultats les plus intéressants ont été obtenus au cours des récentes décennies. Deux modèles ont été privilégiés : le ver nématode *(Caenorhabditis elegans)* et les levures. Leur étude a conduit à mettre en évidence des déterminants génétiques ayant un rôle important sur la longévité. En ce qui concerne le nématode, plusieurs mutations ont été observées qui entraînent un allongement de la durée de vie moyenne. Le groupe de mutants le plus significatif comprend les gènes « daf », dont il existe de nombreux représentants. Ces gènes interviennent à l'état normal lors du développement larvaire et participent à un stade de ce développement appelé « dauer » par les spécialistes. Cet état est caractérisé par une sorte de « dormance » du ver nématode au cours de laquelle il y a non seulement ralentissement du métabolisme mais acquisition d'une résistance à toutes les formes de stress (UV, chaleur, effets des radicaux libres). Ainsi, certaines mutations du gène daf-2 accroissent la durée de vie d'un facteur 2 ; si le ver présente à la fois une mutation daf-2 et daf-12, il peut vivre jusqu'à quatre fois plus longtemps. On pense que cette situation est liée à un développement plus lent et à un ralentissement du métabolisme. Il a d'ailleurs été montré que le gène daf-2 codait pour un récepteur à l'insuline ; sa mutation doit donc affecter le métabolisme des glucides. Le même phénomène s'observe chez les mutants du gène clk-1. Ici encore, les vers adultes porteurs de la mutation présentent le syndrome « dauer » et vivent plus longtemps.

Un troisième type de déterminisme génétique a été décrit. Il relève du gène appelé « age-1 ». Les mutants age-1 vivent deux fois plus longtemps et résistent à l'action des agents génotoxiques. Or, il a été démontré que les mutations age-1 et daf-2 interagissaient entre elles.

De fait, age-1 est équivalent à un gène déjà décrit de la famille daf : le gène daf-23. Certaines mutations du gène age-1 (alias daf-23) réduisent la probabilité qu'a le ver d'entrer dans une phase « dauer », et entraînent un accroissement de la longévité, age-1 code pour une enzyme de la voie de signalisation cellulaire (transduction) faisant intervenir les phospholipides.

Enfin (et ce point est d'une importance toute particulière au regard des théories qui tentent d'établir un lien entre le phénomène de vieillissement et l'évolution résultant de la sélection naturelle), des résultats récents suggèrent que la longévité accrue du mutant age-1 s'accompagne d'un fléchissement marqué de sa fertilité. Apparemment, comme l'écrivent A. Klarsfeld et F. Revah : « Les organismes vivants ont à choisir entre deux modes de fonctionnement distincts : l'un privilégie la reproduction au détriment de la maintenance, tandis que l'autre fait l'inverse. Le choix dépend de l'environnement... »

Les travaux réalisés chez la levure ont également apporté des données intéressantes. En effet, chez cet organisme unicellulaire eucaryotique, on peut comparer des cellules mères « vieillies »... – c'est-à-dire des cellules ayant subi plusieurs bourgeonnements entraînant la formation de cellules filles, avec ces mêmes cellules filles, dites « jeunes » – et étudier chez ces deux types cellulaires, les différences qui peuvent exister dans les activités de certains gènes, ou encore les effets de mutations spécifiques. On observe par exemple que deux gènes intervenant par ailleurs dans la signalisation chez tous les organismes eucaryotiques, ras-1 et ras-2, voient leur activité décroître entre la cinquième et vingtième génération. De même, deux gènes plus actifs chez les levures « jeunes » ont été identifiés : lag-1 et lag-2. Si on supprime lag-1 (par recombinaison homologue), la longévité augmente de 50 %. La suppression du lag-2 produit l'effet opposé. Il doit donc s'établir des modifications de l'équilibre entre les activités de ces deux gènes au cours du vieillissement. D'autres gènes réglant la longévité ont été décrits. Ainsi en est-il des mutations des gènes uth-1, 2, 3 et 4 entraînant une longévité accrue de 20 à 50 %. Or uth-2 était déjà connu sous le nom de sir-4 et la protéine sir-4 a la propriété de réprimer les gènes de reproduction sexuée et d'autres situés au niveau des télomères. Ici encore, cela suggère un antagonisme entre pouvoir reproducteur et longévité (cf. *supra*).

Enfin, alors que la plupart des mutations qui viennent d'être décrites provoquent un accroissement de la longévité (nombre de générations issues de la cellule mère), la mutation du gène sgs-1 entraîne au contraire un « vieillissement » accéléré de la levure. Ce phénomène s'accompagne d'altérations du nucléole et de changements dans la localisation intracellulaire de la protéine sir-4. Fait remarquable, ce gène sgs-1 est l'homologue du gène humain « wrn » dont la mutation provoque le syndrome de Werner déjà décrit. Ainsi observe-t-on chez l'un des plus petits organismes eucaryotiques – la levure – des mécanismes de contrôle génétique du vieillissement qui se retrouvent à l'échelon évolutif le plus élevé !

Bien entendu, à côté de ces études sur les modèles « nématodes » et « levure » (et d'ailleurs également « drosophile »), de nombreuses recherches ont concerné le vieillissement cellulaire en général en analysant les comportements de culture de cellules animales ou humaines *in vitro*.

Un des résultats clés de ces recherches a été la mise en évidence du rôle des « télomères » : les extrémités des chromosomes sont en effet formées par la répétition de motifs d'ADN relativement courts dont la séquence a peu varié d'une espèce à l'autre (il s'agit de la séquence TTAGGG). Or, il est établi aujourd'hui qu'à chaque division, il y a perte d'un ou plusieurs motifs télomériques. Lorsque le nombre de ces motifs est trop réduit, la division s'arrête. Chez les cellules tumorales ou les cellules germinales qui peuvent se diviser un très grand nombre de fois, il existe une enzyme, la télomérase, qui peut réparer les motifs normalement excisés à chaque division (N. W. Kim, 1994) tandis que chez des cellules somatiques, à nombre de divisions fini, cette télomérase n'est pas fonctionnelle ! Ces données confirment le rôle important des télomères en tant qu'horloges moléculaires contrôlant les potentialités qu'ont les cellules de se diviser. Il est vrai qu'avec ce type de recherches on se situe plutôt à la frange du vieillissement et de la mort cellulaire. C'est précisément des processus biologiques accompagnant la mort cellulaire qu'il nous faut discuter à présent.

Mort cellulaire

Si la mort (naturelle) des êtres vivants n'a toujours pas trouvé de véritable explication scientifique ni quant aux mécanismes qui en sont la cause – à voir les nombreuses approches physiopathologiques du problème toutes reliées de quelque manière aux phénomènes du vieillissement – ni quant à son « pourquoi » (avantage sélectif pour l'espèce, liens entre mort et sexualité, mort et complexité des organismes), il en va autrement de la mort cellulaire.

En 1960, L. Hayflick découvrit que, contrairement à l'idée émise par Carrel selon qui toute cellule serait potentiellement immortelle, il existait une vraie sénescence cellulaire entraînant une limitation du nombre possible de divisions (voir chapitre précédent sur le « vieillissement »). En 1964, les biologistes mirent alors en évidence le phénomène de « mort cellulaire programmée », baptisé plus tard « apoptose » pour rendre compte, non plus de la sénescence des cellules, mais du fait que des groupes entiers de cellules, alors qu'elles sont engagées dans un processus de développement normal et ne semblent subir aucun effet délétère du milieu (intérieur comme extérieur) se détruisent spontanément.

Sans doute parce que leur attention était davantage tournée vers le développement lui-même et vers les mécanismes généraux de réplication et d'expression génétique, les chercheurs ne consacrèrent cependant que très peu de travaux à la mort cellulaire jusqu'au milieu des années 1980. Aujourd'hui ce thème est au contraire au cœur d'un grand nombre de travaux, les scientifiques ayant compris que l'étude de la mort des organismes (entiers) peut difficilement se concevoir sans une meilleure compréhension du fonctionnement des cellules. On s'est peu à peu rendu compte que la mort cellulaire était un processus normal et naturel, faisant partie – et c'est là le paradoxe apparent – du fonctionnement et du développement intégré des êtres vivants !

En premier lieu, les phénomènes de mort cellulaire programmée, dont il est question ici, se traduisent par plusieurs manifestations. Le fonctionnement énergétique des mitochondries est perturbé ; le noyau se condense puis se fragmente, l'ADN qu'il contient se clive en courts segments et la cellule se désagrège, par un processus ressemblant à une implosion, en plusieurs morceaux qui subissent une phagocytose sous l'effet de cellules voisines ou des macrophages. Cette cascade d'événements est programmée. L'exemple fourni par le développement du nématode est à cet égard l'un des mieux étudié. Ce petit ver à l'état adulte – du moins en ce qui concerne l'espèce *Caenorhabditis elegans* – comprend 959 cellules très exactement. Or ce nombre est plus élevé dans les débuts du développement : il atteint 1 090 ! Puis intervient l'apoptose, pour certains groupes cellulaires, qui élimine un total de 131 cellules à la faveur de mécanismes complexes et génétiquement déterminés. Ainsi, et comme l'écrit Michel Morange : « Chez le nématode, on le voit, la mort cellulaire fait partie intégrante du développement embryonnaire. Elle participe, en association avec la division, la différenciation et la migration cellulaires, à la morphogenèse. »

Elle joue aussi un rôle essentiel dans la métamorphose des insectes et des amphibiens, ainsi qu'à certaines phases du développement chez les vertébrés. Seulement, fait remarquable, elle agit véritablement comme un outil nécessaire à la « construction » de tout organisme pluricellulaire. Tel un sculpteur, elle procède par additions (divisions successives) puis soustractions (apoptose sélective). L'exemple le plus spectaculaire en est fourni par la morphogenèse de l'extrémité des membres chez la souris. Ainsi, chez ce petit mammifère, les membres se présentent sous forme de « manchons » entre le neuvième et le douzième jour. Or, à partir du treizième jour, apparaissent quatre bandes d'apoptose qui vont permettre d'éliminer le tissu interdigital, ce qui entraînera la formation des doigts (Denis Duboule). Dans l'espèce humaine, les choses se déroulent de manière semblable, ce qui nous évite d'avoir les mains et les pieds palmés !

L'apoptose joue un rôle important dans le façonnage du système nerveux. Ainsi, chez certaines espèces d'oiseaux, on constate chez les femelles une apoptose des neurones qui, chez le mâle, contrôlent le chant nuptial. On sait que chez presque tous les vertébrés, les neurones du cerveau sont produits en excès au cours du développement mais que plus de la moitié d'entre eux dégénèrent pendant la période périnatale. Cela s'observe notamment pour ceux des neurones qui n'ont pu former des contacts synaptiques et qui dès lors ne sont pas « stabilisés » par l'émission de signaux rétrogrades. L'apoptose intervient aussi dans la formation du système immunitaire. C'est elle qui est responsable de la disparition des lymphocytes dirigés contre les éléments du « soi » au cours du phénomène de tolérance immunitaire. Elle a d'ailleurs un rôle général dans la morphogenèse des organes (utérus). Enfin, elle constitue l'ultime étape de certaines maladies neurodégénératives ou virales (apoptose secondaire).

La génétique de l'apoptose a fait d'importants progrès. Pour reprendre l'exemple du nématode, l'élimination des 131 cellules est sous la dépendance d'une dizaine de gènes dont certains sont bien caractérisés et qui agissent souvent en contrecarrant leurs effets respectifs (ce que Luc Ferry et Jean-Didier Vincent dénomment « le principe d'affrontement des contraires »). Ainsi deux gènes, ced-3 et ced-4, sont impliqués dans la mort des neurones du nématode. Une mutation dans l'un des deux bloquera le phénomène d'apoptose. Mais il existe un autre gène, ced-9, qui s'oppose aux effets mortifères des deux précédents. Son inactivation causera la mort immédiate de neurones qui n'étaient pas destinés à disparaître au décours du développement. Il se pourrait donc que les neurones du nématode ne survivent que grâce à l'inhibition permanente exercée par ced-9 vis-à-vis d'un programme de mort cellulaire intrinsèque. On connaît chez les vertébrés un gène Bcl-2, qui est, lui aussi, un des représentants d'une famille de gènes dont le rôle est de s'opposer à la mort cellulaire. Son produit d'expression BCL-2 agirait en neutralisant les effets d'une autre protéine codée par le gène Bax qui, du fait de son fort pouvoir protéolytique, serait responsable pour une part importante du mécanisme biochimique déclenchant la mort cellulaire.

Ainsi, le phénomène de mort cellulaire est d'une importance capitale au cours du développement des invertébrés et des vertébrés pendant la morphogenèse programmée des tissus et des organes. C'est précisément en échappant à ce contrôle, en inhibant la machinerie de mort cellulaire, qu'un certain nombre de cellules deviennent tumorales. Ce constat nous conduit à examiner certaines des données récentes concernant les mécanismes liés à l'apparition des cancers.

Cancers

Le nombre de travaux issus de l'épidémiologie, de la physiopathologie, de la biologie moléculaire et de la génétique des cancers est considérable. Seuls peuvent être apportés ici quelques éclairages dont certains sont récents (R. Monier, 2000).

On sait que le cancer est un phénomène « multi-étapes », c'est-à-dire lié à une succession d'événements génétiques et d'origine environnementale qui, se déroulant au sein d'une cellule donnée, la rendent « maligne ». On dit souvent que les causes de l'apparition des cancers peuvent relever d'effets *génétiques* directs (par exemple, liés à des mutations géniques spontanées ou induites, à des erreurs de réparation de l'ADN, à des réarrangements anormaux de chromosomes, à des amplifications, etc.) ou à des effets *épigénétiques* (modifications dans la capacité de prolifération cellulaire, perte de la capacité d'apoptose, modifications de l'environnement cellulaire et des communications avec les cellules environnantes, méthylations de l'ADN). À vrai dire, la distinction est parfois subtile, dans la mesure où les événements épigénétiques ont très souvent une origine génétique... Les études épidémiologiques portant sur l'incidence des tumeurs solides en fonction de l'âge ont conduit à proposer, par exemple, qu'il faut une succession de six à sept événements « oncogènes » pour que se déclenche un cancer du colon. Dans le cas d'expositions aux radiations et de l'apparition de tumeurs solides, d'autres modèles conduisent à supposer un nombre d'événements supérieur à trois. D'une manière générale, il est admis qu'un événement unique, par exemple une seule mutation, pourra accroître la probabilité de survenue, mais ne suffira pas à rendre une cellule tumorale. Ce caractère « multi-étape » (ou multifactoriel) de la cancérogenèse cellulaire est confirmé par ce que l'on connaît depuis près de vingt ans grâce aux recherches de biologie et génétique moléculaires.

Parmi les premières mutations décrites à effet cancérigène (au moins potentiel) figurent celles concernant les proto-oncogènes. En effet, la découverte, entre les années 1975 et 1985, des « oncogènes » (cf. J.-M. Bishop, 1982 ; H. M. Warmus, 1984 ; D. Stehelin *et al.*, 1976) – longtemps appelés gènes du cancer – a constitué le premier pas sérieux vers l'étude génétique moderne du cancer et le premier grand succès de la technologie dite du génie génétique. On sait aujourd'hui que la cellule eucaryotique normale comporte dans ses chromosomes une quarantaine de gènes régulateurs d'un type particulier, appelés « proto-oncogènes », dont les premiers représentants furent caractérisés dans le règne aviaire (tels que myc, myb, erb, src...). Ces proto-oncogènes codent pour une série de protéines (kinases, facteurs de transcription, récepteurs...) qui forment un réseau fonctionnel, intervenant dans le contrôle naturel de la division cellulaire, sous l'influence des facteurs exogènes (physiques, chimiques, biologiques...). Si certains de ces proto-oncogènes deviennent le siège de mutations (spontanées, produites par des facteurs de l'environnement ou causées par des virus) on assiste alors à la probabilité d'apparition de cancers, dont la nature dépend le plus souvent du proto-oncogène affecté. Les mutations des proto-oncogènes sont dominantes ; elles confèrent à la cellule qui en est le siège un avantage sélectif – celui d'échapper au contrôle négatif exercé par l'environnement.

Pour autant, comme déjà souligné, cette modification oncogénique ne peut que rarement, à elle seule, entraîner une tumorigenèse car il existe d'autres systèmes « protecteurs » génétiquement déterminés. Il s'agit des « anti-oncogènes », dits encore « suppresseurs ». C'est dans cette catégorie particulière de gènes que se rencontrent la plupart des gènes de prédisposition aux cancers familiaux. La raison en est que si une mutation d'un gène suppresseur survient au niveau d'un allèle du gène au sein de la lignée germinale, cette mutation sera transmise à la descendance. Que survienne alors une mutation dans le second allèle et plus rien ne permettra désormais de contrecarrer l'effet des mutations au niveau des proto-oncogènes. Récemment, il a été proposé d'appeler *« gate-keepers »* (gènes gardiens) de tels gènes suppresseurs. Ils interviennent directement dans la régulation de la prolifération cellulaire. Les plus connus sont : p53, Rb, VHL, APC...

Le gène p53 est l'une des plus actives « sentinelles » ou, si l'on préfère, un des « gènes gardiens » parmi les plus fréquemment mobilisés. Les dérèglements de p53 constituent d'ailleurs l'une des causes principale des cancers humains. On estime qu'environ la moitié des cancers humains diagnostiqués sont liés à des mutations de ce gène. Cette mutation se retrouve dans plus des deux tiers des cancers coliques, dans la moitié des cancers du poumon et dans une cinquantaine d'autres types de cancers. Les mutations de p53 peuvent être spontanées ou induites par les rayonnements UV dans les cellules de la peau. Le tabagisme peut entraîner ce type de mutations...

Le produit d'expression du gène est une protéine (de masse moléculaire 53,000 d'où le nom du gène correspondant). On pense qu'en cas de dommage au niveau de l'ADN, le gène p53 est activé (M. B. Kastan *et al.*, 1991) ; il en résulte un blocage plus ou moins prolongé des divisions au sein des cellules atteintes. Cela permet généralement au système de réparation de l'ADN d'intervenir. Si néanmoins la réparation échoue, p53 déclenche alors un processus d'apoptose. Il est possible qu'à chaque tissu cible pouvant être à l'origine d'une tumeur, corresponde un gène sentinelle particulier ! C'est en tout cas ce que l'on observe dans le cas des rétinoblastomes avec le gène Rb, dans celui des cancers colorectaux avec APC, ou encore dans le cas des cancers de cellules rénales avec VHL.

Mais, à côté du barrage qu'opposent les gènes sentinelles, les fameux « gate-keepers », il existe d'autres gènes à effet, sinon protecteur, du moins « curatif » ; tels sont les gènes qui codent pour les facteurs, ou système de réparation des lésions que subit l'ADN. À cette catégorie de gènes baptisés « care-takers », appartiennent XPB, ATM, hMLH-1, h-MSH2, etc.

Depuis 1997, des travaux ont mis en lumière l'importance, à côté des effets à caractère génétique direct qui viennent d'être décrits, de certains facteurs épigénétiques, c'est-à-dire qui n'interviennent pas en modifiant la séquence informative du matériel génétique. À ce groupe de facteurs appartiennent les changements pouvant intervenir dans la méthylation de séquences particulières de l'ADN, appelées « ilôts-CpG ». Ces dinucléotides sont particulièrement abondants au voisinage de l'origine de gènes et notamment des régions régulatrices situées en position 5′ de ceux-ci. Ils peuvent exister sous deux formes selon l'état de méthylation de la cytosine. Cette base peut en effet être convertie par les DNA-méthylases en 5-méthyl-cytosine et il est connu que cette hyperméthylation de l'ADN réduit l'activité des gènes qui se trouvent au voisinage des régions ainsi modifiées. Or on a observé dans les cancers colorectaux une hyperméthylation locale de certaines séquences CpG accompagnée d'une hypermethylation globale. Ce phénomène d'hyperméthylation locale semble d'ailleurs être un phénomène assez général observé dans d'autres types de cancers. La méthylation des îlots CpG agirait comme un mécanisme entraînant l'inactivation des gènes suppresseurs de tumeurs. Elle serait ainsi responsable de la répression des gènes tels que Rb (rétinoblastome), VHL (tumeurs à cellules rénales) ou p16INK4a (mélanome). Ces phénomènes d'hyperméthylation localisée, qui seraient à l'origine de la mise en sommeil des anti-oncogènes, sont certainement une piste d'un grand intérêt pour les oncologistes, même s'il convient désormais de rechercher quels sont les facteurs qui assurent une modulation dans l'activité des méthylases (et également des déméthylases) et s'il existe une relation directe de causalité vis-à-vis de l'état tumoral.

Un autre paramètre général de la biologie cellulaire est à prendre en compte en tant qu'événement favorisant l'apparition des tumeurs. Il s'agit de la prolifération cellulaire proprement dite. Cela peut s'expliquer par un accroissement, au sein des cellules en divisions actives, de la *probabilité* qu'a une lésion initiale de l'ADN d'entraîner une mutation ou tout autre forme d'altération génétique. On explique ainsi les anciennes observations de Berenblum et Shubik, en 1947, selon lesquelles certains agents chimiques, dépourvus par eux-mêmes de génotoxicité (c'est-à-dire d'action délétère directe sur l'ADN) favorisent l'apparition de tumeurs cutanées chez le rat en agissant en quelque sorte comme des « promoteurs ». Il en résulte que des proliférations cellulaires même « réparatrices » peuvent être à l'origine de cancers. Mais, plus généralement, tout facteur activant la prolifération cellulaire – exposition aux rayonnements, inflammations, effets de certaines hormones – peut contribuer à accroître le risque de cancer.

En résumé, il est clair que la génétique moléculaire et la physiologie cellulaire combinées, alliées dans de nombreux cas aux approches épidémiologiques et à l'utilisation des modèles, commencent à rendre compte avec une certaine précision du déroulement des événements qui accompagnent l'acquisition de l'état tumoral au niveau cellulaire. Mais bien d'autres facteurs sont à prendre en compte pour comprendre le développement des tumeurs solides (telle l'angiogenèse, c'est-à-dire l'irrigation sanguine de ces tumeurs) ou la production de métastases (perte des mécanismes d'adhésion cellulaire, neutralisation des processus de défense immunitaire locaux, etc.). L'étude conjointe des transcriptomes au cours de la tumorigenèse, que permettent la technique des « microarrays » mais aussi celle des protéomes, à travers les informations à caractère global qu'elles fournissent, devrait conduire à une connaissance plus précise des mécanismes complexes de la néoplasie et surtout apporter des données nouvelles sur les gènes de prédisposition, offrant ainsi des perspectives importantes au diagnostic précoce de l'état cancéreux.

Conclusion

Le présent tour d'horizon sur les voies nouvelles de la biologie est certes fort incomplet puisque d'importants domaines des sciences de la vie n'ont pas été couverts. Ainsi en est-il des avancées considérables dans des secteurs essentiels, qu'il s'agisse des défenses immunitaires, des mécanismes de la mémoire et de l'apprentissage ou encore du mode d'action des hormones. La raison ne tient nullement à un problème d'échelle des valeurs pour la connaissance. Qui pourrait en effet mettre en doute un instant l'intérêt exceptionnel qui s'attache au fonctionnement du système nerveux et aux dérèglements pathologiques dont il peut être le siège ? Qui peut nier le caractère passionnant des recherches sur la diversification des anticorps, sur les phénomènes de reconnaissance du « soi » et du « non-soi » ou sur l'importance des applications médicales qui découlent, tant de l'immunologie cellulaire (maladies auto-immunes) que de la neurobiologie et des sciences cognitives ? Mais nous avons dû opérer un choix, plus en rapport avec notre expérience personnelle, laquelle relève davantage de la biologie moléculaire et de la biologie du développement. Encore n'avons-nous fait qu'esquisser une peinture superficielle et schématique des domaines retenus. Au moins aura-t-on compris, nous l'espérons, que leur lien logique réside dans les relations qu'ont ces divers aspects de la biologie entre eux, notamment dans le fait qu'ils s'inscrivent pratiquement tous dans une vision réactualisée de la biologie du développement. Pourtant, nous ne saurions clore cette description sans une remarque générale. Tout ce qui précède peut donner au lecteur l'impression que la démarche contemporaine des biologistes est – pour employer un terme un peu passé de mode – de plus en plus réductrice, pour ne pas dire franchement réductionniste. Comme nous l'avons rappelé en introduction, non seulement le chercheur explore le vivant par des techniques d'approche analytique globale, comme s'il ne voulait rien laisser passer des éléments constitutifs et des signaux mis en œuvre par l'usine cellulaire, mais la biologie se veut de plus en plus précise dans ses mesures, dans son pouvoir de prédiction des formes et des phénomènes.

► BISHOP J. M., « Oncogènes », *Sci. Amer.*, 24, 1982, p. 6, trad. fr. « Les oncogènes », *Pour la Science*, 55, 1982. – DUBOULE D. & SORDINO P., « Des nageoires aux membres... », *Médecine/Science*, 12, 1996, p. 147. – FERRY L. & VINCENT D., *Qu'est-ce que l'homme ?*, Paris, Odile Jacob, 2001. – GROS F., *Les Secrets du gène*, Paris, Odile Jacob, 1986 ; *La Civilisation du gène*, Paris, Hachette, 1989 ; *L'Ingénierie du vivant*, Paris, Odile Jacob, 1990 ; *Remarques sur la Biologie contemporaine*, Paris, Gallimard, 1993 ; *Mémoires scientifiques : un demi-siècle de biologie*, Paris, Odile Jacob, 2003. – HAYFLICK L., « The limited in vitro lifetime of human diploid strains », *Experimental Cell Research*, 37, 1965, p. 614. – HEKEMI S. *et al.*, « Molecular genetic of life span in *Caenorhabditis elegans...* », *Trends in genetics*, 14, 1998, p. 14. – KLARSFELD A. & REVAH F., *Biologie de la mort*, Paris, Odile Jacob, 2000. – MONIER R., « Aspects fondamentaux : mécanismes de cancérogenèse et relation dose-effet », *CR Acad. Sci., Paris, Sciences de la vie*, 323, 2000, p. 603. – SOKAL R. & WEINDRUCH R., « Oxidative stress, caloric restriction and ageing », *Science*, 273, 1996, p. 59. – STEHELIN D. *et al.*, « DNA related to the transforming gene(s) of aviar sarcoma viruses is present in normal aviar DNA », *Nature*, 260, 1976, p. 170. – WARMUS H. E., « The molecular genetics of cellular oncogenes », *Ann. Rev. Genetics*, 18, 1984, p. 553.

François GROS

→ Cancer ; Épidémiologie ; Génétique médicale ; Vieillissement.

RESPONSABILITÉ

La durable résistance des médecins à devoir assumer les conséquences dommageables de leur activité

Depuis le début du XIXe s., la responsabilité médicale est une question sociale délicate aussi bien pour les médecins que pour les patients : les premiers sont confrontés à la nécessité d'avoir à répondre des conséquences dommageables engendrées par leur activité, alors que leur fonction thérapeutique a pour objectif, dans la mesure du possible, d'améliorer l'état de santé altéré du malade ; quant aux seconds, ils doivent, pour obtenir réparation des préjudices occasionnés par les soins dont ils ont été l'objet, faire la démonstration de la faute du médecin, alors que son appréciation est entièrement dépendante des conceptions médicales sur la manière de dispenser adéquatement les soins.

Bien que les argumentations aient varié entre le XIXe s. et l'actuel début du XXIe s., une constante peut être observée, celle de l'incompréhension des médecins à devoir répondre des dommages causés par leurs soins. Alors que les procès qui leur sont faits visent à leur indemnisation, ils estiment que leur responsabilité « juridique » occulterait leur « véritable » responsabilité. Ainsi, Didier Sicard, l'actuel président du Comité consultatif national d'éthique, dans une réflexion intégrée dans le Rapport public du Conseil d'État pour 1998 peut-il affirmer que « plusieurs arrêts récents de la Cour de cassation renforcent cette responsabilité médico-légale au détriment de la responsabilité médicale ». À une variété – *cette* – de responsabilité analysée à l'aune des règles juridiques est opposée *la* responsabilité médicale.

Le qualificatif de « médico-légal » renvoie implicitement à l'idée que la responsabilité est moins liée à la médecine qu'aux règles juridiques qui l'établissent. Cette expression apparaît en 1863 pour désigner ce qui a trait à la médecine légale, en l'occurrence une médecine de l'identification au service de la justice. Mais actuellement ce terme est utilisé par les médecins pour décrire les conséquences judiciaires de leur activité. Elle vise les embarras éventuels que les patients peuvent causer aux médecins en les renvoyant devant la justice pour qu'ils rendent compte de la manière dont ils ont exercé leur art.

L'utilisation de l'expression s'est donc déplacée : il ne s'agit plus des médecins qui, en tant qu'experts *participent au fonctionnement de la justice*, mais des médecins qui ont *affaire à la justice* en tant que *justiciables*. Il est symptomatique qu'une branche de la médecine ayant pour fonction de seconder la justice ait fini par désigner les questions de responsabilité médicale mettant en cause les médecins devant cette justice. La loi est ici celle qui fixe les rapports des médecins avec leurs patients et qui dit à quelles conditions l'activité médicale dommageable devra être réparée. Le recours à cette expression sous-entend qu'en définitive le problème serait moins médical que légal : s'il n'y avait pas de règles disant à quelles conditions les médecins seraient responsables, ils n'auraient pas à affronter de problèmes « médicaux-légaux ».

Ce qui est à l'œuvre derrière cette représentation, c'est la vieille revendication de l'irresponsabilité exprimée dès le XIXe s. par les médecins. Ils ont tenté de la fonder sur le diplôme présenté comme outil de distinction : le doctorat en médecine est l'attestation de la qualité future de ceux qui l'ont obtenu ; aussi, le contrôle *a priori* exclurait qu'ils aient à répondre *a posteriori* des conséquences de leurs actes. La Cour de cassation dans un arrêt du 18 juin 1835 refusa d'accéder à cette revendication car il n'est pas pensable qu'un individu n'ait pas à répondre des conséquences dommageables de ses actes ; elle suivit sur ce point les arguments de son procureur général Dupin : « Comment donc leur diplôme serait-il pour eux un brevet d'impunité ? Dira-t-on qu'avant d'être autorisés à exercer leur profession, ils subissent des examens, soutiennent des thèses et que leur capacité se trouvant ainsi légalement établie, ils n'ont plus à répondre ? Mais le notaire, l'avoué, l'avocat ont aussi des conditions à remplir, des épreuves légales à subir [...] ; cela ne les empêche pas d'être responsables ! »

Présenté au moment de cette affaire comme un art conjectural, l'exercice de la médecine est désormais considéré depuis la fin du XXe s. comme une activité risquée ; l'idée demeure qu'il s'agit d'une activité professionnelle particulièrement difficile en raison de ses spécificités qui, de ce fait même, devrait rarement conduire à la mise en cause de la responsabilité du médecin, les risques pris étant la rançon de son efficacité.

Spécificités de l'activité médicale ayant des incidences sur la responsabilité médicale

Il semble qu'au moins cinq caractéristiques de l'exercice médical aient des conséquences sur la manière d'appréhender la responsabilité médicale. Les médecins sont des *professionnels* qui ont pour fonction de soigner des personnes malades. Le caractère de *profession* de l'exercice médical est un point essentiel, comme a pu le démontrer Eliot Freidson : pour lui, la médecine est une profession dans la mesure où « la tâche de guérir est soumise à des critères de qualification, où la définition de ce qu'est l'acte médical et la manière de l'exécuter appartient exclusivement à la compétence du docteur » ; elle tire son autorité de la compétence qui lui confère le pouvoir de dire ce que sont la santé et la maladie. Elle jouit ainsi d'une forte autonomie, à l'instar de corps d'experts tels que les architectes ou les avocats. Aussi, l'existence même d'un accident médical est-elle soumise aux conceptions des professionnels de même que son caractère ou non fautif ; en effet, la faute n'existant qu'autant qu'une défaillance professionnelle est reconnue comme telle, la qualification de faute est entièrement dépendante du savoir médical et donc des connaissances médicales en la matière. Or, ce sont les médecins qui, par hypothèse, en ont la maîtrise.

En outre, à de rares exceptions près, les médecins *interviennent sur des personnes malades* ; par voie de conséquence, lorsqu'un accident survient, la question du lien de causalité se pose dans les termes suivants : est-il dû à une faute du médecin ou bien à l'état péjoratif du patient ?

Les patients qui font appel aux compétences des médecins pour être soignés espèrent voir leur situation améliorée précisément grâce à celles-ci. Toutefois, les soins médicaux se caractérisent par le fait que *le produit et l'activité de production sont confondus* : il n'est pas possible de connaître à l'avance le résultat du traitement envisagé, sachant que le malade ne dispose pas des connaissances scientifiques nécessaires qui lui permettraient de contrer les propositions qui lui sont faites. Par voie de conséquence, selon l'économiste Kenneth J. Arrow « l'incertitude quant à la qualité du produit est peut-être plus grande ici que pour n'importe quel autre bien et service. La guérison d'une maladie est aussi imprévisible que l'incidence de la maladie » ; les décisions que sont amenés à prendre les malades à propos des soins qui les concernent se font donc dans un contexte d'incertitude.

La nature de *l'activité médicale est bénéfique* puisque les médecins ont pour mission d'améliorer voire de restaurer l'état de santé des malades qu'ils soignent ; elle les conduit à penser que, s'évertuant à faire du mieux qu'ils peuvent, il n'est pas légitime qu'ils se voient reprocher une responsabilité. Ils ne peuvent, à la différence des conducteurs automobiles, être pensés comme des individus malfaisants.

Enfin, si les questions que soulèvent les accidents médicaux sont différentes de celles posées par les autres accidents, c'est aussi parce que les médecins sont amenés *du fait même de leurs fonctions à porter atteinte à l'intégrité corporelle* d'une personne, qui par ailleurs est malade. Habituellement, l'accident est un événement fortuit dû au comportement de quelqu'un *dont la conséquence est une atteinte corporelle* ; en revanche, *dans le domaine des soins*, *l'atteinte* au corps est, dans une grande majorité de cas, *la condition de l'activité*.

L'ensemble de ces caractéristiques permet de comprendre que l'accident médical quand il survient est irréductible à tout autre. Le patient s'en estimant victime sera donc confronté à de nombreuses difficultés, et ce d'autant plus qu'il n'existe aucune règle de responsabilité spécifique à l'activité médicale et encore moins de règles qui tiendraient compte des différentes spécialités ; mieux encore, plusieurs catégories de règles peuvent s'appliquer concurremment.

Règles de responsabilité sur le fondement desquelles le patient peut obtenir réparation d'un accident médical

L'accident médical est susceptible de plusieurs qualifications et le fait que l'une soit retenue plutôt que l'autre dépend entièrement du choix de la victime. Si elle souhaite obtenir réparation, elle dispose de deux voies : une voie *purement indemnitaire* (civile ou administrative) ou une *voie pénale*. Dans le premier cas, l'accident sera analysé comme la conséquence de l'inexécution d'un contrat médical (c'est *l'activité personnelle* du médecin privé qui est mise en cause) ou comme celle, soit d'une faute médicale, soit d'une faute dans l'organisation des soins (ce sont les défaillances éventuelles d'une *structure publique* qui sont examinées). Dans le second cas, l'accident sera considéré comme dû à un comportement constitutif de l'infraction de coups et blessures ou d'homicide involontaire.

Il n'existe aucune règle permettant de déterminer sur quel terrain l'affaire sera engagée, car la mise en jeu d'une règle de responsabilité plutôt que d'une autre dépend du choix opéré par la victime. Et si un tel choix est possible, c'est parce qu'il n'existe aucune hiérarchie entre les règles de responsabilité indemnitaire et les règles de responsabilité pénale. Ces règles cohabitant, leur mise en application dépend du type de procès engagé.

Règles de responsabilité indemnitaire. – On pourrait croire qu'elles sont identiques, que le patient soit traité par un médecin libéral, dans une clinique privée ou à l'hôpital, puisque dans toutes ces hypothèses on a affaire à un malade. Tel n'est pas le cas, car ce n'est *pas la situation de fait* – être malade et avoir besoin de soins – qui détermine la règle de responsabilité applicable, mais la *nature des relations* qui se nouent entre ceux qui donnent des soins et celui qui les reçoit, relations *différentes* en médecine privée et en médecine hospitalière publique. Dans le premier cadre, le malade est un *contractant*, tandis que dans le second il est un *usager du service public*. Aussi, les règles de responsabilité rendent-elles compte de cette situation : la responsabilité est civile dans le cadre privé et elle est examinée devant les juridictions de l'ordre judiciaire, elle est administrative dans le cadre public et relève des juridictions de l'ordre administratif. Mais dans les deux cas, l'application des règles de responsabilité a pour *conséquence de fixer des indemnisations* qui visent à réparer le dommage subi ; il y a donc toujours à la clé des aspects financiers importants. C'est dire combien l'interprétation du contenu de la règle de responsabilité constitue un enjeu important : plus compréhensive elle sera, plus les chances pour celui qui a subi le dommage seront grandes d'obtenir réparation ; plus étroite elle sera, plus les chances pour celui qui a causé le dommage seront grandes de n'avoir pas à assumer la charge financière du dommage.

1 / La responsabilité civile médicale et la logique du contrat : un siècle s'écoulera entre l'arrêt du 18 juin 1835 qui avait estimé que la responsabilité du médecin est de nature délictuelle parce que *son activité maladroite* a causé un dommage au malade et l'arrêt Mercier du 20 mai 1936 qui, quant à lui, considérera qu'il existe un véritable contrat de soins entre le médecin et le patient, contrat aux termes duquel le médecin ne s'engage pas à obtenir la guérison, « mais *seulement* à donner des soins consciencieux, attentifs et conformes aux données actuelles de la science ». Cette formulation permet de déduire que l'obligation du médecin est une obligation de moyens et non pas une obligation de résultat. La notion d'obligation doit être comprise dans son sens latin étymologique d'*obligatio*, c'est-à-dire ce à quoi une personne s'engage. Cela est tout à fait cohérent avec le cadre contractuel, dans lequel un patient règle des honoraires à un médecin en contrepartie d'une prestation, laquelle doit être réalisée de la façon la plus satisfaisante possible.

Que l'obligation soit de résultat ou de moyens, la responsabilité est établie dès lors qu'existe une faute, celle-ci consistant dans l'un et l'autre cas à ne pas exécuter le contrat. La différence entre les deux est la suivante : si le contractant s'est engagé à obtenir un résultat déterminé – le créancier n'acceptant pas que puisse exister un doute sur la certitude du résultat attendu – ne pas y parvenir, c'est ne pas exécuter sa promesse et donc être responsable ; s'il s'est engagé à utiliser certains moyens sans promettre un résultat, il ne sera responsable que si les moyens mis en œuvre ont été inadéquats. L'inexécution fautive du contrat sera reconnue lorsque la réalisation des soins qui a causé un dommage n'est pas conforme aux règles de l'art. La Cour de cassation a été amenée depuis 1936 à rappeler à plusieurs reprises que l'obligation qui pèse sur le médecin est une obligation de moyens et non de résultat ; autrement dit, sa responsabilité n'est engagée que si les soins fournis au patient n'ont été ni attentifs, ni consciencieux et non pas parce qu'il n'a pas pu obtenir la guérison. Ce qui a changé en revanche, c'est le contenu des règles de l'art qui a évolué depuis le début du XIXe s., les exigences attendues d'un médecin n'étant bien entendu plus les mêmes.

Si ce modèle est demeuré d'une grande constance, il faut cependant relever qu'à partir de 1995, plusieurs arrêts rendus par la Cour de cassation ont admis dans des domaines spécifiques des règles de responsabilité censées être plus favorables au patient ; tel a été le cas, tout d'abord dans le domaine de *l'information du patient*, où il a été admis, d'une part, que c'est au médecin sur qui pèse cette obligation à faire la preuve de son exécution et, d'autre part, que le patient, lorsqu'il n'a pas été informé des risques de l'intervention, peut demander réparation du dommage consistant dans « la perte de chance d'éviter les inconvénients pouvant en résulter et qui en sont effectivement résultés ». Ensuite, dans le domaine des *infections nosocomiales*, il a été admis qu'il existait tant pour le médecin qui utilise le matériel mis à sa disposition que pour l'établissement de soins une obligation de sécurité-résultat ; celle-ci implique que son débiteur ne peut être exonéré de sa responsabilité que s'il prouve que le dommage provient d'une cause étrangère. L'idée sous-jacente est que l'infection, si elle survient, implique que les mesures d'asepsie et de prophylaxie n'ont pas été correctement prises. Enfin, des solutions nouvelles ont été retenues à propos des *établissements privés de soins*, qui sont révélatrices de l'alignement des pratiques au sein des cliniques sur celles des hôpitaux publics, en ce qu'elle engage l'organisation elle-même. Ainsi, le fait pour une clinique de ne pas mettre à disposition un personnel en nombre suffisant constitue une faute ; en outre, lorsque le médecin est salarié, la responsabilité de l'établissement peut être recherchée. La clinique sera donc déclarée civilement responsable des dommages causés par le médecin préposé.

2 / La responsabilité médicale administrative ou le mauvais fonctionnement du service public hospitalier : un accident survenu dans le cadre hospitalier public ne peut pas être examiné selon le modèle contractuel, le malade hospitalisé n'étant pas dans la situation de client vis-à-vis de l'hôpital ; il est un *usager du service public*. De ce fait, les relations qu'il a avec l'hôpital ne sont pas régies par l'accord de deux volontés, mais déterminées par un certain nombre de textes généraux de nature administrative. Exception faite des patients soignés au titre de l'activité libérale qui contractent avec les médecins, *le malade n'a pas de relation juridique avec les soignants*, mais avec l'établissement public représenté par son directeur. Par voie de conséquence, en cas d'accident médical, c'est *la responsabilité de l'établissement d'hospitalisation publique* qui est engagée et non pas celle individuelle des soignants qui sont des agents du service public. En effet, lorsqu'un accident survient à l'hôpital public, bien que des comportements individuels soient à l'origine de l'accident, ils ne sont pas examinés en tant que tels, mais de manière indirecte comme constituant une défaillance du service public. La responsabilité de l'hôpital est une responsabilité pour faute, sachant que les règles établies par le Conseil d'État relèvent de trois catégories : faute dans les soins (par exemple, soins infirmiers courants), faute médicale (par exemple, interventions chirurgicales) et faute dans l'organisation du service (par exemple, qualification professionnelle des personnels, accueil et surveillance des malades).

À l'instar de la Cour de cassation, le Conseil d'État a fait évoluer les solutions dans le but de faciliter l'indemnisation des accidents médicaux. L'arrêt *Bianchi* du 9 avril 1993 est un des arrêts les plus importants parce qu'il a contribué à opposer le risque à la faute médicale en retenant un nouveau fondement comme mode de réparation, celui de l'aléa thérapeutique. Il a ouvert un débat essentiel, car il a été présenté à la fois comme assurant une indemnisation systématique en cas d'accident pour lequel aucune faute n'avait pu être démontrée et comme une source d'inégalité de traitement entre les patients soignés dans une clinique privée et ceux reçus à l'hôpital public, puisque ce régime n'est applicable que par les juridictions administratives.

Règles de responsabilité pénale. – Lorsque la victime se constitue partie civile, sa position n'est pas équivalente à celle qu'elle occupe dans un procès où elle demande une réparation pécuniaire ; en effet, le procès pénal n'est pas un litige. Il n'est pas le décalque du procès civil, la victime ayant choisi simplement une autre voie. Le médecin, le directeur d'un établissement de santé, l'auxiliaire médical poursuivis le sont dans la mesure où leur comportement imprudent ayant entraîné pour le patient une *atteinte à son intégrité physique* est constitutif soit de l'infraction de coups et blessures involontaires, soit de celle d'homicide involontaire. Ils peuvent être poursuivis sur ces fondements, sachant que *c'est la collectivité qui est bénéficiaire de la peine* et *non la victime*. Même si cette dernière peut déclencher la poursuite, le procès pénal n'est pas conduit à son bénéfice ; il l'est par le représentant du ministère public *au nom de la société*. En effet, la fonction de la responsabilité pénale est moins individuelle que sociale. Cela explique pourquoi la nature de la relation juridique dans le cadre de laquelle s'est produit l'accident est indifférente. On n'a pas à se préoccuper de savoir si le médecin et son patient étaient liés par une relation contractuelle ou si, au contraire, ils étaient dans une situation statutaire publique, puisque c'est un *comportement* qui est visé, à propos duquel on se demande s'il constitue bien une infraction d'imprudence. C'est donc en tant que citoyen attrait devant une juridiction pénale pour lui demander des comptes sur sa moralité sociale que la situation du médecin ou de tout autre professionnel de santé est examinée. C'est une responsabilité personnelle qui n'est jamais le décalque de l'organisation des soins ; aussi, le fait que l'accident mette en cause une spécialité médicale n'exclut pas nécessairement la responsabilité de ceux qui n'ont rien à voir avec cette spécialité. Les juges ont, en effet, à se prononcer sur la culpabilité de chaque prévenu et doivent vérifier pour chacun en quoi son activité a pu constituer une imprudence.

Depuis le Code pénal de 1810, ce ne sont pas seulement les infractions volontaires d'atteinte à l'intégrité physique ou à la vie qui sont punies, mais aussi les infractions involontaires de même nature. Cela est à relier aux idéaux que la société révolutionnaire nous a transmis, selon lesquels toute vie mérite d'être respectée, pour l'intérêt de la société dans son ensemble. Ainsi, c'est en tant que chaque membre de la société se doit d'être attentif à la protection de la vie que les comportements de négligence méritent d'être poursuivis. Cependant, le fait qu'un comportement involontaire soit susceptible d'être puni est l'objet de contestations récurrentes depuis le XIXe s. précisément parce que son auteur n'a pas voulu le résultat – blessures ou mort – que sa conduite a provoqué.

Aussi le nouveau Code pénal de 1992 a-t-il pris le soin de poser en principe qu'« il n'y a point de crime ou de délit sans intention de le commettre » tout en admettant qu'« il y a également délit, lorsque la loi le prévoit, en cas de faute d'imprudence... ». Or cette seconde règle a fait l'objet de deux modifications législatives successives en 1996 et 2000, en raison des vives critiques formulées notamment par les élus locaux et les fonctionnaires qui ont mis en avant une excessive pénalisation à leur encontre. Dorénavant la loi distingue la faute directe de la faute indirecte d'imprudence, cette dernière n'étant reprochable qu'à des conditions particulièrement strictes. Ces deux catégories de fautes correspondent à deux types de situations : celle de l'auteur qui a causé l'atteinte et celle de la personne responsable de l'organisation, qui, à ce titre, peut créer la situation qui a permis la réalisation de l'accident. Ainsi distingue-t-on dorénavant la responsabilité du médecin soignant de celle du chef de service hospitalier qui a en charge l'organisation des soins.

Si chaque type de règle de responsabilité médicale présente sa cohérence propre, la complexité de l'ensemble du système a été critiquée aussi bien de la part des victimes que des médecins. Les premières ont considéré que la disparité des règles et des procédures de la réparation pécuniaire de l'accident, selon qu'il se produit dans le secteur privé ou public de la médecine, était une source d'inégalité ; les seconds ont estimé que le juge rechercherait artificiellement une faute pour indemniser la victime, ce qui les exposerait à une dérive contentieuse. Aussi, à partir des années 1990, l'idée d'une répartition de la charge financière des accidents médicaux, selon qu'ils relèvent d'une faute ou du risque, a-t-elle été théorisée. Cette distinction a été présentée pour la première fois dans la Déclaration du 14 octobre 1992 des médecins libéraux sur le risque médical : « La révolution diagnostique et thérapeutique de ces vingt-cinq dernières années crée des risques nouveaux dont les patients doivent être informés. Lorsque ces risques se réalisent, les victimes doivent en être indemnisées. » Par voie de conséquence, le patient doit être mis au courant des « *aléas* suffisamment fréquents pour être normalement prévisibles » ; les médecins sont responsables, mais ils ne le sont qu'en cas de faute et « les médecins libéraux ne peuvent admettre que cette responsabilité soit déformée *au point de se transformer en assurance pour risques* ; [...] le *risque*, préventif, diagnostique ou thérapeutique, non lié à une faute qui, lorsqu'un acte médical a eu des conséquences anormales, constitue *l'aléa médical*, doit recevoir une juste compensation dans le cadre de la *solidarité nationale* ».

C'est en raison de ces revendications émanant aussi bien des victimes que des médecins que le législateur a estimé nécessaire de mettre en place de nouvelles règles (loi du 4 mars 2002). Cette loi apporte deux innovations : elle fixe des conditions d'ouverture du droit à indemnisation identiques, que l'accident ait lieu dans le secteur privé ou public de la médecine, et elle prévoit une procédure de règlement amiable. Elle précise que la responsabilité des professionnels et/ou des établissements de santé n'est encourue *« qu'en cas de faute »* et que, lorsque celle-ci n'est pas engagée « un accident médical [...] ouvre droit à la réparation des préjudices du patient *au titre de la solidarité nationale* » s'ils sont directement imputables à des actes de prévention, de diagnostic ou de soins qui ont eu pour le patient des conséquences anormales au regard de son état de santé comme de l'évolution prévisible de celui-ci. Quant à l'indemnisation elle-même, la solution retenue consiste à maintenir les procédures juridictionnelles tout en créant parallèlement une procédure amiable applicable à tous les accidents médicaux, qu'ils soient fautifs ou pas. Si la faute est constatée, ce sont les assureurs qui prennent en charge la réparation ; dans le cas contraire, c'est le nouvel office national d'indemnisation des accidents médicaux qui intervient au titre de la solidarité nationale. Pour assurer l'équilibre financier du dispositif, les professionnels et les établissements de santé sont tenus de souscrire une assurance pour garantir leur responsabilité civile ou administrative, tandis que l'indemnisation par l'office est financée par une dotation qui lui est allouée par les organismes de Sécurité sociale.

À peine voté, ce texte fut contesté par les compagnies d'assurance qui prirent prétexte de cette obligation d'assurance soit pour se désengager du marché de la responsabilité médicale – privant de nombreux médecins libéraux, la moitié des cliniques privées et certains hôpitaux publics de la possibilité de s'assurer – soit pour augmenter dans des proportions considérables les primes d'assurance des professionnels de santé, ce qui entraîna de la part de ces derniers de vives réactions. Les inquiétudes des assureurs de devoir faire face aux conséquences dommageables d'actes dont la grande technicité décuple les risques et d'assumer le paiement d'indemnisations toujours plus élevées, inquiétudes conjuguées aux craintes des professionnels de voir dénoncés les contrats d'assurance qui les couvraient jusqu'alors, pour leur imposer des primes très élevées, ont conduit à une modification partielle des règles d'indemnisation adoptées en mars 2002 (loi n° 2002-1577 du 30 décembre 2002 relative à la responsabilité médicale). Cette modification est guidée par une conception économique dont l'objectif est de faire basculer la charge financière de l'indemnisation des accidents les plus coûteux vers la solidarité nationale.

Ainsi, en ce début de troisième millénaire, confirmation nous est donnée que, conformément à l'idée maîtresse défendue par les rédacteurs du Code civil de 1804, la règle de responsabilité a pour objectif la réparation la plus large possible du dommage causé à la victime ; c'est notamment ce que fit valoir le tribun Tarrible dans son discours devant le Corps législatif en invoquant « cette règle constante, invariable, qui veut que celui qui souffre un dommage par le fait ou par la faute de quelqu'un trouve dans tous les cas un moyen d'indemnité ». Il ajoutait que la règle proposée « embrasse dans sa vaste latitude tous les genres de dommages et les assujettit à une réparation uniforme, qui a pour mesure la valeur du préjudice souffert ». Toutefois, si le principe demeure que la règle de responsabilité, en imputant le dommage à celui qui l'a causé, fixe une dette de réparation pesant sur ce dernier, sa prise en charge financière est garantie par l'assurance depuis le XXe s. Or, les accidents médicaux qui font l'objet d'une demande de réparation ont généralement des conséquences extrêmement coûteuses que nombre de compagnies d'assurances ne veulent plus assumer. La réparation de l'accident médical met désormais en jeu des intérêts financiers très importants, à tel point que la question traditionnelle de savoir si elle doit être limitée à la faute est en train d'évoluer vers la question de la prise en charge financière au titre de la solidarité nationale, c'est-à-dire par la Sécurité sociale.

► ARROW K. J., « Uncertainty and the welfare economics of medical care », *American association review*, 1963, article traduit en français avec l'autorisation de l'*American association review* et sous le contrôle de l'auteur, « Incertitude et économie du bien-être des soins médicaux », *Revue Risques*, 1996, p. 141-169. – FREIDSON E., *Profession of medecine*, New York, Harper & Row, 1970 ; *La Profession médicale*, Paris, Payot, 1984. – HENRIOT J., *Note sur la date et le sens du mot responsabilité*, Archives de philosophie du droit, n° 22, 1977, p. 59-62. – TARRIBLE, *in* Fenet, *Recueil complet des travaux préparatoires du Code civil*, 15 vol., 1827-1828, t. XIII, p. 474. – THOUVENIN D., *La Responsabilité médicale, Analyse des données statistiques disponibles et des arrêts rendus par la Cour de cassation et le Conseil d'État de 1984 à 1992*, Paris, Flammarion « Médecine-Sciences », 1995. – TRUCHET D. (dir.), *L'Indemnisation de l'aléa thérapeutique*, Paris, Sirey, 1994. – VINEY G. (dir.), *L'Indemnisation des accidents médicaux*, Paris, LGDJ, 1998.

Dominique THOUVENIN

→ Droit ; Droit à l'information du malade ; Étiologie ; Infections nosocomiales ; Préjudice de vie ; Pronostic ; Sang contaminé.

ROMANTISME

Le contexte

Le romantisme ne concerne pas seulement l'art et la littérature, l'histoire, la théologie et la philosophie, mais également les sciences de la nature, et aussi la médecine. Dans la compréhension de la maladie et de la thérapie, du malade et du médecin, l'expérience et la métaphysique, la pratique et la théorie, le détail et le tout, la nature et la culture, l'histoire, le présent et l'avenir, se voient liés, autour de 1800, par une relation immanente.

C'est avant tout sous l'influence de la philosophie de la nature *(Naturphilosophie)* de Schelling (1775-1854), mais aussi sous celle d'autres tendances, philosophiques comme théologiques, que se développa une forme romantique – ou métaphysique – de la médecine. Des tentatives de pénétration et de fondation de la théorie médicale et de la pratique thérapeutique par la philosophie apparaissent, s'opposant à la tendance à séparer la médecine de la philosophie, présente depuis le début des temps modernes et renforcée principalement au XVIIIe s., siècle de l'*Aufklärung*.

La période marquant l'hégémonie de la médecine romantique – l'ère du romantisme pour la médecine – ne dure en réalité que très peu de temps ; ce mouvement s'étend de la fin des années quatre-vingt-dix du XVIIIe s. jusqu'aux années trente du XIXe s., s'exprimant avec une intensité très variable dans les différents États allemands et dans les différentes universités, divergeant également dans ses principes et dans leur mise en œuvre. En revanche, il trouve un écho dans d'autres pays et ses effets se prolongent jusqu'à nos jours.

La médecine romantique est une médecine influencée par la philosophie, et non une philosophie de la nature *(Naturphilosophie)* – ni au sens transcendantal de Kant (1724-1804), ni sous la forme métaphysique qu'elle prend chez Schelling et Hegel (1770-1831). Les naturalistes et les médecins refusent en effet le concept spéculatif de Raison d'un Schelling et surtout d'un Hegel, qui dépasse selon eux les possibilités de l'homme.

Inversement, les philosophes Schelling et Hegel prennent leurs distances à l'égard des conceptions des médecins romantiques. En 1807, Schelling, au vu de la mauvaise réception faite, selon lui, à sa philosophie de la nature par les médecins et les naturalistes, décide de renoncer à toute publication future sur la philosophie de la nature. Hegel reproche aux médecins romantiques et aux naturalistes une « représentation confuse de l'idée de l'unité du concept, de son objectivité, et du fait que l'Idée est concrète ».

Cependant, les médecins romantiques et les naturalistes ne se satisfont pas de la finitude de l'entendement humain. Ils estiment que croyance, sentiment et rêve doivent pouvoir être utiles pour rendre compte de la nature inorganique et organique, non en opposition à l'entendement, mais comme son complément.

La médecine du romantisme repose tout entière sur la considération métaphysique de la nature et les principes fondamentaux de la vie développés à partir de cette perspective. Elle tient cependant l'empirie pour tout aussi nécessaire ; mais sans théorie, comme le souligne Johann Bernhard Wilbrand (1779-1846), il ne peut y avoir aucune véritable expérience : « Le médecin scientifique doit certes toujours consulter l'expérience, mais il doit recueillir celle-ci dans un unique et même édifice scientifique. »

L'une des pensées les plus fondamentales est celle de l'identité de la nature et de l'esprit : les lois de la nature doivent concorder avec les lois de l'esprit. Toute vraie compréhension de la nature présuppose en outre aussi leur unité : de la matière primitive aux plus hautes manifestations de la vie, c'est à partir de celle-ci qu'a été produite, par un conflit entre principes polaires et par l'intermédiaire de formes médiatrices variées, la multiplicité des phénomènes naturels. À côté des principes d'identité et de différence, l'analogie, la succession, la puissance et la métamorphose se révèlent être essentielles à la compréhension des différents domaines de la nature, comme à celle des phénomènes que sont la santé et la maladie, la naissance et la mort.

Biographie et œuvre sont sans cesse mises en relation. L'existence continuellement menacée des romantiques constitue un vaste topo, on se complaît dans les récits de maladie et de souffrance. Le mot de Goethe (1749-1832) est trop bien connu : « Classique est ce qui est sain, romantique, ce qui est malade. » Cette position est proche de la conception de Novalis (1772-1801), selon laquelle les maladies chroniques peuvent être « les années d'apprentissage pour la formation de la vie et pour la formation de l'âme ». Dans des textes autobiographiques qui sont parfois de grande envergure (Gotthilf Heinrich von Schubert, Carl Gustav Carus, Karl Friedrich Burdach, J. N. von Ringseis), les médecins du romantisme laissent un témoignage de leur vie, de leur œuvre et des relations qu'ils entretiennent.

Maladie et thérapie, malade et médecin

De nombreuses interprétations et conceptions s'inscrivant entièrement dans l'esprit du romantisme et relatives à la théorie et à la pratique médicales, à la physiologie, la pathologie, la thérapie, et à la relation malade-médecin sont rendues publiques. C'est dans l'esprit du romantisme que les professeurs font leurs cours et dirigent les thèses de leurs étudiants. Même les revues de médecine sont publiées dans une perspective romantico-philosophique. Le médecin Adalbert Friedrich Marcus (1753-1816) et le philosophe Schelling se partagent, en tant qu'éditeurs, la responsabilité des *Jahrbücher der Medezin als Wissenschaft* (1806-1808). Les médecins romantiques écrivent aussi, à côté de leurs ouvrages scientifiques, des romans, des nouvelles et des poèmes (Schubert, Kerner, Görres, Heinroth) ou peignent des toiles (Carus).

On reconnaît à la vie une importance déterminante ; dans l'organisme, la nature doit atteindre sa perfection et le monde des phénomènes corporels se changer en monde de l'esprit. L'organisme doit constituer l'essence de la nature, et c'est dans la perspective de celui-ci qu'il doit aussi être possible de comprendre les phénomènes physiques, chimiques et géologiques. Dans cette vision englobant la totalité de la nature, il ne peut exister, selon Wilbrand, aucune différence absolue entre l'inorganique et l'organique : « Nous ne sommes pourtant aucunement justifiés à penser l'inorganique et l'organique comme étant deux natures distinctes. La continuelle transformation de la nature inorganique en organique, et inversement, met au contraire suffisamment en lumière qu'il n'y a qu'une seule nature, qui s'exprime de façon polarisée en inorganique et en organique. »

La physiologie est conçue – comme toutes les autres disciplines de la médecine – dans la perspective de cette continuité totale de la nature et de l'esprit. C'est pourquoi Burdach définit ainsi le but de la physiologie : « La physiologie doit donc premièrement avoir pour objet l'essence, dans sa perfection et dans toute son étendue, par conséquent le psychique comme le corporel, c'est-à-dire aussi bien selon les modes d'apparition que selon la cause, et unifier ainsi l'expérience et la théorie. » On rencontre un enthousiasme tout aussi vif chez Josef Görres (1776-1848) : « La tâche de la physiologie est de prouver la projection du système du monde dans l'organisme, et de traduire les conditions de vie individuelles à l'échelle du cosmos, afin que l'intuition saisisse là aussi les lois générales qui régissent ce qui est concret, et lise de façon lumineuse et claire dans les étoiles ce qui se cache ici-bas dans la sombre matière terreuse. »

C'est de façon tout aussi globale que se fait la compréhension romantique de l'anatomie. Carus distingue quatre directions, qui méritent selon lui une égale considération : l'anatomie doit être descriptive, comparative, historique et philosophique. Lorenz Oken (1779-1851) développe la représentation de l'archétype du tourbillon, à l'origine d'une querelle de priorité avec Goethe. La phrénologie de Franz Josef Gall (1758-1828) rencontre chez les médecins romantiques à la fois approbation et critique, du fait de son orientation matérialiste.

On doit pouvoir classer la multiplicité des maladies à l'intérieur d'un ordre clair. Le système nosologique du médecin John Browns (1735-1788) est repris avec estime, et dénoncé dans le même temps comme encore insuffisant du fait de son point de vue mécaniste ; la vie ne saurait être comprise de façon convenable selon la seule logique de l'excitation et de la réaction. Dans la classification des maladies d'après le principe de l'analogie et de la puissance, on reconnaît une certaine proximité entre la médecine romantique et l'École d'histoire naturelle d'un Karl Wilhelm Stark (1787-1845) et d'un Karl Richard von Hoffmann (1797-1877).

Dans la thérapie, on prend de nouveau en considération l'antique concept de diététique des *« sex res non-naturales »* (à savoir lumière et air, sommeil et éveil, mouvement et repos, nourriture et boisson, excrétions, sentiments), concept qui sera réduit par la suite, avec le fondement de la médecine sur les sciences de la nature, au XIXe s., à celui de diète (nourriture et boisson). La vertu curative de la nature doit être à la base de toute thérapie. Le sommeil fait partie de la thérapie magnétique, on reconnaît à l'eau des vertus curatives, les arts sont utilisés à des fins thérapeutiques ; Justinus Kerner (1786-1863) apaise des sons de sa guimbarde les aliénés agités. Johann Christian Reil (1759-1813) ébauche un vaste projet de thérapies psychiques. On développe même une théorie des médicaments d'un point de vue philosophique. La chirurgie ne fait pas l'objet d'interprétations aussi fortes dans la perspective romantique, mais même ici, des contributions analogues ne font pas défaut.

Le malade comme sujet doit se trouver au centre des préoccupations ; le médecin Johann Christian Heinroth (1773-1843), qui introduit par ailleurs le concept du psychosomatique dans la médecine, place la « personne » au centre de la médecine. L'histoire des malades est placée au-dessus de l'histoire des maladies. La personnalité du médecin est considérée comme décisive, la relation médecin-patient est centrale ; Carl Eberhard Schelling (1783-1854), frère médecin du philosophe, esquisse une interprétation dialectique de cette relation, dans laquelle l'alternative courante entre symétrie et asymétrie perd sa pertinence : « Alors que, d'une part, le plus fort s'assimile en effet dans une certaine mesure le plus faible, il lui transmet une partie de sa force, dans le même moment même où il s'impose à lui. »

La psychologie et la psychiatrie font l'objet d'un intérêt tout particulier, ce qui permet à l'inconscient, au rêve et à toutes les formes anormales de la conscience d'acquérir une importance exceptionnelle. Schubert fait du sommeil et du rêve, comme il l'écrit dans sa *Symbolik des Traums* en 1814, une médiation de la relation à Dieu, de l'intelligence du monde et de la connaissance de soi. Selon Carus, la clé de la connaissance de la vie consciente de l'âme se trouve « dans la région de l'inconscient ». La doctrine d'Anton Mesmer (1734-1815) reçoit, comme celle de John Brown et de Franz Joseph Gall, un accueil ambivalent. Selon Oken, Mesmer a certes dépassé le matérialisme des Lumières, mais il est cependant resté trop prisonnier du « goût de la philosophie moléculaire française ». L'auto- ou l'hétéro-diagnostic d'un somnambule, la vision à distance ou dans le futur, dans un état magnétisé, sont tenus pour possibles. Thérapie signifie toujours également psychothérapie et thérapie sociale. La maladie peut être rapprochée des domaines de la morale, de la faute et du péché.

La médecine en tant que nature et culture

La médecine est, selon la conviction des médecins romantiques, cosmologie et anthropologie, elle va bien au-delà de la guérison des maladies. La médecine doit être au service de la formation corporelle et spirituelle de l'homme et de l'amélioration des conditions de vie extérieures. Johann Nepomuk von Ringseis (1785-1880) attend de la médecine une « cosmétologie au sens le plus élevé ». En elle, croyance et savoir, philosophie et théologie, vie et art, doivent pouvoir être amenés à constituer une unité.

La médecine ne saurait donc être séparée de l'éthique. Les médecins romantiques ne négligent pas non plus les questions de théorie de la connaissance ni de la logique de la recherche scientifique. On réfléchit et l'on fait paraître des écrits sur l'expérience comme sur le concept de cause, ou sur le rapport entre phénomènes, lois et théorie. Andreas Röschlaub (1768-1835) publie en 1806 l'étude *Einige Worte über Versuchemachen in der Medizin*. La médecine et la philosophie de la nature sont mises en rapport par une relation interne et nouvelle, de même que la médecine et l'anthropologie.

Dans l'historiographie médicale de Dietrich Georg Kieser (1779-1862), Johann Michael Leupoldt (1794-1874), Heinrich Philipp August Damerow (1798-1866), Ernst Anton Quizmann (1807-1845 ?), la médecine du romantisme émet ses derniers sons de cloche. Les descriptions du passé sont tenues pour insuffisantes et ne sont, d'après Kieser, que « chronographie », alors que manque une vraie histoire philosophique de l'art de guérir, qui devrait « représenter la nécessité des événements individuels ». L'histoire de la médecine devient philosophie de l'histoire au sens de Hegel. C'est seulement en considération du passé que le présent peut être jugé de façon adéquate, et qu'on peut prétendre à des pronostics valables quant au futur.

L'histoire des maladies comme dimension objective et celle de la médecine comme dimension subjective de la conscience historique doivent être reliées de façon immanente. Chaque époque a des maladies qui lui sont typiques ; la sensibilité et les maladies nerveuses sont caractéristiques des années se situant autour de 1800. Même pour l'histoire des maladies, on ne doit pas pouvoir en rester à une énumération dans le temps. D'après Adolph Karl August Eschenmayer (1768-1852), une chronologie des maladies doit découvrir « l'élément représentatif de leurs différences : on trouverait en elle, comme je le crois, un ordre tout aussi régulier que celui représenté par les fonctions du corps animal lui-même ». Ce qui fait défaut aux œuvres empiriques de cette époque est, selon Conrad Heinrich Fuchs (1803-1855), la tentative « de démontrer la relation interne existant entre les différentes maladies et épidémies ».

Développement de la nature et histoire culturelle, histoire des maladies et changements sociopolitiques se trouvent dans une relation interne. Des causes factuelles ne suffisent pas pour une vraie compréhension de ces développements et processus. Ce qui est décisif est la déduction à partir des idées. Selon Eschenmayer, on peut espérer pour le futur une restauration de l'intégrité de l'origine, désagrégée au cours de l'histoire, grâce à laquelle les maladies seront surmontées et la médecine même deviendra inutile : « Cette époque, lors de laquelle l'art deviendra superflu, donnera à la science son achèvement. »

La naturalisation du savoir et la spiritualisation de la nature sont le but de l'histoire du monde : retour à une unité originaire du savoir et du réel, du sujet et de l'objet, dont la séparation a marqué le début de l'histoire. L'enthousiasme face à la nature et le pathos du présent des médecins et naturalistes romantiques trouvent ici leur motivation et leur raison d'être. À l'histoire de la médecine est, dans ce processus, confiée une tâche essentielle : elle n'offre pas seulement un regard historique rétrospectif, mais développe en outre une analyse du présent comme source de prédiction du futur. L'histoire de la médecine est une « thérapie » de la société contemporaine, menée sur le sol du passé et à la lumière du futur.

Échos et signification

L'époque de l'importance proclamée de la médecine romantique est relativement courte et en général limitée aux États allemands. La critique accompagne déjà le temps de l'extension du mouvement autour de 1800, et n'a, jusqu'à aujourd'hui encore, pas cessé de se faire entendre. Même parmi ses partisans, un certain scepticisme se mêle à l'espoir suscité. Mais, d'après Kieser, il n'y a qu'apparence que « la conception philosophique et sa réappropriation par la médecine aient été enterrées », et les impulsions de ce mouvement pourront encore véritablement se déployer dans les temps à venir.

La médecine naturaliste du XIXe s. rejette la médecine romantique tout aussi fermement que la *Naturphilosophie* métaphysique. Le désintérêt croissant pour l'histoire de la médecine accentue également cette tendance. Romantisme et *Naturphilosophie* ont en général la valeur d'un mot d'ordre discrédité. Kant, Schelling, Hegel, Schopenhauer (1788-1860) et les médecins romantiques font l'objet d'une identification non acceptable, et sont rejetés en bloc.

On peut observer que ce mouvement trouve un écho et que ses effets se prolongent jusque dans le présent. La « Société des naturalistes et médecins allemands » *(Gesellschaft Deutscher Naturforscher und Ärzte)*, qui existe encore aujourd'hui, a été fondée en 1822 dans l'esprit du romantisme. Les discussions au sujet des concepts de maladie et de causalité dans la médecine des XIXe et XXe s. se situent dans la tradition de la médecine romantique. Dans la médecine anthropologique et la psychiatrie, influencée par la philosophie, on en vient également à prononcer des jugements pleins de sympathie envers celle-ci, et à y recourir sous différentes formes. La psychologie de la médecine romantique (les rêves, l'inconscient) continue d'avoir de l'importance d'une manière spécifique à travers la psychanalyse.

Aujourd'hui, on peut parler d'une renaissance de la médecine tout autant que de la science de la nature romantique. Le mouvement écologiste et l'engagement anthropologique de la médecine actuelle possèdent leur fondement spirituel historique dans l'époque du romantisme et de l'idéalisme allemand des alentours de 1800, même si, du fait de la distance proclamée aujourd'hui à l'égard de la métaphysique, le rattachement à cette tradition se fait sous un certain nombre de conditions. La tension romantique entre idée et apparence, entre norme et fait, conquiert généralement plus amplement l'adhésion du présent que son dépassement spéculatif ou idéaliste dans les philosophies d'un Schelling ou d'un Hegel, d'une façon tout à fait conforme à cette formule de Friedrich Schlegel (1772-1829) : « Une coïncidence totale est à jamais impossible à atteindre. »

Avec le XIXe s., la possibilité de rassembler le contenu du savoir médical dans un ordre métaphysique, ou même dans un ensemble de liaisons internes, semble ne plus pouvoir être prise au sérieux. On peut néanmoins être encore stimulé par la médecine romantique, au sens, non pas où l'on pourrait chercher à en produire une imitation, mais où il est intéressant de considérer quelques points de vue centraux qui possédaient une valeur toute particulière à cette époque : la liaison entre nature et culture, un concept totalisant de la santé et de la maladie, une relation personnelle entre le médecin et le patient, une compréhension biologico-anthropologique de la thérapie.

► BENZENÖFER U., *Psychiatrie und Anthropologie in der ersten Hälfte des 19. Jahrhunderts*, Hürtgenwald, Pressler, 1993. – BURDACH H. K. F., *Die Physiologie als Erfahrungswissenschaft*, vol. 1, Leipzig, Voss, 1810. – CARUS C. G., *Psyche*, Pforzheim, Flammer et Hofmann, 1846 ; Stuttgart, Scheitlin, 1851, 1860. – ENGELHARDT D. von, *Der metaphysische Krankheitsbegriff des Deutschen Idealismus. Schellings und Hegel naturphilosophische Grundlegung*, *in* E. Seidler (ed.), *Medizinische Anthropologie*, Berlin, Springer, 1984, p. 17-31. – ESCHENMAYER A. C. A. von, « Appendix zu den Schriften über das gelbe Fieber », in *Jahrbücher der Medicin als Wissenschaft*, 1, 2, 1806, p. 37-57. – FUCHS C. H., « Das heilige Feuer des Mittelalters », in *Wissenschaftliche Annalen der gesammten Heilkunde*, 28, 1834, p. 1-81. – GÖRRES J. von, *Exposition der Physiologie*, Koblenz, Lassaulx, 1805. – GOETHE J. W. von, « Maximen und Reflexionen », in *Werke*, vol. 12, Hambourg, Wegner, 1953, p. 365-547. – HEGEL G. W. F., *System der Philosophie*, 2e partie, « Die Naturphilosophie », 1817, Berlin, Duncker & Humblot, 1830, in *Sämtliche Werke*, vol. 9, Supplément, Stuttgart-Bad Cannstatt, frommann-holzboog, 1965. – KIESER D. G., *System der Medicin*, vol. 1, Halle, Hemmerde & Schwetschke, 1817. – LEIBBRAND W., *Die spekulative Medizin der Romantik*, Hambourg, Claassen, 1956. – NEUBAUER J., « Dr. John Brown (1735-1788) and early german romanticism », *Journal of the History of Ideas*, 28, 1967, p. 367-382. – NOVALIS, *Fragmente und Studien 1799-1800*, *in* P. Kluckkhohn & R. Samuel (ed.), *Schriften*, vol. 3, Darmstadt, Wiss. Buchgesellschaft, 1983, p. 527-694. – OKEN L., *Über Mesmer*, in *Intelligenzblatt der Jenaischen Allgemeinen Literaturzeitung*, 1810, p. 43-46. – REIL J. C., *Rhapsodien über die Anwendung der psychischen Curmethode auf Geisteszerrütungen*, Halle, Curt, 1803,

1818. – RINGSEIS J. N., *System der Medicin*, Regensburg, Manz, 1841. – RISSE G. B., « 'Philosophical' medicine in nineteenth-century Germany : An episode in the relations between philosophy and medicine », *Journal of Medicine and Philosophy*, 1, 1976, p. 72-91. – RÖSCHLAUB A., « Einige Worte über Versuchemachen in der Medicin », in *Magazin zur Vervollkommnung der theoretischen und praktischen Heilkunde*, 9, 1806, p. 402-406. – ROTHSCHUH K. E., *Naturphilosophische Konzepte der Medizin aus der Zeit der deutschen Romantik, in* R. Brinkmann (éd.), *Romantik in Deutschland*, Stuttgart, Metzler, 1978, p. 243-266. – SCHELLING C. E., « Ideen und Erfahrungen über den thierischen Magnetismus », in *Jahrbücher der Medicin als Wissenschaft*, 2, 1, 1806, p. 3-46 ; 2, 2, 1807, p. 158-190. – SCHLEGEL F., *Neue philosophische Schriften*, Francfort-sur-le-Main, Schulte-Bulmke, 1935. – WIESING U., *Kunst oder Wissenschaft ? Konzeptionen der Medizin in der deutschen Romantik*, Stuttgart, Frommann-Holzboog, 1995. – WILBRAND J. B., *Physiologie des Menschen*, Giessen, Tasché, 1815, Leipzig, Fleischer, 2e éd., 1840.

Dietrich von ENGELHARDT
(Trad. Céline Vautrin)

→ Inconscient ; Métamorphose.

S

SAGE-FEMME

Donner naissance à un enfant est un acte qui requiert de l'aide ; et cette aide, c'est, dans toutes les cultures, l'accoucheuse qui traditionnellement l'apporte à la femme en couches. Dans les villes, à partir du XVe s., apparaît la sage-femme, c'est-à-dire l'accoucheuse, qui a reçu un minimum de formation et respecte les prescriptions du corps médical et des autorités urbaines. Jusqu'au XVIIIe s. pourtant, la matrone domine la scène de l'accouchement. Le rôle de l'État a été essentiel dans le processus de médicalisation des couches caractérisé par l'affirmation de la sage-femme sur la matrone et la subordination de la sage-femme à l'accoucheur.

Le temps de la matrone

Parmi toutes les femmes qui accourent aux premières douleurs de l'enfantement pour secourir une compagne, il en est toujours une qui a déjà fait la preuve, sinon de son savoir, du moins de sa patience et de son doigté. De manière souvent fortuite, elle a eu l'occasion de prodiguer ses soins avec succès lors d'une couche difficile ; elle a été alors reconnue comme matrone : elle est désormais « la bonne mère ». Sa légitimation, elle la doit à la confiance que les femmes de la communauté mettent en elle. Cette confiance est fondée sur un savoir hérité de celle – parfois sa mère – qui l'a précédée dans la fonction : de « petits secrets » que les accoucheuses se transmettent, un tour de main, une écoute, qui font merveille lorsque l'accouchement est « naturel », c'est-à-dire sans complication. Il arrive que les femmes choisissent la matrone parmi celles qui ont eu le plus grand nombre d'enfants, « parce que cela suppose plus d'expérience » ; la matrone ne doit alors son titre qu'à sa propre fécondité. Les femmes veulent aussi pouvoir compter sur elle : elle doit être « exacte », lorsqu'on fait appel à elle. On la choisit donc âgée, libérée de ses propres enfants, pour qu'elle soit disponible. L'image que nous avons de l'accoucheuse ancienne est celle d'une femme d'âge mûr, au savoir empirique : elle correspond bien à la réalité.

La pratique des accouchements n'est pas recherchée ; elle échoit même souvent à une femme pauvre, voire misérable. L'accoucheuse n'exerce pourtant pas sa fonction dans l'espoir d'en vivre, mais essentiellement pour secourir ses compagnes. Dans l'esprit de tous, il s'agit d'un service rendu par charité ; ce qui n'exclut pas, bien au contraire, la gratitude. Mais la reconnaissance s'inscrit normalement dans le cadre d'échanges symboliques. La matrone se voit offrir l'hospitalité pendant les deux ou trois jours critiques des couches ; elle partage les repas de la famille ; on lui fait parfois un cadeau : un chapon ou des œufs, du pain ou un gâteau ou encore, dans les pays forestiers, du bois en bûches ou en fagots.

L'image de la matrone est en réalité ambivalente : elle est à la fois révérée et crainte. La fonction est noble – qu'y a-t-il de plus exaltant que de faciliter l'entrée dans la vie d'un nouvel être ? – mais elle a aussi mauvaise réputation. De temps immémorial, on a montré du dégoût pour cet état. Et, chose étonnante, à la fin du XVIIIe s. on voit même des membres du corps médical marqués par cet état d'esprit ; tel ce praticien de Limoges qui voit dans la pratique des accouchements « la partie la plus sale et basse de la chirurgie ». Et les expressions qui reviennent sous la plume des curés et des administrateurs du XVIIIe s. traduisent le même sentiment dans la population : il s'agit, dit-on, d'un « état qui n'entraîne après lui que l'opprobre et l'indigence », d'une « profession discréditée, le plus vil des métiers ». On comprend donc que la pratique des accouchements n'ait pas été recherchée et qu'elle ait été dévolue à des femmes souvent veuves et sans ressources. Accoucher est une tâche dont chacun s'accorde à reconnaître l'importance, mais que personne ne veut assumer, pour préserver sa réputation. Et peut-être faut-il mettre cette répugnance latente à exercer les accouchements en relation avec le « mauvais sang » qui accompagne les couches, et dont on sait que, comme celui des règles, il est impur et corrosif ? L'Église contribue à conforter cette idée en exigeant jusqu'au XIXe s. que l'accouchée se soumette au cérémonial purificateur des « relevailles ».

La nécessité d'avoir de l'aide au moment des couches et la réprobation qui s'attache à la fonction font que la matrone est souvent dans une situation ambiguë. Et au XVIIIe s. le fermier aisé et le hobereau local font de moins en moins appel à ses services pour leur femme ; ils préfèrent s'adresser, lorsque c'est possible, à la sage-femme ou au chirurgien accoucheur de la ville proche. Mais ce sont bien entendu des exceptions, car ce genre de secours coûte cher et la matrone continue à avoir la confiance de la plupart des femmes de la communauté parce qu'elles s'en sentent plus proches.

L'accoucheuse se contente habituellement de recevoir l'enfant « dans son tablier », de couper le cordon et de donner les premiers soins à la mère, pendant que les autres femmes s'occupent de la toilette du nouveau-né. Mais en cas de complications, la compétence de la matrone trouve vite ses limites. Certaines qu'une longue expérience a rendues expertes se tirent tant bien que mal de ce mauvais pas. Mais pour d'autres, c'est assurément la mutilation de l'enfant, voire sa mort et celle de sa mère, qui est le lourd tribut payé à l'inexpérience. Si la matrone laisse une grande liberté à la femme en couches, lui permettant de prendre la position qui lui convient le mieux – à genoux ou accroupie, assise sur une autre personne ou sur le bord d'une chaise, debout devant l'âtre – elle adopte vite des comportements paniques dès que le temps passe et que l'enfant tarde à naître : bourrade dans le dos, pression sur le ventre, toujours censées contribuer à décoller l'enfant retenu au ventre de sa mère. Et la fréquence des bassins rétrécis, conséquence du rachitisme de la petite enfance chez les filles, a sans doute contribué à rendre autrefois les couches plus difficiles qu'aujourd'hui.

La matrone, emblème d'une culture

L'accoucheuse exprime par son comportement une idée du corps qui est en rapport direct avec les autres manifestations de la vie dans la nature ; il n'est pas rare qu'elle soit « médecine du bétail » en même temps qu'accoucheuse ; car le corps de la femme pendant la gestation et l'accouchement n'est pas imaginé comme fondamentalement différent du corps de l'animal, voire du végétal. Il n'est qu'une composante du grand vivier de la nature, réagissant comme l'animal et le végétal à un complexe de stimuli, où l'analogie et la sympathie ont leur place ; et l'évocation fréquente dans les textes de la femme-arbre et du fœtus-fruit est alors beaucoup plus qu'une figure de rhétorique. Derrière ce système de représentation du corps, les pratiques magiques sont courantes. La main intervient par imposition ou massage ; mais la « bonne mère » utilise aussi les prières et les formules incantatoires, les amulettes et les breuvages. Ces pratiques supposent la connivence de l'entourage. L'accoucheuse se voit reconnaître par la communauté un rôle de démiurge. L'enfant n'est pas considéré comme achevé à la naissance, et c'est donc à elle que revient le privilège de compléter l'œuvre de la nature, en remodelant la tête et le nez conformément au modèle idéal que la société s'est donnée. Mais les rites magiques jouent aussi un rôle pour l'avenir du nouveau-né ; l'accoucheuse y a recours pour influer sur sa destinée.

Le rôle de la matrone en effet ne s'arrête pas à la naissance de l'enfant ; lorsque la coutume locale ne connaît pas l'usage des « gardes », c'est elle qui prodigue ses soins à la mère et à l'enfant dans les jours qui suivent l'accouchement. Elle s'occupe aussi de gynécologie, soignant celles qui ont des descentes de matrice, guérissant les hernies ou « ruptures » des enfants. Et les hommes eux-mêmes ne dédaignent pas à l'occasion de consulter cette « panseuse de secrets ». Une activité aussi variée confère une dimension sociale importante à la matrone ; elle accouche et soigne une partie du village. Mais elle s'occupe aussi de la toilette des morts, un vieux rituel qui subsiste encore au début du XXe s. En présidant aux naissances et en préparant le grand voyage, « la femme qui aide » tient donc les deux bouts de la chaîne de toute existence ; et un tel rôle lui assure une place à part dans la communauté.

Le rituel des couches est entouré de secret et de mystère, principalement pour les hommes qui sont exclus de la pièce où elles se déroulent. L'époux lui-même n'y est-il pas considéré comme un gêneur ? Et si sa présence est parfois signalée, c'est presque toujours parce que les couches ne se déroulent pas bien : les femmes font alors appel à son aide pour maintenir sa compagne ou tirer un fœtus mort resté enclavé dans le bassin... Ce cénacle exclusivement féminin n'est pas sans causer quelque inquiétude à l'extérieur. Même si la matrone à partir de la fin du XVIIe s. est de plus en plus contrôlée par le curé, l'Église soupçonne toujours des menées obscures contraires à son enseignement. À l'inverse, l'accoucheuse devient aux yeux des femmes de la communauté la personnification de leur résistance à une morale qu'on veut leur imposer, à une règle de vie suspecte parce que venue de la ville, à un discours qui tend à faire du corps de la femme le symbole du péché. Le rituel magique de l'accoucheuse apparaît alors comme une réponse à ces tentatives, comme le contre pouvoir d'une société rurale menacée. Mais alors qu'aux XVIe s. et XVIIe s. on envoyait volontiers au bûcher l'accoucheuse accusée de sorcellerie, au XVIIIe s. on s'efforce plutôt de la discréditer en qualifiant ses pratiques de barbares ; même si la peine encourue est moins lourde pour l'accoucheuse, à travers elle c'est toujours la culture rurale féminine qui est visée conjointement par l'Église, le corps médical et le pouvoir politique.

À la ville, la sage-femme

À partir du XVIIe s., parfois dès la fin du XVIe s., l'Église commence à surveiller de près les agissements de la matrone à propos du baptême. Elle manifeste sa crainte de voir la destinée spirituelle de l'enfant compromise dès sa naissance, surtout lorsque l'accouchement est laborieux : l'enfant ne risque-t-il pas alors de mourir avant d'avoir pu être sauvé à la vie éternelle ? Déléguer à l'accoucheuse le pouvoir d'ondoyer l'enfant en train de naître constitue la seule réponse au danger qu'il court puisque, sans ce « petit baptême », il sera privé éternellement de la vision de Dieu, donc damné. Les efforts déployés par la hiérarchie catholique, surtout à partir de 1660, tendent à instituer une accoucheuse par communauté ; aux yeux du curé, il est souhaitable qu'il n'y ait qu'une seule matrone à qui il enseigne les conditions du baptême et à qui il peut le cas échéant demander des comptes. L'Église fait donc peu à peu de la matrone assermentée la seule accoucheuse reconnue ; elle obtient ainsi la soumission de celle qui dans le passé a longtemps disputé au curé le rôle de tuteur moral de la communauté. L'accoucheuse qui a solennellement prêté serment devant les femmes assemblées devient un moyen d'intervention de l'Église dans la communauté des femmes.

À la ville, dès la fin du Moyen Âge, les accouchements sont l'objet d'une surveillance des pouvoirs publics. Le souci de porter assistance aux populations est à l'origine de la profession de sage-femme, une innovation urbaine. Les premiers éléments d'une politique d'assistance aux femmes en couches ont commencé à se mettre en place dans les villes de Flandre et de Bourgogne, d'Italie du nord et d'Allemagne méridionale dès la fin du XIVe s. ; c'est alors qu'apparaissent celles que l'on désigne sous le nom de « sages-dames », des sages-femmes à la compétence reconnue et contrôlée, instituées et financées par les autorités municipales. Ces sages-femmes pensionnées ne sont habilitées à exercer qu'après avoir été examinées par les hommes de l'art dont elles dépendent réglementairement : un examen qui est alors de pure forme, puisque ces médecins et chirurgiens n'ont eux-mêmes souvent jamais assisté à un accouchement... Un exercice encore largement théorique, qui se conclut par le serment public « en pleine halle » de la postulante à cette charge municipale. À partir du milieu du XVIe s., le rôle des médecins devient progressivement plus important ; la « sage-matrone » doit maintenant s'engager à demander de l'aide en cas de difficultés.

L'institution de sages-femmes pensionnées témoigne d'une volonté nouvelle de porter assistance aux femmes en couches dans les villes ; elle constitue, avec les « sages-femmes des pauvres » chargées de secourir les pauvresses des quartiers défavorisés, la manifestation d'une politique sociale urbaine caractéristique de la Renaissance. Mais à côté de ces praticiennes au statut reconnu, exercent aussi des sages-femmes indépendantes, d'ailleurs les plus nombreuses dans les villes entre le XVIe s. et le XVIIIe s. ; à Langres par exemple, en 1730, exercent quatre accoucheuses assermentées, dont une seule est appointée par la municipalité ; les autres exercent librement. À condition de se conduire en bonnes chrétiennes, de ne pas jaser à tout propos et de respecter en particulier « les secrets de famille », comme elles s'y sont engagées en prononçant leur serment devant le Collège de chirurgie, elles trouvent aisément une clientèle qui apprécie leur dextérité et leur indépendance. Ce sont elles qui ordinairement prêtent leur concours dans les villages du plat pays, puisque les sages-femmes pensionnées ne doivent pas quitter la ville.

On mesure la grande nouveauté qu'est la nouvelle fonction de sage-femme dans les villes ; ici il n'est plus question d'aide charitable ; pratiquer les accouchements constitue une véritable profession que l'on embrasse pour en vivre. Parfois en profitant d'une occasion ; comme ce fut le cas de Louise Bourgeois, future sage-femme de Marie de Médicis. Un heureux hasard lui permit un jour de secourir au mieux une voisine ; ce succès l'accrédita auprès des petites gens et rapidement elle fut « grandement employée ». « Je pratiquai pendant environ cinq ans parmi les pauvres et les personnes de médiocre condition, raconte-t-elle dans ses mémoires ; je me fis alors recevoir sage-femme jurée à Paris. » Les sages-femmes « libérales » commencent donc souvent par être matrones. Certaines d'entre elles présentent d'ailleurs la particularité d'être femmes de chirurgiens – ainsi le mari de Louise Bourgeois, chirurgien aux armées, s'était-il formé avec Ambroise Paré – ou de côtoyer le milieu médical. Il n'est pas rare non plus que ces sages-femmes soient filles de sages-femmes et aient donc appris très jeunes les rudiments de l'art « en suivant leur mère ». Mais au XVIIIe s., être fille de sage-femme ne suffit plus pour prétendre s'établir en ville ; on va donc chercher un complément de formation soit auprès d'une accoucheuse en renom à Paris, Strasbourg ou Montpellier, soit auprès d'un chirurgien accoucheur, soit enfin, quand on le peut, à la maternité de l'Hôtel-Dieu de Paris, l'école la plus renommée qui soit.

Le changement qui intervient progressivement dans le statut de la sage-femme s'accompagne de nouvelles dispositions. La volonté de réglementer l'exercice des accoucheuses apparaît d'abord dans l'aire germanique, principalement dans les villes marchandes de l'Allemagne méridionale et rhénane. La plus ancienne ordonnance connue est publiée en 1452 par la municipalité de Ratisbonne ; suivent celles de Nuremberg, Strasbourg à la fin du XVe s., Fribourg en 1510. Un peu plus tard, vers le milieu du XVIe s., les villes flamandes, Bruges en 1551, et suisses, Zurich en 1554, se dotent à leur tour d'un règlement. Puis vers 1560, les sages-femmes de Paris reçoivent à leur tour des statuts qui définissent les conditions de leur formation, de leur réception et de leur pratique. Ces règlements en réalité mettent fin à la grande liberté dont jouissaient jusqu'alors les sages-femmes urbaines en les assujettissant au pouvoir municipal et médical.

Des cours pour les sages-femmes

La formation d'accoucheuses expérimentées, ayant des connaissances suffisantes pour se tirer d'un mauvais pas, n'est pas un problème nouveau. C'est vers 1630, qu'apparaît la première école de sages-femmes, une école exceptionnelle et longtemps unique qui servira de modèle en France et en Europe : l'Office des Accouchées de l'Hôtel-Dieu de Paris. Mais comme on n'y reçoit chaque année qu'une vingtaine élèves – essentiellement des femmes mariées – il faut pour s'y faire admettre avoir de l'argent, car l'enseignement est payant, et de bonnes recommandations.

Si « sortir de l'Hôtel-Dieu » constituait une référence, c'est parce que la formation qu'y recevaient pendant trois mois les « apprentisses » sous la direction d'une femme très experte, la « maîtresse des accouchées », ajoutait à la nécessaire instruction théorique une formation clinique. Cet apprentissage au lit des 1 500 pauvresses qui accouchaient annuellement à la Maternité constituait une préparation sans pareille à l'exercice des accouchements ; ces sages-femmes auraient pu en remontrer aux accoucheurs de l'époque, qui bien souvent n'avaient pas une telle pratique et qui, sauf rarissime exception (les chirurgiens Mauquest de La Motte et Dionis), étaient exclus de cette formation.

Jusque dans le premier tiers du XVIIIe s., rien ne vint contrebalancer l'exception qu'était l'Office de l'Hôtel-Dieu de Paris ; or comme les sages-femmes qui en sortaient s'installaient surtout à Paris et dans ses environs, cette situation n'en faisait que mieux ressortir le désert obstétrical du royaume, en un temps où la préoccupation populationniste de l'État s'affirmait chaque jour davantage. C'est de Strasbourg, l'une des villes d'Europe où s'affirmait le plus nettement le désir de porter secours aux populations démunies, que vint une première réponse. Grâce à une famille de chirurgiens émérites, les Fried, la ville de Strasbourg ouvrit en 1728 une école clinique qui innovait puisqu'elle était avant tout ouverte aux accoucheurs. Cette institution obstétricale attira très vite de nombreux élèves d'Alsace et de tous les États germaniques, car l'enseignement y était dispensé en allemand ; à tel point que « Strasbourg fut l'école-mère de toutes celles d'Allemagne ». Mais les sages-femmes ne bénéficièrent guère de cette innovation. En fait, ce n'est qu'à la fin des années 1750 que la formation des sages-femmes enregistra une mutation décisive.

Madame Du Coudray, une maîtresse sage-femme formée à l'Hôtel-Dieu et soutenue par le pouvoir royal, est à l'origine d'une méthode d'enseignement qui va transformer en France les conditions de formation des accoucheuses. Pour la première fois à l'échelle d'une nation, on affirme qu'il n'est plus tolérable de laisser mourir des enfants à peine nés et des femmes encore jeunes. Bon nombre de villes étant désormais dotées d'une ou plusieurs sages-femmes pensionnées, c'est dans les campagnes particulièrement démunies que l'on entend faire porter l'effort. Sur le moment c'est l'engagement qui compte plus que le résultat. « La mission » de Mme Du Coudray est la concrétisation d'un refus, mais elle est aussi l'ébauche d'une solution médicale à laquelle elle prépare les esprits : à ce titre, c'est un jalon essentiel dans l'histoire de l'obstétrique. Munie d'un brevet royal qui l'accrédite, Mme Du Coudray va effectuer de 1759 à 1782 un tour de France obstétrical pour former des sages-femmes selon sa méthode. Elle s'adresse principalement à des femmes de la campagne dépourvues d'instruction, à qui il faut inculquer non pas des connaissances étendues et superflues, mais les rudiments d'une pratique qui leur permettront d'éviter les grosses erreurs et éventuellement d'appeler du secours. Elle a mis au point un mannequin de démonstration, constitué d'un bassin tronqué de femme, et de « poupées », qui lui permettent de « parler aux yeux » et d'exercer la main des élèves : une pédagogie adaptée, fondée sur la répétition et les conseils de prudence. Cette formation de deux ou trois mois s'adresse à un auditoire allant de 50 à 100 personnes en moyenne. Les élèves, choisies par la communauté des femmes avec l'approbation du curé, sont souvent d'anciennes matrones, mais aussi de plus en plus à partir des années 1770 des femmes plus jeunes, filles ou femmes d'artisans, de chirurgiens et d'apothicaires, qui commencent à faire évoluer la fonction et l'image traditionnelle de l'accoucheuse.

Relayée dans les provinces, où elle a assuré des cours, par les chirurgiens accoucheurs à qui elle a laissé un exemplaire de son mannequin, Mme Du Coudray a contribué à sensibiliser l'ensemble du royaume à l'importance de la prévention dans les couches. Soucieux, pour des raisons de décence, de voir les accouchements demeurer aux mains des femmes, les curés ont été avec les agents du roi les principaux soutiens des cours d'accouchement avant la Révolution ; en bien des lieux, ils ont largement contribué au financement de la formation. Pas moins de 5 000 sages-femmes ont été ainsi formées par les soins de Mme Du Coudray, auxquelles il faut en ajouter 5 000 autres, instruites par les chirurgiens démonstrateurs. Même si beaucoup d'entre elles n'ont pu exercer en raison de l'âge ou des oppositions locales, un tel effort n'a pas été vain. Et surtout, une précieuse expérience a été acquise, dont les restaurateurs des institutions de santé sous le Consulat sauront s'inspirer.

Une école pour les sages-femmes

La désorganisation qui a résulté de la suppression des structures médicales sous la Révolution a peut-être moins affecté l'instruction des sages-femmes ; si bon nombre de cours ont alors disparu, d'autres ont été créés et le bilan n'a donc pas été négatif. La loi de ventôse an XI (mars 1803) constitue le grand tournant de l'histoire des institutions médicales contemporaines. Pour la formation des sages-femmes et l'assistance aux femmes en couches qui lui est étroitement associée, l'Hospice de la Maternité de Port-Royal symbolise ce renouveau. Grâce à Chaptal, chargé de l'Instruction publique, Port-Royal devient l'un des hauts lieux de l'enseignement obstétrical. Pour mener à bien la réforme, on s'inspire largement de l'expérience de l'Hôtel-Dieu en insistant sur la formation pratique des élèves sages-femmes, et en excluant, malgré les demandes instantes des accoucheurs, les élèves chirurgiens de la formation : Marie-Louise Lachapelle, première sage-femme en chef de la Maternité et figure éminente de la pédagogie obstétricale, sait résister à la très forte pression du corps médical qui voulait qu'on y admette les élèves accoucheurs.

En ces temps de réorganisation consulaire, un tel projet est forcément centralisateur. Chaque préfet est vivement invité à envoyer des élèves à l'école de Port-Royal en faisant valoir l'exceptionnelle qualité de l'enseignement dispensé ; car dans le même temps, en raison des réticences locales, on a dû tolérer le maintien d'écoles départementales d'accouchement. Pour rendre la formation plus efficace, on allonge la durée des cours qui passent à six mois (puis à un an en 1807 et à deux ans en 1893), et les élèves sont toutes internes.

La journée et la semaine de cours sont organisées de manière à ce que l'enseignement théorique et pratique soit parfaitement assimilé par les élèves ; les pauvresses qui trouvent refuge à Port-Royal permettent à la clinique de fonctionner au mieux. Les cours sont assurés par l'accoucheur en chef, la sage-femme en chef et certaines sages-femmes qui jouent le rôle de répétitrice. Le règlement intérieur, sévère pendant tout le siècle, s'inscrit en continuité avec ce qui se passait dans les écoles d'Ancien Régime : tout manquement à la discipline est sévèrement puni ; et en 1879, on leur impose un uniforme. Un examen associant théorie et pratique et très solennisé a lieu fin juin ; il porte aussi bien sur le contenu des manuels (celui de Baudelocque, qui détient l'une des deux chaires d'accouchement, et celui de Mme Lachapelle) ; il permet à celles des élèves qui ont satisfait aux épreuves d'obtenir un certificat de capacité puis un diplôme. Désormais les sages-femmes formées à Port-Royal peuvent exercer dans toute la France, alors que celles qui sont admises par les jurys départementaux doivent obligatoirement exercer dans le département où elles ont été reçues. Dans la seconde moitié du siècle elles seront répertoriées en sages-femmes « de première et de seconde classe ». Comme au siècle précédent, la « bonne sage-femme » participe de l'entreprise de moralisation de la société : « Elle a la tâche d'aider, de rassurer et d'encourager les futures mères. »

Accoucher, une profession

Au XVIIIe s. comme au XIXe s., munie de son brevet de capacité qui valait brevet d'exercice, la nouvelle sage-femme ne trouvait pourtant pas toujours au retour l'accueil espéré ; les anciennes matrones continuaient à jouir d'une grande popularité et une partie des femmes continuaient à recourir à leurs services. En un domaine aussi sensible au poids des habitudes que celui des couches, il fallait du temps pour que les esprits évoluent. Prise entre deux cultures, la nouvelle sage-femme avait parfois du mal à faire reconnaître son savoir tout neuf.

Le fait qu'elle ait été formée à la ville, en particulier, rendait au XVIIIe s. les femmes méfiantes. De son séjour en milieu urbain, la sage-femme revenait différente, soucieuse de se bien conduire, parfois de se donner de l'importance, toujours de vivre de son exercice comme on le lui avait fait espérer. D'ailleurs, elle ne se voulait pas seulement accoucheuse ; dès les années 1770, elle était considérée comme une véritable soignante, intervenant dans les maladies du *post partum* et les affections du nouveau-né. Après 1803, elle préserve les enfants de la petite vérole par la vaccination des nourrissons, pose des ventouses, procède aux saignées. Elle est devenue le « médecin de campagne » que bon nombre de curés avaient longtemps appelé de leurs vœux.

Sages-femmes et accoucheurs

La sage-femme a souvent consenti de lourds sacrifices pour s'instruire ; une fois son diplôme acquis, elle doit s'imposer, se faire une réputation et une pratique. Elle rencontre alors une double concurrence. D'abord celle des matrones de routine qui, parfois jusqu'au XXe s. et principalement en milieu rural, continuent à être appelées par les femmes. En ville, la concurrence des accoucheurs ne doit pas être non plus sous-estimée ; s'il est excessif de prétendre que leur ambition a été de remplacer à terme les sages-femmes – certains au XVIIIe s. y ont pensé – la plupart considèrent que leur savoir est bien supérieur au leur. Mais n'a-t-on pas tout fait pour qu'il en soit ainsi ? Limiter l'instruction des accoucheuses, leur interdire l'usage des instruments, les obliger à faire appel à l'homme de l'art lorsque l'accouchement présente quelque risque, tout indique la claire volonté des hommes de l'art de subordonner les sages-femmes aux instances médicales. Nous sommes là dans un rapport de pouvoir plus que de concurrence. En vérité, les situations sont très diverses. Dans les villes au XIXe s., l'entente entre sages-femmes et accoucheurs en général est bonne ; à condition toutefois que l'accoucheuse demeure à sa place... Que l'une d'elles soit accusée de pratiques douteuses dans une affaire d'avortement et ce sont toutes les accoucheuses qui peuvent être montrées du doigt ; la dénonciation n'atteint pourtant jamais l'ampleur de la campagne dirigée contre les matrones à la fin du XVIIIe s. ; et la mutation hospitalière y est sans doute pour quelque chose. Si l'efficacité des écoles départementales a été sans doute moindre, celle de Port-Royal, sous la houlette exigeante de la sage-femme en chef, a en effet largement contribué à renouveler l'efficacité du corps de sages-femmes ; et c'est peut-être à cette compétence qu'il faut attribuer les raisons du maintien de l'accouchement à domicile jusqu'au milieu du XXe s. Pourquoi s'adresser à l'hôpital souvent mortifère, à cause des fièvres puerpérales qui le ravagent régulièrement, dès lors qu'une sage-femme de qualité, en qui on peut avoir confiance, peut vous aider à passer au mieux l'épreuve de l'enfantement ?

► BEAUVALLET-BOUTOUYRIE S., *Naître à l'hôpital au XIXe s.*, Paris, Belin, 1999. – GÉLIS J., *L'Arbre et le Fruit. La naissance dans l'Occident moderne (XVIe-XIXe siècle)*, Paris, Fayard, 1984 ; *La Sage-femme ou le médecin. Une nouvelle conception de la vie*, Paris, Fayard, 1988. – LAGET M., *L'Accouchement avant l'âge de la clinique*, Paris, Le Seuil, 1982. – SPEERT H., *Histoire illustrée de la gynécologie et de l'obstétrique*, Paris, Dacosta, 1973. – THÉBAUT F., *Quand nos grands-mères donnaient la vie. La maternité en France dans l'entre-deux-guerres*, Lyon, Presses universitaires, 1986.

Jacques GÉLIS

→ Maladies des femmes ; Obstétrique.

SANATORIUM

Les risques du tout hospitalier

Pilier le plus visible, sinon le plus important de la lutte contre la tuberculose pendant près d'un siècle, ces établissements hospitaliers posent, au-delà de leur histoire propre, toute une série de questions encore au cœur de la politique sanitaire actuelle. Faut-il réaliser des équipements lourds, spécialisés autour d'une pathologie au risque de les voir devenir obsolètes et sans objet très peu de temps après leur inauguration ? Comment dès lors reconvertir les héritages sanitaires immobiliers et professionnels du passé en fonction d'exigences sans cesse changeantes ? Comment faire d'un nouveau type de malade qui naît dans les sanatoriums un partenaire du système de santé ? Comment ajuster les relations entre initiative privée et intervention publique ?

Naissance et diffusion d'un modèle

Les sanatoriums naissent bien avant que la tuberculose ne soit déclarée fléau social. Les premiers sont construits en Allemagne et en Suisse à partir du milieu du XIXe s. pour répondre à l'émergence de la phtisie comme maladie bourgeoise, héréditaire et honteuse. L'institution adopte très vite le modèle défini et mis en pratique entre 1854 et 1863 (ouverture) par le Dr Herrmann Brehmer à Goebersdorf (Silésie) et par son élève, Peter Dettweiler à Falkenstein (Taunus) en 1876. À une époque où n'existe aucun médicament, vaccin ou opération propres à prévenir, soulager et guérir la phtisie, le traitement consiste à soulager les malades peu atteints en leur faisant subir une triple cure, d'air, de repos et de suralimentation. Le sanatorium est conçu pour l'application de ce traitement conservatoire. C'est un établissement construit au bon air, de préférence en moyenne montagne, dont la façade exposée au sud est munie de vastes galeries dans lesquelles les malades s'adonnent pendant de longues heures dans des chaises longues à la cure de repos, de soleil et de bon air. Le modèle ne sera jamais fondamentalement remis en cause, dans la mesure où l'isolement du bacille de la tuberculose ne débouche pas immédiatement sur un traitement préventif ou curatif. Immortalisé par Thomas Mann dans *La Montagne magique*, marquant le paysage de stations suisses comme Leysin et Davos, le sanatorium de luxe avec ses petites misères et ses grandes angoisses est loin de résumer toute la réalité, même s'il perdure.

Après 1880, lorsque la tuberculose acquiert son statut de fléau social, le sanatorium étend sa clientèle aux jeunes gens des classes populaires. Les premiers sanatoriums populaires sont construits en Allemagne à partir de 1892 par l'initiative privée, les municipalités, des associations spécifiques et les caisses d'assurances sociales. D'Allemagne le modèle passe en Angleterre, où la charité privée est vite aidée par le financement public inscrit dans la loi de 1911 sur l'assurance nationale. En France, l'initiative privée reste seule en lice jusqu'en 1914, à l'exception de la prise en charge des prix de journée par quelques municipalités importantes. La guerre de 1914, qui révèle l'ampleur du fléau, se traduit par l'ouverture en France de stations sanitaires destinées aux blessés du poumon. Elle suscite aussi une proposition de loi qui aboutit en 1919. La loi Honnorat oblige les départements à prévoir l'hospitalisation de leurs tuberculeux indigents. C'est seulement à partir de ce moment que le pays commence à se couvrir de sanatoriums. À côté des sanatoriums publics départementaux, s'ouvrent des sanatoriums d'origine privée : patronaux comme celui de l'Association métallurgique et minière ; professionnels comme celui des instituteurs ; associatifs comme celui des étudiants ; caritatifs comme ceux de la Croix-Rouge. Quel que soit leur statut, ces sanatoriums se divisent en deux groupes. Les moins nombreux mais les plus voyants sont des bâtiments neufs inaugurés à partir de 1930, souvent implantés dans de véritables cités sanatoriales à l'écart du monde comme, en France, Assy (Haute-Savoie), Hauteville (Ain) et Saint-Hilaire-du-Touvet (Isère). Les autres, plus nombreux, sont hâtivement aménagés dans les bâtiments disponibles. Leur localisation et leur équipement sont loin de l'idéal sanatorial qui reste la référence.

Vie et mort des sanatoriums

Tous en effet reposent sur les mêmes principes et posent les mêmes problèmes. La sélection des malades curables fonctionne mal et les hospitalisés sont plus souvent des malades à bout de force qui entament de véritables carrières hospitalières qui les voient passer de sanatoriums en hôpital. Dans ces conditions, la cure est encore moins efficace qu'elle devait l'être. Vite ajouté aux trois piliers traditionnels de la cure, le travail rééducateur n'est guère adapté à la clientèle. L'ajout de pratiques chirurgicales (pneumothorax, thoracoplastie) n'est qu'un pis-aller douloureux. Désespérés, les malades ne se prêtent guère au projet d'éducation hygiénique dont les sanatoriums devaient être aussi les laboratoires. Isolés, indisciplinés, se réfugiant parfois dans l'alcool, les tuberculeux pauvres achèvent de donner aux sanatoriums une image sinistre qui les fait fuir par ceux qui auraient pu en tirer parti. Les sanatoriums sont aussi un lieu favorable à la formation d'amicales de malades et à l'adhésion aux premières associations de malades (Fédération nationale des blessés du poumon ; Fédération nationale antituberculeuse). Militant pour la réinsertion et le développement de nouveaux traitements, les associations, dont le rôle n'est reconnu qu'aux lendemains de la Seconde Guerre mondiale, contribuent à faire émerger le malade comme partenaire du système de santé.

C'est aussi largement autour des sanatoriums que se rode le mode de financement que nous connaissons et qui associe, de façon conjointe complexe, l'initiative privée, les assurances sociales, les collectivités locales et l'État. Tels qu'ils fonctionnent, les sanatoriums contribuent aussi aux réflexions eugénistes radicales sur les non valeurs sociales, terme que l'on retrouve souvent sous la plume des médecins de sanatoriums. On peut donc imaginer que, sans avoir été aussi tragique que celui des malades mentaux, le sort des tuberculeux ne fut guère confortable pendant la guerre.

Contrairement aux hôpitaux psychiatriques, les sanatoriums ne sont pas remis en cause après 1945. Ils connaissent au contraire leurs plus beaux jours. La recrudescence de la maladie, les besoins de main-d'œuvre pour la reconstruction, les financements nouveaux de la Sécurité sociale donnent aux sanatoriums une nouvelle jeunesse. En France, les départements retardataires s'empressent de s'équiper, quitte à arriver après la bataille, comme les Pyrénées-Orientales qui inaugurent leur sanatorium d'Osseja (Cerdagne) en 1966 ! Les premiers antibiotiques servent d'abord à multiplier les opérations de thoracoplastie les plus hasardeuses. Faisant vivre des régions entières, nourrissant les carrières des médecins phtisiologues encouragés par l'argent facile, l'armement sanatorial résiste et met un frein à la diffusion des traitements ambulatoires. Ce n'est qu'au milieu des années 1960 que l'on trouve un nouvel emploi pour ces paquebots perdus en pleine nature. Accidentés de la route, personnes âgées viennent prendre la place des tuberculeux disparus et paient ainsi par la solitude et l'isolement le poids d'un investissement trop spécialisé et trop tardivement réalisé. L'épopée tragique des sanatoriums est un exemple à méditer avant toute décision d'investissement qui risquerait d'hypothéquer l'avenir.

► DESSERTINE D., FAURE O., « Malades et sanatoriums dans l'entre-deux-guerres », *in* J.-P. Bardet, *Peurs et terreurs face à la contagion*, Paris, Fayard, 1988. – GUILLAUME P., « Les dépenses de santé au temps de la planification. La rationalisation impossible : l'exemple d'Osseja », *in* A. Gueslin & P. Guillaume, *De la charité médiévale à la sécurité sociale*, Éditions ouvrières, 1992. – RITZMANN I., *Hausordnung und Liegekur : vom Volkssanatorium zur Spezialklinik*, Chronos Verlag, 1998. Voir aussi la bibliographie de l'article tuberculose.

Olivier FAURE

→ Dispensaire ; Tuberculose.

SANG

La saignée, thérapeutique sociale millénaire

Sans doute très tôt dans l'histoire humaine l'idée de mort s'est-elle associée à la vue du sang. Le sang répandu lors des luttes entre individus, ou entre groupes de différentes espèces ou d'une même espèce, et la mort qui s'ensuivait ont dû faire prendre conscience de la nécessité du sang pour la vie. Verser du sang est donc symbole de pouvoir. D'où l'existence ancienne des sacrifices de bêtes ou même d'hommes, rites sociaux et religieux pour montrer sa puissance et se donner du courage. Le chrétien ne boit-il pas rituellement et symboliquement le sang offert par le Christ en sacrifice ? Ces sacrifices perdurent sous d'autres formes aujourd'hui. Outre les guerres, le terrorisme, la chasse, etc., le sacrifice au dieu-machine, notamment sur les routes, est la troisième cause de décès chez les « civilisés ». On ne doit donc pas s'étonner du succès jusqu'au XIXe s. de la saignée comme arme thérapeutique majeure. Cette pratique ne témoigne-t-elle pas surtout du goût morbide de la société, ou d'un groupe social (les médecins), à vampiriser l'individu et à le mettre à sa merci ? Comment a-t-on pu aussi longtemps justifier la phlébotomie ou la pose de sangsues, la perte de sang étant liée manifestement à la mort, et le sang étant considéré très tôt, par les savants médecins de la *Collection Hippocratique*, comme l'humeur de la santé et de la vie normale ? L'École cnidienne, qui a fait davantage usage de la saignée que l'École hippocratique, décrit déjà la manière dont elle doit être pratiquée. Dès 150 avant J.-C., Nicandre de Colophon, médecin de l'École empirique, inventeur de la Thériaque, préconise les sangsues. Galien (129-201), installé à Rome et proche du pouvoir politique, est semble-t-il le vrai promoteur de la saignée. Bien que lui-même en nuance et en restreigne savamment l'usage, cette prudence semble surtout théorique, et pendant des siècles la médecine galénique en discutera sans fin les indications et la méthode. Galien, qui voulait rétablir la médecine humorale hippocratique et la philosophie aristotélicienne, critique Érasistrate (304-245 av. J.-C.), médecin de l'École d'Alexandrie qui s'opposait à la doctrine des humeurs et à la saignée. Selon l'endroit de la saignée, Galien cherchait à provoquer une dérivation ou bien une révulsion du mal. Il n'est sans doute pas étonnant que ce fût un médecin militaire, républicain fanatique puis médecin des armées napoléoniennes, Broussais (1772-1838), qui ait poussé cette pratique jusqu'à son paroxysme. Toute maladie étant due selon lui à une inflammation, on importa jusqu'à 40 millions de sangsues en 1833 à l'apogée du système. On comprend qu'Andral (1797-1876), médecin éclectique (sans système), ait créé le mot « anémie » en 1824, et que dans son grand traité d'hématologie de 1843, le premier ouvrage moderne d'hématologie avant celui d'Hayem (1889), il ait tenté de classer les variétés d'anémie et de compter les hématies. En 1855, Cramer utilise pour cela le premier hématimètre amélioré par Hayem en 1875. Hedin inventera l'hématocrite en 1888. La saignée n'eut sans doute pas que des effets négatifs, et elle devait être bénéfique chez certains sujets pléthoriques ou de « tempérament sanguin ». Aujourd'hui encore on pourrait l'utiliser chez l'hypertendu ou dans l'œdème du poumon des insuffisants cardiaques. Pasteur ne s'est pas trouvé mal des seize sangsues qu'Andral lui fit poser à la tête lors de son hémiplégie en 1868. Dans certaines maladies, comme l'hémochromatose qui surcharge l'organisme en fer, la saignée est nécessaire à vie. Comment pouvait-on apprécier adéquatement l'effet nocif ou bénéfique de la saignée quand le premier appareil clinique de mesure de la pression artérielle ne fut inventé qu'en 1889 par Potain ? Cependant, dès 1828 et surtout en 1835, dans ses *Recherches sur les effets de la saignée*, P. Louis (1787-1872) appliquait un des premiers les statistiques – la méthode numérique – à l'évaluation d'une thérapeutique, en l'occurrence la saignée, comme l'avait préconisé Laplace. Adversaire de Broussais, il montrait par exemple que la saignée était nuisible dans la pneumonie. Les statistiques montraient également l'échec de la thérapeutique de Broussais dans le choléra, ce qui ruina son système. La saignée perdit ainsi rapidement de son prestige, et toute thérapeutique devenait à même d'être évaluée. Aujourd'hui, la méthode statistique est devenue indispensable pour estimer l'efficacité sociale d'une thérapeutique et autoriser la mise sur le marché d'un nouveau médicament.

L'affaire récente de la contamination du sang montre qu'aujourd'hui encore on ne doit manipuler le sang qu'avec précaution. Le saigneur des temps anciens ne doit pas être remplacé par l'empoisonneur des temps modernes. Le thérapeute moderne repaît le malade de médicaments, que ce soit de drogues dures ou douces, même homéopathiques, lois du marché et société de consommation obligent, et le sang du malade risque de devenir une belle soupe à molécules où l'on ne s'y reconnaît plus très bien. Il existe tant de substances médicamenteuses différentes et de nouvelles qui constamment apparaissent qu'il n'est pas rare après quelques décès provoqués inopinément de devoir retirer telle molécule du marché. Le sang qui véhicule toutes ces substances et l'organisme n'ont pas toujours le temps de faire le tri, et la réaction individuelle due au polymorphisme génétique, non prévue par la statistique, se révèle parfois tragiquement. On peut ainsi observer des œdèmes de Quincke mortels avec les substances les plus banales comme l'aspirine ou l'acide tiaprofénique. Beaucoup de substances connues et utilisées sont toxiques pour le sang, pouvant provoquer par exemple des agranulocytoses ou des aplasies médullaires. Il n'est pas anodin de les utiliser, et le rapport bénéfice-risque d'un médicament n'est ni quantifiable ni connu pour un individu avant qu'on en observe l'effet réel.

Sang et mécanisme

La découverte de la circulation sanguine en 1628 par Harvey (1578-1657) aurait dû tempérer les ardeurs des partisans de la saignée. Pour Galien, le sang est formé par le foie à partir des aliments absorbés par le tube digestif et est distribué par les veines au corps entier. Une partie va au cœur, second centre de distribution du sang par les artères et producteur de la chaleur du corps. En effet, le sang subit là une seconde coction et se mêle au pneuma amené du poumon par la veine pulmonaire. Du cœur, le sang s'écoule ensuite de lui-même distribuant le pneuma vital à tous les organes. Le cœur n'est pas une pompe qui propulse le sang, mais le sang artériel, aussi bien que celui veineux issu du foie, sont plutôt attirés par les organes, comme le fer par l'aimant, en fonction de leurs besoins.

Harvey révolutionne la physiologie cardiovasculaire en révélant la circulation du sang. À chaque systole du cœur répond une diastole des artères (le pouls) qui se remplissent comme une outre ou une vessie, et non comme un soufflet. Le sang, comme les artères, semble donc passif par rapport au cœur. Il circule partout dans le corps, pour nourrir toutes ses parties qui l'épuisent et le rendent inactif. Il est alors repris par les veines. Harvey compare le cœur au soleil et l'organisme à un microcosme. Cependant, dans ses dissertations adressées à Riolan (1649), les rapports entre le cœur et le sang apparaissent plus complexes. Si embryologiquement Harvey croit que le cœur crée le sang, en tant que simples ventricules et oreillettes il ne lui donne pas sa chaleur, car Harvey pose comme hypothèse l'existence d'une chaleur innée, cause première que le sang véhiculerait. Il compare ainsi le cœur à une chaudière qui tirerait elle-même sa chaleur de celle du sang. L'action du sang dépend donc du cœur, mais Harvey insiste avec bonheur sur le fait que celle du cœur dépend aussi du sang puisque le cœur est aussi irrigué par le sang transmis par les artères coronaires. Par cette hypothèse de chaleur innée, Harvey, assez aristotélicien en philosophie et en embryologie, semble donc parfois moins positif que l'esprit scientifique moderne. C'est pourtant d'une manière très positive qu'il conteste l'interprétation erronée de Descartes, qui soutenait la circulation mais pas telle qu'il la concevait. Il n'y a aucune ébullition ou fermentation du sang, affirmant que sang veineux et sang artériel ont même volume, et supposant implicitement que son volume total est constant. Harvey note aussi avec pertinence les très nombreuses maladies qu'engendrent les troubles de la circulation, son empêchement, son altération ou son excitation, que Lower développera dans son grand traité du cœur de 1669. Cette vue de l'équilibre nécessaire de la circulation du sang pour la santé a pris de plus en plus d'importance, et la mesure du pouls (1707) et celle de la pression artérielle (1889) sont devenues les gestes essentiels de tout examen clinique d'un malade ou d'un accidenté. Les maladies cardio-vasculaires et les accidents de la voie publique constituent, avec le cancer, les trois premières causes de mortalité dans les pays occidentaux. La médecine moderne comprend pour une part essentielle des médicaments en vue d'améliorer la circulation (vasodilatateurs généraux ou coronariens, anticoagulants) et la chirurgie cardio-vasculaire est une spécialité chirurgicale majeure. Le concept de circulation fait percevoir le sang comme un compartiment interne à capacité déterminée, en l'occurrence à peu près quatre litres, et a certainement permis l'émergence des concepts de milieu intérieur et d'homéostasie que développera C. Bernard. Harvey ne se montre pourtant pas défavorable à la saignée. Il félicite même Riolan de la pratiquer dans les maladies pulmonaires les plus dangereuses, contre l'avis même de Galien et de Fernel. Il note que certains contestent la circulation sur le fait que la saignée ne produirait alors plus de révulsion, le sang revenant dans la même partie.

La nouvelle vision mécanique de la circulation et la prise de conscience de la constance du volume du sang ont peut-être amené les premières tentatives de transfusion. Ainsi, l'année même du traité d'Harvey furent réalisés les premiers essais par Colle de Belluno en Italie, puis suivirent les tentatives de Folli, de Lower et, en France, de Denis, vouées à l'échec par méconnaissance des groupes tissulaires, ce qui en interdit longtemps la pratique. Ces premières transfusions à l'homme de sang de mouton, et ensuite de sang humain, illustrent bien les dangers des mécanismes et des réductionnismes intempestifs. Malgré les progrès qu'ils engendrent et la pérennité de leur validité, celle-ci n'est toujours que partielle et restreinte. Cependant, par le développement du machinisme et des transports corrélé à celui des sociétés, et l'extension des guerres, tous deux sources d'hémorragies humaines, la pratique routinière de la transfusion s'est avérée indispensable au XXe s. Peu après la Première Guerre mondiale, en 1921, fut créé à Londres le premier office du don du sang.

Le sang, tissu cellulaire vivant

Avec le XVIIe s. et Galilée, Descartes et Harvey, c'est la conception mécanique du corps humain qui domine. Le corps humain est une machine solide et liquide. Harvey ne pouvait savoir que cœur et sang étaient des tissus constitués de cellules, car ces concepts n'existaient pas. À notre connaissance, Bacon est le premier, dans le *Novum Organum* (1620), à employer le terme *cell* pour désigner une certaine texture des corps, notamment celle des animaux, mais Hooke, dans sa *Micrographia* (1665), utilise le terme plus dans le sens de pores creux alignés comme dans le liège que comme des entités individuelles pouvant être indépendantes. Le terme ne pouvait donc convenir aux premiers globules rouges observés d'abord par Swammerdam en 1658 puis décrits plus précisément en 1674 par Leeuwenhoek. En 1671, Grew et Malpighi émettent pour les plantes les premières idées du vivant comme composition complète de pores ou vésicules (Grew) et de saccules ou utricules (Malpighi). Mais ils n'emploient pas le terme de cellule. Malpighi fait l'observation importante, qui sera reprise par Dutrochet, que les utricules sont séparables les unes des autres par macération. Haller le notera également à propos du tissu cellulaire (conjonctif). Malpighi fait aussi une étude histologique générale de beaucoup d'animaux, observe les capillaires en 1661 et les globules sanguins en 1665. En 1801, Bichat substitue à la notion d'organe de l'anatomie classique celle de tissu dont chaque organe renferme plusieurs variétés, fondant ainsi la physiologie et la médecine sur l'histologie. Il en distingue vingt et une variétés douées d'une force vitale propre. Cependant, le sang ne figure pas dans cette nouvelle analyse anatomique. Le sang n'est en effet pas un tissu ordinaire puisqu'il est fluide et extrêmement mobile, et que son rôle était surtout considéré comme un intermédiaire transportant et distribuant diverses substances vitales. En 1824, Dutrochet (1776-1847) assure que tous les organes des animaux, comme les végétaux, ont une composition cellulaire, et que les fluides, comme les solides, sont organisés et ont la même composition intime faite de corpuscules globuleux, ceux des fluides, tels les globules sanguins, étant simplement des cellules à l'état libre et dissocié. Cependant, il se trompe complètement sur leur origine, puisqu'il les croit apportés tout formés de l'alimentation, telles les molécules organiques de Buffon. L'aspect capital de la théorie cellulaire apparaîtra donc surtout quand on assimilera l'œuf à une cellule (Raspail en 1837 et Schwann en 1839), et quand on reconnaîtra que toute cellule provient d'une cellule antérieure (Virchow en 1858). Virchow reconnaîtra que le globule rouge (mûr) ne contient pas de noyau et, en pathologie du sang, il distinguera en 1845 la leucémie qui colore le sang en blanc (lymphoïde) et, en 1856, expliquera le phénomène des embolies sanguines.

On reconnaîtra progressivement que les phénomènes de l'inflammation et de suppuration sont dus aux globules blancs. En 1824, Dutrochet avait déjà observé la sortie des globules blancs des vaisseaux. Cohnheim étudia en 1863 avec Recklinghausen cette migration des leucocytes auxquels il attribua l'inflammation. Cela aboutira au traité sur l'inflammation de 1892 de Metchnikoff, qui avait décrit la phagocytose (destruction des bactéries ou d'autres corps par certains globules blancs) en 1883, et qui donnera les bases de l'immunité cellulaire.

Mais d'où vient le sang ? Ni du foie comme le croyait Galien, ni du cœur comme le supposait Harvey. En 1868, Bizzozero montrent que les globules rouges et les globules blancs se forment dans la moelle osseuse. Par ailleurs, en 1883, il explique le rôle dans la coagulation des cellules plaquettaires découvertes en 1842 par Donné.

Le sang, milieu intérieur de l'organisme

Très tôt, le sang apparut comme l'humeur ou le fluide véhiculant certains éléments vitaux comme les aliments, ou le pneuma vital dans l'Antiquité. Ce n'est qu'en 1857 que Meyer découvrit que l'air vital, l'oxygène, se fixait sur un constituant du sang, l'hémoglobine. La conception mécanique des XVIIe et XVIIIe s. ne rendait pas le sang plus actif puisqu'on avait découvert qu'il était mû par une pompe musculaire. Le sang apparut longtemps comme un réceptacle de tous les aliments ou substances introduits dans le corps, ou de toutes les humeurs, bonnes ou mauvaises, fabriquées par l'organisme. Tant qu'il ne fut pas considéré comme un tissu propre et que l'on n'eut pas mis en évidence l'activité spécifique de ses différentes cellules, il apparaissait surtout comme un reflet passif de l'état de l'organisme, et la clinique se réduisit longtemps à son examen et à celui des urines. Bordeu (1722-1776) montra que le sang recevait aussi les produits des sécrétions de glandes. Avec l'apparition de l'histologie et de la cytologie, niveau deux de structuration de l'organisme comme l'a si bien décrit F. Jacob, puis de la biochimie, niveau trois de l'analyse du vivant, le sang devint à la fois un tissu actif, outre un réceptacle de toutes les substances chimiques externes ou internes. Par le dosage sanguin du glucose, la découverte de la fonction glycogénique du foie et ses études sur le diabète, C. Bernard confirme concrètement l'intuition des Anciens que le sang reflète bien l'état normal ou pathologique de l'organisme. Il y a un échange permanent entre le milieu extérieur et l'organisme et une régulation interne de l'organisme tels que le milieu intérieur, concept forgé par C. Bernard, doit rester constant. Le principal reflet de cet équilibre du milieu intérieur vers lequel tend spontanément l'organisme est, outre la température du corps, les constantes biologiques. C. Bernard considère même le sang, ou le plasma sanguin, comme le milieu intérieur des éléments organiques parce qu'il joue un rôle essentiellement nutritif et épurateur de tous les tissus. L'organisme assimile les éléments du milieu extérieur ou en module les variations (alimentaires, thermiques, gazeux, etc.) pour tendre vers un équilibre dont témoignent des dosages sanguins normaux. La prise de sang est donc de nos jours aussi banale qu'autrefois mais, de moyen thérapeutique dangereux, elle est devenue un moyen diagnostique fondamental et incontournable pour détecter l'état fonctionnel des différents organes ou glandes et des cancers par le dosage des molécules du plasma ou de celui des globules, mais aussi pour déceler les maladies de ses propres cellules (leucémies, thrombocytémies, certaines maladies de l'hémostase). Ainsi, C. Bernard était à l'origine d'une révolution biologique profonde, et ses études sur les effets des substances toxiques et médicamenteuses n'en amenaient pas moins une révolution pharmacologique et thérapeutique. Il montrait que ce n'est qu'à la condition d'arriver dans le sang que les poisons exercent sur les éléments leurs actions délétères, et les médicaments leur influence salutaire.

Le sang, milieu interne stérile et tissu principal de défense contre les infections

Dans la seconde moitié du XIXe s. une autre révolution se préparait, la révolution pastorienne. Dès le XVIe s. certains admirent que les maladies épidémiques étaient dues à des éléments présents dans le sang, particules capables de se multiplier (*seminaria contagionis* de Fracastor), animalcules ou insectes invisibles (Kircher, Cogrossi, Vallisnieri), provenant du milieu extérieur. Mais l'influence de la médecine hippocratique et galénique fit qu'on rejeta pendant des siècles cette idée, parce qu'on ne voyait pas ces parasites supposés ou parce que leur mise en évidence au microscope ne prouvait pas qu'ils en étaient une cause nécessaire. C'est ainsi que Rayer et Davaine, bien qu'ayant vu la bactéridie du charbon dans le sang dès 1850, ne purent l'établir comme cause de la maladie. Une théorie étiologique devait être déjà là ou naître pour interpréter l'observation. Elle se présenta à Davaine en 1861, non pas celle très élaborée et pertinente de Fracastor, trop ancienne, mais celle des fermentations de Pasteur. Cependant, la théorie de l'origine externe des maladies infectieuses et des épidémies se heurtait à l'idée dominante de leur origine interne. Même C. Bernard rejetait totalement l'idée, dans les années 1850, que le choléra fut dû à un animalcule présent dans le sang. Il est vrai que les vibrions cholériques infestaient essentiellement le tube digestif. En 1865, avec Pasteur et Sainte-Claire-Deville, il en rechercha la cause à l'hôpital Lariboisière dans l'air et par une analyse chimique du sang des cholériques. Toutes les infections n'impliquent pas nécessairement une infection ou une contamination du sang, par exemple le choléra ou la rage, mais le sang joue très souvent un rôle essentiel, à la fois dans la contamination et la contagion, mais aussi dans la défense de l'organisme par l'intermédiaire des leucocytes, de certaines protéines plasmatiques, les immunoglobulines, et du complément. Par ses études sur les fermentations et les putréfactions entre 1860 et 1866, Pasteur avait montré que le sang, liquide organique des plus altérables, ne fermentait ou ne se putréfiait pas sans un contact préalable avec de l'air chargé de germes. Cependant, il constatait que les germes aérobies, comme ceux du charbon, du choléra des poules ou des furoncles, se cultivaient difficilement dans le sang parce que les globules du sang privaient les germes de l'oxygène dont ils avaient besoin. Pasteur ignorait alors le phénomène de phagocytose des germes par les globules blancs du sang que découvrira Metchnikoff à l'Institut Pasteur en 1883. Le paradigme pathogénique de Pasteur, comme il le dit pour la peste en 1879, est de réaliser des cultures pures et successives d'un microbe spécifique dans des milieux inertes, à partir du sang ou d'autres humeurs d'un organisme en train de mourir ou mort récemment, comme il l'a déjà fait pour le choléra des poules. L'épidémie de Sida et de l'hépatite C, contemporaines à la fois des excès de transfusions et de la multiplication de la toxicomanie intraveineuse, à partir des années 1980, montre dramatiquement le rôle exclusif du sang dans la transmission de ces maladies et son rôle dans l'immunité et la défense de l'organisme, puisqu'au syndrome de déficience immunitaire du Sida coïncide la multiplication des infections opportunistes par destruction par le rétrovirus des globules blancs lymphocytaires chargés de cette défense.

Le sang, milieu interne individuel

Plus encore que par sa capacité commune à transporter l'oxygène aux autres tissus grâce à l'hémoglobine dont C. Debru a retracé l'histoire, le sang révèle son importance par ses capacités à protéger l'individu contre les agressions extérieures, contre les micro-organismes et contre les corps étrangers qui, par l'industrie humaine, pénètrent de plus en plus nombreux aujourd'hui dans son milieu interne. Dans les années 1890, Ehrlich invente le terme d'anticorps, qui finira par s'imposer, et sa théorie des chaînes latérales cellulaires, ou récepteurs, pour expliquer la réaction de l'organisme contre des substances étrangères, appelées antigènes. Mais on doutera de leur existence jusqu'en 1930, car ils ne pouvaient être purifiés, et toute substance étrangère n'induisant pas forcément une fabrication d'anticorps. Alors que Metchnikoff (1845-1916) insistait sur le processus de phagocytose dans la défense de l'organisme, attribuant l'immunité à certains types de cellules, les macrophages (monocytes), phagocytant les corps étrangers, d'autres niaient cette théorie cellulaire de l'immunité en invoquant l'action d'anticorps du seul plasma capables de neutraliser chimiquement les antigènes. Pour Metchnikoff, il y avait des phagocytes spécifiques de chaque organe et des phagocytes communs à l'organisme entier, plus spécifiquement sanguins, les globules blancs, l'immunité ne représentant qu'un cas particulier de phagocytose s'amplifiant au fil du temps. Les partisans des deux camps s'affrontèrent pendant trente ans, alors que les deux mécanismes étaient compatibles et complémentaires, même dans la théorie des récepteurs d'Ehrlich. La théorie cellulaire de Metchnikoff était trop peu spécifique, et l'efficacité contre la diphtérie du sérum comprenant des antitoxines diphtériques, démontrée par Behring en 1893, parlait en faveur de la théorie humorale. Cependant, la sérothérapie passive subissait des échecs du fait des protéines étrangères animales qu'elle introduisait simultanément avec les anticorps spécifiques. Car l'introduction de corps étrangers n'induit pas toujours un phénomène de tolérance et d'immunité. Au contraire, Richet révèle en 1902 le phénomène d'anaphylaxie qui semble inverse. L'individu est sensibilisé, au lieu d'être protégé, par un premier contact avec un antigène. La multiplication aujourd'hui des allergies et des cas d'asthme montre le danger que représente un développement anarchique de l'environnement.

Jusqu'au XXe s. le symbole de la filiation intime familiale figurait dans le sang. On entend encore dire dans le langage populaire qu'un enfant a hérité du sang d'un parent ou que deux frères possèdent le même sang. Une confirmation d'une distinction des sangs se produisit en 1901, quand Landsteiner (1868-1943), par la mise en présence des sérums et des globules de quelques dizaines d'individus, put répartir ceux-ci, indépendamment de leur état de santé, en trois groupes selon l'état d'agglutination des globules rouges. En 1902, la découverte d'un quatrième groupe AB complétait ce système ABO. En 1914, l'utilisation du citrate de sodium comme anticoagulant allait considérablement améliorer les techniques de transfusion. Bientôt, le mythe d'un sang ethnique ou familial unique s'effondrait, même si les groupes sanguins apparurent déterminés génétiquement. Le sang des individus d'une seule famille pouvait appartenir à tous les groupes. En 1928 et 1940, Landsteiner et ses collaborateurs découvrirent les systèmes MNP et Rhésus, ce dernier permettant à Lévine d'expliquer l'incompatibilité fœto-maternelle. A.-M. Moulin souligne cependant, à la manière bachelardienne, la nature de connaissance approchée et non substantielle de ces classifications. Les groupes sanguins érythrocytaires ne permettent pas de cerner la notion anthropologique de race, car on compte au moins une quinzaine de ces systèmes sanguins indépendants, et davantage encore pour les autres cellules sanguines. On relia rapidement la différence entre groupes à la théorie des récepteurs d'Ehrlich, les globules de certains groupes étant porteurs d'antigènes spécifiques. Certains, comme ceux du système ABO, furent dits naturels parce qu'ils ne dépendent pas de l'histoire immunitaire de l'individu et sont acquis dès les premiers jours de la vie fœtale, contrairement aux anticorps anti-Rh qui sont toujours immuns. Cependant, on a découvert que même dans le système ABO une allo-immunisation est possible, par exemple la fabrication d'anticorps anti-A chez le sujet O par stimulation par un antigène A contenu dans l'environnement comme certains extraits d'organes animaux, rendant caduque la notion de donneur universel. Les antigènes A et B ne sont en effet pas portés uniquement par les érythrocytes humains, mais par beaucoup d'autres cellules humaines de tout tissu, dont les leucocytes et les plaquettes, et même par certains tissus animaux ou des bactéries, qui peuvent être source d'immunisation. Il existe des groupes communs à toutes les cellules sanguines, mais aussi des antigènes et des groupes spécifiquement plaquettaires, ou lymphocytaires, ou granulocytaires, ce qui pose des problèmes de compatibilité similaires lors des transfusions ou des grossesses, bien que moins immédiatement critiques. Les groupes sanguins ne représentent qu'une partie de la variation génétique du globule rouge, qui s'exprime aussi à travers le polymorphisme biochimique de certains de ses enzymes. Les antigènes déterminant certains groupes peuvent se situer dans le plasma et non sur les globules rouges. Ainsi, sont définis des groupes sériques par exemple d'immunoglobulines, d'haptoglobine ou de transferrine. La découverte progressive de tous ces groupes sanguins a été mise à profit par l'anthropologie et la génétique des populations puisqu'ils ont un déterminisme génétique.

Le sang étant assimilable à un tissu, les accidents transfusionnels peuvent apparaître comme le premier exemple de rejet de greffe d'un tissu étranger. La greffe d'organe reposant sur un découpage anatomique encore plus archaïque, précédant l'ère histologique, il n'est pas surprenant que les tentatives de greffes d'organes se soient d'abord soldées par des échecs complets et que la compatibilité des greffes d'organes soit plus complexe que celle des transfusions. Pour qu'une greffe d'organes prenne il fallut donc trouver un système d'antigènes qui se trouvent sur un maximum de tissus. Ce système d'antigènes pluritissulaires d'histocompatibilité, répartis en concentration variable dans tous les tissus, n'est pas celui trop restreint du système ABO mais celui du système HLA *(human leucocyte antigens)* découvert par J. Dausset en 1967. Le sang y joue un rôle à nouveau remarquable puisque, si ces antigènes ne sont pas portés par les globules rouges, ils le sont par les leucocytes et les plaquettes dont l'étude suffit à accorder donneur et receveur. Comme les autres ensembles d'antigènes, ils sont contrôlés génétiquement et sont utilisés par les anthropologues, les évolutionnistes et les généticiens. Quelques gouttes de sang suffisent à caractériser biologiquement un individu de façon quasiment unique, et à cerner ainsi une partie de son individualité déterminée aussi par son histoire et son psychisme.

▶ BERNARD C., *Leçons sur les effets des substances toxiques et médicamenteuses*, Paris, Baillière, 1857 ; *De la physiologie générale*, Paris, Hachette, 1872. – BINET J.-C., *Le Sang et les Hommes*, Paris, Gallimard « Découvertes », 2ᵉ éd., 2001. – BORDEU T., *Œuvres complètes*, 2 t., Paris, 1818. – DEBRU C., *L'Esprit des protéines*, Paris, Hermann, 1983. – DUTROCHET H., *Recherches anatomiques et physiologiques sur la structure intime des animaux et des végétaux et sur leur motilité*, Paris, Baillière, 1824. – GALIEN, *Œuvres médicales choisies*, 2 t., Paris, Gallimard « Tel », 1994. – HARVEY W., *De motu cordis (De la circulation du sang)*, Ch. Bourgois « Epistémè Classiques », 1990. – JACOB F., *La Logique du vivant*, Paris, Gallimard « Tel », 1970. – MOULIN A.-M., *Le Dernier Langage de la médecine ; histoire de l'immunologie de Pasteur au Sida*, Paris, PUF « Pratiques théoriques », 1991. – PIQUEMAL J., *Essais et leçons d'histoire de la médecine et de la biologie*, Paris, PUF « Pratiques théoriques », 1993. – SHRYOCK R. H., *Histoire de la médecine moderne*, trad. de l'anglais R. Tarr, Paris, Colin, 1956. – VIRCHOW R., *La Pathologie tissulaire*, Paris, Baillière, 3ᵉ éd., 1868.

Patrice PINET

→ Appareil médical ; Biochimie ; Cardiologie ; Expérimentation animale ; Fibres (Théorie des) ; Hématologie ; Humeurs ; Leucémies ; Sang et pensée grecque ; Transfusion.

SANG CONTAMINÉ

Gestion d'une crise médicale

Le sang n'est pas une matière neutre. Dans chaque société, le liquide vital est chargé de valeurs symboliques et culturelles fortes touchant à l'identité personnelle et collective. La symbolique attachée au sang est profondément ambivalente, porteuse de valeurs positives et négatives. Le sang est synonyme de vie, de force, de santé, de noblesse, de descendance. Le lien du sang exprime la solidarité familiale, ethnique et nationale. Simultanément, le sang représente la maladie, la mort et la guerre, les maladies héréditaires, l'étranger et la haine raciste. Les significations négatives du sang renvoient à tout ce qui porte atteinte à la vie ou divise l'humanité. Son ambivalence symbolique explique pourquoi un risque touchant au domaine du sang fait immédiatement appel au registre du « mauvais » sang, activant ainsi des peurs inconscientes et provoquant des réactions affectives difficiles à contrôler. L'usage thérapeutique du sang peut neutraliser ou, au contraire, exalter la charge émotionnelle du fluide vivant, selon l'investissement idéologique dont il est dépositaire. Le titre de l'ouvrage classique de Titmuss, *The gift relationship*, incorpore cette ambivalence fondamentale : le terme anglais *« gift »* trouve sa racine étymologique dans le mot germanique identique *« Gift »*. Le sens anglais est positif, désignant un cadeau, don ou talent, tandis que le sens originel est négatif et désigne le poison. L'association cadeau-poison fait partie du registre symbolique de l'humanité tout entière. Elle fait partie des concepts clés de l'ethnologie et de la sociologie, élaborés par les pères fondateurs des disciplines. Dans le domaine de la transfusion sanguine et des médicaments dérivés du sang humain, elle signifie que le sang peut donner la vie ou la mort. L'ambivalence symbolique explique pourquoi un accident survenant dans le système transfusionnel est spontanément vécu comme une trahison par ceux qui avaient fait confiance à la médecine. Une décision politique critiquable ou une erreur de management risquent d'être perçues comme affaire de corruption, les informations non publiées interprétées comme preuve d'une conspiration, et les considérations coût/efficacité rejetées comme moralement inacceptables. Cet article retrace la diffusion d'un virus mortel à travers la chaîne transfusionnelle : la contamination des hémophiles et patients transfusés par le virus de l'immunodéficience humaine (VIH), l'agent responsable de la maladie du Sida. Le cas, qui s'est produit au début des années 1980, est exemplaire. Au-delà du Sida et de la transfusion sanguine, il illustre les problèmes délicats liés à l'usage thérapeutique des éléments du corps humain et, plus généralement, des matériaux biologiques et des technologies biomédicales.

Victimes reconnues, victimes inconnues

Le nombre total des victimes du sang contaminé par le VIH restera inconnu. En additionnant l'ensemble des hémophiles et des transfusés atteints dans les pays développés où ils sont répertoriés avec précision et les victimes uniquement hémophiles dans les pays émergents ou en voie de développement dont le nombre peut être estimé avec une marge raisonnable, le chiffre s'élève à près de 30 000 personnes. En revanche, il n'existe aucune indication fiable sur la grande majorité des victimes, les patients contaminés lors d'une transfusion sanguine dans les pays ne disposant pas d'un système de santé aux normes occidentales. Le test de dépistage lors d'un don de sang est théoriquement obligatoire dans tous les pays depuis l'arrivée sur le marché des tests biologiques en 1985. La règle n'est cependant pas toujours appliquée dans les pays pauvres, faute de moyens financiers et en raison d'autres urgences vitales. Devant une hémorragie immédiatement fatale, les transfusions sont pratiquées, le risque infectieux passant alors au second plan. Plus graves, les informations longtemps secrètes mais sortant depuis 2000 de la Chine décrivent une insécurité transfusionnelle d'une ampleur insoupçonnée. Les experts internationaux et chinois estiment à plusieurs dizaines de milliers, voire de 600 000 à un million, le nombre de personnes infectées par le VIH lors des collectes de sang et de plasma par des méthodes particulières (Le Monde, UNAIDS). Le désastre médical est concentré dans la province du Henan, au centre de la Chine, où jusqu'à 65 % des adultes de certains villages sont atteints, après avoir été attirés par la rémunération offerte pour le prélèvement de leur plasma. Les méthodes massives et dangereuses de collecte, efficaces en termes de rendement, visaient à rattraper le retard du pays dans le fractionnement du plasma, une branche de l'industrie pharmaceutique nationale. La situation chinoise comporte deux particularités inconnues ailleurs : d'une part, la contamination massive des donneurs de sang, alors qu'ailleurs seuls les patients receveurs sont exposés au risque ; d'autre part, la persistance et la dimension gigantesque d'un risque éliminé depuis près de vingt ans dans l'industrie pharmaceutique privée internationale. Depuis 1998, les autorités chinoises exigent le don gratuit et volontaire, mais, selon des enquêtes sur place, le commerce des prélèvements continue devant l'ampleur des besoins.

Le regard porté hors des frontières met en relief l'immense écart entre les pays riches et pauvres, avec une configuration propre du problème dans chacun des deux mondes. La contamination des hémophiles, véhiculée par l'accès généralisé à des médicaments d'avant-garde, se limite aux pays riches dotés d'un système de santé performant et d'un régime d'assurance maladie couvrant le coût des traitements. Dans les pays pauvres, seule une élite peu nombreuse d'hémophiles en contact avec les réseaux internationaux est concernée par la contamination due à ces médicaments, hors de portée pour la majorité des patients restant sans soin. En revanche, les victimes transfusées sont nombreuses dans les pays pauvres, mais ils ne sont pas comptabilisés, à défaut de suivi médical et de statistiques sanitaires. L'exemple de la Chine permet de tirer un enseignement : un service public et une industrie pharmaceutique publique, protégés par la frontière nationale, ne sont pas à l'abri du mercantilisme et peuvent négliger la sécurité des patients et citoyens à un degré difficile à concevoir dans l'industrie privée, soumise à la concurrence et à la responsabilité juridique pour les effets secondaires de ses produits. Le sang contaminé affecte à l'époque les hémophiles dans tous les pays développés. La France se singularise dans la comparaison internationale (E. Feldman & R. Bayer) par le grand nombre de patients transfusés contaminés, non hémophiles. Ainsi, le cas français est-il l'unique exemple où plusieurs responsables nationaux du secteur ont été condamnés à des peines de prison. C'est aussi en France que les réformes les plus radicales ont été adoptées et où l'indemnisation des victimes a été la plus élevée. Le dispositif servira de modèle aux associations des victimes à travers le monde (M. Steffen, 1999).

Dimensions communes d'une crise médicale

Le cas du sang contaminé par le VIH présente d'importantes différences nationales quant à l'organisation du système transfusionnel, propre à chaque pays, et à l'approvisionnement des médicaments anti-hémophiliques. L'indemnisation des victimes et l'attribution des responsabilités varient selon le système juridique national et la conjoncture politique au moment des négociations entre les victimes et les responsables (Steffen, 2001). Les dimensions communes revêtent quatre aspects. En premier lieu, le risque fait partie d'au moins deux autres problèmes, celui de l'épidémie du Sida et celui des droits des patients. Il en résulte de nombreuses interférences. Lorsque le soupçon apparaît concernant la transmission de la nouvelle maladie à travers la transfusion sanguine, le souci majeur des responsables de la santé publique est d'abord sa diffusion, plus massive, à travers les rapports sexuels et la toxicomanie. Parallèlement, lors des controverses autour de la sélection des donneurs de sang, puis de l'indemnisation des victimes, la symbolique du bon et du mauvais sang ressort avec vigueur. L'image oppose les « victimes innocentes du Sida » (celles du sang contaminé) parmi lesquelles de nombreux enfants, aux victimes qui contractent le virus par leur comportement et sèment ainsi la mort en donnant leur sang infecté. Les députés britanniques s'appuient sur l'aspect moral pour soutenir les hémophiles dans leur demande d'indemnité face à un gouvernement libéral longtemps hésitant. En revanche, en France toute « distinction morale » est rejetée comme politiquement incorrecte, dénoncée dans l'avis du Conseil national du Sida du 3 décembre 1991 qui exprime des réserves sur le projet de loi visant l'indemnisation des hémophiles et transfusés. À l'époque, homosexuels, intellectuels, leaders médicaux et gouvernement se rejoignent dans ce refus, au nom de la solidarité avec « toutes les victimes du Sida ». Les arguments nobles, moralisant dans un sens ou un autre, cachent l'enjeu fondamental : la question d'une indemnisation générale des accidents médicaux et affections iatrogènes ou nosocomiales. La loi française du 4 mars 2002 relative aux droits des patients légalise cette indemnisation générale, douze ans après la création du Fond d'indemnisation spécifique des hémophiles et transfusés infectés par le VIH.

En deuxième lieu, les décideurs sont confrontés à une situation d'incertitude. Lorsque les premières informations sur un lien entre le système transfusionnel et le Sida leur parviennent au début de l'année 1982, quelques mois seulement après la découverte des premiers cas, les responsables professionnels, administratifs et politiques doivent agir vite pour prévenir le risque, mais à partir d'informations confuses et parfois contradictoires. L'incertitude règne sur la nature du risque, sa gravité et les stratégies à mettre en œuvre pour l'enrayer. Faut-il ou non exclure du don du sang les personnes appartenant aux groupes touchés par la nouvelle maladie : homosexuels, toxicomanes et ressortissants de certains pays ? Comment identifier les personnes à risque ? Qui doit prendre ces décisions ? Combien coûtent les mesures à prendre pour atteindre quel degré de sécurité ? Faut-il arrêter l'importation du plasma en provenance des pays particulièrement touchés par le Sida, notamment des États-Unis où sont concentrés les grands producteurs mondiaux, au risque de perturber le marché et de manquer de médicaments de coagulation ? La gratuité du don du sang et le protectionnisme national constituent-ils une voie réaliste et un rempart efficace contre le risque, selon l'hypothèse défendue en France où, à l'époque, l'incidence du Sida était la plus élevée d'Europe ? Suivant un consensus rarement remis en question en Europe, les sources de prélèvement des grandes compagnies multinationales sont à haut risque, celles-ci achetant sang et plasma auprès de donneurs nécessiteux, souvent des plus marginalisés (D. Starr). La France recourt aux collectes de sang dans les prisons, au début des années 1980. Le moment coïncide avec la montée encore silencieuse du Sida et avec l'arrivée massive des toxicomanes dans les prisons, suite à une politique plus répressive à leur égard. Les choix mettent en cause de puissants intérêts économiques ainsi que la responsabilité des médecins et des autorités publiques, d'où la complexité des enjeux autour du sang contaminé.

En troisième lieu, le risque est rapidement éliminé malgré les incertitudes. Avec les premiers tests fabriqués en quantités encore limitées à partir de l'automne 1984, l'incertitude fait place à un savoir définitif et opérationnel. Les tests confirment l'atteinte chez les hémophiles et permettent de contrôler les dons de sang pour écarter les lots infectés. Le problème se normalise. À l'automne 1985, moins de quatre ans après la découverte du premier cas de la nouvelle maladie chez un hémophile et un transfusé, toutes les mesures permettant d'éliminer le risque du Sida dans les systèmes transfusionnels sont appliquées partout en Europe occidentale et dans les pays développés. La victoire médicale exceptionnelle débouche néanmoins sur des interrogations critiques (M. Boven *et al.*), qui se cristallisent en crise médico-politique dans certains pays (France, Japon, Canada).

En quatrième lieu, le hiatus entre l'efficacité des mesures prises et la contestation, voire la crise, s'explique partout par les mêmes raisons : la dissonance cognitive. Le nouveau risque du Sida, peu élucidé au début, est configuré en fonction des risques antérieurs bien connus, notamment celui de l'hépatite B. Celle-ci constitue une pathologie post-transfusionnelle fréquente, passant par les mêmes voies de transmission que le VIH. La plupart des hémophiles en sont déjà atteints au début des années 1980. Environ 10 % des cas s'avèrent fatals, après une latence ou chronicité assez longue, d'où l'hypothèse largement partagée en 1985 selon laquelle 10 % seulement des patients séropositifs au VIH développeraient un jour un Sida. Le risque de l'hépatite est accepté par les experts, les médecins et les patients. Selon ce modèle, certains experts pensent même que la présence d'anticorps dirigés contre le VIH chez les hémophiles expliquerait leur immunisation. Dans le monde transfusionnel, le risque du Sida est donc initialement classé parmi les « risques acceptables ». La dissonance cognitive bute sur le principe de la réalité lorsque le Sida et la mort se répandent parmi les hémophiles, un groupe structuré et très organisé qui entre dans un deuil collectif. Les effets cumulés de la dissonance cognitive et de la symbolique ambivalente du sang soudent les victimes dans un sentiment aigu de trahison, leur vie s'étant améliorée au prix d'une nouvelle maladie, mortelle et transmise par le traitement. Le choc et la colère sont nourris par les médias qui trouvent dans le scandale du sang contaminé l'occasion de faire avancer leurs propres intérêts professionnels (A.-M. Casteret, P. Champagne & D. Marchetti). En France, la crise est attisée par le contexte politique de la cohabitation, la droite et la gauche l'utilisant dans la compétition électorale.

Le risque transfusionnel : deux dimensions distinctes

Une coïncidence historique fait que le VIH arrive au moment où un nouveau traitement de l'hémophilie se généralise. Les médicaments d'avant-garde sont dérivés du sang humain comme les précédents, mais à la différence de ces derniers, et du fait de leur procédé de production, ils démultiplient grandement la transmission virale. L'hémophilie est une maladie héréditaire caractérisée par des troubles de la coagulation du sang. Transmise par les femmes, elle se déclare presque exclusivement chez les enfants de sexe masculin. La forme la plus courante est l'hémophilie de type A causée par l'insuffisance du facteur VIII qui concerne 85 % des hémophiles. Les autres souffrent d'une insuffisance du facteur IX qui caractérise l'hémophilie de type B. Dans son évolution naturelle, la maladie est sévèrement handicapante. Les saignements internes détruisent les articulations et atrophient les muscles. Dans les années 1950, l'espérance moyenne de vie d'un hémophile n'excède guère les onze à quinze ans en Europe occidentale. Au cours des années 1960, il devient possible de fractionner le sang et d'utiliser ses éléments séparément, d'où la possibilité d'isoler les facteurs de coagulation manquant aux hémophiles et d'en administrer des doses plus élevées que ne le permettent les transfusions classiques, pratiquées avec du sang complet. Les pronostics s'améliorent considérablement au fur et à mesure que l'on parvient à concentrer les facteurs VIII et IX dans un état de plus en plus pur. La première génération de ces produits se fabrique à partir du sang d'une vingtaine de donneurs. Les produits se conservent par congélation, d'où leur appellation « cryoprécipités », dont l'administration par perfusion nécessite plusieurs jours d'hospitalisation. Le véritable seuil qualitatif est franchi à la fin des années 1970, avec les facteurs de coagulation de la deuxième génération, hautement concentrés et faciles d'emploi. Ils se conservent au réfrigérateur à domicile ou dans une poche isotherme pendant les déplacements. Les hémophiles se les injectent eux-mêmes, à la demande en cas d'accident ou de façon régulière dans un but préventif. Le traitement « prophylactique » annule les effets de l'hémophilie. Pour la première fois dans l'histoire, les hémophiles jouissent d'une réelle autonomie et d'une vie presque normale. Pour les enfants grandissant avec la prophylaxie, les activités sportives à haut risque de chutes, comme le ski, sont désormais possibles. On comprend l'enthousiasme chez les patients, les parents et les médecins et la confiance en l'avenir et la médecine qu'inspirent les nouveaux produits.

Le progrès thérapeutique augmente considérablement les besoins de plasma et conduit à intensifier les collectes et à les étendre à des populations présentant des risques sanitaires aggravés. La fabrication industrielle des produits hautement concentrés se fait à partir de grandes unités de fractionnement du plasma, des *« pools »* constitués avec des lots provenant de 6 à 7 000, voire jusqu'à 25 000 donneurs de sang. Il suffit d'un donneur séropositif au VIH pour contaminer, avec une probabilité assez forte, tous les médicaments issus du *pool*. Le procédé technique démultiplie ainsi la propagation du risque en même temps qu'augmente la prescription des traitements prophylactiques. Les hémophiles sévères sont ainsi en contact avec le sang de dizaines de milliers de donneurs. Pour fabriquer un lot de facteurs « concentrés », il faut un minimum de 2 000 dons de sang. Un hémophile sévère utilise une injection tous les deux ou trois jours. Sa chance d'échapper au VIH est faible. La capacité de fractionner le sang scinde les activités transfusionnelles en deux branches distinctes : la filière des produits dits « stables » parce qu'ils se conservent sans s'altérer, tels le plasma et ses dérivés dont les médicaments anti-hémophiliques, et la filière traditionnelle des produits dits « labiles » dont la durée de vie est limitée, tels le sang complet et les éléments utilisés dans les hôpitaux lors des soins post-traumatiques, accouchements ou interventions chirurgicales. Les réseaux de prélèvement et de distribution des produits labiles restent donc locaux. En revanche, ceux des produits stables s'étendent géographiquement, pour devenir nationaux ou mondialisés, selon que les pays pratiquent ou non une politique d'autosuffisance. L'exposition aux risques infectieux augmente naturellement avec la circulation des produits issus du sang. La sécurité transfusionnelle, au sens traditionnel et restreint du terme, dépend des risques épidémiologiques locaux et du bon choix des donneurs. Il est rare qu'un patient transfusé non hémophile reçoive du sang provenant de plus de trois ou quatre donneurs. En revanche, la production et la commercialisation des produits stables constituent une branche, publique ou privée, de l'industrie pharmaceutique. La sécurité de ce secteur dépend des réglementations nationales et internationales en matière de surveillance des médicaments. Pour la branche traditionnelle, la gestion de la sécurité réside donc au niveau local, elle est aux mains des professionnels. Pour la branche pharmaceutique en revanche, la sécurité dépend des choix technologiques, des décisions politiques et des organes de contrôle nationaux et internationaux.

Les mesures de prévention

Les mesures à prendre pour éliminer le risque du Sida transfusionnel se déroulent en quatre étapes. La première mesure consiste à sélectionner les donneurs de sang à l'entrée de la chaîne transfusionnelle. C'est l'unique mesure préventive tant qu'un test fiable de dépistage biologique n'est pas disponible. La méthode repose sur un entretien personnel avec chaque donneur, avec ou sans questionnaire, visant à identifier les personnes à risque et à les écarter. La sélection par entretien suppose de faire confiance au donneur individuel, qu'il livre la vérité sur son comportement (homo)sexuel ou de toxicomane. Dans les pays où la discrétion sur la vie personnelle est systématiquement privilégiée et où les questions sur la vie privée sont mal acceptées, la sélection des donneurs relève d'un défi difficile. Lorsque le ministère de la Santé recommande cette mesure en France, les associations de donneurs de sang, les médias, les professionnels des centres de transfusion sanguine, les homosexuels et les intellectuels la contestent vivement. Son application s'avère tardive et incomplète. La situation française contraste ainsi fortement avec celle d'autres pays européens, par exemple le Danemark où les associations d'homosexuels prennent l'initiative, avant les pouvoirs publics, d'appeler l'ensemble des homosexuels et autres personnes à risque de s'abstenir du don du sang et d'organes. Lorsque le test de dépistage est appliqué, la sélection préalable des donneurs reste indispensable afin de déceler les personnes récemment infectées et ne présentant pas encore d'anticorps.

La deuxième étape est le dépistage systématique du sang collecté pour éliminer les lots contaminés provenant de donneurs séropositifs qui n'ont pas été écartés lors de l'étape de sélection. Le dépistage systématique débute aux États-Unis et dans la plupart des pays européens en avril 1985, avec des tests généralement importés. La France produit son propre test, avec trois mois de retard dans la mise en œuvre du dépistage systématique, du fait de la centralisation des dispositifs de décision et de financement qui vise à favoriser l'intérêt industriel national. Le dépistage dans les centres de collecte du sang et du plasma exige en outre une mesure d'accompagnement. Il s'avère indispensable d'ouvrir simultanément des lieux de dépistage gratuit et anonyme en dehors des centres de transfusion sanguine, pour ne pas attirer vers le don du sang les personnes ayant pris un risque et désireux de connaître leur statut sérologique. Cette mesure de précaution, prise généralement à temps dans les pays développés, est retardée en France de près d'une année, pour des raisons budgétaires.

La troisième étape vise à éliminer le virus par une technique d'inactivation appliquée aux produits dérivés du sang, dont les facteurs anti-hémophiliques VIII et IX. Un procédé de « chauffage », par chaleur sèche ou humide, existait déjà avant le Sida pour éliminer les hépatites. Cependant, à l'époque, ces produits chauffés sont peu prescrits aux hémophiles. Ces produits sont chers et une partie des experts doute de leur efficacité. Les incertitudes techniques sont définitivement levées au cours de l'année 1984, les techniques de chauffage sont améliorées et de nouvelles méthodes d'inactivation, par lavage chimique et filtrage, adoptées à partir de 1986. Les grandes firmes internationales opérant sur le marché des États-Unis déposent dès février 1984 une demande d'autorisation pour le procédé initial de chauffage, dont le *Center for Disease Control* annonce l'efficacité contre le VIH en octobre. Dès lors, les responsables français sont placés devant la question de l'importation. Parmi les pays européens, seules l'Allemagne et la France disposent d'une grande capacité de production pour les facteurs VIII et IX. Le dispositif allemand est privé et habitué à l'exportation et l'importation, tandis que le dispositif français est public et orienté vers l'autosuffisance nationale. Les responsables français écartent l'importation, même transitoire, afin de protéger la nouvelle industrie biomédicale nationale. Le retard qui en découle, près d'une année, dans l'accès à des médicaments sans risque pour les hémophiles, motive les peines de prisons prononcées à l'encontre de quatre responsables nationaux du secteur, lors du grand procès du sang contaminé en 1991 et 1992 (L. Greilsamer).

La quatrième étape dans l'élimination du risque consiste à rappeler les produits non chauffés encore en circulation, en stock dans les centres de traitements et les hôpitaux ainsi qu'au domicile des patients. Comme cette mesure comporte d'importantes conséquences financières, les autorités sanitaires ne l'imposent pas. La *Food and Drug Administration* américaine, qui sert de référence internationale, ne demande leur retrait du marché qu'en 1989. En revanche, dans les pays où elles doivent craindre la responsabilité juridique (Grande-Bretagne, Allemagne, Italie), les firmes privées retirent leurs produits non chauffés du marché dès 1985, sans y être contraintes par les autorités publiques. D'autres voies existent pour réduire le risque, mais ne sont pas retenues à l'époque, ou alors exceptionnellement, telle l'utilisation d'un test de l'hépatite B comme indicateur indirect du VIH, méthode au coût jugé excessif pour une spécificité insuffisante. Des voix minoritaires demandent de réduire la taille des *pools* et de revenir aux médicaments cryoprécipités antérieurs, au moins temporairement. Sauf dans les pays où le traitement prophylactique n'était pas encore généralisé (Finlande, Belgique), la perspective est rejetée comme un retour « à l'âge de la pierre de l'hémophilie » par l'ensemble des protagonistes : les hémophiles, leurs médecins, les décideurs politiques et les industriels.

Tableau 1. — *Cas de Sida transfusionnels déclarés, cumulés au 30 septembre 1998*

Victimes	*France*	*Italie*	*Allemagne*	*Royaume-Uni*	*OMS-Région « Europe »*
Hémophiles	582	332	542	640	3 507
Transfusés	1 799	392	277	140	4 531 dont 953 enfants en Roumanie
Taux pour 100 000 habitants	*3,17*	*0,66*	*0,33*	*0,24*	
Total	2 381	724	819	780	8 038 dont 6 754 dans l'UE

Source : *Surveillance du VIH/SIDA in Europe*, n° 61, 1999/1 ; *Notiziario de l'Istituto Superiore di Sanità*, vol. 13, n° 4, Rome.

Comme la contamination massive des hémophiles est un phénomène propre aux pays riches, l'Union européenne concentre 85 % des cas de toute la « Région Europe » de l'Organisation mondiale de la santé (OMS). Les taux de contamination des hémophiles sont proches dans les pays disposant d'un système de santé performant : 40 à 50 % chez les hémophiles sous traitement régulier en Europe occidentale, 60 % aux États-Unis. Le niveau de contamination des autres patients transfusés reflète l'état de santé des donneurs de sang et le degré d'efficacité de leur sélection. Il dépend aussi du recours plus ou moins fréquent aux transfusions. Le triste record français a une double explication : le refus, puis le retard et l'insuffisance dans la sélection des donneurs de sang (M. Setbon) et la surconsommation de transfusions sanguines dans les hôpitaux, pratique partagée uniquement avec la pédiatrie roumaine. Les transfusés français et les enfants roumains représentent ensemble 60 % de tous les cas de Sida post-transfusionnel de la vaste « Région Europe » de l'OMS qui inclut l'Ex-Union soviétique (tableau 1).

Le tableau 2 montre les progrès effectués dans la sélection des donneurs de sang. Les résultats tendent à converger dans l'Union européenne. En 1991, huit ans après l'introduction de la sélection des donneurs, l'incidence en France est encore neuf fois supérieure à celle du Royaume-Uni. Le taux excessif traduit la faiblesse de la santé publique en France (A. Morelle). Le Portugal et l'Espagne accusent un retard au sein de l'Union européenne. Dans les deux pays, la lutte contre le Sida débute tardivement et la toxicomanie intraveineuse n'est pas encore sous contrôle. Les taux les plus critiques caractérisent les pays ex-soviétiques. Leurs chiffres indiquent une épidémie de Sida hors contrôle, la faiblesse des moyens affectés à la prévention et l'échec de leurs politiques économiques et sociales. Une population extrêmement fragilisée est attirée vers le don du sang, pour un repas ou une maigre compensation. La prévalence du VIH dans le don du sang met ainsi au jour les problèmes de santé publique au sens le plus traditionnel du terme, tandis que la prévalence du VIH chez les hémophiles préfigure les risques sanitaires nouveaux résultant des procédés industriels et de la mondialisation du marché des matériaux biologiques.

Tableau 2. — *Dons de sang VIH-séropositifs par 100 000 habitants*

	France	*Italie*	*Allemagne*	*Royaume-Uni*
1991	7,9	6,0	2,3	0,9
1998	1,7	1,9	0,8	0,8

Source : Centre européen pour la surveillance épidémiologique du Sida, Paris.

Pour comparaison : les prévalences les plus élevées dans la « Région Europe » de l'OMS (1998) sont : Ukraine : 69,8 ; Azerbaïdjan : 40,3 ; Portugal (1997) : 30,0 ; Géorgie : 16,7 ; Roumanie : 7,4 ; Espagne : 7,2.

Responsabilité médicale et politique

La crise du sang contaminé débouche sur une clarification juridique. À l'époque, le régime des responsabilités dans le domaine du sang, et plus généralement celui de la santé publique, n'est pas ou insuffisamment élucidé. Deux cas distincts se présentent. D'un côté, la majorité des pays importent des produits sanguins stables, certains les exportent aussi, comme les États-Unis, l'Allemagne et l'Autriche. Les produits dérivés du sang sont alors assimilés à des « médicaments », circulant comme biens économiques sur un marché et relevant juridiquement de la responsabilité des producteurs. Ces derniers sont tenus pour responsables de la qualité et de l'innocuité des produits. De l'autre côté, de rares pays, dont la France constitue l'exemple principal, maintiennent une politique stricte d'autosuffisance, non seulement pour les produits labiles mais également pour les produits stables, sans distinction entre les deux catégories. Les médicaments anti-hémophiliques, privés d'un statut clairement défini, restent ainsi intellectuellement assimilés au don du sang et aux éléments du corps humain, et sont exclus du commerce. Cette perception va de pair avec une forte valorisation du don du sang et avec un paradigme opposant le sang donné sur le sol national, considéré comme pur et sans risque, et le sang « commercial », de source étrangère et à risque. La particularité du cas français est le poids politique, inconnu ailleurs, des associations de donneurs de sang, gardienne d'un héritage historique issu de la Résistance et d'une idéologie de service public, d'indépendance nationale et de progrès grâce au don et à la solidarité (M.-A. Hermitte). La transfusion sanguine française s'engage ainsi dans l'ère industrielle du fractionnement du plasma sans aucune réforme institutionnelle, d'où l'absence de contrôle extérieur sur le secteur et le refus de sélectionner les donneurs du sang. Le dogme fondateur prime sur la sécurité des patients receveurs. Le « scandale du sang contaminé » éclate, certes, à la faveur d'une conjoncture politique, mais il puise ses racines dans la confusion entre la responsabilité médicale s'appliquant aux médecins et définie par le régime de la responsabilité des « moyens », et la responsabilité du producteur s'appliquant à la qualité du produit et définie par le régime de la responsabilité des « résultats ». L'important travail juridique accompli lors des procès du sang contaminé et à travers les arrêtés du Conseil d'État confirme la responsabilité des producteurs : les centres de transfusion sanguine et les unités de fractionnement du plasma. Les hôpitaux effectuant les transfusions et les médecins prescrivant les médicaments dérivés du sang doivent pouvoir compter sur la sécurité des produits. La politisation de l'affaire du sang contaminé conduit en France à l'inculpation pénale de trois ministres, dont le chef du gouvernement, mais la justice écarte finalement la responsabilité des personnalités politiques dans un dossier essentiellement technique. En revanche, elle renforce la responsabilité de l'État pour la santé publique en général, en affirmant le « principe de précaution », qui permet désormais de rendre les décideurs publics pénalement responsables face aux risques.

Les systèmes juridiques sont mal armés pour traiter la question du Sida transfusionnel, tant pour établir les responsabilités que pour indemniser les victimes. Le droit privé permet d'indemniser un préjudice à sa hauteur effective, mais il s'avère extrêmement difficile, voire impossible pour les hémophiles et patients transfusés, d'apporter la preuve exigée par la loi concernant le produit précis incriminé, son producteur et le lien causal direct avec l'infection. Le cas français pose en outre le problème des différences entre le droit administratif et le droit privé. Les tribunaux administratifs, dont relèvent les patients traités dans les structures publiques, sont plus sévères quant aux preuves exigées et à l'indemnité accordée que les tribunaux civils dont relèvent les patients traités dans des structures privées. Dès lors, comment rendre égalitaire le traitement des victimes ayant subi le même préjudice ? Devant les difficultés des procédures juridiques, tous les pays optent finalement pour un dispositif d'indemnisation collective, même si les États-Unis s'y engagent tardivement (1998). La résistance initiale des payeurs potentiels est générale. Partout, la politique d'indemnisation progresse en deux étapes, avec une révision à la hausse, les victimes étant mieux organisées pour défendre leur intérêt. Les associations des malades rompent leurs liens traditionnels avec les médecins pour s'allier aux professionnels du droit. Les chemins pour parvenir à un accord entre le gouvernement, les producteurs, les assurances et les victimes varient, même à l'intérieur de l'Union européenne. En fonction des précédents juridiques, des dispositions législatives existantes et de l'attitude des professionnels de la justice et des gouvernements, tous les pays n'ont pas le même besoin de recourir aux tribunaux. En Allemagne et en Italie, la négociation s'effectue sous la menace des lois relatives à la sécurité des médicaments et des vaccins qui font peser un risque de lourdes sanctions sur les producteurs et les assurances. L'Italie modernise sa loi à l'occasion du sang contaminé. La différence est frappante entre la judiciarisation extrême en France et l'arbitrage des juges britanniques qui demandent aux parties en conflit, les associations de victimes et le gouvernement en tant que responsable du *National Health Service*, de trouver un accord en dehors des tribunaux. Les magistrats britanniques considèrent que le cas relève d'une décision politique plutôt que de la justice. Le recours à la loi pénale en France apparaît comme l'autre face du surinvestissement symbolique du sang. Plus qu'un simple dispositif médical et pharmaceutique, la transfusion sanguine française était considérée comme un élément de l'identité républicaine. Le scandale dénonçait le décalage entre le système des valeurs affichées et le fonctionnement réel de l'institution. La crise française était passionnelle, précisément parce que l'accident était d'origine nationale et ne pouvait être lié à aucun commerce international (M. Steffen, 2001).

Les effets durables de la crise du sang contaminé sont de deux ordres. Premièrement, la plupart des pays adoptent des réformes dont l'objectif est de mieux contrôler les activités du secteur transfusionnel. Les changements institutionnels visent à garantir l'indépendance des instances de contrôle, à renforcer la capacité d'expertise des organes de tutelle et à imposer aux agents sectoriels, publics et privés, une régulation centralisée de l'État. Certains pays se donnent les moyens de s'affranchir de l'industrie internationale en augmentant leur capacité de collecte et de fractionnement du plasma. C'est le cas de l'Italie et de la Grande-Bretagne. Cette dernière revient sur cette politique dix ans plus tard, lorsque la maladie de la « vache folle » fait craindre un nouveau risque de diffusion à partir du sang prélevé sur la population britannique. Deuxièmement, la protection des patients contre les maladies transmissibles devient désormais la priorité des politiques sectorielles. De nouveaux systèmes de traçabilité des produits permettent de remonter à l'origine d'une infection et d'en enrayer la diffusion. Des dépistages systématiques sont introduits pour éliminer un risque infinitésimal, mais à des coûts exorbitants. Devant les charges et obligations accrues, les industriels publics et privés renforcent la recherche-développement pour s'affranchir du sang humain, matière dangereuse devenue coûteuse. Près des deux tiers des traitements antihémophiliques sont aujourd'hui produits par génie génétique. Le sang contaminé a sonné la fin de l'épopée héroïque de la transfusion sanguine.

Conclusion

Malgré l'universalité de la science et de la médecine, la gestion d'un accident médical massif connaît des différences nationales. La conduite des mesures préventives, l'indemnisation des victimes et les réformes institutionnelles suivent des trajectoires nationales, mais le sang contaminé par le VIH a déclenché une dynamique de convergence visant la sécurité du sang et les droits des patients. L'Union européenne œuvre dans ce sens et cherche à combiner deux objectifs, le grand marché européen et le modèle social européen. Les controverses opposant le don volontaire au don rémunéré, le secteur public aux firmes multinationales, l'altruisme à la recherche du profit, vives au moment du scandale public, ne sont plus à l'ordre du jour. Le service public français n'a pas mieux réussi à préserver ses patients que l'industrie privée internationale. La différence public/privé perd de sa pertinence explicative. Le facteur important réside dans la capacité de contrôle et de sanction des autorités de tutelle. Le cas du sang contaminé suggère aussi que les philosophies éthiques peuvent satisfaire l'esprit, mais conduire à de mauvaises politiques publiques. Finalement, la crise du sang contaminé laisse des acquis durables dont trois au moins méritent d'être soulignés. Le premier est la nouvelle conscience médicale et politique concernant les risques transmissibles. Le deuxième est la définition précise de la responsabilité médicale, politique et administrative pour la sécurité des services médicaux. Le troisième est la reconnaissance du droit des patients à l'indemnisation de leur préjudice en cas de défaillance. Les réformes bénéfiques résultant du sang contaminé restent cantonnées aux pays riches, tandis que le risque continue à menacer les pays pauvres ou en transition forcée. Devant le sang humain, comme cadeau ou poison, l'humanité n'est pas encore unie.

▶ BOVEN M., 'T HART P., PETERS G. (eds), *Success and Failure in Public Governance. A comparative Analysis*, chap. V : « Managing Crisis : HIV and the blood supply », Cheltenham (BG), Edward Elgar, et Northampton (États-Unis), 2001, p. 453-589 et 628-640. – CASTERET A.-M., *L'Affaire du sang*, Paris, La Découverte, 1992. – CHAMPAGNE P. & MARCHETTI D., « L'information médicale sous contrainte. À propos du "scandale du sang contaminé" », *Actes de la recherche en sciences sociales*, 101-102, 1994, p. 40-62. – FELDMAN E. & BAYER R. (eds), *Blood feuds. Aids, Blood and the Politics of Medical Disaster*, New York, Oxford Univ. Press, 1999. – GREILSAMER L., *Le Procès du sang contaminé*, Paris, Édition Le Monde Documents, 1992. – HERMITTE M. A., *Le Sang et le Droit. Essai sur la transfusion sanguine*, Paris, Le Seuil, 1996. – MORELLE A., *La Défaite de la santé publique*, Paris, Flammarion, 1996. – SETBON M., *Pouvoirs contre Sida. De la transfusion sanguine au dépistage : décisions et pratiques en France, Grande-Bretagne et Suède*, Paris, Le Seuil, 1993. — STARR D., *Blood. An Epic History of Medicine and Commerce*, New York, Harper Collins Publishers Inc., 1998. – STEFFEN M. (1999), « The Nation's Blood. Medicine, Justice and the State in France », *in* E. Feldman, R. Bayer (eds), *Blood feuds. Aids, Blood and the Politics of Medical Disaster*, New York, US, Oxford Univ. Press, 1999 ; *Les États face au Sida en Europe*, Grenoble, Presses Universitaires de Grenoble, 2001. – Coll. : UNAIDS, The Joint United Nations Programme on VIH/AIDS, *Facts Sheet*, 2002, Genève. – *Le Monde*, Les Nations Unies craignent une « catastrophe » du Sida en Chine, Paris, 8 juin 2002.

Monika STEFFEN

→ Don d'organe ; Responsabilité ; Sang ; Sida ; Transfusion.

SANG ET PENSÉE GRECQUE

La société grecque de l'époque classique (V^e^ et IVe s. av. J.-C.) est bâtie sur un système de catégories binaires, de paires dualistes qui opposent des séries comme le soleil et la lune, le haut et le bas, la droite et la gauche, le clair et l'obscur, le léger et le lourd, le froid et le chaud, le sec et l'humide, le masculin et le féminin, le supérieur et l'inférieur. On reconnaît là l'armature de la pensée philosophique et médicale grecque, telle qu'on la trouve chez les médecins hippocratiques et chez Aristote, où l'équilibre du monde comme celui du corps humain et de ses humeurs est fondé sur un harmonieux mélange de contraires, tout excès en un domaine entraînant désordre et maladie.

La vie baigne le monde des hommes et des dieux. Tout être vivant en détient une parcelle que décrivent des médecins ou des philosophes. Dans le corps, cette parcelle circule, portée par le sang. Humeur fantasque, tour à tour humide et chaud, ou froid et sec, le sang se transforme, devenant ainsi l'ordonnateur de la vie comme de la mort. À l'époque où chaque homme doit travailler aux champs, sacrifier aux dieux et se reproduire sexuellement, le sang coule, dans le sacrifice et à la guerre. Pour la femme, il est le signe par excellence de sa capacité à procréer. Le sang devient ainsi l'opérateur privilégié de la personne, du lien social et du genre, mais aussi du *cosmos* où l'homme, soumis aux dieux, s'inscrit en société.

Le sang comme humeur

Les médecins grecs de l'époque classique ont rompu avec la magie et l'explication religieuse de la maladie. Celle-ci n'est plus désormais le fléau imposé par une divinité, mais un événement naturel, un processus que la raison humaine peut lire. La maladie est alors simplement soit un dérèglement des composantes du corps humain, en particulier les humeurs, soit une perturbation de l'environnement du patient. La méthode hippocratique, tente par une observation minutieuse de « reconstruire l'invisible », et particulièrement ce monde obscur de l'intérieur. Ainsi les médecins, même s'ils ne partagent pas tous la même conception, développent une « théorie des humeurs », un système élaboré et cohérent, fondé sur l'équilibre et le mélange de quatre humeurs précisées dans *Nature de l'homme* : « Le corps humain contient du sang, du phlegme, de la bile jaune et de la bile noire. » Ces humeurs observables quand elles s'écoulent du corps sont conjuguées en système avec les caractéristiques physiques que sont le chaud, le froid, le sec et l'humide mais aussi avec les saisons. Ainsi le sang, que l'on voit couler d'une blessure ou lors d'une hémorragie, est une humeur humide et chaude, particulièrement abondante au printemps car « les corps rougissent et s'échauffent plus facilement ». L'action du médecin visera à indiquer aux bien-portants le moyen de maintenir l'équilibre des humeurs du corps, à soigner en tentant de rétablir la concorde, jouer sur les qualités : refroidir, réchauffer... rajouter ce qui manque ou expulser le trop-plein.

Les travaux de M.-P. Duminil explicitent parfaitement les caractéristiques physiques et physiologiques attribuées par les médecins hippocratiques à cette humeur particulière qu'est le sang. « Le sang est indispensable à la vie, il en est le support et sa présence dans le corps en est le signe, car il est d'expérience, d'expérience bien grecque des champs de bataille, qu'un corps vivant saigné à blanc devient inerte et froid », synthétise F. Héritier. Ainsi sang et vie sont chaleur, le signe d'une bonne santé. Et rouge aussi, est-il précisé dans *Nature de l'homme,* car « chez les individus égorgés le sang coule d'abord très chaud et très rouge ». Tout changement d'aspect, de consistance ou de couleur est le signe évident d'un dysfonctionnement du système, d'une maladie. Une autre des caractéristiques de ce sang, c'est sa chaleur. D'après Aristote dans *Parties des Animaux*, « le sang est chaud parce qu'il reçoit de la chaleur, non par lui-même ». Ainsi la chaleur du corps humain dominerait le froid naturel du sang. Le médecin de *Chairs* l'explique : « Quand on égorge une victime, tant que le sang est chaud, il est liquide, mais quand il se refroidit, il se fige ; si on l'agite, il ne se fige pas, car les fibres sont froides et collantes. » Le caillage du lait servira d'analogie aux médecins et biologistes pour expliquer le phénomène de coagulation du sang, justifiant ainsi leur reconstruction des phénomènes invisibles internes par l'analogie avec les phénomènes observables par tous : « Le visible est un critère de l'invisible. »

Ce corps humain est un vaste récipient où se déroule une véritable mécanique des fluides soumise aux aléas climatiques comme aux changements de températures internes. En effet, si le froid peut figer le sang et entraîner la mort, la chaleur, qui sous forme de fièvre est plutôt salutaire car elle est le signe de défense de l'organisme, peut elle aussi, s'avérer nocive. Trop de chaleur brûle le sang : « Quand le liquide est entièrement brûlé et desséché dans le corps, le sang se fige complètement et se refroidit, le reste du corps se dessèche et le malade meurt ainsi. » Cette « cuisine » interne du corps humain échappe parfois à la perspicacité des médecins qui ne parviennent pas à élaborer une vision globale de la circulation sanguine. En revanche, ils avaient bien compris que le sang est source de toute nutrition et de toute vitalité. C'est le sang qui nourrit le corps, l'entretient et permet sa croissance. Le sang proviendrait du foie pour certains ou du cœur pour Aristote, et c'est dans le ventre que la transformation de la nourriture s'opérerait. Pour le médecin de *Génération-Nature de l'enfant,* le sang présent dans le corps dès la naissance « arrivant dans le ventre y cuit les aliments et en fait le sang du corps ». Ainsi le sang et l'aliment sont un seul et même produit de la digestion, tous deux distribués par des vaisseaux qui, au nombre de deux « se détachent beaucoup de vaisseaux fins qui vont vers le ventre et le côté ». Mais le sang n'est pas homogène, il serait constitué de deux parties distinctes : l'une fluide et l'autre grasse, plus épaisse. Tout comme sa qualité, sa quantité peut varier d'un individu à un autre, en fonction des saisons ou de l'âge selon plusieurs traités hippocratiques ou selon Aristote dans *Histoire des animaux* : « L'âge fait varier le sang aussi bien en quantité qu'en qualité. En effet, chez les sujets très jeunes, le sang est comme de l'ichor et abondant ; chez les sujets âgés, il est épais, noir et peu abondant ; dans la force de l'âge, il tient le milieu. » La quantité de sang contenue dans le corps humain est ignorée des médecins, de même que la perte de sang « tolérable » sans entraîner le trépas. Seules

les femmes peuvent saigner régulièrement sans danger et c'est alors un heureux présage.

Le sang est souvent mentionné dans le corps hippocratique car celui-ci fait une large place aux traités gynécologiques. Non pas que les femmes soient plus malades que les hommes, mais elles font l'objet d'une attention particulière car ce sont elles qui font des petits aux hommes et de leur état de santé dépend la génération. Et dans le flot des événements de la vie d'une femme grecque, les seuls signes qui nous soient apparents sont ceux qui entourent la mort, la naissance ou le mariage et ce sont pour elle, les moments où le sang coule. C'est à la puberté qu'apparaît « normalement » le sang chez la jeune fille. Ce passage de l'enfance à l'âge adulte, chez la fille comme le garçon, provoque un trouble général de l'organisme, un élargissement des veines et une agitation de l'humeur : « Chez les enfants, les veines qui sont fines et remplies empêchent le sperme de cheminer et l'excitation ne se produit pas de la même façon. Chez les filles, tant qu'elles sont jeunes, les règles ne coulent pas pour les mêmes raisons. » Le médecin de *Nature de l'enfant* décrit l'apparition du sang menstruel par une agitation soumise à l'influence des températures sur le corps : « Les mois diffèrent beaucoup entre eux pour le froid et la chaleur et le corps de la femme s'en ressent car il est plus humide que celui de l'homme. Le sang troublé remplissant les veines, il en sort une partie et sans doute ceci est-il congénital. » Les règles soulagent alors un corps saturé. L'apparition des règles chez la *parthénos*, la jeune fille vierge, pour de bon augure qu'elle soit car espérance d'enfant, n'en est pas moins un moment dangereux qui peut altérer sa raison. Pour le médecin des *Vents*, « les changements du sang changent la raison » et affectent l'intelligence car « le sang dans l'homme apporte la plus grande part de l'intelligence ; aux dires de certains, il l'apporte toute entière », explique le médecin de *Maladies I*. Ainsi le sang est l'élément moteur du corps et les modifications de comportement comme le sommeil, le rêve, l'ivresse, la folie ou l'épilepsie sont expliquées par une modification sanguine. Le sang se refroidit ou s'échauffe ou bien sa quantité augmente, provoquant des troubles, « des désordres de toutes sortes se manifestent ».

Pour la jeune *parthénos* n'ayant pas encore rencontré l'homme, son hymen est intact et le sang en excès ne peut s'écouler, privé d'orifice de sortie. Prisonnier de ce corps clos, le sang, tel un animal en cage « s'élance, vu la quantité, sur le cœur et le diaphragme » et les compresse. Ce trop-plein de sang prend la jeune fille à la gorge et l'étouffe. Dans un premier temps elle succombe à un état de torpeur, puis à une agitation désordonnée de la raison, des gestes et de la parole. La jeune souffrante ne voit qu'une seule issue : la mort la corde au cou. Car la femme possède un organe mobile, sa matrice *(hystera)*, qui se déplace à l'intérieur du corps s'il n'est pas ancré en place par la grossesse ou humidifié par les rapports sexuels, devient sec et « se précipite » sur les organes humides. À ce mal des *parthénoï*, l'hystérie, il existe un remède fort simple et le pronostic est bon. Ainsi le médecin de *Maladies de jeunes filles* « recommande aux jeunes filles éprouvant des accidents pareils de se marier le plus tôt possible, en effet, si elles deviennent enceintes, elles guérissent ». Les filles et les femmes ont besoin de rapports sexuels pour résoudre leurs maux : « Si les femmes ont des rapports avec les hommes, elles sont mieux portantes, sinon moins bien. » Après le rapport sexuel, l'écoulement du sang menstruel est aisé et si la matrice bouge encore, l'humidité du sperme et la grossesse sauront la maintenir en place. Mariée et déflorée dès qu'elle atteint la puberté, la femme doit saigner. Le sang versé a fait de la *parthénos* une femme, que la cité des hommes espère bientôt mère. Ainsi la maladie est bien un langage.

Le genre du sang

Dans la cité grecque comme dans beaucoup d'autres sociétés, la différence entre les sexes est toujours traduite dans un langage binaire et hiérarchisé. Un seul des deux pôles est valorisé : il y a donc un sexe majeur et un sexe mineur, un esprit « fort » et un esprit « faible ». Comme l'écrit F. Héritier, « ce serait cette “faiblesse” naturelle, congénitale, des femmes qui légitimerait leur assujettissement jusque dans leur corps ». Dans la pensée grecque, les catégories centrales sont directement associées à la masculinité (le chaud et le sec) et à la féminité (le froid et l'humide), affectées de valeurs positives d'une part, négatives d'autre part. Dans l'ordre du corps, le chaud et l'humide sont du côté de la vie, de la joie, du confort, donc du positif ; le sec et le froid, du côté de la mort, donc du négatif. Aussi la différence de sexe entraîne-t-elle une différence dans la quantité du sang ; on connaît bien la théorie de *Maladies de femmes*, selon laquelle la chair des femmes étant plus molle, « la chair des femmes est plus poreuse et plus légère que celle des hommes, c'est ce qui fait que le corps de la femme tire l'humidité du ventre plus vite et en plus grande quantité que l'homme ». Mollesse d'un côté et densité de l'autre, la chair des femmes attire davantage la nourriture qui est dans le ventre, et en dépense moins car elle n'exerce que peu d'activités physiques, la femme produit donc du sang et de la chaleur en excès « car la femme a le sang le plus chaud et c'est pourquoi elle est plus chaude que l'homme ». Heureusement pour sa santé, elle a des règles qui lui permettent d'évacuer une partie de ce sang en trop. Ainsi, plus on est féminin, plus on est poreux, cela se vérifie d'ailleurs pour les seins : « Les femmes produisent du lait et les hommes non. Chez les femmes, la qualité de ces glandes est leur extrême porosité, comme l'est le reste de leur corps. » C'est la nature même du féminin et du masculin qui se révèle ainsi par les mots du médecin de *Nature de l'homme* : « L'homme reste compact et dur [...] et le travail fortifie son corps, ce qui fait qu'il ne recèle rien à partir de quoi il contiendrait un excès de fluide. » Ainsi l'homme bouge, produit, il est musclé et bronzé, il est à l'extérieur, sur l'agora, aux champs ou à la guerre, la femme est inactive, molle et pâle, elle est à l'intérieur du gynécée. L'anatomie est adaptée aux activités de chacun, ou inversement.

Si l'on en vient à l'ordre sexué, les femmes, corps vivants, donc chaudes et humides, qui refroidissent et s'assèchent par la perte des règles, devraient donc être plus sèches que les hommes. Or le mâle est chaud et sec, associé au feu et à la valeur positive, le féminin est froid et humide, associé à l'eau et à la valeur négative. Théorie qui reparaît chez Aristote. Dans *Parties des Animaux*, attribuant à Parménide l'opinion selon laquelle les femmes ont le corps plus chaud que les hommes, « sous prétexte que les règles sont dues à la chaleur et à l'abondance du sang », c'est dit-il, qu'il s'agit d'une différence de nature dans l'aptitude à « cuire » le sang : les règles chez la femme sont la forme inachevée et imparfaite du sperme. Et si le sang paraît plus abondant chez la femme, parce qu'il est chargé d'impuretés, il est nécessaire que la femme se purifie de cet excès de sang impur. Le rapport perfection/imperfection, pureté/impureté, qui est celui du sperme et des règles, donc du masculin et du féminin, trouve chez Aristote son origine dans une différence présentée comme « naturelle », biologique, qui n'est qu'une construction de l'esprit : l'aptitude à la coction. C'est par la coction que l'on passe des aliments au sang et du sang aux autres liquides biologiques comme les règles, le lait ou le sperme. En bonne polarité, si les genres des sangs diffèrent, c'est parce que la thermodynamique masculine est plus grande, mais surtout parce que l'homme est au départ chaud et sec, il réussit parfaitement à « échauffer » le sang, ce que la femme, naturellement froide et humide, ne peut réussir qu'imparfaitement. Ce discours philosophico-médical donne une forme savante aux croyances populaires. Un discours idéologique qui a pour fonction de justifier l'ordre du monde comme l'ordre social.

Lorsque l'enfant naît, vivant et chaud, du sang coule déjà dans ses veines. Cet enfant est le produit du mélange de substances issues des corps féminin et masculin, toutes deux produites par le sang : le sperme et les règles. Le traité hippocratique *Génération* développe l'origine du sperme chez l'homme : c'est le résultat d'une agitation du corps provoquant la séparation de la partie la plus forte des humeurs dans une sorte d'écume, « le résidu de la nourriture transformée en sang, celle qui au terme de son élaboration se répand dans toutes les parties du corps », affirme Aristote dans *Parties des animaux*, en somme du « sang sublimé » comme le qualifie F. Héritier. Dans la génération, les règles représentent l'apport féminin. Le sang menstruel est aussi un résidu, mais la femme plus froide et plus faible que l'homme est impuissante à opérer une coction de sperme à partir de la nourriture. En conséquence, Aristote définit les règles de cette façon : « Le flux menstruel est du sperme non à l'état pur, mais qui a besoin d'être élaboré. » C'est donc par le sang des règles que la femme contribue à la formation du fœtus, et c'est par le sperme que l'homme intervient dans la génération : ainsi la conception est un mélange de sangs.

Lors du rapport sexuel, alors que l'activité et le plaisir sont masculins et la passivité recommandée à la femme, s'il y a fécondation, l'aspiration de la semence masculine est forte puisqu'elle vide l'homme de sa propre substance, affirme le médecin de *Génération* : « Après le coït, nous devenons faibles. » Le sang de l'homme a fortement cuit pour se transformer en sperme. « La semence venue de toutes les parties de l'homme pour la formation de l'être humain et tombée dans la matrice de la femme se coagule ; avec le temps, un être de forme humaine en est issu. » Le sperme chaud rencontre le sang féminin dans un utérus froid et humide. Aristote est persuadé que le sperme agit sur le sang menstruel à la façon du suc du figuier ou de la présure sur le lait : « C'est comme dans la coagulation du lait : le lait est corps, et le suc du figuier ou la présure fournit le principe coagulant. » La conception est ainsi une coagulation des règles par le sperme ; la procréation est ce moment particulier où les semences coagulées, devenues solides, peuvent « prendre forme », celle d'un petit d'homme.

Dans la génération le mâle a un rôle actif et dynamique, il fournit la forme et l'idée, comme l'artisan a l'idée qui fait mouvoir ses mains, alors que la femelle n'apporte que la matière de l'embryon, le lieu où il est abrité durant la gestation et la nourriture nécessaire à sa croissance (le sang des menstrues qui ne s'écoule plus). Ainsi pour Aristote, « il est nécessaire qu'il existe un être qui engendre et un être d'où sort l'être engendré, pour cela, les biologistes opposent le mâle comme moteur et agent, à la femelle comme le patient, à la semence du mâle elle ne peut apporter de la semence, mais une matière ». Lorsqu'un enfant est conçu, le sperme du mari investit le fœtus à qui il apporte la dotation sanguine indispensable, support du souffle, de chaleur et de vie. Pour ce qui est de la mère, elle possède dans son corps, sans le savoir, une mécanique bien complexe. Ce sang qui s'écoulait régulièrement chaque mois est retenu et transformé afin de faire croître l'embryon, le médecin de *Génération* l'affirme : « Dans l'état de grossesse, le sang va de tout le corps à la matrice peu à peu. Ce sang se disposant circulairement autour du produit de la conception, en détermine la croissance. » Le fœtus se développe jusqu'au point où il possède son propre sang et où ses propres humeurs sont distinctes de celles de sa mère.

Alors que l'enfant est né, charge à la femme devenue mère de pourvoir à son alimentation. Magie de la nature, son corps lui fournit du lait. Aristote le confirme dans *Génération des animaux* : « Le lait se forme chez toutes les femelles qui sont vivipares intérieurement, il sert à l'époque de la parturition et elles s'arrangent pour qu'il ne présente à ce moment-là ni excès ni défaut. » Les médecins expliquent qu'il s'agit simplement encore de la « cuisine féminine » : le lait est du « sang blanchi ». Froides de nature, les femmes ne parvenant jamais à fabriquer du sperme élaborent un produit moins parfait, le lait, alimentation de l'enfant, fournissant ainsi du même coup une explication à la suppression des règles pendant la grossesse et durant l'allaitement. Car le lait, sang « blanchi » qui a subi une coction, est remonté jusqu'aux seins de la mère pour nourrir l'enfant à sa naissance. D'ailleurs il y a une telle affinité entre les deux sécrétions (sang et lait) que le médecin d'*Épidémies* nomme le lait « la sœur des règles ». Selon Aristote, le sang lui-même, issu de la première cuisson des aliments, subissait une cuisson supplémentaire pour produire le lait dans un déplacement accompli en fin de gestation, du bas vers le haut. Le matériau menstruel avait été fabriqué dans l'utérus, il se transformait en lait dans les seins, près du cœur, principale source de chaleur du corps. En effet, on croyait à une connexion directe entre les organes reproducteurs et la poitrine. Le lait serait donc la suite naturelle du sang, la nourriture de l'enfant hors de l'utérus, comme le sang a été, lors de la gestation, sa nourriture dans l'utérus. « Les règles sont généralement harmonisées pour l'embryon et sa nourriture et les aliments se transforment en lait pour l'alimentation du bébé. » Sang et lait sont donc attachés à deux moments bien définis de la procréation, comme à deux rapports bien différents entre la mère et l'enfant, l'un continu et passif, l'autre discontinu et actif.

Nourriture, sang, sperme ou lait sont les termes de l'économie humorale masculine et féminine qui, combinés par une curieuse alchimie, produisent un nouvel être. Cependant une hiérarchie s'établit entre ces fluides, liée à la capacité de coction différente en fonction des sexes. Érigé en système cohérent et rationnel, le langage médical sert de justification à l'ordre social de la cité. Ainsi la femme donne de son sang pour nourrir le fœtus, prête son ventre pour le couver, mais ce n'est aucunement le signe que les femmes transmettent quelque chose en propre : il s'agit toujours d'une affaire d'hommes. Car c'est le sperme du père qui insuffle le *pneuma*, la vie à l'embryon. C'est aussi le père qui décidera de l'acceptation ou de l'exposition du nouveau-né dans les cités des pairs. C'est-à-dire la volonté et la reconnaissance publique du lien social. L'individu n'existe que par sa lignée, la filiation sociale trace sa ligne en la fondant sur le sang transmis, volonté exprimée et entendue par le groupe.

Le sang et le sacré

S'ils appartiennent au même univers que les hommes, les dieux forment une race différente, ils sont non mortels et non périssables. Comme le souligne J.-P. Vernant, « c'est une désignation paradoxale puisqu'elle définit négativement des êtres dont le corps et la vie possèdent une entière positivité, sans manque ni défaut ». Les dieux, éminemment anthropomorphisés, voient comme tout un chacun, entendent, pleurent, mangent et boivent, font des enfants aussi, mais ont-ils du sang à l'intérieur de leurs corps ? Ce sang divin, même s'il jaillit d'une plaie ouverte, comme dans le cas d'Aphrodite, ne peut pas la faire basculer du côté de la mort. Alors, est-ce encore du sang ? C'est un sang qui n'en est pas vraiment un, un sang « immortel » puisque, lorsqu'il est versé, la mort n'est pas l'autre face de la vie.

Pourtant, c'est par la voie du sang que la hiérarchie du *cosmos* peut prendre place. Voie normale et majeure de communication avec le sacré, le sacrifice se trouve au cœur de la cité des hommes et des dieux. Le sacrifice est un rituel qui s'inscrit dans la pratique collective pour exprimer les liens qui soudent entre eux les citoyens et assurer la communication avec le monde divin, dont l'accord autorise et garantit le fonctionnement de la communauté humaine, à juste distance des bêtes et des dieux. Tous les gestes du rituel sont parfaitement réglés par la cité ; sans eux, l'homme ne peut pas manger la chair des bêtes sans risquer de sombrer à son tour dans l'animalité. La mise à mort rituelle de l'animal consacré est l'égorgement. Pour cela, la gorge de l'animal doit être dirigée vers le haut et le sang doit jaillir vers le ciel avant d'arroser l'autel et la terre. Ainsi le sang versé sert aussi à parler aux dieux.

Tel dieu agrée ou non telle manifestation cultuelle, mais ce qui prévaut, c'est l'état de la personne qui s'adresse à lui : elle doit être pure. La pureté est le principal grief fait aux impies. Les prescriptions placardées à l'entrée des sanctuaires l'indiquent clairement : « Que celui qui pénètre à l'intérieur de ce temple odorant soit pur. » La pureté, c'est penser de façon juste, honnête et conforme aux usages. L'essentiel, pour y parvenir, c'est d'éviter les miasmes provoqués par certaines circonstances de la vie biologique : accouchement, règles, relations sexuelles ; et par la violence sanguinaire du meurtre. Il faut mettre le sanctuaire à l'abri de la souillure, « car c'est une coutume de ne pas accoucher ou mourir dans aucun des sanctuaires. l'accouchement ne peut avoir lieu en terre consacrée ». Aristophane témoigne également de cet usage dans *Lysistrata* « où, parmi les femmes se trouvant sur l'Acropole et cherchant des prétextes pour rentrer chez elles, l'une déclare : "Ô Auguste Ilithye, retarde l'enfantement jusqu'à ce que j'arrive dans un lieu profane" ». En effet, dans les lois sacrées des cités grecques, ces moments où le sang coule sont des actes à l'égard desquels il existe un tabou sacré.

Il y a assimilation entre le féminin et la souillure. D'ailleurs le mythe est là pour le rappeler car ce n'est sans doute pas un hasard si le bœuf, premier animal sacrifié par Prométhée à Mekoné, est lié à la création de la première femme. Punition de Zeus envoyée aux hommes, Pandora symbolise leur soumission aux dieux et leur nécessaire allégeance, leur condition laborieuse et mortelle, mais aussi leur acquisition du pouvoir de génération. Ainsi les jeunes filles et les femmes de Brauron offrent à Artémis leurs linges intimes tachés de sang. Suivant leur âge et les circonstances de leur vie, il s'agit du sang de leurs premières règles, du sang de la défloration ou de l'accouchement. Cet usage n'a rien d'étonnant, il se conforme à l'équation conformément rencontrée dans la religion grecque qui veut que ce qui apparaît le plus souillé soit en même temps le plus sacré. Ces offrandes sont destinées à célébrer la divinité, moins pour se la rendre propice que pour son opposition aux influences maléfiques (douleurs et mort). Car Artémis est cruelle et salvatrice, la menace du mal est aussi incluse dans le divin. Tous ces moments qui affectent physiologiquement le corps des femmes les rendent inaptes à tout contact avec le sacré pendant une durée plus ou moins longue et qui s'achève par une cérémonie religieuse. Les interdits concernent d'ailleurs toute la maisonnée comme à Cyrène : « En couches, la femme souillera le toit ; [...] hors du toit elle ne souillera pas pourvu que personne ne vienne sous ce toit. L'homme qui serait toujours sous ce toit, sera lui-même souillé trois jours, il ne souillera pas un autre, ni le lieu où il sera lui-même présent. » Ainsi ce qui est source d'impureté et cause d'interdit peut être objet de consécration ; ne dit-on pas d'ailleurs dans *Maladie sacrée* d'une femme en pleine santé que « le sang coule (d'elle) comme celui d'une bête sacrifiée, il coagule rapidement si la femme n'est pas malade ». La coagulation du sang d'un homme n'est jamais comparée au sacrifice d'un animal « propice ». Le sang d'une femme en pleine santé reproductive a une signification large et civique : elle peut remplir le corps citoyen aussi bien que le sien. Et si la matière éliminée nuit, c'est parce que celle-ci n'est pas à sa place ou qu'elle est en trop ; elle engendre un désordre et elle est rejetée, elle est assimilée à la saleté. D'ailleurs une considération d'hygiène pourrait sans doute être à l'origine de certaines interdictions. Les êtres souillés doivent subir un traitement, la *katharsis*, les dieux l'exigent ; les hommes aussi car la souillure du sang versé est fort contagieuse. Hésiode recommande même à « un homme de ne pas non plus se laver dans l'eau où s'est baignée une femme : à cela aussi un châtiment est attaché, temporaire mais douloureux ».

Le sang possède des pouvoirs infinis dont il convient de se méfier. Aristote en distille quelques exemples : « Le seul regard d'une femme qui a ses règles ternit l'éclat des miroirs, émousse le tranchant du fer, efface le brillant de l'ivoire [...] ; à son contact le lin qu'on fait bouillir noircit [...] ; le cuivre prend une odeur fétide et se rouille. » Quels pouvoirs ! Le seul regard d'une femme qui a ses règles gâte les métaux, les fibres textiles, des matières organiques ou minérales. Il en modifie l'aspect, il en détruit même plus profondément la physique qui se manifeste par l'éclat, le brillant, l'odeur. Le contact n'est pas nécessaire, les règles agissent à distance par l'intermédiaire de l'air qu'elles mettent en mouvement. C'est par leur sang que les femmes provoquent ces révolutions dans la physique des corps qui l'entourent. Mais comment leur vient donc cette puissance maléfique ? Sans doute le sens commun établit-il un lien entre l'abondance sanguine de la femme, son pouvoir sur la matière et son appétit sexuel. Mais le sang des règles est tout à la fois bon et mauvais. Comme elle agit sur les miroirs, la femme réglée agit sur les plantes, les animaux, les hommes. Le plus souvent, dans nombre de cultures, ce pouvoir est néfaste : tache sur le miroir, tranchant métallique émoussé, avortement des femelles domestiques, lait qui caille, fromage qui ne fermente plus, vin qui tourne... Mais selon le processus connu qui fait de l'impur du sur-sacré, le sang des règles constitue aussi une thérapie efficace. Pline affirme que ce sang guérit la goutte, l'épilepsie, la fièvre puerpérale, la rage et... les hémorragies ! Indiscutablement ces prescriptions paradoxales témoignent de l'ambiguïté du sacré. Ainsi l'impur évité dans les conditions normales devient sacré, comme chargé d'un pouvoir. C'est un des fondements de la pensée médicale antique en matière thérapeutique : le traitement par les contraires (allopathie) ou par les semblables (homéopathie). Mais si les femmes versent ce sang aux pouvoirs troubles, les hommes aussi versent largement leur tribut.

L'activité masculine par excellence, c'est la guerre. Il n'est d'homme accompli que le citoyen soldat, valeureux, prompt au combat. Il n'est de héros dans la cité des hommes que celui qui a versé son sang pour défendre la cité des pairs. À tous les niveaux s'affirme la prégnance du modèle guerrier. Dans la vie familiale et religieuse comme dans la vie morale, la valeur d'un homme de bien consiste avant tout dans le courage raisonné qu'il manifeste. Aussi bien en son for intérieur, en luttant contre les passions avilissantes, que sur le champ de bataille où l'attend la « belle mort », la seule à avoir une signification sociale. Ce trépas librement consenti qui, donnant à la cité la vie qu'il tenait d'elle, a conquis du même coup la valeur et la gloire immortelle. Au plus fort de la bataille, l'affrontement collectif se décomposait en une série de combats singuliers. La mort est partout, la violence des affrontements individuels donnait lieu à des pertes sévères. Les hoplites touchaient de la pointe de leur lance puis de leur épée souvent la mort, parfois leurs adversaires. Mais s'il est fait largement question des péripéties du combat, des conditions précises de la mort, ce glorieux trépas fait généralement l'objet d'une ellipse. À moins d'être un héros homérique, on ne raconte pas le sang qui s'écoule du ventre transpercé par le glaive, pas plus qu'on ne le représente sur les stèles ou les céramiques. Le sang coule à rendre rouge la terre, mais puisque les guerres sont menées selon les règles dictées par les dieux, elles n'entraînent aucune souillure. Le sang versé n'exige aucune purification finale des combattants.

Le sang est essentiel pour la définition grecque de l'humanité. Il est l'humeur de vie, chaud et sec chez les hommes, froid et humide chez les femmes, il amène la nourriture à chaque partie du corps. Mais doué de pouvoirs excessifs, source de nombreuses maladies, il modifie le sommeil, ternit les miroirs, affecte l'intelligence, et peut mener à se passer la corde au cou. Humeur étrange, à l'origine du sperme et du lait, sa production et sa perte permettent de distinguer le genre. Nul doute que cela fasse partie d'un système plus large de classification de l'homme et de la femme, dans lequel les femmes sont exclues des actes cultuels qui impliquent de verser le sang d'un autre, à la guerre comme au sacrifice. Or, ce qui est valorisé par l'homme, c'est sans doute qu'il peut faire couler son sang, risquer sa vie, prendre celle des autres, par décision de son libre arbitre ; la femme « voit » couler son sang hors de son corps et elle donne la vie (et meurt parfois ce faisant) sans nécessairement le vouloir ni pouvoir l'empêcher. C'est sans doute dans cette différence que se niche le ressort fondamental du déséquilibre du rapport des sexes. Davantage encore, la présence de sang dans le corps permet de séparer l'humain du divin : les dieux, parce qu'ils ne mangent pas les produits du cycle agraire et immortels, les hommes parce qu'ils se nourrissent des produits de la terre, ont du sang qui circule dans leur corps et sont donc mortels. Le sacrifice qui verse le sang de l'animal permet de rétablir la communication avec les dieux et d'établir l'humanité comme différente de la bestialité. Mais c'est aussi un rappel amer d'un âge perdu, quand les hommes et les dieux mangeaient ensemble.

► ARISTOTE, *Histoire des Animaux I-II-III*, texte grec, trad. P. Louis, Paris, Les Belles Lettres, 1964-1969 ; *Génération des Animaux*, texte grec, trad. P. Louis, Paris, Les Belles Lettres, 1961 ; *Parties des Animaux*, texte grec, trad. P. Louis, Paris, Les Belles lettres, 1993. – BODIOU L., *Le Sang des femmes grecques à l'époque classique*, Presses Universitaires de Rennes, 2002, à paraître. – BRULE P., *La Fille d'Athènes. La religion des filles à Athènes à l'époque classique : mythes, cultes et société*, Paris, Les Belles Lettres, 1987 ; *Les Femmes grecques à l'époque classique*, Paris, Hachette, 2001. – DÉTIENNE M. & VERNANT J.-P., *La Cuisine du sacrifice en pays grec*, Paris, Gallimard, 1979. – DUMINIL M.-P., *Le Sang, les vaisseaux, le cœur dans la collection hippocratique*, Paris, Les Belles Lettres, 1983. – HANSON A. E., Conception, gestation and the origin of female nature in the Corpus Hippocraticum, *Helios*, 19, 1-2, 1992, p. 31-71. – HÉRITIER F., *Masculin/Féminin*, I : *La Pensée de la différence*, Paris, O. Jacob, 1996 ; *Masculin/Féminin*, II : *Dissoudre la hiérarchie*, Paris, Odile Jacob, 2002. – HIPPOCRATE, *Œuvres complètes*, texte grec, trad. E. Littré, Amsterdam, A. M. Hakkert, 1962, t. XI : *De la Génération, De la Nature de l'enfant, Des Maladies*, IV : *Du Fœtus de 8 mois*, texte grec, trad. R. Joly, Paris, Les Belles Lettres, 1970. – KING H., *Hippocrates' Woman. Reading the female body in Ancient Greece*, New York & Londres, 1998. – LORAUX N., *Les Expériences de Tirésias. Le féminin et l'homme grec*, Paris, Gallimard, 1989. – ROUSSELLE A., « En Grèce : observation féminine et idéologie masculine », *Annales ESC*, sept.-oct. 1980, p. 1089-1115 ; *Porneia. De la maîtrise du corps à la privation sensorielle*, Paris, PUF, 1983.

Lydie BODIOU

→ Hippocratisme ; Humeurs ; Maladies des femmes ; Sang.

SANTÉ (Représentations de la)

Dans toutes les sociétés, santé et maladie sont l'objet de discours. La maladie, comme tout événement important de l'existence humaine, demande une explication : il faut lui donner un sens. La santé donne lieu à la formulation de nombreuses règles, pratiques mais aussi morales, destinées à la conserver. Cette élaboration discursive n'est pas seulement individuelle, elle est reliée au social et à la culture.

Représentations de la santé et de la maladie dans les sociétés développées

Au début du XXe s., des anthropologues comme W. H. R. Rivers ont analysé les concepts élaborés par les sociétés dites « traditionnelles » pour rendre compte de la maladie et ont montré qu'elles font sens par leurs liens avec les autres domaines de la vie sociale : la religion, le système de parenté, les conceptions de la personne. Dans notre société, la médecine scientifique fournit des notions pour appréhender ses états corporels : le savoir médical est peu à peu apparu comme le seul discours légitime sur la santé et la maladie. Au cours des décennies 1960-1970, les sciences sociales commencent à dénoncer l'autorité exclusive des médecins sur la santé. Les premières analyses portant sur les conceptions des personnes ordinaires, le « système de référence profane » selon le terme d'E. Freidson, constituent alors un effort pour fixer des bornes au savoir médical.

Cependant, dans nos sociétés comme dans celles dites « traditionnelles », l'étude des représentations de la santé et de la maladie a un intérêt plus large. En France, ce problème a été étudié, il y a plusieurs décennies, par C. Herzlich par le biais du concept de « représentation sociale » tel, qu'après Durkheim, il a été réintroduit par Moscovici. Dans cette tentative, l'importance attachée à l'univers cognitif et symbolique dans lequel chacun est immergé s'alliait à la tradition anthropologique d'étude des conceptions de la maladie dans les sociétés exotiques. Pourtant, à la différence d'une inspiration strictement durkheimienne, on ne considérait pas que les personnes interrogées reproduisaient un discours constitué en dehors d'elles. L'objectif était d'étudier comment, à partir d'un répertoire collectif de notions et de valeurs appliquées à des expériences individuelles diverses, elles élaborent activement ces représentations. L'accord qui s'établit à leur propos apparaît alors davantage comme le résultat de la communication collective que comme une contrainte de la société s'exerçant sur les individus.

L'étude montrait que, pour les personnes interrogées, santé et maladie exprimaient un rapport conflictuel au social, objectivé par leurs états corporels. Ainsi élaboraient-elles une théorie causale selon laquelle le déclenchement de la maladie est dû aux effets nocifs d'un « mode de vie malsain », lui-même conçu comme l'expression d'une « société agressive ». La perception quotidienne par chacun des contraintes du rythme de vie, de l'air pollué, de la nourriture « chimique » débouchait sur un modèle interprétatif aux connotations morales, ces composantes du mode de vie « moderne » et « urbain » constituant autant de facteurs pathogènes, faisant violence à une « nature » intrinsèquement bonne et proche de l'individu. Face à la société celui-ci est, en effet, fondamentalement sain et la santé dépend tout entière de lui. L'opposition de la santé et de la maladie redoublait donc, en l'objectivant, celle que les personnes interrogées percevaient entre eux-mêmes – la nature, l'individu – et la société. À la même époque, Mary Douglas montrait aussi que les conceptions de la pollution, les rituels et tabous qui y sont attachés constituent une socialisation du « naturel » dans les sociétés traditionnelles.

Être malade, pour les personnes interrogées, c'est « s'arrêter », c'est-à-dire interrompre son travail et voir son intégration sociale menacée. Réciproquement, les conceptions de la santé s'élaboraient dans un registre allant de l'organique au social. La santé était conçue tantôt comme une simple « absence de maladie », tantôt comme une « réserve » corporelle, un « fonds de santé » inné, permettant de résister aux agressions du social. Mais elle était conçue aussi comme un « équilibre » grâce auquel l'individu maîtrisait au mieux les exigences de la vie sociale. L'équilibre s'incarne en une plénitude physique et psychique, un sentiment d'accomplissement de soi et d'harmonie dans les relations avec les autres. Ces différentes conceptions de la santé constituaient des entités fluides, pouvant coexister, et aptes à rendre compte des différentes facettes de l'expérience des personnes, mais « l'équilibre » avait pour spécificité, en accord avec l'analyse de Canguilhem, d'être une notion normative dépassant le seul état corporel et aussi, selon le vœu de l'OMS, une « conception positive de la santé ». Pourtant, les Français des années 1960 demeuraient prudents et ne croyaient guère à la possibilité d'un « état de parfait bien-être » : la bonne santé pouvait intégrer des troubles.

Registres d'élaboration des représentations

Nos représentations de la santé et de la maladie participent donc, comme l'a dit Marc Augé dans une perspective africaniste, de théories générales servant à penser le social dans son ensemble : elles articulent ordre biologique et ordre social. On y retrouve l'empreinte d'un schéma présent dans de nombreuses sociétés traditionnelles : la santé découle de l'harmonie entre la personne et son entourage social et religieux. La maladie, en revanche, n'a pas son origine dans la personne elle-même. Elle provient de l'incorporation, réelle ou symbolique, d'éléments nocifs matérialisant la volonté de nuire d'un membre du lignage, d'un ancêtre, d'une divinité ou d'un sorcier. Dans l'enquête de C. Herzlich aussi, la maladie est « exogène » car elle procède de l'impact sur le corps d'éléments « malsains » liés à un mode de vie nocif. Toutefois, les relations conflictuelles à l'origine de la maladie ne s'établissent pas avec des membres de notre communauté proche ou des êtres surnaturels mais avec l'ensemble de l'environnement social. Les rapports de force antagonistes s'objectivent en conséquences matérielles sur un milieu physique dégradé.

Ce schéma général est également enraciné dans l'histoire. Ces représentations d'aujourd'hui sont reliées à l'histoire de l'idée de nature dans la pensée occidentale, à celle des notions de « sain » et de « malsain » retracées par Vigarello. Elles gardent la trace de la vision rousseauiste des rapports de l'homme et de la nature, de l'homme et de la ville qui s'exprime à la fin du XVIIIe s. C. Rosenberg a aussi noté la rémanence de la thématique de la ville pathogène dans la pensée médicale comme dans la pensée profane. L'enjeu de l'étude des représentations de la santé est sans doute de parvenir à saisir le jeu de ces configurations cognitivo-symboliques s'imposant dans le long terme et de l'interprétation *hic et nunc* d'expériences quotidiennes inscrites dans des biographies singulières et des contextes sociaux diversifiés.

Représentations, politiques de santé, conduites préventives et styles de vie

Par la suite, le courant de recherches qui s'est développé, notamment en Angleterre à partir des années 1980, a confirmé ces analyses. L'idée est à présent acceptée d'une pensée « profane » sur la santé et la maladie, répondant à une logique indépendante du savoir des professionnels. Ces études montrent bien, comme l'écrit R. Williams, qu'en analysant leurs états corporels, les personnes s'interrogent sur le caractère « producteur » ou « destructeur » de santé de leur environnement social.

Cependant ce courant de recherche s'est inscrit dans un contexte social évolutif qui a fortement marqué son orientation. Les décennies suivant la Deuxième Guerre mondiale ont vu l'expansion sans précédent des services de santé rendus accessibles par le développement de l'État-providence. Durant la même période, la santé s'affirme comme une valeur centrale des sociétés développées. Mais, en 1974, l'interruption de la croissance économique, entraînant des interrogations sur la progression continue des dépenses de santé et leur efficacité, renforce l'intérêt des pouvoirs publics pour les politiques préventives. L'accent est mis sur l'importance des comportements individuels pour la santé. Sous l'influence de cette nouvelle politique, la recherche prend une orientation plus instrumentale, axée sur l'étude de la prise de conscience de la responsabilité individuelle dans la préservation de la santé et l'adoption de « comportements sains » dans un univers culturel désormais saturé d'informations sur la santé.

Ces recherches ont d'abord exploré la différenciation sociale des représentations : le modèle « environnemental » dégagé est apparu caractéristique des classes moyennes et supérieures ; il est moins souvent évoqué par les membres des classes populaires. En outre, sous l'influence des campagnes d'information, l'idée d'une participation de la personne au déclenchement de la maladie en raison de son « style de vie » s'est peu à peu diffusée dans tous les groupes sociaux. Néanmoins la notion d'un rôle de l'environnement social perdure. D'autres travaux éclairent la permanence, surtout en milieu populaire, des notions fatalistes de « chance » et de « destinée ».

Ces recherches ont aussi permis d'élucider les liens avec les conduites. Sur ce plan encore, les messages informatifs sur le « style de vie sain » ont été opérants. L'idée d'un « devoir de santé » ou, au moins, de la nécessité de « faire quelque chose » pour elle, est aujourd'hui largement acceptée. Mais le lien entre l'univers des représentations et celui des conduites est complexe. Ainsi, paradoxalement, ce sont souvent les personnes ayant des difficultés à adopter ce « style de vie sain » (en raison de conditions de vie difficiles) qui sont les plus fortement persuadées de son importance. Les recherches montrent aussi que si le modèle « rationnel » de l'individu « responsable », préoccupé de sa santé, est facilement exprimé en réponse à des questions directes, il n'est pas toujours spontanément présent dans la conscience. Les personnes qui, lorsqu'on les interroge, se montrent très préoccupées des modalités de la « vie saine » évoquent peu la santé lorsqu'on leur demande de parler de leur vie quotidienne. Enfin, il apparaît que, dans la formation des « styles de vie » le poids de l'information est moindre que celui des ressources et contraintes liées à la position sociale. De même, ce sont des facteurs structurels (l'origine sociale et le niveau d'éducation) qui, plus que les conduites individuelles, expliquent les différences d'états de santé elles-mêmes.

La santé et ses enjeux actuels

Les premiers travaux sur les représentations de la santé rompaient avec les perspectives théoriques dominantes en sciences sociales : face à une sociologie alors centrée sur le déterminisme des structures et à une psychologie sociale étroitement béhavioriste, ils visaient à réintroduire le point de vue des acteurs et le sens qu'ils donnent à leur situation et leur action. Cependant, ces études abordant la maladie et la santé hors de l'univers de la médecine ont éveillé l'intérêt des professionnels de santé. Même si celui-ci découlait surtout de leur désir de comprendre pourquoi les idées de la population ne sont pas ce qu'ils souhaitent, des dialogues se sont instaurés avec les chercheurs en sciences sociales qui ont ainsi pu pénétrer dans un nouveau domaine. L'étude des représentations de la santé constitue donc un acquis.

Parallèlement, cette notion a été l'objet de critiques. Comme pour celle de « culture » par exemple, on peut juger la notion de représentation trop générale, et estimer que son usage scientifique est parfois peu distinct de son emploi dans le discours commun. Ces critiques ne sont pas sans fondements et l'éventail des recherches a légitimement diversifié ses modes d'approche. Cependant, avec la valeur attachée aujourd'hui à la santé et la politisation des enjeux qui s'y rattachent, la circulation de sens autour de ces problèmes demande toujours à être élucidée. On peut en donner comme exemple aussi bien la « culture de la santé » jouant un rôle de critère identitaire pour certains groupes sociaux, qu'inversement le besoin de nombreux malades de mettre en récit leur affection dans une tentative de restauration de la cohérence et du sens de leur vie.

En second lieu, dès les premières études on pouvait voir dans les notions de santé et de maladie des « signifiants sociaux » : supports du sens de notre rapport au social. Approfondissant cette perspective, Didier Fassin note que, désormais, « la santé » devient souvent le seul langage légitime du social. Seule la référence à cette notion parvient à déclencher l'action politique : dans des quartiers défavorisés où prévalent chômage, pauvreté, mauvaises conditions de vie, c'est la traduction sur le plan sanitaire de ces problèmes sociaux qui rend possible l'action réformatrice.

Comprendre les enjeux liés à nos définitions mêmes de la santé est donc toujours important. L'étude des représentations y contribue à condition de ne pas enfermer la recherche dans une perspective instrumentale. Au cours des dernières années, elles ont été surtout étudiées en tant que « croyances » individuelles, dans leur seule fonction d'orientation des styles de vie. Sans doute au détriment de leur intérêt essentiel : montrer en quels termes, et selon quelles modalités, la santé est devenue un problème de plus en plus saillant pour chacun, faisant l'objet d'une vigilance collective et donnant lieu à des prises de positions tantôt partagées, tantôt antagonistes. Autant que la compréhension des comportements individuels, l'analyse des représentations peut contribuer à éclairer les débats, les mobilisations et mouvements collectifs qui se forment aujourd'hui autour de la santé.

▶ AUGÉ M., *Théorie des pouvoirs et idéologie : étude de cas en Côte d'Ivoire*, Paris, Hermann, 1975. – BLAXTER M., *Health and Lifestyles*, Londres, Routledge, 1990. – CALNAN M. & WILLIAMS S. J., « Styles of Life and the Salience of Health », *Sociology of Health and Illness*, n° 4, 1991, p. 506-529. – CANGUILHEM G., *Le Normal et le Pathologique*, Paris, PUF, 1966. – DAVISON C., FRANKEL S. J., DAVEY-SMITH G., « The Limits of Popular Life-style : Reassessing Fatalism in the Popular Culture of Illness Prevention », *Social Science and Medicine*, 34, 1992, p. 675-685. – DOUGLAS M., *Purity and Danger*, Londres, Routledge, 1966. – DURKHEIM É., « Représentations individuelles et représentations collectives », *Revue de Métaphysique et de Morale*, VI, 1898, p. 273-302. – FASSIN D., *Les Figures urbaines de la santé publique*, Paris, La Découverte, 1998. – FREIDSON E., *La Profession médicale*, Paris, Payot, 1984. – HERZLICH C., *Santé et maladie, analyse d'une représentation sociale*, Paris, Mouton, 1969 ; « Médecine moderne et quête de sens : la maladie signifiant social », *in* M. Augé, C. Herzlich, *Le sens du mal. Anthropologie, histoire, sociologie de la maladie*, Paris, Archives contemporaines, 1984, p. 189-215. – MOSCOVICI S., *La Psychanalyse, son image et son public*, Paris, PUF, 1961. – RIVERS W. H. R., *Medicine, Magic and Religion*, Londres, Paul Kegan, 1924. – ROSENBERG C., « Pathologies of Progress : The Idea of Civilization as Risk », *Bulletin of History of Medicine*, 72, 1998, p. 714-730. – VIGARELLO G., *Le Sain et le Malsain*, Paris, Le Seuil, 1993. – WILLIAMS R., *A Protestant Legacy : Attitudes to Death and Illness among Older Aberdonians*, Oxford, Clarendon Press, 1990.

Claudine HERZLICH

→ Anthropologie ; Normes ; Santé publique ; Sociologie ; Système médical.

SANTÉ PUBLIQUE

Qu'est-ce que la santé publique ? Alors que l'expression tend à se banaliser dans le discours politique comme dans le langage commun, il n'est pas certain que la réponse aille de soi, si l'on en juge par la soixantaine de définitions différentes recensées il y a quelques années. La question elle-même n'est d'ailleurs pas nouvelle, puisqu'en 1928 déjà, elle faisait l'objet d'un symposium de l'Association américaine de santé publique. Parmi les multiples formulations, celle de Charles-Edward Winslow, initialement publiée dans la revue *Science* en 1920, est restée célèbre, aujourd'hui encore mentionnée dans de nombreux ouvrages : « La santé publique est la science et l'art de prévenir les maladies, de prolonger la vie et de promouvoir la santé et l'efficacité physiques à travers les efforts coordonnés de la communauté pour l'assainissement de l'environnement, le contrôle des infections dans la population, l'éducation de l'individu aux principes de l'hygiène personnelle, l'organisation des services médicaux et infirmiers pour le diagnostic précoce et le traitement préventif des pathologies, le développement des dispositifs sociaux qui assureront à chacun un niveau de vie adéquat pour le maintien de la santé. »

Si elle manque de concision, cette définition classique souligne bien deux aspects qui différencient la santé publique de la médecine clinique : alors que celle-ci traite des malades, celle-là s'intéresse d'abord à la santé qu'elle essaie de préserver et de promouvoir ; alors que la seconde s'adresse à des individus dans le cadre d'un colloque singulier, la première concerne des collectivités dans le cadre de dispositifs publics. Elle méconnaît toutefois la polysémie d'une expression qui désigne tantôt une réalité épidémiologique (l'état de santé d'une population), tantôt un mode de gestion (caractérisé le plus souvent par l'administration étatique de la santé), tantôt un domaine d'activité (correspondant à une spécialisation professionnelle et institutionnelle), tantôt enfin un champ disciplinaire (avec ses savoirs, ses règles, ses manuels, ses revues, ses sociétés savantes). C'est donc un territoire à la fois vaste (il n'existe guère de limites à l'état de bien-être physique, psychique et social recommandé par l'Organisation mondiale de la santé) et vague (il est de nombreuses manières d'en cerner les contours) qu'il s'agit ici d'explorer, en nous arrêtant sur quelques moments fondateurs d'un récit que Dorothy Porter a récemment reconstitué.

Aux origines de la santé publique

Toute enquête sur l'émergence de la santé publique doit adopter une perspective généalogique plutôt qu'historiographique. En effet, non seulement l'expression elle-même n'apparaît que tardivement, à la fin du XIXe s. aux États-Unis, mais surtout la réalité sociologique qu'elle représente, avec ses valeurs, ses normes, ses institutions, ne se manifeste véritablement qu'à partir de l'Âge classique en Occident. « Naissance de la santé publique » doit ainsi être entendu au sens de Michel Foucault lorsqu'il étudie celle de la clinique, qui lui est à peu près contemporaine. Remonter au-delà, pour s'interroger sur des origines, sans risquer de trop flagrants anachronismes c'est par conséquent essayer de retrouver les traces préludant à la mise en place de ce que nous appelons aujourd'hui santé publique.

Le premier, George Rosen a mis en évidence ce paradoxe fondateur : alors que la Grèce a produit les avancées les plus spectaculaires dans le domaine de la médecine clinique, avec Hippocrate et ses émules dès le Ve s. av. J.-C., c'est à Rome, alors que les connaissances sur le corps et la maladie progressaient modestement, qu'un véritable dispositif sanitaire public voyait le jour, vers la fin du Ier s. av. J.-C. Paradoxe d'autant plus remarquable que le *Corpus hippocratique* contient le texte « Airs, eaux, lieux » qui devait fonder l'approche environnementale de l'hygiène pendant deux millénaires.

Mais les leçons des Grecs, ce sont les Romains qui, dans ce domaine, les tireront : « Quand Rome conquit le monde méditerranéen et reprit l'héritage de la culture grecque, elle en adopta aussi la médecine et les idées sur la santé. En tant que cliniciens, les Romains étaient de pâles imitateurs des Grecs, mais en tant qu'ingénieurs et administrateurs, en tant que constructeurs de systèmes d'assainissement, en tant qu'organisateurs de services de soins, ils ont donné au monde un exemple et laissé leur marque dans l'histoire. » Mais quel est donc le grand œuvre de la Rome impériale en cette matière ?

Deux dimensions peuvent être distinguées. La plus précoce concerne l'hygiène collective, c'est-à-dire la mise en place d'approvisionnement en eau potable par les aqueducs, d'évacuation des ordures par des réseaux d'égouts, d'implantation de thermes et de latrines, dans un contexte où l'assainissement devenait plus largement une préoccupation majeure des cités. Ces systèmes reposaient sur des savoirs en matière d'urbanisme, d'architecture et d'ingénierie hydraulique, dont une série de traités témoignent, et se trouvaient sous l'autorité d'un conseil de l'eau que présidait un fonctionnaire de rang consulaire, signe de l'importance qu'on lui accordait. Le second aspect, plus tardif, relève de la médecine sociale, c'est-à-dire d'une préoccupation de prévention et de soins à l'égard des populations les plus exposées ou les plus pauvres. Alors que les thérapeutes étaient jusqu'alors des praticiens le plus souvent ambulants, en tout cas rémunérés par leurs clients, une médecine publique de thérapeutes appointés par les villes est progressivement mise à la disposition des malades qui sont dans l'incapacité de payer leur traitement. De même, des infirmeries sont créées pour les esclaves, puis des hospices caritatifs pour les indigents. Parallèlement, des connaissances se constituent sur les pathologies liées au travail, donnant lieu à de nombreuses observations cliniques. En somme, les deux grands domaines de la santé publique que sont l'hygiène environnementale et l'action sociale font désormais partie de la politique de l'empire romain, justifiant l'instauration d'une administration spécifique d'édiles.

Pour rendre compte de l'essor de ces activités dans l'Antiquité gréco-romaine, deux hypothèses ont été avancées. L'une, cognitive, met en avant le développement de connaissances scientifiques et la rationalisation des pratiques publiques. L'autre, démographique, insiste sur la croissance de la population des villes justifiant une gestion adaptée à ces concentrations humaines. Si chacune comporte des éléments de vérité, aucune n'explique tout à fait le paradoxe précédemment évoqué puisque les Grecs disposaient déjà, pour l'essentiel, des savoirs et commençaient, eux aussi, à devoir administrer des cités peuplées. Il faut donc faire appel à une troisième considération, politique cette fois. Si les Romains mettent en place ces dispositifs sanitaires publics, c'est qu'ils sont animés par une conception nouvelle de l'État. L'Empire à son apogée, sous Auguste, se donne pour fonction non seulement d'assurer les classiques missions régaliennes de défense et de police, mais aussi d'œuvrer pour le bien-être de l'ensemble des populations qu'il a sous son autorité, que ce soit en assainissant les villes ou en soignant les pauvres. Projet qui a moins à voir avec une générosité inédite ou, à l'inverse, un cynisme sans précédent des gouvernants qu'avec une manière nouvelle de gouverner. Le pouvoir du souverain devient pouvoir pastoral, dont l'accomplissement le légitime aux yeux de ses sujets.

Cette interprétation politique, il faut la prendre dans un sens sociologique plutôt que strictement historique. Autrement dit, le constat fait pour l'empire romain vaut pour d'autres situations à d'autres moments lorsque sont réunies certaines conditions structurelles. Il entre dans ce qui fait la souveraineté du souverain de prendre à son compte l'administration des vies de ses sujets, non seulement dans l'autorité suprême qui lui permet de les mettre à mort, mais aussi dans la bienveillance ambiguë qu'il leur témoigne. Comme l'écrit Paul Veyne, précisément en généralisant à partir du cas romain : « Tout roi est un berger ; il est propriétaire de son troupeau, mais, au lieu de l'exploiter à son profit, il est assez bon pour se mettre au service de son propre troupeau. » Dès lors, on ne s'étonnera pas de ce que le monde occidental n'a pas l'apanage de ce pouvoir pastoral ni, par conséquent, des prérogatives concernant le bien-être des populations. Pour n'en citer qu'un exemple bien documenté, sous l'empire inca, au XVe s., les chroniques de Guaman Poma de Ayala rapportent que les ordonnances édictées par l'empereur à l'intention de ses sujets comportaient plusieurs items relevant de la santé publique : prescriptions et proscriptions en cas d'épidémies ; organisation et contrôle des métiers médicaux ; promotion de la natalité à travers des mesures en faveur des familles nombreuses ; aides publiques en faveur des pauvres, des orphelins, des vieillards et des invalides. Ainsi l'Inca manifeste-t-il à la fois son autorité et sa bienveillance. Plus même : il assoit sa grandeur sur la démonstration de sa générosité.

Pouvoirs et savoirs de la santé publique

Avant d'être un savoir, la santé publique est donc un pouvoir. De cette vérité élémentaire le souvenir est parfois oublié, tant les décisions sanitaires paraissent aujourd'hui s'entourer de calculs du risque, d'estimations de coût-efficacité, de rationalisations de la précaution. L'histoire des premières structures de santé publique de l'Europe moderne, à partir du XIVe s., en apporte pourtant une démonstration pleine d'enseignement. C'est en effet lors de la terrible épidémie de peste qui décima, en 1348, le tiers de la population europérenne que furent mis en place les premiers conseils de santé dans les cités de l'Italie du Nord. De ces dispositifs inédits, Carlo Cipolla a retracé la chronique.

À Venise, où l'infection pénètre en premier, empruntant la route de la soie, le Grand Conseil élit en son sein un comité de trois sages qui est chargé de mettre en œuvre les mesures de quarantaine et d'isolement. Une fois le péril éloigné, le comité est dissous et sera reconstitué à chaque nouvelle poussée épidémique. Il faut un siècle et demi pour sortir de la logique de l'urgence, avec l'installation d'une structure pérenne en 1486. On peut considérer que c'est à partir de ce moment que se met en place une véritable politique sanitaire. Au-delà de la réponse ponctuelle à l'épidémie, l'institution d'un comité permanent de représentants des grandes familles vénitiennes conduit en effet à l'extension progressive de leurs missions au service de la santé publique. Au plus fort de l'activité de ce conseil, ce sont ainsi le contrôle des hôpitaux et des professions médicales, la surveillance des cimetières et des lieux de boisson, les déplacements des mendiants et des prostituées, le commerce des aliments et du vin, l'approvisionnement et l'évacuation des eaux qui relèvent de ses prérogatives. Tout comme le comptage des morts qui, initialement limité aux seuls cas liés à la peste, se généralise désormais à l'ensemble des causes, réalisant ainsi le premier registre civil des décès dans l'histoire occidentale. C'est du reste l'élargissement du domaine d'intervention des comités qui les conduira à leur perte. Les oppositions de l'Église, interdite de processions en temps d'épidémie, des marchands, restreints dans leur négoce par les quarantaines, et des ouvriers des manufactures, mis au chômage par suite de la baisse du volume des affaires, auront peu à peu raison de cette santé publique jugée envahissante.

Deux traits, de portée générale, méritent d'être soulignés dans cette chronique. En premier lieu, l'adaptation des structures sanitaires aux formes politiques dans lesquelles elles s'insèrent. À Venise, le conseil restreint est nommé par des pairs au sein d'une assemblée aristocratique. À Florence, les fonctionnaires choisis pour cette mission sont rattachés à la police politique. À Milan, un administrateur unique est désigné par le duc avec des pouvoirs étendus. Différences institutionnelles qui révèlent des conceptions différentes de l'intervention du pouvoir sur la santé collective. L'histoire politique de chaque État imprime ainsi d'emblée sa marque sur les premiers dispositifs sanitaires, comme elle ne cessera de le faire par la suite. En second lieu, la médecine se trouve reléguée au second rang derrière les gouvernants. Les collèges locaux de médecins, lorsqu'ils sont sollicités, n'ont guère de connaissance spécifique à faire valoir sur l'épidémie ou, plus largement, sur la santé. Quant aux médecins appointés par les comités, ils y occupent, ainsi que le font les notaires, des fonctions subalternes d'identification des causes de décès. Dans ces structures pionnières de l'histoire sanitaire occidentale, l'expertise médicale, au demeurant restreinte, est mise au service de la décision politique, trait structurel dans la relation de la santé publique au pouvoir. Celui-ci est toujours premier, celle-là lui est subordonnée.

L'émergence d'un savoir propre, à partir du XVIIIe s., va cependant donner à ce qu'on appelle désormais « hygiène publique » et dont Patrice Bourdelais a reconstitué les manifestations, une large autonomie par rapport à la médecine clinique. Signe de cette rupture, la controverse à quelques années de distance entre Pierre Louis, promoteur de la « méthode numérique », selon lequel « la statistique est la base fondamentale et unique de toutes les sciences médicales », et Claude Bernard, tenant d'une « médecine expérimentale », pour qui « l'usage des moyennes et l'emploi de la statistique, en médecine et en physiologie, conduisent pour ainsi dire nécessairement à l'erreur ». La révolution cognitive qui se produit en effet au cours de cette période est, comme l'a montré Alain Desrosières, le passage d'une conception du singulier à une étude des populations. Penser en termes statistiques, c'est en effet donner à chaque personne la même valeur dans un système de comptage permettant de calculer ensuite des valeurs moyennes ou normales, des taux de natalité ou de mortalité, une espérance de vie ou un indice de fécondité. L'« arithmétique politique » britannique, fondée par William Petty, donne au savoir naissant ses principes et ses techniques de maniement des chiffres qui ne cesseront de se perfectionner à travers la démographie, au long du XIXe s., et jusqu'à l'avènement de l'épidémiologie, après la Seconde Guerre mondiale. Parallèlement, la « statistique descriptive » allemande, qui trouvera dans le monumental traité de police médicale écrit par Johannes Peter Frank son expression la plus systématique, obéit à une logique d'institutionnalisation d'un État sanitaire et social, gestionnaire et garant des choses de la vie, qui se perpétuera sous des formes diverses jusqu'au XXe s. Science des chiffres et science de l'État, la statistique est au cœur du projet sanitaire moderne.

Dans l'usage qu'en font les hygiénistes français, la « statistique morale » ne se contente toutefois pas de compter les vivants et les morts. À travers ce dénombrement, elle énonce et dénonce des injustices, tel Louis-René Villermé établissant en 1828 que les inégalités de mortalité observées à Paris sont dues à des disparités dans la répartition de la pauvreté et montrant en 1840 que l'espérance de vie très réduite dans les manufactures était liée à la faiblesse des salaires et aux conditions d'existence qu'elle générait. L'hygiène publique procède ainsi d'un profond souci réformiste. En cela, elle prolonge l'idéologie des Lumières qui fait du progrès moral de l'homme le but le plus élevé de l'activité sociale. Ce que résume la formule fameuse de Cabanis, rappelée par Georges Vigarello : « Il faut que l'hygiène aspire à perfectionner la nature humaine en général. » Les hygiénistes mettront toute leur énergie à tendre vers cet objectif, certains de participer de l'aventure civilisatrice de l'humanité, d'abord dans les milieux populaires occidentaux dont il s'agit d'améliorer et de normaliser les modes de vie, et bientôt parmi les indigènes des empires coloniaux que la médecine contribuera à bâtir et à légitimer. Pendant près de deux siècles, le même mouvement animera la santé publique, du fameux « Prospectus » qui ouvre le premier numéro des *Annales d'hygiène publique et de médecine légale*, en 1829, à la Charte d'Ottawa pour la promotion de la santé rédigée sous l'égide de l'Organisation mondiale de la santé, en 1986. Tout au long de cette période, on retrouverait sans peine le thème de l'annonce d'une « nouvelle santé publique », resurgissant tel un phénix, sous la plume de Winslow dans les années 1920, de Sigerist dans les années 1940, d'Ashton et Seymour dans les années 1980, mais aussi dans d'innombrables déclarations et manifestes, toujours avec une même parole prophétique dont Alan Petersen et Deborah Lupton ont livré la plus récente critique.

Qu'est-ce qu'un problème de santé publique ?

Jusqu'ici, l'objet à quoi s'attachent ces pouvoirs et ces savoirs de la santé publique est demeuré implicite. Certes, les épidémies de peste au XIVe et de choléra au XIXe s. s'imposent comme des faits sanitaires collectifs justifiant l'intervention des gouvernants et de leurs experts. Cependant, on l'a vu, jamais les acteurs de la santé publique n'en restent là. Des questions, toujours plus nombreuses, sont soulevées dont on affirme qu'elles relèvent de ce territoire sans fin qui « touche à toutes les faces de notre existence sociale » selon le mot de Jean-François Rameaux en 1839 et qui fait dire à Rudolf Virchow en 1848 que « la politique n'est rien d'autre que la médecine sur une grande échelle ». Devant une telle entreprise, condamnée à être ce que Lion Murard et Patrick Zylberman appellent une « utopie contrariée », des choix doivent être faits afin de déterminer les priorités sur lesquelles les actions seront conduites. Comment opère-t-on ces choix ? Qu'est-ce qui fait qu'une réalité sociale va devenir un problème de santé publique ?

À cette question, la réponse semble à première vue triviale : est un problème de santé publique tout ce qui concerne le bien-être d'une collectivité et relève d'une intervention collective. Les spécialistes se rendent toutefois vite compte qu'une telle évidence n'est qu'apparente et que, dans la multitude des faits relevant de cette définition, beaucoup ne sont pas traités comme tels, alors même que, de leur point de vue, ils le devraient. Ils proposent donc des critères permettant de les objectiver : fréquence, gravité, caractéristiques de la population concernée, rapport entre le coût et l'efficacité des mesures permettant de le prévenir ou de le traiter, tous éléments qu'il est possible de quantifier. Pour autant, cette approche, que l'on peut qualifier de positiviste, énonce des règles de bonne conduite plutôt qu'elle ne décrit ce qui se passe en réalité. L'attention portée à un problème et la réponse qui lui sera donnée dépendent de bien d'autres éléments, comme son caractère spectaculaire, le traitement médiatique dont il fait l'objet, l'action d'un professionnel ou d'un décideur, la mobilisation de groupes de malades ou d'associations d'usagers. Afin de rendre compte de ces processus, on parle alors de « construction sociale » de la santé publique, en recourant aux théories constructivistes dont Joseph Schneider a dressé l'inventaire.

Cette construction passe par une double opération de médicalisation et de politisation des faits sociaux. Un exemple classique, étudié par Ian Hacking, est celui de la maltraitance infantile. Ce qui s'impose aujourd'hui avec l'évidence d'un péril grave et apparaît à chacun comme une priorité de santé publique n'est en fait identifié comme tel que depuis deux décennies. Jusqu'à la fin du XIXe s., les coups infligés par les parents à leurs enfants sont considérés comme destinés à les corriger, autrement dit à les rendre meilleurs, et comme relevant de la *patria potestas*, par conséquent de l'espace domestique. La loi de 1889, en France, reconnaît en cette violence un « mauvais traitement » dont elle fait un délit passible de peines proportionnées à sa gravité et qui peut conduire à la « déchéance de la puissance parentale ». Elle a donc une triple conséquence : elle requalifie la correction en mauvais traitement (*cruelty to children*, aux États-Unis) ; elle la fait passer du domaine privé à la sphère publique ; elle la constitue en problème relevant de la compétence du juge et des travailleurs sociaux. Dans la seconde moitié du XXe s., deux faits vont transformer cette réalité. D'abord, dans les années 1960, la découverte, par des pédiatres américains, de tableaux cliniques de fractures multiples qui sont rapportés à des mauvais traitements et désignés comme « syndrome de l'enfant battu ». Désormais, la violence à l'encontre des enfants relève de la clinique, les publications se multiplient, la nouvelle entité entre dans les manuels de médecine (le *« child abuse »* fait son apparition dans l'*Index Medicus* en 1965). Un peu plus tard, dans les années 1970, toujours aux États-Unis, des professionnels du travail social et des associations de parents se mobilisent contre le fléau, en font une cause politique et obtiennent en 1974 le vote d'une loi. La violence à l'encontre des enfants est maintenant dans le domaine public. Elle est encore physique. Quelques années plus tard, elle devient avant tout sexuelle et même, dans sa forme la plus grave, incestueuse (« Incest : Child abuse begins at home », titre un journal populaire en 1977). En France, la « maltraitance », suivant une histoire parallèle, est introduite dans les politiques de santé publique.

Rendre lisible cette double opération de traduction qui fait d'une réalité socio-juridique d'abord une entité médicale, puis un enjeu politique, devenant au bout du compte un problème de santé publique (auquel sont bien entendu conservées ses sanctions pénales et ses caractéristiques cliniques), c'est au fond dénaturaliser la santé publique, montrer que les réalités que nous qualifions de la sorte doivent, pour nous apparaître telles, faire l'objet de l'intervention d'experts et de profanes, de médecins et de législateurs, des médias et des associations qui les font exister sous la forme que nous leur connaissons. Les illustrations de ce que l'on peut appeler une sanitarisation du social en seraient multiples, à commencer par la toxicomanie qui, de déviance relevant essentiellement d'une logique répressive, est devenue un enjeu majeur de santé publique, non seulement par l'invocation du danger d'infections telles que le Sida et l'hépatite, mais aussi par son rapprochement avec le tabagisme et l'alcoolisme comme dépendances pathogènes : construction sociale d'un risque et d'une équivalence qui permet de traduire une menace sociale en un péril sanitaire.

Mais montrer comment se font ces opérations de traduction, c'est aussi, à rebours, pouvoir penser les réalités que la société ne se donne pas comme problèmes de santé publique alors même qu'ils pourraient, ou devraient, en relever. Ayant commencé ce texte par un paradoxe, on terminera de la même manière. Comme le constate Matthew Ramsay, il est notable que la France, pays où l'hygiène publique a été inventée à la fin du XVIIIe s., soit au début du XXIe l'un de ceux qui, dans le monde occidental, œuvre le moins dans le domaine de la santé publique. Et l'on pourrait ajouter cet autre fait remarquable : que la France, qui a joué un rôle pionnier dans l'identification et la compréhension des inégalités sociales devant la maladie et la mort il y a deux cents ans, soit aujourd'hui celui où elles sont à la fois les plus profondes et les moins reconnues en Europe de l'Ouest.

► BOURDELAIS P. (éd.), *Les Hygiénistes. Enjeux, modèles et pratiques (XVIIIe-XXe siècles)*, Paris, Belin, 2001. – CIPOLLA C., *Public Health and the Medical Profession in the Renaissance*, Cambridge, Cambridge Univ. Press, 1976. – DESROSIÈRES A., *La Politique des grands nombres. Histoire de la raison statistique*, Paris, La Découverte « Textes à l'appui », 1993. – DOZON J.-P. & FASSIN D. (éds), *Critique de la santé publique. Une approche anthropologique*, Paris, Balland « Voix et regards », 2001. – FASSIN D., *L'Espace politique de la santé. Essai de généalogie*, Paris, PUF « Sociologie d'aujourd'hui », 1996. – FASSIN D. (éd.), *Les Figures urbaines de la santé publique. Enquête sur des expériences locales*, Paris, La Découverte « Recherches », 1998. – HACKING I., *The Social Construction of What ?*, Cambridge, Harvard Univ. Press, 1999. – MURARD L. & ZYLBERMAN P., *L'Hygiène dans la République. La santé publique en France ou l'utopie contrariée 1870-1918*, Paris, Fayard, 1996. – PETERSON A. & LUPTON D., *The New Public Health. Health and Self in the Age of Risk*, Londres, Sage Publications, 2000. – PORTER D., *Health, Civilization and the State. A History of Public Health from Ancient to Modern Times*, Londres / New York, Routledge, 1999. – RAMSAY M., « Public Health in France », *in* D. Porter (éd.), *The History of Public Health and the Modern State*, Londres, Wellcome Institute Series, 1994, p. 45-118. – ROSEN G., *A History of Public Health*, New York, MD Publications, 1958. – SCHNEIDER J., « Social Problems Theory : The Constructionist View », *Annual Review of Sociology*, 11, 1995, p. 209-229. – VEYNE P., *Le Pain et le Cirque. Sociologie historique d'un pluralisme politique*, Paris, Le Seuil, 1976. – VIGARELLO G., *Le Sain et le Malsain. Santé et mieux-être depuis le Moyen Âge*, Paris, Le Seuil, 1993. – WINSLOW C. E. A., *The Evolution and Significance of the Modern Public Health Campaign*, New Haven, Yale Univ. Press, 1923.

Didier FASSIN

→ Alcoolisme (Lutte contre l') ; Assurance maladie ; Cancer (Lutte contre le) ; Dépistage ; Dopage ; Drogue ; Écologie médicale ; Économie de la santé ; Géographie de la santé ; INSERM ; Organisation mondiale de la santé ; Prévention ; Professionnelle (Maladie) ; Protection maternelle et infantile ; Sida (Lutte contre le) ; Vaccination.

SCLÉROSE EN PLAQUES

Charcot et Vulpian qui, entre 1866 et 1868, l'ont décrite et isolée à titre d'entité clinique, la tenaient pour une affection rare. Elle s'est très rapidement révélée l'une des plus communes parmi les affections neurologiques invalidantes du début de l'âge adulte. Elle garde toutefois jalousement son secret. On sait qu'elle correspond à la disparition de la gaine de myéline qui entoure le cylindraxe des fibres nerveuses, disparition qui s'accompagne d'infiltrats périvasculaires signant l'inflammation, d'une raréfaction des oligodendrites et d'une prolifération astrocytaire aboutissant à la gliose. On sait qu'aux symptômes inauguraux, souvent atypiques, succède une période de latence qui peut aller jusqu'à une vingtaine d'années, et qu'alors seulement apparaissent des signes plus évocateurs. On sait que le tableau clinique rassemble pêle-mêle des symptômes spinaux, cérébraux et bulbaires en rapport avec la localisation des plaques, et que ce polymorphisme sémiologique va de pair avec une évolution, parfois lente, parfois foudroyante, mais toujours discontinue, faite de poussées successives plus ou moins résolutives et de durée variable. On sait que le diagnostic peut être posé avec une forte probabilité (grâce à l'imagerie par résonance magnétique et à la présence de gamma-globulines dans le liquide céphalo-rachidien) mais après que les autres étiologies ont été éliminées (il ne sera établi formellement que si l'on arrive à faire la preuve anatomopathologique des lésions multifocales caractéristiques – à l'autopsie donc). Quant à la distribution géographique de la maladie, si, contrairement à ce qui se passe en général, nulle corrélation n'a pu être établie entre l'existence de services médicaux et sa morbidité, si l'on sait que les fréquences les plus élevées (de 30 à 120 habitants pour 100 000) se trouvent dans l'hémisphère nord, près du 50e parallèle, et qu'elles diminuent avec la latitude – ce qui n'empêche pas la longitude de jouer un rôle puisque, à latitude égale, la fréquence est élevée en Amérique du Nord, moyenne en Europe et basse en Asie –, aucune enquête épidémiologique toutefois n'est arrivée à mettre le doigt sur les facteurs qui favoriseraient ou déclencheraient son apparition. On ne sait pas à quoi elle est due (origine toxique ? traumatique ? infectieuse ?) même si on tend de plus en plus à la considérer comme une maladie auto-immune : le processus de démyélinisation inflammatoire serait lié à un mécanisme immuno-allergique déclenché par une attaque multivirale chez un individu au système antigénique HLA déficient. On ne sait pas la guérir ni même la soulager (les espoirs suscités par l'interféron sont vite retombés). Puisque le présent est si avare de pistes, peut-être le passé se montrera-t-il plus généreux ? Plus précisément, se pourrait-il que certaines des étapes qui ont mené à l'isolement de la sclérose en plaques soient autant de composantes du bloc complexe et hermétique qu'elle représente pour nous aujourd'hui ?

Jean Cruveilhier et Robert Carswell

L'attention commence à être attirée, au début du XIXe s., par les altérations du système nerveux : inflammation, callosités, indurations, atrophies. Ollivier d'Angers dit, en 1824, la nécessité de reconnaître les affections médullaires ; Philippe Hutin (1826) renchérit ; John Abercrombie (1828) regrette l'insuffisance des travaux consacrés à l'état de la moelle épinière, cause véritable des paraplégies, et Richard Bright relate en 1831 une observation dans laquelle il est tout à fait permis de voir ce qui prendra le nom de sclérose en plaques. C'est toutefois sous une forme neurographique que cette dernière fait son apparition au sein du savoir médical. Deux auteurs sont en lice, le Français Jean Cruveilhier et l'Écossais Robert Carswell, l'antériorité des travaux de chacun étant revendiquée par ses propres compatriotes. Cruveilhier (1791-1874) est un des premiers neuropathologistes et un ardent défenseur de la discipline qui la fonde, l'anatomie pathologique. Il est avant tout, de son vivant, célèbre pour la superbe iconographie de son *Atlas d'anatomie pathologique*, paru en fascicules entre novembre 1828 et mai 1842. Étudiant, dans les livraisons XXXI (fin 1838 ou début 1839) et XXXVIII (probablement fin 1841), les différentes lésions médullaires qui sont à l'origine des paraplégies, il constate que certaines s'accompagnent de lésions particulières, ce qu'il appelle une « dégénération grise des cordons de la moelle », lésions petites, disséminées, atteignant le tronc cérébral, le cervelet et même le tissu médullaire. Il y voit le résultat d'un processus pathologique spécifique et à nul autre réductible, une « sclérose en taches ou en isles » ; il est bien conscient d'avoir affaire à une entité morbide encore inconnue. Chaque illustration s'accompagne d'une minutieuse description du cas clinique correspondant : antécédents, début des troubles, évolution. Robert Carswell (1793-1850), quant à lui, est tard venu à la médecine. Son attirance première pour les arts le fait remarquer par John Thompson qui, en 1822 ou 1823, l'envoie en France avec mission de figurer autant que faire se peut les données anatomopathologiques concernant les malades qu'il pourra rencontrer. Son *Atlas* paraît à Londres en 1838. Il regroupe onze fascicules initialement produits de façon séparée ; c'est dans la section « Atrophy » du troisième, rédigé en 1837, qu'apparaît la célèbre illustration concernant la sclérose en plaques, qu'il commente ainsi : « Un état morbide particulier de la moelle et du pont de Varole, qui s'accompagne de l'atrophie des parties décolorées. » Le travail de Carswell précède donc celui de Cruveilhier. Il faut toutefois aller plus loin qu'une simple confrontation de dates ; le travail de Cruveilhier a incontestablement valeur exemplaire : constat d'autopsie et observation clinique constituent en effet les deux volets d'un seul et même dossier médico-scientifique, illustrant à merveille la méthode anatomopathologique, laquelle témoigne d'une volonté de comprendre la genèse d'un cortège de symptômes à partir d'un processus lésionnel spécifique, et d'ainsi déboucher sur une compréhension dynamique de la totalité du phénomène morbide. Il est donc juste de voir en Cruveilhier « le découvreur de la sclérose en plaques » (Charcot).

En attendant...

C'est pour quelque temps vers les chercheurs allemands qu'il faut se tourner. Friedrich Theodor Frerichs semble bien être celui qui, le premier (1849), aura tenté une étude clinique et diagnostique de ce qu'il appelle les « encéphaloscléroses » ; ses travaux seront poursuivis par son élève, Wilhelm Valentiner (1856). En 1856, Ludwig Türck étudie une douzaine de cas de dégénérescence médullaire, que Charcot rangera dans la catégorie des « scléroses rubanées ». Ernst Leyden, C. Frommann, Georg Eduard P. Rindfleisch (qui signale à juste titre le rôle de l'hyperhémie) relatent d'intéressantes observations (1863). Peu à peu se dessinent les contours d'une pathologie spécifique ; il reste à lui donner la touche finale.

... Alfred Vulpian et Jean Martin Charcot

Vulpian et Charcot sont, depuis leurs études de médecine, liés par une indéfectible amitié qui, lorsqu'ils seront nommés médecins de la Salpêtrière en 1862, se doublera d'une étroite collaboration professionnelle. Clinicien, physiologiste et expérimentateur, Vulpian (1826-1887) consacre sa vie à son travail. Il a, entre autres, posé les principes de la dégénérescence et de la régénération des nerfs, découvert les bases chimiques de ce que l'on saura plus tard être le système chromaffine des médullo-surrénales, étudié l'action de la strychnine, de la nicotine, des anesthésiques et de la pilocarpine sur le système nerveux. Jean Martin Charcot (1825-1893), dès l'enfance remarqué pour ses dons intellectuels et ses talents de dessinateur, s'est signalé à l'attention du corps médical par sa thèse dans laquelle, au terme d'une analyse clinique désormais classique, il a établi la distinction entre deux affections jusqu'alors confondues : le rhumatisme chronique progressif (aujourd'hui polyarthrite chronique évolutive ou maladie de Charcot) et l'arthrite déformante de la goutte. Héritier de la tradition anatomopathologique, il accorde toutefois la prééminence à la symptomatologie clinique ; c'est un « visuel de génie » (Strümpell), son regard médical est légendaire. Le 25 janvier 1865, faisant part à la Société médicale des hôpitaux de Paris de l'observation d'une sclérose primitive des cordons latéraux de la moelle, il revient sur trois cas, par lui rencontrés, de sclérose des cordons postérieurs ; il rappelle les travaux de Cruveilhier et de Carswell, et propose le nom de sclérose en plaques. Quinze mois plus tard, Vulpian présente à son tour, devant la même société, une « Note sur la sclérose en plaques de la moelle épinière » à propos de trois malades (deux de Charcot, un de lui-même). Il appartiendra à Charcot de mettre au net le flou nosologique dans lequel baignent les scléroses de la moelle, et de consacrer la spécificité de la « sclérose en plaques disséminées » par rapport aux myélites chroniques : ce qu'il fera dans son article de 1868, en décrivant minutieusement les lésions histologiques caractéristiques de l'affection – description toujours valable, si l'on excepte les précisions apportées par la microscopie électronique.

Une nouvelle maladie ?

S'il est évident que la sclérose en plaques ne pouvait être diagnostiquée comme telle avant 1866-1868, est-ce à dire qu'elle n'existait pas auparavant ? La paléopathotologie ne peut être d'aucun secours : seules subsistent la plupart du temps les parties dures, et les traces laissées sur le squelette par une paralysie ne permettent pas un diagnostic différentiel. Les sources livresques, plus bavardes, restent toutefois limitées. Si le cas de la mystique Sainte Lidwine de Shiedam (1380-1433), souvent rapporté, reste difficile à évaluer, en revanche ceux du poète Heinrich Heine (1797-1856), d'Auguste d'Esté (1794-1848), petit-fils de George III d'Angleterre, du moins connu Adolph Nölle, mort en 1866, et du Dr Caspar W. Pennock, mort en 1867, sont incontestables. Mais pourquoi tous appartiennent-ils au XIXe s. ? A-t-on affaire à une nouvelle maladie ou à un nouveau concept ? Le débat est ouvert, entre reconnaissance et naissance de la maladie, car il n'est pour le moment possible de prouver ni que la sclérose en plaques existait ni qu'elle n'existait pas avant le XIXe s. Si l'hypothèse de sa récente apparition est admise, encore faudra-t-il montrer que les conditions tant du macrocosme (contexte social, culturel, politique, économique) que du microcosme (pathologies, épidémies, pathocœnose) sont aptes à la conforter.

La raison nosographique

L'analyse de l'espace cognitif au sein duquel la sclérose en plaques a accédé à l'existence médicale pourrait-elle nous apporter ce que l'étude chronologique se révèle impuissante à nous donner ? Côté technique : le microscope est un outil indispensable, et Charcot l'utilise couramment (ce qui, à l'époque, ne va pas tellement de soi), exigeant de ses élèves et internes qu'ils en fassent de même ; son laboratoire est très bien équipé en matière de fixation, de coloration des coupes, de photographie. L'homme passe à juste titre pour être bien au fait de l'actualité scientifique et prompt à l'utiliser. Côté savoir : la neurologie, encore balbutiante, avait besoin de la théorie cellulaire pour s'affirmer et plus particulièrement de la théorie du neurone, ainsi que d'une connaissance précise des fonctions de l'axe cérébro-spinal et de leurs localisations. Tout cela est d'évidence mais n'explique pas tout. Alors : et si la sclérose en plaques avait été non pas « découverte » (découvrir : montrer ce qui jusque-là était caché) mais « inventée » (inventer : créer quelque chose de nouveau, concevoir) ? Ne faudrait-il pas, en dernier ressort, faire appel à des facteurs humains ? Si Vulpian est avant tout un expérimentateur, rigoureux mais prudent (il a du mal à se dégager des données premières), Charcot, lui, tout en se réclamant de la méthode anatomopathologique, voit plus large ; l'étiologie l'intéresse peu, en revanche il met de son propre aveu au premier plan « la nosographie et la clinique » (Pierre Janet : « [...] il a toujours cherché à déterminer l'importance relative des symptômes, à les classer, à les généraliser, à les expliquer »). Entre 1862 et 1870, il a mis au jour nombre d'entités morbides parmi lesquelles, dans le seul domaine de la neuropathologie, figurent les arthropathies nerveuses du tabès, la sclérose en plaques et sa différenciation d'avec le Parkinson, la sclérose latérale amyotrophique, l'atrophie musculaire progressive, les paralysies labio-glosso-pharyngées, l'amyotrophie dite de Charcot-Marie, etc. (Freud, dans ses souvenirs sur Charcot : « Devant l'œil de son esprit s'ordonnait alors le chaos... »). Les cliniciens aujourd'hui consentent toujours dans leur pratique au modèle proposé par lui (avec certains assouplissements et élargissements, d'ailleurs amorcés par le maître de la Salpêtrière), tout en ayant de plus en plus la certitude de se trouver devant non pas *une* mais *des* scléroses en plaques – car si la sclérose en plaques a rang d'entité morbide, elle a en revanche très peu d'individualité symptomatologique. Serait-ce que nous restons prisonniers d'un carcan conceptuel qui nous incite à ne retenir que les signes qui confortent le modèle traditionnel et à lui ramener vaille que vaille ceux qui s'en éloignent ? Quoi qu'il en soit, dans ce domaine de la neuropathologie où la symptomatologie clinique est souvent fluide et où le diagnostic réclame d'être cautionné par des instruments d'investigation de plus en plus raffinés, peut-être le progrès de notre savoir se confond-il désormais avec celui de la technique, rendant obsolète cet intermédiaire conceptuel qui permet à la médecine de faire équivaloir connaissance générale et cas particulier, et qui a nom nosologie. On le voit, le dernier chapitre de cette histoire de la sclérose en plaques reste encore à écrire.

▶ CARSWELL R., *Pathological Anatomy Illustrations of the Elementary Forms of Disease*, Londres, Longman *et al.*, 1838. – CRUVEILHIER J., *Anatomie pathologique du corps humain ; ou, description avec figures lithographiées et coloriées des diverses altérations morbides dont le corps est susceptible*, Paris, J.-B. Baillière, 2 vol., 1829-1842. – CHARCOT J.-M., « Des scléroses de la moelle épinière » et « Histologie de la sclérose en plaques », *Gazette des hôpitaux civils et militaires*, n° 140, p. 554 ; n° 141, p. 557-558 ; n° 143, p. 566, 1868. – YANACOPOULO A., *Découverte de la sclérose en plaques. La raison nosographique*, Montréal, Les Presses de l'Université de Montréal, 1997.

Andrée YANACOPOULO

→ Clinique ; Dégénérescence.

SCORBUT

On commença à s'intéresser à la maladie connue sous le nom de « scorbut » lorsque les Portugais, bientôt suivis par d'autres nations, se mirent à entreprendre de longs voyages maritimes à la fin du XVe s. En 1498, Vasco de Gama, ayant passé le cap de Bonne-Espérance après douze semaines de mer, comptait de nombreux hommes malades « dont les mains et les pieds enflaient tandis que leurs gencives gonflaient jusqu'à recouvrir leurs dents, si bien qu'ils ne pouvaient plus manger ». Cette maladie ne ressemblait à aucune de celles qu'il connaissait. Quarante ans plus tard, Jacques Cartier, à la tête d'une expédition française au Canada, hiverna sur le Saint-Laurent. Ses hommes commencèrent à présenter les symptômes décrits ci-dessus, ainsi que « des nerfs retirés et noircis [...] et des jambes toutes parsemées de gouttes de sang comme de la pourpre ». Après la mort de l'un d'entre eux, il rapporte que « [lorsque le corps fut ouvert], il sortit au-dessus du cœur [...] qui était tout blanc et flétri, une grande abondance de sang noir et infect ». Avant la fin de l'hiver, il mourut « jusqu'au nombre de vingt-cinq personnes des principaux et bons compagnons que nous avions, lesquels mouraient de la maladie susdite ». En 1602, la même maladie frappa une expédition espagnole qui explorait la côte de la Californie, et l'on remarqua « que le bas du corps depuis la taille se couvre de larges taches violettes [...] le corps entier est douloureux et sensible au toucher [...] les hommes meurent soudainement alors qu'ils sont en train de parler ». Quelque sept cents marins britanniques périrent au cours d'un voyage particulièrement désastreux : « Les hommes, sortant de leurs hamacs mouraient en un instant, les cicatrices de vieilles blessures, guéries depuis longtemps s'ouvraient à nouveau. »

Les idées différaient quant aux causes de la maladie ; Cartier pensait qu'il s'agissait d'une infection contractée au contact des « Indiens » autochtones. Les membres de l'expédition espagnole citée plus haut pensaient qu'elle était due aux conditions atmosphériques de la région où « soufflait un vent léger, froid et mordant qui doit charrier des miasmes pestilentiels [...] il se produit une corruption des mauvaises humeurs, surtout chez des personnes affaiblies par une navigation fatigante ». Lorsqu'une autre expédition française qui passait l'hiver au Canada connut les mêmes problèmes, ceux-ci furent d'abord imputés, à nouveau, à la mauvaise qualité de l'air, propre à la saison humide, mais également « à une indigestion de viandes froides et mélancoliques qui tournent l'estomac – celui qui mange de bons chapons et de bons lapins est assuré de conserver la santé ».

Le XVIIIe s. s'intéressa beaucoup à la qualité de l'air, et des gaz en général. James Lind, chirurgien naval britannique célèbre pour ses travaux sur le sujet, pensait que « l'humidité affaiblit le ressort et l'élasticité de l'air, le rendant impropre aux nombreuses fins salutaires de la respiration », et que la maladie survenait en mer « parce que le climat froid et humide resserrait ou bouchait les pores de la peau », ce qui, à son tour, empêchait « la transpiration insensible » par laquelle les toxines quittaient le corps. Leur accumulation causait alors la putrescence des tissus connue sous le nom de « scorbut ». Lind pensait que la maladie ne pouvait apparaître qu'en mer ou près de la mer.

Les traitements

On a souvent remarqué que lorsque les marins malades touchaient finalement terre, ils étaient « miraculeusement » guéris en l'espace de deux semaines. Supposant que le simple contact avec la terre en était la cause, certains s'enterrèrent jusqu'au cou pour accélérer leur guérison. Mais les marins qui restaient à bord et qui se faisaient apporter des fruits ou des légumes se rétablissaient tout aussi rapidement. En particulier, depuis l'époque de Vasco de Gama, les oranges et les citrons étaient particulièrement prisés. Les médecins présents sur les bateaux à l'époque étaient des « chirurgiens » qui apprenaient leur métier en tant qu'apprentis et avaient le statut de sous-officier, comparable à celui d'un sergent dans l'armée. C'est aux « médecins » qui, eux, avaient étudié à l'université, qu'on demandait de comprendre les principes de la maladie et de mettre au point son traitement. Le Collège des Médecins de Londres, à qui l'on avait demandé de réfléchir à la prévention du scorbut au XVIIe s. conclut que les vertus des agrumes tenaient à leur acidité. La solution pratique, pour les navires qui passaient de longs mois en mer et dont même les fruits venaient à moisir, consistait à faire en sorte que les chirurgiens soient munis d'acide sulfurique, plus stable et plus concentré.

Ce n'est que plus d'un siècle plus tard qu'un jeune chirurgien, James Lind, testa réellement les différents traitements. Il prit douze marins, qui soufraient du scorbut au même degré, et les répartit en six paires. Pendant deux semaines, chaque paire reçut un traitement différent. Ceux qui avaient reçu quotidiennement soit un litre de cidre, soit 18 ml de vinaigre ou 3 ml d'acide sulfurique dilué dans de l'eau ne présentèrent pas d'amélioration notable. Seuls ceux qui reçurent deux oranges et un citron tous les jours pendant les six premiers jours (les provisions étant ensuite épuisées) se rétablirent rapidement. Par la suite, étant devenu médecin, il écrivit dans son *Traité du scorbut :* « Bien que les acides partagent certaines propriétés, ils diffèrent beaucoup par certains aspects, en particulier en ce qui concerne leurs effets sur le corps humain. La théorie en médecine [...] est absolument nécessaire ; cependant lorsqu'elle est poussée trop loin, on peut se demander si elle a davantage profité aux hommes qu'elle ne leur a nui. » Après un délai supplémentaire dû aux échecs rencontrés avec du jus de citron à partir duquel, par évaporation, on avait produit un sirop afin d'en accroître la stabilité, l'utilisation des citrons sur les bateaux britanniques se généralisa. Un historien français a fait des citrons – qui permirent aux Britanniques de rester plus longtemps en mer en bonne santé – la cause de leurs succès en Méditerranée pendant les guerres napoléoniennes.

Au XIXe s., il apparut clairement que le scorbut était aussi une maladie « terrestre ». À partir de 1843 les cas de scorbut dans les prisons britanniques (où l'on ne donnait jamais de fruit) furent liés au fait que les pommes de terre avaient été omises des menus. Lorsque, dans le nord de l'Europe, les récoltes de pommes de terre furent perdues à cause d'une maladie entre 1845 et 1848, le scorbut fit son apparition dans la population. À l'évidence, la pomme de terre, importée du Nouveau Monde, était devenue un antiscorbutique essentiel. En Californie, en 1849, les mineurs de la ruée vers l'or furent confrontés à un problème similaire, lorsque la farine, les haricots secs et la viande salée (le régime traditionnel des marins) étaient les seuls aliments disponibles dans les régions reculées ; il apparut à nouveau dans les armées françaises et anglaises pendant la guerre de Crimée dans les années 1850, où les fruits et les légumes étaient considérés comme un luxe et où seuls les articles de première nécessité pouvaient être transportés par les voies de ravitaillement vers la ligne de front ; et même pendant le relativement court siège de Paris en 1871.

Jusqu'alors, le scorbut avait été associé à des situations de pénurie, mais dans les années 1890, il apparut chez des enfants en bas âge, dans des familles aisées des États-Unis et d'Europe. Les médecins avaient recommandé de substituer au lait maternel du lait de vache stérilisé pour détruire les bactéries pathogènes et éliminer les diarrhées, fréquentes en été. Malheureusement, la stérilisation diminuait également ses propriétés antiscorbutiques.

Dans les années 1890, toutes les maladies étaient expliquées par le biais des micro-organismes. Puisque, à l'évidence, le scorbut n'était pas une maladie infectieuse, on suggéra que les cas apparus lors des récentes expéditions arctiques étaient causés par de la viande en conserve fabriquée à partir de produits dans lesquels les bactéries avaient déjà produit de la ptomaïne. C'étaient elles qui, résistant au procédé de conservation, étaient responsables des symptômes du scorbut. C'était là une explication *moderne,* et au regard de l'inefficacité du jus de citron stérilisé (qui ne réussissait pas à empêcher l'apparition des cas de scorbut), on rejeta les précédents récits de guérisons comme autant de « contes de bonne femme ».

En 1907, des scientifiques norvégiens identifièrent les signes du scorbut chez des cochons d'Inde qu'on avait nourris de céréales. Les animaux répondirent au jus de citron, et, en en testant de petites quantités, les chercheurs parvinrent à isoler, puis à synthétiser « l'acide ascorbique » (ou vitamine C). On montra ensuite que les humains et les cochons d'Inde partageaient la particularité exceptionnelle de ne pas pouvoir la fabriquer par eux-mêmes, et aussi que les fruits, les légumes verts et les tubercules étaient des sources de cette vitamine, que la cuisson de la viande et la préparation industrielle des jus de fruits détruisaient en grande partie.

► BUDD G., Disorders resulting from defective nutriments, *London Medical Gazette,* 2, 1840, p. 632-915. – CARPENTER K. J., *The History of Scurvy and Vitamin C,* Cambridge, Cambridge Univ. Press, 1986. – CHEADLE W. B., « Three cases of scurvy supervening on rickets in young children », *Lancet,* ii, 1878, p. 685-687. – CHICK H. & HUME E. M., « The distribution among foodstuffs of the substances required for the prevention of beriberi and scurvy », *Transactions of the Society for Tropical Medicine and Hygiene,* 10, 1917, p. 141-178. – DELPECH A., « Le scorbut dans le siège de Paris », *Annales d'Hygiène publique (Paris),* 35, 1871, p. 297-359. – GRMEK M. D., « Les origines d'une maladie d'autrefois : le scorbut des marins », *Bulletin de l'Institut Océanographique, numéro spécial,* 2, 1966, p. 505-523. – HOLST A. & FROLICH T., « Experimental studies relating to ship beri-beri and scurvy », *Journal of Hygiene,* Cambridge, 7, 1907, p. 634-671. – KING C. G. & WAUGH W. A., « The chemical nature of vitamin C », *Science,* 75, 1932, p. 357-358. – LIND J. A., *A Treatise of the Scurvy,* Édimbourg, Millar, 1753, Rééd., Édimbourg, Univ. Press, 1953, trad. fr. Th. Carrère, *Traité du Scorbut,* Paris, Méquignon, 1788.

Kenneth CARPENTER
(Trad. Mickaël Popelard)

→ Navale (Médecine) ; Nutrition ; Vitamine.

SECRET MÉDICAL

De la légende dorée à la réalité contemporaine

Le serment d'Hippocrate ou le mythe fondateur

Depuis la fin du XIXe s., les médecins ont généralement présenté le secret médical comme une question de déontologie, accréditant ainsi l'idée qu'il constituerait une préoccupation spécifique à leur profession. Encore faut-il préciser que si la déontologie définit les devoirs qu'impose à certains professionnels l'exercice même de leur activité, les médecins l'ont historiquement présentée comme constitutive de devoirs qu'ils se sont imposés à eux-mêmes. Le secret serait si essentiel à l'exercice de la médecine qu'il existerait depuis toujours. Cette représentation d'une obligation de secret qui viendrait du fond des âges a été théorisée au XIXe s. Ainsi pour Brouardel, « c'est une nécessité si absolue que nous le trouvons formulé dans les plus anciens documents médicaux légués par la tradition. C'est par son affirmation que se termine le serment d'Hippocrate, qui a servi de règle de conduite à nos ancêtres presque jusqu'à la Révolution française ». Le serment d'Hippocrate constitue une référence obligée et joue le rôle de lien entre la société pré- et post-révolutionnaire. À la rupture politique, sociale, juridique que constitue cette Révolution est opposée la continuité de la morale médicale. Remontant à la plus haute Antiquité, elle aurait traversé les siècles, fidèle à elle-même et inchangée.

La profession médicale a toujours manifesté par le biais de ses représentants son attachement à l'idée que le secret serait un des piliers de la médecine occidentale, ayant acquis ses lettres de noblesse dès Hippocrate. Bien qu'an-historique, cette vision a rarement été mise en cause, car elle opère comme une légende dorée pour la profession. En effet, elle accrédite l'idée séduisante pour cette dernière qu'elle aurait décidé de se soumettre spontanément à une obligation indispensable à sa pratique ; elle ne lui aurait donc pas été imposée de l'extérieur par l'État. Aussi, de manière répétitive, les spécialistes de la morale médicale ont entendu maintenir l'idée que les médecins, forts des prescriptions hippocratiques, s'étaient depuis plus de vingt-cinq siècles imposé une obligation de silence, en faisant du secret une règle professionnelle.

Une telle affirmation bien que non fondée historiquement doit être prise au sérieux en ce qu'elle est révélatrice de la représentation que la profession a d'elle-même. Cependant, il ne faut pas confondre la fonction de mythe de cette représentation avec la réalité de la construction des règles relatives au secret médical, lesquelles n'ont été introduites en France qu'au XIXe s. dans le Code pénal de 1810, qui fait de sa révélation une infraction punissable (elle a été maintenue avec quelques modifications par le nouveau Code pénal de 1992). Ce n'est qu'en 1941, avec l'instauration du premier Code de déontologie médicale – depuis cette date, quatre codes lui ont succédé en 1947, 1955, 1979 et 1995 – que le secret médical constitue un devoir déontologique : « Le secret professionnel institué dans l'intérêt des patients, s'impose à tout médecin dans les conditions établies par la loi. » La loi à laquelle renvoie la fin de cet énoncé est la loi pénale ; la révélation d'un secret par un médecin poursuivi disciplinairement sera analysée selon les conditions fixées par le Code pénal ; cependant, le cumul du devoir déontologique avec l'infraction pénale a pour conséquence qu'en cas de révélation de secret, le médecin est susceptible d'être poursuivi pénalement et disciplinairement.

Spécificités de la protection des informations relatives à un patient par une infraction pénale et les problèmes qu'elle pose

D'un point de vue historique, l'article 378 du Code pénal fut le premier texte de droit français à régler la question des secrets professionnels ; en effet, ce texte concernait l'ensemble des professionnels amenés à recevoir des confidences, mais par ailleurs désignait spécifiquement les médecins. La question du secret professionnel est liée à la protection de l'intimité de la personne dans la mesure où il est nécessaire de protéger contre des professionnels indiscrets ceux qui leur auront fait des confidences. Parce que les individus sont obligés de s'adresser dans leur vie courante à différents professionnels pour qu'ils les aident dans leurs difficultés, en matière médicale, affective, pécuniaire, d'affaires, etc., il est souhaitable qu'ils n'aient pas à souffrir d'indiscrétion. Ce texte ne protégeait pas les confidences ou les secrets en soi ; il punissait un comportement consistant à révéler des secrets confiés. Étant de nature pénale, il aurait dû s'inscrire dans le cadre de la répression ; à l'instar de toute infraction, sa vocation est de s'appliquer devant les tribunaux répressifs, en tant que comportement reprochable susceptible d'être sanctionné.

Toutefois, les médecins présentent une particularité notable par rapport aux autres professionnels : en raison même de leurs compétences, ils ont pour fonction de décoder la maladie. Par voie de conséquence, aux confidences reçues du patient comme autant de secrets confiés s'ajoutent toutes les informations produites par le médecin sur ce dernier. Et, c'est *son aptitude à créer des informations* qui a fait la spécificité du secret médical ; il a la maîtrise de l'information médicale relative à une personne parce qu'il en est le créateur. Aussi, depuis le XIXe s. est-ce moins ce que sait le patient – ses confidences – que ce que sait le médecin qui est en jeu. Cela explique pourquoi les questions les plus épineuses soulevées par le secret médical ont souvent moins porté sur la révélation d'une confidence que sur le refus du médecin de fournir une information qu'il a apprise, y compris vis-à-vis de son patient. En effet, quel intérêt le médecin aurait-il à dévoiler les informations qu'il produit ? Devrait-on conclure que le secret médical ne présente aucune utilité sociale : certainement pas, simplement les questions qui le mettent en jeu ne se posent pas dans le cadre répressif qui devrait être le sien. D'une manière générale, c'est moins la divulgation à un tiers qui se pose – bien qu'elle soit sans doute fréquente – que la possibilité donnée au médecin en s'appuyant sur l'existence de cette infraction de refuser ou au contraire d'accepter de transmettre une information demandée par un tiers et cela, en dehors même d'un contentieux quelconque ; le secret médical est alors utilisé comme une règle d'action.

Cette règle assure au médecin la maîtrise de l'information car *il en détient la clé d'interprétation* : il lui suffit de dire qu'il pourrait se voir reprocher une révélation punissable pour ne pas fournir l'information demandée. Or, dans notre société contemporaine, l'accès aux informations médicales est primordial car d'elles dépendent des droits. Aussi ceux qui se voient opposer cette règle pénale se trouvent dans l'obligation de saisir le juge, afin qu'il se prononce sur la pertinence de cet argument. L'enjeu de l'interprétation du Code pénal est donc fondamentalement celui des conditions de l'accès aux informations, y compris vis-à-vis du patient lui-même qui se voyait opposer le secret médical, même si l'argument était erroné. Deux grands types de questions se posent : ou bien une preuve médicale est produite par une personne et la partie adverse tente de la faire écarter en prétendant qu'elle a été obtenue grâce à une violation de secret médical, ou bien la délivrance d'un tel document nécessaire à la démonstration de la revendication étant refusée par le médecin au nom d'une potentielle violation de secret médical, celui qui en a besoin est obligé de faire appel au juge pour en obtenir la communication.

Le nouveau Code pénal de 1992 n'a pas modifié les solutions retenues en matière de validité et de communication des preuves

À l'infraction pénale de violation de secret médical (art. 378 du Code pénal de 1810) a succédé l'infraction pénale de révélation d'une information à caractère secret par une personne qui en est dépositaire par profession (art. 226-13 du Code pénal de 1992). On l'a déjà dit, en toute rigueur, cette infraction, à l'instar de toutes celles définies par le Code pénal, peut être reprochée à tout auteur présumé ; bien que les poursuites soient extrêmement rares, il n'en demeure pas moins qu'un tel comportement étant punissable, ses conditions de réalisation ont fait l'objet d'interprétations de la part des tribunaux répressifs.

Le Code pénal de 1810 visait de manière spécifique « les médecins », ce qui n'est plus le cas du Code pénal de 1992 qui punit « la révélation d'une information à caractère secret par une personne qui en est dépositaire [...] par profession » ; de plus, le secret n'est plus une confidence faite au professionnel ou une information produite grâce à ses compétences, mais celle qui a « un caractère secret ». Cependant, bien que n'étant plus désignés de manière expresse, les médecins constituent l'archétype même de la profession ; en outre, le caractère intime aussi bien des informations qu'ils reçoivent que de celles qu'ils mettent en évidence grâce à leur savoir leur confère un caractère secret.

Se rend donc coupable de révélation d'information à caractère secret le médecin qui *divulgue à autrui* des informations de nature médicale ayant trait à la santé de son patient. Encore faut-il que le *médecin ait une fonction thérapeutique* ; aussi un médecin psychiatre poursuivi pour violation du secret médical parce qu'il avait attesté, dans un certificat produit lors d'une instance en divorce, que l'état dépressif de l'épouse était consécutif à la personnalité pathologique du mari, ne commet pas de violation de secret car « si les médecins et toutes autres personnes dépositaires [...] des secrets qu'on leur confie, sont tenus de ne pas les révéler, cette obligation *ne s'impose que dans les relations entre le professionnel et son client* ».

Il faut par ailleurs que l'information révélée ait *un caractère secret* ; ainsi, le nom d'un client comme le montant des honoraires ne constituent pas un fait secret. Une patiente n'avait pas réglé une note d'honoraires correspondant à une analyse d'un frottis du col de l'utérus car le médecin directeur du laboratoire d'analyses médicales refusait de lui communiquer directement les résultats. Devant son obstination, il avait eu recours à un organisme de recouvrement d'impayés, ce qui l'avait conduit à fournir le nom de la débitrice, ainsi que le montant de la créance. Cette personne s'était constituée partie civile pour violation du secret médical, mais l'infraction n'a pas été retenue. Une distinction a été établie entre les informations secrètes et celles qui ne le sont pas : le nom des clients et le montant des honoraires ne sont pas des secrets car ils ne sont pas des renseignements d'ordre médical ; en revanche les résultats d'analyse médicale sont des secrets, mais ils n'ont pas été communiqués à l'organisme de recouvrement, ce qui exclut toute infraction de révélation d'information à caractère secret.

Les pharmaciens, les chirurgiens-dentistes, les infirmières, les sages-femmes, sont également en tant que professionnels de santé des dépositaires d'informations à caractère secret, susceptibles de se rendre coupables, s'ils les révélaient, de ladite infraction.

Mais comme par le passé, les affaires les plus nombreuses concernent les cas où soit le patient, soit des tiers entendent obtenir les preuves médicales dont ils ont besoin à l'appui de leurs revendications. Dans ces hypothèses, le juge saisi ne se prononce pas sur l'existence d'une éventuelle commission de révélation d'un fait secret, mais se réfère à la règle pénale pour statuer sur la validité de l'obtention des renseignements. Plusieurs arrêts récents rendus dans des affaires civiles ont apporté des solutions intéressantes à la question de la validité de la production de documents médicaux, et à celle du refus de communication de pièces médicales.

La validité de la production de documents médicaux dépend de la manière dont ils ont été obtenus. – Ainsi les éléments d'information sur l'état de santé d'un assuré qui sont *fournis directement par son médecin traitant* au médecin conseil d'une compagnie d'assurances sont *nuls* parce qu'ils ont été obtenus grâce à une violation du secret médical, « le médecin conseil d'un assureur ne pouvant révéler à son mandant des renseignements qu'il avait reçus du médecin traitant de l'assurée, tenu lui-même au secret médical » ; et, « la remise d'une lettre du médecin traitant de l'assuré à la compagnie procède d'une violation du secret médical commise par son médecin conseil, qui ne peut révéler à son mandant des renseignements qu'il a reçus de son confrère, de sorte que cette lettre doit être écartée des débats ».

En revanche, *l'assuré* qui *choisit librement de remettre à l'assureur des documents* en sa possession ne saurait ultérieurement demander qu'ils soient écartés en se prévalant du secret médical, cette protection ne jouant que pour les révélations faites à des tiers. Bien entendu, cette solution ne vaut qu'autant que la personne a décidé elle-même de fournir les informations la concernant. Tel n'est plus le cas en revanche lorsque le médecin traitant adresse directement à la compagnie d'assurances de l'assuré décédé les informations souhaitées sur la base desquelles une fausse déclaration du souscripteur a pu être établie ; en procédant ainsi, il commet une faute engageant sa responsabilité, puisque la compagnie d'assurances a été conduite à annuler le contrat d'assurances du prêt. Il doit donc indemniser le préjudice – en l'occurrence le montant du prêt restant à courir – né de sa méconnaissance du secret professionnel. La transmission des preuves ne doit donc pas se faire n'importe comment. C'est le demandeur qui choisit ou non de les communiquer ; en revanche, si le médecin traitant les transmet directement au tiers, il commet une faute qui entraîne la nullité de la preuve, voie même engage sa responsabilité.

Le médecin traitant ne saurait refuser de communiquer des preuves dans le cadre d'une expertise en se fondant sur le secret médical. – Un litige opposait des frères et sœurs au sujet de la succession de leur mère ; celle-ci avait de son vivant consenti des donations à l'un d'entre eux. Les autres entendaient faire annuler ces actes sur le fondement de l'insanité d'esprit de la donataire. Pour établir son état de santé et vérifier si elle était saine d'esprit au moment de la signature de l'acte de donation, le juge saisi par les enfants qui contestaient cette donation avait désigné un expert avec mission de consulter son dossier médical auprès du médecin traitant ; mais ce dernier refusa la communication des pièces du dossier, estimant que le secret médical constitue un *empêchement légitime* à une telle communication. L'expert judiciaire, contrairement à l'expert de compagnie d'assurance, est mandaté uniquement par la justice, et non par une des parties ou un tiers ; étant médecin, il est lui-même tenu au secret médical. Enfin, l'opposition du secret médical aboutirait à priver d'effet la règle qui prévoit que pour faire une donation, il faut être sain d'esprit. Cette condition, qui protège les malades contre leurs propres actes, faute de pouvoir être vérifiée resterait lettre morte et empêcherait les héritiers de faire valoir leurs droits.

La reconnaissance par la loi du 4 mars 2002 du droit d'être informé et du droit au respect du secret médical renouvelle cette question

La loi du 4 mars 2002 prévoit que « *toute personne* prise en charge par un professionnel, un établissement, un réseau de santé ou tout autre organisme participant à la prévention et aux soins *a droit au respect* de sa vie privée et *du secret des informations la concernant* ». Droit de la personnalité, c'est-à-dire droit primordial attaché à *toute* personne en tant qu'il lui est inhérent, il suppose, à l'instar de tous les *droits au respect*, *l'abstention d'autrui*, autrement dit la non divulgation des informations à caractère secret. Aussi faut-il bien mesurer sa portée : il ne confère pas à son titulaire le pouvoir d'exiger son exécution, il lui permet seulement, lorsqu'il n'a pu obtenir ce respect, d'en obtenir réparation. Celle-ci est facilitée car il lui suffit d'invoquer l'irrespect de son droit, sans avoir à démontrer ni une faute, ni un préjudice. Ce droit au respect « du secret des informations la concernant » constitue la réitération sous une autre figure juridique – celle d'un droit dont est titulaire la personne – de la protection pénale du secret au titre de la sanction de son éventuelle révélation.

La vraie nouveauté de cette loi réside dans ce qu'elle fixe pour la première fois des *règles d'accès* et de *circulation de l'information* relative au patient. Jusqu'à présent, c'était toujours de manière négative que le secret médical était invoqué, afin d'empêcher l'obtention des informations connues du médecin. Désormais, il existe des règles positives définissant les *catégories de personnes qui peuvent accéder* légitimement à ces informations : il s'agit tout d'abord *des professionnels de santé* qui participent à la prise en charge d'un même patient ; ils peuvent échanger des informations utiles à la continuité des soins ou afin de déterminer la meilleure prise en charge sanitaire. Dans cette hypothèse, c'est *l'intérêt thérapeutique de la personne* qui fonde l'accès des différents soignants aux informations produites par d'autres qu'eux-mêmes, afin d'être au courant aussi bien des diagnostics que des examens et interventions réalisés.

Il s'agit ensuite de la *famille*, des *proches de la personne malade* ou de *la personne de confiance* qui « *reçoivent les informations nécessaires* destinées à leur permettre d'apporter un soutien direct à celle-ci » ; en outre, « *le secret médical ne fait pas obstacle* à ce que les informations concernant une *personne décédée* soient délivrées à ses ayants droit, dans la mesure où elles sont nécessaires pour leur permettre de connaître les causes de la mort, de défendre la mémoire du défunt ou de *faire valoir leurs droits* ».

La nouvelle règle est donc désormais que *dans l'intérêt de la personne malade,* voire lorsqu'elle est décédée *dans celui de ses ayants droit,* l'ensemble des professionnels de santé qui la soignent comme les membres de son entourage qui l'aident et l'accompagnent dans sa maladie peuvent légitimement connaître les informations médicales la concernant, sans que le secret médical puisse leur être objecté. La seule limite posée par la loi est la volonté contraire de la personne concernée qui peut s'opposer à cet échange. Cette loi a donc une incidence directe sur l'infraction de révélation de secret médical, puisqu'il faut désormais distinguer la *communication* de l'information médicale secrète *aux tiers autorisés à la recevoir* non répréhensible de la *divulgation* par le professionnel de santé, d'une information à caractère secret *à un tiers quelconque* seule constitutive de l'infraction pénale de révélation d'une information à caractère secret.

Il va sans dire que cette option nouvelle impliquait que la personne malade puisse avoir également accès aux informations médicales la concernant. Il n'était pas rare qu'un patient, souhaitant obtenir du médecin une attestation des constatations que ce dernier a pu faire, essuyait parfois un refus fondé de manière erronée sur le secret médical. En effet, bien que de nombreuses décisions aient été amenées à plusieurs reprises à rappeler qu'il n'existait pas de secret médical entre le patient et le médecin, il n'en demeure pas moins que la question a souvent été posée dans ces termes par les médecins. Or, jusqu'à la loi du 4 mars 2002, il n'existait aucune disposition permettant au malade d'exiger du professionnel qu'il l'informe sur son état de santé, sur la nature de la maladie dont il est éventuellement atteint ainsi que sur les résultats des investigations dont il a pu être l'objet. Tout au plus pouvait-il espérer obtenir la communication de telles informations en demandant à accéder à son dossier médical sur le fondement des règles relatives à la loi Informatique et Libertés (loi du 6 janvier 1978), puis à partir de 1991 sur la loi hospitalière prévoyant des dispositions spécifiques au dossier médical ; encore n'y avait il accès que de manière indirecte, par l'intermédiaire d'un médecin désigné par ses soins.

Dorénavant, « toute personne a le droit d'être informée sur son état de santé », l'obligation d'information incombant à tout professionnel de santé. En outre, « toute personne a accès à l'ensemble des informations concernant sa santé détenues par des professionnels et établissements de santé, qui sont formalisées et ont contribué à l'élaboration et au suivi du diagnostic et du traitement ou d'une action de prévention, ou ont fait l'objet d'échanges écrits entre professionnels de santé... » ; et cet accès étant désormais direct n'a plus à être, comme par le passé, réalisé par l'intermédiaire d'un médecin désigné par le malade. Une fois ces informations obtenues, la personne peut en faire l'usage qu'elle souhaite. Ainsi peut-elle remettre un certificat médical, des résultats d'examen, des documents attestant son état de santé pour apporter des éléments de preuve dans des situations diverses où la qualification opérée par un professionnel sur l'état de santé entraîne un certain nombre de conséquences en termes de prestations, de droits subjectifs, d'exécution de contrats.

Presque deux siècles séparent le Code pénal de 1810 de la loi relative aux droits des malades ; entre ces deux dates le secret médical aura subi une révolution centrale qui tient aux rôles réciproques du médecin et du patient tels qu'ils sont reconnus par la loi. Tant que le médecin a la maîtrise de l'information qu'il produit sur un individu, il est en position de ne pas la communiquer aussi bien aux tiers qu'à la personne elle-même. Il peut donc s'abriter derrière le secret médical pour refuser de la donner, qu'il s'agisse des tiers comme du patient lui-même. Et, si l'accès aux informations de nature médicale est vraiment essentiel pour les intéressés, en cas de refus de communication de la part du médecin, ils étaient obligés de s'adresser à la justice pour les obtenir ; c'est elle, au travers des nombreuses décisions rendues, dont certaines ont fait jurisprudence, qui a été amenée à fixer les conditions légitimes de leur obtention.

Si, durant toute cette période, ceux qui avaient besoin d'apporter des preuves de nature médicale à l'appui de leurs assertions ont dû lutter contre le fait que les médecins leur opposaient le secret médical, dorénavant ils ne manqueront pas d'être confrontés à des difficultés inverses. Puisque non seulement la personne malade, mais également certaines personnes de son entourage peuvent légitimement obtenir les informations collectées sur elle, il n'existe plus d'obstacle légal à l'obtention des preuves médicales nécessaires. Aussi est-ce dorénavant à tous ceux qui ont intérêt à connaître avec le plus de précision possible l'état de santé de la personne qu'ils seront confrontés. En effet, dans la mesure où le droit est reconnu à cette dernière non seulement d'être informée sur son état de santé, mais aussi d'accéder à l'ensemble des données de santé collectées par les professionnels de santé à qui elle a eu affaire, il ne lui sera plus possible d'exciper de l'impossibilité de les obtenir.

Dans ces conditions, à une situation où l'infraction pénale de révélation de secret médical est rarement poursuivie parce que le médecin n'a aucun intérêt à divulguer les informations que sa compétence lui permet de produire et où il allait parfois jusqu'à refuser les certificats et attestations au nom d'un prétendu secret vis-à-vis du patient, va sans doute succéder une situation où la personne malade subira des pressions de la part des tiers qui ont intérêt à connaître les informations médicales la concernant au nom du droit d'accès désormais direct dont elle est titulaire. Puisque l'information est de droit pour le patient, la tentation sera grande, au nom de l'efficacité, de demander ces renseignements directement au médecin, en arguant de l'accord du patient ; un tel procédé aurait pour conséquence d'opérer une confusion entre les rapports du professionnel de santé avec « toute personne malade » et ceux qu'il a avec les tiers. Au nom du droit de *la personne malade* d'exiger que les informations nécessaires avant d'entreprendre les soins lui soient transmises et de son droit d'accès aux données collectées sur elle, *pour des utilisations qui la regardent,* on considérerait comme équivalent le fait pour *un tiers* de solliciter *le professionnel* pour qu'il lui fournisse *directement* ces mêmes catégories de renseignements *avec l'accord de la personne concernée.* Si cette tentation existe, il n'en demeure pas moins qu'un tel procédé est répréhensible en raison de l'existence de l'infraction pénale de secret professionnel ; en effet, il est admis depuis le XIXe s. que le consentement de la victime – ici, le patient dont les secrets sont protégés par la loi pénale – ne saurait avoir pour conséquence l'absence de commission de l'infraction par son auteur. La volonté privée ne saurait tenir en échec l'existence de l'infraction, car si tel était le cas la protection varierait en fonction de l'idée que chacun s'en fait, puisque sa commission ne dépendrait plus de conditions objectives, mais de ce que le prévenu l'aurait réalisée à la demande d'autrui.

Or, dans la mesure où la loi du 4 mars 2002 contribue à favoriser des échanges d'informations sur les personnes plus étendus qu'auparavant, elle fragilise la protection de ces dernières parce qu'elle accroît les risques de divulgation illégitime ; aussi, pour parer à ce danger, la loi du 4 mars 2002 a créé une nouvelle incrimination consistant dans « le fait d'obtenir ou de tenter d'obtenir la communication de ces informations en violation... » des règles relatives à la circulation des informations relatives à une personne. Si le risque existe bien que le secret médical soit réduit comme une peau de chagrin, cela est dû à ce que notre société ne considère plus que le médecin est par nature le légitime interprète des intérêts du patient ; c'est à ce dernier à prendre parti sur la manière dont il entend que ses intérêts soient servis. Il n'aura plus à lutter contre le médecin pour être au courant de sa maladie et des soins proposés ; en revanche, il aura à se défendre contre tous ceux qui ont un intérêt à connaître son état de santé de la manière la plus précise possible. Autre époque, autres combats !

▶ BROUARDEL P., *Le Secret médical,* Paris, J.-B. Baillière et fils, 1893, 2e éd. – GREMK M.-D., « L'origine et les vicissitudes du secret médical », *Cahiers Laennec,* 1969, 5. – HOERNI B. & BÉNÉZECH M., *Le Secret médical. Confidentialité et discrétion en médecine,* Paris, Masson, 1996. – LÉONARD J., *La France médicale au XIXe siècle,* Paris, Gallimard-Julliard « Archives », 1978. – MAZEN N. J., *Le Secret professionnel des praticiens de santé,* Paris, Vigot, 1988. – MORET-BAILLY J., *Les Déontologies,* PUAM, 2001. – NYE R. A., « Honor codes and medical ethics in modern France », *Bull. Hist. Med.,* 1995, 69, 91. – RENÉ L., *Code de déontologie médicale,* Paris, Le Seuil « Points Essais », 1996. – VILLEY R., *Histoire du secret médical,* Paris, Seghers « Médecine et histoire », 1986. – THOUVENIN D., *Le Secret médical et l'information du malade,* Lyon, Presses universitaires de Lyon, 1982.

Dominique THOUVENIN

→ Code de déontologie ; Droit ; Droit à l'information du malade ; Expertise médicale ; Serment d'Hippocrate.

SEL

L'homme par nature est ambivalent, partagé entre la barbarie et la sagesse. L'archéo-cerveau préside aux lois de la jungle et le néo-cerveau confère à l'homme sa « somptuosité », selon le mot de Jean Hamburger. C'est de ce cerveau supérieur que viennent les grandes valeurs – le beau, le bien, le respect des autres – élaborées par l'homme. Cette ambiguïté humaine s'est affirmée dans de nombreuses circonstances. Parmi celles-ci, l'histoire du sel est un exemple moins connu et pourtant elle est très caractéristique de cette ambivalence.

Le cerveau de l'homme est fait d'un composant archaïque qui fonctionne comme celui de nombreux vertébrés, et d'un néocortex unique dans le monde vivant. C'est évidemment dans le cerveau ancien, au sens de la phylogénie, que naît la barbarie, les pulsions de prédation et de violence. La culture est une soumission du cerveau inférieur au cerveau supérieur, un contrôle donc des pulsions élémentaires de survie par la transcendance d'une activité neuronale corticale élaborée qui est propre à l'espèce humaine. Supprimez la culture et la bestialité revient au galop, promue par le fonctionnement d'un cerveau-machine.

Le cerveau pensant de l'homme travaille sans repère. Ses découvertes peuvent aussi bien renforcer sa somptuosité que nourrir sa barbarie. « Les hommes font l'histoire, écrivait Raymond Aron, mais ils ne savent pas l'histoire qu'ils font. » Tout nouveau pas fait courir le risque d'un primitivisme qui se manifeste plus vite que les processus compliqués de l'élaboration d'une raison consciente. Personne ne doute de la dualité comportementale des hommes. Elle apparaît chaque jour au niveau des individus, des associations et partis, des fédérations d'États, et des continents. Elle est inéluctable parce qu'elle reflète la constitution organique de notre système nerveux. La seule arme qui nous est offerte, et qui a été conçue naturellement par le cerveau supérieur, est une prise de conscience de l'inexorabilité des actions désastreuses de l'humanité, ce qui engendre, après coup des actions et des institutions de prévention.

L'ambivalence comportementale humaine s'est affirmée dans de nombreuses circonstances, Hiroshima/Tchernobyl et autres centrales industrielles, leucémies des rayons et radiothérapie humaines, gaz de combats asphyxiants et dérives de l'ypérite, moutardes anticancéreuses, la Terreur et les Droits de l'Homme, Oradour-sur-Glane et le pacte franco-allemand, Massada et le droit romain. Les empereurs de Chine connaissaient depuis longtemps cette démarche en zigzag des hommes ; les vents contraires qui la déterminent sont le *yin* et le *yang*.

L'histoire du sel est un exemple moins connu de l'ambivalence humaine. Il est pourtant paradigmatique des aventures conçues par l'homme pour son bien et qu'un hédonisme non voulu retourne secondairement contre lui-même. Notre histoire commence il y a quelque 400 millions d'années, lorsque le changement des conditions climatiques permit l'émergence de quelques espèces hors de la mer primitive et leur survie sur la terre ferme protégée désormais contre les météorites par de l'ozone, de l'oxygène et contre la désertification par les premières possibilités de recyclage de l'azote. Le monde animal aquatique avait été préparé à cette évolution puisque les hormones contrôlant le métabolisme du sel sont apparues chez des poissons très anciens qui restèrent dans l'océan. Mais cette préadaptation fut bien sommaire par rapport à l'adaptation des espèces émergées à un environnement sans sel. Les systèmes de régulations adaptent parfaitement les entrées et les sorties du sel au sein de tout organisme aérien par une intrication de corrections, essentiellement hormonales, et agissant naturellement sur le rein, organe chargé de la plus grande part de l'élimination du sel hors d'un corps vivant. Au système hormonal d'épargne du sel, déclenché par le rein et agissant sur lui, s'oppose point par point un système hormonal originaire du cœur qui rejette le sel dans l'urine. L'ensemble hormonal d'épargne est dénommé rénine-angiotensine-aldostérone. La rénine est une enzyme sécrétée par le rein en réponse à une perte du sel et à une baisse de la pression artérielle. L'angiotensine, produit de la rénine, contracte les artères (ce qui corrige la baisse tensionnelle) et augmente la production d'aldostérone par les glandes surrénales ; l'aldostérone provoque une réduction de l'excrétion urinaire du sel.

Ces hormones maintiennent donc à l'équilibre le capital sodé de l'organisme. Leur efficacité peut être dépassée dans des conditions extrêmes de perte ou d'excès de sel ou lorsqu'elles sont inappropriées (sécrétion normale en cas de bilan sodé positif). Les conséquences sur la condition clinique seront dans cette éventualité une hypotension ou une hypertension artérielle.

Il s'y ajoute un extraordinaire procédé régulateur contrôlant les entrées du sel dans l'organisme. Ce type de régulation a été découvert à Melbourne par un excellent chercheur du nom de Derek Denton. Des moutons sont soumis pendant plusieurs mois à des régimes contenant des quantités variables de sel et conduits le jour de l'expérience devant des plats contenant une nourriture d'aspect identique mais différant par teneur en sel. Sans goûter ces plats, sans les humer, les moutons prennent des directions différentes. Ceux qui ont été nourris sans sel se précipitent vers la gamelle salée et ceux qui ont eu trop de sel choisissent le régime sans sel. Il existe donc un instinct très particulier, une « faim de sel », qui se déclenche chez les êtres supérieurs vivant hors de la mer lorsqu'ils sont privés de sel. Il a la force impérative de toute pulsion. C'est une manifestation du cerveau-machine échappant à l'influence de la pensée consciente. Des rennes ont été jadis domestiqués par leur attirance pour le sel des urines humaines émises autour de camps de nomades, leur faim de ce sel étant secondaire à une longue errance sur des territoires recouverts de neige et de glace. Aux États-Unis, une piste du sel a été tracée des Appalaches aux lacs salés du centre par des bisons sauvages poussés vers le sel. En Europe, on a souvent aidé la chasse par des blocs de sel, on a attrapé aussi des moineaux en mettant du sel sur leurs queues.

La faim de sel doit être formellement distinguée du « goût pour le sel » qui, lui, dépend de l'activité du cerveau supérieur.

Les hommes ont très vite compris les dangers d'un manque de sel et le véritable miracle qu'ils provoquaient en le corrigeant. Ils ont vite appris à guérir par le sel l'épuisement de marches forcées dans la chaleur, les transpirations des fièvres malignes, les déshydratations provoquées par des vomissements et des diarrhées et même certaines blessures telles que des brûlures qui exsudent eau et sel. Physiologiquement, ils ont compris par expérience comment combler un manque qui dépasse le système de régulation. À Sumer, Babylone, Jérusalem et Memphis, le sel, aliment de vie, devint, il y a quelque 4 000 ans, un symbole de santé. « Tu mettras du sel sur toutes les offrandes et tu ne laisseras pas ton offrande manquer de sel, signe de l'alliance de ton Dieu. » Ces paroles du Lévitique furent répétées avec foi et piété jusqu'à nos jours. Des alchimistes du Moyen Âge dirent du sel que « tout secret repose dans la préparation du sel commun », des philosophes trouvèrent des formules élogieuses, le sel devint « le diadème de ton cœur » ou « le centre physique de la Terre ». Paracelse, qui fut repris ultérieurement par la maçonnerie, s'exclamait ainsi : « Le sel est la quintessence au-dessus de toutes choses et dans toutes les créatures, [...] dans le sel et sa dissolution repose le secret tout entier. » *A contrario*, le diable et les sorcières ignorent le sel. Le 8 mai 1618, Anna Lang fut condamnée pour sorcellerie à Bergheim en Alsace. Elle a été brûlée vive. Les actes du procès lui reprochent de festoyer sans sel.

Le sel qui est dans la main de Dieu devient un symbole d'alliance de l'homme et du ciel. L'Évangile de saint Matthieu fait du sel un symbole de lumière. Saint Jean Chrysostome fait des hommes de bien ceux qui sont le sel de la terre. Le sel aide les catéchumènes à chasser le diable lors du baptême, le sel est devenu un remède moral, « le remède du sel, dans lequel se trouve le sceau parce que, de même que toute viande est conservée lorsqu'elle est enfouie dans le sel, de même l'esprit de la parole de Dieu, sujet à l'infection et à la destruction, est éloigné des remous de ce monde par le sel de la sagesse ». Les musulmans aussi frottent la peau des jeunes bébés avec du sel pour les protéger des morsures du mal.

« Rien n'est plus utile que le sel et le soleil », reconnaît Isidore de Séville dans ses *Étymologies*. Les hommes, convaincus des vertus morales et physiques du sel, mirent leur intelligence et leur énergie à obtenir cet aliment en abondance. Le sel fut arraché de la mer et de la terre à grands coups d'évaporation, de creusage, briquetage et chauffage. Dès le XIe s., on sent poindre la profusion : le sel a gardé ses mythes, mais est devenu une denrée que l'on négocie. Des caravanes chargées de sel parcourent des routes transcontinentales. En 1352, Ibn Battuta, explorateur arabe, découvre en Afrique centrale la ville de Teghara dont la mosquée et certaines maisons avaient été construites avec des blocs de sel.

Le sel, source de nombreux conflits

L'opulence est tout aussi dangereuse que la disette. L'histoire du sel n'a pas échappé à ces retours douloureux. L'exploitation du sel a d'abord été la cause de difficultés sociales. Les mines de sel furent des soutes de misère physique et morale. Des gens, parfois sans scrupule, s'enrichirent sur le dos des autres tout le long des chemins sauniers, autour des mines et des marais salants. Le sel enrichit à Venise, en Sardaigne, à Gênes, à Grosette, à Hyères, dans le Languedoc et en Saintonge ; plus modestement, sur les mines continentales dont le rendement est plus faible que celui des marais salants. De grands profits sont réalisés dans le transport du sel vers le Nord, vers des pays sans soleil et bordés de mers peu salées. Le sel du Brouage, celui d'Espagne et du Portugal sont en compétition à Londres ou à Hambourg pour faire les meilleures conserves. « Le sel réjouit les humains », écrit Bernard de Palissy, « Oh combien la béatitude de la France est plus grande en cet endroit que celle des autres nations ! » Quelques enrichissements par le sel restent présents dans les mémoires : Francesco Datini à Gênes, la famille Vallet de la Touche qui finit par acquérir le château de Chenonceau, ou Pierre Aubert de Fontenay, fermier des gabelles qui s'offrit, avec l'impôt collecté, le ravissant hôtel Salé du Marais devenu aujourd'hui musée Picasso. Le commerce du sel a enrichi les gouvernements. Depuis longtemps en Chine, précisément au VIIe s. av. J.-C., lorsque l'empereur Kuan Xung fait du commerce du sel un monopole impérial. Dans la *Grande Dispute sur le fer et sur le sel*, Confucius s'indigne contre cette pratique. Rien n'y fit. Cette manière commode d'acquérir de l'argent gagna la Syrie et l'Italie, et la France où l'impôt fut particulièrement sévère. Le roi de France décrète en 1317 un impôt sur le sel sur toute l'étendue du royaume. En 1341, cette décision devient définitive sous le nom de gabelle, dérive phonétique d'un mot arabe signifiant impôt. En 1680, dans les dernières années de Colbert, la grande ordonnance sur le sel est créée : seules les régions du Nord sont exemptes de gabelles, impôt consistant à acheter une certaine quantité de sel déterminée par le contrôleur général en fonction des finances royales. En 1781, Necker, en dépit des protestations du peuple, conseilla à Louis XVI de maintenir la gabelle car, disait-il, « ce seul impôt rapporte à sa Majesté autant que l'impôt sur toutes les propriétés foncières du royaume ». On en connaît les conséquences. L'argent du sel servit donc à la guerre. Il existe une liste assez exhaustive des tumultes engendrés ou financés par le sel. On la trouvera dans mon livre *L'Homme et le Sel*. Quelques exemples seulement : les mercenaires suisses furent payés en sel brut, ce qui leur permettait d'élever leur bétail en altitude. « Pas de sel, pas de Suisse », disait-on. C'est à cause du sel qu'ont éclaté les guerres de Ravenne contre Ferrare, de Ferrare contre Venise et de Venise contre les Turcs.

Ce grand tohu-bohu prit fin avec l'industrialisation de l'exploitation du sel marin et du sel souterrain. Le sel est devenu une denrée banale qui ne peut plus diriger des peuples. Mais en perdant cette agressivité, le sel en gagnait une autre : consommé à l'excès, il s'avéra nocif pour la santé de l'homme.

Exagération de la consommation de sel

La « faim de sel » est un comportement inné qui n'a rien à voir avec le « goût ou l'appétit » pour le sel. Celui-ci est une manifestation hédoniste, une quête de plaisir gustatif, un pur produit de l'éducation. Un nouveau-né fait une grimace lorsqu'on lui dépose du sel sur la langue, mais s'habitue vite à une nourriture contenant un peu de sel, comme les mères américaines en réclamaient naguère systématiquement *et a priori* pour leurs enfants avant de réaliser que cette pratique n'était pas la meilleure. De très nombreuses études ont été faites sur des populations d'esquimaux qui ne disposent pas de sel en grande quantité. Leur appétit spontané pour le sel est nul, mais ils apprennent vite, comme chacun d'entre nous, la sapidité d'une alimentation salée.

Cet appétit pour le sel associé à sa profusion nous ont fait exagérer notablement notre consommation. L'efficacité des systèmes de régulation conservant le sel dans le corps humain est telle que 700 mg à 1 g de chlorure de sodium suffisent chaque jour à un homme actif. Les Indiens Yanomano au Brésil et au Venezuela ne consomment que 2 mg de sel par jour ! Toutes les populations vivant de façon primitive sont soumises à une alimentation apportant la quantité de sel minimale. Elle est due à une pratique herbivore, les plantes, à l'inverse de la viande, étant dépourvues de sel. Dans le monde industrialisé, les habitudes nutritives ont conduit la population à consommer 10 g, 20 g, 25 g de sel quotidien, soit 10 à 25 fois la quantité nécessaire à une vie équilibrée. Cet abus s'est avéré toxique pour les artères et le cœur et source d'hypertension artérielle. Les épidémiologistes ont construit une véritable géographie de l'hypertension artérielle en fonction de la consommation alimentaire du sel. Plus celle-ci est faible, plus la pression artérielle est basse et inversement. Une étude internationale et coopérative dite *Intersalt*, qui fut menée sur 52 populations de 200 hommes et 200 femmes, a montré une relation linéaire hautement significative entre l'élimination urinaire du sel (reflet de l'ingestion) et la pression artérielle. Les épidémiologistes ont par ailleurs observé que la pression artérielle moyenne des populations à faible pression décline avec l'âge, alors qu'elle augmente dans les pays industrialisés.

Trop de sel a donc eu pour l'humanité la conséquence néfaste d'induire une hypertension artérielle. On comprend quelques mécanismes de cette maladie dangereuse par ses complications cérébrales et cardiaques : *a)* Le système hormonal rénine-angiotensine-aldostérone ne s'abaisse pas assez devant l'excès de sel alimentaire ; *b)* le sodium pénètre à travers la membrane des cellules des parois artérielles dont il provoque la contraction par des mécanismes ioniques compliqués. Pendant longtemps, des médecins britanniques se sont élevés contre le rôle pathogène du sel, peut-être par particularisme insulaire, peut-être pour contrecarrer les idées de certains médecins allemands qui soumettaient leurs patients à des restrictions excessives et délétères. On peut dire qu'aujourd'hui toute une série d'arguments expérimentaux, épidémiologiques et pharmacologiques est là pour affirmer que l'hypertension artérielle peut naître d'un excès de sel alimentaire. La disette était dangereuse mais une consommation débridée ne l'est pas moins.

Quelques informations supplémentaires sont nécessaires pour conclure. Je veux me garder avant tout de donner l'impression que l'hypertension artérielle dépend uniquement de la consommation alimentaire du sel. Le mécanisme de cette maladie est indiscutablement polyfactoriel ; comptent aussi des prédispositions génétiques et d'autres perturbations environnementales, le genre de vie, la surcharge pondérale et d'autres perturbations alimentaires touchant le potassium et d'autres ions. L'hypertension artérielle est une maladie de l'inné et de l'acquis.

Je voudrais préciser que, en faisant référence par commodité au sel, c'est uniquement du chlorure dont je parle. Le sodium couplé à un autre anion, le *bicarbonate de sodium*, par exemple, paraît anodin. Enfin, terminons par un point de controverse. Certains médecins sont partisans d'une restriction drastique de la consommation de sodium dans les pays industrialisés. D'autres ont un avis contraire parce qu'ils ne sont toujours pas convaincus que l'on peut assez réduire le chlorure de sodium alimentaire pour corriger une hypertension artérielle. Prétendre que le sel est anodin est impossible compte tenu de la masse d'arguments indiquant sa culpabilité. Mais il ne faut peut-être pas précipiter les attitudes de prévention et revenir du jour au lendemain au minimum vital. Le gain tensionnel serait peut-être trop faible par rapport à la gêne qui en résulterait à la fois pour la population et pour l'industrie. La conservation par le froid se charge d'ailleurs d'elle-même de faire reculer la consommation de sel : à Paris, celle-ci a diminué de moitié en vingt ans !

L'histoire du sel est en train de se terminer dans la sagesse. « La voile fut de sel, et la griffe légère. Et tant de ciel nous fut-il songe ? » (Saint-John Perse).

► DENTON D., *The Hunger for Salt*, Heidelberg, Springer, 1982. – MEYER Ph., *L'homme et le sel*, Paris, Fayard, 1982. – SAINT-JOHN PERSE, *Œuvres complètes, Amers*, Paris, Gallimard.

Philippe MEYER

→ Hypertension artérielle.

SERMENT D'HIPPOCRATE

Je jure par Apollon, médecin, par Esculape, par Hygie et Panacée, par tous les dieux et toutes les déesses, les prenant à témoin que je remplirai, suivant mes forces et ma capacité, le serment et l'engagement suivants : je mettrai mon maître de médecine au même rang que les auteurs de mes jours, je partagerai avec lui mon savoir, et, le cas échéant, je pourvoirai à ses besoins ; je tiendrai ses enfants pour des frères, et, s'ils désirent apprendre la médecine, je la leur enseignerai sans salaire ni engagement. Je ferai part des préceptes, des leçons orales et du reste de l'enseignement à mes fils, à ceux de mon maître, et aux disciples liés par un engagement et un serment suivant la loi médicale, mais à nul autre. Je dirigerai le régime des malades à leur avantage, suivant mes forces et mon jugement, et je m'abstiendrai de tout mal et de toute injustice. Je ne remettrai à personne du poison, si on m'en demande, ni ne prendrai l'initiative d'une pareille suggestion ; semblablement, je ne remettrai à aucune femme un pessaire abortif. Je passerai ma vie et j'exercerai mon art dans l'innocence et la pureté. Je ne pratiquerai pas l'opération de la taille, je la laisserai aux gens qui s'en occupent. Dans quelque maison que j'entre, j'y entrerai pour l'utilité des malades, me préservant de tout méfait volontaire et corrupteur et surtout de la séduction des femmes et des garçons, libres ou esclaves. Quoi que je voie ou entende en société pendant l'exercice ou même hors de l'exercice de ma profession, je tairai ce qui n'a pas besoin d'être divulgué, regardant la discrétion comme un devoir en pareil cas. Si je remplis ce serment sans l'enfreindre, qu'il me soit donné de jouir heureusement de la vie et de ma profession, honoré à jamais parmi les hommes ; si je le viole et que je me parjure, puissé-je avoir un sort contraire !

Traduction d'Émile Littré

→ Avortement ; Code de déontologie ; Euthanasie ; Guérison ; Hippocratisme ; Secret médical ; Symptôme.

SEXOLOGIE

Histoire du mot

Le mot *sexologie* est récent, il date de 1911 dans la langue française où on peut le relever pour la première fois dans le titre de l'ouvrage de Sirius de Massilie publié à Paris chez H. Daragon : *La sexologie, prédiction du sexe des enfants avant la naissance*, ouvrage qui porte en outre le sous-titre très explicite, « l'oracle des sexes ». Le mot est formé par l'association didactique de deux racines, l'une latine et l'autre grecque, *sexus* et *logos*, signifiant littéralement « le discours sur le sexe », mais avec initialement un sens très particulier qui reflète les préoccupations de l'époque : celui de la détermination du sexe des enfants avant la naissance. Nous sommes au début du XXe s., dans une période encore très moraliste, malgré les prémisses du féminisme, et Freud vient, quelques années plus tôt en 1905, de publier ses *Trois essais sur la théorie de la sexualité* ; mais la connaissance des choses du sexe est encore très limitée et la préoccupation des familles est plus orientée vers la fécondité que vers la sexualité. La sexologie n'existera réellement que lorsque les préoccupations de fécondité seront au second plan.

Un deuxième sens du mot *sexologie* apparaît dans le même temps, celui d'une psychosociologie de la sexualité dont on prend conscience de l'importance puisqu'en 1912, est créée à Paris une collection intitulée « Bibliothèque de sexologie sociale » qui rassemble essentiellement des ouvrages traitant de problèmes de fécondité, de natalité, de procréation dirigée, du choix du sexe de l'enfant, mais également d'éducation sexuelle et de coéducation des sexes différents. C'est enfin la naissance un an plus tard de l'importante Société Médicale pour la Science Sexuelle et l'Eugénique *(Artzliche Qesellschaft Für Sexualwissenschaft Und Eugenik)* par Bloch et Hirschfield à Berlin en 1913.

Le mot *sexologie* connaîtra des fortunes diverses dans son acception actuelle, celle de l'étude de la complexité de la sexualité humaine et de ses troubles. Il est présent en 1931 à la fondation à Paris de l'Association d'études sexologiques, puis en 1932 avec le *Bulletin d'études sexologiques* et un an plus tard, le *Manuel de sexologie normale et pathologique* d'Hesnard qui sera réédité jusque dans les années 1970. La même année 1933 verra le jour, à Paris, de la Société de sexologie. Le mot était né dans son sens actuel, il ne prendra toute sa dimension qu'après 1968 et la parution du travail fondamental de Masters et Johnson, puis dans les années 1980 et 1990 avec la constitution d'une sexologie moderne et intégrative qui s'élèvera au rang de discipline médicale, avec une dimension de science sociale.

Dans cette histoire du mot, on peut enfin rappeler l'existence d'un terme initial qui a donné naissance à *sexologie* et que nous rappelle Hesnard : « Le terme sexologie est une déformation par l'usage courant du terme plus correct de *sexuologie*. » Ce curieux néologisme disparaîtra à peine inventé, pour donner *sexologie*, car il ne se retrouve nulle part ailleurs dans la littérature. Hesnard, qui était un puriste de la langue, nous proposa également plusieurs néologismes qui dessinaient alors les facettes multiples d'une sexologie pluridisciplinaire : sexomorphologie, sexoendocrinologie, sexoneurologie, sexopsychologie.

La révolution sexuelle

La libéralisation des mœurs et l'évolution des idées en matière de sexualité rythment les utilisations successives du mot *sexologie* et la constitution progressive d'une discipline nouvelle, qui apparaît souvent comme une surspécialisation médicale. Première étape de cette révolution, la prise de conscience de l'importance du sexuel dans l'organisation de la société : elle se fera notamment par la publication en 1905 des *Trois essais sur la théorie de la sexualité* de S. Freud, puis par le travail anthropologique de Claude Lévi-Strauss sur *Les Structures élémentaires de la parenté* (1949). La révolution freudienne suscita de nombreuses réactions, notamment l'accusation de pansexualisme, c'est-à-dire de « voir du sexe partout ». La deuxième étape de cette révolution fut certainement marquée par le considérable travail d'Alfred Kinsey publié en 1948 *(Sexual behavior in the human male)* et en 1953 *(Sexual behavior in human female)*, révélant à l'Occident la variété et l'importance des comportements sexuels. Il n'est pas trop de dire que les rapports Kinsey firent l'effet d'un électrochoc et amorcèrent la libération des mœurs de l'après-Deuxième Guerre mondiale. Le combat des féministes américains, dans les années 1950, puis le mouvement social de 1968 coïncideront enfin avec la publication du travail fondamental de William Masters et Virginia Johnson : *Les Réactions sexuelles* (1968). Il est important de rappeler que cet important travail commencé en 1953 et publié en 1968 reste à ce jour la seule étude systématique du comportement sexuel humain. Pour la première fois un homme (W. Masters), puis un homme et une femme (W. Masters et V. Johnson) observeront le comportement et les réactions sexuelles d'hommes et de femmes au cours du coït afin d'en comprendre objectivement les déterminants. L'un des traits « de génie » de William Masters est d'avoir rapidement compris qu'il ne pourrait pas, à lui seul un homme, comprendre l'entièreté du comportement sexuel s'il ne s'alliait pas à une femme, Virginia Johnson, qui deviendra par la suite son épouse. Cela nous introduit à la part d'incommunicable que comporte la sexualité et à la nécessité d'être un couple pour comprendre le vécu des hommes et celui des femmes. Jusqu'alors, la sexualité n'avait jamais été étudiée et théorisée que par des hommes. Désormais cette approche, masculine et féminine, restera l'un des points forts de la méthode sexologique. Dans le même sens, la compréhension de la sexualité d'un individu ne pourra être complète que par la prise en compte de l'intimité du couple. En cela, le couple est la dimension vraie de la sexologie.

Science et connaissance

La sexologie est une science humaine et une discipline clinique d'apparition récente dont le développement rapide nécessite une définition du champ d'action et des limites de la pratique. La sexologie se propose d'étudier la sexualité humaine dans sa complexité en réunissant l'ensemble des disciplines qui contribuent à son explication. En cela la sexologie constitue un véritable champ d'investigation transdisciplinaire et propose une méthode différente de la spécialisation, parfois à outrance, des domaines scientifiques et médicaux. Cette nécessaire tendance à l'interdisciplinarité ne peut être réduite à la seule juxtaposition des connaissances, où à l'illusion systémique d'un congrès de spécialistes tentant de réunir leurs compétences. Il s'agit plutôt de susciter l'éveil d'une nouvelle forme de réflexion qui concernerait un espace mental plus vaste. Au-delà de l'interpénétration des domaines de la connaissance, la notion d'emprunt des mentalités et d'échange des méthodes avec d'autres disciplines semble très pertinente en ce qui concerne la sexologie. C'est dans la forme et non seulement dans le contenu que peut s'opérer cette transmutation nécessaire à l'écoute, à la compréhension et au dépassement du champ spécialisé qui explique la sexualité humaine.

La sexologie se doit d'être une transdiscipline dont les différentes formations devront rendre compte. C'est-à-dire qu'il faut pour cela se former à la méthode et à l'objectivité scientifique de la biologie, mais également à la sensibilité clinique de la médecine, à l'écoute et au regard sur soi que demandent les sciences psychologiques, ou encore à la perception d'une dimension évolutive et populationnelle que nécessitent sociologie et anthropologie. Nous avons à apprendre des langages et des méthodes nouvelles pour appréhender le fait sexuel dans son ensemble. La sexologie n'est donc pas seulement une juxtaposition de domaines de la connaissance, elle a des spécificités d'objets et de méthodes. L'objet c'est le comportement sexuel et ses troubles. La méthode c'est la prise en compte du système (couple) au-delà du seul symptôme (individuel) avec une spécificité de la sexologie qui centre cette approche sur le symptôme, pour permettre sa résolution, au prix de la compréhension du système dans lequel il s'exprime.

Des notions encore taboues ou exclues du champ des disciplines traditionnelles sont enfin au centre du regard sexologique : ce sont les notions de plaisir et d'érotisme, absentes du discours médical et si constantes dans le champ de la sexualité. La prise en compte de la réalité sexuelle et de la fonction érotique mobilise un domaine spécifique qui n'était pas contenu dans ses disciplines constituantes : « La sexologie est une science qui s'est donné pour objet d'étude la sexualité humaine et animale dans ses aspects hédoniques », précisent Robert et Claire Gellman (1984).

La sexologie moderne

L'acte fondateur de la sexologie moderne a certainement été la reconnaissance du concept de « santé sexuelle » par l'OMS, en 1972. Bien que longtemps oublié, ce concept est aujourd'hui très actuel car il précise les grandes orientations d'une sexologie : la santé sexuelle est l'intégration des aspects somatiques, affectifs, intellectuels et sociaux de l'être sexué, pour parvenir à un enrichissement et un épanouissement de la personnalité, de la communication et de l'amour. En reconnaissant ce concept de santé sexuelle, l'OMS insiste sur trois points fondamentaux qui sont à la fois des droits de l'individu et des devoirs de la société à leur égard : 1 / d'avoir la capacité de jouir et de contrôler le comportement sexuel en accord avec l'éthique personnelle ; 2 / d'être délivré de la peur, de la honte, de la culpabilité, des fausses croyances et d'autres facteurs psychologiques pouvant inhiber la réponse sexuelle ; 3 / enfin de n'avoir aucun trouble, dysfonction organique, maladie ou insuffisance interférant avec la fonction sexuelle.

Cette profession de foi résume les grands axes de la santé sexuelle qui devraient être appliqués par chaque médecin, par chaque psychologue ou auxiliaire de santé, pour permettre la libération des comportements intimes et la délivrance des freins psychologiques ou sociaux. L'OMS appelle enfin de ses vœux un enseignement dans ce domaine et précise les trois niveaux qui sont ceux de l'intervention en sexologie : 1 / l'information de base sur l'anatomie, la physiologie, la psychologie de la sexualité (c'est le niveau de l'information et de l'éducation sexuelle) ; 2 / le conseil *(counceling) :* c'est le niveau d'intervention de tous les professionnels non thérapeutes qui sont en contact avec des patients pouvant exprimer leurs difficultés sexuelles ; 3 / thérapie : c'est le niveau spécifique d'intervention thérapeutique – thérapies sexologiques et traitements des troubles sexuels – par des médecins spécialisés ou des psychologues thérapeutes.

À ce titre, il est important de préciser que le terme *sexologue* ne peut être un substantif, qu'il est seulement adjectif d'un substantif qualifiant lui-même la compétence médicale ou psychologique du thérapeute. Il n'y a en effet pas de sexologue, mais plutôt des médecins sexologues, des psychologues sexologues, des gynéco-sexologues, des psychiatres-sexologues... Ces praticiens ne peuvent tirer leur compétence thérapeutique que d'une formation spécialisée. La formation en sexologie complète celle-ci en permettant de comprendre la complexité de la sexualité humaine.

Depuis 1972, se sont mis en place, souvent avec beaucoup de difficultés, des enseignements universitaires dans la plupart des pays du monde, enseignement complétant le cursus médical ou psychologique ou enseignement spécifique pour former des sexologues, comme au Québec. En France, cet enseignement est unifié dans un Diplôme Interuniversitaire de Sexologie réunissant dix universités et sanctionné par un examen national. Ce diplôme prépare en trois ans les médecins et psychologues à la prise en charge des troubles sexuels. Il permet à d'autres professionnels (enseignants, infirmiers, sages-femmes, kinésithérapeutes...) de mieux aider par des conseils appropriés *(Counseling)*, les patients qu'ils sont amenés à suivre et qui peuvent exprimer leurs difficultés sur le plan de la sexualité.

La sexologie connaît aujourd'hui un important et rapide développement du fait de l'évolution des mœurs mais surtout de la prise en charge de troubles, tels l'impuissance masculine ou les troubles sexuels féminins pour lesquels nous n'avions jusqu'ici que peu de traitements. La découverte d'une nouvelle classe thérapeutique, les médicaments sexo-actifs, a initié des recherches dans le domaine de l'anatomie et de la physiologie sexuelle qui ont rapidement abouti à une meilleure connaissance de la physiopathologie des réactions sexuelles. À ce titre, il est important de rappeler que nous ne connaissons réellement les mécanismes physiologiques de l'érection que depuis 1990, à la suite de la découverte des injections intracaverneuses, lorsque des recherches ont permis de découvrir l'existence d'une structure anatomique particulière et jusque-là inconnue : les muscles lisses des corps caverneux. Par la suite, les mécanismes biochimiques du phénomène érectile ont été mieux précisés pour expliquer l'action des drogues sexo-actives orales. L'étude de la sexualité féminine est en cours, elle est encore parcellaire.

Un champ important de recherche et d'application clinique est encore devant nous. L'étape suivante qui semble fondamentale reste la sensibilisation puis la formation de l'ensemble des médecins, psychologues et autres intervenants dans le domaine de la sexualité, car il est très surprenant de constater que ni les médecins, ni les psychologues ni même les psychiatres en spécialité n'ont eu d'enseignement sur la sexualité !

► ABRAHAM G. & PASINI W., *Introduction à la sexologie médicale*, Paris, Payot, 1974. – ALLGEIER A. R. & ALLGEIER E. R., *Sexual interactions*, Lexington, Health and Co., 1988, trad. fr., *La Sexualité humaine*, Bruxelles, De Boeck. – ANNON J. S., *The Behavioral Treatment of Sexual Problems : brief therapy*, New York, Harper and Row, 1976. – BRENOT P., *La Sexologie*, Paris, PUF « Que sais-je ? », 1994. – ELLIS H. H., *Studies in the psychology of sex*, 7 vol., New York, 1896-1928, trad. fr., *Études de psychologie sexuelle*, Paris, Le Livre précieux, 1964, 10 vol. – FREUD S., *Trois essais sur la théorie de la sexualité* (1905). – HITE S., *The Hite Report*, New York, Mac Millan, 1976, trad. fr., *Le Rapport Hite*, Paris, Laffont, 1977. – KAPLAN H. S., *The new sex therapies*, New York, Brunner-Mazel, 1974, trad. fr., *La Nouvelle Thérapie sexuelle*, Paris, Buchet Chastel, 1979 ; *Disorders of Sexual desire*, New York, Brunner-Mazel, 1979. – LO PICCOLO J. & LO PICCOLO L. (dir.), *Handbook of sex Therapy*, New York, Plenum, 1978. – KINSEY A. C., POMEROY W. B., MARTIN C. E., *Sexual behavior in the human Male*, Philadelphia, W. B. Saunders, 1948, trad. fr., *Le Comportement sexuel de l'homme*, Paris, Le Pavois, 1948. – KINSEY A. C., POMEROY W. B., MARTIN C. E. & GEBBARD P. H., *Sexual behavior in human female*, Philadelphia, W. B. Saunders, 1953, trad. fr., *Le Comportement sexuel de la femme*, Paris, Amiot-Dumant, 1954. – KRAFFT-EBING R. VON, *Psychopathia Sexualis, eine Klinisch-forensische Studie*, Stuttgart, F. Enke, 1886 et Paris, Payot, 1969. – MASTERS W. H. & JOHNSON V. E., *Human sexual response*, Boston, Little Brown and Co., 1966, trad. fr., *Les Réactions sexuelles*, Paris, Laffont, 1968 ; *Human sexual inadequacy*, Boston, Little Brown and Co., 1970, trad. fr., *Les Mésententes sexuelles et leur traitement*, Paris, Laffont, 1971. – MONEY J. & MUSAPH J. (dir.), *Handbook of sexology*, Amsterdam, Elsevier, 1977. – REICH W., *La Révolution sexuelle*, Paris, Plon, 1968.

Philippe BRENOT

→ Psychanalyse ; Sexualité ; Transsexualisme.

SEXUALITÉ

Dans la médecine contemporaine on distingue généralement la sexualité du sexe : ce dernier fait l'objet d'une définition biologique qui comprend l'ensemble des caractères qui permettent de distinguer deux genres, mâle et femelle, assurant la reproduction sexuée. On rapporte ces caractères à leurs conditions de formation génétiques (sexe chromatinien et sexe chromosomique) et phénotypiques (glandes sexuelles ou gonades, organes génitaux externes, morphologie, gamètes reproductifs). Du point de vue biologique, la normalité est définie par la concordance de ces différents caractères, et les anomalies par tous les écarts qui peuvent se produire dans le développement de ces derniers. Il est notable cependant que les dictionnaires de médecine mentionnent actuellement, sous le titre du sexe, que des facteurs liés à l'éducation peuvent exercer une influence sur quelques-uns des caractères du sexe. Il s'agit alors de facteurs liés à la sexualité. Par sexualité, en effet, les dictionnaires de médecine entendent l'ensemble des comportements et activités liés à ce qui n'est pas l'instinct sexuel ayant pour fin la reproduction, mais la « vie sexuelle », c'est-à-dire les composantes de plaisir, de déplaisir et d'angoisse qui structurent l'individuation humaine. Dans le champ de la sexualité, on ne parlera pas d'instinct mais de pulsion, et la question du normal et du pathologique se pose de façon inédite. Comme cette notion de la sexualité a été définie avec précision par Sigmund Freud, on se référera d'abord à ce qu'il nomme « pulsion ». Puis il conviendra d'examiner s'il s'agit là d'une réalité qui aurait le même type d'objectivité et d'universalité que les données biologiques, ou bien, comme plusieurs penseurs l'ont soutenu depuis les travaux de Michel Foucault, s'il s'agit, avec la sexualité, d'une formation discursive et culturelle qui construit des rapports entre le sexe biologique et l'identité individuelle dans des conditions épistémiques et politiques à préciser.

La sexualité comme champ autonome

En 1930, dans la littérature médicale de langue française, la « sexualité » ne se distingue pas de la détermination biologique du sexe qui fait, elle, l'objet de nombreuses recherches ; le Dr Amédée Bonnet publiait à cette date, à la demande de la « Section médicale et biologique du secrétariat social » de la ville de Lyon, une étude circonstanciée sur les greffes testiculaires qu'il introduisait de la manière suivante : « Dans une étude aussi complexe que celle de la détermination du sexe, il faut d'abord définir en quoi consiste la sexualité, examiner les glandes génitales. Si elles produisent des éléments petits et mobiles on dit qu'on a affaire à un mâle, si au contraire ces glandes donnent naissance à des éléments gros et immobiles on dit qu'on est en présence d'une femelle. » À côté de ces caractères dits primaires, le Dr Bonnet en définit d'autres, secondaires, comme les crinières de lion ou les colorations différentes des oiseaux selon le sexe, des caractères physiologiques tertiaires comme des fonctions un peu différentes chez l'homme et chez la femme, enfin des caractères quaternaires de nature psychique qui font l'homme et la femme « notablement différents ». Du premier au quatrième critère, le lecteur passe sans autre commentaire de l'animal à l'humain. Reprenant les recherches expérimentales de Voronoff sur les greffes ovariennes, et les étendant aux tissus testiculaires chez l'homme, le Dr Bonnet montre ainsi que l'activité et la mémoire de ses patients opérés par greffe de glande génitale de chimpanzé ont pu retrouver une activité musculaire et intellectuelle très remarquable dont des maladies ou accidents antérieurs les avaient privés. Il cite en particulier le cas d'un ingénieur et de deux prêtres : l'un de ces derniers, âgé de quarante-huit ans, ne pouvait plus faire son sermon sans s'agenouiller pour donner le change à ses ouailles, laissant ainsi se détériorer ses talents de prédicateur ; l'autre, le plus jeune (vingt-huit ans) retrouva sa mémoire et son activité et remercia en ces termes le chirurgien : « Ma première messe sera pour vous ! » Ces exemples sont développés par Amédée Bonnet pour montrer à ses collègues médecins que les greffes de tissu testiculaire n'ont pas seulement pour fonction d'augmenter la puissance sexuelle, mais aussi toutes les facultés intellectuelles et musculaires. La sexualité, pour ce médecin, c'est le processus qui aboutit à la détermination du sexe biologique et les composantes dites psychiques en sont l'un des aspects, reliées de façon vague mais posées comme certaines, aux facteurs biologiques.

Quinze ans plus tard, dans la même société savante de la ville de Lyon, les préoccupations éthiques sont restées partiellement les mêmes – la chasteté, en particulier celle des prêtres et des religieuses est-elle mauvaise pour leur santé ? – mais la sexualité a acquis droit de cité comme ensemble des phénomènes et des troubles liés au désir sexuel et à l'amour chez les humains. Les composantes biologiques ne définissent plus ce qu'on nomme sexualité. Plus exactement, ce n'est plus la méthodologie concernant le sexe et son développement qui permet de former le concept de la sexualité. Entre ces deux dates, l'œuvre de Freud a commencé, même de façon tronquée, à concerner les médecins. La sexualité est un processus d'une autre nature que la détermination du sexe, la clinique médicale se transforme pour aborder les symptômes qui en relèvent et elle exige d'autres concepts pour être comprise.

Le corps dont il s'agit dans la sexualité est un corps dont les fonctions physiologiques sont directement liées à des phénomènes symboliques : qu'il s'agisse de langage, de signes figuratifs, sonores, olfactifs, l'important est que ces matériaux sensoriels fassent le lien entre des lieux du corps et des détails prélevés sur des personnages ou des scénarios qui ont marqué, par leur charge affective, un individu en formation. Freud cite parmi les premiers exemples de phénomènes sexuels les paralysies motrices flasques du bras, dans l'hystérie, dont les caractères ne s'expliquent pas par l'anatomie du système nerveux, et il les identifie à une situation qui relèverait de l'anthropologie plutôt que de la clinique médicale : le bras d'un sujet loyal qui ne voulut plus laver sa main parce que son souverain l'avait touchée. Et il rapproche ce cas de celui des tribus dites sauvages qui brûlent le cheval, les armes et même les femmes d'un chef mort, avec son cadavre, obéissant à cette idée que nul ne devait plus les toucher après lui. L'environnement qui affecte d'un caractère sacré des objets ou qui paralyse des organes engagés par ailleurs dans un fonctionnement physiologique est d'emblée complexe. Il n'y a pas de sexualité sans corps, ce corps est concerné par des affects de plaisir et de déplaisir qui viennent d'objets liés à un monde de langage et, dès ces exemples élémentaires, les plus subtiles fonctions culturelles sont dans le droit fil de ces lieux du corps capables de plaisir et de déplaisir : la mort, la vie, l'individualité, l'élection, le sacré, l'excès d'une expérience qui met hors jeu le corps dans l'une de ses fonctions tout en investissant cette fonction d'un autre usage. On comprend d'emblée que, puisque les entraves de l'existence – les symptômes – font l'objet d'une plainte qui peut affecter le corps organique, la médecine ait à connaître ces troubles sans pour autant que les souffrances auxquelles ils renvoient relèvent principalement de son champ. Ainsi se présente la sexualité dès 1893.

Le concept ultérieurement défini (1905, 1915, 1932) de pulsion précisera ces composantes de la sexualité par une double hypothèse : la sexualité d'un être humain se forme dans l'enfance et les traces laissées par les premières expériences de plaisir, de déplaisir et d'angoisse ne trouvent leur forme qu'après coup, c'est-à-dire après la puberté. Du coup, la sexualité humaine n'a plus de lien naturel avec la procréation. Si « désir d'enfant » veut dire quelque chose, c'est par des détours symboliques du même type que ceux par lesquels la main du sujet loyal vient à représenter la jouissance d'une élection imaginaire par le souverain. Ces détours forment les destins des pulsions.

Et corrélativement, l'importance des sources infantiles et du caractère partiel, c'est-à-dire non génital et non procréateur, de la sexualité impose une redéfinition du normal et du pathologique. Méthodologiquement, la sexualité partielle de l'enfance est pensée, justement à cause de son caractère partiel, par un emprunt aux formes anormales de la sexualité qu'étudiaient les sexologues du XIXe s. (voyeurisme, coprophilie, par exemple). Telle est la portée de l'affirmation freudienne selon laquelle « l'enfant est un pervers polymorphe ». Que sa perversion soit polymorphe distingue l'enfant d'un pervers adulte dont les scénarios de jouissance sexuelle ont perdu leur plasticité, ne sont plus capables de déplacement, de substitution d'objets liés à des renoncements qui s'imposent ; mais en même temps, c'est le caractère autonome des jouissances aberrantes au regard de la procréation et de la morale qui permet de concevoir le caractère au fond toujours partiel de la jouissance sexuelle, qu'on liera désormais à une jouissance d'organe, même lorsque les organes concernés coïncideront avec les organes de la génération. Le plaisir sexuel lié symboliquement à la procréation est-il différent des autres plaisirs d'organes ? Certainement non. Et les objets d'amour qui le suscitent sont-ils des personnes totales qui auraient un rapport électif à la génitalité ? Pas non plus. Selon Freud, c'est plutôt par une limitation interne de la visée hallucinatoire du plaisir d'organe que dispenseraient certains traits captivants que quelques autres nous paraissent détenir, que l'altérité prend consistance dans la sexualité. Ces expériences prennent forme par les destins pulsionnels : la normalité pulsionnelle se définit par la plasticité des pulsions qui permet de faire la différence entre les objets convoités et les objets trouvés dans l'expérience. La perversion, par exemple le fétichisme, c'est la fixation des scénarios de plaisir et de déplaisir dans des schémas auxquels l'individu ne peut renoncer sous peine de devenir fou, c'est-à-dire d'être habité par une angoisse qu'il ne peut plus transformer.

La sexualité, définie par les pulsions, a quatre composantes : la poussée qui rend compte d'une exigence de travail, de transformation constante d'une quête de plaisir et d'un éloignement du déplaisir. Le but, qui est la satisfaction, que Freud a toujours pensé comme une « décharge » de quantités énergétiques dans un appareil de l'âme, réduit à une machine à transformer du déplaisir et du plaisir. Troisième élément, la source de la pulsion, qui est toujours un lieu du corps capable d'être le siège d'un plaisir d'organe. Que ces lieux du corps puissent être non seulement les organes liés à des fonctions sensorielles aisément engagées dans les échanges avec les personnes qui entourent l'enfant, mais aussi des organes internes, liés soit par le langage (conversion symbolique) soit par des effets concomitants (troubles psychosomatiques) aux objets complexes des pulsions, rend compte de la pertinence d'une approche psychanalytique de certaines maladies somatiques. La coïncidence entre les sources pulsionnelles et les organes intéressés dans les fonctions physiologiques permet de comprendre que la sexualité, qui concerne le corps culturel des pulsions, puisse aussi être rencontrée dans la clinique médicale. Mais la psychanalyse ne détermine jamais une causalité entre des symptômes sexuels et des maladies organiques. Enfin, quatrième composante de la pulsion sexuelle, l'objet, qui permet de définir sa plasticité normale : si la sexualité n'est pas le sexe, si la pulsion n'est pas l'instinct, c'est que son objet est essentiellement variable – Freud disait qu'il peut changer dans le destin de pulsion « aussi souvent qu'on voudra » –, qu'il n'est pas déterminé d'emblée. L'objet rend possible la satisfaction sexuelle, mais il est toujours partiellement inadéquat à ce qu'un individu désire rencontrer ou trouver dans les quelques autres qui polarisent la formation de ses pulsions. Dans le champ de la sexualité, le terme de désir désigne le réinvestissement des traces laissées par d'autres humains et à partir desquelles se forgent les traits des objets convoités, alors que le terme de pulsion, lié au thème d'une décharge, retenue dans une quête imaginaire ou déclenchée dans des expériences de jouissance, insiste plus sur l'actualité des retrouvailles avec un objet que vise la sexualité dans une quête d'identité. Il y a quelque chose d'hallucinatoire dans toute expérience de jouissance sexuelle, en liaison avec ce qui serait l'objet visé comme absolument adéquat à un désir. Parfois l'objet semble se prêter momentanément à cette visée, mais cette illusion est liée à la toute-puissance des désirs infantiles réactivés à partir de leurs traces lorsque se présente, dans la vie de l'adulte, tel objet partiellement semblable et partiellement dissemblable au souvenir réactivé. La vie sexuelle est le processus même de cette illusion et des désillusions qui s'ensuivent, par quoi cherche à se définir l'identité singulière des individus humains. C'est sur le terrain des pulsions que le féminin et le masculin se forgent, dans des matériaux qui sont d'emprunt : intérieur/extérieur, actif/passif, sujet/objet. La liaison entre ces déterminations pulsionnelles et les fonctions de père et mère s'effectue par des raisonnements complexes et magiques dont se tissent les théories sexuelles infantiles : ces dernières inventent des images du corps des parents et tentent de faire des déplaisirs et plaisirs le matériau d'une représentation impossible de leur rapport sexuel, d'où ils sont issus. Il y a de la sexualité parce qu'il n'y a pas d'essence du masculin, du féminin ni de leur rapport ; et la sexualité est, sur le terrain du plaisir, du déplaisir et de l'angoisse, l'insistance – la béance écrivait Gilles Deleuze – d'une question qui travaille les corps et la pensée.

La sexualité n'est donc pas le genre. Le genre, c'est la détermination des rôles socioculturels que toute société assigne au masculin et au féminin pour se définir comme système de règles. La sexualité n'est pas non plus le sexe biologique. Elle est l'expérience et l'ensemble des épreuves par lesquelles l'identité du féminin et du masculin se cherche dans ce qu'Emmanuel Kant nommait la faculté d'éprouver du plaisir et de la peine. La médecine n'a donc à connaître la sexualité que marginalement, par le biais des symptômes qui concernent non seulement des dysfonctionnements organiques mais tout ce qui touche à l'angoisse.

La sexualité, formation culturelle datée ?

La sexualité ainsi définie comme un aspect de l'existence humaine, lié par des relations symboliques et non pas naturelles à la procréation, et qui est le champ de développement des singularités humaines ou de l'individuation, est-elle une réalité objective comme le corps physiologique ou les lois sociales selon Durkheim ou bien n'est-elle qu'une formation discursive liée aux sociétés qui se représentent elles-mêmes comme formées d'individus ? Michel Foucault a soutenu que la sexualité est un dispositif de pouvoir et de savoir qui produit l'espace dans lequel les individus se transforment en sujets, sujets de désirs qui s'affrontent à des lois qui leur imposent des restrictions à l'assouvissement de leurs désirs. La sexualité serait donc historiquement construite, loin d'être une dimension objective de la réalité humaine. Elle se caractérise, selon Foucault, grâce à (et non pas malgré) l'interdiction de la sexualité, par la dramatisation culturelle de son importance, qui établit une équation entre le dire sur le désir et l'histoire d'une subjectivité. La raison de cette construction est politique : il s'agit, pour les États modernes depuis le XVIIIe s., de construire un scénario de pouvoir dans lequel les individus sont constitués par leur rapport contradictoire à la loi : sujets de droit à la condition qu'ils renoncent à une part de leurs intérêts et de leur jouissance. Cette représentation juridique du pouvoir fait de celui-ci une instance centralisée et unifiée, et c'est à cette puissance d'unification que la sexualité des individus s'affronte tout en se formant par cette épreuve. L'interdit, et son dispositif œdipien, par quoi on définit la limitation nécessaire des désirs sexuels vont de pair avec la mise au premier plan des sujets dont l'identité est supposée se former par un savoir sur leurs désirs. Michel Foucault, renversant dans *La Volonté de savoir* des évidences reçues sur le statut des interdits constitutifs de la sexualité, fait de cette dernière un dispositif dont les conditions d'existence seraient actuellement en transformation car le pouvoir politique centralisé céderait sa place, dans les sociétés occidentales, à des dispositifs disciplinaires multiples qui investiraient de plus en plus directement les corps vivants des hommes en société sans plus passer par la symbolique de la loi. La contre-épreuve historique de cette fin annoncée des conceptions juridiques du pouvoir liées au dispositif de la sexualité est que, par exemple, il n'y avait pas de sexualité en Grèce : les plaisirs n'étaient pas interdits, car le savoir sur le désir n'était pas politiquement réputé intéressant, nul secret de la subjectivité n'était censé s'y loger. Lors même qu'une relation socialement privilégiée mais complexe était valorisée par la culture – la relation entre un homme mûr, citoyen, et un jeune homme qui le serait un jour, les soins et les dangers par lesquels la société grecque distinguait particulièrement la pédérastie – n'était pas lié à un interdit portant sur l'usage des plaisirs, mais à une stratégie qui devait permettre au rapport de ces deux hommes de s'épanouir sans compromettre la réputation du jeune homme qui aurait bientôt à exercer sur son entourage, sur lui-même et dans les assemblées politiques une maîtrise et une tempérance d'homme libre. Il n'y a de sexualité que si les actes sexuels sont dramatisés dans leur importance grâce à un interdit de réalisation qui commanderait les secrets du désir de chaque individualité. Cette thèse sur la sexualité, développée dans les années 1970, a fait l'objet de nombreux développements, en particulier aux États-Unis, dans les mouvements homosexuels qui critiquent le phallocratisme de la psychanalyse. Léo Bersani montre par exemple que la sexualité des hommes hétérosexuels est faite de traumatismes qui empêchent ces hommes d'avoir un rapport satisfaisant à leur père. Judith Butler et Jann Matkock se demandent si les corps dans leurs attributs réputés naturels ne sont pas produits comme la matérialité de différences culturelles et d'invention esthétiques : par exemple, le thème de la castration aurait-il l'importance que lui reconnaît Freud si les sociétés concernées n'avaient pas produit une esthétique du regard ?

D'autres recherches critiquent Foucault, telle celle développée par Giulia Sissa, helléniste et anthropologue, qui soutient que la sexualité en Grèce était pire qu'interdite : elle était réputée impensable, mettant en échec la possibilité même de toute détermination rationnelle. D'où la nécessité pour la philosophie grecque dans ses diverses versions, platonicienne, aristotélicienne, stoïcienne, épicurienne, de cadrer très sévèrement les plaisirs pour en rendre l'usage compatible avec l'exercice de la raison. L'indétermination supposée, c'est-à-dire l'irrationalité des plaisirs, serait la grande constante en Grèce, et la théorie de la conduite de l'homme libre, toujours au masculin, tourne de façon conjuratoire autour de la question des plaisirs, et cela même chez ceux qui prétendaient faire des plaisirs le critère même de notre accès au réel (les épicuriens).

Dans ce débat, il va de soi que se joue aussi le statut qu'on assigne à la psychanalyse : dispositif culturel et politique destiné à passer, ou approche de la sexualité contemporaine d'une médecine partiellement liée à la science ? Il convient de revenir à cette question centrale de la normativité de la psychanalyse par rapport à la normativité de la médecine. Que voudrait dire que la psychanalyse est une sorte de science et une thérapeutique de la sexualité ? Et la notion même de sexualité est-elle normative, c'est-à-dire tend-elle à imposer la différence des sexes comme le canon auquel doivent se mesurer, par exemple, les homosexualités, ou ce qu'on appelle ainsi depuis le XIXe s. ?

Posons que ces deux questions sont distinctes : sur le premier point, force est de constater que Freud, qui définissait les pulsions comme sexuelles en conjuguant une référence à ce qu'on nomme perversion avec l'hypothèse de la sexualité infantile pour former le concept de perversion polymorphe de l'enfance, gardait un pied dans la méthodologie médicale, qui définit des rapports complexes entre le pathologique et le normal : ce n'est plus seulement que la santé est la capacité de changer de norme chez un vivant dont le jugement sur son état global est indispensable pour définir une maladie, ce n'est plus seulement que la pathologie et la physiologie se définissent corrélativement, c'est plutôt que les pulsions sexuelles ont spontanément, disent Freud, mais aussi Melanie Klein, Lacan, Winnicott et bien d'autres, une tendance à halluciner de façon dangereuse la présence d'un objet de satisfaction ou d'horreur dont les traits, dessinés dans l'enfance, s'actualisent dans le rapport aux traits fascinants rencontrés chez certains autres à l'âge adulte. Les psychanalystes discutent entre eux sur la question de savoir s'il faut nommer « pulsion de mort » cette tendance ou si c'est inutile. Mais tous sont d'accord pour montrer qu'il y a une pente spontanément excessive des investissements de désirs qu'on ne peut nommer pour autant pathologiques car ces tendances sont aussi celles dont les désirs normaux se sustentent. La différence entre le pathologique et le normal est ici une modification interne du pathologique, qui n'est pas supprimé mais transformé par des limites qui viennent de la culture : si les interdits et le refoulement ont pu apparaître comme l'exemple type de la limitation interne de la toute-puissance des désirs infantiles, ce ne sont pas les seuls processus de limitation de l'excès qui habite spontanément la vie pulsionnelle. La sublimation est une autre manière de constituer une normalité : elle consiste à inventer des objets partageables avec d'autres humains dans des dispositifs pulsionnels qui trouvent une satisfaction autre qu'un acte sexuel, mais qui n'est pas, pour autant, désérotisée. La critique initiée par Michel Foucault vaut-elle aussi si les interdits qui structurent les destins pulsionnels ne sont pas les seuls mécanismes à l'œuvre dans leurs développements ? Telle est la question qui déterminera si « la sexualité a un avenir », selon les termes d'un récent débat.

► BÉRARD F., « Du rôle des glandes génitales sur la morphologie », in *Médecine et sexualité*, Paris, Spes, 1950. – BERSANI L., *Homos*, Paris, O. Jacob, 2000. – BONNET A., « Le problème de la détermination du sexe », in *Questions relatives à la sexualité*. Section médicale et biologique du Secrétariat social, Lyon 1930. – BUTLER J., *Bodies That Matter*, New York, Routledge 1993. – CANGUILHEM G., *Le Normal et le Pathologique*, Paris, PUF, 1966. – DEUTSCHER P., « Gender », in *Vocabulaire des philosophies européennes. Dictionnaire des intraduisibles*, Paris, Le Seuil / Le Robert, 2003. – FÉDIDA P., « L'ère glaciaire des refoulements », in *La Sexualité a-t-elle un avenir ?*, Paris, PUF, 1999. – FOUCAULT M., *Histoire de la sexualité*, I : *La Volonté de savoir*, Paris, Gallimard, 1976 ; *L'Usage des plaisirs*, Paris, Gallimard, 1981. – FREUD S., « Quelques considérations pour une étude comparative des paralysies motrices organiques et hystériques », 1893, in *Gesammelte Werke I*, Francfort-sur-le-Main, Fischer Verlag, 1952, reproduit dans *Résultat, idées, problèmes I*, Paris, PUF, 1984 ; « Drei Abhandlungen über Sexualtheorie », 1904, in *GW V*, trad. B. Reverchon-Jouve, *Trois Essais sur la théorie de la sexualité*, Paris, Gallimard, 1962 ; « Triebe und Triebschicksale », 1915, in *GW X* ; trad. J. Laplanche & J.-B. Pontalis, « Pulsions et destins de pulsions », in *Métapsychologie*, Paris, Gallimard, 1968 ; « Neue Vorlesungen zur Einführung in die Psychoanalyse », 1932, in *GW XV*, trad. R. M. Zeitlin, Paris, Gallimard, 1968. – LACAN J., *Le Séminaire*, t. XI : *Les quatre concepts fondamentaux de la psychanalyse*, Paris, Le Seuil, 1973. – LAQUEUR Th., *Making Sex, Body and Gender from the Greeks to Freud*, Boston, Harvard College, trad. M. Gautier ; *La Fabrique du sexe. Essai sur le corps et le genre en Occident*, Paris, Le Seuil, 1992.

Monique DAVID-MÉNARD

→ Adolescence (Troubles de l') ; Allaitement ; Famille (Clinique de la) ; Névrose ; Onanisme ; Psychanalyse ; Sexologie.

SIDA

La découverte du Sida et la naissance d'un fléau

En juin et juillet 1981, l'Agence d'Atlanta des Centers for Diseases Control (CDC) publie les premiers articles sur la recrudescence d'infections opportunistes et de sarcomes de kaposi inexpliqués. Deux mois plus tard, une vaste enquête épidémiologique est lancée par les CDC. Au début de l'année suivante, à Paris cette fois, un groupe informel composé de médecins volontaires met en place, à l'hôpital Claude Bernard et en lien avec les CDC, une enquête similaire. Des controverses émergent, durant l'année 1982, autour du phénomène dont une des caractéristiques est de toucher en majorité des homosexuels masculins. La découverte d'un rétrovirus, en 1983, vient confirmer la thèse de la présence d'une nouvelle maladie qui semble progresser. Dans le même temps, une mobilisation sociale s'organise dans la plupart des pays occidentaux : des associations militantes prennent la défense des malades contre leur stigmatisation et critiquent l'immobilisme des pouvoirs publics face à la menace que représente l'épidémie pour la société. Dès lors, le Sida constitue un problème politique qui nécessite une organisation institutionnelle et sociale à la mesure des enjeux posés par ce nouveau fléau. L'investissement médical et scientifique est massif et, fait marquant dans l'histoire des fléaux, les associations d'aide aux malades occupent une place considérable dans la mise en place des mesures politiques et la prise en charge médicale. En quelques années, la lutte contre le Sida transforme la médecine des maladies infectieuses et renouvelle les dispositifs de santé publique.

Une double mobilisation

Si le Sida a tous les attributs du fléau, ceux-ci n'en sont pas pour autant les déterminants essentiels de la mobilisation sociale. Certes, il s'agit d'une maladie infectieuse, transmissible par les voies sexuelle et sanguine, qui touche de jeunes adultes (et, par la transmission materno-fœtale, de tous jeunes enfants) : en cela, le Sida est perçu comme une menace potentielle pour l'organisation sociale. Son incidence importante (dans les pays occidentaux du moins) dans des groupes minoritaires et stigmatisés (homosexuels masculins, toxicomanes, migrants) met en relation le Sida et les mœurs. Mais les représentations sociales du fléau, si elles participent à la constitution de la mobilisation, ne rendent compte ni des conditions dans lesquelles celle-ci s'est s'effectuée, ni de la configuration qu'elle a prise.

Avant même que la maladie ne soit identifiée, émergent en 1982 les premières organisations militantes : le Gay Men's Health Crisis aux États-Unis, le Terence Higgings Trust en Grande-Bretagne. L'année suivante, et alors que des chercheurs français isolent un rétrovirus comme cause potentielle de la maladie, d'autres associations se mettent en place en République Fédérale d'Allemagne et en France. Toutes ont en commun d'être fondées par des militants des mouvements homosexuels. Ces premières réactions n'ont pas directement pour enjeu le danger qu'incarne la maladie mais, plutôt, la manière dont le champ médical caractérise le phénomène morbide et dont ils dénoncent l'homophobie ou le racisme latent des catégories épidémiologiques et cliniques.

En effet, si le système de surveillance épidémiologique est à l'origine des premières observations de l'épidémie, il fournit également les premières classifications : les facteurs de risque et les « groupes à risque » orientent les recherches sur les relations de causalité entre la dépression immunitaire et l'homosexualité. La description clinique des infections et des symptômes conduit à la définition d'un syndrome dénommé « Gay related syndrom », puis « Acquired immuno deficiency syndrom ». Les hypothèses psychosociologiques et biologiques font l'objet de controverses internes et externes au champ médical. Le « style de vie » homosexuel, les pratiques sexuelles (dont l'usage de popper's : un produit chimique dérivé du nitrite d'amyl) sont autant incriminés que les « mœurs douteuses », « l'hygiène déficiente » ou la « promiscuité sexuelle ». Et la diffusion médiatique de ces interprétations renforce les tensions entre le mouvement gay et l'institution médicale. Dès lors, la dynamique de mobilisation va s'articuler au processus de découverte et de médicalisation du Sida.

Si le mouvement homosexuel occupe une position centrale dans la genèse de la lutte contre le Sida, il en restera une composante dominante, autant par sa capacité à organiser la mobilisation qu'à intervenir sur la définition des réponses sociales à l'épidémie. Non seulement il dispose de ressources militantes structurées qui favorisent la rapidité des réactions, mais la découverte du Sida entre aussi en résonance avec les enjeux historiques de cette minorité sociale. La survenue de l'épidémie constitue un risque de remise en cause de récents acquis politiques et sociaux. Nées dans la mouvance des engagements « post soixante-huit » et de la « libération sexuelle », ces organisations communautaires se sont fondées sur la lutte contre les discriminations et la reconnaissance d'une identité spécifique, et ont constitué, dans certains quartiers de grandes villes nord-américaines, une vie économique et culturelle autonome. À la veille de l'apparition du Sida, les revendications juridiques liées à la liberté sexuelle ont trouvé leurs premiers aboutissements, bien qu'il faille attendre la fin des années 1980 pour que l'Organisation mondiale de la santé retire l'homosexualité de la classification des maladies mentales.

La visibilité politique et sociale de la communauté gay n'est pas sans liens avec les premières observations cliniques et épidémiologiques. Les informations reçues par les CDC proviennent de praticiens exerçant à Los Angeles dont la clientèle est composée, en partie, de patients qui appartiennent à la communauté gay et dont ils connaissent les modes de vie. À l'opposé, le phénomène sera plus tardivement perçu chez des toxicomanes, par exemple, qui ne disposent pas des mêmes organisations et accèdent difficilement au système de soins.

Mais, pour que le mouvement social se développe, encore faut-il que le Sida soit l'objet d'investissements dans le champ médical. Si la découverte d'une nouvelle entité morbide est un événement suffisamment rare pour ne pas représenter un enjeu médical, les hypothèses laissent sceptique la communauté scientifique et les données épidémiologiques sont trop faibles pour convaincre. Les CDC recensent, en 1982, 355 cas dont 75 % sont homosexuels et 1 800 en 1983, tandis qu'en France, 32 cas sont rapportés la même année et 75 en 1984. Pour autant, aux États-Unis, la recherche sur le Sida repose, dès le début, sur les grandes institutions médicales que sont les Centers for Diseases Control et le National Health Institute. En revanche, en France, les investigations sont portées par un groupe informel composé de jeunes médecins dont l'initiative revient à Willy Rozenbaum, chef de clinique assistant à l'hôpital Claude Bernard qui a été confronté, dès juin 1981, à un malade atteint de ces infections. Le Groupe de travail français sur le sida (GTFS) rassemble, à partir de relations personnelles, des cliniciens et des fondamentalistes de diverses spécialités (pneumologie, épidémiologie, immunologie, virologie, infectiologie, santé publique, dermatologie...).

La formation du fléau

Ces différences de mobilisation sont déterminantes dans la constitution des enjeux médicaux et scientifiques liés au processus de découverte du Sida. Don Francis, au CDC d'Atlanta, est à l'origine des études sur le virus Ebola dans le service des maladies infectieuses (Centre for infectious Diseases). Robert Gallo, virologue, occupe une position dominante dans la hiérarchie médicale, en rétrovirologie et en cancérologie, au sein du NHI. En revanche, non seulement le GTFS n'a pas de reconnaissance institutionnelle, mais ses membres sont, pour la plupart, en début de carrière et leurs différentes spécialités ne sont pas celles qui font l'objet des intérêts du moment. L'enquête épidémiologique mise en place au début de 1982 par leurs propres moyens (avec un soutien financier du ministère de la Santé) peine à recenser les cas d'infections opportunistes. L'élite hospitalo-universitaire n'est pas convaincue et l'hypothétique maladie ne concerne que quelques marginaux auxquels le groupe est quelquefois assimilé. D'autant plus qu'en s'élargissant à d'autres médecins et fondamentalistes, des militants gays, eux-mêmes médecins, sont intégrés pour étendre les investigations. Outre l'appartenance au champ médical, leurs trajectoires analogues d'engagements politiques dans la mouvance « gauchiste post-68 » leur font partager une vision des enjeux sociaux posés par l'épidémie.

Le GTFS sera la matrice de la mobilisation médicale, scientifique et sociale de la lutte contre le Sida en France. L'association de recherche sur le Sida (ARSIDA), en 1982, représente la première formalisation du groupe mais elle ne connaîtra pas de suite. L'année suivante, une autre association, Vaincre le Sida, est créée en 1983 par le Dr Patrice Meyer, représentant de l'Association des Médecins Gays au GTFS, dans le but, tout différent, d'informer sur la maladie et d'aider les premiers malades. Dans le même temps, reprenant l'hypothèse de l'origine virale du Sida, le GTFS prend des contacts avec le laboratoire de virologie de Luc Montagnier, à l'Institut Pasteur, et son unité d'oncologie dirigée par Jean-Claude Chermann. L'hypothèse est étudiée par Robert Gallo qui, récemment (en 1979), a identifié un rétrovirus (le HTLV) à l'origine d'une leucémie humaine. L'équipe de l'Institut Pasteur isole un rétrovirus (nommé LAV pour Lymphadenopathy Associated Virus) à partir d'un prélèvement effectué chez un patient de Rozenbaum. Cette étape importante dans le processus de la découverte modifie la configuration de la mobilisation.

Dans le champ médical, s'ouvre une période de controverses et de concurrences entre les équipes nord-américaine et française sur la paternité de la découverte, auxquelles s'ajoutent les intérêts économiques : la propriété industrielle du brevet pour la production et la commercialisation d'un test de dépistage. L'intervention politique des gouvernements et la médiatisation de « l'affaire Gallo-Montagnier » portent le Sida sur la scène publique. Mais la découverte modifie également la vision de l'infection. Les malades du Sida ne représentent que la partie émergée de l'épidémie et la mise sur le marché des tests de dépistage, à partir de 1985, révèle l'existence d'une phase latente de l'infection : l'état de séropositivité qui semble précéder l'entrée dans la maladie. La configuration sociale des populations les plus touchées par l'épidémie se modifie. Le Sida n'est plus perçu comme une menace qui concerne essentiellement les homosexuels mais comme un fléau qui s'étend à d'autres groupes (toxicomanes, hémophiles, prostitué(e), immigrés) et, par leur intermédiaire peut se diffuser plus largement encore. Le mouvement de lutte contre le Sida change, dès lors, de dimensions.

L'association AIDES incarne cette évolution. Elle est créée en 1984, dans le prolongement des idées de Foucault (dont le décès est, pour D. Defert, à l'origine du projet) et des expériences politiques des années 1970 (dans le Groupe Information Prison et le mouvement d'extrême gauche). Ses fondateurs pensent une organisation qui combine l'engagement politique (la défense des malades et la critique de l'institution médicale) et l'autosupport (ou l'entraide « communautaire »). Sous l'effet de l'évolution des savoirs médicaux et de la grande visibilité de la maladie, l'association connaît une croissance rapide. La composition sociologique des volontaires s'élargit au-delà du « milieu » homosexuel pour regrouper des bénévoles et des professionnels, des femmes et des hommes hétérosexuels, des malades et des personnes non atteintes. D'une part, les activités (de soutien aux malades, de prévention) se diversifient et s'étendent sur l'ensemble du territoire. D'autre part, cet élargissement social des engagements rend possible la généralisation de la cause.

AIDES occupera une position dominante au sein du mouvement de lutte contre le Sida. Mais, à la différence d'autres mouvements de lutte contre les fléaux, la lutte contre le Sida se caractérisera par une dynamique de diversification continue d'organisations militantes plus spécialisées. À partir de 1985, les créations se succèdent et de nouveaux domaines d'intervention s'ouvrent : aides à la recherche fondées par des cliniciens ou des artistes, activités de prévention auprès de différentes populations par des professionnels ou des bénévoles, associations de personnes séropositives ou d'usagers de drogue, etc.

Refontes et recompositions

L'élargissement de la mobilisation à de nouveaux agents a pour corollaire l'extension des enjeux qui débordent ceux du champ médical, dont les revendications concernant la reconnaissance de l'homosexualité et la dépénalisation de l'usage de drogue sont les plus significatives. Cette dynamique de développement est une condition nécessaire à l'intervention des pouvoirs publics qui, sous la pression du mouvement social allié aux médecins engagés dans la lutte contre le Sida, se voient dans l'obligation de prendre des mesures. Mais le dénuement chronique de l'administration de la santé révèle son impuissance. La lutte contre le Sida devient un enjeu institutionnel qui nécessite une réorganisation en matière de santé publique.

Avec l'articulation de ces différentes dynamiques médicales, sociales et politiques, la lutte contre le Sida constitue un espace favorable à l'expression de réformes. Le Sida sert ainsi de révélateur social, d'autant plus qu'il laisse les pouvoirs et les savoirs démunis et que sont mises à l'épreuve les pratiques de santé, les théories médicales et les visions politiques de la santé. Une des conséquences les plus dramatiques sera « l'affaire du sang contaminé » qui donnera lieu à un processus de « judiciarisation » de la santé publique et à la refonte d'institutions administratives.

Pour l'hôpital, et les services des maladies infectieuses en particulier, la nouveauté de la maladie combinée aux caractéristiques sociales des malades ont pour effet de modifier les pratiques, les conditions techniques et organisationnelles de l'activité médicale. Jusqu'aux années 1970, l'infection à VIH est une pathologie inconcevable. Chaque maladie se définissait par des symptômes cliniques spécifiques ou des lésions anatomiques visibles : une pathologie avait sa propre signature, un langage à découvrir. Ici, les lésions ne sont pas visibles mais subcellulaires, provoquées par un agent pathogène détectable par des techniques biologiques appropriées. La séropositivité n'est pas un état équivalent à celui d'un « porteur sain », mais constitue une première phase de la maladie, susceptible d'évoluer vers le stade de Sida avéré. Si, dans un premier temps, les événements cliniques opèrent une différence dans les conditions de prise en charge, en se limitant aux « malades » (par le traitement des infections opportunistes), l'évolution des thérapeutiques modifie le statut médical de la séropositivité dont la sérologie annonce un diagnostic prédictif.

La prise en charge de « l'infection à VIH » se rapproche de celle en vigueur pour les pathologies dégénératives dont le suivi sur long terme des malades repose sur une organisation complexifiée qui articule recherche et soins. La division du travail médical est structurée par des agents spécialisés : entre l'hôpital et le praticien de ville, établissements de court et long séjours. Alors que l'infectiologie n'occupait plus qu'une position marginale dans le champ médical, confinée à la prise en charge des fractions les plus pauvres et marginalisées de la population française ou ramenée au traitement des maladies « tropicales », les services des maladies infectieuses se transforment ainsi en service de « médecine de pointe » d'un système de soins spécialisés.

Dans ce processus, si le « patient » devient un « acteur » de sa prise en charge, le rôle des associations ne se limite pas à un accompagnement éducatif et social des malades. Les enjeux liés et la défense de droits se sont élargis aux questions concernant les décisions thérapeutiques et les conditions d'intégration dans les protocoles d'essais cliniques. La participation d'associations de malades à la définition des programmes de recherche thérapeutique et des règles régissant les protocoles d'essais cliniques représente l'aboutissement des modifications qui ont touché les relations « médecins-patients ».

Mais c'est dans le champ de la santé publique que la lutte contre le Sida a apporté des transformations institutionnelles majeures. Les enjeux ont principalement porté sur les représentations du fléau et les solutions à mettre en œuvre. Pour le mouvement associatif et la plupart des médecins impliqués, la santé publique est associée à la police sanitaire et à la moralisation des mœurs. Le système médico-institutionnel régissant la lutte contre les maladies infectieuses date du début du siècle et appartient à une vision du fléau social qui lie

« maladie-épidémie » et « classes dangereuses ». Or, celui-ci est inadapté à la configuration sociale de l'épidémie et du mouvement associatif et celui-ci impose aux pouvoirs publics une conception de la santé publique qui combine le respect des libertés individuelles et la reconnaissance de droits sociaux pour les minorités (homosexualité, usage de drogue, prostitution, etc.). La prophylaxie repose sur des dispositifs d'encadrement des individus par lesquels les changements de comportements s'accompagnent d'une normalisation des conditions d'existence.

Cette nouvelle forme de contrôle médical entre en conjonction avec des conceptions « morales » (des normes de « savoir-vivre ») qui se diffusent dans l'ensemble de la société en portant ces objectifs spécifiques de prévention. La rationalisation des comportements et l'autosurveillance des risques participent à cette production de normes dont Foucault a analysé les dispositifs. La médicalisation des pratiques sociales rejoint ainsi ce processus, décrit par Elias, de civilisation des mœurs. Pour l'État, il ne s'agit plus d'interdire et de contraindre par le respect des règles ou l'obéissance des consignes des autorités. La fonction protectrice est assurée par l'intériorisation mentale de règles sociales qui reposent sur des institutions dont la fonction consiste à accompagner ce travail de contrôle de soi et étend, par là même, le champ de compétences de l'État sur les pratiques sociales. Cette lutte contre le désordre incarné par le fléau du Sida conjugue, alors, une maîtrise généralisée des risques et une rationalisation des conceptions de l'existence.

► ALTMAN D., *Power and community : Organisational and cultural responses to AIDS*, Londres-Bristol, Taylor & Francis, 1994. – ELIAS N., *La Civilisation des mœurs*, Paris, Calmann-Lévy (1969), 1973. – EPSTEIN S., *Histoire du Sida*, 1 : *Le virus est-il bien la cause du Sida ?*, Paris, Les Empêcheurs de penser en rond (1996), 2001 ; *Histoire du Sida*, 2 : *La grande révolte des malades*, Paris, Les Empêcheurs de penser en rond, 2001. – FEE E., FOX D. (eds), *AIDS : The Burden of history*, Berkeley, Univ. of California Press, 1988 ; *The Making of a chronic disease*, Berkeley, Univ. of California, 1992. – FOUCAULT M., *Histoire de la sexualité*, t. 1 : *La volonté de savoir*, Paris, NRF, Gallimard, 1976 ; « La Naissance de la médecine sociale », *Dits et écrits 1954-1988*, t. 4, Gallimard, 1994, p. 207-227. – GRMEK M. K., *Histoire du Sida. Début et origine d'une pandémie actuelle*, Paris, Payot, 1989. – HEILBRON J., GOUDSMITH J., « À propos de la découverte du virus du Sida. Mécanismes de concurrence et de défense dans un conflit scientifique », *Actes de la recherche en sciences sociales*, n° 69, 1987, p. 98-104. – HERZLICH C., PIERRET J., *Malades d'hier, malades d'aujourd'hui*, Paris, Payot, 1991. – MOULIN A.-M., *Le Dernier Langage de la médecine. Histoire de l'immunologie de Pasteur au Sida*, Paris, PUF, 1991. – PINELL P. (dir.), *L'Épidémie politique. Histoire de la lutte contre le Sida en France (1981-1996)*, Paris, PUF, 2002. – POLLAK M., *Les Homosexuels et le Sida. Sociologie d'une épidémie*, Paris, A. M. Métaillié, 1988. – SETBON M., *Pouvoirs contre Sida. De la Transfusion sanguine au dépistage : décisions et pratiques en France, Grande-Bretagne et Suède*, Paris, Le Seuil, 1993. – SEYTRE B., *Sida : les secrets d'une polémique*, Paris, PUF, 1993. – THIAUDIÈRE C., *Sociologie du Sida*, Paris, La Découverte, 2002.

Claude THIAUDIÈRE

→ Brevet et santé ; Dépistage ; Épidémiologie ; Étiologie ; Immunologie ; Maladies émergentes ; Sang ; Sang contaminé ; Sida (Lutte contre le) ; Thérapie génique ; Toxicomanie ; Virologie.

SIDA (Lutte contre le)

Un enjeu exemplaire et mondial de santé publique

L'épidémie du Sida illustre comment un problème de santé publique peut modifier l'état du monde dans un temps historique très court. Le 5 juin 1981, un bulletin épidémiologique américain, le *Morbidity and Mortality Weekly Report*, publie la première description clinique d'un étrange désordre immunitaire observé chez cinq patients, tous homosexuels. En décembre 2002, vingt ans plus tard, le rapport conjoint du Programme commun des Nations Unies sur le VIH/Sida (UNSIDA) et de l'Organisation mondiale de la santé (OMS) fait état de 42 millions de personnes dans le monde atteintes du Sida ou porteuses du virus de l'immunodéficience humaine (VIH). Le nombre de décès s'élève déjà à 25 millions. À l'aube du XXIe s., le Sida tue plus de personnes dans le monde que l'ensemble des guerres et catastrophes naturelles réunies : pour la seule année 2002, les autorités sanitaires internationales recensent plus de trois millions de morts et plus de cinq millions de nouveaux cas d'infection. Les experts prévoient une dynamique épidémiologique à plus grande vitesse encore, touchant notamment les pays relativement épargnés car longtemps protégés par un strict contrôle des déplacements de personnes, mais engagés depuis dans de profonds changements sociaux et économiques. C'est le cas de l'ex-Union soviétique et de la Chine où l'épidémie connaît désormais sa croissance la plus forte.

Depuis 2000, le problème du Sida préoccupe directement les Nations Unies, l'épidémie pouvant menacer la sécurité dans le monde. L'inscription d'un problème de santé publique sur l'agenda de l'Assemblée générale et du Conseil de sécurité, dont les séances sont d'ordinaire réservées à la prévention des guerres, constitue un fait sans précédent dans l'histoire des Nations Unies. Quelques exemples suffisent pour étayer les motivations de la haute instance internationale. En Afrique, les guerres civiles constituent un facteur important de propagation du VIH, en raison des viols et des migrations forcées des populations. Même en temps de paix, l'épidémie fragilise le tissu social et économique. Le nombre des « orphelins du Sida », enfants dont les parents sont morts suite à la maladie, est estimé actuellement à 14 millions en Afrique Subsaharienne, où l'espérance de vie est désormais tombée de 62 à 47 ans. Au Botswana, pays le plus atteint du monde, l'espérance de vie a chuté à son niveau de 1940. L'Organisation des Nations Unies pour l'agriculture et l'alimentation (FAO) attire l'attention sur le lien entre le Sida et « l'insécurité alimentaire ». Au cours des premières années de sa propagation dans le monde, l'épidémie décimait des élites hautement qualifiées, des cadres formés dans les universités occidentales qui pilotaient l'économie et la vie politique des pays en voie développement. En se développant dans les zones rurales, la maladie frappe femmes et hommes travaillant la terre, diminuant ainsi brutalement la main d'œuvre chargée de produire la nourriture. Les rapports de la FAO insistent régulièrement sur le risque de famine qui commence à accompagner le risque de maladie. Si l'épidémie devait poursuivre son développement actuel, elle pourrait compromettre la croissance économique et la lutte contre la pauvreté dans le monde.

Dimensions préventives et curatives

Se livrer à une analyse des politiques de lutte contre le Sida, objet en mouvement extrêmement volatile, dans un ouvrage destiné à servir de référence, relève d'un exercice délicat, les analyses bâties sur l'évolution connue et les perspectives prévues pour l'avenir pouvant se révéler très vite dépassées. L'écueil peut être contourné en cernant d'abord les problèmes structurants que l'épidémie pose dans le champ politique et médical : le rapport prévention/soins et la situation contrastée entre pays riches et pays pauvres. Vue sous cet angle, la lutte contre le Sida ne diffère guère des politiques engagées auparavant contre d'autres épidémies et maladies transmissibles. En l'absence d'un traitement médical efficace, s'impose le recours à d'autres types de mesures, d'ordre social et comportemental. Or, le choix de ces mesures et les modalités de leur application donnent le plus souvent lieu à des controverses et contestations. À partir du moment où un traitement efficace existe, il pose le problème de l'accès généralisé aux remèdes, qu'il s'agisse de vaccin ou de médicaments, et entraîne alors la question du financement pour les populations dépourvues de ressources économiques suffisantes. Les deux catégories d'intervention, préventive et curative, dépendent donc dans chaque pays du consensus politique et de la disponibilité, à hauteur suffisante, des ressources financières.

Les caractéristiques médicales du VIH/Sida imposent un lien étroit entre les mesures préventives et les traitements médicaux. Le Sida correspond à la forme avancée de l'infection par le VIH qui détruit progressivement le système immunitaire de l'homme. Ce processus se poursuit plusieurs mois, voire plusieurs années, après l'infection. La période asymptomatique, connue sous le terme de séropositivité au VIH, peut aller jusqu'à dix ans et au-delà. En l'absence d'un test de dépistage, les personnes infectées ne savent pas qu'elles sont contagieuses et peuvent transmettre l'infection à d'autres personnes, quels que soient le stade évolutif ou le traitement. Le virus se transmet par les tissus (greffe d'organe) et les liquides biologiques (sang, sperme, sécrétions vaginales, lait maternel), principalement dans les situations suivantes : transfusion sanguine d'un sang infecté, échange de seringues infectées chez des toxicomanes, rapports sexuels non protégés par un préservatif, de la mère à son enfant lors de la grossesse, de l'accouchement et de l'allaitement. La législation impose, théoriquement dans tous les pays, un dépistage obligatoire de l'infection à VIH lors du don de sang et de tout autre élément du corps humain, tandis qu'un test est systématiquement « recommandé » durant la grossesse, afin de pouvoir prendre, en cas de séropositivité de la mère, les précautions pour réduire le risque d'infection chez l'enfant.

Le stade de la maladie se caractérise par la survenue de multiples manifestations cliniques graves reflétant un profond déficit immunitaire. Il s'agit essentiellement d'infections dites opportunistes, de certains types de tumeurs et atteintes neurologiques. Plusieurs classifications se sont succédé, évoluant avec les progrès de la connaissance et de la thérapeutique. La classification la plus utilisée internationalement est celle du *Centre for Disease Control* d'Atlanta de 1997, qui classe les patients en fonction du taux de CD4 dans le sang et de la survenue d'événements cliniques. Cependant, ce type de classification ne peut s'appliquer aux pays en voie de développement où généralement seule une classification clinique peut être utilisée, en raison de la disponibilité limitée des tests biologiques. Au dénuement des premières années a succédé à partir de 1987 le premier traitement (AZT), remplacé en 1996 par les associations de plusieurs molécules antivirales. Ces associations permettent un contrôle de la réplication virale et une restauration immunitaire chez les patients. Le pronostic de l'infection s'en trouve radicalement modifié. La mortalité annuelle liée au Sida a été divisée ainsi par sept entre 1995 et 2002, en France comme dans le reste de l'Europe occidentale. En outre, pour pallier l'absence d'une vaccination protectrice efficace, une prophylaxie chimiothérapique est maintenant disponible afin de prévenir l'infection chez les professionnels de santé, en cas de blessure accidentelle avec du matériel potentiellement contaminant, telles les aiguilles ou des projections muqueuses. Une obligation légale impose aux structures de soins de disposer en permanence d'une trousse de médicaments antiviraux en cas d'accident. Depuis 2000, dans un nombre encore limité de pays européens, une extension de la prophylaxie chimiothérapique aux accidents d'origine sexuelle est également proposée, toujours après une expertise médicale rigoureuse.

Une épidémie normale, tributaire des inégalités

Vingt ans après l'apparition de la maladie, non seulement toutes les mesures préventives efficaces pour enrayer l'extension de l'épidémie sont connues, mais des médicaments, pour restaurer l'état de santé et permettre aux personnes vivant avec le VIH/Sida de mener une vie presque normale, existent. Grâce au progrès médical, la lutte contre le Sida rejoint le schéma classique de la prévention en trois séquences. La prévention primaire vise à éviter de nouvelles infections. Elle se fonde sur l'usage du préservatif et, dans le cas de la pratique intraveineuse de la toxicomanie, d'un équipement d'injection stérile. À ce niveau, le test de dépistage a un rôle de précaution : il permet aux individus de connaître leur statut séropositif et d'y adapter leur comportement. La prévention secondaire a comme but d'empêcher ou de retarder la survenue de la maladie. Cette étape repose sur le dépistage précoce afin de pouvoir faire bénéficier les personnes séropositives d'une surveillance médicale adaptée et, le cas échéant, leur prescrire les médicaments indiqués. La prévention tertiaire relève de la réhabilitation et vise à prévenir l'aggravation de la maladie. À ce stade, les traitements antirétroviraux s'imposent pour améliorer l'état du malade et empêcher l'évolution naturelle vers la mort. Au moment où nous écrivons, les traitements les plus efficaces ne parviennent pas encore à éliminer totalement le VIH dans le corps, d'où l'obligation de prendre les médicaments antirétroviraux à vie. Le Sida rejoint ainsi la catégorie des maladies chroniques.

La promotion du Sida au rang de maladie chronique reste un privilège des pays riches. Le décalage par rapport aux pays pauvres s'illustre bien à travers l'exemple des sidéens toxicomanes dans les pays ex-soviétiques, où l'explosion du Sida s'explique par les comportements extrêmement risqués des toxicomanes, dont le nombre croît de façon vertigineuse (M. Steffen, 1999). Aucune ville russe ne connaît le profil, si familier en Occident, du « vieux » toxicomane. Selon les responsables locaux de la prise en charge, la survie d'un toxicomane malade dans un environnement économique extrêmement difficile est impossible au-delà de quelques années, voire mois. Dans les pays pauvres, le Sida suit un modèle classique d'extension des épidémies, au rythme de la misère et des crises sociales. L'épidémie est très inégalement répartie dans le monde, comme le montre le tableau ci-après. Elle est sous contrôle uniquement dans les démocraties développées, en particulier dans les pays disposant d'un système de protection sociale élevé : en Europe occidentale, en Australie, en Nouvelle-Zélande et au Japon. Lorsque la couverture médicale et sociale comporte des lacunes ou faiblesses, comme aux États-Unis, l'épidémie est plus marquée. Il y a autant de sidéens dans la ville de New York qu'en France, pays qui figure pourtant dans le peloton de tête pour la diffusion du VIH en Europe occidentale. La diffusion inégale se double d'une profonde contradiction. Plus de 95 % des personnes vivant avec le VIH se trouvent dans les pays en voie de développement, alors que les médicaments efficaces contre la maladie se trouvent quasi exclusivement dans les pays riches. Seuls 4 % des malades vivant dans les pays en voie de développement, qui pourraient tirer profit des thérapies associant les nouveaux médicaments, ont effectivement accès à ces traitements (ANRS-Information/Transcriptase).

L'origine du VIH se trouve en Afrique (M. D. Grmek), mais ce n'est qu'à partir du moment où les premières victimes américaines et européennes ont été recensées que la maladie a été reconnue, l'agent viral identifié, que la prise en charge a été organisée et qu'une politique publique de lutte contre le fléau a été engagée à l'échelle nationale et transnationale dans les démocraties

Tableau 1. — Épidémie VIH/Sida par régions (décembre 2002)

	Nombre de personnes vivant avec le VIH	*Taux de prévalence rapporté aux adultes en %* (1)	*Nouveaux cas d'infection en 2002*
Afrique subsaharienne	29 400 000	8,8	3 500 000
Caraïbes	440 000	2,4	60 000
Asie du Sud et du Sud-Est	6 000 000	0,6	700 000
Europe orientale et Asie centrale	1 200 000	0,6	250 000
Amérique latine	1 500 000	0,6	150 000
Amérique du Nord	980 000	0,6	45 000
Afrique du Nord et Moyen-Orient	550 000	0,3	83 000
Europe occidentale	570 000	0,3	30 000
Asie de l'Est et Pacifique	1 200 000	0,1	270 000
Australie et Nouvelle-Zélande	15 000	0,1	500
Total	42 000 000	1,2	5 000 000

(1) Âgés de 15 à 49 ans.

Source : UNSIDA/OMS.

développées. La mobilisation internationale en faveur de la lutte contre le Sida dans les pays dits du Sud ne commence que tardivement. Les moyens ne correspondent pas à l'ampleur de la tâche, si bien que l'évolution de l'épidémie suit de près les situations économiques et les ruptures sociales, se nourrissant des disparités sociales comme toutes les épidémies du passé. Contrairement à une image souvent présentée, le Sida n'est pas exceptionnel. Son développement est « normal » dans la mesure où il suit la logique habituelle des risques sanitaires et reflète l'efficacité des politiques menées pour les combattre.

Les États en Europe face au Sida

En prenant en compte l'explosion imminente de l'épidémie annoncée en Chine (Asie de l'Est), et en laissant de côté le cas spécifique du monde arabo-musulman où la stricte régulation de la sexualité semble aider à contenir le rythme de l'expansion, l'Europe occidentale constitue l'unique grande exception dans le sombre tableau de l'épidémie. Le choc du Sida a pu être amorti par les dispositifs de l'État-providence. Une couverture sociale obligatoire protège l'ensemble de la population contre les risques sociaux, et les régimes de la protection maladie garantissent l'accès aux soins médicaux. Néanmoins, lorsque l'épidémie arrive, elle confronte les États-providence à un défi auquel ils ne sont que rarement préparés, celui de concevoir et mettre en œuvre une politique cohérente de prévention et de santé publique. La menace des maladies transmissibles et contagieuses semblait avoir disparu, reléguée aux archives de l'histoire, si bien que seuls les soins médicaux peuvent s'appuyer sur un dispositif institutionnel solide, alors que les ressources de la médecine sont initialement très limitées face à la nouvelle maladie. Pour les politiques de prévention, la situation est l'inverse. Les stratégies préventives sont connues et efficaces, mais les supports institutionnels pour mettre en œuvre une politique publique à la hauteur de l'enjeu sont inadaptés. Les dispositifs et modes d'intervention préventive doivent être modernisés pour être en phase avec le contexte social et culturel de la fin du XXe s. À l'époque, de nombreuses publications décrivaient le Sida comme une réalité particulièrement complexe où, selon P. Adam et C. Herzlich, se cristallisent des conflits entre intérêts individuels et collectifs, et se redéfinissent, de manière le plus souvent conflictuelle, les attentes vis-à-vis du rôle de la médecine, de la famille, des citoyens et de l'État lui-même. Les discours opposant santé publique et droits de l'Homme, libertés individuelles et responsabilité publique, ont ponctué l'histoire du Sida, mais les raisons pouvant expliquer pourquoi la santé publique constitue un objet si problématique pour l'État sont rarement avancées. De tout temps, les pouvoirs publics gèrent les épidémies, une crise sanitaire peut perturber la vie de la cité. L'Europe occidentale fournit un modèle presque idéal de lutte contre le Sida, par sa réussite et sa capacité à être reproduit à condition de s'appuyer sur une protection sociale globale. L'observateur constate néanmoins d'importantes différences nationales, notamment durant la première décennie de la lutte contre le Sida. Ensuite, une tendance à la convergence s'affirme, progressivement, vers un modèle européen de gestion des risques sanitaires et sociaux. La confrontation comparative entre plusieurs pays (M. Steffen, 2001) permet de cerner, par-delà la réalité complexe, les processus politiques et les dimensions communes qui caractérisent la façon dont les pays européens font face à l'enjeu inédit de santé publique.

Quatre phases sont à distinguer, chacune étant dominée par des enjeux et des acteurs spécifiques. La première phase est une période de reconnaissance, marquée par l'incertitude qu'il s'agit de réduire. Elle dure quatre ans, de 1981 à 1984 inclus. Les premiers cas de la nouvelle maladie sont diagnostiqués aux États-Unis puis en Europe. Le virus responsable du mal est identifié (1983) et un test de dépistage devient disponible au stade de fabrication artisanale (1984). À l'époque, les seuls experts connaissant l'étrange pathologie sont les cliniciens qui soignent les premiers patients, les militants homosexuels qui défendent les intérêts des malades nombreux dans leurs rangs, et des professionnels de la santé publique, généralement des épidémiologistes cherchant à connaître la diffusion du mal. Ce groupe domine l'étape initiale caractérisée par deux attitudes opposées : activisme du côté des experts et attentisme du côté des responsables politiques. La seconde phase est courte, limitée à quelques mois en 1985 et fortement polémique. Les avis s'opposent sur les modalités de l'usage du test de dépistage. Dans quelles conditions faut-il dépister et quelle population ? Faut-il annoncer un résultat positif à la personne concernée ? Faut-il isoler les personnes porteuses du virus ? Cette étape voit le réseau d'acteurs s'élargir. Experts, responsables politiques et administratifs confrontent leurs avis en vue de solutions immédiates et d'une stratégie à long terme. À cette époque, les médias se saisissent de l'épidémie et lui confèrent ainsi le statut d'exception. La troisième période correspond aux campagnes publiques d'information et d'éducation qui marquent le temps fort des politiques de lutte contre le Sida. Chaque pays y consacre quatre à cinq ans, à partir de la seconde moitié des années 1980 pour les plus précoces : Grande-Bretagne et pays scandinaves suivis de l'Allemagne. Les pays de l'Europe du Sud, où sévit une épidémie liée essentiellement à la toxicomanie, accusent un retard d'une dizaine d'années. La France lance massivement ses campagnes à partir de 1989, mais elle doit en réorienter le contenu après 1994, lorsque plusieurs rapports officiels en pointent l'inefficacité. L'option française initiale comporte une singularité. Les campagnes séparent soigneusement le thème du préservatif et celui du Sida. Le préservatif est réhabilité par les images d'une sexualité spontanée ; le thème du Sida est rattaché exclusivement à l'idée de solidarité, elle aussi positive. Toute référence au risque de maladie et de mort est écartée afin de ne pas susciter un sentiment d'inquiétude ou de rejet des sidéens. Dans l'ensemble des pays, les campagnes visent à promouvoir des attitudes sociales et des comportements individuels adaptés aux risques que représente l'épidémie. Les débats à cette époque concernent le financement des mesures et le contenu des messages à diffuser. Les sciences sociales sont alors mobilisées dans une fonction d'expertise, notamment dans les deux domaines de la sexualité et de la communication sociale. La quatrième phase est celle d'une consolidation institutionnelle, désignée par les auteurs spécialisés souvent comme « normalisation » (P. Aggleton *et al.*), au cours de laquelle les institutions prennent définitivement la relève. Les nouvelles politiques de prévention et de santé publique sont désormais envisagées dans une logique de long terme. L'accès aux nouvelles thérapeutiques et le rapport de celles-ci avec la prévention sont abordés dans cette perspective. L'épidémie est désormais plus proche des maladies chroniques modernes que des épidémies d'autrefois (E. Fee & D. M. Fox). La consolidation consiste aussi dans le fait d'inscrire les objectifs de santé publique dans d'autres politiques publiques, certaines étant réorientées à cette occasion. Le processus de la consolidation est pragmatique et continu, se poursuivant avec le passage au XXIe s. Les institutions de santé publique sont modernisées, et la médecine curative reprend son rôle habituel dans le traitement des patients. Le progrès médical ne résout pourtant pas le problème de l'épidémie dans les pays riches. En transformant le Sida en maladie chronique, l'action médicale démultiplie le nombre de patients à prendre en charge à vie, conduisant ainsi à élargir le rôle et la responsabilité des pouvoirs publics.

Le contenu des politiques

Les réponses politiques face au Sida sont nombreuses et très diversifiées. Elles vont de l'installation des distributeurs automatiques de préservatifs à la négociation entre pouvoirs publics, banques et assurances, pour maintenir la possibilité d'accès aux crédits pour les personnes vivant avec le VIH/Sida, en passant par la réforme des services de santé dans les prisons et, plus globalement, par un effort ciblé pour compléter la couverture médicale des plus exclus (personnes sans domicile fixe, immigrants illégaux, prostitué(e)s, toxicomanes). Ces mesures peuvent être regroupées en cinq grandes catégories.

La première série de mesures porte, dans chaque pays, sur la construction d'un dispositif statistique performant, adapté au Sida, avec des garanties renforcées pour protéger la confidentialité. L'Union européenne œuvre pour harmoniser les dispositifs nationaux et rendre comparables les données épidémiologiques. Le caractère obligatoire ou volontaire des déclarations alimente de vives controverses au départ, et à ce jour plusieurs options existent en Europe. Le dispositif statistique, d'abord exclusivement centré sur la déclaration de la maladie, inclut désormais le recensement des cas d'infection. La séropositivité, notion longtemps écartée par crainte qu'elle n'ouvre la porte au risque social de stigmatisation, s'avère maintenant, avec les médicaments efficaces, l'unique catégorie pertinente pour piloter la lutte contre l'épidémie. La deuxième catégorie de mesures concerne la politique de solidarité avec les victimes de l'épidémie. Elle regroupe l'ensemble des aménagements dans les dispositifs de prise en charge, où deux problèmes se posent : la coordination médico-sociale et l'hétérogénéité sociale des populations menacées par le Sida. Une prise en charge adaptée au Sida exige des interventions médico-sociales conjointes, comme les soins à domicile, les appartements thérapeutiques, réseaux d'intervenants incluant le soutien psychologique et la participation des volontaires. Ces formules butent souvent sur la séparation institutionnelle entre le social et le médical, d'où la séparation des financements, les cloisonnements entre compétences administratives ou professionnelles et les difficultés pour prendre en compte les dimensions sociales de la maladie. À l'inverse, pour les groupes socialement exclus, tels les toxicomanes, il s'agit surtout de remédicaliser l'action sociale. En fait, la politique de solidarité comporte deux versants distincts : l'un privilégiant l'individu, le respect de sa vie privée et de son droit à une existence professionnelle et sociale normale, selon l'optique défendue par les militants homosexuels et les associations de sidéens ; l'autre mettant l'accent sur le service public et les besoins spécifiques des populations peu aptes à promouvoir une éducation des comportements dans leurs rangs. Les interventions de rue sont ici privilégiées ainsi que la mise à disposition gratuite des médicaments, soins médicaux, préservatifs et seringues propres.

La troisième et la quatrième catégorie de mesures concernent les deux domaines les plus stratégiques pour la prévention du Sida : la sexualité et la toxicomanie qui comportent une dimension commune. Comme la transmission du VIH se fait lors de rapports entre individus, les pouvoirs publics sont amenés à conduire une vaste politique visant à modifier les comportements individuels et, dès lors, se trouvent obligés d'accepter des conduites auparavant rejetées comme moralement incorrectes ou comme illégales : homosexualité, multipartenariat sexuel, toxicomanie intraveineuse. Le Sida remet ainsi à l'honneur les études sur les comportements sexuels (L. Campenhoudt *et al.*,

M. Hubert *et al.*) et la lutte contre les maladies sexuellement transmissibles (MST). Celle-ci est entièrement modernisée afin de tenir compte du contexte. La libération des mœurs qui précède l'arrivée du Sida d'une vingtaine d'années et la part importante de l'homosexualité dans l'épidémie constituent les deux données incontournables. Le préservatif et sa promotion publique constituent l'outil central des nouvelles politiques, du moins dans les pays développés. Le contenu des campagnes publiques est plus ou moins direct et explicite selon les pays. Les gouvernements relèvent le défi de l'homosexualité, après hésitations et controverses, grâce à une collaboration étroite avec les associations d'homosexuels, seul acteur organisé capable d'apporter le savoir indispensable sur les pratiques et le langage du milieu. Les pouvoirs publics non seulement reconnaissent ainsi officiellement l'homosexualité, mais apportent leur soutien à la socialisation des jeunes homosexuels. Au nom de la santé publique, les pouvoirs publics soutiennent les structures de rencontre qui œuvrent pour l'identité homosexuelle, et diffusent les codes de bonnes pratiques sexuelles sans risque (P. Pinell). L'autre grand défi pour les gouvernements consiste à introduire l'éducation sexuelle dans les écoles afin d'atteindre l'ensemble de la jeunesse. L'enseignement, s'il existait auparavant comme en France, est alors réorienté de la contraception vers la prévention des MST. Dans le secteur de la toxicomanie, l'épidémie amène à revoir les paradigmes politiques et professionnels. Le Sida opère comme un principe de réalité, démasquant l'inefficacité des pratiques purement psychothérapeutiques, voire analytiques et de leurs objectifs définis en termes d'abstinence. La Grande-Bretagne montre ici le chemin. Elle réussit à préserver ses toxicomanes d'une infection massive par le VIH en développant rapidement un vaste programme d'échange de seringues, de *councelling*, de bus itinérants et de traitement de substitution par la méthadone. Dans la plupart des autres pays, le consensus politique pour ces mesures s'avère plus difficile à obtenir. La plus longue des batailles contre cette remédicalisation du champ fut livrée en France par les professionnels (H. Bergeron). La cinquième catégorie de mesures concerne la prévention du risque de transmission du VIH dans le cadre de traitements médicaux. Au milieu des années 1980, la contamination massive des hémophiles conduit, dans plusieurs pays, notamment en France, à des scandales politiques de grande ampleur (E. Feldman & R. Bayer). Il en résulte une sévère sélection des donneurs de sang et, selon les pays, d'importantes réformes institutionnelles. Celles-ci visent deux domaines, d'une part, le dispositif de contrôle des médicaments qui est entièrement restructuré afin de rendre le contrôle indépendant et, d'autre part, le renforcement de l'hygiène hospitalière. Le choc déclenché par le scandale de la transfusion sanguine en avait révélé les défaillances. Le Sida met ainsi un terme à la sacralisation du don de sang. Les produits dérivés du sang humain sont désormais assimilés à des médicaments ordinaires et soumis aux mêmes contrôles.

Les résultats durables

La lutte contre le Sida produit des effets durables. Trois domaines au moins bénéficient de ces changements dont l'ampleur dépasse le Sida. D'une part, le combat intransigeant des associations œuvrant dans le champ du Sida pour imposer une meilleure qualité d'accueil dans les hôpitaux, combat relayé désormais par « l'activisme thérapeutique » (J. Barbot), modifie profondément la relation médecin/malade. En France, le résultat est désormais inscrit dans la loi du 4 mars 2002 relative aux droits des patients. D'autre part, la couverture médicale pour toutes les populations exclues de la protection sociale se trouve consolidée, toujours avec l'objectif d'agir contre l'extension des risques sanitaires. Les efforts nationaux sont accompagnés et complétés au niveau de l'Union européenne pour ce qui concerne les migrants, les zones transfrontalières et la surveillance de la tuberculose. Enfin, la santé publique, ancien parent pauvre de la médecine et de l'État-providence, voit sa position politiquement revalorisée et institutionnellement renforcée. Des réformes parfois importantes, en France notamment, dotent dorénavant ce secteur d'une capacité opérationnelle d'expertise et d'intervention qui lui faisait défaut.

Les pays réussissent différemment dans leur lutte contre le Sida. Même les pays proches quant à leur développement économique et social aboutissent à des résultats variables. L'incidence des infections à VIH demeure trois à quatre fois plus élevée en France qu'en Allemagne et en Grande-Bretagne. En Europe occidentale, les pays à tradition protestante semblent mieux parvenir à enrayer l'épidémie que ceux de tradition catholique. Les différences nationales s'expliquent par de très nombreux facteurs liés pour la plupart au contexte politique et institutionnel (M. Steffen, 2001). Une première série de raisons pouvant expliquer les différences nationales réside dans le délai et le style de l'intervention gouvernementale, précoce ou tardive, déterminée ou hésitante, voire contradictoire. La compétition électorale, les alternances politiques, le fait que la stratégie de lutte contre le Sida soit perçue comme légitime ou, au contraire, contestée comme en France par le Front national et en Allemagne par les conservateurs de la Bavière, le rôle du Parlement et des commissions parlementaires, tous ces éléments résultant du système politique et de la conjoncture politique jouent leur rôle. Une deuxième série de facteurs expliquant les différences nationales réside dans l'organisation institutionnelle du secteur de la santé, qui peut favoriser ou rendre plus difficile la mise en œuvre des politiques de lutte contre le Sida. Les systèmes de santé intégrés comme le NHS britannique (V. Berridge) réussissent plus facilement que les systèmes fragmentés, comme les systèmes français ou italien. Une troisième catégorie de facteurs explicatifs relève de la hiérarchie des valeurs publiques. Les pays qui mettent clairement en avant, dans leurs campagnes publiques, la santé publique, la responsabilité pour le partenaire au lieu de la seule protection de soi, le risque de maladie et de mort, qui ciblent les messages selon les populations destinataires au lieu de diffuser des messages généralistes à toute la population, ces pays réussissent mieux à maîtriser le Sida. Par contraste, la politique française minimise d'abord le risque sanitaire, évite de faire référence à la maladie et à des groupes spécifiques, par crainte de « stigmatiser » les sidéens. Après le constat de son échec au début des années 1990, la politique française est réorientée pour se rapprocher des tendances européennes. La difficulté de la lutte contre le Sida réside fondamentalement dans le fait qu'elle oblige à conduire des politiques publiques dans des domaines de la vie privée. Dès lors, une conception rigide de la frontière entre la vie privée et publique, comme celle prévalant dans la culture politique française, rend problématique toute action se situant à l'intersection public-privé où s'inscrivent la plupart des risques de santé publique.

L'enjeu international : l'accès aux soins

L'extension rapide du Sida sur tous les continents permet de tirer une leçon : la mondialisation ouvre une nouvelle ère pour les épidémies. Comment gérer l'internationalisation des risques sanitaires ? La prévention pose la question de savoir comment réguler, mondialement, les comportements des individus. Quelle instance ou quel forum international pourrait disposer d'une autorité incontestée pour trancher entre les systèmes moraux locaux et les exigences de la santé ? Les soins posent le problème de l'accès aux médicaments et de leur financement dans les pays pauvres. En 1998, le coût d'un traitement du Sida par antirétroviraux équivaut, selon l'OMS, à quatre à six mois de revenus dans les pays développés, contre trente ans de revenu moyen dans les pays en voie de développement. Les prix baissent depuis, même considérablement pour certains, mais comme le nombre de sidéens dans le monde s'envole, le problème demeure. L'industrie pharmaceutique est privée. Elle finance la recherche-développement, mais en vue d'un amortissement futur et de profits potentiels, à travers les prix de vente élevés que seuls les pays riches peuvent honorer ; elle ne produit pas pour un marché insolvable, à bas prix pour les pays pauvres.

Les Nations Unies se saisissent du problème parce que le protocole sur la propriété intellectuelle (ADPIC), signé en janvier 1995 dans le cadre de la création de l'Organisation mondiale du commerce, interdit aux pays membres de produire des médicaments copiés sur des produits protégés par un brevet. L'arrivée des médicaments antirétroviraux l'année suivante (1996) enclenche la mobilisation internationale et un conflit entre, d'un côté, les organisations non gouvernementales, les scientifiques et l'UNSIDA et, de l'autre, l'Organisation mondiale du commerce et les firmes pharmaceutiques. Les négociations conduites sous l'égide des Nations Unies aboutissent en 2001 à l'accord de Doha. Celui-ci « autorise les États » à s'exonérer de la clause sur les brevets pharmaceutiques « si la santé publique l'exige ». Parallèlement, un fonds mondial est créé pour financer l'accès aux médicaments génériques dans les pays pauvres. Réservée initialement au Sida, sa compétence est élargie, dès 2002, sous la pression de l'OMS à d'autres fléaux mondiaux, la priorité étant donnée à la tuberculose et au paludisme. L'impasse continue en 2003. Les États-Unis et les firmes multinationales refusent l'extension au-delà du seul Sida, alors que l'Union européenne s'engage du côté de l'OMS. Depuis sa mise en place et jusqu'à l'heure où nous écrivons, le Fonds reste sous-financé, ne recevant que 25 % de son budget annuel, si bien que seuls certains pays émergents (Brésil, Thaïlande, Inde) peuvent se saisir des accords de Doha et effectivement « produire » leurs médicaments génériques. Le véritable enjeu est la capacité de ces pays à exporter et à vendre leurs génériques sur le marché mondial.

Conclusion

Le Sida a deux visages, celui d'une nouvelle maladie chronique dans les pays riches et celui d'une épidémie classique dans les pays pauvres. Dans le premier cas de figure, le Sida agit comme un choc extérieur, provoquant des réformes et adaptations dans les systèmes de santé déjà performants. Il en résulte une modernisation de la santé publique, un renforcement des droits des malades et une rationalisation des débats sur la marginalité sociale. Le deuxième cas de figure ouvre une fenêtre d'opportunité et un espoir. En mettant à nu la misère sanitaire dans le monde, le Sida déclenche une prise de conscience sur l'inégalité devant la santé et une mobilisation internationale sans précédent. Le secteur de la santé, traditionnellement le plus exposé à la corruption dans des pays mal gouvernés, fait désormais l'objet d'un regard international et de tentatives visant à améliorer sa gouvernance, dans les pays concernés comme à l'échelle mondiale. Les exemples du Brésil, de la Thaïlande ou encore du Sénégal illustrent la logique en marche, qui pourra à terme corriger certains effets de la mondialisation, c'est-à-dire modifier le rapport entre intérêts publics et privés dans un secteur clé, celui de l'industrie pharmaceutique, et tirer ainsi vers le haut la protection sociale et sanitaire dans le monde. La lutte contre le Sida ouvre des perspectives pour le meilleur et pour le pire.

▶ ADAM P., HERZLICH C., *Sociologie de la maladie et de la médecine,* Paris, Nathan, 1994. – AGGLETON P., MOATTI J.-P., PRIEUR A., SOUTEYRAND Y., *AIDS in Europe : New challenges for the social sciences,* Londres, Taylor & Francis, 1999. – BARBOT J., *Les Malades en mouvements. La médecine et la science à l'épreuve du Sida,* Paris, Balland, 2002. – BERGERON H., *L'État et la toxicomanie. Histoire d'une singularité française,* Paris, PUF, 1999. – BERRIDGE V., *AIDS in the UK. The making of Policy, 1981-1994,* New York, Oxford Univ. Press, 1996. – CAMPENHOUDT L., COHEN M., GUIZZARDI G., HAUSSER D., *Sexual Interactions and HIV Risks - New Conceptual Perspectives in European Research,* Londres, Taylor & Francis, 1997. – FEE E., FOX D. M., *AIDS. The making of a chronic disease,* Berkeley et Oxford, Univ. of California Press, 1992. – FELDMAN E., BAYER R. (ed.), *Blood feuds. AIDS, Blood and the Politics of Medical Disaster,* New York, Oxford, Oxford Univ. Press, 1999. – GRMEK M. D., *Histoire du Sida,* Paris, Payot « Médecine et Société », 1989. – HUBERT M., BAJOS N., SANDFORT T., *Sexual Behaviour and VIH/AIDS in Europe,* Londres, Univ. College of London Press, 1998. – KIRP D. L. & BAYER R. (ed.), *AIDS in the Industrialised Democracies : Passions, Politics and Policies,* New Brunswick, Rutgers Univ. Press, 1992. – PINELL P. (dir.), *Une épidémie politique. La lutte contre le Sida en France, 1981-1996,* Paris, PUF, 2002. – STEFFEN M., « Protection sociale et management de la santé publique en Europe de l'Ouest et de l'Est », *Matériaux pour l'histoire de notre temps, Revue de la Bibliothèque de documentation internationale contemporaine,* 2e trim. 1999 ; *Les États face au Sida en Europe,* Grenoble, Presses Universitaires de Grenoble, 2001. – Coll. : *Revue française de sociologie,* numéro spécial « Sida et action publique », 2000, n° 41-1. – ANRS-Information et Transcriptase, Barcelone, *XIVe Conférence internationale sur le Sida,* juillet 2002 (compte rendu), numéro spécial commun, respectivement n° 37, n° 104.

Monika STEFFEN

→ Dépistage ; Épidémiologie ; Étiologie ; Immunologie ; Maladies émergentes ; Mouvement associatif ; Organisation mondiale de la santé ; Sang contaminé ; Santé publique ; Sida ; Thérapie génique ; Toxicomanie ; Virologie.

SOCIALE (Médecine)

Dès avant la Première Guerre mondiale, Newsholme à Brighton, Calmette dans le Nord ouvrier, Godlberger et Sydenstricker dans les villes minières de Caroline du Sud ; au lendemain de la guerre, Stampar dans les Balkans, Rubinow, Sigerist et le Milbank Memorial Fund aux États-Unis, René Sand un peu plus tard en Belgique, tout un courant s'institue l'héritier de Rudolf Virchow (1821-1902) – l'Allemagne, ou plutôt le trio Frank-Virchow-Grotjahn, passant pour la patrie de la médecine sociale. Ainsi que le voulaient les révolutionnaires de 1848, comme, en Angleterre, les artisans de la *State Medicine,* ce courant conçoit la santé publique comme un devoir pour l'État, concept aujourd'hui généralement admis, même aux États-Unis. Quatre-vingts ans plus tard, les tenants de la médecine sociale, de la santé publique et des droits de l'homme continuent à se réclamer de Virchow. La question est celle de la balance entre les exigences de la justice sociale et les buts politiques des États.

« La guerre du peuple pour la santé » (Sigerist)

La santé publique ne saurait nier son flirt prolongé avec la réforme sociale – entendons la sociologie, jadis plus proche d'une analyse sociale et politique que de la discipline académique d'aujourd'hui. Logements insalubres et surpeuplés, malnutrition et pauvreté, voilà pour Warren et Sydenstricker, en 1918, les principaux déterminants des inégalités en matière de santé. La maladie et la santé sont influencées par des causes biologiques, mais aussi sociales et économiques ; et l'éventail des déterminants de la santé peut-être encore plus vaste si, avec Sigerist, l'on y inclut les dimensions culturelles. C'est dire que la médecine ne joue peut-être qu'un rôle mineur – une porte ouverte à la participation des populations dans la détermination des choix et des orientations des politiques de la santé. Devenue fondement de la médecine, la santé publique – un programme national de santé – aurait alors pour but d'universaliser la protection sanitaire, ou, comme l'écrit en 1935 le pastorien Etienne Burnet, d'égaliser les classes sociales par rapport à la santé. Mais ce « contrat social médical » (Burnet) qui s'inscrit dans une redéfinition d'ensemble de la démocratie, comment le mettre en œuvre ?

Pourtant, l'idée de médecine sociale est fort loin d'avoir fait l'unanimité. Typique, à cet égard, le débat relatif à l'étiologie de la malaria, maladie de la misère et du manque d'hygiène pour les uns, pour les autres problèmes clinique et entomologique appelant l'élimination du vecteur plus que de la pauvreté. Le terme même de « médecine sociale » a donné lieu à polémique : ne risquait-il pas de faire accroire que la santé publique devrait s'appuyer sur la profession médicale, alors que la population et les collectivités locales sont ses seuls véritables alliés ? Dans la même veine, une interprétation qui prévaudra quelquefois après Alma-Ata (1978) voudra « remettre la médecine à sa place » (D. Grodos et X. de Béthune) en concevant la médecine sociale comme dépassant largement le traitement et la prévention des maladies.

La crise de 1929 n'est pas étrangère à cette vogue. Recherches sur les liens entre chômage et santé, études sur la nutrition viennent alors à la rescousse d'un mouvement en guerre contre tout ce que l'eugénique – cette face noire de la médecine sociale – représente. Sans doute la médecine sociale n'est-elle après tout qu'une clinique consciente des facteurs sociaux déterminant l'état de santé ; il reste qu'elle ne peut qu'encourager la socialisation des systèmes de santé. Avec cela, l'épithète « social » ne doit pas être confondu avec

« socialiste » ; outre que, dans la médecine sociale, les considérations humanitaires voisinent avec les mobiles les plus utilitaristes, le tryptique « social-socialisé-socialiste » obéit plutôt à une géopolitique qui ne trahit peut-être qu'un gradient culturel : on est plus socialiste en Europe à mesure qu'on passe du cheval-vapeur au cheval de trait ! C'est sous cet éclairage qu'il faut réévaluer l'importance de l' « exemple » russe. Des Webbs à la Conférence d'Alma-Ata (1978) en passant par Winslow, Sigerist, et bien d'autres, l'éloge enthousiaste de l'URSS médicale s'épanouit, en effet. N'est-ce pas Moscou qui proclame la doctrine affirmant l'origine sociale des maladies ? Cette grande lueur venue de l'Est ne saurait pourtant offusquer d'autres flambeaux : Berlin et Vienne socialistes – sans parler de l'East-Harlem – où fleurissent alors centres de santé et dispensaires pour l'interruption de la grossesse ou la protection de la mère et de l'enfant.

Dès la fin du communisme de guerre, la médecine sociale a pris en URSS la tournure radicale d'une médecine d'État. Transportée dans l'Amérique de Roosevelt, elle se présente un moment comme une alternative au mercantilisme de l'American Medical Association. En l'absence d'un plan national de santé, en Oklahoma, dans le Maryland, à Washington (DC), les coopératives médicales, soutenues par la Farm Security Administration, les organisations d'agriculteurs et les syndicats traduisent cette défense des intérêts ruraux, symbole de la médecine sociale qui, dans sa version la plus pure, demeure avant tout une médecine des zones les plus atteintes par la pauvreté, la malnutrition et la mortalité infantile, c'est-à-dire des zones abandonnées par l'hôpital, trop distant, trop urbain, trop cher. Fin des années 1960, la Tanzanie donnera la priorité à l'équipement des régions rurales, bâtissant un système décentralisé de postes sanitaires, dispensaires et centres de santé couvrant le territoire, créant aussi des agents de santé villageois. En 1972, les ressources allouées aux services ruraux par rapport aux services urbains s'y trouvent dans un rapport de 20 à 80 : huit ans plus tard, ce même rapport ne sera plus que de 40 à 60. Ce n'est pas avant 1989, toutefois, que la stratégie des soins de santé primaires sera réorientée pour tenir compte des besoins de nations aux prises avec un exode rural massif.

Alma-Ata, apogée de la théorie de la convergence

C'est au lendemain de la Seconde Guerre mondiale que la médecine sociale connaît son âge d'or. Au Saskatchewan, Canada, l'arrivée au pouvoir en 1944 de la Cooperative Commonwealth Federation (socialiste), puis, au plan national, du New Democratic Party (1961) n'est pas sans avoir contribué à la mise en œuvre, entre 1962 et 1971, de la National Health Insurance fondée sur les valeurs de la solidarité et de la justice sociale. Aux États-Unis même, une organisation de centres de santé hiérarchisés et distribués en réseau se rencontre à New York, limitée toutefois aux employés municipaux. En fait, dès les années 1950 la médecine sociale s'essouffle en Europe ; la consécration va lui venir des organisations internationales.

À la fois « éducative, préventive, curative et réadaptative », selon Sigerist, la médecine sociale est couronnée à Alma-Ata, non sans que la Conférence conjointe de l'OMS et de l'UNICEF (12 septembre 1978), faisant suite au principe voté par la trentième Assemblée générale en mai 1977 (« la Santé pour tous en l'an 2000 »), ait eu soin d'abord de désamorcer la charge subversive que contenait sa phraséologie (« soins de santé primaire » pour « centres de santé », « agents ou guides de santé villageois » pour « médecins aux pieds nus »). D'ailleurs l'URSS a largement pourvu à l'organisation matérielle de la Conférence : c'est qu'Alma-Ata apparaît non seulement dans le droit-fil de la Constitution de l'Organisation mondiale de la santé (22 juillet 1946) – sorte de compromis entre un socialisme triomphant et un réformisme d'essence social-démocrate sorti tout droit lui aussi de la lutte contre Hitler – mais encore l'apogée de la théorie de la convergence, fruit de la détente Est-Ouest, alors que l'Union soviétique entendait se rapprocher de l'Occident sur des terrains comme la science et la technologie tout en exportant son modèle de développement dans le Tiers-Monde. Rebaptisée « Équité dans l'accès aux soins » peu après la conférence à l'initiative du comité régional pour l'Europe de l'OMS, portée par l'essor des sciences sociales et de la théorie du développement (dont la « Santé pour tous en l'an 2000 », s'était, dès 1975, voulue une pièce indispensable), elle stipulait que les systèmes sociaux différents finiraient par converger en une seule « société humaine » satisfaisant tous les besoins fondamentaux (nutrition, logement, soins) après avoir éliminé la pauvreté. À la mode dans les années 1960-1970, cette idéologie peut être regardée comme une mouture nouvelle du fonctionnalisme florissant trente ans plus tôt à la Société des Nations. Alimentation, logement, assurances sociales, congés payés, coopératives, loisirs, éducation, et surtout santé publique : la sphère du politique semblait s'y rétrécir au fur et à mesure que s'étendait celle du bien-être.

La Conférence définissait la clientèle des soins primaires comme caractérisée par un niveau élevé de morbidité et de mortalité en même temps que par une situation socio-économique comportant des risques pour la santé. L'éducation sanitaire, l'hygiène de l'eau et de la nutrition, la protection de la mère et de l'enfant (y compris le contrôle des naissances), la vaccination (BCG, diphtérie, tétanos néonatal, rougeole, polio), prenaient place parmi les priorités parallèlement à l'accès aux services pour tous et à la nécessité d'une coordination intersectorielle avec l'éducation et le logement. Les soins de santé primaires auront pour base le dernier état de la science, rendue universellement accessible – ce qu'Aneurin Bevan, le promoteur du National Health System britannique, avait appelé « *universalising the best* ».

Adoptée en 1981 par plus de cent États, la Déclaration de 1978 se voulait encore le reflet des critiques adressées au modèle médical de l'Occident ainsi qu'à la croissance démographique débridée des pays pauvres. Surtout, c'était une démolition en règle des programmes « verticaux » menés jusque-là par l'OMS, avec des résultats fort inégaux (succès contre la variole, échec relatif contre le paludisme). Fondés sur la démocratie participative, les services périphériques se voyaient projetés comme le noyau décentralisé du système, tout en étant intégrés dans un concept de district admettant à sa tête un hôpital de premier niveau (140 lits, médecine interne, petite chirurgie, gynécologie, obstétrique, une consultation externe, un laboratoire et une banque de sang). Il ne s'agissait pas de juxtaposer les soins primaires et un système toujours centralisé, mais de combiner les effets de l'hôpital et des centres de santé afin de faciliter l'exercice de la prévention et l'accès aux services médico-sociaux pour une population pauvre et souvent dispersée.

Les soins de santé primaires ont été à l'origine de progrès notables quoique inégaux. Lancés en 1976, en Colombie, 1 500 centres de santé couvriront 82 % de la population au début des années 1980. Entre 1978 et 1982, la couverture vaccinale passera de 23 à 41 % pour la polio, de 36 à 71 % pour le BCG, de 21 à 50 % pour la rougeole, et de 22 à 37 % pour DTC. Si, en 1989, 90 % des enfants de moins de un an étaient vaccinés contre la polio à Cuba, au Botswana, Brésil, Nicaragua, en Chine, Tunisie, Égypte, Corée et Arabie Saoudite, en Inde la couverture vaccinale ne dépassait pas 20 % dans les deux tiers de la population la plus pauvre du pays (la moyenne se situant autour de 50 % dans les pays à faibles revenus), celle où la mortalité infantile est la plus élevée.

Il est vrai que, parfois, les méthodes de coopération mises en œuvre ont été de nature à contrecarrer les efforts de certains États. On sait que le programme étendu de vaccination EPI (lancé en 1974 et élargi en 1987 à l'éradication de la polio) obtient de meilleurs résultats quand il s'appuie sur de bonnes infrastructures de soins. Dans le droit fil des campagnes menées contre la fièvre jaune en Amérique latine (Fondation Rockefeller), contre la « maladie du sommeil » au Congo belge ou en Afrique équatoriale française, dans l'entre-deux-guerres, plus récemment contre la variole en 1962 et 1967 (OMS associée aux autorités indiennes et bengalies), les organisations internationales continuaient néanmoins à préférer les campagnes de vaccination en masse, conduites telles des opérations militaires. La coercition était d'autant plus volontiers employée que les vaccinateurs attribuaient à des superstitions les résistances que leur opposaient ici ou là les populations.

L'intronisation d'un « agent de santé communautaire » (Bamako) élu par le village, sorte de médecin aux pieds nus censé faire le pont entre le système de santé et la population rurale, et par ailleurs successeur du chef de village employé en Afrique de l'Est par la puissance coloniale comme vaccinateur et agent de « police sanitaire », compenserait, croyait-on, ces réticences. Expérience décevante, l'agent de village se révélant souvent un « pis-aller transitoire » (D. Grodos et X. de Béthune) à mesure qu'il découvrait le poids des jalousies de pouvoir ou les pièges du bénévolat. Et certes, la santé publique offrira à certains régimes, Cuba, le Nicaragua sandiniste, ou encore la Tanzanie (déclaration d'Arusha de 1967), des ressources infinies de mobilisation et d'exaltation nationales. Il reste que, dans bien des cas, ne seront mis en place que des projets expérimentaux ou à petite échelle, largement fonction des circonstances locales, du goût spontané de quelque cacique pour la santé de ses administrés...

Car n'imaginons pas une vague d'enthousiasme déferlant sur la stratégie des soins primaires. En effet, la prévention souvent se trouve détournée, sous la pression des usagers, vers une utilisation plus curative des centres de santé. Comme la médecine d'État en Union soviétique, la médecine sociale a représenté dans le tiers-monde une injection limitée de vaccin collectif dans le climat individualiste des villages. À l'exception des pays scandinaves dont l'identité nationale est fortement imprégnée de préoccupations sanitaires et eugénistes, l'Europe y restera, elle aussi, assez réfractaire. Les soins primaires visaient à l'origine à mieux répartir les dépenses publiques en évitant l'encombrement d'hôpitaux tertiaires peu rentables, un objectif réaffirmé en 1987 lors de la Conférence de Harare organisée par l'OMS, et un échec retentissant. Réunis, sous l'égide de l'OMS et de l'UNICEF à Bamako, en 1987, les ministres africains de la Santé devaient le reconnaître, puis entériner un approfondissement de la décentralisation ainsi que la participation des usagers au financement de ces services. Appliquée, en 1994, dans 33 pays (dont 28 en Afrique sub-saharienne), l'Initiative de Bamako apparaîtrait un peu comme une critique d'Alma-Ata.

Les années 1980 et 1990

Symbolisé par la publication en 1993 du rapport de la Banque mondiale : *Investing in Health*, l'actuel déclin de l'OMS – encore qualifiée en 1973 de « conscience sanitaire du monde » (Webster) – conjoncturel ou structurel, marque en tout cas un tournant. Entre 60 et 70 % des budgets de la santé proviennent en Afrique de sources exogènes : ONG, Banque mondiale, FMI. La Banque mondiale a opté pour une approche centralisée ne laissant que peu de place au diagnostic local. Le Zimbabwe, qui a vu augmenter sensiblement ses dépenses de prévention de 1982 à 1990, sera ainsi sommé, l'année suivante, de réduire de 30 % ses investissements dans le domaine de la santé publique, suite au redéploiement engagé par la Banque vers des secteurs jugés productifs ou prioritaires, soins de santé primaires « sélectifs » (surveillance médicale de la croissance, réhydratation orale, allaitement maternel, vaccination) ou prévention de la mortalité maternelle et infantile. L'introduction qu'elle préconise d'un service payant pour les usagers n'est pas sans risquer d'entraîner une baisse dans l'utilisation des services, avec des conséquences néfastes sur la prévalence des maladies endémiques (paludisme, Sida). En outre, la nécessité d'engranger très vite des résultats pour satisfaire les donneurs, contrecarre l'acquisition par les gouvernements de capacités de gestion à plus long terme, un écueil récurrent.

Le rôle financier croissant de la Banque dans le domaine sanitaire ne peut qu'amplifier son rôle intellectuel, au risque de voir sous-employer l'expertise capitalisée à Genève. Contrairement à l'OMS, dont les rapports avec les administrations nationales demeurent circonscrits aux (faibles) ministères de la Santé, la Banque, elle, a accès aux vrais centres du pouvoir (ministres du Plan ou des Finances). Il arrive même, ainsi au Bengladesh, qu'elle se substitue tout bonnement à l'État. Comme ce fut le cas dans la France des années 1920 ou dans nombre de pays d'Europe centrale et des Balkans avec la Fondation Rockefeller ou le Milbank Memorial Fund, dans ces pays à faibles revenus l'organisation de la santé publique s'appuie à un *État importé*.

La prévention ne représente aujourd'hui qu'un pourcentage mineur des dépenses publiques de santé : 2,9 % aux États-Unis, proportion que l'on retrouve dans la plupart des pays industrialisés. Ce pourcentage ne concerne que la prévention médicale débouchant sur un dépistage ou une vaccination, à ne pas confondre avec la « prévention éducative » (lutte contre le tabagisme) pour laquelle les praticiens se sentent moins armés. Et sans doute le monde industrialisé dépensait-il par tête, au début des années 1990, 573 US$ pour la santé publique, tandis les pays les plus pauvres n'y consacraient que 2 US$; il reste que la « santé pour tous en l'an 2000 » est encore loin d'être une réalité, même dans les pays riches. Victimes de la précarité engendrée par l'extension du sous-emploi, certains groupes sont privés de l'accès aux soins ; les inégalités de santé s'aggravent en Europe centrale et orientale. L'écart entre les deux parties du Vieux Continent constitue d'ailleurs le problème numéro un en Europe.

En Europe, où la volonté politique est le maillon faible, notamment dans le domaine de la promotion de la santé, *i.e.* le développement et l'élévation des normes de vie saine (logement, éducation, emploi, alimentation, loisir), à quoi s'attachent la Charte d'Ottawa pour la promotion de la santé (21 novembre 1986) et le programme *Healthy Cities* de l'OMS qui tente à présent de combiner, dans un cadre local, prévention individuelle et protection de l'environnement.

Sous l'étiquette un peu vague de « promotion de la santé » (officialisée en 1944 par le Livre blanc du ministère de la Santé de Londres) on trouve à la fois l'éducation sanitaire, la taxation en tant qu'instrument de la politique de santé, enfin l'interdiction de la publicité pour l'alcool et le tabac. Sa remise en usage à la fin des années 1970 a suivi le Rapport Lalonde (du nom d'un ministre canadien de la Santé) qui, en 1974, avait fait écho à la thèse de Thomas McKeown selon laquelle l'état de santé d'une population dépend moins des progrès de la médecine que de son statut nutritionnel et de son niveau de vie. Plus qu'aucune autre, cette notion souligne aussi combien la prévention est, dans les pays riches, étroitement dépendante du système de soins ; l'État lui-même participe de cette individualisation de la santé publique. D'où ces campagnes centrées sur un seul objectif (tabac, alcool, alimentation) et axées sur le changement des modes de vie – tout à l'opposé de la « vieille » médecine sociale, dont le dispensaire constituait le canal éducatif.

C'est vers la fin des années 1970, avec les discussions touchant au rôle des femmes, dans la sociologie de la santé, qu'un autre phénomène apparaît en plein jour. Souvent méconnu, le secteur informel (famille, parentèle, voisinage) est en réalité, entre tous les autres agents de « l'économie mixte de la santé » (J. Lewis) : services publics, secteurs privé, associatif, celui sur lequel a reposé et repose la plus grande part des soins et de l'assistance dispensés aux malades dans tous les pays du monde. La défense et illustration du rôle de la famille à droite, des associations de malades à gauche, accentue cette tendance, notamment à travers l'action des associations homosexuelles contre le Sida où se mêlent inextricablement protection des droits de l'homme et promotion de la santé. Mais ce faisant, c'est bien la société civile, par sa capacité plus grande à mobiliser différents acteurs que parfois tout sépare hors la lutte contre la maladie, qui se substitue en partie à l'État, dans les pays développés comme dans les pays à faibles revenus. Un leadership ainsi émerge au plan local, démontrant une fois de plus que l'application des décisions en matière de prévention, bien loin de se confiner au cadre administratif, représente au contraire un élément stratégique des *politiques* de santé.

Au XIXe s., les hygiénistes faisaient de la pauvreté un produit de la maladie ; la médecine sociale, au XXe, renverse la relation, et met à la base de la maladie la misère et l'exploitation. En réalité, s'il ne fait guère de doute que le paludisme, pour prendre cet exemple, est bien une cause, et non un effet, du sous-développement, le retour agressif de la pauvreté dans les sociétés industrialisées à partir des années 1980 et l'aggravation de la misère sociale dans le tiers-monde soulignent l'un et l'autre la part prépondérante prise par l'extension de la pauvreté dans la dégradation de l'état de santé et de l'espérance de vie à la fin du XXe s.

▶ ARRIZABALAGA J., MARTINEZ VIDAL A., PARDO TOMÀS J., *La Salut en la historia d'Europa*, Barcelone, Residencia d'investigadors, CISC, Generalitat de Catalunya, 1998. – BURNET E., Médecine expérimentale et médecine sociale, *Rev. Hyg.*, 57, 1935. – EYLER J. M., *Sir Arthur Newsholme and state medicine, 1885-1935*, Cambridge, Cambridge Univ. Press, 1997. – FEE E., BROWN T. (eds), *Making medical history. The life and times of Henry E. Sigerist*, Baltimore, The Johns Hopkins Univ. Press, 1997. – GRODOS D., BÉTHUNE X. De, « Les Interventions sanitaires sélectives : un piège pour les politiques de santé du tiers monde », *Soc. Sci. Med.*, 26, 1988. – KROEGER G., *The Concept of social medicine as presented by physicians and other writers in Germany, 1779-1932*, Chicago, Julius Rosenwald Fund, 1937. – LEWIS J., « Family provision of health and welfare in the mixed economy of care in the late nineteenth and twentieth century », *Soc. Hist. Med.*, 8, 1995. – LÖWY I., *Virus, moustiques et modernité*, Paris, EAC, 2001. – MCKEOWN T., *The Role of medicine : dream, mirage, or nemesis ?*, Princeton, Princeton Univ. Press, 1979. – PORTER D. (ed.), *The History of public health and the modern state*, Amsterdam, Rodopi, 1994 ; *Social medicine and medical sociology in the twentieth century*, Amsterdam, Rodopi, 1997. – PORTER D. & PORTER R., « What is social medicine? An historiographical essay », *J. Hist. Sociol.*, 1, 1988. – ROEMER M. I., « The Meanings of social medicine and public health », *Scand. J. Soc. Med.*, 21, 1993. – ROSEN G., « What is social medicine ? A genetic analysis of the concept », in *From medical police to social medicine. Essays on the history of health care*, New York, Science History Publications, 1974. – SAND R., *The Advance to social medicine*, Londres, Staples Press, 1952. – SIGERIST H. E., *Landmarks in the history of hygiene*, Londres, Oxford Univ. Press, 1956. – WARREN B. S., SYDENSTRICKER E., « The Relation of wages to the public health », *Amer. J. Pub. Hlth*, 8, 1918, republié in *Amer. J. Pub. Hlth*, 89, 1999. – WEBSTER C. (ed.), *Caring for health : History and diversity*, Buckingham, The Open Univ. Press, 1995. — WEINDLING P., « Medicine and Modernization : The social history of German health and medicine », *Hist. Sci.*, 24, 1986. – ZYLBERMAN P., « Hereditary Diseases and Environmental Factors in the "Mixed Economy" of Public Health : René Sand and the French Social Medicine 1920-1934 », *in* I. Löwy, J.-P. Gaudillière (eds), *Heredity and Infection : The History of Disease Transmission*, Londres, Routledge, 2000. – Coll. : *L'Initiative de Bamako : reconstruire les systèmes de santé*, New York, UNICEF, 1995.

Patrick ZYLBERMAN

→ Épidémie ; Épidémiologie ; Hygiène ; Organisation mondiale de la santé ; Santé publique ; Sport ; Vaccination.

SOCIOLOGIE

Quand la sociologie de la médecine fait ses premiers pas, au milieu du XXe s., la médecine est dans un mouvement de développement de ses connaissances et de ses moyens d'intervention sur les individus et les populations qui lui donnent, et de plus en plus, une place considérable dans nos sociétés. La « révolution des antibiotiques », les vaccins, les techniques d'intervention d'urgence, en particulier grâce à l'anesthésie-réanimation développée pendant la guerre, et bien d'autres avancées commencent à modifier radicalement la perception qu'on en a. Liée aux développements de la science, elle représente alors l'image même des apports du progrès et incarne l'espoir de vie meilleure dans un monde plus juste après la catastrophe de la Seconde Guerre mondiale. Son extension repose en partie sur un large accord social qui, selon les pays, se manifeste dans le développement de différents systèmes de protection sociale, facteurs d'entraînement de ce développement de la médecine.

Le rappel tout à fait schématique de cette situation est là pour nous permettre de resituer partiellement le contexte initial des relations entre médecine et sociologie, relations complexes, souvent tendues, faites de complémentarité et d'opposition. Centrale dès le début dans ces relations, est la question du degré d'autonomie de la sociologie dans la définition de ses objectifs par rapport à la médecine. Cette question a d'ailleurs été soulevée très tôt (1957) dans une formulation qui est toujours utilisée aujourd'hui : sociologie *dans* la médecine ou sociologie *de* la médecine. *Dans* la médecine c'est-à-dire répondant avec des outils issus de la sociologie à des questions que lui adressait la médecine (par exemple comment améliorer le suivi des prescriptions par les malades), *de* la médecine, c'est-à-dire s'interrogeant sur des problèmes définis directement à partir d'un questionnement sociologique. On trouve là, comme dans presque toutes les disciplines, très directement la dichotomie recherche fondamentale-recherche appliquée, que la biomédecine applique à la recherche dite clinique. Au-delà du stéréotype, cette distinction s'agissant de la sociologie signale deux problèmes : d'une part, plutôt que fondamentale ou appliquée, la différence est peut-être plus entre recherche bonne ou médiocre (on peut par exemple s'intéresser de façon sociologiquement innovante au suivi des prescriptions) et, d'autre part, le problème des sources de financements et la localisation des postes de recherche (plutôt dans des départements de médecine ou des départements de sociologie) qui peuvent orienter vigoureusement le cadre des questions « posables ». Il suffit de dire ici que les appellations successives par lesquelles cette sous-discipline de la sociologie est passée – sociologie médicale, sociologie de la médecine, sociologie de la médecine et de la maladie pour s'intituler aujourd'hui sociologie de la santé et de la maladie – reflètent le cheminement qui l'a conduite à dépasser cette dichotomie en ouvrant son champ d'investigation au-delà des frontières de la médecine. Cependant, pour simplificatrice que soit cette opposition sociologie dans ou de la médecine, elle renvoie à un problème plus fondamental entre sociologie et médecine, celui d'un certain recouvrement de leur domaine d'étude, l'humain, quelles que soient les définitions qu'on en donne. La coupure sciences de la nature-sciences de l'homme ne permet pas tout à fait de trancher de ce recouvrement et moins encore de leur rapport partagés à l'empirisme. Grâce au recours au mot biomédecine qui tire sans nuance la médecine vers la biologie, on peut gommer cette proximité et redéfinir la question du rapport sociologie-médecine comme la question du rapport de la sociologie au paradigme dominant de la biomédecine depuis le XIXe s., et on peut alors lire en partie l'histoire de la sociologie de la santé et de la maladie comme un travail d'autonomisation face à la biomédecine, passant d'une sorte de rapport, sinon d'annexion au moins de consensus, à une prise de distance aboutissant à une position d'extériorité critique radicale, ce que d'aucuns ont, non sans ironie, appelé « impérialisme sociologique ».

On aimerait ici, à partir de quelques thèmes choisis dans des travaux reconnus, suggérer une lecture un peu différente mettant en avant les rapports souvent malaisés et tendus entre sociologie et médecine, et montrant les complémentarités autorisées par la dynamique de cette tension. Mais d'abord il nous faut identifier très succinctement les contributions les plus marquantes de la sociologie à la connaissance du monde de la santé. Nous les présenterons en quatre points, sans prétendre à l'exhaustivité, bien au contraire, puisqu'il s'agit moins de donner des « résultats » que d'identifier des domaines où des connaissances sociologiques ont été produites, ouvrant entre autres par effets cumulatifs une compréhension nouvelle ou renouvelée des phénomènes étudiés. Nous nous appuierons sur des textes de synthèse faisant état du développement du domaine à certaines étapes clés ou des numéros de revue célébrant un anniversaire (ces textes comportent tous d'abondantes bibliographies).

Du rôle du malade à l'expérience de la maladie

Nous regroupons ici les contributions sur le rôle social du malade, les comportements de maladie, les conceptions profanes de la santé et de la maladie, les carrières de maladie/de malades et les multiples manières par lesquelles ces facteurs mettent en forme et sont mis en forme par les interactions médecin-malade. L'étude du rôle du malade de Talcott Parsons (1951) a posé les fondements d'un examen sociologique de la maladie et des attentes pesant sur ceux qui sont malades. Rappelons seulement que selon Parsons, la maladie est définie comme un état socialement indésirable, déviant qui doit être contrôlé sous peine d'aboutir à un dérèglement du bon fonctionnement social. Être malade implique donc de rentrer dans un système de normes et d'attente (vouloir aller mieux, chercher une aide compétente qui assure en échange l'exemption d'obligations quotidiennes...), système qui inclut également le médecin. Même si une part du développement de la sociologie de la santé s'est faite à partir du constat des limites de ce modèle – qui s'appliquait à l'expérience d'une personne issue des classes moyennes et atteinte d'une maladie aiguë – et de sa critique, le cadre théorique de Parsons, parce qu'il rompait avec le scientisme de l'époque et puisait à d'autres sources intellectuelles (en particulier la psychanalyse et l'anthropologie), constitue une contribution majeure à la compréhension sociologique de la maladie hors des cadres du modèle biomédical. Dans cette perspective, une des directions de recherche qui a connu d'amples développements est l'étude des comportements de maladie. Là où les anthropologues envisagent depuis longtemps la maladie comme un moyen d'examiner les valeurs d'une société ou de groupes sociaux face à des événements incontrôlables, les sociologues, eux, ont porté leur intérêt vers l'impact des attentes de rôle, des normes et des sanctions. Les études des modalités profanes de recours aux soins ont pu s'appuyer sur celles des représentations sociales de la santé et de la maladie et du travail d'interprétation des phénomènes corporels. Mais même si dans nos sociétés, être malade constitue un événement pratiquement toujours cadré par la médecine, il ne peut d'un point de vue analytique y être cantonné. En effet, comme cela a été établi, les maladies sont des médiateurs des rôles sociaux qui nous entraînent au-delà de la médecine dans tous les lieux de la vie sociale. Cela a été plus particulièrement éclairé par l'étude des maladies chroniques qui, du fait de leur étalement dans la durée, de leur incurabilité et du maintien de la personne atteinte dans son cadre de vie habituel, sont au cœur de tous les rapports sociaux. Leur effet se fait sentir au-delà de la médecine, dans la famille, au travail, dans les loisirs ; l'ensemble des règles et des rôles spécifiques à chacun de ces mondes est perturbé, comme le sont l'identité et la biographie de la personne atteinte. Un des plus importants courants de recherche développé depuis le milieu des années 1970 porte sur l'analyse de l'expérience de la maladie physique ou mentale et du handicap. De nombreuses et parfois très riches études ethnographiques ont permis de constituer un cadre analytique précis de ce qu'on peut résumer dans la formule « vivre avec une maladie ». Elles analysent le travail de gestion « sans fin » entrepris dans l'incertitude pronostique par la personne malade et ses proches pour « faire face » aux conséquences de la vie dans toutes les facettes de leur vie, y compris les bouleversements de l'identité de la personne et éventuellement les stigmates qui les accompagnent. Un des points importants soulevés par ces recherches est celui de la limitation du cadre biomédical pour saisir les différents aspects d'une « trajectoire de maladie », nous y reviendrons.

La profession médicale

L'étude de la profession médicale a longtemps constitué un domaine central de la sous-discipline, sur lequel la sociologie générale s'est appuyée pour étudier les professions. Celles-ci ont en effet pour les sociologues un statut distinct des autres métiers et occupations. Schématiquement elles sont caractérisées par quatre grands traits : *un savoir spécialisé et un apprentissage long* ; orientées vers le service aux autres, elles ont de ce fait un caractère *« altruiste »* auquel correspond l'idée de vocation ; dotées d'un *monopole légal* de leur activité, elles sont ainsi assurées de *l'autonomie* du contenu de leur exercice et de son contrôle. L'intérêt pour la question de l'autorité professionnelle a conduit aux premières grandes recherches fondant en quelque sorte le domaine lui-même. Elles ont porté sur les raisons expliquant cette autorité, sur l'apprentissage de l'incertitude si prégnante dans l'exercice de la médecine, sur l'enseignement médical et la socialisation, et à l'étude plus générale de la « profession médicale ». Cet ensemble de travaux a examiné le pouvoir et l'autorité des médecins comme groupe, les privilèges sociaux et économiques associés au statut de la médecine, et les chemins empruntés par la profession pour protéger ces privilèges tant des métiers concurrents que, à l'époque au moins, des femmes et des minorités n'ayant qu'un accès réduit à la profession. Par ailleurs, ont été étudiées les relations intra-professionnelles entre médecins et infirmières, examinées aussi pour elles-mêmes, ainsi qu'avec d'autres professionnels de santé (chiropracteurs, psychologues...). Ces recherches se sont centrées sur les rôles des professionnels dans l'organisation et la compétition entre différents groupes pour accéder à l'autorité et l'autonomie.

Le travail sociologique a contribué à la compréhension de l'évolution de la médecine comme constituant un terrain contesté où les médecins, une fois établis, luttent pour maintenir leur dominance professionnelle. Leur succès dans ces luttes a eu un fort impact sur la mise en forme des systèmes de santé dans nombre de leurs aspects, des interactions médecin-malade à l'organisation et la distribution des soins, du niveau macrosocial au niveau local. Suivant les évolutions du monde de la médecine, on a aussi examiné une certaine perte de pouvoir, de prestige, de statut et de revenus de la profession médicale. Certains sociologues s'attachent à montrer comment d'autres forces contribuent à la « déprofessionnalisation » de la médecine, en particulier parce qu'un nombre croissant de médecins deviennent salariés, et que les organismes de financement (caisses, assureurs...) utilisent de plus en plus des voies bureaucratiques pour évaluer, voire limiter l'autonomie professionnelle, s'agissant de décisions de traitement et de communication médecins-malades.

Construction sociale de la maladie et du savoir médical

Plusieurs perspectives théoriques différentes (interactionnisme, constructivisme, et plus radical le cadre d'analyse foucaldien) convergent vers une remise en cause d'une vision selon laquelle les corps et les maladies sont tenus comme des catégories « naturelles ». Elles les définissent pour leur part comme les produits d'activité sociale et non comme le simple reflet de réalités biologiques invariantes. Précisons qu'il ne s'agit pas de nier que les gens souffrent vraiment mais d'affirmer que tous les savoirs, y compris scientifique et médical, sont socialement contingents. Ces analyses sont pour une part issues d'un mouvement critique qui dénonçait la psychiatrie dont les catégories diagnostiques étaient considérées comme instrument de contrôle social. Ce mouvement et les débats qu'il suscitait précédèrent de peu les analyses d'Eliot Freidson (1970) portant sur la médecine dans son ensemble, qui interrogeaient le présupposé selon lequel la position si puissante d'autonomie de la médecine était liée à son savoir. Le problème clé pour lui était celui de l'application du savoir médical : même si la médecine était fondée sur une science objective, l'application du savoir médical ne l'était pas. En s'appuyant sur une analogie avec l'ingénieur qui sait comment construire une route, ce qui n'implique pas qu'il sache où il faut la faire, il pointe le fait que le médecin peut savoir comment traiter une insuffisance rénale mais que les décisions autour de l'utilisation des équipements technologiques vont au-delà de son champ de compétence. Pour Freidson, le savoir de la profession médicale et son évaluation sont médiés par les circonstances sociales et politiques dans lesquelles les médecins pratiquent. Cela les place dans une position de puissance de laquelle ils sont capables de définir ce qui compte comme maladie. « Étant l'autorité décidant ce qu'est vraiment une maladie, la médecine crée les possibilités sociales d'agir comme un malade. » Ainsi la profession médicale non seulement légitime ce qui compte comme maladie, mais est aussi capable de créer la possibilité même d'être malade. Ce travail a eu une immense influence sur la sociologie de la santé et de la maladie, ne serait-ce qu'en attirant l'attention sur la nature sociale de la pratique médicale. Cependant Freidson, même s'il montrait les valeurs sociales qui interféraient avec l'application du savoir médical, n'a pas questionné les bases scientifiques de ce savoir lorsqu'il s'agit de maladie, ce que d'autres recherches feront, particulièrement en anthropologie médicale.

Dans cet ordre d'idée, on trouve tout un éventail d'études faites dans une perspective constructiviste portant sur l'histoire sociale de certaines maladies, sur les phénomènes de médicalisation et sur la signification sociale de la maladie (en particulier la stigmatisation potentielle de telle ou telle affection). Comme cela est maintenant bien établi, « ce qui est normal dépend de qui est comparé à qui ». Dans ce groupe d'études, les sociologues ont examiné les manières à travers lesquelles de nouvelles maladies ont été découvertes et la myriade de façons à travers lesquelles des événements et des expériences non médicaux sont entrés dans le champ de la médecine. Nous disposons de nombreuses études de médicalisation de la déviance et d'événements de vie normaux, allant de problèmes de comportements comme le déficit d'attention, les désordres alimentaires, la consommation d'alcool et d'autres phénomènes d'addictions à des événements de vie comme la grossesse, la naissance, la ménopause.

La sociologie a également utilisé une perspective constructiviste pour examiner les processus sociaux par lesquels certaines constellations de problèmes deviennent des maladies (par exemple l'hypertension). La médicalisation et l'intrusion de la médecine dans la vie quotidienne conduisent à une liste toujours plus grande de comportements visant la santé (régimes, prévention des risques, exercice, compliance face à une prévention thérapeutique). Cette intrusion entraîne un transfert croissant d'autorité vers la médecine quant aux aspects de la vie quotidienne, et de responsabilité vers l'individu quant à sa propre santé.

Causes et conséquences des inégalités sociales. – L'évaluation des causes et des conséquences des inégalités sociales sur l'état de santé est une préoccupation constante de la sociologie de la santé et de la maladie, qui l'a si on peut dire précédée, en particulier dans le cadre de la médecine sociale. La contribution spécifique de la sociologie comprend l'étude des facteurs sociaux dans le développement des maladies, en particulier les classes sociales, le sexe, et le stress. Cet intérêt de recherche s'est développé en une épidémiologie sociale qui met en lumière les *patterns* sociaux des maladies. Les sociologues apportent une autre perspective théorique à ces recherches en se centrant sur les différents mécanismes par lesquels les inégalités sociales contribuent à ces différences dans la santé, et en reconnaissant la persistance de ces relations dans le temps malgré les mécanismes toujours renouvelés qui conduisent les personnes désavantagées à avoir une plus mauvaise santé. La documentation de ces inégalités de santé à travers les classes et les genres a contribué à un champ de recherche aujourd'hui florissant sur le stress et la santé. Ces travaux cherchent à documenter les voies par lesquelles les inégalités sociales conduisent à une exposition différente à des « stresseurs » et à des ressources sociales et économiques inégales, ressources qui devraient en fait permettre à un individu de limiter son exposition au stress ou à en amoindrir les effets.

Alors que de nombreux sociologues examinent les facteurs liés au gradient de ressource dans la santé et conduisent des travaux documentant et évaluant les origines sociales et les différences de sexe dans la santé physique et mentale, peu étudient les inégalités liées aux différences ethniques. Le problème des inégalités a également été étudié au niveau plus macro-social des systèmes de santé et de la protection sociale. Les sociologues se sont intéressés à l'étude des politiques publiques, d'abord situées aux frontières des mondes sanitaires et sociaux, en étudiant les politiques de lutte contre les grands fléaux sociaux (alcoolisme, tabagisme...) puis des politiques de lutte contre des pathologies (cancer, Sida...) ou des politiques ciblées sur les âges de la vie (petite enfance, vieillissement...). Une des questions qui traverse nombre de ces études, outre la compréhension même du fonctionnement des politiques de santé, est d'éclairer où devraient se situer les objectifs (les cibles) mêmes de ces politiques, autour des comportements individuels, des développements de nouvelles technologies, ou d'une manière beaucoup plus large autour d'une amélioration de la qualité de l'environnement social.

Hôpital, travail médical et de soin. – L'hôpital a été très tôt pour les sociologues un objet d'étude privilégié autour duquel ont été déployées des traditions théoriques différentes. Une des premières lignes d'interrogation a porté sur le rôle social de l'hôpital : en rupture avec l'approche fonctionnaliste appréhendant l'hôpital comme une réponse raisonnablement efficace à des besoins thérapeutiques ainsi que comme un moyen de contrôle social, les débats dans le domaine de la psychiatrie autour des notions de « milieu thérapeutique » ou « communauté thérapeutique » amorcent une réflexion professionnelle et publique sur la véritable fonction thérapeutique des institutions psychiatriques et leur nécessaire réforme. Des travaux sociologiques comme ceux de Goffman, définissant l'hôpital comme une « organisation totale », participent à la mise en forme de ces débats. C'est aussi en tant qu'organisation que l'hôpital a intéressé les sociologues, au niveau interne avec ses différentes lignes d'autorité et ses stratégies d'acteurs, et sur un plan plus global dans ses rapports avec l'État. Les changements actuels revivifient ces lignes de recherche, en particulier autour des nouvelles fonctions dirigeantes de certains acteurs du monde hospitalier, dont les médecins.

Mais l'hôpital est aussi un lieu de production du travail de soins et de connaissances. Le travail de soin a pour particularité de s'effectuer dans un environnement hospitalier de plus en plus complexe, sur des êtres humains autour desquels gravitent des intervenants de plus en plus diversifiés ainsi que des connaissances et des moyens techniques dont l'étendue va des domaines les plus simples et anciens aux plus novateurs et incertains. L'étude de l'organisation sociale du travail médical menée dans une perspective interactionniste, et en particulier le concept de « trajectoire de maladie », a permis de décentrer l'approche du travail médical des cadres de pensée médicaux et psychologiques en donnant une posture réflexive au sociologue qui ne parte pas de la maladie – phénomène biologique – mais du travail, quel qu'il soit, pour la gérer – phénomène social. Cette ouverture a conduit à étudier finement les différentes dimensions de ce travail et en particulier le travail « d'articulation », crucial pour assurer la réussite de tout travail de gestion de trajectoire de maladie. Elle a aussi mis en lumière le fait que le malade est un acteur (au sens fort du terme) de ce travail et donc doit être pris en compte dans toute réflexion sur le travail de soin. L'analyse faite alors du travail du malade a concouru à affiner les différentes analyses des relations médecin-malade tendues entre la complémentarité des rôles (que le malade soit saisi comme passif ou participant) et le modèle du conflit de perspectives entre médecin-malade.

Le développement de la recherche et son entremêlement de plus en plus grand aux prises en charge thérapeutiques transforment le travail médical, ses acteurs et son environnement. Certaines études ont bien montré la place des associations de malades dans la production de connaissances, mais c'est aussi au niveau individuel dans les consultations que les malades tentent de prendre part aux décisions qui les concernent.

Du face à face à l'intrication des questionnements

L'évolution de la place du malade dans la recherche clinique ou dans sa propre prise en charge n'est qu'un des nombreux éléments des transformations de la médecine étudiées par la sociologie, qu'il nous aurait fallu évoquer. En effet, le développement de la sociologie de la santé et de la maladie que nous venons de rappeler brièvement ne s'est pas fait dans un vide social. Même, en l'occurrence, il est probable que le domaine de la santé est un de ceux, sinon celui, qui a connu les plus profonds changements et sur des fronts très différents, médico-technique, institutionnel, organisationnel, économique, juridique, éthique... Différents certes, mais inextricablement imbriqués au niveau de la réflexion et dans le débat public. La sociologie de la santé et de la maladie a toujours été liée à cette réflexion en suivant des modalités assez différentes selon que tel ou tel problème était saillant. Dans les années 1960-1970, période politiquement progressiste et économiquement forte, un des objectifs publics était d'améliorer l'accès aux soins pour les plus pauvres. Ces efforts reflétaient une préoccupation sociale visant l'égalité en termes d'origine sociale, de travail, de sexe, et on a vu alors émerger progressivement une vision des soins comme un droit. La sociologie était la discipline qui pouvait d'un point de vue théorique construire un cadre de questionnement autour de ces préoccupations et les articuler entre elles, en ce sens elle a joué un rôle de premier plan dans la conception d'initiatives sociales et de recherches. Ses relations avec la médecine étaient dans une dynamique forte, mais sa critique du fonctionnement social de cette dernière les mettait en quelque sorte face à face. Avec les années 1980 et la montée d'une crise économique, le problème sociopolitique central devenait celui du contrôle des coûts et, en découlant, celui de l'évaluation de l'efficacité du système de soins : les sociologues d'une certaine manière laissaient le devant de la scène aux économistes. En même temps que, comme nous l'avons vu, l'extension de leurs préoccupations (du rôle du malade à l'expérience de la maladie, interrogation du contenu du savoir, examen de changements de l'hôpital et du travail de soins...) commençait d'induire des recouvrements de préoccupations, certes pas toujours immédiatement apparents entre la sociologie et la médecine, celle-ci étant par ailleurs de plus en plus en but à des critiques venues cette fois plus directement de « la société », c'est-à-dire d'acteurs plus diversifiés. En effet, parallèlement au problème des coûts, on assistait à la montée de nouveaux questionnements, la biomédecine poursuivant ses avancées au niveau des technologies et des connaissances – qu'on pense à la génétique et aux nouveaux modes d'intervention sur le vivant et à leur application dans la pratique (techniques de reproduction, greffes, cellules souches...).

Une part de ces questionnements oblige à repenser les frontières conceptuelles entre sociologie et médecine. Par exemple, dans le cas des maladies chroniques, du handicap ou du vieillissement dont les conditions de prise en charge ont été transformées par les progrès même de la médecine, le problème des personnes, de leur vie quotidienne et leur environnement social interpellait directement les modes de pensée de la médecine. Loin de pouvoir être uniquement appréhendées comme conditions biologiques et comme problèmes de santé aigus à résoudre dans un schéma de réparation, il fallait penser l'expérience des personnes et de leurs proches, la question de la continuité des prises en charges, la gestion de leur place dans la société (le problème de la dépendance). La sociologie, on l'a dit, a beaucoup contribué à éclairer ces difficultés, au point qu'elle a été mise de plus en plus à contribution, à travers les questions qui lui étaient posées soit directement par certains médecins soit dans des appels d'offre publics, pour « mettre le malade au centre » des préoccupations de la médecine plutôt que la maladie. Mais pendant longtemps les demandes qui lui étaient adressées visaient, on s'en souvient, à soutenir une « humanisation » des soins et des structures de prise en charge. C'est progressivement et non sans résistance qu'est apparue la nécessité d'une intégration dans les modes de pensée de la médecine des analyses avancées par la sociologie. Un exemple en est la classification des handicaps adoptés par l'Organisation mondiale de la santé qui fait des modalités de rapports entre conséquences physiques et sociales le critère autour duquel organiser la classification. On en voit un autre exemple concernant cette fois l'ensemble de la société lorsque, accompagnant ce mouvement de médicalisation que nous avons évoqué, la médecine a commencé à penser le malade comme responsable de ses comportements (tabagisme, alimentation, mode de vie...). Pour exploiter cette pensée, elle avait besoin de connaissances que, dans un premier temps, on aurait pu imaginer issues de la psychologie, mais elle ne pouvait tout à fait esquiver le fait que les individus vivent dans un environnement social qu'il faut pouvoir appréhender si on veut travailler lesdits comportements. Face à ce développement d'une « médecine de surveillance » stigmatisée par certaines études sociologiques, il était tentant pour la médecine de rabattre les problèmes moraux soulevés sur la notion d'autonomie de l'individu défendue par la bioéthique et qui laissait à la personne le choix de ses modes de vie. Dans cette sorte de face à face entre personne autonome, informée et libre de ses choix et médecine, on pouvait négliger – pour un temps – le fait que les comportements ont une dimension collective, un enracinement social et relèvent aussi de valeurs et de normes sociales, donc de choix de société. À bien des égards la sociologie était contournée dans cette compréhension de la personne, l'humain responsable.

Avec les développements les plus récents de la génétique et de la médecine prédictive, c'est l'existence même de cet enracinement social qui est mis en cause par le niveau d'individuation atteint, le gène, et l'incertitude radicale qui l'accompagne. On peut alors se demander si l'émergence d'une « société du risque génétique » ne va pas s'accompagner d'une transformation de certains aspects de la vie sociale, modifiant les appartenances collectives traditionnelles, diversifiant les registres de stigmatisation, et disqualifiant les mécanismes habituels de solidarité (les groupes porteurs du même gène, chacun luttant pour avoir « sa » thérapie génique au plus vite, quel qu'en soit le coût), ou encore les modes de désignation des priorités de recherche. La médecine dans ce schéma est au cœur des processus de réarrangement social.

Avec ces formes d'interventions nouvelles de la médecine, c'est, à bien des égards, la sociologie qu'on convoque à nouveau, mais pour quoi faire ?

Cette question pourrait être posée à partir d'autres exemples d'interventions sur le vivant. Dans cet espace limité, on voudrait dire que l'ampleur et le champ même de ces transformations potentielles s'offrent comme un défi pour la sociologie de la santé et de la médecine et la resituent dans le questionnement théorique central de la sociologie qui est pour une large part de penser le changement social. On peut, semble-t-il, parler de défi car une première formulation de ses questions provient, dans cette perspective, de la biomédecine, dont le sociologue est largement un outsider (comme le politique, le journaliste, le malade...). Sans cesse le sociologue des mondes de la santé et de la médecine doit être à l'affût des nouvelles formulations proposées par les scientifiques et les cliniciens plutôt que de partir sereinement de son corpus de connaissances. Or le rythme du changement dans le domaine de la santé est très serré. Comparée aux sciences biomédicales, la sociologie de la santé et de la maladie est obligée par la nature même de ses objets de poursuivre des phénomènes dont la définition et le sens mêmes se transforment rapidement sous nos yeux. Cela est vrai de la société dans son ensemble, et le problème est donc globalement celui de la sociologie en général. Les paradigmes des sciences sociales doivent lutter sans cesse pour rester adaptés aux problèmes qu'elles essayent de saisir. C'est en ce sens que le rythme de changement de la médecine aujourd'hui est un défi à notre capacité de rester centrés assez longtemps sur les questions pour pouvoir saisir et expliquer les processus sociaux clés qui sont à l'œuvre dans le champ de la santé.

▶ ALBRECHT G., FITZPATRICK R., SCRIMSHAW S., « Introduction », *in* G. Albrecht, R. Fitzpatrick, S. Scrimshaw, *The Handbook of social studies in health and medicine*, Londres, Sage, 2000, p. 1-5. – ADAM P., HERZLICH C., *Sociologie de la maladie et de la médecine*, Paris, Nathan, 1994. – ARMSTRONG D., « Social Theorization about health and illness », *in* G. Albrecht, R. Fitzpatrick, S. Scrimshaw, *The Handbook of social studies in health and medicine*, Londres, Sage, 2000, p. 24-35. – BASZANGER I., BUNGENER M., PAILLET A. (éds), *Quelle médecine voulons-nous ?*, Paris, La Dispute, 2002. – BIRD C., CONRAD P., FREMONT A., « Medical Sociology at the millennium », *in* C. Bird, P. Conrad, A. Fremont (eds), *Handbook of medical sociology*, 4e éd., Upper Saddle River (NJ), Prentice Hall, 2000, p. 1-10. – FOX R., « Reflections and opportunity in the sociology of medicine », *Journal of health and social behavior*, vol. 26, 1985, p. 6-14. – KELLEHER D., GABE J., WILLIAMS G., « Understanding medical dominance in the modern world », *in* J. Gabe, D. Kelleher, G. Williams, *Challenging medicine*, Londres, Routledge, 1996. – NETTLETON S., *The Sociology of health and illness*, Cambridge, Polity Press, 1995. – STRAUSS A. (ed.), *Where medicine fails*, Brunswick (USA)-Londres, Transaction book, 1970. – STRAUS R., « The Nature and status of medical sociology », *American sociological review*, n° 22, 1955, p. 200-204. – STRONG P. M., « Sociological Imperialism and the profession of medicine. A critical examination of the thesis of medical imperialism », *Social science and medicine*, vol. 13A, 1979, p. 199-215. – WILLIAM S., ANNADALE E., TRITTER J., « The Sociology of health and illness at the turn of century : Back to the futur? », *Sociological research Online*, vol. 3, 1998, n° 4, http://www.socresonline/3/4/1.html. – Coll. : *Journal of health and social behavior*, Extra issue : Forty years of Medical sociology : The State of the art and directions for the futur, 1995. – *Science, technology & human values*, special issue : Constructivist perspectives on medical work : Medical practices and sciences and technologie, edited by M. Merg, M. Casper, vol. 20, n° 4, 1995. – *Sciences sociales et santé*, Vingt ans, numéro anniversaire, vol. 20, n° 4, 2002.

Isabelle BASZANGER

→ Famille (Clinique de la) ; Hôpital ; Patient ; Santé (Représentation de la) ; Spécialisation.

SOINS PALLIATIFS

Depuis la fin des années 1950, simultanément avec les progrès de la médecine, on assiste à une « redécouverte de la mort » dans les sociétés occidentales. Dans son sillage se multiplient les interrogations sur des plans très divers : sur les conditions dans lesquelles on meurt, en particulier dans le cadre d'une médecine hospitalière de plus en plus spécialisée, massivement orientée vers la lutte contre la maladie et le soin curatif ; sur la définition même de la mort et ses frontières avec la vie à travers la notion de mort cérébrale ; sur les changements éventuels de représentation de la mort, la place faite aux personnes en fin de vie et le statut d'une mort acceptable... Les soins palliatifs sont nés de la montée de cette « conscience de la mort » en même temps qu'ils ont contribué à son développement en proposant une réponse conceptuelle et institutionnelle originale à la question de la prise en charge des personnes en phase terminale d'une maladie. Nous nous attacherons à saisir les étapes de leur histoire et du travail de construction d'un modèle de soins palliatifs et ses modalités d'institutionnalisation principales. Ce modèle se situe d'emblée dans la médecine, il est essentiel de le comprendre car parler de soins palliatifs, c'est inéluctablement parler aussi de la médecine dans son ensemble et de ses missions. En effet aujourd'hui, malgré une visibilité forte et une acceptation sociale et politique qui doit sans doute plus au politiquement correct qu'à une adhésion à leur conception, l'avenir des soins palliatifs est en cause et, nous le verrons en conclusion, avec lui ce sont des choix pour la médecine qui seront engagés, et pour nos vies.

Aux origines, deux leaders charismatiques

En 1996, la Société française d'accompagnement et de soins palliatifs en a proposé la définition suivante : « Les soins palliatifs sont des soins actifs dans une approche globale de la personne atteinte d'une maladie grave, évolutive ou terminale. Leur objectif est de soulager les douleurs physiques ainsi que les autres symptômes et de prendre en compte la souffrance psychologique, sociale et spirituelle. Les soins palliatifs et d'accompagnement sont interdisciplinaires. Ils s'adressent au malade en tant que personne, à sa famille et à ses proches, à domicile ou en institution. La formation et le soutien des soignants et des bénévoles font partie de cette démarche. Les soins palliatifs et l'accompagnement considèrent le malade comme un être vivant, et la mort comme un processus naturel. Ceux qui les dispensent cherchent à éviter les investigations et les traitements déraisonnables. Ils se refusent à provoquer intentionnellement la mort. Ils s'efforcent de préserver la meilleure qualité de vie possible jusqu'au décès et proposent un soutien aux proches en deuil. Ils s'emploient, par leur pratique clinique, leur enseignement et leurs travaux de recherche, à ce que ces principes puissent être appliqués. » Cette définition, qui évite de lier d'emblée soins palliatifs et phase terminale d'une maladie, est le résultat d'une histoire longue qui se déploie depuis la définition lapidaire donnée par sa fondatrice et qui les situe clairement du côté de la fin de vie – « les soins palliatifs c'est ce qu'il reste à faire quand il n'y a plus rien à faire » – jusqu'aux interrogations contemporaines quant à la place des soins palliatifs dans le système de santé et plus encore le moment de leur intervention dans les trajectoires de prise charge. C'est d'abord ce périple qu'il nous faut suivre.

Le concept de douleur totale et le modèle de « l'hospice ». – L'idée des soins palliatifs trouve son origine en Grande-Bretagne avec le travail obstiné d'une femme, Ciceley Saunders, tour à tour infirmière, travailleuse sociale puis médecin, pour instituer une approche des malades en fin de vie différente de celle qui prévalait alors dans la médecine et, au-delà dans la société. Nous ne rappellerons que quelques traits de son histoire, depuis constituée en véritable mythe fondateur de ce qu'on appelle aujourd'hui le mouvement des soins palliatifs *(hospice movement)*. Née en 1919, pendant la Seconde Guerre mondiale elle abandonne ses études d'économie et entreprend une formation d'infirmière. Un mal au dos persistant l'oblige à arrêter sa carrière d'infirmière pour celle de travailleuse sociale en santé publique ; elle fait à l'hôpital la rencontre qui allait orienter définitivement sa vie : celle d'un homme, un juif polonais âgé de quarante ans, qui avait connu le drame du ghetto de Varsovie et mourait alors d'un cancer. Elle l'accompagne tout au long de sa maladie et ils évoquent ensemble ce qui pourrait aider à diminuer la détresse des personnes mourantes, en particulier un endroit calme où des malades comme lui pourraient être accueillis, soulagés de leurs douleurs et trouver un soutien. À sa mort il lui lègue 500 livres sterling pour, lui dit-il, « ouvrir une fenêtre dans votre futur établissement ». Âgée alors de trente-trois ans, elle entreprend des études de médecine qui seules lui donneraient l'autorité pour créer un tel établissement. Travaillant parallèlement comme bénévole au St-Luke hospital, créé en 1893 pour accueillir des malades en fin de vie, atteints de cancer ou de tuberculose, elle y découvre une équipe infirmière dont l'attitude, le niveau de soins et surtout le contrôle de la douleur contrastent fortement avec les attitudes de quasi-abandon qu'elle observe ailleurs. En effet, depuis 1935, on y pratique le contrôle de la douleur grâce à l'administration régulière, par voie orale et à intervalles réguliers, de doses optimales d'analgésiques opiacés sans attendre la survenue de la douleur. La différence pour les malades est considérable. Munie d'une des rares bourses pour étudier le contrôle des douleurs en fin de vie, elle s'appuie sur cet apprentissage pour entreprendre un essai clinique en analgésie sur la gestion de la douleur et le contrôle des symptômes. Ce travail démontre, contre des préjugés si tenaces qu'on les rencontre encore aujourd'hui, que l'administration régulière d'antalgiques majeurs ne transforme pas les malades en drogués.

Parallèlement à la mise au point de techniques de contrôle de la douleur très performantes, elle développe ce qui va devenir l'outil clé des soins palliatifs, le concept de « douleur totale » (*total pain*, traduit par la suite en français par « souffrance totale », rendu plus souvent par l'expression « approche globale » comme le montre la définition donnée plus haut) qui, en reconnaissant la présence et l'intrication des dimensions physiques, psychologiques, sociales et spirituelles de la douleur, ouvre la possibilité de bâtir une voie d'approche nouvelle pour prendre en charge les malades en fin de vie, mêlant indissociablement contrôle de la douleur et accompagnement. À cette approche nouvelle il fallait une organisation particulière permettant de développer des comportements de soins adaptés aux besoins des personnes en fin de vie, dans un environnement plus proche de celui d'une maison que d'un hôpital, ouvert à la famille, tourné vers le monde extérieur, et où la mort serait acceptée. Il s'agissait de s'opposer aux attitudes médicales courantes qui, ayant épuisé toutes les possibilités de traitement, passaient d'un activisme thérapeutique acharné à un quasi-abandon du patient. Il fallut presque vingt ans pour aboutir en 1967 à la création du Saint-Christopher's hospice qui devint le centre de gravitation pratique et symbolique des soins palliatifs dans le monde. Au cours de ces années, C. Saunders était devenue une figure emblématique du mouvement des soins palliatifs, multipliant les présentations pour tout à la fois collecter des fonds et diffuser ses idées. Elle était saluée, en particulier aux États-Unis, comme un « ange venant avec un message » ou « l'étoile du berger des soins palliatifs ».

Les étapes du mourir. – Ses efforts croisèrent ceux d'une autre figure emblématique du mouvement, elle aussi médecin, dont le travail est mieux connu en France, Elisabeth Kübler-Ross. Née en Suisse en 1926, elle immigre aux États-Unis après ses études de médecine. Comme Saunders elle est marquée par la Seconde Guerre mondiale, en particulier par l'espoir de vie dont témoignaient les papillons gravés sur les murs du camp de concentration de Majdanek par des enfants aux portes de l'extermination. Dans son livre, *On Death and Dying*, publié en 1969 et devenu un best-seller en à peine quelques semaines, elle présente nombre de cas recueillis au cours de son expérience comme psychiatre auprès de plus de deux cents personnes dont la maladie progressait inéluctablement vers la mort, qui lui permirent d'identifier et de décrire cinq étapes par lesquelles une personne mourante est supposée passer. Ces phases – déni, colère, marchandage, dépression, et acceptation – sont bien connues. Kübler-Ross a bien précisé qu'elles ne sont pas immuables et ne s'organisent pas systématiquement dans une séquence ordonnée, mais que cette progression étant normale et adaptative, les soignants doivent être encouragés à aider les malades à avancer dans ces étapes avec le moins de retour en arrière possible. Elle aussi invite à ne pas considérer l'acceptation de notre condition de mortel comme un phénomène morbide mais comme source de vie, de potentialité de développement personnel et de sens. Les étapes du mourir qu'elle a proposées ont donné une grille cognitive, émotionnelle et pratique à ceux qui travaillent avec des malades en phase terminale, pointant l'inadéquation des soins habituels à cette période de la maladie.

Quelles que soient leurs différences, le charisme de C. Saunders et E. Kübler-Ross a marqué le mouvement des soins palliatifs qui, des deux côtés de l'Atlantique, se donnait comme objectif principal de changer la prise en charge des personnes mourantes et d'obtenir le développement sous des modalités différentes selon les pays, de formules organisationnelles mettant en œuvre des pratiques intégrant douleur totale et étapes du mourir dans des institutions reprenant les grands traits du modèle du Saint-Christopher's hospice. On retrouve chez elles, comme l'a montré Renée Fox, certains traits qui éclairent l'origine du mouvement des soins palliatifs. Ce sont des femmes, médecins, qui ont attiré nombre de personnes, elles aussi professionnelles de la médecine et des femmes, en particulier des infirmières. Elles ont toutes deux émis des critiques explicites et implicites de nos modes ordinaires, tant médicaux que sociétaux, de penser, de croire et de ressentir la mort et le mourir, et des manières de les prendre en charge. Elles ont offert des alternatives systématiques et organisées et mis en avant une conception de la bonne mort dont la nature va au-delà du médical, leur vision respective en étant tout à la fois hautement romantique et profondément religieuse.

« L'aiguillon de la mort » et l'émergence des soins palliatifs

Ce mouvement des soins palliatifs, recouvrant tout à la fois un mouvement de réforme issu de la base et répondant à une demande de type consumériste pour obtenir plus de contrôle sur les services de santé, un mouvement religieux opérant une tentative de renouer avec la spiritualité du mourir, et un mouvement professionnel prenant la forme d'une rébellion des travailleurs non médecins de la santé contre un système hospitalier autoritaire, prend racine dans un contexte social beaucoup plus large qui voit un renouveau d'intérêt pour la mort et dont les sources sont multiples.

Le contexte social et médical. – Rappelons d'abord le développement d'un climat libéral au cours des années 1960 qui a permis l'expression simultanée de nombreux mouvements sociaux (le mouvement pour les droits civiques, mouvements féministes, homosexuels, associations de malades...). Le mouvement des soins palliatifs, en faisant porter ses efforts vers un accès généralisé à de meilleures conditions de fin de vie, participe de cet esprit de libération. Certains événements concourent alors à mettre la mort sur le devant de la scène : la mort quasi en direct du président Kennedy et ses obsèques à Washington donnent une place inhabituelle à la mort et au chagrin du deuil ; la couverture médiatique de la guerre du Vietnam fait entrer la mort dans chaque foyer, en particulier aux États-Unis. Les enquêtes sur les attitudes envers la mort et les recherches sur la mort se développent et un nouveau champ d'étude, la thanatologie, apparaît. Il faut ici insister sur le rôle de l'histoire, de l'anthropologie et de la sociologie avec la participation de chercheurs aussi importants qu'Ariès, Vovelle, L.-V. Thomas, Glaser et Strauss, Fox, Morin...

Un deuxième ordre de facteurs contextuels est lié au remarquable développement, depuis la Seconde Guerre mondiale, des connaissances, savoir-faire et technologies de la biomédecine ainsi qu'à son dispositif hospitalier. La diminution des maladies infectieuses et la prévalence toujours plus forte des maladies chroniques qui l'accompagnent commencent de transformer les conditions dans lesquelles s'envisageait le mort – non plus emporté dans la fulgurance d'une maladie aiguë mais soigné longuement par des professionnels de santé de plus en plus diversifiés, traité par des médicaments, des procédures, des machines, des instruments constituant la force de frappe d'une nouvelle médecine scientifique, et de plus en plus âgé. Le cancer constitue alors la métaphore la plus accomplie des aspects insidieux, négatifs, incontrôlables, horribles et douloureux des problèmes associés aux maladies chroniques, et un rappel constant du fait que la science et la technologie médicales n'ont pas réussi à nous arracher à notre condition de mortel, ni aux questions de sens les plus aiguës évoquées par la mort. Les discussions médicales et publiques sont alors souvent centrées sur les unités de réanimation et les machines qui s'y trouvent, car elles symbolisent tout à la fois la coexistence de moyens puissants pour sauver et prolonger la vie et la mort la plus déshumanisée et technologisée tant redoutée, ainsi que les questions sans réponse qui les accompagnent (jusqu'où, comment, dans quelles circonstances doit-on ou pas intervenir sur la condition humaine ? quand arrêter les mesures d'assistance à la vie ? qui peut le faire et qui en décide ? quand peut-on dire qu'une vie commence, a toujours, ou cesse d'avoir du sens ?). Ces questions commencent alors à alimenter ce qui allait devenir la bioéthique. Parallèlement à ces évolutions, les changements démographiques et le vieillissement de la population contribuent à augmenter la conscience et le poids de la mort en faisant de « l'anticipation de la mort une expérience nationale » et du vieillissement un processus de « mort à crédit », interdisant – comme l'ont montré certains chercheurs – de généraliser l'idée d'un tabou social de la mort.

Les attitudes des professionnels. – À la même époque, d'abord aux États-Unis, s'amorce un changement d'attitude, de croyance et de définition du rôle des professionnels médicaux et des malades, et de leur mode de relation et de communication. Parallèlement à de nombreux témoignages littéraires de médecins et d'infirmières sur leurs émotions et leurs sentiments face à la mort, les publications se multiplient sur ce que l'on commence à nommer des questions éthiques et des dilemmes moraux portant sur la responsabilité médicale dans la prise en charge des malades en fin de vie ou de malades dont l'état physique et émotionnel est si dégradé que se pose la question de savoir s'ils sont encore humains. Ces questions étaient posées en lien avec celle de l'euthanasie. De nombreuses études montrent qu'aux États-Unis les médecins commencent à renoncer au « silence professionnel ». Ce changement historique de modèle constitue en fait partiellement une réponse de la profession à une série de pressions externes : la volonté croissante des profanes de discuter de leur maladie, d'être informés de l'état des connaissances sur leur maladie, de participer à sa gestion et aux décisions qu'elle appelle et, dans ce cadre, d'être prévenus de l'imminence de leur propre mort pour prendre une part active aux décisions autour de ce qu'il convient de faire ou ne pas faire. C'est dans cette logique qu'émerge l'idée d'un « droit de savoir », d'un « droit de mourir », et que se développe la pratique du « testament de vie ». Depuis les années 1950 la profession médicale est progressivement confrontée à une pression juridique plus codifiée et plus contraignante quant à la divulgation de l'information et l'obtention d'un consentement volontaire et informé des malades. Ces développements sont liés à un phénomène social large de revendication d'une extension des droits individuels, caractérisé par un « self care movement » et une « humeur culturelle pro-vérité ».

Il faut aussi rapporter ces changements d'attitude au rôle actif joué par certains médecins dans la prise de conscience des dimensions technique, légale et morale de la médecine dans le fait de « prononcer la mort », et des difficultés des médecins pour déterminer si oui ou non une personne est morte, alors qu'existent des appareils soutenant artificiellement la vie. En 1968, un comité *ad hoc,* composé de neuf médecins de la Harvard Medical School en collaboration avec un juriste, un théologien et un historien des sciences, propose d'ailleurs au nom de la profession médicale une nouvelle définition de la mort : la mort cérébrale. Les critères sur lesquels elle repose sont tellement éloignés de ce qui, jusque-là, signait la mort qu'ils ont suscité de très nombreux débats. De leur côté, les autres professionnels de santé, en particulier les infirmières, investissent de plus en plus le champ de réflexion sur la mort et la fin de vie, se faisant porte-parole d'un modèle de soins plus global et s'appuyant sur le concept émergent de qualité de vie. Il existait alors un intense bouillonnement autour de la mort qu'on a trop souvent réduit au « Death and dying movement » (traduit plus tard en France par « mort dans la dignité »), et qui n'a pas cessé depuis, même si à certains moments il a paru fléchir au profit d'une sorte de devoir de santé, et que le Sida viendra plus tard réactiver.

Les soins palliatifs en France

Ce débat a été beaucoup plus feutré en France. Un intérêt pour la mort se manifeste peu à peu sur différents fronts dans les années 1970 : publications de travaux de recherche en sciences humaines, manifestations scientifiques (colloque de la Société de psychologie médicale – « Le médecin face à la mort » – en 1970, celui du Centre international de gérontologie sociale en 1973, table ronde intitulée « Droit à la mort » au cours du colloque « Biologie et devenir de l'homme » en 1974, suivi de peu par celui du centre de Sociologie du protestantisme, « L'évolution de l'image de la mort dans la société contemporaine et le discours religieux des Églises »...) ; au plan politique, un peu oublié aujourd'hui, un groupe de travail, installé en 1973 par le ministère de la Santé, publie un rapport intitulé « Les problèmes de la mort », où il est affirmé que « l'effort général à entreprendre est de ne pas vouloir cacher la mort à tout prix mais de la réintroduire à sa place dans la vie ».

Au plan de la pratique médicale, un début de diffusion des réalisations anglo-saxonnes vient soutenir ceux qui essayent, dans l'ignorance les uns des autres, de changer l'approche de la fin de vie. Pour ces précurseurs, il s'agit d'abord de s'attaquer à la douleur en cherchant des voies nouvelles de soulagement. En effet, face aux douleurs dévastatrices souvent provoquées par des récidives de tumeurs cancéreuses, peu de molécules sont alors disponibles, les antalgiques majeurs trop souvent enfermés dans les pharmacies centrales, et le contrôle de certaines douleurs intolérables apparaît impossible en dehors de la « déconnexion ». C'est l'heure du bricolage et du marchandage aussi pour tenter d'arracher des préparations mélangeant de la morphine et du sirop alcoolisé ; chacun, dans des contextes locaux guère favorables, tente d'adapter à sa pratique l'expérience du contrôle de la douleur pratiquée au Saint-Christopher telle que P. Verspiren la rapporte dans un article. Cette publication, avec d'autres, permet l'émergence d'un petit groupe de médecins, infirmières, bénévoles, travailleurs sociaux, religieux qui souhaitent mettre en commun et discuter leurs expériences et réflexions isolées. C'est aussi l'heure de l'apprentissage, certaines formations s'organisent autour du Centre Laennec en particulier, un ensemble de connaissances, de savoir-faire et techniques transmissibles se constitue. Mais il n'existe pas encore de milieu professionnel proprement dit, même si certaines réalisations voient le jour (dans une clinique privée, en médecine de ville, en gérontologie...).

Parallèlement à ces efforts, un autre courant s'organise plus ouvertement et une attitude radicale face à la mort se fait entendre. En 1974, *Le Monde* et *Le Figaro* publient la traduction du « Manifeste des prix Nobel » paru initialement dans *The Humanist*, qui affirme que lors « d'une horrible maladie contre laquelle les remèdes sont sans effet », la seule solution « raisonnable » est de laisser venir ou de provoquer la mort. L. Schwartzenberg rédige avec P. Viansson-Ponté « Changer la mort ». L'ADMD (branche française de la Fédération mondiale des associations pour le droit de mourir dans la dignité) fondée officiellement en 1980 milite pour la dépénalisation de l'euthanasie et l'assistance au suicide. C'est d'ailleurs la tenue de son cinquième congrès à Nice en septembre 1984 qui joue comme un élément de cristallisation et paradoxalement donne un élan décisif à l'organisation en France d'un milieu des soins palliatifs. Les années 1980 verront se multiplier la concrétisation d'entreprises déjà plus anciennes, par exemple en 1983 l'association « Jusqu'au bout accompagner la vie » (JALMAV) qui regroupe les multiples associations de bénévoles, ou en 1984 l'association pour le développement des soins palliatifs. Ce congrès intitulé « Choisir sa vie, choisir sa mort » bénéficie d'une large couverture médiatique. De multiples prises de position l'accompagnent, entre autres « un manifeste de médecins » publié dans *Le Monde* le 20 septembre dans lequel les premiers médecins signataires – on en espérait d'autres – déclarent avoir aidé des malades à mourir.

La circulaire de 1986 et le développement des soins palliatifs. – L'étalage de ces pratiques essentiellement hospitalières suscite un vif émoi dans l'opinion publique. Le texte de P. Verspiren, « Face à celui qui meurt », constitue une des réponses manifeste du milieu des soins palliatifs ; par ailleurs, l'euthanasie étant interdite par le code pénal français et assimilée à un homicide, il est temps pour l'État de réagir. Le secrétaire d'État à la santé sollicite début 1985 l'avis d'une commission présidée par Geneviève Laroque, chargée de « réfléchir sur les conditions de la fin de la vie et de proposer des mesures concrètes pour améliorer l'accompagnement des mourants ». Le groupe est composé de médecins, infirmières, travailleurs sociaux, psychologues, représentants de l'ADMD, représentants d'associations et administrateurs. Son rapport, « Soigner et accompagner jusqu'au bout. L'aide aux mourants », est publié assorti d'une circulaire, la circulaire Barzac du 26 août 1986, relative à l'organisation des soins et à l'accompagnement des malades en phase terminale – ensemble ils sont considérés comme l'acte de naissance officiel des soins palliatifs en France, même si les mots soins palliatifs ne figurent pas dans les intitulés.

La circulaire précise d'abord ce que sont les soins palliatifs : « [Ils] visent à répondre aux besoins spécifiques des personnes parvenues au terme de leur existence. Ils comprennent un ensemble de techniques de prévention et de lutte contre la douleur, de prise en charge psychologique du malade et de sa famille, de prise en considération de leurs problèmes individuels, sociaux et spirituels. L'accompagnement des mourants suppose donc une attitude d'écoute, de disponibilité, une mission menée en commun par toute l'équipe intervenant auprès du malade. Il s'agit d'apaiser les douleurs et l'angoisse, d'apporter le plus possible de confort et de réconfort à celui qui va mourir, d'accueillir et d'entourer sa famille pendant cette période difficile et même plus tard dans son deuil. Le problème du soulagement de la douleur est centrale dans la démarche d'accompagnement. » On retrouve bien la description d'une pratique organisée autour du concept de douleur totale, de même que celle de la version française de l'hospice ouvert aux familles et à la société civile : l'unité de soins palliatifs (USP) avec une équipe pluridisciplinaire à laquelle s'ajoutent des bénévoles et éventuellement des ministres des cultes qui auront tous reçu une formation et dont l'action constitue un supplément à celle menée par l'équipe ; de plus l'architecture doit recréer une atmosphère plus proche de celle du domicile que de celle d'un hôpital. Cependant, le choix institutionnel avancé par cette circulaire ne fait pas de l'USP une priorité forte, celle-ci va plutôt au domicile et à ce qui deviendra les équipes mobiles de soins palliatifs travaillant de façon transversale à l'intérieur de l'hôpital. « D'une manière générale, il est indispensable, autant que faire se peut, de ne pas changer le cadre dans lequel la personne a été soignée : les soins palliatifs doivent être dispensés aussi bien au domicile que dans les établissements sanitaires et sociaux. » Un des rôles essentiel des USP est alors d'assurer la diffusion du modèle de soins palliatifs vers les autres spécialités médicales, lesquelles seront plus tard amenées à les réaliser elles-mêmes : « Si, à terme, tous les services hospitaliers prenant en charge des malades lourds doivent être en mesure de pratiquer les soins palliatifs, la création d'un nombre limité d'unités spécialisées s'impose dans un premier temps. » On le voit, cette circulaire consacre la naissance des soins palliatifs en programmant en pratique simultanément la disparition des unités spécialisées où ils s'ancrent. Ce point sera lourd de conséquences pour l'avenir, de même que le non-financement qui, outre des raisons économiques, s'explique peut-être par ce même choix : « Les moyens nécessaires à la mise en application pratique des soins d'accompagnement des mourants seront recherchés par le redéploiement des moyens existants. Les soins palliatifs ne sauraient en aucun cas se concrétiser par une médecine au moindre coût. » Pour le moins, les pouvoirs publics hésitent, ce qui, on va le voir, pèse jusqu'à aujourd'hui sur le devenir des soins palliatifs.

Quoi qu'il en soit, le développement des soins palliatifs est alors en route et, en 2002, selon des chiffres émanant de la direction de l'hospitalisation, il y aurait 91 USP, 291 EMPS, 46 réseaux ville-hôpital de soins palliatifs financés par les Agences régionales d'hospitalisation. D'autre part, plus de 145 associations de bénévoles sont fédérées dans la Société française de soins palliatifs créée en 1990. De plus, l'évaluation en 1993 de l'application de la circulaire de 1986 confiée à Henri Delbecque montre l'absence de pilotage et de planification du projet, l'absence de nouveaux moyens financiers et humains, les réticences médicales sur les « mouroirs », l'attentisme des décideurs institutionnels, le cloisonnement entre sanitaire et social, l'insuffisance de formation des soignants. Son rapport pousse le ministère à prendre de nouvelles mesures, dont la création d'une fonction « soins palliatifs » dans les CHU, le développement de petites unités dans les hôpitaux de proximité, l'encouragement de l'hospitalisation à domicile, des équipes mobiles dans les centres de cancérologie et de Sida, et le développement de la formation permanente. Mais les choses progressent lentement. Et, en 1998, le secrétaire d'État à la Santé lance de nouvelles initiatives, dont la mise en place du plan triennal de développement des soins palliatifs en 1999 accompagné d'une aide financière de 50 millions de francs alloués par la CNAM et d'un financement du gouvernement de 150 millions pour 1999. Il est décidé alors de favoriser le développement des EMSP et d'aider à la création de réseaux de soins inter-hospitaliers ou ville-hôpital, et la formation dont l'offre se multiplie encore. En juin 1999, le Parlement adopte à l'unanimité une loi visant à garantir à tous le droit à l'accès aux soins palliatifs, loi qui par ailleurs intègre les soins palliatifs dans les schémas régionaux de l'organisation sanitaire et reconnaît le droit à un congé d'accompagnement.

Quel futur ?

Avec cette loi on pourrait penser que l'existence des soins palliatifs et de leur modèle de soins est définitivement assurée en France, et les conditions de la prise en charge de la fin de vie profondément redéfinies. En fait, il est permis d'en douter et on peut même se demander si, au-delà de cette reconnaissance apparemment sans partage, les fondements conceptuels des soins palliatifs, leur esprit, ne sont pas remis en cause. Comme le laisse entendre un certain désenchantement du groupe professionnel, qui va au-delà d'une crise de croissance liée au départ des pionniers ou de l'encerclement dans des règles administratives toujours plus contraignantes, ce qui est en jeu est bien plutôt le risque de dilution même du concept de soins palliatifs et avec elle la remise en cause de leur apport. Par exemple on peut se demander si le choix de développer des équipes mobiles n'entraînera pas à terme un changement dans le contenu du travail de la médecine palliative. En effet, leur mode d'intervention dans l'hôpital en fait des consultants auprès des services, dotés d'une super compétence technique autour de la prise en charge de la douleur physique et d'une capacité d'intervention de type urgentiste pour résoudre une éventuelle crise psychologique aiguë. Elles peuvent aussi aplanir grâce à leur carnet d'adresses les problèmes de placement vers des structures extérieures à l'hôpital, y compris le domicile. Ce type de fonctionnement n'est guère compatible avec la temporalité propre de l'accompagnement et d'une prise en charge globale, quelles que soient les qualités des personnels. Faire exister l'idée centrale des soins palliatifs ne relève pas d'un simple mécanisme de transfert de compétences des équipe mobiles vers les services, mais d'une transformation radicale de l'organisation du travail de soins, elle-même nécessitée par une transformation tout aussi radicale des populations à prendre en charge. C'est le cœur du problème. Depuis le début des années 1950, et comme le marque clairement la définition des soins palliatifs de 1996, on assiste à une extension de leur champ d'intervention de la phase terminale d'une maladie à une période plus en amont : la phase palliative. Ce glissement est lié à une des évolutions les plus lourdes de conséquences du paysage pathologique contemporain, liée aux progrès mêmes des traitements et à l'allongement de l'espérance de vie : nous vivons plus longtemps et plus nombreux, atteints d'une maladie mortelle mais dont l'évolution est à plus ou moins long terme contrôlée par des traitements qui pallient les symptômes faute de pouvoir attaquer encore spécifiquement la maladie. C'est ce qu'on peut désigner comme « période chronique palliative » et cela ne concerne pas seulement le cancer ou le Sida mais de nombreuses autres pathologies (insuffisances rénales terminales, certaines maladies neurologiques...). Notre système de santé organisé autour d'un modèle de maladie aiguë n'est pas équipé pour répondre à ce développement. Les USP n'ont pas été prévues pour faire face à cette extension ; à leur début la définition de la phase terminale était plus tranchée, en conséquence elles ont été pensées comme des unités d'hospitalisation aiguë. La question posée est alors celle des frontières entre curatif et palliatif. Que faire des malades dans cette phase parfois longue de leur maladie ? Où les accueillir ? Avec quel modèle de soin les prendre en charge ? Et qui doit le faire ? Les choix devront être ceux d'une société, les soins palliatifs ne sont pas la réponse à tous ces problèmes, pas plus qu'ils ne sont l'ultime rempart contre l'euthanasie, fût-elle d'exception. Leur avenir dépend aujourd'hui d'une redéfinition de leur mission et de la place qu'on veut leur voir prendre dans la médecine, ce qui ne peut se faire isolément d'un réexamen des objectifs de la médecine et de ses modes d'organisation.

► CLARK D., « "Total pain". Disciplinary power and the body in the work of Cicely Saunders, 1958-1967 », *Social science and medicine*, 1999, vol. 49, p. 727-736. – FOX R., « The sting of death in American society », *Social service review*, vol. 55, 1981, p. 42-59. – GLASER B., STRAUSS A., *Awarness of dying*, 1965, Chicago, Aldine Press. – KÜBLER-ROSS E., *On death and dying*, New York, Macmillan, 1969, trad. fr. *Les Derniers Instants de la vie*, Genève, Labor et Fides, 1975. – LAMAU M.-L., *Soins palliatifs. Origines, inspiration, enjeux éthiques*, Paris, Centurion, 1994. – SAUNDERS C. & BAINES M. (1983), *Living with dying. The management of terminal disease*, Oxford, Oxford Univ. Press, trad. fr. M. Salamagne & M. Hallépéé, *La Vie aidant la mort*, 1986, Paris, MEDSI. – SIEBOLD C., *The hospice movement. Easing death's pains*, 1992, New York, Twayne publishers.

Isabelle BASZANGER et Michèle H. SALAMAGNE

→ Acharnement thérapeutique ; Douleur ; Euthanasie ; Fin de vie ; Mort.

SPÉCIALISATION

Le processus de construction des spécialités cliniques

Le développement de la spécialisation médicale a fait l'objet d'une littérature historique et sociologique abondante. Elle est constituée surtout par des études de cas, portant sur l'émergence d'une spécialité particulière, dans un pays donné, plus rarement par des travaux abordant la spécialisation à un niveau plus général. L'ensemble est hétérogène et rend d'autant plus vaine toute tentative de synthèse que les recherches effectuées mettent en jeu des modèles théoriques du phénomène de spécialisation peu compatibles les uns avec les autres. Un premier type d'explication, inaugurée dans les années 1950 par l'historien américain George Rosen et reprise par Erwin Ackerknecht, met l'accent sur les facteurs intellectuels. La création des spécialités cliniques obéirait à une logique de découpage par organe et par appareil, déterminée par la conceptualisation « localiste » de la maladie, devenue dominante dans la première moitié du XIXe s. Cette thèse, qui ne permet manifestement pas de rendre compte de la réalité de toutes les spécialités qui commencent à prendre forme au XIXe s. (elle n'explique pas l'émergence de la pédiatrie ou la psychiatrie), sera contestée dans ses présupposés théoriques. Ses critiques, sociologues ou tenants d'une histoire sociale de la médecine, lui reprochent d'imputer à un mode de pensée ce qui revient à des déterminants sociaux plus « terre à terre ». La spécialisation résulte de différents modes de découpage (par appareils, par classes d'âge, par techniques), elle ne répond donc pas à une logique intellectuelle de division. Elle a pour moteur les luttes de concurrence internes à la profession médicale liées à son expansion démographique. Poussant les médecins à la conquête de nouveaux marchés, ces luttes stimulent la production d'offres de services spécialisés qui sont, dans un deuxième temps, institutionnalisées sous la forme de nouvelles spécialités. Mais cette approche sociologique soulève à son tour des problèmes. Elle ne paraît guère pertinente pour expliquer la spécialisation de la médecine hospitalière au XIXe s., dans la mesure où les hôpitaux gérant une population d'indigents échappent largement à une logique de marché économique. D'autre part, elle a le grave défaut de ne pas s'intéresser aux déterminants intellectuels et techniques qui rendent possible la spécialisation, en les tenant pour des prérequis exclus de son objet d'analyse.

En fait, si ces deux modèles sont également insatisfaisants, c'est avant tout parce qu'ils proposent chacun une explication unique à un phénomène qui, dès lors qu'on commence à l'étudier de plus près, s'avère beaucoup trop complexe pour être saisi aussi simplement. Comme l'écrit George Weisz, « il y a tellement de causes possibles et probables – intellectuelles, sociales, économiques et idéologiques – qui déterminent la spécialisation en médecine, que toute tentative d'en privilégier une ne peut que reposer sur des présuppositions métaphysiques relatives à la façon dont le monde fonctionne ». Renoncer à chercher un modèle explicatif général capable de rendre compte de tous les cas particuliers laisse la voie libre à une approche sociohistorique dont l'objectif est d'analyser la spécialisation médicale en termes de processus dont il s'agirait de reconstruire, pas à pas, la dynamique. Ce programme reste en grande partie à faire. L'ambition, ici, est seulement de clarifier certaines questions et de suggérer quelques pistes.

Délimitation de l'objet

Dans le sens commun d'aujourd'hui, la spécialisation semble avoir gagné l'ensemble de la médecine, au point où l'on en vient à considérer que la médecine dite encore générale met en jeu des compétences particulières et devrait être enseignée comme une spécialité. Cette vision va de pair avec l'idée d'un domaine de savoir et de pratiques, la médecine qui, du fait de la complexité croissante des connaissances et des techniques, a évolué en se divisant en un nombre sans cesse croissant de sous-domaines réduisant le champ de leurs compétences pour pouvoir les approfondir. Cette idée est source de confusion parce qu'elle présuppose implicitement l'existence première d'un domaine médical indivis, matrice de toutes les divisions ultérieures, découpant dans ce savoir général des savoirs spécialisés, aussi bien la médecine clinique que la chirurgie, l'hygiène et la physiologie que l'obstétrique, la pédiatrie, la cardiologie et toutes les spécialités cliniques. Or, cette présupposition n'est que la projection dans le passé de ce que nous considérons aujourd'hui faire partie de la médecine, elle ne correspond à aucune réalité historique, un exemple suffit pour le montrer : la distinction médecine chirurgie. Celle-ci ne constitue nullement une manifestation précoce de la spécialisation. En effet chirurgie et médecine entretiennent, pendant de nombreux siècles, les rapports d'extériorité d'un art mécanique et d'un art libéral, se développant chacune comme un domaine de pratique autonome. Autonomie qui tend à se réduire à partir du XVIIIe s. du fait de l'interpénétration croissante entre le métier de chirurgien et celui de médecin, pour se dissoudre à l'aube du XIXe s. avec la constitution d'une profession médico-chirurgicale unifiée. Cette réunion est la conséquence institutionnelle de la refonte du savoir sur la maladie au principe de la naissance de la médecine anatomoclinique. Mais la fusion réalisée au plan conceptuel n'entraîne pas celle des pratiques. Elle s'accompagne d'un partage de la pathologie en deux domaines qui, pour respecter les compétences techniques spécifiques aux deux anciens métiers, introduit dans le champ médical unifié une division. Les différences de modalité de traitement justifient la distinction des états pathologiques relevant de la thérapeutique médicale (la pathologie interne) de ceux qui sont du ressort de la chirurgie (la pathologie externe). Autrement dit, cette division, concrétisée par l'existence de chaires et de services hospitaliers de médecine et de chirurgie, n'est pas la conséquence d'une tendance à la spécialisation de la médecine clinique, mais la traduction institutionnelle des conditions historiques particulières ayant présidé à sa « naissance ». Toutefois, parce qu'elle structure d'emblée l'espace de la médecine clinique, cette division orientera le processus de spécialisation dans les deux voies de la création de spécialités médicales et chirurgicales.

Il convient, en outre, de faire la distinction entre deux modalités différentes de spécialisation. Celle qui correspond à la différenciation de domaines de connaissances construisant des objets de savoir irréductibles les uns aux autres et celle qui, au sein d'un même domaine, consiste à découper l'objet en partie.

C'est à la première modalité que renvoient les divisions qui s'établissent au début du XIXe s. entre la médecine clinique, l'hygiène publique, les sciences concourant à la connaissance du vivant humain (anatomie, physiologie) et celles qu'on désigne alors sous le nom de sciences accessoires (physique, chimie, botanique). Enseignées dans les Écoles de médecine, ces différentes disciplines ne sont pas considérées d'emblée comme des parties spécialisées de la médecine, mais (à l'exception des sciences accessoires) comme des branches de l'anthropologie physique. Toutefois, la position majoritaire et dominante qu'y occupent les médecins finira par conduire à un changement de perspectives, ces différentes branches de l'anthropologie devenant alors des divisions de la médecine, composantes d'un champ médical qui s'impose alors comme le domaine englobant toutes les formes légitimes de savoir et de pratiques relatives à la santé et la maladie. S'il y a, dans ce cas, spécialisation de la médecine, celle-ci correspond à l'intégration dans le champ médical de domaines relativement autonomes les uns des autres. Cette intégration en fait un univers social hétérogène, occupé en son centre par la clinique (médicale et chirurgicale), articulé via l'hygiène publique au champ politique et via les disciplines « fondamentales » aux différents champs scientifiques.

La seconde modalité de spécialisation joue sur les trois pôles qui structurent le champ médical, opérant sur chacun d'eux des découpages en « sous-domaines » spécialisés. Elle détermine ainsi l'émergence d'espaces spécialisés au sein de la clinique médicale et chirurgicale, de l'hygiène et des sciences biomédicales. Mais parce que ces trois pôles entretiennent des relations d'interdépendance, celles-ci tendent à peser sur le processus de spécialisation « interne » à chacun d'eux. Autrement dit, et comme on le verra plus avant, la création d'espaces spécialisés au niveau d'un des pôles n'obéit pas seulement à des déterminations intrinsèques, elle dépend aussi des relations que ce pôle entretient avec les deux autres.

Nous nous bornerons ici à proposer quelques repères pour l'analyse du processus de spécialisation de la médecine clinique.

Différentes formes de la spécialisation clinique

La spécialisation clinique revêt de très nombreux aspects. Elle se traduit par l'existence d'institutions spécialisées (hôpitaux, services, dispensaires), de revues, de sociétés savantes, de cursus d'enseignement, de chaires universitaires, d'associations professionnelles, de spécialistes libéraux « autoproclamés » ou bien « consacrés », c'est-à-dire titulaires d'un diplôme obtenu dans une spécialité officiellement reconnue par l'État. Au regard d'un processus pluriséculaire, l'apparition de spécialités cliniques bénéficiant d'une légitimité publique inscrite dans la loi est un fait social récent et qui ne concerne que certains pays (elle est postérieure en France à la Deuxième Guerre mondiale). Répondant à un souci de régulation des pratiques en médecine libérale, l'intervention des pouvoirs publics en matière de spécialisation médicale vient clore une période et, introduisant des règles du jeu officielles, en ouvre une nouvelle qui perdure jusqu'à aujourd'hui. On posera par définition que ces spécialités reconnues par l'État correspondent à la forme la plus achevée que prend le processus de spécialisation. Leur trait commun est de combiner les différents aspects que revêt la spécialisation clinique et, cela, avant même leur reconnaissance officielle. En effet, toutes étaient déjà organisées autour d'institutions spécialisées, de chaires universitaires, de revues et d'associations professionnelles et étaient exercées en pratique libérale par des spécialistes « autoproclamés ». On peut inférer de ce constat que l'officialisation d'une spécialité suppose, au titre de condition de possibilité, un certain niveau d'organisation préalable du domaine dont il convient alors d'analyser la genèse. Analyse dont la problématique générale consiste à étudier les conditions qui déterminent l'apparition et la combinaison sur un objet particulier de ces différentes formes de spécialisation. De là plusieurs problèmes à résoudre. Comprendre, d'une part, pourquoi il se crée, à un moment donné, une institution spécialisée ou une société savante, ou une chaire... Comprendre d'autre part pourquoi, sur le même objet, d'autres formes de spécialisation apparaissent, dans quel ordre et selon quelle chronologie. Mais cette problématique fait surgir d'autres questions dont les réponses éclairent l'analyse. L'apparition d'une forme de spécialisation, par exemple la création d'une institution spécialisée ou la formation d'une société savante, ne conduit pas mécaniquement à l'organisation ultérieure d'une spécialité. En comprendre les raisons permet de mettre en évidence les conditions requises pour que le processus de spécialisation se poursuive jusqu'à son terme.

Processus de spécialisation clinique dans la France de l'Ancien Régime

Dans la France de l'Ancien Régime, le processus de spécialisation revêt deux aspects. D'une part la construction d'hôpitaux spéciaux voués à la prise en charge de certaines catégories de malades (on ne tiendra pas compte ici des hôpitaux affectés aux militaires et aux marins). D'autre part l'introduction, au sein des facultés de médecine et des collèges de chirurgie, d'enseignements spécialisés.

Le plus ancien hôpital spécial, dit des Quinze-Vingts, est ouvert en 1226 à l'instigation de saint Louis, pour accueillir des pauvres aveugles. Il se veut une réponse charitable adaptée à une infirmité qui n'a pas sa place dans les hôpitaux de malades. Des préoccupations du même ordre conduisent en 1634 à la création d'un hôpital pour les malades incurables, « empêchés par leur état de gagner leur vie ou de mendier ». L'hôpital Saint-Louis (1607) et l'hôpital de la Reine (1652) obéissent, dans leur principe, à une autre logique, celle de la protection de la population contre les maladies épidémiques et contagieuses. Ils fonctionnent comme des structures d'enfermement temporaire.

Les premiers enseignements spécialisés en médecine et en chirurgie apparaissent au XVIIIe s. avec l'introduction de cours d'obstétrique aboutissant dans certaines villes (Strasbourg, Paris) à la mise en place de chaires. Cet enseignement (essentiellement théorique), ouvert également aux sages-femmes, répond à un enjeu social majeur. Il s'inscrit dans une stratégie de renforcement du pouvoir de l'État royal à travers la médicalisation d'une pratique jusque-là « profane », assurée au sein des collectivités sociales par des « matrones ». D'où la nécessité de former médecins et (surtout) chirurgiens à cette pratique qu'il faudra aussi fonder sur des bases théoriques pour la distinguer des pratiques profanes. D'où aussi la nécessité, car les médecins et les chirurgiens ne peuvent assurer qu'une faible partie des accouchements, de transformer les matrones en auxiliaires médicaux, en contrôlant leur travail et leur formation.

La création de deux autres chaires spécialisées au Collège de chirurgie de Paris, pour les *maladies des yeux* (1765) et les *maladies des os* (1790), relève de déterminants qui semblent avant tout liés au développement de techniques complexes exigeant l'acquisition de compétences spéciales (opération de la cataracte par extraction du cristallin, réduction des fractures, utilisation de dispositifs mécaniques à visée orthopédiques) et dont le domaine d'utilisation concerne d'importantes populations.

Plusieurs traits caractérisent le processus de spécialisation au cours de cette longue période qui précède « la naissance de la clinique ». D'une part, il se limite aux deux seuls aspects de la formation et de la spécialisation hospitalière (absence de revues et de sociétés savantes spécialisées). D'autre part, la correspondance entre les chaires et les hôpitaux spéciaux est soit absente (un enseignement d'obstétrique mais pas de maternités, des hôpitaux pour contagieux mais pas de chaire pour les maladies contagieuses), soit fortuite du fait de la très faible implication des médecins et des chirurgiens dans les hôpitaux (l'hôpital des Quinze-Vingts ne constitue pas un lieu de pratique pour la chirurgie de l'œil).

La Révolution française et la réorganisationdu champ médical : les nouvelles voies de la spécialisation

La période ouverte par la chute de l'Ancien Régime est un temps de transformations qui touchent solidairement le savoir, les institutions et l'organisation professionnelle de la médecine. L'extension des fonctions imparties à l'hôpital – qui devient le lieu privilégié de la production du savoir anatomoclinique et de la formation des médecins – et le système de concours réglant l'accès aux fonctions hospitalières en font l'institution dominante du champ médical. Dès lors, l'élite médicale s'identifie à ceux qui cumulent les postes de médecins hospitaliers et de professeurs, titulaires d'une chaire. Parallèlement l'organisation libérale de l'exercice de la profession va de pair avec la création d'un marché structuré par les luttes de concurrence entre les agents. Ces transformations engagent le processus de spécialisation sur de nouvelles voies.

Les nouvelles écoles de médecine, créées en 1795 pour remplacer les institutions de l'Ancien Régime, réalisent l'unification de la médecine et de la chirurgie. Réforme pédagogique majeure, l'enseignement ne sera pas seulement théorique, il comprendra une formation « au lit du malade », dispensée par des chaires de clinique médicale et chirurgicale établies dans des hôpitaux. Un terme est mis à l'amorce de spécialisation qui s'ébauchait dans les collèges de chirurgie sauf pour l'*obstétrique*, présente d'abord par une chaire « théorique » puis, à partir de 1822, par une chaire de clinique. Elle figurera pendant plus d'un demi-siècle comme la seule spécialité clinique reconnue par l'université. Toutefois, les nouveaux rapports entre l'hôpital et l'université vont favoriser l'établissement de liens entre la spécialisation hospitalière et celle de l'enseignement clinique. En effet, le XIXe s. voit se développer l'une et l'autre mais selon des chronologies différentes. La première commence très tôt, parce qu'elle est une conséquence directe de la réforme hospitalière et de la refonte du savoir clinique : dès les premières années du siècle, Paris se distingue, en Europe, par la diversité de ses établissements spécialisés. En revanche, il faut attendre 1877 et l'ouverture de la chaire des *maladies mentales* de la faculté de médecine de Paris, pour qu'à l'*obstétrique* soit adjoint un autre domaine de clinique spécialisée. Puis, signe manifeste qu'un changement s'opère, les créations de nouvelles chaires s'enchaînent : *maladies des enfants* (1878), *ophtalmologie* (1878), *maladies cutanées et syphilitiques* (1879), *maladies du système nerveux* (1882), *maladies des voies urinaires* (1890). L'établissement de toutes ces chaires dans des institutions spécialisées montre bien l'existence d'un lien entre les deux phénomènes, mais leur écart chronologique donne à penser qu'une simple relation de cause à effet ne suffit pas à rendre compte du processus social qui les voit s'articuler. D'autant que, au cours de la période qui précède la vague de création des chaires de clinique spéciale, d'autres formes de spécialisation prennent naissance dans le monde de la médecine libérale.

Déterminants de la spécialisation institutionnelle

Si chaque cas de spécialisation institutionnelle est le produit de déterminants qui lui sont spécifiques, il est toutefois possible de dégager plusieurs types de logique sociale à l'œuvre. La médicalisation des hôpitaux s'accompagne d'une réorganisation de l'espace, visant à mettre un terme à la promiscuité qui régnait dans les grands établissements. Un nouvel ordre s'installe, promu par le conseil général des hospices, qui sépare et regroupe, en faisant jouer simultanément plusieurs principes de classement, correspondant à autant de préoccupations sociales différentes.

Répondant à un souci de « santé publique », l'hôpital Saint-Louis est maintenu dans ses fonctions d'isolement et de traitement des maladies contagieuses. Un rôle lui est assigné dans le contrôle des teignes et surtout des gales qui sévissent à Paris. Recevant des malades présentant toutes sortes de lésions cutanées, il évolue en hôpital pour les maladies de la peau. La création d'un hôpital spécial voué à la prise en charge de la syphilis, par une décision politique de l'Assemblée constituante (1791), est une réponse de la solidarité nationale à la situation dramatique de nombreux indigents « vénériens » qui ne trouvent pas de lieux de soins gratuits. L'ouverture de l'hôpital des Enfants malades (1802) obéit à la fois à des considérations morales (protéger les enfants de la promiscuité avec des adultes corrompus par la débauche) et scientifiques (permettre à la médecine d'observer séparément les maladies des enfants). L'hospice de l'accouchement combine préoccupations philanthropiques (vis-à-vis de femmes indigentes, non mariées et qui pour la plupart vont abandonner leur enfant) et fonction de formation pour les élèves sages-femmes ; il est associé à un hospice d'allaitement, première pièce d'un dispositif public de protection de la petite enfance qui accueille les enfants abandonnés, avant que ceux-ci soient placés en nourrice.

La logique de classement qui préside au réaménagement des établissements de l'ancien hôpital général que sont La Salpêtrière et l'hôpital de Bicêtre conjugue, elle aussi, différentes préoccupations sociales. Vis-à-vis des vieillards indigents, malades ou valides, qui y trouveront un lieu où terminer leur vie. Vis-à-vis des aliénés dont le statut de malade vient d'être affirmé et que l'on regroupe dans des quartiers réservés au sein de ces deux mêmes hospices, en confiant à la médecine la tâche de résoudre les problèmes qu'ils posent à la société. Ici, la spécialisation institutionnelle est indissociable de l'objectif scientifique (élaborer une clinique des aliénations) et thérapeutique, en même temps qu'elle permet de contrôler des individus qui, privés de raison, ne sont pas responsables de leurs actes, mais qu'il faut, malgré tout, neutraliser.

Le regroupement au sein d'une structure d'une catégorie particulière de malades crée des conditions d'observation favorisant l'émergence d'un regard clinique intéressé à discriminer les éventuelles spécificités des pathologies propres à ces malades, en fonction d'un projet intellectuel. Ce projet peut faire partie des objectifs initiaux de l'institution spécialisée, comme dans le cas de l'hôpital des enfants malades ou des quartiers d'aliénés, ou apparaître ultérieurement. Ainsi, l'entreprise de classification des maladies de la peau entreprise par Alibert, médecin chef de l'hôpital Saint-Louis, naît de la conjugaison d'impératifs de police interne à l'établissement (isoler les différentes catégories de malades contagieux et mettre à part ceux qui ne le sont pas) et d'enjeux scientifiques relatifs au principe rationnel qui doit guider la classification. L'hôpital des vénériens devient le lieu où les descriptions cliniques de la syphilis vont se préciser (permettant de la distinguer des blennorragies) et finir par rendre compte de la redoutable complexité de son histoire naturelle et de la multiplicité des atteintes organiques dont elle est responsable. Parallèlement à cette politique de réorganisation du monde hospitalier, et sans liens directs avec elle, une autre forme de spécialisation institutionnelle se développe à partir de traitements exigeant la maîtrise d'un savoir-faire et d'une instrumentation particuliers. Ces structures spécialisées se construisent dans le secteur libéral ou au sein des hôpitaux, autour de la chirurgie de l'œil, des techniques de correction orthopédique et du traitement des lithiases urinaires. Plus généralement, la spécialisation tend à se développer en médecine libérale, dans un contexte où l'absence d'ajustement *a priori* de la production de médecins par l'université à l'état du marché que constitue la clientèle « payante » (dans une société très inégalitaire ignorant l'assurance maladie) engendre une situation de « pléthore médicale » chronique exacerbant la concurrence entre praticiens. L'autodésignation de soi comme spécialiste devient, dans ces conditions, l'une des stratégies possibles pour augmenter sa part de marché. En 1845, 12 % des médecins parisiens se réclament d'une et parfois plusieurs spécialités, et ce pourcentage ne cessera d'augmenter. Ce mouvement commence à s'organiser autour de revues, *L'Esculape* (1939), la *Revue des spécialités et des innovations médicales et chirurgicales* (1841), dont les responsables sont, pour la plupart, médecins dans les établissements spécialisés.

Formation des chaires de cliniques spéciales

Si des pressions s'exercent en faveur de la reconnaissance des spécialités, elles se heurtent à de fortes oppositions de la part de l'élite hospitalo-universitaire, au nom d'une conception généraliste du savoir accordant la primauté à l'acte diagnostique. Au regard de cet exercice de discrimination qui suppose l'acquisition de connaissances sur l'ensemble de la pathologie, la spécialisation est perçue comme une limitation dont les effets ne peuvent qu'être néfastes. Il faut attendre 1862 pour que la faculté de Paris, confrontée à une tendance qu'elle ne parvient pas à empêcher, se résolve à officialiser les enseignements délivrés par les médecins des hôpitaux et des services spécialisés. Les dernières réticences à la création de chaires de cliniques spéciales tombent aux lendemains de la guerre de 1870, alors que s'accrédite l'idée du retard pris par l'organisation de la « science française » qui, contrairement à la Prusse, n'a pas su s'adapter au processus de spécialisation des connaissances.

L'analyse de la formation de ces premières chaires montre que la spécialisation emprunte des voies différentes pour la chirurgie et la médecine. Prenant appui sur des services hospitaliers spécialisés, la création des spécialités chirurgicales, *ophtalmologie* et *maladies des voies urinaires*, a pour moteur la spécialisation thérapeutique et suit une logique de découpage d'objet par localisation anatomique. Cette tendance à la spécialisation thérapeutique se renforce parce que l'accélération des innovations dans les techniques opératoires, consécutive à la maîtrise croissante de l'anesthésie et surtout à l'introduction de l'antisepsie et de l'asepsie (dans le courant des années 1870), élargit considérablement l'univers des interventions possibles. Elle se concrétise par la spécialisation de certains services (ou se greffe sur des établissements déjà spécialisés, comme les hôpitaux d'enfants), puis par la création de nouvelles chaires spécialisées : chaire de *clinique gynécologique* (1901, localisée à l'hôpital pour femmes Broca), de *clinique chirurgicale des maladies des enfants* (1901, hôpital des Enfants malades), vouée pour l'essentiel à la chirurgie orthopédique (elle se transformera en 1920 en chaire de *clinique infantile et orthopédique*), puis chaire de *clinique* ORL (1919, hôpital Lariboisière).

Si la spécialisation de la clinique médicale doit peu aux questions thérapeutiques, en revanche elle se développe très souvent sur des terrains construits par la médecine sociale. L'ouverture d'une chaire des *maladies mentales* marque la reconnaissance de la spécificité d'un corpus clinique dont la construction est intimement liée à la mise en œuvre d'une politique de la folie fondée sur l'enfermement asilaire, que les médecins ont largement contribué à élaborer. De même, la *clinique des maladies des enfants* vient au terme d'une longue évolution, commencée avec la création de l'hôpital des Enfants malades et poursuivie par le développement d'un dispositif institutionnel différencié liant les hôpitaux pédiatriques aux maternités, aux structures hospitalières pour la « petite enfance » et à un réseau d'établissements assurant le suivi de leur prise en charge après l'hospitalisation (centres de cure héliomarine, hôpitaux pour convalescents). Sa création s'inscrit dans une politique de protection de l'enfance qui prendra toute son ampleur sous la IIIe République. Ces liens étroits entre la pédiatrie et l'hygiène sociale vont se traduire ensuite par la constitution d'un sous-domaine spécialisé, lui, dans les problèmes de la petite enfance, dont la chaire d'*hygiène et de clinique de la petite enfance* (1914) marquera la reconnaissance universitaire. La chaire des *maladies cutanées et syphilitiques*, créée pour Alfred Fournier, apparaît comme la consécration du travail d'un clinicien hospitalier, spécialiste de la syphilis, engagé dans l'organisation de la lutte sociale contre ce fléau. Si l'objet qu'elle découpe est hétérogène (une « grande » maladie contagieuse caractérisée cliniquement par des atteintes lésionnelles multiples et les maladies cutanées), c'est parce qu'il est le produit d'un compromis nécessaire pour vaincre les réticences de professeurs de la faculté, hostiles à l'idée de créer une chaire pour un domaine limité à une seule maladie. D'où l'adjonction des maladies de la peau qui faisaient déjà l'objet d'un enseignement, et le choix de l'hôpital Saint-Louis pour sa localisation. La décision de transformer, en 1918, la deuxième chaire théorique de *pathologie interne* en chaire de *clinique des maladies contagieuses ou infectieuses* est l'aboutissement d'un processus initié par la constitution de la bactériologie. Le développement de ce nouveau domaine de connaissances entraîne une recomposition du savoir médical, dont une refonte globale de la classification des maladies. La catégorie des maladies infectieuses et contagieuses est construite à partir de cette refonte, sur la base d'une combinaison entre deux logiques. L'étiologie microbienne lui donne son unité, l'organisation de la lutte contre les fléaux circonscrit ses contours en soustrayant de son domaine la tuberculose et la syphilis. Alors qu'émerge cette catégorie, l'idée de soustraire les malades « infectés » à leur environnement, de les isoler pour protéger leur entourage, est concrétisée en 1905 par l'ouverture d'un établissement spécial où ils seront regroupés, l'hôpital Claude Bernard. Très rapidement, cet hôpital devient le lieu privilégié pour l'étude clinique des maladies infectieuses, d'où l'idée d'en faire aussi un lieu pédagogique où les étudiants pourront se familiariser avec cette branche, si essentielle, de la pathologie, qui conduira à la création de la chaire. La mise en œuvre, au lendemain de la Première Guerre mondiale, d'une politique de lutte contre la tuberculose combinant le développement d'un réseau de dispensaires et de sanatoriums avec la construction de services hospitaliers pour les tuberculeux débouchera à son tour sur la fondation, en 1928, d'une chaire de *clinique de la tuberculose*.

La construction d'une clinique spécialisée dans les *maladies du système nerveux* obéit à un autre type de logique. Ici, c'est le projet intellectuel qui, au départ, est déterminant : investir un domaine de la pathologie où la démarche anatomoclinique se heurte à la difficulté d'objectiver les lésions. Ce projet prend consistance dans la seconde moitié du XIXe s., grâce à l'introduction d'un certain nombre de nouvelles techniques permettant et d'explorer plus finement la sensibilité et la motricité, et de poser les bases d'une anatomopathologie du système nerveux. Chef de service à La Salpêtrière (à partir de 1866), professeur d'anatomie pathologique (1873), J.-M. Charcot est le chef de file et le principal théoricien de cette nouvelle clinique et deviendra le premier titulaire de la chaire. Mais la constitution de la neurologie pose très tôt le problème de ses relations avec la psychiatrie que Charcot cherche à contrôler au niveau universitaire, pour, à terme, l'annexer. Jouant sur la marginalité des médecins aliénistes, étrangers au monde hospitalo-universitaire, il parvient à faire nommer comme premier titulaire de la chaire de *clinique des maladies mentales* un anatomopathologiste, première étape d'une stratégie que ses successeurs poursuivront avec succès. Prenant la neurologie pour modèle de référence, la psychiatrie universitaire se construira comme une « neuropsychiatrie ». D'où une division du domaine clinique des maladies mentales en deux pôles institutionnels, l'un dominant les structures officielles d'enseignement, mais sans malades ou presque, l'autre, dominé et restant en charge de l'écrasante majorité des patients. Ce n'est qu'en 1968, et au terme d'un long conflit, que la psychiatrie universitaire parviendra à s'autonomiser de la tutelle des neurologues.

La levée des résistances de l'élite hospitalo-universitaire à la création des chaires de cliniques spécialisées marque donc un tournant, rien n'arrêtera plus l'approfondissement d'un processus de spécialisation qui s'alimentera en partie de ses propres effets. L'autonomisation successive de branches spécialisées fait évoluer la conception même de la clinique générale. À mesure que celle-ci se voit soustraire une part de plus en plus importante de la pathologie, elle perd sa cohérence épistémologique et tend à être redéfinie comme un domaine par défaut, matrice de futurs territoires spécialisés. D'où le renversement de la hiérarchie symbolique au profit des spécialités et, finalement, la disparition des chaires de clinique médicale générale. D'où aussi et enfin, la mise en œuvre de mesures de régulation de la spécialisation en pratique libérale (en France par l'intervention de l'État) qui feront en sorte tout à la fois de préciser les contours des spécialités officiellement reconnues et de définir les conditions d'obtention d'un titre de spécialiste.

► ACKERKNECHT E. H., *La Médecine hospitalière à Paris (1794-1848)*, Paris, Payot, 1986. – CONTREPOIS A., *L'Invention des maladies infectieuses*, Paris, Édition des archives contemporaines, 2001. – COOTER R., « The politics of a spatial innovation : Fracture clinics in inter-war Britain », *in* J. V. Pickstone, *Medical innovation in historical perspective*, Macmillan, Londres, 1992, p. 146-164. – HOFOS D., « Health professions : The origin of species », *Social sciences & medicine*, 22, 1986, p. 201-209. – HUARD P., « L'enseignement médico-chirurgical », *in* R. Taton, *Enseignement et diffusion des sciences en France au XVIIIe siècle*, Paris, Herman, 1986, p. 171-236. – ROSEN G., *The specialization of medicine*, New York, Froben Press, 1944. – WEISZ G., « Mapping specialization in Paris in the Nineteenth and Twentieth centuries », *Social history of medicine*, 7, 1994, p. 177-211.

Patrice PINELL

→ Clinique ; Obstétrique ; Pédiatrie ; Sociologie.

SPIRITUALISME

Le spiritualisme a davantage servi de repoussoir que d'inspiration aux sciences médicales. Le sens de cette étiquette, surtout française, est déterminé avec la précision qu'on donne à ce en quoi on refuse viscéralement de se reconnaître. Pour brouiller encore l'idée de cette position, ajoutons qu'elle date du XIXe s. et ne lui a guère survécu, sinon chez Henri Bergson (1859-1941) et quelques épigones mineurs pour l'histoire de la pensée médicale. Le spiritualisme, qui se définissait volontiers l'ennemi du positivisme qui a accompagné la révolution de la médecine, semble avoir laissé plus qu'une place vide, une véritable empreinte des traits typiques de « l'ennemi » ; à tel point qu'aujourd'hui encore, on est tenté de faire jouer le rôle qu'il a tenu autrefois à toute position qui s'écarte des consensus définissant le matérialisme. Mais pour éviter le biais imposé à notre vision de l'organisme et de l'esprit humain par une prise de position plus affective que raisonnée, il importe de définir exactement ce que fut le spiritualisme pour la médecine et ce que fut la médecine pour le spiritualisme.

Un courant philosophique en France

Maine de Biran. – On tient habituellement Marie François Pierre Gontier de Biran, dit Maine de Biran (1766-1824), pour le fondateur du « spiritualisme ». Mais c'est une erreur de croire que, pour cette raison, il ne se préoccupa guère de physiologie. Dans son rapport sur *La Philosophie en France au XIXe siècle* (1867), Ravaisson (1813-1900) soulignait que les faits physiologiques n'intéressèrent Biran « que pour marquer les différences par lesquelles s'en distinguent ceux qui sont l'objet de la psychologie » (chap. XXIII), qu'on confond alors avec la métaphysique. C'est déjà une preuve d'intérêt. Outre cela, force est de constater que Maine de Biran ne s'en est pas tenu à des connaissances de seconde main, à un intérêt lointain et à des idées sommaires. Son père était médecin ; il fut lui-même lecteur attentif et enthousiaste de ses contemporains, Cabanis (1757-1808) et surtout Bichat (1771-1802), mais aussi des vitalistes du siècle des Lumières, en particulier de leur précurseur, Stahl (1660-1734), et des médecins de l'École de Montpellier. On pourrait sourire de ces références qui appartiennent à la préhistoire de la médecine expérimentale et scientifique. Mais une remarque élémentaire s'impose : on situe immanquablement la préhistoire d'une science avant les travaux avec lesquels on décide de faire commencer son histoire. Il demeure qu'à lire un Stahl, un Charles Bonnet (1720-1793) ou même le Bichat des *Recherches physiologiques*, on comprend que le philosophe épris de la question de l'esprit puisse encore s'enthousiasmer, en comparaison des *Leçons* de C. Bernard. Dans cette voie, Maine de Biran fonda en 1806 une Société médicale de Bergerac qui fit long feu, devant laquelle il présenta plusieurs mémoires. Biran soulignait qu'aucune connaissance de l'homme n'était possible indépendamment de ce qu'en apprend la médecine, et en appelait à la collaboration du médecin et du philosophe.

Dans ses œuvres, il se sert des travaux de Bichat pour échafauder une véritable hypothèse ontogénétique, à la fois physiologique et psychologique, sur le surgissement de la conscience, lié selon lui à l'effort musculaire volontaire : il se sert à ce propos de la distinction des muscles lisses et des muscles striés. Il nourrit également le rêve d'une sorte de thérapeutique psychophysiologique, dans laquelle on reconnaîtrait aujourd'hui un projet de médecine psychosomatique ; à cet effet, il note consciencieusement dans son journal, jour après jour, les corrélations des variations climatiques, des aléas organiques de sa santé et des évolutions de son humeur. Le but est d'éradiquer les sources d'un mal-être à la fois organique et psychique qui ne l'a jamais quitté. Il fait également valoir l'irréductibilité du point de vue subjectif, non pas en vertu de quelque présupposé inspiré par une éducation religieuse, mais plutôt au terme d'une découverte qu'il qualifie de révolution de sa pensée, d'abord influencée par le matérialisme de l'Idéologie, École fondée par Cabanis et Destutt de Tracy (1754-1836).

Même après la série des « conversions » qui le menèrent jusqu'au catholicisme traditionnel, Biran continua de suivre de près les progrès des sciences médicales. Une lecture assez rapide des aliénistes, Pinel (1745-1826) en particulier, le convainc du bien-fondé du « traitement moral » de l'aliénation, et le conduit à penser que les pathologies mentales ne touchent pas exclusivement l'une ou l'autre des « facultés » de l'esprit, mais atteignent l'esprit tout entier dans chacune de ses activités. La réfutation développée qu'il donne de la phrénologie de Gall (1758-1828) préfigure la position spiritualiste sur la question du cerveau, avec ses forces dans les principes et ses faiblesses dans l'examen des faits.

Ravaisson. – L'héritage de Maine de Biran s'est partagé entre deux penseurs rivaux, Victor Cousin (1792-1867) et Félix Ravaisson. L'opposition portait notamment sur l'importance accordée par chacun de ces auteurs à la médecine et aux sciences du vivant. Alors que le premier s'est surtout préoccupé de spéculations d'inspiration néoplatoniciennes, le second s'est en outre attaché, dès son enfance, dit-on, à la lecture de médecins vitalistes, en particulier de Stahl et de son École. La thèse de Ravaisson (*De l'habitude*, 1838) étonna par sa brièveté et par l'éclectisme de ses références. Un bon tiers renvoie à des travaux de médecins, surtout animistes ou vitalistes tels Stahl, Barthez (1734-1806) ou Bonnet, et même le médecin et alchimiste Jan Baptist Van Helmont (1577-1644) : ces références brillent surtout par leur archaïsme délibéré aux temps des Broussais (1772-1838) et des Magendie (1783-1855). Certes, un disciple de V. Cousin, Paul Janet (1823-1899), qu'il ne faut pas confondre avec le médecin et psychologue Pierre Janet (1859-1947), fut l'auteur d'un remarqué *Le Cerveau et la Pensée* (1867), bien renseigné des faits et des savants, mais dans lequel l'auteur ne cherche qu'à confirmer la possibilité de ses opinions spiritualistes et, en quelque sorte, le droit pour le philosophe d'ignorer les recherches sur l'organe de la pensée.

Ravaisson a suivi tout au long du siècle l'évolution de la physiologie, qu'il résume à sa manière dans son rapport sur *La Philosophie en France au XIXe s.*, dont il consacre un tiers des chapitre aux travaux scientifiques. Ce rapport, commandé par le ministre de l'Instruction publique V. Duruy (1811-1894) en vue de l'Exposition universelle de 1867, fait pendant au *Rapport* de C. Bernard (1813-1878), intitulé ensuite *De la physiologie générale*. Ravaisson y défend une conception spiritualiste et vitaliste des recherches et de la méthodologie de C. Bernard. Soulignons d'abord que le philosophe ne conteste nullement le déterminisme du physiologiste, qui lui semble une conséquence du principe de raison formulé par Leibniz. Il voit dans la découverte du « milieu intérieur » une détermination plus précise du « principe vital » de l'École de Montpellier, et souligne le rôle dévolu par C. Bernard à « l'idée organique » d'après laquelle seul est intelligible l'ordre physiologique. Se posant en prophète, Ravaisson soutient que C. Bernard ne pouvait manquer d'en venir à attribuer à l'esprit le pouvoir qui maintient l'unité et l'identité de l'organisme ; dans *De l'habitude*, il avait déjà pris fait et cause pour la conception de la maladie comme « idée morbide » (Van Helmont), au moment même où triomphait l'explication histologique par les lésions.

Quelques pages du *Rapport*, assez érudites mais peu problématisées, sont consacrées à la physiologie du système nerveux et soulignent l'importance de l'enjeu du réflexe, sur lequel sont revenus G. Canguilhem (1904-1995) dans *La Formation du concept de réflexe aux XVIe et XVIIe siècles* (1955), et Marcel Gauchet dans *L'Inconscient cérébral* (1992). Pour le spiritualisme, la question est une occasion de débat, puisque par « mouvement réflexe », on entend de manière équivoque, note Canguilhem dans « Le concept de réflexe au XIXe siècle », un « mouvement déterminé par la moelle épinière » et un « mouvement involontaire provoqué par une impression sensitive antécédente non perçue ». S'appuyant, contre la thèse de Johannes Müller (1801-1858), sur celle de Marshall Hall (1790-1857), selon laquelle la fonction réflexe est établie et exercée, dans tous les cas, indépendamment de toute relation au cerveau, Ravaisson souligne « l'intelligence » déjà à l'œuvre dans les mouvements élémentaires. Il s'agit déjà, selon lui, d'une marque de l'esprit. Quant à la psychopathologie, Ravaisson préfère discuter de l'ouvrage d'un philosophe, traducteur de Stahl, A. Lemoine (1824-1874), *L'Aliéné devant la philosophie, la morale et la société* (1862), plutôt que de l'ouvrage de référence d'Esquirol (1772-1840), *Des maladies mentales* (1838).

Bergson. – Bergson se souviendra des thèses du *Rapport* de Ravaisson, qu'il considère comme l'un de ses maîtres. Le dernier des spiritualistes est celui qui s'est le plus avancé en direction des sciences expérimentales. Il est vrai que l'auteur de *L'Évolution créatrice* (1907), inspiré par les spéculations de Weissmann (1834-1914) et De Vries (1848-1935), n'a, pas plus que ses contemporains, abordé la question génétique sous l'angle médical. Mais *Matière et mémoire* (1896) et *L'Énergie spirituelle* (1919) développent une thèse originale sur les pathologies cérébrales et mentales, qui influença certains neurologues, comme Pierre Marie (1853-1940), Raoul Mourgue et Constantin von Monakow (1853-1930), et certains psychiatres comme Pierre Janet et Eugène Minkowski (1885-1972).

Pas plus que Maine de Biran ou Ravaisson, Bergson ne remet en question le déterminisme organique ou l'origine neurologique de certaines pathologies à sémiologie mentale ; il n'en fait pas non plus prétexte pour affirmer la thèse que l'esprit ne pourrait jamais être malade. La conception de l'aphasie qu'il développe dans les chapitres II et III de *Matière et mémoire* s'appuie sur l'idée suivante : seuls les mécanismes de rappel ou d'articulation des mots sont situés dans le cerveau, les mots eux-mêmes étant conservés dans l'esprit, inconscients jusqu'à leur évocation. Une lésion cérébrale des aires de Broca ou de Wernicke n'atteint donc pas le souvenir même comme représentation, dont il est incompréhensible de penser qu'il puisse se situer dans un lieu, mais les dispositifs cérébraux qui permettent de le rendre présent et actif sous la forme d'une image quasiment perçue. Généralisant cette thèse à tous les souvenirs-images en général, Bergson identifie esprit et mémoire, affirme la survivance spirituelle inconsciente de tout événement vécu, et esquisse une théorie de l'équilibre mental qu'il reprendra dans *L'Énergie spirituelle*. Selon cette théorie, l'équilibre psychologique est fonction d'une « tension » de l'esprit entre deux « plans », appelés plan du rêve et plan de l'action. Le premier représente l'état de l'esprit déconnecté de la réalité, perdu dans ses souvenirs et ses rêveries, le second, l'état de l'esprit attentif à ce qu'il perçoit. Deux grands types de pathologie mentale sont possibles, par une trop grande proximité de la conscience avec le premier plan (délire, fuite des idées par exemple), ou avec le second (activité machinale ou automatique). À cela, s'ajoute l'idée que la tension de l'esprit est plus ou moins importante, et qu'il y a des équilibres mentaux médiocres – peu de tension entre les deux plans, la conscience oscille avec peu d'amplitude de l'un à l'autre – et des équilibres mentaux supérieurs – très grande tension, oscillation ample caractéristique d'un esprit visionnaire, imaginatif et actif. Ces descriptions relativement métaphoriques n'ont pas pour vocation d'établir des principes précis et définitifs de nosologie, mais simplement d'esquisser une direction dans laquelle la psychopathologie puisse s'engager.

Bergson ne se prononce donc ni pour l'organogenèse, ni pour la psychogenèse des pathologies mentales, mais pour une théorie mixte, selon laquelle le déséquilibre psychologique est l'envers d'un déséquilibre organique, c'est-à-dire l'effet de la disproportion des « forces » mentales et cérébrales. La défaillance de l'un fait en quelque sorte s'effondrer l'autre. Contrairement à une idée reçue, cette théorie n'est pas à l'origine du concept de « psychasthénie », que Janet forgea avant la publication de *Matière et mémoire* ; elle relève seulement de la même inspiration, et a contribué à son évolution. Chez Minkowski, la définition de la santé mentale comme « équilibre-déséquilibre » s'oppose aux théories de Bergson et de Janet en les amendant plutôt qu'en les contredisant.

Une source d'inspiration limitée

C. Bernard. – Si Claude Bernard s'est défendu à de multiples reprises d'être positiviste, mais moins souvent d'être spiritualiste, ce n'est certes pas parce qu'il l'était, mais parce que les milieux médicaux étaient facilement acquis aux thèses du positivisme, alors que les thèses spiritualistes faisaient peu d'émules, en physiologie du moins. C. Bernard se tenait aussi éloigné de l'un que de l'autre, par défiance à l'égard du caractère trop définitif des théories « métaphysiques ». Beaucoup l'ont dit, à commencer par lui-même : C. Bernard est l'esprit de souplesse même, prompt à changer une théorie qui a trop servi comme on change un scalpel émoussé.

La querelle du « vitalisme » de C. Bernard, évoquée plus haut, repose sur une singulière inversion qui caractérise le XIXᵉ s. Alors qu'au siècle des Lumières, vitalisme et matérialisme faisaient bon marché, parce que toute spécificité de la pensée se voyait ainsi dissoute dans la force générale de la vie organique, au tournant du siècle, le vitalisme s'était rapproché des positions antimatérialistes. Un Ravaisson pouvait ainsi faire, à l'inverse, de la pensée même le principe explicatif de la « force vitale ». De la sorte, le vitalisme devenait le cheval de bataille des spiritualistes et, d'autre part, la bête noire des physiologistes qui se réclamaient du matérialisme. La présentation que Charles Daremberg donne en 1870 des idées de Stahl souligne d'emblée le fait qu'au XIXᵉ s., les philosophes se les sont appropriés. Par « philosophes », il faut entendre ici les spiritualistes, qu'il oppose explicitement au matérialisme. Ce chapitre témoigne du contexte dans lequel a jailli la controverse sur l'*Introduction à l'étude de la médecine expérimentale*. Si C. Bernard ne ressentit pas le besoin d'y prendre part lui-même, c'est sans doute qu'il jugeait la question de peu d'importance.

Pasteur (1822-1895). – Il est étonnant de constater que, dans le pays du spiritualisme, la seconde grande figure des sciences médicales au XIXe s., Louis Pasteur, fut aussi convaincu que discret. « L'esprit mène le monde et le monde n'en sait rien », écrit le chimiste que les médecins regardaient de haut. F. Dagognet a montré avec précision le rôle des convictions vitalistes et spiritualistes de Pasteur sur ses premières découvertes. Le spiritualisme joua un rôle heuristique, mais Pasteur, sans s'en cacher n'en fit pas profession.

Un débat dépassé ?

Contrairement à une idée répandue, le « spiritualisme » ne se préoccupa pas exclusivement de l'esprit, mais principalement de la relation entre l'esprit et le corps. Le projet spiritualiste ne peut donc se développer dans l'ignorance des sciences physiologiques, en particulier de la neurophysiologie. D'un autre côté, un Biran s'est intéressé de près à la cœnesthésie, à son régime normal et pathologique ; il a montré le rôle de la proprioception dans la construction de la conscience de soi. La question du corps ne saurait être envisagée indépendamment du problème de la relation entre ses deux manières de se présenter à nous, « de l'intérieur » et « de l'extérieur ». Cette question est encore déterminante pour la sémiologie clinique, que l'analyse biologique et les techniques d'imagerie ne sauraient tout à fait remplacer.

Il est vrai que certains spiritualistes, comme Paul Janet, sont venus vers la physiologie avec certaines idées préconçues et la préoccupation secrète de prouver l'immortalité de l'âme. Mais on ne peut le dire de Maine de Biran et de Bergson, qui furent d'abord convaincus que l'âme périt avec le corps. Maine de Biran cherchait dans la médecine de Cabanis et de Bichat des explications à tous les phénomènes humains, y compris mentaux, mais, déçu par les résultats, il fut conduit à dépasser le point de vue objectif par son insuffisance. Quant à Bergson, la philosophie qu'il a proposée s'est éloignée des positions traditionnellement spéculatives du spiritualisme, justement parce qu'il l'a moulée sur les faits qu'il tire principalement des pathologies de la mémoire. On peut donc distinguer deux types de spiritualisme, toujours représentés aujourd'hui : le premier a des visées apologétiques et ne se place pas réellement sur le terrain scientifique ; le second, qui n'en porte le nom que pour ceux qui cherchent à le discréditer, se borne à reconnaître la spécificité du mental.

« Positivisme » et « spiritualisme » se sont constitués ensemble au XIXe s., et par opposition l'un à l'autre. Ce sont les figures récurrentes et changeantes d'un débat qui avait existé auparavant et existe encore aujourd'hui. On ne confond pas positivisme et matérialisme : le fondateur du positivisme, Auguste Comte, s'était énergiquement opposé au matérialisme. Mais on identifie volontiers le spiritualisme au dualisme, parce qu'on lui prête la thèse d'un déterminisme de l'esprit. Le corps serait soumis à d'autres forces, dont les effets apparaîtraient mystérieusement dans l'organisme : en ce sens, il est vrai que des héritiers du spiritualisme étayent aujourd'hui volontiers leurs thèses sur les guérisons miraculeuses ou inexpliquées ou sur les phénomènes psychosomatiques. Il en découle un usage abusif et infamant du terme. En outre, on appelle spiritualiste toute thèse appuyée sur des positions de principes exactement inverses des positions de principe du matérialisme qui motivent la plupart des découvertes dans le domaine médical. Le spiritualisme suppose précisément qu'on ne viendra à bout de l'explication des phénomènes humains, notamment pathologique, simplement à partir de ce qui est objectivement observable. En ce sens, est qualifiée de spiritualiste toute position qui s'oppose, ou semble s'opposer au progrès des sciences. Il est vrai que les idées du spiritualisme ont fait opposition au progrès des sciences médicales lorsqu'elles ont été dressées en bannière ; mais elles y ont contribué lorsqu'elles ont seulement motivé et orienté les recherches des esprits tournés vers les sciences expérimentales. L'important, ce n'est pas la conviction, matérialiste ou spiritualiste, c'est la découverte.

► AZOUVI F., *Maine de Biran, La science de l'homme*, Paris, Vrin, 1995. – BERGSON H., *Œuvres*, Paris, PUF, 5e éd., 1991. – BERNARD C., *Introduction à l'étude de la médecine expérimentale*, 1865, Paris, Flammarion « Champs », rééd. 1966 ; *De la physiologie générale*, Paris, Hachette, rééd. 1872. – CAZENEUVE J., *La Philosophie médicale de Ravaisson*, PUF, Paris, 1958. – DAGOGNET F., *Méthodes et doctrine dans l'œuvre de Pasteur*, Paris, PUF « Galien », 1967. – JANET P., *Les Obsessions et la Psychasthénie*, t. I, Paris, Alcan, 1903. – LENOIR R., « Claude Bernard et l'Esprit expérimental », *Revue philosophique*, 1919, t. LXXXVII, p. 72-101. – MAINE DE BIRAN M. F. P., *Discours à la Société médicale de Bergerac*, *Œuvres complètes*, t. V, Paris, Vrin, 1984. – MOURGUE R., « Le point de vue neurobiologique dans l'œuvre de M. Bergson et les données actuelles de la science », *Revue de métaphysique et de morale*, 1920, p. 27-70. – RAVAISSON F., *La Philosophie en France au XIXe s.*, Paris, Imprimerie impériale, 1868.

Maël LEMOINE

→ Conscience ; Réflexe ; Vitalisme.

SPORT

La médecine du sport est une spécialité médicale reconnue en France et dans divers pays industriels où le sport a acquis un rôle important. La formation de la spécialité a été lente et a suivi un cours original. Ne correspondant pas à une pathologie ou à un organe (bien que l'appareil locomoteur soit au centre de nombreuses questions traitées), elle se forme en fonction de l'existence d'un public « socialement » construit, tout comme la médecine scolaire ou la médecine du travail. Longtemps inscrite dans la médecine sociale, marquée par les thèmes de l'hygiène, la spécialité s'est individualisée à mesure que l'institution sportive gagnait en autonomie. Quelques-unes de ses pratiques ont donné lieu à controverses, par exemple à propos de l'attitude à tenir face au « forçage » de l'organisme de l'athlète, ou sur la question du dopage. Les conditions statutaires d'exercice, peu favorables, ont limité le développement de ce corps de spécialistes.

L'exercice corporel, moyen naturel de la médecine hygiéniste (1780-1880)

L'émergence d'une médecine du sport s'inscrit dans les relations que l'institution médicale entretient avec la question de l'activité physique, dont les formes organisées se renouvellent au XIXe et au XXe s. La médecine hygiénique avait recommandé la pratique d'un exercice modéré depuis l'Antiquité, mais les pratiques d'exercice corporel changent à la fin du XVIIIe s. avec l'apparition des gymnastiques dans plusieurs pays Européens, et de nouveau à la fin du XIXe s. avec la diffusion des sports compétitifs issus d'Angleterre. Les médecins doivent réajuster la doctrine en fonction de ces mutations.

Durant le XIXe s. s'engage un rapprochement entre thérapeutes et gymnastes qui aboutit à une nette implication des premiers dans l'élaboration de méthodes d'exercice et dans les affaires des seconds. La familiarité des médecins avec les pratiques d'exercice à la fin du siècle leur permet de s'impliquer dans les débats sur les usages des pratiques sportives nouvelles et de formuler des « conseils » en termes de modération ou de choix de répertoires d'exercices. Ils occupent, dans le champ des activités physiques et des sports à peine esquissé vers 1900, une position de « scientifiques », détenteurs de principes savants qui peuvent rendre compte des pratiques des gymnastes et des sportifs, mais aussi de celles des enseignants de gymnastique et des entraîneurs. Des avancées dans l'analyse mécanique du mouvement (notamment avec les travaux d'Étienne-Jules Marey et de Georges Demenÿ), dans la compréhension des processus physiologiques impliqués par le travail musculaire et la fatigue, alimentent une première forme de discours médical sur l'exercice physique, dont le représentant le plus remarquable est Ferdinand Lagrange (1845-1909) auteur d'une *Physiologie des exercices du corps* en 1888.

Médecine de l'éducation physique et des sports (1880-1950)

La diffusion des pratiques sportives compétitives, d'abord lente, puis plus rapide au début du XXe s., s'opère selon des logiques qui échappent au pouvoir du corps médical. Le ressort profond du sport compétitif, c'est-à-dire le désir de vaincre, conduit des pratiquants vers des formes de dépense énergétique extrême, touchant à l'épuisement, et vers des interactions physiques « rudes », confinant à la violence. Le corps médical, déjà mobilisé sur la question de l'exercice gymnastique, perçoit dans un premier temps ces pratiques sportives comme une dérive condamnable. Un débat sur l'effort et la fatigue est ouvert à l'Académie de médecine en 1893 : des médecins s'inquiètent de ce que des élèves, tenus d'effectuer une gymnastique « rationnelle » sous les ordres d'un enseignant, préfèrent pratiquer des sports au sein d'associations sportives qu'ils administrent eux-mêmes, sans contrôle des adultes. Pierre de Coubertin doit essuyer les premières critiques de membres de la faculté lors d'un Congrès de la Société pour l'Avancement des Sciences en 1894. Une tension durable s'installe entre médecins hygiénistes et pratiquants sportifs pris par la passion de l'exploit.

S'ébauche alors un programme pour « une médecine de l'éducation physique et du sport » avec plusieurs objectifs : 1 / le contrôle de l'éducation physique scolaire et militaire, des conditions matérielles de sa réalisation, de la qualité de la formation des enseignants ; l'objectif est formalisé vers 1900 : il conduit à la création d'Instituts régionaux d'éducation physique (formation d'enseignants qualifiés après le baccalauréat) rattachés aux facultés de médecine, à partir de 1927, et à la mise en place d'une inspection médicale des écoles jugeant la qualité des pratiques des enseignants d'éducation physique ; 2 / l'examen clinique préalable des pratiquants de gymnastique ou de sport pour évaluer leur aptitude à l'effort ; 3 / la définition de certaines applications thérapeutiques de l'exercice, y compris la kinésithérapie en cours de formation à la fin du XIXe s. ; 4 / la recherche médicale sur l'homme sain soumis à l'exercice et sur les traumatismes induits par les pratiques physiques.

Une Société de Médecine de l'Éducation physique et de Sport est fondée à Paris en 1921, et publie un bulletin. Elle est placée sous l'autorité d'un professeur de physiologie à la faculté de médecine de Paris, membre de l'Académie, Jean-Paul Langlois (1862-1923). Une société équivalente est fondée en Allemagne en 1924. D'autres pays suivent. Une Association internationale médico-sportive est constituée en 1928 lors des Jeux olympiques d'Amsterdam (dénommée Fédération internationale de médecine sportive en 1934).

Les médecins à l'origine de la société savante française sont des « sportifs » et sont des élèves de professeurs hygiénistes. Ils militent pour la pratique des exercices physiques depuis la Première Guerre mondiale. Quelques-uns ont participé à un Comité national de l'éducation physique et sportive, pour l'hygiène sociale et la rénovation de la race (1918) qui a tenté de susciter une mobilisation sociale autour de l'éducation physique de la jeune génération, dans une optique eugéniste et hygiéniste. Indirectement, ce comité provoque la création du ministère de l'Hygiène, de l'Assistance et de la Prévoyance sociale en 1920, et du Haut-Commissariat d'État à l'éducation physique. D'autres sont à l'origine de cours de physiologie appliquée à l'éducation physique dans des facultés de médecine (Paris, Lyon, Lille) à partir de 1918. Un curriculum similaire est ouvert à Berlin en 1920. Alors qu'aux États-Unis ou en Angleterre la recherche physiologique suit d'assez près les pratiques du sport universitaire, en France les médecins du sport ont pour interlocuteurs les fédérations ou les grands clubs, cadres plus propices à un travail clinique qu'à de véritables recherches de laboratoire.

Durant l'entre-deux-guerres, des fédérations sportives mettent en place un contrôle médical préalable à la compétition et s'attachent les services de médecins, appelés « médecins fédéraux ». Dans les disciplines dangereuses comme la boxe, ou dans les équipes professionnelles comme pour le football, des attestations médicales d'aptitude sont exigées, voire des examens périodiques. Dans d'autres cas, le contrôle est justifié par la jeunesse des pratiquants (par exemple en football, dès 1932). En 1945, un arrêté ministériel (de l'Éducation nationale) exige un certificat médical d'aptitude à la pratique sportive pour les mineurs de moins de 21 ans et les femmes de tous âges. Rappelée par d'autres textes officiels, la disposition est mal appliquée.

Les médecins, dans leur majorité, militent pour un usage modéré et rationnel de l'exercice. En France, ils obtiennent la création d'un certificat d'études spécialisées en « Biologie appliquée à l'éducation physique et aux sports » en 1949, la spécialité étant reconnue dès 1947. La période voit le développement de centres de rééducation physique pour les enfants inaptes à suivre l'éducation physique scolaire.

Mais quelques jeunes médecins, anciens sportifs de compétition, commencent à manifester un attrait personnel et « scientifique » pour les pratiques sportives de haute intensité : chez des praticiens comme Marc Bellin du Coteau (1883-1938), ancien champion de France du 400 m, on voit poindre la tentation d'autoriser l'effort violent et de l'étudier comme objet scientifique, au même titre que d'autres situations pathologiques.

Une médecine « sportive » face à la haute performance (1950-2000)

Quand débute la formation du champ des activités physiques et des sports, vers 1900, les éducations physiques dominent les sports, si bien que les principes des éducateurs, formés et inspectés par des médecins, limitent les efforts et introduisent des régulations au sein du sport de compétition (dont l'accès est réservé aux jeunes de plus de 16-18 ans). Par la suite, le sport s'émancipe pour devenir une finalité en soi, une activité pratiquée pour le plaisir et le spectacle, et les normes de modération élaborées par le corps médical et imposées par les éducateurs n'ont plus prise sur les athlètes. La rupture entre préceptes hygiéniques et normes d'entraînement devient patente dans les années 1960, alors que les charges d'entraînement s'alourdissent pour répondre à la concurrence dans le sport international.

Un deuxième âge de la médecine du sport s'ouvre vers 1950-1960, d'abord en Angleterre et aux États-Unis où se forment une « Association of Sport and Medicine » (1953) et un « College of Sport's Medicine » (1954), dans d'autres pays ensuite où les sociétés savantes changent de nom, glissant de l'éducation physique vers le sport. En France, les appellations changent (référence à la « médecine du sport » en 1967) au moment où les études médicales sont réformées et où le sport de compétition est fortement promu par le pouvoir politique.

Avec l'ascension du sport comme puissance sociale, le haut niveau compétitif se constitue en monde séparé, de mieux en mieux protégé des regards et des pouvoirs extérieurs. La médecine du sport, qui se propose de suivre l'athlète dans l'effort afin de surveiller son état physiologique, n'a pas directement accès à cette population sur ses lieux de pratique. Le corps médical va conquérir et se forger une position au cœur du sport contemporain durant le dernier tiers du XXe s., celle de conseiller du champion, mais en payant en quelque sorte un « droit d'entrée » qui consiste à se mettre au service de la performance. Deux voies d'accès s'observent, dont l'importance est variable selon les pays et le poids du sport professionnel. Dans l'une, des équipes professionnelles engagent des médecins, lesquels se trouvent dans une position analogue à celle des médecins du travail, leur contrat exigeant une loyauté envers l'employeur (club, équipe) qui est un producteur de spectacle (par exemple en cyclisme, en France, dans les années 1950). L'autre voie fait intervenir l'État qui crée des centres de préparation des athlètes qualifiés pour les sélections nationales, et qui les dote de consultations médicales (comme à l'Institut national du sport à Paris, à compter des années 1960).

Le coût de cette admission dans l'espace quasiment « sacré » de la haute performance est l'abandon d'une série de normes de modération de l'activité physique et le renoncement à des formes de contrôle. Mais une perspective nouvelle se dégage, consistant à aider à la maximisation de la performance, aux côtés de l'entraîneur ou à sa place, en s'appuyant sur la physiologie et les connaissances pharmacologiques (position nettement affirmée par les médecins d'Allemagne de l'Est). Les travaux socio-historiques montrent le rôle clé joué par une catégorie de médecins, personnellement engagés dans la pratique du sport de compétition (anciens champions ou pratiquants), proches des milieux sportifs à pénétrer et disposés à « comprendre » les « sacrifices de santé » consentis par l'athlète professionnel. Ils sont vivement critiqués par d'autres médecins, qui alertent l'opinion sur les excès du sport compétitif, tels Pierre Dumas (médecin à l'Institut National du Sport à partir de 1950) et Jean-Pierre de Mondenard (médecin fédéral au niveau national à partir de 1972). La divergence entre la médecine de santé publique et certains médecins salariés des entreprises sportives devient patente à travers les débats sur le « sur-entraînement », le « ré-équilibrage hormonal » ou la traumatologie engendrée par la pratique intense. Des affaires se développent en France à partir de 1960. Un trait remarquable de cette différenciation de la doctrine est qu'elle est en partie masquée à travers des prises de positions ambiguës, liées à des positions elles-mêmes ambiguës au sein de la médecine du sport, qui s'appuient sur des catégories comme celle de « rééquilibrage hormonal », brouillant les frontières entre traitement de la fatigue et stimulation artificielle des capacités motrices.

Programme scientifique et débouchés pratiques

La médecine du sport se présente comme une spécialisation médicale, avec un certificat d'études spécialisées, des activités cliniques, des recherches, des revues, des sociétés savantes, des organisations syndicales.

Un pôle « intellectuel » se développe sous la forme d'une recherche bio-médicale, qui accompagne le sport depuis la fin du XIXe s. Dans des pays comme la France et l'Allemagne, la présence d'une « société savante » atteste de l'existence de préoccupations scientifiques autour des pratiques d'activité physique. La spécialité n'a pas d'objet scientifique central comparable à celui de la cancérologie. Ses thèmes d'étude sont variés. Toutefois, un thème constant relève de la physiologie de l'effort, qui renvoie à la biologie fondamentale plus qu'à la médecine proprement dite, et met à contribution de multiples spécialités pour analyser les impacts cardio-vasculaires, respiratoires, immunologiques, articulaires, etc., de l'activité motrice intense.

L'analyse mécanique du mouvement trouve des appuis en dehors de la médecine elle-même, au Collège de France, au Conservatoire des Arts et Métiers ou dans l'Armée, institutions dont des membres s'interrogent sur l'efficacité du travail humain, le rendement de « la machine animale » ou la résistance aux conditions physiques extrêmes. L'analyse bio-énergétique intéresse les milieux médicaux universitaires, avec les questions relatives à la force musculaire (sa source, sa nature, son stockage, la commande motrice, etc.), au métabolisme des aliments et des apports en oxygène, et à la fatigue. La traumatologie sportive se développe, avec la chirurgie et la kinésithérapie. Des influences diverses s'exercent sur ces travaux. D'une part, l'eugénisme des années 1915-1930 inspire la conception d'indices de « capacité vitale » qui mesurent tout autant la puissance motrice utile dans le travail musculaire que l'aptitude à répandre la vie, dans une optique de procréation. D'autre part, le mécanisme stimule une assimilation (très positiviste) du corps à une machine, et de certains organes à un moteur : travaux ouvrant la voie à quelques formes originales d'objectivation des processus physiologiques, avec un appareillage pour effectuer des mesures. Ces influences s'observent, par exemple, chez Maurice Boigey (1877-1952), médecin militaire, membre de la Société de médecine de l'éducation physique et du sport, auteur d'un ouvrage intitulé *L'Élevage humain*, 1917, ou encore chez Jules Amar, dont un livre est intitulé *Le Moteur humain*, 1914. La recherche reste un secteur modeste avant les années 1960 et, en France, la revue de la société savante paraît de 1921 à 1924, puis disparaît jusqu'en 1927, puis de nouveau entre 1928 et 1945 (la société insère alors ses publications dans une autre revue médicale, le *Journal de Médecine de Paris*). Depuis les années 1960, quelques positions de recherche existent dans les grands centres d'entraînement (Institut national du sport et de l'éducation physique et centres spécialisés pour divers sports), auprès des chaires de physiologie en faculté de médecine, dans l'armée et dans les départements universitaires de Sciences et Techniques des activités physiques et sportives (où la recherche biologique est représentée).

La médecine du sport a contribué aux objectifs de la recherche appliquée et à des opérations aux finalités plus confuses, au sein des systèmes sportifs nationaux depuis un demi-siècle. Elle a connu des développements poussés dans les ex-pays socialistes, où la « préparation biologique » des champions a revêtu des formes systématiques et autoritaires contraires à l'éthique médicale. La recherche s'est parfois associée à l'activité des groupes pharmaceutiques, là aussi dans des conditions discutables. Un médecin américain, informé en 1954 par un Russe de l'usage de la testostérone par des haltérophiles, reprend la démarche en testant le produit sur une équipe locale en Pennsylvanie, puis, collaborant avec les Laboratoires Ciba qui mettent au point le Dianabol en 1958, il contribue à en répandre l'usage dans tous les milieux sportifs à travers le monde.

Parallèlement, la médecine de l'éducation physique et du sport s'éloigne d'une formule hygiéniste et apparaît un « pôle » clinique. Mais sur ce point la transition est lente et les ouvertures sont restreintes. De grands clubs au recrutement social bourgeois instaurent une surveillance médicale, mais elle n'est pas systématisée. Le régime de Vichy, autoritaire et bureaucratique, impose un contrôle médical à la population scolarisée pratiquant l'éducation physique (circulaire du 11 août 1942) et exige, en principe, un contrôle médico-sportif préalablement à la délivrance d'une licence sportive (loi du 20 décembre 1940). Un Service médical est créé dans l'administration du Commissariat à l'éducation générale et sportive, avec un directeur, huit médecins fonctionnaires à l'échelon régional et des médecins contrôleurs employés à la vacation. Des centres médico-sportifs sont créés (il y en a 47 en 1943), distincts des centres de rééducation physique. L'Ordonnance du 18 octobre 1945 réorganise la protection des enfants d'âge scolaire en incluant ces éléments préexistants. La fonction est encore de nature hygiénique et administrative, les médecins de l'éducation physique et du sport procédant à des examens de masse sur des populations captives, scolaires ou licenciées à une fédération.

L'expansion vient dans les années 1960, quand les pratiques compétitives se diffusent et que des clubs, des équipes professionnelles et certains organisateurs d'épreuves sportives se dotent des moyens nécessaires pour un « suivi médical » de la pratique sportive, par ailleurs rendu obligatoire par certaines législations. La croissance de la Société Française de Médecine du Sport en est un indice : de 200 membres en 1967, elle passe à 800 en 1971 et à 1 250 en 1974. Des établissements privés ou mutualistes spécialisés (« cliniques du sport ») s'ouvrent dans les années 1980. À l'écart de la haute compétition, la médecine du sport trouve des missions qui relèvent de la médecine sociale, et qui sont développées ni plus ni moins que cette dernière : l'examen médical des pratiquants sportifs ordinaires, avec dépistage des contradications pour un type d'effort donné, est encore faible dans les clubs français ou dans les écoles ; la surveillance de la qualité sanitaire des installations sportives est rendue obligatoire par la loi ; les conseils pour gérer l'effort sportif ou ajuster la pratique de l'activité physique à la condition physique et à l'âge dépendent de la demande, et interfèrent avec les conseils des entraîneurs.

Une spécialité au statut incertain

La médecine du sport est une spécialité dont l'institutionnalisation rencontre des obstacles. Peu de positions permettent d'exercer cette seule activité en France, en dehors des chaires attachées aux IREP depuis 1927, des postes dans l'administration de la Jeunesse et des Sports, des consultations dans les centres de haut niveau après 1960 et des services créés par les assurances (spécialement la Mutuelle nationale des sports après 1945). Les consultations en médecine de ville ou en dispensaire, les travaux de laboratoire, les expertises pour les clubs et les fédérations n'offrent que des temps limités d'exercice professionnel, en général à la vacation. L'expansion du sport professionnel et l'intensification des pratiques sportives de loisir ont amélioré les opportunités, mais, semble-t-il, sans offrir les conditions que connaissent les spécialités les mieux établies. L'existence de « médecins de montagne », dont l'exercice est largement lié aux impacts des pratiques des sports d'hiver et de l'alpinisme, constitue une exception. Les propos du Pr Talbot, président de la Société française de médecine du sport en 1974, visant les adhérents de la société, pourraient être appliqués à la spécialité tout entière : elle n'est « pas comme les autres puisqu'elle réunit, autour d'une motivation affective ou professionnelle, des médecins de tous horizons qui ont, pour la plupart, l'essentiel de leur profession ailleurs ».

► BERRYMAN J. W., PARK R. J. (eds), *Sport and Exercise Science : Essays in the History of Sports Medicine*, Champaign (IL), Univ. of Illinois Press, 1992. – HOBERMAN J., *Mortal Engines. The Science of Performance and the Dehumanization of Sport*, New York, The Free Press, 1992. – RIEU M. (dir.), *Bioénergétique de l'exercice musculaire et de l'entraînement physique*, Paris, PUF, 1988. – WADDINGTON I., *Sport, Health and Drugs. A critical sociological perspective*, Londres, Spon, 2000.

Jacques DEFRANCE

→ Dopage ; Gymnastique ; Sociale (Médecine) ; Vieillissement.

STATUT DE L'EMBRYON

Le statut de l'embryon est l'une des questions des plus riches et des plus complexes du droit français contemporain. Tout un ensemble de luttes dans le droit et pour le droit, c'est-à-dire à la fois pour l'interprétation des normes existantes et pour leur transformation, se jouent autour de cette épineuse question, qui semble à beaucoup la clef de notre avenir. Jadis, ces conflits divisaient les partisans et les adversaires de l'avortement ; depuis quelques années, ils s'organisent autour des nouvelles puissances sur la vie dont l'embryon est la cible et le point d'appui. L'essor du diagnostic prénatal ainsi que la possibilité de manipuler les embryons *in vitro* ont suscité la crainte du retour d'un eugénisme doux, tout aussi redoutable que celui du passé. En réalité, moins pragmatiques que symboliques, ces craintes portent sur des questions métaphysiques, telles que la survie de l'espèce ou le respect de la dignité humaines, et tendent à faire de l'État français le protecteur, armé du glaive de la loi, qui doit donner l'exemple à l'ensemble de la planète. Un bref parcours de l'ensemble des dispositifs juridiques qui règlent l'existence prénatale nous permettra de rendre compte des principaux paradoxes qui hantent le projet bioéthique français. Pour le dire d'un mot, cet État semble devenir d'autant plus indifférent au sort des personnes qui naissent et qui font naître qu'il s'érige en défenseur d'entités inexistantes. On peut même penser que cette obsession à assurer une place centrale à l'État dans le domaine biomédical oblitère finalement l'apparition dans le débat public des problèmes que les nouvelles biotechnologies posent aux personnes elles-mêmes.

Embryons

On désigne sous le nom d'*embryon* le produit de la conception jusqu'à la fin du deuxième mois de la grossesse, moment à partir duquel il prend le nom de fœtus. L'embryon est dit *in vitro* lorsqu'il est issu d'une fécondation réalisée en dehors du corps d'une femme (fécondation *in vitro*), puis maintenu en vie dans un environnement artificiel ou par congélation avant son transfert. On appellera ici *embryon* l'être humain avant la naissance, englobant sous cette dénomination aussi bien l'embryon proprement dit que le fœtus, compte tenu de la relative unité du régime juridique de la vie prénatale intra-utérine. En revanche, on distinguera l'embryon *in utero* de l'embryon *in vitro*, car eux relèvent de régimes juridiques distincts, et même opposés, et sont aussi l'objet de controverses juridiques et politiques relativement étrangères les unes aux autres.

In utero. – Le statut de l'embryon est souvent pensé à partir de la dichotomie classique qui oppose les choses aux personnes, et classé dans cette dernière catégorie. Cette affirmation se présente chez les juristes moins comme une analyse ou une description technique de ce que le droit statue dans ce domaine que comme un moyen d'affirmer la nécessité d'une protection plus forte de la vie prénatale. La catégorie de personne semble en effet à leurs yeux la façon la plus suggestive de faire croire que la protection que la loi réserve aux embryons est la même que celle qu'elle réserve aux êtres humains après la naissance. On ne saurait s'y dérober que d'une façon exceptionnelle, lorsqu'une grossesse non désirée met les femmes dans une situation de « détresse ». Aux yeux de ces auteurs, la législation sur l'avortement mettrait en conflit deux sujets : une femme en détresse et un embryon sur lequel l'État est censé veiller. L'avortement se trouverait de ce fait dans une zone de quasi-illégalité, accordant un pouvoir ponctuel, discontinu et limité de la femme, corrélatif d'une impuissance ponctuelle, discontinue et limitée de l'embryon. Ces partis pris ont déterminé dans une très large mesure la défaveur avec laquelle est considéré l'avortement pour des motifs médicaux (lorsque l'enfant à naître est atteint de maladie très grave), de même que toute utilisation de l'embryon *in vitro* à des fins autres que reproductives. Ainsi, certains n'hésitent pas à comparer ces actes aux crimes contre l'humanité et à demander leur interdiction ferme. L'évolution de la législation en matière d'avortement pour motif médical ainsi que la législation dite bioéthique de juillet 1994 semblent très influencées par ces nouveaux visages des courants conservateurs. Toutefois, si l'on prend soin d'analyser le contenu des normes juridiques on s'aperçoit que l'embryon n'a jamais été une personne mais une chose protégée, car, pour être une personne, il est indispensable d'être né viable. On confond souvent le fait qu'une fois né, l'enfant puisse faire rétroagir sa naissance au moment de sa conception, ce que les juristes désignent par la formule *infans conceptus*, règle d'origine romaine, avec l'existence d'une forme de personnalité juridique des êtres humains seulement conçus, et non pas encore nés. Néanmoins, la règle qui se déduit de cette maxime se limite à créer la fiction d'une naissance anticipée à l'époque où certains faits générateurs de droits ont eu lieu, lorsque l'être humain né vivant et viable peut en bénéficier. Ainsi, si un parent est décédé pendant la grossesse de la mère, on fait comme s'il était déjà né à l'époque du décès, afin que l'enfant né puisse toucher sa part d'héritage. Cette règle ne connaît donc que des personnes nées et se contente de faire rétroagir l'existence effective de celles-ci, jouissant de droits et d'obligations différents de ceux de la mère, depuis la conception et jusqu'à l'accouchement. La période de la grossesse est abolie par la règle déduite de cette maxime, mais elle n'agit jamais au présent de la vie intra-utérine. Tout au plus elle peut imposer une attente pour l'ouverture de la succession, afin de ne pas avoir à refaire des partages qui résulteraient d'une invocation de la règle par l'enfant.

La volonté de présenter l'embryon comme une personne à statut mitigé part d'une méconnaissance du sens technique de la notion de personne, lequel ne renvoie qu'à un point d'imputation fictif de droits et d'obligations juridiques. Mais encore les auteurs qui défendent cette position semblent ignorer que le fait d'être une personne n'implique pas forcément que l'ordre juridique lui octroie nécessairement un droit à la vie. Ainsi, l'histoire récente est riche en tristes exemples d'êtres humains sans droit à la vie, telles que les populations victimes d'assassinats en masse organisés par l'État, dont les membres étaient bel et bien des personnes du point de vue juridique. Ainsi en allait-il des Juifs et des Tsiganes sous le Troisième Reich, tenus d'obéir, en tant que sujets de droit, à l'ensemble des lois raciales. À l'inverse, il peut exister des choses jouissant de protections très fortes, même si par définition elles ne peuvent pas invoquer l'existence d'obligations des tiers en nom propre, étant des objets et non pas des sujets de droit. Ainsi l'embryon *in utero* : même s'il n'a *jamais* été une personne, il a pu être l'objet de protections très fortes à certaines époques. Il en était ainsi pendant le régime de Vichy, où l'avortement était puni comme un crime d'État, passible de la peine de mort. Donc, ce n'est pas la question de la distinction entre les personnes et les choses qui est susceptible de nous donner la mesure de la protection de la vie prénatale d'une manière automatique. Elle aurait même l'effet inverse : les thèses de la personnalité amoindrie de l'embryon mettent en effet en question le principe d'égalité devant la loi. Car avoir un droit à la vie susceptible d'être suspendu face à la détresse d'un tiers est une garantie bien fragile. Aussi cette forme de protection est politiquement inquiétante, à moins bien sûr qu'on n'admette de remettre en cause la légalité de l'avortement. Mais la plupart des auteurs qui veulent accorder une forme de personnalité à l'embryon ne vont pas jusque-là : ils préfèrent faire des entorses au principe d'égalité plutôt que de considérer l'embryon comme un non sujet de droit, une chose protégée, de peur que cela ne conduise à considérer l'avortement (et plus généralement l'ensemble des nouvelles techniques le concernant) d'une manière un peu trop libérale.

Depuis la promulgation de la loi Veil, la vie prénatale s'est trouvée très fortement affaiblie, au bénéfice du pouvoir donné aux femmes d'avorter. Le droit français autorise deux types d'avortement. Le premier permet à la femme qui se trouve dans une situation dite de « détresse » de le faire pendant les douze premières semaines de grossesse. Le deuxième est autorisé à toute époque, c'est-à-dire jusqu'à l'accouchement, si la poursuite de la grossesse met en « péril grave » la santé de la femme ou s'il existe une forte probabilité que l'enfant à naître soit atteint d'une maladie « grave et incurable ». La loi a ainsi créé deux termes et deux procédés pour qu'une femme ait droit d'avorter : la « détresse », qui revient à sa décision souveraine puisque rien n'est prévu ni pour la définir ni pour la constater ; l'avortement pour « motif médical », qui doit être fondé sur un constat des médecins, lequel permet à la mère de choisir d'avorter ou non, son consentement étant l'ultime fondement. La naissance est néanmoins instituée comme frontière dans la possibilité de porter atteinte au fœtus. C'est donc moins le développement de celui-ci que le fait qu'il ne soit pas effectivement séparé du corps de la femme qui le porte qui définit l'extension légitime de l'avortement. Les techniques pour procéder à des avortements pour motif médical attestent de la puissance de ces conventions légales. Ainsi, lorsque l'on procède à des avortements tardifs, pour éviter de provoquer l'accouchement de l'enfant vivant, on est tenu de le tuer dans le ventre maternel avant de l'expulser. Après l'expulsion, il s'agirait d'un homicide. Cette façon d'instituer la vie prénatale s'impose aussi aux tiers. Ainsi, la jurisprudence pénale, et notamment l'arrêt de la Cour de cassation du 30 juin 1999, suivi et complété par celui du 29 juin 2001, ont établi que le fait de tuer un fœtus, même lorsqu'il est viable, ne constitue pas un homicide.

En France, la légalisation de l'avortement s'est faite avec des arguments politiques de type « conséquentialiste », ce qui a laissé des empreintes dans les règles qui organisent cette pratique. L'avortement était présenté comme un moindre mal comparé aux conséquences fâcheuses qu'impliquaient pour les femmes les interventions clandestines. L'avortement se présente ainsi comme une exception au principe de protection de la vie prénatale : c'est le fait d'avorter qui est surveillé, tandis que personne ne saurait imposer à une femme de ne pas faire naître. Néanmoins, on ne précise pas souvent ce que signifie exactement cette protection légale de la vie prénatale. Ce qui semble propre au statut des choses dont relève l'embryon est qu'elles n'ont pas d'intérêts et de droits en nom propre, mais sont dépositaires d'intérêts collectifs, comme certains monuments historiques ou certaines espèces végétales ou animales. De même, la protection instituée par la loi ne vise pas des individus précis, ni même leur inscription familiale ou leurs qualités biologiques. La loi protège une vie impersonnelle, non biographique, cette vie « nue » (pour reprendre – en en inversant radicalement l'interprétation – une expression du philosophe G. Agamben) étant posée comme un bien en soi, indépendamment de tout autre considération. La protection légale de la vie prénatale, même si elle a des racines religieuses certaines, semble en réalité surtout un reliquat des temps où l'État souverain faisait de la vie humaine une puissance pour lui-même, dont les individus ne sauraient donc disposer sans porter atteinte à celle de l'État.

Depuis la promulgation de la loi Veil, l'avortement pour motif de détresse s'est vu de plus en plus libéralisé, alors que celui pour motif médical est devenu l'objet d'une surveillance de plus en plus rigoureuse. Considéré une transgression que la femme réalisait contre la collectivité, il est devenu un acte que la femme réalise sur elle-même, le droit sanitaire prenant le devant sur le droit pénal. En effet, l'évolution de la législation sur l'avortement a bouleversé l'équilibre traditionnel du droit pénal et du droit de la santé publique, en inversant les rapports entre les dispositifs punitifs et sanitaires prévus à l'origine. Si l'avortement demeure étroitement contrôlé, ce n'est plus dans le même but ni de la même manière. La répression ne poursuit désormais qu'une finalité médicale : les dispositifs punitifs ne visent pas à protéger la vie de l'embryon, mais la santé de la mère. Cela ne veut pas dire que la vie de l'embryon n'est pas protégée, mais que sa protection se réalise dans les conditions d'accès à l'avortement légal et non pas dans la répression de l'avortement illégal. Ainsi, en dehors du cadre posé par la loi, la femme enceinte n'aura pas accès à l'IVG. Si des personnes l'aident à avorter hors de ce cadre, elles seront sanctionnées, non pas pour avoir porté atteinte à l'embryon, mais pour avoir mis en danger la santé ou la vie de la mère. Est ainsi réprimé le fait de pratiquer un avortement hors délai, sans être médecin ou dans un lieu autre que celui prévu par la loi. En revanche, la femme elle-même n'est plus punie pour un avortement illégal. Le principe de la souveraineté de la femme pendant les délais légaux a pris ainsi le devant sur le principe conséquentialiste. Si l'avortement reste une exception, il est désormais justifié par le fait que la femme ne fait qu'intervenir sur son propre corps. La protection de la vie prénatale est devenue l'ensemble des règles qui protègent les femmes contre elles-mêmes.

De ce fait, la légalisation de l'avortement à la française a été pensée à partir de cette distinction classique, faite en droit civil, entre l'être humain avant la naissance (non sujet de droit) et après la naissance (doué de la personnalité juridique). Qui plus est, on peut dire que la législation sur l'avortement s'est greffée sur cette absence de personnalité juridique de l'embryon pour justifier l'affaiblissement de la protection de la vie prénatale, ce qui a contribué ni à éclaircir les fondements de l'acte d'avorter, ni à garantir au mieux la protection des intérêts des personnes concernées par une naissance. En effet, tous les soucis se portant sur l'avortement, on a oublié de faire la distinction entre les embryons qui vont naître et ceux qui ne vont pas naître. Du moins pour ce qui concerne le pouvoir des femmes, car la distinction est faite à l'égard des tiers. Car, si le fait de ne pas naître ne peut pas être en soi un dommage pour l'embryon, la naissance peut rendre une série d'événements de la vie prénatale préjudiciables pour la personne qui naît. C'est ainsi qu'à l'égard des tiers, la maxime *infans conceptus* est susceptible, notamment en matière de dommages prénatals, de distinguer d'une manière rétroactive les embryons qui naissent de ceux qui ne sont finalement pas nés. Cette règle ne peut s'appliquer qu'une fois l'enfant né, et les sanctions qui peuvent en résulter ne prennent corps qu'au moment de la naissance. La vie prénatale ne peut être invoquée que par les personnes nées et viables dans la mesure où des événements passés ont pu être source de droits. Une personne peut de cette manière faire valoir son ancien statut de chose, et plus précisément de part du corps de sa mère, comme étant son passé biologique et juridique, reliant dans une identité commune des réalités juridiques aussi distinctes que la vie pré- et post-natale. Néanmoins, cette règle ne peut pas être invoquée à l'encontre de la mère, au cas où celle-ci aurait provoqué des dommages à l'enfant. Celle-ci est posée comme point fixe et inamovible de l'enfant, lieu de création d'une vie et non pas de production d'un dommage à un sujet qui pourrait se différencier de son propre dommage. Donc, en dépit de ce qui a pu être dit à l'occasion de la célèbre affaire Perruche, la mère ne saurait jamais être responsable vis-à-vis de l'enfant, à la différence de ce qui peut être le cas avec les tiers, y compris le père lui-même.

Cette règle qui départage les embryons qui naissent et ceux qui ne naissent pas pourrait sembler très utile pour construire un régime juridique susceptible d'être appliqué précisément à la femme qui les porte, qui est aussi la personne qui a le plus grand pouvoir sur eux. Mais cette symbiose que le droit crée afin de leur permettre d'avorter ne paraît pas susceptible d'être remise en cause. Car ce qui légitime le fait de tuer ces vies précoces, c'est précisément cette confusion entre la mère et le fœtus. Rendre les femmes responsables à l'égard de l'enfant qu'elles portent reviendrait à admettre une séparation entre les deux, et contredirait de ce fait les prémisses. Cette situation est non seulement préjudiciable pour les enfants à naître, mais aussi source d'inégalités profondes entre les hommes et les femmes à l'égard de la procréation, ces dernières ayant un pouvoir définitif de vie et de mort sur l'enfant qu'elles portent, tandis que les premiers sont conviés à se plier à ces décisions. Cette situation ne semble pas avoir contribué à détacher les femmes d'un rapport trop privilégié aux enfants, rapport qui se confond avec leur propre subjectivation institutionnelle.

Ainsi, cette manière de régler les intérêts de différents individus liés par une naissance ne permet, finalement, de mieux protéger aucun d'entre eux. Ni ceux des femmes, ni ceux des enfants, ni ceux des hommes. Cette institution étrange de la vie intra-utérine peut être considérée comme le produit d'une culture juridique et politique qui n'a réussi à donner un sens et une légitimité au geste d'avorter qu'en le considérant comme une exception à la protection de la vie, exception née du désespoir d'une femme face à un enfant non désiré, enfant qui, en même temps, est conçu comme une partie d'elle-même. Ces problèmes concernant les fondements politiques et juridiques du droit d'avorter expliquent dans une très large mesure la coexistence dans une même culture juridique de règles autorisant d'un côté les avortements des fœtus viables jusqu'au dernier jour de la grossesse et interdisant de l'autre l'euthanasie post-natale et de fin de vie. Mais ils expliquent aussi que ces pratiques soient tolérées dans une zone de non droit, comme si elles avaient trouvé par ce biais une sorte de cohérence dans la politique de la vie qui se déduit de la possibilité d'avorter.

In vitro. – Lorsque, au début des années 1980, est née Amandine, premier enfant conçu en France en éprouvette, la société française, ayant confondu si profondément le statut de l'embryon avec le régime de l'avortement que nous venons d'exposer, s'est trouvée dépourvue des fondements politiques communs susceptibles d'organiser le pouvoir que l'on s'octroie sur la vie prénatale. Les arguments qui justifiaient l'avortement et donc un pouvoir absolu sur la vie prénatale de la femme n'avaient été pensés jusqu'alors qu'à partir d'une double perspective conséquentialiste et spatiale. Les femmes étaient autorisées à avorter pour éviter ces maux plus graves qu'étaient les avortements clandestins avec le risque de mort qu'ils impliquaient. La sphère de cette puissance avait été délimitée par l'espace du corps maternel. Ce double fondement ne pouvait être transposé à l'embryon *in vitro*, celui-ci ayant été créé exprès pour pallier la stérilité des couples, et se trouvant en dehors du corps de la femme. La question se posait donc de savoir ce que l'on pouvait faire avec cet être qui, tout en étant biologiquement humain, avait besoin de l'utérus d'une femme pour se développer et naître. Cette créature si prématurée et si isolée du monde humain peut vivre congelée *sine die*, être utilisée pour faire naître un enfant, comme source de cellules précieuses ainsi que comme point d'appui d'interventions génétiques. Les lois bioéthiques se sont donné la tâche de régler le sort de cet être créé par des manipulations techniques et autour duquel se développaient toutes sortes de craintes et de fantasmes. Car soudain l'embryon *in vitro* est devenu une créature presque diabolique, créée par l'individualisme et la raison technique, symbolisant dans ses quelques cellules l'humanité dans son ensemble, humanité bafouée et instrumentalisée, sorte de prolétaire des temps modernes. En écho à ces soucis, les lois ont posé d'abord des interdictions en ce qui concerne la création des embryons. Leur fécondation à des fins d'étude, de recherche ou d'expérimentation est interdite. Dans le même sens, un embryon ne saurait pas être conçu à des fins commerciales ou industrielles. Suivant le modèle de l'embryon *in utero*, celui qui est fécondé *in vitro* doit être créé dans le cadre et selon les finalités de l'assistance médicale à la procréation (AMP). Celle-ci est destinée à répondre à la demande parentale d'un couple, marié ou non, pourvu qu'il soit formé par un homme et une femme en âge de procréer mais présentant une infertilité pathologique ou un risque de transmission à l'enfant d'une maladie d'une particulière gravité. Par ailleurs, l'embryon ne peut être conçu avec des gamètes ne provenant pas au moins de l'un des deux membres du couple. La loi prohibe ainsi le double don de sperme et d'ovocytes, rapprochant ainsi la fécondation *in vitro* de l'insémination artificielle. La loi ne limite pas le nombre d'ovocytes à féconder en vue de satisfaire la demande parentale du couple afin d'éviter les ponctions ovocytaires à répétition, ce qui implique de congeler des embryons pour un transfert ultérieur. Pas plus que le nombre d'ovocytes à féconder *in vitro*, la loi ne limite pas celui des embryons à transférer *in utero*. La loi autorise aussi le transfert sélectif des embryons, c'est-à-dire le diagnostic pré-implantatoire (DPI), qui permet de choisir ceux qui ne sont pas atteints de certaines maladies afin d'être implantés. Le sort des embryons surnuméraires dépend du moment de leur conception. S'ils ont été conçus avant la promulgation de la loi, ils peuvent être détruits lorsqu'ils ont été conservés pendant cinq ans. Mais la loi ne prévoit pas le sort de ceux qui ont été conçus après. En tout état de cause, si la loi ne prévoit pas de date limite pour la conservation, elle limite à cinq ans le temps pouvant séparer la conception de l'embryon de son implantation par le couple qui l'avait demandé. Les deux membres du couple peuvent aussi consentir par écrit à ce que leurs embryons soient transférés à un autre couple. Le couple d'accueil doit satisfaire aux conditions exigées des personnes qui désirent accéder à l'assistance médicale à la procréation. Le transfert de l'embryon est subordonné à une décision judiciaire.

Les lois de 1994 interdisent qu'une fois créés les embryons soient utilisés à des fins de recherche. Néanmoins, à titre exceptionnel, l'homme et la femme formant le couple peuvent accepter que soient menées des études sur leurs embryons, à condition qu'elles aient une finalité médicale, ne portent pas atteinte à l'embryon et soient réalisées après un avis conforme de la Commission nationale de médecine et de biologie de la reproduction et du diagnostic prénatal. En 1997, un décret a encore précisé ces conditions : ces études doivent avoir une finalité directe pour l'embryon en question, celui, entre autres, d'accroître les chances de son implantation ou d'améliorer les techniques d'assistance médicale à la procréation, notamment par le développement des connaissances sur la physiologie et la pathologie de la reproduction. Mais ces finalités ne justifient pas pour autant qu'il soit porté atteinte à l'embryon. Aucune étude ne peut être entreprise si elle a pour effet ou risque de modifier son patrimoine génétique ou d'altérer ses capacités de développement. Des projets sont en cours visant à rendre possibles à titre exceptionnel des recherches sur des embryons surnuméraires sans projet parental.

Les règles posées par les lois de 1994 montrent que c'est l'existence même de l'embryon surnuméraire qui est pensée comme une sorte d'anomalie. Pourquoi, demande-t-on, de telles créatures existent-elles, sinon pour satisfaire le désir illimité des personnes qui cherchent à procréer avec leurs propres gamètes sans en avoir les moyens corporels ? C'est peut-être pour mieux marquer ce caractère transgressif que l'embryon *in vitro* a été institué comme à rebours de l'embryon *in utero*. En aucun cas les couples ne sont contraints à les implanter ; au contraire, des conditions très rigoureuses sont posées pour le faire. Étant institués comme des parties détachées du corps des deux membres du couple, la décision de les implanter ou pas ne revient pas à la femme seule, comme dans l'avortement, mais au contraire, le double consentement est requis. Il en va de même pour le transfert à un autre couple, à une exception près ; celle où l'un des membres du couple serait décédé. Sinon, les conditions pour l'implantation de l'embryon doivent être les mêmes qu'au moment de la fécondation des embryons, c'est-à-dire qu'il faut que les deux membres soient vivants et en couple. Néanmoins, chaque règle ou chaque décision qui va dans le sens d'une non implantation équivaut, à quelque exception près, à faire que l'embryon ne naisse pas. On peut ainsi affirmer que ces règles et ces décisions reviennent à condamner les embryons à vivre dans ces limbes étranges, suspendus entre l'être et le non-être par désaffectation d'un projet parental. Car, pour paradoxal que cela puisse paraître, ces décisions n'impliquent pas la destruction de l'embryon comme réalité biologique, lorsque celui-ci a été créé après la date de promulgation de la loi. Du fait de ces soucis décidément « pro-life » du législateur, on finit par « déshumaniser » davantage l'embryon que si l'on avait prévu une destruction immédiate ou une affectation automatique à la recherche. Cette existence en forme d'humanité congelée n'est aucunement comparable à celle des orphelins en attente d'adoption, puisque, sans le consentement du couple qui a été à l'origine de leur conception, aucune implantation future n'est possible. Donc, ces « êtres humains » sont en quelque sorte condamnés au froid de l'azote liquide pour une éternité sans limites, curieux jardin composé d'êtres qui ne naîtront jamais et qui ne pourront jamais être affectés à rien d'autre qu'à exister. Ainsi, la faveur avec laquelle on accueille la naissance de l'embryon *in utero* s'inverse dans le cas des embryons *in vitro*. Loin de penser leur naissance comme un bienfait qui pourrait leur arriver, au contraire, on croit qu'on les protège en les empêchant de venir au monde au lieu de permettre, une fois abandonné le projet parental du couple à l'origine de leur conception, leur implantation dans le corps de femmes qui se trouvent dans des situations familiales non prévues par la loi. Dans le fond, on fait à leur égard un raisonnement euthanasique, car l'on considère qu'il est mieux pour eux de ne pas naître dans certaines circonstances, raisonnement qui semble intolérable pour ceux qui se trouvent *in utero*. Le plus étonnant dans ce déroutant régime juridique est que les règles qui empêchent les embryons de naître ne tiennent pas compte des qualités physiques des embryons, mais uniquement de la famille dans laquelle ils seront inscrits. Comme si ces circonstances étaient pires pour un individu que le fait de naître gravement handicapé voire de ne pas venir au monde. Même si l'on n'admet pas qu'on produise un tort à quelqu'un par le seul fait de le faire naître ou non, il est certain que ce type de règle a un effet discriminatoire sur ceux qui cherchent à procréer par des voies non sexuelles, effet d'autant plus net que des conditions familiales spéciales ne sont pas requises pour l'embryon *in utero*. Celui-ci est même susceptible de naître sans filiation aucune, de « personne », comme c'est le cas pour l'accouchement sous x.

En ce qui concerne les embryons affectés à une naissance, ceux-ci sont aussi inscrits dans un régime très particulier. Le principe étant que plusieurs embryons sont susceptibles de remplir un projet parental, le tri de ceux-ci se fait soit au hasard, soit selon leurs qualités somatiques. Ils sont donc considérés comme un collectif, chacun pouvant remplir le projet parental du couple, sorte de greffons totaux, substituables les uns aux autres. Mais encore ce tri, lorsqu'il est dû au hasard, ne pose pas de problèmes majeurs, tandis que celui qui est fait pour rechercher des maladies doit être soumis à des contrôles stricts, comme c'est le cas pour le DPI voire pour avoir accès à l'AMP.

Le statut de l'embryon se fonde donc sur l'affirmation de la protection de la vie « nue », dénouée de tout projet vital, d'une part, et de la protection du hasard et des systèmes de surveillance étatique des tris au détriment des décisions individuelles, de l'autre. Protections plus symboliques que pragmatiques, plus étatiques que vouées à donner une réponse à des demandes individuelles, liées sans doute aux tâtonnements et aux confusions qui accompagnent l'avortement lui-même, et qui empêchent finalement l'émergence d'une politique de la vie mise au service des personnes qui ont intérêt à la vivre.

Conclusion

Les politiques de l'embryon ont en commun le fait de protéger la vie prénatale non pas dans la mesure où celle-ci est l'antécédent d'une personne, mais en tant que « vie nue ». Dans le cas des embryons *in vitro*, cette logique atteint la limite de son absurdité, car l'on protège une abstraction à laquelle le mot d'humain dont regorgent les experts en morale sert à arracher toute dimension humaine. Ces politiques ne tiennent pas compte de la liberté de procréer par des voies non sexuelles que les nouvelles techniques sur la vie ouvrent, voire de la liberté de ne pas faire naître lorsque les enfants seront affectés par des maladies non souhaitées par les parents, si les jugements médicaux ne les autorisent pas. Enfin, ces politiques négligent les intérêts des patients potentiels qui pourraient bénéficier de certaines thérapeutiques centrées autour de l'embryon, telles que le clonage thérapeutique. Les intérêts des individus se trouvent dérobés au nom des valeurs abstraites que l'État français est censé défendre. Le sort du statut de l'embryon peut être ainsi redevable des alternatives suivantes : celle de la protection des intérêts des individus ou celle des entités abstraites, celle de la maîtrise des personnes ou celle du contrôle étatique des nouvelles puissances techniques autour de l'embryon. Ces alternatives mettent en jeu deux manières de penser le droit et donc le rôle de l'État dans ces politiques. Celle qui se limite à régler des conflits entre les personnes, assurer un ordre de justice entre elles, et celle qui leur confisque la possibilité de décider de leur propre destin, afin d'assurer à l'État seul les ressorts d'un pouvoir autonome, devenu de nos jours plus symbolique que pratique et auquel il semble avoir beaucoup de mal à renoncer.

► ANDREWS L., *The Clone Age, Adventures in the New World of Repoductive Technology*, New York, Henry Holt, 1999. – CAYLA O. & THOMAS Y., *Le Droit de ne pas naître*, Paris, Gallimard, 2002. – DWORKIN R., *Life's Dominion. An Argument about Abortion, Euthanasia and Individual Freedom*, New York, Vintage Books, 1994. – GOSDEN R., *Designer Babies, The Brave New World of Reproductive Technologie*, Londres, Phoenix, 1999. – IACUB M., *Penser les droits de la naissance*, Paris, PUF, 2002. – IACUB M. & JOUANNET P. (dir.), *Juger la vie, les choix médicaux en matière de procréation*, Paris, La Découverte, 2001. –

LECOURT D., *Humain, post-humain*, Paris, PUF, 2003. – SINGER P., *Writings on an Ethical Life*, New York, Harper Collins, 2000. – TESTART J. (dir.), *Le Magasin des enfants*, Paris, Gallimard « Folio actuel », 1994.

Marcela IACUB

→ Avortement ; Bioéthique ; Diagnostic prénatal ; Génétique médicale ; Préjudice de vie ; Procréation assistée ; Thérapeutique génique de seconde génération.

STÉRILISATION

La stérilisation volontaire est aujourd'hui le mode de contrôle des naissances le plus répandu dans le monde. Son histoire ambiguë oscille entre deux pôles, le libre contrôle par l'individu de sa fécondité et sa négation au nom du bien commun. Lorsque sont mises au point, au cours des années 1880, les techniques chirurgicales améliorées que sont la vasectomie et la ligature tubaire, la stérilisation est envisagée comme outil de contrôle de la reproduction de certains groupes sociaux. À bien des égards, son histoire est intimement liée à celle de l'eugénisme : cette opération peu coûteuse, qui empêche la transmission d'un matériel héréditaire « abîmé » et la naissance d'individus « inaptes », semble une mesure d'eugénique négative idéale. Entre le tournant du XXe s. et la Deuxième Guerre mondiale, bien des pays occidentaux ont débattu de la légalisation de la stérilisation des malades et handicapés mentaux. Aux États-Unis, dans les pays scandinaves et en Allemagne nazie, des milliers d'entre eux furent stérilisés. Ces opérations se poursuivirent après la guerre, alors même que la stérilisation volontaire prenait son essor comme méthode contraceptive. Cet épisode sombre de l'histoire de la médecine du XXe s. pose à la biologie et à la médecine modernes des questions qu'il ne fait pas bon ignorer : à savoir, l'utilisation de la génétique et le rôle des médecins et des scientifiques dans le maintien ou la création d'un ordre social.

Les exclus de la procréation

Les malades et handicapés mentaux sont toujours au cœur des programmes de stérilisation. Pourquoi un tel consensus ? Sans doute parce qu'à partir de la fin du XIXe s. les aliénés et les arriérés sont perçus comme les signes patents d'une dégénérescence dont la société doit se protéger. Les discours sur la dégénérescence raciale, sociale et morale, qui étaient monnaie courante depuis les années 1860, se radicalisent avec l'apparition, à la fin du siècle, de doctrines héréditaires « dures », tels le darwinisme social et l'eugénisme, qui minimisent l'effet positif de l'environnement. Les arriérés et les aliénés représentent donc une menace raciale puisque leur état est supposé héréditaire, et une menace morale puisqu'ils sont incapables de se plier aux règles de la société. Enfin, et ce n'est pas la moindre raison, leur prise en charge coûte cher. L'optimisme thérapeutique des premiers asiles a disparu, ainsi que l'espoir que ces établissements seront économiquement autonomes. C'est donc à cette population captive, assistée, dont on estime qu'elle est un fardeau financier tout autant que génétique pour la société, que s'adressent les lois de stérilisation votées en Amérique et en Europe.

L'Amérique du Nord est, dans un premier temps, le pays phare en matière de législation. La première loi de stérilisation, activement soutenue par les eugénistes, est votée dans l'Indiana en 1907. Entre 1907 et 1917, quinze autres États en adoptent de semblables. La plupart de ces lois donnent à l'État le pouvoir d'ordonner la stérilisation d'individus aliénés, arriérés ou épileptiques, lorsqu'ils sont hébergés dans ses propres établissements. Généralement, ce pouvoir s'étend également aux criminels récidivistes ou coupables de crimes sexuels. Cette première vague de lois se heurte à une opposition politique et juridique mettant en doute leur caractère constitutionnel, tant et si bien qu'en 1918 leur application est suspendue dans sept États. Entre 1907 et 1917, seulement 1 400 patients psychiatriques sont stérilisés. Le contexte de la fin des années 1920 s'avère bien plus favorable aux stérilisations forcées. Le cas de Buck *vs* Bell, en 1927, scelle la jurisprudence en la matière : la Cour Suprême des États-Unis, à 7 contre 1, sanctionne les stérilisations forcées. Cette décision inaugure une nouvelle vague de lois de stérilisation. En 1927, dix-neuf États possédaient des programmes de stérilisation ; en 1932, ce nombre s'élève à vingt-sept. Dans un climat de profonde crise économique, ces opérations semblent permettre de réduire les coûts de la prise en charge puisque les patients peuvent réintégrer la communauté. Le nombre annuel de stérilisations est élevé tout au long des années 1930. En 1929, le nombre total de patients psychiatriques stérilisés depuis 1907 s'élevait à 10 800. En 1941, il atteint 38 000.

En Europe, les premières lois de stérilisation apparaissent à la fin des années 1920. C'est le modèle des États-Unis qu'étudient les législateurs européens lorsque la Dépression rend cette mesure acceptable pour un plus grand nombre. En 1928, le canton de Vaud, en Suisse, adopte le premier élément de législation de ce genre en Europe. Il est suivi rapidement par le Danemark qui promulgue en 1929 une loi autorisant la stérilisation volontaire des malades mentaux internés ou des porteurs de tares héréditaires. En juillet 1933, deux mois après l'accession d'Hitler au pouvoir, l'Allemagne nazie va plus loin que tous en matière de mesures politiques pour la prévention de la transmission des tares héréditaires. Le « courage » de sa législation et la « vigueur » de son eugénisme sont, dans un premier temps, loués par les eugénistes européens et américains. La loi de « prévention d'une descendance atteinte de maladie héréditaire » autorise la stérilisation forcée d'individus, internés ou non, atteints de maladies que l'on estime héréditaires. À savoir : la faiblesse d'esprit, la schizophrénie, la psychose maniaco-dépressive, l'épilepsie, les malformations physiques graves, la chorée de Huntington, la cécité, la surdité et l'alcoolisme grave. La loi requiert la coopération du corps médical qui doit consigner les cas d'affections héréditaires, qui seront présentés devant des « tribunaux de santé héréditaire ». Les médecins, dont certains ont contribué à développer les théories d'hygiène raciale auxquelles adhèrent les nazis, participent pleinement à ce nouvel ordre scientifique. La loi de stérilisation nazie s'inscrit dans un ensemble de mesures eugéniques et racistes. Dans le sillage de l'Allemagne, des lois de stérilisation sont promulguées en Scandinavie. Ce sont les malades et les arriérés mentaux qui sont principalement visés. Les raisons invoquées pour justifier la stérilisation sont toujours de deux ordres, social et génétique, autrement dit, la possibilité de transmission héréditaire et l'incapacité à élever un enfant. Le Danemark adjoint à sa législation existante un texte plus radical : sa loi de 1934 sanctionne la stérilisation obligatoire des handicapés mentaux, qu'ils soient internés ou non, et autorise également la stérilisation de mineurs. La même année la Suède, la Norvège et la Finlande adoptent des textes de loi. En Suède, la loi de 1934 autorise la stérilisation des personnes atteintes de maladie mentale, faiblesse d'esprit ou autres tares mentales, qui sont incapables de donner leur consentement ; une nouvelle loi, plus radicale, est votée en 1941, autorisant la stérilisation des subnormaux ainsi que la stérilisation volontaire des individus susceptibles de transmettre une maladie héréditaire. Dans le cas des handicapés mentaux, la décision de deux médecins fait office de consentement. Il en va de même en Norvège, où la volonté libre du patient est remplacée par l'autorisation conjointe du tuteur et des autorités sanitaires. Enfin, en Finlande, si la loi autorise les stérilisations sous contrainte des arriérés et des aliénés ainsi que les stérilisations volontaires pour raisons eugéniques, son champ d'application s'étend également aux délinquants sexuels. Les chiffres manquent pour déterminer exactement le pourcentage de stérilisations forcées dans ces quatre pays. La loi ne qualifie pas explicitement d'obligatoires les stérilisations, sauf dans le cas du Danemark. Il semble que, jusque dans les années 1950, le pourcentage de stérilisations effectuées sous la contrainte ait été élevé en Finlande et au Danemark et moins important (un peu plus de 30 %) en Suède et en Norvège. Jusqu'à la guerre, les arriérés mentaux représentent plus de la moitié des cas de stérilisation ; même si les patients signent eux-mêmes la demande de stérilisation, la contrainte s'exerce facilement sur ces populations internées.

D'autres pays en Europe débattent de la question de la stérilisation, à un moment où l'eugénisme connaît partout une certaine popularité. En France, entre les deux guerres, la question des stérilisations récolte peu de suffrages : la nécessité d'une forte natalité est devenue une obsession majeure, particulièrement depuis la saignée de la Grande Guerre. Les membres de la Société Française d'Eugénique sont en majorité des médecins, dont les plus actifs sont des spécialistes de puériculture et de pédiatrie qui pratiquent un eugénisme familial et nataliste. L'angoisse de la quantité des naissances l'emporte largement sur celle de leur qualité et les techniques de contraception sont considérées comme suspectes. En Angleterre, où la légalisation de la stérilisation volontaire des aliénés et arriérés est également rejetée, la situation est tout autre. La question des « déficients mentaux » est considérée comme un problème national depuis le début du siècle. Au cours des années 1930, la question de leur stérilisation bénéficie du soutien croissant des experts, en particulier celui d'une fraction non négligeable de la profession médicale. Le gouvernement ne passe pourtant pas à l'action, ne souhaitant pas s'aliéner le puissant parti travailliste et l'Église catholique, fervents adversaires de la stérilisation. D'autres pays, comme l'Italie, la Belgique, adoptent des lois relatives à la stérilisation, mais c'est en Allemagne et en Scandinavie que sont mis en œuvre des programmes de stérilisation à grande échelle en Europe. Au Danemark, entre 1929 et 1945, 3 600 personnes sont stérilisées. Entre 1935 et 1945, ce chiffre s'élève à 9 000 en Suède, 480 en Finlande et 1 130 en Norvège. L'ampleur du programme de stérilisation nazi est sans commune mesure avec celle des programmes américains ou scandinaves, même si ces derniers se poursuivent après la guerre. Entre 1934 et 1945, en Allemagne et dans les territoires occupés, environ 400 000 personnes sont stérilisées de force dans le cadre de la loi. L'essentiel de ces stérilisations a lieu au cours des années 1934-1939, où le nombre annuel de stérilisations dépasse largement 50 000. Les artisans de la loi estimaient à 1.2 million le nombre de stérilisables ; un million de demandes furent remplies, entre autres par les médecins et directeurs d'asiles. À partir de 1940, le programme de stérilisation se mua en programme d'euthanasie des malades mentaux. Au total, le nombre de personnes stérilisées entre 1933 et 1945 représentait 1 % de la population allemande entre 16 et 45 ans.

La place de la science : stérilisation, hérédité et eugénisme

On ne peut ramener ces événements en Amérique du Nord et en Europe à un seul modèle. Les lois voient le jour sous des systèmes politiques différents et varient dans leur formulation. Néanmoins, l'histoire des stérilisations est toujours le récit de décisions politiques fondées, partiellement ou complètement, sur des connaissances scientifiques. Certes, l'incapacité sociale à élever un enfant est une autre raison avancée. Cependant, l'invocation systématique de l'hérédité et de la génétique mérite réflexion. On a pu qualifier d'eugéniques les lois de stérilisation, puisqu'un de leurs objectifs était la prévention de la transmission de maladies « héréditaires ». Dans le cas de l'Allemagne, de la Suède et de la Finlande, le mot « eugénique » figurait explicitement dans les textes. Si l'idéologie eugénique a attiré des individus de bords très divers, ils avaient en commun la volonté d'appliquer des solutions scientifiques à des problèmes sociaux.

Quelles connaissances la science a-t-elle alors à offrir à l'action politique et sociale ? Les travaux sont nombreux sur la transmission des maladies mentales et de l'arriération. Jusqu'aux années 1930, plusieurs modèles d'hérédité sont utilisés : la génétique mendélienne naissante, l'étude statistique de l'hérédité telle qu'elle est développée en Angleterre, ou encore le vieux modèle de la dégénérescence névropathique utilisé dans le milieu psychiatrique. Aux États-Unis, c'est la thèse sur le caractère mendélien récessif de la faiblesse d'esprit qui est le plus souvent citée en lien avec les stérilisations. Elle est développée par le généticien et eugéniste Charles B. Davenport et le psychologue Henry H. Goddard au milieu des années 1910. Le spectre du faible d'esprit, plus dangereux que les arriérés graves car difficile à identifier sans expertise, menace la bonne société américaine. Nombreux sont les généticiens en Europe qui considèrent l'arriération mentale comme un caractère unique et reprennent à leur compte les thèses de Goddard. Les maladies mentales reçoivent plus d'attention. La génétique psychiatrique allemande développe l'analyse mendélienne de grandes quantités de données cliniques, ainsi que les études de jumeaux. À un moment où, ailleurs en Europe, certains psychiatres utilisent encore le concept de dégénérescence névropathique, ces travaux paraissent résolument modernes. Ils semblent apporter des preuves en faveur de la transmission mendélienne, entre autres, de la schizophrénie et de la psychose maniaco-dépressive. La génétique psychiatrique allemande, dont les résultats servent de base aux lois de stérilisation, a des liens forts avec l'eugénisme et « l'hygiène raciale ». Beaucoup de résultats émanent du laboratoire d'Ernst Rüdin et de ses collaborateurs à Munich. Ce théoricien de l'hygiène raciale prendra le moment venu fait et cause pour le régime nazi. Dans une tout autre veine théorique, les travaux des généticiens des populations anglais, dont ceux de Karl Pearson et Ronald A. Fisher, d'une grande sophistication mathématique, apportent également des éléments de preuve dans la transmission des caractères mentaux.

On a pu dire que la transmission mendélienne des maladies mentales et de l'arriération mentale n'avait pas été prouvée de façon satisfaisante. En effet, la grande majorité de ces résultats sur la transmission des troubles mentaux ne sont pas considérés comme valables aujourd'hui. Faut-il pour autant parler, dans tous ces cas, de « pseudo-science » au service d'une idéologie eugénique ? Le terme est trompeur car il suggère que la « vraie » science, entendons celle que nous produisons aujourd'hui, ne pourrait, elle, être complice de tels excès. Certes, bien des membres des Sociétés d'eugénique au début du XXe s. ne possédaient que des connaissances scientifiques superficielles ; mais, par ailleurs, la grande majorité des généticiens pionniers de la génétique humaine étaient des eugénistes convaincus. Leur volonté de créer, dans les années 1930, un eugénisme « réformé », plus scientifique, est une réponse directe à cet aspect « naïf » des mouvements de la première heure. Ces généticiens ou ces psychiatres, qui apportèrent des preuves en faveur de la transmission des maladies mentales et de l'arriération, étaient respectés dans leur domaine. Le laboratoire d'Ernst Rüdin, par exemple, était mondialement réputé. De plus, ce sont souvent les mêmes individus qui contribuèrent à prouver la transmission de caractères que nous considérons au-delà de tout soupçon. Davenport, par exemple, illustra la transmission de l'albinisme, de l'hémophilie et de la chorée de Huntington et joua un rôle important dans la diffusion du mendélisme aux États-Unis. Ce que nous appelons des preuves suffisantes n'a souvent été obtenu que plus tard : si la phénylcétonurie, par exemple, nous paraît un cas simple de transmission récessive, les premiers travaux en apportant les preuves ne trouveraient guère plus grâce à nos yeux que ceux qui prouvaient la « transmission » de la psychose maniaco-dépressive. L'homme s'avérant un sujet génétique bien plus commode que la drosophile, dès les débuts de la génétique humaine, la question de la preuve suffisante a fait l'objet de débats parmi les scientifiques. Enfin, il est d'autant plus difficile de qualifier ces individus de « pseudo-scientifiques » que certaines de leurs méthodes sont encore utilisées aujourd'hui, comme les calculs statistiques de Pearson et de Fisher. Les résultats de Rüdin étaient également encore cités dans les ouvrages de génétique psychiatrique des années 1960.

La vraie question n'est en fait pas ici celle de la preuve scientifique mais celle de l'exclusion. Si les généticiens doutaient éventuellement de la preuve scientifique, leur conviction sociale que ces individus ne devaient pas être parents venait aussitôt au renfort de leurs opinions. Il avait été observé très tôt par les scientifiques que si la faiblesse d'esprit était récessive, un programme de stérilisation ne serait pas aussi efficace qu'il l'eût été pour éradiquer des gènes dominants et ne produirait pas d'amélioration eugénique sensible à la génération suivante. Cependant, l'argument avancé était qu'il valait mieux agir sur quelques individus que ne pas agir du tout. De même, en Angleterre, une éminente commission scientifique, convoquée pour décider de la validité de la preuve héréditaire dans les stérilisations, arriva à la conclusion que la preuve génétique n'était pas réellement établie, mais que la raison sociale était suffisante pour justifier la stérilisation des malades mentaux et des porteurs potentiels. Ironie de la rhétorique, la raison sociale vient au secours de la raison génétique, et *vice versa*. Cette double invocation, on la retrouve dans les débats et dans les lois. Dans cette histoire, la science fournit des arguments autant que des faits, et les opinions des généticiens sont aussi importantes que leurs connaissances. Cet amalgame entre les résultats de la science et le préjugé social est apparent dans les catégories auxquelles on projette d'étendre les programmes de stérilisation. Au discours sur l'influence d'une mauvaise hérédité sur la société s'adjoint un discours plus global sur la mauvaise influence générale des éléments que l'on veut stériliser. Par un glissement douteux, ces individus paraissent plus sujets à la maladie mentale ou à la faiblesse d'esprit que le reste de la société. Plus question de concordance scientifique, chaque pays a ses propres exclus : en Allemagne, ce sont les Juifs et les Tsiganes, aux États-Unis, c'est avant tout l'immigré, en Angleterre, c'est le pauvre et la classe ouvrière, en Scandinavie, c'est le prolétariat rural qui semblent les plus atteints. Les femmes constituent également la grande majorité des stérilisables. Hérédité, incapacité sociale : les limites sont floues, la hiérarchie des arguments varie, les uns palliant les faiblesses des autres. Qu'on y songe : nulle part autant qu'en Allemagne nazie les décisions n'ont été aussi scientifiques, tant dans la formulation des lois que dans l'implication des médecins généralistes, des psychiatres et des anthropologues à l'université. Et pourtant, là plus qu'ailleurs, jamais un tel scientisme n'avait été associé à autant de préjugés.

Vers un âge éclairé ?

L'utilisation de la stérilisation comme mesure contraceptive prend son essor à partir des années 1950, qui voient la mise en œuvre des premières expériences de contraception collective pour contrôler l'expansion démographique. Des mesures autoritaires sont adoptées en Inde, en 1956, puis dans le Sud-Est asiatique et en Amérique latine. Parallèlement, le mouvement en faveur du contrôle volontaire des naissances aboutit à la légalisation de pratiques contraceptives comme l'avortement ou la stérilisation, en Amérique du Nord et en Europe. L'histoire de la stérilisation oscille là encore entre devoir collectif et droit individuel. À la fin des années 1970, elle devient la méthode contraceptive la plus répandue dans le monde. En France, si l'avortement est légalisé, le statut de la stérilisation volontaire demeure ambigu. Elle n'est théoriquement autorisée que si elle est thérapeutique. Ailleurs, elle est souvent légalisée en même temps que l'avortement : en 1970 en Finlande, en 1972 en Angleterre, en 1973 aux États-Unis et au Danemark, en 1975 en Suède et en 1977 en Norvège.

Les stérilisations à grande échelle de malades et handicapés mentaux ne disparaissent pas pour autant. La durée de vie de ces politiques peut surprendre : les programmes de stérilisation des années 1930 se poursuivent en Amérique du Nord et en Scandinavie jusqu'au début des années 1970. D'autres pays, comme par exemple le Japon, adoptent des lois similaires après la guerre. Aujourd'hui, si certaines lois ont été abrogées, d'autres sont simplement tombées en désuétude sans que l'on ait jugé utile de les supprimer. En Allemagne, à la différence des autres lois nazies, la loi de stérilisation de 1933 n'est pas abrogée au lendemain de la guerre, même si elle cesse d'être appliquée. Elle reste encore théoriquement en vigueur dans certains Länder. Les victimes de cette loi ne furent pas indemnisées comme des victimes du nazisme. En matière de politique de stérilisation des malades et déficients mentaux, la Deuxième Guerre mondiale et la révélation des atrocités nazies ne représentent donc pas un point de rupture. Après tout, la politique de stérilisation allemande n'avait jamais été un secret. Aux États-Unis, les stérilisations involontaires de patients psychiatriques reprennent, après une interruption due à la mobilisation des chirurgiens pendant la Deuxième Guerre mondiale. En dépit d'un bref sursaut à la fin des années 1940, le niveau d'avant-guerre ne sera plus jamais atteint. Les programmes de stérilisation des patients en institution perdent de l'ampleur ou sont supprimés au cours des années 1950-1960, mais ce déclin est très progressif et bien loin d'être uniforme d'un État ou d'un hôpital à l'autre. Au milieu des années 1960, quelques États stérilisent encore plusieurs centaines de patients par an. Des lois de stérilisation des handicapés mentaux existent dans vingt-six États en 1961, et encore dans dix-neuf en 1985. Les chiffres sont loin d'être négligeables : entre 1941 et 1963, quelque 22 000 patients sont stérilisés, soit plus de 60 000 entre 1907 et 1963. La continuation de la pratique de stérilisations eugéniques ne constitue pas une aberration historique : les idées eugéniques conservent un certain attrait après la Deuxième Guerre mondiale. Elles font bon ménage avec les généticiens et le conseil génétique des années 1950-1960 est imprégné de l'idée de valeur héréditaire des individus. Au cours des années 1960, les batailles juridiques s'axent sur le droit de chacun à la stérilisation volontaire, mais également sur le droit de stériliser des handicapés mentaux non internés. L'avortement est légalisé en 1973. En Scandinavie, les politiques de stérilisation se poursuivent également jusque dans les années 1960. Les lois ne sont abandonnées ou abrogées que dans les années 1970. Non seulement la Deuxième Guerre mondiale n'a pas interrompu les programmes de stérilisation, mais les années 1940-1950 représentent en fait une période d'intensification des opérations. On observe dans ces quatre pays la même tendance générale. Jusqu'aux années 1950, le nombre de stérilisations eugéniques est élevé et les malades et handicapés mentaux constituent la majorité des opérés. Ensuite, la proportion de stérilisations eugéniques diminue et les motifs avancés évoluent dans le sens de considérations socio-économiques ou contraceptives, bien que la stérilisation volontaire dans ce dernier but ne soit pas légale. Les chiffres sont là encore très incomplets quant à la proportion d'actes effectués sous la contrainte ou sur des patients psychiatriques en général. L'écrasante majorité des opérés sont des femmes. Au Danemark, le nombre total de stérilisations dans le cadre de la loi s'élève à 11 000 entre 1929 et 1960. En 1967, alors que les programmes sont progressivement abandonnés, la loi de stérilisation est révisée et l'idée de coercition supprimée. En 1973, l'avortement est légalisé et la stérilisation volontaire pour tous est adoptée. En Suède, entre 1945 et 1975, près de 54 000 personnes sont stérilisées dans le cadre de la loi plus sévère de 1941, soit près de 63 000 entre 1935 et 1975, date de la légalisation de la stérilisation volontaire. On a pu dire, à tort, qu'après la guerre la stérilisation n'était plus indiquée que pour des raisons médicales. Jusqu'aux années 1950, les handicapés mentaux représentent plus de 50 % des cas. En 1942, après le vote de la loi autorisant la stérilisation des subnormaux, le pourcentage des opérations sur des arriérés atteint 82 %. Les indications eugéniques, qui représentaient encore 36 % en 1950, diminuent largement au cours des deux décennies qui suivent. La Suède est le pays scandinave qui a stérilisé le plus « efficacement » ses patients psychiatriques. En Norvège, entre 1934 et 1976, près de 41 000 personnes sont stérilisées, toutes indications confondues, soit environ 39 000 entre 1946 et 1976. La loi est assouplie en 1961 mais elle conserve un élément de coercition. Dans les années 1930, deux tiers des stérilisations avaient un motif eugénique ou social ; en 1975, cette proportion est tombée à un tiers. La stérilisation volontaire est légalisée en 1977. La Finlande est le cas le plus évident de durcissement des programmes de stérilisation eugénique après la guerre. En 1950, une loi plus dure est votée, autorisant la stérilisation obligatoire d'individus pour des raisons eugéniques, sociales, mais également médicales. Entre 1951 et 1970, le nombre de stérilisations s'élève à plus de 56 000. Jusqu'au milieu des années 1950, plus de 50 % des opérations concernent des arriérés et 75 % sont effectuées sous la contrainte. La loi de stérilisation est abolie en 1970, lorsque l'avortement est légalisé. Au total, les politiques de stérilisation des arriérés et malades mentaux mises en place entre le début du siècle et les années 1930, en Amérique et en Europe, ont perduré jusqu'aux années 1970. Elles n'ont pas soulevé d'indignation générale et les victimes ont rarement été indemnisées.

Les débats sur les stérilisations eugéniques avant la Deuxième Guerre mondiale reposaient sur le principe que la reproduction de chacun était l'affaire de tous. Un changement s'opère au début des années 1970, lorsque la procréation devient une affaire privée, rendant caduque un conseil génétique au paternalisme directif. Nous vivons encore aujourd'hui dans le paradigme de l'autonomie reproductive. Cependant, ces dernières décennies ont vu l'expansion de la médecine reproductive et des tests génétiques. La médecine s'est rapidement immiscée dans tous les niveaux de la procréation et cette tendance promet de s'accentuer. Elle met l'individu face aux décisions qui intéressaient autrefois les eugénistes, mais sont aujourd'hui individuelles et libres. Néanmoins, beaucoup de facteurs sociaux peuvent influencer de tels choix, par exemple celui des coûts lorsque, comme aux États-Unis, la couverture sociale est précaire et que chaque maladie doit être envisagée comme une charge financière individuelle. La procréation n'est pas une affaire aussi privée qu'il n'y paraît. Il y a quelques leçons à tirer de l'histoire des stérilisations forcées qui sont plus que jamais d'actualité. La première est que le social et le génétique peuvent se venir en aide lorsqu'il s'agit d'exclure. L'hérédité, quel que soit le poids de la preuve scientifique, est un argument comme un autre, qui prend en outre la dangereuse apparence de l'impartialité. Aujourd'hui, plus que jamais, le savoir est sacralisé et considéré comme objectif ; on en oublie son inévitable composante sociale. Dans les années 1930, l'avis des généticiens sur la stérilisation des malades mentaux dépendait autant de leur opinion propre que de l'état des connaissances. La science d'aujourd'hui, comme celle d'hier, n'est pas anhistorique. L'expertise non plus. L'histoire des stérilisations nous montre également qu'en temps de coupes budgétaires, les principes rétrécissent et la démocratie s'étrique, laissant en marge quelques individus dont le coût à la société ne peut plus être justifié. S'achemine-t-on vers une nouvelle hiérarchie biologique où certaines maladies, certaines infirmités ne pourront plus être justifiées financièrement ? Les solutions scientifiques, en particulier en temps de crise, ont le douteux mérite de paraître indiscutables. Quoi de plus raisonnable, en effet, que la prévention ? Mais de quelle prévention s'agit-il : médicale, sociale, ou encore morale ? Les experts de l'époque étaient convaincus du bien-fondé de la science et de leurs actions : la biologie et la médecine contemporaines n'ont pas le monopole d'une certaine arrogance.

► BROBERG G. & ROLL-HANSEN N. (eds), *Eugenics and the welfare state : sterilization policy in Denmark, Sweden, Norway and Finland*, East Lansing, Michigan State Univ. Press, 1996. – GIAMI A. & LERIDON H. (eds), *Les Enjeux de la stérilisation*, Paris, INSERM/INED, 2000. – PAUL D. B., *Controlling human heredity*, New Jersey, Humanities Press, 1995. – REILLY P. R., *The Surgical Solution*, Baltimore, Johns Hopkins Press, 1991. – THOMSON M., *The Problem of mental deficiency : Eugenics, democracy and social policy in Britain c. 1870-1959*, Oxford, Clarendon Press, 1998. – TROMBLEY S., *The Right to reproduce : A history of coercive sterilization*, Londres, Widenfeld

& Nicholson, 1988. – WEINDLING P., *L'Hygiène de la race*, t. 1 : *Hygiène raciale et eugénisme médical en Allemagne 1870-1933*, Paris, La Découverte, 1998. – ZYLBERMAN P., « Les Damnés de la démocratie puritaine : stérilisations en Scandinavie, 1929-1977 », *Le Mouvement Social*, n° 187, 1999, p. 99-125.

Paddy RICARD

→ Contraception ; Convenance ; Eugénisme ; Nazisme.

STRESS

Le stress est devenu à la fin du XXe s., selon le Bureau international du travail, l'un des plus graves problèmes de notre temps, non seulement pour les individus dont il met en péril la santé physique et mentale, mais aussi pour les entreprises et les gouvernements. En 1936, le Dr Hans Selye, de Montréal, publiait un article sur la réaction d'alarme de l'organisme répondant aux agressions du monde extérieur. Ses expériences sur les animaux envisageaient les agressions physiques, et leur contre-coup endocrinien ; c'est ainsi qu'il découvrit que le stress est la réponse non spécifique que donne le corps à toute demande qui lui est faite. Le stress est stimulation, et la vie sur la terre est profondément liée au stimulus, ce qui fait dire à Selye que l'absence de stress serait la mort. Toutes les recherches entreprises depuis conduisent à insister sur le fait que la stimulation excessive – en intensité, durée ou permanence – est dangereuse pour les organismes vivants, dépassant leurs capacités d'adaptation, provoquant des états pathologiques (maladies somatiques et psychiques) et, dans les cas extrêmes, la mort. Cette notion se situe au carrefour de nombreux champs de la science : métallurgie, psychologie, psychiatrie, neurophysiologie, neurochimie, immunologie, psychosociologie, psychanalyse, psychosomatique, etc. Le mot *stress* vient du latin *stringere* qui signifie étreindre, serrer, accompagné d'émotions : angoisse, anxiété, sentiment de détresse, d'abandon, de délaissement, de solitude, d'impuissance... que l'on éprouve dans une situation poignante. On ne trouve pas dans la langue française le mot stress avant le XXe s. ; en revanche il a été employé dans les siècles précédents par la langue anglaise en métallurgie : force exerçant une tension qui entraîne une déformation de l'objet. La force deviendra, dans les études faites sur le stress, la source ou stressor (agent de stress), et l'objet, l'organisme vivant soumis au stress, avec des conséquences sur la santé psychique et somatique. Le stress pour Hans Selye est fondamentalement une réponse physiologique et il s'en est tenu à cette conception, bien qu'il ait différencié les effets du stress en *eustress et distress*, bons et mauvais effets du stress sur l'individu, le stress pouvant soit stimuler soit causer des dommages aux êtres humains. La dimension psychologique est absente de cette approche, et a fait par la suite l'objet d'importants développements. Les recherches actuelles prennent en compte l'établissement de relations entre les événements de la vie, les maladies somatiques et les perturbations du fonctionnement mental et psychique des individus. La notion de stress a ouvert la voie à une redéfinition de la maladie, remettant en question le modèle linéaire biologique de Pasteur-Virchow pour élaborer un modèle multilinéaire de la maladie et aboutir à prendre en considération le malade dans toutes ses dimensions : un modèle biopsychosociologique. On distingue quatre types de stress : le stress ponctuel limité dans le temps ou stress aigu (traumatisme physique ou psychique) ; le stress lié à des séquences d'événements ; le stress permanent intermittent ; et le stress permanent.

Dimension professionnelle et sociétale du stress

Deux démarches de recherches complémentaires étudient les manifestations du stress : la démarche épidémiologique et la démarche de psychopathologie du travail qui vise à comprendre le vécu du sujet dans son rapport au travail, privilégiant la souffrance individuelle. La première approche est d'origine nord-américaine, la deuxième d'origine française. Les agents stressants peuvent avoir leur origine à l'intérieur de la personne (approche psychopathologique) ou dans l'environnement extérieur (approche épidémiologique), monde professionnel et monde extra-professionnel. Ces définitions firent faire des progrès aux recherches sur le stress professionnel, et ont abouti à un modèle simplifié, encore utilisé en 2002. Développé par Cary L. Cooper (1978), ce modèle et ceux qu'il a inspirés combinent les sources du stress, les caractéristiques psychologiques individuelles, l'interface travail/famille, et leurs conséquences dans le domaine organisationnel – absentéisme élevé, rotation du personnel, harcèlement moral, stress causé par la technique ou technostress, accidents graves, grèves prolongées, etc. – et, dans le domaine de la santé, maladies coronaires, troubles somatiques viscéraux, dermatologiques, immunologiques et troubles psychiques : insatisfaction professionnelle, conflits conjugaux, alcoolisme, toxicomanies, angoisse, dépression, etc. Ce modèle distingue six sources de stress professionnel et organisationnel, sources liées : à la fonction exercée (stress au travail) ; au rôle dans l'organisation ; au développement de la carrière ; aux relations au travail ; à la structure et au climat organisationnel ; à l'interface famille/travail.

Stress et travail. – De nombreuses sources ont été identifiées. Celles liées à l'environnement du travail, étudiées depuis plus d'un siècle et demi par les médecins du travail et les ergonomes : accidents dans les centrales nucléaires, « Three Mile Islands », Tchernobyl ; environnement physique nocif : bruits, émanations de fumées, chaleur, radiations, pollutions, etc. Sources liées au travail posté affectant les rythmes neurophysiologiques tels que température, taux de glycémie, métabolisme, ainsi que l'efficacité mentale et la motivation au travail. Sources liées à l'excès de travail, ou à l'insuffisance de travail (travail répétitif, peu stimulant, et routinier : lignes d'assemblage). L'ennui lié à la répétition et le désinvestissement psychique du travail peuvent diminuer la capacité de réaction des travailleurs et des employés dans des situations d'urgence ou d'imprévu. Sources liées au danger physique : police, mines, armées, services de lutte contre les incendies. Sources liées à l'adéquation personne-environnement.

Les travaux français, notamment ceux de Ch. Dejours, C. Veil et A. Wisner, portent soit sur la désadaptation de l'homme au travail, soit sur l'hygiène mentale au travail, soit sur la psychopathologie de la souffrance au travail. À la différence des chercheurs anglo-saxons, les Français développent le champ spécifique de la psychopathologie du travail d'inspiration psychanalytique (pour certains d'entre eux) en écartant la notion de stress qu'ils décrivent comme liée aux théories agressologiques. Ces chercheurs apportent des réponses aux questionnements sur l'écart entre ce que l'être humain promet d'être (créateur, ludique, prométhéen) et ce qu'il devient fréquemment dans et par le travail. Cette négation de l'être humain se retrouve dans le taylorisme et le travail bureaucratique mais aussi dans les approches managériales contemporaines en matière de gestion et d'organisation du travail. Pour ces chercheurs, la souffrance au travail serait due à la négation par l'organisation du travail des projets, des désirs, des aspirations dont chaque humain est porteur.

Stress et organisation. – De nombreuses organisations privées créent des environnements de travail pathogènes en utilisant des modes de management sans tenir compte des biorythmes ou du temps nécessaire à l'élaboration mentale, ou des capacités d'adhésion individuelles pour leur mise en œuvre : direction par objectif, management par projet, le « 360 » ou évaluation par les supérieurs hiérarchiques, les collègues et les subordonnés, etc. On peut distinguer :

1 / Le conflit et l'ambiguïté du rôle qui est l'absence de clarté quant à la fonction de l'individu au travail, les objectifs à réaliser et l'étendue de ses responsabilités. Les individus souffrant de cette absence de définition de leur rôle éprouvent peu de satisfaction dans leur activité professionnelle, des tensions croissantes, et un sentiment du peu d'importance de leur travail accompagné d'une perte de l'estime de soi. Le conflit de rôle, quant à lui, est défini comme la contradiction provoquée par des demandes différentes à un individu, qui, soit ne désire pas répondre vraiment à cette demande, soit pense que cette demande ne répond pas à la définition de ses tâches. L'exercice de la responsabilité est un autre agent stresseur : l'individu responsable doit passer plus de temps en interaction avec autrui, assister à des réunions de travail, travailler seul, et par conséquent faire face aux délais de remise des rapports et/ou d'exécution des tâches. Mais aussi crainte de se voir refuser une promotion, accroissement de l'isolement organisationnel dû à l'exercice du pouvoir, approche de l'âge de la retraite. Les différences de personnalité sont d'importants déterminants dans la capacité de réaction des individus aux conflits de rôle ; les individus aux comportements plus souples résistent mieux au stress que les individus psychologiquement plus rigides.

2 / Le stress relationnel : il s'agit du stress relié à la qualité des rapports humains entretenus avec le supérieur hiérarchique, les subordonnés et les collègues de travail. Les études de Dejours tendent à démontrer que la parole et la discussion des objectifs, des tâches, des horaires, etc. par les travailleurs facilitent la mise en œuvre des changements, surtout s'ils sont acceptés ; ils sont un facteur primordial pour la santé de l'individu et de l'organisation. Le manque de considération ou la faible considération du supérieur à l'égard de ses subordonnés se traduit chez eux par un sentiment de plus grande tension sur le lieu de travail. Le stress peut être causé non seulement par la pression des relations professionnelles (compétition) mais aussi par le manque de soutien des collègues dans les situations difficiles. La crainte de montrer des « faiblesses » en partageant avec ses collègues ses problèmes et ses appréhensions est une source de stress révélée par une enquête sur les dirigeants d'entreprise en France (J.-B. Stora, 1988) ; elle isole moralement les cadres de haut niveau. L'idéologie des sociétés industrialisées qui développe l'image d'un homme d'action fort et tout-puissant comme modèle d'identification des hommes et femmes de gestion est à l'origine de nombreux troubles révélés par les symptômes d'angoisse, de dépression et de maladies somatiques, ces dernières étant plus acceptées par la société industrielle que les troubles psychiques du comportement.

3 / Le stress relié au déroulement de la carrière professionnelle, et le harcèlement moral : à chaque étape de sa carrière un individu est soumis à des tensions et des épreuves qu'il franchit avec plus ou moins de difficultés psychologiques. Le début de carrière, dans les sociétés industrielles, pousse les personnes dans une compétition intense afin de gagner rapidement plus d'argent et d'acquérir un statut social plus élevé ; tous ceux et toutes celles qui « échouent », de même que ceux et celles qui « réussissent », paient un prix élevé. Le milieu de carrière est accompagné d'un cortège de déceptions : ralentissement ou frein des progressions, rétrécissement des opportunités, constat d'avoir atteint « le plafond » ; ces constatations peuvent conduire à l'isolement des individus. La fin de carrière et la retraite, c'est-à-dire la fin de la vie pro-

fessionnelle active et donc la reconversion de l'énergie psychique de son travail vers d'autres activités, sont encore une source possible de frustration plus ou moins bien surmontée par les individus ; comme on le sait, les décès sont fréquents dans les deux à trois années suivant la retraite. Il s'y ajoute, aujourd'hui, le stress causé par les licenciements et les reconversions de carrière, conjugués avec l'incertitude ultérieure du versement d'un montant revalorisé des retraites.

4 / Le harcèlement moral et le statut professionnel. En janvier 2001, un projet de loi de modernisation sociale stipule qu'« aucun salarié ne doit subir des agissements répétés [...] de toute personne abusant de l'autorité que lui confèrent ses fonctions, qui ont pour objet ou pour effet de porter atteinte à sa dignité et de créer des conditions de travail humiliantes ou dégradantes ». Le harcèlement moral ou *mobbing* est ainsi reconnu légalement ; Marie-France Hirigoyen (1999) a grandement contribué en France à donner audience à cette source de stress qui atteint de 8 à 10 % de la population active (selon le BIT). Une enquête (région Alpes-Côte d'Azur, 2001) montre que 97 % des 489 victimes déclarées de violence psychologique au travail présentent des troubles psychiques : troubles du sommeil, anxiété, syndromes dépressifs, et des troubles somatiques : manifestations cardiaques, digestives, cutanées.

5 / Le management de l'organisation et sa mise en œuvre constituent potentiellement un ensemble de sources de stress professionnel : participation insuffisante au processus de décision, défaut de communication, divers types d'interdictions relatives au comportement quotidien dans les bureaux (harcèlement), conflits entre culture de l'organisation et valeurs individuelles. Les résultats de ces recherches pourraient conduire les organisations à adopter un programme de prévention du stress qui porterait sur de nouveaux modes d'exercice de l'autorité, sur une action sur les structures pour aider au décloisonnement et sur une stratégie de communication interne et externe appropriée.

6 / Le conflit vie professionnelle / vie familiale : la personnalité de l'individu ne peut être séparée de son environnement quotidien familial ni de ses préoccupations extra-organisationnelles. De nombreux psychologues et sociologues considèrent que l'accroissement du nombre de divorces aux États-Unis et dans les pays d'Europe occidentale dans les dix dernières années est à imputer au stress des cadres confrontés au conflit vie familiale et carrière professionnelle (mobilité professionnelle avec changement de domicile, changement d'école pour les enfants, nouvelles relations, etc.). Les frustrations et la solitude de la mère au foyer assumant toute la responsabilité psychologique des déménagements se traduisent par un taux élevé d'alcoolisme chez les femmes qui délaissent leurs enfants et les abandonnent à eux-mêmes. Il en résulte un accroissement de la délinquance et de la violence chez les jeunes (J. B. Stora, 1999).

Stress et changements sociétaux. – La mobilité géographique et les migrations sont considérées comme des facteurs de stress responsables de maladies mentales et des désordres somatiques. Les populations émigrées ont des taux d'hospitalisation psychiatrique plus élevés que les autres groupes de la population. Les facteurs explicatifs de cette fragilité psychique sont les écarts entre culture d'origine et culture du pays d'adoption, l'adaptation aux conditions économiques et sociales de la nouvelle société et les pressions exercées pour l'assimilation des populations immigrées. Les chercheurs insistent sur le fait que les immigrés qui s'installent dans des zones urbaines où existent déjà des populations de leur pays d'origine s'adaptent avec plus de facilité que ceux qui n'ont pas un tel référentiel ; de plus, le stress semble plus important lorsque les populations ont un écart culturel très grand avec le leur, d'où l'acculturation et la violence dans les banlieues des grandes métropoles occidentales. La vulnérabilité aux maladies somatiques est aussi constatée : les hommes mobiles géographiquement ont des taux plus élevés de maladies coronaires que les hommes stables. Le changement social survient aussi dans le cas de modification de l'actuel environnement dû à l'industrialisation, à l'urbanisation, au renouvellement du tissu urbain, ou à des changements économiques très rapides... L'impact de tels changements sur les populations locales se traduit par une fragilisation des individus. La désorganisation sociale et la désintégration de communautés entières (exemple, le Liban en 1989, le Rwanda en 1995, le Kosovo en 1999) surviennent lorsque celles-ci sont confrontées à des désastres naturels, à des déportations ou transplantations, à des guerres civiles ou à tout autre choc cataclysmique. Les recherches aboutissent à souligner l'accroissement de désordres mentaux, de tuberculose, d'attaques cardiaques et d'hypertension accompagnant de tels événements : transferts des Indiens Navajos de leurs pays vers des réserves, des Bantous vers Johannesburg, des populations libanaises, etc. Certains individus soumis à des événements stressants, que nous avons passés précédemment en revue, sont atteints de maladies chroniques et de désordres mentaux, alors que d'autres ne le sont pas. Il va sans dire que les sources de stress ne peuvent pas expliquer, à elles seules, le déclenchement de maladies, et que d'autres facteurs doivent être pris en considération, c'est-à-dire les caractéristiques de la situation stressante, les qualités psychologiques, biologiques, et génétiques des individus, et, enfin, les caractéristiques des systèmes sociaux agissant comme barrières protectrices de la santé des individus.

Le coût du stress. – Selon la Fondation pour l'amélioration des conditions de travail à Dublin, 28 % des travailleurs européens attribuent leurs problèmes de santé au stress. Près de 600 millions de journées de travail sont perdues chaque année dans l'Union Européenne pour cause de stress ; la troisième enquête en avril 2000 de la Fondation auprès de 21 500 travailleurs révèle que non seulement l'environnement physique (bruit, chaleur, tâches pénibles) a très peu changé, mais que la flexibilité accrue et l'intensification du travail, liées en partie à la réduction du temps de travail, sont génératrices de stress (33 % des travailleurs évoquent des douleurs dorsales, 23 % se déclarent fatigués, 15 % souffrent de maux de tête, 56 % se disent soumis à des cadences très élevées, et 60 % se plaignent des délais rigoureux à respecter, contre 50 % en 1990). Le stress professionnel et son corollaire le stress familial sont devenus un des problèmes majeurs des sociétés industrielles évoluées. À l'aube du XXIe s., le coût du stress pèse lourdement sur l'économie de ces pays, en se traduisant par de l'absentéisme, une baisse de productivité, des accidents du travail, des troubles psychiques et des troubles somatiques. La mondialisation de l'économie a contribué à fortement aggraver ce phénomène dans la mesure où les fusions et acquisitions d'entreprises ont été accompagnées par d'importantes contractions du personnel, augmentant le chômage mais aussi les troubles somatiques et psychiques. Les statistiques de consommation des tranquillisants et autres psychotropes révèlent une partie des souffrances de cet univers du travail.

Maladies d'adaptation et neurobiologie du stress

Hans Selye a défini le stress comme un Syndrome général d'adaptation (SGA) ; il s'agit d'une configuration spécifique de processus et d'états physiologiques qui surviennent en réponse aux différentes sortes de stimuli externes. Il distingue trois phases séquentielles d'adaptation de l'organisme à toute modification de son environnement : une phase d'alarme, une phase de résistance et une phase d'épuisement. La phase d'alarme, ou « phase de choc », est caractérisée par une tachycardie, une diminution du tonus musculaire, un abaissement de la température du corps, la formation d'ulcères gastriques ou intestinaux, une augmentation de la concentration sanguine, de l'anurie, des œdèmes, de l'hypochlorhydrie, une leucopénie suivie d'une hyperleucocytose, de l'anhidrose, une hyperglycémie transitoire, et finalement une diminution du sucre dans le sang. La résistance de l'organisme est le résultat du métabolisme catabolique qui stimule la décharge corticotrophique du lobe antérieur de l'hypophyse, induisant une sécrétion excessive des hormones corticosurrénales. On passe alors à la phase de résistance de l'organisme : accroissement de l'activité, augmentation du volume de la corticosurrénale, involution rapide du thymus et des autres organes lymphatiques, ainsi que renversement de la plupart des signes caractéristiques de la première phase. Si les « stresseurs » persistent, la résistance aux stimuli s'accroît grâce aux hormones corticales. La troisième phase ou phase d'épuisement survient après une action prolongée des stresseurs. Dès que ces symptômes se manifestent, les lésions caractéristiques de la phase d'alarme réapparaissent et la mort s'ensuit. Depuis l'exposé de Selye, des mécanismes plus complexes ont été découverts, mais la réponse non spécifique de l'organisme au stress est toujours à prendre en considération par les médecins lors de l'examen de patients souffrant de stress ; en effet, l'organisme humain peut être victime de l'excès de ses propres mécanismes de défense biologiques. La médullosurrénale, sous l'influence de stimulations nerveuses sympathiques, excitations venant de l'hypothalamus (cerveau), libère de l'adrénaline et de la noradrénaline dans le sang. Cette sécrétion de catécholamines doit être envisagée dans le cadre d'une réponse à court terme et correspond à une mobilisation d'énergie en vue d'une dépense immédiate dont l'objectif est soit la lutte, soit la fuite (mécanismes biologiques probablement développés au début de l'humanité pour assurer la survie de l'espèce). Le taux d'adrénaline semble plus élevé dans la peur, les états dépressifs et l'anxiété, et le taux de noradrénaline dans la colère et les états agressifs. Cette mobilisation de catécholamines utiles dans les situations réelles de lutte ou de fuite peut être nocive lorsque la situation émotionnelle se déroule dans la vie quotidienne, car elle peut faciliter la mise en circulation d'acides gras libres (liaison psychosomatique possible entre stress et athérome : infarctus du myocarde). La corticosurrénale décharge une série d'hormones de constitution stéroïde appelées corticoïdes ou « hormones du stress » : les glucocorticoïdes, dont le cortisol et la cortisone qui agissent sur le métabolisme glucoprotéique et sont directement impliqués dans le stress, et les minéralocorticoïdes dont l'aldostérone et les corticostérones. Les glucocorticoïdes ont une action antiallergique et antihistaminique ; une action de néoglycogenèse, transformation en glucides des protides et des lipides ; une inhibition des réactions inflammatoires allergiques. Les minéralocorticoïdes en excès ont une action défavorable sur le tissu conjonctif, accélèrent la vitesse de sédimentation, favorisent la production de maladies hypertensives et induisent, par la vasoconstriction des vaisseaux, de l'hypertension ; à hautes doses, ils provoquent des lésions articulaires de type rhumatismal. Trois systèmes sont impliqués dans la réponse de l'organisme au stress ; ce sont le système hypothalamique-hypophyso-cortico-adrénalien ou HPAC, le système sympathique médullaire adrénalien ou SAM, et le système endogène opioïde induisant de l'analgésie au stress ou système EO. « Nous commençons à comprendre aujourd'hui que beaucoup de maladies courantes sont davantage dues au manque d'adaptation au stress qu'à des accidents causés par des microbes, des virus, des substances nocives ou tout agent externe » (Hans Selye). Selon cet auteur, les maladies de l'adaptation traduisent l'antagonisme hormonal entre les minéralocorticoïdes et les glucocorticoïdes ; c'est l'excès de minéralocorticoïdes qui conditionne les maladies de l'adaptation. Ce sont, par hypoadaptation et par déficit en corticoïdes, les maladies suivantes : choc traumatique, choc obstétrical, maladie post-opératoire, maladie des rayons X, syndrome toxique des brûlés, coup de chaleur, troubles par inhibition des avortements provoqués, etc. ; par hyperadaptation due aux minéralocorticoïdes, hypertension, néphrosclérose, angine de poitrine, toxémie de la grossesse, maladie du collagène, manifestations allergiques, néphrite aiguë, etc., et dues aux glucocorticoïdes, appendicite, amygdalite, certaines variétés de diabète ; et certaines maladies dites à l'époque psychosomatiques : ulcères, hyperthyréotoxicose après choc émotionnel. Nous nous trouvons devant des phénomènes encore très complexes et tous les mécanismes biologiques et neurohormonaux sont encore loin d'avoir été élucidés.

Psychopathologie du stress

Face aux attaques quotidiennes du stress qui menacent l'homéostasie individuelle, on distingue deux types de mécanismes de régulation psychique : les mécanismes de régulation du stress de la vie quotidienne et les mécanismes de régulation du stress majeur.

Le stress quotidien. – Ces mécanismes ont pour fonction d'aider à la diminution des tensions : *a)* Pour remédier aux légères tensions quotidiennes, psychologues et psychanalystes rappellent la recherche de la présence maternelle rassurante pour calmer les angoisses du nourrisson ; l'adulte recherchera plus tard cette présence dans les relations amicales et sociales (vie associative par exemple). *b)* Le sentiment de frustration induit par certaines situations peut conduire *à renforcer l'amour et l'estime de soi* par la recherche de l'approbation d'autrui en adoptant temporairement un comportement régressif infantile. *c) Rire, pleurer et jurer sont une autre façon de décharger les tensions* soit à ses propres dépens soit aux dépens d'autrui. *d)* Le retrait émotionnel dans *un sommeil excessif ou inhabituel* semble être une voie empruntée par certains pour faire face aux difficultés, pour retrouver ainsi un repos. *e) Verbaliser son émotion, se confesser, prier* sont des recettes éprouvées de décharge des tensions liées à des conflits interpersonnels dans sa famille ou sur son lieu de travail. *f) « Intellectualiser » son problème* est un mécanisme fréquemment utilisé, qui peut procurer une certaine satisfaction liée au fait d'exposer son problème. *g) Agir pour changer le cours des événements à l'origine du stress* met en œuvre les mécanismes neuromusculaires de décharge de l'énergie agressive. Jouer, travailler et faire du sport sont aussi des modes de sublimation de l'énergie en excès et la façon idéale de « neutraliser » le retournement des pulsions agressives contre soi. *h) L'activité fantasmatique,* au contraire de l'activité de verbaliser et de travailler, est un mécanisme mental permettant la décharge des tensions. *i)* En dernier lieu, l'excès de tensions peut trouver un débouché au niveau du corps. Des comportements tels que uriner, déféquer fréquemment, trop manger ou manger très vite, fumer et boire de l'alcool, avoir une activité sexuelle accrue, peuvent être considérés comme des décharges somatiques dont les individus sont plus ou moins conscients, mais auxquelles ils ont recours quotidiennement, de façon automatique et inconsciente. Tous les points décrits ci-dessus sont des mécanismes d'urgence que le Moi met en œuvre pour faire face à des situations qui entraînent des perturbations mineures du niveau d'homéostasie.

Les mécanismes de régulation du stress majeur. – *a)* Premier niveau : il s'agit de mécanismes de défense de contrôle de soi par hypercompensation, hyperrépression, hypervigilance et manifestations hyperémotionnelles : rires hystériques, attaques de rage, irascibilité, susceptibilité, le tout accompagné parfois de dépression, souvent liée à des deuils récents, et de comportement compulsif de suractivité. Enfin les réactions somatiques telles que palpitations cardiaques, nausées, diarrhées, troubles de la sexualité, accompagnées d'angoisse, permettent à leur manière de relâcher les tensions. *b)* Deuxième niveau : ces mécanismes d'équilibre homéostatique ont pour caractéristique une modification du fonctionnement mental, le détachement partiel de la réalité. En effectuant ce retrait sur une ligne de défense abandonnant le principe de réalité, le Moi sacrifie certaines fonctions essentielles à une vie normale : évanouissement, périodes amnésiques, retrait de réalité par « déplacement » de ses propres intentions agressives sur une personne, qui va servir de débouché aux pulsions agressives, déni de réalité, utilisation de symboles tels que incantations verbales, rituels, actes compulsionnels, pyromanie, kleptomanie. Tous ces actes constituent une tentative de gestion des pulsions dangereuses par le biais de solutions telles que l'immolation, l'automutilation, ou bien l'exploitation de toutes les occasions de recourir à des opérations chirurgicales, ou encore le recours plus ou moins conscient à des accidents qui provoquent la mutilation. La toxicomanie, les affections hypocondriaques, la simulation d'affections somatiques (conversion hystérique), l'exploitation psychologique d'affections somatiques, permettent aux individus, contre un prix élevé, d'établir un équilibre entre les conflits du Moi, de la Réalité, et des Pulsions. *c)* et *d)* Les mécanismes des troisième et quatrième niveaux sont révélateurs d'une désorganisation psychique de plus en plus régressive : violence, automutilation, suicide, fuite hors de la réalité, avec menace de désorganisations somatiques, derniers remparts de protection de l'équilibre de l'appareil psychique. e) Les mécanismes de régulation de cinquième niveau : les instincts de mort désintriqués des instincts de vie peuvent conduire, en dernier lieu, l'être humain au bord de l'épuisement et à la mort

Gestion et thérapie du stress

Les méthodes de lutte contre le stress ont toutes pour objectif une diminution progressive des tensions psychiques et musculaires, et une baisse des excitations sensorielles (auditives, visuelles, etc.), avec d'importantes conséquences de relaxation sur la plupart des fonctions vitales. Les résultats attendus sont la « maîtrise du stress ». Cette approche doit constituer la première étape d'un traitement qui devra être poursuivi sur le plan psychothérapique et accompagné d'un traitement médical. Il est fortement recommandé de recourir à des thérapies de relaxation, dont les effets bénéfiques sont plus ou moins durables selon les sujets et qui sont : *a)* les exercices de relaxation corporelle, aérobic, stretching, postures de faible stress, etc. ; ces exercices physiques abaissent le rythme cardiaque, réduisent les risques d'hypertension, de tension musculaire, soulagent certaines douleurs musculaires et les douleurs dorsales avec comme conséquences psychiques la réduction temporaire de l'angoisse, de la dépression, etc. À ces exercices corporels développés en Occident, on peut ajouter des exercices corporels venus d'Extrême-Orient comme le tai-chi ; le yoga, pratiqué depuis plus longtemps en Europe occidentale, permet d'abaisser le rythme cardiaque et le rythme respiratoire, provoquant une sensation de profonde relaxation sans atteindre la somnolence ou le sommeil ; *b)* les méthodes de relaxation mentale : la méditation, effectuée dans un environnement protégeant de toute excitation sensorielle, accompagnée d'une respiration lente et rythmée, peut contribuer à réduire de nombreux symptômes (deux séances de dix à vingt minutes par jour). L'évasion imaginaire ou imagerie mentale est une technique semblable à celle utilisée par les athlètes de haut niveau pour renforcer leurs performances ; *c)* les méthodes utilisant des moyens techniques : « la relaxation dans l'eau » se pratique dans un caisson spécial parfaitement isolé avec des effets spectaculaires ; le danger est que, dans certains cas, cet isolement sensoriel peut provoquer de l'angoisse ; « le biofeedback » est une technique utilisant des appareils qui mesurent des fonctions telles que le pouls, la température de la peau et la tension musculaire ; les sujets peuvent apprendre à les contrôler en les observant sur un écran de visualisation ; cependant les chercheurs ne savent pas comment fonctionne cette interrelation homme-machine ainsi que son effet sur le rythme cardiaque, la tension artérielle et le psychisme ; et enfin les méthodes psychothérapiques : lorsque les résistances psychiques individuelles ne permettent plus d'affronter les difficultés quotidiennes, il est important de recourir aux psychiatres, psychanalystes, psychothérapeutes et psychosomaticiens. Il est alors vivement recommandé de combiner, par exemple, une méthode de relaxation corporelle, facilitant un réapprentissage de la connaissance corporelle et psychique du corps, et une psychothérapie psychanalytique ou psychosomatique.

Le stress est un nouveau « malaise dans la civilisation », révélateur des dysfonctionnements des sociétés industrielles évoluées et des faiblesses des mécanismes d'adaptation somatique et psychique des êtres humains.

► SELYE H., *The Stress of Life*, New York, McGraw Hill, 1956. – COOPER C. L. & PAYNE R., *Stress at work*, Londres, John Wiley & Sons, 1978. – DEJOURS Ch. (dir.), *Plaisir et souffrance dans le travail*, Éd. de l'AOCIP, France, 1988. – HIRIGOYEN M.-F., *Le Harcèlement moral*, Paris, Syros, 1998. – STORA J.-B., *Quand le corps prend la relève, stress, traumatismes et maladies somatiques*, Paris, Odile Jacob, 1999 ; *Le Stress*, Paris, PUF, 5e éd., 2002.

Jean Benjamin STORA

→ Dépression ; Dignité de la personne ; Professionnelle (Maladie).

SURDITÉ

Avant que notre regard ne soit façonné par l'évidence d'une approche médicale, la surdité a toujours été un enjeu important dans les théories de la connaissance. Elle a fourni une fiction théorique récurrente dans l'histoire des idées que l'on retrouve aussi bien dans l'épistémologie cartésienne, l'empirisme, la phénoménologie, le structuralisme et aujourd'hui les sciences cognitives. La philosophie des Lumières avait convoqué les sourds dans la controverse sur l'origine du langage naturel. Au XIXe s. la naissance de la clinique et le positivisme les ont rejetés hors du champ scientifique. Ils ne pouvaient plus être témoins des origines, et la langue des signes, expression inarticulée et sensuelle à qui était dénié le statut de langue, soumise hiérarchiquement à la parole, n'offrait plus à la curiosité philosophique un matériel digne d'intérêt. Les sciences humaines s'en sont emparées : linguistique, sociologie et ethnologie, accompagnées par la clinique psychanalytique, ont renouvelé le débat et soulevé la chape sous laquelle la médecine, par sa conception audiomorphique du langage et sa visée orthopédagogique de la rééducation, les avait ensevelies.

Les connaissances médicales n'ont pas progressé au même rythme dans le domaine de l'otologie. Si les premières descriptions anatomiques remontent à l'Antiquité, ce n'est qu'à partir de la Renaissance et de la pratique des dissections de cadavres que les relevés accompagnés de représentations graphiques se font plus précis. Avec son *Tractatus de aure humanae,* Antoine Marie Valsalva (1666-1723) est considéré comme le fondateur de l'anatomie de l'oreille. Dans le domaine de la physiologie et de la pathologie les progrès ont été plus lents. Depuis l'Antiquité on soupçonnait un lien entre surdité et mutité. Mais au Moyen Âge les deux concepts sont confondus ou considérés comme deux entités sans lien. Les organes de la phonation ont longtemps été envisagés comme responsables de la mutité. La section du frein de la langue pour « libérer la parole » était pratiquée dans un but thérapeutique. La recherche de l'étiologie de la mutité est réorientée sur l'audition à la fin du Moyen Âge. Il faut attendre la fin du XVIIIe s. pour que les pathologies de l'oreille commencent à être différenciées par catégories nosologiques. Ce progrès des connaissances en anatomo-physiologie et en pathologie va s'accompagner de mesures prothétiques et curatives. L'existence de cornets acoustiques est attestée depuis les débuts de l'ère chrétienne, mais il faudra attendre le recours à l'électricité et à l'électronique pour amplifier le son pour qu'un véritable saut qualitatif soit fait avec la miniaturisation des prothèses. Le développement des techniques curatives est plus hasardeux. Le premier cathétérisme de la trompe d'Eustache est pratiqué en 1724. Il sert à injecter les liquides les plus divers avec des résultats le plus souvent désastreux. La première mastoïdectomie a lieu en 1736. Les paracentèses sont indiquées dans les dysfonctionnements de la trompe d'Eustache en 1801. Ces interventions n'ont pas d'indications précises et souvent des suites catastrophiques. La véritable rencontre entre médecine et surdité se situe au cours du XIXe s. à l'Institution Nationale des Sourds-Muets de Paris grâce à Jean-Marc Gaspard Itard, premier otologiste spécialisé et premier officier de santé attaché à l'institution. Le luxe des moyens thérapeutiques qu'il mettait en œuvre est terrifiant : « Les purgatifs, l'application de fonticules sur la mastoïde pour provoquer la transpiration de la tête, les injections irritantes dans la trompe d'Eustache, les vomitifs, les préparations prurigineuses et amères, les frictions sèches de la tête, les vaporisations d'éther dans le conduit auditif externe, les sétons, les moxas, les cautérisations mastoïdiennes, les emplâtres vésicatoires, la perforation de la membrane tympanique avec injection d'eau tiède... » Cet acharnement médical à faire entendre les sourds est une façon d'éliminer l'altérité qu'ils représentent. Face au réel de l'organe déficient, il faut réparer et ramener les sourds dans le rang des entendants. La médecine scientifique retrouve là des accents religieux, miracle de la guérison portée par le christique *pheta* « ouvre-toi ». Mais les « traitements » appliqués pour déboucher les oreilles des sourds provoquent des protestations. Ainsi le Dr Prosper Ménière, qui en 1838 a succédé à Itard comme médecin chef de l'Institution, critique en 1853 devant l'Académie de médecine « un célèbre confrère qui a osé appliquer une couronne de trépan sur le crâne d'une jeune fille [...]. Par cette ouverture, l'enfant devait percevoir les sons, l'enfant devait entendre. [...] L'enfant n'entend pas, ou du moins elle est toujours sourde-muette et nous faisons en sorte de protéger sa tête contre les chocs extérieurs qui pourraient facilement la tuer ». Il relève en 1860 l'état physique déplorable des élèves sur lesquels on appliquait des traitements d'une grande violence et il conclut : « L'académie de médecine devrait fermer sa porte à toute communication relative à la guérison de la surdi-mutité comme l'académie des sciences a fermé la sienne au mouvement perpétuel et à la quadrature du cercle. » La logique des traitements actuels certes moins destructeurs reste la même, faire entendre les sourds, et si l'organe n'est pas réparable on a recours à la mécanisation du vivant. Malgré les progrès constants des prothèses externes (prothèses numériques) permettant une exploitation optimale des « restes auditifs », une nouvelle technique a été mise au point : les implants cochléaires. Il s'agit de l'implantation directe à travers la cochlée (la détruisant par là même et interdisant toute exploitation ultérieure des « restes auditifs » en cas d'échec de l'intervention ou de la rééducation) de micro-électrodes stimulant directement les terminaisons du nerf auditif par l'intermédiaire d'un micro couplé à un ordinateur qui capte les sons, les analyse et les transforme en impulsions électriques. L'implantation est chronique, pour la vie, elle se réalise par effraction corporelle chez de jeunes enfants et provoque l'intrusion de sensations d'un type nouveau. Pour des devenus sourds ayant maîtrisé la parole, elle peut permettre un maintien du contrôle de celle-ci. Contrairement aux promesses des chirurgiens, il ne s'agit pas d'une guérison de la surdité, mais d'une nouvelle forme de surdité donnant un accès « inouï » aux sons et provoquant un bouleversement psychique dans le développement psychoaffectif déjà en cours du jeune enfant et un retard d'acquisitions liées au délai de la rééducation. Si l'implant respecte l'orientation spontanée de l'enfant sourd vers une communication visuo-gestuelle, il peut avoir des effets thérapeutiques, surtout chez les parents. Mais comme sa prescription est le plus souvent assortie du conseil de ne pas utiliser la langue des signes il ne répondra pas aux besoins affectifs et cognitifs immédiats de l'enfant. Dans les écoles spécialisées on a pu observer une exclusion des porteurs d'implants par les autres sourds ! Certaines associations de sourds, au moment de la saisie du Comité consultatif national d'éthique au sujet des implants chez les jeunes enfants, nous ont montré la rébellion des particuliers contre l'universel de la science. La crainte de voir cette technique s'étendre à tous, s'universaliser, a pu s'analyser pour certains comme une menace eugénique. Un certain nombre ont manifesté contre cette menace en développant en réponse un mouvement identitaire sur des bases radicales d'exclusion des entendants. Car le sujet sourd chassé par la science cherche à faire lien social ailleurs, sur un autre mode.

Situation actuelle de la surdité au regard de la médecine et des biotechnologies

Les progrès de la génétique modifient l'attitude de la médecine face à la surdité et exigent en retour une réflexion sur la possibilité eugénique ouverte par ces recherches.

Surdité et génétique. – Parmi les surdités génétiques on distingue les surdités syndromiques associées à d'autres maladies ou malformations, et les surdités isolées, non syndromiques. La mise en évidence récente de la prévalence d'une forme de surdité autosomique récessive DFNB1 due à des mutations du gène de la connexine 26 (CX26) dans les surdités isolées est en train de modifier la pratique médicale. Ce gène est accessible à un diagnostic moléculaire de routine déjà disponible en pratique courante. Les spécialistes admettent actuellement que les formes génétiques représentent deux tiers des surdités de l'enfant, les causes environnementales étant responsables du tiers restant. Le diagnostic de surdité établi et la prise en charge audio-prothétique et orthophonique réalisée, le spécialiste généticien va entrer en scène. Il pratiquera un bilan clinique et paraclinique complet visant à préciser la cause de la surdité. Un diagnostic moléculaire sera pratiqué dans le but de prendre en charge les éventuelles maladies associées et de mieux informer les familles sur le type génétique de la surdité, les malformations associées, l'évolutivité et le risque de récurrence pour les futures naissances. En revanche on ne peut prévoir la profondeur de la surdité. Le comité national d'éthique a rendu en 1997 un avis défavorable à la pratique d'une interruption thérapeutique de grossesse en cas de diagnostic moléculaire de CX26 dans le cadre d'un diagnostic prénatal ainsi que le diagnostic prénatal systématique pour les surdités non syndromiques.

On entend déjà certains adolescents sourds répéter qu'on leur a déconseillé d'avoir des enfants s'ils sont porteurs de la mutation et les laboratoires focalisent leurs recherches sur la thérapie génique, donc l'éradication. Les recommandations du CCNE ne seront probablement pas plus suivies qu'elles ne l'ont été pour l'implant cochléaire. C'est, comme le dit le Dr M.-F. Laborit, l'amour au temps de la connexine 26 qui se résume à l'évitement de l'appareillage de deux allèles mutants !

Il est donc de notre devoir de nous questionner. La progression des découvertes de la science (séquençage du génome, clonage, transgénèse...) par le déchiffrement du réel, sans se soucier du sujet, rétroagit sur nos pratiques. Le décryptage du génome humain permettra de soumettre l'évolution de l'espèce aux impératifs des projets humains, c'est-à-dire de décider ce que l'on va éliminer ou garder. La crise des théories génétiques, l'empirisme statistique, le peu de connaissance sur la transmission héréditaire viennent bien sûr tempérer ce prophétisme. Mais l'élimination des plus faibles se fait au nom de la sélection naturelle. Or, de grandes étapes de l'évolution n'ont pas eu lieu par élimination, mais par symbiose et entraide. Ainsi pour le passage des formes anaérobies aux aérobies et pour celui des monocellulaires aux pluricellulaires. On constate que ces étapes cruciales de l'évolution se sont faites par hybridation ou symbiose de capitaux génomiques plus que par la mutation favorable secondairement stabilisée par son efficacité, c'est-à-dire par la sélection du milieu. Ainsi le dogme de la sélection naturelle ne rend pas compte de la création d'institution d'aide aux plus faibles qui renforce la cohésion du groupe et celle de l'espèce. L'histoire de la surdité, comme d'autres affections, nous montre qu'elle a contribué aux progrès de la pédagogie, à la connaissance du langage et à diverses innovations technologiques.

Médecine et surdité ont entretenu des relations tendues au cours des siècles. La médicalisation de la surdité s'est faite progressivement. La médecine est intervenue de plus en plus à partir de la moitié du XIXe s. pour contrôler la bienfaisance de l'État. C'est ainsi que, comme le rappelle Jean René Presneau, la médecine fut appelée pour participer à l'organisation des investissements de l'État dans le but de mesurer, classer et exclure. Mesurer la déficience auditive c'est la visée du diagnostic, premier temps de l'opération, classer les différents types de surdité pour distinguer dans les aides à apporter celles adaptées à chaque degré de surdité, exclure enfin en éliminant ceux qui s'avéraient incapables de profiter d'une éducation spécialisée et ceux, les « durs d'oreilles », capables de comprendre la voix humaine avec une adaptation minimale.

Physiologiquement la surdité est une atteinte de l'appareil auditif qui entrave la perception des sons et a par conséquent des effets importants sur la réception et l'expression de la parole dans sa forme vocale. Si l'atteinte auditive peut être mesurée, aucune courbe auditive ne dit ce que vit subjectivement chaque personne sourde. Il serait réducteur de ne considérer que l'atteinte organique pour rendre compte de la multiplicité des réponses que chaque sujet va apporter à cette situation. La surdité ne donne pas le même type de limitation que les autres handicaps. Les sourds peuvent circuler, ils peuvent prendre le métro, le train, se marier, avoir des enfants ; ils n'ont pas besoin de tierce personne pour leurs besoins vitaux ; leur gêne est essentiellement d'ordre linguistique et touche à la communication avec les autres. Certains sourds profonds se débrouilleront mieux dans la vie que d'autres dont l'atteinte auditive est plus légère mais qui seront plus inhibés. Dans le champ du langage la part de la structure psychique est essentielle. Les possibilités de subjectivation des sourds et donc de vivre sourd sont liées à la réponse de l'autre, parents, environnement familial, et à la façon dont la surdité est supportée par l'entourage. Un certain nombre font le choix de se rencontrer dans l'usage d'une langue visuo-manuelle, dite langue des signes, dans laquelle ils communiquent sans entraves linguistiques. Ce choix n'est pas dicté par le degré de trouble de la perception. Il est assez rare parmi les adultes devenus sourds. D'autres ne souhaitent pas spécialement rencontrer d'autres sourds. Certains peuvent essayer de cacher leur surdité, d'autres au contraire la revendiquer comme une fierté, chaque cas est particulier.

Les traitements

À cette déficience auditive répond un traitement médical. La démarche médicale classique fondée sur signes, diagnostic et traitement oriente la prise en charge ORL de la surdité. Les traitements médicaux soignent les causes, essentiellement infectieuses, de la surdité.

La chirurgie corrige les séquelles des infections chroniques et des traumatismes. Elle assure également les interventions permettant la mise en place des implants. Implants de l'oreille moyenne, nouvelles prothèses, pour les surdités de transmission, implants cochléaires pour les surdités neurosensorielles profondes ou totales.

Les traitements prothétiques externes s'adressent aux surdités bilatérales, de transmission en cas d'échec des traitements médicaux ou chirurgicaux, et de perception. Cela ne signifie pas pour autant que l'enfant entendra normalement. Les prothèses auditives ne peuvent être comparées à une paire de lunettes. Elles amplifient également les bruits et la perception de la parole dans un environnement bruyant peut être difficile.

Selon Mme Sadek-Khalil (1997) le traitement orthophonique a pour objectif « de permettre à l'enfant de comprendre le langage, de savoir s'exprimer, c'est-à-dire être capable de se servir de la langue orale comme d'un instrument de communication ; de connaître l'usage de cette langue, c'est-à-dire de savoir à quoi elle sert ». Les moyens sont : la lecture labiale, le développement des restes auditifs, la voie vibro-tactile, les sons palliatifs de compensation. Les outils rééducatifs visent à compenser le déficit perceptif par l'apport de codes visuels précis. Il s'agit des gestes Borel-Maisonny, de la méthode verbo-tonale, du LPC (langage parlé complété), du langage écrit. L'orthophoniste participe aussi à l'accompagnement familial. L'apprentissage du langage oral ne dépend pas uniquement du degré de surdité. C'est un travail très difficile qui demande un énorme investissement de la part des parents et de l'enfant bien sûr.

Notons enfin le traitement préventif par la vaccination contre la rubéole et les oreillons, par l'antibiothérapie systématique des otites, par la protection individuelle et collective contre le bruit et les variations de pressions surtout en milieu professionnel.

Surdité et société

La surdité ne peut être réduite à une maladie. Qu'est-ce qu'une maladie qui dure toute la vie ? Elle a aussi un impact social important et nous amène à aborder le champ du handicap et les phénomènes d'exclusion et de ségrégation.

Approche du handicap. – Dans nos sociétés démocratiques, le handicap appelle une politique sociale qui nécessiterait de préciser la nature des obstacles à l'intégration et d'écouter ce qu'en disent les éventuels bénéficiaires.

Selon l'OMS le handicap est « un désavantage pour un individu donné qui résulte d'une déficience ou d'une incapacité le limitant ou l'empêchant de remplir une tâche normale ». En France, la loi de 1975 en faveur des handicapés se réfère au principe républicain d'intégration à une norme. L'intégration se réalise par l'école et le travail et implique d'accepter l'inégalité pour pouvoir la dépasser. La loi promulgue des mesures compensatoires.

Même si, quantitativement, le débat ne concerne qu'une minorité, il est porteur des interrogations les plus vives sur les problèmes actuels. La prise en charge des handicapés vient interroger les moyens dont se dote une société démocratique pour construire l'égalité. En 1982 les Nations Unies proposent des « Règles pour l'égalisation des chances des personnes handicapées » où il est dit : « Le handicap est fonction des rapports des personnes handicapées avec leur environnement. Il surgit lorsque ces personnes rencontrent des obstacles culturels, matériels et sociaux qui sont à la portée de leurs concitoyens. Le handicap réside alors dans la perte ou la limitation des possibilités de participer, sur un pied d'égalité avec les autres individus, à la vie de la communauté » (cité *in* J. Kristeva « Lettre au président de la République sur les citoyens en situation de handicap »). Mais la déficience, par son caractère irréductible, invite aussi à nous interroger sur notre rapport à l'autre, sur la ségrégation et son envers qu'est la revendication identitaire, et sur la régulation des liens sociaux.

On peut parler de handicap pour la surdité, déficience sensorielle, en tant qu'elle constitue un obstacle à l'intégration en portant atteinte à la communication. La surdité ne se voit pas, nous l'avons déjà dit, mais se dévoile dès qu'il y a rencontre. Ce qui permet d'emblée de souligner que la surdité est le seul handicap que le « normal » doit partager avec son interlocuteur « déficient » quand il veut prendre le temps et la peine d'entrer en relation avec lui. C'est, de même, le seul handicap qui atteint en même temps les parents et l'enfant. Une mère d'enfant paralysé ne devient pas paralysée. Une mère d'enfant sourd peut devenir sourde et muette face à son enfant. Pour les sourds le partage s'arrête dès qu'il s'agit d'accéder à la vie sociale (services publics, culture...) sans possibilité de comprendre ce qui se dit, et c'est rapidement la mise à l'écart. À côté de cette exclusion vécue quotidiennement, les sourds se retrouvant pour converser en langue des signes ne semblent plus du tout handicapés et ce sont les entendants qui le deviennent.

La façon dont les sourds ont répondu aux obstacles auxquels ils étaient confrontés nous entraîne sur le versant d'une production de savoir. Ainsi les langues des signes apportent à la civilisation des langues qui prouvent que la capacité sémiotique est présente chez tout être humain capable d'inventer de nouvelles voies expressives pour dire son désir, lorsqu'un déficit sensoriel lui barre l'accès à sa modalité habituelle. Une langue, donc une façon d'être au monde en rapport avec l'autre. Ceux qui la parlent se reconnaissent dans une histoire avec ses grands noms et un lieu emblématique, l'INJS à Paris. De ce fait les sourds stimulent le débat démocratique, car ils nous incitent à répondre à leur façon de parler et à savoir comment et jusqu'où notre société peut prendre en compte les spécificités.

Considérer la surdité uniquement comme un handicap lié à une déficience ne rend pas compte du fait qu'elle est avant tout une expérience partagée et qu'elle donne lieu à une production culturelle.

Les sciences humaines vont apporter un éclairage nouveau sur les sourds. Ils deviennent partenaires sociaux là où l'on ne percevait jusqu'alors qu'une minorité handicapée à exclure ou à intégrer. En France, c'est d'abord la réflexion sociologique avec les travaux de Bernard Mottez. L'impact et la puissance mobilisatrice de ses premiers écrits au début des années 1970 seront à l'origine de nombreux travaux et faciliteront la prise de parole des sourds et leur constitution en groupe social. Chercheur au Centre d'étude des mouvements sociaux dirigé par A. Touraine, il publie en 1975 « À propos d'une langue stigmatisée, la langue des signes » qui rompt avec le discours de la bienfaisance médico-parentale. C'est dans le sillage de ce tourbillon qu'apparaissent des initiatives déterminantes : le laboratoire de l'EHESS, l'International Visual Theater et le Centre socioculturel des sourds à Vincennes, et l'Académie de la langue des signes française. Des entendants s'impliquent avec les sourds. Recherche-action qui définit une nouvelle place où l'observation du sociologue s'accomplit avec les gens concernés. Façon subversive de « faire » avec le handicap ! Mais une question insiste : la LSF est-elle vraiment une langue ? Question à laquelle les linguistes ont maintenant répondu en y retrouvant toutes les caractéristiques structurales d'une langue. Quant à savoir si la LSF est une langue, c'est une question que ceux qui la parlent ne se posent plus. Sa modalité visuo-manuelle inhabituelle ouvre même de nouvelles perspectives pour l'étude des autres langues.

Quelle est sa situation dans le champ social ? – Contrainte à la clandestinité, la stigmatisation dont elle a été longtemps l'objet en avait fait une langue honteuse, même pour les sourds qui l'utilisaient. Cette situation sociolinguistique a certes changé actuellement. Le domaine de contact entre sourds et entendants délimite différents états de la langue à travers des emprunts mutuels tant sémantiques que grammaticaux. On décrit la Langue des signes française utilisée naturellement par les sourds, le français signé qui utilise les gestes de la LSF en suivant l'ordre des mots de la phrase française, enfin un pidgin mélange de signes et de français.

Les résultats des différents travaux des linguistes plaident tous en faveur d'un véritable bilinguisme. Le bilinguisme langue des signes français écrit et oral permet une communication précoce parents-enfants, un développement cognitif satisfaisant, une acquisition des connaissances et une transmission des savoirs par le langage à travers la relation avec les parents, les proches et d'autres adultes et enfants, un échange optimum dans la langue la plus appropriée à la situation ainsi que la possibilité pour l'enfant de s'identifier à sa famille et aux sourds avec lesquels il entrera en contact. La langue des signes est bien une langue et il convient donc de parler de bilinguisme pour les sourds.

On voit donc que la surdité ouvre sur le domaine du langage qui n'est pas le privilège de la médecine.

La surdité à travers l'histoire

Le Moyen Âge. – Avec l'historienne Aude de Saint-Loup, on peut penser que les sourds-muets sont socialement autonomes. Contrairement aux autres infirmes, les sourds n'ont pas recours à la mendicité, les métiers essentiellement manuels ne nécessitant pas la maîtrise de l'oral et de l'écrit. Pour l'Église les signes relèvent de l'imitation et renvoient à l'animalité, mais l'impératif de faire participer les sourds à la vie chrétienne la pousse à une certaine tolérance. Cependant les sourds restent légalement inférieurs en droit. Suivant les juridictions il leur est dénié le droit d'hériter, de témoigner ou de juger.

La Renaissance. – L'humanisme de la Renaissance s'intéresse à toutes les productions de l'esprit humain, prompt à en louer la valeur. Montaigne, lorsqu'il cite les sourds et la langue des signes, s'émerveille de « l'humaine nature ». C'est également l'époque qui voit émerger les premières tentatives d'éducation des sourds. Elles sont l'œuvre de précepteurs de la noblesse espagnole et donc réservées à une petite élite fortunée, mais ces méthodes ont un grand retentissement en Europe. Le précurseur de cette éducation au XVIe s. est le moine Pedro Ponce, suivi de Juan Pablo Bonet au XVIIe s. publie une méthode utilisant un alphabet manuel. Tous ces travaux sont nimbés d'une aura de secrets jalousement gardés.

Les Lumières. – Une véritable effervescence sur l'origine du langage et la doctrine de l'ordre naturel des mots va secouer les penseurs du siècle des lumières. Les philosophes convoqueront le langage gestuel des sourds pour développer leurs idées. C'est dans ce climat qu'émergeront les premières méthodes éducatives structurées. D'un côté Jacob Rodrigue Pereire, précepteur qui fera parler les sourds, précurseur de ce qu'aujourd'hui on nomme démutisation et dont la méthode est un mixte de gestes et d'une véritable rééducation de la parole orale. De l'autre, l'abbé de L'Épée, figure emblématique du courant gestualiste. C'est lui qui permet de passer de méthodes individuelles à l'éducation de masse des jeunes sourds. L'abbé triomphe par la pratique des exercices publics, prouvant que ses élèves ont accès à la pensée la plus abstraite et la plus raffinée. Mais qu'en est-il des sourds à cette époque ? Leurs témoignages sont précieux mais rares. On sait que vers 1710 Étienne de Fay, dit « le vieux sourd d'Amiens », enseignait les enfants sourds au moyen de la langue des signes. Mais surtout en 1779 paraît *Observations d'un sourd et muet*, de Pierre Desloges, véritable défense et illustration de la langue des signes. On peut penser qu'à Paris à cette époque les sourds pratiquaient déjà la LS.

« L'âge d'or ». – À la suite du travail de l'abbé en 1791, la Convention nationale vote la création de l'Institution nationale des Sourds et Muets, prise en charge par la nation française. Cette avancée va inaugurer un « âge d'or » mythique de la culture sourde. Le milieu du XIXe s. voit ainsi un formidable développement du mouvement sourd. On compte beaucoup de personnalités célèbres comme F. Berthier (premier sourd nommé à la Société des gens de lettres et décoré de la Légion d'honneur), véritable héraut de son « peuple sourd », ou des artistes comme le poète Pelissier et le peintre Peyson. L'Institution devient le centre mondial de la surdité. Mais pendant toute cette période la controverse passionnée se poursuit entre, d'un côté, des éducateurs qui utilisent un enseignement gestuel lié à la communauté des sourds et, de l'autre, ceux qui l'excluaient pour concentrer tous leurs efforts sur l'enseignement de la parole. Progressivement le discours médical va infiltrer la pédagogie des sourds en se fondant sur l'espoir d'un traitement et même d'une possible guérison de la surdité.

Le Congrès de Milan. – Les polémiques pédagogiques opposant le geste à l'oral parcourent tout le XIXe s. ainsi que les expérimentations médicales les plus barbares. Pour réguler cette polémique, des instances sociales faisant autorité seront sollicitées. Ce seront au cours du temps : l'Académie des sciences, puis l'Académie de médecine et le ministère de l'Intérieur. Leurs recommandations préconiseront une méthode combinée et approuveront les cours d'articulation. Mais le courant oraliste ne s'estime pas satisfait. Il organisera et financera la tenue d'un congrès international pour « l'amélioration du sort des sourds-muets » à Milan en 1880. Au cours de ce congrès on assiste au basculement vers un oralisme offensif avec l'exclusion de la langue des signes. L'atmosphère est à la victimisation de l'oralisme, la tonalité résolument religieuse est marquée par les références à saint Paul et la louange de la parole « pure ». Seuls trois enseignants sourds et une minorité de tenants de la méthode combinée seront les témoins impuissants de cette nouvelle orientation. Cet acte de négation de la LS est à l'origine de l'exclusion des professeurs sourds de l'enseignement et de l'application d'un système punitif aux jeunes sourds pour les détourner de cette langue.

De l'eugénisme à l'hygiène raciale nazie. – Les premières législations eugénistes apparaissent aux États-Unis dès 1907 et en Europe à partir de 1928, préconisant stérilisation, avortements forcés, euthanasie pour toute une série d'inadaptés au rang desquels les sourds. L'un des défenseurs le plus actif de cette politique est l'inventeur du téléphone, A. G. Bell, qui développe, dans un mémoire soutenu à la National Academy of Science de New Haven intitulé « Sur la formation d'une variété sourde de la race humaine », les moyens de neutraliser la reproduction des sourds. En Allemagne, quelques mois après la prise de pouvoir d'Hitler en 1933, la loi pour la prévention d'une descendance « héréditairement malade » est promue. Quinze à seize mille sourds seront stérilisés. En 1935, cette loi est augmentée d'une annexe concernant l'avortement et la stérilisation obligatoire des femmes « héréditairement malades » ; enfin, de 1940 à 1942, 1 600 sourds « inéducables » sont exterminés dans les camps d'Hadamar, Sonnenstein et Grafeneck.

Les étapes les plus récentes. – À partir des années 1970 le retour aux gestes s'amorce par le discours scientifique. C'est d'abord la linguistique. Ensuite la sociologie, en France avec Bernard Mottez. Un réel échange s'instaure dans le champ pédagogique pour la reconnaissance de la LS et le droit à une éducation bilingue à laquelle les sourds entendent participer. La psychanalyse et la psychiatrie, à partir de leurs pratiques cliniques et du constat des aberrations médico-éducatives que les sourds ont subies, vont prendre le même chemin. L'attribution d'un Molière à la comédienne sourde Emmanuelle Laborit en 1993 vient marquer pour un large public l'entrée des sourds dans la vie culturelle et artistique.

La loi du 18 janvier 1991, dite loi Fabius, offre aux jeunes sourds et leur famille la liberté de choix « entre une communication bilingue – langue des signes et français – et une communication orale ». Mais la contre-indication médicale à l'utilisation de la langue des signes fait un retour très marqué avec la pose systématique des implants cochléaires aux enfants sourds congénitaux. Une oscillation de périodes pour ou contre la langue des signes en fonction des idéaux de l'époque marque l'histoire de la surdité depuis deux siècles.

Un autre regard médical. Soigner les sourds

L'accueil correct des sourds dans les services médicaux et psychiatriques est devenu récemment une préoccupation de santé publique. Pourquoi les sourds ont-ils des difficultés d'accès aux dispositifs de soins tant somatiques que psychiques ? Les sourds ressentent douloureusement ce qu'ils considèrent comme une mise à l'écart, dans la mesure où la dimension de l'échange par la parole est un temps essentiel de la consultation médicale. Sans médecin et personnel soignant pouvant parler avec eux, les sourds ne peuvent bénéficier de la même qualité de prise en charge. Il faut aussi des aménagements techniques pour la prise de rendez-vous (minitel, fax) et des signalisations visuelles. Pendant longtemps le système de santé n'a pris en compte que la dimension de l'oreille déficiente en oubliant que les sourds pouvaient aussi être malades. Les ORL spécialistes de la surdité de l'enfant semblent méconnaître les embûches que ceux-ci rencontrent dans la vie quand ils deviennent inévitablement des adultes sourds ; ils ne pouvaient que rester sourds à cette urgence de soigner aussi les sourds et pas seulement la surdité. L'alerte est venue des psychiatres et des médecins somaticiens préoccupés de la santé de ces patients et qui cherchaient comment faire avec la surdité.

Dès les années 1970, le milieu psychiatrique en découvrant la langue des signes a attiré l'attention sur les sourds oubliés et abandonnés dans les asiles. Puis des consultations pour les enfants ont suivi dans les années 1980 ainsi qu'une consultation à l'hôpital Sainte-Anne. Les carences langagières graves de patients adultes arrivant avec leur mère désemparée, car seule interlocutrice, ont conduit à s'interroger sur l'aspect iatrogénique de la prise en charge médicale de la surdité quand elle évacue le sujet sourd. Une réflexion sur la prévention d'un certain type de troubles s'est mise en place, visant à offrir aux patients sourds, enfants ou adultes, le même respect qu'aux patients entendants et incluant naturellement le travail en collaboration avec des professionnels sourds. Le travail clinique en psychiatrie est fondé sur la parole et le recours à la langue du patient sourd s'est imposé ; pour de nombreux patients qui avaient pourtant eu des années de rééducation orale et de scolarisation, le premier acte thérapeutique a été de les faire accéder à une langue ; là encore la langue des signes s'est imposée.

L'accueil médical à l'hôpital de la Salpêtrière : c'est à propos de l'épidémie du Sida et de ses ravages liés à la cruelle carence d'information de la population sourde que le Dr Jean Dagron a pu alerter les pouvoirs publics sur la spécificité de la relation des sourds au système de santé et faire admettre le caractère de manquement au devoir de santé publique que cette situation révélait. L'ouverture d'une consultation en LS à la Salpêtrière avec une équipe de professionnels bilingues (français-LSF) dans un service public de médecine interne a permis l'accès aux soins de la population sourde. Le médecin a le devoir d'informer le patient sur son état et sur tous les risques inhérents aux gestes diagnostiques et thérapeutiques qu'il doit effectuer. L'utilisation de la langue du patient sourd, qui ne peut, lui, en utiliser une autre, n'est pas un droit particulier des sourds ; c'est simplement le moyen d'assurer l'accès aux soins pour tous. En dehors de ces conditions, la rencontre d'un sourd et d'un médecin qui ne se comprennent pas se résume souvent à la distribution anonyme de prescriptions inadaptées. Sinon c'est le recours à la présence d'un tiers (famille, proches, éducateurs, professeurs) avec son cortège de déviations.

Soigner les sourds, c'est se donner les moyens d'assurer l'accès aux soins de tous les citoyens en respectant leur différence. Écouter les sourds dans leurs plaintes tant somatiques que psychiques dans la langue qu'ils pratiquent, c'est leur donner la parole là où le traitement médical de la surdité veut leur imposer la forme vocale de la parole. Toute rencontre avec la surdité implique une réflexion minimum sur ce que parler veut dire qui concerne tous les champs du savoir.

► CUXAC C., *La Langue des signes française (LSF). – Les voies de l'iconicité*, Paris, Ophrys « Faits de langues », 2000. – DAGRON J., *Sourds et soignants, deux mondes, une médecine*, Paris, *in* Press, coll. « Réflexions du temps présent », 1999. – DOUMENJOU M.-F. & LABORIT J., « Des psychiatres et des sourds... et la psychanalyse », in *La Surdité chez l'enfant en France*, publication du CTNERHI, Diffusion PUF, numéro hors série de janvier 1990, p. 71-81. – GILLOT D. *et al.*, Dossier « Surdité et Santé mentale », *Nervure : Journal de Psychiatrie*, t. IV, 2001. – GRUSON P. & DULONG R. (dir.), *L'Expérience du déni. Bernard Mottez et le monde des sourds en débats*, Paris, Maison des sciences de l'homme, 1999. – PELLION F. *et al.*, *Surdité et souffrance psychique*, Paris, Ellipses « Vivre et Comprendre », 2001. – POIZAT M., *La voix sourde – La société face à la surdité*, Paris, Métaillié « Sciences humaines », 1996. – SACKS O., *Seeing Voices*, Univ. of California Press, 1989 ; *Des yeux pour entendre. Voyage au pays des sourds*, Paris, Le Seuil « La Couleur des idées », 1990. – Coll. : Institut national des Jeunes Sourds, *Le pouvoir des signes*, pour l'exposition « Sourds et Citoyens », Paris, 1989. – *Surdités, Revue internationale*, Paris ; *Les professionnels*, 1999, n° 1 ; *Enfants de parents sourds*, 2000, n° 2 ; *Familles, fratries*, 2000, n° 3 ; *Retour sur le congrès de Milan*, 2001, n° 4.

Jacques LABORIT

→ Musique.

SYMPTÔME

Le symptôme est une notion originellement médicale : c'est la manifestation apparente d'un processus morbide sous-jacent, qui désigne à l'origine une réalité purement physique. Mais, du champ de la médecine somatique, il va s'étendre à celui de la psychiatrie, puis de la psychanalyse et des sciences humaines. Et, du domaine individualisé du corps, il va atteindre le domaine collectif du politique, dans la mesure où la maladie peut apparaître comme métaphore de la réalité sociale, et la pratique médicale comme métonymie de toute pratique publique. Si donc le symptôme fait l'objet d'une large part de ce qu'on appelle la sémiologie médicale, celle-ci n'en est pas moins seulement l'un des nombreux champs d'application de ce qu'on appelle « sémiologie », et qui trouve sa source dans le domaine le plus vaste, recouvrant et déterminant toutes les dimensions de la culture humaine : celui du langage.

Le symptôme comme interface

Parler d'un langage du corps (ce qu'implique la notion de symptôme), c'est donc dire que ce qu'il y a de plus physique, de plus réel, de plus concret en nous, n'existe que dans un rapport au processus d'abstraction des signes et à la symbolisation. C'est dire aussi que ce qu'on appelle en médecine « symptôme » n'est pas un phénomène physique mais la relation établie par le médecin entre ce phénomène, cette apparence perceptible, et l'existence profonde d'une pathologie qui, sans cette révélation de l'apparence, demeurerait inaccessible à l'investigation. Le symptôme a en ce sens exactement la fonction que Hegel accordait à l'œuvre d'art : celle de permettre, par l'apparence sensible, la révélation d'une vérité occulte. Le concept même de symptôme suppose donc que l'apparence des choses ne soit pas un simple effet de surface, ou un masque superficiel, mais au contraire la concrétisation d'un lien entre surface et profondeur. Et, finalement, l'idée parfaitement optimiste que nous puissions avoir accès à la vérité cachée du corps interne par l'exercice de nos sens. C'est pourquoi la valeur accordée au symptôme manifeste une pensée originellement empiriste : celle qui fait confiance à la sensation pour accéder à la vérité. C'est cette confiance que manifeste, au XVIIIe s., ce que Michel Foucault appelle « la naissance de la clinique » : le moment où l'observation « au lit du patient » (puisque le mot grec *klinein* signifie « être couché ») conditionne la légitimité à la fois du savoir médical et de sa pratique, par opposition au dogmatisme purement spéculatif (et de ce fait concrètement inefficace) du corpus de connaissances issu de l'université médiévale. Moment où le savoir se revendique comme inductif, ne tirant ses principes théoriques qu'à partir d'une pratique critique d'observation. À cet égard, la sémiologie médicale ne convoque pas seulement le corps du patient, mais aussi celui du médecin : le clinicien se reconnaît lui-même comme un corps, qui exerce ses cinq sens, comme le montre, dans l'examen clinique, le rôle déterminant de la palpation, de la percussion, de l'auscultation, de la reconnaissance des odeurs ; mais aussi, tout simplement, la mise en présence physique du malade, qu'on voit, touche, sent et entend de façon immédiate, par la relation la plus ordinairement humaine. On peut aussi se souvenir que le cinquième sens, le goût, est resté longtemps le moyen privilégié de mise en évidence du diabète par la saveur sucrée de l'urine. Cette dimension empiriste, toutefois, conduit précisément la médecine clinique à distinguer le symptôme de l'ensemble des signes : si le symptôme est bien un signe, tout signe n'est pas symptôme, puisque le symptôme est d'abord ce qui apparaît de soi-même, indépendamment de toute investigation clinique, et motive la demande de consultation. C'est cette distinction qui doit nous conduire à l'étymologie du terme lui-même.

Le mot grec *ptôma* signifie la chute, de la même origine que *ptôsis*, qui a donné le terme médical de « ptose » pour désigner un relâchement des tissus ; et le préfixe « sun », qui signifie « avec », désigne une idée d'ensemble ou de corrélation. *Sumptôma* en grec va ainsi désigner la coïncidence, la rencontre entre deux phénomènes. Le mot se constituera dans la langue française entre le XVe et le XVIe s., puisqu'il est attesté chez Rabelais (Lacan en reprendra l'orthographe dans son séminaire de 1975-1976 sur le « sinthome »). Cette notion de coïncidence nous intéresse, parce qu'elle présente le symptôme comme une véritable interface entre dehors et dedans, mais aussi entre physique et psychique, ou entre individuel et social. Elle nous intéresse aussi parce qu'elle désigne dans le symptôme quelque chose qui est de l'ordre de la pesanteur, de la gravité, de la présence concrète au monde sensible, de l'incorporation dans la matière. Elle nous intéresse enfin parce qu'elle suppose une herméneutique, un mode de traduction ou d'interprétation, et ce à double niveau : celui de l'expressivité et celui de la causalité. Si le symptôme est expression d'un dedans par un dehors, il est aussi remonté d'un effet à une cause, et par là principe explicatif, déterminant d'une logique. La rationalité de la notion de symptôme s'inscrit ainsi tout entière dans sa fonction étiologique : celle qui permet, par le constat de l'anomalie, de remonter à la cause de la maladie ; et, dès lors, de se donner les moyens corrélatifs du diagnostic et de la prescription. La recherche sur le symptôme n'a essentiellement pas d'autre finalité que thérapeutique. La disparition du symptôme est donc porteuse elle-même de deux significations étiologiques contradictoires. Soit elle peut signifier la disparition de la cause, dont l'absence de symptôme est la manifestation, si l'on pense que le symptôme est univoque ou qu'il y a un lien monopolistique d'exclusivité entre la cause et son effet (dans ce cas, la disparition du symptôme signifie la guérison). Soit elle signifie la disparition de l'accès à la cause, si l'on considère que le symptôme est équivoque, ou que sa cause est susceptible de produire d'autres effets. C'est la raison pour laquelle, en présence d'une hyperthermie, on ne prescrira pas de traitement antipyrétique sans avoir déterminé au préalable l'origine de la fièvre. La conduite inverse conduirait à la faute diagnostique qui consiste à « masquer le symptôme », c'est-à-dire à s'interdire l'accès à l'étiologie.

Or c'est cette voie royale de l'accès à l'étiologie par le symptôme qui est largement remise en cause dans la médecine contemporaine, et nous oblige à interroger le statut contemporain du symptôme, en particulier en termes de santé publique. Si en effet la médecine clinique prend tout son essor intellectuel, social et politique au XVIIIe s., dès la fin du XIXe s. les progrès de l'anatomopathologie, de l'imagerie médicale et de la microbiologie vont fournir des méthodes diagnostiques de détection qui permettent conjointement l'économie du diagnostic clinique et la mise en œuvre de méthodes de prévention. D'une part l'interprétation du symptôme n'est plus indispensable à l'efficacité du diagnostic, puisqu'elle sera en grande partie relayée au XXe s. par les moyens radiologiques, tomodensitométriques, etc., ou sérodiagnostiques ; d'autre part l'apparition même du symptôme ne se produit pas, puisqu'elle est anticipée par les méthodes prophylactiques (en particulier à partir de l'invention pasteurienne de la vaccination, annoncée par les travaux de Jenner dès la fin du XVIIIe s.). La médecine préventive a ainsi deux effets sur le statut épistémologique du symptôme : soit, prenant la maladie dans sa dimension virtuelle, elle en prévient toute actualisation possible (c'est le cas de la vaccination, qui se pratique sur un individu sain) ; soit, prenant la maladie à son stade initial, elle la détecte en quelque sorte dans l'œuf, prévenant l'apparition du symptôme (c'est le cas de la détection des cancers du poumon par l'image radiologique, ou du sein par la mammographie). Dans le premier cas, il perd son statut d'indice (puisqu'il n'y a rien à indexer) ; dans le second cas, il perd son statut de preuve (puisque celle-ci est donnée par d'autres méthodes).

L'effort originel d'objectivation

Pour comprendre ce que signifient ces mutations de statut en termes d'épistémologie, il est nécessaire de remonter à ce que l'on considère comme l'origine de la rationalité médicale, au Ve s. av. J.-C. dans la culture grecque, où se trouve aussi l'origine de la tradition philosophique classique : dans la pensée hippocratique, et plus particulièrement dans les livres consacrés aux *Épidémies*. On y trouve des descriptions précises de symptômes (fièvres, toux, sueurs, hémorragies, types d'évacuations ou d'expectorations) liés à des circonstances atmosphériques dont le récit est donné dans sa datation sous forme de chronique. Ainsi l'espace géographique et la temporalité climatique sont mis en relation avec l'état du corps dans sa dimension à la fois collective et cyclique, induisant à penser le symptôme moins comme interface entre intériorité et extériorité du corps que comme interface entre la communauté des corps et son environnement. Le symptôme est ce qui traduit une écologie du corps, sa relation symbiotique et réactive aux variations de l'environnement. Le passage de la froideur ventée de l'hiver à l'accalmie du printemps est mis en relation avec l'apparition collective d'ophtalmies, de dysenteries, de vomissements. Aucune de ces observations ne sert à nommer une entité morbide spécifique, mais l'ensemble constitue un recueil de données épidémiologiques se présentant comme une série d'annales. Le symptôme n'a pas valeur nosographique ; mais déjà, la mise en évidence de constantes, dans les associations régulières de symptômes variés, disséminés dans la géographie du corps, oriente l'observation vers la recherche unifiante de syndromes, dont la liaison aux circonstances climatiques et géophysiques peut permettre la mise en évidence de ce que le texte appelle des « constitutions », c'est-à-dire des adéquations entre des variations atmosphériques et des variations pathologiques. Cette volonté de trouver l'interface entre l'environnement physique et le corps par les seuls déterminants de l'observation est parfaitement indicatrice de l'intention rationalisante qui caractérise la culture grecque du Ve s. av. J.-C. C'est une volonté absolue d'évacuer la pensée magique et la causalité religieuse, et de rendre l'action médicale corrélative d'une soumission de l'exigence thérapeutique à l'exigence clinique, c'est-à-dire aussi à l'attention intellectuelle. La précision dans la description des symptômes est corrélative de cette attention. Mais ce qui frappe dans cette précision est qu'elle s'accompagne d'une conception dynamique du corps, c'est-à-dire aussi d'un sens aigu de la temporalité : le symptôme ne vaut pas par sa fixité, mais au contraire par sa variabilité, par sa dimension plastique, par sa capacité de métamorphose, qui est l'indice corrélatif de la vie du corps et du mouvement de l'environnement. C'est cette mutation incessante des symptômes qui doit être repérée et faire l'objet d'un relevé précis, non seulement au cas par cas, mais au jour le jour et heure par heure. Et c'est la confrontation de ces relevés qui permet l'élaboration d'un pronostic, plutôt que d'un diagnostic.

Ce qui saisit aussi dans cette conception du symptôme est que, liant l'observation du corps à celle de l'environnement, elle écarte de la nature la dimension cosmique : ne relève d'une rationalisation de la nature que ce qui peut en être observable dans l'environnement immédiat, et non une dimension planétaire qui ne peut faire l'objet que de conjectures plus ou moins mythiques, et en aucun cas d'une pensée empirique. La rationalité médicale s'origine ainsi dans la reconnaissance du fait que, si la médecine procède bien d'un empirisme, celui-ci ne peut pas se limiter à sa stricte dimension biologique, mais doit nécessairement prendre en compte la réalité environnementale. Toute une tradition contemporaine du positivisme biologique semble ignorer une telle condition de rationalité.

Mais la tradition hippocratique met aussi en place, dans sa volonté d'objectivation des symptômes, ce qui est au cœur-même d'une permanence de l'attitude médicale : sa position d'extériorité. Le serment d'Hippocrate lui-même est une réitération de cette volonté de neutralité qui ne spécifie pas seulement le savoir médical, mais le comportement du médecin. De cette volonté participe la conception du symptôme dans la médecine clinique. Si la médecine hippocratique n'avait pas les moyens anatomiques de remonter du symptôme à la cause étiologique interne, puisque la dissection sur les humains n'y était pas pratiquée, elle a su en revanche faire du symptôme non seulement l'interface entre le corps et son environnement, mais aussi l'interface entre le regard du médecin et le corps du malade. Or cette interface n'est rien d'autre qu'une limite, une séparation radicale entre le statut du médecin et celui du patient, un processus d'objectivation de la maladie qui, en même temps, réifie nécessairement le corps malade pour en faire l'objet d'une investigation rationnelle. Si Hippocrate dit clairement que le médecin a besoin de l'aide du malade pour rendre sa thérapie efficace, cette aide doit être comprise en termes de soumission à la prescription, en termes aussi de transmission de ce qui est éprouvé (douleur, dysfonctionnement, etc.). Mais c'est au médecin de donner à l'objet de la plainte le statut de symptôme en en établissant l'analogie avec d'autres plaintes similaires. Ce qu'en médecine on appelle « symptôme subjectif » ne tire sa valeur de symptôme que du processus d'objectivation qui justifie qu'on en fasse l'objet d'une information médicale. De cette tradition, qui soumet le savoir sur le corps à la condition d'une réification du corps, la tradition médicale contemporaine est évidemment tributaire. Tributaire aussi de ce fait, comme le montre Canguilhem, d'une conception normative du symptôme qui rend difficile la prise en considération des multiples ambiguïtés que suscite ce terme.

Si en effet le symptôme se découvre originellement par la plainte d'un sujet qui vient consulter, cette plainte elle-même ne tire sa légitimité médicale que de ce que Victor Segalen, écrivain et médecin, nomme, dans sa thèse de 1902 *Les Cliniciens ès Lettres*, une « transmutation des valeurs », par un « passage de l'ordre sensitif à l'ordre intellectuel ». Ainsi un symptôme majeur pour le patient peut-il être considéré comme mineur par le médecin, et réciproquement. En dermatologie par exemple, l'angiome sur le visage, considéré comme défigurant par le patient, ne présentera pas le moindre risque fonctionnel aux yeux du médecin, tandis que l'apparition d'un grain de beauté, qui ne fait pas symptôme pour le patient, est immédiatement considérée par le médecin comme l'origine possible d'une cancérisation. Dans bien des cas en effet, il semble que la parole médicale puisse ramener le symptôme à la mesure de sa réalité ; affirmer que le tremblement alcoolique observé chez le patient dénote plus que les deux verres de vin par jour qu'il avoue, ou que la toux qu'il fait entendre soit plus récidivante qu'il ne le prétend. Dans tous les cas, l'examen clinique minutieusement décrit dans les manuels de sémiologie permettra de recouper l'observation des symptômes perçus par le médecin et le récit des symptômes éprouvés par le patient.

Mais qu'en est-il des cas où la douleur exprimée ne fait pas symptôme pour le médecin, où la plainte n'est recoupée ni par l'examen clinique ni par les examens complémentaires ? Qu'en est-il des cas où le symptôme effectivement perçu par le médecin ne trouve sa cause dans aucune lésion organique ? Qu'en est-il des cas où le symptôme ne fait pas interface entre l'intérieur du corps et son extérieur, mais entre le psychique et le somatique ? Qu'en est-il des cas où un danger réel, une souffrance réelle, ne sont pas physiquement étalonnables ? Qu'en est-il des cas où la réalité vécue ne coïncide pas avec les indices du corps extérieur, ou avec ceux du corps intérieur ? Qu'en est-il des cas où le symptôme est irréductible à l'interprétation diagnostique ?

La médecine psychiatrique répond à ces questions par des processus diagnostiques supposant le repérage nosographique, selon une méthode analogique de celle de la médecine somatique. C'est ce que montrent les manuels de psychiatrie en affirmant, précisément, le primat de la sémiologie : il s'agit de dégager des signes et d'identifier des invariants, non pas en vue d'un étiquetage entomologique, mais pour articuler la singularité des sujets à l'universalité des connaissances en pathologie mentale. Les symptômes de la psychiatrie seront ainsi pour la plupart non pas des signes physiques, mais des signes comportementaux, que présente la sémiologie psychiatrique : troubles de la présentation et de l'expression, troubles des conduites sociales, troubles de l'humeur, troubles des perceptions, troubles de la mémoire, etc. C'est cette diversité symptomatique qui trouvera ensuite sa place dans la nosographie psychiatrique par la classification distinctive entre névrose et psychose, entre névrose obsessionnelle, hystérie et névrose phobique, etc.

Neurologie, psychanalyse et psychiatrie

La notion de symptôme, rapportée à la pathologie mentale, apparaît alors au croisement de trois disciplines : neurologie, psychanalyse et psychiatrie. Mais, entre ces disciplines, les recoupements, les croisements, mais aussi les malentendus ne cessent de se manifester. La neurologie, discipline strictement organique, étudie le fonctionnement du système nerveux, de la dimension macroscopique des organes centraux à la dimension microscopique de la neurobiologie, du fonctionnement physique de la synapse au fonctionnement chimique des médiateurs. Mais par là précisément, elle touche à la dimension mentale et aux symptômes comportementaux, comme l'avait déjà vu Descartes au XVIIe s., en faisant de la morale l'une des applications possibles des sciences physiques à partir de ses découvertes anatomiques sur les centres nerveux. Lorsque le neurobiologiste Jean-Pierre Changeux affirme en 1983, dans *L'Homme neuronal*, que « l'identité entre états mentaux et états physiologiques ou physicochimiques du cerveau s'impose en toute légitimité », il ne fait que tirer les conséquences contemporaines d'un réductionnisme biologique qui permet de renvoyer tout symptôme, qu'il soit physique ou mental, à un strict déterminisme organique. Ainsi toute interprétation des comportements pourrait se réduire à la stricte étendue du corps physique. C'est du reste une telle interprétation, issue de la recherche en biochimie, qui a permis dans les années 1950 la production des premiers psychotropes (du grec *tropein* qui signifie diriger, tourner, orienter) : la possibilité, par la médiation chimique, d'un contrôle comportemental. L'effet des psychotropes en général, et des neuroleptiques en particulier dans la mesure où leur mode d'action est plus puissant, est précisément d'agir sur les symptômes psychiatriques : troubles de l'humeur, angoisse, confusion, délire, etc. Ce faisant, leur usage médical oblige précisément à interroger à nouveaux frais le statut du symptôme ; et, dès lors aussi, la relation problématique entre neurologie, psychanalyse et psychiatrie. Si l'on considère médicalement le symptôme dans sa valeur indicative d'une étiologie, alors, on l'a vu, tout effacement du symptôme en l'absence d'action sur sa cause apparaît comme une faute à la fois diagnostique et thérapeutique. Diagnostique parce que le masquage du symptôme coupe l'accès à l'étiologie ; thérapeutique parce qu'une pathologie ne se soigne durablement que par le traitement de la cause. La chimiothérapie psychotrope ne prétend en effet pas être autre chose qu'un traitement symptomatique. Ce faisant, elle situe la psychiatrie, qui peut en être prescriptrice, en position de se replacer sous la dépendance de la neurologie, dont elle s'est pourtant institutionnellement émancipée en assumant les grandes distinctions nosographiques issues de la psychanalyse.

Or le statut du symptôme en psychanalyse semble exactement contradictoire, et à plusieurs niveaux, de l'usage des psychotropes en général et des neuroleptiques en particulier, dans la mesure où le symptôme est d'abord révélateur, dans la théorie psychanalytique, d'une logique de l'inconscient. À ce titre, on peut dire qu'en psychanalyse la fonction d'expression du symptôme est, à un certain niveau, déjà cathartique. En présentant le symptôme comme résultat d'un processus d'élaboration lié à la dynamique de l'inconscient, Freud met déjà en évidence cette ambivalence du symptôme dans sa fonction libidinale. En témoigne le mécanisme de la conversion dans l'hystérie : la conversion du psychique au somatique, qui permet l'apparition du symptôme, est déjà un processus de résolution de conflit ; le conflit psychique vient se symboliser, se matérialiser, s'incorporer en quelque sorte, dans les symptômes corporels les plus divers. Il est parfaitement éclairant à ce propos que la découverte de la psychanalyse soit issue du travail de Freud sur l'hystérie, dans la mesure où l'utérus, d'où est dérivé le terme, n'est pas seulement la localisation organique de la féminité, mais le siège originel de toute vie, et par là le lieu emblématique de ce qui définit la vitalité comme rencontre du physique et du mental. L'hystérie dès lors n'est rien d'autre que la définition originelle du symptôme comme coïncidence, rencontre ou interface. C'est précisément cette conception du symptôme comme manifestation de la vitalité, qui va produire ce qui peut apparaître comme la véritable mutation culturelle opérée par la psychanalyse : produire le symptôme non pas seulement comme interface du physique et du mental, ce que montrait déjà la théorie de Charcot, mais comme rencontre du normal et du pathologique, comme mise en évidence de la continuité des processus psychiques, d'une homogénéité de structure entre santé et maladie. Or cette homogénéité n'a pas seulement valeur de dogme fondamental de la psychanalyse, elle a surtout une véritable valeur heuristique, dans la mesure où elle va permettre l'élucidation réciproque du normal par le pathologique, tout autant que la remise en question des limites de la norme et de la validité de sa définition.

Le premier point, celui du principe heuristique d'élucidation réciproque, se montre dans la manière dont Freud traite corrélativement, dans l'*Introduction à la psychanalyse* en particulier, la question des rêves et celle des névroses, à partir précisément de la relation entre symptôme et élaboration. Ainsi affirme-t-il à quelques lignes d'intervalle, dans le chapitre XI sur l'élaboration des rêves : « Le rêve n'est pas autre chose que l'effet du travail d'élaboration ; il est donc la forme que ce travail imprime aux idées latentes. » Et plus loin : « Les mécanismes qui président au travail d'élaboration sont les prototypes de ceux qui règlent la production des symptômes névrotiques. » Il justifie ainsi l'affirmation qui inaugure le chapitre V : « Le rêve lui-même est un symptôme névrotique, et un symptôme qui présente pour nous l'avantage inappréciable de pouvoir être observé chez tous les gens, même chez les bien portants. » C'est ainsi dans la théorie psychanalytique que, pour la première fois dans l'histoire de la recherche thérapeutique, le terme de symptôme désigne non pas une expression pathologique, mais un effet de normalité. C'est précisément cet effet qui oblige, on l'a dit, à une remise en question des limites de la normalité et de la validité de sa définition. Ainsi, en psychanalyse, la notion même de traitement symptomatique ne peut avoir aucun sens, puisque le symptôme est aussi l'interface entre conscient et inconscient et, dès lors, ce qui donne accès à l'interprétation de la dynamique pulsionnelle de l'inconscient. En affirmant que « le rêve est la voie royale de l'inconscient », et en considérant, on l'a vu, le rêve comme symptôme, Freud établit bien le symptôme comme indispensable à l'élucidation des phénomènes psychiques.

Or cette élucidation ne peut se faire en psychanalyse que par la médiation du langage. Ainsi, là encore, la question du symptôme nous renvoie du côté linguistique de la sémiologie : l'élaboration du rêve, dans ses processus de déplacement et de condensation, fonctionne comme un jeu de langage. Et la méthode qui en permet l'interprétation est fondée, elle aussi, sur les associations libres de la parole. Ainsi, que ce soit au niveau de sa formation ou de son interprétation, tout symptôme dans la théorie analytique est entièrement réductible au langage. C'est ce qui fondera, dans la théorie de Lacan radicalisant la position de Freud, l'entreprise de fonder la recherche psychanalytique sur une véritable théorie du langage, dont la notion de symptôme devient un pivot. Dans le texte de 1953 intitulé « Fonction et champ de la parole et du langage en psychanalyse », il affirme clairement : « Le symptôme se résout tout entier dans une analyse de langage, parce qu'il est lui-même structuré comme un langage, qu'il est langage dont la parole doit être délivrée. » Et, dans « La psychanalyse et son enseignement » : « Le symptôme psychanalysable, qu'il soit normal ou pathologique, se distingue non seulement de l'indice diagnostique, mais de toute forme saisissable de pure expressivité, en ceci qu'il est soutenu par une structure qui est identique à la structure du langage. » Enfin, dans « L'instance de la lettre dans l'inconscient » : « Le symptôme est une métaphore, comme le désir est une métonymie », utilisant deux concepts de la sémiologie littéraire pour désigner deux concepts majeurs de la psychanalyse. La notion de symptôme permet à Lacan d'articuler la symbolique du langage sur la réalité d'un vécu psychique. Cette réalité psychique construite par le langage étant à la fois opposée au réel et liée à lui par le « nœud borroméen » où sont distinguées et indissociablement nouées les fonctions du réel, du symbolique et de l'imaginaire.

Dimensions critiques de la notion de symptôme

Ainsi, de la naissance de la clinique au XVIIIe s. à celle de la psychanalyse au XXe s., se joue un épisode décisif de la relation du symptôme au langage, qui semble à la fois réaliser et faire imploser le modèle clinique défini par Foucault : « Il faut se placer au niveau de la spatialisation et de la verbalisation fondamentales du pathologique, là où prend naissance et se recueille le regard loquace que le médecin pose sur le cœur vénéneux des choses. » C'est cette conception de la relation du langage au corps qui permettra à Foucault de renvoyer la psychanalyse elle-même du côté de la normativité clinique qu'elle prétend au contraire dépasser, dans la filiation de la tradition médicale inaugurée par le XVIIIe s. Ainsi écrit-il dans *La Naissance de la clinique* : « Dans la Clinique comme dans l'Analyse, l'armature du réel est dessinée d'après le modèle du langage. Le regard du clinicien et la réflexion du philosophe détiennent des pouvoirs analogues parce qu'ils présupposent tous deux une structure d'objectivité identique. » Ce « pouvoir de l'Analyse » est ici attribué à Condillac, philosophe contemporain de la médecine de Cabanis. Mais on y trouve en germe le concept de « biopouvoir », forgé ultérieurement par Foucault, et qui le conduira à dénoncer aussi fortement la normativité psychanalytique que la normativité psychiatrique ou la normativité clinique. La parole qui prétend atteindre « le cœur vénéneux des choses » est aussi pour Foucault celle qui pousse incessamment à faire de sa propre existence la permanence d'un symptôme et l'objet d'un aveu, comme il le montrera en particulier dans *L'Histoire de la sexualité*, parue en 1976, treize ans après la *Naissance de la clinique*. En cela, on peut dire que pour Foucault, c'est l'exigence psychanalytique elle-même qui fait symptôme d'une culture déterminée par les rapports de biopouvoir : « Il faut se faire une représentation bien inversée du pouvoir, pour croire que nous parlent de liberté toutes ces voix qui, depuis tant de temps, dans notre civilisation, ressassent la formidable injonction d'avoir à dire ce qu'on est, ce qu'on a fait, ce dont on se souvient et ce qu'on a oublié. » Ainsi, pour Foucault, la théorie psychanalytique de la relation du symptôme au langage apparaît-elle comme le moyen le plus pervers du contrôle social.

Une telle conception de la normativité sociale comme symptôme trouve ses prémisses philosophiques dans la filiation nietzschéenne. L'œuvre entière de Nietzsche se présente en effet comme la tentative d'une détermination a-normative de la notion de santé, mais aussi comme une extension de la terminologie médicale au domaine entier de la culture. Dans l'orientation vitaliste de Nietzsche, toute idée ne saurait être que l'expression d'un état du corps. Mais elle est en même temps déterminante d'un état de la culture. Ainsi les grands courants idéologiques ne sont-ils rien d'autre que l'expression des symptômes des corps individuels de ceux qui les ont produits, conditionnant à leur tour en quelque sorte les symptômes collectifs des civilisations : leur expression religieuse ou morale. Toute culture peut alors faire l'objet d'un processus sémiologique d'interprétation, qui en réduit les grands idéaux à une symptomatologie organique.

Ainsi Nietzsche écrit-il dans *Le Gai Savoir* : « Je me suis assez souvent demandé si, d'une façon générale, la philosophie n'a pas été jusqu'à présent surtout une interprétation du corps, et un malentendu du corps. [...] On peut considérer toujours en première ligne ces audacieuses folies de la métaphysique [...] comme des symptômes de constitutions physiques déterminées. » Par cette réduction des idéaux métaphysiques à une symptomatologie physique, Nietzsche retourne en ironie le statut de neutralité idéologique que revendique le savoir médical, et fait de cette revendication même un symptôme. Mais en même temps, il destitue la médecine du statut d'extériorité qu'elle revendique, pour la reconnaître vectrice de valeurs au même titre que n'importe quelle idéologie.

C'est précisément ce système de valeurs que l'anthropologie médicale la plus contemporaine nous oblige à interroger à travers la notion de symptôme. Ainsi, en déterminant « les formes élémentaires de la maladie », comme Lévi-Strauss a mis en évidence, en tant qu'ethnologue, « les structures élémentaires de la parenté », François Laplantine, dans *Anthropologie de la maladie*, interroge les modèles de représentation qui sous-tendent le savoir médical et ses pratiques, opposant une pensée géographique de la maladie, représentée par ce qu'il appelle le « modèle ontologique », à une pensée historique représentée par ce qu'il appelle le « modèle fonctionnel ou relationnel » ; une pensée qui privilégie les données de fixation spatiale de l'anatomie à une pensée qui privilégie les données dynamiques du fonctionnement physiologique ; une pensée pour laquelle le symptôme clinique manifeste une lésion organique, et une pensée pour laquelle il représente une rupture d'équilibre. Mais il montre que cette opposition entre une représentation qu'on pourrait qualifier de mécaniste et spatiale (autour de la pensée cartésienne) et une représentation qu'on pourrait qualifier de vitaliste et temporelle (autour de la pensée de Bichat), est en quelque sorte recouverte, y compris chez les vitalistes, par une pensée dominante de la soumission de l'ordre du temps à l'ordre de l'espace, qui vise, dans le privilège contemporain accordé à la biologie médicale, à réifier la représentation du corps au détriment de sa dynamique pulsionnelle.

C'est cette représentation dynamique que tendait à restaurer Hahnemann à la fin du XVIIIe s., en fondant la médecine homéopathique sur un concept très spécifique de la notion de symptôme, dans la filiation de la théorie des « signatures » introduite au XVIe s. par Paracelse : la « loi de similitude », observée d'abord par auto-expérimentation, permet d'établir une identité de symptômes entre les réactions pathologiques provoquées chez l'homme sain par certaines substances et les pathologies traitées chez l'homme malade par ces mêmes substances. Ainsi l'essence de quinquina provoque chez l'homme sain le même symptôme fébrile qu'elle traite chez l'homme malade. Le symptôme prend alors un nouveau sens thérapeutique : celui d'une interface entre la maladie et le remède.

Un ouvrage autobiographique, paru en 1977, nous semble pouvoir rassembler, dans sa radicale simplicité, toute la complexité de représentations que recouvre la notion de symptôme, dans ses dimensions physiques et mentales, autant que sémiologiques et politiques. Il s'agit de *Mars* de Fritz Zorn. Le cancer de la gorge, symptôme de « toutes les larmes ravalées », y apparaît sous les figures antagonistes d'une conséquence du refoulement et d'une condition de l'expressivité, d'une pathogénie familiale et sociale et d'un choix inconscient individuel, d'un processus mortifère et d'une chance de revitalisation. Sous la double face aussi d'une atteinte physique et d'un processus mental. Peut-être en ce sens la parole d'un malade, qui veut se reconnaître sujet à travers son symptôme, a-t-elle une valeur clinique comparable à celle que peuvent légitimement revendiquer les diverses formes du discours médical.

► BARTHES R., *L'Aventure sémiologique*, Paris, Le Seuil, 1985. – BERNARD F., TROUVÉ S., *Sémiologie psychiatrique*, Paris, Masson, 1977. – CANGUILHEM G., *Études d'histoire et de philosophie des sciences*, Paris, Vrin, 1983. – FOUCAULT M., *Naissance de la clinique*, Paris, PUF, 1963. – FREUD S., *Introduction à la psychanalyse*, Paris, Payot, 1972. – GRMEK M. (dir.), *Histoire de la pensée médicale en Occident*, 4 vol., Paris, Le Seuil, 1999. – HIPPOCRATE, *De l'art médical*, Paris, Livre de Poche, 1994. – LACAN J., *Écrits*, Paris, Le Seuil, 1966. – LAPLANTINE F., *Anthropologie de la maladie*, Paris, Payot, 1992. – MATHÉ G., RICHET G., *Sémiologie médicale*, Paris, Flammarion, 1973. – NIETZSCHE F., *Œuvres complètes*, Paris, Gallimard, 1971. – ZORN F., *Mars*, Paris, Gallimard, 1977.

Christiane VOLLAIRE

→ Clinique ; Crise ; Diagnostic ; Pronostic ; Normes.

SYPHILIS

Il faut partir du poème écrit par le médecin Fracastor : la syphilis vénérienne tire son nom de celui de *Syphilus*, héros qu'Apollon châtie en lui infligeant une horrible maladie de peau. Provoquée par le *Treponema pallidium*, la syphilis vénérienne est cosmopolite. Mais elle sévit particulièrement sous les tropiques, dans les grandes villes et le long des axes routiers ou ferroviaires. D'après les statistiques de l'OMS il existe dans le monde de 60 à 65 millions de syphilitiques. C'est une maladie à évolution cyclique où l'on distingue différentes phases. D'abord, une ulcération locale avec le chancre génital qui apparaît environ trois semaines après le contage. Elle est due à la pullulation du tréponème qui se répand par les voies lymphatiques dans le sang. C'est une lésion superficielle, unique, indolore, accompagnée d'adénopathies inguinales. Seul le caractère induré de la lésion évoque le diagnostic de syphilis. La phase suivante, qui dure environ deux ans, correspond au processus de dissémination du germe avec des lésions cutanéo-muqueuses diffuses. La roséole est apparente. La troisième phase est marquée par l'extension de la maladie avec des accidents fréquents : lésions cutanées, viscérales, osseuses, cardio-vasculaires et troubles neurologiques. Cette maladie est sexuellement transmissible, mais la voie transplacentaire permet de parler de syphilis congénitale Un nouveau-né peut être également contaminé au moment de l'accouchement par des lésions génitales de sa mère si celle-ci est atteinte à ce moment-là d'un chancre récent. Les antibiotiques de la famille des pénicillines permettent de détruire le tréponème pâle.

Le Mal de Naples

La syphilis présente les stigmates du péché. Les textes littéraires, juridiques et médicaux en portent témoignage. À partir de cette tradition, on comprend que les vénériens aient été traités comme les victimes des autres fléaux envoyés par Dieu pour punir les hommes. La toute première perception médicale de la syphilis s'inscrit dans le cadre de l'humorisme. D'abord, apparaissent des pustules de couleur livide noire ou blanchâtre sur les organes génitaux et un chancre initial. Ces pustules, ulcères ou chancres peuvent s'étendre des parties à tout le corps. Lorsque le poison de la maladie s'introduit dans les veines et corrompt la masse des humeurs, le corps s'efforce de réagir en chassant ces humeurs. Le blocage du flux de la bile expliquerait les céphalées et le gonflement des articulations et, sous la pression, l'éclatement des pustules qui évacuent la sanie sur tous les points du corps. La syphilis est une infection de la masse sanguine provoquée par un poison, et celui-ci se gagne par le coït avec une femme infectée.

La plupart des historiens de la médecine disent que Fracastor proposa des hypothèses révolutionnaires sur la nature des contages. Il aurait été en avance de trois siècles sur son temps. Fracastor sépare le contage des poisons et, au sujet du premier, parle de semence douée de vie. Il distingue aussi la contagion directe par le contact, la contagion indirecte par le biais des objets inanimés et la contagion à distance par le biais de l'air. La connaissance empirique de Fracastor est fondée sur son expérience des maladies épidémiques. Ce n'est sans doute pas un hasard s'il a proposé sa théorie de la contagion à partir de son expérience des fléaux. Schématiquement, on peut dire que la lutte contre les maladies collectives s'est imposée, non comme corollaire pratique d'une quelconque théorie des contages, mais pour répondre à la recrudescence de certaines maladies épidémiques qui se transmettent par le contact. La maladie est provoquée par la multiplication et la propagation dans l'organisme de semences vivantes et invisibles. Le mal vénérien est une diathèse reconnaissant comme origine le commerce sexuel.

En ce qui concerne l'origine du fléau deux théories s'affrontaient. La théorie uniciste se fonde sur la description des maladies vénériennes telle qu'on la trouve dans l'ancienne littérature médicale. Le mal existerait donc en Europe depuis l'Antiquité. La théorie colombienne semble la plus probable. Au XVe s., le relais de la lèpre fut pris par les maladies vénériennes. D'un coup, à la fin du XVe s., elles succèdent à la lèpre et coexistent avec la peste. L'origine de la syphilis semble connue : elle aurait été rapportée, en 1493, à Barcelone par les hommes de Christophe Colomb sous une forme souvent mortelle pour une population sans défense naturelle contre cette nouvelle affection. La maladie est aussitôt liée aux mouvements des armées. La première guerre d'Italie avait mis au contact des hommes de toutes nationalités. Les mercenaires de Charles VIII répandent le mal en Europe. À partir de 1495, et en très peu de temps, elle couvre l'Europe. La maladie est très vite devenue endémique dans les populations des grandes cités. La maladie de « las bubas » est le nom sous lequel les Espagnols désignaient le « mal de Naples », comme l'appelaient les Français, et le « mal français » pour les Italiens.

À première vue, la question du partage entre malades et individus sains ne posait pas de problèmes majeurs. En effet, la maladie et la santé relèvent d'une expérience familière. Mais s'il y a des affections et des moments où l'on peut trancher sans risques d'erreurs, il y a des situations où les signes ne sont pas toujours perceptibles. Le malade est-il ou non atteint de l'affection dont on le soupçonne ? Il faut pouvoir identifier la syphilis pour procéder à l'exclusion du malade ou pour le soigner. Qui possède les connaissances permettant de dire qu'un individu est atteint ou non de la syphilis ? Les médecins signalent les chancres et les ulcérations des parties génitales et, par la suite, ceux des lèvres et de la langue. Le caractère fondamental du chancre, à savoir l'induration, est mis en évidence : le signe le plus certain de la vérole consiste en ces « pustules » et « ulcères » avec dureté à la racine. Thierry de Héry, Fernel et Fracastor signalent aussi la perte des cheveux et, dans les formes graves, les phénomènes de nécrose, l'amaigrissement et les atrophies.

Mais le malade peut être sain en apparence. C'est que les manifestations du mal, du moins au début, n'apparaissent que sur les parties cachées. Aussi, l'individu atteint n'est pas soupçonné. S'agissant de la syphilis, seul l'examen des parties génitales pouvait révéler la maladie. Ce n'est que plus tard que l'on peut observer les ulcérations profondes, comme l'affaissement du nez, les corrosions des fosses nasales et du larynx, les œdèmes, les phénomènes de consomption et de cachexie. Remarquons, au passage, qu'une distinction entre innocent et coupable commence à apparaître : un malade de syphilis qui a contracté son mal accidentellement est considéré comme innocent. Les règlements de Bicêtre imposent la flagellation, à l'exception, disent-ils, de ceux qui ont pris la maladie par hasard comme une femme de bien à qui son mari libertin l'a donnée. Le mal n'est plus perçu comme un destin du monde, mais il est réfléchi dans la loi d'une logique des intentions.

Au sujet de la syphilis, il y a une obligation de dénonciation. Mais c'est la profession du malade qui le rend évidemment suspect. Il y avait d'ailleurs des antécédents. On sait que des lieux de débauche étaient réservés à la prostitution et qu'il y avait des règlements particuliers à l'égard des prostituées. Dans l'article IV des statuts de la Reine Jeanne, au sujet de la prostitution en Avignon, et dans le règlement de ceux de Londres, il est enjoint, sous peine d'amende, aux maîtres ou maîtresses desdits établissements, de séquestrer les femmes malades dans le but d'éviter la propagation des maladies sexuellement transmissibles. Au XVe s., les prostituées sont perçues comme les victimes de choix de la syphilis ; d'où la méfiance et les mesures adoptées pour se protéger du danger qu'elles représentent. Torella nomme des matrones pour rechercher les filles publiques infectées. Étant donné la difficulté de repérer les malades sans procéder à une inspection sanitaire, c'est l'ensemble des prostituées qui apparaît, en bloc, comme un groupe dangereux.

La tentation est grande, au début, de traiter les syphilitiques comme les lépreux. De là, de façon épisodique, des mesures conjoncturelles, comme le rejet des groupes dangereux hors de la communauté. Dans cette affection, la question était la suivante : comment pratiquer l'exclusion, qui a une fonction prophylactique, sur une population incertaine ? Sous la menace du marquage en cas de désobéissance : une exclusion sans enquête préalable comme si tout était permis envers un groupe moralement condamnable. Au XVe s., le parlement de Paris, par un arrêté célèbre du 6 mars 1496, enjoignit, sous peine de pendaison, à tous les étrangers malades de la « grosse vérole » de quitter la ville. La proclamation de Jacques IV d'Écosse obligeait les vérolés de sortir d'Édimbourg sous peine d'être marqués à la peau d'un fer rouge. Sous Louis XIV, en 1687, une ordonnance veut que toutes les filles publiques trouvées dans la ville de Versailles aient les oreilles coupées. En 1713, une ordonnance édicte la peine de prison pour les prostituées délinquantes, et fait mention en même temps d'un hôpital pour recevoir les prostitués malades.

Avec la syphilis, apparaît une figure de la maladie qui détermine des mesures de protection à mi-chemin de celles qui étaient prises contre la lèpre et contre la peste : l'exclusion et la séparation. L'individu est visé, mais on ne peut l'incriminer à coup sûr ; la communauté est visée, mais on ne peut la suspecter en bloc. En fait, cette suspicion portera d'emblée sur des groupes perçus comme suspects par leur genre de vie : les prostituées et les soldats. Très vite, deux modes de défenses s'imposent : la séquestration dans les hôpitaux et l'exclusion. Dès la fin du XVe s., on reçoit les syphilitiques dans plusieurs hôpitaux de lépreux. Mais les lieux d'exclusion sont aussi des lieux de soins. En 1656, dès les premiers mois de l'enfermement, les vénériens appartiennent de plein droit à l'hôpital général. Les hommes sont envoyés à Bicêtre, les femmes à la Salpêtrière. L'hôpital général doit donc recevoir les « gâtés » mais il ne les accepte pas sans formalités ; il faut payer sa dette à la morale publique. On ne pourra donc être admis au quartier du grand mal sans une attestation : un certificat de châtiment.

Le mal vénérien est devenu très tôt chose médicale. La compagnie de Saint-Côme emprunte aux Arabes l'usage du mercure sous la forme d'onguents utilisés en frictions. À l'Hôtel-Dieu on emploie la thériaque. Puis c'est la décoction de gaïac. Les méthodes par voies indirectes consistent à contraindre la nature à donner issue à ces humeurs logées dans les cavités internes et dont le traitement vise l'élimination. De là, une thérapie à base de laxatifs, de saignées et de vomitifs. C'est là une conséquence de la théorie humorale héritée d'Hippocrate et de Galien qui dominait la pensée médicale de ce temps. Mais la purgation des humeurs ne va pas sans la purification de l'esprit : le corps du malade est un corps impur aussi bien au physique qu'au moral. Aussi, traitement médical et rites de purification vont ensemble.

Une maladie vénérienne

Dès la fin du XVIIIe s., un débat oppose partisans et adversaires de l'unicité de la maladie vénérienne. Ce qu'on appelait la « chaude-pisse », c'est-à-dire la gonorrhée ou encore la blennorragie, était perçue comme une forme de la même entité produite par le « virus vénérien ». La blennorragie, qui se manifeste par un écoulement muqueux et purulent, était confondue avec la syphilis. À la fin du XVIIIe s., Duncan et Benjamin Bell invoquent des expériences d'auto-inoculation qui montrent que le pus de la gonorrhée donne la gonorrhée et celui du chancre la syphilis. En 1831, Ricord s'oppose à l'unicité du mal et distingue clairement la blennorragie de la syphilis. Peu avant, Hernandez avait pratiqué une inoculation de la gonorrhée, non suivie de syphilis, sur des forçats du bagne de Toulon. Pour Ricord, le chancre induré est la signature spécifique de la syphilis. Le pus inoculable reproduit toujours une sécrétion spéciale et le même poison morbide. La lésion syphilitique désigne l'accident primitif auquel il faut conserver le nom de chancre. Lorsqu'on inocule sur un même malade du pus de chancre et du pus de blennorragie, le premier reproduit le chancre syphilitique et le second la blennorragie.

En revanche, les différences observées entre le chancre induré et le chancre mou étaient mises au compte d'un degré de virulence plus ou moins grand du poison vénérien. Ricord, sans doute, reconnaît que le chancre induré est infectant et rend le sujet réfractaire, tandis que le chancre mou est une lésion locale qui peut toujours donner lieu à une nouvelle inoculation au porteur. Mais il n'en conclut pas que les caractères différents de ces deux chancres impliquent qu'ils procèdent de deux maladies différentes. La plupart des médecins pensaient que le chancre dur ou induré et le chancre mou tiraient leur origine d'un même virus. Léon Bassereau, en 1852, affirme le premier l'individualité du chancre mou. Le chancre infectant naît d'un chancre infectant et il est suivi des accidents syphilitiques ; en revanche, le chancre simple est produit par un chancre simple. Le chancre induré désigne la lésion vénérienne initiale qui se développe au point d'introduction du virus. Le chancre mou désigne la lésion ulcéreuse, distincte aussi bien de la syphilis que de la blennorragie.

C'est Auzias-Turenne qui avait proposé à la préfecture de police un programme de « syphilisation » générale, chez les adultes, pour éviter le passage aux accidents de la forme tertiaire et, à titre préventif, chez les enfants avant la puberté. Pour justifier la syphilisation, il se guide sur le précédent de la variole : son agent est inconnu et pourtant la variolisation procure une immunité. Auzias-Turenne croit à la blennorragie syphilitique et, surtout, voit le chancre mou comme le résultat d'une syphilis de faible virulence. À partir de 1844, il se procure des singes qu'il inocule avec du pus de chancres mous. Il découvre que les chancres itératifs guérissent de plus en plus vite et l'idée lui vient de rendre l'organisme résistant à la syphilis. Grâce à une succession d'inoculations chez des sujets sains avec la matière morbide prélevée sur des chancres mous, le médecin pense pouvoir leur conférer une immunité face à la syphilis virulente. L'inoculation répétée du virus syphilitique pris sur un chancre mou donne lieu à des chancres artificiels qui deviennent toujours plus bénins. Mais il était toujours possible d'inoculer, par erreur, du pus de chancre infectant et de déclencher la syphilis au lieu de l'enrayer. En mai 1870 Auzias-Turenne mourut et son autopsie révéla qu'à la partie antérieure et à la partie latérale gauche du thorax, il portait de nombreuses cicatrices de chancres qu'il s'était inoculés suivant les principes de sa méthode.

Sous l'aspect social, l'étude de cette maladie est liée d'emblée aux enquêtes sur la prostitution. Le livre de Parent-Duchâtelet, *De la prostitution dans la ville de Paris* (1836) en porte directement témoignage. L'hygiéniste procédait de la même manière que dans l'étude des professions dangereuses. Mais il utilisait également toute la documentation disponible ; en particulier, les archives de la préfecture de police et du Bureau des mœurs. Son enquête sociale est ainsi fondée sur les dossiers individuels de ces femmes infâmes rencontrées dans les hôpitaux, les prisons, les dispensaires et les maisons closes. Comme dans les enquêtes sur les grands fléaux, la prostitution est mise en rapport avec les conditions d'existence de la population. On constate, au passage, le même retournement qui consiste à substituer aux causes sociales de la maladie, à savoir l'indigence et la misère, des causes à la fois morales et psychologiques. La prostitution peut être considérée comme l'effet de la dérogation aux principes de la morale bourgeoise, l'oubli d'un devoir de procréation qui suppose le mariage et une vie bien réglée.

À partir de là, Parent-Duchâtelet accumule les traits de caractères qui doivent être mis au premier rang des causes favorisantes de la maladie : la paresse, la débauche et l'absence d'hygiène la plus élémentaire. C'est le même fil de l'immoralité qui relie le monde de la prostitution : des dames de maison aux prostituées en passant par leurs émissaires, qui recrutent pour elles les futures prostituées dans les hôpitaux, c'est une même chaîne d'individus corrompus. Mais la syphilis est une affection permanente qui frappe de préférence cette partie de la population qui, par son âge, fait la force aussi bien que la richesse des États. Avec la menace de la syphilis, c'est une classe d'âge utile pour la société qui se trouve en danger. De nouveau, réapparaît la préoccupation des hygiénistes pour la santé des populations. Mais avec les prostituées, on a affaire à un groupe à risque qui représente un danger pour la société.

Ce n'est qu'au tout début du XIXe s. qu'on a eu l'idée de soumettre les prostituées de Paris à une visite sanitaire. Les visites confiées aux soins des médecins du dispensaire se font en trois endroits différents : au dispensaire même à raison de deux fois par mois ; dans les maisons closes ; au dépôt de la Préfecture de police. La visite systématique des prostituées ou des filles soupçonnées de l'être qui passent une nuit au dépôt a l'avantage de placer sous contrôle sanitaire les prostituées clandestines. En 1836, la Société médicale de Bruxelles mettait au concours la question suivante : « Quelles sont les mesures de police médicale les plus propres à arrêter la propagation des maladies vénériennes ? » On peut dire que la surveillance, l'obligation des visites médicales et le système de cartes répondent à cette question. Cette relation entre dépistage et registres de la police est une innovation. La syphilis est le fait de groupes sociaux spécifiques qui doivent être traités comme des foyers de dangerosité. La discipline et ses mécanismes s'inscrivent dans un champ partagé selon l'opposition du normal et du pathologique. Parce que la prostitution est perçue comme un foyer de dangerosité, il faut éteindre ce foyer ou plutôt procéder à son assainissement.

En 1769, Restif de la Bretonne publiait *Le Pornographe ou Idées d'un honnête homme sur un projet de règle-*

ment pour les prostituées propre à prévenir les malheurs qu'occasionne le publicisme des femmes. Il donnait les plans d'une maison de passe harmonieusement gérée par l'État où rien n'aurait été laissé au hasard. Ce « Parthénion » fait penser au palais du plaisir dont l'architecte Claude-Nicolas Ledoux traçait les plans pour sa ville idéale. Nécessité, donc, de tolérer les prostituées dans la capitale. Le projet est révélateur d'une nouvelle attitude. Non plus la brutale séparation de la société, mais une gestion prophylactique. Un règlement pour les prostituées qui procurerait leur séquestration en même temps qu'il rendrait leur commerce bien plus sûr. Cette prise en charge de la prostitution par l'État n'offrirait que des avantages. L'affreuse maladie que la prostitution étend et propage, sans interruption, pourrait être maîtrisée. On pourrait ainsi défendre et sauver les innocents ; en particulier les enfants, car on pensait que la maladie est héréditaire. Une maison bien administrée pourrait se soutenir par elle-même, et contribuer au rétablissement de la décence et de l'honnêteté publique. Un projet sensé qui diminuerait les dangers de la prostitution et qui compenserait par une utilité réelle les abus qu'on ne pourrait éviter entièrement. L'idée est très simple, elle consiste à regrouper les prostituées en un même lieu. Autrement dit, il s'agit de constituer des foyers de prostitution facilement contrôlables.

Ce n'est qu'en 1790-1791 que le Comité de Mendicité demande la création de deux hôpitaux de vénériens à Paris. En 1792 commence le rassemblement des vénériens de Bicêtre, ainsi que les vénériennes enceintes et les accouchées de l'hospice de Vaugirard. L'hôpital des vénériens est un lieu de soins et non plus seulement un asile d'indigents comme sous l'Ancien Régime. À Paris, un quartier de prostituées est réservé à partir de 1811 à l'hôpital des vénériens, puis l'année suivante à Saint-Louis. En 1814, c'est la reconversion de la prison de la Petite Force en un hôpital qui rappelle Bicêtre. Pendant la monarchie de Juillet, l'hospitalisation rejoint l'enfermement : les hommes à l'hôpital du Midi (ancien hôpital des vénériens à Cochin) ; les femmes à l'hôpital de Lourcine dans le 12e arrondissement et les prostituées à Saint-Lazare : c'est une prison pour femme à laquelle on adjoint, à partir de 1836, une infirmerie qui va devenir l'hôpital prison de Saint-Lazare. À la fin du XIXe s., deux sections distinctes : la section judiciaire où les condamnées peuvent être soignées dans une infirmerie que complètent une maternité et un service de vénérologie, et la section administrative constituée par l'Infirmerie spéciale. C'est là que sont expédiées de force les prostituées en carte et les clandestines arrêtées et qui ont été reconnues malades.

Pour Parent-Duchâtelet, comme pour Restif de la Bretonne, il s'agit de rendre la prostitution saine et sans danger. Par exemple, la maison de tolérance est conçue comme l'antithèse du lieu de débauche. Elle devient un élément de la médicalisation du corps social. À côté de ces mesures de contrôle et de police, aucune maladie plus que la syphilis n'a donné lieu à des tentatives d'importation de mesures préventives. D'abord, l'usage de préservatifs : on sait que ce moyen est initialement utilisé comme un contraceptif. Ensuite, le modèle des patentes : il faudrait traquer les prostituées comme une marchandise de contrebande en installant des bureaux spéciaux à l'entrée des villes. Les malades repérées seraient marquées d'un cachet comme « marchandise prohibée » puis expédiées dans un hôpital. En 1850, Diday propose encore que les institutions de l'État se ferment à qui ne produirait pas une « patente nette de syphilis ». La législation en France ne suit guère ; en revanche, en Belgique des règlements sévères et des punitions visent les prostituées et les militaires atteints.

La syphilis

La blennorragie due au gonocoque provoque une urétrite (inflammation de l'urètre) qui se manifeste par des brûlures et un écoulement purulent à l'extrémité de la verge. Avec la découverte du gonocoque en 1879, agent de l'urétrite gonococique, Neisser confirme la différence entre la blennorragie et la syphilis. Quant au chancre mou, par opposition au chancre induré de la syphilis, il est encore appelé *chancre simple* ou *chancrelle*. C'est une affection locale due à un bacille : le bacille de Ducrey. La microbiologie confirmait donc les distinctions faites par Ricord et Bassereau. Les premières expériences d'auto-inoculation pratiquées par Bargioni, Rosi et Passigli avaient permis de démontrer que le virus se trouve dans le sang. L'étude des affections vénériennes s'engageait ainsi dans la voie de l'expérimentation. En 1878, Klebs affirmait avoir trouvé dans le chancre « l'hélicomonade syphilitique » ; en 1881 c'est le champignon *Diplococcus* qui est le nouveau candidat. Une première étape est franchie avec l'expérimentation animale qui contribue à éclaircir le mécanisme de transmission des maladies et leur pathogénie. Metchnikoff et Roux sont les premiers à produire la syphilis expérimentale. Dès 1903, ils montrent que cette affection humaine est inoculable aux singes et qu'elle est également transmissible de singe à singe.

L'agent de la syphilis a été découvert en 1905 par le zoologiste Schaudinn et le syphiligraphe Hoffmann, de Hambourg. À l'Office sanitaire impérial de Berlin, Schaudinn met en évidence la présence d'un spirille très faiblement coloré qui se retrouve chez les animaux atteints de syphilis expérimentale. La reproduction du parasite se fait par division transversale. Dans ses premières recherches, Schaudinn rangeait ce micro-organisme parmi les protozoaires et le considérait comme un spirochète. Villemin contestait cette classification et Schaudinn proposa pour son spirille le nom de *Treponema pallidum*, compte tenu de sa forme (il ressemble à un fil tordu) et de sa couleur pâle. Dans les lésions cutanées des animaux expérimentalement infectés, on retrouve toujours le tréponème. En 1906, Bertarelli découvrit que la syphilis était transmissible au lapin. Parodi et Hoffmann ont montré que chez cet animal, après une incubation de deux à trois semaines, le tréponème provoque un nodule inflammatoire accompagné d'une adénopathie inguinale. La syphilis expérimentale du lapin montre que la dissémination du tréponème dans l'organisme se produit rapidement par les voies sanguine et lymphatique. Les ganglions peuvent être infectés trente minutes après l'inoculation. Il existe enfin une syphilis expérimentale de la souris qui est inapparente : son liquide lymphatique se montre virulent quand on l'inocule à un lapin. Une infection syphilitique peut donc être latente chez un animal, mais cela ne prouve pas qu'elle peut l'être chez l'homme.

La définition actuelle de la paralysie générale est connue. C'est une méningo-encéphalite diffuse de nature syphilitique. L'atteinte cérébrale porte sur les méninges ou le cortex, et les manifestations neurologiques consistent en un déficit intellectuel et des troubles délirants, para-moteurs. Il faut partir du premier raccordement de la psychiatrie à l'anatomophysiologie. Donc de la thèse d'Antoine-Laurent Bayle sur l'*Arachnoïdite* (1822) : une méningite chronique s'accompagnant d'une psychose progressive allant de la simple monomanie à la manie et jusqu'à la démence. Il s'agit de l'identification, sous le nom de *Paralysie générale*, de la première démence à substrat organique. Bayle, élève de Laennec, a été interne en médecine à Charenton où il était confronté à un matériel d'observation homogène : les grognards de l'Empire. Bayle travaille en mettant en rapport symptômes et lésions. L'idée que l'ensemble des symptômes avaient la même cause organique s'imposait. Cette conception matérialiste et organiciste qui s'appliquait aux troubles moteurs, Bayle l'applique également aux troubles intellectuels. Il invente ainsi la première démence organique. La thèse de Bayle repose sur des données anatomiques et anatomopathologiques.

Or cette thèse a fourni un modèle pour la psychiatrie. Elle a surtout imposé une vision uniciste et moniste. Chez certains déments, la paralysie était initiale, puis survenaient les troubles de la parole, les convulsions et les manifestations mentales. C'est Alfred Fournier qui renoue avec les travaux pionniers de Bayle et fait intervenir la syphilis dans la genèse de l'ataxie locomotrice (tabès) décrite par Duchenne de Boulogne. Il montre aussi que la paralysie générale et certains cas d'hémiplégie ou de paraplégie ne sont que des complications tardives de la syphilis. L'attaque du système nerveux au cours de la période tertiaire lui permet d'établir toute une série de signes cliniques des accidents de la syphilis tertiaire.

L'identification de la maladie se fait par la mise en évidence du tréponème et par les résultats des examens du sang. L'agent causal peut être révélé à l'aide d'un microscope à fond noir ou ultramicroscopique et à partir, soit de la sérosité d'une lésion syphilitique, soit de la ponction ganglionnaire. Cette technique permet un diagnostic immédiat. Le tréponème peut être révélé après coloration (méthode de Fontana). Quand on veut étudier le parasite dans des tissus prélevés sur le vivant (biopsie) ou sur le cadavre, on soumet ces derniers à une imprégnation argentique. Les spirilles sont teintés en noir sur un fond jaunâtre. On peut ainsi étudier leurs rapports avec les cellules et les vaisseaux. C'est dans les lésions cutanées et muqueuses de la syphilis, qu'elle soit acquise, congénitale ou expérimentale, que la recherche du tréponème est la plus fructueuse.

À peine un an après la découverte du tréponème, Wassermann, Neisser et Bruck faisaient connaître le sérodiagnostic de la syphilis. Le test Bordet-Wassermann se révèle positif dans le cas de sujets atteints de paralysie générale syphilitique. Il était normal qu'on cherche à appliquer au diagnostic de la syphilis les méthodes qui avaient fait leurs preuves pour établir le diagnostic d'autres maladies infectieuses. Mais l'impossibilité de cultiver le tréponème rendait impossible la réaction d'agglutination. Il fallait donc utiliser la méthode générale de fixation ou déviation du complément, découverte par Bordet et Gengou. L'introduction d'un microbe ou antigène dans l'organisme fait apparaître dans le sang des substances de défense appelées anticorps. Mais la réaction de Bordet et Gengou, ou réaction de fixation, paraissait inapplicable au diagnostic de la syphilis, puisque le tréponème ne pouvait pas être cultivé. On ne possédait donc pas l'antigène nécessaire. Pour tourner la difficulté Wassermann prenait comme antigène un extrait de foie de syphilitique. Ce foie contient en effet de très nombreux tréponèmes, comme on peut s'en assurer par l'examen microscopique, et il peut être considéré comme une culture de spirille. Cependant, l'antigène préconisé agissait, non pas par les tréponèmes, mais par les lipoïdes contenus dans le foie. On pouvait donc préparer d'aussi bons antigènes avec des extraits de foie non syphilitique. Mais les résultats du test ne sont pas toujours fiables et des examens complémentaires doivent être entrepris.

En 1879, Fournier occupe la première chaire de dermatologie et de syphiligraphie à l'hôpital Saint-Louis. Le premier Congrès international de dermatologie et de syphiligraphie a lieu en 1889. Le préjugé de la syphilis comme maladie honteuse apparaît comme le tout premier mal à déraciner. De là, des campagnes d'information en direction de la population, des prostituées et des armées. Par la suite, en 1901, Fournier fonde la Société française de prophylaxie sanitaire et morale. Deux ans avant s'était tenue à Bruxelles la première conférence internationale pour la prophylaxie de la syphilis et des maladies vénériennes. À côté de l'alcoolisme et de la tuberculose, la syphilis apparaît comme un fléau social majeur qui réclame des mesures de santé publique. L'hôpital est à la fois un lieu de soin et de prophylaxie, puisque l'internement hospitalier est le plus sûr agent de la neutralisation des sources d'infection. Mais il faut aussi promouvoir pour la population ouvrière des consultations extérieures nombreuses, gratuites et d'accès facile. C'est le dispensaire qui servait déjà pour le dépistage et la prévention de la tuberculose.

Après la Première Guerre mondiale, on assiste à une réorganisation de la prophylaxie antivénérienne à partir d'institutions financées et contrôlées par les pouvoirs publics. Création, donc, du Service central de prophylaxie des maladies vénériennes et de l'Office national d'hygiène sociale en même temps que se multiplient les ligues (Ligue pour l'abolition de la syphilis) et la presse spécialisée. Par exemple, *La prophylaxie antivénérienne* est l'organe officiel de la Société française de prophylaxie sanitaire et morale et de la Ligue nationale française contre le péril vénérien. Après la Seconde Guerre mondiale, on assiste à la suppression des maisons closes, du fichier sanitaire et social de la prostituée, et même de la prostitution. Mais les lois de juillet et août 1948 relancent la lutte antivénérienne avec la réorganisation des dispensaires et les consultations hospitalières à l'intention des prostituées et des femmes enceintes.

Le traitement de la syphilis a largement bénéficié d'une série d'innovations thérapeutiques. En 1905, Thomas et Breinl de Liverpool démontrent que l'atoxyl (sel sodique de l'acide arsénique) a une action sur les trypanosomiases, maladies analogues à la syphilis. Par la suite, Ehrlich met au point une préparation arsenicale organique qu'il injecte par voie intraveineuse, le salvarsan et l'arsenobenzol. En 1943, Mahoney traite par la pénicilline quatre malades atteints de syphilis récente. C'est une thérapeutique efficace, non toxique et d'emploi facile. La pénicilline s'impose comme le remède de choix dans la syphilis récente aussi bien que tardive. Retenons l'essentiel. Tout un ensemble de jugements appréciatif, diagnostique, pronostique, normatif concernant le malade est venu se loger dans l'armature de la prévention. Un savoir, des techniques, des discours scientifiques investissent la pratique de la prévention. Soit l'exemple des moments clés, la soumission aux tests sérologiques imposés aux différentes étapes de la vie (mariage, examen prénatal) et les tests systématiques de contrôle après traitement. Avec ces nouvelles stratégies de gestion des populations, la prévention moderne se veut, avant tout, dépistage des risques. Mais ce n'est plus la présence d'un danger précis, porté par une personne ou un groupe d'individus bien identifié. Il s'agit plutôt de mettre en relation des facteurs de risque qui rendent possible l'avènement du pathologique au sein d'une population statistiquement signalée comme porteuses de risques.

► AUZIAS-TURENNE, *Cours de syphilisation fait à l'École pratique de la Faculté de médecine de Paris*, Paris, 1854. – DELAMARE J., DELAMARE-RICHE T., *Le Grand Renfermement, Histoire de l'hospice de Bicêtre 1657-1974*, Paris, Maloine, 1990. – DENNIE Ch. C., *A history of syphilis*, Springfield, G. C. Thomas, 1962. – EHRLICH P., HATA S., *La Chimiothérapie expérimentale des Spirilloses*, Paris, A. Maloine, 1911. – FLECK L., *Genesis and development of a scientific fact*, Chicago, Univ. of Chicago Press, 1979. – FOURNIER J.-A., *La Syphilis héréditaire tardive*, Paris, G. Masson, 1886 ; *Les Chancres extra-génitaux*, Paris, Rueff & Cie, 1897. – FRACASTOR G., *Syphilis sive morbus gallicus*, Vérone, S. Nicolini da Sabbio, 1530. – HERY T. de, *La Méthode curatoire de la maladie vénérienne*, Paris, M. David, 1552. – HUNTER J., *A Treatise on the veneral disease*, Londres, 1786. – JEANSELME A.-E., *La Syphilis, son aspect pathologique et social*, Paris, Gauthier-Villars, 1925 ; *Histoire de la syphilis*, Paris, G. Doin, 1931. – LÖWY I., *Testing for a sexually transmissible disease, 1907-1970, the history of the Wassermann reaction*, *in* V. Berridge & Ph. Strang (eds), *AIDS and Contemporary History*, Cambridge, Cambridge Univ. Press, 1993, p. 74-92. – PUSEY W. A., *The history and epidemiology of syphilis*, Springfield, C. C. Thomas, 1933. – QUETEL C., *Le Mal de Naples, histoire de la syphilis*, Paris, Seghers, 1986. – RESTIF DE LA BRETONNE N., *Le Pornographe*, La Haye, J. Nourse, 1769. – RICORD Ph., *Traité pratique des maladies vénériennes*, Paris, De Just Rouvier & E. Le Bouvier, 1838. – SALOMON-BAYET C., *Pasteur et la révolution pastorienne*, Paris, Payot, 1986. – SUDHOFF K. F. J., *The earliest printed literature on syphilis. Being ten tractates from the years 1495-98...* Adapted by Charles Singer, R. Lier & Co., Florence, 1925.

François DELAPORTE

→ Auto-expérimentation ; Bactériologie ; Contagion et infection ; Dégénérescence ; Dépistage ; Épidémie ; Expérimentation animale ; Littérature.

SYSTÈME MÉDICAL

La construction de vastes systèmes médicaux est caractéristique de la médecine du XVIIIe s. De telles tentatives connaîtront leur apogée au début du XIXe s. mais seront en revanche totalement abandonnées par la médecine moderne, en particulier depuis la « médecine expérimentale » de Claude Bernard qui se définit volontiers comme « antisystématique ». Les controverses, souvent violentes, qui ont opposé partisans et adversaires des systèmes médicaux ne sont que l'une des formes que prennent à un moment donné de l'histoire les interrogations sur la scientificité de la médecine. En ce sens les systèmes médicaux s'inscrivent dans une longue histoire qui va des sectes médicales de l'Antiquité aux théories médicales contemporaines.

L'âge des systèmes médicaux

Le XVIIIe s. passe pour être l'âge d'or des systèmes médicaux. C'est à cette époque que fleurissent les systèmes de Stahl, Hoffmann ou Boerhaave, mais aussi de Cullen, Haller, Sauvages et bien d'autres. Chaque grand médecin de l'époque développe son propre « système », autour d'un principe unique d'explication du vivant. La multiplicité de ces systèmes médicaux, qui se présentent tous comme vrais et donc comme uniques et définitifs, est évidemment contradictoire : elle est sans doute l'annonce de leur fin prochaine, qui sera consommée au XIXe s., après l'épisode ultra-systématique de Brown et de Broussais.

Les grands systèmes médicaux du XVIIIe s. sont largement inspirés à la fois par les systèmes philosophiques et par les découvertes scientifiques de l'époque. Comme l'avait noté l'historien de la médecine K. Sprengel, « les médecins ont presque toujours emprunté leurs théories aux philosophes ». Il est certain que le prestige du système cartésien est essentiel pour comprendre la constitution de ces systèmes. Descartes fournit la première tentative cohérente d'explication du vivant en termes purement mécaniques, notamment dans son traité posthume *De homine* (1662). C'est largement en réaction à ce système cartésien que se déterminent les médecins de l'époque. Mais à cette influence de Descartes s'ajoutent aussi celle de Galilée, particulièrement en Italie, et celle de Newton (*Philosophiae naturalis principia mathematica,* 1687), plus tard dans le siècle, en particulier en Angleterre. De telles philosophies supposent, comme le médecin anglais Robert Whytt le rappellera en 1751, que « la nature se plaît dans la simplicité et l'uniformité ».

Mais outre de ce modèle philosophique, les systèmes médicaux s'inspirent aussi des succès des sciences de l'époque, en particulier de l'anatomie et de la physiologie. Il faut souligner ici l'importance de la découverte de la circulation du sang par Harvey (*Exercitatio anatomica de motu cordis et sanguinis in animalibus,* 1628), comme auparavant de la rénovation de l'anatomie par Vésale (*De humani corporis fabrica,* 1543), ou plus tard des progrès de la microscopie. Les découvertes de la physiologie semblent conforter la philosophie mécaniste, comme le montre la place centrale que Descartes accorde à la découverte de Harvey dans le *Discours de la méthode.* Ces découvertes anatomiques et physiologiques vont rapidement dépasser le système médical qui survivait depuis l'Antiquité, celui de Galien.

Il est d'usage de considérer, depuis Cullen (*Institutions de médecine pratique,* 1785) et Sprengel (*Histoire de la médecine depuis son origine jusqu'au XIXe s.,* 1792-1803), qu'il existe trois grands systèmes médicaux au XVIIIe s., un « triumvirat » (Daremberg) constitué par Stahl, Hoffmann et Boerhaave. Tous trois proposent une théorie générale de l'être vivant, en santé et en maladie, une physiologie et une pathologie, et ébauchent une thérapeutique adaptée. Chacun de ces systèmes suppose qu'il est possible d'établir des lois simples et générales gouvernant le vivant comme elles gouvernent la nature. Selon la définition de Coutanceau dans le *Dictionnaire de médecine* d'Adelon (1828), un système médical est alors une « théorie générale des lois et du mécanisme de la vie au moyen de laquelle on s'efforce de ramener à un petit nombre de principes, quelquefois même à un seul, tous les phénomènes de la santé et de la maladie ».

De tels systèmes semblent indiquer qu'il est désormais possible de bâtir une médecine proprement scientifique et Stahl traite de la « certitude » de l'art médical (*De certitudine artis medicae,* 1698). Il faut aussi noter que ces trois auteurs sont des professeurs d'université et que la présentation systématique de leurs œuvres rejoint les exigences de l'enseignement universitaire. Elle leur permet également de donner à la médecine qu'ils enseignent une dignité égale à celle des autres sciences. Accessoirement le prestige que leur confèrent ces systèmes leur permet d'accroître leur clientèle privée.

Georg Ernst Stahl (1660-1734) était professeur à Halle et piétiste convaincu. Dans sa *Theoria medica vera* (1708), il s'insurge contre les doctrines mécanistes de ces « médecins modernes qui n'étudient le corps qu'au point de vue physique ». Aucun de ces auteurs n'a véritablement défini ce qu'est la vie. Selon Stahl au contraire « le médecin commence là où le physicien finit ». Il entend fonder une science indépendante des phénomènes de la vie en soulignant le rôle de l'âme *(anima)* comme « principe de mouvement et de repos qui préside à toutes les fonctions du corps humain ». Le corps est bien composé selon lui de fibres et de fluides mais la source du mouvement réside dans l'âme immatérielle : « Le mouvement, étant une chose incorporelle ne peut avoir qu'un principe incorporel comme lui, l'âme. » L'âme agit d'une manière rationnelle sur les mouvements du corps, sur la circulation, sur les sécrétions et les excrétions. La maladie aurait sa source dans l'interruption de la régulation que l'âme exerce habituellement sur le corps pour éviter sa « corruption ». Stahl insiste en outre sur l'importance de la notion de finalité dans l'explication du vivant. Ses théories animistes seront à l'origine des doctrines vitalistes d'auteurs comme Haller (1708-177), Bordeu (1722-1776), Barthez (1734-1806) ou Bichat (1771-1802).

Le deuxième de ces grands systèmes médicaux, le plus représentatif des systèmes du XVIIIe s., est celui de Friedrich Hoffmann (1660-1742), lui aussi professeur à Halle, auteur d'une *Médecine rationnelle* (*Medicinae rationalis systematica,* 1718-1720) dans laquelle il s'efforce de « réduire toute la médecine en un système raisonné [...] en accord avec les principes de la vraie philosophie moderne ». Son système se présente sous une forme démonstrative : il est fondé sur « des définitions et des axiomes certains, qui sont le fondement des démonstrations » et qui sont éclaircis par « des théorèmes, scholies et observations de pratique, déposés dans l'ordre naturel et convenable ». Pour ce faire le médecin doit être instruit « de la physique, de la mécanique et de l'anatomie ». Il doit également pratiquer les mathématiques qui « ont seules l'avantage d'apprendre à raisonner certainement ». Le bon médecin est donc avant tout un médecin théoricien.

Le système iatromécanique de Hoffmann s'inspire des découvertes de Harvey et de Descartes. La circulation du sang est le « premier et principal fondement, ou principe, où il faut remonter pour expliquer tout ce qui se fait dans le corps ». La médecine repose sur la connaissance de la vie comme circulation du sang et mouvement des solides. De même Hoffmann emprunte à Descartes l'idée que « le corps est une machine », mue par les muscles et les nerfs. La médecine doit donc avoir recours pour le connaître à la « mécanique comme connaissance des mouvements ». Hoffmann met également à profit l'œuvre de Leibniz, qui avait critiqué Stahl, pour souligner que la matière n'est pas passive. En pathologie il est particulièrement attentif au tonus des fibres qui composent le corps humain. Sa thérapeutique consiste à agir sur la tonicité des fibres. William Cullen (1710-1790) se réclamera par la suite de l'héritage de Hoffmann et verra dans la « force nerveuse » l'origine du tonus normal des fibres.

Le troisième grand auteur systématique du début du XVIIIe s. est Hermann Boerhaave (1668-1738). Professeur à Leyde, il est célèbre dans le monde entier pour l'ampleur de ses connaissances et la qualité de son enseignement dans des domaines très variés, dont la chimie. Il est notamment l'auteur d'*Institutions de médecine* (1708). Si son œuvre est qualifiée couramment de système, c'est plutôt par l'ampleur de ses vues que par l'adhésion à un principe exclusif, et on a quelquefois qualifié Boerhaave d'éclectique. Il s'inspire en partie de la tradition iatromécaniste de la fin du XVIIe s., mais pas autant que l'affirme son traducteur français, le philosophe matérialiste La Mettrie. On a pu montrer que Boerhaave est en fait à l'origine d'une « révision critique du modèle mécaniste » (Duchesneau), dans lequel il introduit un point de vue chimique. La médecine peut selon lui devenir une science, à condition d'intégrer les découvertes des sciences naturelles depuis Harvey : « Désormais la médecine peut être cultivée en dehors de toute secte, car elle est dirigée maintenant par des découvertes certaines dans l'anatomie, la botanique, la chimie, la physique, la mécanique et par les faits de la pratique. » C'en est alors fini des « disputes, opinions et erreurs » qui ont empêché les progrès de la médecine jusqu'à présent. En philosophie Boerhaave s'inspire de Descartes, mais surtout de Boyle, de Newton et des newtoniens, dont il reprend les critiques à l'égard du cartésianisme.

Brown et Broussais : systématisme contre éclectisme

Ces efforts de systématisation de la médecine culminent dans les œuvres de Brown et Broussais à la fin du XVIIIe s. et au début du XIXe s. L'œuvre du médecin anglais John Brown (1735-1788) est sans doute la tentative la plus achevée de construire un système médical à partir d'un principe unique rendant compte à la fois de la santé et de la maladie et proposant une thérapeutique extrêmement simplifiée. Brown, élève de Cullen, compose en 1780 des *Éléments de médecine* à la manière des *Éléments* d'Euclide. Dans ce livre volontairement bref, il présente une théorie générale de la santé, de la maladie et de la médecine, qui veut frapper par sa « simplicité » : « Le lecteur voit clairement à quelle simplicité j'ai porté la médecine qui n'était jusqu'à moi qu'un amas d'hypothèses, d'incohérences et d'erreurs, une science mystérieuse et énigmatique. » Selon Brown « santé et maladie ne sont qu'un même état dépendant de la même cause, savoir de l'incitation qui ne varie dans les différents cas que par ses degrés ». La vie réside dans l'incitation et il n'y a que deux formes de maladie, les maladies par défaut d'incitation et les maladies par excès d'incitation. Dans la mesure où « sur cent maladies, quatre-vingt-dix-sept sont asthéniques », la thérapeutique doit être stimulante. La médecine devient ainsi une « science certaine » et cesse d'être « un art conjectural, rempli d'incohérences et de faux dans presque toutes ses parties ».

Brown pousse à l'extrême les tentatives de mathématiser la médecine puisqu'il estime que la santé et les divers types de maladie peuvent être repérés sur une échelle graduée en 80 degrés d'incitabilité, qu'a mise au point son disciple Lynch et qu'il reproduit dans son livre. La santé parfaite correspond à une position médiane sur cette échelle, les différents types de maladie se répartissant de part et d'autre de ce point central. Brown se réfère également très explicitement à Newton. Il a le sentiment d'avoir découvert avec l'incitation l'équivalent pour le monde vivant de ce qu'est l'attraction pour la nature. Brown veut « renoncer à toute recherche sur les causes » comme Newton refuse de s'interroger sur la nature de l'attraction.

De même le médecin français F. J. V. Broussais (1772-1838) connaîtra un très grand succès en proposant une « médecine physiologique », qui affirme aussi l'identité de la physiologie et de la pathologie, aux variations quantitatives près. La santé réside dans l' « excitation » normale, la maladie réside dans l'excitation anormale de la propriété vitale primitive qu'est l'irritabilité. Mais, à la différence de Brown, la plupart des maladies sont dues selon Broussais à des excès d'irritation, et sa thérapeutique antistimulante se ramène pour l'essentiel à la saignée. Broussais donne lui aussi une forme axiomatique à son système, énonçant un certain nombre de « propositions de médecine » et parvenant à abréger sa doctrine jusqu'à le présenter sous la forme d'un bref *Catéchisme de la médecine physiologique [...] contenant l'exposé succinct de la nouvelle doctrine médicale* (1824). Cette simplicité de la doctrine, conjuguée à des raisons philosophiques et politiques, ne manque pas de lui assurer un grand succès auprès des étudiants en médecine.

Broussais insistera d'autant plus sur le caractère systématique de sa médecine que ses adversaires dénoncent le danger des systèmes médicaux et se réclament d'un « éclectisme médical » qui prétend choisir librement des éléments parmi toutes les doctrines médicales. C'est le cas notamment de Gabriel Andral (1707-1876) qui se dit « éclectique par nécessité comme l'est tout médecin au lit des malades » et regrette que « plus souvent qu'en une autre science, la médecine fut entravée dans sa marche par l'esprit de système ». Cet éclectisme se réclame des médecins observateurs chez qui « la notion du véritable art est restée gravée », d'Hippocrate à Sydenham. Hippocrate est ainsi opposé au trop systématique Galien. D'autres médecins, comme Jules Guérin, tenteront dans les années 1830 d'importer en médecine l'éclectisme philosophique alors triomphant de Victor Cousin (1792-1867). Broussais réagit contre ces éclectiques en se présentant comme « systématique » ou tout au moins comme « doctrinaire ». Il n'accepte pas le « discrédit » du mot système, « qui n'exprime pourtant autre chose qu'un arrangement régulier des faits, destiné à en faciliter l'étude en soulageant la mémoire ». Il se flatte du caractère « exclusif » de sa doctrine : si la médecine est « exclusive », « elle a cela de commun avec la physique, avec la chimie et avec toutes les sciences exactes et satisfaisantes ». Broussais conclut que « la doctrine physiologique est éternelle comme la vérité ». C'est du point de vue de cette vérité qu'il entreprend de juger tous les systèmes médicaux de l'histoire dans les diverses éditions de son *Examen des doctrines médicales et des systèmes de nosologie* (1816, 1821, 1829-1834).

Claude Bernard et la fin des systèmes en médecine

C'est pour une bonne part contre les systèmes médicaux que s'édifie la « médecine expérimentale » de Claude Bernard (1813-1877). Même s'il partage avec Broussais l'affirmation de l'identité du normal et du pathologique, Claude Bernard critique le caractère clos et « systématisé » de la physiologie de Broussais.

Dans l'*Introduction à l'étude de la médecine expérimentale* (1865) et dans les *Principes de médecine expérimentale* (1947), Bernard explique que « la médecine expérimentale n'est pas un système nouveau de médecine », mais au contraire « la négation formelle de toute espèce de systèmes ou de doctrines ». Dans la mesure où elle ne va pas au-delà des phénomènes, elle ne se pose pas de questions « philosophiques » sur la nature du principe vital. Elle « n'a besoin de se rattacher à aucun mot systématique ; elle ne sera ni vitaliste, ni animiste, ni organiciste, ni solidiste, ni humorale ».

À la différence des systèmes qui « procèdent par affirmation et par déduction purement logique » et qui sont l'œuvre d'un seul esprit, la médecine de Bernard est expérimentale et le résultat d'une recherche impersonnelle. « Les systèmes et les doctrines sont individuels, ils veulent être immuables et conserver leur personnalité. La médecine expérimentale au contraire est impersonnelle. »

Alors que les systèmes séduisent par leur « simplicité », en prétendant produire une vérité définitive, la médecine expérimentale est en progrès constant mais en même temps elle est difficile, « lente et laborieuse ». Pour cette raison la médecine expérimentale « ne passe pas », alors que les systèmes sont sujets à des « révolutions » brutales. Bernard oppose ainsi les « théories » aux « systèmes » : « Avec les théories, il n'y a plus de révolution scientifique. La science s'augmente graduellement et sans secousse. Avec les doctrines et les systèmes, il y a des révolutions. [...] Les systèmes doivent périr », en médecine comme en politique.

Cette critique des systèmes médicaux est en effet élargie par Claude Bernard aux systèmes en général, et en particulier aux systèmes philosophiques. « Un des plus grands obstacles qui se rencontrent dans cette marche générale et libre des connaissances humaines, est donc la tendance qui porte les diverses connaissances à s'individualiser dans des systèmes. » Selon Bernard la systématisation est « un véritable enkystement scientifique, et toute partie enkystée dans un organisme cesse de participer à la vie générale de cet organisme ». Il s'agit selon lui de remplacer les systèmes par les théories, comme l'ont fait les autres sciences expérimentales dont la médecine doit s'inspirer. Les théories sont en effet des « vérités relatives et non absolues », qui laissent toujours « une voie ouverte au progrès ».

Systématisme, empirisme et scientificité

Derrière ce débat sur les systèmes est posée la question du statut, scientifique ou non, de la médecine. Dans l'adhésion aux systèmes comme ensuite dans la reprise de la notion de théorie, certains médecins revendiquent pour la médecine un caractère de scientificité du même ordre que celui des sciences naturelles de leur temps. S'ils abandonnent les systèmes c'est parce que les sciences dures les abandonnent elles aussi. Ainsi Bernard rejette les systèmes en médecine parce qu'il n'y a « plus d'autorité des systèmes en chimie ou en physique ».

C'est en un certain sens la même question qui était soulevée par la médecine antique lorsqu'elle prétendait s'organiser en sectes ou écoles, à la manière des Écoles philosophiques dominantes de l'Antiquité. Il s'agissait là encore d'affirmer que la médecine pouvait être une science comme les autres. D'ailleurs, lorsqu'ils se réclament de la raison et de l'expérience, les systématiques modernes retrouvent les thèses des « dogmatiques » alors que leurs critiques éclectiques retrouvent les thèses des

« empiristes ». La différence entre sectes et systèmes tient surtout à ce que l'Antiquité insiste sur la question de l'enseignement, autour d'un chef de secte, alors que les systèmes font référence à l'organisation structurée d'un certain nombre de thèses.

La virulence des controverses dans l'histoire de la médecine s'explique sans doute par le caractère jamais assuré de la scientificité de la médecine. En témoigne le fait qu'au systématisme moderne comme au dogmatisme antique s'oppose un courant empiriste. Or cet empirisme médical affirme, depuis le traité hippocratique *De l'ancienne médecine*, que la médecine n'est pas une science, un « discours sur la nature » à la manière des présocratiques. La médecine est un « art » qui a affaire à un réel ondoyant et divers « et qui ne doit pas former d'hypothèses ni même généraliser ». L'empirisme médical des modernes, avec Thomas Sydenham (1624-1689), estime que le médecin ne peut être qu'un médecin observateur et ne doit pas « perdre son temps à forger des systèmes sans consulter les faits ».

Les divers sens du terme empirisme en médecine enveniment encore ce débat. L'empirisme médical est toujours proche d'un scepticisme radical sur la possibilité d'une science médicale. En outre le terme d'« empiriques » désigne aussi en médecine les charlatans et, en ce sens, faire profession d'empirisme pose de sérieux problèmes de crédibilité aux médecins professionnels du XIXe s. C'est à travers la notion d'expérimentation que Bernard rendra possible de critiquer les systèmes sans retomber dans l'empirisme. Il est dès lors possible d'estimer que la médecine a, suivant l'expression de Cabanis, un « degré de certitude » qui lui est propre. Cabanis critiquait d'ailleurs lui aussi les systèmes et la « fausse application que les médecins ont souvent faite à leur art des théories générales ou des vues particulières propres aux autres sciences ».

► BERNARD C., *Introduction à l'étude de la médecine expérimentale* (1865), rééd., Paris, Flammarion, 1993 ; *Principes de médecine expérimentale* (1947), rééd., Paris, PUF, 1987. – BOERHAAVE H., *Institutions de médecine* (1708), Paris, Éd. La Mettrie, 1743-1750. – BRAUNSTEIN J.-F., *Broussais et le matérialisme. Médecine et philosophie au XIXe siècle*, Paris, Klincksieck, 1986. – BROUSSAIS F. J. V., *Catéchisme de la médecine physiologique, ou dialogues entre un savant et un jeune médecin, élève du professeur Broussais, contenant l'exposé succinct de la nouvelle doctrine médicale...*, Paris, Delaunay, 1824. – BROWN J., *Éléments de médecine* (1780), Paris, Éd. Bertin, 1805. – BYNUM W. F., « Health, disease and medical care », *in* G. S. Rousseau & R. Porter, *The Ferment of Knowledge. Studies in the historiography of 18th century science*, Cambridge, Cambridge Univ. Press, 1980. – CABANIS P. J. G., « Coup d'œil sur les révolutions et sur la réforme de la médecine » (1804), in *Œuvres philosophiques*, Paris, PUF, 1956. – CANGUILHEM G., « Une idéologie médicale exemplaire, le système de Brown », in *Idéologie et rationalité dans l'histoire des sciences de la vie*, Paris, Vrin, 1977. – DAREMBERG C., *Histoire des sciences médicales*, Paris, Baillière, 1870. – DUCHESNEAU F., *La Physiologie des Lumières. Empirisme, modèles et théories*, Kluwer, La Haye, 1982. – HOFFMANN F., *Médecine raisonnée* (1718-1720), Paris, Éd. Bruhier, 1739-1743. – MAZZOLINI R., « Les lumières de la raison : des systèmes médicaux à l'organologie naturaliste », *in* M. Grmek (dir.), *Histoire de la pensée médicale en Occident*, t. II, Paris, Le Seuil, 1997. – KING L., *The Philosophy of Medicine. The early 18th century*, Harvard, Harvard Univ. Press, 1978. – PICHOT A., *Histoire de la notion de vie*, Paris, Gallimard, 1993. – RISSE G. B., « Medicine in the age of Enlightenment », *in* A. Wear (ed.), *Medicine in society. Historical essays*, Cambridge, Cambridge Univ. Press, 1992. – SPRENGEL K., *Histoire de la médecine depuis son origine jusqu'au XIXe siècle (1792-1803)*, t. 5, Paris, 1815. – STAHL G. E., *Œuvres médico-philosophiques et pratiques*, Paris, Éd. Blondin, 1859-1864. – SYDENHAM T., *Œuvres de médecine pratique*, Montpellier, Éd. Jault, 1816.

Jean-François BRAUNSTEIN

→ Cartésianisme ; Fibres (Théorie des) ; Hippocratisme ; Iatromécanisme ; Médecine expérimentale ; Santé (Représentation de la) ; Vitalisme.

T

TECHNOLOGIE

Il y a vingt-cinq ans, en dehors de l'étude des instruments historiques, souvent réalisée par des conservateurs de musée ou des antiquaires, cette question ne rencontrait qu'un faible intérêt. L'engouement qu'elle connaît depuis quelques années révèle la transformation de la médecine autant que des sciences humaines ou historiques, et particulièrement la prolifération rapide du matériel et des instruments médicaux, ainsi que la place grandissante des nouvelles techniques reproductives et du diagnostic prénatal. Les unités de soins intensifs, dotées de tous les instruments permettant de mesurer les fonctions vitales des patients et de les maintenir en vie, en sont l'exemple paradigmatique, de même que la nouvelle génération d'imagerie médicale avec ses scanners capables de donner une image animée du métabolisme du cerveau vivant. Les philosophes et les romanciers, aussi bien que les journalistes et les publicitaires, ont fait grand cas des « cyborgs » et du nombre toujours plus grand des personnes vivant avec, ou grâce à des implants permettant de faire fonctionner leur cœur ou de réparer leurs articulations. De telles technologies peuvent sembler réductrices et sont incontestablement coûteuses. La technologie médicale est donc un sujet d'avant-garde, qui a sa place au cœur des débats sur la santé et le sens de notre vie privée.

Derrière les machines se profilent différents types de médecine, à la fois anciens et nouveaux. Dans les pays occidentaux, nous savons que nos corps, soumis à la médecine, peuvent, le cas échéant, faire l'objet d'une manipulation chimique afin d'écourter une infection ou de limiter certains symptômes chroniques. Néanmoins, parce qu'ils brouillent notre distinction entre la maladie et la santé, les traitements de certaines pathologies nouvelles, telles que l'hyperactivité infantile, ne peuvent nous laisser indifférents. Aux questions relatives au matériel médical et aux modificateurs chimiques vient à présent s'ajouter une préoccupation plus profonde au sujet des molécules que le XIXᵉ s. nous a appris à concevoir comme notre « essence » : le matériel génétique et les séquences ADN que l'on peut aujourd'hui décoder voire modifier. Selon les théories du nouveau millénaire, nous ne sommes rien d'autre que notre code génétique. Ces séquences commencent à être déchiffrées à une vitesse étonnante, et si l'on parvient à les associer à des syndromes, on découvrira peut-être la biochimie intermédiaire. On pourrait alors élaborer des médicaments corrigeant les anomalies. Au niveau moléculaire, nous pourrions être « reconstruits à l'envers », et peut-être même entièrement « reconstruits », en matière de germen comme de soma. Cette image d'un organisme codé rappelle l'outil qui en autorise la lecture, l'ordinateur, dans lequel « l'information » est codée non par l'ADN, mais par les points d'un circuit, qui, en dernière analyse, sont simplement positifs ou négatifs.

Les technologies médicales sont au cœur d'un débat public. Elles attirent les spécialistes des sciences humaines autant que les historiens, et la controverse s'enrichit de leurs analyses. L'affectation des moyens en médecine doit être justifiée partout où elle ne résulte pas, ou semble ne pas résulter, uniquement des choix du marché. Même dans le cadre d'un système de marché, les gouvernements sont à présent responsables des règles de sécurité et du respect des codes juridiques et déontologiques. Dans la mesure où la médecine prend la forme de « systèmes dirigés » *(managed systems)*, il semble qu'il faille lui appliquer les règles de l'efficacité économique et la terminologie de l'innovation technologique. Ainsi la réforme du système de santé, ou même de l'éducation, peut être présentée comme la « réorganisation » des systèmes. Les administrations régionales de la santé publique ont des budgets pour la recherche-développement. Si la « technologie médicale » est devenue un sujet si vaste, ce n'est pas seulement parce que des technologies spécifiques ont vu le jour – et avec elles des interrogations sociales – mais aussi parce que le langage des « systèmes technologiques » a contaminé, dans une large mesure, l'ensemble de la médecine.

Le mot anglais *technology* est chargé de cette connotation de scientificité caractéristique du milieu du XXe s., époque à laquelle la science et la technologie s'associèrent. Mais l'on pourrait également considérer que son sens recouvre la dénotation du mot grec *techne* ou du terme français « technique », défini comme une activité spécialisée, conçue et menée comme telle. La terminologie moderne renouerait donc avec une équation ancienne qui plaçait la médecine au sein d'un ensemble de techniques au rang desquelles Aristote comptait la politique et la rhétorique, et qui, pour nous, comprendrait la gestion et la communication.

Cette équation clarifiera peut-être la portée de notre question tout en donnant une armature intellectuelle à la notion de pratique médicale, qui, au milieu du XXe s., faisait figure de parent pauvre de la « science » médicale (car férue de vieilles recettes qui s'appuyaient moins sur la science que sur le caractère irrationnel des patients). Si l'on attribue un caractère technologique à toute pratique médicale, on est amené à établir des comparaisons éclairantes avec d'autres technologies ainsi qu'avec les formes de savoir qui leur sont propres.

Suivant l'argumentation que j'ai développée dans un livre récent, cet article montrera qu'il peut être utile de penser les pratiques médicales en termes de savoir-faire et de natures corporelles, d'analyse et de production rationalisée, d'expérimentalisme et d'invention systématisée mais également en fonction de ce complexe d'industrie scientifique et de science industrielle que l'on appelle parfois « techno science ». Nous noterons également que toute technologie, et la médecine peut-être plus que tout autre encore, repose habituellement sur des systèmes symboliques et des techniques de persuasion, qu'il s'agisse d'incantations destinées à délivrer les patients des mauvais esprits ou de publicités censées attirer les patients dans les pharmacies.

Natures médicales, savoir-faire et connaisseurs

Dans la médecine occidentale, les corps sont des organismes doués d'une finalité, selon la tradition grecque établie par Galien, ou des êtres placés sous l'influence de l'air ou de l'eau selon la tradition hippocratique. Ils sont la chair produite à partir des aliments qu'ils consomment, le produit de leurs habitudes ou des points d'équilibre entre le chaud et le froid, le sec et l'humide, le cœur et le cerveau, le foie et l'estomac. Pour les anatomistes de la Renaissance, les corps étaient autant de territoires à explorer, où l'on découvrait des rivières lymphatiques et où la ramification des vaisseaux rappelait la structure des plantes. Les révolutionnaires du XVIIe s. substituèrent la chimie et la mécanique aux transformations et aux contractions organiques, mais les médecins des Lumières ravivèrent l'environnementalisme d'Hippocrate ; les corps et leur environnement étaient censés former un équilibre, mais celui-ci pouvait être rompu, comme pouvait l'être l'équilibre entre différents organes, ou entre la tension et le relâchement dans les fibres et les nerfs qui servaient de médiation aux interactions environnementales. Tous les corps n'étaient d'ailleurs pas semblables : ils variaient selon les lieux, selon les espèces et aussi selon les saisons. Mais leur constitution fondamentale était elle aussi différente d'un corps à l'autre. Les médecins les plus renommés étaient de fins connaisseurs de ces natures corporelles – mais aussi des corps, de leur environnement, leurs dérèglements et leurs remèdes.

La pratique (ou technique) médicale était censée équilibrer ces qualités. Les médecins écoutaient les explications de leurs patients. Ils les interrogeaient sur leurs douleurs et leurs problèmes, leurs fièvres et leurs rhumes, leurs urines et leurs selles, et s'efforçaient de rétablir l'équilibre grâce à des remèdes qui réchauffaient ou refroidissaient le corps, et grâce à un changement de lieu ou de régime alimentaire. Les moyens de cette restauration faisaient eux-mêmes partie de la « nature », puisqu'il s'agissait de plantes, de certains minéraux, de différentes qualités d'air, et de lieux ayant chacun leurs propres propriétés. Un bon médecin savait ce qui était « naturel » pour tel patient et utilisait des remèdes non pas selon des doses standards mais à l'endroit désiré. Il pouvait diriger ses patients vers un praticien (par exemple un rebouteux), ou vers un chirurgien afin que celui-ci pratique une saignée – celle-ci pouvant servir de thérapie ou même parfois de véritable « nettoyage de printemps », pour ainsi dire.

De nouvelles natures corporelles continuèrent d'être inventées en médecine tout au long des XIXe s. et XXe s. Elles furent accompagnées – ou peut-être introduites – par des techniques nouvelles. À l'époque des Lumières, le fait que certains médicaments puissent provoquer les symptômes caractéristiques d'une maladie donnée convainquit les inventeurs de l'homéopathie que « le même guérissait le même », et conduisit à la technologie des fortes dilutions. À l'époque victorienne, le fait que la chaleur puisse faire fonctionner les machines à vapeur conforta les « botanistes médicaux » dans l'idée que les plantes épicées (comme les piments) étaient essentielles à la subsistance des humains. La pratique des cures thermales dans les villes d'eau, qui s'était développée dans le climat environnementaliste du XVIIIe s., perdura sur le Continent mais déclina quelque peu en Grande-Bretagne, avant d'être en partie remise à la mode sous le nom d'hydropathie. On encouragea « l'exercice physique », sous la forme de gymnastique suédoise pour les classes aisées, et on l'introduisit dans les écoles et dans les clubs.

Bien qu'en matière de médecine, le XXe s. soit souvent présenté comme l'ère des techniques de pointe, de nombreux projets médicaux, qu'ils soient ou non le fait de spécialistes et qu'ils aient ou non une ambition commerciale, demeurent fondés sur la quête d'un corps sain et naturel dans un environnement sain et naturel. En effet, au cours des premières années du XXe s., l'opposition classique entre la technologie et le naturel s'estompa : les technologies nouvelles, en particulier l'électricité, étaient relativement propres et il était possible d'en profiter à la campagne. Les nouvelles lumières artificielles, notamment les rayons Finsen et les rayons X, étaient perçues comme un prolongement de la lumière naturelle et considérées comme profondément sains. Les sanatoriums alpins pour les tuberculeux résumaient à eux seuls la fusion entre la nature et ces « nouvelles techniques ».

Dans une certaine mesure, ces conceptions modernistes de la nature firent les frais d'une forme de scepticisme antitechnologique à partir des années 1960. Cependant, si les positions radicales étaient souvent antitechnologiques à la fin du XXe s., elles n'étaient pas nécessairement anticommerciales pour autant : la nourriture diététique, les médicaments à base de plantes et les légumes biologiques sont devenus des industries florissantes. Dans la plupart des pays occidentaux, la médecine parallèle a connu un renouveau – la Grande-Bretagne compte aujourd'hui davantage de thérapeutes adeptes de la médecine alternative que de médecins généralistes. Et bien que cette thérapie soit de nature essentiellement verbale, certaines ont recours à des traitements physiques, inspirés des traditions orientales, des sectes médicales de la fin du XIXe s. comme la chiropractie, ou des pratiques plus ou moins scientifiques comme la physiothérapie.

Les Occidentaux comptent aujourd'hui beaucoup sur les techniques préventives et environnementales grâce auxquelles la plupart des maladies sont chroniques et liées au style de vie. Les failles dans cette protection (épidémies d'intoxication alimentaire, échec des vaccins, émergence de microbes résistants aux antibiotiques ou risques sanitaires liés au Tiers-Monde) font naître une très forte inquiétude chez la population ainsi qu'un profond désir de réforme. Les technologies traditionnelles en matière d'éducation à la santé et de médecine préventive témoignent toujours du vieil intérêt pour les régimes alimentaires mais accordent de plus en plus d'attention aux « normes » (de poids, d'apport calorique, d'exercice...).

Techniques d'analyse

Nous nous sommes jusque-là intéressés aux techniques qui utilisent les discours des patients et qui peuvent être considérées comme le prolongement des techniques visant à se maîtriser ou à se rassurer. Mais la médecine s'est souvent appuyée sur les connaissances de spécialistes qui découvrent des causes cachées ou des plans de fonctionnement très éloignés de l'expérience commune. Ceux-ci peuvent être psychologiques comme dans les différents types d'analyse psychanalytique où la thérapie est verbale. Néanmoins, dans les pays occidentaux contemporains, c'est vers les éléments du corps physique, ou même vers les « corps élémentaires » qui peuvent envahir l'organisme et causer la maladie qu'est orientée l'analyse dans la plupart des cas.

Nous avons vu que pour la médecine classique, la pathologie n'était souvent rien d'autre que la perturbation d'un équilibre. Tout comme en macro-économie de nos jours, il n'y avait alors aucune raison de chercher à *localiser* les maladies. Selon les historiens, si les médecins changèrent d'idée aux alentours des années 1800, c'est en raison des progrès d'une certaine tradition chirurgicale empirique qui s'occupait de lésions précises (normalement des blessures ou des inflammations visibles et maniables, mais aussi des lésions qu'il était possible, en dernier recours, d'atteindre au moyen d'une opération, par exemple des calculs dans la vessie). Jusqu'alors cette tradition chirurgicale avait été subordonnée au rééquilibrage des natures corporelles. C'est de cela que les patients parlaient aux médecins, et dans ce but que ceux-ci établissaient leurs prescriptions. Mais l'ascension intellectuelle et sociale de la chirurgie à partir de la deuxième moitié du XVIIIe s., et son intégration en bonne et due forme dans les études de médecine – surtout dans le Paris post-révolutionnaire – fournirent les moyens matériels et les raisons nécessaires pour penser que toutes les maladies étaient peut-être dues à des lésions locales. Les hôpitaux utilisèrent plusieurs groupes de patients démunis comme « matière première » pour l'extension de la tradition chirurgicale (au moyen d' « examens cliniques » destinés à découvrir des lésions que l'on pouvait vérifier à l'autopsie).

Les lésions internes, au centre d'un type nouveau d'analyse médicale, laissaient penser qu'il était possible d'étendre le champ de la chirurgie. C'est ce qui se produisit en effet, d'abord lentement, puis plus rapidement avec l'introduction des anesthésiques (à partir de 1846) puis des antiseptiques dans les années 1860. De façon plus générale, il devenait à présent sensé, pour les médecins, de *chercher* les affections dans le corps vivant, mais aussi de se consacrer exclusivement aux lésions touchant des organes précis (surtout lorsque les patients étaient capables de localiser leur mal). Il y avait là une dynamique entièrement nouvelle liant l'examen diagnostic à la spécialisation médicale. Le stéthoscope fut l'un des premiers instruments diagnostiques : il servit à différencier les troubles cardiaques des affections pulmonaires. Vers la fin du XIXe s., il était devenu l'insigne technique des médecins en général. L'ophtalmoscope fut également parmi les premiers instruments diagnostiques : il était difficile d'en faire une utilisation optimale et il aida donc les ophtalmologues à fonder une spécialité scientifique à partir du traitement traditionnel de la cataracte par kératotomie.

L'ophtalmoscope témoigna également de la création, dans la société, d'un nouvel espace pour l'analyse, complémentaire de celui de l'hôpital. L'inventeur de l'ophtalmoscope, Hermann von Helmholtz, fut successivement professeur de physiologie et de physique dans une université allemande, où on le payait pour enseigner et pour conduire des recherches selon une méthode qui tranchait avec celles des universités précédentes. Ses recherches étaient pour l'essentiel dirigées vers l'analyse : il travaillait sur les animaux et sur les plantes, et mettait à profit autant la nouvelle chimie que cette science moderne qu'était l'électricité. Il utilisait également des instruments qui, la plupart du temps, étaient réalisés par des techniciens de laboratoire. Certaines de ces méthodes furent appliquées aux situations cliniques ; inversement les laboratoires des universités prolongèrent les études pathologiques menées dans les salles d'autopsie des hôpitaux.

Le meilleur exemple de ces développements parallèles dans le domaine de l'analyse nous est sans doute donné par la microscopie, qui fut entièrement refondue à partir des années 1820, lorsqu'un mathématicien et botaniste italien du nom de G. B. Amici, et un négociant en vin anglais, fervent défenseur de la microscopie, du nom de J.-J. Lister, découvrirent le moyen de corriger les aberrations chromatiques du microscope. Mais c'est en Allemagne qu'on utilisa le plus fréquemment des instruments perfectionnés. Les professeurs d'université et leurs ambitieux assistants y jouissaient en effet du temps, de l'espace et des incitations nécessaires pour entreprendre des études sur le développement des tissus, qui, ailleurs, étaient réservées aux amateurs ou aux jeunes physiciens à leurs heures de loisir. C'est en Allemagne que fut élaborée la « théorie cellulaire », et que furent mis au point de nouveaux procédés de coupe et de coloration tissulaires. Dans les laboratoires universitaires et les hôpitaux, cette entreprise d'analyse histologique voisinait avec la chimie physiologique, et pour les jeunes médecins désireux d'être à la pointe du progrès, ces connaissances et ces techniques semblaient essentielles – en particulier la microscopie, plus facile à pratiquer pendant leurs heures de consultation, où le microscope pouvait impressionner les patients.

Cet « environnement technologique » fondé sur les analyses de laboratoire, les analyses cliniques, la spécialisation médicale et l'extension de la chirurgie, contribua à l'invention de nombreuses techniques nouvelles, en particulier en matière de médecine hospitalière. Toutes ne venaient pas d'Allemagne, ni des laboratoires des facultés de médecine, mais les laboratoires allemands furent probablement la principale source de méthodes diagnostiques, en particulier vers le milieu du XIXe s. À partir de 1870 environ, on commença à créer des laboratoires dans les facultés de médecine en Grande-Bretagne et aux États-Unis, à des fins de recherche et d'enseignement. En France, les grands noms travaillaient dans de prestigieux instituts de recherche, distincts des facultés de médecine. Dans la plupart des pays occidentaux, les laboratoires d'analyses se banalisèrent dans les hôpitaux et les organismes de santé publique à partir de 1890 environ, date à laquelle on commença à pratiquer des tests bactériologiques pour identifier ou confirmer la nature des infections.

À partir de 1914 tous les hôpitaux universitaires des principaux pays occidentaux étaient dotés du matériel nécessaire à la microscopie (notamment à la numération globulaire) ; à la chimie physiologique, par exemple pour la mesure du sucre dans l'urine ou dans le sang ; et à la bactériologie, notamment pour des tests d'exposition antérieure. Les stéthoscopes et les thermomètres étaient d'usage courant, et la mesure de la tension artérielle était devenue banale. La plupart des hôpitaux universitaires possédaient un laboratoire capable de réaliser des examens. Les jeunes médecins qui y travaillaient étaient placés sous l'autorité d'un clinicien animé d'un véritable intérêt pour la « science médicale ». L'appareil à rayons X, qui devenait de plus en plus banal à mesure qu'on en perfectionnait les « tubes », pouvait être situé en sous-sol à côté du matériel d'électrothérapie, et, le cas échéant, du matériel destiné à l'utilisation du radium. Des laboratoires privés, souvent dirigés par des médecins, pratiquaient parfois des tests payants ; et dans la plupart des pays, dans l'entre-deux-guerres, des « pathologistes cliniciens », qui examinaient les vivants au lieu des morts, s'efforçaient d'être reconnus en tant que consultants plutôt qu'en tant que techniciens. L'électrocardiogramme commençait à être utilisé dans les hôpitaux, souvent par des médecins désireux d'être reconnus comme cardiologues. Après la découverte de l'insuline en 1921, on mesura systématiquement la glycémie pour dépister le diabète, et les besoins que firent naître ces tests permirent à des chimistes extérieurs à la médecine de rejoindre les laboratoires des hôpitaux.

Que les examens aient lieu dans des laboratoires, dans les salles des hôpitaux, ou dans les services de radiologie, il y avait toujours risque de conflit entre le clinicien chargé du patient, le médecin qui supervisait les procédures techniques et « lisait » les résultats, et les scientifiques ou techniciens professionnels chargés de pratiquer les examens. Ces conflits, par exemple entre les techniciens et les médecins radiologues, ou encore entre les experts chimistes et les médecins chefs, étaient l'un des traits caractéristiques de la dynamique naissante qui entourait l'analyse médicale, au même titre que les comparaisons entre les différents examens ou entre ceux-ci et les classifications établies à partir des symptômes et du dossier médical d'un patient. Ces « querelles de territoire » furent souvent accompagnées d'un débat idéologique visant à déterminer si l'avenir de la médecine reposait dans la division du travail scientifique ou si les « tests » menés par les spécialistes et les laboratoires n'étaient jamais que le complément utile de l'expérience et de la compétence du clinicien.

Après la Seconde Guerre mondiale, lorsque tous les hôpitaux furent dotés de laboratoires et que les laboratoires de recherche se multiplièrent aussi bien dans les universités que dans l'industrie, les examens médicaux commencèrent à s'industrialiser. Les compagnies d'instruments spécialisés mécanisèrent l'analyse chimique, encourageant ainsi la multiplication des examens sur un grand nombre de patients, surtout lorsque les laboratoires en tiraient un profit financier et que les compagnies d'assurances répondaient des coûts engagés. Aujourd'hui, les instruments et les réactifs destinés aux analyses mettent en jeu beaucoup d'argent. Les grandes compagnies pharmaceutiques sont dotées de systèmes qui leur permettent de tester quotidiennement des milliers de substances chimiques *in vitro* ; il est possible de fabriquer, à la demande, des centaines de lignées cellulaires ; et les compagnies spécialisées passent des contrats pour réaliser des tests sur un grand nombre d'animaux.

Cette dynamique perdure – les techniques anciennes sont perfectionnées et automatisées, tandis que s'ouvrent et se développent de nouveaux champs d'étude, grâce à la synergie entre les scientifiques, les cliniciens, les compagnies fabriquant les instruments et les fournisseurs. À partir des années 1960, par exemple, il devint possible d'analyser les chromosomes humains obtenus par amniocentèse, et l'on mit au point des tests chimiques pour les troubles du tube neural chez le fœtus. Les femmes enceintes exigèrent un test pour le syndrome de Down, surtout lorsque leur âge leur faisait courir un risque accru. De nouveaux services furent créés, souvent par des médecins qui s'étaient auparavant occupés de conseiller les familles confrontées à des maladies héréditaires rares. Ces laboratoires génétiques servirent par la suite de sites pour la banalisation des tests ADN. Les analyses génétiques atteignant le niveau moléculaire, elles fournirent un nouveau modèle pour les maladies, comme l'avaient fait la microscopie aux alentours de 1840 et la bactériologie vers 1880.

Analyse et thérapie

La médecine du XIXe s. était tournée vers le diagnostic, dans une mesure qui nous semble aujourd'hui considérable. La thérapie médicale ne changea que lentement. En effet, à l'origine, le principal effet des analyses médicales sur la thérapie fut « soustractif » : le déclin des médecines traditionnelles, et notamment de la polypharmacie, pratique consistant à mélanger plusieurs ingrédients pour obtenir une panacée adaptée, sinon à toutes les affections, du moins à un grand nombre d'entre elles. Dès lors que les chimistes furent capables d'analyser les médicaments et que les compagnies furent en mesure d'en préparer des extraits purs, les médecins « scientifiques » se concentrèrent sur les rares substances qui semblaient réellement efficaces.

Certains hôpitaux universitaires, en rassemblant sous contrôle médical coordonné des patients similaires, permirent que les médicaments soient testés en appliquant des doses standards ; « la méthode numérique » mise au point à Paris dans les années 1830 s'appuyait sur l'engouement pour l'analyse statistique et la catégorisation des patients que permettait la nouvelle pathologie. La gestion des médicaments dans les hôpitaux pouvait ainsi être rationalisée, ce qui impliquait qu'on acceptât que le traitement puisse servir à soulager et non à guérir. Tout au long de la première moitié du XXe s., les opérations ou les médicaments nouveaux n'étaient généralement testés que sur une poignée de patients. Bien que les médecins eussent déjà tenté de mettre en commun leurs résultats, ce n'est que lorsque les compagnies pharmaceutiques avaient besoin de données pour lancer un produit que des tests systématiques étaient pratiqués. Il fallut attendre la Seconde Guerre mondiale pour qu'une nouvelle génération de statisticiens de la médecine mette au point la randomisation. À la fin du XXe s., l'épidémiologie clinique rejoignant les sciences de gestion, il devint impensable de se passer de ces méthodologies pour évaluer une procédure médicale.

Pourtant, dès le début du XIXe s., la vogue de la chimie et la circulation croissante de produits chimiques à usage domestique ou industriel créèrent un environnement nouveau pour la médecine. L'éther, qui était largement utilisé en tant que solvant et dont on avait découvert les propriétés stupéfiantes vers 1800, fut utilisé en 1846 par un dentiste américain pour faciliter l'extraction des dents, puis rapidement adopté (en même temps que le chloroforme) lors des opérations chirurgicales. Il est certain que cette découverte ne fut pas le fruit de recherches systématiques menées par les élites médicales. La plupart des chirurgiens avaient l'habitude de lutter contre la douleur, et les esprits plus délicats éprouvaient quelque réticence à administrer des substances potentiellement toxiques aux patients. C'est cette découverte qui ouvrit un espace conceptuel à l'anesthésie. Sa mise au point impliquait, semble-t-il, qu'on accepte de mettre en balance les risques et les bénéfices et qu'on se forge une nouvelle image du médecin en substituant à celle du héros audacieux celle du scientifique attentionné.

Vingt ans plus tard, c'est parce que le phénol – un dérivé de l'industrie du gaz – servait à la désodorisation des eaux d'égout, que le chirurgien Joseph Lister, fils d'un microscopiste amateur, l'utilisa comme antiseptique. Les pansements en coton et les tissus caoutchoutés utilisés par Lister peuvent également être considérés comme des produits industriels. Il présenta aussitôt sa découverte comme une ramification de la science pastorienne (et non comme une technologie), mais il ne faut pas négliger l'importance de l'environnement technologique. Si les thérapies électriques sont devenues courantes à la fin du XIXe s., c'est en grande partie grâce aux progrès de l'électrification. Le téléphone et la voiture changèrent profondément le quotidien des médecins ainsi que leur façon de traiter les urgences médicales. Ainsi que nous le verrons plus loin, l'invention des colorants synthétiques pour l'industrie textile accrut considérablement la gamme des produits chimiques susceptibles d'être testés en tant que médicaments potentiels.

Néanmoins, pour la thérapie comme pour le diagnostic, les laboratoires de recherche furent particulièrement importants. Certaines techniques diagnostiques avaient des applications thérapeutiques. On s'aperçut par exemple que si les rayons X pouvaient entraîner des brûlures dans certains cas, ils pouvaient également servir dans le traitement des cancers de la peau, etc. L'étude des microbes révéla, par accident, que l'injection de germes atténués chez les animaux pouvait produire l'équivalent d'une vaccination qui, depuis 1799, consistait à protéger le patient contre la variole en lui inoculant la vaccine. Par un heureux hasard biologique, l'analyse microbienne conduisit à des thérapies (les antitoxines) et à des mesures préventives (vaccination active).

Expérimentalisme et invention systématique

Ainsi que le démontre l'exemple de la vaccination, les laboratoires de médecine scientifique qui, au départ, servaient à l'analyse et/ou à la démonstration, devinrent, dans la deuxième moitié du siècle, le lieu où l'on pouvait tester les innovations et manipuler le corps des animaux afin d'ouvrir la voie à une guérison des maladies humaines. Dans les années 1860, Claude Bernard affirma que l'expérimentation physiologique servait à démontrer et à accroître notre capacité à maîtriser les systèmes vivants (aussi certainement que les systèmes physiques). Mettre au jour les facteurs déterminant la glycémie, par exemple, revenait à explorer les moyens de la rectifier chez les individus malades. Ces promesses portèrent leurs fruits au début du XXe s., avec l'investigation des troubles glandulaires, la démonstration du lien entre certaines maladies et la carence en vitamines, et le traitement du diabète et de l'anémie. Les compagnies pharmaceutiques se mirent à collaborer avec les laboratoires universitaires pour mettre au point des hormones et des vitamines ou encore pour étudier les transmetteurs et les inhibiteurs dont on mit en évidence le rôle à la jointure des muscles et des nerfs.

La possibilité de contrôler les micro-organismes en laboratoire ouvrit un champ nouveau à la pathologie, jusqu'alors confinée dans l'analyse des états maladifs. En prenant pour modèles les maladies des animaux, il était possible d'étudier des traitements virtuels. En effet, la culture des bactéries dans des récipients en verre permettait de tester les substances antimicrobiennes de façon systématique : *in vitro*, chez les animaux, puis seulement chez les patients. De tels tests étaient essentiels pour la mise au point de vaccins et pour les médicaments antibactériens inventés par les spécialistes de chimie organique. Suite à la découverte de la pénicilline, on utilisa les mêmes méthodes pour les produits fongiques à partir de la Seconde Guerre mondiale ; pendant la même période, de nouveaux médicaments synaptiques et psychotropes étendirent considérablement la gamme des produits pharmaceutiques destinés aux maladies non infectieuses chroniques. Les médicaments furent mis au point en partie par extrapolation à partir d'investigations physiologiques, et en partie en testant un nombre considérable de produits chimiques dont beaucoup étaient synthétiques. À partir de la fin du XXe s., tester et lancer un médicament pouvait coûter des sommes d'argent dont seules disposaient les très grandes compagnies, tandis que la fortune des compagnies multinationales dépendait souvent du succès d'une poignée de nouveaux produits phares.

Le complexe médico-industriel

Les compagnies pharmaceutiques ne furent pas les seules à augmenter considérablement leur capacité de recherche. Dans les décennies qui suivirent la Seconde Guerre mondiale, la plupart des pays occidentaux augmentèrent considérablement le financement public accordé à la science, et notamment celui de la recherche *biomédicale*, mot qui fut précisément inventé pour exprimer l'espoir que la recherche biologique produise des résultats médicaux. Dans de nombreux domaines (par exemple pour une bonne partie de la recherche sur cancer), cet espoir portait sur le long terme ; mais une partie de la recherche était clinique : des unités furent créées dans les hôpitaux afin d'étudier de façon systématique certains problèmes cliniques, chirurgicaux autant que médicaux. Dans certains sites de pointe tels que l'université du Minnesota, de jeunes chirurgiens et des physiologistes travaillèrent ensemble à des programmes qui s'avérèrent déterminants pour la mise au point des technologies transplantatoires. Plus généralement, ils contribuèrent beaucoup à ce que les instruments d'enregistrement des paramètres soient installés dans les salles d'opération et les nouvelles unités de soins intensifs où des patients postopératoires et des malades venus des urgences, parfois sous ventilateurs, étaient placés sous la « surveillance » attentive des instruments et des infirmières.

Le fait que les services de recherche clinique fussent suffisamment bien équipés pour mener des tests cliniques sur des médicaments renforça encore davantage la synergie entre les compagnies pharmaceutiques et les hôpitaux universitaires. L'invention de nouvelles substances était devenue méthodique, grâce à l'investigation physiologique ou pathologique, aux tests systématiques de composés et aux essais cliniques de grande ampleur. Les compagnies, conscientes de l'immense profit que de petits avantages technologiques ou une sécurité accrue pouvaient leur procurer, améliorèrent les technologies chimiques telles que les anesthésiques gazeux, qui n'avaient presque pas changé depuis le XIXe s.

Les changements technoscientifiques considérables liés à la Seconde Guerre mondiale donnèrent naissance à de nombreuses technologies nouvelles, en particulier les anesthésiques fluorés et les traitements de la thyroïde par radio-isotope, deux applications indirectes du programme nucléaire. On appliqua à la médecine les techniques d'ultrasons et, à partir des années 1960, l'essor du calcul digital électronique ouvrit de nouvelles possibilités à la reconnaissance de forme dans le domaine de l'imagerie médicale. Les études sur les brûlures, les traumatismes et les blessures de guerre, de même que celles menées ultérieurement pour le compte des agences spatiales, furent importantes pour l'immunologie, l'instrumentation cardio-vasculaire *(cardio-vascular instrumentation)* ou les reins artificiels.

L'essor des établissements de recherche, dans de nombreux domaines, accéléra le rythme de l'innovation médicale et la technicisation de la médecine en augmentant les possibilités de fécondation croisée entre des domaines différents ; de nombreuses techniques et instruments supplémentaires auraient pu voir le jour mais les innovations – plus encore pour les inventions mécaniques et électriques que pour les médicaments – dépendaient souvent des médecins, des chercheurs et des ingénieurs qui ignoraient les frontières entre les disciplines et consacraient plusieurs années de travail (ou d'attente) à des projets qui semblaient incertains voire hérétiques. Parmi ces projets, certains furent par la suite repris par des organismes publics ou des compagnies privées qui en profitèrent pour se développer, si bien qu'un champ nouveau se trouvait systématisé par le biais de programmes d'entreprises et de collaborations avec des hôpitaux et des universités. C'est ainsi que les hanches artificielles furent mises au point pour la première fois par un chirurgien britannique travaillant dans un ancien hôpital pour tuberculeux ; lui-même ingénieur amateur, il travailla en collaboration avec une entreprise qui fabriquait des instruments chirurgicaux. Sa prothèse est encore largement utilisée, même si ce sont d'importantes compagnies américaines qui dominent la reconstruction des articulations *(joint reconstruction)* et la technologie orthopédique au sens large, ainsi qu'une fondation suisse, créée après la guerre par des chirurgiens pourvus du sens des affaires. Ils mirent au point des procédures chirurgicales qui n'avaient rien à envier aux meilleurs services de recherche-développement de l'industrie.

Le principe de la scanographie fut étudié de façon indépendante par un astronome américain qui photographiait les taches solaires, un physicien sud-africain qui s'intéressait aux doses de radiations absorbées par le corps, et par un employé d'une entreprise britannique spécialisée dans la musique et l'électronique, qui avait travaillé sur les radars de guerre et sur le calcul électronique. Le premier publia des travaux mathématiques utiles, les deux suivants publièrent et déposèrent des brevets, sans parvenir à intéresser des compagnies. Le quatrième fut plus chanceux : sa société l'avait autorisé à travailler sur la reconnaissance de forme avant de se désintéresser de l'informatique. Par ailleurs, lorsqu'il fut prêt à donner forme à ses idées, sa société était devenue riche grâce aux disques des Beatles. Ils parvinrent également à intéresser le ministère de la santé (qui dirigeait le National *Health Service*), ce qui eut une importance cruciale, puisque cela leur permit de rassembler des fonds et de collaborer avec des cliniciens. Le succès du très onéreux scanographe déplaça l'horizon de l'imagerie médicale en attirant des entreprises qui jouissaient déjà de bons contacts à l'intérieur des hôpitaux, et en rendant plus simples de telles technologies.

Telles sont donc les lignes de forces qui se dégagent aujourd'hui de ce qu'on appelle la technoscience – ou plus précisément le complexe médico-technologique. Malheureusement, les historiens de la médecine se sont rarement intéressés à l'économie. Pourtant, une bonne partie de l'histoire récente de la médecine relève plus de l'histoire économique que de celle des spécialités ou des scientifiques. Ce n'est pas seulement l'affaire des grands groupes : à l'avenir, les universitaires (et leurs universités) feront breveter tout ce qui peut donner lieu à une invention quelconque, y compris les séquences ADN, et créent déjà, tous les jours, de nouvelles entreprises pour exploiter leurs inventions futures. Ainsi les connaissances sur la nature, les méthodes d'analyse et l'expérimentalisme que nous avons étudiés d'un point de vue historique sont aujourd'hui intégrés à ces complexes technoscientifiques qui sont à la fois publics et privés.

Cependant, comme toujours lorsqu'il est question de médecine, nous devons détourner notre attention des énormes réseaux pour nous intéresser aux patients. Bien sûr, ceux-ci, comme nous tous, vivent dans un monde où les technologies convaincantes des réseaux sont relayées par les médias. Il est important de noter que les médias encouragent à présent la discussion critique des innovations médicales et des soins de santé. J'ai soutenu que pour jouir d'une vue d'ensemble, nous devions replacer les techniques de persuasion et de production propres à la technomédecine dans leurs contextes individuel et social, mais aussi maintenir une distance critique en mesurant la diversité historique des « natures médicales » et en interrogeant les systèmes de signification qu'incarnent chacune à leur façon les nouvelles technologies.

▶ BLUME S., *Insight and industry: on the dynamics of technical change in Medicine*, Cambridge, MA, MIT Press, 1992. – COOTER R. & PICKSTONE J. (eds.), *Medicine in the twentieth century*, Amsterdam, Harwood Academic Press, 2000. – DAVIS A., *Medicine and its technology: an introduction to the history of medical instrumentation*, Westport/Londres, Greenwood Press, 1981. – HOWELL J., *Technology in the hospital*, Baltimore, Johns Hopkins Univ. Press, 1995. – KEVLES B. H., *Naked to the bone : medical imaging in the twentieth century*, New Brunswick, NJ, Rutgers Univ. Press, 1997. – LAWRENCE G. (ed.), *Technologies of modern medicine*, Science Museum, Londres, 1994. – PICKSTONE J., *Ways of knowing. A new history of science, technology and medicine*, Manchester, Manchester Univ. Press, 2000. – REISER S. J., *Medicine and the reign of technology*, Cambridge, UK, Cambridge Univ. Press, 1978. – STANTON J. (ed.), *Innovations in health and medicine*, Londres/New York, Routledge, 2002.

John PICKSTONE
(Trad. Mickaël Popelard)

→ Appareil médical ; Auscultation ; Biologie et médecine (Perspective) ; Biotechnologie ; Diagnostic ; Électrodiagnostic ; Erreur ; Imagerie nucléaire ; Laboratoire ; Pharmacie et monopole ; Télé-médecine.

TÉLÉ-MÉDECINE

L'analyse de la chronologie des événements qui ont marqué l'évolution de la chirurgie, et en particulier le développement de la chirurgie mini-invasive ne rend qu'imparfaitement compte du bouleversement que l'avènement des nouvelles technologies a apporté dans la pratique des chirurgiens. Si l'anesthésie, l'antisepsie puis l'asepsie ainsi que les soins péri-opératoires ont permis des avancées majeures dans la chirurgie lourde, celle-ci comporte toujours une agression corporelle majeure sans commune mesure avec le geste chirurgical réalisé. Le concept de la réduction ou de la diminution du traumatisme chirurgical au minimum possible afin de préserver l'intégrité du corps humain a toujours été un objectif prioritaire des chirurgiens.

Le terme de chirurgie mini-invasive, d'abord utilisé par John Wickham puis rapidement étendu au concept de thérapeutique mini-invasive, a modifié l'approche du corps humain. Il faudra toutefois attendre les révolutions technologiques de l'information, de l'image et de la robotique pour comprendre la formidable révolution qu'est en train d'accomplir le monde chirurgical.

Au cours de l'acte opératoire, le chirurgien s'éloigne physiquement de son patient, l'espace ainsi créé ouvrant la porte à l'exploitation de toutes les nouvelles technologies. Celles-ci offrent aux chirurgiens des possibilités inimaginables il y a encore quelques années.

La distanciation aboutit au développement de la télé-médecine qui, lorsqu'elle a été appliquée à la chirurgie, a transformé la culture très individualiste du chirurgien en rompant son isolement dans des applications aussi variées que la télé-concertation thérapeutique, le télé-mentoring, le télé-training ou la télé-éducation. Alors que la télé-médecine se focalisait initialement sur l'échange des données cliniques confidentielles entre un nombre restreint de participants reliés entre eux au travers de systèmes de visioconférences, certaines équipes ont rapidement travaillé aux possibilités de robotisation du geste chirurgical afin de s'affranchir des contraintes d'espace et de temps par une transmission des données cliniques mais également « opératoires ».

Enfin, les nouvelles technologies de l'information et de la communication (NTIC) modifient rapidement les manières de communiquer des professionnels de la santé ainsi que l'accès à l'information des patients.

L'Internet, dont la force réside dans sa capacité d'être le réseau des réseaux, tuant progressivement tous les systèmes propriétaires incapables de communiquer les uns avec les autres, s'est rapidement imposé dans le monde médical. L'Internet est interactif, multimédia, rapide et peu coûteux. Plus de 85 % des médecins anglo-saxons sont des internautes réguliers. La progression en France est maintenant rapide grâce à l'informatisation à marche forcée des cabinets médicaux.

En matière de santé, cet attrait pour l'Internet reflète deux besoins : celui du professionnel de la santé, dans notre exemple le chirurgien dont la nécessité de formation continue est incontestable. Peu de sites sont aujourd'hui habilités à valider une formation médicale continue ; celui du grand public qui a compris que s'ouvrait à lui l'information « source de vie » : le mythe du médecin « omniscient » a vécu ; le savoir médical doublant tous les sept ans, un médecin devrait lire chaque jour dix-neuf articles, trois cent soixante-cinq jours par an pour maintenir ses connaissances à jour. Or, en deux jours, « en ligne », un patient ou son entourage parvient à accumuler sur sa maladie plus d'informations que celles que possède un médecin. La médecine est ainsi en train de vivre le passage inéluctable et rapide de l'ère industrielle à l'ère de l'information.

La haute technologie a fait son entrée dans le bloc opératoire, mettant en exergue le passage obligé de la chirurgie manuelle, tactile, à la chirurgie technologique. La formation continue devient ainsi indissociable de l'exercice de la médecine et l'innovation technique impose une actualisation régulière de la connaissance et de la pratique chirurgicale.

La télé-éducation

Si le diplôme de Docteur en Médecine permet en France tout exercice de la médecine sans limitation de temps, l'obligation de moyens et en particulier l'obligation de formation est un impératif pour le chirurgien. Il n'existe en France aucune recommandation de formation obligatoire avant la réalisation d'actes chirurgicaux, les compétences *(training)*, l'accréditation *(credentials)* et l'habilitation *(clinical privilege)* étant des impératifs requis avant tout acte chirurgical dans de nombreux centres anglo-saxons. La nécessité d'un enseignement spécifique destiné aux nouvelles pratiques chirurgicales est ainsi un impératif. Toutefois, l'enseignement des nouvelles techniques ne peut se concevoir sans la mise en commun de compétences, entraînant la création de réseaux d'excellence et de références dépassant les limites de l'hexagone. La mise en place de ces réseaux d'excellence implique la réunion d'un panel de plusieurs centaines de chirurgiens experts qui constituent un pool d'enseignement d'une nouvelle « université virtuelle ». Cette réunion du savoir n'est possible que par l'utilisation des systèmes de communication les plus modernes. La notion de télé-enseignement appliquée à la chirurgie allait être à la base de notions plus évoluées, jusqu'alors inconnues dans le domaine chirurgical comme le télé-apprentissage, le télé-compagnonnage, ou l'avis chirurgical d'urgence.

Tous les experts ont chacun une spécialité pointue. Le nombre important d'experts a l'avantage d'éviter le phénomène d'école, mais il présente certains inconvénients. Le premier est la difficulté de déplacer fréquemment les experts en raison de leur activité. Cet écueil peut être évité par le recours de plus en plus fréquent aux visioconférences qui permettent la transmission d'informations statiques et dynamiques (images vidéos et films chirurgicaux) de bonne qualité et à un coût abordable. Le second avantage est linguistique car un centre d'excellence doit réunir un panel d'experts devant s'exprimer dans une langue commune : L'anglais est aujourd'hui la langue dominante de l'enseignement médico-chirurgical.

Cet enseignement peut prendre la forme de conférences, de cours s'étendant sur plusieurs journées ou de réunions hebdomadaires scientifiques associant différents centres experts. L'enseignement de la pratique chirurgicale s'est profondément modifié, en faisant appel à des systèmes d'apprentissage car il est indispensable de compléter l'enseignement théorique par un enseignement pratique adapté à ces technologies. Le chirurgien en formation doit avoir à sa disposition du matériel chirurgical équivalent à celui disponible chez l'homme afin de se familiariser à son usage. Ces nouveaux matériels comportent des systèmes de vision en constante évolution et un ancillaire de plus en plus évolué et automatisé. Là encore, la mise en œuvre d'un réseau réunissant les différents centres de chirurgie expérimentale permet à un nombre limité d'experts d'enseigner simultanément à un nombre important de chirurgiens. La rapidité de l'évolution technologique impose une mise en œuvre de plus en plus fréquente de ces sessions de remise à niveau.

Les réseaux de soins

Le partage de l'information et les possibilités de connexion entre les centres chirurgicaux ont des répercussions majeures pour le patient. Celles-ci découlent des progrès de la chirurgie mini-invasive et du fait que seule l'image fournie par une caméra est maintenant analysée par le chirurgien. Cette image peut alors être partagée, échangée ou envoyée pour analyse.

La décision préopératoire : le télé-diagnostic. – Avant l'acte opératoire, l'analyse des documents médicaux permet d'opter pour le meilleur choix opératoire. Le partage des connaissances effectué au travers du système de visioconférence permet de réaliser une télé-concertation thérapeutique réunissant des compétences multiples (radiologues, anatomopathologistes, histologistes, cancérologues, chirurgiens...) en plus grand nombre que lors de colloques singuliers, car situés partout dans le monde. Cela permet d'envisager la meilleure décision pour un patient et de s'affranchir de la pression des familles, des médecins traitant ou d'autres collègues en fonction de particularités locales. Grâce à ces échanges, on obtient également une standardisation des options thérapeutiques. Ils permettent par ailleurs une meilleure déduction dans les finalités d'une médecine prédictive et curative tout en restant individualisée dans la singularité des patients. Ils offrent enfin une plus grande égalité d'accès aux soins, l'avis d'experts n'étant plus limité par la distance.

Le télé-compagnonnage. – Pendant une intervention chirurgicale, les images opératoires sont diffusées sur un écran et peuvent être consultées par toutes les personnes ayant accès à ces images sources. Transmises à un expert distant, elles permettent de demander une télé-concertation per-opératoire. Un chirurgien confronté à un problème difficile de stratégie au cours d'une intervention peut se connecter avec n'importe quel expert dans le monde : celui-ci voit le geste, le bilan et les examens réalisés et peut donner un conseil au chirurgien exécutant. Bien entendu, il est possible d'aller au-delà de ces conseils opératoires et de réaliser du télé-mentoring. Cela constitue la possibilité de demander non seulement un avis mais de faire en sorte qu'un chirurgien spécialisé dans un type d'intervention rare puisse être connecté, voir le chirurgien qui opère et le guider.

Le partage des connaissances avec Internet

Les nouvelles technologies de l'information et de la communication ont modifié l'accès à l'éducation chirurgicale et à la formation continue en remplaçant les traditionnelles séances de compagnonnage et les déplacements pour participer à des enseignements, des congrès et des conférences.

Les chirurgiens ont de plus en plus largement accès à des technologies leur permettant d'acquérir les connaissances théoriques et pratiques indispensables et qui leur offrent la possibilité de valider ces acquis à distance. Pour ce faire, un site Internet doit aller au-delà des portails médicaux délivrant le plus souvent un contenu banal souvent fantaisiste et parfois faux. Seuls les sites présentant un contenu institutionnel, délivrant une information crédible contrôlée et validée par un réseau d'experts sont à même de remplir ce rôle de formation continue. Un site Internet de ce type doit être centré sur la formation multimédia et utiliser dans le cadre de scénarios interactifs des informations utilisant le texte, les animations 3D, les vidéos et les avis d'experts. Cette information autorise un enseignement et une formation chirurgicale immédiate et sur mesure.

Bien entendu, cette technologie implique l'utilisation d'un ordinateur connecté à un Internet de haut débit. Cela nécessite également une base de données chirurgicale mise à jour régulièrement et offrant des standards de bonne pratique, des conseils techniques pratiques grâce à la coopération d'experts de tout ordre dans l'ensemble des disciplines abordées. Un tel site doit être de ce fait totalement écrit par des professionnels, contrôlé et labellisé par les sociétés savantes nationales et internationales. Il représente alors la concrétisation de « l'université virtuelle » aujourd'hui particulièrement adaptée à l'enseignement de cette nouvelle chirurgie, rapidement évolutive, en permettant le partage de l'expérience sans cesse actualisée d'experts internationaux dans un domaine précis où chacun excelle.

La « qualité la plus élevée » à laquelle l'Internet donne accès va bouleverser les rapports du chirurgien et du patient vis-à-vis de l'information. Pour le chirurgien, il ne peut y avoir de meilleur enseignement que celui qui est sur Internet puisque cela correspond au meilleur cours. Les personnes qui se font former via l'Internet peuvent choisir de n'avoir des relations qu'avec les meilleurs enseignants de la planète, disponibles partout et tout le temps. De ce fait, quelles que soient la politique des universités et leur localisation, il y aura une exigence d'excellence. Le niveau requis sera toujours « le meilleur ». En effet, quel est l'intérêt d'assister à une conférence de qualité médiocre lorsque via l'Internet l'on peut avoir accès à la conférence la plus brillante sur le sujet. Les films diffusés sur Internet permettent de voir, avec une très bonne qualité, la plupart des interventions chirurgicales qui peuvent être réalisées. Enfin, les forums d'Internet permettent aujourd'hui de discuter et de répondre de manière approfondie et rapidement à toute question sur n'importe quel sujet. Ces réseaux d'excellence qui se mettent en place vont modifier l'état des lieux du pouvoir médical. Celui-ci est très éphémère puisqu'il est uniquement fondé sur une différence de connaissance entre le grand public et le médecin. Hier, le médecin affirmait au malade qu'il avait la connaissance, qu'il avait fait le diagnostic de ce qu'il était en train de soigner. Aujourd'hui, la situation se complique depuis qu'il a été démontré que le grand public ou le malade peut accéder, en deux jours en surfant sur l'Internet, à un savoir concernant sa maladie qui est supérieur à celui de son médecin, ce d'autant plus s'il s'agit d'une maladie rare. La seule solution pour le médecin consistera alors à rechercher les mêmes informations que son malade, et à l'aider à les comprendre, à les intégrer pour en optimiser son traitement.

La relation entre le médecin et son malade, élément fondamental de l'acte médical et de la confiance réciproque, en sera bien entendu modifiée. Toutefois, ce n'est pas parce qu'une technique nouvelle apparaît que les valeurs fondamentales de la médecine seront bousculées au point de faire disparaître celles qui faisaient de la médecine un art que l'on respecte et que l'on écoute. Au contraire, la relation qui ne sera plus fondée sur le savoir de l'un et l'ignorance de l'autre peut en sortir renforcée.

Le développement de la réalité virtuelle

Les récentes innovations en matière de miniaturisation et d'applications informatiques ainsi que la diminution des coûts et l'augmentation des performances technologiques se combinent et permettent d'entrevoir la gestion des données du patient et les nouveaux modes opératoires qui seront rapidement appliqués à la chirurgie.

L'acquisition de l'imagerie médicale, pilier actuel du diagnostic et du traitement de nombreuses pathologies, constitue une base de données numériques jusqu'alors peu exploitée. En effet, outre l'impression de ces données sur différents supports, leur exploitation informatique était restreinte à un stockage. La mise en œuvre de systèmes informatiques permet la reconstruction de ces données de façon à offrir au chirurgien une image virtuelle de la pathologie de son patient et lui donne la possibilité de concevoir une stratégie chirurgicale optimale.

Au stade préopératoire, la reconstruction informatisée du patient permet d'effectuer un diagnostic précis en facilitant l'interprétation des images et en permettant leur analyse automatique. Après la décision opératoire, une simulation du geste chirurgical sur des stations informatiques intégrant les données propres du patient permet à l'opérateur d'envisager le geste idéal et de s'entraîner à sa réalisation. Les connexions informatique et vidéo mises en place avec des réseaux d'experts permettent également au chirurgien d'engager un dialogue avec un expert à distance afin d'optimiser la stratégie chirurgicale. Enfin, les capacités de calculs informatiques et l'ensemble des données prises en compte permettent également de simuler la fonction physiologique postopératoire des organes opérés.

Cette simulation est en train de devenir un des aspects essentiels de la pratique chirurgicale. Elle fait appel à des concepts novateurs en introduisant un nouveau système d'écriture et un nouveau langage mathématique permettant, à partir de données bidimensionnelles, de construire une image numérique tridimensionnelle, prolongeant la perception de nos cinq sens en y incluant les notions d'immersion, de navigation et d'interaction.

L'immersion permet à l'opérateur d'être dans l'image par le biais d'écrans à haute définition ou par l'intermédiaire de casques stéréoscopiques. L'interaction consiste à inter-agir en temps réel avec l'image, à la manipuler et à la transformer comme s'il s'agissait d'une matière. La notion de navigation traduit la possibilité d'évoluer dans cet univers virtuel. Aujourd'hui, ce monde virtuel s'applique à la reconstruction du corps entier. Il est actuellement possible non seulement de planifier une intervention chirurgicale, mais également de simuler celle-ci grâce à des reconstructions informatiques en temps réel associant un rendu des formes, des couleurs et des déformations de façon très réaliste.

La puissance toujours croissante des ordinateurs laisse présager qu'un simulateur chirurgical pourra bientôt égaler le réalisme d'une intervention. La réalité virtuelle, grâce à des graphiques et des photos très réalistes de haute résolution, des déformations d'organes et des simulations d'hémorragies, permettra une interaction chirurgicale et une sensation de toucher par le développement des systèmes à retour d'effort. Il deviendra alors impossible de distinguer la simulation de l'acte chirurgical lui-même. L'éducation, l'enseignement, la stratégie et la pratique chirurgicale pourront de ce fait bénéficier de ces fantastiques applications. L'enregistrement de tous ces gestes chirurgicaux effectués avant l'intervention en réalité virtuelle permettra de diriger des robots dédiés à la réalisation du geste. Ceux-ci effectuant des mouvements plus fins et plus précis que ceux de la main de l'homme, le geste chirurgical planifié sera réalisé de façon optimale. Si le concept « maître-esclave » qui consiste en une direction par le chirurgien de l'acte effectué par une machine dédiée est respecté, le délai entre la planification de l'acte, le lieu où il sera planifié et sa réalisation ne rentreront plus en ligne de compte. On aboutira à la dématérialisation totale du contact de l'homme et de l'opérateur réalisant le geste opératoire chez son patient par l'intermédiaire d'un robot.

Avènement de la robotique

Si la technologie envahit le monde chirurgical, les systèmes mécaniques actuellement utilisés en chirurgie sont sommaires et présentent souvent des inconvénients majeurs. Les solutions proposées sont nées des insuffisances actuelles de la chirurgie mini-invasive. En ce qui concerne l'instrumentation, la taille excessive, la faible maniabilité et le nombre insuffisant de degrés de liberté constituent autant de défauts des instruments chirurgicaux actuels. Enfin, l'absence de retour sensoriel et de force à l'opposé des informations tactiles de la main de l'opérateur en chirurgie à ciel ouvert, ainsi que l'isolement du bloc opératoire, constituent autant de limites à la pratique actuelle de l'automatisation de la chirurgie. À l'inverse, elles ont ouvert la porte à des avancées technologiques qui ont permis d'envisager l'impensable il y a encore quelques années : le concept d'une opération chirurgicale à longue distance.

L'optimisation des technologies impliquées dans le développement de la robotique fait appel à la notion capitale de distanciation en chirurgie. Celle-ci existe déjà puisque l'opérateur ne perçoit la cavité abdominale du patient que par l'intermédiaire d'une caméra et d'un écran vidéo : c'est la distanciation électronique.

Par le biais de l'instrumentation utilisée en chirurgie laparoscopique, la distanciation métrique est devenue effective. La conjugaison de tous les progrès actuels en informatique, en miniaturisation et en robotique permet aujourd'hui au chirurgien de voir, de toucher et d'interagir avec son patient à partir d'un site distant. Depuis plus de dix ans, de nombreuses équipes rivalisent dans ce challenge impossible que représente la séparation totale de l'opérateur et de son patient. Ce type de projet propose de relever deux défis : digitaliser et robotiser le geste chirurgical ; s'affranchir de toutes les contraintes d'espace et de temps par une transmission des données de qualité fiable et sécurisée. La robotisation du geste chirurgical a été développée dans un premier temps par des équipes allemandes (Centre nucléaire de Karlsruhe) dont l'objectif était la miniaturisation des robots aptes à travailler en milieu hostile. Appliqué au domaine chirurgical, cela aboutissait à des systèmes certes efficaces mais lourds, peu ergonomiques et incompatibles avec leur introduction dans un bloc opératoire conventionnel.

À l'aube du IIIe millénaire, seules deux sociétés proposaient des robots ayant un agrément pour une utilisation chirurgicale. L'un de ceux-ci, le système Zeus (Computer Motion, Santa Barbara, Californie) est un modèle simple, ergonomique et évolutif, composé de trois bras multi-articulés à six degrés de liberté (deux manipulant les instruments suivant le mouvement des mains du chirurgien et un autre bras manipulant l'endoscope chirurgical commandé à la voix) et d'une console chirurgicale où le chirurgien manipule des « joy sticks » qui commandent les deux instruments tenus par les bras robotisés. La mise en œuvre et l'utilisation de ces systèmes en vue d'effectuer des interventions à distance ont comporté plusieurs étapes. La première, permettant la réalisation du premier acte de chirurgie digestive utilisant le système Zeus chez l'homme, montrait la faisabilité, la reproductibilité et la sécurité de ces systèmes appliqués à la chirurgie. Paradoxalement, cette technique était parfaitement acceptée tant par les équipes médicales et paramédicales que par les patients opérés. Cette chirurgie assistée par ordinateur intégrait de ce fait une distanciation entre le chirurgien et le patient puisque la console de commande du geste était reliée à la table opératoire par un système câblé de quelques mètres.

Il n'y avait qu'un pas à franchir pour imaginer que le geste chirurgical pouvait être réalisé à grande distance, définition de la télé-chirurgie. Les derniers obstacles à franchir étaient liés à la limitation de la vitesse des transmissions des données et du délai qu'elles occasionnent entre l'ordre du mouvement et le retour visuel sur le moniteur du geste effectué par le télé-effecteur.

L'utilisation des systèmes ATM (Asynchronous Transfert Mode) transmettant les données par fibres optiques à haut débit permettait la réalisation en septembre 2001 d'une intervention chirurgicale (cholécystectomie par voie laparoscopique) assistée par ordinateur entre un opérateur manipulant un système « maître » situé à New York avec un système « esclave » opérant le patient par l'intermédiaire de bras robotisés situé à Strasbourg. Ainsi, les signaux parcouraient 14 000 km à un débit de 10 mégabits/seconde avec un délai constant de 150 millisecondes offrant une qualité exceptionnelle de l'image, sans délai perceptible entre la commande du geste, son exécution et le retour du contrôle. Paradoxalement, la complexité de cette réalisation résidait non pas tant dans l'acte chirurgical mais dans la coordination des multiples partenaires travaillant sur la transmission des données (France Télécom) et la robotique (Computer Motion).

Si une telle débauche de moyens, d'argent et d'énergie peut paraître disproportionnée pour un acte chirurgical banal, cela permet de prendre conscience des mutations technologiques et culturelles qui en découlent : fin de l'individualisme qui caractérise le chirurgien car tout malade, où qu'il soit, peut bénéficier de l'expertise d'une équipe chirurgicale entraînée ; application à la chirurgie de guerre où les chirurgiens spécialistes font cruellement défaut ; développement d'un nouveau concept de chirurgie humanitaire qui démontrera peut-être qu'une technologie sophistiquée est plus « cost effective » que l'envoi de plusieurs missions qui ne permettent aucune autonomie des équipes autochtones ; applications prochaines à la chirurgie de l'espace avec la mise en service de « l'International Space Station » où se retrouveront astronautes et touristes de l'espace ; intégration de la simulation préopératoire et de la réalité augmentée peropératoire ; fin de la notion inacceptable de la « courbe d'apprentissage » au cours de laquelle le chirurgien s'exerce à une nouvelle technique chirurgicale au détriment de son patient.

Par leurs implications, tous ces éléments modifient profondément la relation du médecin et de son patient. La télé-chirurgie, associant la numérisation des données du patient et la mise en œuvre de systèmes de réalité virtuelle, la transmission sans limite de toutes ces données dans le monde et la possibilité de commander les acteurs robotisés à distance, est certainement un des moyens visant à élever le niveau de la chirurgie par la standardisation de la pratique chirurgicale, par l'éducation de haut niveau qu'elle permet et le télé-compagnonnage qu'elle autorise.

▶ DEMARTINES N. *et al.*, « Assessment of telematic applications in surgery for surgical education and patient care », *Ann. Surg.*, 231, 2000, p. 282-291. – MALASSAGNE B. *et al.*, « Teleeducation in Surgery, European Institute for TeleSurgery Experience », *World J. Surg.*, 25, 2001, p. 1490-1494. – MARESCAUX J., « From Teleteaching to Teleaccreditation », *Min. Invas. Ther. & Allied Technol.*, 7/2, 1998, p. 79-84. – MARESCAUX J., MUTTER D., « Inventing the future in surgery », *Min. Invas. Ther. & Allied Technol.*, 7/2, 1998, p. 69-70. – MARESCAUX J. *et al.*, « Virtual reality applied to hepatic surgery simulation, the next revolution », *Ann. Surg.*, 1998, 228, p. 627-634 ; « Telerobotic Laparoscopic Cholecystectomy: Initial clinical experience with 25 patients », *Ann. Surg.*, 234, 2001, p. 1-7 ; « Transatlantic Robot-Assisted Telesurgery », *Nature*, 413, 2001, p. 379-380 ; « Transcontinental Robot Assisted Remote Telesurgery: Feasibility and Potential Applications », *Ann. Surg.*, 235, 2002, p. 487-492. – SATAVA R. M., « Nintendo Surgery », *JAMA*, 267, 1992, p. 2329-2330 ; « Virtual Reality, Telesurgery, and the New World Order of Medicine », *J. Image Guid. Surg.*, 1, 1995, p. 12-16. – SATAVA R. M., JONES S. B., « Preparing Surgeons for the 21st Century », *Surg. Clin. North Am.*, 80, 2000, p. 1353-1365.

Jacques MARESCAUX et Didier MUTTER

→ Chirurgie ; Imagerie nucléaire.

THÉRAPEUTIQUE, MÉDICATION

Si la biomédecine tend à repérer le mal (le diagnostic), elle s'illustre surtout par sa capacité à le vaincre. Toutefois, le succès de la thérapeutique suppose que soient réglés de difficiles problèmes. Nous nous intéresserons moins à la pharmacopée – la liste des substances curatives – qu'aux questions soulevées par celle-ci.

La première interrogation consiste à évaluer la puissance réelle du médicament, en vue d'en fixer la dose (la posologie). Nous nous heurtons alors à un obstacle de taille, ne serait-ce que si on prend en compte la susceptibilité individuelle. En général, on commence par éprouver le médicament sur l'animal – mais, l'expérimentateur risque de s'égarer. Injectons au lapin quelques dixièmes d'un milligramme d'atropine : il s'agit d'un alcaloïde extrait de l'une des solanacées, *Atropa Belladonna* (*Atropa,* l'une des trois Parques et *bella donna*, à cause du brillant des yeux – belle dame). Bref, les propriétés de l'atropine équivalent à celles de la belladone, puisque l'une s'extrait de l'autre. Or, sur le lapin, malgré l'injection, on ne note aucun effet, parce que le sang de cet animal contient une estérase qui hydrolyse l'atropine ; et le pouvoir estérasique augmente au fur et à mesure que se multiplient les injections. Sur l'homme, nous obtenons un résultat contraire. Ce « parasympathicolytique » peut aller jusqu'à provoquer un délire. La moindre modification relativise la médication et trouble son évaluation : ainsi, la même substance produit des effets sans comparaison entre eux, selon la voie d'introduction retenue (*per os*, en sous-cutané ou en intraveineux).

Ce qui gêne encore, c'est que nous devons distinguer deux catégories de substances pharmacologiques. D'une part, celles dont les actions restent proportionnelles à la dose, dont il sera facile d'établir le seuil de toxicité, d'autre part, les moins maniables, celles qui se potentialisent elles-mêmes ; une faible augmentation de la dose peut alors se solder par leur toxicité.

À vrai dire, chaque médicament se conçoit un peu comme un monde à part. On n'en finit pas de devoir le singulariser ; et il frappe par le nombre de précautions méthodologiques à prendre en vue de le circonscrire et de le prescrire utilement. Parfois, il diffuse trop rapidement et on doit en appeler à « des substances retards » (comme le subtosan), parfois, à l'inverse, il se ralentit de lui-même. Certains s'éliminent vite, quand d'autres demandent des jours, ce dont on devra tenir compte au moment d'évaluer les conséquences dangereuses. Il va encore de soi que le traitement varie selon la concentration du remède, mais retenons ce paradoxe : il arrive que deux médicaments synergiques soient associés mais que l'effet obtenu dépasse l'addition ou, au contraire, que l'un diminue l'autre, en dépit de leur similitude de structure.

L'un des livres majeurs relatifs à la définition du médicament, *Leçons sur les effets des substances toxiques et médicamenteuses* (1857), est de Claude Bernard (1813-1878) qui a multiplié les situations les plus déroutantes. « Si l'on ingère du cyanure de mercure dans l'estomac d'un chien bien portant et dans celui d'un chien malade, le chien bien portant sera tué instantanément, l'autre ne le sera que très lentement. [...] Le cyanure de mercure a tué le chien bien portant par l'acide cyanhydrique libre qui a pris naissance en présence du suc gastrique. Le chien malade n'a pas succombé par un mécanisme différent, seulement la lenteur de sa mort doit être attribuée à ce que le cyanure de mercure n'a pas trouvé dans son estomac malade du suc gastrique qui mît en liberté l'acide cyanhydrique » (*op. cit.*, p. 104). En voici une aussi surprenante illustration : « On peut souvent faire plus de mal que de bien par des moyens qu'on croit excellents. Ainsi on dit d'une manière générale qu'il faut ventiler beaucoup ; hé bien ! Des faits prouvent que, dans les salles mal aérées, des malades guérissent mieux que dans des salles bien aérées. Il peut se faire que, dans un air peu renouvelé, l'individu s'abaisse peu à peu comme un oiseau sous cloche et qu'il résiste mieux à la cause morbifique qui l'épuise » (*Principes de médecine expérimentale*, p. 165). Claude Bernard a donc su et pu « désubstantialiser » le médicament. C'est pourquoi il a mis en garde contre des remarques trop dogmatiques ou trop simplifiées. La substance qui a guéri l'un, administrée de la même façon et à la même dose, conduit l'autre à la mort. L'un et l'autre souffraient cependant du même mal. Claude Bernard en profite pour signaler – une anomalie parmi une nuée – que l'adrénaline donne une vasoconstriction rapide et généralisée (particulièrement dans l'aire splanchnique) mais une dilatation des muscles en activité. Elle s'avère même un vasodilatateur coronarien. Les deux ! L'ambivalence entoure les moindres remèdes. « Il faut tendre vers l'exactitude, écrit le physiologiste, mais le moyen le plus sûr de s'en rapprocher est de bien se persuader que c'est là une limite idéale, à laquelle on ne peut jamais prétendre atteindre. On ne doit aborder ces questions physiologiques qu'avec la circonspection que commande le sentiment d'une variété infinie – variété que dissimulent les prétentions à l'exactitude du calcul » (*Leçons sur les effets des substances toxiques et médicamenteuses*, p. 127). Remarque plus générale mais qui va dans le même sens (la relativité thérapiante, l'impossibilité d'éliminer le contingent, sinon la surprise) : Henri Laborit (1914-1995), alors médecin des armées, note que les blessés, abandonnés sur le terrain et même soumis à un froid polaire, se relèvent mieux de leur traumatisme que ceux qui ont été vite transportés sous la tente d'un hôpital militaire et ont reçu un traitement réparateur. L'« hibernation provoquée » en résultera. Ne cherchons pas ici à rendre compte de cette curieuse thérapie, bornons-nous à signaler les étonnants chemins de la guérison.

La médication repose sur une trilogie : le malade, le médicament (la notion de remède excède celle de médicament : si tout médicament est un remède, tout remède n'est pas un médicament – telles l'hydrothérapie, la saignée, etc. Le médicament relève du pondérable) et le médecin qui l'ordonne. Ce troisième (le médecin) – dont il n'a pas encore été question – pèse sur la relation et en modifie les résultats (l'effet « blouse blanche »). Comptent sa seule présence et sa recommandation. L'expérimentateur souhaite mesurer cette influence et la soustraire du résultat global, afin de connaître la force réelle – objective – de son produit (la *materia medicans*). Il tient à chiffrer l'effet psychologique qui interfère avec le physiothérapique (ce qu'on nomme l'effet placebo). Pour le fixer, il a été décidé de mener l'épreuve « en double aveugle » : le médecin ignore s'il donne le remède ou son sosie, car s'il le savait, il fausserait la réponse du malade. Parviendra-t-on, par cette ruse, à circonscrire la participation médicale qui s'ajoute au curatif ? Le plus curieux, d'ailleurs, vient de ce que certains expérimentateurs ont dû noter, ici ou là, que le seul placebo (le médicament fantôme, le médicament vide) pouvait l'emporter, quant à ses effets, sur le médicament réel. Il peut aller jusqu'à pratiquement intoxiquer et s'avérer dangereux. Mais nous ne réussirons pas à isoler la fraction qui trouble l'exacte détermination : tout dépend de la sensibilité du patient sur lequel on opère, de l'insistance, sinon de « l'aura » du prescripteur et non moins des symptômes dont on veut soulager. En conséquence, le remède conservera sa frange relativement indéterminable (un remède quelque peu déréalisé).

On ne saurait examiner le seul médicament : il ne fonctionne lui-même qu'à travers une stratégie plus ou moins complexe. Lui seul mérite de perdre de son intérêt. L'erreur grave consiste à l'étudier en lui-même et pour lui-même, comme s'il était la « bonne substance » alors que, rapidement, il tourne en son contraire (le toxique). Que faut-il préconiser ? Comment et pourquoi ? Signalons qu'Hippocrate (460-377 av. J.-C.) et surtout Claude Galien (~ 131 - ~ 201), les premiers, fondèrent la pharmacologie. Et si la médecine a renoncé à leur théorie générale, elle ne l'a pas entièrement abandonnée. Au départ, Hippocrate table sur l'existence dans le corps de l'homme de quatre humeurs (le sang, la bile jaune, le phlegme, l'atrabile) – elles-mêmes résultant du chaud et du froid, de l'humide et du sec. En quoi va consister la thérapie ? Elle corrigera les abus de l'un ou de l'autre, elle rétablira la concorde. À cet égard, Hippocrate s'appuiera sur plusieurs centaines de plantes : la verveine, par exemple, est tenue pour « froide et sèche ». Elle conviendra, en conséquence, contre les enflures (inflammatoires, donc chaudes et humides). Galien, d'abord, saura reconnaître l'importance de la préparation : la pharmacie galénique manie justement les excipients et les formules magistrales pour ces extraits, sirops ou même pommades. De plus, il puise dans la nature et augmente le nombre des plantes (les simples) qui le servent, la menthe, le cumin, la gomme arabique, la rhubarbe. Le Moyen Âge et même l'âge classique prolongeront ce mouvement. Paracelse (~ 1493-1541) y défendra la théorie des signatures : tout végétal contient en lui et manifeste par un signe son opportunité, donc son efficacité (le haricot devra soigner les maux de rein, en raison d'une morphologie semblable, le safran jaune guérira de l'ictère, etc.). On s'aidera tout autant des minéraux et des animaux – d'où la fameuse thériaque : cet électuaire va jusqu'à contenir plusieurs dizaines de composants, dont la tête de vipère qui s'ajoute aux fourmis, lézards, grenouilles, et non moins au suif, au sang, à l'urine, etc. Et d'où vient son succès (au XVIIe s., l'apothicaire Moyse Charas s'en expliquera) ? D'abord, la vipère mue et se renouvelle, elle enferme donc de la vitalité (la signature). En outre, la thériaque s'impose contre la morsure de bêtes sauvages ; on n'hésite pas à reprendre le point de vue de Mithridate, selon lequel le mal guérit du mal. Au XVIIe s., Nicolas Lémery (1645-1715), avec sa *Pharmacopée universelle* (1697) ne manquera pas de recommander les minéraux : l'or potable (qui immortalise), le mercure, l'émeraude, etc. sans oublier le bézoard, le poumon du renard, les coquillages, l'antimoine. La doctrine galénique continue à imposer ces thérapies (la *natura sola medicatrix*).

Aux XVIIIe et XIXe s., on prolonge le mouvement, mais il en sortira, malgré tout, renouvelé. D'abord, les expéditions lointaines vont à la recherche de plantes inconnues, ce qui vaudra à l'Europe un raz de marée africano-américain, voire indien (ipéca, noix vomique, quinquina, coca, etc.). Pourquoi cet avantageux déferlement ? Nous avançons une hypothèse : sous les tropiques, là ou règnent sécheresse, pénurie, prédateurs, les plantes sécrètent des principes vénéneux défensifs, non par intention, mais l'évolution ne conserve que celles qui se sont armées. Les chimistes, ensuite, vont intervenir. Ils parviennent à extraire de telle ou telle plante le principe actif qu'ils pourront ultérieurement synthétiser. Joseph Bienaimé Caventou (1795-1877) et Pierre Joseph Pelletier (1788-1842), en 1820, extraient la quinine du quinquina, et, en 1867, Claude Nativelle (1812-1889) isole la digitaline de la digitale. De ce fait, nous commençons à quitter la pharmacie galénique. Il est évident que, désormais, le laboratoire s'emploiera à modifier la molécule faiblement curative pour une plus active.

Plus on avance, moins le médicament relève de la seule nature (un extrait végétal ou animal, ou un simple principe minéral) : avec un antibiotique comme la pénicilline, on semble l'extraire d'une souche d'un champignon, le *penicillium notatum* ; mais il a fallu le soumettre à des radiations afin qu'il change de statut. On doit le dénaturer, pour qu'il augmente sa production. On l'abandonnera vite pour un plus prolifique. Le champignon apprend surtout au pharmacologue à se passer de lui-même.

À moins de n'envisager que des maladies d'exception, le plus souvent la thérapeutique (ce qui nous éloigne d'un degré de plus du « naturalisme » qui avait envahi la pharmacopée) se doit de s'appuyer à une stratégie. Il ne s'agit pas de prescrire simplement, il faut ruser et aussi différencier les cas apparemment semblables. Par exemple, dans telle ou telle maladie infectieuse, le microbe parasite s'enferme dans une espèce de niche scléreuse ou encore il s'entoure d'une sorte de coque, mal vascularisée. L'antibiotique ne l'atteindra pas. Aussi la médication va-t-elle coupler le bactéricide avec un anti-inflammatoire qui favorisera la propagation du microbe : elle le délogera de son repaire. Il faut mettre « le mal au dehors » afin de pouvoir le combattre. Le clinicien n'hésite pas à user de l'association contradictoire : ce qui assure la libération circulante de l'ennemi et ce qui le détruit. Mais cette solution ne réussit pas toujours, loin de là. Dans le cas de la fièvre typhoïde, la toxicité se trouve au cœur du bacille d'Eberth. Lorsque l'antibiotique souverain le désorganise, on « empoisonne » le malade. Il convient donc, dans le cas de cette infection, de procéder autrement : non plus la violence (la bonne substance devient celle qui provoque la mort) mais la modération (moins je frappe, mieux je réussis). À sa manière, la vaccination pastorienne a appris au soignant à manier les armes (surprenantes) de la guérison. On accoutume petit à petit le patient à la contagion ; on soigne le mal par le mal amoindri – médication à la fois préventive et, sous certaines conditions (comme dans le cas de la rage), curative.

Le vétérinaire et biologiste français Gaston Ramon (1886-1963), que les historiens de la thérapie n'ont pas assez loué pour son exploit, a mis au point en 1923 l'anatoxine (la toxine modifiée par la chaleur et le formol). Elle conserve ses propriétés antigéniques alors qu'elle a perdu toute nocivité (anatoxine diphtérique et tétanique). Ce n'est plus le mal qui sauve du mal : on a, en quelque sorte, enlevé au mal le mal, mais on s'est approprié sa capacité défensive.

Autre ruse, on recourt aussi à la sérothérapie, puisqu'on table sur le sérum des chevaux qui ont été vaccinés (par la toxine diphtérique) : leur guérison sert à la nôtre ; on se fournit en anticorps ; la santé se transfère ou se communique plus vite que le mal. N'excluons pas une stratégie plus élémentaire : favoriser la bataille entre nos ennemis. Ainsi le bactériophage – un virus susceptible de parasiter et de lyser le bacille meurtrier – nous protège de la contagion. Contrairement à la légende, le vrai médicament s'exerce rarement seul : le remède unique et souverain tient de la panacée (mythique). Parfois, il faut adjoindre au remède un remède qui efface quelques effets du premier. Mais la stratégie a trouvé mieux, la « potentialisation » : on se contente d'un médicament important et efficace (mais à doses faibles, pour en écarter la nuisance) et on lui ajoute un semblable inoffensif. Or, la somme des deux dépasse l'addition simple. Ici encore, on vise et obtient le résultat curatif, sans le risque d'un débordement.

En règle générale, comment concevoir le médicament, puisque la période de l'énergétique (souvent imaginaire) puisée dans la nature, ne peut plus être conservée, d'autant moins que la molécule désormais extraite de l'ensemble végéto-animal va être chimiquement modifiée après de nombreux essais, en vue d'obtenir des effets décuplés ? Le médicament de synthèse ne cesse de se développer.

Est-ce la fin d'une biomédecine, recouverte par un laboratoire artificiel et productif (les cocktails médicamenteux) ? Deux remarques ici s'imposent.

1 / Les médicaments les plus connus (opium, aspirine) agissent d'autant mieux qu'ils viennent renforcer ce que l'organisme lui-même produit. Loin que ce médicament s'introduise dans le corps comme une substance étrangère, décidée à provoquer des transformations, il s'insère dans un cycle physiologique ou métabolique qu'il intensifie. Contrairement à un préjugé, le médicament ne signifie ni l'étrange, ni le lointain (même s'il fut, au départ, lié à l'exotique) ; il est en nous. Ainsi Roger Guillemin a mis en évidence un opium sécrété, en quantité infime, par le cerveau (les opioïdes, baptisés enképhalines). La morphine diffère assurément de l'alcaloïde du pavot ; toutefois, du fait de la parenté structurale, elle se fixe sur le même récepteur et ferme la transmission dolorifique. La similitude entre l'extrait végétal et l'endogène cérébral suffit à empêcher la communication algique.

Plus généralement, un médicament ne peut réussir que si la cellule altérée l'absorbe ou, du moins, le retient (condition première). Aussi s'emploie-t-on à ne lui administrer que ce dont elle a besoin, ce avec quoi elle se nourrit et prolifère. Mais, il s'agit d'un sosie. Légèrement tronqué, ou porteur d'un écart minime, le produit-remède bloquera la suite ; il ne pourra pas être dégradé ni servir en quoi que ce soit.

2 / Le médicament le plus approprié puise dans l'organisme de quoi se constituer. Nous avons trop cru que le remède salutaire venait du lointain (ou du dehors) – un lointain mythique. Parmi les substances révolutionnaires, comptons les neuroleptiques : or, les IMAO par exemple correspondent à des inhibiteurs de la monoamine-oxydase ; cette dernière – une enzyme – détruit dans la fente synaptique la noradrénaline, excitatrice de l'influx nerveux. Briser le briseur revient à intensifier le courant et donc lutter contre l'atonie dépressive.

Nous devons, plus généralement, compter quatre grandes classes de médicaments : les sympathicomimétiques, les sympathicolytiques – et de même en ce qui concerne les effets parasympathiques (ou ils les suscitent ou ils les entravent). De mieux en mieux, les médicaments s'inspirent de la physiologie dans laquelle ils s'immiscent (le médicament en nous et pour nous). Toutes les médications ne se réduisent pas à ce schéma ponctuel : administrer la « bonne substance », celle qui corrige le trouble, celle qui ralentit ou celle qui augmente. Nous en donnons une illustration tirée du domaine endocrinien : la glande thyroïde est activée par le lobe antérieur de l'hypophyse (une thyréostimuline) mais la thyroïde réagit et freine l'hypophyse qui la détermine. Les deux endocrines sont couplées. Toutefois, dans la maladie de Basedow (des excès thyroïdiens), sera prescrit de l'iode ; pourquoi donner ce qui va s'ajouter à un « trop » ? C'est que la sécrétion thyroïdienne, la thyroxine, assurait mal son rôle (inhiber l'hypophyse). La maladie ne se logeait même pas là où on la situait (ce n'est pas la thyroïde mais l'hypophyse qui entrait dans le débordement). Il s'ensuit que la thérapeutique ne peut pas être trop rapidement « standardisée » ; le malade s'ingénie aussi à compliquer et même à déformer la maladie. On ne peut pas enlever à la pharmacodynamie ses lueurs d'espoir mais pas davantage de risque et de tragique.

▶ AIACHE J.-M., *Initiation à la connaissance du médicament*, Paris, Masson, 1989. – BEAUNE J.-C., *La Philosophie du remède*, Seyssel, Champ Vallon, 1993. – BERNARD C., *Leçons sur les effets des substances toxiques et médicamenteuses*, Paris, Baillière et Fils, 1857 ; *Principes de médecine expérimentale*, œuvre posthume publiée par les PUF, Paris, PUF, 1947. – JACQUOT C., *Pharmacologie fondamentale*, Paris, Ellipses, 1989. – LEFÉBURE C., *La France des pharmacies anciennes*, Toulouse, Privat, 1999. – MEZ-MANGOLD L., *De l'histoire du médicament*, Bâle, Hoffmann-La Roche & Cie, 1971. – PARACELSE, *Œuvres complètes*, trad. Grillot de Givy, Paris, 1913-1914, rééd. Paris, éd. Traditionnelles, 1984 ; *Œuvres médicales choisies*, trad. B. Gorceix, Paris, PUF, 1968. – PIGNARRE P., *Ces drôles de médicaments*, Paris, Les Empêcheurs de penser en rond, 1990. – RAMON G., « Sur le pouvoir floculant et sur les propriétés immunisantes d'une toxine diphtérique rendue anatoxique (anatoxine) », *Compte rendu de l'Académie des Sciences*, n° 177, 1923, p. 1338-1340.

François DAGOGNET

→ Expérimentation animale ; Galénisme ; Hippocratisme ; Médecine expérimentale ; Médicament et individu ; Pharmacie et monopole ; Placebo.

THÉRAPIE GÉNIQUE

Définition

La connaissance du génome humain ouvre de nouvelles perspectives thérapeutiques parmi lesquelles, de façon non exclusive, la thérapie génique est appelée sans doute à jouer une place notable. Cela implique une étape intermédiaire, souvent encore non accomplie, d'analyse de la fonction de la protéine, produit du gène d'intérêt qui sera potentiellement utilisé. La thérapie génique consiste en l'introduction dans un but thérapeutique d'un gène dans des cellules cibles. La thérapie génique *ex vivo* implique un prélèvement des cellules du patient puis réinjection après transfert de gène *ex vivo* alors que la thérapie génique *in vivo* recourt à l'injection directe du matériel génétique d'intérêt thérapeutique. On distingue la thérapie génique somatique de la thérapie génique germinale. La première se définit par le traitement de cellules d'un individu sans conséquence sur sa descendance. La seconde implique la transmission de la modification génétique apportée par le transfert de gène aux descendants. Pour des raisons de précaution évidente mais aussi de pertinence, cette forme de thérapie génique n'est pas admise.

La thérapie génique implique un certain nombre d'éléments : 1 / le gène d'intérêt thérapeutique dont on escompte de l'expression un bénéfice dans une situation pathologique donnée, 2 / un promoteur nécessaire à l'expression du transgène. Ce peut être un promoteur viral intrinsèque au vecteur utilisé (ex LTR des rétrovirus) ou un promoteur ajouté à dessein, d'origine diverse (viral, génome humain ou endogène) et 3 / un système de transfert. Dans la plupart des cas, la pénétration intracellulaire du matériel génétique transfusé requiert un vecteur en raison, entre autres, de la charge négative de l'ADN ainsi repoussé par les cellules.

Indications

La thérapie génique s'applique potentiellement à un très grand nombre de situations pathologiques. Historiquement, et de façon logique, c'est la correction de maladies héréditaires monogéniques qui a été envisagée en premier. Le principe du traitement est simple : il s'agit de l'addition de la copie normale du gène muté dans les cellules impliquées dans la maladie considérée. Malgré sa logique, cette approche thérapeutique est complexe dans la mesure où l'on cherche à obtenir une expression prolongée de la protéine d'intérêt thérapeutique. Cet objectif se heurte à plusieurs obstacles : la difficulté, dans beaucoup de cas, de ciblage des cellules cibles (exemple des cellules épithéliales de l'arbre respiratoire ou des fibres musculaires), la durée de vie de ces cellules et la perte d'expression du transgène liée à plusieurs facteurs (extinction ou élimination des cellules transduites par le système immunitaire).

Le cancer représente le principal domaine d'essais d'application de la thérapie génique. De multiples stratégies sont testées : induction du suicide des cellules cancéreuses par insertion d'un gène inducteur, sous l'effet d'une drogue, de la mort cellulaire (exemple du gène de la thymidine kinase du virus herpès) ou d'un gène proapoptique dont l'expression est souvent abolie dans les cellules cancéreuses : p53 ; renforcement de la réponse immunitaire anticellules cancéreuses : chargement des cellules présentant l'antigène (cellules dendritiques) en antigènes tumoraux par insertion des gènes correspondants, expression de protéines membranaires amplificatrices de réponses immunes (ex CD80) ou de cytokines (IL-2, interféron γ, GMCSF...). À ce jour, les résultats sont plutôt décevants, essentiellement en raison de la faible efficacité de ciblage des cellules. En tout état de cause, une thérapie génique de cancer ne peut se concevoir que comme une arme combinée aux traitements « classiques » : chimiothérapie, radiothérapie, chirurgie.

Les maladies acquises « dégénératives » sont également un objet majeur de recherche en thérapie génique, compte tenu des limites des traitements disponibles et du nombre de patients atteints. Deux grands domaines sont ici abordés : l'athérome responsable des insuffisances vasculaires et les maladies neurodénégératives (Parkinson, Alzheimer). Dans le premier cas, une approche possible consisterait en l'induction de l'expression *in situ* dans les zones athéromateuses d'un gène provoquant la mort des cellules musculaires lisses et ainsi une libération de la lumière vasculaire ; quelques résultats expérimentaux chez l'animal ont été obtenus. Une seconde approche consiste en l'injection dans le muscle cardiaque ou dans les vaisseaux des membres d'un gène codant pour un facteur angiogénique susceptible de favoriser une revascularisation du myocarde ou du membre (cf. *infra*). Le traitement des maladies neurodégénératrices pourrait être fondé sur l'expression intracérébrale de facteurs trophiques inhibiteurs de la mort neuronale. Les problèmes à surmonter sont cependant nombreux : ciblage suffisant, persistance du transgène et de son expression sans toxicité...

La thérapie génique peut encore constituer un intérêt dans le cadre d'infections virales graves. Plusieurs approches tendent à combattre l'infection par le VIH soit en induisant l'expression d'un leurre dans les cellules cibles du virus de manière à inhiber la réplication virale, soit en renforçant la réponse immune contre le virus.

Vecteurs

Les virus, de par leurs propriétés naturelles, offrent des systèmes efficaces de pénétration intracellulaire et éventuellement de persistance intracellulaire du matériel génétique (tableau 1). Les vecteurs rétroviraux dérivés d'oncorétrovirus murins ont la capacité de permettre l'intégration du complexe proviral dans le génome de cellules en division. Le transgène est répliqué à chaque division cellulaire. Il est possible de produire des vecteurs rétroviraux défectifs pour la réplication par l'utilisation de cellules transcomplémentantes au sein desquelles ont été insérés de façon indépendante : 1 / sous forme plasmidique, le matériel génétique d'intérêt comportant LTR, séquence d'encapsidation Ψ, séquences d'épissage et le transgène ; 2 / les éléments codant pour les gènes de structure du virus permettant la synthèse des constituants protidiques du virus mais non l'insertion de ces séquences au sein de la capside virale. Cette méthode, sûre, ne permet cependant pas la production d'un grand nombre de particules virales. Autre inconvénient, le complexe viral dérivé de ces rétrovirus ne peut franchir la barrière nucléaire et, de ce fait, ne permet pas l'intégration du transgène dans des cellules quiescentes (telles que les cellules souches...). À l'inverse, les lentivirus (HIV, SIV) sont des rétrovirus qui disposent d'une séquence permettant le franchissement de la membrane nucléaire par le complexe d'intégration proviral. Cette propriété confère un grand intérêt à l'utilisation de vecteurs lentiviraux en thérapie génique. Cependant, les mieux adaptés à l'homme sont dérivés du VIH, et présentent de ce fait un danger potentiel de génération de virus pathogènes par recombinaison. Les vecteurs actuels dits de 3e génération disposent de systèmes de sécurité importants : LTR auto-inactivateur lors de l'intégration, présence de seulement 3 gènes structure sur 9 du virus. Cependant, on ne peut encore formellement garantir l'absence de risque de recombinaison *in vivo* notamment avec des rétrovirus endogènes. Une seconde difficulté réside dans la mise au point, non encore obtenue, de système cellulaire stable de production de ces vecteurs, indispensable à un développement en médicaments.

Les vecteurs dérivés des adénovirus possèdent la propriété de pouvoir infecter un grand spectre de cellules et de pouvoir être produits en très grande quantité. Leur matériel génétique persiste dans les cellules infectées sous forme épisomale non répliquée lors de la division cellulaire. Il est possible d'incorporer jusqu'à 30 kb de matériel génétique au sein de ces vecteurs. Leur inconvénient principal provient de l'utilisation jusqu'ici de vecteurs codant pour plusieurs protéines virales susceptibles d'induire réponses inflammatoires et immunes chez le patient, ce d'autant que la plupart des individus ont été préalablement immunisés avec l'adénovirus de type 5 (souche dont sont dérivés les vecteurs). Le recours à des adénovirus rarement rencontrés chez l'homme et à des vecteurs ne contenant plus de gènes de structure est susceptible de réduire ces inconvénients.

Les vecteurs dérivés des virus associés à l'adénovirus (AAV) permettent une infection cellulaire efficace. Sous forme défective, le matériel génétique ne peut s'intégrer au génome cellulaire. Il est toutefois possible de générer des vecteurs dépourvus de gènes de structure viraux. La production de tels vecteurs – longtemps difficile compte tenu de la nécessité de la présence de composants d'adénovirus –, a été récemment bien améliorée par le recours à la construction de cellules transcomplémentantes contenant les gènes issus de l'adénovirus et d'AAV nécessaires à la production des AAV infectieux mais défectifs. Le virus *herpes simplex*, par son neutropisme, pourrait être un vecteur d'intérêt dans le ciblage des cellules du système nerveux. Son utilisation rencontre cependant encore de multiples difficultés liées à l'obtention de particules virales non toxiques.

Le développement de vecteurs non viraux présente l'avantage évident d'éliminer toutes les conséquences possibles d'infection virale. Cependant cette stratégie est complexe, car il s'agit d'obtenir l'internalisation d'ADN (chargé négativement comme les cellules), et sa persistance intracellulaire, c'est-à-dire l'échappement au système de dégradation lysosomial. L'utilisation de choc électrique local, l'encapsidation dans des liposomes, l'association à des protéines cationiques neutralisantes sont autant de stratégies à l'étude.

Essais cliniques

Globalement depuis une douzaine d'années, de l'ordre de 650 essais cliniques de thérapie génique ont été entrepris dont 80 % aux États-Unis. Bien que beaucoup de ces essais aient pour objectif des questions de tolérance et de pharmacologie (phase I/II) plutôt que d'efficacité, fort peu à ce jour n'ont apporté de preuve d'efficacité (cf. *infra*). En fait, cela s'explique aisément par les difficultés de cette approche thérapeutique : il faut obtenir l'expression d'un gène d'intérêt thérapeutique (cela implique une bonne connaissance de la physiopathologie de la maladie), dans les cellules ciblées, à un niveau ni trop faible (efficacité) ni trop élevé (toxicité). Douze années d'essai clinique sont bien peu ! Il est vrai néanmoins que beaucoup d'acteurs de cette recherche ont largement sous-estimé les difficultés rencontrées ! Cependant, il existe deux domaines de la thérapie génique où une efficacité est démontrée ou devrait l'être rapidement.

Il s'agit en premier lieu de pathologies pour lesquelles la correction d'un petit nombre de cellules, susceptibles de persister longtemps, est suffisante pour apporter un bénéfice thérapeutique. C'est le concept d'avantage sélectif de croissance des cellules transduites (c'est-à-dire ayant intégré le gène thérapeutique), associé à une longue vie des cellules ou de leurs descendantes. Il s'applique à des pathologies héréditaires rares des cellules sanguines : les formes sévères de déficit immunitaires caractérisées par une anomalie de développement des globules blancs appelés lymphocytes, en particulier les lymphocytes T. L'apport d'une copie normale du gène muté dans les précurseurs des lymphocytes prélevés de la moelle osseuse de ces patients permet de restaurer la production en grand nombre des lymphocytes T qui peuvent ensuite procurer une immunité efficace pendant de nombreuses années. C'est ainsi que nous avons montré qu'une forme moléculaire précise de ce type de déficit immunitaire – le déficit immunitaire combiné sévère lié à l'X (déficience en protéine γc) pouvait être corrigé par ce traitement avec une stabilité de l'effet qui atteint quatre ans aujourd'hui (M. Cavazzana-Calvo *et al.*, 2000). Une maladie proche – le déficit en adénosine désaminase – a également été l'objet d'une thérapie génique efficace récemment (A. Aiuti *et al.*, 2002). Ces résultats apportent une forme de preuve de principe d'efficacité de la thérapie génique. Cependant, la survenue d'une complication chez deux enfants – liée à la dérégulation d'un gène cellulaire par l'insertion du rétrovirus – montre que des progrès restent à faire pour mieux maîtriser le processus de transfert de gène (S. Hacein-Bey-Abina *et al.*, 2003). Il existe plusieurs voies possibles pour réduire le risque de survenue d'une telle complication. Elles sont fondées sur des modifications du matériel génétique du vecteur rétroviral limitant ses effets sur des gènes adjacents à son insertion (auto-inactivation du LTR, éléments « insulateurs ») et sur l'adjonction éventuelle d'un second transgène, qui permet sous l'effet d'un médicament la destruction de cellules dont la prolifération deviendrait incontrôlée.

La seconde situation favorable consiste en l'excrétion des protéines par des cellules transduites. Le principe repose sur la création d'un système *in vivo* de production cellulaire (il peut s'agir de cellules musculaires, fibroblastiques, hépatiques...) d'une protéine excrétée dans la circulation sanguine où elle peut exercer sa fonction thérapeutique. Ainsi, à l'aide de vecteurs AAV, par injection intramusculaire ou artérielle hépatique, il est possible de partiellement corriger l'anomalie de l'hémostase de chiens atteints d'hémophilie B. En utilisant la première approche, il est possible d'obtenir une présence détectable (bien qu'insuffisante) de facteur IX chez des patients hémophiles (M. A. Kay *et al.*, 2000).

Ce principe pourrait s'appliquer à l'apport d'enzymes lysosomiales, déficitaires dans des maladies héréditaires du métabolisme, car certaines de ces enzymes peuvent ensuite être captées par les cellules de l'organisme.

Résultats préliminaires cliniques ou expérimentaux

L'utilisation de facteurs favorisant la régénération de vaisseaux sanguins comme le VECF ou le FGF, par injection *in situ* sous forme de simple plasmide, semble capable d'améliorer la fonction myocardique de sujets atteints d'insuffisance coronarienne et la vascularisation des membres inférieurs chez des sujets atteints d'artérite. Toutefois, ces résultats doivent être confirmés dans des études randomisées en double aveugle (« phase III ») pour en démontrer l'efficacité (D. W. Losordo *et al.*, 2002).

Des résultats expérimentaux spectaculaires ont été obtenus dans un modèle de rétinite pigmentaire héréditaire chez le chien, analogue de la maladie de Leber qui provoque une cécité. L'injection autour de la macula de la rétine d'un vecteur AAV comportant la copie normale du gène défectueux dans cette pathologie (RPS 65) restaure partiellement la transmission de signaux électriques de la rétine vers le cerveau sous l'effet de la lumière (G. M. Acland *et al.*, 2001). Bien sûr, ces résultats sont préliminaires et encore loin d'une application clinique. Néanmoins, voilà une stratégie ingénieuse où la thérapie génique est susceptible d'apporter une solution.

Le traitement des maladies héréditaires graves de l'hémoglobine – les hémoglobinopathies : β thalassémie et drepanocytose – par thérapie génique n'est sans doute plus du domaine de la science fiction. Des équipes de recherche ont en effet montré une correction stable de l'anémie sans toxicité dans des modèles murins de ces deux maladies à l'aide de vecteurs lentiviraux utilisés pour traiter des cellules souches de la moelle osseuse (C. May *et al.*, 2000). Une application médicale est envisagée, ce qui implique un contrôle des risques potentiels des vecteurs lentiviraux (cf. *supra*).

Le Futur

Ces résultats expérimentaux encourageants démontrent que de multiples pistes de recherche aujourd'hui testées sont susceptibles d'améliorer la faisabilité de la thérapie génique. L'emploi de vecteurs lentiviraux, s'il devient demain possible, élargira considérablement les possibilités grâce à leur capacité de permettre l'intégration de leur matériel génétique dans des cellules quiescentes. Cellules souches et neurones sont des cellules cibles potentielles de grand intérêt thérapeutique.

D'autres virus à tropisme électif pour certains organes (certains AAV par exemple) ont aussi leur intérêt. L'amélioration de la sécurité, bien sûr, est un objectif majeur de recherche. En ce sens, une intégration ciblée de vecteurs grâce à l'utilisation d'intégrase ciblant des régions rares et « neutres » du génome pourrait être une approche pertinente (E. C. Olivares *et al.*, 2002) si elle s'avérait d'une efficacité suffisante. L'objectif ultime, du moins en ce qui concerne les maladies héréditaires, consiste en la réparation du gène muté, une forme de « chirurgie des gènes ». Une méthode, la recombinaison homologue, permet ce résultat, mais malheureusement avec un taux d'efficacité bien trop faible pour en envisager pour l'instant l'utilisation.

Conclusion

Le potentiel de la thérapie génique est vaste, mais ses applications encore à leur tout début. De multiples questions d'efficacité et de sécurité ne sont pas encore résolues et justifient d'importants efforts de recherche. Les approches sont pluridisciplinaires, regroupant biologistes spécialistes des cellules souches, des virus, de l'immunologie, de la pharmacologie et des médecins spécialistes. Sans doute, progressivement la thérapie génique trouvera une place en médecine à côté d'autres nouvelles applications thérapeutiques issues des connaissances du génome humain et de la fonction des produits des gènes.

► KAY M. A., GLORIOSO J. C. & NALDINI L., « Viral vectors for gene therapy, the art of turning infectious agents into vehicles of therapeutics », *Nat. Med.*, 7, 2001, p. 33-40. – CAVAZZANA-CALVO M. *et al.*, « Gene therapy of human severe combined immunodeficiency (SCID)-X1 disease », *Science*, 288, 2000, p. 669-672. – AIUTI A. *et al.*, « Correction of ADA-SCID by stem cell gene therapy combined with non-myeloablative conditioning », *Science*, 296, 2002, p. 2410-2413. – HACEIN-BEY-ABINA S. *et al.*, « A serious adverse event after successful gene therapy for X-linked severe combined immunodeficiency », *N. Engl. J. Med.*, 348, 2003, p. 255-256. – KAY M. A. *et al.*, « Evidence for gene transfer and expression of factor IX in haemophilia B patients treated with an AAV vector », *Nat. Genet.*, 24, 2000, p. 257-261. – LOSORDO D. W. *et al.*, « Phase 1/2 placebo-controlled, double-blind, dose-escalating trial of myocardial vascular endothelial growth factor 2 gene transfer by catheter delivery in patients with chronic myocardial ischemia », *Circulation*, 105, 2002, p. 2012-2018. – ACLAND G. M. *et al.*, « Gene therapy restores vision in a canine model of childhood blindness », *Nat. Genet.*, 28, 2001, p. 92-95. – MAY C. *et al.*, « Therapeutic haemoglobin synthesis in beta-thalassaemic mice expressing lentivirus-encoded human beta-globin », *Nature*, 406, 2000, p. 82-86. – OLIVARES E. C. *et al.*, « Site-specific genomic integration produces therapeutic Factor IX levels in mice », *Nat. Biotechnol.*, 20, 2002, p. 1124-1128.

Alain FISCHER

→ Biologie et médecine (Perspective) ; Biotechnologie ; Cancer ; Eugénisme ; Génétique médicale ; Immunologie ; Sida ; Thérapie génique de seconde génération ; Utopie.

THÉRAPIE GÉNIQUE DE SECONDE GÉNÉRATION

C'est en 1949 que fut démontrée, pour la première fois, l'existence d'un lien direct entre une mutation dans un gène et une pathologie. James Neel fit cette démonstration sur la drépanocytose (ou anémie falciforme) qui est restée, depuis, le modèle des maladies génétiques. Quelques années plus tard, Linus Pauling caractérisa la mutation en montrant qu'elle entraînait une altération de la structure d'une protéine essentielle à la fonction normale du sang : l'hémoglobine. L'idée que la maladie pourrait être guérie par l'introduction d'un gène d'hémoglobine fonctionnel dans les cellules auxquelles ce gène faisait défaut fut très vite émise. Mais comment introduire ce gène dans chacune des cellules qui en avaient besoin ? Un organisme adulte contient plusieurs milliards de ces cellules. Le problème était de faire pénétrer un gène dans le noyau de chacune d'entre elles. Plus de cinquante ans durant, c'est sous cet angle que s'est présentée la problématique de la thérapie génique. En d'autres termes, le problème des thérapies géniques a été ramené à un problème de vecteur : il fallait trouver un véhicule efficace de l'information génétique. D'où le développement, concomitant à la thérapie génique, d'une branche de la génétique moléculaire désormais nommée « vectorologie », c'est-à-dire l'étude de tous les moyens propres à introduire une information génétique dans une cellule.

Pendant que s'accumulaient ces travaux, trois importants progrès furent accomplis dans le domaine de la génétique des mammifères. Ils finirent par faire apercevoir une nouvelle approche possible pour la thérapie génique. Cette approche s'affranchit entièrement de la contrainte que représente l'usage d'un vecteur. Elle permet d'autre part de réaliser une insertion de gène en un site précis du génome de la cellule hôte (ce qu'aucun vecteur ne permet d'obtenir). Au moment où les difficultés liées au maniement des vecteurs s'accumulent, cette stratégie apparaît prometteuse. Elle s'appuie sur une astucieuse combinaison de techniques issues de trois innovations majeures : 1 / la culture de cellules souches embryonnaires, 2 / la recombinaison homologue dans des cellules de mammifères, 3 / le clonage. Dans le développement qui suit, ces trois techniques sont brièvement décrites. On indique ensuite comment leur combinaison permet d'envisager une nouvelle approche pour la thérapie génique. Enfin, les éventuelles applications de la technique dans le domaine médical sont discutées.

1980 - Cellules souches embryonnaires de souris en culture

Les biologistes ont appris depuis longtemps à entretenir en culture des cellules dérivées de divers tissus d'un organisme. La méthode est simple dans son principe : un échantillon du tissu qu'on veut mettre en culture est prélevé, les cellules sont dissociées par des traitements variés (physiques ou enzymatiques, les deux le plus souvent), puis elles sont entretenues dans un milieu liquide contenant tous les ingrédients nécessaires à leur survie. Cette opération est réalisable avec un grand nombre de types cellulaires.

Au début des années 1980, Martin Evans et Matthew Kaufman à Cambridge, d'un côté, Gail Martin à l'université de Californie à San Francisco de l'autre montrent que cette propriété s'étend à des cellules d'embryon de souris. Ils démontrent que les cellules embryonnaires, prélevées sur des embryons à un stade précoce du développement (le stade dit « blastocyste ») peuvent être entretenues en culture. Au stade blastocyste, l'embryon est constitué de seulement deux types cellulaires discernables : les cellules dites du trophoblaste qui donneront les annexes embryonnaires (placenta et sac vitellin) entourent les cellules dites de la « masse cellulaire interne » qui sont à l'origine de l'embryon proprement dit. Les expériences d'Evans, Kaufman et Martin montraient que les cellules de la masse cellulaire interne pouvaient s'adapter aux conditions de la culture cellulaire. Ces cellules furent nommées « cellules ES » pour Embryonic Stem Cell.

Peu de temps après, il fut montré que l'opération de mise en culture ne faisait pas perdre à ces cellules leur potentiel de développement : réimplantées dans un embryon à un stade précoce, elles pouvaient contribuer au développement normal d'une souris. L'expérience, très suggestive par son résultat, consistait à mettre en culture des cellules embryonnaires de souris blanches. Ces cellules étaient ensuite introduites dans des embryons de souris noires. Les souriceaux obtenus étaient bicolores (noir et blanc), ce qui indiquait que les cellules embryonnaires provenant de la culture cellulaire avaient pris part au développement de l'animal. Certains des descendants de ces souriceaux bigarrés étaient entièrement blancs.

Cette dernière observation était d'une importance capitale. Elle signifiait que des cellules embryonnaires entretenues en culture pouvaient être elles-mêmes à l'origine d'un organisme complet. D'un côté, donc, ces cellules pouvaient être manipulées avec la facilité propre aux cellules en culture. De l'autre, elles conservaient la possibilité de donner naissance à un organisme complet. Ainsi, il était théoriquement possible, après avoir réalisé des modifications génétiques sur des cellules en culture, d'obtenir un animal porteur de ces modifications dans chacune des cellules de son organisme.

Dans un premier temps, cette technique apparut comme un nouveau moyen d'obtenir des souris transgéniques. Mais d'importants progrès allaient avoir lieu, quelques années plus tard, dans le domaine des manipulations génétiques de cellules de mammifère en culture. Ces progrès allaient ouvrir une nouvelle ère de la génétique de la souris.

1985 - Recombinaison homologue dans des cellules de mammifères

Il était jusque-là demeuré impossible de faire, sur des cellules de mammifères, ce que l'on savait faire depuis longtemps chez la levure : remplacer un gène par un autre à un site spécifique du génome. Toutes les tentatives réalisées pour obtenir des recombinaisons à un site homologue dans des cellules d'organisme plus complexe que la levure avaient échoué. En 1985, les recherches sur la recombinaison homologue dans des cellules de mammifères aboutissaient, après plusieurs années d'efforts. Grâce à des systèmes sophistiqués de sélection de cellules, Oliver Smithies puis, peu de temps après, Mario Capecchi parvenaient à réaliser des remplacements ciblés de gène sur des cellules de mammifère en culture.

Jusqu'à cette date, la génétique des mammifères était limitée à l'analyse de mutations existantes dans la nature ou bien à l'examen de mutations induites par des facteurs chimiques, physiques ou biologiques. Mais il n'était pas possible de poser la seule question qui eût vraiment intéressé le généticien : que se passe-t-il si tel gène est modifié, tout le reste demeurant semblable par ailleurs ? C'est ce type de questions que la recombinaison homologue, associée à la technique de culture de cellules souches embryonnaires, allait permettre de poser.

Deux articles décrivant, pour la première fois, une expérience complète de mutation dirigée réalisée chez un mammifère sont publiés à peu près simultanément en 1989 : l'un rapporte le travail de l'équipe de Rudolph Jaenisch au Whitehead Institute à Cambridge (Massachusetts), le second, celui de l'équipe d'Oliver Smithies à l'université de Caroline du Nord. Très vite vont se multiplier les programmes de mutation dirigée chez la souris. On entreprend de réaliser des mutations spécifiques (knock-out) sur toute une série de gènes.

1997 - Clonage de mammifère

En février 1997 est publié, dans la revue *Nature*, un article signé par Ian Wilmut et ses collaborateurs, chercheurs au Roslin Institute, en Écosse. L'article décrit une manipulation de clonage chez la brebis : des ovocytes fécondés de brebis ont été amputés de leur noyau. On leur a substitué un noyau prélevé sur une cellule adulte. Le tout a été réimplanté dans l'utérus de mères porteuses. L'opération, réalisée sur 277 ovocytes, a conduit à la naissance d'un animal, premier clone de mammifère issu d'un noyau de cellule adulte. L'agnelle a été nommée Dolly. À peine un an plus tard, Teruhiko Wakayama et ses collaborateurs publient le même type d'expérience, réalisée cette fois chez la souris.

Un noyau de cellule adulte, introduit dans un ovocyte, pouvait donc commander le développement complet d'un organisme : idée en grande partie contraire aux principes qu'avait élaborés l'embryologie tout au long des quinze années précédentes environ. En effet, suite à une série d'expériences aux résultats peu probants, les chercheurs en biologie fondamentale avaient abandonné l'idée de réaliser des opérations de clonage à partir de noyaux de cellules adultes. Ils avaient conclu que ces noyaux étaient engagés dans un processus de différenciation trop avancé pour pouvoir participer au développement complet d'un organisme. De ces observations étaient sorties les catégories classiques dans lesquelles on range les types cellulaires : totipotence, lorsque le type cellulaire peut se différencier en donnant tous les types cellulaires de l'organisme ; pluripotence, lorsque le type cellulaire peut se différencier en un nombre restreint de types ; différencié lorsque le type cellulaire est stable et ne peut plus évoluer vers d'autres types. Les résultats de Wilmut et Wakayama montraient que les noyaux de cellules de mammifères étaient beaucoup plus souples qu'on ne l'avait supposé jusqu'alors.

On peut s'étonner que ce résultat, d'une valeur générale et d'une grande importance pour l'embryologie fondamentale, ait été d'abord obtenu chez la brebis. En effet, la brebis n'est pas un animal modèle pour la biologie des mammifères. La souris et, pour la neurobiologie, le rat, sont des modèles courants. La presque totalité des connaissances biologiques contemporaines sur les mammifères provient d'expériences réalisées chez ces animaux. Non sur la brebis. Comment se fait-il alors que ce soit la brebis qui ait ici ouvert la voie ?

Ce paradoxe est dû en bonne partie (telle est l'ironie de l'histoire des sciences) à celui qui, le premier, a annoncé avoir réalisé un clonage de souris : Karl Illmensee. En 1981, celui-ci publie avec Peter Hoppe un article dans lequel il décrit le premier clonage de mammifère réalisé chez la souris. L'article paraît dans la revue *Cell*, l'une des plus prestigieuses revues de biologie. Mais bientôt, des résultats sont contestés. On a des doutes sur certaines des expériences d'Illmensee. Il s'ensuit une longue polémique : Illmensee est attaqué, il se défend. On lui supprime ses fonds. Il démissionne, mais la polémique continue. Davor Solter, embryologiste réputé, entreprend de mettre fin au débat en reprenant ses expériences. Les résultats qu'il obtient montrent que le clonage chez les mammifères peut conduire à quelques divisions cellulaires et même à un début de différenciation. Mais ils montrent aussi que le développement ne se poursuit pas au-delà d'un stade qui est d'autant moins avancé que les cellules dont on a prélevé le noyau sont plus différenciées. Solter en tire une conclusion de principe : selon lui, les noyaux de cellules s'engagent dans des programmes de différenciation de façon irréversible. Conclusion : il est impossible de reprogrammer des noyaux de cellules différenciées. Le clonage peut être réalisé avec des noyaux de cellules embryonnaires, mais non avec des noyaux de cellules adultes.

Soit par confiance dans les conclusions que Solter tire de ses travaux, soit par crainte de paraître complaisant à l'égard des thèses d'Illmensee, les biologistes conserveront le durable sentiment que le clonage réalisé à partir d'un transfert de noyau de cellule adulte est impossible chez les mammifères. Les résultats obtenus par l'équipe du Roslin Institute ont montré que cette conclusion était erronée : les noyaux des cellules adultes, placés dans un environnement de cytoplasme ovocytaire, peuvent conduire au développement complet d'un organisme.

2002 - Thérapie génique ciblée chez la souris

Dès la naissance de la brebis Dolly, la possibilité d'un usage thérapeutique des techniques de clonage a été perçue. En effet, si la connaissance du code d'identité tissulaire a permis de réaliser des transplantations d'organes avec succès, tous les problèmes inhérents aux greffes ne se sont pas trouvés résolus pour autant. Au contraire même, puisque la nature de ce code montrait qu'il n'existait pas deux individus strictement compatibles sur le plan immunologique. Tout ce à quoi pouvait permettre d'aboutir une bonne connaissance du code était d'éviter les rejets violents, les rejets mineurs pouvant être contrôlés par l'administration de produits immunodépresseurs.

Il y a cependant une exception à cette généralité des rejets : c'est le cas des jumeaux (jumeaux monozygotes ou jumeaux vrais). La transplantation d'un organe dans l'organisme de son jumeau ne conduit à aucun phénomène de rejet en raison de la parfaite identité génétique des deux individus. Or, un clone est l'équivalent génétique d'un jumeau. D'où l'idée qu'un tissu issu de clonage ne rencontrerait pas de rejet après transplantation. L'intérêt du clonage réside donc dans le fait qu'il pourrait permettre d'obtenir des cellules compétentes sur le plan immunologique avec l'individu dont on transfère un noyau cellulaire.

Tel est l'argument que développent les partisans du clonage thérapeutique. Ses adversaires, de leur côté, rappellent, avec la perfidie courtoise du scepticisme, que rien n'est prouvé à cet égard et que, même, il existe certaines raisons de penser que les choses ne sont peut-être pas si simples. Ils soulignent que ce qui est nommé « clonage » n'est pas un clonage au sens strict : en effet, dans ces opérations, seul le noyau provient de l'organisme donneur ; le cytoplasme, et les organites qu'il contient (les mitochondries), provient, lui, de l'ovocyte utilisé comme receveur du noyau. Or les mitochondries possèdent leur propre matériel génétique et leur propre hérédité, de sorte que s'il était possible de dire que les clones étaient génétiquement identiques à leur ancêtre, il convenait aussi d'ajouter : à l'hérédité cytoplasmique près. Quelle part joue cette hérédité dans les processus de rejet ? On allait l'apprendre peut-être par les expériences que permettraient de réaliser ces techniques. Mais les partisans du clonage thérapeutique, dans leur hâte militante, commettaient l'erreur de faire comme s'ils possédaient déjà la réponse.

Ces chicaneries ne faisaient qu'aiguiser l'impatience de ces derniers à démontrer que les cellules issues de clonage pouvaient être greffées sans rejet aux individus dont on avait extrait le noyau. Elles soulignaient néanmoins une lacune réelle : l'invocation d'un bénéfice thérapeutique lié au clonage demeurait théorique. Aucune expérience n'avait permis de montrer en quoi, concrètement, pourrait consister l'usage thérapeutique du clonage. C'est cette démonstration qui a été apportée par Rudolph Jaenisch dans une expérience qui combine adroitement les possibilités offertes par les cellules souches embryonnaires, les recombinaisons homologues et le clonage. Les trois avancées majeures de la génétique de la souris, dont les principales étapes viennent d'être mentionnées, ont permis de concevoir la première thérapie génique par remplacement de gène chez un mammifère.

L'expérience est rapportée dans le numéro du mois de mars 2002 de la revue *Cell*. Elle a consisté à traiter une souris souffrant d'un déficit immunitaire combiné sévère (SCID), liée à une mutation qui touche le gène *rag2*, un gène qui code pour une recombinase essentielle à la maturation des lymphocytes. Le gène muté entraîne l'absence, dans le courant sanguin, de plusieurs populations de lymphocytes. L'expérience réalisée par l'équipe de Rudolph Jaenisch a consisté à prélever un échantillon de peau d'une de ces souris immunodéficientes. Les cellules ont été dissociées afin d'obtenir une culture de fibroblastes. Des noyaux de ces fibroblastes ont ensuite été transférés dans des ovocytes fécondés préalablement débarrassés de leur propre noyau (on reconnaît là le protocole de clonage décrit par Ian Wilmut). Les premiers stades du développement s'accomplissent *in vitro*. Puis, au stade blastocyste, au moment où l'embryon est constitué de deux types de cellules, les cellules de la masse cellulaire interne sont mises en culture (on reconnaît là le protocole d'isolement de cellules ES mis au point par Evans, Kaufman et Martin). Une lignée de cellules souche embryonnaires (ES) dérivées de la souris immunodéficiente est ainsi obtenue. Ces cellules rassemblent trois caractéristiques qui leur confèrent leur potentiel thérapeutique : 1 / en tant que cellules embryonnaires, elles sont totipotentes et peuvent donc conduire à tous les type cellulaires de l'organisme, 2 / en tant que cellules en culture, elles sont accessibles à des manipulations génétiques précises, 3 / en tant que cellules dérivant génétiquement de la souris immunodéficiente sur laquelle on a prélevé un échantillon de peau, elles sont compatibles avec ces souris et peuvent donc être réintroduites dans l'animal sans provoquer de réaction de rejet.

Cette lignée de cellules souche embryonnaire va permettre d'entreprendre une modification génétique ciblée. Les cellules sont génétiquement modifiées afin de substituer au gène *rag2* déficient un gène fonctionnel par recombinaison homologue (on reconnaît là le protocole mis au point par Olivers Smithies pour le remplacement de gènes). Un traitement approprié permet d'obtenir la différenciation de ces cellules embryonnaires en cellules souches hématopoïétiques. Ces dernières sont injectées dans le courant sanguin de la souris sur laquelle on a initialement effectué le prélèvement de peau. La souris acquiert progressivement une capacité à produire des lymphocytes matures et une protection immunitaire analogue à celle de souris non mutée. Ainsi, la mutation dont souffrait la souris a été corrigée.

L'opération, du point de vue de son bilan thérapeutique, est sensiblement équivalente à celle réalisée sur des enfants atteints de X-SCID par l'équipe d'Alain Fischer de l'hôpital Necker de Paris. Cependant, du point de vue moléculaire et cellulaire, elle présente une importante différence : au lieu d'être apporté par un vecteur rétroviral, le gène est ici spécifiquement remplacé.

Le résumé de l'article décrivant cette expérience se conclut sur cette phrase : « Nos résultats établissent un paradigme pour le traitement de défauts génétiques. Ce traitement combine clonage thérapeutique et thérapie génique. » C'est en effet, d'une nouvelle approche de la thérapie génique qu'il s'agit, approche dans laquelle le problème des vecteurs est entièrement évacué. Sont du même coup évités les inconvénients qui avaient été entrevus comme des risques possibles associés à l'emploi de vecteurs viraux.

Applications médicales

À ce point, trois questions méritent d'être posées : 1 / est-il possible de réaliser le même type d'opération chez l'homme ? 2 / si la chose est possible, est-il souhaitable de la réaliser (autrement dit, présente-t-elle un quelconque avantage par rapport aux techniques actuellement disponibles) ? 3 / si elle est possible et souhaitable, enfin, est-elle autorisée dans le cadre juridique actuel ?

Le même type d'opération est-il possible chez l'homme ? – Chacune des opérations qui a été mise en œuvre chez la souris pour le traitement de la mutation du gène *rag2* dans l'expérience de Jaenisch peut, au moins en principe, être réalisée chez l'homme. La recombinaison homologue est réalisable dans des cellules humaines. L'obtention de cellules souches embryonnaires humaines a été décrite, en 1998, par James Thomson, de l'université du Wisconsin. Le premier clonage de cellules humaines à partir de noyaux de cellules adultes a été obtenu par un laboratoire de la société ACT (Advanced Cell Technology) le 13 octobre 2001. Il faut noter que le développement de l'embryon s'est arrêté au stade de six cellules, ce qui pour beaucoup de commentateurs équivaut à un échec (car ce ne sont pas les expérimentateurs qui ont délibérément choisi d'arrêter le développement à ce stade, mais les cellules de l'embryon qui ont cessé spontanément de se diviser). Il n'est donc pas possible, au moment où ces lignes sont écrites, de citer une référence qui permette d'affirmer qu'un développement de clone humain est possible au moins jusqu'au stade blastocyste (stade à partir duquel il est possible de dériver des cultures de cellules souche embryonnaires). Cependant, il s'agit là très certainement d'une question de mise au point. Techniquement, donc, la thérapie génique de seconde génération est, selon toute vraisemblance, transposable chez l'homme.

Le même type d'opération est-il souhaitable chez l'homme ? – La thérapie génique de seconde génération (par remplacement de gène) présente-t-elle un avantage par rapport à celle de première génération (par adjonction de gène) ? Le principal argument est ici fourni par les difficultés rencontrées au cours de l'unique traitement par thérapie génique ayant conduit à des résultats probants : celui mené à l'hôpital Necker par l'équipe d'Alain Fischer. L'article publié en avril 2000 faisait état du traitement de deux jeunes patients par thérapie génique par un vecteur rétroviral. Ces résultats ne sont pas remis en cause. Cependant, certains enfants traités par le même protocole ont développé par la suite une leucémie, due, semble-t-il, à l'insertion du vecteur rétroviral à proximité d'un oncogène cellulaire. En d'autres termes, il s'agit d'une complication liée au site d'intégration du vecteur rétroviral.

Le même type d'opération est-il autorisé chez l'homme ? – Là, tout dépend du pays dont on parle. En gros, trois situations peuvent être identifiées : celle de la Grande-Bretagne qui a autorisé le clonage thérapeutique, celle des États-Unis qui ne l'a pas interdit mais qui a proscrit l'utilisation de fonds publics pour les recherches sur le clonage thérapeutique, celle de la France qui, à l'occasion du réexamen de sa loi bioéthique, en 2003, a réaffirmé son opposition à toute forme de clonage, y compris thérapeutique.

Il semble que les sénateurs qui ont approuvé ce texte aient été abusés par une présentation tendancieuse du problème. Ils ont en effet justifié l'interdiction du clonage à vocation thérapeutique par de curieux motifs : d'une part, disent-ils, ce serait une porte ouverte au clonage reproductif, d'autre part, ajoutent-ils, cela ferait courir le risque d'un trafic d'ovocytes. Le premier argument est peu convainquant. Il laisse entendre que clonage reproductif et thérapeutique pourraient éventuellement être confondus. Or le premier implique la réimplantation d'un embryon dans l'utérus d'une mère porteuse : opération qui peut difficilement être confondue avec la mise en culture de cellules que requiert le clonage thérapeutique. Le second argument est tendancieux. En effet, c'est surtout le clonage reproductif qui est connu pour entraîner une forte consommation d'ovocytes. Ainsi, les sénateurs ont justifié leur interdiction du clonage thérapeutique par un argument qui s'applique au clonage reproductif.

Conclusion

Derrière ces argumentations se profile la question du statut de l'embryon. En effet, le clonage thérapeutique implique une manipulation de cellules d'embryons. Son interdiction reflète, en partie, les difficultés rencontrées pour donner à cette entité biologique un statut juridique déterminé. On sait que de très nombreux travaux et commentaires consacrés à cette question n'ont pas permis, jusqu'ici, d'aboutir à un résultat très concluant : aucun consensus ne s'est dégagé entre les approches biologiques, médicales, philosophiques, juridiques ou encore religieuses du problème. La théologie chrétienne s'est montrée, dans ces discussions, la plus rétive à toute forme de concession sur sa doctrine. Dans ce contexte, il est intéressant de noter le commentaire de Rudolph Brun, chercheur dans une université religieuse du Texas. Exprimant le point de vue d'un théologien sur la question, il déclare, dans un numéro spécial de la revue *Differentiation* consacrée au clonage, que la dénomination d'« embryon » pour des cellules embryonnaires dans lesquelles a été réalisée une transplantation de noyau n'est pas appropriée. Il en conclut, très logiquement, que le clonage thérapeutique devrait être, non seulement autorisé, mais encore activement soutenu. Selon lui, retarder le développement de cette technique est une faute éthique grave à l'égard des patients qui pourraient en bénéficier. Ainsi, le même nom d'éthique sert à soutenir les conclusions les plus opposées.

Indépendamment des conclusions qu'il en tire, la réflexion de Rudolph Brun permet d'attirer l'attention sur un point de sémantique qui mériterait d'être soigneusement examiné : un embryon extrait de l'utérus maternel doit-il encore être appelé « embryon » ? Ne devrait-on pas plutôt parler, à son sujet, de « cellules embryonnaires » ? Ces cellules n'ont, en effet, aucunement la possibilité de donner un individu. Ce n'est qu'à condition de les placer dans un environnement utérin qu'elles l'acquièrent. D'ailleurs que devient, à l'état naturel, un embryon qui quitte l'environnement utérin au lieu d'adhérer à la paroi utérine ? Il disparaît. Il se trouve que ces cellules sont presque invisibles à l'œil nu et, pour cette raison, bien que la chose se produise très fréquemment, elle n'a jamais donné lieu à un commentaire spécial de la part des autorités morales ou religieuses. Nul doute, cependant, que si la nature avait rendu ces phénomènes visibles, nous aurions appris depuis longtemps à distinguer cellules embryonnaires et embryons.

► BRUN R. B., « Cloning humans ? Current science, current views and a perspective from christianity », *Differentiation*, 69, 2002, p. 184-187. – BRADLEY A., EVANS M., KAUFMAN M. H., ROBERTSON E., Formation of germ-line chimaeras from embryo-derived teratocarcinoma cell lines, *Nature*, 309, 1984, 255-256. – GOSSLER A. *et al.*, « Transgenesis by means of blastocyst-derived embryonic stem cell lines », *Proceedings of the National Academy of Science USA*, 83, 1986, p. 9065-9069. – ILLMENSEE K., HOPPE P. C., « Nuclear transplantation in Mus musculus: developmental potential of nuclei from preimplantation embryons », *Cell*, 23, 1981, p. 9-18. – JAENISCH R., WILMUT I., « Developmental biology. Don't clone humans! » *Science*, 291, 2001, p. 2552. – KAY M. A., GLORIOSO, J. C. & NALDINI L., « Viral vectors for gene therapy: the art of turning infectious agents into vehicles of therapeutics », *Nat. Med.*, 7, 2001, p. 33-40. – KOLLER B. H. *et al.*, « Germ-line transmission of a planned alteration made in a hypoxanthine phosphoribosyltransferase gene by homologous recombination in embryonic stem cells », *Proceedings of the National Acadademy of Science*, USA, 86, 1989, p. 8927-8931. – LANZA R. P. *et al.*, « Generation of histocompatible tissues using nuclear transplantation », *Nature Biotechnology*, 20, 2002, p. 689-696. – MARTIN G. R., « Isolation of a pluripotent cell line from early mouse embryos cultured in medium conditioned by teratocarcinoma stem cells », *Proceedings of the National Academy of Science USA*, 78, 1981, p. 7634-7638. – MCGRATH J., SOLTER D., « Inability of mouse blastomere nuclei transferred to enucleated zygotes to support development in vitro », *Science*, 226, 1984, p. 1317-1319. – PALMITER R. D. *et al.*, « Dramatic growth of mice that develop from eggs microinjected with metallothionein-growth hormone fusion genes », *Nature*, 300, 1982, p. 611-615. – RIDEOUT W. M. *et al.*, « Correction of a genetic defect by nuclear transplantation and combined cell and gene therapy », *Cell*, 109, 2002, p. 17-27. – ROBERTSON E. *et al.*, « Germ-line transmission of genes introduced into cultured pluripotential cells by retroviral vector », *Nature*, 323, 1986, p. 445-448. – SMITHIES O. *et al.*, « Insertion of DNA sequences into the human chromosomal beta-globin locus by homologous recombinaison », *Nature*, 317, 1985, p. 230-234. – THOMAS K. R., CAPECCHI M. R., « Site-directed mutagenesis by gene targeting in mouse embryo-derived stem cells », *Cell*, 51, 1987, p. 503-512. – THOMAS K. R., FOLGER K. R., CAPECCHI M. R., « High frequency targeting of genes to specific sites in the mammalian genome », *Cell*, 44, 1986, 419-428. – WILMUT I.. *et al.*, « Viable offspring derived from fetal and adult mammalian cells », *Nature*, 385, 1997, p. 810-813. – ZIJLSTRA M. *et al.*, « Germ-line transmission of a disrupted beta 2-microglobulin gene produced by homologous recombination in embryonic stem cells », *Nature*, 342, 1989, p. 435-438.

Pascal NOUVEL

→ Bioéthique ; Biologie et médecine (Perspective) ; Clonage thérapeutique ; Expérimentation animale ; Génétique médicale ; Statut de l'embryon ; Thérapies géniques ; Virologie.

TOXICOLOGIE

La toxicologie est la science qui concerne les poisons ou toxiques, elle porte sur leurs origines, leurs propriétés physico-chimiques et biologiques, leurs mécanismes d'action, leur détection et leur dosage et enfin sur les moyens de remédier ou de prévenir leurs actions nocives.

Une substance est dite toxique lorsque après pénétration dans l'organisme (par quelque voie que ce soit) elle provoque, dans l'immédiat ou après un temps de latence, de façon permanente ou passagère des troubles d'une ou plusieurs fonctions de l'organisme pouvant aller jusqu'à leur suppression complète et entraîner la mort.

La connaissance des poisons est fort ancienne, les premières observations concernent des intoxications accidentelles dues à la consommation de végétaux vénéneux. Mais très rapidement, l'homme comprit qu'il pouvait utiliser les propriétés toxiques de certains végétaux ou des sécrétions de certains animaux à des fins guerrières en empoisonnant les flèches destinées à ses ennemis. Le terme « toxique » dérive d'ailleurs du grec *toxicon* qui signifie « arc ». Le plus ancien document où l'on trouve des informations sur les substances toxiques pour l'homme paraît être le « Ebers Papyrus » (1552 av. J.-C.) où sont entre autres mentionnés : la ciguë (responsable de la mort de Socrate), l'opium, la digitale, la belladone et divers poisons minéraux. De l'Antiquité grecque, la toxicologie a retenu les noms d'Hippocrate, de Théophraste et de Dioscoride. De la Rome antique, on retient le nom de Locuste, pourvoyeuse de poisons pour Néron. Quant au nom de Mithridate, il reste attaché au phénomène de tolérance.

L'utilisation de produits toxiques pour se débarrasser d'un ennemi n'a jamais cessé de stimuler l'imagination des hommes, que ce soit à des fins militaires ou privées pour s'emparer du pouvoir, d'un héritage ou simplement éliminer un gêneur. Parallèlement, les fantasmes d'empoisonnement ont toujours été très vifs, que ce soit à l'échelle des personnes ou des peuples. Par ailleurs, l'empoisonnement peut être accidentel par méconnaissance de la toxicité d'une substance ou méprise sur l'identité de la substance, les intoxications accidentelles pouvant atteindre une échelle considérable dans le cas des catastrophes toxiques dont le vingtième siècle a donné quelques exemples dramatiques (Minamata, Bhopal, Seveso...).

Si la connaissance des poisons est très ancienne, elle ne fut d'abord qu'empirique. Paracelse (1493-1541), le fondateur de la iatrochimie, peut à ce titre est considéré comme le premier toxicologue puisque, proposant une thérapeutique fondée sur l'emploi de composés minéraux, il fut amené à en observer les effets toxiques, ce qui le conduisit à postuler que la toxicité était dose-dépendante : *« Dosis fecit venenum »*.

Cependant, la toxicologie en tant que science des toxiques ne remonte véritablement qu'au XIXe s. ; ses fondateurs en sont le médecin Matthieu-Joseph-Bonaventure Orfila (1787-1853) auteur d'un *Traité des Poisons* (1818), professeur et doyen de la faculté de médecine et Joseph-Bienaimé Caventou (1795-1877), premier titulaire de la chaire de toxicologie de l'École de Pharmacie de Paris en 1834. Ces deux célèbres savants s'affrontèrent à propos de l'affaire Lafarge qui suscita des débats passionnés quant à la réalité de la culpabilité de Mme Lafarge accusée d'avoir empoisonné son mari à l'arsenic. Cette affaire marque un tournant essentiel de la toxicologie et de ses applications médico-légales : en effet, les experts disposaient pour la première fois, grâce aux progrès de l'analyse chimique, de méthodes scientifiques de détection des toxiques. Brièvement, les points principaux de l'affaire sont les suivants : marié à Marie Capelle en juillet 1839, Charles Lafarge décéda en janvier 1840 ; sa famille accusa immédiatement la jeune épouse du crime. La principale charge pesant sur l'accusée était une commande d'arsenic que Marie Lafarge avait faite auprès de son pharmacien, afin de se débarrasser des rats qui envahissaient son domicile. Afin d'apporter une preuve irréfutable, le Ministère public ordonna la recherche de l'arsenic dans le corps du défunt et quinze expertises furent pratiquées ! Le Pr Orfila était parmi les experts ; à l'époque doyen de la faculté de médecine de Paris, membre de l'Académie royale de médecine, membre du Conseil royal de l'Instruction publique et commandeur de la Légion d'honneur, c'était une personnalité éminente tant au point de vue scientifique que politique. La détection de l'arsenic reposait sur la méthode publiée par James Marsh en 1836 qui utilise la transformation en hydrogène arsénié. Cette méthode n'était utilisable qu'en milieu minéral et c'est Orfila qui, en 1839, la rendit applicable à la détection dans les matières organiques en procédant d'abord à une défécation des protéines par l'acide nitrique en présence d'acide sulfurique. Son rapport d'expertise fut très nuancé, il signalait simplement qu'il existait « de l'arsenic en quantité infime dans les tissus », mais il ajoute que « tout l'arsenic a pu être éliminé en quelques jours par des vomissements et des évacuations digestives excessivement abondants et souvent réitérés ». Il insiste aussi sur la possibilité d'élimination du toxique des organes par une diurèse très abondante. Il reconnaît qu'il lui est impossible de préciser au bout de combien de temps l'élimination est complète et admet que l'expert ne peut pas affirmer que l'homme est mort empoisonné. Cependant, il précise que la preuve contraire n'est pas établie non plus et ce fut l'argument qui décida le jury à condamner Marie Lafarge à la détention à perpétuité. Le procès avait fait l'objet de débats passionnés dont la presse de l'époque se fit largement l'écho. La politique s'en mêla, Raspail s'opposa très fermement à Orfila, soulignant qu'une très faible quantité d'arsenic pouvait être présente naturellement dans les organismes vivants ; il mit aussi en doute la pureté des réactifs utilisés par Orfila, ce que ce dernier réfuta, preuves à l'appui. L'affaire dégénéra en un duel Orfila – Raspail, les instances scientifiques parisiennes s'en émurent et décidèrent de nommer une commission sous l'autorité de l'Académie des sciences et de l'Académie de médecine pour régler la question. La commission était composée de Adelon, Chevallier, Husson et Pelletier, Caventou en était le rapporteur. Caventou, titulaire de la chaire de toxicologie de l'École de pharmacie, Membre de l'Académie royale de médecine avait découvert, avec Pelletier plusieurs alcaloïdes dont la strychnine, la brucine, la vératrine et la quinine. Il rédigea un rapport de trente pages sur « les moyens de constater la présence d'arsenic dans les empoisonnements par ce toxique ». Modèle du genre, ce rapport n'apaisa cependant ni les esprits, ni les consciences et ce n'est qu'en 1852 que la condamnée fut graciée par le Prince Président Napoléon Bonaparte ; elle décédera quelques mois plus tard d'une tuberculose contractée en prison.

Cette querelle d'experts, la première à caractère scientifique dans les annales judiciaires, démontrait, malgré le caractère hésitant des conclusions, que le poison favori des criminels était détectable dans l'organisme. La toxicologie médico-légale, discipline scientifique, était née ; Orfila, malgré les difficultés du procès Lafarge, en est un des principaux fondateurs. Pendant les décennies qui suivirent, la discipline s'appuiera en les perfectionnant sur les lois générales qu'il avait établies. Ainsi, l'idée de reconstituer l'itinéraire suivi par le toxique dans les voies digestives puis dans les autres organes lui revient et constitue le fondement de la toxicocinétique moderne qui étudie le devenir des toxiques dans l'organisme, tant du point de vue de leur absorption et de leur distribution aux différents tissus que de leur transformation et de leur élimination. La toxicologie est ainsi une science pluridisciplinaire, au carrefour des sciences physico-chimiques, biologiques et cliniques. En effet, il faut connaître les propriétés physico-chimiques des toxiques pour comprendre comment ils peuvent pénétrer dans l'organisme, y circuler, s'y transformer, s'y accumuler ou en être éliminés. La biochimie permet d'étudier la transformation des toxiques dans l'organisme ; cette phase est primordiale : en effet, d'une part, du point de vue analytique, on ne détecte parfois que les produits de transformation et, d'autre part, la toxicité est parfois due à la transformation métabolique d'un produit non toxique en un produit toxique.

La toxicologie ne s'intéresse pas, en effet, qu'à la détection analytique des toxiques, elle s'intéresse aussi et même d'abord à leurs effets sur l'organisme et au traitement et à la prévention de ces effets. Les observations cliniques en toxicologie sont très anciennes, mais la toxicologie clinique n'a vraiment progressé que depuis que les sciences expérimentales ont permis de produire et d'observer les effets des substances toxiques d'abord chez des animaux puis sur des organismes unicellulaires et des cultures de tissus et que l'approche physiopathologique et les sciences biologiques ont permis d'expliquer le mécanisme d'action des toxiques.

C'est ainsi que François Magendie (1783-1855) étudia le mode d'action de la strychnine (isolée par Pelletier et Caventou) et introduisit l'utilisation systématique de l'expérimentation animale dans la recherche médicale et démontra que ces études sont indispensables et extrapolables à l'homme. Très novatrices ses conceptions triompheront grâce à son élève Claude Bernard (1813-1878) et à ses disciples allemands, dont Purkinje et Ludwig.

Mais la toxicologie n'étudie pas que les cas isolés d'intoxications volontaires ou fortuites, elle s'intéresse aussi aux problèmes toxiques liés à l'environnement, aux industries polluantes et aux conditions de travail. Le premier travail remarquable dans ce domaine est celui de Percival Potts qui, à partir d'observations sur les ramoneurs, démontra en 1775 le lien entre le cancer du scrotum et le contact avec les suies. L'exposition aux hydrocarbures aromatiques fut ensuite reconnue responsable de bien d'autres tumeurs cutanées.

En 1895, Rehn met en évidence la relation entre le cancer de la vessie et une amine aromatique, la fuschine. En épidémiologie, une des premières études a porté sur la relation entre l'amiante et le cancer de la plèvre.

En 1894, Henri Moissan (1852-1907) fait une communication à l'Académie de médecine sur les empoisonnements par le monoxyde de carbone et met en place une étude sur les méthodes de surveillance des industries polluantes de l'atmosphère. Cette communication est fondamentale car, d'une part, les problèmes environnementaux perçus à l'époque demeurent d'une brûlante actualité et, d'autre part, c'est la première observation d'intoxication à long terme due à de faibles doses de polluants. Henri Moissan obtint le Prix Nobel de chimie en 1906. À sa suite, René Fabre (1889-1966) a reconnu l'intérêt d'étudier les mécanismes d'action des toxiques et surtout d'évaluer le risque encouru par l'emploi de substances chimiques dans l'industrie et l'agriculture. Il a ainsi posé les jalons de la protection de l'homme et de l'environnement, il a quantifié les concentrations de certains toxiques dans l'environnement grâce à la précision des analyses toxicologiques et a ainsi contribué à la mise en place d'une législation sur l'utilisation des substances à potentialité toxique. Il a su imposer cette double finalité scientifique et humanitaire en créant, en 1933 avec Maurice Duvoir, l'Institut d'hygiène industrielle et de médecine du travail à la faculté de médecine. La protection de l'environnement lui doit beaucoup, car il a posé les bases de la législation sur l'utilisation des pesticides. Son élève, René Truhaut (1909-1994) s'est plus particulièrement intéressé à la cancérogenèse chimique. Il a été le fondateur, à Helsinki en 1957, de la Commission internationale permanente des maladies professionnelles pour l'étude des limites admissibles des toxiques dans les atmosphères de travail et dans les milieux biologiques des sujets exposés. L'Organisation mondiale de la santé et le Bureau international du travail ont abondamment utilisé les normes établies par cette commission. Il en a résulté un progrès considérable dans la protection de l'homme au travail et dans la protection de l'environnement. Les travaux de René Truhaut ont aussi concerné le domaine de la toxicologie agricole et alimentaire par l'évaluation des potentialités toxiques, y compris cancérogènes, des agents chimiques incorporés (volontairement ou non) dans les aliments. On lui doit la création du concept de « dose journalière acceptable » adoptée par l'OMS et la FAO. Il est le fondateur de l'écotoxicologie dont il a inventé le terme pour désigner « la branche de la toxicologie qui étudie les effets toxiques des polluants naturels ou synthétiques sur les organismes vivants des écosystèmes ».

Il est indéniable que le développement industriel a entraîné la production de quantité massive de substances toxiques ; parfois ce sont des substances intermédiaires destinées à être transformées en produits plus stables et donc moins dangereux. Cette production industrielle a été à l'origine de plusieurs catastrophes de grande échelle. Une des premières importantes contaminations industrielles connues fut découverte en 1956, au Japon dans la baie de Minamata. Les rejets industriels d'un dérivé organique du mercure (méthylmercure) avaient contaminé les poissons consommés en grande quantité par les habitants de la baie qui présentèrent tous les symptômes de l'hydrargyrisme (intoxication par le mercure). Cette pollution s'était constituée sur une longue période et ses effets ne furent que progressivement identifiés.

Bien différents furent les accidents de Seveso et de Bhopal. En juillet 1976, à Seveso (Italie) une fuite accidentelle de dioxine s'est produite dans un réacteur produisant du trichlorophénol. Cette véritable catastrophe écologique (près de 2 000 hectares furent contaminés) a donné lieu à un suivi épidémiologique de la population impliquée : la contamination est surtout percutanée et digestive, les principales manifestations toxiques sont cutanées, hépatiques, neuromusculaires et métaboliques, des troubles de la reproduction ont été suggérés par les études animales. L'impact médiatique de l'accident de Seveso fut tel que son nom reste attaché à une réglementation concernant les sites chimiques « à risques ».

En décembre 1984, à Bhopal, ville industrielle (un million d'habitants) du centre de la péninsule indienne, un réservoir de méthylisocyanate explose, produisant un nuage de plusieurs kilomètres carrés se déplaçant au gré des vents et provoquant l'intoxication des populations (2 500 morts et 250 000 intoxiqués). Cet accident industriel dramatique se situe dans un contexte politico-économique particulier, l'entreprise productrice est américaine (Union Carbide), l'usine est implantée en Inde, à proximité d'une structure urbaine dont l'infrastructure est inadaptée à une production chimique industrielle de ce type. L'accident de Bhopal a contribué à modifier profondément la réflexion sur l'implantation des sites industriels et sur les procédures de sécurité de l'industrie chimique.

La toxicologie, science des toxiques, est aussi une discipline clinique qui, à partir de l'étude des mécanismes d'action des toxiques et de leurs transformations dans l'organisme, met au point les traitements des intoxications.

Le premier traitement des intoxications aiguës est l'élimination aussi rapide et complète que possible du toxique. On retrouve ici Orfila qui souligna l'importance des vomissements provoqués lors de l'ingestion de substances toxiques : « Il est rare de voir succomber des individus empoisonnés par l'arsenic quand ils ont abondamment vomi après l'ingestion. On utilise alors différents vomitifs : le tartre stibié, l'eau de guimauve nitrée. » Orfila va jusqu'à proposer l'utilisation d'une sonde gastrique en gomme et le lavage gastrique ainsi que la diurèse forcée, et l'administration de charbon de bois comme adsorbant, méthodes encore utilisées de nos jours.

La mise au point de traitements résulte de la collaboration entre toxicologues cliniciens et chimistes et biochimistes qui apportent les bases fondamentales pour la découverte d'antidotes dont Orfila donne quelques exemples dans la troisième édition de son Traité des poisons (1826) : l'emploi de l'eau albumineuse dans l'intoxication par le corrosif (à base de mercure), l'emploi du sulfate de sodium dans l'intoxication par les sels de plomb. Le principe appliqué ici est la formation des sels insolubles. Ce principe a été perfectionné ultérieurement par l'utilisation, à la suite des travaux de Peters, d'un chélateur, le BAL (dimercaprol), dans l'intoxication par l'arsenic ou le mercure. Le principe appliqué ici est la formation de complexes stables de faible toxicité. Ce principe a été appliqué au traitement des intoxications par le cyanure (EDTA dicobaltique et hydroxocobalamine).

Le toxique peut aussi être neutralisé par l'utilisation d'un anticorps spécifique. Les premiers d'entre eux furent décrits dans les années 1970 pour le traitement des intoxications digitaliques ; ce concept fut ensuite élargi à d'autres intoxications comme l'intoxication par la colchicine.

Un autre moyen de lutte contre les intoxications est d'empêcher le toxique de se fixer sur sa cible, c'est-à-dire sur le récepteur moléculaire, ou bien de le déplacer de ce récepteur, on dit alors que l'on utilise un antagoniste. Le meilleur exemple de ce mode de traitement est l'utilisation d'un antagoniste des opiacés (la naloxone) dans le traitement des « overdoses ».

La connaissance du métabolisme (transformation dans l'organisme) des toxiques a permis de mettre au point des traitements spécifiques. Ce n'est, en effet, pas toujours le produit lui-même qui est toxique mais, parfois, un de ses métabolites. Le traitement peut alors consister à neutraliser le métabolite toxique ou à bloquer sa formation. Ainsi, en 1979, l'Écossais Lorie Prescott préconise d'utiliser l'acétyl-cystéine dans l'intoxication par le paracétamol. Ce traitement repose sur le principe de la neutralisation du métabolite hépatotoxique du paracétamol grâce à sa transformation en un conjugué hydrosoluble, atoxique, éliminé par les urines. De même, le traitement actuel des intoxications par les alcools industriels repose sur l'utilisation d'un inhibiteur enzymatique le fomepizole (4 méthyl pyrazole).

En France, Michel Gaultier (1909-1992) est le véritable fondateur de la toxicologie clinique moderne ; il a standardisé les traitements des intoxications par les antidotes spécifiques ; nommé chef de service à l'hôpital Fernand Widal en 1958, il est le créateur du premier service de toxicologie clinique et du premier Centre Antipoisons français.

Les progrès de la toxicologie clinique moderne incombent non seulement à une connaissance de plus en plus approfondie des mécanismes toxiques mais aussi à une prise en compte des caractéristiques personnelles, des habitus de vie et de l'environnement. Ainsi tel ou tel produit n'a pas la même toxicité selon que sujet est ou non un consommateur habituel d'alcool ou un fumeur. Les individus présentent des prédispositions génétiques différentes aux intoxications ; ainsi un déficit en cholinestérases rend plus sensible aux effets des insecticides ; la connaissance de ces caractéristiques génétiques permettra une meilleure prévention des effets toxiques.

La toxicologie, d'abord connaissance des poisons, puis science médico-légale des toxiques, a évolué grâce à l'approche clinique et à une méthodologie pluridisciplinaire vers une discipline dont les objectifs principaux sont la protection de la santé des populations et de l'environnement.

▶ BISMUTH C. et al., *Toxicologie clinique*, Paris, Médecine-Science Flammarion, 2000. – BORZELLECA J. F., « Paracelsus ; herald of modern toxicology », *Toxicol. Sci.*, 53, 2000, p. 2-4. – ECKERT W. G., *Am. J. Forensic Med. Pathology*, 2, 1981, p. 261-264. – EFFTHYMIOU M. L., « Michel Gaultier », *Archives des Maladies Professionnelles*, 53, 1992, p. 703-704. – FABRE R., TRUHAUT R., Précis de toxicologie, Paris, Sédès, 1965. – FOURNIER P. E., « Orfila », *Discours pour le prix Orfila*, 1987. – FOURNIER P. E., GERVAIS P.,

Guide pratique des intoxications, Paris, Heures de France, 1977. – GRIFFIN J. P., « Famous names in toxicology », *Adverse Drug react. Toxicol. Rev.*, 12, 1993, p. 145-146. – MALEISSYE J. DE, *Histoire du poison*, Paris, François Bourin, 1991. – OSER B. L., « Toxicology then and now », *Regul. Toxicol. Pharmacol.*, 7, 1987, p. 427-443. – PAPPAS A. A., MASSOLL N. A., CANNON D. J., « Toxicology : Past, present and future », *Annals of clinical and laboratory science*, 29, 1999, p. 253-262. – SCHERRMANN J. M., « Biodynamique de la réaction antigène-anticorps *in vivo* », *Bull. Acad. Natle Med.*, 184, 2000, p. 637-649. – TRUHAUT R., « Orfila, fondateur de la toxicologie », *Bull. Acad. Natle Med.*, 171, 1987, p. 459-467.

Catherine GIRRE

→ Clinique ; Éco-épidémiologie ; Expertise médicale ; Médico-légal ; Professionnelle (Maladie).

TOXICOMANIE

Histoire de la lutte contre la toxicomanie : le cas de la France

La lutte contre la toxicomanie peut être définie comme l'ensemble des mesures prises par l'État, dans une société donnée, pour contrôler, réduire et à terme éradiquer un fléau social, la toxicomanie. La caractérisation de ce fléau (en même temps que celui de l'alcoolisme) qui se dessine à la fin du XIXe s. va connaître de nombreux réaménagements tout au long du XXe s. Si le fait est commun à l'ensemble des catégories de la pathologie, le processus à travers lequel s'opèrent ces réaménagements est lui, pour une part, spécifique à la façon dont la notion de toxicomanie s'est construite. L'intérêt que les médecins portent à des cas de patients poussés par un besoin impérieux et irrépressible de consommer des drogues dont ils sont devenus les esclaves, est très étroitement associé à deux types de problèmes. Celui du monopole que le corps médical cherche à obtenir sur le traitement des maladies, monopole qui passe par un contrôle strict de la prescription et des modalités d'utilisation des substances relevant de la pharmacopée. Celui, plus général, du contrôle des comportements individuels pour qu'ils s'ajustent aux normes réglant la vie en société, et pour lequel l'intervention du corps médical est sollicitée. En effet, contrairement à l'alcool, les produits consommés par les toxicomanes ont pour propriété commune d'être des substances médicinales (opium, cannabis, morphine, éther) et, en perturbant les états de conscience de favoriser le dérèglement des comportements (propriété que cette fois ils partagent avec l'alcool). D'où une intrication d'enjeux d'ordre divers, médical (décrire, caractériser et traiter les toxicomanies à l'opium, au chanvre indien, à la morphine, etc.), professionnel (contrôler l'utilisation profane de produits médicaux), sociopolitique (empêcher les désordres comportementaux et leurs conséquences), qui est au principe de mesures juridiques criminalisant certaines des pratiques sociales en rapport avec ces produits. C'est pourquoi la construction sociale de cette « pathologie » comme fléau combine différentes logiques d'intérêts qui, en partie complémentaires, peuvent aussi s'avérer contradictoires ou concurrentielles, sur certains points. En ce sens on peut dire qu'elle est le produit d'un jeu social complexe auquel participent de nombreuses catégories d'acteurs (y compris les toxicomanes) et qu'elle évolue dans la dynamique de ce jeu. Évolution historique dont on va voir qu'elle se caractérise par une tendance à l'élargissement de la gamme des pratiques criminalisées (du trafic à la consommation dans des lieux publics, à la simple possession) mais aussi des substances susceptibles de donner lieu à une criminalisation de ceux qui en font usage. Où, pour être plus précis, de ceux qui détournent leur usage à d'autres fins que celles qui sont socialement autorisées et légitimes.

Naissance d'un problème

Si l'opium est un produit traditionnel de la pharmacopée depuis l'Antiquité, son usage en médecine connaît un développement considérable au XIXe s. dans le traitement des affections les plus variées. D'autant qu'avec les avancées de la chimie organique, les alcaloïdes qui le composent sont progressivement isolés et mis sur le marché. Dans le même temps, d'autres substances psychotropes (haschich, éther, chloroforme, cocaïne) après avoir été expérimentées par les médecins, viennent enrichir la panoplie des thérapeutiques. Le libre accès à ces produits favorise une banalisation de leur consommation, mais qui, du fait des prix élevés, concerne surtout les classes supérieures et la petite bourgeoisie. Cette banalisation s'accompagne d'un développement de pratiques détournant la consommation de ses fins médicales, d'abord parmi les milieux artistiques « d'avant-garde ». Avec le fameux club des « Haschischins » (Gautier, Nerval, Baudelaire, Daumier...), apparaît pour la première fois sous sa forme moderne le thème de l'exaltation des potentialités créatrices par l'usage de drogues. À la fin de la première moitié du siècle, les écrits médicaux deviennent de plus en plus nombreux à décrire des cas d'intoxication par usage abusif de drogues, à s'en alarmer et à stigmatiser ceux qui s'adonnent à ces pratiques. L'état intervient et, par une loi du 19 juillet 1845, prend des mesures pour contrôler la vente de drogues. La préoccupation centrale des pouvoirs publics, avec cette loi, est de limiter les crimes par administration de poisons ; aussi ne sont visées que certains produits ingérables, comme l'opium médicinal, dont la cession ne pourra désormais se faire que sur ordonnance. En revanche l'opium à fumer ou l'éther sont laissés en vente libre.

Au cours de la deuxième moitié du XIXe s., le problème de l'abus de drogues va être pensé à partir du modèle fourni par l'alcoolisme, pour devenir progressivement l'affaire de la médecine des maladies mentales. Alors que la théorie de la dégénérescence élaborée par Morel offre un cadre problématique pour rendre compte des folies héréditaires, un nouveau discours prend forme. Celui-ci assigne aux intoxications de toutes sortes, dont les intoxications par l'alcool et par les drogues psychotropes, un rôle causal dans les différentes étapes de la dégénérescence, tout en faisant de la consommation abusive d'alcool ou de drogue des formes de pathologies mentales. Chaque drogue va ainsi donner lieu à une folie qui lui est spécifique, parce que déterminée par les effets pharmacologiques du produit, et la nosographie psychiatrique s'enrichira de nouvelles entités qui auront pour nom opiomanie, éthéromanie, morphinomanie, cocaïnomanie... Dans les années 1880, le terme toxicomanie est forgé pour désigner la classe des manies propres à chaque drogue.

Si le danger social que représentent les toxicomanies reste à l'arrière-plan des préoccupations relatives à l'alcoolisme, il n'en est pas moins dénoncé régulièrement par le mouvement hygiéniste qui demande sans succès un durcissement de la législation, avant de trouver avec la Première Guerre mondiale un contexte favorable à ses revendications. En effet, l'installation du conflit armé dans la durée, en posant le problème du renouvellement des combattants, agit comme un révélateur de l'étendue de la « dégénérescence de la race française » et de l'insuffisance de l'action publique en matière de lutte contre les fléaux. C'est dans le sillage d'une série de décisions législatives réorganisant la lutte contre la tuberculose, la syphilis et l'alcoolisme (à l'arrière, car on distribue massivement de l'alcool aux soldats dans les tranchées) qu'est votée la loi du 12 juillet 1916. Celle-ci fait de l'usage de drogues en société un délit, visant ainsi principalement les fumeries d'opium qui, dès lors, sont interdites. Si la loi ne condamne pas l'usage privé (mesure dénoncée comme liberticide par une majorité de députés), elle donne toutefois la possibilité d'interpeller un individu pour détention sans motifs de substances vénéneuses. En outre, elle introduit un contrôle très strict sur la prescription des stupéfiants et de certains médicaments psychotropes (inscription au tableau B, ordonnance délivrée sur un carnet à souche, prescription limitée à une semaine).Toutefois, avec le retour de la paix et l'entrée dans les « années folles », la mobilisation hygiéniste contre les drogues et même contre l'alcoolisme retombe, l'hygiène sociale se polarisant sur la protection maternelle et infantile et sur la construction des dispositifs, antituberculeux, antisyphilitique et anticancéreux. Le drogué reste fortement stigmatisé, au point de devenir une figure archétypale de la déchéance sociale, sans que pour autant la toxicomanie apparaisse comme une menace pour la société française. Tout se passe comme si le problème de la drogue ne concernait qu'un milieu de déclassés, vivant aux marges du monde social et peu dangereux pour son équilibre. Ce qui veut dire également que la toxicomanie ne constitue pas encore, en France, un enjeu de lutte politique, contrairement aux États-Unis où, dès le XIXe s., la consommation de certaines drogues s'est trouvée au cœur de campagnes de stigmatisation visant des minorités sociales (opium et minorité chinoise de la côte Ouest, marijuana et jeunesse « chicanos » en Floride). Il faut en effet attendre la fin des années 1960 pour que la lutte contre la toxicomanie s'inscrive dans des luttes sociales et politiques.

La toxicomanie fléau de la jeunesse : genèse de la loi du 31 décembre 1970

Dans le courant des années 1960, un scénario se joue à l'échelle internationale qui, par-delà la diversité des formes prises dans chaque formation nationale, garde les mêmes grandes lignes. Partout, se trouve réalisée une combinaison associant contestation étudiante, émergence d'une culture « underground » qui valorise la consommation de drogues illicites, répression policière et renforcement des mesures de lutte contre la toxicomanie. L'épicentre du phénomène est situé aux États-Unis. C'est là que prend naissance une avant-garde artistique *(Beat generation)* qui fait de l'utilisation de certaines drogues une voie vers la création, partie intégrante d'un mode de vie en rupture avec la société bourgeoise. Les thèmes développés entrent en résonance quelques années plus tard avec le mouvement contre l'engagement américain au Vietnam qui gagne les universités, mouvement non-violent prônant la désobéissance civile et l'organisation d'une vie communautaire dans les marges du système. Mais parce qu'elle occupe une place importante dans les pratiques sociales et culturelles de ce mouvement hippy, la consommation de drogues devient rapidement l'objet des campagnes de stigmatisation visant à disqualifier politiquement l'opposition à la guerre.

Si le mouvement de contestation qui mobilise en France, lors de la crise de Mai 68, d'importantes fractions de la jeunesse étudiante et lycéenne, puise en partie ses références et ses modes d'expression dans la production « contre-culturelle » américaine, les pratiques de consommation de drogues font débat en son sein. La conjonction de la révolte étudiante et des grèves ouvrières favorise l'émergence d'une extrême gauche extra parlementaire dont les visées révolutionnaires la pousse à critiquer l'usage de drogues pour des raisons politiques (ne pas offrir de prétextes à la répression policière). La très forte politisation du mouvement social est un frein manifeste au développement de l'usage des drogues, comme en atteste le niveau encore très bas des interpellations pour infraction à la loi sur les stupéfiants (361 en 1968, 1 200 en 1969). Mais le caractère marginal du phénomène n'empêche nullement les pouvoirs publics d'ériger la toxicomanie en fléau social et de faire adopter par le Parlement, avec la loi du 31 décembre 1970, la mise en place d'un nouveau dispositif juridique et institutionnel.

Les mesures prônées dans le texte de loi correspondent à la combinaison de deux logiques, l'une répressive, l'autre médicale, présentées comme complémentaires. D'une part, la loi affirme un principe de prohibition. Tout usage, même strictement privé, de stupéfiants, devient passible de sanctions. Elle aggrave les pénalités frappant le trafic dont elle élargit la définition et réprime toute propagande en faveur de la drogue, même non suivie d'effets. En outre, au nom de la lutte contre la drogue, elle autorise les perquisitions de nuit et la prolongation à quatre jours (au lieu de deux) de la garde à vue. D'autre part, elle organise la prise en charge médicalisée des toxicomanes en prévoyant la construction d'un réseau d'institutions spécialisées, articulant des structures pour le sevrage des patients (centres antipoisons, hôpital spécialisé pour toxicomanes) et des centres dit de postcure, dont l'objectif est de faire « décrocher » définitivement le toxicomane. Reprenant la philosophie d'une loi de 1954 sur les alcooliques dangereux, elle fait du toxicomane un individu à la fois délinquant et malade, passible de prison même en cas d'usage solitaire, mais susceptible d'exemption de poursuites si, « simple usager » (c'est-à-dire non trafiquant et non récidiviste), il obéit à « l'injonction thérapeutique » et accepte d'entreprendre une cure de désintoxication.

Deux éléments sont importants pour comprendre les tenants et aboutissants de cette loi. Le premier est relatif au contexte politique et juridique dans lequel elle voit le jour. Entre 1970 et 1971, plusieurs lois viennent renforcer l'arsenal répressif (loi dite anticasseurs du 4 juin 1970, loi sur les libertés individuelles du 17 juillet 1970, qui modifie les conditions de la détention préventive et modification en juin 1971 de la loi de 1901 sur le droit associatif en vue d'empêcher la reconstitution de « ligues dissoutes »). La mise hors la loi de l'usage privé de drogues et la nature de certaines des mesures prises s'inscrivent alors directement dans une stratégie politique visant à disqualifier les mouvements contestataires et à faciliter leur répression. Ces derniers sont d'ailleurs accusés par le ministère de l'Intérieur de propager la consommation de drogue pour ruiner la santé de la jeunesse française (la rhétorique du complot est largement utilisée), tandis que de nombreux médias contribuent à construire une imagerie associant « casseurs » et « drogués ». Le second élément tient à l'émergence au sein de la psychiatrie d'un petit milieu de jeunes médecins, infirmiers et travailleurs sociaux qui s'intéressent au travail avec les toxicomanes et ambitionnent d'en faire un domaine d'activité spécialisé hors des murs de l'hôpital psychiatrique. Attirés par « l'antipsychiatrie » et affichant des affinités avec la culture underground américaine, ils développent un discours très critique sur l'approche psychiatrique « classique » des toxicomanies, qu'ils accusent d'être totalement inadaptée à la prise en charge de ces nouveaux usagers de drogues. Ceux-ci, par leur âge, leurs propriétés sociales et leur rapport à l'usage de drogues, n'ont rien à voir avec les drogués des périodes antérieures, et une refonte du savoir et des pratiques s'impose, qu'ils se proposent de mettre en œuvre. Aussi, quoique très éloignés politiquement des partis au pouvoir, ils s'impliquent dans la préparation de la loi, marquant de leur empreinte son versant thérapeutique pour se retrouver en charge du dispositif institutionnel issu de la loi. On est toutefois en droit de penser que si leur projet de mise en place de structures spécialisées est intégré dans la loi, c'est aussi parce que les propriétés sociales de leurs futurs patients, pour l'essentiel des jeunes de classes moyennes et supérieures, sont prises en compte et jugées peu compatibles avec l'internement asilaire.

Si le vote de la loi intervient à un moment où les pratiques de consommation de drogues sont encore le fait de petites minorités, la situation va rapidement évoluer sous l'effet de la crise qui touche les organisations de l'extrême gauche extraparlementaire et plus particulièrement sa composante « mao spontanéiste ». Le désenchantement vis-à-vis des illusions d'une révolution prolétarienne dont la perspective se dérobe, conduit nombre de militants et de sympathisants à tourner le dos à l'activisme politique pour reprendre à leur compte les idéaux hippies en s'engageant dans l'invention d'un mode de vie alternatif. Et ce d'autant plus que, au terme d'une scolarité perturbée à cause de leurs investissements dans la politique, ils s'inquiètent de leur insertion dans le marché du travail. Un espace de production culturelle underground se construit qui leur offre des débouchés temporaires (musiques, bandes dessinées, ventes de fripes...). Dans cet espace underground, la consommation de drogues occupe une place centrale non seulement parce qu'elle est supposée faciliter la convivialité et potentialiser les activités créatrices, mais aussi parce que, transgressive au regard de la loi, elle affirme le caractère contestataire de cette culture. Mais, de ce fait, une partie des activités dans le monde underground tourne autour de l'achat et de la vente de drogues illicites, c'est-à-dire s'inscrit dans la logique socio-économique du marché clandestin des drogues. Marginalité underground et marginalité délinquante se côtoient et des passages de l'un à l'autre s'opèrent. C'est par certains des rares jeunes des classes populaires ayant rejoint la mouvance underground (souvent après un passage par l'activisme politique) que va s'opérer « l'exportation » de la consommation de drogues dans d'autres univers sociaux où elle va trouver des conditions favorables à sa diffusion. À partir de la fin des années 1970, les pratiques de consommation (saisies à partir des statistiques de la police et des institutions de soins) connaissent une croissance exponentielle, en même temps que la démographie des consommateurs se transforme rapidement. La drogue se « prolétarise » et le problème social posé par la toxicomanie se déplace vers les jeunes des classes populaires. Pour eux, l'entrée dans le monde de la drogue répond à d'autres déterminants, elle offre, entre autres, des débouchés économiques non négligeables au moment où ils se trouvent de plus en plus confrontés à l'expérience du chômage.

Cette évolution conduit de nombreux « experts » à s'interroger sur la pertinence de certains aspects de la loi de 1970 et du dispositif mis en place. Le rapport de la Mission Pelletier (1978) critique pour son archaïsme une vision qui se contente de distinguer le simple usager du trafiquant. Cette opposition relève d'une autre époque et ne permet pas de rendre compte des pratiques les plus courantes, celles des innombrables usagers revendeurs qui financent leur consommation personnelle et leur survie sociale en « dealant ». Il souligne aussi l'inadéquation d'une mesure comme l'injonction thérapeutique qui, en contraignant le toxicomane à se faire traiter, fausse les relations que celui-ci entretiendra avec l'institution de soins, dans la mesure où la prise en charge psychothérapeutique qui y est proposée suppose un engagement volontaire du patient. Enfin, affirmant la parenté de la toxicomanie avec ces autres formes de dépendance à des substances psychoactives que sont l'alcoolisme et le tabagisme, le rapport invite à la réflexion sur les différences dans le traitement social et juridique de ces autres fléaux et sur la demande faite par certains de distinguer entre la consommation de drogues « douces » comme le cannabis (pour en dépénaliser l'usage) des drogues « dures », comme l'héroïne, qui seules seraient dangereuses. Mais les critiques du rapport Pelletier ne sont guère suivies d'effets. La révision de la loi se heurte au ministère de l'Intérieur qui n'est pas disposé à changer un texte dont les principales dispositions répressives facilitent la tâche des forces de police. Certes, le contexte a changé et la disqualification des groupes d'extrême gauche n'est plus d'actualité, mais de nouvelles cibles ont pris le relais. La stigmatisation se focalise maintenant (et se focalisera de plus en plus) sur les jeunes délinquants des « cités » et autres « banlieues » (ce qui est désigné aujourd'hui comme des « zones de non droit ») en particulier immigrés de première ou deuxième génération.

La construction du dispositif institutionnel est marquée par une succession de crises d'adaptation. La conception du traitement des toxicomanes qui prévaut dans la loi de 1970 est fondée sur le principe de l'abstinence. L'ambition affichée est d'obtenir du patient qu'il abandonne définitivement toute consommation de drogue au terme d'un parcours psychothérapeutique réalisé dans le centre de postcure. Au terme d'une période où les établissements, fonctionnant sur un mode expérimental, cherchent à élaborer des formes de prise en charge adaptées aux spécificités de leur clientèle, le dispositif entre dans une phase d'institutionnalisation, passant sous le contrôle effectif de l'Action sociale et de ses directions départementales. La coïncidence entre ce changement de statut et l'arrivée dans les institutions d'une clientèle de jeunes marginaux des classes populaires est source de tensions. La proximité culturelle entre soignants et patients propres aux premières années de fonctionnement des centres était à l'origine de relations thérapeutiques innovantes où le savoir des patients sur leur toxicomanie était valorisé (il n'était pas rare que ceux-ci soient invités à intervenir lors des colloques). Ces rapports où l'empathie jouait un grand rôle s'avèrent peu adaptés aux nouveaux patients. D'où une tendance à l'adoption de mesures plus coercitives qui sont aussi un moyen de répondre aux exigences de résultats des autorités de tutelle. Cette évolution conduit au départ d'une partie des premiers intervenants, gagnés par le désenchantement et, corrélativement, à un renouvellement important du personnel des centres. Le développement du dispositif institutionnel s'accélère dans les années 1980, s'articule à la mise en œuvre de nombreuses politiques locales (ville, département) de lutte contre la toxicomanie et s'accompagne d'une activité croissante de recherche (recherche-action, études épidémiologiques, enquêtes sociologiques et ethnologiques). Tandis qu'en 1982, le gouvernement crée une Mission interministérielle permanente de lutte contre la toxicomanie (MILT), placée sous l'autorité du Premier ministre pour coordonner les actions de l'État en matière de prévention, de prise en charge sanitaire et sociale, de répression, de recherche, de formation des intervenants, de communication et d'échanges internationaux.

Le temps du Sida

La première décennie de lutte contre la toxicomanie a vu s'élargir considérablement le spectre des pratiques criminalisées. Au principe de cet élargissement, la course-poursuite engagée entre les usagers de drogues et les institutions médicale, juridique et policière. Les premiers ayant tendance, dans les situations de pénurie de produits ou pour éviter de tomber sous le coup de la loi, à détourner de leur usage médical un panel de plus en plus varié de médicaments peu ou pas contrôlés, les seconds réagissant en édictant de nouvelles normes de contrôle sur les produits détournés (retrait de la vente libre, inscription au tableau B). Un aboutissement de cette dynamique concerne la vente des seringues pour laquelle une prescription sur ordonnance devient obligatoire. Mesure qui va renforcer le recours à l'utilisation collective de seringues usagers parmi les toxicomanes adeptes de la consommation de drogues injectables. À la fin de l'année 1985, se fondant sur les connaissances médicales de l'époque, l'association de lutte contre le Sida, AIDES, édite un document mettant en avant les risques de contamination par le virus VIH, résultant de cette pratique. Les données épidémiologiques sur l'évolution de l'épidémie de Sida de juin 1986 montrent une augmentation brutale des cas survenus chez les toxicomanes utilisant des produits injectables. L'irruption du Sida va entraîner un bouleversement profond de la lutte contre la toxicomanie.

Dès l'apparition des premiers malades héroïnomanes, le Groupe de travail français sur le Sida propose, à titre prophylactique, la remise en vente libre des seringues et l'organisation de campagnes incitant les toxicomanes à nettoyer leur matériel d'injection. Recommandations que critiquent vigoureusement la MILT et la majorité des intervenants en toxicomanie qui les jugent incompatibles avec la politique menée jusque-là. Il leur paraît impossible de fonder le fonctionnement des centres et les activités de prévention de la toxicomanie sur un principe d'abstinence totale et, en même temps, d'adopter des mesures qui, en voulant faire l'éducation sanitaire du toxicomane, reviennent à reconnaître officieusement des pratiques contrevenant à ce principe. Et lorsqu'en 1987, Michèle Barzach décide de libéraliser la vente des seringues, affirmant du même coup que les risques de contamination par le VIH doivent primer sur ceux liés à la drogue, beaucoup, dans le milieu de la lutte contre la toxicomanie, persistent dans leur opposition. C'est donc largement en dehors de ce milieu, et notamment parmi les premiers médecins hospitaliers investis dans le traitement de malades du Sida toxicomanes et au sein des associations (AIDES), que va prendre forme le mouvement social en faveur de l'adoption d'une politique en matière de toxicomanie, dite de réduction des risques. La « philosophie » de ce mouvement est tout entière construite sur l'idée que, le toxicomane qui se « shoote » étant en danger de mort, les dangers induits par sa dépendance deviennent secondaires et qu'en conséquence, il convient de repenser complètement la lutte contre la toxicomanie. Si tout projet de traitement fondé sur le principe d'abstinence n'est pas à rejeter, il ne peut être envisagé que pour certains patients déjà très engagés dans leur parcours thérapeutique. Pour la grande masse de ceux qui seront maintenant désignés comme des « usagers de drogues par voie intraveineuse », une autre politique s'impose dont les quatre axes, décalqués de la lutte contre le Sida, sont : l'éducation sanitaire (apprendre à se « shooter propre ») ; l'amélioration de l'accès aux structures de soins ; la mise en œuvre de traitements par des produits dits de substitution ; la promotion de l'organisation des usagers en association d'auto-support.

Le mouvement s'organise, appuie la création de la première association, en France, d'usagers de drogues (ASUD) et engage la polémique. Plus encore que sur la question des seringues, le conflit avec les « toxicothérapeutes » va porter sur les traitements de substitution. Cette fois, c'est le credo thérapeutique de ces derniers qui est en cause. En effet, et contrairement à leurs homologues dans de nombreux pays, ils ont toujours refusé les techniques de sevrage par des opiacés de synthèse sans effets psychotropes (comme la méthadone), obtenant même leur interdiction. Techniques ne permettant pas à leurs yeux au toxicomane de sortir de son état de dépendance (il ne faisait que changer de drogue) et dont ils récusaient la finalité. Mais, dans un contexte où l'épidémie de Sida commence à faire des ravages dans la population des toxicomanes, les arguments des partisans de la réduction des risques gagnent du terrain. Y compris parmi les intervenants en toxicomanie qui sont de plus en plus nombreux à se convertir. Certains d'entre eux, d'ailleurs, participeront activement à la création en 1993 d'un collectif associatif, « Limiter la casse », qui se donne comme objectif de faire adopter par les pouvoirs publics une politique conséquente de réduction des risques en matière de toxicomanie. L'opposition entre partisans (incarnés par les ministres ayant en charge les Affaires sociales et la Santé) et adversaires (les ministres de l'Intérieur) de cette politique traverse aussi les gouvernements, de gauche comme de droite, qui se succèdent. Le retentissant procès « du sang contaminé » qui met en accusation de hauts personnages de l'État jouera conjoncturellement un rôle important. La crainte que puisse éclater à propos des toxicomanes un scandale du même ordre va peser dans la décision du gouvernement d'Édouard Balladur de décider, par circulaire ministérielle, du changement de cap. Le développement de programmes de substitution est mis à l'agenda de la politique de lutte contre la toxicomanie et les associations d'usagers de drogues, qui risquaient de tomber sur le coup de la loi de 1970, sont reconnues. Les adversaires de la réduction des risques, au sein du dispositif toxicomanie, sont contraints d'évoluer, et même les plus résolus se portent demandeur, pour leur centre, d'un programme de substitution. La lutte contre la toxicomanie se réaménage et entre dans une nouvelle phase de normalisation.

Le collectif « Limiter la casse » se divise sur la question de l'abrogation de la loi de 1970. Ceux qui veulent en faire le prochain objectif à atteindre, les représentants des groupes d'autosupport des usagers de drogues et les militants d'Act-Up Paris, se heurtent à l'opposition des professionnels investis maintenant dans la mise en œuvre de la nouvelle politique. Le collectif ne survivra pas à la crise et décide de se dissoudre. L'alliance militante des soignants et des soignés se dénoue.

L'arrivée, avec les polythérapies, de traitements beaucoup plus efficaces fait évoluer la situation.

L'épidémie de Sida apparaissant sous contrôle, la lutte contre la toxicomanie retrouve son autonomie, mais avec un dispositif institutionnel et des conceptions de la prise en charge des patients profondément remanié (la substitution s'est banalisée). Seul le volet répressif, inscrit dans la loi de 1970, reste inchangé. La stigmatisation et la criminalisation des toxicomanes est toujours d'actualité.

▶ BERGERON H., « Politiques publiques et croyances collectives. Analyse socio-historique de la politique française de soins aux toxicomanes de 1970 à 1995 », *Déviance et société*, 23, 2, 1999, p. 131-146. – DUPREZ D., KOKOREFF M., *Les Mondes de la drogue*, Paris, Odile Jacob, 2000. – EHRENBERG A., MIGNON P. (éds.), *Drogues, politique et société*, Paris, Le Monde Éditions, 1992. – JOUBERT M., « Politiques locales et nouveaux dispositifs d'action dans le domaine des toxicomanies », *Déviance et société*, 23, 2, 1999, p. 165-187. – LERT F., FOMBONNE E., *La Toxicomanie. Vers une évaluation de ses traitements*, Paris, INSERM, La documentation française, 1989. – MAUGER G., FOSSÉ-POLIACK C., « Les loubards », *Actes de la recherche en sciences sociales*, 50, 1983. – PINELL P. (dir.), *Une Épidémie politique, la lutte contre le Sida en France*, Paris, PUF, 2002. – RICHARD D., SENON J.-L., *Dictionnaire des drogues, des toxicomanies et des dépendances*, Paris, Larousse, 1999. – YVOREL J.-J., *Les Poisons de l'esprit. Drogues et drogués au XIXe siècle*, Paris, Quai Voltaire, 1991. – ZAFIROPOULOS M., PINELL P., « Drogues, déclassement et stratégies de disqualification », *Actes de la recherche en sciences sociales*, 42, 1982.

Patrice PINELL

→ Alcoolisme ; Dégénérescence ; Dépendance ; Drogue ; Psychotrope ; Sang contamine ; Sida (Lutte contre le).

TRANSFUSION

La saignée a été régulièrement pratiquée, de la plus haute Antiquité au XXe s. La menstruation des femmes a pu suggérer ce moyen de prévenir les maladies en évacuant les humeurs viciées ou superflues. En contraste, l'histoire de la transfusion ou introduction de sang dans les vaisseaux du corps est brève – elle commence avec la découverte de la circulation du sang par William Harvey (*De Motu Cordis*, 1628), et mouvementée – elle a été envisagée périodiquement comme une panacée, au risque, à la première déconvenue, de se voir abandonnée.

S'appuyant sur le constat de la circulation, la génération de savants qui suit Harvey en Angleterre, Robert Boyle et Richard Lower, perfuse les animaux avec toutes sortes de liquides, lait, huile, vin, ou opium, mais le sang garde leur préférence. Ils envisagent toutes ses caractéristiques : quantitatives (ils s'essaient à mesurer les volumes mis en jeu) et qualitatives ; il est considéré comme le support des caractéristiques de l'individu, morphologiques et... morales ou religieuses. L'idée de la transfusion suggère un échange possible de qualités entre les êtres vivants, riche de métamorphoses inédites. Surtout, fluide vital par excellence, le sang représente la quintessence des nombreux nutriments qui entrent dans sa composition, et pourrait être ainsi le remède idéal.

Plus audacieux ou imprudent que les Anglais, un chirurgien français, Jean-Baptiste Denis, les devance en 1667 en transfusant ses malades, à Paris, avec du sang d'animal mais aussi du sang humain. Pour appuyer l'usage de ce dernier, il argumente que la mère accepte bien d'héberger un embryon étranger qui ressemble à son père (les immunologistes parlent aujourd'hui de la « greffe fœtale » et parfois de l'accouchement comme d'un rejet). Mais le décès d'un patient transfusé pour guérir sa folie coupe court aux essais, et le parlement de Paris interdit la transfusion.

Au début du XIXe s., elle est tirée de l'oubli par un obstétricien anglais, James Blundell, qui s'enthousiasme pour l'exploration physiologique des secrets de la nature. Les romantiques croient dans le pouvoir médical de faire reculer la mort avec les moyens modernes comme l'électricité et... le sang. Blundell improvise la transfusion au chevet des accouchées en cas d'hémorragie de la délivrance, première cause de leur mortalité.

La transfusion reste néanmoins une procédure d'exception en raison de ses nombreuses difficultés, notamment la rapide coagulation du sang hors des vaisseaux, le danger encouru par le donneur dont on ouvre une artère, etc. Le sang animal, alternative possible, est abandonné définitivement autour de 1870. Pour traiter l'hémorragie aiguë, on préfère alors des substituts aisés à fabriquer, des solutions salées efficaces sur la déshydratation du choléra, la grande épidémie du XIXe s.

Pendant la Grande Guerre, la transfusion n'est utilisée qu'épisodiquement pour les hémorragies, sur le front. Mais son principe a suscité beaucoup d'intérêt et, au retour de la paix, il devient loisible de donner de l'importance à un phénomène négligé dans l'urgence : les différences des sangs entre receveur et donneur. Les globules rouges changent de forme d'un animal à l'autre, comportent ou non des noyaux etc. Chez les individus de la même espèce, ils paraissent identiques. En mélangeant *in vitro* des sangs humains d'origine différente, des phénomènes d'agglutination avaient souvent été relevés, mais ils avaient été tenus pour pathologiques. En 1899, à Vienne, Karl Landsteiner montra que le sérum de certains individus agglutine les globules rouges de certains de leurs semblables et qu'il s'agit d'un phénomène stable dans le temps et sans rapport avec une maladie. Landsteiner distingua trois catégories, A, B et C, correspondant à nos groupes A, B et O. Quelques années plus tard, Emil Von Dungern et Ludwik Hirschfeld démontrèrent à Heidelberg que ces caractères étaient transmis héréditairement sur le mode dominant. Pendant la guerre, le rassemblement de milliers d'hommes d'origines différentes à Salonique permit aux époux Hirszfeld, en 1917, de montrer l'inégale répartition des groupes sanguins dans les populations et de les proposer comme marqueurs pour suivre les migrations dans l'Histoire.

Le groupage systématique, l'usage de seringues et d'appareils de perfusion qui permettent le transfert indirect du sang, celui de sels de calcium s'opposant à la coagulation (qui rendait auparavant la plupart des transfusions probablement inopérantes), facilitèrent la pratique de la transfusion et permirent d'étendre progressivement ses indications. La transfusion de sérum de convalescent, par exemple, visait à apporter des anticorps protecteurs aux malades atteints d'infections.

L'identification des groupes se poursuivit avec la description du système rhésus par Landsteiner et Levine en 1944. L'incompatibilité entre une mère rhésus dit négatif et un fœtus portant l'antigène paternel rhésus positif provoque des accidents mortels chez l'enfant, prévenus en remplaçant intégralement son sang (exsanguino-transfusion). L'exsanguino-transfusion, expérimentée par Jean Bernard en 1947 dans les leucémies, lui permit d'observer de brèves rémissions chez des malades et, par les espoirs qu'elle fit naître, encouragea la recherche thérapeutique.

Pendant la Seconde Guerre mondiale, a commencé le fractionnement du sang en composés d'indications différentes, les uns comme l'albumine, utile pour restaurer un volume sanguin correct, d'autres intervenant pour rétablir des fonctions comme une coagulation correcte chez les hémophiles en cas de traumatisme.

À la Libération, la transfusion, symbole de solidarité, est entrée dans une phase décisive de son organisation sociale : la loi française date de 1952. L'équilibre entre donneurs payés et donneurs gratuits qui coexistait jusque-là est rompu en faveur de ces derniers. Le socio-économiste anglais Richard Tittmuss propose le système de transfusion d'une nation comme indicateur fiable de son idéologie politique et sociale. Les « banques de sang » sont vues comme des dépôts et des systèmes de redistribution d'un bien social commun plus que comme un lieu de placement individuel, idée à l'origine du terme qui nous vient des États-Unis autour de 1930.

À la fin du XXe s., la transfusion connaît un essor sans précédent de type industriel. C'est dans ce contexte qu'est méconnue la transmission du virus émergent de l'épidémie de Sida. « L'Affaire du sang contaminé », en 1985, amène à limiter les indications et à repenser l'organisation de la transfusion, bien que le danger de transmettre une infection (syphilis ou paludisme au XIXe s., hépatite en 1944) ait été reconnu depuis longtemps. Face au danger des virus émergents, l'organisation de la transfusion doit se conformer au principe de précaution. La transfusion lance le débat sur la nécessité d'une sécurité absolue pour l'usager, et de la révision du système d'assurances des hôpitaux.

Dans le passé, la transfusion a sauvé de nombreuses vies, elle illustre cependant l'ambivalence des substances « naturelles » dont l'emploi doit rester sous surveillance. L'Affaire du sang contaminé a contribué à déplacer la relation médecin/patient dans le sens d'une obligation contractuelle de résultats, d'une information plus complète et d'une participation plus grande aux décisions. À la différence de la saignée, traitement individuel, la transfusion est une technique qui fait intervenir le corps social tout entier et épouse ses péripéties.

► CASTERET A. M., *L'Affaire du sang*, Paris, La Découverte, 1991. – DIAMOND L. K., « A History of Transfusion », M. W. Wintrobe, *Blood, pure and eloquent*, New York, 1980, p. 658-688. – FARR A. D., « The first human blood transfusion », *Medical History*, 24, 1980, p. 143-162. – GREILSAMER A., *Le Procès du sang contaminé*, Paris, Le Monde éd., 1992. – HAGEN P., *Blood gift or merchandise*, New York, Alan Liss, 1982. – HERMITTE M. A., « Le sang est-il une marchandise ? », *La Recherche*, 24, 1993, p. 28-630 ; *Le Droit et le Sang*, Paris, Le Seuil. – HIRSZFELD L & H., « Serological differences between the blood of different races », *Lancet*, 180, 1919, p. 676-678. – MOULIN A.-M., « William Harvey et la révolution cardiaque », *L'Histoire*, 60, 1983, p. 89-91 ; « Les batailles de la transfusion », *L'Histoire*, 74, 1985, p. 106-109 ; *Le Dernier Langage de la médecine*, Paris, PUF, 1991, chap. VII ; « Le médecin et la technique de la transfusion », *L'Histoire*, 176, 1994, p. 76-79 ; « Reversible history: blood transfusion and the spread of AIDS in France », *in* C. Hannaway (ed.), *AIDS and the public debate*, Amsterdam, IOS Press, 1995, p. 170-186. – PELIS K., « Blood clots : the nineteenth century debate over the substance and means of transfusion in Britain », *Annals of Science*, 54, 1997, p. 331-360 ; « Transfusion with teeth : Re-animation and the re-introduction of human transfusion to British medical practice, 1810-1834 », *in* R. Bud et al., *Manifesting Medicine* : *Bodies and Machines*, Amsterdam, Harwood, 1999, p. 1-31 ; « Blood standards and failed fluids : clinic, lab and transfusion solutions in London, 1868-1916 », *History of Science*, 39, 2001, p. 185-213. – PEUMERY J.-J., « Les origines de la transfusion sanguine », *Clio Medica*, 9, 1974, p. 325-341. – SCHNEIDER W., « Chance and social setting in the application of the discovery of the blood groups », *Journal of the History of Medicine*, 57, 1980, p. 545-562 ; *Quantity and Quality* : *the quest for regeneration in twentieth-century France*, Cambridge, Cambridge Univ. Press, 1991 ; « Blood transfusion in peace and war, 1900-1918 », *Social History of Medicine*, 9, 1997, p. 105-126. – SETBON M., *Pouvoirs contre Sida. De la transfusion sanguine au dépistage*, Paris, Le Seuil, 1993. – TITTMUSS R., *The Gift Relationship*, New York, Pantheon Books, 1971.

Anne-Marie MOULIN

→ Chirurgie ; Expérimentation animale ; Expérimentation humaine ; Hématologie ; Sang ; Sang contaminé ; Sida (Lutte contre le).

TRANSSEXUALISME

« Condition d'hommes comme de femmes sans anomalies biologiques constantes connues, qui ont le sentiment intense et pénible de ne pas être de leur sexe de naissance, mais d'appartenir au sexe opposé. Les transformations corporelles qu'ils demandent en conséquence aux chirurgiens plasticiens et aux endocrinologues portent sur les signes sexuels primaires et secondaires, et ont pour les transsexuels valeur de rectification. Aucun délire de type schizophrénique n'est détectable. » À peu près aucun des termes de cette définition n'échappe à la polémique. Aussi faut-il plus y voir un essai de caractérisation du problème que pose le transsexualisme, et non l'expression d'un consensus nosologique. Cette polémique se déploie en effet sur plusieurs axes :

1 / Le premier est celui des principes. Car le transsexualisme est-il en fait une pathologie ? Faute de critères biologiques, faute aussi d'un accord entre psychiatres sur le statut de patients qui ne « délirent » que sur leur identité sexuelle, et qui semblent par ailleurs souvent d'une parfaite intégrité mentale (au moins une fois arrivés dans le sexe de leurs vœux), on courrait le risque de réprimer, en les soignant, une modalité particulière de la sexualité. Il faudrait parler alors de transsexualité et non de transsexualisme, et, comme avec l'homosexualité, dépathologiser la condition. Bien plus, on a pu argumenter, dans une veine libertarienne, qu'il existe un *droit* à changer de sexe.

2 / Le deuxième axe de désaccord est d'ordre clinique. À supposer que le transsexualisme soit une maladie, il se pourrait déjà qu'il y ait une fausse symétrie entre homme et femme : « changer de sexe » serait un attrape-tout masquant des différences importantes. Ensuite, la définition du syndrome présuppose la disjonction de l'identité sexuelle et de la préférence sexuelle, mais dans les faits, cette disjonction est peu claire, et on pourrait se demander si le transsexualisme n'est pas un artefact qui résulte de sa pseudo-évidence. Ensuite encore, caractérisé ainsi, on met entre parenthèses la comorbidité psychiatrique du transsexualisme (de la psychose à la toxicomanie et aux conduites psychopathiques et perverses), au profit de cas idéalisés. Dire que les transsexuels ne sont pas schizophrènes veut écarter un certain type de délire de transformation corporelle bien connu (tel celui du Président Schreber de Freud). Mais cela laisse ouverte l'éventualité de symptômes d'ordre paranoïaque à l'arrière-plan, dont le vœu transsexuel serait l'effet de surface. Mais si l'on ne veut pas que le transsexualisme soit une sorte d'équilibration psychotique, alors il vaut mieux parler de « sentiment » d'appartenir à l'autre sexe que de « conviction » (délirante). D'autant qu'un tel sentiment n'est pas stable : beaucoup de définitions médicales exigent qu'il dure plusieurs années. Enfin, personne ne connaît la prévalence du transsexualisme dans la population générale, ni même le nombre exact d'opérés.

3 / Une troisième source de différends est historique. La définition proposée ici est datée, et elle reflète la construction médicale du syndrome depuis les années 1950. Elle ne tient pas compte de l'essor des théories sociologiques du « genre » depuis les années 1970, qui ont tendance à reclasser le transsexualisme plus parmi les déviances (médicalisées après-coup) que parmi les maladies. A-t-il d'ailleurs toujours existé des transsexuels ? Dans quelle mesure, pour qu'il y ait transsexualisme, ne faut-il pas une réponse chirurgicale, qui suscite une demande spécifique d'opération ? Le transsexualisme serait alors iatrogène, et récent. La notion contemporaine de dysphorie de genre (le malaise diffus dans son identité sexuelle) recouvre un spectre de tableaux cliniques (et d'évolutions) plus large que celui du transsexuel, apparemment convaincu depuis l'enfance, et qui réclame une réassignation sexuelle confinant à la caricature, que l'on décrivait cependant comme typique dans les années 1960.

4 / La dernière est philosophique. Précisément parce qu'il n'existe aucun critère biologique ni mental objectifs, le transsexualisme est une maladie autodiagnostiquée, dont la thérapie (castration, reconstruction génitale à l'apparence du sexe opposé, et prise d'hormones) est autoprescrite, et dont le résultat est auto-évalué. Autrement dit, tout y dépend de l'idée que médecins et patients se font *ensemble* du moi, de ses relations avec le corps, et de la nature ultime de la conscience de sa propre identité. Pour beaucoup, le transsexualisme est donc une folie, dans la mesure où il est tautologique d'être son propre corps (même si cela peut nous déplaire). Pour d'autres, la liberté de l'individu s'étend jusqu'aux manipulations les plus invasives, en conséquence de la *self-ownership* du corps et de la protection de la sphère privée. Car, qu'est-ce qui fait que certains médecins trouvent un certain sens dans un énoncé type comme : « Je suis une femme dans un corps d'homme » (ou l'inverse), et d'autres pas du tout ? Ce n'est pas une théorie médicale, c'est une conception du moi.

C'est pour ces raisons que le transsexualisme a été considéré, dans les années 1970, comme un des problèmes bioéthiques et médicaux les plus vertigineux qui soit.

Construction et crise du syndrome transsexuel

C'est Hirschfeld qui, le premier (1910), a isolé parmi les transvestistes, qui sont en majorité hétérosexuels et conscients d'être des hommes, une sous-catégorie d'individus intimement convaincus au contraire d'être des femmes. On avait déjà de tels tableaux chez Krafft-Ebing et Moll, pour illustrer la thèse de la « sensation sexuelle contraire ». Mais Hirschfeld lui a ajouté deux caractéristiques cruciales pour l'avenir : le contexte de travestissement (qui pourtant n'est pas constant chez les transsexuels), et l'hypothèse d'un « hermaphrodisme psychique » à base hormonale et cérébrale qui serait le symétrique de l'intersexualité physique. Les premiers sexologues ont des théories si personnelles qu'il est difficile de superposer nos concepts aux leurs. Mais de l'abondante littérature du temps, deux éléments ressortent vivement. L'idée d'inversion homosexuelle, d'abord, sous sa forme complète, impliquait un vécu « féminin » chez l'homme – on la retrouve, avec l'idée d'un substrat biologique, chez Freud. Il se pourrait donc qu'il y ait un extrême de la bisexualité universelle, objet alors de toutes les spéculations, qui mettent effectivement en contradiction l'anatomie et le ressenti sexuel. Ces spéculations étaient ensuite alimentées par les travaux de Steinach sur l'inversion des comportements reproducteurs des animaux par des greffes de gonades. Comme on voit, autant le choix d'objet sexuel et l'identité sexuelle sont, pour nous, disjoints, autant le naturalisme biologisant de la sexologie naissante les articulait étroitement. Or, s'il faut un tel arrière-plan au transsexualisme pour qu'il devienne un enjeu bioéthique majeur, il vaut mieux considérer l'émasculation de « Rudolph » (un domestique de Hirschfeld), en 1921, comme prototypique, même si une mastectomie avait été pratiquée aux États-Unis en 1918 sur une transsexuelle – car c'était à titre compassionnel, et sans la théorie qui donne tout son relief au problème.

Cette théorie, souvent antifreudienne, se popularise aux États-Unis entre les deux guerres, à mesure que l'on vulgarise et que l'on recherche des applications sociales à la découverte des hormones sexuelles : c'est le behaviorisme endocrinologique. L'idée (jamais démontrée) qu'on puisse, par imprégnation fœtale, avoir un cerveau d'un sexe opposé à l'anatomie, et qui régisse une conduite « naturellement » féminine chez un homme sans qu'il soit en rien homosexuel, est de ces spéculations dans laquelle les transsexuels se sont toujours « reconnus », et qu'ils se sont même voués à confirmer subjectivement.

Le « phénomène transsexuel », pour reprendre les mots de son premier spécialiste, Benjamin (1966), est cependant né avec la médiatisation des opérations de George (Christine) Jorgensen, en 1952. Malgré la fascination que Jorgensen suscite, et que d'autres susciteront encore après lui, deux faits saillants s'imposent. Le premier, c'est le scandale des psychiatres de l'époque : opérer un transsexuel, c'est « collaborer avec la psychose », dira-t-on. Le second, c'est la construction d'un véritable modèle de réussite transsexuelle, Jorgensen entamant une correspondance avec les centaines de candidats auxquels il a révélé qu'il y a une issue à leurs souffrances. Ils deviendront des milliers, faisant parler d'épidémie.

Mais l'appui de la théorie demeure indispensable à la standardisation du transsexualisme. Son contexte intellectuel, c'est la polémique sur le primat de la nature sur la culture, extrêmement vive dans les années 1960 (notamment à cause de la polémique sur le déterminisme biologique de l'homosexualité). Money, un spécialiste des intersexuels (il a fixé la doctrine selon laquelle le sexe d'élevage prime sur le sexe biologique), voit dans le transsexualisme une « expérience naturelle » cruciale à cet égard. À Johns Hopkins, à partir de 1966, il fait opérer à grande échelle et organise des suivis méthodiques. Dès 1972, aux États-Unis, chirurgie et hormones deviennent le traitement standard. Dans d'autres *Gender Identity Clinics*, comme chez Stoller à Los Angeles, les transsexuels apparaissent comme des objets sociologiques à part entière (« Agnes », qui y est traitée, intéresse notamment Garfinkel). Finalement, les restrictions de départ sur les candidats se relâchent : la satisfaction ressentie est si forte chez les opérés, qui savent aussi déjouer les médecins en leur présentant toujours le tableau clinique qui garantit l'accès à la chirurgie, que Fisk, en 1973, renonce au purisme d'une entité nosographique « transsexualisme ». La « dysphorie de genre » la remplace, caractérisée en fait par la seule demande de changer de sexe, et par la satisfaction postopératoire.

Ce modèle pourtant subit de nombreux assauts. Psychiatres, et surtout psychanalystes, visés au cœur de leur doctrine par ces incroyables métamorphoses, ne désarment pas. Lothstein, en particulier, montre que de nombreux patients sont accessibles à la psychothérapie, ce que niait la conception sexologique régnante. D'autres s'avèrent psychotiques après des opérations sans précaution. La comorbidité globale des patients prend de plus en plus d'importance, quand ils renoncent à la dissimuler. Face donc aux doutes qui se généralisent à partir des années 1980, de vastes programmes d'évaluation sont entrepris.

La situation actuelle se caractérise par le pragmatisme. On sait, rappellent Pfäfflin et Junge (1992), surtout depuis l'analyse de la cohorte néerlandaise, que le succès est la règle quand les procédures sont correctement suivies, et que les patients sont sélectionnés et motivés. Cela tend d'ailleurs à transformer les patients en simples clients des chirurgiens plasticiens. Mais la libéralisation des indications s'expose aussi à un débordement libertaire virulent. Ainsi, le « transgénérisme » est un mouvement contestataire qui voit dans les rôles de genre des artefacts sociaux relativisables et politiquement suspects. Ses racines plongent dans le féminisme radical. Par l'action directe sur le corps, on renverserait les stéréotypes sexistes, et les transsexuels seraient ainsi à l'avant-garde d'une réappropriation absolue de soi et du corps, placée sous le signe de la « performance ». Un aspect notable du transgénérisme militant est la contestation des réassignations forcées des intersexuels dès la naissance : comme s'il fallait sacrifier sans délai leur anatomie aux clichés de la « normalité » sexuelle, avant qu'ils ne puissent choisir consciemment, ni expérimenter un autre érotisme.

Trois apories

Le succès journalistique de nombreuses biographies de transsexuels, qui mettent souvent en scène de séduisants mythes sociaux de rédemption individualiste et d'hyper-normalité (on se plaît à voir qu'arriver à être comme tout le monde est en fait un exploit !), cache des impasses significatives, qui engagent la médecine et la bioéthique au point où elles ont une évidente portée anthropologique. Elles méritent un développement indépendant.

En premier lieu, le fait surprenant que les transsexuels opérés soient « satisfaits », et donc soignés, n'a pas la valeur qu'on croit. On peut aussi bien raisonner en disant que si leur demande est folle, et que la réponse (chirurgicale) l'est également, leur satisfaction ne prouve rien ; elle est folle aussi. Dans une situation où tout est autodiagnostiqué, autoprescrit et auto-évalué, où est le critère indépendant ? Plus techniquement, il convient de rappeler qu'il y a deux parties de la médecine où l'on ne peut pas avérer l'efficacité d'un traitement par la méthode du placebo en double aveugle : la chirurgie (surtout plastique !) et la psychothérapie. On ne peut donc jamais être sûr que des patients à qui on n'aurait pas offert le choix de la chirurgie ne se seraient pas améliorés, ni que la psychothérapie est, comme on prétend, vaine. À cet égard, il est frappant de constater que les équipes qui ont eu les moins bons résultats étaient celles dont les membres doutaient (en général pour des motifs psychiatriques ou bien psychanalytiques) de la validité de la tentative. Quant à la satisfaction en elle-même, elle est soumise à un biais attributif majeur : il serait suicidaire de regretter un geste aussi irréversible, et il faut donc absolument en être content. Néanmoins, dans les stratégies de soin actuelles, où la guérison est de plus en plus symptomatique et de moins en moins étiologique, on ne peut éviter des évaluations standards qui débouchent précisément sur ce genre d'apories. Elles ne sont, en ce sens, ni de la propagande idéologique, ni des erreurs scientifiques, mais la limite même de la prise en compte de la subjectivité dans le résultat d'un traitement médical.

En deuxième lieu, l'articulation de la médecine et du droit dans le transsexualisme est un prisme révélateur de tensions exemplaires entre revendication subjective et objectivité des normes. Il souligne le glissement du droit loin de la mise en scène de sa fonction censément instituante, vers une gestion des règles positives, contaminée de naturalisme. Le paradoxe, en effet, est que le droit refuse à l'individu toute disposition volontaire de son identité. Pour accueillir la demande de changer de sexe, laquelle parachève le travail médical, il faut donc supposer que le transsexuel est malade et n'agit pas par caprice, mais sous l'empire d'une contrainte plus forte que sa volonté. Une fois cependant accordée la modification d'état civil, le transsexuel se retrouve, dans l'autre sexe, doté d'une entière capacité juridique. Il peut se marier, adopter, etc. C'est donc uniquement parce que le transsexuel était malade qu'il se retrouve *in fine* normal. Ce forçage transforme la décision de justice en pur et simple accomplissement de sa thérapie. Beaucoup considèrent enfin cette métamorphose comme inacceptable, parce qu'elle impose aux enfants d'avoir désormais deux mères, etc. Mais là encore, on souligne peu que les règles suivies ne sont pas structurellement différentes de celles qui, par exemple, font du mari de la mère d'un enfant conçu par insémination artificielle le véritable père de son enfant. La question qui se pose est de savoir si de nouvelles fictions juridiques seront ici requises, ou si, comme l'a suggéré Legendre, on transgresse l'anthropologiquement acceptable, et qu'on se met ici en contradiction avec les lois de la parenté (alliance et filiation), donc de l'humanité.

Enfin, du même pas que le transsexualisme est autodiagnostiqué, cet apparent contrôle de soi par soi seul se transforme en son contraire complet. Car il y a peu d'exemples de pathologies qui soient à ce degré le fruit d'une co-construction entre patients et médecins. Comme l'ont autrefois démontré Billings et Urban (1982), les premiers se pliaient jusqu'à la caricature au tableau attendu par les seconds, pourvu qu'on les opérât, tandis que les seconds exploitaient les premiers à des fins de prestige universitaire, de polémique savante et de gains pécuniaires, dont rien ne filtrait. Mais du coup, le transsexualisme comme état morbide s'est trouvé partout déformé. On a cru longtemps, ainsi, à l'absence d'homosexualité chez les transsexuels. C'était qu'il ne fallait surtout pas l'exhiber, sous peine d'être classé pervers, et exclu du programme. Autre cas notoire de distorsion : les cas rencontrés en premier par un médecin lui servaient à étalonner les autres ; mais bientôt, voilà qu'ils devenaient les modèles toujours reproduits par les patients suivants, bien renseignés par leurs réseaux. En somme, avec le recul, il devient extrêmement difficile de savoir si le transsexualisme a jamais répondu à une définition stable. Et plus s'épure chez certains militants informés la conscience critique de cette co-construction du transsexualisme, plus on débouche sur une autre aporie : bien loin de regagner par ce biais l'innocence d'un soi enfin émancipé, on finit, cette fois, par ne plus bien savoir si le moi qui s'auto-affirme ainsi dans la revendication libertaire n'est pas le moi qu'il faut se croire être pour être vraiment libre – autrement dit, à son tour, une caricature.

Pour ce motif, peut-être faut-il en revenir au noyau élémentaire du problème transsexuel. Ce n'est pas, selon la formule courante, celui d'une « femme dans un corps d'homme » (ou, comme on trouvait au XIXe s., celui d'un « homme qui a une âme de femme »). C'est simplement la certitude *d'abord négative* de ne pas être « à sa place dans son corps », à quoi s'ajoutent de façon effectivement construite, probablement *par suppléance*, des identifications intenses à des images sexuées chéries. D'où la définition en deux temps proposée plus haut, qui sépare le sentiment de ne pas appartenir à son sexe de naissance (d'être hors sexe) et celui d'appartenir au sexe opposé. À la limite ainsi, vouloir « changer de sexe » serait une manière « raisonnable » de surmonter un malaise plus profond et plus radical touchant l'existence dans son corps. Il reste que *pour chacun*, ce qui fait qu'il est un homme plutôt qu'une femme reste opaque ; ce qui pousse à accepter que d'autres puissent mieux savoir pour eux-mêmes de quoi il retourne. Enfin, parce qu'elle met en scène à des fins extraordinaires les idéaux de la liberté et du moi, la revendication transsexuelle reconduit à l'enracinement philosophique de la folie dans l'énigme de la déraison, et non à sa version médicale et objectivée, la psychose.

► BENJAMIN H., *The Transsexual Phenomenon*, New York, Julian Press, 1966. – BILLINGS D. & URBAN T., « The socio-medical construction of transsexualism : An interpretation and critique », *Social Problems*, 29, 1982, p. 266-82. – CALIFIA P., *Sex Changes : The Politics of Transsexualism*, San Francisco, Cleis, 1997. – CHILAND C., *Changer de sexe*, Paris, Odile Jacob, 1997. – FRIGNET H., *Le Transsexualisme*, Paris, Desclée de Brouwer, 2000. – HIRSCHFELD M., *Die Transvestiten. Eine Untersuchung über den erotischen Verkleidungstrieb mit umfangreichen casuistichem und historischem Material*, Berlin, Pulvermacher, 1910. – PFÄFFLIN F. & JUNGE A. (eds.), *Geschlechtsumwandlung. Abhandlungen zur Transsexualität*, Stuttgart et New York, Schattauer, 1992. – SALAS D., *Sujet de chair, sujet de droit. La justice face au transsexualisme*, Paris, PUF, 1994. – STOLLER R., *Sex and Gender I : On the Development of Masculinity and Femininity*, New York/Londres, Science House/Maresfield, 1969 ; trad. fr. *Recherches sur l'identité sexuelle*, Paris, Gallimard, 1978 et (1975) *Sex and Gender II. The Transsexual Experiment*, Londres, Hogarth Press. – STRYKER S. (ed.), « The Transgender Issue », *GLQ. A Journal of Lesbian and Gay Studies*, 4, 1998, n° 2, Duke Univ. Press.

Pierre-Henri CASTEL

→ Convenance ; Hermaphrodisme ; Normes ; Psychanalyse ; Sexologie ; Sexualité.

TRAVAIL (Médecine du)

La « médecine du travail » nous est si familière que son originalité cesse de nous interroger. Formellement créée au lendemain de la Seconde Guerre mondiale par la loi du 11 octobre 1946, la médecine du travail est le fruit d'une longue histoire partagée entre celle de la médecine et celle du travail. Observateurs et analystes du travail autant que soigneurs des corps meurtris, les médecins apportent dans un premier temps une contribution majeure à la connaissance des métiers et des maladies ou des blessures survenues à l'occasion de leur exercice. La révolution industrielle et le « carnage » qu'elle a provoqué dans les rangs des travailleurs les ont conduits à intervenir plus directement non plus seulement pour guérir, mais pour tenter de prévenir la maladie ou l'accident en contribuant de manière parfois ambiguë à la sélection des travailleurs, mais aussi en militant avec d'autres pour la prise en compte du respect de la santé dans l'activité de travail salarié. Des médecins ont ainsi été à l'origine de l'institutionnalisation de la médecine du travail, son organisation et les modalités de son exercice étant le fruit de multiples compromis qui expliquent sans doute la singularité de l'institution. Elle est aujourd'hui confrontée aux transformations du travail et à un contexte institutionnel européen qui, sans la remettre radicalement en cause, la conduit cependant à un *aggiornamento* difficile.

Travail et médecine du travail : une histoire à plusieurs temps

En remontant à l'Antiquité jusqu'à la veille de l'industrialisation, Valentin retrace une histoire de la médecine du travail jalonnée d'écrits rédigés par des auteurs dont certains figurent au Panthéon de l'histoire de la médecine. À l'acmé de cette réflexion, on trouve au tout début du XVIIIe s. le célèbre traité de Ramazzini (1633-1714) *Diatriba de morbis artificum* (1701, 1713) qui deviendra la référence à laquelle les traducteurs français de cet ouvrage (Foucroy en 1877, Pâtissier en 1822) ajouteront leurs propres contributions. Ces traités ont pour mérite de capitaliser et mettre en forme des connaissances largement construites au sein des professions elles-mêmes. Savoirs pratiques et savoirs savants se recoupent alors largement dans l'évaluation de la salubrité des professions, des risques liés à l'utilisation de certains produits ou matériaux comme des moyens à utiliser pour s'en protéger. Les savoirs savants retiennent, pour évaluer la salubrité des différentes professions, « des critères qui demeurent pour l'essentiel hippocratiques en combinant les variations de la nature atmosphérique [...], de mise en action du corps [...] et de la nature travaillée » (Cottereau). Les savoirs pratiques ne s'éloignent guère de ce mode de raisonnement pour apprécier les métiers, leurs risques et les moyens de s'en prémunir.

L'abolition des corporations de métiers au nom de la liberté et de l'égalité, la naissance de l'industrialisation et les innovations techniques, le développement d'une conception libérale de l'économie, la croissance urbaine et surtout l'essor du salariat transforment radicalement le travail au XIXe s. Le paupérisme, les épidémies qui se développent en milieu urbain, la prétendue « dérive morale » du peuple et la naissance d'une « classe dangereuse » suscitent de vives controverses et de fortes inquiétudes. À l'instar de ce qui se pratique en Angleterre, les « enquêtes sociales » se multiplient pour prendre la mesure de l'ampleur des « dégâts du progrès ». Alors que la sociologie n'a pas encore été fondée et que l'économie est encore politique, ce sont les médecins, dont la démarche scientifique empirique apparaît la plus appropriée, qui sont appelés « au chevet du prolétariat » (Rémier). Guépin, Parent-Duchâtelet, Penot et Villermé fournissent alors les meilleures descriptions et analyses du travail en France dans la première moitié du XIXe s. L'intérêt du travail de Villermé, le plus célèbre d'entre ces médecins, ne réside pas seulement dans ce qu'il nous apprend de la situation des ouvriers, mais tient surtout au fait qu'il renonce, pour comprendre la santé au travail, « au concept d' "insalubrité des professions" tel qu'il a été formulé par Ramazzini et sa prospérité » (Cottereau). Villermé introduit un changement paradigmatique dans l'analyse de la relation entre profession et santé. Il ne se contente pas d'ajouter des causes supplémentaires à la liste de celles déjà identifiées par l'étiologie des pathologies professionnelles ; il change radicalement le regard sur le travail et propose une définition très moderne des conditions de travail. La cause principale des dangers et des risques encourus par les salariés ne se situe plus tant dans les astreintes spécifiques à chaque activité que dans les contraintes imposées par l'organisation du travail, son intensité, sa durée excessive et la faiblesse de sa rémunération. Le paupérisme et l'insalubrité résultent de l'exploitation excessive de « la force de travail » comme le disent à la même époque Marx et Engels. En fragilisant les corps, les conditions de vie ont un effet en retour sur l'aggravation des risques du travail et les mesures prônées par un « discours "sanitaire et social" fondé sur l'hygiène publique des esprits et des corps » (Chaumette) sont inadaptées. La loi du 22 mars 1841, interdisant le travail des enfants de moins de huit ans, est la première mesure prise pour limiter l'exploitation. Seule l'intervention de l'État va en effet permettre un changement dans le domaine des conditions de travail. Elle commence à être efficace au tournant du siècle grâce à la création de l'inspection du travail et aux lois de 1892 et 1893 qui imposent des règles d'hygiène et de sécurité dans tous les établissements industriels. Mais on perçoit aussi, dès cette époque, les limites de cette intervention normative. Les accidents ou maladies survenus alors même que les règles sont respectées suffisent à exonérer le chef d'entreprise. La loi du 9 avril 1898 sur les accidents du travail, en mutualisant les risques et en proposant une indemnisation forfaitaire qui améliore la réparation « ne peut être saluée qu'en raison du maintien des revenus au profit des salariés victimes d'un accident du travail, mais nullement en raison d'une meilleure protection de la santé, de la vie et du corps des travailleurs » (Chaumette). La loi de 1919 sur l'indemnisation des maladies professionnelles reconnues, conçue sur les mêmes principes que ceux concernant l'indemnisation des accidents du travail, en a les mêmes limites.

À l'aube du XXe s., les recherches sur les liens entre santé et travail prennent une nouvelle dimension. La toxicologie fait d'importants progrès. Jules Amar crée en 1905 un département d'Hygiène industrielle au CNAM et renouvelle la vision de cette discipline. L'ergonomie se développe. Un siècle après l'obligation de la présence de médecins dans les mines et les carrières, la loi de 1913 étend cette obligation aux industries à risques. Le développement des industries de l'armement et du salariat féminin entraînés par la Grande Guerre est l'occasion d'un effort considérable de rationalisation du travail qui préfigure l'adoption progressive du taylorisme comme forme dominante d'organisation du travail. Une inspection médicale est créée dans les « usines de guerre ». Les études sur les maladies professionnelles se multiplient. Les services sociaux contribuent à renforcer la discipline des corps et des esprits. Au lendemain de la guerre, des services médicaux sont créés dans de grandes entreprises et en particulier les entreprises de chemins de fer et des transports urbains où la défaillance du salarié fait courir des risques à l'usager. Les médecins d'entreprise, sans abandonner une activité curative, dépistent les maladies notamment d'origine professionnelle, tentent d'instaurer des règles d'hygiène dans les ateliers. Certains enfin n'hésitent pas à contribuer à la sélection physiologique du personnel. Dans le même temps où s'expérimente concrètement par des médecins d'entreprise « la médecine du travail », comme on commence à l'appeler à l'instigation du Pr Leclercq, se mettent en place des enseignements spécialisés associés ou non à la délivrance de diplômes de médecine du travail. Des revues sont créées, des colloques organisés. Alors que le Front populaire étend, par la loi du 17 juillet 1937, la compétence des médecins-conseils à toutes les entreprises, la médecine du travail commence ainsi par se professionnaliser avant même d'être instituée.

Une ou des médecines du travail ?

La Première Guerre mondiale a permis la mise en place des premières expériences de médecine du travail. À la veille de la Seconde Guerre mondiale, l'institution est prête à être créée comme le prouve, au cœur de la débâcle, la recommandation faite le 1er juin 1940 par le ministre du Travail aux chefs d'entreprise de créer des services médicaux et sociaux, des comités d'hygiène du travail et des comités de sécurité. La loi du 28 juillet 1942, inspirée par cette recommandation ministérielle, rend obligatoires les services médicaux dans les entreprises de plus de 50 salariés.

Il s'agit, au lendemain de la guerre, de reconstruire le pays sur des conceptions qui ont été forgées au sein de la Résistance et dont la philosophie se situe aux antipodes de celle mise en œuvre par le régime de Vichy. La loi du 11 octobre 1946, relative à l'organisation des services médicaux du travail, ne s'éloigne guère de la lettre de la recommandation de 1940 et de la loi de 1942. Elle ne prend sens que dans un contexte qui en change radicalement l'esprit. Il s'agit d'instaurer, au sein du monde du travail, un « ordre public social » qui confère des droits individuels et collectifs aux travailleurs là où ils n'avaient que des devoirs. Le droit à la protection de l'intégrité physique dans le cadre de l'exercice du travail prend une place primordiale dans ce dispositif car il questionne fondamentalement la nature de la subordination du salarié à l'employeur et celle du travail saisie par le contrat de travail. Le contrat qui présuppose l'égalité des parties et tend à dissocier le travail du travailleur apparaît comme une fiction à bien des juristes : « Ne pas voir que la maîtrise acquise sur le travailleur dans la relation de travail est d'abord une maîtrise physique, c'est ne pas voir le nez au milieu de la figure », écrit Alain Supiot qui souligne, au cœur du droit du travail, l'antinomie entre le postulat contractuel et « le postulat de la non patrimonialité du corps humain dont il faut assurer le respect ». C'est parce que « le travail est l'homme lui-même dans son corps et dans son esprit » (Ripert) que la protection de la santé des travailleurs devient une obligation pour l'employeur. Le droit à la santé limite la subordination et c'est sur ce point que se fonde la légitimité très forte des services de médecine du travail.

Le dispositif mis en place en 1946 sera étendu et précisé tout au long du XIXe s., son économie demeure inchangée jusqu'en 2002. Son originalité tient à plusieurs facteurs. Le dispositif proposé contraint les employeurs à créer des services médicaux du travail dont l'organisation est fonction des effectifs employés : services « autonomes » dans les grandes entreprises, « services interentreprises » pour les plus petites. Il s'agit d'une obligation de type administratif, financée par les entreprises. Salarié de l'entreprise, le médecin est subordonné à l'employeur, mais son indépendance est garantie à la fois par l'obligation du respect du code de déontologie médicale et par le contrôle exercé par les représentants des salariés sur son embauche et son licenciement. La loi, et non l'employeur, détermine le contenu de son activité. La mission exclusive de prévention confiée aux médecins du travail leur interdit, sauf urgence, toute action curative. Ce dispositif fait du médecin du travail un salarié différent des autres et « un médecin sans médecine » (Chaumette). La loi reconnaît au médecin du travail deux domaines d'expertise (Dodier) de nature contrastée. Il doit porter, à échéances régulières, un jugement sur l'aptitude des salariés à exercer leur emploi et donc, éventuellement, à « proscrire » (Savatier) une activité. Pour remplir correctement cette fonction, il doit consacrer le tiers de son temps à la connaissance des postes de travail de la ou des entreprises pour lesquelles il travaille, à établir une cartographie des risques. Cette connaissance lui permet de fonder le second domaine d'expertise qui, d'abord cantonné à l'hygiène, va progressivement s'étendre à l'ensemble des conditions de travail. Dans ce champ, il peut mettre en œuvre les moyens d'investigation qui lui paraissent les plus adéquats (études de poste, prélèvements, enquête épidémiologique) mais il n'a qu'un pouvoir de conseil auprès du chef d'entreprise et des représentants des salariés. Cette seconde expertise est aussi une expertise partagée avec, lorsqu'ils existent, celle des services de sécurité, celle des représentants des salariés (CHSCT, DP) mais également celle de l'inspecteur du travail (et du médecin inspecteur qui lui est rattaché) dont le rôle est de veiller à l'application de la loi en matière d'hygiène et de sécurité.

Héritière de la médecine d'entreprise, la médecine du travail, telle qu'elle a été conçue par la loi de 1946, se révèle assez efficace dans les services autonomes des grandes entreprises mais cela ne concerne que moins de 20 % des salariés. Dans les services interentreprises, la multiplicité et la diversité des entreprises affiliées rendent illusoire l'exercice d'une expertise sur les conditions de travail, cantonnant les médecins du travail à une activité de surveillance individuelle des salariés. Sous l'apparente unicité du dispositif, il y aurait en réalité deux médecines du travail, de moins en moins adaptées aux nouvelles conditions de travail et aux attentes de la société.

Des « services de médecine du travail » aux « services de santé au travail »

Parmi les institutions sociales, la médecine du travail est probablement une de celles qui est le plus traversée par des doutes quant à l'efficacité de ses actions tout autant que par la certitude de l'importance de ses missions. Atteinte d'une « véritable maladie cyclothymique » (A. Lyon-Caen), la médecine du travail a été l'objet d'innombrables diagnostics de la part de ses membres, de chercheurs ou des pouvoirs publics. Ces diagnostics mettent en exergue trois éléments interdépendants.

Le premier a trait au statut des médecins du travail. Médecins « castrés » comme ils se définissent parfois eux-mêmes, parce que privés de l'exercice du pouvoir thérapeutique, ils estiment avoir une image dévalorisée tant auprès de la profession que des salariés, alors même que, au moins depuis la réforme de 1982, la durée de leur formation et leur sélection sont aussi rigoureuses que celles des autres spécialités médicales. Cette blessure narcissique est cependant rééquilibrée par les avantages de l'exercice d'une profession salariée qui ignore le chômage (la population des médecins du travail s'élève à près de 6 000 personnes, et il en manque entre 500 et 700 pour combler le déficit), et qui bénéficie d'horaires de travail réguliers. Ces aspects expliquent peut-être la féminisation croissante de la profession. Ils ne rendent pas justice de la complexité d'un métier qui nécessite, dans son exercice quotidien, la mobilisation d'aptitudes personnelles et de compétences qui couvrent un champ étendu de connaissances et des registres d'expertises divers (Dodier).

Cette question du statut s'imbrique dans celle du pouvoir des médecins du travail. Au nom de la protection du bien-être et de la santé du salarié ou de celle d'autrui, le médecin a le pouvoir exorbitant de priver un salarié de son travail. Dans les grandes entreprises, cela peut se traduire par une relégation ; dans les autres cas, il s'agit plus sûrement d'une condamnation au chômage. Un tel pouvoir ne saurait s'exercer avec sérénité. Ce pouvoir d'interdire n'est cependant pas contrebalancé par un réel pouvoir de prévenir. C'est à l'inspection du travail que revient le pouvoir de contraindre au respect des mesures de prévention. L'autorité du médecin du travail et son pouvoir d'influence sont alors subordonnés à sa compétence et à la nature des liens qu'il aura su tisser autant avec le chef d'entreprise qu'avec les représentants des salariés. La mission réalisable dans les services autonomes relève de l'exploit dans les services interentreprises. Au-delà même des conséquences des différentes formes d'organisation des services sur le travail du médecin, le pouvoir d'influence de ce dernier est fortement contraint par le coût certain qu'impliquent ses recommandations alors que leur bénéfice est indémontrable en termes strictement économiques. Seul l'appui des salariés, voire de l'opinion publique, est susceptible de soutenir son action. La nocivité de la céruse est connue depuis toujours, son usage dénoncé de manière réitéré par les médecins. La campagne de presse menée avec grand talent dans *L'Aurore* par le médecin Georges Clemenceau contre l'usage de ce produit ne débouchera que dix ans plus tard sur l'interdiction de son usage en 1909 alors que Clemenceau sera devenu président du Conseil ! En médecine du travail, l'histoire tend hélas à se répéter, comme le prouve le récent « scandale de l'amiante » qui illustre bien la faible portée de la voix des médecins du travail. Le soutien des salariés et de leurs représentants est décisif et le pouvoir des médecins du travail dépend en partie de leurs revendications. Le tiers temps a été rendu obligatoire à l'acmé des revendications sur les conditions de travail, quand les salariés proclamaient qu'ils ne voulaient plus « perdre leur vie à la gagner ». Le basculement de la conjoncture économique et l'ombre portée du chômage ont trop vite fait oublier les conditions de travail.

Outre une conjoncture difficile qui ajoute à la question de l'exploitation celle de l'exclusion, les médecins du travail sont confrontés à une transformation radicale des conditions de travail. Soixante-dix pour cent des salariés travaillent désormais dans le secteur tertiaire. Les technologies de l'information ont pénétré tous les univers de travail. L'emploi est de plus en plus précaire et le suivi des salariés très aléatoire. L'autonomie accrue des salariés, imposée autant que revendiquée, s'accompagne d'une intensification du travail qui a pour conséquence le développement spectaculaire des maladies musculo-squelettiques. Les frontières de l'entreprise sont franchies par les clients et les usagers qui adjoignent leurs exigences à celles du management. Aux pathologies traditionnelles s'ajoutent désormais le stress et la dépression. La psychopathologie du travail fait une entrée remarquée dans les congrès de médecine du travail, permettant aux médecins du travail les plus militants de retrouver des fonctions thérapeutiques grâce à l'écoute qui ne tombe pas sous le coup de l'interdit de la prescription.

Cette conception de la médecine du travail « à la française », centrée sur la santé du travailleur, n'est pas universelle. S'y oppose une conception dite « anglo-saxonne » qui s'appuie sur l'hygiène industrielle et met l'accent sur le milieu de travail, les risques d'atteinte à la santé des travailleurs étant supposés être éliminés lorsque les différents facteurs de risques identifiés sont maintenus en dessous d'un seuil jugé admissible. L'Europe « sociale » s'est naturellement saisie du dossier de la santé au travail pour imposer un dispositif unique à tous les pays membres de l'Union. Ce dispositif, fruit de compromis entre les différents modèles, a été traduit dans une Recommandation que la France vient de mettre en vigueur par la loi du 17 janvier 2002 qui entérine, en outre, les résultats d'un accord négocié avec les partenaires sociaux : les « services de médecine du travail » s'intitulent désormais « services de santé au travail ». Sans toucher au statut des médecins du travail et à leur compétence, il s'agit d'introduire dans le dispositif de prévention des expertises complémentaires. Comme toute réforme, celle-ci est l'occasion d'un vif débat, une des questions émergentes ayant trait au statut des experts non médecins et plus encore à la dévolution du pouvoir au sein de ces nouvelles équipes. Les médecins du travail craignent d'être désormais confinés dans des activités de surveillance médicale et de perdre la polyvalence qui faisait l'intérêt de leur métier. Débat bien humain, s'il en est, qui ne doit pas faire perdre de vue le fait que plus du quart des Français ne rencontrent un médecin qu'à l'occasion de la visite médicale obligatoire, que l'on constate encore en France un décès par heure travaillée, un accident grave à la minute, un accident avec arrêt toutes les six secondes (Volkoff et Molinié). Les facteurs professionnels demeurent, aujourd'hui encore, une source majeure d'inégalité sociale de santé. La médecine du travail peut avoir un bel avenir, il ne dépend pas que d'elle.

► BARTHE R., « Histoire de la médecine du Travail française de 1915 à 1940 », *Le Concours médical*, avril, mai, juin 1955 – BERTHOD-WURMSER M. (dir.), *La Santé en Europe*, Paris, La Documentation française, 1994. – CHAUMETTE P., *Les services médicaux et sociaux du travail. L'essor de l'humain dans l'entreprise,* Thèse de Doctorat d'État en Droit, Université de Rennes I., 1981, 985 p. reprographiée. – COTTEREAU A. (dir.), « L'usure au travail », *Le Mouvement social*, n° 124, juillet-septembre 1983. – DESOILLE H., *La Médecine du travail*, Paris, PUF « Que sais-je ? », 1979. – DODIER N., *L'Expertise médicale. Essai de sociologie sur l'exercice du jugement*, Paris, Métaillié, 1993. – EWALD F., *L'État-providence*, Paris, Grasset, 1986. – FOUCAULT M., *Surveiller et punir*, Paris, Gallimard, 1975. – GOLLAC M., VOLKOFF S., *Les Conditions de travail.* Paris, La Découverte « Repères », 2000. – HATZFELD H., *Le Grand Tournant de la médecine libérale*, Paris, Éditions Ouvrières, 1963. – *Du paupé-*

risme à la Sécurité sociale (1850-1940), Paris, Armand Colin, 1974. – SUPIOT A., *Critique du droit du travail*, Paris, PUF « Quadrige », 2002. – VALENTIN M., *Travail des hommes et savants oubliés. Histoire de la médecine du travail, de la sécurité et de l'ergonomie*, Paris, Éditions Docis, 1978. – VILLERMÉ L. R., *De l'état physique et moral des ouvriers employés dans les manufactures de coton, de laine et de soie* (1840), Paris, EDI, 1989, Préf. Jean-Pierre Chaline, Francis Démier. – Coll. : « La médecine du travail, quel avenir ? » *Droit Social*, Numéro spécial, juillet-août 1987. – Association Santé et médecine du travail. *Des médecins prennent la parole. Un métier en débat*, Paris, Santé et travail, Syros, 2000.

Françoise PIOTET

→ Expertise médicale ; Professionnelle (Maladie).

TROPICALE (Médecine)

L'intérêt pour les maladies dites « exotiques », ou propres aux seules régions chaudes situées entre les tropiques Nord et Sud, est vieux de plusieurs siècles. Mais c'est en Angleterre, à l'aube du XXe s., qu'est née la médecine tropicale en tant que spécialité médicale donnant des résultats scientifiques, dotée d'institutions stables et entretenant des relations avec la politique. Entreprise scientifique complexe, elle a longtemps joui d'un certain prestige. Néanmoins, l'étude de son histoire révèle le rôle fondamental des questions de politique internationale.

Le livre de James Lind, *An Essay on diseases incidental to Europeans in hot climates* (1768) inspiré de son expérience dans les Antilles, ainsi que celui de James Johnson, *The influence of tropical climates on European constitutions* (1827), furent parmi les premiers à traiter de médecine tropicale. Ces deux ouvrages mirent l'accent sur la prévention individuelle. Tandis que certains insistaient sur le fait que la constitution des Européens s'avérait vulnérable aux températures élevées, à l'humidité et à une forte luminosité, quelques médecins de la périphérie défendaient une vision positive des tropiques.

À la fin du XIXe s. les armées européennes, la géographie médicale et la médecine coloniale renforcèrent l'intérêt porté à la médecine tropicale, en transférant vers des nations moins développées ce qui avait été accompli en Europe en matière de système sanitaire urbain et d'hygiène militaire au milieu du XIXe s. Les débuts de la médecine tropicale illustrent les problèmes auxquels la science peut se trouver confrontée : ainsi, en 1854, le Franco-Vénézuélien Louis Daniel Beauperthuy découvrit le moustique vecteur de la fièvre jaune mais se heurta à l'indifférence du milieu médical. Semblable fut le cas de Theobald Smith, un médecin new-yorkais qui, à la fin des années 1980, découvrit l'agent protozoaire responsable de la fièvre du Texas et montra qu'elle était transmise par les tiques. Cette découverte mettait en lumière le mode de transmission de certaines maladies tropicales véhiculées par des insectes.

Les études récentes en médecine tropicale ont mis fin aux perspectives unilatérales, trop souvent centrées sur l'Angleterre, en examinant, en dehors de la métropole, des pratiques et des discours divers. Le cas de Bahia au Brésil en est un exemple remarquable qui préfigure les développements britanniques ultérieurs. Entre 1865 et 1890, un groupe d'environ trente médecins, rassemblant des Brésiliens et des étrangers, proposa une médecine spécifique des climats chauds qui minimisait l'influence négative du déterminisme géographique. Ce groupe est connu sous le nom de « Mouvement Tropicaliste de Médecine ». Le médecin cubain Carlos Finlay compte également parmi les pionniers de la médecine tropicale. En 1881, il représenta Cuba – à l'époque colonie espagnole – à la Conférence Sanitaire de Washington, où il expliqua la transmission de la fièvre jaune par un agent intermédiaire (qu'on identifia plus tard avec l'*Aedes aegypti*). Les experts cubains et américains se disputent encore la découverte du mode de transmission de la fièvre jaune.

L'âge d'or de la médecine tropicale date du début du XXe s. La théorie des germes inspira alors des découvertes importantes. La théorie de Pasteur et de Koch changea la façon dont les médecins considéraient les maladies infectieuses. Ce n'était plus la matière organique en décomposition ni les changements climatiques qui causaient les épidémies, mais des germes qu'on ne pouvait contrôler. À la suite de cette découverte, les chercheurs rivalisèrent pour trouver la cause biologique des maladies.

On présenta la médecine tropicale à la fois comme une illustration de la capacité qu'avait la science occidentale de se rendre maître des environnements hostiles et comme une preuve du zèle missionnaire des Européens. La médecine tropicale remodela les rapports entre les pays industrialisés et les pays pauvres. Elle contribua également à entretenir les stéréotypes sur les habitants de ces pays et leurs caractéristiques raciales et, dans certains cas, préconisa la ségrégation en s'appuyant sur des arguments sanitaires. Mais la médecine tropicale fournit également une structure aux médecins des pays en voie de développement, grâce à laquelle ils purent continuer leurs études à l'étranger, demander des financements et marquer la science internationale de leur empreinte. Pour satisfaire ces objectifs, il devenait nécessaire de fonder des institutions stables. À cette époque, on faisait peu de cas des savoirs autochtones issus de systèmes médicaux non occidentaux, puisqu'on estimait que ceux-ci dérivaient de superstitions

L'École qui domina la médecine tropicale pendant la majeure partie du XXe s. fut fondée par les Britanniques Patrick Manson et Ronald Ross. Manson, considéré comme le « père » de la médecine tropicale, travailla pendant des années en Chine où il étudia des maladies telles que l'éléphantiasis. Il mit en évidence le rôle joué par la filaire dans cette maladie et démontra que le ver était transmis par la piqûre d'un moustique. De retour à Londres, Manson fut nommé conseiller du ministère des Colonies, et publia en 1898 un livre qui fit date, intitulé *Tropical Diseases*. Il pensait que la médecine tropicale était nécessaire à l'Empire et fut élu, en 1907, à la tête de la Royal Society for Tropical Medicine and Hygiene, dont il devint le premier président. Ross étudia la médecine à Londres avant de rejoindre le corps de santé de l'armée des Indes. Il découvrit que le paludisme était transmis par le moustique anophèle et, avec l'aide de Manson, révéla le rôle joué par ce moustique dans la vie du parasite.

Manson et Ross jouèrent un rôle déterminant dans la création des Écoles de Médecine Tropicale de Londres et de Liverpool, qui virent toutes deux le jour en 1899. Sous l'influence de Manson, qui mit l'accent sur la recherche, l'École londonienne publia le *Journal of Tropical Medicine and Hygiene*. L'École de Liverpool, essentiellement financée par des compagnies ayant des intérêts commerciaux en Afrique de l'Ouest, s'intéressait davantage à l'hygiène publique. Les Britanniques contribuèrent également à fonder des instituts à Hong Kong, à Kuala Lumpur, au Caire, à Calcutta et en Australie. La médecine tropicale britannique se spécialisa dans l'étude des maladies parasitaires et de leur mode de transmission. Les Écoles britanniques eurent partie liée avec Joseph Chamberlain, le ministre des colonies du Royaume-Uni, et son soi-disant « impérialisme constructif » qui imposait le devoir de protéger les colons aussi bien que les populations colonisées. La médecine tropicale du Royaume-Uni se targuait d'améliorer le fonctionnement de son vaste empire. Dans son livre intitulé *Health Problems of the Empire* (1924), Andrew Balfour, le directeur de l'École londonienne, cita le paludisme et la peste dans son chapitre consacré à « quelques maladies de l'Empire ».

L'impérialisme européen ne se limita pas à l'Angleterre. En Asie, les anciennes colonies portugaises étaient passées sous contrôle hollandais. À la fin du XIXe s., les puissances européennes s'entendirent pour se partager l'Afrique. Plusieurs instituts Pasteur virent le jour, d'abord à Saïgon en 1891, puis partout dans le monde, grâce au médecin militaire français Alphonse Laveran, qui découvrit le parasite du paludisme en 1880 (ce qui lui valut le prix Nobel en 1907). Les recherches menées par Charles Nicolle sur l'épidémie de typhus de Tunis comptent également parmi les réussites françaises.

L'Italien Giovanni Baptista Grassi montra que le vecteur du paludisme humain était le moustique anophèle (lorsque Ross reçut le prix Nobel en 1902, les scientifiques italiens affirmèrent que Grassi avait été oublié). Parmi les autres réalisations européennes figurent la création d'une école à Bruxelles en 1906 et la fondation en 1900 d'un institut de recherches à Hambourg. Il ne s'agit là que de deux des nombreux centres qui furent créés au début du XXe s.

Ces progrès européens influencèrent le Brésilien Oswaldo Cruz : de retour dans son pays après avoir étudié à l'Institut Pasteur de Paris, il fonda un institut de bactériologie à Rio de Janeiro – qu'on appela plus tard l'Institut Cruz – et inaugura une tradition d'excellence. Carlos Chagas découvrit un trypanosome jusque-là inconnu ainsi que son vecteur (un réduve). Chagas devint le premier Brésilien titulaire d'une chaire de médecine tropicale à l'université de Rio de Janeiro. Bien que ses découvertes aient été contestées, les chercheurs argentins Mazza et Romana ont réhabilité le savant brésilien en donnant une nouvelle impulsion aux recherches sur la trypanosomiase américaine.

Les interventions armées encouragèrent le développement systématique de la médecine tropicale en Amérique du Sud. Avant 1898, les États-Unis n'avaient pas de troupes stationnées en zone tropicale. Après la guerre Hispano-Américaine, les Américains contrôlaient Cuba, Porto Rico et les Philippines. Le général américain G. M. Sternberg, chef du service de santé de l'armée, remarqua dans ses *Sanitary Lessons of the War* que les maladies dues aux mauvaises conditions sanitaires tuaient davantage de soldats américains que l'ennemi. Les interventions militaires s'accompagnèrent de réussites médicales, telles que la mise en évidence du rôle de l'*aedes aegypti* dans la transmission de la fièvre jaune à La Havane et de l'ankylostomiase à Porto Rico.

Une équipe de scientifiques de l'armée américaine, placée sous la conduite du Major Walter Reed et rejointe par des médecins cubains, dont Agramonte, fut envoyée à La Havane pour tester l'idée de Finlay selon laquelle la fièvre jaune était transmise par l'*aedes aegypti*. Lazear, qui faisait partie de l'équipe américaine, mourut de la fièvre jaune et devint ainsi un héros. Les travaux de Reed infirmèrent l'idée selon laquelle la fièvre jaune se transmettait par contact direct ou par les effets personnels des personnes infectées. En quelques mois, William Gorgas parvint à enrayer la fièvre jaune dans la capitale cubaine en utilisant la fumigation contre les moustiques adultes et en détruisant les larves dans les réservoirs d'eau à usage domestique, ce qui n'était pas sans résonances commerciales puisque Cuba, mais aussi Veracruz et Guayaquil étaient considérées comme des nids d'insectes nuisibles et des sources d'infection pour les ports américains.

Les militaires conduisirent d'autres études médicales de premier plan à Porto Rico, grâce à Bailey K. Ashford, un officier diplômé de la faculté de médecine de Georgetown. En 1902, dans le cadre du programme d'assistance organisé par le gouverneur américain de l'île, il mit en évidence l'ankylostome *(Necator Americanus)*. Ce sont également des militaires qui menèrent des recherches sur les maladies tropicales à Manille. Leurs travaux sur la dengue montrèrent que la maladie était transmise par le moustique vecteur de la fièvre jaune.

Ces succès permirent aux Américains de construire le canal de Panama entre 1904 et 1914. Dans les années 1880, les Français n'étaient pas parvenus à construire un canal dans l'isthme de Panama parce que la fièvre jaune et le paludisme décimaient les ouvriers. À Panama, Gorgas appliqua une discipline militaire et surmonta l'obstacle que représentaient ces deux maladies. L'intérêt porté aux maladies tropicales en Amérique du Sud dépendait également du Pan American Sanitary Bureau ou Bureau Sanitaire Panaméricain, aujourd'hui mieux connu sous le nom de Panamerican Health Organization, ou PAHO, une organisation internationale créée en 1902 qui s'intéressait principalement à la variole et à la peste bubonique.

L'International Health Board de la Fondation américaine Rockefeller (qui prit plus tard le nom de Division, ou IHD) joua un rôle important dans l'organisation de la médecine tropicale à ses débuts. Depuis 1914, la Fondation n'a cessé d'organiser des campagnes sanitaires contre l'ankylostomiase, la fièvre jaune et le paludisme à l'échelle mondiale dans le but d'encourager une modernisation capitaliste. Entre 1913 et 1939, l'IHD fut la plus grande organisation sanitaire internationale. L'œuvre internationale de la Fondation américaine est controversée. Si elle fut initialement considérée comme une preuve de la préoccupation des nouveaux millionnaires américains pour les questions humanitaires, certains y ont vu, depuis, l'instrument subtil d'un impérialisme culturel.

Depuis quelques années, un certain nombre d'études ont souligné l'autonomie des programmes et des actions de santé publique. De la fin des années 1910 aux années 1930, les médecins de la fondation Rockefeller organisèrent des campagnes sanitaires dans plusieurs pays pauvres. Ce furent des années héroïques pour la médecine tropicale. De jeunes médecins, s'inspirant sans doute de Gorgas et mus par une confiance aveugle dans les solutions « techniques », tentèrent d'éradiquer les épidémies.

Les compagnies opérant à l'étranger fournirent une autre illustration de l'intérêt américain pour la médecine tropicale. Ainsi l'UFC, l'United Fruit Company, qui détenait le monopole des bananes d'Amérique centrale ainsi que d'autres productions agricoles, se dota d'un service médical à partir de 1912. La responsabilité en incomba à William Deeks, qui avait servi dans l'armée sous Gorgas. Il s'intéressa surtout à l'ankylostomiase et au paludisme qui minaient les travailleurs.

Les travaux des chercheurs américains commencèrent à être publiés dans des revues telles que *l'American Journal of Tropical Medicine,* éditée par l'American Society of Tropical Medicine, une organisation fondée en 1903. Elle contribua à créer, en 1916, la National Malaria Society. Les deux organisations fusionnèrent en 1952 pour donner naissance à l'American Society of Tropical Medicine and Hygiene. La coexistence d'intérêts militaires, commerciaux, philanthropiques et universitaires aux États-Unis permit de mettre en place un véritable système d'enseignement. La première moitié du XXe s. vit la création de facultés de médecine tropicale dans un certain nombre de villes américaines.

Une faculté d'Hygiène spécialisée dans la médecine tropicale fut fondée à l'université Tulane en 1912, non sans une certaine hésitation, car de nombreux cliniciens de la région estimaient que les maladies tropicales relevaient de leur compétence. Néanmoins, la nouvelle faculté reçut le soutien du *New Orleans Medical and Surgical Journal.* La Nouvelle-Orléans était considérée comme une base privilégiée d'où l'on pouvait faire partir des expéditions pour étudier les maladies tropicales. En 1919, la faculté cessa d'être une entité indépendante : en fusionnant avec la faculté de médecine, elle fut transformée en département. Dans les années qui suivirent, le département tenta en vain d'obtenir un quelconque soutien avant qu'une faculté de médecine tropicale ne soit finalement recréée à Tulane.

Boston connut une évolution similaire. Le principal protagoniste en fut Richard P. Strong : diplômé de la faculté de médecine de l'université John Hopkins, il travaillait pour l'armée américaine à Manille. En 1913, il devint le premier directeur du nouveau département de médecine tropicale de la faculté de Médecine d'Harvard. La création du département, avec des moyens limités, rencontra l'opposition de certains professeurs qui y voyaient une entreprise dépourvue de soutien extérieur. Strong organisa une expédition en Amérique du Sud, qui constitua la toute première tâche du département. L'expédition, perçue comme un succès, contribua à transformer le département en une véritable faculté de médecine tropicale. À partir de 1915, Strong organisa des expéditions en Serbie, en Amazonie, au Congo Belge et au Guatemala.

La décision de la Fondation Rockefeller d'apporter son soutien à la création d'une faculté d'Hygiène et de Santé Publique à John Hopkins, en 1916, eut un impact considérable sur l'enseignement de la médecine tropicale. La Fondation déclina les propositions de l'université Columbia, qui mettait l'accent sur les sciences sociales, ainsi que celles d'Harvard et du MIT, qui privilégiaient le génie sanitaire. Pour beaucoup, la médecine tropicale ne méritait pas d'avoir ses propres institutions. Par conséquent, en 1924, la faculté de Strong devint un département au sein de la faculté de santé publique d'Harvard. Lorsque Strong prit sa retraite à la fin des années 1930, le département de médecine tropicale fusionna avec le département de pathologie comparée de la faculté de médecine.

À San Francisco, en 1929, le laboratoire de médecine tropicale de la George William Hooper

Foundation for Medical Research de l'université de Californie devint le Pacific Institute of Tropical Medicine. Depuis 1919 la Fondation étudiait le botulisme, qui comptait parmi les préoccupations de l'industrie californienne de la conserve alimentaire, mais aussi la lèpre à Honolulu. De cet Institut du Pacifique, dirigé par Alfred C. Reed, dépendaient un laboratoire, une clinique de consultation externe et une bibliothèque. L'Institut était soutenu par un fonds créé par des armateurs qui y voyaient une future faculté de médecine tropicale pour San Francisco. Celle-ci ne fut néanmoins jamais créée. À la suite de la crise des années 1930, les compagnies se désengagèrent et le personnel fut submergé par sa charge quotidienne de travail. Au milieu des années 1930, l'espoir de fonder une faculté s'était dissipé.

L'université Columbia de New York mena une expérience toute différente en créant une faculté spécifiquement dédiée à la médecine tropicale à Porto Rico. En se dotant d'une antenne sous les tropiques, Columbia insista sur l'abondance de la matière première et sur la perspective d'ensemble dont jouissait le site. Porto Rico appartenait aux États-Unis et il fallait moins de quatre jours pour rejoindre New York en bateau à vapeur. L'administration de Columbia faisait valoir qu'ailleurs, l'enseignement de la médecine tropicale se faisait « à partir de fioles », puisqu'il arrivait fréquemment que les services de l'immigration interdissent l'entrée des échantillons originaux. Mais Columbia n'avait pas les ressources financières nécessaires pour supporter une telle entreprise. Par ailleurs, la faculté ne parvint jamais à attirer un nombre important de chercheurs ou d'étudiants étrangers. Ce n'est que vers la fin des années 1940 que la faculté cessa de dépendre de Columbia.

L'échec que la médecine tropicale rencontra au sein du système universitaire américain semble indiquer que les spécialistes américains de la discipline ne parvinrent pas à se faire une place dans le monde universitaire avant les années 1940. Il était difficile de convaincre les compagnies américaines et les philanthropes de l'utilité de la médecine tropicale universitaire. Les départements de médecine savaient que sous les tropiques, la maladie la plus meurtrière était fort bien connue des pays industrialisés, puisqu'il s'agissait de la tuberculose. Par ailleurs, le gouvernement américain ne s'intéressait à la médecine tropicale que dans la mesure où elle pouvait servir à la diffusion de la culture américaine. Les organismes américains s'efforcèrent d'éviter toute connotation impérialiste. Il en découla une forme d'intervention assez discrète : l'américanisation mondiale de la médecine. Cela passait par la transposition du système éducatif de Flexner (défini, entre autres caractéristiques, par son insistance sur les sciences fondamentales), la maîtrise des maladies endémiques, et la réorganisation des systèmes de santé.

Les années 1940 virent la transformation de la médecine tropicale. Pendant la Seconde Guerre mondiale les Américains encouragèrent la médecine tropicale afin de protéger leurs soldats et leurs alliés qui se battaient contre les puissances de l'Axe dans le Pacifique Sud, en Afrique et en Chine. De toutes les maladies tropicales, c'est le paludisme qui, pendant la guerre, eut la plus forte incidence au sein de l'armée. Néanmoins, la mortalité resta faible grâce aux larvicides, aux sulfamides, et à la pénicilline. La médecine militaire était perçue comme une aide vitale pour les alliés. Un médecin américain souligna qu'à la fin du siècle précédent, pendant la guerre hispano-américaine, les soldats américains morts de maladie étaient treize fois plus nombreux que ceux tués au combat, tandis que pendant la Première Guerre mondiale, le rapport était égal à un. À l'inverse, pendant la Seconde Guerre mondiale, pour chaque soldat mort de maladie, 85 furent tués au combat.

Pendant la guerre, certains pays remportèrent leurs propres victoires en matière de médecine tropicale. Au milieu des années 1940, le Venezuela lança une campagne nationale d'éradication du paludisme, avec désinfection des habitations au DDT, dans le sillage du charismatique Gabaldon. Celui-ci fonda une école de malariologie qui attira un grand nombre d'étudiants. Le parasitologue mexicain Martinez Baes lia les maladies tropicales à la pauvreté, au manque d'éducation et à l'insuffisance des ressources sanitaires.

En Europe au début des années 1940, les médecins et les institutions spécialisées en médecine tropicale subirent le contrecoup de la guerre. Leur activité diminua fortement. En Allemagne, certains spécialistes de médecine tropicale se montrèrent favorables à la ghettoïsation des juifs par les nazis et participèrent à une expérience abominable dans le camp de concentration de Dachau afin de tester un vaccin antipaludéen.

Après la guerre, la médecine tropicale dut s'adapter à un nouveau contexte politique né de l'indépendance des anciennes colonies et des progrès de la démocratie dans ce qu'il est convenu d'appeler le « tiers-monde ». En conséquence, on substitua la coopération technique à l'ancienne attitude paternaliste que la métropole avait jusqu'alors adoptée envers les colonies. Ces changements se traduisirent en particulier par la création de l'Organisation Mondiale de la Santé (OMS) en 1946, et par la fondation, la même année, d'un organisme humanitaire, l'Unicef, qui joua un rôle important dans les campagnes sanitaires.

Les années 1950 connurent une évolution paradoxale : la médecine tropicale, en tant que spécialité médicale enseignée dans les facultés de médecine, se mit à disparaître. Elle fut toutefois à l'origine du développement de la parasitologie, de l'entomologie et de l'helminthologie. Par ailleurs, les anciens chefs de file de la spécialité apportèrent leur concours à des campagnes internationales qui utilisaient les techniques de la médecine tropicale. Utilisée au moment de la guerre froide, cette discipline apparaît clairement comme un enjeu politique dans le discours d'ouverture de l'*Industrial Tropical Health Conference* qui se tint à l'université d'Harvard en 1950 : « De puissantes forces communistes sont à l'œuvre : elles s'appuient sur des peuples pauvres et malades en exploitant leur mécontentement. La santé, ce n'est ni une œuvre caritative, ni un travail de missionnaire, ni même simplement une entreprise commerciale prospère. [...] Grâce à elle, nous pouvons accroître notre production industrielle, renforcer notre puissance militaire, et entretenir l'excellent moral de notre peuple. C'est par la santé que nous pouvons détruire la terrible menace du communisme. »

Au milieu des années 1950, l'OMS, l'Unicef ainsi que d'autres organismes se fixèrent pour but d'éradiquer le paludisme dans le monde entier. Selon Soper, cette entreprise de santé publique, la plus ambitieuse qu'on ait jamais envisagée, devait prendre cinq ans. Elle reposait principalement sur deux procédés techniques : le DDT et les médicaments antipaludéens. De nombreux pays y virent l'occasion de réorganiser leur système de santé selon un modèle vertical.

Pendant les dix premières années du programme d'éradication (jusqu'au milieu des années 1960), certains pays en voie de développement obtinrent des résultats spectaculaires, notamment en Amérique latine, parvenant à enrayer la mortalité et la morbidité dues au paludisme. Depuis le milieu des années 1960, néanmoins, le programme mondial a ralenti et les cas de résistance des anophèles et des plasmodiums étaient de plus en plus nombreux. La tendance commença à s'inverser lors de la 22e Assemblée mondiale de la santé, qui se tint à Boston en 1969. Dans les années qui suivirent, l'éradication du paludisme fut de plus en plus mise en doute. Cet échec s'explique à la fois par un excès de confiance dans les procédés techniques et par la sous-estimation de la résistance des anophèles et des plasmodiums.

Les problèmes sociaux sont en outre considérables : les effets toxiques des insecticides, tant sur la nourriture que sur les gens, provoquèrent la résistance des populations. De nombreux habitants des campagnes s'opposèrent à la désinfection de leur maison et aux examens sanguins. On prétendait que les médicaments rendaient les gens stériles. On commit également l'erreur de penser que la vie rurale était statique. Bien au contraire, les nombreuses migrations qui la caractérisent, les tribus nomades et la construction d'habitations provisoires rendaient inefficace la pulvérisation du DDT. Le coût des insecticides (à base de pétrole), et celui des tests auxquels ils étaient soumis (pour éviter la pollution de l'environnement) constituaient deux autres obstacles. Dans certains pays, le personnel engagé dans la lutte contre le paludisme mit sur pied des syndicats qui militèrent pour la création d'emplois permanents et l'augmentation des salaires.

L'éradication ayant échoué, la lutte contre le paludisme consista à soigner les malades, sans que de réels efforts soient consentis pour supprimer les facteurs écologiques ou sociaux de la maladie. Si le rêve d'éradiquer le paludisme s'est envolé, il en va de même de l'espoir de l'enrayer. De nombreux pays en voie de développement sont aujourd'hui confrontés à une situation qui, pour être moins préoccupante qu'au début de la campagne d'éradication, n'en est pas moins similaire. Leurs habitants se sont résignés à vivre avec le paludisme.

De la fin des années 1960 au début des années 1980, les campagnes verticales firent l'objet de vives critiques. L'OMS, au contraire, se fit le champion de la cause des Soins de Santé Primaires. L'échec des campagnes verticales donna néanmoins naissance à une nouvelle forme de médecine tropicale dont la définition restait imprécise et comprenait notamment les maladies infectieuses et nutritionnelles, tout en mettant l'accent sur la recherche de pointe et le bénévolat et en insistant sur l'amélioration du système sanitaire dans les pays les moins développés.

En 1975, un créneau étroit mais néanmoins utile apparut en matière de recherche : le programme TDR de l'OMS, qui offrait une formation spécifique dans le domaine des maladies tropicales. Le programme TDR encouragea la recherche préventive, soutint les études internationales et se pencha sur la perception populaire des maladies. Le TDR retint six maladies « tropicales » : le paludisme, la lèpre, la leishmaniose, la schistosomiase, la filariose, et les deux trypanosomiases (l'africaine et l'américaine). Ce choix fut controversé. Dans les années 1990, la tuberculose, la dengue et même le Sida tombèrent également dans le champ du TDR. Selon celui-ci, au milieu des années 1990 les maladies tropicales affectaient 500 millions d'individus à travers le monde, faisant chaque année deux millions de victimes.

Aujourd'hui, la médecine tropicale a sa place dans les universités, au sein des organismes internationaux et dans les journaux. Les biotechnologies font naître l'espoir de vaccins et de médicaments nouveaux. Les progrès en ce domaine sont lents car certaines compagnies pharmaceutiques hésitent à investir dans des maladies qui affectent des pays pauvres et incapables de supporter le coût des médicaments. L'inquiétude actuelle au sujet des modifications climatiques n'est pas sans rappeler certaines vieilles notions de médecine tropicale. Au XXIe s. plus que jamais, les maladies « tropicales » requièrent des recherches nouvelles, des interventions techniques adéquates, l'amélioration du contexte socio-économique et la participation de la communauté. Chacune de ces conditions ne suffit pas séparément : elles sont toutes les quatre nécessaires.

► ANDERSON W., « Disease, race, and empire », *Bulletin of the History of Medicine* 79, 1996, p. 62-67. – ARNOLD D., *Colonizing the Body, state medicine and epidemic disease in nineteenth century India*, Berkeley, California Univ. Press, 1993 ; (ed.), *Warm climates and western medicine : The emergence of tropical medi-*

cine 1500-1900, Amsterdam, Rodopi, 1995. – COX E. E. G. (ed.), *The Wellcome Trust Illustrated History of Tropical Diseases* Londres, The Wellcome Trust, 1996. – CUETO M., *Missionaries of Science, the Rockefeller Foundation and Latin America*, Bloomington, Indiana Univ. Press, 1994 ; *The Return of Epidemics, Health and Society in Peru during the Twentieth Century*, Aldershot, Ashgate, 2001. – CURTIN P., *Death by migration : Europe's encounter with the tropical world in the nineteenth century*, Cambridge, Cambridge Univ. Press, 1989. – DELAPORTE F., *Histoire de la fièvre jaune : naissance de la médecine tropicale*, Paris, Payot, 1989. – ECKART W., *Medizin und Kolononialimperialismus : Deutschland 1884-1945*, Paderborn, Schöningh, 1997. – FARLEY J., *Bilharzia : The History of Imperial Tropical Medicine* Cambridge, Cambridge Univ. Press, 1991. – HARRISON M., *Public Health in British India, Anglo-Indian preventive medicine 1859-1914*, Cambridge, Cambridge Univ. Press, 1994. – HAYNES D., *Imperial medicine : Patrick Manson and the conquest of tropical disease*, Philadelphia, Univ. of Pennsylvania Press, 2001. – LOWY I., *Virus, moustiques et modernité : la fièvre jaune au Brésil, entre science et politique* Paris, Éd. archives contemporaines, 2001. – MACLEOD R. & DENOON D. (eds.), *Health and Healing in Tropical Australia and Papua New Guinea*, Townsville, James Cook Univ., 1991. – MOULIN A.-M., « The Pasteur Institutes between the two world wars. The transmission of the international sanitary order », *in* P. Weidling, *International Health Organizations and Movements, 1918-1939*, Cambridge, Cambridge Univ. Press, 1995, p. 244-266. – PEARD J., *Race, Place and Medicine, the Idea of the Tropics in 19th-century Brazilian Medicine*, Durham, Duke Univ. Press, 1999. – PERLETH M., *Historical Aspects of American trypanosomiasis (Chagas' disease)*, Francfort, Peter Lang, 1997. – POWER H., *Tropical medicine in the twentieth century : A history of the Liverpool School of Tropical Medicine*, 1898-1990, Londres, Kegan Paul International, 1999. – SCOTT H. H., *A History of Tropical Medicine*, Londres, E. Arnold, 1939-1942. – SOMA H., *Colonialism, tropical disease and imperial medicine : Rockefeller Philanthropy in Sri Lanka*, Lanham, Maryland, Univ. press of America, 1995. – SIMMONS J. S., Welcoming address, in *Industry and Tropical Health, Proceedings of the First Tropical Health Conference sponsored by the Harvard School of Public Health*, 8-10 décembre 1950, p. 11-15, Boston, Harvard School of Public Health & The International Council for Tropical Health, 1950. – WILKINSO L. & HARD A. Y., *Prevention and cure : the London School of Hygiene & Tropical Medicine, a 20th century quest for global public health*, West Sussex, Johns Wiley, 2001. – WORBOYS M., Tropical Diseases, in *Companion encyclopedia of the history of medicine*, vol. 1, eds. W. F. Bynum & R. Porter, Londres, Routledge, 1993, p. 512-536.

Marcos CUETO
(Trad. Mickaël Popelard)

→ Amibiase ; Bactériologie ; Choléra ; Épidémie ; Épidémiologie ; Fièvre jaune ; Filarioses ; Institut Pasteur ; Lèpre ; Malnutrition ; Navale (Médecine) ; Paludisme ; Parasitologie ; Peste ; Sida ; Trypanosomiase africaine ; Trypanosomiase américaine ; Tuberculose ; Vaccination ; Zoonoses.

TRYPANOSOMIASE AFRICAINE

Maladie du sommeil

La maladie du sommeil, ou trypanosomiase humaine africaine, est produite par des trypanosomes inoculés à l'homme par la piqûre des glossines (mouches tsé-tsé). Cette trypanosomiase se trouve limitée à l'Afrique tropicale et sa distribution coïncide avec l'aire de distribution de l'insecte transmetteur. Deux régions se partagent le domaine de l'affection transmise par deux types de mouches. D'un côté, *Glossina palpalis*, insecte des forêts chaudes et humides du bassin du Congo et, de l'autre, *Glossina morsitans*, insecte des savanes arborescentes plus sèches de l'Est africain. La première communique à l'homme *Trypanosoma gambiense* et la seconde, *Trypanosoma rhodesiense*. Ces trypanosomes circulent et prolifèrent dans le sang, les ganglions et le liquide céphalo-rachidien. Les parasites se multiplient dans l'intestin de l'insecte et subissent une évolution cyclique. En remontant le tube digestif, ils gagnent le proventricule où ils multiplient sous la forme crithidiale et passent dans les glandes salivaires. À ce moment-là, la mouche est devenue infestante et elle le reste tout au long de sa brève existence. Un repas de sang est l'occasion de contaminer l'homme. Un chancre d'inoculation apparaît à l'endroit de la piqûre. Mais la maladie ne se manifeste qu'après une incubation de huit à quinze jours. Elle présente deux phases successives : la phase lymphatico-sanguine, puis la phase nerveuse suivie de la phase terminale de cachexie sommeilleuse. La fièvre est constante et les adénopathies représentent l'un des signes majeurs de la maladie. Le foie et la rate sont souvent hypertrophiés. Des manifestations cardio-vasculaires, digestives et génitales complètent le tableau. La prophylaxie a fait reculer ce fléau, mais elle ne l'a pas fait disparaître de l'Afrique centrale. La méthode biologique vise la stérilisation des mâles de glossines par les radiations ionisantes.

Au départ, c'est comme agents étiologiques des maladies du bétail que les trypanosomes entrent dans le champ de la pathologie. Dès 1880, Evans met en évidence le parasite responsable du « surra », une maladie des chevaux qui sévit aussi chez les bovidés, les camélidés et les éléphants. Mais Evans ignorait comment la maladie est transmise. En Afrique, la « maladie des mouches » et le « nagana » étaient perçus comme des affections distinctes. La première serait produite par la piqûre de l'insecte et le nagana, nom zulu qui signifie « déprimé », aurait pour cause la contamination de l'eau par les déjections des troupeaux d'animaux sauvages. D'où l'idée que là où il n'y a pas de gibier sauvage, le nagana n'apparaît pas. Bruce montre que la maladie de la mouche et le nagana ne sont qu'une seule et même entité morbide, une trypanosomiase animale. Il décrit le trypanosome dans le sang de l'animal affecté par le nagana. Il démontre également la transmission du *Trypanosoma brucei* par une mouche tsé-tsé. Dans la région basse de Ubombo les mouches étaient abondantes. En revanche, elles n'apparaissaient pas dans la région haute. Si quelques animaux de la région haute séjournent dans la région basse, ils tombent malades. Aux expériences d'infection spontanée, Bruce ajoute des expériences d'infection expérimentale. Par exemple, des animaux sains soumis aux piqûres de mouches qui ont été nourries sur un chien souffrant de nagana contractent la maladie. Enfin, Bruce montre que le sang d'un certain nombre de mammifères sauvages abrite le trypanosome qui provoque la maladie du bétail.

Les travaux de Bruce marquent le commencement d'une nouvelle époque dans l'étude des protozoaires. Une histoire de la trypanosomiase humaine africaine serait inintelligible sans son rapport à l'étude des maladies du bétail. Grâce aux travaux de Bruce sur la transmission du nagana par la mouche *Glossina morsitans*, la seule découverte du parasite chez l'homme suggère la nature du vecteur et le mode d'infection de la parasitose humaine. Nul doute qu'une histoire de la maladie du sommeil s'articule sur ces premières recherches relatives aux trypanosomiases animales. En mai 1901, Forde donne la description clinique du premier cas de trypanosomiase africaine produite par ce parasite. Un Européen résidant depuis six ans en Gambie est admis à l'hôpital. Mais la fièvre ne cédait pas à la quinine et l'examen de sang ne montrait pas le parasite de la malaria. En revanche, Forde observe une forme semblable à un ver qu'il prend d'ailleurs pour une filaire. Très vite, Dutton identifie ce parasite comme étant un trypanosome. Par la suite, ce dernier trouve un parasite similaire dans le sang d'un individu natif de la même colonie et suggère le nom de *Trypanosoma gambiense*. L'autre impulsion est donnée par la commission composée de Christy, Low et Castellani. En novembre 1902, Castellani découvre un trypanosome dans le dépôt de fluide cérébro-spinal d'un malade. Mais Castellani n'établit pas de relation entre ce trypanosome et la maladie du sommeil. Bruce et Nabarro retrouvent les trypanosomes dans le liquide cérébro-spinal obtenu par ponction lombaire chez des individus de l'Ouganda atteints de la maladie du sommeil. Fort de son expérience des maladies du bétail, Bruce repère la coïncidence de l'affection avec la distribution géographique de la mouche *Glossina Palpalis* et établit l'étiologie et l'épidémiologie de la maladie du sommeil.

La seule question qui n'a pas été immédiatement résolue concerne le mode de transmission de la maladie. Les expériences de Bruce semblaient indiquer une transmission mécanique et directe : après quarante-huit heures, aucune infection n'est obtenue avec une mouche infectée par *Trypansoma brucei* ou *Trypanosoma gambiense*. Bruce avait certainement enregistré des cas de transmission mécanique directe : la mouche se comportait comme une seringue. Ce sont les Allemands qui réorientent les recherches sur le cycle évolutif des trypanosomes. Koch pense que les cas de transmission directe ne permettent pas d'écarter l'existence d'un cycle sexué. La dissémination des trypanosomes se ferait par la piqûre des mouches qui joueraient le même rôle que les moustiques dans la transmission du paludisme. Mais il faut attendre les expériences de Kleine pour voir que la mouche tsé-tsé ne devient infectieuse qu'une vingtaine de jours après son repas de sang. Ces résultats ont été confirmés pour *Trypanosoma gambiense*, par Taute, Bruce et Hamerton dans l'Ouganda. Mais les Anglais et les Allemands ignoraient que la question avait été réglée dès 1904 par Brumpt. Ce dernier avait montré qu'il y a multiplication par simple division binaire et retour à la forme trypanosome métacyclique. Il étudiait le cycle évolutif et la transmission expérimentale des trypanosomes de poissons et de batraciens par les sangsues. Assurément, un matériel d'expérience beaucoup plus facile à élever et à disséquer que les Glossines ou les Hémiptères qui ont servi aux expériences sur les trypanosomes des mammifères. Les trypanosomes sanguicoles ingérés se multiplient donc dans le tube digestif des glossines et, après leur évolution, viennent parasiter les glandes salivaires. Il y a bien évolution cyclique, puisque la forme trypanosome se retrouve au début et à la fin du cycle évolutif.

Il est clair que la découverte de l'étiologie de la maladie du sommeil permettait d'en finir avec une explication pathogénique à la fois fantaisiste et raciste. Jusque-là, les manifestations symptomatologiques de la maladie étaient rapportées soit au dérèglement des humeurs, soit au régime alimentaire des populations. Les descriptions les plus anciennes sur l'existence, chez les peuplades de la côte occidentale d'Afrique, d'une maladie caractérisée par la tendance au sommeil sont dues à John Atkins, chirurgien de la marine anglaise et à Thomas Masterman Winterbottom. Le premier parle d'une intoxication alimentaire provoquée par la racine de manioc mangée crue ou à peine cuite. Mais la cause immédiate de cette maladie mortelle chez les esclaves était également attribuée à l'abondance de phlegme extravasé dans le cerveau et à la faiblesse du système nerveux. C'est une indolence native et la perte du tonus musculaire qui seraient à l'origine de la maladie. Winterbottom, dans *An Account of the Native Africans in the Neighborhood of Sierrra Leone* (1803), souligne que les tumeurs glandulaires dans la région du cou sont des signes annonciateurs de la léthargie. En fait, la maladie du sommeil n'est que la phase ultime de la trypanosomiase humaine africaine découverte par Forde et Dutton et dont l'épidémiologie a été élucidée par Bruce.

▶ BRUCE Sir D., *Preliminary report on the tsetse fly disease or nagana in Zululand*, Bennett & Davis, Durban, 1895. – BRUCE Sir D., NABARRO D. N., *Reports of the Sleeping Sickness Commission of the Royal Society, 1903-1912*, Londres, HMSO, 1903-1919. – DUTTON J. E., « Preliminary note upon a trypanosome occuring in the blood of man », *Thompson Yates Laboratory Report*, n° 4, 1902, p. 455-468. – FORDE R. M., « Some clinical notes on a European patient in whose blood a trypanosoma was observed », *Journal of tropical Medicine and Hygiene*, n° 5, 1902, p. 261-263. – FOSTER W. D., *A History of parasitology*, Édimbourg/Londres, E. & S. Livingstone TLD,

1965. – LYONS M., *The colonial disease, A social history of sleeping sickness in northern Zaire, 1900-1940*, Cambridge, Cambridge Univ. Press, 1992.

François DELAPORTE

→ Écologie médicale ; Épidémies ; Épidémiologie ; Médecine tropicale ; Parasitologie ; Trypanosomiase américaine ; Zoonoses.

TRYPANOSOMIASE AMÉRICAINE

Maladie de Chagas

La trypanosomiase américaine ou maladie de Chagas tire son nom de celui du médecin brésilien qui aurait le premier décrit cette nouvelle entité morbide. Le nom de Chagas est ainsi associé à la découverte de la trypanosomiase américaine. Cette maladie est produite par un protozoaire flagellé, *Trypanosoma cruzi*, qui se rencontre sous la forme trypanosomienne dans le sang et sous la forme leishmanienne dans les tissus. Elle est transmise à l'homme par des triatomes (punaises) de la famille des réduvidés *(Rhodnius, Triatoma et Panstrongylus)*. L'infection se produit au moment du repas de sang, mais elle s'effectue par l'intermédiaire des déjections des hémiptères et non par inoculation du parasite. Les punaises sont des insectes domestiques des habitations pauvres d'Amérique latine. La maladie de Chagas se transmet à l'intérieur de foyers situés dans un environnement géographique où les insectes transmetteurs vivent à proximité des mammifères sylvestres ou péri-domestiques qui sont infectés par le parasite. C'est dire que presque toute la population rurale de l'Amérique latine est exposée au risque d'infection. Les mouvements migratoires entre les campagnes et les villes pendant les années 1970-1980 ont fait de cette maladie une infection urbaine pouvant être transmise par les transfusions sanguines. Les phases cliniques de la maladie sont au nombre de trois : une phase aiguë marquée par la fièvre, la splénomégalie et surtout le chagome (chancre d'inoculation) oculaire lorsque l'infestation est conjonctivale ou par une tumeur quand, à la faveur d'une lésion de grattage, l'infestation est cutanée. La phase chronique est séparée de la précédente par une longue phase de latence dite phase indéterminée. La phase chronique peut comporter une atteinte de l'appareil digestif, du système musculaire cardiaque et du système nerveux périphérique. Les lésions du système digestif consistent en méga-organes ; par exemple, la dilatation du tube digestif. Les cardiopathies chroniques peuvent conduire à la mort subite. Les encéphalopathies sont courantes. La lutte antivectorielle avec des insecticides chimiques peut arrêter la transmission ; de même, un habitat rural réfractaire à la colonisation par les insectes.

L'histoire de la découverte de la maladie de Chagas est surprenante. En 1909, Chagas découvre le *Trypanosoma cruzi* et recherche la maladie qu'il détermine. Mais la trypanosomiase américaine, à la différence de la trypanosomiase africaine, ne s'est pas immédiatement inscrite sur un registre de scientificité qui serait le nôtre. D'entrée de jeu, Chagas formait un système médical qui lui permettait de décrire cette nouvelle maladie comme une « thyroïdite parasitaire ». Les recherches parasitologique, clinique et épidémiologique se sont engagées dans les voies qu'imposait le cadre de la pensée médicale de l'époque. D'abord, Chagas aligne le cycle du parasite sur celui de l'hématozoaire du paludisme et décrit la voie inoculative. Ensuite, ses analyses anatomocliniques recoupent celles des maladies endocriniennes : les lésions des glandes thyroïdes sont constantes. D'où l'idée que l'intumescence de la face des malades est l'expression d'un myxœdème, c'est-à-dire d'un désordre endocrinien. Enfin, la thyroïdite parasitaire inclut le goitre et le crétinisme tels qu'ils apparaissent dans les régions où Chagas étudiait la maladie. Il faut attendre 1935 pour qu'une réorganisation épistémologique permette de classer la maladie de Chagas dans la catégorie des maladies parasitaires à part entière. Pendant plus de vingt ans, la recherche était passée à côté de l'entité telle que nous la connaissons depuis les travaux de Romana. La constitution de la trypanosomiase américaine s'est opérée dans le cadre d'une médecine qui avait changé de terrain. D'une part, Romana étudie la maladie dans une région libre de toute affection intercurrente ; de l'autre, l'hôpital est le lieu d'observation des cas de maladie spontanée. Si tout commence en 1909 par l'identification du parasite pathogène, il faut attendre 1935 pour qu'il soit épinglé sur la maladie qui lui correspond en définitive. De maladie rare, voire même inexistante, la maladie de Chagas devient alors un fléau continental.

Un système médical

Curieusement, l'histoire des recherches sur cette maladie montre que Chagas n'a jamais été aussi près de saisir l'essentiel au moment où il en sait le moins. Au début, il tient les formes crithidiales observées dans l'intestin de la punaise hématophage pour les formes évolutives du trypanosome trouvé dans le sang des malades. Il décrit également les signes d'une parasitose (œdème sous-palpébral, fièvre, adénopathie) et ne songe pas un seul instant à inclure le goitre et le crétinisme dans sa maladie. Mais plus il approfondit ses recherches avec la collaboration de l'élite savante brésilienne, plus il s'éloigne de cette perception initiale. En quoi, la communauté scientifique n'est pas toujours le plus sûr garant contre l'erreur. Chagas n'avait réussi à constituer son système médical que moyennant un prix fort élevé. Il articule une protozoologie en faillite, une étude anatomoclinique sans rigueur et réactualise une vieille théorie étiologique du goitre endémique. Il est vrai que le discernement de la nouveauté en pathologie n'a rien d'automatique. Le mode de reconnaissance d'une entité morbide dépend de la structure même de la perception médicale. Celle-ci se définit, selon les époques, par des seuils perceptifs qui délimitent son champ d'action. Mais ce qui apparaît, à nos yeux, comme un ensemble de propositions scientifiquement fausses était considéré à ce moment-là comme des propositions acceptables. Sous la dénomination de « trypanosomiase américaine », Chagas glisse la description d'une autre maladie : une affection à mi-chemin d'une parasitose et d'une affection endocrinienne présentant une phase aiguë et une phase chronique, c'est-à-dire le goitre et le crétinisme tels qu'ils apparaissent au Brésil. La maladie de Chagas : une maladie étrange, voire une monstruosité nosologique.

Fidèle aux enseignements de l'École de protozoologie allemande fondée par Schaudinn, Chagas enregistre deux stades de développement du parasite marquant son appartenance aux hémosporidies et aux flagellés. Aux hémosporidies, parce qu'il croit voir une phase de croissance du parasite dans les hématies. Aux flagellés, dans la mesure où il observe une phase de vie libre dans le sang circulant sous la forme trypanosomienne. Le dualisme morphologique du parasite, appréciable dès la phase de croissance endoglobulaire, est perçu comme l'expression d'un dimorphisme sexuel. Chagas distingue des formes effilées avec un noyau allongé et des formes plus trapues avec un noyau sphérique à chromatine lâche : les premières sont assimilées à des formes mâles et les secondes, à des formes femelles. Mais Chagas n'observe pas la division binaire du flagellé dans le sang. À sa place, il décrit un mode de multiplication du protozoaire par schizogonie régulière dans les poumons. Très vite, Delanoë montre que Chagas a commis une erreur en prenant pour une phase du cycle du trypanosome la multiplication d'un parasite accidentel, *Pneumocystis carinii*. Très vite, Vianna découvre les formes leishmaniennes du parasite dans les muscles. Mais Chagas ne renoncera jamais à l'idée d'un dimorphisme sexuel des parasites et, par la suite, à celle d'une fécondation dans le corps des punaises. Croyant retrouver les petites formes trypanosomiennes dans les glandes salivaires de l'insecte, Chagas plaidera pour la voie inoculative. En chemin, il abandonne les formes crithidiales comme une modalité évolutive du parasite chez l'insecte, sans rapport avec les prétendues formes trypanosomiennes infectives issues du cycle sexuel du parasite dans le corps de l'insecte.

Les phénomènes pathologiques et leur description sont envisagés sous l'angle des affections endocriniennes. De là, un nouveau cadre clinique de la trypanosomiase américaine. La forme aiguë, qui peut présenter (ou non) les manifestations classiques de la méningo-encéphalite, est caractérisée par deux signes cardinaux : la bouffissure de la face et l'hypertrophie de la glande thyroïde. Ces signes pathognomoniques sont l'expression d'une insuffisance thyroïdienne. L'intumescence du visage est alors perçue, non plus comme un œdème, mais comme un myxœdème. D'où la nouvelle dénomination de la maladie : une thyroïdite parasitaire. À partir du moment où Chagas abandonne la méthode des analogies entre les symptômes de sa maladie et ceux des trypanosomiases déjà connues pour une analyse des symptômes associés aux lésions sous-jacents, sa maladie se métamorphose. Les processus physiopathologiques de la thyroïdite parasitaire recoupent désormais ceux des maladies endocriniennes. L'exploration anatomopathologique révèle toujours une inflammation du corps thyroïde. Or, la coïncidence ou du moins la succession régulière du myxœdème et du goitre au Brésil montre qu'on a affaire à la même entité. L'identité pathologique de la thyroïdite parasitaire s'enracine dans un même processus morbide. Chagas n'a pas décrit différentes maladies mêlées, mais constitué les différentes formes cliniques de la thyroïdite parasitaire. Les examens histopathologiques permettent d'enregistrer l'existence de lésions thyroïdiennes produisant des kystes avec des zones de calcification. L'étude anatomoclinique de la maladie paraît confirmer que le gonflement de la face et l'hypertrophie du corps thyroïde sont bien l'expression des lésions observées à l'autopsie. À partir d'un ensemble de points fixes identifiés aux lésions des systèmes glandulaire, musculaire et nerveux, Chagas distingue et croise une série de syndromes : ceux, constants, de l'insuffisance thyroïdienne et tous les autres plus ou moins variables. De leur combinaison résulte une classification des différentes formes de l'infection parasitaire. Mais les symptômes d'une parasitose finissent par disparaître au profit d'une juxtaposition de grands syndromes recoupant les pathologies endocriniennes, musculaire et nerveuse.

Sur le plan de l'épidémiologie, Chagas développe toutes les implications de l'actualisation d'une très vieille doctrine du goitre et du crétinisme. Depuis longtemps, les médecins avaient rapproché ces affections du paludisme. On pensait que le principe miasmatique du crétinisme devait infecter l'air et donner lieu à une sorte de « malaria » qui produisait une intoxication du sang. À partir du moment où Laveran découvre l'agent du paludisme et Ross son vecteur, Chagas pouvait proposer une théorie parasitaire du goitre et du crétinisme tels qu'il les observe dans le centre du Brésil. Dans les maisons infestées par les punaises, aucun individu ne peut échapper aux piqûres contaminatrices. D'où l'idée qu'il existe une vaste endémie sans équivalent dans d'autres pays. Au Brésil, en effet, la cause du goitre est un parasite transmis par la piqûre de l'insecte. Ailleurs, la cause des endémies goitro-crétineuses est l'eau de boisson, véhicule de substances nocives ou d'un microbe. Chagas enregistre vite une coïncidence significative : la distribution géographique de la punaise recouvre exactement celle de l'endémie. En somme, pas de goitre sans insectes mais pas d'insectes sans habitations insalubres. La trypanosomiase américaine bascule alors dans le groupe des maladies de la pauvreté. Mais l'enquête épidémiologique est aussitôt confrontée à trois problèmes. Le premier concerne l'insecte et son rapport aux réservoirs de virus. Dans les zones de maladie, Chagas montre que le tatou constitue un réservoir de virus puisque leurs terriers sont infestés de triatomes contaminés par le parasite. Quant à l'adaptation des punaises sauvages, elle s'effectue lorsque l'homme pénètre dans les zones où se trouvent les conditions d'émergence de la maladie. La construction du chemin de fer offre un bon exemple de l'adaptation des insectes sylvestres à la condition domestique. Enfin, la faible adaptation entre le parasite et son vecteur ne doit pas être perçue comme un obstacle à la diffusion de la maladie : les parasites peuvent trouver chez un grand nombre d'espèces de réduves des hôtes susceptibles d'assurer leur cycle évolutif et, par conséquent, la dissémination de l'affection.

Le système médical de Chagas présente une remarquable cohérence. Les solutions qu'il donne aux problèmes que posaient le cycle du parasite, la clinique de la maladie et son épidémiologie s'emboîtent les uns dans les autres et se renforcent mutuellement. Le cycle évolutif du trypanosome comporte la voie inoculative. Or, ce mode de transmission s'accorde avec l'examen anatomoclinique. Les parasites, qui sont inoculés par la punaise, passent dans le sang et gagnent les différents appareils. D'où l'atteinte des systèmes glandulaire, musculaire et nerveux auxquels Chagas rattache l'ensemble des symptômes. Pour l'essentiel, les lésions des glandes thyroïdes rendent compte du myxœdème et de l'hypertrophie thyroïdienne : les signes les plus saillants de la maladie. Cette étude anatomoclinique, à son tour, s'accorde avec l'enquête épidémiologique ; d'où la théorie parasitaire du goitre et du crétinisme tels qu'ils apparaissent au Brésil. Par cette conception d'un agent parasitaire déterminant des troubles endocriniens, Chagas donnait moins la description d'une nouvelle maladie qu'une étiologie renouvelée du goitre et du crétinisme au Brésil. En effet, si la maladie de Chagas désigne la thyroïdite parasitaire, elle n'est pas une véritable parasitose. On peut donc dire que la formation du concept de thyroïdite parasitaire a constitué l'obstacle majeur à l'élucidation de la nature de la trypanosomiase américaine. La perception de Chagas a pesé d'un poids très lourd dans l'histoire des recherches sur cette nouvelle maladie. Un temps de latence sépare la constitution du système médical de Chagas de la refonte épistémologique qui rend possible la formation du concept de trypanosomiase américaine. Après la divulgation des travaux de Chagas, le cycle du parasite, la clinique de la maladie et son épidémiologie sont remis en question. Sur chacun de ces points vont converger une série de critiques, mais elles ne suffiront pas à ébranler l'édifice.

La triple erreur

Après la divulgation des travaux de Chagas, le cycle du parasite, la clinique de la maladie et son épidémiologie sont remis en question. L'essentiel réside dans le réseau de nécessités qui a rendu possible le repérage de ce que Brumpt, Kraus, Maggio et Rosenbush considéraient déjà comme des erreurs. Amorce, donc, des trois processus par lesquels l'édifice constitué par Chagas paraît être mis en déséquilibre. Très vite, la théorie du cycle évolutif du parasite est revue par Brumpt, le cadre clinique de la thyroïdite parasitaire est révisé par Kraus, et son épidémiologie fait l'objet d'une contre-enquête en Argentine. En 1912, Brumpt constate la présence de flagellés du type *Trypanosoma* dans les excréments de *Triatoma megistus*. Quelques mois plus tard, il décrit le cycle complet chez la punaise. Les trypanosomes sanguicoles passent par la forme crithidiale et reviennent à la forme trypanosome métacyclique dans l'intestin postérieur. La forme sanguicole est donc le point de départ de l'évolution et la forme métacyclique, son aboutissement. Il apparaît aussi que Chagas avait donné une étude anatomoclinique du goitre et du crétinisme pour celle des formes chroniques de la thyroïdite parasitaire. Quant à la forme aiguë, il avait probablement décrit deux entités morbides superposées : une parasitose et les manifestations classiques de l'hypothyroïdisme. Penna de Azevedo procède à la révision du matériel histopathologique provenant de malades dont l'examen de sang avait révélé des parasites. Or les lésions thyroïdiennes correspondent exactement à celles des formes classiques du goitre et du crétinisme. C'est Lobo-Leite qui trouve la forme pure du goitre, qui peut être désormais identifiée avec tout un pan de la symptomatologie des formes aiguë et chronique décrites par Chagas. Il devenait clair que ce dernier avait décrit deux affections concomitantes : une parasitose, compte tenu de l'agent étiologique, mais aussi le goitre ou le crétinisme.

Autour des années 1930, la situation est donc la suivante. Au sujet du mode de transmission s'opposent les partisans de la voie inoculative et les tenants de la voie contaminative par le biais des muqueuses buccales. La question du cadre clinique de la maladie n'est pas réglée. À la relation causale entre les insectes infectés et l'endémie goitro-crétineuse répond l'étiologie hérédo-infectieuse de ces affections endocriniennes. Mais à la thyroïdite parasitaire, les chercheurs argentins opposent une maladie endocrinienne ou, dans le meilleur des cas, l'idée qu'on a ici affaire à deux affections mêlées dont l'une est connue (goitre ou crétinisme) et l'autre indéterminée (la trypanosomiase américaine). À la relation causale entre les insectes infectés et l'endémie goitro-crétineuse répond l'étiologie hérédo-infectieuse de ces affections endocriniennes. À l'origine de ces désaccords, un même point aveugle. Le glissement de sens et de niveau conceptuel, évident pour nous, entre le signe d'une parasitose (l'œdème palpébral) et le signe d'un hypothyroïdisme (le myxœdème) ne peut être perçu par la médecine de cette époque, étant donné la forme d'analyse par laquelle elle déchiffrait le mécanisme pathogénique. L'intérêt des enquêtes épidémiologiques ne tient pas à ce qu'elles permettent de voir mais à ce qu'elles masquent et à ce qu'elles laissent apparaître. Elles cachent un signe pathognomonique lié au mode de contamination ; elles occultent l'élément fondamental qui, par la suite, fera basculer la maladie de Chagas dans le champ des parasitoses en dénouant son rapport à la pathologie endocrinienne. En revanche, elles laissent apparaître l'intumescence du visage comme le signe d'une insuffisance thyroïdienne que les uns épinglent sur la thyroïdite parasitaire et les autres sur une affection essentiellement endocrinienne. À cette époque, ce qu'on appelle le « faciès bouffi » est aligné sur le myxœdème. Or ce dernier coexiste aussi bien avec les symptômes classiques d'une parasitose (fièvre, splénomégalie, hépatomégalie, adénopathie) qu'avec ceux de l'hypothyroïdisme (hypertrophie de la thyroïde, idiotie, infantilisme). Si personne n'est en mesure de repérer des entités morbides différentes ou superposés c'est pour une raison très simple : la forme pure de la maladie de Chagas ne pouvait être perçue puisqu'elle n'était pas constituée.

Le signe de Romana

Curieusement, la seule évidence qui parlait en faveur de la maladie était donnée par le diagnostic parasitologique. Mais son cadre clinique se dérobait aux regards, au point qu'on en arrivait à penser que la maladie n'existait pas. L'éclair de lucidité théorique dont fit preuve Romana consiste dans un brusque renversement du lieu de perception de la singularité. La thyroïde parasitaire, qui comprend les manifestations d'hypothyroïdisme, s'inscrivait dans le champ des affections endocriniennes mais elle faisait figure d'exception par son agent causal. Romana inverse le point d'attaque de l'analyse ; dans le champ des affections parasitaires, c'est l'entité forgée par Chagas qui apparaissait comme une exception. D'où la réduction de cette singularité nosologique par la mise au jour d'une symptomatologie correspondant à celle d'une parasitose. Dès 1932, date à laquelle Romana dépiste le premier cas aigu, se trouvait posé sous forme de dilemme ce que Chagas avait cru compatible en décrivant la thyroïdite parasitaire : ou la maladie de Chagas est une affection endocrinienne, ou elle est une parasitose. Et toute absence de signe d'hypothyroïdisme établira que les manifestations pathologiques sont celles de la trypanosomiase américaine. Cette incompatibilité suppose la constitution du cadre qui rendait possible son émergence. Ce cadre est défini par l'ensemble des conditions permettant de repérer un foyer de maladie. C'est parce que Romana veillait à ce qu'elles fussent toutes remplies qu'il a pu décrire la forme pure de la maladie de Chagas. La région où il se trouvait était bien choisie : présence d'insectes infectés, de réservoirs de virus et d'animaux domestiques infectés. Les risques de brouillages dus aux affections intercurrentes étaient écartés : ni paludisme ni affection endocrinienne (goitre et crétinisme). Un milieu naturel et sélectionné, puisqu'il exclut les pathologies qui pourraient masquer ou compliquer la trypanosomiase américaine. Ensuite, le domaine hospitalier s'emboîte dans le précédent : un milieu institutionnel et stratégique, les malades affluent tout naturellement à la consultation de l'hôpital de Villa Guillermina.

Le signe découvert par Romana nous paraît tellement évident qu'on a du mal à croire que personne ne l'ait vu avant lui. Romana n'avait pas à découvrir un signe, mais à établir le cadre qui rendait possible son émergence. En renouant avec la médecine clinique, la mise au jour d'un détail symptomatologique s'est avérée décisive : à vue d'œil, l'œdème palpébral unilatéral, un diagnostic sûr et rapide et des centaines de cas. Mais pour trouver le syndrome oculo-palpébral, il fallait que Romana mît en relation un domaine géographique, l'hôpital, un cycle évolutif (la station postérieure) et un symptôme commun aux trypanosomiases humaine et animales déjà connues. Nouveau schéma étiopathogénique : au point de contact avec la conjonctive, le parasite provoque le syndrome oculo-palpébral. La maladie peut alors acquérir la dimension d'un véritable fléau. La thyroïdite parasitaire apparaît comme une chimère nosologique et bascule dans le faux. Alors, et seulement alors, le concept de trypanosomiase américaine est celui que nous connaissons. Pour trouver la forme pure de la maladie de Chagas, Romana devait déjouer le piège du *Même* et de l'*Autre* où tous ses contemporains s'étaient pris. Un gonflement peut être muqueux, c'est le myxœdème. Mais il peut être aussi l'un des éléments qui définissent l'inflammation : douleur, rougeur, chaleur et tuméfaction. On voit tout de suite en quoi Romana change complètement de registre et rompt avec la perception de Chagas. Le gonflement n'est pas l'expression d'un myxœdème mais d'une inflammation. Apparaît ainsi une nouvelle structure de la visibilité : l'œdème palpébral unilatéral peut être vu. Avec le syndrome typique de porte d'entrée oculaire, l'identification des malades précède et oriente le diagnostic parasitologique. Dès l'instant où le concept de trypanosomiase américaine définit une parasitose identifiable à partir du syndrome oculo-palpébral, sa prévalence est identifiée au nombre de cas de maladie. Le dépistage devient une routine. La divulgation du signe de Romana marque une nouvelle époque dans l'histoire de la maladie. Les cas se comptent par milliers et, en quelques années, la trypanosomiase américaine acquiert la dimension d'un fléau continental.

► BRUMPT E., « Le *Trypanosoma cruzi* évolue chez *Conorhinus megistus, Cimex lectularius, Cimex boueti et Ornithodorus moubata.* Cycle évolutif de ce parasite », *Bulletin de la Société de pathologie exotique*, n° 5, 1912, p. 360-364. – CHAGAS C., *Coletânea de Trabalhos Cientificos*, Brasilia, Editora Univ., 1981. – DELAPORTE F., *La Maladie de Chagas*, Paris, Payot, 1999. – PERLETH M., *Historical Aspects of American Trypanosomiasis (Chagas' Disease)*, Francfort, Peter Lang, 1997. – PINTO DIAS J. C., COURA J. R. (eds.), *Clinica e terapêutica da doença de Chagas*, Rio de Janeiro, Fiocruz, 1997. – ROMANA C., Acerca de un sintoma inicial de valor para el diagnostico de forma aguda de la enfermedad de Chagas. La conjunctivitis esquizotrypanosica unilateral, *MEPRA*, n° 22, 1935, p. 16-28. – ROSENBUSH F., Comision de investigacion sobre bocio, cretinismo y enfemedad de Chagas en la provincia de Salta, *Anales del Departamento nacional de higiene*, n° 23, 1916, p. 117-127. – VIANNA G., Contribuçao para o estudio da anatomias patologica da molestia de Chagas, *Memorias do Instituto Oswaldo Cruz*, n° 3, 1911, p. 276-293.

François DELAPORTE

→ Écologie médicale ; Épidémies ; Épidémiologie ; Médecine tropicale ; Parasitologie ; Trypanosomiase africaine ; Zoonoses.

TUBERCULOSE

Ambiguïtés de la lutte contre les fléaux sociaux

Au même titre que la lèpre au Moyen Âge et la peste à la période moderne, la phtisie, devenue tuberculose, est la maladie emblématique de la période contemporaine, surtout entre 1880 et 1950. La promotion de cette maladie fort ancienne au rang de fléau social doit plus à la modification du regard que la médecine et la société portent sur elle qu'à l'extension réelle de ses ravages. Dans ce processus et ce qui s'ensuit, les imaginaires sociaux jouent un rôle au moins aussi grand que les découvertes médicales. À partir de là, la tuberculose sert de laboratoire pour construire des notions et expérimenter des actions dont le modèle imprègne encore fortement les conceptions et les représentations actuelles de la maladie et de la politique de santé publique. Nés dans la lutte antituberculeuse, les liens entre sanitaire et social, la médecine de secteur, le recours à la propagande, à l'éducation sanitaire, au dépistage systématique, à l'isolement sont des réalités ou des tentations que l'on retrouve aujourd'hui face au Sida, dans la lutte contre l'alcoolisme ou le tabagisme. En cela, la tuberculose est exemplaire des relations qu'entretiennent les sociétés occidentales contemporaines avec la maladie.

De la phtisie à la tuberculose. – Sous ses différentes formes, phtisie pulmonaire, scrofules (ou écrouelles), la tuberculose est connue depuis longtemps. Ses ravages ne sont pas méconnus par des médecins de l'époque moderne comme Sydenham qui estime qu'elle enlève les deux tiers de ceux qui meurent de maladies chroniques. Son caractère contagieux et aussi affirmé par Fracastor dès le XVIe s. et les tubercules sont repérés dès la fin du siècle suivant. Pourtant, peut-être masquée par la peste, la tuberculose n'acquiert une visibilité sociale qu'au début du XIXe s. Ce changement naît de la rencontre entre les précisions diagnostiques apportées par l'auscultation médiate de Laennec et une nouvelle sensibilité au corps et à la maladie. Les correspondances du XVIIIe s. révèlent chez les plus aisés une attention accrue aux moindres messages du corps, parallèle à l'affirmation de l'entité individuelle. Par son évolution lente, la tuberculose pulmonaire se prête particulièrement bien à cette introspection. La maladie s'accorde par ailleurs fort bien avec le spleen propre à la génération qui suit l'épopée révolutionnaire et impériale, justement contemporaine des découvertes de Laennec. Le développement du public lisant et le prodigieux essor de l'imprimé font sortir l'image romantique du phtisique de la sphère de l'intime. Pour la première fois, la maladie individuelle devient le support d'un genre littéraire et développe dans la société une première représentation de la maladie. Il s'agit d'une maladie héréditaire ou envoyée par le destin à des jeunes gens et des jeunes filles fragiles issus du meilleur monde. Incurable mais lente et douce, elle permet de vivre plus intensément et plus tragiquement. Sans doute fort éloignée d'une réalité à laquelle on n'aura jamais accès, cette première période montre combien la maladie est tout autant une construction sociale qu'une réalité épidémiologique.

Naissance d'un fléau

Malgré la découverte du bacille de la tuberculose et, plus tardivement, du BCG (Bacille Calmette-Guérin, du nom du médecin et du vétérinaire français qui l'ont mis au point en 1921), la seconde phase historique de la tuberculose ne représente pas le triomphe de la réalité sur le rêve et de la science sur la littérature. Le nouveau statut de la tuberculose naît lui aussi de la rencontre entre des découvertes médicales et des imaginaires sociaux. Dans ce couple, ce sont bien les seconds qui jouent le rôle essentiel.

La conception de l'histoire médicale ne manque pourtant pas de logique. La découverte du bacille tuberculeux par Koch en 1882 révolutionne la conception de la tuberculose et semble conditionner entièrement l'armement mis en œuvre pour la combattre. Désormais, la maladie n'est plus héréditaire ou fatale mais contagieuse et donc évitable. Comme les espoirs nés des tentatives de prévention par la tuberculine sont vite déçus, rien ne paraît plus cohérent que d'établir une stratégie centrée sur le dépistage, l'isolement des porteurs de bacille et la protection de ceux qu'il pourrait menacer. Tout semble dès lors répondre à une logique purement médicale : dispensaires pour repérer les tuberculeux, répandre l'éducation hygiénique, affermir le terrain par la distribution de secours alimentaires ou autres ; sanatoriums pour isoler les porteurs de bacille et améliorer leur état ; préventoriums ou colonies sanitaires pour mettre les populations fragiles en position de résister aux attaques du bacille. Pourtant, la mobilisation assez massive autour de ce schéma se produit parce qu'elle rencontre d'autres préoccupations et permet de poursuivre d'autres objectifs que la seule amélioration du sort des malades. Ces aspects expliquent largement les dérapages par rapport au schéma purement médical. Devenue la maladie symbole de la nouvelle médecine pastorienne, la tuberculose est de plus en plus souvent diagnostiquée au point que les statistiques de ses ravages s'envolent. Hantés par l'idée de décadence, les pouvoirs publics et les élites sociales y voient très vite la cause principale mais curable de tous les maux. Le mouvement est particulièrement net dans une France profondément marquée par le triple choc de la défaite de 1870, de la Commune et du déclin démographique, et où règne l'idée de dégénérescence. Quoique moins fort, le même sentiment accable le Royaume-Uni confronté à un déclin relatif et qui crée même en 1903 un « Interdeparmental Committee on Physical Deterioration » (Comité d'étude sur la détérioration physique). Pourtant triomphante, l'Allemagne n'échappe pas au souci de maintenir et d'améliorer la santé physique et morale du peuple pour réaliser ses ambitions économiques et stratégiques. Dans cette conjoncture, la tuberculose acquiert vite un statut spécial. Décrite comme la conséquence de l'alcoolisme, de la promiscuité, de l'absence d'hygiène et du dérèglement, faisant le lit d'autres maux, elle devient à la fois le fléau social par excellence qu'il faut combattre d'autant plus vigoureusement qu'il fournit aussi l'occasion d'établir un contrôle sur les populations ouvrières des villes. En effet, la médecine offre ici un modèle d'action qui est tout autant social que sanitaire. Par le dispensaire et ses visites, les autorités ou leurs agents pourront s'introduire dans l'intimité du pauvre, pour le surveiller et transformer en profondeur ses habitudes. Ce projet, expliqué sans ambages, séduit et explique l'ampleur de la mobilisation. Entre 1880 et 1900, tous les grands pays d'Europe et les États-Unis voient naître des associations, locales ou nationales, qui regroupent industriels et aristocrates, médecins et hommes politiques. En France, les associations sont d'abord locales et multiples au gré des initiatives individuelles et des parentés idéologiques. Paris, Bordeaux et Lyon donnent le ton dans les années 1880-1890. La première décennie du siècle suivant voit naître les regroupements nationaux, « Ligue française contre la tuberculose », « Union nationale de la lutte antituberculeuse ». Étonnant dans un pays centralisé, le mouvement de la base au sommet est moins étonnant aux États-Unis où la « Pennsylvania Society for the Prevention of Tuberculosis » précède logiquement (1892) l' « American Association for the Study and Prevention of Tuberculosis » (1904). Dans l'Empire allemand, la lutte organisée contre la tuberculose naît au sein des associations constituées à partir de 1888 pour fonder des institutions sanitaires populaires (Volksheilstätten) et regroupées en fédération nationale en 1895 (« Deutsches Zentralkomitee zur Errichtung Volksheilstätten »). En 1906, le « Comité central pour la construction des sanatoriums populaires » (« Deutsches Zentralkomitee zur Errichtung von Heilstätten für Lungenkranke ») devient « Comité de lutte contre la tuberculose » (« Deutsches Zentralkomitee für Bekämpfung der Tuberkulose »). Au Royaume-Uni, la « National Association for the Prevention of Consumption and other Forms of Tuberculosis », fondée en 1898, associe, comme son homologue germanique et plus qu'en France, les grands noms du Gotha et de la politique. Malgré ces quelques différences chronologiques et institutionnelles, les principes retenus sont partout les mêmes.

Un « armement » puissant et fragile. – L'élément le plus neuf de cette campagne hygiénique est la volonté de mobiliser la population qui ne doit plus être seulement un objet mais aussi un acteur. La sensibilisation repose sur des campagnes de propagande qui utilisent l'affiche, la conférence et très vite la radio et le cinéma pour populariser la cause. La vente du timbre antituberculeux sur la voie publique, dans les écoles et les entreprises, est la plus originale des trouvailles de cette première campagne sanitaire moderne. Pourtant, la modernité des supports, la qualité des images et des scénarios, la hardiesse des slogans (« La tuberculose s'attrape sur le zinc » ; « The three bads : bad food, bad air, bad drink ») et des titres de film *(The invisible enemy)* contrastent avec le classicisme du message. Dénonçant certains comportements (cracher par terre est même un délit dans certains États américains), exaltant la vie petite bourgeoise et les vertus du grand air, cette propagande fréquemment culpabilisante qui fait l'impasse sur les conditions de travail est bien peu adaptée au public ouvrier urbain auquel elle s'adresse. Volontiers alarmiste, elle provoque parfois la panique et des réactions de rejet face aux malades ou à l'installation de sanatoriums.

La construction de ces derniers est le deuxième pilier de la lutte contre la tuberculose. Lieux d'isolement, de cure et d'éducation hygiénique, plus tardivement d'interventions chirurgicales hasardeuses, ils sont loin de couvrir tous les besoins et de toujours correspondre au modèle originel. Dans les sanatoriums populaires, la cure de repos est bien vite concurrencée, surtout en Angleterre, par la thérapie par le travail, non sans quelques abus. C'est aussi le travail qui est au cœur des trois colonies sanitaires établies en Angleterre (Papworth, Wrenbury Hall, Preston Hall) et seulement rêvées ailleurs. Le dispositif lourd est complété par des préventoriums ou des « Open air residential schools », destinés aux enfants pré-tuberculeux.

Sanatoriums et préventoriums ne sont accessibles qu'après un tri opéré par des dispensaires nommés « Fürsorgenstellen » en Allemagne. Ouvert à Édimbourg en 1887 par Robert Phipps, le premier dispensaire fait vite école. En France, Calmette ouvre le premier à Lille, vite suivi à Lyon par Courmont et Arloing. Le modèle gagne ensuite l'Allemagne où la première Fürsorgenstelle est créée à Halle en 1899 par Ernst Pütter. À partir de là, les dispensaires se généralisent. À la veille du premier conflit mondial, il y en a 450 aux États-Unis, 600 en Allemagne, 370 au Royaume-Uni, beaucoup moins en France. Le fonctionnement est partout identique. Quadrillant un quartier, le dispensaire a pour première mission de repérer les tuberculeux, de les amener à consulter et de les convaincre, le cas échéant, de faire un séjour en sanatorium. Une fois le placement réalisé, le dispensaire doit aider matériellement la famille, préparer la réinsertion du malade à son retour. Au delà, le dispensaire doit aussi renforcer les défenses du terrain contre les attaques du bacille. Ouvriers enquêteurs, visiteuses d'hygiène, assistantes sociales, Schwestern et nurses sont chargés d'enquêter sur les familles, de faire leur éducation sanitaire, de les guider dans le labyrinthe de plus en plus touffu de la protection sociale. Aidées et assistées, les familles pauvres, seules concernées, sont aussi l'objet d'une surveillance qui est loin d'être seulement sanitaire. Répertoriant les antécédents familiaux, inventoriant le mobilier, enregistrant les comportements et les habitudes des familles, les enquêtes réalisées à cette occasion peuvent aisément passer pour une entreprise de fichage quasiment totalitaire.

Dans l'ensemble du dispositif, le social l'emporte largement sur le médical. Certes, William Osler crée à l'université de Philadelphie un « Robert Phipps institute », consacré à la recherche dès 1910. L'année suivante l'Angleterre ouvre un « Medical Research Committee » financé par des fonds publics. La France ouvre plus tard des chaires de phtisiologie dans ses facultés. Malgré cela, on est frappé de l'atonie de la recherche médicale et de la modestie des initiatives thérapeutiques et préventives. Certes, malgré les déconvenues initiales, les expérimentations de la tuberculine et de ses dérivés se poursuivent plus longtemps que prévu, en particulier en Angleterre où se crée à Londres en 1909 une « League for the Establishment of Tuberculin Dispensaries ». La méfiance pour tout traitement autre que la cure sanatoriale reste pourtant presque systématique. Le BCG lui-même, certes desservi par la triste affaire de Lubeck, n'est que très tardivement diffusé, en particulier en Grande-Bretagne. La seule exception concerne la chirurgie (pneumothorax, thoracoplastie) qui ne peut que renforcer le modèle sanatorial. Les raisons de son relatif succès tiennent beaucoup plus à des raisons professionnelles (valoriser la phtisiologie dans une médecine de plus en plus technicienne) et institutionnelles (enrayer la désertion des sanatoriums) qu'aux résultats thérapeutiques, peu convaincants. On voit même en France les premiers antibiotiques servir à multiplier les opérations plutôt qu'à en limiter le nombre. D'ailleurs l'utilisation de ceux-ci se heurte au scepticisme du corps médical même là où des comités (Angleterre, 1946) ont précocement attiré l'attention sur les bienfaits de la streptomycine. Défini à la fin du XIXe s., traduit dans des investissements lourds, le modèle est pour le moins rétif aux nouveautés et aux remises en cause. Sa forte articulation avec un projet social renforce encore sa faible plasticité.

Un système de santé « partenarial » ? – Peu souple dans son architecture, la lutte contre la tuberculose l'est beaucoup plus en matière de financement et d'organisation juridique. Mobilisant les énergies les plus diverses, la lutte contre la tuberculose associe initiative privée et publique dans une configuration devenue aujourd'hui dominante dans le domaine sanitaire et social. Les scénarios nationaux sont pourtant différents. En France, l'initiative privée, pourtant faible, reste toujours dominante, même si les fonds publics deviennent très vite essentiels et si des lois donnent l'impression fausse d'une étatisation. Devant les réticences du monde médical, les autorités n'osent pas inscrire la tuberculose dans la liste des maladies à déclaration obligatoire instituée par la loi de 1902. En fait, seule la Première Guerre mondiale qui révèle les ravages du fléau oblige les pouvoirs publics à s'engager. Dans les lois Bourgeois (1916) et Honnorat (1919) sur les dispensaires et les sanatoriums, ils le font aux moindres frais. La construction des sanatoriums est mise à la charge des départements. Les dispensaires restent facultatifs et leur financement dépend plus de la charité privée que de subventions aléatoires. Seule, la réduction des dons oblige les pouvoirs publics à combler les déficits d'institutions qui restent gérées par les médecins et les philanthropes. L'intervention publique anglaise est plus précoce et plus massive, malgré la multiplicité d'initiatives privées bien coordonnées. Le National Insurance Act de 1911, qui institue une assurance maladie obligatoire pour les salariés les plus modestes, est plus large pour les tuberculeux que pour les autres malades. La loi prévoit aussi un financement de l'équipement antituberculeux et crée des médecins de santé publique spécialisés et rétribués à plein temps, les tuberculosis officers qui sont adjoints aux plus traditionnels « Medical Officers of Health ». Dans la foulée, la déclaration de la tuberculose devient obligatoire (1913). Amorcée dès avant 1914, l'intégration de la lutte contre la tuberculose dans le cadre d'un service public de santé se confirme dans l'entre-deux-guerres et culmine lors de la constitution du National Health Service aux lendemains du second conflit mondial.

La situation allemande se distingue durablement par la simultanéité de la mise en place des assurances sociales (entre 1883 et 1889) et de la lutte contre la tuberculose. Les caisses de maladie et les Landesversicherunganstallten (instituts régionaux d'assurances) prennent en charge les malades et construisent ou financent de nombreux sanatoriums. Il ne reste aux pouvoirs publics locaux, souvent regroupés en associations, qu'à prendre en charge les non assurés et à aider les comités privés à ouvrir des dispensaires.

On connaît malheureusement moins bien la vie réelle des institutions et des personnes qu'elles concernent que les organigrammes officiels. Malgré l'engagement de nombreux médecins dans ses rangs et la naissance d'un corps de spécialistes, la lutte antituberculeuse suscite la méfiance des professions médicales en train de se structurer fortement autour de l'affirmation de leur caractère libéral. La déclaration obligatoire n'est établie que très tardivement en France et son application est partout incomplète. La pression des malades rejoint ici la crainte des médecins de voir leur clientèle leur échapper. Déclarer une tuberculose signifie l'ébranlement de la cellule familiale et sa mise à l'écart de la vie sociale tant survit la croyance dans l'hérédité de la maladie et tant sévit la peur panique de la contagion. Les rigueurs de la médecine préventive et sanatoriale pèsent donc essentiellement sur une population dont les conditions de vie et de travail ne permettent guère l'application des mesures prophylactiques ni la mise en place de traitements précoces. Accusés d'être responsables de leur maladie et soupçonnés d'être une menace autant sanitaire que sociale, les malades s'enfoncent souvent dans un refus, à moins qu'ils ne rejoignent les premières associations de malades (Fédération nationale antituberculeuse) qui naissent autour de cette maladie de longue durée pour revendiquer plus de soins curatifs. Avec l'arrivée en force de la streptomycine, la tuberculose semble définitivement vaincue avant qu'elle ne réapparaisse avec le retour de la précarité et l'arrivée du Sida. À cette occasion on mesure combien le souvenir même de cette maladie, si longtemps omniprésente, a pu disparaître. Cet oubli rapide montre que la mobilisation fut plus apparente que profonde. En revanche, la lutte contre la tuberculose laisse un héritage organisationnel très fort : médecine de secteur, liaison sanitaire sociale, notion de fléau social restent au cœur de la politique sanitaire de nombreux pays.

► BARNES D. S., *The making of a social disease : Tuberculosis in nineteenth century France*, The univ. of California press, 1995. – BRYDER L., *Below the magic mountain. A social history of tuberculosis in twentieth century Britain*, Clarendon Press, 1988. – DESSERTINE D., FAURE O., *Combattre la tuberculose (1900-1940)*, Lyon, Presses universitaires de Lyon, 1988. – GUILLAME P., *Du désespoir au salut : les tuberculeux aux XIXe et XXe siècles*, Aubier, 1986. – HAHNER-ROMBACH S., *Sozialgeschichte der Tuberkulose vom Kaiserreich bis zum Ende des Zweiten Weltkriegs*, Steiner Verlag, 2000. – HELLER G., *Charlotte Olivier : la lutte contre la tuberculose dans le canton de Vaud*, Éditions d'En bas, 1992.

Olivier FAURE

→ Alcoolisme (Lutte contre l') ; Antibiotique ; Bactériologie ; Dépistage ; Dispensaire ; Grande Guerre ; Maladies émergentes ; Sanatorium.

TYPHUS

Jusqu'aux années 1830 le mot typhus n'était qu'un terme générique pour décrire un état fébrile avec délire, forte fièvre et éruption de taches ou de plaques rouges. Les pathologistes employèrent ensuite le terme de « typhoïde » pour désigner une maladie transmise par l'eau et causée par des installations sanitaires défectueuses. La distinction clinique entre la typhoïde et le typhus fut établie dans les années 1830. Au moment où les épidémiologistes acceptèrent cette distinction, les statistiques allemandes sur le *Typhus* renvoyaient en réalité à la typhoïde, tandis que la catégorie *Fleckfieber* (qui signifie littéralement « fièvre éruptive ») se rapportait au typhus. Karl Joseph Ewald en 1880, puis Georg Gaffky, l'assistant de Koch, en 1884, isolèrent la bactérie à l'origine de la typhoïde. Tandis que l'amélioration de la qualité de l'eau et de l'hygiène alimentaire avait permis de faire reculer la typhoïde, la diminution du nombre de cas de typhus supposait l'éradication d'une cause cachée et inconnue.

De 1894 à 1914 le typhus disparut de l'armée prussienne. En Allemagne il n'y eut qu'un seul cas de typhus en 1901, et de 1901 à 1914, on ne dénombra que sept cas mortels, principalement parmi les travailleurs émigrés originaires de Russie. En comparaison des 390 décès recensés en Angleterre et au Pays de Galles entre 1899 et 1913, des 147 morts dénombrés en Écosse entre 1905 et 1914, et des 1 043 victimes que connut l'Irlande – réputée être un pays de typhus endémique – entre 1899 et 1913, l'incidence du typhus fut remarquablement faible en Allemagne. La stigmatisation des Irlandais, censés être des vecteurs de typhus, n'était pas sans rappeler le ressentiment que les Allemands éprouvaient envers les émigrés venus d'Europe de l'Est. Les épidémiologistes tenaient Belfast et Dublin ainsi que Liverpool et Glasgow, pour les derniers foyers de typhus. Cependant, tant qu'aucune cause bactériologique n'avait été identifiée, rien ne permettait de détecter la maladie : jusqu'à la Première Guerre mondiale, si le choléra, la fièvre jaune et la peste faisaient l'objet de dispositions sanitaires dans les ports anglais, ce n'était en revanche pas le cas du typhus.

Les explications environnementales furent remises en cause juste avant la Première Guerre mondiale grâce à la découverte de la transmission, par le pou du corps, d'un organisme pathogène spécifique. L'infection ne provenait pas des piqûres du pou mais de ce que l'hôte humain faisait pénétrer les micro-organismes sous la peau en se grattant à l'endroit ou le pou s'était repu de son sang. Les bactériologistes établirent une distinction entre le typhus et d'autres maladies transmises par le pou, comme la fièvre récurrente. Le rôle joué par le pou comme vecteur du germe du typhus fut mis en évidence au moment où la fièvre guerrière atteignait son paroxysme entre 1910 et 1914. Les épidémies espagnoles permirent d'observer les poux. C'est aussi à cette tâche que se consacra Richard Otto, un bactériologiste allemand qui s'appuya sur des données provenant de Crimée et des Balkans. On rechercha l'agent causal en se livrant à des expériences et à des observations épidémiologiques sur des sujets des colonies. Bien que les punaises des lits, les poux et les puces fussent suspectées de transmettre le typhus, en 1903, un chercheur espagnol du nom de Cortezo émit l'hypothèse que le pou en était le seul vecteur. En Inde, en Algérie et en Égypte entre 1907 et 1911, des chercheurs montrèrent qu'il existait une corrélation entre les épidémies de fièvre récurrente et la présence de poux chez les indigènes qui, pensait-on, ne se lavaient et ne changeaient de vêtements que très rarement. En 1909, Charles Nicolle, le directeur de l'Institut Pasteur de Tunis, remarqua qu'on ne recensait aucun cas de typhus dans l'hôpital indigène où les patients étaient lavés puis habillés, peu après leur admission, avec des vêtements propres appartenant à l'hôpital. Il démontra que des poux qui se nourrissaient du sang de chimpanzés infectés par le typhus pouvaient transmettre l'infection à des chimpanzés sains. En 1913 des chercheurs de l'Institut Pasteur d'Alger prouvèrent que lorsque des individus se grattaient, c'était l'écrasement des poux près d'une lésion qui causait la fièvre récurrente. Ils supposèrent que le typhus était causé par le fait qu'en se grattant, les individus faisaient pénétrer sous la peau les déjections du pou. Trois indigènes se laissèrent volontairement infecter par du broyat de poux et l'on confirma le diagnostic de typhus lorsque après avoir infecté des singes on retrouva ce qui semblait être des germes de typhus dans le corps des poux.

Lorsque la guerre éclata en 1914, on commençait à accepter le rôle néfaste des poux, mais rien ne permettait de dire si les poux de la tête (semblables aux poux du corps ou des vêtements, excepté par leur habitat), les puces et les punaises des lits étaient également responsables de la transmission du typhus. On ignorait en outre si celui-ci pouvait se transmettre par simple contact d'un individu à l'autre. Les poux, les punaises et les puces étant tenus responsables du typhus et de la fièvre récurrente, les règlements militaires autrichiens, en 1911, puis la législation civile, en 1913, ordonnèrent l'éradication des insectes nuisibles *(Ungezie-fer)*. On accusait les puces de sucer le sang des malades et d'injecter ensuite l'agent infectieux aux personnes saines en les piquant. On prescrivait d'imbiber les vêtements d'essence, et de plonger les personnes infectées dans un bain chaud après les avoir frottées avec un savon médicinal.

La question de savoir si le pou était l'unique vecteur du typhus fut à l'origine de nouvelles expériences humaines consistant à injecter du sang contaminé par le typhus ou encore à inoculer des lentes, après les avoir écrasées, au moyen d'une scarification. On discuta de la possibilité d'être infecté par la salive qu'un malade projetait dans l'air en toussant. Les expériences menées sur les prisonniers ne furent pas concluantes. En Indochine, deux disciples de Pasteur, Alexandre Yersin et J. Vassal, essayèrent d'établir le mode de transmission du typhus en injectant directement chez des sujets humains du sang contaminé. Le micro-organisme responsable du typhus n'apparaissait pas avec évidence. En 1914 en Algérie, des microbes spécifiques (les Allemands préférant quant à eux parler de bactéries) furent mis en évidence sur des poux vivant aux dépens de malades, mais Nicolle, George Blanc et Ernest Conseil à Tunis trouvèrent le même agent pathogène dans des quartiers qui ne connaissaient aucun cas de typhus.

La découverte de l'organisme responsable du typhus fut l'occasion de rendre hommage à des chercheurs qui moururent « en service ». Le double nom que l'on donna à l'agent pathogène responsable du typhus *(Ricketsiae prowazecki)* dérivait des noms d'Howard Taylor Ricketts et de Stanislaus von Prowazeck, deux héros qui s'étaient intéressés à la transmission du « virus » du typhus par les poux. En étudiant l'épidémie mexicaine de 1910 qui lui fut fatale, Ricketts démontra que le pou du corps jouait un rôle important en tant que vecteur du typhus. En 1916, on donna son nom à une classe de micro-organismes plus petits que la plus petite des bactéries connues, qu'on en vint à appeler *rickettsies*. Leurs caractéristiques demeuraient controversées, si bien que l'idée selon laquelle le typhus n'était pas une maladie unique causée par un agent pathogène spécifique mais un groupe de maladies continuait à avoir cours. On découvrit des variantes du typhus, comme celle causée par le rat en Amérique, ou encore la fièvre fluviale du Japon en Asie. L'attention portée à diverses formes de la maladie et à différents types de cause – par exemple l'inhalation de poussière contenant des déjections de poux – incita les bactériologistes à ne plus considérer le typhus comme une maladie uniforme à cause unique.

En Allemagne, au début du XXe s., le typhus avait pratiquement disparu. Il réapparut néanmoins pendant la Première Guerre mondiale, et les bactériologistes dénoncèrent le pou comme le vecteur du micro-organisme récemment identifié qui causait le typhus. Les biologistes étendirent leur compétence aux hôtes humains des insectes et présentèrent les populations prétendument « surnuméraires » – notamment les juifs, les émigrés, les gitans et les vagabonds – comme des parasites humains qui menaçaient l'hygiène nationale. Des affiches apparurent bientôt dans les villes d'Europe centrale pour avertir du danger que représentaient les *Ungeziefer*. Des cohortes de bactériologistes étudièrent l'univers invisible des micro-organismes tout en prétendant défendre la civilisation européenne contre les hordes microbiennes. Des escadrons de désinfection surveillaient les frontières, isolaient les zones contaminées et pénétraient dans les logements infectés afin de brûler ou de désinfecter par tout autre moyen les objets touchés par l'infection.

Bien qu'elle eût été rapidement repoussée par les puissances du Centre, la percée russe du mois d'août 1914 porta la menace d'une épidémie « asiatique » au cœur même de l'Europe. Lorsque les troupes allemandes et celles des Habsbourg envahirent le territoire russe, elles furent exposées à un environnement épidémiologique qui leur était étranger. Le typhus sévissait sur le front turc comme dans les Balkans, et une violente épidémie immobilisa bientôt les armées serbes et austro-hongroises. La confrontation avec de nouvelles espèces vectrices de la maladie conduisit à la stigmatisation raciale et à un épouillage draconien des civils. Au Proche-Orient, les hygiénistes allemands furent souvent très proches du génocide.

Les spécialistes des questions d'hygiène surveillaient la qualité de l'eau de boisson et mirent au point de nouveaux dispositifs et de nouvelles pratiques sanitaires, parmi lesquels des fosses d'aisances et des toilettes protégées contre les mouches. Ils improvisèrent des machines ingénieuses pour tuer les poux qui nichaient dans les uniformes et les effets personnels des soldats. L'épidémie serbe hissa le typhus au premier rang des priorités médicales internationales. Prowazek fut envoyé depuis Hambourg jusqu'en Serbie occupée, tandis que Rocha Lima était dépêché à Constantinople dans le cadre de l'assistance militaire que les Allemands offraient aux forces ottomanes. Les premiers cas isolés devinrent une épidémie meurtrière. En l'espace de six mois, plus de 200 000 civils réfugiés moururent du typhus. Les soldats infectés par le typhus étaient confinés dans des lieux crasseux et surpeuplés. Le taux de mortalité atteignit 70 % dans les zones touchées par l'épidémie, qui fit environ 150 000 morts. Soixante-dix mille Autrichiens moururent dans des camps surpeuplés dont les installations sanitaires laissaient fortement à désirer : les vêtements sales et crasseux grouillaient de vermine, tandis que les malades étaient allongés les uns à côté des autres sur un mélange de paille et de boue.

Aucun des soldats qui se remettaient du typhus, de la typhoïde ou de la dysenterie n'avait le droit de rentrer chez lui en permission. L'ensemble de leur fourniment devait être désinfecté. Les stations de désinfection installées par les compagnies maritimes avant la guerre furent renforcées pour les soldats, de façon à créer, à l'Est, un cordon sanitaire hermétique. On réussit ainsi à tenir le typhus à distance du front occidental, qui fut néanmoins confronté à une maladie bénigne causée par le pou – mais qui ne tuait pas celui-ci – et que les Britanniques baptisèrent « fièvre des tranchées ». Le front occidental fut en outre exposé à la fièvre récurrente, une infection incapacitante mais non mortelle également due au pou. Les Allemands furent confrontés à une fièvre similaire à laquelle ils donnèrent le nom des localités de Volhynie et de Russie Blanche. Le HCN fut rapidement mis en service en 1917 avec le soutien des services médicaux du ministère prussien de la guerre.

Le typhus resta endémique dans certaines régions de Pologne, d'Ukraine et de Russie. Entre 1919 et 1921, le très grand nombre de réfugiés russes fuyant la guerre civile de 1919 et 1920 augmenta considérablement les risques d'épidémie. Les pays occidentaux et les organisations caritatives internationales craignaient que le typhus ne se propage aussi rapidement que l'épidémie de grippe de 1918 et 1919. À l'automne 1921, la pauvreté des récoltes entraîna une famine dans la région habituellement fertile de la Volga qui, au moment des percées allemandes de la Première Guerre mondiale avait accueilli de nombreux réfugiés. Lorsque ces Polonais, ces Russes blancs, ces habitants de la Galicie et ces populations allemandes se déplacèrent vers l'Ouest, les frontières furent fermées de crainte qu'ils n'apportent le typhus. À l'instigation de Lénine, les autorités soviétiques firent appel à l'aide des Occidentaux pour organiser la distribution de médicaments et de nourriture, et pour mettre en place une désinfection de grande ampleur. C'est l'explorateur Fridtjof Nansen qui coordonna l'aide, tandis que les Allemands et les Américains dirigeaient des programmes indépendants.

À partir de 1923, le typhus commença à se faire plus rare, tout en restant endémique dans l'est de la Pologne et de l'Ukraine. Le bactériologiste Rudolf Weigl mit au point un vaccin à partir des intestins du pou. L'Institut Pasteur mit également au point un vaccin en cultivant des rickettsies dans des tissus animaux. Pendant la Seconde Guerre mondiale, le typhus redevint une priorité de la recherche médicale militaire. Alors qu'il avait été pratiquement éradiqué en Allemagne dans l'entre-deux-guerres, le typhus atteignit pendant la Seconde Guerre mondiale des niveaux au moins aussi élevés que lors du conflit précédent. Présage sinistre, le typhus fut dénoncé comme une « fièvre juive » *(Judenfieber)*. Les statistiques concernant la population civile étaient peu fiables à plus d'un titre, et notamment parce que le typhus était l'une des causes de décès fictives dont on se servait pour masquer l'euthanasie. À partir de septembre 1941, on faussa également les procédures d'enregistrement des déportés à Auschwitz. Puisqu'on utilisait du Zyklon, il est possible qu'il semblât adéquat de faire état de cas suspects de typhus. Il est difficile de savoir si le faible taux de typhus que connut initialement la Pologne sous occupation allemande s'explique par une politique énergique de désinfection et de vaccination ainsi que par les mesures médicales drastiques prises à l'encontre des travailleurs polonais déportés et des minorités allemandes rapatriées ; ou bien si le typhus ne constituait qu'un problème insignifiant avant l'assaut contre l'Union Soviétique. Pourtant dès que le taux de mortalité commença à s'envoler, le typhus fut pris dans la spirale du génocide.

Le 13 septembre 1939, peu après que les Allemands eurent attaqué la Pologne, le ministère de l'Intérieur du Reich décréta l'application de procédures visant à combattre le typhus au moyen de désinfections minutieuses et répétées. Les épidémiologistes furent soulagés que les armées allemandes n'occupent que brièvement l'est de la Pologne et que la frontière entre les zones russe et allemande coïncide avec la limite occidentale de la zone d'endémie du typhus. Le Bureau de politique raciale remarqua que « du côté allemand, la tâche des médecins se limite à empêcher que le Reich ne soit touché par une épidémie de typhus. Nous pouvons rester indifférents au sort sanitaire des juifs ». La ghettoïsation des juifs était justifiée puisqu'il s'agissait d'une « précaution sanitaire », et l'implantation des minorités allemandes originaires des Balkans ou de la zone occupée par les Soviétiques accrut la crainte du typhus chez les autorités allemandes. Bien que le typhus fût moins répandu que d'autres maladies comme les infections intestinales ou la tuberculose, c'est bien lui qui fut à l'origine des mesures coercitives et de la politique d'extermination. La déportation de travailleurs polonais en Allemagne, de même que la présence de prisonniers de guerre polonais firent naître le spectre d'une propagation de l'épidémie de typhus au Reich, alors que celui-ci en était jusque-là exempt. Leipzig, Nuremberg et Breslau connurent des épidémies de typhus sporadiques pendant l'hiver 1940-1941. Les fonctionnaires allemands responsables de la santé publique s'alarmèrent de l'augmentation de la mortalité liée au typhus, accusant les prisonniers de guerre et les travailleurs venus de l'Est d'avoir importé l'infection. En 1940, Conti, le Führer de la Santé du Reich, chargea un commissaire aux épidémies de veiller à ce que toutes les régions et toutes les villes allemandes soient équipées d'installations de désinfection.

Les bactériologistes allemands se penchèrent, non sans fierté, sur ce qui avait été accompli en matière de prévention pendant la Première Guerre mondiale, où l'élimination des poux avait permis d'éradiquer le typhus. Les dispositions sanitaires relativement laxistes que les Allemands avaient prises dans les zones qu'ils occupaient pendant la Première Guerre mondiale cédèrent la place à la brutalité, à la cruauté et au génocide, dès lors que le typhus était mis au service d'une véritable idéologie raciste. Les médecins prêtèrent leur concours aux tâches de classification raciale, désinfectant les soldats allemands et les prisonniers de guerre polonais pour éliminer leurs poux, et traquant les infections. Lors des transferts de population, les Allemands recherchaient les porteurs de maladies infectieuses et veillaient au maintien de conditions sanitaires correctes. Les Allemands passèrent des accords avec les Soviétiques et les Roumains au sujet du transfert des minorités allemandes de Galicie, de Volhynie, d'Ukraine, du Banat et de Bucovine. L'idée d'un rempart oriental, ou *Ostwall*, défendant l'Europe contre les hordes slaves, imposait que le flot des personnes émigrant vers l'ouest fût contrôlé au moyen d'une politique rigoureuse de désinfection. Les violences et les humiliations racistes redoublèrent tandis que le nettoyage des rues tout comme le rasage de la barbe et des cheveux des juifs orthodoxes devenaient parties intégrantes du régime de persécution sauvage.

La science médicale participa à la politique délibérée d'extermination. En novembre, les Allemands obligèrent le *Judenrat* de Varsovie à signaler par des panneaux que la zone placée sous son contrôle était mise en quarantaine, devenant ainsi une *Seuchensperrbezirk*. Les Allemands exploitèrent les cas de typhus – dont leur politique discriminatoire était la cause – au moyen d'une propagande grossière qui faisait l'amalgame entre le typhus, les poux, la saleté urbaine et les juifs. La peur de l'infection servait de prétexte à l'isolement des juifs. En mars 1940, les Allemands ordonnèrent aux médecins polonais de ne pas soigner les juifs puisque « les maladies infectieuses affectaient surtout la population juive ». Les autorités médicales du gouvernement Général demandèrent que la zone de quarantaine soit protégée par un cordon sanitaire servant de « rempart contre l'épidémie ». La quarantaine accéléra la ségrégation raciale : des marques jaunes mettant en garde contre le typhus étaient placées près des bâtiments où les individus étaient détenus pendant quatorze jours. Le surpeuplement épouvantable, l'absence d'installations sanitaires permettant de se laver et la pénurie de produits de première nécessité comme les vêtements et le savon augmentaient le risque de typhus dans les ghettos.

Les ghettos, les camps et les prisons pour les populations qu'on avait évacuées par la force favorisèrent la propagation du typhus. Les Allemands firent porter la responsabilité de la maladie aux juifs (dont ils répétaient qu'ils étaient couverts de poux) et aux Polonais (en particulier à leurs médecins accusés de confondre le typhus et la grippe, en écho aux reproches dont les médecins allemands avaient déjà fait l'objet après la Première Guerre mondiale). Les fonctionnaires des services de santé allemands organisèrent des « semaines de la propreté » s'appuyant sur un déluge de brochures, d'affiches, de films et de conférences : le slogan

« un seul pou » insistait sur la nécessité d'éliminer les poux de son environnement domestique. Les programmes de rapatriement des minorités allemandes, de même que le transfert des travailleurs forcés polonais, supposaient une désinfection complète. En 1942, les autorités médicales mirent en place un réseau de stations de désinfection destinées à éliminer les poux au niveau du Gouvernement général, rétablissant ainsi le mur qui devait protéger le Reich des épidémies de typhus. Les discours médicaux renforçaient les stéréotypes raciaux : on prétendait que les troupes au front étaient moins touchées par l'infection que celles qui se trouvaient à l'arrière, au contact de la population civile.

Le circuit classique, depuis la désinfection des vêtements jusqu'aux douches, était pensé comme une punition déshumanisante, une entrée en enfer, qui comprenait l'enregistrement des déportés, le tatouage, la confiscation des vêtements et des effets personnels, un bain d'eau et de Zyklon bouillants pour désinfecter le corps, une douche et un sauna où alternaient l'eau bouillante et l'eau glaciale, un examen médical, le rasage de la tête et du pubis, enfin la distribution des uniformes rayés de prisonnier, trop grands ou trop petits, et des chaussures qui lacéraient les pieds. La phase de nudité complète servait de transition entre le moment « sale » et le moment « propre » de l'opération, avant la plongée dans la crasse du camp. Primo Levi, au nom de toutes les victimes de ce processus systématique, parle d'une profonde dépersonnalisation : la désinfection visait à tuer, sinon le corps, du moins l'âme des individus.

Les caprices vicieux des kapos ou des SS accentuaient encore la terreur, d'autant qu'en se dénudant, les détenus pouvaient révéler une infirmité qui leur vaudrait d'être exécutés. Les vêtements restaient sales lorsqu'ils n'étaient désinfectés qu'au Zyklon tandis que la désinfection à l'air chaud ne permettait qu'un nettoyage superficiel. Kielar a décrit la façon dont les prisonniers russes nus et frigorifiés étaient plongés dans des cuves pleines d'un désinfectant glacial : « Tout le monde devait s'immerger dans ce liquide usagé, puant, qui, au fur et à mesure devenait aussi visqueux qu'un tas de boue. On torturait davantage encore tous ceux qui regimbaient. Le SDG (ou médecin SS) de service et le soldat SS qui l'assistait veillaient à ce que la désinfection se passe selon les règles. Il tenait la tête du prisonnier sous l'eau jusqu'à ce qu'on entende un gargouillement au fond de la cuve et que des bulles d'air remontent à la surface. Après un tel traitement, le prisonnier, effrayé et suffoquant, sautait hors de la cuve, à supposer qu'il soit encore suffisamment solide pour cela. » Le Dr Aharon Beilin, un spécialiste des maladies infectieuses qui avait travaillé dans l'hôpital d'un ghetto, remarqua qu'en arrivant à Auschwitz la douche froide et les déplacements au pas de course auxquels étaient soumis des prisonniers encore nus, entraînèrent la mort de 70 % de son convoi à cause de pneumonies ou de maladies liées à l'exposition au froid.

Les procédures classiques de désinfection massive représentaient une épreuve humiliante pour les prisonniers du camp, d'autant plus qu'on les privait des effets personnels dont ils avaient le plus besoin. À force de rester debout plusieurs heures dans le froid, ils contractaient des infections telles que la pneumonie ou la tuberculose. À l'issue du processus, leurs vêtements leur étaient rendus mouillés, sales et toujours grouillants de poux. Les poux étaient omniprésents et leur élimination temporaire n'améliorait que peu les conditions d'hygiène épouvantables : le *Muselmann* était décrit comme un « être sale, vêtu de haillons, souvent pleins de poux, présentant d'ordinaire une forte diarrhée et un uniforme d'autant plus sale, des yeux gonflés ou tombants : l'image même de la misère, de la faiblesse, du désespoir et de l'horreur ». Les prisonniers qui contractaient une maladie contagieuse étaient transportés vers l'hôpital du camp infesté de poux, de rats et de puces, et recevaient des rations de misère, ce qui, dans la plupart des cas, signifiait qu'ils étaient exécutés plus que soignés. Punitive plus qu'efficace, l'élimination des poux s'apparentait à un véritable supplice.

L'assaut lancé contre l'Union Soviétique (et contre les territoires soviétiques occupés) en juin 1941 renforça les craintes d'une épidémie. L'extrémisme d'Hitler et des SS fit naître une dichotomie entre les efforts visant à améliorer l'hygiène des soldats et des colons d'une part, et les mesures d'extermination prises à l'encontre des populations sous occupation de l'autre. Plus les soldats avançaient vers l'Est, plus les difficultés liées à la désinfection de masse devenaient apparentes. Les installations de désinfection étaient inadaptées et tombaient souvent en panne. Les Allemands accusèrent les prisonniers de guerre soviétiques d'être à l'origine de la recrudescence des épidémies dans les camps de concentration proches des villes allemandes telles que Sachsenhausen près de Berlin et Neuengamme près d'Hambourg. Les tentatives allemandes pour faire du typhus une arme d'oppression se heurtèrent à une résistance ingénieuse et opiniâtre. À Radom, deux médecins polonais imitèrent des réactions Weil-Felix de façon à ce que les Polonais ne soient pas envoyés en Allemagne en tant que travailleurs forcés. Le médecin polonais Klukowski érigea des pancartes portant l'avertissement *« Achtung ! Fleckfieber ! »* (Attention ! Typhus !) pour tenir la Gestapo à distance et pour éviter que son hôpital ne soit évacué. Prévenir le typhus était un acte de résistance qui permettait de préserver des vies humaines, ainsi que la dignité et les droits de l'homme, en défiant l'intention destructrice des Nazis.

Une autre méthode consistait à prévenir le typhus grâce à l'immunisation. L'armée allemande utilisa le vaccin mis au point par Weigl à partir d'intestins de poux, mais sa fabrication était laborieuse. Le vaccin américain Cox, obtenu par culture du jaune d'œuf, et le vaccin français mis au point par P. Giroud, fabriqué par l'Institut Pasteur en utilisant des poumons de souris et de lapin en guise de milieux de culture, représentaient des solutions alternatives. Les essais prouvèrent l'efficacité de chacun des vaccins, bien qu'aucun ne soit efficace à 100 %. Les Allemands testèrent les vaccins dans les camps de concentration, faisant au moins 1 500 victimes lors d'expériences criminelles.

Les chambres à gaz meurtrières d'Auschwitz portèrent les différents types de chambres à gaz à un point de paroxysme. Elles causèrent sans doute 10 % du nombre total des victimes de la Shoah, et pourtant, elles pouvaient faire des milliers de victimes chaque jour. Pour les SS, le Zyklon B présentait des avantages considérables par rapport au monoxyde de carbone : il agissait plus rapidement et son utilisation était techniquement plus simple, puisque les SS, équipés de masques à gaz, n'avaient qu'à déverser le contenu des boîtes de Zyklon à travers une ouverture ménagée dans le toit de la chambre à gaz. Les désinfectants pouvaient servir en même temps de poison meurtrier. Le témoignage de Gerstein sur la chaîne des responsabilités dans l'approvisionnement en Zyklon et les procédures de gazage fournit des preuves cruciales lors du procès des principaux criminels de guerre allemands à Nuremberg et lors du procès d'Eichmann.

À l'inverse des Allemands, obsédés par le Zyklon, les alliés utilisèrent le DDT, un produit suisse fabriqué à Bâle par Geigy. Les Américains et les Britanniques firent rapidement usage du DDT, l'utilisant en pulvérisation, ou en imprégnation des vêtements. Le DDT – qu'on utilisa également contre d'autres insectes vecteurs de maladies – permit de limiter la propagation de l'épidémie de typhus qui sévit à Naples en 1944. Les chercheurs allemands soulignèrent la toxicité résiduelle du DDT. Il était fabriqué sous licence et ne fut que peu utilisé en Allemagne, principalement lors des campagnes en Afrique du Nord et en Union Soviétique. Les Allemands demeurèrent fidèles au Zyklon qui était fabriqué par la compagnie IG Farben. Bien qu'il fût beaucoup plus difficile d'utilisation, il remplissait un double rôle, servant à tuer dans les camps de concentration et d'extermination. Les Allemands laissèrent délibérément les épidémies de typhus faire un grand nombre de victimes, notamment à Bergen-Belsen. L'élimination des poux était préventive, mais elle était aussi délibérément génocide.

Après la guerre, il y eut quelques épidémies résiduelles de typhus en Europe centrale, mais bien moins nombreuses qu'après la Première Guerre mondiale. En 1946, grâce au DDT, le typhus n'était plus qu'un problème résiduel. Il recula dans le monde entier, et les prédictions qui annonçaient une recrudescence de la maladie au moment de l'éclatement de la Yougoslavie ne se réalisèrent pas, notamment parce que les conditions d'hygiène s'étaient améliorées. D'autres infections, parmi lesquelles le paludisme, devinrent de véritables problèmes sanitaires, en raison, notamment, de la résistance des vecteurs au DDT.

► HUET M., *Le Pommier et l'Olivier. Charles Nicolle, une biographie (1866-1936)*, Montpellier, Sauramps, 1995, p. 86-95. – KIELAR W., *Anus Mundi : wspomnienia Oswiecimskie*, Cracovie, Wydawnictwo literackie, 1972, trad. de l'allemand F. Straschiz, *Anus mundi : cinq ans à Auschwitz*, Paris, Robert Laffont « Opera Mundi », 1980. – LEVI P., *Se Questo è un uomo*, Turin, Giulio Einaudi, 1958 et 1976, trad. de l'italien M. Schruoffeneger, *Si c'est un homme*, Paris, Julliard, 1987. – ROUSSET D., *The Other Kingdom*, New York, 1947. – ROLAND C., *Courage under Siege*, New York, Oxford Univ. Press, 1992. – STRONG R. P., SHATTUCK G. C., SELLARDS A. W. & ZINSSER H., *Typhus Fever with Particular Reference to the Serbian Epidemics*, Cambridge, MA, 1920. – WEINDLING P. J., *Epidemics and Genocide in Eastern Europe, 1890-1945*, Oxford, Oxford Univ. Press, 2000. – ZINSSER H., *Rats, Lice and History*, Boston, 1935.

Paul WEINDLING
(Trad. Mickaël Popelard)

→ Bactériologie ; Grande Guerre ; Nazisme.

U

URGENCES

Problèmes sociaux ou problèmes médicaux ?

Depuis trente ans, les services d'urgence sont devenus par leur forte visibilité des éléments incontournables du paysage urbain. Scrutés par les journalistes, étudiés par les sociologues qui y trouvèrent une entrée à l'hôpital, ils sont le thème préféré d'innombrables documentaires et séries télévisées (la filmographie serait aussi pertinente que la bibliographie). Une médecine d'intervention extérieure s'est ainsi imposée, travaillant sous les projecteurs des médias, mettant en vedette des médecins jeunes, énergiques, techniciens, même si, par ailleurs, les autres secteurs de la médecine attirent aussi l'attention des journalistes : plus d'événement médical sans son reflet social !

En principe, la médecine d'urgence se consacre à préserver, par des actes rapides et spécifiques, les chances de survie d'individus exposés à des risques immédiats, ainsi qu'à porter un premier secours à des blessés légers dans des lieux publics ou à leur domicile. À cette fonction qui requiert des salles hospitalières, ouvertes en permanence, s'en est ajoutée une autre : un examen préalable, sas d'orientation pour l'hospitalisation ou une mise en attente avant placement en institution, pour des individus malades hors crise aiguë. Enfin, à ces missions disparates, est venue se greffer une demande imprévue : les soins apportés à des troubles bénins, originairement adressés à la médecine généraliste.

Genèse des urgences et histoire urbaine et sociale

Que la médecine, à côté de la consultation individuelle, soit chargée des accidents lors des grands rassemblements (loisirs, manifestations, travail industriel), qu'elle doive trier au mieux, rapidement, en fonction de la gravité est un truisme ; par exemple en temps de guerre. L'intervention rapide sur des lieux de concentration a été une préoccupation logique des États face à la massification de l'habitat et à l'intensification de la circulation. Ce besoin s'est fait sentir dès la fin du XIXe s. face à la difficulté d'obtenir des gardes de nuit ou de fin de semaine, à Paris notamment (le nombre de médecins est alors réduit – quelques milliers – mais ils sont relayés, il est vrai, par des officiers de santé, en milieu rural surtout). Les accidents de circulation en ville ou du travail de nuit, les soins aux blessés des foules lors d'événements politico-mondains (expositions universelles, réceptions de souverains, commémorations de toutes sortes) ont requis des moyens à grande échelle que la médecine libérale, individuelle, ne mobilise pas. Les municipalités, en charge de la sécurité publique, se tournèrent vers les hôpitaux qui assuraient traditionnellement une garde : les « services-porte ». Ces aléas de l'histoire allaient faire des urgences un lieu de triage, véritable entrée de l'hôpital du XXe s., responsabilité dont les nouveaux médecins hospitaliers à plein temps issus de la réforme Debré (1958) s'empareront jusqu'à créer une permanence médicale dans toutes les villes.

Le sauvetage crucial demeure néanmoins l'élément prépondérant à partir duquel sera jugée la réputation de chaque établissement ou réseau de soins. En effet, aujourd'hui, les médias observent les capacités des hôpitaux, dressent des palmarès, jugent de la valeur des moyens (SAMU, SMUR ou « plateau technique ») et de leur rapidité d'usage. Cette recherche de la compétitivité technique aux urgences est présente dans tous les pays à médecine avancée, d'énormes progrès ayant été faits en maintien de survie, déchoquage, réanimation. Ces techniques s'exportent vers des pays étrangers lorsque des grandes catastrophes les mobilisent. Une organisation qui unifierait l'urgence au niveau international n'est pas encore en place, pas plus que dans l'humanitaire.

La rapidité et le savoir-faire dans la gestion des troubles aigus ne concernent pas les patients ordinaires. Mais, ils ont gardé de cette vitrine l'impression qu'il existe, à côté du « médecin traitant » de ville et à côté de l'hospitalisation programmée de spécialité, une troisième voie : la médecine généraliste publique, en consultations ouvertes, à l'hôpital. Cette idée est largement diffusée dans les villes petites et moyennes et on peut y percevoir les évolutions à venir. La médecine de famille perd de son intérêt pour des générations urbaines, jeunes, mobiles, qui lui préfèrent une rencontre rapide avec des professionnels, dans des lieux équipés. Le mot urgence est devenu un nom commun dissocié de l'idée d'un transfert impromptu : « aller aux urgences » se programme !

Les étapes de la transformation des urgences

On compte annuellement, en France, dix millions d'admis : estimation grossière, vu la disparité des comptages : urgences polyvalentes ou spécialisées, pédiatriques ou psychiatriques, gériatriques ou odontologiques, chirurgicales ou médicales. Donc, 16 % de la population française en userait. En réalité, la population concernée est moindre : une partie y fait plusieurs passages, soit qu'elle se constitue en clients réguliers, soit qu'on la rappelle pour un suivi (contrôle de radio ou sanguin, enlèvement de plâtres, pansements, etc.), ou que l'on fasse des doubles enregistrements pour d'autres raisons.

Dans les années 1970, l'habitude de fréquenter, hors crise, les urgences hospitalières, se prit en raison de leur promotion dans l'opinion : orientations systématiques, conseils prodigués par des intermédiaires (pompiers ou police secours), par des médecins de ville recherchant une aide rapide auprès de spécialistes ou par des générations de SOS-Médecins qui, prudents, se protégeaient des risques d'erreur, élevant les normes actuelles de ce qui est ressenti comme inquiétant.

Cette évolution des normes et la multiplication des personnels auxiliaires appelés à donner un avis participèrent donc à l'engouement pour l'appel aux urgences. Les entrées devinrent continues avec de légères variations mensuelles de 5 à 10 %. C'est donc un rapport à la médecine moderne, précautionneuse, à dominante spécialisée, qui s'enracina. Cette prétendue énigme a suscité bien des interrogations polémiques et des rapports ministériels (Steg, Barrier). Faut-il accepter l'afflux du tout-venant ? Faut-il fermer des sites ? Faut-il renforcer les moyens et former des personnels spécialisés ? Faut-il des médecins seniors pour trier attentivement à l'entrée (mais la définition médicale de « sérieux », « grave », « urgence vitale » n'est pas facile à imposer et à pratiquer) ? Faut-il être strict sur les conditions d'accès (par exemple, en faisant payer sur le champ, ce qui découragerait des demandeurs) ? Faut-il vérifier les papiers d'identité ou les cartes de séjour, mais on voit se profiler le caractère policier dans l'improvisation de ces conditions médicales. Ces évolutions affectèrent tous les pays occidentaux, et notamment ceux qui investissent le plus dans la santé, qui disposent d'une médecine de pointe. C'est cet aspect que les médias soulignent dans leurs reportages : l'hypertechnicité, anticipant ainsi le succès populaire de la série télévisée américaine « Urgences ». Des journaux comme *Le Monde* (cf. « Les hôpitaux malades des urgences »; 20 novembre 1988) ou des revues spécialisées (*Cinquante millions de consommateurs*, *Science et Avenir*) ouvraient un registre critique : médecine au rabais (personnels peu qualifiés ou harassés), accueil inconfortable, diagnostic rapide, risque d'erreurs médicales, etc. Point de vue un peu élitiste non repris par des classes moyennes (enseignants, employés) ou les paramédicaux (peu consultés sur l'utilité des urgences). De concert avec les médecins des organisations caritatives, ces catégories ont tendance à les défendre contre l'élite médicale et les hommes politiques qui se scandalisent d'un éventuel « gâchis » produit par la coexistence d'une pratique hospitalière de grands moyens avec un usage plus populaire de la médecine. Les médecins de ville, plutôt hostiles à la migration de clientèles vers une consultation hospitalière permanente et rivale, se sont organisés en urgences libérales (surtout en Île-de-France). Néanmoins, ils y envoient, sans complexes, les cas au diagnostic délicat (ceux qu'ils ne veulent pas orienter vers leurs réseaux de spécialistes). D'autre part, ils n'hésitent pas à y transférer les personnes âgées qu'ils suivent et pour lesquelles ils cherchent une place en institution quand leur état aggravé dépasse leurs compétences.

Plusieurs interprétations s'affrontent donc au sujet de la légitimité des demandeurs de soins : abusifs ou faux malades, à garder ou à refuser dans des sites aux équipements coûteux. Ces conceptions révèlent des oppositions sociales du côté des praticiens, comme du côté des patients, prévisibles dans les pays qui ont des populations très hétérogènes, multi-ethniques, aux revenus contrastés, à la couverture médicale inégale. Notamment quand ces catégories sociales ont, par ailleurs, de fortes convictions sur la santé et ne se laissent pas aisément convaincre : on voit vite les limites des orientations contraignantes. Ce n'est pas un hasard si ce mode de consultation hospitalière s'est imposé plus facilement auprès des jeunes peu sensibles à l'image ancienne de l'hôpital (pour indigents) mais plus attentifs à la rapidité des services (supprimant la visite et le suivi du médecin de famille impliquant une organisation lourde de rendez-vous avec spécialistes ou laboratoires) moyennant l'acceptation d'un type de relation anonyme. Ces jeunes générations de patients pressés, habitués tôt à l'hôpital (familiarisation avec les urgences via l'école, le sport, les petits accidents de la circulation) ne perçoivent plus ce service comme d'accès exceptionnel. Pas plus qu'ils n'ont le regard admiratif de leurs parents sur le médecin de famille, personnage paternaliste et familier qui se déplace à domicile. Ils lui préfèrent le technicien (les appareils : radios, scanner) ou l'expert en médicaments. Ce glissement d'une médecine de la maladie grave, handicapante, à une médecine du petit risque s'est fait progressivement et l'on est passé de « l'urgence rapide » à « l'urgence lente » avec la banalisation de la consultation improvisée. Mais une attente de deux ou trois heures n'est pas rebutante si l'on repart avec un diagnostic sûr, une prescription, une accélération des démarches grâce à la concentration technique : unité de lieu et de temps. Cette demande de médecine simplifiée (selon les normes actuelles qui ne sont pas celles d'autres générations), sans suivi exigeant, sans examens longs (explorations, contrôles) est aisément satisfaite aux urgences, ce qui n'est pas le cas d'autres attentes venant d'une population plus âgée qui a du temps et des moyens.

La création de clientèles types

Le découpage structurel qui isole le médecin de ville de l'hôpital avec ses spécialistes, de la masse des paramédicaux, des pharmaciens, des secouristes, des médecins bénévoles qui participent tous du conseil ou de l'orientation en matière de santé, propage l'idée de la moindre qualification du généraliste puisqu'une information médicale est à la portée de tous, du moins pour les troubles légers, les traumatologies bénignes ou les petits incidents de la vie quotidienne (surtout relatifs aux enfants). Le vide d'une étape préalable avant le curatif a été ressenti à tel point que l'urgence est devenue, à son insu, un dispensaire, en raison des préoccupations triviales entrées aujourd'hui dans la notion de santé. La médecine actuelle est obscure par le nombre de ses spécialités, malaisée d'accès par ses horaires, peu souple dans ses rendez-vous, inégalitaire dans ses prix et les conditions de paiement (avances ou pas). C'est pourquoi les jeunes, les travailleurs précaires trouvent dans ces services l'occasion de consulter la médecine sans consulter un médecin. Privilégiant une rencontre pratique, sans discours et sans enquête, ils veulent bien devenir des patients soignés sans devenir des clients et ils sont favorables à une médecine généraliste hospitalière, le choix du médecin n'étant pas prioritaire pour eux. D'autres malades peu informés (étrangers, immigrés) manifestent leur préférence pour une médecine collective de type dispensaire avec ses « fonctionnaires », ses travailleurs sociaux qui les aident dans les démarches, et ils se saisissent de ces zones tampons que sont les urgences pour échapper aux structures complexes, mystérieuses ou moins vigilantes quant à la régularité de leur situation.

L'urgence est donc le lieu où s'affrontent visiblement les points de vue des experts (« Ce n'est pas votre place ») et celui de patients aujourd'hui autonomes car mieux scolarisés, informés, ayant de nombreux rapports avec le savoir médical et de nouvelles exigences en ce qui concerne leur santé. La population pauvre à faibles revenus et moindre couverture sociale trouve dans les urgences une médecine rapide, de faible coût (mais les SDF ne sont pas nombreux à y venir de leur plein gré). Cette population, aujourd'hui typique des pays développés, appelée ailleurs *« working poors »*, ne fait partie ni des exclus (chômeurs), ni des fractions supérieures des classes populaires protégées par le statut, le service public, l'ancienneté, l'emploi fixe. Le secteur à honoraires libres décourage les individus dont le budget tourne autour de 700 ou 800 euros par mois (intérimaires, smicards, CDD, emplois jeunes qui dépassent de peu les revenus des bénéficiaires de la CMU).

Les médecins hospitaliers accusent les évolutions morales du monde pour expliquer ces phénomènes qui aboutissent à l'instrumentalisation de leurs services, invoquant, pêle-mêle, l'absence de solidarité entre générations, la perte du lien social, la négligence ou la désinvolture de consommateurs gâtés. Or, on trouve aussi aux urgences des personnes non pas isolées mais très entourées, ayant de nombreux contacts avec le monde médical, qui dramatisent leurs symptômes, surévaluent les dangers de petites affections et prennent à la lettre les menaces qui satureraient notre environnement. Les urgences font, ici, office de garde-fou contre les excès de la médicalisation des esprits car ces clients alarmés, inquiets, fatiguent et saturent d'appels les généralistes qui, en désespoir de cause, les orientent vers les urgences. La distribution de masse de produits médicamenteux d'usage délicat engendre des risques d'erreur de prise ; la surconsommation des psychotropes contre les peurs et angoisses est payée, dans notre société, par l'accroissement notable des tentatives de suicide contre lesquelles les urgences sont un recours. À tel point que la psychiatrie a ouvert une antenne dans bon nombre de ces services (dans des boxes réservés à cet effet, des entretiens et des consultations sont donnés sans rendez-vous pour neutraliser le coup de cafard ou la tentation suicidaire).

Les urgences actuelles : originalité d'un compromis

L'ambiguïté que nous connaissons était donc en germe dans la persistance d'une nécessaire conciliation entre un secteur public et un secteur privé et dans la montée des exigences d'un État qui s'organise sanitairement face à la responsabilité de la continuité des soins en médecine libérale. Cet arrière-fond d'un compromis organisationnel entre l'administration d'une part, et la profession qui s'autorégule, protégeant son autonomie, est continuellement présent. Cette opposition ou collaboration public-privé recoupe parfois l'opposition ville-campagne puisque dans le monde rural les cas aigus sont traités par les moyens ordinaires de la médecine renforcés par les moyens techniques d'un petit hôpital. Par ailleurs, la coopération des urgences avec les autres institutions (justice, police, travail social) est sans cesse relancée par les législations et les appareils : les peurs épidémiques, les risques sanitaires liés au mode de vie, accrus par la vitesse de circulation des informations, créent un marché de la rencontre en urgence, hors des symptômes ressentis, qui concerne tous les professionnels.

Les urgences sont devenues un réceptacle de tous les problèmes de santé publique des grandes villes, traités sous la pression médiatique. L'État est sommé de réagir à toute alerte, de fournir des soins immédiats sur tout le territoire et de donner une réponse aux problèmes sociaux insupportables : la grande pauvreté urbaine, l'éthylisme des lieux publics, les excès au volant, les overdoses des toxicomanies. Les policiers viennent faire soigner ou contrôler leurs prisonniers. Des expertises, des certificats, des attestations de toutes sortes émanent en permanence des urgences. La demande des grands États bureaucratiques est inextinguible. Le médico-légal est en passe de déborder le curatif.

Le discours des médecins des urgences reflète ces contradictions. D'un côté, s'appuyant sur l'argument de leur qualification, ils demandent la création d'une spécialité académique : l'urgentisme, idée combattue par les traditionalistes, et de l'autre, ils vitupèrent contre la venue de malades sans rapport avec leur mission ou la tendance des gouvernants de les utiliser en première ligne, au secours de toutes les victimes potentielles des désordres sociaux, moraux ou environnementaux. On leur apprend à sauver des vies, ils travaillent à guérir des angines. Cette population qui dévalue, à leurs yeux, leur savoir-faire représente toutefois une masse de manœuvre qui, à travers l'opinion publique, fait gagner des avantages professionnels. L'urgentisme est devenu une quasi-spécialité dont jouent avec maestria des leaders syndicaux en marge du monde savant, leaders considérés comme « jeunes-turcs » par les grands patrons qui leur reprochent leur surmédiatisation due à leurs liens avec les journalistes. Le malentendu est inévitable entre une médecine pour la masse, dans un lieu où l'on pratique la médecine de pointe : une médecine de base s'oppose à une pratique scientifique de haut niveau. D'un côté, le travail noble qui tire l'hôpital vers le haut, qui soigne le rare, la génétique, etc., de l'autre, le « sale boulot » d'une vague remise en forme ou des maux mal identifiés.

L'inadéquation entre l'offre et la demande existe en médecine comme ailleurs. L'interaction entre professionnels et clients potentiels fait de la santé une activité intense d'échange et de négociation. Les urgences sont le lieu où se résolvent en partie ces contradictions. À l'offre médicale multifonctionnelle des urgences peut s'ajuster une demande informe et diffuse qui prend appui sur cette offre et qui en adopte certaines opportunités. Mais un débat en cache un autre. La pratique médicale est encadrée, ses revenus sont issus des fonds collectifs des assurances sociales, l'État providence est passé par là. Les médecins en usent sans retenue pour eux et leurs patients. Les urgences servent d'amortisseur pour les revendications médicales libérales. Elles leur ont permis de s'approprier l'arme de la grève – chose impensable il y a quelques années – pour faire pression sur les pouvoirs publics. Les médecins délèguent au service public les problèmes de certaines catégories de patients et les pathologies difficiles. Elles compensent enfin les conséquences de la mauvaise répartition des cabinets libéraux en centre ville au détriment des périphéries et elles les remplacent en cas de défaillance (horaires, gardes). L'hôpital public, grâce à ses urgences, supplée ainsi à beaucoup de carences. Plutôt que de parler de la médicalisation des problèmes sociaux, il s'agit ici de la socialisation des problèmes médicaux.

► CAMUS A., DODIER N., « L'intérêt pour les patients à l'entrée de l'hôpital », *Rapport pour le Ministère de l'Enseignement supérieur et de la Recherche*, Paris, 1994. – DODIER N., CAMUS A., « L'admission des malades. Histoire et pragmatique de l'accueil à l'hôpital », *Annales*, n° 4, 1997, p. 733-763. – FASSIN D., *Urgences et précarités*, CRESP, Université de Paris 13, 2000. – FRIEDSON E., *Profession of medicine*, New York, Harper & Row, 1970, trad. fr. A. Lyotard-May & C. Malamoud, *La Profession médicale*, Paris, Payot, 1984. – PENEFF J., *L'Hôpital en urgence*, Paris, Métaillié, 1992 ; *Les Malades des urgences*, Paris, Métaillié, 2000. – ROTH J., « Some contingencies of the moral evaluation and control of clientele : the cas of the hospital emergency service », *American Journal of Sociology*, 77, 1972, p. 839-856. – ROUILLIER J., GARDEN-BRECHE F., *États d'urgences*, Paris, Belfont, 2000. – STEG A., Rapport pour le Conseil économique et social sur la situation des services d'urgences, CES, Paris 1989.

Jean PENEFF

→ Assistance publique ; Hôpital ; Humanitaire (Médecine) ; Réanimation ; Santé publique.

UTOPIE MÉDICALE

Les utopies ont mauvaise presse. Elles sont pourtant motivées par le souhait de construire des sociétés plus justes, plus égalitaires où tous les hommes seraient heureux. Fondées en raison sur une critique radicale des sociétés existantes, elles apportent aussi une salutaire contribution à la conception de futurs possibles. Pourtant, le sens courant du terme indique que l'utopie est au mieux une chimère, au pire un projet totalitaire. Les « contre utopies » célèbres comme celle d'Aldous Huxley ou de Georges Orwell ont renforcé cette vision négative, ainsi que l'effondrement des régimes inspirés par l'idéal communiste, très tôt qualifié d'utopique par ses opposants. La science et la médecine sont partie prenante de nombreuses utopies qui dotent souvent leurs habitants d'une santé inaltérable, d'une grande longévité voire d'immortalité. Ces attributs n'apparaissent pourtant pas dans tous les récits utopiques qui ne tardèrent pas à proliférer après l'œuvre fondatrice du genre, *L'Utopie ou le Traité de la meilleure forme de gouvernement* de Thomas More (1516). Récemment, Lucien Sfez a traité de l' « utopie de la santé parfaite » à partir de trois projets contemporains qu'il considère comme relevant du genre : *Génome humain, Biosphère II* et *Artificial Life.* On tentera ici une approche plus historique, en relevant les éléments utopiques de quelques discours médicaux des XIXᵉ et XXᵉ s. On examinera au préalable la place faite à la médecine dans quelques utopies parmi les plus connues pour tenter de repérer ce que ces discours médicaux ont conservé des premières utopies. On verra qu'à l'origine de certaines innovations médicales on trouve une pluralité de desseins dont certains peuvent être qualifiés d'utopiques car ils visent à construire d'impossibles cités heureuses.

La médecine dans les utopies

À une époque où la médecine avait peu de moyens d'action, Thomas More lui donne tout de même une place importante dans son projet de société communautaire, débarrassée du désordre moral et économique qui régnait à son époque. L'administration de l'île d'*Utopie* repose sur une organisation rationnelle de la société qui sera imitée par toutes les utopies ultérieures, et dans laquelle la science trouvera facilement sa place quand l'heure sera venue. Dans l'ouvrage de More, la santé est considérée comme un plaisir. On étudie la pharmacopée, et les malades sont soignés dans des hôpitaux situés loin de la cité par souci d'hygiène. Contrairement à ceux qui existaient à l'époque, ces hôpitaux sont bien organisés et agréables, les médecins y sont compétents et soignent les malades avec une grande sollicitude, cherchant à leur épargner les souffrances. Les malades préfèrent se faire soigner à l'hôpital que de rester chez eux. S'ils présentent une maladie incurable, des prêtres et des magistrats viennent les convaincre qu'il vaut mieux accepter la mort. Mais l'euthanasie n'est jamais imposée au malade. L'équilibre démographique est aussi une nécessité, que seul le déplacement des populations peut pallier à cette époque. La médecine n'empêche donc ni la maladie ni la mort : comme dans le reste de son récit, les projets de société de More restent relativement réalistes, même s'il considère son utopie comme irréalisable. Un siècle plus tard, dans *La Nouvelle Atlantide* (1627), Francis Bacon donne une part beaucoup plus importante à la science, puisque c'est une élite de scientifiques qui gouverne son île de Bensalem. Les habitants de cette île savent examiner le sang au microscope, ils pratiquent la chirurgie et les greffes d'organes. Ces projets ne pouvaient que paraître chimériques à l'époque, mais leur mention montre que les grandes innovations naissent d'abord dans l'imaginaire. C'est à la fin du XVIIIᵉ et au XIXᵉ s., que la foi dans le progrès des sciences et des techniques devient un élément central des utopies, en même temps qu'apparaissent les utopies industrialistes qui dénoncent les injustices des systèmes sociaux en vigueur tout en voulant améliorer la productivité des industries. Robert Owen (1771-1858) par exemple, cherche à améliorer la condition ouvrière par l'instruction et la réorganisation des entreprises d'où sera bannie l'exploitation des hommes et des enfants. Il tente même de fonder aux États-Unis un domaine qui fonctionnerait selon ses principes. Pour Saint-Simon (1760-1825), l'avenir appartient aux industriels, et la société doit être dirigée par des experts au nombre desquels les savants jouent un rôle important. Proudhon (1809-1865) quant à lui dénonce l'esprit totalitaire des utopies, et propose de substituer à l'État des communautés issues de la volonté des hommes. Engels et Marx dénonceront le socialisme « utopique » prôné par ces différents personnages, pour lui substituer un socialisme « scientifique ». D'une manière générale, au XIXᵉ s., la science est sacralisée par toute la société et inspire de nombreux romans. Émile Zola écrit des romans « scientifiques » tandis que Jules Verne construit des villes imaginaires où le progrès est roi. On peut tout de même signaler deux œuvres plus pessimistes de ce dernier où il fait montre de beaucoup plus de scepticisme vis-à-vis des sciences et des techniques. Dans *Paris au XXᵉ s.*, il invente une ville admirable par ses inventions qui vont du métropolitain automatisé aux automobiles silencieuses. Mais la société y est dominée par l'argent, les ouvrages issus de culture classique sont interdits, seules les sciences ont droit de cité, et comme dans *Fahrenheit 451*, l'État veille à ce qu'aucun ouvrage classique ne soit accessible. Dans un style plus léger, *Une Fantaisie du Docteur Ox* raconte l'histoire d'un médecin qui invente un gaz excitant, destiné à stimuler les habitants par trop lymphatiques d'une petite ville flamande. Sourd aux critiques de son préparateur qui évoque les dégâts organiques que pourrait provoquer ce gaz, le Dʳ Ox lui répond : « Tant pis pour eux, [...] c'est dans l'intérêt de la science », et ajoute d'un air triomphant qu'il réformera le monde. Le gaz du Dʳ Ox réveille des talents cachés et des aptitudes jusque-là étouffées chez ces concitoyens. Mais elle réveille aussi leur agressivité, et pris d'un élan guerrier, les habitants de la ville veulent en découdre avec les citoyens de la ville voisine. Ces récits illustrent bien l'ambiguïté des utopies scientifiques, porteuses de projets constructifs mais aussi potentiellement destructeurs. Il faut noter qu'Auguste Comte assignait un rôle important aux utopies dans le développement des idées scientifiques, par exemple en imaginant des organismes fictifs.

L'utopie dans la médecine

Mais c'est en analysant certains discours de médecins ou de scientifiques que l'on perçoit le mieux comment une part d'utopie est à la fois nécessaire à la construction des connaissances scientifiques, mais devient facilement menaçante pour l'autonomie des sujets. Contemporain des utopistes du XIXᵉ s., Claude Bernard doit déjà en son temps se défendre face aux praticiens de « professer une utopie ». Yvette Conry qualifie le projet bernardien d'utopique à partir de critères précis. Fiction issue d'un réel intolérable, l'utopie a pour fonction d'analyser et de critiquer ce réel pour inventer un ordre nouveau et salutaire : chez Bernard, le réel est celui de la médecine empirique, descriptive et impuissante, alors que l'ordre nouveau est celui que promet la médecine expérimentale qui unit modification et connaissance, et vise à créer des phénomènes nouveaux comme toute la science de l'époque. Pour Bernard, l'homme est destiné à devenir un contremaître de la nature. Selon Conry, l'utopie vise un idéal créatif marqué par une synthèse unitaire, comme celle que réalise l'unification des concepts de milieu intérieur et des éléments histologiques (les cellules de l'organisme). Le passage de la médecine empirique à la médecine physiologique se fera progressivement, sans crise : la médecine expérimentale ne saurait être subversive, écrit Bernard. Or c'est le propre des utopies de faire l'économie d'une crise. L'utopie est décalée par rapport au réel : ici, Conry cite à l'appui de sa thèse les commentaires d'un collaborateur de Trousseau, Pidoux, qui soulignait la nature spécifique de la maladie, impossible à reproduire fidèlement en laboratoire, où l'on ne peut, à la lettre, que produire des artefacts. Par où Pidoux rejoint les thèses futures de Canguilhem. On trouve aussi dans les textes de Bernard l'abolition du temps, qui caractérise les utopies. Pour lui, un principe majeur ne variera jamais, celui qui commande de toujours chercher les mêmes explications aux phénomènes physiologiques et pathologiques : l'utopie arrête l'histoire à un maximum décrété. Enfin, affirme Conry, « l'utopie éclate désormais en chimère, dans la série des fictions ou des réquisits abusifs, postulés par une médecine expérimentale acculée dans quelques impasses factuelles ou polémiques ». De la gale, érigée en preuve unique de l'existence d'une médecine scientifique à l'invention de fonctions inconnues dont les maladies infectieuses seraient l'exagération, le chantre de la médecine expérimentale refuse de s'affronter à ses échecs ou à ses apories. Il semble bien pourtant que manque à ce tableau une des caractéristiques essentielles de l'utopie qui est de proposer un modèle d'organisation sociale. Conry le trouve dans une extrapolation de l'idéal évolutif de Bernard à la société elle-même : un gouvernement expérimental modifiera ses idées en fonction des résultats qu'il obtiendra et il n'y aura donc plus de révolution. L'argument de Conry semble un peu léger, même si l'époque se prêtait à ce type d'extrapolation. En 1913 encore, date de la célébration du centenaire de la naissance de Claude Bernard, le ministre de l'Instruction publique compare la France à un laboratoire dans lequel la méthode expérimentale doit permettre d'instituer une meilleure législation. Les politiciens affirmait-il, étaient animés par des passions, alors que la science produisait une vérité indestructible. Les scientifiques confortaient cette position et déjà en 1871 Claude Bernard, tout comme Pasteur du reste, affirmait que la France avait été défaite « scientifiquement ».

Cinquante ans plus tard, en 1923, le médecin et physiologiste anglais Ernest Starling prononce devant le Collège royal des Médecins de Londres une conférence intitulée « La Sagesse du Corps » qui s'insère dans le cycle annuel des *« Harveian Orations »,* conférences dédiées à la mémoire de Harvey, considéré par les Anglais comme le fondateur de physiologie. Ce texte a le ton et la forme d'une célébration, et se rapproche même parfois d'un sermon, car il propose aussi une *éthique* qui sera dominée par la connaissance scientifique. Starling exalte les possibilités d'autoréparation et d'adaptation de l'organisme humain, dans la lignée des philosophies de la *vix medicatrix naturae,* thème souligné par le titre de la conférence. En même temps, Starling vise un avenir où le corps humain pourra être manipulé et contrôlé comme une machine, en contradiction avec l'idée même de force médicatrice de la nature. Surtout, l'orateur exprime sa conviction que grâce à la médecine et à la biologie, on pourra rapidement maîtriser le corps humain mais aussi le corps social et politique. La découverte récente des hormones, dont l'action puissante est évidente, lui permet d'appuyer son discours sur des faits avérés, même s'ils sont encore contestés par certains. Il est intéressant d'observer que Starling, dont la formation est médicale, met en garde les physiologistes contre les tentations du réductionnisme en expliquant que la méthode en physiologie est analytique, et que chaque fonction du corps est étudiée pour son propre compte, alors que la synthèse, qui est beaucoup plus difficile, est souvent oubliée. Pour Starling, le physiologiste en médecine joue un seul pion, alors que le clinicien a toutes les pièces en main, et il est nécessaire que le médecin complète le travail du physiologiste. Il soutient pourtant, comme Claude Bernard, que la pathologie dérive de la physiologie, et que la physiologie elle-même se déduit de lois physicochimiques. Or Bernard aussi invitait à poser d'abord le problème médical, car le problème, en définitive, c'est le malade affirmait-il. On trouve donc chez le physiologiste britannique le même décalage avec le réel que chez Bernard. La dissociation qui s'opère dans l'esprit des scientifiques entre leur pratique et leurs positions sur le fonctionnement de la science est fréquente. Ces dernières sont des positions de principe, qu'on peut qualifier d'idéologiques. On voit, du reste, que Starling trace un tableau de l'endocrinologie où pas un instant n'apparaissent les sources médicales de cette discipline. Occultation inconsciente, qui fortifie le primat du théorique sur la pratique, dans la lignée du positivisme.

Mais ce qui rend le texte de Starling particulièrement approprié à l'analyse des composantes utopiques de certains récits scientifiques, c'est le glissement qu'il opère de la *nature médicatrice* à un interventionnisme sans nuance. De la restauration d'un ordre, celui de la santé, on passe à l'instauration d'un *ordre nouveau*. L'exaltation des pouvoirs de guérison des hormones repose sur des observations médicales incontestables, dont la plus saisissante est celle de la transformation des « crétins » en beaux enfants sains et intelligents sous l'effet de l'hormone thyroïdienne. Si l'on ajoute à la guérison spectaculaire du crétinisme l'avènement de la thérapeutique insulinique durant l'année 1922 et son impact social considérable, on peut comprendre que du pouvoir de restauration induit par les hormones, on en vienne à concevoir leur utilisation comme instrument de modification de la nature. Le programme de Starling repose donc sur l'idée d'« interférer » avec les phénomènes naturels par l'artifice pour répondre aux besoins et aux désirs humains et d'acquérir ainsi un contrôle absolu sur les œuvres du corps humain. Il poursuit : « Je crois pouvoir avancer que durant les dix-huit années qui se sont écoulées depuis lors nous avons considérablement progressé dans la voie qui mène à l'acquisition de ce pouvoir de contrôle qui constitue l'objectif de la science médicale. » Starling définit donc la médecine comme une activité qui vise à contrôler les processus organiques à tous les niveaux. Trois grands modes d'intervention peuvent être envisagés dans ce sens : le premier concerne l'organisme entier et consisterait à stimuler artificiellement la fabrication des hormones ; le deuxième reprend la technique de l'administration des extraits hormonaux mais en la perfectionnant grâce à la synthèse en laboratoire des hormones. L'orateur rappelle que par la manipulation des hormones sexuelles chez les oiseaux de basse-cour, ou la castration précoce des embryons suivie d'injections hormonales du sexe opposé, on peut à volonté transformer le sexe de l'animal expérimental. La troisième méthode consiste à faire fabriquer par l'organisme lui-même les hormones dont on a besoin : véritable transformation du corps en machine fabricatrice et non plus fabriquée. Ce programme est actuellement réalisé chez certains animaux, ce qui montre une fois de plus l'aspect constructif des utopies, car rien à l'époque ne permettait d'envisager ne serait-ce qu'un début d'exécution de ce programme.

Starling change alors de registre et exprime sa volonté d'agir sur le corps social : empêcher le vieillissement, permettre aux hommes de mourir en pleine possession de leurs moyens et non plus dans l'affaiblissement et la maladie qui, pour lui, rendent la mort insupportable. Les facultés déclinantes des politiciens vieillissants, auxquels l'orateur reproche leur action désastreuse durant la guerre qui s'est achevée trois ans auparavant, bénéficieraient sans aucun doute de quelque « thérapeutique » hormonale. Il convient de remarquer que le physiologiste n'inscrit pas l'immortalité dans son programme : la mort est notre lot, nous devons la rendre plus douce mais l'accepter. À la science incombe donc la tâche de définir et maintenir l'ordre – ordre vital, ordre social, ordre politique. Le péché n'est plus le manquement à d'anciennes morales, mais le refus de la connaissance. Les biologistes et les médecins auront donc la charge de fabriquer des organismes nouveaux qui seront des machines parfaites, immunisées contre la maladie, la vieillesse, avec en fin de compte l'espoir d'aboutir à une égalité biologique des hommes. La volonté de transformer les corps humains, qu'on présente souvent comme caractéristique de notre époque, est donc bien plus ancienne. Jusqu'à l'invention des hormones, elle était du registre de l'utopie au sens de chimère. Avec les hormones, elle devient possible. Les hormones sexuelles sont les premières à être utilisées dans ce sens. Dès 1930, on commence à médicaliser la ménopause et la menstruation. On pense aussi utiliser ces hormones comme outil de régulation des naissances, plus à l'origine pour contrôler le taux de croissance des populations pauvres que pour « libérer » les femmes. Borell a montré qu'on espérait à cette époque éliminer les problèmes sociaux et les divers maux engendrés par une fertilité excessive. Actuellement, diverses hormones sont utilisées chez les sportifs dont on souhaite améliorer les performances. L'hormone de croissance est administrée aux enfants considérés comme trop petits. La « castration chimique » (emploi d'antagonistes des hormones mâles) peut être utilisée chez les délinquants sexuels. De l'hormone médicament, on est presque immédiatement passé à l'hormone comme agent de transformation des corps ou de régulation des populations. Des endorphines, découvertes vers 1970, un de leurs découvreurs, Solomon Snyder, écrivait : « La capacité d'utiliser des stratégies moléculaires modernes pour fabriquer des agents extrêmement puissants et sélectifs, suggère qu'une nouvelle génération de médicaments est sur le point de naître. Des médicaments nouveaux peuvent jouer un rôle utile pour modifier les émotions et les comportements dans un sens que nous ne pouvons pas imaginer aujourd'hui. »

Depuis 1970 on cherche de plus en plus à maîtriser la reproduction animale et humaine. Les premières fécondations *in vitro* sont présentées comme une thérapie révolutionnaire des stérilités, mais il est clair que les chercheurs qui se sont engagés dans cette voie étaient aussi fascinés par l'idée de « créer » de la vie en tube, et sans doute par la possibilité d'œuvrer plus tard au clonage reproductif. Tous ces projets étaient en germe depuis longtemps, et du reste clairement exposés dans des ouvrages de science-fiction ou les contre-utopies comme celles d'Aldous Huxley. De nos jours, les gènes ont remplacé les hormones dans le discours médical : malgré les nuances récentes apportées par certains scientifiques, ils sont souvent encore considérés comme les meilleurs agents thérapeutiques possibles, médicaments idéaux qui guériraient bien des maladies. Comme beaucoup de chercheurs les ont longtemps présentés comme renfermant le « secret » de la vie et l'essence de l'individu, leur utilisation fait peur au public, plus que celle des hormones, pourtant insidieusement à l'œuvre dans le quotidien et de manière beaucoup plus efficace. On ne peut nier l'apport de la biologie moléculaire dans certains domaines de la médecine : le génie génétique permet de faire synthétiser des médicaments par des bactéries, comme l'insuline, l'hormone de croissance et le facteur VIII anticoagulant qui manque chez les hémophiles. Cette procédure permet d'éliminer la contamination de sujets traités par des extraits animaux ou humains mal purifiés qui a fait tant de ravages. La génétique moléculaire a aussi servi à localiser certains gènes pathogènes et peut dans certains cas servir d'aide au diagnostic de certaines maladies, encore que ces tests soient rarement employés car trop coûteux. Mais jusqu'à présent, la biologie moléculaire n'a pas permis d'inventer de nouvelles molécules à visée thérapeutique. La thérapie génique, longtemps présentée comme le fer de lance d'une pharmacopée révolutionnaire, continue à poser des problèmes considérés comme insolubles dans un proche avenir. On a trop vite oublié que le gène n'était qu'un élément parmi d'autres, dans un réseau moléculaire et cellulaire trop complexe pour pouvoir être facilement modifié avec succès sans effet secondaire imprévu.

En somme les débuts de réalisation de projets scientifiques longtemps considérés comme utopiques, confirment que les utopies sont des moteurs pour l'invention scientifique et technique, mais recèlent beaucoup d'ambiguïtés, de polysémie et de contradictions. Rappelons que pour Foucault, dès le XVIIIe s. le médecin devient le grand conseiller et le grand expert, sinon dans l'art de gouverner, du moins dans celui d'observer, de corriger, d'améliorer le « corps » social et de le maintenir dans un état permanent de santé. En accord avec cette thèse on observe que dès leur apparition, des médicaments d'une efficacité inconnue jusque-là, comme les hormones, furent utilisés à des fins de transformation du corps humain aussi bien qu'à des fins thérapeutiques.

▶ BRAUNSTEIN J.-F., « Auguste Comte, la vierge mère et les vaches folles. Les utopies bio-médicales du positivisme », *in* L. Sfez (éd.), *L'Utopie de la santé parfaite*, Colloque de Cerisy, Paris, PUF, 2001, p. 291-311. – CONRY Y., « Le "Point de Vue" de la médecine expérimentale selon Claude Bernard, une utopie positive ? », *in* C. Marx (éd.), *Médecine, Science et Technique, Recueil d'études rédigées à l'occasion du centenaire de la mort de Claude Bernard (1813-1878)*, Paris, Éd. du CNRS, 1984, p. 17-38. – FOUCAULT M., « La politique de la santé au XVIIIe siècle », in *Les machines à guérir. Aux origines de l'hôpital moderne,* Dossiers et documents, Paris, Institut de l'environnement. Reproduit dans *Dits et Écrits : 1954-1988 Michel Foucault*, D. Defert & F. Ewald (éds.) avec la collaboration de J. Lagrange, Paris, Gallimard, 1994, p. 13-27. – RUYER R., *L'Utopie et les Utopies*, Paris, PUF, 1950. – SERVIER J., *Histoire de l'utopie* (1967), Paris, Gallimard, 2e éd., 1991. – SFEZ L., *La Santé parfaite. Critique d'une nouvelle utopie*, Paris, Le Seuil, 1995. – SINDING C., *Une utopie médicale, La sagesse du corps d'Ernest Starling*, Paris, Actes Sud, 1989. – SNYDER S. H., *Brainstorming. The Science and Politics of Opiate Research*, Cambridge, Harvard Univ. Press, 1989.

Christiane SINDING

→ Hormone ; Immortalité ; Littérature ; Prévention ; Santé publique ; Vaccination.

V

VACCINATION

Science et utopie dans la médecine préventive

Étymologiquement réservé à l'inoculation du virus de la variole des vaches pour prévenir la variole humaine, le terme de vaccination désigne depuis Pasteur toute opération technique visant à empêcher le développement d'une maladie, quelle qu'elle soit. Plus encore que la découverte du traitement définitif, l'attente d'un vaccin exprime les espoirs de la médecine et de la société contemporaine face à une maladie nouvelle, comme le prouve l'exemple du Sida. Cette vocation miraculeuse est bien héritée des premiers temps de la vaccination antivariolique. L'expérience de cette dernière illustre aussi un problème essentiel et constant de la médecine préventive : être comprise et acceptée par ceux auxquels elle s'adresse. Sans trop forcer le trait, on peut dire que les malentendus nés autour de la vaccination jennérienne ont été malheureusement fondateurs.

L'odyssée jennérienne

La découverte du vaccin dément le théorème de l'inefficacité de la médecine d'avant Pasteur. Elle montre aussi le rôle du hasard, du bon sens et des non médecins dans les processus de découverte. La première méthode de protection contre la variole ne naît pas dans les laboratoires de la médecine occidentale mais dans des civilisations plus orientales (Empire ottoman, Inde, Chine, Extrême-Orient) qui pratiquent l'inoculation variolique, parfois même dans des populations rurales comme celles d'Anatolie. Cette dernière pratique sert de point de départ à l'aventure occidentale de lutte contre la variole. Femme de l'ambassadeur britannique auprès de la Sublime Porte, Lady Montagu parcourt en femme éclairée l'Orient dans lequel elle est amenée à vivre. Au cours de ses pérégrinations, elle remarque que les paysans d'Anatolie préservent leurs enfants de la variole en frottant leurs bras scarifiés avec le pus de varioleux. La nouvelle fait vite le tour des salons anglais où la santé et la démographie sont des préoccupations croissantes. Sous le nom d'inoculation variolique, le procédé est expérimenté en Angleterre puis en Europe avec des résultats contrastés. Ceux-ci stimulent l'observation, nouvelle boussole du monde médical. Dans ce contexte, il revient à un modeste chirurgien puis médecin anglais, Edward Jenner (1749-1823), de mettre au point une nouvelle méthode de protection contre la variole. À nouveau, tout commence aux champs. Jenner et d'autres y observent que les vachers en contact avec des bovins porteurs sur leur pis de pustules ressemblant à la variole sont exempts de la maladie humaine. Le coup de génie de Jenner est moins scientifique que pratique et médiatique. Le 14 mai 1796, il prélève la substance d'un bouton de *cow pox* (variole des vaches) sur la main de la trayeuse Sarah Nelmes et l'inocule au jeune James Phipps. Il vérifie ensuite le caractère protecteur de l'opération par des inoculations varioliques. Après avoir renouvelé plusieurs fois l'expérience, il fait connaître sa découverte par des écrits qu'il diffuse d'abord au milieu du scepticisme. Cela ne dure pas et la vaccine suscite rapidement un engouement mondial.

Celui-ci n'est pas principalement dû à l'excellence du procédé et à la force de conviction de Jenner, du reste contesté dans son pays. La découverte bénéficie d'abord d'un contexte intellectuel et scientifique propre à accueillir la découverte et à la répandre. Persuadés de pouvoir réduire les maux physiques et sociaux de l'humanité grâce à leur nouvelle démarche fondée sur l'observation clinique, les médecins enragent de ne pouvoir faire reculer spectaculairement une maladie. Aussi accueillent-ils en majorité avec enthousiasme la découverte jennérienne qui éradiquera la variole et affirmera leur triomphe sur les charlatans. Gagnés à un populationnisme accru par les guerres de la Révolution et de l'Empire ainsi que par le premier essor économique anglais, les souverains accueillent favorablement une opération qui accroîtra le nombre de leurs sujets et la puissance de leurs États. Au-delà encore, les notables épris de science et de philanthropie sont prêts à diffuser une opération qui sera utile aux individus comme à la société. Malgré les guerres, l'Europe des Lumières existe bien et les écrits de Jenner, comme le virus vaccin, se répandent partout en quelques années. Les débuts sont étincelants. Tout le monde, médecins, curés, notables, sages-femmes, vaccine à tour de bras. Les statistiques officielles enregistrent des chiffres impressionnants. Les pouvoirs publics intronisent des comités, distribuent médailles et récompenses. Les souverains donnent l'exemple en faisant vacciner leurs enfants. À côté de quelques rares grincheux, certains se laissent aller à l'enthousiasme le plus débridé, transformant la vaccine en panacée.

Derrière cette brillante façade, artificiellement conservée entre autres par des statistiques trompeuses, l'édifice se lézarde rapidement. Malgré leurs bonnes paroles, l'État et les autres collectivités publiques restent financièrement sur la réserve. Passé le premier temps d'enthousiasme, le corps médical se lasse de ce militantisme gratuit. Le découragement gagne d'autant plus que les reconnaissances scientifiques et symboliques ne sont pas non plus au rendez-vous. Vacciner est une opération harassante. Faute de découvrir de nouvelles souches vaccinales suffisantes pour remplacer celles importées d'Angleterre, il faut faire face à la pénurie et récupérer le précieux liquide sur des individus préalablement vaccinés. Après avoir reçu d'un collègue un tube ou une plaque de ce vaccin (à condition que le liquide ne se soit pas évaporé en cours de route), le praticien va inoculer quelques enfants d'un village. La semaine suivante, il vaccinera les autres enfants avec le pus des enfants vaccinifères, à condition que ces derniers aient développé l'éruption souhaitée. On imagine les conséquences de cette démarche hasardeuse dans les conditions du temps : multiplication de longs trajets pour le médecin ; perte de journée de travail pour les parents. Encore cela n'aurait-il rien été si l'opération était restée aussi imparable qu'on l'avait cru. Il n'en est rien. Transmis de bras à bras, le vaccin s'affaiblit et dégénère. Les cas de variole puis les épidémies réapparaissent après les vaccinations. Pire encore, les vaccinateurs s'aperçoivent tardivement que le dogme d'un vaccin *sui generis*, non miscible avec d'autres substances, est démenti par la réalité. Souvent conservé sur les enfants trouvés, parfois contaminés par la syphilis, le vaccin donne naissance à des syphilis vaccinales. L'épidémie de variole de 1870-1871, qui fait en France près de 200 000 victimes, sonne le glas de la première utopie vaccinale.

Ces problèmes ne sont pas seulement techniques. Ils renforcent le scepticisme et accroissent les malentendus entre vaccinateurs et populations. Au début, le vaccin est plutôt bien accueilli mais les circonstances de la vaccination créent les premières difficultés. Outre le dérangement matériel, les parents sont troublés par l'intervention de plus en plus exclusive du médecin, personnage peu familier qui remplace la sage-femme, plus proche mais vite exclue de la vaccination. Les conflits les plus ordinaires ont pour objet l'âge de la vaccination, sa saison, l'origine du vaccin. Dans ces conflits, chacun a de bonnes raisons. Les médecins veulent vacciner le plus tôt possible des enfants menacés, sans tenir compte de l'origine d'un vaccin qui est pour eux *sui generis*. Les parents savent de leur côté que les enfants jeunes sont fragilisés par la vaccination et doutent, à juste titre, du caractère pur du vaccin. Entre ces deux argumentaires, le dialogue est impossible. Gens éclairés, les médecins ne peuvent admettre que les gens du peuple soient mus par autre chose que le préjugé. Aussi, lorsque la variole revient et que les syphilis vaccinales se déclenchent, tout se retourne contre les médecins. La gratuité même de l'opération est interprétée comme le signe de la duplicité de médecins d'habitude si coûteux. Ils ne vaccineraient gratuitement, murmure-t-on, que pour inoculer des maladies qu'ils viendraient ensuite soigner à prix d'or. De façon certes caricaturale, le premier épisode de médecine préventive inaugure ainsi les incompréhensions qui accompagnent les suivants, faute d'écoute et d'analyse du raisonnement des populations « cibles ».

L'épopée des vaccins

En l'espace de quelques années, la situation se retourne du tout au tout. Dans les quinze ans qui suivent la guerre franco-prussienne, la vaccination passe du statut d'exception fragile à celui de technique générale potentiellement triomphante. Sur le front antivariolique, la vaccination tire profit de l'introduction de la vaccine animale. Pratiquée à Naples depuis le début du siècle, la technique est introduite en France en 1864 par Lanoix et Chambon. Pour éviter les syphilis vaccinales, il s'agit de pratiquer un perpétuel va et vient entre l'animal et l'homme. Le vaccin est d'abord inoculé à un bovin, par définition réfractaire à l'action du virus syphilitique, avant de l'être aux humains. Sur ces entrefaites, le *cow pox* spontané est repéré (1866) et immédiatement ensemencé sur des génisses qui le conservent sans dégénérescence. De plus en plus nombreuses celles-ci sont élevées dans des instituts vaccinogènes qui se multiplient et servent de dépôts de vaccin. Les problèmes liés de la dégénérescence, de la pénurie et des contaminations annexes sont ainsi résolus, rendant obsolète la vaccination de bras à bras qui est interdite au Royaume-Uni en 1898. Sans qu'il y ait de lien formel avec cette mutation, la vaccination antivariolique, déjà obligatoire dans les pays scandinaves et certains États allemands depuis le début du siècle, le devient dans les grands États d'Europe occidentale : en Allemagne en 1874, en Italie en 1878, au Royaume-Uni l'année suivante, en France en 1902. L'obligation suscite la naissance d'un mouvement organisé hostile à la vaccination, particulièrement fort en Grande-Bretagne où des refus massifs débouchent sur l'abolition de l'obligation en 1898. S'il exprime les hantises croissantes de la société vis-à-vis d'une mythique dégénérescence et le refus d'une société régie par une science toute puissante, le mouvement antivaccinal n'est pas forcément rétrograde puisqu'il prône des mesures d'hygiène qui supposeraient une médicalisation en profondeur de chaque individu.

Malgré cette limite, la vaccination connaît, avec Pasteur, une extension considérable de son champ d'action. Par un de ses coups d'État dont il n'est pas avare, Pasteur décide d'appeler vaccination toute inoculation des germes artificiellement atténués en laboratoire qui prévient le déclenchement d'une maladie infectieuse quelconque. L'affirmation est faite bien avant que Pasteur ne dispose d'éléments convaincants face aux maladies humaines. Au moment où il annonce le triomphe de la vaccination (1881), il a à peine entamé la vaccination animale (choléra des poules en 1880 ; charbon en 1881). Les débuts de la vaccination humaine démentent par ailleurs les premières affirmations de Pasteur : la vaccination contre la rage n'utilise pas des germes atténués mais bien des produits bruts ; celle contre le charbon met en scène des germes tués et non atténués. Malgré une mise en scène efficace, les résultats ne sont pas toujours probants et seul un pieux mensonge du « pape » de l'hygiène publique, Paul Brouardel, évite à la nouvelle vaccination un discrédit durable. En effet plusieurs vaccinés décèdent car la vaccination leur a communiqué la rage. Saisi d'un cas flagrant, Brouardel dissimule un élément essentiel : les lapins inoculés par le tissu cérébral du cadavre sont morts de rage paralytique. Quant aux miraculés de la vaccination antirabique comme Joseph Meister et Jupille, rien ne prouve qu'ils ont bien été atteints de la rage. On ne sait pas si les chiens qui les avaient mordus étaient enragés et s'ils avaient vraiment contracté la maladie (qui ne se déclenche que dans un cas sur six). Au-delà de ces péripéties, l'affirmation péremptoire de Pasteur rencontre pourtant les attentes d'une société prête à croire à une libération prochaine de la maladie. Cette espérance se lit d'emblée dans les multiples demandes de secours envoyées à Pasteur par les gens les plus simples issus des contrées les plus reculées de France et d'Europe. Cette même espérance, toujours renforcée et nourrie, explique sans doute que l'histoire médicale officielle et l'opinion retiennent les succès et oublient les échecs et les limites des vaccinations.

L'épopée des vaccins est bien connue et ses effets sur la santé publique immenses, quoique non strictement mesurables tant son histoire est indissociable d'autres révolutions médicales (les antibiotiques) et sociales (amélioration du niveau de vie, de la qualité de l'alimentation et du logement, accroissement des standards d'hygiène) qui ont largement contribué au recul de la mort et de la maladie. Pourtant, la hantise de la poliomyélite, les souvenirs de jeunes gens décédés du tétanos ne sont pas si lointains. Le triomphe des vaccinations nécessite une simultanéité de développement des facteurs scientifiques, économiques et commerciaux que seules atteignent aujourd'hui les sociétés développées de type européen. Les immenses succès de la vaccination en Europe et en Amérique du Nord reposent d'abord sur des structures de recherche dont les moyens dépendent, entre autres, du niveau de richesse globale. Le schéma est pourtant variable selon les pays. En Allemagne, la recherche est ancrée dans les nombreuses universités munies de laboratoires, alors qu'aux États-Unis et au Royaume-Uni elle est plus dépendante de fondations privées comme la fondation Rockefeller. En France, la recherche reste le parent pauvre d'une Université longtemps focalisée sur la clinique, et ce sont des instituts parapublics comme l'Institut Pasteur ou l'Institut bactériologique de Lyon qui jouent le rôle moteur, bientôt suivis d'entreprises privées comme l'Institut Mérieux. Partis de la production de sérums, les chercheurs y découvrent des toxines et mettent au point antitoxines et anatoxines. Entre la fin du XIXe s. et le début du suivant, diphtérie et tétanos peuvent être ainsi prévenus plutôt que d'être traités par une sérothérapie traumatisante. Un second saut qualitatif et spectaculaire est franchi beaucoup plus tard avec la vaccination antipoliomyélitique. Cet épisode montre les processus à l'œuvre en matière de vaccination contemporaine. Sans doute ancienne comme beaucoup de maladies, la poliomyélite ne fait son apparition sociale qu'à l'extrême fin du XIXe s. et devient une cause de terreur au milieu du siècle suivant, une fois que le recul d'autres la rend plus visible et moins supportable. Cette sensibilité extrême de l'opinion explique que soit créée, en 1941, une Fondation américaine pour la paralysie infantile, sans doute en grande partie responsable de la mobilisation des chercheurs. C'est en effet dans ces années qu'ils redécouvrent des résultats antérieurs oubliés, non faute d'intérêt scientifique mais faute d'une demande de santé publique. Dès 1909, deux chercheurs allemands avaient mis en évidence l'existence d'un virus mais les tentatives malheureuses de vaccination opérées en 1935 n'avaient pas donné lieu à des recherches ultérieures. Le nouveau contexte explique l'avance américaine, la concurrence entre deux équipes, celle de Jonas Salk financée par le groupe pharmaceutique Connaught aboutissant à la mise au point d'un vaccin injectable tué, autorisé aux États-Unis depuis 1955, et l'autre, autour d'Albert Sabin, débouchant sur la mise au point d'un vaccin atténué oral, reconnu en 1961. Avant la réconciliation actuelle qui se traduit par l'utilisation simultanée des deux méthodes, toutes les équipes avaient su tirer parti de la découverte de la culture des virus sur cellules effectuée par Weller, Enders et Robbins en 1953. Certes, le parcours, marqué en particulier par la tragique affaire Cutter (1954), ne fut pas sans embûches.

Limites présentes et passées

Mettre au point un vaccin n'est que la première phase de l'opération. Déjà important dans le financement de la recherche, le rôle des entreprises est évidemment essentiel en matière de production et de distribution. Né d'une industrie pharmaceutique déjà ancienne importante ou d'une industrie chimique précocement concentrée (BASF en Allemagne, les Usines du Rhône en France), plus rarement de laboratoires spécialisés mais vite industrialisés par le détour par la médecine vétérinaire (Institut de la fièvre aphteuse), le vaccin est très tôt produit en grande quantité dans le monde occidental. Cette production industrielle offre aussi des garanties de sécurité et un prix moins élevé que celui qu'offriraient des structures plus artisanales. Il n'empêche que sans un système de santé dense et une couverture sociale élevée le vaccin n'aurait pu se répandre comme il l'a fait. L'obligation n'est efficace que si elle s'accompagne d'une organisation sanitaire et médicale couvrant les écoles et le monde de l'entreprise de vaccinations gratuites. Au-delà, et pour respecter le monopole médical libéral, la vaccination ne peut se répandre que par la prise en charge du vaccin et de l'injection. Plus encore, l'ampleur de la couverture vaccinale dépend aussi du niveau de scolarisation, du niveau d'intégration de la population dans les structures sociales et de son adhésion au modèle de santé dominant. Toutes ces données semblent aujourd'hui partiellement menacées par les restrictions de la couverture sociale, le développement de l'exclusion et, à l'autre extrémité de la société, par des attitudes « libertariennes » qui remettent en cause l'obligation vaccinale. Surtout forte dans les années contestataires d'après 1968, en particulier en Allemagne où a sévi l'*Impfmüdigkeit* (la fatigue du vaccin), le mouvement semble reculer avec l'apparition de nouveaux vaccins et la menace du Sida. En revanche, si la forme consciente de l'opposition à la vaccination recule, il n'est pas sûr que l'abstention ne régresse pas sous l'effet de l'éloignement de la plupart des menaces pesant sur la plus grande partie des populations du monde occidental.

Ce genre d'attitude a pu être nourri dans le passé par les échecs plus ou moins durables des expériences de vaccination. Les plus durables concernent la tuberculose, maladie infectieuse essentielle des années 1880-1950 par l'importance de ses ravages et la qualité de ses victimes, principalement de jeunes adultes. Après les échecs initiaux de la tuberculine de Koch, le vaccin est mis au point aux lendemains de la Première Guerre mondiale et la première vaccination pratiquée en 1921. Huit ans plus tard, la contamination accidentelle d'un lot de vaccin par des bacilles de la tuberculose entraîne la mort de 73 enfants et la contamination de 136 autres (sur 252 vaccinés) dans la région de Lubeck, discréditant largement le tout jeune vaccin. En France, la vaccination ne devient obligatoire qu'à une date (1954) où l'ancien fléau est devenu une maladie d'importance mineure. L'histoire de la vaccination anticholérique s'apparente à la précédente. Elle aussi connaît ses hésitations et ses échecs de départ, malgré les efforts de Haffkine, son drame avec les 19 morts de Mulkowal (Indes) en 1902. Aujourd'hui encore, il n'existe pas encore de vaccin parfaitement efficace contre le choléra. Partagée et disputée entre l'Anglais Wright et les Allemands Pfeiffer et Kolle, la vaccination antityphoïdique a fait l'objet de longues controverses sur son efficacité. Apparemment prouvée par ses effets sur les troupes françaises de la Première Guerre mondiale, elle est remise en cause jusqu'aux années 1960 par le surgissement de micro-épidémies dans des populations correctement vaccinées. Encore aujourd'hui, les spécialistes reconnaissent que le vaccin « définitif » contre la typhoïde n'existe pas.

Ce qui est vrai des maladies bactériennes l'est encore plus pour les maladies virales. Contrairement aux bactéries, les virus ne se multiplient pas en laboratoire mais seulement *in vivo*. Sans être d'une efficacité parfaite, les vaccins contre la grippe ou la rubéole ne se sont véritablement développés qu'après la Seconde Guerre mondiale lorsque les chercheurs ont pu maîtriser les cultures cellulaires, les procédés d'isolement et de purification et, plus tard, comprendre et organiser les modifications génétiques.

Les maladies parasitaires représentent le pôle essentiel de la résistance aux techniques de vaccination alors que la malaria, la trypanosomiase, la bilharziose et les leishmanioses provoquent des pertes considérables dans les populations touchées. Pourtant des vaccins existent contre les parasitoses qui touchent les animaux. De plus, comme face à la variole il y a trois siècles, certaines populations du Moyen-Orient pratiquent la leishmanisation (inoculation des parasites virulents sur le « bouton d'Orient »). Aussi la cause principale de ce paradoxe n'est pas essentiellement d'origine scientifique. Certes, les parasites ont une complexité structurelle et fonctionnelle supérieure à celle des bactéries et des virus mais les tentatives de vaccination n'ont pas manqué depuis le début du XXe s. en matière animale. Deux facteurs organisationnels et économiques semblent avoir joué le rôle majeur dans cette lacune. À cause de leurs localisations et de la situation coloniale régnante, les maladies parasitaires se sont retrouvées sous la coupe de la médecine tropicale européenne d'orientation très naturaliste et peu axée sur l'immunologie. Les choix faits à l'extrême fin du siècle ont pesé sur le reste de l'histoire d'autant plus que les solutions alternatives (DDT, Nivaquine®) ont semblé apporter provisoirement des solutions. Il est aussi évident que pendant, comme après la colonisation, la géographie des maladies parasitaires et la sociologie de leurs méfaits ont freiné les recherches dans ce domaine. Colonisés et pauvres, les pays victimes n'ont guère été l'objet des attentions privilégiées des pouvoirs coloniaux et des États successeurs, non plus que des grands intérêts présents dans le monde de la santé et de la production de vaccins. Seules, ici, les initiatives de l'Organisation mondiale de la santé peuvent contribuer, comme elles le font par à-coups depuis trente-cinq ans, à mettre à la portée de ces populations les ressources du génie génétique. Ces limites économiques à la diffusion de la vaccination se retrouvent à un moindre degré pour les vaccins plus classiques. Depuis 1990, le programme élargi de vaccination de l'Organisation mondiale de la santé en matière de poliomyélite, de tétanos, de rougeole (débuté en 1974) augmente fortement une demande de vaccins que les producteurs, moins nombreux, plus soucieux de rentabilité et inquiets du coût des vaccins futurs faisant appel aux biotechnologies, ne veulent plus vendre au prix coûtant comme c'était le cas auparavant. Loin d'être régi par les seules exigences de la santé publique et de la recherche, le vaccin est aussi un produit qui se vend sur un marché à l'échelle du monde et qui traduit les inégalités de celui-ci.

▶ DARMON P., *La Longue Traque de la variole*, Perrin, 1986. – FAURE O., « La vaccination dans la région lyonnaise au début du XIXe s. : résistances ou revendications populaires », *Cahiers d'Histoire*, 1984, p. 191-210. – MOULIN A.-M. (éd.), *L'Aventure de la vaccination*, Fayard, 1996. – PLOTKIN S. A., FANTINI B., *Vaccinia, vacination, vaccinology : Jenner, Pasteur and their successors*, Elsevier, 1996. – WOLFF E., *Einschneidene massnahmen : Pockenimpfung und traditionale Gesselschaft im Württemberg des frühen Nenzehnten Jahrhunderts*, Steiner Verlag, 1998.

Olivier FAURE

→ Antisepsie ; Bactériologie ; Épidémie ; Expérimentation humaine ; Hygiène ; Institut Pasteur ; Pastorisme ; Poliomyélite ; Tropicale (Médecine) ; Tuberculose ; Vétérinaire (Médecine) ; Virologie ; Zoonoses.

VÉTÉRINAIRE (Médecine)

« La médecine que les Anciens ont appelée médecine vétérinaire n'est presque connue que de nom : je suis persuadé que si quelque médecin tournait ses vues de ce côté-là, et faisait de son étude son principal objet, il en serait bientôt dédommagé par d'amples succès ; qu'au lieu de se dégrader, il s'illustrerait beaucoup, et cette médecine ne serait pas si conjecturale et si difficile que l'autre : la nourriture, les mœurs, l'influence du sentiment, toutes causes en un mot étant plus simples dans l'animal que dans l'homme, les maladies doivent aussi être moins compliquées, et par conséquent plus faciles à juger et à traiter avec succès [...]. » C'est ainsi qu'en 1753 le grand Buffon terminait son article sur le cheval, en excellent révélateur des mentalités qu'il fut tout au long de son *Histoire Naturelle*. Certes, la médecine vétérinaire n'existait pas encore, et si, bientôt, les médecins des Lumières ne « se dégraderaient » pas en étudiant les maladies des animaux domestiques, le contact étroit avec les bêtes ne devait pas, de longtemps, éviter une certaine indignité à ceux qui auraient à les soigner. D'ailleurs, Buffon le souligne, la « constitution », cet ensemble hippocratique de caractéristiques individuelles conditionnant l'expression de la maladie dans un organisme, était forcément plus rudimentaire chez l'animal que chez l'homme. Elle justifiait, en l'occurrence, la simplicité du raisonnement médical à lui appliquer. Rudes praticiens détenteurs d'une médecine fruste, voilà une image toute faite qui collera longtemps à la peau des vétérinaires et qui ne sera tempérée que par un autre préjugé, aussi dérisoire, celui du mutisme de l'animal malade, opposé au discours supposé utile du patient à son médecin. En l'absence d'une description des sensations intimes, le vétérinaire devra donc faire la preuve quotidienne d'un prodigieux sens clinique. C'est oublier qu'à l'extrémité de la longe, ou de la laisse, se trouve un propriétaire bien décidé à ne rien laisser ignorer de ses inquiétudes ni de son avis personnel. Aussi, plus qu'à une revue détaillée de l'histoire de la médecine vétérinaire, cet article s'attachera à en cerner les spécificités, face aux deux disciplines qui l'enserrent, la médecine et l'agronomie, une façon de démystifier le passé – autant que le présent – d'une corporation somme toute méconnue.

Les temps anciens : prédominance de la médecine du cheval, animal de prestige

La domestication des ruminants et du porc date respectivement des septième et huitième millénaires avant notre ère et celle du cheval du quatrième. Il serait donc bien inutile de chercher les traces historiques des premières tentatives de l'homme de soigner ses animaux commensaux. Mais cette domestication néolithique a eu, entre autres, une conséquence décisive, dont témoignent les travaux des archéozoologues, sans toutefois l'expliquer : la réduction de la taille des animaux concernés, par rapport à leurs congénères sauvages. Autant dire que les manipulations en furent simplifiées, moins dangereuses, et qu'à cette époque reculée, berger ou vacher n'eurent pas à craindre d'intervenir directement sur leurs bêtes, en plus du recours aux procédés surnaturels et médicamenteux fournis par d'autres intervenants, prêtres, sorciers ou herboristes. D'ailleurs, les premières opérations n'ont eu vraisemblablement qu'un but zootechnique. Castrations, marques de propriété, poses de boucles nasales, ont facilité la conduite, la gestion et l'engraissement des troupeaux sans intention thérapeutique. Ainsi naissait la chirurgie vétérinaire, utilitaire et déjà différente de celle de l'homme.

Aucune suite de documents n'autorise à parler d'une profession vétérinaire organisée avant le IVe s. de notre ère où, au Bas Empire puis à Constantinople, est attesté un corps de médecins des chevaux (*hippiatres* en grec, *veterinarii* en latin) militaires ou attachés à la poste impériale. Ces mêmes hippiatres accrurent leur prestige en soignant les chevaux de prix destinés à l'hippodrome, institution dont on sait le rôle politique à Byzance. Pour la première fois, le financement du progrès des connaissances sur les maladies animales provenait à la fois de l'État et de dépenses somptuaires, dévolues au prestige social.

Ensuite, le Moyen Âge a porté au cheval un intérêt primordial. Dès l'époque carolingienne, deux innovations ont radicalement amélioré l'utilisation de cet animal : la ferrure et la selle à arçon munie d'étriers. La société féodale ne tarda pas à confirmer la prééminence du guerrier avantagé par le nouvel équipement de sa monture, le chevalier. De son côté, le maréchal, responsable du délicat ajustage des fers, bénéficia d'un prestige certain, d'autant que, très vite, lui revint le rôle de chirurgien et de thérapeute du cheval, un service qui pouvait au besoin s'étendre à d'autres animaux domestiques. La pratique de ces artisans n'a malheureusement pas été transcrite pas les clercs et ce n'est que tardivement, à partir du XIIIe s., que les écuyers des maisons princières ont mis par écrit les méthodes thérapeutiques applicables au cheval. Plutôt que de rendre compte du seul savoir-faire du maréchal-ferrant, ces nouveaux ouvrages, rédigés par, et pour, un public curial cultivé, ont souvent renoué, à travers les textes arabes, avec l'Hippiatrique byzantine, comme en témoigne le premier du genre, *De medicina equorum* de Jordanus Rufus (~ 1250). Dans le même esprit, aux XIIIe et XIVe s., les traités sur la chasse, réservés au même public, s'intéressaient à la santé des faucons autant qu'à celle des chiens courants.

Que dire de la médecine des animaux de rente ? Les saints guérisseurs prirent le relais des dieux antiques pour protéger les troupeaux. Mais le plus souvent, l'éleveur, livré à lui-même, n'eut d'autre recours que quelques pratiques magiques assorties de recettes peu coûteuses, inspirées des remèdes qu'il appliquait à ses semblables. En matière de traitement des maladies des animaux, seuls les bergers passaient pour détenir des secrets merveilleux, réputation qu'ils gardèrent jusqu'au XIXe s. Leur métier les éloignait de la sociabilité ordinaire, autant que la vie qu'ils menaient à l'écart de la communauté. Aussi le contact privilégié avec la nature leur permettait-il d'en percer les secrets. Leurs conseils étaient respectés autant qu'étaient craintes leurs malédictions.

La Renaissance ne change rien à cet état de fait, hormis que les auteurs s'adjoignent des collaborateurs médecins, comme pour le célèbre livre de Carlo Ruini, *Anatomia del cavallo, infermita e suoi rimedii...* (Bologne, 1598). Pas plus que les descriptions anatomiques, les considérations physiologiques – en particulier sur la circulation du sang – n'y aboutissent à des applications chirurgicales ou médicales novatrices. Aux XVIIe et XVIIIe s., il ne fait pas de doute que les professionnels, en particulier les maréchaux au service des grandes maisons, ont accès à ce genre d'ouvrages, répandus par de très nombreuses rééditions. Cependant bien peu de ces professionnels sont capables à leur tour de prendre la plume, et la pathologie équine reste un accessoire de la littérature équestre, l'apanage d'écuyers-auteurs comme Jacques de Solleysel (1664), Jean et Gaspard de Saunier (1731), François de la Guérinière (1731), François-Alexandre de Garsault (1741). En dernier ressort, c'est au propriétaire que ces livres s'adressent en priorité. Celui-ci décide, en bon père de famille, du traitement applicable à ses animaux ; le maréchal propose et exécute. Beaucoup de nobles ont d'ailleurs passé deux années, après leurs humanités, dans une académie d'équitation où, sous la férule d'un écuyer royal, ils ont pu acquérir les connaissances propres à faire d'eux des officiers compétents, concernant en particulier les chevaux et leurs maladies.

On peut dire aussi des encyclopédies agricoles, les *Maisons rustiques* de Charles Estienne (1554), de Louis Liger (1700) comme d'autres, qu'elles s'adressent aux gentilshommes campagnards aisés, et non aux laboureurs. L'exposition des maladies du bétail s'y fait d'ailleurs avec autant de désordre que pour celles du cheval dans les livres des écuyers : le traitement accapare le texte, après un rappel trop succinct des symptômes de l'affection. Mais il ne fait pas de doute que le lecteur, faute de formation médicale et démuni du vocabulaire clinique, se lasserait de la description circonstanciée de chaque lésion. Plutôt compter sur l'expérience personnelle ; on pouvait supposer que chacun, au cours de sa vie, en avait vu suffisamment pour se remémorer l'apparence des affections les plus courantes, de sorte qu'une courte évocation suffisait à indiquer qu'il s'agissait bien de la maladie dont on allait lire le traitement.

Les médecins des Lumières et les contagions animales : premières interventions du pouvoir

Dès 1714, le XVIIIe s. est marqué par la Peste bovine, qui revint, en France, de 1742 à 1748, et ensuite, à plusieurs reprises, jusqu'en 1870. Chaque fois, la plus grande partie du cheptel succomba, non sans parfois inquiéter – à tort – quant à la transmission du mal aux populations. À l'époque, et la remarque vaut jusqu'au XIXe s., on pensait que les maladies naissaient dans certains organismes, animaux ou humains prédisposés, en raison de la *constitution épidémique* du lieu, conjonction de facteurs environnementaux mentionnés par les textes hippocratiques. Après les premiers cas, la contagion était capable de gagner d'autres animaux de la même espèce ou d'espèces différentes, et parfois l'homme.

Il n'est donc pas surprenant que, conformément au souhait de Buffon – et même avant celui-ci –, nombre de médecins se soient exprimés lors d'épidémies animales. Certains, pensionnés par une généralité ou par une ville en tant que *médecins des épidémies*, publiaient à ces occasions une *instruction* ou *consultation* officielle, affichée, et lue en chaire à l'office dominical. Ils y préconisaient le *traitement curatif* mais aussi un *traitement préservatif*, c'est-à-dire prophylactique et, malheureusement, assez illusoire. Mais cette intervention des docteurs en médecine se limitait à l'observation et à la théorisation de la maladie. Le praticien, que le contact avec l'animal aurait déconsidéré, assistait simplement aux autopsies effectuées par le maréchal. Plus près du pouvoir, d'autres médecins furent également consultés, lors de la rédaction d'Arrêts du Conseil sur les maladies des animaux dont le premier remonte au 18 avril 1714, faible prémisse de ce qui deviendra la police sanitaire vétérinaire. Les administrateurs royaux, bientôt gagnés par l'esprit des Lumières, acceptèrent l'idée qu'une intervention de l'État serait souhaitable en matière de contagions du cheptel. Sans doute, l'efficacité des mesures officielles mises en œuvre au moment de la Peste humaine à Marseille à 1720 avait marqué les esprits. Aussi, lorsqu'en 1774, éclata la Peste bovine dans le sud-ouest de la France, l'Académie des Sciences envoya sur place un de ses membres, le jeune médecin anatomiste Félix Vicq d'Azyr (1748-1794). Celui-ci bénéficia du soutien inconditionnel de Turgot, alors Contrôleur général, qui, après les abattages et les séquestrations infructueuses de 1774, finit par accorder au médecin l'utilisation des troupes (Arrêt du Conseil du 1er novembre 1775). En réalité, le mal s'éteignit de lui-même, car, dans un pays où la contagion régnait déjà de toute part, aucune mesure n'aurait pu enrayer la contagion.

Cette épidémie du bétail persuada cependant le pouvoir qu'en cas d'épidémie, humaine ou animale, un organisme expert serait utile ; et c'est dans ce sens qu'autour de Vicq d'Azyr fut créée la Société royale de médecine (1776). Même si la savante société en vint par la suite à laisser à ses membres vétérinaires le soin des épizooties, des médecins continuèrent jusqu'à la fin de l'Empire à intervenir en cas de contagions du bétail.

1762 : La naissance de l'enseignement vétérinaire et l'institutionnalisation de la médecine des animaux

Le rôle des écuyers dans les publications et l'enseignement de la médecine du cheval ont déjà été mentionnés et c'est précisément à l'écuyer royal de Lyon, Claude Bourgelat (1712-1779), que reviendra le soin de fonder dans cette ville la première école vétérinaire, en 1762. Mais la raison de cette création n'est pas, contre les apparences, à chercher dans le milieu équestre. À partir des années 1730 naît un puissant intérêt pour l'agriculture, relayé par les physiocrates (l'article « Fermiers » de François Quesnay, dans l'*Encyclopédie,* date de 1756). La richesse d'une nation ne peut désormais se passer d'un élevage florissant, nécessaire autant pour produire la viande dont la consommation augmente dans les villes que pour fournir l'engrais, améliorateur primordial du rendement agricole. Mais le pouvoir, qui s'est tourné d'abord vers les médecins, manque toujours de spécialistes capables d'apprécier et de détecter sur place les maladies dangereuses du bétail et, surtout, de faire appliquer avec conviction et intelligence les mesures impopulaires d'abattage et de séquestration. Claude Bourgelat, un temps collaborateur de l'*Encyclopédie*, bénéficie d'appuis qui lui permettent de fonder à Alfort, près de Paris, dès 1765, une seconde école vétérinaire. Il est parfaitement conscient du rôle modeste réservé à ses élèves : leur formation terminée, ils seront les fantassins de la lutte contre les épizooties, les apôtres du progrès auprès des éleveurs. C'est donc chez les fils de maréchaux que s'effectue surtout le recrutement, et, pour cela, la pratique de la ferrure est exigée des candidats, en plus d'une formation très élémentaire. Hélas, on n'enseigne à ces faibles recrues que les matières fondamentales, sans doute utiles, mais rien ou presque sur les maladies elles-mêmes, faute d'une nosologie que deux générations de vétérinaires peineront à édifier. Les élèves n'en sont pas moins envoyés dans les provinces où sévissent les contagions. Dure et formatrice épreuve, car les conseils que leur prodigue par courrier Bourgelat en réponse à leurs observations, souvent mal rédigées, les laissent assez désemparés. Par bonheur, le bon sens fait parfois merveille : aérer les locaux, curer et assainir les étables, surveiller la qualité des eaux et des fourrages.

Claude Bourgelat, plus âgé d'une génération que Vicq d'Azyr, a précédé celui-ci dans le rôle de conseiller en matière d'*épizooties*, un mot qu'il a introduit dans la langue française (1775). Mais, moins mobile que le jeune médecin, secondé sur place par des élèves de compétence variable, il ne réussit pas à remporter, pour la profession vétérinaire, l'exclusivité de la gestion des grandes maladies animales. Pourtant ses idées sur la police sanitaire rejoignent totalement celles de Vicq d'Azyr, inspirées sans doute par les deux mêmes auteurs qui avaient eu à combattre en Italie la Peste bovine de 1713 : Giovanni Mario Lancisi et Bernardino Ramazzini. Partant du caractère contagieux de la maladie, Bourgelat prophétise les grandes lignes des législations actuelles en matière d'épizooties : isolement après confirmation de la nature de la maladie par des experts, déclaration obligatoire et encouragée, abattage rapide des malades et des contaminés, isolement, désinfection, etc. Hélas, il ne s'agit encore là que de vœux, et le pays est loin d'être en mesure de supporter les frais d'une telle stratégie, comme le montrent les indemnisations de 1775, portées au tiers de la valeur des bêtes, mais revues à la baisse deux ans plus tard, de sorte que les bénéficiaires doivent rembourser la différence. En cette fin du XVIIIe s., il faut cependant saluer les efforts des dirigeants éclairés, à la recherche d'une réglementation efficace et moderne visant les grandes mortalités animales. Leurs tentatives ont finalement abouti à l'Arrêt du Conseil du 16 juillet 1784, un texte qui sera appliqué jusqu'en 1881 ; car au siècle suivant, hélas, un consensus tacite fera oublier la nécessité d'une police sanitaire sévère.

Les méfaits des théories médicales du XIXe siècle : la négation de la contagion

On peut voir deux causes à l'effacement de l'État dans ce domaine au XIXe s. D'abord, les mesures coercitives répugnent aux notabilités au pouvoir, des propriétaires ruraux pour la plupart. On préfère s'en remettre au bon vouloir de chacun, sous l'autorité accommodante du maire ou du préfet, et, surtout, on évite d'entraver le commerce des animaux. Au point de vue théorique, les vétérinaires enseignants adhèrent aux idées médicales en vogue, celles de John Brown, de Giovanni Rasori, ou de François Broussais. La notion de contagion y trouve si peu de place que certains en viennent à la nier dans d'aussi dangereuses maladies que la morve, une affection du cheval qui se communique à l'homme et qui décime dramatiquement la cavalerie. C'est pourtant l'époque où naît véritablement la nosologie vétérinaire grâce à une patiente collection d'observations cliniques et anatomopathologiques, et aussi à la vivisection, souvent cruelle, hélas. La faible valeur des vieux chevaux, usés à l'extrême, encourage les expérimentations dans cette espèce, alors même qu'à partir de 1865 débute timidement l'hippophagie. Mais la thérapeutique, pas plus qu'en médecine humaine, n'autorise de francs succès. Les alcaloïdes, le quinquina, certains sels métalliques sont les seuls médicaments généraux utiles. Comme les propriétaires d'animaux de rente attendent à la fois du vétérinaire efficacité et modicité du prix, les praticiens se tournent de plus en plus vers les actes chirurgicaux, en général peu invasifs. Ceux-ci, réservés à des indications sûres, ont, outre de bonnes chances de succès, l'avantage de faire la différence avec le guérisseur local. Ainsi, c'est très justement que, pour les Anglo-Saxons, le vétérinaire est resté le chirurgien des animaux, le *veterinary surgeon.*

Pasteur et les vétérinaires

Louis Pasteur a trouvé, chez les vétérinaires, des collaborateurs, des partisans dévoués, autant que d'utiles contradicteurs, comme en témoignent les passionnants comptes rendus des séances de l'Académie des sciences et de celle de médecine. On y lit en particulier le revirement du contrôleur général des écoles vétérinaires, le célèbre Henri-Marie Bouley (1814-1885), vibrant orateur, dont la conversion aux idées nouvelles emporte l'adhésion de la plus grande partie de la profession. Les recherches de Pasteur sur les vaccinations n'ont porté, faut-il le rappeler, que sur des maladies animales (le choléra des poules, le rouget du porc, la fièvre charbonneuse) et, si le traitement contre la rage semble faire exception, c'est qu'il s'agit d'une zoonose, une affection qui passe de l'animal à l'homme. Avec les vaccinations, avec le retour définitif et indiscutable de la notion de contagion, la médecine vétérinaire acquiert un tout autre statut. La loi de 1881 sur la police des maladies contagieuses des animaux tire les conséquences pratiques des découvertes pastoriennes et confère à la profession un rôle que la formation des élèves justifie bientôt, puisque, à partir de 1890, l'entrée des écoles est réservée aux seuls bacheliers. Dès lors, le vétérinaire représente l'État dans la lutte contre les *Maladies légalement réputées contagieuses* (MLRC), dont la liste réunit celles qui mettent en danger la santé de l'homme ou l'économie du pays. C'est lui aussi qui inspecte, dans les marchés et les abattoirs, toute nourriture d'origine animale, alors que s'installe la peur du microbe. De savants vétérinaires se font désormais connaître du monde scientifique. En se limitant à la France et pour n'en citer que quelques-uns : J.-B. Chauveau (1827-1917), (travaux sur le charbon et les clostridies, sur l'énergétique animale, et, avec Étienne Jules Marey, sur l'activité cardiaque, par enregistrement graphique), Edmond Nocard (1850-1903) (brillant collaborateur de Pasteur, inventeur, entre autres, de l'agent de la péripneumonie bovine), Camille Guérin (1872-1961), (qui collabore avec le médecin Calmette à la mise au point du « vaccin à bacille bovin bilié de Calmette et Guérin », le BCG), Gaston Ramon (1886-1963) (inventeur des anatoxines et des vaccinations antitétanique et antidiphtérique).

L'apparition de l'anesthésie générale n'a pas eu, dans la chirurgie des grands animaux, le même retentissement que chez l'homme et, pour des raisons pratiques, l'anesthésie loco-régionale lui a été souvent préférée. À la fin du XIXe s. cependant, des interventions majeures peuvent être entreprises chez le cheval avec toutes les précautions d'asepsie – ou d'antisepsie, dans les plus mauvaises conditions – du site opératoire, sur des animaux anesthésiés au chloral, molécule qui s'avère pour longtemps, dans cette espèce, le produit de choix.

Révolution thérapeutique des années 1950

Après la Seconde Guerre mondiale, antibiotiques, antiparasitaires, corticostéroïdes, neuroleptiques et hormones entrent dans l'arsenal thérapeutique du vétérinaire, dont la crédibilité s'accroît aussitôt considérablement. L'opération césarienne chez la vache, bien standardisée, se généralise. Mais c'est surtout la production, par l'Institut français de la fièvre aphteuse (IFFA-Institut Mérieux), du premier vaccin efficace contre cette maladie qui, indirectement, ouvre au praticien la porte d'élevages bovins où il n'était jusque-là appelé que ponctuellement pour les chevaux de culture en voie de disparaître. La vaccination obligatoire, instituée en 1957 et maintenue jusqu'en 1991, éradique la fièvre aphteuse dès 1962. Parallèlement, la tuberculination des bovins permet d'éliminer le bétail porteur du bacille et de faire pratiquement disparaître la tuberculose chez ces animaux. On parvient à éteindre de même la brucellose, une autre zoonose. Dans la lutte contre ces maladies comme pour toutes les MLRC, le praticien n'est plus au service de son client mais *vétérinaire sanitaire*, agent de l'État sous la seule autorité de la Direction départementale des services vétérinaires.

Avènement de l'animal de compagnie

C'est dans les années 1970 que la médecine du chien et du chat a connu un développement spectaculaire. Après la disparition des équipages de luxe, aux environs de la Première Guerre mondiale, seul le cheval de course avait pu, jusque-là, prétendre à des soins dispendieux. Mais l'élévation du niveau de vie, en cette fin des Trente Glorieuses, permit à la population urbaine de suivre une tendance annoncée aux États-Unis. Les Français des villes se prirent de passion pour leurs animaux, sans doute dans un désir inconscient de retour à une nature primitive ou au monde innocent de la petite enfance. De commensal, le carnivore domestique, sans compter plus tard les nouveaux animaux de compagnie, rongeurs, reptiles et autres oiseaux, devint membre de la famille et put désormais prétendre à une médecine plus proche de celle des humains. Il n'est pas contestable que, de son côté, la profession vétérinaire fut séduite par la perspective d'une pratique médicochirurgicale sophistiquée et gratifiante, ni qu'elle se soit précipitée délibérément dans cette voie. La tendance, depuis, n'a fait que se confirmer, par la féminisation du métier qui en a été aussi la conséquence comme en témoignent ces chiffres : 20 % des vétérinaires sont des femmes, dont 40 % ont moins de trente ans ; 65 % des étudiants sont des étudiantes. À cela s'ajoute l'origine de plus en plus citadine des nouveaux praticiens. En 1971, dans la France métropolitaine, 407 vétérinaires déclaraient ne recevoir que des animaux de compagnie. Trente ans plus tard, en 2001, leur nombre est passé à 5 844. Inversement, le nombre des praticiens exclusivement voués aux animaux de rente a décru en même temps que celui des éleveurs. Les profondes mutations des méthodes zootechniques survenues durant cette période ont diminué les actes sur l'animal en tant qu'individu au profit de la gestion des pathologies de groupe, non sans réduire globalement l'activité du vétérinaire.

Dualités multiples de la médecine des animaux

Résumer le statut actuel du vétérinaire pour réfléchir sur son avenir amène à mettre en lumière les multiples dualités que cette profession a connues depuis son origine.

La première est celle de la *médecine individuelle opposée à la médecine de population.* La prise en compte de cas cliniques individuels semble avoir fait le fondement de la formation traditionnelle du vétérinaire. C'est la nature même de la médecine des animaux de luxe, de prestige, celle de certains chevaux de course, des précieux oiseaux de chasse médiévaux, celle de *la* vache des petits élevages familiaux d'autrefois, celle, enfin, de nos animaux de compagnie. Mais la médecine de groupe, pour être moins connue, n'en a pas moins toujours occupé les vétérinaires. Elle a été amorcée, au XVIIIe s., avec la gestion des épizooties. Elle a continué dans les effectifs de chevaux militaires des cavaleries européennes, autant que dans les écuries surpeuplées des entreprises de transport, dans les grandes villes du XIXe s., pour arriver aux grands élevages de notre époque, industriels ou non. Dans tous les cas, c'est la signification statistique des informations collectées à l'échelle du groupe qui prime. La médecine de population exploite des données cliniques, mais aussi zootechniques et économiques, car la santé de l'effectif n'a d'autre but que d'assurer la rentabilité de la production. Ici la médecine préventive entre en jeu, avec sa maîtrise des facteurs de risque et ses programmes de vaccination, de prophylaxie antiparasitaire et ses différents procédés d'assainissement.

Autre dualité, qui découle de la précédente, celle du *vétérinaire fonctionnaire de l'État opposé au praticien libéral.* On a montré tout ce que la profession vétérinaire doit au législateur, qui, avec le statut de *vétérinaire sanitaire*, a conféré au praticien français un rôle officiel dont bien de ses confrères étrangers ne bénéficient pas. Aussi, dans la gestion des MLRC, lorsque l'État impose au particulier des mesures qui, aux dépens de celui-ci, ont pour but de ménager les intérêts de la collectivité, le vétérinaire sanitaire peut-il avoir un rôle délicat. Habituellement appelé à titre privé dans une exploitation, il lui faut subitement y jouer un rôle difficile, celui d'intermédiaire entre l'administration et l'éleveur, avec le devoir de convaincre ce dernier du bien-fondé d'un abattage massif ou de la séquestration du troupeau, avant que les services préfectoraux n'en viennent à le contraindre par la force de la réglementation et si nécessaire des autorités de police. Que dire aussi des vétérinaires de l'administration, longtemps mal rémunérés et encore moins compris de l'opinion publique, pour laquelle un tel métier ne pouvait s'exercer pleinement que sous le mode libéral ? Que dire enfin des vétérinaires inspecteurs des abattoirs, attachés à un lieu lourdement chargé de symbolique, dans une société où le sacrifice des animaux, lorsqu'il n'est pas encore un fait religieux, se cache comme une réalité traumatisante ? Le public ignore l'étroite relation entre clinique et lésions, entre anatomie pathologique et saisies raisonnées, lesquelles permettent autant de respecter l'intérêt du consommateur que celui du producteur.

La médecine vétérinaire, plus que la médecine humaine, doit faire une large part à cette autre dualité que constituent *l'affectif et la raison économique.* Il arrive que certains propriétaires investissent des sommes considérables pour prolonger la vie de leur animal de compagnie, mais cela reste assez exceptionnel. Cette attitude souvent controversée est attribuée à une zoolâtrie qui n'est certainement pas plus caractéristique de notre temps que d'un autre. Mais elle trouve actuellement à se manifester en raison des techniques sophistiquées que proposent certaines cliniques vétérinaires. En revanche, la pratique ordinaire de la médecine canine connaît de fortes contraintes économiques, ce qui soulagera les moralistes, mais pose parfois quelques questions déontologiques. Les actes chirurgicaux d'égale importance sont facturés huit à dix fois moins cher chez le chien que chez l'homme, un moindre coût permis par des économies sur le personnel, le matériel, sur le confort du patient... et du chirurgien.

L'avenir du vétérinaire ne se situe cependant pas dans un écartèlement passéiste entre médecine publique et médecine privée, entre pratique rurale et clientèle canine, entre l'économique et le social. Ces distinctions apparemment bien marquées s'effaceront bientôt devant d'autres demandes comme celle, si prégnante de nos jours, de sécurité des aliments. D'ores et déjà, la formation du vétérinaire lui donne la possibilité soit de se spécialiser, soit d'étendre sa formation à des domaines complémentaires pour aborder des secteurs d'activité touchant de près ou de loin l'animal et, plus généralement, le vivant.

▶ BLANCOU J., *Histoire de la surveillance et du contrôle des maladies animales transmissibles,* Paris, Office international des épizooties, 1999. – BOST J., *Lyon, berceau des sciences vétérinaires,* Lyon, Éd. Lyonnaises d'art et d'histoire, 1992. – BUFFETEAU Y. & GOURLET S., *Vétérinaires et paysans au XXe siècle, une histoire des vétérinaires ruraux,* Louviers, Ysec, 2001. – DUNLOP R. H. & WILLIAMS D. J., *Veterinary medicine, an illustrated history,* St-Louis (Missouri), Mosby, 1996. – FERRIÈRES M., *Histoire des peurs alimentaires du Moyen Âge à l'aube du XXe siècle,* Paris, Le Seuil, 2002. – HUBSCHER R., *Les Maîtres des bêtes, les vétérinaires dans la société française (XVIIIe-XXe siècle),* Paris, Odile Jacob, 1999. – JUSSIAU R., MONTMÉAS L., PAROT J.-C., *L'Élevage en France, 10 000 ans d'histoire,* Dijon, Educagri, 1999. – LECLAINCHE E., *Histoire de la Médecine Vétérinaire,* Office du Livre, Toulouse, 1936. – NEUMANN L. G., *Biographies vétérinaires,* P. Asselin et Houzeau, 1896. – NICOL L., *L'Épopée pastorienne et la médecine vétérinaire,* Garches, l'auteur, 1974. – PRÉVOT B., *La Science du cheval au Moyen Âge, le* Traité d'hippiatrie *de JORDANUS RUFUS,* Paris, Klincksieck, 1991. – RAILLET A., MOULÉ L., *Histoire de l'École d'Alfort,* Paris, Asselin et Houzeau, 1908. – VILLEMIN M., *Les Vétérinaires français au XIXe s.,* Maisons-Alfort, le Point Vétérinaire, 1982. – Coll. : *Annuaire vétérinaire Roy,* Maisons-Alfort, Le Point Vétérinaire, annuel depuis 1921.

François VALLAT et Jean-Jacques BENET

→ Expérimentation animale ; Vaccination ; Vivisection ; Zoonoses.

VIEILLISSEMENT

Le vieillissement est paradoxalement un fait nouveau dans notre société. Si de tout temps, quelques individus sont parvenus à un âge relativement avancé, rien n'est comparable à la réalité d'aujourd'hui. Augmentation de la longévité et croissance démographique ont transformé une curiosité en phénomène socio-économique majeur. Les découvertes de la médecine et des sciences biologiques vont accentuer ces phénomènes et conduire à des bouleversements de notre société que peu de gens aujourd'hui sont capables d'appréhender. Parallèlement aux grandes modifications de société, apparaît une exigence individuelle nouvelle : rester jeune. Celle-ci peut s'exprimer à travers le maintien d'une apparence de jeunesse (médecine et chirurgie esthétiques) et/ou la prise en charge de son propre processus biologique du vieillissement (lutte contre le vieillissement ou *anti-aging*). Cette dernière tendance qui reste encore marginale séduit de plus en plus de gens et devrait connaître dans les années futures un véritable engouement avec l'émergence d'une nouvelle spécialité médicale ne traitant que du vieillissement en tant que processus physiologique.

Démographie et vieillissement

L'espérance de vie moyenne en France est de quatre-vingts ans pour les femmes et soixante-douze ans pour les hommes. Le franchissement du seuil des quatre-vingts ans de vie moyenne féminine place la France à cet égard au premier plan mondial (c'est ce que l'on appelle « la vieillesse au féminin singulier »). En revanche, la longévité masculine est inférieure à celle des autres pays européens. L'écart en France entre les deux sexes est de 8,3 ans alors qu'en Europe, il n'est que de 6 ans. L'accroissement de la proportion des personnes âgées (vieillissement démographique), accompagné à un rythme différent par l'accroissement de leur longévité, soulève des problèmes dont l'ampleur et la complexité sont encore mal perçues du grand public et des responsables politiques. On peut d'ailleurs se demander si cette ignorance n'est pas volontaire. Les résistances aux modifications de nos systèmes de retraite sont une illustration de cette ignorance.

L'apparition puis l'extension d'une nouvelle catégorie sociale, les retraités, avec toutes ses conséquences, doivent entraîner un nouvel examen de la place du travail et des loisirs dans la vie de l'homme, dans le système des valeurs et dans l'organisation économique. La proportion des personnes âgées de soixante-cinq ans et plus dans les pays industrialisés, qui est de 14 % en 1990, est estimée à 22 % en 2040. L'INSEE prévoit qu'elle atteindra, en France, 26 % de la population à cette date. Ces modifications démographiques sont dues à l'augmentation de l'espérance de vie à la naissance et, surtout, à l'âge adulte et à la diminution ou à la stagnation de la fécondité dans les pays industrialisés. La France apporte une caution historique : sa population a « vieilli » avant tout autre population européenne ; dans les années 1950, la France enregistrait le plus fort degré de vieillissement avant d'être rejointe par des pays comme l'Angleterre où la limitation des naissances remonte seulement à la fin du XIXe siècle. En revanche, les Pays-Bas, où pourtant l'espérance de vie à la naissance était sensiblement plus forte qu'en France, avaient une population beaucoup plus « jeune ». Les progrès indéniables de la médecine, de l'hygiène et du niveau de vie ont évidemment augmenté les effectifs âgés et l'on note même une augmentation rapide des effectifs très âgés (au-delà de quatre-vingts ans) qui posent déjà des problèmes sociaux particuliers (dépendance).

Réalité biologique

Le vieillissement normal – ou sénescence – peut se définir par une baisse progressive des capacités fonctionnelles et d'adaptation d'un organisme, l'optimum biologique se situant à la fin de la croissance, soit entre dix-huit et vingt ans en fonction des systèmes physiologiques concernés (cardiaque, pulmonaire, circulatoire, osseux...). Un organisme adulte au maximum de ses capacités possède des réserves fonctionnelles qui lui permettent de surmonter des situations difficiles, voire critiques (effort, maladie, traumatisme). L'organisme vieillissant n'a plus à sa disposition qu'une partie de plus en plus réduite de ces réserves. Au-delà d'un certain âge, différent pour chacun, ces réserves deviennent négligeables, voire nulles. L'organisme fonctionne alors en permanence à l'extrême limite de ses capacités. Le moindre déséquilibre (maladie, traumatisme, ou accentuation du processus du vieillissement) va entraîner l'organisme dans une situation dramatique nécessitant une intervention extérieure pour lui permettre de survivre (dépendance). Tout au long du vieillissement, il est de plus en plus difficile pour l'organisme de faire face avec succès à certaines situations physiologiques (effort, adaptation climatique) ou pathologiques (maladies, accidents). À ces réductions physiologiques vont s'ajouter les séquelles des maladies ou accidents qui ont pu émailler la vie de l'individu (maladies cardio-vasculaires, pneumologiques ou neurologiques). Cette réduction progressive conduit tout organisme vivant, après un laps de temps variable, à la mort.

Vieillissement différentiel

Il existe entre le vieillissement des individus des différences parfois importantes, voire considérables. Notre capacité biologique à vieillir n'est pas identique d'un individu à l'autre et il s'agit sans doute là d'une des inégalités les plus fondamentales de notre vie, mais curieusement négligée, car jugée inéluctable puisque d'origine biologique. Le vieillissement des différents systèmes biologiques n'est pas homogène. L'involution de certains systèmes débute bien avant d'autres, et parfois dès la naissance, et se fait aussi à des vitesses parfois très différentes. Enfin, ils n'atteignent pas les mêmes degrés de dégénérescence. Les causes de ce vieillissement différentiel sont nombreuses mais on peut cependant les regrouper en quatre grandes catégories.

Causes génétiques. – Dans nos populations occidentales, le parallélisme étroit des horaires du vieillissement chez les jumeaux monozygotes (patrimoine génétique rigoureusement identique), comparativement aux dizygotes et aux frères et sœurs ordinaires est la meilleure illustration qu'on puisse trouver de l'importance des facteurs héréditaires. Il n'y a aujourd'hui aucune possibilité d'intervenir sur cet aspect du vieillissement.

Absence d'usage ou mauvais usage d'une fonction ou d'une aptitude pendant la croissance et l'âge adulte. – Le vieillissement d'une fonction physiologique (exemple : la force musculaire) sera d'autant plus rapide que l'activité des sujets aura été plus restreinte pendant leur enfance ou leur vie professionnelle. Au contraire, meilleure aura été leur entraînement pendant les vingt premières années de la vie, plus élevées seront les performances pendant les décennies suivantes. Même chez l'adulte, l'absence d'activités physiques, pour peu qu'elle soit prolongée, ne fait qu'accentuer le vieillissement de l'appareil locomoteur. Les comportements socioculturels ont une importance considérable sur cet aspect du vieillissement. La valorisation précoce de certaines pratiques sportives, mais aussi le maintien de ces pratiques tout au long de l'existence vont permettre d'obtenir un vieillissement de bien meilleure qualité. La modification de certains comportements sédentaires va nécessiter un investissement personnel important et parfois même l'acceptation de réelles contraintes psychologiques et/ou physiques.

Facteurs de risque. – Nombreux sont, dans le genre de vie des humains, les facteurs capables d'entraîner un vieillissement prématuré. Les plus étudiés jusqu'ici ont été les facteurs alimentaires. Point n'est besoin ici de rappeler l'accélération du vieillissement du système cardio-vasculaire chez les sujets peu actifs et suralimentés avec un régime trop riche en lipides et en glucides. Une insuffisance en protéines animales de la ration aura, surtout passé soixante-dix ans, un effet défavorable sur le vieillissement de l'organisme dans son ensemble en accélérant la fonte de la masse maigre. Parmi les autres circonstances aggravantes de la sénescence, citons les toxicomanies de masse (alcool, tabac), et toutes les situations anxiogènes de la vie quotidienne. Modifier un comportement, une habitude alimentaire ou autre, est souvent difficile, voire voué à l'échec. Et ce d'autant plus qu'il s'agit de s'imposer immédiatement des contraintes pour espérer obtenir un bénéfice lointain et incertain.

Maladies intercurrentes. – Toutes les maladies graves et/ou les traumatismes physiques ou affectifs sérieux peuvent entraîner une accélération du vieillissement, surtout passé la soixantaine. Ce phénomène est particulièrement grave quand il s'accompagne d'un désintérêt pour la vie et d'une capitulation psychologique totale de l'individu. La rapidité du diagnostic et l'efficacité de la prise en charge peuvent modifier considérablement l'impact d'une pathologie sur le processus du vieillissement d'un individu.

Vieillissement morphologique

C'est à la fin de la croissance, soit entre dix-huit et vingt et un ans, que l'organisme humain atteint sa taille adulte. Les femmes sont un peu plus précoces que les hommes. Cette maturation survient plus tardivement dans les populations défavorisées. Le vieillissement normal d'un individu entraîne un certain nombre de modifications, apparentes ou non, de l'organisme. La masse des tissus métaboliquement les plus actifs va diminuer. Ce phénomène va s'accentuer avec le vieillissement et sera inversement proportionnel à l'usage de la fonction considérée. Les tissus graisseux et les tissus interstitiels vont augmenter dans chaque organe dissimulant ainsi la diminution des tissus physiologiquement actifs et donnant l'illusion d'une phase de stabilité ou maturité. Cette illusion s'effrite dès quarante ans et devient incontournable à cinquante. Il s'agit d'un âge charnière, psychologiquement et physiologiquement. Cette transition peut se faire doucement et progressivement chez l'homme. La femme, en revanche, est victime d'un cataclysme physiologique avec l'arrêt brutal de ses sécrétions d'œstrogènes et de progestérone (ménopause). L'apparence de la personne change. La peau devient plus fine, fragile, se ride, les os voient leur minéralisation diminuer progressivement. La taille diminue, entre tassement et accentuation des courbures dorsolombaires. Les graisses se répartissent différemment et l'individu s'achemine peu à peu vers la vieillesse. Ce ne sont pas seulement les performances des organes et des tissus effecteurs qui diminuent avec l'âge mais également les organes intégrateurs dont le rôle consiste à maintenir l'homéostasie corporelle. Ceux-ci réagissent de moins en moins efficacement aux modifications et aux agressions internes ou externes de l'organisme. Par exemple, l'ingestion d'une certaine quantité de sucre va aboutir chez une personne âgée à un pic glycémique plus important que chez une personne plus jeune, et à un temps de régularisation plus long. Cette hyperglycémie chronique va elle-même contribuer à altérer le tissu conjonctif, siège des échanges intercellulaires, et participer à l'accentuation du vieillissement. Ce même type de réaction se retrouve dans la plupart des systèmes physiologiques.

On connaît depuis longtemps les variations de la composition du corps humain en fonction de l'âge. Un corps jeune est composé d'environ 70 % d'eau. Cette proportion va diminuer en vieillissant et passer à un peu plus de 50 %. Cette involution commence dès la fin de la croissance (ossification des cartilages épiphysaires). Cette réduction de l'hydratation touche principalement la masse maigre de l'organisme et conduit en partie à la diminution de la masse musculaire, de la masse calcique osseuse et l'involution de la plupart des organes. Parallèlement la masse grasse augmente. Elle augmente d'ailleurs plus vite que ne régresse la masse maigre. Ce phénomène se traduit par une augmentation de poids habituellement jusqu'à cinquante ans chez les hommes et soixante ou soixante-cinq ans chez les femmes et par des modifications morphologiques. La taille diminue à partir de la cinquantaine. Cette réduction de taille est d'environ 3 cm pour les hommes et de 4 à 5 cm pour les femmes. Elle est due à un amincissement des disques intervertébraux et à une augmentation des courbures physiologiques dorsales et lombaires (cyphose et lordose). Ce phénomène peut être accentué par des tassements vertébraux ostéoporotiques. L'épaisseur de l'abdomen, de la cage thoracique, la largeur du nez et la longueur du pavillon de l'oreille augmentent linéairement avec l'âge. L'élasticité de la peau diminue moins vite chez l'homme que chez la femme. Le grisonnement des cheveux est lié à une activité enzymatique de la synthèse de mélanine plus réduite. La raréfaction des poils survient également chez les hommes et les femmes et la chute des cheveux est habituellement liée à une insuffisance sécrétoire de stéroïdes. Le cristallin, l'oreille interne, le cartilage des articulations sont des organes souvent destinés à un vieillissement précoce. On sait la banalité de la presbytie, dès la quatrième décennie parfois, de la cataracte plus tard. On sait la banalité de la presbyacousie liée à une perte progressive et irrémédiable des fonctions de l'oreille interne. L'otospongiose est une maladie héréditaire qui frappe l'articulation entre un osselet (la platine de l'étrier) et la fenêtre ovale du vestibule.

Vieillissement animal

Les effets du vieillissement sont d'autant plus accentués que la période de croissance est plus limitée et que l'homéothermie est plus parfaite. Les vertébrés poïkilothermes (poissons, amphibiens et reptiles) connaissent, pour la plupart, une croissance qui se poursuit pendant la majeure partie de la vie des individus. Plus l'animal vieillit, plus il grossit et plus il devient fécond. Mais la taille maximale et la durée potentielle de vie dépendent surtout des conditions locales. Plus la température est élevée et plus les aliments abondent, plus la croissance et la maturité des vertébrés à sang froid sera rapide et leur longévité réduite. Si les ressources alimentaires se font rares ou si le milieu se refroidit, ces animaux entrent en vie ralentie, ce qui arrête temporairement leur développement et prolonge leur durée de vie. Chez les individus les plus vieux, l'augmentation de la taille et du poids se ralentit puis cesse, et la fécondité diminue. Mais cette phase subterminale de leur cycle vital est toujours très courte. La situation est différente chez les vertébrés homéothermes (oiseaux et mammifères), dont la croissance est limitée au premier tiers, voire au premier quart de la vie. Sitôt atteinte la taille adulte, débute une lente involution morphologique et fonctionnelle (sénescence).

Âge physiologique, âge biologique ou âge fonctionnel

Le vieillissement est un processus complexe et polymorphe dont l'évaluation se fait habituellement à travers la mesure de l'âge (chronologique) déterminé par la date de naissance. Or cet âge chronologique n'est en rien le reflet de la réalité physiologique de l'individu. L'absence de mesure objective d'un état donné du vieillissement est d'ailleurs probablement une des raisons de l'absence de tentatives d'études sérieuses d'intervention sur le vieillissement. En effet, les seules études sur le vieillissement utilisant l'âge comme référence devraient par définition pousser l'expérimentation jusqu'au décès de l'individu. La comparaison des espérances de vie pourrait alors nous informer sur l'efficacité de la thérapie utilisée. Des expérimentations sur des durées intermédiaires (cinq, dix ou quinze ans) seraient totalement insuffisantes, contrairement aux affirmations de certains médecins, pour juger en l'état d'une thérapie possiblement active sur le vieillissement.

Cette situation est en train d'évoluer grâce à l'introduction de la mesure de l'âge physiologique qui tient compte de multiples paramètres physiologiques objectifs permettant ainsi d'appréhender l'état réel d'un organisme donné. On peut donc maintenant mesurer un ensemble de systèmes physiologiques avant et après une intervention (nutritionnelle, physique, vitaminique, hormonale...) et juger de son efficacité réelle sur le processus du vieillissement. Celui-ci perd donc son statut d'inéluctabilité et devient sujet d'expérience et donc d'intervention comme n'importe quel processus physiopathologique.

Le vieillissement n'est-il pas en train de devenir la maladie première, celle qui fait le lit de toutes les pathologies chroniques que les médecins soignent au quotidien sans jamais les guérir ?

Théories du vieillissement

Selon Von Orgel (1963) et Medvedev (1972) le vieillissement serait dû à l'accumulation d' « erreurs catastrophiques » survenant de façon aléatoire au cours des phénomènes de transcription de l'information génétique. Celle-ci est contenue dans l'ADN (acide désoxyribonucléique) et doit être transcrite sous forme d'ARNm (acide ribonucléique messager) pour pouvoir être lue par les ribosomes (unité de fabrication protéique de la cellule). Si une erreur se produit au cours de cette transcription, alors la protéine synthétisée (protéine de structure ou enzyme) sera inefficace, aboutissant à l'accumulation dans la cellule de protéines ou d'enzymes anormales, celles-ci finissant par bloquer le métabolisme cellulaire et engendrer la mort cellulaire. Ces erreurs toucheraient le potentiel génétique (mutation) et la synthèse protéique. Les conséquences en cascade pour l'organisme sont délétères, conduisant à une désorganisation de tout le système. Curtis (1971) proposera la théorie des mutations somatiques. Toute cellule de l'organisme peut subir des mutations spontanées ou provoquées (environnement) qui altéreraient le fonctionnement de la cellule, puis de l'organe et enfin de l'organisme entier. Ces mutations apparaissent de façon totalement aléatoire dans le génome. Plus le temps s'écoule et plus les mutations se multiplient.

Les radicaux libres (Harman, 1957) sont issus du métabolisme normal de la cellule. Ce sont des molécules extrêmement réactives qui oxydent les molécules proches, afin de produire des polymères inactifs. Ils contribuent au vieillissement à plusieurs niveaux. Ils peuvent se lier aux macromolécules du tissu conjonctif et faire obstacle à la diffusion de substances nutritives vers les cellules périphériques et donc diminuer la vitalité des tissus avec l'âge. Leur liaison avec l'ADN est rendue responsable de certaines mutations génétiques pouvant détériorer certaines voies métaboliques et même être responsable de cancers. Les radicaux libres attaquent les lipides des membranes cellulaires, provoquant, par exemple, une réduction de la perméabilité membranaire. Enfin, les radicaux libres vont être à l'origine de l'accumulation cellulaire de débris lipoprotéiques appelés « pigments de vieillissement » ou lipofuscine. Cette théorie, toujours très en vogue, ne peut expliquer à elle seule le processus du vieillissement. Mais tous les auteurs admettent aujourd'hui que les radicaux libres interviennent partout dans l'organisme. Ils n'initient pas le vieillissement, mais y contribuent et en aggravent le processus.

Le vieillissement serait contenu dans le programme génétique de chaque cellule et ferait donc partie d'un ensemble cohérent menant tout individu de la naissance à la mort (théories génétiques). Parmi les arguments allant dans ce sens, se trouvent la remarquable constance et la spécificité de la durée de vie des espèces. Par exemple, la longévité maximum de la drosophile est d'environ un mois, celle de la souris de trois ans, et celle de l'homme d'environ cent vingt ans. Les travaux de Hayflick et de Morehead vont dans ce sens. Ils ont montré que la durée de vie des fibroblastes diploïdes humains était limitée à un certain nombre de générations (environ cinquante). Hayflick a émis l'hypothèse que cette limite de prolifération était due à l'activation d'un mécanisme intracellulaire de vieillissement. On a aussi noté une grande différence entre les capacités de division de cellules provenant de donneurs d'un même âge. Certains facteurs de contrôle du vieillissement sont apparents au niveau des populations, ainsi que le démontrent les statistiques résultant d'études longitudinales sur des cohortes de jumeaux monozygotes et hétérozygotes et sur l'incidence des maladies associées au vieillissement. Chez les humains la différence moyenne de longévité entre de faux jumeaux est deux fois plus grande que celle de vrais jumeaux. La programmation du vieillissement au niveau du génome pourrait également être due à la répression ou à la dérépression de gènes qui atténueraient l'activité de certaines souches cellulaires et créeraient de nouvelles voies métaboliques sénescentes. Plusieurs observations corroborent l'hypothèse de l'existence de gènes spécifiques (gérontogène) du vieillissement de l'organisme qui deviendraient opérationnels avec l'âge. On a aussi suggéré l'existence de gènes pléiotropiques (Wiliams, 1957) dont la fonction changerait avec l'âge, ce qui pourrait expliquer l'effet séquentiel de ces gènes au cours de la vie.

Les théories neuro-endocriniennes s'appuient sur le fait que les phases du développement et de la maturation de notre organisme sont contrôlées en partie par des tissus endocriniens. Il est donc plausible que le vieillissement puisse être associé au déclin du système endocrinien. La plupart des fonctions neuro-endocriniennes déclinent avec l'âge (hormones thyroïdiennes, corticosurrénales, testiculaires, ovariennes, hormone de croissance). Celles-ci dépendent de l'axe hypothalamo-hypophysaire (Everitt, 1973). L'effondrement du contrôle des régulateurs hormonaux aurait des effets directs sur le vieillissement. Pour certains, le centre de contrôle serait localisé dans l'hypothalamus ou dans l'épiphyse, ou encore dans le thymus. Pour d'autres encore, la longévité serait réglée par une horloge biologique qui agirait sur les glandes endocrines et provoquerait la faillite des systèmes immunitaires et circulatoires.

Vers une nouvelle sémiologie des maladies de l'âge

La longévité augmentant, de nouvelles maladies font leur apparition. Des personnes autrefois condamnées continuent à vivre et vieillir. Les premiers diabétiques traités par l'insuline depuis les années 1920 parviennent maintenant à soixante-dix voire quatre-vingts ans. On ne savait pas comment vieillissait le sujet porteur de ce type de diabète et notamment comment allaient évoluer ses complications. Le nombre des hypertendus, des diabétiques, des obèses augmente avec chaque tranche d'âge. Nos thérapeutiques stabilisent ou améliorent ces pathologies sans les guérir. Leur proportion dans la morbidité augmente ainsi constamment, ainsi que les accidents liés à la thérapeutique. On peut donc dire que l'augmentation de la longévité s'accompagne de celle des accidents des thérapies, pouvant faire croire à certains qu'il y a plus de risque à traiter une pathologie qu'à la laisser évoluer naturellement, oubliant ainsi l'histoire naturelle des maladies et leur gravité.

Vieillissement et société

Place des personnes vieillissantes dans la société. – Dans l'Antiquité, comme aujourd'hui encore dans de nombreuses sociétés agricoles ou pastorales du Tiers monde, le groupe des Anciens jouissait d'un respect qui tenait, en partie, au fait qu'il était peu nombreux (certains attribuaient cette longévité exceptionnelle à la protection des dieux), ainsi qu'à son rôle de dépositaire et de transmetteur de la tradition et des connaissances. L'évolution démographique du siècle dernier mit fin à cette situation déjà ébranlée par les découvertes scientifiques et techniques, dont la succession accélérée jetait de plus en plus le discrédit sur le recours à l'expérience. La transformation démographique et sociologique de la famille se répercute sur le statut des grands-parents comme sur les rapports entre générations. Elle a aussi comme conséquence directe de transférer à la société la majeure partie de la charge économique de la population âgée inactive. Ce transfert est d'autant plus nécessaire qu'une forte proportion de personnes âgées n'ont pas ou n'ont plus d'enfants. Les mobilités professionnelle (les adultes travaillent de moins en moins avec, ou pour, leurs parents) et géographique limitent et parfois suppriment l'une des principales sources d'autorité de ces derniers qui, ainsi, ne peuvent même plus invoquer leur expérience professionnelle ou le partage des risques de l'entreprise.

Dans une société qui met l'accent sur le travail et la réussite matérielle, « le rôle de retraité, c'est de n'en plus avoir » (E. Burgess). On a même parlé d'un phénomène de « rejet » qui contribue à renforcer chez l'individu le sentiment, fondé ou non, de son inutilité sociale. Ce sentiment le pousse à fréquenter souvent des contemporains avec qui il a des points communs (l'ancien métier, la guerre, les souvenirs locaux...) et encourage une attitude de repli qui nuit à une bonne adaptation.

La transformation du rôle de la personne vieillissante commence bien avant le cap des soixante-cinq ans. Comme parents, comme travailleurs, comme conjoints, comme amis même, les personnes qui dépassent quarante-cinq à cinquante ans voient diminuer leur rôle (ou l'idée qu'ils en ont), leurs revenus, leur mobilité, leurs espérances et le domaine de leurs relations. Ce phénomène peut être précoce dans le cas des personnes de santé fragile ou qui souffrent de handicaps physiques.

Dépendance et perte d'autonomie. – L'augmentation du pourcentage de sujets de plus de soixante-quinze à quatre-vingts ans dans tous les pays industrialisés, associé à un accroissement de leur longévité, a fait apparaître un nouveau risque : le risque de dépendance. Il s'impose désormais au législateur à côté des autres charges (maladie, maternité), des plans médicaux et sociaux.

L'autonomie est le pouvoir de décider soi-même de la conduite de sa vie alors que la dépendance concerne l'obligation de recourir à l'aide d'un tiers pour effectuer un ou plusieurs actes de la vie quotidienne. Ainsi, un handicapé en fauteuil roulant peut néanmoins être autonome, tandis qu'un sujet présentant un déficit intellectuel de type Alzheimer a perdu son autonomie, malgré sa validité locomotrice. Tous deux sont dépendants. À l'origine des situations de dépendance on retrouve toujours une intrication de facteurs biologiques, fonctionnels, psychologiques et sociaux. Les causes psychologiques sont évidentes. Il est difficile d'accepter la dégradation physique du corps, et l'entourage à son tour accepte mal la dégradation intellectuelle qu'il constate (20 % des cas après quatre-vingts ans). Les causes sociales sont celles qui vont ajouter, au handicap provoqué par la maladie, des éléments qui conduisent à une dépendance aggravée. L'isolement (à ne pas confondre avec la solitude, qui peut être parfois recherchée) peut considérablement aggraver une incapacité, par absence d'un soutien naturel. Il peut être provoqué par l'absence de toute famille et le décès du conjoint. Mais il peut aussi être la conséquence d'une famille éloignée, géographiquement ou affectivement distante. Avoir des ressources permet de mieux prendre en charge la dépendance. Les personnes à revenus élevés trouvent facilement des aides familiales ; les plus pauvres, parce que pris en charge par l'Aide sociale, également. Les personnes à revenus modestes, mais supérieurs aux plafonds fixés par l'Aide sociale pour l'attribution des allocations dépendance, seront souvent obligées de rechercher une place dans une institution pour personnes âgées dépendantes.

L'apparition, le plus souvent progressive, mais parfois brutale, d'une dépendance dans le grand âge est un drame non seulement pour l'individu affecté, mais aussi pour sa famille. C'est parfois pour celle-ci une remise en cause totale de son style et de son rythme de vie. La charge qui en découle peut être à la fois morale, financière et physique. Depuis une décennie, on a beaucoup écrit sur le rôle des « soignants naturels », agissant seuls bien qu'appuyés le plus souvent par des soignants professionnels. Mais la prise en charge familiale est fragile, avec un risque de maladie ou d'accident du tuteur principal (conjoint, enfant adulte lui-même âgé) et/ou épuisement de la tolérance psychologique.

Enfin, la longévité conjuguée avec la faiblesse peuvent aboutir à des maltraitances financières, psychologiques et physiques. Elles sont dénoncées depuis une dizaine d'années dans les pays industrialisés. La recherche d'un placement peut être une nécessité pour combattre l'isolement ou une solution pour une famille qui estime ne plus pouvoir faire face à domicile, même avec l'aide de services, à une charge qui dure et ne cesse de croître.

Au-delà du déséquilibre des régimes de retraite engendrés par cette évolution démographique se manifeste la nécessité de mettre en place une politique gérontologique de prévention (information, évaluation) et de mise en place de services et d'équipements, ainsi que tout ce qui peut permettre une réduction de la dépendance par des appareillages (prothèses, orthèses) et une meilleure organisation de l'habitat (informatique, domotique).

Le vieillissement et la mort ont de tout temps accompagné notre existence. Cette intimité longtemps considérée comme normale et inéluctable est aujourd'hui remise en question. L'évolution de la démographie, de la longévité, les impératifs économiques et sociaux ainsi que l'émergence d'exigences nouvelles remettent profondément en question la place du vieillissement dans notre société. Les connaissances scientifiques ont transformé ce processus inéluctable en processus pathologique presque ordinaire avec ses causes, ses facteurs aggravants, ses moyens d'investigation et d'évaluation et ses thérapies encore aujourd'hui adjuvantes. Le développement de cette vision du vieillissement et la mise en place d'une prise en charge adaptée vont contribuer à augmenter la longévité et à réduire la dépendance, modifiant ainsi encore plus profondément l'organisation de notre société et de ses équilibres financiers, pouvant aller même jusqu'à une remise en question de ses fondements. Il s'agit certainement d'un des défis majeurs de notre siècle naissant.

► ALBERTS B. et al., *Biologie moléculaire de la cellule*, Paris, Flammarion « Médecine Sciences », 2e éd., 1989. – BALIN A., *Human biologic age determination*, CRC Press, 1994. – BOIS J.-P., *Histoire de la vieillesse*, Paris, PUF « Que sais-je ? », 1994. – DEAN W., *Biological aging measurement : clinical applications*, Los Angeles, The Center for Bio-Gerontology, 1988. – JAEGER C. DE, *Les Techniques de lutte contre le vieillissement*, Paris, PUF « Que sais-je ? », 1999. – MADDOX G., *L'Encyclopédie du vieillissement*, Paris, Serdi et Springer, 1997. – TIMIRAS P., *Physiological basis of aging and geriatrics*, CRC Press, 1994. – VAN DEN LINDEN M., HUPPET M., *Le Vieillissement cognitif*, Paris, PUF « Que sais-je ? », 1994. – VEYSSET-PUIJALON B., SAVIER L., « Être vieux : de la négociation à l'échéance », Série mutations, *Autrement*, n° 124, 1992.

Christophe de JAEGER

→ Alzheimer (Maladie d') ; Chirurgie esthétique ; Ménopause ; Régénérative (Médecine) ; Utopie.

VIN (Médecine du)

L'usage médicinal du vin est l'une des plus anciennes « traditions thérapeutiques » de la médecine occidentale, et depuis Hippocrate (460-~ 370 av. J.-C.) de nombreux médecins l'ont prescrit en tant que médicament efficace. Le corpus hippocratique accorde une place très importante au régime, en particulier au régime alimentaire. La nourriture que l'homme absorbe et l'air qu'il respire le font vivre, mais ils peuvent également le rendre malade : de cette idée découlait une étiologie applicable à de nombreuses maladies. D'après la grammaire hippocratique des humeurs, l'eau est froide et humide tandis que le vin est chaud et sec. La théorie des humeurs a longtemps servi de base à la médecine du vin (au XIIIe s., Roger Bacon donna de la théorie humorale du vin ce résumé paradigmatique : « Quiconque utilise du vin mélangé convenablement au bon moment, fortifie la chaleur naturelle du corps et la diffuse dans tout l'organisme ; purge les humeurs bilieuses par la sueur et l'urine ; humidifie les parties du corps rendues rigides par la sécheresse ; et apporte joie et légèreté en atténuant la mélancolie »). Le vin comme la lie étaient prescrits à des fins diurétiques ou laxatives. Se mélangeant facilement à l'eau, le vin était un médicament d'une idéale commodité, et la pratique consistant à couper le vin avec de l'eau, outre qu'elle correspondait aux habitudes normales de consommation, rendait le vin potentiellement moins nocif pour l'appareil urinaire. Dans le célèbre traité *Des maladies des femmes* de Soranos d'Éphèse (IIe s. de notre ère), le vin occupe pratiquement une page entière dans la section consacrée aux médicaments. Le vin jouait également une fonction importante dans la cicatrisation des blessures ou des plaies chirurgicales, rôle déjà souligné par Hippocrate et qui perdurera pendant plusieurs siècles, comme le démontre le traitement de la fistule anale de Louis XIV. Le vin fut sans conteste un élément clé de la pharmacopée depuis l'Antiquité jusqu'au XIXe s.

L'un des commentaires les plus célèbres sur les propriétés médicales du vin est dû à Arétée de Cappadoce, médecin exerçant à Rome et à Alexandrie au second siècle de notre ère, et figure incontournable du renouveau des prétendus préceptes d'Hippocrate. Le grand clinicien hollandais Hermann Boerhaave (1688-1738) fit paraître une édition critique des œuvres d'Arétée. Le médecin anglais Edward Smith (1818 ?-1874) jugea si remarquables les effets du vin décrits par Arétée qu'il inséra une transcription du traitement de la syncope proposé par son illustre prédécesseur dans un article du *Lancet* consacré à l'usage thérapeutique de l'alcool. Après Arétée, il fut longtemps difficile de trouver un autre grand médecin qui exprimât une opinion favorable au sujet des vertus médicinales du vin. Le traité *De Vinis*, probablement écrit par Arnaud de Villeneuve aux alentours des années 1309-1311, devint cependant l'un des guides thérapeutiques les plus importants pour les médecins de la fin du Moyen Âge. Il semble qu'Arnaud ait été le premier médecin à recommander l'*aqua vitae*, ou esprit de vin, dans le traitement des blessures, bien que son intérêt pour celui-ci soit lié à sa quête alchimique d'un élixir de longévité. Il utilisa également l'alcool dans des décoctions de teintures d'herbes (à base de romarin, d'euphraise, d'armoise et de grenade...) et donna des instructions en vue de la préparation de vins médicinaux. Dans un traité sur le régime salubre, Arnaud recommanda des vins légers pour étancher une forte soif, avec une préférence pour le blanc et le rosé. On considérait que la nourriture et la boisson étaient importantes pour la santé, et qu'elles constituaient, comme le choix des vins pour le roi, une question médicale.

La plupart des médecins célèbres, notamment Galien (129-~ 216 apr. J.-C.), Avicenne ou Ibn Sina (980-1037), Paul d'Égine (actif vers 640) et Fabrizi d'Acquapendente (~ 1533-1619) recommandèrent que le vin fasse partie du régime alimentaire et le prescrivirent comme remède précieux contre les maladies graves. Le type de vin devait correspondre à la nature humorale de la maladie. Guy-Crescent Fagon (1638-1718) fit passer Louis XIV du vin de champagne non mousseux au Bourgogne parce que, d'après son diagnostic, l'affection dont souffrait le roi relevait de l'humeur mélancolique et non bilieuse. Selon Fagon, la mélancolie, la dépression et les vapeurs auxquelles Louis XIV était sujet étaient dues à l'acide de l'humeur mélancolique. Fagon s'étonnait de ce que le médecin Antoine d'Aquin (mort en 1696) n'ait pas exigé du roi qu'il cesse de boire du champagne dont on pensait, parce qu'il contenait plus de tartre et moins d'alcool que le Bourgogne, qu'il s'aigrissait facilement et que, par là même, il favoriserait et même intensifierait l'humeur mélancolique du roi ainsi que les effets qui l'accompagnaient. Fagon ne guérit pas le roi, mais il contribua à nourrir une longue querelle médicale sans issue au sujet des propriétés thérapeutiques de ces deux vins, querelle qui se poursuivit au XVIIIe s. jusqu'au moment où la nature du discours sur le vin changea. Friedrich Hoffmann (1660-1742), l'un des médecins qui montra l'intérêt le plus vif pour la science, joua un rôle majeur dans le développement de la médecine du vin moderne. Il prescrivit le vin dans le traitement de nombreuses maladies, en particulier pour les affections chroniques. Hoffmann observa la nature et les qualités de différents vins, et décrivit en particulier les propriétés médicales des vins du Rhin, qui, à haute dose, guérissaient de la goutte. Dans une époque obsédée par la fièvre, Hoffmann imita également ses prédécesseurs et recommanda comme eux le vin dans le traitement des fièvres putrides, qui rendaient le patient insatiable d'aliments acides. Le vin agissait directement sur le système nerveux, car il contenait des éléments analogues au « fluide nerveux » ; la fièvre était aussi l'un des cas où le vin pouvait être utile en application externe. Sur la base d'une analyse minutieuse du vin, qui ne pouvait qu'être rudimentaire sur le plan chimique, Hoffmann rangea le vin parmi les principaux médicaments à disposition du médecin.

Le premier manuel de médecine à usage professionnel sur le rôle thérapeutique du vin fut sans doute le traité publié en 1816 par Eduard Löbenstein-Loebel (1779-1819), professeur de médecine à l'université d'Iéna. Il essaya d'identifier l'origine des différents vins en fonction de leurs propriétés physiques et chimiques, de déterminer avec précision leurs effets généraux sur les personnes saines comme sur les malades, et de donner, pour chaque type de vin, un guide thérapeutique détaillé qui tînt compte des données médicales récentes. Löbenstein-Loebel insista sur le fait que son livre ne traiterait pas de l'utilisation du vin dans le régime quotidien des personnes saines mais se limiterait à son usage thérapeutique en s'appuyant sur la théorie des humeurs. L'une des caractéristiques intéressantes de ce guide tenait à ce qu'il reposait sur la large pratique de Löbenstein-Loebel, grâce à laquelle il put tester tous les types de vins dont il parlait dans son livre. On peut classer les vins en différents types, en fonction des effets qu'ils ont sur l'organisme. Le vin qu'on administre doit être adapté au système qui présente un dysfonctionnement ainsi qu'à la maladie. Löbenstein-Loebel établit trois catégories de vins à usage médical. En premier lieu, les vins blancs acidulés, comme les vins du Rhin, qui agissent en particulier sur l'irritabilité et la sensibilité de l'organisme dans les cas où elles sont affaiblies. En deuxième lieu, les vins rouges français, qui sont toniques, fortifient l'appareil génital et restaurent la sensibilité du système nerveux. Enfin, les vins doux, qui ont également un effet bénéfique sur la sensibilité et sur la fonction reproductrice lorsqu'elle est diminuée. Le vin de chaque région a ses propres caractéristiques qui lui confèrent des propriétés médicales spécifiques. Cette médecine du vin reposait sur l'idée, ouvertement revendiquée, d'une différenciation sociale : on prescrivait d'abord les meilleurs vins, presque toujours onéreux, et lorsque les patients ne pouvaient les payer, on administrait des vins moins chers, mais de bonne qualité. Parmi les maladies que le médecin rencontrait fréquemment, les coliques, le scorbut et l'hydropisie étaient censés répondre aux vins du Rhin, auxquels ce traité allemand précurseur donnait une place de choix.

La médecine a toujours été riche en théories, toutes fécondes car donnant lieu à des discours thérapeutiques différents. Rares sont celles qui suscitèrent plus de querelles que les thèses du médecin écossais John Brown (1735-1788) sur les vertus thérapeutiques de l'alcool. Au centre de la médecine de Brown se trouve la théorie de l'excitabilité ou de l'irritabilité, très en vogue à la fin du XVIIIe s., et qui classait les maladies en sthénie ou asthénie, en fonction de leurs effets stimulants (sthénie) ou non stimulants et débilitants (asthénie) sur le corps. Cette théorie légitimait les traitements simples comme les saignées, les émétiques et les purgatifs pour les états d'excitation ; et l'administration de stimulants, souvent du vin ou du laudanum (une teinture d'opium alcoolisée) pour les états asthéniques. Brown imaginait qu'il avait découvert dans sa notion d'excitabilité un principe médical comparable à la gravité newtonienne en physique. L'accent mis sur la quantification « montre que cette thérapeutique était dépendante du dosage ». Le point crucial dans ce système qui donnait au vin un rôle thérapeutique important, c'est que les causes de la maladie et de la santé étaient identiques.

À Édimbourg comme dans certains États allemands, les jeunes docteurs et les réformateurs utilisèrent la pensée de Brown comme une arme contre l'ordre établi des universités de médecine : ils s'en servirent pour appeler à une nouvelle médecine de nature rigoureusement scientifique, conduisant à des procédures diagnostiques et thérapeutiques efficaces. Parce qu'on pensait, avec optimisme, que la médecine de Brown était bon marché, il devenait possible, en principe, d'étendre aux pauvres les privilèges thérapeutiques réservés aux riches. Sur le continent, en particulier dans certains États italiens et allemands, la doctrine de Brown n'eut pas les mêmes répercussions qu'en Écosse. Au sein de la profession médicale, cette doctrine exerçait une attraction sur les médecins dans la mesure où elle rejetait « la croyance traditionnelle dans le pouvoir réparateur de la nature », ainsi que sa conséquence, la transformation du médecin en « guérisseur ». Après l'effondrement des théories médicales plus anciennes de Hermann Boerhaave et Friedrich Hoffmann, de nombreux médecins allemands trouvèrent un réconfort dans le système de Brown auquel Kant avait donné une légitimité philosophique en l'acceptant pour fondement de l'organisation de la pensée médicale. Quelle que fût la véritable valeur des idées de Brown, de nombreux médecins applaudirent sa critique des procédures douloureuses comme la pose de ventouses ou de sangsues qui, accompagnées d'émétiques et de purgatifs, augmentaient les souffrances des malades. Comme Louis XIV, les patients en venaient à prendre en horreur le répertoire médical trinitaire : purgatifs, vomitifs, saignées. Les boissons alcoolisées et l'opium semblaient des substituts agréables et tout aussi efficaces. Non moins importante fut la façon dont les médecins allemands remanièrent la doctrine de Brown – sans parler de l'impression produite par le nom nouveau qu'ils lui donnèrent : *Erregbarheitstheorie* – persuadant de nombreux médecins qu'ils disposaient d'une méthode thérapeutique scientifique capable d'élever leur statut social inférieur, d'écarter leurs rivaux, les guérisseurs, et même de révolutionner la médecine allemande. Andreas Röschlaub (1768-1835), professeur à l'université de Bamberg, posa les fondements théoriques du brownisme allemand, tandis que Adalbert Friedrich Marcus (1735-1816), directeur de l'hôpital de Bamberg, lui donna une solide base clinique dans son *Prüfung des Brownischen System der Heilkunde* (1798) qui prouvait l'efficacité de cette nouvelle méthode dans le traitement d'au moins 102 des 134 patients admis entre avril et juin 1798. Marcus portait un jugement enthousiaste sur les vertus curatives de l'opium, mais le vin et l'alcool trouvaient eux aussi facilement leur place dans le système brownien en tant que médicaments précieux.

Au XIXe s., le rôle joué par l'alcool en médecine interne augmenta à mesure que se développaient les connaissances scientifiques sur la nature des alcools. L'alcool devenant un élément important du bagage thérapeutique du médecin, on avait pratiqué la distillation du vin dans le but d'en produire depuis le Moyen Âge. Le véhicule de l'alcool pouvait être aussi bien le cognac ou le whisky que la bière ou le vin, et le médecin pouvait même l'administrer sous sa forme éthylique pure s'il croyait que la vertu médicale résidait exclusivement dans l'alcool. L'histoire du rôle que le vin a joué dans la pratique médicale orthodoxe a également pour centre les prescriptions excessives de nombreux médecins, en particulier à Londres. L'alcool devenant la caractéristique distinctive des pauvres de la classe ouvrière, les médecins anglais commencèrent à s'inquiéter des conséquences sociales que comportaient leurs incitations à consommer de l'alcool. Le déclin de la thérapie par le vin à la fin du XIXe s. s'explique également par des doutes sérieux sur son efficacité et son innocuité, et par l'émergence de nouveaux produits pharmaceutiques.

Le rôle médical du vin reçut un coup de fouet lorsque les chimistes identifièrent plusieurs de ses composants chimiques, auxquels ils assignèrent immédiatement des propriétés thérapeutiques spécifiques, de même qu'avec optimisme aujourd'hui leurs successeurs attribuent des vertus cardiaques aux phénols présents dans le vin. Celui-ci a-t-il sa place dans la médecine moderne ? Cette question commença à faire débat au début du XXe s., lorsque des médecins français, pour la plupart Bordelais, s'appliquèrent à fonder cliniquement le rôle thérapeutique du vin et à démontrer que la consommation de vin avait sa place en médecine préventive. En dépit de résultats positifs démontrés cliniquement dans les domaines de la médecine préventive et de la médecine thérapeutique, l'intégration du vin dans la pratique médicale française ne fut qu'un succès modéré. Même le soutien considérable que lui apporta la recherche des laboratoires entre 1920 et 1940 ne permit pas de donner au vin la place qu'un groupe actif mais restreint de médecins croyait être la sienne. Une entente cordiale s'instaura entre l'industrie vinicole et les médecins dans les années 1930. Elle s'épanouit en véritable alliance après la Seconde Guerre mondiale, lorsque les médecins s'organisèrent pour défendre le vin en tant qu'élément essentiel de la civilisation et produit thérapeutique efficace. Mais le fait est qu'en dépit de preuves très solides et d'un surcroît de publicité, le vin ne joua qu'un rôle périphérique dans la médecine moderne ; on peut le considérer comme une sorte de « médicament marginal », ou de médicament limite. Ce qui ne signifie pas qu'il soit inefficace. On a avancé des arguments concluants à l'appui du rôle bénéfique du vin dans la lutte contre les maladies infectieuses, le cancer et les maladies cardio-vasculaires. La réalité du « paradoxe français », que l'on peut définir par le fait qu'une consommation importante de graisses soit apparemment compatible avec une faible mortalité par artériosclérose coronarienne, est âprement débattue chez les médecins. Un grand nombre d'entre eux acceptent l'idée qu'une consommation d'alcool modérée – un mot susceptible de multiples définitions, malheureusement – a des effets bénéfiques sur les reins, le système nerveux et le système cardio-vasculaire.

Si rares sont les médecins qui doutent qu'une consommation excessive augmente la probabilité d'avoir une crise cardiaque, de nombreuses études scientifiques récentes suggèrent que boire un ou deux verres de vin est bon pour le cœur. Ces recherches couvrent une large gamme de domaines scientifiques : études écologiques (corrélations entre différents pays), études prospectives ou de cohorte (groupe de populations), études cas témoins ou d'intervention, études de connections biochimiques. La plupart de ces travaux ont paru dans *Lancet*, qui continue ainsi, comme c'était sa tradition au XIXe s., à publier des études prouvant l'importance médicale du vin et de l'alcool. Les chimistes et les œnologues (professions qui se recoupent parfois) savent depuis longtemps que le vin est riche en flavonoïdes phénoliques, également appelés phénols ou polyphénols. Il s'agit essentiellement de pigments colorants, de tanins et de composés phénoliques. La chimie des composés phénoliques du vin a été soigneusement étudiée car ce sont des antioxydants efficaces qui permettent au vin de vieillir tout en restant buvable, et même, d'après des critères de goût bourgeois, en se bonifiant. Il se peut donc que les mêmes éléments permettent à l'homme et au vin de bien vieillir. Certains chercheurs, voulant démontrer les effets médicaux de la consommation de vin, se sont concentrés sur les phénols, en particulier sur le resvératrol et les flavonoïdes, dont la plupart sont des pigments végétaux. On a montré que chez le sujet âgé, il existe une corrélation entre un faible taux de maladies coronariennes et la consommation de flavonols, l'une des quatre principales classes de flavonoïdes. Le vin n'a évidemment pas le monopole des nutriments qui maintiennent en bonne santé et favorisent la longévité. Le thé, les oignons et les pommes sont connus pour leurs taux élevés de flavonols. Nombreux sont d'ailleurs les membres de la communauté médicale qui récusent l'idée qu'une consommation de vin modérée maintienne en bonne santé.

L'ancienne médecine clinique ne pouvait que se limiter à des déclarations générales sur les effets que différents types de vin pouvaient avoir sur les maladies. Ces idées se trouvent souvent confirmées par la recherche médicale contemporaine qui a pour but de les tester en isolant les composants spécifiques du vin ainsi que leurs effets physiologiques, mais aussi, et c'est encore plus difficile, de comprendre les mécanismes moléculaires à l'œuvre. Certains chercheurs attribuent la capacité du vin à faire baisser le taux de cholestérol à un composé phénolique spécifique, communément appelé resvératrol, sorte de pesticide naturel présent dans la vigne et certaines espèces de plantes. D'autres pensent que les phénols les plus efficaces sont la quercétine et l'épicatéchine. Les défenseurs de l'alcool remportèrent un succès modéré lorsqu'une étude montra qu'il protège contre la formation de caillots sanguins en augmentant le taux d'une enzyme dont le rôle dans l'organisme est de détruire les caillots. En outre, on a prouvé que l'alcool augmentait le taux de HDL cholestérol, ou bon cholestérol, qui empêche les artères de se boucher en contribuant à l'élimination de l'autre principale fraction lipidique du sang humain, LDL cholestérol, ou mauvais cholestérol, ainsi que d'autres lipides. La dernière découverte est que les polyphénols (les pigments) du vin rouge empêchent la production d'un peptide, l'endothéline 1, qui favorise l'accumulation des dépôts graisseux dans les artères par effet vasoconstricteur. Il existe de nombreuses études épidémiologiques qui montrent qu'une consommation d'alcool modérée confère un avantage sur ceux qui ne boivent pas, principalement dans le domaine cardio-vasculaire. En dépit de ces preuves en faveur d'une consommation modérée – de vin notamment – de nombreux médecins sont réticents à encourager la consommation d'alcool à quelque degré que ce soit, et refusent absolument de recommander à ceux qui ne boivent pas de se mettre à boire. Les risques de l'abus d'alcool sont en effet trop importants : effets toxiques sur le cœur, infarctus cérébral, cirrhoses, accidents liés à l'hypertension, et problèmes relationnels sérieux. Il semble qu'il n'y ait pas de bon médicament qui échappe aux abus des patients comme des médecins.

► BONAL F. et al., *Les Vertus thérapeutiques du champagne*, Paris, Artulen, 1990. – DOLRIS J. A., *Le Vin et les médecins : le pour et le contre*, Paris, Vigot, 1907 ; 1931. – DOUGNAC J. F. N., *Le Vin du point de vue physico-chimique, physiologique, hygiénique et thérapeutique*, Bordeaux, Delmas, 1933. – GINGEOT P., *Essai sur l'emploi thérapeutique de l'alcool chez les enfants et en général le rôle de cet agent dans le traitement des maladies aiguës fébriles*, Paris, Delahaye, 1867. – HILLEMAND B., *L'Alcoolisme*, Paris, PUF, 1999. – HOOLIHAN C., « Wine and Regimen from Hippocrates to the Renaissance », *Caduceus*, 9, 1993. – JOUANNA J., « Le vin et la médecine dans la Grèce ancienne », *Revue des études grecques*, 109, 1996, p. 410-434. – LÖBENSTEIN-LÖBEL E. L., *Die Anwendung und Wirkung des Weine in lebensgefährlichen Krankheiten, und deren Verfälschungen ; nach eigenen Ansichten und Erfahrungen*, Leipzig, Brockhaus, 1816 (trad. fr. J. F. D. Lobstein, *Traité sur l'usage et les effets des vins dans les maladies dangereuses et mortelles, et sur la falsification de cette boisson*, Strasbourg, Levrault, 1817). – LUCIA S. P., *A History of Wine as Therapy*, Philadelphia, Lippincott, 1963. – MAURIAC E., *La Défense du vin et la lutte contre l'alcoolisme*, Paris, Doin, 1901 ; *Le Vin au point de vue médical*, Paris, Doin, 1903 ; *Les Vins de Bordeaux, leurs qualités hygiéniques et curatives*, Bordeaux Féret et Fils, 1907. – MAURY E., *La Médecine par le vin ou le vin comme remède universel*, Paris, J'ai Lu, 1996 ; *Soignez-vous par le vin*, Paris, Marabout, 1983. – MONTIGNAC M. & ROBERT H., *Boire du vin pour rester en bonne santé*, Paris, Flammarion, 1997. – PAUL H. W., *Bacchic Medicine. Wine and Alcohol Therapies from Napoleon to the French Paradox* (Clio Medica 64), Amsterdam/New York, Rodopi, 2001. – RIBEREAU-GAYON P., *Le Vin*, 2e éd. rev., Paris, PUF, 1994. – SIMONIS P., *L'Hygiène du vin d'Alsace*, Strasbourg, Thèse, Faculté de Médecine, 1977. – TRANSKY et al., *Les Vertus thérapeutiques du Bordeaux*, Paris, Artulen 1991. – WARNER J. H., « Physiological theory and therapeutic explanation in the 1860s : The British debate on the medical uses of alcohol », in *Bulletin for the History of Medicine*, 1980, 54, p. 235-257. – WATERHOUSE A. & RANTZ J. M. (eds.), *Wine in context : Nutrition, Physiology and Policy*, Reno, Nevada, Symposium on wine health, 1996. – WILLIAMS S. E., « The Use of Beverage Alcohol as Medicine, 1790-1860 », *Journal of Studies on Alcohol*, 1980, 41, p. 543-566.

Harry W. PAUL
(Trad. Mickaël Popelard)

→ Hippocratisme ; Humeurs ; Mélancolie.

VIROLOGIE

« Virus », en latin, signifie « poison ». À la fin du XIXe s., le mot est employé pour désigner tout agent infectieux non visible à l'œil nu. On présume que ces agents sont tous semblables, dans leur nature, à ce qui vient d'être identifié comme les germes responsables de la tuberculose et de l'anthrax, autrement dit, des bactéries (micro-organismes unicellulaires dépourvus de noyau et dont la taille est très inférieure à celle d'une cellule eucaryote). Pasteur, par exemple, dont la « théorie des germes » postulait que pour toute maladie infectieuse il existait un agent causal bactérien, parlait d'infra-bactérie pour désigner l'agent responsable de la rage (qui, à la différence du bacille de la tuberculose est invisible au microscope). Koch, de son côté, avait établi une série de règles permettant de démontrer l'implication d'une bactérie dans une pathologie. C'est de l'étude d'une maladie des plants de tabac que vont provenir les premiers indices qui conduiront à identifier une nouvelle entité biologique très différente par sa nature des bactéries : celle qui est aujourd'hui nommée « virus », entité dont la virologie constitue le domaine d'étude spécifique.

Le virus de la mosaïque du tabac

En 1879 les plantations de tabac des Pays-Bas sont ravagées par une maladie qui se manifeste par une marbrure générale de la feuille formée par des plages de décoloration plus ou moins intense dans le limbe foliaire, dessinant ainsi sur la plante une sorte de mosaïque. Adolf Mayer, directeur de la station expérimentale d'agriculture des Pays-Bas, décrit la maladie et la nomme « mosaïque du tabac ». Il étudie également sa transmission en frottant des feuilles saines avec un extrait de feuilles infectées : « Je compris que le liquide obtenu en broyant les feuilles de plantes infectées contenait l'agent responsable de la maladie. » Dans l'espoir de montrer que cet agent est une bactérie, Mayer suit les règles de Koch. Il croit observer une perte du pouvoir infectieux lors de la filtration et conclut, conformément à ses prédictions, que l'agent infectieux responsable de la maladie du tabac est une bactérie.

Quelques années plus tard, le botaniste russe Dimitri Iwanowski reprend les travaux de Mayer. Il conteste les résultats de ses expériences de filtration. À son tour, il réalise un grand nombre de filtrations en utilisant le matériel le plus fiable à l'époque : la bougie de Chamberland (un filtre en porcelaine connu pour retenir les bactéries). En 1892, il présente ses travaux à l'Académie des sciences de Saint-Petersbourg. Iwanowski observe que l'extrait conserve son pouvoir infectieux malgré la filtration. Il remarque que le filtrat infectieux ne permet pas d'obtenir de croissance en culture et que son analyse au microscope ne révèle aucun micro-organisme. Il conclut néanmoins que l'agent responsable de la maladie doit être une bactérie de très petite taille, une bactérie « ultra-filtrable ». Le nom d'agent ultra-filtrable sera ainsi la première dénomination de cette nouvelle entité biologique.

En 1898, les travaux de Martinus Beijerink, chimiste hollandais, conduisent à une caractérisation très différente de l'agent identifié par Mayer et Iwanovsky. Lui aussi commence par chercher les bactéries associées à la mosaïque du tabac. Lui aussi répète les expériences de filtration. Il montre également que l'agent infectieux demeure virulent même lorsqu'il a été extrait d'une plante séchée ; que cet agent est inactivé par un chauffage à 90 °C ; qu'il conserve son potentiel infectieux même sur de longues périodes ; qu'il se réplique rapidement dès qu'il est mis au contact de la feuille de tabac mais qu'il est impossible d'en obtenir une multiplication autonome. De ces indices, Beijerink conclut que l'agent « ultra-filtrable » infectieux est d'une nature substantiellement différente de la bactérie : le monde des micro-organismes n'est pas uniquement constitué de bactéries.

Détermination de la nature des virus

Après l'identification du virus de la mosaïque du tabac, plusieurs publications décrivent des agents semblables, tant chez les plantes que chez les animaux. Friedrich Loefler et Paul Frosch montrent que la fièvre aphteuse du bétail est également due à un agent ultra-filtrable, ayant des propriétés semblables à celles de l'agent caractérisé par Beijerink. En 1901, Walter Reed montre que la fièvre jaune est causée par un virus transmis par un moustique et, en 1911, Peyton Rous observe qu'un sarcome (tumeur du tissu conjonctif) de poulet peut être transmis par un agent ultra-filtrable (ce n'est que dans les années 1970 qu'on montrera qu'il s'agit d'un rétrovirus). Enfin, dans les années 1915-1917, Frederick Twort puis Félix D'Hérelle montrent que les bactéries elles-mêmes peuvent être infectées par des virus. L'infection entraîne l'éclatement de la bactérie (lyse). Pour cette raison, D'Hérelle nomme les virus bactériens « bactériophages ».

Les connaissances sur les virus vont s'accroître rapidement à partir des années 1930 grâce, notamment, à la microscopie électronique (qui a permis de visualiser directement des entités jusqu'alors seulement postulées), au développement des méthodes d'ultracentrifugation (qui permettent de concentrer et de purifier les virus en les séparant des composants cellulaires), et à la mise au point de techniques de diffraction aux rayons X (pour la détermination de la structure détaillée des particules virales).

C'est encore le virus de la mosaïque du tabac qui jouera le rôle de modèle pionnier dans l'élucidation de l'organisation structurale des virus. En 1932, Wendell Stanley, à partir de plusieurs centaines de litres d'extraits de plants de tabac malades, appliquant une méthode précédemment mise au point pour la purification des protéines, parvient à obtenir une précipitation des particules virales en présence de sulfate d'ammonium. Les fines aiguilles cristallines produites par cette opération conservent, une fois remises en solution, un pouvoir infectieux : il s'agit de particules virales à l'état cristallin. L'analyse chimique révèle que ces particules sont essentiellement constituées de protéines. Stanley en conclut que le virus de la mosaïque du tabac peut « être considéré comme une protéine autocatalytique qui paraît avoir besoin de cellules vivantes pour se multiplier ». Bien que cette conclusion, publiée en 1935, soit en partie erronée (le virus n'est pas une protéine autocatalytique), Wendell Stanley obtient le prix Nobel de physiologie ou médecine en 1946 pour sa « préparation de virus sous une forme pure ».

Physiologie virale

Si le virus de la mosaïque du tabac fut le principal modèle pour la compréhension de l'existence, d'abord, puis de la structure des virus, les bactériophages (virus dont les hôtes sont des bactéries) permirent d'en comprendre le mode de réplication. En 1938, aux États-Unis, une équipe de recherche souvent désignée sous le nom de « groupe du phage » se constitue autour de Max Delbrück, physicien d'origine allemande émigré aux États-Unis, qui s'intéresse de plus en plus à la biologie. En 1939, les phases caractéristiques de la réplication du phage sont précisées : *a)* fixation sur la bactérie (qui est visualisée grâce au microscope électronique) ; *b)* phase de latence, au cours de laquelle aucun phage n'est plus décelable ; *c)* éclatement des bactéries et libération de nombreuses particules de phage. L'ensemble du cycle se déroule en quelques dizaines de minutes.

Salvador Luria, l'un des membres du groupe du phage, entreprend, à partir de 1945, une étude génétique approfondie de ce cycle de réplication. Il montre qu'après le contact entre le phage et la paroi bactérienne, les particules phagiques semblent disparaître : c'est la phase dite « d'éclipse » (qu'on retrouve dans toutes les infections virales). Il montre ensuite que le phage détourne à son profit le métabolisme cellulaire : la bactérie, au lieu de continuer à produire les protéines utiles à son développement, produit les protéines du phage, qui, ensuite, s'assemblent en de nouvelles particules. Celles-ci sont finalement libérées par la lyse de la bactérie.

Naissance d'une discipline

Les moments de l'histoire de l'identification des virus et de leur mode de réplication dans les cellules qui viennent d'être évoqués sont généralement considérés comme des étapes fondatrices de la virologie. Cependant, selon le microbiologiste McFarlane Burnet, la virologie n'est devenue une science que dans les années 1950. L'historien des sciences Ton van Helvoort n'est pas d'un avis différent : il estime que le concept de virus n'acquiert un contour vraiment stable qu'avec l'effort de définition conceptuelle accompli au début des années cinquante, et que c'est ce concept qui signe la mise en place d'un champ disciplinaire spécifique. De fait, on peut remarquer que la plupart des revues internationales de virologie ont vu le jour après 1950 : *Virology* (1950), *Advances in virus research* (1953), *Progress in Medical virology* (1958), etc. De même, le manuel de référence de Salvador Luria, intitulé General Virology fut publié dans les années 1950.

André Lwoff, en 1953, donna une définition du virus en cinq points qui est aujourd'hui largement acceptée. Cette définition a ceci de particulier que, contrairement aux tentatives formulées précédemment, elle ignore aussi bien l'origine des virus (animale, végétale, bactérienne) que leur taille et les pathologies qu'ils induisent. Les cinq points sont les suivants : 1 / Un virus ne possède qu'un seul type d'acide nucléique (ARN ou ADN). 2 / Un virus se reproduit uniquement à partir de son acide nucléique. 3 / Un virus ne croit pas en taille et ne peut pas se scinder pour se multiplier, il se multiplie dans la cellule grâce à la synthèse et à l'assemblage de ses constituants. 4 / Un virus ne contient aucune information génétique concernant les enzymes du métabolisme intermédiaire (production d'énergie). 5 / Un virus ne se multiplie qu'à l'intérieur de cellules vivantes.

Le premier point de la définition des virus proposée par Lwoff fait référence aux organisations cellulaires qui, toutes, contiennent deux types d'acides nucléiques (ADN et ARN). Les virus contiennent toujours un acide nucléique, mais d'un des deux types seulement. Cet acide nucléique, qu'il s'agisse d'ARN ou d'ADN, est double brin chez certains virus, simple brin chez d'autres. Il se trouve toujours au centre de la particule virale et est entouré d'une enveloppe protectrice nommée capside.

Là encore, c'est le virus de la mosaïque du tabac qui, du fait de sa simplicité, a permis de comprendre comment un génome ne contenant que l'information correspondant à quelques protéines (parfois une seule), peut permettre de produire les structures, massives en comparaison, des particules virales. En 1952, dans le laboratoire de Wendel Stanley, Heinz Fraenkel-Conrat sépare la partie protéique de la partie nucléotidique du virus. Après dissociation des deux types de constituants, il les rassemble : le mélange retrouve les propriétés initiales du virus. Ainsi, les protéines et l'ARN viral peuvent, après avoir été dissociées, s'assembler spontanément pour former des particules virales. Dans le cas du virus de la mosaïque du tabac qu'étudie Fraenkel-Conrat, les particules virales sont formées par l'agrégation d'une série de protéines toutes identiques qui s'assemblent en une hélice protégeant la molécule d'ARN.

La séparation de la partie protéique et de la partie nucléique permet également de repérer les propriétés de chacune d'entre elles. On constate alors que seule la partie nucléique permet, une fois introduite dans des cellules de tabac, de reconstituer des particules virales. La partie protéique, de son côté, est inerte. Ces résultats ont permis de déduire les grandes lignes de la physiologie des virus de cellules eucaryotes, qui, dans ses principes, est identique à la physiologie du bactériophage. Ils ont aussi permis de comprendre pourquoi les pathologies virales restent insensibles aux antibiotiques alors que ceux-ci fournissent un traitement efficace contre les pathologies bactériennes : la physiologie du virus n'étant que la physiologie cellulaire détournée au profit du virus, il est beaucoup plus difficile de trouver un toxique des cellules infectées qui ne soit pas également toxique pour les cellules non infectées.

L'étude des virus a conduit ou accompagné un grand nombre de découvertes fondamentales dans les domaines de la biologie moléculaire et cellulaire : découverte des introns par l'étude des adénovirus, découverte des séquences activatrices de la transcription par l'étude du virus du singe (SV40), découverte de la transcriptase reverse et des oncogènes par les rétrovirus.

Classification des virus

La classification des virus s'est initialement fondée sur des propriétés biologiques telles que l'hôte, le tissu affecté, le type de pathologie associée. On a ainsi distingué les phages des virus animaux et des virus végétaux. On a aussi parlé, par exemple, de l'ensemble des virus des hépatites qui est constitué de virus très différents les uns des autres sur le plan biologique. On a créé le groupe des arbovirus, définis comme l'ensemble des virus transmis par des arthropodes. Devant les difficultés soulevées par une classification aussi disparate et avec une meilleure connaissance de la nature des virus, la priorité a été donnée aux propriétés structurales et biochimiques des particules virales. Les critères majeurs pris en compte ont été la nature de l'acide nucléique, la symétrie de la capside, la présence d'une enveloppe.

Plus récemment, l'analyse moléculaire de la séquence nucléotidique des génomes viraux a permis de renouveler partiellement cette classification. Ce type d'analyse a, par ailleurs, permis de retracer ce qu'on appelle parfois « l'histoire évolutive » des virus ou des pathologies virales. En effet, la comparaison des séquences de plusieurs virus permet, par d'astucieuses déductions, de retrouver la séquence de leur ancêtre commun et, dans les cas favorables, de localiser l'origine du virus-ancêtre en question. C'est ainsi qu'il a été possible de retracer quelques bribes de l'histoire évolutive du virus de l'immunodéficience humaine (VIH).

Apparition d'un virus pathogène chez l'homme : exemple du VIH

L'épidémie d'infection par le VIH a été révélée en 1981 par les premiers cas de Sida sur la côte Ouest des États-Unis. Elle a tué, à ce jour, plusieurs millions de personnes. Un grand nombre de travaux ont été réalisés depuis lors pour comprendre les origines de ce virus. Des études d'épidémiologie clinique ont, dans un premier temps, permis de montrer que le virus devait être présent dans l'espèce humaine dès les années 1950. Le premier cas de Sida démontré (diagnostiqué rétrospectivement) date de la fin des années 1950. Par la suite, les analyses fondées sur la similitude des séquences du génome ont permis de montrer que le virus VIH-1 (le plus répandu) résultait de l'adaptation chez l'homme d'un virus de chimpanzé, tandis que le virus VIH-2 dérivait, lui, d'un virus du singe vert d'Afrique de l'Ouest. Il s'agit donc, comme d'ailleurs pour un nombre important de maladies virales, d'une zoonose, c'est-à-dire du transfert d'un virus d'une espèce animale vers l'espèce humaine. Toutefois, la question de savoir comment ce transfert s'est produit a divisé les biologistes au point d'intéresser finalement les sociologues de sciences qui y ont vu un exemple de controverse scientifique. C'est notamment l'origine du virus VIH-1 qui a divisé la communauté des spécialistes.

Deux interprétations, en effet, peuvent rendre compte des données disponibles. Elles fournissent chacune des aperçus très différents sur les causes de l'épidémie. Première interprétation, la plus communément admise : le passage de l'animal à l'homme s'est fait par suite d'un contact entre le sang d'un chimpanzé infecté par le virus SIV *(simian immunodeficiency virus)* et le sang d'un homme (là, on imagine parfois une scène de chasse avec un chimpanzé blessé, un chasseur également blessé mais moins gravement, etc.). Deuxième interprétation : le passage de l'animal à l'homme s'est fait par l'intermédiaire d'un vaccin oral contre la polio. Lors de campagnes de vaccination massives réalisées en Afrique de l'Ouest et en Afrique centrale entre 1957 et 1960, en effet, un vaccin contre la polio a été administré à environ un million de personnes. La préparation de ce vaccin comportait une étape de culture sur des cellules de rein de singe. La contamination se serait produite à ce stade. Le virus aurait été ensuite transmis à l'homme lors de l'administration du vaccin. Dans les deux cas, on s'accorde à penser que l'épidémie s'est répandue rapidement dans le monde par suite des facilités qu'offrent les transports modernes.

En 2000, des résultats publiés par Beth Korber ont semblé mettre fin à la polémique. Ils montraient, par des analyses phylogénétiques établies sur des alignements de séquences, que les premières infections de HIV-1 remontaient vraisemblablement au début des années 1930 (plus précisément, ces résultats montraient que la première infection à VIH avait 95 % de chance de s'être produite entre 1915 et 1941). Cette date permet d'exclure l'hypothèse de la contamination par un vaccin. Une conférence de la Royal Society de Londres intitulée « Origins of VIH and the AIDS epidemic » s'est tenue les 11 et 12 septembre 2000. Elle a donné lieu à un numéro des *Philosophical transactions of the Royal Society of London* entièrement consacré à cette question (vol. 356, juin 2001). Les sociologues des sciences purent montrer, comme à leur habitude, que les arguments présentés en faveur de chacune des deux thèses n'étaient pas traités avec la même impartialité : la thèse de la contamination par le vaccin était traitée avec sévérité, celle de la contamination par un chasseur de chimpanzé avec aménité. De fait, l'une des interprétations fait retomber une partie de la responsabilité sur un programme sanitaire, tandis que l'autre confie l'explication à un des hasards dont la nature est pleine. Ces analyses soulignent en tout cas le fait que les virus jouent le rôle d'un vecteur d'information génétique entre les espèces. C'est d'ailleurs ce rôle que les biologistes exploitent lorsqu'ils tentent de manipuler des virus pour transporter des gènes dans les cellules.

Usages médicaux des connaissances en virologie : les virus comme vecteur de gènes

De la même façon que les virus détournent à leur profit la physiologie des cellules qu'ils infectent, ne serait-il pas possible, grâce à une bonne compréhension de leur fonctionnement, de détourner la physiologie des virus pour leur faire remplir le rôle de vecteur de gènes ? On sait, depuis 1976, que les rétrovirus peuvent, à l'état naturel, être des vecteurs de certains gènes cellulaires : les oncogènes. Lorsqu'il transporte un oncogène, le virus confère aux cellules infectées des propriétés tumorales. Convenablement manipulé, il devait permettre à un gène d'intérêt thérapeutique d'effectuer le même parcours et de fournir aux cellules les propriétés correspondantes. D'ailleurs, les rétrovirus sont les seuls virus à posséder un cycle de réplication qui comporte une phase d'intégration du génome viral dans le génome de la cellule (d'autres virus introduisent leur génome dans le génome de l'hôte mais seulement de manière occasionnelle). C'est donc vers les rétrovirus que s'est d'abord tournée l'attention de ceux qui cherchaient à mettre au point des vecteurs de gènes.

La mise au point de vecteurs rétroviraux s'est avérée plus difficile qu'il n'y avait d'abord semblé. C'est cependant un rétrovirus qui a permis de réaliser la première thérapie génique suivie de succès chez l'homme. L'enthousiasme provoqué par ces résultats a dû être tempéré par la suite du fait des complications survenues chez certains des enfants traités. Des mises au point et des aménagements apparaissent encore nécessaires. Si, parmi les moyens envisagés pour surmonter les difficultés qui subsistent pour la mise au point des thérapies géniques, figurent des voies d'approches qui s'affranchissent entièrement de vecteurs viraux, d'autres tentent de s'appuyer sur les propriétés d'un rétrovirus : le VIH.

Ainsi, une correction génétique complète d'un modèle de maladie génétique chez la souris a été obtenue par l'équipe de Philippe Leboulch en utilisant un vecteur dérivé du VIH : « Les résultats de nos recherches montrent clairement la supériorité des vecteurs dérivés de lentivirus (VIH) pour la thérapie génique impliquant des cellules souches. » Toutefois, les risques d'apparition de virus sauvages par recombinaison, particulièrement fréquente chez les rétrovirus, limitent l'emploi de tels vecteurs pour la thérapie génique chez l'homme.

Après avoir été essentiellement un moyen de comprendre des pathologies humaines existantes, la virologie, à travers les thérapies géniques notamment, a commencé à devenir le fondement de nouvelles thérapeutiques : ennemis les plus insidieux un jour, les mêmes virus peuvent devenir, le lendemain, des alliés prometteurs.

► BAWDEN F. C. *et al.*, « Liquid crystalline substances from infected plants », *Nature*, 138, 1936, p. 1051-1052. – BEIJERINCK M. J. (1898), « Concerning a contagium vivum fluidum as cause of the spot disease of tobacco leaves », trad. angl. in *Phytopathological Classics* 7, St. Paul, Minnesota, American Phytopathological Society Press, 1942. – BURNET F. M. & STANLEY W. M., *The viruses (biochemical, biological and biophysical properties)*, New York, Academic press, 1959. – CHASTEL C., « La naissance de la virologie », *Virologie*, 1, 1997, p. 103-110. – ELLIS E. L. & DELBRÜCK M., « The growth of bacteriophage », *J. Gen. Physiol.*, 22, 1939, p. 365-384. – FRAENKEL-CONRAT H., « The history of tobacco mosaic virus and the evolution of molecular biology », *The Plant Viruses*, vol. II, New York, Plenum Press, 1986, p. 5-17. – HOOPER E., *The river : a journey back to the source of HIV and AIDS*, Harmondsworth, Penguin, 2000. – IWANOWSKI D. (1892) Concerning the mosaic disease of the tobacco plant, trad. angl. in *Phytopathological Classics*, 7, St. Paul, Minnesota, American Phytopathological Society Press, 1942. – KLUG A. & CASPAR D. L. D., « The structure of small viruses », *Advances in Virus Research*, 7, 1960, p. 225-325. – KORBER B. *et al.*, « Timing the ancestor of the HIV-1 pandemic trains », *Science*, 288, 2000, p. 1789-1796. – LÉPINE P., *Les Virus*, Paris, PUF, 1984. – LEVINE A. J., « The origin of virology », *Fields Virology*, 3e éd., éd. Fields, 1996. – LURIA S. E., « Bacteriophage : an assay on virus reproduction », *Science*, 111, 1950, p. 507-511. – LURIA S. E. & ANDERSON T. F., « The identification and characterization of bacteriophages with the electron microscope », *Proceedings of the National Academy of Science, USA*, 28, 1942, p. 127-130. – LUSTIG A. & LEVINE A. J., « One hundred years of virology », *Journal of Virology*, 66, 1992, p. 4629-4631. – LWOFF A., « The concept of virus », *J. Gen. Microbiol.*, 17, 1957, p. 239-253. – MAYER A. (1886), « Concerning the mosaic disease of tobacco », trad. angl. in *Phytopathological Classics*, 7, St. Paul, Minesota, American Phytopathological Society Press, 1942. – PAWLIUK R. *et al.*, « Correction of sickle cell disease in transgenic mouse models by gene therapy », *Science*, 294, 2001, p. 2368-2371. – STANLEY W. M., « Isolation of a crystalline protein possessing the properties of tobacco mosaic virus », *Science*, 81, 1935, p. 644-645. – TERZIAN H., *Les Virus, de la structure aux pathologies*, Paris, Diderot, 1998. – VAN HELVOORT T., « History of virus research in the twentieth Century : the problem of conceptual continuity », *History of Science*, 32, 1994, p. 185-235 ; « The construction of bacteriophage as bacterial virus: linking endogenous and exogenous thought styles », *Journal of History of Biology*, 27, 1994, p. 91-139 ; « What is a virus ? The case of tobacco mosaic disease », *Studies in History and Philosophy of Science*, 22, 1991, p. 557-588. – ZAITLIN M., « The Discovery of the Causal Agent of the Tobacco Mosaic Disease », in *From the book Discoveries in Plant Biology*, 1998, p. 105-110. – Coll. : *Philosophical Transactions of the Royal Society of London*, serie B, Biol. Sci., 29 juin 2001, 356 (1410) : HOOPER E., « Experimental oral polio vaccines and acquired immune deficiency syndrome », p. 803-814. – YUSIM K. *et al.*, « Using human immunodeficiency virus type 1 sequences to infer historical features of the acquired immune deficiency syndrome epidemic and human immunodeficiency virus evolution », p. 855-866. – SHARP P. M. *et al.*, « The origins of acquired immune deficiency syndrome viruses : where and when ? », p. 867-876. – MARTIN B., « The burden of proof and the origin of acquired immune deficiency syndrome », p. 939-943. – WEISS R. A., « Natural and iatrogenic factors in human immunodeficiency virus transmission », p. 947-953.

Pascal NOUVEL

→ Bactériologie ; Biotechnologie ; Chimiothérapie ; Guerre biologique ; Hématologie ; Maladies émergentes ; Poliomyélite ; Sida (Lutte contre le) ; Thérapie génique de seconde génération ; Vaccination ; Zoonoses.

VITALISME (École de Montpellier)

Le vitalisme a souvent eu mauvaise presse lorsqu'il s'est agi d'en mesurer la fécondité scientifique. On lui préfère en général une approche mécaniste privilégiant une explication causale stricte des phénomènes organiques qui reposent sur une analyse physico-chimique du vivant. Il est vrai que les progrès de la génétique, la possibilité de comprendre la structure de l'ADN ainsi que le séquençage du génome humain renforcent une définition mécaniste de la vie. L'intérêt, cependant, du vitalisme provient de ce qu'il est formulé du côté de la médecine. Cela est particulièrement le cas de l'École vitaliste de Montpellier qui est apparue à la fin du XVIIIe s. à l'université de médecine de Montpellier. Le vitalisme, contrairement au mécanisme, est une tentative de compréhension de la vie interne à la médecine. Or celle-ci est plus un art qu'une science, elle est un ensemble de techniques qui ne prennent sens que dans la possibilité qu'elles offrent de surmonter un certain nombre de maladies. Un malade ne se laisse pas aisément réduire en somme de mécanismes montés les uns à côté des autres. Il est d'abord une unité organique mise à mal par une pathologie. Le vitalisme, dans la mesure où il répond d'abord d'une exigence médicale, est mieux à même de respecter l'allure générale d'un vivant que le mécanisme.

Le vitalisme de l'École de Montpellier n'est cependant pas représenté par la seule École de Montpellier. Il se construit à la fois dans une histoire interne et dans une histoire externe. D'un point de vue interne, le vitalisme de l'École de Montpellier ou plus largement de la fin du XVIIIe s. n'est en rien identique au vitalisme de la seconde moitié du XIXe s. qui doit son succès, pour une part, aux traductions et aux commentaires de Stahl proposés par Blondin ou Boyer, et, pour une autre part, aux travaux de Bouillier et de Bouillaud qui s'en prennent explicitement au matérialisme et refusent de faire disparaître l'autonomie de la biologie dans la science physique. Il sort profondément renouvelé de la philosophie de la vie créatrice qu'approfondissent Bergson et, à suite, un certain nombre de biologistes comme Monakow ou Mourgue. D'un point de vue externe, le vitalisme a fait l'objet de nombreux commentaires dont certains constituent de véritables critiques (Darenberg), tandis que d'autres cherchent à en situer, historiquement, la pertinence philosophique générale (Canguilhem) ou à en faire ressortir, en en restant au seul XVIIIe s., les figures majeures (Roger) ou mineures (Rey).

L'École de Montpellier doit son unité à l'université de Médecine à laquelle se rattachent directement un certain nombre de médecins parmi lesquels Bordeu, Barthez, Grimaud, Dumas et de Sèze, mais aussi indirectement des médecins qui étaient dans un rapport de proximité vis-à-vis des thèses défendues par ces médecins, parmi lesquels les médecins de l'*Encyclopédie*, Fouquet, Ménuret et d'autres comme Venel ou Bichat. Le vitalisme de Montpellier dessine donc une nébuleuse géographique unifiée par un certain nombre de thèses minimales. La première d'entre elles concerne la vie : les phénomènes vitaux sont irréductibles aux phénomènes physiques et chimiques, ils ont une cohérence propre, une organisation spécifique qui marque la possibilité théorique d'une autonomie de la biologie. La deuxième concerne la connaissance de la vie : les phénomènes vitaux ne peuvent qu'être observés et rarement faire l'objet d'expérimentations qui les dénaturent. La troisième concerne l'homme : les phénomènes vitaux ne peuvent être appréhendés qu'en totalité ; le physique et le moral en l'homme appartiennent à un tout que la médecine, en sa prétention philosophique d'être une science de l'homme et non pas une simple pratique, permet de ressaisir. Ces trois thèses rendent possible une clinique désireuse de respecter l'intégrité de la personne jusqu'en sa maladie.

Sur tous ces points, le vitalisme garde une actualité évidente. L'approche non réductionniste du vivant et la volonté de préserver un sens à sa globalité restent des éléments fondamentaux pour une compréhension tolérante de l'exercice médical. C'est qu'elle a conduit, comme le souligne Roselyne Rey, à une réforme de la politique de la médecine et des pratiques médicales dans laquelle nous continuons à nous situer aujourd'hui, même si nous sommes peut-être en train d'en sortir. Le souci de préserver le malade de tout dérangement artificiel, de le considérer comme une singularité porteuse d'une histoire propre, crée les conditions d'une clinique dont l'épanouissement suppose une modification du statut de l'hôpital, une transformation de l'enseignement médical qui doit désormais intégrer des apprentissages pratiques recueillis par les médecins au chevet des malades. L'extrême conséquence du vitalisme de Montpellier est une politique qui aboutit à une réflexion sur l'hygiène, sur les villes, formulant avant la lettre une biopolitique de l'espèce humaine.

L'exigence vitaliste

Selon Lalande, le vitalisme est une doctrine qui fonde la vie individuelle sur un principe vital irréductible aux propriétés physico-chimiques et à l'âme pensante. Roselyne Rey révèle, avec force, qu'une telle définition ne recouvre qu'imparfaitement l'usage que fait Bordeu de la notion de force vitale ou d'étalon, ne correspond pas à la caractérisation de la vie par un certain nombre de propriétés vitales qui s'opère avec Ménuret de Chambaud, Fouquet et Bichat, ni même à la reprise qu'en fait Barthez qui, certes, parle de principe vital mais seulement comme d'une expression vague dont le seul bénéfice est qu'elle facilite une certaine compréhension des phénomènes vivants.

La caractérisation de la vie par un principe vital risque, en outre, de laisser la part belle à une interprétation spirituelle qui verra en ce principe l'âme même qui préside aux destinées de la vie. Contre Stahl qui sort des limites de la vie en invoquant une âme et surtout maintient la matière vivante dans le seul registre de la passivité, il faut procéder à une analyse beaucoup plus immanente de la vie, attentive à son épaisseur biologique, aux mouvements et aux sentiments qui la parcourent. Le vitalisme est alors cette tentative de rendre compte de la vie par elle-même, contrairement à l'animisme, et sans jamais sortir des limites de l'activité vitale, contrairement au mécanisme qui ne donne aucune initiative aux organes dans la production du mouvement. C'est en ce sens que le vitalisme « traduit une exigence permanente de la vie dans le vivant » (Canguilhem, *La Connaissance de la vie,* 1985). Il représente un effort pour saisir la vie en elle-même, dans son seul déploiement.

Dans cette logique, la vie humaine est appréhendée comme un tout. Deux conséquences en résultent. Sur le plan du normal, le philosophe vitaliste cherche à comprendre les différentes interactions du physique et du moral. De l'*Idée de l'homme physique et moral* de La Caze (1755) au *Rapport du physique et du moral* de Cabanis (1802), c'est à une même problématisation de l'unité organique que l'on assiste, le régime des influences s'établissant sur le terrain somato-psychique mais aussi sur le terrain psychosomatique. Sur le plan du pathologique, le médecin vitaliste s'interdit de considérer la maladie comme le seul effet d'une localisation organique. Contrairement à la médecine scientifique qui s'élabore au début du XIXe s. et qui considère les maladies comme des lésions d'organes, évacuant par là toute croyance en des entités mystérieuses qui envahiraient le corps de l'extérieur et le transformeraient radicalement (conception dite ontologique de la maladie), les médecins de Montpellier se rapportent en priorité aux maladies qui touchent la totalité de la vie organique. Les maladies chroniques ont ceci de spécifique par rapport aux maladies aiguës qu'elles sont des altérations de l'ensemble du système vivant. Se préoccuper uniquement de la cause d'une lésion ne peut être qu'insuffisant. Il faut s'intéresser à l'ordre réel qui préside à l'enchaînement des phénomènes. C'est en fonction de cet ordre qu'une saisie de la maladie peut être établie. L'autonomie de la biologie que revendiquent les médecins vitalistes ne peut aboutir que dans une reconnaissance de la spécificité de l'ordre vivant et des pathologies qui s'y rapportent.

La vie et la sensibilité

La thèse centrale de l'École de Montpellier est résumée par Diderot dans *Le Rêve de d'Alembert.* Diderot, dans son livre, imagine un dialogue entre le médecin Bordeu et Mademoiselle de Lespinasse. Mademoiselle de Lespinasse reprend à son compte le propos de Bordeu : « Le prodige de la vie c'est la sensibilité. » La sensibilité est le fait vital par excellence. Dans la mesure où la vie commence avec l'organisation, tout ce qui est sensible témoigne d'une organisation minimale et, à ce titre, est vivant. Diderot radicalise les options théoriques de Bordeu en ce qu'il confère à la matière, en raison de son matérialisme, un degré de sensibilité, la sensibilité inerte, qu'il distingue de la sensibilité active. Tout ce qui est possède, au minimum, une sensibilité inerte que des contraintes extérieures ne permettent pas d'actualiser. La différence entre une statue et une plante, un animal et un être humain, est une différence de degré dans la puissance de la sensibilité. Le passage de la sensibilité inerte à la sensibilité active ne peut manquer de faire problème pour Diderot dans la mesure où il incline à considérer que les forces sont partout, empêchées ou activées par le seul rapport de ces forces avec des forces externes qui jouent tantôt le rôle d'empêcheur, tantôt le rôle de déclencheur.

Bordeu, sur ce point, est plus conséquent que Diderot puisque la reconnaissance de la sensibilité n'est établie que pour l'organisme vivant. La sensibilité est multiple. Elle est le fait de chaque organe dont le caractère sélectif repose sur des appétits propres. Ménuret développe ce point dans un article de l'*Encyclopédie,* « Œconomie animale » : « Le sentiment produit dans chaque partie des appétits différents, plus ou moins marqués, l'estomac appète les aliments, le gosier la boisson... »

Les petites vies

Les médecins de Montpellier forgent, en fonction de cette sensibilité multiple, la théorie des petites vies particulières. L'organisme est une synthèse de petites vies ayant chacune leur forme propre, concourant cependant à l'ensemble. Dans l'article « Pouls », Ménuret précise que le corps est un assemblage de petits corps qui ont chacun leur vie, leur sensibilité et leur jeu de mouvements propres alors même que la vie propre des organes concourt à la vie du corps dans son ensemble, à sa sensibilité et à ses mouvements généraux. Bordeu, dans un texte célèbre des *Recherches sur les glandes,* met en avant, grâce à l'image de l'essaim d'abeilles, la réciprocité de l'activité générale du corps et de l'activité particulière de ses organes. « Nous comparons le corps vivant pour bien sentir l'action particulière de chaque partie, à un essaim d'abeilles qui se ramassent en pelotons et qui se suspendent à un arbre en manière de grappe ; on n'a pas trouvé mauvais qu'un Ancien ait dit d'un des viscères du bas-ventre qu'il était "animal in animali" ; chaque partie est pour ainsi dire non pas sans doute un animal, mais une espèce de machine à part qui concourt à sa façon à la vie générale du corps. »

Cette image, justement célèbre, reprise par Ménuret dans l'article « Observation », commentée également par Diderot dans *Le Rêve de d'Alembert*, est importante à plus d'un titre. Elle considère dans un premier temps l'unité du soi vivant relativement à l'unité des organes pris isolément. Un corps n'est qu'une synthèse d'un ensemble de procédés analytiques donnés par chaque organe. La décomposition du corps est, d'une certaine manière, première par rapport à la composition en ce que l'essaim d'abeilles présuppose chaque abeille à la manière d'un quasi-animal, d'une machine complète qui a sa fonction en elle-même. La dépendance mutuelle des organes n'est pas le fait premier. Le fait vital, c'est d'abord l'activité de l'organe considéré en sa sensibilité et en ses mouvements spécifiques. Ce n'est que dans un second temps que la vie générale du corps est abordée par Bordeu. Elle l'est non pas en ce qu'elle doublerait la vie particulière de chaque organe mais en cela même qu'elle est produite par la vie particulière de chaque organe. Tout se passe comme si Bordeu définissait une ruse du corps. Ce n'est que dans la mesure où les organes particuliers se soucient exclusivement d'eux-mêmes qu'ils participent à la vie générale du corps. L'harmonie globale est obtenue non par une restriction des intérêts particuliers de chaque organe, mais en les réalisant de la manière la moins équivoque possible.

La continuité organique

Toute l'histoire du vitalisme de Montpellier mais aussi du vitalisme de Bichat, interrompue momentanément par la critique qu'opère Magendie, consiste, en un sens, dans les tentatives pour assouplir cette thèse extrême. Roselyne Rey souligne que l'article « Observation » de Ménuret travaille la même image de l'essaim d'abeille dans le sens d'une affirmation de la solidarité du tout. Ménuret précise quel sens donner à la vie globale du corps, en distinguant le vol des abeilles du vol des grues. Dans les deux cas, les abeilles comme les grues volent ensemble. Seulement, voler ensemble à la manière des grues ne peut suffire pour définir la vie générale du corps. La proximité des oiseaux n'est pas une garantie de leur coopération. Non seulement les abeilles sont proches physiquement, mais cette proximité prend sens en fonction d'une dépendance mutuelle des abeilles dans l'essaim, d'une correspondance de leurs actions qui sont sans équivalent dans le vol des grues. Ménuret entend revenir sur la solidarité nécessaire des organes dans l'organisme. La vie de chaque organe ne peut, par elle-même, expliquer cette solidarité.

Ménuret, comme les médecins de Montpellier, en vient ainsi à réévaluer le jeu des influences dans l'organisme. L'organisme est une totalité sensible qui apparaît comme l'organisation dynamique de l'ensemble des influences produites par les fonctions de chaque organe. Le corps est un être sous influences dont la constance et la variabilité sont à l'origine de multiples pathologies. Les maladies sont l'effet de cette exposition permanente d'une vie à un ensemble d'influences externes comme internes qui ne sont pas étrangères à l'activité organique mais en sont au contraire la condition (article « Œconomie animale »). Le tout de l'organisme ne se réduit pas à la somme de ses parties. En raison du système des influences qui gouverne le vivant, dont l'origine est à chercher dans la fonction des organes (physiologie) beaucoup plus que dans leur disposition anatomique, l'organisme est amené à synthétiser d'une manière originale l'ensemble des fonctions dont il est le théâtre. Cette thèse est d'ailleurs reconnue par Bordeu lui-même dans ses *Recherches sur les maladies chroniques*.

Toute la question est alors de savoir comment une telle synthèse s'élabore. Quatre éléments rendent possible la synthèse organique en laquelle il faut chercher la spécificité du vivant et, ce faisant, de la biologie comme de la médecine : l'importance des nerfs, l'existence des tissus, des centres d'action et de réaction et d'une géographie du corps. Les nerfs parcourent l'ensemble de l'organisme. Non seulement ils relient les organes les uns aux autres et créent les conditions d'une unité physiologique mais, en plus, ils apparaissent, selon l'analyse de Fouquet dans l'article de l'Encyclopédie, « Sensibilité, sentiment », comme l'essence de tous les organes dans la mesure où leurs principales fonctions, le sentiment et le mouvement, sont désormais expliquées par les trajets nerveux. L'influence des nerfs sur les muscles (irritabilité) doit, dans ce registre, être distinguée de l'auto-affection des nerfs (sentiment) ainsi que le note Cabanis dans son *Deuxième Mémoire*.

De manière analogue, les tissus sont répandus dans tout le corps. Bichat en fera l'unité organique par excellence, adossant même une grande partie de son anatomo-pathologie sur l'histologie. Les vitalistes de Montpellier déjà reconnaissent que le tissu cellulaire n'a pas de mouvement par lui-même alors même qu'il « meut toutes les parties du corps » (article « Œconomie animale »). Les tissus permettent d'imaginer comment s'établissent les communications les plus lointaines dans le corps. Ils préservent une continuité invisible à l'œil nu dans l'organisme, nullement dépendante de la contiguïté des organes. Comme l'écrit Roselyne Rey, « le tissu cellulaire, par sa plasticité, constitue un lieu idéal de liaisons inter-organiques et permet d'éviter le recours à des raisonnements mécaniques ».

La solidarité sensible et kinesthésique des nerfs et la solidarité tissulaire sont complétées par une analyse de la régulation énergétique dans le corps. Il faut comprendre en effet que toutes les fonctions des organes ont pour origine une irritation particulière qui engendre une sensibilité isolée mais aussi un accroissement de l'action de l'organe concerné. La vie se détruirait si un organe parvenait à accaparer pour lui seul l'énergie dont il est affecté. Il faut donc imaginer des centres d'action et de réaction disséminés dans l'ensemble de l'organisme et qui assurent un maintien de l'équilibre de l'énergie dans tout le corps, en autorisant, par des routes spécifiques, des déplacements de l'énergie d'une partie du corps vers une autre partie du corps. Ces trajets s'établissent notamment en fonction d'une géographie du corps dont les grands axes sont donnés par son découpage en deux moitiés latérales selon un axe médian et aussi par l'hypothèse d'une ligne transversale qui le divise en zone inférieure et supérieure.

La vie selon le vitalisme

Le vitalisme, comme médecine, conduit à une philosophie de la vie dont les effets sont à la fois moraux et politiques. En cherchant à établir, sur le plan analytique de la sensibilité, et sur le plan synthétique de la solidarité organique ou de l'organisation, l'irréductibilité de la vie aux propriétés physico-chimiques de la nature brute, le vitalisme aboutit à une séparation, décisive pour la modernité, des corps bruts et des corps organisés. Reconnaissant explicitement la valeur biologique du vitalisme, Auguste Comte s'empressera d'en reconnaître implicitement la valeur philosophique lorsqu'il proposera, à son tour, dans le *Cours de philosophie positive*, un découpage des phénomènes en phénomènes naturels et en phénomènes vivants. La leçon de ce partage est exemplaire. Elle conduit à une reconnaissance de la particularité des problèmes biologiques et médicaux à l'intérieur d'une philosophie de la nature. Médecine et biologie basculent, dans ce renouvellement que leur fait subir le vitalisme, du côté d'une science de l'homme. Cabanis pourra rêver d'une histoire naturelle de l'homme qui intègre les phénomènes moraux comme une branche d'une anthropologie médicale. L'essentiel est que cette construction de la science de l'homme à partir de la médecine renouvelle considérablement le sens de l'anthropologie. La vie est désormais partie prenante de l'anthropologie. Médecine et biologie doivent être les pièces centrales, les *Nouveaux Éléments de la science de l'homme* (Barthez, 1778). L'élucidation de l'homme suppose l'élucidation de l'être-en-vie. Dans une telle vie, l'élément déterminant devient la sensibilité. Une histoire de l'homme implique une histoire de la sensibilité. En cette sensibilité, c'est toute la fragilité de l'homme qui s'expose. Non seulement parce que la vie sensible est une vie qui n'admet pas le repos, qui est maintenue par un régime de sollicitation permanent, mais encore parce que le vivant humain est alors situé au carrefour d'une série d'influences qui proviennent de ses sens externes mais aussi d'une sensibilité interne, fruit d'un développement organique sans précédent.

Dans un tel concert d'influences, comment s'assurer de la permanence d'un moi et de sa puissance ? Une médecine de l'homme prend alors un double sens. Elle doit définir non seulement les conditions d'un gouvernement de soi d'autant plus délicat qu'il est battu en brèche par le pluriel indécidable des influences. Dans ce registre, elle envisage quelle thérapeutique peut conduire de la manière la plus efficace à la restauration de ce gouvernement. La naissance de la clinique qui est l'un des éléments les plus significatifs du vitalisme de Montpellier tire toute son importance, avec la réforme de l'enseignement médical et de la structure hospitalière qu'elle suppose, de ce qu'il est impossible de soigner, en tout cas pour l'ensemble des maladies chroniques, une simple lésion locale. La guérison implique la prise en compte de la totalité individuelle. Toute l'histoire naturelle et sociale d'un sujet doit alors être reconstituée au prix d'une réévaluation de la médecine dont le centre de gravité est moins le médicament que l'écoute.

▶ BARTHEZ P.-J., *Nouveaux éléments de la science de l'homme*, Montpellier, Martel aîné, 1778. – BICHAT X., *Recherches physiologiques sur la vie et la mort*, Paris, Flammarion, 1994 (1re partie). – BORDEU T., *Recherches anatomiques sur la position des glandes et sur leur action*, Paris, G.-F. Quillau père, 1751 ; *Recherches sur le pouls par rapport aux crises*, Paris, De Bure l'aîné, 1756 ; *Recherches sur les maladies chroniques, leurs rapports avec les maladies aiguës, leurs périodes, leur nature : et sur la manière dont on les traite aux eaux minérales de Barèges et des autres sources de l'Aquitaine*, Paris, Ruault, 1775. – CABANIS P., *Œuvres*, Paris, PUF, 1956 (2 vol.). – CANGUILHEM G., *La Connaissance de la vie*, Paris, Vrin, 1985 (2e éd.). – CIMINO G. & DUCHESNEAU F. (eds.), *Vitalisms from Haller to the cell theory*, Florence, Olschki, 1997. – COMTE A., *Cours de philosophie positive*, Paris, Hermann, 1998 (vol. I). – DAREMBERG C., *Histoire des sciences médicales*, Paris, J.-B. Baillière, 1870 (2 vol.). – DIDEROT D., *Le Rêve de d'Alembert*, Paris, Flammarion, 2002. – FOUQUET H., *Discours sur la clinique par le citoyen Henri Fouquet, exposé des travaux de l'École de Médecine de Montpellier pendant l'an X*, Montpellier, G. Izar & A. Richard, an XI. – LA CAZE L. de, *Idée de l'homme physique et moral pour servir d'introduction à un traité de médecine*, Paris, H. L. Guérin & L. F. Delatour, 1755. – REY R., *Naissance et développement du vitalisme en France de la deuxième moitié du XVIIIe s. à la fin du Premier Empire*, Oxford, Voltaire Foundation, 2000. – ROGER J., *Les Sciences de la vie dans la pensée française au XVIIIe s.*, Paris, Albin Michel, 1993.

Guillaume LE BLANC

→ Homéopathie ; Raisonnement médical ; Spiritualisme ; Système médical.

VITAMINE

L'histoire des vitamines est intimement liée à celles des maladies de carence, et leur définition est d'abord pragmatique. On constate de façon empirique que des maladies disparates, souvent graves, frappant des groupes humains particuliers, semblent liées à l'absence certains aliments. On arrive ensuite à reproduire ces maladies de manière expérimentale en induisant des carences sélectives chez l'animal (il faut pour cela supprimer de l'alimentation la substance dont on suspecte le rôle dans la genèse de la maladie). Petit à petit, on rapproche ces pathologies hétérogènes et on fait l'hypothèse que certains composants alimentaires sont indispensables à la vie, alors qu'ils n'apportent aucune énergie à l'organisme. Ces composants, bientôt nommés vitamines, seront progressivement isolés, identifiés et synthétisés à partir de la fin des années 1920. On expliquera le plus souvent leur action par leur intervention dans le métabolisme cellulaire en tant que précurseur d'une coenzyme, molécule non protéique nécessaire à l'action des enzymes (qui elles, sont de nature protéique). Mais toutes les vitamines ne répondent pas à cette définition, et le mécanisme d'action de certaines d'entre elles est encore inconnu. C'est pourquoi une définition purement empirique du concept de vitamines reste d'actualité : il s'agit d'une substance organique, indispensable à notre organisme qui ne peut en faire la synthèse, sans valeur énergétique, et qui entre dans l'alimentation en très faible quantité.

Des pathologies complexes

Les cliniciens décrivent très tôt des maladies que rien ne permet en apparence de rapprocher. Quoi de commun en effet entre les ulcérations buccales et les hémorragies qui apparaissent chez les marins ou les explorateurs, le nanisme et les déformations osseuses qui touchent de jeunes enfants, ou les troubles digestifs, nerveux et cardiaques qui atteignent les soldats néerlandais envoyés en Extrême-Orient ? Dans le premier cas il s'agit du *scorbut*, dans le second du *rachitisme* et dans le troisième du *béribéri*. Ces trois maladies sont, jusqu'à la découverte des vitamines, de véritables fléaux qui atteignent souvent des communautés bien circonscrites, à la manière des épidémies ? Ceci explique qu'on leur attribue souvent une origine infectieuse. On sait qu'au XVIIe s. le chirurgien anglais James Lind teste différents traitements sur des marins atteints de scorbut et montre que seul du jus d'agrumes permet de guérir la maladie. Le *béribéri* est la première maladie de carence qui est reproduite de manière expérimentale. C'est une maladie chronique marquée par des poussées aiguës, qui associe des troubles digestifs, des troubles cardio-vasculaires pouvant conduire dans certains cas à la mort en quelques jours par insuffisance cardiaque aiguë. On observe aussi des polynévrites frappant électivement les membres inférieurs et se traduisant par une atrophie musculaire et des troubles de la sensibilité nerveuse. La maladie sévit de manière plus ou moins endémique en Extrême-Orient. Un jeune médecin militaire japonais, Kanehiro Takaki, met en évidence l'origine alimentaire du béribéri entre 1882 et 1885, puis Christiaan Eijkman, bactériologue de l'équipe de Koch envoyée pour rechercher une cause microbienne à la maladie, finit par confirmer les thèses de Kanehiro Takaki, et démontre la présence d'un facteur préventif et curatif du béribéri dans la cuticule de riz : c'est l'administration de riz dépoli qui provoque la maladie. Quant au *rachitisme*, il atteint des enfants qu'on désignait dans les campagnes sous le nom d'enfants « noués » : pâles, les jambes arquées, le crâne gros et mou, les poignets élargis, le thorax déformé, ils étaient de surcroît atteints d'affections pulmonaires chroniques ou de convulsions souvent mortelles. C'est en Angleterre que le rachitisme fut le mieux individualisé, et ce dès le XVIIe s. La première description complète du rachitisme est attribuée à Francis Glisson (1597-1677) et fut publiée alors qu'il était Regius Professor à l'université de Cambridge. Au XIXe s. le rachitisme devient un véritable fléau social dont tous les médecins mettent la redoutable extension en rapport avec les changements du mode de vie liés à l'industrialisation effrénée de l'époque. L'Angleterre, contrée la plus avancée dans ce domaine, est la plus touchée – comme en témoigne l'appellation de *morbus anglicus* ou de *morbus anglorum* qu'on trouve alors dans les traités médicaux. Mais les autres pays occidentaux sont loin d'être épargnés : en France les médecins d'enfants, qu'on n'appelle pas encore des pédiatres, lui consacrent de longs chapitres dans leurs traités. La pauvreté qui envahit les villes parallèlement à leur industrialisation est aussi dénoncée comme cause de la maladie. C'est en observant les effets bénéfiques sur cette maladie des foies de poisson et de l'huile qui en était extraite, que des paysans et des pêcheurs des pays nordiques mirent en évidence l'effet antirachitique de l'huile de foie de morue dès le XVIIIe s. et peut-être avant. Bretonneau importe ce médicament de Hollande en 1837, mais elle ne fut administrée aux enfants de manière systématique qu'après 1920. En 1919, le médecin anglais Edward Mellanby (1884-1955), sollicité par le British Medical Research Council pour travailler sur le rachitisme, postule l'existence d'un « facteur antirachitique » apporté par l'alimentation. Il teste l'effet pathogène de la carence en graisses sur des chiots, et induit un rachitisme chez ces animaux en supprimant une fraction particulière des graisses de leur alimentation ; en contre-épreuve il guérit ce rachitisme expérimental par l'administration de cette même fraction (1919-1922). Il confirme aussi l'existence d'un « facteur antirachitique » présent dans l'huile de foie de morue et dans d'autres aliments. Un médecin anglais, Palm, avait conclu en 1890 à l'effet bénéfique du rayonnement solaire sur le rachitisme grâce à des observations cliniques menées en Inde. On confirmera plus tard que la vitamine D peut être synthétisée dans la peau sous l'influence des rayons ultraviolets. Parmi les grandes pathologies dues à une carence en vitamine, il faut noter l'anémie de Biermer, décrite en fait d'abord par Thomas Addison en 1850. Appelée aussi anémie « pernicieuse », en raison de son issue constamment fatale, cette anémie se caractérise par des globules rouges plus grands que chez les sujets sains, présents dans le sang et dans la moelle osseuse, et appelés mégaloblastes. L'élucidation de la cause de cette maladie est longue et difficile et fera intervenir plusieurs équipes de recherche entre 1920 et 1950. On montre d'abord que des extraits de foie injectés par voie intramusculaire guérissent la maladie, puis que l'on peut administrer ces extraits par voie orale à condition de leur adjoindre du suc gastrique provenant de sujets normaux. Par la suite on expliquera les choses de la façon suivante : le foie stocke le principe actif curateur (« facteur extrinsèque ») qui est apporté par l'alimentation mais ne peut être absorbé qu'en présence d'un facteur « intrinsèque » présent dans la muqueuse gastrique. Le « facteur extrinsèque » sera rapidement considéré comme une vitamine que l'on nomma B12.

L'intervention des chimistes et le concept de vitamine

Mais si les théories sur l'origine alimentaire carentielle de certaines maladies s'enracinent dans les observations de pathologie médicale, on ne peut toutefois progresser dans la compréhension de leur physiopathologie sans les apports combinés des nutritionnistes et des chimistes. Il faut dire que jusqu'à la fin du XIXe s., à la suite de Lavoisier, les chercheurs qui s'intéressent à la composition chimique du corps vivant et de son alimentation utilisent des modèles importés de la thermodynamique : un corps vivant dépense en énergie ce qu'il consomme. Les études sur le métabolisme énergétique se développent surtout en Allemagne, autour de Karl von Voit (1831-1908) et Max von Pettenkoffer (1818-1901). Ces derniers mesurent à l'aide de calorimètres la consommation en oxygène d'animaux d'expérimentation ainsi que l'élimination d'acide carbonique et d'eau et la production de chaleur dans des situations variées. Max Rubner mesure la chaleur dégagée par la combustion de divers aliments et la compare avec la chaleur libérée par des animaux placés dans un calorimètre et nourris avec les mêmes substances. Il en vient à formuler la loi « isodynamique » : un aliment peut être remplacé par n'importe quel autre sur la base d'une équivalence énergétique à déterminer ; ainsi 100 g de graisse apportent une quantité d'énergie équivalente à 234 g de sucre de canne, ou 232 g d'amidon ou 243 g de viande séchée. Le corps vivant est ainsi assimilé à une machine dont le bilan énergétique suit les lois de la physique. L'inspiration mécaniste de ce programme de recherche trouve ses limites avec la découverte des maladies de carence.

Les nutritionnistes et les chimistes commencent à étudier dès la fin du XIXe s. des régimes alimentaires expérimentaux dits « synthétiques », c'est-à-dire composés de mélanges de protéines, d'hydrates de carbone et de graisses purifiés et associés à des sels minéraux. F. G. Hopkins, chimiste anglais qui fit ses études de médecine et entra au Guy's Hospital en 1894, s'intéresse aux problèmes de nutrition sous l'influence d'un célèbre nutritionniste de l'époque, F. W. Pavy. Entre 1906 et 1912 il mène des expériences reposant sur les effets de régimes « synthétiques », et postule l'existence de « facteurs alimentaires accessoires », indispensables à la vie, ne contribuant pas à l'apport énergétique et différents des sels minéraux. Ce nouveau concept reçoit un renfort considérable des progrès parallèles faits dans l'étude des maladies de carence. La même année, Casimir Funk (1884-1967), un biochimiste polonais travaillant à Londres, rassemble les connaissances acquises sur les maladies de carence et formule ses propres théories quant à leur origine ; il propose de nommer *vitamines* – substances sources de vie – les facteurs alimentaires mystérieux dont l'absence conduit à la maladie et à la mort. Cette irruption d'un concept qualitatif, d'inspiration vitaliste, dans une science de la nutrition jusque-là dominée par le mécanisme, ne va pas de soi. Mais le concept sera renforcé par des travaux menés outre-Atlantique.

Des institutions particulières, les « stations d'agriculture » *(agricultural stations)* implantées aux États-Unis à partir de 1887, notamment dans le Wisconsin et le Connecticut, jouèrent un rôle important dans l'identification des vitamines. Travaillant à la station du Wisconsin, Elver McCollum isole la vitamine D en 1921 après avoir isolé la première vitamine, la vitamine A, en 1916. Menant ses travaux sans connaître les travaux médicaux sur les maladies de carence jusqu'en 1918, il utilise la méthode des régimes synthétiques et teste toutes les combinaisons possibles de nutriments pour évaluer leurs effets pathogènes sur les animaux. Ces régimes peuvent être considérés comme de véritables instruments de « dissection » des maladies et d'isolement des facteurs alimentaires dont l'absence provoque des pathologies. McCollum qualifiait du reste sa méthode de « méthode biologique permettant d'analyser un aliment ou des combinaisons d'aliments ». Il souligne ainsi que la chimie du vivant ne peut à elle seule définir ses propres objets de recherche : la pathologie est indispensable pour décider de la valeur des régimes. Il faut souligner l'ampleur des travaux menés à l'aveugle, la multiplicité des régimes testés et le nombre des animaux nécessaires à cette gigantesque entreprise. L'historien Charles Rosenberg soutient que la formation du concept de vitamine fut essentiellement l'œuvre des stations d'agriculture, et que l'analyse des nutriments et des produits agricoles qui y fut mise en œuvre n'était pas motivée par un quelconque intérêt pour des « abstractions physiologiques » mais dictée par les besoins économiques et l'impact politique de l'agriculture. Si cette analyse se justifie en partie, elle fait bon marché de la question des maladies de carence et de la nécessaire connaissance de la pathologie impliquées par les recherches des chercheurs américains. Du reste, McCollum a souligné dans ses mémoires à quel point l'absence de formation médicale l'avait gêné pour identifier les maladies variées qu'il provoquait chez les animaux de laboratoire. Le grand succès de McCollum reste l'identification de la vitamine D, pour laquelle sa rencontre en 1919 avec un pédiatre ouvert à l'utilisation de la biochimie lui permet de progresser beaucoup plus rapidement dans ses travaux sur le rachitisme expérimental. Il faut noter que ces travaux ont été menés indépendamment de ceux de Mellanby, qui n'avait pas été jusqu'à isoler la vitamine, mais auquel l'Angleterre reste redevable de l'éradication du rachitisme. Après 1960 la vitamine D, étant synthétisée chez l'humain par la peau, sera assimilée à une « prohormone » dont les dérivés actifs, produits par le foie et le rien, fourniront des pistes de recherche nouvelles aux chercheurs. Pour les autres pathologies mentionnées plus haut, on mentionnera que l'isolement du principe actif contre le scorbut fut une entreprise difficile à laquelle participèrent de nombreux chercheurs, parmi lesquels Szent-Györgyi joue un rôle essentiel entre 1927 et 1932. Il s'agit d'une molécule proche des sucres, et dont la propriété principale est d'intervenir dans les processus d'oxydoréduction. Szent-Györgyi nomme ce principe « acide ascorbique », et on le baptise rapidement vitamine C. Quant au principe actif contenu dans la cuticule de riz et prévenant le béribéri, il fut isolé et cristallisé en 1926 et appelé vitamine B1, puis identifié comme une petite molécule formée de deux noyaux cycliques hétérogènes. Dénommée « thiamine », la vitamine B1 intervient dans la fourniture d'hydrogène à la chaîne respiratoire mitochondriale. Enfin, la vitamine B12 est une molécule complexe comportant quatre noyaux cycliques et un atome de cobalt. Elle intervient dans plusieurs processus métaboliques importants comportant des transferts d'atomes d'hydrogène. Avec l'acide folique, dont la carence peut provoquer des anémies mégaloblastiques assez proches de l'anémie de Biermer, la vitamine B12 est la dernière des vitamines identifiées, vers 1950.

Une *classification systématique* des vitamines est difficile en raison de la variété de leurs formules chimiques et de leurs effets biologiques. On les a longtemps classées en hydro- et liposolubles. Les vitamines hydrosolubles (solubles dans l'eau) comportent, outre la vitamine C, les vitamines B qui interviennent dans le transport d'hydrogène, la vitamine PP qui prévient la pellagre, la biotine qui intervient dans les processus de carboxylation, l'acide pantothénique qui intervient dans le métabolisme intermédiaire des acides gras, et enfin l'acide folique et la vitamine B12 déjà mentionnés. Les vitamines liposolubles (solubles dans les graisses) comportent les vitamines A dont la source principale est le β-carotène, et qui jouent un rôle important dans le cycle des pigments visuels, les vitamines K indispensables au processus de coagulation, les vitamines E ou tocophérols dont le défaut entraîne des troubles de la reproduction chez certaines espèces animales et enfin la vitamine D et ses dérivés. Toutes ces vitamines n'ont pas la même importance chez l'être humain, et certaines carences ont peu d'effets pathologiques. Il faut du reste souligner la complexité des syndromes cliniques de carence chez l'humain, en raison notamment de l'association fréquente de plusieurs carences : il est rare de rencontrer des monocarences comme dans les situations expérimentales. Il faut aussi souligner que les micro-organismes qui colonisent nos appareils digestifs interviennent dans la synthèse de nombreuses vitamines. Enfin, on remarque que dans le cas de l'anémie de Biermer, il n'y a pas de carence alimentaire mais un défaut d'absorption de la vitamine. Ce défaut d'absorption peut affecter d'autres vitamines, notamment en cas de troubles digestifs. Les maladies de carence ne sont donc pas toujours dues à des déficits alimentaires. Enfin un « renouveau » de l'intérêt porté aux vitamines vient de ce que l'évolution des modes d'alimentation dans les pays occidentaux s'est faite trop souvent au détriment de la diversification alimentaire, ce qui entraîne la réapparition de carences qu'on croyait disparues. D'autre part on a beaucoup insisté récemment sur l'effet favorable de plusieurs vitamines, (de même que des oligo-éléments), sur les processus de vieillissement des cellules ou leur cancérisation.

► EIJKMAN C., « Antineuritic vitamin and beri-beri, Conférence Nobel (1929) », *Nobel Lectures, Physiology or Medicine, 1922-1941*, Elsevier, Amsterdam, 1965. – FUNK C., The Etiology of Deficiency Disease, *Journal of State Medicine*, 1912, 20, p. 341-365. – HOPKINS F. G., Feeding experiments illustrating the importance of accessory factors in normal dietaries, *Journal of Physiology*, 1912, 44, p. 425-460. – MCCOLLUM E. V., SIMMONDS N. & J. BECKER E., « Studies on Experimental Rickets. XXI. An Experimental Demonstration of the Existence of a Vitamin which promotes Calcium Deposition », *Journal of Biogical Chemistry*, 53, 1922, p. 293-311 ; « My early experience in the Study of Foods and Nutrition », *Annual Review of Biochemistry*, 22, 1935, p. 1-16. – MELLANBY E., « An Experimental Investigation on Rickets », *Lancet*, 196, 1919, p. 407-412. – ROSENBERG C. E., « Science Pure and Science Applied : Two Studies in the Social Origin of Scientific Research », in *No Other Gods. On Science and American Thought*, Baltimore, The John Hopkins Univ. Press, p. 185-195.

Christiane SINDING

→ Hématologie ; Malnutrition ; Peau ; Scorbut.

VIVISECTION

Pourquoi la vivisection devient-elle une technique prépondérante en physiologie dès le XVIIe s. ? Pourquoi, à ce moment-là, ce procédé ne pose-t-il pas de problème majeur ? Pourquoi faut-il attendre la seconde moitié du XVIIIe s. pour que la vivisection déclenche des protestations qui signalent une nouvelle attitude face au monde animal ? Pourquoi, à partir du XIXe s., les positions deviennent-elles inconciliables ? Aux recherches dans les laboratoires s'opposent les meetings des ligues antivivisectionnistes, aux publications scientifiques les pamphlets, à une pratique scientifique sa condamnation. En somme, de Descartes à Bentham, de Richard Ier à la reine Victoria, de la plèbe silencieuse aux sociétés organisées contre la vivisection, contre la cruauté et pour la protection des animaux, un renversement d'attitude. Qu'est-ce qui a transformé l'indifférence au début du XVIIe s. en désapprobation à la fin de l'âge classique ? Quels sont les événements qui ont contribué à instituer une fracture entre la recherche scientifique et les défenseurs des droits de l'animal ? La question des seuils de tolérance (ou d'intolérance) dans les sociétés est sans doute affaire de sensibilité. Mais il faut envisager cette sensibilité d'un point de vue historique. À partir de quels faits la douleur qu'on inflige aux animaux est-elle devenue insupportable ? Pour qui et pour quelle forme de perception ? En faisant porter l'analyse sur les transformations que cet intolérable signale, on va trouver autre chose que les motifs habituellement invoqués par les historiens : la religion chrétienne, l'effondrement de l'anthropocentrisme et la valorisation éthique des bons sentiments.

De l'homme à l'animal

Dans l'Antiquité, Aristote (384-322 av. J.-C.) fonde la connaissance des parties internes de l'homme par comparaison avec celles des animaux. À l'origine de l'anatomie humaine, ni la dissection du cadavre ni les vivisections animales, mais le rite du sacrifice. Cette technique offre le modèle par rapport auquel se construit la logique aristotélicienne du corps. Aristote, observateur des techniques sacrificielles, a tiré de la hiéroscopie des observations qui sont à la base de ses descriptions anatomiques.

Le diaphragme sert à séparer les viscères en deux groupes : l'ensemble cœur-poumon d'une part, et, de l'autre, le foie, la rate et les reins. L'ordre d'exposition des parties internes des animaux suit les voies tracées par la lame du découpeur de bêtes. L'emploi d'une méthode vivisectrice à des fins de connaissance est initialement lié au châtiment. L'intention expérimentale et la punition avaient alors entrecroisé leur finalité et coïncidé. Les travaux d'Hérophile et d'Érasistrate en portent directement témoignage. Si l'autorisation de disséquer des criminels vivants a été accordée, c'est qu'un interdit devait peser sur cette pratique. Celle-ci ne cessera de hanter l'imaginaire de la culture occidentale. Le promoteur des vivisections animales est un médecin doublé d'un physiologiste. Galien n'a jamais disséqué un cadavre humain, mais il a sacrifié des hécatombes de mammifères à la physiologie expérimentale dont il est le père. Galien profite des découvertes de ses prédécesseurs alexandrins. Ces derniers distinguent des nerfs moteurs et des nerfs sensitifs et leur assignent l'encéphale et la moelle épinière comme origine. Galien a constaté que la section de la moelle épinière entraîne la destruction de la sensibilité et du mouvement dans les parties du corps situées au-dessous de la section. Le nerf sectionné, comprimé, ligaturé prive le muscle de sentiment et de mouvement. La ligature du nerf pratiquée par Galien est un geste expérimental dont la répercussion sur les théories de la structure et des fonctions des nerfs sera considérable. Mais l'anatomie humaine est une création propre à la Renaissance. Cet événement, dans la culture occidentale, suppose la jonction de la médecine et de la pratique chirurgicale tant dévalorisée jusque-là. Vésale rejette toute référence à l'animal comme substitut possible de l'homme. D'où la critique de l'impropriété du matériel des dissections de Galien et des erreurs qui en découlent. Mais Vésale, dans ses démonstrations anatomiques à Padoue et à Bologne, incluait la dissection des animaux vivants. Ces expériences, qui couronnaient son enseignement anatomique, restent proches de celles de Galien. Cependant, la différence est essentielle : l'animal n'est plus utilisé comme substitut de l'homme et par nécessité. Les vivisections animales servent un triple objectif : l'étude du mécanisme des fonctions sur le vivant, la préparation d'un geste thérapeutique sur l'homme et les démonstrations à l'usage des étudiants. Vésale, fondateur de l'anatomie humaine, a également fixé le programme de l'expérimentation animale.

Mécanisme et vivisection

En moins d'un siècle, la vivisection animale passe au premier plan. Le problème du montage de la machine vivante ne peut être posé. En revanche, il est toujours possible de procéder à son démontage. Grâce à l'ouverture des animaux vivants, les physiologistes mettent au jour des parentés structurelles et fonctionnelles avec l'organisme humain. Il est vrai que la méthode d'expérimentation par ablation d'organes est une suite naturelle de techniques chirurgicales d'excision et qu'elle prolonge, parfois, diverses techniques de manipulation des vivants comme la castration. Mais l'affinement des techniques de la vivisection est lié à l'emploi d'instruments (le microscope, la machine pneumatique). Dès cette époque, l'aspect dynamique des problèmes physiologiques surclasse les données morphologiques. Il ne s'agit pas seulement d'un discours sur l'usage des parties (une anatomie animée), mais de la formation des concepts fondamentaux de la physiologie. Harvey élucide les mouvements du cœur par l'observation des contractions ralenties chez les animaux à sang froid et sur des animaux à sang chaud agonisant. En dépit des arguments convaincants fondés sur les vivisections, Harvey ne l'emporte pas aussitôt. Si le sang n'est pas formé dans le foie, d'où provient-il ? Les réponses ne pouvaient être apportées que par les vivisections animales. Asselli trouve les vaisseaux chylifères en ouvrant un chien vivant. Pecquet trouve leur réservoir commun et conduit le chyle jusqu'à la veine sous-clavière gauche. Enfin, Rudbeck et Bartholin démontrent le raccordement des vaisseaux lymphatiques aux chylifères. Soit l'exemple des recherches sur la respiration, avant les travaux de Lavoisier. Malpighi découvre la structure alvéolaire des poumons et les anastomoses du réseau capillaire veineux et artériel chez la grenouille. À partir de l'interprétation mécanique de la ventilation, le sang aurait besoin d'une sorte de « mixage » indispensable au mélange de ses parties. De ses expériences, Boyle conclut que quelque chose a changé dans l'air confiné, qui le rend impropre à la combustion et à la respiration. Hooke reprend et adapte une expérience de Vésale à thorax ouvert chez le chien : quand le poumon est mis à nu, ses mouvements cessent et le cœur ne tarde pas à perdre ses contractions. En insufflant de l'air dans la trachée à l'aide d'un soufflet et en creusant des trous à la surface du poumon, Hooke parvient à réaliser une ventilation artificielle. Le poumon reste distendu par l'air qui ne fait que le traverser. Or l'animal survit, à condition qu'on l'insuffle de façon continue. Lower, dans la même expérience, ouvre les veines pulmonaires : le sang est déjà clair, mais si on arrête ou ralentit les insufflations, il devient noir. C'est par contact avec l'air que le changement de couleur se produit. C'est donc bien le passage de l'air frais qui est nécessaire à la respiration, et non les mouvements mécaniques du thorax ou des poumons.

Sans doute, l'extension de la méthode vivisectrice coïncide avec l'avènement du mécanisme en biologie. Mais on aurait tort d'attribuer la généralisation de cette pratique au fondement moral de la théorie cartésienne de l'animal machine. Les historiens répètent que Descartes a dévalorisé l'animal afin de justifier son usage : « Mon opinion n'est pas si cruelle à l'égard des bêtes qu'elle n'est pieuse à l'égard des hommes, affranchis des superstitions des Pythagoriciens, car elle les absout du soupçon de faute chaque fois qu'ils mangent ou qu'ils tuent des animaux. » À Descartes, ils opposent le même argument renversé dans un texte de Leibniz : « Si l'on est forcé de voir en l'animal plus qu'une machine, il faut se faire pythagoricien et renoncer à la domination sur l'animal. » On reconnaîtrait ici l'ambivalence fondamentale de l'homme occidental : ou bien l'animal est machine, on est carnivore et pour la vivisection ; ou bien l'animal est plus qu'une machine, on est végétarien et contre la vivisection. Il est vrai qu'il existe un décalage chronologique entre ces deux manières de percevoir l'animal. Mais le spiritualisme animalier n'appartient pas à la couche la plus récente. C'est permuter les données du problème que de mettre au compte d'une attitude d'avenir les superstitions des pythagoriciens. Au demeurant, Descartes absout l'homme, non de faute, mais du « soupçon de faute » : signe des esprits faibles. Ni dévalorisation de l'animal ni justification morale, mais dénonciation d'un préjugé. Au contraire, la vivisection est une expérience contemporaine de l'âge classique. C'est la conscience de la complexité du vivant qui suscite, non seulement le modèle explicatif de l'animal machine, mais l'extension de la vivisection. Section du vivant, c'est-à-dire analyse. Plusieurs mots désignent ce geste expérimental qui rend possible l'émergence d'une science du vivant. Ce qu'on a l'occasion de rencontrer le plus souvent dans les récits des physiologistes, ce sont les expressions « ouvrir un animal vif », « martyr de la science » et « animal sacrifié ». Dans le vocabulaire des physiologistes, ces expressions font allusion à une même forme de violence qui échappe à la définition des mises à mort rituelles. Les procédures de la vivisection, à cette époque, sont fidèles à une cohérence qui est celle d'une perception scientifique. Par ce geste, l'animal se trouve à la fois isolé, découpé et offert aux regards. Le recul est pris pour qu'il devienne objet à voir, objet de savoir. Mais cette pratique existe sous les conditions complexes d'un faisceau de rapports. En particulier, les relations qui sont établies entre des croyances, des systèmes de normes et des formes de comportement. Elles ne définissent pas la pratique expérimentale, mais constituent ce qui lui permet d'apparaître.

La question de la souffrance animale

Il faut également en finir avec la seconde version historique selon laquelle l'époque classique aurait tout fait pour contourner le problème de la souffrance animale. Il aurait suffi de mettre en avant les avantages qui résultent de l'emploi de ce procédé pour que la violence et la douleur des bêtes apparaissent comme nécessaires. Les raisons invoquées sont la connaissance, l'art de soigner et la gloire du Créateur. En repérant ce qu'ils croient être la justification d'une pratique sanglante, les historiens supposent que les physiologistes devaient éprouver une sourde culpabilité. L'interdit aurait été transgressé en faisant jouer ces divers mécanismes de travestissement. Ce récit suppose que l'on souscrive au préjugé méthodologique selon lequel la souffrance animale est une donnée naturelle à laquelle l'homme serait invariablement confronté. On suppose une attitude permanente devant la souffrance : à savoir que l'homme ne la supporte pas et qu'il a conscience de commettre une faute. Mais rien n'autorise à voir dans la façon dont les physiologistes ont réfléchi leur pratique une justification morale. Il suffit de renverser l'ordre des facteurs pour dégager la vivisection d'un imaginaire souci éthique : les moyens sont au service des buts. Les motifs de haute rationalité ne sont pas invoqués pour rendre acceptable la procédure. Ce sont les fins que les physiologistes s'imaginent poursuivre. Ces croyances peuvent bien être des erreurs, elles ont la valeur d'illusions propulsives. Il faut rendre aux motifs leur importance. Une intention expérimentale désigne un but spéculatif qui s'enracine dans la curiosité. Une intention médicale définit un but pratique qui prend sa source dans la bienfaisance. Enfin, l'examen de la structure et du fonctionnement des vivants traduit un souci d'apologétique rationnelle. Ces trois « erreurs » ont certainement favorisé le développement des sciences du vivant à ce moment-là. Conférer au vivant le statut d'animal objet, ce n'est ni une ruse ni une excuse. C'est lui donner le seul statut qui est compatible avec les fins que les hommes se proposent. Que l'on souhaite démonter la machine, la réparer ou admirer l'art divin, il faut nécessairement avoir affaire à un animal d'expérience. La cruauté et la souffrance animale ne sont pas annulées, mais mises entre parenthèses. Au reste, l'animal ne représentait pas une catégorie à part du fait qu'on avait affaire à des vivants capables de souffrir. À cette époque, le « mépris » du corps se réfère à une attitude générale à l'égard de la souffrance physique. Dans cette attitude, on déchiffrerait aussi bien les valeurs propres au christianisme : l'ascétisme et l'endurance de la souffrance. De plus, on est dans une époque où la violence sur l'homme exclut la compassion. Dans ces circonstances, il ne faut pas s'étonner si la vivisection comme pratique sanglante passait inaperçue.

Mais on a là, pour rendre compte d'un procédé expérimental qui est tout à fait légitime, des raisons générales et en quelque sorte externes. Sur ce fond, il faut identifier les raisons particulières. Distinguer, donc, les mobiles de l'action humaine des motifs, les causes réelles qui font agir les physiologistes des fins qu'ils proposent. Après tout, connaître, soigner et admirer la sagesse de Dieu sont des buts qui étaient déjà invoqués aussi bien par Galien que par Vésale. Le jeu des relations historiques et concrètes, qui assure la légitimité de cette pratique, est différent de la série des dépendances imaginaires qui constituent les croyances. Très schématiquement, on peut dire que jusqu'à Vésale la ligne de partage passait entre la dissection de l'animal mort ou vif qui était permise et la dissection du cadavre humain qui était prohibée. À partir du moment où la dissection du cadavre devient une pratique légitime, ce qui est perçu comme illicite c'est disséquer un homme vivant. C'est donc par rapport à une pratique condamnable, la vivisection humaine, que la vivisection animale devient une technique de choix. Choc en retour de la banalisation de ce procédé : la vivisection animale pourrait conduire à la vivisection humaine. Si des résistances apparaissent, ce n'est pas parce qu'on a conscience de commettre un acte cruel ou de manquer de compassion. L'enjeu n'est pas la souffrance animale, mais la dignité de l'homme. À l'époque, tous les physiologistes, qu'ils pratiquent ou non des vivisections, s'accordent pour louer Celse d'avoir réprouvé les vivisections humaines dans l'École d'Alexandrie. Mais il y a plus ; le thème de la dignité de l'homme bloque également la recherche. Les vivisections sont en position de moyen dans la connaissance scientifique qui doit être défini comme le champ des luttes pour la vérité. Appliquer le scalpel aux vivants, c'est interroger et faire parler la nature pour confondre les tenants de la tradition et de l'erreur. Dans les démonstrations de la circulation du sang, Harvey répond par ses vivisections. Mais ses opposants récusent ses preuves expérimentales, parce qu'elles mettent en rapport les résultats des vivisections animales avec l'organisme humain et ruinent la supériorité de l'homme : « Riolan se montre indigné de mes comparaisons entre l'homme et les animaux – qu'il désigne sous le nom de brutes. Les brutes, écrit-il, ont la tête dirigée vers le sol, l'homme regarde devant lui, comment les mouvements du sang seraient-ils comparables dans l'un et l'autre cas ? » (28 novembre 1648, *Journal* d'Harvey). Autre exemple, révélateur de la nature du véritable enjeu : la transfusion sanguine de l'animal à l'homme est condamnée, non parce qu'elle comporte la souffrance et la mort du donneur, mais parce qu'elle serait un acte de bestialisation.

Dans la deuxième moitié du XVIIIe s. se posent les questions des droits de l'animal et des devoirs des humains. Mais il faut dégager ce premier débat de toute perspective de « progrès » moral, en restituant son histoire dans un mouvement qui n'emprunte rien à la finalité des bons sentiments. Il ne serait pas faux de dire que la vivisection tombe sous le coup d'une condamnation générale de la violence : effet des nouvelles contraintes sociales et morales imposées par le nouvel ordre bourgeois. Mais ce serait largement insuffisant. Ce serait oublier que cette critique concerne une pratique qui est très répandue et permise. Que le regard occidental sur le monde animal cesse d'être méprisant pour se faire bienveillant, c'est le signe d'une transformation qui porte solidairement sur le champ de visibilité et le système de pensée qui le structure. À ce moment-là, la comparaison entre l'animal et l'homme sous le rapport du psychisme avait suivi la genèse sensualiste. D'où la substitution du thème de l'intelligence animale à celui de l'automatisme des bêtes. Pour décrire le comportement animal, il faut partir de la sensation. Or celle-ci est commune à l'homme et aux bêtes. D'où la position désormais centrale de la peine et du plaisir : « Il me semble, écrit Maupertuis, qu'on a une raison plus décisive pour ne point croire permis de tuer ou de tourmenter les bêtes : il suffit de croire, comme on ne peut guère s'en empêcher, qu'elles sont capables de sentiment. » Mais il faut prendre les choses de plus haut : la réflexion sur la nécessité de la souffrance s'inscrit dans le cadre de la théologie naturelle. Celle-ci, jusque-là si accueillante à la vivisection, se retourne maintenant contre elle. Plus on resserre la nécessité de la violence et de la mort dans la perspective de l'Équilibre de la Nature, plus une cruauté qui n'est pas dans son plan devient problématique. Non seulement le régime carné, mais aussi la chasse, les combats d'animaux et la vivisection comme conduite d'exploration à visée théorique. D'où l'émergence du thème de l'expérimentation animale comme comportement cruel. Sur ce point, les vivisecteurs s'accordent avec leurs opposants : « Depuis le commencement de l'an 1751, écrit Haller, j'ai fourni à plusieurs essais 190 animaux : espèce de cruauté pour laquelle je me sentais une répugnance qui n'a pu être vaincue que par l'envie de contribuer à l'utilité du genre humain. » Mais quand Haller invoque l'utilité, ce n'est pas pour justifier la vivisection (elle est une procédure admise), c'est pour surmonter sa propre répulsion. Ce qui montre que les seuils d'intolérance et les exigences du savoir ne sont pas incompatibles. Ce qui montre également qu'on place désormais la cruauté à la racine de la bienfaisance. Cette déclaration de Haller, impensable cent ans plus tôt, a valeur d'indice : pour être physiologiste, on n'en est pas moins homme de son temps. Homme de sentiment.

Le procès de la vivisection

Le XIXe s. est marqué par l'élargissement des buts de la vivisection et par le durcissement des positions. L'animal est objet d'expérience pour la physiologie expérimentale, objet d'exploration dans un but thérapeutique et objet de substitution à des fins pédagogiques. Dans l'invention des règles méthodologiques liées au savoir physiologique, le concept de milieu intérieur est donné comme fondement théorique à la technique de l'expérimentation physiologique. Avec l'anatomopathologie, la connaissance médicale au profit du vivant était fournie par le cadavre. En revanche, avec la physiopathologie, le savoir au profit du vivant passe par un savoir du vivant qui doit donner la mort. La thérapeutique réclame des expériences sur les animaux vivants dans le but de tester les médicaments ou d'apprécier leurs effets. Les inoculations sont des formes de vivisection utiles dans l'étude des maladies transmissibles : point de vaccination sans pathologie expérimentale sur les animaux. Enfin, la vivisection devient incontournable dans le cadre des enseignements de la médecine vétérinaire, de la chirurgie et de la physiologie. Au moment où la vivisection peut revendiquer sa contribution à la production d'un savoir scientifique, tisse ses premiers liens avec la thérapeutique et devient un outil pédagogique, ses détracteurs soulignent ses limites, voire son inutilité. Opposition à cette méthode au nom d'une philosophie biologique dépassée, le vitalisme. D'où l'assimilation de la nouvelle physiologie à un projet d'inspiration mécaniste. Si la force vitale est indivisible, toute intervention dénature les phénomènes vitaux. Comme l'écrit A. Comte, « on ne saurait imaginer d'expériences moins susceptibles d'un vrai succès scientifique que celles de la vivisection, qui ont été néanmoins les plus fréquentes. La mort, plus ou moins prochaine et souvent rapide qu'elles déterminent presque toujours dans un système imminent indivisible, et le trouble universel que l'ensemble de l'économie organique en éprouve immédiatement, les rendent, en général, plus spécialement impropres à procurer aucune solution positive ». Opposition à l'expérimentation animale au nom d'une philosophie médicale dépassée, le naturisme. D'où l'assimilation de la médecine expérimentale à un activisme médical : l'abandon de la clinique au profit du laboratoire est interprété comme une démission. Enfin, opposition à la vivisection comme moyen d'apprentissage au nom d'un moralisme simpliste. Toute intervention sur l'animal est condamnable. Les vivisections publiques à des fins éducatives sont perçues comme une école d'endurcissement, voire un spectacle dégradant : « Je réprouve, écrit A. Comte, cette légèreté déplorable qui laisse contracter à la jeunesse des habitudes de cruauté aussi radicalement funestes à son développement moral que profondément inutiles, pour ne pas dire davantage, à son développement intellectuel. »

Mais la raison sans doute la plus importante du rejet de la vivisection tient au fait que cette pratique tisse des liens avec le châtiment. Au XVIIe s., le danger de la vivisection animale consistait dans le passage à l'homme : dérive possible, effet secondaire et pervers. À l'époque moderne, la forme de l'appréhension est bien différente. Si la vivisection animale suscite la peur des vivisections humaines, c'est la crainte de voir appliquer à l'homme la vivisection comme supplice. Qu'est-ce donc que la vivisection pour ceux qui la condamnent ? Elle est torture atroce, souffrance imméritée infligée avec mille raffinements et, selon le mot de Victor Hugo, « procédé barbare ». Cette répulsion à voir traiter l'animal comme on traitait naguère les coupables signale que la raison humaine a fait d'incontestables progrès. Stigmatiser la vivisection comme pratique inhumaine, c'est renvoyer dans la barbarie du passé cet appareil de torture. L'exacerbation de cette forme de sensibilité est compréhensible. On se trouve dans des sociétés qui ont définitivement renoncé aux pratiques punitives des siècles précédents. Or, à ce moment-là, surgit sur une autre scène le laboratoire, le même spectacle des agonies savamment contrôlées. Si l'adoucissement des peines est mis au compte des progrès de la civilisation, la vivisection apparaît comme un véritable anachronisme. Une double confusion fonde cette attitude humanitaire : l'une concerne la procédure, l'autre l'objet. Voir dans l'expérimentation un châtiment, c'est supposer que la procédure a été inventée avec le châtiment pour but. Là où on repère l'acte, il faut donc voir la coutume. Conséquence logique : les laboratoires, dit Viguier, sont « des chambres de torture » et les physiologistes des « valets de bourreaux ». Voir dans l'animal de laboratoire une victime innocente, c'est l'assimiler à un animal domestique : un vivant dont la surdétermination affective est considérable. L'indifférence pour les batraciens porte indirectement témoignage du privilège dont jouissent les vertébrés terrestres ou aériens qui expriment leur douleur par des cris. C'est parce que le châtiment sur l'homme devient inadmissible que la vivisection animale apparaît comme chargée de valeurs négatives. La vivisection est perçue comme une pratique odieuse, et le savoir est désormais marqué d'un indice imaginaire. C'est donc dans le fantastique, et non dans l'humanitarisme, que l'antivivisectionnisme affronte ses opposants. C'est la vigueur de ce thème qui a été le premier agent de synthèse entre le monde scientifique et l'univers moral. C'est grâce à cette réactivation imaginaire que la morale s'est trouvée confrontée à la pensée savante.

Retenons l'essentiel : l'image de l'horreur des supplices s'impose, faisant naître dans les métaphores de l'épouvante une exploitation pathétique de craintes mal précisées. Elle ne s'effacera plus de l'imaginaire culturel. Au siècle précédent, du chien à l'homme : Magendie et Claude Bernard furent soupçonnés de pratiquer des vivisections humaines. Tout récemment, du clonage animal au clonage humain, voire de la liquidation des animaux atteints de fièvre aphteuse aux groupes perçus comme dangereux. Les experts sont là pour nous le rappeler : « On ne peut s'empêcher de se demander, à la lumière des bûchers de nos campagnes, si une société capable de mépriser autant le vivant ne sera pas à même de décréter l'élimination d'autres êtres vivants, [...] vieillards porteurs sains de l'évidence mortelle, grands pauvres, malades de l'inégalité, dont la seule présence contamine le corps social par la misère du monde. » Assurément, la question des rapports de l'homme à l'animal constitue un domaine de la réflexion morale le plus perméable à la fragmentation sociale. Pour comprendre la formation de cette fracture, il fallait décrire, non des comportements rationnels ou irrationnels, mais les conditions historiques et concrètes qui rendent possibles leur manifestation. Il fallait décrire comment se sont formés et transformés les éléments constitutifs de ces domaines : l'expérimentation animale et le champ affectif. Aujourd'hui, une immense distance sépare une volonté de savoir de toutes les formes du spiritualisme animalier. Les biologistes et les médecins n'ont cessé d'affiner les méthodes de la recherche. Le problème n'est plus de savoir ce qu'on demande à l'animal mais ce qu'on exige de lui : une maladie, une réaction spécifique, un modèle expérimental, un contrôle de l'efficacité ou de l'innocuité d'un médicament, voir une qualité (manipulations génétiques). L'animal n'est plus seulement tenu pour spécimen, auxiliaire, objet de comparaison ou d'exploration, il est devenu un substitut « objectal » pour la visée cognitive. Quant à l'opposition à l'expérimentation animale, elle trouve dans le naturisme, le panpsychisme et l'écologisme de nouveaux motifs pour entretenir et fortifier ses peurs. Le caractère révolutionnaire du nouveau rapport du chercheur à l'animal s'oppose à l'attitude conservatrice des amis des bêtes. Il s'y oppose, comme une physique du vivant s'oppose à une métaphysique de la vie. Entre ces deux comportements la différence est à la fois infime et totale. Infime, parce que le scientifique et l'homme de compassion valorisent la vie. Totale, dans la mesure où l'estimation de la vie emprunte deux voies opposées : la première lie la connaissance au profit des humains à la nécessité de l'expérimentation animale : la seconde ne peut que rejeter cette pratique, dès l'instant où elle fait le choix de la défense des droits de l'animal.

► BERNARD C., *Introduction à la médecine expérimentale*, Paris, Delagrave, 1903. – CANGUILHEM G., *La Connaissance de la vie*, Paris, Vrin, 1989. – COMTE A., *Cours de philosophie positive*, Paris, Bachelier, 1838, vol. 3, 40ᵉ leçon. – DESCARTES R., Lettre du 5 février 1649, communiquée à Morus. – FRENCH R., *Antivisection and Medical Science in Victorian Society*, Princeton Univ. Press, 1975. – HALLER A., Mémoire sur la nature sensible et irritable des parties du corps animal, 1753. – LEIBNIZ, Lettre du 19 mars 1678, communiquée à Couring. – MAUPERTUIS, Sixième lettre, Berlin, 1753. – RYDER R., *Victims of Science*, Davis-Pynter, Londres, 1975. – SALT H., *Animals' Rights*, Londres, Centaur Press, 1980. – SINGER P., *La Libération animale*, Paris, Grasset, 1993. – THOMAS K., *Dans le jardin de la nature*, Paris, Gallimard, 1985. – « Mépris du vivant et négation de la souffrance », *Le Monde*, 26 avril 2001.

François DELAPORTE

→ Alexandrie (École d') ; Expérimentation animale ; Expérimentation Humaine ; Galénisme ; Gréco-romaine (École) ; Essais ; Laboratoire ; Médecine expérimentale ; Vétérinaire (Médecine).

s'opère une volonté de savoir de toutes les formes du [illegible] de l'homme [illegible] [illegible] [illegible] [illegible] [illegible] [illegible] [illegible] l'animal n'est plus [illegible] [illegible] [illegible] [illegible] [illegible] auxiliaire [illegible] de comparaison [illegible] [illegible] [illegible] il devient un substitut [illegible] pour la vivisection. Quant à l'opposition à l'expérimentation animale, elle [illegible] une métaphysique [illegible].

[illegible]

Francis DAGOGNET

[illegible] aux [illegible] l'animal de laboratoire [illegible] la vivisection [illegible].

[illegible] [illegible] l'image [illegible] l'homme à l'animal [illegible] [illegible] [illegible] [illegible] [illegible] [illegible] [illegible] [illegible] [illegible] [illegible] [illegible] [illegible] [illegible] [illegible] [illegible] [illegible] [illegible] [illegible] [illegible] les éléments [illegible] [illegible] l'expérimentation animale [illegible] [illegible] [illegible] [illegible] [illegible]

Y

YIN ET YANG

Les notions de Yin et de Yang relèvent, pour reprendre les termes de Marcel Granet, des « notions communes, de ces habitudes mentales auxquelles les Chinois semblent attribuer une puissance impérative ». Quand ces notions apparaissent-elles ? Quels sens leur donner, alors qu'en Chine, si nul ne les ignore ni ne les conteste, nul ne songe à les définir ? Quels rapports l'homme entretient-il avec ces notions ? Quelle place vont-elles occuper dans la théorie médicale chinoise ?

Les notions de Yin et de Yang, qui désignent dans les premières sources chinoises les aspects antithétiques du temps et de l'espace, accèdent, dans les trois premiers siècles avant notre ère, au rang de principes efficients et étroitement corrélés, présidant à l'émergence de l'Univers et concourant au maintien de son harmonie. Délaissant les forces mystérieuses – dieux ou ancêtres défunts – de l'Antiquité, la philosophie chinoise va tenter, à l'aide de ces notions, d'expliquer les phénomènes du monde perceptible comme des événements naturels. Les représentations cosmogoniques qui s'élaborent alors sont intégrées dans tous les courants de pensée, y compris dans la doctrine confucéenne, promue sous les Han (– 206 - + 220) au rang d'orthodoxie sociale et politique. La théorie médicale qui est en pleine structuration développe une idéologie du corps inspirée de l'idéologie confucéenne et de la pensée cosmologique.

Emblèmes, rubriques et entités cosmogoniques

La complémentarité du Yin et du Yang remonte certainement à un fonds très ancien mais n'est formulée explicitement qu'entre le IVe s. et le IIIe s. avant notre ère. Jusque-là, et avant que la réflexion savante ne leur prête la valeur d'entités cosmogoniques, les caractères Yin et Yang, tels qu'ils sont employés dans le *Shijing (Livre des Odes)* ou dans le *Zuozhuan (Commentaire de Zuo)* datés respectivement des Ve s. et IVe s. avant notre ère, traduisent les aspects antithétiques et concrets du temps et de l'espace : le Yin, comportant l'élément « nuage », désigne le versant nord de la montagne et évoque les idées de froid, de couvert, d'intérieur et de sombre. Le Yang, composé de l'élément « soleil », désigne le versant sud de la montagne et évoque les idées d'ensoleillement, de chaleur, d'extérieur. La qualification Yin ou Yang de l'espace et du temps est cependant fondamentale car elle préside aux activités rituelles et au choix, entre autres, des sites et des dates pour l'emplacement et la construction de nouvelles villes.

Plusieurs formules dans le *Grand Commentaire* du *Livre des Mutations*, dans le *Zhuangzi* et le *Mozi* datés du IVe s. associent Yin et Yang en une notion abstraite de dualité antithétique capable d'évoquer tous les contrastes possibles de l'Univers : un temps de Yin, un temps de Yang ; ici du froid, là du chaud ; ici du lourd, là du ténu ; ici du grave, là de l'aigu. Toutes les antithèses de l'Univers paraissent pouvoir être évoquées par celle du Yin et du Yang qui ne sont, dans ces contextes, ni substances, ni forces, ni genres mais bien, pour reprendre les termes de Granet, des « Emblèmes » « pourvus d'une puissance d'évocation infinie » et appelés à jouer le rôle de rubriques maîtresses.

Néanmoins, Yin et Yang ne sont pas simplement des outils permettant d'évoquer ou de classer les phénomènes de l'Univers. Dans cette période confuse des Royaumes Combattants, où se délitent la culture ritualiste et les institutions féodales de la dynastie des Zhou (XIIe s. - IIIe s.) censées jusqu'alors garantir l'harmonie politique et sociale de l'espace chinois, plusieurs courants de pensée se forment qui ont en commun de chercher dans la nature, et non plus dans les rites, la source de toute sagesse. Ces différents courants et en particulier celui qui gravite autour de Zou Yan (– 350 - – 270), penseur de l'Académie Jixia du Royaume de Qi, vont donner naissance à une pensée cosmologique. Pleinement achevée sous les Han, cette pensée cosmologique, qui fait intervenir les notions de *qi* – dont la polysémie rend la traduction toujours impropre –, de Yin, de Yang et des *wu xing*, est intégrée dans tous les courants de pensée.

Yin et Yang y sont présentés comme les principes efficients à l'origine de toute existence et garants de l'équilibre de l'Univers. Issus du *Yuanqi* ou souffle originel primordial et unique, le Yang, souffle pur et léger, est monté et a fait le Ciel ; le Yin, souffle opaque et lourd, est descendu et a formé la Terre. Entre ces deux pôles extrêmes, se situe le monde de l'Homme, constitué de la réunion du Yin et du Yang. Dans ce monde, toute chose n'est qu'une imbrication de Yin et de Yang, dont le propre est de s'emmêler, de s'engendrer ou de s'annuler, donnant aux phénomènes qui y sont observés un rythme binaire : le temps y est divisible en jour et nuit, l'espace en ciel et terre, l'année en saisons actives et passives, l'espèce en hommes et femmes, la température en chaud et froid. Dans ce monde, en effet, Yang, principe dynamique et Yin, principe de repos, sont solidaires et complémentaires, incapables d'exister l'un sans l'autre : le déclin de l'un signifie le développement de l'autre, le paroxysme de l'un donne naissance à l'autre. Par leurs alternances et leurs combinaisons, Yin et Yang animent le principe vital et unique de tout être, le *qi*, et président à la totalité des changements, des phénomènes naturels, à la totalité des contrastes qui caractérisent l'Univers.

Yin et Yang sont donc tout à la fois des emblèmes, des rubriques classificatoires et des entités cosmogoniques qui évoquent et en même temps produisent l'ordonnance rythmique qui préside à la vie du monde.

À la fin des Royaumes Combattants, l'alternance des principes efficients Yin et Yang se trouve combinée avec celle des *wu xing*, traduits généralement par les Cinq Agents ou Cinq Phases pour rendre compte du caractère dynamique du caractère *xing* et pour éviter les analogies avec les Quatre Éléments distingués par Empédocle au Vᵉ s. av. J.-C. : les Cinq Agents – Eau, Feu, Bois, Métal, Terre – semblent avoir été envisagés sous un angle essentiellement fonctionnel, pour rendre compte des processus de changements continus de l'Univers et non sous l'angle de substances constitutives essentielles. Dès leur apparition, dans le *Hongfan* (Grand Plan) du *Shujing (Livre des documents)* daté du IVᵉ s. av. J.-C., l'eau est décrite comme naturellement humidifiante, coulant vers le bas et devenant salée ; le feu comme s'élevant dans l'air et devenant amer, le bois courbé et redressé devenant acide, le métal malléable et devenant âcre, la terre labourée prenant une saveur douce. On doit à Zou Yan l'initiative d'avoir fait passer les Cinq Agents d'un sens fonctionnel à une représentation cyclique corrélée à la dynamique Yin/Yang, au point d'en faire un courant de pensée connu sous le nom de « l'École du Yin / Yang et des Cinq Agents », *Yinyang wu xing jia*. Au Yang croissant correspondent les Agents Bois et Feu, au Yang qui cède la place correspond la Terre, au Yin croissant correspondent le Métal et l'Eau. Les Cinq Agents sont considérés comme des principes dynamiques faisant passer d'un temps à l'autre, d'un état à l'autre, mues par des relations réciproques, les plus connues étant celle de destruction (Eau-Feu-Métal-Bois-Terre) et celle d'engendrement (Eau-Bois-Feu-Terre-Métal). Ces Agents vont servir à classer l'ensemble des êtres et des objets concevables dans l'Univers. Saisons, points cardinaux, saveurs, odeurs, couleurs, etc. sont progressivement associés, par analogie et sur la base de perceptions subjectives, au Yin, au Yang et aux Cinq Agents.

Le Yin, le Yang et les Cinq Agents fournissent les fondements à l'élaboration d'une cosmologie corrélative qui s'impose durablement comme modèle intellectuel. Voici les principales représentations qui en découlent.

Déploiement, équilibre et immanence de l'Univers

L'engendrement et les transformations du monde se font suivant un processus de déploiement d'une source unifiée vers la myriade de choses, en passant par la dualité Yin et Yang. La phrase célèbre du chapitre 42 du *Daodejing (Livre de la Voie et de sa vertu)*, écrit entre le IIIᵉ et le IIᵉ s. : « Le Dao engendre l'Un, l'Un le Deux, Deux le Trois, Trois les dix mille êtres » peut être rapprochée de plusieurs autres de la même période. Il s'agit d'un processus *ziran* ou allant « de soi-même ainsi », qui fait passer du Un à la Multiplicité, de l'Unité à la Diversité, imputable à aucune cause mécanique ni à aucun Dieu créateur.

L'Univers est réglé par un équilibre constamment changeant où les différentes forces qui l'animent – Yin, Yang, Cinq Agents – ne sont jamais égales, mais le dominent tour à tour. Cet équilibre s'instaure par un jeu balancé d'alliances et d'antagonismes entre les Cinq Agents qui en fait un système autocorrecteur. C'est en vertu de cette capacité à s'autoréguler que les penseurs chinois éprouvent une confiance absolue dans le cours normal de la nature, confiance qui s'exprime chez les taoïstes par une défiance envers l'intervention humaine et par l'apologie du principe de non-intervention *wuwei*, et chez les confucianistes par des prescriptions de conduite humaine réglée sur l'ordre naturel : dans les « commandements mensuels » *yueling* du *Liji (Traité des Rites)*, un des livres clés des confucianistes composé entre les IIIᵉ et IIᵉ s., la conduite du souverain, sa place dans le Palais des Lumières *mingtang*, la couleur de ses vêtements, la nature de ses aliments, les ordres comme les interdits qu'il impose au peuple sont réglés sur la position des astres, l'espèce zoologique dominante, la note musicale ou la saveur appropriée.

En vertu du principe de réalité unique, le *qi*, qui donne forme à toute chose et à tout être dans l'Univers, il n'y a pas de démarcation entre les êtres humains et le reste du monde. La conformation de l'Homme, agent cosmique, médiateur hybride du Ciel et de la Terre, composé de Yin et de Yang, est entièrement modelée sur celle de l'Univers : pareillement au Ciel qui accomplit son mouvement circulaire en 4 saisons, de 3 mois et de

30 jours, soit en un total de 360 jours, l'homme a 4 membres, formés chacun de 3 parties et possède 360 articulations. Ses pieds sont carrés comme est conçue carrée la terre, sa tête est ronde, à l'image du Ciel.

Enfin, tous les phénomènes du monde visible et invisible sont conçus comme se tenant dans une dépendance mutuelle par leur association à certaines lignes de correspondance : l'homme qui marche sur sa tête, de même que le souverain, fils du Ciel, qui ne s'unit pas à son épouse défient l'ordre naturel qui exige que les pieds Yin reposent sur la terre et que la tête Yang soit tournée vers le ciel et qui exige l'union du Yin et du Yang. À ce titre, ils menacent de dérégler l'ordre naturel macrocosmique.

Ainsi, s'impose la vision d'un Univers qui s'équilibre de lui-même et qui est constitué non pas comme un ensemble d'entités discrètes et indépendantes ayant chacune une essence propre, mais comme un réseau continu de relations entre le tout et les parties, sans que l'un transcende les autres.

Un cadre mental validé par l'orthodoxie confucéenne

Les classifications en deux et cinq lignes de correspondances, œuvres probables de savants techniciens d'époques variées, provoquèrent dès le premier siècle de notre ère des critiques. Ainsi, Wang Chong contestait-il l'aspect systématique de ces théories en soulignant l'absurdité qui faisait dire qu'un cheval, associé au Feu, aurait dû, conformément à l'ordre des relations de destruction des Cinq Agents, être contrôlé par le rat, ce dernier étant associé à l'Eau. Ces voix critiques restèrent cependant dans l'ombre, d'autant que la théorie du Yin, du Yang et des Cinq Agents était adoptée par la doctrine confucéenne pour expliquer les changements politiques et que celle-ci était élevée au rang d'orthodoxie sociale et politique sous l'empereur Wu des Han (– 141 - – 87). Au lieu d'incorporer des lois transcendantales ou divines pour expliquer le changement politique, la doctrine confucéenne, entièrement dédiée à la société des hommes, fit coïncider les normes éthiques du confucianisme avec la philosophie naturelle du Yin, du Yang et des Cinq Agents. Le souverain, par sa conduite appropriée et son bon gouvernement, fondés sur la justice, la bonté humaine, la piété filiale, développait une force *de* capable d'accompagner l'ordre cosmique. À l'inverse, une conduite immorale, un gouvernement tyrannique et irrespectueux conduisait à des aberrations cosmiques, signe que le mandat du Ciel ou la légitimité à gouverner étaient perdus et qu'une nouvelle dynastie était souhaitable. Intégrée au confucianisme qui s'impose comme modèle social et politique dans la majeure partie de l'histoire impériale, la pensée cosmologique s'impose durablement comme modèle intellectuel. Le *Yijing (Livre des Mutations)*, source essentielle de la pensée cosmologique, est d'ailleurs intégré dans le corpus des *Cinq Classiques*, répertorié et canonisé au début des Han, et constituant la culture de référence de tout lettré et de tout homme public.

La pérennité des schémas cosmologiques s'explique aussi par le côté rassurant d'une harmonie réalisée entre l'activité humaine et le monde environnant. Dans la conception cosmologique corrélative, tout est prévu. Les êtres et les choses, rangés par analogie en catégories, procèdent tous du même mouvement : celui du cours naturel de l'Univers. Aussi l'homme peut-il déchiffrer dans l'Univers non seulement les principes structurants, mais aussi les lignes de conduites à suivre. Et tandis que disparaît la dynastie des Han, la vision du monde qu'elle a élaborée à partir d'idées plus anciennes se perpétue bien au-delà, en dépit de l'émergence d'une pensée plus rigoureusement scientifique qui ne finit par s'affirmer qu'aux XVIIe et XVIIIe s.

L'émergence de la pensée cosmologique corrélative marque de façon décisive l'histoire intellectuelle chinoise, en particulier la médecine, domaine où les théories cosmologiques ont été les plus développées et les plus appliquées.

D'une cosmologie corrélative à une médecine des correspondances systématiques

Les substrats théoriques de la pensée médicale qui s'élabore dans les deux ou trois siècles avant notre ère se trouvent dans le *Huangdi neijing (Canon interne de l'Empereur Jaune)*, dont les premiers chapitres datent du IIe s. avant notre ère et dans le *Nanjing (Canon des difficultés)*, censé expliciter les passages les plus obscurs du *Huangdi neijing*, guère plus tardif. Ces ouvrages ne sont pas les plus anciens à fournir une théorie médicale : une dizaine de manuscrits datés du IIIe s. avant l'ère chrétienne ont été excavés au début des années 1970 dans la province du Hunan ; ils ne sont pas les seuls à avoir informé la pensée médicale. Mais ils constituent dans toute l'histoire impériale les textes canoniques dont on tire les questions pour le concours d'entrée à l'Académie impériale de médecine ; ils continuent à être étudiés dans le cursus universitaire de médecine traditionnelle. Formés d'idées hétéroclites et parfois contradictoires, ils fournissent les outils idéologiques qui vont structurer la pensée et façonner la pratique médicale : configuration du corps, correspondances systématiques fondées sur les représentations cosmogoniques du monde.

Le corps humain y est composé de viscères – le terme « organe » est à éviter car il renvoie historiquement à une conception « organiciste » de la physiologie – parcourus par un réseau de canaux conducteurs *jingluo* liant toutes les parties entre elles et acheminant des substances, en particulier le *qi*. Douze canaux sont reliés aux onze ou douze viscères, classés en deux catégories : les *zang*, dont l'étymologie évoque l'idée de stockage, localisés en profondeur du corps comptent les Reins, les Poumons, le Foie, la Rate, le Cœur et le Péricarde, souvent associés en un seul viscère ; les *fu* dont l'étymologie évoque l'idée de transformation sont en superficie et comptent l'Estomac, l'Intestin Grêle, le Gros Intestin, la Vessie, la Vésicule Biliaire, et le Triple Réchauffeur. Les viscères sont conçus comme entretenant des rapports hiérarchiques nécessaires au fonctionnement du corps. La configuration du corps et l'étymologie de ses principaux éléments reproduisent la configuration sociale et économique de la Chine après la réunification des Qin (– 221 - – 207) : tous les éléments qui garantissent l'unité de la Chine – lieux de stockages, lieux de transformation et surtout les canaux qui assurent les échanges de biens – y sont représentés. Du reste, soigner et gouverner sont exprimés par le même caractère, *zhi*, qui signifie mettre en ordre.

Toutes les parties sont solidaires et coopèrent, formant un microcosme dont chaque partie est reliée au macrocosme. Ce lien est fourni par l'association des parties du corps aux lignes de correspondances du Yin, du Yang et des Cinq Agents. Toutes peuvent être classées en fonction de leurs caractéristiques Yin ou Yang. Les parties supérieure, gauche, extérieure du corps sont Yang, les parties inférieure, droite, intérieure sont Yin. En aucun cas, cependant, la qualification Yin ou Yang n'équivaut à une essentialisation des parties : un élément du corps n'est Yin que par rapport à un autre qui est Yang dans une perspective donnée. Tous les viscères sont également associés aux Cinq Agents : le Cœur au Feu, la Rate à la Terre, les Poumons au Métal, les Reins à l'Eau et le Foie au Bois. Les éléments du corps forment un microcosme, dans lequel, et à l'image du macrocosme, les jeux alternés du Yin, du Yang et les relations d'engendrement et de contrôle mutuel des Cinq Agents instaurent un équilibre autocorrecteur.

Cet équilibre peut être rompu. Si la responsabilité des maladies, sous l'Antiquité, incombait aux démons maléfiques, la pensée médicale qui se structure sous les Han invoque d'abord le vent puis toutes les influences et les émanations de la nature, désignées par le caractère *qi*. Souffle, énergie, influences, vapeur, le *qi* du monde environnant est considéré comme potentiellement porteur de maladies. Potentiellement seulement car dans ce monde d'influences toutes associées au Yin, au Yang et aux Cinq Agents, l'homme peut vivre bien : il lui suffit de bien connaître les correspondances entre la structure et la fonction de l'organisme et les phénomènes de l'Univers pour se mettre au diapason en adoptant un style de vie réglé par des normes bien définies, inspirées par le confucianisme et très proches de celles édictées dans les *Commandements mensuels :* au printemps par exemple, lorsque la végétation est régénérée et le Bois l'Agent dominant, l'homme doit se coucher tard, se lever tôt, créer et non tuer, donner et non reprendre. Sinon, le Foie, relevant du Bois, en est affecté.

Les influences potentiellement pathogènes sont regroupées en deux catégories et associées au Yin et au Yang, selon qu'elles sont exogènes ou endogènes, elles sont aussi associées à un des Cinq Agents et s'attaquent en priorité au viscère du même Agent. Trois types de pathologies s'esquissent qui reproduisent à l'échelle du corps les fléaux économiques et sociaux qui menaçaient l'unité chinoise lorsque les centres de stockage, les centres de transformation ou les voies de communication venaient à être détruits par l'homme ou la nature : des maladies de déficience *xu* ou d'excès *shi* dans les viscères *zang* et *fu* et l'obstruction des canaux. Ici, les flux s'accumulent, là, ils se raréfient et l'équilibre autocorrecteur est rompu. Du fait de ses relations constantes avec le reste du corps et des échanges continus de flux, tout viscère attaqué risque de transmettre les influences pathogènes au reste du corps. Il revient alors au médecin de spécifier si l'atteinte d'un viscère est une affection de premier degré ou si elle résulte d'un déséquilibre antérieur, dans le temps et dans l'espace ; en bref, il lui faut localiser le début d'un processus et évaluer à quelle étape il en est arrivé.

La conceptualisation du corps et des maladies dans ces ouvrages de référence a eu des conséquences durables sur la pensée et la pratique médicale en Chine, même si celles-ci se sont considérablement enrichies au fil des siècles. D'abord, dans cette configuration microcosmique du corps où toute partie est définie en fonction des relations qu'elle entretient avec l'autre, aucune partie n'a d'essence fixe. Aussi les Chinois se sont-ils beaucoup moins intéressés à développer une connaissance de la structure du corps qu'à étudier les relations qu'entretiennent les entités fonctionnelles entre elles et celles qu'elles entretiennent avec le macrocosme.

Ensuite, en raison des flux continus et des relations de dépendance mutuelle entre chaque partie, l'atteinte d'un viscère se répercute dans tout l'organisme et se reflète dans les parties internes mais aussi externes du corps. Aussi l'observation médicale s'est-elle développée sur un mode holistique, ne s'attachant pas au symptôme, détail isolé et manifestation localisée dans le temps et dans l'espace d'un déséquilibre général, mais à l'ensemble des manifestations psychophysiologiques recueillies au cours des quatre étapes du diagnostic : observation, écoute, interrogatoire et palpation.

Enfin, dégagé de toute obligation à expliquer pourquoi les choses arrivent puisque les transformations du monde et des choses sont *ziran*, allant « de soi-même ainsi », le médecin comme du reste le savant chinois ne s'attache pas à rechercher un mécanisme causal mais à observer dans quel ordre séquentiel les choses arrivent et sous quelles conditions.

► CHENG A., *Histoire de la pensée chinoise*, Paris, Le Seuil, 1997. – CHENG S. D., *Neijing jiangyi (Manuel du Neijing)*, Shanghai, Kexue jishu chubanshe, 1983. – GRANET M., *La Pensée chinoise*, Paris, Albin Michel « L'Évolution de l'Humanité », 3e éd., 1988. – FARQUHAR J., *Knowing Practice, The Clinical Encounter of Chinese Medicine*, Boulder, Westview Press, 1994. – ROBINET I., *Histoire du taoïsme des origines au XIVe siècle*, Paris, Le Cerf, 1991. – UNSCHULD P., *Medicine in China, A History of Ideas*, Berkeley, Univ. of California Press, 1985.

Florence BRETELLE-ESTABLET

→ Acupuncture ; Chinoise (Médecine).

Z

ZOONOSES

Le terme générique de « zoonoses » est progressivement entré en usage au XIXe s. : la première occurrence attestée se trouve dans le *Manuel de pathologie générale* d'Ernst Wagner qui date de 1876. On le trouve aujourd'hui dans tous les principaux dictionnaires européens : le *Petit Larousse* de 1998 définit la zoonose comme une « maladie infectieuse atteignant les animaux, et qui peut être transmise à l'homme (peste, rage, etc.) ». On trouve une définition plus complète dans la préface du livre *Zoonoses*, publié également en 1998 aux Presses universitaires d'Oxford. Les auteurs y citent la définition donnée en 1959 par l'OMS, « maladies et infections qui se transmettent naturellement entre l'homme et les animaux vertébrés », avant d'introduire la controverse en cours au sujet du bien-fondé de cette définition. Certains spécialistes doutent que les preuves existantes suffisent à montrer que toutes les zoonoses reconnues comme telles se transmettent naturellement, malgré des données épidémiologiques, apparemment importantes, en faveur de cette théorie, tandis que d'autres spécialistes soulignent l'intérêt d'inclure dans la définition des infections opportunistes « non naturelles » dues à des « organismes d'origine invertébrée », aujourd'hui attestées chez les patients immunodéprimés. D'autres pourraient encore y inclure les réactions toxiques aux « venins d'araignée et de serpent, ou au botulisme ». Enfin, les auteurs soulignent le fait que la définition de l'OMS écarte toute transmission délibérée « d'agents infectieux humains aux animaux », comme dans le cas des expérimentations animales. Le terme zoonose recouvre donc une grande variété de maladies qui, eu égard à leurs différences épidémiologiques et cliniques, supposent qu'on agisse de différentes façons pour les enrayer ou, le cas échéant, pour les éradiquer (Wilkinson, 1993). D'un point de vue systématique, comme dans le volume *Zoonoses*, ces maladies peuvent être divisées en trois catégories, selon leurs agents : les zoonoses bactériennes ; les zoonoses virales ; les zoonoses parasitaires.

C. N. Schwabe avait déjà proposé en 1964 une classification suivant leurs cycles respectifs, pour compléter la distinction, plus simple, entre les anthropozoonoses (c'est-à-dire les infections transmises à l'homme par les vertébrés inférieurs) et les zooanthroponoses (c'est-à-dire, inversement, celles que l'homme transmet aux vertébrés inférieurs). Il n'est pas possible, ici, de faire la liste de toutes les zoonoses connues mais, dans les pages qui suivent, il sera question des plus importantes d'entre elles, qu'elles appartiennent au passé ou au présent. Cet article s'intéresse à leur influence sur différents aspects du développement des sociétés et de l'épistémologie, mais aussi au progrès des connaissances sur la nature des zoonoses, et donc aux récents développements de la médecine humaine et vétérinaire.

Les zoonoses dans l'histoire

Trois zoonoses spécifiques se distinguent des maladies infectieuses en général par ce qu'on pourrait appeler leur « très longue histoire écrite », puisque, en raison de leur impact dévastateur sur la vie humaine, elles ont fait l'objet de descriptions par écrit bien avant que leur vraie nature et leur véritable étiologie ne soient – et même ne puissent – être connues. Il s'agit du charbon, de la peste et de la rage. Elles ont également contribué, chacune à leur façon, à faire avancer les connaissances sur la nature des zoonoses, ainsi que sur les moyens de les enrayer.

La rage est la plus facilement identifiable d'entre elles, même dans les documents les plus anciens : on trouve trace du lien entre la rage et les « chiens fous », connu depuis toujours, dans des sources du Moyen-Orient qui remontent jusqu'au XXIIIe s. avant J.-C. Des textes de loi mésopotamiens mentionnent ainsi les « chiens fous » avec respect et inquiétude. En faisant état des amendes encourues par ceux qui possèdent un « chien fou », ces textes reflètent, incidemment, les différences entre les conditions sociales à l'époque : lorsqu'un chien enragé entraînait par ses morsures la mort d'un esclave, son propriétaire ne devait verser qu'un tiers de la somme due en réparation si la victime se trouvait être un homme libre. Dans l'Égypte des Pharaons, il est possible qu'un lien causal entre la maladie et la salive du chien ait été établi lors des incantations magiques ; et des écrits datant de la Chine antique suggèrent que l'on avait identifié la rage chez les chiens avant l'ère chrétienne (Théodorides, 1986). Plus près de nous, la rage attire à nouveau l'attention pour avoir été « le premier virus filtrant » pour lequel on ait mis au point un vaccin efficace : c'est Louis Pasteur qui parvint à ce résultat dans les années 1880, alors que l'agent infectieux n'avait encore jamais été vu ni isolé et n'était pas encore connu.

Du point de vue historique, la trace écrite laissée par la peste bubonique au cours des siècles fait pendant à celle de la rage, mais la période qu'elle couvre est très différente. Différentes également furent les conséquences démographiques de la peste et le poids de malheurs qu'elle engendra, en raison de l'ampleur des épidémies et du grand nombre de victimes qu'elles firent. Dans l'Ancien Testament, la soi-disant « Peste d'Athènes » (429 av. J.-C.) est causée par « la colère de Dieu, l'action d'esprits malins et de forces surnaturelles ». Pourtant, lorsqu'on interprète de très anciennes descriptions de « pestes », et plus généralement d'épidémies ou d'épizooties, il convient de garder présent à l'esprit le fait que l'identification de toute maladie infectieuse est hautement problématique à une telle distance dans le temps. Dans son commentaire sur l'utilisation de mots comme « peste », *« pestis »* et « pestilence », Bulloch (1938) cite Greenwood pour qui l'histoire médicale populaire « s'empare des mots et des expressions de la littérature antique qui semblent suggérer que l'auteur avait vaguement connaissance de ce que nous croyons aujourd'hui être la vérité ». Il ne fait aucun doute, cependant, que c'est bien la Peste Noire qui, en 1346-1347, arriva par Messine et Constantinople, transportée dans les bateaux par le grand rat gris (ou rat asiatique) *Rattus norvegicus* jusqu'en Europe méridionale, puis de là, par le rat noir, *Rattus rattus*, à travers l'Europe continentale vers le Nord. Dans les deux cas, elle fut transmise par la puce du rat, *Xenophyllis cheopsis*. Le résultat fut que ce qu'on a appelé depuis la « mort noire » tua entre 30 et 50 % de la population européenne totale. Mais on compara également la peste à un professeur : en effet, on retira de chaque grande peste, jusqu'à la dernière en 1664-1665, des enseignements importants concernant la maîtrise des épidémies et, par la suite, la mise en quarantaine (Winslow, 1943).

S'il est vrai qu'aucun document attestant la présence de la maladie du charbon dans les populations humaines ou animales ne remonte jusqu'au XXIIIe s. avant J.-C, et même s'il faut se montrer plus prudent encore au sujet de ces premiers diagnostics dans le cas du charbon, la description donnée par Virgile au troisième livre des *Géorgiques* (~ 30 av. J.-C.), après l'annonce dramatique : « Elle est aussi dans sa fureur... la pâle Tisiphone », laisse peu de doutes sur le fait que le charbon était présent dans le bétail à l'époque, et qu'il pouvait se transmettre à l'homme. Les cas de mort subite qu'Aristote avait observés chez les bêtes en train de paître plus de trois cents ans auparavant pouvaient difficilement être attribués à l'inoffensive musaraigne, ainsi qu'il le prétendait. Il s'agissait plus vraisemblablement d'une forme de la maladie du charbon connue sous le nom d'« apoplexie splénique », mais ce n'est là qu'une hypothèse. En revanche, l'histoire moderne de la maladie rappelle à l'évidence celle de la rage pour ce qui est de l'impact qu'elle eut sur les découvertes essentielles des XIXe et XXe s. dans les domaines de l'étiologie et de la fabrication des vaccins. Néanmoins, son influence sur la démographie humaine et sur celle des animaux domestiques dépasse de beaucoup celle de la rage. Les premières observations des « bâtonnets » de charbon – « ces petits corps filiformes », qui deviendront plus tard les « bactéridies » – dont firent état P. F. O. Rayer (1793-1867) et Casimir Davaine (1812-1882) dans les années 1850-1860, en même temps que les remarques de Pasteur sur les « vibrions » dans la fermentation de l'acide butyrique, ouvrirent la voie à tous les travaux menés ultérieurement, aux XIXe et XXe s., sur la bactériologie et l'identité des « virus filtrables » ainsi que sur leurs vaccins. L'histoire contemporaine du charbon traduit l'inquiétude de la population et les questions de politique internationale. Elle reflète les recherches conduites pendant les deux guerres mondiales sur l'utilisation du charbon comme arme biologique ainsi que la peur et les doutes qui naquirent lorsque quelques cas apparurent après que des spores du charbon furent retrouvées dans de la poudre blanche envoyée par courrier aux États-Unis au lendemain des attentats du 11 septembre 2001 contre les « Tours jumelles ».

Il est peut-être bon, à ce point de la réflexion, de faire retour vers cette époque lointaine où les animaux sauvages se mirent à vivre en troupeaux, créant ainsi les conditions d'une transmission à grande échelle des maladies infectieuses. En fait, il est possible qu'un certain nombre des agents infectieux qui affectent les hommes de nos jours dérivent d'agents similaires responsables de maladies chez les animaux – sans qu'il y ait nécessairement entre eux identité moléculaire : ainsi le virus responsable de la peste bovine, qui n'est pas une zoonose, ressemble beaucoup au virus de la rougeole.

Puis, lorsque l'homme et avec lui l'agriculture et l'élevage s'imposèrent, de vastes régions du monde furent peu à peu colonisées par des populations qui vivaient en étroite relation avec leurs animaux domestiques, dans des conditions sanitaires qui laissaient beaucoup à désirer. Il y avait là une combinaison qui favorisait l'exposition de la communauté paysanne aux dangers des zoonoses. Récemment, les préoccupations, à l'échelle planétaire, pour les questions de santé publique, dans les zones à risque des tropiques notamment, mais ailleurs également, ont attiré l'attention sur les zoonoses provoquées par les arthropodes, les tiques ou les poux. Plus près de nous, les deux dernières décennies ont vu l'inquiétante émergence de ce que James Hope, dans l'ouvrage *Zoonoses*, nomme « les maladies à prion chez l'homme et l'animal », maladies dont la notoriété n'a cessé de croître tout au long des vingt dernières années du XXe s. Au début des années 1980, le cheptel bovin britannique commença à montrer les symptômes inquiétants d'une maladie proche de la tremblante chez le mouton et la chèvre, alors bien connue des éleveurs et décrite par les vétérinaires du monde entier, depuis l'Islande jusqu'à la Nouvelle-Zélande et l'Australie. Cette épidémie d'une maladie que l'on connaît maintenant sous le nom d'ESB (encéphalopathie spongiforme bovine) fit scandale en Angleterre et chez ses partenaires européens, scandale que les très puissants médias de cette fin de XXe s. contribuèrent à étendre en le dénonçant, et ce d'autant plus facilement qu'il apparut que, selon toute probabilité, l'infection provenait du fait qu'on avait nourri des bovins, herbivores par nature, avec des tissus contaminés par la tremblante, dans le seul but d'accroître la productivité et d'augmenter les profits. La situation ne fit qu'empirer lorsqu'un « nouveau variant » de MCJ (maladie de Creutzfeldt-Jacob) fit son apparition chez des hommes et des femmes relativement jeunes, dont on savait qu'ils avaient consommé (sous la forme de hamburgers, par exemple) du bœuf élevé et abattu dans la région depuis le début de l'épidémie. Les termes prudents choisis par Hope pour définir les agents de cette maladie (voir *supra*) montrent que ces derniers attendent toujours de faire l'objet d'une classification officielle définitive. La précédente description qui les présentait comme des « virus lents » doit être rejetée : ce ne sont pas de véritables virus. Il se peut qu'il s'agisse de « prions », mais c'est là une théorie encore très controversée. Jusqu'à l'apparition récente de l'ESB, seule une autre maladie liée à la tremblante avait été observée chez les animaux plus de vingt ans auparavant et sur laquelle on était assez bien renseigné : il s'agissait d'une encéphalopathie touchant des visons d'élevage, qu'on avait nourris avec des aliments contaminés par la tremblante. Il est surprenant que ceux qui, en Europe, autorisèrent l'utilisation d'une nourriture pour animaux qui avait été contaminée de la même façon n'aient pas eu connaissance de ces faits, ni des articles qui s'y rapportaient (Wilkinson, 1992).

Les zoonoses tropicales

Au cours du XXe s., les préoccupations croissantes, à l'échelle planétaire, pour les questions de santé publique dans les régions à risque ont nourri l'intérêt pour les zoonoses des pays tropicaux où elles sont très répandues et où elles ont des conséquences souvent dévastatrices, affectant aussi bien les populations indigènes que l'industrie touristique en plein essor. On peut les diviser en deux sous-catégories : les zoonoses parasitaires (dues essentiellement aux helminthes) et les zoonoses virales, souvent dues aux moustiques. Il est vrai que les helminthes parasites, plus couramment appelés vers parasites, sont relativement nombreux dans les pays tempérés, mais ils ne sont pas moins fréquents dans les pays tropicaux et subtropicaux où ils ont développé des cycles biologiques beaucoup plus complexes et beaucoup moins facilement contrôlables. Parmi les plus complexes et les plus gênants, citons les schistosomes, plus communément appelés « bilharzies », du nom de celui qui les découvrit, Théodor Bilharz (1825-1862), ou plus simplement encore « douves ». Bilharz observa ces douves pour la première fois au cours d'une autopsie en Égypte en 1851. Trois espèces principales et plusieurs sous-espèces ont depuis été décrites, mais seule *Schistosoma japonicum* (voir M. G. Taylor dans *Zoonoses*, 1998) est décrite comme une zoonose majeure affectant différents animaux sauvages ou domestiques qui transmettent à leur tour la maladie. Dans tous les cas, les hôtes intermédiaires sont des escargots aquatiques ou amphibiens qui contaminent les hommes et les animaux directement lorsque les larves cercaires pondues par les escargots pénètrent à travers la peau alors qu'ils se baignent ou pataugent dans les rivières et les lacs de la région. Les autres schistosomes que l'on trouve à l'occasion chez les hommes et certains singes n'ont pratiquement aucune portée épidémiologique. Aujourd'hui, la malaria n'est plus vraiment la zoonose à part entière qu'elle fut autrefois. Chez l'homme, elle est causée par une ou plusieurs espèces de *Plasmodium*, organismes protozoaires transmis par la piqûre de différentes espèces de moustiques femelles du genre anophèle. Elle est endémique dans certaines parties de l'Afrique, de l'Asie, de l'Amérique Centrale et du Sud, où elle représente un problème croissant pour les populations indigènes comme pour les touristes. Elle ne s'appuya jamais sur la large variété d'hôtes de *Shistosoma japonicum*, mais on pense que les parasites de la malaria dérivent d'un parasite du macaque et des premiers hommes, appartenant au genre *Plasmodium*, qui évolua pour donner *P. vivax* ainsi que plusieurs sous-espèces. Lorsque l'homme devint cosmopolite, et s'éloigna définitivement de ses voisins simiens, la zoonose s'éteignit et la malaria devint la maladie humaine que nous connaissons aujourd'hui, présence dévastatrice pour les jeunes comme pour les personnes âgées en Asie, en Afrique et en Amérique du Sud tropicales (Garnham, 1971). On sait que la malaria, qui est dépendante de l'existence de moustiques vecteurs, a existé dans les régions tempérées au cours des siècles passés (Bruce-Chwatt et de Zulueta, 1980), et qu'elle fut un moment endémique dans la vallée du Pô en Italie, et autour de Rome. On sait qu'elle a même existé dans les zones marécageuses du sud de l'Angleterre, et brièvement dans d'autres régions du nord de l'Europe (Mary J. Dobson, 1997).

P. C. C. Garnham (1901-1994) a présenté la fièvre jaune, maladie tropicale par définition, comme « un excellent exemple de la progression d'une zoonose à grande échelle » : aujourd'hui le virus de la fièvre jaune est transmis par les différentes espèces de moustiques *Aedes,* mais il se peut qu'à l'origine il ait été transporté par des mites qui le transmirent au galago, réservoir important de l'infection aujourd'hui encore. De là, il est transmis aux populations locales de singes par les différentes espèces d'*Aedes* : *Aedes africanus* à la cime des arbres, et, plus bas, *Aedes simpsoni* qui se reproduit dans l'eau présente dans les aisselles de bananiers. S'étant à son tour nourrie sur des singes, la femelle moustique en vient à piquer les populations locales qui développent la maladie, sous des formes souvent bénignes. Garnham donna du progrès ultérieur du virus et de la maladie l'explication suivante : « ... il se peut que durant la période d'incubation une personne visite une ville voisine dont dépend une population non négligeable de moustiques domestiques locaux, *Aedes egpti.* Les moustiques piquent cette personne alors que le virus commence à circuler dans son sang, et une épidémie de fièvre jaune s'ensuit : la zoonose a disparu et le vecteur selvatique a été remplacé par le vecteur domestique. » Voilà jusqu'à quel point on avait réussi à retracer l'origine de la fièvre jaune et de son virus au milieu du XXe s. À la fin du siècle précédent, Patrick Manson (1844-1922) écrivait, dans la première édition de son *Manuel de médecine tropicale* : « La destruction de tous les détritus *(fomites)* est impérative ». Cette notion de *fomites* (ainsi que la notion de « miasmes ») disparut finalement trois ans plus tard lorsque la Walter Reed Commission qui travaillait à Cuba, alors occupé (« protégé ») par l'armée américaine, la rejeta comme un concept dépassé, montrant que la fièvre jaune était causée par des « virus filtrants » et qu'elle était transmise par les piqûres de moustiques infectés. Il est possible qu'à l'origine la fièvre jaune ait émané d'Afrique, avant d'être dispersée dans le Nouveau Monde par les bateaux négriers, peut-être dès le XVIe s. C'est alors que se développa « une zoonose inversée » : les singes d'Amérique Centrale et du Sud, qui n'avaient jamais été exposés au virus africain, se montrèrent sensibles à la maladie et moururent par milliers dans la jungle. Ce problème existe toujours : Garnham a décrit l'impressionnant silence de la forêt après une épidémie récente de fièvre jaune de jungle, sans les hurlements des singes hurleurs ni les habituels jacassements ou les cris de leurs congénères des étages inférieurs. En Amérique du Sud tropicale, comme en Afrique, ceux qui travaillaient ou habitaient dans les forêts développaient à leur tour cette forme de la fièvre jaune et la rapportaient avec eux dans les villes et les villages, causant ainsi des épidémies urbaines. Plus récemment, une campagne de santé publique volontaire menée par la Fondation Rockefeller a eu un impact considérable. La menace représentée par la fièvre jaune a très fortement diminué dans cette partie du monde, mais il est possible que la fièvre jaune de jungle perdure, en dépit du vaccin préparé par Max Theiler (1899-1972) et son équipe à l'Institut Rockefeller dans les années 1930 : le vaccin atténué 17D contre le virus de la fièvre jaune, qui a pris la place du précédent vaccin neurotrope français.

À l'époque récente, les zones tropicales ont également été infestées par de soi-disant fièvres hémorragiques, causées par des virus apparus depuis peu : les virus Marburg et Ebola, le virus de la fièvre de Lassa, et les virus Hanta (Oldstone, 1998). Le premier d'entre eux à avoir été reconnu comme une maladie humaine fut la fièvre de Lassa en Afrique occidentale en 1969. Son vecteur naturel est la souris à mamelles multiples, *mus natalensis ;* comme les autres fièvres hémorragiques, il est probable qu'elle était présente chez les animaux réservoirs bien avant qu'on ne la diagnostique chez l'homme. Les virus Marburg et Ebola sont classés parmi les filovirus ; la maladie du virus de Marburg fut reconnue comme une maladie humaine pour la première fois en 1967 lorsque des laborantins de Marburg en Allemagne, étant entrés en contact avec du sang et des tissus de singes verts venus d'Ouganda *(Cercopithecus aethiops)* furent frappés par une fièvre hémorragique fulminante. La maladie du virus Ebola fut diagnostiquée pour la première fois sur des humains au nord du Zaïre lors d'une épidémie massive en 1976. Comme pour les encéphalopathies spongiformes, plusieurs aspects des fièvres hémorragiques, liés à leur nature, aux hôtes réservoirs et aux schémas de transmission font encore l'objet de discussions. Il y a là matière à développement pour de nombreuses années.

► BRUCE-CHWATT L. J. & DE ZULUETA J., *The Rise and Fall of Malaria in Europe,* Oxford Univ. Press, 1980. – BULLOCH W., *The History of Bacteriology,* New York, Dover Publications Inc., 1938. – DOBSON M. J., « Malaria in England : A geographical and historical perspective », *Parassitologia,* 36, 1994, p. 35-60. – GARNHAM P. C. C., *Progress in Parassitology,* The Univ. of London Athlone Press, 1971. – MANSON P., *A Manual of Tropical Diseases,* Cassell & Co, Ltd., 1898, trad. fr. M. Guibaud, *Maladies des Pays chauds, manuel de pathologie exotique,* Paris, Masson, 1908. – MORSE S. S. (ed.), *Emerging Viruses,* Oxford Univ. Press, 1993. – OLDSTONE M. B. A., *Viruses, Plagues, and History,* Oxford Univ. Press, 1998. – PALMER S. R., Lord SOULSBY, SIMPSON D. I. H. (eds), *Zoonoses,* Oxford Univ. Press, 1998. – SCWABE C. N., *Veterinary Medecine and Human Health,* Baltimore, Williams and Wilkins, 1964. – THEODORIDES J., *Histoire de la Rage,* Paris, Masson, 1986. – WAGNER E. A., *Manual of General Pathology,* trad. angl. d'après la 6e édition, New York, W. Wood, 1876. – WILKINSON L., « Zoonoses and the development of concepts of contagion and infection », in *The Advancement of Veterinary Science,* vol. 3 : *History of the Healing Professions,* A. R. Michell (ed.), Wallingford, CAB International, 1993 ; *Animals and Disease,* Cambridge Univ. Press, 1992. – WINSLOW C. E. A., *The Conquest of Epidemic Disease,* Princeton, NJ, 1943.

Lise WILKINSON

(Trad. Mickaël Popelard)

→ Écologie médicale ; Épidémiologie ; Fièvre jaune ; Parasitologie ; Tropicale (Médecine) ; Vétérinaire (Médecine).

Index nominum

Index rerum

L'astérisque * placé à la droite d'une entrée signale que la notion fait l'objet d'un article dans le Corpus.

COLLECTION « QUADRIGE »

ABÉCASSIS É.	Petite métaphysique du meurtre
ALAIN	Propos sur l'éducation *suivis de* Pédagogie enfantine
ALAIN	Propos sur les beaux-arts
ALAIN	Stendhal *et autres textes*
ALLAND D. et RIALS S.	Dictionnaire de la culture juridique
ALQUIÉ F.	Le Désir d'éternité
ALTER N.	L'Innovation ordinaire
ALTHUSSER L.	Montesquieu, la politique et l'histoire
ALTHUSSER L. et BALIBAR É.	Lire *Le Capital*
AMBRIÈRE M.	Balzac et *La Recherche de l'Absolu*
ANDREAS-SALOMÉ L.	Ma vie
ASSOUN P.-L.	Freud, la philosophie et les philosophes
ASSOUN P.-L.	Freud et Nietzsche
ASSOUN P.-L.	Freud et Wittgenstein
ASSOUN P.-L.	Le Freudisme
ASSOUN P.-L.	Marx et la répétition historique
ATTALI J. et GUILLAUME M.	L'Anti-économique
AUBENQUE P.	Le Problème de l'être chez Aristote
AUBENQUE P.	La Prudence chez Aristote
AUDI P.	Supériorité de l'éthique. De Schopenhauer à Wittgenstein
AYMARD A. et AUBOYER J.	L'Orient et la Grèce antique
AYMARD A. et AUBOYER J.	Rome et son Empire
BACHELARD G.	La Philosophie du non
BACHELARD G.	La Poétique de l'espace
BACHELARD G.	La Poétique de la rêverie
BACHELARD G.	Le Nouvel Esprit scientifique
BACHELARD G.	La Flamme d'une chandelle
BACHELARD G.	Le Rationalisme appliqué
BACHELARD G.	La Dialectique de la durée
BACHELARD G.	Le Matérialisme rationnel
BACHELARD G.	Le Droit de rêver
BALANDIER G.	Sens et puissance
BALANDIER G.	Sociologie actuelle de l'Afrique noire
BALANDIER G.	Anthropologie politique
BALIBAR É.	Droit de cité
BARON S. W.	Histoire d'Israël, vol. 1
BARON S. W.	Histoire d'Israël, vol. 2
BASTIDE R.	Les Problèmes de la vie mystique
BASTIDE R.	Sociologie et psychanalyse
BAUDUIN A., COBLENCE F.	Marcel Proust, visiteur des psychanalystes
BEAUFRET J.	Parménide. Le Poème
BELLEMIN-NOËL J.	Vers l'inconscient du texte
BELLEMIN-NOËL J.	Psychanalyse et littérature
BÉLY L.	Dictionnaire de l'Ancien Régime

BÉLY L.	La France moderne, 1498-1789
BENCHEIKH J. E., DIDIER B.	Dictionnaire de littérature de langue arabe
BENOIST J.-M.	Marx est mort
BERGSON H.	Essai sur les données immédiates de la conscience
BERGSON H.	L'Énergie spirituelle
BERGSON H.	L'Évolution créatrice
BERGSON H.	Le Rire
BERGSON H.	Les Deux Sources de la morale et de la religion
BERGSON H.	Matière et mémoire
BERGSON H.	La Pensée et le mouvant
BERGSON H.	Durée et simultanéité
BERNARD C.	Principes de médecine expérimentale
BERNSTEIN P.-L.	Des idées capitales
BERTHELOT J.-M.	La Sociologie française contemporaine
BERTHELOT J.-M.	Les vertus de l'incertitude
BILLIG J.	L'Hitlérisme et le système concentrationnaire
BLANCHÉ R.	L'Axiomatique
BLOCH J.-R.	Destin du siècle
BLOCH O., WARTBURG W. VON	Dictionnaire étymologique de la langue française
BLONDEL M.	L'Action (1893)
BODEUS R., GAUTHIER-MUZELLEC M.-H., JAULIN A. et WOLFF F.	La philosophie d'Aristote
BONIFACE P.	Le Monde contemporain
BONTE P. et IZARD M.	Dictionnaire de l'ethnologie et de l'anthropologie
BORNE É.	Le Problème du mal
BOUDON R.	Effets pervers et ordre social
BOUDON R.	La Place du désordre
BOUDON R.	Études sur les sociologues classiques I
BOUDON R.	Études sur les sociologues classiques II
BOUDON R.	Le Sens des valeurs
BOUDON R. et BOURRICAUD F.	Dictionnaire critique de la sociologie
BOUGLÉ C.	Essais sur le régime des castes
BOUHDIBA A.	La Sexualité en Islam
BOURIAU C., CLAVIER P., LEQUAN M., RAULET G. et TOSEL A.	La philosophie de Kant
BOUTANG P.	Ontologie du secret
BOUVIER A., GEORGE M., LE LIONNAIS F.	Dictionnaire des mathématiques
BRAGUE R.	Du temps chez Platon et Aristote
BRAHAMI F.	Introduction au « Traité de la nature humaine » de David Hume
BRAUDEL F. et LABROUSSE E.	Histoire économique et sociale de la France T. I : 1450-1660 T. II : 1660-1789 T. III : 1789-années 1880 T. IV : Années 1880-1950 T. V : Années 1950-1980
BRÉHIER É.	Histoire de la philosophie, vol. 1
BRÉHIER É.	Histoire de la philosophie, vol. 2
BRÉHIER É.	Histoire de la philosophie, vol. 3

BUBER M.	Moïse
CANGUILHEM G.	Le Normal et le pathologique
CANGUILHEM G.	Du développement à l'évolution au XIXe siècle
CANTO-SPERBER M.	Éthiques grecques
CARBONNIER J.	Sociologie juridique
CARON J.	Précis de psycholinguistique
CARRILHO M. M.	Rhétoriques de la modernité
CAUQUELIN A.	L'Invention du paysage
CAUQUELIN A.	Le Site et le paysage
CHAÎNEAU A.	Mécanismes et politique monétaires
CHÂTELET F., DUHAMEL O. et PISIER É.	Dictionnaire des œuvres politiques
CHAUVIN R.	Les Sociétés animales
CHEBEL M.	Le Corps en Islam
CHEBEL M.	L'Imaginaire arabo-musulman
CHOULET P., FOLSCHEID D., WUNENBURGER J.-J.	Méthodologie philosophique
COHEN-TANUGI L.	Le Droit sans l'État
COLAS D.	Sociologie politique
COLAS D.	Le Léninisme
COMTE-SPONVILLE A.	Traité du désespoir et de la béatitude
CONCHE M.	Essais sur Homère
CORNU G.	Vocabulaire juridique
CORVISIER A.	Histoire militaire de la France
	T. I : Des origines à 1715
	T. II : De 1715 à 1871
	T. III : De 1871 à 1940
	T. IV : De 1940 à nos jours
COTTERET J.-M.	Gouverner c'est paraître
CROUZET M.	L'Époque contemporaine
CROZET R.	L'Art roman
DANDREY P.	Poétique de La Fontaine, I : La Fabrique des fables
DAUMAS M.	Histoire générale des techniques
DAUMAS M.	T. 1 : Des origines au XVIe siècle
	T. 2 : Les Premières Étapes du machinisme
	T. 3 : L'Expansion du machinisme
	T. 4 : Énergie et matériaux
	T. 5 : Transformation - Communication - Facteur humain
DAVIS M. et WALLBRIDGE D.	Winnicott. Introduction à son œuvre
DE KONINCK T.	De la dignité humaine
DELEUZE G.	La Philosophie critique de Kant
DELEUZE G.	Proust et les signes
DELEUZE G.	Nietzsche et la philosophie
DELEUZE G.	Le Bergsonisme
DEMEULENAERE P.	*Homo œconomicus*. Enquête sur la constitution d'un paradigme
DENIS H.	Histoire de la pensée économique
DENIS P. et SCHAEFFER J.	Devenir psychanalyste ?
DERRIDA J.	La Voix et le phénomène
DESCARTES R.	Méditations métaphysiques
DEUTSCH H.	La Psychologie des femmes, t. I
DEUTSCH H.	La Psychologie des femmes, t. II
DOCKÈS P.	Ordre et désordres dans l'économie-monde

DOUIN J.-L.	Dictionnaire de la censure au cinéma
DROZ J.	Histoire générale du socialisme
	T. 1 : Des origines à 1875
	T. 2 : De 1875 à 1918
	T. 3 : De 1918 à 1945
	T. 4 : De 1945 à nos jours
DUMÉZIL G.	Du mythe au roman
DUPÂQUIER J.	Histoire de la population française
	T. 1 : Des origines à la Renaissance
	T. 2 : De la Renaissance à 1789
	T. 3 : De 1789 à 1914
	T. 4 : De 1914 à nos jours
DURAND G.	L'Imagination symbolique
DURKHEIM É.	Les Règles de la méthode sociologique
DURKHEIM É.	Le Suicide
DURKHEIM É.	Les Formes élémentaires de la vie religieuse
DURKHEIM É.	Éducation et sociologie
DURKHEIM É.	De la division du travail social
DURKHEIM É.	L'Évolution pédagogique en France
DURKHEIM É.	Leçons de sociologie
DURKHEIM É.	Le Socialisme
DURKHEIM É.	Sociologie et philosophie
DUVIGNAUD J.	Sociologie du théâtre
ECO U.	Sémiotique et philosophie du langage
EINAUDI J.-L.	Un rêve algérien
ELLUL J.	Histoire des institutions. L'Antiquité
ELLUL J.	Histoire des institutions. Le Moyen Âge
ELLUL J.	Histoire des institutions. XVIe-XVIIIe siècle
ELLUL J.	Histoire des institutions. Le XIXe siècle
FEBVRE L.	Martin Luther, un destin
FERRY L.	Philosophie politique
	T. 1 : Le Droit
FERRY L. et RENAUT A.	T. 3 : Des droits de l'homme à l'idée républicaine
FESTUGIÈRE A.-J.	Épicure et ses dieux
FICHTE J. G.	Fondement du droit naturel selon les principes de la doctrine de la science
FILLIOZAT P.-S.	Dictionnaire des littératures de l'Inde
FOCILLON H.	L'Art des sculpteurs romans
FOCILLON H.	La Vie des formes
FORGES J.-M. DE	Droit administratif
FOUCAULT M.	Maladie mentale et psychologie
FOUCAULT M.	Naissance de la clinique
FOULQUIÉ P.	Dictionnaire de la langue pédagogique
FRAISSE G.	La Controverse des sexes
FREUD S.	L'Homme aux loups
FREUD S.	L'Homme aux rats
FREUD S.	La Première Théorie des névroses
FREUD S.	Le Président Schreber
FREUD S.	L'Avenir d'une illusion
FREUD S.	Inhibition, symptôme et angoisse
FREUD S.	Le Malaise dans la culture

FUMAROLI M., ZUBER R.	Dictionnaire de littérature française du XVIIe siècle
GALLIEN C.-L.	Homo. Histoire plurielle d'un genre très particulier
GANDHI	Autobiographie ou mes expériences de la vérité
GAUVARD C.	La France du Moyen Âge, du Ve au XVe siècle
GAUVARD C., LIBERA A. DE, ZINK M.	Dictionnaire du Moyen Âge
GORCEIX B.	La Bible des Rose-Croix
GROSSKURTH P.	Melanie Klein
GROUSSET R.	Les Croisades
GUITTON J.	Justification du temps
GUSDORF G.	La Parole
GUTTON P.	Le Pubertaire
HALPÉRIN J.-L.	Histoire du droit privé français depuis 1804
HAMON Ph.	Texte et idéologie
HAMSUN K.	La Faim
HAROUEL J.-L.	Culture et contre-cultures
HAYEK F. A.	La Route de la servitude
HAYEK F. A.	Droit, législation et liberté
	Vol. 1 : Règles et ordre
	Vol. 2 : Le Mirage de la justice sociale
	Vol. 3 : L'Ordre politique d'un peuple libre
HEERS J.	Le Clan familial au Moyen Âge
HEGEL G. W. F.	Principes de la philosophie du droit
HEIDEGGER M.	Qu'appelle-t-on penser ?
HIRSCHMAN A. O.	Les Passions et les intérêts
HYPPOLITE J.	Figures de la pensée philosophique, vol. I et II
JACCARD R.	La Tentation nihiliste
JANKÉLÉVITCH V.	Philosophie première
JANKÉLÉVITCH V.	Henri Bergson
JAQUET C.	L'unité du corps et de l'esprit chez Spinoza
JOHNSTON W.	L'Esprit viennois
JOSHUA S., DUPIN J.-J.	Introduction à la didactique des sciences et des mathématiques
JULIEN F.	La Valeur allusive
JURANVILLE A.	Lacan et la philosophie
KANT E.	Critique de la raison pratique
KANT E.	Critique de la raison pure
KLEIN M.	Développements de la psychanalyse
KLEIN M.	La Psychanalyse des enfants
KRIEGEL B.	L'Histoire à l'âge classique
	T. I : Jean Mabillon
	T. II : La Défaite de l'érudition
	T. III : Les Académies de l'histoire
	T. IV : La République incertaine
LABICA G., BENSUSSAN G.	Dictionnaire critique du marxisme
LABRE C., SOLER P.	Études littéraires
LABURTHE-TOLRA P. et WARNIER J.-P.	Ethnologie, anthropologie
LACOSTE J.-Y.	Dictionnaire critique de théologie
LAFON R.	Vocabulaire de psychopédagogie et de psychiatrie de l'enfant
LAGACHE D.	La Jalousie amoureuse

LAGACHE D.	L'Unité de la psychologie
LALANDE A.	Vocabulaire technique et critique de la philosophie, vol. 1 et 2
LAMARCK J.-B. DE	Système analytique des connaissances positives de l'homme
LAPLANCHE J.	Nouveaux fondements pour la psychanalyse
LAPLANCHE J.	Problématiques
	I : L'Angoisse
	II : Castration. Symbolisations
	III : La Sublimation
	IV : L'Inconscient et le Ça
	V : Le Baquet. Transcendance du transfert
LAPLANCHE J. et PONTALIS J.-B.	Vocabulaire de la psychanalyse
LAPLANCHE J.	Entre séduction et inspiration : l'homme
LAURÉ M., BABEAU A. et LOUIT C.	Les Impôts gaspilleurs
LARTHOMAS P.	Le Langage dramatique
LE BON G.	Psychologie des foules
LE BRETON D.	Anthropologie du corps et modernité
LE BRETON D.	Conduites à risque
LE RIDER J.	Modernité viennoise et crises de l'identité
LEBOVICI S.	La Connaissance de l'enfant par la psychanalyse
LEBOVICI S., DIATKINE R., SOULÉ M.	Nouveau Traité de psychiatrie de l'enfant et de l'adolescent, T. 1
LEBOVICI S., DIATKINE R., SOULÉ M.	Nouveau Traité de psychiatrie de l'enfant et de l'adolescent, T. 2
LEBOVICI S., DIATKINE R., SOULÉ M.	Nouveau Traité de psychiatrie de l'enfant et de l'adolescent, T. 3
LEBOVICI S., DIATKINE R., SOULÉ M.	Nouveau Traité de psychiatrie de l'enfant et de l'adolescent, T. 4
LECOURT D.	Lyssenko. Histoire réelle d'une « science prolétarienne »
LECOURT D.	L'Amérique entre la Bible et Darwin
LECOURT D.	Contre la peur
LECOURT D.	Dictionnaire de la pensée médicale
LEFEBVRE H.	Le Matérialisme dialectique
LÉONARD E. G.	Histoire générale du protestantisme
	T. I : La Réformation
	T. II : L'Établissement
	T. III : Déclin et renouveau
LEROI-GOURHAN A.	Les Religions de la préhistoire
LEROI-GOURHAN A.	Dictionnaire de la préhistoire
LEVINAS E.	Le Temps et l'autre
LÉVI-STRAUSS C.	L'Identité
LÉVY-BRUHL L.	L'Âme primitive
LÉVY-BRUHL L.	Carnets de note
LÉVY A., DIDIER B.	Dictionnaire de littérature chinoise
LIÉBERT G.	Nietzsche et la musique
LOCKE J.	Lettre sur la tolérance
MAÏMONIDE M.	Le Livre de la connaissance
MAISTRE J. DE	Écrits sur la Révolution
MÂLE P.	Psychothérapie de l'adolescent
MARION J.-L.	Dieu sans l'être
MARION J.-L.	Sur la théologie blanche de Descartes
MARTIN R.	Comprendre la linguistique

MARTY P., M'UZAN M. DE, DAVID C.	L'Investigation psychosomatique
MARX K.	Le Capital, livre I
MATTÉI J.-F.	Philosopher en français
MATTÉI J.-F.	Platon et le miroir du mythe
MAUSS M.	Sociologie et anthropologie
MEILLASSOUX C.	L'Anthropologie de l'esclavage
MÉLÈZE-MODRZEJEWSKI J.	Les Juifs d'Égypte de Ramsès II à Hadrien
MERLEAU-PONTY M.	La Structure du comportement
MEYER M.	Langage et littérature
MEYER M.	Science et métaphysique chez Kant
MEYER M.	Pour une histoire de l'ontologie
MICHALET C.-A.	Le Capitalisme mondial
MICHAUD Y.	Hume et la fin de la philosophie
MICHAUD Y.	Locke
MILL J.	L'Utilitarisme. Essai sur Bentham
MINKOWSKI E.	Le Temps vécu
MONTAIGNE M. de	Les Essais, livre I
MONTAIGNE M. de	Les Essais, livre II
MONTAIGNE M. de	Les Essais, livre III
MONTBRIAL T. DE	L'action et le système du monde
MORENO J.-L.	Psychothérapie de groupe et psychodrame
MOSCOVICI S.	Psychologie sociale
MOUNIN G.	Dictionnaire de la linguistique
MOUNIN G.	Histoire de la linguistique, des origines au XXe siècle
MOUSNIER R.	Les XVIe et XVIIe siècles
NEMO P.	Histoire des idées politiques aux Temps modernes et contemporains
NIETZSCHE F., RÉE P., SALOMÉ L.	Correspondance
NISBET R. A.	La Tradition sociologique
NIVEAU M. et CROZET Y.	Histoire des faits économiques contemporains
NOZICK R.	Anarchie, État et utopie
ORIGAS J.-J., DIDIER B.	Dictionnaire de littérature japonaise
ORLÉAN A.	Analyse économique des conventions
PARISET F. G.	L'Art classique
PAUGAM S.	La Disqualification sociale
PAUGAM S.	La Société française et ses pauvres
PERRIN M.	Les Praticiens du rêve
PERROY E.	Le Moyen Âge
PIAGET J.	Sagesse et illusions de la philosophie
PIAGET J.	La représentation du monde chez l'enfant
PIÉRON H.	Vocabulaire de la psychologie
PINÇON M., PINÇON-CHARLOT M.	Voyage en grande bourgeoisie
PIRENNE H.	Mahomet et Charlemagne
POLITZER G.	Critique des fondements de la psychologie
PRIGENT M.	Le Héros et l'État dans la tragédie de Pierre Corneille
QUINODOZ J.-M.	La Solitude apprivoisée
RADKOWSKI G.-H. DE	Les Jeux du désir
RAVAISSON F.	De l'habitude
RAWLS J.	Libéralisme politique
RAYNAUD F.	Max Weber et les dilemmes de la raison moderne
REVUE DIOGÈNE	Chamanismes

RIALS S.	Villey et les idoles
RIEGEL M., PELLAT J.-C., RIOUL R.	Grammaire méthodique du français
ROBIN L.	Platon
ROCHÉ S.	Sociologie politique de l'insécurité
RODINSON M.	Les Arabes
RODIS-LEWIS G.	La Morale de Descartes
ROMILLY J. DE	Dictionnaire de littérature grecque ancienne et moderne
ROMILLY J. DE	La Tragédie grecque
ROMILLY J. DE	Précis de littérature grecque
ROSOLATO G.	Le Sacrifice
ROSSET C.	Schopenhauer, philosophe de l'absurde
ROSSET C.	L'Anti-Nature
ROSSET C.	Logique du pire
ROUSSILLON	Paradoxes et situations limites de la psychanalyse
SAÏD S., TRÉDÉ M., LE BOULLUEC A.	Histoire de la littérature grecque
SALAIS R., BAVEREZ N., REYNAUD B.	L'Invention du chômage
SALA-MOLINS L.	Le Code Noir ou le calvaire de Canaan
SANSOT P.	Les Gens de peu
SARTRE J.-P.	L'Imagination
SCHNERB R.	Le XIXe siècle
SCHOPENHAUER A.	Aphorismes sur la sagesse dans la vie
SCHOPENHAUER A.	De la volonté dans la nature
SCHOPENHAUER A.	Le Monde comme volonté et comme représentation
SCHWARTZ O.	Le Monde privé des ouvriers
SEN A.	Éthique et économie
SENGHOR L. Sedar	Anthologie de la nouvelle poésie nègre et malgache
SFEZ L.	La Politique symbolique
SICARD D.	Travaux du Comité national d'éthique
SIMMEL G.	Les Pauvres
SIMMEL G.	Philosophie de l'argent
SIMON P.-J.	Histoire de la sociologie
SINGLY F. DE	Fortune et infortune de la femme mariée
SIRINELLI J.-F.	La France de 1914 à nos jours
SMITH A.	Théorie des sentiments moraux
SOBOUL A.	La Révolution française
SOULEZ P., WORMS F.	Bergson. Biographie
SOURDEL J., SOURDEL D.	Dictionnaire historique de l'islam
SOURIAU É.	Vocabulaire d'esthétique
STRAUSS L.	Histoire de la philosophie politique
SUPIOT A.	Critique du droit du travail
SUPIOT A.	Pour une politique des sciences de l'homme et de la société
SUZUKI D. T., FROMM E., MARTINO R. DE	Bouddhisme zen et psychanalyse
TADIÉ J.-Y.	Le Roman d'aventures
TATON R.	La Science antique et médiévale, T. I
TATON R.	La Science moderne, histoire générale des sciences, T. II
TATON R.	La Science contemporaine. Le XIXe siècle, T. I
TATON R.	La Science contemporaine. Le XXe siècle, années 1900-1960, T. II
TAZIEFF H.	Les Volcans et la dérive des continents

TEYSSIER P., DIDIER B.	Dictionnaire de littérature brésilienne
TOUCHARD	Histoire des idées politiques, t. I
TOUCHARD	Histoire des idées politiques, t. II
TURPIN D.	Droit constitutionnel
VAN TIEGHEM P.	Dictionnaire des littératures, vol. 1 : A-C
VAN TIEGHEM P.	Dictionnaire des littératures, vol. 2 : D-J
VAN TIEGHEM P.	Dictionnaire des littératures, vol. 3 : K-Q
VAN TIEGHEM P.	Dictionnaire des littératures, vol. 4 : R-Z
VAN TIEGHEM P.	Les Grandes Doctrines littéraires en France
VAX L.	La Séduction de l'étrange
VERGER J.	Les Universités au Moyen Âge
VERNANT J.-P.	Les Origines de la pensée grecque
VERNETTE J., MONCELON C.	Dictionnaire des groupes religieux aujourd'hui
WALLON H.	Les Origines du caractère chez l'enfant
WALLON H.	L'Enfant turbulent
WALLON H.	Les Origines de la pensée chez l'enfant
WIDLÖCHER D.	Le Psychodrame chez l'enfant
WOLFF F.	L'Être, l'homme, le disciple
ZARKA Y. C.	Hobbes et la pensée politique moderne
ZARKA Y. C.	Comment écrire l'histoire de la philosophie ?
ZAZZO R.	Les Jumeaux, le couple et la personne
ZWEIG S.	Montaigne

Composition Vendôme Impression
(41) Vendôme
Achevé d'imprimer en France par France Quercy, 46001 Cahors
Dépot légal : décembre 2003 - N° d'impression : 32986